Revisão Técnica e Tradução

COORDENAÇÃO DA REVISÃO TÉCNICA

Kleber Kildare Teodoro de Carvalho

Doutorado em Endodontia pela Faculdade de Odontologia de Ribeirão Preto da Universidade de São Paulo (FORP-USP)

Mestrado e Especialização em Endodontia pela Faculdade de Odontologia da Universidade Metodista de São Paulo (UMESP)

Coordenador do Curso de Especialização em Endodontia da FUNORTE – Santo André

Coordenador do Curso de Especialização em Endodontia do INEPO – São Paulo

Professor do Curso de Especialização em Endodontia do Núcleo de Estudos Odontológicos (NEO) – São Paulo

Professor do Curso de Especialização em Endodontia do Centro de Ensino Odontológico Esfera – São Paulo

REVISÃO TÉCNICA

Adriana Fernandes Paisano (Capítulo 15)

Doutorado em Endodontia pela Faculdade de Odontologia da Universidade de São Paulo (FOUSP)

Mestrado em Endodontia pela Faculdade de Odontologia da Universidade de Taubaté

Docente das Disciplinas de Endodontia, Microbiologia e Imunologia da Faculdade de Odontologia da Universidade Nove de Julho

Fernando Nogueira Lauretti (Capítulos 17, 23 e 27)

Especialista em Endodontia pela APCD CENTRAL – FAOA

Especialista em Dentística pela FACSETE

Especializando em Implantodontia pela APCD CENTRAL – FAOA

Professor do Curso de Especialização em Endodontia do INEPO – São Paulo

Professor do Curso de Especialização em Endodontia do Núcleo de Estudos Odontológicos (NEO) – São Paulo

Professor do Curso de Especialização em Endodontia do Centro de Ensino Odontológico Esfera – São Paulo

José Lauriere Horta Guimarães (Capítulos 20, 22 e 24)

Doutorado em Endodontia pela Faculdade de Odontologia da Universidade de São Paulo (FOUSP)

Mestrado e Especialização em Endodontia pela Faculdade de Odontologia da Universidade Metodista de São Paulo (UMESP)

Coordenador do Curso de Endodontia do INEPO – São Paulo

Professor do Curso de Especialização em Endodontia do Núcleo de Estudos Odontológicos (NEO) – São Paulo

Professor do Curso de Especialização em Endodontia do Centro de Ensino Odontológico Esfera – São Paulo

Kleber Kildare Teodoro de Carvalho (Capítulos 8 e 9)

Doutorando em Endodontia pela Faculdade de Odontologia de Ribeirão Preto da Universidade de São Paulo (FORP-USP)

Mestrado e Especialização em Endodontia pela Faculdade de Odontologia da Universidade Metodista de São Paulo (UMESP)

Coordenador do Curso de Especialização em Endodontia da FUNORTE – Santo André

Coordenador do Curso de Especialização em Endodontia do INEPO – São Paulo

Professor do Curso de Especialização em Endodontia do Núcleo de Estudos Odontológicos (NEO) – São Paulo

Professor do Curso de Especialização em Endodontia do Centro de Ensino Odontológico Esfera – São Paulo

Luís Guilherme Bertoni Lauretti (Capítulos 1, 3, 10 e 25)

Mestrado e Especialização em Endodontia pela Faculdade de Odontologia da Universidade de São Paulo (FOUSP)

Professor do Curso de Especialização em Endodontia do INEPO – São Paulo

Professor do Curso de Especialização em Endodontia do Núcleo de Estudos Odontológicos (NEO) – São Paulo

Professor do Curso de Especialização em Endodontia do Centro de Ensino Odontológico Esfera – São Paulo

Luís Henrique Godeguez da Silva (Capítulos 6, 7 e 28)

Especialização em Endodontia pela FUNORTE – Santo André

Cirurgião-dentista formado pela Faculdade de Odontologia de Piracicaba (FOP-UNICAMP)

Professor do Curso de Especialização em Endodontia do INEPO – São Paulo

Professor do Curso de Especialização em Endodontia do Núcleo de Estudos Odontológicos (NEO) – São Paulo

Professor do Curso de Especialização em Endodontia do Centro de Ensino Odontológico Esfera – São Paulo

Luiz Marcos Mansi (Capítulos 13, 14 e 21)

Mestrado e Especialização em Endodontia pela Faculdade de Odontologia da Universidade Metodista de São Paulo (UMESP)

Professor da Disciplina de Endodontia da Universidade Santo Amaro (UNISA)

Professor da Disciplina de Clínica Integrada da Universidade Santo Amaro (UNISA)

Professor do Curso de Especialização em Endodontia da Universidade Santo Amaro (UNISA)

Marcio Braga Lauretti (Capítulo 16)

Doutorado em Endodontia pela Faculdade de Odontologia da Universidade de São Paulo (FOUSP)

Mestrado em Endodontia pela Faculdade de Odontologia da Universidade Metodista de São Paulo (UMESP)

Especialização em Endodontia pelo CRO-SP

Coordenador do Curso de Especialização em Endodontia do INEPO – São Paulo

Professor do Curso de Especialização em Endodontia do Núcleo de Estudos Odontológicos (NEO) – São Paulo

Professor do Curso de Especialização em Endodontia do Centro de Ensino Odontológico Esfera – São Paulo

Ricardo Chein Massud (Capítulos 4 e 5)

Especialista em Endodontia pela APCD SAÚDE – UNICSUL

Especialista em Implantodontia pela Universidade Cruzeiro do Sul (UNICSUL)

Mestrando em Endodontia pela São Leopoldo Mandic – Campinas

Professor do Curso de Especialização em Endodontia do INEPO – São Paulo

Professor do Curso de Especialização em Endodontia do Núcleo de Estudos Odontológicos (NEO) – São Paulo

Professor do Curso de Especialização em Endodontia do Centro de Ensino Odontológico Esfera – São Paulo

Sergio Koiti Kamei (Capítulos 2, 19 e 26)

Doutorado em Biofotônica aplicada às Ciências da Saúde pela Faculdade de Odontologia da Universidade Nove de Julho

Mestrado e Especialização em Endodontia pela Faculdade de Odontologia da Universidade Metodista de São Paulo (UMESP)

Professor da Disciplina de Endodontia da Universidade Nove de Julho

Professor da Disciplina de Clínica Integrada da Universidade Nove de Julho

Coordenador do Curso de Especialização em Endodontia do Núcleo de Estudos Odontológicos (NEO) – São Paulo

Coordenador do Curso de Especialização em Endodontia do Centro de Ensino Odontológico Esfera – São Paulo

Professor do Curso de Especialização em Endodontia do INEPO – São Paulo

Sergio Toshinori Maeda (Capítulos 11, 12 e 18)

Doutorado em Endodontia pela Faculdade de Odontologia de Bauru da Universidade de São Paulo (FOB-USP)

Mestrado em Endodontia pela Faculdade de Odontologia da Universidade Metodista de São Paulo (UMESP)

Especialização em Endodontia pela Faculdade de Odontologia de Araraquara da Universidade Estadual Paulista Júlio de Mesquita Filho (UNESP)

Professor do Curso de Especialização em Endodontia do Centro de Ensino Odontológico Esfera – São Paulo

Professor do Curso de Especialização em Endodontia do INEPO – São Paulo

Professor do Curso de Especialização em Endodontia do Núcleo de Estudos Odontológicos (NEO) – São Paulo

TRADUÇÃO

Ana Julia Perrotti-Garcia
(Capítulos 4, 5, 6, 7, 8 e 9)

Douglas Campideli Fonseca
(Capítulos 10, 11, 13, 14 e 15)

Gustavo Vicentis de Oliveira Fernandes
(Capítulos 16, 17, 18, 19, 20 e 21)

Maria Cristina Motta Schimmelpfeng
(Capítulos 1, 3, 23, 24, 25, 26, 27 e 28)

Monica Simões Israel
(Capítulos 2, 12 e 22)

Sobre os Autores

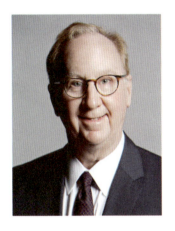

Louis H. Berman

Dr. Berman é formado pela University of Maryland School of Dentistry e obteve seu certificado em endodontia no Albert Einstein Medical Center. É professor clínico associado de endodontia na University of Maryland School of Dentistry, bem como instrutor clínico e palestrante convidado no Albert Einstein Medical Center. Já ministrou palestras internacionais sobre endodontia, publicou trabalhos em diversos periódicos internacionais de odontologia e também é coautor de capítulos de vários livros sobre endodontia. É o ex-presidente da Maryland State Association of Endodontics e membro do *Journal of Endodontics Scientific Advisory Board*. Diplomado pelo American Board of Endodontics e membro do American College of Dentistry, Dr. Berman atua, em tempo integral, em um consultório particular em Annapolis, Maryland, desde 1983.

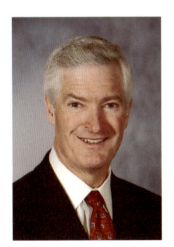

Kenneth M. Hargreaves

Dr. Hargreaves é professor e chefe do Department of Endodontics da University of Texas Health Science Center em San Antonio. É diplomado pelo American Board of Endodontics e mantém um consultório particular, que é limitado à endodontia. É pesquisador ativo, palestrante e professor; também atua como editor-chefe do *Journal of Endodontics*. É o principal pesquisador de diversas subvenções de financiamento nacional que combinam seu interesse em dor, farmacologia e endodontia regenerativa. Já recebeu diversos prêmios, incluindo National Institutes of Health Merit Award por sua pesquisa sobre dor, o AAE Louis I. Grossman Award por inúmeras publicações de estudos, além de dois IADR Distinguished Scientist Awards.

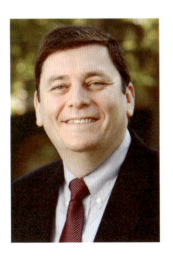

Ilan Rotstein

Dr. Rotstein é professor e presidente da Endodontics, Orthodontics, and General Practice Residency, assim como reitor associado da Herman Ostrow School of Dentistry da University of Southern California, em Los Angeles. Pertence ao Executive Leadership Team of the School of Dentistry (Time de Liderança Executiva da Escola de Odontologia) e é um embaixador membro da University of Southern California.

Já desempenhou diversas funções de liderança em várias organizações odontológicas, sendo presidente do International Federation of Endodontic Associations' Research Committee, membro dos comitês da American Association of Endodontics, European Society of Endodontology e revisor científico de periódicos internacionais de endodontia e odontologia. Também foi presidente da Southern California Academy of Endodontists, da Israel Endodontic Society, da International Association for Dental Research – Israel Division e presidente da Israel National Board of Diplomates in Endodontics.

Dr. Rotstein publicou mais de 150 artigos e resumos de pesquisas na literatura odontológica, além de capítulos em livros internacionais sobre endodontia, incluindo *Caminhos da Polpa*, *Ingle's Endodontics*, *Endodontics: Principles and Practice*, *Seltzer and Bender's Dental Pulp* e *Harty's Endodontics in Clinical Practice*. Ademais, já ministrou palestras em mais de 25 países, nos cinco continentes.

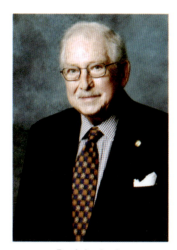

Dr. John Ingle

O desenvolvimento de cada edição de *Cohen Caminhos da Polpa*, para todos os seus editores e colaboradores, é uma jornada inserida tanto no futuro quanto no passado da endodontia. O que nós, como clínicos, sabemos hoje, e os cuidados que o conhecimento nos permite fornecer a nossos pacientes são resultado da curiosidade, da dedicação e do comprometimento dos professores, pesquisadores e clínicos que vieram antes de nós. Dr. John Ingle, que contribuiu para a ciência, a prática e o ensino da endodontia por mais de 7 décadas, é um desses pioneiros extraordinários.

Dr. Ingle começou sua carreira como um educador na University of Washington, em Seattle, onde lecionava periodontia. Enquanto ensinava, interessou-se pelo novo campo da endodontia e – talvez, baseando-se no exemplo de seu pioneiro bisavô, Daniel Boone – entrou em um programa de especialização em endodontia na University of Michigan, a fim de explorar essa nova disciplina, tornando-se especialista em endodontia e periodontia.

Como educador e clínico, Dr. Ingle conheceu a importância da evidência no estabelecimento da eficácia do tratamento endodôntico como uma nova especialidade. Para atender a essa necessidade, avaliou os resultados de tratamentos endodônticos em 3.000 pacientes e, em 1953, apresentou suas descobertas na sessão anual da American Association of Endodontists. O *Washington Study* estabeleceu as bases do tratamento endodôntico e permanece como um trabalho clássico na literatura de nosso campo.

Novos campos oferecem novos desafios para seus pioneiros, e logo Dr. Ingle focou sua atenção para o desenvolvimento de instrumentos endodônticos padronizados. Seu trabalho resultou em medidas métricas, e o *taper* 0.2 das limas endodônticas foi estabelecido em 1957.

Em 1965, Dr. Ingle juntou sua experiência clínica e como educador na publicação de seu primeiro livro: *Ingle's Endodontics*. Agora, em sua sexta edição, *Ingle's Endodontics* é uma referência essencial baseada em evidência para estudantes e clínicos há mais de 50 anos.

Enquanto muitas conquistas do Dr. Ingle são conhecidas e admiradas, os atributos de seu caráter são igualmente reverenciados. Dr. Ingle era modesto sobre suas muitas contribuições para a endodontia e era infalivelmente generoso em seu suporte e encorajamento aos outros. A compaixão e a empatia que motivaram seu trabalho foram experimentadas por todos aqueles alcançados por ele durante suas longas e exemplares carreira e vida.

É com profunda gratidão e apreço que nós dedicamos esta décima segunda edição de *Cohen Caminhos da Polpa* ao Dr. John Ingle, um estudioso, um líder e um cavalheiro.

Colaboradores

Anita Aminoshariae, DDS, MS
Professor
Endodontics
School of Dental Medicine
Case Western Reserve University
Cleveland, Ohio

Abdulaziz A. Bakhsh, BDS, MClinDent, MEndo (RCSed)
Endodontist
Department of Restorative Dentistry
Faculty of Dentistry
Umm Al-Qura University
Makkah, Saudi Arabia

Bettina Basrani, DDS, PhD
Program Director
MSc Endodontics
Department of Endodontics
University of Toronto
Toronto, Canada

Ellen Berggreen, PhD
Professor
Biomedicine
University of Bergen
Head of Research
Vestland County
Bergen, Norway

Louis H. Berman, DDS, FACD
Clinical Associate Professor
Department of Endodontics
School of Dentistry
University of Maryland
Baltimore, Maryland
Faculty
Albert Einstein Medical Center
Philadelphia, Pennsylvania
Private Practice
Annapolis Endodontics
Annapolis, Maryland
Diplomate, American Board of Endodontics

George Bogen, BS, DDS
Senior Lecturer
Department of Endodontics
School of Dentistry
University of Queensland
Brisbane, Australia
Diplomate, American Board of Endodontics

Serge Bouillaguet, DMD, PhD
Professor and Head of the Endodontic Unit
Division of Cardiology and Endodontology
School of Dental Medicine
University of Geneva
Geneva, Switzerland

Nicholas Chandler, BDS (Lond), MSc (Manc), PhD (Lond), LDSRCS (Eng), MRACDS (Endo), FDSRCPS (Glas), FDSRCS (Edin), FFDRCSI, FICD
Professor of Endodontics
Faculty of Dentistry
University of Otago
Dunedin, New Zealand

Gary S.P. Cheung, PhD, BDS, MDS, MSc, FHKAM, FCDSHK (Endo), SFHEA, FICD, FAMS, FRACDS, MRACDS (Endo), FDSRCSEd
Clinical Professor
Division of Restorative Dental Sciences
Associate Dean of Undergraduate Education
Faculty of Dentistry
University of Hong Kong
Pokfulam, Hong Kong

Till Dammaschke, Prof, Dr Med Dent
Dentist and Assistant Medical Director
Department of Periodontology
  and Operative Dentistry
Westphalian Wilhelms University
Münster, Germany

Didier Dietschi, DMD, PhD, Privat-Docent
Senior Lecturer
School of Dental Medicine
Department of Cardiology
  and Endodontics
University of Geneva
Geneva, Switzerland
Adjunct Professor
School of Dentistry
Department of Comprehensive Care
Case Western Reserve University
Cleveland, Ohio

Anibal Diogenes, DDS, MS, PhD
Assistant Professor
Endodontics
University of Texas Health Science Center
  at San Antonio
San Antonio, Texas

Melissa Drum, DDS, MS
Professor and Advanced
 Endodontics Director
Endodontics
Ohio State University
Columbus, Ohio

Conor Durack, BDS NUI, MFDS RCSI, MClinDent (Endo), MEndo RCS (Lond)
Specialist Endodontist
 and Practice Partner
Riverpoint Specialist Dental Clinic
Limerick, Ireland

Bing Fan, DDS, PhD
Professor and Chair
Endodontic Center
School and Hospital of Stomatology
Wuhan University
Wuhan City, China
Adjunct Professor
Department of Endodontics
Dental College of Georgia
Augusta University
Augusta, Georgia

Mohamed I. Fayad, DDS, MS, PhD
Director of Research and
 Clinical Associate Professor
Department of Endodontics
College of Dentistry
University of Illinois at Chicago
Chicago, Illinois

Ashraf F. Fouad, DDS, MS
Distinguished Professor
 and Vice-Chair
Comprehensive Oral Health
Adams School of Dentistry
University of North Carolina
Chapel Hill, North Carolina

Inge Fristad, DDS, PhD
Department of Clinical Dentistry
University of Bergen
Bergen, Norway

Bradley H. Gettleman, DDS, MS
Private Practice
Assistant Clinical Professor
College of Dental Medicine
Midwestern University
Glendale, Arizona
Diplomate, American Board
 of Endodontics

Gerald N. Glickman, DDS, MS, MBA, JD
Professor
Department of Endodontics
Texas A&M College of Dentistry
Dallas, Texas
Diplomate, American Board
 of Endodontics

Kishor Gulabivala, BDS, MSc, FDSRCS, PhD, FHEA, FACD
Professor of Restorative Dentistry and Endodontology,
 Consultant in Restorative Dentistry, and Head of
 Endodontology and Restorative Dental Sciences
Eastman Dental Institute
University College London
London, United Kingdom

James L. Gutmann, DDS, Cert Endo, PhD, FICD, FACD, FIAD, FAAHD, FDSRCSEd, Dipl ABE
Professor, Chair, and Postdoctoral Program Director
Endodontics
College of Dental Medicine
Nova Southeastern University
Davie, Florida
Professor Emeritus
Restorative Sciences/Endodontics
College of Dentistry
Texas A&M University
Dallas, Texas
Honorary Professor
Stomatology
School of Stomatology
Wuhan University
Wuhan, China

Kenneth M. Hargreaves, DDS, PhD
Professor and Chair
Department of Endodontics
Professor
Departments of Pharmacology, Physiology (Graduate
 School), and Surgery (Medical School)
President's Council Endowed Chair in Research
University of Texas Health Science Center at San Antonio
San Antonio, Texas
Diplomate, American Board of Endodontics

George T.-J. Huang, DDS, MSD, DSc
Professor and Director for Stem Cells and Regenerative
 Therapies
Department of Bioscience Research
University of Tennessee Health Science Center
Memphis, Tennessee

Vincent J. Iacono, DMD
Distinguished Service Professor, Chair, and Tarrson Professor
 of Periodontology
Periodontology
Stony Brook University
Stony Brook, New York

Bradford R. Johnson, DDS, MHPE
Associate Professor and Director of Postdoctoral Endodontics
Department of Endodontics
University of Illinois at Chicago
Chicago, Illinois

Scott C. Johnson, DMD
Clinical Assistant Professor
Endodontics
Midwestern University College of Dental Medicine, Arizona
Glendale, Arizona

William T. Johnson, DDS, MS, FICD, FACD
Professor Emeritus
University of Iowa
Iowa City, Iowa

Bill Kahler, DClinDent, PhD
Honorary Associate Professor
School of Dentistry
University of Queensland
Brisbane, Australia

Asma A. Khan, BDS, PhD
Associate Professor
Endodontics
University of Texas Health Science Center
San Antonio, Texas

James C. Kulild, DDS, MS
Professor Emeritus
Endodontics
School of Dentistry
University of Missouri, Kansas City
Kansas City, Missouri

David J. Landwehr, DDS, MS
Fellow
American Academy of Oral and Maxillofacial Pathology
Private Practice Limited to Endodontics
Capital Endodontics
Madison, Wisconsin

Alan S. Law, DDS, PhD
Adjunct Associate Professor
Restorative Sciences
University of Minnesota
Minneapolis, Minnesota
President
The Dental Specialists
Minneapolis, Minnesota

Linda G. Levin, DDS, PhD
Adjunct Associate Professor
Department of Endodontics
University of North Carolina at Chapel Hill
Chapel Hill, North Carolina

Martin D. Levin, DMD
Adjunct Professor
Department of Endodontics
University of Pennsylvania
Philadelphia, Pennsylvania

Roger P. Levin, DDS
Chairman and Chief Executive Officer
Management
Levin Group, Inc.
Owings Mills, Maryland

Louis M. Lin, BDS, DMD, PhD
Professor
Department of Endodontics
New York University College of Dentistry
New York, New York

Matthew Malek, DDS
Post Graduate Program Director
Endodontics
College of Dentistry
New York University
New York, New York

Donna Mattscheck, DMD
Private Practice
Endodontics
Advanced Endodontics
Tigard, Oregon

Madhu K. Nair, BDS, DMD, MS, Lic Odont (Sweden), PhD, Dipl ABOMR
Professor and Director of Radiology, Assistant Dean of Graduate Clinical Programs, and Director of the Oral and Maxillofacial Radiology Residency Program and the Imaging Center
Diagnostic Sciences
College of Dentistry
Texas A&M University
Dallas, Texas

Umadevi P. Nair, BDS, MDS, Dipl ABE
Chief Executive Officer
Nair Endodontics PLLC
Dallas, Texas

Yuan-Ling Ng, BDS, MSc, RCS, PhD, FHEA
Professor of Endodontology and Programme Director in Endodontology
Restorative Dental Sciences (Endodontics)
Eastman Dental Institute
University College London
London, United Kingdom

John M. Nusstein, DDS, MS
Professor and Chair
Division of Endodontics
Ohio State University College of Dentistry
Columbus, Ohio

Donald R. Nixdorf, DDS, MS
Professor
Diagnostic and Biological Services
Adjunct Assistant Professor
Department of Neurology
University of Minnesota, Twin Cities
Minneapolis, Minnesota
Research Investigator
Health Partners Institute for Education and Research
Bloomington, Minnesota

Shanon Patel, BDS, MSc, MClinDent, MRD, PhD, FDS, FHEA
Consultant Endodontist
King's College London Dental Institute and Specialist Practice
London, United Kingdom

Christine I. Peters, DMD
Senior Lecturer
School of Dentistry
University of Queensland
Brisbane, Australia
Adjunct Clinical Professor
Arthur A. Dugoni School of Dentistry
University of the Pacific
San Francisco, California

Ove A. Peters, DMD, MS, PhD
Professor
School of Dentistry
University of Queensland
Brisbane, Australia
Adjunct Professor
Arthur A. Dugoni School of Dentistry
University of the Pacific
San Francisco, California

Tara F. Renton, BDS, MDSc, PhD, FDS RCS, FRACDS (OMS), FHEA
Professor
Oral Surgery
King's College London
London, United Kingdom

Domenico Ricucci, MD, DDS
Private Practice
Endodontics
Cetraro, Italy

Isabela N. Rôças, DDS, MSc, PhD
Adjunct Professor
Postgraduate Program in Dentistry
Faculty of Dentistry
Grande Rio University
Rio de Janeiro, Brazil

Robert S. Roda, DDS, MS
Adjunct Clinical Faculty
Advanced Education in General Dentistry
Arizona School of Dentistry and Oral Health
Mesa, Arizona

Paul A. Rosenberg, DDS
Professor
Endodontics
College of Dentistry
New York University
New York, New York

Ilan Rotstein, DDS
Associate Dean of Continuing Education and Chair
Division of Endodontics, Orthodontics, and General Practice Dentistry
Herman Ostrow School of Dentistry
University of Southern California
Los Angeles, California

Avishai Sadan, DMD, MBA
Dean
Herman Ostrow School of Dentistry
University of Southern California
Los Angeles, California

Frank Setzer, DMD, PHD, MS
Assistant Professor, Endodontic Clinic Director, and Director of Predoctoral Endodontic Program
Department of Endodontics
University of Pennsylvania
Philadelphia, Pennsylvania

Stéphane Simon, DDS, MPhil, PhD, HDR
Senior Lecturer
Department of Endodontics
Paris Diderot University
Paris, France

Jose F. Siqueira, Jr., DDS, MSc, PhD
Adjunct Professor
Postgraduate Program in Dentistry
Faculty of Dentistry
Grande Rio University
Rio de Janeiro, Brazil

Franklin Tay, BDSc (Hons), PhD
Department of Endodontics
Augusta University
Augusta, Georgia

Aviad Tamse, DMD
Professor Emeritus
Department of Endodontology
Goldschlager School of Dental Medicine
Tel Aviv, Israel

Fabricio B. Teixeira, DDS, MS, PhD
Chair and Professor
Endodontics
College of Dentistry and Dental Clinics
University of Iowa
Iowa City, Iowa

Yoshitsugu Terauchi, DDS, PhD
CT and Microendodontic Center
Endodontics
Intellident Medical Corporation
Yamato City, Japan

Edwin J. Zinman, DDS, JD
Lecturer
Department of Periodontology
University of California, San Francisco
San Francisco, California

Novidades Desta Edição

A interpretação radiográfica de lesões odontogênicas e não odontogênicas é exatamente isto: uma "interpretação". Esta décima segunda edição se orgulha de um capítulo completamente novo, intitulado *Lesões que Imitam Patologias Endodônticas*, o qual elucida e diferencia lesões que podem parecer como de origem endodôntica. Esse é um perfeito complemento aos capítulos *Diagnóstico* e *Interpretação Radiográfica*.

O capítulo *Manejo de Eventos Iatrogênicos* foi completamente reescrito para incluir uma extensa seção sobre a lesão ao nervo alveolar inferior. Dano ao nervo alveolar inferior secundário ao tratamento endodôntico é um dilema evitável. Há, agora, a elaboração de conteúdo específico sobre como evitar e conduzir esses tipos de lesões.

Reabsorção radicular e fraturas radiculares podem ser alguns dos mais difíceis problemas para a abordagem clínica. O capítulo *Reabsorção Radicular*, que trata do assunto, foi completamente atualizado e será útil aos clínicos e acadêmicos.

Esta edição atualiza, ainda, todos os capítulos anteriores para refletir as mudanças na literatura desde a última edição.

Nova organização dos capítulos

Os capítulos foram reorganizados e agrupados em três partes: Parte 1, *Base Científica da Endodontia*; Parte 2, *Tópicos de Ciência Avançada*; e Parte 3, *Tópicos Clínicos Avançados*. Os doze capítulos da Parte 1 focam conceitos clínicos essenciais para os estudantes de odontologia, enquanto os capítulos das Partes 2 e 3 fornecem informações que estudantes avançados, especialistas e clínicos em endodontia precisam saber. Além disso, três capítulos adicionais foram incluídos no material suplementar *online*.

A nova organização reflete melhor a cronologia do tratamento endodôntico.

Introdução

A base da endodontia é um presente de uma geração prévia de excelentes endodontistas e pesquisadores que nos guiaram com os objetivos do tratamento, os benefícios de seus avanços e as fragilidades de suas deficiências. A partir de diversas pesquisas, temos construído coletivamente uma biblioteca virtual do conhecimento, que nos leva a evidências essenciais para o domínio de nossos procedimentos clínicos e para o benefício de nossos pacientes. Enquanto olhamos para nosso futuro, devemos ser direcionados para o desenvolvimento de ferramentas necessárias para maximizar nossos resultados com consistência, longevidade e, acima de tudo, bem-estar do paciente.

Ao longo de várias décadas, nós fomos de arsênico a hipoclorito de sódio, de excrementos de pássaros a guta-percha, de limas manuais a limas movidas a motor, de curativo a sessão única, de radiografia 2D a 3D, bem como de remoção da polpa a regeneração pulpar. Ainda assim, as controvérsias clínicas e acadêmicas existem.

Com pacientes vivendo por mais tempo e com a inescapável comparação da endodontia com os implantes intraósseos, a demanda para uma endodontia de excelência tem crescido enormemente. Surpreendentemente, nós ainda baseamos nosso diagnóstico em um presumido e quase subjetivo *status* pulpar. Imagine um futuro em que o diagnóstico endodôntico poderá ser mais objetivo por escaneamento não invasivo do tecido pulpar. Imagine algoritmos embutidos em todas as radiografias digitais para interpretação e extrapolação do processo de doença. A tomografia computadorizada de feixe cônico trouxe um grande impacto ao diagnóstico endodôntico, mas nós podemos melhorar essas capturas digitais com uma resolução que se aproximaria da tomografia microcomputadorizada e com menos radiação? Esses *scanners* 3D nos guiarão não apenas com o diagnóstico objetivo, mas também com facilitação direta durante os tratamentos cirúrgico e não cirúrgico? De fato, estamos agora no topo do ganho de conhecimento e tecnologia para realizar isso. Quanto à visualização clínica, a visualização 3D e a observação baseada em monitor mudarão o modo como vemos e implementamos nossos procedimentos? Nossos procedimentos ainda serão feitos com a habilidade motora fina dos clínicos ou com a realidade aumentada de dispositivos microcirúrgicos digitais? No decorrer dos próximos anos, seremos capazes de eliminar verdadeiramente todos os microrganismos, biofilmes e tecido pulpar do canal? Facilitaremos nossa limpeza do canal com irrigantes menos tóxicos e mais diretos? Uma vez que finalmente formos capazes de limpar e desinfectar de modo total os canais em um nível microscópico, teremos um material obturador que satisfaça TODOS os requisitos que o Dr. Louis Grossman enumerou no início de nossa especialidade? Esse material de obturação será uma polpa vital recém-regenerada?

Claramente, nosso futuro endodôntico está no pensamento fora da caixa, com a próxima geração de transformações surgindo com colaborações não apenas das ciências biológicas, mas também em conjunto com físicos, químicos, engenheiros e uma multidão de outras excelentes mentes inovadoras. A previsibilidade da endodontia deve ser incontestável, não apenas com a melhor tecnologia para nos guiar ao longo desse maior sucesso, mas também para melhor elucidar exatamente quando o tratamento endodôntico não pode ser bem-sucedido. Nosso futuro precisa focar a previsibilidade e a consistência que somente serão obtidas com tecnologias disruptivas – em vez da persistência com variações e modificações de nossas atuais convicções. Como uma especialidade, nós temos avançado com muita dificuldade desde nosso início; todavia, ainda estamos em nossa infância e com um futuro brilhante à frente. Desde 1976, e agora com 12 edições, *Cohen Caminhos da Polpa* tem sido sobre o estado da arte e a ciência da endodontia, com ênfase na direção baseada em evidência em vez da orientação anedótica. Os dedicados autores contribuíram doando generosamente seus tempos para, de forma meticulosa, descrever o que é considerado o estado da arte de nossa especialidade. Nós estamos esperançosos de que as edições futuras nos guiarão por meio de uma endodontia de melhores resultados, com a persecução da excelência endodôntica, que nunca acaba.

Louis H. Berman
Kenneth M. Hargreaves

Material Suplementar

Este livro conta com o seguinte material suplementar:

- Capítulo 26: Procedimentos de Clareamento
- Capítulo 27: Registros Endodônticos e Responsabilidades Legais
- Capítulo 28: Princípios Fundamentais de Gestão da Clínica Endodôntica
- Casos Clínicos
- Questões de revisão
- Vídeos.

O acesso ao material suplementar é gratuito. Basta que o leitor se cadastre e faça seu *login* em nosso *site* (www.grupogen.com.br), clique no menu superior do lado direito e, após, em GEN-IO. Em seguida, clique no menu retrátil (≡) e insira o código (PIN) de acesso localizado na primeira capa interna deste livro.

O acesso ao material suplementar online fica disponível até seis meses após a edição do livro ser retirada do mercado.

Caso haja alguma mudança no sistema ou dificuldade de acesso, entre em contato conosco (gendigital@grupogen.com.br).

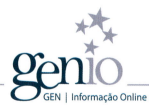

GEN-IO (GEN | Informação Online) é o ambiente virtual de aprendizagem do GEN | Grupo Editorial Nacional

Sumário

Parte 1 Base Científica da Endodontia, 1

1. Diagnóstico, 2
   Louis H. Berman e Ilan Rotstein

2. Interpretação Radiográfica, 32
   Madhu K. Nair, Martin D. Levin e Umadevi P. Nair

3. Lesões que Imitam Patologias Endodônticas, 77
   David J. Landwehr

4. Diagnóstico de Odontalgia Não Odontogênica, 112
   Alan S. Law, Donald R. Nixdorf e Donna Mattscheck

5. Avaliação dos Casos e Plano de Tratamento, 136
   Paul A. Rosenberg e Matthew Malek

6. Controle da Dor, 159
   John M. Nusstein, Melissa Drum e Asma A. Khan

7. Morfologia Dental e Acesso Cavitário, 189
   James L. Gutmann e Bing Fan

8. Limpeza e Modelagem do Sistema de Canais Radiculares, 232
   Ove A. Peters, Christine I. Peters e Bettina Basrani

9. Obturação dos Canais Radiculares, 299
   Anita Aminoshariae, William T. Johnson, James C. Kulild e Franklin Tay

10. Retratamento Não Cirúrgico, 337
    Robert S Roda, Bradley H Gettleman e Scott C Johnson

11. Cirurgia Perirradicular, 403
    Bradford R Johnson, Mohamed I. Fayad e Louis H. Berman

12. Endodontia Regeneradora, 465
    Anibal Diogenes, Stéphane Simon e Alan S. Law

Parte 2 Tópicos de Ciência Avançada, 501

13. Estrutura e Função do Complexo Dentino-Pulpar, 502
    Inge Fristad e Ellen Berggreen

14. Reações Pulpares à Cárie e Procedimentos Dentários, 545
    Ashraf F. Fouad e Linda G. Levin

15. Microbiologia das Infecções Endodônticas, 573
    José F. Siqueira Jr. e Isabela N. Rôças

16. Biopatologia da Periodontite Apical, 606
    Louis M. Lin e George T.-J. Huang

Parte 3 Tópicos Clínicos Avançados, 637

17. Avaliação de Resultados, 638
    Yuan-Ling NG e Kishor Gulabivala

18. Reabsorção Radicular, 693
    Shanon Patel, Conor Durack, Domenico Ricucci e Abdulaziz A. Bakhsh

19. Manejo de Emergências Endodônticas, 718
    Fabricio B. Teixeira e Gary S.P. Cheung

20. Manejo de Eventos Iatrogênicos, 737
    Yoshitsugu Terauchi e Tara F. Renton

21. Papel da Endodontia após Lesões Traumáticas ao Dente, 788
    Bill Kahler

22. Dentes com Trincas e Fraturas, 827
    Louis H. Berman e Aviad Tamse

23. Restauração dos Dentes Tratados Endodonticamente, 848
    Didier Dietschi, Serge Bouillaguet, Avishai Sadan e Kenneth M. Hargreaves

24. Terapia Pulpar Vital, 880
    George Bogen, Till Dammaschke e Nicholas Chandler

25. Inter-relações Endodônticas e Periodontais, 917
    Gerald N. Glickman e Vincent J. Iacono

Parte 4 Conteúdo *online*, e1

26. Procedimentos de Clareamento, e2
    Frank Setzer

27. Registros Endodônticos e Responsabilidades Legais, e23
    Edwin J. Zinman

28. Princípios Fundamentais de Gestão da Clínica Endodôntica, e90
    Roger P. Levin

Índice Alfabético, 935

Cohen
CAMINHOS
da **POLPA**

Parte 1

Base Científica da Endodontia

Resumo da Parte

1 Diagnóstico, 2
2 Interpretação Radiográfica, 32
3 Lesões que Imitam Patologias Endodônticas, 77
4 Diagnóstico de Odontalgia Não Odontogênica, 112
5 Avaliação dos Casos e Plano de Tratamento, 136
6 Controle da Dor, 159
7 Morfologia Dental e Acesso Cavitário, 189
8 Limpeza e Modelagem do Sistema de Canais Radiculares, 232
9 Obturação dos Canais Radiculares, 299
10 Retratamento Não Cirúrgico, 337
11 Cirurgia Perirradicular, 403
12 Endodontia Regeneradora, 465

1 Diagnóstico

Louis H. Berman e Ilan Rotstein

Resumo do Capítulo

Arte e ciência do diagnóstico, 2	**Exame radiográfico e interpretação, 19**
Queixa principal, 2	Trincas e fraturas, 24
História médica, 5	Perfurações, 26
História dental, 5	**Classificação clínica das doenças pulpares e periapicais, 26**
Exames e testes, 6	Doença pulpar, 26
Exame extraoral, 6	Doença apical (periapical), 28
Exame intraoral, 11	**Dor irradiada, 28**
Testes de vitalidade, 14	**Resumo, 29**
Testes especiais, 18	

Arte e ciência do diagnóstico

O diagnóstico é a arte e a ciência de detectar e distinguir os desvios da saúde, assim como a causa e a natureza desses desvios.[6] O objetivo do diagnóstico é determinar qual é o problema do paciente e o que o causa. Em última análise, o diagnóstico está diretamente relacionado a qual tratamento, se houver, será necessário. Nenhuma recomendação de tratamento apropriada pode ser feita até que todos os porquês sejam respondidos. Portanto, a coleta cuidadosa de dados, bem como a abordagem planejada, metódica e sistemática para esse processo investigativo é crucial.

A coleta dos dados objetivos e a obtenção dos achados subjetivos não são suficientes para a formulação exata do diagnóstico clínico. Os dados precisam ser interpretados e processados para determinar quais informações são significativas e quais podem ser questionáveis. Os fatos precisam ser coletados com um diálogo ativo entre o dentista e o paciente, com o profissional fazendo as perguntas certas e interpretando cuidadosamente as respostas. Em essência, o processo de determinar a existência de uma patologia bucal é a culminação da arte e da ciência de fazer o diagnóstico exato.

O processo de diagnóstico pode ser dividido em cinco etapas:

1. O paciente conta ao dentista os motivos da busca por tratamento.
2. O dentista pergunta o histórico do paciente e questiona sobre os sintomas que o levaram à consulta.
3. O dentista realiza testes clínicos objetivos.
4. Em seguida, o profissional correlaciona os achados objetivos com os detalhes subjetivos e cria uma lista preliminar de diagnósticos diferenciais.
5. Então, o dentista formula o diagnóstico definitivo.

Essa informação é acumulada por meio de abordagem organizada e sistemática que requer considerável julgamento clínico. O dentista precisa ser capaz de abordar o problema considerando quais perguntas são pertinentes fazer ao paciente e como fazê-las. Ouvir com atenção é fundamental para começar a elaborar o quadro que detalha a queixa do indivíduo. Esses achados subjetivos combinados com os resultados dos testes fornecem as informações críticas necessárias para estabelecer o diagnóstico.

Nem a arte nem a ciência são eficazes sozinhas. O estabelecimento do diagnóstico diferencial na endodontia requer a combinação de conhecimento, habilidade e capacidade de interpretar e interagir com o paciente em tempo real. Questionar, ouvir, testar, interpretar e, por fim, responder à pergunta final de *por que* o profissional chegará ao diagnóstico preciso que, por sua vez, resultará no sucesso do tratamento.

QUEIXA PRINCIPAL

Na chegada à consulta odontológica, o paciente deve preencher completamente a anamnese, que inclui informações relativas aos históricos médico e odontológico (Figuras 1.1 e 1.2). A ficha deve ser assinada e datada pelo paciente e rubricada pelo dentista, como verificação de que todas as informações apresentadas foram revisadas (ver o Capítulo 27 para mais informações).

Os motivos que os pacientes dão para consultar um dentista costumam ser tão importantes quanto os testes realizados. Suas observações servem como pistas iniciais importantes que ajudarão o dentista a formular o diagnóstico correto. Sem esses comentários diretos e imparciais, os achados objetivos podem levar ao diagnóstico incorreto. O dentista pode encontrar uma patologia dentária, mas essa manifestação pode não ter contribuído para a alteração que originou a queixa principal do paciente. A investigação desses sintomas pode indicar que os problemas do paciente estão relacionados à condição médica ou a um tratamento dentário recente. Certos indivíduos podem até receber tratamento emergencial inicial para os sintomas pulpares ou periapicais em um hospital geral.[93] Às vezes, a queixa principal é simplesmente que outro dentista avisou correta ou incorretamente o paciente de que ele tem um problema dentário, com o paciente não necessariamente apresentando quaisquer sintomas ou qualquer patologia objetiva. Portanto, o profissional precisa prestar muita atenção à queixa realmente expressa, determinar a cronologia dos eventos que levaram a essa queixa e questionar o paciente sobre outras questões pertinentes, incluindo o histórico médico e odontológico. Para referência futura e para determinação do diagnóstico correto, o principal sintoma do paciente deve ser devidamente documentado, utilizando as *palavras do próprio paciente*.

Conte-nos sobre seus sintomas

Nome _____ **Sobrenome** _____

1. Está sentindo dor no momento? Caso a resposta seja negativa, por gentileza, vá para a pergunta 6. Sim ____ Não ____
2. Caso afirmativo, você pode localizar o dente que está causando a dor? Sim ____ Não ____
3. Quando você notou primeiramente o sintoma? _____
4. O sintoma ocorreu de maneira repentina ou gradual? _____
5. Por gentileza, verifique a frequência e a intensidade do desconforto e o número que mais aproximadamente reflete a magnitude da sua dor:

    Nível da intensidade   Frequência   Intensidade
  (em uma escala de 1 a 10)
       1 = leve, 10 = grave

1 __ 2 __ 3 __ 4 __ 5 __ 6 __ 7 __ 8 __ 9 __ 10 __   ____ Constante   ____ Aguda

                                                              ____ Intermitente   ____ Irritante

                                                              ____ Momentânea   ____ Latejante

                                                              ____ Ocasional

Tem alguma coisa que você pode fazer para aliviar a dor?   Sim ____ Não ____

Se sim, o quê? _____

Tem alguma coisa que você faça que aumente a dor?   Sim ____ Não ____

Se sim, o quê? _____

Quando você come ou ingere algum líquido, sente o seu dente sensível a: Calor ____ Frio ____ Doce ____

O seu dente dói quando você morde ou mastiga?   Sim ____ Não ____

Ele dói se você pressiona a gengiva ao redor dele?   Sim ____ Não ____

Mudança na postura (deitar ou abaixar) causa dor no dente?   Sim ____ Não ____

6. Você tem o hábito de ranger ou trincar os dentes?   Sim ____ Não ____
7. Se sim, você usa uma placa de mordida?   Sim ____ Não ____
8. Recentemente, foi colocada alguma restauração (ou coroa) no seu dente?   Sim ____ Não ____
9. Antes dessa consulta, você começou algum tratamento de canal nesse dente?   Sim ____ Não ____
10. Tem alguma coisa a mais que deveríamos saber sobre seu dente, sua gengiva ou sua face que nos ajudaria no diagnóstico? _____

Assinatura do paciente (ou responsável): _____ Data: _____

Figura 1.1 Formulário de anamnese odontológica que também permite ao paciente registrar a sensação dolorosa de forma organizada e descritiva.

Conte-nos sobre sua saúde

Nome: _____ **Sobrenome:** _____

Como você avaliaria sua saúde?   Circule uma das opções, por favor.   Excelente   Boa   Razoável   Ruim

Quando foi seu último exame médico? _____

Se você estiver sob algum cuidado médico, escreva o motivo do tratamento.
_____

Nome, endereço e número do telefone do médico:
Nome _____ Endereço _____
Cidade _____ Estado _____ CEP _____ Telefone _____

Já passou por alguma cirurgia?   Sim ____ Não ____
Se sim, qual tipo? _____ Data _____
_____ Data _____

Já teve algum problema com sangramento prolongado após cirurgia?   Sim ____ Não ____
Você usa marca-passo ou qualquer outro tipo de dispositivo protético?   Sim ____ Não ____
Você faz uso de algum medicamento atualmente?   Sim ____ Não ____

Se sim, cite o nome do medicamento e o motivo de estar tomando:
Nome _____ Motivo _____
_____

Você já teve reação a algum anestésico ou medicamento (p. ex., penicilina)? Sim ____ Não ____
Se sim, por gentileza, explique: _____

Circule qualquer enfermidade que você tenha atualmente ou que teve no passado:

Alcoolismo	Pressão alta	Epilepsia	Hepatite	No rim ou fígado	Febre reumática
Alergia	Câncer	Glaucoma	Herpes	Mental	Sinusite
Anemia	Diabetes	Lesão de cabeça/pescoço	Imunodeficiência	Enxaqueca	Úlcera
Asma	Dependência de droga	Doença cardíaca	Doenças infecciosas	Respiratória	Doença sexualmente transmissível

É alérgico ao látex ou a quaisquer outras substâncias ou materiais?   Sim ____ Não ____
Se sim, por gentileza, explique. _____

Está grávida?   Sim ____ Não ____
Tem alguma outra informação sobre a sua saúde que deveria ser conhecida? _____
_____

Assinatura do paciente (ou responsável): _____ **Data:** _____

Figura 1.2 Formulário de anamnese sucinto e abrangente da história médica, projetado para fornecer detalhes sobre as condições sistêmicas que possam produzir ou afetar os sintomas do paciente, causando alteração na modalidade ou no plano de tratamento.

HISTÓRIA MÉDICA

O dentista é responsável pela obtenção da história médica apropriada de todo paciente que se apresenta para tratamento. Vários exemplos de formulários de história médica estão disponíveis a partir de várias fontes ou os dentistas podem escolher personalizar seus próprios formulários. Depois que a ficha for preenchida pelo paciente ou pelos pais ou o tutor, no caso de menor de idade, o dentista deve revisar as respostas com o paciente, pai ou responsável e, em seguida, rubricar o formulário para indicar que foi revisto. O paciente "registrado" deve ser questionado a cada consulta para determinar se houve alguma mudança no histórico médico ou nos medicamentos. Uma atualização mais rigorosa e completa da história médica desse indivíduo deve ser realizada caso ele não compareça ao consultório por mais de 1 ano.[51,52]

A pressão arterial e o pulso do paciente devem ser anotados em cada sessão de tratamento. A elevação da pressão arterial ou a aceleração do pulso pode indicar um sintoma de ansiedade, requerendo um protocolo de redução de estresse, também pode sugerir um quadro de hipertensão ou de outros problemas cardiovasculares. Nesses casos, é aconselhável o encaminhamento a um médico ou posto de saúde. É imperativo que os sinais vitais de qualquer paciente com história de problemas médicos mais graves sejam coletados em toda consulta. Deve-se verificar a temperatura dos pacientes que relatarem estar com febre ou qualquer sinal ou sintoma de infecção dentária.[57,80,105]

O dentista deve avaliar a resposta do paciente ao formulário de anamnese a partir de duas perspectivas: (1) as condições médicas e os medicamentos atuais do paciente que exigirão a alteração da maneira como o atendimento odontológico será realizado, e (2) as condições médicas que apresentarem manifestações bucais ou mimetizarem uma patologia dentária.

Os pacientes com condições médicas graves podem necessitar de uma modificação na maneira como o atendimento odontológico será prestado ou de uma alteração no plano de tratamento dentário (Boxe 1.1). Além disso, o dentista deve estar ciente da existência de alguma alergia ou interação medicamentosa, alergia a produtos odontológicos, prótese articular, transplantes de órgãos ou uso de medicamentos que possam interagir negativamente com anestésicos locais comuns, analgésicos, sedativos e antibióticos.[80] Isso pode parecer exagerado, mas enfatiza a importância da obtenção da história médica completa e exata, ao mesmo tempo que considera as várias condições médicas e modificações do tratamento dentário que podem ser necessárias, antes da realização do tratamento dentário.

Diversas condições médicas têm manifestações bucais, que devem ser consideradas cuidadosamente ao se tentar chegar ao exato diagnóstico odontológico. Muitas das alterações dos tecidos moles bucais estão mais relacionadas a medicamentos usados para tratar determinada doença que à própria enfermidade em si. Exemplos mais comuns de efeitos colaterais dos medicamentos são: estomatite, xerostomia, petéquias, equimoses, lesões liquenoides da mucosa e sangramento dos tecidos moles bucais.[80]

Ao estabelecer o diagnóstico odontológico, o dentista também precisa estar ciente de que algumas condições médicas podem ter características clínicas que mimetizam as lesões patológicas bucais.[13,28,32,74,80,102,107,133] Por exemplo, o envolvimento dos linfonodos cervicais e submandibulares por tuberculose pode levar ao diagnóstico incorreto de aumento dos linfonodos, secundário à infecção odontogênica. Os linfomas podem envolver esses mesmos linfonodos.[80] Os pacientes imunocomprometidos e os com diabetes melito não controlado respondem mal ao tratamento dentário e podem apresentar abscessos recorrentes na cavidade bucal, que precisam ser diferenciados dos abscessos de origem dentária.[43,76,80,83] Os pacientes com anemia ferropriva, anemia perniciosa e leucemia exibem frequentemente parestesia dos tecidos moles bucais. Esse achado pode complicar o diagnóstico quando outra patologia dentária está presente na mesma área na cavidade bucal. A anemia falciforme tem o fator complicador da dor óssea, que mimetiza a dor odontogênica e a perda do padrão ósseo trabecular nas radiografias, que pode ser confundida radiograficamente com lesões de origem endodôntica. O mieloma múltiplo pode acarretar uma mobilidade inexplicada dos dentes. A radioterapia na região da cabeça e pescoço pode resultar no aumento da sensibilidade dos dentes e em osteorradionecrose.[80] A nevralgia do trigêmeo, a dor irradiada por angina e a esclerose múltpla também podem mimetizar dor dentária (ver também Capítulo 4). A sinusite maxilar aguda é uma condição comum que pode criar confusão diagnóstica porque pode mimetizar dor de dente no quadrante posterior da maxila. Nessa situação, os dentes do quadrante podem estar extremamente sensíveis ao frio e à percussão, mimetizando os sinais e sintomas da pulpite. Certamente, essa não é a lista completa de todas as entidades médicas que podem imitar uma doença dentária, mas deve alertar o dentista sobre um problema médico que pode confundir e complicar o diagnóstico da patologia dentária; essa questão será discutida com mais detalhes nos capítulos subsequentes.

Se, na conclusão do exame dentário, os achados subjetivos, objetivos, dos testes clínicos e radiográficos não resultarem no diagnóstico com óbvia origem dentária, o dentista precisa considerar que um problema médico pode ser a verdadeira fonte da patologia. Nesses casos, é sempre apropriada uma consulta com o médico do paciente.

HISTÓRIA DENTAL

A cronologia dos eventos que levam à queixa principal é chamada história dental. Essa informação orientará o dentista na escolha dos testes diagnósticos que precisam ser realizados. A ficha deve incluir quaisquer sintomas passados e presentes, bem como quaisquer procedimentos ou traumatismo que possam ter estimulado o sintoma principal. A documentação adequada é imprescindível.

Boxe 1.1 Condições médicas que justificam mudanças nos cuidados bucais ou no tratamento odontológico.

Cardiovasculares: categorias de moderado e alto risco de endocardite, sopro cardíaco patológico, hipertensão, angina instável, infarto do miocárdio recente, arritmias cardíacas, insuficiência cardíaca congestiva mal controlada.[57,80,105]

Pulmonar: doença pulmonar obstrutiva crônica, asma, tuberculose.[80,129]

Gastrintestinais e renais: doença renal em estágio final, hemodiálise, hepatite viral (tipos B, C, D e E), doença hepática alcoólica, úlcera péptica, doença inflamatória intestinal, colite pseudomembranosa.[25,34,48,80]

Hematológica: doenças sexualmente transmissíveis, vírus da imunodeficiência humana (HIV) e síndrome da imunodeficiência adquirida (AIDS), diabetes mellitus, insuficiência adrenal, hipertireoidismo e hipotireoidismo, gravidez, distúrbios hemorrágicos, câncer e leucemia, osteoartrite e artrite reumatoide, lúpus eritematoso sistêmico.[35,43,76,80,83,88,100,135]

Neurológicas: acidente vascular cerebral, convulsões, ansiedade, depressão e transtornos bipolares, presença ou história de abuso de drogas ou de álcool, doença de Alzheimer, esquizofrenia, transtornos alimentares, nevralgias, esclerose múltipla, doença de Parkinson.[36,44,80]

Pode ser útil usar um formulário pré-montado para registrar as informações pertinentes, obtidas por meio da entrevista e do exame de diagnóstico. Frequentemente, usa-se o formato SOAP, com o histórico e os achados documentados nas categorias de Subjetivo, Objetivo, Avaliação e Plano. Há também recursos integrados em pacotes de *software* de gerenciamento de consultório odontológico que permitem acessos digitais ao arquivo do paciente para fins de investigação diagnóstica (Figuras 1.3 e 1.4).

História do problema dentário atual

O diálogo entre o paciente e o dentista deve abranger todos os detalhes pertinentes aos eventos que levam à queixa principal. O dentista deve dirigir a conversa de forma que produza uma narrativa clara e concisa, descrevendo cronologicamente todas as informações necessárias sobre o surgimento e o desenvolvimento desses sintomas. Para ajudar a elucidar essas informações, o paciente é, primeiramente, instruído a preencher o formulário da história dental como parte do registro do paciente no consultório. Essas informações ajudarão o dentista a decidir por qual abordagem deve optar. A entrevista, primeiro, delimita o que está acontecendo, em um esforço de determinar por que está acontecendo, com o propósito de depois estabelecer *o que é necessário para resolver a queixa principal*.

Entrevista sobre a história dental

Depois de iniciar a entrevista e determinar a natureza da queixa principal, o dentista continua a conversa documentando a sequência dos eventos que deu início à procura pelo atendimento. A história dental é dividida em cinco direções básicas de questionamento: localização, início, intensidade, provocação ou atenuação e duração.

Localização. "Você pode apontar o dente que está doendo?" Geralmente, o paciente pode indicar ou tocar no dente que incomoda. Esse é o cenário mais favorável para o dentista, porque o ajuda a direcionar a entrevista para os eventos que podem ter causado qualquer patologia específica nesse dente. Além disso, a localização permite que os testes diagnósticos subsequentes se concentrem mais nesse dente em particular. Quando os sintomas não são bem localizados, o diagnóstico é um desafio maior.

Início. "Quando ocorreram os primeiros sintomas?" O paciente que está apresentando desconfortos, geralmente, lembra quando esses sintomas começaram. Às vezes, o paciente até se recorda do evento inicial. Pode ter sido de natureza espontânea, pode ter começado após uma visita ao consultório para uma restauração, pode ser de etiologia traumática, morder um objeto duro pode ter produzido os primeiros sintomas ou o evento inicial pode ter ocorrido simultaneamente com outros sintomas (p. ex., sinusite, cefaleia, dor no peito). No entanto, o dentista deve resistir à tendência de fazer o diagnóstico prematuramente, com base nessas circunstâncias. O dentista não deve simplesmente assumir "culpa por associação", mas, em vez disso, deve usar essas informações para aprimorar o processo diagnóstico geral.

Intensidade. "Quão intensa é a dor?" Essa pergunta, muitas vezes, ajuda a quantificar a dor que o paciente está realmente sentindo. O dentista pode perguntar: "Em uma escala de 1 a 10, com 10 sendo o mais grave, como você avaliaria seu desconforto?" Hipoteticamente, o paciente pode apresentar "sensibilidade ao frio" ou "dor irritante ao mastigar" e, no entanto, classificar a "dor" somente no nível 2 ou 3. Essas queixas certamente contrastam com sintomas que impedem o paciente de dormir à noite. Frequentemente, a intensidade pode ser medida subjetivamente pelo que é necessário para a diminuição da dor (p. ex., paracetamol *versus* analgésico narcótico). Esse nível de intensidade pode afetar a opção ou não pela terapia endodôntica. O desconforto atualmente é considerado um sinal vital padrão e a documentação da intensidade da dor (escala de 0 a 10) fornece parâmetro para comparação após o tratamento.

Provocação ou atenuação. "O que produz ou reduz os sintomas?" A mastigação e as mudanças de temperatura aplicadas localmente são responsáveis pela maioria dos fatores iniciais que causam dor dentária. O paciente pode relatar que beber algo gelado causa desconforto ou possivelmente que mastigar ou morder é o único estímulo que incomoda. O paciente pode dizer que a dor só é sentida "quando acaba de morder". Ocasionalmente, o indivíduo pode comparecer ao consultório odontológico com uma bebida gelada nas mãos e afirmar que os sintomas só *diminuem* com a aplicação de uma compressa de água fria no dente. Em alguns casos, analgésicos comuns podem aliviar alguns sintomas; em outros, o uso de medicamentos narcóticos pode ser necessário para o alívio do desconforto. Observe que os pacientes que estão usando analgésicos narcóticos e não narcóticos (p. ex., ibuprofeno) podem responder de forma diferente às perguntas e aos testes diagnósticos, alterando, assim, a validade dos resultados. Portanto, é importante saber quais medicamentos os pacientes tomaram nas últimas 4 a 6 horas. Esses fatores desencadeantes e de alívio podem ajudar o dentista a determinar quais testes devem ser realizados para estabelecer o diagnóstico mais objetivo.

Duração. "Os sintomas diminuem rapidamente ou permanecem depois de serem provocados?" A diferenciação entre a sensibilidade ao frio que diminui em alguns segundos daquela que reduz em minutos pode determinar se o dentista repara uma restauração defeituosa ou fornece tratamento endodôntico. A duração dos sintomas após um evento estimulante deve ser registrada para estabelecer por quanto tempo o paciente teve a sensação, em termos de segundos ou minutos. Os dentistas geralmente testam primeiro os dentes saudáveis (possivelmente incluindo um dente "normal", contralateral) para definir uma resposta "normal" para o paciente; assim, a dor "persistente" é aparente ao comparar a duração entre os dentes controle e o dente suspeito.

Com a entrevista da história dental concluída, o dentista tem melhor compreensão da queixa principal e pode concentrar-se na avaliação diagnóstica objetiva, embora a fase subjetiva (e artística) de fazer o diagnóstico ainda não esteja completa, ela continuará depois de mais testes objetivos e da fase científica do processo de investigação.

Exames e testes

EXAME EXTRAORAL

O protocolo básico para o diagnóstico sugere que o dentista observe os pacientes quando eles entram no consultório. Podem estar presentes sinais de limitações físicas, assim como sinais de assimetria facial decorrentes de edema facial. Os exames visuais e de palpação da face e pescoço são justificados para determinar se há presença de edema. Muitas vezes, pode-se delimitar o edema facial apenas pela palpação, quando há um "nódulo ou protuberância" unilateral. A presença de edema bilateral pode ser um achado normal para qualquer paciente; no entanto, também pode ser sinal de doença sistêmica ou consequência de um evento do desenvolvimento. A palpação permite que o dentista defina se o edema está localizado ou difuso, firme ou flutuante. Esses últimos achados desempenharão papel significativo na determinação do tratamento apropriado.

Nome: _____ Sobrenome: _____ Data: _____ Dente: _____

Sintomas (subjetivos)
Queixa principal:
História da doença atual:

Natureza da dor:	Nenhuma	Leve	Moderada	Acentuada		
Intensidade:	Irritante	Aguda	Latejante	Constante		
Aparecimento:	Necessita de estímulo	Intermitente	Espontânea			
Localização:	Localizada	Difusa	Referida	Irradia para:		
Duração:	Segundos	Minutos	Horas	Constante		
Iniciada por:	Frio	Calor	Doce	Espontânea	Palpação	Mastigação	Postura	Não deixa dormir à noite
Alívio com:	Frio	Calor	Analgésico comum	Medicação analgésica controlada		

Sintomas (Objetivos)

Extrabucal
Edema
  facial: Sim   Não
Linfonodos
  edemaciados: Sim   Não

Intrabucal
Tecidos   Dentro da
  moles: normalidade
Edema: Sim   Não   Leve   Moderado   Acentuado   Localização:
Fístula: Sim   Não   Fechado
Coroa clínica: Restauração   Cárie   Exposição   Fratura

#	Frio	Calor	Teste elétrico	Per-cussão	Palpa-ção	Mobili-dade	Mordida em um palito	Alteração da cor	Exame periodontal						Retração gengival	Exposição da furca	Sangramento à sondagem
									MV	V	DV	DL	L	ML			

(Normal: N   Sem reação: 0   Leve +   Moderado ++   Acentuado +++   Permanente: P   Demorado: D)

Achados radiográficos:
Osso alveolar: Aspecto normal   Imagem radiolúcida apical   Imagem radiolúcida lateral   Imagem radiopaca apical/lateral   Perda da crista óssea
Lâmina dura: Aspecto normal   Difusa   Quebrada   Ampliada
Raízes: Aspecto normal   Curvas   Reabsorção   Trepanação   Dilaceração   Fratura   Longas   Seio maxilar/Nervo alveolar inferior

Câmara pulpar: Aspecto normal   Calcificação   Nódulo pulpar   Exposição   Reabsorção   Trepanação
Canal radicular: Aspecto normal   Calcificação   Bifurcação   Reabsorção   Tratamento de canal anterior   Envolvimento da furca   Trepanação

Coroa: Aspecto normal   Cárie   Restauração   Coroa   Dens in dente
Fístula: Trajeto para:

Avaliação
Diagnóstico: Pulpar: Aspecto normal   Pulpite reversível   Pulpite irreversível   Necrose   Tratamento de canal anterior/Lesão existente em dente   Despolpado
          Periapical: Aspecto normal   Periodontite apical aguda   Periodontite apical crônica   Abscesso dento alveolar agudo   Abscesso dento alveolar crônico   Osteíte condensante

Etiologia: Cárie   Restauração   Tratamento de canal anterior   Iatrogenia   Infiltração coronária   Traumatismo   Perio   Eletivo   Reabsorção   Fratura radicular vertical

Prognóstico: Bom   Razoável   Ruim

Plano (Tratamento)
Endodôntico: Controle da cárie   Tratamento endodôntico   Retratamento endodôntico   Incisão e Drenagem   Apicectomia   Apicificação/Apicigênese   Reparo de trepanação/reabsorção

Periodontal: Raspagem radicular   Aumento da coroa   Amputação radicular   Hemissecção   Extração

Restaurador: Provisório   Espaço para pino   Restauração em resina   Pino e núcleo de preenchimento   Onlay/Coroa   Clareamento

Figura 1.3 Ao obter a história dentária e realizar o exame diagnóstico, muitas vezes o formulário pré-montado pode ser um facilitador para uma documentação completa e precisa. (Cortesia do Dr. Ravi Koka, San Francisco, CA.)

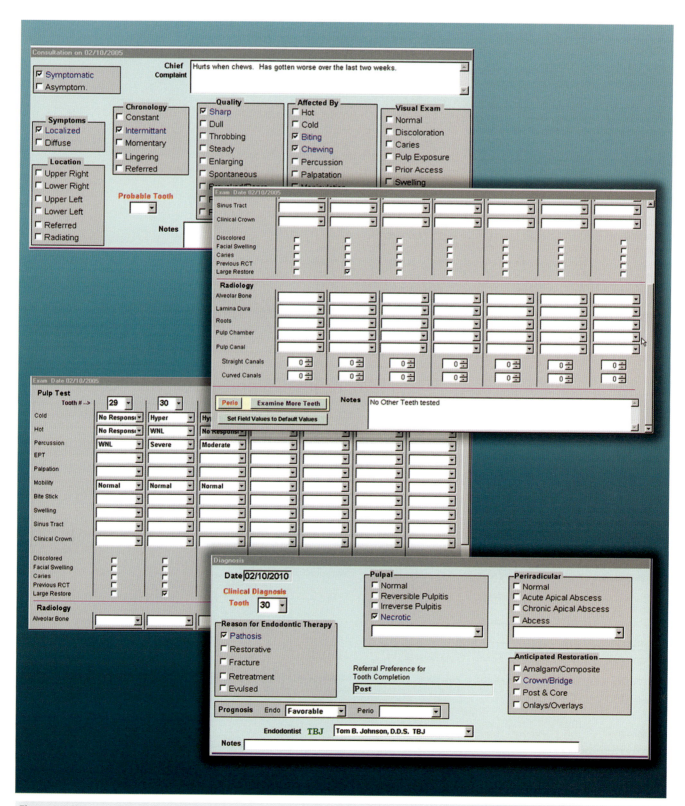

Figura 1.4 Vários programas de *software* de gerenciamento de consultório odontológico têm recursos para mapear os diagnósticos endodônticos, usando menus baixados e definidos pelo usuário e áreas para notações específicas. Observar que, para fins legais, é desejável que toda a documentação registrada tenha a capacidade de ser bloqueada ou, se qualquer modificação for feita após 24 horas, a transação deve ser registrada com um carimbo de data/hora automatizado. Isso é necessário para que os dados não possam ser manipulados de forma fraudulenta. (Cortesia de PBS Endo, Cedar Park, TX.)

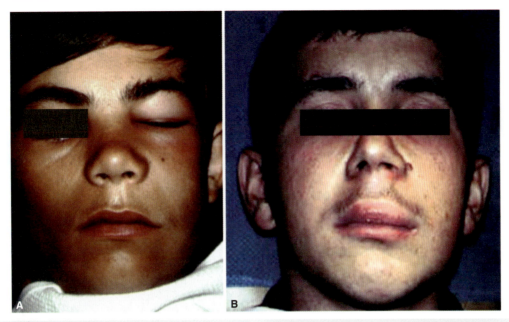

Figura 1.5 A. Edema no espaço canino do lado esquerdo da face se estendendo para o olho esquerdo e envolvendo-o. **B.** Edema no lábio superior e perda da definição do sulco nasolabial no lado esquerdo do paciente, que indica início de infecção no espaço canino.

A palpação dos linfonodos cervicais e submandibulares é parte integrante do protocolo do exame. Se os nódulos achados forem firmes e sensíveis, com edema facial e temperatura elevada, há grande probabilidade de que haja infecção. O processo da doença mudou de uma área localizada, imediatamente adjacente ao dente causador, para envolvimento sistêmico mais disseminado.

O edema facial extraoral, de origem odontogênica, normalmente, é resultado de etiologia endodôntica, porque o edema facial difuso resultante de abscesso periodontal é raro. Os edemas de origem não odontogênica precisam sempre ser considerados no diagnóstico diferencial, especialmente se uma patologia dentária nítida não for encontrada.[77] Essa situação será discutida nos capítulos subsequentes.

Uma leve mudança visual, como perda da definição do sulco nasolabial em uma narina, pode ser o primeiro sinal de infecção do dente canino (Figura 1.5). A necrose pulpar e a doença periapical associadas ao canino superior devem ser suspeitas como a origem do problema. Os incisivos centrais superiores extremamente longos também podem estar associados à infecção do canino, mas a maioria dos edemas extraorais associados aos incisivos centrais superiores apresenta edema do lábio superior e da base do nariz.

Se o espaço vestibular estiver envolvido, o edema será extraoral na área da bochecha posterior (Figura 1.6). Esses edemas geralmente estão associados às infecções que se originam dos ápices da raiz vestibular dos pré-molares e molares superiores, assim como dos pré-molares (Figura 1.7) e primeiros molares inferiores. Os segundos e terceiros molares inferiores também podem estar envolvidos, mas as infecções associadas a esses dentes são apenas prováveis que saiam na lingual, onde outros espaços estariam envolvidos. Para as infecções associadas a esses dentes, os ápices radiculares dos dentes superiores precisam estar acima da inserção do músculo bucinador na maxila, e os ápices dos dentes inferiores precisam estar abaixo da inserção do músculo bucinador na mandíbula.[77]

O edema extraoral associado aos incisivos inferiores, normalmente, aparecerá no espaço submentoniano (Figura 1.8) ou submandibular. As infecções associadas a qualquer dente inferior,

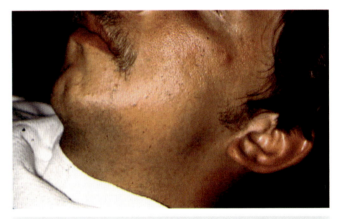

Figura 1.6 Edema no espaço vestibular associado ao abscesso periapical agudo do segundo molar inferior esquerdo.

que saiam na lingual do osso alveolar e estiverem inferiores à inserção do músculo milo-hióideo, serão percebidas como edemas no espaço submandibular. Discussões adicionais sobre as infecções do espaço fascial podem ser encontradas no Capítulo 16.

As *fístulas* de origem odontogênica podem também drenar através da pele da face (Figuras 1.9 e 1.10).[2,56,64] Essas lacerações na pele normalmente fecham, desde que o dente causador seja tratado e ocorra a cicatrização. É mais provável a formação de uma cicatriz na superfície da pele, na área do estoma da fístula, que nos tecidos mucosos bucais (ver Figuras 1.10C e D). Muitos pacientes com fístula extraoral relatam história de tratamento por médicos, como clínico geral, dermatologista, oncologista ou cirurgião plástico, com o uso de antibióticos sistêmicos ou tópicos ou procedimentos cirúrgicos, nas tentativas de cicatrizar a fístula extraoral. Nesses casos específicos, após múltiplas falhas no tratamento, os pacientes podem finalmente ser encaminhados a um dentista clínico geral para determinar se há causa dentária. Informar melhor os médicos sobre o procedimento adequado para tais casos ajudará em um diagnóstico mais exato, encaminhando o paciente mais rapidamente para um dentista ou endodontista.

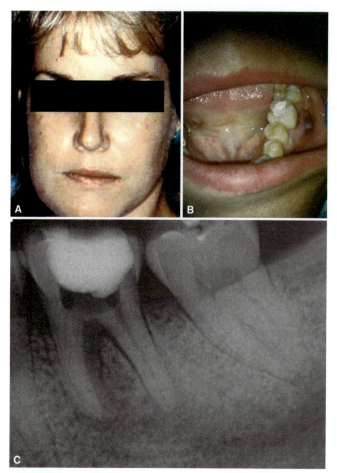

Figura 1.7 A. Edema do espaço vestibular no lado esquerdo do rosto da paciente. Note a assimetria do lado esquerdo do rosto. **B.** A visão intraoral em outro paciente mostra a presença de edema na área posterior esquerda da prega mucovestibular. **C.** Essa infecção no espaço vestibular foi associada à doença periapical do primeiro molar inferior esquerdo. Note a imagem radiolúcida periapical na radiografia e o tratamento endodôntico incompleto. (*B* e *C*, cortesia de Jaydeep S. Talim, Los Angeles, CA.)

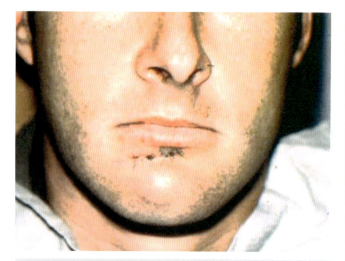

Figura 1.8 Edema do espaço submentoniano associado à doença periapical dos incisivos inferiores.

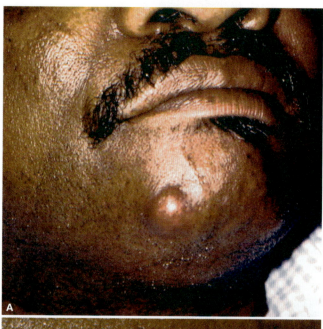

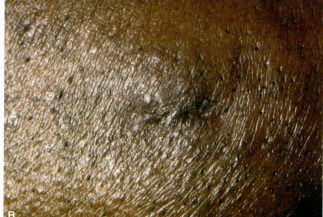

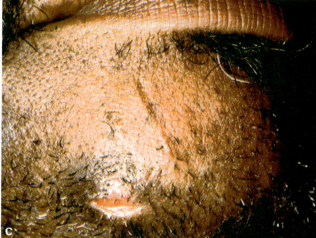

Figura 1.9 A. Drenagem extraoral associada à doença periapical do canino inferior direito. Note a fístula do lado anterior direito da face. **B.** Cicatriz inicial associada à incisão da drenagem extraoral após a drenagem da fístula e o tratamento endodôntico realizado no canino. **C.** Acompanhamento após 3 meses mostra cicatrização da área da incisão. Note a leve inversão do tecido cicatricial.

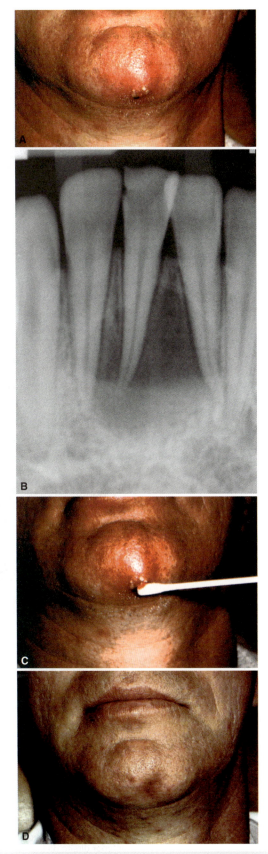

Figura 1.10 A. Abertura da fístula extraoral sobre a pele na área central do queixo. **B.** Radiografia mostrando grande imagem radiolúcida associada aos incisivos inferiores. **C.** Coleta de material para cultura a partir da drenagem da fístula extraoral. **D.** Fístula extraoral cicatrizada 1 mês após a conclusão da terapia endodôntica. Note a leve concavidade da pele na área da fístula cicatrizada.

EXAME INTRAORAL

O exame intraoral pode dar ao dentista a percepção sobre quais áreas podem precisar de avaliação mais focada. Qualquer anormalidade deve ser cuidadosamente examinada para prevenção ou tratamento precoce de patologia associada.[4,30,75,113,110,126] Edema, linfadenopatia localizada ou fístula devem provocar uma avaliação mais detalhada das estruturas intraorais relacionadas e próximas.

Exame do tecido mole

Como em qualquer exame odontológico, deve haver a avaliação de rotina dos tecidos moles intraorais. A gengiva e a mucosa devem estar secas com uma seringa de ar de baixa pressão ou compressa de gaze de 5 × 5 cm. Ao afastar a língua e a bochecha, todo o tecido mole deve ser examinado quanto a anormalidades da cor ou da textura. Quaisquer lesões ou ulcerações elevadas devem ser documentadas e, quando necessário, avaliadas com biopsia ou encaminhamento.[82]

Edema intraoral

Os edemas intraorais devem ser visualizados e palpados para determinar se são difusos ou localizados, bem como firmes ou flutuantes. Esses edemas podem estar presentes na gengiva inserida, mucosa alveolar, prega mucovestibular, palato ou tecidos sublinguais. Outros testes são necessários para determinar se a origem é endodôntica, periodontal, uma combinação das duas ou se é de origem não odontogênica.

O edema na parte anterior do palato (Figura 1.11) está mais frequentemente associado à infecção presente no ápice do incisivo lateral superior ou na raiz palatina do primeiro pré-molar superior. Mais de 50% dos ápices radiculares dos incisivos laterais superiores desviam-se nas direções distal ou palatina. O edema na parte posterior do palato (Figura 1.12) está, provavelmente, associado à raiz palatina de um dos molares superiores.[77]

A presença de edema intraoral na prega mucovestibular (Figura 1.13) pode ser resultado de uma infecção associada ao ápice da raiz de qualquer dente superior que saia do osso alveolar na face vestibular e esteja inferior à inserção muscular presente nessa área da maxila (ver também Capítulo 15). O mesmo acontece com os dentes inferiores, se os ápices radiculares estiverem acima do nível das inserções musculares e a infecção sair na parte vestibular do osso. Também pode ocorrer edema intraoral no espaço sublingual se a infecção proveniente do ápice da raiz

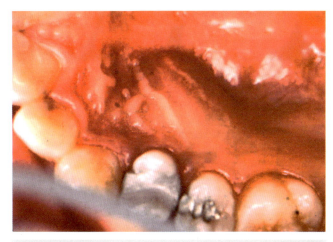

Figura 1.11 Edema flutuante na região anterior do palato associado à doença periapical da raiz palatina do primeiro pré-molar superior.

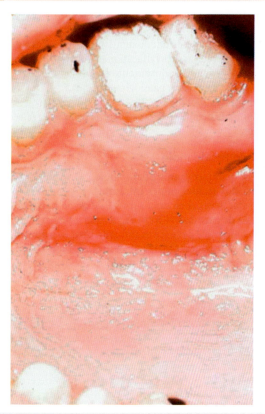

Figura 1.12 Edema flutuante na região posterior do palato associado à doença periapical da raiz palatina do primeiro molar superior.

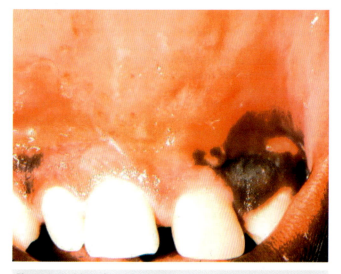

Figura 1.13 Edema flutuante na prega mucovestibular associado à doença periapical do incisivo central superior.

espalhar para a lingual e sair do osso alveolar superior à inserção do músculo milo-hióideo. A língua estará elevada e o edema será bilateral porque o espaço sublingual é contíguo, sem separação na linha média. Se a infecção sair na lingual do osso alveolar com os molares inferiores e for inferior à inserção do músculo milo-hióideo, o edema será notado no espaço submandibular. As infecções graves envolvendo os molares superiores e inferiores podem se estender para o espaço parafaríngeo, resultando em edema intraoral das áreas tonsilar e faríngea. Isso pode ser fatal se houver obstrução das vias respiratórias do paciente.[77,80]

Fístulas intraorais

Ocasionalmente, a infecção endodôntica crônica drenará através de uma comunicação intraoral para a superfície gengival, sendo conhecida como *fístula*.[12] Essa via, que, às vezes, é revestida por epitélio, estende-se diretamente da fonte da infecção para uma abertura superficial ou estoma, na superfície da gengival inserida. Conforme descrito anteriormente, ela também pode se prolongar para o lado extraoral. O termo fístula, frequentemente, é usado de forma inadequada para descrever esse tipo de drenagem. A fístula é, na verdade, uma via de comunicação anormal entre dois órgãos internos ou de uma superfície revestida por epitélio para outra superfície revestida por epitélio.[6]

Estudos histológicos descobriram que a maioria das fístulas não é revestida por epitélio em todo o seu comprimento. Um estudo comprovou que apenas uma em cada dez fístulas examinadas era revestida por epitélio, enquanto as outras nove amostras eram revestidas por tecido de granulação.[55] Outro estudo, com tamanho de amostra maior, revelou que dois terços das amostras não tinham extensão de epitélio além do nível dos rebordos da mucosa superficial.[12] As amostras restantes apresentavam algum epitélio que se estendia da superfície da mucosa bucal até a lesão periapical.[12] A presença ou a ausência de revestimento epitelial não parece impedir o fechamento da fístula, desde que a fonte do problema seja diagnosticada e tratada adequadamente, e a lesão endodôntica, cicatrizada. A falha na cicatrização da fístula após o tratamento exigirá procedimentos diagnósticos adicionais para determinar se outras fontes de infecção estão presentes ou se ocorreu erro no diagnóstico.

Em geral, a infecção periapical que possui fístula associada não é dolorosa, embora frequentemente haja história de diferentes magnitudes de desconforto antes do desenvolvimento da fístula. Além de fornecer um canal para a liberação do exsudato infeccioso e subsequente alívio da dor, a fístula também pode fornecer auxílio na determinação da fonte de determinada infecção. Às vezes, faltam evidências objetivas quanto à origem da infecção odontogênica. O estoma da fístula pode estar localizado diretamente adjacente ou em local distante da infecção. Rastrear a fístula fornecerá objetividade ao diagnóstico da localização do dente problemático. Para rastreá-la, um cone de guta-percha número 25 ou 30 é inserido na abertura dela. Embora isso possa ser um pouco desconfortável para o paciente, o cone deve ser inserido até que uma resistência seja sentida. Depois de tirar uma radiografia periapical, a origem da fístula é determinada seguindo o caminho percorrido pelo cone de guta-percha (Figura 1.14). Isso irá direcionar o dentista para o dente envolvido e, mais especificamente, para a parte da raiz do dente que é a origem da patologia. Uma vez que os fatores causais relacionados à formação da fístula são removidos, o estoma e a fístula fecharão em poucos dias.

Os estomas das fístulas intraorais podem abrir na mucosa alveolar, na gengiva inserida, ou através da furca ou do sulco gengival. Eles podem sair pelos tecidos vestibular ou lingual, dependendo da proximidade dos ápices radiculares ao osso cortical. Se a abertura for no sulco gengival, normalmente está presente como um defeito estreito em uma ou duas áreas isoladas, ao longo da superfície da raiz. Quando há a presença de defeito estreito, o diagnóstico diferencial precisa incluir a abertura de lesão endodôntica perirradicular, fratura radicular vertical ou a presença de um sulco de desenvolvimento na superfície radicular. Esse tipo de fístula pode ser diferenciado da lesão periodontal primária, pois esta geralmente se apresenta como uma bolsa, com ampla abertura coronária e perda óssea alveolar mais generalizada ao redor da raiz. Outros métodos de teste pulpar podem auxiliar na verificação da fonte de infecção.[111,112,121]

O teste de palpação é realizado aplicando pressão digital firme na mucosa que cobre as raízes e os ápices. O dedo indicador é usado para pressionar a mucosa contra o osso cortical subjacente. Isso detectará a presença de anormalidades periapicais ou áreas específicas que produzam reação dolorosa à pressão digital. Resposta positiva à palpação pode indicar processo inflamatório periapical ativo. No entanto, esse teste não indica se o processo inflamatório é de origem endodôntica ou periodontal.

Percussão

Voltar à queixa principal do paciente pode indicar a importância do teste de percussão para esse caso específico. Se o paciente apresentar sensibilidade aguda ou dor à mastigação, essa resposta, normalmente, pode ser duplicada pela percussão nos dentes, o que muitas vezes isola os sintomas ao dente específico. A dor à percussão não indica que o dente seja vital ou não vital, mas, sim, que há uma inflamação no ligamento periodontal (i. e., periodontite apical sintomática). Essa inflamação pode ser secundária a traumatismo físico, contato prematuro, doença periodontal ou extensão da doença pulpar no espaço do ligamento periodontal. A indicação de onde a dor se origina é interpretada pelo núcleo mesencefálico, que recebe informações dos receptores nervosos proprioceptivos. Embora sujeito a debate, o consenso é que existem, relativamente, poucos proprioceptores na polpa dentária; entretanto, eles são prevalentes nos espaços do ligamento periodontal.[24] Por isso, pode ser difícil para o paciente discriminar a localização da dor dentária nos estágios iniciais da patologia, quando apenas as fibras C são estimuladas. Uma vez que o estado da doença se estenda para o espaço do ligamento periodontal, o incômodo pode se tornar mais localizado para o paciente; portanto, o dente afetado será mais facilmente identificável com os testes de percussão e mastigação.

Antes de percutir qualquer dente, o dentista deve dizer ao paciente o que acontecerá durante o teste. Como a presença de sintomas agudos pode criar ansiedade e possivelmente alterar a reação do paciente, o preparo adequado levará a resultados mais precisos. O dente contralateral deve ser testado primeiro como controle, assim como vários dentes adjacentes, que certamente responderão normalmente. O dentista deve informar ao paciente que é normal sentir esse dente e pedir para ser avisado sobre qualquer sensibilidade ou dor nos dentes subsequentes.

A percussão é realizada batendo nas superfícies incisais ou oclusais dos dentes com o dedo ou com um instrumento sem corte. Inicialmente, o teste deve ser feito com cuidado, com leve pressão aplicada digitalmente. Se o paciente não puder detectar diferença significativa entre qualquer um dos dentes, o teste deve ser repetido usando a extremidade sem corte de um instrumento, como a extremidade posterior do cabo do espelho clínico (Figura 1.15). Deve-se bater vertical e horizontalmente na coroa clínica. O dente deve ser percutido primeiro na oclusal e, se o paciente não perceber nenhuma diferença, o teste deve ser repetido percutindo as faces vestibular e lingual dos dentes. Para qualquer resposta acentuada, o teste deve ser repetido conforme necessário para determinar se é exata e reproduzível, e as informações devem ser documentadas.

Embora esse teste não revele a condição da polpa, ele indica a presença de inflamação periapical. A resposta positiva anormal indica inflamação do ligamento periodontal, que pode ser de origem pulpar ou periodontal. A sensibilidade das fibras proprioceptivas no ligamento periodontal inflamado ajudará a identificar a localização da dor. Esse teste deve ser feito com cuidado, especialmente nos dentes altamente sensíveis. Deve ser repetido várias vezes e comparado aos dentes controle.

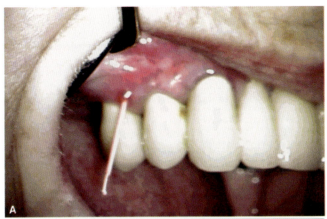
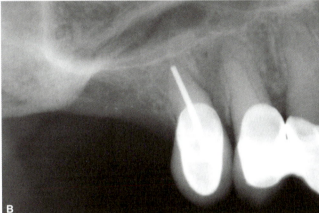
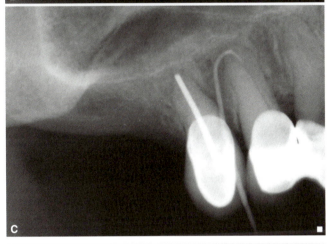

Figura 1.14 A. Para localizar a fonte de uma infecção, a fístula pode ser rastreada inserindo-se um cone de guta-percha no estoma. **B.** A radiografia da área mostra um canal radicular tratado, de longa data, no segundo pré-molar superior, e uma área radiolúcida questionável associada ao primeiro pré-molar, sem nenhuma indicação clara da etiologia da fístula. **C.** Após o traçado da fístula, a guta-percha é direcionada para a fonte da patologia, o ápice do primeiro pré-molar superior.

Palpação

Durante o exame dos tecidos moles, os tecidos duros alveolares também devem ser palpados. A ênfase deve ser colocada na detecção de qualquer edema nos tecidos moles ou expansão óssea, especialmente observando como esses tecidos se comparam e se relacionam com os tecidos adjacentes e contralaterais. Além dos achados objetivos, o dentista deve questionar o paciente sobre quaisquer áreas que pareçam incomumente sensíveis durante a palpação.

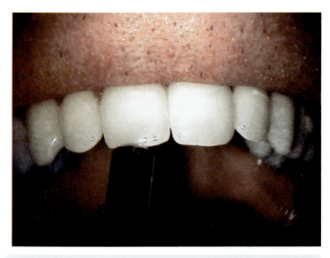

Figura 1.15 Teste de percussão em um dente usando a extremidade posterior do cabo do espelho clínico.

Boxe 1.2 Registro da mobilidade dentária.

Mobilidade +1: o primeiro sinal distinguível de movimento maior que o normal
Mobilidade +2: movimento dentário horizontal não superior a 1 mm
Mobilidade +3: movimento dentário horizontal maior que 1 mm, com ou sem visualização de rotação ou de depressão vertical

Mobilidade

Como o teste de percussão, o aumento na mobilidade dentária não é indicação de vitalidade pulpar. É apenas a indicação de comprometimento do periodonto de inserção. Esse comprometimento pode ser o resultado de traumatismo físico agudo ou crônico, traumatismo oclusal, hábitos parafuncionais, doença periodontal, fraturas radiculares, movimento ortodôntico rápido ou extensão de doença pulpar, especificamente infecção no espaço do ligamento periodontal. A mobilidade dentária é diretamente proporcional à integridade do periodonto de inserção ou à extensão da inflamação do ligamento periodontal. Frequentemente, a mobilidade volta ao normal depois do reparo ou da eliminação dos fatores desencadeantes. Como a determinação da mobilidade pela simples pressão do dedo pode ser visualmente subjetiva, deve-se usar as extremidades de dois cabos de espelho clínico, uma na face vestibular e a outra na face lingual do dente (Figura 1.16). Aplica-se pressão na direção vestibulolingual, bem como na direção vertical, e a mobilidade do dente é avaliada (Boxe 1.2). Qualquer mobilidade que exceda +1 deve ser considerada anormal. No entanto, deve-se avaliar os dentes com base na sua mobilidade em relação aos dentes adjacentes e contralaterais.

Exame periodontal

A sondagem periodontal é parte importante de qualquer diagnóstico intrabucal. A medida da profundidade da bolsa periodontal é a indicação da profundidade do sulco gengival, que corresponde à distância entre a altura da margem gengival livre e a altura do periodonto de inserção abaixo. Usando a sonda periodontal calibrada, o dentista deve registrar as profundidades das bolsas periodontais nos lados mesial, central e distal das faces vestibular e lingual do dente, anotando as profundidades em milímetros. A sonda periodontal é "inserida gradualmente" ao redor do longo eixo do dente, progredindo em incrementos de 1 mm. A perda óssea periodontal larga, conforme determinada por amplo vão de profunda sondagem periodontal, é considerada de origem periodontal e é, normalmente, mais generalizada em outras áreas da boca. No entanto, as áreas de perda óssea vertical isoladas podem ser de origem endodôntica, especificamente de um dente não vital, cuja infecção se estendeu do periápice ao sulco gengival. Novamente, o teste de vitalidade adequado é imperativo, não apenas para a determinação do diagnóstico, mas também para o desenvolvimento de exata avaliação do prognóstico. Por exemplo, uma bolsa periodontal de origem endodôntica pode resolver após o tratamento endodôntico, mas se o dente era originalmente vital, com bolsa periodontal profunda associada, o tratamento endodôntico não melhorará a condição periodontal. Além disso, conforme discutido no Capítulo 22, uma fratura radicular vertical pode, muitas vezes, causar bolsa periodontal estreita, localizada, que se estende profundamente na superfície da raiz. Caracteristicamente, o periodonto adjacente geralmente está dentro dos limites de normalidade.

A perda óssea na região da furca pode ser secundária à doença periodontal ou pulpar. A quantidade de perda óssea nessa região, conforme observada clínica e radiograficamente, deve ser documentada (Boxe 1.3). Os resultados dos testes pulpares (descritos mais adiante) ajudarão no diagnóstico.

TESTES DE VITALIDADE

O teste de vitalidade (teste de sensibilidade pulpar) é um procedimento diagnóstico para determinar a situação da polpa. Pode ser realizado com estímulos elétricos, mecânicos ou térmicos ou pela avaliação do suprimento sanguíneo ao dente.[6] Envolve a tentativa de determinar a responsividade dos neurônios sensoriais pulpares.[62,63] O objetivo é a obtenção de reação subjetiva do

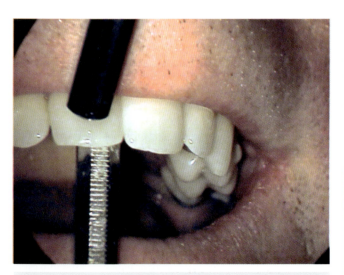

Figura 1.16 Teste de mobilidade de um dente, usando as extremidades de dois cabos de espelho clínico.

Boxe 1.3 Registro dos defeitos na região da furca.

Defeito na região da furca classe I: a região da furca pode ser sondada, mas não pode atingir uma profundidade significativa.
Defeito na região da furca classe II: a sonda pode ser introduzida na região da furca, mas não pode ir completamente até o lado oposto.
Defeito na região da furca classe III: a região da furca pode ser sondada completamente até o lado oposto.

paciente (ou seja, determinar se os nervos pulpares são funcionais), ou o teste pode envolver uma abordagem mais objetiva, usando dispositivos que detectam a integridade da vascularização pulpar. Infelizmente, a avaliação quantitativa da situação do tecido pulpar só pode ser determinada histologicamente, pois foi demonstrado que não há necessariamente a boa correlação entre os sinais e sintomas clínicos objetivos e a histologia pulpar.[122,123]

Teste térmico

Vários métodos e materiais têm sido usados para testar a reação pulpar aos estímulos térmicos. A reação inicial ou normal ao frio ou ao calor é o relato do paciente de que uma sensação foi notada, mas desaparece imediatamente após a remoção do estímulo térmico. As respostas anormais incluem a falta de reação ao estímulo, o prolongamento ou a intensificação da sensação dolorosa depois que o estímulo foi removido, ou a sensação dolorosa imediata e excruciante assim que o estímulo foi colocado no dente.

O teste a frio é o principal método do teste de vitalidade, usado por muitos dentistas clínicos gerais atualmente. É especialmente útil para os pacientes que apresentam coroas de porcelana ou de metalocerâmica, em que nenhuma superfície dentária natural é acessível. Se o dentista optar por realizar esse teste com tubetes de gelo, recomenda-se o uso do dique de borracha, porque o gelo derretido escorrerá para os dentes adjacentes e para a gengiva, resultando em respostas potencialmente falso-positivas.

O dióxido de carbono (CO_2) congelado, também conhecido como *gelo seco* ou *neve de dióxido de carbono*, ou ainda *bastão de CO_2*, tem sido considerado confiável para desencadear resposta positiva, se houver tecido pulpar vital no dente.[46,98,99] Um estudo encontrou que os dentes vitais responderiam tanto ao CO_2 congelado quanto ao gás refrigerante odontológico, com este produzindo uma reação um pouco mais rápida.[66] O dióxido de carbono congelado também foi considerado eficaz na avaliação da resposta pulpar nos dentes com coroa total, para os quais outros testes, como o pulpar elétrico, não é possível.[11] Para fins de testagem, uma barra sólida de CO_2 é preparada ao fornecer gás CO_2 em um cilindro de plástico especialmente projetado (Figura 1.17). O tubete de CO_2 resultante é aplicado na superfície vestibular da estrutura dentária natural ou da coroa. Vários dentes podem ser testados com um único bastão de CO_2. Os dentes devem ser isolados e os tecidos moles protegidos com gaze de 5 × 5 cm ou rolinhos de algodão para que o CO_2 congelado não entre em contato com essas estruturas. Devido à temperatura extremamente fria do CO_2 congelado ($-69°F$ a $-119°F$; $-56°C$ a $-98°C$), podem ocorrer queimaduras nos tecidos moles. Foi demonstrado em dentes extraídos que a aplicação de CO_2 congelado resultou na diminuição significativamente maior da temperatura intrapulpar que o gás refrigerante ou o gelo.[11] Além disso, parece que a aplicação de CO_2 nos dentes não resulta em nenhum dano irreversível aos tecidos pulpares ou causa qualquer fissura significativa no esmalte.[61,104]

O método mais popular de realização do teste a frio é com a aplicação do gás refrigerante. Ele está facilmente disponível, é fácil de usar e fornece resultados que são reprodutíveis, confiáveis e equivalentes aos do CO_2 congelado.[46,66,96,141] Um dos produtos atuais contém 1,1,1,2-tetrafluoroetano, que tem potencial zero de redução da camada de ozônio e é ambientalmente seguro. Tem temperatura de $-26,2°C$.[66] O *spray* é mais eficaz para fins de teste quando é aplicado no dente por meio de uma grande bola de algodão (5,5 mm) (Figura 1.18). Em um estudo,[65] a temperatura intrapulpar significativamente mais baixa foi alcançada quando uma bola de algodão de 5,5 mm foi mergulhada ou pulverizada com o refrigerante, em comparação com quando uma pequena bolinha de algodão de 3 mm ou um aplicador de algodão foram

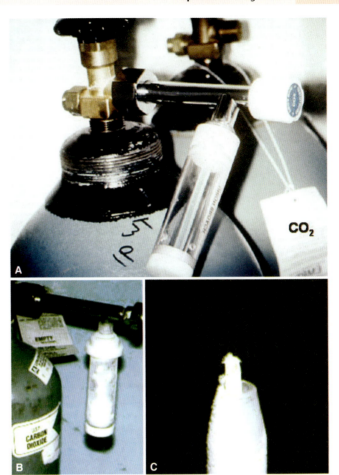

Figura 1.17 A. Cilindro de dióxido de carbono com aparelho acoplado para formar o bastão/lápis de CO_2 sólido. **B.** Gás CO_2 sendo transformado em um bastão/lápis sólido. **C.** Bastão/lápis de CO_2 saindo da extremidade do suporte de plástico e pronto para uso.

usados. A bolinha de algodão borrifada deve ser aplicada na área do terço médio vestibular do dente ou da coroa. Como com qualquer outro método de teste de vitalidade, os dentes "normais" adjacentes ou contralaterais também devem ser testados para estabelecer um parâmetro da reação. Parece que o CO^2 congelado e o gás refrigerante são superiores a outros métodos de teste a frio e equivalentes ou superiores ao teste pulpar elétrico para avaliar a vitalidade pulpar.[11,46] No entanto, um estudo revelou que a perda da inserção periodontal e a recessão gengival podem influenciar a resposta à dor relatada com estímulo frio.[116]

Para ser mais confiável, o teste a frio deve ser feito em conjunto com o teste pulpar elétrico (descrito posteriormente neste capítulo), para que os resultados verifiquem os achados do outro teste. Se um dente maduro não traumatizado não responde ao teste pulpar ao frio e elétrico, então pode-se considerar a polpa necrótica.[23,98,141] No entanto, um dente multirradicular, com pelo menos uma raiz contendo tecido pulpar vital, pode responder ao teste pulpar ao frio e elétrico, mesmo se uma ou mais raízes contiverem tecido pulpar necrótico.[98]

Outro método de teste térmico envolve o uso de calor. O teste ao calor é mais útil quando a queixa principal do paciente é dor de dente intensa em contato com qualquer líquido ou alimento quente. Quando o paciente não consegue identificar qual dente é sensível, o teste ao calor é apropriado. Começando com o dente mais posterior nessa área da boca, cada dente é individualmente isolado com lençol de borracha. Uma seringa de irrigação é

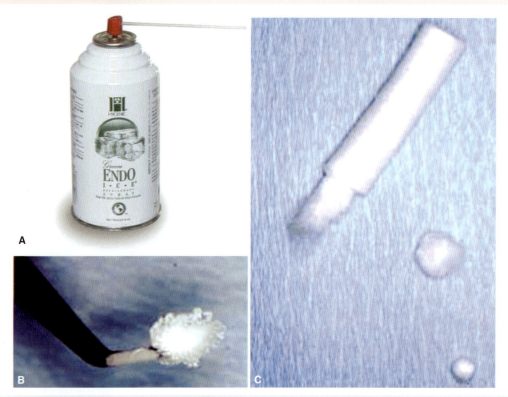

Figura 1.18 A. Recipiente de gás refrigerante. **B.** Uma grande bolinha de algodão feita de um rolinho de algodão ou uma bolinha de algodão pré-fabricada com 5,5 mm (grande) pode ser usada para aplicar o *spray* refrigerante na superfície do dente. A bolinha de algodão pequena não fornece tanta área de superfície quanto a bolinha de algodão de 5,5 mm, portanto não deve ser usada para realizar o teste. **C.** Grande bolinha de algodão borrifada com o gás refrigerante e pronta para ser aplicada na superfície do dente. (*A*, cortesia de Coltène/Whaledent, Cuyahoga Falls, OH.)

preenchida com um líquido (mais comumente água pura) que tenha a temperatura semelhante àquela que causaria sensação dolorosa. O líquido é então injetado da seringa no dente isolado para determinar se a resposta é normal ou anormal. O dentista avança no quadrante, isolando cada dente, até que o dente perturbador seja localizado. Esse dente exibirá resposta dolorosa imediata e intensa ao calor. Com esse tipo de teste ao calor, pode haver resposta tardia, portanto, esperar 10 segundos entre cada teste ao calor permitirá tempo suficiente para o aparecimento dos sintomas. Esse método também pode ser usado para aplicar água fria em toda a coroa, nos casos em que o frio é o estímulo precipitante.

Outro método para o teste ao calor é aplicar um bastão de guta-percha ou de resina composta aquecida na superfície do dente. Se esse método for usado, uma leve camada de lubrificante deve ser colocada na superfície do dente antes de aplicar o material aquecido, a fim de evitar que a guta-percha quente ou a resina composta adira à superfície seca do dente. O calor também pode ser gerado pelo atrito criado quando uma ponta de borracha seca para polimento é acionada em alta velocidade contra a superfície seca do dente. No entanto, este último método não é recomendado. Outra abordagem é o uso de instrumentos eletrônicos de teste térmico.[20]

Se o teste ao calor confirmar os resultados de outros procedimentos de teste de vitalidade, o atendimento de emergência deve ser fornecido. Frequentemente, o dente sensível ao calor também pode ser responsável por alguma dor espontânea. O paciente pode apresentar-se com líquidos gelados nas mãos apenas para minimizar a dor (Figura 1.19). Nesses casos, a aplicação de frio em um dente específico pode eliminar a dor e auxiliar muito no diagnóstico. Normalmente, o dente que responde ao calor e depois é aliviado pelo frio é considerado necrótico.

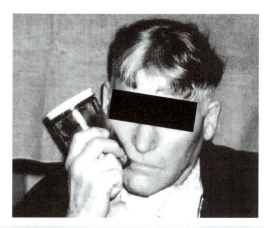

Figura 1.19 Pulpite irreversível associada ao segundo molar inferior direito. O paciente considerou que a única maneira de aliviar a dor era colocar um frasco cheio de água gelada no lado direito do rosto.

Teste elétrico

Pode-se também avaliar as respostas neurais da polpa (sensibilidade) pelo teste pulpar elétrico.[79] Testadores pulpares elétricos de diferentes *designs* e fabricantes têm sido usados para esse propósito. Os testadores pulpares elétricos devem ser parte integrante de qualquer prática odontológica. Deve-se salientar que a sensibilidade pulpar é determinada pela integridade e saúde do suprimento vascular, não pelo estado das fibras nervosas pulpares. Embora haja avanços no que diz respeito à determinação da situação pulpar com base no suprimento sanguíneo, essa tecnologia não foi aperfeiçoada o suficiente para ser usada rotineiramente no ambiente clínico.

O testador pulpar elétrico tem algumas limitações no fornecimento de informações previsíveis sobre a situação da polpa. A reação da polpa ao teste elétrico não reflete a situação histológica da saúde ou da doença pulpar.[122,123] A reação da polpa à corrente elétrica apenas denota que existem algumas fibras nervosas viáveis na polpa e que são capazes de reagir. As leituras numéricas no testador pulpar têm significância apenas se o número diferir significativamente das leituras obtidas do dente controle testado no mesmo paciente com o eletrodo posicionado em uma área semelhante em ambos os dentes. No entanto, na maioria dos casos, a reação é classificada como presente ou ausente. Estudos[122,123] mostraram que os resultados do teste pulpar elétrico são mais precisos quando não se obtém nenhuma reação com qualquer quantidade de corrente elétrica. Essa falta de reação foi encontrada com mais frequência quando a polpa está necrótica. Além disso, podem ocorrer reações falso-positivas e falso-negativas (Boxe 1.4), e o dentista precisa levar isso em consideração ao formular o diagnóstico final.

O testador pulpar elétrico não funcionará, a menos que a sonda possa ser colocada em contato ou ligada à estrutura natural do dente.[95] Com o advento das precauções universais para o controle de infecção, o uso de luvas de borracha impede que o dentista complete o circuito.[7] Alguns testadores pulpares podem exigir que o paciente coloque um ou vários dedos na sonda do testador para completar o circuito elétrico; no entanto, o uso de alça labial é uma alternativa para os pacientes segurarem o testador. O uso adequado do testador pulpar elétrico requer que os dentes avaliados sejam cuidadosamente isolados e secos. O dente controle de tipo e localização semelhante no arco dentário deve ser testado primeiro para estabelecer o parâmetro da reação e informar ao paciente o que é uma sensação "normal". O dente suspeito deve ser testado pelo menos duas vezes para confirmar os resultados. A ponta da sonda do testador, que será colocada em contato com a estrutura dentária, precisa ser revestida com um meio à base de água ou vaselina.[86] O meio mais comumente usado é o creme dental. A ponta da sonda revestida é colocada no terço incisal da área vestibular do dente a ser testado.[15] Uma vez que a sonda está em contato com o dente, é solicitado ao paciente tocar ou segurar a sonda do testador, a menos que seja usada uma alça labial (Figura 1.20 A). Isso completa o circuito e inicia o fornecimento de corrente elétrica ao dente. O paciente é instruído a remover o(s) dedo(s) da sonda quando sentir uma sensação de "formigamento" ou "aquecimento" no dente. As leituras do testador pulpar são registradas (Figura 1.20 B) e serão avaliadas uma vez que todos os dentes apropriados tenham sido testados pelo testador pulpar elétrico e pelos outros métodos de teste pulpar.

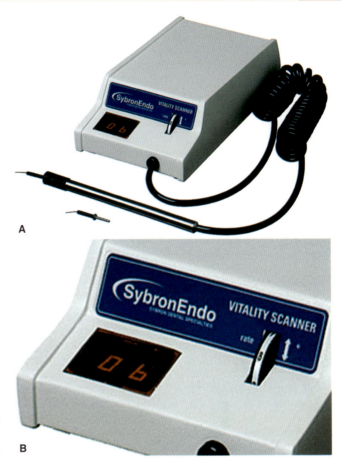

Figura 1.20 A. Testador pulpar elétrico com sonda. A ponta da sonda será revestida com um meio condutor, como pasta de dente, e colocada em contato com a superfície do dente. O paciente ativará a unidade colocando um dedo na haste metálica da sonda. **B.** Visão do painel de controle do testador pulpar elétrico; o botão na parte frontal direita da unidade controla o valor no qual a corrente elétrica é fornecida ao dente. O painel de plástico na parte frontal esquerda exibe a leitura numérica digital obtida no teste pulpar. A escala digital vai de 0 a 80. (Cortesia de SybronEndo, Orange, CA.)

Boxe 1.4 Potenciais erros de interpretação comuns das reações obtidas a partir do teste pulpar elétrico.

Reações falso-positivas
Necrose pulpar parcial
Alta ansiedade do paciente
Isolamento dentário ineficaz
Contato com restaurações metálicas

Reações falso-negativas
Obliterações calcificadas nos canais radiculares
Dentes recentemente traumatizados
Ápice imaturo
Medicamentos que aumentam o limiar de dor do paciente
Contato deficiente do testador pulpar com o dente

Se houver coroa total ou uma restauração extensa, uma técnica de ponte pode ser tentada para fornecer corrente elétrica a qualquer estrutura dentária natural exposta.[95] A ponta de um explorador endodôntico é revestida com pasta de dente ou outro meio apropriado e colocada em contato com a estrutura natural do dente. A ponta da sonda do testador pulpar elétrico é revestida com pequena quantidade de pasta de dente e colocada em contato com a lateral do explorador. O paciente completa o circuito e o teste prossegue conforme descrito anteriormente. Se não houver nenhuma estrutura dentária natural, deve-se usar um método alternativo de teste de vitalidade, como o frio.

Um estudo comparou a capacidade dos métodos de teste pulpar térmico e elétrico para registrar a presença de tecido pulpar vital.[99] A *sensibilidade*, que é a capacidade de o teste identificar os dentes doentes, foi de 0,83 para o teste ao frio, 0,86 para o teste ao calor e 0,72 para o teste elétrico. Isso significa que o teste ao frio identificou corretamente 83% dos dentes com polpa necrótica, enquanto os testes ao calor estavam corretos em 86% das vezes e os testes pulpares elétricos estavam corretos em apenas 72% das vezes. Esse mesmo estudo avaliou a *especificidade* desses três testes. Essa característica está relacionada à capacidade de o teste identificar os dentes sem doenças. Noventa e três por cento dos dentes com polpas saudáveis foram corretamente identificados pelos testes pulpares tanto ao frio quanto o elétrico, enquanto apenas 41% dos dentes com polpas saudáveis foram identificados corretamente pelo teste ao calor. A partir dos resultados dos testes, verificou-se que o teste ao frio teve precisão de 86%, o teste pulpar elétrico 81% e o teste ao calor 71%.

Alguns estudos indicaram que pode não haver diferença significativa entre os resultados dos testes pulpares obtidos pelo testador pulpar elétrico e aqueles obtidos pelos métodos térmicos.[46,98,99] Entretanto, os testes ao frio têm se mostrado mais confiáveis que os testes pulpares elétricos nos pacientes mais jovens, com ápices radiculares menos desenvolvidos.[5,42,98] Essa é a razão para verificar os resultados obtidos por um método de teste e compará-los com resultados obtidos por outros métodos. Até que os procedimentos de teste usados para avaliar o suprimento vascular da polpa tornem-se menos demorados e sensíveis à técnica, os testes pulpares térmicos e elétricos continuarão a ser os principais para determinar a sensibilidade pulpar.

Fluxometria por *laser* doppler

A fluxometria por *laser* doppler (FLD) é o método usado para avaliar o fluxo sanguíneo nos sistemas microvasculares. Estão sendo feitas tentativas de adaptar essa tecnologia para avaliar o fluxo sanguíneo pulpar. Usa-se um diodo para projetar um feixe de luz infravermelha através da coroa e da câmara pulpar do dente. O feixe de luz infravermelha é disperso ao passar pelo tecido pulpar. O princípio doppler afirma que a frequência do feixe de luz mudará ao atingir os glóbulos vermelhos em movimento, mas permanecerá inalterada ao passar pelo tecido estático. A média da variação da frequência do doppler medirá a velocidade na qual os glóbulos vermelhos estão se movendo.[114]

Vários estudos[40,60,69,84,114,115,117] descobriram que o FLD é um método preciso, confiável e reprodutível da avaliação do fluxo sanguíneo pulpar. Uma das grandes vantagens do teste pulpar com dispositivos como o FLD é que os dados coletados são baseados nos achados objetivos, em vez de reações subjetivas do paciente. Conforme discutido no Capítulo 21, certas lesões por luxação causarão imprecisões nos resultados dos testes pulpares elétricos e térmicos. O FLD tem se mostrado um ótimo indicador da vitalidade pulpar nesses casos.[130] No entanto, essa tecnologia não está sendo usada rotineiramente na prática odontológica.

Oximetria de pulso

O oxímetro de pulso é outro dispositivo não invasivo (Figura 1.21). Amplamente utilizado na medicina, é projetado para medir a concentração do oxigênio no sangue e a pulsação. O oxímetro de pulso funciona transmitindo luz com dois comprimentos de onda, vermelho e infravermelho, através de uma parte translúcida do corpo do paciente (p. ex., dedo, lóbulo da orelha ou dente). Parte da luz é absorvida ao passar pelo tecido, a quantidade absorvida depende da razão de hemoglobina oxigenada e desoxigenada no sangue. No lado oposto do tecido-alvo, um sensor detecta a luz absorvida. Com base na diferença entre a luz emitida e a recebida, um microprocessador calcula a pulsação e a concentração de oxigênio no sangue.[118] A transmissão da luz para o sensor requer que não haja obstrução por restaurações, o que, às vezes, pode limitar a utilidade da oximetria de pulso para testar a situação do tecido pulpar.

Sensores personalizados foram desenvolvidos e mostraram-se mais precisos que os testes pulpares elétrico e térmico.[31,54] Esse sensor tem sido especialmente útil na avaliação dos dentes submetidos a lesões traumáticas, por tais dentes tenderem a apresentar, especialmente a curto prazo, resposta neural questionável com o uso dos métodos convencionais de teste pulpar.[8,31,53]

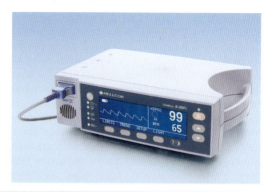

Figura 1.21 Oxímetro de pulso Nellcor OxiMax N-600x. (Cortesia de Nellcor Puritan Bennett, Boulder, CO; agora parte de Covidien.)

Estudos a respeito da capacidade da oximetria de pulso diagnosticar a saúde pulpar propiciaram várias conclusões. Várias pesquisas demonstraram que a oximetria de pulso é um método confiável para avaliar a saúde pulpar.[69,70,118,125,140] Outros afirmaram que na sua forma atual o oxímetro de pulso pode não ser previsível para tais diagnósticos.[140] A maioria dos problemas parece estar relacionada à tecnologia disponível atualmente. Alguns pesquisadores concluíram que os dispositivos usados para o teste pulpar são muito morosos e complicados para serem aplicados de forma rotineira no estabelecimento odontológico.[68,118,140]

TESTES ESPECIAIS

Teste de mordida

Os testes de mordida e os de percussão são indicados quando o paciente apresenta dor ao morder. Ocasionalmente, o paciente pode não saber qual dente está sensível à pressão da mordida, e os testes de percussão e mordida podem ajudar a localizar o dente envolvido. O dente pode estar sensível à mordida quando a patologia pulpar estende para o espaço do ligamento periodontal, criando a *periodontite apical sintomática,* ou a sensibilidade pode estar presente, secundária a uma trinca no dente. O dentista geralmente é capaz de diferenciar uma periodontite apical de um dente trincado ou com cúspide fraturada. Se houver periodontite apical, o dente responderá com dor aos testes de percussão e de mordida, independentemente de onde a pressão é aplicada na parte coronária do dente. O dente com trinca ou com cúspide fraturada normalmente desencadeia a dor apenas quando o teste de mordida ou de percussão é aplicado em determinada direção na cúspide ou na seção do dente.[22,108]

Para que o teste de mordida seja significativo, deve-se usar um dispositivo que permita ao dentista aplicar pressão nas cúspides ou em áreas individuais do dente. Uma variedade de dispositivos tem sido usada para testes de mordida, incluindo aplicadores de ponta de algodão, palitos de dente, palitos de laranjeira e pontas de borracha para polimento. Existem vários dispositivos projetados especificamente para realização de testes. The Tooth Slooth (Professional Results, Laguna Niguel, CA) (Figura 1.22) e FracFinder (Hu-Friedy, Oakbrook, IL) são apenas dois dos dispositivos comercialmente disponíveis usados para o teste de mordida. Como em todos os testes pulpares, os dentes adjacentes e contralaterais devem ser usados como controle para que o indivíduo esteja ciente da reação "normal" a esse teste. A pequena área côncava desses instrumentos é colocada em contato com a cúspide a ser testada. O paciente é então solicitado a morder a superfície plana do lado oposto do dispositivo. A pressão de mordida deve ser aplicada lentamente até o alcance do fechamento completo.

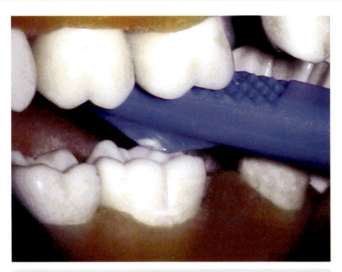

Figura 1.22 Para determinar qual dente ou parte do dente é sensível à mastigação, geralmente é útil pedir que o paciente morda um palito, especialmente projetado.

Deve-se aplicar pressão firme por alguns segundos, é então solicitado que o examinado abra a boca rapidamente. Cada cúspide do dente pode ser testada de maneira semelhante. O dentista deve observar se a dor é desencadeada durante a fase de pressão ou na rápida descompressão. Um achado comum com a cúspide fraturada ou o dente com fissura é a presença frequente de desconforto na liberação da pressão da mordida.

Teste de cavidade

O método do teste de cavidade para avaliar a reação pulpar não é usado rotineiramente, pois, por definição, é um teste invasivo, irreversível. Esse procedimento é usado apenas quando todos os outros testes são considerados impossíveis de se realizar ou os resultados dos outros testes são inconclusivos. Um exemplo de situação em que esse método pode ser usado é quando o dente com suspeita de doença pulpar apresenta uma coroa total. Se nenhuma estrutura dentária hígida estiver disponível para usar uma técnica de ponte com o testador pulpar elétrico e se os resultados do teste de sensibilidade ao frio forem inconclusivos, faz-se um pequeno preparo cavitário, classe I, através da superfície oclusal da coroa, com alta rotação, broca esférica número 1 ou 2 com ar e gás refrigerante adequados. O paciente não é anestesiado enquanto esse procedimento é realizado e é solicitado que ele informe caso alguma sensação dolorosa seja sentida durante o procedimento. Se o paciente sentir dor depois que a broca entrar em contato com a dentina sã, o procedimento é encerrado, e o preparo cavitário classe I, realizado. Essa sensação significa apenas que há algum tecido nervoso viável remanescente na polpa, não que a polpa esteja totalmente saudável. Se o paciente não sentir nada quando a broca atingir a dentina, essa é uma boa indicação de que a polpa está necrótica e a terapia de canal radicular é indicada. O paciente deve receber uma explicação completa e deve ser tranquilizado quanto ao procedimento antes da tentativa do teste de cavidade.

Corante e transiluminação

Para determinar a presença de trinca na superfície do dente, a aplicação de corante na área costuma ser de grande ajuda. Pode ser necessário remover a restauração do dente para melhor visualizar a trinca ou a fratura. O corante azul de metileno, quando pintado na superfície do dente com um aplicador *microbrush*, penetrará nas áreas com trincas. O excesso de corante pode ser removido com a aplicação de álcool isopropílico 70%. A tintura restante indicará a possível localização da trinca.

A transiluminação usando uma sonda de luz de fibra óptica na superfície do dente pode ser muito útil (Figura 1.23). O direcionamento da luz de alta intensidade diretamente na superfície externa do dente, na junção amelocementária (CEJ, do inglês *cementum-enamel junction*), pode revelar a extensão da fratura. Os dentes com fraturas bloqueiam a luz transiluminada. A parte do dente que está próxima à fonte de luz absorverá essa luminosidade e esse brilho, enquanto a área além dessa fratura não terá luz transmitida, mostrando escuridão.[101] Embora a presença de uma fratura possa ser evidente a partir do uso de corantes e da transiluminação, a extensão total da fratura nem sempre pode ser determinada apenas por esses testes.

Anestesia seletiva

Quando os sintomas não são localizados ou identificados, o diagnóstico pode ser desafiador. Às vezes, o paciente pode nem mesmo ser capaz de especificar se os sintomas são provenientes do arco superior ou do inferior. Nesses casos, quando o teste pulpar é inconclusivo, a *anestesia seletiva* pode ser útil.

Se o paciente não conseguir determinar de qual arco a dor está vindo, o dentista deve primeiro anestesiar seletivamente o arco superior. Isso deve ser feito usando uma injeção no ligamento periodontal (intraligamentar). A injeção é administrada no último dente posterior do quadrante do arco suspeito, a partir do sulco distal. Em seguida, a anestesia é administrada na direção anterior, um dente de cada vez, até que a dor seja eliminada. Se a dor não for eliminada após um tempo determinado, o dentista deve repetir essa técnica da mesma forma nos dentes inferiores. Deve ser entendido que as injeções no ligamento periodontal podem anestesiar o dente adjacente e, portanto, são mais úteis para identificar o arco que o dente específico.

EXAME RADIOGRÁFICO E INTERPRETAÇÃO

Radiografias intraorais

A interpretação radiográfica de potencial de patologia endodôntica é parte integrante do diagnóstico endodôntico e da avaliação do prognóstico. Poucos testes diagnósticos fornecem informações tão úteis quanto a radiografia dentária. Por esse motivo, o dentista, às vezes, é tentado a fazer o diagnóstico definitivo prematuramente, com base apenas na interpretação radiográfica. Entretanto, a imagem deve ser usada apenas como um sinal, fornecendo pistas importantes na investigação diagnóstica. Quando não associada à história adequada, exame clínico e testes, a radiografia por si só pode levar à interpretação errônea da normalidade e da patologia (Figura 1.24). Como o planejamento do tratamento será, em última análise, baseado no diagnóstico, o potencial tratamento inadequado pode ocorrer se apenas a radiografia for usada para fazer o diagnóstico final. O dentista não deve sujeitar o paciente a múltiplas exposições de radiação desnecessárias; duas imagens antes do tratamento, de diferentes angulações costumam ser suficientes. No entanto, em circunstâncias extenuantes – especialmente quando o diagnóstico é difícil –, exposições adicionais podem ser necessárias para determinar a presença de múltiplas raízes, múltiplos canais, reabsorção, cáries, defeitos nas restaurações, fraturas radiculares e a extensão da maturação radicular e do desenvolvimento apical.

A aparência radiográfica da patologia endodôntica pode ser altamente subjetiva. No estudo de Goldman et al., houve apenas 50% de concordância entre os intérpretes para a presença

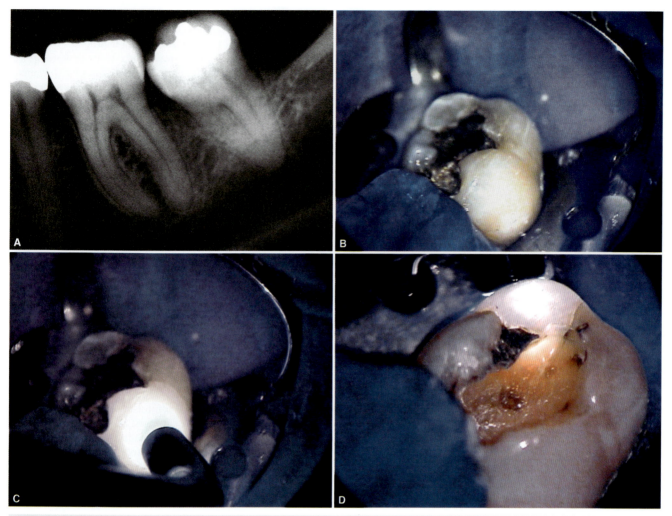

Figura 1.23 Às vezes, não há clara indicação do motivo pelo qual um dente está sintomático. Essa radiografia mostra o segundo molar inferior com uma restauração com profundidade média (**A**); teste de vitalidade negativo. Sem a transiluminação, não se pode detectar qualquer fratura (**B**). Porém, ao colocar uma fonte de luz de alta intensidade na superfície do dente, pode-se observar a fratura nas superfícies vestibular (**C**) e disto-lingual (**D**).

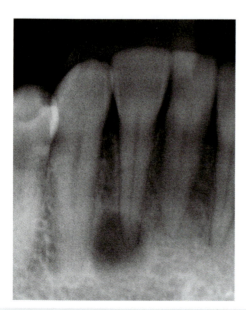

Figura 1.24 Radiografia mostrando o que parece ser um incisivo lateral inferior associado à lesão periapical de um dente não vital. Embora se possa suspeitar de necrose pulpar, o dente foi testado vital. Nesse caso, a aparência da perda óssea apical é secundária a um cementoma.

radiográfica de patologia.[49] Quando os casos foram reavaliados vários meses depois, os mesmos avaliadores concordaram com seu próprio diagnóstico original em menos de 85% das vezes.[50] Isso enfatiza ainda mais a necessidade de testes diagnósticos objetivos adicionais, bem como a importância da obtenção e da comparação com radiografias mais antigas da mesma área do paciente.

Para a radiografia bidimensional padrão, os dentistas basicamente projetam os raios X através de um objeto e capturam a imagem em um meio de registro, um filme de raios X ou um sensor digital. Assim como projetar a sombra de uma fonte de luz, a aparência da imagem pode variar muito dependendo de como a fonte radiográfica está direcionada. Assim, a interpretação tridimensional da imagem bidimensional resultante requer não apenas conhecimento da normalidade e da patologia, mas também conhecimento avançado de como a radiografia foi exposta. Em virtude de "projetar uma sombra", as características anatômicas que estão mais próximas do filme (ou sensor) se moverão menos quando houver mudança na angulação horizontal ou vertical da fonte de radiação (Figura 1.25). Isso pode ser útil para determinar a existência de raízes adicionais, localização da patologia e identificação de estruturas anatômicas. As mudanças na angulação horizontal ou vertical podem ajudar a elucidar informações anatômicas e patológicas valiosas e têm o potencial de ocultar informações importantes. A angulação vertical incorreta pode

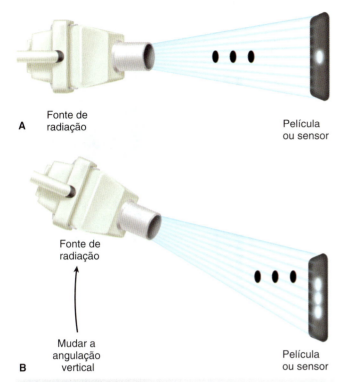

Figura 1.25 As imagens radiográficas são apenas bidimensionais e muitas vezes é difícil discriminar a relativa localização dos objetos sobrepostos. **A.** Quando a fonte da radiação está diretamente perpendicular aos objetos sobrepostos, a imagem é capturada sem muita separação dos objetos. No entanto, quando a fonte de radiação está em um ângulo para compensar os objetos sobrepostos, a imagem é capturada com os objetos sendo vistos separados. **B.** O objeto que está mais próximo ao filme (ou sensor) se moverá menos, com o objeto mais próximo da fonte de radiação aparecendo mais distante.

fazer com que as raízes vestibulares de um molar superior sejam ocultadas pelo arco zigomático. A angulação horizontal incorreta pode fazer com que as raízes se sobreponham às dos dentes adjacentes ou pode criar incorretamente a aparência de um dente unirradicular, quando, na verdade, há duas raízes.

No geral, quando a patologia endodôntica aparece radiograficamente, é vista como uma imagem radiolúcida na área periapical. A patologia pode se apresentar meramente como alargamento ou ruptura da lâmina dura – o achado radiográfico mais consistente quando um dente não é vital[67] – ou pode se apresentar como uma área radiolúcida no ápice da raiz ou no osso alveolar adjacente à saída de um canal acessório lateral ou na região da furca. Ocasionalmente, nenhuma alteração radiográfica pode ser vista, mesmo na presença de um processo de doença no osso alveolar. Isso se deve principalmente ao fato de o processo da doença não ter atingido a lâmina cortical óssea.

A radiografia dental bidimensional apresenta duas deficiências básicas: a falta de detecção precoce da patologia no osso esponjoso, devido à densidade das lâminas corticais, e a influência da sobreposição das estruturas anatômicas. A variabilidade da expressão radiográfica de uma patologia óssea tem muito a ver com a relativa localização da raiz do dente e como ela é orientada em relação ao osso cortical e ao osso esponjoso. As alterações radiográficas por perda óssea não serão detectadas se a perda for apenas de osso esponjoso.[16] No entanto, a evidência radiográfica de patologia será observada, uma vez que essa perda óssea se estenda até a junção do osso cortical e esponjoso. Além disso, dependendo da localização anatômica, alguns dentes são mais propensos a exibir alterações radiográficas que outros.[17] O aspecto radiográfico da patologia endodôntica está correlacionado com a relação do periápice do dente e sua justaposição à junção óssea corticoesponjosa. Os ápices da maioria dos dentes anteriores e dos pré-molares estão localizados próximos à junção óssea corticoesponjosa. Portanto, a patologia periapical desses dentes é exibida de forma mais rápida na radiografia. Em comparação, as raízes distais dos primeiros molares inferiores e ambas as raízes dos segundos molares inferiores, geralmente, estão posicionadas mais ao centro, dentro do osso esponjoso, assim como os molares superiores, especialmente as raízes palatinas. As lesões periapicais dessas raízes devem se expandir mais, antes de atingirem a junção óssea corticoesponjosa e serem identificadas como patologia radiográfica. Por esses motivos, é importante não excluir a possibilidade de patologia pulpar nas situações em que não há alterações radiográficas.

Muitos fatores podem influenciar a qualidade da interpretação radiográfica, incluindo a capacidade da pessoa que expõe a radiografia, a qualidade do filme radiográfico, da fonte de exposição, do processamento do filme e a destreza com a qual o filme é analisado. O controle de todas essas variáveis pode ser um desafio, mas é fundamental para a obtenção de uma interpretação radiográfica precisa.

Radiografia digital

A *radiografia digital* se tornou disponível a partir do fim da década de 1980. Recentemente, foi aprimorada e popularizada com um melhor *hardware* e uma interface mais fácil de manipular. Ela tem a capacidade de capturar, ver, aumentar, melhorar e armazenar as imagens radiográficas em um formato facilmente reproduzível, que não se deteriora com o tempo. As vantagens significativas das radiografias digitais sobre as convencionais incluem doses mais baixas de radiação, visão imediata, prática manipulação, transmissão eficiente de uma imagem via internet, duplicação simples e fácil arquivamento.

A radiografia digital não usa filme de raios X e não requer processamento químico. Em vez disso, usa um *sensor* para capturar a imagem criada pela fonte de radiação. Esse sensor com ou sem fio é conectado a um computador local, que interpreta esse sinal e, usando um *software* especializado, traduz o sinal em uma imagem digital bidimensional, que pode ser exibida, aprimorada e analisada. A imagem é armazenada no arquivo do paciente, normalmente em um servidor de rede exclusivo, e pode ser recuperada sempre que necessário. Mais informações sobre a radiografia digital podem ser encontradas no Capítulo 2.

A visualização da imagem radiográfica digital em um monitor de alta resolução permite interpretação rápida e fácil para o dentista e para o paciente. A imagem aparece quase que instantaneamente, sem risco de distorção devido a processamento químico inadequado. O dentista pode ampliar diferentes áreas na radiografia e, em seguida, aprimorar digitalmente a imagem para visualizar melhor certas estruturas anatômicas; em alguns casos, a imagem pode até ser colorida, o que é uma ferramenta útil para o paciente (Figura 1.26).

No passado, o filme de raios X tinha resolução ligeiramente melhor que a maioria das imagens radiográficas digitais, em cerca de 16 pares de linhas por milímetro (lp/mm).[87] No entanto, os sensores atuais oferecem resoluções além do filme convencional. Sob as melhores circunstâncias, o olho humano pode ver apenas cerca de 10 lp/mm, que é a resolução mais baixa para a maioria dos sistemas de radiografia digital odontológica. Os sensores digitais são muito mais sensíveis à radiação que os filmes convencionais de raios X, portanto requerem de 50 a 90% menos radiação para adquirir uma imagem, característica importante para gerar maior aceitação das radiografias dentárias pelo paciente.

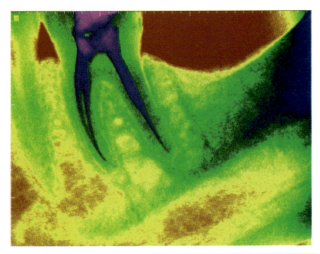

Figura 1.26 A radiografia digital tem uma vantagem sobre o filme convencional, pois a imagem pode ser aprimorada e colorida – uma ferramenta útil para a informação do paciente.

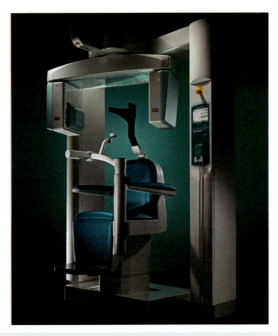

Figura 1.27 Tomografia volumétrica de feixe cônico, usando o 3D Accuitomo 80. (Cortesia de J. Morita USA, Irvine, CA.)

A qualidade diagnóstica dessa tecnologia demonstrou ser comparável à radiografia convencional baseada em filme.[39,73,97] A interpretação da radiografia digital pode ser subjetiva, semelhante àquela do filme convencional.[134] Os fatores que parecem ter maior impacto na interpretação da imagem são os anos de experiência do examinador e a familiaridade do operador com o sistema digital fornecido.[134]

Tomografia computadorizada de feixe cônico

As limitações da radiografia bidimensional convencional promoveram a necessidade da imagem tridimensional, conhecida como tomografia computadorizada de feixe cônico (TCFC) – também conhecida como tomografia volumétrica de feixe cônico (TVFC) ou imagem volumétrica de feixe cônico (IVFC). Embora essa tecnologia exista desde o início da década de 1980,[106] os dispositivos específicos para o uso odontológico apareceram pela primeira vez quase duas décadas depois.[90] A maioria dessas máquinas é semelhante ao aparelho de radiografia panorâmica de uso odontológico, o paciente permanece de pé ou senta enquanto um feixe radiográfico em forma de cone é direcionado para a área-alvo, com um sensor de captura recíproco no lado oposto (Figura 1.27). A informação resultante é reconstruída e interpretada digitalmente para criar uma interface pela qual o dentista pode interpretar tridimensionalmente "fatias" dos tecidos do paciente em uma infinidade de planos (Figuras 1.28 e 1.29).[37,33] A observação das varreduras pode ser interpretada imediatamente. Vários aplicativos de *software* foram usados para permitir que as imagens fossem enviadas a outros dentistas. Isso é realizado em formato impresso ou por meio de um *software* portátil e transferível, que pode ser usado interativamente por outro dentista.

Em geral, muitos tratamentos odontológicos requerem apenas campo de visão limitado, restringindo o exame à maxila e à mandíbula. No entanto, muitos dispositivos têm a capacidade de fornecer campo de visão completo para investigação de mais estruturas da região. Os dentistas devem compreender totalmente as ramificações éticas e legais de fazer exames com campos de visão completos. Achados incidentais, não odontológicos foram encontrados nessas varreduras, como aneurismas intracranianos, que, quando não detectados, podem ser fatais.[91]

A fonte de radiação da TCFC é diferente daquela da imagem dentária bidimensional convencional, pois o feixe de radiação criado tem forma cônica. Além disso, a radiografia dentária

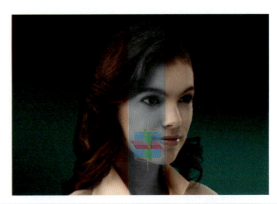

Figura 1.28 A tomografia volumétrica de feixe cônico tem a capacidade de capturar, armazenar e apresentar imagens radiográficas em vários planos horizontais e verticais. (Cortesia de J. Morita USA, Irvine, CA.)

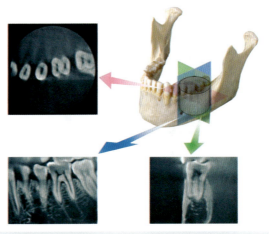

Figura 1.29 A tomografia volumétrica de feixe cônico tem a vantagem de ser capaz de detectar patologia óssea ou associada aos dentes sem obstrução de estruturas anatômicas. Os planos de visão podem ser axial, sagital ou coronal. (Cortesia de J. Morita USA, Irvine, CA.)

digital convencional é capturada e interpretada como *pixels*, uma série de pontos que produzem conjuntamente a imagem da estrutura escaneada. Para a TCFC, a imagem é capturada como uma série de *pixels* tridimensionais, conhecidos como *voxels*. A combinação desses *voxels* fornece uma imagem tridimensional que pode ser "fatiada" em vários planos, permitindo avaliações específicas sem a necropsia (Figura 1.30). Uma das vantagens de usar um dispositivo que tenha campo de visão limitado é que o tamanho do *voxel* pode ser menor que a metade do dispositivo usando campo de visão completo, aumentando assim a qualidade da imagem resultante e proporcionando uma interpretação mais precisa das estruturas anatômicas e das condições patológicas. O desenvolvimento de dispositivos de campo de visão limitado também contribuiu para a diminuição da radiação e do custo dessas máquinas, tornando-as mais práticas para o uso endodôntico.[41]

Em comparação às radiografias bidimensionais, a TCFC pode visualizar claramente o interior do osso esponjoso, sem a sobreposição do osso cortical. Estudos mostram que a TCFC é muito mais previsível e eficiente em demonstrar pontos de referência anatômicos, densidade óssea, perda óssea, lesões periapicais, fraturas radiculares, trepanação radicular e reabsorções radiculares.[1,21,26,27,38,47,71,78,81,85,92,94,128,131,142]

A sobreposição das estruturas anatômicas também pode mascarar a interpretação dos defeitos alveolares. O seio maxilar, zigoma, canal e forame incisivo, osso nasal, órbita, linha oblíqua da mandíbula, forame mentual, mento, glândulas salivares sublinguais, toros e a sobreposição de raízes adjacentes podem esconder ou simular uma perda óssea, tornando difícil ou impossível a interpretação exata com a radiografia convencional. Vários estudos demonstraram as vantagens da TCFC no diagnóstico diferencial de tais estruturas a partir de condições patológicas.[21,29,71,137]

A TCFC não deve ser vista como substituto à radiografia dentária convencional, mas sim como complemento ao diagnóstico. A vantagem da radiografia dentária convencional é que ela pode visualizar a maioria das estruturas em uma imagem. A TCFC pode mostrar grandes detalhes em muitos planos de visão, mas também pode deixar de fora detalhes importantes se a "fatia" não estiver na área da patologia existente (Figura 1.31). O uso da TCFC tem um futuro promissor para o diagnóstico e tratamento endodôntico. Já se provou inestimável na detecção de patologia dentária e não dentária (Figura 1.32). Para revisão adicional da TCFC e da radiografia, ver o Capítulo 2.

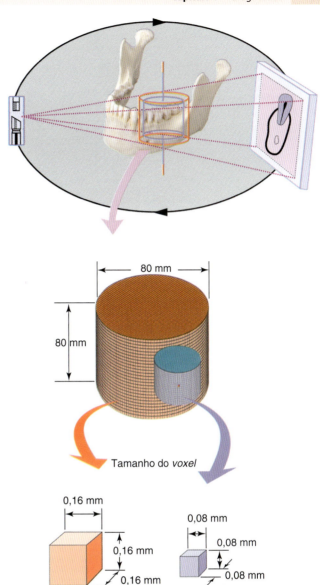

Figura 1.30 A fonte de radiação na tomografia volumétrica de feixe cônico é coniforme. O sensor receptor capta a imagem como *voxels* ou *pixels* tridimensionais de informação, permitindo a interpretação digital.

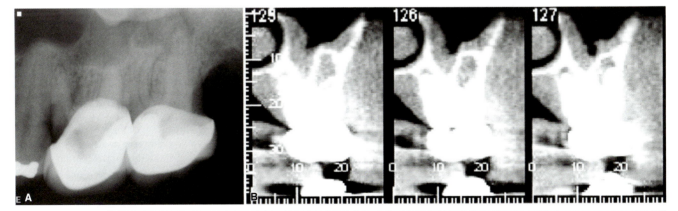

Figura 1.31 A. Essa imagem radiográfica bidimensional padrão revela cáries recorrentes sob a margem mesial do primeiro molar superior. No entanto, o paciente relatou dor com a mastigação no segundo molar superior. **B.** A tomografia volumétrica de feixe cônico revelou imagem radiolúcida apical associada ao segundo molar superior. A perda óssea foi ocultada na radiografia bidimensional pelo seio maxilar, zigoma e osso cortical.

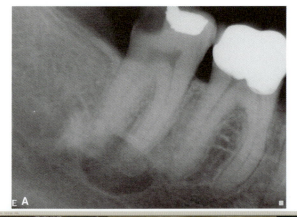
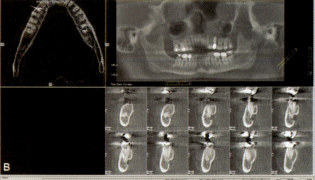
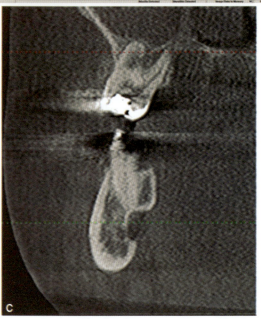

Figura 1.32 A. Radiografia periapical mostrando grande imagem radiolúcida apical associada ao segundo molar inferior. Deve-se descartar patologia apical. **B.** A tomografia volumétrica de feixe cônico revelou depressão mandibular lingual de glândula salivar nas regiões apical e lingual do segundo molar inferior, consistente com defeito ósseo de Stafne. **C.** Aumento da seção coronal na área do segundo molar inferior e o defeito ósseo de Stafne localizado na superfície lingual da mandíbula.

Ressonância magnética

A ressonância magnética (RM) também foi sugerida para o diagnóstico odontológico. Ela pode oferecer imagens tridimensionais simultâneas de tecidos dentários moles e duros, sem radiação ionizante.[58] O uso da RM em endodontia ainda é limitado.

TRINCAS E FRATURAS

A grande variedade de tipos de trincas e fraturas nos dentes e seus sinais e sintomas associados, muitas vezes, tornam o diagnóstico difícil. A amplitude da trinca ou da linha de fratura pode alterar diretamente a avaliação do prognóstico para determinado dente e deve ser examinada antes de tomar a decisão sobre o tratamento. Certos tipos de rachaduras podem ser tão inocentes quanto uma trinca superficial de esmalte ou podem ser tão proeminentes quanto uma cúspide fraturada. A fissura ou trinca pode progredir para o sistema radicular e envolver a polpa, ou pode dividir o dente inteiro em dois segmentos separados. A fissura pode ser oblíqua, estendendo-se na cervical, de forma que, uma vez removido o segmento coronário, o dente pode ou não ser restaurável. Qualquer uma dessas situações pode apresentar sintomas leves, moderados ou acentuados ou possivelmente nenhum sintoma.

Tipos de rachaduras

Tem havido muitas sugestões na literatura de como classificar as rachaduras nos dentes. Ao definir o tipo de fissura presente, pode-se determinar a avaliação do prognóstico e planejar as alternativas de tratamento. Infelizmente, muitas vezes é extremamente difícil determinar a extensão da trinca até que o dente seja extraído.

As rachaduras dos dentes podem ser divididas em três categorias básicas:

- Fissuras
- Trincas
- Fratura de dente ou raízes.

As *fissuras* são meramente pequenas rachaduras no esmalte que não se estendem para a dentina e ocorrem naturalmente ou se desenvolvem após traumatismo. Elas são mais prevalentes nos dentes adultos e geralmente ocorrem mais nos dentes posteriores. Se a luz é transiluminada através da coroa de tal dente, essas fissuras podem aparecer como linhas finas no esmalte, sendo capaz de transmitir luz através delas, indicando que a fissura é apenas superficial. O uso de tomografia de coerência óptica (TCO) também foi sugerido para a detecção de fissuras no esmalte.[59] As fissuras normalmente não se manifestam com sintomas. Nenhum tratamento é necessário, a menos que elas criem problemas estéticos.

As *trincas* se estendem mais profundamente na dentina que as fissuras superficiais e prolongam-se, principalmente, de mesial para distal, envolvendo as cristas marginais. O uso de corantes e de transiluminação são úteis para visualizar potenciais trincas radiculares.

Os sintomas de um dente trincado variam de nenhum a dor intensa. Trinca no dente não indica necessariamente que o dente partiu em duas partes; no entanto, se deixada sem tratamento ou, especialmente, com estímulos, como prematuridade oclusal, a trinca pode progredir para a fratura. O dente trincado pode ser tratado com uma restauração simples, tratamento endodôntico (não cirúrgico ou cirúrgico) ou mesmo extração, dependendo da extensão e da orientação da trinca, do grau dos sintomas e se estes podem ser eliminados. Isso torna o tratamento clínico dos dentes trincados difícil e, às vezes, imprevisível.

A combinação definitiva dos fatores e dos sinais e sintomas que, quando observados conjuntamente, permitem ao dentista concluir a existência de um estado específico de doença é denominada "síndrome". No entanto, devido à grande variedade de sinais e sintomas que as raízes trincadas podem apresentar, muitas vezes é difícil obter o diagnóstico definitivo objetivo. Por esse motivo, a terminologia da *síndrome do dente rachado*[22,108] deve ser evitada.[6] Os fatores subjetivos e objetivos observados nos casos dos dentes trincados geralmente são diversos; portanto, o diagnóstico especulativo do dente trincado provavelmente será mais uma previsão. Uma vez feita essa previsão, o paciente precisa ser adequadamente informado sobre qualquer potencial diminuição no prognóstico do tratamento odontológico pendente. Como as opções de tratamento para o reparo dos dentes trincados têm apenas grau limitado de sucesso, a detecção precoce, a prevenção e o consentimento informado adequado são cruciais.[9,10,72,119,120,124,132]

Os *dentes e as raízes partidos* ocorrem quando a trinca se estende de um segmento, separando o dente ou a raiz em dois segmentos. Se a divisão for mais oblíqua, é possível que, uma vez que o segmento menor separado seja removido, o dente ainda possa ser restaurado – por exemplo, uma cúspide fraturada. No entanto, se a divisão se estender abaixo do nível ósseo, o dente pode não ser restaurável e o tratamento endodôntico pode não resultar no prognóstico favorável.

A avaliação adequada do prognóstico é fundamental antes de qualquer tratamento odontológico, mas geralmente é difícil nos casos de dentes trincados. Devido ao questionável sucesso a longo prazo no tratamento dos casos de trincas suspeitas ou detectadas, o dentista deve ser cauteloso ao tomar a decisão de continuar com o tratamento e deve evitar o tratamento endodôntico nos casos de diagnóstico definitivo de fratura.

Fraturas radiculares verticais

Uma das razões mais comuns para a patologia endodôntica recorrente é a *fratura radicular vertical*, uma trinca acentuada no dente que se estende longitudinalmente ao longo do eixo da raiz (Figuras 1.33 e 1.34). Frequentemente, a trinca se estende pela polpa e pelo periodonto. Ela tende a estar mais centralmente localizada dentro do dente, em vez de ser mais oblíqua e, normalmente,

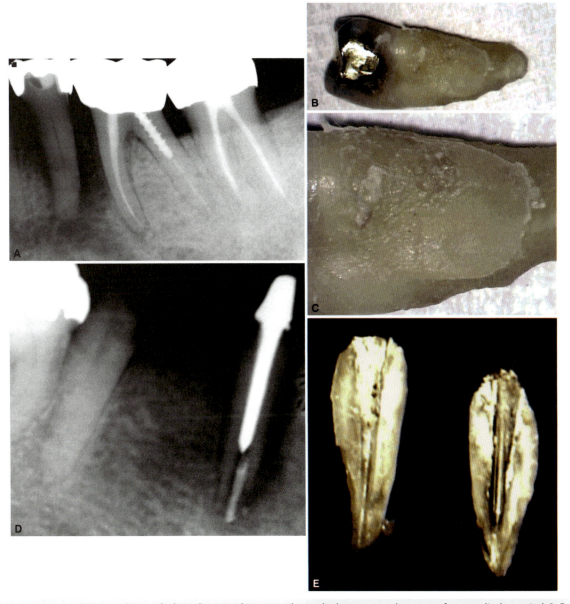

Figura 1.33 Restaurações intracoronárias mal adaptadas gerando estresse dentro do dente, que podem causar fratura radicular vertical. **A.** Essa radiografia de um segundo pré-molar inferior (com *inlay* de ouro) revela extensa perda óssea periapical e perirradicular, especialmente na face distal. **B.** A polpa testou não vital, e havia bolsa periodontal estreita, com 12 mm de profundidade, isolada na face vestibular do dente. Após a extração do dente, a face distal foi examinada. **C.** Na ampliação (×16), a face distal da raiz revelou fratura vertical oblíqua. Da mesma forma, a colocação de um pino mal ajustado pode exercer estresse intrarradicular na raiz, que podem causar fratura vertical. **D.** Essa radiografia mostra um espaço simétrico entre a obturação e a parede do canal, sugerindo fratura radicular vertical. **E.** Após a extração do dente, a fratura radicular pode ser facilmente observada.

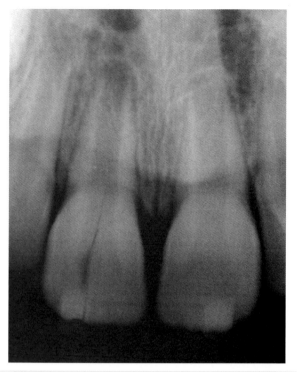

Figura 1.34 Traumatismo causado por lesões esportivas ou induzidas por convulsões. Dependendo do ângulo do trauma, podem causar fratura radicular vertical de um dente. Essa fratura ocorreu em uma criança de 7 anos, após traumatismo por convulsão tônico-clônica.

atravessa as cristas marginais. Essas trincas podem estar presentes antes do tratamento endodôntico, secundárias ao tratamento endodôntico ou podem se desenvolver após o término do tratamento endodôntico. Como o diagnóstico dessas fraturas radiculares verticais pode ser difícil, elas geralmente passam despercebidas. Portanto, diagnosticar a existência e a extensão da fratura radicular vertical é fundamental antes que qualquer tratamento restaurador ou endodôntico seja feito, pois pode afetar substancialmente o sucesso geral do tratamento.

O paciente que concorda com o tratamento endodôntico precisa ser informado se o dente apresentar prognóstico duvidoso. O dentista precisa ser capaz de interpretar os achados subjetivos e objetivos que sugerem a fratura radicular vertical ou que o dente está dividido, ser capaz de fazer a previsão quanto ao eventual potencial de cicatrização e transmitir essas informações ao paciente. Discussão mais detalhada sobre fraturas radiculares verticais é descrita no Capítulo 22.

PERFURAÇÕES

As perfurações radiculares são complicações clínicas que podem levar ao insucesso do tratamento. Quando ocorre a perfuração da raiz, a comunicação entre o sistema de canais radiculares e os tecidos perirradiculares ou a cavidade bucal podem reduzir o prognóstico do tratamento. As perfurações radiculares podem resultar de lesões cariosas extensas, reabsorção ou erro do operador, que ocorre durante a instrumentação do canal radicular ou preparo para o pino.

O prognóstico do tratamento da perfuração radicular depende do tamanho, localização, momento do diagnóstico e do tratamento, grau de dano periodontal, bem como a capacidade de selamento e biocompatibilidade do material do reparo.[45] Foi reconhecido que o sucesso do tratamento depende principalmente do selamento imediato da perfuração e do controle da infecção. Entre os materiais comumente usados para selar as perfurações radiculares estão o agregado trióxido mineral (MTA, do inglês *mineral trioxide aggregate*), o cimento à base de ácido etoxibenzoico (EBA, do inglês *ethoxybenzoic acid*), material restaurador intermediário (IRM, do inglês *intermediate restorative material*), cimento de ionômero de vidro e as resinas compostas. O tópico da perfuração é discutido com mais detalhes no Capítulo 20.

Classificação clínica das doenças pulpares e periapicais

Muitas tentativas foram feitas ao longo dos anos para desenvolver a classificação da doença pulpar e periapical. No entanto, estudos mostraram que fazer a correlação entre os sinais e sintomas clínicos e a histopatologia de uma determinada condição clínica é um desafio.[122,123] Portanto, as classificações *clínicas* foram desenvolvidas a fim de formular opções de plano de tratamento. Em termos gerais, os achados objetivos e subjetivos são usados para classificar a patologia suspeita, com as designações atribuídas apenas representando a presença de tecido saudável ou doente.

A terminologia e as classificações que se seguem baseiam-se naquelas sugeridas pela American Association of Endodontists, em 2016.[6]

DOENÇA PULPAR

Polpa normal

Essa é uma categoria de diagnóstico clínico em que a polpa não apresenta sintomas e responde normalmente ao teste de vitalidade.[6] Os dentes com polpa normal, geralmente, não apresentam sintomas espontâneos. Os sintomas produzidos nos testes de vitalidade são leves, não causam sofrimento ao paciente e resultam em sensação transitória, que desaparece em segundos. Radiograficamente, pode haver vários graus de calcificação pulpar, mas nenhuma evidência de reabsorção, cárie ou exposição mecânica da polpa. Nenhum tratamento endodôntico é indicado para esses dentes.

Pulpite

Esse é um termo clínico e histológico que denota inflamação da polpa dentária, clinicamente descrita como reversível ou irreversível e histologicamente descrita como aguda, crônica ou hiperplásica.[6]

Pulpite reversível

A pulpite reversível é um diagnóstico clínico baseado nos achados subjetivos e objetivos, indicando que a inflamação deve se resolver e a polpa voltar ao normal.[6] Quando a polpa do dente está irritada de forma que o estímulo seja desconfortável para o paciente, mas reverte rapidamente após a irritação, é classificada como *pulpite reversível*. Os fatores causadores incluem cárie, dentina exposta, tratamento dentário recente e restaurações defeituosas. A remoção conservadora do agente irritante resolverá os sintomas. A dúvida pode ocorrer quando há dentina exposta, sem evidência de patologia pulpar, que, às vezes, pode responder com dor acentuada e ser rapidamente reversível quando submetida a estímulos térmicos, evaporativos, táteis, mecânicos, osmóticos ou químicos. Isso é conhecido como *sensibilidade da dentina* (também chamado *sensibilidade dentinária* ou *hipersensibilidade*). A dentina exposta na área cervical do dente é responsável pela maioria dos casos diagnosticados como sensibilidade dentinária.[103]

Conforme descrito no Capítulo 14, o movimento do fluido dentro dos túbulos dentinários pode estimular os odontoblastos e as fibras nervosas A-delta de condução rápida associadas à polpa, que, por sua vez, produzem dor dentária aguda e rapidamente reversível (Figura 1.35). Quanto mais abertos esses túbulos estiverem (p. ex., de preparo recém-exposto, descalcificação da dentina, raspagem periodontal, materiais usados no clareamento dental ou fratura dentária coronária), mais o fluido do túbulo se moverá e, consequentemente, mais o dente exibirá a sensibilidade da dentina, quando estimulado. Ao fazer o diagnóstico, é importante discriminar essa sensação de sensibilidade dentinária da pulpite reversível, que seria secundária a cáries, traumatismos ou restaurações novas ou defeituosas. O questionamento detalhado sobre o tratamento odontológico recente e o exame clínico e radiográfico completo ajudarão a distinguir a sensibilidade dentinária de outras patologias pulpares, visto que as modalidades de tratamento para cada uma são completamente diferentes.[18]

Pulpite irreversível

Conforme o estado da doença pulpar progride, a condição inflamatória pode mudar para *pulpite irreversível*. Nesse estágio, será necessário o tratamento para a retirada da polpa doente. Essa condição pode ser dividida nas subcategorias de pulpite irreversível *sintomática* e *assintomática*.

Pulpite irreversível sintomática. Esse é o diagnóstico clínico baseado nos achados subjetivos e objetivos, que indicam que a polpa vital inflamada é incapaz de recuperar-se.[6] Os dentes classificados como portadores de *pulpite irreversível sintomática* apresentam dor intermitente ou espontânea. A exposição rápida a mudanças significativas de temperatura (especialmente a estímulos frios) provocará episódios intensos e prolongados de dor, mesmo após a remoção do estímulo térmico. Nesses casos, a dor pode ser aguda ou intensa, localizada, difusa ou irradiada. Normalmente, há alterações mínimas ou nenhuma alteração na aparência radiográfica do osso perirradicular. Com a pulpite irreversível avançada, o espessamento do ligamento periodontal pode se tornar aparente na radiografia e pode haver alguma evidência de irritação pulpar em virtude da extensa câmara pulpar ou da calcificação do espaço do canal radicular. Pode estar presente restauração profunda, cárie, exposição pulpar ou qualquer outra agressão direta ou indireta à polpa, recente ou passada. Ela pode ser vista radiograficamente ou clinicamente ou pode ser sugerida a partir da história odontológica completa. Os pacientes que apresentam dentes anteriores sintomáticos para os quais não há fatores etiológicos evidentes também devem ser questionados em relação a procedimentos anteriores de anestesia geral ou intubação endotraqueal.[3,127,138] Além disso, os pacientes devem ser questionados sobre a história de tratamento ortodôntico. Normalmente, quando a pulpite irreversível sintomática permanece sem tratamento, a polpa tornar-se-á, em algum momento, necrótica.[109,139]

Pulpite irreversível assintomática. Esse é o diagnóstico clínico baseado nos achados subjetivos e objetivos, que indicam que a polpa vital inflamada é incapaz de cicatrização.[6] Entretanto, o paciente não se queixa de nenhuma sintomatologia. A cárie profunda não produzirá nenhum sintoma, mesmo que clínica ou radiograficamente a cárie possa se estender para a polpa. Deixado sem tratamento, o dente torna-se sintomático ou a polpa torna-se necrótica. Nos casos de *pulpite irreversível assintomática*, o tratamento endodôntico deve ser executado o mais rápido possível de modo que a pulpite irreversível sintomática ou a necrose não se desenvolva e causem dor acentuada e sofrimento ao paciente.

Necrose pulpar

Essa é uma categoria diagnóstica clínica que indica a morte da polpa dental, que, geralmente, não responde ao teste pulpar.[6] Quando ocorre a *necrose* pulpar (ou *polpa não vital*), o suprimento sanguíneo pulpar é inexistente e os nervos pulpares não estão funcionais. É a única classificação clínica que tenta diretamente descrever a situação histológica da polpa. Essa condição é subsequente à pulpite irreversível sintomática ou assintomática. Depois que a polpa se torna completamente necrótica, o dente, tornar-se-á assintomático até a hora em que houver extensão do processo da doença nos tecidos perirradiculares. Com a necrose pulpar, o dente não responderá aos testes pulpares elétricos ou ao estímulo frio. Entretanto, se o calor for aplicado por tempo prolongado, o dente pode responder ao estímulo. Essa reação poderia possivelmente estar relacionada aos restos do líquido ou dos gases no espaço do canal pulpar expandindo e se estendendo aos tecidos periapicais.

A necrose pulpar pode ser parcial ou completa e, no dente multirradicular, pode não envolver todos os canais. Por essa razão, o dente pode apresentar sintomas confusos. O teste pulpar sobre uma raiz pode não dar nenhuma reação, enquanto sobre outra pode desencadear reação positiva. O dente pode também exibir sintomas de pulpite irreversível sintomática. A necrose pulpar, na ausência de restaurações, cárie, ou luxação, provavelmente é causada por fratura longitudinal, que se estende da superfície oclusal até a polpa.[19]

Depois que a polpa se torna necrótica, o crescimento microbiano pode ser constante dentro do canal. Quando essa infecção (ou seus subprodutos microbianos) estendem para o espaço do ligamento periodontal, o dente pode se tornar sintomático à percussão ou exibir dor espontânea. É possível a ocorrência de alterações radiográficas, variando do espessamento do espaço do ligamento periodontal ao aparecimento de lesão radiolúcida periapical. O dente pode se tornar hipersensível ao calor, mesmo ao calor da cavidade bucal, e, frequentemente, é aliviado por aplicações de frio. Como discutido anteriormente, isso pode ser útil na tentativa de localizar o dente necrótico (i. e., pela aplicação do frio, um dente de cada vez) quando a dor é irradiada ou não é bem localizada.

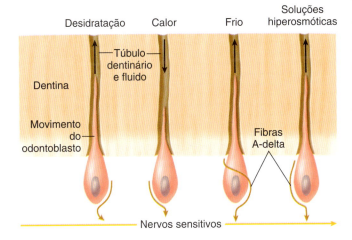

Movimento do fluido no túbulo dentinário

Figura 1.35 Os túbulos dentinários estão cheios de fluido que, quando estimulado, causa sensibilidade. Mudanças na temperatura, ar e mudanças osmóticas podem provocar o processo odontoblástico para induzir o estímulo das fibras A-delta subjacentes.

Dentes previamente tratados

Essa é uma categoria diagnóstica clínica que indica que o dente foi tratado endodonticamente e os canais foram obturados com vários materiais que não os medicamentos intracanal.[6] Nessa situação, o dente pode ou não apresentar sinais ou sintomas, mas precisará de procedimentos endodônticos adicionais, não cirúrgico ou cirúrgico, para manter o dente no arco dentário. Na maioria das situações, já não haverá qualquer tecido pulpar vital ou necrótico presente para responder aos procedimentos do teste pulpar.

Tratamento iniciado anteriormente

Essa é a categoria diagnóstica clínica que indica que o dente foi tratado previamente por terapia endodôntica parcial (p. ex., pulpotomia, pulpectomia).[6] Na maioria dos casos, a terapia endodôntica parcial foi executada como procedimento emergencial para os casos de pulpite irreversível sintomática ou assintomática. Em outras situações, esses procedimentos podem ter sido executados como parte dos procedimentos do tratamento de polpa vital, lesões dentárias por traumatismo, apicificação ou apexogênese. No momento que esses casos se apresentam para o tratamento endodôntico não é possível fazer o diagnóstico pulpar exato porque todo ou parte do tecido pulpar já foi removido.

DOENÇA APICAL (PERIAPICAL)

Tecidos apicais normais

Essa classificação é o padrão contra o qual todos os outros processos de doença apical são comparados. Nessa categoria, o paciente está assintomático e o dente responde normalmente ao teste de percussão e de palpação. A radiografia revela lâmina dura e espaço do ligamento periodontal intactos em torno de todos os ápices radiculares.

Periodontite

Essa classificação refere-se à inflamação do periodonto.[6] Quando localizada nos tecidos periapicais, é denominada "periodontite apical". A periodontite apical pode ser subclassificada em periodontite apical sintomática e periodontite apical assintomática.

Periodontite apical sintomática

Essa condição é definida como inflamação, geralmente do periodonto apical, produzindo sintomas clínicos, incluindo reação dolorosa à mordida, percussão ou palpação. Pode ou não estar associada à área radiolúcida apical.[6] Esse dente pode ou não responder aos testes de sensibilidade pulpar, e a radiografia ou imagem do dente, normalmente, exibirá, pelo menos, alargamento do espaço do ligamento periodontal e pode ou não mostrar imagem radiolúcida apical associada a uma ou a todas as raízes.

Periodontite apical assintomática

Essa condição é definida como inflamação e destruição do periodonto apical, de origem pulpar; aparece como área radiolúcida apical e não produz sintomas clínicos.[6] Esse dente geralmente não responde aos testes de sensibilidade pulpar e a radiografia ou a imagem do dente exibirá radiolucência apical. O dente geralmente não apresenta sensibilidade à pressão da mordida, mas o paciente pode ter uma "percepção diferente" à percussão. A manifestação da periodontite apical persistente pode variar entre os pacientes.[89]

Abscesso apical agudo

Essa condição é definida como reação inflamatória à infecção pulpar e à necrose caracterizada por *início rápido*, dor espontânea, sensibilidade do dente à pressão, formação de pus e edema dos tecidos associados.[6] O dente com *abscesso apical agudo* terá dor aguda à pressão da mordida, percussão e palpação. Esse dente não responderá a nenhum teste de sensibilidade pulpar e exibirá vários graus de mobilidade. A radiografia ou a imagem pode exibir qualquer coisa, desde espessamento do espaço do ligamento periodontal até imagem radiolúcida apical. O edema estará presente intraoralmente e os tecidos faciais adjacentes ao dente quase sempre apresentam algum grau de edema. O paciente frequentemente estará febril e os linfonodos cervicais e submandibulares podem apresentar sensibilidade à palpação.

Abscesso apical crônico

Essa condição é definida como reação inflamatória à infecção e à necrose pulpar caracterizada por *início gradual*, pouco ou nenhum desconforto e secreção intermitente de pus através de uma fístula associada.[6] A fístula pode aparecer intra ou extraoralmente. Em geral, o dente com *abscesso apical crônico* não apresentará sintomas clínicos. O dente não responderá aos testes de sensibilidade pulpar, e a radiografia ou a imagem exibirá radiolucência apical. O dente, geralmente, não é sensível à pressão da mordida, mas o paciente pode ter uma "percepção diferente" à percussão. Essa entidade distingue da periodontite apical assintomática porque exibe drenagem intermitente através de uma fístula associada.

Dor irradiada

A percepção da sintomatologia dolorosa em uma parte do corpo que está distante da fonte real de dor é conhecida como *dor irradiada*. Enquanto a dor de origem não odontogênica pode irradiar-se aos dentes, estes também podem irradiar dor a outros dentes, bem como a outras áreas anatômicas da cabeça e do pescoço. Isso pode criar um desafio ao diagnóstico, na medida em que o paciente pode insistir que a dor é de um determinado dente ou mesmo da orelha quando, na verdade, é proveniente de um dente distante com patologia pulpar. Usando testadores eletrônicos pulpares, pesquisadores descobriram que os pacientes podiam localizar qual dente estava sendo estimulado em apenas 37,2% das vezes e podiam restringir a localização para três dentes em apenas 79,5% das vezes, ilustrando que os pacientes podem ter dificuldade em discriminar a localização exata da dor pulpar.[44]

A dor irradiada de um dente, geralmente, é provocada por estímulo intenso das fibras C da polpa, os nervos condutores lentos que, quando estimulados, causam dor intensa, lenta e maçante. Os dentes anteriores raramente irradiam dor a outros dentes ou ao arco oposto, enquanto os dentes posteriores podem irradiar dor ao arco oposto ou à área periauricular, mas raramente aos dentes anteriores.[14] Os dentes posteriores inferiores tendem a transmitir dor para a área periauricular com mais frequência que os dentes posteriores superiores. Estudo mostrou que, quando os segundos molares são estimulados com um testador elétrico pulpar, os pacientes podiam discriminar com precisão de qual arco a sensação vinha em apenas 85% dos casos, em comparação com o nível de precisão de 95% com os primeiros molares e 100% com os dentes anteriores.[136] Os pesquisadores também apontaram que, quando os pacientes sentiam pela primeira vez a sensação de dor, eles eram mais propensos a discriminar com precisão a origem da dor. Com níveis mais altos de desconforto, os pacientes têm menos capacidade de determinar com precisão a origem da dor. Portanto, nos casos de dor difusa ou irradiada, a história de onde o paciente sentiu pela primeira vez a dor pode ser significativa.

Como a dor irradiada pode complicar o diagnóstico odontológico, o dentista precisa ter certeza de fazê-lo de forma precisa, para proteger o paciente de tratamentos odontológicos ou clínicos desnecessários. Após a conclusão de todos os procedimentos de teste, se for determinado que a dor não é de origem odontogênica, o paciente deve ser encaminhado a uma clínica de dor orofacial para testes adicionais. Para obter mais informações sobre dor de origem não odontogênica, ver o Capítulo 4.

Resumo

A endodontia é uma especialidade multifacetada, com muita ênfase em como os casos são tratados clinicamente. Os dentistas aumentaram a capacidade de realizar procedimentos endodônticos com mais precisão por meio de maior visualização usando microscópio cirúrgico, detecção precisa do forame apical com o uso dos localizadores apicais eletrônicos, técnicas de imagem aprimoradas usando radiografia digital, imagem tridimensional e muito mais. Os consultórios odontológicos incorporaram técnicas mais refinadas de limpeza e modelagem dos canais usando ultrassom e limas rotatórias de níquel titânio, facilitadas por peças de mão eletrônicas auxiliadas por computador. Muitos outros avanços também foram introduzidos com o objetivo de alcançar o resultado ideal durante o tratamento endodôntico. No entanto, esses avanços são inúteis se o diagnóstico for feito incorretamente. Antes que o dentista considere a realização de qualquer tratamento endodôntico, as seguintes questões devem ser respondidas:

- O problema existente é de origem dentária?
- Os tecidos pulpares estão patologicamente envolvidos?
- Por que a patologia pulpar está presente?
- Qual é o prognóstico?
- Qual é a forma adequada de tratamento?

Testes, questionamentos e raciocínio são combinados para a obtenção do diagnóstico exato e, em última instância, para a formação do plano de tratamento apropriado. A arte e a ciência de fazer esse diagnóstico são os primeiros passos que precisam ser dados antes de iniciar qualquer tratamento endodôntico.

Referências bibliográficas

1. Abella F, Patel S, Duran-Sindreu F, et al: Evaluating the periapical status of teeth with irreversible pulpitis by using cone-beam computed tomography scanning and periapical radiographs, *J Endod* 38:1588, 2012.
2. Abuabara A, Zielak JC, Schramm CA, et al: Dental infection simulating skin lesion, *An Bras Dermatol* 87:619, 2012.
3. Adolphs N, Kessler B, von Heymann C, et al: Dentoalveolar injury related to general anaesthesia: a 14 years review and a statement from the surgical point of view based on a retrospective analysis of the documentation of a university hospital, *Dent Traumatol* 27:10, 2011.
4. Al-Hezaimi K, Naghshbandi J, Simon JH, et al: Successful treatment of a radicular groove by intentional replantation and emdogain therapy: four years follow-up, *Oral Surg Oral Med Oral Pathol Oral Radiol Endodon* 107:e82, 2009.
5. Alomari FA, Al-Habahbeh R, Alsakarna BK: Responses of pulp sensibility tests during orthodontic treatment and retention, *Int Endod J* 44:635, 2011.
6. American Association of Endodontists: *Glossary of endodontic terms*, ed 9, Chicago, 2016, American Association of Endodontists.
7. Anderson RW, Pantera EA: Influence of a barrier technique on electric pulp testing, *J Endod* 14:179, 1988.
8. Andreasen JD, Andreasen FM, Andersson L, editors: *Textbook and color atlas of traumatic injuries to the teeth*, ed 5, Philadelphia, 2019, Wiley Blackwell.
9. Andreasen JO, Ahrensburg SS, Tsillingaridis G: Root fractures: the influence of type of healing and location of fracture on tooth survival rates: an analysis of 492 cases, *Dent Traumatol* 28:404, 2012.
10. Arakawa S, Cobb CM, Rapley JW, et al: Treatment of root fracture by CO_2 and Nd:YAG lasers: an in vitro study, *J Endod* 22:662, 1996.
11. Augsburger RA, Peters DD: In vitro effects of ice, skin refrigerant, and CO_2 snow on intrapulpal temperature, *J Endod* 7:110, 1981.
12. Baumgartner JC, Picket AB, Muller JT: Microscopic examination of oral sinus tracts and their associated periapical lesions, *J Endod* 10:146, 1984.
13. Beltes C, Zachou E: Endodontic management in a patient with vitamin D-resistant rickets, *J Endod* 38:255, 2012.
14. Bender IB: Pulpal pain diagnosis: a review, *J Endod* 26:175, 2000.
15. Bender IB, Landau MA, Fonsecca S, et al: The optimum placement-site of the electrode in electric pulp testing of the 12 anterior teeth, *J Am Dent Assoc* 118:305, 1989.
16. Bender IB, Seltzer S: Roentgenographic and direct observation of experimental lesions in bone. Part I, *J Am Dent Assoc* 62:152, 1961.
17. Bender IB, Seltzer S: Roentgenographic and direct observation of experimental lesions in bone. Part II, *J Am Dent Assoc* 62:708, 1961.
18. Berman LH: Dentinal sensation and hypersensitivity: a review of mechanisms and treatment alternatives, *J Periodontol* 56:216, 1984.
19. Berman LH, Kuttler S: Fracture necrosis: diagnosis, prognosis assessment, and treatment recommendations, *J Endod* 36:442, 2010.
20. Bierma MK, McClanahan S, Baisden MK, et al: Comparison of heat-testing methodology, *J Endod* 38:1106, 2012.
21. Bornstein MM, Lauber R, Sendi P, et al: Comparison of periapical radiography and limited cone-beam computed tomography in mandibular molars for analysis of anatomical landmarks before apical surgery, *J Endod* 37:151, 2011.
22. Cameron CE: The cracked tooth syndrome: additional findings, *J Am Dent Assoc* 93:971, 1981.
23. Chen E, Abbottt PV: Evaluation of accuracy, reliability, and repeatability of five dental pulp tests, *J Endod* 37:1619, 2011.
24. Chiego DJ, Cox CF, Avery JK: H-3 HRP analysis of the nerve supply to primate teeth, *Dent Res* 59:736, 1980.
25. Cleveland JL, Gooch BF, Shearer BG, et al: Risk and prevention of hepatitis C virus infection, *J Am Dent Assoc* 130:641, 1999.
26. Costa FF, Gaia BF, Umetsubo OS, et al: Detection of horizontal root fracture with small-volume cone-beam computed tomography in the presence and absence of intracanal metallic post, *J Endod* 37:1456, 2011.
27. Costa FF, Gaia BF, Umetsubo OS, et al: Use of large-volume cone-beam computed tomography in identification and localization of horizontal root fracture in the presence and absence of intracanal metallic post, *J Endod* 38:856, 2012.
28. Costa FWG, Rodrigues RR, Batista ACB: Multiple radiopaque mandibular lesions in a patient with Apert syndrome, *J Endod* 38:1639, 2012.
29. Cotton TP, Geisler TM, Holden DT, et al: Endodontic applications of cone-beam volumetric tomography, *J Endod* 33:1121, 2007.
30. Dankner E, Harari D, Rotstein I: Dens evaginatus of anterior teeth: literature review and radiographic survey of 15,000 teeth, *Oral Surg Oral Med Oral Pathol* 81:472, 1996.
31. Dastmalchi N, Jafarzadeh H, Moradi S: Comparison of the efficacy of a custom-made pulse oximeter probe with digital electric pulp tester, cold spray, and rubber cup for assessing pulp vitality, *J Endod* 38:1182, 2012.
32. Davido N, Rigolet A, Kerner S, et al: Case of Ewing's sarcoma misdiagnosed as a periapical lesion of maxillary incisor, *J Endod* 37:259, 2011.
33. Deepak BS, Subash TS, Narmatha VJ, et al: Imaging techniques in endodontics: an overview, *J Clin Imaging Sci* 2:13, 2012.
34. DeRossi SS, Glick M: Dental considerations for the patient with renal disease receiving hemodialysis, *J Am Dent Assoc* 127:211, 1996.
35. DeRossi SS, Glick M: Lupus erythematosus: considerations for dentistry, *J Am Dent Assoc* 129:330, 1998.
36. Dirks SJ, Paunovich ED, Terezhalmy GT, et al: The patient with Parkinson's disease, *Quint Int* 34:379, 2003.
37. Durack C, Patel S: Cone beam computed tomography in endodontics, *Braz Dent J* 23:179, 2012.
38. Edlund M, Nair MK, Nair UP: Detection of vertical root fractures by using cone-beam computed tomography: a clinical study, *J Endod* 37:768, 2011.
39. Eikenerg S, Vandre R: Comparison of digital dental x-ray systems with self-developing film and manual processing for endodontic file length determination, *J Endod* 26:65, 2000.

40. Evans D, Reid J, Strang R, et al: A comparison of laser Doppler flowmetry with other methods of assessing the vitality of traumatized anterior teeth, *Endod Dent Traumatol* 15:284, 1999.
41. Farman AG, Levato CM, Scarfe WC: A primer on cone beam CT, *Inside Dentistry* 1:90, 2007.
42. Filippatos CG, Tsatsoulis IN, Floratos S, et al: A variability of electric pulp response threshold in premolars: a clinical study, *J Endod* 38:144, 2012.
43. Fouad AF: Diabetes mellitus as a modulating factor of endodontic infections, *J Dent Educ* 67:459, 2003.
44. Friend LA, Glenwright HD: An experimental investigation into the localization of pain from the dental pulp, *Oral Surg Oral Med Oral Pathol* 25:765, 1968.
45. Fuss Z, Trope M: Root perforations: classification and treatment choices based on prognostic factors, *Endod Dent Traumatol* 12:255, 1996.
46. Fuss Z, Trowbridge H, Bender IB, et al: Assessment of reliability of electrical and thermal pulp testing agents, *J Endod* 12:301, 1986.
47. Ganz SD: Cone beam computed tomography-assisted treatment planning concepts, *Dent Clin North Am* 55:515, 2011.
48. Gillcrist JA: Hepatitis viruses A, B, C, D, E and G: implications for dental personnel, *J Am Dent Assoc* 130:509, 1999.
49. Goldman M, Pearson A, Darzenta N: Endodontic success: who is reading the radiograph? *Oral Surg Oral Med Oral Pathol* 33:432, 1972.
50. Goldman M, Pearson A, Darzenta N: Reliability of radiographic interpretations, *Oral Surg Oral Med Oral Pathol* 38:287, 1974.
51. Goodchild JH, Glick M: A different approach to medical risk assessment, *Endod Topics* 4:1, 2003.
52. Goon WW, Jacobsen PL: Prodromal odontalgia and multiple devitalized teeth caused by a herpes zoster infection of the trigeminal nerve: report of case, *J Am Dent Assoc* 116:500, 1988.
53. Gopikrishna V, Tinagupta K, Kandaswamy D: Comparison of electrical, thermal and pulse oximetry methods for assessing pulp vitality in recently traumatized teeth, *J Endod* 33:531, 2007.
54. Gopikrishna V, Tinagupta K, Kandaswamy D: Evaluation of efficacy of a new custom-made pulse oximeter dental probe in comparison with electrical and thermal tests for assessing pulp vitality, *J Endod* 33:411, 2007.
55. Harrison JW, Larson WJ: The epithelized oral sinus tract, *Oral Surg Oral Med Oral Pathol* 42:511, 1976.
56. Heling I, Rotstein I: A persistent oronasal sinus tract of endodontic origin, *J Endod* 15:132, 1989.
57. Herman WW, Konzelman JL, Prisant LM: New national guidelines on hypertension, *J Am Dent Assoc* 135:576, 2004.
58. Idiyatullin D, Corum C, Moeller S, et al: Dental magnetic resonance imaging: making the invisible visible, *J Endod* 37:745, 2011.
59. Imai K, Shimada Y, Sadr A, et al: Nonivasive cross-sectional visualization of enamel cracks by optical coherence tomography *in vitro*, *J Endod* 38:1269, 2012.
60. Ingolfsson AER, Tronstad L, Riva CE: Reliability of laser Doppler flowmetry in testing vitality of human teeth, *Endod Dent Traumatol* 10:185, 1994.
61. Ingram TA, Peters DD: Evaluation of the effects of carbon dioxide used as a pulp test. Part 2: in vivo effect on canine enamel and pulpal tissues, *J Endod* 9:296, 1983.
62. Jafarzadeh H, Abbott PV: Review of pulp sensibility tests. Part I: general information and thermal tests, *Int Endod J* 43:738, 2010.
63. Jafarzadeh H, Abbott PV: Review of pulp sensibility tests. Part II: electric pulp tests and test cavities, *Int Endod J* 43:945, 2010.
64. Johnson BR, Remeikis NA, Van Cura JE: Diagnosis and treatment of cutaneous facial sinus tracts of dental origin, *J Am Dent Assoc* 130:832, 1999.
65. Jones DM: Effect of the type carrier used on the results of dichlorodifluoromethane application to teeth, *J Endod* 25:692, 1999.
66. Jones VR, Rivera EM, Walton RE: Comparison of carbon dioxide versus refrigerant spray to determine pulpal responsiveness, *J Endod* 28:531, 2002.
67. Kaffe I, Gratt BM: Variations in the radiographic interpretation of the periapical dental region, *J Endod* 14:330, 1988.
68. Kahan RS, Gulabivala K, Snook M, et al: Evaluation of a pulse oximeter and customized probe for pulp vitality testing, *J Endod* 22:105, 1996.
69. Karayilmaz H, Kirzioglu Z: Comparison of the reliability of laser Doppler flowmetry, pulse oximetry and electric pulp tester in assessing the pulp vitality of human teeth, *J Oral Rehabil* 38:340, 2011.
70. Kataoka SH, Setzer FC, Gondim-Junior E, et al: Pulp vitality in patients with intraoral and oropharyngeal malignant tumors undergoing radiation therapy assessed by pulse oximetry, *J Endod* 37:1197, 2011.
71. Katz J, Chaushu G, Rotstein I: Stafne's bone cavity in the anterior mandible: a possible diagnosis challenge, *J Endod* 27:304, 2001.
72. Kawai K, Masaka N: Vertical root fracture treated by bonding fragments and rotational replantation, *Dent Traumatol* 18:42, 2002.
73. Khocht A, Janal M, Harasty L, et al: Comparison of direct digital and conventional intraoral radiographs in detecting alveolar bone loss, *J Am Dent Assoc* 134:1468, 2003.
74. Koivisto T, Bowles WR, Rohrer M: Frequency and distribution of radiolucent jaw lesions: a retrospective analysis of 9,723 cases, *J Endod* 38:729, 2012.
75. Kusgoz A, Yildirim T, Kayipmaz S, et al: Nonsurgical endodontic treatment of type III dens invaginatus in maxillary canine: an 18-month follow up, *Oral Surg Oral Med Oral Pathol Oral Radiol Endodon* 107:e103, 2009.
76. Lalla RV, D'Ambrosio JA: Dental management considerations for the patient with diabetes mellitus, *J Am Dent Assoc* 132:1425, 2001.
77. Laskin DM: Anatomic considerations in diagnosis and treatment of odontogenic infections, *J Am Dent Assoc* 69:308, 1964.
78. Liang YH, Li G, Wesselink PR, et al: Endodontic outcome predictors identified with periapical radiographs and cone-beam computed tomography scans, *J Endod* 37:326, 2011.
79. Lin J, Chandler NP: Electric pulp testing: a review, *Int Endod J* 41:365, 2008.
80. Little JW, Miller CS, Rhodus NL, editors: *Dental management of the medically compromised patient*, ed 9, St. Louis, 2018, Elsevier.
81. Lofthag-Hansen S, Huumonen S, Gröndahl K, et al: Limited cone-beam CT and intraoral radiography for the diagnosis of periapical pathology, *Oral Surg Oral Med Oral Pathol Oral Radiol Endod* 103:114, 2007.
82. Marder MZ: The standard of care for oral diagnosis as it relates to oral cancer, *Compend Contin Educ Dent* 19:569, 1998.
83. Mattson JS, Cerutis DR: Diabetes mellitus: a review of the literature and dental implications, *Comp Cont Educ Dent* 22:757, 2001.
84. Mesaros S, Trope M, Maixner W, et al: Comparison of two laser Doppler systems on the measurement of blood flow of premolar teeth under different pulpal conditions, *Int Endod J* 30:167, 1997.
85. Metska ME, Aartman IHA, Wesselink PR, et al: Detection of vertical root fractures *in vivo* in endodontically treated teeth by cone-beam computed tomography scans, *J Endod* 38:1344, 2012.
86. Michaelson RE, Seidberg BH, Guttuso J: An in vivo evaluation of interface media used with the electric pulp tester, *J Am Dent Assoc* 91:118, 1975.
87. Miles DA, VanDis ML: Advances in dental imaging, *Dent Clin North Am* 37:531, 1993.
88. Miller CS, Little JW, Falace DA: Supplemental corticosteroids for dental patients with adrenal insufficiency: reconsideration of the problem, *J Am Dent Assoc* 132:1570, 2001.
89. Morsani JM, Aminoshariae A, Han YW: Genetic predisposition to persistent apical periodontitis, *J Endod* 37:455, 2011.
90. Mozzo P, Proccacci A, Tacconi, et al: A new volumetric CT machine for dental imaging based on the cone-beam technique: preliminary results, *Eur Radiol* 8:1558, 1998.
91. Nair M, Pettigrew J, Mancuso A: Intracranial aneurysm as an incidental finding, *Dentomaxillofac Radiol* 36:107, 2007.
92. Nakata K, Naitob M, Izumi M, et al: Effectiveness of dental computed tomography in diagnostic imaging of periradicular lesion of each root of a multirooted tooth: a case report, *J Endod* 32:583, 2007.
93. Nalliab RP, Allareddy V, Elangovan S, et al: Hospital emergency department visits attributed to pulpal and periapical disease in the United States in 2006, *J Endod* 37:6, 2011.
94. Özer SY: Detection of vertical root fractures by using cone beam computed tomography with variable voxel sizes in an *in vitro* model, *J Endod* 37:75, 2011.
95. Pantera EA, Anderson RW, Pantera CT: Use of dental instruments for bridging during electric pulp testing, *J Endod* 18:37, 1992.
96. Pantera EA, Anderson RW, Pantera CT: Reliability of electric pulp testing after pulpal testing with dichlorodifluoromethane, *J Endod* 19:312, 1993.
97. Paurazas SM, Geist JR, Pink FE: Comparison of diagnostic accuracy of digital imaging using CCD and CMOS-APS sensors with E-speed film in the detection of periapical bony lesions, *Oral Surg Oral Med Oral Pathol Oral Radiology Endodon* 44:249, 2000.

98. Peters DD, Baumgartner JC, Lorton L: Adult pulpal diagnosis. 1. Evaluation of the positive and negative responses to cold and electric pulp tests, *J Endod* 20:506, 1994.
99. Petersson K, Soderstrom C, Kiani-Anaraki M, et al: Evaluation of the ability of thermal and electric tests to register pulp vitality, *Endod Dent Traumatol* 15:127, 1999.
100. Pinto A, Glick M: Management of patients with thyroid disease: oral health considerations, *J Am Dent Assoc* 133:849, 2002.
101. Pitts DL, Natkin E: Diagnosis and treatment of vertical root fractures, *J Endod* 9:338, 1983.
102. Poeschl PW, Crepaz V, Russmueller G, et al: Endodontic pathogens causing deep neck space infections: clinical impact of different sampling techniques and antibiotic susceptibility, *J Endod* 37:1201, 2011.
103. Rees JS, Addy M: A cross-sectional study of dentine hypersensitivity, *J Clin Periodontol* 29:997, 2002.
104. Rickoff B, Trowbridge H, Baker J, et al: Effects of thermal vitality tests on human dental pulp, *J Endod* 14:482, 1988.
105. Riley CK, Terezhalmy GT: The patient with hypertension, *Quint Int* 32:671, 2001.
106. Robb RA, Sinak LJ, Hoffman EA, et al: Dynamic volume imaging of moving organs, *J Med Syst* 6:539, 1982.
107. Rodrigues CD, Villar-Neto MJC, Sobral APV, et al: Lymphangioma mimicking apical periodontitis, *J Endod* 37:91, 2011.
108. Rosen H: Cracked tooth syndrome, *J Prosthet Dent* 47:36, 1982.
109. Rotstein I, Engel G: Conservative management of a combined endodontic-orthodontic lesion, *Endod Dent Traumatol* 7:266, 1991.
110. Rotstein I, Moshonov J, Cohenca N: Endodontic therapy for a fused mandibular molar, *Endod Dent Traumatol* 13:149, 1997.
111. Rotstein I: Interaction between endodontics and periodontics, *Periodontol 2000* 74:11, 2017.
112. Rotstein I, Zabalegui B, Al-Hezaimi K: Endodontic-periodontal interrelationship. In Rotstein I, Ingle JI, editors: *Ingle's endodontics*, ed 7, Raleigh, North Carolina, 2019, PMPH USA, p 1111.
113. Rotstein I, Stabholz A, Heling I, et al: Clinical considerations in the treatment of dens invaginatus, *Endod Dent Traumatol* 3:249, 1987.
114. Roykens H, Van Maele G, DeMoor R, et al: Reliability of laser Doppler flowmetry in a 2-probe assessment of pulpal blood flow, *Oral Surg Oral Med Oral Pathol Oral Radiol Endodon* 87:742, 1999.
115. Rud J, Omnell KA: Root fractures due to corrosion: diagnostic aspects, *Scand J Dent Res* 78:397, 1970.
116. Rutsatz C, Baumhardt SG, Feldens CA, et al: Response of pulp sensibility test is strongly influenced by periodontal attachment loss and gingival recession, *J Endod* 38:580, 2012.
117. Sasano T, Nakajima I, Shohi N, et al: Possible application of transmitted laser light for the assessment of human pulpal vitality, *Endod Dent Traumatol* 13:88, 1997.
118. Schnettler JM, Wallace JA: Pulse oximetry as a diagnostic tool of pulp vitality, *J Endod* 17:488, 1991.
119. Schwartz RS: Mineral trioxide aggregate: a new material for endodontics, *J Am Dent Assoc* 130:967, 1999.
120. Selden HS: Repair of incomplete vertical root fractures in endodontically treated teeth: in vivo trials, *J Endod* 22:426, 1996.
121. Seltzer S, Bender IB, Nazimov H: Differential diagnosis of pulp conditions, *Oral Surg Oral Med Oral Pathol* 19:383, 1965.
122. Seltzer S, Bender IB, Ziontz M: The dynamics of pulp inflammation: correlations between diagnostic data and actual histologic findings in the pulp. Part I, *Oral Surg Oral Med Oral Pathol* 16:846, 1963.
123. Seltzer S, Bender IB, Ziontz M: The dynamics of pulp inflammation: correlations between diagnostic data and actual histologic findings in the pulp. Part II, *Oral Surg Oral Med Oral Pathol* 16:969, 1963.
124. Seo DG, Yi YA, Shin AJ, et al: Analysis of factors associated with cracked teeth, *J Endod* 38:288, 2012.
125. Setzer FC, Kataoka SH, Natrielli F, et al: Clinical diagnosis of pulp inflammation based on pulp oxygenation rates measured by pulse oximetry, *J Endod* 38:880, 2012.
126. Simon JHS, Dogan H, Ceresa LM, et al: The radicular groove: it's potential clinical significance, *J Endod* 26:295, 2000.
127. Simon JHS, Lies J: Silent trauma, *Endod Dent Traumatol* 15:145, 1999.
128. Shemesh H, Cristescu RC, Wesselink PR, et al: The use of cone-beam computed tomography and digital periapical radiographs to diagnose root perforations, *J Endod* 37:513, 2011.
129. Steinbacher DM, Glick M: The dental patient with asthma: an update and oral health considerations, *J Am Dent Assoc* 132:1229, 2001.
130. Stroblitt H, Gojer G, Norer B, et al: Assessing revascularization of avulsed permanent maxillary incisors by laser Doppler flowmetry, *J Am Dent Assoc* 134:1597, 2003.
131. Suebnukarn S, Rhienmora P, Haddawy P: The use of cone-beam computed tomography and virtual reality simulation for pre-surgical practice in endodontic microsurgery, *Int Endod J* 45:627, 2012.
132. Sugaya T, Kawanami M, Noguchi H, et al: Periodontal healing after bonding treatment of vertical root fracture, *Dent Traumatol* 17:174, 2001.
133. Tatlidil R, Gözübüyük MM: Mucinous adenocarcinoma of lung presenting as oral metastases: a case report and literature review, *J Endod* 37:110, 2011.
134. Tewary S, Luzzo J, Hartwell G: Endodontic radiography: who is reading the digital radiograph, *J Endod* 37:919, 2011.
135. Treister N, Glick M: Rheumatoid arthritis: a review and suggested dental care considerations, *J Am Dent Assoc* 130:689, 1999.
136. Van Hassel HJ, Harrington GW: Localization of pulpal sensation, *Oral Surg Oral Med Oral Pathol* 28:753, 1969.
137. Velvart P, Hecker H, Tillinger G: Detection of the apical lesion and the mandibular canal in conventional radiography and computed tomography, *Oral Surg Oral Med Oral Pathol Oral Radiol Endodon* 92:682, 2001.
138. Vogel J, Stubinger S, Kaufmann M: Dental injuries resulting from tracheal intubation: a retrospective study, *Dent Traumatol* 25:73, 2009.
139. Von Böhl M, Ren Y, Fudalej PS, et al: Pulpal reactions to orthodontic force application in humans: a systematic review, *J Endod* 38:1463, 2012.
140. Wallace JA, Schnettler JM: Pulse oximetry as a diagnostic tool of pulpal vitality, *J Endod* 17:488, 1993.
141. Weisleder R, Yamauchi S, Caplan DJ, et al: The validity of pulp testing: a clinical study, *J Am Dent Assoc* 140:1013, 2009.
142. Zou X, Liu D, Yue L, et al: The ability of cone-beam computerized tomography to detect vertical root fractures in endodontically treated and nonendodontically treated teeth: a report of 3 cases, *Oral Surg Oral Med Oral Pathol Oral Radiol Endodon* 111:797, 2011.

2 Interpretação Radiográfica

Madhu K. Nair, Martin D. Levin e Umadevi P. Nair

Resumo do Capítulo

Interpretação radiográfica, 32
  Modalidades de imagem, 32
  Características e processamento das imagens, 34
  Comunicação de imagens digitais em Medicina, 35
Funções diagnósticas da endodontia, 35
  Diagnóstico e acompanhamento, 36
  Imagem tridimensional, 36
Princípios da tomografia computadorizada de feixe cônico, 37
  Voxels e tamanhos de voxel, 37
  Campo de visão (Field of view – FOV), 38
Tarefas de imagem melhoradas ou simplificadas pela TCFC, 43
  Diagnóstico diferencial, 43
  Avaliação de anatomia e morfologia complexa, 46
  Diagnóstico de falhas do tratamento endodôntico, 47

Avaliação intra ou pós-operatória das complicações do tratamento endodôntico, 49
  Fraturas radiculares verticais, 49
  Sobreobturação do canal radicular, 50
  Instrumentos endodônticos fraturados, 51
  Canais calcificados, 51
  Perfurações, 52
Planejamento pré-cirúrgico do tratamento, 52
  Trauma dentoalveolar, 57
  Reabsorção radicular interna e externa, 58
Avaliação dos resultados do tratamento endodôntico, 61
Planejamento de casos de implantes dentários, 64
  Endodontia guiada 3D, 64
Percepção de imagens e ambiente de visualização, 64
O futuro da tomografia computadorizada de feixe cônico, 66
Imagem por ressonância magnética, 66
Conclusões, 66

Interpretação radiográfica

A interpretação da informação capturada por modalidades de imagem radiográfica é central para o processo diagnóstico. É muito importante capturar uma imagem útil para o diagnóstico usando parâmetros de exposição apropriados e visualizá-la com a manipulação interativa de brilho e contraste ou janela/nível – para estudos de tomografia computadorizada de feixe cônico (TCFC) – em um ambiente ideal para avaliar adequadamente a anatomia, bem como diagnosticar patologias. Além da interpretação precisa da morfologia radicular e do canal, a determinação do comprimento do canal radiográfico, o diagnóstico de patologias radiculares e perirradiculares (Figura 2.1) e a avaliação pós-cirúrgica e a longo prazo do resultado do tratamento endodôntico são algumas das tarefas de rotina de diagnóstico por imagem em endodontia.[218] Processos de interpretação sistemáticos e metódicos devem ser seguidos para todas as imagens. Além disso, o reconhecimento da anatomia, das variantes anatômicas e de condições patológicas ou desvios de normalidade é importante. Existem várias modalidades de imagem em radiologia, e algumas usam radiação ionizante, enquanto outras usam ondas ultrassônicas – ultrassonografia (US) – ou campos magnéticos externos poderosos – ressonância magnética (RM). Ademais, modalidades de imagem intervencionistas e não intervencionistas também estão disponíveis. Modalidades de imagem que usam radiação ionizante são as mais frequentemente utilizadas em diagnósticos endodônticos. As diferentes modalidades de captura de imagem incluem receptores digitais usando diferentes tecnologias.

MODALIDADES DE IMAGEM

A radiografia digital com sensores eletrônicos ou placas de fósforo fotoestimulável (FFE) é amplamente utilizada na endodontia. As modalidades de imagem digital em endodontia usam diferentes tecnologias de captura de imagem, que incluem um dispositivo de carga acoplada (CCD, do inglês *charge-coupled* device), um semicondutor de óxido de metal complementar (CMOS, do inglês *complementary metal oxide semiconductor*) ou FFE (também referido, algumas vezes, como uma modalidade de aquisição indireta).

Inicialmente, foram usados extensivamente sensores de estado sólido baseados em CCD em endodontia. No entanto, os sensores da geração anterior tinham área ativa menor, absorção de raios X e eficiência de conversão limitadas, além de serem volumosos. Os sensores usam uma série de elementos sensíveis à radiação, que geram cargas elétricas proporcionais à quantidade de radiação incidente. Para reduzir a quantidade de radiação necessária para capturar uma imagem, foi desenvolvida uma matriz sensível à luz que usa uma camada de cintilação localizada no topo do chip do CCD ou adicionada com um acoplamento de fibra óptica. A carga gerada é lida como uma "brigada de incêndio" e transferida para um conversor analógico-digital na montagem do dispositivo

Capítulo 2 • Interpretação Radiográfica   33

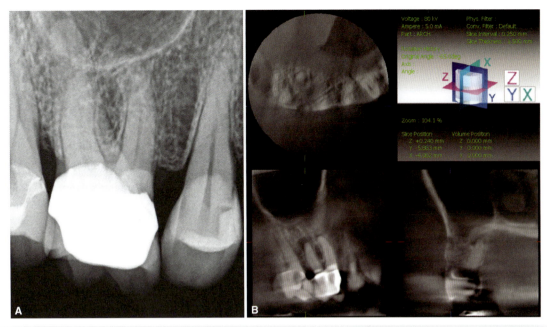

Figura 2.1 A. Uma radiografia periapical bem angulada do primeiro molar superior direito, obtida durante uma consulta diagnóstica para avaliação endodôntica do quadrante superior direito. À primeira vista, há poucas evidências radiográficas de alteração significativa ou perirradicular. **B.** A imagem contemporânea de TCFC do mesmo dente oferece uma perspectiva totalmente diferente; alterações periapicais são visíveis nas três raízes, em todos os três planos de seção anatômica. (*B,* obtida com J. Morita Veraviewepocs 3D [J. Morita, Osaka, Japão].)

de captura de imagem da estação de trabalho. A informação digital é processada e uma imagem, formada. Os sensores baseados em CMOS, por outro lado, têm um transistor ativo em cada localização dos elementos. A área disponível para geração de sinal é relativamente menor e há um ruído de padrão fixo. Esses sensores são menos caros de fabricar e demonstraram ser igualmente úteis para tarefas de diagnóstico específicas.[114] Ao contrário do CCD, o chip do CMOS requer pouquíssima energia elétrica, portanto nenhuma fonte de alimentação externa é necessária para suportar a utilização de USB, e as aplicações sem fio são viáveis. Sensores sem fio estão disponíveis (Figura 2.2). Entretanto, a interferência na radiofrequência pode ser um problema com esses sensores. O sensor de Wi-Fi atual é menos volumoso e tem um fio conectado a ele, que permite a transmissão padrão via 802.11 b/g. Ademais, ele usa uma bateria de polímero de íon de lítio, que pode durar aproximadamente 100 exposições.

Ainda, outro tipo de sensor usa placas de fósforo fotoestimulável para captura de imagem. A tecnologia de FFE também é conhecida como *radiografia computadorizada* (RC).[114,199] Ao contrário dos sensores de CCD e CMOS, os sensores de FFE são sem fio. O fósforo é ativado por um processo denominado *doping*, que permite que cargas sejam geradas e armazenadas quando expostas à radiação. Uma imagem latente é armazenada no sensor, e um leitor de FFE com um feixe de *laser* de um comprimento de onda específico é usado para ler a imagem. As imagens capturadas anteriormente podem ser apagadas expondo o sensor de FFE à luz branca. As placas de FFE podem ser facilmente danificadas por arranhões, mas não são tão caras quanto os sensores de CCD ou CMOS. O apagamento incompleto da imagem pode levar a imagens fantasmas quando a placa for reutilizada e o processamento atrasado pode resultar em diminuição na clareza da imagem.[6] Sensores baseados em FFE são usados em cenários

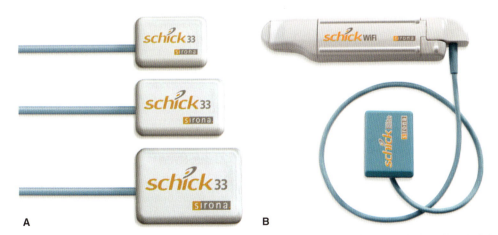

Figura 2.2 A e B. Sensores de semicondutor de óxido de metal complementar de alta resolução (CMOS) estão disponíveis por muitos fabricantes. Notar que, em *B,* os sensores CMOS sem fio transmitem imagens à estação de trabalho por radiofrequência de 2,4 GHz. (Cortesia de SIRONA DENTAL SYSTEMS, Long Island City, NY.)

de alto volume. A resolução espacial é menor com esse tipo de sensor; entretanto, tem uma faixa dinâmica mais ampla. Esses sensores podem tolerar uma gama mais ampla de exposições para produzir uma imagem útil para o diagnóstico.

A dose de radiação ainda é uma preocupação em todos os estudos de imagem. A menor dose possível deve ser administrada para cada estudo. A maioria dos consultórios odontológicos não estaria em conformidade com as recomendações mais recentes do Conselho Nacional de Proteção contra Radiação – em inglês, National Council for Radiation Protection (NCRP) – em relação à redução da dose de radiação de radiografias intraorais (Boxe 2.1). Dois termos foram especificamente definidos no relatório do NCRP. Os termos *devem* e *não devem* indicam que a adesão à recomendação estaria em conformidade com as normas de segurança radiológica. Já os termos *deveriam* e *não deveriam* indicam a prática prudente e reconhecem que exceções podem ser feitas em certas circunstâncias. Além disso, o relatório estabelece nove novas recomendações para o processamento de imagens de filmes convencionais.

Um forte argumento pode ser feito para que os clínicos mudem para um sistema de radiografia digital direta (RDD) a fim de evitar todas as mudanças drásticas necessárias para garantir a conformidade com as novas recomendações. Embora a restrição de um feixe de raios X odontológico intraoral seja obrigatória, por lei federal norte-americana, para um círculo não superior a 7 cm, foi comprovado que a colimação retangular reduz significativamente a dose de radiação para o paciente e é fortemente recomendada no relatório NCRP #145.

O Conselho de Assuntos Científicos da American Dental Association (ADA) fez a seguinte declaração:

A área do tecido exposta ao feixe de raios X primário não deve exceder a cobertura mínima consistente com os requisitos diagnósticos e a viabilidade clínica. Para radiografia periapical (PA) e interproximal, a colimação retangular deve ser usada sempre que possível porque um feixe de campo redondo usado com um receptor de imagem retangular produz segmentos do círculo do feixe que não são usados na exposição do receptor, o que causa exposição desnecessária à radiação ao paciente.[4]

CARACTERÍSTICAS E PROCESSAMENTO DAS IMAGENS

A resolução espacial obtida com os sensores digitais da geração atual é igualmente boa ou melhor que a do filme radiográfico intraoral convencional, o qual tem uma resolução de 16 pares de linhas por milímetro (lp/mm), conforme medido com uma ferramenta de resolução, bem como aumenta para 20 a 24 lp/mm com a magnificação. A *resolução espacial* é definida como a capacidade de exibir dois objetos próximos um do outro como duas entidades separadas. Já a *resolução de contraste* é definida como a capacidade de diferenciar as áreas da imagem com base na densidade. A maioria das tarefas de diagnóstico em endodontia requer uma resolução de alto contraste.[142] No entanto, a qualidade da imagem não é apenas uma função da resolução espacial. A escolha dos parâmetros de exposição apropriados, as propriedades do sensor, o processamento de imagem usado e as condições e modalidades de visualização afetam diretamente a precisão do diagnóstico.

O pós-processamento das imagens pode ser realizado para alterar as características da imagem. As radiografias não precisam ser reexpostas se a qualidade da imagem não for adequada. As informações para o diagnóstico podem ser extraídas da imagem se o processamento de imagem apropriado for usado. No entanto, a imagem original deve ser adquirida com parâmetros de exposição ideais para realizar um processamento de imagem significativo.[212] Imagens subótimas expostas não podem ser processadas para produzir informações de diagnóstico, o que pode levar a uma redução na precisão do diagnóstico da imagem. O aprimoramento da imagem deve ser específico à tarefa. A relação sinal-ruído (SNR, do inglês *signal-to-noise ratio*) deve ser otimizada para extrair as informações necessárias da imagem. A profundidade de *bits* das imagens também tem uma relação direta com a qualidade da imagem. Além disso, ela indica o número de tons de cinza que o sensor pode captar para exibição, por exemplo, uma imagem de 8 *bits* pode representar 256 tons de cinza. A maioria dos sensores tem 12 ou 14 *bits* de profundidade, capturando 4.096 ou 65.536 tons de cinza, respectivamente. Se o sensor capturar vários milhares de tons de cinza, a imagem pode ser manipulada por meio de técnicas de aprimoramento para exibir os tons de cinza que melhor retratam a anatomia de interesse. O sistema visual humano é limitado pelo número de tons de cinza que podem ser lidos a qualquer momento. Portanto, o realce da imagem é uma obrigação para todas as imagens, de forma a delinear sinais de interesse por meio da manipulação da escala de cinza. A maioria das tarefas endodônticas exige um alto contraste e, portanto, uma escala de cinza mais curta.

Boxe 2.1 Recomendações do National Council for Radiation Protection (NCRP).

1. O dentista deve examinar seus pacientes antes de solicitar ou prescrever imagens de raios X (essa não é uma diretriz nova).
2. O uso de aventais de chumbo em pacientes não deve ser exigido se todas as outras recomendações nesse relatório forem seguidas rigorosamente (leia o Relatório #145 completo).
3. Protetores de tireoide devem ser usados para crianças e deveriam ser fornecidos aos adultos quando não interferirem no exame (p. ex., radiografias panorâmicas).
4. A colimação retangular do feixe, que tem sido recomendada há anos, deve ser usada rotineiramente para radiografias periapicais. Cada dimensão do feixe, medida no plano do receptor de imagem, não deveria exceder a dimensão do receptor de imagem em mais de 2% da distância da fonte receptora de imagem. Colimação semelhante deve ser usada, quando possível, para radiografias interproximal.
5. Receptores de imagem com velocidades mais lentas que a velocidade ANSI do Grupo E não devem ser usados para radiografia intraoral. Receptores mais rápidos deveriam ser avaliados e adotados se forem considerados aceitáveis. Para radiografias extraorais, sistemas de filmes de terras raras de alta velocidade (400 ou mais) ou sistemas de imagens digitais de velocidade equivalente ou maior devem ser usados.
6. O filme radiográfico odontológico deve ser desenvolvido de acordo com as instruções do fabricante do filme, usando o método tempo-temperatura. Na aplicação prática, isso significa que o desenvolvimento da visão (leitura de filmes de raios X úmido no momento do procedimento) não deve ser usado.
7. As técnicas radiográficas para imagens digitais devem ser ajustadas para a dose mínima ao paciente necessária para produzir uma relação sinal-ruído suficiente para fornecer qualidade de imagem para atender ao propósito do exame.
8. Os clínicos que estão projetando novos consultórios ou remodelando os já existentes precisarão de um equipamento de proteção a ser fornecido por um especialista qualificado.

Modificado do National Council on Radiation Protection and Measurements: Radiation protection in dentistry, Report #145, Bethesda, MD, 2003.

As radiografias digitais podem ser salvas em diferentes formatos de arquivo. Vários formatos de arquivo estão disponíveis em: DICOM (Comunicação de Imagens Digitais na Medicina; em inglês, *Digital Imaging and Communications in Medicine*); tiff (formato de arquivo de imagem marcado; em inglês, *tagged image file format*); jpeg (grupo de especialistas em fotografia; em inglês, *joint photographic experts' group*); gif (formato de intercâmbio gráfico; em inglês, *graphics interchange format*); BMP (arquivo de imagem bitmap do Windows); PNG (gráficos de rede portáteis; em inglês, *portable network graphics*); e assim por diante. Também existem vários formatos proprietários. Esquemas de compressão "com perdas" e "sem perdas" podem ser usados para salvar imagens, embora a compressão sem perdas seja preferida.[72]

COMUNICAÇÃO DE IMAGENS DIGITAIS EM MEDICINA

DICOM é um conjunto de padrões internacionais estabelecido, em 1985, pelo American College of Radiology (ACR) e pela National Electrical Manufacturers Association (NEMA)[60,205] para abordar a questão dos formatos de dados independentes do fornecedor e das transferências de dados para imagens médicas digitais. A ADA promoveu a interoperabilidade de imagens dentais por meio dos esforços de seu Grupo de Trabalho 12.1.26. O DICOM serve como o padrão para a transferência de imagens radiológicas e outras informações médicas entre computadores, permitindo a comunicação digital entre sistemas de vários fabricantes e em diferentes plataformas – por exemplo, Apple iOS ou Microsoft Windows.[60] O padrão DICOM fornece várias centenas de campos de atributos no cabeçalho do registro, que contém informações sobre a imagem, por exemplo, densidade de pixels, dimensões e número de *bits* por pixel, além de dados relevantes do paciente e informações médicas. Embora as versões anteriores não especificassem a ordem e a definição exatas dos campos do cabeçalho, cada fornecedor deveria publicar uma declaração de conformidade com o DICOM, que fornece a localização dos dados pertinentes. O grande obstáculo é oferecer suporte a consultas médicas e odontológicas entre dois ou mais locais com diferentes *softwares* de imagem.[60] Com o DICOM instalado, os cirurgiões-dentistas podem mudar de fornecedores e manter a interoperabilidade do banco de dados.

A maioria dos fornecedores de *software* estão se esforçando para obter conformidade total com o DICOM, e alguns alcançaram pelo menos a conformidade parcial. No entanto, imagens DICOM proprietárias ainda são produzidas em sistemas diferentes, com a capacidade de exportar no formato DICOM universal conforme necessário. As imagens de diagnóstico são mais bem salvas como arquivos DICOM para preservar a fidelidade da imagem ou como arquivos sem compressão. O diagnóstico é prejudicado quando as imagens sofrem a compressão com perdas.[60,123,217]

Com base no modelo DICOM, o Comitê de Padrões da ADA em Informática Odontológica identificou quatro objetivos básicos para padrões eletrônicos em odontologia: (1) interoperabilidade, (2) projeto de prontuário eletrônico, (3) arquitetura de estação de trabalho clínica e (4) divulgação eletrônica de informações odontológicas.[10] A profissão odontológica deve continuar a promover a compatibilidade DICOM para que o *software* proprietário e os tipos de arquivo não impeçam a comunicação e corram o risco de tornar os dados obsoletos.

Funções diagnósticas da endodontia

É importante analisar o tipo de sensor, *software*, processamento, placa de vídeo e monitor, bem como as condições de visualização para determinar se o sensor é bom para uma tarefa diagnóstica específica. A calibração melhora a precisão do diagnóstico.[128] Da mesma forma, o uso de parâmetros de processamento ideais melhora a qualidade da imagem a ponto de fazer uma diferença significativa no resultado do diagnóstico. Por exemplo, a análise do gráfico de densidade mostrou ajudar as medições endodônticas.[172] A principal vantagem da radiografia digital direta (CCD, CMOS) é que a dose é significativamente menor em comparação à necessária para filmes. O uso de RDD, portanto, é justificado quando seu desempenho é comparável ao de filmes, sem diferenças estatisticamente significativas.[120]

Os três tipos de medição, geralmente disponíveis com *softwares* de imagem digital, são (1) medição linear, a distância entre dois pontos em milímetros (Figura 2.3); (2) medição do ângulo, o ângulo entre duas linhas; e (3) medição de área, a área da imagem ou

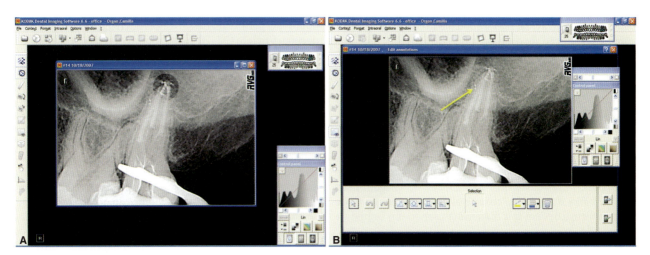

Figura 2.3 A. Determinadas regiões de interesse podem ser realçadas com um contraste predefinido, que pode ser movido em torno da imagem. **B.** Filtros pré-programados que aumentam a nitidez e o contraste podem ser selecionados para otimizar a imagem adquirida. (Cortesia de Carestream Dental LLC. Atlanta, GA.)

um segmento da imagem. Como os erros de ampliação e distorção desempenham um papel significativo na precisão da medição radiográfica bidimensional (2D), tanto os sistemas de filme quanto os digitais estão sujeitos a erros de paralaxe. No entanto, um estudo que comparou imagens de comprimento endodôntico de dentes humanos tiradas com um gabarito personalizado sugeriu que "o erro de medição foi significativamente menor para as imagens digitais que para as imagens baseadas em filme".[63] Isso era verdade, embora, como os autores apontaram, as diferenças de medição possam não ter sido clinicamente significativas. Algoritmos de calibração sofisticados estão em desenvolvimento e a medição precisa de imagens paralelas deve ser mais viável no futuro.[41]

DIAGNÓSTICO E ACOMPANHAMENTO

O aprimoramento de imagens de radiografias digitais diretas e indiretas, com base na tarefa diagnóstica em questão, demonstrou aumentar a precisão do diagnóstico em comparação às imagens baseadas em filme, que não podem ser aprimoradas.[6,226] A avaliação endodôntica pós-operatória da cicatrização de áreas radiolúcidas apicais é um desafio. Alterações iniciais indicando cicatrização e formação óssea são difíceis de detectar em radiografias convencionais ou digitais. No entanto, a formação óssea pode ser detectada usando técnicas mais sensíveis, como a subtração digital radiográfica (SDR), na qual duas imagens separadas no tempo – mas adquiridas com exatamente a mesma geometria de projeção e fatores técnicos – podem ser subtraídas uma da outra para provocar mudanças sutis no periodonto e no osso circundante. As técnicas de subtração são difíceis de realizar na prática clínica de rotina porque são sensíveis à técnica e podem produzir informações incorretas se não forem executadas com precisão. Vários estudos têm mostrado a utilidade da radiografia de subtração usando sensores digitais.[138,150,231]

IMAGEM TRIDIMENSIONAL

A tomografia computadorizada (TC) foi introduzida por Godfrey Hounsfield na década de 1970. A tomografia se refere à "fatia de imagem", na qual cortes finos da anatomia de interesse são capturados e sintetizados manualmente ou usando um algoritmo. A TC utiliza a reconstrução automatizada. A TC da classe médica usou um esquema de aquisição de imagem traslado-girado como a tecnologia desenvolvida, mas a modalidade sempre resultou em uma distribuição de dose de radiação mais alta devido à redundância da captura de dados, além de tempos de varredura mais longos e com potencial para artefato de movimento. Vários detectores e fontes de raios X foram usados em gerações posteriores de unidades de TC para reduzir o tempo de varredura. O aumento da dose de radiação, artefatos de restaurações metálicas, custo de escaneamento, longos tempos de aquisição e falta de *software* odontológico específico adequado têm sido desvantagens que limitam o uso da tecnologia em odontologia até recentemente. O advento da tomografia computadorizada volumétrica de feixe cônico (TCFC) introduziu uma modalidade de imagem mais rápida, de baixa dose, baixo custo e alto contraste, que pode capturar informações em três dimensões usando um campo de visão limitado.

A TCFC, ou TC de feixe cônico (TCFC), é uma modalidade de imagem diagnóstica relativamente nova e recentemente adicionada ao arsenal de imagens endodônticas. Essa modalidade usa um feixe cônico em vez de um feixe em forma de leque na tomografia computadorizada de multidetectores (TCMD), adquirindo imagens de todo o volume conforme ele gira em torno da anatomia de interesse. Em comparação às imagens de TCMD, a TCFC oferece imagens isotrópicas de resolução relativamente alta, permitindo uma avaliação eficaz da morfologia do canal radicular e outras mudanças sutis no sistema de canais radiculares. Mesmo que a resolução não seja tão alta quanto a das radiografias convencionais (18 mícrons), a disponibilidade de informações tridimensionais (3D), a resolução relativamente maior e uma dose significativamente menor em comparação à TCMD fazem da TCFC a modalidade de imagem de escolha em situações desafiadoras que exigem localização e caracterização de canais radiculares.

A adoção de modalidades de imagem avançadas, como a TCFC, para tarefas diagnósticas selecionadas está se tornando popular entre os clínicos que realizam procedimentos endodônticos. Imagens bidimensionais em escala de cinza, tanto baseadas em filmes convencionais quanto digitais, não podem representar com precisão a representação 3D completa dos dentes e das estruturas de suporte. Na verdade, as imagens tradicionais são representações pobres até mesmo de anatomia pulpar. Esses clínicos subestimam grosseiramente a estrutura do canal e, muitas vezes, não podem visualizar com precisão as alterações de PA, especialmente onde há osso cortical espesso, como na presença de obstruções anatômicas (Figura 2.4A). A TCFC, entretanto, permite que o clínico visualize as estruturas dentárias e pulpares em cortes finos nos três planos anatômicos: axial, sagital e coronal. Essa capacidade por si só permite a visualização de patologias do periapical (PA) e a morfologia da raiz, antes impossíveis de avaliar (ver Figuras 2.4B e C). Diversas ferramentas disponíveis na TCFC, como a capacidade de alterar a angulação vertical ou horizontal da imagem em tempo real, além de cortes finos, bem como dados em tons de cinza e espessuras variadas, nunca estarão disponíveis para radiografias convencionais ou mesmo digitais. Ademais, o uso de dados de TCFC para visualizar a região de interesse nos três planos anatômicos de seção, em doses muito baixas de raios X, nunca foi tão fácil ou acessível como atualmente.

A microtomografia computadorizada (microTC) também tem sido avaliada para imagens endodônticas.[103,169,170] A comparação dos efeitos do preparo biomecânico no volume do canal na reconstrução de canais radiculares em dentes extraídos usando dados de micro-TC mostrou auxiliar a caracterização das alterações morfológicas associadas a essas técnicas.[170] Peters et al.[169] usaram micro-TC para avaliar o desempenho relativo de instrumentos de níquel-titânio (Ni-Ti) após a modelagem de canais radiculares de geometria pré-operatória variável. Um estudo para examinar o potencial e a precisão da micro-TC para obtenção de imagens de canais radiculares preenchidos demonstrou que esse é um método altamente preciso e não destrutivo para a avaliação da obturação dos canais radiculares e seus constituintes. As correlações qualitativas e quantitativas entre o exame histológico e o de micro-TC das obturações endodônticas foram altas.[103] No entanto, é importante observar que a micro-TC continua sendo uma ferramenta de pesquisa e não pode ser usada para imagens humanas *in vivo*.

Este capítulo discute os princípios, as aplicações, os atributos de imagem, os artefatos de imagem e a responsabilidade potencial da adoção da tecnologia TCFC para procedimentos endodônticos. Com essas informações, o estudante de endodontia começará a perceber as vantagens, as limitações, bem como as capacidades de diagnóstico e o planejamento de tratamento dessa modalidade de imagem radiográfica.

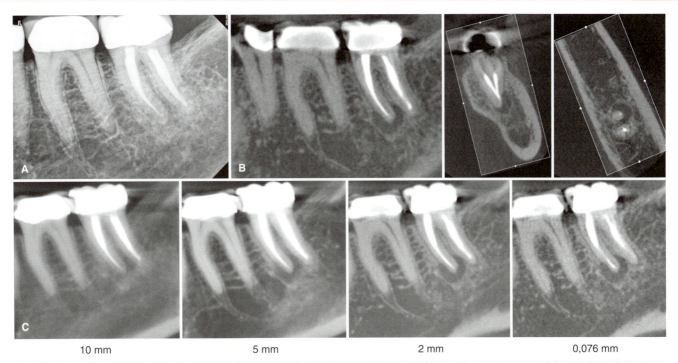

Figura 2.4 Esse caso demonstrou a dificuldade na avaliação de lesões na região posterior de mandíbula, onde existe uma cortical densa. **A.** Essa radiografia periapical bem angulada mostra uma região periapical normal associada ao segundo molar inferior esquerdo, para a qual o paciente se apresentou para avaliação e possível retratamento. **B.** As corretas TCFCs sagital, coronal e axial reconstruídas em vistas multiplanares (*da esquerda para a direita*, sagital, coronal e vistas axiais) mostram o tratamento endodôntico prévio, com uma radiolucência de 6 mm de diâmetro e uma borda bem definida, levemente corticalizada, centrada sobre um ponto na face vestibular da raiz, 2 mm coronal ao ápice; características consistentes com uma osteíte apical rarefeita. **C.** As imagens de soma de raios da vista sagital, onde a imagem é "afinada" diminuindo o número de voxels adjacentes usando *software* de pós-processamento, simulam uma projeção curvilínea, mostrando a sobreposição decrescente (*da esquerda para a direita*, camada de imagem de 10 mm, 5 mm, 2 mm e 0,076 mm). (Dados adquiridos e reformatados com tamanho de voxel de 0,076 mm, usando uma unidade CS 9000 3D [Carestream Dental, Atlanta, GA].)

Princípios da tomografia computadorizada de feixe cônico

Dois parâmetros importantes de imagem de feixe cônico são descritos nas seguintes seções:

- Tamanho do voxel
- Campo de visão (*field of view*, FOV).

VOXELS E TAMANHOS DE VOXEL

Voxels são elementos cuboides que constituem um volume 3D, ao contrário dos pixels, que são 2D. Os dados são adquiridos e representados em três dimensões por meio de voxels. Ao contrário da TCMD, normalmente usada na medicina, as unidades de feixe cônico adquirem informações de raios X usando parâmetros de exposição de baixo kV e baixo mA em uma única passagem de 180 a 360° de rotação em torno da anatomia de interesse. Os scanners médicos usam tensões mais altas, de 120 kV ou mais, e uma corrente de aproximadamente 400 mA. Várias unidades usadas em imagenologia maxilofaciais usam parâmetros de exposição significativamente mais baixos (Figuras 2.5 a 2.7). A dose de raios X para todas as unidades de feixe cônico é significativamente menor que a dose recebida de uma unidade de TCMD. Os atributos da imagem também são diferentes, pois os volumes são reconstruídos a partir de voxels isotrópicos, ou seja, as imagens são construídas com base em elementos detectores volumétricos, que são cúbicos por natureza e têm as mesmas dimensões de comprimento, largura e profundidade. Esses tamanhos de voxel podem ser tão pequenos quanto 0,076 a 0,6 mm.[139]

Em comparação, os dados dos cortes da TCMD têm de 0,5 mm a 1 cm de espessura. A Figura 2.8 ilustra a diferença entre um pixel e um voxel, a diferença entre um pixel anisotrópico de TCMD e um pixel isotrópico (voxel) de TCFC e como os dados de pixel são adquiridos de ambas as modalidades.

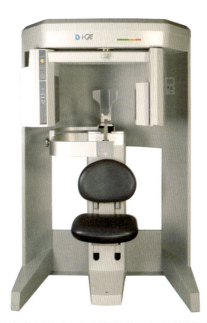

Figura 2.5 Unidade i-CAT. (Cortesia de Imaging Sciences International, Hatfield, PA.)

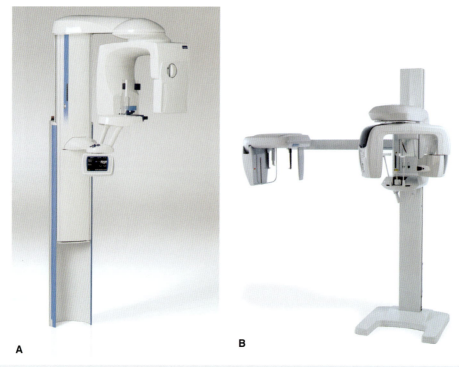

Figura 2.6 A. Planmeca ProMax 3D. **B.** J. Morita Veraviewepocs 3D. (*A*, cortesia Planmeca Oy, Helsinki, Finlândia. *B*, cortesia de J Morita USA, Irvine, CA.)

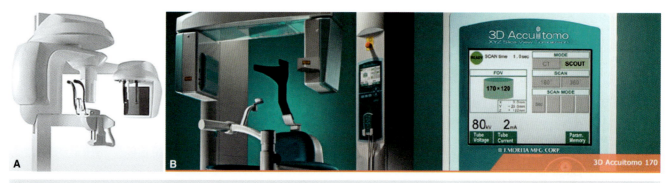

Figura 2.7 A. CS 9000 3D e CS 8100 sistemas de imagem extraoral. **B.** Morita Accu-i-Tomo 170. (*A*, cortesia de Carestream Dental LLC, Atlanta, GA; *B*, cortesia de J Morita USA, Irvine, CA.)

O paciente é posicionado em um pórtico de uma unidade de TCMD, e as imagens são adquiridas em vários cortes de uma vez, o que prolonga o tempo de aquisição. O número de cortes adquiridos é uma função direta da configuração da matriz do sensor. A TC espiral usa o movimento tradutor contínuo do pórtico à medida que as imagens são adquiridas, encurtando, assim, o tempo de aquisição. Isso resulta em doses de raios X absorvidas significativamente mais altas para o paciente. Um exame típico de TCFC exporia o paciente a apenas 20 a 500 μSv em um único estudo, enquanto um exame médico típico de cabeça se aproxima de 2100 μSv, uma vez que os dados de imagem são coletados em uma secção de cada vez. Portanto, imagens de tecido mole são melhores com a TCMD, pois a intensidade do sinal é maior. No entanto, isso não é um requisito para tarefas de diagnóstico odontológico, porque a visualização do tecido duro é mais importante. Consequentemente, os dados de TCFC têm uma resolução muito maior que os dados de TCMD para visualização de tecidos duros, por conta dos tamanhos menores de voxel que os scanners de nível médico são incapazes de atingir com uma dose significativamente menor. O aumento do ruído é observado como resultado da aquisição volumétrica, mas o SNR é mantido em um nível desejável, o que facilita o diagnóstico adequado com base em sinais de tecido duro.

CAMPO DE VISÃO (*FIELD OF VIEW* – FOV)

O FOV (Figuras 2.9 e 2.10) varia de tão pequeno quanto uma porção de uma arcada dentária a uma área tão grande quanto a cabeça inteira. A seleção do FOV depende de vários fatores. Entre os mais importantes, estão os seguintes:

- Tarefa diagnóstica
- Tipos de paciente
- Requisitos de resolução espacial.

Tarefa diagnóstica

A tarefa diagnóstica é o determinante mais importante do FOV em qualquer estudo de imagem. Com base no resultado da avaliação clínica, no histórico e na avaliação de estudos de imagem anteriores e outros disponíveis, pode ser necessário obter a imagem de

Capítulo 2 • Interpretação Radiográfica

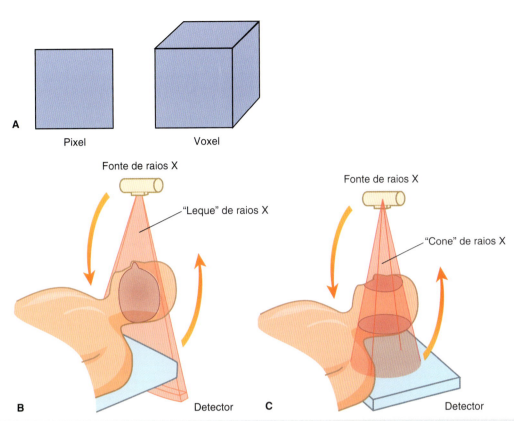

Figura 2.8 **A.** À *esquerda*, o esquema representa um *pixel* (elemento de imagem), a captura de imagem e o elemento de exibição de qualquer imagem digital tradicional exibida no computador. Tons de cinza ou cores são exibidos nesses pixels para representar uma imagem 2D. À *direita*, o esquema representa um *voxel* (elemento de volume). Os voxels em TCFC são isométricos e têm a mesma dimensão ou o mesmo comprimento em todos os lados. Eles são muito pequenos, de 0,076 a 0,6 milímetro, e são os elementos de captura para dispositivos de imagem de feixe cônico. Princípios de feixe em leque convencional e tomografia computadorizada de feixe cônico são apresentados em *B* e *C*, respectivamente. (*B* e *C*, de Babbush CA: *Dental implants: the art and science*, ed 2, St Louis, 2011, Elsevier/Saunders.)

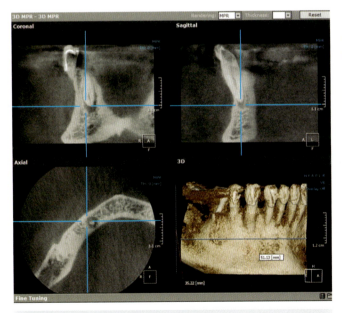

Figura 2.9 Vistas multiplanares e reconstruídas em cores 3D do quadrante mandibular, tiradas em uma máquina de TCFC com um volume de tamanho de 37 × 50 mm. (Dados adquiridos e reformatados com tamanho de voxel de 0,076 mm, usando uma unidade CS 9000 3D [Carestream Dental, Atlanta, GA].)

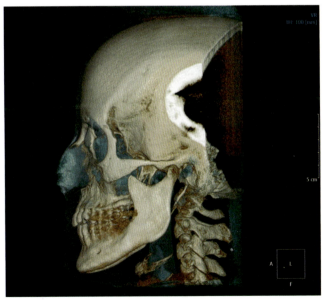

Figura 2.10 Imagem de toda a cabeça (17 × 23 cm) de uma grande unidade de FOV. (Imagem adquirida com a unidade iCAT [Imaging Sciences International, Hat eld, PA].)

um segmento da mandíbula ou de uma área maior usando um FOV apropriado. Se houver suspeita de condições sistêmicas ou distúrbios generalizados, às vezes, é necessário um FOV maior. Para a maioria das finalidades endodônticas, um FOV limitado pode ser usado se nenhum sinal ou sintoma de doenças sistêmicas for relatado ou observado. Sob nenhuma circunstância deve ser feito um estudo de triagem usando um grande FOV na ausência de sinais e sintomas que justifiquem o procedimento. Várias unidades de feixe cônico multifuncionais estão disponíveis, as quais permitem ao clínico adquirir vários tipos de imagem. A qualidade da imagem tem impacto direto no resultado do diagnóstico, portanto a escolha de um FOV deve ser feita com cuidado. A Figura 2.11 ilustra as vantagens de usar vários tipos de imagens para um caso endodôntico.

Os benefícios adicionais do *software* de imagem por TCFC incluem permitir ao clínico formatar o volume para gerar uma imagem que se assemelhe a uma radiografia panorâmica. As máquinas panorâmicas convencionais, embora não sejam comumente usadas por endodontistas, usam a calha focal ou a zona de nitidez para posicionar os pacientes de modo a minimizar a distorção ao longo de vários eixos. Todos os problemas inerentes associados à imagem panorâmica, incluindo distorção, ampliação, desfoque, imagens fantasmas e outros artefatos, podem ser esperados na imagem resultante se o posicionamento do paciente não for preciso. Com a TCFC, esses artefatos não são gerados, resultando em uma reconstrução panorâmica sem distorção (Figura 2.12). No entanto, deve-se observar que as TCFCs não devem ser geradas em pacientes que requerem uma radiografia panorâmica apenas devido a questões de dose.

As unidades híbridas mais novas, como o CS 9300 3D Extraoral Imaging System (Carestream Dental, Atlanta, GA), têm uma gama de opções de FOV para uma variedade de tarefas de diagnóstico, além de uma opção de imagem panorâmica convencional (Figura 2.13). A unidade CS 9000 oferece o menor tamanho de

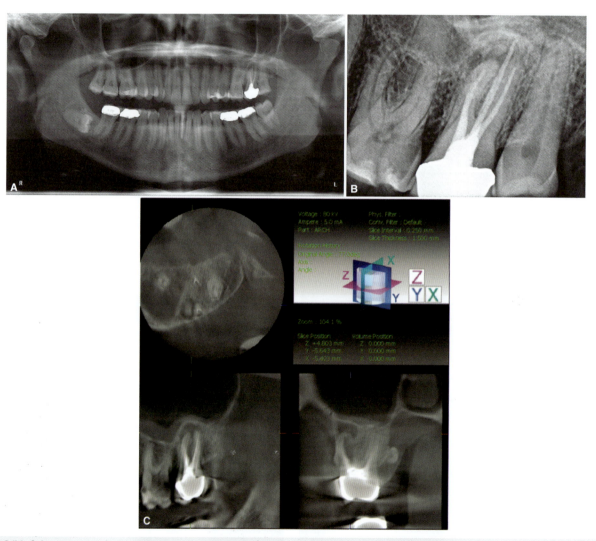

Figura 2.11 A. Imagem panorâmica 2D exposta com o JMorita Veraviewepocs 3D para avaliação do incisivo central inferior esquerdo. Outros achados radiográficos também foram revelados, incluindo a impactação óssea horizontal do terceiro molar inferior direito e uma possível lesão de origem endodôntica associada ao segundo molar superior esquerdo, tratado endodonticamente. Os dados disponíveis da digitalização permitiram uma reconstrução 3D para as áreas de interesse. **B.** Radiografia periapical do segundo molar superior esquerdo do mesmo paciente revelou área periapical de baixa atenuação na região do periápice da raiz mesiovestibular. Nesse caso, também, as alterações poderiam ser avaliadas em mais detalhes com imagens de TCFC. **C.** TCFC do segundo molar superior esquerdo revelou alterações periapicais e perirradiculares detalhadas em todos os três planos de secções ortogonais, ilustrando especificamente a lesão de origem endodôntica associada à raiz mesiovestibular. O exame da largura da raiz mesiovestibular em ambas as incidências axial e coronal (vestibulolingual) mostrou que a raiz mesiovestibular possivelmente tinha dois canais e que apenas um foi tratado durante a terapia endodôntica inicial. (Dados adquiridos e reformatados com tamanho de voxel de 0,076 mm, usando uma unidade CS 9000 3D [Carestream Dental, Atlanta, GA].)

Capítulo 2 • Interpretação Radiográfica   41

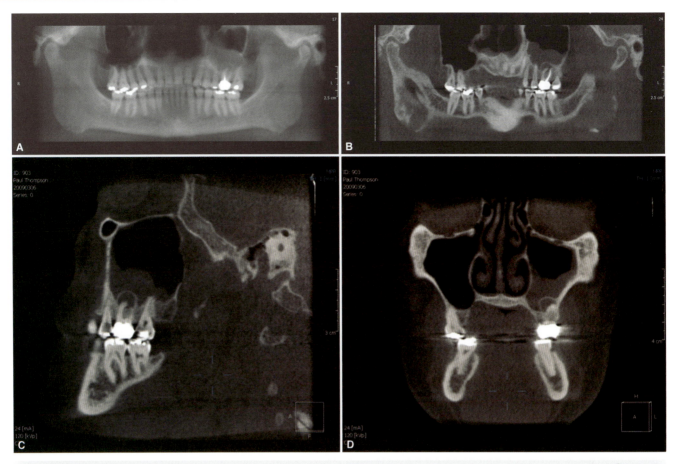

Figura 2.12 A. Essa imagem panorâmica, reconstruída a partir de dados da TCFC, aproxima a visão que deve ser obtida com uma radiografia panorâmica convencional. É um tanto difícil ver a lesão no primeiro molar superior esquerdo. **B.** Essa imagem pseudopanorâmica de corte fino (0,01 mm) mostra a lesão sem a maior parte da sobreposição anatômica. Esse corte do primeiro molar superior esquerdo mostra a lesão nas incidências sagital (**C**) e coronal (**D**), confirmando as características vistas na imagem pseudopanorâmica.

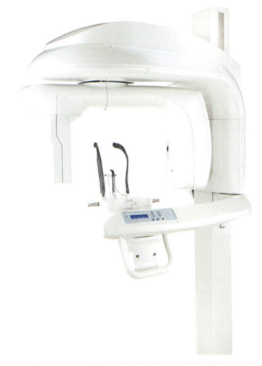

Figura 2.13 Sistema de imagem extraoral CS 9300 3D. (Cortesia de Carestream Dental LLC, Atlanta, GA.)

voxel, de 76 mícrons, enquanto o CS 9300 pode resolver até 90 mícrons, com uma faixa que se estende a 500 mícrons para estudos de FOV maiores. Da mesma forma, o Morita 3D Accuitomo 80 (J. Morita USA, Irvine, CA) gera voxels isotrópicos de 80 mícrons. Embora não seja necessária para uso em todos os casos, essa tecnologia, quando apropriada, melhora a visualização e, por fim, leva a um melhor atendimento em situações selecionadas. Um registro da exposição e de doses deve ser mantido para cada paciente.

Tipos de pacientes

O tamanho do paciente – portanto, a quantidade de anatomia regional capturada no estudo – também ajuda a determinar o FOV. O menor FOV possível deve ser escolhido para a tarefa em questão. Só porque um clínico possui uma máquina de feixe cônico, isso não significa que todo paciente deva ser exposto a um estudo de feixe cônico.[140] Se houver estudos anteriores disponíveis, eles precisam ser avaliados primeiro em um paciente de retorno, e o uso de imagens em crianças deve ser minimizado. Além disso, unidades de feixe cônico com FOVs menores podem limitar um pouco a dose de radiação para órgãos e tecidos críticos da cabeça e do pescoço nesses casos.

Várias unidades de TCFC permitem o uso de uma cadeira de rodas para posicionar pacientes com necessidades especiais ou uma cadeira normal para os pacientes se sentarem durante a aquisição de imagens. O potencial para reduzir artefatos de movimento pode ser uma vantagem (Figuras 2.14 e 2.15).

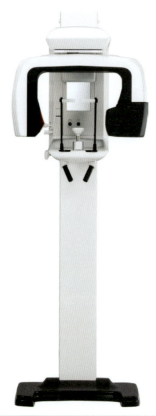

Figura 2.14 Veraviewepocs 3D R100. (Cortesia de JMorita USA, Irvine, CA.)

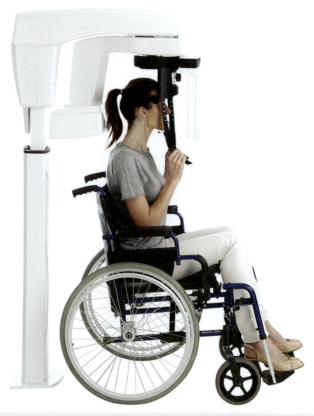

Figura 2.15 CS 8100-3D. (Cortesia de Carestream Dental LLC, Atlanta, GA.)

Requisitos de resolução espacial

Todos os procedimentos de aquisição de imagem endodôntica requerem alta resolução espacial. Avaliação da estrutura e do comprimento do canal, lesões de origem endodôntica (LOEs)[189] demonstrando alteração apical e o entendimento de possíveis casos de retratamento são tarefas importantes que requerem detalhes minuciosos. Se a TCFC for usada, a aquisição de dados deve ser realizada no menor tamanho do voxel, isto é, quanto menor o tamanho do voxel, maior a resolução espacial. Muitas das maiores máquinas autônomas de feixe cônico, como o i-CAT (Imaging Sciences International, Irvine, CA) têm como padrão o tamanho de voxel de 0,4 mm. Esse tamanho de voxel é inadequado para altos detalhes espaciais. No entanto, essas unidades geralmente têm uma opção de seleção de tamanho de voxel, a qual permite que tamanhos de voxel menores sejam usados durante a aquisição da imagem. O tamanho máximo absoluto do voxel para imagens endodônticas deve ser 0,2 mm.[44] As unidades normalmente usam tamanhos de voxel de 0,075 a 0,16 mm para sua captura de imagem nativa (Figura 2.16).

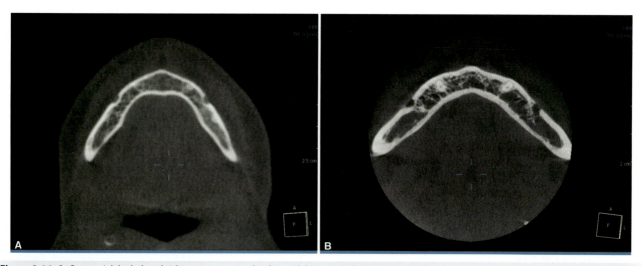

Figura 2.16 A. Corte axial de dados obtidos com um tamanho de voxel de 0.4 mm. **B.** Compare o padrão trabecular e o contorno do forame mentoniano no mesmo local, em um corte axial de dados obtidos com um tamanho de voxel de 0,16 mm.

Tarefas de imagem melhoradas ou simplificadas pela TCFC

A opinião executiva da Academia Americana de Radiologia Oral e Maxilofacial (American Academy of Oral and Maxillofacial Radiologye – AAOMR) e, posteriormente, o documento de posição sobre o uso da TCFC em endodontia – desenvolvido em conjunto pela Associação Americana de Endodontistas (American Association of Endodontists – AAE) e pela AAOMR – listam potenciais indicações para uso em casos selecionados, incluindo a avaliação da anatomia e morfologia complexa, o diagnóstico diferencial de patologias complexas com certos qualificadores, o aconselhamento intraoperatório ou pós-operatório do tratamento endodôntico, o trauma dentoalveolar, as reabsorções, o planejamento de casos pré-cirúrgicos, a avaliação de resultados, bem como o planejamento de casos de implantes dentários.[1] O uso da TCFC deve ser determinado a cada caso e essas indicações não obrigam, de forma alguma, o uso da TCFC para todos os casos que se enquadram em uma das categorias anteriores. Para a avaliação e o tratamento endodônticos, existem, pelo menos, cinco tarefas de imagem primárias nas quais a TCFC tem uma vantagem distinta sobre as radiografias 2D tradicionais. Essas tarefas incluem a avaliação dos seguintes fatores:

1. Diagnóstico diferencial
   a. Lesões de origem endodôntica
   b. Lesões de origem não endodônticas
2. Avaliação da anatomia e morfologia complexa
   a. Anomalias dentárias
   b. Morfologia do sistema de canais radiculares
3. Diagnóstico de falhas do tratamento endodôntico
4. Avaliação intra ou pós-operatória de complicações do tratamento endodôntico
   a. Fraturas radiculares verticais
   b. Sobre-extensão de material de obturação do canal radicular
   c. Fraturas de instrumentos endodônticos
   d. Canal calcificado
   e. Perfurações
5. Planejamento pré-cirúrgico do tratamento
6. Trauma dentoalveolar
7. Reabsorção radicular interna e externa
8. Avaliação dos resultados do tratamento endodôntico
9. Planejamento de caso de implante dentário
10. Endodontia guiada 3D.

DIAGNÓSTICO DIFERENCIAL

Lesões de origem endodôntica

O diagnóstico endodôntico clínico depende de informações subjetivas e objetivas coletadas durante o exame do paciente. O diagnóstico do estado pulpar dos dentes, às vezes, pode ser desafiador se informações radiográficas adequadas não estiverem disponíveis. É fundamental entender que as lesões de origem endodôtica (LOEs) surgem secundárias aos produtos da degradação pulpar e se formam adjacentes aos portais de saída do canal.[183,190] Essas lesões radiolúcidas, formadas como resultado da perda da mineralização óssea, surgem tridimensionalmente em qualquer lugar ao longo da anatomia da superfície radicular.[184] Uma perda do conteúdo mineral de 30 a 40% é necessária para que essas lesões sejam visualizadas em radiografias convencionais.[137] Além disso, a espessura da lâmina cortical que recobre a lesão pode afetar significativamente a aparência radiográfica da lesão em uma imagem convencional.[229] Observou-se que o SDR aumenta a capacidade de diagnóstico, com observadores identificando lesões incipientes no periápice em mais de 70% dos casos.[137]

Antes do advento da TCFC, os clínicos eram incapazes de visualizar rotineiramente a presença, a localização específica e a extensão da perda óssea periapical (PA) usando radiografias convencionais.[127] Isso era especialmente verdadeiro em áreas com a sobreposição de estruturas anatômicas. A obstrução visual de características anatômicas, como o osso vestibular e o processo zigomático sobre os ápices das raízes maxilares, simplesmente "desaparece" quando é possível ao examinador percorrer os cortes do osso facial para o palatino em seções de 0,1 mm – enquanto também muda axialmente as orientações. A TCFC mostrou taxas significativamente mais altas de detecção de lesões periapicais em molares e pré-molares superiores em comparação à radiografia PA.[129] A TCFC também mostrou uma acurácia diagnóstica significativamente maior para detectar a periodontite apical quando comparada às radiografias periapicais usando a histopatologia humana como padrão ouro.[108]

Em uma investigação comparativa do uso da TCFC e da radiografia PA na avaliação do ligamento periodontal (LPD), Pope et al.[176] mostraram que os dentes necróticos examinados com a TCFC tinham LPDs alargados, porém 60% dos dentes vitais mostraram um alargamento periapical de 0,5 mm ou mais. Eles pediram uma investigação mais aprofundada para determinar se a saúde e a doença podem ser avaliadas apropriadamente usando a TCFC em estudos epidemiológicos. Consultar Capítulo 3 para obter mais informações.

Lesões de origem não endodôntica

O diagnóstico diferencial das patologias periapicais é crucial para o planejamento do tratamento endodôntico. Evidências substanciais na literatura apontam para uma chance significativa de que as lesões das estruturas de suporte dentário sejam de origem não endodôntica, como a displasia cemento-óssea periapical, as granulomas centrais de células gigantes, o cisto periodontal lateral, os cistos ósseos simples, os cistos odontogênicos, os tumores ou as doenças malignas, assim como a dor neuropática (Figuras 2.17 e 2.18).[39,68,100,168,179,180]

A dor neuropática orofacial ou a odontalgia atípica (OA), também conhecida como *dor dentoalveolar contínua crônica* (DDCC)[153] e *dor dentoalveolar persistente* (DDAP)[98], está relacionada a um dente, a dentes ou a dor no local da extração onde nenhuma patologia clínica ou radiográfica é evidente. Duas revisões sistemáticas sobre a OA mostraram que a incidência da dor persistente com mais de 6 meses de duração, após tratamento endodôntico não cirúrgico e cirúrgico, excluindo causas inflamatórias locais, foi de 3,4%.[151] A fisiopatologia dessa dor é incerta, entretanto supõe-se que ela envolva a deaferentação de neurônios sensoriais periféricos em pacientes predispostos. O diagnóstico da OA é desafiador e depende da história do paciente e dos achados do exame clínico, além da ausência de achados radiográficos. Em alguns casos, os sintomas de patologias apicais e a OA estão intimamente relacionados. Pigg et al.[173] conduziram um estudo com 20 pacientes com OA. Todos os pacientes apresentavam, pelo menos, um dente na região de desconforto que havia sido submetido a tratamento invasivo; 21 de 30 dentes foram submetidos a tratamento endodôntico. Esses pesquisadores descobriram que 60% não tinham lesões periapicais e, entre aqueles que as tinham, a TCFC mostrou 17% mais lesões PA que a radiografia convencional. Esse estudo demonstrou que a TCFC pode ser um complemento útil à radiografia 2D (ver Figura 2.18).

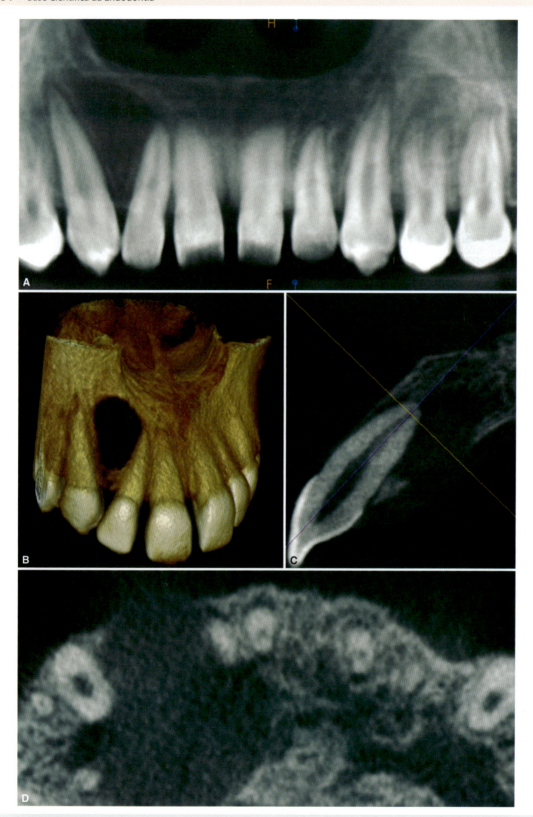

Figura 2.17 Cisto periodontal lateral. Um paciente do sexo masculino, de 12 anos, apresentou-se para consulta ortodôntica com uma lesão elevada na região anterior direita superior, flutuante sob pressão; o paciente foi encaminhado para avaliações endodôntica e radiográfica. A vitalidade pulpar era positiva para a dentição anterior superior. Uma TCFC pré-operatória da região anterior de maxila foi realizada. **A.** Reformatação pseudopanorâmica. **B.** Reformatação 3D. **C.** Corte transversal do incisivo lateral superior direito mostrando uma área unilocular/ovoide de baixa densidade, uniforme, com aproximadamente 18,0 mm × 15,0 mm. **D.** Corte axial mostrando uma borda parcialmente bem definida, não corticalizada, mesial ao canino e uma borda maldefinida entre a distal dos incisivos lateral direito e central. Os tecidos circundantes mostraram placas corticais vestibulares e palatinas localmente destruídas da face anterior direita da maxila, com 6 mm de expansão das placas vestibulares e palatinas na área entre o canino e o incisivo lateral. As raízes do canino e do incisivo lateral estão deslocadas para mesial e distal, respectivamente. Havia um espessamento de 3 a 5 mm da membrana do assoalho do seio maxilar. 7 meses após a intervenção cirúrgica, o paciente estava assintomático e um estudo de TCFC de acompanhamento foi obtido, mostrando normalidade na cicatrização. (*Continua*)

Capítulo 2 • Interpretação Radiográfica   45

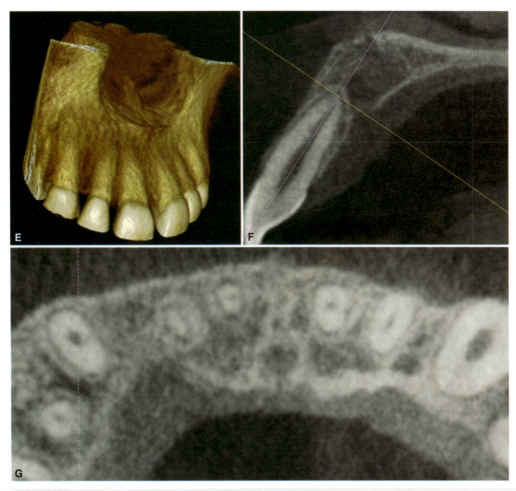

Figura 2.17 (*Continuação*) **E.** Superfície 3D. **F.** Transversal. **G.** Corte axial. (Cortesia de Dra. Rina Gonzalez-Albazzaz e Dr. Barry Pass.)

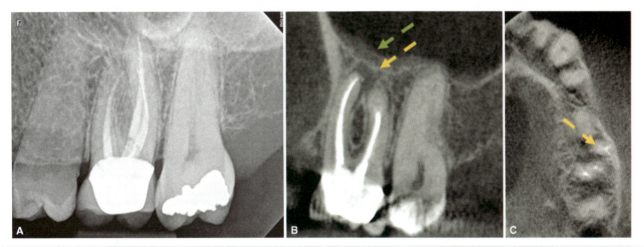

Figura 2.18 Uma mulher de 62 anos foi encaminhada para avaliação e possível tratamento para dor dentoalveolar persistente (DDAP) na região da maxila esquerda. A paciente podia aliviar essa condição colocando um rolo de algodão úmido no vestíbulo adjacente para evitar que a mucosa bucal entrasse em contato com o alvéolo que sustenta os dentes superiores nessa área. Essa condição começou após uma história de administração de anestésico local, persistiu por 1 ano, bem como levou a três novas coroas sucessivas e ao tratamento endodôntico no "dente agressor" – em um esforço para remediar a condição sem melhora. A resposta aos testes endodônticos, a articulação temporomandibular (ATM) e as avaliações miofasciais foram normais e a aplicação de lidocaína tópica resultou na cessação da dor por 15 minutos. **A.** A radiografia periapical mostrou um primeiro molar superior esquerdo tratado endodonticamente, sem lesão radiográfica aparente. **B.** Uma TCFC de FOV limitado da região maxilar posterior esquerda foi adquirida. A visão sagital corrigida mostrou uma área de aproximadamente 4 mm, bem definida, ovoide, levemente corticalizada, de baixa atenuação (radiolúcida), centrada sobre o ápice da raiz mesiovestibular e se estendendo até a junção do terço médio e apical da raiz mesiovestibular (*seta amarela*). Havia mucosite leve (*seta verde*). **C.** Havia um canal acessório mesial não tratado previamente (*seta amarela*) e mucosite leve. Foi feito o diagnóstico de dor neuropática e de periodontite apical crônica. A aplicação diária de cetamina, gabapentina e clonidina tópica foi prescrita. A revisão endodôntica do primeiro molar superior esquerdo foi realizada 3 meses após o paciente ter sido estabilizado com os medicamentos tópicos. (Dados adquiridos e reformatados com tamanho de voxel de 0,076 mm, usando um CS 9000 3D [Carestream Dental, LLC. Atlanta, GA].)

A aparência radiográfica 3D de uma lesão PA fornece informações adicionais sobre a relação da lesão com o dente e outras estruturas anatômicas (por exemplo, o feixe vascular) e sobre a agressividade da lesão. Essas informações, com os testes de sensibilidade pulpar, são úteis para o planejamento de tratamento adequado e o gerenciamento dessas condições (ver também Capítulo 3).

AVALIAÇÃO DE ANATOMIA E MORFOLOGIA COMPLEXA

A localização precisa e a visualização de anomalias dentárias, morfologia da raiz e anatomia do canal são amplamente melhoradas com dados de TCFC. A curvatura da raiz, as raízes adicionais e as anomalias dentro dos próprios canais – por exemplo, obstruções, estreitamento, bifurcação – se tornam mais aparentes quando todos os três planos anatômicos de seção estão disponíveis para revisão, especialmente com a capacidade de estreitar a espessura do corte para pouco, como 0,075 mm. A obstrução visual de características anatômicas, como o osso vestibular e o processo zigomático sobre os ápices das raízes maxilares, simplesmente "desaparece" quando é possível percorrer os cortes do osso facial ao palatino em seções de 0,076 mm – enquanto também mudam as orientações axiais (Figura 2.19).

Anormalidades dentárias

O uso da tecnologia de TCFC foi relatado no diagnóstico e no planejamento de tratamento de várias anomalias dentais – por exemplo, dente invaginado – que, muitas vezes, têm apresentações morfológicas complexas.[152] A prevalência de dente invaginado foi tão alta quanto 6,8% na população adolescente sueca estudada.[21] A natureza complexa da anomalia apresenta um desafio diagnóstico quando radiografias convencionais são usadas.[160]

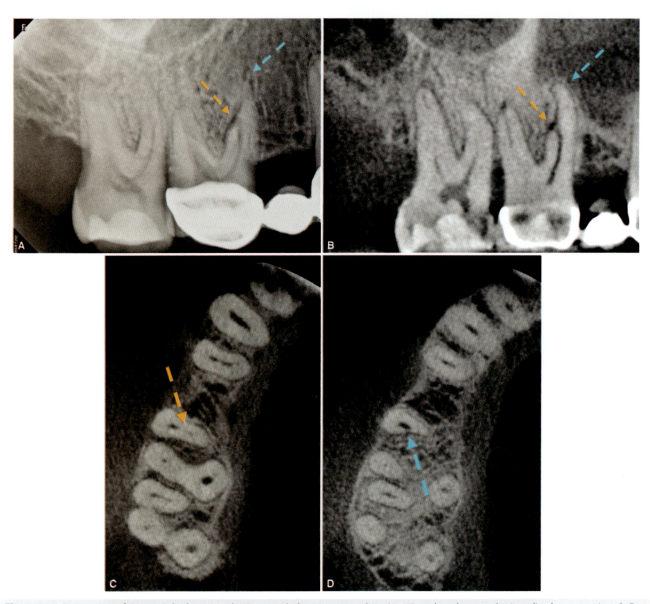

Figura 2.19 Esse paciente foi encaminhado para avaliação e possível tratamento após extirpação pulpar de emergência realizada por terceiros. **A.** Essa radiografia periapical mostrou que a localização do término fisiológico (*seta amarela*) e o ápice radiográfico (*seta azul*) não parecem coincidir dentro da faixa normal. **B.** A reconstrução sagital de uma TCFC contemporânea mostra a localização anômala do término fisiológico (*seta amarela*) e do ápice radiográfico (*seta azul*). **C.** Presença de canal acessório mesial com istmo (*seta azul*) e de (**D**) canal oval (*seta amarela*) aparente. (Cortesia da Dra. Anastasia Mischenko, Chevy Chase, MD. Dados adquiridos e reformatados com tamanho de voxel de 0,076 mm, usando uma unidade CS 9000 3D [Carestream Dental, Atlanta, GA].)

Em relatos de caso em que a TCFC foi usada para diagnóstico e planejamento terapêutico, as opções de tratamento incluíram tratamento endodôntico conservador da invaginação, tratamento cirúrgico da patologia periapical e revascularização completa do dente invaginado após a remoção da invaginação (Figura 2.20).[144,222]

Morfologia do sistema de canais radiculares

Como diz o ditado, a natureza raramente faz uma linha reta e nunca faz duas iguais. Essa afirmação é dramaticamente ilustrada na avaliação da morfologia do sistema de canal radicular. Com formas e números incomuns e atípicos de raiz sempre presentes, às vezes, é necessário olhar além do que um clínico pode ver ou imaginar com a radiografia 2D (Figura 2.21). Variações na morfologia do canal radicular foram estudadas usando várias técnicas *in vitro*.[70,174,220,221] Os resultados desses estudos apontam para o fato de que existe variação significativa na morfologia dos canais radiculares entre os diversos grupos étnicos da população.[8,90,91,149,224] Foi relatado que a TCFC é comparável à coloração do canal e a técnicas de limpeza para identificação da morfologia do canal radicular,[145] e estudos de TCFC relatam variações na morfologia dos canais radiculares entre vários grupos étnicos.[146,204,236,238] A precisão da imagem de TCFC para a detecção do segundo canal mesiovestibular em molares superiores demonstrou ser de 96%, e a prevalência de canais mesiovestibulares em molares inferiores foi de 16,4%.[203]

DIAGNÓSTICO DE FALHAS DO TRATAMENTO ENDODÔNTICO

A falha da terapia endodôntica anterior pode ser atribuída a vários fatores, como erros de procedimento, canais perdidos ou patologias periapicais persistentes. O conhecimento da causa da falha é pertinente ao tratamento desses casos, pois permite que a causa seja corrigida de forma adequada. Com o advento da TCFC, em casos selecionados de retratamento em que a causa da falha é indetectável, informações adequadas podem ser coletadas para serem aplicadas ao plano de tratamento. O uso da TCFC nessas situações ajudará o planejamento do tratamento e a melhoria dos resultados (Figura 2.22).[109] Um estudo de Rodriguez et al. mostrou que as estratégias de retratamento endodôntico foram alteradas em 49,8% dos casos após imagens de TCFC serem incluídas para o diagnóstico por clínicos gerais e endodontistas.[181]

O uso da TCFC na avaliação de dentes previamente tratados endodonticamente auxilia a visualização de canais perdidos, desvios de canal, reabsorção, erros de procedimento, como perfuração, e outras patologias.

A tecnologia é mais útil na detecção de canais não instrumentados e não preenchidos, de extensão do canal radicular, bem como da presença e extensão da perda óssea perirradicular. A incidência de canais perdidos em tratamentos endodônticos malsucedidos foi de 23,04%, com maior incidência nos molares

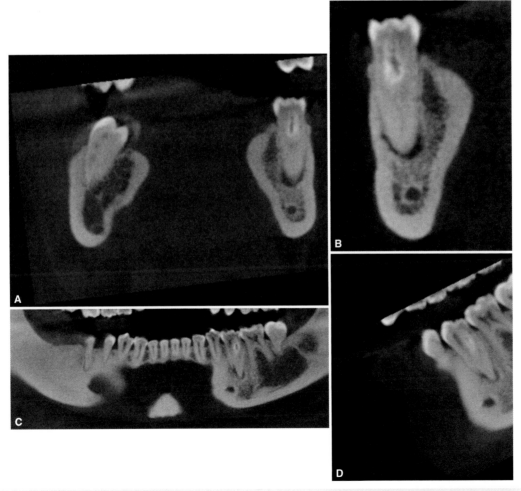

Figura 2.20 A. Dente invaginado no segundo pré-molar inferior esquerdo; corte coronal. **B.** Vista coronal. **C.** Reconstrução panorâmica a partir da TCFC. **D.** Vista sagital. (Dados adquiridos e reformatados com tamanho de voxel de 0,076 mm, usando uma unidade CS 9000 3D [Carestream Dental, Atlanta, GA].)

48 Parte 1 • Base Científica da Endodontia

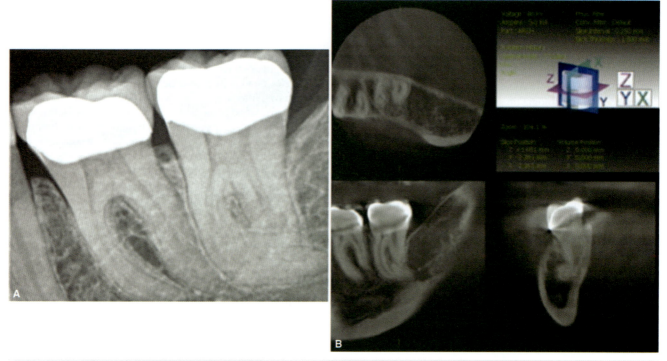

Figura 2.21 A. Segundo molar inferior esquerdo encaminhado para avaliação endodôntica e possível tratamento. Essa radiografia 2D revela nódulos pulpares significativos e canais calcificados que se desenvolvem não apenas no aspecto coronal do sistema de canais radiculares, mas também se estendendo para baixo no canal distal visível. O terço apical do sistema de canais parece incomum e dilacerado. A tomografia computadorizada de feixe cônico (TCFC) seria benéfica na visualização da anatomia do canal radicular, para criar o acesso endodôntico ideal. **B.** Corte único da imagem de TCFC para o mesmo dente. As informações sobre a direção da anatomia do canal radicular são fornecidas em todos os três planos da seção: axial, coronal e sagital. Curiosamente, o corte axial mostra que a raiz mesial lingual realmente atravessa vestibularmente à medida que se aproxima de sua extensão terminal. Essa é uma informação valiosa para o clínico antes que todo o sistema de canais radiculares seja limpo e modelado; além disso, ela pode estabelecer um maior grau de previsibilidade ao tratamento.

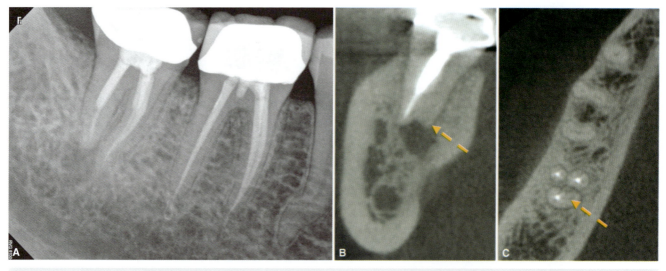

Figura 2.22 Paciente do sexo feminino, 38 anos, apresentou-se para avaliação e retratamento do segundo molar inferior direito sintomático, tratado endodonticamente há mais de 10 anos. Esse dente era sensível às forças de percussão e mordida e os achados periodontais eram normais. O exame microscópico da dentina exposta foi negativo para uma fratura vertical. **A.** A radiografia PA mostrou o tratamento endodôntico prévio, um pino presente no canal distal, e uma área de aproximadamente 5 mm de diâmetro, unilocular, bem definida e de baixa densidade uniforme centrada no periápice da raiz distal – características consistentes com uma periodontite apical. Cortes contemporâneos de TCFC (**B**) sagital e (**C**) axial revelaram um canal distovestibular não tratado previamente (*seta amarela*). (Dados adquiridos e reformatados com tamanho de voxel de 0,076 mm, usando uma unidade CS 9000 3D [Carestream Dental, Atlanta, GA].)

superiores. Esses dentes tinham 4,38 mais chances de ter uma lesão periapical.[109] A sensibilidade da TCFC e radiografias periapicais para o diagnóstico de perfurações em tiras em dentes enraizados tem se mostrado baixa embora a TCFC tenha mostrado uma sensibilidade significativamente maior quando comparada às radiografias PA.[194] Materiais de obturação radiopacos nos canais radiculares de dentes tratados endodonticamente podem produzir artefatos de listras, que podem imitar linhas de fratura ou perfurações.[194,237] O uso de parâmetros de exposição mais baixos e pinos de fibra não metálicos podem reduzir significativamente esses artefatos, permitindo um diagnóstico aprimorado.[59]

Avaliação intra ou pós-operatória das complicações do tratamento endodôntico

FRATURAS RADICULARES VERTICAIS

Fraturas radiculares verticais (FRVs) que correm ao longo do longo eixo de um dente costumam ser difíceis de diagnosticar clinicamente. A prevalência de FRV em dentes tratados endodonticamente foi relatada como variando de 8,8 a 13,4%.[77,207,233] Essas fraturas tipicamente ocorrem no sentido vestibulolingual e estão unidas às raízes, dificultando a visualização da fratura. Tal visualização, em uma radiografia convencional, é possível quando o feixe de raios X está paralelo ao plano da fratura.[182] Os desafios no diagnóstico em relação à extensão e à localização exata da fratura, muitas vezes, levam à extração injustificada de dentes. Desde a introdução da TCFC na odontologia, vários relatos da aplicação dessa tecnologia para detectar fraturas radiculares verticais foram publicados. A sensibilidade relatada para detecção de FRVs variou de 18,8 a 100%[136]; em comparação, as radiografias convencionais apresentaram uma sensibilidade relatada de aproximadamente 37% (Figura 2.23).[62,95]

A TCFC foi utilizada para visualizar FRVs em estudos clínicos controlados nos quais o diagnóstico clínico foi difícil.[62] As FRVs foram detectadas, com sucesso, em resoluções espaciais variando de 76 a 140 mícrons. No entanto, apenas um número limitado de unidades proporciona essa alta resolução. Uma comparação com várias unidades de TCFC para a detecção de FRVs demonstrou que unidades com detectores de painel plano (DPPs) eram superiores ao tubo intensificador de imagem (TII) e aos detectores baseados em CCD; ademais, um menor FOV e a capacidade de visualizar cortes axiais também melhoraram a detecção de FRVs.[96] A contínua melhoria da tecnologia de sensor, incluindo o uso de DDPs, resultou em uma resolução aprimorada. As dimensões do voxel são menores nessas unidades. A detecção de fraturas radiculares verticais com espessura variando de 0,2 a 0,4 mm foi considerada mais precisa com a TCFC que com radiografia digital.[155,161] A presença de preenchimento de canal radicular nos

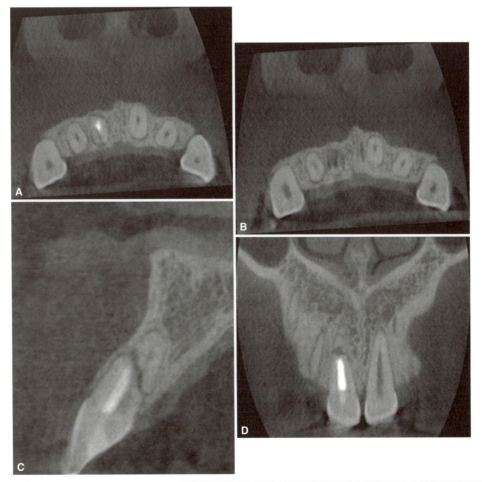

Figura 2.23 Fratura radicular em incisivo central superior direito tratado endodonticamente. **A.** Visão axial com artefatos de um material obturador altamente atenuante (opaco). **B.** Visualização sem artefatos do obturador. **C.** Visão parassagital oblíqua. **D.** Vista paracoronal. (Dados adquiridos e reformatados com tamanho de voxel de 0,076 mm, usando uma unidade CS 9000 3D [Carestream Dental, Atlanta, GA].)

dentes diminui a especificidade da TCFC na detecção de fraturas radiculares verticais. Isso foi atribuído ao material radiopaco causando artefatos de listras que imitam linhas de fratura.

A presença de obturação do canal radicular nos dentes diminui a especificidade da TCFC na detecção de fraturas radiculares verticais[95,96,111]; isso foi atribuído ao material radiopaco causando artefatos de listras que imitam linhas de fratura.[237]

Zhang et al. relataram uma baixa sensibilidade, de 33,3%, para detecção de fraturas verticais sutis de raiz em um estudo clínico. No entanto, o estudo revelou a presença de perda óssea vertical em um grande número dos casos.[235] O padrão de perda óssea ao redor dos dentes com fraturas radiculares verticais visualizadas em imagens de TCFC pode auxiliar os clínicos no diagnóstico de FRV.[211]

SOBREOBTURAÇÃO DO CANAL RADICULAR

A TCFC oferece a oportunidade de mapear complicações do tratamento endodôntico por meio do exame de representações 3D dos dentes e das estruturas de suporte em diferentes planos. Poucos estudos de alto nível relacionados aos efeitos das complicações do tratamento endodôntico foram publicados na literatura endodôntica.[206] No entanto, é geralmente reconhecido que a sobreobturação do canal radicular, causando danos às estruturas vitais, como o feixe neurovascular alveolar inferior (NAI) (Figura 2.24) ou o seio maxilar, pode causar morbidade significativa.[34,35,76,80]

A terapia endodôntica realizada nas proximidades do feixe NAI deve receber atenção especial porque o trauma direto, a compressão mecânica, neurotoxicidade química e um aumento

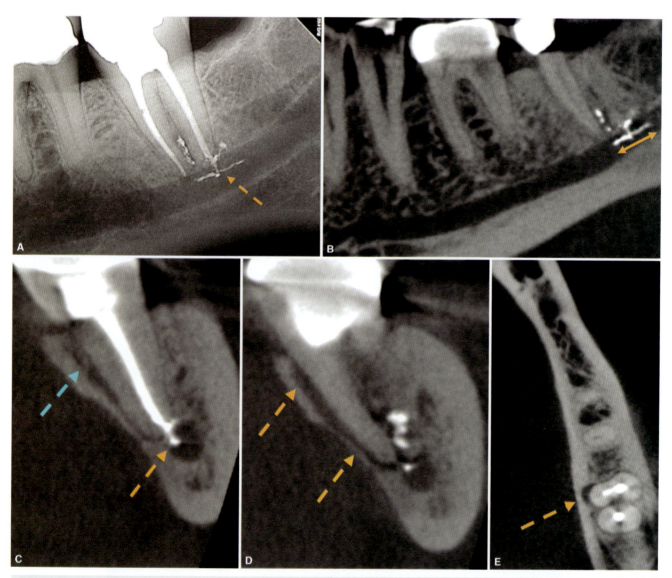

Figura 2.24 Paciente do sexo masculino, 64 anos, com sensibilidade no segundo molar inferior esquerdo ao mastigar. A história incluía revisão endodôntica há mais de 6 meses, subsequente parestesia transitória e disestesia ao longo da distribuição do nervo alveolar inferior, que persistiu por 1 semana após o retratamento. A sensibilidade epicrítica e protopática era normal. Os resultados da sondagem periodontal, da coloração e do exame microscópico da superfície radicular exposta no sulco foram normais. **A.** A radiografia PA inicial mostrou a localização aproximada do excesso de material radiopaco, uma característica consistente com o cimento endodôntico extravasado (*seta amarela*). **B.** A vista sagital pela TCFC contemporânea mostrou comprimento aproximado de 3,4 mm de material extravasado (*seta amarela*). **C e D.** A vista transversal mostrou o material estranho no interior do canal alveolar inferior (*seta amarela*), uma área de baixa atenuação que se estende superiormente do ápice a uma área próxima à crista alveolar (*seta azul*) e a erosão da superfície endo-óssea lingual. **E.** A mesma característica foi mostrada na vista axial (*seta amarela*), cortada ao meio por uma linha escura que se estende do obturante até a superfície da raiz – características sugestivas de fratura vertical. O exame do dente extraído revelou uma fratura vertical na face lingual da raiz distal. (Dados adquiridos e reformatados com tamanho de voxel de 0,076 mm, usando uma unidade CS 9000 3D [Carestream Dental, Atlanta, GA].)

na temperatura superior a 10°C podem causar danos irreversíveis.[65,85,88,214] Scolozzi et al. relataram que os distúrbios sensoriais podem incluir dor, anestesia, parestesia, hipoestesia e disestesia.[191] O feixe NAI está localizado no canal mandibular revestido de osso cribriforme e percorre obliquamente o ramo da mandíbula e, horizontalmente, o corpo da mandíbula para o forame mentoniano e o forame incisivo.[11] Existem muitas variações anatômicas do feixe NAI, incluindo a alça anterior e os canais mandibulares bífidos.[45] Kovisto et al.[116] usaram medições de TCFC de 139 pacientes para mostrar que os ápices do segundo molar inferior estavam mais próximos do feixe NAI. Nas mulheres, a raiz mesial do segundo molar estava mais próxima que nos homens, e as distâncias em todas as raízes medidas aumentavam com a idade do paciente. Houve uma alta correlação entre as medidas do lado esquerdo para o direito no mesmo paciente e uma distância média, de 1,51 a 3,43 mm, em adultos.[116] Os procedimentos envolvendo o segundo molar inferior foram os mais prováveis de causar danos aos nervos.[126] Mais pesquisas são necessárias para esclarecer os riscos e benefícios da TCFC quando o tratamento endodôntico é contemplado em dentes com uma relação próxima entre o NAI e os ápices radiculares. Porgrel tratou 61 pacientes com envolvimento do feixe NAI após terapia endodôntica durante um período de 7 anos. Oito pacientes eram assintomáticos e 42 pacientes foram examinados para sintomas leves ou foram examinados mais de 3 meses após a cirurgia, com apenas 10% experimentando melhora. Cinco pacientes foram submetidos ao tratamento cirúrgico em até 48 horas, com recuperação completa. Seis pacientes foram operados entre 10 dias e 3 meses, com quatro deles apresentando recuperação parcial; os dois restantes não tiveram melhora.[175]

Novas tecnologias de imagem, como a ressonância magnética de alta resolução (MRI-HR, do inglês *high-resolution magnetic resonance imaging*) e a neurografia por ressonância magnética (NRM), prometem melhorar o isolamento do NAI da artéria e de veia vizinhas contidas no canal ósseo alveolar inferior. Os estudos de NRM documentaram a capacidade de demonstrar a continuidade do nervo e localizar a compressão extraneural do nervo antes da exploração cirúrgica do nervo. As radiografias periapicais pós-operatórias devem ser realizadas no dia do término do tratamento endodôntico ou de um evento iatrogênico suspeito. Ademais, qualquer suspeita de comprometimento do feixe do NAI ou de outras estruturas vitais deve ser avaliada imediatamente. Em todos os casos em que há suspeita de trauma ao feixe NAI em radiografias PA ou panorâmica, ou pelo relato de sintomas consistentes com lesão do nervo, a exposição de um volume de imagem de TCFC deve ser considerada. É geralmente aceito que o desbridamento cirúrgico imediato deve ser tentado para maximizar a recuperação.[65,177] Com a introdução dos algoritmos de ressonância magnética para fins diagnósticos odontológicos, espera-se que essa modalidade de imagem seja cada vez mais utilizada no diagnóstico e no planejamento do tratamento. A ressonância magnética tem a capacidade de demonstrar a vascularização do dente de interesse, além da presença de exsudatos inflamatórios nas regiões apicais, sem expor o paciente à radiação ionizante. Bobinas receptoras estão sendo desenvolvidas para aprimorar a qualidade de imagem dos estudos de ressonância magnética dentária e maxilofacial.

Foi relatada a introdução acidental de instrumentos de canal radicular, soluções irrigantes, material de obturação e pontas radiculares no seio maxilar. As consequências graves associadas à intrusão de corpos estranhos no seio maxilar incluem dor, parestesia e aspergilose, bem como uma complicação rara, mas bem documentada, do tratamento endodôntico.[24] Guivarc'h et al. relataram que a sobreobturação de canal radicular contendo metais pesados, como o cimento de óxido de zinco eugenol, pode promover infecção fúngica em pacientes imunocomprometidos, levando a destruição óssea e danos às estruturas adjacentes. Esse relato de caso descreveu o uso da TC para avaliar o paciente antes da cirurgia e após 6 meses.[89] O uso da TCFC como um auxílio na localização e na recuperação de uma sobreobturação extrema de guta-percha termoplastificada injetável no seio maxilar e em tecidos moles contíguos foi descrito por Brooks e Kleinman.[37]

INSTRUMENTOS ENDODÔNTICOS FRATURADOS

A fratura de instrumentos pode ocorrer em qualquer estágio do tratamento endodôntico e em qualquer localidade do canal. A incidência relatada dessa complicação em estudos clínicos por canal ou dente varia de 0,39 a 5,0%.[56,157] As fraturas de instrumentos afetam predominantemente os molares, com a maior incidência encontrada no terço apical dos molares inferiores.[7,52,123,147]

Uma revisão sistemática e uma metanálise mostraram que, quando o tratamento endodôntico foi realizado em um alto padrão técnico, a fratura do instrumento não reduziu significativamente o prognóstico. Mais especificamente, quando nenhuma evidência inicial radiográfica de lesão periapical estava presente, 92,4% dos casos permaneceram saudáveis; quando uma lesão PA estava presente inicialmente, 80,7% das lesões PA mostraram cicatrização radiográfica. No entanto, a presença ou a ausência de lesões perirradiculares nos exames pré e pós-operatórios foi baseada em avaliações em radiografias planas, o que coloca em questão esses achados.[156] Outros estudos mostraram que as chances de falha endodôntica aumentavam se o sistema de canais não pudesse ser completamente desinfetado, se uma periodontite perirradicular estivesse presente ou se os padrões técnicos fossem comprometidos.[51,110,198,200]

O uso da TCFC para triangular o instrumento retido e avaliar a forma do canal, especialmente nos casos em que o microscópio cirúrgico não permite a visualização direta, pode ser útil na formulação de uma estratégia de remoção. Por exemplo, se o instrumento fraturado estiver alojado na face lingual de um canal em forma achatada, outro instrumento pode ser inserido em direção vestibular para contornar e remover o instrumento embutido sem forçar o fragmento ainda mais apicalmente. Sem o uso da TCFC, os instrumentos intracanais podem ser removidos ou contornados com segurança, em 85,3% dos casos, se o acesso em linha reta for possível; entretanto, a remoção confiável ou o *bypass* são possíveis somente em 47,7% dos casos, se o instrumento não estiver visível (Figura 2.25).[147] Quando um instrumento fraturado é alojado no terço apical de um canal radicular, as chances de recuperação são menores, mas o término apical pode ser adequadamente selado pelo tratamento de um canal anastomosado, se houver.[79] A possibilidade de remoção do instrumento com base na triangulação pela TCFC não foi publicada até o momento.

CANAIS CALCIFICADOS

De acordo com o Pew Research Center, 10 mil indivíduos norte-americanos atingirão 65 anos todos os dias até 2030, e a coorte nacional com mais de 65 anos chegará a 81 milhões em 2050, em comparação aos 37 milhões em 2005.[171] Esse envelhecimento da população apresentará desafios crescentes aos dentistas, uma vez que a calcificação do sistema de canais radiculares aumenta como parte do processo natural de envelhecimento,[86] possivelmente levando a mais canais não tratados, que podem servir como um nicho para microrganismos.[28,104] As câmaras pulpares coronárias diminuem de tamanho, formando-se mais rapidamente no teto e no assoalho dos dentes posteriores.[219] Normalmente, os canais

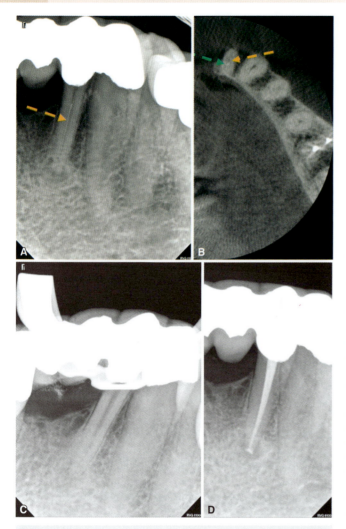

Figura 2.25 As falhas torcional e flexural inesperada de instrumentos endodônticos podem ocorrer durante a instrumentação. **A.** A radiografia PA mostra uma lima fraturada (*seta amarela*), localizada no ponto médio do incisivo lateral esquerdo inferior, em um paciente encaminhado para tratamento de revisão. **B.** Para auxiliar o desenvolvimento de uma estratégia de retratamento, a TCFC foi usada para localizar o instrumento (*seta amarela*) no canal lingual, com a identificação do canal vestibular (*seta verde*) para facilitar o desvio do instrumento e sua (**C**) posterior remoção. **D.** A obturação foi concluída sem complicações. (Dados adquiridos e reformatados com tamanho de voxel de 0,076 mm, usando uma unidade CS 9000 3D [Carestream Dental, Atlanta, GA].)

agravada por anomalias morfológicas associadas ao gênero e à origem étnica.[192] A TCFC pode ser um complemento importante para a ampliação e a iluminação nesses casos.

PERFURAÇÕES

Perfuração é definida como uma "comunicação mecânica ou patológica entre o sistema de canal radicular e a superfície externa do dente";[9] geralmente, ela está associada a um evento iatrogênico, sendo responsável por aproximadamente 10% de todos os casos não cicatrizados.[102] As perfurações radiculares podem ser causadas por um preparo de pino, busca por canais calcificados, adelgaçamento da parede dentinária ou tentativa de retirar um instrumento fraturado. Muitas vezes, elas são difíceis de localizar com imagens convencionais porque nenhuma informação sobre a dimensão vestibulolingual pode ser obtida.[232] Shemesh et al.[194] compararam a sensibilidade e a especificidade dos exames de TCFC com imagens periapicais de duas angulações usando placas de fósforo para avaliar a probabilidade de detecção de perfurações radiculares ou de adelgaçamentos dentinários após o tratamento do canal radicular com guta-percha compactada lateralmente e selante. Eles descobriram que os dois métodos mostraram especificidades semelhantes, mas os volumes da imagem da TCFC apresentaram maior sensibilidade. As radiografias PA de angulação única demonstraram 40% das perfurações e as PA de dois ângulos, 63%, sugerindo que, se apenas as radiografias PA forem usadas, as imagens de dois ângulos serão superiores. Não houve diferença significativa na detecção de perfurações radiculares entre a radiografia PA e a TCFC. Os pesquisadores observaram que os resultados podem ter sido afetados pelo pequeno tamanho das perfurações e que o método de obturação não favoreceu o extravasamento do material obturador.[194] As imagens de TCFC sofrem de artefato de endurecimento de feixe resultante da obturação do canal radicular e materiais restauradores (por exemplo, guta-percha, pinos e materiais de reparo de perfuração), o que cria desafios para a interpretação da integridade radicular. Uma abordagem defendida por Bueno et al.[40] sugeriu que uma estratégia de leitura de mapa de visualização de cortes axiais sequenciais reduz o efeito de endurecimento do feixe. Espera-se que algoritmos de *software* aprimorados de TCFC reduzam a formação de artefatos no futuro.

Planejamento pré-cirúrgico do tratamento

O tratamento endodôntico cirúrgico é frequentemente realizado nos casos em que não há cicatrização endodôntica, quando o retratamento não cirúrgico não é possível. No passado, as radiografias PA 2D convencionais e digitais eram os únicos meios de avaliação da região apical. Infelizmente, as informações disponíveis a partir dessas imagens podem não preparar adequadamente o clínico para tratar a patologia cirurgicamente. Por exemplo, o clínico pode ser incapaz de observar se a lesão perfurou as corticais vestibulares ou palatinas, como no exemplo a seguir, ou mesmo observar qual raiz ou quais raízes estão envolvidas. A confusão pré-cirúrgica é resolvida com imagens de feixe cônico. As visualizações multiplanares permitem que o clínico veja o defeito e as causas suspeitas nos aspectos axial, sagittal e coronal; além disso, imagens 3D em tons de cinza ou coloridas ajudam o clínico a visualizar todo o defeito antes de fazer a incisão. Essa é uma melhoria imensa em relação à imagem convencional e ajuda a melhor avaliação do prognóstico antes do tratamento cirúrgico (Figura 2.26).

radiculares se calcificam primeiro no aspecto coronal, com calcificação decrescente à medida que o canal se desloca apicalmente. A ampliação e a iluminação são ferramentas essenciais para a identificação e o tratamento dos canais calcificados, mas a TCFC pode auxiliar o tratamento transoperatório dessas condições.[23] A avaliação pré-operatória de dentes calcificados usando a TCFC pode sugerir a melhor tática para localizar canais calcificados no assoalho da câmara e nas raízes, utilizando ferramentas de medição baseadas em *software*. A inserção de marcadores radiopacos, como instrumentos ou materiais de obturação, pode facilitar a localização confiável do canal usando as reformas multiplanares disponíveis. O aumento da sensibilidade e da especificidade fornecida pela TCFC também pode auxiliar a determinação do estado periapical de canais radiculares calcificados, que podem não exigir medidas que eventualmente levam a erros de procedimento, como acesso fora do curso, fratura do instrumento ou perfuração radicular.[118] A dificuldade em localizar canais calcificados pode ser ainda mais

Capítulo 2 • Interpretação Radiográfica 53

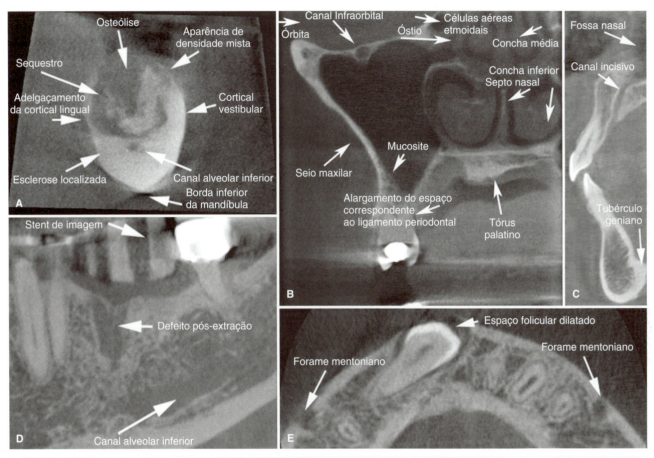

Figura 2.26 A até **W.** Marcos anatômicos em imagens de TCFC adquiridas usando as unidades CS 9000, CS 9300 e iCAT. (Carestream Dental, Atlanta, GA [CS 9000, CS 9300]; e Imaging Sciences International, Hatfield, PA [iCAT].) (*Continua*)

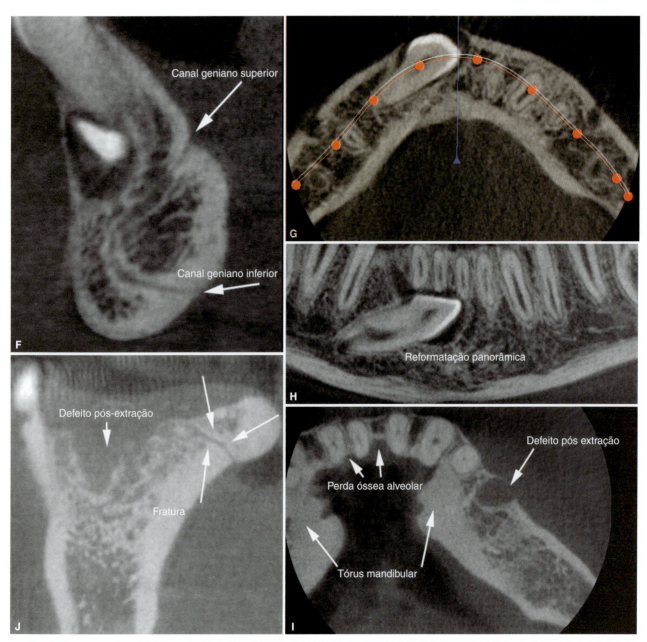

Figura 2.26 (Continuação)

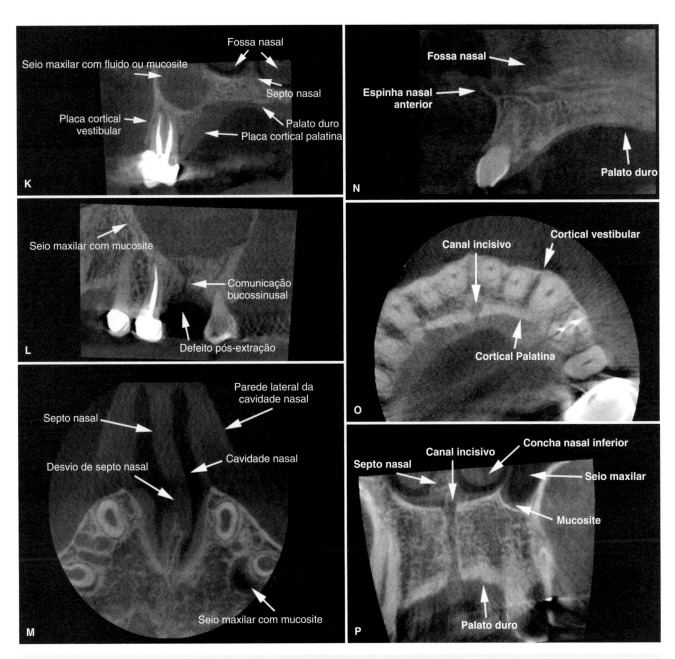

Figura 2.26 (*Continuação*)

56 Parte 1 • Base Científica da Endodontia

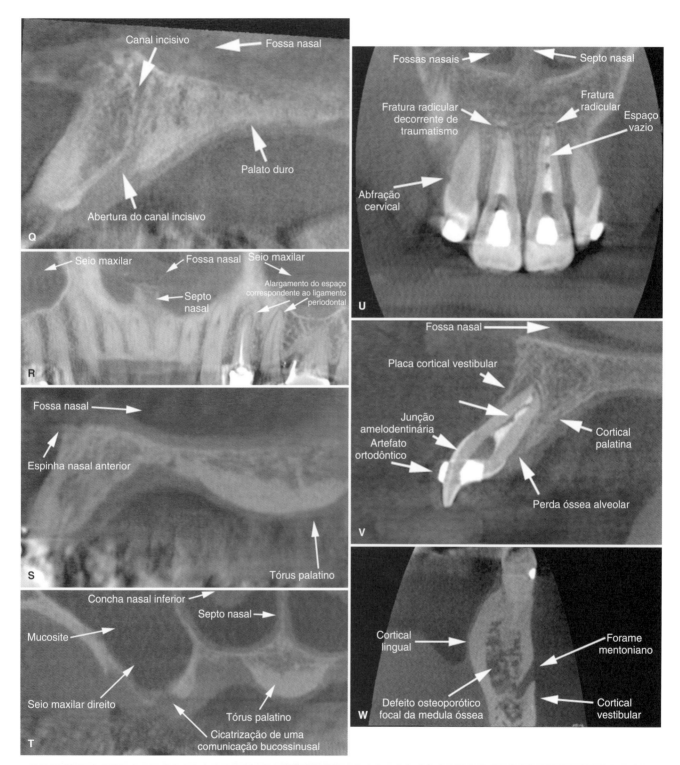

Figura 2.26 (*Continuação*)

A relação dos dentes e da patologia associada a importantes marcos anatômicos deve ser levada em consideração no planejamento do tratamento para procedimentos cirúrgicos endodônticos. Esses marcos anatômicos incluem, mas não se limitam, ao seio maxilar, ao canal mandibular, ao forame mentual, ao canal incisivo e às placas cortical vestibular e lingual/palatina. A proximidade dos dentes posteriores superiores ao seio tem sido associada à sinusite maxilar de origem odontogênica; ademais, as alterações no seio maxilar variam do espessamento da membrana Schneideriana ao acúmulo real de líquido nos seios da face.[130,131,134] A relação das raízes dos dentes posteriores com o seio durante o planejamento pré-cirúrgico do tratamento e as alterações dentro do seio podem ser mais bem apreciadas com o uso de imagens de TCFC.[32,131,193]

A relação das raízes dos dentes posteriores mandibulares e das patologias periapicais associadas ao canal mandibular, a presença de uma alça anterior e a distância do canal mandibular das placas corticais vestibulares e linguais são informações pertinentes quando procedimentos cirúrgicos na mandíbula de dentes posteriores são planejados.[31] A natureza 3D dessa relação pode ser mais bem avaliada usando a TCFC. Uma potencial diferença na localização do canal mandibular com relação à idade e ao sexo foi relatada.[116,197]

A determinação da espessura das placas corticais vestibulares e da anatomia do ápice radicular antes dos procedimentos cirúrgicos endodônticos permite ao clínico pré-planejar a osteotomia e a ressecção da extremidade radicular. A lâmina cortical vestibular mais espessa foi determinada como estando na área do segundo molar, de acordo com um estudo recente.[234]

TRAUMA DENTOALVEOLAR

O traumatismo dentário é comum ao longo da vida, com prevalência na dentição decídua de aproximadamente 30% e na dentição permanente de aproximadamente 20%.[12] Dados epidemiológicos sistemáticos em um grande centro médico sugerem uma prevalência de 48,2% para lesões dentárias em todos os traumas faciais, resultando em lesões na dentição em 57,8% dos acidentes domésticos e lúdicos, 50,1% dos acidentes esportivos, 38,6% dos acidentes de trabalho, 35,8% dos atos de violência e 34,2% dos acidentes de trânsito, sendo 31% não especificados.[78] A prevalência de traumatismos dentários varia de acordo com a população estudada, mas essas lesões ocorrem mais comumente em crianças de 7 a 10 anos (ver Capítulo 21).[18] Lesões dentárias traumáticas afetam um quarto de todos os escolares, com a maioria das lesões ocorrendo antes dos 19 anos.[81] Os incisivos centrais superiores sustentam aproximadamente 80% de todas as lesões dentárias traumáticas, seguidos pelos incisivos laterais superiores e inferiores.[16] As lesões por luxação são o tipo mais comum de trauma dental na dentição decídua, enquanto as fraturas coronárias são as lesões dentárias predominantes na dentição permanente.[117] A determinação da extensão da lesão do complexo dentinopulpar requer uma abordagem metódica que avalie o dente, o periodonto e as estruturas associadas (Figura 2.27) e pode resultar em complicações significativas a longo prazo.[55]

O trauma do complexo orofacial pode resultar nas seguintes lesões da dentição permanente, segundo as diretrizes da International Association of Dental Traumatology (IADT): (1) infração; (2) fratura de esmalte; (3) fratura de esmalte-dentina; (4) fratura esmalte-dentina-polpa; (5) fratura coroa-raiz sem exposição pulpar; (6) fratura coroa-raiz com exposição da polpa; (7) fratura radicular; (8) fratura alveolar; (9) concussão; (10) subluxação; (11) luxação extrusiva; (12) luxação lateral; (13) luxação intrusiva; e (14) avulsão.[13,58] (Essas diretrizes podem ser revisadas em https://dentaltraumaguide.org/.) As diretrizes da IADT para avaliação de dentes permanentes na visita inicial recomendam a exposição de várias projeções e angulações, com radiografias adicionais indicadas quando objetos estranhos ficam embutidos em tecidos moles. No entanto, as recomendações sugerem que a TCFC pode ser benéfica quando usada para avaliar os pacientes após lesões dentárias traumáticas, especialmente em casos de luxação lateral, fratura radicular, complicações e acompanhamento do processo de cicatrização. A heterogeneidade das lesões traumáticas dentais e a dificuldade na avaliação dos dentes afetados por meio da radiografia intraoral, principalmente em radiografias periapicais, ficam evidentes nas recomendações das diretrizes.[58]

As fraturas radiculares intra-alveolares geralmente afetam a dentição permanente nos homens e são relativamente incomuns, sendo responsáveis por 0,5 a 7% das lesões por impacto dentário.[19,54,84,154] Dentes com fraturas radiculares apresentam

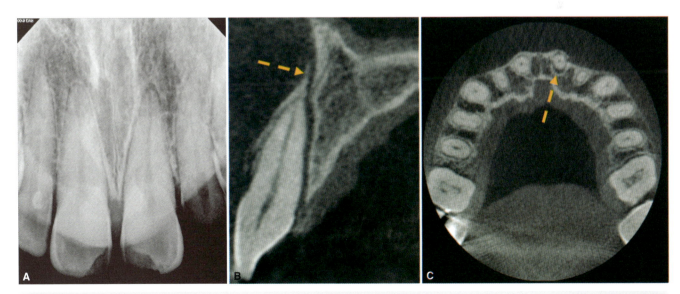

Figura 2.27 Após uma lesão traumática nos incisivos centrais superiores direito e esquerdo, foram observadas fraturas coronárias. A radiografia PA mostrou lesão por luxação extrusiva no incisivo central superior esquerdo (**A**). A fratura alveolar (**B**, *seta amarela*) e a verdadeira extensão do deslocamento (**C**, *seta amarela*) ficaram evidentes com a TCFC. (Dados adquiridos e reformatados com tamanho de voxel de 0,076 mm, usando uma unidade CS 9000 3D [Carestream Dental, Atlanta, GA].)

desafios diagnósticos, e as limitações de radiografias planas foram bem documentadas na literatura odontológica.[50,58,115,159] Um estudo retrospectivo sistemático mostrou que os incisivos centrais superiores (68%) e laterais (27%) foram os principais afetados, com ocorrência limitada apenas nos incisivos inferiores (5%). Esse estudo retrospectivo concluiu que a TCFC permitiu um planejamento de tratamento melhorado e mostrou a verdadeira natureza da lesão em comparação à imagem PA isolada.[228] Pelo menos, sete estudos sistemáticos de laboratório e um estudo sistemático animal *in vivo* relataram acurácia significativamente melhorada para a detecção de fraturas radiculares quando a TCFC foi comparada à radiografia PA.[95,96,101,135,155,225] Em um estudo sistemático clínico, Bornstein et al.[33] examinaram 38 pacientes com 44 dentes permanentes que sofreram fraturas intra-alveolares. Na amostra do estudo relatada, 68,2% dos dentes apresentavam fraturas oblíquas que se estendiam até o terço cervical da raiz, contrariando os achados de estudos anteriores realizados apenas com imagens PA. As imagens da TCFC ofereceram melhor visualização da localização e da angulação das fraturas radiculares em comparação às PA e às radiografias intraorais oclusais.[33]

As lesões que incluem fraturas e cominuição nas estruturas de suporte são difíceis de serem visualizadas com imagens intraorais. Por conta da compressão dos tecidos subjacentes, podem ser evidentes em imagens de TCFC. Vários desses estudos sugerem que varreduras de resolução mais baixas, usando tamanhos de voxel acima de 0,3 mm, podem não melhorar as avaliações radiográficas.[96,225] Um estudo de Wang et al.[223] mostrou que a sensibilidade e a especificidade da radiografia PA para fraturas radiculares foram de 26,3 e 100%, respectivamente; os achados para TCFC foram de 89,5 e 97,5%, respectivamente. Imagens de TCFC de dentes com raízes obturadas com fraturas mostraram menor sensibilidade e especificidade inalterada, enquanto imagens 2D mostraram a mesma sensibilidade e especificidade.[223] A TCFC permite o manejo de lesões traumáticas nas quais há suspeita de fratura radicular ou fratura alveolar, fornecendo visualizações multiplanares não distorcidas da dentição e osso de sustentação sem a sobreposição de estruturas anatômicas.[47,127,187] Os volumes de imagem da TCFC fornecem sensibilidade superior na detecção de fraturas intra-alveolares da raiz em comparação a múltiplas radiografias PA; isso permite a detecção de deslocamentos dentais e alveolares, incluindo danos a outras estruturas periorais, como o seio maxilar e o assoalho nasal.[105] A presença de obturações e pinos no canal radicular afetou a especificidade dos achados como resultado da geração de artefato.[96,135] As medições de resultados de uma região de interesse podem ser comparadas ao longo do tempo com maior precisão geométrica usando a TCFC.[94]

Lesões nos tecidos moles, como lábios, mucosa jugal e língua, por detritos incrustados e fragmentos de dente, geralmente requerem imagens radiográficas adicionais quando se baseia na radiografia intraoral. A TCFC ajudará o manejo da ferida, localizando o tamanho e a forma precisa do corpo estranho, possivelmente reduzindo o escopo das intervenções cirúrgicas.[195]

A consolidação das fraturas radiculares é influenciada por muitos fatores, principalmente o estágio de desenvolvimento da raiz, com raízes imaturas apresentando melhor cicatrização que raízes maduras.[73] Outros fatores que influenciam a cicatrização são a extensão do deslocamento e do reposicionamento, o tipo de imobilização, o uso de antibióticos e a localização da fratura na raiz. A sobrevida a longo prazo de dentes com fratura radicular interalveolar foi avaliada em uma revisão sistemática por Andreasen et al.[17] Esse estudo mostrou que o tipo de cicatrização (p. ex., fusão de tecido duro, interposição do LPD com e sem osso) e a localização da fratura na raiz tiveram mais influência na perda do dente. Exames de acompanhamento clínico e radiográfico intraoral anuais são recomendados pela IADT para algumas lesões por até 5 anos após o trauma.[58] Outras comparações baseadas em evidências de resultados para lesões dentárias traumáticas após intervenções de tratamento foram abordadas pela IADT com o desenvolvimento de um Conjunto de Resultados Básicos (*Core Outcome Set*) para crianças e adultos.

A TCFC de FOV pequeno deve ser considerada quando a colocação de radiografias PA individuais afetarem adversamente o manejo do paciente ou resultarem em repetições. As radiografias PA produzirão uma dose de radiação mais alta para avaliação da região de interesse;[105] há suspeita de fratura intra-alveolar da raiz ou das estruturas de suporte e não é possível obter informações suficientes com a radiografia convencional; ou corpos estranhos estão presentes no lábio, bochecha ou língua.[164] A decisão de usar imagens de TCFC para avaliação de lesões traumáticas deve ser baseada no rendimento diagnóstico esperado e de acordo com o princípio "tão baixo quanto razoavelmente possível" (*As Low As Reasonably Achievable*, ALARA). Volumes de varredura de TCFC que usam o tamanho e o formato de detector, a geometria de projeção de feixe e a colimação do feixe mais apropriados devem ser selecionados para produzir imagens de alta resolução e reduzir a exposição à radiação X, sempre que possível.[188] Em todos os casos, deve-se reconhecer que crianças e jovens são mais suscetíveis aos efeitos da radiação que adultos; além disso, os estudos de TCFC devem responder a questões clínicas específicas que não podem ser respondidas por doses mais baixas de radiografias PA e panorâmica.[97] Em conformidade com as recomendações da Image Gently Alliance para radiografias pediátricas, sempre use radiografias quando essenciais para o diagnóstico e o tratamento, utilize o receptor de imagem mais rápido disponível e a TCFC somente quando necessário, colime o feixe na área de interesse, sempre use protetor de tireoide e reduza o tempo de exposição e os fatores de técnica, como mA.[227] Novas tecnologias que permitem a comparação de imagens correspondentes de TCFC de maneira seriada com uma dose reduzida foram testadas. Essa tecnologia promete uma redução de dose de 10 a 40 vezes usando a varredura inicial como conhecimento prévio e algoritmos de detecção comprimida restrita de imagem anterior adaptativa (APICCS) para reduzir significativamente o número de projeções e os níveis de corrente do tubo de raios X necessários (Figura 2.28).

REABSORÇÃO RADICULAR INTERNA E EXTERNA

Conforme descrito no Capítulo 18, a reabsorção radicular resulta na perda de dentina, cemento e osso pela ação das células clásticas.[22] Na dentição decídua, a reabsorção radicular é causada por processos fisiológicos normais, exceto quando a reabsorção é prematura; na dentição permanente, por sua vez, a reabsorção radicular é causada por processos inflamatórios.[46,66,165] A reabsorção radicular pode ser classificada de acordo com a localização como interna, aparecendo na parede do canal radicular, e externa, afetando a superfície externa da raiz. Tanto a reabsorção radicular interna quanto a externa têm subtipos que mostram características radiográficas específicas.[208]

O manejo bem-sucedido da reabsorção radicular na dentição adulta depende dos exames clínico e radiográfico, que levam à detecção precoce e ao diagnóstico preciso.[166] Infelizmente, os dentes afetados pela reabsorção radicular têm um prognóstico ruim se a lesão causadora não for tratada.[163]

As projeções radiográficas 2D sofrem de limitações inerentes que mascaram as lesões: a sobreposição de estruturas 3D,[27] a distorção geométrica[215] e a representação incorreta.[127] Embora as

Capítulo 2 • Interpretação Radiográfica 59

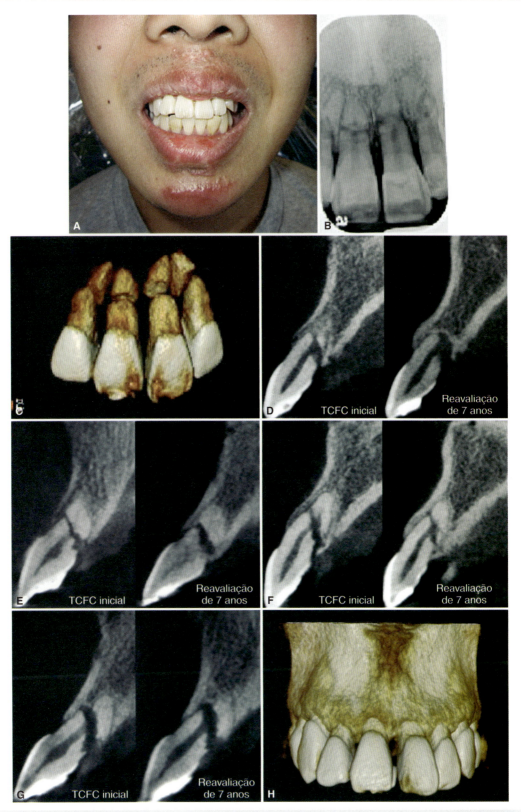

Figura 2.28 A. Fraturas radiculares horizontais resultantes de trauma foram evidentes nesse paciente do sexo masculino, de 22 anos, que foi encaminhado com uma radiografia PA convencional contemporânea (**B**) para avaliação e possível tratamento, 9 meses após o trauma nos incisivos laterais e centrais superiores. Desde o trauma, os dentes foram estabilizados com uma tala tipo fita na superfície palatina; eram de cor normal e respondiam normalmente a todos os testes de sensibilidade. Havia ligeira mobilidade dos dentes traumatizados. **C.** A verdadeira natureza das fraturas radiculares é mostrada na reforma segmentada 3D e nas vistas transversais corrigidas dos (**D**) incisivos laterais direitos superiores e (**E**) centrais, dos (**F**) centrais superiores esquerdos e dos (**G**) incisivos laterais, além da reforma 3D renderizada de superfície (**H**). A reavaliação temporal aos 7 anos apresentou alterações mínimas quando comparada à apresentação inicial (*da esquerda para a direita em cada grupo*). Os parâmetros de exposição específicos da tarefa permitiram que cada volume de imagem sucessivo da TCFC fosse exposto com um mA mais baixo, resultando em uma redução de 20% da dose de radiação. (Dados adquiridos e reformatados com tamanho de voxel de 0,076 mm usando uma unidade CS 9000 3D [Carestream Dental, Atlanta, GA].)

técnicas de paralaxe intraoral possam ser úteis na localização da reabsorção radicular,[15] observando o deslocamento da lesão ao alterar a angulação, apenas as avaliações de TCFC podem fornecer o tamanho e a posição reais de todos os defeitos da reabsorção na região de interesse.[46,163] A radiografia intraoral não é confiável quando as lesões são pequenas ou localizadas nas superfícies labial ou lingual/palatina.[15] Em estudos *ex vivo*, a TCFC mostrou maior precisão na detecção de lesões de reabsorção internas e externas simuladas de todos os tamanhos.[107] A imagem intraoral produziu resultados falso-negativos em 51,9% dos casos estudados e resultados falso-positivos, em 15,3%.[143]

O uso da TCFC na avaliação da reabsorção radicular elimina a sobreposição e a compressão de recursos 3D, sendo preciso em todas as visualizações multiplanares, e pode representar de forma confiável a anatomia de estruturas tridimensionais. Patel et al.[163] compararam a sensibilidade e a especificidade das radiografias PA com TCFC usando a análise de características de operação do receptor (ROC, do inglês *receiver operating characteristic*), uma medida padrão de desempenho diagnóstico. A radiografia PA mostrou acurácia satisfatória (Az 0,78), enquanto a TCFC mostrou perfeitos resultados (Az 1,00).[163]

A **reabsorção radicular interna (RRI)** é geralmente idiopática e pode ser subdividida em reabsorção inflamatória interna ou reabsorção de substituição interna. A RRI é uma ocorrência relativamente rara, geralmente detectada em radiografias diagnósticas de rotina.[122,162] É caracterizada por alterações estruturais internas do dente, que podem surgir em qualquer local e apresentar características variadas, como bordas lisas ou irregulares e radiodensidade de atenuação uniforme ou mista.[99]

A RRI é geralmente assintomática, associada à necrose pulpar coronal, à lesão de reabsorção e polpas vitais ou parcialmente vitais quando ativas.[163] Ao ser visualizada com radiografias intraorais, a RRI pode ser facilmente confundida com reabsorção cervical externa (RCE) devido à semelhança das duas lesões.[92] As radiografias intraorais usando o método do paralaxe podem auxiliar a identificação, pois a lesão manterá sua posição em relação ao canal radicular. No entanto, a avaliação pode ser afetada pela sobreposição radiográfica e por dentes com anatomia complexa. A TCFC é útil para diagnosticar a localização e o tamanho exato da RRI. Em um estudo de Estrela et al.,[66] 48 radiografias PA e TCFC foram expostas em 40 indivíduos.[66] A RRI foi detectada em 68,8% das radiografias PA, enquanto a TCFC mostrou 100% das lesões. As radiografias convencionais foram capazes de detectar apenas lesões entre 1 e 4 mm em 52,1% das imagens, enquanto a TCFC foi capaz de mostrar 95,8% das lesões. Esse achado está de acordo com outros estudos que demonstraram o valor da análise tomográfica.[46,125] Em um estudo de Kim et al.,[112] a extensão e a localização da RRI foram reproduzidas precisamente com a fabricação de um modelo de prototipagem rápida do dente. Embora poucos estudos sistemáticos sobre RRI induzida artificialmente tenham sido relatados por conta da dificuldade em criar tais defeitos, Kamburoglu e Kursun[106] concluíram que a imagem da TCFC de alta resolução teve um desempenho melhor que a imagem de TCFC de baixa resolução na detecção de pequenas lesões reabsortivas internas simuladas.

A **reabsorção radicular externa (RRE)** pode ser dividida em quatro subtipos: reabsorção externa de superfície, reabsorção externa inflamatória, reabsorção externa de substituição e reabsorção cervical externa (RCE). A RRE pode progredir rapidamente e o tratamento precoce é recomendado.[61] O tempo recomendado para exames radiográficos usando a TCFC não foi estabelecido com um forte grau de evidência. Muitos casos de RRE envolvem pacientes jovens, nos quais a dose de radiação é um fator crítico e seria difícil de justificar múltiplas varreduras. Para minimizar a dose de radiação em crianças, as seguintes diretrizes foram sugeridas: selecione as radiografias com base nas necessidades individuais do paciente, não como rotina, use o receptor de imagem mais rápido possível, colime o feixe de raios X para expor apenas a área de interesse, utilize protetores de tireoide, reduza a exposição conforme apropriado para o tamanho da criança, faça seu uso apenas quando necessário, nunca como uma ferramenta de triagem.[227]

A reabsorção externa de superfície depende da natureza do estímulo e pode variar de pequenas lesões côncavas a destruições extensas da raiz.[14] Normalmente, ela é causada por tratamento ortodôntico, proximidade de outros dentes ou cistos e tumores; além disso, a imagem radiográfica pela TCFC permite o mapeamento multiplanar preciso da lesão. Essas escavações normalmente mostram pequenas irregularidades na superfície radicular, com LPD e lâmina dura intactos. O aparecimento da RRE pode ajudar a indicar a natureza da lesão, as benignas tendem a deslocar os dentes; e as mais agressivas, como tumores malignos, tendem a causar reabsorção radicular extensa, mostrando embotamento do ápice radicular ou destruição em lâmina de faca (Figura 2.29).[165]

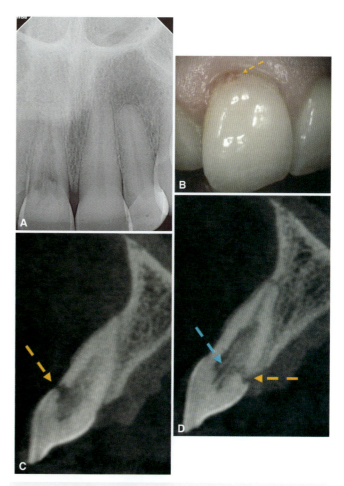

Figura 2.29 A. A reabsorção cervical externa foi avaliada nesse paciente após a imagem radiográfica PA, e (**B**) o exame visual mostrou sinais patognomônicos dessa lesão (*seta amarela*). Uma imagem TCFC foi obtida para determinar a verdadeira extensão da reabsorção e da capacidade de restauração. **C.** A lesão apresentava um defeito perfurativo em CEJ (do inglês *cementum-enamel junction*) nos aspectos faciais (*seta amarela*) e (**D**) na face palatina (*seta amarela*). **D.** A presença de uma camada intacta de dentina mineralizada, a "lâmina resistente à reabsorção pericanalar" (*seta azul*), é uma marca registrada dessa condição. (Dados adquiridos e reformatados com tamanho de voxel de 0,076 mm, usando uma unidade CS 9000 3D [Carestream Dental, Atlanta, GA].)

A reabsorção externa inflamatória, resultante da necrose pulpar ou de lesões traumáticas, é radiograficamente caracterizada por escavações côncavas e ocasionalmente irregulares de baixa densidade, que afetam a superfície da raiz e o osso de suporte. Devido à proximidade do término apical, as bordas da lesão são irregulares, mostram perda da lâmina dura e frequentemente estão associadas à região apical. A reabsorção externa de substituição é causada por danos ao periodonto, que podem resultar de um trauma dentário ou tratamento ortodôntico.[74] Os dentes são imóveis, têm um tom distinto à percussão e mostram o desaparecimento da membrana periodontal normal – características consistentes com uma união direta com osso alveolar.

A reabsorção cervical externa é o resultado de danos à camada de cemento da raiz por atividade clástica. A destruição adicional do cemento e da dentina[93] depende de fatores estimuladores que incluem microrganismos do periodonto.[82] A RCE é um processo complexo e agressivo, geralmente começa na região cervical e pode resultar em uma descoloração rosada do esmalte subjacente. Pacientes afetados por RCE são normalmente assintomáticos, porque a camada pericanal resistente/retardante à reabsorção protege a polpa até os estágios posteriores.[209] O tratamento ortodôntico, o trauma, os hábitos parafuncionais e a má oclusão são responsáveis pela maioria dessas lesões, com uma combinação de fatores que resultam em aumento de sua ocorrência.[167] A radiografia intraoral mostra uma variabilidade significativa, com áreas de baixa densidade afetando a dentina, estendendo-se coronariamente e/ou apicalmente com destruição, às vezes, mais distante de sua origem na face vestibular ou lingual/palatina da raiz, confundindo a avaliação radiográfica 2D. A aparência radiográfica dessas lesões costuma ser mista devido ao nível de tecido ósseo e granulomatoso presente. A reabsorção cervical externa está localizada na superfície externa da raiz, mostrando uma parede intacta do canal radicular, que pode ser traçada pela lesão, enquanto a RRI é contínua com a parede do canal.

A reabsorção cervical externa está sempre associada à reabsorção óssea, tornando a comparabilidade dos estudos laboratoriais problemática, uma vez que as lesões não apresentam as modificações na membrana periodontal e as alterações ósseas associadas que melhorariam a visualização. Os estágios iniciais da RRE são difíceis de visualizar com a radiografia convencional, e lesões com menos de 0,6 mm de diâmetro e 0,3 mm de profundidade não puderam ser detectadas. Lesões de tamanho médio eram visíveis em 6 dos 13 casos, com visualização melhorada para lesões proximais, sem levar em consideração o terço radicular sendo examinado.[15] Patel et al. mostraram que a acurácia das radiografias PA utilizando o método do paralaxe e do paralelismo foram semelhantes e que mais dentes foram considerados não restauráveis quando avaliados com a TCFC (78,7%) que com imagens PA (49,3%).[158] Esse estudo destaca, ainda mais, os benefícios do uso da TCFC para avaliar as RCE.[158] Vaz de Souza et al. mostraram que a TCFC foi significativamente melhor que a radiografia PA no diagnóstico da RCE de acordo com a classificação de Heithersay.[216]

A RRE é de difícil detecção caso a lesão esteja confinada às superfícies vestibular, palatina ou lingual da raiz.[30,83] Liedke et al.[125] conduziram testes sistemáticos de desempenho diagnóstico e mostraram sensibilidade e especificidade semelhantes entre os diferentes tamanhos de voxel estudados (0,4, 0,3 e 0,2 mm); entretanto, a razão de verossimilhança mostrou melhor probabilidade de identificação correta da RRE com varreduras de 0,3 ou 0,2 mm. Esses pesquisadores sugeriram o uso de um protocolo de tamanho de voxel de 0,3 mm, em vez de 0,2 mm, para reduzir o tempo de varredura e a dose resultante.[125] Embora o tamanho do voxel seja uma consideração importante, o SNR de diferentes detectores, a dose de radiação, as condições de visualização e os algoritmos de processamento também afetam a probabilidade de detecção.

Apesar de muitos estudos *in vitro* sobre a capacidade da TCFC em detectar a reabsorção radicular terem sido realizados, avaliações adicionais que usam a metodologia *in vivo* adicionarão ao conhecimento já acumulado.

Avaliação dos resultados do tratamento endodôntico

A redução da inflamação e a cicatrização por meio da regeneração ou reparo são os resultados ideais para o tratamento endodôntico.[148] No entanto, os preditores do resultado do tratamento endodôntico usando radiografias PA e imagens de TCFC mostraram variações e são influenciados por fatores, como os critérios de inclusão e exclusão de pacientes.[124] Historicamente, as radiografias PA e os exames físicos foram usados para determinar o sucesso do tratamento endodôntico, e a ausência de radiolucências e sintomas perirradiculares pós-tratamento foram considerados por muitos como os critérios de sucesso. No entanto, esses estudos baseados em imagens planas resultaram em uma superestimação dos resultados bem-sucedidos, em comparação com as avaliações de TCFC,[230] pois as alterações periapicais congestionadas no osso esponjoso ou as lesões cobertas por um córtex espesso podem ser indetectáveis com avaliações radiográficas convencionais.[26] Discrepâncias adicionais entre a radiografia PA e a TCFC resultaram da distorção geométrica, limitando comparações de avaliações temporais, mesmo com atenção cuidadosa aos fatores da técnica de paralelismo.[133]

Um estudo clínico comparando a sensibilidade, a especificidade, os valores preditivos e a acurácia das radiografias PA e panorâmica e das imagens de TCFC em 888 pacientes consecutivos mostrou que a prevalência de patologias periapicais em dentes com raízes tratadas foi de 17,6, 35,3 e 63,3%, respectivamente. A radiografia convencional mostrou maior precisão quando as lesões maiores foram avaliadas.[67]

Usando o exame histológico como padrão ouro, uma revisão sistemática e uma metanálise da literatura por Dutra et al.[121] compararam diferentes modalidades radiográficas na avaliação binária de lesões periapicais *versus* nenhuma lesão em humanos – medida muito importante em estudos de resultados. Significativamente, apenas nove estudos foram selecionados para síntese qualitativa e apenas seis para metanálise. Todos os estudos incluídos foram limitados pelo uso apenas de lesões apicais induzidas artificialmente, possível viés, variação no tamanho das lesões ósseas, concordância pobre ou nenhuma concordância inter e intraobservador e, exceto por um estudo, não avaliou a maxila, onde ocorreu mais compressão do tecido. Esse estudo mostrou os valores de precisão de 0,72 para radiografias PA digitais, 0,73 para radiografias PA em filmes e 0,96, para TCFC.[121]

Os preditores de resultados identificados com radiografias PA e TCFC podem ser diferentes dependendo da pesquisa realizada. Liang et al.[124] avaliaram retrospectivamente 115 dentes tratados endodonticamente com polpas vitais 2 anos após o tratamento. Os autores observaram que a taxa de reconvocação de 36% foi comparável à de outros estudos, mas o resultado pode ter sido afetado porque os pacientes com dentes sintomáticos ou já extraídos podem não ter respondido. Essa coorte com perda de seguimento reduziu significativamente o nível da evidência.[75] A radiografia PA identificou lesões periapicais em apenas 12,6% dos dentes em comparação às imagens de TCFC, que identificaram 25,9% dos dentes com lesões do periápice. Na análise de regressão logística multivariada, a extensão do enxerto e a densidade foram preditores de resultados ao usar radiografias PA, enquanto a densidade de enxertos e a qualidade da restauração coronal foram preditores de resultados ao usar exames de TCFC.

O valor preditivo e a precisão diagnóstica das avaliações radiológicas são essenciais para a prática odontológica e o valor diagnóstico das radiografias depende da capacidade da radiografia em mostrar a histologia das alterações periapicais. De Paula-Silva et al.[53] avaliaram o periápice de 83 dentes com raízes tratadas e não tratadas de cães usando a radiografia PA, TCFC e análises histopatológicas. A radiografia PA detectou periodontite apical em 71% das raízes; as varreduras de TCFC detectaram periodontite apical em 84% e a análise histológica detectou periodontite apical em 93%. Esses achados, corroborados por outros estudos,[38,87,178] enfatizam o baixo valor preditivo negativo (VPN) da radiografia PA em 0,25, mostrando que quando os tecidos PA tinham aparência normal, 75% realmente apresentavam periodontite apical. As varreduras de TCFC resultaram em um VPN quase duas vezes maior que para a radiografia PA; no entanto, as imagens de TCFC não foram capazes de detectar alguma periodontite apical que estava conectada ao forame apical ou apresentava pouca perda óssea volumétrica. O valor preditivo positivo foi o mesmo para radiografia PA e varreduras de TCFC em comparação ao exame histológico, mas os diagnósticos verdadeiro positivo e verdadeiro negativo de periodontite apical usando varreduras de TCFC ocorreram em 92% dos casos.

O contínuo desenvolvimento de *softwares* de pós-processamento sofisticados agora permite a modelagem de periodontite apical e de estruturas anatômicas em 3D. Usando a segmentação manual ou semiautomática, os modelos virtuais resultantes possibilitam o alinhamento e a análise das mudanças temporais, com algumas limitações. As alterações ósseas podem ser representadas em conjuntos de dados quantitativos e qualitativos, mostrando alterações na densidade óssea, como reparo ou osteólise. Um desses programas, o ITK-SNAP, *software* de código aberto originalmente desenvolvido para avaliações de ressonância magnética, permite a construção de modelos 3D virtuais a partir de conjuntos de dados DICOM, mostrando medidas volumétricas em voxels e milímetros cúbicos. Ferramentas adicionais tornam possível o cálculo da intensidade média das lesões PA rarificantes de interesse. Os dados de varredura resultantes podem ser exportados no formato STerioLithography (STL) e mostrados no *software* 3DMeshMetric (Figuras 2.30 e 2.31).

Os riscos e os benefícios para os pacientes que são clinicamente complexos e sujeitos a um possível aumento da morbidade por periodontite apical, como pacientes com um sistema imunológico alterado (ou seja, quimioterapia, protocolos anti-HIV ou

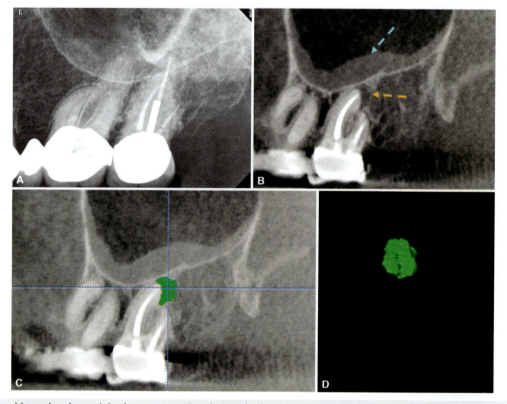

Figura 2.30 O problema da sobreposição de estruturas não relacionadas às características de interesse é reduzido quando cortes tomográficos são usados em vez de imagens em que um volume inteiro de dados é compactado em uma imagem plana. **A.** Essa imagem radiográfica PA do segundo molar superior esquerdo não mostra indicadores radiográficos de patologias. Uma imagem de TCFC contemporânea (**B**, visão sagital corrigida) mostra uma área unilocular não corticalizada de 4,3 × 1,9 mm, bem definida, de baixa atenuação centrada no ápice da raiz mesiovestibular, consistente com uma periodontite perirradicular (*seta amarela*). Há mucosite moderada na região do seio maxilar adjacente a esse dente (*seta azul*). A segmentação experimental semiautomática dessa imagem usando métodos de contorno ativo (ITK-SNAP) permitiu a medição do volume real da lesão (**C**) e futuras comparações temporais com base em medições volumétricas (**D**). Essa lesão mediu 85.112 voxels e 38,1044 mm cúbicos. (Dados adquiridos e reformatados com tamanho de voxel de 0,076 mm, usando uma unidade 3D CS 9000 [Carestream Dental, Atlanta, GA]; segmentação volumétrica e medição usando ITK-SNAP [Radiology Department, School of Medicine, University of Pennsylvania].)

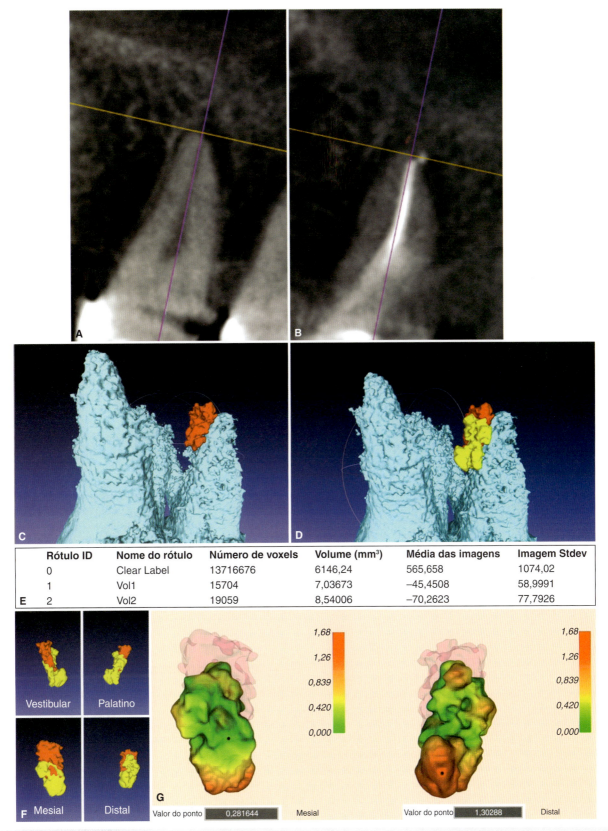

Figura 2.31 A mudança do intervalo radiográfico é mostrada pela comparação de dois conjuntos de dados volumétricos expostos em momentos diferentes. **A.** A reformatação sagital corrigida da TCFC inicial do segundo molar superior direito, raiz disto-vestibular e (**B**) a reforma sagital corrigida da mesma raiz no exame de acompanhamento de 13 meses. **C** e **D.** A reforma sagital segmentada ITK-SNAP da mesma raiz. Alinhamento e sobreposição dos modelos 3D: o dente é azul, a lesão inicial, vermelha e a lesão no check-up de 13 meses, amarela, respectivamente. **E.** Contagem de voxel, medida volumétrica (mm) e intensidade média da lesão periapical. **F.** Os modelos foram exportados para o formato.stl e depois visualizados com o *software* MeshLab. **G.** Avaliação no 3D Mesh Metric qualitativa (mapa codificado por cores) e quantitativa (valor em pontos) das lesões antes (translúcidas) e depois (coloridas). O mapa colorido mostra alterações com coloração verde na região mesial (0,28 mm) e alterações com coloração vermelho-escura na região distal (1,30 mm). (Cortesia de Dra. Ane Poly.)

articulações protéticas e/ou endocardite infecciosa), devem ser considerados na decisão sobre a exposição de uma varredura de TCFC. A American Academy of Periodontology (AAP) publicou um documento de posicionamento afirmando que a doença periodontal pode contribuir para condições sistêmicas adversas de saúde.[186] A base científica para a relação de periodontite apical e de condições adversas de saúde sistêmica não foi estabelecida;[43] no entanto, novas associações entre periodontite apical e saúde sistêmica devem ser baseadas em pesquisas que usam a TCFC na detecção de doenças endodônticas.[49]

A determinação de resultados bem-sucedidos é matizada e complexa. Novas iniciativas patrocinadas pela AAE para estudar resultados estão em andamento e resultarão em um conjunto padronizado de critérios acordado, chamado "conjunto de resultados centrais", facilitando a síntese de dados e possivelmente gerando relatórios mais transparentes e completos.

Planejamento de casos de implantes dentários

A avaliação bem-sucedida do local do implante endósseo requer o desenvolvimento de uma abordagem conduzida pela prótese,[2] com ênfase especial na avaliação do volume ósseo, na topografia óssea e na localização das estruturas anatômicas em relação ao posicionamento do implante. A AAOMR publicou recomendações consultivas sugerindo que todos os estudos radiográficos devem interagir com os históricos médicos e odontológicos, os exames clínicos e o planejamento do tratamento. A radiografia panorâmica, que pode ser complementada pela radiografia PA, deve ser usada para as avaliações iniciais de imagem. Imagens em corte transversal, incluindo a TCFC, não devem ser usadas como um exame de imagem inicial. A AAOMR afirma a necessidade de imagens transversais na fase de diagnóstico pré-operatório, recomendando a TCFC, uma vez que ela fornece o mais alto rendimento diagnóstico com um risco de dose de radiação aceitável. A TCFC deve ser usada no menor FOV necessário, com fatores de técnica otimizados, para minimizar a dose de radiação de acordo com o princípio ALARA.[213]

A TCFC permite o planejamento preciso e a entrega de implantes que podem reproduzir a anatomia com precisão submilimétrica, levando a melhores resultados.[201] O uso da TCFC para avaliar medidas lineares, proximidade de estruturas anatômicas vitais, mapeamento da topografia da crista alveolar e fabricação de guias cirúrgicos é apoiado pela literatura odontológica. Além disso, o uso da TCFC para medir a densidade óssea, fornecer navegação cirúrgica intraoperatória e avaliar a integração do implante é geralmente considerado como uma área que requer mais pesquisas.[25]

O planejamento virtual de implantes usando dados de TCFC permite que os clínicos visualizem o resultado antes do início do tratamento, facilitando a investigação virtual de vários cenários de tratamento até que o melhor plano seja alcançado. São os principais objetivos da imagem: a avaliação das dimensões ósseas, da qualidade óssea, do longo eixo do osso alveolar, da anatomia interna e de limites da mandíbula; a detecção de características patológicas; e a transferência de informações radiográficas. O uso de stents guia estáticos gerados por TC e sistemas de navegação dinâmicos fornecem maior precisão quando comparados aos métodos manuais.[29]

As patologias dos maxilares, como restos radiculares, lesões inflamatórias, cistos e tumores, além das estruturas extraorais, como os seios da face e as articulações temporomandibulares (ATMs), devem ser avaliados.[97] As imagens de TCFC devem ser consideradas para avaliar locais de implantes na região de dentes com alta probabilidade de patologias perirradiculares.[239]

ENDODONTIA GUIADA 3D

O tratamento endodôntico cirúrgico e não cirúrgico guiado em 3D é uma aplicação emergente que usa guias fabricadas com o auxílio de imagens de TCFC e digitalização intraoral da área de interesse. Embora faltem estudos com alto nível de evidência nesta área, vários estudos *in vitro* e relatos de casos foram publicados.[5,48,118,132]

A tecnologia está sendo utilizada atualmente no tratamento endodôntico de dentes com canais calcificados e dentes que apresentam variações anatômicas do sistema de canais radiculares. Um modelo é criado pela sobreposição de imagens de TCFC em imagens digitalizadas intraorais com mangas colocadas nas imagens para criar um guia impresso em 3D com uma manga direcionada. Na maioria das vezes, o *software* de planejamento de tratamento com implantes é usado para a criação do guia (Figura 2.32).[48,118,132] Um estudo recente avaliando o acesso em dentes calcificados mostrou uma maior detecção do canal (91,7% *vs.* 41,7%) usando a abordagem guiada. Houve também uma quantidade significativamente menor de perda de substância dentária usando o acesso guiado (49,9 mm *vs.* 9,8 mm).[48]

A microcirurgia endodôntica visa criar uma osteotomia conservadora utilizando instrumentos de magnificação e microcirúrgicos. Vários estudos mostraram melhora do prognóstico com os procedimentos microcirúrgicos quando comparados à cirurgia endodôntica tradicional.[210] O planejamento do tratamento cirúrgico com imagens de TCFC tem ajudado os clínicos a identificar estruturas anatômicas na área cirúrgica e aumentar a precisão do procedimento.[119] A endodontia cirúrgica com modelos guiados em 3D ajudou ainda mais a tornar os procedimentos microcirúrgicos mais precisos.[3,5,71] Um estudo recente comparando a cirurgia auxiliada por TCFC "à mão livre" à cirurgia usando guias de modelo mostrou um desvio de 1,743 mm ao usar guias do local-alvo identificado na TCFC pré-operatória. A cirurgia à mão livre mostrou um desvio de 2.638 mm.[3] Grades pré-fabricadas, colocadas durante a aquisição de imagens de TCFC, foram usadas como guia para a criação de osteotomia durante a cirurgia endodôntica em um estudo recente. O desvio do ponto-alvo foi significativamente menor quando comparado à perfuração não guiada (Figura 2.33).[71]

Percepção de imagens e ambiente de visualização

A percepção da imagem médica é uma importante área do conhecimento e as pesquisas em andamento dependem da compreensão de questões perceptivas, como fatores psicológicos, tempo de permanência, fisiologia da pesquisa visual, táticas de pesquisa, apreciação do ambiente de leitura e fatores de fadiga, para aumentar a satisfação com a pesquisa. A compreensão dessas questões pode melhorar a capacidade de interpretar e relatar achados radiográficos odontológicos.[185]

O uso crescente da radiografia digital no ambiente odontológico levou a uma mudança radical no fluxo de trabalho e à necessidade de novas formas de visualizar e documentar imagens radiográficas. Simples de realizar, mas importante de melhorar, são as condições de visualização para interpretação em cópia eletrônica, incluindo a iluminação ambiente moderadamente reduzida, variando de 25 a 40 lux.[36]

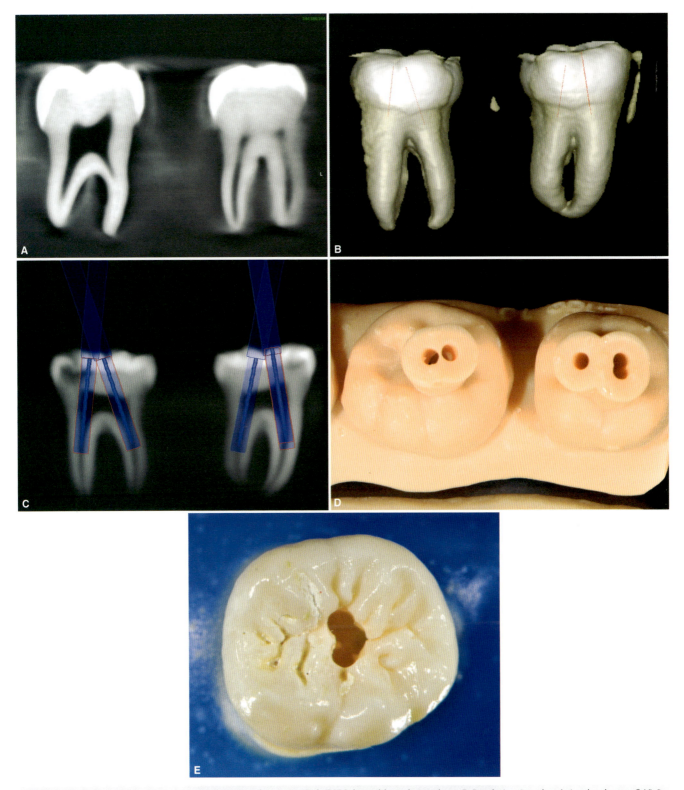

Figura 2.32 Gráfico de fluxo do acesso guiado. **A.** Renderização 2D da TCFC de um bloco de 2 molares. **B.** Renderização volumétrica dos dentes. **C.** Visão lateral dos dentes com limas virtuais em posição. **D.** Guia impresso. **E.** vista oclusal representativa de um dente acessado. (Cortesia de Dr. Zachary Evans e Dr. Bryce Szczepanik, MUSC, Charleston, SC.)

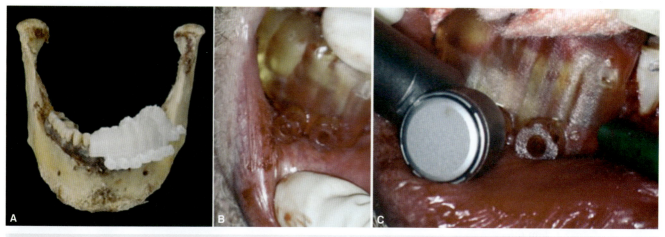

Figura 2.33 Cirurgia endodôntica guiada. **A.** Um guia impresso em 3D. **B.** Guia colocado em posição antes da cirurgia endodôntica. **C.** Acesso cirúrgico com a guia impressa em posição. (Cortesia de Dr. Ackerman e Dr. Jalali, Texas A&M College of Dentistry, Dallas, TX.)

O futuro da tomografia computadorizada de feixe cônico

A primeira década do século 21 viu o desenvolvimento de uma gama de aplicações da TCFC, especialmente em odontologia. A dose de radiação mais baixa, a resolução espacial mais alta, o FOV menor e o custo relativamente mais baixo podem contribuir para que a TCFC se torne o padrão de tratamento em imagens dentomaxilofaciais 3D em casos selecionados. Os sistemas de TCFC estão, cada vez mais, sendo usados em aplicações médicas, como em salas de cirurgia, departamentos de emergência, unidades de terapia intensiva e clínicas privadas de otorrinolaringologia. Sistemas de braço-C baseados em salas de cirurgia têm sido usados por vários anos, com aplicações em angiografia intervencionista, cirurgia de câncer, cirurgia vascular, cirurgia ortopédica, neurocirurgia e radioterapia.[69] Aplicações em otorrinolaringologia e mamografia são comuns, e imagens de extremidades em cenários de suporte de peso estão em desenvolvimento. Muitos desses aplicativos dependem de sistemas que usam protocolos específicos de tarefas que se beneficiam de DDPs 2D de TCFC, no qual permitem uma única rotação da fonte para gerar um estudo da região de interesse, em oposição a TCMDs complexas, que usam imagens redundantes por meio de aquisições de múltiplas fatias para gerar um volume 3D.[196]

A introdução de novos detectores no painel de alto desempenho e algoritmos de *software* centrados na melhoria do espectro de potência de ruído e equivalência de ruído continuará a aumentar a utilidade dos sistemas de TCFC no futuro.

As áreas de pesquisa incluem (1) percepção da imagem e avaliação da qualidade da imagem para entender melhor como médicos e dentistas analisam imagens radiográficas e, assim, melhorar a tomada de decisão diagnóstica;[202] (2) reconstrução iterativa, que usa algoritmos sofisticados para reduzir artefatos; (3) reconstruções de componentes conhecidos que usam a reconstrução de imagem 3D baseada em modelo e *software* iterativo para reduzir artefatos de imagem na presença de dispositivos metálicos, como parafusos e implantes; (4) registro de imagem para alinhar tecidos para cirurgia guiada por imagem e avaliação de resultados;[141] (5) procedimentos guiados por imagem, que fornecem navegação cirúrgica instantânea; (6) segmentação para permitir a discriminação entre tecidos normais e doentes, bem como permitir medições volumétricas (ver Figuras 2.30 e 2.31); e (7) uso de algoritmos de redução de artefatos metálicos, que ajudam a remover parcialmente sinais e artefatos de distração de um estudo de TCFC. Observe, no entanto, que também há o potencial para perda de informações diagnósticas, especialmente em situações em que uma alta resolução espacial é necessária, como na detecção de fraturas radiculares verticais em raízes com pinos.

Imagem por ressonância magnética

A ressonância magnética tem sido explorada como uma modalidade de imagem potencialmente útil em odontologia e, em particular, em endodontia. As vantagens incluem a não exposição à radiação ionizante; a capacidade de adquirir imagens em qualquer plano desejado sem ter que reformatar os dados; a capacidade de gerar imagens de edema, derrame e inflamação no osso adjacente; a propagação da infecção; um melhor delineamento dos tecidos moles; e a avaliação da estrutura da raiz e de variações na morfologia e/ou no número dos canais. As desvantagens incluem o alto custo do scanner, os tempos de aquisição mais longos, os desafios de interpretação devido às diferenças na aparência de tecidos moles e duros em comparação à TCFC ou às radiografias convencionais, o potencial para gerar artefatos de movimento, a resolução limitada, a falta de fácil acesso, a escolha de protocolo apropriado com base nos parâmetros do scanner, e a geração de artefatos diferentes dos vistos em imagens baseadas em raios X. Todos esses desafios precisam ser enfrentados para que essa modalidade de imagem seja amplamente aceita e utilizada em endodontia. Várias sequências de pulso foram desenvolvidas para otimizar a qualidade da imagem para fins de diagnóstico endodôntico, mas é necessária uma força de campo magnético que seja suficientemente alta para melhorar a resolução e o ajuste posterior das bobinas receptoras regionais específicas da tarefa.[20,57]

Conclusões

A radiografia digital tem várias vantagens e se tornou uma ferramenta diagnóstica indispensável para muitos dentistas na prática diária. Assim que a imagem digital aparece no monitor, o *software* de radiografia odontológica permite o aprimoramento da imagem, que deve ser utilizado com cautela e baseado na tarefa diagnóstica. Demonstrou-se que o uso impróprio de aprimoramento afeta negativamente o diagnóstico.[142] Se radiografias digitais forem exportadas usando vários pacotes de *software* criados para *design* gráfico e manipulação de imagens, as informações digitais podem ser alteradas, adicionadas ou removidas. O padrão DICOM foi aceito como o padrão universal para transmissão e arquivamento de imagens, de forma que cada imagem pode ser transmitida e armazenada sem o uso de *softwares* proprietários que limitaria seriamente sua distribuição. O DICOM garante que todas as imagens sejam legíveis em qualquer *software* de visualização, sem perda de fidelidade ou informações diagnósticas. Os recursos de aprimoramento de imagem da radiografia digital permitem o manejo incorreto das imagens, levando a um potencial abuso. Estudos publicados ilustram o potencial para o uso fraudulento de radiografia digital.[42]

Há uma carência de estudos relacionados ao desempenho diagnóstico dos diferentes tipos de sensores atualmente disponíveis no mercado. Existem diferenças ligeiras a moderadas nas capacidades de resolução espacial. Com o rápido avanço da tecnologia do sensor e as frequentes atualizações de *software*, a seleção de um sistema em vez de outro para uma tarefa de diagnóstico específica pode parecer um desafio. Uma revisão dos sensores de estado sólido mais comumente utilizados observou que a maioria dos sistemas tem um desempenho comparável ao dos filmes intraorais e também permite o pós-processamento de imagens, o que não é possível com imagens baseadas em filmes. Outros fatores que assumem importância nesse contexto são a disponibilidade de suporte técnico e de cliente, a frequência de atualizações de *hardware* e *software*, as dimensões do sensor e sua área ativa, o número de sensores necessários em uma prática (portanto, questões de custo), a eficiência quântica detectiva (DQE, do inglês *detector quantum efficiency*) e a conformidade com o padrão DICOM para a perfeita integração com outros sistemas. Os sensores CCD/CMOS parecem oferecer o melhor contraste e resolução espacial, além de facilitar a captura instantânea da imagem, sendo, portanto, recomendados para aplicações endodônticas. O cuidadoso e apropriado processamento de imagem ajuda ainda mais a detectar o sinal de interesse. Em um ambiente corporativo ou em consultórios privados maiores e que têm múltiplas áreas de especialidades, os sensores baseados em FFE podem ser mais econômicos para imagens de grande volume (por exemplo, uma série de radiografias da boca inteira). No entanto, pelo menos um ou dois sistemas baseados em CCD/CMOS devem estar disponíveis para aquisição mais rápida de imagens, como para fins endodônticos e procedimentos intraoperatórios.

Recomenda-se que a literatura seja constantemente revisada para atualizações sobre radiografias digitais e modalidades avançadas de imagem para aplicações endodônticas específicas, uma vez que as atualizações de *hardware* e *software* continuam a progredir rapidamente. Estudos anteriores mostraram que a maioria das imagens digitais tem um desempenho comparável ao filme intraoral convencional para uma variedade de tarefas de diagnóstico. Grande parte desses estudos foi feita com sensores de gerações anteriores. Os avanços na tecnologia de sensores resultaram em uma qualidade de imagem bastante aprimorada, e espera-se que essa tendência continue. Também de interesse no futuro será o uso de parâmetros de processamento de imagem apropriados baseados em tarefas que resultem em uma dose de radiação reduzida e em um aumento significativo das informações de diagnóstico. A automação desse processo resultará em um processamento de imagem mais rápido e consistente com base na tarefa diagnóstica. Esses procedimentos são realizados rotineiramente na radiologia médica.

A imagem tridimensional continuará a ser usada extensivamente conforme as características dos sensores melhoram e um *software* mais amigável é introduzido. À medida que a profundidade de *bits* e a resolução espacial das imagens aumentam, a TCFC serguirá sendo explorada para mais aplicações em endodontia. A interpretação da imagem também é importante. Patologias ocultas e descobertas incidentais em regiões adjacentes podem passar facilmente despercebidas ou não serem reconhecidas por aqueles que não receberam treinamento específico na interpretação da anatomia regional. O processamento de imagens pode alterar muito as características dos sinais, tornando a tarefa bastante desafiadora. Além disso, caso sejam descobertas outras patologias, exames de imagem adicionais podem ser necessários, incluindo a ressonância magnética, os estudos de medicina nuclear ou mesmo a TCMD, para avaliação de partes moles, com e sem o uso de contraste.

O advento da imagem 3D forneceu ao endodontista ferramentas que não estavam disponíveis até agora, facilitando a manipulação e o realce interativo da imagem e, assim, aumentando significativamente a quantidade de informação que pode ser obtida de um volume. A falta de distorção, ampliação, artefatos associados à radiografia convencional e a relativa baixa dose de radiação em comparação à TC médica resultarão em mais clínicos adotando tal tecnologia para permitir diagnósticos precisos e planejamento de tratamento, além do acompanhamento a longo prazo e da avaliação da cicatrização. O uso criterioso da TCFC e de todas as outras modalidades de imagem usando radiação ionizante é recomendado. O documento da posição da AAE/AAOMR fornece recomendações para o uso da TCFC em endodontia[1] e é apresentado no final deste capítulo.

Quando o clínico trabalha com produtos de diferentes fornecedores, é importante ter um programa de garantia de qualidade em vigor. Isso não está sendo feito atualmente. Além disso, o credenciamento de laboratórios de imagem autônomos agora é um requisito para o reembolso de procedimentos de diagnóstico médico e odontológico de agências governamentais e de alguns grandes provedores de seguros terceirizados. Vários estados estão considerando a aplicação desse requisito para evitar o abuso da TCFC.

Da mesma forma, faltam critérios de referência definitivos. As indicações, as contraindicações e a escolha de modalidades de imagem alternativas precisam ser consideradas antes do uso da TCFC. Há uma curva de aprendizado para essa tecnologia; além disso, o posicionamento adequado, a escolha dos parâmetros de exposição – portanto, a dose efetiva –, os esquemas de reconstrução, a escolha de algoritmos de pós-processamento com base na tarefa diagnóstica, os tamanhos dos voxels e o custo devem ser considerados. A literatura contém poucos estudos para nos ajudar a formular diretrizes definitivas para o uso da TCFC em odontologia.

É igualmente importante registrar as doses associadas a cada estudo. Critérios de acreditação foram desenvolvidos pela Comissão de Acreditação Intersocial (Intersocietal Accreditation Commission) para TC em odontologia, que são úteis para garantir o uso seguro dessas unidades. A menor dose possível deve ser administrada ao paciente como parte de um exame radiológico para minimizar os efeitos estocásticos, os quais não têm um limiar conhecido para expressão. Nenhuma dose pode ser considerada uma "dose segura". Os benefícios de qualquer estudo radiográfico devem superar os riscos. Todos os estudos devem ser interpretados integralmente porque os sinais de áreas adjacentes podem aparecer no volume de interesse, incluindo pequenos estudos de FOV. As repetições podem ser evitadas aderindo à seleção de um protocolo com base na tarefa em questão. O princípio ALARA deve ser seguido, independentemente dos valores de dose informados pelo vendedor, para otimizar a dose para o exame específico. O uso de protetores de tireoide e aventais de chumbo é recomendado nas diretrizes do NCRP, desde que não interfiram na aquisição de imagens.

Declaração de Posição Conjunta da American Association of Endodontists (AAE) e da American Academy of Oral and Maxillofacial Radiology (AAOMR) sobre o uso da Tomografia Computadorizada de Feixe Cônico em Endodontia: atualização de 2015/2016

Esta declaração foi preparada pelo Comitê Especial para revisar a Declaração de Posição Conjunta de AAE/AAOMR sobre o uso da TCFC em endodontia e aprovada pelo Conselho de Administração da AAE e pelo Conselho Executivo da AAOMR em 2016.

Introdução

Esta declaração atualizada de posição conjunta da American Association of Endodontists (AAE) e da American Academy of Oral and Maxillofacial Radiology (AAOMR) tem como objetivo fornecer orientação com base científica aos clínicos sobre o uso da tomografia computadorizada de feixe cônico (TCFC) no tratamento endodôntico e reflete novos desenvolvimentos desde a declaração de 2010.[1] A orientação nesta declaração não se destina a substituir o julgamento independente de um clínico à luz das condições e das necessidades de um paciente específico.

A doença endodôntica afeta negativamente a qualidade de vida e pode produzir morbidade significativa nos pacientes afetados. A radiografia é essencial para o diagnóstico bem-sucedido de patologias odontogênicas e não odontogênicas, tratamento dos sistemas de canais radiculares de um dente comprometido, instrumentação biomecânica, avaliação final da obturação do canal e avaliação da cicatrização.

Até recentemente, as avaliações radiográficas no tratamento endodôntico se limitavam às radiografias intraoral e panorâmica. Essas tecnologias radiográficas fornecem representações bidimensionais de estruturas anatômicas tridimensionais. Se algum elemento da configuração geométrica estiver comprometido, a imagem poderá demonstrar erros.[2] Em casos mais complexos, as projeções radiográficas com diferentes angulações do feixe podem permitir a localização em paralaxe. No entanto, a anatomia complexa e as estruturas circundantes podem dificultar a interpretação das imagens planas.

O advento da TCFC tornou possível a visualização da dentição, do esqueleto maxilofacial e da relação das estruturas anatômicas em três dimensões.[3] A TCFC, como qualquer tecnologia, tem limitações conhecidas, incluindo uma possível dose maior de radiação ao paciente. Outras limitações incluem o potencial de geração de artefato, os altos níveis de dispersão e ruído, bem como as variações na distribuição de dose dentro de um volume de interesse.[4]

A TCFC deve ser usada apenas quando a história do paciente e o exame clínico demonstram que os benefícios superam seus riscos potenciais. A TCFC não deve ser usada rotineiramente para diagnóstico endodôntico nem para fins de triagem na ausência de sinais e sintomas clínicos. Os clínicos devem usar a TCFC apenas quando a necessidade de imagem não pode ser atendida por radiografia bidimensional (2D) de dose mais baixa.

Tamanho(s) do volume/Campo de visão (FOV)

Existem vários fabricantes de equipamentos de TCFC e vários modelos estão disponíveis. Em geral, a TCFC é categorizada em unidades de grande, médio e limitado volume com base no tamanho de seu "campo de visão" (FOV). O tamanho do FOV descreve o volume de varredura das máquinas de TCFC. Esse volume determina a extensão da anatomia incluída. Depende do tamanho e do formato do detector, da geometria de projeção do feixe e da capacidade de colimar o feixe. Na medida do prático, o FOV deve apenas exceder ligeiramente as dimensões da anatomia de interesse.

Geralmente, quanto menor o FOV, menor a dose associada ao estudo. A colimação do feixe limita a exposição à radiação para a região de interesse e ajuda a garantir que um FOV ideal possa ser selecionado com base na apresentação da doença. Volumes de digitalização menores geralmente produzem imagens de resolução mais alta. Como a endodontia depende da detecção de pequenas alterações, como rupturas no espaço do ligamento periodontal, a resolução ideal deve ser buscada.[5]

As principais limitações das imagens de TCFC de grande FOV são o tamanho do campo irradiado e a resolução reduzida em comparação às radiografias intraorais e às unidades de TCFC de volume limitado com tamanhos de voxel pequenos e inerentes.[4] Quanto menor o tamanho do voxel, maior a resolução espacial. Além disso, a dispersão geral resultada é reduzida devido ao tamanho limitado do FOV. A otimização dos protocolos de exposição mantém as doses no mínimo, sem comprometer a qualidade da imagem. Se um protocolo de baixa dose pode ser usado para uma tarefa diagnóstica que requer resolução mais baixa, ele deve ser empregado, desde que fortes contraindicações estejam ausentes.

Em endodontia, a área de interesse é limitada e determinada antes do exame de imagem. Para a maioria das aplicações endodônticas, a TCFC com FOV limitada é preferível à TCFC com FOV médio ou grande porque há menos dose de radiação ao paciente, maior resolução espacial e volumes mais curtos a serem interpretados.

Considerações sobre a dose

A seleção do protocolo de imagem mais adequado para a tarefa de diagnóstico deve ser consistente com os princípios "tão baixo quanto razoavelmente possível" (ALARA), para que todos os esforços devam ser feitos para reduzir a dose de radiação efetiva ao paciente "tão baixa quanto razoavelmente possível." Como a dose de radiação para um estudo de TCFC é maior que para uma radiografia intraoral, os clínicos devem considerar a dose geral de radiação ao longo do tempo. Por exemplo, a aquisição de um estudo de TCFC agora eliminará a necessidade de procedimentos de imagem adicionais no futuro? Recomenda-se usar o menor FOV possível, o menor tamanho de voxel, a configuração de mA mais baixa (dependendo do tamanho do paciente) e o tempo de exposição mais curto em conjunto com um modo de aquisição de exposição pulsado.

Se houver suspeita de extensão da patologia para além da área ao redor dos ápices dentais ou uma lesão multifocal com possível etiologia sistêmica e/ou uma causa não endodôntica para desvitalização do dente for estabelecida clinicamente, protocolos apropriados de campo de visão mais amplo podem ser empregados caso a caso.

Há uma preocupação especial com a superexposição de crianças (até e incluindo 18 anos) à radiação, especialmente com o aumento do uso de tomografias computadorizadas na medicina. A AAE e a AAOMR apoiam a campanha Image Gently, liderada pela Alliance for Radiation Safety in Pediatric Imaging. O objetivo da campanha é "mudar a prática, para aumentar a conscientização sobre as oportunidades de se reduzir a dose de radiação nas imagens de crianças". As informações sobre o uso da TC estão disponíveis em http://www.imagegently.org/Procedures/ComputedTomography.aspx.

Interpretação

Se um clínico tiver alguma dúvida sobre a interpretação da imagem, ela deve ser encaminhada a um radiologista oral e maxilofacial.[6]

Recomendações

As recomendações a seguir são para varreduras de TCFC de FOV limitados.

DIAGNÓSTICO

O diagnóstico endodôntico depende da avaliação completa da queixa principal do paciente, do histórico e dos exames clínico e radiográfico. As radiografias pré-operatórias são uma parte essencial da fase diagnóstica da terapia endodôntica. O diagnóstico por imagem precisa apoiar o diagnóstico clínico.

Recomendação 1: as radiografias intraorais devem ser consideradas a modalidade de imagem de escolha na avaliação do paciente endodôntico.

Recomendação 2: a TCFC com FOV limitado deve ser considerada a modalidade de imagem de escolha para o diagnóstico em pacientes que apresentam sinais e sintomas clínicos contraditórios ou inespecíficos associados a dentes não tratados ou previamente tratados endodonticamente.

Justificativa

- Em alguns casos, os exames clínicos e radiográficos planos são inconclusivos. A incapacidade de determinar com confiança a etiologia da patologia endodôntica pode ser atribuída a limitações tanto nos testes de vitalidade clínico quanto nas radiografias intrabucais para detectar patologias odontogênicas. A imagem de TCFC tem a capacidade de detectar patologias periapicais antes que elas sejam aparentes nas radiografias 2D.[7]

- Fatores pré-operatórios, como a presença e o tamanho real de uma lesão periapical, desempenham um papel importante no resultado do tratamento endodôntico. O sucesso, quando medido por critérios radiográficos, é maior quando os dentes são tratados endodonticamente antes que os sinais radiográficos de doença periapical sejam detectados.[8]

- Os achados anteriores foram validados em estudos clínicos nos quais a doença endodôntica primária detectada com radiografias intrabucais e TCFC foi de 20 e 48%, respectivamente. Vários estudos clínicos tiveram achados semelhantes, embora com porcentagens ligeiramente diferentes.[9,10] Experimentos *ex vivo*, em que lesões periapicais simuladas foram criadas, produziram resultados semelhantes.[11,12] Resultados de estudos animais *in vivo*, usando avaliações histológicas como o padrão ouro, também mostraram resultados semelhantes aos observados em estudos clínicos *ex vivo* em humanos.[13]

- A dor intrabucal persistente após a terapia de canal radicular frequentemente representa um desafio diagnóstico. Um exemplo é a dor dentoalveolar persistente, também conhecida como odontalgia atípica.[14] O rendimento diagnóstico das radiografias intrabucais convencionais e da TCFC foi avaliado na diferenciação entre os pacientes que apresentam suspeita de odontalgia atípica *versus* periodontite apical sintomática, sem evidência radiográfica de destruição óssea periapical.[15] A imagem de TCFC detectou 17% mais dentes com perda óssea periapical que a radiografia convencional.

TRATAMENTO INICIAL

Pré-operatório

Recomendação 3: a TCFC com FOV limitado deve ser considerada a modalidade de imagem de escolha para o tratamento inicial de dentes com potencial para canais extras e suspeita de morfologia complexa, como dentes anteriores inferiores e pré-molares, molares superiores e inferiores, bem como anomalias dentárias.

Transoperatório

Recomendação 4: se uma TCFC pré-operatória não foi realizada, a TCFC com FOV limitado deve ser considerada como a modalidade de imagem de escolha para a identificação intraconsulta e localização de canais calcificados.

Pós-operatório

Recomendação 5: as radiografias intraorais devem ser consideradas a modalidade de imagem de escolha para o pós-operatório imediato.

Justificativa

- Existem variações anatômicas entre os diferentes tipos de dentes. O sucesso da terapia endodôntica não cirúrgica depende da identificação dos canais, da limpeza, da modelagem e da obturação dos sistemas de canais radiculares, bem como da qualidade da restauração final.

- As imagens 2D não revelam de forma consistente o número real de raízes e canais. Em estudos, os dados adquiridos pela TCFC mostraram uma correlação muito forte entre o corte e o exame histológico.[16,17]

- Em um estudo de 2013, a TCFC mostrou valores médios mais elevados de especificidade e sensibilidade quando comparada às avaliações radiográficas intraorais na detecção do canal MV2.[18]

RETRATAMENTO NÃO CIRÚRGICO

Recomendação 6: a TCFC com FOV limitado deve ser considerada a modalidade de imagem de escolha se o exame clínico e a radiografia intraoral 2D forem inconclusivos na detecção de fratura radicular vertical (FRV).

Justificativa

- No retratamento não cirúrgico, a presença de fratura vertical da raiz diminui significativamente o prognóstico. Na maioria dos casos, a indicação de uma fratura radicular vertical é mais frequentemente devido ao padrão específico de perda óssea e ao alargamento do espaço do ligamento periodontal que à visualização direta da fratura. A TCFC pode ser recomendada para o diagnóstico de fratura vertical da raiz em dentes não restaurados quando existem sinais e sintomas clínicos.
- Maior sensibilidade e especificidade foram observadas em um estudo clínico em que o diagnóstico definitivo de fratura radicular vertical foi confirmado no momento da cirurgia para validar os achados da TCFC, com sensibilidade de 88% e especificidade de 75%.[19] Diversos estudos de séries de casos concluíram que a TCFC é uma ferramenta útil para o diagnóstico de fraturas radiculares verticais. Estudos *in vivo* e laboratoriais avaliando a TCFC na detecção de fraturas radiculares verticais concordaram que a sensibilidade, a especificidade e a precisão da TCFC foram geralmente maiores e reprodutíveis.[20,21] A detecção de fraturas foi significativamente maior para todos os sistemas de TCFC quando em comparação às radiografias intraorais. No entanto, esses resultados devem ser interpretados com cautela, pois a detecção de fratura radicular vertical depende do tamanho da fratura, da presença de artefatos causados por materiais e pinos de obturação, bem como da resolução espacial da TCFC.

Recomendação 7: a TCFC com FOV limitado deve ser a modalidade de imagem de escolha ao avaliar a não cicatrização do tratamento endodôntico anterior para ajudar a determinar a necessidade de tratamento adicional, como o não cirúrgico, o cirúrgico ou a extração.

Recomendação 8: a TCFC com FOV limitado deve ser a modalidade de imagem de escolha para o retratamento não cirúrgico, para avaliar as complicações do tratamento endodôntico, como a sobre-extensão do material de obturação do canal radicular, os instrumentos endodônticos fraturados, assim como a localização de perfurações.

Justificativa

- É importante avaliar os fatores que afetam o resultado do tratamento do canal radicular. Os preditores de desfecho identificados nas radiografias periapicais e na TCFC foram avaliados por Liang et al.[22] Os resultados mostraram que as radiografias periapicais detectaram lesões periapicais em 18 raízes (12%) em comparação às 37 na TCFC (25%); ademais, 80% das raízes com obturações aparentemente curtas com base em imagens de radiografias intraorais apareceram na TCFC. O resultado do tratamento, o comprimento e a densidade do enxerto, bem como os preditores de desfecho determinados pela TCFC, mostraram valores diferentes quando comparados às radiografias intrabucais.
- O planejamento preciso do tratamento é uma parte essencial do retratamento endodôntico. O diagnóstico endodôntico e o planejamento de tratamentos incorretos, atrasados ou inadequados colocam o paciente em risco e podem resultar em tratamento desnecessário. As decisões de planejamento do tratamento usando a TCFC *versus* radiografias intraorais foram comparadas ao diagnóstico padrão ouro.[23] Um diagnóstico preciso foi alcançado em 36 a 40% dos casos com radiografias intraorais em comparação a 76 a 83% com a TCFC. Um alto nível de diagnóstico incorreto foi observado na reabsorção cervical invasiva e na fratura vertical da raiz. Nesse estudo, os examinadores alteraram seu plano de tratamento após a revisão da TCFC em 56 a 62,2% dos casos, indicando a influência significativa da TCFC.

RETRATAMENTO CIRÚRGICO

Recomendação 9: a TCFC com FOV limitado deve ser considerada como a modalidade de imagem de escolha para o planejamento do tratamento pré-cirúrgico para localizar o ápice/os ápices radiculares, bem como para avaliar a proximidade de estruturas anatômicas adjacentes.

Justificativa

O uso da TCFC tem sido recomendado para o planejamento do tratamento da cirurgia endodôntica.[24,25] A visualização pela TCFC da verdadeira extensão das lesões periapicais e sua proximidade com importantes estruturas vitais e pontos anatômicos é superior à das radiografias periapicais.

CASOS ESPECIAIS

a. Colocação de implantes

Recomendação 10: a TCFC com FOV limitado deve ser considerada como a modalidade de imagem de escolha para a colocação cirúrgica de implantes.[26]

b. Lesões traumáticas

Recomendação 11: a TCFC com FOV limitado deve ser considerada a modalidade de imagem de escolha para o diagnóstico e o tratamento de trauma dentoalveolar limitado, fraturas radiculares, luxação e/ou deslocamento de dentes, bem como fraturas alveolares localizadas, na ausência de outras fraturas maxilofaciais ou lesão do tecido mole que pode exigir outras modalidades de imagem avançadas.[27]

c. Defeitos reabsortivos

Recomendação 12: A TCFC com FOV limitado é a modalidade de imagem de escolha na localização e na diferenciação de defeitos de reabsorção externos e internos e na determinação do tratamento e prognóstico adequados.[28,29]

AVALIAÇÃO DE RESULTADO

Recomendação 13: na ausência de sinais ou sintomas clínicos, a radiografia intraoral deve ser considerada a modalidade de imagem de escolha para avaliação da cicatrização após o tratamento endodôntico não cirúrgico e cirúrgico.

Recomendação 14: na ausência de sinais e sintomas, se a TCFC com FOV limitado foi a modalidade de imagem de escolha no momento da avaliação e do tratamento, ela pode ser a modalidade de escolha para a avaliação de acompanhamento. Na presença de sinais e sintomas, consulte a recomendação nº 7.

Justificativa

- O uso da TCFC com FOV limitado para avaliação da cicatrização após os tratamentos não cirúrgico e cirúrgico deve ser considerado caso a caso, dados os riscos e os benefícios de expor o paciente à radiação ionizante, levando em conta o histórico do paciente, os achados clínicos, o modo de intervenção endodôntica, a aparência radiográfica preexistente, as alterações temporais e quaisquer outros fatores sistêmicos ou estranhos que possam confundir o processo de cicatrização.
- O preciso diagnóstico da cicatrização completa e sem intercorrências, conforme determinado radiograficamente, com correlação clínica inequívoca apoiando o diagnóstico radiográfico é um desafio.[30-33] O processo de cicatrização é dependente de vários fatores, ambos estranhos e relacionados ao hospedeiro. No futuro, quando/se os parâmetros associados à cicatrização forem confirmados por estudos baseados em evidências, o uso da TCFC com FOV limitado para a avaliação dos resultados poderá ser mais bem interpretada.

Referências da Declaração de Posição Conjunta

1. American Association of Endodontists, American Academy of Oral and Maxillofacial Radiology: Use of cone-beam computed tomography in endodontics Joint Position Statement of the American Association of Endodontists and the American Academy of Oral and Maxillofacial Radiology, *Oral Surg Oral Med Oral Pathol Oral Radiol Endod* 111(2):234–237, 2011.
2. Grondahl HG, Huumonen S: Radiographic manifestations of periapical inflammatory lesions, *Endod Topics* 8:55–67, 2004.
3. Patel S, Durack C, Abella F, et al: Cone beam computed tomography in Endodontics—a review, *Int Endod J* 48:3–15, 2015.
4. Suomalainen A, Pakbaznejad Esmaeili E, Robinson S: Dentomaxillofacial imaging with panoramic views and cone beam CT, *Insights imaging* 6:1–16, 2015.
5. Venskutonis T, Plotino G, Juodzbalys G, et al: The importance of cone-beam computed tomography in the management of endodontic problems: a review of the literature, *J Endod* 40(12):1895–1901, 2014.
6. Carter L, Farman AG, Geist J, et al: American Academy of Oral and Maxillofacial Radiology executive opinion statement on performing and interpreting diagnostic cone beam computed tomography, *Oral Surg Oral Med Oral Pathol Oral Radiol Endod* 106(4):561–562, 2008.
7. De Paula-Silva FW, Wu MK, Leonardo MR, et al: Accuracy of periapical radiography and cone-beam computed tomography scans in diagnosing apical periodontitis using histopathological findings as a gold standard, *J Endod* 35(7):1009–1012, 2009.
8. Friedman S: Prognosis of initial endodontic therapy, *Endod Topics* 2:59–98, 2002.
9. Patel S, Wilson R, Dawood A, et al: The detection of periapical pathosis using periapical radiography and cone beam computed tomography—part 1: preoperative status, *Int Endod J* 8:702–710, 2012.
10. Abella F, Patel S, Duran-Sindreu F, et al: Evaluating the periapical status of teeth with irreversible pulpitis by using cone-beam computed tomography scanning and periapical radiographs, *J Endod* 38(12):1588–1591, 2012.
11. Cheung G, Wei L, McGrath C: Agreement between periapical radiographs and cone-beam computed tomography for assessment of periapical status of root filled molar teeth, *Int Endod J* 46(10):889–895, 2013.
12. Sogur E, Grondahl H, Bakst G, et al: Does a combination of two radiographs increase accuracy in detecting acid-induced periapical lesions and does it approach the accuracy of cone-beam computed tomography scanning? *J Endod* 38(2):131–136, 2012.
13. Patel S, Dawood A, Mannocci F, et al: Detection of periapical bone defects in human jaws using cone beam computed tomography and intraoral radiography, *Int Endod J* 42(6):507–515, 2009.
14. Nixdorf D, Moana-Filho E: Persistent dento-alveolar pain disorder (PDAP): Working towards a better understanding, *Rev Pain* 5(4):18–27, 2011.
15. Pigg M, List T, Petersson K, et al: Diagnostic yield of conventional radiographic and cone-beam computed tomographic images in patients with atypical odontalgia, *Int Endod J* 44(12):1365–2591, 2011.
16. Blattner TC, Goerge N, Lee CC, et al: Efficacy of CBCT as a modality to accurately identify the presence of second mesiobuccal canals in maxillary first and second molars: a pilot study, *J Endod* 36(5):867–870, 2010.
17. Michetti J, Maret D, Mallet JP, et al: Validation of cone beam computed tomography as a tool to explore root canal anatomy, *J Endod* 36(7):1187–1190, 2010.
18. Vizzotto MB, Silveira PF, Arús NA, et al: CBCT for the assessment of second mesiobuccal (MB2) canals in maxillary molar teeth: effect of voxel size and presence of root filling, *Int Endod J* 46(9):870–876, 2013.
19. Edlund M, Nair MK, Nair UP: Detection of vertical root fractures by using cone-beam computed tomography: a clinical study, *J Endod* 37(6):768–772, 2011.
20. Metska ME, Aartman IH, Wesselink PR, et al: Detection of vertical root fracture in vivo in endodontically treated teeth by cone-beam computed tomography scans, *J Endod* 38(10):1344–1347, 2012.
21. Brady E, Mannocci F, Wilson R, et al: A comparison of CBCT and periapical radiography for the detection of vertical root fractures in non-endodontically treated teeth, *Int Endod J* 47(8):735–746, 2014.
22. Liang H, Li Gang, Wesselink P, et al: Endodontic outcome predictors identified with periapical radiographs and cone-beam computed tomography scans, *J Endod* 37(3):326–331, 2011.
23. Ee J, Fayad IM, Johnson B: Comparison of endodontic diagnosis and treatment planning decisions using cone-beam volumetric tomography versus periapical radiography, *J Endod* 40(7):910–916, 2014.
24. Venskutonis T, Plotino G, Tocci L, et al: Periapical and endodontic status scale based on periapical bone lesions and endodontic treatment quality evaluation using cone-beam computed tomography, *J Endod* 41(2):190–196, 2015.
25. Low KM, Dula K, Bürgin W, et al: Comparison of periapical radiography and limited cone-beam tomography in posterior maxillary teeth referred for apical surgery, *J Endod* 34(5):557–562, 2008.
26. Tyndall D, Price J, Tetradis S, et al: Position statement of the American Academy of Oral and Maxillofacial Radiology on selection criteria for the use of radiology in dental implantology with emphasis on cone beam computed tomography, *Oral Surg Oral Med Oral Pathol Oral Radiol* 113(6):817–826, 2012.
27. May JJ, Cohenca N, Peters OA: Contemporary management of horizontal root fractures to the permanent dentition: diagnosis, radiologic assessment to include cone-beam computed tomography, *Pediatr Dent* 35:120–124, 2013.
28. Estrela C, Bueno MR, De Alencar AH, et al: Method to evaluate Inflammatory Root Resorption by using Cone Beam computed tomography, *J Endod* 35(11):1491–1497, 2009.
29. Durack C, Patel S, Davies J, et al: Diagnostic accuracy of small volume cone beam computed tomography and intraoral periapical radiography for the detection of simulated external inflammatory root resorption, *Int Endod J* 44(2):136–147, 2011.
30. Cheung G, Wei W, McGrath C: Agreement between periapical radiographs and cone-beam computed tomography for assessment of periapical status of root filled molar teeth, *Int Endod J* 46(10):889–895, 2013.
31. Estrela C, Bueno MR, Azevedo BC, et al: A new periapical index based on cone beam computed tomography, *J Endod* 34(11):1325–1331, 2008.
32. Tanomaru-Filho M, Jorge EG, Guerreiro-Tanomaru JM, et al: Two- and tridimensional analysis of periapical repair after endodontic surgery, *Clin Oral Investig* 19(1):17–25, 2015.
33. von Arx T, Janner SF, Hanni S, et al: Agreement between 2D and 3D radiographic outcome assessment one year after periapical surgery, *Int Endod J* 49(1):915–925, 2015.

Comitê especial para revisar a Declaração de Posição Conjunta AAE/AAOMR sobre o uso de TCFC, em Endodontia, para campo de visão (FOV) limitado

Mohamed I. Fayad, Co-Chair, AAE
Martin D. Levin, AAE
Richard A. Rubinstein, AAE

Craig S. Hirschberg, AAE Board Liaison
Madhu Nair, Co-Chair, AAOMR
Erika Benavides, AAOMR

Axel Ruprecht, AAOMR
Sevin Barghan, AAOMR

Referências bibliográficas

1. AAE and AAOMR joint position statement: use of cone beam computed tomography in endodontics 2015 update, *J Endod* 41(9): 1393-1396, 2015.
2. Academy of Osseointegration: 2010 guidelines of the academy of osseointegration for the provision of dental implants and associated patient care, *Int J Oral Maxillofac Implants* 25(3):620-627, 2010.
3. Ackerman S, Aguilera FC, Buie JM, et al: Accuracy of 3-dimensional-printed endodontic surgical guide: a human cadaver study, *J Endod* 45(5):615-618, 2019.
4. ADA Council on Scientific Affairs: An update on radiographic practices: information and recommendations, *J Am Dent Assoc* 132(2): 234-238, 2001.
5. Ahn SY, Kim NH, Kim S, et al: computer-aided design/computer-aided manufacturing-guided endodontic surgery: guided osteotomy and apex localization in a mandibular molar with a thick buccal bone plate, *J Endod* 44(4):665-670, 2018.
6. Akdeniz BG, Sogur E: An ex vivo comparison of conventional and digital radiography for perceived image quality of root fillings, *Int Endod J* 38(6):397-401, 2005.
7. Al-Fouzan KS: Incidence of rotary ProFile instrument fracture and the potential for bypassing in vivo, *Int Endod J* 36(12):864-867, 2003.
8. Alavi AM, Opasanon A, Ng YL, et al: Root and canal morphology of Thai maxillary molars, *Int Endod J* 35(5):478-485, 2002.
9. American Association of Endodontists: *Glossary of endodontic terms*. https://www.aae.org/specialty/clinical-resources/glossary-endodontic-terms/. Chicago, 2019, update.
10. American Dental Association moves forward on electronic standards: *ADA News* 30(15):A, 1999.
11. Anderson LC, Kosinski TF, Mentag PJ: A review of the intraosseous course of the nerves of the mandible, *J Oral Implantol* 17(4): 394-403, 1991.
12. Andersson L: Epidemiology of traumatic dental injuries, *J Endod* 39(3 Suppl):S2-S5, 2013.
13. Andersson L, Andreasen JO, Day P, et al: International Association of Dental Traumatology guidelines for the management of traumatic dental injuries: 2. Avulsion of permanent teeth, *Dent Traumatol* 28(2):88-96, 2012.
14. Andreasen FM, Pedersen BV: Prognosis of luxated permanent teeth—the development of pulp necrosis, *Endod Dent Traumatol* 1(6):207-220, 1985.
15. Andreasen FM, Sewerin I, Mandel U, et al: Radiographic assessment of simulated root resorption cavities, *Endod Dent Traumatol* 3(1): 21-27, 1987.
16. Andreasen FM, Andreasen JO: Crown fractures. *Textbook and color atlas of traumatic injuries to the teeth*, ed 3, Copenhagen, 1994, Munksgaard.
17. Andreasen JO, Ahrensburg SS, Tsilingaridis G: Root fractures: the influence of type of healing and location of fracture on tooth survival rates - an analysis of 492 cases, *Dent Traumatol* 28(5): 404-409, 2012.
18. Andreasen JO, Ravn JJ: Epidemiology of traumatic dental injuries to primary and permanent teeth in a Danish population sample, *Int J Oral Surg* 1(5):235-239, 1972.
19. Andreasen JO, Andreasen FM, Andersson L: *Textbook and color atlas of traumatic injuries to the teeth*, Copenhagen, Munksgaard, 2007, John Wiley & Sons.
20. Ariji Y, Ariji E, Nakashima M, et al: Magnetic resonance imaging in endodontics: a literature review, *Oral Radiol* 34(1):10-16, 2018.
21. Backman B, Wahlin YB: Variations in number and morphology of permanent teeth in 7-year-old Swedish children, *Int J Paediatr Dent* 11(1):11-17, 2001.
22. Bakland LK: Root resorption, *Dent Clin North Am* 36(2):491-507, 1992.
23. Ball RL, Barbizam JV, Cohenca N: Intraoperative endodontic applications of cone-beam computed tomography, *J Endod* 39(4):548-557, 2013.
24. Beck-Mannagetta J, Necek D, Grasserbauer M: Solitary aspergillosis of maxillary sinus, a complication of dental treatment, *Lancet* 2(8361):1260, 1983.
25. Benavides E, Rios HF, Ganz SD, et al: Use of cone beam computed tomography in implant dentistry: the international congress of oral implantologists consensus report, *Implant Dent* 21(2):78-86, 2012.
26. Bender IB: Factors influencing the radiographic appearance of bony lesions, *J Endod* 8(4):161-170, 1982.
27. Bender IB, Seltzer S: Roentgenographic and direct observation of experimental lesions in bone: I, *J Am Dent Assoc* 62:152-160, 1961.
28. Bergenholtz G: Micro-organisms from necrotic pulp of traumatized teeth, *Odontol Revy* 25(4):347-358, 1974.
29. Block MS, Emery RW: Static or dynamic navigation for implant placement-choosing the method of guidance, *J Oral Maxillofac Surg* 74(2):269-277, 2016.
30. Borg E, Kallqvist A, Grondahl K, et al: Film and digital radiography for detection of simulated root resorption cavities, *Oral Surg Oral Med Oral Pathol Oral Radiol Endod* 86(1):110-104, 1998.
31. Bornstein MM, Lauber R, Sendi P, et al: Comparison of periapical radiography and limited cone-beam computed tomography in mandibular molars for analysis of anatomical landmarks before apical surgery, *J Endod* 37(2):151-157, 2011.
32. Bornstein MM, Wasmer J, Sendi P, et al: Characteristics and dimensions of the Schneiderian membrane and apical bone in maxillary molars referred for apical surgery: a comparative radiographic analysis using limited cone beam computed tomography, *J Endod* 38(1):51-57, 2012.
33. Bornstein MM, Wolner-Hanssen AB, Sendi P, et al: Comparison of intraoral radiography and limited cone beam computed tomography for the assessment of root-fractured permanent teeth, *Dent Traumatol* 25(6):571-577, 2009.
34. Bouillaguet S, Wataha JC, Tay FR, et al: Initial in vitro biological response to contemporary endodontic sealers, *J Endod* 32(10): 989-992, 2006.
35. Bratel J, Jontell M, Dahlgren U, et al: Effects of root canal sealers on immunocompetent cells in vitro and in vivo, *Int Endod J* 31(3): 178-188, 1998.
36. Brennan PC, McEntee M, Evanoff M, et al: Ambient lighting: effect of illumination on soft-copy viewing of radiographs of the wrist, *AJR Am J Roentgenol* 188(2):W177-W180, 2007.
37. Brooks JK, Kleinman JW: Retrieval of extensive gutta-percha extruded into the maxillary sinus: use of 3-dimensional cone-beam computed tomography, *J Endod* 39(9):1189-1193, 2013.
38. Brynolf I: A histological and roentgenological study of periapical region of human upper incisors, *Odontol Revy* 18(11):1, 1967.
39. Bueno MR, De Carvalhosa AA, De Souza Castro PH, et al: Mesenchymal chondrosarcoma mimicking apical periodontitis, *J Endod* 34(11):1415-1419, 2008.
40. Bueno MR, Estrela C, De Figueiredo JA, et al: Map-reading strategy to diagnose root perforations near metallic intracanal posts by using cone beam computed tomography, *J Endod* 37(1):85-90, 2011.
41. Burger CL, Mork TO, Hutter JW, et al: Direct digital radiography versus conventional radiography for estimation of canal length in curved canals, *J Endod* 25(4):260-263, 1999.
42. Calberson FL, Hommez GM, De Moor RJ: Fraudulent use of digital radiography: methods to detect and protect digital radiographs, *J Endod* 34(5):530-536, 2008.
43. Caplan D: Epidemiologic issues in studies of association between apical periodontitis and systemic health, *Endod Topics* 8(15), 2008.
44. Carter L, Farman AG, Geist J, et al: American academy of oral and maxillofacial radiology executive opinion statement on performing and interpreting diagnostic cone beam computed tomography, *Oral Surg Oral Med Oral Pathol Oral Radiol Endod* 106(4):561-562, 2008.
45. Claeys V, Wackens G: Bifid mandibular canal: literature review and case report, *Dentomaxillofac Radiol* 34(1):55-58, 2005.
46. Cohenca N, Simon JH, Mathur A, et al: Clinical indications for digital imaging in dento-alveolar trauma. Part 2: Root resorption, *Dent Traumatol* 23(2):105-113, 2007.
47. Cohenca N, Simon JH, Roges R, et al: Clinical indications for digital imaging in dento-alveolar trauma. Part 1: Traumatic injuries, *Dent Traumatol* 23(2):95-104, 2007.
48. Connert T, Krug R, Eggmann F, et al: Guided endodontics versus conventional access cavity preparation: a comparative study on substance loss using 3-dimensional-printed teeth, *J Endod* 45(3): 327-331, 2019.
49. Cotti E, Dessi C, Piras A, et al: Can a chronic dental infection be considered a cause of cardiovascular disease?, A review of the literature, *Int J Cardiol* 148(1):4-10, 2011.
50. Cotton TP, Geisler TM, Holden DT, et al: Endodontic applications of cone-beam volumetric tomography, *J Endod* 33(9):1121-1132, 2007.
51. Crump MC, Natkin E: Relationship of broken root canal instruments to endodontic case prognosis: a clinical investigation, *J Am Dent Assoc* 80(6):1341-1347, 1970.
52. Cuje J, Bargholz C, Hulsmann M: The outcome of retained instrument removal in a specialist practice, *Int Endod J* 43(7):545-554, 2010.

53. de Paula-Silva FW, Wu MK, Leonardo MR, et al: Accuracy of periapical radiography and cone-beam computed tomography scans in diagnosing apical periodontitis using histopathological findings as a gold standard, *J Endod* 35(7):1009–1012, 2009.
54. Davidovich E, Heling I, Fuks AB: The fate of a mid-root fracture: a case report, *Dent Traumatol* 21(3):170–173, 2005.
55. Day PF, Duggal MS: A multicentre investigation into the role of structured histories for patients with tooth avulsion at their initial visit to a dental hospital, *Dent Traumatol* 19(5):243–347, 2003.
56. Di Fiore PM, Genov KA, Komaroff E, et al: Nickel-titanium rotary instrument fracture: a clinical practice assessment, *Int Endod J* 39(9):700–708, 2006.
57. Di Nardo D, Gambarini G, Capuani S, et al: Nuclear magnetic resonance imaging in endodontics: a review, *J Endod* 44(4):536–542, 2018.
58. Diangelis AJ, Andreasen JO, Ebeleseder KA, et al: International Association of Dental Traumatology guidelines for the management of traumatic dental injuries: 1. Fractures and luxations of permanent teeth, *Dent Traumatol* 28(1):2–12, 2012.
59. Diniz de Lima E, Lira de Farias Freitas AP, Mariz Suassuna FC, et al: Assessment of cone-beam computed tomographic artifacts from different intracanal materials on birooted teeth, *J Endod* 45(2):209–213, 2019.
60. DICOM: *Digital imaging and communications in medicine (DICOM) Part 1: Introduction and overview*. ftp://medical.nema.org/medical/dicom/2008/08_01pu.pdf. Accessed July 26, 2009.
61. Durack C, Patel S, Davies J, et al: Diagnostic accuracy of small volume cone beam computed tomography and intraoral periapical radiography for the detection of simulated external inflammatory root resorption, *Int Endod J* 44(2):136–147, 2011.
62. Edlund M, Nair MK, Nair UP: Detection of vertical root fractures by using cone-beam computed tomography: a clinical study, *J Endod* 37(6):768–772, 2011.
63. Eikenberg S, Vandre R: Comparison of digital dental X-ray systems with self-developing film and manual processing for endodontic file length determination, *J Endod* 26(2):65–67, 2000.
64. Eraso FE, Analoui M, Watson AB, et al: Impact of lossy compression on diagnostic accuracy of radiographs for periapical lesions, *Oral Surg Oral Med Oral Pathol Oral Radiol Endod* 93(5):621–625, 2002.
65. Escoda-Francoli J, Canalda-Sahli C, Soler A, et al: Inferior alveolar nerve damage because of overextended endodontic material: a problem of sealer cement biocompatibility?, *J Endod* 33(12):1484–1489, 2007.
66. Estrela C, Bueno MR, De Alencar AH, et al: Method to evaluate inflammatory root resorption by using cone beam computed tomography, *J Endod* 35(11):1491–1497, 2009.
67. Estrela C, Bueno MR, Leles CR, et al: Accuracy of cone beam computed tomography and panoramic and periapical radiography for detection of apical periodontitis, *J Endod* 34(3):273–279, 2008.
68. Eversole LR, Leider AS, Hansen LS: Ameloblastomas with pronounced desmoplasia, *J Oral Maxillofac Surg* 42(11):735–740, 1984.
69. Fahrig R, Fox AJ, Lownie S, et al: Use of a C-arm system to generate true three-dimensional computed rotational angiograms: preliminary in vitro and in vivo results, *AJNR Am J Neuroradiol* 18(8):1507–1514, 1997.
70. Fan W, Fan B, Gutmann JL, et al: Identification of a C-shaped canal system in mandibular second molars. Part III. Anatomic features revealed by digital subtraction radiography, *J Endod* 34(10):1187–1190, 2008.
71. Fan Y, Glickman GN, Umorin M, et al: A novel prefabricated grid for guided endodontic microsurgery, *J Endod* 45(5):606–610, 2019.
72. Farman AG, Avant SL, Scarfe WC, et al: In vivo comparison of Visualix-2 and Ektaspeed Plus in the assessment of periradicular lesion dimensions, *Oral Surg Oral Med Oral Pathol Oral Radiol Endod* 85(2):203–209, 1998.
73. Feely L, Mackie IC, Macfarlane T: An investigation of root-fractured permanent incisor teeth in children, *Dent Traumatol* 19(1):52–54, 2003.
74. Finucane D, Kinirons MJ: External inflammatory and replacement resorption of luxated, and avulsed replanted permanent incisors: a review and case presentation, *Dent Traumatol* 19(3):170–174, 2003.
75. Fletcher R, Fletcher S: *Clinical epidemiology: the essentials*, Baltimore, 2005, Lippincott Williams & Wilkins.
76. Forman GH, Rood JP: Successful retrieval of endodontic material from the inferior alveolar nerve, *J Dent* 5(1):47–50, 1977.
77. Fuss Z, Lustig J, Tamse A: Prevalence of vertical root fractures in extracted endodontically treated teeth, *Int Endod J* 32(4):283–286, 1999.
78. Gassner R, Bosch R, Tuli T, et al: Prevalence of dental trauma in 6000 patients with facial injuries: implications for prevention, *Oral Surg Oral Med Oral Pathol Oral Radiol Endod* 87(1):27–33, 1999.
79. Gencoglu N, Helvacioglu D: Comparison of the different techniques to remove fractured endodontic instruments from root canal systems, *Eur J Dent* 3(2):90–95, 2009.
80. Geurtsen W, Leyhausen G: Biological aspects of root canal filling materials—histocompatibility,cytotoxicity, and mutagenicity, *Clin Oral Investig* 1(1):5–11, 1997.
81. Glendor U: Epidemiology of traumatic dental injuries—a 12 year review of the literature, *Dent Traumatol* 24(6):603–611, 2008.
82. Gold SI, Hasselgren G: Peripheral inflammatory root resorption. A review of the literature with case reports, *J Clin Periodontol* 19(8):523–534, 1992.
83. Goldberg F, De Silvio A, Dreyer C: Radiographic assessment of simulated external root resorption cavities in maxillary incisors, *Endod Dent Traumatol* 14(3):133–136, 1998.
84. Gomes AP, de Araujo EA, Goncalves SE, et al: Treatment of traumatized permanent incisors with crown and root fractures: a case report, *Dent Traumatol* 17(5):236–239, 2001.
85. Gonzalez-Martin M, Torres-Lagares D, Gutierrez-Perez JL, et al: Inferior alveolar nerve paresthesia after overfilling of endodontic sealer into the mandibular canal, *J Endod* 36(8):1419–1421, 2010.
86. Goodis HE, Rossall JC, Kahn AJ: Endodontic status in older U.S. adults. Report of a survey, *J Am Dent Assoc* 132(11):1525–1530, quiz 95–96, 2001.
87. Green TL, Walton RE, Taylor JK, et al: Radiographic and histologic periapical findings of root canal treated teeth in cadaver, *Oral Surg Oral Med Oral Pathol Oral Radiol Endod* 83(6):707–711, 1997.
88. Grotz KA, Al-Nawas B, de Aguiar EG, et al: Treatment of injuries to the inferior alveolar nerve after endodontic procedures, *Clin Oral Investig* 2(2):73–76, 1998.
89. Guivarc'h M, Ordioni U, Catherine JH, et al: Implications of endodontic-related sinus aspergillosis in a patient treated by infliximab: a case report, *J Endod* 41(1):125–129, 2015.
90. Gulabivala K, Aung TH, Alavi A, et al: Root and canal morphology of Burmese mandibular molars, *Int Endod J* 34(5):359–370, 2001.
91. Gulabivala K, Opasanon A, Ng YL, et al: Root and canal morphology of Thai mandibular molars, *Int Endod J* 35(1):56–62, 2002.
92. Gulabivala K, Searson LJ: Clinical diagnosis of internal resorption: an exception to the rule, *Int Endod J* 28(5):255–260, 1995.
93. Gunst V, Mavridou A, Huybrechts B, et al: External cervical resorption: an analysis using cone beam and microfocus computed tomography and scanning electron microscopy, *Int Endod J* 46(9):877–887, 2013.
94. Gutteridge DL: The use of radiographic techniques in the diagnosis and management of periodontal diseases, *Dentomaxillofac Radiol* 24(2):107–113, 1995.
95. Hassan B, Metska ME, Ozok AR, et al: Detection of vertical root fractures in endodontically treated teeth by a cone beam computed tomography scan, *J Endod* 35(5):719–722, 2009.
96. Hassan B, Metska ME, Ozok AR, et al: Comparison of five cone beam computed tomography systems for the detection of vertical root fractures, *J Endod* 36(1):126–129, 2010.
97. Hatcher DC: Operational principles for cone-beam computed tomography, *J Am Dent Assoc* 141(Suppl 3):3S–6S, 2010.
98. Headache Classification Subcommittee, International Headache Society: The international classification of headache disorders. Second edition. *Cephalgia* 24(1): 2004.
99. Heithersay GS: Management of tooth resorption, *Aust Dent J* 52 (1 Suppl):S105–S121, 2007.
100. Hopp RN, Marchi MT, Kellermann MG, et al: Lymphoma mimicking a dental periapical lesion, *Leuk Lymphoma* 53(5):1008–1010, 2012.
101. Iikubo M, Kobayashi K, Mishima A, et al: Accuracy of intraoral radiography, multidetector helical CT, and limited cone-beam CT for the detection of horizontal tooth root fracture, *Oral Surg Oral Med Oral Pathol Oral Radiol Endod* 108(5):e70–e74, 2009.
102. Ingle JI: A standardized endodontic technique utilizing newly designed instruments and filling materials, *Oral Surg Oral Med Oral Pathol* 14:83–91, 1961.
103. Jung M, Lommel D, Klimek J: The imaging of root canal obturation using micro-CT, *Int Endod J* 38(9):617–626, 2005.
104. Kakehashi S, Stanley HR, Fitzgerald RJ: The effects of surgical exposures of dental pulps in germ-free and conventional laboratory rats, *Oral Surg Oral Med Oral Pathol* 20:340–349, 1965.

105. Kamburoglu K, Ilker Cebeci AR, Grondahl HG: Effectiveness of limited cone-beam computed tomography in the detection of horizontal root fracture, *Dent Traumatol* 25(3):256–261, 2009.
106. Kamburoglu K, Kursun S: A comparison of the diagnostic accuracy of CBCT images of different voxel resolutions used to detect simulated small internal resorption cavities, *Int Endod J* 43(9):798–807, 2010.
107. Kamburoglu K, Kursun S, Yuksel S, et al: Observer ability to detect ex vivo simulated internal or external cervical root resorption, *J Endod* 37(2):168–175, 2011.
108. Kanagasingam S, Lim CX, Yong CP, et al: Diagnostic accuracy of periapical radiography and cone beam computed tomography in detecting apical periodontitis using histopathological findings as a reference standard, *Int Endod J* 50(5):417–426, 2017.
109. Karabucak B, Bunes A, Chehoud C, et al: Prevalence of apical periodontitis in endodontically treated premolars and molars with untreated canal: a cone-beam computed tomography study, *J Endod* 42(4):538–541, 2016.
110. Kerekes K, Tronstad L: Long-term results of endodontic treatment performed with a standardized technique, *J Endod* 5(3):83–90, 1979.
111. Khedmat S, Rouhi N, Drage N, et al: Evaluation of three imaging techniques for the detection of vertical root fractures in the absence and presence of gutta-percha root fillings, *Int Endod J* 45(11):1004–1009, 2012.
112. Kim E, Kim KD, Roh BD, et al: Computed tomography as a diagnostic aid for extracanal invasive resorption, *J Endod* 29(7):463–465, 2003.
113. Kim TS, Caruso JM, Christensen H, et al: A comparison of cone-beam computed tomography and direct measurement in the examination of the mandibular canal and adjacent structures, *J Endod* 36(7):1191–1194, 2010.
114. Kitagawa H, Scheetz JP, Farman AG: Comparison of complementary metal oxide semiconductor and charge-coupled device intraoral X-ray detectors using subjective image quality, *Dentomaxillofac Radiol* 32(6):408–411, 2003.
115. Kositbowornchai S, Nuansakul R, Sikram S, et al: Root fracture detection: a comparison of direct digital radiography with conventional radiography, *Dentomaxillofac Radiol* 30(2):106–109, 2001.
116. Kovisto T, Ahmad M, Bowles WR: Proximity of the mandibular canal to the tooth apex, *J Endod* 37(3):311–315, 2011.
117. Lamus F, Katz JO, Glaros AG: Evaluation of a digital measurement tool to estimate working length in endodontics, *J Contemp Dent Pract* 2(1):24–30, 2001.
118. Lara-Mendes STO, Barbosa CFM, Machado VC, et al: A new approach for minimally invasive access to severely calcified anterior teeth using the guided endodontics technique, *J Endod* 44(10):1578–1582, 2018.
119. Lavasani SA, Tyler C, Roach SH, et al: Cone-beam computed tomography: anatomic analysis of maxillary posterior teeth-impact on endodontic microsurgery, *J Endod* 42(6):890–895, 2016.
120. Leddy BJ, Miles DA, Newton CW, et al: Interpretation of endodontic file lengths using RadioVisiography, *J Endod* 20(11):542–545, 1994.
121. Leonardi Dutra K, Haas L, Porporatti AL, et al: Diagnostic accuracy of cone-beam computed tomography and conventional radiography on apical periodontitis: a systematic review and meta-analysis, *J Endod* 42(3):356–364, 2016.
122. Levin L, M T: Root resorption. In Hargreaves KM, Goodis HE, editors, *Seltzer and Bender's dental pulp*, Chicago, 2002, Quintessence Publishing, pp 425–448.
123. Li G, Sanderink GC, Welander U, et al: Evaluation of endodontic files in digital radiographs before and after employing three image processing algorithms, *Dentomaxillofac Radiol* 33(1):6–11, 2004.
124. Liang YH, Li G, Wesselink PR, et al: Endodontic outcome predictors identified with periapical radiographs and cone-beam computed tomography scans, *J Endod* 37(3):326–331, 2011.
125. Liedke GS, da Silveira HE, da Silveira HL, et al: Influence of voxel size in the diagnostic ability of cone beam tomography to evaluate simulated external root resorption, *J Endod* 35(2):233–235, 2009.
126. Littner MM, Kaffe I, Tamse A, et al: Relationship between the apices of the lower molars and mandibular canal—a radiographic study, *Oral Surg Oral Med Oral Pathol* 62(5):595–602, 1986.
127. Lofthag-Hansen S, Huumonen S, Grondahl K, et al: Limited cone-beam CT and intraoral radiography for the diagnosis of periapical pathology, *Oral Surg Oral Med Oral Pathol Oral Radiol Endod* 103(1):114–119, 2007.
128. Loushine RJ, Weller RN, Kimbrough WF, et al: Measurement of endodontic file lengths: calibrated versus uncalibrated digital images, *J Endod* 27(12):779–781, 2001.
129. Low KM, Dula K, Burgin W, et al: Comparison of periapical radiography and limited cone-beam tomography in posterior maxillary teeth referred for apical surgery, *J Endod* 34(5):557–562, 2008.
130. Lu Y, Liu Z, Zhang L, et al: Associations between maxillary sinus mucosal thickening and apical periodontitis using cone-beam computed tomography scanning: a retrospective study, *J Endod* 38(8):1069–1074, 2012.
131. Maillet M, Bowles WR, McClanahan SL, et al: Cone-beam computed tomography evaluation of maxillary sinusitis, *J Endod* 37(6):753–757, 2011.
132. Marchesan MA, Lloyd A, Clement DJ, et al: Impacts of contracted endodontic cavities on primary root canal curvature parameters in mandibular molars, *J Endod* 44(10):1558–1562, 2018.
133. Marmulla R, Wortche R, Muhling J, et al: Geometric accuracy of the NewTom 9000 Cone Beam CT, *Dentomaxillofac Radiol* 34(1):28–31, 2005.
134. Mehra P, Murad H: Maxillary sinus disease of odontogenic origin, *Otolaryngol Clin North Am* 37(2):347–364, 2004.
135. Melo SL, Bortoluzzi EA, Abreu M Jr, et al: Diagnostic ability of a cone-beam computed tomography scan to assess longitudinal root fractures in prosthetically treated teeth, *J Endod* 36(11):1879–1882, 2010.
136. Metska ME, Aartman IH, Wesselink PR, et al: Detection of vertical root fractures in vivo in endodontically treated teeth by cone-beam computed tomography scans, *J Endod* 38(10):1344–1347, 2012.
137. Miguens SA Jr, Veeck EB, Fontanella VR, et al: A comparison between panoramic digital and digitized images to detect simulated periapical lesions using radiographic subtraction, *J Endod* 34(12):1500–1503, 2008.
138. Mikrogeorgis G, Lyroudia K, Molyvdas I, et al: Digital radiograph registration and subtraction: a useful tool for the evaluation of the progress of chronic apical periodontitis, *J Endod* 30(7):513–517, 2004.
139. Miles D: *Color atlas of cone beam volumetric imaging for dental applications*, Hanover Park, IL, 2008, Quintessence Publishing.
140. Miles DA, Danfort RA: A clinician's guide to understanding cone beam volumetric imaging (CBVI), *Acad Dent Ther Stomatol* (Special Issue):1–13, 2007, www.ineedce.com.
141. Mirota DJ, Uneri A, Schafer S, et al: Evaluation of a system for high-accuracy 3D image-based registration of endoscopic video to C-arm cone-beam CT for image-guided skull base surgery, *IEEE Trans Med Imaging* 32(7):1215–1226, 2013.
142. Nair MK, Nair UP: Digital and advanced imaging in endodontics: a review, *J Endod* 33(1):1–6, 2007.
143. Nance RS, Tyndall D, Levin LG, et al: Diagnosis of external root resorption using TACT (tuned-aperture computed tomography), *Endod Dent Traumatol* 16(1):24–28, 2000.
144. Narayana P, Hartwell GR, Wallace R, et al: Endodontic clinical management of a dens invaginatus case by using a unique treatment approach: a case report, *J Endod* 38(8):1145–1148, 2012.
145. Neelakantan P, Subbarao C, Subbarao CV: Comparative evaluation of modified canal staining and clearing technique, cone-beam computed tomography, peripheral quantitative computed tomography, spiral computed tomography, and plain and contrast medium-enhanced digital radiography in studying root canal morphology, *J Endod* 36(9):1547–1551, 2010.
146. Neelakantan P, Subbarao C, Subbarao CV, et al: Root and canal morphology of mandibular second molars in an Indian population, *J Endod* 36(8):1319–1322, 2010.
147. Nevares G, Cunha RS, Zuolo ML, et al: Success rates for removing or bypassing fractured instruments: a prospective clinical study, *J Endod* 38(4):442–444, 2012.
148. Ng Y, Gulabivala K: Evaluation of outcomes. In *Pathways of the pulp*, ed 11, St. Louis, MO, 2016, Elsevier, pp 474–531.
149. Ng YL, Aung TH, Alavi A, et al: Root and canal morphology of Burmese maxillary molars, *Int Endod J* 34(8):620–630, 2001.
150. Nicopoulou-Karayianni K, Bragger U, Patrikiou A, et al: Image processing for enhanced observer agreement in the evaluation of periapical bone changes, *Int Endod J* 35(7):615–622, 2002.
151. Nixdorf DR, Moana-Filho EJ, Law AS, et al: Frequency of persistent tooth pain after root canal therapy: a systematic review and meta-analysis, *J Endod* 36(2):224–230, 2010.

152. Oehlers FA: Dens invaginatus (dilated composite odontome). II. Associated posterior crown forms and pathogenesis, *Oral Surg Oral Med Oral Pathol* 10(12):1302–1316, 1957.
153. Ohrbach R, List T, Goulet JP, et al: Recommendations from the International Consensus Workshop: convergence on an orofacial pain taxonomy, *J Oral Rehabil* 37(10):807–812, 2010.
154. Orhan K, Aksoy U, Kalender A: Cone-beam computed tomographic evaluation of spontaneously healed root fracture, *J Endod* 36(9):1584–1587, 2010.
155. Ozer SY: Detection of vertical root fractures of different thicknesses in endodontically enlarged teeth by cone beam computed tomography versus digital radiography, *J Endod* 36(7):1245–1249, 2010.
156. Panitvisai P, Parunnit P, Sathorn C, et al: Impact of a retained instrument on treatment outcome: a systematic review and meta-analysis, *J Endod* 36(5):775–780, 2010.
157. Parashos P, Gordon I, Messer HH: Factors influencing defects of rotary nickel-titanium endodontic instruments after clinical use, *J Endod* 30(10):722–725, 2004.
158. Patel K, Mannocci F, Patel S: The assessment and management of external cervical resorption with periapical radiographs and cone-beam computed tomography: a clinical study, *J Endod* 42(10):1435–1440, 2016.
159. Patel S: New dimensions in endodontic imaging: Part 2. Cone beam computed tomography, *Int Endod J* 42(6):463–475, 2009.
160. Patel S: The use of cone beam computed tomography in the conservative management of dens invaginatus: a case report, *Int Endod J* 43(8):707–713, 2010.
161. Patel S, Brady E, Wilson R, et al: The detection of vertical root fractures in root filled teeth with periapical radiographs and CBCT scans, *Int Endod J* 46(12):1140–1452, 2013.
162. Patel S, Dawood A: The use of cone beam computed tomography in the management of external cervical resorption lesions, *Int Endod J* 40(9):730–737, 2007.
163. Patel S, Dawood A, Wilson R, et al: The detection and management of root resorption lesions using intraoral radiography and cone beam computed tomography - an in vivo investigation, *Int Endod J* 42(9):831–838, 2009.
164. Patel S, Durack C, Abella F, et al: Cone beam computed tomography in Endodontics - a review, *Int Endod J* 48(1):3–15, 2015.
165. Patel S, Ford TP: Is the resorption external or internal?, *Dent Update* 34(4):218–220, 222, 224–226, 229, 2007.
166. Patel S, Kanagasingam S, Pitt Ford T: External cervical resorption: a review, *J Endod* 35(5):616–625, 2009.
167. Patel S, Mavridou AM, Lambrechts P, et al: External cervical resorption-part 1: histopathology, distribution and presentation, *Int Endod J* 51(11):1205–223, 2018.
168. Peters E, Lau M: Histopathologic examination to confirm diagnosis of periapical lesions: a review, *J Can Dent Assoc* 69(9):598–600, 2003.
169. Peters OA, Peters CI, Schonenberger K, et al: ProTaper rotary root canal preparation: effects of canal anatomy on final shape analysed by micro CT, *Int Endod J* 36(2):86–92, 2003.
170. Peters OA, Schonenberger K, Laib A: Effects of four Ni-Ti preparation techniques on root canal geometry assessed by micro computed tomography, *Int Endod J* 34(3):221–230, 2001.
171. Pew Research Center: *US population projections: 2005-2050*. www.pewhispanic.org/2008/02/11/us-population-projections-2005-2050.
172. Piepenbring ME, Potter BJ, Weller RN, et al: Measurement of endodontic file lengths: a density profile plot analysis, *J Endod* 26(10):615–618, 2000.
173. Pigg M, List T, Petersson K, et al: Diagnostic yield of conventional radiographic and cone-beam computed tomographic images in patients with atypical odontalgia, *Int Endod J* 44(12):1092–1101, 2011.
174. Pineda F, Kuttler Y: Mesiodistal and buccolingual roentgenographic investigation of 7,275 root canals, *Oral Surg Oral Med Oral Pathol* 33(1):101–110, 1972.
175. Pogrel MA: Damage to the inferior alveolar nerve as the result of root canal therapy, *J Am Dent Assoc* 138(1):65–69, 2007.
176. Pope O, Sathorn C, Parashos P: A comparative investigation of cone beam computed tomography and periapical radiography in the diagnosis of a healthy periapex, *J Endod* 40(3):360–365, 2014.
177. Renton T: Prevention of iatrogenic inferior alveolar nerve injuries in relation to dental procedures, *Dent Update* 37(6):350–352, 354–356, 358–360 passim, 2010.
178. Ricucci D, Langeland K: Apical limit of root canal instrumentation and obturation, part 2. A histological study, *Int Endod J* 31(6):394–409, 1998.
179. Rodrigues CD, Estrela C: Traumatic bone cyst suggestive of large apical periodontitis, *J Endod* 34(4):484–489, 2008.
180. Rodrigues CD, Villar-Neto MJ, Sobral AP, et al: Lymphangioma mimicking apical periodontitis, *J Endod* 37(1):91–96, 2011.
181. Rodriguez G, Patel S, Duran-Sindreu F, et al: Influence of cone-beam computed tomography on endodontic retreatment strategies among general dental practitioners and endodontists, *J Endod* 43(9):1433–1437, 2017.
182. Rud J, Omnell KA: Root fractures due to corrosion. Diagnostic aspects. *Scand J Dent Res* 78(5):397–403, 1970.
183. Ruddle C: Endodontic disinfection-tsunami irrigation, *Endod Prac* (Feb):7–15, 2008.
184. Ruddle CJ: Endodontic diagnosis, *Dent Today* 21(10):90–92, 94, 96–101; quiz 01, 78, 2002.
185. Samei E, Krupinski E: *Medical imaging: perception and techniques*, Cambridge, UK, 2010, Cambridge University Press.
186. Scannapieco FA: Position paper of The American Academy of Periodontology: periodontal disease as a potential risk factor for systemic diseases, *J Periodontol* 69(7):841–850, 1998.
187. Scarfe WC: Imaging of maxillofacial trauma: evolutions and emerging revolutions, *Oral Surg Oral Med Oral Pathol Oral Radiol Endod* 100(2 Suppl):S75–S96, 2005.
188. Scarfe WC, Levin MD, Gane D, et al: Use of cone beam computed tomography in endodontics, *Int J Dent* 2009:634567, 2009.
189. Schilder H: Cleaning and shaping the root canal, *Dent Clin North Am* 18(2):269–296, 1974.
190. Schilder H: Canal debridement and disinfection. In Cohen S, Burns C, editors. *Pathways of the pulp*, ed 1, St. Louis, 1976, Mosby, p 111–113.
191. Scolozzi P, Lombardi T, Jaques B: Successful inferior alveolar nerve decompression for dysesthesia following endodontic treatment: report of 4 cases treated by mandibular sagittal osteotomy, *Oral Surg Oral Med Oral Pathol Oral Radiol Endod* 97(5):625–631, 2004.
192. Sert S, Bayirli GS: Evaluation of the root canal configurations of the mandibular and maxillary permanent teeth by gender in the Turkish population, *J Endod* 30(6):391–398, 2004.
193. Sharan A, Madjar D: Correlation between maxillary sinus floor topography and related root position of posterior teeth using panoramic and cross-sectional computed tomography imaging, *Oral Surg Oral Med Oral Pathol Oral Radiol Endod* 102(3):375–381, 2006.
194. Shemesh H, Cristescu RC, Wesselink PR, et al: The use of cone-beam computed tomography and digital periapical radiographs to diagnose root perforations, *J Endod* 37(4):513–516, 2011.
195. Shishvan HH, Ebrahimnejad H: A study on the ability of panoramic, CT, cone-beam CT, MRI and ultrasonography in detecting different foreign-bodies in the maxillofacial region (an in-vitro study), *Electron J Gen Med* 15(16):2018.
196. Siewerdsen JH, Jaffray DA: Cone-beam computed tomography with a flat-panel imager: effects of image lag, *Med Phys* 26(12):2635–2647, 1999.
197. Simonton JD, Azevedo B, Schindler WG, et al: Age- and gender-related differences in the position of the inferior alveolar nerve by using cone beam computed tomography, *J Endod* 35(7):944–949, 2009.
198. Sjogren U, Hagglund B, Sundqvist G, et al: Factors affecting the long-term results of endodontic treatment, *J Endod* 16(10):498–504, 1990.
199. Sonoda M, Takano M, Miyahara J, et al: Computed radiography utilizing scanning laser stimulated luminescence, *Radiology* 148(3):833–838, 1983.
200. Spili P, Parashos P, Messer HH: The impact of instrument fracture on outcome of endodontic treatment, *J Endod* 31(12):845–850, 2005.
201. Stratemann SA, Huang JC, Maki K, et al: Comparison of cone beam computed tomography imaging with physical measures, *Dentomaxillofac Radiol* 37(2):80–93, 2008.
202. Swets J: *Signal detection theory and ROC analysis in psychology and diagnostics: collected papers*, Mahwah, NJ, 1996, Lawrence Erlbaum Associates.
203. Tahmasbi M, Jalali P, Nair MK, et al: Prevalence of middle mesial canals and isthmi in the mesial root of mandibular molars: an in vivo cone-beam computed tomographic study, *J Endod* 43(7):1080–1083, 2017.
204. Tian YY, Guo B, Zhang R, et al: Root and canal morphology of maxillary first premolars in a Chinese subpopulation evaluated using cone-beam computed tomography, *Int Endod J* 45(11):996–1003, 2012.
205. Torabinejad M: *Endodontics: principles and practice*, St Louis, 2009, Saunders.
206. Torabinejad M, Bahjri K: Essential elements of evidenced-based endodontics: steps involved in conducting clinical research, *J Endod* 31(8):563–569, 2005.

207. Toure B, Faye B, Kane AW, et al: Analysis of reasons for extraction of endodontically treated teeth: a prospective study, *J Endod* 37(11):1512–1515, 2011.
208. Tronstad L: Root resorption—etiology, terminology and clinical manifestations, *Endod Dent Traumatol* 4(6):241–252, 1988.
209. Trope M: Root resorption of dental and traumatic origin: classification based on etiology, *Pract Periodontics Aesthet Dent* 10(4):515–522, 1998.
210. Tsesis I, Rosen E, Schwartz-Arad D, et al: Retrospective evaluation of surgical endodontic treatment: traditional versus modern technique, *J Endod* 32(5):412–416, 2006.
211. Tsesis I, Rosen E, Tamse A, et al: Diagnosis of vertical root fractures in endodontically treated teeth based on clinical and radiographic indices: a systematic review, *J Endod* 36(9):1455–1458, 2010.
212. Tyndall DA, Ludlow JB, Platin E, et al: A comparison of Kodak Ektaspeed Plus film and the Siemens Sidexis digital imaging system for caries detection using receiver operating characteristic analysis, *Oral Surg Oral Med Oral Pathol Oral Radiol Endod* 85(1):113–118, 1998.
213. Tyndall DA, Price JB, Tetradis S, et al: Position statement of the American Academy of Oral and Maxillofacial Radiology on selection criteria for the use of radiology in dental implantology with emphasis on cone beam computed tomography, *Oral Surg Oral Med Oral Pathol Oral Radiol* 113(6):817–826, 2012.
214. Valmaseda-Castellon E, Berini-Aytes L, Gay-Escoda C: Inferior alveolar nerve damage after lower third molar surgical extraction: a prospective study of 1117 surgical extractions, *Oral Surg Oral Med Oral Pathol Oral Radiol Endod* 92(4):377–383, 2001.
215. Vande Voorde HE BA: Estimating endodontic "working length" with paralleling radiographs, *Oral Surg Oral Med Oral Pathol.* 27:106–110, 1969.
216. Vaz de Souza D, Schirru E, Mannocci F, et al: External cervical resorption: a comparison of the diagnostic efficacy using 2 different cone-beam computed tomographic units and periapical radiographs, *J Endod* 43(1):121–125, 2017.
217. Versteeg CH, Sanderink GC, Lobach SR, et al: Reduction in size of digital images: does it lead to less detectability or loss of diagnostic information?, *Dentomaxillofac Radiol* 27(2):93–96, 1998.
218. Versteeg KH, Sanderink GC, van Ginkel FC, et al: Estimating distances on direct digital images and conventional radiographs, *J Am Dent Assoc* 128(4):439–443, 1997.
219. Vertucci F: Root canal morphology and its relationship to endodontic procedures, *Endod Topics* 10(3): 2005.
220. Vertucci FJ: Root canal morphology of mandibular premolars, *J Am Dent Assoc* 97(1):47–50, 1978.
221. Vertucci FJ: Root canal anatomy of the human permanent teeth, *Oral Surg Oral Med Oral Pathol* 58(5):589–599, 1984.
222. Vier-Pelisser FV, Pelisser A, Recuero LC, et al: Use of cone beam computed tomography in the diagnosis, planning and follow up of a type III dens invaginatus case, *Int Endod J* 45(2):198–208, 2012.
223. Wang P, Yan XB, Lui DG, et al: Detection of dental root fractures by using cone-beam computed tomography, *Dentomaxillofac Radiol* 40(5):290–298, 2011.
224. Weng XL, Yu SB, Zhao SL, et al: Root canal morphology of permanent maxillary teeth in the Han nationality in Chinese Guanzhong area: a new modified root canal staining technique, *J Endod* 35(5):651–656, 2009.
225. Wenzel A, Haiter-Neto F, Frydenberg M, et al: Variable-resolution cone-beam computerized tomography with enhancement filtration compared with intraoral photostimulable phosphor radiography in detection of transverse root fractures in an in vitro model, *Oral Surg Oral Med Oral Pathol Oral Radiol Endod* 108(6):939–945, 2009.
226. Westphalen VP, Gomes de Moraes I, Westphalen FH, et al: Conventional and digital radiographic methods in the detection of simulated external root resorptions: a comparative study, *Dentomaxillofac Radiol* 33(4):233–235, 2004.
227. White SC, Scarfe WC, Schulze RK, et al: The Image Gently in Dentistry campaign: promotion of responsible use of maxillofacial radiology in dentistry for children, *Oral Surg Oral Med Oral Pathol Oral Radiol* 118(3):257–261, 2014.
228. Wolner-Hanssen AB, von Arx T: Permanent teeth with horizontal root fractures after dental trauma, A retrospective study. *Schweiz Monatsschr Zahnmed* 120(3):200–212, 2010.
229. Wu MK, Dummer PM, Wesselink PR: Consequences of and strategies to deal with residual post-treatment root canal infection, *Int Endod J* 39(5):343–356, 2006.
230. Wu MK, Shemesh H, Wesselink PR: Limitations of previously published systematic reviews evaluating the outcome of endodontic treatment, *Int Endod J* 42(8):656–666, 2009.
231. Yoshioka T, Kobayashi C, Suda H, et al: An observation of the healing process of periapical lesions by digital subtraction radiography, *J Endod* 28(8):589–591, 2002.
232. Young GR: Contemporary management of lateral root perforation diagnosed with the aid of dental computed tomography, *Aust Endod J* 33(3):112–118, 2007.
233. Zadik Y, Sandler V, Bechor R, et al: Analysis of factors related to extraction of endodontically treated teeth, *Oral Surg Oral Med Oral Pathol Oral Radiol Endod* 106(5):e31–e35, 2008.
234. Zahedi S, Mostafavi M, Lotfirikan N: Anatomic study of mandibular posterior teeth using cone-beam computed tomography for endodontic surgery, *J Endod* 44(5):738–743, 2018.
235. Zhang L, Wang T, Cao Y, et al: In vivo detection of subtle vertical root fracture in endodontically treated teeth by cone-beam computed tomography, *J Endod* 2019.
236. Zhang R, Wang H, Tian YY, et al: Use of cone-beam computed tomography to evaluate root and canal morphology of mandibular molars in Chinese individuals, *Int Endod J* 44(11):990–999, 2011.
237. Zhang Y, Zhang L, Zhu XR, et al: Reducing metal artifacts in cone-beam CT images by preprocessing projection data, *Int J Radiat Oncol Biol Phys* 67(3):924–932, 2007.
238. Zheng Q, Zhang L, Zhou X, et al: C-shaped root canal system in mandibular second molars in a Chinese population evaluated by cone-beam computed tomography, *Int Endod J* 44(9):857–862, 2011.
239. Zhou W, Han C, Li D, et al: Endodontic treatment of teeth induces retrograde peri-implantitis, *Clin Oral Implants Res* 20(12):1326–1332, 2009.

3 Lesões que Imitam Patologias Endodônticas

David J. Landwehr

Resumo do Capítulo

Importância do diagnóstico diferencial, 77
Limites do teste pulpar, 77
Limites da radiologia, 77
Diagnóstico diferencial da patologia periapical, 78
Imagens radiolúcidas multiloculares, 78
Imagens radiopacas na região periapical, 83
Apresentações multifocais, 90
Patologias mal definidas, 92
Imagens radiolúcidas periapicais uniloculares bem definidas, 99
Resumo, 106

Importância do diagnóstico diferencial

Há muito se reconhece que os cistos e os granulomas periapicais constituem a maior parte das lesões radiográficas nas regiões da maxila e da mandíbula.[17,28,137,243] Muitas dessas imagens radiolúcidas são assintomáticas e descobertas nas radiografias de rotina. Para os dentistas é fácil pressupor que qualquer imagem radiolúcida periapical associada à dor seja de origem pulpar ou inflamatória, especialmente se o dente tiver história significativa de restaurações. No entanto, inúmeras doenças de significância clínica variável podem ser encontradas nas regiões perirradiculares; diferenciar o aspecto endodôntico típico daqueles de potencial risco de morte ou de etiologia insidiosa é de fundamental importância para garantir o tratamento e o resultado ideais (Figura 3.1).[139,141,187,216,235]

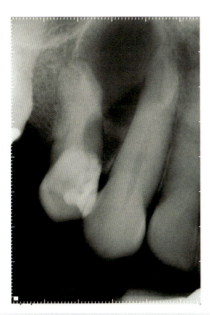

Figura 3.1 Imagem radiolúcida bem definida perto do ápice do primeiro pré-molar superior e do canino superior. Embora o pré-molar não tenha respondido aos testes pulpares, a localização da lesão e o aspecto clínico eram suspeitos, e a biopsia revelou um ceratocisto odontogênico.

Limites do teste pulpar

O uso de testes pulpares, em conjunto com exame clínico, achados radiográficos, históricos médica e odontológica, é considerado rotina padrão para diferenciar uma patologia pulpar de uma de etiologia não inflamatória ou não odontogênica.[73] Apesar disso, o teste pulpar tem limitações significativas, pois estudos passados sugerem que não há correlação entre a situação histológica da polpa e os sinais e sintomas clínicos do paciente.[228, 229] No entanto, uma investigação mais recente relatou a correlação entre o diagnóstico histológico e o clínico da pulpite irreversível em 84,4% das análises e a correspondência foi ainda maior para os casos de polpas normais e pulpite reversível.[209] Não é incomum encontrar pacientes com cáries extensas ao longo da dentição, sugerindo inflamação pulpar significativa, mas sem história de sintomatologia dolorosa (Figura 3.2).

A precisão dos testes diagnósticos é ainda mais complicada pela falta de fibras proprioceptivas na polpa dentária, o que resulta na incapacidade de o paciente localizar a fonte de dor.[167,228] Os testes pulpares térmicos e elétricos são, na verdade, a medida da capacidade da polpa sentir um estímulo, em vez da representação da saúde geral, e essas medidas são suscetíveis a respostas falso-positivas e falso-negativas.[5,98,118,119,168,197,264] Dadas as limitações diagnósticas do teste pulpar, muitos dentistas não dão a devida importância aos achados radiográficos.

Limites da radiologia

De acordo com revisão sistemática de estudos transversais de 2012, que avaliou a situação periapical de mais de 300 mil dentes, 5% de todas as análises apresentavam imagem radiolúcida periapical.[188] A prevalência desse tipo de imagem na população ilustra a importância de se formular o diagnóstico diferencial exato dessas anormalidades radiográficas. Historicamente, as radiografias não poderiam mostrar as lesões periapicais localizadas em osso esponjoso até que a perda mineral resultasse em uma lesão de 1 a 7 mm.[18,20] Isso sugere que a prevalência da doença inflamatória periapical é ainda maior porque todos os dentes com polpa inflamada ou necrótica não resultarão em imagem radiolúcida periapical. Diferentes locais anatômicos dentro da

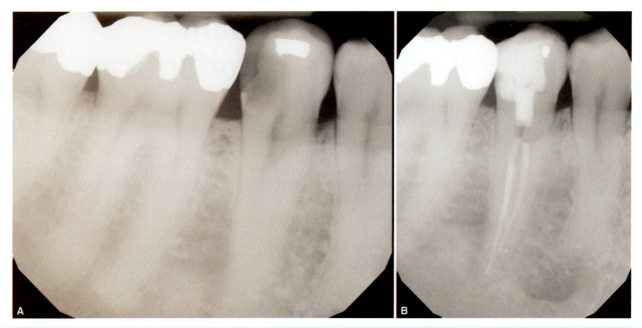

Figura 3.2 A. Cárie profunda no segundo pré-molar inferior, mas o paciente estava assintomático, sem história de dor. **B.** O dente 45 respondeu normalmente tanto ao teste frio quanto ao teste elétrico, mas o tratamento endodôntico não cirúrgico foi realizado para fins de restauração.

cavidade bucal têm probabilidade variável para identificação de alguma lesão radiolúcida com base na espessura da lâmina cortical e no volume ósseo.[19] Além disso, o tamanho real de um defeito radiolúcido é clinicamente maior que o observado na imagem radiográfica 2D.[230] Em situações clínicas menos comuns, o espaço do ligamento periodontal pode ser ampliado ou deslocado antes da necrose pulpar devido à cascata de citocinas da polpa inflamada.[2,270] Por conta dos limites técnicos da imagem tradicional, a radiografia 2D não deve ser considerada uma panaceia no processo de diagnóstico.

A interpretação dos filmes 2D e das radiografias digitais é subjetiva devido à significativa variabilidade intraobservador e interobservador.[32,95,248] A tecnologia tridimensional da tomografia computadorizada de feixe cônico (TCFC) é uma forma mais precisa de identificar a doença inflamatória periapical,[10,57,75,150,193,259] mas a interpretação das imagens 3D também é subjetiva e baseada na experiência do dentista e na qualidade das imagens.[16,190,202,254] Além disso, esses profissionais precisam ser capazes de identificar todos os achados incidentes que necessitam ser descobertos com esses conjuntos de dados maiores.[67,185,210] A American Association of Endodontists e a American Academy of Oral and Maxillofacial Radiology publicaram a *Joint Position Statement* (Declaração de Posição Conjunta), em 2015, fornecendo 14 diretrizes com bases científicas para o uso da TCFC no tratamento endodôntico. Esse documento de posicionamento e outros relatórios recomendaram que o julgamento do dentista responsável deve determinar a necessidade da TCFC e sugeriu que a história e o exame clínicos do paciente devem demonstrar que os benefícios do exame superam os potenciais riscos.[1,151] "A TCFC não deve ser usada rotineiramente para diagnóstico endodôntico nem para fins de triagem na ausência de sinais e sintomas clínicos. Os clínicos devem usar a TCFC apenas quando a necessidade de imagem não pode ser atendida por radiografia bidimensional (2D) de dose mais baixa."[1] Ademais, quando surgirem indicações para o uso da TCFC, recomenda-se limitado campo de visão para minimizar a quantidade de radiação e maximizar a resolução da imagem. A TCFC pode servir como ferramenta valiosa na diferenciação das alterações radiográficas sutis e facilitar o desenvolvimento do diagnóstico diferencial mais abrangente em comparação com a radiografia convencional (Figura 3.3).[57,192]

Diagnóstico diferencial da patologia periapical

Em muitos casos, os achados radiográficos associados às patologias não inflamatórias podem imitar muito de perto a apresentação do cisto periapical ou do granuloma periapical – mais comuns –, e não há como determinar definitivamente a importância clínica de uma lesão baseando-se apenas nas características radiográficas.[17,137,139,141,235,243] No entanto, a interpretação exata das anormalidades ósseas em conjunto com a revisão minuciosa da história médica, dentária, teste pulpar e exame clínico podem produzir o diagnóstico diferencial, que poderia resultar no tratamento precoce e, potencialmente, no melhor prognóstico. Dadas as limitações tanto do teste pulpar quanto da interpretação radiográfica, o diagnóstico da doença inflamatória periapical está associado a um nível variável de incerteza. Como resultado, o uso de um método repetitivo ao avaliar as anormalidades radiográficas pode auxiliar o dentista no desenvolvimento do diagnóstico diferencial abrangente.

IMAGENS RADIOLÚCIDAS MULTILOCULARES

Os cistos e os granulomas periapicais têm amplo espectro de apresentações radiográficas, com alguns causando extensa destruição óssea e outros resultando em anormalidades radiográficas mínimas (Figura 3.4). Independentemente do tamanho, a apresentação da doença inflamatória periapical deve ser radiograficamente unilocular e confirmada na falta de resposta ao teste pulpar. Se for identificada imagem radiolúcida multilocular na imagem periapical, então recomenda-se a radiografia panorâmica ou a TCFC para confirmar o padrão de crescimento multilocular e a extensão da lesão. O diagnóstico diferencial das

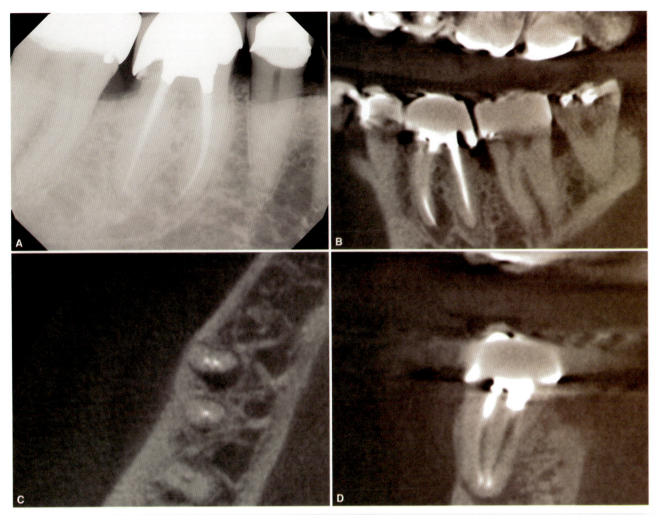

Figura 3.3 A TCFC de campo limitado é um complemento útil quando os achados sobre a imagem periapical não são conclusivos. **A.** Presença de discreta área radiolúcida no ápice da raiz mesial do primeiro molar inferior. **B.** As imagens de TCFC sagital, (**C**) axial e (**D**) coronal revelam perda mais proeminente de densidade no ápice dessa raiz.

imagens radiolúcidas multiloculares é extenso, mas o mais comum é o ceratocisto odontogênico (CO), o ameloblastoma e a lesão central de célula gigante (LCCG) (Boxe 3.1).

Ceratocisto odontogênico (CO)

O CO é um cisto de desenvolvimento que representa de 3 a 11% de todos os cistos odontogênicos.[42] Em 2005, a Organização Mundial da Saúde reclassificou o CO como uma neoplasia com a designação de tumor odontogênico ceratocístico por conta das alterações genéticas moleculares encontradas em outras neoplasias, mas, em 2017, o nome foi alterado novamente para CO.[69,238] Como resultado, ambos os nomes aparecerão na literatura e é importante distinguir os COs das lesões de origem inflamatória devido ao substancial potencial de crescimento e risco de recorrência.

O CO pode ser identificado em qualquer idade, mas a maioria é descoberta como uma lesão isolada entre os 10 e 40 anos.[42] Se vários COs estiverem presentes ou um CO for diagnosticado antes dos 10 anos, há suspeita de síndrome do carcinoma basocelular nevoide.[81] Histologicamente, a camada basal do revestimento do cisto tem células cuboides em paliçada, muitas vezes com núcleos hipercromáticos, e a superfície do cisto exibe a produção de paraqueratina. O CO tem o revestimento epitelial escamoso estratificado fino, não inflamado, composto por seis a oito camadas de células que são facilmente desalojadas do tecido conjuntivo subjacente durante o tratamento cirúrgico aumentando a probabilidade de recidiva. O padrão de crescimento também influencia os índices de recorrência relatados, porque a apresentação multilocular é mais difícil de ser removida completamente por curetagem.[121] A maioria dos relatos indica índice de recorrência de aproximadamente 30%.[23,49] No entanto, a taxa de recidiva é variável, dependendo do protocolo do estudo, podendo ocorrer mais de 5 anos após a intervenção cirúrgica original, o que sugere que é obrigatório o acompanhamento a longo prazo.[23,81]

Características radiológicas. O CO apresenta-se como uma imagem radiolúcida bem definida e pode ser encontrado em qualquer local, tanto na maxila quanto na mandíbula (Figura 3.5).[6,91,216] Pode ocorrer na região periapical, mas há distribuição desigual dos COs em toda a maxila e mandíbula com maior incidência na parte posterior do corpo e no ramo da mandíbula (Figura 3.6).[182,250] Quando um CO está associado a um dente impactado (25 a 40% dos casos), não deve ser confundido com lesão de origem endodôntica devido à sua localização ao redor da coroa. Essa apresentação seria indistinguível da de um cisto dentígero (Figura 3.7). Os COs menores são mais frequentemente assintomáticos e comumente apresentam-se como uma imagem radiolúcida unilocular, enquanto os COs maiores tendem a ter a clássica aparência multilocular.[250] Os COs maiores podem se apresentar com sintomatologia dolorosa e edema, mas muitos são assintomáticos, sem evidência de expansão óssea.

80 Parte 1 • Base Científica da Endodontia

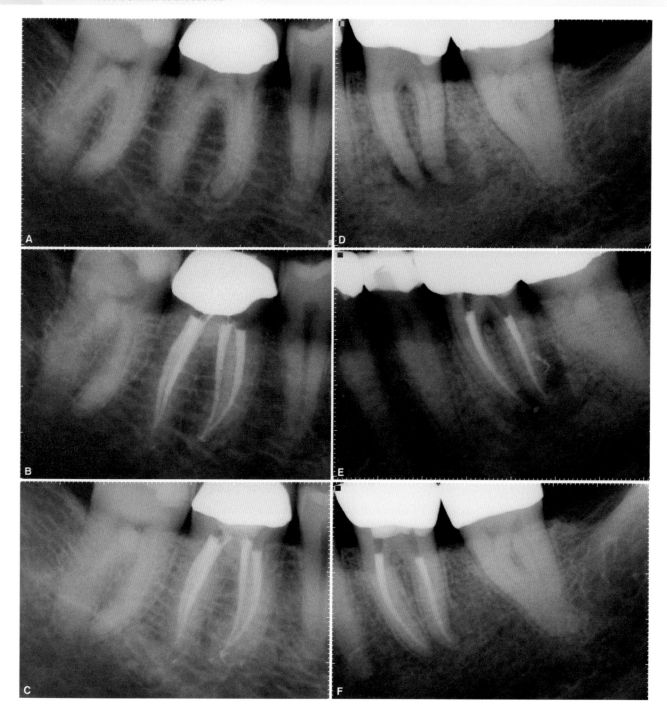

Figura 3.4 A doença inflamatória periapical apresenta amplo espectro de alterações radiográficas. **A.** Imagem periapical pré-operatória do primeiro molar inferior com polpa necrótica e periodontite apical assintomática. Há um alargamento do ligamento periodontal e imagem radiolúcida discreta no ápice da raiz mesial. **B.** O tratamento endodôntico convencional foi concluído. **C.** Evidência de cicatrização óssea no retorno 6 meses depois. **D.** Imagem periapical pré-operatória do primeiro molar inferior com polpa necrótica e periodontite apical assintomática. Essa lesão é consideravelmente maior que aquela da imagem A e envolve os ápices das raízes mesial e distal com extensão coronária ao longo da distal. **E.** O tratamento endodôntico não cirúrgico foi concluído e há a presença de canal lateral no terço apical da raiz. **F.** Evidência de cicatrização óssea no retorno do paciente, 6 meses depois.

Boxe 3.1 Imagens radiolúcidas multiloculares incomuns.

Fibroma ameloblástico
Mixoma odontogênico
Fibroma odontogênico central
Tumor odontogênico epitelial calcificante
Cisto odontogênico ortoqueratinizado
Cisto periodontal lateral

Cisto odontogênico calcificante
Hemangioma central/Malformação arteriovenosa
Cisto ósseo aneurismático
Querubismo
Hipertireoidismo
Carcinoma mucoepidermoide intraósseo

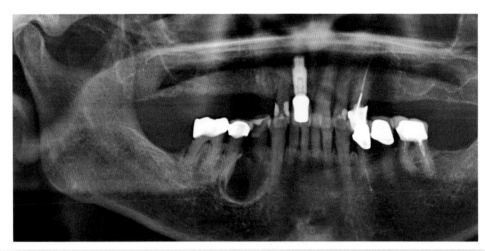

Figura 3.5 Embora a maioria dos ceratocistos odontogênicos ocorram como imagens radiolúcidas multiloculares no ângulo da mandíbula, eles podem estar localizados em qualquer posição tanto na mandíbula quanto na maxila. A radiografia panorâmica revela ceratocisto odontogênico corticado na região de pré-molar inferior direito. (Cortesia da Dra. Christel Haberland.)

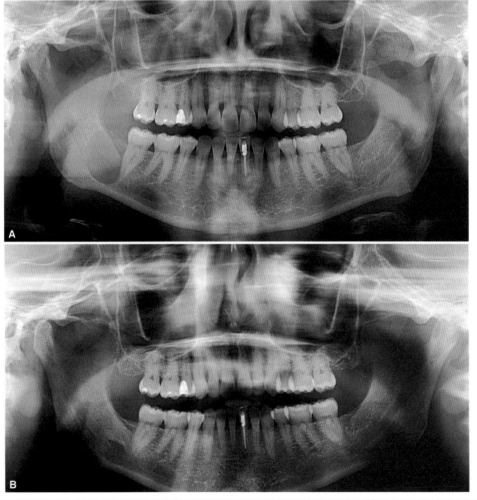

Figura 3.6 A. Uma radiografia panorâmica mostra ceratocisto odontogênico unilocular bem definido no ângulo direito da mandíbula e na raiz distal do segundo molar. A lesão foi removida cirurgicamente, e o paciente apresentou boa cicatrização óssea, comprovada em seu retorno depois de 3 anos, sem indicação de recidiva (**B**). (Cortesia do Dr. Christopher Bacsik.)

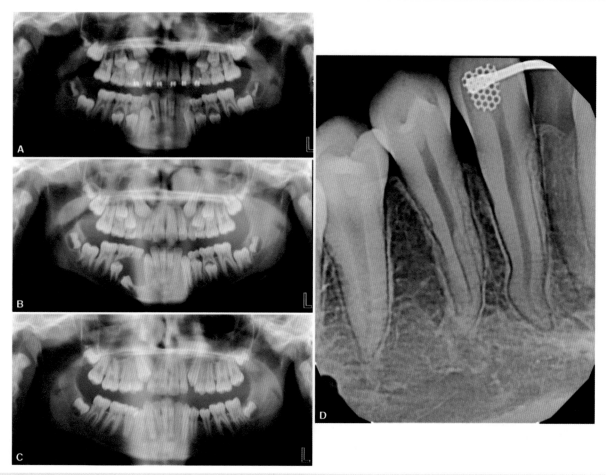

Figura 3.7 A. Radiografia panorâmica de paciente do sexo feminino, de 10 anos, com dentição mista. **B.** Série de imagens panorâmicas obtida para fins de análise ortodôntica e uma lesão em expansão, bem definida, desenvolveu-se na região do pré-molar inferior direito ao longo de 9 meses. Esse tipo de imagem radiolúcida não deve ser confundida com lesão de etiologia inflamatória devido à sua localização ao redor da coroa de um dente não erupcionado. Esse ceratocisto odontogênico foi tratado com a remoção do teto da cavidade cística sem a remoção de toda a lesão. **C.** Imagem panorâmica depois de 2 anos, sem evidência de recorrência. **D.** Imagem periapical depois de 6 anos, sem evidência de recorrência.

Ameloblastoma

O ameloblastoma é o tumor odontogênico mais comum. Apresenta-se em ampla faixa etária com igual frequência após os 20 anos, é incomum antes dessa idade e raro antes dos 10 anos.[122] Esse tumor benigno tem crescimento lento, mas pode tornar-se grande e desfigurante, se não tratado. Existem seis subtipos histológicos, mas essas diferenças não têm impacto nas opções de tratamento ou no índice de recorrência.[31] O ameloblastoma frequentemente infiltra-se no osso normal resultando em extensão além das margens radiográficas e tem índice mais alto de recorrência. A ressecção cirúrgica mais agressiva com margem maior resultará em índice de recorrência menor, mas isso pode não ser possível devido ao tamanho do tumor ou à sua localização próximo a estruturas anatômicas importantes. A ressecção marginal é o tratamento mais comum, mas os índices de recorrência de 15% levaram alguns cirurgiões a recomendar margem de ressecção de 1 a 2 cm, devido ao padrão de crescimento infiltrativo. Porém, quando o tumor se apresenta próximo a estruturas vitais, a ressecção pode não ser possível e a curetagem resultante está associada ao índice de recorrência, que varia de 50 a 90%.[94] Como as vias moleculares envolvidas na patogênese do ameloblastoma são mais bem compreendidas, pode ser possível bloquear esses mecanismos com quimioterápicos direcionados, evitando a necessidade de cirurgia.[109,219] Tal como acontece com o CO, a recorrência pode acontecer muitos anos após a intervenção cirúrgica e o acompanhamento a longo prazo é obrigatório.

Características radiológicas. O ameloblastoma pode ocorrer em qualquer local da maxila ou da mandíbula, mas 66% são encontrados na região posterior da mandíbula e apenas 15% na maxila.[179] As lesões menores, geralmente, são assintomáticas e podem se apresentar como imagem radiolúcida unilocular encontrada no exame radiográfico de rotina. O ameloblastoma pequeno, unilocular na região periapical pode ser indistinguível do cisto ou do granuloma periapical.[77,97] O ameloblastoma maior, geralmente, resulta em edema indolor, e a expansão da lâmina cortical pode ajudar a diferenciar o ameloblastoma das lesões inflamatórias e do CO (Figura 3.8). Tal como acontece com o CO, muitos ameloblastomas estão associados a dentes impactados e não devem ser confundidos com uma lesão de origem endodôntica. Os ameloblastomas podem causar reabsorção dos dentes adjacentes, e o festonamento irregular da margem é altamente sugestivo do diagnóstico.[48] No entanto, quando o ameloblastoma se apresenta como uma imagem radiolúcida multilocular não expansível típica, não pode ser distinguido de qualquer outra lesão com esse potencial de crescimento apenas baseado nos achados radiográficos.

Lesão central de células gigantes

Há muito reconhecida pelo termo *granuloma central de célula gigante*, a classificação mais recente da Organização Mundial da Saúde agora designa essa entidade como LCCG.[69] Como o CO e os ameloblastomas, a LCCG frequentemente se apresenta como uma imagem

Capítulo 3 • Lesões que Imitam Patologias Endodônticas

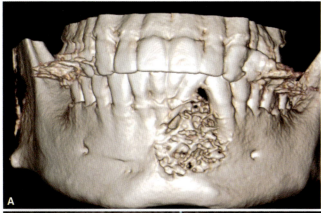
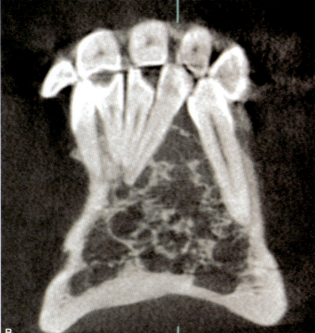
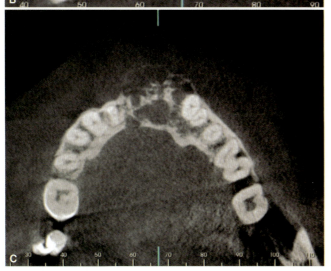

Figura 3.8 A. Renderização volumétrica 3D de ameloblastoma entre as raízes do canino inferior e o incisivo lateral com destruição da lâmina cortical vestibular. **B.** A imagem de TCFC sagital revela lesão de baixa densidade com vários septos deslocando as raízes dos dentes 33 e 32. **C.** Imagem de TCFC axial exibindo perfuração da placa cortical vestibular e expansão vestibulolingual comum nos ameloblastomas. Essa lesão seria caracterizada como uma imagem radiolúcida multilocular na imagem periapical. (Cortesia do Dr. Bruno Azevedo.)

radiolúcida multilocular. Tem etiologia desconhecida, que pode ser um processo reativo, mas não foi descartada a origem neoplásica benigna. O diagnóstico da LCCG é feito em uma ampla faixa etária, com a maioria descoberta antes dos 30 anos.[172,265] A maioria das séries de casos relata a predileção pelo gênero feminino, e 70% das LCCGs estão localizadas na mandíbula, com tendência a cruzar a linha média (Figura 3.9).[143] Histologicamente, a LCCG é idêntica ao tumor marrom em pacientes com hiperparatireoidismo, e a característica microscópica diferencial é a presença de células gigantes multinucleadas. O número e o tamanho das células gigantes variam consideravelmente em toda a lesão, e há controvérsias sobre o significado prognóstico desse achado com alguns estudos sugerindo comportamento mais agressivo.[143,265] A curetagem é o tratamento mais comum para a LCCG, mas cirurgia mais extensa pode ser necessária para as lesões agressivas ou recorrentes. Os tratamentos alternativos para a LCCG incluem (mas não estão limitados a) corticosteroides intralesionais, bifosfonatos e imatinibe.[54] O índice geral de recorrência é variável, sendo próximo a 20% na maioria dos estudos.[53]

Características radiológicas. A apresentação característica da LCCG pode ser subdividida em duas categorias.[44] As LCCGs não agressivas tendem a ser assintomáticas e costumam ser descobertas em radiografias de rotina ou devido a leve expansão. Essas lesões são menores e crescem mais lentamente que o subtipo agressivo. Além disso, as LCCGs não agressivas não devem causar perfuração da lâmina cortical ou reabsorção das raízes. As LCCGs agressivas têm maior probabilidade de apresentar sintomatologia dolorosa e crescimento rápido.[53] As LCCGs agressivas podem resultar na perfuração da lâmina cortical, reabsorção das raízes, parestesia e extensão para os tecidos moles após a perfuração. Essas lesões costumam ser maiores no momento do diagnóstico e apresentam maior índice de recorrência.

Mais comumente, a LCCG terá borda bem definida, mas não corticada. O tamanho pode variar de vários milímetros a mais de 10 cm. Como resultado, a quantidade de expansão e o adelgaçamento da lâmina cortical será altamente imprevisível, assim como o número e o tamanho das loculações (Figura 3.10). Quando uma lesão menor é descoberta na região periapical, ela pode parecer idêntica ao cisto ou ao granuloma periapical e as LCCGs maiores podem se assemelhar tanto ao CO quanto ao ameloblastoma.[51,226]

IMAGENS RADIOPACAS NA REGIÃO PERIAPICAL

Embora uma imagem radiolúcida multilocular seja consistente com a etiologia não inflamatória, qualquer uma das imagens radiolúcidas multiloculares também pode apresentar-se como uma lesão unilocular em seus estágios iniciais, antes de atingir o potencial de crescimento total. Como resultado, outras características radiográficas precisam ser consideradas ao se formar o diagnóstico diferencial. As lesões endodônticas de origem inflamatória, na maioria das vezes, apresentam-se como lesões radiolúcidas sem indicação de radiopacidade.[21] Como resultado, se for identificada qualquer evidência de radiopacidade, a suspeita de etiologia não inflamatória deve ser levantada, especialmente se estiver presente história restauradora limitada ou se o teste pulpar for inconclusivo. As exceções a essa regra incluem a osteíte condensante e a sinusite maxilar de origem endodôntica (SMOE).

Osteíte condensante

A osteíte condensante é uma área de esclerose óssea na região periapical que resulta de estímulo inflamatório secundário à inflamação pulpar crônica ou à necrose. É mais comumente diagnosticada em crianças e adultos jovens, mas pode ocorrer em indivíduos mais velhos. O osso compacto substitui a medula gordurosa e existem níveis variáveis de fibrose consistentes com uma resposta

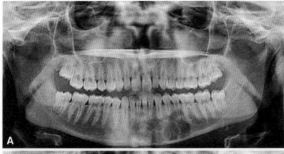
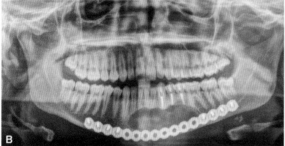
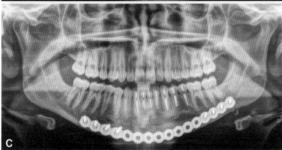

Figura 3.9 A. Lesão central de célula gigante estendendo-se da região do pré-molar inferior esquerdo cruzando a linha média, em paciente do sexo feminino, de 17 anos. Essa imagem radiolúcida não pode ser diferenciada de outras lesões multiloculares sem uma biopsia (ver Boxe 3.1). **B.** Os pré-molares e o canino inferiores do lado esquerdo foram submetidos a tratamento endodôntico não cirúrgico antes da remoção da lesão central de célula gigante, e os incisivos inferiores receberam tratamento endodôntico não cirúrgico após a remoção da lesão, quando foi determinado no intraoperatório o comprometimento do suprimento sanguíneo para esses dentes. **C.** Retorno 18 meses depois com evidência de aumento da densidade óssea, mas cicatrização incompleta.

osteoblástica a estímulo de baixo grau.[99] O tratamento é focado na remoção do estímulo inflamatório; Eliasson et al. relataram que 85% dessas lesões resolvem até certo ponto após o tratamento endodôntico ou a extração do dente comprometido.[68] Esse estudo é limitado pelo pequeno tamanho da amostra, e deve-se notar que a regressão do osso denso não se correlacionou com a qualidade das obturações do canal radicular.

Características radiográficas. A verdadeira incidência da osteíte condensante na população é desconhecida, pois há pouca literatura sobre a doença e, no passado, é provável que tenha sido confundida com a osteosclerose idiopática devido à semelhança do aspecto radiográfico e da apresentação clínica. A osteíte condensante apresenta-se, mais comumente, nas regiões de pré-molares e molares da mandíbula.[76] O dente envolvido exibe o espessamento do ligamento periodontal e está associado a uma zona radiodensa localizada ao redor do ápice de um dente cariado ou com restauração extensa (Figura 3.11). O osso esclerótico é assintomático, mas o dente envolvido pode estar dolorido devido à inflamação pulpar ou à necrose.

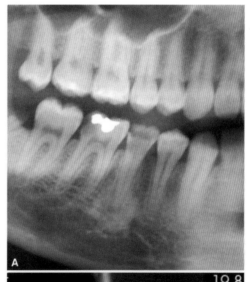

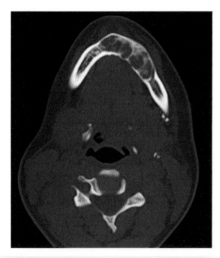

Figura 3.10 Visão axial da TC mostrando a extensão da lesão central de célula gigante da mesma paciente da Figura 3.9. Esse plano revela padrão de crescimento multilocular com adelgaçamento das lâminas corticais vestibular e lingual.

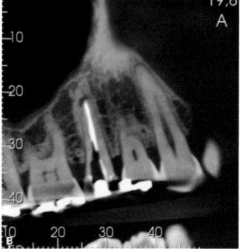

Figura 3.11 A. Imagem panorâmica da osteíte condensante exibindo o espessamento do ligamento periodontal, com borda radiodensa no ápice do dente 45 cariado. **B.** Imagem da TCFC sagital do pré-molar superior com tratamento endodôntico prévio. Presença de lesão homogênea de alta densidade com perda de densidade circunferencial no ápice da raiz, sugerindo etiologia inflamatória. (Cortesia de: *A*, Dra. Christel Haberland; *B*, Dr. Bruno Azevedo.)

Sinusite maxilar de origem endodôntica

A SMOE é uma doença inflamatória de origem microbiana causada por polpa necrótica ou dente com canal radicular tratado, com doença pós-tratamento e pode ser responsável por 10% dos casos de sinusite.[169] Os dentes mais intimamente associados ao seio maxilar incluem o segundo molar, o primeiro molar e o segundo pré-molar. Eberhardt et al. relataram que a distância da raiz MV dos segundos molares superiores ao assoalho do seio maxilar é menor que 1 mm, enquanto Tian et al. mediram distâncias semelhantes entre as extremidades da raiz e do assoalho do seio maxilar, mas também constataram que essa diferença aumenta com o avançar da idade.[65,249] Mais de 40% dos molares superiores têm uma raiz que se projeta para o interior do seio maxilar.[125] Por conta da proximidade anatômica de alguns ápices radiculares com o seio maxilar e da lâmina óssea fina que separa as raízes da membrana do seio, a infecção endodôntica pode causar destruição óssea levando à comunicação através do assoalho do seio maxilar, o que pode resultar no acúmulo de mediadores inflamatórios, elevando a membrana do seio ou desencadeando uma reação osteoblástica. Outras potenciais vias bacterianas como etiologia para a sinusite incluem doença periodontal, fraturas radiculares, extrações e a colocação de implantes dentários.

O componente sinusal geralmente é assintomático e, embora o dente com envolvimento pulpar possa apresentar sensações dolorosas, os sintomas típicos de infecção endodôntica podem não ser nítidos. Como a SMOE resulta de polpa necrótica ou de dente com doença pós-tratamento, não haverá sensibilidade térmica. O edema e os sintomas à percussão são menos comuns devido à liberação da pressão no seio. Cefaleia, dor facial, obstrução nasal unilateral, gotejamento pós-nasal e secreção nasal são indícios da presença da SMOE, especialmente quando essas queixas são concomitantes com a etiologia bacteriana de origem endodôntica.[268,269]

Apesar da prevalência relatada variando de 1,5 a 14%, a SMOE muitas vezes não é diagnosticada, e a literatura sugere que as infecções dentárias contribuem para a grande porcentagem de casos de sinusite maxilar.[33,160,179,191] Se a SMOE não for diagnosticada, os pacientes podem receber erroneamente prescrições de vários ciclos de antibióticos ou serem submetidos a cirurgias desnecessárias nos seios maxilares devido a infecções crônicas. O tratamento envolve a eliminação da etiologia bacteriana com tratamento do canal radicular, cirurgia endodôntica ou extração.[183] Qualquer tentativa de tratar diretamente o seio com abordagem cirúrgica será ineficaz, pois a fonte da infecção não será abordada diretamente. Da mesma forma, a antibioticoterapia sistêmica pode reduzir os sintomas temporariamente, mas não resultará na cura a longo prazo.

Características radiográficas. A SMOE costuma ser difícil de identificar com imagens convencionais devido à sobreposição dos ápices das raízes, seios, lâminas corticais e zigoma (Figura 3.12). Como resultado, alta porcentagem de casos de SMOE é perdida nas radiografias periapicais de rotina.[184,246] A radiografia panorâmica pode exibir elevação séssil, ligeiramente radiopaca em forma de cúpula. A TCFC de campo limitado detectará porcentagem maior de casos de SMOE que outras modalidades de imagem, e dois padrões distintos podem ser identificados.[160]

Osteoperiostite periapical. O processo inflamatório a partir de uma infecção odontogênica pode expandir o periósteo do seio e deslocá-lo superiormente para dentro do seio. A osteoperiostite periapical é a reação osteoblástica que resulta na formação de novo osso sob o periósteo, visto que ele é elevado verticalmente; resultando em radiopacidade em forma de cúpula no assoalho do seio.[246]

Mucosite periapical. A mucosite periapical ocorre quando as infecções odontogênicas deslocam a membrana do seio sem as alterações osteoblásticas reativas. Isso também se apresentará, radiograficamente, como lesão em forma de cúpula, mas como o espessamento da mucosa e o edema do tecido são limitados aos tecidos moles, a mucosite periapical é mais difícil de identificar que a osteoperiostite periapical (Figura 3.13). Esse tipo de alteração radiográfica também foi denominada *pseudocisto antral*.[190]

Osteomielite com periostite proliferativa

A periostite proliferativa é uma formação óssea reativa em resposta à presença de inflamação, semelhante à osteoperiostite periapical que ocorre com a SMOE. No entanto, o osso reativo é depositado em colunas paralelas expandindo a superfície da mandíbula envolvida, geralmente em uma criança ou adolescente.[179] Considera-se que a disseminação subperiosteal do processo inflamatório eleva o periósteo, estimulando a formação de novo osso.[266] A cárie dentária com infecção odontogênica secundária é a causa mais comum. Como a osteíte condensante, a maioria dos casos surge na área de pré-molar e de molar inferior, mas, ao contrário da osteíte condensante, há nítida expansão, na maioria das vezes da borda inferior da mandíbula e das placas corticais vestibulares.[128] A remoção do estímulo inflamatório via tratamento endodôntico apropriado ou extração deve resultar na consolidação óssea no período de 6 a 12 meses, mas a biopsia deve ser considerada se houver expansão óssea e/ou se a fonte de infecção dentária não puder ser identificada com o exame clínico e o teste pulpar.

Características radiográficas. Devido à sobreposição da lesão sobre o osso normal, a periostite proliferativa pode ser difícil ou impossível de ser visualizada com radiografia intraoral convencional (Figura 3.14). A TCFC ou a radiografia oclusal demonstrará número variável de camadas de osso reativo.[252,274] As lâminas ósseas são normalmente paralelas umas às outras e à placa cortical. Pode-se identificar inúmeras pequenas áreas radiolúcidas dentro do corpo da lesão.[66]

Embora a radiopacidade possa ser o resultado de uma reação osteoblástica ao estímulo inflamatório, se o teste pulpar e a história clínica não indicarem etiologia endodôntica, outras entidades patológicas devem ser consideradas no diagnóstico diferencial. Essas radiopacidades podem ocorrer por razões idiopáticas, ser de natureza de desenvolvimento, ser o resultado de distúrbio ósseo subjacente ou representar variações do normal.

Osteosclerose idiopática

A osteosclerose idiopática é normalmente um achado radiográfico incidental caracterizado pelo aumento da densidade óssea, de etiologia desconhecida. A prevalência é estimada em aproximadamente 5%, mas devido à nomenclatura inconsistente na literatura e à semelhança na apresentação clínica à osteíte condensante, a verdadeira prevalência é desconhecida.[93,129,198] A osteosclerose idiopática é mais comumente encontrada em adolescentes e pode permanecer inalterada ou continuar a aumentar ligeiramente até que o crescimento e o desenvolvimento normais estejam completos.[198] Nesse ponto, a maioria das lesões permanecerá inalterada, mas um pequeno número pode desaparecer.[104] O diagnóstico da osteosclerose idiopática é baseado na apresentação clínica da lesão, teste pulpar dos dentes na área e a história de restauração. Se algum dos achados clínicos for suspeito, pode-se realizar biopsia, mas normalmente o diagnóstico pode ser feito com base nas características clínicas e nenhum tratamento é indicado.

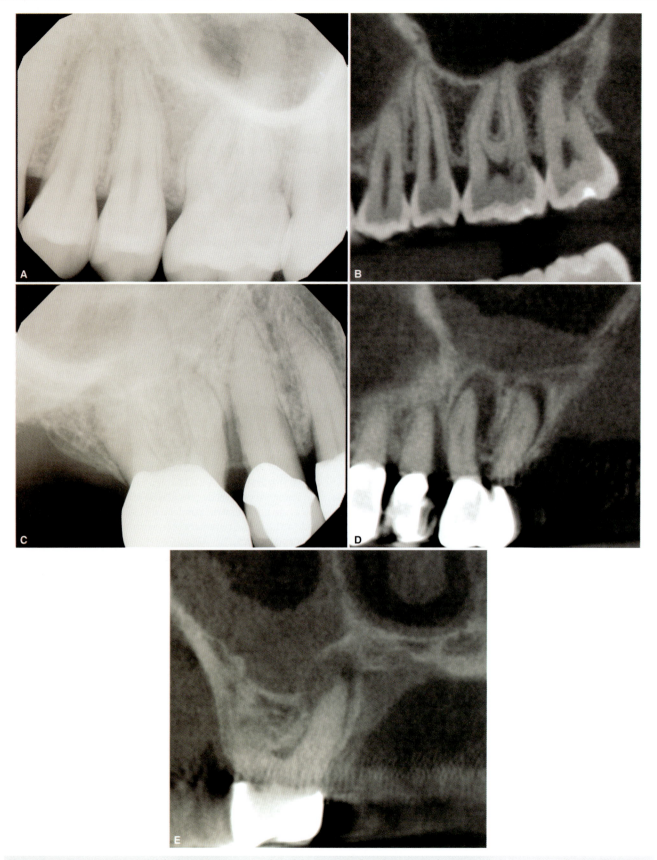

Figura 3.12 A. Imagem periapical do dente 26 demonstrando reabsorção cervical e sobreposição do seio maxilar sobre o ápice da raiz palatina. Não há como determinar a presença de alterações inflamatórias no seio com base nessa imagem. **B.** Imagem de TCFC sagital obtida por conta da reabsorção no primeiro molar. Os dentes no campo de visão eram assintomáticos e responderam normalmente ao teste pulpar. Não há indicação de espessamento da mucosa nos seios. **C.** Radiografia periapical do dente 16 necrótico com imagem radiolúcida bem definida nos ápices. **D.** A imagem da TCFC sagital confirma áreas radiolúcidas nos ápices radiculares e revela reabsorção do assoalho do seio maxilar com espessamento localizado da mucosa. **E.** A imagem da TCFC coronal ilustra edema colateral no seio com perfuração do assoalho do seio próximo ao ápice da raiz palatina.

Capítulo 3 • Lesões que Imitam Patologias Endodônticas   87

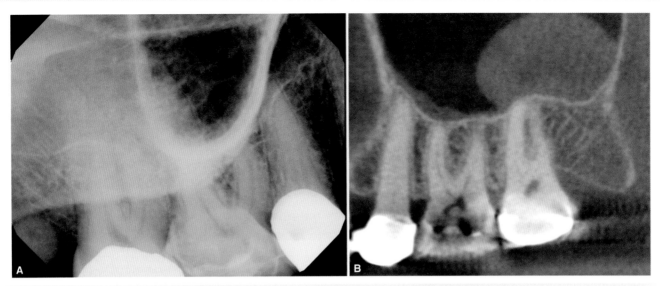

Figura 3.13 A. Imagem periapical do dente 17. Esse dente não responde ao teste térmico e é doloroso à percussão. Radiograficamente, há ligeiro aumento da densidade no seio maxilar, próximo ao ápice da raiz palatina, mas a sobreposição de estruturas anatômicas normais limita a precisão diagnóstica da imagem. **B.** Imagem da TCFC sagital revela elevação homogênea em forma de cúpula no seio maxilar.

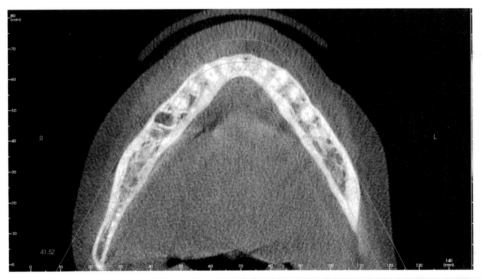

Figura 3.14 A imagem da TCFC axial do arco mandibular mostra destruição óssea medular irregular e defeitos corticais do dente 41 ao dente 47. Há nova formação óssea ao longo do córtex vestibular inferior consistente com osteomielite e periostite proliferativa. (Cortesia do Dr. Laurence Gaalaas.)

Características radiográficas. A osteosclerose idiopática é identificada como uma radiopacidade assintomática, bem definida e não expansiva (Figura 3.15). O tamanho da lesão varia de alguns milímetros a 2 cm, e o contorno costuma ser irregular. Como a osteíte condensante, ela está mais comumente localizada na região do primeiro molar e há grande predileção pela mandíbula.[198,272] Normalmente apresenta-se como uma lesão isolada, de radiodensidade uniforme, mas várias radiopacidades foram relatadas no mesmo paciente.[272] A osteosclerose idiopática geralmente ocorre próximo ao ápice da raiz, e a reabsorção radicular é possível, mas incomum.

Odontoma

Os odontomas são anormalidades de desenvolvimento comuns e não devem ser consideradas neoplasias. Eles são compostos por tecidos encontrados nos dentes normais, incluindo esmalte, dentina e quantidades variáveis de polpa e cemento. Os odontomas compostos são constituídos por múltiplas estruturas, que se assemelham a dentes, e estão mais frequentemente localizados na parte anterior da maxila, enquanto os odontomas complexos são compostos por um agregado desorganizado de esmalte e dentina e são mais frequentemente diagnosticados nas regiões de molares.[37] No entanto, ambos os tipos, ocasionalmente, serão encontrados em qualquer local da maxila ou da mandíbula e nas áreas periapicais.[200] Se o diagnóstico não puder ser feito com base nos achados radiográficos, a remoção cirúrgica tem excelente prognóstico.

Características radiográficas. A maioria dos odontomas é diagnosticada antes dos 20 anos como achado assintomático em radiografias de rotina.[245] Frequentemente, eles são identificados quando um dente normalmente não erupciona. Eles geralmente são menores que um dente, mas há relatos de odontomas grandes, medindo alguns centímetros.[245] Os odontomas compostos, radiograficamente, assemelham-se a dentes e são envoltos por uma borda radiolúcida (Figura 3.16). Os odontomas complexos têm a mesma radiodensidade dos dentes e também estão associados

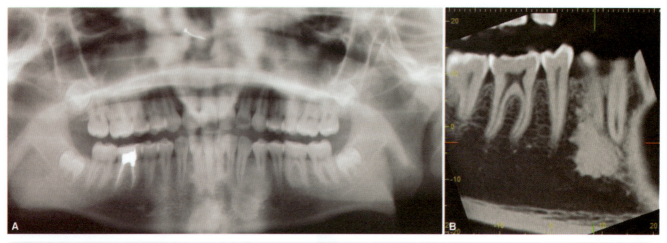

Figura 3.15 Osteosclerose idiopática. **A.** Imagem panorâmica mostra alteração bem definida no padrão trabecular, apical aos dentes 35 a 33 em paciente do sexo feminino, de 15 anos. Perifericamente, há leve corticalidade sem evidência de reabsorção radicular. **B.** Imagem da TCFC sagital mostrando área homogênea de hiperdensidade próxima aos ápices radiculares do canino e dos pré-molares. A lesão tem contorno irregular, mas não há indicação de reabsorção radicular. (*A*, cortesia do Dr. Laurence Gaalaas; *B*, cortesia do Dr. Bruno Azevedo.)

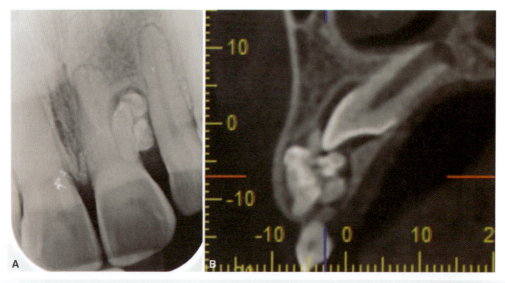

Figura 3.16 A. Imagem periapical de um odontoma composto em paciente do sexo feminino, de 35 anos. Múltiplas radiopacidades semelhantes a dentes estão localizadas interproximais aos incisivos centrais e laterais superiores. **B.** Imagem de TCFC mostrando múltiplas estruturas semelhantes a dentes, de alta densidade em associação a uma área radiolúcida de aspecto corticado semelhante ao folículo dentário. (*A*, cortesia da Dra. Christel Haberland; *B*, cortesia do Dr. Bruno Azevedo.)

a uma borda radiolúcida, mas não têm o formato dos dentes normais (Figura 3.17). Um odontoma inicial pode assemelhar-se a uma imagem radiolúcida periapical, se aparecer próximo ao ápice da raiz antes da calcificação.

Doença de Paget óssea

A doença de Paget é uma alteração óssea metabólica comum, possui aspecto radiográfico altamente variável e misto devido ao depósito e à reabsorção óssea anormal e aleatória. Defeito nos osteoclastos e, em algum grau, nos osteoblastos, resulta em ossos espessados, aumentados e enfraquecidos.[224] É raro antes dos 40 anos e tende a afetar adultos brancos, mais velhos, com prevalência geograficamente variável.[179] A maior incidência é encontrada em pessoas de ascendência britânica, e a prevalência nos EUA é estimada em 1 a 2%.[179] A doença de Paget tem etiologia desconhecida e fatores genéticos e ambientais podem estar envolvidos. Há relato de história familiar em até 40% dos casos, e o

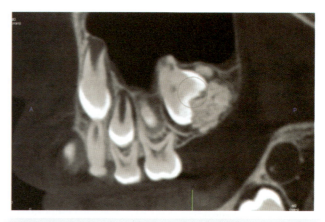

Figura 3.17 Odontoma complexo. Imagem da TCFC sagital com uma massa globular de alta densidade próxima à coroa do primeiro molar superior. A massa exibe a densidade da dentina. (Cortesia do Dr. Bruno Azevedo.)

declínio na prevalência geral nos últimos 25 anos sugere possível ligação com paramixovírus.[46]

A doença de Paget costuma ser assintomática no momento do diagnóstico, mas a sintomatologia dolorosa óssea não é incomum.[154] Os resultados do teste indicam nível elevado de fosfatase alcalina sérica com níveis normais de cálcio e fósforo no sangue. No entanto, a fosfatase alcalina nem sempre é anormal nos pacientes com doença limitada. Os pacientes assintomáticos com envolvimento limitado não requerem tratamento e os bifosfonatos são usados nos pacientes sintomáticos para reduzir o metabolismo ósseo e diminuir a dor. A doença de Paget tende a ser uma doença crônica e de progressão lenta, mas é possível a transformação maligna em osteossarcoma.[41]

Características radiográficas. A doença de Paget geralmente surge a partir de vários ossos ao mesmo tempo. Pelve, fêmur, vértebras lombares, tíbia e crânio comumente estão envolvidos.[205,224] A mandíbula e a maxila estão envolvidas em menos de 20% dos casos e a maxila tem duas vezes mais chance de ser afetada em comparação com a mandíbula. O envolvimento maxilar é caracterizado pelo aumento do terço médio da face e os sintomas podem incluir desvio de septo, obstrução nasal e obliteração dos seios. Além disso, pode ocorrer o aumento do rebordo alveolar tanto na mandíbula quanto na maxila, resultando em espaço entre os dentes.

No início do processo da doença, há diminuição da radiodensidade com um padrão trabecular grosseiro (Figura 3.18). Durante esse estágio inicial de reabsorção, as lesões são muito vascularizadas, resultando em sangramento significativo durante procedimentos cirúrgicos bucais. Seguindo as alterações de reabsorção, áreas irregulares de esclerose óssea confluentes tornam-se mais proeminentes.[39] Essas áreas escleróticas têm sido classicamente descritas como tendo aparência radiográfica de "algodão" e podem apresentar cicatrização deficiente das feridas e risco maior de osteomielite após cirurgia.[22] Os dentes nas áreas afetadas podem desenvolver hipercementose com características radiográficas semelhantes à displasia cemento-óssea.

Exostoses e tórus

Exostose é o crescimento ósseo da lâmina cortical. Há alto grau de incerteza na literatura sobre a causa e a prevalência das exostoses, e elas devem ser consideradas variações da anatomia normal, de etiologia multifatorial.[86,108,171,189] A exostose é um achado relativamente comum no exame clínico de rotina, mas existe literatura mínima sobre o assunto e a prevalência na população é desconhecida. As exostoses mais comuns são o tórus mandibular e o palatino.[179] As exostoses geralmente são assintomáticas, a menos que o trauma resulte em inflamação ou ulceração localizada. O tratamento, geralmente, é desnecessário em casos com a apresentação clínica clássica. A remoção das exostoses de tamanho considerável pode ser necessária para função normal ou por motivos protéticos.

Características radiográficas. Em alguns casos, a densidade óssea estará alta o suficiente para que a exostose seja vista como uma radiopacidade nas radiografias dentárias. É raro ver um tórus palatino nas radiografias dentárias, mas não é incomum visualizar o tórus mandibular sobreposto às raízes (Figura 3.19).

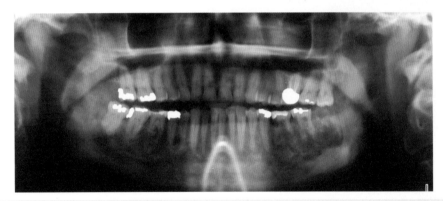

Figura 3.18 Radiografia panorâmica mostra doença de Paget óssea. Apresentação multifocal envolvendo as áreas dos molares inferiores do lado direito e do lado esquerdo. O padrão trabecular grosseiro e a imagem radiolúcida mista são comuns na doença de Paget. Há reabsorção radicular significativa, mas a hipercementose típica está ausente. (Cortesia do Dr. Carl Allen.)

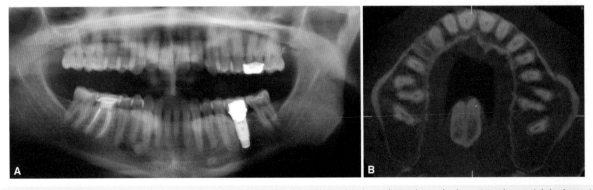

Figura 3.19 A. Rebordo radiodenso sobreposto à porção coronária das raízes, estendendo-se do implante do dente 36 até a mesial do dente 46. Isso representa uma exostose lingual proeminente e não deve afetar o diagnóstico endodôntico, mas poderia interferir, radiograficamente, na visualização dos canais. Essa imagem panorâmica também mostra radiopacidades uniformes bem definidas inferiores ao dente 34 e ao dente 43, consistentes com osteosclerose idiopática. **B.** Imagem da TCFC axial de tórus maxilar caracterizado por área de alta densidade, bem definida na linha média.

APRESENTAÇÕES MULTIFOCAIS

Embora não seja comum ter imagens radiolúcidas assintomáticas resultantes de necrose pulpar simultânea em vários dentes, isso não pode ser descartado apenas no exame radiográfico. O teste pulpar e a história dentária são importantes se houver suspeita de múltiplas polpas necróticas (Figura 3.20), mas a apresentação multifocal também levanta preocupações sobre a etiologia não bacteriana.

Displasia cemento-óssea periapical

A displasia cemento-óssea periapical (DCOP) é a imagem radiolúcida multifocal mais comum que imita as lesões de origem endodôntica e é conhecida por uma variedade de termos na literatura, incluindo, mas não se limitando, a displasia cementária periapical, cementoma e displasia fibrosa periapical.[178,227] Como as outras lesões fibro-ósseas (Boxe 3.2), a DCOP é caracterizada pela substituição do osso por tecido fibroso e mineralizado. A DCOP ocorre na região anterior da mandíbula e tem predileção por mulheres negras.[8,179] O diagnóstico frequentemente é feito entre 30 e 50 anos e é incomum antes dos 20 anos. Os dentes na região geralmente são assintomáticos e o diagnóstico normalmente é feito a partir de radiografias de rotina.[227] Os dentes geralmente não estão restaurados e devem responder normalmente ao teste pulpar.

> **Boxe 3.2** Lesões fibro-ósseas.
>
> Displasia cemento-óssea periapical
> Displasia fibrosa
> Displasia cemento-óssea focal
> Displasia cemento-óssea florida
> Fibroma ossificante

O tratamento não é necessário, a menos que a área seja sintomática.[159] Se houver incerteza sobre o diagnóstico, pode-se obter uma biopsia, mas isso vem com risco maior de infecção, necrose óssea ou interrupção do suprimento sanguíneo pulpar.[15]

Características radiográficas. O aspecto radiográfico da DCOP é dinâmico, variável e muda com a idade do paciente.[130,218] As lesões iniciais são principalmente radiolúcidas e terão forte semelhança com as alterações osteolíticas que resultam da necrose pulpar (Figura 3.21). Como resultado, o diagnóstico incorreto da DCOP geralmente resultará em tratamento endodôntico desnecessário. À medida que as lesões mudam, radiograficamente, elas assumirão aparência mista radiopaca e radiolúcida, e a DCOP em estágio tardio é caracterizada por imagens bem circunscritas, com borda radiolúcida bem definida (Figura 3.22). A apresentação multifocal é mais comum, mas há relatos de lesões isoladas indistinguíveis dos cistos ou dos granulomas periapicais.[179] O espaço do ligamento periodontal geralmente está inalterado e mesmo as lesões em estágio avançado raramente excederão 1,0 cm.

Displasia cemento-óssea florida

A displasia cemento-óssea florida (DCOF) normalmente exibe envolvimento bilateral e multifocal da mandíbula, e todos os quatro quadrantes podem ser afetados. No entanto, não há anormalidade

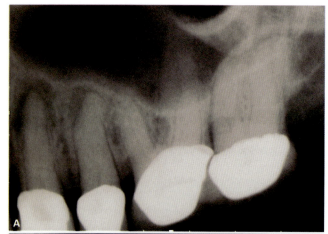
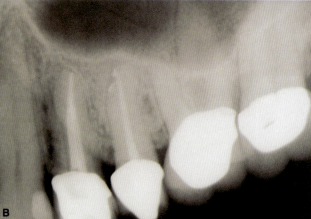

Figura 3.20 **A.** As imagens radiolúcidas periapicais múltiplas sugerem a possibilidade de etiologia não inflamatória. No entanto, os dentes 24 e 25 não responderam ao teste frio e ambos estavam sensíveis à percussão e à palpação. O diagnóstico para os dentes 24 e 25 foi necrose pulpar e periodontite apical sintomática. O tratamento endodôntico convencional foi realizado em ambos os dentes. **B.** O retorno depois de 6 meses mostrou cicatrização óssea nas extremidades da raiz dos dentes.

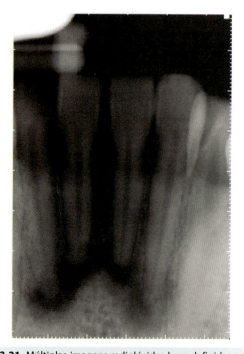

Figura 3.21 Múltiplas imagens radiolúcidas bem definidas na região anterior da mandíbula. O paciente não relatava história de traumatismo e era assintomático. Esses dentes não tinham história dentária significativa e responderam aos testes pulpares a frio e elétrico. Com base nessa apresentação clínica, foi feito o diagnóstico de displasia cemento-óssea periapical e nenhum tratamento foi indicado.

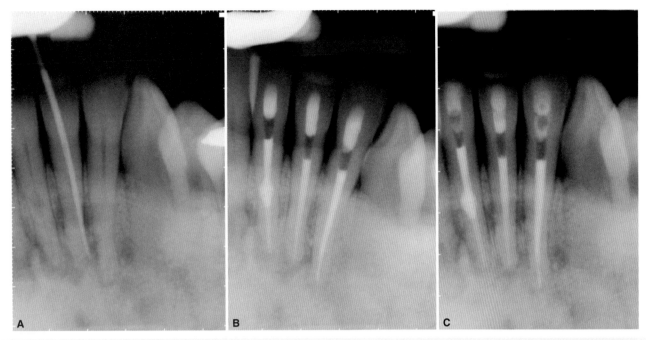

Figura 3.22 A. Paciente do sexo feminino, de 55 anos, apresentou-se com sintomatologia dolorosa, fístula vestibular no dente 31 e história de biopsia na área, vários anos antes. Os dentes 32, 31 e 41 não responderam ao teste pulpar a frio ou elétrico. Radiograficamente, lesões mistas radiolúcidas e radiopacas foram compatíveis com displasia cemento-óssea periapical, mas a fístula e o teste pulpar indicaram necrose pulpar nos dentes 32, 31 e 41. A necrose pulpar foi provavelmente devido à interrupção do suprimento sanguíneo pulpar na hora da biopsia. **B.** O tratamento endodôntico convencional foi concluído e não havia indicação de tecido pulpar vital nos canais. O laudo prévio da biopsia foi obtido antes do tratamento endodôntico, e o diagnóstico de displasia cemento-óssea periapical foi confirmado. **C.** No retorno depois de 6 meses, a fístula havia cicatrizado e a paciente estava assintomática. Como as lesões radiográficas não eram resultado de etiologia bacteriana, não havia expectativa de ver mudança óssea significativa no retorno depois de 6 meses.

na química sanguínea.[27,56,233] As lesões podem ocorrer na região anterior da mandíbula, mas, ao contrário da DCOP, as lesões não se limitam à região anterior. Semelhante à DCOP, há predileção por mulheres negras, mas as pacientes tendem a ser mais velhas no momento do diagnóstico.[12,56] A DCOF pode ser assintomática e descoberta em radiografias de rotina, mas também é possível sintomatologia dolorosa e exposição óssea.[56,158,222] Como essas lesões possuem vascularização diminuída em comparação ao osso normal, as áreas são suscetíveis à osteomielite e à formação de sequestro ósseo. Há relatos de que extração dentária e tratamento endodôntico podem iniciar infecção secundária e sintomas da DCOF.[221] Geralmente, nenhum tratamento é indicado para pacientes assintomáticos, e o diagnóstico pode ser feito com base nos achados radiográficos, exame clínico e teste pulpar.[55] Se ocorrer infecção secundária com sintomas, as opções de tratamento incluem antibióticos e cirurgia.

Características radiográficas. A DCOF exibe maturação radiográfica semelhante à da DCOP. As lesões iniciais são radiolúcidas e, à medida que evoluem, é comum uma apresentação radiolúcida e radiopaca mista (Figura 3.23). Conforme as pacientes envelhecem, as lesões da DCOF tornam-se mais uniformemente radiopacas com borda fina e radiolúcida. Essas lesões podem ser bem definidas, mas muitas vezes são mal definidas, misturando-se com o osso normal.[56,233] Uma tomografia computadorizada (TC) axial mostrará massas de alta densidade circundadas por uma camada de baixa densidade, com possível expansão cortical, mas sem perfuração da lâmina cortical.[12,27] Ao contrário da DCOP, a DCOF pode fusionar-se ao ápice da raiz e misturar-se com o osso normal.[12] A radiografia periapical pode sugerir o diagnóstico, mas a imagem panorâmica seria necessária para demonstrar o envolvimento de vários quadrantes, o que é característico do processo.

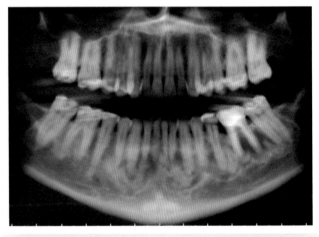

Figura 3.23 Displasia cemento-óssea florida. Apresentação radiolúcida e radiopaca mista com envolvimento de vários quadrantes. Esses dentes devem responder normalmente ao teste pulpar, a menos que haja história de tratamento endodôntico anterior. Se houver a presença de uma área radiolúcida próxima ao ápice de dente com tratamento endodôntico prévio, pode ser impossível determinar se a perda óssea é devido à etiologia bacteriana ou à manifestação de displasia cemento-óssea florida. (Cortesia do Dr. Bruno Azevedo.)

Hiperparatireoidismo

O paratormônio (PTH) é, normalmente, produzido devido à diminuição dos níveis de cálcio sérico. O hiperparatireoidismo primário resulta da superprodução descontrolada do PTH e frequentemente é devido ao adenoma da paratireoide. O hiperparatireoidismo primário geralmente é assintomático e pode ser detectado em exames de rotina. Esses pacientes têm risco elevado de pedras nos rins devido aos níveis elevados de cálcio sérico. Além disso, há maior probabilidade de desenvolvimento de úlceras duodenais. O hiperparatireoidismo primário é tratado pela remoção cirúrgica do adenoma da paratireoide ou do tecido hiperplásico responsável pelo excesso de produção de PTH.[179,201]

O desenvolvimento do hiperparatireoidismo secundário é devido à superprodução crônica do PTH na presença de pouco cálcio sérico resultante da doença renal crônica. A abordagem alimentar e farmacológica é inicialmente utilizada para tratar o hiperparatireoidismo secundário. Se isso não for bem-sucedido, as glândulas paratireoides podem ser removidas ou o transplante renal pode restaurar o metabolismo normal da vitamina D.[47]

Características radiográficas. O hiperparatireoidismo é caracterizado pela perda generalizada da lâmina dura ao redor das raízes dos dentes. As alterações no padrão trabecular ósseo, resultando na aparência de "vidro fosco", tendem a ser mais marcantes em pacientes com hiperparatireoidismo secundário, e isso pode estar associado a um aumento ósseo clinicamente significativo.[206] O hiperparatireoidismo secundário também foi associado à sintomatologia dolorosa e ao aumento da densidade do osso cortical.[3] Além disso, podem ocorrer lesões líticas que lembram doença inflamatória periapical (Figura 3.24).[120,155]

Pode haver o desenvolvimento de tumor marrom do hiperparatireoidismo com a doença de longa data, especialmente nos pacientes do sexo feminino, com hiperparatireoidismo primário.[3] O tumor apresenta-se como uma imagem radiolúcida, unilocular ou multilocular bem definida. Essas lesões podem ser únicas ou múltiplas e podem estar localizadas na mandíbula, clavículas, costelas e pelve.[179,201] O tumor marrom do hiperparatireoidismo, unilocular e bem definido, em uma radiografia periapical, seria indistinguível do cisto periapical ou do granuloma periapical.

Histiocitose de células de Langerhans

A histiocitose de células de Langerhans (HCL) é, historicamente, conhecida por várias designações (histiocitose X, granuloma eosinofílico) e há controvérsias sobre sua classificação como processo reativo ou neoplasma verdadeiro, porque a HCL também contém variado infiltrado inflamatório de eosinófilos, linfócitos e células plasmáticas. Adicionalmente, a HCL é caracterizada por largo espectro de apresentações clínicas não típicas do processo neoplásico, variando do envolvimento de um órgão, que pode não necessitar de tratamento, à doença sistêmica disseminada e de risco de vida. Entretanto, estudos genéticos mostraram mutação em um oncogene associado com a proliferação celular anormal em mais de 50% dos casos da HCL, sugerindo neoplasma verdadeiro.[14] As células de Langerhans atuam como células apresentadoras de antígenos aos linfócitos T, e estão localizadas na pele e na mucosa. No passado, acreditava-se que a HCL teria surgido a partir dessas células devido à presença dos grânulos de Birbeck, usando microscopia eletrônica e imunorreatividade aos marcadores específicos da superfície celular. Pesquisa mais recente mostrou que os grânulos de Birbeck não são exclusivos das células de Langerhans. Atualmente, há um debate a respeito da verdadeira origem da célula que resulta na HCL, com alguns sugerindo que células dendríticas mieloides imaturas de origem na medula óssea são as células causadoras.[7,25] Por conta de sua apresentação diversa, os protocolos padronizados de tratamento são limitados e, por fim, o tratamento e o prognóstico são determinados pela localização e extensão da doença.

Características radiográficas. Os pacientes apresentam grande gama de faixa etária, mas a maioria é diagnosticada antes dos 15 anos.[179] A HCL normalmente apresenta imagem radiolúcida perfurada, única ou múltipla, com bordas bem definidas, mas também é possível apresentar margem mal definida.[50,112] A lesão única, bem definida, em uma radiografia periapical, pode ser indistinguível do cisto periapical ou do granuloma periapical, mas a lesão da HCL pode ser mais destrutiva.[196] A HCL pode ter distribuição generalizada e afetar todo o osso, mas o envolvimento da mandíbula é mais comum que o envolvimento do tecido mole na região maxilofacial, e a mandíbula é afetada três vezes mais que a maxila.[112,179] A HCL pode resultar na perda do osso alveolar e em amolecimento dos dentes, assemelhando-se à doença periodontal grave (Figura 3.25).

PATOLOGIAS MAL DEFINIDAS

À primeira vista, a demarcação periférica da imagem radiolúcida pode não parecer importante porque os cistos e os granulomas periapicais são as imagens radiolúcidas mal e bem definidas mais comuns. Os diagnósticos diferenciais para as imagens radiolúcidas mal definidas são mais assustadores, e, como resultado, se o teste pulpar não for confirmado pelos achados clínicos no momento do tratamento endodôntico, são indicados investigação adicional e encaminhamento (Boxe 3.3). Por exemplo, espera-se polpa necrótica em um dente com história significativa de cárie, que não responda ao teste pulpar e é doloroso à percussão. Entretanto, se for identificado vitalidade pulpar e os sintomas do paciente não resolverem depois do tratamento endodôntico,

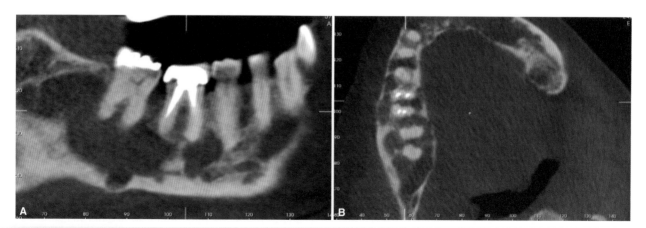

Figura 3.24 Hiperparatireoidismo. **A.** Imagem da TCFC sagital com múltiplas lesões de baixa densidade e mudanças na densidade óssea mandibular. **B.** Imagem da TCFC axial que mostra o adelgaçamento das lâminas corticais em associação com as lesões de baixa densidade. (Cortesia do Dr. Marcel Noujeim.)

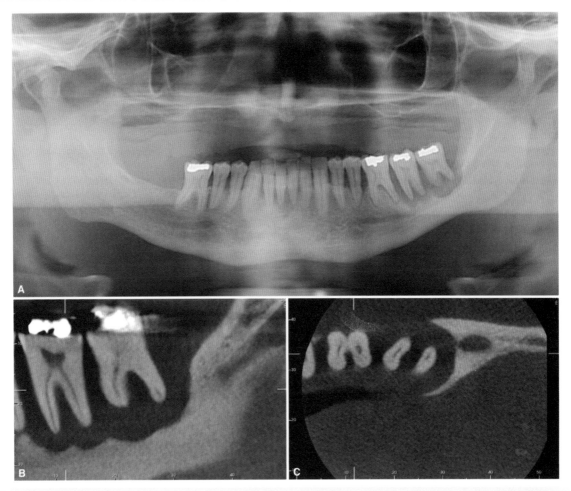

Figura 3.25 Histiocitose de células de Langerhans. **A.** Imagem panorâmica mostra área radiolúcida destrutiva na região molar inferior e evidencia a "flutuação" dos dentes 38 e 37. **B.** Imagem da TCFC sagital que confirma a natureza agressiva da lesão. **C.** Imagem da TCFC axial revela destruição tanto da lâmina cortical vestibular quanto da lingual. (Cortesia do Dr. Marcel Noujeim.)

Boxe 3.3 Imagem radiolúcida mal definida incomum.

Osteosarcoma
Condrossarcoma
Sarcoma de Ewing
Fibrossarcoma
Carcinoma odontogênico
Neoplasia de glândula salivar
Osteorradionecrose
Fibroma desmoplásico

---

recomenda-se biopsia, se a área radiolúcida for mal definida e houver evidência de reabsorção radicular, mobilidade dentária, expansão óssea ou perfuração das lâminas corticais.

Osteomielite

A osteomielite é um processo inflamatório agudo ou crônico incomum que se dissemina através do osso a partir do local inicial da infecção. Nos casos agudos, os sintomas geralmente se apresentam dentro de 2 semanas após a infecção, enquanto a osteomielite crônica pode levar mais de 6 semanas para desenvolver sintomas. Mais comumente, uma infecção bacteriana polimicrobiana composta de organismos nativos da cavidade bucal servem como fator precipitador levando à destruição inflamatória do osso e à formação de sequestro ósseo, que são fragmentos de osso necrótico deslocados do osso.[140,242] Menos comumente, uma infecção fúngica ou micobacteriana inicia a osteomielite. Os fatores predisponentes incluem as doenças sistêmicas crônicas, o estado imunocomprometido ou qualquer condição que afete a vascularização óssea. A incidência da osteomielite crônica pode ser maior devido ao aumento da prevalência de diabetes e doença vascular periférica na população idosa, assim como o aumento do uso de dispositivos de fixação nas cirurgias ortopédicas.[106] A mandíbula é mais comumente envolvida devido seu suprimento vascular mais limitado. A osteomielite pode ocorrer em qualquer idade e há forte predileção pelo gênero masculino.[140]

Osteomielite aguda. A osteomielite aguda é caracterizada pela disseminação da infecção e da inflamação através do osso. Normalmente, os pacientes têm sinais e sintomas de infecção aguda, incluindo febre, linfadenopatia, sensibilidade à palpação e elevada contagem de leucócitos.[242] É possível a parestesia do lábio inferior devido à compressão do nervo, e a extensão do edema depende de como a infecção é disseminada.[140] O tratamento consiste na intervenção cirúrgica para remoção da fonte da infecção, promoção da drenagem e remoção de qualquer osso infectado ou necrótico. Em alguns casos, antibióticos e múltiplas cirurgias podem ser necessárias para resolver a infecção, e o surgimento de bactérias resistentes a antibiótico pode complicar o tratamento em um número crescente de casos.[64]

As alterações radiográficas associadas à osteomielite aguda podem ser sutis enquanto a infecção dissemina através dos espaços medulares.[124] As imagens periapicais podem revelar radiolucidez mal definida, com os espaços do ligamento periodontal alargados e perda da lâmina dura. Como esperado, uma TCFC frequentemente mostrará a disseminação da infecção mais claramente que a radiografia dental convencional e, embora não seja comum no consultório dentário, a imagem da ressonância magnética (RM) pode mostrar o edema e as alterações inflamatórias nos espaços da medula óssea característicos da osteomielite aguda.[11,13,124] Se a infecção se espalhar sob o periósteo, pode haver reação osteoblástica, levando à nova formação óssea com radiopacidade ou à lesão mal definida de radiodensidade mista.[105,242]

Osteomielite crônica. A osteomielite crônica é o resultado de infecção aguda não resolvida, causando reação inflamatória para formar uma camada de tecido de granulação ao redor das bactérias. O tecido de granulação forma um espaço difícil de acessar com antibióticos e também serve como reservatório para bactérias. Como visto na osteomielite aguda, a sintomatologia dolorosa é um quadro comum.[242] No entanto, edema e drenagem são mais prováveis de estarem presentes. Nos casos avançados, a mobilidade dentária e a perda óssea significativa são possíveis antes da fratura patológica. O tratamento da osteomielite crônica é mais difícil devido às bolsas de osso necrosado e à infecção, que estão isoladas atrás da parede de tecido de granulação.[132] A cirurgia para remover todo o osso infectado e necrosado é obrigatória, e em alguns casos pode ser necessária a ressecção da mandíbula. Antibióticos sistêmicos ou intravenosos (IV) são usados em conjunto com a cirurgia. Oxigênio hiperbárico tem sido usado nos casos extremos, mas isso, normalmente, não é necessário se todo o osso infectado foi removido.

O aspecto radiográfico da osteomielite crônica é variável, dependendo da duração e da extensão da infecção e da quantidade de destruição óssea.[273] Geralmente, ela é caracterizada por imagem radiolúcida irregular, com falhas e mal definida. A área radiolúcida pode conter sequestro ósseo e zonas de maior densidade resultando na aparência radiolúcida e radiopaca mista (Figura 3.26).[273] São possíveis grandes áreas de necrose óssea, se o suprimento sanguíneo estiver comprometido, e a natureza destrutiva de "comido por traça" de algumas lesões sugere o potencial para neoplasia maligna (Figura 3.27).[105,116]

Osteonecrose da mandíbula relacionada à medicação

A osteonecrose da mandíbula por bifosfonato foi relatada pela primeira vez quando foi identificada a associação entre o uso dos bifosfonatos intravenosos e a frequência elevada de necrose mandibular.[162,213] No entanto, desde esses relatos iniciais, outras classes de medicamentos foram relacionadas e, em 2014, o nome foi alterado para refletir isso.[214] Novos medicamentos estão sendo frequentemente adicionados à lista de agentes causadores (Tabela 3.1), e há relatos de osteonecrose em outros locais ósseos, incluindo os pequenos ossos da orelha interna e a cabeça do fêmur.[92,166,211]

De acordo com a declaração da American Association of Oral and Maxillofacial Surgeons (Associação Americana de Cirurgiões Bucomaxilofaciais),[214] os pacientes podem ser considerados com osteonecrose mandibular relacionada a medicamentos (ONMRM) se todas as seguintes características estiverem presentes:

1. Tratamento atual ou prévio com agentes antirreabsorção ou antiangiogênicos.
2. Osso exposto ou que pode ser sondado através de fístula intrabucal ou extrabucal na região maxilofacial, que persiste por mais de 8 semanas.
3. Nenhuma história de radioterapia ou de doença metastática nítida na maxila ou na mandíbula.

Medicamentos antirreabsorção. Os mecanismos exatos que levam à ONMRM são desconhecidos e a patogênese é provavelmente multifatorial. Os osteoclastos estão envolvidos na cicatrização óssea normal, sinalizando osteoblastos e influenciando na angiogênese. Como resultado, qualquer medicamento que influencie o número ou a função dos osteoclastos pode influenciar a reabsorção óssea, a nova formação óssea e a vascularização local. A maioria dos casos surge após cirurgia dentoalveolar, sugerindo a etiologia inflamatória ou infecciosa como contribuinte para o início da ONMRM.[260,271] A doença periodontal e a

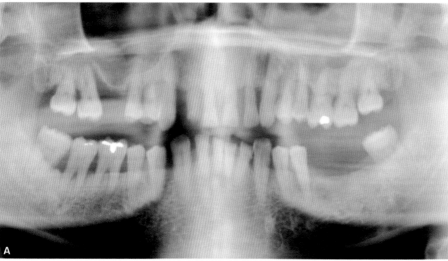
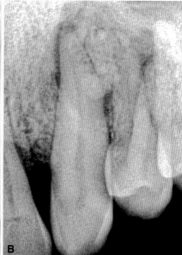

Figura 3.26 A. Paciente do sexo masculino, 50 anos, com queixa de dor constante e edema a partir da região do canino inferior esquerdo durante o último ano. O exame revelou edema no palato e radiograficamente havia lesão radiolúcida, mal definida perto dos dentes 23 e 24. **B.** Imagem periapical com lesão mista radiolúcida e radiopaca presente, mas as margens são mais bem definidas que a imagem panorâmica. Foi realizada biopsia para excluir neoplasia de glândula salivar devido ao edema no palato e à natureza destrutiva da imagem radiolúcida. A biopsia revelou tanto inflamação aguda quanto crônica, com formação de sequestro ósseo e colônias bacterianas, consistente com o diagnóstico de osteomielite. (Cortesia do Dr. Laurence Gaalaas.)

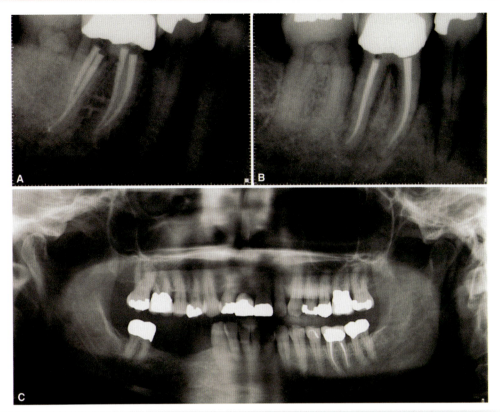

Figura 3.27 A. Tratamento endodôntico convencional finalizado no dente 46 devido à necrose pulpar. **B.** Retorno após 1 ano devido à dor contínua na área. As radiografias revelaram imagem radiolúcida mal definida associada aos dentes 44, 45 e 46. Esses dentes exibiam mobilidade anormal e havia inflamação significativa no tecido mole, sangramento gengival e exposição óssea. A natureza destrutiva da perda óssea e a apresentação clínica sugeriram malignidade, mas a biopsia revelou camadas de células inflamatórias crônicas e osso necrótico consistente com osteomielite. **C.** A imagem panorâmica revela cicatrização óssea completa no controle depois de 4 anos.

Tabela 3.1 Outros medicamentos implicados na patogênese da osteonecrose mandibular relacionada a medicamentos.

Nome genérico	Nome comercial
Imatinibe	Gleevec
Regorafenibe	Stivarga
Axitinibe	Inlyta
Pazopanibe	Votrient
Cabozantanib	Cometriq
Dasatinibe	Sprycel
Metotrexato	Otrexup, Trexall
Corticosteroides	
Adalimumabe	Humira
Infliximabe	Remicade
Rituximabe	Rituxan
Romosozumabe	Evenity
Aflibercepte	Zaltrap
Everolimo	Afinitor
Temsirolimo	Torisel
Sirolimo	Rapamune
Rádio 223	Xofigo
Raloxifeno	Evista

inflamação periapical de polpa dentária necrótica são fatores de risco reconhecidos para a ONMRM, mas o risco de desenvolver osteonecrose nos pacientes expostos a medicamentos antirreabsorção após o tratamento endodôntico é desconhecido.[80,214,260,271] Outros fatores de risco para o desenvolvimento da ONMRM incluem o uso de bifosfonato IV em pacientes com câncer, corticosteroides, quimioterapia, diabetes, consumo de álcool, má higiene bucal e o uso de bifosfonato por mais de 3 anos. O tabagismo e a idade avançada podem aumentar o risco, mas a literatura atual não é definitiva.[145,261] Apesar desses fatores de risco reconhecidos, não há como prever de forma confiável o desenvolvimento da ONMRM em qualquer paciente. O uso do soro carboxitelopeptídeo de ligação cruzada do colágeno tipo 1 (sCTX) tem sido defendido como biomarcador do metabolismo ósseo e preditor para o desenvolvimento da ONMRM.[163] No entanto, outras variáveis influenciam os níveis do sCTX, e uma revisão sistemática concluiu que as evidências atuais não embasam o uso dos níveis de sCTX como preditor para o desenvolvimento da ONMRM.[70]

Os bifosfonatos suprimem a atividade osteoclástica aumentando a apoptose. Esses medicamentos têm meia-vida extremamente longa e exercem efeito por muitos anos ou décadas.[110] O risco da ONMRM é muito maior para os pacientes com câncer que tomam doses intravenosas de bifosfonatos em comparação com as doses intravenosas ou orais para o tratamento da osteoporose. No entanto, a verdadeira incidência sobre a ONMRM não é conhecida, e os pacientes com história de tratamento antirreabsorção devem estar cientes dos riscos e benefícios, antes de qualquer tratamento ligado ao desenvolvimento da necrose da mandíbula.[9]

O denosumabe (Prolia, Xgeva) é um anticorpo monoclonal humano que confere efeito antirreabsorção, impedindo o desenvolvimento e a maturação dos osteoclastos. Esse medicamento é usado tanto para o tratamento da osteoporose quanto para eventos relacionados ao osso devido à malignidade. Os osteoclastos são derivados da linhagem monócito/macrófago e têm vida útil curta, de aproximadamente 2 semanas. Como resultado, os osteoclastos precisam ser continuamente reabastecidos para manter a contagem de células constante. O bloqueio da maturação dessas células rapidamente diferenciadas tem rápido e significativo impacto no número de osteoclastos funcionais. Ao contrário dos bifosfonatos, o denosumabe não é depositado no osso e a meia-vida é inferior a 1 mês, resultando na eliminação completa do medicamento dentro de 4 a 5 meses. Apesar dessas diferenças, o risco de desenvolvimento da ONMRM é muito semelhante para os pacientes com câncer que tomam tanto o denosumabe quanto o bifosfonato IV.[84,111,241]

Medicamentos antiangiogênese. Os osteoclastos controlam a vascularização local durante a cicatrização óssea normal, e a administração de medicamentos antirreabsorção pode influenciar o desenvolvimento da ONMRM por exercer efeito indireto na angiogênese mediada pelos osteoclastos. No entanto, em alguns pacientes com câncer, é desejado o impacto mais direto e profundo na angiogênese, na tentativa de prevenir a neovascularização no tumor ou a disseminação metastática. O sunitinibe (Sutent) e o sorafenibe (Nexavar) são múltiplos inibidores da tirosinoquinase que bloqueiam o fator de crescimento endotelial vascular (FCEV) e o fator de crescimento derivado de plaquetas (FCDP), resultando na diminuição da angiogênese, crescimento tumoral e progressão do câncer. O bevacizumabe (Avastin) é um anticorpo monoclonal que também localiza e inibe o FCEV para limitar o crescimento tumoral e a metástase. Ao contrário de outros iniciadores da ONMRM, nos quais a patogênese é provavelmente multifatorial, o papel dos medicamentos antiangiogênicos no desenvolvimento da osteonecrose é mais intuitivo. O FCEV e o FCDP estão envolvidos na remodelação óssea normal e no reparo das feridas, e a inibição de sua atividade leva à interrupção do suprimento normal de sangue, especialmente nos pacientes com câncer, submetidos à quimioterapia com estado imunológico ou de cura comprometido. Existem vários relatos de casos vinculando medicamentos antiangiogênese ao desenvolvimento da ONMRM.[74,85,115,136,180]

O risco estimado da ONMRM nos pacientes com câncer que recebem bifosfonatos IV é relatado como 1% e, como afirmado anteriormente, é comparável a pacientes com câncer expostos ao inibidor de RANK-L, denosumabe. O risco para os pacientes que recebem inibidores do FCEV é muito menor e é estimado em 0,2%, com bevacizumabe.[214] No entanto, os pacientes que são tratados com terapias antirreabsorção e antiangiogênicas combinadas desenvolvem ONMRM em uma taxa significativamente maior, demonstrando a importância da história médica completa, que inclua os medicamentos atuais e anteriores.[26,43,100]

As opções de tratamento para a ONMRM são limitadas, portanto, a prevenção é fundamental e todos os pacientes devem fazer uma triagem odontológica completa antes de iniciar o tratamento antirreabsorção ou antiangiogênese. Para os pacientes submetidos ao tratamento de câncer, os procedimentos de cirurgia bucal devem ser concluídos, permitindo várias semanas para a cicatrização antes do início dos medicamentos com potencial para iniciar a ONMRM. Se um paciente com câncer já foi exposto a medicamentos antirreabsorção ou antiangiogênese, é melhor minimizar o trauma ao osso, e o tratamento endodôntico seria preferível à extração.[110] Se a cirurgia bucal for necessária nesses pacientes, a interrupção monitorada do uso do medicamentoso tem sido sugerida, mas há poucas evidências na literatura para apoiar esse conceito.

Achados radiográficos. A maioria das áreas envolvidas com a ONMRM é dolorosa devido à presença de osso necrótico e exposto, mas isso não é geral. A mandíbula é mais comumente afetada que a maxila e elas podem ser simultaneamente envolvidas.[217] As radiografias panorâmicas podem mostrar aumento da radiodensidade do osso do espaço biológico em ambas, e a TCFC é capaz de demonstrar melhor as alterações escleróticas e as irregularidades corticais, comumente associadas à ONMRM.[102,256] Antes da necrose, há aumento da radiopacidade devido à falta de reabsorção óssea. Depois do início da osteonecrose, provavelmente haverá área radiolúcida irregular, "comida por traça" e mal definida com ou sem sequestro ósseo.[256] Essa aparência radiográfica pode ser muito semelhante à da osteomielite crônica (Figura 3.28). Dependendo da localização e da extensão da necrose, a aparência radiográfica também pode assemelhar-se à doença periodontal ou imitar uma lesão de origem endodôntica. Além disso, com o aspecto radiográfico destrutivo e "comido por traças", a malignidade precisa ser descartada.[89]

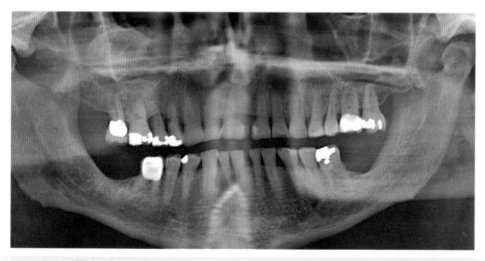

Figura 3.28 Osteonecrose da mandíbula relacionada a medicamentos. Radiografia panorâmica mostra a borda esclerótica do osso sobre a raiz mesiovestibular do dente 16 e o ápice da raiz do dente 15. Há uma área radiolúcida bem definida sobre a raiz do dente 15, sugerindo doença periodontal localizada. Secreção purulenta e osso exposto estavam presentes dos dentes 17 a 14. (Cortesia da Dra. Christel Haberland.)

Linfoma não Hodgkin

Os linfomas malignos são um grupo heterogêneo de doenças, caracterizado pela proliferação de células linfoides e seus precursores. Os linfomas podem ser divididos em duas categorias: Hodgkin e não Hodgkin. Os linfomas de Hodgkin são muito menos frequentes que os linfomas não Hodgkin e raramente envolvem locais extranodais. O envolvimento bucal dos linfomas de Hodgkin é extremamente raro e não imita lesões de origem endodôntica.[267]

Os linfomas não Hodgkin representam um grupo de doenças malignas, que mais frequentemente surge nos linfonodos e cresce como uma massa sólida, mas 40% desse grupo de patologias podem surgir em local extranodal, fora do sistema linfático.[72,186] Na região maxilofacial, os linfomas não Hodgkin podem resultar da disseminação da doença na área ou podem surgir em tecidos moles ou ossos.[186] Esses linfomas podem originar-se de linfócitos B ou T. A incidência está aumentando e aproximadamente 70 mil novos casos são diagnosticados a cada ano nos EUA, sendo os linfócitos B a célula de origem mais comum.[72,134] Os pacientes com anormalidades imunológicas têm risco maior para o desenvolvimento do linfoma não Hodgkin, e vários vírus diferentes foram implicados na patogênese.[157, 165]

Os linfomas não Hodgkin são diagnosticados em ampla faixa etária e são mais comuns nos adultos, mas indivíduos mais jovens também podem ser afetados.[134] O estágio inicial da doença é caracterizado por uma massa não sensível e de crescimento lento, que provavelmente está associada a um grupo de linfonodos. Isso enfatiza a importância do exame completo e minucioso da região maxilofacial, antes de qualquer tratamento odontológico. Com o tempo, o número de lesões aumenta e pode haver crescimento fora dos linfonodos, para os tecidos adjacentes.

A quimioterapia dirigida contra a célula de origem é uma estratégia comum de tratamento, e o prognóstico é influenciado pela extensão da doença no momento do diagnóstico.[165] Os linfomas de alto grau são tratados com quimioterapia e radiação, se localizados; mas a radiação não será usada se a doença se espalhar. O tratamento para os linfomas de baixo grau, nos indivíduos mais velhos, é mais discutível. Muitos desses pacientes podem não receber tratamento inicialmente, pois esses linfomas tendem a recidivar após o tratamento, e a sobrevida de 8 a 10 anos sem tratamento não é inesperada. No entanto, 40% dos linfomas não Hodgkin de baixo grau se transformam em doença de alto grau, o que requer um tratamento agressivo, e a taxa de cura é baixa.[179]

Características radiográficas. Os aspectos radiográfico e clínico são variáveis, dependendo da agressividade do tumor no momento do diagnóstico. Em alguns casos, há dor maçante, vaga, que imita a dor de dente, enquanto em outros pode haver dor significativa, edema ou parestesia. A maxila é mais comumente envolvida, mas a implicação mandibular não deve ser considerada rara.[134] As lesões iniciais podem ser radiograficamente discretas e difíceis de serem identificadas com imagem panorâmica.[117] Essas lesões podem assemelhar-se ao cisto periapical ou ao granuloma periapical e podem demonstrar perda da lâmina dura e alargamento do espaço do ligamento periodontal (Figura 3.29).[61,82,131,138,170,194,236,220] A TC e a RM revelarão mais claramente o envolvimento da medula óssea, muitas vezes com menos destruição cortical que seria de se esperar, dada a natureza agressiva do processo neoplásico. Esses achados não são específicos do linfoma não Hodgkin, e outras doenças inflamatórias e neoplásicas precisam ser consideradas no diagnóstico diferencial.[117,164] À medida que a doença progride, é provável que surja imagem radiolúcida mal definida

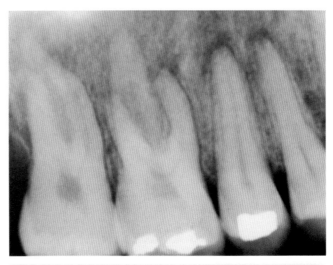

Figura 3.29 Paciente do sexo feminino, de 29 anos, com história de dormência e edema. Os dentes 17 ao 13 responderam normalmente ao teste pulpar, mas havia edema vestibular firme e sensível. Presença de imagem radiolúcida difusa na área do edema vestibular, com imagem radiolúcida bem definida nos ápices radiculares. Os dentes 16 e 15 tinham história restauradora limitada e o 17 e o 14 não estavam restaurados. Dada essa apresentação clínica, suspeitou-se de etiologia não inflamatória e a biopsia revelou linfoma. (Cortesia do Dr. Michael Ribera.)

e destrutiva, mais consistente com processo maligno. Se o linfoma permanecer sem diagnóstico, ele continuará a expandir e, por fim, irá perfurar a lâmina cortical.

Doença metastática

Os depósitos metastáticos de um carcinoma primário podem se espalhar pela corrente sanguínea até a mandíbula e a maxila, mas isso é uma ocorrência rara.[133] Os ossos que estão mais comumente envolvidos incluem as vértebras, costelas, pélvis e crânio. Embora qualquer malignidade tenha o potencial para metástase, os carcinomas mais comuns que se espalham para os ossos são mama, pulmão, tireoide, rim e próstata. A doença metastática pode ser assintomática ou produzir sintomatologia dolorosa, edema, mobilidade e parestesia. O nível de dor e a apresentação podem imitar origem pulpar.[63,114] Em alguns casos, a doença metastática pode preceder o diagnóstico do tumor primário, exigindo investigação extensa para determinar a localização da malignidade primária.[63, 113]

É mais provável que ocorra doença metastática nos indivíduos mais velhos, correspondendo ao aumento da incidência de doenças malignas primárias nos adultos. No entanto, há relatos de doença metastática em uma ampla faixa etária. Por definição, o depósito metastático significa estágio avançado da progressão da doença e o tratamento geralmente é paliativo. Os bifosfonatos têm sido usados para reduzir os níveis de dor e limitar os riscos da fratura patológica, mas as taxas de sobrevida geral são baixas.

Características radiográficas. Radiograficamente, os depósitos metastáticos apresentam-se mais comumente como imagens radiolúcidas mal definidas na região dos molares inferiores, que podem ser destrutivos, levando à fratura patológica (Figura 3.30).[63,207] No entanto, a doença metastática pode ser muito discreta na apresentação, com apenas ligeiro espessamento do espaço do ligamento periodontal ou, em alguns casos, o osso pode estar radiograficamente normal.[179] É possível que a metástase da mama e da próstata estimule reação osteoblástica localmente, resultando no aspecto radiopaco.[96] Dependendo da

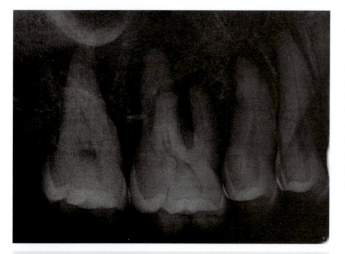

Figura 3.30 Imagem periapical mostrando múltiplas áreas de radiolucidez em paciente do sexo feminino, de 42 anos, com queixa principal de dor e dentes soltos no quadrante superior direito. Esses dentes responderam ao teste pulpar a frio e elétrico. A TCFC revelou perda irregular e mal definida de densidade, que perfurou as lâminas corticais vestibulares e palatinas e o seio maxilar. Houve reabsorção de vários ápices radiculares. A apresentação geral sugeria malignidade e a biopsia revelou câncer de mama metastático. (Cortesia do Dr. Scott Doyle.)

localização e do padrão de crescimento, os depósitos metastáticos podem imitar doença periodontal ou infecção endodôntica radiograficamente.[59,87,135,225,255]

Mieloma múltiplo

O mieloma múltiplo é uma doença maligna incomum das células plasmáticas que geralmente apresenta envolvimento simultâneo em muitos ossos. Ele representa apenas 1% de todas as doenças malignas, mas é a segunda malignidade hematológica mais comum, com incidência atrás apenas do linfoma.[204] O diagnóstico é feito por eletroforese do soro e concentração da urina para demonstrar a presença da proteína M, que é a superprodução de uma imunoglobulina anormal pelas células plasmáticas malignas.[29,203,240]

O mieloma múltiplo tem idade média de diagnóstico de 66 a 70 anos e raramente é diagnosticado antes dos 40 anos. A maioria dos relatos sugere que há ligeira predileção pelo sexo masculino, mas a incidência em pessoas negras é duas vezes maior que em indivíduos de ascendência europeia.[147] A dor óssea é o sintoma mais comum e pode estar associada à fadiga, se houver anemia subjacente.[71,83] Febre e infecção podem estar presentes devido à neutropenia. Um diagnóstico de lesão nodular da língua é registrado em quase 15% dos pacientes devido ao depósito amiloide de proteína-M agregada de forma anormal. Além disso, o excesso do componente da cadeia de proteína M circulante pode levar à insuficiência renal, resultando em proteinúria.[29]

No passado, vários regimes de quimioterapia foram usados, mas o transplante autólogo de células-tronco tornou-se o tratamento de primeira linha para os pacientes considerados saudáveis o suficiente para tolerar o procedimento.[29,204] A radiação para as lesões ósseas isoladas é considerada paliativa e os bifosfonatos são utilizados para reduzir a probabilidade de fratura e dor.[29] Os regimes quimioterápicos mais recentes têm resultado em melhores índices de sobrevida, mas o mieloma múltiplo é difícil de curar e o tratamento frequentemente busca controlar a doença e prolongar a sobrevida. A talidomida, a lenalidomida e o bortezomibe usados em combinação com a dexametasona resultaram em melhora na sobrevida.[144] O prognóstico é menos favorável para os pacientes mais velhos com doença disseminada, e na maioria dos relatos a sobrevida geral de 5 anos aproxima-se de 50%, com média de 6 a 7 anos.[204] A consulta médica com o oncologista que trata o paciente seria recomendada antes de qualquer atendimento odontológico.[240]

Características radiográficas. Radiograficamente, existem várias áreas radiolúcidas, algumas com bordas perfuradas bem definidas e outras que apresentam margens mais irregulares e difusas (Figura 3.31).[71,149] A presença de lesões múltiplas sugere etiologia não inflamatória, mas a lesão isolada na radiografia periapical poderia imitar cisto periapical ou granuloma periapical. Como resultado, recomenda-se a radiografia panorâmica, se houver suspeita de mieloma múltiplo.[30] A reabsorção da raiz não é comum, mas há relato.[257]

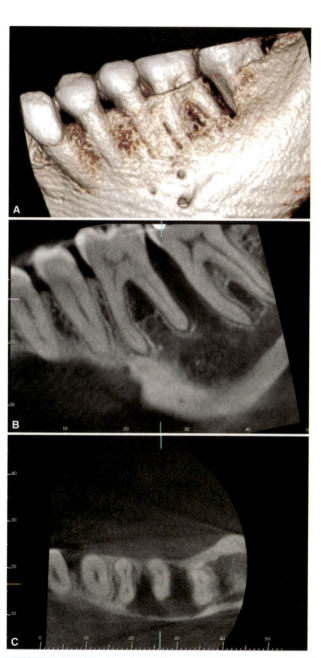

Figura 3.31 A. Renderização volumétrica revela múltiplos defeitos ósseos em toda a mandíbula consistentes com mieloma múltiplo. **B.** Imagem da TCFC sagital mostrando lesão de baixa densidade, bem definida e destrutiva. **C.** Imagem da TCFC axial exibindo destruição do osso trabecular e adelgaçamento acentuado das lâminas corticais vestibular e lingual. (Cortesia do Dr. Marcel Noujeim.)

IMAGENS RADIOLÚCIDAS PERIAPICAIS UNILOCULARES BEM DEFINIDAS

Como afirmado anteriormente, a imagem radiolúcida apical unilocular bem definida provavelmente representa cisto periapical ou granuloma periapical, se a história dentária e os testes clínicos forem consistentes com a etiologia inflamatória. No entanto, muitas patologias, com ampla gama de significado clínico, podem exibir aspecto radiográfico idêntico aos cistos periapicais e granulomas periapicais, e a literatura odontológica está repleta de relatos de casos de patologias não inflamatórias diagnosticadas erroneamente como doença inflamatória periapical. O dentista perspicaz precisa considerar todas as possibilidades ao dar o diagnóstico diferencial.[235]

Cistos periapicais e granulomas periapicais

A necrose pulpar ocorre devido à presença de bactérias no sistema de canais radiculares.[123] Os granulomas periapicais representam o acúmulo de tecido de granulação inflamado como resultado da polpa necrótica. As bactérias e os subprodutos do metabolismo bacteriano desencadeiam a resposta imune, mais frequentemente no ápice da raiz, mas essa reação pode ocorrer em qualquer lugar ao longo da superfície da raiz, se o espaço pulpar comunicar com o ligamento periodontal via anatomia acessória ou fratura. O dente afetado não deve responder ao teste pulpar, a menos que necrose parcial de um dente multirradicular resulte em níveis variáveis da capacidade de resposta e diagnóstico mais difícil.

O mecanismo exato da formação do cisto é desconhecido e várias teorias foram propostas.[175,247,251,253] Se o epitélio próximo ao ápice da raiz do dente necrótico for estimulado pela resposta inflamatória, pode resultar em cisto periapical.[152] É provável que haja a combinação de interações entre os tecidos na área, incluindo epitélio, osso, matriz extracelular e cascata inflamatória.[24] Como com os granulomas periapicais, o dente afetado não responde ao teste pulpar e o diagnóstico pode ser mais confuso se houver necrose parcial em um dente multirradicular.

No passado, as lesões maiores que 1,5 cm e bem demarcadas eram consideradas cistos, e considerava-se que a cirurgia ou a extração seria necessária para a cicatrização completa.[88,176] No entanto, esse conceito evoluiu e é geralmente aceito que não há como diferenciar os cistos periapicais dos granulomas periapicais usando as imagens convencionais (Figura 3.32), independentemente do tamanho ou do aspecto corticado da imagem radiolúcida.[38,208] A capacidade de diferenciar os cistos periapicais e os granulomas periapicais utilizando a TCFC também foi o foco de vários estudos com achados inconsistentes. Guo et al. sugeriram que a TCFC é moderadamente precisa na diferenciação dos cistos periapicais de granulomas, enquanto Simon et al. relataram que a TCFC é um diferenciador preciso; houve concordância entre os dois em apenas 76% dos casos.[101,232] Outros estudos concluíram que a biopsia continua sendo o padrão ouro para diferenciar os cistos periapicais dos granulomas periapicais (Figura 3.33).[35,212]

Há relato de que a TC *multislice* tem alto grau de precisão distinguindo cistos periapicais dos granulomas periapicais, mas essa tecnologia requer significativamente maior exposição à radiação, e a qualidade da imagem não é tão precisa quanto a TCFC.[45,258] Tanto a ultrassonografia quanto a ressonância magnética podem ser capazes de diferenciar os cistos periapicais dos granulomas periapicais, mas o uso clínico tem sido limitado e esses dispositivos não estão facilmente disponíveis no consultório odontológico comum. No entanto, os primeiros relatos são encorajadores, e mais pesquisas são necessárias para apoiar o uso dessas tecnologias.[4,60,153,161]

Como não há como saber se a imagem radiolúcida representa um cisto periapical ou um granuloma periapical, é impossível delimitar a verdadeira incidência dessas lesões inflamatórias e, subsequentemente determinar se há diferença em seu potencial de cicatrização após o tratamento endodôntico. É necessária a cirurgia apical ou a extração para confirmar o diagnóstico, e isso pode levar ao viés de amostragem dos casos que não cicatrizaram após o tratamento endodôntico de rotina. Além disso, apesar de a histopatologia ser considerada o padrão ouro na diferenciação

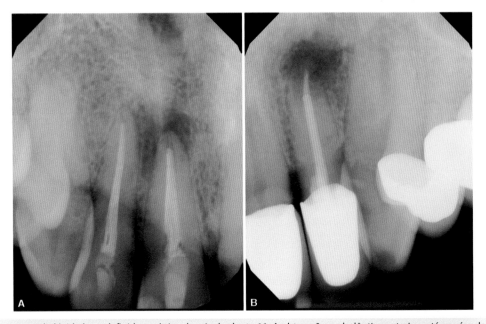

Figura 3.32 A. Imagem radiolúcida bem definida no ápice da raiz do dente 11. A obturação endodôntica anterior está aquém do ápice e apresenta numerosos espaços vazios. A amostra de tecido obtida durante a cirurgia apical revelou granuloma periapical. **B.** Imagem radiolúcida bem definida no ápice radicular do dente 22. A cirurgia apical foi concluída, e a biopsia confirmou cisto periapical. Não há como diferenciar cistos periapicais de granulomas periapicais usando as imagens convencionais.

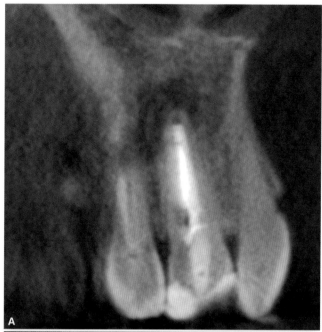
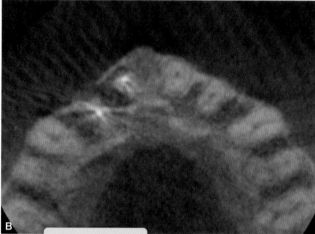
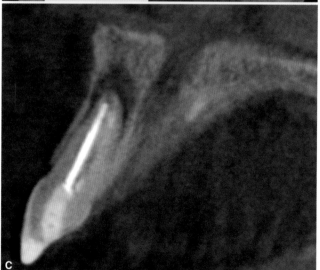

Figura 3.33 Imagens da TCFC do granuloma periapical da Figura 3.32A. Não é possível diferenciar o cisto periapical do granuloma periapical usando TCFC, e a biopsia continua sendo o melhor método para fazer essa distinção definitivamente. **A.** Imagem da TCFC sagital do granuloma periapical. **B.** Imagem da TCFC axial do granuloma periapical. **C.** Imagem da TCFC coronal do granuloma periapical.

dos cistos periapicais dos granulomas periapicais, não está isenta de controvérsias. Alguns patologistas farão o diagnóstico de cisto periapical, se houver revestimento epitelial na seção histológica, associado ao tecido de granulação, enquanto outros podem requerer a visualização do revestimento do cisto sobre a membrana basal e a superfície luminal intacta.

Durante a cirurgia apical, o tecido é curetado do ápice e a amostra normalmente não é removida em uma única peça. Isso pode resultar na ruptura do lúmen do cisto e na diminuição da probabilidade do diagnóstico de cisto. Além disso, para as lesões maiores, a amostra do tecido inteiro pode não ser avaliada histologicamente e as lâminas de amostras representativas serão vistas pelo patologista. Tal fato aumenta o potencial de negligência com relação a um pequeno cisto contido no tecido não visualizado. Estudos que utilizaram amostras ressecadas intactas e seções seriadas para avaliar toda a lesão relataram incidência menor de cistos em comparação com outros estudos passados.[173,231]

O relato da incidência dos cistos periapicais e dos granulomas periapicais é altamente variável na literatura, indo de 6 a 55%.[17,146,156,174,237] Os cistos verdadeiros são completamente revestidos por epitélio e não têm comunicação com o espaço do canal radicular. Como resultado, o potencial de cicatrização para esses cistos pode ser limitado após o tratamento endodôntico convencional. Em contraste, os cistos em bolsas estão em contato direto com o sistema de canais radiculares e podem ter probabilidade maior de cicatrização após o tratamento endodôntico.[173,231]

O tratamento dos cistos periapicais e dos granulomas periapicais é idêntico. Ambos requerem a identificação do dente ofensivo, permitindo a remoção do estímulo inflamatório com tratamento endodôntico ou extração. As opções de tratamento dependerão do plano de tratamento do paciente, do estado periodontal, da capacidade de restauração do dente e dos desejos do paciente. O diagnóstico de doença inflamatória periapical torna-se mais complicado se a imagem radiolúcida estiver associada a um dente previamente tratado endodonticamente, porque o teste pulpar não é mais relevante.

Características radiográficas. Os granulomas e os cistos periapicais apresentam níveis variáveis de desconforto, desde leve sensibilidade até dor debilitante, e os sintomas frequentemente correspondem aos níveis de dor identificados com percussão e palpação durante o exame clínico. Muitos granulomas periapicais e cistos periapicais são assintomáticos e são descobertos em radiografias de rotina.

Nos estágios iniciais da infecção, há predomínio de neutrófilos e pode haver pouquíssimo (ou nenhum) envolvimento ósseo consistente com dor dentária aguda, mas nenhuma evidência de anormalidade na avaliação radiográfica. À medida que a cascata inflamatória persiste, há potencial para mais destruição óssea e uma área radiolúcida pode se desenvolver, variando de um pequeno espessamento do espaço do ligamento periodontal para extensa perda óssea de muitos centímetros (Figura 3.34). A área radiolúcida pode exibir margem bem definida e corticada ou o processo inflamatório pode ficar dentro dos espaços medulares e não ter definição radiográfica (Figura 3.35). A reabsorção radicular não é incomum e o contorno e a definição da imagem radiolúcida podem estar alterados, dependendo do ângulo usado para obtenção da radiografia periapical bidimensional. Como resultado, muitas vezes é necessário obter várias radiografias para identificar discreta lesão periapical, mas isso pode não melhorar a acurácia diagnóstica em todos os casos.[36] A TCFC pode ser melhor alternativa, se houver dúvida sobre a presença de patologia periapical.[142]

Capítulo 3 • Lesões que Imitam Patologias Endodônticas   101

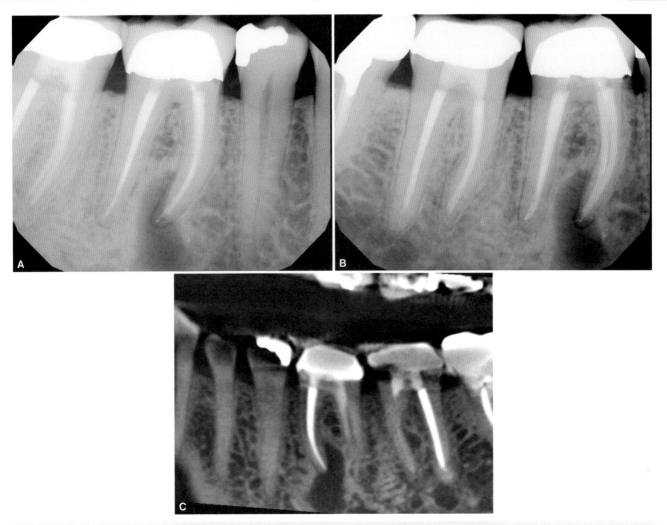

Figura 3.34 A. Imagem periapical do dente 46, com canal radicular prévio, e imagem radiolúcida bem definida no ápice da raiz mesial. **B.** Imagem periapical angulada do mesmo dente, demonstrando ainda mais a extensão da lesão. **C.** A TCFC sagital mostra a perda de densidade no ápice da raiz mesial do dente 46. Essa lesão bem definida foi removida durante cirurgia apical, e a biopsia revelou cisto periapical.

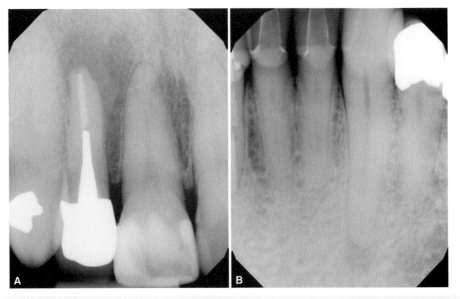

Figura 3.35 A. A biopsia revelou cisto periapical no ápice do dente 12. Há perda da trabeculação no ápice, mesclando-se ao osso normal, resultando em uma imagem radiolúcida mal definida. **B.** Granuloma periapical bem definido no ápice radicular do dente 43 foi confirmado por biopsia quando a perda óssea e os sintomas persistiram após o tratamento endodôntico não cirúrgico. O tamanho e a definição radiográfica dos cistos periapicais e dos granulomas periapicais são altamente variáveis.

Cisto radicular lateral

A etiologia bacteriana do cisto radicular lateral é idêntica à do cisto periapical ou do granuloma periapical, a única diferença está no local afetado. Como resultado, o teste pulpar é fundamental para determinar o dente causador, porque várias outras patologias podem parecer radiograficamente idênticas nesta área. Indica-se o tratamento endodôntico ou a extração, dependendo do plano de tratamento do paciente, estado periodontal, capacidade de restauração do dente e preferência do paciente.

Características radiográficas. Os cistos radiculares laterais são mais comumente imagens radiolúcidas bem definidas e alguns podem ter borda corticada (Figura 3.36). No entanto, essas lesões exibirão os mesmos padrões de crescimento dos cistos e granulomas periapicais, resultando em imagem radiolúcida mal definida, quando a cascata inflamatória está confinada aos espaços medulares. A TCFC demonstrará melhor as alterações radiográficas, quando a lesão for pequena ou sem definição. O diagnóstico diferencial para a imagem radiolúcida na localização lateral inclui, mas não se limita, a CO, ameloblastoma e cisto periodontal lateral (CPL).

Cisto periodontal lateral (CPL)

O CPL é um cisto de desenvolvimento incomum, de origem odontogênica, caracterizado por surgir de restos da lâmina dentária. Embora o CPL seja de desenvolvimento e ocorra em ampla faixa etária, o diagnóstico é incomum antes dos 30 anos. As áreas de canino e de pré-molares inferiores são os locais predominantes de envolvimento, mas relatos indicam que pode ocorrer em qualquer arco.[40,79,234] Os CPLs são frequentemente descobertos como achado assintomático em radiografias de rotina, mas há a possibilidade de expansão, e sensibilidade à palpação e dor. A maioria apresenta lesão única, mas os CPLs podem ter apresentação multifocal, e há descrição de uma variante multicística, conhecida como CPL botrioide.[127,263] A remoção cirúrgica é o tratamento de escolha e a recorrência não é provável. No entanto, devido à natureza multicística do subtipo botrioide, é possível maior taxa de recorrência.[103,199]

Características radiográficas. Radiograficamente, o CPL é caracterizado por imagem radiolúcida, unilocular, bem definida, ovalada, que, em muitos casos, é indistinguível dos cistos radiculares laterais (Figura 3.37). No entanto, os dentes adjacentes devem responder ao teste pulpar, a menos que haja patologia pulpar por motivos restauradores não relacionados. Esse aspecto radiográfico também é muito semelhante ao início dos COs uniloculares ou dos ameloblastomas (Figura 3.38). Como eles têm crescimento lento, a maioria tem menos de 1 cm no momento do diagnóstico. Menos comumente, o CPL pode estar localizado próximo ao ápice radicular, sugerindo lesão de origem endodôntica.[181] O subtipo botrioide pode se apresentar como imagem radiolúcida multilocular, mas na maioria das vezes é unilocular, apesar de seu padrão de crescimento multicístico.

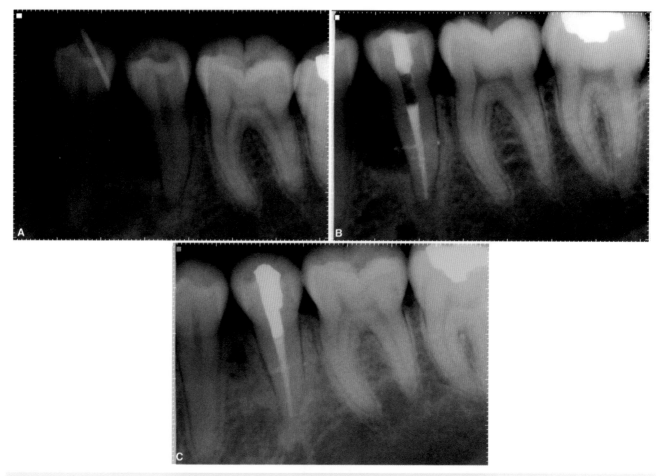

Figura 3.36 Cisto radicular lateral. **A.** Imagem pré-operatória com a guta-percha traçando a fístula de drenagem. Paciente com história de biopsia na área que foi diagnosticada como cisto dentígero. O dente 35 responde tanto ao teste pulpar frio e elétrico. As opções incluíam tratamento endodôntico, extração ou segunda biopsia. A fístula sugere polpa necrótica e o potencial para teste pulpar falso-negativo. Além disso, o diagnóstico de cisto dentígero não é exato porque o dente erupcionou. O tratamento endodôntico convencional foi realizado. **B.** Visualização de vários canais laterais opostos às áreas radiolúcidas e a fístula cicatrizada em 1 semana. **C.** Evidência de cicatrização óssea no controle 18 meses depois.

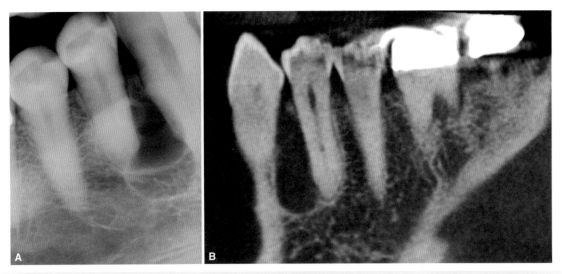

Figura 3.37 Cisto periodontal lateral. **A.** Radiografia periapical com imagem radiolúcida bem definida, próxima ao ápice radicular do pré-molar e canino inferiores. A imagem periapical sugere apresentação multilocular, que não seria compatível com doença inflamatória periapical de etiologia bacteriana. **B.** Imagem da TCFC sagital revela a perda de densidade entre os dentes canino e pré-molar, com espaço do ligamento periodontal normal no ápice do dente 34. (Cortesia do Dr. Martin Rogers.)

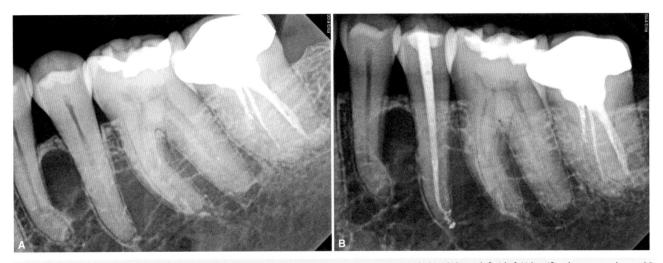

Figura 3.38 A. O teste pulpar indicou sintomas de pulpite irreversível no dente 35 e uma área radiolúcida bem definida foi identificada entre os dentes 35 e 34. **B.** O tratamento endodôntico convencional foi concluído para resolver a sintomatologia dolorosa, e o encaminhamento foi feito para biopsia, que identificou ceratocisto odontogênico. Cistos radiculares laterais, ameloblastomas unicísticos, ceratocistos odontogênicos e cistos periodontais laterais podem exibir aparência radiográfica idêntica nas áreas de canino e pré-molar inferiores. (Cortesia da Dra. Karen Potter.)

Displasia cemento-óssea focal (DCOF)

A displasia cemento-óssea focal é outra lesão fibro-óssea caracterizada pela substituição do osso por tecido fibroso e mineralizado. Como o nome indica, a displasia cemento-óssea focal envolve único local, ao contrário da DCOP, que é mais comumente multifocal. Embora a etiologia exata seja desconhecida, a proximidade das extremidades da raiz e um componente semelhante ao cemento sugerem que as células de origem residem no ligamento periodontal.[244] Como com a DCOP, a maioria dos casos afeta pessoas do sexo feminino e são diagnosticados após os 30 anos.[130,244] Embora exista predileção pela população negra, não é tão forte como se vê com a DCOP. O diagnóstico poderia ser baseado em achados radiográficos e testes pulpares, mas outras patologias, com potenciais de crescimento mais significativos, podem se assemelhar à DCOF, sendo necessária biopsia para diagnóstico definitivo. Após o estabelecimento do diagnóstico é indicado o acompanhamento de rotina do osso afetado.

Características radiográficas. A displasia cemento-óssea focal geralmente envolve a região posterior da mandíbula, é comumente assintomática e descoberta no exame radiográfico de rotina,[159,244] A maioria das lesões é menor que 1,5 cm e exibe aparência variável e mista, radiolúcida e radiopaca, mas algumas podem ser completamente radiolúcidas (Figura 3.39). Geralmente há borda bem definida, mas nem sempre. Elas tendem a ocorrer perto das extremidades da raiz e irão imitar a doença inflamatória periapical, se nenhuma radiopacidade estiver presente dentro da lesão.[62]

Cisto do ducto nasopalatino

Os cistos do ducto nasopalatino, também conhecidos como cistos do canal incisivo, são os não odontogênicos mais comuns, tanto na mandíbula quanto na maxila, com prevalência de aproximadamente 1%.[177,179] Eles, provavelmente, são de desenvolvimento, mas são mais frequentemente diagnosticados após os 30 anos, sugerindo possível etiologia traumática ou bacteriana.

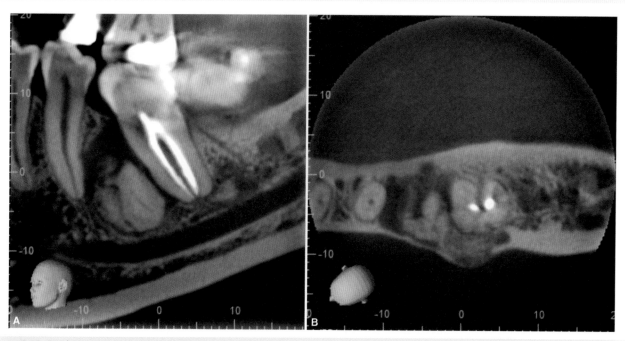

Figura 3.39 Displasia cemento-óssea focal. **A.** Imagem da TCFC sagital demonstrando lesão de densidade mista com periferia de baixa densidade entre o segundo pré-molar e o primeiro molar inferiores. Uma segunda lesão de alta densidade está presente próximo ao ápice da raiz distal do primeiro molar. **B.** Imagem TCFC axial exibindo córtex expandido e afinado a partir de uma massa globular central de densidade mista, com periferia hipodensa. (Cortesia do Dr. Bruno Azevedo.)

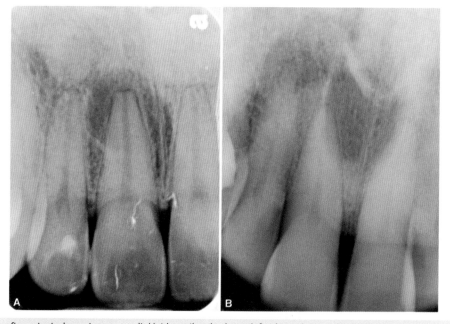

Figura 3.40 A. Radiografia periapical com imagem radiolúcida, unilocular, bem definida no ápice radicular do dente 11. Assintomático e sem história de traumatismo. O dente 11 responde tanto ao teste de vitalidade ao frio quanto ao elétrico. A biopsia revelou cisto do ducto nasopalatino. **B.** Apresentação mais clássica do cisto do ducto nasopalatino com imagem radiolúcida arredondada na linha média. (Cortesia de: A, Dra. Christel Haberland; B, Dr. Martin Rogers.)

O diagnóstico é normalmente baseado em achados radiográficos, e os cistos do ducto nasopalatino têm prognóstico excelente após a remoção cirúrgica.

Características radiográficas. Os cistos do ducto nasopalatino podem ocorrer em qualquer idade, mas são mais provavelmente encontrados em adultos e são raros antes dos 10 anos.[107,223] Edema, drenagem e dor são os sintomas mais comuns associados a esses cistos. Muitos são assintomáticos e descobertos em radiografias de rotina. Eles apresentam imagem radiolúcida, bem definida, redonda ou em forma de coração na linha média maxilar ou apenas lateralmente à linha média (Figura 3.40). A maioria tem entre 1 e 2 cm, mas raramente ultrapassa 5 cm e exibe natureza mais destrutiva.[195,215] Devido à sobreposição às extremidades radiculares dos incisivos centrais, o teste pulpar e a correlação clínica são necessários para evitar confundir os cistos do ducto nasopalatino com as lesões de origem pulpar.[78]

Defeito de Stafne

Os defeitos de Stafne são imagens radiolúcidas assintomáticas mais comumente localizadas próximas ao ângulo da mandíbula, mas há relato de posição anterior, menos comum.[34,52,126,239] A etiologia exata é desconhecida e frequentemente é considerada de natureza de desenvolvimento. No entanto, a área radiolúcida geralmente não é diagnosticada até a meia-idade, levando alguns pesquisadores a postular a reabsorção por pressão como a causa. Há forte predileção pelo gênero masculino e, devido ao seu aspecto radiográfico clássico, o diagnóstico dos defeitos posteriores geralmente é feito apenas com base nos achados radiográficos. Nenhum tratamento é indicado, a menos que haja incerteza sobre o diagnóstico, e a biopsia geralmente resulta em tecido de glândula salivar normal.

Características radiográficas. Como os defeitos de Stafne são assintomáticos, eles são mais frequentemente descobertos como um achado incidental nas radiografias panorâmicas.[148] Eles se apresentam como imagem radiolúcida no lado lingual da mandíbula, inferior ao canal mandibular, com borda bem definida e corticada (Figura 3.41).[262] Embora o tamanho seja variável, a maioria dos defeitos de Stafne tem entre 1 e 2 cm e, em alguns casos, a área radiolúcida se aproxima das extremidades radiculares dos dentes inferiores, sugerindo cisto periapical ou granuloma periapical (Figura 3.42). Os defeitos de Stafne anteriores, associados à glândula sublingual, são menos comuns. A sobreposição sobre os ápices radiculares e a posição atípica sugerem doença inflamatória periapical ou qualquer outra imagem radiolúcida unilocular bem definida. Nesses casos, é importante correlacionar as histórias clínicas e restauradoras com os achados radiográficos para garantir o tratamento apropriado.[58] Além disso, os planos axial e coronal da TCFC demonstrarão concavidade lingual e a falta de envolvimento dos ápices radiculares.

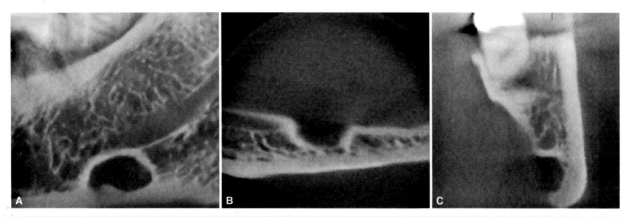

Figura 3.41 Defeito de Stafne. **A.** Imagem da TCFC sagital mostrando a perda de densidade bem definida, inferior ao canal mandibular. **B.** Imagem da TCFC axial mostrando concavidade lingual. **C.** Imagem da TCFC coronal também exibindo concavidade lingual, inferior ao canal mandibular, sem envolvimento dos ápices radiculares. (Cortesia do Dr. Bruno Azevedo.)

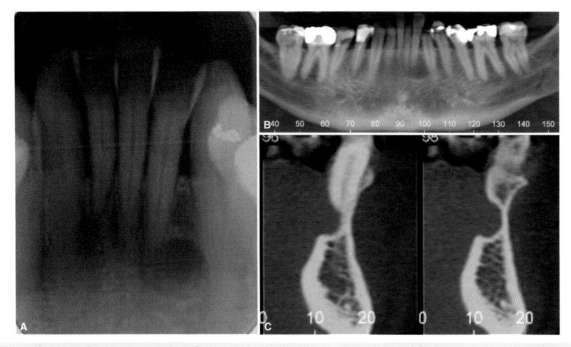

Figura 3.42 Defeito de Stafne Anterior. **A.** Radiografia periapical exibindo imagem radiolúcida, bem definida, próxima, mas não no ápice da raiz do dente 32. A falta de história restauradora e a localização da lesão sugerem etiologia não inflamatória e esses dentes responderam ao teste pulpar. **B.** Imagem panorâmica mostrando perda de densidade perto do ápice do dente 32. **C.** Imagens da TCFC coronal revelam uma concavidade no córtex lingual do osso, sem envolvimento dos ápices radiculares. (Cortesia do Dr. Bruno Azevedo.)

Resumo

Para os dentistas, é importante lembrar que a grande maioria das anormalidades radiográficas encontradas diariamente serão devido à etiologia bacteriana como resultado de polpa necrótica. No entanto, é imperativo que esses profissionais também entendam que as etiologias metabólicas, neoplásicas e de desenvolvimento podem se assemelhar muito a uma causa inflamatória.

A imagem radiolúcida multilocular não deve ser consequência de polpa necrótica, e a investigação diagnóstica adicional é indicada quando esse tipo de alteração for identificada. A maioria das imagens radiográficas das lesões de origem inflamatória será radiolúcida, e a presença de calcificação sugere maior probabilidade de etiologia não pulpar. Além disso, a apresentação multifocal deve levantar suspeita sobre a etiologia não inflamatória, especialmente se a história dentária e os testes pulpares não forem consistentes com necrose pulpar em vários dentes. A doença inflamatória periapical, radiograficamente, pode ser bem definida e corticada, ou a lesão pode ter margens mal definidas quando a alteração radiográfica está confinada aos espaços medulares. No entanto, a expansão cortical rápida ou a perfuração da lâmina cortical, mobilidade dentária extensa, reabsorção radicular irregular e aparência de "comido por traça" sugerem diagnóstico diferencial mais assustador.

Este capítulo classificou as lesões com base nas apresentações radiográficas mais típicas encontradas na prática clínica, mas muitas dessas patologias desafiam a classificação em uma única categoria e podem exibir ampla variedade de aparências radiográficas. Esta revisão também focou nas lesões não inflamatórias mais comuns, que se apresentam nas regiões perirradiculares, mas não é, de forma alguma, o relato abrangente de todas as potenciais patologias que afetam a região.

As radiografias são uma peça do quebra-cabeça diagnóstico, e a interpretação exata dos achados radiográficos em conjunto com a revisão completa da história médica, da história dentária, o teste pulpar e o exame clínico resultarão no diagnóstico diferencial, quando houver suspeita de etiologia não bacteriana. Não é necessário, nem é possível, fazer o diagnóstico definitivo de muitas anormalidades radiográficas com base exclusivamente nas imagens. No entanto, determinar que a lesão radiográfica não é de origem pulpar deve ser possível na maioria dos casos, e a avaliação adicional, em conjunto com o encaminhamento para o médico ou dentista apropriado, pode resultar no diagnóstico adequado e oportuno, influenciando significativamente na progressão da doença e no prognóstico para muitos pacientes.

Referências bibliográficas

1. AAE and AAOMR joint position statement: Use of cone beam computed tomography in endodontics 2015 update. *J Endod* 41:1393, 2015.
2. Abella F, Patel S, Duran-Sindreu F, et al: Evaluating the periapical status of teeth with irreversible pulpitis by using conebeam computed tomography scanning and periapical radiographs. *J Endod* 38:1588, 2012.
3. Aerden T, Grisar K, Nys M, et al: Secondary hyperparathyroidism causing increased jaw bone density and mandibular pain: a case report. *Oral Surg Oral Med Oral Pathol Oral Radiol* 125:e37, 2018.
4. Aggarwal V, Logani A, Shah N: The evaluation of computed tomography scans and ultrasounds in the differential diagnosis of periapical lesions. *J Endod* 34:1312, 2008.
5. Alghaithy RA, Qualtrough AJE: Pulp sensibility and vitality tests for diagnosing pulpal health in permanent teeth: a critical review. *Int Endod J* 50:135, 2017.
6. Ali M, Baughman RA: Maxillary odontogenic keratocyst a common and serious clinical misdiagnosis. *JADA* 134:877, 2003.
7. Allen CE, Li L, Peters TL, et al: Cell-specific gene expression in Langerhans cell histiocytosis lesions reveals a distinct profile compared with epidermal Langerhans cells. *J Immunol* 184:4557, 2010.
8. Alsufyani NA, Lam EWN: Osseous (cement-osseous) dysplasia of jaws: clinical and radiographic analysis. *J Can Dent Assoc* 77:1, 2011.
9. American Association of Endodontists: *Endodontic implications of medication-related osteonecrosis of the jaw*, 2018. https://www.aae.org/specialty/wp-content/uploads/sites/2/2018/07/AAE_MedRelated_ONJ.pdf.
10. Aminoshariae A, Kulild JC, Syed A: Cone-beam computed tomography compared with intraoral radiographic lesions in endodontic outcome studies: a systematic review. *J Endod* 44:1626, 2018.
11. An CH, An SY, Choi BR: Hard and soft tissue changes of osteomyelitis of the jaws on CT images. *Oral Surg Oral Med Oral Pathol Oral Radiol* 114:118, 2012.
12. Ariji Y, Ariji E, Higuchi Y, et al: Florid cemento-osseous dysplasia radiographic study with special emphasis on computed tomography. *Oral Surg Oral Med Oral Pathol* 78:391, 1994.
13. Ariji Y, Izumi M, Gotoh M, et al: MRI features of mandibular osteomyelitis: practical criteria based on an association with conventional radiography features and clinical classification. *Oral Surg Oral Med Oral Pathol Oral Radiol Endod* 105:503, 2008.
14. Badalian-Very G, Vergilio JA, Degar BA, et al: Recurrent BRAF mutations in Langerhans cell histiocytosis. *Blood* 116:1919, 2010.
15. Baden E, Saroff SA: Periapical cemental dysplasia and periodontal disease. A case report with review of the literature. *J Periodontol* 58:187, 1986.
16. Beacham JT, Geist JR, Yu Q, et al: Accuracy of cone-beam computed tomographic image interpretation by endodontists and endodontic residents. *J Endod* 44:571, 2018.
17. Becconsall-Ryan K, Tong D, Love RM: Radiolucent inflammatory jaw lesions: a 20-year analysis. *Int Endod J* 43:859, 2010.
18. Bender IB, Seltzer S: Roentgenographic and direct observation of experimental lesions in bone. Part I. *J Am Dent Assoc* 62:152, 1961.
19. Bender IB, Seltzer S: Roentgenographic and direct observation of experimental lesions in bone. Part II. *J Am Dent Assoc* 62:708, 1961.
20. Bender IB: Factors influencing the radiographic appearance of bony lesions. *J Endod* 8:161, 1982.
21. Bender IB, Mori K: The radiopaque lesion: a diagnostic consideration. *Endod Dent Traumatol* 1:2, 1985.
22. Bender IB: Paget's disease. *J Endod* 29:720, 2003.
23. Berge TI, Helland SB, Sælen A, et al: Pattern of recurrence of non-syndromic keratocystic odontogenic tumors. *Oral Surg Oral Med Oral Pathol Oral Radiol* 122:10, 2016.
24. Bernardi L, Visioli F, Nor C, et al: Radicular cyst: an update of the biological factors related to lining epithelium. *J Endod* 41:1951, 2015.
25. Berres ML, Merad M, Allen CE: Progress in understanding the pathogenesis of Langerhans cell histiocytosis: back to histiocytosis X?, *Br J Haematol* 169:3, 2014.
26. Beuselinck B, Wolter P, Karadimou A, et al: Concomitant oral tyrosine kinase inhibitors and bisphosphonates in advanced renal cell carcinoma with bone metastases. *Br J Cancer* 107:1665, 2012.
27. Beylouni I, Farge P, Mazoyer JF, et al: Florid cemento- osseous dysplasia: report of a case with computed tomography and 3D imaging. *Oral Surg Oral Med Oral Pathol Oral Radiol Endod* 85:707–711, 1998.
28. Bhaskar SN: Oral surgery-oral pathology conference no. 17, Walter Reed Army Medical Center. Periapical lesions–types, incidence, and clinical features. *Oral Surg Oral Med Oral Pathol* 21:657, 1966.
29. Bird JM, Owen RG, D'Sa S, et al: Guidelines for the diagnosis and management of multiple myeloma. *Br J Haematol* 154:32, 2011.
30. Bishay N, Petrikowski CG, Maxymiw WG, et al: Optimum dental radiography in bone marrow transplant patients. *Oral Surg Oral Med Oral Pathol Oral Radiol Endod* 87:375, 1999.
31. Black CC, Addante RR, Mohila CA: Intraosseous ameloblastoma. *Oral Surg Oral Med Oral Pathol Oral Radiol Endod* 110:585, 2010.
32. Bohay RN: The sensitivity, specificity, and reliability of radiographic periapical diagnosis of posterior teeth. *Oral Surg Oral Med Oral Pathol Oral Radiol Endod* 89:639, 2000.
33. Bomelli SR, Branstetter BF, Ferguson BF: Frequency of a dental source for acute maxillary sinusitis. *Laryngoscope* 119:580, 2009.
34. Bornstein MM, Wiest R, Balsiger R, et al: Anterior Stafne's bone cavity mimicking a periapical lesion of endodontic origin: report of two cases. *J Endod* 35:1598, 2009.
35. Bornstein MM, Bingisser AC, Reichart PA, et al: Comparison between radiographic (2-dimensional and 3-dimensional) and histologic find-

ings of periapical lesions treated with apical surgery. *J Endod* 41:804, 2015.
36. Brynolf I: Roentgenologic periapical diagnosis. II. One, two or more roentgenograms?, *Sven Tandlak Tidskr* 63:345, 1970.
37. Budnick SD: Compound and complex odontomas. *Oral Surg Oral Med Oral Pathol* 42:501, 1976.
38. Carillo C, Penarrocha M, Ortega B, et al: Correlation of radiographic size and the presence of radiopaque lamina with histological findings in 70 periapical lesions. *J Oral Maxillofac Surg* 66:1600, 2008.
39. Carrillo R, Morales A, Rodriguez-Peralto JL: Benign fibro-osseous lesions in Paget's disease of the jaws. *Oral Surg Oral Med Oral Pathol* 71:588, 1991.
40. Carter LC, Carney YL, Perez-Pudlewski D: Lateral periodontal cyst. Multifactorial analysis of a previously unreported series. *Oral Surg Oral Med Oral Pathol Oral Radiol Endod* 81:210, 1996.
41. Cheng YSL, Wright JM, Walstad WR, et al: Osteosarcoma arising in Paget's disease of the mandible. *Oral Oncol* 38:785, 2002.
42. Chirapathomsakul D, Sastravaha P, Jansisyanont P: A review of odontogenic keratocysts and the behavior of recurrences. *Oral Surg Oral Med Oral Pathol Oral Radiol Endod* 101:5, 2006.
43. Christodoulou C, Pervena A, Klouvas G, et al: Combination of bisphosphonates and antiangiogenic factors induces osteonecrosis of the jaw more frequently than bisphosphonates alone. *Oncology* 76:209, 2009.
44. Chuong R, Kaban LB, Kozakewich H, et al: Central giant cell lesions of the jaws: a clinocopathologic study. *J Oral Maxillofac Surg* 44:708, 1986.
45. Cotton TP, Geisler TM, Holden DT, et al: Endodontic applications of cone-beam volumetric tomography. *J Endod* 33:1121, 2007.
46. Corral-Gudino L, Borao-Cengotita-Bengoa M, del Pino-Montes J, et al: Epidemiology of Paget's disease of bone: a systematic review and meta-analysis of secular changes. *Bone* 55:347, 2013.
47. Cozzolino M, Galassi A, Conte F, et al: Treatment of secondary hyperparathyroidism: the clinical utility of etelcalcetide. *Ther Clin Risk Manag* 13:679, 2017.
48. Cunha EM, Fernandes AV, Versiani MA, et al: Unicystic ameloblastoma: a possible pitfall in periapical diagnosis. *Int Endod J* 38:334, 2005.
49. Cunha JF, Gomes CC, de Mesquita RA: Clinicopathologic features associated with recurrence of the odontogenic keratocyst: a cohort retrospective analysis. *Oral Surg Oral Med Oral Pathol Oral Radiol* 121:629, 2016.
50. Dagenais M, Pharoah MJ, Sikorski PA: The radiographic characteristics of histiocy- tosis X: a study of 29 cases that involve the jaws. *Oral Surg Oral Med Oral Pathol* 74:230, 1992.
51. de Carvalhosa AA, Zandonade RM, de Souza Castro PH, et al: 8-Year follow-up of central giant cell lesion mimicking apical periodontitis. *J Endod* 40:1708, 2014.
52. de Courten A, Küffer R, Samson J, et al: Anterior lingual mandibular salivary gland defect (Stafne defect) presenting as a residual cyst. *Oral Surg Oral Med Oral Pathol Oral Radiol Endod* 94:460, 2002.
53. de Lange J, van den Akker HP: Clinical and radiological features of central giant-cell lesions of the jaw. *Oral Surg Oral Med Oral Pathol Oral Radiol Endod*. 99:464, 2005.
54. de Lange J, van den Akker HP, van den Berg H: Central giant cell granuloma of the jaw: a review of the literature with emphasis on therapy options. *Oral Surg Oral Med Oral Pathol Oral Radiol Endod* 104:603, 2007.
55. Delai D, Bernardi A, Felippe GS, et al: Florid cemento-osseous dysplasia: a case of misdiagnosis. *J Endod* 41:1923, 2015.
56. de Noronha Santos Netto J, Machado Cerri J, Miranda AM, et al: Benign fibro-osseous lesions: clinicopathologic features from 143 cases diagnosed in an oral diagnosis setting. *Oral Surg Oral Med Oral Pathol Oral Radiol* 115:e56, 2013.
57. de Paula-Silva FW, Wu MK, Leonardo MR, et al: Accuracy of periapical radiography and cone-beam computed tomography scans in diagnosing apical periodontitis using histopathological findings as a gold standard. *J Endod* 35:1009, 2009.
58. Dereci O, Duran S: Intraorally exposed anterior Stafne bone defect: a case report. *Oral Surg Oral Med Oral Pathol Oral Radiol Endod* 113:e1, 2012.
59. Dewan K, Owens J, Silvester K: Maintaining a high level of suspicion for recurrent malignant disease: report of a case with periapical involvement. *Int Endod J* 40:900, 2007.
60. Di Nardo D, Gambarini G, Capuani S, et al: Nuclear magnetic resonance imaging in endodontics: a review. *J Endod* 44:356, 2018.
61. Dolan JM, DeGraft-Johnson A, McDonald N, et al: Maxillary and mandibular non-hodgkin lymphoma with concurrent periapical endodontic disease: diagnosis and management. *J Endod* 43:1744, 2017.
62. Drazić R, Minić AJ: Focal cemento-osseous dysplasia in the maxilla mimicking periapical granuloma. *Oral Surg Oral Med Oral Pathol Oral Radiol Endod* 88:87, 1999.
63. D'Silva NJ, Summerlin DJ, Cordell KG, et al: Metastatic tumors in the jaws: a retrospective study of 114 cases. *J Am Dent Assoc* 137:1667, 2006.
64. Dym H, Zeidan J: Microbiology of acute and chronic osteomyelitis and antibiotic treatment. *Dent Clin North Am* 61:271, 2017.
65. Eberhardt JA, Torabinejad M, Christiansen EL: A computed tomographic study of the distances between the maxillary sinus floor and the apices of the maxillary posterior teeth. *Oral Surg Oral Med Oral Pathol* 73:345, 1992.
66. Ebihara A, Yoshioka T, Suda H: Garrè's osteomyelitis managed by root canal treatment of a mandibular second molar: incorporation of computed tomography with 3D reconstruction in the diagnosis and monitoring of the disease. *Int Endod J* 38:255, 2005.
67. Edwards R, Altalibi M, Flores-Mir C. The frequency and nature of incidental findings in cone-beam computed tomographic scans of the head and neck region: a systematic review. *J Am Dent Assoc* 144:161, 2013.
68. Eliasson S, Halvarsson C, Ljungheimer C: Periapical condensing osteitis and endodontic treatment. *Oral Surg* 57:195, 1984.
69. El-Naggar AK, Chan JKC, Grandis JR, et al: *WHO classification of head and neck tumours*, ed 4, Lyon, 2017, IARC.
70. Enciso R, Keaton J, Saleh N, et al: Assessing the utility of serum C-telopeptide cross-link of type 1 collagen as a predictor of bisphosphonate-related osteonecrosis of the jaw - a systematic review and meta-analysis. *JADA* 147:551, 2016.
71. Epstein JB, Voss NJ, Stevenson-Moore P: Maxillofacial manifestations of multiple myeloma. An unusual case and review of the literature. *Oral Surg Oral Med Oral Pathol* 57:267, 1984.
72. Epstein JB, Epstein JD, Le ND, et al: Characteristics of oral and para-oral malignant lymphoma: a population-based review of 361 cases. *Oral Surg Oral Med Oral Pathol Oral Radiol Endod* 92:519, 2001.
73. Erian D, Quek SYP, Subramanian G: The importance of the history and clinical examination. *JADA* 149:807, 2018.
74. Estilo CL, Fornier M, Farooki A, et al: Osteonecrosis of the jaw related to bevacizumab. *J Clin Oncol* 26:4037, 2008.
75. Estrela C, Bueno MR, Leles CR, et al: Accuracy of cone beam computed tomography and panoramic and periapical radiography for detection of apical periodontitis. *J Endod* 34:273, 2008.
76. Eversole LR, Stone CE, Strub D: Focal sclerosing osteomyelitis/focal periapical osteopetrosis: radiographic patterns. *Oral Surg* 58:456, 1984.
77. Faitaroni LA, Bueno MR, De Carvalhosa AA: Ameloblastoma suggesting large apical periodontitis. *J Endod* 34:216, 2008.
78. Faitaroni LA, Bueno MR, Carvalhosa AA, et al: Differential diagnosis of apical periodontitis and nasopalatine duct cyst. *J Endod* 37:403, 2011.
79. Fantasia JE: Lateral periodontal cyst. An analysis of forty-six cases. *Oral Surg Oral Med Oral Pathol* 48:237, 1979.
80. Ficarra G, Beninati F, Rubino I, et al: Osteonecrosis of the jaws in periodontal patients with a history of bisphosphonates treatment. *J Clin Periodontol* 32:1123, 2005.
81. Finkelstein MW, Hellstein JW, Lake KS: Keratocystic odontogenic tumor: a retrospective analysis of genetic, immunohistochemical and therapeutic features. Proposal of a multicenter clinical survey tool. *Oral Surg Oral Med Oral Pathol Oral Radiol* 116:75, 2013.
82. Fischer DJ, Klasser GD, Kaufmann R: Intraoral swelling and periapical radiolucency. *JADA* 143:985, 2012.
83. Fitzpatrick SG, Dashti H, Cohen DM, et al: Alveolar ridge mass with multifocal intraosseous radiolucent lesions. *JADA* 142:411, 2011.
84. Fizazi K, Carducci M, Smith M, et al: Denosumab versus zoledronic acid for treatment of bone metastases in men with castration-resistant prostate cancer: a randomised, double-blind study. *Lancet* 377:813, 2011.
85. Fleissig Y, Regev E, Lehman H: Sunitinib related osteonecrosis of jaw: a case report. *Oral Surg Oral Med Oral Pathol Oral Radiol* 113:e1, 2012.
86. Frazier KB, Baker PS, Abdelsayed R, et al: A case report of subpontic osseous hyperplasia in the maxillary arch. *Oral Surg Oral Med Oral Pathol Oral Radiol Endod* 89:73, 2000.

87. Fujihara H, Chikazu D, Saijo H, et al: Metastasis of hepatocellular carcinoma into the mandible with radiographic findings mimicking a radicular cyst: a case report. *J Endod* 36:1593, 2010.
88. Gallego Romero D, Torres Lagares D, Garcia Calderon M, et al: Differential diagnosis and therapeutic approach to periapical cysts in daily dental practice. *Med Oral* 7:59, 2002.
89. Gander T, Obwegeser JA, Zemann W, et al: Malignancy mimicking bisphosphonate-associated osteonecrosis of the jaw: a case series and literature review. *Oral Surg Oral Med Oral Pathol Oral Radiol* 117:32, 2014.
90. Gardner D: Pseudocysts and retention cysts of the maxillary sinus. *Oral Surg Oral Med Oral Pathol* 58:561, 1984.
91. Garlock JA, Pringle GA, Hicks ML: The odontogenic keratocyst, a potential endodontic misdiagnosis. *Oral Surg Oral Med Oral Pathol Oral Radiol Endod* 85:452, 1998.
92. Gedmintas L, Solomon DH, Kim SC: Bisphosphonates and risk of subtrochanteric, femoral shaft, and atypical femur fracture: a systematic review and meta-analysis. *J Bone Miner Res* 28:1729, 2013.
93. Geist JR, Katz JO: The frequency and distribution of idiopathic osteosclerosis. *Oral Surg Oral Med Oral Pathol* 69:388, 1990.
94. Ghandi D, Ayoub AF, Pogrel MA, et al: Ameloblastoma: a surgeon's dilemma. *J Oral Maxillofac Surg* 64:1010, 2006.
95. Goldman M, Pearson A, Darzenta N: Reliability of radiographic interpretations. *Oral Surg* 38:340, 1974.
96. Goltzman D: Osteolysis and cancer. *J Clin Invest* 107: 1219, 2001.
97. Gondak RO, Rocha AC, Neves Campos JG, et al: Unicystic ameloblastoma mimicking apical periodontitis: a case series. *J Endod* 39:145, 2013.
98. Gopikrishna V, Pradeep G, Venkateshbabu N: Assessment of pulp vitality: a review. *Int J Paediatr Dent* 19:3, 2009.
99. Green TL, Walton RE, Clark JM, et al: Histologic examination of condensing osteitis in cadaver specimens. *J Endod* 39:977, 2013.
100. Guarneri V, Miles D, Robert N, et al: Bevacizumab and osteonecrosis of the jaw: incidence and association with bisphosphonate therapy in three large prospective trials in advanced breast cancer. *Breast Cancer Res Treat* 122:181, 2010.
101. Guo J, Simon JH, Sedghizadeh P, et al: Evaluation of the reliability and accuracy of using cone-beam computed tomography for diagnosing periapical cysts from granulomas. *J Endod* 39:1485, 2013.
102. Guo Y, Wang D, Wang Y, et al: Imaging features of medicine-related osteonecrosis of the jaws: comparison between panoramic radiography and computed tomography. *Oral Surg Oral Med Oral Pathol Oral Radiol* 122:e69, 2016.
103. Gurol M, Burkes EJ, Jacoway J: Botryoid odontogenic cyst: analysis of 33 cases. *J Periodontol* 66:1069, 1995.
104. Halse A, Molven O: Idiopathic osteosclerosis of the jaws followed through a period of 20–27 years. *Int Endod J* 35:747, 2002.
105. Hariya Y, Yuasa K, Nakayama E, et al: Value of computed tomography findings in differentiating between intraosseous malignant tumors and osteomyelitis of the mandible affecting the masticator space. *Oral Surg Oral Med Oral Pathol Oral Radiol Endod* 95:503, 2003.
106. Hatzenbuehler J, Pulling TJ: Diagnosis and management of osteomyelitis. *Am Fam Physician* 84:1027, 2011.
107. Hegde RJ, Shetty R: Nasopalatine duct cyst. *J Indian Soc Pedop Prev Dent* 24:31, 2006.
108. Hegtvedt AK, Terry BC, Burkes EJ, et al: Skin graft vestibuloplasty exostosis: a report of two cases. *Oral Surg Oral Med Oral Pathol* 69:149, 1990.
109. Heikinheimo K, Kurppa KJ, Elenius K: Novel targets for the treatment of ameloblastoma. *J Dent Res* 94:237, 2015.
110. Hellstein JW, Adler RA, Edwards B, et al: Managing the care of patients receiving antiresorptive therapy for prevention and treatment of osteoporosis: executive summary of recommendations from the American Dental Association Council on scientific affairs. *J Am Dent Assoc* 142:1243, 2011.
111. Henry DH, Costa L, Goldwasser F, et al: Randomized, double-blind study of denosumab versus zoledronic acid in the treatment of bone metastases in patients with advanced cancer (excluding breast and prostate cancer) or multiple myeloma. *J Clin Oncol* 29:1125, 2011.
112. Hicks J, Flaitz CM: Langerhans cell histiocytosis: current insights in a molecular age with emphasis on clinical oral and maxillofacial pathology practice. *Oral Surg Oral Med Oral Pathol Oral Radiol Endod* 100:42, 2005.
113. Hirshberg A, Leibovich P, Buchner A: Metastatic tumors of the jawbones: analysis of 390 cases. *J Oral Pathol Med* 23:337, 1994.
114. Hirshberg A, Berger R, Allon I, et al: Metastatic tumors to the jaws and mouth. *Head and Neck Pathol* 8:463, 2014.
115. Hopp RN, Pucci J, Santos-Silva AR, et al: Osteonecrosis after administration of intravitreous bevacizumab. *J Oral Maxillofac Surg* 70: 632, 2012.
116. Ida M, Tetsumura T, Sasaki T: Periosteal reaction new bone formation in the jaw. A computed tomographic study. *Dentomaxillofac Radiol* 26:169, 1997.
117. Imaizumi A, Kuribayashi A, Watanabe H, et al: Non-Hodgkin lymphoma involving the mandible: imaging findings. *Oral Surg Oral Med Oral Pathol Oral Radiol* 113:e33, 2012.
118. Jafarzadeh H, Abbott PV: Review of pulp sensibility tests. Part I: general information and thermal tests. *Int Endod J* 43:738, 2010.
119. Jafarzadeh H, Abbott PV: Review of pulp sensibility tests. Part II: electric pulp tests and test cavities. *Int Endod J* 43:945, 2010.
120. Jalali P, Kim SG: Multiple periradicular radiolucencies mimicking endodontic lesions in renal osteodystrophy of the mandible: a case report. *Int Endod J* 49:706, 2016.
121. Johnson NR, Batstone MD, Savage NW: Management and recurrence of keratocystic odontogenic tumor: a systematic review. *Oral Surg Oral Med Oral Pathol Oral Radiol* 116:e271, 2013.
122. Johnson J, Jundt J, Hanna I, et al: Resection of an ameloblastoma in a pediatric patient and immediate reconstruction using a combination of tissue engineering and costochondral rib graft. *JADA* 148:40, 2017.
123. Kakehashi S, Stanley H, Fitzgerald R: The effect of surgical exposures of dental pulps in germ-free and conventional laboratory rats. *Oral Surg Oral Med Oral Pathol.* 20:340, 1965.
124. Kaneda T, Minami M, Ozawa K, et al: Magnetic resonance imaging of osteomyelitis in the mandible. Comparative study with other radiologic modalities. *Oral Surg Oral Med Oral Pathol Oral Radiol Endod* 79:634, 1995.
125. Kang SH, Kim BS, Kim Y: Proximity of posterior teeth to the maxillary sinus and buccal bone thickness: a biometric assessment using cone-beam computed tomography. *J Endod* 41:1839, 2015.
126. Katz J, Chaushu G, Rotstein I: Stafne's bone cavity in the anterior mandible: a possible diagnostic challenge. *J Endod* 27:304, 2001.
127. Kaugars GE: Botryoid odontogenic cyst. *Oral Surg Oral Med Oral Pathol* 62:555, 1986.
128. Kawai T, Murakami S, Sakuda M: Radiographic investigation of mandibular periostitis ossificans in 55 cases. *Oral Surg Oral Med Oral Pathol Oral Radiol Endod* 82:704, 1996.
129. Kawai T, Murakami S, Kishino M, et al: Gigantic dense bone island of the jaw. *Oral Surg Oral Med Oral Pathol Oral Radiol Endod* 82:108, 1996.
130. Kawai T, Hiranuma H, Kishino M, et al: Cemento-osseous dysplasia of the jaws in 54 patients: a radiographic study. *Oral Surg Oral Med Oral Pathol Oral Radiol Endod* 87:107, 1999.
131. Kawasaki G, Nakai M, Mizuno A, et al: Malignant lymphoma of the mandible report of a case. *Oral Surg Oral Med Oral Pathol Oral Radiol Endod* 83:345, 1997.
132. Kaya M, Şimşek-Kaya G, Gürsan N, et al: Local treatment of chronic osteomyelitis with surgical debridement and tigecycline-impregnated calcium hydroxyapatite: an experimental study. *Oral Surg Oral Med Oral Pathol Oral Radiol* 113:340, 2012.
133. Keller EE, Gunderson LL: Bone disease metastatic to the jaws. *JADA* 115:697, 1987.
134. Kemp S, Gallagher G, Kabani S, et al: Oral non-Hodgkin's lymphoma: review of the literature and World Health Organization classification with reference to 40 cases. *Oral Surg Oral Med Oral Pathol Oral Radiol Endod* 105:194, 2008.
135. Khalili M, Mahboobi N, Shams J: Metastatic breast carcinoma initially diagnosed as pulpal/ periapical disease: a case report. *J Endod* 36:922, 2010.
136. Koch FP, Walter C, Hansen T, et al: Osteonecrosis of the jaw related to sunitinib. *Oral Maxillofac Surg* 15:63, 2011.
137. Koivisto T, Bowles WR, Rohrer M: Frequency and distribution of radiolucent jaw lesions: a retrospective analysis of 9,723 cases. *J Endod* 38:729, 2012.
138. Koivisto T, Bowles WR, Magajna WA, et al: Malignant lymphoma in maxilla with cystic involvement: a case report. *J Endod* 39:935, 2013.
139. Kontogiannis TG, Tosios KI, Kerezoudis NP, et al: Periapical lesions are not always a sequelae of pulpal necrosis: a retrospective study of 1521 biopsies. *Int Endod J* 48:68, 2015.

140. Koorbusch GF, Fotos P, Goll KT: Retrospective assessment of osteomyelitis. Etiology, demographics, risk factors, and management in 35 cases. *Oral Surg Oral Med Oral Pathol Oral Radiol Endod* 74:149, 1992.
141. Kuc I, Peters E, Pan J: Comparison of clinical and histologic diagnoses in periapical lesions. *Oral Surg Oral Med Oral Pathol Oral Radiol Endod* 89:333, 2000.
142. Kruse C, Spin-Neto R, Wenzel A, et al: Cone beam computed tomography and periapical lesions: a systematic review analysing studies on diagnostic efficacy by a hierarchical model. *Int Endod J* 48:815, 2015.
143. Kruse-Lösler B, Diallo R, Gaertner C, et al: Central giant cell granuloma of the jaws: a clinical, radiologic, and histopathologic study of 26 cases. *Oral Surg Oral Med Oral Pathol Oral Radiol Endod* 101:346, 2006.
144. Kumar SK, Rajkumar SV, Dispenzieri A, et al: Improved survival in multiple myeloma and the impact of novel therapies. *Blood* 111:2516, 2008.
145. Kyrgidis A, Vahtsevanos K, Koloutsos G, et al: Bisphosphonate-related osteonecrosis of the jaws: a case-control study of risk factors in breast cancer patients. *J Clin Oncol* 26:4634, 2008.
146. Lalonde ER, Luebke RG: The frequency and distribution of periapical cysts and granulomas. An evaluation of 800 specimens. *Oral Surg Oral Med Oral Pathol* 25: 861, 1965.
147. Landgren O, Weiss BM: Patterns of monoclonal gammopathy of undetermined significance and multiple myeloma in various ethnic/racial groups: support for genetic factors in pathogenesis. *Leukemia* 23:1691, 2009.
148. Lee JI, Kang SJ, Jeon SP, et al: Stafne bone cavity of the mandible. *Arch Craniofac Surg* 17:162, 2016.
149. Lee SH, Huang JJ, Pan WL, et al: Gingival mass as the primary manifestation of multiple myeloma: report of two cases. *Oral Surg Oral Med Oral Pathol Oral Radiol Endod* 82:75, 1996.
150. Leonardi Dutra K, Haas L, Porporatti AL, et al: Diagnostic accuracy of cone-beam computed tomography and conventional radiography on apical periodontitis: a systematic review and meta-analysis. *J Endod* 42:356, 2016.
151. Lim LZ, Padilla RJ, Reside GJ, et al: Comparing panoramic radiographs and cone beam computed tomography: impact on radiographic features and differential diagnoses. *Oral Surg Oral Med Oral Pathol Oral Radiol* 126:63, 2018.
152. Lin LM, Huang GT, Rosenberg PA: Proliferation of epithelial cell rests, formation of apical cysts, and regression of apical cysts after periapical wound healing. *J Endod* 33:908, 2007.
153. Lizio G, Salizzoni E, Coe M, et al: Differential diagnosis between a granuloma and radicular cyst: effectiveness of magnetic resonance imaging. *Int Endod J* 51:1077, 2018.
154. Lojo Oliveira L, Torrijos Eslava A: Treatment of Paget's disease of bone. *Reumatol Clin* 8:220, 2012.
155. Loushine RJ, Weller RN, Kimbrough WF, et al: Secondary hyperparathyroidism: a case report. *J Endod* 29:272, 2003.
156. Love RM, Firth N: Histopathological profile of surgically removed persistent periap- ical radiolucent lesions of endodontic origin. *Int Endod J* 42:198, 2009.
157. Lyons SF, Liebowitz DN: The roles of human viruses in the pathogenesis of lymphoma. *Semin Oncol* 25:461, 1998.
158. MacDonald-Jankowski DS: Florid cemento-osseous dysplasia: a systematic review. *Dentomaxillofac Radiol* 32:141, 2003.
159. MacDonald-Jankowski DS: Focal cemento-osseous dysplasia: a systematic review. *Dento Maxillo Facial Radiology* 37:350, 2008.
160. Maillet M, Bowles WR, McClanahan SL: Cone-Beam computed tomography evaluation of maxillary sinusitis. *J Endod* 37:753, 2011.
161. Marotti J, Heger S, Tinschert J, et al: Recent advances of ultrasound imaging in dentistry—a review of the literature. *Oral Surg Oral Med Oral Pathol Oral Radiol* 115:819, 2013.
162. Marx RE: Pamidronate (Aredia) and zoledronate (Zometa) induced avascular necrosis of the jaws: a growing epidemic. *J Oral Maxillofac Surg* 61:1115, 2003.
163. Marx RE, Cillo JE, Ulloa JJ: Oral bisphosphonate-induced osteonecrosis: risk factors, prediction of risk using serum CTX testing, prevention, and treatment. *J Oral Maxillofac Surg* 65:2397, 2007.
164. Matsuzaki H, Hara M, Yanagi Y, et al: Magnetic resonance imaging (MRI) and dynamic MRI evaluation of extranodal non-Hodgkin lymphoma in oral and maxillofacial regions. *Oral Surg Oral Med Oral Pathol Oral Radiol* 113:126, 2012.
165. Mawardi H, Cutler C, Treister N: Medical management update: Non-Hodgkin lymphoma. *Oral Surg Oral Med Oral Pathol Oral Radiol Endod* 107:e19, 2009.
166. McCadden L, Leonard CG, Primrose WJ: Bisphosphonate-induced osteonecrosis of the ear canal: our experience and a review of the literature. *J Laryngol Otol* 132:372, 2018.
167. McCarthy PJ, McClanahan S, Hodges J, et al: Frequency of localization of the painful tooth by patients presenting for an endodontic emergency. *J Endod* 36:801, 2010.
168. Mejare IA, Bergenholtz G, Petersson K, et al: Estimates of sensitivity and specificity of electric pulp testing depend on pulp disease spectrum: a modelling study. *Int Endod J.* 48:74, 2015.
169. Mehra P, Murad H: Maxillary sinus disease of odontogenic origin. *Otolaryngol Clin North Am* 37:347, 2004.
170. Mendonca EF, Sousa TO, Estrela C: Non-Hodgkin lymphoma in the periapical region of an aandibular canine. *J Endod* 39:839, 2013.
171. Morton TH Jr, Natkin E: Hyperostosis and fixed partial denture pontics: report of 16 patients and review of literature. *J Prosthet Dent* 64:539, 1990.
172. Motamedi MH, Eshghyar N, Jafari SM, et al: Peripheral and central giant cell granulomas of the jaws: a demographic study. *Oral Surg Oral Med Oral Pathol Oral Radiol Endod* 103:e39, 2007.
173. Nair PN, Pajarola G, Schroeder HE: Types and incidence of human periapical lesions obtained with extracted teeth. *Oral Surg Oral Med Oral Pathol Oral Radiol Endod* 81:93, 1996.
174. Nair PNR: New perspectives on radicular cysts: do they heal?, *Int Endod J* 31:155, 1998.
175. Nair PNR, Sundqvist G, Sjogren U: Experimental evidence supports the abscess theory of development of radicular cysts. *Oral Surg Oral Med Oral Pathol Oral Radiol Endod* 106:294, 2008.
176. Natkin E, Oswald RJ, Carnes LI: The relationship of lesion size to diagnosis, incidence, and treatment of periapical cysts and granulomas. *Oral Surg Oral Med Oral Pathol* 57:82, 1984.
177. Nelson BL, Linfesty RL: Nasopalatine duct cyst. *Head Neck Pathol* 4:121, 2010.
178. Neville BW, Albenesius RJ: The prevalence of benign fibro-osseous lesions of periodontal ligament origin in black women: a radiographic survey. *Oral Surg Oral Med Oral Pathol* 62:340, 1986.
179. Neville BW, Damm DD, Allen CM, et al: *Oral and maxillofacial pathology*, ed 4, St Louis, 2016, Elsevier.
180. Nicolatou-Galitis O, Migkou M, Psyrri A, et al: Gingival bleeding and jaw bone necrosis in patients with metastatic renal cell carcinoma receiving sunitinib: report of 2 cases with clinical implications. *Oral Surg Oral Med Oral Pathol Oral Radiol* 113:234, 2012.
181. Nikitakis NG, Brooks JK, Melakopoulos I, et al: Lateral periodontal cysts arising in periapical sites: a report of two cases. *J Endod* 36:1707, 2010.
182. Nohl FSA, Gulabivala K: Odontogenic keratocyst as periradicular radiolucency in the anterior mandible. *Oral Surg Oral Med Oral Pathol Oral Radiol Endod* 81:103, 1996.
183. Nurbaksh B, Friedman S, Kulkarni GV, et al: Resolution of maxillary sinus mucositis after endodontic treatment of maxillary teeth with apical periodontitis: a cone-beam computed tomography pilot study. *J Endod* 37:1504, 2011.
184. Oberli K, Bornstein MM, von Arx T: Periapical surgery and the maxillary sinus: radiographic parameters for clinical outcome. *Oral Surg Oral Med Oral Pathol Oral Radiol Endod* 103:848, 2007.
185. Oser DG, Henson BR, Shiang EY, et al: Incidental findings in small field of view cone-beam computed tomography scans. *J Endod* 43:901, 2017.
186. Otter R, Gerrits WB, vd Sandt MM, et al: Primary extranodal and nodal non-Hodgkin's lymphoma. A survey of a population-based registry. *Eur J Cancer Clin Oncol* 25:1203, 1989.
187. Pace R, Cairo F, Giuliani V, et al: A diagnostic dilemma: endodontic lesion or odontogenic keratocyst? A case presentation. *Int Endod J* 41:800, 2008.
188. Pak JG, Fayazi S, Shane N, et al: Prevalence of periapical radiolucency and root canal treatment: a systematic review of cross-sectional studies. *J Endod* 38:1170, 2012.
189. Pack ARC, Gaudie WM, Jennings AM: Bony exostosis as a sequela to free gingival grafting: two case reports. *J Periodontol* 62:269, 1991.
190. Parker JM, Mol A, Rivera EM, et al: Cone-beam computed tomography uses in clinical endodontics: observer variability in detecting periapical lesions. *J Endod* 43:184, 2017.

191. Patel NA, Ferguson BJ: Odontogenic sinusitis: an ancient but underappreciated cause of maxillary sinusitis. *Curr Opin Otolaryngol Head Neck Surg* 20:24, 2012.
192. Patel S, Wilson R, Dawood A, et al: The detection of periapical pathosis using periapical radiography and cone beam computed tomography – part 1: preoperative status. *Int Endod J* 8:702, 2012.
193. Patel S, Durack C, Abella F, et al: Cone beam computed tomography in endodontics : a review. *Int Endod J* 48:3, 2015.
194. Pereira DL, Fernandes DT, Santos-Silva AR, et al: Intraosseous non-Hodgkin lymphoma mimicking a periapical lesion. *J Endod* 41:1738, 2015.
195. Perumal CJ: An unusually large destructive nasopalatine duct cyst: a case report. *J Maxillofac Oral Surg* 12:100, 2011.
196. Peters SM, Pastagia J, Yoon AJ, et al: Langerhans cell histiocytosis mimicking periapical pathology in a 39-year-old man. *J Endod* 43:1909, 2017.
197. Petersson K, Soderstrom C, Kiani-Anaraki M, et al: Evaluation of the ability of thermal and electric tests to register pulp vitality. *Endod Dent Traumatol* 15:127, 1999.
198. Petrikowski CG, Peters E: Longitudinal radiographic assessment of dense bone islands of the jaws. *Oral Surg Oral Med Oral Pathol Oral Radiol Endod* 83:627, 1997.
199. Phelan JA, Kritchman D, Fusco-Ramer M, et al: Recurrent botryoid odontogenic cyst (lateral periodontal cyst). *Oral Surg Oral Med Oral Pathol* 66:345, 1988.
200. Piattelli A, Perfetti G, Carraro A: Complex odontoma as a periapical and interradicular radiopacity in a primary molar. *J Endod* 22:561, 1996.
201. Pontes FSC, Lopes MA, de Souza LL, et al: Oral and maxillofacial manifestations of chronic kidney disease- mineral and bone disorder: a multicenter retrospective study. *Oral Surg Oral Med Oral Pathol Oral Radiol* 125:31, 2018.
202. Pope O, Sathorn C, Parashos P: A comparative investigation of cone-beam computed tomography and periapical radiography in the diagnosis of a healthy periapex. *J Endod* 40:360, 2014.
203. Pratt, G: The evolving use of serum free light chain assays in haematology. *Br J Haematol* 141:413, 2008.
204. Rajkumar SV, Dimopoulos MA, Palumbo A, et al: International myeloma working group updated criteria for the diagnosis of multiple myeloma. *Lancet Oncol* 15:e538, 2014.
205. Ralston SH, Layfield R: Pathogenesis of Paget disease of bone. *Calcif Tissue Int* 91:97, 2012.
206. Raubenheimer EJ, Noffke CE, Mohamed A: Expansive jaw lesions in chronic kidney disease: review of the literature and a report of two cases. *Oral Surg Oral Med Oral Pathol Oral Radiol* 119:340, 2015.
207. Reddi AH, Roodman D, Freeman C, et al: Mechanisms of tumor metastasis to the bone: challenges and opportunities. *J Bone Miner Res* 18:190, 2003.
208. Ricucci D, Mannocci F, Ford TR: A study of periapical lesions correlating the presence of a radiopaque lamina with histological findings. *Oral Surg Oral Med Oral Pathol Oral Radiol Endod* 101:389, 2006.
209. Ricucci D, Loghin S, Siqueira JF: Correlation between clinical and histologic pulp diagnose. *J Endod* 40:1932, 2014.
210. Ritter L, Lutz J, Neugebauer J, et al: Prevalence of pathologic findings in the maxillary sinus in cone-beam computerized tomography. *Oral Surg Oral Med Oral Pathol Oral Radiol Endod* 111:634, 2011.
211. Rizzoli R, Akesson K, Bouxsein M, et al: Subtrochanteric fractures after long-term treatment with bisphosphonates: a European Society on Clinical and Economic Aspects of Osteoporosis and Osteoarthritis, and International Osteoporosis Foundation working group report. *Osteoporos Int* 22:373, 2010.
212. Rosenberg PA, Frisbie J, Lee J, et al: Evaluation of pathologists (histopathology) and radiologists (cone beam computed tomography) differentiating radicular cysts from granulomas. *J Endod* 36:423, 2010.
213. Ruggiero SL, Mehrotra B, Rosenberg TJ, et al: Osteonecrosis of the jaws associated with the use of bisphosphonates: a review of 63 cases. *J Oral Maxillofac Surg* 62:527, 2004.
214. Ruggiero SL, Dodson TB, Fantasia J, et al: American Association of Oral and Maxillofacial Surgeons position paper on medication-related osteonecrosis of the jaw: 2014 update. *J Oral and Maxillofac Surg* 72:1938, 2014 .
215. Sankar D, Muthusubramanian V, Nathan JA, et al: Aggressive nasopalatine duct cyst with complete destruction of palatine bone. *J Pharm Bioallied Sci* 8:S185, 2016.
216. Santos JN, Carneiro Junior B, Alves Malaquias PDTI, et al: Keratocystic odontogenic tumour arising as a periapical lesion. *Int Endod J* 47:802, 2014.
217. Saad F, Brown JE, Van Poznak C, et al: Incidence, risk factors, and outcomes of osteonecrosis of the jaw: integrated analysis from three blinded active-controlled phase III trials in cancer patients with bone metastases. *Ann Oncol* 23:1341, 2012.
218. Sapp JP, Eversole LR, Wysocki GP: *Comtemporary oral and maxillofacial pathology*, ed 2, St Louis, 2002, Mosby.
219. Sauk JJ, Nikitakis NG, Scheper MA: Are we on the brink of nonsurgical treatment for ameloblastoma?, *Oral Surg Oral Med Oral Pathol Oral Radiol Endod* 110:68, 2010.
220. Saund D, Kotecha S, Rout J, et al: Non-resolving periapical inflammation: a malignant deception. *Int Endod J* 43:84, 2010.
221. Schneider LC, Mesa ML, Brickman LH: Complications of endodontic therapy in florid osseous dysplasia. *Oral Surg Oral Med Oral Pathol* 64:114, 1987.
222. Schneider LC, Mesa ML: Differences between florid osseous dysplasia and chronic diffuse sclerosing osteomyelitis. *Oral Surg Oral Med Oral Pathol* 70:308, 1990.
223. Scolozzi P, Martinez A, Richter M, et al: A nasopalatine duct cyst in a 7-year-old child. *Pediatr Dent* 30:530, 2008.
224. Seitz S, Priemel M, Zustin J, et al: Paget's disease of bone: histologic analysis of 754 patients. *J Bone Miner Res* 24:62, 2009.
225. Selden HS, Manhoff DT, Hatges NA, et al: Metastatic carcinoma to the mandible that mimicked pulpal/periodontal disease. *J Endod* 24:267, 1998.
226. Selden HS: Central giant cell granuloma: a troublesome lesion. *J Endod* 26:371, 2000.
227. Senia ES, Sarao MS: Periapical cemento-osseous dysplasia: a case report with twelve-year follow-up and review of literature. *Int Endod J* 48: 1086, 2015.
228. Seltzer S, Bender IB, Ziontz M: The dynamics of pulp inflammation: correlations between diagnostic data and actual histologic findings in the pulp. Part I. *Oral Surg Oral Med Oral Pathol.* 16:846, 1963.
229. Seltzer S, Bender IB, Ziontz M: The dynamics of pulp inflammation: correlations between diagnostic data and actual histologic findings in the pulp. Part II. *Oral Surg Oral Med Oral Pathol.* 16:969, 1963.
230. Shoha RR, Dowson J, Richards AG: Radiographic interpretation of experimentally produced bony lesions. *Oral Surg Oral Med Oral Pathol* 38:294, 1974.
231. Simon JH: Incidence of periapical cysts in relation to the root canal. *J Endod* 6:845, 1980.
232. Simon JH, Enciso R, Malfaz JM, et al: Differential diagnosis of large periapical lesions using cone-beam computed tomography measurements and biopsy. *J Endod* 32:833, 2006.
233. Singer SR, Mupparapu M, Rinaggio J: Florid cemento- osseous dysplasia and chronic diffuse osteomyelitis report of a simultaneous presentation and review of the literature. *JADA* 136:927, 2005.
234. Siponen M, Neville BW, Damm DD, et al: Multifocal lateral periodontal cysts: a report of 4 cases and review of the literature. *Oral Surg Oral Med Oral Pathol Oral Radiol Endod* 111:225, 2011.
235. Sirotheau Corrêa Pontes F, Paiva Fonseca F, Souza de Jesus A, et al: Nonendodontic lesions misdiagnosed as apical periodontitis lesions: series of case reports and review of literature. *J Endod* 40:16, 2014.
236. Spatafore CM, Keyes G, Skidmore AE: Lymphoma: an unusual oral presentation. *J Endod* 15:438, 1989.
237. Spatafore CM, Griffin JA, Keyes GG, et al: Periapical biopsy report: an analysis of over a 10-year period. *J Endod* 16:239, 1990.
238. Speight PM, Takata T: New tumour entities in the 4th edition of the World Health Organization classification of head and neck tumours: odontogenic and maxillofacial bone tumours. *Virchows Arch* 472:331, 2018.
239. Stafne EC: Bone cavities situated near the angle of the mandible. *J Am Dent Assoc* 29:1969, 1942.
240. Stoopler ET, Vogl DT, Stadtmauer EA: Medical management update: multiple myeloma. *Oral Surg Oral Med Oral Pathol Oral Radiol Endod* 103:599, 2007.
241. Stopeck A, Body JJ, Fujiwara Y, et al: Denosumab versus zolendronic acid for the treatment of breast cancer patients with bone metastases: results of a randomized phase 3 study. *Eur J Cancer Supplements* 7:2, 2009.
242. Suei Y, Taguchi A, Tanimoto K: Diagnosis and classification of mandibular osteomyelitis. *Oral Surg Oral Med Oral Pathol Oral Radiol Endod* 100:207, 2005.
243. Sullivan M, Gallagher G, Noonan V: The root of the problem: occurrence of typical and atypical periapical pathoses. *JADA* 147:646, 2016.

244. Summerlin DJ, Tomich CE: Focal cemento-osseous dysplasia: a clinicopathologic study of 221 cases. *Oral Surg Oral Med Oral Pathol* 78:611, 1994.
245. Sun L, Sun Z, Ma X: Multiple complex odontoma of the maxilla and the mandible. *Oral Surg Oral Med Oral Pathol Oral Radiol* 120: e11, 2015.
246. Tataryn RW. *American Association of Endodontists*. Endodontics: Colleagues for Excellence. Maxillary sinusitis of endodontic origin, 2018. https://www.aae.org/specialty/newsletter/maxillary-sinusitis-of-endodontic-origin/.
247. Ten Cate AR: The epithelial cell rests of Malassez and the genesis of the dental cyst. *Oral Surg Oral Med Oral Pathol* 34:56, 1972.
248. Tewary S, Luzzo J, Hartwell G: Endodontic radiography: who is reading the digital radiograph?, *J Endod* 37:919, 2011.
249. Tian XM, Qian L, Xin XZ, et al: An analysis of the proximity of maxillary posterior teeth to the maxillary sinus using cone-beam computed tomography. *J Endod* 42:371, 2016.
250. Titinchi F, Nortje CJ: Keratocystic odontogenic tumor: a recurrence analysis of clinical and radiographic parameters. *Oral Surg Oral Med Oral Pathol Oral Radiol* 114: 136, 2012.
251. Toller PA: The osmolality of fluids from cysts of the jaws. *Br Dent J* 129:275, 1970.
252. Tong AC, Ng IO, Yeung KM: Osteomyelitis with proliferative periostitis: an unusual case. *Oral Surg Oral Med Oral Pathol Oral Radiol Endod* 102:e14, 2006.
253. Torabinejad M: The role of immunological reactions in apical cyst formation and the fate of epithelial cells after root canal therapy: a theory. *Int J Oral Surg* 12:14, 1983.
254. Torabinejad M, Rice DD, Maktabi O, et al: Prevalence and size of periapical radiolucencies using cone-beam computed tomography in teeth without apparent intraoral radiographic lesions: a new periapical index with a clinical recommendation. *J Endod* 44:389, 2018.
255. Torregrossa VR, Faria KM, Bicudo MM, et al: Metastatic cervical carcinoma of the jaw presenting as periapical disease. *Int Endod J* 49:203, 2016.
256. Treister NS, Friedland B, Woo SB: Use of cone-beam computerized tomography for evaluation of bisphosphonate-associated osteonecrosis of the jaws. *Oral Surg Oral Med Oral Pathol Oral Radiol Endod* 109:753, 2010.
257. Troeltzsch M, Oduncu F, Mayr D, et al: Root resorption caused by jaw infiltration of multiple Mmyeloma: report of a case and literature review. *J Endod* 40:1260, 2014.
258. Trope M, Pettigrew J, Petras J, et al: Differentiation of radicular cyst and granulomas using computerized tomography. *Endod Dent Traumatol* 5:69, 1989.
259. Tsai P, Torabinejad M, Rice D, et al: Accuracy of cone-beam computed tomography and periapical radiography in detecting small periapical lesions. *J Endod* 38:965, 2012.
260. Tsao C, Darby I, Ebeling PR, et al: Oral health risk factors for bisphosphonate-associated jaw osteonecrosis. *J Oral Maxillofac Surg* 71:1360, 2013.
261. Vahtsevanos K, Kyrgidis A, Verrou E, et al: Longitudinal cohort study of risk factors in cancer patients of bisphosphonate-related osteonecrosis of the jaw. *J Clin Oncol* 27:5356, 2009.
262. Venkatesh E. Stafne bone cavity and cone-beam computed tomography: a report of two cases. *J Korean Assoc Oral Maxillofac Surg* 41:145, 2015.
263. Weathers DR, Waldron CA: Unusual multilocular cysts of the jaws (botryoid odontogenic cysts). *Oral Surg Oral Med Oral Pathol* 36:235, 1973.
264. Weisleder R, Yamauchi S, Caplan DJ, et al: The validity of pulp testing: a clinical study. *J Am Dent Assoc* 140:1013, 2009.
265. Whitaker SB, Waldron CA: Central giant cell lesions of the jaws. *Oral Surg Oral Med Oral Pathol* 75:199, 1993.
266. White SC, Pharoah MJ: *Oral radiology: principles and interpretation*, , ed 6, St Louis, 2009, Mosby/Elsevier.
267. Whitt JC, Dunlap CL, Martin KF: Oral Hodgkin lymphoma: a wolf in wolf's clothing. *Oral Surg Oral Med Oral Pathol Oral Radiol Endod* 104:e45, 2007.
268. Williams JW, Simel DL, Roberts L, et al: Clinical evaluation for sinusitis: making the diagnosis by history and physical evaluation. *Ann Intern Med* 117:705, 1992.
269. Workman AD, Granquist EJ, Adappa ND: Odontogenic sinusitis: developments in diagnosis, microbiology, and treatment. *Curr Opin Otolaryngol Head Neck Surg* 26:27, 2018.
270. Yamasaki M, Kumazawa M, Kohsaka T, et al: Pulpal and periapical tissue reactions after experimental pulpal exposure in rats. *J Endod* 20:13, 1994.
271. Yamazaki T, Yamori M, Ishizaki T, et al: Increased incidence of osteonecrosis of the jaw after tooth extraction in patients treated with bisphosphonates: a cohort study. *Int J Oral Maxillofac Surg* 41:1397, 2012.
272. Yonetsu K, Yuasa K, Kanda S: Idiopathic osteosclerosis of the jaws: panoramic radiographic and computed tomographic findings. *Oral Surg Oral Med Oral Pathol Oral Radiol Endod* 83:517, 1997.
273. Yoshiura K, Hijiya T, Ariji E, et al: Radiographic patterns of osteomyelitis in the mandible. Plain film/CT correlation. *Oral Surg Oral Med Oral Pathol* 78:116, 1994.
274. Zand V, Lotfi M, Vosoughhosseini S: Proliferative periostitis: a case report. *J Endod* 34:481, 2008.

4 Diagnóstico de Odontalgia Não Odontogênica

Alan S. Law, Donald R. Nixdorf e Donna Mattscheck

Resumo do Capítulo

Revisão da neuroanatomia, 113
  Estruturas somáticas, 113
  Estruturas neurais, 113
  Sistema nervoso autônomo, 115
Revisão da neurofisiologia, 115
  Sensibilização periférica, 115
  Sensibilização central, 115
  Terminologia, 115

Entidades clínicas que podem se apresentar como dor de dente, 115
  Fontes de odontalgia odontogênica, 115
  Fontes de odontalgia não odontogênica, 118
Registro da história do paciente, 127
Exame do paciente, 129
  Provas adicionais, 129
  Estudos de casos, 131
Resumo, 132

Um dentista que não pensa é um mau dentista. Uma técnica perfeita, mal-aplicada, é no mínimo tão inescrupulosa quanto um trabalho desleixado.

Marjorie Jeffcoat

Uma odontalgia não odontogênica é, evidentemente, um oxímoro. Como alguém pode ter uma odontalgia que não seja de etiologia odontogênica? A resposta está repousada na diferenciação das percepções das pessoas de onde elas sentem sua dor – denominada o *local da dor* – a partir da localização de um processo fisiopatológico que dá origem à dor, o qual pode ou não ser a mesma região – denominada *origem da dor*. Esse conceito de atribuição da dor a uma região anatômica, que é diferente da localização do processo etiológico, é geralmente conhecido como o *fenômeno da dor referida* e pode ocorrer em múltiplas áreas do corpo. Assim, uma odontalgia não odontogênica tem uma origem da dor que não é o dente que o paciente indicou, demonstrando claramente o desafio diagnóstico (Figura 4.1).

Sentir dor é comum e ela provoca sofrimento nos seres humanos e tem efeitos socioeconômicos significativos. A dor é um estímulo motivante que leva os indivíduos a buscarem tratamento, todavia a dor crônica prolongada debilita e pode prejudicar significativamente a qualidade e a produtividade da vida de uma pessoa. Uma pesquisa revelou que 66% das pessoas que responderam aos questionários relataram ter sentido dor ou desconforto em um período de 6 meses. Significativamente, 40% dos participantes relataram que essa dor as afetou em um "alto grau".[19] Um estudo publicado em 2003 estimou que o tempo de trabalho produtivo perdido, atribuído às condições dolorosas comuns entre trabalhadores ativos, teve um custo de US$ 61,2 bilhões de dólares por ano.[127] Um pesquisador relatou que, em um período

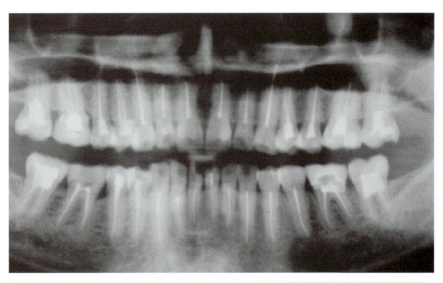

Figura 4.1 Radiografia panorâmica de uma paciente que foi submetida a vários procedimentos endodônticos, sem a resolução da sua queixa principal. (Cortesia de Dr. Jeffrey Okeson, Lexington, Kentucky.)

de 6 meses, 22% dos estadunidenses sofreram com, pelo menos, um dos cinco tipos de dor facial. Dessas dores, o tipo mais comum (12,2%) foi a odontalgia.[81]

Embora a odontalgia seja a entidade dolorosa mais comum ocorrendo na região facial,[81] muitos outros tipos de dor podem ocorrer na mesma área geral. Uma responsabilidade primária de um profissional da área de odontologia é diagnosticar as condições patológicas associadas à cavidade bucal e ao aparelho mastigatório. Muitas dessas condições patológicas têm a dor como um componente primário de sua apresentação. Como os profissionais da área de odontologia são consultados diariamente para aliviar a dor odontogênica, é imperativo que eles tenham um conhecimento operacional básico dos outros tipos de dor facial, para fazerem um diagnóstico preciso, bem como selecionarem adequadamente o tratamento para os pacientes. É fundamental compreender que nem todas as condições dolorosas que se apresentam como uma odontalgia são de origem odontogênica. A odontalgia apresentada na clínica pode ser um sintoma heterotópico de outro transtorno. Um sintoma heterotópico é percebido como se originando de um local diferente do tecido em que é realmente a origem da dor. Isso é o oposto do que ocorre com a dor primária, na qual o local percebido da dor é o tecido real de sua origem. Antes de abordarmos as condições dolorosas que imitam uma odontalgia, é útil compreendermos os mecanismos neurobiológicos da dor orofacial.

Revisão da neuroanatomia

ESTRUTURAS SOMÁTICAS

Para compreender as vias pelas quais ocorre a dor orofacial, é preciso primeiro obter uma compreensão básica das estruturas envolvidas em sua transmissão aos centros encefálicos superiores. As estruturas da região orofacial podem ser divididas em duas categorias amplas: estruturas somáticas e neurais. As estruturas somáticas são aquelas que compõem os diferentes órgãos e tecidos não neurais. As estruturas somáticas podem ser subdivididas anatomicamente em estruturas somáticas superficiais e profundas. As estruturas superficiais incluem a pele, a mucosa e a gengiva; além disso, a dor que se origina dessas estruturas superficiais geralmente é bem-localizada – por exemplo, uma sonda exploradora afiada penetrando na gengiva resulta em dor bem-localizada. As estruturas profundas incluem os tecidos musculoesqueléticos e viscerais. As dores oriundas dessas estruturas profundas são tipicamente mal localizadas e de natureza difusa.

ESTRUTURAS NEURAIS

As estruturas neurais envolvidas na percepção da dor incluem a regulação aferente – para o encéfalo – e eferente – que sai do encéfalo – das estruturas somáticas. Os impulsos nervosos são transmitidos das estruturas orofaciais ao encéfalo por meio do sistema nervoso periférico, enquanto a modulação e a interpretação desses impulsos, formando aquilo que nós sentimos como dor, ocorrem no sistema nervoso central. A dor pode se originar apenas do tecido nervoso central ou periférico, mas a dor heterotópica, que frequentemente é envolvida na odontalgia não odontogênica, provavelmente requer a modulação central para ocorrer.

Sistema nervoso periférico

A dor surge como um resultado dos danos teciduais, ou o potencial para danos teciduais, e é transmitida por meio das fibras nervosas terminais, conhecidas como fibras nervosas aferentes primárias. As duas classes principais de fibras nervosas aferentes primárias nociceptivas – ou seja, que sentem a dor – podem detectar estímulos potencialmente nocivos: as fibras A delta e C. Ambos os tipos de fibras têm uma ampla distribuição em toda a superfície da pele, da mucosa bucal e da polpa dental. Ademais, existem classes separadas de fibras nervosas que estão envolvidas na detecção dos estímulos não nocivos, tais como vibrações e propriocepção. Essas fibras podem ser encontradas no ligamento periodontal (LPD), na pele e na mucosa bucal, assim como incluem fibras A beta.

Neurônios aferentes primários. Primariamente, o nervo trigêmeo – ou quinto nervo craniano – detecta e codifica os estímulos nocivos à região orofacial. A maioria dos corpos celulares das fibras sensitivas do nervo trigêmeo se situa no gânglio trigeminal localizado no assoalho da fossa craniana média. Os axônios periféricos do gânglio trigeminal percorrem três divisões – os ramos oftálmico (V1), maxilar (V2) e mandibular (V3) – que inervam a maior parte da mucosa bucal, a articulação temporomandibular (ATM), os dois terços anteriores da língua, a dura máter das fossas cranianas anterior e média, a polpa dental, a gengiva e os ligamentos periodontais.

No sistema nervoso periférico, esses neurônios ou nervos são denominados "fibras aferentes primárias", ou seja, sensitivas, as quais podem ser divididas amplamente em fibras A beta, que transmitem informações proprioceptivas e de toque leve, e fibras A delta e C, que codificam a dor. O dente é densamente inervado por fibras nervosas aferentes, as quais possivelmente transmitem a dor principalmente em resposta aos estímulos térmicos, mecânicos e químicos. A maioria dos nervos dentais é composto por fibras C, que inervam a porção central da polpa, em sua maioria, terminando abaixo dos odontoblastos.[23]

Fibras A beta. Os neurônios mielinizados de condução rápida que respondem ao toque suave são chamados fibras A beta. Em condições normais, a ativação das fibras A beta por estimulação de alta intensidade resulta em afluxo de baixa frequência no sistema nervoso central. A ativação das fibras A beta é normalmente interpretada como uma estimulação mecânica não dolorosa[133] ou, sob certas condições, pode ser percebida como uma sensação "pré-dor".[23] Também foi demonstrado que as fibras A beta sofrem alterações fenotípicas que as permitem codificar estímulos dolorosos sob certas condições inflamatórias.[98]

Fibras A delta. As fibras A delta são levemente mielinizadas, têm uma velocidade de condução mais rápida que as fibras C, e acredita-se que elas transmitam uma sensação aguda ou de agulhadas. As fibras A delta respondem primariamente aos estímulos mecânicos nocivos, mais que aos estímulos químicos ou térmicos. Outras fibras A delta podem ser polimodais (respondendo a estímulos mecânicos, químicos e térmicos)[13] ou podem responder somente a estímulos frios/mecânicos[78] ou quentes/mecânicos nocivos.[39]

Na polpa dental, as fibras A delta atravessam a camada de odontoblastos e terminam nos túbulos dentinários.[25] Por conta de sua localização e sua sensibilidade à estimulação mecânica, acredita-se que as fibras A delta respondam aos estímulos que resultam na movimentação do fluido no interior dos túbulos dentinários – por exemplo, estímulos osmóticos, da sondagem mecânica ou estímulos térmicos aplicados na superfície externa do dente.[18] Compatível com o mecanismo hipotético da dor dentinária, temos o fato de que os estímulos que causam o movimento do fluido dentinário resultam em uma dor aguda associada à ativação das fibras A delta.[95] Quando os estímulos nocivos intensos ativam as fibras A delta, o impulso para o sistema nervoso central consiste em potenciais de ação de alta frequência.

Fibras C. As fibras C são amielinizadas, têm velocidade de condução mais lenta e são associadas a uma sensação de queimação, monótona ou desagradável. Em sua maioria, as fibras C são polimodais, respondendo a estímulos mecânicos, térmicos e químicos. Por conta da diferença nas velocidades de condução, acredita-se que as fibras A delta transmitam a dor lancinante precocemente, enquanto as fibras C, a dor monótona tardia. Os estímulos nocivos que excedem o limiar receptor dessas terminações aferentes primárias nociceptivas resultam em potenciais de ação que são enviados centralmente, sinalizando os danos teciduais. No tecido pulpar, as fibras C localizadas mais centralmente respondem aos estímulos térmicos, mecânicos e químicos e acredita-se que sejam sensibilizadas pela inflamação.[39] Todas as estruturas viscerais são inervadas primariamente por fibras aferentes, que conduzem informações nociceptivas tais como aquelas transmitidas por fibras A delta e C.

Sistema nervoso central

As fibras aferentes primárias são responsáveis pela tradução e pela transmissão das informações sensoriais aos centros encefálicos superiores, bem como fazem isso por sinapses com neurônios localizados dentro do núcleo trigeminal, que se estendem para o mesencéfalo e para a medula espinal cervical. Esse ponto marca o começo do sistema nervoso central e é onde se inicia o processamento das informações dolorosas (Figura 4.2).

Assim como existem diferentes tipos de neurônios sensoriais na periferia, no núcleo trigeminal, também existem diferentes tipos de neurônios que recebem impulso nociceptivo procedente da periferia. Os neurônios ascendentes localizados no núcleo trigeminal são conhecidos coletivamente como *neurônios de segunda ordem* ou *neurônios de projeção* e podem ser subdivididos em três grupos distintos de neurônios, com base no tipo de informação que eles recebem: (1) mecanoceptores de baixo limiar, (2) nociceptivos específicos e (3) neurônios de amplo espectro dinâmicos.

O sítio central primário de terminação das fibras nociceptivas é o subnúcleo caudal, localizado na região mais caudal do núcleo trigeminal,[39,57,144] que lembra anatômica e funcionalmente o corno dorsal da medula espinal e foi denominado "corno dorsal medular".[57] Quatro componentes principais do processamento nociceptivo estão localizados no corno dorsal do subnúcleo caudal: terminações centrais dos aferentes, neurônios do circuito local (interneurônios), neurônios de projeção e neurônios descendentes.[71] Dentro do subnúcleo caudal, as fibras A delta e C terminam principalmente nas lâminas externas (I e IIa) e na lâmina V. Os neurônios do circuito local são compostos por células das ilhotas, que são consideradas como sendo inibitórias, e por células colares, as quais são possivelmente excitatórias.[38] Combinados, os neurônios do circuito local podem modular a transmissão nociceptiva a partir dos aferentes primários, para os neurônios de projeção.

O quarto componente do corno dorsal são as extremidades terminais dos neurônios descendentes. Os neurônios descendentes se originam no núcleo magno da rafe (NRM, do inglês *nucleus raphe magnus*), nos núcleos reticulares medulares e no *locus* cerúleo (LC). Os neurônios do tronco encefálico descendente liberam serotonina (dos NRM) ou norepinefrina (do LC), que pode inibir a atividade dos neurônios de projeção diretamente ou por ativação local dos interneurônios opioides. Esses neurônios são responsáveis pela mitigação endógena da dor; ademais, o bloqueio de sua atividade aumenta a transmissão da dor e reduz os limiares dolorosos.

Neurônios de segunda ordem. Os neurônios de projeção têm axônios que cruzam para a porção bulbar contralateral para ascender no trato trigeminotalâmico e se projetar para os núcleos ventral posterior medial e intralaminar do tálamo, onde neurônios adicionais se projetam para o córtex. Os neurônios de projeção envolvidos na transmissão dos estímulos dolorosos podem ser

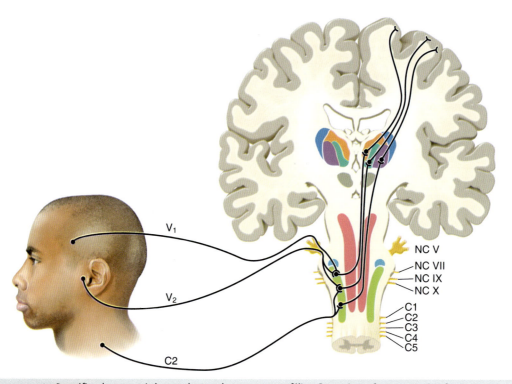

Figura 4.2 Uma representação gráfica do nervo trigêmeo adentrando o tronco encefálico. O neurônio aferente primário faz sinapses com um neurônio de segunda ordem no núcleo trigeminal. O neurônio de segunda ordem transporta informações dolorosas ao tálamo, a partir do qual elas são enviadas ao córtex cerebral, para interpretação. (Redesenhada a partir de Okeson JP: *Bell's orofacial pains*, ed 5, Chicago, 1995, Quintessence Publishing.)

divididos em duas classes: neurônios nociceptivos específicos e neurônios de amplo espectro dinâmicos. Os neurônios de amplo espectro dinâmicos recebem impulsos dos mecanoceptores, termoceptores e nociceptores, enquanto os neurônios nociceptivos específicos são excitados somente por nociceptores. Esses dois tipos de neurônios de projeção podem ser responsáveis pela sinalização da intensidade e da localização da dor, respectivamente.[79]

Múltiplos neurônios aferentes primários podem fazer sinapse em uma única projeção, ou seja, em convergência. Isso ocorre em um grau muito maior nos tecidos profundos, em oposição aos tecidos cutâneos. Foi demonstrado que as fibras aferentes primárias de origem não trigeminal, tais como aquelas derivadas dos gânglios vagais, glossofaríngeos, faciais e da medula cervical, convergem e fazem sinapse nos neurônios de projeção trigeminais, localizados caudalmente na altura do nível medular de C4.[74] Esse fenômeno de convergência pode resultar em achados clínicos de dor que se irradia para além de uma área de lesão tecidual. A convergência também pode explicar por que a dor parece estar associada a outra localização que não é a área lesada. É interessante observar que, quando os neurônios de projeção recebem impulsos das estruturas superficiais e profundas, os impulsos mais superficiais geralmente predominam.[121] Assim, a dor que se origina de estruturas profundas seria tipicamente referida a áreas superficiais, por exemplo, a dor que se origina dos músculos maxilares tipicamente seria referida à face, e não às estruturas mais profundas.

SISTEMA NERVOSO AUTÔNOMO

Os gânglios estrelados são responsáveis por toda a inervação simpática da região orofacial, que está localizada bilateralmente no nível da sétima vértebra cervical. Em condições normais, a estimulação simpática não exerce influência sobre a função sensorial. Contudo, as fibras aferentes simpáticas em uma área de traumatismo podem se tornar envolvidas na resposta à dor e também podem desempenhar um papel relevante nos estados de dor crônica. Especificamente, as fibras C na área de uma lesão nervosa parcial podem se tornar responsivas à estimulação nervosa simpática. Foi demonstrada a modulação da nocicepção pelo sistema nervoso simpático, de modo que a liberação dos neurotransmissores de dor pode ser alterada pela presença de agonistas simpáticos e pelo bloqueio do sistema nervoso simpático, usando antagonistas.[70] Ainda não está esclarecido: se os efeitos das fibras nervosas simpáticas sobre a transmissão da dor são diretos – por meio da regulação hemostática – ou indiretos. Não foi demonstrado que a divisão parassimpática do sistema nervoso autônomo esteja envolvida no desenvolvimento e na modulação da dor.

Revisão da neurofisiologia

SENSIBILIZAÇÃO PERIFÉRICA

Depois da lesão tecidual, existe uma reação inflamatória que frequentemente produz dor. A intensidade da dor que se segue está relacionada a vários aspectos da lesão, tais como o tipo, a extensão e a localização, a inervação do tecido, bem como a fase da inflamação. No sistema nociceptivo, a lesão tecidual pode se manifestar como uma resposta aumentada ou como limiares reduzidos a um estímulo nocivo, sendo conhecida como hiperalgesia. A hiperalgesia pode estar parcialmente relacionada à sensibilização dos nociceptores – hiperalgesia primária – e aos mecanismos do sistema nervoso central – hiperalgesia secundária.

Na ausência de danos teciduais, a ativação das fibras C ou A delta produz uma dor transitória. Acredita-se que essa dor sirva como um alerta fisiológico. Quando existe lesão tecidual, as fibras aferentes podem ser ativadas por estímulos de intensidade menor que o usual, e a qualidade da dor pode ser mais persistente e intensa. Esse fenômeno é devido, em parte, à sensibilização dos nociceptores, incluindo um aumento da atividade espontânea.

No sítio de lesão tecidual, existem numerosos mediadores inflamatórios que podem sensibilizar direta ou indiretamente os nociceptores aferentes primários (ver Capítulo 13 para saber mais detalhes). Esses mediadores inflamatórios podem ser liberados por células de tecido local, células imunes circulantes e residentes, células da musculatura lisa endotelial e da vascularização, assim como por células do sistema nervoso periférico.

SENSIBILIZAÇÃO CENTRAL

Após a lesão tecidual periférica, existe uma barragem aferente das fibras C, resultando de inflamação tecidual periférica, diminuição dos limiares aferentes e desencadeamento de impulsos nervosos espontâneos das fibras aferentes. Quando um neurônio de segunda ordem recebe uma barragem prolongada dos impulsos nociceptivos, o neurônio de segunda ordem também pode se tornar sensibilizado, o que resulta em um fenômeno denominado "sensibilização central".[17] O resultado da sensibilização central é uma estimulação do processamento (ou seja, uma amplificação) dos impulsos neurais que estão sendo transmitidos aos centros encefálicos superiores. Dois efeitos da sensibilização central são a hiperalgesia secundária e a dor referida.

A hiperalgesia secundária é uma resposta aumentada à estimulação dolorosa no local da dor, resultante das alterações no sistema nervoso central. Isso é o oposto do que ocorre com a hiperalgesia primária, que é um limiar doloroso reduzido, resultando da sensibilização dos neurônios periféricos. A hiperalgesia secundária pode ser sentida nas estruturas superficiais, como gengiva ou pele, ou profundas, como músculos ou dentes.

TERMINOLOGIA

Em geral, conforme a pesquisa progride e revela novas maneiras de olharmos para a dor, a terminologia também sofre mudanças, o que pode introduzir alguma confusão, especialmente quando os termos mais antigos são usados. Portanto, pode ser útil apresentar as definições contemporâneas de alguns dos termos básicos e revisar alguns dos termos mencionados previamente (Boxe 4.1).

Entidades clínicas que podem se apresentar como dor de dente

FONTES DE ODONTALGIA ODONTOGÊNICA

Antes de considerar a possibilidade de dores heterotópicas que possam estar presentes como uma odontalgia, é importante compreender totalmente a dor odontogênica como uma fonte primária para dores de dente. Somente duas estruturas servem como origens para a dor odontogênica primária: o complexo dentinapolpa e os tecidos perirradiculares. A inervação da polpa dentária é similar à de outros tecidos viscerais profundos; assim, em vários estados de afecção, ela terá características da dor similares às dos tecidos viscerais profundos. Os nociceptores primários da polpa dentária

Boxe 4.1 Tipos de dor.

Dor
Uma experiência desagradável sensorial e emocional com danos teciduais reais ou potenciais, ou descrita em termos de tais danos.[86]

Dor nociceptiva
Dor originada da ativação dos nociceptores.[86]

Dor neuropática
Dor que se origina como uma consequência direta de uma lesão ou doença que afeta o sistema somatossensorial.[86,135]

Sensibilização periférica
Aumento da responsividade e diminuição dos limiares dos nociceptores à estimulação de seus campos receptivos.[86]

Sensibilização central
Aumento da responsividade dos neurônios nociceptivos no sistema nervoso central a seus impulsos aferentes normais ou abaixo do limiar.[86]

Dor heterotópica
Qualquer dor que seja sentida em uma área diferente de sua origem verdadeira é denominada "dor heterotópica". Existem três tipos de dor heterotópica: referida, central e projetada.[105,106] A dor referida é sentida em uma área inervada por um nervo diferente daquele que é o mediador da dor primária. A dor referida não pode ser provocada pela estimulação da área em que a dor é sentida; ao invés disso, ela é desencadeada pela manipulação da fonte primária da dor (Figura 4.3). Além disso, a dor referida não pode ser debelada, a menos que a fonte primária da dor seja anestesiada. A dor referida tende a se difundir de uma forma laminada (Figura 4.4). Isso ocorre porque os nociceptores periféricos entram no trato trigeminal espinal de forma laminada. Consequentemente, existem padrões de referência geral na face. Ademais, a dor referida geralmente se dá em uma direção cefálica ou ascendente. Isso é evidenciado clinicamente pelo fato de a dor dos molares inferiores tipicamente ser referida aos molares superiores, diferentemente do que ocorre com os pré-molares ou incisivos.

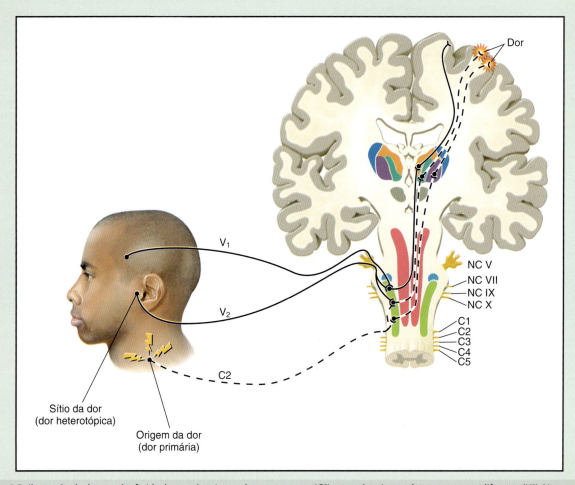

Figura 4.3 Ilustração da dor que é referida de uma área inervada por um nervo (*C2*) a uma área inervada por um nervo diferente (*V2*). Note que esse fenômeno ocorre secundariamente à convergência dos diferentes neurônios para o mesmo neurônio de segunda ordem no núcleo trigeminal. O córtex sensorial percebe duas localizações da dor. Uma área é na região do músculo trapézio, que representa a origem da dor. A segunda área da dor percebida é sentida na região da articulação temporomandibular, que é apenas um sítio de localização da dor, não a origem real da dor. Essa dor é heterotópica (referida). (Redesenhada a partir de Okeson JP: *Bell's orofacial pains*, ed 5, Chicago, 1995, Quintessence Publishing.)

(*Continua*)

Boxe 4.1 Tipos de dor. (Continuação)

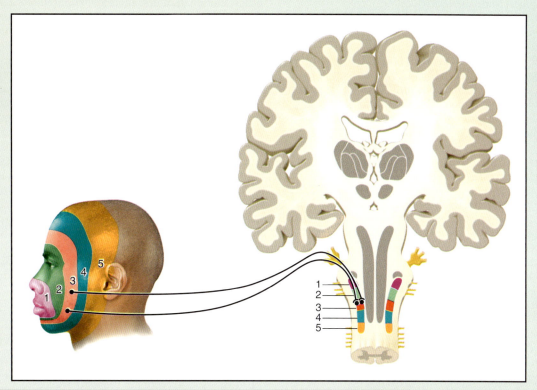

Figura 4.4 Ilustração do padrão laminado da inervação a partir das estruturas orofaciais no núcleo trigeminal. Esses padrões laminados comumente refletem os padrões das dores referidas, sentidas nas estruturas orofaciais. (Redesenhada a partir de Okeson JP: *Bell's orofacial pains*, ed 5, Chicago, 1995, Quintessence Publishing.)

que respondem à inflamação são fibras C de condução lenta e limiar alto. Como seu limiar é alto e elas raramente têm terminações nos túbulos dentinários, as fibras C não respondem à estimulação dentinária normal ou não patológica. As fibras C tipicamente conduzem a dor que está associada aos danos teciduais. Além disso, as fibras C respondem de modo limiar, que pode ser denominado "ou tudo, ou nada". Por exemplo, um estímulo levemente frio que se situe abaixo do limiar das fibras C não será capaz de produzir qualquer sensação. Somente quando um estímulo é intenso o suficiente para alcançar o limiar, as fibras C desencadearão um impulso, resultando na sensação de dor.

A dor pulpar é mediada pelas fibras C e tem natureza monótona, desagradável ou latejante. Isso é o oposto do que ocorre com a sensação rápida, curta e aguda produzida pelas fibras A delta, que são mediadoras da dor dentinária. Portanto, ao realizar os testes na polpa dentária, é significativo observar não apenas se o paciente percebeu o estímulo, mas, também, a natureza do estímulo percebido. Uma notação simples seria usar um "c" (curto) para indicar uma resposta mais típica de uma fibra A delta (dor dentinária) ou um "p" (prolongado) para indicar que a resposta foi mais indicativa de uma resposta de fibras C (dor pulpar).

A inflamação tecidual pode resultar em sensibilização das fibras nervosas. Quando os nociceptores periféricos – por exemplo, as fibras C da polpa dentária – são sensibilizados, o limiar de desencadeamento de um impulso em resposta a um determinado estímulo – por exemplo, a temperatura e a pressão – é reduzido. Nos estados de sensibilização, esses nociceptores podem ser provocados com um estímulo menos intenso. O limiar para excitação ainda é "ou tudo ou nada", mas o nível de estimulação requerido sofreu uma redução. Essas fibras podem se tornar tão sensibilizadas que podem desencadear um impulso em um limiar de temperatura tão baixo quanto a temperatura corporal,[95] normalmente insuficiente para estimular uma fibra C. De fato, elas podem se tornar tão sensibilizadas que desencadearão um impulso em resposta à pressão de pulso normal da contração cardíaca, provocando uma queixa de "Eu consigo sentir meu coração bater no meu dente" ou "meu dente está latejando". As fibras C sensibilizadas podem desencadear um impulso até mesmo sem provocação, resultando em dor espontânea.

Similar aos tecidos viscerais profundos, os nociceptores pulpares demonstram um alto grau de convergência no sistema nervoso central. Em um estudo de encéfalos felinos, 74% dos neurônios testados no subnúcleo caudal mostraram convergência das polpas dentárias de múltiplos dentes.[22] Ademais, a polpa dental tem pouquíssimos a nenhum dos neurônios proprioceptivos. O alto grau de convergência do tecido pulpar e a falta de informações proprioceptivas fornecidas são os principais fatores que explicam por que a dor pulpar pura pode ser tão difícil de ser localizada pelos pacientes. Além de reduzir a localização da dor, a convergência aumenta a dor referida aos tecidos não realmente afetados pela inflamação. O fato de os neurônios das polpas dentárias dos dentes inferiores convergirem com os das polpas dos dentes superiores pode resultar em uma dor de uma pulpite mandibular ser referida à arcada maxilar. Como o paciente pode localizar mal a dor pulpar, é importante para o clínico localizar a origem da dor. Isso frequentemente é realizado utilizando-se as provas que são empregadas em uma tentativa de reproduzir o estímulo que provoca a dor de um paciente ou de eliminar a dor.

Por exemplo, a dor pulpar deve ser agravada pela estimulação com calor ou frio e deve ser eliminada ou reduzida significativamente pela aplicação de anestésico local.

Diferentemente da dor pulpar, a dor de origem perirradicular é mais fácil de ser localizada. Os mecanoceptores são numerosos no LPD e são concentrados mais densamente no terço apical.[87] Uma vez que a inflamação da doença pulpar se estenda para o LPD, os pacientes são capazes de localizar a origem da dor muito mais prontamente. Como uma estrutura musculoesquelética, o LPD responde à estimulação nociva em uma forma gradual, ou seja, o grau de desconforto que um paciente sente em relação à dor perirradicular depende do grau de sensibilização periférica e da quantidade de provocação dessa estrutura. Um LPD sensibilizado será desconfortável para um paciente se percutido levemente, mas será mais desconfortável se a percussão for mais intensa. Isso é conhecido como uma resposta gradual. Portanto, é adequado registrar as provas perirradiculares, tais como a percussão e a palpação em termos dos graus de sensibilidade, em vez de "tudo ou nada". Assim como com a dor pulpar, a dor de origem perirradicular também deve ter uma etiologia identificável. A dor perirradicular tende a ser monótona, desagradável ou latejante e deve se resolver completamente com a aplicação de anestesia local. Caso a dor com suspeita de ter uma origem perirradicular não responda ao anestésico local, é uma forte indicação de que a dor possa ser de origem não odontogênica.

O dente é único no corpo humano no sentido de ter um componente visceral, a polpa dentária, e um componente musculoesquelético, o LPD. Desse modo, a dor odontogênica pode ter uma ampla variedade de apresentações. A dor nos dentes pode ser difusa ou bem-localizada, leve ou intensa, ou espontânea ou provocada, por vários estímulos aplicados em diferentes intensidades. A qualidade pode variar entre aguda e monótona, e desagradável ou latejante. Esse potencial para uma variabilidade extrema torna possível que as odontalgias imitem ou sejam imitadas por muitos outros tipos de dor que ocorrem na região da cabeça e do pescoço. Além disso, como tanto o tecido pulpar quanto o LPD podem ser classificados como tecidos somáticos profundos, o impulso nociceptivo continuado, oriundo da dor odontogênica, tem uma enorme propensão a produzir efeitos excitatórios centrais, tais como hiperalgesia secundária, dor referida, contração simultânea secundária dos músculos, pontos de gatilho miofasciais e alterações autonômicas. Esses efeitos aumentam a complexidade do processo de diagnóstico da dor odontogênica e a diferenciação da dor de dente de outras fontes na região.

FONTES DE ODONTALGIA NÃO ODONTOGÊNICA

Este capítulo traz informações que ajudarão o dentista clínico geral a identificar as odontalgias com uma etiologia não odontogênica. O clínico deve ter um conhecimento amplo de todas as possíveis causas de dor orofacial, que incluem tanto as condições odontogênicas quanto as não odontogênicas. Esse conhecimento evita que se façam diagnósticos equivocados e possibilita uma seleção do tratamento adequado e do encaminhamento correto, se necessário. Para obter informações sobre o tratamento desses transtornos, devem ser utilizadas outras referências.

Ainda não foi estabelecido um consenso sobre a taxonomia exata com os critérios diagnósticos e seus inter-relacionamentos entre os vários transtornos dolorosos orofaciais. Vários profissionais da saúde envolvidos no diagnóstico e no tratamento dessas dores têm utilizado diferentes termos na literatura. Isso, evidentemente, pode causar e já causou confusão, especialmente dentro daquilo que chamamos de dor neuropática. Os termos usados na literatura são diversificados, e eles se sobrepõem quanto ao significado, em um grau desconhecido. Por exemplo, a *dor do dente fantasma* e a *odontalgia atípica* são usados indistintamente. Em outros momentos, a literatura usa os mesmos termos para descrever transtornos aparentemente diferentes. Por exemplo, neuralgia trigeminal tem a conotação de um transtorno doloroso idiopático caracterizado por uma dor intensa, intermitente, do tipo de uma descarga elétrica em um ou mais ramos de distribuição do nervo trigêmeo, ou como uma dor contínua que é frequentemente de intensidade leve a moderada, que surge em associação à lesão de um ramo específico do nervo trigêmeo. Os esforços resultaram em uma estrutura de diagnóstico de trabalho para as dores neuropáticas.[135] Nosso esquema de classificação usa essa estrutura para melhorar a clareza de comunicação e segue as diretrizes da American Academy of Orofacial Pain (Academia Americana de Dor Orofacial) para a avaliação, o diagnóstico e o manejo da dor orofacial,[30] muito embora a aplicação desses critérios de dores que se apresentam na região orofacial sabidamente esteja associada a erros de classificação.[35]

No geral, é possível classificar os motivos não odontogênicos para o desenvolvimento de uma odontalgia em cinco grupos amplos de transtornos dolorosos:

1. Dores musculoesqueléticas e outras dores não progressivas originadas em estruturas somáticas.
2. Dor neurovascular, também conhecida como transtornos associados à cefaleia.
3. Dores neuropáticas.
4. Dor associada com um processo patológico.
5. A dor é puramente de origem psicológica, também conhecida como odontalgia psicogênica.

Dor musculoesquelética e somática

Dor miofascial. Embora qualquer tipo de tecido somático profundo na cabeça e no pescoço tenha a propensão a induzir efeitos excitatórios centrais, portanto, cause dor referida dos dentes, as dores de origem muscular parecem ser as mais comuns.[46] A dor miofascial (DMF) se desenvolve em pequenos focos de tecido muscular hiperexcitável. Clinicamente, essas áreas parecem como bandas tensas ou nós e são denominadas *pontos de gatilho*.[134] Tipicamente, a dor é descrita como uma sensação dolorosa difusa, constante, monótona e desagradável, o que pode levar o clínico a fazer um diagnóstico equivocado da dor pulpar. Outra característica potencialmente enganosa da dor muscular mastigatória é que os pacientes podem relatar dor durante a mastigação. Essa característica é similar à dor que é de origem perirradicular, e não pulpar. Ao realizar um exame mais detalhado, pode se tornar claro que a dor é desencadeada por contração dos músculos mastigatórios, mais que pela carga sobre os LPDs. A palpação dos músculos da mastigação deveria reproduzir a dor, enquanto a percussão dos dentes não deveria ter esse efeito. A intensidade da dor aumentará e poderá ser percebida em um sítio distante. A DMF é percebida como tendo origem em um dente, além de ser um tipo de dor heterotópica referida, ou seja, a dor é sentida em uma área que não é a do ramo nervoso que inerva o ponto de gatilho. Tipicamente, os músculos que referem dor aos dentes são o masseter, o temporal e o pterigóideo lateral; ademais, os músculos do pescoço e das estruturas profundas não musculares da face também podem ser fontes para esse tipo de dor.[134,142]

Embora a etiopatogenia definitiva da DMF seja desconhecida, alguns autores têm criado teorias de que os músculos podem se tornar perturbados pela lesão ou pela contração sustentada, como no apertamento dos dentes.[45,105] Clinicamente, essa contração muscular pode ocorrer como um hábito parafuncional ou como uma resposta protetora de músculos localizados a um impulso nocivo profundo constante, como dor dental. Considerando essa teoria e o que testemunhamos clinicamente, os pontos de gatilho parecem ser induzidos ou agravados pela odontalgia. Aparentemente, os pontos de gatilho também podem persistir depois que a odontalgia tenha sido resolvida. Isso pode ser confuso para o dentista clínico geral e frustrante para o paciente. É importante compreender a relação entre essas duas entidades. A DMF pode imitar uma odontalgia, e as dores de dente podem induzir o desenvolvimento de DMF.

Odontalgias de origem miofascial podem surgir com ou sem evidências de afecções pulpares ou periapicais. O diagnóstico definitivo é baseado na falta de sintomas depois de um teste pulpar e da sensibilidade à percussão ou à palpação, ou pela não resolução dos sintomas com o bloqueio anestésico local. Por outro lado, a função maxilar e a palpação de um ou mais músculos mastigatórios desencadeiam odontalgias de origem miofascial. Tipicamente, a infiltração com anestésico local nos pontos de gatilho resolverá os sintomas.

As modalidades terapêuticas comuns usadas para tratar a DMF incluem a massagem profunda, as técnicas de relaxamento, a pulverização do músculo em posição de estiramento (*spray and stretch*), os relaxantes musculares e as injeções no ponto de gatilho. As técnicas de relaxamento e massagem profunda têm a vantagem de ser não invasivas e facilmente aplicadas. A pulverização do músculo em posição de estiramento envolve uma aplicação de *spray* refrigerante sobre a pele que recobre o ponto de gatilho, seguida por um estiramento suave do músculo. As injeções no ponto de gatilho são usadas para diagnóstico e para tratamento da DMF. Especificamente, se a queixa de dor estiver diminuindo a partir da injeção do(s) ponto(s) de gatilho, então, a origem da dor está confirmada. A eficácia terapêutica de uma injeção no ponto de gatilho é variável. Alguns pacientes podem sentir um alívio duradouro com uma injeção ou com várias, enquanto outros podem não ter esse mesmo efeito. Ver a seção "Testes Adicionais", para obter mais informações sobre as injeções no ponto de gatilho.

Dor de origem sinusal ou na mucosa nasal. A dor de origem na mucosa sinusal/nasal é outra fonte de dor que pode imitar a odontalgia.[1,2,28,138] A dor sinusal pode exibir sintomas de plenitude ou pressão abaixo dos olhos, mas geralmente não é especialmente dolorosa, a menos que a mucosa nasal também seja afetada.[37] A dor originada na mucosa nasal tende a ser monótona e desagradável, bem como pode ter uma qualidade em queimação típica da dor mucosa visceral. Em geral, essas dores são de etiologia viral, bacteriana ou alérgica. Outros sintomas compatíveis com esses tipos de doença, por exemplo, congestão ou drenagem nasal, devem ser observados na história do paciente.

Típica dos tecidos viscerais profundos, a dor mucosa sinusal/nasal pode induzir efeitos excitatórios centrais, tais como hiperalgesia secundária, dor referida e alterações autonômicas. É essa tendência que confere à dor sinusal/nasal a capacidade de se mascarar como uma odontalgia.[129a] A hiperalgesia secundária, observada clinicamente como uma difusão concêntrica da dor para além da área de lesão tecidual, resulta em sensibilidade da mucosa na área dos seios maxilares, bem como sensibilidade à percussão de vários dentes superiores. Os dentes sensíveis à percussão e à palpação são sugestivos de inflamação perirradicular. As sequelas autonômicas podem se apresentar na forma de edema ou de eritema na área, o que poderia ser sugestivo de um abscesso dentário. Contudo, quando uma etiologia para a afecção pulpar e, portanto, a perirradicular estiver ausente, deve-se suspeitar de doença mucosa sinusal/nasal. Os três sintomas fundamentais da sinusite aguda são (1) rinorreia purulenta, (2) obstrução nasal e (3) sensação de plenitude-pressão-dor facial.[118] Outros sintomas das sinusopatias incluem a sensibilidade à palpação das estruturas de recobrimento dos seios paranasais (ou seja, sensibilidade paranasal) e uma sensação de latejamento ou de dor aumentada quando a cabeça é posicionada mais baixa que o coração. O bloqueio anestésico local dental não irá debelar a dor mucosa sinusal/nasal, embora um anestésico tópico nasal seja eficaz para isso.

Os pacientes com suspeita de doença mucosa sinusal/nasal devem ser encaminhados a um otorrinolaringologista, para diagnóstico e tratamento mais detalhados. Podem ser necessários um exame físico e testes coadjuvantes, para que se chegue a um diagnóstico definitivo. As provas podem incluir os estudos com ultrassonografia e citologia nasal e o uso de endoscópios nasais, além de exames de imagem, tais como radiografias e tomografias computadorizadas.[36,125] O tratamento da dor mucosa sinusal/nasal é dependente da etiologia, por exemplo, bacteriana, viral, alérgica ou obstrutiva.

Dor nas glândulas salivares. A dor referida de uma ou mais das glândulas salivares pode ser percebida como dor de dente. Os autores não encontraram essa resposta na prática clínica, mas a dor foi relatada como estando presente como uma odontalgia não odontogênica.[80,115] Como a inervação somatossensorial primária das glândulas salivares maiores é oriunda do ramo mandibular, é provável que tal apresentação venha a ocorrer mais frequentemente nos dentes inferiores.

Dor neurovascular

As dores neurovasculares, algumas vezes e indistintamente denominadas "transtornos por cefaleia", têm qualidades similares às da dor pulpar. Esses tipos de dor podem ser intensos, frequentemente pulsáteis e são conhecidos por ocorrer somente na cabeça. A International Headache Society (Oxford, Reino Unido) desenvolveu um sistema de classificação que é amplamente aceito, mesmo se estudos de validação desses critérios ainda não tenham sido publicados. O leitor interessado deve consultar o sistema de classificação, para obter mais detalhes sobre esse tópico.[56] Os transtornos dolorosos neurovasculares primários são considerados como um fenômeno de dor referida, significando que os ramos intracranianos do nervo trigêmeo se tornam sensibilizados por meio de mecanismos não totalmente compreendidos, assim como a dor e os sintomas associados são percebidos nas estruturas somáticas da cabeça. Na maioria das vezes, as pessoas relatam a dor como se apresentando na testa, na nuca e nas têmporas, mas também nos seios paranasais, nos maxilares e nos dentes.

A compreensão atual da fisiopatologia das cefaleias indica que a doença dental e os tratamentos odontológicos provavelmente não levem uma pessoa a desenvolver um transtorno do tipo cefaleia, em vez disso, como os mesmos circuitos neuroanatômicos estão envolvidos, esses aspectos da odontologia podem ser considerados como um evento desencadeante, assim como a analogia que o exercício físico produzindo maiores demandas sobre o sistema cardiovascular pode ser um evento desencadeante para o infarto de miocárdio. Por esse motivo, os dentistas clínicos devem estar cientes do estado de diagnóstico de seus pacientes, pois os pacientes com transtornos por cefaleias provavelmente podem sofrer mais complicações dolorosas durante o tratamento as quais estão relacionadas à hiperexcitabilidade inata do sistema nervoso trigeminal nessas pessoas.

De maior interesse para o dentista clínico geral são os transtornos por cefaleias primárias, que compreendem a maior parte dos transtornos por cefaleias que ocorrem na população e que foram relatados apresentando-se como odontalgias não odontogênicas. Para simplificar o raciocínio, esses transtornos por cefaleias primárias podem ser agrupados em três subdivisões principais: (1) enxaqueca, (2) cefaleia do tipo tensional e (3) cefaleia em salvas e outras cefalalgias autonômicas trigeminais (CATs).

A enxaqueca é uma cefaleia comum da qual sofrem cerca de 18% das mulheres e 6% dos homens.[82,128] Ela está associada a quantidades significativas de deficiência, que é o fator motivador que leva o paciente a buscar tratamento e o motivo pelo qual esse tipo de cefaleia é o mais frequentemente observado nas clínicas médicas.[131] A enxaqueca foi relatada como estando presente na forma de odontalgia[4,26,34,52,96,103] e provavelmente é o transtorno neurovascular mais comum a ter esse tipo de comportamento. Além disso, as pessoas com cefaleias tipo enxaqueca são consideradas como tendo maior sensibilidade dolorosa regional que tem implicações diagnósticas e terapêuticas para o clínico.[102]

As cefaleias do tipo enxaqueca tipicamente duram de 4 a 72 horas. Elas tendem a se apresentar unilateralmente e a terem qualidade pulsátil, com uma intensidade de dor de moderada a grave. Os pacientes também podem sentir náuseas ou ânsia de vômitos, bem como fotofobia ou fonofobia, que são diferentes do que ocorre em uma odontalgia. A cefaleia geralmente é agravada pelas atividades físicas de rotina, tais como subir escadas. Os compostos contendo cafeína/ergotamina eram usados amplamente no passado como agentes supressivos para as cefaleias tipo enxaqueca, mas, na contemporaneidade, eles foram substituídos pelas triptanas, tais como a sumatriptana e a rizatriptana.[93] É interessante observar que as cefaleias tipo enxaqueca podem ser parcial ou totalmente eliminadas com o uso de medicações anti-inflamatórias não esteroidais assim como ocorre com as odontalgias.

A cefaleia do tipo tensional é o tipo de transtorno por cefaleia mais frequente apresentado, com uma ampla gama de prevalência relatada (41 a 96%).[117,123] O conceito de dor por cefaleia do tipo tensional se apresentando como uma odontalgia ainda não foi relatado na literatura, até onde se sabe, provavelmente porque não se teve, ainda, a definição concreta e clara do que é uma cefaleia do tipo tensional. Algumas pesquisas apoiam a noção de que uma cefaleia do tipo tensional teria um componente musculoesquelético significativo para a dor,[129] enquanto outras pesquisas sugerem o contrário. As cefaleias tipo tensionais são provavelmente um grupo heterogêneo de similaridades que apresentam dores de cabeça que possuem mecanismos fisiopatológicos sobrepostos, que levaram alguns pesquisadores a considerarem aspectos da cefaleia do tipo tensional como sendo os mesmos que na dor orofacial musculoesquelética, também conhecidos como transtornos temporomandibulares (DTMs).[55] Isso foi apoiado ainda mais por dados procedentes de um estudo de validação das DTMs para a determinação de critérios para tais cefaleias que são de origem em DTMs.[6,122]

As cefaleias em salvas e outras CATs são transtornos neurovasculares raros que são dores estritamente unilaterais definidas pela apresentação concomitante de pelo menos um sintoma autonômico ipsilateral – tal como congestão nasal, rinorreia, lacrimejamento, edema palpebral, inchaço periorbitário, eritema facial, ptose ou miose – que ocorre com a dor. As principais características distintivas entre esses transtornos por cefaleia são a duração e a frequência dos episódios de dor, bem como o gênero mais comumente afetado. A cefaleia em salvas é a mais comum do grupo, ocorrendo em homens três a quatro vezes mais frequentemente que em mulheres, com os episódios de dor durando entre 15 minutos e 2 horas, que ocorrem em uma frequência de oito episódios por dia até um a cada 2 dias. Essas cefaleias ocorrem em salvas, com períodos ativos de 2 semanas a 3 meses,[56] daí derivando seu nome. A eliminação da dor depois de 10 minutos com a inalação de oxigênio a 100% é diagnóstica para cefaleia em salvas,[49] embora a ergotamina sublingual e a sumatriptana também sejam tratamentos agudos efetivos para a cefaleia em salvas.[42] A hemicrania paroxística, que tem uma predileção de 3:1 para mulheres, apresenta-se com características similares àquelas da cefaleia em salvas, mas com uma frequência de mais de cinco por dia, e uma duração de 2 a 30 minutos.[56] Esse transtorno relacionado a dor de cabeça tem uma resposta de 100% ao tratamento com indometacina, mas é refratário a outros tratamentos,[65] enfatizando, assim, a necessidade de obter um diagnóstico preciso, realizado por um clínico experiente.

De uma perspectiva não odontogênica, foi relatado na literatura que a cefaleia em salvas[4,14,21,51] e quase todas as outras CATs se apresentam como odontalgias não odontogênicas.[4,11,12,31,74a,92,110,120] As características autonômicas concomitantes, tais como a descoloração ou o inchaço na porção anterior da maxila, podem complicar o problema diagnóstico, por serem sugestivas de abscesso dentário. É importante observar que as cefaleias neurovasculares tendem a ser episódicas, com remissão completa entre os episódios, enquanto a dor do tipo odontalgia geralmente tem pelo menos alguma dor de fundo que permanece entre quaisquer exacerbações. A provocação do dente não deveria resultar em um aumento evidente da dor, mas causar uma leve alteração, porque esse tecido se tornou hipersensibilizado. O anestésico local é imprevisível nesses casos e pode guiar o dentista clínico para o caminho errado. Tipicamente, a conduta do dentista clínico é determinar que a dor não é de origem odontogênica e, então, encaminhar o paciente para cuidados com o profissional adequado. Outros transtornos neurovasculares não classificados como cefaleias primárias foram relatados como apresentando-se na forma de odontalgia não odontogênica, tal como a cefaleia da tosse.[91] Não deveríamos esperar que um dentista clínico que não tenha um foco específico na dor orofacial chegasse a tal diagnóstico específico, mas, pelo menos, que fosse consciente e sensível ao fato de que existem transtornos mais obscuros da cefaleia e que eles deveriam ser considerados no diagnóstico diferencial de uma odontalgia não odontogênica que não seja classificada com facilidade.

Dor neuropática

Todas as condições dolorosas descritas previamente podem ser classificadas como dor somática, ou seja, são um resultado da estimulação nociva das estruturas somáticas. Esses impulsos são transmitidos pelas estruturas neurais normais, bem como suas características clínicas estão relacionadas à estimulação das estruturas neurais normais. A dor neuropática surge realmente das anormalidades nas estruturas neurais propriamente ditas, especificamente no sistema somatossensorial. O exame clínico geralmente não revela danos teciduais somáticos, e a resposta à estimulação dos tecidos é desproporcional ao estímulo que a provoca. Por essa razão, as dores neuropáticas podem ser diagnosticadas equivocadamente como dor psicogênica simplesmente porque uma causa local não pode ser prontamente identificada. Existem muitas maneiras de classificar a dor neuropática na região orofacial. Para a finalidade deste capítulo, e para facilitar a comunicação, a dor neuropática é dividida em quatro subcategorias: neuralgia, neuroma, neurite e neuropatia. Deve-se ter em mente que essas subcategorias são arbitrárias e não são mutuamente exclusivas.

Neuralgia. Conforme já comentado anteriormente, nem todos os usos do termo *neuralgia* se referem ao que é frequentemente entendido como a clássica neuralgia trigeminal ou *Tic Douloureux*. Em algumas circunstâncias, o termo *neuralgia* é usado para descrever a dor sentida ao longo da distribuição de um nervo periférico específico em oposição a um foco de transtornos dolorosos que têm características similares e são considerados como tendo mecanismos fisiopatológicos subjacentes comuns. Quando usado no sentido genérico para descrever dores que estão presentes intraoralmente, o termo pode levar a uma confusão de grandes proporções.

Embora os desvios não sejam incomuns, a neuralgia trigeminal é caracteristicamente uma dor intensa, aguda lancinante, que é mais frequentemente unilateral. Ipsilateral à localização percebida dos sintomas se situa uma área que, à estimulação de um toque leve, desencadeia uma dor aguda lancinante. A área que desencadeia a dor é denominada "zona de gatilho", e pode se situar na distribuição da dor resultante ou em uma distribuição diferente – mas é sempre ipsilateral. Embora a maioria dos pacientes se apresente com uma zona de gatilho característica, nem todos os pacientes se apresentarão com esses achados. Uma característica importante da zona de gatilho é que a resposta ao estímulo não é proporcional à intensidade do estímulo, ou seja, uma leve pressão sobre uma zona de gatilho resulta em dor intensa. Além disso, uma vez desencadeada, a dor tipicamente desaparece dentro de alguns minutos, até que seja desencadeada novamente. Isso é o oposto do que ocorre com a dor odontogênica, que pode ser intermitente, mas as idas e vindas não ocorrem de um modo previsível e reprodutível. Por fim, o gatilho para a dor odontogênica é uma área que não tem anormalidades sensoriais, por exemplo, disestesia ou parestesia.

As zonas de gatilho para a neuralgia trigeminal tendem a ser relacionadas a áreas de inervação somatossensorial densa, tais como os lábios e os dentes. Por essa razão, os gatilhos que desencadeiam esse tipo de dor podem incluir a mastigação e podem levar tanto o paciente quanto o dentista clínico a pensar no diagnóstico de dor odontogênica. Além disso, como os gatilhos envolvem impulsos periféricos, anestesiar a zona de gatilho pode diminuir os sintomas. Isso pode ser muito enganoso para o clínico se ele estiver considerando que os anestésicos locais bloqueiam somente a dor odontogênica.

Como os sintomas podem ser bastante intensos, os pacientes podem consentir com o tratamento, ou mesmo insistir nele, mesmo se os achados clínicos não apoiarem definitivamente uma etiologia odontogênica. Os sintomas possivelmente enganosos, em conjunto com a vontade do paciente consentir com manobras que podem parecer serem medidas desesperadas, enfatizam a importância de se coletar uma história e uma avaliação clínica detalhadas. A ausência de uma etiologia dental para os sintomas (p. ex., restaurações volumosas, traumatismo dental ou tratamento dentário recente), na presença de uma dor aguda lancinante característica, deveria alertar o clínico para considerar a neuralgia trigeminal no diagnóstico diferencial. Em geral, esses indivíduos devem ser encaminhados para um neurologista ou para um médico clínico especializado em dor orofacial/medicina bucal, para uma propedêutica diagnóstica completa e tratamento, pois as séries de casos sugeriram que 15 a 30% dos pacientes têm motivos secundários para suas dores,[58,143] tais como tumores encefálicos e esclerose múltipla.

A neuralgia trigeminal tipicamente apresenta-se em indivíduos com mais de 50 anos. A etiologia é considerada como sendo irritação/compressão da raiz do nervo trigêmeo, antes do gânglio trigeminal, possivelmente como um resultado da pressão na artéria carótida. Os indivíduos com esclerose múltipla desenvolvem neuralgia trigeminal mais frequentemente que a população em geral. Por essa razão, uma pessoa com menos de 40 anos que desenvolva neuralgia trigeminal também deveria ser examinada para triagem de esclerose múltipla[147] ou outra afecção intracraniana.[58]

As duas opções de tratamento gerais para a neuralgia trigeminal são os procedimentos farmacológicos e cirúrgicos. Devidos às possíveis complicações associadas com a cirurgia, essa forma de tratamento geralmente é considerada somente depois de se tentar as terapias farmacológicas. Várias medicações, incluindo carbamazepina, baclofeno, gabapentina e, mais recentemente, pregabalina e oxcarbazepina, têm sido usadas para tratar a neuralgia trigeminal. Os fármacos usados com o objetivo de aliviar a nocicepção, tais como os agentes anti-inflamatórios não esteroidais, não têm benefícios significativos nesses pacientes, e o mesmo vale para os analgésicos a base de opioides. Ensaios clínicos apoiam o uso de carbamazepina como um fármaco de primeira linha para tratar a neuralgia trigeminal.[8] Nos pacientes que apresentam alívio da dor pelo uso de carbamazepina, o efeito geralmente é rápido; a maioria das pessoas irá relatar uma diminuição na gravidade dos sintomas dentro dos primeiros dias.

O que é considerado como sendo uma variação da neuralgia trigeminal, e também pode imitar uma odontalgia, é a neuralgia pré-trigeminal. Neuralgia pré-trigeminal, como o nome sugere, foi descrita como sintomas que são diferentes daqueles da neuralgia trigeminal clássica, mas que respondem à farmacoterapia da mesma forma que a neuralgia trigeminal clássica e, com o passar do tempo – geralmente semanas a 3 anos –, assumem as características clássicas da neuralgia trigeminal. Os aspectos definitivos incluem a presença de uma dor desagradável monótona ou em queimação, que é de natureza menos paroxística, mas mesmo assim é desencadeada por um toque leve na região orofacial, com períodos variáveis de remissão.[48] O subsequente início da dor neurálgica verdadeira pode ser súbito ou pode aparecer vários anos mais tarde,[105] o que enfatiza a necessidade de seguimento a longo prazo desses pacientes para obter um diagnóstico final preciso.

Neuroma. O termo *neuroma* tem estado em uso há muitos anos e frequentemente é utilizado excessivamente, em uma tentativa de descrever outros tipos de dor neuropática. Um neuroma traumático, também conhecido como um neuroma de amputação, é uma massa proliferativa de tecido neural desorganizado, no sítio de um nervo que sofreu transecção traumática ou cirúrgica. Uma parte do diagnóstico, portanto, é a confirmação de um evento significativo que seria responsabilizado pelo dano ao nervo. Os sintomas se desenvolverão até que o tecido neural no coto proximal tenha tempo para se proliferar, tipicamente cerca de 10 dias após o evento. A percussão sobre uma área de um neuroma desencadeia salvas de dor aguda com formigamento (ou seja, sinal de Tinel) similar à neuralgia trigeminal. Em comparação à neuralgia trigeminal, pode haver uma zona de anestesia periférica à área do neuroma,[111] que pode ser identificada checando-se a perda da sensibilidade a puncturas puntiformes, tais como com o uso de uma sonda exploradora.

O tratamento de um neuroma envolve o manejo farmacológico, frequentemente por meio de medidas locais, e pode envolver a coaptação cirúrgica do nervo, com o prognóstico sendo variável e dependente do tecido nervoso distal adequado e do tempo de intervalo entre a lesão e a reconstrução.[148] Portanto, o reconhecimento precoce e o pronto encaminhamento são de importância fundamental para prevenção da degeneração nervosa distal significativa.[76] Embora os neuromas, se desenvolvam mais comumente na área do forame mentoniano, do lábio inferior e da língua, existem algumas evidências de que eles também podem se formar nos pontos de extração e depois da extirpação da polpa. Observou-se a formação de neuromas nos sítios de exodontia, entre 4 e 6 meses após a remoção do dente, em um modelo animal experimental.[69] Embora nem todos os neuromas que se formem sejam dolorosos, isso poderia ser uma explicação potencial para a dor continuada nos sítios de extração depois de aparentemente já ter ocorrido a reparação.[111] É interessante refletir sobre a possibilidade da formação de neuroma em lesões por deaferentação, tais como pulpectomia, e as implicações que isso pode ter na sensibilidade contínua do LPD depois do tratamento adequado do conduto radicular. Para tratamento dos neuromas que não são passíveis de correção cirúrgica, consultar a seção "Neuropatia" deste capítulo.

Neurite. A neurite é uma condição causada por inflamação de um nervo ou nervos, secundária à lesão ou à infecção de etiologia viral ou bacteriana. Em geral, a dor decorrente de uma neurite induzida por vírus, como o herpes simples recorrente ou o herpes-zóster, está associada com lesões cutâneas ou mucosas (Figura 4.5). Essa apresentação não se mostra um grande desafio diagnóstico, mas a dor pode preceder a erupção vesicular em muitos dias ou mesmo semanas.[47] Como os transtornos neuríticos são causados pela reativação de um vírus que estava em estado dormente no gânglio trigeminal, eles são considerados como dor projetada com distribuição dentro dos dermátomos inervados pelos nervos periféricos afetados. Os nervos afetados pelo vírus somente podem inervar os tecidos mais profundos e, portanto, não são capazes de produzir quaisquer lesões cutâneas. Na ausência de lesões cutâneas ou mucosas, uma neurite viral pode ser de difícil diagnóstico[47,60,67] e deveria ser considerada no diagnóstico diferencial de um paciente com uma história de infecção primária por herpes-zóster. A infecção bacteriana dos seios paranasais ou de um abscesso dentário também pode causar inflamação neural que pode resultar em dor. Essa dor ocorre simultaneamente com a dor dos tecidos infectados e geralmente se dissipa tão logo a etiologia seja tratada. Em indivíduos suscetíveis, a neurite induzida por vírus ou bactérias pode produzir uma neuropatia pós-infecção dos nervos infectados. A dor é bastante constante e pode ser monótona, desagradável e em queimação. Além disso, a dor pode ser acompanhada por alodínia, uma resposta dolorosa à estimulação normalmente não nociva, tal como ao passar um pincel suavemente sobre a pele. O aciclovir oral se tornou o tratamento mais comum para as crises herpéticas agudas e foi demonstrada sua eficácia na redução da duração e na gravidade da dor após a infecção por herpes-zóster. A eficácia é baseada somente na administração na fase pré-vesicular, e não no estágio vesicular. A adição de prednisolona ao aciclovir produz somente benefícios leves, em comparação com o aciclovir em monoterapia. Nem o aciclovir em monoterapia, nem sua combinação com prednisolona parecem reduzir a frequência de neuralgia pós-herpética.[140]

A lesão traumática localizada também pode induzir a neurite. Essa lesão pode ser de natureza química, térmica ou mecânica. Um exemplo endodôntico clássico de uma lesão química a um nervo é o extravasamento de uma pasta contendo paraformaldeído, altamente neurotóxico (p. ex., pasta de Sargenti) no canal do nervo alveolar inferior. O traumatismo químico pode ser devido a certos componentes tóxicos dos materiais obturadores endodônticos, tais como eugenol, das soluções irrigadoras, tais como hipoclorito de sódio, ou das medicações intracanal, tais como formocresol (Figura 4.6).[94] A compressão mecânica, associada ao traumatismo térmico, pode ser um fator relevante quando o material termoplastificado é extravazado, usando uma técnica injetável[50] ou baseada em um transportador. O traumatismo mecânico dos nervos é mais comumente associado aos procedimentos de cirurgia oral, como cirurgia ortognática e extração de terceiro molar.

As complicações neuríticas também têm sido documentadas após a cirurgia de colocação de implante mandibular, em uma incidência de 5 a 15%, com as neuropatias permanentes, que são discutidas mais adiante, resultando em aproximadamente 8% desses casos.[66] Infelizmente, a neurite traumática frequentemente é mal diagnosticada, como uma infecção crônica pós-tratamento e, por isso, a área é operada novamente e desbridada. A agressão cirúrgica adicional traumatiza ainda mais o nervo, prolongando a barragem nociceptiva já presente, que coloca o paciente em um maior risco de desenvolver hiperalgesia central. Os casos de neurite aguda não diagnosticados e tratados inadequadamente não apenas levam a procedimentos odontológicos desnecessários,

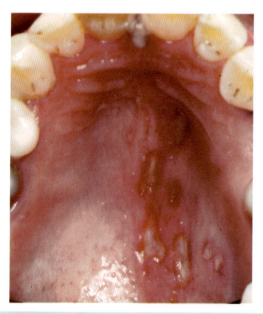

Figura 4.5 Herpes-zóster envolvendo a divisão maxilar do nervo trigêmeo esquerdo do palato de um homem de 45 anos. Ele se queixou de uma dor profunda, difusa e monótona no quadrante esquerdo da maxila durante 1 semana, antes dessa erupção vesicular.

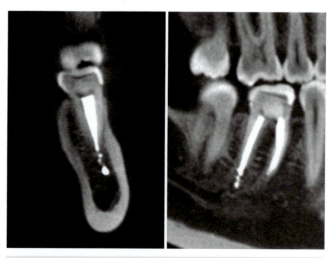

Figura 4.6 Extrusão do material obturador do canal distal do dente 46 de uma mulher de 36 anos. Sua queixa era dor extrema após a finalização de um tratamento endodôntico seguida por dor aguda, contínua em queimação, que poderia ser agravada por um toque leve do dente.

mas também agravam a neurite e, portanto, a dor neurítica tem uma possibilidade maior de se tornar crônica, o que frequentemente é denominado "dor neuropática".

A dor neurítica tipicamente é uma queimação persistente, não pulsátil, frequentemente associada com aberrações sensoriais tais como parestesia, disestesia ou anestesia. A dor pode variar de intensidade, mas quando estimulada, a dor provocada é desproporcional ao estímulo.

O tratamento da neurite aguda se baseia na sua etiologia. Nos casos de traumatismos químicos (p. ex., pasta de Sargenti) em que um agente irritante evidente pode ser observado, o debilitamento cirúrgico do nervo, para remover qualquer substância que possa continuar irritando nervo, é um aspecto importante do tratamento. Com a neurite secundária à compressão mecânica (p. ex., colocação de um implante) de um nervo, está indicada a descompressão do nervo pela remoção da estrutura do implante da estrutura de fixação do implante. Essa neurite localizada, aguda, induzida por traumatismo é de natureza inflamatória e, portanto, também pode se beneficiar das farmacoterapias de suporte, tais como os esteroides. Para o manejo da neurite que não responde aos tratamentos citados previamente, podem ser utilizados os medicamentos usados para tratar a dor neuropática (ver Neuropatia). Para que a neurite ocorra secundariamente a uma infecção, seja, por exemplo, de etiologia viral ou odontogênica, o tratamento é direcionado para a eliminação do patógeno responsável e para minimizar a lesão aos nervos aferentes.

Neuropatia. Neste capítulo, nós usamos a palavra *neuropatia* como o termo preferencial para uma dor localizada, sustentada, não episódica secundária a uma lesão ou alteração em uma estrutura neural. Historicamente, outros termos foram usados, incluindo *dor facial atípica*. Esse termo sugere uma dor que é sentida em um ramo do nervo trigêmeo e que não se encaixa em nenhuma outra categoria de dor. A dor de origem desconhecida que é percebida em um dente pode ser classificada como *odontalgia atípica*. A dor que persiste depois que o dente foi extraído é denominada *dor do dente fantasma*. A principal limitação no uso de todos esses termos é que eles meramente sugerem uma área onde existe uma dor de etiologia desconhecida e lhes faltam completamente quaisquer informações relativas à fisiopatologia da condição. Embora cada um desses termos já tenha sido descrito extensamente na literatura,[88,89] provavelmente nenhum deles representa, na realidade, uma condição independente, mas em vez disso, um conjunto de várias condições. Com base nessas reflexões, chegou-se a um processo de consenso que resultou na proposição de uma nova terminologia, *distúrbio de dor dentoalveolar persistente (DDAP)* e critérios diagnósticos (Figura 4.7).[99]

Uma vez que um nervo tenha sido sensibilizado por uma lesão ou doença, ele pode se manter assim e se apresentar como um nervo sensibilizado perifericamente. Essa sensibilização periférica e a dor constante – barragem nociceptiva – que a acompanha podem induzir alterações no sistema nervoso central. A sensibilização periférica e a sensibilização central podem afetar potencialmente a apresentação clínica de uma neuropatia. Um curso clínico típico de alguém com uma neuropatia não diagnosticada pode consistir de tratamento para uma odontalgia. Quando a dor não se resolve com o tratamento endodôntico não cirúrgico, o procedimento pode então ser seguido por uma cirurgia apical, e depois talvez uma extração. O sítio da extração pode, então, ser explorado e desbridado em uma tentativa mal orientada de remover qualquer fonte potencial da dor vigente do paciente. Após cada tratamento, tende a haver uma redução da dor por um curto período de tempo e, a seguir, há um retorno a seu nível original, ou até mesmo aumentado, de intensidade da dor. É provável que isso seja resultante de uma nova lesão neural consistindo da reorganização e reprodução, que aumenta a inibição do desencadeamento de impulsos nervosos por um período de tempo. As abordagens cirúrgicas das neuropatias não são eficientes, pois

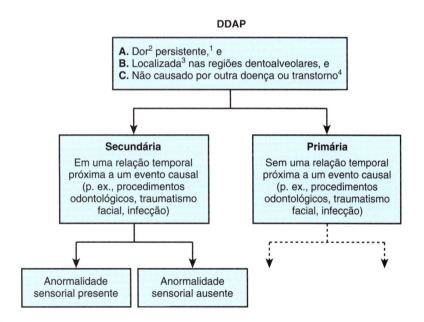

Figura 4.7 Critérios de diagnóstico para o distúrbio de dor dentoalveolar persistente (*DDAP*). *TC*, tomografia computadorizada; *IASP*, International Association for the Study of Pain (Associação Internacional para o Estudo da Dor); *RM*, imagenologia por ressonância magnética.

elas não dessensibilizam o nervo. Por outro lado, a intervenção cirúrgica pode agravar a situação, infligindo uma lesão neural adicional na periferia e contribuindo para o impulso nociceptivo já presente. Portanto, essa intervenção coloca o paciente em maior risco de desenvolver dor persistente, o que é apoiado por alguns estudos observacionais a longo prazo[3,113] e também apoiado pela observação de que alguns pacientes com dor depois da terapia dos condutos radiculares não apresentaram uniformemente a eliminação dessa dor pela cirurgia do tipo apicectomia.[108]

Um diagnóstico de neuropatia baseia-se primariamente na história e no exame com o uso de provas diagnósticas selecionadas para descartar a presença de outras etiologias potenciais. A história deve revelar um evento indutor de inflamação (consultar as seções anteriores de "Neurite" e "Neuroma"), embora a natureza da lesão inicial nem sempre seja identificada, já que um desenvolvimento aparentemente espontâneo dessas dores já foi relatado.[99] Tipicamente, o exame é manifestamente pouco notável, sem evidências dos danos teciduais locais, deixando o dentista clínico depender principalmente dos relatos dos sintomas pelo paciente. Embora a qualidade da dor não seja mais considerada como capaz de disferenciar as dores neuropáticas entre si, os pacientes repetidamente relatavam várias características que podem ser fundamentais com propósitos de identificação (Boxe 4.2).[40] Com relação aos recursos do exame, a área onde a dor é percebida pode estar hiperálgica ou alodínica, ou seja, a estimulação nociva da área será percebida como mais dolorosa ou a estimulação não nociva será agora percebida como dolorosa. Esse fenômeno é documentado por relatos onde aplicações padronizadas dos estímulos sobre o tecido afetado são realizadas e demonstram respostas exageradas.[85,90,146] Além do ganho na função sensorial, também tem sido observada perda da função,[85] que se alinha mais de perto com a definição geral de dor neuropática.[135] Além disso, a manutenção da dor depois da anestesia local na região afetada[83] e a falta de redução da dor com fentanila e quetamina[7] são todos achados sugestivos do papel de um mecanismo relacionado à dor central.

A pesquisa relacionada à imaginologia diagnóstica dos casos que podem ser uma DDAP sugere duas funções: primeiro, identificar a afecção que está contribuindo para a apresentação da dor e, segundo, como um meio de obter um achado positivo para esse transtorno doloroso crônico enigmático. Quanto ao primeiro papel, recomenda-se a realização da imaginologia diagnóstica para avaliar as afecções odontogênicas relacionadas e outras doenças que se apresentam regionalmente, uma vez que a maioria das dores na região dentoalveolar são relacionadas aos dentes.

Boxe 4.2 Temas recorrentes relatados pelo paciente relativos a seu distúrbio de dor dentoalveolar persistente.

- Difícil para os pacientes responderem à anamnese, pois suas palavras não descrevem adequadamente o que eles sentem; portanto, pode ser preciso um tempo para se obter as informações necessárias
- Bem-localizada na região no interior das estruturas dentoalveolares
- A dor é percebida como sendo situada profundamente nos tecidos, e não na sua superfície
- Dor contínua, que nunca para e parece sempre estar presente
- A dor provoca a sensação de sentir pressão, com uma qualidade desagradável e monótona
- Descritores complexos e confusos, tais como prurido, formigamento ou agulhadas, estão presentes em algumas ocasiões

Para pacientes com suspeita de serem portadores de DDAP, foi relatado que as informações diagnósticas da tomografia computadorizada de feixe cônico (TCFC) são superiores às da radiografia periapical, mas os achados foram de significância questionável.[112] Para pacientes sem afecções locais e DDAP, a imagenologia por ressonância magnética (RM) do cérebro revelou vários casos de achados intracranianos considerados como estando relacionados com a apresentação da dor (p. ex., cistos, tumores, infartos).[104] Isso é compatível com a experiência clínica de um dos autores, que levou a imagiologia cerebral a ser rotina antes de um diagnóstico de DDAP ser obtido. Quanto ao segundo papel da imagiologia diagnóstica, foi detectado consistentemente que as técnicas radiográficas dentais convencionais são incapazes de identificar os pacientes com DDAP, indicando, assim, a necessidade de investigação usando outras técnicas de imagem. Os resultados sugerem que altos níveis de sensibilidade e de especificidade podem ser alcançados usando a termografia,[64] revelando um perfil de imagem "fria".[63] Por outro lado, os resultados sugerem que uma cintilografia óssea com tecnécio-99 teve baixas sensibilidade e especificidade para a detecção das regiões dentoalveolares com dor crônica,[32] e as técnicas de RM não parecem ter sido estudadas.

Os transtornos neuropáticos têm uma predileção por mulheres, mas podem afetar pessoas de ambos os gêneros. Esses pacientes têm geralmente mais de 30 anos e podem ter antecedentes de enxaqueca.[126] Na região orofacial, as neuropatias são mais comumente observadas na área de pré-molares superiores e na região dos molares.[61,108]

As neuropatias podem ser classificadas com base na sua apresentação clínica e na resposta às terapias. A *neuropatia periférica* pode se desenvolver após a sensibilização de um nervo periférico e se apresenta clinicamente como descrito anteriormente. O diagnóstico de neuropatia periférica é baseado em sua resposta favorável ao bloqueio neural periférico. O tratamento é dirigido à diminuição da sensibilização dos nervos periféricos e à redução do desencadeamento de impulsos nervosos neuronais ectópicos. Os medicamentos tópicos bem como os sistêmicos podem ser usados para tratar neuropatias periféricas cutâneas. Medicamentos de uso tópico incluem os anestésicos tópicos, os compostos contendo capsaicina e os anticonvulsivantes, os fármacos anti-inflamatórios não esteroidais (AINEs), os agentes simpatomiméticos e os agentes bloqueadores dos receptores *N*-metil-d-aspartato (NMDA)[109] com resultados encorajadores.[72]

A apresentação clínica de uma *neuropatia central* é similar à de uma neuropatia periférica. Após a sensibilização dos nervos periféricos e a barragem nociceptiva que a acompanha, a dor não apresenta remissão e faltam evidências de lesão tecidual. Diferentemente de seu complemento periférico, a alodínia e a hiperalgesia secundária estão claramente presentes, ou seja, a área de dor é significativamente maior que o sítio inicial da lesão. O sinal mais indicativo que uma neuropatia avançou para a um componente mais central é que os anestésicos locais não são mais efetivos. Portanto, o tratamento deve ser direcionado para o processamento central da dor. Isso é feito com medicamentos tais como os agonistas dos receptores NMDA (quetamina), gabapentina, antidepressivos tricíclicos e opioides. O prognóstico para uma neuropatia central não é tão bom quanto para uma neuropatia periférica, já que a dor neuropática central tende a se tornar mais refratária, com o passar do tempo. Frequentemente, o tratamento é baseado no manejo da dor, mais que na sua cura, e algumas vezes é mais bem realizado em uma instituição clínica multidisciplinar que trate da dor crônica.

A última variação da dor neuropática é a dor mantida ou aliviada por estimulação simpática. Nos casos de dor mantida por estimulação simpática (DSM), as fibras dos nervos periféricos estimulam a expressão dos receptores adrenérgicos, tornando-os responsivos e sensíveis aos impulsos simpáticos. A DSM também pode ter um componente central, pelo qual o fluxo simpático constante altera a excitabilidade neuronal. A lesão neuronal pode induzir reprodução dos axônios simpáticos no núcleo espinal trigeminal, porque foram relatadas formações em forma de cesto das fibras simpáticas ao redor dos corpos celulares dos neurônios sensitivos nos gânglios da raiz dorsal.[141] Aumentos no fluxo simpático, como ocorre com o estresse e a febre, podem agravar a DSM. O diagnóstico de DSM se baseia no bloqueio do fluxo simpático para a região afetada, por meio de bloqueios dos nervos simpáticos. Na região orofacial, isso exigiria um bloqueio do gânglio cervicotorácico (estrelado). O bloqueio é considerado diagnóstico para DSM, se reduzir efetivamente a dor do paciente. Múltiplos bloqueios também podem ser usados como uma forma de terapia. Outras terapias incluem os fármacos que têm como alvo os adrenorreceptores α_2 (agonistas) ou os adrenorreceptores α_1 (antagonistas), tais como guanetidina, fentolamina e clonidina. DSM se apresentando na região orofacial é extremamente raro e, portanto, faz com que os clínicos tenham a tendência a produzir diagnósticos falso-positivos dessa condição.[54,101] Além disso, os pesquisadores não foram capazes de produzir uma dor tipo SMP em animais,[10] algo que presumivelmente se deve ao fato de as fibras dos nervos eferentes na região da cabeça e pescoço correrem em conjunto com os vasos sanguíneos, diferentemente do que ocorre com os nervos aferentes, como em outros pontos do corpo humano. Por essas razões, a probabilidade desse tipo de dor se apresentar como uma "odontalgia" é extremamente baixa e, desse modo, ela não requer um debate muito aprofundado neste texto.

Odontalgia referida de uma origem orgânica distante

Foi relatado que uma variedade de entidades patológicas que parecem não estar relacionadas se apresentam como uma odontalgia não odontogênica.[107,115] A única relação comum que pode ser identificada é que os ramos dos nervos cranianos inervam os tecidos envolvidos e, assim, o núcleo trigeminal processa o impulso nociceptivo. Assim, dentro do possível, qualquer estrutura somática com inervação por nervos cranianos tem o potencial para causar dor que o paciente percebe como uma odontalgia. Por essa razão, uma vez que as etiologias dentoalveolares para tal dor tenham sido descartadas, todas as possíveis fontes de dor não odontogênica, incluindo condições patológicas distantes, deveriam ser consideradas no diagnóstico diferencial. Vários desses tipos de condições patológicas orgânicas que se demonstram na forma de odontalgia são descritas nas seções seguintes.

Estruturas cardíacas e torácicas. A dor cardíaca tem sido citada como a causa da odontalgia não odontogênica em um grande número de relatos de casos.[9,41,62,77,97,136] Classicamente, a dor cardíaca se apresenta como uma dor subesternal excruciante, que se irradia mais comumente para o braço esquerdo, ombro, pescoço e face. Embora não seja tão comum, a dor da angina pode se apresentar somente como uma dor de dente, geralmente sentida na porção esquerda da mandíbula.[16] Similar à dor de origem pulpar, a dor cardíaca pode ser espontânea e difusa, com um padrão cíclico que flutua em intensidade de leve a intensa. A dor também pode ser intermitente e o paciente pode estar completamente assintomático em alguns momentos. A qualidade da dor cardíaca quando referida para a mandíbula é principalmente de uma dor desagradável e, ocasionalmente, pulsátil. A dor cardíaca pode ser espontânea ou aumentada com os esforços físicos, a perturbação emocional ou mesmo a ingestão de alimentos.[9] A dor cardíaca não pode ser agravada pela provocação local dos dentes. Anestesiar a mandíbula ou realizar o tratamento dentário não irá reduzir a dor. Pode ser mitigada com o repouso ou com uma dose de nitroglicerina sublingual. O diagnóstico de dor cardíaca, em conjunto com um encaminhamento imediato, é obrigatório para evitar um infarto de miocárdio iminente.

Além da dor de origem cardíaca, foi relatado que outras estruturas torácicas podem produzir uma dor do tipo odontalgia não odontogênica. Várias lesões neoplásicas dos pulmões foram descritas apresentando dor mandibular, com a dor sendo tanto ipsilateral quanto contralateral para o lado onde o tumor está presente.[24,59] Além disso, a dor diafragmática é mediada pelo nervo frênico e pode se apresentar como uma dor de dente não odontogênica.[15]

Estruturas intracranianas. Lesões que ocupam espaço dentro e ao redor do encéfalo são conhecidas por se interpor às estruturas inervadas por fibras somatossensoriais, tais como os tecidos perivasculares e durais, causando dor. Essas dores são altamente variáveis, com uma queixa comum sendo a cefaleia ou a dor de cabeça. Assim como a dor originada intracranialmente pode ser referida para a face ou os maxilares nos transtornos neurovasculares, ela também pode se apresentar como uma odontalgia.[137] Para descrever as imensas diferenças nas características clínicas desse tipo de dor, também foi relatado que as lesões intracranianas causam dor nevrálgica trigeminal em resposta ao tratamento daquilo que foi inicialmente considerado como sendo uma dor de dente.[29] Essa variabilidade extrema foi observada por um dos autores, levando à recomendação que, se os fatores etiológicos locais não forem identificados prontamente em um paciente com sintomas de dor de dente, deve-se considerar a possibilidade de realizar exames de imagem cerebrais com ressonância magnética.

Estruturas da garganta e pescoço. Tem sido relatado que a odontalgia não odontogênica pode se originar de várias estruturas no pescoço, mas esses relatos são esparsos e, assim, não é possível tirar conclusões relativas ao modo como os pacientes com esses transtornos provocados pela dor podem se apresentar. O carcinoma de células escamosas da superfície faríngea lateral, apresentando-se como uma dor no molar inferior ipsilateral, foi observado por um dos autores. Esse achado é compatível com os relatos prévios de dor não odontogênica sendo associado a tumores da musculatura lisa de uma localização similar.[139] As estruturas vasculares do pescoço também já foram implicadas na produção dos sintomas de odontalgia, com um relato de um paciente se apresentando inicialmente para tratamento dentário quando a dor era resultante de uma dissecção da artéria carótida potencialmente fatal.[119]

Estruturas craniofaciais. Clinicamente, foi observado que a dor proveniente de outras estruturas craniofaciais é a causa mais comum das condições patológicas orgânicas que se apresentam como uma odontalgia não odontogênica, provavelmente porque essas estruturas são inervadas por ramos do nervo trigêmeo. Tumores no seio maxilar[27,43,145] e nos maxilares,[132] bem como a doença metastática, especialmente na mandíbula,[33,53,114,124] já foram relatados. A apresentação clínica dos sintomas é altamente variável, mas uma característica comum é a perda sensorial ao longo da distribuição do nervo, o resultado da dor que se originada da interposição dos nervos. Isso enfatiza a necessidade de usar técnicas de imagem regional, tais como a radiografia panorâmica ou a TC – em vez de utilizar apenas radiografias periapicais. Isso é especialmente verdade nos pacientes que têm antecedentes de câncer. Também não se deve esquecer que a interposição de um nervo em q ualquer ponto ao longo da distribuição do nervo trigêmeo, mesmo se for dentro da abóbada craniana em si,[20] pode suscitar uma dor de dente não odontogênica.

As estruturas vasculares dentro da região craniofacial também foram relatadas apresentando-se como odontalgias não odontogênicas, com a arterite sendo a afecção que provoca a dor.[68,73] Essas dores têm sido descritas como dor monótona contínua que pode, algumas vezes, ser agravada pela função maxilar. A apresentação estereotípica inclui uma história de alterações visuais, como visão turva, e o achado de exame de artérias temporais enduradas e sem pulso, que são dolorosas à palpação. Um achado laboratorial de uma velocidade de hemossedimentação (VHS) de eritrócitos é sugestivo do transtorno, e o diagnóstico é confirmado por biopsia da artéria temporal. O tratamento inclui a administração de corticosteroides. Logo, como a cegueira permanente é uma possível sequela, se as artérias cranianas forem deixadas sem tratamento, está indicado o encaminhamento imediato para o colega médico adequado.

Odontalgia psicogênica

Um grupo de transtornos mentais conhecidos como transtornos somatoformes, que ocorrem quando um paciente tem queixas somáticas mesmo na ausência de uma causa física, é o único tipo de transtorno psicológico que tem o potencial para apresentar-se como uma dor de dente. Os pacientes com transtornos somatoformes não estão gerando seu sofrimento nem buscando conscientemente os benefícios com suas queixas de dor de dente. Na verdade, isso é mais um reflexo de sua percepção e apresentação distorcidas com base em seu transtorno psicológico. Existem quatro diagnósticos específicos que valem a pena abordarmos nesse grupo para formarmos a base das diferentes apresentações. Eles são:[111a]

1. Um transtorno conversivo, que ocorre quando um sintoma neurológico é incompatível com uma doença neurológica, mas, mesmo assim, é genuíno e perturbador, embora seja atribuível a um gatilho psicológico, por exemplo, quando uma criança testemunha as mortes trágicas de ambos os pais e se torna muda.[5] É possível que um transtorno conversivo possa se manifestar como uma odontalgia psicogênica, mas, até onde vai o nosso conhecimento, isso não foi relatado na literatura nem observado em nossas práticas clínicas. Em vez disso, quando o transtorno psicológico se manifesta na forma de dor, a queixa tende a ser de natureza mais regional e não tão específica como uma odontalgia.
2. Um transtorno por somatização, e suas variantes, apresenta-se com sintomas físicos inexplicáveis, começando em uma tenra idade de um adulto (p. ex., 30 anos), persistindo por vários anos de duração, e múltiplas queixas de sintomas gastrintestinais, dores, neurológicos ou sexuais.[111a] O transtorno de somatização é dez vezes mais comum em mulheres, muito mais comum em relação a indivíduos, mas nenhuma causa definida foi identificada. Geralmente, existe um padrão de altos níveis de utilização dos serviços de saúde, com tais indivíduos sendo muito conhecidos nas clínicas de dor crônica, por conta da persistência da queixa de dor sendo parte do quadro sintomático de apresentação. Embora os transtornos com somatização geralmente sejam discutidos somente em termos gerais, como eles podem se apresentar como uma queixa relacionada ao dente e essa frequência das apresentações é desconhecida, está bem documentado que eles se apresentam com DTMs, bem como a triagem para os sintomas somatoformes é incluída nos Critérios de Diagnóstico para a DTM.[90,110,126]
3. As hipocondrias são uma interpretação equivocada de um sintoma físico e a fixação no medo de ser uma condição potencialmente fatal, apresentando-se em proporções iguais em homens e mulheres.[111a] Desse modo, de forma bastante específica, um paciente hipocondríaco poderia se apresentar com dor de dente odontogênica que seja autêntica, de modo que não seria uma motivação não odontogênica para dor de dente, e o transtorno psicológico se manifestaria como um medo exagerado em relação ao significado que essa dor tem para o paciente.
4. O transtorno dismórfico corporal é uma preocupação debilitante com um defeito físico, real ou imaginário.[111a] As percepções sensoriais não fazem parte da apresentação desse transtorno, mas queixas relacionadas, como "uma mordida desigual", têm sido relatadas na literatura em relação a esse transtorno.[81]

É importante fazer a diferenciação entre os transtornos somatoformes e uma dor fictícia ou um comportamento simulado.[5] Na dor fictícia, existem sintomas físicos ou psicológicos que são produzidos pelo indivíduo e estão sob controle voluntário. A simulação é similar à dor fictícia, com a adição característica de que os sintomas são apresentados para benefícios evidentes e reconhecíveis.[54] Essa categoria representa um desafio diagnóstico significativo, pois não há evidências de lesão tecidual local típica das condições dolorosas heterotópicas discutidas previamente neste capítulo. É importante enfatizar que a dor psicogênica é rara. Ao chegar a esse diagnóstico, é fundamental que todos os outros diagnósticos potenciais tenham sido descartados.

O diagnóstico de odontalgia psicogênica é feito por exclusão e se baseia na conscientização do clínico sobre as outras características e outros comportamentos da dor heterotópica. É importante observar as dores que se originam centralmente, a dor cardíaca, dor neurovascular e a dor neuropática. Adicionalmente à dificuldade de diagnóstico se encontra o fato de os transtornos psicológicos comórbidos estarem comumente presentes com os transtornos dolorosos intraorais crônicos, incluindo aqueles erroneamente se apresentando como dores de dente.[84,130] Isso levou ao pensamento atual de que os transtornos psicológicos, ou seja, depressão, ansiedade, somatização, possam não estar relacionados com o início ou a perpetuação dos transtornos dolorosos crônicos, mas, em vez disso, sejam uma consequência da vida com dor crônica.

A dor psicogênica é conhecida por ser precipitada por estresse psicológico intenso. Essas dores apresentam um afastamento geral das características de qualquer outra condição dolorosa, isto é, elas podem não se enquadrar nas distribuições anatômicas normais ou nos padrões fisiologicamente plausíveis. A dor pode ser sentida em múltiplos dentes e pode se deslocar de um dente para outro. A intensidade da dor relatada tende a ser mais intensa do que é refletido pelo nível de preocupação do paciente sobre a condição. As respostas dos pacientes à terapia são variáveis e incluem uma falta de resposta ou uma resposta incomum ou inesperada. A identificação precoce da dor psicogênica e o encaminhamento do paciente a um psicólogo ou psiquiatra são medidas necessárias para evitar um tratamento dentário irreversível e desnecessário.

Frequência da odontalgia não odontogênica

A prevalência da odontalgia não odontogênica na população é desconhecida, assim como a prevalência de tal apresentação para tratamento dentário. Especificamente para a endodontia, a dor é considerada presente em 5,3% dos pacientes, 6 meses ou mais depois do tratamento,[100] com cerca de metade dos indivíduos sendo considerados como tendo etiologias não odontogênicas responsáveis por sua queixa referente àquela dor, segundo revisão da literatura.[100] A avaliação clínica dos pacientes que receberam tratamento dos canais radiculares, de 3 a 5 anos antes, revelou que 5% deles sofriam de dor persistente e cerca de dois terços dos pacientes tinham dor de origem não odontogênica.[141a] Uma avaliação baseada em um questionário dos pacientes com tratamento dos canais radiculares, 6 meses após o tratamento, observou que 10% deles relatavam dor persistente, e uma avaliação clínica de um subgrupo desses pacientes revelou que cerca de metade deles tinha dor de origem não odontogênica.[102a] O diagnóstico mais comum de dor não odontogênica nesse pequeno número de pacientes, compreendendo cerca de três quartos dos casos, foi DMF com dor referida nos músculos da mastigação e os casos restantes sendo de origem neuropática.[102a] Esses diagnósticos e a distribuição dos pacientes com dor não odontogênica são similares ao que foi relatado por aqueles indivíduos encaminhados à avaliação pelos endodontistas.[82a]

Registro da história do paciente

O diagnóstico da dor é baseado principalmente na história subjetiva do paciente. Entretanto, os pacientes raramente fornecem espontaneamente todas as informações diagnósticas pertinentes sobre sua dor. Frequentemente, é necessário extrair cuidadosamente os detalhes da queixa de dor do paciente por meio de um questionamento sistemático e completo. Isso é conhecido como "registrar uma história", e envolve tanto escutar atentamente quanto fazer perguntas com bastante astúcia. A Figura 4.8 é um exemplo de uma propedêutica diagnóstica básica para dor odontogênica, o qual pode ser usado com facilidade para se obter histórias de dor odontogênica típica, circulando todos os descritores que se aplicam e, então, preenchendo as lacunas remanescentes. Conforme os detalhes da queixa de dor de um paciente são reunidas, o clínico deve ir progredindo mentalmente por meio de um algoritmo de possíveis diagnósticos, já que cada detalhe pode apontar para um tipo de dor, em detrimento de outro tipo. Após completar uma história detalhada e precisa da(s) queixa(s) (Figura 4.9), frequentemente o diagnóstico já foi estreitado para uma entidade dolorosa específica. Isso é especialmente verdadeiro com a dor odontogênica. A única pergunta que restará é "que dente é esse?" É fundamental ter em mente que, embora os pacientes forneçam informações sobre o local percebido da dor, é o exame feito pelo clínico que revelará a verdadeira origem de sua dor. Com queixas de dor mais complicadas, o dentista clínico geral pode ter uma lista de diagnósticos possíveis. Isso é conhecido como um diagnóstico diferencial. Esse diferencial guiará o exame e as provas complementares, em um esforço para confirmar um diagnóstico, descartando todos os outros. Se, após completar o exame subjetivo, todos os itens do diagnóstico diferencial estiverem fora do escopo de atuação prática do clínico, então o clínico deverá prosseguir com o exame até ter uma noção concreta do possível diagnóstico, de modo que o correto encaminhamento possa ser feito. Além disso, é fundamental que todas as origens odontogênicas tenham sido descartadas e que essa informação seja comunicada ao profissional de saúde a quem o paciente será encaminhado. Caso nenhum diagnóstico diferencial possa ser formulado depois do registro da história do paciente, então o questionário deve ser redirecionado para confirmar se as informações do paciente estão completas e são precisas. Se o paciente não é capaz de fornecer informações suficientes sobre sua queixa de dor, então pode ser útil solicitar que o paciente faça um registro de sua história de dor por escrito, detalhando os aspectos da dor diariamente. É de extrema importância postergar o tratamento quando o diagnóstico for incerto. A terapia diagnóstica – ou seja, "vamos fazer o tratamento dos canais radiculares para ver se isso ajudará" – pode resultar em um tratamento oneroso, que não melhora a

---

Suficiente para dor de origem odontogênica.

Subjetivo

Dor: (Circule todas as que se aplicam)   Nível (0–10) _____

Bem localizada	Difusa	Intermitente
Espontânea	Desencadeada (frio, calor, mastigação)	Latejante
Constante	Flutuante	
Dor monótona	Aguda lancinante	

Início _____

Progressão (F/I/D) _____

Fatores agravantes _____

Fatores atenuantes _____

Figura 4.8 Exemplo de um formulário para avaliar a dor odontogênica.

Queixa principal
Priorizar as queixas _____
Especificar a localização _____
EAV 0–10 _____
Aparecimento inicial
Quando foi a primeira vez que você notou isso? _____
Progressão
Frequência _____
Intensidade _____
Duração _____
Queixas prévias similares
Você já teve esse tipo de dor antes? _____
Caracterizar a queixa
Diariamente, não diariamente _____
Constante, flutuante, intermitente _____
Duração _____
Padrão tempo _____
Qualidade _____
Fatores agravantes
O que agrava essa dor? Seja específico! _____
Fatores atenuantes
O que melhora essa dor? _____
Quanto melhora? _____
Fatores associados
Inchaço _____
Descoloração _____
Dormência _____
Relação com outras queixas
Seu maxilar doeria se seu dente não estivesse doendo? ___
Consultas/tratamentos prévios
Quem? _____
Quando? _____
Qual era o diagnóstico? _____
O que foi feito? _____
Como isso afetou a dor? _____

Figura 4.9 Exemplo de um formulário para avaliar a história da dor. *EAV*, Escala analógica verbal.

condição do paciente e que poderia ser um fator de agravamento e perpetuação da dor de um paciente. O tratamento sempre deve enfocar especificamente em um diagnóstico.

Uma história médica completa, em conjunto com as medicações atuais e as alergias farmacológicas, sempre deveriam ser confirmadas. Também é importante anotar as informações demográficas, já que os pacientes de determinados gêneros e idades têm maior risco para alguns transtornos em comparação com outros.

Registrar a *queixa principal* do paciente com as próprias palavras dele é uma necessidade médica legal, mas está longe de se constituir em uma história completa da dor. Uma história completa começa com a queixa de dor geral do paciente, por exemplo, "Estou com dor de dente". Os pacientes podem ter mais de uma queixa de dor, como: "Meu dente dói e está começando a fazer meu maxilar doer." Todas as queixas de dor devem ser observadas e investigadas separadamente. Compreender os componentes específicos das queixas tornam possível detectar a relação entre elas, ou seja, as queixas são completamente separadas e existem dois tipos de afecções presentes, ou uma fonte de dor está simplesmente criando uma dor heterotópica que é completamente secundária à primeira.

Começar com a determinação da *localização* em que o paciente percebe a dor. Os aspectos do posicionamento envolvem a localização e a migração, bem como a dor deve ser definível como bem localizada ou difusa e como superficial ou profunda. A dor superficial facilmente localizada tende a ser cutânea ou neurogênica, já a dor musculoesquelética é sentida profundamente e é mais facilmente localizada depois que for provocada. Dor profunda e difusa é sugestiva de dor somática profunda, seja visceral, seja musculoesquelética. Ambos os tipos de tecidos estão envolvidos em um alto grau de convergência dos nociceptores no núcleo trigeminal e, portanto, muito mais prováveis de estarem envolvidos na criação da dor heterotópica. Os padrões típicos da dor referida para dor somática profunda tendem a seguir os dermátomos periféricos, que refletem as laminações no núcleo trigeminal. A dor referida também tende a ocorrer em uma direção cefálica. Portanto, a dor referida de um tecido somático profundo, tal como a polpa dental, o tecido cardíaco ou muscular esquelético, respeitará esse padrão. A dor que se dissemina distalmente ao longo de um ramo nervoso é muito mais indicativa de um tipo de dor heterotópica projetada. As dores projetadas implicam uma origem neurogênica e possivelmente uma fonte secundária à interposição por uma afecção intracraniana. Lembre-se de que as fontes superficiais de dor provavelmente não estão envolvidas na dor referida, então, se um paciente está indicando que a dor é superficial e disseminada, isso é altamente sugestivo de uma origem neurogênica, mais que cutânea.

A avaliação da *intensidade* da dor é realizada facilmente usando uma escala analógica verbal (EAV). Essa questão pode ser reformulada para um texto melhor: "Em uma escala de 1 a 10, sendo 0 a ausência de dor e 10 a pior dor que você puder imaginar, em quanto você classificaria sua dor?" A intensidade não pode fornecer apenas informações sobre o tipo de dor; ela pode também ajudar a guiar o manejo da dor pós-tratamento, bem como fornecer uma linha de base para a resposta às terapias.

Identificar o *início* da dor pode fornecer informações sobre sua etiologia. Pergunte se o início ocorreu após um determinado evento, como uma consulta dentária ou uma lesão traumática. Considere essas relações com bastante atenção, pois elas podem ser enganosas. Ter uma correlação temporal não garante necessariamente uma relação de causa e efeito, assim como o início da dor pode ser gradual ou súbito. Dor intensa de início súbito pode ser sinal de um problema mais grave. A dor que está presente durante um longo período de tempo, especialmente se ela se manteve inalterada, é altamente sugestiva de uma dor de origem não odontogênica.

Outros aspectos *temporais* da dor incluem a frequência e a duração. O dentista clínico geral deve perguntar ao paciente: "Com que frequência a dor ocorre e quanto tempo ela dura?". Esses aspectos temporais podem estabelecer padrões que apontam mais claramente para uma condição em detrimento de outra.

A *progressão* da dor do paciente ao longo do tempo deve ser observada. Se a dor está melhor, pior ou inalterada desde seu início deveria ser analisado segundo três fatores: frequência, intensidade e duração. A dor estática, que não se altera com o passar do tempo, geralmente é de origem não odontogênica.

A *qualidade* da dor, ou seja, "qual é a sensação", é um aspecto fundamental de uma história da dor. É essencial deter o conhecimento das características da dor e de sua relação com o tipo de tecidos. A qualidade da dor pode ser difícil para os pacientes descreverem, e frequentemente é necessário dar a eles uma lista de descritores para que possam escolher. Nos casos de dor odontogênica, a lista é bastante curta. Os componentes viscerais profundos e musculoesqueléticos de um dente dificultam que a dor odontogênica real seja descrita como monótona, desagradável ou latejante. Se houver uma característica de agudização da dor, é útil compreender se esse episódio é de natureza lancinante, o que indicaria uma dor dentinária mediada pelas fibras A delta, ou se é uma dor com formigamento, o que indicaria uma neuralgia. Exemplos comuns de descritores da dor e seus respectivos tipos de dor são listados na Tabela 4.1.

Fatores que precipitam ou agravam a queixa de dor do paciente são de importância fundamental no diagnóstico. Os fatores agravantes não são apenas sugestivos dos tipos de tecidos que possam estar envolvidos, mas eles também ajudam a direcionar os exames objetivos. Ao reunir informações, é importante ser específico. Se um paciente relata dor ao se alimentar, tenha em mente que muitas estruturas estão sendo estimuladas durante a mastigação, tais como os músculos, as ATMs, as mucosas, os LPDs e, potencialmente, as polpas dentárias. Ser específico quanto ao fator agravante. A falta de quaisquer fatores agravantes indica que a dor não é de origem odontogênica.

Os fatores atenuantes podem fornecer uma reflexão sobre a natureza da dor. Se um medicamento alivia a dor, é fundamental saber qual é o medicamento específico, suas dosagens e o grau até o qual a dor foi atenuada. É igualmente importante saber que elementos não exercem qualquer efeito sobre a intensidade da dor. Por exemplo, se uma dor de intensidade nível médio é completamente não responsiva a fármacos anti-inflamatórios, então provavelmente ela não é de origem inflamatória.

Fatores associados tais como inchaço, descoloração e dormência devem ser confirmados, bem como sua correlação com os sintomas. O inchaço de início agudo é sugestivo de uma infecção, e sua dor concomitante seria de origem inflamatória. O inchaço intermitente, que varia com a intensidade da dor, é sugestivo de um componente autonômico. O mesmo se pode dizer a respeito

Tabela 4.1 Exemplos de descritores da dor.

Origem	Qualidade da dor
Muscular	Monótona, desagradável
Neurogênica	Pulsátil, em queimação
Vascular	Latejante, pulsátil

da descoloração, por exemplo, do rubor. A dormência, ou qualquer outro tipo de aberrações sensoriais, devem ser registrados. Se a alteração da sensibilidade é um componente principal da queixa de dor, então deveria ser investigada separadamente e sua relação com a dor precisa ser determinada. As dores que ocorrem com aberrações sensoriais tendem a ter um componente neurogênico forte.

Se o paciente se queixa de mais de uma dor, deve-se fazer um esforço durante a história subjetiva para determinar o *relacionamento entre as queixas*. Uma dor pode servir como um fator agravante para outra. Pode haver uma correlação com o início, a intensidade ou a progressão das queixas. Além disso, tenha em mente que os pacientes podem realmente ter mais de um tipo de afecção ocorrendo concomitantemente e pode não haver qualquer relação entre elas. Pergunte se ocorreram quaisquer *queixas similares prévias* e, em caso afirmativo, quais foram elas. A recorrência de dores similares pode revelar um padrão que é adequado a um determinado diagnóstico de dor.

É fundamental obter conhecimento sobre todas as consultas prévias que tenham ocorrido. Os detalhes relativos ao tipo de clínico, à propedêutica diagnóstica real que foi desenvolvida e ao diagnóstico obtido ajudarão a estreitar as possibilidades para se chegar ao diagnóstico diferencial. Qualquer tratamento realizado deveria ser confirmado, em conjunto com seu efeito sobre a queixa principal.

Exame do paciente

Como citado anteriormente, o objetivo de se registrar a história é reunir informações sobre a queixa de dor do paciente, a fim de formular uma lista de diagnósticos possíveis, com base nas características específicas da dor. Uma análise inadequada ou insuficiente dos sintomas levará a um falso diagnóstico diferencial, e quaisquer provas realizadas, portanto, terão significado limitado. Realizar um exame geral, incluindo uma avaliação extraoral, intraoral e dos tecidos duros e moles, é um requisito indispensável para confirmar a saúde das várias estruturas e identificar possíveis etiologias produtoras de dor. Quando um paciente se apresenta com uma odontalgia, a dor geralmente é de origem odontogênica. Os procedimentos diagnósticos frequentemente são limitados a confirmar um dente suspeito, e não para identificar uma origem não odontogênica da dor. As provas pulpares e perirradiculares padrão servem para ajudar tanto a apontar para a dor odontogênica e, assim, excluir a dor não odontogênica, quanto para estabelecer um diagnóstico. Lembre-se de que o local da dor é determinado pela história do paciente, mas a origem real da dor pode ser revelada pelas provas realizadas. Se a queixa principal não puder ser reproduzida por provas padrão, então provas adicionais podem ser necessárias para se estreitar as possibilidades de um diagnóstico diferencial. Para obter detalhes sobre os exames gerais e os testes padrão, consultar o Capítulo 1.

PROVAS ADICIONAIS

Provas adicionais deveriam ser selecionadas preventivamente, em um esforço para desenvolver um diferencial prático que possa guiar o clínico para uma consultoria significativa ou um encaminhamento adequado para o paciente. Essas provas podem consistir de palpação ou provocação das várias estruturas, provas sensoriais ou bloqueios diagnósticos. A aplicação dessas provas não é descrita em detalhes neste capítulo. Para obter mais informações sobre a aplicação e a interpretação dessas provas, consultar outras fontes.

A palpação e a percussão são provas comuns para diferenciar a dor odontogênica da dor de origem sinusal. A palpação dos seios paranasais consiste em exercer uma pressão firme sobre os seios envolvidos (geralmente os maxilares). Além disso, a dor de origem sinusal pode ser provocada quando o paciente abaixa a cabeça.

Se houver suspeita de uma dor de origem muscular, então uma tentativa de reproduzir essa dor pode ser feita por palpação dos músculos da mastigação ou por provocação por meio de manipulação funcional. Os músculos temporal, masseter (parte profunda e superficial), pterigóideo medial e digástrico devem ser palpados, em um esforço para descobrir áreas de sensibilidade ou pontos de gatilho que reproduzam a queixa de dor. O pterigóideo medial é o único músculo parcialmente acessível à palpação e pode precisar ser testado funcionalmente por estiramento do músculo (abrir bastante a boca) ou contração muscular (morder algo com firmeza). O pterigóideo lateral pode ser difícil, se não impossível, de ser palpado por via intraoral e, desse modo, é avaliado mais adequadamente por manipulação funcional. A dor que emana desse músculo pode ser intensificada pela protrusão da mandíbula contra resistência. Exacerbar a queixa principal por função muscular fornece uma forte indicação de uma origem miofascial da dor.

Devido à complexidade da inervação e a ocorrência de dor heterotópica na região orofacial, pode ser difícil determinar definitivamente a origem da dor somente com essas provas. Nunca é demais salientar que a dor primária não deveria apenas ser provocada por manipulação local, mas também deveria ser aliviada por bloqueio anestésico. Na anestesia diagnóstica, o alívio da dor tem um início e uma duração típicos, dependendo do anestésico específico utilizado. Além disso, a dor deve ser reduzida completamente, caso contrário, a suspeita de um componente central ou de um transtorno coexistente deveria ser levantada. O uso de anestesia diagnóstica pode ser necessário e útil para otimizar a propedêutica diagnóstica (Figura 4.10). Um anestésico tópico pode ser útil na investigação de dor cutânea e de neuropatias periféricas. A injeção de anestésico, incluindo os bloqueios de nervos periféricos, pode ser usada para determinar se a etiologia da afecção é periférica à área do bloqueio. Uma dor que persiste depois do início dos sinais usuais de anestesia é sugestiva de um componente central. A história do paciente e o exame geral são de importância fundamental na diferenciação da dor da neuropatia central e da dor central que se origina de uma massa intracraniana.

Uma dor que seja principalmente de origem muscular, como sugerido pelos pontos de gatilho descobertos no exame, pode ser investigada mais a fundo por injeção de anestésico local no ponto de gatilho. As injeções no ponto de gatilho são realizadas tipicamente com agulha calibre #27 ou #25 e um anestésico minimamente tóxico, como lidocaína a 2% ou mepivacaína a 3%, sem um vasoconstritor. As injeções no ponto de gatilho miofascial podem aliviar temporariamente a dor no ponto de gatilho, bem como no sítio da dor referida.

A atividade eferente simpática pode desempenhar um papel importante na melhora ou na manutenção da dor crônica. Na região de cabeça e pescoço, a atividade simpática passa pelo gânglio cervicotorácico (estrelado), localizado bilateralmente próximo da primeira costela. Quando existe suspeita de um componente simpático para a dor do paciente, um bloqueio do gânglio cervicotorácico pode ser usado, para que se obtenham informações diagnósticas. Um anestesiologista experiente geralmente realiza esse procedimento. Um bloqueio efetivo, realizado no gânglio cervicotorácico, interromperá o fluxo simpático para o lado ipsilateral da face, resultando em uma síndrome de Horner parcial. Isso é evidenciado por enrubescimento, congestão,

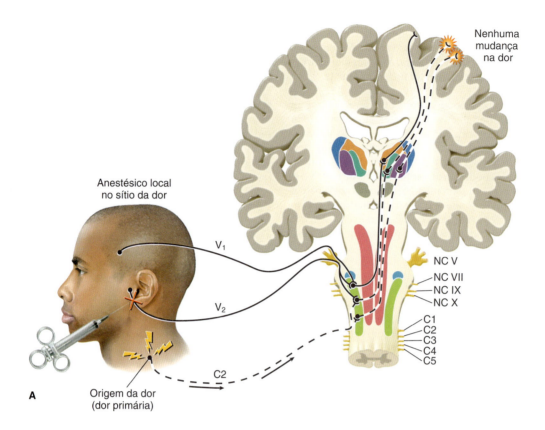
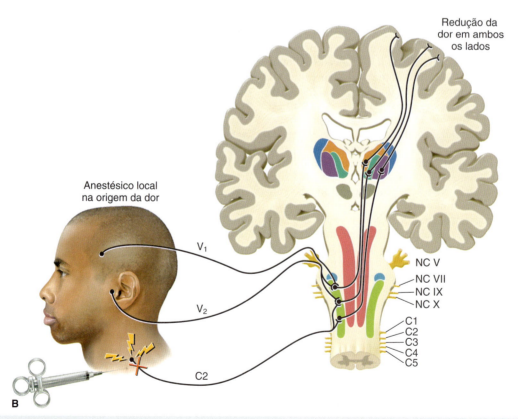

Figura 4.10 A. A aplicação de anestésico local no sítio da dor não é capaz de reduzir a sensação dolorosa. **B.** A aplicação de anestésico local na origem da dor reduz a dor na origem, bem como no sítio doloroso. (Redesenhada a partir de Okeson JP: *Bell's orofacial pains*, ed 5, Chicago, 1995, Quintessence Publishing.)

lacrimejamento, miose pupilar, ptose e anidrose.[75] Um bloqueio simpático, que diminua ou elimine um estado doloroso, pode guiar o tratamento futuro, tais como bloqueios repetidos ou tratamento sistêmico com fármacos ativos sobre o sistema simpático (p. ex., clonidina e prazosina).[116]

Condições neurológicas, tanto periféricas quanto centrais, podem se apresentar como dor na região orofacial. Um dos papéis do clínico é ajudar a descartar a presença de condições neurológicas evidentes, secundárias às afecções intracranianas. Queixas sistêmicas, tais como náuseas, tontura ou alterações em um dos sentidos especiais, deveriam levantar suspeitas de afecções intracranianas. Deve-se realizar um exame de triagem neurológica, incluindo uma avaliação sensitiva e motora macroscópica dos nervos cranianos II a XII. Para saber mais detalhes sobre o exame dos nervos cranianos, consultar outras fontes.[44] A investigação da diferenciação entre dor aguda/monótona, bem como a discriminação ao toque leve entre os diferentes ramos do nervo trigêmeo podem fornecer informações sobre a localização e a etiologia da afecção.

ESTUDOS DE CASOS

Caso 1

Um homem de 56 anos se apresenta com a seguinte queixa principal: "Este dente dói e está ficando pior. Dói até quando dou risada." Ele tem uma história de angina secundária a uma oclusão de 70% na artéria coronária direita. Ele também relata antecedentes de hipercolesterolemia. Ele não tem história de infarto de miocárdio e nega qualquer outro antecedente médico significativo. O paciente está tomando lovastatina (Mevacor, 400 mg/dia), nifedipino (Procardia, 60 mg/dia) e atenolol (50 mg/dia). Ele não tem alergia conhecida a medicamentos.

O paciente foi encaminhado por um periodontista para avaliação da dor contínua associada ao dente 16. Há mais de 5 anos, ele estava recebendo terapia de manutenção periodontal para sua periodontite adulta moderada generalizada. Ele fez um tratamento de canal radicular e sofreu uma amputação da raiz mesiovestibular devido a uma área localizada de periodontite avançada, 6 meses antes.

História subjetiva. Depois de um questionário detalhado, fica claro que o paciente está sentindo dores de dois tipos diferentes: uma dor intermitente associada ao dente 16 e uma dor aguda lancinante intermitente também associada ao mesmo dente. A dor monótona e intermitente teve início gradual 9 meses antes. Essa dor não foi afetada pelo tratamento não cirúrgico dos canais radiculares e pela amputação da raiz. Essa dor aumentou em frequência, intensidade e duração ao longo dos últimos 3 meses. Não há componente temporal. A dor monótona é agravada pela oclusão dental e pela ocorrência de uma dor aguda lancinante. A dor aguda lancinante teve um início súbito, há 6 meses. Também aumentou em frequência, intensidade e duração, sem um componente temporal. Pode ocorrer espontaneamente ou quando o paciente está dando um "sorriso largo". O paciente relata que a dor aguda lancinante também pode ser agravada pela pressão suave no rosto, na área sobre o dente 16, mas não pode ser por uma pressão exercida intraoralmente no referido dente.

Exame. A porção coronária da raiz mesiovestibular amputada havia sido restaurada com IRM (Intermediate Restorative Material; em português, Material Restaurador Provisório; DENTSPLY Caulk, Milford, DE). Não são detectadas trincas, fraturas, fístulas ou inchaços. Existem profundidades de sondagem generalizadas de 4 mm ao longo de todo o sextante superior direito. O dente 16 tem um defeito de sondagem com 8 mm de profundidade, mesialmente, com sangramento à sondagem. Para mais detalhes sobre os resultados dos testes clínicos, consultar a Tabela 4.2.

Uma radiografia periapical (Figura 4.11) mostra evidências de tratamento prévio não cirúrgico do canal radicular e amputação da raiz mesiovestibular do dente 16. Perda óssea horizontal leve a moderada é evidente no quadrante. Não há evidências radiográficas de cárie, bem como nenhuma área radiolúcida apical é observada.

Provas adicionais. Na ausência de uma etiologia evidente, um exame extraoral mais abrangente deve ser realizado. Os nervos cranianos II e XII estão intactos. A dor aguda lancinante é provavelmente produzida ao passar um pincel suavemente na pele sobre a área do dente 16. Esse exame aumenta a queixa subjetiva do paciente de uma dor monótona associada ao dente 16. Com a probabilidade de duas origens possíveis da dor existente, um bloqueio anestésico diagnóstico no dente 16 é realizado: infiltração vestibular no dente 16, com 27 mg de mepivacaína a 3%, sem epinefrina. Após 3 minutos, o paciente não relata mais uma dor monótona no dente 16 e não está mais com sensibilidade à percussão. Sua dor aguda lancinante ainda pode ser iniciada ao passar um pincel suavemente na pele sobre a área do dente 16 e continua a causar uma dor monótona na área do referido dente. Os diagnósticos de neuralgia trigeminal e de periodontite do adulto localizada avançada do dente 16 são estabelecidos. O paciente deve ser encaminhado para um neurologista para avaliação e tratamento. O diagnóstico de neuralgia trigeminal é confirmado e ele passa a receber terapia com carbamazepina, 100 mg/dia.

Tabela 4.2 Caso 1: resultados dos testes clínicos.

Prova	DENTE		
	17	16	15
Endo Ice*	+ (s)†	−	+ (s)
Percussão	−	+	−
Palpação	−	−	−

*Endo Ice (Coltène/Whaledent, Cuyahoga Falls, OH) é usado para detectar a vitalidade pulpar.
†s, Dor de curta duração.

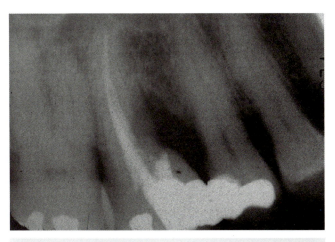

Figura 4.11 Radiografia periapical mostrando tratamento prévio não cirúrgico do canal radicular e amputação da raiz mesiovestibular do dente 16.

Caso 2

Um homem de 28 anos se apresenta com a seguinte queixa principal: "Meus dentes do lado direito estão doendo". Sua história médica não é significativa. Ele nega qualquer doença sistêmica e não tem alergias farmacológicas conhecidas. Atualmente, ele está tomando 600 mg de ibuprofeno, conforme a necessidade, para a dor. Ele não está tomando outras medicações. O paciente foi encaminhado por seu dentista clínico geral para avaliação da dor associada aos dentes do lado direito.

História subjetiva. Depois de um questionário detalhado, é determinado que o paciente está sentindo dores de dois tipos diferentes. A dor mais incômoda para o paciente é uma dor monótona, difusa, do lado direito, constante e de baixa intensidade (3/10 em uma EAV). O início foi gradual, começando há 2 anos. A dor recentemente aumentou em intensidade e duração. Essa dor é agravada quando o paciente abre muito a boca e aumenta em intensidade depois da ocorrência de uma dor aguda, que é induzida ao ocluir os dentes. Não existe um componente temporal evidente, e o paciente não fez tentativas de eliminar a dor. Seu outro tipo de dor teve um início súbito aproximadamente 4 meses antes. Essa dor está localizada na região dos primeiros molares do lado direito. É uma dor intermitente aguda lancinante (8/10 na EAV) que ocorre ao ocluir os dentes.

Exame. O dente 16 tem uma restauração oclusal em amálgama, com trincas evidentes na crista marginal mesial e no sulco vestibular. O dente 16 tem um amálgama oclusal e trincas são observadas nas cristas marginais mesial e distal de dente. Não há inchaços nem fístulas e nenhuma profundidade de sondagem superior a 4 mm no lado direito. Uma radiografia periapical não demonstra evidências de cárie ou áreas radiolúcidas apicais. A dor aguda do paciente é reproduzida no teste da oclusão dental aplicado na cúspide mesiolingual do dente 16. Depois do teste da oclusão dental, o paciente relata que sua dor monótona se intensificou. Para os resultados dos testes clínicos, consultar a Tabela 4.3. Trinta segundos depois do teste de vitalidade pulpar, o paciente relata novamente que sua dor monótona se intensificou.

Testes adicionais. Considerando-se que o diagnóstico ainda é incerto, um exame mais abrangente é realizado. Palpação e provas de provocação dos músculos da mastigação revelam um ponto de gatilho na porção profunda do masseter direito do paciente. A palpação desse ponto de gatilho intensifica imediatamente sua "dor de dente". Uma injeção no ponto de gatilho com mepivacaína a 3%, sem epinefrina, é aplicada, em uma tentativa de esclarecer o diagnóstico. Após uma injeção no ponto de gatilho, todos os testes são repetidos. A palpação do ponto de gatilho não produz mais dor. O teste da oclusão dental e o teste com frio ainda produzem uma dor aguda de curta duração, mas não é mais seguida por uma dor monótona.

Foram feitos os diagnósticos de pulpite reversível secundária a um dente gretado 47 e de DMF no masseter direito. O paciente recebe instruções sobre os cuidados domiciliares para tratamento da sua DMF e é encaminhado ao seu dentista clínico geral para cobertura de cúspide de ambos os dentes 16 e 46.

Resumo

Como clínicos que são frequentemente chamados a diagnosticar e tratar queixas de dor orofacial, é importante ter um conhecimento amplo das causas odontogênicas e não odontogênicas. A base para esse conhecimento começa com uma compreensão da anatomia e da fisiologia do sistema doloroso, além de como as alterações nesse sistema podem resultar em dor que seja mal localizada e, portanto, mal diagnosticada. A percepção de que a dor nem sempre se origina nas estruturas nas quais são sentidas, com uma compreensão das bases neurobiológicas da dor heterotópica, são necessárias para assegurar um diagnóstico preciso da dor orofacial.

Existem vários indicadores de que uma odontalgia possa ser de origem não odontogênica e os seus sinais de alerta incluem as dores de dente que não tenham uma etiologia aparente para afecções pulpares ou perirradiculares, dor espontânea, mal localizada ou migratória, assim como dor que é constante e invariável. Além disso, a dor que é descrita como em queimação, agulhadas ou "que parece um choque" é menos provável de ser de origem pulpar ou perirradicular.

Uma história detalhada da dor e um exame das estruturas dentais e não dentais são essenciais para diferenciar entre as origens odontogênicas e não odontogênicas da dor. Exemplos dos principais componentes da história da dor e do exame do paciente estão incluídos neste capítulo, para referência. Além disso, o capítulo enfocou as origens não odontogênicas mais comuns da dor orofacial. Como afirmado anteriormente, o papel do dentista clínico geral é diagnosticar e tratar os transtornos da cavidade bucal e das estruturas mastigatórias. No caso de suspeita de uma afecção não dental, um diagnóstico diferencial dos prováveis transtornos é essencial, como parte de um encaminhamento para um profissional de saúde mais adequado. Ademais, uma compreensão de qualquer papel ou interação potencial das estruturas dentárias na queixa de dor do paciente deveria ser comunicada, junto ao pedido de encaminhamento.

Referências bibliográficas

1. Abu-Bakra M, Jones NS: Prevalence of nasal mucosal contact points in patients with facial pain compared with patients without facial pain, *J Laryngol Otol* 115:629, 2001.
2. Albin R, Wiener J, Gordon R, et al: Diagnosis and treatment of pansinusitis: report of case, *J Oral Surg* 37:604, 1979.
3. Allerbring M, Haegerstam G: Chronic idiopathic orofacial pain: a long-term follow-up study, *Acta Odontol Scand* 62:66, 2004.
4. Alonso AA, Nixdorf DR: Case series of four different headache types presenting as tooth pain, *J Endod* 32:1110, 2006.
5. American Psychiatric Association: *Diagnostic and statistical manual of mental disorders (DSM-IV)*, Washington, DC, 1994, American Psychiatric Association, p 447.
6. Anderson GC, John MT, Ohrbach R, et al: Influence of headache frequency on clinical signs and symptoms of TMD in subjects with temple headache and TMD pain, *Pain* 152:765, 2011.
7. Baad-Hansen L, Juhl GI, Jensen TS, et al: Differential effect of intravenous S-ketamine and fentanyl on atypical odontalgia and capsaicin-evoked pain, *Pain* 129:46, 2007.
8. Backonja M: Use of anticonvulsants for treatment of neuropathic pain, *Neurology* 59(5 suppl 2):S14, 2002.

Tabela 4.3 Caso 2: resultados dos testes clínicos.

Prova	DENTE					
	17	16	15	47	46	45
Endo Ice	+ (s)	+ (s)	+ (s)	+ (s)	+ (s)	+ (s)
Percussão	−	−	−	−	−	−
Palpação	−	−	−	−	−	−

9. Batchelder B, Krutchkoff DJ, Amara J: Mandibular pain as the initial and sole clinical manifestation of coronary insufficiency, *J Am Dent Assoc* 115:710, 1987.
10. Benoliel R, Eliav E, Tal M: No sympathetic nerve sprouting in rat trigeminal ganglion following painful and non-painful infraorbital nerve neuropathy, *Neurosci Lett* 297:151, 2001.
11. Benoliel R, Sharav Y: Paroxysmal hemicrania: case studies and review of the literature, *Oral Surg Oral Med Oral Pathol Oral Radiol Endod* 85:285, 1998.
12. Benoliel R, Sharav Y: SUNCT syndrome: case report and literature review, *Oral Surg Oral Med Oral Pathol Oral Radiol Endod* 85:158, 1998.
13. Besson J, Chaouch A: Peripheral and spinal mechanisms of nociception, *Physiol Rev* 67:67, 1987.
14. Bittar G, Graff-Radford SB: A retrospective study of patients with cluster headaches, *Oral Surg Oral Med Oral Pathol* 73:519, 1992.
15. Blows WT: Diaphragmatic cramp as a possible cause of noncardiac chest pain and referred mandibular pain, *J Neurosci Nurs* 31:187, 1999.
16. Bonica J: *The management of pain with special emphasis on the use of analgesic block in diagnosis, prognosis and therapy*, Philadelphia, 1953, Lea & Febiger.
17. Bonica J: *The management of pain*, Philadelphia, 1990, Lea & Febiger.
18. Brannstrom M, Johnson G, Nordenvall KJ: Transmission and control of dentinal pain: resin impregnation for the desensitization of pain, *J Am Dent Assoc* 99:612, 1979.
19. Brattberg J, Thorslund M, Wickman A: The prevalence of pain in a general population. The results of a postal study in a county in Sweden, *Pain* 37:215, 1989.
20. Brazis PW, Wharen RE, Czervionke LF, et al: Hemangioma of the mandibular branch of the trigeminal nerve in the Meckel cave presenting with facial pain and sixth nerve palsy, *J Neurophthalmol* 20:14, 2000.
21. Brooke RI: Periodic migrainous neuralgia: a cause of dental pain, *Oral Surg Oral Med Oral Pathol* 46:511, 1978.
22. Broton J, Hu JW, Sessle BJ: Effects of temporomandibular joint stimulation on nociceptive and nonnociceptive neurons of the cat's trigeminal subnucleus caudalis (medulla dorsal horn), *J Neurophysiol* 59:1575, 1988.
23. Brown A, Beeler WJ, Kloka AC, et al: Spatial summation of pre-pain and pain in human teeth, *Pain* 21:1, 1985.
24. Buddery DJ: Mandible pain, *Br Dent J* 194:121, 2003.
25. Byers M: Dental sensory receptors, *Int Rev Neurobiol* 25:39, 1984.
26. Campbell JK: Facial pain due to migraine and cluster headache, *Semin Neurol* 8:324, 1988.
27. Chan YW, Guo YC, Tsai TL, et al: Malignant fibrous histiocytoma of the maxillary sinus presenting as toothache, *J Chin Med Assoc* 67:104, 2004.
28. Chen YH, Tseng CC, Chao WY, et al: Toothache with a multifactorial etiology: a case report, *Endod Dent Traumatol* 13:245, 1997.
29. Cirak B, Kiymaz N, Arslanoglu A: Trigeminal neuralgia caused by intracranial epidermoid tumor: report of a case and review of the different therapeutic modalities, *Pain Physician* 7:129, 2004.
30. de Leeuw R: Differential diagnosis of orofacial pain. In de Leeuw R, editor: *Orofacial pain: guidelines for assessment, diagnosis, and management*, Hanover Park, IL, 2008, Quintessence Publishing, p 49.
31. Delcanho RE, Graff-Radford SB: Chronic paroxysmal hemicrania presenting as toothache, *J Orofac Pain* 7:300, 1993.
32. DeNucci DJ, Chen CC, Sobiski C, et al: The use of SPECT bone scans to evaluate patients with idiopathic jaw pain, *Oral Surg Oral Med Oral Pathol Oral Radiol Endod* 90:750, 2000.
33. Dewan K, Owens J, Silvester K: Maintaining a high level of suspicion for recurrent malignant disease: report of a case with periapical involvement, *Int Endod J* 40:900, 2007.
34. Dodick DW: Migraine with isolated face pain: a diagnostic challenge, *Cephalalgia* 27:1199, 2007.
35. Drangsholt MT, Svensson P, Nguyen KL: Which orofacial pain conditions are neuropathic? A systematic review using NEUPSIG '08 criteria, World Congress on Pain, International Association for the Study of Pain, August 2008.
36. Druce H: Diagnosis of sinusitis in adults: History, physical examination, nasal cytology, echo, and rhinoscope, *J Allergy Clin Immunol* 90:436, 1992.
37. Druce H, Slavin RG: Sinusitis: critical need for further study, *J Allergy Clin Immunol* 88:675, 1991.
38. Dubner R, Bennet G: Spinal and trigeminal mechanisms of nociception, *Ann Rev Neurosci* 6:381, 1983.
39. Dubner R, Hayes RL, Hoffman DS: Neural and behavioral correlates of pain in the trigeminal system, *Res Publ Assoc Res Nerv Ment Dis* 58:63, 1980.
40. Durham J, Exley C, John MT, et al: Persistent dentoalveolar pain: the patient's experience, *J Orofac Pain* 27:6, 2013.
41. Durso BC, Israel MS, Janini ME, et al: Orofacial pain of cardiac origin: a case report, *Cranio* 21:152, 2003.
42. Ekborn K: Treatment of cluster headache: clinical trials, design and results, *Cephalalgia* 15:33, 1995.
43. Ellinger RF, Kelly WH: Maxillary sinus lymphoma: a consideration in the diagnosis of odontogenic pain, *J Endod* 15:90, 1989.
44. Evans RW: *Saunders manual of neurologic practice*, Philadelphia, 2003, Elsevier Science.
45. Fricton J: Masticatory myofascial pain: an explanatory model integrating clinical, epidemiological and basic science research, *Bull Group Int Research Sci Stomatol Odontol* 41:14, 1999.
46. Fricton JR: Critical commentary: A unified concept of idiopathic orofacial pain: clinical features, *J Orofac Pain* 13:185, 1999.
47. Fristad I, Bardsen A, Knudsen GC, et al: Prodromal herpes zoster: a diagnostic challenge in endodontics, *Int Endod J* 35:1012, 2002.
48. Fromm GH, Graff-Radford SB, Terrence CF, et al: Pre-trigeminal neuralgia, *Neurology* 40:1493, 1990.
49. Gallagher R, Mueller L, Ciervo CA: Increased prevalence of sensing types in men with cluster headaches, *Psychol Rev* 87:555, 2000.
50. Gatot A, Peist M, Mozes M: Endodontic overextension produced by injected thermopolasticized gutta-percha, *J Endod* 15:273, 1989.
51. Gaul C, Gantenbein AR, Buettner UW, et al: Orofacial cluster headache, *Cephalalgia* 28:903, 2008.
52. Gaul C, Sandor PS, Galli U, et al: Orofacial migraine, *Cephalalgia* 27:950, 2007.
53. Gaver A, Polliack G, Pilo R, et al: Orofacial pain and numb chin syndrome as the presenting symptoms of a metastatic prostate cancer, *J Postgrad Med* 48:283, 2002.
54. Gayathri H, Madhan B: Case report: malingering and factitious disorders, *B Dent J* 218:610, 2015.
55. Giri S, Nixdorf D: Sympathetically maintained pain presenting first as temporomandibular disorder, then as parotid dysfunction, *Tex Dent J* 124:748, 2007.
56. Glaros A, Urban D, Locke J: Headache and temporomandibular disorders: evidence for diagnostic and behavioural overlap, *Cephalalgia* 27:542, 2007.
57. Goadsby PJ: The international classification of headache disorders, ed 2, *Cephalalgia* 24(suppl 1):1–106, 2004.
58. Gobel S, Falls W, Hockfield S: The division of the dorsal and ventral horns of the mammalian caudal medulla into eight layers using anatomic criteria. In Anderson D, Matthews B, editors: *Pain in the trigeminal region, proceedings of a symposium held in the Department of Physiology, University of Bristol, England, on July 25–27, 1977*, Amsterdam, 1977, Elsevier Press, p 443.
59. Goh B, Poon CY, Peck RH: The importance of routine magnetic resonance imaging in trigeminal neuralgia diagnosis, *Oral Surg Oral Med Oral Pathol Oral Radiol Endod* 92:424, 2001.
60. Goldberg HL: Chest cancer refers pain to face and jaw: a case review, *Cranio* 15:167, 1997.
61. Goon WW, Jacobsen PL: Prodromal odontalgia and multiple devitalized teeth caused by a herpes zoster infection of the trigeminal nerve: report of case, *J Am Dent Assoc* 116:500, 1988.
62. Graff-Radford SB, Solberg WK: Atypical odontalgia, *J Craniomandib Disord* 6:260, 1992.
63. Graham LL, Schinbeckler GA: Orofacial pain of cardiac origin, *J Am Dent Assoc* 104:47, 1982.
64. Gratt BM, Graff-Radford SB, Shetty V, et al: A 6-year clinical assessment of electronic facial thermography, *Dentomaxillofac Radiol* 25:247, 1996.
65. Gratt BM, Pullinger A, Sickles EA, et al: Electronic thermography of normal facial structures: a pilot study, *Oral Surg Oral Med Oral Pathol* 68:346, 1989.
66. Greenberg DA, Aminoff MJ, Simon RP: *Clinical neurology*, New York, 2002, McGraw-Hill, p 390.
67. Gregg J: Neuropathic complications of mandibular implant surgery: review and case presentations, *Ann R Australas Coll Dent Surg* 15:176, 2000.
68. Gregory WB Jr, Brooks LE, Penick EC: Herpes zoster associated with pulpless teeth, *J Endod* 1:32, 1975.

69. Guttenberg SA, Emery RW, Milobsky SA, et al: Cranial arteritis mimicking odontogenic pain: report of case, *J Am Dent Assoc* 119:621, 1989.
70. Hansen H: Neuro-histological reactions following tooth extractions, *Int J Oral Surg* 9:411, 1980.
71. Hargreaves K, Bowles WR, Jackson DL: Intrinsic regulation of CGRP release by dental pulp sympathetic fibers, *J Dent Res* 82:398, 2003.
72. Hargreaves K, Dubner R: *Mechanisms of pain and analgesia*, Amsterdam, 1991, Elsevier Press.
73. Heir G, Karolchek S, Kalladka M, et al: Use of topical medication in orofacial neuropathic pain: a retrospective study, *Oral Surg Oral Med Oral Path Oral Radiol Endod* 105:466, 2008.
74. Hellmann DB: Temporal arteritis: a cough, toothache and tongue infarction, *JAMA* 287:2996, 2002.
74a. Hryvenko I, Cervantes AR, Law AS, et al: Hemicrania continua: case series presenting in an orofacial pain clinic. *Cephalgia* 38:1950, 2018.
75. Jacquin MF, Renehan WE, Mooney RD, et al: Structure-function relationships in rat medullary and cervical dorsal horns. I. Trigeminal primary afferents, *J Neurophysiol* 55:1153, 1986.
76. Kisch B: Horner's syndrome, an American discovery, *Bull Hist Med* 25:284, 1951.
77. Kraut R, Chahal O: Management of patients with trigeminal nerve injuries after mandibular implant placement, *J Am Dent Assoc* 133:1351, 2002.
78. Kreiner M, Okeson JP, Michelis V, et al: Craniofacial pain as the sole symptom of cardiac ischemia: a prospective multicenter study, *J Am Dent Assoc* 138:74, 2007.
79. Lamotte R, Campbell JN: Comparison of responses of warm and nociceptive C-fiber afferents in monkey with human judgements of thermal pain, *J Neurophysiol* 41:509, 1978.
80. LeBars D, Dickenson AH, Besson JM, et al: Aspects of sensory processing through convergent neurons. In Yaksh TL, editor: *Spinal afferent processing*, New York, 1986, Plenum Press.
81. Leon-Salazar V, Morrow L, Schiffman E: Pain and persistent occlusal awareness: What should dentists do?, *J Am Dent Assoc* 143:989, 2012.
82. Li Y, Li HJ, Huang J, et al: Central malignant salivary gland tumors of the jaw: retrospective clinical analysis of 22 cases, *J Oral Maxillofac Surg* 66:2247, 2008.
82a. Linn J, Trantor I, Teo N, et al: The differential diagnosis of toothache from other orofacial pains in clinical practice. *Aust Dent J* 52:S100, 2007.
83. Lipton J, Ship JA, Larach-Robinson D: Estimated prevalence and distribution of reported orofacial pain in the United States, *J Am Dent Assoc* 124:115, 1993.
84. Lipton RB, Stewart WF, Diamond S, et al: Prevalence and burden of migraine in the United States: data from the American Migraine Study II, *Headache* 41:646, 2001.
85. List T, Leijon G, Helkimo M, et al: Effect of local anesthesia on atypical odontalgia—a randomized controlled trial, *Pain* 122:306, 2006.
86. List T, Leijon G, Helkimo M, et al: Clinical findings and psychosocial factors in patients with atypical odontalgia: a case-control study, *J Orofac Pain* 21:89, 2007.
87. List T, Leijon G, Svensson P: Somatosensory abnormalities in atypical odontalgia: a case-control study, *Pain* 139:333, 2008.
88. Loeser JD, Treede RD: The Kyoto protocol of IASP basic pain terminology, *Pain* 137:473, 2008.
89. Long A, Loeschr AR, Robinson PP: A quantitative study on the myelinated fiber innervation of the periodontal ligament of cat canine teeth, *J Dent Res* 74:1310, 1995.
90. Manfredini D, Winocur E, Ahlberg J, et al: Psychosocial impairment in temporomandibular disorders patients. RDC/TMD axis II findings from a multicenter study, *J Dent* 38:765, 2010.
91. Marbach J, Raphael KG: Phantom tooth pain: a new look at an old dilemma, *Pain Med* 1:68, 2000.
92. Melis M, Lobo SL, Ceneviz C, et al: Atypical odontalgia: a review of the literature, *Headache* 43:1060, 2003.
93. Moana-Filho EJ, Nixdorf DR, Bereiter DA, et al: Evaluation of a magnetic resonance-compatible dentoalveolar tactile stimulus device, *BMC Neurosci* 11:142, 2010.
94. Moncada E, Graff-Radford SB: Cough headache presenting as a toothache: a case report, *Headache* 33:240, 1993.
95. Moncada E, Graff-Radford SB: Benign indometacin-responsive headaches presenting in the orofacial region: eight case reports, *J Orofac Pain* 9:276, 1995.
96. Mondell B: A review of the effects of almotriptan and other triptans on clinical trial outcomes that are meaningful to patients with migraine, *Clin Ther* 25:331, 2003.
97. Morse D: Infection-related mental and inferior alveolar nerve paresthesia: literature review and presentation of two cases, *J Endod* 23:457, 1997.
98. Nahri M: The neurophysiology of the teeth, *Dent Clin North Am* 34:439, 1990.
99. Namazi MR: Presentation of migraine as odontalgia, *Headache* 41:420, 2001.
100. Natkin E, Harrington GW, Mandel MA: Anginal pain referred to the teeth: report of a case, *Oral Surg Oral Med Oral Pathol* 40:678, 1975.
101. Neumann S, Doubell TP, Leslie T, et al: Inflammatory pain hypersensitivity mediated by phenotypic switch in myelinated primary sensory neurons, *Nature* 384:360, 1996.
102. Nixdorf DR, Drangsholt MT, Ettlin DA, et al: International RDC-TMD Consortium: Classifying orofacial pains: a new proposal of taxonomy based on ontology, *J Oral Rehabil* 39:161, 2012.
102a. Nixdorf DR, Law AS, Lindquist K, et al: Frequency, impact, and predictors of persistent pain after root canal treatment: a national dental PBRN study. *Pain* 157:159, 2016.
103. Nixdorf DR, Moana-Filho EJ, Law AS, et al: Frequency of persistent tooth pain after root canal therapy: a systematic review and meta-analysis, *J Endod* 36:224, 2010.
104. Nixdorf DR, Sobieh R, Gierthmuhlen J: Using an n-of-1 trial to assist in clinical decision making for patients with orofacial pain, *J Am Dent Assoc* 143:259, 2012.
105. Nixdorf DR, Velly AM, Alonso AA: Neurovascular pains: implications of migraine for the oral and maxillofacial surgeon, *Oral Maxillofac Surg Clin North Am* 20:221, vi, 2008.
106. Obermann M, Mueller D, Yoon MS, et al: Migraine with isolated facial pain: a diagnostic challenge, *Cephalalgia* 27:1278, 2007.
107. Ogutcen-Toller M, Uzun E, Incesu L: Clinical and magnetic resonance imaging evaluation of facial pain, *Oral Surg Oral Med Oral Path Oral Radiol Endod* 97:652, 2004.
108. Okeson J: *Orofacial pain: guidelines for assessment, diagnosis and management*, Chicago, 1996, Quintessence Publishing.
109. Okeson JP: *Bell's orofacial pains: the clinical management of orofacial pain*, ed 6, Chicago, 2005, Quintessence Publishing.
110. Okeson JP, Falace DA: Nonodontogenic toothache, *Dent Clin North Am* 41:367, 1997.
111. Oshima K, Ishii T, Ogura Y, et al: Clinical investigation of patients who develop neuropathic tooth pain after endodontic procedures, *J Endod* 35:958, 2009.
111a. Oyama O, Paltoo C, Greengold J: Somatoform disorders. *Am Fam Physician* 76:1333, 2007.
112. Padilla M, Clark GT, Merrill RL: Topical medications for orofacial neuropathic pain: a review, *J Am Dent Assoc* 131:184, 2000.
113. Pareja JA, Antonaci F, Vincent M: The hemicrania continua diagnosis, *Cephalalgia* 21:940, 2001.
114. Peszkowski M, Larsson AJ: Extraosseous and intraosseous oral traumatic neuromas and their association with tooth extraction, *J Oral Maxillofac Surg* 48:963, 1990.
115. Pigg M, List T, Petersson K, et al: Diagnostic yield of conventional radiographic and cone-beam computed tomographic images in patients with atypical odontalgia, *Int Endod J* 44:1092, 2011.
116. Pigg M, Svensson P, Drangsholt M, et al: 7-year follow-up of patients diagnosed with atypical odontalgia: a prospective study, *J Orofac Pain* 27:151, 2013.
117. Pruckmayer M, Glaser C, Marosi C, et al: Mandibular pain as the leading clinical symptom for metastatic disease: nine cases and review of the literature, *Ann Oncol* 9:559, 1998.
118. Quail G: Atypical facial pain: a diagnostic challenge, *Aust Fam Physician* 34:641, 2005.
119. Raja S, Davis KD, Campbell JN: The adrenergic pharmacology of sympathetically-maintained pain, *J Reconstr Microsurg* 8:63, 1992.
120. Rasmussen BK, Jensen R, Schroll M, et al: Epidemiology of headache in a general population–a prevalence study, *J Clin Epidemiol* 44:1147, 1991.
121. Rosenfeld RM, Andes D, Bhattacharyya N, et al: Clinical practice guideline: adult sinusitis, *Otolaryngol Head Neck Surg* 137(suppl): S1, 2007.
122. Roz TM, Schiffman LE, Schlossberg S: Spontaneous dissection of the internal carotid artery manifesting as pain in an endodontically treated molar, *J Am Dent Assoc* 136:1556, 2005.

123. Sarlani E, Schwartz AH, Greenspan JD, et al: Chronic paroxysmal hemicrania: a case report and review of the literature, *J Orofac Pain* 17:74, 2003.
124. Schaible HG: Basic mechanisms of deep somatic tissue. In McMahon SB, Koltzenburg M, editors: *Textbook of pain*, Philadelphia, 2006, Elsevier, p 621.
125. Schiffman E, Ohrbach R, List T, et al: Diagnostic criteria for headache attributed to temporomandibular disorders, *Cephalalgia* 32(9):683, 2012.
126. Schiffman E, Ohrbach R, Truelove E, et al: Diagnostic criteria for temporomandibular disorders (DC/TMD) for clinical and research applications: Recommendations of the International RDC/TMD Consortium Network and Orofacial Pain Special Interest Group, *J Oral Facial Pain Headache* 28:6, 2014.
127. Schwartz BS, Stewart WF, Simon D, et al: Epidemiology of tension-type headache, *JAMA* 279:381, 1998.
128. Selden HS, Manhoff DT, Hatges NA, et al: Metastatic carcinoma to the mandible that mimicked pulpal/periodontal disease, *J Endod* 24:267, 1998.
129. Setzen G, Ferguson BJ, Han JK, et al: Clinical consensus statement: appropriate use of computed tomography for paranasal sinus disease, *Otolaryngol Head Neck Surg* 147(5):808, 2012.
129a. Shueb SS, Boyer HC, Nixdorf DR: Nonodontogenic "tooth pain" of nose and sinus origin. *J Am Dent Assoc* 147:457, 2016.
130. Sicuteri F, Nicolodi M, Fusco BM, et al: Idiopathic pain as a possible risk factor for phantom tooth pain, *Headache* 31:577, 1991.
131. Stewart W, Ricci JA, Chee E, et al: Lost productive time and cost due to common pain conditions in the US workforce, *JAMA* 290:2443, 2003.
132. Stewart WF, Lipton RB, Celentano DD, et al: Prevalence of migraine headache in the United States: relation to age, income, race, and other sociodemographic factors, *JAMA* 267:64, 1992.
133. Svensson P: Muscle pain in the head: overlap between temporomandibular disorders and tension-type headaches, *Curr Opin Neurol* 20:320, 2007.
134. Takenoshita M, Sato T, Kato Y, et al: Psychiatric diagnoses in patients with burning mouth syndrome and atypical odontalgia referred from psychiatric to dental facilities, *Neuropsychiatr Dis Treat* 6:699, 2010.
135. Tepper SJ, Dahlof CG, Dowson A, et al: Prevalence and diagnosis of migraine in patients consulting their physician with a complaint of headache: data from the landmark study, *Headache* 44:856, 2004.
136. Thomas G, Pandey M, Mathew A, et al: Primary intraosseous carcinoma of the jaw: pooled analysis of world literature and report of two new cases, *Int J Oral Maxillofac Surg* 30:349, 2001.
137. Torebjork H, Lundberg LE, LaMotte RH: Pain, hyperalgesia and activity in nociceptive C units in humans after intradermal injection of capsaicin, *J Physiol* 448:749, 1992.
138. Travell JG, Simons DG: *Myofascial pain and dysfunction: the trigger point manual*, Baltimore, 1983, Williams & Wilkins, p 1.
139. Treede RD, Jensen TS, Campbell JN, et al: Neuropathic pain: redefinition and a grading system for clinical and research purposes, *Neurology* 70:1630, 2008.
140. Tzukert A, Hasin Y, Sharav Y: Orofacial pain of cardiac origin, *Oral Surg Oral Med Oral Pathol* 51:484, 1981.
141. Uehara M, Tobita T, Inokuchi T: A case report: toothache caused by epidermoid cyst manifested in cerebellopontine angle, *J Oral Maxillofac Surg* 65:560, 2007.
141a. Vena DA, Collie D, Wu H, et al: Prevalence of persistent pain 3 to 5 years post primary root canal therapy and its impact on oral health–related quality of life: PEARL Network findings. *J Endod* 40:1917, 2014.
142. Webb DJ, Colman MF, Thompson K, et al: Acute, life-threatening disease first appearing as odontogenic pain, *J Am Dent Assoc* 109:936, 1984.
143. Wertheimer-Hatch L, Hatch GF 3rd, Hatch KF, et al: Tumors of the oral cavity and pharynx, *World J Surg* 24:395, 2000.
144. Wood M, Johnson RW, McKendrick MW, et al: A randomized trial of acyclovir for 7 days or 21 days with and without prednisolone for treatment of acute herpes, *N Engl J Med* 330:896, 1994.
145. Woolf C: Phenotype modification of primary sensory neurons: the role of nerve growth factor in the production of persistent pain, *Philos Trans R Soc Lond B Biol Sci* 351:441, 1996.
146. Wright EF: Referred craniofacial pain patterns in patients with temporomandibular disorder, *J Am Dent Assoc* 131:1307, 2000.
147. Yang J, Simonson TM, Ruprecht A, et al: Magnetic resonance imaging used to assess patients with trigeminal neuralgia, *Oral Surg Oral Med Oral Pathol Oral Radiol Endod* 81:343, 1996.
148. Yokota T: *Neural mechanisms of trigeminal pain*, New York, 1985, McGraw-Hill.

5 Avaliação dos Casos e Plano de Tratamento

Paul A. Rosenberg e Matthew Malek

Resumo do Capítulo

Achados médicos comuns que podem influenciar o planejamento do tratamento endodôntico, 138
- Doenças cardiovasculares, 138
- Diabetes, 139
- Gravidez, 139
- Condições malignas, 140
- Osteonecrose dos maxilares associada a medicamentos, 142
- Vírus da imunodeficiência humana e síndrome da imunodeficiência adquirida, 142
- Implantes protéticos, 143
- Transtornos psiquiátricos e comportamentais, 143
- Avaliação psicossocial, 144

Desenvolvimento do plano de tratamento endodôntico, 144

Prognóstico endodôntico, 144
- Tratamento em sessão única *versus* múltiplas sessões, 145
- Endodontia cirúrgica, 148
- Reimplantação intencional, 149
- Endodontia regenerativa, 150

Plano do tratamento interdisciplinar, 150
- Considerações periodontais, 150
- Considerações restauradoras e protéticas, 152
- Terapia endodôntica ou implante dentário, 152

Outros fatores que podem influenciar a seleção dos casos para endodontia, 153
- Ansiedade, 156
- Considerações sobre o agendamento, 156

O processo de avaliação dos casos e o plano de tratamento começa após um clínico ter diagnosticado um problema endodôntico. Esse profissional deve determinar se, para a saúde bucal do paciente, é melhor a realização do tratamento endodôntico e a manutenção do dente ou recomendar sua extração. O uso de tomografia computadorizada de feixe cônico (TCFC), instrumentos rotatórios, ultrassom e da microscopia, bem como de novos materiais, tornou possível manter os dentes que anteriormente teriam de ser extraídos. Além disso, mesmo os dentes em que ocorreram insucessos no tratamento endodôntico inicial podem, frequentemente, ser retratados com sucesso, utilizando-se procedimentos cirúrgicos ou não.

O crescente conhecimento sobre os fatores envolvidos na dor transoperatória e pós-operatória tem levado a novas estratégias de prevenção da dor. Por exemplo, o reconhecimento da importância do controle de ansiedade, da pré-medicação com fármacos anti-inflamatórios não esteroidais (AINEs) ou paracetamol, da anestesia local profunda e do ajuste oclusal apropriado habilita o clínico a concluir os procedimentos endodônticos sem a ocorrência de dor transoperatória e pós-tratamento.

O escopo da endodontia mudou e o clínico agora tem mais opções que em qualquer momento no passado. Nos últimos anos, existem evidências crescentes que apoiam a implementação dos procedimentos regenerativos para alguns dentes com rizogênese incompleta, a terapia de dentes com vitalidade pulpar e a reimplantação dos dentes com procedimentos endodônticos não cirúrgicos ou cirúrgicos fracassados. O plano de tratamento agora deve incluir tais opções, bem como procedimentos endodônticos não cirúrgicos ou cirúrgicos.

Questões pertinentes à manutenção do dente e a um possível encaminhamento somente podem ser respondidas após uma completa avaliação do paciente. A avaliação deve incluir uma análise dos fatores médicos, psicossociais e dentários, assim como uma consideração da relativa complexidade do procedimento endodôntico. Embora a maioria das condições médicas não contraindique o tratamento endodôntico, algumas podem influenciar o curso desse tratamento e requerer modificações específicas. Textos bastante completos que revisam o tema do tratamento dentário pacientes com comprometimento clínico estão disponíveis.[15,51,118] A American Academy of Oral Medicine (Edmonds, WA) tem um excelente *website* (www.aaom.com), que pode ser consultado para difundir informações sobre pacientes com comprometimento clínico.

A American Dental Society of Anesthesiology (ADSA) produziu uma fonte de informações valiosas, como o aplicativo *Ten Minutes Saves a Life* – Dez minutos que salvam uma vida –, que está disponível para a maioria das plataformas de smartphone. Seu objetivo é otimizar a segurança do paciente e os resultados obtidos durante as emergências médicas o que ocorrem no consultório (ver https://www.adsa-arf.org/tenminutes).

Talvez o mais importante conselho para o clínico que planeja tratar um paciente com comprometimento médico é estar preparado para se comunicar com o médico do paciente. O tratamento proposto pode ser revisto e as recomendações médicas devem ser documentadas. A Figura 5.1 descreve um exemplo de carta de consulta ao médico, que pode ser modificada conforme a necessidade.

O sistema de Classificação do Estado Físico do Paciente, da American Society of Anesthesiologists (ASA; Park Ridge, IL), é comumente usado para expressar o risco médico (Boxe 5.1).

> Dr. Michael White, Médico
> Walker Street, nº 1
> Brown City, OK
>
> Prezado Doutor White,
>
> Sua paciente, a Srta. Mary Smith, apresentou-se para consulta em 10 de agosto de 2009, com problemas no dente 36. O dente está assintomático neste momento, mas uma área radiolúcida perirradicular pequena (4 mm × 3 mm), bem circunscrita, associada com a raiz palatina foi observada ao exame. A vitalidade pulpar do dente foi testada, usando testes térmicos e elétricos. Detectamos que o dente está sem vitalidade, indicando uma causa odontogênica para a lesão. O dente precisará de tratamento endodôntico para ser preservado. O prognóstico para o tratamento endodôntico não cirúrgico, nesse caso, é bom. Gostaria de informar que a medicação para o tratamento deve incluir lidocaína com epinefrina para a anestesia e ibuprofeno para o controle da dor pós-operatória.
>
> Observando o histórico médico da paciente, ela informou que foi tratada de um tumor maligno na glândula tireoide e está recebendo radioterapia. Ela não é capaz de fornecer informações mais específicas sobre seu tratamento.
>
> Eu gostaria que me fornecesse informações a respeito da capacidade de a paciente se submeter ao tratamento endodôntico neste momento.
>
> Por favor, entre em contato comigo, caso deseje alguma informação adicional em relação ao tratamento odontológico a ser realizado. Obrigado.
>
> Cordiais saudações,
>
> Dr. Peter Jones, Cirurgião-dentista

Figura 5.1 Exemplo de carta de consulta ao médico.

Boxe 5.1 Sistema de classificação do estado físico do paciente da American Society of Anesthesiologists.

ASA I: paciente normal e saudável, não fumante, consumo de álcool mínimo ou nulo.
ASA II: paciente com doença sistêmica leve, doenças leves somente, sem limitações funcionais substanciais. Os exemplos incluem (mas não se limitam a): tabagista atual, consumo de álcool em ambiente social, gravidez, obesidade (30 < IMC < 40), DM/HA bem controladas, doença pulmonar leve.
ASA III: paciente com doença sistêmica grave, limitações funcionais substanciais; uma ou mais doenças moderadas a graves. Os exemplos incluem (mas não se limitam a): DM ou HA mal controlada, DPOC, obesidade mórbida (IMC ≥ 40) etc.
ASA IV: paciente com doença sistêmica grave que é uma constante ameaça a sua vida. Os exemplos incluem (mas não se limitam a): história recente (< 3 meses) de IM, AVC, TIA ou DAC/stents etc.
ASA V: paciente moribundo(a), cujo procedimento cirúrgico é indispensável para a preservação da vida.
ASA VI: paciente com morte cerebral declarada, cujos órgãos estão sendo removidos para serem doados.

ASA, American Society of Anesthesiologists; IMC, índice de massa corporal; DAC, doença arterial coronariana; DPOC, doença pulmonar obstrutiva crônica; AVC, acidente vascular cerebral; DM, diabetes melito; HA, hipertensão arterial; IM, infarto de miocárdio; TIA, ataque isquêmico transitório.
Excerto de ASA Physical Status Classification System 2019, da American Society of Anesthesiologists. Uma cópia do texto completo, em inglês, pode ser obtida escrevendo para ASA, 1061 American Lane, Schaumburg, IL, 60173-4973 ou *online* no site www.asahq.org.

O sistema de classificação da ASA continua sendo o método de avaliação mais amplamente usado para pacientes previamente à anestesia, apesar de algumas limitações inerentes a seu uso como um preditor de risco durante o tratamento. Esse sistema de classificação é geralmente aceito e útil para avaliação pré-tratamento do risco relativo, mas não indica quais seriam as modificações apropriadas no tratamento. O clínico prudente deve ir mais além do sistema de classificação e obter mais informações do paciente e do médico, incluindo a adesão do paciente à medicação sugerida, a frequência das consultas médicas e a data da consulta mais recente.

As perguntas típicas são as seguintes: "Você toma a medicação como seu médico prescreveu?" ou "Quando foi a última vez que você foi examinado por seu médico?". Outros sistemas têm sido propostos, os quais refletiriam melhor o crescente número de pacientes sistemicamente complexos tratados por clínicos, já que os estadunidenses estão vivendo cada vez mais.[35] Qualquer que seja o sistema de classificação utilizado, é preciso individualizar essas diretrizes gerais para o paciente a ser tratado.

Um meio alternativo de considerar a avaliação do risco é revisar as seguintes questões:

- Histórico de alergias
- Histórico de interações medicamentosas, efeitos adversos
- Presença de válvulas protéticas, próteses articulares, *stents*, marca-passos etc.
- Antibióticos necessários (profiláticos ou terapêuticos)
- Hemostasia (normal, esperada, modificação com o tratamento)
- Posição do paciente na cadeira

- Anestesia por infiltração ou bloqueio, com ou sem vasoconstritores
- Equipamentos significativos (radiografias, ultrassonografias, eletrocirurgia)
- Emergências (potencial de ocorrência, prontidão)
- Ansiedade (experiências passadas e estratégia de manejo).

Uma revisão dessas questões fornece ao clínico dados básicos essenciais antes de iniciar o tratamento.

Achados médicos comuns que podem influenciar o planejamento do tratamento endodôntico

DOENÇAS CARDIOVASCULARES

Pacientes portadores de algumas formas de doença cardiovascular são vulneráveis ao estresse físico e emocional, que pode ser observado durante o tratamento odontológico, inclusive com a terapia endodôntica. Os pacientes podem estar confusos ou não compreender os aspectos específicos do seu problema cardiovascular específico.

Nessas situações, a consulta com o médico do paciente é indispensável antes do início do tratamento endodôntico. "Para pacientes com sintomas de angina instável ou aqueles que tiveram um IM (infarto de miocárdio) nos últimos 30 dias (categoria de risco maior), o tratamento eletivo deve ser adiado."[51] Contudo, um estudo detectou que "não houve aumento significativo no risco de sofrer um segundo evento vascular após as consultas odontológicas, incluindo aqueles que envolviam procedimentos invasivos, nos períodos de até 180 dias depois do primeiro AIT (ataque isquêmico transitório) ou IM agudo."[101]

O uso de vasoconstritores nos anestésicos locais traz consigo problemas potenciais para os pacientes com cardiopatia isquêmica. Nesses pacientes, os anestésicos locais sem vasoconstritor podem ser usados conforme a necessidade. Se é necessário usar um vasoconstritor, os pacientes com fatores de risco clínico intermediário (p. ex., uma história passada de IM sem sintomas isquêmicos) e aqueles que fazem uso de betabloqueadores não seletivos podem receber com segurança até 0,036 mg de epinefrina (dois tubetes contendo epinefrina 1:100.000) em uma única sessão. Para pacientes com maior risco, ou seja, aqueles que tiveram um IM nos últimos 7 a 30 dias, e angina instável, o uso de vasoconstritores deveria ser discutido com o médico.[51]

Os vasoconstritores podem interagir com alguns medicamentos anti-hipertensivos e devem ser usados somente após uma consulta com o médico do paciente que está em risco. Os anestésicos locais sem vasoconstritor ou com doses mínimas são em geral suficientes para os procedimentos endodônticos não cirúrgicos (ver também o Capítulo 6 sobre o controle da dor).[51] Uma revisão sistemática dos efeitos cardiovasculares da epinefrina concluiu que o maior risco de eventos adversos entre os pacientes hipertensos não controlados era baixo e os eventos adversos relatados associados ao uso de epinefrina nos anestésicos locais foram mínimos.[6] Outra revisão destacou as vantagens da inclusão de um vasoconstritor na anestesia local e afirmou que "o controle da dor estava significativamente prejudicado naqueles pacientes que receberam o anestésico local associado sem um vasoconstritor, em comparação com aqueles pacientes que receberam o anestésico local com vasoconstritor."[14]

Algumas condições cardíacas tornam um paciente mais suscetível a uma infecção das válvulas cardíacas, induzida por uma bacteriemia. Essa infecção, denominada *endocardite infecciosa* ou *bacteriana*, é potencialmente fatal. Em 2008, a Força-Tarefa sobre as Diretrizes de Prática Clínica do American College of Cardiology e da American Heart Association (AHA) publicou uma atualização em suas diretrizes prévias, que enfocavam na endocardite infecciosa. Essa diretriz afirma que a profilaxia contra a endocardite infecciosa é razoável para os seguintes pacientes com o maior risco de desfechos adversos decorrentes da endocardite infecciosa, que são submetidos a procedimentos odontológicos envolvendo a manipulação de tecido gengival ou da região periapical dos dentes, ou a perfuração da mucosa bucal: pacientes com válvulas cardíacas protéticas ou material protético usado para a reparação de válvulas cardíacas, pacientes com endocardite infecciosa prévia e pacientes com doenças cardíacas congênitas selecionadas.[73]

As recomendações específicas foram resumidas em um guia referência da American Association of Endodontists (AAE) (Chicago, IL), encontrado *online* em: https://www.aae.org/specialty/wp-content/uploads/sites/2/2017/06/aae_antibiotic-prophylaxis- 2017 update.pdf. Como a AHA revisa periodicamente seu regime antibiótico profilático recomendado para procedimentos odontológicos, é essencial que o clínico se mantenha atualizado em relação a essa importante questão.

Existe uma baixa adesão entre os pacientes de risco a respeito do uso da cobertura antibiótica sugerida antes dos procedimentos odontológicos. Portanto, o clínico deve questionar os pacientes em relação à sua adesão à cobertura antibiótica profilática prescrita antes da terapia endodôntica. Se o paciente não fez uso do antibiótico, conforme as recomendações, ele pode ser administrado até 2 horas após o procedimento.[51]

Os pacientes com válvulas cardíacas artificiais são considerados suscetíveis à endocardite bacteriana. Assim, é essencial consultar o médico do paciente, nesses casos, em relação à pré-medicação antibiótica. Alguns médicos preferem administrar antibióticos por via parenteral como forma complementar ou substitutiva ao esquema por via oral.

Um dentista pode ser o primeiro a detectar um aumento da pressão arterial se ele avaliar rotineiramente a pressão arterial do paciente antes do tratamento. Além disso, os pacientes que recebem tratamento para hipertensão podem não estar controlados adequadamente devido à baixa adesão ou à terapia medicamentosa inadequada. Pacientes com valores de pressão arterial anormais devem ser indicados para encaminhamento médico.

Há uma crença generalizada entre dentistas e médicos de que a terapia anticoagulante oral com fármacos, como a varfarina (Coumadin, Bristol-Myers Squibb, New York, NY, EUA) deve ser suspensa antes do tratamento odontológico, para prevenir complicações hemorrágicas graves, especialmente durante e após procedimentos cirúrgicos. O ácido acetilsalicílico é uma droga comumente usada como anticoagulante em uma base diária sem a supervisão de um médico. Contudo, estudos clínicos não apoiam a suspensão rotineira da terapia anticoagulante antes do tratamento odontológico para pacientes que estejam fazendo uso dessas medicações.[12,41,51]

Pacientes que relatem estar recebendo uma medicação anticoagulante podem se beneficiar da adoção pelo clínico das seguintes diretrizes:

- Identificar a razão pela qual o paciente está recebendo a terapia anticoagulante
- Conhecer a classificação do fármaco, seu mecanismo de ação e sua meia-vida. Por exemplo, 1 a 2 horas para a heparina padrão, 2 a 4 horas para a heparina em preparações com baixo peso molecular, e 4 a 5 dias para varfarina[51]
- Avaliar o potencial de risco *versus* benefício da alteração no regime medicamentoso

- Conhecer os testes laboratoriais usados na avaliação dos níveis de anticoagulação. Por exemplo, o valor de razão normalizada internacional (RNI) deve ser 3,5 ou menos para pacientes que estão tomando varfarina, para se submeterem com segurança aos procedimentos endodônticos cirúrgicos ou dentários; entretanto, os inibidores da trombina diretos das gerações mais novas, tais como a dabigatrana (Pradaxa, Pradaxa Boehringer Ingelheim Pharmaceuticals, Ingelheim, Alemanha), não requerem monitoramento da RNI[51]
- Familiarizar-se com os métodos usados para a obtenção da hemostasia, tanto no transoperatório quanto no pós-operatório
- Familiarizar-se com as complicações potenciais associadas a um sangramento prolongado ou não controlado
- Consultar o médico do paciente para discutir o tratamento odontológico proposto e determinar a necessidade de alterar o regime anticoagulante.

DIABETES

O Centers for Disease Control and Prevention (CDC, Atlanta, GA) relatou, em 2017, um aumento estimado de 30,3 milhões de pessoas de todas as idades, ou 9,4% da população dos EUA, tiveram diabetes em 2016. (Ver *National Diabetes Statistics Report* [Relatório Nacional de Estatísticas de Diabetes], disponível em: https://www.cdc.gov/diabetes/pdfs/data/statistics/%20national-diabetes-statistics-report.pdf.). O diabetes foi a sétima maior causa de morte nos EUA em 2016 – sendo a morte por causas cardíacas a primeira.[119]

O diabetes melito parece ter múltiplas causas e vários mecanismos de fisiopatologia.[51] Pode ser considerado como uma combinação de doenças que compartilham sintomas clínicos relevantes de tolerância à glicose. Os pacientes com diabetes, mesmo aqueles bem controlados, requerem cuidado especial durante o tratamento endodôntico. Um paciente com diabetes bem controlado, que esteja livre de complicações sérias, como doença renal, hipertensão ou doença aterosclerótica coronária, é um candidato ao tratamento endodôntico. Contudo, existem considerações especiais na presença de infecções agudas. O paciente não controlado por insulina pode precisar dela, ou a dose de insulina de alguns pacientes insulino dependentes pode precisar ser aumentada.[83] Quando a cirurgia é necessária, a consulta com o médico do paciente é recomendável para refletir sobre o ajuste da dose de insulina do paciente, a profilaxia antibiótica e as necessidades dietéticas durante o período pós-tratamento.

O clínico deve pedir aos pacientes diabéticos, que monitoram os próprios níveis de glicose, que tragam seu glicômetro a cada consulta. Se os níveis de glicose pré-tratamento estiverem abaixo da faixa normal em jejum (80 a 120 mg/dℓ), pode ser apropriada a ingestão de uma fonte de carboidratos.[5] Deve-se dispor de uma fonte de glicose (p. ex., comprimidos de glicose, suco de laranja ou refrigerantes), caso ocorram sinais de choque insulínico – reação hipoglicêmica causada pelo controle excessivo dos níveis de glicose.[51] Os sinais e sintomas da hipoglicemia incluem confusão mental, tremores, agitação, diaforese e taquicardia.[5] O clínico pode evitar uma emergência hipoglicêmica documentando uma história completa e precisa do momento de administração e da quantidade de insulina utilizada e de refeições feitas pelo paciente. Quando surgem questionamentos relacionados ao curso adequado a seguir, o médico do paciente deve ser contatado ou o tratamento deve ser adiado.

As consultas devem ser agendadas de acordo com o cronograma de alimentação normal do paciente e os horários de tomada de insulina.[83] Geralmente, um paciente com diabetes que esteja bem controlado clinicamente e com bom controle glicêmico – sem complicações sérias, como doença renal, hipertensão ou aterosclerose coronária cardíaca – pode receber qualquer tratamento odontológico indicado.[60] Entretanto, pacientes diabéticos com sérias complicações clínicas podem necessitar de uma modificação no plano de tratamento odontológico. Por exemplo, embora os antibióticos profiláticos geralmente não sejam necessários, eles "podem ser prescritos para um paciente com diabetes hiperlábil (de controle muito difícil), para os quais um procedimento invasivo é planejado, mas cuja saúde bucal é inadequada e os níveis plasmáticos da glicose de jejum excedem 200 mg/dℓ".[51] A anestesia local não deveria ser um problema na presença de diabetes bem controlado, "mas para pacientes com hipertensão concomitante ou história de infarto de miocárdio recente, ou com uma arritmia cardíaca, a dose de epinefrina deveria ser limitada a não mais de dois tubetes contendo epinefrina 1:100.000."[51]

Existem algumas evidências que apoiam o relacionamento entre o controle da glicemia e a inflamação periapical em pacientes diabéticos.[8] Uma revisão da literatura dos estudos em seres humanos também indicou uma associação positiva entre o diabetes e o maior número de lesões periapicais.[16] Um estudo determinou que, embora a periodontite apical possa ser significativamente mais prevalente nos dentes não tratados, em pacientes com diabetes tipo 2, a doença não parece influenciar a resposta ao tratamento endodôntico.[55] Entretanto, outros estudos sugerem que o diabetes esteja associado a uma redução na taxa de sucesso do tratamento endodôntico em casos com lesões perirradiculares prévias ao tratamento.[30,105] Em um estudo prospectivo sobre o impacto das doenças sistêmicas sobre o risco da extração dental, também foi demonstrado que um maior risco da extração dental após um tratamento endodôntico não cirúrgico estava significativamente associado ao diabetes melito, à hipertensão arterial e à doença arterial coronariana.[113] A natureza de tal associação ainda não foi explicada completamente, bem como pode não ser uma relação causal.

Sugere-se que os clínicos discutam o possível efeito negativo do diabetes no desfecho do tratamento endodôntico com os pacientes adequados. Os pacientes com diabetes e com outras doenças sistêmicas podem ser mais bem atendidos se forem encaminhados a um endodontista para a realização do plano de tratamento.

GRAVIDEZ

Embora a gravidez não seja uma contraindicação ao tratamento endodôntico, pode ser necessário modificar o plano de tratamento. A proteção do feto é uma preocupação primária quando a administração de radiação ionizante ou de fármacos é considerada. O dispositivo de segurança mais importante associado à radiografia dental é o avental de chumbo com colar protetor da tireoide. Também são importantes o uso de películas de alta velocidade, a imagem digital, a filtragem e a colimação.[93] O "Comitê Opinativo" (Committee Opinion) do American College of Obstetricians and Gynecologists publicou, em 2013, e reafirmou, em 2017, a recomendação que os clínicos devem assegurar aos pacientes que a "prevenção, o diagnóstico e o tratamento das condições orais, incluindo radiografias dentárias – com anteparos de proteção para o abdome e a tireoide – e anestesia local – lidocaína com ou sem epinefrina – são seguros durante a gravidez" (esse documento pode ser acessado em: https://www.acog.org/-/media/project/acog/acogorg/clinical/files/committeeopinion/articles/2013/08/oral-health-care-during-pregnancy-and-through-the-lifespan.pdf. A Food and Drug Administration dos EUA também afirma que "o risco de não se fazer uma radiografia necessária pode ser muito maior que o risco da radiação" (ver https://www.fda.gov/Radiation-Emitting Products/Radiation EmittingProductsandProcedures/MedicalImaging/MedicalX-Rays/ucm142632.htm).

Durante as duas últimas décadas, o uso de medicamentos com prescrição no primeiro trimestre aumentou para mais de 60% e o uso de quatro medicamentos ou mais triplicou. Até 2008, aproximadamente 50% das mulheres relataram tomar, pelo menos, um medicamento durante a gravidez.[61] Esses dados sugerem a necessidade crescente de que tanto o paciente quanto o clínico sejam informados sobre as indicações, as contraindicações e a segurança dos fármacos consumidos durante a gravidez. O Boxe 5.2 apresenta os medicamentos dentários usados comumente, compatíveis com a gravidez e a amamentação. Deve-se notar que a maioria dos clínicos está acostumada com a antiga classificação de cinco letras do alfabeto (A, B, C, D e X) para o risco de uso dos fármacos durante a gravidez. Em 2014, a Food and Drug Administration dos EUA alterou sua classificação para Gravidez e Lactação. As novas classificações incluem "um resumo dos riscos de utilizar o fármaco durante a gravidez e a lactação, uma discussão dos dados que apoiam esse resumo, informações relevantes para ajudar os profissionais de saúde a tomarem as decisões relativas à prescrição e orientar as mulheres sobre o uso dos fármacos durante a gravidez e a lactação" (ver https://www.fda.gov/media/100406/download).

Uma das áreas que gera preocupação no tratamento de pacientes gestantes é a seleção do tipo de analgésicos mais seguros.

O analgésico de escolha durante a gravidez era o paracetamol,[82] contudo, foi sugerida a existência de uma conexão entre o paracetamol e a asma da infância. As pesquisas detectaram que "o uso de paracetamol nas etapas médias ou tardias da gravidez, mas não nos primeiros meses, pode estar relacionado a sintomas respiratórios no primeiro ano de vida da criança."[78] Esse achado, embora não tenha sido completamente validado – e seja questionado devido aos possíveis fatores de confundimento[4] – deveria ser discutido com as pacientes gestantes quando o uso de um analgésico é considerado. Em uma consultoria de 2016, o National Health Service (NHS) da Grã-Bretanha orientou as pacientes gestantes a não tomar ibuprofeno desde a 30ª semana de gravidez até o parto. Eles afirmaram que, nessa fase da gravidez, existe uma associação aos maiores riscos de complicações, incluindo problemas cardíacos. Prosseguindo, eles orientaram que, antes de 30 semanas de gravidez, as pacientes deveriam evitar tomar o ibuprofeno, pois esse fármaco pode aumentar o risco de complicações, inclusive de abortos. Ácido acetilsalicílico e AINEs também trazem riscos de constrição do ducto arterioso, bem como de hemorragia pós-parto e trabalho de parto prolongado.[82] Em um recente e grande estudo epidemiológico feito em 29.078 casos e 10.962 controles, de 1997 a 2011, os autores detectaram que "comparada ao uso periconcepcional de paracetamol, defeitos congênitos selecionados ocorreram mais frequentemente entre os lactentes filhos de mulheres que faziam uso de AINEs e/ou opioides." Todavia, os autores não foram capazes de determinar definitivamente se esses riscos estavam relacionados aos medicamentos ou às indicações para o tratamento.[37] Devido às pesquisas em desenvolvimento nessa área, recomendamos o clínico que sempre revise rotineiramente as informações atualizadas relativas ao uso dos medicamentos, antes de prescrevê-los a pacientes gestantes. Além do CDC, um dos recursos tanto para o clínico quanto para o paciente é o seguinte site, um serviço da OTIS (Organization of Teratology Information Specialists) – uma organização sem fins lucrativos, o que é um recurso excelente para informações baseadas em evidências sobre a segurança dos medicamentos e outras exposições durante a gravidez e a amamentação –: https://mothertobaby.org.

Com base nas definições dos fatores de risco para a gravidez, da Food and Drug Administration dos EUA,[35] os anestésicos locais administrados com epinefrina geralmente são considerados seguros para uso durante a gravidez. A lidocaína é um dos anestésicos locais mais seguros, portanto, adiar o tratamento odontológico durante a gravidez não é recomendável. Entretanto, a dose e o tipo de anestésico local devem ser determinados cuidadosamente em mulheres que sejam portadoras de condições de saúde que possam induzir complicações sérias relacionadas à gravidez.[43] Poucos ansiolíticos são considerados seguros para uso durante a gravidez. No entanto, uma exposição a curto prazo, única, ao óxido nitroso com oxigênio (N_2O-O_2) por menos de 35 minutos não é considerada associada a nenhuma anomalia fetal humana, incluindo baixo peso ao nascer.[51] Se existe uma necessidade de terapia com antibiótico, penicilinas, cefalosporinas e macrolídeos são considerados agentes de primeira linha.

Uma preocupação importante é que um fármaco pode cruzar a placenta e ser tóxico ou teratogênico para o feto. Além disso, qualquer fármaco que seja depressor da respiração pode causar hipoxia materna, resultando em hipoxia, danos ou morte fetais. De forma ideal, nenhum fármaco deveria ser administrado durante a gravidez, especialmente durante o primeiro trimestre. Caso uma situação específica dificulte a adesão a essa regra, então o clínico deve revisar a literatura atual adequada e discutir o caso com o médico e o paciente.[13,58,74]

Existem outros pontos a serem considerados durante o período pós-parto, caso a mulher esteja amamentando. Um clínico deve consultar o médico responsável antes de utilizar quaisquer medicações para mulheres que estejam amamentando. Considerações alternativas incluíram a utilização de doses mínimas dos fármacos, fazendo a lactante armazenar seu leite em um banco antes do tratamento, fazendo-a amamentar antes do tratamento ou sugerindo o uso de uma fórmula infantil para o bebê, até que o tratamento farmacológico esteja finalizado. Dados limitados estão disponíveis sobre as dosagens e os efeitos sobre o leite materno.[51]

Em termo de plano de tratamento, é melhor que o tratamento odontológico eletivo seja evitado durante o primeiro trimestre devido à potencial vulnerabilidade do feto. O segundo trimestre é o período mais seguro para a realização do tratamento odontológico de rotina. É melhor adiar os procedimentos cirúrgicos complexos até depois do parto.

CONDIÇÕES MALIGNAS

Algumas lesões malignas podem dar metástases aos maxilares e imitarem uma infecção endodôntica, enquanto outras podem ser lesões primárias (Figura 5.2). As lesões malignas mais comuns de dar metástases aos maxilares são os cânceres de mama, pulmão, tireoide e próstata.[56] Uma radiografia panorâmica e uma imagem por tomografia computadorizada de feixe cônico (*cone-beam*)

Boxe 5.2 Lista parcial de medicamentos normalmente compatíveis com a gravidez e a amamentação.

- Anestésicos locais incluindo lidocaína, etidocaína e prilocaína
- Muitos antibióticos, incluindo penicilinas, clindamicina e azitromicina
- Paracetamol
- Aciclovir
- Prednisona
- Drogas antifúngicas, incluindo fluconazol e nistatina.

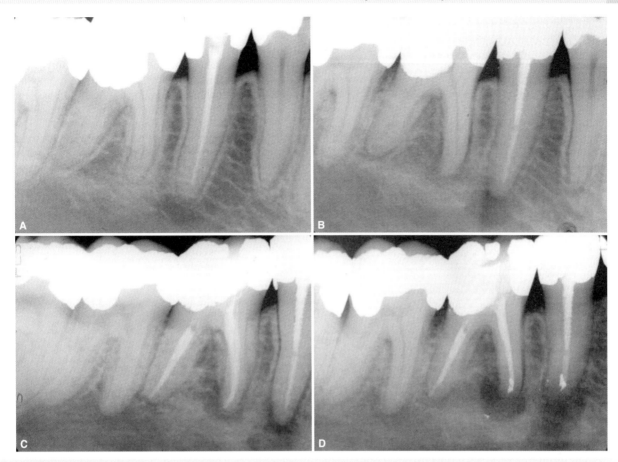

Figura 5.2 A. Aspecto perirradicular do dente 45 após o tratamento endodôntico feito por um dentista clínico. O diagnóstico era pulpite irreversível. **B.** A paciente foi encaminhada a um endodontista, 4 meses depois, para avaliação de áreas radiolúcidas nos dentes 45 e 46. Os sintomas indicavam pulpite irreversível do dente 46, com parestesia da porção direita do lábio inferior e do mento. O histórico médico pregresso revelou câncer de mama em remissão. **C.** Tratamento endodôntico não cirúrgico foi realizado no dente 46. Foi realizado o encaminhamento imediato a um oncologista/cirurgião oral para a realização de uma biopsia a fim de descartar uma origem não odontogênica dos sintomas. **D.** Radiografia pós-tratamento cirúrgico dos dentes 45 e 46. O relatório da biopsia confirmou a presença de câncer de mama metastático. (Cortesia de Dr. R. Sadowsky, Dr. L. Adamo e Dr. J. Burkes.)

são úteis para fornecer uma visão geral de todas as estruturas dentárias. Quando um clínico começa um procedimento endodôntico em um dente com uma lesão radiolúcida apical bem definida, pode-se assumir que seja um resultado de uma polpa dentária sem vitalidade. Entretanto, as provas de sensibilidade pulpar são essenciais para confirmar a falta de vitalidade pulpar. Uma polpa com vitalidade, nesses casos, indica uma lesão não odontogênica.

O exame cuidadoso das radiografias pré-tratamento, tomadas em diferentes angulações, é importante, pois as lesões de origem endodôntica não deveriam se desviar do ápice radiográfico nas várias imagens. Métodos alternativos, tais como a TCFC, podem fornecer informações diagnósticas importantes (ver Capítulo 2 sobre interpretação radiográfica).

Um diagnóstico definitivo de lesões perirradiculares somente pode ser feito depois da biopsia. Quando existe discrepância entre o diagnóstico inicial e os achados clínicos, é aconselhável que se faça uma consulta com um endodontista.

Os pacientes submetidos à quimioterapia ou à radioterapia da cabeça e do pescoço podem ter suas respostas de reparação comprometidas.[51] O tratamento deve ser iniciado somente depois que o médico do paciente tiver sido consultado. É preciso que exista um diálogo entre o dentista, o médico e o paciente antes de se determinar se um dente ou dentes deverão ser extraídos ou se devem receber treinamento endodôntico antes da radiação.

O efeito do feixe externo da radioterapia sobre o osso normal é diminuir o número de osteócitos, osteoblastos e células endoteliais, reduzindo, assim, o fluxo sanguíneo. As polpas podem se tornar necrosadas devido a essa condição comprometida.[51] As reações tóxicas durante e depois da radioterapia e da quimioterapia são diretamente proporcionais à quantidade de radiação ou à dose de fármacos citotóxicos aos quais os tecidos foram expostos. As toxicidades tardias podem ocorrer vários meses a anos após a radioterapia.

As infecções orais e quaisquer problemas potenciais devem ser abordados antes de iniciar a terapia com radiação. Recomenda-se que os dentes sem vitalidade pulpar sintomáticos recebam tratamento endodôntico, pelo menos, 1 semana antes do início da radioterapia ou quimioterapia, enquanto o tratamento dos dentes sem vitalidade pulpar assintomáticos pode ser postergado.[51] O desfecho do tratamento endodôntico deveria ser avaliado dentro da perspectiva dos resultados tóxicos da radiação e da terapia medicamentosa. A contagem de leucócitos (WBC, do inglês *white blood cells*) e o *status* das plaquetas de um paciente submetido à quimioterapia também devem ser revisados antes do tratamento endodôntico. Em geral, os procedimentos odontológicos de rotina podem ser realizados se a contagem de granulócitos for superior a 2.000/mm^3 e a contagem de plaquetas, maior que 50.000/mm^3. Se for preciso fazer um tratamento de urgência e a contagem de plaquetas estiver abaixo de 50.000/mm^3, é necessário consultar o médico do paciente.[51]

OSTEONECROSE DOS MAXILARES ASSOCIADA A MEDICAMENTOS

Os bifosfonatos oferecem grandes benefícios aos pacientes em risco de metástases ósseas, bem como na prevenção e no tratamento da osteoporose embora esses e outros fármacos, como denosumabe, estejam associados a uma rara ocorrência de osteonecrose.[90]

Para diferenciar a osteonecrose dos maxilares relacionada aos medicamentos (ONMB) de outras condições de reparação tardia, a seguinte definição de trabalho da ONMB foi adotada pela American Association of Oral and Maxillofacial Surgeons (AAOMS): os pacientes podem ser considerados como tendo ONMB se todas as três características seguintes estiverem presentes:[90]

1. O tratamento atual ou prévio com uma droga antirreabsortiva como os bifosfonatos ou uma droga antiangiogênica como o sunitinibe (Sutent, Pfizer, Nova York, NY, EUA), sorafenibe (Nexavar, Bayer, Leverkusen, Alemanha) ou o sirolimo (Rapamune, Pfizer, Nova York, NY, EUA).
2. Osso necrótico exposto, ou osso que pode ser sondado por meio de uma fístula intraoral ou extraoral, na região maxilofacial, que tenha persistido por mais de 8 semanas.
3. Sem história de radioterapia nos maxilares.

O risco de um paciente desenvolver osteonecrose dos maxilares enquanto está recebendo bifosfonatos orais parece ser baixo, mas existem fatores conhecidos por aumentarem o risco de ONMB (Boxe 5.3). Segundo as declarações de posicionamento da AAOMS citadas anteriormente, tais riscos incluem antecedentes de uso de bifosfonatos por via intravenosa (IV), em oposição à via intraoral (IO), uso de bifosfonatos para o tratamento do câncer (alto risco), terapia com corticosteroides, antecedentes de uso de tabaco, duração da terapia com bifosfonatos (> 2 a 3 anos), antecedentes de um procedimento cirúrgico bucal (p. ex., cirurgia dentoalveolar e extração de dentes), fatores anatômicos (a mandíbula tem maior risco que a maxila), doenças bucais concomitantes (p. ex., doença periodontal ou infecção periapical), gênero (feminino), idade e predisposições genéticas.

Os resultados do tratamento da ONMB são imprevisíveis, e as estratégias de prevenção são extremamente importantes. O manejo dos pacientes de alto risco pode incluir o tratamento endodôntico não cirúrgico dos dentes que, de outra forma, seriam extraídos. A combinação de extrusão ortodôntica e extração exangue – esfoliação das raízes extruídas após sua movimentação – também foi sugerida, com o objetivo de minimizar o trauma e melhorar a saúde dos tecidos circundantes em pacientes em risco de desenvolver ONMB ou quando um paciente se recusa a ser submetido a uma extração dentária convencional.[102]

Boxe 5.3 Fatores de risco para o desenvolvimento de osteonecrose associada a bifosfonatos.

- Histórico de uso de bisfosfonatos por mais de 2 a 3 anos, especialmente por terapia intravenosa
- Histórico de câncer, osteoporose ou doença de Paget
- Histórico de um procedimento dentário traumático
- Paciente com idade acima de 65 anos
- Histórico de periodontite
- Histórico de uso crônico de corticosteroides
- Histórico de tabagismo
- Histórico de diabetes.

Para pacientes com maior risco de ONMB, os procedimentos cirúrgicos tais como extrações, cirurgia endodôntica ou colocação de implantes dentários deveriam ser evitados. (Ver https://www.aaoms.org/docs/govt_affairs/advocacy_white_papers/mronj_position_paper.pdf.) Higiene bucal constante e cuidados dentários regulares podem ser a melhor abordagem para reduzir o risco de ONMB. Os pacientes que fazem uso de bifosfonatos e são submetidos à terapia endodôntica devem assinar um formulário de consentimento, informando, inclusive, sobre os riscos, benefícios e planos de tratamento alternativos. As seguintes recomendações foram sugeridas para reduzir o risco de ONMB associado com o tratamento endodôntico:[62]

- Aplique um enxaguante bucal com clorexidina, por um minuto, antes de iniciar o tratamento, a fim de reduzir a carga bacteriana da cavidade bucal
- Evite usar agentes anestésicos com vasoconstritores, para prevenir o comprometimento da vascularização dos tecidos
- Trabalhe sob condições assépticas, inclusive removendo todas as cáries e utilizando isolamento absoluto antes dos procedimentos realizados no interior dos canais radiculares
- Evite danificar os tecidos gengivais durante a colocação do dique de borracha
- Evite manter a patência do forame apical, para prevenir a bacteriemia
- Use técnicas que reduzam o risco de sobreobturação e sobreinstrumentação.

O uso intensivo de antibióticos sistêmicos está indicado na presença de uma infecção em paciente que faz uso de bifosfonatos.[51] A descontinuação da terapia com bifosfonatos pode não eliminar qualquer risco de desenvolver uma ONMB.[54,57,59] Alguns clínicos propuseram o uso do teste CTX (telopeptídeo carboxiterminal da cadeia α1 de colágeno tipo I, do inglês *C-terminal telopeptide of type I collagen α₁ chain*) (Quest Diagnostics, Madison, NJ) para a avaliação do risco de desenvolvimento de osteonecrose óssea. Para pacientes que desenvolveram ONMB, uma coordenação próxima com um cirurgião bucomaxilofacial ou oncologista é altamente recomendada.

A AAE atualizou sua diretriz publicada em 2018, intitulada "Implicações Endodônticas da ONMB", em que afirma: "dados ausentes, o comitê considera o risco de ONM depois da colocação de implantes dentários e procedimentos endodônticos ou periodontais que requerem a exposição e a manipulação do osso como comparável ao risco associado à extração dentária." (ver https://www.aae.org/specialty/wp-content/uploads/sites/2/2018/07/AAE_MedRelated_ONJ.pdf.). É fundamental que se faça uma conscientização perspicaz dos potenciais riscos de ONMB nos pacientes que recebem terapia com bifosfonatos. Uma atenção crescente à prevenção, ao reconhecimento e ao manejo da ONMB permitirá ao clínico tomar as melhores decisões terapêuticas. Nosso conhecimento da ONMB está se desenvolvendo rapidamente e é essencial que o clínico acompanhe a evolução da literatura para detectar alterações nos protocolos de tratamento.[54,57,59]

VÍRUS DA IMUNODEFICIÊNCIA HUMANA E SÍNDROME DA IMUNODEFICIÊNCIA ADQUIRIDA

De 1987 até 1994, a mortalidade pela doença do vírus da imunodeficiência humana (HIV, do inglês *human immunodeficiency virus*) aumentou, alcançando um platô em 1995. Subsequentemente, a taxa de mortalidade para essa doença diminuiu em média 33% por ano, de 1995 até 1998, e 6,2% por ano, de 1999 até 2016.[119] Essa melhora acentuada parece ser devida ao uso de uma combinação de terapia antirretroviral altamente ativa (HAART) e a melhora das estratégias de prevenção.[51]

É importante, ao tratar pacientes com síndrome da imunodeficiência adquirida (AIDS, do inglês *acquired immunodeficiency syndrome*), que o clínico compreenda o nível de imunossupressão dos pacientes, bem como suas terapias farmacológicas e o potencial para infecções oportunistas. Embora o efeito da infecção pelo HIV sobre o prognóstico a longo prazo da terapia endodôntica seja desconhecido, foi demonstrado que os clínicos podem não precisar alterar suas expectativas a curto prazo para reparação periapical em pacientes infectados com HIV.[80] A equipe clínica também deve minimizar a possibilidade de transmissão do HIV por um paciente infectado – e isso é conseguido pela adesão às precauções universais. (Ver Precauções Universais para Prevenção da Transmissão do HIV e de outras Infecções Transmitidas pelo Sangue [*Universal Precautions for Prevention of Transmission of HIV and Other Bloodborne Infections*], disponível, em inglês, em: https://www.cdc.gov/niosh/topics/bbp/universal.html.)

Embora a saliva não seja a principal rota de transmissão do HIV, o vírus foi encontrado na saliva e sua transmissão por esse meio já foi relatada.[32] O sangue infectado pode transmitir o HIV e, durante alguns procedimentos, pode se misturar à saliva. As luvas de látex e os óculos de proteção são essenciais para o clínico e sua equipe. O HIV pode ser transmitido por ferimento com agulha ou por um instrumento, mas a frequência dessa transmissão é baixa, principalmente com agulhas de pequeno calibre. Entretanto, "Os pacientes com alto risco de AIDS e aqueles nos quais foi diagnosticado AIDS ou HIV deveriam ser tratados de modo idêntico ao tratamento de qualquer outro paciente, ou seja, com precauções padrão."[51]

Um aspecto fundamental do plano de tratamento para o paciente com HIV ou AIDS é determinar a contagem de linfócitos CD4$^+$ atual e o nível de imunossupressão. Em geral, os pacientes com uma contagem de células CD4$^+$ excedendo 350 células/mm^3 podem receber todos os tratamentos odontológicos indicados. Os pacientes com uma contagem de células CD4$^+$ menor que 200 células/mm^3 ou neutropenia grave – contagem de neutrófilos abaixo de 500/mℓ – terão maior suscetibilidade às infecções oportunistas e podem ser medicados efetivamente com medicamentos profiláticos. As contagens de leucócitos e diferenciais, bem como a contagem de plaquetas, deveriam ser solicitadas antes que qualquer procedimento cirúrgico seja realizado. Os pacientes com trombocitopenia grave podem precisar de medidas especiais – reposição de plaquetas – antes dos procedimentos cirúrgicos. Deve-se também tomar cuidado ao prescrever quaisquer medicações das quais o paciente possa desenvolver efeitos adversos medicamentosos, incluindo reações alérgicas, reações por toxicidade medicamentosa, hepatotoxicidade, imunossupressão, anemia, interações medicamentosas sérias e outros problemas potenciais. O profissional também deveria estar ciente das manifestações orais da doença com relação ao diagnóstico e ao plano de tratamento. Por exemplo, a candidíase da mucosa bucal, o sarcoma de Kaposi, a leucoplasia pilosa dos bordos laterais da língua, herpes-vírus simples, herpes-zóster, ulcerações aftosas recorrentes, eritema gengival linear, periodontite ulcerativa necrosante, estomatite necrosante, verrugas bucais, paralisia facial, neuropatia do trigêmeo, aumento de volume das glândulas salivares, xerostomia e pigmentação melanótica também são todos os achados associados à infecção pelo HIV. É essencial que a consulta com o médico do paciente ocorra antes da realização dos procedimentos cirúrgicos ou do início de planos de tratamento complexos.[51,94]

IMPLANTES PROTÉTICOS

Pacientes com implantes protéticos frequentemente são tratados nos consultórios dentários. A questão relacionada à necessidade de profilaxia antibiótica para prevenir a infecção das próteses vem sendo debatida a muitos anos. Uma breve revisão do tema pode ser interessante para os clínicos.

Uma declaração foi divulgada em conjunto em 2003 pela American Dental Association (ADA; Chicago, IL) e pela American Academy of Orthopaedic Surgeons (AAOS; Rosemont, IL) em uma tentativa de esclarecer a questão.[30] A declaração concluiu que as evidências científicas não apoiam a necessidade de realizar procedimentos odontológicos para a prevenção das infecções nas próteses articulares. É preciso notar que, embora o tratamento endodôntico tenha mostrado ser uma possível causa de bacteriemia,[21,42] o risco é mínimo, em comparação às exodontias, à cirurgia periodontal, à raspagem e à profilaxia.[75] Contudo, houve numerosas opiniões conflitantes sobre a necessidade de utilizar pré-medicação nos pacientes que foram levantados durante os próximos 15 anos após a publicação da declaração original em 2003, de modo que a declaração feita, em 2009, pela AAOS denominada Profilaxia Antibiótica para Bacteriemia em Pacientes com Próteses Articulares (em inglês, *Antibiotic Prophylaxis for Bacteriemia in Patients with Joint Replacements*), a qual recomendava aos clínicos pensar na possibilidade de utilizar profilaxia antibiótica para todos os pacientes com próteses articulares totais, antes de qualquer procedimento invasivo que possa causar bacteriemia. (Ver American Academy of Orthopaedic Surgeons: a AAOS publicou uma nova declaração sobre o uso dos antibióticos após uma artroplastia, disponível em www.aaos.org/news/aaosnow/may09/cover2.asp). Em 2012, foi publicada uma diretriz baseada em evidências que incluía recomendações das diretrizes de prática clínica da AAOS-ADA para a Prevenção da Infecção dos Implantes Ortopédicos em Pacientes Submetidos a Procedimentos Odontológicos (em inglês, *Prevention of Orthopaedic Implant Infection in Patients Undergoing Dental Procedures*). Essa diretriz afirmou que existem evidências limitadas para descontinuar a prática de prescrever rotineiramente antibióticos profiláticos para pacientes com implantes de próteses articulares de quadril e joelho submetidos aos procedimentos odontológicos. (Ver American Academy of Orthopaedic Surgeons: Prevenção da Infecção dos Implantes Ortopédicos em Pacientes Submetidos a Procedimentos Odontológicos, disponível em www.aaos.org/research/guidelines/PUDP/PUDP_ guideline.pdf). Em 2015, o *Journal of the American Dental Association* publicou um artigo baseado em uma revisão de pesquisas anteriores, afirmando que "para pacientes com implantes articulares protéticos, os antibióticos profiláticos não são recomendados antes dos procedimentos odontológicos para prevenir a infecção das próteses articulares. O profissional e o paciente devem considerar as possíveis circunstâncias clínicas que podem sugerir a presença de um risco médico significativo no fornecimento de cuidados dentários sem profilaxia antibiótica, bem como os riscos conhecidos de uso frequente ou disseminado de antibióticos."[103] A atualização de 2017 do Guia de Referência em Profilaxia Antibiótica (*Antibiotic Prophylaxis Reference Guide*) também reflete essa posição (ver https://www.aae.org/specialty/wp-content/uploads/sites/2/2017/06/aae_antibiotic-prophylaxis-2017 update.pdf.)

A consulta com o médico do paciente, sendo realizada caso a caso, é aconselhável para avaliar a necessidade de profilaxia.

TRANSTORNOS PSIQUIÁTRICOS E COMPORTAMENTAIS

A redução do estresse é um fator importante no tratamento dos pacientes com transtornos comportamentais e psiquiátricos. A sensibilidade às necessidades do paciente deve ser parte da abordagem da equipe odontológica. Interações medicamentosas e efeitos colaterais estão associados aos antidepressivos tricíclicos, aos inibidores da monoamina oxidase e a medicamentos ansiolíticos.[51] A consulta com médicos, nesses casos, é essencial antes de se prescrever sedativos, hipnóticos, anti-histamínicos ou opioides.

AVALIAÇÃO PSICOSSOCIAL

A sessão inicial, durante a qual são coletados os históricos médico e dentário, fornece uma oportunidade para considerar o *status* psicossocial do paciente e como ele valoriza sua saúde bucal. Embora alguns pacientes possam querer preservar um dente com prognóstico questionável, outros podem não ter a capacidade de compreender os riscos e benefícios potenciais. Seria um equívoco levar os pacientes para além do que eles possam compreender e apreciar. Ademais, os pacientes não deveriam estar autorizados a determinar um plano de tratamento que tenha prognóstico ruim.

O clínico também deve analisar o nível de ansiedade do paciente como uma parte importante da preparação para o procedimento seguinte. É razoável assumir que a maioria dos pacientes está ansiosa até certo ponto, especialmente quando eles estão prestes a ser submetidos ao tratamento endodôntico. Uma conversa, descrevendo o procedimento e o que o paciente pode esperar, é uma parte importante de um protocolo de redução da ansiedade.

Um estudo avaliou as vias mais comuns de medo e ansiedade nos pacientes que fizeram um tratamento endodôntico previamente ou para os quais havia sido planejado tal procedimento. O condicionamento cognitivo e as trajetórias parentais pareceram ser a causa primária ($P < 0,05$) de medo e ansiedade com o tratamento dos condutos radiculares. As mulheres tinham uma probabilidade maior de ser influenciadas pelas experiências de condicionamento indireto, tais como as vias de condicionamento informativo, paterno, ameaça verbal e indiretas. Concluiu-se que a origem dos medos dos pacientes requer mais atenção à importância de se tratar a ansiedade e o medo relacionados aos procedimentos endodônticos. Um maior conhecimento sobre esses fatores poderia permitir aos dentistas tratar melhor os pacientes em uma sociedade multicultural.[17] Mais informações serão fornecidas no item Ansiedade, neste capítulo.

Desenvolvimento do plano de tratamento endodôntico

O valor estratégico de um dente, a longo prazo, deve ser considerado antes de se apresentar um plano de tratamento endodôntico. Por exemplo, o plano de restaurações poderia ser prejudicado pela inclusão de um dente com um prognóstico endodôntico questionável. Atualmente, existem opções de tratamento endodôntico que não eram anteriormente apoiadas por níveis de evidência significativos. As opções incluem a terapia de dentes com polpa dentária com vitalidade, os procedimentos regenerativos e o reimplante intencional. Embora algumas decisões possam ser diretas, considerar as opções de tratamento alternativas pode ser desafiador, já que o clínico ponderará múltiplos fatores que desempenharão um papel relevante na determinação do sucesso ou fracasso final do caso. Por exemplo, caso o procedimento endodôntico inicial, cirúrgico ou não cirúrgico, tenha fracassado, a alternativa mais comum tem sido implante ou uma prótese fixa ou removível. Todavia, existem evidências crescentes de que a reimplantação intencional seja um procedimento com uma boa relação custo-benefício, que pode ser realizada, em casos selecionados, com um bom prognóstico. É importante notar que, mesmo que a reimplantação fracasse, um implante dentário continua sendo uma opção adicional.

Deve-se considerar a possibilidade de encaminhar o paciente a um especialista quando a complexidade de um procedimento estiver além da capacidade do clínico. A complexidade pode ser devida a fatores ligados à restauração, à anatomia incomum e à calcificação da câmara pulpar e/ou do canal. Outros fatores que afetam o prognóstico endodôntico incluem fatores periodontais, restauradores e a saúde sistêmica do paciente.

Prognóstico endodôntico

Estudos de prognóstico identificaram diversos fatores pré-operatórios que afetam a evolução do tratamento endodôntico primário. Em uma revisão sistemática, foi determinado que a ausência de área radiolúcida periapical melhora significativamente a evolução do tratamento endodôntico. O mesmo estudo também demonstrou que a vitalidade do dente não tem um impacto sobre o prognóstico do tratamento endodôntico, desde que o periápice esteja saudável.[72] Estudos têm demonstrado que o tamanho da área radiolúcida também pode afetar a evolução do tratamento endodôntico.[72,87] Foi observado que a existência de uma fístula sinusal, bolsas estreitas mas com profundidade de sondagem periodontal profunda, dor e secreções sinusais têm um efeito significativo na evolução do tratamento endodôntico não cirúrgico.[69] A dor pré-operatória não é apenas um dos fatores predicativos mais importantes da dor pós-operatória,[66] ela também tem um impacto sobre a sobrevida do dente após o tratamento endodôntico.[68]

Esses achados sugerem que todos os sinais e sintomas preexistentes, que podem afetar o prognóstico do tratamento, com os fatores prognósticos associados a outras disciplinas – que serão discutidos no próximo segmento –, deveriam ser levados em consideração quando se desenvolve um plano de tratamento. É de importância fundamental que o prognóstico e os riscos e benefícios do tratamento também sejam transmitidos ao paciente antes do início do tratamento. Existe uma crença generalizada de que os prognósticos para os casos de retratamento são piores que para o tratamento primário, mas essa opinião não tem apoio universal. Em uma revisão sistemática, foi sugerido que os resultados dos casos de retratamento deveriam ser similares aos dos casos tratados, desde que o acesso à infecção apical possa ser restabelecido.[67] No entanto, existem algumas evidências indicando que a incidência de dor pós-operatória e de exacerbações é mais alta nos casos de retratamento em comparação aos casos tratados pela primeira vez.[36] A presença de lesão periapical pré-operatória, a extensão apical da obturação radicular e a qualidade da restauração coronária comprovadamente afetam de forma significativa a evolução dos casos de retratamento.[67]

Os casos de retratamento oferecem um conjunto específico de desafios ao clínico (Figuras 5.3 e 5.4), e esse tópico é coberto amplamente no Capítulo 10. Questões importantes a serem consideradas antes do retratamento incluem as seguintes:

- Por que o tratamento fracassou?
- É possível identificar o ponto de entrada das bactérias no espaço do conduto radicular?
- As radiografias prévias estão disponíveis para revisão?
- Existe um problema evidente no procedimento endodôntico que pode ser corrigido?
- O sistema de condutos radiculares é prontamente acessível para reintervenção?

Capítulo 5 • Avaliação dos Casos e Plano de Tratamento   145

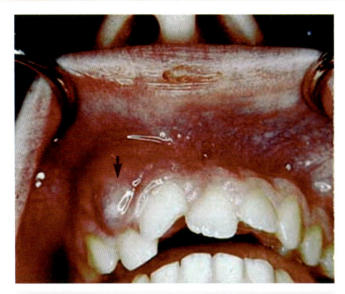

Figura 5.3 A incisão e a drenagem deveriam ser realizadas nesse inchaço com ponto de flutuação (*seta*), com a instrumentação do canal.

- Existem fatores adicionais (ou seja, um defeito periodontal significativo ou estar sendo tratado com imunoterapia) que podem ter contribuído para o fracasso
- O dente é indispensável para o tratamento protético? (Tenha em mente que incluir um dente com um prognóstico endodôntico ou periodontal questionável pode pôr em risco uma prótese inteira.)
- O paciente compreende o prognóstico para o dente e quer tentar o retratamento? Essa pergunta e sua resposta devem ser documentadas no prontuário do paciente. O dentista deveria inserir a seguinte declaração nos registros do paciente: "Todas as opções razoáveis, incluindo a extração, foram apresentadas ao paciente, e as vantagens e desvantagens de cada uma delas lhe foram explicadas."

Um plano de retratamento deveria ser desenvolvido depois que o clínico determinou a causa do fracasso e ponderou outros fatores que possam afetar o prognóstico, por exemplo, fratura radicular, restauração deficiente (Figuras 5.5 a 5.8). Os casos de retratamento podem precisar de um tratamento endodôntico cirúrgico em combinação com o retratamento não cirúrgico. Fazer o encaminhamento a um especialista frequentemente é útil ao realizar o planejamento do tratamento para casos complexos. Caso esteja sendo considerado o retratamento de um dente – com ou sem cirurgia – com uma restauração nova, seria necessário ponderar contra a possibilidade de reimplantação intencional ou de um implante. Muitas variáveis devem ser consideradas antes que se chegue a uma conclusão razoável.

TRATAMENTO EM SESSÃO ÚNICA *VERSUS* MÚLTIPLAS SESSÕES

O plano de tratamento inclui a consideração de uma abordagem com sessão única ou múltiplas sessões. O número de raízes, anatomia dos canais, tempo disponível e as habilidades do clínico estão entre os fatores a serem considerados. A intensidade dos sintomas pré-tratamento do paciente é outra consideração importante. Por exemplo, um paciente com dor intensa, com ou sem inchaço, não é um candidato ideal para receber tratamento endodôntico em sessão única. A meta inicial para o paciente com dor intensa deveria ser dirigida para o alívio da dor, com a obturação do canal sendo adiada até que os sintomas tenham ficado sob controle. A ponderação do clínico sobre o que o paciente é capaz de tolerar com conforto – com relação à duração da sessão – é realizada caso a caso. A segunda sessão permite ao clínico determinar o efeito do tratamento inicial e, então, completar a instrumentação e a obturação – se o dente não é mais sintomático.

Numerosos estudos compararam os casos com sessões múltiplas e únicas, bem como chegaram a conclusões diferentes sobre os desfechos de cada abordagem. Por exemplo, alguns estudos relataram menor dor pós-tratamento nos casos com sessão única,[52,84,104] enquanto uma revisão sistemática detectou que a

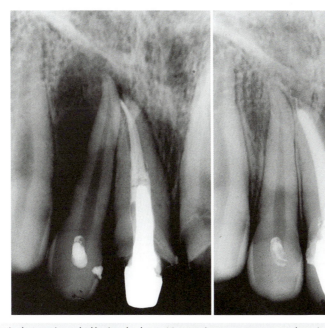

Figura 5.4 Dois anos depois da terapia endodôntica do dente 11, o paciente retornou com dor e inchaço. Um clínico equivocadamente começou o acesso endodôntico no dente 12, sem confirmar o diagnóstico radiográfico aparente por testes de sensibilidade. O dente 12 tinha polpa com vitalidade, e o dentre 11 foi retratado com sucesso após a remoção do núcleo intrarradicular. (Cortesia de Dr. Leon Schertzer.)

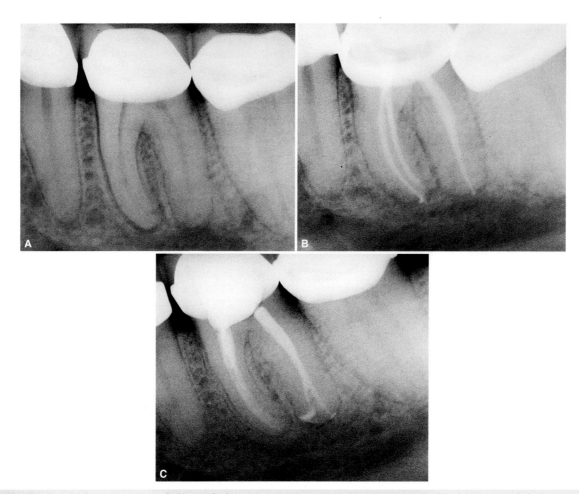

Figura 5.5 Vários anos após o tratamento endodôntico do dente 36, o paciente retornou com queixa principal de dor e incapacidade de mastigar sobre o dente. Apesar da aparência radiográfica de um tratamento endodôntico excelente, o dente foi retratado e a dor do paciente desapareceu. Observar a anatomia irregular da raiz distal, que não estava evidente durante o procedimento inicial. **A.** Radiografia inicial. **B.** Término do primeiro tratamento endodôntico. **C.** Retratamento.

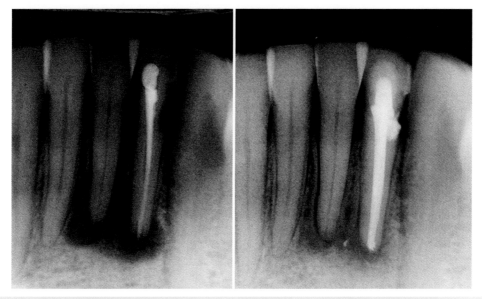

Figura 5.6 A radiografia inicial era enganosa e indicou os dentes 32 e 31. Os testes pulpares indicaram polpa vital no dente 31 e ele não foi tratado. O retratamento do dente 32 resultou na reparação da lesão perirradicular. (Cortesia de Dr. Leon Schertzer.)

Capítulo 5 • Avaliação dos Casos e Plano de Tratamento   147

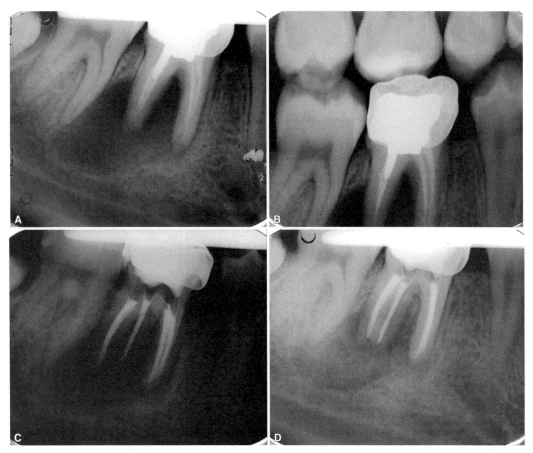

Figura 5.7 Tratamento não cirúrgico do dente 46. Uma raiz adicional foi localizada e tratada. **A.** Observar o tratamento endodôntico inadequado e a lesão periapical volumosa. **B.** Radiografia interproximal. **C.** Retratamento após a remoção do núcleo intrarradicular. **D.** A radiografia realizada na reavaliação após 18 meses indica a reparação periapical.

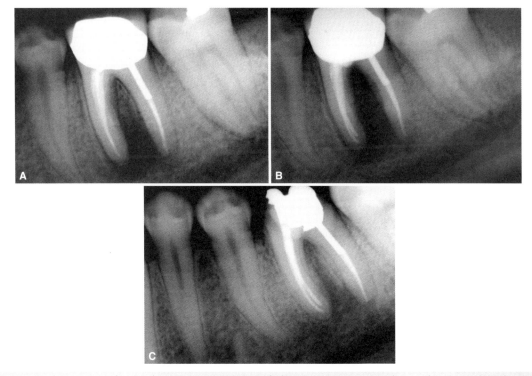

Figura 5.8 Apesar de algumas exacerbações durante o retratamento endodôntico, esse caso respondeu rapidamente após o término da terapia. A avaliação radiográfica indica uma boa resposta periapical após apenas 4 meses. **A.** Radiografia realizada 2 anos depois do tratamento endodôntico inicial. **B.** Retratamento da raiz mesial. **C.** Radiografia realizada 4 meses depois do retratamento.

incidência de desconforto após a obturação era similar para as técnicas com sessões múltiplas ou única.[29] Em outra revisão sistemática, concluiu-se que havia uma falta de evidências conclusivas, indicando uma prevalência significativamente diferente da dor ou agudização pós-tratamento com o tratamento endodôntico em sessão única ou em múltiplas sessões.[92] As diferenças na metodologia de pesquisa explicam o conflito entre esses achados.

Com relação à taxa de reparação para os casos tratados em sessão única ou em múltiplas sessões, as revisões sistemáticas observaram que não existe uma diferença detectável na efetividade do tratamento dos condutos radiculares em termos de sucesso radiológico entre a sessão única e as múltiplas sessões,[29] mesmo nos casos de dentes infectados.[104]

Os dentes com polpas dentárias sem vitalidade e com periodontite apical representam um problema microbiológico. É importante evitar empurrar os resíduos bacterianos para os tecidos periapicais. Não existe um consenso sobre a conveniência do tratamento endodôntico em sessão única para tratar esses pacientes. Alguns autores postularam que o uso interconsulta de um curativo antimicrobiano é essencial para desinfetar completamente o sistema de condutos radiculares.[99,100,110] Por outro lado, outros pesquisadores não encontraram diferença estatisticamente significativa na taxa de sucesso ao se utilizar a abordagem de sessão única ou de múltiplas sessões para o dente sem vitalidade pulpar com periodontite apical.[29,63,77,79,87,91,116]

Diferenças nos achados das pesquisas relacionadas a sessões únicas ou múltiplas podem ser devidas às variações nas metodologias de pesquisa, incluindo o tamanho da amostra, a duração do seguimento e os métodos de tratamento.

É possível que a eliminação total das bactérias pode não ser absolutamente necessária para a reparação. Talvez, a redução máxima das bactérias, a obturação efetiva dos condutos radiculares e uma restauração coronária satisfatória, realizada em momento oportuno, possam resultar em um alto nível de sucesso clínico. Entretanto, independentemente do número de sessões, é fundamental que se realize uma desinfecção bacteriológica efetiva do sistema de condutos radiculares.

O plano de tratamento para um caso endodôntico deveria ser baseado nas considerações biológicas. Os pacientes que se apresentam com sintomas agudos possuem um conjunto diferente de questões biológicas e clínicas em comparação àqueles com um dente assintomático. O inchaço associado a um abscesso, à celulite ou à presença de uma via de drenagem representa sinais de processos patológicos. O significado biológico dessas condições deveria ser considerado antes da determinação das metas específicas para cada sessão.

Desenvolver metas para cada sessão ajuda a organizar o tratamento. Por exemplo, um dente assintomático, com uma anatomia simples, seja anterior, pré-molar ou molar, pode ser um candidato ao tratamento em sessão única, dependendo das habilidades do profissional. No entanto, conforme a complexidade do caso aumenta e/ou os sintomas se tornam mais graves, uma abordagem com múltiplas sessões é mais adequada.

Essas recomendações têm um embasamento biológico. Biologicamente, não é razoável fazer a instrumentação parcial do sistema de condutos radiculares, deixando, portanto, remanescentes de polpa dentária inflamada residual ou restos necróticos no canal, porque tais remanescentes podem causar dor e ser suscetíveis à infecção. O clínico precisa estar ciente que só deve começar a instrumentação do canal se tiver tempo suficiente para a extirpação de todo o tecido pulpar e o completo desbridamento do sistema de condutos radiculares.

Na maioria dos casos, os procedimentos clínicos necessários para concluir o tratamento endodôntico podem ser realizados em uma sessão única. Contudo, isso não significa que seja o curso de tratamento mais sensato. O que pode ser feito e o que deveria ser feito representam duas abordagens muito diferentes do tratamento endodôntico. A saúde sistêmica do paciente, o nível de ansiedade e os sintomas, bem como a complexidade do sistema de condutos radiculares e a experiência do clínico são todos fatores que devem ser considerados.

Um estudo relacionado ao desfecho do tratamento endodôntico inicial detectou a complexidade de se tratar a periodontite apical.[87] O autor comentou que o tratamento dessa doença não pode ser melhorado simplesmente alterando as técnicas de tratamento. Como a periodontite apical resulta de interações entre microrganismos, seu meio ambiente e o sistema imune do hospedeiro, somente o uso de modificadores efetivos de qualquer um desses três fatores pode melhorar significativamente a evolução do tratamento.

ENDODONTIA CIRÚRGICA

A avaliação cirúrgica é especialmente valiosa no diagnóstico das lesões que podem ser não odontogênicas. A biopsia é o meio definitivo de diagnosticar uma afecção óssea, que pode imitar uma lesão de origem endodôntica. Quando o retratamento está sendo considerado, o clínico deve determinar se o mais adequado é o tratamento não cirúrgico, cirúrgico ou combinado. Essa decisão é influenciada pela presença de restaurações complexas, pelos núcleos intrarradiculares e pela avaliação radiográfica antes da terapia endodôntica.

A cirurgia paraendodôntica é realizada mais frequentemente em uma tentativa de melhorar o selamento apical e corrigir as falhas da terapia não cirúrgica. As bactérias são a causa essencial de fracasso, desse modo, é importante que o clínico determine a via de ingresso das bactérias. Por exemplo, uma restauração deficiente ou cáries recorrentes resultarão em microinfiltração no interior do condutor radicular. A menos que essa questão seja abordada, o desfecho da cirurgia apical pode não ser previsível (Figura 5.9).

Quando uma restauração deficiente é identificada, ela deve ser substituída para prevenir a continuidade da penetração bacteriana. A cirurgia endodôntica (ver Capítulo 11) também pode ser realizada como um procedimento primário, quando existem complicações, como metamorfose cálcica – obliteração do canal radicular. Nesses casos, usando a cirurgia como terapia primária, um selamento apical pode ser estabelecido ao mesmo tempo que se preserva a coroa do dente. O plano de tratamento para esses casos é determinado depois que revisarmos múltiplas radiografias e considerarmos a possibilidade de completar a terapia não cirúrgica sem destruir um dente natural ou uma coroa funcional segundo os demais parâmetros. A cirurgia paraendodôntica sem terapia não cirúrgica prévia deveria ser considerada um tratamento de último recurso e somente quando o tratamento não cirúrgico for impossível de ser realizado.

Revisar a melhor evidência disponível para os tratamentos alternativos é um aspecto importante do plano de tratamento para um dente com fracasso da terapia endodôntica. Evidências relativas ao potencial de reparação depois da cirurgia paraendodôntica são uma consideração importante no manejo da doença pós-tratamento.[86] Numerosos estudos examinaram o desfecho da cirurgia apical, e os resultados variaram consideravelmente.[111,114,121] Essa variabilidade pode refletir as diferenças no desfecho real ou refletir as variações nas técnicas de seleção de casos, nos períodos de reavaliação e na metodologia.

Um estudo prospectivo indicou que existe uma razão de chances (*odds ratio*) maior para a persistência da doença para dentes com lesões maiores pré-tratamento e com uma obturação dos condutos radiculares de comprimento adequado.[114] Outro estudo detectou

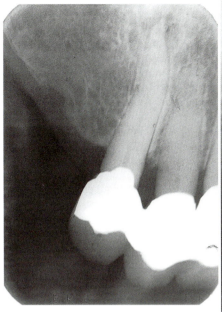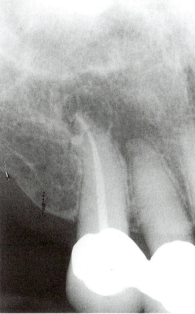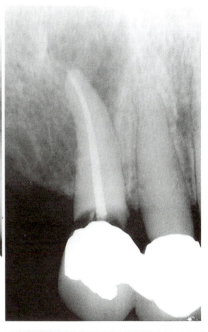

Figura 5.9 Quatro anos depois da terapia endodôntica, o paciente se queixava de dor e inchaço associados ao dente 13. A impressão inicial era a de que a cirurgia apical estaria indicada. Entretanto, radiografias adicionais revelaram a verdadeira causa do fracasso do tratamento endodôntico. O acesso endodôntico inicial pela coroa ou pela cárie danificou o selamento coronário, seguindo-se a recidiva da cárie.

que os pacientes que se apresentavam com dor no exame inicial antes da cirurgia tiveram uma taxa de reparação significativamente mais baixa no seguimento de 1 ano em comparação aos pacientes que não tinham dor no exame inicial.[111]

Também é preciso notar que já foi demonstrado que a condição periodontal do dente, incluindo os níveis de osso interproximal e a quantidade de perda óssea marginal, afeta significativamente o prognóstico a longo prazo da cirurgia periapical.[112,115] Além disso, foi demonstrado que as lesões endodôntica isoladas têm taxas de sucesso muito mais elevadas no seguimento de 1 e 5 anos (95,2%) em comparação às lesões combinadas endodônticas-periodontais (77,5%).[46]

Ocorreram imensas alterações na técnica e nos materiais cirúrgicos. O advento da microscopia, da endoscopia e do ultrassom, bem como a melhora dos materiais para obturação retrógrada, representam modificações importantes da técnica cirúrgica. O estudo de desfecho comparando a cirurgia radicular apical (TRS, do inglês *traditional root-end surgery*) e a microcirurgia endodôntica (EMS, do inglês *endodontic microsurgery*) detectou que a probabilidade de sucesso da EMS foi 1,58 vez maior que a probabilidade de sucesso para a TRS.[97] Outro estudo comparando as técnicas de EMS, com ou sem o uso de ampliação maior, detectou que a diferença da probabilidade de sucesso entre os grupos era estatisticamente significativa para os molares, mas não foram encontradas diferenças significativas para os pré-molares e para os dentes anteriores.[96] A TCFC mostrou ser valiosa em alguns casos cirúrgicos, produzindo imagens tridimensionais de um dente, da lesão e das estruturas anatômicas adjacentes. É útil para a localização do canal mandibular,[48] do forame mentoniano, do seio maxilar e da cavidade nasal.[18]

REIMPLANTAÇÃO INTENCIONAL

A reimplantação intencional é um procedimento que há muito é visto como uma medida de último recurso e que raramente é considerado durante o plano de tratamento. Sua crescente popularidade pode ser baseada nas evidências que indicam que sua taxa de sucesso, quando são seguidas as diretrizes específicas, pode se aproximar daquela de outros procedimentos endodônticos e implantes dentários. Quando comparado aos implantes dentários, o procedimento oferece um meio mais oportuno e com melhor relação custo-efetividade para a manutenção de um dente que, de outra forma, seria perdido. Em termos de resultados centrados no paciente, a reimplantação deveria ser considerada antes da extração dos dentes previamente tratados endodonticamente. Embora o tratamento endodôntico não cirúrgico e cirúrgico continue sendo o tratamento preferível para a maioria dos pacientes, as evidências estão dando respaldo para o conceito de que a reimplantação de um dente é uma opção valiosa para alguns pacientes. Deve-se notar que, nesses casos, em que a reimplantação não tem êxito, um implante dentário continua sendo uma opção.

Em 2017, uma revisão sistemática comparou a sobrevida dos dentes reimplantados intencionalmente, usando uma técnica moderna e com ótimo custo-efetividade, em comparação a implantes em dentes unitários; 6 estudos atenderam aos critérios de inclusão. A metanálise resultou em uma taxa de sobrevivência de 89,1%. Em comparação a um implante em dente unitário, a reimplantação intencional teve melhor relação custo-efetividade, mesmo quando também foram necessários um núcleo intrarradicular ou munhão e coroas individualizados. Os autores concluíram que, baseado na metanálise, houve uma alta taxa de sobrevida para a reimplantação intencional. Embora a taxa de sobrevida para implantes fosse mais alta, a implantação intencional é uma modalidade de tratamento com melhor relação custo-efetividade. Os autores concluíram que, "Quando os retratamentos não cirúrgicos e cirúrgicos de um dente não são exequíveis ou têm um mal prognóstico, a reimplantação intencional com uma técnica moderna é um método confiável e com boa relação custo-efetividade para tratar os dentes. A opção de reimplantação intencional deveria ser discutida com os pacientes como uma alternativa à extração e à colocação de implantes."[53] (Para mais informações, ver o Capítulo 11.)

ENDODONTIA REGENERATIVA

O tratamento endodôntico regenerativo é uma área em desenvolvimento no tratamento dos dentes imaturos com canais radiculares infectados que tem sido descrita como "uma mudança de paradigma"[22] no manejo desses dentes e pode resultar na continuidade da maturação da raiz e no fechamento apical. As abordagens tradicionais, usando hidróxido de cálcio para a apicificação e as técnicas de barreira apical usando o agregado de trióxido mineral (MTA, do inglês *mineral trioxide aggregate*), têm sido usadas no tratamento dos dentes imaturos com necrose pulpar. Ao usar essa técnica, geralmente não existe um desenvolvimento adicional da raiz. A raiz continua delgada e frágil, com alto risco de fratura e perda dental.[81] Foi sugerido que os procedimentos endodônticos regenerativos (REPs, *regenerative endodontic procedures*) que utilizam células-tronco endógenas, as quais são introduzidas no canal por laceração dos tecidos periapicais para obturar o canal com sangue, deveriam ser usadas para o tratamento de dentes imaturos com necrose pulpar. O tratamento endodôntico regenerativo foi definido como "procedimentos de base biológica, concebidos para substituir as estruturas danificadas, incluindo as estruturas dentinárias e radiculares, assim como as células do complexo pulpodentinário."[22] Recentemente, a AAE desenvolveu considerações clínicas para os procedimentos regenerativos. Esse documento pode ser encontrado no site da AAE (ver https://www.aae.org/specialty/wp-content/uploads/sites/2/2018/06/ConsiderationsForRegEndo_AsOfApril2018.pdf). A maioria dos estudos comparando os REPs com as abordagens tradicionais de apicificação com hidróxido de cálcio e técnicas de barreira apical com MTA demonstraram resultados comparáveis.[3,44] Contudo, um estudo que comparou os protocolos de tratamento tradicionais e regenerativos demonstrou que a revascularização estava associada a aumentos significativamente maiores no comprimento e na espessura da raiz, em comparação à apicificação com hidróxido de cálcio e à colocação de barreiras de MTA, bem como às taxas de sobrevida global mais elevadas.[40]

Existem vários fatores que devem ser levados em consideração ao fazer o planejamento para um tratamento com REP para um dente, como: (a) estrutura dental remanescente, (b) localização do dente, (c) nível de maturidade do dente, (d) número de sessões e (e) cooperação do paciente.

Deve-se notar que, embora o REP esteja se tornando mais comum, as técnicas de apicificação tradicionais ainda têm seu lugar próprio no processo de criação do plano de tratamento para um dente que ainda não atingiu a maturidade. Por exemplo, a quantidade de estrutura coronária remanescente é um dos fatores a ser considerado. A colocação de um núcleo intrarradicular depois de um REP geralmente é difícil se o dente perdeu a maior parte de sua estrutura coronária e vier a precisar de um núcleo intrarradicular no futuro. Ademais, outras modalidades de tratamento, como a apicificação com plugue de MTA ou Ca(OH)$_2$, devem ser consideradas. Outro fator a ser levado em consideração no estágio de plano de tratamento é a localização do dente. Novos materiais estão sendo introduzidos frequentemente e cada um deles pode ou não ser uma opção adequada a todos os dentes. É de importância fundamental para o clínico se apoiar no nível mais elevado de evidências científicas no plano de tratamento de tais casos. Por exemplo, o MTA é o material mais comumente usado no REP. Todavia, uma das complicações comuns com o MTA é a descoloração do dente, com uma preocupação estética séria nos dentes anteriores. Nesses dentes, outros materiais, como a Biodentine, podem ser favorecidos.[7] Com relação à maturidade apical, o REP é considerado principalmente para dentes imaturos e, como essa área está se desenvolvendo rapidamente, é importante que o clínico tenha um amplo conhecimento dos protocolos e biomateriais.

A maturidade dental é outro fator a ser considerado. Embora tenha sido sugerido que os dentes com menos maturidade sejam mais adequados ao tratamento endodôntico regenerativo,[47] há relatos da utilização do REP no tratamento de dentes com polpas dentárias necrosadas e com periodontite apical.[106] Logo, é de suma importância que o clínico discuta todas as opções de tratamento antes de sugerir o tratamento definitivo.

O número de sessões e a cooperação do paciente são outros elementos críticos no plano de tratamento dos dentes que ainda não atingiram a maturidade. De acordo com o protocolo clínico da AAE – mencionado anteriormente –, o RET geralmente requer duas sessões de tratamento e poucas de seguimento. Porém, a calcificação com Ca(OH)$_2$ requer múltiplas sessões de observação antes da sessão do tratamento definitivo. É importante discutir o número de sessões e sua frequência com o paciente ou com seus pais ou responsáveis em termos da cooperação e da disponibilidade do paciente. Os pacientes com menos queixas podem ser mais adequados aos tratamentos menos sensíveis à técnica ou àqueles que necessitem de um número menor de sessões. (Para mais informações, ver o Capítulo 12.)

Plano do tratamento interdisciplinar

CONSIDERAÇÕES PERIODONTAIS

Casos complexos podem requerer uma abordagem multidimensional. Por exemplo, as lesões periodontais extensas podem complicar o prognóstico do tratamento endodôntico. Um periodontista e um endodontista podem conseguir conversar e refletir sobre o prognóstico do tratamento, evitando problemas futuros.

Um estudo retrospectivo com duração de 4 anos detectou que a perda de inserção e a condição periodontal afetaram o prognóstico endodôntico dos molares submetidos ao tratamento endodôntico.[95] É fundamental que o profissional da área de odontologia esteja ciente dos fatores periodontais que podem influenciar o prognóstico do tratamento endodôntico, como trepanações radiculares, perda óssea e perda de inserção clínica.

Ao estabelecer o prognóstico de um dente com uma lesão endodôntica ou periodontal, existem fatores essenciais a serem considerados. A determinação da vitalidade pulpar e da extensão do defeito periodontal são fundamentais para o estabelecimento do prognóstico e o desenvolvimento de um plano de tratamento para um dente com uma lesão endodôntica ou periodontal (ver também o Capítulo 25).

Na doença endodôntica primária, a polpa dentária não tem vitalidade, enquanto na doença periodontal primária, a polpa dentária tem sua vitalidade preservada. A doença periodontal e endodôntica concomitante verdadeira ocorre menos frequentemente. A lesão combinada é encontrada quando o processo patológico endodôntico avança coronariamente e se une à bolsa periodontal, que está progredindo apicalmente. Existe uma perda de inserção significativa com esse tipo de lesão e o prognóstico é questionável.[85] A aparência radiográfica das lesões periodontal e endodôntica concomitantes pode ser similar ao de um dente com fratura vertical. A terapia para as lesões combinadas verdadeiras requer tanto a terapia periodontal quanto endodôntica. A sequenciação do tratamento se baseia na abordagem da queixa principal inicial.

O prognóstico e o tratamento de cada tipo de doença endodôntica-periodontal são variáveis. A doença endodôntica primária deve ser tratada somente com a terapia endodôntica e o prognóstico geralmente é bom (Figuras 5.10 e 5.11). A doença periodontal primária deve ser tratada somente com a terapia periodontal e o prognóstico, por sua vez, varia dependendo da gravidade da doença e da resposta do paciente ao tratamento.[85]

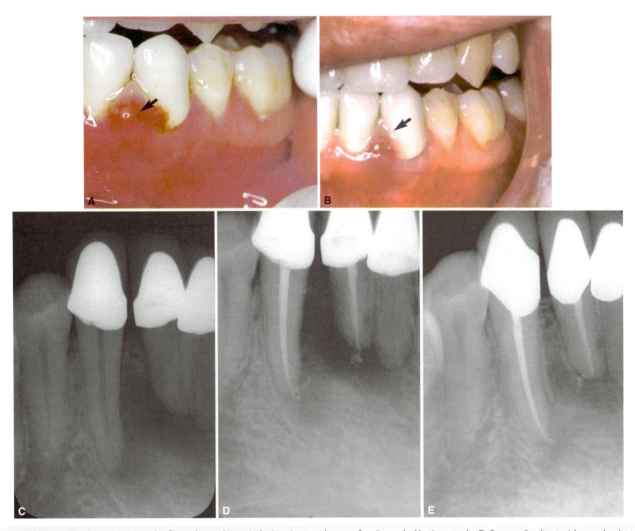

Figura 5.10 A. Tecido interproximal inflamado e edemaciado (*seta*) causado por afecção endodôntica aguda. **B.** Reparação dos tecidos moles (*seta*) 3 dias depois do início do tratamento endodôntico. **C.** Afecção perirradicular. **D.** Terapia endodôntica finalizada. **E.** Reparação perirradicular na reavaliação após 1 ano.

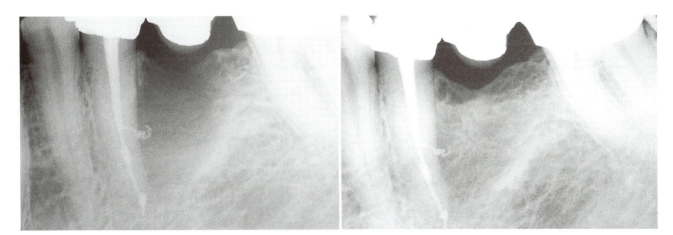

Figura 5.11 Um defeito ósseo volumoso, associado ao dente 35, apresentou reparação depois da terapia endodôntica. O dente não tinha vitalidade pulpar e nenhuma profundidade de sondagem periodontal significativa indicava doença pulpar.

A patogenia da lesão pode ser mais bem compreendida depois dos testes de sensibilidade, sondagem periodontal, avaliação radiográfica e avaliação do histórico odontológico. Quando se está planejando próteses com custo elevado, deve-se levar em consideração o risco potencial de incluir um dente com prognóstico questionável. Não é prudente incorporar um problema crônico em uma prótese complexa nova (Figura 5.12).

CONSIDERAÇÕES RESTAURADORAS E PROTÉTICAS

Uma restauração satisfatória pode ser posta em risco por um grande número de fatores. As cáries radiculares infraósseas – que, talvez, precisem de aumento de coroa clínica –, a razão coroa-dente inadequada e os defeitos periodontais extensos ou o desalinhamento dos dentes podem ter efeitos sérios sobre a restauração final. Esses problemas devem ser reconhecidos antes de o tratamento endodôntico ser iniciado. Para casos complexos, um plano de tratamento restaurador deveria ser executado antes de iniciar o tratamento endodôntico (ver Capítulo 23). Alguns dentes podem ser capazes de receber tratamento endodôntico, mas não ser restauráveis, ou podem representar uma complicação restauradora potencial devido a uma prótese volumosa. A estrutura dentária coronária reduzida para abaixo das restaurações com cobertura total dificulta o acesso endodôntico por conta da menor visibilidade e da falta de informações radiográficas sobre anatomia da câmara pulpar. Não é usual que as restaurações sejam comprometidas durante o acesso endodôntico (ver Figura 5.12). Sempre que possível, as restaurações devem ser removidas antes do tratamento endodôntico.

As restaurações com recobrimento total em geral são indicadas depois do tratamento endodôntico. Em uma revisão sistemática acerca da sobrevida dos dentes depois de um tratamento endodôntico não cirúrgico, quatro fatores foram detectados como sendo de significância para a sobrevivência do dente:[70]

- Uma restauração com coroa protética após o tratamento do conduto radicular
- Dente com contatos proximais por mesial e por distal
- Dente que não funciona como um dente-suporte para uma prótese removível ou fixa
- Tipo de dente ou especificamente dentes não molares.

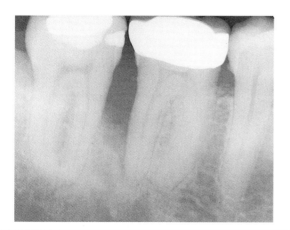

Figura 5.12 O dente 46 tem um prognóstico ruim. A sondagem periodontal alcançou o ápice da raiz distal. A extração é indicada e deveria ser feita o quanto antes para prevenir danos adicionais ao osso mesial associado ao dente 47. A preservação do sítio do implante é outra preocupação no plano de tratamento para esse caso.

Outra revisão sistemática detectou que a possibilidade de reparação da periodontite apical aumenta com o tratamento endodôntico adequado e com o tratamento restaurador correto. Todavia, desfechos clínicos piores podem ser esperados com uma obturação radicular adequada ou uma restauração coronária inadequada, bem como uma obturação radicular inadequada ou uma restauração coronária adequada, sem diferença significativa na possibilidade de reparação entre essas duas combinações.[34] Esses achados sugerem que a qualidade da restauração coronária é tão importante quanto a qualidade do tratamento dos condutos radiculares. Desse modo, para aumentar a taxa de sucesso do tratamento, sugerimos com veemência que o clínico discuta o plano do tratamento restaurativo do dente tanto com o paciente e – se for um paciente encaminhado – com os dentistas que fizeram o encaminhamento, antes de iniciar o tratamento.

TERAPIA ENDODÔNTICA OU IMPLANTE DENTÁRIO

A evolução bem-sucedida dos implantes dentários como uma substituição confiável dos dentes ausentes tem desempenhado um impacto positivo nos cuidados do paciente. Um clínico agora tem uma possibilidade adicional a considerar ao desenvolver um plano de tratamento para um paciente com ausência de um ou mais dentes. Ainda mais desafiadora é a decisão relacionada ao fornecer ou não um tratamento endodôntico a um dente com prognóstico questionável ou fazer sua extração, além de usar um implante unitário como um substituto ou uma tentativa de reimplantação. Numerosos estudos avaliaram tanto a terapia endodôntica não cirúrgica[20,71,72,88,89,107] quanto os implantes osseointegrados.[1,19,38]

Não é possível comparar os estudos de desfecho devido às variações nas metodologias de pesquisa, nos períodos de seguimento e nos critérios associados à determinação do sucesso ou do fracasso. Uma revisão dos estudos de desfecho aponta a necessidade de estudos controlados randomizados, com metodologias padronizadas ou similares, que possam fornecer um nível de evidência mais elevado para responder a perguntas importantes sobre o prognóstico clínico.

Uma síntese das evidências disponíveis indica que tanto o tratamento primário dos canais radiculares quanto os implantes unitários são procedimentos altamente previsível quando o tratamento é planejado e implementado de forma adequada. Um estudo avaliou o sucesso clínico e radiográfico da terapia endodôntica inicial de 510 dentes por um período de 4 a 6 anos, o qual detectou que 86% dos dentes apresentaram uma reparação e 95% permaneceram assintomáticos e funcionais.[20] Outro estudo analisou os resultados do tratamento endodôntico em 1.462.936 dentes. Mais de 97% dos dentes foram preservados após 8 anos.[88] Em um estudo similar, detectou-se que, no geral, 89% dos 4.744 dentes estavam preservados na cavidade bucal 5 anos após o retratamento endodôntico.[89] Um estudo relativo aos resultados da terapia endodôntica em 1.312 pacientes na clínica geral, com tempo de seguimento médio de 3,9 anos, constatou uma taxa de insucesso combinada de 19,1%, concluindo que "as taxas de insucesso para a terapia endodôntica são mais altas que as relatadas previamente nos consultórios de dentistas clínicos gerais, de acordo com os resultados dos estudos baseados nos dados dos pedidos de seguros odontológicos."[9]

A Conselho de Assuntos Científicos da ADA tem relatado altas taxas de sobrevida dos implantes dentários. Uma avaliação de 10 estudos com mais de 1.400 implantes apresentou taxas de sobrevida variando entre 94,4 e 99% com uma taxa de sobrevida média de 96,7%.[1] Em uma revisão sistemática recente, os autores declararam que, com uma faixa de variação média de 13,4 anos de seguimento, a taxa de sobrevida dos implantes dentários era de 94,6% e a taxa de sucesso para metade dos casos, que usaram o mesmo critério com um período de seguimento médio de 15,7 anos, era de 89,7%; todavia uma análise estatística não foi realizada devido à heterogeneidade.[108] Com essas taxas de sucesso relativamente elevadas relatadas para o tratamento endodôntico e para os implantes dentários unitários, um clínico deve considerar os múltiplos fatores no contexto das melhores evidências disponíveis.

Em uma comparação transversal retrospectiva do tratamento endodôntico não cirúrgico inicial e dos implantes em dentes unitários, foi sugerido que os dentes tratados por endodontia restaurados e as restaurações sobre implantes em dentes unitários têm taxas de sobrevida similares, embora o grupo tratado com implantes tenha revelado uma média mais longa e um tempo mediano para obter a função, bem como uma incidência mais alta de complicações pós-tratamento requerendo uma intervenção terapêutica subsequente.[24] Além do sucesso, o clínico deve também considerar a taxa de sucesso dos implantes dentários, que, em geral, é significativamente mais baixa que as demais taxas de sucesso. O termo "sucesso" normalmente envolve parâmetros e critérios mais complexos, estando associado à saúde e à qualidade dos implantes.[108] Qualquer intervenção terapêutica em decorrência de complicações pós-operatórias afetará o sucesso do implante, sem interferir diretamente em sua sobrevida. Em um estudo de sucesso e sobrevida a longo prazo de implantes dentários, os autores detectaram que: "A taxa de complicação acumulativa após um período de observação de 10 a 16 anos foi de 48,03%, o que significava que quantidades substanciais de atendimento odontológico eram necessárias após a colocação dos implantes."[98] Em um estudo recente de pacientes que receberam tanto tratamento endodôntico não cirúrgico quanto implantes dentários unitários, concluiu-se que "o número de tratamentos coadjuvantes e adicionais, de consultas e de medicamentos prescritos, o tempo transcorrido antes da restauração final, bem como o custo do tratamento eram significativamente mais altos para os implantes em dentes unitários em comparação ao tratamento endodôntico não cirúrgico."[109]

Uma revisão resumiu as melhores evidências disponíveis relativas aos fatores que influenciam o planejamento do tratamento envolvendo a preservação de um dente com terapia endodôntica ou sua substituição por um implante dentário unitário. Os fatores considerados incluíram a capacidade de restaurar com próteses o dente natural, a qualidade do osso, as preocupações estéticas, a relação custo-benefício, os fatores sistêmicos, o potencial para efeitos adversos e as preferências do paciente.[38] Os autores concluíram que o "tratamento endodôntico dos dentes representa uma maneira viável, prática e econômica de preservar a função em uma vasto gama de casos e que os implantes dentários servem como uma boa alternativa em indicações selecionadas, nas quais o prognóstico é ruim."[38]

Além do resultado do tratamento, do número de sessões, da duração do tratamento e dos tratamentos coadjuvantes adicionais, existem outros fatores envolvidos em qualquer tratamento que o profissional tem de considerar ao tomar uma decisão em seu plano de tratamento. Em um estudo que avaliou a qualidade de vida dos pacientes que receberam tratamento endodôntico em comparação àqueles tratados com implantes, os resultados demonstraram uma alta taxa de satisfação com ambas as modalidades de tratamento.[31] Um estudo detectou que, quando comparado ao retratamento endodôntico do dente molar e de próteses parciais fixas, a restauração implantossuportada, apesar de sua alta taxa de sobrevida, mostrou ser uma opção de tratamento com menor relação custo-efetividade.[48] Outro estudo detectou que "os dentes naturais que recebiam tratamento endodôntico podiam fornecer um contato oclusal mais efetivo durante a função mastigatória, em comparação às restaurações implantossuportadas, levando a uma mastigação mais eficiente."[117]

Outro fator importante é o estado de saúde do paciente. Os implantes requerem um procedimento cirúrgico que pode não ser possível devido à condição clínica do paciente. Uma condição que gera preocupação é o diabetes melito. Entretanto, foi demonstrado que a osseointegração dos implantes dentários pode ser alcançada nesses indivíduos, desde que eles tenham um bom controle da glicemia.[39]

Parece evidente que esses pacientes terão o melhor resultado pela retenção de seus dentes naturais, já que o prognóstico para a preservação a longo prazo é positivo. Não é razoável extrair um dente quando é possível realizar um tratamento endodôntico com bom prognóstico. Também não é razoável que um paciente invista em uma terapia dos condutos radiculares, um núcleo intrarradicular e uma coroa protética, se o prognóstico for altamente questionável e for possível colocar um implante com bom prognóstico. Uma vantagem importante de realizar a terapia endodôntica é permitir o rápido retorno da dentição comprometida do paciente à função plena e a uma estética satisfatória. Esse rápido retorno contrasta de forma acentuada com o uso das restaurações provisórias associadas aos implantes dentários, enquanto se aguarda a osseointegração. O desafio é ponderar todas as variáveis do pré-tratamento e chegar a uma conclusão razoável relativa ao prognóstico para a manutenção do dente ou a colocação dos implantes.

É interessante observar que alguns programas de educação avançada em endodontia agora estão incluindo, em seus currículos, o treinamento para a colocação de implantes. Esse treinamento permitirá ao endodontista agregar mais valor ao paciente e fazer seu encaminhamento ao dentista clínico geral, conforme os planos de tratamentos forem determinados. Esses endodontistas com duplo treinamento estarão em boa posição para fornecer a terapia endodôntica ou colocar um implante, conforme seja melhor para o paciente.

Por fim, a Declaração de Posicionamento sobre Implantes (*Position Statement on Implants*) da AAE, referindo-se à Ética da Prática Clínica declara: "O tratamento inadequado, como: realizar terapia endodôntica em dentes não restauráveis ou com condições periodontais terminais, ou a colocação de implantes dentários unitários quando o dente natural previsivelmente tinha condições de ser mantido, poderia ser considerada como antiética. Deixar de seguir esses princípios não apenas viola a confiança colocada na profissão odontológica, mas, também, deixa o dentista vulnerável a ser objeto de ações legais" (ver https://www.aae.org/specialty/wp-content/uploads/sites/2/2017/06/implantsstatement.pdf).

Outros fatores que podem influenciar a seleção dos casos para endodontia

Uma variedade de fatores pode complicar a terapia endodôntica proposta. Calcificações, dilacerações ou defeitos de reabsorção podem comprometer o tratamento endodôntico de um dente com valor potencialmente estratégico (Figura 5.13).

O diagnóstico e o tratamento dos defeitos de reabsorção podem ser desafiadores em alguns casos. Diferenciar a reabsorção externa da reabsorção interna geralmente é possível com as radiografias de rotina, usando angulações diferentes. Contudo, para detectar a localização exata e a extensão de certos tipos de reabsorção, especialmente a reabsorção cervical externa (ECR, do inglês *external cervical*

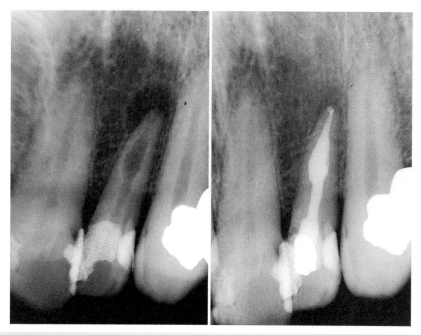

Figura 5.13 Defeitos por reabsorção podem ser tratados com sucesso. A intervenção precoce, antes que ocorra a trepanação da raiz, aumenta a probabilidade de sucesso. (Cortesia de Dr. Leon Schertzer.)

resorption), o uso da TCFC é fundamental com os propósitos do plano de tratamento.[28,76] As lesões com reabsorção normalmente são assintomáticas, portanto frequentemente encontradas acidentalmente quando revisamos radiografias. Consequentemente, em muitos casos, quando a lesão é visível em uma radiografia, uma grande porção do dente já está afetada, tornando o tratamento extremamente difícil ou mesmo impossível. Ademais, quando um dente em um paciente é afetado, é possível que outros dentes também possam ser afetados na mesma dentição,[33] tornando a utilização da TCFC ainda mais justificada nesses casos (Figura 5.14). O tratamento dessas lesões geralmente inclui uma combinação de técnicas endodônticas cirúrgicas e não cirúrgicas, por exemplo, osteotomia e reparação da raiz, com ou sem reimplantação intencional (para obter mais informações, ver Capítulo 18).

A incapacidade de isolar um dente também é um problema e pode resultar em contaminação bacteriana do sistema de canais radiculares. Canais e raízes adicionais representam um desafio anatômico específico que as radiografias nem sempre revelam (Figura 5.15). Uma radiografia interproximal é útil para fornecer uma imagem precisa das câmaras pulpares dos dentes posteriores.

O clínico deve reconhecer esses problemas potenciais e ser capaz de gerenciá-los e analisá-los no processo de tomada de decisão relacionado ao prognóstico do dente, incluindo a possibilidade de encaminhar o paciente a um especialista.

Como mencionado, a TCFC é uma ferramenta que, quando usada criteriosamente, pode ser útil na identificação das raízes que não são visíveis pela radiografia convencional. Para obter mais informações sobre as aplicações clínicas da TCFC, consultar a Declaração de Posição Conjunta (*Joint Position Statement*) 2015/2016 da AAE e da American Academy of Oral and Maxillofacial Radiology (AAOMR) (ver https://www.aae.org/specialty/wp-content/uploads/sites/2/2017/06/conebeamstatement.pdf). A declaração fornece 11 recomendações específicas e evidências de apoio para quando a TCFC deveria ser considerada, assim como enfatiza que a tomografia não deveria ser usada rotineiramente para triagem ou diagnóstico endodôntico na ausência de sintomas clínicos. Coerente com os princípios de manter as doses de radiação do paciente "ALARA" – acrônimo em inglês que significa "tão baixas quanto razoavelmente possível" (*As Low as Reasonably Achievable*) –, a declaração afirma que a história do paciente e seu exame clínico devem justificar o uso da TCFC.

A declaração de posição revisada conclui com a seguinte recomendação: "A TCFC é uma tecnologia emergente, que está revolucionando a abordagem para os cuidados endodônticos dos pacientes odontológicos. As diretrizes dessa declaração não pretendem substituir o julgamento independente do clínico quanto aos cuidados do paciente. O uso de uma TCFC com campo de visão limitado (FOV, do inglês *field of view*) deveria ser considerado caso a caso, com uma análise criteriosa dos riscos e benefícios de expor o paciente à radiação ionizante, o histórico do paciente, os achados clínicos e as radiografias preexistentes, de modo que um tratamento superior possa ser fornecido ao público, que, de modo geral, necessita de tratamento endodôntico."

Outro aspecto a ser considerado é o estágio de maturidade do dente. Os dentes decíduos e permanentes imaturos podem ter uma infecção pulpar causada por cáries ou traumatismos e a preservação desses dentes jovens é essencial. A perda prematura de um dente anterior pode levar à má oclusão, predispor o paciente a hábitos linguais, bem como comprometer a estética e a autoestima do paciente. (Ver Capítulo 21 sobre as lesões dentais traumáticas.)

Alguns clínicos utilizam uma fórmula simples para determinar quais casos endodônticos eles tratarão e quais encaminharão a um especialista. O número de raízes pode ser um fator determinante na decisão relacionada ao encaminhamento, ou o fator principal pode ser a condição crônica ou aguda do caso. Outros clínicos consideram a complexidade da restauração protética posterior como um fator a ser considerado no encaminhamento a um endodontista. As variáveis mais importantes para determinar se vamos encaminhar um paciente a um especialista são as habilidades do clínico e a complexidade do caso. A AAE desenvolveu diretrizes para avaliar a dificuldade dos casos endodônticos (ver https://www.aae.org/specialty/wp-content/uploads/sites/2/2017/10/2006casedifficultyassessmentformb_edited2010.pdf). O Formulário de Avaliação da Dificuldade dos Casos Endodônticos (*Endodontic*

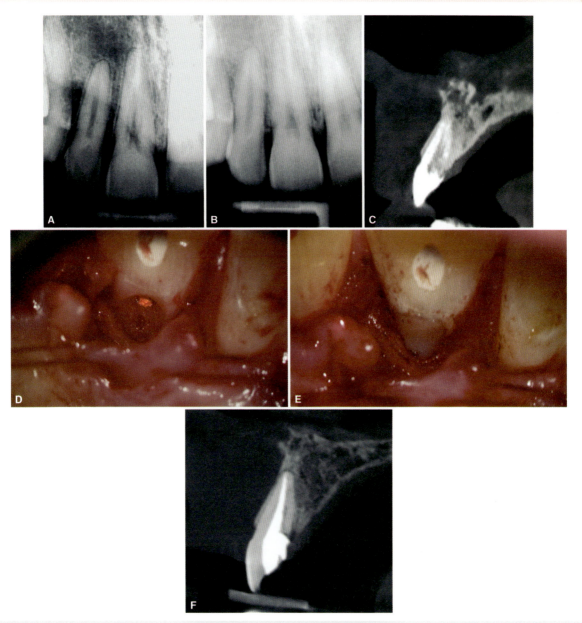

Figura 5.14 A. A reabsorção cervical invasiva do dente 11 foi detectada em uma radiografia periapical. **B.** Uma radiografia realizada 9 anos antes do exame atual. **C.** A TCFC forneceu uma visão precisa da localização e da extensão da lesão. **D.** Durante a cirurgia, depois da terapia dos canais radiculares, o defeito por reabsorção foi desbridado. **E.** O sítio cirúrgico depois da restauração com Geristore. **F.** Uma TCFC de seguimento após 2 anos mostra que a lesão não continuou se desenvolvendo.

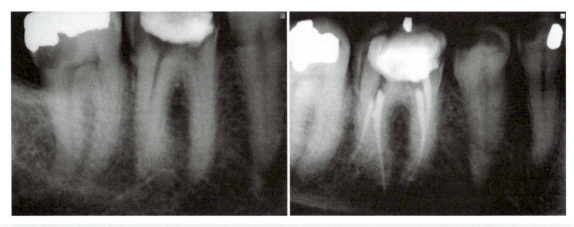

Figura 5.15 A presença de raízes recurvadas e múltiplos canais é um fator gerador de complicação.

Case Difficulty Assessment Form) da AAE permite ao clínico atribuir um nível de dificuldade a um determinado caso. O formulário descreve casos com graus de dificuldade mínimos, moderados e altos. Esse formulário elenca os critérios que podem ser usados para identificar os casos que deveriam ser encaminhados a um especialista. O uso de microscópios cirúrgicos operatórios, endoscópios e insertos de ultrassom permite ao especialista tratar de forma previsível os dentes que previamente não poderiam ser tratados.

ANSIEDADE

A ansiedade representa um problema em muitos níveis do tratamento odontológico. Tentar evitar o tratamento odontológico devido à ansiedade parece estar associado a uma deterioração significativa da saúde bucal e dental.[120] Mesmo na fase de diagnóstico, uma ansiedade intensa pode confundir o processo.[25] Vários estudos apoiam a hipótese de que a dor ou o medo da dor seja uma fonte primária de ansiedade, bem como um obstáculo para procurar o tratamento odontológico.[50,120] Além disso, os pacientes altamente ansiosos parecem ser mais sensíveis à dor.[26,49] Foi detectado que os altos níveis de ansiedade afetam negativamente os procedimentos clínicos, incluindo a anestesia local.[64] Em 2009, Binkley testou a hipótese de que ser uma pessoa de cabelos ruivos naturais, um traço causado pelas variantes do gene do receptor damelanocortina-1 (*MC1R*), poderia ser preditivo de um paciente apresentando ansiedade relacionada ao tratamento dentário e um comportamento de evitação do tratamento odontológico.[10] A autora detectou que os participantes com as variantes do gene *MC1R* relataram uma ansiedade relacionada ao tratamento dentário significativamente maior e mais medo da dor dentária em comparação aos participantes sem as variantes do gene *MC1R*. Um estudo mais recente confirmou a relação entre a ansiedade e o fenótipo de cabelos ruivos. Entretanto, esse estudo não encontrou uma associação entre o fenótipo de cabelos ruivos e o sucesso da anestesia local.[23]

Foi demonstrado que a ansiedade com o tratamento odontológico e uma expectativa de dor tiveram um efeito profundo na capacidade do paciente compreender as informações fornecidas.[27] A capacidade cognitiva de uma pessoa para processar informações é afetada significativamente pelo estresse.[27] Um estudo detectou que 40% dos pacientes submetidos a uma cirurgia oral pequena não se lembravam de ter recebido instruções por escrito ou orais, contribuindo para 67% de não adesão aos antibióticos prescritos.[11] A ansiedade do paciente pode comprometer sua compreensão de planos de tratamento complexos. As decisões tomadas por um paciente em relação às opções que envolvem a manutenção do dente ou sua perda podem ser afetadas intensamente pela ansiedade. No campo da medicina, existem fortes evidências que demonstram que a intervenção comportamental para os pacientes altamente ansiosos antes do tratamento reduz a ansiedade antes e depois da cirurgia, reduz a dor pós-tratamento e acelera a recuperação.[45]

Infelizmente, o impacto que um alto nível de ansiedade pode ter na cognição do paciente, na anestesia local e na experiência transoperatória e pós-operatória nem sempre é reconhecido. Um estudo médico de referência detectou que a discussão pré-tratamento dos tratamentos cirúrgicos e do desconforto a eles associado reduziu em 50% a necessidade de morfina pós-tratamento, bem como diminuiu o tempo até a alta.[24] As pesquisas existentes têm enfocado primariamente o efeito das informações pré-tratamento sobre a redução da ansiedade e do estresse durante a cirurgia.[27]

Um ambiente calmo, a tranquilização do clínico e uma explicação do plano de tratamento, assim como uma discussão a respeito de estratégias de prevenção da dor, constituem etapas importantes, antes mesmo que o tratamento comece.[65] Uma descrição do tratamento prescrito, tanto escrita quanto oral, é adequada. Também pode ser útil ter um membro da família ou um amigo acompanhando o paciente, para uma discussão do plano de tratamento.

CONSIDERAÇÕES SOBRE O AGENDAMENTO

Se um caso de dente com vitalidade pulpar deve ser tratado em múltiplas sessões, sugere-se que o clínico aguarde de 5 a 7 dias entre a instrumentação e a obturação do canal para permitir que os tecidos perirradiculares se recuperem. Quando um caso de dente com vitalidade pulpar é tratado em sessão única, o tempo adequado deve ser reservado para que o clínico possa completar confortavelmente o procedimento. Como o bloqueio anestésico do nervo alveolar inferior pode requerer aproximadamente 15 a 20 minutos, é interessante incluir esse tempo ao agendar a consulta de um paciente (ver também Capítulo 6 sobre o controle da dor e a anestesia local).

Consultas para obturação de casos de dentes com polpas sem vitalidade devem ser agendadas aproximadamente 1 semana depois da instrumentação, para maximizar o efeito antimicrobiano da medicação intracanal, quando é usado o hidróxido de cálcio.[2,99,100] Casos agudos com polpas sem vitalidade – dor ou edema – devem ser reavaliados a cada 24 a 48 horas, para monitorar o progresso do paciente e manter os sintomas agudos sob controle. A limpeza e a preparação adicionais são componentes importantes do tratamento, conforme o clínico busca eliminar microrganismos persistentes no sistema de canais radiculares. Grandes intervalos entre as consultas contribuem para o desenvolvimento de cepas com resistência microbiana, por isso devem ser evitados.

Referências bibliográficas

1. American Dental Association Council of Scientific Affairs: Dental endosseous implants: an update, *J Am Dent Assoc* 135:92, 2004.
2. Bergenholtz GH, Hörsted-Bindslev P, Reit C: *Textbook of endodontology*, Hoboken, NJ, 2003, Blackwell.
3. Alobaid AS, Cortes LM, Lo J, et al: Radiographic and clinical outcomes of the treatment of immature permanent teeth by revascularization or apexification: a pilot retrospective cohort study, *J Endod* 40(8):1063–1070, 2014.
4. Scialli AR, Ang R, Breitmeyer J, et al: Childhood asthma and use during pregnancy of acetaminophen. A critical review, *Reprod Toxicol* 30(4):508–519, 2010.
5. Vernillo AT: Diabetes mellitus: Relevance to dental treatment, *Oral Surg Oral Med Oral Pathol Oral Radiol Endod* 91:263, 2001.
6. Bader JD, Bonito AJ, Shugars DA: A systematic review of cardiovascular effects of epinephrine on hypertensive dental patients, *Oral Surg Oral Med Oral Pathol Oral Radiol Endod* 93:648, 2002.
7. Bakhtiar H, Esmaeili N, Fakhr Tabatabayi S, et al: Second-generation platelet concentrate (platelet-rich fibrin) as a scaffold in regenerative endodontics: a case series, *J Endod* 43(3):401–408, 2017.
8. Sanchez-Dominguez B, López-López J, Jané-Salas E, et al: Glycated hemoglobin levels and prelalence of apical periodontitis in type 2 diabetic patients, *J Endod* 41:601–606, 2015.
9. Bernstein SD, Horowitz AJ, Man M, et al: Outcomes of endodontic therapy in general practice: a study by the practitioners engaged in applied research and learning network, *J Am Dent Assoc* 43:478, 2012.
10. Binkley CJ, Beacham A, Neace W, et al: Genetic variations associated with red hair color and fear of dental pain, anxiety regarding dental care and avoidance of dental care, *J Am Dent Assoc* 140:896, 2009.
11. Blinder D, Rotenberg L, Peleg M, et al: Patient compliance to instructions after oral surgical procedures, *Int J Oral Maxillofac Surg* 30:216, 2001.
12. Brennan MT, Valerin MA, Noll JL, et al: Aspirin use and post-operative bleeding from dental extractions, *J Dent Res* 87:740, 2008.
13. Briggs GG, Freeman RK, Yaffe SJ: *Drugs in pregnancy and lactation: a reference guide in fetal and neonatal risk*, ed 8, Philadelphia, 2009, Lippincott Williams & Wilkins.

14. Brown RS, Rhodus NL: Epinephrine and local anesthesia revisited, *Oral Surg Oral Med Oral Pathol Oral Radiol Endod* 100:401, 2005.
15. Burket LW, Greenberg MS, Glick M, et al: *Burket's oral medicine*, ed 11, Six Forks, NC, 2008, PMPH.
16. Tibúrcio-Machado CD, Bello MC, Snoek PA, Maier J, et al: Influence of diabetes in the development of apical periodontitis: a critical literature review of human studies, *J Endod* 43:370–376, 2017.
17. Carter AE, Carter G, George R: Pathways of fear and anxiety in endodontic patients, *Int Endod* 48(6):528–532, 2015.
18. Cotton TP, Geisler TM, Holden DT, et al: Endodontic applications of cone-beam volumetric tomography, *J Endod* 33:1121, 2007.
19. Creugers NH, Kreulen CM, Snoek PA, et al: A systematic review of single-tooth restorations supported by implants, *J Dent* 28:209, 2000.
20. de Chevigny C, Dao TT, Basrani BR, et al: Treatment outcome in endodontics: the Toronto study—phase 4: initial treatment, *J Endod* 34:258, 2008.
21. Debelian GJ, Olsen I, Tronstad L: Bacteremia in conjunction with endodontic therapy, *Endod Dent Traumatol* 11:142, 1995.
22. Diogenes A, Ruparel NB, Shiloah Y, et al: Regenerative endodontics: A way forward, *J Am Dent Assoc* 147(5):372–380, 2016.
23. Droll B, Drum M, Nusstein J, et al: Anesthetic efficacy of the inferior alveolar nerve block in red-haired women, *J Endod* 38:1564, 2012.
24. Egbert LD, Battit GE, Welch CS, et al: Reduction of postoperative pain by encouragement and instruction of patients. a study of doctor-patient rapport, *N Engl J Med* 270:825, 1964.
25. Eli I: Dental anxiety: a cause for possible misdiagnosis of tooth vitality, *Int Endod* 26:251, 1993.
26. Eli I, Schwartz-Arad D, Baht R, et al: Effect of anxiety on the experience of pain in implant insertion, *Clin Oral Implants Res* 14:115, 2003.
27. Eli I, Schwartz-Arad D, Bartal Y: Anxiety and ability to recognize clinical information in dentistry, *J Dent Res* 87:65, 2008.
28. Estrela C, Bueno MR, De Alencar AHG, et al: Method to evaluate inflammatory root resorption by using cone beam computed tomography, *J Endod* 35(11):1491–1497, 2009.
29. Figini L, Lodi G, Gorni F, et al: Single versus multiple visits for endodontic treatment of permanent teeth, *J Endod* 34:1041, 2008.
30. Fouad AF, Burleson J: The effect of diabetes mellitus on endodontic treatment outcome: data from an electronic patient record, *JADA* 134:43–51, 2003.
31. Gatten DL, Riedy CA, Hong SK, et al: Quality of life of endodontically treated versus implant treated patients: a university-based qualitative research study, *J Endod* 37:903, 2002.
32. Gaur AH, Dominguez KL, Kalish ML, et al: Practice of feeding premasticated food to infants: a potential risk factor for HIV transmission, *Pediatrics* 124:658, 2009.
33. Heithersay GS: Clinical, radiologic, and histopathologic features of invasive cervical resorption, *Quintessence Int* 30:27–37, 1999.
34. Gillen BM, Looney SW, Gu LS, et al: Impact of the quality of coronal restoration versus the quality of root canal fillings on success of root canal treatment: a systematic review and meta-analysis, *J Endod* 37:865, 2011.
35. Goodchild JH, Glick M: A different approach to medical risk assessment, *Endod Top* 4:1, 2003.
36. Imura N, Zuolo M: Factors associated with endodontic flare-ups: a prospective study, *Int Endod* 28:261, 1995.
37. Interrante JD, Ailes EC, Lind JN, et al: Risk comparison for prenatal use of analgesics and selected birth defects, national birth defects prevention study 1997–2011, *Ann Epidemiol* 27(10):645–653.e642, 2017.
38. Iqbal MK, Kim S: A review of factors influencing treatment planning decisions of single-tooth implants versus preserving natural teeth with nonsurgical endodontic therapy, *J Endod* 34:519, 2008.
39. Javed F, Romanos GE: Impact of diabetes mellitus and glycemic control on the osseointegration of dental implants: a systematic literature review, *J Periodontol* 80:1719, 2009.
40. Jeeruphan T, Jantarat J, Yanpiset K, et al: Mahidol study 1: comparison of radiographic and survival outcomes of immature teeth treated with either regenerative endodontic or apexification methods: a retrospective study, *J Endod* 38(10):1330–1336, 2012.
41. Jeske AH, Suchko GD: Lack of a scientific basis for routine discontinuation of oral anticoagulation therapy before dental treatment, *J Am Dent Assoc* 134:1492, 2003.
42. Siqueira JF: Endodontic infections: concepts, paradigms, and perspectives, *Oral Surg Oral Med Oral Pathol Oral Radiol Endod* 94:281, 2002.
43. Lee JM, Shin TJ: Use of local anesthetics for dental treatment during pregnancy; safety for parturient, *J Dent Anesth Pain Med* 17(2):81–90, 2017.
44. Kahler B, Rossi-Fedele G, Chugal N, et al: An evidence-based review of the efficacy of treatment approaches for immature permanent teeth with pulp necrosis, *J Endod* 43(7):1052–1057, 2017.
45. Kiecolt-Glaser JK, Page GG, Marucha PT, et al: Psychological influences on surgical recovery: perspectives from psychoneuroimmunology, *Am Psychol* 53:1209–1218, 1998.
46. Kim E, Song JS, Jung IY, et al: Prospective clinical study evaluating endodontic microsurgery outcomes for cases with lesions of endodontic origin compared with cases with lesions of combined periodontal-endodontic origin, *J Endod* 34:546, 2008.
47. Kim SG, Malek M, Sigurdsson A, et al: Regenerative endodontics: a comprehensive review, *Int Endod J* 51(12):1367–1388, 2018.
48. Kim TS, Caruso JM, Christensen H, et al: A comparison of cone-beam computed tomography and direct measurement in the examination of the mandibular canal and adjacent structures, *J Endod* 36:1191, 2010.
49. Klages US, Kianifard S, Ulusoy O, et al: Anxiety sensitivity as predictor of pain in patients undergoing restorative dental procedures, *Community Dent Oral Epidemiol* 34:139, 2006.
50. Lahmann C, Schoen R, Henningsen P, et al: Brief relaxation versus music distraction in the treatment of dental anxiety: a randomized controlled clinical trial, *J Am Dent Assoc* 139:317, 2008.
51. Little JW, Miller CS, Rhodus NL: *Dental management of the medically compromised patient*, ed 9, St. Louis, 2018, Elsevier.
52. Fava LR: One-appointment root canal treatment: incidence of postoperative pain using a modified double-flared technique, *Int Endod J* 24:258, 1991.
53. Mainkar A: A systematic review of the survival of teeth intentionally replanted with a modern technique and cost-effectiveness compared with single-tooth implants, *J Endod* 43:1963, 2017.
54. Markiewicz MR, Margarone JE, Campbell JH, et al: Bisphosphonate-associated osteonecrosis of the jaws: a review of current knowledge, *J Am Dent Assoc* 136:1669, 2005.
55. Marotta PS, Fontes TV, Armada L, et al: Type 2 diabetes mellitus and the prevalence of apical periodontitis and endodontic treatment in an adult Brazilian population, *J Endod* 38:297, 2012.
56. McDaniel RK, Luna MA, Stimson PG: Metastatic tumors in the jaws, *Oral Surg Oral Med Oral Pathol Oral Radiol Endod* 31:380, 1971.
57. Melo MD, Obeid G: Osteonecrosis of the jaws in patients with a history of receiving bisphosphonate therapy: strategies for prevention and early recognition, *J Am Dent Assoc* 136:1675, 2005.
58. Michalowicz BS, DiAngelis AJ, Novak MJ, et al: Examining the safety of dental treatment in pregnant women, *J Am Dent Assoc* 139:685, 2008.
59. Migliorati CA, Casiglia J, Epstein J, et al: Managing the care of patients with bisphosphonate-associated osteonecrosis: an American Academy of Oral Medicine position paper, *J Am Dent Assoc* 136:1658, 2005.
60. Miley DD, Terezhalmy GT: The patient with diabetes mellitus: etiology, epidemiology, principles of medical management, oral disease burden, and principles of dental management, *Quintessence Int* 36:779, 2005.
61. Mitchell AA, Gilboa SM, Werler MM, et al: Medication use during pregnancy, with particular focus on prescription drugs: 1976-2008, *Am J Obstet Gynecol* 205(1):51 e51–58, 2011.
62. Moinzadeh AT, Shemesh H, Neircynk NA, et al: Bisphosphonates and their clinical implications in endodontic therapy, *Int Endod* 46:391, 2012.
63. Molander A, Warfvinge J, Reit C, et al: Clinical and radiographic evaluation of one- and two-visit endodontic treatment of asymptomatic necrotic teeth with apical periodontitis: a randomized clinical trial, *J Endod* 33:1145, 2007.
64. Nakai Y, Milgrom P, Mancl L, et al: Effectiveness of local anesthesia in pediatric dental practice, *J Am Dent Assoc* 131:1699, 2000.
65. Ng SK, Chau AW, Leung WK: The effect of pre-operative information in relieving anxiety in oral surgery patients, *Community Dent Oral Epidemiol* 32:227, 2004.
66. Ng YL, Glennon JP, Setchell DJ, et al: Prevalence of and factors affecting post-obturation pain in patients undergoing root canal treatment, *Int Endod* 37:381, 2004.
67. Ng YL, Mann V, Gulabivala K: Outcome of secondary root canal treatment: a systematic review of the literature, *Int Endod J* 41:1026, 2008.
68. Ng YL, Mann V, Gulabivala K: A prospective study of the factors affecting outcomes of non-surgical root canal treatment: part 2: tooth survival, *Int Endod J* 44:610, 2011.
69. Ng YL, Mann V, Gulabivala K: A prospective study of the factors affecting outcomes of nonsurgical root canal treatment—part 1: periapical health, *Int Endod J* 44:583, 2011.

70. Ng YL, Mann V, Gulabivala K: Tooth survival following non-surgical root canal treatment: a systematic review of the literature, *Int Endod J* 43:171, 2010.
71. Ng YL, Mann V, Rahbaran S, et al: Outcome of primary root canal treatment: systematic review of the literature—Part 1. Effects of study characteristics on probability of success, *Int Endod J* 40:921, 2007.
72. Ng YL, Mann V, Rahbaran S, et al: Outcome of primary root canal treatment: systematic review of the literature—Part 2. Influence of clinical factors, *Int Endod J* 41:6, 2008.
73. Nishimura RA, Otto CM, Bonow RO, et al: 2017 AHA/ACC focused update of the 2014 AHA/ACC guidelines for the management of patients with valvular heart disease: a report of the American College of Cardiology/American Heart Association Task Force on Clinical Practice, *Circulation* 135:115, 2017.
74. Moore PA: Selecting drugs for the pregnant dental patient, *J Am Dent Assoc* 129:1281, 1998.
75. Pallasch TJ, Slots J: Antibiotic prophylaxis and the medically compromised patient, *Periodontol* 10:107, 1996.
76. Patel K, Mannocci F, Patel S: The assessment and management of external cervical resorption with periapical radiographs and cone-beam computed tomography: a clinical study, *J Endod* 42(10):1435–1440, 2016.
77. Penesis VA, Fitzgerald PI, Fayad MI, et al: Outcome of one-visit and two-visit endodontic treatment of necrotic teeth with apical periodontitis: a randomized controlled trial with one-year evaluation, *J Endod* 34:251, 2008.
78. Persky V, Piorkowski J, Hernandez E, et al: Prenatal exposure to acetaminophen and respiratory symptoms in the first year of life, *Ann Allergy Asthma Immunol* 101:271, 2008.
79. Peters LB, Wesselink PR: Periapical healing of endodontically treated teeth in one and two visits obturated in the presence or absence of detectable microorganisms, *Int Endod J* 35:660, 2002.
80. Quesnell BT, Alves M, Hawkinson RW Jr, et al: The effect of human immunodeficiency virus on endodontic treatment outcome, *J Endod* 31:633, 2005.
81. Rafter M: Apexification: a review, *Dent Traumatol* 21(1):1–8, 2005.
82. Rayburn WF, Amanze AC: Prescribing medications safely during pregnancy, *Med Clin North Am* 92:1227, 2008.
83. Rhodus NL, Vibeto BM, Hamamoto DT: Glycemic control in patients with diabetes mellitus upon admission to a dental clinic: considerations for dental management, *Quintessence Int* 36:474, 2005.
84. Roane JB, Dryden JA, Grimes EW: Incidence of postoperative pain after single- and multiple-visit endodontic procedures, *Oral Surg Oral Med Oral Pathol Oral Radiol Endod* 55:68, 1983.
85. Rotstein I, Simon JH: The endo-perio lesion: a critical appraisal of the disease condition, *Endod Top* 13:34, 2006.
86. Friedman S: Considerations and concepts of case selection in the management of post-treatment endodontic disease (treatment failure), *Endod Top* 1:54, 2002.
87. Friedman S: Prognosis of initial endodontic therapy, *Endod Top* 1:54, 2002.
88. Salehrabi R, Rotstein I: Endodontic treatment outcomes in a large patient population in the USA: an epidemiological study, *J Endod* 30:846, 2004.
89. Salehrabi R, Rotstein I: Epidemiologic evaluation of the outcomes of orthograde endodontic retreatment, *J Endod* 36:790, 2010.
90. Ruggiero SL, Dodson TB, Fantasia J, et al: American Association of Oral and Maxillofacial Sugeons position paper on medication-related osteonecrosis of the jaw – 2014 Update, *J Oral Maxillofac Surg* 72(10), 2004.
91. Sathorn C, Parashos P, Messer HH: Effectiveness of single- versus multiple-visit endodontic treatment of teeth with apical periodontitis: a systematic review and meta-analysis, *Int Endod J* 38:347, 2005.
92. Sathorn C, Parashos P, Messer HH: The prevalence of postoperative pain and flare-up in single- and multiple-visit endodontic treatment: a systematic review, *Int Endod J* 41:91, 2008.
93. White SC: 1992 assessment of radiation risk from dental radiography, *Dentomaxillofac Radiol* 21:118, 1992.
94. Scully C, Cawson RA: *Medical problems in dentistry*, ed 5, Edinburgh, 2005, Churchill Livingstone.
95. Setzer FC, Boyer KR, Jeppson JR, et al: Long-term prognosis of endodontically treated teeth: a retrospective analysis of preoperative factors in molars, *J Endod* 37:21, 2011.
96. Setzer FC, Kohli MR, Shah SB, et al: Outcome of endodontic surgery: a meta-analysis of the literature—Part 2: comparison of endodontic microsurgical techniques with and without the use of higher magnification, *J Endod* 38:1, 2012.
97. Setzer FC, Shah SB, Kohli MR, et al: Outcome of endodontic surgery: a meta-analysis of the literature—part 1: comparison of traditional root-end surgery and endodontic microsurgery, *J Endod* 36:1757, 2010.
98. Simonis P, Dufour T, Tenenbaum H: Long-term implant survival and success: a 10–16-year follow-up of non-submerged dental implants, *Clin Oral Impl Res* 21(7):772–777, 2010.
99. Sjögren U, Figdor D, Perrson S, et al: Influence of infection at the time of root filling on the outcome of endodontic treatment of teeth with apical periodontitis, *Int Endod J* 30:297, 1997.
100. Sjogren U, Hagglund B, Sundqvist G, et al: Factors affecting the long-term results of endodontic treatment, *J Endod* 16:498, 1990.
101. Skaar D, O'Connor H, Lunos S, et al: Dental procedures and risk of experiencing a second vascular event in a medicare population, *J Am Dent Assoc* 143:1190, 2012.
102. Smidt A, Lipovetsky-Adler M, Sharon E: Forced eruption as an alternative to tooth extraction in long-term use of oral bisphosphonates: review, risks and technique, *J Am Dent Assoc* 143:1303, 2012.
103. Sollecito TP, Abt E, Lockhart PB, et al: The use of prophylactic antibiotics prior to dental procedures in patients with prosthetic joints: evidence-based clinical practice guideline for dental practitioners—a report of the American Dental Association Council on Scientific Affairs, *J Am Dent Assoc* 146(1):11–16, 2015.e18.
104. Su Y, Wang C, Ye L: Healing rate and post-obturation pain of single- versus multiple-visit endodontic treatment for infected root canals: a systematic review, *J Endod* 37:125, 2011.
105. Arya S, Duhan J, Tewari S, et al: healing of apical periodontitis after nonsurgical treatment in patients with type 2 diabetes, *J Endod* 43:1623–1627, 2017.
106. Saoud TM, Martin G, Chen YH, et al: Treatment of mature permanent teeth with necrotic pulps and apical periodontitis using regenerative endodontic procedures: a case series, *J Endod* 42(1):57–65, 2016.
107. Torabinejad M, Goodacre CJ: Endodontic or dental implant therapy: the factors affecting treatment planning, *J Am Dent Assoc* 137:973, 2006.
108. Moraschini V, Poubel LA, Ferreira VF, et al: Evaluation of survival and success rates of dental implants reported in longitudinal studies with a follow-up period of at least 10 years: a systematic review, *Int J Oral Maxillofac Surg* 44(3):377–388, 2015.
109. Vahdati SA, Torabinejad M, Handysides R, et al: A retrospective comparison of outcome in patients who received both nonsurgical root canal treatment and single-tooth implants, *J Endod* 45(2):99–103, 2019.
110. Vera J, Siqueira JF, Ricucci D, et al: One- versus two-visit endodontic treatment of teeth with apical periodontitis: a histobacteriologic study, *J Endod* 38:1040, 2012.
111. von Arx T, Jensen SS, Hanni S: Clinical and radiographic assessment of various predictors for healing outcome 1 year after periapical surgery, *J Endod* 33:123, 2007.
112. von Arx T, Jensen SS, Hanni S: Five-year longitudinal assessment of the prognosis of apical microsurgery, *J Endod* 38:570, 2012.
113. Wang CH, Chueh LH, Chen SC, et al: Impact of diabetes mellitus, hypertension, and coronary artery disease on tooth extraction after nonsurgical endodontic treatment, *J Endod* 37:1, 2011.
114. Wang N, Knight K, Dao T, et al: Treatment outcome in endodontics—The Toronto study. Phases I and II: apical surgery, *J Endod* 30:751, 2004.
115. Wang Q, Cheung GSP, Ng RPY: Survival of surgical endodontic treatment performed in a dental teaching hospital: a cohort study, *Int Endod J* 37:764, 2004.
116. Weiger R, Rosendahl R, Lost C: Influence of calcium hydroxide intracanal dressings on the prognosis of teeth with endodontically induced periapical lesions, *Int Endod J* 33:219, 2000.
117. Woodmansey KF, Ayik M, Buschang PH, et al: Differences in masticatory function in patients with endodontically treated teeth and single-implant-supported prostheses: a pilot study, *J Endod* 35:10, 2009.
118. Wynn RL, Meiller TF, Crossley HL: *Drug information handbook for dentistry: including oral medicine for medically-compromised patients & specific oral conditions*, ed 18, Hudson, OH, 2012, Lexi-Comp.
119. Xu J, Murphy SL, Kochanek KD, et al: Deaths: Preliminary data for 2016, *Natl Vital Stat Rep* 67:5, 2018.
120. Yu SM, Bellamy HA, Kogan MD, et al: Factors that influence receipt of recommended preventive pediatric health and dental care, *Pediatrics* 110:73, 2002.
121. Zuolo ML, Ferreira MO, Gutmann JL: Prognosis in periradicular surgery: a clinical prospective study, *Int Endod J* 33:91, 2000.

6 Controle da Dor*

John M. Nusstein, Melissa Drum e Asma A. Khan

Resumo do Capítulo

Anestesia local, 160
Mecanismos de ação dos anestésicos, 160
Anestésicos locais clinicamente disponíveis, 160
Seleção de um anestésico local: possíveis efeitos adversos e histórico médico, 161
  Possíveis efeitos adversos, 161
Efeitos das doenças ou condições sistêmicas sobre os anestésicos locais, 162
Fatores clínicos, 162
Bloqueio do nervo alveolar inferior, 164
  Lidocaína a 2% e epinefrina 1:100.000, 164
  Sucesso anestésico, duração e dificuldade, 164
Soluções anestésicas alternativas para o bloqueio do nervo alveolar inferior, 164
  Soluções sem epinefrina, 164
  Articaína com epinefrina 1:100.000 ou 1:200.000, 165
  Anestésicos de ação prolongada, 165
  Lidocaína tamponada, 165
  Difenidramina como um anestésico local, 165
Sítios de injeção alternativos, 165
  Técnicas de Gow-Gates e Vazirani-Akinosi, 165
  Infiltrações de articaína, 166
Volume e concentração, 166
Fatores no fracasso do bloqueio do nervo alveolar inferior (NAI), 166
  Velocidade de injeção e sucesso, 167
Anestesia complementar para dentes com vitalidade pulpar na mandíbula, 167
  Indicações, 167
  Infiltrações, 167
  Anestesia intraóssea, 167
  Anestesia intraligamentar, 170

Anestesia maxilar, 171
Soluções anestésicas alternativas para infiltrações maxilares, 172
  Soluções puras: mepivacaína 3% e prilocaína 4%, 172
  Prilocaína a 4% com epinefrina 1:200.000, mepivacaína a 2% com levonordefrina 1:20.000 e articaína a 4% com epinefrina 1:100.000, 172
  Bupivacaína 0,5% com epinefrina, 172
Estendendo a duração da anestesia pulpar para os dentes superiores, 172
Técnicas alternativas para injeção maxilar, 172
Manejo da anestesia nos casos endodônticos, 173
Resumo e direções futuras para uma anestesia efetiva, 173
Analgésicos e recomendações terapêuticas, 173
Analgésicos não narcóticos, 173
  Limitações e interações medicamentosas, 174
  Paracetamol, 176
Analgésicos opioides, 176
Corticosteroides, 177
  Administração intracanal, 177
  Administração sistêmica, 177
Antibióticos, 178
Estratégias de manejo da dor, 179
  Pré-tratamento, 179
  Anestésicos locais de ação prolongada, 179
  Plano flexível, 179
Direções futuras, 181
Resumo, 181

---

*Qualquer discussão sobre a anestesia local ao longo dos últimos 40 anos inevitavelmente levaria a debates em torno do trabalho do Dr. Al Reader. Embora não tenha mais o nome do Dr. Reader, este capítulo é baseado em seus esforços incansáveis, sua mente pesquisadora astuta e uma busca infinita para fornecer ao paciente experiências positivas na odontologia por meio da pesquisa clínica. Os autores gostariam de agradecer ao Dr. Reader por todas as suas contribuições para a anestesia local e por ser a força motriz que inspirou incontáveis colegas a continuarem na busca por uma melhor anestesia local e controle da dor.

Anestesia local

A anestesia local efetiva é a base para o controle da dor em odontologia e, especialmente, na endodontia. Independentemente das habilidades do clínico, tanto o tratamento quanto o manejo do paciente são difíceis ou impossíveis de ser fornecidos sem o controle efetivo da dor. Este capítulo revisa a farmacologia dos anestésicos locais, bem como as vantagens relativas e as limitações dos vários anestésicos e das vias de administração. Outros capítulos, neste livro, fornecem informações complementares sobre a utilização dos anestésicos locais no diagnóstico (ver Capítulo 1) e o tratamento de pacientes em situação de urgência (ver Capítulo 19). Os autores consideram que o leitor esteja familiarizado com as várias técnicas de injeção de anestésicos; além disso, vários textos excelentes estão disponíveis para revisão relacionada a este tópico.[165,213,277]

Mecanismos de ação dos anestésicos

A maioria dos cursos de farmacologia odontológica ensina que os anestésicos locais bloqueiam os canais de sódio ao se dividirem em dois tipos: a forma básica sem carga da molécula (RN), que atravessa as membranas celulares, e a forma ácida com carga da molécula (RNH$^+$), que se liga ao poro interno do canal de sódio. Como uma primeira aproximação, esse modelo é razoavelmente preciso. Entretanto, as pesquisas moleculares têm demonstrado a existência de, pelo menos, nove subtipos de canais de sódio voltagem-dependentes (VGSCs, do inglês *voltage-gated sodium channels*) que diferem em seu padrão de expressão, propriedades biofísicas e funções na mediação da dor periférica (Tabela 6.1). Esses canais têm relevância clínica evidente.[30,146,198] De fato, vários grupos de pacientes foram descritos com mutações gênicas para um VGSC, com relatos de efeitos significativos sobre a sensibilidade à dor.

A ampla classe dos VGSCs pode ser dividida em canais que são bloqueados por uma toxina – tetrodotoxina (TTX) – e aqueles que são resistentes à toxina (TTX-R). A maioria dos canais TTX-R é encontrada primariamente nos nociceptores, por exemplo, Nav 1,8 e Nav 1,9.[349] Esses canais também são relativamente resistentes aos anestésicos locais e sensibilizados pelas prostaglandinas (PGs).[127] Como será explicado mais adiante neste capítulo, a presença dos canais de sódio TTX-R pode explicar por que os anestésicos locais são menos efetivos quando administrados a pacientes com odontalgia. Muitos dos efeitos adversos dos anestésicos locais são atribuídos à sua capacidade de bloquear outros VGSCs expressos no sistema nervoso central (SNC) ou no coração (ver Tabela 6.1).

Os VGSCs consistem de uma subunidade alfa e uma beta. A subunidade alfa serve como um sensor de voltagem, levando à ativação do canal e à passagem do íon sódio quando o canal detecta um campo elétrico. A base biológica para um teste de vitalidade pulpar elétrico (EPT, do inglês *electric pulp tester*), portanto, é a geração de um campo elétrico pequeno que cruza a polpa dentária, podendo ativar os VGSCs.[146] É interessante observar que a sensibilização dos canais TTX-R pelas PGs diminui o limiar de ativação e aumenta o número de íons sódio que fluem através do canal.[129] Dito de outra forma, uma elevação nos níveis de PG induzida pela inflamação sensibiliza os canais TTX-R, resultando em maior ativação com estímulos menores. Isso pode explicar a maior responsividade ao teste de vitalidade pulpar elétrico observada em pacientes com pulpite irreversível.

Os anestésicos locais têm outros mecanismos farmacológicos que podem contribuir ao tratamento da dor odontogênica. Por exemplo, os anestésicos locais modulam certos receptores acoplados à proteína G (GPCRs, do inglês *G protein–coupled receptors*). Os GPCRs são uma classe importante de receptores de membrana celular; além disso, muitas classes de fármacos odontológicos, como opioides e catecolaminas, e mediadores endógenos produzem seus efeitos por ativação de GPCRs específicos e suas vias de segundo mensageiro relacionadas. Estudos sugerem que os anestésicos locais inibem a classe G-alfa-q (Gaq) dos GPCRs, que inclui receptores ativados por mediadores inflamatórios, tais como a bradicinina.[157] Um anestésico local pode, desse modo, bloquear as ações de um agente hiperalgésico importante.

Outros estudos indicaram que os anestésicos locais potencializam as ações da classe G-alfa-i (Gai) dos GPCRs.[22] Isso pode ter um efeito importante na potencialização das ações dos vasoconstritores, incluindo a função analgésica recém-identificada que os vasoconstritores desempenham na inibição dos nociceptores pulpares.[33,145] A alteração prolongada da função dos GPCRs pode explicar por que a analgesia obtida com anestésicos locais de longa ação persiste muito além do período da anestesia.[72,91,237] Mais pesquisas são necessárias sobre esse aspecto interessantíssimo da farmacologia dos anestésicos locais.

Anestésicos locais clinicamente disponíveis

As formas mais comuns de anestésicos locais injetáveis estão na classe das amidas. Em 2003, a American Dental Association especificou um código de cores uniformizado para os tubetes odontológicos, a fim de prevenir confusões entre as marcas comerciais (Tabela 6.2). Os anestésicos locais podem ser divididos genericamente em três tipos: de curta duração (30 minutos de anestesia pulpar), de duração intermediária (60 minutos de anestesia pulpar) e de longa duração (acima de 90 minutos de anestesia pulpar). Contudo, a anestesia clínica nem sempre segue essas diretrizes, uma vez que ela depende de o anestésico local ser utilizado em uma técnica de bloqueio ou infiltrativa. Por exemplo, a bupivacaína é classificada como um agente de longa duração; quando ela é usada em um bloqueio do nervo alveolar inferior (NAI),

Tabela 6.1 Canais de sódio disparados por voltagem (VGSCs) e a dor.

Subtipo do canal	Expressão no tecido	Sensível à tetrodotoxina	Função na dor periférica
Nav 1,1	Sistema nervoso central (SNC), neurônios sensitivos	Sim	?
Nav 1,2	SNC	Sim	Não
Nav 1,3	SNC	Sim	Não
Nav 1,4	Músculo	Sim	Não
Nav 1,5	Coração	Um pouco	Não
Nav 1,6	SNC, neurônios sensitivos	Sim	?
Nav 1,7	SNC, neurônios sensitivos	Sim	?
Nav 1,8	Neurônios sensitivos	Não	Sim
Nav 1,9	Neurônios sensitivos	Não	Sim

Capítulo 6 • Controle da Dor

Tabela 6.2 Anestésicos locais disponíveis nos EUA.*

Anestésico	Vasoconstritor	Códigos de cores dos tubetes odontológicos[†]	Dose máxima permissível	Dose máxima típica
Lidocaína 2%	Epinefrina 1:100.000	Vermelho	13	8
Lidocaína 2%	Epinefrina 1:50.000	Verde	13	8
Lidocaína 2%	Pura (sem vasoconstritor)	Azul-claro	8	8
Mepivacaína 2%	Levonordefrina 1:20.000	Marrom	11	8
Mepivacaína 3%	Pura (sem vasoconstritor)	Bege	7	5½
Prilocaína 4%	Epinefrina 1:200.000	Amarelo	5½	5½
Prilocaína 4%	Pura (sem vasoconstritor)	Preto	5½	5½
Bupivacaína 0,5%	Epinefrina 1:200.000	Azul	10	10
Articaína 4%	Epinefrina 1:100.000	Ouro	7	7
Articaína 4%	Epinefrina 1:200.000	Prata	7	7

*Esta tabela fornece a dose máxima em dois formatos. A dose máxima permissível é geralmente administrada somente em procedimentos cirúrgicos bucomaxilofaciais complexos. A dose máxima típica é a recomendada em geral em bula à maioria dos procedimentos odontológicos restauradores, cirúrgicos e endodônticos. Ambas as colunas mostram o número de tubetes que seriam necessários para um adulto com peso corporal de 67,5 kg.
[†]A uniformização dos códigos de cores dos tubetes de uso odontológico se tornou obrigatória pela American Dental Association em junho de 2003.

isso é verdadeiro.[98] No entanto, quando ela é usada em técnica infiltrativa dos dentes anteriores, tem uma ação anestésica mais curta que a lidocaína 2% com epinefrina 1:100.000[74,134] – esse tema é discutido em mais detalhes mais adiante neste capítulo.

Seleção de um anestésico local: possíveis efeitos adversos e histórico médico

POSSÍVEIS EFEITOS ADVERSOS

As possíveis reações adversas a anestésicos locais podem ser divididas em seis categorias principais: reações cardiovasculares, efeitos sistêmicos, metemoglobinemia, parestesia de nervo periférico, reações alérgicas ao anestésico e/ou látex, bem como reações aos anestésicos que contenham o sulfito como antioxidante. Essas reações variam desde as bastante comuns – por exemplo, taquicardia após a injeção intraóssea (IO) de lidocaína a 2% com epinefrina 1:100.000 – até as extremamente raras – por exemplo, reações alérgicas à lidocaína.

Reações cardiovasculares

Embora estudos clássicos tenham relatado que dosagens elevadas ou injeções intravenosas de anestésicos locais eram necessárias para produzir efeitos cardiovasculares,[163,336] agora está bem determinado que mesmo quantidades comparativamente pequenas de epinefrina podem induzir uma taquicardia mensurável depois do bloqueio nervoso ou da injeção intraóssea.[99,129,282] Vários autores relataram aumentos na frequência cardíaca com injeções infiltrativas e bloqueios nervosos usando lidocaína a 2% com epinefrina 1:100.000[2,149,195,298,335]; outros apontaram que não ocorreram alterações significativas na frequência cardíaca ou que as alterações eram clinicamente insignificantes.[228,330,338] Quando eram dadas informações específicas sobre a dosagem e os aumentos da frequência cardíaca, diversos estudos identificaram aumentos médios na frequência cardíaca.[2,149,194,335] Dois estudos perceberam aumentos, em média, de aproximadamente 4 batimentos/min, com cerca de 20 μg de epinefrina[149,194]; três estudos registraram aumentos de 10 a 15 batimentos/min, com 45 a 80 μg de epinefrina[2,194,298]; e um estudo detectou aumentos de aproximadamente 21 batimentos/min, usando 144 μg.[335] O aumento da quantidade de epinefrina em uma injeção infiltrativa ou de bloqueio, portanto, aumenta a probabilidade de uma frequência cardíaca elevada.

A taquicardia após a injeção é primariamente um efeito farmacológico. Os efeitos cardiovasculares são resultantes da estimulação dos receptores adrenérgicos alfa pela distribuição sistêmica do vasoconstritor em todo o compartimento vascular. O paciente também pode relatar palpitações cardíacas associadas à ansiedade ou ao medo, assim como pode apresentar taquicardia transitória e alterações na pressão arterial. A injeção de grandes doses ou a injeção intravenosa acidental podem levar à toxicidade por lidocaína e à depressão do SNC.[100,244] Para reduzir esse risco, o clínico deve sempre realizar a manobra de aspiração antes do início da injeção do anestésico, administrá-lo lentamente e utilizar dosagem de acordo com as diretrizes aceitas. As doses máximas para os anestésicos locais estão elencadas na Tabela 6.2.

Efeitos sistêmicos

A toxicidade aguda decorrente de uma superdosagem de um anestésico local é frequentemente o resultado da administração intravenosa acidental ou de uma dose grande cumulativa, por exemplo, injeções repetidas. Como mostrado na Tabela 6.1, os VGSCs são encontrados no SNC e no miocárdio, os dois principais sítios de toxicidade induzida por anestésicos. Embora os efeitos sistêmicos de um anestésico local sejam raros, eles podem incluir uma fase excitatória inicial – como contração muscular, tremores e convulsões tônico-clônicas – e uma subsequente fase depressiva – como sedação, hipotensão e parada respiratória.[78,100] Deve-se notar que o tratamento sintomático – possivelmente incluindo a reanimação cardiopulmonar (RCP), suporte das vias respiratórias e oxigênio suplementar – é a resposta primária a esse evento adverso.[191,193] Uma crise hipotensiva aguda, com insuficiência respiratória, também tem sido interpretada como resultado da hipersensibilidade aos anestésicos locais[55]; por isso, esses pacientes devem ser avaliados com testes alérgicos. Para reduzir o risco de efeitos sistêmicos dos anestésicos, o clínico deve sempre aspirar antes de aplicar a injeção e usar doses dentro das diretrizes aceitas (ver Tabela 6.2). Finder e Moore[100] propuseram a "regra dos 25" como um meio simples de se lembrar as dosagens máximas de anestésico local: com os tubetes de anestésico local formulados atualmente, geralmente é seguro usar um tubete de anestésico local para cada 25 libras de peso do paciente, o que corresponde a aproximadamente 11,33 kg – por exemplo, seis tubetes para um paciente pesando 150 libras, isto é, 67,5 kg.

Meta-hemoglobinemia

O metabolismo de certos anestésicos locais (p. ex., prilocaína, benzocaína, articaína e, em menor extensão, lidocaína) pode produzir um metabólito que causa meta-hemoglobinemia – efeito que frequentemente ocorre várias horas depois da injeção do anestésico local.[214,354] Os sinais e sintomas típicos incluem cianose, dispneia, vômitos e cefaleias. Em um estudo sobre a meta-hemoglobinemia induzida por benzocaína, 67% dos efeitos adversos relatados com a benzocaína foram associados à meta-hemoglobinemia. Desses eventos, 93% ocorreram com as formulações em *spray* e somente um caso envolveu a formulação em gel.[239] Para reduzir o risco de meta-hemoglobinemia, os clínicos devem tomar cuidado para evitar aplicar doses excessivas de anestésicos locais.

Parestesia dos nervos periféricos

A parestesia pós-injeção é um efeito adverso raro dos anestésicos locais.[136,214,365] A incidência de parestesia – que envolveu o lábio e/ou a língua – associada à articaína e à prilocaína foi mais alta que aquela encontrada com a lidocaína ou a mepivacaína.[114,121,136] Outro estudo avaliou pacientes encaminhados com um diagnóstico de danos no nervo alveolar inferior e/ou lingual que somente poderiam ter resultado de um bloqueio do NAI; nele, foi detectado que 35% foram causados pela lidocaína e 30%, pela articaína.[272] A conclusão foi que não havia um envolvimento desproporcional da articaína, embora essa interpretação não leve em consideração as grandes diferenças no uso clínico das duas soluções. Esse mesmo autor publicou um artigo sobre danos permanentes após o bloqueio do NAI com as seguintes proporções: 25% de lidocaína, 33% de articaína, e 34% de prilocaína.[271] Outro grupo de pesquisadores também observou mais ocorrências de parestesia com a articaína e a prilocaína.[269] A parestesia pode ser causada por qualquer agente anestésico. Como a parestesia é citada na literatura como sendo mais alta com a articaína, e como a articaína não tem taxas de sucesso mais altas na anestesia pulpar quando administrada na forma de bloqueio do NAI, ela pode ser mais bem reservada para as técnicas infiltrativas. Em qualquer alteração na sensibilidade periférica, são importantes a documentação da área de sensibilidade alterada – relatada pelo paciente e testada clinicamente –, o tipo de sensação alterada – por exemplo, anestesia, parestesia e disestesia – e o acompanhamento regular.[371]

Reações alérgicas

Os anestésicos locais do grupo amida parecem ter pouca imunogenicidade e, por isso, têm uma taxa extremamente baixa de reações alérgicas verdadeiras,[20,244,303,292] todavia foram publicados relatos de casos de reações de hipersensibilidade após a administração de anestésicos locais.[32,55,141,240,303,310,318] O encaminhamento para testes alérgicos – com tubetes de anestésicos odontológicos – ou a sedação profunda pode ser indicado em pacientes com reações alérgicas verdadeiras – anafilaxia etc.[303]

As formulações de anestésico local que contenham vasoconstritores também contêm sulfito, para impedir a oxidação do agente. A reação aos sulfitos nos anestésicos odontológicos pode ser diferente da reação causada por alimentos.[318] Essa reação é improvável de ocorrer, mas o uso de anestésicos locais sem vasoconstritores é uma alternativa possível nos pacientes com alergias graves aos sulfitos.

Efeitos das doenças ou condições sistêmicas sobre os anestésicos locais

Foi declarado que os vasoconstritores deveriam ser evitados em pacientes com pressão arterial elevada – sistólica superior a 180 mmHg e diastólica, a 120 mmHg –, disritmias cardíacas, angina instável, menos de 6 meses após um infarto de miocárdio ou um acidente vascular cerebral, ou alguma doença cardiovascular grave.[213] Entretanto, essas condições são contraindicações para o tratamento odontológico *de rotina*.

Os anestésicos locais podem interagir com os medicamentos de um paciente, assim, uma revisão completa do histórico médico é um requisito indispensável. Interações medicamentosas potenciais ocorrem primariamente com os vasoconstritores nas formulações de anestésicos locais (Tabela 6.3). O uso criterioso das soluções de anestésicos locais sem vasoconstritores, como mepivacaína a 3%, é uma alternativa razoável para tais pacientes adultos.

Muitos dos anestésicos locais frequentemente disponíveis são seguros para uso em mulheres gestantes ou que estejam amamentando.[137] A Food and Drug Administration (FDA), dos EUA, classificou a lidocaína e a prilocaína como categoria B; e a mepivacaína, a bupivacaína e a articaína, como categoria C. É necessário levar em consideração o período da gravidez – trimestre – e a necessidade de tratamento emergente. O aspecto mais importante do tratamento em pacientes gestantes é eliminar a fonte de dor, realizando o tratamento endodôntico indicado.[137]

Fatores clínicos

Os métodos tradicionais de confirmação da anestesia geralmente envolvem o questionamento do paciente, a sondagem dos tecidos moles e/ou o início do tratamento e a espera da reação do paciente. Essas abordagens podem não ser efetivas para a determinação da anestesia pulpar.[53,154,225,340]

A anestesia em dentes vitalizados assintomáticos pode ser medida mais objetivamente pela aplicação de um *spray* refrigerante (Figura 6.1) ou pelo uso de um EPT (do inglês *electric pulp tester*), como descrito no Capítulo 1 (Figura 6.2). O gás refrigerante ou o EPT podem ser usados para testar a anestesia pulpar do dente que está recebendo tratamento, antes que um procedimento clínico seja iniciado.[49,88,170,198,210]

Em dentes vitalizados sintomáticos – depois da administração de um anestésico local –, os testes com uma substância refrigerante ou um EPT também podem ser usados para avaliar a anestesia pulpar antes de se iniciar um tratamento.[62,88,253,357] Se houver uma resposta positiva aos testes, será necessário aplicar anestesia suplementar. Entretanto, nesses pacientes em particular, uma resposta negativa não garante a anestesia pulpar,[92,259,349] e uma anestesia suplementar ainda pode ser necessária. Caso a câmara pulpar contenha tecido necrótico e os canais tenham tecido vital, nenhum teste objetivo será capaz de prever o nível de anestesia pulpar.

Tabela 6.3 Possíveis interações medicamentosas com os vasoconstritores.

Fármacos/Drogas	Possíveis efeitos adversos	Recomendações
ANTIDEPRESSIVOS TRICÍCLICOS Amitriptilina, doxepina	Intensificação das respostas cardiovasculares	Reduzir ou eliminar os vasoconstritores
BETABLOQUEADORES NÃO SELETIVOS Nadolol, propranolol	Hipertensão, bradicardia	Reduzir ou eliminar os vasoconstritores
DROGAS DE USO RECREATIVO Cocaína	Hipertensão, infarto do miocárdio, disritmias	Instruir o paciente para se abster do uso de drogas nas 48 horas antes do procedimento; não usar vasoconstritores
INIBIDORES DA COMT Entacapona, tolcapona	Intensificação das respostas cardiovasculares	Reduzir ou eliminar os vasoconstritores
FÁRMACOS ANTIADRENÉRGICOS Entacapona, guanetidina	Intensificação das respostas cardiovasculares	Reduzir ou eliminar os vasoconstritores
BLOQUEADORES ALFA ADRENÉRGICOS NÃO SELETIVOS Clorpromazina, clozapina, haloperidol	Intensificação das respostas cardiovasculares	Reduzir ou eliminar os vasoconstritores
DIGITÁLICOS Digoxina	Disritmias (especialmente com grandes doses de vasoconstritor)	Reduzir ou eliminar os vasoconstritores
HORMÔNIO Levotiroxina	Disritmias (especialmente com grandes doses de vasoconstritor)	*Eutireóideo:* sem precauções *Hipertireoideo:* reduzir ou eliminar os vasoconstritores
INIBIDORES DA MONOAMINOXIDASE Furazolidona, linezolida, selegilina, tranilcipromina	Sem interação	Nenhuma

COMT, catecolamina *O*-metiltransferase.
Modificada de Naftalin L, Yagiela JA: Vasoconstrictors: indications and precautions, *Dent Clin North Am* 46:733, 2002.

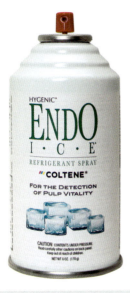

Figura 6.1 Um gás refrigerante pode ser usado para testar a anestesia pulpar antes de se iniciar um procedimento clínico. (Cortesia de Coltène/Whaledent Inc., Cuyahoga Falls, OH.)

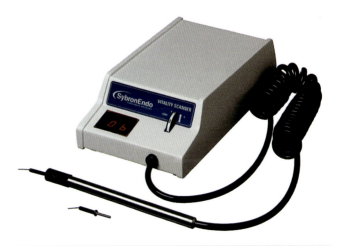

Figura 6.2 Um teste de vitalidade pulpar elétrico também pode ser usado para testar a anestesia pulpar antes de um procedimento clínico ser iniciado. (Cortesia de SybronEndo, Corporation Orange, CA.)

É difícil determinar por que os pacientes com dor apresentam maior dificuldade em ser anestesiados adequadamente. Se houvesse uma resposta simples, teríamos uma maneira simples de fornecer uma anestesia profunda previsível a todos os pacientes, o tempo todo. Teorias relacionadas ao pH, hiperalgesia, potenciais de repouso alterados e limiares de excitabilidade reduzidos, maior expressão dos canais de sódio, canais de sódio TTX-R (resistentes) e limiares dolorosos rebaixados foram sugeridos como capazes de comprometer potencialmente a eficácia dos anestésicos locais.[146,44,343,230,293,320,347,349] Isso é diferente da teoria do núcleo central, que tem sido oferecida como uma explicação do fracasso do bloqueio do NAI em dentes vitalizados assintomáticos.[77,325] Essa teoria se relaciona com a porção interna do feixe nervoso que inerva os dentes anteriores e a porção externa do feixe nervoso que inerva os dentes posteriores (Figura 6.3), explicando parte das taxa de insucesso mais altas nos dentes anteriores.

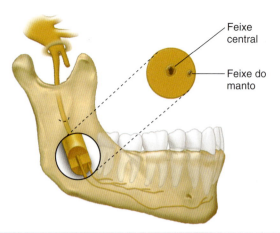

Figura 6.3 Teoria do feixe central. Os axônios no feixe do manto inervam os dentes molares; e os do feixe central, os dentes anteriores. A solução de anestésico local extraneural se difunde do manto para o núcleo central. (Modificada e redesenhada de De Jong RH: *Local anesthetics*, St Louis, 1994, Mosby.)

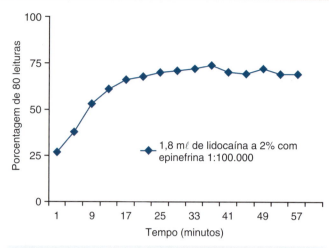

Figura 6.4 Incidência de anestesia do primeiro molar inferior, determinada pela falta de resposta ao teste elétrico de vitalidade pulpar na configuração máxima – porcentagem de 80 leituras – em função do tempo por 60 minutos.

Bloqueio do nervo alveolar inferior

LIDOCAÍNA A 2% E EPINEFRINA 1:100.000

Como o fracasso ocorre mais frequentemente com o bloqueio do NAI,[180] os fatores que modificam a anestesia mandibular devem ser revisados cuidadosamente. A técnica para a administração de um bloqueio do NAI pode ser revisada nos livros acadêmicos disponíveis.[165,213] A discussão a seguir revisa os desfechos esperados depois da administração de um bloqueio do NAI convencional para pacientes assintomáticos usando 1,8 mℓ de lidocaína a 2% com epinefrina 1:100.000. Embora os requisitos de anestesia variem entre os diferentes procedimentos odontológicos, a discussão a seguir se concentra na anestesia *pulpar* em pacientes assintomáticos.

SUCESSO ANESTÉSICO, DURAÇÃO E DIFICULDADE

O sucesso da anestesia para os bloqueios nervosos foi definido, na maioria dos estudos, como a porcentagem de participantes que alcançaram duas leituras negativas consecutivas em um teste pulpar elétrico dentro de 15 minutos, bem como mantiveram continuamente essa falta de resposta por 60 minutos. A condição clínica seria a anestesia pulpar em 15 minutos, durando por 1 hora. Utilizando esse critério, a porcentagem de casos nos quais a anestesia foi obtida depois das injeções para bloqueio do NAI variou de 10% (incisivo central) até 65% (segundo molar).[53,140,154,225,252,277,340] Em todos esses estudos, os pacientes relataram dormência labial profunda, significando que não houve falha no bloqueio. A dormência profunda dos lábios *não* é preditiva da anestesia pulpar. Entretanto, a falta de anestesia dos tecidos moles é um indicador muito útil de que a injeção de bloqueio não foi aplicada adequadamente nesse paciente. Isso ocorrerá aproximadamente em 4 a 6% das vezes nos pacientes assintomáticos.[106] Os autores também detectaram que a administração do volume de dois tubetes foi significativamente melhor para evitar falha no bloqueio que o volume de um tubete nos participantes assintomáticos. É importante observar, contudo, que o volume de dois tubetes não proporciona uma taxa de sucesso mais elevada para a anestesia pulpar.[106,341,366] Tão logo ocorra a anestesia pulpar, ela geralmente persiste por aproximadamente 2½ horas.[98] A Figura 6.4 mostra a passagem do tempo de uma anestesia pulpar completa em um primeiro molar assintomático, conforme definido pela porcentagem de pacientes que não responderam a um estímulo elétrico (EPT) ao longo de 60 minutos. A maioria dos pacientes alcançou a anestesia pulpar dentro de 15 minutos e teve uma duração da anestesia de, pelo menos, 1 hora, mas a taxa de sucesso não foi de 100%.

O fracasso da anestesia pode ser definido como a porcentagem de participantes que não alcançaram duas leituras negativas consecutivas do teste elétrico (EPT) no período de 60 minutos. Utilizando esse critério, as taxas de insucesso anestésico variam de 17% (segundo molar) até 58% (incisivo central).[53,98,140,154,225,252,277,309,340,341]

Outra apresentação clínica da anestesia mandibular é a anestesia não contínua, que pode estar relacionada à ação da solução anestésica sobre a membrana dos nervos (bloqueando e desbloqueando os canais de sódio). Isso ocorre em cerca de 12 a 20% dos pacientes.[53,135,140,154,225,252,277,340]

Depois de uma injeção de bloqueio do NAI convencional, o início da anestesia pulpar ocorre dentro de 10 a 15 minutos na maioria dos casos (ver Figura 6.4).[53,98,140,154,225,252,277,309,340,341] Pode ocorrer um início lento da anestesia em uma porcentagem dos participantes que sejam não responsivos ao EPT depois de 15 minutos. Nos dentes inferiores, ocorre um início lento em 12 a 20% dos pacientes.

Soluções anestésicas alternativas para o bloqueio do nervo alveolar inferior

SOLUÇÕES SEM EPINEFRINA

Foi observado que as soluções puras – mepivacaína e prilocaína– induzem à anestesia pulpar para um bloqueio do NAI em taxas similares àquelas para a lidocaína com epinefrina 1:100.000.[62] Esses achados apoiam a escolha da mepivacaína a 3% como um anestésico local quando as condições de saúde ou as terapias farmacológicas sugerem cautela na administração das soluções contendo epinefrina. Todavia, a duração da anestesia pulpar é reduzida para aproximadamente 50 minutos.[225]

ARTICAÍNA COM EPINEFRINA 1:100.000 OU 1:200.000

A articaína é classificada como uma amida, tem um anel tiofeno – em vez de um anel benzeno como os outros anestésicos locais do grupo amida – e uma ligação éster adicional, que resulta em hidrólise da articaína pelas esterases plasmáticas.[219] A lidocaína e a articaína têm a mesma dose máxima de 500 mg para pacientes adultos – dose recomendada, 6,6 a 7 mg/kg –, mas o número máximo de tubetes é diferente devido às diferenças na concentração dos fármacos (ver Tabela 6.2).[213]

Muitos ensaios clínicos e algumas metanálises não foram capazes de demonstrar qualquer superioridade estatística da articaína sobre a lidocaína para os bloqueios do NAI tanto em pacientes sintomáticos quanto em assintomáticos.[17,35,57,197,273,311,319,332]

ANESTÉSICOS DE AÇÃO PROLONGADA

Foram desenvolvidos ensaios clínicos com bupivacaína (Marcaine) em pacientes submetidos à cirurgia oral,[76,292] ao tratamento endodôntico,[91,98,237,262,299] e ao tratamento periodontal.[71,207] Foi detectado que a bupivacaína tem um início mais lento da anestesia pulpar que a lidocaína para os bloqueios do NAI.[98] Geralmente, a bupivacaína proporciona uma analgesia prolongada e é indicada quando existe previsão da ocorrência de dor pós-operatória, mas nem todos os pacientes querem ter a sensação de dormência nos lábios por um período de tempo prolongado.[292] Deve-se perguntar qual é a preferência do paciente. Embora a bupivacaína tenha um início de ação levemente mais lento que a lidocaína, sua duração da anestesia pulpar na mandíbula é quase duas vezes maior (4 horas) (Figura 6.5).[98]

A ropivacaína, um anestésico local de ação prolongada relativamente novo, é um homólogo estrutural da bupivacaína.[187] Atualmente, ela não está disponível na forma de tubetes de uso odontológico. Diversos estudos demonstraram que a ropivacaína tem um menor potencial para efeitos tóxicos no SNC e cardiovasculares que a bupivacaína, mas produz efeitos farmacológicos equivalentes.[187] A ropivacaína e a levobupivacaína estão sendo desenvolvidas como anestésicos locais potencialmente novos com base na sua estereoquímica. Ambos são isômeros S e considerados causadores de menos toxicidade que a mistura racêmica de bupivacaína atualmente comercializada.[312] Um ensaio clínico indicou que a levobupivacaína apresentou um controle significativamente melhor da dor pós-operatória em 4 e 24 horas depois da injeção infiltrativa que a ropivacaína.[259,215]

A bupivacaína lipossomal (Exparel, Pacira Pharmaceuticals, San Diego, CA) foi aprovada pela FDA para uso em técnica infiltrativa. A formulação é uma suspensão aquosa sem conservantes de lipossomos multivesiculares (DepoFoam) contendo bupivacaína em uma concentração de 13,3 mg/mℓ – expressa na forma de cloridrato (HCl) de bupivacaína anidra equivalente.[258,275] Uma pequena quantidade (3%) é bupivacaína livre, que promove uma dormência imediata, enquanto o restante do fármaco é liberado dos lipossomos com o passar do tempo.[275] A FDA *não* aprovou o Exparel para bloqueios nervosos. Nos estudos clínicos endodônticos, o Exparel não reduziu significativamente a dor da pulpite irreversível ou o uso de medicação analgésica quando comparado à bupivacaína nos casos em que não foi realizado o tratamento endodôntico.[41] Em outro ensaio clínico endodôntico com pacientes sintomáticos diagnosticados com necrose pulpar, que apresentavam dor pré-operatória moderada a grave e receberam tratamento endodôntico, uma infiltração de 4,0 mℓ de bupivacaína lipossomal não resultou em uma diminuição estatisticamente significativa na dor pós-operatória em comparação a uma infiltração de 4,0 mℓ de bupivacaína a 0,5% com epinefrina 1:200.000.[126]

LIDOCAÍNA TAMPONADA

Tamponar a lidocaína usando o bicarbonato de sódio eleva o pH da solução anestésica. Na literatura médica, existem evidências de que o uso de lidocaína tamponada resulta em menor dor durante a injeção.[48,139] Na literatura odontológica, alguns estudos[11,12,34,177,296] observaram que a lidocaína tamponada produziu menos dor à injeção e um início de anestesia mais rápido. No entanto, outros estudos odontológicos[274,351,296,155] não encontraram menor dor na injeção ou um início mais rápido com a lidocaína tamponada para o bloqueio do NAI. Nos pacientes sintomáticos com um diagnóstico de necrose pulpar e abscesso dentoalveolar agudo associado, não foi observada redução significativa da dor na técnica anestésica infiltrativa ou no procedimento de incisão e drenagem quando se utilizou uma formulação com anestésico tamponado.[30,148]

DIFENIDRAMINA COMO UM ANESTÉSICO LOCAL

O uso da difenidramina tem sido defendido para pacientes que são alérgicos aos anestésicos locais. Múltiplos estudos detectaram menor efetividade, bem como mais dor e efeitos adversos com a injeção desse fármaco.[355,59] A difenidramina não deve ser usada como uma alternativa aos anestésicos locais.

Sítios de injeção alternativos

TÉCNICAS DE GOW-GATES E VAZIRANI-AKINOSI

Alguns clínicos relataram que a técnica de Gow-Gates[132] tem uma taxa de sucesso mais alta que a injeção com bloqueio do NAI convencional,[211,213] mas estudos experimentais controlados não foram capazes de demonstrar a superioridade da técnica de Gow-Gates.[8,128,233,329,297] Estudos não demonstraram a superioridade da técnica de Gow-Gates para a anestesia pulpar em casos de pulpite irreversível sintomática.[4,306,60] Um estudo recente indicou que uma combinação da injeção pela técnica de Gow-Gates e do bloqueio do NAI foi significativamente superior aos bloqueios

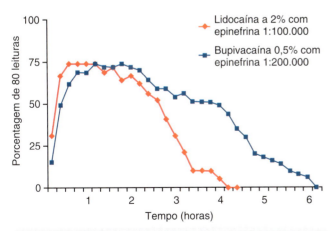

Figura 6.5 Incidência de anestesia do primeiro molar inferior: comparação entre a bupivacaína 0,5% com epinefrina 1:200.000 e a lidocaína 2% com epinefrina 1:100.000. Os resultados foram determinados pela falta de resposta ao teste de vitalidade pulpar elétrico na configuração máxima – porcentagem de 80 leituras – ao longo do tempo, por 6 horas. A solução de bupivacaína demonstrou uma duração mais longa da anestesia que a solução de lidocaína.

do NAI ou Gow-Gates isoladamente.[297] A técnica de Vazirani-Akinosi[9,146,213] também não se mostrou superior à injeção alveolar inferior padrão.[146,219,314,329,369] A técnica de Vazirani-Akinosi é indicada para casos envolvendo uma abertura mandibular limitada, para ajudar com uma abertura adicional. Depois de usar a técnica de Vazirani-Akinosi, os bloqueios do NAI convencionais deveriam ser aplicados, para assegurar a anestesia pulpar.

INFILTRAÇÕES DE ARTICAÍNA

A articaína é significativamente melhor que a lidocaína para a infiltração vestibular do primeiro molar inferior.[69,171,173,285] Entretanto, a articaína sozinha não fornece previsivelmente anestesia pulpar do primeiro molar inferior. Não existem diferenças entre a articaína a 4% com epinefrina 1:100.000 e 1:200.000 para a infiltração vestibular na anestesia pulpar.[223]

Nos dentes anteriores, as infiltrações de articaína por vestibular e lingual proporcionam uma anestesia pulpar inicial, mas a anestesia vai diminuindo ao longo de 60 minutos.[161,256]

Volume e concentração

Aumentar o volume de lidocaína a 2% com epinefrina para 3,6 mℓ (dois tubetes) não aumenta a incidência de anestesia pulpar no bloqueio do NAI (Figura 6.6).[105,252,366] Além disso, não foram observadas vantagens na utilização de uma maior concentração (1:50.000 versus 1:100.000) de epinefrina.[73,341]

Fatores no fracasso do bloqueio do nervo alveolar inferior (NAI)

Muitas teorias estão disponíveis para explicar o fracasso em alcançar a anestesia pulpar com o bloqueio do NAI; elas incluem as inervações acessória e cruzada, a precisão da injeção, o bisel da agulha e a deflexão da agulha. O nervo milo-hióideo é o nervo acessório mais frequentemente citado como causa do fracasso da anestesia mandibular.[111,366] Um ensaio clínico controlado comparou o bloqueio do NAI isolado a uma combinação de bloqueio do NAI e bloqueio do nervo milo-hióideo, usando um estimulador de nervos periféricos (Figura 6.7). O ensaio detectou que a injeção no milo-hióideo não melhorou significativamente a anestesia pulpar do bloqueio do NAI (Figura 6.8).[58] Experimentalmente, a inervação cruzada vem sendo implicada no fracasso da anestesia pulpar dos dentes anteriores. Embora isso de fato ocorra nos incisivos,[289,368] desempenha um papel muito pequeno no fracasso de um bloqueio do NAI. Também foi desenvolvida a teoria de que uma injeção inadequada contribui para a anestesia mandibular insuficiente, mas diversos estudos determinaram que o uso de ultrassom, de um estimulador dos nervos periféricos ou de radiografias para guiar o posicionamento da agulha para os bloqueios do NAI não resultou em uma anestesia pulpar mais bem-sucedida.[26,116,140,309] A deflexão da agulha também foi proposta como uma causa de fracasso do bloqueio do NAI.[64,75,156] Vários estudos in vitro demonstraram que as agulhas biseladas tendem a defletir em direção ao lado não biselado, ou seja, afastando-se do bisel.[10,64,75,156,168,286] Em uma investigação clínica, todavia, não foram observadas diferenças significativas no sucesso anestésico quando o bisel da agulha estava orientado se afastando do ramo da mandíbula – de modo que a agulha defletiria em direção ao forame mandibular (sucesso de 90%) – comparado ao bisel da agulha orientado para o ramo mandibular (sucesso de 92%).[324]

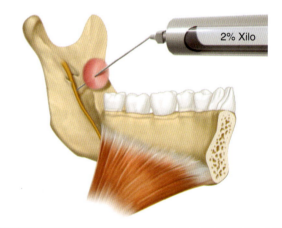

Figura 6.7 Local de injeção para o bloqueio do nervo milo-hióideo.

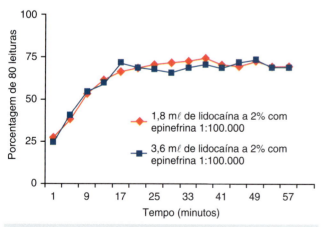

Figura 6.6 Incidência de anestesia do primeiro molar inferior: comparação entre 1,8 e 3,6 mℓ de lidocaína a 2% com epinefrina 1:100.000. Os resultados foram determinados pela falta de resposta ao teste de vitalidade pulpar elétrico na configuração máxima – porcentagem de 80 leituras – ao longo do tempo, por 60 minutos. Não houve diferença significativa entre os dois volumes.

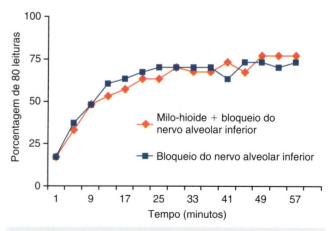

Figura 6.8 Incidência de anestesia do primeiro molar inferior: comparação entre a combinação de infiltração milo-hióidea mais bloqueio do nervo alveolar inferior e apenas o bloqueio do nervo alveolar inferior. Os resultados foram determinados pela falta de resposta ao teste de vitalidade pulpar elétrico na configuração máxima – porcentagem de 80 leituras – ao longo do tempo, por 60 minutos. Não houve diferença significativa entre as duas técnicas.

VELOCIDADE DE INJEÇÃO E SUCESSO

Um bloqueio do NAI realizado lentamente é mais bem-sucedido que uma injeção rápida,[172] mas não para pacientes diagnosticados com pulpite irreversível.[6]

Anestesia complementar para dentes com vitalidade pulpar na mandíbula

INDICAÇÕES

Uma injeção complementar é usada se a injeção padrão não for eficiente. É recomendável repetir uma injeção inicial somente se o paciente não estiver exibindo os sinais clássicos de anestesia dos tecidos moles, tais como uma dormência profunda dos lábios. Geralmente, se os sinais clássicos estiverem presentes, uma nova injeção não é muito efetiva.[175] Por exemplo, depois do bloqueio do NAI, o paciente desenvolve dormência no lábio, no mento e na língua e "amortecimento" dos dentes do quadrante. Um procedimento útil, como descrito previamente, é o teste pulpar com uma substância refrigerante ou um EPT antes do preparo cavitário ser iniciado.[49,88] Se o paciente sente dor ao frio, uma injeção suplementar é indicada.

As injeções suplementares incluem a injeção infiltrativa, a injeção intraóssea (IO), a injeção intraligamentar (IL) – anteriormente denominada "injeção no ligamento periodontal" (LPD) –, a injeção intrasseptal (IS) e a injeção intrapulpar (IP).

INFILTRAÇÕES

Infiltrações suplementares mandibulares de articaína por vestibular, lingual ou vestibular + lingual

Embora a infiltração de articaína seja efetiva na dentística restauradora como uma técnica suplementar – depois do bloqueio do NAI –,[138] seu uso em dentes com comprometimento endodôntico não resulta em uma anestesia pulpar previsível.[104,221,257,304,310] Uma infiltração vestibular de lidocaína também não é efetiva para uma anestesia pulpar profunda previsível. Um achado clínico importante é que uma infiltração de articaína no primeiro molar, nos pré-molares e nos dentes anteriores, depois de um bloqueio do NAI, deve promover a anestesia pulpar por aproximadamente 1 hora.[138,174,256]

A infiltração vestibular isolada e as infiltrações vestibular e lingual isoladas – ou depois de um bloqueio do NAI – não resultam na anestesia pulpar completa.[3,4,7,87,95,273,305] Portanto, as injeções IO e IL são as técnicas preferidas para a anestesia complementar, e a injeção IP é indicada quando outras injeções não tiverem êxito.

ANESTESIA INTRAÓSSEA

Foi demonstrado por pesquisas substanciais e pelo uso clínico que a injeção IO é uma técnica complementar efetiva. É especialmente útil em conjunto com um bloqueio do NAI quando é provável que seja necessária a anestesia suplementar, por exemplo, nos dentes segundos molares inferiores.[90,118,135] A injeção IO permite a aplicação de um anestésico local diretamente no osso esponjoso adjacente ao dente. Quando uma injeção IO primária foi comparada a uma injeção infiltrativa, a técnica IO demonstrou um início mais rápido e uma duração mais curta da anestesia (Figura 6.9).[254]

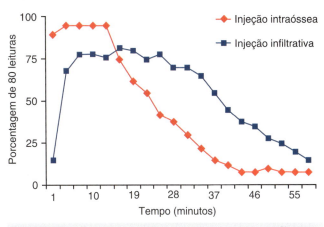

Figura 6.9 Incidência de anestesia para injeções intraósseas e infiltrativas. Os resultados foram determinados pela falta de resposta ao teste de vitalidade pulpar elétrico na configuração máxima – porcentagem de 80 leituras – ao longo do tempo, por 60 minutos. A injeção intraóssea mostrou um início da anestesia mais rápido e uma duração mais curta.

O sistema IO Stabident (Fairfax Dental Inc., Miami, FL) utiliza um perfurador movido por peça de mão em baixa rotação e um fio maciço biselado de calibre #27, que perfura um pequeno orifício através da tábua cortical (Figura 6.10). A solução anestésica é aplicada no osso medular por meio de uma agulha ultracurta posicionada na perfuração realizada (Figura 6.11).

O sistema de aplicação de anestésico IO X-Tip (Dentsply International, York, PA) consiste em uma ponta em X que se separa em duas partes, a fresa e a bainha guia (Figura 6.12). A fresa, uma agulha oca especial, direciona a bainha guia através da tábua cortical,

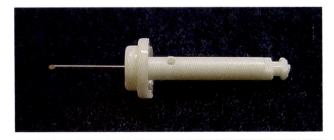

Figura 6.10 O perfurador Stabident, um fio maciço calibre #27, com uma extremidade biselada, que é montado em uma peça de mão de baixa rotação.

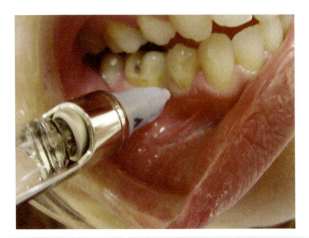

Figura 6.11 A solução anestésica é aplicada no osso medular por meio de uma agulha posicionada no orifício feito pelo perfurador.

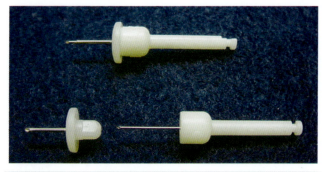

Figura 6.12 O sistema de aplicação de anestésico X-Tip consiste em uma X-Tip (*alto*) que se separa em duas partes: a fresa – uma agulha oca especial – e o componente da bainha guia (*baixo*).

então a fresa é separada e removida da bainha guia e a guia remanescente recebe uma agulha calibre #27 para a administração da solução anestésica (Figura 6.13). A bainha guia é removida depois que a injeção IO tiver sido finalizada.

Outra técnica disponível é o sistema Tuttle Numb Now (TNN). Ele consiste em uma agulha Septodont Evolution – agulha com um bisel cortante secundário – (Figura 6.14) e um guia de agulha TNN, que permite que a agulha seja curvada até 90° com segurança (Figura 6.15). Em vez de um perfurador motorizado, a agulha é girada em 180°, em movimentos alternados, conforme se aplica pressão manualmente na seringa carpule. Afirma-se que

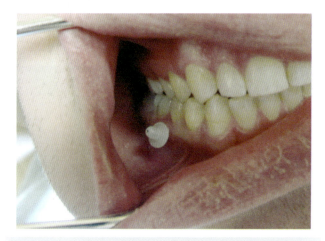

Figura 6.13 A solução anestésica é injetada por meio da bainha guia do X-Tip.

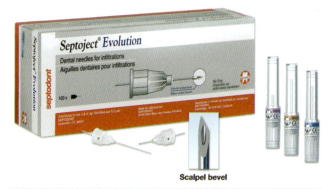

Figura 6.14 Agulha Septodont Evolution usada para a técnica de injeção intraóssea Tuttle Numb Now.

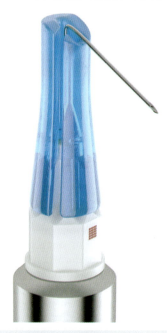

Figura 6.15 Bainha da agulha Septodont, que permite que a agulha seja curvada com segurança para a técnica de injeção intraóssea Tuttle Numb Now.

a agulha biselada perfura o osso cortical e permite a aplicação de anestésico no osso medular. É importante notar que esse é um sistema que foi desenvolvido para aplicar anestésicos por via intraóssea, sem o uso de uma fresa.

As técnicas para injeção IO do anestésico usando o sistema Stabident, X-Tip ou TNN podem ser revisadas nos manuais de instrução dos sistemas ou nos livros e artigos publicados.[61,119,280–282]

Sucesso e duração

As injeções IO suplementares de lidocaína e mepivacaína com vasoconstritores permitem um rápido início e aumentam a taxa de sucesso do bloqueio do NAI por aproximadamente 60 minutos (Figura 6.16).[90,135] A adição de uma injeção IO suplementar reduziu

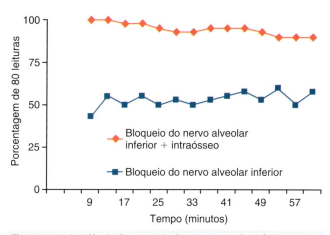

Figura 6.16 Incidência de anestesia do primeiro molar inferior: comparação entre a combinação de injeção intraóssea de lidocaína a 2% com epinefrina 1:100.000 e bloqueio do nervo alveolar inferior e o uso apenas de bloqueio do nervo alveolar inferior. Os resultados foram determinados pela falta de resposta ao teste de vitalidade pulpar elétrico na configuração máxima – porcentagem de 80 leituras – ao longo do tempo, por 60 minutos. A combinação das duas técnicas foi significativamente melhor em todos os tempos após a injeção.

para zero a incidência de início lento da anestesia pulpar em comparação ao bloqueio do NAI isolado (incidência de 18%).[90] Usar mepivacaína a 3% sem vasoconstritor resulta em uma anestesia pulpar por aproximadamente 30 minutos (Figura 6.17).[118] Repetir a injeção IO – usando 1,4 mℓ de lidocaína a 2% com epinefrina 1:100.000, 30 minutos depois da injeção IO inicial – proporciona um período adicional de 15 a 20 minutos de anestesia pulpar, similar à duração da injeção IO inicial.[167]

Os anestésicos de ação prolongada não demonstram uma duração estendida da anestesia quando injetados por via IO.[159,322]

A bupivacaína tem efeitos cardiotóxicos[18] e, para a anestesia IO, não oferece vantagens, clinicamente, em relação à lidocaína a 2% com epinefrina em termos de eficácia, duração e efeitos sobre a frequência cardíaca. Portanto, a bupivacaína não deve ser usada para a anestesia IO.

O uso de articaína na injeção IO também foi considerado capaz de proporcionar resultados superiores em comparação à lidocaína.[27]

Sucesso na pulpite sintomática irreversível

Altas taxas de sucesso (em torno de 90%) foram relatadas quando a injeção IO foi usada como uma injeção complementar em pacientes com pulpite irreversível.[27,221,250,253,257] A mepivacaína a 3% tem uma taxa de sucesso de 80%, que aumenta para 98% com uma segunda injeção IO de mepivacaína a 3%.[349]

Uma injeção IO complementar inicial de 0,45 a 0,9 mℓ de lidocaína a 2% com epinefrina 1:100.000 foi bem-sucedida em 79% dos dentes inferiores posteriores.[260] Uma segunda injeção IO do tubete remanescente aumentou a taxa de sucesso para 91%. Desse modo, aplicar inicialmente de um quarto a meio tubete de lidocaína a 2% com epinefrina 1:100.000 foi menos bem-sucedido que aplicar um tubete inteiro.

Embora alguns autores[264,278] tenham sugerido que uma injeção IO isolada anestesia com êxito os pacientes que se apresentam com pulpite irreversível, é muito duvidoso que essa técnica possa ser bem-sucedida.[27,96,221,250,253,257]

Complicações/Contraindicações. Durante uma injeção IO, se a solução anestésica flui para fora do sítio de perfuração – fluxo retrógrado –, a anestesia não ocorrerá.[120] Uma nova perfuração no mesmo local ou o uso de outro sítio de perfuração é uma maneira prática de obter acesso ao osso medular nesses casos. Em menos de 10% dos casos, áreas mais densas do osso medular podem limitar a distribuição da solução anestésica em torno dos ápices dos dentes.[61,90,120,135,250,279–282,322] Em tais casos, o fracasso pode resultar, mesmo se a solução anestésica for aplicada no espaço intraósseo. Relatos demonstraram que aproximadamente 1% dos casos que utilizaram Stabident tiveram o perfurador metálico separado do cabo plástico durante o uso.[61,90,120,250,280–282] O perfurador metálico pode ser removido facilmente com uma pinça hemostática, mas pode precisar de um pequeno retalho gengival para o acesso ao componente fraturado. A separação geralmente ocorre durante uma perfuração difícil, como a do osso cortical denso, e pode ser causada pelo aquecimento excessivo do fio devido à fricção, causando, assim, o derretimento do intermediário plástico. Não foi relatada fratura do perfurador – perfurador metálico quebrando-se em partes – nos numerosos estudos clínicos publicados.[61,90,120,250,280–282] Entretanto, o torque excessivo do perfurador em direção lateral por um operador inexperiente pode provocar uma fratura. Quando a injeção IO é usada como uma injeção primária, a dor é sentida cerca de 25% das vezes.[61,119,280–282] Quando a injeção IO é usada como uma injeção suplementar, menos pacientes sentem dor.[90,119,135,280,322] Com o sistema Stabident, menos de 5% dos pacientes desenvolveram edema ou exsudato no local da perfuração óssea.[61,135,280–282] O sistema X-Tip pode demonstrar uma incidência maior de edema pós-operatório.[119] Com ambos os sistemas, o edema e/ou e o exsudato podem persistir por várias semanas após a injeção, mas acabam se resolvendo com o passar do tempo.[63,119,135,280–282] Uma reparação lenta dos locais de perfuração pode ser o resultado do superaquecimento ósseo causado pelo atrito durante a perfuração.

Com ambos os sistemas Stabident e X-Tip, aproximadamente 4 a 15% dos pacientes podem relatar que seu dente "parece alto" durante a mastigação.[63,119,135,280–282] Essa sensação acontece provavelmente por conta de uma maior percepção da pressão, devido à sensibilidade nas áreas envolvidas, por danos decorrentes da perfuração ou da inflamação óssea. A incidência desses efeitos é mais baixa para a injeção IO que aquela relatada para a injeção IL (36% *versus* 49%).[72,300] Quando as injeções IO são aplicadas com o sistema Stabident, seja como uma técnica primária ou complementar, a maioria dos pacientes não relata dor ou afirma sentir somente dor leve. Aproximadamente 2 a 15% dos pacientes relatam dor moderada.[63,135,280–282] Um menor desconforto pós-operatório é relatado para a injeção IO com Stabident que para a injeção IL.[300]

Um estudo detectou que um número significativamente maior de homens apresentava dor pós-operatória com o sistema X-Tip que com o sistema Stabident.[119] Os autores interpretaram esses resultados como devidos ao osso mais mineralizado e mais denso na porção posterior da mandíbula masculina e ao fato de que o diâmetro do sistema de perfuração X-Tip é maior que o perfurador do Stabident, significando que o sistema X-Tip gera maior calor por atrito durante a perfuração. Não foram publicadas pesquisas clínicas sobre o sistema TNN.

Efeitos sistêmicos

Um aumento transitório na frequência cardíaca foi relatado em 46 a 93% dos casos envolvendo a injeção IO com Stabident e X-Tip de soluções contendo epinefrina ou levonordefrina.[61,90,120,135,250,253,280–282,322] Quatro ensaios clínicos usando técnicas, como registros eletrocardiográficos objetivos e oximetria de pulso, demonstraram que os participantes apresentaram uma taquicardia transitória – aumento médio de 12 a 32 bpm – depois da injeção IO de Stabident com 1,8 mℓ de lidocaína a 2% com epinefrina 1:100.000, 1,8 mℓ de mepivacaína a 2% com levonordefrina

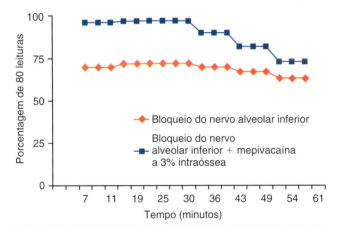

Figura 6.17 Incidência de anestesia do primeiro molar inferior: comparação entre a combinação de injeção intraóssea de mepivacaína a 3% e bloqueio do nervo alveolar inferior e o uso apenas de bloqueio do nervo alveolar inferior. Os resultados foram determinados pela falta de resposta ao teste de vitalidade pulpar elétrico na configuração máxima – porcentagem de 80 leituras – ao longo do tempo, por 60 minutos. A combinação das duas técnicas provou ser significativamente melhor por aproximadamente 30 minutos.

1:20.000 ou 1,8 mℓ de etidocaína a 1,5% com epinefrina 1:200.000.[50,135,283,322] Outro ensaio clínico relatou taquicardia transitória depois da injeção IO, mas não com a injeção infiltrativa, de 1,8 mℓ de lidocaína a 2% com epinefrina 1:100.000 na região anterior de maxila.[358] Todos esses estudos demonstraram que a frequência cardíaca retornou às leituras basais originais dentro de 4 minutos na maioria dos pacientes. Assim, a injeção IO de soluções anestésicas contendo vasoconstritores com o sistema Stabident ou X-Tip resulta em taquicardia transitória. Nenhuma pesquisa foi realizada com o sistema TNN, embora resultados similares fossem esperados. Contudo, não foram relatadas alterações na pressão arterial diastólica, sistólica ou média com a injeção IO de lidocaína a 2% com epinefrina 1:100.000.[50,283]

Embora o paciente provavelmente consiga perceber a taquicardia transitória que ocorre depois da injeção IO por Stabident ou X-Tip, de lidocaína a 2% com epinefrina 1:100.000, geralmente ela não é clinicamente significativa em pacientes saudáveis.[283] A significância clínica, os efeitos cardiovasculares e as contraindicações para o uso de vasoconstritores nas injeções IO já foram revisados.[283]

Nenhuma taquicardia significativa ocorre quando é utilizada mepivacaína a 3% para anestesia IO.[118,283] Os clínicos devem ter em mente que esse anestésico é uma alternativa à injeção IO nos pacientes cuja condição clínica ou a farmacoterapia sugere cautela no uso de soluções contendo epinefrina ou levonordefrina.[118,283]

Níveis plasmáticos de lidocaína depois da injeção intraóssea. Alguns autores alertaram que a administração de um grande volume de anestésico local por meio de uma injeção IO poderia levar a reações de superdosagem.[160] Um estudo experimental usando voluntários detectou que a injeção de 1,8 mℓ de lidocaína a 2% com epinefrina 1:100.000 produziu níveis plasmáticos venosos de lidocaína iguais aos das injeções infiltrativas e IO em região anterior de maxila (Figura 6.18).[358] Embora as concentrações sistêmicas dos vasoconstritores tenham um efeito de curta duração sobre a frequência cardíaca, a concentração plasmática de lidocaína administrada com a injeção IO é similar àquela administrada pela técnica infiltrativa. Desse modo, a técnica IO não deveria ser considerada uma injeção intravascular com relação à lidocaína. As precauções para a quantidade máxima de lidocaína para uma injeção infiltrativa parecem se aplicar à injeção IO.

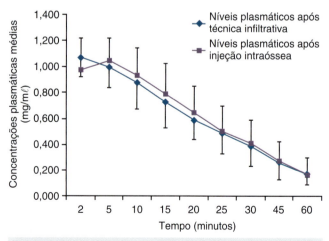

Figura 6.18 Concentrações plasmáticas médias de lidocaína para as técnicas de injeção infiltrativa e injeção intraóssea. Não foram observadas diferenças estatísticas entre as duas técnicas em nenhum período de tempo.

ANESTESIA INTRALIGAMENTAR

A injeção IL é outra técnica utilizada quando uma injeção convencional não tem sucesso.[317,344] A técnica para a injeção IL de anestesia é revisada em diversos livros acadêmicos e artigos publicados.

Sucesso, início e duração

Para uso como uma injeção primária, foi relatado que as injeções IL apresentaram uma taxa de sucesso de cerca de 75% nos dentes posteriores inferiores, com uma duração da anestesia pulpar de 10 a 15 minutos.[300,352] As taxas de sucesso são baixas nos dentes anteriores.[224,300,352]

Para o uso como uma injeção complementar – por exemplo, quando as técnicas padrão falharam em proporcionar uma anestesia adequada –, são alcançadas boas taxas de sucesso, mas a duração da anestesia pulpar é aproximadamente de apenas 23 minutos.[54]

O início da anestesia é imediato, com uma injeção IL,[72,234,300,317,344,352] o que significa que não é necessário um período de espera para que a anestesia faça efeito. Se a anestesia ainda não for suficiente, pode ser necessário fazer uma nova injeção.

Sucesso na pulpite irreversível sintomática

Foi relatado que a taxa de sucesso global das injeções IL complementares para alcançar a anestesia pulpar nos procedimentos endodônticos era de 50 a 96%.[63,212,317,344] Se uma primeira injeção IL fracassar, uma nova aplicação resulta em uma taxa de sucesso de 92%.[344] Resultados similares foram relatados por outros pesquisadores.[317] A injeção IL não é bem-sucedida nos dentes anteriores inferiores.[226,352] Além disso, as injeções IL suplementares não são tão bem-sucedidas como as injeções IO complementares.[175,370]

Mecanismo de ação

Uma injeção IL força as soluções anestésicas a penetrar, pela lâmina dura, o osso medular ao redor do dente.[88,113,276,316,346] A via primária do anestésico *não* se dá pelo LPD e, diferentemente da injeção IP,[329,339] o mecanismo de ação não é uma anestesia por pressão.[92,234] A injeção IL deveria ser considerada como uma injeção IO.

Pressão posterior e quantidade de solução aplicada

Estudos têm demonstrado que o fator mais importante para o sucesso anestésico com uma injeção IL é o fornecimento da anestesia exercendo uma *forte pressão*.[316,344] A pressão é necessária para forçar a solução para dentro dos espaços medulares. Geralmente cerca de 0,2 mℓ de solução é depositado com cada injeção, usando seringas tradicionais ou de pressão. Porém, a quantidade exata de anestésico aplicado nem sempre é conhecida porque parte da solução anestésica pode escapar do local de injeção.

Soluções anestésicas

Um vasoconstritor aumenta significativamente a eficácia de uma injeção IL.[133,179,190,226,300] As soluções anestésicas com concentrações reduzidas de vasoconstritores não são muito efetivas com a técnica IL.[133,169,179] A articaína é equivalente à lidocaína.[5,25]

Desconforto à injeção. Quando a injeção IL é usada como uma injeção primária, a inserção da agulha e a injeção em si têm o potencial para ser dolorosas em cerca de um terço do tempo.[234,300,352] A injeção IL pode ser bastante dolorosa nos dentes anteriores superiores[352] e não deveria ser usada nesses dentes; nesse caso, a técnica infiltrativa é preferida. O potencial para dor com as técnicas IL é bastante reduzido quando a injeção é utilizada como suplementar depois de um bloqueio do NAI.[54]

Anestesia seletiva. Embora alguns autores tenham relatado que a injeção IL possa ser usada para o diagnóstico diferencial de dentes com envolvimento pulpar,[209] estudos clínicos têm demonstrado que dentes adjacentes também podem ser anestesiados com a injeção IL.[234,300,352] Desse modo, a injeção IL *não* deveria ser usada para o diagnóstico diferencial.

Desconforto pós-operatório

Quando a injeção IL é usada como uma técnica primária, ocorre dor pós-operatória em um terço a três quartos dos pacientes, com uma duração de 14 horas a 3 dias.[72,234,300,317,344,352] O desconforto está relacionado aos danos provocados pela inserção da agulha, mais do que pela pressão do depósito da solução.[72] Cerca de um quarto dos pacientes relatam que seus dentes parecem "altos" em oclusão.[300,352]

Efeitos sistêmicos

Quando uma seringa de alta pressão foi usada em cães, a injeção IL de soluções contendo epinefrina causou respostas cardiovasculares similares àquelas observadas com as injeções intravenosas.[315] Estudos clínicos usando uma seringa de alta pressão em seres humanos detectou que as injeções IL de tais soluções não alteraram significativamente a frequência cardíaca, o ritmo ou a amplitude, bem como a pressão arterial.[46,247] Esses estudos respaldam a conclusão que as injeções IL não causam alterações significativas na frequência cardíaca em seres humanos.

Outros fatores

Diferentes calibres de agulha (#25, #27 ou #30) são igualmente efetivos.[344] Seringas de pressão especiais têm sido comercializadas, mas elas não se mostraram mais efetivas que uma seringa carpule padrão.[300,344,352]

Segurança do periodonto e da polpa dentária

Estudos clínicos e em animais experimentais demonstraram a segurança da técnica de injeção IL.[36,112,113,117,208,234,266,300,344,352] Danos transitórios menores ocorrem somente no sítio de penetração da agulha, mas o tecido sofre reparação subsequentemente. Em casos raros, abscessos periodontais e a formação de bolsas profundas ocorreram depois das injeções IL.[50,352] Existe um pequeno risco clínico da formação de abscesso periodontal e perda óssea com essa técnica e, embora esses efeitos sejam raros, o clínico deve estar ciente de sua existência. Áreas localizadas de reabsorção radicular depois das injeções IL também foram relatadas.[265,284]

Foi demonstrado que as injeções IL são seguras nos casos de inflamação gengival leve a moderada ou de periodontite incipiente.[70]

Estudos têm demonstrado que as injeções IL não têm um impacto permanente na polpa dentária.[205,234,267,284,300,352] Contudo, a injeção IL de uma solução contendo epinefrina, de fato, produz uma diminuição rápida e prolongada no fluxo sanguíneo para o tecido pulpar.[190] Alguns autores sugeriram que utilizar a técnica da injeção IL durante os procedimentos restauradores poderia resultar no acúmulo de mediadores inflamatórios na polpa dentária, os quais não poderiam ser removidos efetivamente por conta do fluxo sanguíneo reduzido.[190] Essa hipótese foi testada diretamente, e a injeção IL de uma solução anestésica contendo um vasoconstritor em conjunto com um preparo cavitário profundo *não* produziu uma reação pulpar mais intensa que nos grupos-controle – somente preparo cavitário.[270] Foi relatado que a profundidade do preparo cavitário era o principal fator determinante para respostas pulpares. As injeções IL são, portanto, improváveis de causar necrose pulpar.

Injeção intrasseptal

As injeções IS são de certa forma similares às injeções IL, pois a substância anestésica é depositada diretamente no septo interdental e o anestésico ganha acesso ao osso medular circundante ao dente. A técnica de injeção envolve a colocação da agulha no centro do triângulo papilar, em um ângulo de 45° e avança a agulha até que ela entre em contato com a crista óssea.[295,359] A agulha pode, então, ser pressionada para dentro do osso e o anestésico, aplicado com a mesma pressão realizada durante uma injeção IL.

A pesquisa clínica demonstrou que o sucesso da anestesia varia de 35 a 90%, como uma injeção primária, quando usada para extrações, restaurações ou avaliações anestésicas.[28,31,38] Para os pacientes diagnosticados com pulpite irreversível sintomática, Webster et al.[348] relataram que o sucesso da injeção IS como um complemento para o bloqueio do NAI foi apenas de 29%.

Injeção intrapulpar

Em cerca de 5 a 10% dos dentes posteriores inferiores com pulpite irreversível, as injeções IO e IL complementares, mesmo quando repetidas, não produzem anestesia pulpar profunda, e a dor é sentida pelo paciente quando a polpa é acessada. Essa é uma indicação para a injeção IP.

O principal inconveniente da técnica de injeção IP é que a agulha e a injeção são aplicadas diretamente no tecido pulpar vital e muito responsivo. Essa injeção está associada muito frequentemente a uma dor moderada a intensa.[253] A literatura endodôntica oferece mais métodos eficazes de anestesia pulpar complementar. Assim, a injeção IP somente deve ser aplicada depois que todas as outras técnicas anestésicas complementares tiverem fracassado. Outra desvantagem da técnica é a duração da anestesia pulpar – de 15 a 20 minutos. O tecido pulpar deve ser removido rapidamente e por completo para prevenir uma recorrência da dor durante a instrumentação. Ademais, para aplicar a injeção IP, a polpa dentária deve ser exposta, a fim de permitir a injeção direta. Os problemas anestésicos frequentemente ocorrem antes da exposição, enquanto o clínico ainda está trabalhando na dentina. Desse modo, os pacientes podem apresentar dor imediatamente antes da exposição pulpar.[221,250,251,253,263,279,310]

A vantagem da injeção IP é que ela produz anestesia profunda se aplicada sob pressão.[29,339] O início da anestesia é imediato, não sendo necessárias nenhuma seringa ou agulhas especiais. Os métodos para essa técnica podem ser encontrados em muitos livros de texto de endodontia. Como mencionado anteriormente, a pressão intensa é o principal fator para se alcançar uma anestesia IP bem-sucedida.[29,339] Simplesmente depositar a solução anestésica na câmara será insuficiente, uma vez que a solução anestésica não se difundirá por todo o tecido pulpar.

Anestesia maxilar

Descrições das técnicas convencionais para a anestesia maxilar estão disponíveis para revisão em numerosos artigos e livros acadêmicos.[165,213] A injeção usada mais comumente para anestesiar os dentes superiores é a infiltração com um tubete de lidocaína a 2% com epinefrina 1:100.000. A infiltração resulta em uma incidência bastante alta de casos de anestesia pulpar bem-sucedidos – cerca de 87 a 92%.[40,94,134,178,202,220,231,254,261,277,302] Entretanto, alguns pacientes podem não ser anestesiados devido a variações individuais na resposta ao fármaco administrado, diferenças relacionadas ao operador e às variações da anatomia e do posicionamento dentário. A anestesia pulpar geralmente ocorre dentro de

3 a 5 minutos.[40,94,134,178,202,220,231,254,261,277,302] A duração da anestesia pulpar é um problema com as infiltrações maxilares.[40,94,134,178,202,220,236,254,261,277,302] A anestesia pulpar dos dentes anteriores começa a diminuir após cerca de 30 minutos, com a eliminação total do efeito da anestesia ocorrendo em 60 minutos na maioria dos pacientes.[40,94,134,178,202,220,236,254,261,277,302] Nos pré-molares e primeiros molares, a anestesia pulpar é satisfatória até aproximadamente 40 a 45 minutos e, então, começa a sofrer declínio.[40,94,134,178,202,220,236,254,261,277,302] Um anestésico local adicional deveria ser administrado, dependendo da duração do procedimento e do grupo dentário afetado.

Soluções anestésicas alternativas para infiltrações maxilares

SOLUÇÕES PURAS: MEPIVACAÍNA 3% E PRILOCAÍNA 4%

A duração da anestesia é mais curta com essas soluções.[178,220] Portanto, seu uso é mais indicado para procedimentos de curta duração – 10 a 15 minutos – (Figura 6.19). Geralmente, elas não são tão seguras quanto as soluções anestésicas com vasoconstritores, especialmente se forem administrados *grandes* volumes. Elas são reabsorvidas rapidamente por via sistêmica, resultando, assim, em concentrações plasmáticas excessivas e possíveis reações tóxicas.[213]

PRILOCAÍNA A 4% COM EPINEFRINA 1:200.000, MEPIVACAÍNA A 2% COM LEVONORDEFRINA 1:20.000 E ARTICAÍNA A 4% COM EPINEFRINA 1:100.000

Essas formulações são similares à lidocaína a 2% com epinefrina 1:100.000.[94,178,202]

BUPIVACAÍNA 0,5% COM EPINEFRINA

As taxas de sucesso com bupivacaína variaram de 80 a 95% no incisivo lateral superior, em comparação a 50% nos segundos pré-molares superiores.[73,134,187,328] Embora a bupivacaína possa proporcionar anestesia a longo prazo com o bloqueio do NAI, ela *não* proporciona anestesia pulpar prolongada com a injeção infiltrativa maxilar.[74,134,187]

Estendendo a duração da anestesia pulpar para os dentes superiores

Um volume de dois tubetes de lidocaína a 2% com epinefrina estende a duração da anestesia pulpar, mas não por 60 minutos.[231] Adicionar outro tubete de lidocaína a 2% com epinefrina, em 30 minutos, nos dentes anteriores, bem como, em 45 minutos, nos dentes posteriores, melhora significativamente a duração da anestesia pulpar e pode ser a melhor maneira de estender a duração da anestesia pulpar (Figura 6.20).[302]

Técnicas alternativas para injeção maxilar

Para os procedimentos endodônticos e restauradores de rotina, os bloqueios dos nervos alveolar superior posterior (ASP),[209,268] do alveolar superior médio anterior (ASMA),[107,108,110,127,203,251] do alveolar superior anterior-palatino (ASA-P),[44,109,110,248] do infraorbital,[24,176] e da segunda divisão[39,101] não são indicados. As infiltrações da área são preferíveis para a anestesia pulpar.

O Kovanaze é uma formulação intranasal contendo tetracaína a 3% mais oximetazolina a 0,05%, desenvolvida para promover a anestesia dos dentes superiores anteriores e pré-molares. Kovanaze é um sistema anestésico sem agulha e de fornecimento na forma de um *spray* intranasal. Foi desenvolvido como uma alternativa aos sistemas de aplicação com agulha devido à ansiedade, ao medo e aos ferimentos por picadas da agulha, associados aos sistemas tradicionais. O Kovanaze já foi estudado por seus efeitos cardiovasculares e farmacocinéticos[56,152,124] e em procedimentos

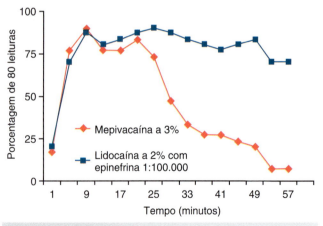

Figura 6.19 Incidência de anestesia do primeiro molar superior: comparação entre a mepivacaína a 3% e a lidocaína 2% com epinefrina 1:100.000. Os resultados foram determinados pela falta de resposta ao teste de vitalidade pulpar elétrico na configuração máxima – porcentagem de 80 leituras – ao longo do tempo, por 60 minutos. A mepivacaína a 3% demonstrou uma duração mais curta da anestesia que a solução de lidocaína.

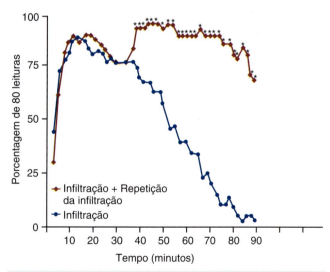

Figura 6.20 Incidência de anestesia pulpar do incisivo lateral superior usando uma anestesia infiltrativa inicial e uma segunda infiltração repetida 30 minutos mais tarde – ambas as infiltrações usaram 1,8 mℓ de lidocaína a 2% com epinefrina 1:100.000. Os resultados foram determinados pela falta de resposta ao teste de vitalidade pulpar elétrico na configuração máxima – porcentagem de 80 leituras. A injeção infiltrativa repetida prolongou significativamente a duração da anestesia pulpar.

restauradores nos dentes maxilares anteriores e posteriores.[56,153,152] Estudos avaliando a anestesia pulpar provavelmente serão realizados no futuro, para determinar seu uso na endodontia.

Manejo da anestesia nos casos endodônticos

O manejo da anestesia nos casos endodônticos geralmente inclui o uso de soluções, diferentes tipos de injeção e modalidades de anestesia complementar mencionados ao longo deste capítulo. Os tipos e as indicações da anestesia diferirão dependendo do diagnóstico pulpar. Para obter uma revisão completa de cada cenário clínico, com fluxogramas clínicos, o leitor é orientado a procurar textos mais aprofundados sobre esse tópico.[277]

Resumo e direções futuras para uma anestesia efetiva

A exigência de uma odontologia baseada em evidências tem atraído rapidamente um grande interesse em todas suas áreas de especialidade. Felizmente, o grande número de estudos randomizados controlados de alta qualidade sobre a anestesia e a analgesia fornece uma vasta gama de informações de apoio às recomendações baseadas em evidências. O profissional deve focar as pesquisas de alta qualidade quando as decisões clínicas estão sendo tomadas.

O clínico prudente sabe que não existem "soluções mágicas" para o controle da dor. Ademais, ele deve estar bem informado sobre as vantagens e desvantagens das várias combinações de anestésicos e vasoconstritores, bem como das várias vias de administração da injeção. Claramente, a seleção criteriosa dos anestésicos locais, administrados por meio de múltiplos locais de injeção, provavelmente fornecerá uma anestesia previsível e com mínima exposição aos efeitos colaterais.

Analgésicos e recomendações terapêuticas

Analgésicos não narcóticos

O manejo da dor de origem endodôntica, além de multifatorial, é direcionado a reduzir os componentes periféricos e centrais da hiperalgesia, bem como da alodínia, por meio da combinação de procedimentos endodônticos e farmacoterapia. Uma classe de fármacos importante para o manejo da dor endodôntica compreende os analgésicos não narcóticos, que incluem tanto as drogas anti-inflamatórias não esteroidais (AINEs) quanto o paracetamol (acetaminofeno). Foi demonstrado que os AINEs são muito eficazes no manejo da dor de origem inflamatória e, graças à sua ligação às proteínas plasmáticas, realmente apresentam maior distribuição aos tecidos inflamados por meio do extravasamento das proteínas plasmáticas.[33,82,147] Embora classicamente esses fármacos sejam considerados capazes de produzir analgesia por mecanismos periféricos, acredita-se que o SNC seja um local de ação adicional.[216,326] Os AINEs inibem a síntese das PGs pelo bloqueio da enzima ciclo-oxigenase (COX), que possui duas isoformas conhecidas, COX-1 e COX-2. Alguns pesquisadores propuseram que uma variante de *splicing* da COX-1 – isto é, COX-3 – seja expressa predominantemente no SNC, assim como o principal sítio de ação do paracetamol.[52,192,255,301] Todavia, estudos recentes[151] indicam que os efeitos antipiréticos e analgésicos do paracetamol não envolvem a inibição da COX-3. Eles são exercidos mais provavelmente por meio dos efeitos de um metabólito ativo sobre os receptores canabinoides do SNC[14] e esse metabólito parece agir pelo bloqueio de um canal de cálcio (CaV3.2).[188]

Numerosos AINEs estão disponíveis para o manejo da dor e da inflamação (Tabela 6.4). O ibuprofeno geralmente é considerado o protótipo dos AINEs contemporâneos e tem um perfil de eficácia e segurança bem documentado.[80] Novas formulações do ibuprofeno incluem o ibuprofeno sódico di-hidratado, que é um analgésico efetivo e tem um início de ação mais rápido que o do ibuprofeno ácido. Outros AINEs podem oferecer certas vantagens sobre o ibuprofeno.[327] Por exemplo, o etodolaco causa menos irritação gastrintestinal (GI),[16] e o cetoprofeno foi demonstrado em alguns estudos como sendo um pouco mais analgésico que o ibuprofeno.[67] Uma formulação intranasal de cetorolaco de trometamina agora está disponível e proporciona um alívio da dor significativo, dentro de 30 minutos da administração, em pacientes com dor de origem endodôntica.[337] Estudos recentes sugerem que além da inibição da COX, o cetorolaco e o diclofenaco inibem os receptores *N*-metil-d-aspartato (NMDA) periféricos, o que pode contribuir para seus efeitos analgésicos.[47,85] As vantagens dos AINEs incluem sua eficácia analgésica bem-estabelecida para a dor inflamatória. Muitos dos AINEs apresentados, na Tabela 6.4, mostraram ser mais eficazes que as combinações tradicionais de paracetamol e opioides, como paracetamol com codeína.[66,80,334]

Tabela 6.4 Resumo dos analgésicos não narcóticos selecionados.

Analgésico	Intervalo de dose (mg)	Dose diária (mg)
Paracetamol	325 a 650	4.000
Ácido acetilsalicílico	325 a 1.000	4.000
Diclofenaco potássico	50 a 100	150 a 200
Diflunisal	250 a 1.000	1.500
Etodolaco	200 a 400	1.200
Fenoprofeno	200	1.200
Flurbiprofeno	50 a 100	200 a 300
Ibuprofeno ácido	200 a 800	2.400 (Rx)
Ibuprofeno sódico di-hidratado	256 a 512	1.536
Cetoprofeno	25 a 75	300 (Rx)
Cetorolaco*	30 a 60 (oral) 31,5	60 126 mg
Naproxeno	250 a 500	1.500
Naproxeno sódico	220 a 550	1.650 (Rx)

*Uma nova bula para os comprimidos de cetorolaco instrui que o fármaco deve ser usado somente como uma transição do cetorolaco injetável e por até 5 dias. A bula para o cetorolaco intranasal afirma que, para pacientes com idade igual ou superior a 65 anos, pacientes com comprometimento renal e pacientes pesando menos de 50 kg, a dose deve ser limitada a 15,75 mg e a dose máxima diária, limitada a 63 mg.

Observação: os inibidores da ciclo-oxigenase 2 (COX-2) não estão incluídos (ver o texto).

Rx, Potência da prescrição

Modificada de Cooper SA: Treating acute dental pain, *Postgrad Dent* 2:7, 1995.

Um artigo de 2002 representa a primeira revisão sistemática comparando todos os estudos sobre a dor de origem endodôntica que avaliaram os AINEs orais.[158] Os autores concluíram que os AINEs combinados com outros fármacos – por exemplo, flurbiprofeno com tramadol[86] – ou aplicação de pré-tratamento e pós-tratamento de AINEs proporcionam o controle efetivo da dor. A Tabela 6.5 apresenta os resultados de uma grande revisão sistemática em andamento, avaliando a eficácia relativa dos analgésicos nas condições dolorosas inflamatórias. É importante salientar que os dados são gerados com base nos pacientes pós-operatórios com dor moderada a intensa, bem como o número necessário a tratar (NNT) é baseado na superioridade relativa do analgésico sobre o placebo para a produção de 50% de alívio da dor. Esses dados, portanto, constituem-se em informações importantes e clinicamente relevantes para os clínicos que queiram comparar a eficácia relativa dos analgésicos pós-tratamento. Evidentemente, outras questões, como os efeitos adversos potenciais dos fármacos e o histórico médico do paciente, devem ser considerados quando é desenvolvido um plano de tratamento para a dor após o tratamento endodôntico.

A introdução dos inibidores da COX-2 seletivos ofereceu o potencial para benefícios tanto analgésicos quanto anti-inflamatórios e reduziu a irritação GI.[81,189] Entretanto, a maioria dos inibidores da COX-2 seletivos foi retirada do mercado devido a efeitos adversos protrombóticos, e o único coxibe ainda disponível, o celecoxibe, não recebeu a aprovação da FDA para o tratamento da dor inflamatória aguda. Surgiram preocupações relativas aos inibidores da COX-2 também poderem causar, pelo menos, alguma irritação GI nos pacientes com doença GI preexistente.[342]

Outra preocupação importante enfoca os efeitos adversos protrombóticos conhecidos dos inibidores da COX-2. Duas metanálises examinaram a segurança cardiovascular (CV) dos AINEs tradicionais e dos inibidores da COX-2. Kearney et al.[182] realizaram uma metanálise de 138 ensaios randomizados, e McGettigan e Henry[224] realizaram uma metanálise de 23 estudos observacionais controlados.[182,224] Kearney et al.[182] estimaram um risco relativo de eventos CV associado a COX-2 de 1,42 (IC de 95%: 1,64 a 2,91). Foi detectado que o naproxeno não tem efeitos adversos significativos sobre o sistema CV em nenhuma das metanálises. O diclofenaco (Voltaren) é um fármaco relativamente seletivo para COX-2 e parece ter um grau de seletividade para a COX-2 similar ao do celecoxibe. O diclofenaco foi associado ao aumento da incidência de eventos CV. Nas análises de estudos randomizados, foi detectado um aumento no risco CV com altas doses de ibuprofeno. Baseada nos dados disponíveis, a FDA solicitou que os fabricantes de todos os produtos prescritos contendo AINEs não seletivos revisassem os rótulos de seus produtos, para incluir (1) uma advertência realçada relacionada aos potenciais eventos CV adversos sérios e aos eventos adversos GI sérios potencialmente fatais associados ao uso dessa classe de fármacos; (2) uma contraindicação ao uso em pacientes que tenham sido submetidos recentemente à cirurgia de revascularização da artéria coronária; e (3) um guia de medicação para os pacientes em relação ao potencial para eventos adversos CV e GI associados ao uso dessa classe de fármacos. Os dados disponíveis não sugerem um risco aumentado de eventos CV sérios para o uso em baixas doses a curto prazo dos AINEs disponíveis sem prescrição médica. No entanto, a FDA solicitou alterações no rótulo para informar melhor os consumidores do uso seguro desses produtos. Dados essa situação e AINEs alternativos razoáveis, recomendamos que não se faça o uso de inibidores da COX-2 para o tratamento de pacientes com dor de origem endodôntica de rotina.

LIMITAÇÕES E INTERAÇÕES MEDICAMENTOSAS

Os clínicos deveriam tomar conhecimento não apenas da eficácia dos analgésicos não narcóticos, mas, também, de suas limitações e interações com outros fármacos.[45] Por exemplo, os AINEs exibem um teto analgésico que limita o nível máximo de analgesia, bem como induzem efeitos colaterais, inclusive aqueles que afetam o sistema GI (incidência de 3 a 11%) e o SNC (incidência de 1 a 9% de tontura e cefaleia). Os AINEs são contraindicados em pacientes com úlceras e hipersensibilidade ao ácido acetilsalicílico.[199,357] Esses fármacos também estão associados às complicações GI graves, e o risco de efeitos adversos aumenta com a intensificação da dose acumulada ao longo da vida para esses fármacos e a ingestão concomitante de ácido acetilsalicílico, esteroides ou coumadina – varfarina sódica.[15,83,199,357] Uma estratégia para evitar o sangramento GI associado aos AINEs é usar um inibidor da bomba de prótons (IBP). Uma combinação de um IBP (esomeprazol magnésico) com naproxeno está agora disponível. Embora essa seja uma abordagem com boa relação custo-benefício, ela não protege o trato GI inferior.[321] Outra abordagem é a utilização do antagonista do receptor H_2 histamínico em combinação com um AINE. A combinação de famotidina (um antagonista dos receptores H_2) e ibuprofeno foi aprovada recentemente pela FDA. Além disso, como mencionado anteriormente, existe um aumento do risco CV com alguns AINEs, inclusive o ibuprofeno.

Tabela 6.5 Tabela de eficácia analgésica da Liga de Oxford*.

Analgésico†	Número de pacientes em comparação	Porcentagem com pelo menos 50% de alívio da dor	Número necessário a tratar	Menor intervalo de confiança	Maior intervalo de confiança
Ibuprofeno (800 mg)	76	100	1,6	1,3	2,2
Cetorolaco (60 mg) (IM)	116	56	1,8	1,5	2,3
Diclofenaco (100 mg)	548	69	1,8	1,6	2,1
Oxicodona (LI) (5 mg) + paracetamol (500 mg)	150	60	2,2	1,7	3,2
Diclofenaco (50 mg)	738	63	2,3	2	2,7
Naproxeno (440 mg)	257	50	2,3	2	2,9

(Continua)

Tabela 6.5 Tabela de eficácia analgésica da Liga de Oxford*. *(Continuação)*

Analgésico†	Número de pacientes em comparação	Porcentagem com pelo menos 50% de alívio da dor	Número necessário a tratar	Menor intervalo de confiança	Maior intervalo de confiança
Oxicodona (LI) (15 mg)	60	73	2,3	1,5	4,9
Ibuprofeno (600 mg)	203	79	2,4	2	4,2
Ibuprofeno (400 mg)	5.456	55	2,5	2,4	2,7
Ácido acetilsalicílico (1.200 mg)	279	61	2,4	1,9	3,2
Oxicodona (IR) (10 mg)	315	66	2,6	2	3,5
Cetorolaco (10 mg) + paracetamol (650 mg)	790	50	2,6	2,3	3,1
Ibuprofeno (200 mg)	3.248	48	2,7	2,5	2,9
Naproxeno (500/550)	784	52	2,7	2,3	3,3
Diclofenaco (50 mg)	1.296	57	2,7	2,4	3,1
Diclofenaco (25 mg)	204	54	2,8	2,1	4,3
Demerol (100 mg) (IM)	364	54	2,9	2,3	3,9
Tramadol (150 mg)	561	48	2,9	2,4	3,6
Morfina (10 mg) (IM)	946	50	2,9	2,6	3,6
Naproxeno (500/550 mg)	784	52	2,7	2,3	3,3
Naproxeno (220/250 mg)	202	45	3,4	2,4	5,8
Cetorolaco (30 mg) (IM)	359	53	3,4	2,5	4,9
Paracetamol (500 mg)	561	61	3,5	2,2	13,3
Paracetamol (600/650 mg) + codeína (60 mg)	1.123	42	4,2	3,4	5,3
Paracetamol (650 mg) + Dextropropoxifeno (65 mg de cloridrato ou 100 mg de napsilato)	963	38	4,4	3,5	5,6
Ácido acetilsalicílico (600/650 mg)	5.061	38	4,4	4	4,9
Paracetamol (600/650 mg)	1.886	38	4,6	3,9	5,5
Tramadol (100 mg)	882	30	4,8	3,8	6,1
Tramadol (75 mg)	563	32	5,3	3,9	8,2
Ácido acetilsalicílico (650 mg) + Codeína (60 mg)	598	25	5,3	4,1	7,4
Oxicodona IR (5 mg) + paracetamol (325 mg)	149	24	5,5	3,4	
Cetorolaco (10 mg) (IM)	142	48	5,7	3	53
Paracetamol (300 mg) + Codeína (30 mg)	379	26	5,7	4	9,8
Tramadol (50 mg)	770	19	8,3	6	13
Codeína (60 mg)	1.305	15	16,7	11	48
Placebo	> 10.000	18	N/A	N/A	N/A

*Os analgésicos são apresentados em ordem decrescente, do mais eficaz ao menos eficaz, com base no NNT. O NNT reflete a superioridade de um analgésico sobre o tratamento com placebo, portanto um analgésico com um NNT mais baixo tem maior eficácia que um analgésico com um NNT mais alto. O NNT é calculado pela proporção de pacientes com, pelo menos, 50% de alívio da dor em 4 a 6 horas, comparado ao placebo nos estudos randomizados, duplo-cego, de dose única em pacientes com dor moderada a intensa. O intervalo de confiança de 95% contém as estimativas superior e inferior do NNT, com uma possibilidade de precisão de 95%.
†Os fármacos foram administrados por via oral, exceto quando informado.
IM, Intramuscular; *LI*, liberação imediata; *NA*, não se aplica
Modificada de http://www.bandolier.org.uk/booth/painpag/Acutrev/Analgesics/lftab.html

Tabela 6.6 Resumo das interações medicamentosas selecionadas dos fármacos anti-inflamatórios não esteroidais.

Fármaco	Possível efeito
Inibidores da enzima conversora da angiotensina (ECA)	Redução da efetividade anti-hipertensiva do captopril (e especialmente da indometacina)
Anticoagulantes	Aumento no tempo de protrombina ou sangramento com anticoagulantes (p. ex., cumarinas)
Betabloqueadores	Redução dos efeitos anti-hipertensivos (p. ex., propranolol, atenolol, pindolol)
Ciclosporina	Risco de neurotoxicidade aumentado
Digoxina	Aumento nos níveis séricos de digoxina (especialmente ibuprofeno e indometacina)
Dipiridamol	Aumento da retenção de líquidos (especialmente indometacina)
Hidantoínas	Aumento dos níveis séricos de fenitoína
Lítio	Aumento dos níveis séricos de lítio
Diuréticos da alça	Redução da efetividade dos diuréticos da alça (p. ex., furosemida e bumetanida)
Metotrexato	Risco de toxicidade aumentado (por ex., estomatite, supressão da medula óssea)
Penicilamina	Aumento da biodisponibilidade (especialmente indometacina)
Simpatomiméticos	Aumento da pressão arterial (especialmente com fenilpropanolamina)
Diuréticos tiazídicos	Redução da efetividade anti-hipertensiva

Dados de Facts and Comparisons: Drug facts and comparisons, ed 54, St Louis, 2000, Facts and Comparisons; Gage T, Pickett F: Mosby's dental drug reference, ed 5, St Louis, 2000, Mosby; and Wynn R, Meiller T, Crossley H: *Drug information handbook for dentistry*, Hudson, OH, 2000, Lexi-Comp.

Tem sido relatado que os AINEs interagem com diversos outros fármacos (Tabela 6.6). Os fármacos da combinação de paracetamol e opioides são alternativas para pacientes que não podem receber AINEs.[65] Informações adicionais estão disponíveis sobre a farmacologia e os efeitos adversos dessa importante classe de fármacos.[45,63,83,115,364] Outros recursos também estão disponíveis para a avaliação das interações medicamentosas, incluindo os motores de busca de fármacos na internet, tais como *rxlist.com*, *Epocrates.com* e *Endodontics.UTHSCSA.edu*.

PARACETAMOL

O paracetamol (*N*-acetil *p*-amino fenol) é um dos fármacos analgésicos e antipiréticos usados mais comumente. O paracetamol em monoterapia não é comparável ao ibuprofeno no alívio da dor moderada a grave. Entretanto, uma combinação de ibuprofeno e paracetamol fornece um maior alívio da dor que qualquer um dos fármacos sozinho, como evidenciado por grandes revisões sistemáticas.[238] Em um estudo randomizado, duplo-cego controlado por placebo, os pacientes que foram submetidos à pulpectomia receberam uma dose única de uma combinação de paracetamol (1.000 mg) e ibuprofeno (600 mg) ou ibuprofeno (600 mg) em monoterapia. A combinação de dois analgésicos promoveu maior alívio da dor no período pós-operatório imediato (8 horas) que o ibuprofeno (600 mg) em monoterapia.[230]

O paracetamol é um dos fármacos mais comuns encontrados em produtos de combinação para o alívio da dor e dos sintomas de gripes ou resfriados. Considera-se seguro quando tomado nas doses normais, todavia, nas doses mais elevadas, o paracetamol causa toxicidade hepática e está associado à quase metade dos casos de insuficiência hepática aguda nos EUA.[201] A maior parte do paracetamol é conjugada no fígado para formar metabólitos inativos. Uma pequena porção é metabolizada pelo sistema do citocromo P450 para formar *N*-acetil-*p*-benzoquinona imina (NAPQI), que é muito tóxico, mas geralmente é detoxificado pela glutationa e convertido em compostos não tóxicos. Grandes doses de paracetamol saturam a principal via metabólica, fazendo com que mais paracetamol seja convertido para NAPQI. As lesões hepáticas ocorrem assim que a glutationa se torna depletada e o NAPQI passa a se acumular. Para minimizar o risco, foi recomendado que os adultos saudáveis não tomem mais de 3 g (3.000 mg) de paracetamol em um período de 24 horas (www.tylenolprofessional.com/extra-strengthtylenol-dosage-faq.html) A FDA exige que advertência realçada seja adicionada ao rótulo de todos os produtos medicamentosos orais prescritos que contenham paracetamol. (Uma advertência realçada, a maior advertência que a FDA exige, indica que o fármaco traz consigo um risco significativo de efeitos adversos sérios.)

Analgésicos opioides

Os opioides são analgésicos potentes e frequentemente usados em odontologia em combinação com paracetamol, ácido acetilsalicílico ou ibuprofeno. A maioria dos opioides disponíveis clinicamente ativa os receptores opioides μ em vários locais importantes no cérebro e nos neurônios aferentes. Estudos indicam que eles ativam os receptores opioides periféricos na polpa dentária e que a injeção IL de morfina reduz significativamente a dor nos pacientes endodônticos e em outros estados dolorosos inflamatórios.[84,97,143] Diferenças ligadas ao gênero parecem existir em resposta, pelo menos, aos agonistas opioides κ.[122] Em um ensaio clínico randomizado controlado, mulheres recebendo uma combinação de pentazocina e naloxona tiveram significativamente menos dor endodôntica pós-operatória que os homens que tomaram as mesmas medicações.[294]

Embora os opioides sejam efetivos como analgésicos para a dor moderada a intensa, é importante lembrar que eles não têm efeitos anti-inflamatórios e, dessa forma, não terão efeitos sobre os tecidos periapicais inflamados. A atual epidemia de abuso de opioides nos EUA enfatiza os riscos associados até mesmo com uma prescrição única desses fármacos, ou seja, o desvio de medicamentos, seu mau uso e o desenvolvimento de transtornos pelo uso de opioides. Os efeitos adversos associados a esses fármacos incluem náuseas, vômitos, tontura, sonolência e o potencial para depressão respiratória e constipação intestinal. Como as doses são limitadas pelos efeitos colaterais, esses medicamentos são quase sempre usados em formulações combinadas para o manejo da dor de origem dental. Uma formulação combinada é preferível, pois permite que uma dose menor do opioide seja administrada, reduzindo, assim, os efeitos colaterais (Tabela 6.7).

A codeína frequentemente é considerada o opioide protótipo para as drogas combinadas disponíveis para uso oral. A maioria dos estudos detectou que a dose de 60 mg de codeína produz significativamente mais analgesia que o placebo, embora

Tabela 6.7 Fármacos analgésicos opioides combinados selecionados.

Formulação	Possível Rx
APAP 300 mg e codeína 30 mg	2 compr. 4/4 h
APAP 500 mg e hidrocodona 5 mg	1 a 2 compr. 6/6 h
APAP 325 mg e oxicodona 5 mg	1 compr. 6/6 h
APAP 500 mg e oxicodona 5 mg	1 compr. 6/6 h
ASA 325 mg e codeína 30 mg	2 compr. 4/4 h
ASA 325 mg e oxicodona 5 mg	1 compr. 6/6 h

APAP, paracetamol; *ASA*, ácido acetilsalicílico; *Rx*, prescrição.

frequentemente produza menos analgesia que o ácido acetilsalicílico 650 mg ou o paracetamol 600 mg.[65,66] Em geral, os pacientes que estão tomando somente 30 mg de codeína relatam aproximadamente a mesma analgesia que aqueles que fazem uso do placebo.[22,334] A Tabela 6.8 mostra as doses comparáveis de outros opioides equivalentes a 60 mg de codeína.

Corticosteroides

A dor pós-operatória ou uma agudização depois do tratamento endodôntico podem ser atribuídas à inflamação, à infecção ou a ambas, nos tecidos perirradiculares. Estabelecer a patência e, subsequentemente, desbridar e modelar o sistema de condutos radiculares pode irritar os tecidos perirradiculares e introduzir inadvertidamente bactérias, produtos bacterianos, tecido pulpar necrótico ou solução irrigadora cáustica pelas foraminas apicais.

Em resposta a essa irritação, os mediadores inflamatórios – por exemplo, PGs, leucotrienos, bradicinina, fator de ativação plaquetária, substância P – são liberados nos tecidos circundantes à área apical do dente. Consequentemente, as fibras dolorosas são estimuladas ou sensibilizadas diretamente; além disso, um aumento na dilatação e na permeabilidade vascular resulta em edema e aumento da pressão sobre os tecidos intersticiais.

Tabela 6.8 Doses analgésicas de opioides representativos.

Opioides	Dose equivalente à codeína 60 mg
Codeína	60 mg
Oxicodona	5 a 6 mg
Hidrocodona	10 mg
Di-hidrocodeína	60 mg
Cloridrato de propoxifeno	102 mg
Propoxifeno-N	146 mg
Meperidina	90 mg
Tramadol	50 mg

N, napsilato
Modificada de Troullos E, Freeman R, Dionne RA: The scientific basis for analgesic use in dentistry, *Anesth Prog* 33:123, 1986.

Os glicocorticosteroides são conhecidos por reduzir a resposta inflamatória aguda suprimindo a vasodilatação, a migração dos leucócitos polimorfonucleares (PMN) e a fagocitose e inibindo a formação de ácido araquidônico dos fosfolipídios da membrana celular dos neutrófilos e macrófagos. Assim, os glicocorticosteroides bloqueiam as vias da COX e da lipo-oxigenase, bem como as respectivas sínteses de PGs e leucotrienos. Não é de se surpreender que muitos pesquisadores tenham avaliado a eficácia dos corticosteroides – administrados pelas vias intracanal ou sistêmica – na prevenção ou no controle da dor endodôntica pós-operatória ou de suas agudizações.[217]

ADMINISTRAÇÃO INTRACANAL

Vários estudos avaliaram a administração de esteroides intracanal.[51,243,333] Um ensaio clínico em larga escala, que incluiu 223 pacientes, relatou significativamente menos dor pós-tratamento nos pacientes depois da administração intracanal de Ledermix – triancinolona acetonida e cloridrato de demeclociclina –, comparado ao hidróxido de cálcio ou à ausência de medicação intracanal.[93] O uso de esteroides intracanal parece ter efeitos significativos para a redução da dor pós-operatória.[287]

ADMINISTRAÇÃO SISTÊMICA

Alguns estudos avaliaram a via de administração sistêmica dos corticosteroides na dor pós-operatória e nas agudizações.[181,204,218]

Em um estudo duplo-cego controlado por placebo, pacientes com pulpite irreversível receberam 4 mg de dexametasona ou placebo por meio de uma injeção supraperiosteal no ápice do dente tratado após procedimento de pulpectomia.[229] Essa é uma técnica de injeção que a maioria dos clínicos deveria estar familiarizada em oposição à injeção intramuscular. Durante as primeiras 24 horas, a dor pós-operatória foi reduzida significativamente no grupo que recebeu esteroides. Não houve diferença em 48 horas.

Além disso, outro estudo avaliou o efeito da injeção IO de metilprednisolona ou de placebo em pacientes com pulpite irreversível. Uma redução da dor altamente significativa no grupo tratado com esteroides foi mantida por 7 dias depois de uma injeção única.[123]

Estudos em animais avaliaram histologicamente os efeitos anti-inflamatórios dos corticosteroides sobre os tecidos perirradiculares inflamados. Em um estudo, depois que uma reação inflamatória aguda foi induzida nos dentes molares de ratos por meio de uma instrumentação além do forame, a solução salina estéril ou a dexametasona foi infiltrada de forma supraperiosteal na região vestibular adjacente aos dentes tratados. A dexametasona reduziu significativamente o número de neutrófilos presentes e, desse modo, teve uma efeito anti-inflamatório sobre os tecidos perirradiculares dos dentes tratados.[246]

Outros estudos da administração sistêmica avaliaram o efeito da administração oral dos corticosteroides sobre a incidência e a gravidade da dor pós-tratamento endodôntico. Em um ensaio clínico duplo-cego controlado, 50 pacientes receberam aleatoriamente 0,75 mg de dexametasona ou um comprimido de placebo por via oral após o tratamento endodôntico inicial.[196] A dexametasona oral reduziu significativamente a dor pós-tratamento depois de 8 e 24 horas em comparação ao placebo. Um estudo de seguimento avaliou o efeito de uma dose oral maior de dexametasona – ou seja, 12 mg administrados a cada 4 horas – sobre a gravidade da dor pós-tratamento endodôntico.[125] Os resultados demonstraram que a dexametasona foi efetiva na redução da dor pós-tratamento endodôntico por até 8 horas depois do tratamento ter sido finalizado. Todavia, não foi observado qualquer efeito sobre a intensidade da dor em 24 e 48 horas depois do tratamento. Em um estudo duplo-cego comparando etodolaco e dexametasona, a administração perioperatória de dexametasona por via oral foi similar àquela do etodolaco na redução da dor depois da cirurgia endodôntica. Em um ensaio clínico randomizado,[206] 40 pacientes receberam dose única de prednisolona (30 mg) ou de placebo 30 minutos antes do início do tratamento endodôntico. A prednisolona reduziu significativamente a dor pós-tratamento em 6, 12 e 24 horas em comparação ao placebo.[164]

Coletivamente, esses estudos sobre a administração sistêmica de esteroides indicam que os corticosteroides reduzem a gravidade da dor pós-tratamento endodôntico em comparação ao tratamento com placebo. Entretanto, dada a relação segurança-eficácia relativa entre os esteroides e os AINEs, a maioria dos investigadores escolhe um AINE como o fármaco de primeira opção para o controle da dor pós-operatória.

É importante observar um estudo interessante que relata que 17,7% dos pacientes recebendo terapia com esteroides desenvolveram hipersensibilidade dentinária como dor.[308] Uma correlação positiva foi observada entre a dose de esteroides e as pontuações de dor. A descontinuação dos esteroides resolveu a dor em todos os participantes do estudo.

Antibióticos

Como as bactérias estão envolvidas nos casos endodônticos com periodontite apical, a incidência de uma infecção pós-tratamento ou de uma agudização é uma preocupação dos clínicos que realizam tratamento endodôntico. Prescrever um antibiótico para prevenir tal ocorrência pode fazer sentido, mas o uso dos antibióticos é controverso por várias razões.[102] Primeiro, a prescrição excessiva de antibióticos, especialmente quando esses fármacos não estão indicados, levou a um aumento da resistência bacteriana e da sensibilização dos pacientes. Segundo, antibióticos foram prescritos equivocadamente a pacientes com dor intensa que tinham um dente com vitalidade pulpar, ou seja, quando era improvável que as bactérias fossem um fator causador da dor perirradicular.[367] Terceiro, mesmo quando as bactérias são prováveis de estar presentes, os dados de ensaios clínicos controlados fornecem pouco ou nenhum suporte para a hipótese de que os antibióticos reduzam a dor.[183]

Uma série de estudos clínicos avaliou a eficácia dos antibióticos sistêmicos administrados profilaticamente para a prevenção das agudizações após o tratamento endodôntico. Trabalhando com base na premissa que a incidência de agudizações infecciosas depois do tratamento endodôntico é de 15%, Morse et al.[242] prescreveram aleatoriamente uma dose profilática de penicilina ou de eritromicina a pacientes depois do tratamento endodôntico dos dentes com um diagnóstico de polpa necrosada e periodontite perirradicular crônica (não houve grupo placebo). Os resultados mostraram que a incidência global de agudizações foi de 2,2%, sem qualquer diferença entre a penicilina e a eritromicina. Resultados similares foram obtidos em um estudo no qual estudantes de odontologia – e não profissionais de clínicas particulares – realizaram o tratamento endodôntico.[1] Os resultados mostraram uma incidência de agudizações de 2,6%, sem diferenças estatisticamente significativas entre a penicilina e a eritromicina. Entretanto, nem o estudo original nem seu seguimento foram ensaios clínicos randomizados controlados por placebo. Essa observação parece ser altamente significativa para as recomendações clínicas. Em geral, os estudos randomizados controlados não são capazes de detectar qualquer benefício analgésico dos antibióticos embora estudos abertos ou controles históricos frequentemente relatem efeitos profundos.[102]

Para determinar se a cronologia de administração de um antibiótico alterou a ocorrência de agudizações e a dor não associada às agudizações, pesquisadores analisaram componentes de dois estudos prospectivos separados, de pacientes submetidos a tratamento endodôntico para dentes com polpas necrosadas e periodontite periapical crônica. No primeiro estudo, foi administrada penicilina profilática e, no segundo estudo, os pacientes foram instruídos a tomar penicilina – ou eritromicina, se fossem alérgicos à penicilina – ao primeiro sinal de inchaço.[241,242] Os autores concluíram que a administração profilática de antibióticos é preferível a fazer o paciente tomar os antibióticos no primeiro sinal de uma infecção.

Em um ensaio clínico multicêntrico de duas partes, 588 pacientes consecutivos receberam uma de nove medicações ou placebos e foram monitorados por 72 horas após o tratamento.[331] Os resultados demonstraram que ibuprofeno, cetoprofeno, eritromicina, penicilina e penicilina associada à metilprednisolona reduziram significativamente a gravidade da dor dentro das primeiras 48 horas após o tratamento. A segunda parte do estudo, então, avaliou a incidência da dor pós-tratamento depois da obturação dos mesmos dentes da primeira fase do estudo.[331] Embora somente 411 dos 588 pacientes originais tenham participado dessa fase, eles foram distribuídos aleatoriamente para receber os mesmos medicamentos ou placebo depois da finalização da consulta de obturação. A incidência de dor pós-tratamento foi mais baixa depois da obturação (5,83%) que depois da limpeza e da preparação (21,76%) do sistema de condutos radiculares. Ademais, nenhuma diferença significativa foi encontrada na efetividade dos vários medicamentos e do placebo no controle da dor pós-tratamento depois da obturação.

Walton e Chiappinelli[345] estavam preocupados que os estudos prévios eram não controlados, retrospectivos ou realizados com diferentes grupos de pacientes, em diferentes tempos e com diferentes modalidades de tratamento. Eles conduziram um ensaio clínico randomizado prospectivo duplo-cego para testar a hipótese que um antibiótico – por exemplo, a penicilina – seja capaz de prevenir uma agudização após o tratamento endodôntico.[345] 80 pacientes com dentes que tinham polpa necrosada e periodontite periapical crônica foram divididos aleatoriamente em três grupos. Nos primeiros dois grupos, tanto a penicilina quanto o placebo foram administrados 1 hora antes e 6 horas depois das sessões individuais, em um contexto duplo-cego. Ao finalizar as sessões individuais – que incluíram desbridamento, modelagem e possivelmente obturação do sistema de condutos radiculares –, os pacientes preencheram questionários em 4, 8, 12, 24 e 48 horas. Não foi encontrada diferença significativa entre os três grupos com relação à incidência de agudizações, dor ou inchaço. Os autores concluíram que o uso da penicilina profilática não oferece benefícios à dor pós-operatória ou às agudizações, bem como a administração profilática da penicilina não deveria ser usada de rotina nos pacientes submetidos ao tratamento endodôntico de dentes necrosados e com periodontite periapical crônica.

Em outro estudo clínico randomizado prospectivo controlado por placebo, um grupo de pesquisadores examinou se a penicilina suplementar reduziu os sintomas ou encurtou o tempo de recuperação dos pacientes de urgência diagnosticados com necrose pulpar e abscesso periapical agudo.[103] Os pacientes receberam aleatoriamente penicilina, placebo ou nenhuma medicação. Usando uma escala analógica visual, os participantes, então, avaliaram sua dor e seu inchaço pós-operatórios por até 72 horas.

Não foi encontrada diferença significativa entre os três grupos. A recuperação ocorreu como resultado do tratamento endodôntico isoladamente.

Sabe-se bem que os antibióticos podem ser indicados para o tratamento das infecções de origem endodôntica. Contudo, uma revisão da literatura disponível indica que o uso profilático é contraindicado nos pacientes imunocompetentes sem sinais sistêmicos de infecção e com inchaço localizado na região vestibular. Estudos clínicos controlados indicam que os antibióticos oferecem pouco ou nenhum benefício para a redução da dor nessas circunstâncias, mas eles podem ser indicados para pacientes imunocomprometidos e pacientes com sinais e sintomas sistêmicos de uma infecção ou com uma infecção que tenha se disseminado pelos espaços fasciais da cabeça e do pescoço.

Estratégias de manejo da dor

Quando a dor em um paciente está sendo tratada individualmente, o clínico experiente deve personalizar o plano de tratamento, contrabalançando os princípios gerais da endodontia, os mecanismos da hiperalgesia e as estratégias de manejo da dor com os fatores particulares do paciente individual, por exemplo, o histórico médico e as medicações concomitantes).[147,184,185,291,313]

O manejo efetivo da dor de origem endodôntica começa com os "três Ds": *diagnóstico*, tratamento odontológico *definitivo* e *drogas* (fármacos) (Boxe 6.1). Revisões aprofundadas sobre o *diagnóstico* e o tratamento odontológico *definitivo* – por exemplo, incisão e drenagem, pulpectomia – são apresentadas em outros pontos deste texto. Como descrito anteriormente neste capítulo, o manejo da dor de origem endodôntica deve enfocar a remoção dos mecanismos periféricos da hiperalgesia e da alodínia (ver Boxe 6.1). Isso geralmente requer um tratamento que remova e reduza os fatores causadores, como fatores bacterianos e imunológicos. Tanto a pulpotomia quanto a pulpectomia foram associadas a uma redução substancial nos relatos de dor pelos pacientes em comparação aos níveis de dor pré-tratamento.[86,150,222,263] Porém, a farmacoterapia frequentemente é necessária para reduzir o impulso nociceptor continuado – por exemplo, AINEs e anestésicos locais – e suprimir a hiperalgesia central – por exemplo, AINEs e opioides.

PRÉ-TRATAMENTO

Foi demonstrado que o tratamento com um AINE antes de um procedimento produz um benefício significativo em muitos estudos,[80,162] mas não em todos.[245] A justificativa para o pré-tratamento é bloquear o desenvolvimento de hiperalgesia pela redução dos impulsos originados nos nociceptores periféricos. Para pacientes que não podem receber AINEs, o pré-tratamento com paracetamol também mostrou reduzir a dor pós-operatória.[236] Os pacientes podem ser pré-tratados 30 minutos antes do procedimento com um AINE – por exemplo, ibuprofeno 400 mg ou flurbiprofeno 100 mg – ou paracetamol 1.000 mg.[86,162,236]

ANESTÉSICOS LOCAIS DE AÇÃO PROLONGADA

Uma segunda abordagem farmacológica para o manejo da dor é o uso de anestésicos locais de ação prolongada, tais como a bupivacaína e a ropivacaína. Ensaios clínicos indicam que os anestésicos locais de ação prolongada não fornecem apenas anestesia durante o procedimento, mas, também, atrasam significativamente o início da dor pós-tratamento em comparação aos anestésicos locais que contêm lidocaína.[80,130,131,166] Foi demonstrado que a administração de anestésicos locais de ação prolongada por bloqueio anestésico reduz a dor pós-tratamento por 2 a 7 dias depois do procedimento odontológico,[130,131,166] pois uma barragem aferente de nociceptores pode induzir a hiperalgesia central.[360-362] O benefício analgésico dos anestésicos locais de longa duração é mais relevante com os bloqueios anestésicos que com as injeções infiltrativas, mas o clínico também deveria estar ciente dos efeitos adversos atribuídos a esses agentes.[18,235]

PLANO FLEXÍVEL

Uma terceira abordagem farmacológica é o uso de um plano flexível para a prescrição de analgésicos (Figura 6.21).[13,66,142,144,147,184,186,334] Um plano de prescrição flexível serve para minimizar tanto a dor pós-operatória quanto os efeitos colaterais. Dados esses objetivos, a estratégia do clínico tem duas facetas: (1) alcançar uma dose maximamente efetiva do analgésico não narcótico – seja AINE ou paracetamol para pacientes que não podem receber AINEs – e (2) em raros casos nos quais o paciente ainda tem dor moderada a intensa, considerar a adição de fármacos que aumentam a analgesia pelo AINE. Devido ao seu valor preditivo, a presença de dor pré-operatória ou alodínia mecânica pode ser um indicador de que tais combinações com AINEs deveriam ser consideradas.

A maioria dos estudos relata que a combinação de um AINE com paracetamol 1.000 mg isolado, isto é, sem opioide, produz quase duas vezes a resposta analgésica que apenas o AINE.[37,68,230,350] A administração de ibuprofeno 600 mg com paracetamol 1.000 mg produziu um alívio significativo da dor após o tratamento endodôntico em comparação ao ibuprofeno em monoterapia ou o placebo (Figura 6.22). No entanto, em um estudo recente, o efeito analgésico de uma combinação de ibuprofeno 600 mg com paracetamol 1.000 mg não diferiu do uso de paracetamol em monoterapia.[350] Os estudos também demonstraram que a administração concomitante de um AINE e uma combinação de paracetamol-opioide forneceu uma analgesia significativamente maior que o AINE em monoterapia.[37,323] A administração concomitante de paracetamol e AINE parece ser bem tolerada, sem aumento detectável nos efeitos colaterais ou alterações na farmacocinética.[37,200,323,363]

Em casos raros de dor intensa, um AINE pode precisar ser administrado com um opioide. Dois métodos gerais são usados para combinar AINEs e opioides a fim de alcançar os benefícios analgésicos de ambos. O primeiro envolve um regime alternativo de um AINE seguido por uma combinação de paracetamol-opioide.[13,66] As combinações de ácido acetilsalicílico e opioide não são usadas nesse cronograma alternativo devido ao potencial para as interações entre AINE e ácido acetilsalicílico. O segundo método envolve a administração de um fármaco único, consistindo de uma

---

Boxe 6.1 Considerações para o controle efetivo da dor com "Três Ds".

1. **D**iagnóstico
2. Tratamento odontológico **d**efinitivo
3. **D**rogas (fármacos)
   - Pré-tratamento com drogas anti-inflamatórias não esteroidais ou paracetamol, quando adequado
   - Uso de anestésicos locais de ação prolongada, quando indicados
   - Uso de um plano de prescrição flexível
   - Prescrição em horas determinadas, em vez de "conforme a necessidade".

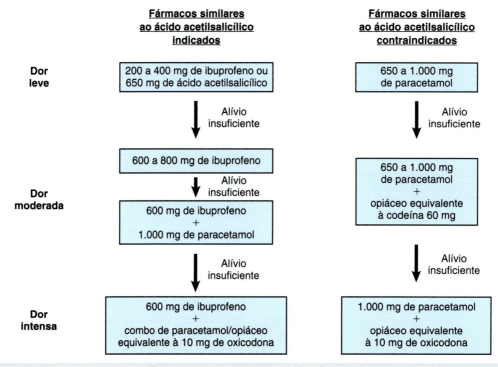

Figura 6.21 Uma estratégia analgésica flexível.

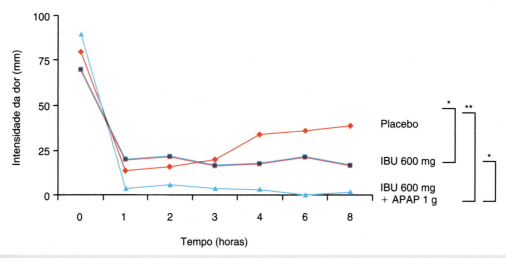

Figura 6.22 Comparação do ibuprofeno (*IBU*) 600 mg mais paracetamol (*APAP*) 1.000 mg com IBU em monoterapia ou com placebo nos pacientes com dor após o tratamento endodôntico. (Reproduzida de Menhinick KA, Gutmann JL, Regan JD, et al. The efficacy of pain control following nonsurgical root canal treatment using ibuprofen or a combination of ibuprofen and acetaminophen in a randomized, double-blind, placebo-controlled study, *Int Endod J* 37:531, 2004.)

combinação de AINE com opioide. Por exemplo, estudos sobre a dor pós-operatória demonstraram que a combinação de 200 mg de ibuprofeno e 7,5 mg de hidrocodona foi cerca de 80% mais efetiva para a analgesia que o ibuprofeno sozinho, com aproximadamente a mesma incidência de efeitos colaterais.[353] Outros opioides podem ser adicionados a um AINE para aumentar a analgesia. Um estudo sobre a dor pós-tratamento endodôntico demonstrou benefícios a curto prazo da combinação de flurbiprofeno e tramadol.[86] As combinações de outros AINEs e opioides também foram avaliadas.[83] Entretanto, os resultados dos ensaios clínicos sobre o uso dos AINEs em monoterapia e dos AINEs combinados com paracetamol (ver Figura 6.22) sugerem que as combinações com opioides podem ser necessárias somente em raras ocasiões.

Nem todos os pacientes precisam usar concomitantemente os AINEs com as combinações de paracetamol-opioide ou combinações de um AINE e um opioide. A premissa básica de um plano de prescrição flexível é que o analgésico prescrito esteja de acordo com a necessidade do paciente. A principal vantagem de um plano flexível é que o clínico está preparado para aqueles casos raros em que a farmacoterapia adicional está indicada para o aumento da eficácia do controle da dor. Como mencionado, a hiperalgesia pré-operatória pode ser um indicador para uma farmacoterapia mais ampla. Quando o clínico está considerando utilizar a combinação de vários analgésicos, ele deve ter certeza de utilizar esquemas posológicos que não excedam as doses máximas diárias de nenhum dos fármacos.

Direções futuras

Uma nova classe de AINEs são os anti-inflamatórios não esteroidais associados a doadores de óxido nítrico (CINODs, do inglês *COX-inhibiting nitric oxide donators*). Esses medicamentos apresentam uma unidade doadora de óxido nítrico (NO, do inglês *nitric oxide*) e foram desenvolvidos com o intuito de que o NO liberado leve a um melhor tônus muscular e a um fluxo sanguíneo mucoso, atenuando, desse modo, os efeitos adversos dos AINEs sobre a mucosa GI e a pressão arterial. Embora nenhum dos CINODs tenha sido aprovado ainda pela FDA, eles poderão estar disponíveis em um futuro próximo.

O uso atual dos analgésicos vem sendo guiado por ensaios clínicos para se chegar às doses que obterão o nível desejado de alívio da dor, com perfis aceitáveis de efeitos colaterais. Depois da administração, os fármacos são absorvidos e distribuídos para seu local de ação, onde interagem com alvos funcionais. A seguir, são metabolizados e, por fim, são excretados. Todos os passos ao longo do caminho são influenciados por uma variedade de fatores ambientais e genéticos. A capacidade de prever como o genoma de um paciente pode afetar a eficácia de um determinado fármaco analgésico está sendo descoberta no campo da farmacogenômica da dor (para uma revisão do tema, ver Rollason et al.[288]).

Um exemplo relevante para o controle da dor em odontologia é a eficácia variável da codeína em uma população específica. Muitas drogas analgésicas são metabolizadas pela família de enzimas hepáticas do citocromo P450 (CYP) e os genes que codificam sua biossíntese já foram identificados. A codeína é um profármaco que é desmetilado para produzir a morfina, que é responsável por sua ação analgésica. Essa desmetilação é catalisada por enzimas do citocromo P402D6. Estimou-se que de 6 a 7% da população caucasiana é portadora de um alelo mutante CYP2D6 não funcional, que os torna metabolizadores inadequados de codeína para morfina.[79] Esses pacientes podem estar cientes, por experiências passadas, de que a codeína se mostra ineficaz em seus sistemas e podem precisar de uma forma diferente – geralmente mais potente – do narcótico. O clínico deve suspeitar de um comportamento de procura de fármacos quando, de fato, houver uma razão bioquímica para tal solicitação. Dado o estado atual da análise do DNA clínico, não é difícil imaginar um tempo em que a avaliação genômica rápida – feita no consultório – levará a recomendações específicas para as prescrições analgésicas.

Resumo

As informações e recomendações fornecidas neste capítulo foram selecionadas para ajudar o clínico com o manejo da dor endodôntica aguda. O julgamento clínico também deve levar em consideração outras fontes de informação – o histórico do paciente, os medicamentos concomitantes, a natureza da dor e o plano de tratamento geral – quando o melhor meio de aliviar a dor do paciente está sendo determinado. Uma abordagem efetiva para o manejo da dor endodôntica demanda a integração dos princípios gerais dos mecanismos da dor e uma avaliação clínica completa e individualizada.

Referências bibliográficas

1. Abbott A, et al: A prospective randomized trial on efficacy of antibiotic prophylaxis in asymptomatic teeth with pulpal necrosis and associated periapical pathosis, *Oral Surg* 66:722, 1988.
2. Aelig W, Laurence D, O'Neil R, et al: Cardiac effects of adrenaline and felypressin as vasoconstrictors in local anaesthesia for oral surgery under diazepam sedation, *Br J Anaesth* 42:174, 1970.
3. Aggarwal V, Jain A, Kabi D: Anesthetic efficacy of supplemental buccal and lingual infiltrations of articaine and lidocaine after an inferior alveolar nerve block in patients with irreversible pulpitis, *J Endod* 35:925, 2009.
4. Aggarwal V, Singla M, Kabi D: Comparative evaluation of anesthetic efficacy of Gow-Gates mandibular conduction anesthesia, Vazirani-Akinosi technique, buccal-plus-lingual infiltrations, and conventional inferior alveolar nerve anesthesia in patients with irreversible pulpitis, *Oral Surg Oral Med Oral Pathol Oral Radiol Endod* 109:303, 2010.
5. Aggarwal V, Singla M, Miglani S, et al: Efficacy of articaine versus lidocaine administered as supplementary intraligamentary injection after a failed inferior alveolar nerve block: a randomized double-blind study, *J Endod* 45:1, 2019.
6. Aggarwal V, Singla M, Miglani S, et al: A prospective, randomized single-blind evaluation of effect of injection speed on anesthetic efficacy of inferior alveolar nerve block in patients with symptomatic irreversible pulpitis, *J Endod* 38:1578, 2012.
7. Aggarwal V, Singla M, Rizvi A, et al: Comparative evaluation of local infiltration of articaine, articaine plus ketorolac, and dexamethasone on anesthetic efficacy of inferior alveolar nerve block with lidocaine in patients with irreversible pulpitis, *J Endod* 37:445, 2011.
8. Agren E, Danielsson K: Conduction block analgesia in the mandible: a comparative investigation of the techniques of Fischer and Gow-Gates, *Swed Dent J* 5:91, 1981.
9. Akinosi J: A new approach to the mandibular nerve block, *Br J Oral Surg* 15:83, 1977.
10. Aldous J: Needle deflection: a factor in the administration of local anesthetics, *J Am Dent Assoc* 77:602, 1968.
11. Al-Sultan AF: Effectiveness of pH adjusted lidocaine versus commercial lidocaine for maxillary infiltration anesthesia, *Al-Rafidain Dent J* 4:34, 2004.
12. Al-Sultan AF, Fathie WK, Hamid RS: A clinical evaluation on the alkalization of local anesthetic solution in periapical surgery, *Al-Rafidain Dent J* 6:71, 2006.
13. American Association of Endodontists: *Post-endodontic pain control*, Chicago, 1995, The Association.
14. Anderson B: Paracetamol (acetaminophen): mechanisms of action, *Paediatr Anaesth* 18:915, 2008.
15. Arnold J, Salom I, Berger A: Comparison of gastrointestinal microbleeding associated with use of etodolac, ibuprofen, indomethacin, and naproxen in normal subjects, *Curr Ther Res* 37:730, 1985.
16. Asarch T, Allen K, Petersen B, et al: Efficacy of a computerized local anesthesia device in pediatric dentistry, *Pediatr Dent* 21:421, 1999.
17. Ashraf H, Kazem M, Dianat O, et al: Efficacy of articaine versus lidocaine in block and infiltration anesthesia administered in teeth with irreversible pulpitis: a prospective, randomized, double-blind study, *J Endod* 39:6, 2013.
18. Bacsik C, Swift J, Hargreaves K: Toxic systemic reactions of bupivacaine and etidocaine, *Oral Surg Oral Med Oral Pathol Oral Radiol Endod* 79:18, 1995.
19. Balasco M, Drum M, Reader A, et al: Buffered lidocaine for incision and drainage: a prospective, randomized double-blind study, *J Endod* 39:1329, 2013.
20. Batinac T, Sotosek Tokmadzic V, Peharda V, et al: Adverse reactions and alleged allergy to local anesthetics: analysis of 331 patients, *J Dermatol* 40:522, 2013.
21. Batista da Silva C, Berto LA, Volpato MC, et al: Anesthetic efficacy of articaine and lidocaine for incisive/mental nerve block, *J Endod* 36:438, 2010.
22. Beaver W: Mild analgesics: a review of their clinical pharmacology, *Am J Med Sci* 251:576, 1966.
23. Benkwitz C, Garrison JC, Linden J, et al: Lidocaine enhances G alpha I protein function, *Anesthesiology* 99:1093, 2003.
24. Berberich G, Reader A, Drum M, et al: A prospective, randomized, double-blind comparison of the anesthetic efficacy of 2% lidocaine with 1 : 100,000 and 1 : 50,000 epinephrine and 3% mepivacaine in the intraoral, infraorbital nerve block, *J Endod* 35:1498, 2009.
25. Berlin J, Nusstein J, Reader A, et al: Efficacy of articaine and lidocaine in a primary intraligamentary injection administered with a computer-controlled local anesthetic delivery system, *Oral Surg Oral Med Oral Pathol Oral Radiol Endod* 99:361, 2005.

26. Berns J, Sadove M: Mandibular block injection: a method of study using an injected radiopaque material, *J Am Dent Assoc* 65:736, 1962.
27. Bigby J, Reader A, Nusstein J, et al: Articaine for supplemental intraosseous anesthesia in patients with irreversible pulpitis, *J Endod* 32:1044, 2006.
28. Biocanin V, Brkovic B, Milicic B, et al: Efficacy and safety of intraseptal and periodontal ligament anesthesia achieved by computer-controlled articaine 1 epinephrine delivery: a dose-finding study, *Clin Oral Investig* 17:525, 2013.
29. Birchfield J, Rosenberg PA: Role of the anesthetic solution in intrapulpal anesthesia, *J Endod* 1:26, 1975.
30. Black JA, Liu S, Tanaka M, et al: Changes in the expression of tetrodotoxin-sensitive sodium channels within dorsal root ganglia neurons in inflammatory pain, *Pain* 108:237, 2004.
31. Bonar T, Nusstein J, Reader A, et al: Anesthetic efficacy of articaine and lidocaine in a primary intraseptal injection: a prospective, randomized double-blind study, *Anesth Prog* 64:203, 2017.
32. Bosco DA, Haas DA, Young ER, et al: An anaphylactoid reaction following local anesthesia: a case report, *Anesth Pain Control Dent* 2:87, 1993.
33. Bowles WR, Flores CM, Jackson DL, et al: Beta 2-adrenoceptor regulation of CGRP release from capsaicin-sensitive neurons, *J Dent Res* 82:308, 2003.
34. Bowles WH, Frysh H, Emmons R: Clinical evaluation of buffered local anesthetic, *Gen Dent* 43:182, 1995.
35. Brandt RG, Anderson PF, McDonald NJ, et al: The pulpal anesthetic efficacy of articaine versus lidocaine in dentistry: a meta-analysis, *J Am Dent Assoc* 142:493, 2011.
36. Brannstrom M, Lindskog S, Nordenvall K: Enamel hypoplasia in permanent teeth induced by periodontal ligament anesthesia of primary teeth, *J Am Dent Assoc* 109:735, 1984.
37. Breivik E, Barkvoll P, Skovlund E: Combining diclofenac with acetaminophen or acetaminophen-codeine after oral surgery: a randomized, double-blind, single oral dose study, *Clin Pharmacol Ther* 66:625, 1999.
38. Brkovic BM, Savic M, Andric M, et al: Intraseptal vs. periodontal ligament anaesthesia for maxillary tooth extraction: quality of local anaesthesia and haemodynamic response, *Clin Oral Investig* 14:675, 2010.
39. Broering R, Reader A, Drum M, et al: A prospective, randomized comparison of the anesthetic efficacy of the greater palatine and high tuberosity second division nerve blocks, *J Endod* 35:1337, 2009.
40. Brunetto PC, Ranali J, Ambrosano GMB, et al: Anesthetic efficacy of 3 volumes of lidocaine with epinephrine in maxillary infiltration anesthesia, *Anesth Prog* 55:29, 2008.
41. Bultema K, Fowler S, Drum M, et al: Pain reduction in untreated symptomatic irreversible pulpitis using liposomal bupivacaine (Exparel): a prospective, randomized, double-blind trial, *J Endod* 42:1707, 2016.
42. Bunczak-Reeh M, Hargreaves K: Effect of inflammation on delivery of drugs to dental pulp, *J Endod* 24:822, 1998.
43. Burns Y, Reader A, Nusstein J, et al: Anesthetic efficacy of the palatal-anterior superior alveolar injection, *J Am Dent Assoc* 135:1269, 2004.
44. Byers MR, Taylor PE, Khayat BG, et al: Effects of injury and inflammation on pulpal and periapical nerves, *J Endod* 16:78, 1990.
45. Byrne B: Drug interactions: a review and update, *Endod Topics* 4:9, 2004.
46. Cannell H, Kerwala C, Webster K, et al: Are intraligamentary injections intravascular? *Br Dent J* 175:281, 1993.
47. Cairns BE, Dong XD, Wong H, et al: Intramuscular ketorolac inhibits activation of rat peripheral NMDA receptors, *J Neurophysiol* 107:3308, 2012.
48. Cepeda MS, Tzortzopoulou A, Thackrey M, et al: Adjusting the pH of lidocaine for reducing pain on injection (review), *Cochrane Database Syst Rev* 8:12, 2010.
49. Certosimo A, Archer R: A clinical evaluation of the electric pulp tester as an indicator of local anesthesia, *Oper Dent* 21:25, 1996.
50. Chamberlain T, Davis R, Murchison D, et al: Systemic effects of an intraosseous injection of 2% lidocaine with 1:‚Äà100,000 epinephrine, *Gen Dent* 48:299, 2000.
51. Chance K, Lin L, Shovlin F, et al: Clinical trial of intracanal corticosteroid in root canal therapy, *J Endod* 13:466, 1987.
52. Chandrasekharan NV, Dai H, Roos KL, et al: COX-3, a cyclooxygenase-1 variant inhibited by acetaminophen and other analgesic/antipyretic drugs: cloning, structure, and expression [see comment], *Proc Natl Acad Sci U S A* 99:13926, 2002.
53. Chaney MA, Kerby R, Reader A, et al: An evaluation of lidocaine hydrocarbonate compared with lidocaine hydrochloride for inferior alveolar nerve block, *Anesth Prog* 38:212, 1991.
54. Childers M, Reader A, Nist R, et al: Anesthetic efficacy of the periodontal ligament injection after an inferior alveolar nerve block, *J Endod* 22:317, 1996.
55. Chiu CY, Lin TY, Hsia SH, et al: Systemic anaphylaxis following local lidocaine administration during a dental procedure, *Pediatr Emerg Care* 20:178, 2004.
56. Ciancio SG, Hutcheson MC, Ayoub F, et al: Safety and efficacy of a novel nasal spray for maxillary dental anesthesia, *J Dent Res* 92:43S, 2013.
57. Claffey E, Reader A, Nusstein J, et al: Anesthetic efficacy of articaine for inferior alveolar nerve blocks in patients with irreversible pulpitis, *J Endod* 30:568, 2004.
58. Clark S, Reader A, Beck M, et al: Anesthetic efficacy of the mylohyoid nerve block and combination inferior alveolar nerve block/mylohyoid nerve block, *Oral Surg Oral Med Oral Pathol Oral Radiol Endod* 87:557, 1999.
59. Clause DW, Zach GW: Reaction to diphenhydramine hydrochloride (Benadryl) used as a local anesthetic, *Gen Dent* 37:426, 1989.
60. Click V, Drum M, Reader A, et al: Evaluation of the Gow-Gates and Vazirani-Akinosi techniques in patients with symptomatic irreversible pulpitis: a prospective randomized study, *J Endod* 41:16, 2015.
61. Coggins R, Reader A, Nist R, et al: Anesthetic efficacy of the intraosseous injection in maxillary and mandibular teeth, *Oral Surg Oral Med Oral Pathol Oral Radiol Endod* 81:634, 1996.
62. Cohen H, Cha B, Spangberg L: Endodontic anesthesia in mandibular molars: a clinical study, *J Endod* 19:370, 1993.
63. *Drug facts and comparisons*, St. Louis, 2000, Facts and Comparisons, Inc.
64. Cooley R, Robison S: Comparative evaluation of the 30-gauge dental needle, *Oral Surg Oral Med Oral Pathol* 48:400, 1979.
65. Cooper S: New peripherally acting oral analgesics, *Annu Rev Pharmacol Toxicol* 23:617, 1983.
66. Cooper S: Treating acute dental pain, *Postgrad Dent* 2:7, 1995.
67. Cooper S, Berrie R, Cohn P: The analgesic efficacy of ketoprofen compared to ibuprofen and placebo, *Adv Ther* 5:43, 1988.
68. Cooper SA: The relative efficacy of ibuprofen in dental pain, *Compend Contin Educ Dent* 7:580, 1986.
69. Corbett IP, Kanaa MD, Whitworth JM, et al: Articaine infiltration for anesthesia of mandibular first molars, *J Endod* 34:514, 2008.
70. Cromley N, Adams D: The effect of intraligamentary injections on diseased periodontiums in dogs, *Gen Dent* 39:33, 1991.
71. Crout R, Koraido G, Moore P: A clinical trial of long-acting local anesthetics for periodontal surgery, *Anesth Prog* 37:194, 1990.
72. D'Souza J, Walton R, Peterson L: Periodontal ligament injection: an evaluation of extent of anesthesia and postinjection discomfort, *J Am Dent Assoc* 114:341, 1987.
73. Dagher FB, Yared GM, Machtou P: An evaluation of 2% lidocaine with different concentrations of epinephrine for inferior alveolar nerve block, *J Endod* 23:178, 1997.
74. Danielsson K, Evers H, Nordenram A: Long-acting local anesthetics in oral surgery: an experimental evaluation of bupivacaine and etidocaine for oral infiltration anesthesia, *Anesth Prog* 32:65, 1985.
75. Davidson M: Bevel-oriented mandibular injections: needle deflection can be beneficial, *Gen Dent* 37:410, 1989.
76. Davis W, Oakley J, Smith E: Comparison of the effectiveness of etidocaine and lidocaine as local anesthetic agents during oral surgery, *Anesth Prog* 31:159, 1984.
77. DeJong R: Neural blockade by local anesthetics, *J Am Dent Assoc* 238:1383, 1997.
78. Dernedde M, Furlan D, Verbesselt R, et al: Grand mal convulsion after an accidental intravenous injection of ropivacaine, *Anesth Analg* 98:521, 2004.
79. Diogenes A, Akopian AN, Hargreaves KM: NGF upregulates TRPA1: implications for orofacial pain, *J Dent Res* 86:550, 2007.
80. Dionne R: Suppression of dental pain by the preoperative administration of flurbiprofen, *Am J Med Sci* 80:41, 1986.
81. Dionne R: COX-2 inhibitors: better than ibuprofen for dental pain? *Compendium* 20:518, 1999.
82. Dionne RA: Additive analgesic effects of oxycodone and ibuprofen in the oral surgery model, *J Oral Maxillofac Surg* 57:673, 1999.
83. Dionne RA, Berthold C: Therapeutic uses of non-steroidal anti-inflammatory drugs in dentistry, *Crit Rev Oral Biol Med* 12:315, 2000.
84. Dionne RA, Lepinski AM, Gordon SM, et al: Analgesic effects of peripherally administered opioids in clinical models of acute and chronic inflammation, *Clin Pharmacol Ther* 70:66, 2001.

85. Dong XD, Svensson P, Cairns BE: The analgesic action of topical diclofenac may be mediated through peripheral NMDA receptor antagonism, *Pain* 15:36, 2009.
86. Doroshak A, Bowles W, Hargreaves K: Evaluation of the combination of flurbiprofen and tramadol for management of endodontic pain, *J Endod* 25:660, 1999.
87. Dou L, Luo J, Yang D: Anaesthetic efficacy of supplemental lingual infiltration of mandibular molars after inferior alveolar nerve block plus buccal infiltration in patients with irreversible pulpitis, *Int Endod J* 120:42, 2012.
88. Dreven LJ, Reader A, Beck M, et al: An evaluation of an electric pulp tester as a measure of analgesia in human vital teeth, *J Endod* 13:233, 1987.
89. Dreyer WP, van Heerden JD, de V Joubert JJ: The route of periodontal ligament injection of local anesthetic solution, *J Endod* 9:471, 1983.
90. Dunbar D, Reader A, Nist R, et al: Anesthetic efficacy of the intraosseous injection after an inferior alveolar nerve block, *J Endod* 22:481, 1996.
91. Dunsky JL, Moore PA: Long-acting local anesthetics: a comparison of bupivacaine and etidocaine in endodontics, *J Endod* 10:457, 1984.
92. Edwards R, Head T: A clinical trial of intraligamentary anesthesia, *J Dent Res* 68:1210, 1989.
93. Ehrmann EH, Messer HH, Adams GG: The relationship of intracanal medicaments to postoperative pain in endodontics, *Int Endod J* 36:868, 2003.
94. Evans G, Nusstein J, Drum M, et al: A prospective, randomized, double-blind comparison of articaine and lidocaine for maxillary infiltrations, *J Endod* 34:389, 2008.
95. Fan S, Chen WL, Pan CB, et al: Anesthetic efficacy of inferior alveolar nerve block plus buccal infiltration or periodontal ligament injections with articaine in patients with irreversible pulpitis, *Oral Surg Oral Med Oral Pathol Oral Radiol Endod* 108:89, 2009.
96. Farhad A, Razavian H, Shafiee M: Effect of intraosseous injection versus inferior alveolar nerve block as primary pulpal anaesthesia of mandibular posterior teeth with symptomatic irreversible pulpitis: a prospective randomized clinical trial, *Acta Odontol Scand* 76:442, 2018.
97. Fehrenbacher J, Sun XX, Locke E, et al: Capsaicin-evoked iCGRP release from human dental pulp: a model system for the study of peripheral neuropeptide secretion in normal healthy tissue, *Pain* 144:253, 2009.
98. Fernandez C, Reader A, Beck M, et al: A prospective, randomized, double-blind comparison of bupivacaine and lidocaine for inferior alveolar nerve blocks, *J Endod* 31:499, 2005.
99. Fernieini EM, Bennett JD, Silverman DG, et al: Hemodynamic assessment of local anesthetic administration by laser Doppler flowmetry, *Oral Surg Oral Med Oral Pathol Oral Radiol Endod* 91:526, 2001.
100. Finder R, Moore PA: Adverse drug reactions to local anesthesia, *Dent Clin North Am* 46:747, 2002.
101. Forloine A, Drum M, Reader A, et al: A prospective, randomized, double-blind comparison of the anesthetic efficacy of two percent lidocaine with 1:100,000 epinephrine and three percent mepivacaine in the maxillary high tuberosity second division nerve block, *J Endod* 36:1770, 2010.
102. Fouad A: Are antibiotics effective for endodontic pain? An evidence-based review, *Endod Topics* 3:52, 2002.
103. Fouad A, Rivera E, Walton R: Penicillin as a supplement in resolving the localized acute apical abscess, *Oral Surg Oral Med Oral Pathol* 81:590, 1996.
104. Fowler S, Drum M, Reader A, et al: Anesthetic success of an inferior alveolar nerve block and supplemental articaine buccal infiltration for molars and premolars in patients with symptomatic irreversible pulpitis, *J Endod* 42:390, 2016.
105. Fowler S, Reader A: Is the volume of 3.6 mL better than 1.8 mL for inferior alveolar nerve blocks in patients with symptomatic irreversible pulpitis? *J Endod* 39:970, 2013.
106. Fowler S, Reader A, Beck M: Incidence of missed inferior alveolar nerve blocks in vital asymptomatic subjects and in patients with symptomatic irreversible pulpitis, *J Endod* 41:637, 2015.
107. Friedman M, Hochman M: A 21st century computerized injection system for local pain control, *Compendium* 18:995, 1997.
108. Friedman M, Hochman M: The AMSA injection: a new concept for local anesthesia of maxillary teeth using a computer-controlled injection system, *Quintessence Int* 29:297, 1998.
109. Friedman M, Hochman M: P-ASA block injection: a new palatal technique to anesthetize maxillary anterior teeth, *J Esthet Dent* 11:63, 1999.
110. Friedman M, Hochman M: Using AMSA and P-ASA nerve blocks for esthetic restorative dentistry, *Gen Dent* 5:506, 2001.
111. Frommer J, Mele F, Monroe C: The possible role of the mylohyoid nerve in mandibular posterior tooth sensation, *J Am Dent Assoc* 85:113, 1972.
112. Froum SJ, Tarnow D, Caiazzo A, et al: Histologic response to intra-ligament injections using a computerized local anesthetic delivery system: a pilot study in mini-swine, *J Periodontol* 71:1453, 2000.
113. Fuhs QM, Walker WA III, Gough RW, et al: The periodontal ligament injection: histological effects on the periodontium in dogs, *J Endod* 9:411, 1983.
114. Gaffen AS, Haas DA: Retrospective review of voluntary reports of nonsurgical paresthesia in dentistry, *J Can Dent Assoc* 75:579, 2009.
115. Gage T, Pickett F: *Mosby's dental drug reference*, ed 4, St. Louis, 2000, Mosby.
116. Galbreath J: Tracing the course of the mandibular block injection, *Oral Surg Oral Med Oral Pathol* 30:571, 1970.
117. Galili D, Kaufman E, Garfunkel AA, et al: Intraligamental anesthesia: a histological study, *Int J Oral Surg* 13:511, 1984.
118. Gallatin E, Stabile P, Reader A, et al: Anesthetic efficacy and heart rate effects of the intraosseous injection of 3% mepivacaine after an inferior alveolar nerve block, *Oral Surg Oral Med Oral Pathol Oral Radiol Endod* 89:83, 2000.
119. Gallatin J, Nusstein J, Reader A, et al: A comparison of injection pain and postoperative pain of two intraosseous anesthetic techniques, *Anesth Prog* 50:111, 2003.
120. Gallatin J, Reader A, Nusstein J, et al: A comparison of two intraosseous anesthetic techniques in mandibular posterior teeth, *J Am Dent Assoc* 134:1476, 2003.
121. Garisto GA, Gaffen AS, Lawrence HP, et al: Occurrence of paresthesia after dental local anesthetic administration in the United States, *J Am Dent Assoc* 141:836, 2010.
122. Gear RW, Miaskowski C, Gordon NC, et al: Kappa-opioids produce significantly greater analgesia in women than in men, *Nat Med* 2:1248, 1996.
123. Geborek P, Mansson B, Wollheim FA, et al: Intraarticular corticosteroid injection into rheumatoid arthritis knees improves extensor muscles strength, *Rheumatol Int* 9:265, 1990.
124. Giannakopoulos H, Levin LM, Chou JC, et al: The cardiovascular effects and pharmacokinetics of intranasal tetracaine plus oxymetazoline: preliminary findings, *J Am Dent Assoc* 143:872, 2012.
125. Glassman G, Krasner P, Morse DR, et al: A prospective randomized double-blind trial on efficacy of dexamethasone for endodontic interappointment pain in teeth with asymptomatic inflamed pulps, *Oral Surg Oral Med Oral Pathol* 67:96, 1989.
126. Glenn B, Drum M, Reader A, et al: Does liposomal bupivacaine (Exparel) significantly reduce postoperative pain/numbness in symptomatic teeth with a diagnosis of necrosis? A prospective, randomized, double-blind trial, *J Endod* 42:1301, 2016.
127. Gold M, Reichling D, Shuster M, et al: Hyperalgesic agents increase a tetrodotoxin-resistant Na1-current in nociceptors, *Proc Natl Acad Sci U S A* 93:1108, 1996.
128. Goldberg S, Reader A, Drum M, et al: A comparison of the anesthetic efficacy of the conventional inferior alveolar, Gow-Gates and Vazirani-Akinosi techniques, *J Endod* 34:1306, 2008.
129. Goldstein DS, Dionne R, Sweet J, et al: Circulatory, plasma catecholamine, cortisol, lipid, and psychological responses to a real-life stress (third molar extractions): effects of diazepam sedation and of inclusion of epinephrine with the local anesthetic, *Psychosom Med* 44:259, 1982.
130. Gordon SM: Blockade of peripheral neuronal barrage reduces postoperative pain, *Pain* 306:264, 1997.
131. Gordon SM, Brahim JS, Dubner R, et al: Attenuation of pain in a randomized trial by suppression of peripheral nociceptive activity in the immediate postoperative period, *Anesth Analg* 95:1351, 2002.
132. Gow-Gates G: Mandibular conduction anesthesia: a new technique using extra-oral landmarks, *Oral Surg Oral Med Oral Pathol* 36:321, 1973.
133. Gray R, Lomax A, Rood J: Periodontal ligament injection: with or without a vasoconstrictor? *Br Dent J* 162:263, 1987.
134. Gross R, McCartney M, Reader A, et al: A prospective, randomized, double-blind comparison of bupivacaine and lidocaine for maxillary infiltrations, *J Endod* 33:1021, 2007.
135. Guglielmo A, Reader A, Nist R, et al: Anesthetic efficacy and heart rate effects of the supplemental intraosseous injection of 2% mepivacaine with 1:20,000 levonordefrin, *Oral Surg Oral Med Oral Pathol Oral Radiol Endod* 87:284, 1999.

136. Haas DA, Lennon D: A 21 year retrospective study of reports of paresthesia following local anesthetic administration, *J Can Dent Assoc* 61:319, 1995.
137. Haas DA, Pynn BR, Sands TD: Drug use for the pregnant or lactating patient, *Gen Dent* 48:54, 2000.
138. Haase A, Reader A, Nusstein J, et al: Comparing anesthetic efficacy of articaine versus lidocaine as a supplemental buccal infiltration of the mandibular first molar after an inferior alveolar nerve block, *J Am Dent Assoc* 139:1228, 2008.
139. Hanna MN, Elhassan A, Veloso PM, et al: Efficacy of bicarbonate in decreasing pain on intradermal injection of local anesthetics: a meta-analysis, *Reg Anesth Pain Med* 34:122, 2009.
140. Hannan L, Reader A, Nist R, et al: The use of ultrasound for guiding needle placement for inferior alveolar nerve blocks, *Oral Surg Oral Med Oral Pathol Oral Radiol Endod* 87:658, 1999.
141. Harboe T, Guttormsen AB, Aarebrot S, et al: Suspected allergy to local anaesthetics: follow-up in 135 cases, *Acta Anaesthesiol Scand* 54:536, 2010.
142. Hargreaves K: Neurochemical factors in injury and inflammation in orofacial tissues. In Lund JP, Lavigne GJ, Dubner R, et al., editors: *Orofacial pain: basic sciences to clinical management*, Chicago, 2000, Quintessence.
143. Hargreaves K, Joris J: The peripheral analgesic effects of opioids, *APS J* 2:51, 1993.
144. Hargreaves K, Troullos E, Dionne R: Pharmacologic rationale for the treatment of acute pain, *Dent Clin North Am* 31:675, 1987.
145. Hargreaves KM, Jackson DL, Bowles WR: Adrenergic regulation of capsaicin-sensitive neurons in dental pulp, *J Endod* 29:397, 2003.
146. Hargreaves KM, Keiser K: Local anesthetic failure in endodontics: mechanisms and management, *Endod Topics* 1:26, 2003.
147. Hargreaves KM, Keiser K: New advances in the management of endodontic pain emergencies, *J Calif Dent Assoc* 32:469, 2004.
148. Harreld TK, Fowler S, Drum M, et al: Efficacy of a buffered 4% lidocaine formulation for incision and drainage: a prospective, randomized, double-blind study, *J Endod* 41:1583, 2015.
149. Hasse AL, Heng MK, Garrett NR: Blood pressure and electrocardiographic response to dental treatment with use of local anesthesia, *J Am Dent Assoc* 113:639, 1986.
150. Hasselgren G, Reit C: Emergency pulpotomy: pain relieving effect with and without the use of sedative dressings, *J Endod* 15:254, 1989.
151. Hersh EV, Lally ET, Moore PA: Update on cyclooxygenase inhibitors: Has a third COX isoform entered the fray? *Curr Med Res Opin* 21:1217, 2005.
152. Hersh EV, Pinto A, Saraghi M, et al: Double-masked, randomized, placebo-controlled study to evaluate the efficacy and tolerability of intranasal K305 (3% tetracaine plus 0.05% oxymetazoline) in anesthetizing maxillary teeth, *J Am Dent Assoc* 147:278, 2016.
153. Hersh EV, Saraghi M, Moore PA: Intranasal tetracaine and oxymetazoline: a newly approved drug formulation that provides maxillary dental anesthesia without needles, *Curr Med Res Opin* 3:1, 2016.
154. Hinkley SA, Reader A, Beck M, et al: An evaluation of 4% prilocaine with 1:200,000 epinephrine and 2% mepivacaine with 1:20,000 levonordefrin compared with 2% lidocaine with 1:100,000 epinephrine for inferior alveolar nerve block, *Anesth Prog* 38:84, 1991.
155. Hobeich P, Simon S, Schneiderman E, et al: A prospective, randomized, double-blind comparison of the injection pain and anesthetic onset of 2% lidocaine with 1:100,000 epinephrine buffered with 5% and 10% sodium bicarbonate in maxillary infiltrations, *J Endod* 39:597, 2013.
156. Hochman M, Friedman M: In vitro study of needle deflection: a linear insertion technique versus a bidirectional rotation insertion technique, *Quintessence Int* 31:33, 2000.
157. Hollmann MW, Herroeder S, Kurz KS, et al: Time-dependent inhibition of G protein-coupled receptor signaling by local anesthetics, *Anesthesiology* 100:852, 2004.
158. Holstein A, Hargreaves KM, Niederman R: Evaluation of NSAIDs for treating post-endodontic pain, *Endod Topics* 3:3, 2002.
159. Hull T, Rothwell B: Intraosseous anesthesia comparing lidocaine and etidocaine (abstract), *J Dent Res* 77:197, 1998.
160. Ingle J, Bakland L: *Endodontics* (vol 6), Hamilton, Ontario, 2008, Decker.
161. Jaber A, Whitworth JM, Corbett IP, et al: The efficacy of infiltration anaesthesia for adult mandibular incisors: a randomized double-blind cross-over trial comparing articaine and lidocaine buccal and buccal plus lingual infiltrations, *Br Dent J* 209:E16, 2010.
162. Jackson D, Moore P, Hargreaves K: Preoperative nonsteroidal anti-inflammatory medication for the prevention of postoperative dental pain, *J Am Dent Assoc* 119:641, 1989.
163. Jage J: Circulatory effects of vasoconstrictors combined with local anesthetics, *Anesth Pain Control Dent* 2:81, 1993.
164. Jalalzadeh SM, Mamavi A, Shahriari S, et al: Effect of pretreatment prednisolone on postendodontic pain: a double-blind parallel-randomized clinical trial, *J Endod* 36:978, 2010.
165. Jastak J, Yagiela J: *Local anesthesia of the oral cavity*, New York, 1995, Elsevier Health Science.
166. Jebeles JA, Reilly JS, Gutierrez JF, et al: Tonsillectomy and adenoidectomy pain reduction by local bupivacaine infiltration in children, *Int J Pediatr Otorhinolaryngol* 25:149, 1993.
167. Jensen J, Nusstein J, Drum M, et al: Anesthetic efficacy of a repeated intraosseous injection following a primary intraosseous injection, *J Endod* 34:126, 2008.
168. Jeske A, Boschart B: Deflection of conventional versus nondeflecting dental needles in vitro, *Anesth Prog* 32:62, 1985.
169. Johnson G, Hlava G, Kalkwarf K: A comparison of periodontal intraligamental anesthesia using etidocaine HCL and lidocaine HCL, *Anesth Prog* 32:202, 1985.
170. Jones VR, Rivera EM, Walton RE: Comparison of carbon dioxide versus refrigerant spray to determine pulpal responsiveness, *J Endod* 28:531, 2002.
171. Jung IY, Kim JH, Kim ES, et al: An evaluation of buccal infiltrations and inferior alveolar nerve blocks in pulpal anesthesia for mandibular first molars, *J Endod* 34:11, 2008.
172. Kanaa MD, Meechan JG, Corbett IP, et al: Speed of injection influences efficacy of inferior alveolar nerve blocks: a double-blind randomized controlled trial in volunteers, *J Endod* 32:919, 2006.
173. Kanaa MD, Whitworth JM, Corbett IP, et al: Articaine and lidocaine mandibular buccal infiltration anesthesia; a prospective randomized double-blind cross-over study, *J Endod* 32:296, 2006.
174. Kanaa MD, Whitworth JM, Corbett IP, et al: Articaine buccal infiltration enhances the effectiveness of lidocaine inferior alveolar nerve block, *Int Endod J* 42:238, 2009.
175. Kanaa MD, Whitworth JM, Meechan JG: A prospective trial of different supplementary local anesthetic techniques after failure of inferior alveolar nerve block in patients with irreversible pulpitis in mandibular teeth, *J Endod* 38:421, 2012.
176. Karkut B, Reader A, Drum M, et al: A comparison of the local anesthetic efficacy of the extraoral versus the intraoral infraorbital nerve block, *J Am Dent Assoc* 141:185, 2010.
177. Kashyap VM, Desai R, Reddy PB, et al: Effect of alkalinisation of lignocaine for intraoral nerve block on pain during injection, and speed of onset of anaesthesia, *Br J Oral Maxillofac Surg* 49:e72, 2011.
178. Katz S, Drum M, Reader A, et al: A prospective, randomized, double-blind comparison of 2% lidocaine with 1:100,000 epinephrine, 4% prilocaine with 1:200,000 epinephrine and 4% prilocaine for maxillary infiltrations, *Anesth Prog* 57:45, 2010.
179. Kaufman E, Solomon V, Rozen L, et al: Pulpal efficacy of four lidocaine solutions injected with an intraligamentary syringe, *Oral Surg Oral Med Oral Pathol Oral Radiol Endod* 78:17, 1994.
180. Kaufman E, Weinstein P, Milgrom P: Difficulties in achieving local anesthesia, *J Am Dent Assoc* 108:205, 1984.
181. Kaufman E, Heling I, Rotstein I, et al: Intraligamentary injection of slow-release methylprednisolone for the prevention of pain after endodontic treatment, *Oral Surg Oral Med Oral Pathol* 77:651, 1994.
182. Kearney PM, Baigent C, Godwin J, et al: Do selective cyclo-oxygenase-2 inhibitors and traditional non-steroidal anti-inflammatory drugs increase the risk of atherothrombosis? Meta-analysis of randomised trials [see comment], *Br Med J* 332:1302, 2006.
183. Keenan JV, Farman A, Fedorowicz Z, et al: A Cochrane systematic review finds no evidence to support the use of antibiotics for pain relief in irreversible pulpitis, *J Endod* 32:87, 2006.
184. Keiser K: Strategies for managing the endodontic pain patient, *Tex Dent J* 120:250, 2003.
185. Keiser K, Hargreaves K: Building effective strategies for the management of endodontic pain, *Endod Topics* 3:93, 2002.
186. Keiser K, Hargreaves KM: Strategies for managing the endodontic pain patient, *J Tenn Dent Assoc* 83:24, 2003.
187. Kennedy M, Reader A, Beck M, et al: Anesthetic efficacy of ropivacaine in maxillary anterior infiltration, *Oral Surg Oral Med Oral Pathol Oral Radiol Endod* 91:406, 2001.
188. Kerckhove N, Mallet C, François A, et al: Cav3.2 calcium channels: the key protagonist in the supraspinal effect of paracetamol, *Pain* 155:764, 2014.

189. Khan AA, Dionne RA: The COX-2 inhibitors: new analgesic and anti-inflammatory drugs, *Dent Clin North Am* 46:679, 2002.
190. Kim S: Ligamental injection: a physiological explanation of its efficacy, *J Endod* 12:486, 1986.
191. Kindler CH, Paul M, Zou H, et al: Amide local anesthetics potently inhibit the human tandem pore domain background K+ channel TASK-2 (KCNK5), *J Pharmacol Exp Ther* 306:84, 2003.
192. Kis B, Snipes A, Bari F, et al: Regional distribution of cyclooxygenase-3 mRNA in the rat central nervous system, *Brain Res Mol Brain Res* 126:78, 2004.
193. Klein SM, Pierce T, Rubin Y, et al: Successful resuscitation after ropivacaine-induced ventricular fibrillation, *Anesth Analg* 97:901, 2003 [erratum appears in *Anesth Analg* 98:200, 2004].
194. Knoll-Kohler E, Frie A, Becker J, et al: Changes in plasma epinephrine concentration after dental infiltration anesthesia with different doses of epinephrine, *J Dent Res* 68:1098, 1989.
195. Knoll-Kohler E, Knoller M, Brandt K, et al: Cardiohemodynamic and serum catecholamine response to surgical removal of impacted mandibular third molars under local anesthesia: a randomized double-blind parallel group and crossover study, *J Oral Maxillofac Surg* 49:957, 1991.
196. Krasner P, Jackson E: Management of posttreatment endodontic pain with oral dexamethasone: a double-blind study, *Oral Surg Oral Med Oral Pathol* 62:187, 1986.
197. Kung J, McDonagh M, Sedgley CM: Does articaine provide an advantage over lidocaine in patients with symptomatic irreversible pulpitis? A systematic review and meta-analysis, *J Endod* 41:1784, 2015.
198. Lai J, Porreca J, Hunter J, et al: Voltage-gated sodium channels and hyperalgesia, *Annu Rev Pharmacol* 44:371, 2004.
199. Laine L, Bombardier C, Hawkey CJ, et al: Stratifying the risk of NSAID-related upper gastrointestinal clinical events: results of a double-blind outcomes study in patients with rheumatoid arthritis, *Gastroenterology* 123:1006, 2002.
200. Lanza FL, Royer GL, Nelson RS, et al: Effect of acetaminophen on human gastric mucosal injury caused by ibuprofen, *Gut* 27:440, 1986.
201. Larson AM, Polson J, Fontana RJ, et al: Acute liver failure study G: Acetaminophen-induced acute liver failure: results of a United States multicenter, prospective study [see comment], *Hepatology* 42:1364, 2005.
202. Lawaty I, Drum M, Reader A, et al: A prospective, randomized, double-blind comparison of 2% mepivacaine with 1:20,000 levonordefrin versus 2% lidocaine with 1:100,000 epinephrine for maxillary infiltrations, *Anesth Prog* 57:139, 2010.
203. Lee S, Reader A, Nusstein J, et al: Anesthetic efficacy of the anterior middle superior alveolar (AMSA) injection, *Anesth Prog* 51:80, 2004.
204. Liesinger A, Marshall F, Marshall J: Effect of variable doses of dexamethasone on posttreatment endodontic pain, *J Endod* 19: 35, 1993.
205. Lin L, Lapeyrolerie M, Skribner J, et al: Periodontal ligament injection: effects on pulp tissue, *J Endod* 11:529, 1985.
206. Lin S, Levin L, Emodi O, et al: Etodolac versus dexamethasone effect in reduction of postoperative symptoms following surgical endodontic treatment: a double-blind study, *Oral Surg Oral Med Oral Pathol Oral Radiol Endod* 101:814, 2006.
207. Linden E, Abrams H, Matheny J, et al: A comparison of postoperative pain experience following periodontal surgery using two local anesthetic agents, *J Periodontol* 57:637, 1986.
208. List G, Meinster F Jr, Nery EB, et al: Gingival crevicular fluid response to various solutions using the intraligamentary injection, *Quintessence Int* 19:559, 1988.
209. Littner MM, Tamse A, Kaffe I: A new technique of selective anesthesia for diagnosing acute pulpitis in the mandible, *J Endod* 9:116, 1983.
210. Loetscher C, Melton D, Walton R: Injection regimen for anesthesia of the maxillary first molar, *J Am Dent Assoc* 117:337, 1988.
211. Malamed S: The Gow-Gates mandibular block: evaluation after 4,275 cases, *Oral Surg Oral Med Oral Pathol* 51:463, 1981.
212. Malamed S: The periodontal ligament (PDL) injection: an alternative to inferior alveolar nerve block, *Oral Surg Oral Med Oral Pathol* 53:117, 1982.
213. Malamed S: *Handbook of local anesthesia*, ed 6, St. Louis, 2013, Mosby/Elsevier.
214. Malamed SF, Gagnon S, Leblanc D: Articaine hydrochloride: a study of the safety of a new amide local anesthetic, *J Am Dent Assoc* 132:177, 2001.
215. Malav K, Singariya G, Mohammed S, et al: Comparison of 0.5% ropivacaine and 0.5% levobupivacaine for sciatic nerve block using Labat approach in foot and ankle surgery, *Turk J Anaesthesiol Reanim* 46:15, 2018.
216. Malmberg A, Yaksh T: Antinociceptive actions of spinal nonsteroidal anti-inflammatory agents on the formalin test in rats, *J Pharmacol Exp Ther* 263:136, 1992.
217. Marshall G: Consideration of steroids for endodontic pain, *Endod Topics* 3:41, 2002.
218. Marshall J, Walton R: The effect of intramuscular injection of steroid on posttreatment endodontic pain, *J Endod* 10:584, 1984.
219. Martinez G, Benito P, Fernandez C, et al: A comparative study of direct mandibular nerve block and the Akinosi technique, *Med Oral* 8:143, 2003.
220. Mason R, Drum M, Reader A, et al: A prospective, randomized, double-blind comparison of 2% lidocaine with 1:100,000 and 1:50,000 epinephrine and 3% mepivacaine for maxillary infiltrations, *J Endod* 35:1173, 2009.
221. Matthews R, Drum M, Reader A, et al: Articaine for supplemental, buccal mandibular infiltration anesthesia in patients with irreversible pulpitis when the inferior alveolar nerve block fails, *J Endod* 35:343, 2009.
222. McDougal RA, Delano EO, Caplan D, et al: Success of an alternative for interim management of irreversible pulpitis, *J Am Dent Assoc* 135:1707, 2004.
223. McEntire M, Nusstein J, Drum M, et al: Anesthetic efficacy of 4% articaine with 1:100,000 epinephrine versus 4% articaine with 1:200,000 epinephrine as a primary buccal infiltration in the mandibular first molar, *J Endod* 37:450, 2011.
224. McGettigan P, Henry D: Cardiovascular risk and inhibition of cyclooxygenase: a systematic review of the observational studies of selective and nonselective inhibitors of cyclooxygenase 2 [see comment], *JAMA* 296:1633, 2006.
225. McLean C, Reader A, Beck M, et al: An evaluation of 4% prilocaine and 3% mepivacaine compared with 2% lidocaine (1:100,000 epinephrine) for inferior alveolar nerve block, *J Endod* 19:146, 1993.
226. Meechan J: A comparison of ropivacaine and lidocaine with epinephrine for intraligamentary anesthesia, *Oral Surg Oral Med Oral Pathol Oral Radiol Endod* 93:469, 2002.
227. Meechan J, Ledvinka J: Pulpal anesthesia for mandibular central incisor teeth: a comparison of infiltration and intraligamentary injections, *Int Endod J* 35:629, 2002.
228. Meechan JG, Rawlins MD: The effects of two different dental local anesthetic solutions on plasma potassium levels during third molar surgery, *Oral Surg Oral Med Oral Pathol* 66:650, 1988.
229. Mehrvarzfar P, Shababi B, Sayyad R, et al: Effect of supraperiosteal injection of dexamethasone on postoperative pain, *Aust Endod J* 34:25, 2008.
230. Menhinick K, Gutmann J, Regan J, et al: The efficacy of pain control following nonsurgical root canal treatment using ibuprofen or a combination of ibuprofen and acetaminophen in a randomized, double-blind, placebo-controlled study, *Int Endod J* 37:531, 2003.
231. Mikesell A, Drum M, Reader A, et al: Anesthetic efficacy of 1.8 mL and 3.6 mL of 2% lidocaine with 1:100,000 epinephrine for maxillary infiltrations, *J Endod* 34:121, 2008.
232. Modaresi J, Dianat O, Soluti A: Effect of pulp inflammation on nerve impulse quality with or without anesthesia, *J Endod* 34:438, 2008.
233. Montagnese TA, Reader A, Melfi R: A comparative study of the Gow-Gates technique and a standard technique for mandibular anesthesia, *J Endod* 10:158, 1984.
234. Moore KD, Reader A, Meyers WJ, et al: A comparison of the periodontal ligament injection using 2% lidocaine with 1:100,000 epinephrine and saline in human mandibular premolars, *Anesth Prog* 34:181, 1987.
235. Moore P: Long-acting local anesthetics: a review of clinical efficacy in dentistry, *Compendium* 11:24, 1990.
236. Moore P, Werther JR, Seldin EB, et al: Analgesic regimens for third molar surgery: pharmacologic and behavioral considerations, *J Am Dent Assoc* 113:739, 1986.
237. Moore PA, Dunsky JL: Bupivacaine anesthesia: a clinical trial for endodontic therapy, *Oral Surg Oral Med Oral Pathol* 55:176, 1983.
238. Moore PA, Hersh EV: Combining ibuprofen and acetaminophen for acute pain management after third-molar extractions: Translating clinical research to dental practice, *J Am Dent Assoc* 144:898, 2013.
239. Moore TJ, Walsh CS, Cohen MR: Reported adverse event cases of methemoglobinemia associated with benzocaine products, *Arch Intern Med* 164:1192, 2004.

240. Morais-Almeida M, Gaspar A, Marinho S, et al: Allergy to local anesthetics of the amide group with tolerance to procaine, *Allergy* 58:827, 2003.
241. Morse D, Furst ML, Belott RM, et al: Infectious flare-ups and serious sequelae following endodontic treatment: a prospective randomized trial on efficacy of antibiotic prophylaxis in cases of asymptomatic pulpal-periapical lesions, *Oral Surg Oral Med Oral Pathol* 64:96, 1987.
242. Morse D, Furst ML, Belott RM, et al: Prophylactic penicillin versus erythromycin taken at the first sign of swelling in cases of asymptomatic pulpal-periapical lesions: a comparative analysis, *Oral Surg Oral Med Oral Pathol* 65:228, 1988.
243. Moskow A, Morse DR, Krasner P, et al: Intracanal use of a corticosteroid solution as an endodontic anodyne, *Oral Surg Oral Med Oral Pathol* 58:600, 1984.
244. Naftalin L, Yagiela J: Vasoconstrictors: indications and precautions, *Dent Clin North Am* 46:733, 2002.
245. Niv D: Intraoperative treatment of postoperative pain. In Campbell JN, editor: *Pain 1996: an updated review*, Seattle, 1996, IASP Press.
246. Nobuhara WK, Carnes DL, Gilles JA: Anti-inflammatory effects of dexamethasone on periapical tissues following endodontic overinstrumentation, *J Endod* 19:501, 1993.
247. Nusstein J, Berlin J, Reader A, et al: Comparison of injection pain, heart rate increase and post-injection pain of articaine and lidocaine in a primary intraligamentary injection administered with a computer-controlled local anesthetic delivery system, *Anesth Prog* 51:126, 2004.
248. Nusstein J, Burns Y, Reader A, et al: Injection pain and postinjection pain of the palatal-anterior superior alveolar injection, administered with the Wand Plus system, comparing 2% lidocaine with 1:100,000 epinephrine to 3% mepivacaine, *Oral Surg Oral Med Oral Pathol Oral Radiol Endod* 97:164, 2004.
249. Nusstein J, Claffey E, Reader A, et al: Anesthetic effectiveness of the supplemental intraligamentary injection, administered with a computer-controlled local anesthetic delivery system, in patients with irreversible pulpitis, *J Endod* 31:354, 2005.
250. Nusstein J, Kennedy S, Reader A, et al: Anesthetic efficacy of the supplemental X-tip intraosseous injection in patients with irreversible pulpitis, *J Endod* 29:724, 2003.
251. Nusstein J, Lee S, Reader A, et al: Injection pain and postinjection pain of the anterior middle superior alveolar injection administered with the Wand or conventional syringe, *Oral Surg Oral Med Oral Pathol Oral Radiol Endod* 98:124, 2004.
252. Nusstein J, Reader A, Beck FM: Anesthetic efficacy of different volumes of lidocaine with epinephrine for inferior alveolar nerve blocks, *Gen Dent* 50:372; quiz, 376; 2002.
253. Nusstein J, Reader A, Nist R, et al: Anesthetic efficacy of the supplemental intraosseous injection of 2% lidocaine with 1:100,000 epinephrine in irreversible pulpitis, *J Endod* 24:487, 1998.
254. Nusstein J, Wood M, Reader A, et al: Comparison of the degree of pulpal anesthesia achieved with the intraosseous injection and infiltration injection using 2% lidocaine with 1:100,000 epinephrine, *Gen Dent* 53:50, 2005.
255. Nusstein JM, Beck M: Effectiveness of 20% benzocaine as a topical anesthetic for intraoral injections, *Anesth Prog* 50:159, 2003.
256. Nuzum FM, Drum M, Nusstein J, et al: Anesthetic efficacy of articaine for combination labial plus lingual infiltrations versus labial infiltration in the mandibular lateral incisor, *J Endod* 36:952, 2010.
257. Oleson M, Drum M, Reader A, et al: Effect of preoperative ibuprofen on the success of the inferior alveolar nerve block in patients with irreversible pulpitis, *J Endod* 36:379, 2010.
258. Pacira Pharmaceuticals, Inc. *How DepoFoam works*. http://www.pacira.com/depofoam-platform/how-it-works.php. Accessed June 23, 2015
259. Papagiannopoulou P, Argiriadou H, Georgiou M, et al: Preincisional local infiltration of levobupivacaine vs ropivacaine for pain control after laparoscopic cholecystectomy, *Surg Endosc* 17:1961, 2003.
260. Parente SA, Anderson RW, Herman WW, et al: Anesthetic efficacy of the supplemental intraosseous injection for teeth with irreversible pulpitis, *J Endod* 24:826, 1998.
261. Parirokh M, Sadeghi A, Nakhaee N, et al: Effect of topical anesthesia on pain during infiltration injection and success of anesthesia for maxillary central incisors, *J Endod* 38:1553, 2012.
262. Parirokh M, Yosefi MH, Nakhaee N, et al: The success rate of bupivacaine and lidocaine as anesthetic agents in inferior alveolar nerve block in teeth with irreversible pulpitis without spontaneous pain, *Restor Dent Endod* 40:155, 2015.

263. Penniston S, Hargreaves K: Evaluation of periapical injection of ketorolac for management of endodontic pain, *J Endod* 22:55, 1996.
264. Pereira LA, Groppo FC, Bergamaschi CD, et al: Articaine (4%) with epinephrine (1:100,000 or 1:200,000) in intraosseous injections in symptomatic irreversible pulpitis of mandibular molars: anesthetic efficacy and cardiovascular effects, *Oral Surg Oral Med Oral Pathol Oral Radiol Endod* 116:e85, 2013.
265. Pertot W, Dejou J: Bone and root resorption: effects of the force developed during periodontal ligament injections in dogs, *Oral Surg Oral Med Oral Pathol* 74:357, 1992.
266. Peterson J, Matsson L, Nation W: Cementum and epithelial attachment response to the sulcular and periodontal ligament injection techniques, *Pediatr Dent* 5:257, 1983.
267. Peurach J: Pulpal response to intraligamentary injection in cynomolgus monkey, *Anesth Prog* 32:73, 1985.
268. Pfeil L, Drum M, Reader A, et al: Anesthetic efficacy of 1.8 milliliters and 3.6 milliliters of 2% lidocaine with 1:100,000 epinephrine for posterior superior alveolar nerve blocks, *J Endod* 36:598, 2010.
269. Piccinni C, Gissi DB, Gabusi A, et al: Paraesthesia after local anaesthetics: an analysis of reports to the FDA Adverse Event Reporting System, *Basic Clin Pharmacol Toxicol* 117:52, 2015.
270. Plamondon T, Walton R, Graham G, et al: Pulp response to the combined effects of cavity preparation and periodontal ligament injection, *Oper Dent* 15:86, 1990.
271. Pogrel M: Permanent nerve damage from inferior alveolar nerve blocks: an update to include articaine, *J Calif Dent Assoc* 35:217, 2007.
272. Pogrel M: Permanent nerve damage from inferior alveolar nerve blocks: a current update, *J Calif Dent Assoc* 40:795, 2012.
273. Poorni S, Veniashok B, Senthilkumar AD, et al: Anesthetic efficacy of four percent articaine for pulpal anesthesia by using inferior alveolar nerve block and buccal infiltration techniques in patients with irreversible pulpitis: a prospective randomized double-blind clinical trial, *J Endod* 37:1603, 2011.
274. Primosch RE, Robinson L: Pain elicited during intraoral infiltration with buffered lidocaine, *Am J Dent* 9:5, 1996.
275. Quercia R, Voleman, CI: Liposomal bupivacaine: a long-acting local anesthetic for postsurgical analgesia, *Clin Pharmacol* 47:212, 2012.
276. Rawson R, Orr D: Vascular penetration following intraligamental injection, *J Oral Maxillofac Surg* 43:600, 1985.
277. Reader A, Nusstein J, Drum M: *Successful local anesthesia for restorative dentistry and endodontics*, ed 2. Hanover Park, IL, 2017, Quintessence.
278. Reemers T, Glickman G, Spears R, et al: The efficacy of the IntraFlow intraosseous injection as a primary anesthesia technique, *J Endod* 34:280, 2008.
279. Reisman D, Reader A, Nist R, et al: Anesthetic efficacy of the supplemental intraosseous injection of 3% mepivacaine in irreversible pulpitis, *Oral Surg Oral Med Oral Pathol Oral Radiol Endod* 84:676, 1997.
280. Reitz J, Reader A, Nist R, et al: Anesthetic efficacy of a repeated intraosseous injection given 30 minutes following an inferior alveolar nerve block/intraosseous injection, *Anesth Prog* 45:143, 1998.
281. Reitz J, Reader A, Nist R, et al: Anesthetic efficacy of the intraosseous injection of 0.9 mL of 2% lidocaine (1:100,000 epinephrine) to augment an inferior alveolar nerve block, *Oral Surg Oral Med Oral Pathol Oral Radiol Endod* 86:516, 1998.
282. Replogle K, Reader A, Nist R, et al: Anesthetic efficacy of the intraosseous injection of 2% lidocaine (1:100,000 epinephrine) and 3% mepivacaine in mandibular first molars, *Oral Surg Oral Med Oral Pathol Oral Radiol Endod* 83:30, 1997.
283. Replogle K, Reader A, Nist R, et al: Cardiovascular effects of intraosseous injections of 2% lidocaine with 1:100,000 epinephrine and 3% mepivacaine, *J Am Dent Assoc* 130:649, 1999.
284. Roahen JO, Marshall FJ: The effects of periodontal ligament injection on pulpal and periodontal tissues, *J Endod* 16:28, 1990.
285. Robertson D, Nusstein J, Reader A, et al: Anesthetic efficacy of articaine and lidocaine in buccal infiltration injections of the mandibular first molar, *J Am Dent Assoc* 138:1104, 2007.
286. Robison SF, Mayhew RB, Cowan RD, et al: Comparative study of deflection characteristics and fragility of 25-, 27-, and 30-gauge short dental needles, *J Am Dent Assoc* 109:920, 1984.
287. Rogers MJ, Johnson BR, Remeikis NA: Comparison of effect of intracanal use of ketorolac tromethamine and dexamethasone with oral ibuprofen on post treatment endodontic pain, *J Endod* 25:381, 1999.

288. Rollason V, Samer C, Piguet V, et al: Pharmacogenetics of analgesics: toward the individualization of prescription, *Pharmacogenomics* 9:905, 2008.
289. Rood J: The nerve supply of the mandibular incisor region, *Br Dent J* 143:227, 1977.
290. Rood JP: Adverse reaction to dental local anesthetic injection: "allergy" is not the cause, *Br Dent J* 189:380, 2000.
291. Rosenberg P: Clinical strategies for managing endodontic pain, *Endod Topics* 3:78, 2002.
292. Rosenquist J, Rosenquist K, Lee P: Comparison between lidocaine and bupivacaine as local anesthetics with diflunisal for postoperative pain control after lower third molar surgery, *Anesth Prog* 35:1, 1988.
293. Roy M, Nakanishi T: Differential properties of tetrodotoxin-sensitive and tetrodotoxin-resistant sodium channels in rat dorsal root ganglion neurons, *J Neurosci* 12:2104, 1992.
294. Ryan JF, Jureidini B, Hodges JS, et al: Gender differences in analgesia for endodontic pain, *J Endod* 34:552, 2008.
295. Saadoun AP, Malamed S: Intraseptal anesthesia in periodontal surgery, *J Am Dent Assoc* 111:249, 1985.
296. Saatchi M, Khademi A, Baghaei B, et al: Effect of sodium bicarbonate-buffered lidocaine on the success of inferior alveolar nerve block for teeth with symptomatic irreversible pulpitis: a prospective, randomized double-blind study, *J Endod* 41:33, 2015.
297. Saatchi M, Shafiee M, Khademi A, et al: Anesthetic efficacy of Gow-Gates nerve block, inferior alveolar nerve block, and their combination in mandibular molars with symptomatic irreversible pulpitis: a prospective, randomized clinical trial, *J Endod* 44:384, 2018.
298. Salomen M, Forsell H, Sceinin M: Local dental anesthesia with lidocaine and adrenalin: effects on plasma catecholamines, heart rate, and blood pressure, *Int J Oral Maxillofac Surg* 17:392, 1988.
299. Sampaoi RM, Carnaval TG, Lanfredi CB, et al: Comparison of the anesthetic efficacy between bupivacaine and lidocaine in patients with irreversible pulpitis of mandibular molar, *J Endod* 38:594, 2012.
300. Schleder JR, Reader A, Beck M, et al: The periodontal ligament injection: a comparison of 2% lidocaine, 3% mepivacaine, and ‚Äà1:100,000 epinephrine to 2% lidocaine with 1:100,000 epinephrine in human mandibular premolars, *J Endod* 14:397, 1988.
301. Schwab JM, Schluesener HJ, Meyermann R, et al: COX-3 the enzyme and the concept: steps towards highly specialized pathways and precision therapeutics? *Prostaglandins Leukot Essent Fatty Acids* 69:339, 2003.
302. Scott J, Drum M, Reader A, et al: Efficacy of a repeated infiltration to prolong duration of pulpal anesthesia in maxillary lateral incisors, *J Am Dent Assoc* 140:318, 2009.
303. Seng G, Kraus K, Cartridge G: Confirmed allergic reactions to amide local anesthetics, *Gen Den* 44:52, 1996.
304. Shahi S, Rahimi S, Yavari HR, et al: Success rate of 3 injection methods with articaine for mandibular first molars with symptomatic irreversible pulpitis: a CONSORT randomized double-blind clinical trial, *J Endod* 44:1462, 2018.
305. Shapiro MR, McDonald NJ, Gardner RJ, et al: Efficacy of articaine versus lidocaine in supplemental infiltration for mandibular first versus second molars with irreversible pulpitis: a prospective, randomized, double-blind clinical trial, *J Endod* 44:523, 2018.
306. Sherman MG, Flax M, Namerow K, et al: Anesthetic efficacy of the Gow-Gates injection and maxillary infiltration with articaine and lidocaine for irreversible pulpitis, *J Endod* 34:656, 2008.
307. Shojaei A, Haas D: Local anesthetic cartridges and latex allergy: a literature review, *J Can Dent Assoc* 68:622, 2002.
308. Shoji N, Enod Y, Iikubo M, et al: Dentin hypersensitivity-like tooth pain seen in patients receiving steroid therapy: An exploratory study, *Pharm Sci* 2016: 132:187, 2016.
309. Simon F, Reader A, Drum M, et al: A prospective, randomized single-blind study of the anesthetic efficacy of the inferior alveolar nerve block administered with a peripheral nerve stimulator, *J Endod* 36:429, 2010.
310. Simpson M, Drum M, Reader A, et al: Effect of preoperative ibuprofen/acetaminophen on the success of the inferior alveolar nerve block in patients with symptomatic irreversible pulpitis, *J Endod* 37:593, 2011.
311. Singla M, Subbiya A, Aggarwal V, et al: Comparison of the anesthetic efficacy of different volumes of 4% articaine (1.8 and 3.6 mL) as supplemental buccal infiltration after failed inferior alveolar nerve block, *Int Endod J* 48:103, 2015.
312. Sinnott CJ, Strichartz GR: Levobupivacaine versus ropivacaine for sciatic nerve block in the rat, *Reg Anesth Pain Med* 28:294, 2003.
313. Siqueira J, Barnett F: Interappointment pain: mechanisms, diagnosis, and treatment, *Endod Topics* 3:93, 2004.
314. Sisk A: Evaluation of the Akinosi mandibular block technique in oral surgery, *Oral Maxillofac Surg* 44:113, 1986.
315. Smith G, Pashley D: Periodontal ligament injection: evaluation of systemic effects, *Oral Surg Oral Med Oral Pathol* 56:571, 1983.
316. Smith G, Walton R: Periodontal ligament injections: distribution of injected solutions, *Oral Surg Oral Med Oral Pathol* 55:232, 1983.
317. Smith G, Walton R, Abbott B: Clinical evaluation of periodontal ligament anesthesia using a pressure syringe, *J Am Dent Assoc* 107:953, 1983.
318. Smolinske SC: Review of parenteral sulfite reactions, *J Toxicol Clin Toxicol* 30:597, 1992.
319. Sood R, Hans MK, Shetty S: Comparison of anesthetic efficacy of 4% articaine with 1:100,000 epinephrine and 2% lidocaine with 1:80,000 epinephrine for inferior alveolar nerve block in patients with irreversible pulpitis, *J Clin Exp Dent* 6:520, 2014.
320. Sorensen H, Skidmore L, Rzasa R, et al: Comparison of pulpal sodium channel density in normal teeth to diseased teeth with severe spontaneous pain (abstract), *J Endod* 30:287, 2004.
321. Spiegel BM, Chiou CF, Ofman JJ: Minimizing complications from nonsteroidal antiinflammatory drugs: cost-effectiveness of competing strategies in varying risk groups, *Arthritis Rheum* 53:185, 2005.
322. Stabile P, Reader A, Gallatin E, et al: Anesthetic efficacy and heart rate effects of the intraosseous injection of 1.5% etidocaine (1:200,000 epinephrine) after an inferior alveolar nerve block, *Oral Surg Oral Med Oral Pathol Oral Radiol Endod* 89:407, 2000.
323. Stambaugh J, Drew J: The combination of ibuprofen and oxycodone/acetaminophen in the management of chronic cancer pain, *Clin Pharmacol Ther* 44:665, 1988.
324. Steinkruger G, Nusstein J, Reader A, et al: The significance of needle bevel orientation in success of the inferior alveolar nerve block, *J Am Dent Assoc* 137:1685, 2006.
325. Strichartz G: Molecular mechanisms of nerve block by local anesthetics, *Anesthesiology* 45:421, 1967.
326. Svensson CI, Yaksh TL: The spinal phospholipase-cyclooxygenase-prostanoid cascade in nociceptive processing, *Annu Rev Pharmacol Toxicol* 42:553, 2002.
327. Taggar TJ, Wu D, Khan AA. A randomized clinical trial comparing two ibuprofen formulations in patients with acute odontogenic pain, *J Endod* 43:674, 2017.
328. Teplitsky P, Hablichek C, Kushneriuk J: A comparison of bupivacaine to lidocaine with respect to duration in the maxilla and mandible, *J Can Dent Assoc* 53:475, 1987.
329. Todorovic L, Stajcic Z, Petrovic V: Mandibular versus inferior alveolar dental anaesthesia: clinical assessment of 3 different techniques, *Int J Oral Maxillofac Surg* 15:733, 1986.
330. Tolas AG, Pflug AE, Halter JB: Arterial plasma epinephrine concentrations and hemodynamic responses after dental injection of local anesthetic with epinephrine, *J Am Dent Assoc* 104:41, 1982.
331. Torabinejad M, Dorn SO, Eleazer PD, et al: Effectiveness of various medications on postoperative pain following root canal obturation, *J Endod* 20:427, 1994.
332. Tortamano IP, Siviero M, Costa CG, et al: A comparison of the anesthetic efficacy of articaine and lidocaine in patients with irreversible pulpitis, *J Endod* 35:165, 2009.
333. Trope M: Relationship of intracanal medicaments to endodontic flare-ups, *Endod Dent Traumatol* 6:226, 1990.
334. Troullos E, Freeman R, Dionne R: The scientific basis for analgesic use in dentistry, *Anesth Prog* 33:123, 1986.
335. Troullos ES, Goldstein DS, Hargreaves KM, et al: Plasma epinephrine levels and cardiovascular response to high administered doses of epinephrine contained in local anesthesia, *Anesth Prog* 34:10, 1987.
336. Troullos ES, Hargreaves KM, Goldstein DS, et al: Epinephrine suppresses stress-induced increases in plasma immunoreactive beta-endorphin in humans, *J Clin Endocrinol Metab* 69:546, 1989.
337. Turner CL, Eggleston GW, Lunos S, et al: Sniffing out endodontic pain: use of an intranasal analgesic in a randomized clinical trial, *J Endod* 37:439, 2011.
338. Vanderheyden PJ, Williams RA, Sims TN: Assessment of ST segment depression in patients with cardiac disease after local anesthesia, *J Am Dent Assoc* 119:407, 1989.

339. VanGheluwe J, Walton R: Intrapulpal injection: factors related to effectiveness, *Oral Surg Oral Med Oral Pathol* 19:38, 1997.
340. Vreeland DL, Reader A, Beck M, et al: An evaluation of volumes and concentrations of lidocaine in human inferior alveolar nerve block, *J Endod* 15:6, 1989.
341. Wali M, Drum M, Reader A, Nusstein J: Prospective, randomized, single-blind study of the anesthetic efficacy of 1.8 and 3.6 milliliters of 2% lidocaine with 1:50,000 epinephrine for the inferior alveolar nerve block, *J Endod* 36:1459, 2010.
342. Wallace J: Selective COX-2 inhibitors: Is the water becoming muddy? *Trends Pharmacol Sci* 20:4, 1999.
343. Wallace JA, Michanowicz AE, Mundell RD, et al: A pilot study of the clinical problem of regionally anesthetizing the pulp of an acutely inflamed mandibular molar, *Oral Surg Oral Med Oral Pathol* 59:517, 1985.
344. Walton R, Abbott B: Periodontal ligament injection: a clinical evaluation, *J Am Dent Assoc* 103:571, 1981.
345. Walton R, Chiappinelli J: Prophylactic penicillin: effect on posttreatment symptoms following root canal treatment of asymptomatic periapical pathosis, *J Endod* 19:466, 1993.
346. Walton RE: Distribution of solutions with the periodontal ligament injection: clinical, anatomical, and histological evidence, *J Endod* 12:492, 1986.
347. Warren CA, Mok L, Gordon S, et al: Quantification of neural protein in extirpated tooth pulp, *J Endod* 34:7, 2008.
348. Webster S Jr, Drum M, Reader A, et al: How effective is supplemental intraseptal anesthesia in patients with symptomatic irreversible pulpitis? *J Endod* 42:1453, 2016.
349. Wells JE, Bingham V, Rowland KC, et al: Expression of Nav1.9 channels in human dental pulp and trigeminal ganglion, *J Endod* 33:1172, 2007.
350. Wells LK, Drum M, Nusstein J, et al: Efficacy of Ibuprofen and ibuprofen/acetaminophen on postoperative pain in symptomatic patients with a pulpal diagnosis of necrosis, *J Endod* 37:1608, 2011.
351. Whitcomb M, Drum M, Reader A, et al: A prospective, randomized double-blind study of the anesthetic efficacy of sodium bicarbonate buffered 2% lidocaine with 1:100,000 epinephrine in inferior alveolar nerve blocks, *Anesth Prog* 57:59, 2010.
352. White JJ, Reader A, Beck M, et al: The periodontal ligament injection: a comparison of the efficacy in human maxillary and mandibular teeth, *J Endod* 14:508, 1988.
353. Wideman G, Keffer M, Morris E, et al: Analgesic efficacy of a combination of hydrocodone with ibuprofen in postoperative pain, *Clin Pharmacol Ther* 65:66, 1999.
354. Wilburn-Goo D, Lloyd L: When patients become cyanotic: acquired methemoglobinemia, *J Am Dent Assoc* 130:826, 1999.
355. Willett J, Reader A, Drum M, et al: The anesthetic efficacy of diphenhydramine and the combination of diphenhydramine/lidocaine for the inferior alveolar nerve block, *J Endod* 34:1446, 2009.
356. Wilson S, Johns P, Fuller P: The inferior alveolar and mylohyoid nerves: an anatomic study and relationship to local anesthesia of the anterior mandibular teeth, *J Am Dent Assoc* 108:350, 1984.
357. Wolf M, Lichtenstein D, Singh G: Gastrointestinal toxicity of nonsteroidal antiinflammatory drugs, *N Engl J Med* 340:1888, 1999.
358. Wood M, Reader A, Nusstein J, et al: Comparison of intraosseous and infiltration injections for venous lidocaine blood concentrations and heart rate changes after injection of 2% lidocaine with 1:100,000 epinephrine, *J Endod* 31:435, 2005.
359. Woodmansey K: Intraseptal anesthesia: a review of a relevant injection technique, *Gen Dent* 53:418, 2005.
360. Woolf C: Evidence for a central component of post-injury pain hypersensitivity, *Nature* 306:686, 1983.
361. Woolf C: Windup and central sensitization are not equivalent, *Pain* 66:105, 1996.
362. Woolf C: Transcriptional and posttranslational plasticity and the generation of inflammatory pain, *Proc Natl Acad Sci U S A* 96:7723, 1999.
363. Wright C, Antal EJ, Gillespie WR, et al: Ibuprofen and acetaminophen kinetics when taken concurrently, *Clin Pharmacol Ther* 34:707, 1983.
364. Wynn R, Meiller T, Crossley H: *Drug information handbook for dentistry*, Hudson, Ohio, 2000, Lexi-Comp.
365. Wynn RL, Bergman SA, Meiller TF: Paresthesia associated with local anesthetics: a perspective on articaine, *Gen Dent* 51:498, 2003.
366. Yared GM, Dagher FB: Evaluation of lidocaine in human inferior alveolar nerve block, *J Endod* 23:575, 1997.
367. Yingling NM, Byrne BE, Hartwell GR: Antibiotic use by members of the American Association of Endodontists in the year 2000: report of a national survey, *J Endod* 28:396, 2002.
368. Yonchak T, Reader A, Beck M, et al: Anesthetic efficacy of infiltrations in mandibular anterior teeth, *Anesth Prog* 48:55, 2001.
369. Yucel E, Hutchison I: A comparative evaluation of the conventional and closed mouth technique for inferior alveolar nerve block, *Aust Dent J* 40:15, 1995.
370. Zarei M, Ghoddusi J, Sharifi E, et al: Comparison of the anesthetic efficacy of and heart rate changes after periodontal ligament or intraosseous X-tip injection in mandibular molars: a randomized controlled clinical trial, *Int Endod J* 45:921, 2012.
371. Zorian EV, Sharagin NV: Comparative evaluation of the topical action of anesthetics on the dental tissues in experimental conditions, *Stomatologiia* 53:1, 1974.

7 Morfologia Dental e Acesso Cavitário

James L. Gutmann e Bing Fan

Resumo do Capítulo

Componentes do sistema de canais radiculares, 190
Anatomia do canal radicular, 192
　Determinação clínica da configuração do canal radicular, 194
Objetivos e diretrizes para o acesso cavitário tradicional, 197
　Objetivos, 197
Passos-chave a serem considerados no acesso cavitário tradicional, 198
　Avaliação da junção amelocementária e anatomia oclusal, 198
　Preparo do acesso cavitário pelas faces lingual e oclusal, 198
　Remoção de todas as restaurações deficientes e cáries antes do acesso à câmara pulpar, 198
　Desgastes compensatórios, 199
Objetivos e diretrizes para o acesso cavitário minimamente invasivo, 199
Fases mecânicas do acesso cavitário, 200
　Magnificação e iluminação, 200
　Brocas e pontas diamantadas, 200
　Sonda exploradora e cureta endodônticas, 201
　Unidade ultrassônica e pontas, 201

Acesso cavitário, 202
　Dentes anteriores, 202
　Dentes posteriores, 203
Acessos cavitários desafiadores, 206
　Acesso em dentes com canais presumidamente calcificados, 206
　Dentes apinhados ou girovertidos, 208
Morfologia e acesso cavitário para dentes individuais, 208
　Incisivo central superior, 208
　Incisivo lateral superior, 210
　Canino superior, 210
　Primeiro pré-molar superior, 211
　Segundo pré-molar superior, 212
　Primeiro molar superior, 214
　Segundo molar superior, 214
　Terceiro molar superior, 214
　Incisivos central e lateral inferiores, 214
　Canino inferior, 217
　Primeiro pré-molar inferior, 217
　Segundo pré-molar inferior, 217
　Primeiro molar inferior, 217
　Segundo molar inferior, 225
　Terceiro molar inferior, 225
　Dentes com sistema de canais radiculares em forma de letra C, 228

A polpa dentária apresenta uma variedade de configurações e formatos em toda a dentição. O conhecimento da complexidade do sistema de canais radiculares é essencial para compreender os princípios e os problemas encontrados no acesso cavitário a partir de um ponto tradicional ou contemporâneo. Este capítulo descreve e ilustra as perspectivas atuais sobre a morfologia dental e explica as técnicas necessárias para alcançar o acesso direto ao sistema de canais radiculares.

A avaliação inicial da anatomia pulpar é alcançada por uma análise cuidadosa de duas ou mais radiografias periapicais, expostas em diferentes angulações horizontais, sendo essenciais, com a tomografia computadorizada de feixe cônico (TCFC) em algumas situações clínicas (ver Capítulo 2). A análise detalhada e a interpretação de cada radiografia antes e durante os procedimentos endodônticos são necessárias, pois muitos dentes apresentam um sistema de canais radiculares com morfologia incomum. Infelizmente, a interpretação das radiografias tradicionais nem sempre pode resultar em uma avaliação morfológica correta, principalmente quando somente uma tomada ortorradial é tomada. Além disso, o desenvolvimento recente da microtomografia computadorizada (microTC) dos dentes tem melhorado muito a avaliação clínica dessas complexidades e as relações tridimensionais (3D) encontradas no sistema de canais radiculares. Portanto, é essencial que se utilize uma grande variedade de equipamentos, tais como dispositivos para magnificação e iluminação. Essa abordagem é especialmente útil nos dentes posteriores, onde grandes complexidades anatômicas podem ser observadas (Figura 7.1).

O uso do microscópio clínico odontológico (MO) proporciona melhores magnificação, iluminação e visibilidade e é recomendado para determinar a localização dos orifícios de entrada dos canais após acesso cavitário adequado (Figura 7.2).[92,105] Foi demonstrado que ele é superior ao uso apenas dos olhos do operador ou de lupas odontológicas para essa avaliação.[11,96] Assim como com todos os avanços tecnológicos, contudo, existem pontos variáveis de concordância e de divergência. Por exemplo,

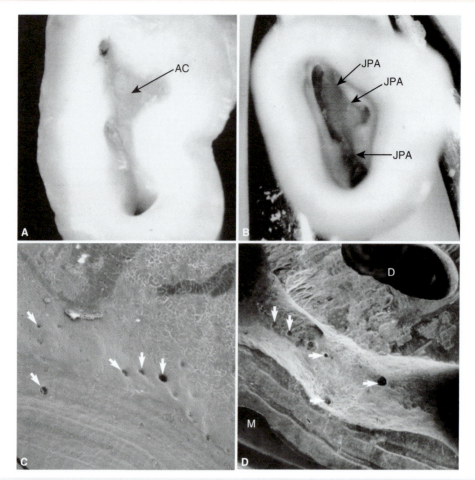

Figura 7.1 A. A cor do assoalho da câmara (AC) pulpar é sempre mais escura que as paredes. Os orifícios estão geralmente localizados na junção das paredes com o assoalho (JPA). **B.** Isso também se aplica ao primeiro pré-molar superior. **C.** Foto de microscopia eletrônica do assoalho da câmara pulpar de um primeiro molar inferior (×20). **D.** Foto de microscopia eletrônica da superfície da furca de um primeiro molar inferior (×30). D, canal distal; M, canais mesiais; setas, foraminas acessórias. (A e B, reproduzida de Krasner P, Rankow HJ: Anatomy of the pulp chamber floor, J Endod 30:5–16, 2004.)

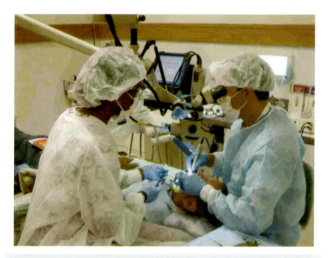

Figura 7.2 O microscópio clínico odontológico (MO) melhorou imensamente a localização da entrada dos canais radiculares.

um grupo de pesquisadores determinou que as lupas odontológicas e o MO foram igualmente efetivos para localização dos canais mesiopalatinos nos molares superiores,[13] enquanto outros estudos determinaram que o MO não melhorou significativamente a capacidade de localizar os canais.[34]

Componentes do sistema de canais radiculares

A cavidade pulpar (Figura 7.3) é dividida em duas porções principais: a câmara pulpar, localizada na coroa anatômica do dente (ou estendendo-se imediatamente abaixo dela), e o canal radicular (ou canais radiculares), encontrado na raiz anatômica. Outras características notáveis são os cornos pulpares, os canais acessórios, laterais e cavo inter-radiculares, os orifícios de entrada dos canais, istmos, deltas apicais e foraminas apicais. O contorno da cavidade pulpar geralmente corresponde ao contorno externo do dente. Entretanto, fatores como envelhecimento fisiológico, afecções, traumas e oclusão podem modificar suas dimensões por meio da produção de dentina fisiológica ou terciária – também denominada reparadora, secundária irregular e irritacional (Figura 7.4).[100]

Em dentes unirradiculares, a câmara pulpar se estende até a porção mais apical da margem cervical da coroa e, em dentes birradiculares/multirradiculares, ela se estende até o assoalho da câmara pulpar, localizado no terço cervical da raiz.[2] Os cornos pulpares são importantes por ser frequentemente expostos a cáries, traumas ou invasão mecânica, os quais normalmente necessitam de conduta expectante ou tratamento endodôntico. Além disso, os cornos pulpares sofrem uma mineralização rápida – com a redução do tamanho e do formato da câmara pulpar – devido à formação de dentina terciária com o passar do tempo.

Capítulo 7 • Morfologia Dental e Acesso Cavitário **191**

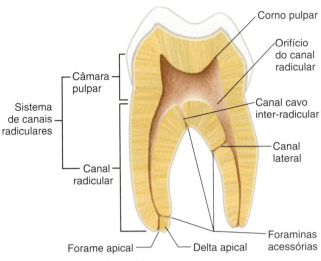

Figura 7.3 Principais componentes anatômicos da cavidade pulpar.

O canal radicular se inicia com o formato de um funil, geralmente sobre ou apicalmente à linha cervical, terminando no forame apical (FA), que se abre na superfície radicular em até 3 mm do centro do ápice radicular.[14,35,36,87,113,115] Quase todos os canais radiculares são curvos, principalmente no sentido vestibulolingual, representando, assim, problemas durante o preparo do canal, por não serem evidentes em uma radiografia periapical. Na maioria dos casos, o número de canais radiculares corresponde ao número de raízes, todavia uma raiz oval pode ter mais de um canal.

Os canais acessórios são canalículos diminutos, que se estendem horizontal, vertical ou lateralmente a partir da cavidade pulpar, em direção ao periodonto. Em 74% dos casos, eles são encontrados no terço apical radicular, em 11%, no terço médio e, em 15%, no terço cervical.[113] O diâmetro, o comprimento, o formato e as curvaturas podem variar entre os canais acessórios.[122] Os deltas apicais são múltiplos canais acessórios, que se ramificam a partir do canal principal sobre ou próximo ao ápice radicular (Figuras 7.5 e 7.6) (ver Vídeos 7.1 e 7.2). Os canais acessórios contêm tecido conjuntivo e vasos, mas podem não irrigar a polpa

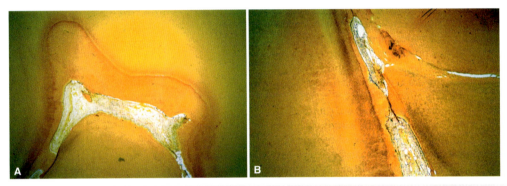

Figura 7.4 A. Formação da dentina terciária e redução do espaço da câmara pulpar. **B.** Constrição causada pela calcificação do canal radicular em sua emergência da câmara pulpar. (Reproduzida de Gutmann JL, Lovdahl PE: *Problem solving in endodontics*, 5ª ed., St. Louis, 2011, Elsevier.)

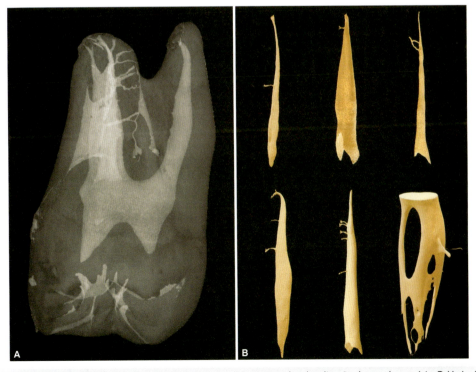

Figura 7.5 A. Imagem de reconstrução de um molar superior com microTC, mostrando a localização do canal acessório. **B.** Variações morfológicas do canal acessório.

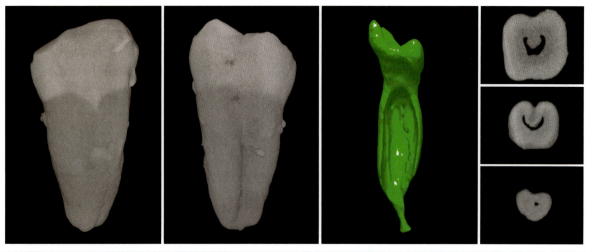

Figura 7.11 Variante anatômica de canal em forma de C, frequentemente encontrada em populações asiáticas e ameríndias.

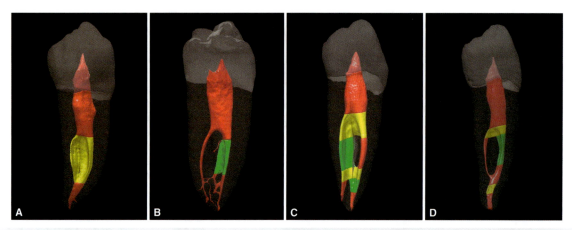

Figura 7.12 Imagens de microTC dos pré-molares inferiores refletem uma ampla variação na morfologia dos canais do terço cervical ao apical. A cor *vermelha* indica uma região do canal que não tem formato de C; *verde* indica um formato semilunar; e *amarelo* indica uma configuração do canal em formato de C.

(3) morfologia dos canais acessórios que fornecem informações mais detalhadas sobre as características morfológicas dos dentes e dos canais radiculares, essenciais para o diagnóstico e o tratamento, bem como o treinamento e a pesquisa.[1-3]

DETERMINAÇÃO CLÍNICA DA CONFIGURAÇÃO DO CANAL RADICULAR

Considerações do terço cervical

O exame do assoalho da câmara pulpar pode indicar a localização dos orifícios de entrada dos canais e o tipo de sistema de canais presente. Se somente um canal estiver presente, geralmente ele está localizado no centro da cavidade acesso. Caso somente uma entrada seja encontrada e ela não se situe no centro da raiz, provavelmente existe outro orifício no lado oposto (Figura 7.13). As relações dos dois orifícios de entrada entre si também são significativas (Figura 7.14). Quanto mais próximos eles estão, maior é a possibilidade de os dois canais se unirem em alguma região da raiz. À medida que a distância entre os orifícios de entrada de uma raiz aumenta, maior é a possibilidade de os canais permanecerem separados. Quanto maior for a separação entre os orifícios de entrada, menor será o grau de curvatura do canal.[19]

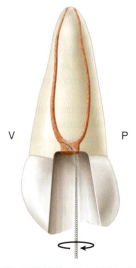

Figura 7.13 Uma entrada de canal em formato oval deve ser explorada com instrumentos de pequeno diâmetro curvados em sua extremidade. Ao tentar localizar o canal vestibular, o clínico deve posicionar a ponta da lima curvada para a face vestibular. Para explorar o canal palatino, uma lima deve ser posicionada com a ponta curvada em direção à região palatina. *V*, vestibular; *P*, palatina.

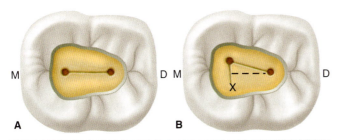

Figura 7.14 A. Em um segundo molar inferior com dois canais, ambos os orifícios de entrada estão situados na linha mediana mesiodistal. **B.** Se dois orifícios não estiverem diretamente sobre a linha mesiodistal, uma busca deve ser feita, procurando-se um outro canal no lado oposto, na área do "X." *D*, distal; *M*, mesial.

A direção que uma lima assume quando introduzida na entrada do canal também é importante. Quando a primeira lima inserida no canal distal de um molar inferior estiver direcionada para a vestibular ou lingual, um segundo canal frequentemente está presente. Caso dois canais estejam presentes, eles serão menores que um canal único. (Ver as microTCs e secções transversais de todos os grupos dentários mais adiante neste capítulo. Além disso, ver Vídeos 7.3 a 7.19 para ter acesso às vistas rotacionais desses grupos.)

Considerações sobre o terço médio

Quando o canal avança do terço cervical para o terço médio, podem ocorrer muitas variações, incluindo confluências, reticulados, fundos de saco e istmos – também chamados *anastomoses*. Essas estruturas são comunicações estreitas contendo tecido pulpar em formato de fita entre os dois canais radiculares, bem como podem ser uma comunicação entre dois canais que se dividiram no terço médio radicular. Os istmos são encontrados em 15% dos dentes anteriores e, nos pré-molares superiores, são encontrados em 16% a 1 mm do ápice e em 52% a 6 mm do ápice, o que os posiciona principalmente no terço médio do canal (Figura 7.15). A prevalência de um istmo aumenta na raiz mesiovestibular do primeiro molar superior, de 30 a 50%, próximo à junção dos terços médio e apical da raiz. 80% das raízes mesiais dos primeiros molares inferiores têm essas comunicações na junção dos terços apical e médio, enquanto a raiz distal apresenta tais comunicações em maior frequência no terço apical.

Outra alteração que frequentemente ocorre no terço médio radicular é a divisão de um canal único em dois ou mais canais, com uma ampla variação na morfologia do canal. Da mesma forma, os canais frequentemente se unem nessa área, iniciando no terço cervical como dois canais separados (ver Figura 7.12).

Quando uma raiz contém dois canais que se unem para formar um, o canal lingual/palatino geralmente é aquele com acesso direto ao ápice. Quando um canal se separa em dois, a divisão se dá no sentido vestibulopalatino/lingual e o canal lingual normalmente se divide a partir do canal principal em um ângulo agudo – algumas vezes próximo a um ângulo reto (Figura 7.16). Embora a divisão de um canal em dois apresente desafios, o mais preocupante é quando um canal muito estreito se divide, em alguns casos, em uma angulação de quase 90°, e não pode ser localizado por meios táteis ou mesmo com uma ampliação pelo MO. Ainda que esses canais possam voltar a se unir em algum ponto apicalmente, alguns deles emergem em forames independentes. Isso não é raro nos primeiros pré-molares inferiores.

Considerações sobre o terço apical

O conceito clássico de anatomia do ápice radicular é baseado em três referências anatômicas e histológicas da região: a constrição

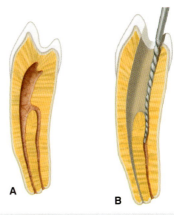

Figura 7.16 A. Vista mesial de um pré-molar inferior com uma configuração de canal tipo V. O canal lingual se separa do canal principal em um ângulo quase reto. **B.** Essa anatomia requer uma extensão da cavidade em direção lingual, para que haja um acesso direto ao canal lingual. Isso deve ser feito com o auxílio de um MO.

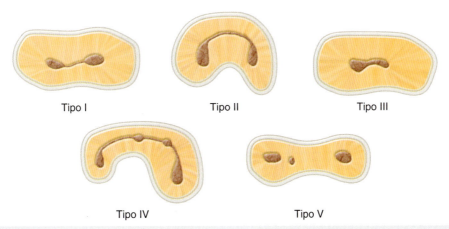

Figura 7.15 Representação esquemática das classificações dos istmos, descritas por Kim et al. O Tipo I é um istmo incompleto; é uma comunicação quase imperceptível entre dois canais, o Tipo II é caracterizado por dois canais com uma conexão definida entre eles (istmo completo), o Tipo III é um istmo muito curto, completo, entre dois canais, o Tipo IV é um istmo completo ou incompleto entre três ou mais canais, e o Tipo V é marcado por duas ou três aberturas de canais sem conexões visíveis. (Reproduzida de Kim S, Pecora G, Rubinstein R, Dorscher-Kim J: *Color atlas of microsurgery in endodontics*, Filadélfia, 2001, Saunders.)

apical (CA), a junção cementodentinária (JCD) e o forame apical (FA). Kuttler descreveu que a anatomia do ápice radicular apresenta um afunilamento do canal a partir do seu orifício de entrada até a CA, que geralmente se situa a 0,5 a 1,5 mm coronalmente ao FA (Figura 7.17).[51] A CA geralmente é considerada a parte do canal radicular com o menor diâmetro, bem como é o ponto de referência que os clínicos usam mais frequentemente como limite apical para os procedimentos de ampliação, modelagem, limpeza, desinfecção e obturação. A violação dessa área com instrumentos ou materiais obturadores não é recomendada para que se possa obter resultados bem-sucedidos a longo prazo.[38]

A JCD é o ponto do canal radicular onde o cemento encontra a dentina; ademais, ela também é o ponto onde o tecido pulpar termina e os tecidos periodontais se iniciam (Figura 7.18). O posicionamento da JCD no canal radicular varia consideravelmente e geralmente não está situado na mesma área que a CA, bem como as estimativas o colocam aproximadamente a 1 mm do FA.[93,101]

O FA é uma "circunferência ou extremidade arredondada, como um funil ou cratera que diferencia a terminação entre o canal cementário e a superfície externa da raiz."[51] O FA normalmente não emerge no ápice anatômico, mas é deslocado de 0,5 a 3 mm dele. Essa variação é mais acentuada em dentes mais velhos, por conta da deposição cementária fisiológica. Estudos demonstraram que o FA coincide com o vértice apical da raiz em 17 a 46% dos casos.[14,35,36,87,113,115]

A localização e o diâmetro da JCD diferem daqueles do FA nos dentes anteriores superiores.[88] A extensão de cemento a partir do FA em direção ao canal radicular difere consideravelmente, mesmo quando paredes opostas do canal são comparadas (ver Figuras 7.17 e 7.18). O cemento alcança o mesmo nível em todas as paredes do canal em somente 5% dos casos. A maior extensão geralmente ocorre no lado côncavo da curvatura do canal. Essa variabilidade confirma que a JCD e a CA geralmente não estão situadas na mesma área e a JCD deve ser considerada apenas como uma junção variável na qual dois tecidos histológicos se encontram no canal radicular (ver Figura 7.18).

A microscopia eletrônica de varredura tem sido usada para determinar o número e o tamanho das foraminas apicais principais, suas distâncias do ápice anatômico e o tamanho das foraminas acessórias. A morfologia do terço apical radicular apresenta múltiplas variações anatômicas, incluindo numerosos canais acessórios, áreas de reabsorção e de reparo da reabsorção, calcificações pulpares fixas, inclusas e livres, quantidades variáveis de dentina reparadora, além de diversos diâmetros do canal radicular.[71,72] Os túbulos dentinários primários são encontrados menos frequentemente que na dentina coronária e são relativamente irregulares quanto à direção e à densidade, podendo ser ausentes. Essa natureza variável da estrutura apical e a significativa ausência de túbulos dentinários podem levar a menores possibilidades de

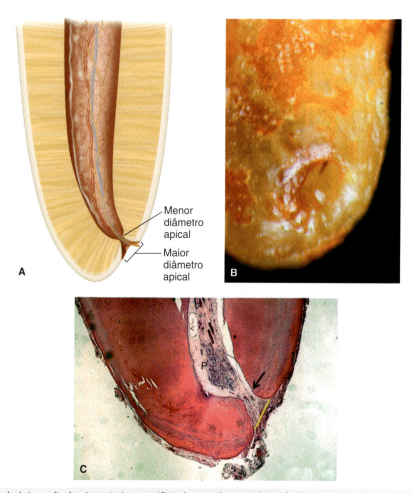

Figura 7.17 A. Morfologia do ápice radicular. A partir do seu orifício de entrada, o canal vai afunilando até chegar à constrição apical – ou menor diâmetro apical –, que geralmente é considerada a parte mais estreita do canal. A partir desse ponto, o canal se alarga, à medida que deixa a raiz no forame apical – ou maior diâmetro apical. O espaço entre os diâmetros apicais maior e menor tem formato afunilado. **B.** Vista clínica do forame apical. **C.** Imagem histológica da constrição apical (*seta*) e forame apical (*linha amarela*). P, polpa dentária. (B e C, reproduzidas de Gutmann JL, Lovdahl PE: *Problem solving in endodontics*, 5ª ed., St. Louis, 2011, Elsevier.)

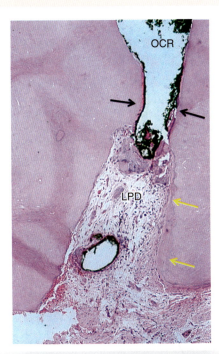

Figura 7.18 Ápice radicular após a obturação do canal radicular (*OCR*) aquém do comprimento radicular real. Evidências histológicas mostram que há formação de tecido duro (*setas pretas*) a partir de células do ligamento periodontal (*LPD*) adjacente ao material obturador. A formação de cemento na face interna do forame apical é indicada pelas *setas amarelas*. Esses achados salientam a natureza variável dos tecidos apicais. (Reproduzida de Gutmann JL, Lovdahl PE: *Problem solving in endodontics*, ed 5, St. Louis, 2011, Elsevier.)

invasão bacteriana nas paredes dentinárias. Entretanto, elas também representam desafios para todos os procedimentos endodônticos, desde a limpeza e desinfecção até a obturação.

Clinicamente, existem controvérsias consideráveis sobre qual deve ser o ponto exato do limite da terapia endodôntica no terço apical, assim como a determinação clínica da morfologia do terço apical do canal radicular é, nas melhores condições, difícil.[39,98] Perspectivas detalhadas, tanto históricas quanto contemporâneas, podem ser encontradas na literatura.[38] Alguns autores recomendam que os procedimentos endodônticos terminem próximo ou a 3 mm do ápice radiográfico, dependendo do diagnóstico das condições pulpares. Para casos de polpas com vitalidade, as evidências clínicas e biológicas indicam que um limite favorável à terapia endodôntica é de 2 a 3 mm aquém do ápice radiográfico.[46,99] Isso deixa um coto pulpar apical, que impede a extrusão de materiais obturadores irritantes para os tecidos perirradiculares nos casos de polpas com vitalidade. No entanto, o que não é reconhecido comumente pelos clínicos é que o assim chamado coto pulpar, na realidade, não é tecido pulpar, mas tecido periodontal, que pode assegurar o reparo apical com cemento na extremidade da raiz (ver Figura 7.18). Estudos demonstraram que a melhor taxa de sucesso é alcançada quando o procedimento termina próximo ou a 2 mm do ápice radiográfico.[45,46,99] Quando aquém do ponto de 2 mm ou estendido além do ápice radiográfico, a taxa de sucesso apresentou um declínio de 20%. Em reintervenções endodônticas, os procedimentos devem se estender até – ou, preferivelmente – 1 a 2 mm aquém do ápice radiográfico para prevenir a sobreinstrumentação e a extrusão de materiais obturadores para os tecidos perirradiculares.

Muitos pesquisadores que avaliaram os tecidos apicais e perirradiculares depois de procedimentos endodônticos concluíram que o prognóstico mais favorável era obtido quando os procedimentos eram finalizados na CA, e o pior prognóstico era produzido pelo tratamento que se estendia além da CA.[54-57,90] Alguns estudos apoiam a estratégia de finalização de todos os procedimentos no nível do ápice radiográfico ou além dele, realizando, assim, a obturação de todas as ramificações apicais e canais laterais.[95] Essa orientação é baseada em dados empíricos, e a avaliação por TCFC dos procedimentos previamente considerados bem-sucedidos permitiu a identificação de mais casos de doença pós-tratamento.[18,83]

Objetivos e diretrizes para o acesso cavitário tradicional

OBJETIVOS

O acesso ao complexo sistema de canais radiculares é a primeira fase importante de qualquer procedimento endodôntico não cirúrgico.[39,109] Os objetivos do acesso cavitário são (1) remover todo tecido cariado, quando presente, (2) conservar a estrutura dentária saudável, (3) eliminar completamente o teto da câmara pulpar, (4) remover todo tecido pulpar coronário (com vitalidade ou necrótico), (5) localizar todos os orifícios de entrada dos canais radiculares, e (6) alcançar o acesso direto ou em linha reta ao FA ou à primeira curvatura do canal.

Um acesso cavitário preparado adequadamente cria uma trajetória em linha reta e suave para o sistema de canais radiculares e, em última análise, para o ápice radicular ou ao início da primeira curvatura (Figura 7.19A). O acesso retilíneo promove uma melhor possibilidade de desbridamento de todo o espaço do canal, reduz o risco de fratura do instrumento,[73] e resulta em uma entrada retilínea para o orifício de acesso do canal, com os ângulos formando um funil que termina suavemente no interior do canal (ou canais). A projeção da linha central do canal para a face oclusal do dente indica a localização das linhas angulares (ver Figura 7.19B).

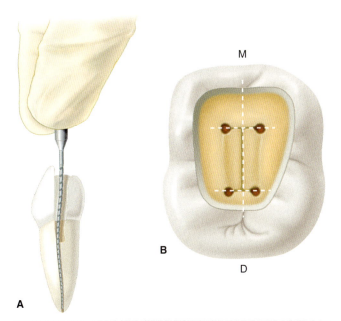

Figura 7.19 A. Acesso direto ao canal. O instrumento não deve ser defletido até que alcance a primeira curvatura do canal. Em alguns casos, uma maior parte da estrutura dentária coronária deve ser sacrificada, para que se obtenha acesso direto à câmara pulpar. **B.** Representação diagramática da centralização e concentricidade da simetria e localização dos orifícios de entrada dos canais. *D*, distal; *M*, mesial.

Passos-chave a serem considerados no acesso cavitário tradicional

AVALIAÇÃO DA JUNÇÃO AMELOCEMENTÁRIA E ANATOMIA OCLUSAL

Tradicionalmente, algumas cavidades de acesso eram preparadas tendo como referência a anatomia da oclusal ou lingual. Entretanto, confiar completamente na anatomia é uma decisão perigosa, pois essa morfologia pode sofrer alterações conforme a coroa é destruída por cáries e reconstruída com vários materiais restauradores. Da mesma forma, a raiz pode não ser perpendicular à face oclusal do dente; assim, a completa dependência da anatomia oclusal ou lingual pode explicar a ocorrência de alguns erros de procedimento, como perfurações coronárias ao longo da linha cervical ou em direção à furca. Krasner e Rankow observaram que a junção amelocementária (JAC) foi o ponto de referência anatômico mais importante para determinação da localização das câmaras pulpares e dos orifícios de entrada dos canais. Seu estudo demonstrou a existência de uma anatomia específica e constante do assoalho da câmara pulpar.[49]

PREPARO DO ACESSO CAVITÁRIO PELAS FACES LINGUAL E OCLUSAL

As cavidades de acesso nos dentes anteriores geralmente são preparadas pela face lingual/palatina e as dos dentes posteriores são preparadas pela face oclusal. Essas abordagens são a melhor opção para se alcançar um acesso direto, bem como reduzir as preocupações estéticas e restauradoras. Alguns autores recomendam que o acesso dos incisivos inferiores passe da face lingual para a superfície incisal em determinados casos,[69] o que pode permitir um melhor acesso ao canal lingual e melhorar o desbridamento dos canais (Figura 7.20). Nos dentes girovertidos ou inclinados para lingual, essa é frequentemente a opção preferida para o acesso, sendo realizada antes da colocação do dique de borracha ou após cuidadosa determinação do direcionamento da raiz antes da utilização de uma broca.[39]

REMOÇÃO DE TODAS AS RESTAURAÇÕES DEFICIENTES E CÁRIES ANTES DO ACESSO À CÂMARA PULPAR

A remoção de todas as cáries e restaurações deficientes antes de penetrar no sistema de canais radiculares é essencial por muitas razões.[39] Fraturas ou cáries ocultas frequentemente são identificadas, e a capacidade de determinar a possibilidade de restauração do dente é melhorada (Figura 7.21). Com relação a isso, não é raro adiar o acesso cavitário para antes realizar um procedimento de aumento de coroa clínica ou uma reconstrução de parede em resina composta.[39]

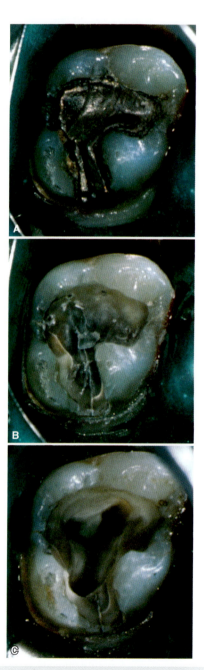

Figura 7.21 A. Molar superior que requer tratamento endodôntico. **B.** A remoção da restauração de amálgama revela uma fratura vertical na margem palatina. **C.** Limpeza e modelagem dos canais finalizadas. As linhas de fratura ainda são visíveis, mas não há profundidade de sondagem presente. (Reproduzida de Gutmann JL, Lovdahl PE: *Problem solving in endodontics*, ed 5, St. Louis, 2011, Elsevier.)

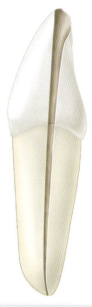

Figura 7.20 Um acesso cavitário incisal nos incisivos inferiores pode permitir um melhor acesso direto e melhor desbridamento do canal.

DESGASTES COMPENSATÓRIOS

Deve-se remover a estrutura dentária o suficiente para permitir que os instrumentos sejam posicionados com facilidade em cada orifício de entrada dos canais, sem interferências das paredes, principalmente quando um canal se curva intensamente ou deixa o assoalho da câmara pulpar em um ângulo obtuso. Assim, o desenho do acesso depende não apenas da localização dos orifícios, mas também do posicionamento e da curvatura do canal como um todo.[106]

Objetivos e diretrizes para o acesso cavitário minimamente invasivo

Os objetivos são preservar o máximo possível a estrutura dentária, ao mesmo tempo que se procura localizar, desbridar, alargar, modelar e obturar o canal ou canais radiculares. Muito já foi escrito e alguns estudos foram realizados para verificar essa abordagem no acesso cavitário. Entretanto, resultados baseados em evidências definitivos ainda precisarão ser observados no escopo dessa abordagem de base empírica. Os acessos devem ser planejados para preservar a estrutura dentária saudável e prevenir a fratura do dente – denominadas técnica endodôntica guiada,[33,58] ou técnica microguiada,[23] cavidades constritas,[6,66,74,97] aberturas de acesso direcionado,[8] e acesso com preservação de dentina dirigido pelo orifício de entrada do canal.[77] Prevenir o desgaste cervicalmente, lateralmente ou em direção ao assoalho da câmara pulpar é especialmente importante (Figuras 7.22 e 7.23). Contudo, acessos muito restritos podem ou não ter um impacto grande sobre o restante dos procedimentos endodônticos importantes (Figura 7.24).[50,77,94] Embora a localização precisa do orifício de entrada e a penetração cuidadosa do canal sejam essenciais, devem-se empreender esforços para minimizar a remoção excessiva da estrutura dentária cervical.[20–22,47,97] A literatura indica que a perda de estrutura dentária em certos dentes pode enfraquecer o dente cervicalmente,[124] tornando-o suscetível à fratura,[5,41,57,60,61] mesmo que esse conceito tenha sido questionado.[91,97]

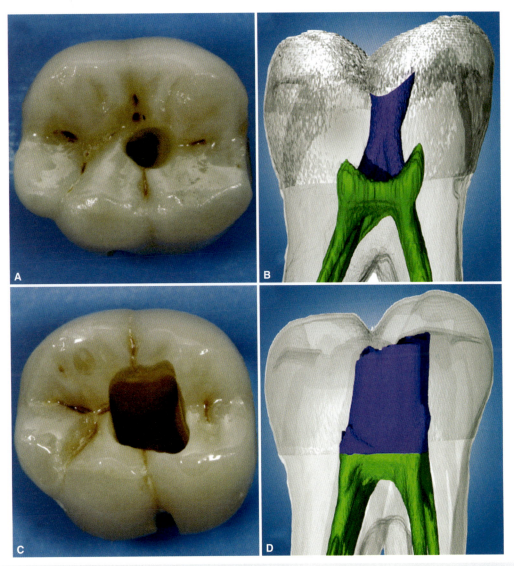

Figura 7.22 A. Fotografia de um molar inferior, mostrando o contorno da cavidade de acesso minimamente invasiva. **B.** Uma vista sagital de uma reconstrução por microTC, mostrando o trajeto da cavidade de acesso minimamente invasiva. **C.** Fotografia de um molar inferior, mostrando o contorno da cavidade de acesso tradicional. **D.** Uma vista sagital de uma reconstrução por microTC, mostrando o trajeto da cavidade de acesso tradicional. (Reproduzida de Marchesan MA, Lloyd A, Clement DJ, et al: Impacts of contracted endodontic cavities on primary root canal curvature parameters in mandibular molars, *J Endod* 44:1558–1562, 2018.)

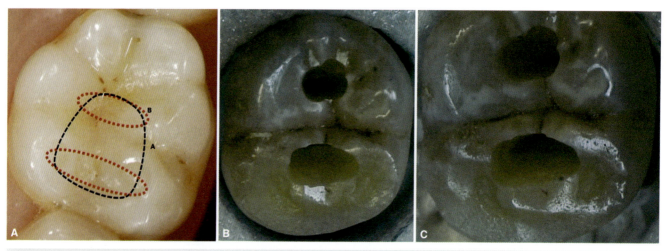

Figura 7.23 A. Um diagrama esquemático do contorno do acesso cavitário tradicional (*A, linha pontilhada preta*) e contorno do acesso cavitário minimamente invasivo (*B, linha pontilhada vermelha*) em um molar inferior. **B.** Fotografia de um molar inferior, mostrando acesso cavitário mesial e orifício de entrada do canal. **C.** Fotografia de um molar inferior, mostrando acesso distal e orifício de entrada do canal. (Reproduzida de Neelakantan P, Khan K, Pak Hei G, et al: Does the orifice-directed dentin conservation access design debride pulp chamber and mesial root canal systems of mandibular molars similar to a traditional access design? *J Endod* 44:274–279, 2018.)

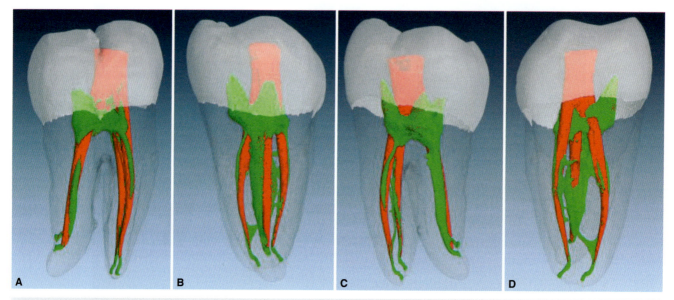

Figura 7.24 Imagens fundidas por microTC de um primeiro molar inferior, demonstrando os canais radiculares antes (*verde*) e após (*vermelho*) o tratamento endodôntico. **A.** Vista vestibular. **B.** Vista distal. **C.** Vista lingual. **D.** Vista mesial. (Reproduzida de Krishan R, Paqué F, Ossareh A, et al: Impacts of conservative endodontic cavity on root canal instrumentation efficacy and resistance to fracture assessed in incisors, premolars, and molars, *J Endod* 40:1160–1166, 2014.)

Fases mecânicas do acesso cavitário

MAGNIFICAÇÃO E ILUMINAÇÃO

Para alguns clínicos, o acesso cavitário é mais bem preparado com o uso de magnificação e uma fonte de luz adequadas.[15] Na falta de um MO, as lupas cirúrgicas com uma fonte de luz auxiliar são altamente recomendadas.

BROCAS E PONTAS DIAMANTADAS

Diversas brocas e pontas diamantadas foram desenvolvidas exclusivamente para o acesso cavitário (Figura 7.25). A maioria dos clínicos tem seu próprio conjunto de brocas e pontas diamantadas preferidas. Uma tendência significativa na dentística restauradora é o uso crescente das *onlays* e coroas de zircônia. A zircônia tem características mecânicas e térmicas diferentes das do metal. As brocas carbide não cortam a zircônia com segurança e eficiência. A zircônia é um material friável e, quando cortada, pode desenvolver rachaduras que se propagam para a estrutura da peça e levam ao eventual fracasso da coroa ou da *onlay*. Os fabricantes de pontas diamantadas estão cientes dessas questões, e atualmente eles estão introduzindo pontas diamantadas com granulação média e fina que cortam a zircônia com eficiência (Komet USA, Savannah, GA; Prima Dental Gloucester, Inglaterra; SS White). Essas pontas diamantadas devem ser usadas com jatos de água em *spray* abundante para minimizar o aquecimento da estrutura das coroas de zircônia durante o acesso cavitário.[39]

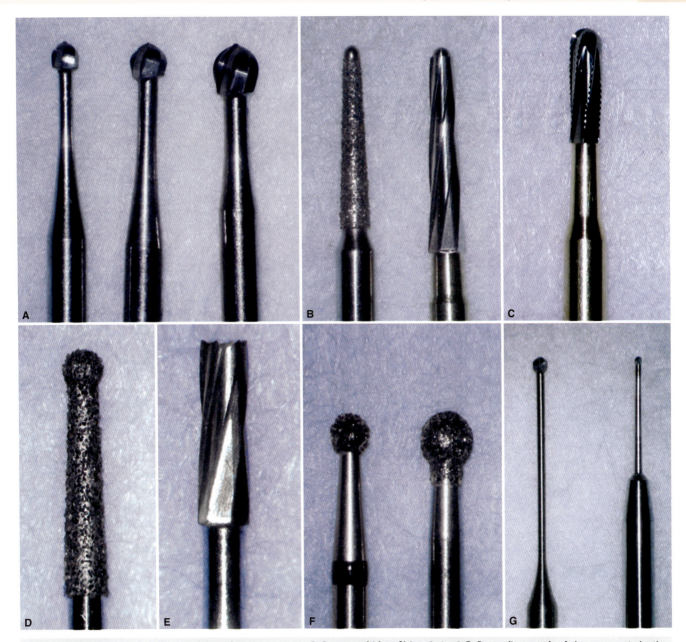

Figura 7.25 Brocas e pontas diamantadas usadas para o acesso. **A.** Brocas carbide esféricas 2, 4 e 6. **B.** Ponta diamantada cônica com ponta inativa (*esquerda*); broca carbide cônica com ponta inativa (*direita*). **C.** Broca transmetal. **D.** Ponta diamantada cônica com extremidade arredondada. **E.** Broca carbide de fissura 57. **F.** Pontas diamantadas esféricas 2 e 4. **G.** Broca de Mueller (*esquerda*); broca LN ou Broca Extendo (*direita*).

Muitos dentes que necessitam de tratamento endodôntico têm restaurações metálicas que precisam ser perfuradas. Essas restaurações podem ser amálgamas, restaurações metálicas fundidas ou coroas metalocerâmicas. Uma broca transmetal (Dentsply Sirona, Ballaigues, Suíça) é excelente para cortar através do metal, devido à sua eficiência de corte excepcional.

SONDA EXPLORADORA E CURETA ENDODÔNTICAS

A sonda exploradora endodôntica DG-16 é usada para identificar os orifícios de entrada e angulação dos canais. Uma alternativa, a sonda exploradora endodôntica JW-17 (CK Dental Industries, Orange, CA) é utilizada com a mesma finalidade, mas sua ponta mais delgada e rígida pode ser usada para identificar a possível localização de um canal calcificado. Uma cureta endodôntica afiada, oferecida em diferentes tamanhos, pode ser usada para remover a polpa da câmara pulpar e dentina cariada.

UNIDADE ULTRASSÔNICA E PONTAS

As unidades ultrassônicas e pontas, também chamadas "insertos", especificamente projetadas para a abertura coronária, são extremamente valiosas. As pontas ultrassônicas de vários fabricantes podem ser usadas para regularizar e aprofundar os sulcos de desenvolvimento, remover tecido e explorar os canais. Esses sistemas proporcionam uma visibilidade excelente em comparação às peças de mão tradicionais, cujas extremidades geralmente obstruem a visão.

Acesso cavitário

DENTES ANTERIORES

A discussão a seguir delineia as etapas do acesso cavitário comuns aos dentes anteriores superiores e inferiores. Preocupações sobre o acesso a dentes específicos são ilustradas e discutidas na seção "Morfologia e acesso cavitário para dentes individuais", mais adiante neste capítulo.

Forma de contorno

Em um dente hígido, o desgaste começa no centro da face lingual ou palatina da coroa anatômica. Uma forma de contorno inicial é desenvolvida, com uma geometria similar ao formato ideal final do acesso para o dente específico. A broca deve ser posicionada perpendicularmente à face lingual/palatina, à medida que a forma de contorno é criada.

Penetração do teto da câmara pulpar (Figura 7.26)

Os clínicos experientes geralmente penetram o teto da câmara pulpar usando uma caneta de alta rotação. Entretanto, clínicos menos experientes podem considerar a melhor sensação tátil de um contra-ângulo em baixa rotação uma opção mais segura. Continuando com a mesma broca esférica ou cônica de fissura, o ângulo da broca é modificado de perpendicular para a face lingual/palatina para paralela ao longo eixo do dente (ver Figura 7.26C e D). A penetração prossegue seguindo o longo eixo do dente até que o teto da câmara pulpar seja atingido; frequentemente, uma sensação de queda para dentro da câmara é experimentada quando isso ocorre. Medir a distância da borda incisal até o teto da câmara pulpar em uma radiografia inicial, dimensionalmente precisa, pode guiar o limite da penetração e, possivelmente, prevenir uma perfuração. Caso o efeito de queda para dentro da câmara não seja sentido nessa profundidade, pode ser usada uma sonda exploradora DG-16 para examinar a profundidade do acesso. Frequentemente, uma pequena abertura ou uma dentina muito delgada está presente e a sonda exploradora penetra a câmara pulpar. A profundidade e a angulação de penetração devem ser avaliadas para quaisquer desvios que se afastem do longo eixo do dente nas direções mesiodistal e vestibulolingual, bem como a direção de trepanação deve ser realinhada, se necessário. As radiografias anguladas podem ser usadas para avaliar o progresso a qualquer momento, se houver alguma dúvida ou perda de referência.

Remoção do teto da câmara pulpar

Assim que a câmara pulpar for penetrada, o restante do teto é removido, colocando-se a broca esférica sob o remanescente dentinário e tracionando-a com movimentos de retirada (ver Figura 7.26E). Trabalhar dessa forma permite que a anatomia interna da polpa oriente a forma de contorno do acesso cavitário. A irrigação copiosa com hipoclorito de sódio ajuda a controlar qualquer hemorragia presente. Subsequentemente, o teto da câmara, incluindo os cornos pulpares, é removido e todas as paredes internas são alargadas até a superfície lingual/palatina do dente, e a remoção completa do teto é confirmada com uma sonda exploradora.

Remoção do ombro lingual e ampliação do orifício de entrada do canal

Uma vez que o orifício ou os orifícios de entrada do sistema de canais tenham sido identificados e confirmados, deve-se remover o ombro lingual. Essa estrutura é uma projeção de dentina que se estende do cíngulo até um ponto de aproximadamente 2 mm apical à entrada do canal (Figura 7.27). Sua remoção melhora o acesso direto e permite um contato mais próximo das limas com as paredes do canal, para uma modelagem e limpeza efetivas. Além disso, sua remoção dos dentes anteriores inferiores pode frequentemente expor um segundo canal ou orifício de entrada adicional.

A abordagem contemporânea para a ampliação da entrada do canal envolve a utilização de instrumentos rotatórios de níquel-titânio (NiTi) que permitem a remoção rápida e segura do ombro lingual, quando são seguidas as instruções de uso (DFUs, do inglês *directions for use*) do fabricante. Alguns clínicos preferem usar as brocas de Gates-Glidden. Esses instrumentos permitem o refinamento do formato dos orifícios de entrada e ajudam a melhorar o acesso direto ao canal, com remoção mínima da dentina, quando usados adequadamente. A broca deve ser posicionada de modo a evitar que se crie um bisel no ângulo cavo-superficial incisal do acesso cavitário (Figura 7.28). Quando as brocas de Gates-Glidden são usadas, deve-se iniciar o desgaste com a broca mais larga, que se

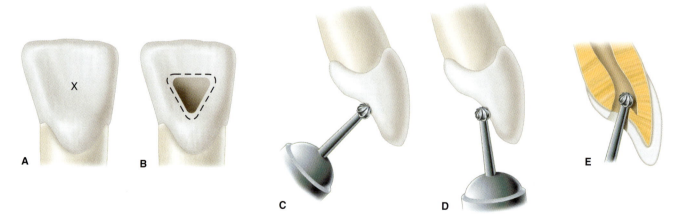

Figura 7.26 A. Nos dentes anteriores, o ponto de eleição para o acesso cavitário é o centro da coroa anatômica, na face lingual/palatina (X). **B.** Forma de contorno inicial para dentes anteriores. O formato deve imitar a forma de contorno final esperada, e o tamanho deve ser metade a três quartos do tamanho da forma de contorno final. **C.** A direção de trepanação para a forma de contorno inicial é perpendicular à face lingual/palatina. **D.** A direção de trepanação para a entrada na câmara pulpar é quase paralela ao longo eixo do dente. **E.** Completa remoção do teto da câmara pulpar; uma broca carbide esférica é usada para alcançar o corno pulpar, cortando com movimentos de remoção para lingual/palatina.

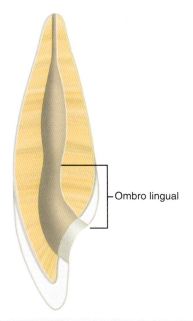

Figura 7.27 Ombro lingual do dente anterior, estendendo-se do cíngulo até 2 mm apicalmente ao orifício de entrada do canal.

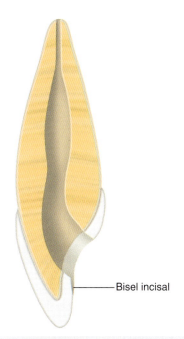

Figura 7.28 A confecção de um bisel incisal na face palatina de um dente anterior superior pode levar à fratura da restauração permanente durante a função oclusal.

adapte passivamente em profundidade de 2 mm a partir da entrada do canal, com pressão suave. Durante esse processo, o orifício de entrada do canal é frequentemente ampliado concomitantemente, de forma que fique contíguo a todas as paredes axiais do preparo cavitário. Caso isso não seja alcançado, é recomendado utilizar outros instrumentos para ampliação de entrada dos canais.

Determinação do acesso direto

O acesso em linha reta ao orifício de entrada do canal é a meta ideal. Preferencialmente, uma lima endodôntica de pequeno diâmetro deve alcançar o FA ou o primeiro ponto de curvatura do canal sem deflexões. Caso o ombro lingual tenha sido removido e a lima ainda seja forçada contra a borda incisal, o acesso cavitário deve ser estendido em direção incisal até que a lima não seja mais defletida (Figura 7.29). A posição final da parede incisal do acesso cavitário é determinada por dois fatores: (1) remoção completa dos cornos pulpares e (2) acesso direto. Entretanto, o conceito de acesso direto pode não ser totalmente exequível quando se utilizam acessos cavitários minimamente invasivos.

Refinamento e alisamento das margens da restauração

O passo final do acesso cavitário é refinar e alisar as margens cavo-superficiais. Margens ásperas ou irregulares podem contribuir para a infiltração marginal em restaurações permanentes ou temporárias.

Dentes anteriores individualmente

Consulte as figuras na seção "Morfologia e acesso cavitário para dentes individuais", mais adiante neste capítulo.

DENTES POSTERIORES

O acesso cavitário em dentes posteriores é similar ao realizado nos dentes anteriores, mas diferenças significativas tornam necessária uma discussão em separado.[39] Os dentes posteriores que necessitam de tratamento endodôntico normalmente foram bastante restaurados, o que pode tornar o processo mais desafiador; ou sofreram cáries extensas, o que pode tornar o acesso muito mais fácil.

Forma de contorno

A remoção das cáries e das restaurações existentes nos dentes posteriores frequentemente resulta em uma forma de contorno aceitável, com a câmara pulpar posicionada no centro do dente, no nível da JAC. Assim, nos pré-molares superiores, o ponto de eleição do acesso cavitário situa-se no sulco central entre as pontas das cúspides (Figura 7.30). As coroas dos pré-molares inferiores são inclinadas para lingual em relação às suas raízes (Figura 7.31). Portanto, o ponto de eleição deve ser ajustado para compensar essa

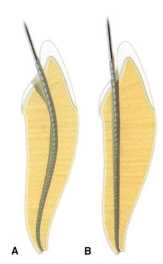

Figura 7.29 A. O ombro lingual não foi removido, defletindo a lima em direção à parede vestibular. Consequentemente, porções da parede lingual do canal radicular não serão modeladas nem limpas. **B.** A remoção do ombro lingual resulta em um acesso direto.

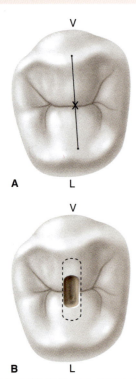

Figura 7.30 A. Ponto de eleição para o acesso ao pré-molar superior (X). **B.** Forma de contorno inicial (*área escura*) e forma de contorno final projetada (*linha tracejada*). *V*, vestibular; *L*, lingual.

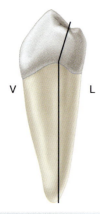

Figura 7.31 A coroa de um pré-molar inferior é inclinada para lingual em relação à raiz. *V*, vestibular; *L*, lingual.

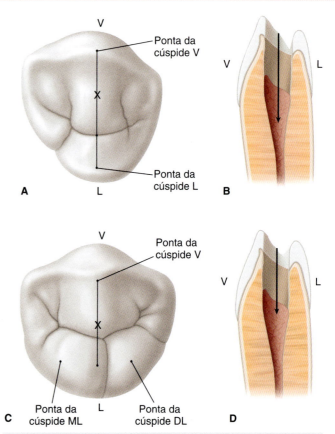

Figura 7.32 A. Primeiro pré-molar inferior e ponto de eleição do acesso (X) (vista oclusal). **B.** Primeiro pré-molar inferior e ponto de eleição (vista proximal). **C.** Segundo pré-molar inferior e ponto de eleição (X) (vista oclusal). **D.** Segundo pré-molar inferior e ponto de eleição (vista proximal). *V*, vestibular; *DL*, distolingual; *L*, lingual; *ML*, mesiolingual.

inclinação (Figura 7.32). Nos primeiros pré-molares inferiores, o ponto de eleição está na metade da aresta transversal da cúspide vestibular, sobre uma linha que conecta as pontas das cúspides. Os segundos pré-molares inferiores requerem menos ajustes, porque eles têm menor inclinação lingual. O ponto de eleição nesse dente está na aresta transversal da cúspide vestibular a um terço de distância entre o sulco central e a ponta da cúspide vestibular.

Para determinar o ponto de eleição do acesso cavitário nos molares, deve-se estabelecer os limites mesiodistais da forma de contorno (Figura 7.33). A avaliação de radiografias interproximais é um método preciso de análise das dimensões da câmara pulpar (Figura 7.34). O limite mesial tanto para os molares inferiores quanto para os superiores é uma linha que conecta as pontas das cúspides mesiais. As câmaras pulpares raramente são encontradas mesialmente a essa linha imaginária. Um bom limite distal inicial para os molares superiores é o início da ponte de esmalte. Para os molares inferiores, o limite distal inicial é uma linha que conecta os sulcos vestibular e lingual. Para os molares, o ponto de eleição é o sulco central, na metade da distância dos limites mesiodistais.

A penetração pelo esmalte até a dentina (aproximadamente 1 mm) é realizada com uma ponta diamantada esférica 2 ou 4 para os pré-molares e uma ponta esférica 4 ou 6 para os molares. Uma broca cônica de fissura pode ser usada em vez de brocas esféricas. A broca é dirigida perpendicularmente à superfície oclusal e uma forma de contorno inicial criada deve ter cerca de metade a três quartos do tamanho final planejado. A forma de contorno do pré-molar é oval, sendo mais amplo no sentido vestibulolingual. A princípio, a forma de contorno do acesso do molar também é oval e maior no sentido vestibulolingual nos molares superiores e no sentido mesiodistal nos molares inferiores. A forma de contorno final dos molares é aproximadamente triangular (quando apresenta três canais) ou romboide (quando apresenta quatro canais), mesmo quando um acesso minimamente invasivo é planejado. Todavia, os orifícios de entrada dos canais ditam o posicionamento dos cantos dessas figuras geométricas. Portanto, até que os orifícios tenham sido localizados, a forma de contorno inicial deve ser mantida aproximadamente oval.

Penetração do teto da câmara pulpar

Assim como ocorre com os dentes anteriores, a penetração pelo teto da câmara pulpar é limitada pela distância medida sobre uma radiografia inicial. Caso o efeito de queda para dentro da câmara não seja sentido nessa profundidade, uma avaliação cuidadosa

Capítulo 7 • Morfologia Dental e Acesso Cavitário 205

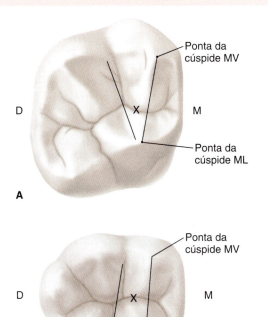

Figura 7.33 A. Limites mesial e distal de um molar superior com o ponto de eleição (X). **B.** Limites mesial e distal de um molar superior, mostrando o ponto de eleição (X). D, distal; M, mesial; MV, mesiovestibular; ML, mesiolingual.

da direção de trepanação é necessária antes de prosseguir com desgastes na câmara. Nos dentes posteriores multirradiculares, perfurações laterais e na furca podem ocorrer rapidamente se não houver atenção aos detalhes tridimensionais durante o acesso. A sondagem ativa com uma sonda exploradora DG-16 a qualquer momento durante o acesso é incentivada. Assim que a câmara pulpar tiver sido atingida, o restante do teto é removido, colocando-se a ponta diamantada ou broca esféricas contra o remanescente do teto da câmara pulpar e desgastando o tecido dentinário com movimentos de tração da broca em direção oclusal.

Identificação de todos os orifícios de entrada do sistema de canais

Os orifícios de entrada do sistema de canais desempenham uma função importante na determinação das dimensões finais da forma de contorno do acesso cavitário. Idealmente, os orifícios são localizados nos cantos do desenho final do acesso, para facilitar os procedimentos endodônticos subsequentes (Figura 7.35).

Remoção das saliências da dentina cervical e ampliação cervical do orifício de entrada do canal

Obstáculos internos a uma abertura de acesso ideal são as saliências ou protuberâncias de dentina cervical e a constrição natural dos canais no terço cervical dos dentes posteriores.[39] As saliências cervicais são camadas de dentina que frequentemente se sobrepõem aos orifícios nos dentes posteriores, restringindo o acesso aos canais radiculares e acentuando as curvaturas dos canais existentes (Figura 7.36).[60]

Determinação do acesso direto

O acesso direto é fundamental para o preparo bem-sucedido dos canais, principalmente considerando-se a complexidade dos sistemas de canais radiculares dos dentes posteriores. Contudo, isso não é possível quando são realizados acessos cavitários minimamente invasivos. As limas devem ter acesso livre e desimpedido ao FA ou ao primeiro ponto de curvatura do canal, para que atuem adequadamente.

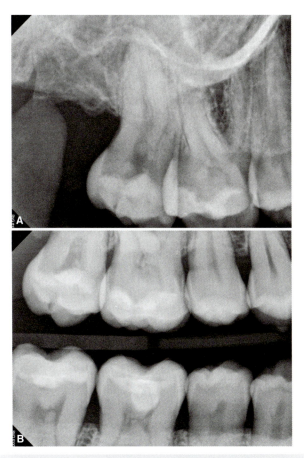

Figura 7.34 A. Radiografia periapical dos dentes no quadrante superior direito. **B.** A radiografia interproximal dos mesmos dentes fornece um delineamento mais claro da morfologia pulpar.

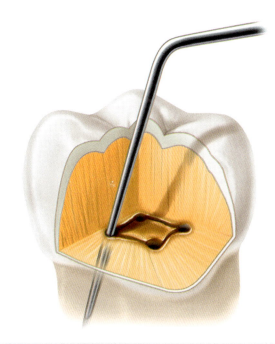

Figura 7.35 Uma sonda exploradora endodôntica é usada para pesquisar os orifícios de entrada dos canais.

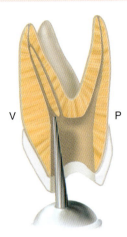

Figura 7.36 Uma broca carbide com ponta inativa é usada para modelar a parede axial de forma que o orifício de entrada dos canais fiquem em um mesmo plano que a margem cavo-superficial. *V*, vestibular; *P*, palatino.

Inspeção visual do assoalho da câmara pulpar

O assoalho e as paredes devem ser inspecionados, usando ampliação e iluminação adequadas, para garantir que os orifícios de entrada de todos os canais estejam visíveis e não existam remanescentes de teto presentes (Figura 7.37).

Dentes posteriores individualmente. Ver as figuras na seção "Morfologia e acesso cavitário para dentes individuais", mais adiante neste capítulo.

Acessos cavitários desafiadores

ACESSO EM DENTES COM CANAIS PRESUMIDAMENTE CALCIFICADOS

As câmaras pulpares e as raízes que demonstram possíveis calcificações significativas podem apresentar problemas com a localização, a exploração e a negociação dos espaços pulpares.[39] O uso de magnificação e transiluminação, bem como um exame cuidadoso das alterações da cor e dos formatos das câmaras pulpares, ajudam na localização dos canais (Figura 7.38). No entanto, a busca pelos orifícios de entrada dos canais radiculares deve ser feita somente depois do preparo completo da câmara pulpar e seu assoalho estiver limpo e seco (etanol desnaturado a 95% pode ser útil para a secagem do assoalho e para melhorar a visibilidade). Uma luz de fibra óptica dirigida do meio externo pela JAC pode revelar pontos de referência sutis e alterações de cor que não seriam visíveis de outra forma. O assoalho da câmara é de cor mais escura que as paredes axiais; e os sulcos de desenvolvimento, que conectam os orifícios de entrada, são de cor mais clara que a do assoalho da câmara pulpar. A conscientização dessas diferenças de cor na busca por orifícios estreitos é essencial, especialmente quando se está procurando aqueles orifícios localizados nos ângulos formados pelo assoalho e as paredes axiais e nos pontos terminais dos sulcos de desenvolvimento. Métodos adicionais para ajudar a localização dos canais radiculares calcificados incluem a coloração do assoalho da câmara pulpar com corante azul de metileno 1%, a realização do teste de "bolhas de champagne" com hipoclorito de sódio (Figura 7.39) e a busca de pontos de sangramento nos canais. Essas abordagens são melhoradas quando a área é visualizada por meio de magnificação, que deveria ser essencial com uma cavidade de acesso mínima.

A desobstrução de canais que contêm material calcificado é um desafio. Quando o canal é localizado, uma lima K de pequeno diâmetro (6, 8 ou 10 ou, preferivelmente, uma lima C ou C+ [Dentsply Sirona – Ballaigues, Suíça]) recoberta com um agente quelante deve ser introduzida no canal para determinar a patência. Esses instrumentos fornecem uma rigidez adicional para a haste, a fim de ter uma melhor penetração. A lima não deve ser removida até que ocorra um pouco de alargamento do canal; ela deve ser usada em movimentos curtos de introdução e retirada e em um movimento circunferencial seletivo, com a maior parte da pressão lateral dirigida ao lado contrário da furca. Isso amplia o terço cervical do canal de forma segura, deslocando-o lateralmente, para evitar o adelgaçamento da parede dentinária adjacente à furca. Também cria uma trajetória de inserção para limas maiores e de brocas para o preparo cervical. As Figuras 7.40 a 7.45 ilustram vários métodos que podem ser usados para localização de canais calcificados. Além disso, uma técnica de acesso guiado é defendida para a realização da entrada na coroa dos dentes com câmaras pulpares total ou parcialmente calcificadas e/ou canais radiculares obstruídos.[59]

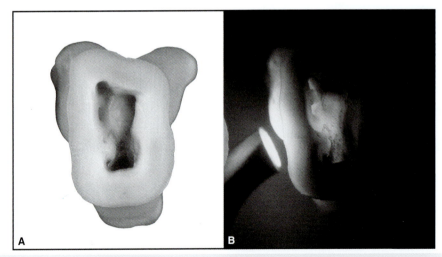

Figura 7.37 A luz de fibra óptica pode ser aplicada na região cervical da coroa para otimizar a visibilidade máxima permitida pela magnificação. A transiluminação frequentemente revela pontos de referência que, de outra forma, ficariam invisíveis a olho nu.

Capítulo 7 • Morfologia Dental e Acesso Cavitário 207

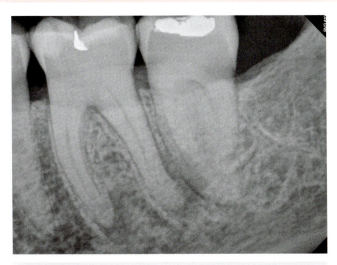

Figura 7.38 Molar inferior com o que parece ser uma calcificação quase completa da câmara pulpar e dos canais radiculares. Entretanto, uma lesão periapical está presente, o que indica a presença de bactérias e tecido necrótico na região apical.

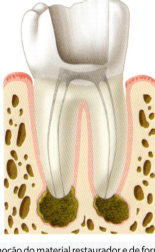

Figura 7.41 Remoção do material restaurador e de forramento. O preparo cavitário é estendido de acordo com a localização presumida da câmara pulpar, tendo em mente que ela está localizada no centro do dente no nível da junção amelocementária (CEJ, do inglês *cementum-enamel junction*).

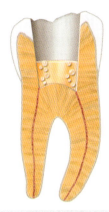

Figura 7.39 Permitir que o hipoclorito de sódio (NaOCl) permaneça na câmara pulpar pode ajudar a localizar o orifício de entrada de um canal radicular calcificado. Pequenas bolhas podem surgir na solução, indicando a localização do orifício. Elas são mais bem observadas com magnificação de imagem.

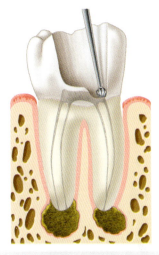

Figura 7.42 Uso de uma broca esférica de haste longa, 2 ou 4, para remover a dentina e tentar localizar os canais calcificados.

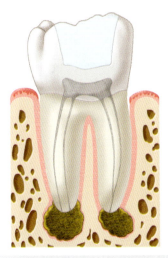

Figura 7.40 Primeiro molar inferior com uma restauração classe I, canais calcificados e áreas radiolúcidas perirradiculares. Presumivelmente, ocorreu uma exposição pulpar, resultando em calcificação e, por fim, necrose do tecido pulpar.

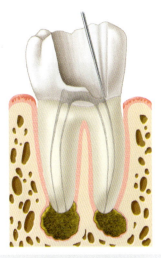

Figura 7.43 Uma sonda exploradora endodôntica é usada para sondar o assoalho pulpar. Uma ponta ultrassônica reta pode ser usada para remover a dentina. Radiografias anguladas devem ser realizadas, para acompanhar o progresso.

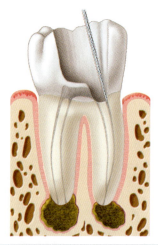

Figura 7.44 A primeira indicação da entrada do canal, o menor instrumento – ou seja, uma lima 6 ou 8 C ou C+ ou microalargadores – deve ser introduzido no canal. Um movimento passivo suave, tanto apical quanto rotacional, frequentemente possibilita que se consiga um pouco de penetração. Uma tração leve, sinalizando resistência, geralmente é uma indicação de que o canal foi localizado. Essa percepção deve ser confirmada por radiografias.

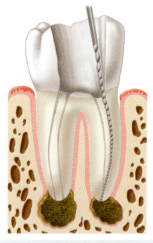

Figura 7.45 Uma lima K de pequeno diâmetro explora o canal até sua porção terminal. Pode-se usar um localizador foraminal ou uma radiografia para confirmar a posição da lima.

DENTES APINHADOS OU GIROVERTIDOS

Os acessos cavitários tradicionais ou minimamente invasivos podem não ser possíveis em pacientes com dentes apinhados ou girovertidos. A decisão sobre uma abordagem alternativa deve ser baseada nos princípios de acesso direto e na preservação da estrutura dentária.[58] Em certas circunstâncias, o acesso incisal ou vestibular pode ser indicado, ou o desenvolvimento de um formato padrão baseado no grau de rotação (Figura 7.46).[39]

Outros problemas podem ocorrer quando as angulações dos dentes não são consideradas durante o desenvolvimento do acesso, tais como:

- Identificação equivocada de um canal já localizado, resultando em uma busca na direção errada por canais adicionais. Sempre que um canal difícil é localizado, uma lima deve ser posicionada no canal e uma radiografia angulada deve ser realizada
- Impossibilidade de localizar um canal ou canais extras
- Desgaste excessivo da estrutura dentária coronária e radicular
- Fratura do instrumento durante as tentativas de localizar um orifício
- Incapacidade de desbridar todo o tecido pulpar da câmara.

Morfologia e acesso cavitário para dentes individuais

A anatomia mostrada nas figuras seguintes foi obtida de dentes humanos por meio do uso das técnicas de imagem 3D desenvolvidas recentemente. Os dentes foram escaneados digitalmente em um aparelho de microtomografia computadorizada de alta resolução. Os dados, então, foram tratados com programas de computador específicos para produzir as reconstruções e visualizações 3D. Os seguintes indivíduos e as fontes são reconhecidos por sua enorme contribuição nessa empreitada.

INCISIVO CENTRAL SUPERIOR

O desenho do sistema de canais radiculares do incisivo central superior reflete o formato da superfície externa (Figura 7.47). As microtomografias computadorizadas (microTCs) desse dente são vistas na Figura 7.48. (Ver Vídeo 7.3 para ter acesso às vistas rotacionais desses dentes.) A forma de contorno do acesso do incisivo central superior é um triângulo arredondado com sua base voltada para a face incisal (Figura 7.49).

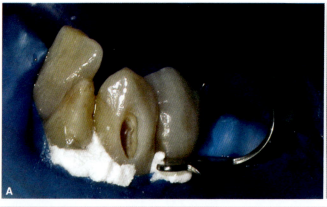
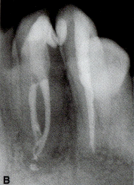

Figura 7.46 A. Cavidade de acesso em dentes anteriores inferiores apinhados. O acesso cavitário foi realizado pela face vestibular do canino. O incisivo lateral também foi acessado pela face vestibular; os tratamentos endodônticos foram realizados, e a cavidade de acesso foi restaurada com resina composta. **B.** Obturação.

Capítulo 7 • Morfologia Dental e Acesso Cavitário 209

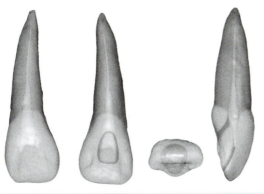

Figura 7.47 Incisivo central superior. Tempo médio para a irrupção, 7 a 8 anos; idade média para a calcificação, 10 anos; comprimento médio, 22,5 mm. Curvatura da raiz (de mais comum para menos comum): reta, vestibular, distal.

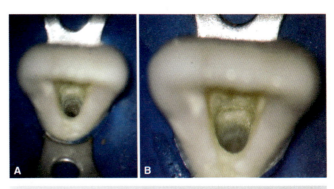

Figura 7.49 Acesso cavitário de um incisivo central superior, observado por um microscópio clínico odontológico. **A.** Ampliação ×3,4. **B.** Ampliação ×8,4.

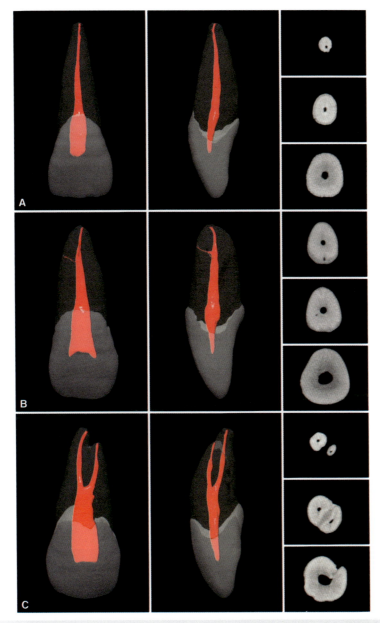

Figura 7.48 Imagens por microTC dos incisivos centrais superiores. **A.** Apresentação anatômica comum. **B.** Incisivo central com um canal lateral, o que é comum. **C.** Variação rara – múltiplos canais. Todos os dentes são mostrados tanto da perspectiva vestibular quanto da proximal, com a anatomia em corte transversal em níveis cervical, médio e apical. (Ver Vídeo 7.3 para ter acesso às vistas rotacionais desses dentes.)

INCISIVO LATERAL SUPERIOR

O formato da câmara pulpar do incisivo lateral superior é similar ao do incisivo central superior. Todavia, ela é menor, e podem estar presentes dois cornos pulpares ou nenhum deles (Figura 7.50). As microtomografias computadorizadas (microTCs) desse dente são mostradas na Figura 7.51. (Ver Vídeo 7.4 para ter acesso às vistas rotacionais desses dentes.)

CANINO SUPERIOR

O sistema de canais radiculares do canino superior é similar em muitos aspectos ao dos incisivos superiores (Figura 7.52). Uma diferença importante é que ele é mais amplo no sentido vestibulolingual que no mesiodistal. Outra diferença é que ele não tem cornos pulpares. Geralmente, um canal radicular está presente, embora dois canais também já tenham sido relatados.

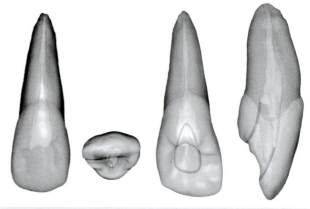

Figura 7.50 Incisivo lateral superior. Tempo médio para a irrupção, 8 a 9 anos; idade média para a calcificação, 11 anos; comprimento médio, 22 mm. Curvatura da raiz (de mais comum para menos comum): distal, reta.

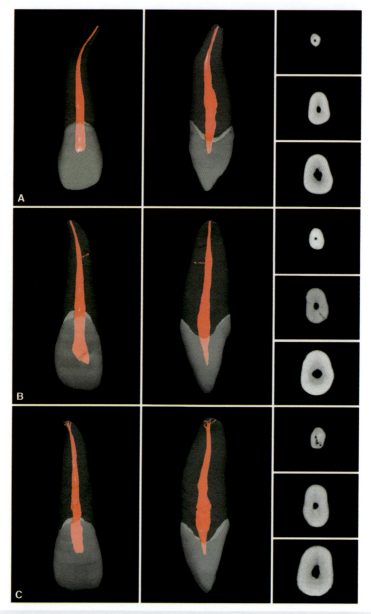

Figura 7.51 Imagens de microTC dos incisivos laterais superiores. **A.** Apresentação anatômica comum. **B.** Incisivo lateral com um canal lateral volumoso, o que é comum. **C.** Incisivo lateral com um delta apical. Todos os dentes são mostrados tanto da perspectiva vestibular quanto da proximal, com a anatomia em corte transversal em níveis cervical, médio e apical. (Ver Vídeo 7.4 para ter acesso às vistas rotacionais desses dentes.)

Capítulo 7 • Morfologia Dental e Acesso Cavitário

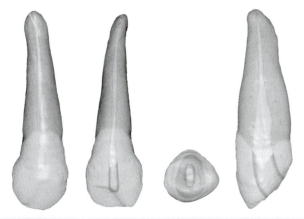

Figura 7.52 Canino superior. Tempo médio para a irrupção, 10 a 12 anos; idade média para a calcificação, 13 a 15 anos; comprimento médio, 26,5 mm. Curvatura da raiz (de mais comum para menos comum): distal, reta, vestibular.

As microtomografias computadorizadas (microTCs) do canino superior podem ser vistas na Figura 7.53. (Ver Vídeo 7.5 para ter acesso às vistas rotacionais desses dentes.)

PRIMEIRO PRÉ-MOLAR SUPERIOR

A maioria dos primeiros pré-molares superiores tem dois canais radiculares, independentemente do número de raízes (Figura 7.54). A etnia desempenha um fator importante, já que as pessoas de origem asiática têm maior incidência de apresentar apenas um canal que as de outros grupos étnicos.[62,81] Um sulco de bifurcação ou a depressão de desenvolvimento na face palatina da raiz vestibular é outra característica anatômica. Sua prevalência foi relatada como sendo de 62 a 100%.[42,53,108] Na parte mais profunda da invaginação, detectou-se uma espessura média dentinária de 0,81 mm. A câmara pulpar do primeiro pré-molar superior é consideravelmente mais ampla no sentido vestibulolingual que no mesiodistal. Na dimensão vestibulolingual, o contorno da

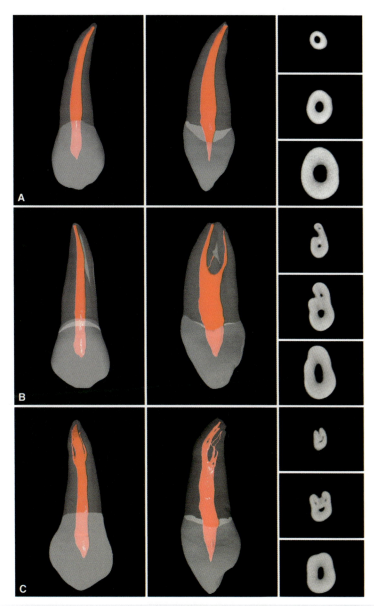

Figura 7.53 Imagens de microTC do canino superior. **A.** Apresentação anatômica comum. **B.** Canino com duas raízes. **C.** Canino com desvios significativos do sistema de canais radiculares no terço apical. Todos os dentes são mostrados tanto da perspectiva vestibular quanto da proximal, com a anatomia em corte transversal em níveis cervical, médio e apical. (Ver Vídeo 7.5 para ter acesso às vistas rotacionais desses dentes.)

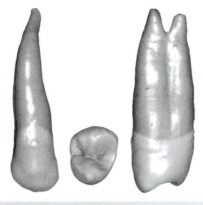

Figura 7.54 Primeiro pré-molar superior. Dados anatômicos e do desenvolvimento: tempo médio para a irrupção, 10 a 11 anos; idade média para a calcificação, 12 a 13 anos; comprimento médio, 20,6 mm. Curvatura da raiz (de mais comum para menos comum): raiz vestibular, lingual, reta, vestibular; raiz palatina, reta, vestibular, distal; raiz única, reta, distal, vestibular.

câmara apresenta um corno pulpar vestibular e um palatino. O corno pulpar vestibular geralmente é mais volumoso. O primeiro pré-molar superior pode ter uma, duas ou três raízes e canais; mais frequentemente, ele tem duas. As microtomografias computadorizadas (microTCs) do primeiro pré-molar superior podem ser vistas na Figura 7.55. (Ver Vídeo 7.6 para ter acesso às vistas rotacionais desses dentes.)

SEGUNDO PRÉ-MOLAR SUPERIOR

O sistema de canais radiculares do segundo pré-molar superior é mais amplo no sentido vestibulolingual que no mesiodistal (Figura 7.56). Esse dente pode ter uma, duas ou três raízes e canais radiculares. Podem ocorrer dois ou três canais em uma única raiz.[32] As tomografias do segundo pré-molar superior podem ser vistas na Figura 7.57. (Ver Vídeo 7.7 para ter acesso às vistas rotacionais desses dentes.)

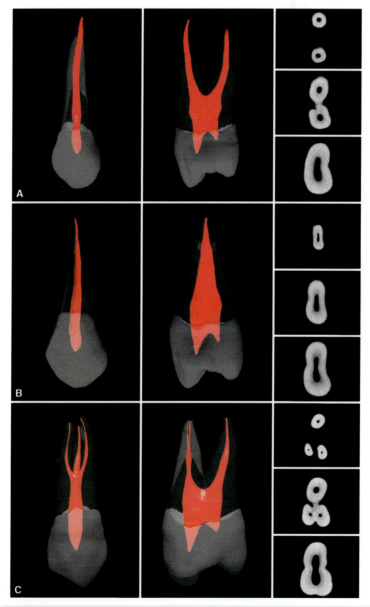

Figura 7.55 Imagens de microTC dos primeiros pré-molares superiores. **A.** Apresentação anatômica comum desse dente, mostrando duas raízes. **B.** Pré-molar com apenas um canal. **C.** Pré-molar com três raízes. Todos os dentes são mostrados tanto da perspectiva vestibular quanto da proximal, com a anatomia em corte transversal em níveis cervical, médio e apical. (Ver Vídeo 7.6 para ter acesso às vistas rotacionais desses dentes.)

Capítulo 7 • Morfologia Dental e Acesso Cavitário 213

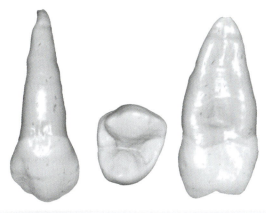

Figura 7.56 Segundo pré-molar superior. Tempo médio para a irrupção, 10 a 12 anos; idade média para a calcificação, 12 a 14 anos; comprimento médio, 21,5 mm. Curvatura da raiz (de mais comum para menos comum): distal, baioneta, vestibular, reta.

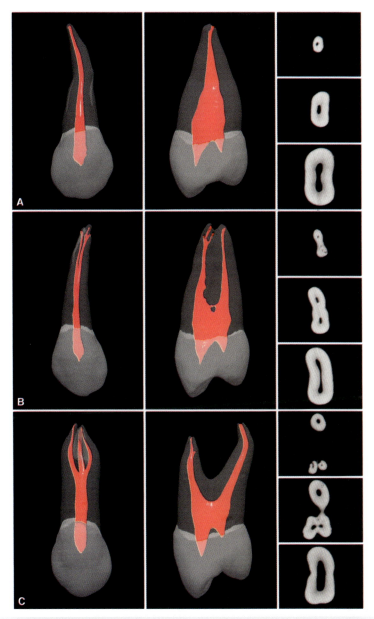

Figura 7.57 Imagens de microTC dos segundos pré-molares superiores. **A.** Apresentação anatômica comum mostrando um canal. **B.** Segundo pré-molar com dois canais e um delta apical. **C.** Segundo pré-molar com três raízes/canais que se dividem na junção dos terços médio e apical da raiz principal. Todos os dentes são mostrados tanto da perspectiva vestibular quanto da proximal, com a anatomia em corte transversal em níveis cervical, médio e apical. (Ver Vídeo 7.7 para ter acesso às vistas rotacionais desses dentes.)

PRIMEIRO MOLAR SUPERIOR

O primeiro molar superior é o dente mais volumoso e um dos mais complexos em termos da anatomia das raízes e dos canais (Figura 7.58).[25] A câmara pulpar é mais ampla no sentido vestibulolingual, bem como estão presentes quatro cornos pulpares – mesiovestibular, mesiopalatino, distovestibular e distopalatino. O formato cervical da câmara pulpar é romboide, algumas vezes, com os cantos arredondados. O ângulo mesiovestibular é um ângulo agudo, o ângulo distovestibular é um ângulo obtuso, e os ângulos palatinos são basicamente ângulos retos. O orifício de entrada do canal palatino é centralizado em direção palatina; o orifício distovestibular fica próximo de um ângulo obtuso em relação ao assoalho da câmara pulpar; e o orifício do canal mesiovestibular principal se situa mesialmente e para a vestibular em relação ao orifício distovestibular, sendo posicionado em um ângulo agudo em relação à câmara pulpar. Quando existe somente um canal na raiz mesiovestibular, o orifício pode ser redondo, oval ou achatado. (Ver Vídeo 7.8 para ter acesso às vistas rotacionais desses dentes.) O orifício do canal mesiopalatino – também conhecido como MV-2 – está localizado mesial e palatinamente ao orifício mesiovestibular. Pode ser localizado próximo ou distante do orifício mesiovestibular. (Ver Vídeo 7.8 para ter acesso às vistas rotacionais desses dentes.) Uma linha traçada para conectar os três orifícios de entrada dos canais principais – o orifício mesiovestibular, o orifício distovestibular e o orifício palatino – forma um triângulo conhecido como *triângulo molar*. A raiz palatina frequentemente se curva para vestibular no terço apical, o que pode não ser evidente em uma radiografia periapical padrão. As microtomografias computadorizadas (microTCs) do primeiro molar superior podem ser observadas na Figura 7.59. (Ver Vídeo 7.9 para ter acesso às vistas rotacionais desses dentes.)

SEGUNDO MOLAR SUPERIOR

Coronariamente, o segundo molar superior pode se parecer bastante com o primeiro molar superior (Figura 7.60). As anatomias radiculares e dos canais são similares às do primeiro molar, embora existam diferenças. A característica morfológica distintiva do segundo molar superior é que suas três raízes geralmente são agrupadas próximas umas das outras e, em algumas circunstâncias, são. As microtomografias computadorizadas (microTCs) do segundo molar superior podem ser vistas na Figura 7.61. (Ver Vídeo 7.10 para ter acesso às vistas rotacionais desses dentes.)

TERCEIRO MOLAR SUPERIOR

A perda do primeiro e segundo molares superiores frequentemente é o motivo para o terceiro molar ser considerado um dente-suporte estratégico (Figura 7.62). Entretanto, algumas vezes, um terceiro molar é transplantado intencionalmente para a posição de um primeiro molar ausente; o mesmo vale para os terceiros molares inferiores.[48] A anatomia radicular do terceiro molar é completamente imprevisível, bem como pode ser aconselhável explorar a morfologia do canal radicular para avaliar a probabilidade e o grau de sucesso do tratamento endodôntico. Esse dente pode ter de 1 a 4 raízes e de 1 a 6 canais, assim como podem ocorrer canais em formato de letra C. O terceiro molar geralmente tem três raízes e três canais radiculares. O dente pode estar significativamente inclinado para distal, vestibular ou ambos, o que cria um problema de acesso ainda maior que com o segundo molar. As microtomografias computadorizadas (microTCs) do terceiro molar superior podem ser vistas na Figura 7.63. (Ver Vídeo 7.11 para ter acesso às vistas rotacionais desses dentes.)

INCISIVOS CENTRAL E LATERAL INFERIORES

Os sistemas de canais radiculares e os acessos cavitários dos dois incisivos inferiores são tão similares que serão discutidos em conjunto (Figura 7.64). Assim como com os incisivos superiores, o ombro lingual deve ser removido para permitir o acesso direto. O ombro esconde o orifício de entrada de um possível segundo canal que, se estiver presente, encontra-se imediatamente abaixo dele. A maioria dos incisivos inferiores tem uma única raiz que, radiograficamente, parece ter um canal longo e estreito; contudo, é o canal amplo no sentido vestibulolingual. Frequentemente, uma ponte dentinária está presente na câmara pulpar, dividindo a raiz em dois canais. Os dois canais geralmente se unem e emergem por um único FA, mas podem persistir como dois canais separados

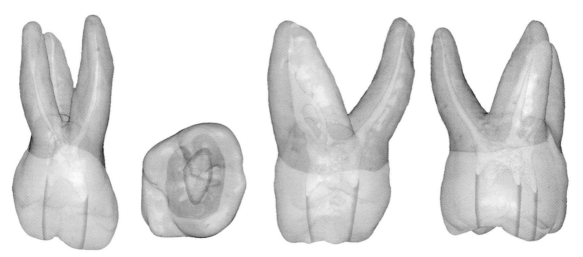

Figura 7.58 Primeiro molar superior. Tempo médio para a irrupção, 6 a 7 anos; idade média para a calcificação, 9 a 10 anos; comprimento médio, 20,8 mm. Curvatura da raiz (de mais comum para menos comum): raiz mesiovestibular, distal, reta; raiz distovestibular, reta, mesial, distal; raiz palatina, vestibular, reta.

Capítulo 7 • Morfologia Dental e Acesso Cavitário 215

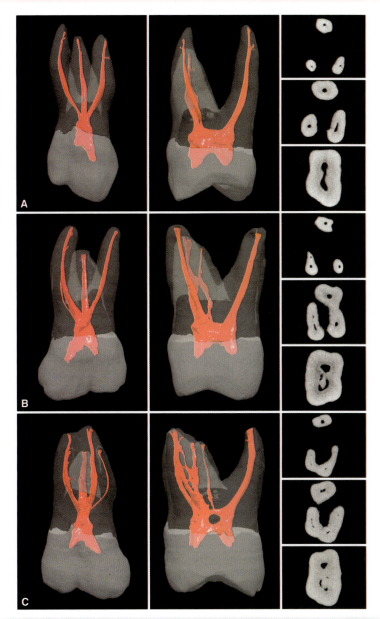

Figura 7.59 Imagens de microTC dos primeiros molares superiores. **A.** Apresentação anatômica comum mostrando canais acessórios/laterais. **B.** Primeiro molar com quatro canais, com o mesiovestibular e o mesiopalatino compartilhado uma anastomose no terço médio da raiz. **C.** Molar superior com quatro cornos pulpares, cinco canais e anastomoses significativas entre os canais. Todos os dentes são mostrados tanto da perspectiva vestibular quanto da proximal, com a anatomia em corte transversal dos níveis cervical, médio e apical. (Ver Vídeo 7.9 para ter acesso às vistas rotacionais desses dentes.)

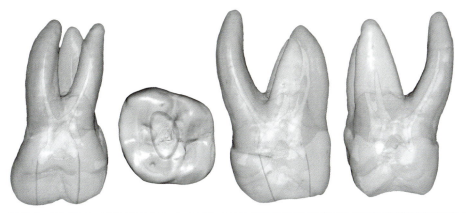

Figura 7.60 Segundo molar superior. Tempo médio para a irrupção, 11 a 13 anos; idade média para a calcificação, 14 a 16 anos; comprimento médio, 20 mm. Curvatura da raiz (de mais comum para menos comum): raiz mesiovestibular, distal, reta; raiz distovestibular, reta, mesial, distal; raiz palatina, reta, vestibular.

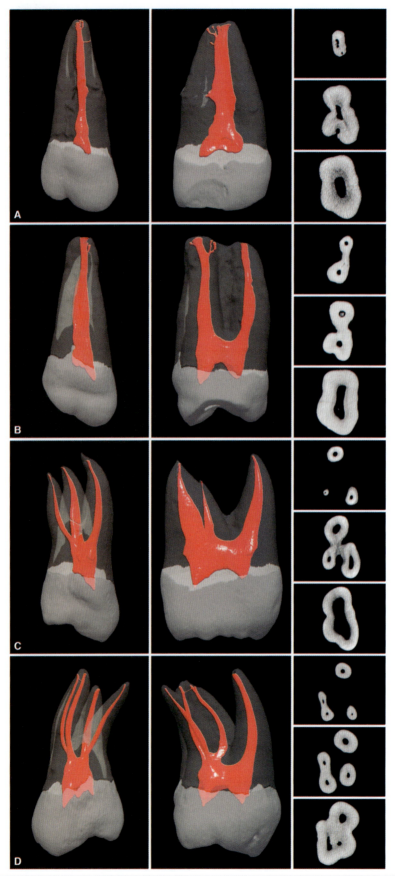

Figura 7.61 Imagens de microTC dos segundos molares superiores; quatro variações possíveis. **A.** Apresentação anatômica incomum desse dente, mostrando um canal. **B.** Segundo molar com dois canais. **C.** Segundo molar com três canais. **D.** Segundo molar com quatro canais distintos. Todos os dentes são mostrados tanto da perspectiva vestibular quanto da proximal, com a anatomia em corte transversal dos níveis cervical, médio e apical. (Ver Vídeo 7.10 para ter acesso às vistas rotacionais desses dentes.)

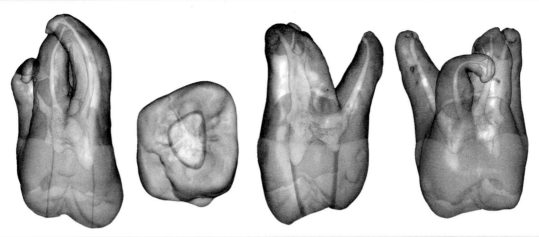

Figura 7.62 Terceiro molar superior. Tempo médio para a irrupção, 17 a 22 anos; idade média para a calcificação, 18 a 25 anos; comprimento médio, 17 mm.

(Figuras 7.65 e 7.66). Ocasionalmente, um canal se ramifica em dois canais que, subsequentemente, reúnem-se em um canal único antes de alcançar o ápice radicular (ver Vídeos 7.12 e 7.13 para ter acesso às vistas rotacionais desses dentes.)

CANINO INFERIOR

O sistema de canais radiculares do canino inferior é muito similar àquele do canino superior, exceto que as dimensões são menores, os contornos da raiz e do canal radicular são mais estreitos na dimensão mesiodistal, e o canino inferior ocasionalmente tem duas raízes e dois canais radiculares localizados por vestibular e por lingual (Figura 7.67). O canal radicular do canino inferior é estreito no sentido mesiodistal, mas geralmente muito largo no sentido vestibulolingual, bem como o acesso cavitário para o canino inferior é oval ou em formato de fenda.[112] As microTCs do canino inferior podem ser observadas na Figura 7.68. (Ver Vídeo 7.14 para ter acesso às vistas rotacionais desses dentes.)

PRIMEIRO PRÉ-MOLAR INFERIOR

Analisados como um grupo, os pré-molares inferiores se apresentam com desafios anatômicos significativos, devido às variações extremas na morfologia dos seus canais radiculares (Figura 7.69).[63,82,121] O sistema de canais radiculares do primeiro pré-molar inferior é mais amplo no sentido vestibulolingual que no mesiodistal.[123] Dois cornos pulpares estão presentes: um corno pulpar grande, apontado para vestibular e um pequeno arredondado lingual. Na altura cervical, a raiz e o canal têm formato oval; esse formato tende a se tornar arredondado à medida que o canal se aproxima do terço médio radicular. Se dois canais estão presentes, eles tendem a ser arredondados, da câmara pulpar até o forame. O acesso direto ao canal vestibular geralmente é possível, enquanto o canal lingual pode ser bastante difícil de ser localizado. Para abordar essa situação, a parede lingual da cavidade de acesso pode precisar ser estendida para a lingual, o que torna mais fácil a localização desse canal. O primeiro pré-molar inferior às vezes pode apresentar três raízes e três canais. Múltiplos estudos têm relatado uma anatomia dos canais em formato de letra C nesse dente.[10,29,31,68,80] As microTCs para o primeiro pré-molar inferior podem ser vistas na Figura 7.70. (Ver Vídeo 7.15 para ter acesso às vistas rotacionais desses dentes.)

SEGUNDO PRÉ-MOLAR INFERIOR

O segundo pré-molar inferior é similar ao primeiro pré-molar, com as seguintes diferenças: o corno pulpar lingual geralmente é maior, a raiz e o canal radicular são mais frequentemente ovais que arredondados, a câmara pulpar é mais ampla no sentido vestibulolingual, e a separação da câmara pulpar e do canal radicular normalmente é facilmente distinguível, em comparação ao formato mais cônico regular do primeiro pré-molar (Figura 7.71). A morfologia do canal do segundo pré-molar inferior é similar à do primeiro pré-molar com suas muitas variações: dois, três e quatro canais e uma coroa inclinada para lingual. Felizmente, essas variações são encontradas menos frequentemente no segundo pré-molar. As microtomografias computadorizadas (microTCs) do segundo pré-molar inferior podem ser vistas na Figura 7.72. (Ver Vídeo 7.16 para ter acesso às vistas rotacionais desses dentes.)

PRIMEIRO MOLAR INFERIOR

O primeiro molar inferior parece ser o dente que mais frequentemente requer procedimentos endodônticos – capeamento pulpar, pulpotomia, biopulpectomia e necropulpectomia –, portanto sua morfologia tem recebido bastante atenção (Figura 7.73).[125] A aparência oclusal reflete um padrão de cinco cúspides e o dente geralmente apresenta duas raízes, mas ocasionalmente tem três, com dois ou três canais na raiz mesial e um, dois ou três canais na raiz distal. As microtomografias computadorizadas (microTCs) do primeiro molar inferior podem ser vistas na Figura 7.74. (Ver Vídeo 7.17 para ter acesso às vistas rotacionais desses dentes.)

Os canais na raiz mesial são chamados "mesiovestibular" e "mesiolingual". Um canal mesiomedial (CMM), algumas vezes, está presente no sulco de desenvolvimento entre outros canais mesiais,[4,12,76,79,104,107,111] mas ele pode representar apenas uma anastomose ampla entre os dois canais mesiais (Figura 7.75) ou, em alguns casos, ele pode ser realmente um canal separado, do orifício até o ápice.[89] Fazer a exploração na região central do sulco entre os orifícios mesiovestibular e mesiolingual pode estar indicado para identificar esse canal,[9,43,44] se presente, ou pode apenas resultar em uma busca cega no interior da anastomose com o risco de uma perfuração ou um enfraquecimento da raiz devido à invaginação externa comumente encontrada tanto por mesial quanto por distal.

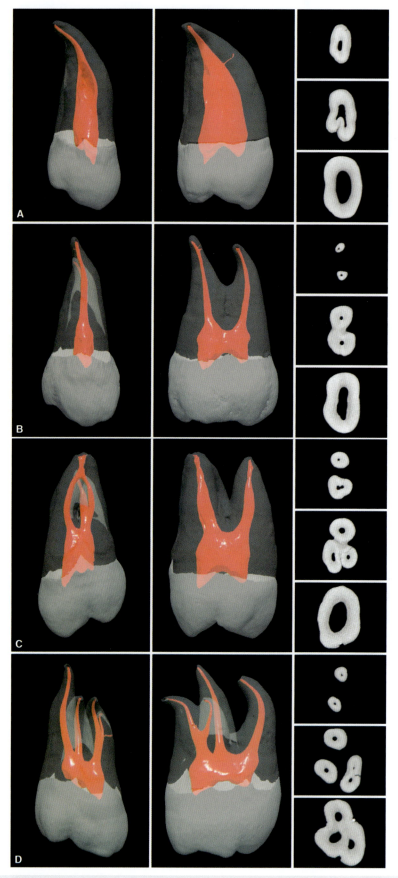

Figura 7.63 Imagens de microTC dos terceiros molares superiores, mostrando uma faixa de variações anatômicas. **A.** Dente com canal único. **B.** Terceiro molar com duas raízes. **C.** Terceiro molar com duas raízes e três canais, com curvaturas radiculares significativas. **D.** Terceiro molar com três raízes e quatro canais. Todos os dentes são mostrados tanto da perspectiva vestibular quanto da proximal, com a anatomia em corte transversal dos níveis cervical, médio e apical. (Ver Vídeo 7.11 para ter acesso às vistas rotacionais desses dentes.)

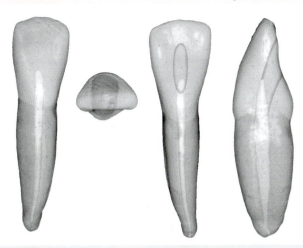

Figura 7.64 Incisivos central/lateral inferiores. Tempo médio para a irrupção, 6 a 8 anos; idade média para a calcificação, 9 a 10 anos; comprimento médio, 20,7 mm. Curvatura da raiz (de mais comum para menos comum): reta, distal, vestibular.

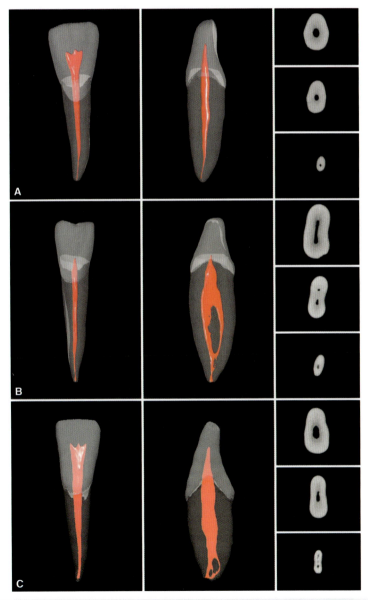

Figura 7.65 Imagens de microTC dos incisivos centrais inferiores. **A.** Apresentação anatômica comum. **B.** Incisivo central com dois canais. **C.** Incisivo central com um delta apical. Todos os dentes são mostrados tanto da perspectiva vestibular quanto da proximal, com a anatomia em corte transversal dos níveis cervical, médio e apical. (Ver Vídeo 7.12 para ter acesso às vistas rotacionais desses dentes.)

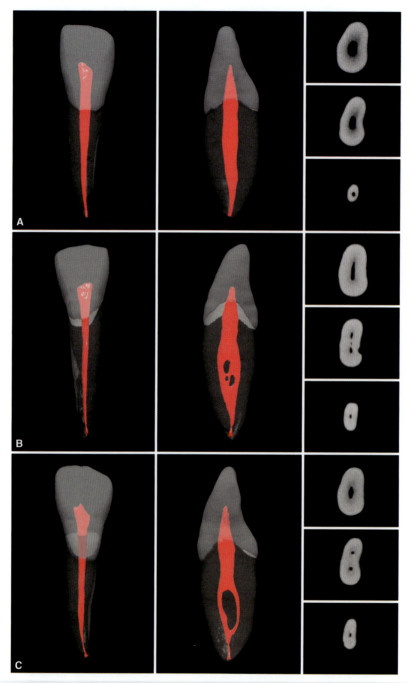

Figura 7.66 Imagens de microTC dos incisivos laterais inferiores. **A.** Apresentação anatômica comum. **B.** Incisivo lateral com anatomia vestibulolingual ampla e delgada. **C.** Incisivo lateral no qual o canal se divide em dois, mas retorna para formar um único canal apicalmente. Todos os dentes são mostrados tanto da perspectiva vestibular quanto da proximal, com a anatomia em corte transversal dos níveis cervical, médio e apical. (Ver Vídeo 7.13 para ter acesso às vistas rotacionais desses dentes.)

Capítulo 7 • Morfologia Dental e Acesso Cavitário   221

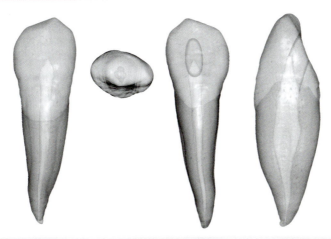

Figura 7.67 Canino inferior. Tempo médio para a irrupção, 9 a 10 anos; idade média para a calcificação, 13 anos; comprimento médio, 25,6 mm. Curvatura da raiz (de mais comum para menos comum): reta, distal, vestibular.

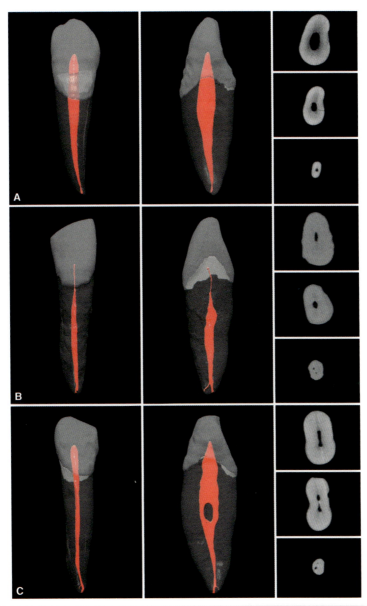

Figura 7.68 Imagens por microTC dos caninos inferiores. **A.** Apresentação anatômica comum. **B.** Canino com um canal apical extra. **C.** Canino cujo canal divide-se em dois, mas volta a apresentar um único canal apicalmente. Todos os dentes são mostrados tanto da perspectiva vestibular quanto da proximal, com a anatomia em corte transversal dos níveis cervical, médio e apical. (Ver Vídeo 7.14 para ter acesso às vistas rotacionais desses dentes.)

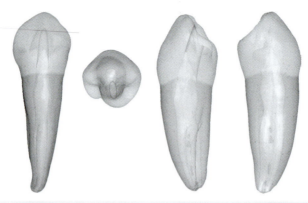

Figura 7.69 Primeiro pré-molar inferior. Tempo médio para a irrupção, 10 a 12 anos; idade média para a calcificação, 12 a 13 anos; comprimento médio, 21,6 mm. Curvatura da raiz (de mais comum para menos comum): reta, distal, vestibular.

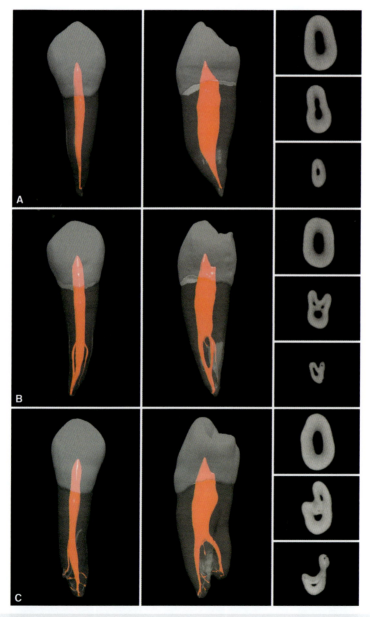

Figura 7.70 Imagens por microTC dos primeiros pré-molares inferiores. **A.** Apresentação anatômica comum. **B.** Primeiro pré-molar com desvios significativos no canal, nos terços médio para apical, antes de retornar para um canal único e amplo apicalmente e um pequeno canal desviado para proximal. **C.** Primeiro pré-molar com uma ramificação do canal principal para lingual e múltiplos canais acessórios. Todos os dentes são mostrados tanto da perspectiva vestibular quanto da proximal, com a anatomia em corte transversal dos níveis cervical, médio e apical. (Ver Vídeo 7.15 para ter acesso às vistas rotacionais desses dentes.)

Capítulo 7 • Morfologia Dental e Acesso Cavitário 223

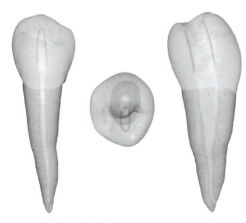

Figura 7.71 Segundo pré-molar inferior. Tempo médio para a irrupção, 11 a 12 anos; idade média para a calcificação, 13 a 14 anos; comprimento médio, 22,3 mm. Curvatura da raiz (de mais comum para menos comum): reta, distal, vestibular.

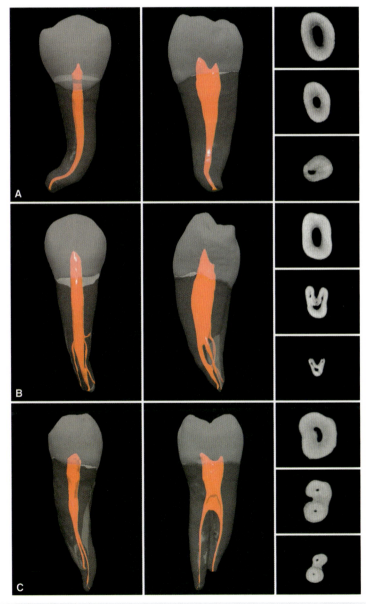

Figura 7.72 Imagens de microTC dos segundos pré-molares inferiores. **A.** Apresentação anatômica comum. **B.** Segundo pré-molar com desvios significativos no canal, no terço médio para apical. **C.** Segundo pré-molar com raízes fusionadas, que exibem dois canais distintos. Todos os dentes são mostrados tanto da perspectiva vestibular quanto da proximal, com a anatomia em corte transversal dos níveis cervical, médio e apical. (Ver Vídeo 7.16 para ter acesso às vistas rotacionais desses dentes.)

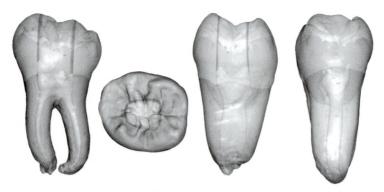

Figura 7.73 Primeiro molar inferior. Tempo médio para a irrupção, 6 anos; idade média para a calcificação, 9 a 10 anos; comprimento médio, 21 mm. Curvatura da raiz (de mais comum para menos comum): raiz mesial, distal, reta; raiz distal, reta, distal.

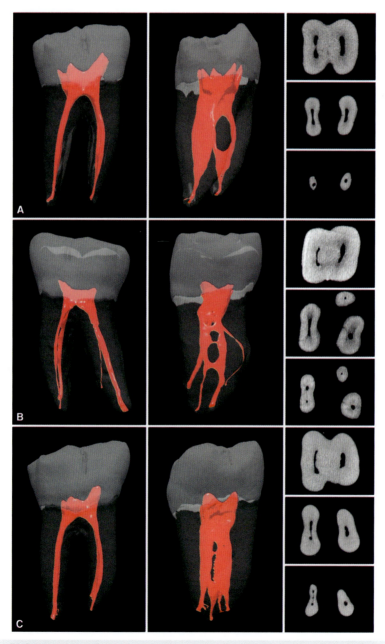

Figura 7.74 Imagens por microTC dos primeiros molares inferiores. **A.** Apresentação anatômica comum. **B.** Primeiro molar com três canais principais e um quarto canal/quarta raiz com desvio. **C.** Primeiro molar com conexões amplas e anastomoses entre os canais mesiais, demonstrando a emergência de múltiplos canais. Todos os dentes são mostrados tanto da perspectiva vestibular quanto da proximal, com a anatomia em corte transversal dos níveis cervical, médio e apical. (Ver Vídeo 7.17 para ter acesso às vistas rotacionais desses dentes.)

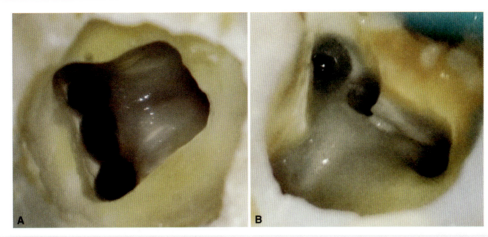

Figura 7.75 A. Uma fotografia (×8) de um molar inferior, mostrando istmos entre os canais MV e ML. **B.** Uma fotografia (×8) de um molar inferior, mostrando três canais mesiais. *MV,* mesiovestibular; *ML,* mesiolingual. (Reproduzida de Nosrat A, Deschenes RJ, Tordik PA, Hicks ML, Fouad AF: Middle mesial canals in mandibular molars: incidence and related factors, *J Endod* 41:28–32, 2015.)

A presença de duas raízes distais separadas é rara, mas pode ocorrer. Os orifícios de entrada dos canais mesiais geralmente são separados na câmara pulpar e são conectados por um sulco de desenvolvimento.[19]

Quando apenas um canal distal está presente, o orifício de acesso é oval no sentido vestibulolingual e a abertura geralmente está localizada distalmente ao sulco vestibular. Esse orifício geralmente pode ser explorado a partir da face mesial, com uma sonda exploradora DG-16 ou com uma lima K de pequeno diâmetro. Caso a ponta da lima faça uma curva aguda em uma direção distovestibular ou distolingual, o clínico deve pesquisar se existe algum outro orifício. Múltiplas foraminas acessórias podem estar localizadas na furca dos molares inferiores.[37] Essas foraminas são geralmente impossíveis de serem limpas e modeladas diretamente, portanto devem ser aplicados protocolos de irrigação abundante.

O acesso cavitário tradicional do primeiro molar inferior tipicamente é trapezoide ou romboide, independentemente do número de canais presentes.[120] Quando quatro ou mais canais estiverem presentes, os cantos do trapézio ou losango devem corresponder às posições dos orifícios principais. Uma variação da morfologia radicular é a presença de uma raiz distolingual adicional.[103] A radix entomolaris (RE) é uma raiz supranumerária localizada na região distolingual nos molares inferiores (Figura 7.76),[7,16] enquanto a radix paramolaris (RP) é uma raiz adicional localizada na região mesiovestibular.[102]

SEGUNDO MOLAR INFERIOR

O segundo molar inferior tem a coroa um pouco menor que o primeiro molar e tende a ser mais simétrico (Figura 7.77). Esse dente é identificado pela proximidade de suas raízes e seu padrão de quatro cúspides com sulco oclusal em forma de cruz. As duas raízes frequentemente se inclinam distalmente, em uma curvatura gradual, com os ápices próximos um do outro. Em alguns dentes, somente uma raiz está presente. Esse dente pode ter um, dois, três ou quatro canais. As microtomografias computadorizadas (microTCs) do segundo molar inferior podem ser vistas na Figura 7.78. (Ver Vídeo 7.18 para ter acesso às vistas rotacionais desses dentes.) O acesso cavitário de um segundo molar com dois canais é retangular, amplo no sentido mesiodistal e estreito no sentido vestibulolingual. A cavidade de acesso para um segundo molar inferior com apenas um canal é oval e está alinhada no centro da face oclusal.

TERCEIRO MOLAR INFERIOR

O terceiro molar inferior é anatomicamente imprevisível e deve ser avaliado com base na formação das suas raízes (Figura 7.79).[52] Com frequência, ele tem um padrão oclusal similar ao do primeiro molar, somente sendo muito menor em termos do tamanho global. Raízes curtas fundidas, intensamente curvadas ou malformadas frequentemente dão suporte às coroas bem-formadas. Esse dente

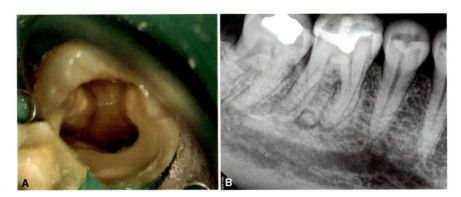

Figura 7.76 A. Radix entomolaris. Observar a posição lingual de seu orifício em relação aos dois canais na raiz distal. **B.** Radiografia com radix entomolaris evidente no primeiro molar inferior que se curva para vestibular. Recomenda-se ao leitor uma publicação recente que traz detalhes profundos desse tipo de anatomia (ver o crédito seguinte para a parte *B*). (*A,* cortesia do Dr. William J. Aippersbach, Venice, FL. *B,* reproduzida de Abella F, Patel S, Durán-Sindreu F, Mercadé M, Roig M: Mandibular first molars with disto-lingual roots: review and clinical management, *Int Endod J* 45:963–978, 2012.)

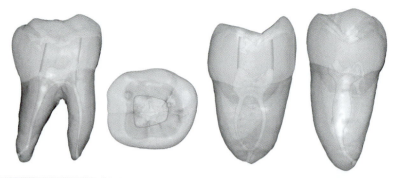

Figura 7.77 Segundo molar inferior. Tempo médio para a irrupção, 11 a 13 anos; idade média para a calcificação, 14 a 15 anos; comprimento médio, 19,8 mm. Curvatura da raiz (de mais comum para menos comum): raiz mesial, distal, reta; raiz distal, reta, distal, mesial, vestibular; raiz única, reta, distal, baioneta, lingual.

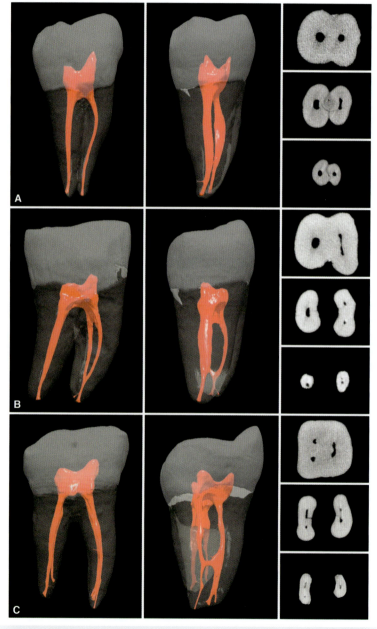

Figura 7.78 Imagens de microTC dos segundos molares inferiores. **A.** Segundo molar com dois canais e raízes fusionadas. **B.** Segundo molar com três canais iniciais, terminando em apenas um canal apicalmente em ambas as raízes. **C.** Segundo molar com quatro canais distintos. Todos os dentes são mostrados tanto da perspectiva vestibular quanto da proximal, com a anatomia em corte transversal dos níveis cervical, médio e apical. (Ver Vídeo 7.18 para ter acesso às vistas rotacionais desses dentes.)

Capítulo 7 • Morfologia Dental e Acesso Cavitário 227

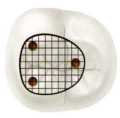

Figura 7.79 Terceiro molar inferior. Tempo médio para a irrupção, 17 a 21 anos; idade média para a calcificação, 18 a 25 anos; comprimento médio, 18,5 mm.

pode ter de uma a quatro raízes e de um a seis canais. As microtomografias computadorizadas (microTCs) do terceiro molar inferior podem ser vistas na Figura 7.80. (Ver Vídeo 7.19 para ter acesso às vistas rotacionais desses dentes.)

Os canais em formato de letra C também podem ocorrer (Figura 7.81).[40] Muitos desses dentes podem ser tratados endodonticamente com êxito, independentemente das irregularidades anatômicas. Todavia, o prognóstico a longo prazo é determinado pelo volume da superfície radicular em contato com o osso. O clínico deve ponderar os benefícios do tratamento, em comparação com o prognóstico do caso.

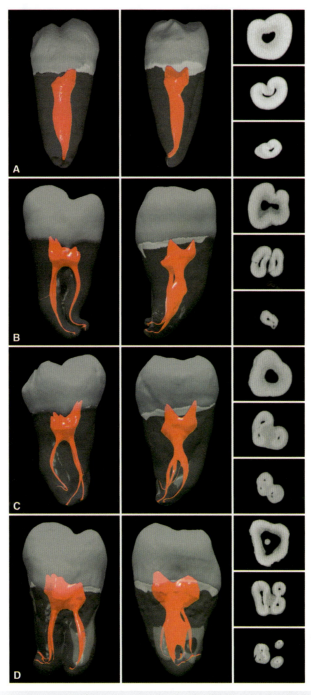

Figura 7.80 Imagens de microTC dos terceiros molares inferiores, representando as múltiplas variações para esse dente. **A**, Canal único em formato de letra C. **B**. Anatomia complexa, com curvaturas significativas do canal apicalmente. **C**. Três canais que se curvam em múltiplas direções. **D**. Canais achatados, em forma de fita, com curvaturas apicais significativas. Todos os dentes são mostrados tanto da perspectiva vestibular quanto da proximal, com a anatomia em corte transversal dos níveis cervical, médio e apical. (Ver Vídeo 7.19 para ter acesso às vistas rotacionais desses dentes.)

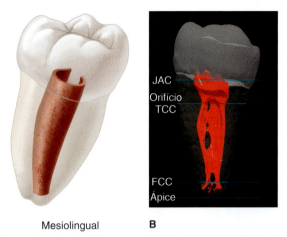

Figura 7.81 A. Diagrama de um canal com anatomia em formato de letra C: um canal contínuo a partir do assoalho da câmara pulpar até o ápice. **B.** Um canal extenso da porção superior do canal em forma de C (*TCC*) à porção mais apical ou inferior do canal em formato de letra C (*FCC*), abrangendo a maior parte do espaço do canal. *JAC*, junção amelocementária (equivalente a CEJ, do inglês *cementum-enamel junctio*n).

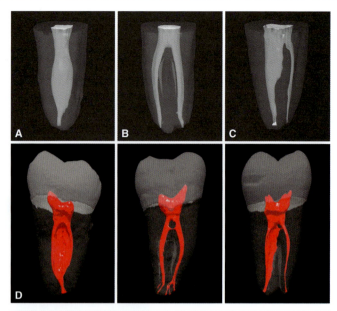

Figura 7.84 Classificação tridimensional da configuração do canal em formato de letra C. **A.** Tipo fusionado. **B.** Tipo simétrico. **C.** Tipo assimétrico. **D.** Variações adicionais nos canais em formato de letra C. (Reproduzida de Gao Y, Fan B, Cheung G, et al: C-shaped canal system in mandibular second molars. IV. Morphological analysis and transverse measurement, *J Endod* 32:1062–1065, 2006.)

DENTES COM SISTEMA DE CANAIS RADICULARES EM FORMA DE LETRA C

A principal causa para os canais e raízes em formato de letra C é a incapacidade da bainha epitelial de Hertwig se fundir em ambas as superfícies radiculares vestibular e lingual (Figura 7.82).[40] (Ver Vídeos 7.20A e B para ter acesso às vistas rotacionais desses dentes.) O sistema de canais em forma de C pode assumir muitas variações em sua morfologia (Figura 7.83). Secções transversais adicionais dos tipos I, II e III são observadas na Figura 7.83. A classificação original[67] foi modificada e deu origem a uma descrição mais detalhada da morfologia do canal e das raízes em formato de letra C. A configuração do canal em formato de letra C pode variar ao longo da profundidade da raiz, de modo que a aparência dos orifícios pode não ser um bom elemento preditivo da anatomia real do canal.[26,28,70,117,126]

A maioria dos canais em formato de letra C ocorre no segundo molar inferior (Figura 7.84),[117] mas eles também têm sido relatados no primeiro molar inferior,[118] primeiro e segundo pré-molares superiores e primeiro pré-molar inferior.[26,27,29,30,75,78,116,121,123,125,126]

O acesso cavitário para dentes com um sistema de canais radiculares em formato de C varia consideravelmente e depende da morfologia da polpa dentária do dente específico. Os dentes com anatomia em formato de letra C representam um desafio técnico considerável. Portanto, o uso do MO durante todas as fases do tratamento é recomendado.[15]

As imagens reconstruídas em 3D neste capítulo foram obtidas a partir de base de dados da morfologia dentária e dos canais, na Faculdade de Estomatologia, na Universidade de Wuhan, China. A base de dados foi criada pelo grupo do Dr. Bing Fan e tem o apoio da Fundação Nacional de Ciências Naturais da China (concessões de patrocínio números 30572042, 30872881, 81070821) e o Programa R&D de Tecnologias Chave da Província de Hubei, China (concessão de patrocínio nº 2007AA302B06). O aparelho de microtomografia computadorizada usado para os exames foi a mCT-50, Scanco Medical, Bassersdorf, Suíça. Os múltiplos softwares usados para a reconstrução 3D incluíram o 3D-Doctor (Able Software Corp., Lexington, MA) e o VGStudio MAX (Volume Graphics GmbH, Heidelberg, Alemanha).

Ilustrações dos acessos cavitários: desenhadas e formatadas pelo Dr. Richard Burns, San Mateo, CA; e Dr. Eric Herbranson, San Leandro, CA.

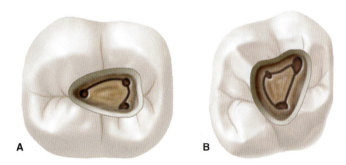

Figura 7.82 Anatomia do canal em formato de letra C. **A.** Segundo molar inferior. **B.** Primeiro molar superior.

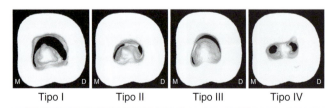

Figura 7.83 Tipos de assoalho pulpar. *M*, lado mesial; *D*, lado distal. (Reproduzida de Min Y, Fan B, Cheung G, et al: C-shaped canal system in mandibular second molars. III. The morphology of the pulp chamber floor, *J Endod* 32: 1155–1159, 2006.)

Referências bibliográficas

1. Ahmed HM, Dummer PM: A new system for classifying tooth, root and canal anomalies, *Int Endod J* 51:389, 2018.
2. Ahmed HM, Neelakantan P, Dummer PM, et al: A new system for classifying accessory canal morphology, *Int Endod J* 51:164, 2018.

3. Ahmed HM, Versiani MA, De-Deus G, et al: A new system for classifying root and root canal morphology, *Int Endod J* 50:761, 2016.
4. Akbarzadeh N, Aminoshariae A, Khalighinejad N, et al: The association between the anatomic landmarks of the pulp chamber floor and the prevalence of middle mesial canals in mandibular first molars: An in vivo analysis, *J Endod* 43:1797, 2017.
5. Allen C, Meyer CA, Yoo E, et al: Stress distribution in a tooth treated through minimally invasive access compared to one treated through traditional access: a finite element analysis study, *J Conserv Dent* 21:505, 2018.
6. Alovisi M, Pasqualini D, Musso E, et al: Influence of contracted endodontic access on root canal geometry: an in vitro study, *J Endod* 44:614, 2018.
7. Attam K, Nawal RR, Utneja S, et al: Radix entomolaris in mandibular first molars in Indian population: a review and case reports, *Case Rep Dent* 1–7, 2012, article ID 595494.
8. Auswin MK, Ramesh S: Truss access new conservative approach on access opening of a lower molar: A case report, *J Adv Pharm Edu Res* 7:344, 2017.
9. Azim AA, Deutsch AS, Solomon CS: Prevalence of middle mesial canals in mandibular molars after guided troughing under high magnification: an in vivo investigation, *J Endod* 41:164, 2015.
10. Baisden MK, Kulilid JC, Weller RN: Root canal configuration of the mandibular first premolar, *J Endod* 18:505, 1992.
11. Baldassari-Cruz LA, Lilly JP, Rivera EM: The influence of dental operating microscopes in locating the mesiolingual canal orifice, *Oral Surg Oral Med Oral Pathol Oral Radiol Endod* 93:190, 2002.
12. Bansal R, Hedge S, Astekar M: Morphology and prevalence of middle canals in the mandibular molars: a systematic review, *J Oral Maxillofac Pathol* 22:216, 2018.
13. Buhrley LJ, Barrows MJ, BeGole EA, et al: Effect of magnification on locating the MB-2 canal in maxillary molars, *J Endod* 28:324, 2002.
14. Burch JG, Hulen S: The relationship of the apical foramen to the anatomic apex of the tooth root, *Oral Surg Oral Med Oral Pathol* 34:262, 1972.
15. Bürklein S, Schäfer E: Minimally invasive endodontics, *Quintessence Int* 46:119, 2015.
16. Calberson FL, DeMoor RJ, Deroose CA: The radix entomolaris and paramolaris: a clinical approach in endodontics, *J Endod* 33:58, 2007.
17. Calişkan MK, Pehlivan Y, Sepetçioğlu F, et al: Root canal morphology of human permanent teeth in a Turkish population, *J Endod* 21:200, 1995.
18. Cheung GS, Wei WL, McGrath C: Agreement between periapical radiographs and cone-beam computed tomography for assessment of periapical status of root filled molar teeth, *Int Endod J* 46:889, 2013.
19. Cimilli H, Mumcu G, Cimilli T, et al: Correlation between root canal patterns, *Oral Surg Oral Med Oral Pathol Oral Radiol Endod* 102: e16, 2006.
20. Clark D, Khademi J: Modern molar endodontic access and directed dentin conservation, *Dent Clin North Am* 54:249, 2010.
21. Clark D, Khademi J, Herbranson E: Fracture resistant endodontic and restorative preparations, *Dent Today* 32:118, 120, 2013.
22. Clark D, Khademi J, Herbranson E: The new science of strong endo teeth, *Dent Today* 32:112, 114, 116, 2013.
23. Connert T, Zehnder MA, Amato M, et al: Microguided endodontics: a method to achieve minimally invasive access cavity preparation and root canal location in mandibular incisors using a novel computer-guided technique, *Int Endod J* 51:247, 2018.
24. Cutright DE, Bhaskar SN: Pulpal vasculature as demonstrated by a new method, *Oral Surg Oral Med Oral Pathol* 27:678, 1969.
25. Degerness RA, Bowles WR: Dimension, anatomy and morphology of the mesiobuccal root canal system in maxillary molars, *J Endod* 36:985, 2010.
26. Fan B, Cheung GSP, Fan M, et al: C-shaped canal system in mandibular second molars. I. Anatomical fractures, *J Endod* 30:899, 2004.
27. Fan B, Cheung GSP, Fan M, et al: C-shaped canal system in mandibular second molars. II. Radiographic features, *J Endod* 30:904, 2004.
28. Fan B, Pan Y, Gao Y, et al: Three-dimensional morphologic analysis of isthmuses in the mesial roots of mandibular molars, *J Endod* 36:1866, 2010.
29. Fan B, Yang J, Gutmann JL, et al: Root canal systems in mandibular first premolars with C-shaped root configurations. I. Microcomputed tomography mapping of the radicular groove and associated root canal cross sections, *J Endod* 34:1337, 2008.
30. Fan B, Ye WH, Xie EZ, et al: Three-dimensional morphological analysis of C-shaped canals in mandibular first premolars in a Chinese population, *Int Endod J* 45:1035,2012.
31. Fasoli G, Arlotta A: Su ll' anatomia del canali radicolari del denti umani, *L Stomatol* 11, 1913.
32. Ferreira CM, de Moraes IG, Bernardineli N: Three-rooted maxillary second premolar, *J Endod* 26:105, 2000.
33. Fonseca Tavares WL, Diniz Viana AC, de Carvalho Machado V, et al: Guided endodontic access of calcified anterior teeth, *J Endod* 44:1195, 2018.
34. Görduysus MO, Görduysus M, Friedman S: Operating microscope improves negotiation of second mesiobuccal canals in maxillary molars, *J Endod* 27:683, 2001.
35. Green D: Double canals in single roots, *Oral Surg Oral Med Oral Pathol* 35:689, 1973.
36. Gutierrez JH, Aguayo P: Apical foraminal openings in human teeth: number and location, *Oral Surg Oral Med Oral Pathol Oral Radiol Endod* 79:769, 1995.
37. Gutmann JL: Prevalence, location, and patency of accessory canals in the furcation region of permanent molars, *J Periodontol* 49: 21, 1978.
38. Gutmann JL: Apical termination of root canal procedures - ambiguity or disambiguation?, *Evid-Based Endod* 1:4:1, 2016. DOI: 10.1186/s41121-016-0004-8.
39. Gutmann JL, Lovdahl PE: *Problem solving in endodontics*, ed 5, St Louis, 2011, Elsevier.
40. Gutmann JL: C-Shaped root canal system. In Versiani MA, Basrani B, Sousa-Neto MD, editors: *The root canal anatomy in permanent dentition*, Chapter 9, Cham, Switzerland, 2019, Springer International Publishing AG, p 255.
41. Jiang Q, Huang Y, Tu X, et al: Biomechanical properties of first maxillary molars with different endodontic cavities: a finite element analysis, *J Endod* 44:1283, 2018.
42. Joseph I, Varma BR, Bhat KM: Clinical significance of furcation anatomy of the maxillary first premolar: a biometric study on extracted teeth, *J Periodontol* 67:386, 1996.
43. Keles A, Keskin C: Detectability of middle mesial root canal orifices by troughing technique in mandibular molars: a microcomputed tomographic study, *J Endod* 43:1329, 2017.
44. Keles A, Keskin C: Deviations of mesial root canals of mandibular first molar teeth at the apical third: a micro-computed tomographic study, *J Endod* 44:1030, 2018.
45. Kerekes K, Tronstad L: Long-term results of endodontic treatment performed with a standardized technique, *J Endod* 5:83, 1979.
46. Kerekes K, Tronstad L: Morphometric observations in root canals of human premolars, *J Endod* 3:74, 1997.
47. Khademi JA: Restoratively driven, minimally invasive endodontics. *Dent Today* 38:66, 68, 2019.
48. Kim SM, Amponsah EK: Impacted third molar transplantation on the malpracticed extraction socket, *Ghana Med J* 51:200, 2017.
49. Krasner P, Rankow HJ: Anatomy of the pulp chamber floor, *J Endod* 30:5, 2004.
50. Krishan R, Paqué F, Ossareh A, et al: Impacts of conservative endodontic cavity on root canal instrumentation efficacy and resistance to fracture assessed in incisors, premolars, and molars, *J Endod* 40:1160, 2014.
51. Kuttler Y: Microscopic investigation of root apexes, *J Am Dent Assoc* 50:544, 1955.
52. Kuzekanani M, Haghani J, Nosrati H: Root and canal morphology of mandibular third molars in an Iranian population, *J Dent Res Dent Clin Dent Prospects* 6:85, 2012.
53. Lammertyn PA, Rodfigo SB, Brunotto M, et al: Furcation groove of maxillary first premolar, thickness, and dentin structures, *J Endod* 35:814, 2009.
54. Langeland K: *Tissue changes in the dental pulp: an experimental histologic study*, Oslo, 1957, Oslo University Press.
55. Langeland K: The histopathologic basis in endodontic treatment, *Dent Clin North Am* 11:49, 1967.
56. Langeland K: Tissue response to dental caries, *Dent Traumatol* 3:149, 1987.
57. Langeland K: Reacción tisular a los materiales de obturación del conducto. In Guldener PHA, Langeland K, editors: Endodoncia, Barcelona, 1995, Springer-Verlag Ibérica.
58. Lara-Mendes STO, Barbosa CFM, Machado VC, et al: A new approach for minimally invasive access to severely calcified anterior teeth using the guided endodontics technique, *J Endod* 44:1578, 2018.
59. Laramendes ST, Barbosa CD, Santarosa CC, et al: Guided endodontic access in maxillary molars using cone-beam computed tomography

and computer-aided design/computer-aided manufacturing system: A case report, *J Endod* 44:875, 2018.
60. Leeb IJ: Canal orifice enlargement as related to biomechanical preparation, *J Endod* 9:463, 1983.
61. Li J, Li L, Pan Y: Anatomic study of the buccal root with furcation groove and associated root canal shape in maxillary first premolars by using microcomputed tomography, *J Endod* 9:265, 2013.
62. Loh HS: Root morphology of the maxillary first premolar in Singaporeans, *Aust Endod J* 43:399, 1998.
63. Lui N, Li X, Liu N, et al: A micro-computed tomography study of the root canal morphology of the mandibular first premolar in a population from southwestern China, *Clin Oral Investig* 17:999, 2013.
64. Manning SA: Root canal anatomy of mandibular second molars. I, *Int Endod J* 23:34, 1990.
65. Manning SA: Root canal anatomy of mandibular second molars. II. C-shaped canals, *Int Endod J* 23:40, 1990.
66. Marchesan MA, Lloyd A, Clement DJ, et al: Impacts of contracted endodontic cavities on primary root canal curvature parameters in mandibular molars, *J Endod* 44:1558, 2018.
67. Martinez-Berná A, Badanelli P: Mandibular first molars with six root canals, *J Endod* 11:348, 1985.
68. Martins JNR, Francisco H, Ordinola-Zapata R: Prevalence of C-shaped configurations in the mandibular first and second premolars: A cone-beam computed tomographic, in vivo study, *J Endod* 43:890, 2017.
69. Mauger MJ, Waite RM, Alexander JB, et al: Ideal endodontic access in mandibular incisors, *J Endod* 25:206, 1999.
70. Min Y, Fan B, Cheung GSP, et al: C-shaped canal system in mandibular second molars. III. The morphology of the pulp chamber floor, *J Endod* 32:1155, 2006.
71. Mjör IA, Nordahl I: The density and branching of dentinal tubules in human teeth, *Arch Oral Biol* 41:401, 1996.
72. Mjör IA, Smith MR, Ferrari M, et al: The structure of dentin in the apical region of human teeth, *Int Endod J* 34:346, 2001.
73. Monnan G, Smallwood ER, Gulabivala K: Effects of access cavity location and design on degree and distribution of instrumented root canal surface in maxillary anterior teeth, *Int Endod J* 34:176, 2001.
74. Moore B, Verdelis K, Kishen A, et al: Impacts of contracted endodontic cavities on instrumentation efficacy and biomechanical responses in maxillary molars, *J Endod* 42:1779, 2016.
75. Nallapati S: Three canal mandibular first and second premolars: a treatment approach—a case report, *J Endod* 31:474, 2005.
76. Navarro LF, Luzi A, Garcia AA, et al: Third canal in the mesial root of permanent mandibular first molars: review of the literature and presentation of 3 clinical reports and 2 in vitro studies, *Med Oral Patol Oral Cir Bucal* 12: E605, 2007.
77. Neelakantan P, Khan K, Pak Hei G, et al: Does the orifice-directed dentin conservation access design debride pulp chamber and mesial root canal systems of mandibular molars similar to a traditional access design?, *J Endod* 44:274, 2018.
78. Newton CW, McDonald S: A C-shaped canal configuration in a maxillary first molar, *J Endod* 10:397, 1984.
79. Nosrat A, Deschenes RJ, Tordik PA, et al: Middle mesial canals in mandibular molars: incidence and related factors, *J Endod* 41:28, 2015.
80. Ordinola-Zapata R, Monteiro Bramante C, Gagliardi Minotti P, et al: Micro-CT evaluation of C-shaped mandibular first premolars in a Brazilian subpopulation, *Int Endod J* 48:807, 2015.
81. Özcan E, Çolak H, Hamid M: Root and canal morphology of maxillary first premolars in a Turkish population, *J Dent Sci* 7:390, 2012.
82. Park J-B, Kim N, Park S, et al: Evaluation of root anatomy of permanent mandibular premolars and molars in a Korean population with cone-beam computed tomography, *Eur J Dent* 7:94, 2013.
83. Patel S, Wilson R, Dawood A, et al: The detection of periapical pathosis using digital periapical radiography and cone beam computed tomography. Part 2. A 1-year post-treatment follow-up, *Int Endod J* 45:711, 2012.
84. Peters OA, Laib A, Gohring TN, et al: Changes in root canal geometry after preparation assessed by high-resolution computed tomography, *J Endod* 27:1, 2001.
85. Peters OA, Laib A, Rüegsegger P, et al: Three-dimensional analysis of root canal geometry by high resolution computed tomography, *J Dent Res* 79:1405, 2000.
86. Peters OA, Peters CI, Schonenberger K, et al: ProTaper rotary root canal preparation: assessment of torque force in relation to canal anatomy, *Int Endod J* 36:93, 2003.
87. Pineda F, Kuttler Y: Mesiodistal and buccolingual roentgenographic investigation of 7275 root canals, *Oral Surg Oral Med Oral Pathol* 33:101, 1972.
88. Ponce EH, Vilar Fernandez JA: The cemento-dentino-canal junction, the apical foramen, and the apical constriction: evaluation by optical microscopy, *J Endod* 29:214, 2003.
89. Ricucci D: Three independent canals in the mesial root of a mandibular first molar, *Endod Dent Traumatol* 13:47, 1997.
90. Ricucci D, Langeland K: Apical limit of root canal instrumentation and obturation. Part 2. A histologic study, *Int Endod J* 31:394, 1998.
91. Rover G, Belladonna FG, Bortoluzzi EA, et al: Influence of access cavity design on root canal detection, instrumentation efficacy, and fracture resistance assessed in maxillary molars, *J Endod* 43:165, 2017.
92. Rubinstein R, Kim S: Short-term observation of the results of endodontic surgery with the use of a surgical operation microscope and super-EBA as root-end filling material. J Endod 25:43, 1999.
93. Saad AY, Al-Yahya AS: The location of the cementodentinal junction in single-rooted mandibular first premolars from Egyptian and Saudi patients: a histologic study, *Int Endod J* 36:541, 2003.
94. Saygili G, Uysal B, Omar B, et al: Evaluation of relationship between endodontic access cavity types and secondary mesiobuccal canal detection, *BMC Oral Health* 18:121, 2018.
95. Schilder H: Filling root canals in three dimensions, *Dent Clin North Am* 11:723, 1967.
96. Schwarze T, Baethge C, Stecher T, et al: Identification of second canals in the mesiobuccal root of maxillary first and second molars using magnifying loupes or an operating microscope, *Aust Endod J* 28:57, 2002.
97. Silva EJNL, Rover G, Belladonna FG et al: Impact of contracted endodontic cavities on fracture resistance of endodontically treated teeth: a systematic review of in vitro studies, *Clin Oral Investig* 22:109, 2018.
98. Simon JHS: The apex: how critical is it?, *Gen Dent* 42:330, 1994.
99. Sjögren U, Hägglund B, Sundqvist G, et al: Factors affecting the long-term results of endodontic treatment, *J Endod* 16:498, 1990.
100. Smith AJ: Dentin formation and repair. In Hargreaves KM, Goodis HE, editors: *Seltzer and Bender's dental pulp*, Chicago, 2002, Quintessence.
101. Smulson MH, Hagen JC, Ellenz SJ: Pulpoperiapical pathology and immunologic considerations. In Weine FS, editor: *Endodontic therapy*, ed 5, St Louis, 1996, Mosby.
102. Souza-Flamini LE, Leoni GB, Chaves JF, et al.: The radix entomolaris and paramolaris: a micro computed tomographic study of 3-rooted mandibular first molars, *J Endod* 40:1616, 2014.
103. Sperber GH, Moreau JL: Study of the number of roots and canals in Senegalese first permanent mandibular molars, *Int Endod J* 31:117, 1998.
104. Srivastava S, Alrogaibah NA, Aliarbou G: cone-beam computed tomographic analysis of middle mesial canals and isthmus in mesial roots of mandibular first molars – prevalence and related factors, *J Conserv Dent* 21:526, 2018.
105. Stropko JJ: Canal morphology of maxillary molars: clinical observations of canal configurations, *J Endod* 25:446, 1990.
106. Subay RK, Kayatas M: Dens invaginatus in an immature lateral incisor: a case report of complex endodontic treatment, *Oral Surg Oral Med Oral Pathol Oral Radiol Endod* 102: e37, 2006.
107. Tahmasbi M, Jalali P, Nair MK, et al: Prevalence of middle mesial canals and isthmi in the mesial root of mandibular molars: an in vivo cone-beam computed tomographic study, *J Endod* 43:1080, 2017.
108. Tamse A, Katz A, Pilo R: Furcation groove of buccal root of maxillary first premolars: a morphometric study, *J Endod* 26:359, 2000.
109. Taylor GN: Techniiche per la preparazione e l'otturazione intracanalare, *La Clinica Odontoiatrica del Nord America* 20:566, 1988.
110. Versiani MA, Basrani B, Sousa-Neto MD (editors): The root canal anatomy in permanent dentition. Cham, Switzerland, 2019, Springer International Publishing AG.
111. Versiani MA, Ordinola-Zapata R, Keles A, et al: Middle mesial canals in mandibular first molars: a micro CT study in different populations. *Arch Oral Biol* 61:130, 2016.
112. Versiani MA, Pécora JD, Sousa-Neto MD: The anatomy of two-rooted mandibular canines determined using micro-computed tomography, *Int Endod J* 44:682, 2011.
113. Vertucci FJ: Root canal anatomy of the human permanent teeth, *Oral Surg Oral Med Oral Pathol* 58:589, 1984.

114. Vertucci FJ, Williams RG: Furcation canals in the human mandibular first molar, *Oral Surg Oral Med Oral Pathol* 38:308, 1974.
115. Von der Lehr WN, Marsh RA: A radiographic study of the point of endodontic egress, *Oral Surg Oral Med Oral Pathol Oral Radiol Endod* 35:705, 1973.
116. Von ZM, Jnr M, Berti L, et al: Worldwide prevalence of mandibular second molar C-shaped morphologies evaluated by cone-beam computed tomography, *J Endod* 43:1442, 2017.
117. Wang Y, Guo J, Yang HB, et al: Incidence of C-shaped root canal systems in mandibular second molars in the native Chinese population by analysis of clinical methods, *Int J Oral Sci* 4:161, 2012.
118. Weine FS, Members of the Arizona Endodontic Association: The C-shaped mandibular second molar: incidence and other considerations, *J Endod* 24:372, 1998.
119. Weine FS, Pasiewicz RA, Rice RT: Canal configuration of the mandibular second molar using a clinically oriented in vitro method, *J Endod* 14:207, 1988.
120. Wilcox LR, Walton RE, Case WB: Molar access: shape and outline according to orifice location, *J Endod* 15:315, 1989.
121. Xuan Y, Bin G, Ke-Zeng L, et al: Cone-beam computed tomography study of root and canal morphology of mandibular premolars in a western Chinese population, *BMC Med Imag* 12:18, 2012.
122. Xu T, Tay FR, Gutmann JL, et al: Micro–Computed tomography assessment of apical accessory canal morphologies, *J Endod* 42:798, 2016.
123. Yang H, Tian C, Li G, et al: A cone-beam computed tomography study of the root canal morphology of mandibular first premolars and the location of root canal orifices and apical foramina in a Chinese subpopulation, *J Endod* 39:435, 2013.
124. Yuan K, Niu C, Xie Q, et al: Comparative evaluation of the impact of minimally invasive preparation vs. conventional straight-line preparation on tooth biomechanics: a finite element analysis, *Eur J Oral Sci* 124:591, 2016.
125. Zhang R, Wang H, Tian YY, et al: Use of cone-beam computed tomography to evaluate root and canal morphology of mandibular molars in Chinese individuals, *Int Endod J* 44:990, 2011.
126. Zheng Q, Zhang L, Zhou X, et al: C-shaped root canal system in mandibular second molars in a Chinese population evaluated by cone-beam computed tomography, *Int Endod J* 44:857, 2011.

8 Limpeza e Modelagem do Sistema de Canais Radiculares

Ove A. Peters, Christine I. Peters e Bettina Basrani

Resumo do Capítulo

Introdução, 232
Princípios da limpeza e modelagem, 232
    Objetivo mecânico, 234
    Objetivo biológico, 234
    Objetivo técnico, 236
    Questões clínicas, 236
Instrumentos endodônticos, 239
    Características gerais, 239
    Instrumentos operados manualmente, 245
    Instrumentos de baixa rotação movidos a motor, 246
    Instrumentos movidos a motor para o preparo do canal, 247
Etapas da limpeza e modelagem, 255
    Acesso | princípios, 255
    Modificação coronária, 255
    Patência e preparo do *glide path*, 257

Determinação do comprimento de trabalho, 257
Instrumentação/preparo do canal, 259
Ampliação apical final, 264
Desinfecção do sistema de canais radiculares, 266
    Hidrodinâmica da irrigação, 266
    Substâncias de irrigação, 268
    Medicação intracanal, 277
    Técnicas e dispositivos de desinfecção, 280
Critérios para a avaliação da limpeza e da modelagem, 284
    Canais bem-modelados, 284
    Sinais de imprevistos, 284
Amostra de protocolo para os procedimentos contemporâneos de limpeza e modelagem, 287
Resumo, 288

Introdução

A endodontia clínica engloba uma série de tratamentos que compartilham o objetivo comum de prevenir e tratar a contaminação microbiana da polpa e do sistema de canais radiculares. O tratamento das lesões dentárias traumáticas e das polpas com vitalidade são fundamentalmente diferentes das pulpectomias e da instrumentação do canal radicular dos dentes com polpas infectadas (ver Capítulo 1 para saber mais detalhes).

A terapia endodôntica é dirigida para um conjunto específico de objetivos: curar ou prevenir a periodontite perirradicular.[309,459] O objetivo final é a retenção a longo prazo da função e da estética dos dentes naturais dos pacientes. Até o momento, os ensaios clínicos pertinentes disponíveis[89,317,326,341] e os estudos *in vitro* sugerem que certas práticas no preparo e desinfecção dos canais radiculares são mais adequadas que outras. Este capítulo fornece um resumo dessas informações.

O tratamento do canal radicular conservador é um procedimento previsível e geralmente altamente bem-sucedido, tanto nos casos relativamente simples de acesso direto (Figura 8.1) quanto nos mais complexos (Figura 8.2). Nas revisões e estudos recentes, as taxas de evolução favorável de até 95% foram relatadas para o tratamento dos dentes diagnosticados com pulpite irreversível;[37,93,139] taxas de evolução favorável de até 85% foram relatadas para dentes com polpas necrosadas infectadas.[92,140,301,326,358]

A causa evidente das patologias pulpares são os microrganismos que podem ultrapassar as barreiras dos tecidos duros dentários através de diversas vias – sendo a mais comum delas a cárie dentária (Figura 8.3). Os procedimentos de modelagem e limpeza (Boxe 8.1), como parte do tratamento do canal radicular, são dirigidos contra os ataques microbianos ao sistema de canais radiculares. Entretanto, a desinfecção adequada por si só não garante a retenção a longo prazo dos dentes com tratamento do canal radicular; existem evidências concretas de que essa evolução está intimamente relacionada à colocação de uma restauração coronária adequada.[20,300,352,369] Além disso, tem sido enfatizado o impacto da preservação da resistência estrutural sobre a longevidade do dente.[154]

Princípios da limpeza e modelagem

Os endodontistas concordam que um importante objetivo biológico da terapia dos canais radiculares é abordar a periodontite apical, pela desinfecção e pelo subsequente selamento do sistema de canais radiculares. Entretanto, existem discordâncias consideráveis sobre como esse objetivo deveria ser alcançado. Embora os termos "limpeza e modelagem" sejam usados comumente para descrever os procedimentos de tratamento do canal radicular, inverter a ordem das palavras para "modelagem e limpeza" pode refletir mais corretamente o fato de que os canais ampliados direcionam e facilitam a ação de limpeza das substâncias de irrigação.

Capítulo 8 • Limpeza e Modelagem do Sistema de Canais Radiculares 233

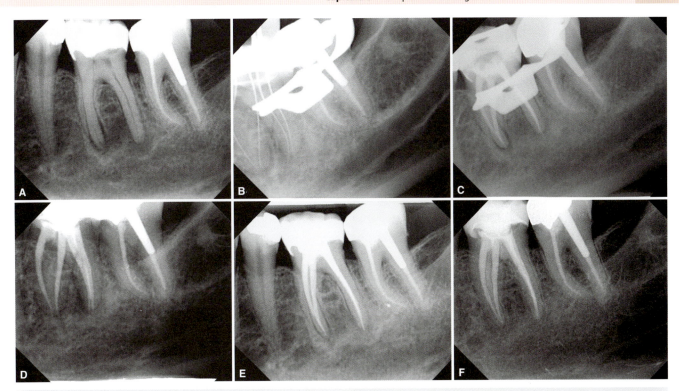

Figura 8.1 Efeito do tratamento de rotina dos canais radiculares de um molar inferior. **A.** Radiografia pré-operatória do dente 36 mostrando lesões radiolúcidas adjacentes a ambos os ápices das raízes mesial e distal. **B.** Radiografia do comprimento de trabalho mostrando dois canais radiculares separados na raiz mesial e dois canais fundidos na raiz distal. **C.** Radiografia pós-operatória depois da modelagem do sistema de canais radiculares com limas rotatórias de níquel-titânio e obturação com guta-percha termoplastificada. **D.** Radiografia da reavaliação após 6 meses, depois da restauração do dente 36 com uma coroa total em cerâmica pura adesiva; pode-se observar algum preenchimento do osso perirradicular. **E.** Radiografia na reavaliação, após 1 ano, exibindo evidências de reparação perirradicular adicional. **F.** Radiografia de reavaliação depois de 5 anos; o dente, além de estar saudável na região periapical, também se encontra clinicamente assintomático e totalmente funcional.

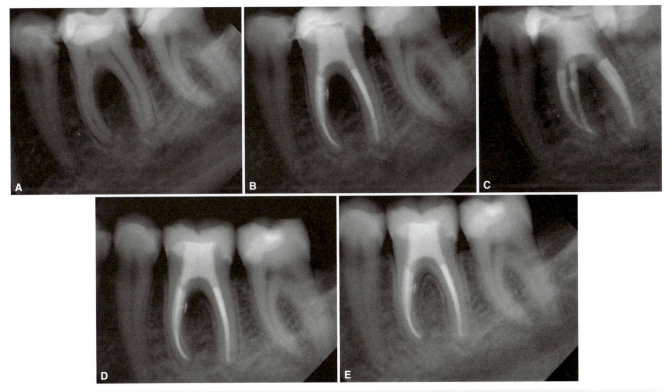

Figura 8.2 Tratamento dos canais radiculares em um caso de patologia apical e interradicular. **A.** Radiografia pré-operatória do dente 36 mostrando uma lesão interradicular. **B–C.** Radiografias pós-operatórias depois do preparo e da obturação dos canais radiculares. Observar o canal lateral no terço coronário do canal radicular. **D–E.** Radiografia de reavaliação depois de 2 meses, sugestiva da rápida reparação. (Cortesia do Dr. H. Walsch.)

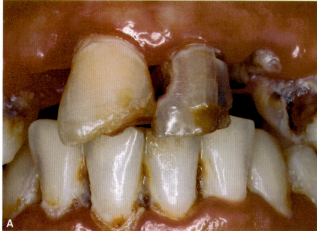
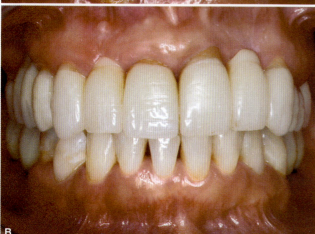
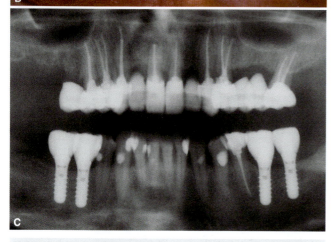

Figura 8.3 Terapia dos canais radiculares como parte de um plano de tratamento abrangente. O paciente, que estava se recuperando de uma dependência química de drogas intravenosas, solicitou um tratamento odontológico restaurador. Devido às cáries extensas, vários dentes tiveram que ser extraídos, e nove dentes receberam tratamento endodôntico. O tratamento dos canais radiculares foi realizado com o auxílio de instrumentos rotatórios de níquel-titânio, e a obturação foi realizada com compactação lateral de guta-percha e AH26 como cimento obturador. Uma cirurgia apical foi realizada no dente 11, e a raiz disto-vestibular do 27 teve que ser removida. Foram colocadas restaurações adesivas não metálicas, e os dentes inferiores ausentes foram substituídos por implantes. **A.** Condições intrabucais pré-operatórias, evidenciando a negligência com os cuidados bucais. **B.** Condições intrabucais pós-operatórias, em acompanhamento por 4 anos, mostrando reconstruções totalmente funcionais, sem metal e da cor dos dentes. **C.** Radiografia panorâmica da reavaliação de 4 anos, mostrando tecidos perirradiculares saudáveis em relação aos dentes que receberam tratamento endodôntico. (Restaurações feitas pelo Dr. Till N. Göhring.)

> **Boxe 8.1** Objetivos básicos da limpeza e modelagem.
>
> Os objetivos primários da limpeza e modelagem do sistema de canais radiculares são:
> - Remover tecido mole e duro infectado
> - Proporcionar às substâncias de irrigação um acesso ao espaço do canal apical
> - Criar espaço para a aplicação de medicamentos e a subsequente obturação
> - Manter a integridade das estruturas radiculares.

Os microrganismos na cavidade pulpar e no canal radicular podem ser prontamente exterminados pelas substâncias de irrigação durante o procedimento preambular, mas as bactérias e suas toxinas podem sobreviver e originar ou proliferar a periodontite apical. Na prática diária atual, essas bactérias persistentes podem ser atingidas somente após o preparo do canal radicular.

OBJETIVO MECÂNICO

O objetivo mecânico ideal da instrumentação do canal radicular é a incorporação completa e centrada dos canais originais após o preparo, ou seja, quando todas as superfícies do canal radicular estão mecanicamente preparadas (*áreas verdes* na Figura 8.4A e B). Entretanto, é difícil alcançar esse objetivo com as técnicas atuais.[312,340]

Erros no preparo, tais como desvios, desvios apicais (zips) e perfurações não deveriam estar presentes. Embora esses efeitos negativos da modelagem do canal e outros contratempos dos procedimentos (ver mais adiante) possam não afetar diretamente a probabilidade de uma evolução favorável,[254] eles deixam partes do sistema de canais radiculares inacessíveis para a desinfecção e já são indesejáveis apenas por esse motivo.

Outro objetivo mecânico importante é manter o máximo possível de dentina cervical e radicular, para não enfraquecer a estrutura, prevenindo assim as fraturas radiculares. Estudos anatômicos evidenciaram espessura da parede de dentina de 1 mm ou menos antes da modelagem do canal radicular.[113] A retificação das trajetórias dos canais pode levar a um adelgaçamento perigoso das paredes das raízes curvas (Figura 8.5). Embora nenhuma espessura mínima definitiva da parede radicular tenha sido estabelecida, 0,3 mm é considerado uma dimensão crítica por alguns autores.[252] Para evitar a sobreinstrumentação e as perfurações, um preparo adequado da cavidade de acesso e uma ampliação adequada do terço cervical do canal radicular precisam ser definidos (ver a discussão a seguir).

OBJETIVO BIOLÓGICO

Schilder sugeriu que os canais deveriam ser preparados para alcançarem uma conicidade uniforme e contínua.[386] Entretanto, essa diretriz tinha por objetivo facilitar a obturação, mais que enfocar a eficácia antimicrobiana. Para uma desinfecção ótima, a forma do preparo e a eficácia antimicrobiana estão intimamente relacionadas por meio da remoção eficiente da polpa dentária e da dentina infectada (Figura 8.6) e da criação do espaço para aplicação das substâncias de irrigação.

Tradicionalmente, as substâncias irrigantes eram aplicadas passivamente nos canais radiculares por uma seringa e agulha (Figura 8.7). Quando a aplicação é feita com uma irrigação passiva por seringa, nota-se que as soluções progridem somente cerca de 1 mm mais adiante da ponta da agulha.[169,350,370] A ampliação apical

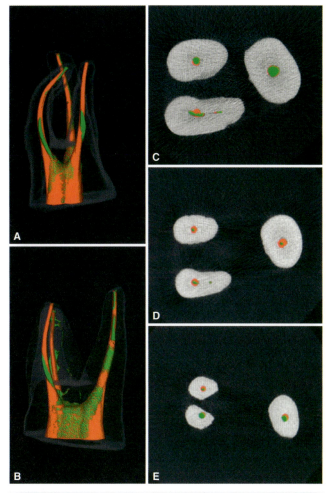

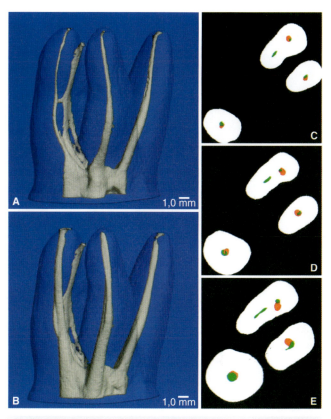

Figura 8.4 Exemplo de um formato desejado, com o canal radicular original totalmente incorporado ao contorno preparado. **A–B.** Reconstruções por microtomografia computadorizada em visão ortorradial e proximal de um molar superior preparado com um sistema rotatório de NiTi. A *área em verde* indica o formato pré-tratamento, e a *área em vermelho* indica o formato pós-tratamento. As áreas simultaneamente em *vermelho e verde* indicam que não houve alteração (ou seja, sem remoção da dentina radicular). **C–E**. Secções transversais dos terços cervical, médio e apical; as secções transversais pré-tratamento (*verde*) são circundadas pelos contornos pós-tratamento (*vermelho*) na maioria das áreas. (*A* e *B*, reproduzidas de Hübscher W, Barbakow F, Peters OA: Root-canal preparation with FlexMaster: canal shapes analysed by micro-computed tomography, *Int Endod J* 36:740–747, 2003.)

Figura 8.5 Exemplo de adelgaçamento excessivo da estrutura dentária durante o tratamento dos canais radiculares. **A–B.** Reconstruções por microtomografia computadorizada mostrando a geometria pré-tratamento e pós-tratamento dos canais radiculares de um molar superior. **C–E.** Secções transversais dos terços cervical, médio e apical, com secções transversais dos canais pré-tratamento. Observar o transporte e o adelgaçamento, especificamente, no canal mesiovestibular principal.

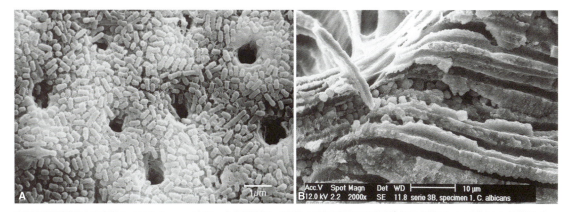

Figura 8.6 Presença de microrganismos dentro dos canais radiculares principais e túbulos dentinários. **A.** Fotomicrografia eletrônica de varredura da superfície de um canal radicular mostrando uma camada confluente de microrganismos bacilares (×3.000). **B.** Fotomicrografia eletrônica de varredura de uma raiz fraturada com uma *smear layer* espessa e fungos no canal radicular principal e nos túbulos dentinários. (*A*, cortesia do Professor C. Koçkapan; *B*, cortesia do Professor T. Waltimo.)

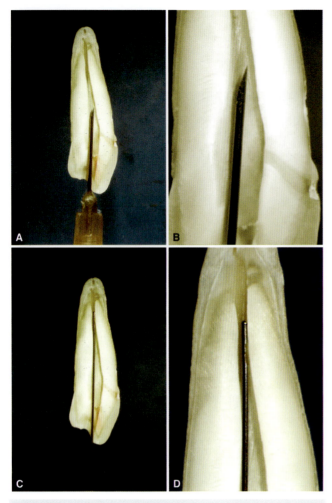

Figura 8.7 Agulhas para irrigação introduzidas nos canais radiculares preparados. **A–B.** Uma agulha calibre 27 mal alcança o terço médio. **C–D.** Uma agulha calibre 30 com orifícios laterais alcança o terço apical nos canais ampliados adequadamente.

dos canais e as agulhas mais flexíveis e finas permitem uma inserção cada vez mais profunda da agulha, o que melhora o desbridamento e a desinfecção dos canais.[14,464] Os métodos de irrigação e as soluções empregadas são discutidos em detalhes em outros pontos deste capítulo.

OBJETIVO TÉCNICO

Embora uma conicidade contínua que englobe o formato original e a curvatura de um determinado canal radicular seja um objetivo aceito, o tamanho da preparação apical final continua sendo um conceito bastante controvertido na terapia dos canais radiculares, assim como a conicidade final do preparo.[43] Foram levantados argumentos sobre a melhor desinfecção com os instrumentos de tamanhos maiores (ou seja, #50 ou mais)[79,363] em combinação com conicidades menores de 0,02 a 0,05. Outros autores não conseguiram diferenciar se o tamanho final selecionado era pequeno ou grande.[95,500]

QUESTÕES CLÍNICAS

Existe um amplo espectro de estratégias possíveis para alcançar o objetivo de remoção do conteúdo dos canais e a eliminação da infecção. Lussi et al.[264] introduziram uma abordagem para a remoção do conteúdo dos canais e obtenção da desinfecção, que não envolvia a utilização de uma lima: a assim chamada técnica de não instrumentação. Esse sistema se consistia em uma bomba, uma mangueira e uma válvula especial, que eram cimentadas na cavidade de acesso (Figura 8.8A) para promover a oscilação das soluções de irrigação (hipoclorito de sódio de 1 a 3%) em uma pressão reduzida. Embora os dados in vitro[263] sugiram que os canais poderiam ser limpos e obturados utilizando esse sistema não invasivo (ver Figura 8.8B e C), os resultados clínicos não foram tão convincentes (ver Figura 8.8D).[25] Recentemente, uma técnica estrategicamente similar foi introduzida, a unidade GentleWave (Sonendo, Orange, CA, EUA), descrita em detalhes mais adiante.

Na extremidade oposta da gama de estratégias de desbridamento encontra-se a remoção de toda a infecção intrarradicular por meio da extração do dente em questão. Quase invariavelmente, as lesões perirradiculares apresentam reparação depois da extração do dente envolvido.

A terapia endodôntica clínica ocorre em algum ponto ao longo dessa gama de estratégias de tratamento. Isso é refletido em algumas das controvérsias que circundam o processo de limpeza e modelagem. Uma vez que se tenha tomado a decisão de iniciar o tratamento endodôntico, um clínico deve integrar seu conhecimento de anatomia dental, imunologia e ciências da bioengenharia com as informações clínicas.

A terapia endodôntica vem sendo comparada a uma cadeia de eventos em que a cadeia é tão forte quanto cada elo individual. Para os objetivos deste capítulo, a modelagem e a limpeza do sistema de canais radiculares são consideradas como um elo decisivo, pois a modelagem determina a eficácia dos procedimentos subsequentes. O preparo inclui o desbridamento mecânico, a criação de espaço para a aplicação de medicamentos e geometrias do canal otimizadas para uma obturação adequada.[326] Essas tarefas são executadas dentro de uma estrutura anatômica complexa, como reconhecido no começo do século XX por Walter Hess (Figura 8.9; ver também Capítulo 7 para uma descrição completa da anatomia dos canais radiculares).[196]

Um clínico deve escolher estratégias, instrumentos e dispositivos adequados para superar os desafios e alcançar um preparo preciso quanto à forma, ao comprimento e à largura. Isso permite que a terapia endodôntica aborde as várias formas dos processos patológicos descritos previamente (Figura 8.10). As radiografias de reavaliação obtidas em intervalos adequados demonstram de forma previsível a longevidade e os resultados favoráveis (ver Figuras 8.1, 8.2 e 8.11), se uma abordagem sistemática da modelagem dos canais radiculares for adotada (ver Boxe 8.1).

Os instrumentos endodônticos tradicionalmente vêm sendo fabricados de acordo com desenhos empíricos, e a maioria deles ainda é concebida com base nas filosofias individuais de profissionais, em vez de serem engendrados por meio de uma abordagem baseada em evidências. Similar à elaboração das resinas compostas na dentística restauradora, o desenvolvimento de novos instrumentos é um processo rápido e direcionado pelo mercado. Com novas ferramentas disponíveis, o profissional pode achar difícil escolher a lima e a técnica mais adequadas para um caso individual. Os clínicos devem sempre ter em mente que todos os sistemas de instrumentos possuem benefícios e pontos fracos específicos. Em última análise, a experiência clínica, as propriedades de manipulação e os resultados dos casos, mais que as estratégias de *marketing* ou o nome do inventor, deveriam dirigir as decisões para um desenho determinado. A seção a seguir descreve os instrumentos típicos usados na modelagem dos canais radiculares.

Capítulo 8 • Limpeza e Modelagem do Sistema de Canais Radiculares 237

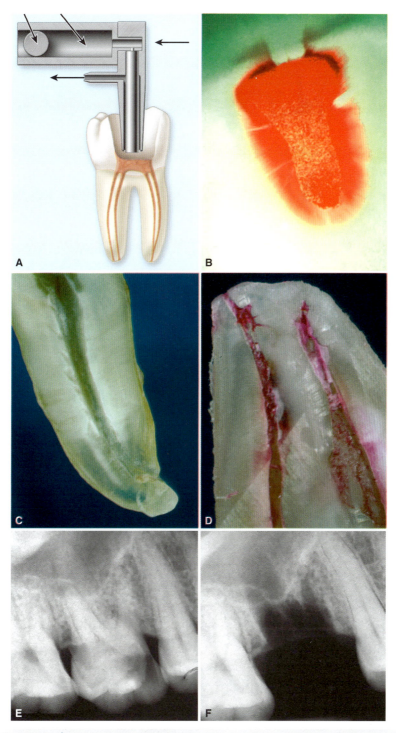

Figura 8.8 Gama de estratégias para alcançar o objetivo primário do tratamento dos canais radiculares: a eliminação da infecção. **A.** Diagrama esquemático da terapia minimamente invasiva usando a técnica de não instrumentação (TNI). **B.** Exemplo de dentes limpos *in vitro* usando a TNI. Observar uma superfície intracanal limpa, que está livre de remanescentes de tecido aderido. **C–D.** Exemplos de dentes higienizados *in vivo* e posteriormente extraídos para investigação dos efeitos clínicos da TNI. Observar o espaço do canal relativamente limpo e sem tecidos em *C* e o tecido significativo revelado pela coloração com rodamina B em *D*. **E–F.** Curso de terapia maximamente invasiva; o dente 16, com comprometimento apical, foi extraído, removendo-se efetivamente a fonte da inflamação perirradicular. (*A* e *B*, cortesia do Professor A. Lussi. *C* e *D*, cortesia do Professor T. Attin. *E* e *F*, cortesia do Dr. T. Kaya.)

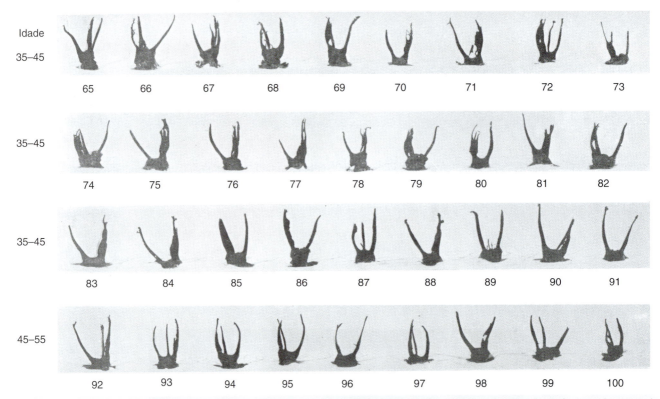

Figura 8.9 Painel de 36 amostras anatômicas dos molares superiores reproduzidas do trabalho clássico realizado pelo Professor Walter Hess, de Zurique, Suíça. Observar a variabilidade geral dos sistemas de canais radiculares e a diminuição das dimensões dos canais com a idade. (Reproduzida de Hess W: *The anatomy of the root canals of teeth of the permanent dentition*, Londres, 1925, John Bale, Sons & Danielsson.)

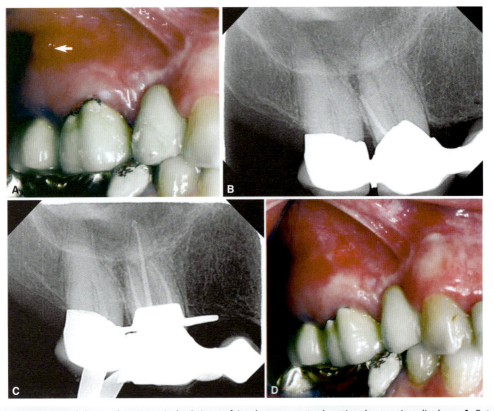

Figura 8.10 Fístula como um sinal de um abscesso apical crônico e efeito do tratamento de rotina dos canais radiculares. **A.** Fotografia intrabucal da região superior direita com fístula drenando (*seta*) na região periapical do dente 16. **B.** Radiografia pré-tratamento com cones de guta-percha posicionados no interior da fístula, apontando para a raiz disto-vestibular do dente 16. **C.** Obturações dos canais radiculares finalizadas depois de 2 semanas do curativo com hidróxido de cálcio. **D.** Fotografia intrabucal da mesma região ilustrada na imagem *A*, mostrando que a fístula já havia fechado quando a obturação foi realizada.

Capítulo 8 • Limpeza e Modelagem do Sistema de Canais Radiculares   239

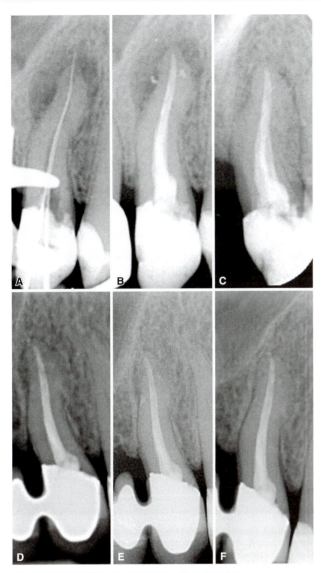

as secções transversais, são considerados relevantes para as limas e os alargadores utilizados nos movimentos rotatórios. Esses aspectos pertinentes são descritos resumidamente mais adiante; para uma revisão mais detalhada, recomendamos que o leitor consulte a literatura.[162,365,371,423]

Desenho da ponta. No preparo dos canais radiculares, a ponta de um instrumento tem duas funções principais: guiar a lima através do canal radicular e ajudá-la a penetrar mais profundamente no canal. Um clínico não familiarizado com o desenho da ponta, principalmente de um instrumento rotatório, pode fazer o seguinte: (i) transportar o canal (caso a ponta seja capaz de perfurá-lo e seja usada muito profundamente em um canal curvo) ou (ii) localizar uma torção excessiva e fraturar a lima (caso uma ponta não cortante seja forçada no interior de um canal com um diâmetro menor que a ponta).

O ângulo e o raio da borda frontal e a proximidade da hélice com a extremidade da ponta real determinam a capacidade de corte da ponta de uma lima. A habilidade de corte e a rigidez da lima determinam a propensão para o transporte do canal. O profissional deve ter em mente que, uma vez que uma lima flexível com uma ponta não cortante fique travada, o transporte do canal em 360° é improvável de ocorrer.[360]

Estudos demonstraram que o desenho da ponta afeta o controle da lima, sua eficiência e o resultado na modelagem dos sistemas de canais radiculares.[283,284] A ponta da lima K original lembrava uma pirâmide; as pontas dos instrumentos foram descritas como *cortantes*, *não cortantes*, e *parcialmente cortantes*, embora nenhuma diferenciação evidente exista entre os três tipos (Figura 8.12).

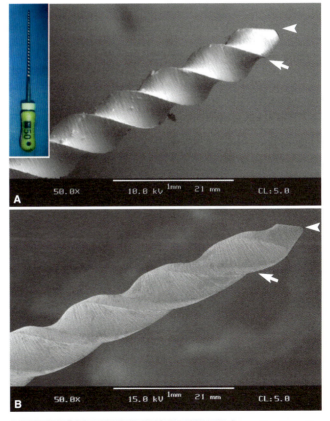

Figura 8.11 Relação entre a anatomia radicular e a patologia endodôntica, demonstrada por canais acessórios obturados. **A.** Radiografia do comprimento de trabalho do dente 15 mostrando lesões por mesial e por distal, mas não na região apical. **B.** Radiografia pós-tratamento mostrando a anatomia dos canais acessórios. **C.** Radiografia na reavaliação de 6 meses, antes da colocação da restauração. **D.** Radiografia na reavaliação depois de 2 anos da ressecção da raiz mesiovestibular do dente 16 e a colocação de uma prótese parcial fixa. O excesso de material obturador parece ter sido reabsorvido, formando uma lesão distal residual. **E.** Radiografia de reavaliação após 4 anos, mostrando preenchimento quase completo do osso. **F.** Radiografia de reavaliação após 7 anos; o dente 16 está radiograficamente saudável e clinicamente dentro dos limites da normalidade.

Instrumentos endodônticos

CARACTERÍSTICAS GERAIS

Elementos do desenho

Instrumentos de preparo dos canais radiculares tais como as limas K e os instrumentos rotatórios de níquel-titânio seguem certos princípios de desenho que se relacionam com as brocas e os alargadores usados para trabalhar a madeira e o metal, respectivamente, enquanto outros instrumentos, tais como as limas farpadas e as limas Hedstrom, não encontram um correlato tecnológico direto. Elementos do desenho, como a ponta, as hélices e

Figura 8.12 Comparação entre a geometria das hélices e a configuração da ponta de uma lima manual (*imagem sobreposta*) e um instrumento rotatório de NiTi. **A.** Lima K com bordas cortantes afiadas (*seta*) e ponta de Batt (*ponta da seta*). **B.** Lima rotatória GT com ponta não cortante, arredondada (*ponta da seta*), transição suave e guias radiais (*seta*).

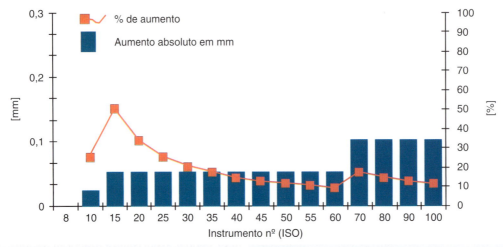

Figura 8.16 Aumento no diâmetro da ponta em números absolutos e em relação ao tamanho das limas menores. Observar o aumento especialmente grande do tamanho #10 para o #15.

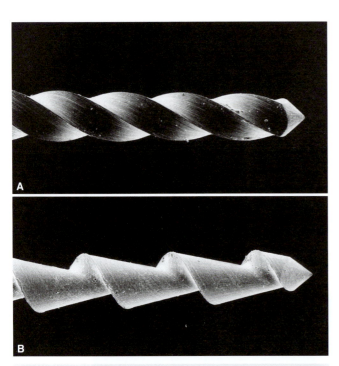

Figura 8.17 Fotomicrografias eletrônicas de varredura das limas endodônticas manuais fabricadas por torção (lima K tamanho #40, **A**) e por usinagem (lima Hedstrom #50, **B**). (*A* e *B*, cortesia de Dentsply Maillefer, Ballaigues, Suíça.)

que segue a norma ISO. Cada lima deriva seu nome numérico do diâmetro em D_0 sendo atribuída a ela um código de cor específica (ver Figura 8.15). Outro aspecto das limas ISO é a conicidade padrão de 0,32 mm com 16 mm de lâminas cortantes, ou um aumento de 0,02 mm no diâmetro por milímetro do comprimento da parte ativa (conicidade 0,02).

O desenho dos instrumentos que seguem a norma ISO é uma simplificação que tem desvantagens específicas, e isso pode explicar a observação clínica que aumentar um canal radicular do tamanho #10 para o #15 é mais difícil que o mesmo passo do tamanho #55 para o #60. A introdução das limas tipo K com tamanhos de ponta entre os diâmetros estipulados pela ISO pareceu resolver o problema. Entretanto, a utilização desse tipo de lima não é recomendada universalmente, talvez porque a tolerância de usinagem aprovada de 0,02 mm poderia anular quaisquer vantagens pretendidas. Além disso, embora a tolerância de 0,02 mm seja estipulada pela norma ISO, a maioria dos fabricantes não adota essa regra.[223,389,437,511] Outra modificação sugerida relaciona-se às pontas com incrementos constantes de 29% do diâmetro.

Alterações adicionais no sistema de numeração para as limas com diferentes tamanhos foram implementadas por vários fabricantes. Um sistema introduziu tamanhos de "meio ponto" na faixa entre 15 e 60, resultando em instrumentos nos tamanhos #15, #17,5; #20, #22,5; e assim sucessivamente.

Ligas metálicas

Existem atualmente dois tipos principalmente diferentes de ligas metálicas usados para os instrumentos endodônticos: aço inoxidável e níquel-titânio. A maioria dos instrumentos endodônticos operados manualmente é fabricada com aço inoxidável e tem uma considerável resistência à fratura. Um clínico que é cuidadoso ao aplicar as forças e adota um programa rigoroso de descarte dos instrumentos depois da utilização deveria ter poucas fraturas dos instrumentos. As limas de aço inoxidável são comparavelmente baratas, de modo que sua limpeza e esterilização para reutilização das limas nos tamanhos até #60 pode não ter uma boa relação custo-benefício. De fato, as limas na faixa de até #60 têm sido consideradas como instrumentos descartáveis.[429]

Várias brocas e instrumentos projetados para operação com peça de mão em baixa rotação, tais como as brocas de Gates Glidden, de Peeso e as do tipo piloto para núcleos intrarradiculares são também fabricadas com aço inoxidável. As ferramentas projetadas para instrumentação rotatória dos canais radiculares, entretanto, tipicamente são feitas de níquel-titânio.[393] Essa liga metálica oferece propriedades únicas, especificamente flexibilidade e resistência à corrosão.

Propriedades físicas e químicas das ligas metálicas de aço e níquel-titânio. A engenharia básica gera termos relacionados aos metais e seu comportamento quando usados para fabricar instrumentos endodônticos. Os diagramas de tensão-deformação descrevem a resposta dos fios metálicos sob cargas, dependendo de sua configuração cristalina (Figura 8.18).

Durante o desenvolvimento da liga de *nitinol* equiatômico (esse acrônimo é derivado do termo em inglês para **ní**quel-**ti**tânio investigado no **N**aval **O**rdinance **L**aboratory) (55% [em peso] de níquel e 45% [em peso] de titânio), vários efeitos foram observados

Capítulo 8 • Limpeza e Modelagem do Sistema de Canais Radiculares

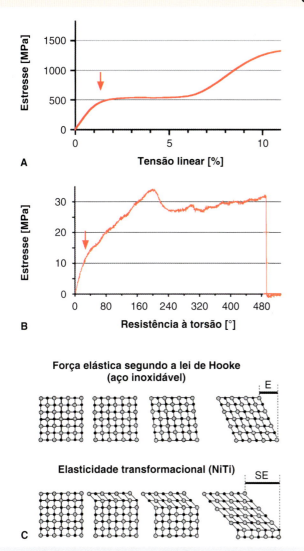

Figura 8.18 Comportamento de tensão-deformação da liga metálica de níquel-titânio. **A.** Diagrama esquemático da extensão linear de um fio de NiTi. **B.** Teste de torque até a fratura de um instrumento de NiTi ProFile conicidade 0,04 tamanho #60. Observar a deformação bifásica, indicada pelas setas em A–B. **C.** Comparação das estruturas reticuladas cristalinas do aço inoxidável e do níquel-titânio sob carga. A força elástica segundo a lei de Hooke é responsável pelo comportamento elástico (*E*) do aço, enquanto a transformação de martensita para austenita e de volta à primeira forma ocorre durante o comportamento pseudoelástico (*PE*) da liga metálica de NiTi. (*C*, modificada de Thompson SA: An overview of nickel-titanium alloys used in dentistry, *Int Endod J* 33:297–310, 2000.)

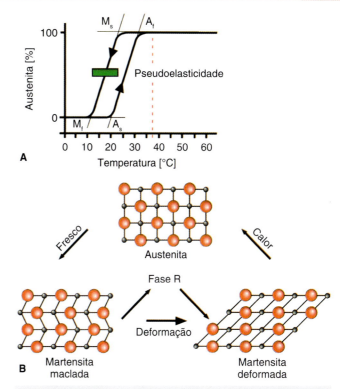

Figura 8.19 O comportamento pseudoelástico da liga de níquel-titânio é baseado nas duas configurações principais do cristal, martensita e austenita, que dependem da temperatura (**A**) e da carga aplicada (**B**). A formação da configuração respectiva começa nas temperaturas iniciais, M_s e A_s.

relacionados com seu arranjo cristalino específico com duas fases principais estáveis, *austenita* e *martensita* (Figura 8.19): um efeito de memória de forma, a pseudoelasticidade, dependente de temperatura e tensão, atribuíveis às propriedades termodinâmicas específicas da nova liga metálica.[69,119,310,331,449]

Walia et al.[474] consideravam que as propriedades pseudoelásticas do Ninitol 55 poderiam mostrar-se vantajosas na endodontia e testaram inicialmente os instrumentos manuais. Eles observaram que os instrumentos de NiTi tamanho #15 eram duas a três vezes mais flexíveis que os instrumentos de aço inoxidável; além disso, os instrumentos mostravam resistência superior à deflexão angular.[474]

Além disso, quase nenhuma deformação plástica das hélices cortantes foi registrada quando um instrumento era curvado até 90° e as forças necessárias para curvar as limas endodônticas a 45° foram reduzidas em 50% com o níquel-titânio, também

conhecido como NiTi.[393,474] Serene et al.[393] especularam que o calor, provavelmente durante os ciclos de esterilização, poderia até mesmo restaurar a estrutura molecular das limas de NiTi usadas, resultando em uma maior resistência à fratura. Tal comportamento alegadamente ocorre para os instrumentos martensíticos atuais.[332]

Essas propriedades incomuns são resultantes de uma transformação de fase cristalina molecular nas estruturas cristalinas específicas das fases austeníticas e martensíticas da liga metálica.[449] As tensões externas transformam a forma cristalina austenítica do NiTi em uma estrutura cristalina martensítica que pode acomodar maior tensão sem aumento da deformação. Consequentemente, uma lima de NiTi tem elasticidade transformacional, também conhecida como *pseudoelasticidade*, ou a capacidade de retornar a seu formato original depois de ser deformada (ver Figura 8.19B). Essa propriedade determina que os instrumentos de NiTi típicos sejam fabricados por usinagem e não por torção. Esta incorpora uma deformação plástica e é usada, por exemplo, para produzir limas K de aço inoxidável. Outra técnica de fabricação introduzida recentemente é a usinagem por descarga elétrica, que aparentemente não introduz defeitos na peça.[344]

Similar à aplicação das forças de deformação, as alterações da temperatura também resultam em mudança de fase (ver Figura 8.19A) de austenita para martensita e vice-versa.[190,282] Além disso, o tratamento térmico aplicado durante a produção do fio metálico bruto ou após a fabricação da lima podem ser usados para modificar suas propriedades e, mais importante ainda, sua flexibilidade.[172,399] Para os instrumentos endodônticos austeníticos, é esperada uma resposta elástica recuperável de até 7% (Figura 8.20). Entretanto, os instrumentos mais martensíticos terão uma menor faixa elástica e maior probabilidade de deformação plástica durante a utilização.[332,399]

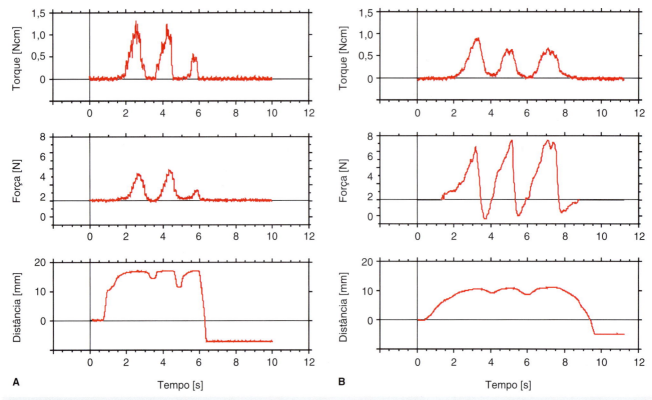

Figura 8.20 Fatores físicos (torque, força axial e profundidade de inserção) que afetam a instrumentação dos canais radiculares documentados com uma plataforma de teste de torque. **A.** Instrumento ProFile tamanho #45, conicidade 0,04 usado em um canal levemente curvo de um dente unirradicular, *step back* depois do preparo apical até o tamanho #40. **B.** Instrumento FlexMaster tamanho #35, conicidade 0,06 utilizado em um canal disto-vestibular curvo de um primeiro molar superior, *crown down* durante a fase inicial do preparo do canal.

Os instrumentos de NiTi podem apresentar imperfeições tais como marcas de usinagem, rebarbas ou ranhuras.[474] Alguns pesquisadores especularam que as fraturas de instrumentos de NiTi se originam de tais imperfeições superficiais.[13]

Irregularidades superficiais podem também proporcionar um reservatório para substâncias corrosivas – particularmente o hipoclorito de sódio (NaOCl). A corrosão do cloreto pode levar a micropites[372] e possivelmente à fratura subsequente em instrumentos de NiTi.[184] A imersão em várias soluções desinfetantes por períodos prolongados (p. ex., imersão durante a noite inteira) produziu corrosão dos instrumentos de NiTi e a subsequente diminuição da resistência à torsão.[304,424] Para os instrumentos ProTaper,[46] RaCe e ProFile[339], uma imersão por 2 horas também danificou a integridade da liga metálica.

Na maioria dos estudos, os procedimentos de esterilização não pareceram afetar negativamente a resistência à torção[199,407] ou a resistência à fadiga[71,198] da maioria dos instrumentos de NiTi: as ligas metálicas austeníticas[470] e martensíticas[81] comportam-se macroscopicamente de forma similar nesse aspecto. Alguns instrumentos de NiTi estão disponíveis na forma pré-esterilizada, o que elimina a necessidade de processar e esterilizar antes da utilização e proporcionam um fluxo de trabalho mais simples. Existe um debate vigente sobre o impacto dos outros aspectos da aplicação clínica sobre as propriedades mecânicas dos instrumentos rotatórios de NiTi. Muito provavelmente, a aplicação clínica leva a algumas alterações na liga metálica, potencialmente pelo encruamento.[12,224]

Outra estratégia para melhorar as características das limas é o eletropolimento. Foram testados os revestimentos da superfície e a implantação de íons. O eletropolimento é um processo que remove as irregularidades da superfície, tais como rebarbas e marcas das brocas. Acredita-se que ele melhore as propriedades do material, especificamente a resistência à fadiga e à corrosão. Entretanto, as evidências de ambas as alegações são contraditórias. Um estudo[19] detectou uma extensão da resistência à fadiga para os instrumentos eletropolidos, enquanto outros não encontraram melhoras na resistência à fadiga dos instrumentos eletropolidos.[70,195] Boessler et al.[54] sugeriram uma alteração no comportamento de corte com um aumento da carga torcional após o eletropolimento.

Talvez mais relevante que o tratamento superficial sejam as modificações da liga metálica básica, que alteram significativamente as propriedades do material em sua proporção atômica.[323] A primeira liga metálica comercializada para explorar essa propriedade foi a M-Wire (SportsWire, Langley, OK, EUA), sendo anunciada como mais resistente à fadiga, suportando torção similar.[220]

Mais recentemente, a maioria dos instrumentos vem sendo fabricada a partir de fios de NiTi padrão, que são então trabalhados por microfresagem e, por fim, submetidos a etapas específicas de recozimento e resfriamento.[331,399] Os instrumentos fabricados dessa maneira tendem a ser relativamente mais martensíticos em temperatura ambiente e, possivelmente, na temperatura corporal durante o tratamento do canal radicular, conforme definido por sua temperatura M_s (ver Figura 8.19A). Tipicamente, tais ligas metálicas termicamente tratadas são mais flexíveis[447] e apresentam maior resistência à fadiga.[332] Exemplos disso são as assim chamadas ligas metálicas tipo *gold* e *blue* (Dentsply Sirona, York, PA, EUA) ou as chamadas ligas metálicas de memória controlada usadas nos instrumentos Hyflex (Coltene Endo, Cuyahoga Falls, OH, EUA).

INSTRUMENTOS OPERADOS MANUALMENTE

As bandejas endodônticas contêm muitos itens familiares ao dentista generalista, mas certos instrumentos manuais são desenhados especificamente para os procedimentos endodônticos. Eles incluem instrumentos empregados para os procedimentos no interior do espaço pulpar – por exemplo, instrumentos manuais e impulsionados por motor para o preparo dos canais radiculares e instrumentos elétricos para a modelagem dos canais radiculares. Instrumento e dispositivos especiais para a obturação dos canais radiculares são selecionados para preencher os espaços dos canais preparados.

Instrumentos tipo K

Os instrumentos operados manualmente são chamados genericamente de *limas*. Definidas pela função, as limas são instrumentos que ampliam os canais com movimentos de introdução e retrocesso no sentido ápice-coroa.

As limas foram primeiramente produzidas em larga escala pela empresa Kerr Manufacturing Co. de Romulus, Michigan (EUA), no começo dos anos 1900 – isso deu-lhes o nome de limas tipo K (ou lima K). As limas K e os alargadores K eram fabricados pelo mesmo processo (ou seja, por torção de fios metálicos quadrados ou triangulares em torno de seu longo eixo; ver a Figura 8.17A). Três ou quatro superfícies planas equiláteras eram desgastadas em profundidades crescentes nas laterais de uma peça de metal, produzindo um formato cônico piramidal. O fio metálico era então estabilizado em uma extremidade, e a extremidade distal era girada para formar um instrumento em espiral. O número de lados e o número de espirais determinam se o instrumento está mais indicado para limagem ou alargamento. Em geral, uma configuração com três lados com menos espirais (p. ex., 16 a cada porção de trabalho de 16 mm) é usada para alargamento (ou seja, corte e alargamento dos canais com movimentos rotacionais). Uma lima tem mais hélices por unidade de comprimento (p. ex., 20) que um alargador, enquanto um formato com três lados é geralmente mais flexível que um com quatro lados.[381]

Instrumentos tipo K são úteis para a penetração e o alargamento dos canais radiculares. Em geral, uma cinemática de alargamento (ou seja, rotação constante da lima) causa menos transporte que uma cinemática de limagem (movimento translacional ou de "vai e vem").[153] *O transporte* no preparo dos canais radiculares pode ser definido em geral como o movimento que se afasta do eixo inicial do canal e é descrito em mais detalhes mais adiante neste capítulo.

As limas K de aço inoxidável podem ser pré-curvadas e esse procedimento sujeita a lima a uma tensão substancial e, portanto, deveria ser realizado cuidadosamente. A deformação permanente ocorre quando as hélices se tornam torcidas mais firmemente ou abertas mais amplamente (Figura 8.21). Quando tal deformação ocorre, um instrumento não deveria ser mais usado; a fratura da lima é provável de ocorrer durante os movimentos em sentido horário depois da deformação plástica.[395]

É interessante observar que, embora a força necessária para a fratura seja a mesma em ambas as direções de rotação,[244] a falha ocorre em uma direção anti-horária em metade do número de rotações necessárias para a fratura na direção horária. Portanto, os instrumentos tipo K deveriam ser operados mais cuidadosamente quando for aplicada pressão em uma direção anti-horária.

A análise transversal de uma lima K revela porque esse desenho permite a aplicação cuidadosa de movimentos de trabalho translacionais e rotacionais em sentidos horário e anti-horário: A seção transversal é simétrica, com ângulos de inclinação negativos, permitindo que a dentina seja cortada adequadamente em ambas as direções horária e anti-horária.

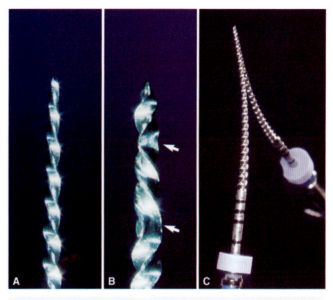

Figura 8.21 Deformação dos instrumentos endodônticos fabricados com liga de níquel-titânio. **A.** e **B.** Instrumentos ProFile intactos e com deformações plásticas (*setas* indicam áreas de deformação permanente). **C.** Instrumento ProFile colocado sobre um espelho para ilustrar o comportamento elástico.

Instrumentos tipo H

Os instrumentos tipo H, também conhecidos como limas Hedstrom (ver Figura 8.17B), são fresados a partir de peças arredondadas em aço inoxidável. Essas limas são muito eficientes para os movimentos translacionais[381] devido a um ângulo de inclinação positivo e a uma lâmina com um ângulo de corte em vez de um ângulo de raspagem. Os movimentos rotacionais de trabalho são desencorajados, devido à possibilidade de fratura. As limas Hedstrom até o tamanho #25 podem ser usadas eficientemente para localizar os orifícios de entrada dos canais e, com movimentos de limagem adequados, para remover saliências. Da mesma forma, os canais ovais amplos podem ser instrumentados com as limas Hedstrom, bem como com os instrumentos rotatórios. Por outro lado, a limagem excessiva pode levar a um adelgaçamento considerável da parede radicular e a perfurações em fita (Figura 8.22).

Pré-curvar as limas Hedstrom resulta em pontos de maior concentração de tensão que os instrumentos tipo K. Tais áreas pré-tensionadas podem levar à propagação das rachaduras e, em última análise, à falha por fadiga.[182] Observe que, clinicamente, as fraturas por fadiga podem ocorrer sem sinais visíveis de deformação.

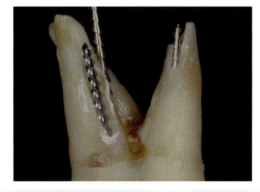

Figura 8.22 Resultado de uma manobra intempestiva no tratamento dos canais radiculares de um segundo molar superior, com limas calibrosas de aço inoxidável. Múltiplas perfurações em fita ocorreram, então, consequentemente, o dente teve que ser extraído.

As limas Hedstrom são produzidas por usinagem de uma hélice contínua única formando uma peça cônica. A tecnologia de usinagem assistida por computador permitiu o desenvolvimento dos instrumentos tipo H com formas muito complexas. Como uma lima H geralmente tem bordas mais agudas que uma lima K, ela tem uma tendência para rosquear-se no canal durante a rotação, principalmente se as lâminas do instrumento forem quase paralelas. A conscientização da existência de forças de rosqueamento é importante para evitar a falha do instrumento, também no caso dos instrumentos rotatórios de NiTi.

Efetividade e desgaste dos instrumentos. A capacidade de um instrumento manual endodôntico cortar e limar a dentina é essencial. Contudo, não existem padrões para medir a efetividade de corte ou de limagem das limas endodônticas, nem foram estabelecidos requisitos claros para a resistência ao desgaste. Em qualquer estudo da efetividade de um instrumento, dois fatores devem ser investigados: (1) efetividade no corte ou fragmentação da dentina solta e (2) efetividade na usinagem da dentina.

Foram feitas tentativas de avaliar a efetividade de um instrumento quando utilizado com movimentos lineares,[383] e esses estudos demonstraram que os instrumentos podem diferir significativamente, não apenas quando se comparam marcas e tipos, mas também dentro de uma mesma marca ou tipo. Para limas K, a efetividade varia de 2 a 12 vezes entre as limas de mesma marca. Essa variação para as limas Hedstrom é maior, variando de 2,5 a mais de 50 vezes.[436]

Durante o preparo do canal, a lâmina inclinada da lima corta e retira a dentina que se acumula nos sulcos entre as lâminas. Quanto mais profundo e maior for esse espaço, mais longo pode ser o movimento antes do instrumento ficar se movimentando sobre seus próprios resíduos, tornando-se ineficaz. Essas variações no desenho e o ângulo de inclinação das lâminas determinam a efetividade de uma lima Hedstrom. Das limas híbridas, a lima K-Flex (Kavo Kerr Endo, Orange, CA, EUA) tem propriedades similares às das limas K. A lima Flex-R (Integra Miltex, Plainsboro, NJ, EUA), que é um instrumento de desgaste com uma seção transversal triangular similar à da lima K, lembra mais de perto uma lima Hedstrom em suas variações no comportamento de corte. Ela também é mais efetiva na remoção de substrato que as limas K, mas não consegue se equiparar à capacidade das limas H de instrumentar a dentina radicular.[436]

Instrumentos farpados

Os instrumentos farpados (Figura 8.23) são produzidos em uma variedade de tamanhos e códigos de cores. Eles são fabricados por cortes de rebarbas agudas anguladas coronariamente em peças de fio metálico. O uso pretendido dos instrumentos farpados é remover a polpa com vitalidade dos canais radiculares, e, nos casos de inflamação leve e um espaço do canal amplo, eles atuam bem para seccionar a polpa ao nível das constrições como um todo. A utilização de instrumentos farpados vem declinando desde o advento dos instrumentos rotatórios em NiTi, mas ocasionalmente seu uso pode ser útil para agilizar os procedimentos de emergência (ver Capítulo 19) e para remover materiais (p. ex., bolinhas de algodão ou cones absorventes) dos canais radiculares.

INSTRUMENTOS DE BAIXA ROTAÇÃO MOVIDOS A MOTOR

Brocas

Brocas especializadas estão disponíveis para as cavidades de acesso endodônticas. Essas brocas são usadas tanto em peças de mão de alta quanto de baixa rotação e são fabricadas em aço inoxidável. (O preparo da cavidade de acesso e os materiais utilizados são descritos em detalhes no Capítulo 7.)

Brocas de Gates-Glidden

As brocas de Gates-Glidden (GG) (Figura 8.24) vêm sendo usadas há quase 150 anos sem alterações significativas no desenho. As brocas GG tipicamente são usadas para ampliar áreas do canal na porção coronária.[107] Quando mal utilizadas, as brocas GG podem reduzir drasticamente a espessura das paredes radiculares.[155,213]

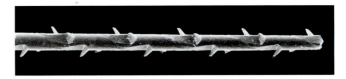

Figura 8.23 Fotomicrografia eletrônica de varredura de um instrumento farpado. (Cortesia de Moyco Union Broach, York, PA, EUA.)

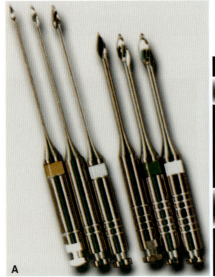
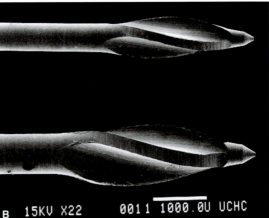

Figura 8.24 Várias brocas de Gates-Glidden (GG) fabricadas em aço inoxidável (**A**) e fotomicrografia eletrônica de varredura (**B**, ponta ativa). (*A*, reproduzida de Johnson WT: *Color atlas of endodontics*, St Louis, 2002, Saunders.)

Os instrumentos GG estão disponíveis em seis tamanhos e em vários comprimentos, produzidos por diversos fabricantes. Cada instrumento tem um cabo longo e delgado, com paredes paralelas e uma cabeça de corte curta e oval, com pontas de segurança (ver Figura 8.24B); essas brocas com diâmetros da ponta de 0,5 a 1,1 mm são produzidas nas variedades de aço inoxidável e de NiTi. Devido a seu desenho e propriedades físicas,[62] as brocas GG são instrumentos de corte lateral; elas podem ser usadas para cortar a dentina conforme são retiradas do canal (ou seja, em um movimento para fora) e deveriam ser usadas somente nas porções retas de um canal radicular.[456]

Duas sequências de procedimentos foram propostas: com a técnica *step down*, o clínico começa com uma broca grande e progride para brocas menores; por outro lado, com a técnica *step back*, o clínico inicia com uma broca pequena e progride para as maiores. Ambas as técnicas abrem de forma eficiente os orifícios de entrada dos canais e atuam melhor quando os canais saem da cavidade de acesso sem angulações intensas.

Quando utilizados adequadamente, os instrumentos GG são ferramentas de custo acessível, seguras e clinicamente benéficas. Entretanto, a pressão excessiva em altas velocidades, um ângulo de inserção incorreto e o uso de instrumentos GG para desgaste exagerado dos canais têm resultado em inconvenientes, tais como uma perfuração em fita.

Alargadores de Peeso e brocas similares

Os alargadores de Peeso e outras brocas ocasionalmente são usados no preparo do canal radicular para a ampliação cervical ou durante o pós-preparo. Nesse ponto, essas brocas são fabricadas principalmente em aço inoxidável e comumente a partir de peças fresadas. As brocas de Peeso estão disponíveis com pontas não cortantes e cortantes, mas deveriam ser usadas com cautela, para evitar o desgaste excessivo e o adelgaçamento das paredes dentinárias radiculares.[8] Os materiais e os procedimentos clínicos para criar um espaço para a colocação de núcleo estão descritos no Capítulo 23.

INSTRUMENTOS MOVIDOS A MOTOR PARA O PREPARO DO CANAL

Tipos de instrumentos

Os instrumentos impulsionados por motor para o preparo dos canais radiculares, que são confeccionados em aço inoxidável, estão em utilização há mais de meio século – principalmente nas primeiras décadas, em peças de mão que possibilitavam os movimentos reciprocantes (movimentos em sentido horário e em sentido anti-horário, alternados). Os dois problemas principais com esse tipo de instrumento foram o transporte do canal e a fratura da lima. Isso mudou com o advento dos instrumentos rotatórios de NiTi no início dos anos 1990; a liga metálica muito mais flexível permitia a rotação contínua e reduzia tanto os erros de preparo do canal quanto a incidência de fraturas do instrumento, em comparação com as técnicas movidas a motor mais antigas.

Atualmente, mais de 100 tipos de sistemas de instrumentos rotatórios são comercializados e outros continuam sendo desenvolvidos.[148] Os instrumentos variam muito em termos de desenho, liga metálica usada e movimentos de corte recomendados (Tabela 8.1). Várias funcionalidades acopladas podem ajudar a prevenir os erros de procedimento, aumentar a eficiência e melhorar a qualidade da modelagem do canal. Por exemplo, uma ponta piloto mais longa pode guiar o instrumento e ajudá-lo a manter-se centralizado no longo eixo do canal.

Outra direção de desenvolvimento dos instrumentos é a prevenção das fraturas das limas (Figura 8.25). Existem várias maneiras de modificar um instrumento, para torná-lo menos provável de fraturar – por exemplo, aumentar o diâmetro do núcleo irá aumentar a resistência à torção. Outra abordagem é o uso de um motor com limitação de torque (ver mais adiante). Alternativamente, a porção ativa das hélices da lima com uma conicidade zero ou quase paralela pode ser conseguida para os canais curvos, de modo que a porção apical do canal possa ser ampliada sem as tensões indesejadas da lima e sem a compressão dos resíduos. Mudar da rotação contínua para o movimento reciprocante, quando se aplicam instrumentos rotatórios de NiTi, tem sido uma medida bem-sucedida na prevenção de aparafusamentos e de fraturas do instrumento, em geral. Outra linha de desenvolvimento dos instrumentos é melhorar a modelagem e sua relação com o contato com as paredes dos canais radiculares circunferenciais, também descrito como modelagem de conformidade. Um exemplo dessa estratégia é uma lima fabricada a partir de um tubo oco flexível e expansível de NiTi, a assim chamada Lima Autoajustável (SAF; ReDent-Nova, Raanana, Israel) (Figura 8.26).

Mais recentemente, um formato em S foi proposto a um instrumento rotatório flexível em NiTi. Essa estratégia proporciona um envelope de movimentação adaptável, maior, ao mesmo tempo que mantém limitado o diâmetro máximo da parte ativa (TRUShape, Dentsply Sirona; XP Shaper, Brasseler, Savannah, GA, EUA). As limas comercializadas variam enormemente em termos de suas características de desenho específicas, tais como tamanhos das pontas, conicidade, seção transversal, ângulo helicoidal e *pitch* (ver Figura 8.13). Alguns dos sistemas anteriores foram retirados do mercado ou relegados a papéis menores.

A maioria dos instrumentos descritos na seção seguinte é fabricada por processos de usinagem multiaxial ou microfresagem, embora alguns sejam produzidos por condicionamento com *laser* e ainda por deformação plástica sob processos específicos de aquecimento e resfriamento ou usinagem por descarga elétrica.

Muitas variáveis e propriedades físicas influenciam o desempenho clínico dos instrumentos rotatórios de NiTi.[239,329,393,449] A prática clínica produziu muito do que se sabe sobre os instrumentos de NiTi, incluindo os motivos para a fratura do instrumento e a aplicação de sequências específicas deste; os instrumentos rotatórios de NiTi reduziram substancialmente a incidência de erros relevantes na modelagem do canal.[89]

A Tabela 8.1 e as seções seguintes descrevem os grupos de instrumentos mais amplamente utilizados para o preparo dos canais radiculares neste momento. Estratégias clínicas típicas aplicam-se a todos os instrumentos rotatórios de NiTi de um determinado desenho ou marca. Entretanto, três grupos de desenho serão analisados separadamente a seguir: grupo I, instrumentos projetados para preparo passivo; grupo II, instrumentos rotatórios projetados para corte ativo; e grupo III, desenhos únicos que não se enquadram nos grupos I e II.

Grupo I: preparo passivo; presença de guias radiais. Os primeiros instrumentos rotatórios comercialmente bem-sucedidos foram ProFile (Dentsply Sirona), Lightspeed (comercializado em sua forma atual pela Kavo Kerr, Orange, CA, EUA) e os instrumentos rotatórios GT (Dentsply Sirona), e têm em

Tabela 8.1 Instrumentos agrupados de acordo com seu modo de corte e detalhes do fabricante.

Grupo	Potencial de alargamento	Erros de preparo	Resistência à fratura	Desempenho clínico
I: ProFile,[1] ProSystem GT, GTX,[1] Quantec,[2] Pow-R,[3] Guidance,[4] K3[2] LightSpeed var.*[2]	+, Dependendo dos tamanhos, frequentemente é bastante trabalhoso	++, Baixa incidência, geralmente 1< 50 μm de transporte do canal	±, Fadiga +, Carga torcional, dependendo do sistema	++, Bom, dependendo das condições do tratamento. Nenhuma diferença entre os instrumentos mostrados até o momento, exceto para clínicos com pouca experiência, que têm um desempenho melhor com instrumentos com guias radiais
II: ProTaper var.,[1] RaCe,[5] Hero 642,[6] FlexMaster,[7] Mtwo,*[7] Sequence,**[8] Alfa[9]... ProFile Vortex[1] Twisted File[1]	±, Bom com o uso de técnicas híbridas	±, Globalmente, requer mais da capacidade dos clínicos	1, Fadiga ±, Carga torcional, dependendo da conicidade, manipulação	
III: EndoEZE AET[10], WaveOne,[1] Reciproc[7] OneShape[6] SAF, TRUShape,[1] TruNatomy,[1] XP-Shaper,[8] XP-Finisher[8]	Limitado	Varia EndoEZE AET – WaveOne, Reciproc+	Varia +, com WaveOne, Reciproc	Varia

O Grupo I consiste em instrumentos com guia radial, com ação de limagem. Os instrumentos do Grupo II são aqueles com seção transversal triangular e ação de corte, enquanto o Grupo III é composto de instrumentos atípicos, com aspectos incomuns quanto à geometria, movimentos ou sequência

Fabricantes:
[1] Dentsply TSirona, York, PA, EUA/Dentsply Maillefer, Ballaigues Suíça.
[2] Analytic Endodontics, Orange, CA, EUA/SKavo Kerr, Orange, CA, EUA.
[3] Moyco Union Broach, York, PA, EUA.
[4] Guidance Endo, Albuquerque, NM, EUA.
[5] FKG, La Chaux-de-Fonds, Suíça.
[6] MicroMega, Besançon, França.
[7] VDW, Munich, Alemanha**, originalmente de Sweden & Martina, Padova, Itália.
[8] Brasseler USA, Savannah, GA, EUA*, instrumentos fabricados pela FKG.
[9] Brasseler, Lemgo, Alemanha.
[10] Ultradent, South Jordan, UT, EUA.

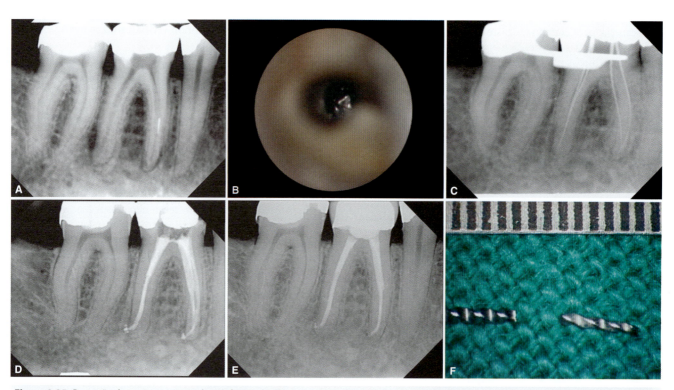

Figura 8.25 Remoção de um instrumento de NiTi fraturado de um canal mesiolingual de um molar inferior. **A.** Fragmento localizado no terço médio da raiz. **B.** Aspecto clínico do fragmento depois do alargamento do terço coronário do canal radicular com brocas de Gates-Glidden modificadas, visualizadas em um microscópio operatório (×25). **C.** Radiografia obtida depois da remoção do fragmento; quatro limas manuais foram introduzidas nos canais. **D.** Radiografia final mostrando leve ampliação do terço coronário do canal mesiolingual e sistemas de canais completamente obturados. Uma coroa total foi instalada imediatamente depois da obturação. **E.** Radiografia de reavaliação 5 anos depois da obturação, mostrando os tecidos perirradiculares saudáveis. **F.** O fragmento removido e a lima fraturada (a gradação da régua é de 0,5 mm).

Capítulo 8 • Limpeza e Modelagem do Sistema de Canais Radiculares 249

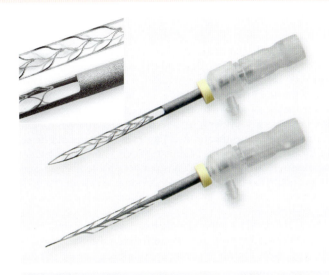

Figura 8.26 O instrumento SAF. O instrumento é fabricado como um cilindro oco, reticulado de NiTi, que é comprimido quando introduzido no canal radicular e se adapta à seção transversal do canal. Ele é acoplado a uma peça de mão vibratória. A irrigação contínua é aplicada por meio de um conector especial na lateral da haste do instrumento. (Cortesia de ReDent-Nova, Raanana, Israel.) A imagem em detalhe mostra a superfície abrasiva do instrumento.

comum uma seção transversal com as assim chamadas guias radiais (Figura 8.27, seta vermelha). Elas são criadas por três escavações arredondadas, também conhecidas pelo formato de letra U. O desenho da ponta do instrumento e também a superfície lateral da lima (guia radial) conduzem a lima, conforme ela progride apicalmente. Isso torna os instrumentos rotatórios listados no grupo I bastante seguros com relação aos erros de preparo. Por outro lado, isso resulta em uma ação de ampliação, mais que de corte da dentina, e isso os torna menos eficientes. Além disso, a *smear layer* produzida com os instrumentos rotatórios com guia radial é diferente em consistência e quantidade, se comparada com os resíduos e a *smear layer* criados pelos instrumentos de corte.[318]

LightSpeed. A lima LightSpeed, desenvolvida pelos Drs. Steve Senia e William Wildey no início dos anos 1990, mais tarde conhecida como *LS1*, foi introduzida como um instrumento com uma haste não cortante delgada e uma área ativa curta. Os mesmos princípios de desenho aplicam-se ao instrumento LSX comercializado subsequentemente (Kavo Kerr), não fabricado por fresagem, mas por um processo de estampagem. Um conjunto completo consiste em 25 instrumentos LightSpeed LS1 nos tamanhos #20 a #100, incluindo tamanhos meio ponto (p. ex., #22,5; #27,5); o LSX não tem tamanhos meio ponto e um conjunto que inclui tamanhos #20 a #80.

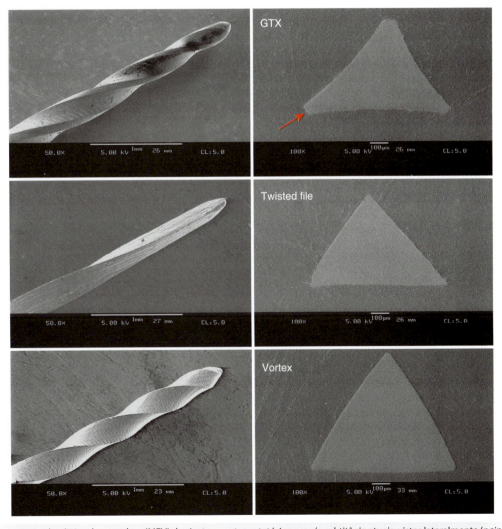

Figura 8.27 Microscopia eletrônica de varredura (MEV) dos instrumentos rotatórios em níquel-titânio atuais, vistos lateralmente (*painel esquerdo*, ×50) e em secções transversais (*painel direito*, ×100). Observar a seção transversal das guias radiais do instrumento *GTX* (*seta vermelha*).

ProFile. O sistema ProFile (Dentsply Sirona) foi introduzido pelo Dr. Ben Johnson, em 1994. Os instrumentos ProFile têm maior conicidade, em comparação com os instrumentos manuais convencionais. As pontas dos instrumentos rotatórios ProFile Série 29 originais têm uma proporção constante de aumentos no diâmetro (29%). Mais tarde, uma série ProFile com pontas de tamanho ISO (Dentsply Maillefer, Ballaigues, Suíça) foi desenvolvida e comercializada na Europa.

As secções transversais de um instrumento ProFile mostram um desenho em formato de letra U, com guias radiais (Figura 8.28) e um núcleo central paralelo. As vistas laterais mostram um ângulo helicoidal de 20°, um *pitch* constante e as pontas não cortantes em formato de bala (ver Figura 8.12). Com um ângulo de inclinação levemente negativo, essa configuração facilita uma ação de alargamento sobre a dentina, mais que de corte. Os instrumentos ProFile produziram a modelagem dos canais, sem erros de preparo importantes, em diversas pesquisas *in vitro*.[66,67,451,452]

Limas GT e GTX. O Instrumento Greater Taper, ou lima GT, foi introduzido pelo Dr. Steve Buchanan em 1994. Este instrumento incorpora um desenho transversal de guias radiais e era comercializado com o nome de ProFile GT (Dentsply Sirona). Os instrumentos estavam disponíveis em quatro conicidades (0,06; 0,08; 0,10 e 0,12), e o diâmetro máximo da parte ativa era 1 mm. O desenho limitava o diâmetro máximo do cabo e reduzia o comprimento das hélices cortantes, com maior conicidade. Os instrumentos tinham um *pitch* variável e um número crescente de hélices, em progressão até a ponta; o diâmetro apical do instrumento era 0,2 mm.

K3. Em uma sequência de desenvolvimentos no desenho dos instrumentos, realizada por seu inventor, o Dr. McSpadden, as limas Quantec 2000 foram seguidas pela Quantec SC, a Quantec LX e o sistema K3 atual (todas fabricadas pela Kavo Kerr Endo). A K3, similar aos instrumentos ProFile, inclui instrumentos com conicidade 0,02; 0,04 e 0,06. A diferença mais evidente entre os modelos Quantec e K3 é o desenho transversal único do K3: um ângulo de inclinação levemente positivo para uma maior eficiência de corte, guias radiais largas e alívio das lâminas periféricas, para reduzir o atrito. Diferentemente da Quantec, uma lima com duas hélices, a K3 apresenta uma terceira guia radial para ajudar a prevenir o rosqueamento. A K3 apresenta uma ponta de segurança arredondada, mas a lima tem cerca de 4 mm a menos de comprimento que outras limas (embora ela tenha o mesmo comprimento das hélices de corte), devido a seu assim chamado cabo Axxess. Os instrumentos são codificados pela cor do anel e pelo número.

Na face lateral, a K3 tem um *pitch* variável e um diâmetro do núcleo também variável, que lhe conferem resistência apical. A fabricação desse desenho tão complexo pode resultar em algumas raspas de metal.

Resumo. Os instrumentos rotatórios com guias radiais são considerados muito seguros, mesmo quando acidentalmente são direcionados para além dos limites dos canais radiculares. A resistência à fratura por cargas torcionais e cíclicas varia dependendo do desenho específico do instrumento. A eficácia limitada do corte dessas limas foi percebida como uma desvantagem, sendo o motivo para sua participação no mercado ter diminuído.[50] Entretanto, seu registro evolutivo na clínica e nas pesquisas continua apoiando o uso dos instrumentos rotatórios listados no grupo I.

Grupo II: corte ativo; seção triangular. Os instrumentos rotatórios no grupo II têm todos um desenho com hélices de corte mais ativas e têm a maior presença no mercado. As guias radiais estão ausentes (ver Figura 8.13), e esse fato resulta em uma maior eficiência de corte. Isso traduz-se em um maior potencial para os erros de preparo, em especial quando o instrumento é levado através do forame apical, perdendo assim a condução proporcionada pela ponta não cortante.

ProTaper universal, gold. O sistema ProTaper originalmente compreende seis instrumentos: três limas de modelagem e três limas de acabamento. Esse conjunto agora é complementado por duas limas de acabamento maiores e um conjunto separado de três instrumentos rotatórios para retratamento. Os instrumentos ProTaper foram projetados pelos Drs. Cliff Ruddle, John West e Pierre Machtou. Nas secções transversais, a ProTaper mostra um triângulo convexo, com bordas cortantes afiadas e sem guias radiais. A seção transversal das limas de acabamento F3, F4 e F5 é levemente aliviada, para ter maior flexibilidade. As três limas de modelagem têm conicidades que aumentam coronariamente, e o padrão reverso é observado nas cinco limas de acabamento.

As limas de modelagem #1 e 2 têm diâmetros da ponta de 0,185 e 0,2 mm, respectivamente, lâminas cortantes com 14 mm de comprimento e pontas parcialmente ativas. As limas de acabamento (F1 a F5) têm diâmetros da ponta de 0,2; 0,25; 0,3; 0,4 e 0,5 mm, respectivamente, entre D_0 e D_3, e as conicidades apicais são 0,07; 0,08; 0,09; 0,05 e 0,04, respectivamente. As limas de acabamento possuem pontas não cortantes arredondadas.

Dois aspectos do manejo foram enfatizados para os instrumentos ProTaper. O primeiro é o preparo de um *glide path*, seja manualmente[321] ou com instrumentos rotatórios especiais.[47] Uma ampliação até um tamanho próximo ao das pontas dos instrumentos rotatórios subsequentes, pelo menos maiores que o diâmetro do núcleo da lima, previne a fratura e permite a avaliação do tamanho do canal.[321] Isso significa que um *glide path* deveria

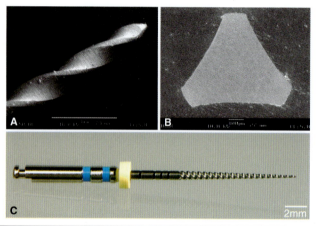

Número de instrumentos/conj.	Tamanho das pontas	Aumento de tamanho	rpm (recomendado)	Comprimentos
Orifice Shapers: 6	20–80	10; a partir de 60: 20	150–350, pressão apical suave, torque até a fratura e torque de trabalho dependente do tamanho do instrumento	19 mm
ProFile 0,06: 6	15–40	5		21 mm, 25 mm, alguns 31 mm
ProFile 0,04: 9	15–90	5; a partir de #45: 15; a partir de #60: 30		
ProFile 0,02: 6	15–45	5		21 mm, 25 mm
Profile Série 29	13–100	Varia, 29%		

Figura 8.28 Características do desenho de um instrumento ProFile. **A.** Vista lateral (microscopia eletrônica de varredura [MEV], ×50). **B.** Seção transversal (MEV, ×200). **C.** Vista lateral. **D.** Especificações do desenho.

corresponder a um tamanho #15 ou #20. O preparo de um *glide path* atualmente é recomendado para a maioria dos instrumentos de NiTi.

A segunda recomendação específica para o uso do ProTaper é a utilização de um movimento de trabalho de "pincelamento" dirigido mais lateralmente. Tal movimento permite ao profissional direcionar coronariamente os instrumentos maiores, afastando-os das zonas de perigo, e neutralizar qualquer efeito de "aparafusamento".[53] Os movimentos de pincelamento devem ser aplicados criteriosamente e afastando-se da furca nos molares, para evitar o adelgaçamento da estrutura radicular.

Em um estudo usando blocos plásticos, as limas ProTaper criaram formatos aceitáveis mais rapidamente que os instrumentos rotatórios GT, ProFile e Quantec,[502] mas também criaram um pouco mais de aberrações. Um estudo utilizando microTC demonstrou que o instrumento ProTaper original criou formatos consistentes nos canais com constrição, sem erros de preparo evidentes, embora os canais amplos possam não estar preparados o suficiente com esse sistema.[338]

Uma versão mais recente, chamada ProTaper Next, foi introduzida em 2013. As pesquisas atuais sugerem que as propriedades mecânicas desses instrumentos, fabricados com M-Wire, sejam melhores que os dos ProTaper Universal.[23,121,322]

HERO 642, HERO Shaper. Vários sistemas no grupo II (ver Tabela 8.1) foram projetados com ângulos de inclinação positivos, que lhes conferem maior eficiência de corte. Os instrumentos HERO (MicroMega, Besançon, França) são um exemplo, a versão original era conhecida como *HERO 642* (o nome *HERO* é um acrônimo para *high elasticity in rotation* [alta elasticidade na rotação]); o nome foi agora modificado para HERO Shaper, com poucas diferenças aparentes no desenho do instrumento.

As secções transversais dos instrumentos HERO mostram geometrias similares àquelas de uma lima H, sem guias radiais. As conicidades de 0,02, 0,04 e 0,06 estão disponíveis nos tamanhos que vão de #20 até #45. Os instrumentos são relativamente flexíveis, mas mantêm uma distribuição homogênea da força nas áreas de corte.[460,461] Os instrumentos HERO têm um *pitch* progressivo das hélices e uma ponta passiva não cortante, similar à de outros sistemas rotatórios em NiTi. Os instrumentos são codificados pela cor do cabo.

RaCe, BioRaCe, BT RaCe. O Instrumento RaCe vem sendo fabricado desde 1999 pela FKG e posteriormente foi distribuído nos EUA pela Brasseler. O nome, *reamer with alternating cutting edges,* que significa alargador com lâminas de corte alternadas, descreve apenas uma das características do desenho desse instrumento. As imagens por microscopia óptica mostram as hélices e as hélices reversas alternando com áreas retas; esse desenho tem por objetivo reduzir a tendência dos instrumentos serem rosqueados nos canais radiculares. As secções transversais são triangulares ou quadradas para os instrumentos 0,02 com tamanhos de pontas #15 e #20. Os comprimentos das partes ativas variam de 9 a 16 mm.

A qualidade superficial dos instrumentos RaCe foi modificada por eletropolimento, e as duas limas maiores (tamanho #35, conicidade 0,08 e tamanho #40, conicidade 0,10) também estão disponíveis em aço inoxidável. As pontas são arredondadas e não cortantes, e os cabos dos instrumentos são codificados por cores e marcados com anéis usinados. Os instrumentos RaCe têm sido comercializados em vários pacotes, para abordar canais pequenos e grandes; recentemente são vendidos como BioRaCe, supostamente para permitir o preparo de tamanhos maiores, com ênfase na utilização de instrumentos cônicos 0,02. Uma nova variante, BT RaCe, foi introduzida recentemente e incorpora diferentes desenhos de pontas, bem como diferentes sequências.

Poucos resultados de experimentos *in vitro* comparando os sistemas rotatórios RaCe a outros sistemas rotatórios contemporâneos estão disponíveis;[384,385] canais em blocos de plástico e em dentes extraídos foram preparados pelo sistema RaCe com menos transporte que as limas ProTaper.[384] Em outro estudo, as limas ProTaper e RaCe tiveram desempenho similar, quando os canais foram preparados até um tamanho apical #30.[313] Assim como com qualquer sistema rotatório, esse instrumento pode ser incluído em uma técnica híbrida manual-rotatória. Os instrumentos BioRaCe prepararam canais em forma de S, em blocos plásticos (até o tamanho #40), de forma similar a das limas ProTaper e MTwo, mas superiores quando combinados com S-Apex.[56]

EndoSequence. O instrumento rotatório EndoSequence é produzido pela FKG na Suíça e comercializado nos EUA pela Brasseler. Esse instrumento possui o comprimento convencional das hélices de corte, 16 mm, e as conicidades maiores, 0,04 e 0,06, para ser usado com uma abordagem coroa-ápice. O desenho geral, incluindo as secções transversais e as conicidades disponíveis, é similar ao de muitos outros instrumentos. Entretanto, a fabricação afirma que um desenho longitudinal único chamado *pontos de contato em paredes alternadas* (ACP, do inglês *alternating wall contact points*) reduz a necessidade de torque e mantém a lima centralizada no canal. Também possui ângulos helicoidais variáveis comparativamente pequenos. Outra característica do desenho do EndoSequence é um tratamento eletroquímico depois da fabricação, similar ao dos instrumentos RaCe, resultando em uma superfície lisa e polida. Acredita-se que isso promova uma melhor resistência à fadiga; assim, uma velocidade rotacional de 600 rpm é recomendada para o EndoSequence.[231] A maioria dos resultados *in vitro*, contudo, sugere que o EndoSequence não seja superior a outros instrumentos em termos de resistência à fadiga cíclica.[195,243,353]

Twisted File. Em 2008, a SybronEndo, agora denominada Kavo Kerr Endo, apresentou o primeiro instrumento de NiTi fabricado por deformação plástica, um processo similar ao de torção que é usado para produzir as limas K de aço inoxidável: a Twisted File (TF). De acordo com o fabricante, um processo térmico permite a torção durante uma mudança de fase para assim chamada fase R do níquel-titânio. O instrumento atualmente está disponível com ponta de tamanho #25 a #50 e nas conicidades de 0,04 a 0,12.

Acredita-se que o processo de produção exclusivo resulte em propriedades físicas superiores; de fato, estudos anteriores sugeriram uma resistência à fadiga significativamente melhor quando TFs com conicidade 0,06, tamanho #25 foram comparadas com instrumentos K3 do mesmo tamanho que o instrumento GTX.[144] Além disso, como determinado pelos testes de curvatura, de acordo com a norma ISO para instrumentos manuais, 3630-1, as TFs de conicidade 0,06 tamanho #25 eram mais flexíveis que as ProFiles de mesmo tamanho.[143] Outros pesquisadores encontraram níveis similares para a resistência à fadiga entre as TFs e ProFiles de tamanhos similares.[243] Um avanço mais recente para as TFs é a utilização de um motor elétrico que permite diferentes movimentos do instrumento, tanto com rotação contínua quanto com movimento reciprocante, dependendo da situação clínica (TF Adaptive, Kavo Kerr).

ProFile Vortex. Os instrumentos ProFile Vortex são fabricados em NiTi. Duas versões estão disponíveis no mercado – uma feita de M-Wire e outra do assim chamado Blue Wire (Vortex Blue, que mostrou maior resistência à fadiga cíclica e aumento da resistência ao torque) –, elas possuem ângulos helicoidais variáveis para combater a tendência de os instrumentos sem guias radiais serem rosqueados no canal radicular. Recomenda-se que os instrumentos Vortex sejam utilizados a 500 rpm; velocidades de rotação mais altas resultam em menos torque gerado.[35] O preparo dos canais radiculares com a ProFile Vortex *in vitro* foi similar ao realizado com outros instrumentos rotatórios.[75,493] Os instrumentos Vortex estão disponíveis em tamanhos de #15 a #50 e em conicidades de 0,04 e 0,06.

MTwo. Esse instrumento foi introduzido no mercado europeu em 2004. Possui uma seção transversal com duas lâminas em formato de S. A estratégia original permitia três abordagens de modelagem distintas após a utilização de uma sequência básica com as pontas de tamanhos de #10 a #25, e conicidades variando de 0,04 a 0,06. A ampliação subsequente tinha por objetivo criar tamanhos apicais até #40 com conicidade 0,04, alternativamente até #25, conicidade 0,07 ou até os tamanhos apicais maiores com as assim chamadas limas apicais. O MTwo é um instrumento bem pesquisado e com eficiência de corte; clinicamente, ele é um exemplo para a assim chamada técnica do comprimento único. Os formatos dos canais radiculares com o MTwo são similares aos de outros instrumentos endodônticos contemporâneos, sejam em rotação ou em movimento reciprocante.[72]

Limas Edge. Uma seleção de instrumentos com desenhos que são similares aos de outros instrumentos, feitos primariamente a partir de ligas metálicas de NiTi termicamente tratadas, estão disponíveis sendo fabricadas pela Edge Endo (Albuquerque, NM, EUA). Existem comparativamente um número limitado de pesquisas disponíveis para as limas individuais, mas a vida prolongada antes da fadiga foi relatada para elas, pelo menos em temperatura ambiente.[22]

Resumo. A parcela de mercado para as limas rotatórias sem guias radiais continua a se expandir, devido à percepção de sua maior eficácia. A incidência global de erros de preparo clinicamente relevantes (ver mais adiante, para mais detalhes) parece ser baixa, apesar do corte mais agressivo feito pelos instrumentos sem guias radiais. As fraturas do instrumento continuam sendo uma preocupação, assim como a tendência de eles, girando continuamente, rosquearem ou perfurarem o canal, especificamente quando nos aproximamos do comprimento de trabalho (CT).

Grupo III, Instrumentos atípicos

WaveOne, Reciproc, gold, blue. Uma maneira de mitigar os problemas com a rotação contínua (p. ex., travamento, fratura por fadiga, aparafusamento) é substituir a rotação contínua por uma ação reciprocante. Um relato de casos[496] descreveu essa abordagem usando instrumentos ProTaper. Baseado nos experimentos que avaliam o ângulo rotacional máximo antes da deformação plástica para o instrumento selecionado, um ângulo progressivo de 144°, seguido por uma rotação reversa de 72°, foi recomendado.[496]

Subsequentemente, dois instrumentos especificamente desenhados para movimentação reciprocante foram lançados no mercado (WaveOne, Dentsply Sirona) e Reciproc (VDW, Munique, Alemanha, atualmente não disponíveis nos EUA). Os instrumentos WaveOne estão disponíveis em três tamanhos de pontas, #21, #25 e #40, com conicidades de 0,06 e 0,08. Os tamanhos correspondentes para o Reciproc são pontas de #25, #40 e #50, com conicidades de 0,08; 0,06 e 0,05; respectivamente. Ambos os instrumentos apresentam conicidades variáveis que vão ficando maiores em direção às pontas. A principal seção transversal da WaveOne é triangular, similar à do ProTaper, enquanto o Reciproc é um instrumento com duas hélices, com um desenho similar ao do MTwo (VDW).

Motores especiais são utilizados para ambos os sistemas, para gerar ação reciprocante com rotações alternadas em sentido anti-horário e em sentido horário de cerca de 150 a 170° e de 30 a 50°, respectivamente.[134]

Ambos os instrumentos são usinados com hélices inclinadas para a esquerda, portanto, a direção de corte para ambos é em sentido anti-horário. Um problema que pode ocorrer com esse desenho é o transporte dos resíduos de dentina para a área apical, em vez de serem movimentados coronariamente. Existem evidências contraditórias sobre esse fenômeno[73,110] *in vitro*. Clinicamente, a limpeza cuidadosa e frequente das lâminas cortantes com uma gaze umedecida é recomendada.

A capacidade de modelagem desses sistemas parece, de acordo com dados *in vitro* atuais, similar à dos sistemas de rotação contínua.[72,278,469]

Lima-autoajustável. A SAF (ReDent-Nova) representou uma abordagem completamente diferente, tanto em relação ao desenho do instrumento quanto no modo de operação.[280] Ela possui um desenho cilíndrico, oco com uma estrutura reticulada de NiTi com paredes delgadas exibindo uma superfície levemente abrasiva (ver Figura 8.26). Um *glide path* inicial até uma lima K #20 permite a inserção da lima SAF. Esta é operada com uma peça de mão que gera movimentos de vaivém (4.000 por minuto) e amplitudes de 0,4 mm.

Dados *in vitro* para esse sistema sugerem que, de fato, é feito maior contato com as paredes, em comparação com as limas rotatórias,[336] resultando em melhor desbridamento e eficácia antimicrobiana superior.[415] A qualidade da modelagem também se equipara à dos instrumentos rotatórios.[336]

TRUShape. Duas estratégias inovadoras surgiram recentemente com relação ao desenho das limas, ambas estão presentes no instrumento TRUShape (Dentsply Sirona): a assim chamada modelagem de conformidade e o diâmetro máximo limitado da parte ativa. O desenho longitudinal em formato demarcado de letra S permite que o TRUShape expanda e contraia durante a rotação, similar ao que foi descrito para a SAF, em uma tentativa de aumento do contato com as paredes. O TRUShape é comercializado nos tamanhos #20, #25, #30 e #40, todos com um diâmetro máximo da parte ativa de 0,8 mm, limitando assim a remoção da dentina coronária. Usadas em rotação contínua a 300 rpm, foi demonstrado que as limas TRUShape criam formatos adequados *in vitro* durante o preparo inicial dos canais radiculares nos molares[328] e pré-molares.[216] Especificamente, no retratamento dos canais radiculares, a capacidade das limas TRUShape criarem maior contato com as paredes dos canais tem atraído muita atenção.

Desenvolvimentos de desenhos adicionais levaram ao sistema TruNatomy (Dentsply Sirona), que inclui um instrumento de preparo cervical, o Orifice Modifier, um instrumento para *glide path*, o Glider, e três instrumentos de modelagem, bem como uma agulha de irrigação especial e cones de guta-percha compatíveis. O TruNatomy é operado a 500 rpm e 1,5 Ncm, e com movimentos suaves.

XP-Shaper, XP-Finisher. Um desenho similar é incorporado aos instrumentos XP-endo. Ambos têm curvaturas fortes no sentido longitudinal e uma conicidade pequena, de modo que o diâmetro máximo da parte ativa seja limitado. Os instrumentos são fabricados com uma liga de NiTi, que altera sua conformação na transição da temperatura ambiente para a temperatura corporal que, por sua vez, leva a certo grau de enriquecimento e a resultados específicos durante o preparo. O XP-Finisher é entendido como um dispositivo para melhorar a irrigação e é operado a cerca de 800 rpm. Relatos iniciais sugerem que a utilização do XP-Shaper resultou em um preparo aceitável do canal[28] e que a utilização do XP-Finisher proporcionou um desbridamento potencial similar ou melhor que aquele obtido com outras estratégias de modelagem e limpeza.[122]

Instrumentos de modelagem sônicos e ultrassônicos. Uma maneira alternativa de instrumentar os canais radiculares foi introduzida quando os clínicos se tornaram capazes de ativar as limas por energia ultrassônica eletromagnética. As unidades ultrassônicas piezoelétricas também estão disponíveis com esse propósito (Figura 8.29). Essas unidades ativam uma onda sinusoidal oscilatória na lima, com uma frequência de cerca de 30 kHz.

Dois tipos de unidades, ultrassônicas e sônicas, são comercializadas. Os dispositivos ultrassônicos, que operam entre 25 e 30 kHz, incluem o sistema magnetostritivo Cavi-Endo (Dentsply Caulk, Milford, DE, EUA), o ENAC piezoelétrico (Osada, Tóquio), o EMS Piezon Master 400 (Electro Medical Systems, Vallée de Joux, Suíça) e o P5 Neutron (Satelec, Merignac Cedex, França).

Os dispositivos sônicos, que operam de 2 a 3 kHz, incluem o Sonic AirMM 1500 (Micro Mega, Prodonta, Genebra, Suíça), o Megasonic 1400 (Megasonic Corp, House Springs, MO, EUA) e o Endostar (Syntex Dental Products, Valley Forge, PA, EUA).

O transdutor piezoelétrico transfere mais energia para a lima que o sistema magnetostritivo, tornando-o mais eficiente do ponto de vista de corte. A lima é um dispositivo ultrassônico que vibra em um modo que se assemelha a uma onda sinusoidal. Uma onda estacionária possui áreas com deslocamento máximo (ou seja, antinodos) e áreas sem qualquer deslocamento (ou seja, nodos). A ponta dos instrumentos exibe um antinodo. Caso esteja com uma potência excessiva, especialmente sem contato com a parede do canal, o instrumento pode fraturar, devido à vibração intensa. Portanto, as limas devem ser usadas somente por um curto período de tempo, devem permanecer passivas dentro do canal e a potência precisa ser controlada cuidadosamente. A frequência de fratura das limas usadas por mais de 10 minutos pode ser de até 10% e a fratura normalmente ocorre nos nódulos das vibrações.[9] Os dispositivos ultrassônicos têm sido relacionados a uma maior incidência de erros de preparo e à redução da espessura da parede radicular.[260,277,512]

Resumo. Atualmente, há um grande número de sistemas de NiTi no mercado, a Tabela 8.1 apresenta uma lista sistemática desses instrumentos e ilustra algumas das propriedades mais relevantes desses utensílios. A maioria dos sistemas incluídos na Tabela 8.1 tem limas com conicidades maiores que o 0,02 estipulado pela norma ISO, outras possuem conicidades variáveis, e há ainda as que têm formatos em conformidade com os canais e diâmetros máximos limitados da parte ativa. Existem diferenças na geometria das pontas com relação aos desenhos, secções transversais e processos de fabricação. Testes *in vitro* continuam identificando o efeito de desenhos específicos sobre a capacidade de modelagem e a resistência à fratura. Uma meta atraente é a instrumentação de uma área maior da superfície do canal, em um esforço para tornar o biofilme mais suscetível à desinfecção química subsequente. Ao mesmo tempo, os paradigmas da instrumentação que conserva mais dentina parecem desejáveis para promover a função a longo prazo.[154] Diferenças significativas nos resultados clínicos com relação às diversas variações no desenho específico ainda precisam ser confirmadas.

Motores

Os motores para instrumentos rotatórios tornaram-se mais sofisticados desde que foram lançados os elétricos simples da primeira geração no início dos anos 1990 (Figura 8.30A). Os motores elétricos com redução da rotação são mais adequados para os sistemas rotatórios em NiTi, têm um nível de rotação por minuto e um torque constante. Eles também podem ser programados para fornecer padrões de rotação alternativos – por exemplo, reciprocante com ângulos de rotação livremente selecionáveis.[134] Os motores elétricos frequentemente possuem configurações prévias para rotação (rpm) e torque, sendo capazes de gerar torques muito mais altos que aqueles necessários para fraturar as pontas. Alguns autores acreditam que os motores controlados por torque (ver Figura 8.30B–D) aumentam a segurança operacional.[142] Outros autores sugeriram que tais motores podem beneficiar principalmente os clínicos inexperientes.[499] Esses utensílios provavelmente não reduzem o risco de fratura causada por fadiga cíclica, e, mesmo se o torque estiver abaixo da carga de fratura em D_3, uma fratura em um diâmetro menor (D_2) ainda é possível.

Para complicar ainda mais o tema, existe um diferencial entre o torque na fratura em D_3 e o torque de trabalho necessário para operar um instrumento efetivamente (Figura 8.31 e Boxe 8.2).[52,329,376] Em muitos casos, o torque de trabalho é maior que o necessário para fraturar a ponta do instrumento.

Esse diferencial entre o torque de trabalho e a carga para fratura da ponta é especialmente grande com limas com uma conicidade igual ou maior que 0,06. Portanto, essas limas chegam a ser ineficientes na maioria dos motores controlados por torque. Alguns motores atuais oferecem funcionalidades controladas por microprocessador. Por exemplo, informações sobre o instrumento específico que está sendo usado, tais como as pré-configurações e o histórico de uso, bem como a conectividade adicional, por exemplo, um localizador apical.

Alguns motores têm localizadores apicais acoplados (ver Figura 8.30D). Esse tipo de engenharia pode ser programada para cessar um instrumento rotatório quando o CT for alcançado ou entrar em rotação reversa. Alterações similares no movimento podem ocorrer de um modo adaptativo, dependendo da carga torcional a que o instrumento é submetido nos canais radiculares. O motor TF Adaptive (Kerr Endo) é um exemplo dessa tecnologia avançada.

Alguns dos fatores, além do motor em si, que podem influenciar a incidência de fraturas nos instrumentos rotatórios de NiTi movidos por motor são a lubrificação, a movimentação específica do instrumento e a velocidade de rotação. Não é demais enfatizar que os instrumentos rotatórios de NiTi somente deveriam ser usados em canais que tenham sido totalmente preenchidos com substâncias de irrigação. Embora, no passado, lubrificantes, tais como RC-Prep (Premier, Norristown, PA) e Glyde (Dentsply Maillefer), tenham sido recomendados, atualmente, seu benefício parece estar restrito aos blocos plásticos,[18] e não podem ser demonstrados quando os instrumentos rotatórios entram em contato com as superfícies de dentina. Muito pelo contrário, os dados experimentais sugerem que a utilização de lubrificantes em gel não seja capaz de reduzir os valores do torque durante o preparo simulado dos canais.[55,330] Por fim, devido às interações

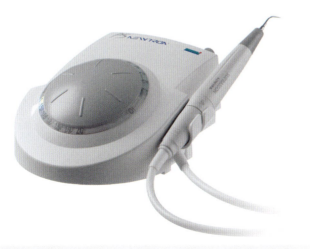

Figura 8.29 Exemplo de uma unidade ultrassônica (ponta ultrassônica piezoelétrica Newtron P5). (Cortesia de Satelec, Merignac Cedex, França.)

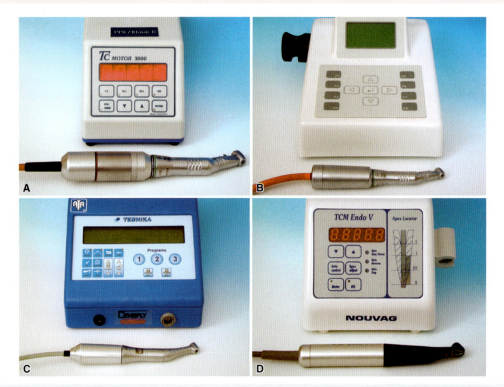

Figura 8.30 Exemplos de motores usados com instrumentos endodônticos rotatórios de níquel-titânio. **A.** Motor de primeira geração, sem controle de torque. **B.** Motor de segunda geração totalmente controlado por meio eletrônico, com limitador de torque sensível. **C.** Motor controlado por torque simples, usado frequentemente. **D.** Motor de uma geração mais recente, com localizador apical embutido e controle do torque.

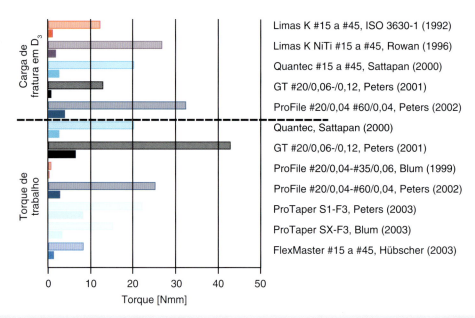

Figura 8.31 Diagrama comparando as cargas de fratura em D_3 (*seção superior do gráfico*) para torques ocorrendo durante o preparo dos canais radiculares (*seção inferior do gráfico*). As colunas sólidas representam a maior lima em cada conjunto, e as colunas vazadas mostram as pontuações da lima mais frágil (ver texto e Boxe 8.3, para saber mais detalhes).

Boxe 8.2 Fratura do instrumento com carga torcional (fator de MacSpadden).

Para as pontas dos instrumentos rotatórios, a suscetibilidade à fratura é estabelecida pelo quociente de torque necessário para a fratura, dividido pelo torque de trabalho. Em termos simples, quanto maior for esse valor, mais seguro será o instrumento.

químicas entre o NaOCl e o ácido etilenodiamina tetra-acético (EDTA),[164] substâncias de irrigação alternativas e a utilização de lubrificantes contendo EDTA podem até mesmo ser contraproducentes. Detalhes relacionados às interações da solução de irrigação são descritos mais adiante neste capítulo.

Para a movimentação dos instrumentos, alguns fabricantes recomendam um movimento tipo bicadas, para cima e para baixo. Isso não apenas previne a introdução da lima; mas também acredita-se que distribua as tensões, afastando-as da ponta de máxima flexão do instrumento, onde a falha por fadiga provavelmente iria ocorrer.[250,348] Entretanto, esses movimentos de introdução e retrocesso não melhoram significativamente a durabilidade de instrumentos rotatórios GT ou ProFile tamanho 0,04 girados em torno de um cilindro de raio 5 mm com uma curvatura de 90°.[329,333] Além disso, foram observadas grandes variações nos comprimentos dos segmentos fraturados.[203,462] Isso sugere que as fraturas dúcteis podem se originar em pontos das imperfeições superficiais. As limas fabricadas com ligas metálicas mais martensíticas tendem a trabalhar melhor com movimentos de pinceladas ou de varredura mais longos. A noção de "pincelamento" não está diretamente relacionada a um movimento de pincel de pintura, pois isso poderia predispor uma lima a ficar recurvada e sua subsequente fadiga.[346] Em vez disso, deve ser considerado como uma movimentação contra a parede, afastando-se da zona de perigo – a curvatura interna de uma raiz curva. Especificamente, as limas altamente martensíticas podem se beneficiar com uma configuração com movimentos de pinceladas suaves, de baixo impacto, com baixo torque.

A velocidade rotacional pode influenciar a deformação do instrumento e sua fratura. Alguns estudos indicam que os instrumentos ProFile com diâmetros de ponta segundo a norma ISO tiveram fracasso mais frequentemente em velocidades rotacionais mais altas,[117] enquanto outros estudos não observaram a velocidade como sendo um fator.[222] Para o Vortex, 300 rpm e 400 rpm pareceram reduzir a força e o torque gerados; essa rpm mais alta não resultou em um aumento nas fraturas dos instrumentos *in vitro*.[35] Como mencionado antes, existe uma tendência para a utilização de velocidades rotacionais mais altas e torques comparativamente baixos – por exemplo, para os instrumentos XP-Shaper e BioRace (Brasseler) e para TruNatomy (Dentsply Sirona).[28]

Os clínicos devem compreender totalmente os fatores que controlam as forças exercidas pelos instrumentos de NiTi com rotação contínua (Boxe 8.3). Para minimizar as fraturas e prevenir o travamento, os instrumentos rotatórios movidos a motor não devem ser forçados em uma direção apical. Da mesma forma, as curvaturas apicais agudas limitam a utilização de instrumentos com maiores conicidades, por conta do risco de fadiga cíclica. A incidência de fratura do instrumento pode ser reduzida para um mínimo absoluto se os clínicos utilizarem dados de estudos de tensão e torque bem desenhados. Estratégias de procedimentos apropriadas, tais como realizar um *glide path* adequado, ter um conhecimento detalhado das estruturas anatômicas, evitar as configurações extremas do canal e seguir as sequências de instrumentação específicas podem também melhorar os resultados da modelagem.

Certos procedimentos evoluíram para a remoção dos instrumentos fraturados dos canais radiculares (ver Figura 8.25); eles são discutidos em detalhes em outros pontos deste livro (ver Capítulo 19). A maior parte desses métodos requer a utilização de equipamentos adicionais, tais como um microscópio operatório e unidades ultrassônicas. Entretanto, a melhor maneira de lidar com a fratura dos instrumentos é a sua prevenção. Uma compreensão da anatomia do sistema de canais radiculares, com um planejamento claro para a seleção, sequenciamento e utilização dos instrumentos de modelagem, pode certamente prevenir os inconvenientes durante os procedimentos.

Etapas da limpeza e modelagem

ACESSO | PRINCÍPIOS

O preparo da cavidade de acesso é essencial para o tratamento dos canais radiculares e será descrito em detalhes em outros pontos deste livro (ver Capítulo 7). Contudo, devemos enfatizar que inconvenientes durante o acesso (p. ex., perfuração) afetam significativamente a evolução a longo prazo de um dente com tratamento endodôntico. A ampliação ou alargamento excessivo durante o acesso reduz significativamente a resistência estrutural,[354] podendo levar à fratura radicular e a condições impossíveis de serem restauradas.

Racionalmente, é recomendada a utilização de uma broca diamantada cilíndrica, seguida por uma broca cônica com ponta inativa e talvez uma do tipo esférica pequena (Figura 8.32). Um experimento recente sugeriu que as cavidades de acesso mais conservadoras, em especial nos pré-molares, podem aumentar a resistência à fratura e permitir resultados similares para a modelagem.[238] A utilização de pontas acionadas por ultrassom sob magnificação tem por objetivo produzir cavidades de acesso ideais (Figura 8.33), incluindo a localização e talvez a manipulação dos orifícios de entrada dos canais.

MODIFICAÇÃO CORONÁRIA

A extensão de uma cavidade de acesso para a porção mais coronária do canal radicular tem sido chamada "preparo cervical", mas pode ser descrita mais adequadamente como modificação do orifício de acesso. Caso um canal esteja atresiado, mineralizado ou seja de difícil acesso, é benéfico realizar a ampliação direta da porção cervical antes de qualquer entrada mais profunda no canal radicular. Essa modificação deve ser precedida por uma etapa de análise, na qual uma lima K pequena (p. ex., tamanho #10) é introduzida passivamente por vários milímetros no interior do canal radicular. Os instrumentos indicados para o pré-alargamento incluem as brocas de Gates-Glidden e os instrumentos de NiTi específicos (Figura 8.34). Foram desenvolvidos instrumentos rotatórios específicos para preparo cervical, que são utilizados como instrumentos únicos, e não em uma sequência.

A utilização de instrumentos rotatórios de NiTi com corte lateral permite aos clínicos modificar o orifício de acesso aos canais radiculares, para formar um receptáculo para a instrumentação subsequente. Esse passo relaciona-se com a remoção da mineralização cervical e a modelação da entrada do canal, pela remoção da saliência de dentina. Por exemplo, um segundo canal mesiovestibular de um típico molar superior deixa a câmara pulpar, em direção à medial, abaixo da saliência de dentina e então curva-se em direção distal. É essa curva, em um canal estreito, que frequentemente leva à formação de um degrau, que por sua vez impede o preparo em toda a extensão do canal.

Boxe 8.3 Fatores que determinam o potencial para fraturas nos instrumentos rotatórios de níquel-titânio.

- Manuseio pelo clínico (o mais importante)
- Combinação de carga torcional, curvatura e fadiga
- Anatomia do canal radicular
- Processos de fabricação e de qualidade.

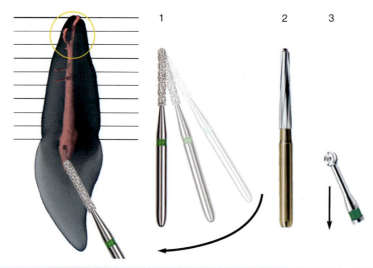

Figura 8.32 Sequência de instrumentos usados para um preparo adequado de uma cavidade de acesso (p. ex., em um incisivo). Uma broca de aço ou diamantada de lados paralelos é usada para remover a camada de esmalte em um ângulo de 90°, em direção à superfície do esmalte (*1*). A broca é, então, inclinada verticalmente, para permitir o acesso em linha reta aos canais radiculares (*seta*). Uma broca com ponta inativa (p. ex., broca Endo-Z ou broca diamantada esférica) é então usada para refinar o acesso (*2*). As saliências ou cornos pulpares preenchidos com tecidos moles são finalmente limpos com uma broca esférica usada em uma movimentação de escovação ou tração (*3*).

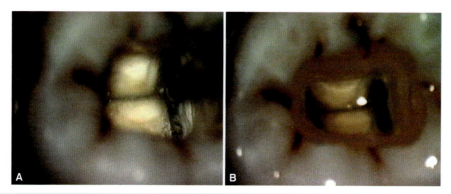

Figura 8.33 Vistas clínicas de uma cavidade de acesso em um molar inferior, como observado por um microscópio operatório (×20). **A.** Modificação com uma ponta ativada por ultrassom (**B**).

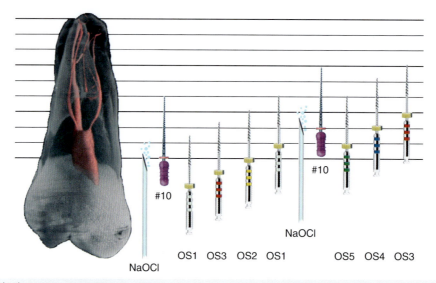

Figura 8.34 Diagrama do alargamento coronário em um dente posterior superior mais complicado. Esse molar superior apresenta várias dificuldades, incluindo um canal mesiovestibular estreito, que sai da cavidade pulpar em um ângulo. Uma possível abordagem em um caso envolvendo uma entrada difícil no sistema de canais radiculares é utilizar um pequeno *orifice shaper* (*OS1*) depois de assegurar um *glide path* cervical com uma lima K. O uso de uma sequência de *orifice shapers* (*OS3 até OS1*) permite, então, a penetração no terço médio do canal radicular. Os canais mais largos podem aceitar uma segunda sequência de *orifice shapers*. Irrigação copiosa e a garantia da presença de um *glide path* com uma lima K tamanho #10 são pré-requisitos para a utilização dos instrumentos rotatórios de NiTi.

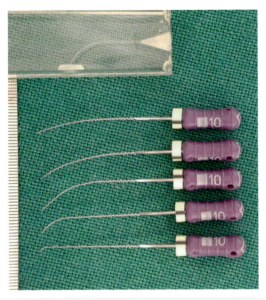

Figura 8.35 Várias limas manuais, em aço inoxidável, pré-curvadas, para localização da trajetória e medição do diâmetro. Compare as curvaturas nos instrumentos àquelas em um bloco com canal simulado (a gradação da régua é de 0,5 mm).

O pré-alargamento da porção coronária de um canal radicular possibilita o livre acesso das limas ao terço apical, dando ao clínico melhor controle tátil no direcionamento dos instrumentos de exploração adequadamente pré-curvados (Figura 8.35).

Um dos benefícios esperados do preparo cervical é o acesso precoce das soluções de irrigação desinfetantes e a prevenção da introdução de resíduos coronários contaminados para a região apical. Isso não foi confirmado em experimentos. Por outro lado, um benefício documentado do preparo cervical é a redução das alterações no CT durante o preparo do canal.[435]

Comparativamente, sabe-se pouco sobre a eficácia dos instrumentos de ampliação cervical. Um estudo recente comparou a eficácia de corte dos instrumentos com guia radial e aqueles com secções transversais triangulares.[292] Foi demonstrado que esses últimos tinham maior eficiência de corte, em comparação ao desenho com guia radial; um pouco surpreendente, a liga metálica martensítica flexível estava cortando mais rapidamente, em comparação com as de NiTi convencionais.

PATÊNCIA E PREPARO DO *GLIDE PATH*

Limas de patência são as do tipo K pequena (geralmente um tamanho #10 ou #15), estendidas passivamente através do forame apical. A demonstração de uma patência apical tem sido sugerida como um passo do procedimento para a maioria das técnicas com instrumentos rotatórios. Acredita-se que ela remova os resíduos acumulados, ajude a manter o CT e, assim, traduza-se em um maior sucesso clínico.[301] Uma preocupação com a lima de patência foi que, em vez de ter um efeito de limpeza, ela guiaria os resíduos contaminados através do forame. Entretanto, um estudo *in vitro* sugeriu que o risco de extravasamento era mínimo quando os canais foram preenchidos com NaOCl.[214] Manter a patência durante todo um procedimento endodôntico não leva a um aumento nos sintomas pós-operatórios.[21] Existem apenas evidências clínicas iniciais favorecendo a utilização de uma lima de patência. Entretanto, a experiência sugere que essa técnica envolve relativamente pouco risco e proporciona alguns benefícios, desde que as limas de pequeno diâmetro sejam usadas cuidadosamente.

A lima que alcançou o forame apical já criou o assim chamado *glide path*. Esse termo tem sido usado em endodontia há mais de uma década[337] e relaciona-se com a garantia de um trajeto livre até a porção terminal do canal que os instrumentos movidos a motor subsequentes podem seguir. A presença de um *glide path* é essencial para a utilização previsível dos instrumentos rotatórios, pois minimiza o assim chamado efeito de aparafusamento ou rosqueamento[173] e o risco de fratura por torção. Considera-se possível ocorrer um travamento do instrumento caso a seção transversal do canal seja menor que a ponta do instrumento;[337] com relação a isso, um *glide path* reduz a área de contato entre os instrumentos de preparo subsequentes e a parede do canal, consequentemente as cargas torcionais induzidas pelos instrumentos rotatórios de preparo são menores.[52]

Alguns autores defendem que se faça a exploração e o preparo do canal radicular pelo menos até um instrumento tamanho #15 antes da utilização de um rotatório em NiTi, até o CT total[442] para criar um *glide path* seguro para o avanço da ponta do instrumento rotatório.[321] A presença de um *glide path* adequado é indicada pelo fato de uma lima K reta tamanho #15 ser capaz de movimentar-se passivamente e com suavidade até o CT em movimentos longos de vaivém.

Classicamente, um *glide path* era criado e definido com limas K de tamanhos #10 e #15, com o movimento de força balanceada ou ato de dar corda em um relógio. Entretanto, recentemente, instrumentos rotatórios de NiTi com pequeno diâmetro de ponta foram projetados especificamente para simplificar o processo depois que uma lima K tamanho #10 atingir o CT.

Foram introduzidos vários instrumentos pequenos movidos a motor com o objetivo de simplificar o processo de *glide path* – por exemplo, Pathfiles (Dentsply Sirona),[47] Scout RaCe (FKG),[298] e G-file (MicroMega).[101] A irrigação copiosa e as recapitulações frequentes com uma lima menor até o CT podem ser necessárias e, em alguns casos de canais altamente mineralizados, os clínicos devem desenvolver estratégias usando sequências de limas pequenas coroa-ápice e/ou *step back*.

A criação de um *glide path* rotatório demonstrou melhor preservação da anatomia do canal com menos aberrações na modelagem[11,47] e uma menor incidência de dor pós-operatória.[320] Entretanto, alguns estudos também relataram um desempenho aceitável dos instrumentos manuais para o preparo do *glide path*.[101,303]

DETERMINAÇÃO DO COMPRIMENTO DE TRABALHO

Dispositivos

Radiografias, sensação tátil, a presença de umidade nos cones de papel e o conhecimento da morfologia radicular têm sido utilizados para determinar o comprimento do canal radicular. Depois dos experimentos iniciais realizados por Custer,[99] Sunada[439] desenvolveu o primeiro localizador apical eletrônico comercializado, sugerindo que o forame apical poderia ser localizado usando uma corrente elétrica direta. Atualmente, o localizador apical eletrônico é considerado um equipamento preciso para determinar o CT.[135] Um estudo relatou que o uso de localizadores apicais eletrônicos em uma clínica universitária de odontologia resultou em uma maior qualidade do controle do comprimento de obturação e uma redução global no número de radiografias realizadas.[135] Entretanto, esses dispositivos não devem ser considerados infalíveis, pois sabe-se que há diversas variáveis que afetam sua precisão. Por exemplo, raízes imaturas podem apresentar problemas.[208] Uma vez que as raízes maduras (ou seja, formem um forame apical estreito) e os instrumentos sejam capazes de entrar em contato com as paredes do canal, a precisão de um localizador apical eletrônico torna-se extremamente melhorada. Alguns pesquisadores não encontraram diferenças estatísticas entre as raízes com tecidos vivos e tecido necrótico.[157,275] Como a reabsorção radicular apical é prevalente nos casos necróticos com lesões apicais de longa duração,[473] podemos concluir que a reabsorção apical não tem um efeito significativo sobre a precisão dos localizadores apicais eletrônicos.

Recentemente, alguns clínicos têm defendido a utilização do CT determinado por dispositivos eletrônicos, em detrimento das estimativas do CT usando a colocação de uma lima no canal, e a posterior realização de uma radiografia. Entretanto, foi demonstrado que o uso combinado de ambas as técnicas, radiográfica e eletrônica, resulta em maior precisão.[120] Além disso, as radiografias podem acrescentar informações anatômicas essenciais que poderiam ser ignoradas se apenas os localizadores apicais eletrônicos fossem utilizados.

As primeiras duas gerações de localizadores apicais eletrônicos eram sensíveis aos conteúdos e às soluções de irrigação utilizadas durante o tratamento. O desenvolvimento de um algoritmo chamado *método de medição da proporção* notabilizou a terceira geração de localizadores apicais.[230] Para chegar a esse método, a impedância do canal foi medida com duas fontes de corrente de diferentes frequências, sendo determinado um quociente usando os potenciais elétricos proporcionais a cada impedância.[230] Esse estudo observou que os eletrólitos não tinham um efeito significativo sobre a precisão da unidade. Alguns localizadores apicais de terceira geração são o Endex Plus, ou o Apit (Osada, Los Angeles, CA, EUA); o Root ZX (J. Morita, Quioto, Japão);[135,242] e o Neosono Ultima EZ (Satelec, Mount Laurel, NJ, EUA). O dispositivo Endex Plus utiliza de 1 a 5 kHz e fornece a localização do ápice com base em subtração. O Root ZX emite correntes em frequências de 8 e 0,4 kHz e fornece a localização do ápice com base no quociente resultante. Além dos modelos mais recentes de localizadores apicais, os fabricantes desenvolveram modelos menores (Figura 8.36B).

Os localizadores apicais geralmente são seguros quanto a sua utilização. Entretanto, as instruções dos fabricantes informam que é desaconselhado o uso em pacientes com marca-passo sem uma consulta prévia ao cardiologista. Entretanto, quando conectados diretamente aos marca-passos cardíacos *in vitro*, os localizadores apicais eletrônicos não interferiram na função do aparelho[145] e não alteraram o funcionamento de nenhum dos dispositivos cardíacos testados em um estudo clínico sob monitoramento com ECG.[487]

Estratégias

Estudos anatômicos e a experiência clínica sugerem que os dentes tenham tipicamente 19 a 25 mm de comprimento. A maioria das coroas clínicas mede aproximadamente 10 mm de comprimento, e a maioria das raízes, entre 9 e 15 mm. As raízes, portanto, podem ser divididas em terços que têm de 3 a 5 mm de comprimento. Uma questão importante no tratamento dos canais radiculares é o limite apical de preparo em relação à anatomia apical. As estratégias de tratamento tradicionais defendiam que o preparo do canal e sua subsequente obturação deveriam terminar na *constrição apical*, o diâmetro mais estreito do canal (Figura 8.37). Acredita-se que esse ponto seja coincidente com a junção cementodentinária (JCD, ver Capítulo 9) sendo baseado nos cortes histológicos e nas amostras macroscópicas. Entretanto, a posição e a anatomia da JCD variam consideravelmente de um dente para outro, de uma raiz para outra, e de uma parede para outra em cada canal. Além disso, a JCD não pode ser localizada com precisão pelas radiografias. Por esse motivo, alguns autores defendem que o preparo seja terminado nos casos de polpa necrosada 0,5 a 1 mm inferiores do ápice radiográfico, e de 1 a 2 mm[187,357,492] menores nos casos que envolvem pulpite irreversível. Embora não exista uma validação definitiva para essa estratégia neste momento,[379] estudos de seguimento bem-controlados parecem lhe dar respaldo.[297,419]

Fazer a instrumentação em comprimentos mais curtos pode levar ao acúmulo e à retenção de resíduos, que podem resultar por sua vez em um bloqueio apical (Figura 8.38). Caso o trajeto até o ápice esteja bloqueado, realizar a instrumentação em comprimentos curtos pode contribuir para os erros de procedimento, tais como as perfurações apicais e a fratura dos instrumentos. Tais obstáculos (que consistem em fibras colágenas, *smear layer* e, mais importante, microrganismos residuais), nas

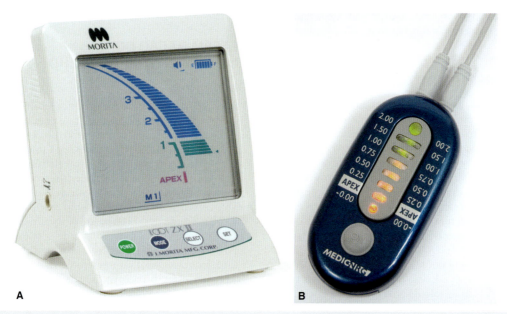

Figura 8.36 Localizador apical Root ZX. (*A*, cortesia de J. Morita USA, Irvine, CA, EUA). NRG localizador apical eletrônico em miniatura. (*B*, cortesia de MedicNRG, Kibutz Afikim, Israel.)

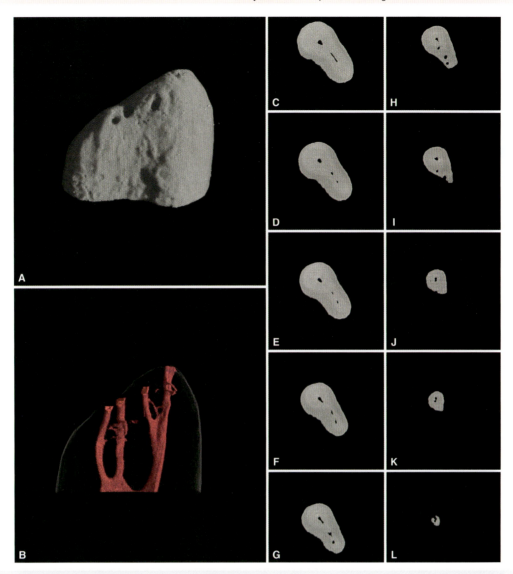

Figura 8.37 Microtomografias computadorizadas da anatomia dos 5 mm apicais de uma raiz mesiovestibular (resolução de 8 μm). **A–B.** Reconstrução tridimensional do contorno externo e do sistema de canais radiculares. **C-L.** Secções transversais a 0,5 mm de distância umas das outras.

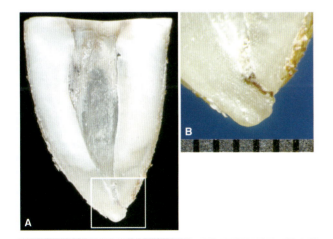

Figura 8.38 Presença de raspas de dentina como uma possível fonte de irritação microbiana. O dente 37 foi submetido ao tratamento dos canais radiculares. O clínico observou um bloqueio apical, mas não foi capaz de ultrapassá-lo. Infelizmente, a dor intensa persistiu e, por solicitação do paciente, o dente foi extraído 1 semana mais tarde. **A.** Raiz mesial do dente 37; a dentina mesial foi removida. **B.** Vista ampliada (×125) do retângulo em *A* mostrando um bloqueio apical (a gradação da régua é de 0,5 mm).

áreas do canal apical, são uma causa importante de periodontite apical persistente ou recorrente,[178,296,409] ou doença pós-tratamento (ver também Capítulos 15 e 16).[138,490]

A utilização de um localizador apical eletrônico tem ajudado os clínicos a identificar a posição dos forames apicais mais precisamente e permitem a modelagem segura do canal aproximando-se de 0,5 mm da porção terminal.

INSTRUMENTAÇÃO/PREPARO DO CANAL

Justificativa

Assim como a posição da constrição apical, os diâmetros apicais são difíceis de serem determinados clinicamente.[240] Alguns clínicos têm recomendado a determinação dos diâmetros do canal por meio da passagem de uma série de limas finas apicalmente, até que uma delas se encaixe precisamente. Entretanto, tal abordagem provavelmente resulta em subestimar o diâmetro.[486] Esse é um ponto crucial, porque o tamanho inicial do canal é um importante determinante do diâmetro apical final desejado, com a segunda dimensão relevante sendo o tamanho que permite a penetração profunda da agulha de irrigação.

Existe um debate constante entre aqueles que preferem as ampliações apicais menores combinadas com formatos cônicos e aqueles que são a favor das ampliações apicais maiores para a melhor remoção da dentina infectada e para permitir o acesso dos fluidos de irrigação às áreas apicais (Tabela 8.2). Ambos enfatizam a importância de manter a trajetória original do canal durante o preparo; caso contrário, as bactérias no terço apical do canal radicular podem não ser alcançadas por quantidades suficientes de um agente antimicrobiano.[289] Pesquisadores demonstraram uma maior porcentagem de eliminação das bactérias no sistema de canais radiculares com apenas uma raiz *in situ*, pela utilização de uma combinação de uma ampliação significativa do terço apical com a irrigação com NaOCl.[79] Entretanto, erros no preparo (p. ex., desvios apicais [zip], transporte do canal) podem ocorrer nessas ampliações, especificamente em canais curvos, tanto com instrumentos de aço inoxidável quanto de NiTi (Figura 8.39).

Durante toda a desinfecção da porção apical de um canal radicular isso é essencial, pois essa área é a mais provável de abrigar bactérias residuais.[297] Os preparos apicais mais amplos removem a dentina potencialmente infectada, permitindo a introdução da agulha e uma penetração mais profunda das substâncias de irrigação antimicrobianas no canal radicular.[91,130]

Um estudo investigando as limas rotatórias de NiTi de três conicidades (0,06; 0,08 e 0,10) com pontas de lima nos tamanhos #20, #30 e #40 demonstrou que os instrumentos com tamanho #20 deixaram significativamente mais resíduos no terço apical, em comparação com os instrumentos de tamanho #40.[464] Por outro lado, um estudo no qual metade das amostras era preparada com uma lima tamanho #25 e a outra metade com tamanho #40 não detectou diferenças estatisticamente significativas no crescimento bacteriano depois da instrumentação, não sendo observado qualquer crescimento depois de 1 semana do tratamento com um curativo de Ca(OH)2.[500] As sequências *step down* com ampliação apical adicional até o tamanho ISO #35 e uma técnica *step back* seriada, sem ampliação apical, foram comparadas usando NaOCl e EDTA como substâncias de irrigação. Aqui, nenhuma diferença significativa foi detectada nas unidades formadoras de colônias, com ou sem ampliação apical.[95] Esses pesquisadores concluíram que a remoção da dentina no terço apical pode ser desnecessária se for alcançada uma conicidade cervical adequada.

Apesar da discordância sobre a ampliação adequada de um preparo (ver Tabela 8.2), esses estudos sugerem que os preparos dos canais radiculares deveriam ser confinados ao espaço do canal, ser suficientemente amplo e incorporar as secções transversais dos canais radiculares originais (ver Figura 8.4).

As estratégias tradicionais de limpeza e modelagem (p. ex., a técnica *step back*) costumavam enfocar no preparo imediato do terço apical do canal radicular, seguido por várias técnicas de ampliação, para facilitar a obturação.[161,380,453] Em uma tentativa de alcançar a extremidade do canal, o clínico primeiro selecionava uma lima pequena, modelava a curvatura adequada no instrumento e então tentava trabalhar com a lima em todo o comprimento do canal radicular. Caso a porção terminal não fosse alcançada, a lima era removida e, depois da irrigação, era introduzida novamente ou optava-se por um instrumento menor. Entretanto, não raramente, o comprimento total não era alcançado, fosse por conta de um bloqueio ou por travamento cervical.

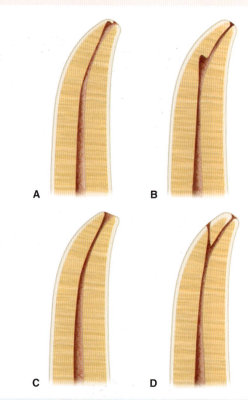

Figura 8.39 Diagramas esquemáticos mostrando os erros de preparo mais comuns. **A.** Zip apical. **B.** Desvio. **C.** Zip apical com perfuração. **D.** Desvio com perfuração.

O travamento cervical é causado por saliências no nível da entrada do canal e quando o canal é menos cônico que um instrumento, fazendo-o travar cervicalmente. Além disso, uma raiz reta frequentemente contém um canal curvo, tal como as curvaturas vestibular e lingual que não podem ser vistas nas radiografias.[98,343] Além disso, introduzir uma lima pré-curvada através de um canal com terço cervical estreito irá retificar o instrumento.[425]

Várias sequências de instrumentação foram desenvolvidas para instrumentos manuais e rotatórios; temáticas discutidas mais adiante neste capítulo. Entretanto, o formato da cavidade de acesso é o pré-requisito que deve ser otimizado antes que qualquer preparo do canal possa ser realizado (ver Capítulo 7).

Tabela 8.2 Características dos preparos apicais amplos e estreitos.

Preparo do canal radicular	Benefícios	Desvantagens
Tamanho apical estreito	Risco mínimo de transporte do canal e extrusão das substâncias de irrigação ou do material de obturação Pode ser combinado com preparo cônico para contrabalançar algumas desvantagens Menos compactação dos resíduos de tecido duro nos espaços dos canais	Pouca remoção de dentina infectada Efeito de enxágue questionável nas áreas apicais durante a irrigação Desinfecção possivelmente comprometida durante a medicação entre as sessões Não é ideal para a compactação lateral
Tamanho apical amplo	Remoção da dentina infectada Acesso das substâncias de irrigação e medicamentos ao terço apical do canal radicular	Risco de erros de preparo e de extrusão das substâncias de irrigação e do material de obturação Não é ideal para a obturação termoplástica

Estratégias de limpeza e modelagem básicas para o preparo dos canais radiculares podem ser classificadas como técnicas *crown down* (coroa-ápice), *step back*, ampliação apical e técnicas híbridas. Em uma abordagem *crown down*, o clínico introduz passivamente um instrumento grande no canal, até uma profundidade que permita que ele progrida com facilidade. O próximo instrumento menor é então utilizado para avançar mais profundamente no canal; o terceiro instrumento é introduzido mais profundamente outra vez, e esse processo continua até que a porção terminal do preparo seja alcançada. Tanto os instrumentos rotatórios quanto os manuais podem ser utilizados com a técnica *crown down*. Entretanto, conjuntos de instrumentos com pontas de vários diâmetros permitem a utilização de conicidades decrescentes ou de diâmetros decrescentes para a progressão em direção apical. O debate prossegue, procurando determinar até que ponto essas estratégias são superiores para evitar o travamento do instrumento; atualmente, não existem evidências concretas que favoreçam nenhuma delas.

Na abordagem *step back*, os CTs diminuem de modo escalonado, conforme ocorre o aumento do tamanho dos instrumentos. Ela serve para prevenir que os instrumentos menos flexíveis criem degraus nas curvaturas apicais, enquanto produz uma conicidade para facilitar a obturação.

Conforme discutido anteriormente, o objetivo da ampliação apical é preparar completamente as áreas do terço apical, para uma eficácia máxima da irrigação e melhor atividade antimicrobiana. Recentemente, a ampliação apical foi subdividida em três fases: pré-alargamento, ampliação e acabamento apical.[476]

Muitas técnicas com instrumentos rotatórios requerem uma abordagem *crown down*, para minimizar as cargas torcionais[52] e reduzir o risco de fratura do instrumento. Usada sequencialmente, a técnica *crown down* pode ajudar a ampliar ainda mais os canais. Todas as técnicas básicas descritas até o momento podem ser combinadas em uma técnica híbrida, para eliminar ou reduzir os inconvenientes dos instrumentos individuais.

Desde que sejam utilizados instrumentos adequados e que o desenho da cavidade de acesso seja apropriado, o adelgaçamento excessivo das estruturas radiculares pode ser evitado (ver Figura 8.5). As fraturas radiculares verticais e as perfurações são resultados possíveis da remoção excessiva da dentina radicular nas zonas que têm sido denominadas "zonas de perigo". Uma limagem excessivamente vigorosa, por exemplo, pode levar a mais erros de procedimento (ver Figuras 8.22 e 8.39). Por outro lado, as formas de preparo ideais, sem quaisquer erros de modelagem e com a incorporação circular das secções transversais do canal original, podem ser obtidas com técnicas adequadas (ver Figura 8.4).

Técnicas

Técnica convencional. A técnica convencional adota a mesma definição de CT para todos os instrumentos introduzidos em um canal radicular. Portanto, ela baseia-se no formato inerente dos instrumentos, para chegar ao formato final do canal. O tratamento dos canais estreitos é iniciado com limas finas lubrificadas no assim chamado movimento de dar corda no relógio. Essas limas são avançadas até o CT e são manuseadas com o mesmo movimento manual ou com "giro de um quarto de volta e tração", até que o próximo instrumento mais largo possa ser usado. Conceitualmente, o formato final deve ser previsto pelo último instrumento utilizado. Um cone de guta-percha único, de tamanho compatível, pode então ser usado para a obturação do canal radicular. Na realidade, esse conceito frequentemente é violado: canais curvos modelados com a técnica convencional serão mais amplos que o último instrumento utilizado,[16] exacerbado pela porção de tração do movimento manual. Além disso, a compactação adequada da guta-percha em uma conicidade tão pequena (0,02) é difícil ou mesmo impossível (ver Capítulo 9).[15]

Técnica de recuo progressivo (*step back*). Compreendendo a importância de um formato maior que aquele produzido com a abordagem padronizada, Weine et al.[483] sugeriram a técnica de recuo progressivo (*step back*), incorporando uma redução escalonada no CT para limas maiores, tipicamente passos de 1 ou 0,5 mm, resultando em formatos de alargamento com conicidade de 0,05 e 0,10, respectivamente. Reduzir em incrementos o CT quando se utilizam instrumentos de maior diâmetro e mais rígidos também reduz a incidência de erros de preparo, em especial nos canais curvos. Esse conceito parecia ser clinicamente muito eficiente.[293]

Embora a técnica *step back* tenha sido idealizada primariamente para evitar os erros de preparo nos canais curvos, aplica-se também ao preparo de canais aparentemente[98,382] retos. Várias modificações dessa técnica já foram descritas ao longo dos anos, para explorar e promover uma ampliação antes de se atingir o CT.

Técnica de avanço progressivo (*step down*). Outros clínicos[156] descreveram uma abordagem diferente. Eles defendem a modelagem da face coronária de um canal radicular primeiro, antes da instrumentação apical ser iniciada. Esta técnica pretende minimizar ou eliminar a quantidade de resíduos necróticos que poderiam ser extruídos pelo forame apical durante a instrumentação;[129] além disso, ao ampliar primeiro os terços cervical e médio do canal, os instrumentos apicais ficam desimpedidos para acessar a maior parte de seu comprimento. Isso, por sua vez, pode facilitar um maior controle e uma menor possibilidade de formação de zip próximo à constrição apical.[246]

Técnica coroa-ápice (*crown down*). Múltiplas modificações da técnica *step down* original já foram introduzidas, inclusive a descrição da técnica coroa-ápice (*crown down*).[133,274,378] A técnica *step down* mais típica inclui a utilização de uma lima K de aço inoxidável, explorando a constrição apical e estabelecendo o CT. Por outro lado, a técnica coroa-ápice (*crown down*) depende mais da ampliação cervical, e da determinação do CT, mais tardiamente no procedimento.

Para assegurar a inserção durante a *step down*, pode ser preciso ampliar o terço cervical do canal com brocas GG progressivamente menores ou com outros instrumentos rotatórios. A irrigação deve seguir-se à utilização de cada instrumento e à recapitulação após instrumentos alternados. Para ampliar adequadamente o terço apical e arredondar canais com formatos ovais e os orifícios de entrada dos canais laterais, uma ordem reversa dos instrumentos pode ser usada, começando com uma lima tamanho #20 e aumentando essa região até um tamanho #40 ou #50, por exemplo. O formato cônico pode ser melhorado pela limagem com recuo do canal, com instrumentos maiores, tendo sempre em mente a importância da irrigação e da recapitulação.

A técnica *crown down* ou de dupla ampliação mais típica[133] se consistia em uma ação exploratória com uma lima pequena – uma porção *crown down* com as limas K de tamanhos decrescentes e um alargamento apical até o tamanho #40 ou similar. A técnica original incluía fazer recuos em incrementos de 1 mm, com limas de tamanhos ascendentes e recapitulações frequentes com uma lima K pequena e com irrigação abundante. Deve ser enfatizado novamente que é preciso evitar um contato significativo com a parede na fase de instrumentação coroa-ápice, para reduzir a pressão hidrostática e a possibilidade de bloqueio. Vários estudos[377,378] demonstraram preparos mais centralizados nos dentes com canais radiculares curvos, com uma técnica de dupla ampliação modificada, e limas Flex-R, em comparação com formatos preparados com limas K e a técnica *step back*. Uma técnica com dupla ampliação também foi sugerida para os instrumentos rotatórios ProFile.[387]

Técnica da força balanceada. Com relação aos movimentos manuais, existe um consenso geral de que a técnica da força balanceada cria as menores aberrações possíveis no canal com as limas K. Essa técnica foi descrita como uma série de movimentos rotacionais para as limas Flex-R,[362] mas também pode ser usada para as limas K e para outros instrumentos manuais, tais como as limas manuais GT. Diferentes explicações foram dadas para a eficiência evidente e incontestável da abordagem com força balanceada,[84,241,382] mas existe a concordância geral de que ela oferece uma excelente capacidade de centralizar o canal, superior a outras técnicas com instrumentos manuais.[29,65]

A técnica da força balanceada envolve três passos principais.[362] O primeiro passo (depois da inserção passiva de um instrumento no canal) é uma rotação em sentido horário de cerca de 90°, para fincar na dentina (Figura 8.40). No segundo passo, o instrumento é mantido dentro do canal com uma força axial suficiente, sendo gerado no sentido anti-horário para retirar as raspas de dentina presas na parede do canal; esse procedimento gera um estalido característico. Classicamente, no terceiro passo, a lima é removida com uma rotação no sentido horário para ser limpa. Entretanto, como as limas usadas com a técnica de força balanceada não são pré-curvadas, cada movimento linear para fora essencialmente é um movimento de limagem e pode levar a algum grau de retificação da trajetória do canal. Portanto, em muitos casos, o clínico deve avançar mais apicalmente e não tracionar o instrumento, dependendo do grau de dificuldade.

Instrumentos rotatórios. Os instrumentos rotatórios de NiTi são dispositivos valiosos no preparo dos canais radiculares, embora os instrumentos manuais possam ser capazes de ampliar alguns canais com a mesma eficiência, quando são usados nas sequências adequadas. Depois da localização do orifício de entrada, a cavidade de acesso e os canais são inundados com substância de irrigação, e uma lima pequena é introduzida no canal. A aplicação de um lubrificante, quando são utilizados instrumentos manuais, pode ajudar a prevenir o bloqueio apical nesta etapa precoce. Uma vez que o CT tenha sido estabelecido (com a ajuda de um localizador apical eletrônico e verificado por radiografias), o preparo apical começa, para facilitar um *glide path* para a instrumentação rotatória subsequente (Figura 8.41; ver também a discussão prévia).

A Figura 8.42 ilustra o desenvolvimento de dois formatos diferentes nos canais radiculares mesiais de um molar inferior, mostrando claramente que áreas substanciais da superfície do canal radicular em ambos os casos não estão instrumentadas, mesmo quando o comprimento apical #50 ou a conicidade 0,09 são alcançados (ver as *áreas vermelhas* na Figura 8.42G e I).

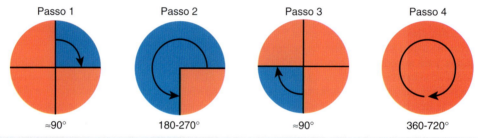

Figura 8.40 Diagrama dos movimentos das mãos durante um preparo manual com força balanceada. PASSO 1: Depois da inserção sem pressão de uma lima Flex-R ou Flex K de NiTi, o instrumento é girado 90° no sentido horário, usando somente uma pressão apical leve. PASSO 2: O instrumento é volvido de 180 a 270° no sentido anti-horário; pressão apical suficiente é utilizada para manter a lima na mesma profundidade de inserção durante esse passo. As raspas de dentina são removidas, com o estalido característico ouvido ("grito da dentina"). PASSO 3: Esse passo é similar ao passo 1 e avança-se o instrumento mais apicalmente. PASSO 4: Depois de dois ou três ciclos, a lima está carregada com raspas de dentina e é removida do canal com uma rotação prolongada em sentido horário.

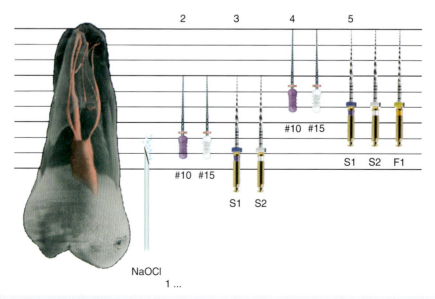

Figura 8.41 Instrumentação dos canais radiculares com uma técnica de comprimento único, neste exemplo, usando os instrumentos ProTaper. Depois da irrigação e exploração (*1* e *2*), os terços cervical e médio são ampliados com limas de modelagem *S1* e *S2*. As limas manuais, então, são usadas para determinar o CT e garantir a presença de um *glide path*. O preparo apical é concluído com S1 e S2. As limas de acabamento são utilizadas até a ampliação apical desejada.

Capítulo 8 • Limpeza e Modelagem do Sistema de Canais Radiculares 263

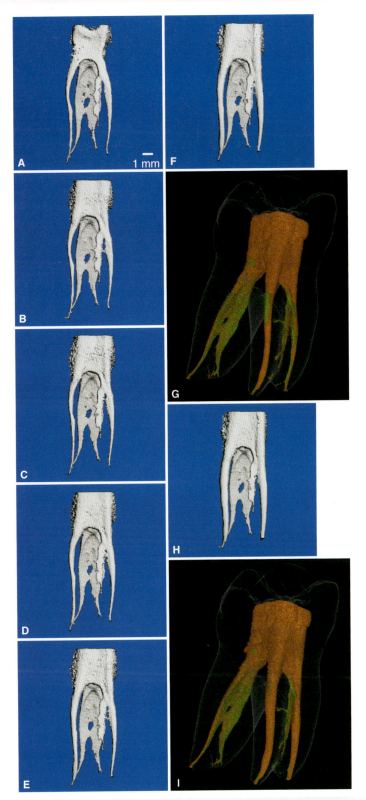

Figura 8.42 Ampliação escalonada dos canais radiculares mesiais em um molar inferior extraído, demonstrado por reconstruções por microtomografia computadorizada (microTC). O canal vestibular (*esquerda*) foi preparado com um instrumento LightSpeed (LS), e o canal lingual (*direita*) foi modelado com um instrumento ProTaper (PT). **A.** Visão pré-operatória da face mesial. Observar a ramificação adicional de um canal médio-mesial a partir do canal lingual em direção ao terço coronário. **B.** Preparo inicial e abertura dos orifícios de entrada, ajudada pelos instrumentos movidos por ultrassom. **C.** Primeiro passo do preparo dos canais radiculares, até os instrumentos LightSpeed tamanho #20 e a lima de modelagem ProTaper S1. **D.** Ampliação adicional com a LS tamanho #30 e a lima de modelagem PT S2. **E.** Preparo apical até o instrumento LS tamanho #40 e a lima de acabamento PT F1. **F.** Ampliação adicional até o instrumento LS tamanho #50 e lima de acabamento PT F2. **G.** Reconstruções por microTC sobrepostas, comparando a geometria inicial do canal (*em verde*) com o formato alcançado depois da utilização dos instrumentos mostrados em *F*. **H.** Formato final depois do *step back* com os instrumentos LS e a lima de acabamento PT F3. **I.** Reconstruções com microTC sobrepostas, comparando a geometria inicial e o formato final. Observar um leve desvio no canal vestibular depois do preparo com LS e um pouco de retificação no canal lingual depois do preparo com PT.

Técnicas de instrumentação específicas com instrumentos de níquel-titânio (NiTi)

Crown down. Essa era a abordagem dominante por muitos anos e ainda está sendo usada, por exemplo, para instrumentos ProFile e para outros instrumentos com conicidades padrão de 0,04 e 0,06. Deve-se notar que as instruções dos fabricantes para esses sistemas variam um pouco, e para os instrumentos rotatórios GT, RaCe e TF variam ainda mais. Os clínicos devem sempre consultar as instruções dos fabricantes para obter detalhes sobre como trabalhar com qualquer um dos instrumentos endodônticos.

O preparo cervical é recomendado, então o CT é determinado como descrito anteriormente, e um *glide path* é estabelecido com as limas K até o tamanho #15 ou #20, dependendo da anatomia dos canais. Caso o tamanho do canal permita, o preparo do canal deve começar com instrumentos com conicidade 0,06 em diâmetros descendentes das pontas.[52] Em canais menores, mais difíceis, conicidades 0,06 são seguidas por instrumentos cônicos 0,04, também nos diâmetros descendentes da ponta. O preparo apical é realizado seja de maneira sequencial, como sugerido para as limas rotatórias GT,[68] ou de uma maneira *step back*.[386] A recapitulação com uma lima manual pequena é recomendada durante todo o preparo.

Comprimento único. A abordagem para os instrumentos ProTaper e ProTaper Next difere daquela para as limas rotatórias de NiTi mais antigas, em que nenhum procedimento *crown down* tradicional é realizado (ver Figura 8.44, mais adiante).

Primeiro, as limas manuais de tamanhos #10 e #15 são introduzidas passivamente nos terços cervical e médio de um canal radicular como limas "pathfinding", que confirmam a presença de um *glide path* liso e reprodutível. Esse passo é essencial para os instrumentos de modelagem ProTaper, porque eles são principalmente de corte lateral e têm pontas finas e bastante frágeis.

Os instrumentos de modelagem S1 e S2 são então introduzidos passivamente nos espaços dos canais explorados, que foram preenchidos com substância irrigadora (preferencialmente NaOCl). Se necessário, a lima SX pode ser utilizada nessa etapa, para ampliar os orifícios de entrada ou para remover a dentina que esteja obstruindo.

Depois que cada lima de modelagem é utilizada, os canais são irrigados novamente, e uma lima tamanho #10 é utilizada para recapitular, soltar resíduos e mantê-los suspensos na solução irrigadora. Esse processo é repetido até que a profundidade da lima pathfinding #10 ou #15 seja alcançada. Depois da irrigação, o terço apical é completamente instrumentado e ampliado até, pelo menos, uma lima K tamanho #15, e o CT é confirmado (ver Figura 8.44). Dependendo da anatomia do canal, o restante do preparo apical pode ser feito com limas Pro-Taper de modelagem movidas a motor ou limas manuais de acabamento. Alternativamente, cabos podem ser colocados nas hastes desses instrumentos, de modo que eles possam ser usados para uma técnica de força balanceada manual.

Os instrumentos ProTaper S1 e S2 são então levados até o CT total, ainda em um movimento de pincelamento. O CT deve ser confirmado depois da irrigação e da recapitulação com uma lima K, ajudada por um localizador apical eletrônico e/ou por radiografias. Devido à conicidade progressiva e às hélices de corte mais ativas no desenho dos instrumentos ProTaper, as interferências nos terços médios e coronários são removidas nessa etapa.

O preparo é acabado com uma ou mais limas de acabamento ProTaper, utilizadas em uma movimentação sem pinceladas; por conta da sua conicidade decrescente, essas limas alcançarão o CT passivamente. A recapitulação e a irrigação concluem os procedimentos (ver Figura 8.41). Muitas outras técnicas contemporâneas movidas a motor utilizam o conceito de comprimento único – por exemplo, WaveOne Gold, TRUShape e XP-Shaper. Entretanto, a ênfase no preparo cervical antes da inserção profunda dos instrumentos permite que essas técnicas mantenham muitos dos benefícios das técnicas coroa-ápice clássicas, tais como menor alteração no CT durante o procedimento, acesso precoce e profundo das substâncias de irrigação e menor tensão sobre as limas frágeis.[327]

Técnicas híbridas. Durante muitos anos, a prática clínica estabelecida tem sugerido a combinação de vários sistemas de preparo em NiTi[79,476] para abordar certas dificuldades da maioria dos instrumentos atuais (Boxe 8.4). Embora muitas combinações sejam possíveis, as mais populares e úteis envolvem o preparo cervical seguido por várias sequências de preparo apical. Entretanto, os clínicos devem ter em mente que as variações anatômicas em cada canal devem ser abordadas individualmente, com as sequências de instrumentos específicos. Mais importante ainda, os canais ovais estendem-se profundamente na área apical,[442,482,491] e os forames apicais podem, de fato, ser ovais, na maioria dos casos.[64] Naturalmente, uma lima rotatória pode produzir, na melhor das hipóteses, um canal circular (Figura 8.43). Portanto, uma estratégia deve ser traçada para modelar adequadamente os canais ovais, sem enfraquecer excessivamente a estrutura radicular (compare as Figuras 8.4 e 8.5).

As lâminas histológicas (ver Figura 8.43) e as reconstruções por microtomografia computadorizada mostram áreas críticas que não foram preparadas mecanicamente, apesar da utilização de várias técnicas rotatórias individuais. O objetivo de hibridizar as técnicas rotatórias de NiTi, portanto, é aumentar o tamanho apical usando um procedimento clínico rápido e seguro (Figura 8.44).

O princípio envolve a utilização de uma variedade de instrumentos: por exemplo, limas K para estabelecer a patência, instrumentos ProTaper para modelagem do corpo e pré-alargamento apical, limas K de NiTi ou instrumentos LightSpeed para a ampliação apical e vários instrumentos para o acabamento final.[476]

AMPLIAÇÃO APICAL FINAL

Conceitualmente, os tamanhos das limas durante o preparo dos canais eram denominados "lima apical inicial", "lima apical master" e "lima final", ou IAF (do inglês *initial apical file*), MAF (do inglês *master apical file*) e FF (*final file*), respectivamente. A primeira lima a ficar travada, a lima apical inicial, supostamente dará aos clínicos uma orientação para determinar o tamanho final do preparo do seu canal. Por outro lado, muitas técnicas de instrumentação atuais têm, devido a seu desenho, tamanhos finais predefinidos – por exemplo, a modelagem com WaveOne Gold visa tamanhos finais #25, conicidade 0,07, #35/0,06 e #45/0,05.

Boxe 8.4 Benefícios da utilização de uma combinação de instrumentos para a terapia endodôntica.

- Os instrumentos podem ser usados de uma maneira que amplie suas potencialidades individuais e evite seus pontos fracos (o mais importante)
- Os instrumentos manuais garantem a presença de um *glide path*
- Os instrumentos de maior conicidade ampliam com eficiência as áreas do terço cervical
- Os instrumentos de menor conicidade permitem uma ampliação apical adicional.

Capítulo 8 • Limpeza e Modelagem do Sistema de Canais Radiculares   265

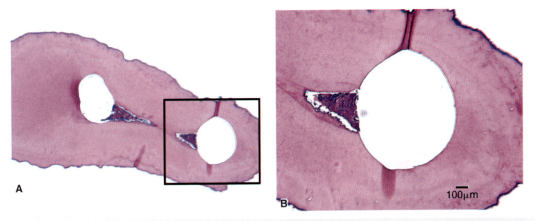

Figura 8.43 Tecido potencialmente infectado remanescente em irregularidades e istmos, depois do preparo com instrumentos rotatórios. **A.** Seção transversal de uma raiz mesial de um molar inferior, entre o terço médio e o terço cervical da raiz. Ambos os canais foram modelados; o esquerdo foi transportado mesialmente (×10). **B.** Visão ampliada do retângulo em A. Observar a presença de tecidos moles na área do istmo (×63). (Cortesia do Professor H. Messer.)

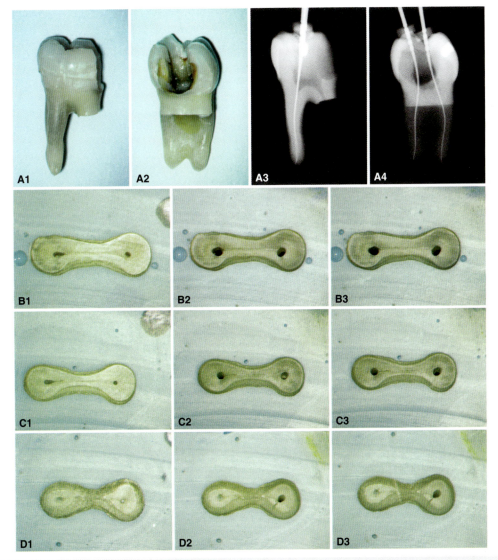

Figura 8.44 Efeito de uma técnica híbrida sobre a anatomia do canal radicular, estudada em um modelo de Bramante. **A1–A4.** Ambos os canais mesiais de um molar inferior extraído foram instrumentados. As secções transversais dos canais são mostradas antes da instrumentação (*B1–D1*). **B2–D2.** Secções transversais depois do pré-alargamento com uma lima ProTaper F3 (*canal da esquerda*) e um instrumento tamanho #45, conicidade 0,02 (*canal direito*). Os tamanhos apicais finais foram LightSpeed (LS) tamanho #50, conicidade 0,02 nos canais esquerdo e direito, respectivamente. (Cortesia do Dr. S. Kuttler, Dr. M. Gerala e Dr. R. Perez.)

Seja qual for o tamanho apical que se tenha tido como meta, depois de alcançar o formato cônico do canal, o tamanho apical naquele ponto deveria ser verificado pela medição apical. As limas K ou K-FlexOFiles do mesmo tamanho são frequentemente recomendadas para essa etapa. Durante a determinação do tamanho apical, as limas deveriam ser movimentadas suavemente até o CT e o ponto de travamento deve ser observado. A presença de um estreitamento apical significa que o CT foi alcançado sem qualquer esforço de modelagem, com uma lima K de tamanho correspondente. Entretanto, a próxima lima K de tamanho maior ficará um pouco aquém, por uma pequena distância. Por fim, deve-se verificar se a patência foi mantida. Caso a medição apical fique mais curta que o CT, o que sugere que um canal foi mal modelado, deve-se realizar uma ampliação adicional com qualquer técnica que o clínico julgue adequada para a anatomia específica do canal radicular. Isso frequentemente requer uma técnica híbrida.

Desinfecção do sistema de canais radiculares

A irrigação é definida como "lavar uma cavidade corporal ou uma ferida com água ou com fluidos medicamentosos" e a aspiração é definida como "o processo de remoção de fluidos ou gases de um corpo por meio de dispositivos de sucção". Por sua vez, o termo desinfetante é definido como "um agente que destrói ou inibe a atividade dos microrganismos que causam doenças".[1]

Os objetivos da irrigação na endodontia são mecânicos, químicos e biológicos. Os objetivos mecânicos e químicos são: (i) Eliminar os resíduos, (ii) lubrificar o canal, (iii) dissolver tecido orgânico e inorgânico, (iv) prevenir a formação de uma *smear layer* durante a instrumentação ou dissolvê-la depois que tiver sido formada, e (v) desorganizar e dissolver os biofilmes.[38] A eficiência mecânica dependerá da capacidade de a irrigação gerar forças de fluxo ótimo no interior de todo o sistema de canais radiculares, interagir com as paredes do canal e alcançar áreas que não podem ser preparadas por instrumentação mecânica, incluindo irregularidades, istmos e até mesmo ramificações dos canais.[479] A eficiência química depende da concentração do irrigante antimicrobiano, da área de contato e da duração da interação entre a substância de irrigação e o material infectado.[58] A efetividade final da desinfecção endodôntica depende de sua eficiência química e mecânica.[170]

A função biológica das substâncias de irrigação é relacionada a seus efeitos antimicrobianos e a sua capacidade de erradicar efetivamente ou reduzir ao máximo as bactérias intracanal.

Em princípio, as substâncias de irrigação deveriam (i) ter alta eficácia contra os microrganismos anaeróbios e facultativos em seus estados planctônicos e de biofilme, (ii) inativar as endotoxinas, (iii) ser atóxicas quando estiverem em contato com os tecidos vivos, e não causar uma reação anafilática.[38]

HIDRODINÂMICA DA IRRIGAÇÃO

A dinâmica da irrigação refere-se a como as substâncias de irrigação fluem, penetram e prontamente fazem trocas no interior dos canais radiculares, bem como as forças produzidas por elas. Uma melhor compreensão da dinâmica dos fluidos dos diferentes modos de irrigação contribui para alcançar uma desinfecção previsível do sistema de canais radiculares. Assim, na desinfecção endodôntica, o processo de distribuição é tão essencial quanto as características antibacterianas das substâncias de irrigação.[58]

A efetividade da irrigação dos canais radiculares em termos de remoção dos resíduos e de erradicação das bactérias depende de vários fatores que podem ser controlados pelo operador: profundidade de penetração da agulha, diâmetro do canal radicular, diâmetro interno e externo da agulha, pressão de irrigação, viscosidade da substância de irrigação, velocidade da substância de irrigação na ponta da agulha, e tipo e orientação do bisel da agulha (Figura 8.45).

O tamanho e o comprimento da agulha de irrigação – em relação às dimensões do canal radicular – são de importância fundamental para a efetividade da irrigação. O diâmetro e a conicidade apical dos canais radiculares têm um impacto sobre a profundidade de penetração da agulha (ver anteriormente neste capítulo sobre o tamanho do preparo apical; ver Figura 8.7 e Tabela 8.2).

O diâmetro externo é de relevância para a profundidade de introdução no canal radicular (Figura 8.46) e a rigidez do corpo da agulha, uma consideração essencial para a irrigação dos canais radiculares curvos. As agulhas de injeção calibre 27 comuns têm um diâmetro externo de 0,42 mm, mas pontas de irrigação em aço inoxidável menores, com diâmetros externos de 0,32 mm (calibre 30) e mesmo o calibre 31 ou 0,26 mm (Navitip, Ultradent, South Jordan, UT, EUA) estão disponíveis. A agulha Stropko Flexi-Tip (calibre 30) é fabricada com liga de níquel-titânio, para melhorar a penetração nos canais radiculares curvos. Mais recentemente, uma ponta de irrigação plástica flexível foi introduzida no mercado (TruNatomy, Dentsply Sirona).

A pressão apical é a força aplicada perpendicularmente à superfície da parede apical. O diâmetro interno da seringa determina a pressão necessária para movimentar o êmbolo da seringa. A velocidade do êmbolo determina a rapidez com a qual a substância de irrigação é extruída. Agulhas finas requerem mais pressão no êmbolo e extruem a substância de irrigação com maior velocidade que as agulhas de tamanho maior, que extruem quantidades significativamente maiores de substâncias de irrigação, mas por questões de segurança não podem ser introduzidas tão profundamente.

Para melhorar a segurança da irrigação e prevenir a extrusão da substância de irrigação pelo forame apical, alguns tipos de agulha liberam a solução por meio de aberturas laterais e têm uma ponta de segurança com extremidade fechada. A orientação do bisel é fundamental para produzir o efeito de turbulência na parede dentinária do canal. A tensão de cisalhamento nas paredes tem um impacto direto sobre a qualidade e a eficácia do desbridamento na parede do canal radicular[61] sendo um dos parâmetros mais críticos da mecânica dos fluidos. As agulhas com orifícios laterais e orifícios laterais duplos levam à tensão de cisalhamento máxima sobre a parede voltada para as saídas (a saída proximal para a agulha com orifícios laterais duplos).[60]

O fluxo é definido como a quantidade de material que passa por uma área determinada em uma unidade de período de tempo. O fluxo depende de muitos fatores. Alguns deles são relacionados à pressão: uma diferença de pressão é necessária para fazer o fluxo acontecer. O fluxo ocorre da pressão mais alta para a mais baixa, e quanto maior for a diferença entre elas, maior será o fluxo. O fluxo também sofre alterações com o diâmetro do tubo ou da agulha: quanto maior for a agulha, maior será o fluxo. Por fim, quanto maior for o comprimento da agulha, menor será o fluxo. Em endodontia, as constrições anatômicas do canal radicular tornam o fluxo da substância de irrigação um desafio.

Capítulo 8 • Limpeza e Modelagem do Sistema de Canais Radiculares 267

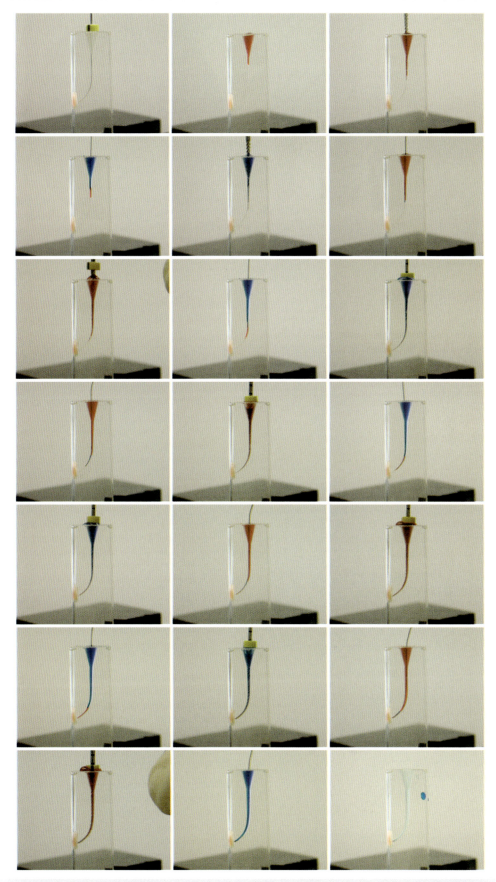

Figura 8.45 A irrigação e o movimento das substâncias de irrigação dependem do formato do canal. A ampliação sequencial de um canal em um bloco plástico transparente foi realizada com uma sequência de instrumentos ProFile, de acordo com as recomendações do fabricante. Uma irrigação alternando fluido azul e vermelho foi realizada depois de cada etapa do preparo. Observar a presença apical da substância de irrigação depois de um formato suficiente ter sido produzido. Acompanhe a distribuição do fluido imediatamente depois da irrigação com uma agulha calibre 30.

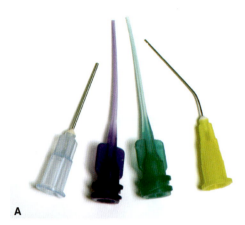
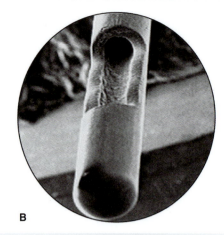

Figura 8.46 A. Vários tipos de agulhas para irrigação dos canais radiculares. São mostrados exemplos com extremidades aberta e fechada e orifícios laterais. Eles são fabricados com plástico e aço inoxidável. **B.** Imagem por MEV de uma agulha de segurança calibre 30. (Cortesia do Dr. F. Tay.)

SUBSTÂNCIAS DE IRRIGAÇÃO

Uma substância de irrigação ótima teria todas as características consideradas benéficas em endodontia, mas nenhuma das propriedades negativas ou prejudiciais. Atualmente, nenhuma solução pode ser considerada como ótima. Entretanto, o uso combinado de produtos de irrigação selecionados contribui drasticamente para os resultados bem-sucedidos do tratamento (Boxes 8.5 e 8.6).

Hipoclorito de sódio

O NaOCl é a solução de irrigação mais comumente utilizada[285] devido a sua capacidade antibacteriana e de rápida dissolução do tecido necrótico, do tecido pulpar com vitalidade, dos componentes orgânicos da dentina e dos biofilmes.[392] A solução de NaOCl frequentemente é usada como um desinfetante ou agente alvejante. É a substância de irrigação de escolha em endodontia, graças a sua eficácia contra microrganismos patogênicos, a dissolução da polpa dentária e por satisfazer a maioria das características preferidas citadas anteriormente.[285]

História. O hipoclorito foi produzido primeiramente em 1789 na França. A solução de hipoclorito era usada como um antisséptico hospitalar que subsequentemente passou a ser vendido com os nomes comerciais de "Eusol" e "solução de Dakin." O NaOCl como uma solução tamponada a 0,5% era recomendado para a irrigação das feridas durante a Primeira Guerra Mundial, por Dakin.[103] Em 1919, Coolidge[97] introduziu o NaOCl na endodontia, como uma solução de irrigação intracanal.[504]

Modo de ação. Quando o hipoclorito de sódio entra em contato com as proteínas teciduais, formam-se nitrogênio, formaldeído e acetaldeído. As ligações peptídicas são fragmentadas, e as proteínas se desintegram, permitindo que o hidrogênio nos grupos amina (-NH-) seja substituído pelo cloro (-NCl-), formando as cloraminas. Isso tem um papel essencial na efetividade antimicrobiana. O tecido necrótico e o pus são dissolvidos, e o agente antimicrobiano alcança e limpa as áreas infectadas.

Estrela[125] relatou em 2002 que o hipoclorito de sódio exibe um equilíbrio dinâmico (Figura 8.47):

1. Reação de saponificação: O hipoclorito de sódio atua como um solvente orgânico e gorduroso, que degrada os ácidos graxos e os transforma em sais de ácidos graxos (sabões) e glicerol (álcool), reduzindo a tensão superficial da solução remanescente.
2. Reação de neutralização: O hipoclorito de sódio neutraliza os aminoácidos pela formação de sal e água. Com a saída dos íons hidroxila, há uma redução do pH.
3. Formação do ácido hipocloroso: Quando o cloro se dissolve em água e entra em contato com a matéria orgânica, ele forma ácido hipocloroso. O ácido hipocloroso é um ácido

---

Boxe 8.6 Propriedades de uma substância de irrigação ideal para o tratamento dos canais radiculares.

- Uma substância de irrigação ideal deveria:
  - Ter ação germicida e fungicida efetiva
  - Não ser irritante aos tecidos periapicais
  - Permanecer estável em solução
  - Ter um efeito antimicrobiano prolongado
  - Ser ativa na presença de sangue, soro e proteínas derivados dos tecidos
  - Ter uma tensão superficial baixa
  - Não interferir com a reparação dos tecidos periapicais
  - Não manchar a estrutura dentária
  - Ter capacidade de inativação em um meio de cultura
  - Não induzir uma resposta imunológica mediada por células
  - Ser capaz de remover completamente a *smear layer*, e ser capaz de desinfetar a dentina subjacente e seus túbulos
  - Ser não antigênica, atóxica e não carcinogênica às células dos tecidos circundantes ao dente
  - Não ter efeitos adversos sobre as propriedades físicas da dentina exposta
  - Não ter efeitos adversos sobre a capacidade de selamento dos materiais obturadores
  - Ter um modo de aplicação conveniente
  - Ser relativamente barata.

Boxe 8.5 Benefícios da utilização de substâncias de irrigação no tratamento dos canais radiculares.

- Remoção dos resíduos particulados e umectação das paredes dos canais
- Destruição dos microrganismos
- Dissolução dos resíduos orgânicos
- Abertura dos túbulos dentinários pela remoção da *smear layer*
- Desinfecção e limpeza das áreas inacessíveis aos instrumentos endodônticos.

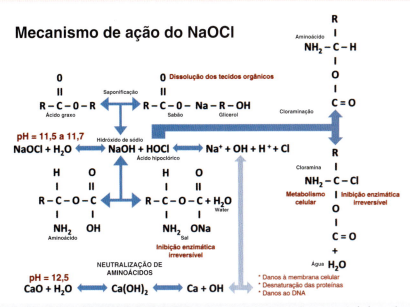

Figura 8.47 Diagrama esquemático do mecanismo de ação do NaOCl com as principais interações e propriedades realçadas. Este diagrama mostra a reação química do NaOCl, quando ele entra em contato com a matéria orgânica. A solução produz glicerol e sabão (reação de saponificação) e atua como um solvente de gorduras, degradando os ácidos graxos. Além disso, é formado o ácido hipocloroso, com uma redução do pH e a formação de cloraminas (reação de cloraminação). Podem ser observados danos às membranas celulares, desnaturação das proteínas e danos ao DNA. (Cortesia do Dr. A. Manzur.)

fraco, com fórmula química HClO, que atua como oxidante. O ácido hipocloroso (HClO⁻) e os íons hipoclorito (OCl⁻) levam à degradação dos aminoácidos e a sua hidrólise.

4. Ação do solvente: O hipoclorito de sódio também age como um solvente, liberando cloro, que se combina com os grupos amina das proteínas (NH) para formar cloraminas (reação de cloraminação). As cloraminas impedem o metabolismo celular; o cloro é um oxidante forte e inibe as enzimas bacterianas essenciais, por oxidação irreversível dos grupos SH (grupos sulfidrilas).[143]

5. pH alto: O hipoclorito de sódio é uma base forte (pH > 11). A efetividade antimicrobiana do hipoclorito de sódio, baseada no seu pH alto (ação dos íons hidroxila), é similar ao mecanismo de ação do hidróxido de cálcio. O pH alto interfere na integridade da membrana citoplasmática, devido à inibição enzimática irreversível, alterações biossintéticas no metabolismo celular e degradação dos fosfolipídios observados na peroxidação lipídica.[125]

Reações alérgicas ao hipoclorito de sódio. Embora poucos relatos tenham sido publicados[127,180] sobre reações alérgicas ao NaOCl, as alergias reais a esse composto são improváveis de ocorrer, uma vez que tanto o Na quanto o Cl são elementos essenciais na fisiologia do corpo humano. Deve-se lembrar que o ácido hipocloroso (o componente ativo do hipoclorito de sódio) é uma substância química produzida pelos neutrófilos no processo de fagocitose; pode criar lesões teciduais locais quando é produzido em excesso (necrose por liquefação: exsudato purulento), mas não causa respostas alérgicas. Entretanto, a hipersensibilidade e a dermatite de contato podem ocorrer em situações raras. Um relato de casos recente[355] descreve uma queimadura química grave nos olhos de um endodontista, causada pelo contato acidental com NaOCl a 3,5%, utilizado como uma substância de irrigação durante o tratamento dos canais radiculares.

Quando existe suspeita ou confirmação da presença de hipersensibilidade ao NaOCl, a clorexidina (CLX) não deveria ser usada, por conta da presença de cloro em sua composição. Nos indivíduos que tenham geneticamente maiores possibilidades que a média da população para produzir alergias a múltiplos elementos (alergias a alimentos ou ao látex), pode ser indicado um teste cutâneo para NaOCl e CLX. A utilização de uma substância de irrigação alternativa, com alta eficácia antimicrobiana, tal como o iodo/iodeto de potássio (IKI, do inglês *iodine potassium iodide*), deveria ser considerada, assumindo que não exista qualquer alergia conhecida a essa substância de irrigação. Soluções tais como o álcool ou a água corrente são menos efetivas contra os microrganismos e não dissolvem os tecidos necrosados ou com vitalidade. Entretanto, o Ca(OH)₂ poderia ser usado como uma medicação temporária, pois ele dissolve tanto os tecidos necróticos quanto os com vitalidade.[17,188]

Temperatura. Aumentar a temperatura das soluções de NaOCl em baixa concentração melhora sua capacidade de dissolução imediata dos tecidos (Figura 8.48).[504] Além disso, as soluções de hipoclorito aquecidas removem resíduos orgânicos das raspas dentinárias de forma mais eficiente. As taxas bactericidas para

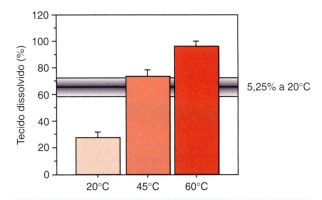

Figura 8.48 Efeito do aquecimento sobre a capacidade do hipoclorito de sódio (NaOCl) a 0,5% dissolver o tecido pulpar: O NaOCl aquecido a 113°F (45°C) dissolveu o tecido pulpar bem como o fez o controle positivo (NaOCl a 5,25%). Quando o NaOCl foi aquecido a 140°F (60°C), houve uma dissolução quase completa do tecido. (Modificada de Sirtes G, Waltimo T, Schaetzle M, Zehnder M: The effects of temperature on sodium hypochlorite short-term stability, pulp dissolution capacity, and antimicrobial efficacy, *J Endod* 31:669–671, 2005.)

soluções de NaOCl, a capacidade de dissolução da polpa humana e a maior eficácia foram detalhadas em vários estudos.[418] Existem vários dispositivos para pré-aquecer as seringas com NaOCl (Figura 8.49). Entretanto, foi demonstrado que, tão logo a substância de irrigação entra em contato com o sistema de canais radiculares, sua temperatura alcança a média corporal.[508] Portanto, é recomendado o aquecimento *in situ* do NaOCl por alguns autores. Isso pode ser feito pela ativação das pontas ultrassônicas ou sônicas para o NaOCl dentro dos canais radiculares por alguns minutos (ver os tempos de irrigação mais adiante). Macedo et al.[265] afirmam que a eficácia do NaOCl sobre a dentina é melhorada pelo reprocessamento, ativação ultrassônica e tempo de exposição. Naquela pesquisa, uma elevação de 10°C durante a ativação ultrassônica foi insuficiente para aumentar a taxa de reações. Entretanto, não existem estudos clínicos disponíveis que apoiem a utilização do NaOCl aquecido.[38,94]

Concentração. O NaOCl é utilizado em concentrações entre 0,5 e 6% para a irrigação dos canais radiculares. Existem controvérsias sobre as concentrações recomendadas de hipoclorito de sódio utilizadas durante o tratamento dos canais radiculares. Vários estudos tentaram avaliar a influência de diferentes concentrações de NaOCl sobre vários aspectos do tratamento, tais como a eficácia antimicrobiana, a dissolução dos tecidos, a penetração na dentina, a capacidade de remover a *smear layer*, a descalcificação da dentina, a microdureza, a viabilidade das células-tronco na região apical, a viscosidade, a quantidade de extrusão dos resíduos, a tensão superficial do dente e a dor pós-operatória. Os resultados desses trabalhos foram de natureza conflitante. Alguns estudos *in vitro* demonstraram que o NaOCl em concentrações mais elevadas é mais efetivo contra *Enterococcus faecalis* e *Candida albicans*.[159,349,478] Por outro lado, estudos clínicos indicaram que tanto as concentrações baixas quanto as altas foram igualmente eficientes na redução do nível de bactérias do sistema de canais radiculares.[77,100] O NaOCl em concentrações mais elevadas tem uma melhor capacidade de dissolução dos tecidos.[186] Entretanto, concentrações mais baixas, quando usado em grandes volumes, pode ser igualmente eficiente.[290,413] As concentrações mais elevadas de NaOCl são mais tóxicas que as concentrações mais baixas.[430] Entretanto, talvez devido à anatomia do sistema de canais radiculares, as concentrações mais elevadas têm sido utilizadas com sucesso durante o tratamento dos canais radiculares, com uma baixa incidência de problemas. Concentrações mais elevadas causam mais citotoxicidade, erosão da dentina, degradação do colágeno, descalcificação, desproteinização da dentina e tensão superficial no dente enquanto reduzem a microdureza, o módulo de elasticidade e a resistência à flexão da dentina.[468] No ambiente do canal radicular, usar concentrações de NaOCl mais elevadas não necessariamente altera os resultados, pois um grande volume de irrigação e as trocas frequentes podem compensar os efeitos da concentração.[149]

Tempo. O tempo de retenção e o volume de irrigação são fatores essenciais que influenciam a atividade antibacteriana do NaOCl.[149] Existem evidências conflitantes relativas ao tempo de duração do efeito antibacteriano do NaOCl.[38,176] Em alguns artigos, o hipoclorito elimina o microrganismo alvo em segundos, mesmo em baixas concentrações, enquanto outros relatos publicaram tempos consideravelmente mais longos para a eliminação das mesmas espécies.[160] Tais diferenças provavelmente são um resultado de vários fatores, tais como a concentração da substância de irrigação e a presença de matéria orgânica (exsudatos inflamatórios, resíduos de tecidos moles e duros, e biomassa microbiana).

Vários estudos[174,291] demonstraram que a presença de dentina causou atrasos acentuados na eliminação do *E. faecalis* pelo NaOCl a 1%. Muitos estudos prévios foram realizados na presença de uma quantidade desconhecida de matéria orgânica. Quando tais fatores de conflito são eliminados, foi demonstrado que o NaOCl mata os microrganismos alvo rapidamente, mesmo em baixas concentrações de menos de 0,1%.[176,471] Entretanto, *in vivo*, a presença de matéria orgânica consome o NaOCl e enfraquece seu efeito. Portanto, o reabastecimento contínuo da solução de irrigação e a possibilidade de haver um tempo de contato suficiente são fatores importantes para a efetividade do NaOCl.[176]

O íon cloro, que é responsável pela dissolução e pela capacidade antibacteriana do NaOCl, é instável e consumido rapidamente (provavelmente dentro dos primeiros dois minutos) durante a primeira fase da dissolução dos tecidos,[290] o que fornece um outro motivo para seu reabastecimento contínuo. Isso deveria ser considerado de maneira especial porque as técnicas de preparo dos canais radiculares tornaram mais rápido o processo de modelagem. O tempo ótimo que uma substância de irrigação com hipoclorito em uma determinada concentração precisa permanecer no sistema de canais radiculares é um tema que ainda precisa ser discutido.[504] O hipoclorito deveria ser usado durante toda a instrumentação, e por 1 a 2 minutos depois da finalização do procedimento de instrumentação.[177]

Toxicidade. Caso o NaOCl seja utilizado sem cautela, seu efeito é muito tóxico e destrutivo para os tecidos moles intrabucais, para a vasculatura perirradicular e para o osso esponjoso, onde ele pode provocar respostas inflamatórias intensas e a degradação dos componentes orgânicos. Devido a seu pH alto e a sua forte capacidade oxidante, a lise completa dos eritrócitos pode ocorrer em baixas concentrações.

Mesmo se a taxa de acidentes com o NaOCl for relatada como baixa, a frequência real de tais acidentes é desconhecida, já que muitos deles podem não ser relatados, enquanto incidentes de extrusão menores podem até mesmo permanecer sem serem detectados devido à ausência de sintomas graves.

Uma pesquisa conduzida em 314 graduados do American Board of Endodontics indicou que somente 132 membros relataram ter vivenciado um acidente com NaOCl.[228] Quando comparado à ocorrência em homens, um número significativamente maior de mulheres vivenciou acidentes com o hipoclorito de sódio. Mais dentes superiores que inferiores e mais dentes posteriores que anteriores estavam envolvidos. Um diagnóstico de

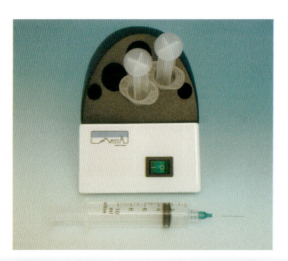

Figura 8.49 Dispositivo para aquecer as seringas preenchidas com solução de irrigação (p. ex., hipoclorito de sódio) antes da sua utilização. (Cortesia de Vista Dental Products, Racine, WI, EUA.)

necrose pulpar com achado radiográfico de lesão radiolúcida perirradicular foi associado positivamente com tais acidentes. A maioria dos profissionais que responderam relatou que os sinais e sintomas do paciente resolveram-se inteiramente no prazo de 1 mês. A ocorrência de um acidente, por si só, não afetou adversamente o prognóstico do tratamento endodôntico do dente envolvido. Variações anatômicas podem contribuir significativamente para a ocorrência de um acidente com hipoclorito de sódio.[228]

É essencial reconhecer os sintomas e agir conforme a necessidade. A extrusão acidental do NaOCl para os tecidos resulta em dor intensa, edema dos tecidos moles circundantes, possível extensão do edema para a metade lesada da face/lábio superior, sangramento abundante do canal radicular, sangramento intersticial abundante com hemorragia da pele e mucosa (equimose), sabor clorado e irritação da garganta por injeção para o seio maxilar; infecção secundária ou até mesmo parestesia ou anestesia reversível.

O NaOCl é citotóxico e um potente agente de dissolução da matéria orgânica. Esse é o motivo pelo qual o edema pode ser percebido como uma resposta protetora dos tecidos, quando um líquido hiperosmótico e citotóxico é extruído para as áreas circundantes dos tecidos perirradiculares. A equimose envolve a dissolução das paredes dos vasos sanguíneos e uma hemorragia em torno dos tecidos moles subcutâneos. Além disso, ele é um oxidante potente, e o mecanismo de lesão do NaOCl não diluído é primariamente a oxidação das proteínas. Dependendo da concentração empregada para a irrigação dos canais radiculares, o NaOCl também pode ser muito hipertônico (2.800 mOsm/kg para soluções de 3 a 6%) em relação aos fluidos teciduais; isso é parcialmente responsável pelo rápido desenvolvimento de edema durante um acidente com NaOCl.[510]

Se o NaOCl for extruído inadvertidamente através do ápice, os acidentes podem ocorrer (Figura 8.50A–C). Para o manejo dessas lesões, é recomendado informar o paciente e controlar a dor com anestesia local e analgésicos, e fazer um seguimento rigoroso nas horas e dias que se seguirem ao acidente. Para se alcançar um rápido alívio da dor, havia sido tentada uma infiltração anestésica. Entretanto, se o inchaço estiver presente, a anestesia infiltrativa está contraindicada, para evitar o espalhamento de quaisquer infecções existentes; em vez disso, um bloqueio nervoso deveria ser usado.[167] Pouquíssimas informações foram fornecidas em relação à utilização dos vasoconstritores e a localização da injeção tentada para o alívio da dor. Teoricamente, os vasoconstritores podem limitar a difusão do NaOCl, mas isso provavelmente aumenta o risco de necrose tecidual, especialmente com soluções altamente concentradas, que promovem a isquemia local.[167]

Alguns relatos utilizaram solução salina para diluir o NaOCl e até mesmo CLX, mas esta última deveria ser evitada, para prevenir a formação de precipitado (ver mais adiante).

Em geral, o manejo pós-extrusão é ambulatorial, usando somente medicamentos por via oral. Entretanto, foi relatado que cerca de um terço dos pacientes (18/52) foi hospitalizado para o monitoramento e a administração intravenosa de fármacos.[227] A aplicação de compressas frias extrabucais para a redução do inchaço também é útil. Depois de 1 dia, devem ser usadas compressas mornas e enxágues bucais frequentes, com líquidos mornos, para a estimulação da circulação sistêmica local. Os pacientes precisam ser lembrados diariamente para monitorarem sua recuperação. A utilização de antibióticos não é obrigatória, sendo recomendada somente em casos de alto risco ou de evidências de infecção secundária. A administração de anti-histamínicos também não é obrigatória, e a utilização de corticosteroides é controversa. Também foram sugeridas a continuidade da terapia endodôntica com solução salina estéril ou com CLX como substâncias de irrigação dos canais radiculares e o encaminhamento para um hospital, em caso de agravamento dos sintomas.[227]

As sequelas permanentes podem ser divididas em lesão do tecido nervoso e formação de tecidos cicatriciais. O exame neurológico dos nervos trigêmeo e facial deve ser realizado sistematicamente, assim que a perda de sensibilidade tiver se dissipado. A perda dental não foi relatada como resultado direto do extravasamento do NaOCl, mas ele pode estar envolvido nessa condição, uma vez que é um trauma real para o paciente e pode levar à recusa dele para continuar o tratamento endodôntico, ou seja, o dente pode acabar sendo extraído.[167]

Clorexidina

História. A CLX foi desenvolvida no Reino Unido e foi comercializada primeiramente como um creme antisséptico.[131] Foi utilizada com propósitos de desinfecção geral e no tratamento das infecções na pele, olhos e garganta, tanto em seres humanos quanto em animais.[131,257] Vem sendo utilizada como uma substância de irrigação e um medicamento em endodontia por mais de uma década.[266,286,315]

Estrutura molecular. A molécula de CLX é uma base forte com um pH entre 5,5 e 7, que pertence ao grupo das polibiguanidas; consiste em dois anéis simétricos com quatro clorofenilas e dois grupos biguanidas conectados por uma cadeia hexametileno central. O sal digliconato de CLX é facilmente solúvel em água e é muito estável (Figura 8.51).[165]

Modo de ação. A CLX, devido a suas alterações catiônicas, é capaz de ligar-se eletrostaticamente às superfícies carregadas negativamente das bactérias,[105] danificando as camadas externas

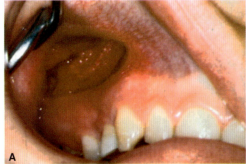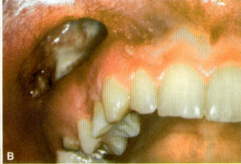

Figura 8.50 Efeito tóxico do hipoclorito de sódio sobre os tecidos perirradiculares. Depois do tratamento dos canais radiculares do dente 16, o paciente relatou dor. **A.** Em uma consulta de retorno, um abscesso foi diagnosticado e incisado. **B.** A osteonecrose ficou evidente depois de 3 semanas.

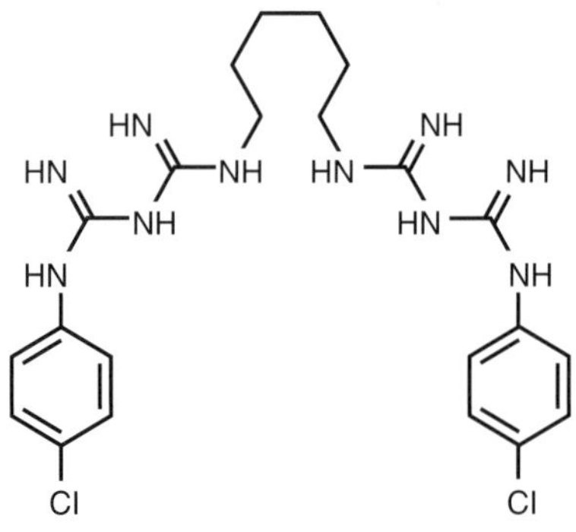

Figura 8.51 Desenho esquemático da molécula de clorexidina.

da parede celular e tornando-a permeável.[204] A CLX é um agente antimicrobiano de amplo espectro, ativo contra bactérias gram-positivas, gram-negativas e leveduras.[115]

Dependendo de sua concentração, a CLX pode ter tanto efeitos bacteriostáticos quanto bactericidas. Em altas concentrações, a CLX age como detergente, e exerce seu efeito bactericida por lesão da membrana celular, causando precipitação do citoplasma. Em baixas concentrações, a CLX é bacteriostática, causando o extravasamento das substâncias de baixo peso molecular (tais como o potássio e o fósforo), sem que a célula seja lesada de forma permanente.[39]

Substantividade. Diferentemente do NaOCl, a CLX é capaz de permanecer na dentina, devido à natureza catiônica da sua molécula. Sua adsorção aos tecidos duros do dente, com liberação gradual e prolongada nos níveis terapêuticos é geralmente chamada efeito residual ou substantividade. Esse efeito depende da concentração de CLX e do tempo de contato com a dentina; além disso, ela foi detectada na dentina dos canais radiculares por até 120 dias.[427] Komorowski et al.[233] demonstraram que a aplicação de CLX por cinco minutos não induziu substantividade na dentina. Assim, um tempo curto dentro do canal radicular pode interferir com a adsorção da CLX pela dentina.

Em baixas concentrações de 0,005 a 0,01%, somente uma monocamada constante de CLX fica adsorvida na superfície do dente, mas em concentrações maiores (0,02%) uma multicamada de CLX forma-se sobre a superfície, promovendo um reservatório de CLX que pode liberar rapidamente o excesso no ambiente, à medida que ocorre uma diminuição da concentração de CLX no ambiente circundante.[123] O tempo e a concentração de CLX podem influenciar a substantividade antibacteriana, e as conclusões são inconsistentes. Alguns estudos demonstraram que a CLX a 4% teve maior substantividade antibacteriana que a 0,2%, depois de uma aplicação por cinco minutos.[286] Outros estudos afirmaram que a CLX deveria ser deixada por mais de uma hora no canal para ser adsorvida pela dentina.[1] Komorowski et al.[233] sugeriram que uma aplicação de CLX por cinco minutos não induziu a substantividade, então a dentina deveria ser tratada com CLX por 7 dias. Entretanto, quando Paquette e Malkhassian,[316] em seu estudo *in vivo*, medicaram os canais com formas líquidas ou em gel de CLX por 1 semana, nenhuma das formas foi capaz de atingir a desinfecção completa. Portanto, a eficácia antimicrobiana residual da CLX *in vivo* ainda precisa ser demonstrada.

Citotoxicidade. No campo médico, a CLX tipicamente é utilizada nas concentrações entre 0,12 e 2,0%. De acordo com Löe,[257] nessas concentrações, a CLX tem um alto nível de toxicidade tecidual, tanto localmente quanto sistemicamente. Em outro relato, quando a CLX a 2% foi utilizada como substância de irrigação subgengival, não foi observada nenhuma toxicidade aparente sobre os tecidos gengivais.[258,426] Além disso, foi relatado que os enxágues com CLX promoveram a reparação das feridas periodontais.[24] Baseando-se nesses relatos, Jeansonne et al.[215] afirmaram que os tecidos periapicais poderiam ser tão tolerantes à CLX quanto os tecidos gengivais. Em dois estudos, quando CLX e NaOCl foram injetados nos tecidos subcutâneos de porquinhos da Índia e ratos, desenvolveu-se uma reação inflamatória. Entretanto, a reação tóxica à CLX foi menos intensa que ao NaOCl.[306] Além disso, quando a CLX foi aplicada como um enxaguante nos sítios de extração de terceiros molares no dia da cirurgia e vários dias depois, foi relatado que ela reduziu a incidência de osteíte alveolar.[80] Há, na literatura, poucos relatos de reações alérgicas e anafiláticas à CLX.[146,305]

Por outro lado, alguns estudos relataram efeitos desfavoráveis da CLX sobre os tecidos. Hidalgo e Dominguez[197] demonstraram que a CLX é citotóxica para algumas linhagens de fibroblastos da pele humana em cultura. Recentemente, foi pesquisado o comportamento das células osteoblásticas do osso alveolar humano na presença de CLX e de iodopovidona (PVPI). Foi relatado que a CLX tem um perfil de maior citotoxicidade que a iodopovidona.[78] Faria et al.[132] também demonstraram que a CLX injetada na pata traseira de camundongos poderia induzir reações tóxicas intensas. Eles relataram que a CLX induziu a apoptose em concentrações mais baixas e a necrose em concentrações mais altas, quando adicionada a células fibroblásticas L929 em cultura.

Uma consequência da combinação de CLX com NaOCl é a formação de produtos tóxicos, tais como paracloroanilina (PCA), que pode lesar os tecidos.[42] O nível de toxicidade da CLX sobre os tecidos periapicais quando aplicada nos canais radiculares, especialmente com outras substâncias de irrigação, merece ser investigado mais profundamente.

Clorexidina como uma substância de irrigação endodôntica. A CLX já foi estudada extensamente como uma substância de irrigação endodôntica e como medicação intracanal, tanto *in vivo*[33,255,268,316,494] quanto *in vitro*.[40,41,215,233,248,412,443,472] A eficácia antibacteriana da CLX como uma substância de irrigação é dependente da sua concentração. Foi demonstrado que a CLX a 2% tem uma eficácia antibacteriana melhor que a CLX e 0,12% *in vitro*.[41] Quando comparada com a efetividade do NaOCl, resultados controversos podem ser encontrados. O NaOCl tem uma vantagem evidente sobre a CLX por conta da falta de capacidade de dissolução de matéria orgânica da CLX. Portanto, muito embora os estudos *in vitro* sejam sugestivos de algumas vantagens da utilização de CLX, assim que os tecidos dentários e orgânicos são adicionados, o NaOCl é claramente preferível.

Quando estudados *in vivo*, pesquisadores[359] relataram que o NaOCl a 2,5% foi significativamente mais efetivo que a CLX a 0,2%, quando os canais radiculares infectados foram irrigados por 30 minutos, com uma ou outra solução. Em um ensaio clínico randomizado controlado, a eficácia da CLX líquida a 2% foi testada contra a solução salina, usando técnica de cultura. Seus resultados demonstraram uma melhor desinfecção dos canais radiculares usando a CLX, em comparação com a solução salina como irrigante final.[503]

Em um estudo recente, a eficácia antibacteriana do gel de CLX a 2% foi testada contra o NaOCl a 2,5% em dentes com periodontite apical, com a carga bacteriana sendo analisada usando reação em cadeia da polimerase quantitativa em tempo real (RT-qPCR) e as unidades formadoras de colônias (UFC). A redução dos níveis bacterianos no grupo NaOCl foi significativamente mais alta que no grupo CLX, quando medida por RT-qPCR. Com base na técnica de cultura, o crescimento bacteriano foi detectado em 50% dos casos do grupo CLX, comparado com 25% no grupo NaOCl.[472] Por outro lado, outro estudo baseado nessa técnica de cultura não revelou diferenças significativas entre a eficácia antibacteriana do NaOCl a 2,5% e a CLX líquida a 0,12%, quando usados como substâncias de irrigação durante o tratamento dos canais infectados.[414]

Em uma revisão sistemática, Ng et al.[301] demonstraram que abster-se de usar a CLX a 2% como uma substância de irrigação coadjuvante para o NaOCl foi associado a uma reparação periapical superior. Em resumo, a CLX não tem uma propriedade de dissolução dos tecidos. Portanto, o NaOCl ainda é considerado a solução de irrigação primária em endodontia.

Interação entre CLX, NaOCl e EDTA. NaOCl e CLX, quando em contato, produzem uma alteração na cor e um precipitado (Figura 8.52). A reação é dependente da concentração de NaOCl. Quanto mais alta for a concentração de NaOCl, maiores serão os precipitados, se for utilizada a CLX a 2%.[42]

Além disso, preocupações surgiram de que a alteração da cor pudesse ter alguma relevância clínica, devido à pigmentação, e o precipitado resultante pode interferir com o selamento da obturação radicular. Basrani et al.[42] avaliaram a natureza química desse precipitado e relataram a formação da 4-cloroanilina (PCA). Além disso, um estudo recente[232] usando uma análise específica por espectrometria de massa (ToF-SIMS) demonstrou a penetração da PCA no interior dos túbulos dentinários. A PCA é tóxica em seres humanos, com uma exposição a curto prazo, resultando em cianose, que é uma manifestação da formação de meta-hemoglobina. A combinação de NaOCl e CLX causa alterações na cor e a formação de um precipitado insolúvel possivelmente tóxico, que pode interferir com o selamento da obturação radicular. Alternativamente, o canal pode ser seco usando cones de papel antes do enxágue final com CLX.[504]

A combinação de CLX e EDTA produz um precipitado branco, então um grupo de pesquisadores[351] realizou um estudo para determinar se o precipitado envolve a degradação química da CLX. O precipitado foi produzido e redissolvido em uma quantidade conhecida de ácido trifluoroacético (TFA) diluído. Com base nos resultados, foi concluído que a CLX forma um sal com EDTA, em vez de sofrer uma reação química.

Reações alérgicas à clorexidina. As respostas alérgicas à CLX são raras e não existem relatos de reações após a irrigação do canal radicular com CLX.[209] Foi relatado em vários estudos que a taxa de sensibilização é de aproximadamente 2%.[236] Entretanto, algumas reações alérgicas, tais como anafilaxia, dermatite de contato e urticária, foram relatadas após o contato direto com os tecidos mucosos ou com feridas abertas.[342,391,472] Os pacientes com antecedentes de reação atípica a qualquer substância de irrigação deveriam ser submetidos a uma avaliação imunológica básica antes que a CLX ou o NaOCl sejam usados. Se qualquer um desses testes der positivo, substâncias alternativas deveriam ser usadas.[104]

Agentes descalcificantes. Debris são definidos como raspas de dentina ou tecido pulpar residual, necrosado ou com vitalidade, fixado às paredes dos canais radiculares. *Smear layer* foi definida pela American Association of Endodontists em 2003 como um filme superficial de debris aderidos sobre a dentina ou sobre outras superfícies depois da instrumentação com instrumentos rotatórios ou com limas endodônticas; ela consiste em partículas de dentina, remanescentes de tecido pulpar necrosado ou com vitalidade, componentes bacterianos e substâncias de irrigação agregadas. Embora tenha sido considerado como um impedimento para a penetração da substância de irrigação nos túbulos dentinários (Figura 8.53), ainda existem controvérsias sobre a influência da *smear layer* sobre a evolução do tratamento endodôntico. Alguns pesquisadores enfatizam a importância de se remover a *smear layer* para permitir que as substâncias de irrigação, os medicamentos e os materiais obturadores penetrem nos túbulos dentinários e melhorem a desinfecção. Por outro lado, outros pesquisadores enfocaram a manutenção da *smear layer* como uma forma de proteção contra a invasão bacteriana, a microinfiltração apical e coronária, a penetração bacteriana dos túbulos e a adaptação dos materiais nos canais radiculares. A maioria das conclusões sobre a *smear layer* são baseadas em estudos *in vitro*. Um estudo clínico recente de Ng et al.[301] observou que a utilização do EDTA aumentou significativamente as chances de sucesso do retratamento.

Ácido etilenodiamino tetra-acético

O ácido etilenodiamino tetra-acético, geralmente abreviado como EDTA (do inglês *ethylenediaminetetraacetic acid*), é um ácido aminopolicarboxílico, e uma forma sólida hidrossolúvel incolor do EDTA é frequentemente sugerida como uma solução de irrigação, pois ele é capaz de quelar e remover a porção mineralizada da *smear layer* (Figura 8.54). É um ácido poliamino-carboxílico cuja fórmula é $[CH_2N(CH_2CO_2H)_2]_2$. Sua relevância como um agente quelante surge da sua capacidade de sequestrar íons metálicos di- e tricatiônicos, tais como Ca^{2+} e Fe^{3+}. Depois de estarem ligados ao EDTA, os íons metálicos permanecem em solução, mas exibem uma reatividade reduzida.[433]

História. O composto foi primeiramente descrito em 1935 por Ferdinand Munz, que preparou a substância a partir da reação entre a etilenodiamina e o ácido cloroacético. Os agentes quelantes foram introduzidos na endodontia como coadjuvantes para o

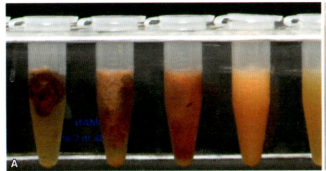
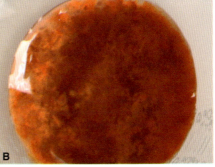

Figura 8.52 Precipitado vermelho formando-se depois do contato entre o NaOCl e a clorexidina. **A.** Quando a clorexidina (CLX) a 2% é misturada com diferentes concentrações de NaOCl, ocorre alteração da cor e a formação de precipitado. Quanto mais alta for a concentração de NaOCl, maior será a formação de precipitado. **B.** Detalhe da interação entre CLX a 2% e NaOCl a 5%.

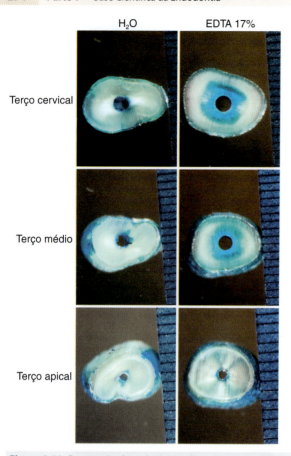

Figura 8.53 Penetração das substâncias de irrigação nos túbulos dentinários depois do preparo dos canais radiculares com diferentes pré-tratamentos da dentina. *Coluna da esquerda*, Irrigação com água corrente e, depois, com corante azul. *Coluna da direita*, Smear layer é removida com EDTA a 17%, aplicado em grande volume e com uma agulha calibre 30, seguido por irrigação com corante azul. Observar a difusão comparável do corante nas secções apicais, enquanto o corante penetrou mais profundamente na dentina nas duas secções coronárias.

preparo dos canais radiculares estreitos e calcificados em 1957 por Nygaard-Østby.[206] Atualmente, o EDTA é principalmente sintetizado a partir da etilenodiamina (1,2-diaminoetano) formaldeído (metanal) e cianeto de sódio.[206]

Modo de ação. À exposição direta por um período de tempo prolongado, o EDTA extrai as proteínas da superfície bacteriana, por combinação com íons metálicos do envelope celular, que pode, eventualmente, levar à morte bacteriana.[206] Os quelantes como o EDTA formam um complexo estável com o cálcio. Quando todos os íons disponíveis estão ligados, o equilíbrio se forma e não ocorre mais nenhuma dissolução. Portanto, o EDTA é autolimitado.[206]

Aplicações em endodontia. O EDTA sozinho geralmente não é capaz de remover a *smear layer* de forma eficiente; um componente proteolítico, tal como o NaOCl, deve ser adicionado, para remover os componentes orgânicos da *smear layer*.[158] Para o preparo dos canais radiculares, o EDTA tem um valor limitado isolado como um fluido de irrigação.[158] O EDTA geralmente é utilizado em uma concentração de 17% e consegue remover as *smear layers*, quando está em contato direto com a parede do canal radicular por menos de 1 minuto. Muito embora o EDTA tenha uma ação autolimitada, se for deixado no canal por mais tempo ou se o NaOCl for usado depois do EDTA, foi demonstrada erosão da dentina Figura 8.55).

Embora o ácido cítrico pareça ser levemente mais potente em concentrações similares que o EDTA, ambos os agentes mostram alta eficiência na remoção da *smear layer*. Além da sua capacidade de limpeza, os quelantes podem soltar os biofilmes aderidos às paredes do canal radicular.[168] Isso pode explicar por que uma substância de irrigação com EDTA mostrou ser altamente superior à solução salina na redução da microbiota intracanal, muito embora sua capacidade antisséptica seja relativamente limitada.[168] Antissépticos tais como os compostos de amônia quaternária (EDTAC) ou os antibióticos tetraciclínicos (MTAD; ver combinação de substâncias de irrigação, mais adiante) foram adicionados às substâncias de irrigação com EDTA e ácido cítrico, respectivamente, para aumentar sua capacidade antimicrobiana. O valor clínico disso, entretanto, é questionável. O EDTAC mostra eficácia similar à do EDTA para a remoção da *smear layer*, mas é mais cáustico.

O efeito dos quelantes no tratamento dos canais estreitos, tortuosos, calcificados para estabelecer a patência depende tanto da largura do canal quanto da quantidade de substância ativa disponível, uma vez que o processo de desmineralização continua

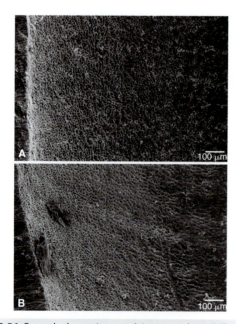

Figura 8.54 Exemplo de canais com mínima *smear layer*. **A.** Terço médio depois da irrigação com ácido etilenodiamino tetra-acético (EDTA) a 17% e hipoclorito de sódio (NaOCl) a 2,5%. **B.** Terço apical com alguns resíduos particulados.

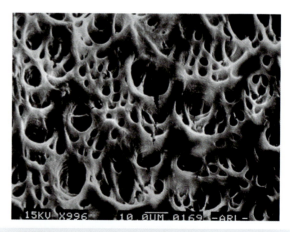

Figura 8.55 Imagem por microscopia eletrônica de varredura (MEV) da dentina dos canais radiculares exposta por dois minutos ao EDTA.

até que todos os quelantes tenham formado complexos com o cálcio.[206,506] Portanto, as pesquisas devem ser lidas com cautela, pois um estudo demonstrou a desmineralização até uma profundidade de 50 μm na dentina,[210] mas outros relatos demonstraram uma erosão significativa após a irrigação com EDTA.[44]

Uma comparação da inibição do crescimento bacteriano mostrou que os efeitos antibacterianos do EDTA eram mais potentes que os do ácido cítrico e do NaOCl a 0,5%, mas mais fracos que os do NaOCl a 2,5% e da CLX a 0,2%.[410] O EDTA teve um efeito antimicrobiano significativamente melhor que a solução salina. Exerce seu efeito mais potente quando usado sinergicamente com o NaOCl, embora não possa ter sido demonstrado qualquer efeito desinfetante sobre a dentina colonizada.[192]

Interação entre EDTA e NaOCl. Pesquisadores[164] estudaram as interações entre o EDTA e o NaOCl. Eles concluíram que o EDTA mantinha sua capacidade de formar complexos com o cálcio quando misturado com o NaOCl, mas o EDTA fazia com que o NaOCl perdesse sua capacidade de dissolução de tecidos, sem que qualquer cloro livre fosse virtualmente detectado nas combinações. Clinicamente, isso é sugestivo de que o EDTA e o NaOCl deveriam ser usados separadamente. Em um esquema de irrigação alternativo, grandes quantidades de NaOCl deveriam ser aplicadas, para retirar os remanescentes do EDTA. Na endodontia moderna, o EDTA é utilizado assim que a limpeza e a modelagem tenham sido concluídas, por cerca de um minuto. Pode ser estimulado por meio de ativação ultrassônica, para melhor penetração nos túbulos dentinários. Deve-se levar em consideração que a elevação da temperatura do EDTA não é desejável, pois os quelantes têm uma faixa de temperatura em que eles funcionam melhor. Quando o EDTA é aquecido por 20 a 90°, sua capacidade de ligação ao cálcio é diminuída.[505]

HBPT e outras bases fosfato tensoativas

HEBP (1-hidroxietilideno-1, 1-bifosfonato; também conhecido como ácido etidrônico) é um quelante fraco.[504] Ele é uma alternativa ao EDTA, porque não tem uma reatividade a curto prazo com o NaOCl. Ele pode ser usado em combinação com o NaOCl, sem afetar suas propriedades proteolíticas ou antimicrobianas.[504] Ele é atóxico[26,111] e é usado na medicina para tratar doenças ósseas.[314]

Substâncias de irrigação combinadas. Acredita-se que as substâncias de irrigação com baixa tensão superficial penetrem melhor nos túbulos dentinários e nas irregularidades anatômicas. Detergentes são adicionados às substâncias de irrigação para baixar sua tensão superficial. Entretanto, Boutsioukis e Kishen[58] não encontraram respaldo para essa justificativa, talvez porque o efeito da tensão superficial seja importante não apenas na interface entre dois fluidos imiscíveis (p. ex., entre a substância de irrigação e uma bolha de ar, mas não entre a substância de irrigação e o fluido dentinário). Estudos recentes também confirmaram que os surfactantes não melhoram a capacidade do NaOCl dissolver o tecido pulpar[221] nem a eficácia dos quelantes comuns para remover o cálcio ou a *smear layer*.[58,111,506]

BioPure MTAD e Tetraclean. Duas outras substâncias de irrigação, baseadas em uma mistura de antibióticos, ácido cítrico e um detergente, estão disponíveis comercialmente. Elas são capazes de remover tanto a *smear layer* quanto o tecido orgânico do sistema de canais radiculares infectados.[454] MTAD (Figura 8.56), introduzido por Torabinejad e Johnson[455] na Universidade de Loma Linda em 2003, é uma solução aquosa de doxiciclina a 3%, um antibiótico de largo espectro; ácido cítrico a 4,25%, um agente desmineralizante; e o detergente polissorbato 80 a 0,5% (Tween 80).[455] Sua preparação é feita pela mistura de um líquido com pó

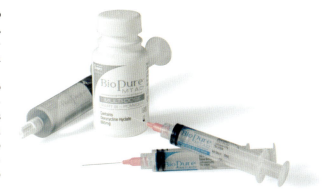

Figura 8.56 Recipiente com MTAD BioPure. (Cortesia de Dentsply Tulsa Dental Specialties, Tulsa, OK, EUA.)

antes da utilização. A MTAD tem sido recomendada na prática clínica como um irrigante final depois da finalização do preparo químico-mecânico convencional.[44]

Tetraclean (Ogna Laboratori Farmaceutici, Muggio, Itália) é um produto de combinação similar à MTAD. As duas substâncias de irrigação diferem quanto à concentração de antibióticos (doxiciclina 150 mg/5 mℓ para MTAD e 50 mg/5 mℓ para Tetraclean) e o tipo de detergente (Tween 80 para a MTAD, polipropileno glicol para o Tetraclean).

Modo de ação. Todas as tetraciclinas são derivadas do núcleo com quatro anéis, que diferem estruturalmente com relação aos grupos químicos nas posições 2, 5, 6, 7. Esses derivados exibem diferentes características, tais como absorção, ligação às proteínas, metabolismo, excreção e grau de atividade contra os microrganismos suscetíveis.[191] As tetraciclinas inibem a síntese de proteínas por ligação reversível à subunidade 30S do ribossomo bacteriano em bactérias suscetíveis. É eficiente contra *Aggregatibacter actinomycetemcomitans* (A.a), *Porphyromonas gingivalis* e *Prevotella intermedia*, e afeta tanto bactérias gram-positivas quanto gram-negativas, com um efeito gram-negativo mais acentuado. A tetraciclina é um antibiótico bacteriostático, mas em altas concentrações a tetraciclina também pode ser bactericida. Doxiciclina, ácido cítrico e Tween 80 juntos podem ter um efeito sinérgico sobre o rompimento da parede celular bacteriana e a membrana citoplasmática.

Remoção da *smear layer*. Em dois estudos, a eficácia da MTAD ou do EDTA na remoção da *smear layer* foi confirmada, mas não foram relatadas diferenças significativas entre essas duas soluções.[444,445]

Eficácia antibacteriana. Pesquisas prévias independentes *in vitro* sobre a MTAD demonstraram sua eficácia antimicrobiana sobre as substâncias de irrigação convencionais.[106,235] Torabinejad et al.[455] observaram que a MTAD foi eficiente para matar o *E. faecalis* em uma diluição de até 200×. Shabahang e Torabinejad[396] demonstraram que a combinação de NaOCl a 1,3% como substância de irrigação dos canais radiculares e a MTAD como um irrigante final foram significativamente mais eficientes contra o *E. faecalis* que outros protocolos.[397] Um estudo usando dentes humanos extraídos contaminados com saliva demonstrou que a MTAD foi mais eficiente que o NaOCl a 5,25% na desinfecção dos dentes. Diferentemente dos estudos mencionados previamente, esta última pesquisa sugeriu uma atividade antimicrobiana abaixo da ideal para a MTAD.[152,219,225] Krause et al.,[235] usando cortes de dente bovino, mostrou que o NaOCl a 5,25% era mais eficiente que a MTAD na desinfecção dos discos de dentina inoculados com *E. faecalis*.[396,411]

Ensaios clínicos. Malkhassian et al.[267] em um ensaio clínico controlado que incluiu 30 pacientes relatou que a irrigação final com MTAD não reduziu as contagens bacterianas nos canais infectados, além dos níveis já alcançados pelo preparo químico-mecânico usando somente NaOCl.

Protocolo para utilização. A MTAD foi desenvolvida para desinfetar o sistema de canais radiculares e remover a *smear layer*. A efetividade da MTAD para remover toda a *smear layer* é melhorada quando uma baixa concentração de NaOCl (1,3%) é usada como uma substância de irrigação intracanal antes da aplicação de 1 mℓ de MTAD em um canal por 5 minutos e seu enxágue com mais 4 mℓ de MTAD como irrigação final.[396]

Substâncias de irrigação combinadas

QMiX foi introduzido em 2011 como um produto combinado, indicado inicialmente para a irrigação dos canais radiculares (Figura 8.57). É recomendado que seja utilizado no final da instrumentação, depois da irrigação com NaOCl. De acordo com a patente,[175] QMix contém análogo a CLX, triclosana (brometo de N-cetil-N,N, N-trimetil-amônio) e EDTA como agente descalcificante; seu uso pretendido é como uma substância de irrigação antimicrobiana, bem como para a remoção de debris e das *smear layers* da parede do canal radicular.

Protocolo. QMiX é recomendado como um irrigante final. Se o hipoclorito de sódio foi utilizado durante toda a limpeza e a modelagem, a solução salina poderia enxaguar o NaOCl remanescente, para prevenir a formação de quaisquer precipitados.

Remoção da *smear layer*. Stojic et al.[438] investigaram a efetividade da remoção da *smear layer* pelo QMiX usando microscopia eletrônica de varredura. O QMiX removeu a *smear layer* tão bem quanto o EDTA. Dai et al.[102] examinaram a capacidade de duas versões de QMiX com pHs diferentes, para a remoção das *smear layers* e resíduos das paredes do canal usando amostras com canal aberto. Dentro das limitações com tais amostras, as duas versões experimentais do QMiX foram tão úteis quanto o EDTA a 17% na remoção das *smear layers* das paredes dos canais depois da utilização de NaOCl a 5,25% como irrigante inicial.

Eficácia antibacteriana e efeito sobre os biofilmes. Stojic et al.[438] também avaliaram a eficácia *in vitro* do QMiX contra o *E. faecalis* e bactérias da placa mista, tanto na fase planctônica quanto de biofilmes. QMiX e NaOCl a 1% mataram todos os *E. faecalis* planctônicos e as bactérias da placa em 5 segundos. QMiX e NaOCl a 2% mataram até 12 vezes mais bactérias do biofilme que o NaOCl a 1% ($P < 0,01$) ou a CLX a 2% ($P < 0,05$; $P < 0,001$). Wang et al.[480] compararam os efeitos antibacterianos de diferentes soluções desinfetantes sobre os biofilmes de *E. faecalis* jovens e antigos, nos canalículos dentinários usando um novo modelo de infecção na dentina e microscopia confocal por varredura a *laser*. QMiX e NaOCl a 6% foram as soluções desinfetantes mais eficientes contra o biofilme jovem, enquanto, contra um biofilme com 3 semanas de vida, o NaOCl a 6% foi o mais eficiente, seguido pelo QMiX. Ambos foram mais eficientes que o NaOCl a 2% e a CLX a 2%. Morgental et al.[291] demonstraram que o QMiX foi menos eficiente que o NaOCl a 6% e similar ao NaOCl a 1% quanto à sua ação bactericida. De acordo com seu estudo *in vitro*, ficou evidente que a presença de um aglomerado de dentina tem o potencial para inibir a maioria dos antimicrobianos atuais no sistema de canais radiculares.

Além disso, Ordinola et al.[307] observaram que várias substâncias de irrigação endodôntica contendo compostos antimicrobianos, tais como a clorexidina (QMiX), cetrimida, ácido maleico, compostos iodados ou antibióticos (MTAD) não tinham atividade antibiofilme efetiva quando a dentina era infectada intraoralmente. As soluções de irrigação de ácido peracético a 4% e de hipoclorito de sódio de 2,5 a 5,25% reduziram significativamente o número de bactérias vivas nos biofilmes, promovendo também superfícies dentinárias mais limpas ($P < 0,05$). Eles concluíram que vários agentes quelantes contendo antimicrobianos poderiam não ser capazes de remover nem de matar significativamente os biofilmes desenvolvidos intraoralmente na dentina infectada, exceto o hipoclorito de sódio e o ácido peracético a 4%. A capacidade de dissolução é fundamental para uma erradicação adequada dos biofilmes aderidos à dentina.

Ensaios clínicos. A eficácia e a biocompatibilidade da QMiX foram até então somente demonstradas por meio de estudos não clínicos *in vitro* e estudos *ex vivo*. Pesquisas clínicas adicionais realizadas por pesquisadores independentes são necessárias para corroborar esses achados.

Iodo Iodeto de potássio. O IKI é um desinfetante dos canais radiculares que é usado em concentrações que variam de 2 a 5%. O IKI mata um amplo espectro de microrganismos encontrados nos canais radiculares, mas mostra toxicidade relativamente baixa nos experimentos usando culturas teciduais.[430] O iodo atua como um agente oxidante por reação com os grupos sulfidrila livres das enzimas bacterianas, clivando as ligações dissulfeto. *E. faecalis* frequentemente está associado com infecções periapicais resistentes à terapia (ver Capítulo 16), e combinações de IKI e CLX podem ser capazes de matar as bactérias resistentes ao $Ca(OH)_2$ de forma mais eficiente. Um estudo[416] avaliou a atividade antibacteriana de uma combinação de $Ca(OH)_2$ com IKI ou com CLX em blocos de dentina bovina infectada. Embora o $Ca(OH)_2$ sozinho não seja capaz de destruir o *E. faecalis* dentro dos túbulos dentinários, o $Ca(OH)_2$ misturado com IKI ou CLX desinfetou efetivamente a dentina. Outros[31] demonstraram que o IKI foi capaz de eliminar o *E. faecalis* da dentina radicular bovina, quando usado com um tempo de contato de 15 minutos. Uma desvantagem evidente do iodo é uma possível reação alérgica em alguns pacientes. Embora o iodo geralmente não seja considerado um alergênio, alguns pacientes são hipersensíveis a esse composto e podem ser considerados como tendo "alergia" ao iodo.

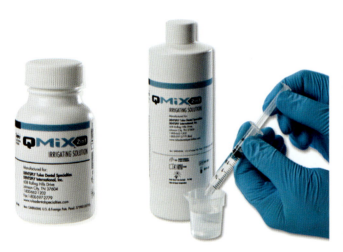

Figura 8.57 QMiX 2 em 1. Combinação de CLX, EDTA e detergente. A solução de irrigação Qmix é uma solução única usada como um irrigante final depois do agente de limpeza e desinfecção (Cortesia de Dentsply Tulsa Dental Specialties, Tulsa, OK, EUA).

MEDICAÇÃO INTRACANAL

A medicação intracanal é utilizada quando o tratamento não pode ser concluído em uma sessão (ver Capítulos 5 e 15). As bactérias intracanal sobreviventes depois da limpeza e da modelagem podem multiplicar-se de uma sessão para a seguinte.[76,477] Os principais objetivos da medicação intracanal são restringir o recrescimento bacteriano, promover a continuidade da desinfecção e criar uma barreira física.

Hidróxido de cálcio

O hidróxido de cálcio é a medicação intracanal usada mais popularmente. Foi introduzida por Hermann[194] em 1920. Embora sua utilização seja bem-documentada para seu tempo, evidências de sua eficácia na endodontia clínica são controversas. Uma série de artigos[76,77] promoveu a eficácia antibacteriana do $Ca(OH)_2$ nos canais radiculares humanos. Estudos subsequentes comprovaram esses relatos,[308,420] e o uso de rotina do $Ca(OH)_2$ como uma medicação intracanal entre as sessões tornou-se disseminado.[373]

Entretanto, estudos clínicos mais recentes e revisões sistemáticas não foram capazes de mostrar um benefício claro do $Ca(OH)_2$ para eliminar mais bactérias do canal radicular.[325,373] $Ca(OH)_2$ é usado principalmente como uma pasta de $Ca(OH)_2$ em uma base aquosa; na temperatura corporal, menos de 0,2% do $Ca(OH)_2$ encontram-se dissolvidos nos íons $Ca++$ e OH. Como o $Ca(OH)_2$ precisa se dissolver, a água deve ser usada como o veículo para a pasta de $Ca(OH)_2$. Em contato com o ar, o $Ca(OH)_2$ forma carbonato de cálcio ($CaCO_3$). Entretanto, esse é um processo longo e de pouca significância clínica. A pasta de $Ca(OH)_2$, com uma quantidade significativa de carbonato de cálcio, tem uma textura granulada, pois o carbonato tem uma solubilidade muito baixa.[367,420]

O $Ca(OH)_2$ é um antisséptico de ação lenta; experimentos *in vitro* de contato direto mostram que um período de contato de 24 horas é necessário para matar completamente os enterococos.[367,420] Outro estudo, que incluiu 42 pacientes, observou que a irrigação do canal com NaOCl reduziu o nível bacteriano até apenas 61,9%, mas o uso de $Ca(OH)_2$ nos canais por 1 semana resultou em uma redução de 92,5%.[403] Esses pesquisadores concluíram que o $Ca(OH)_2$ deveria ser usado nos canais infectados para que se obtivesse um desbridamento e uma descontaminação mais previsíveis.

Além de matar as bactérias, o $Ca(OH)_2$ tem a capacidade útil de hidrolisar as espécies lipídicas dos lipopolissacarídeos (LPS) bacterianos, inativando assim a atividade biológica dos lipopolissacarídeos e reduzindo seu efeito.[368] Esse é um efeito desejável, porque o material na parede de células mortas permanece depois que as bactérias tenham sido mortas e pode continuar a estimular as respostas inflamatórias no tecido perirradicular.

As principais características do $Ca(OH)_2$ incluem sua solubilidade limitada, pH alto, agente antimicrobiano de largo espectro e ação antimicrobiana sustentada por longos períodos.

Outros usos do $Ca(OH)_2$. O tratamento com hidróxido de cálcio por tempo prolongado pode ser usado para induzir a apicificação de um dente imaturo com necrose pulpar, antes da aplicação de um material obturador como a guta-percha no sistema de canais radiculares.[137] Além disso, nos casos onde a reparação pulpar guiada/revascularização é desejada, o $Ca(OH)_2$ pode ser usado em vez das pastas antibióticas (para mais detalhes, ver mais adiante e no Capítulo 12).

Protocolo clínico. O hidróxido de cálcio deve ficar em contato com o tecido, para que sua ação aconteça. O pó de $Ca(OH)_2$ pode ser misturado com água estéril ou solução salina e aplicado no canal usando um instrumento tipo lentulo.[324] Alternativamente, a mistura pode ser aplicada de pacotes estéreis monodose (Figura 8.58). Ela deve ficar espessa, para que tenha o máximo possível de partículas de $Ca(OH)_2$. Entretanto, não deveria ficar excessivamente ressecado, para manter umidade suficiente e para promover a dissociação contínua com um pH alto resultante. Para uma efetividade máxima, os canais radiculares deveriam ser preenchidos de forma homogênea até o CT com uma pasta, e uma radiografia deveria ser feita para confirmar a situação.

Acidentes com a aplicação de $Ca(OH)_2$ foram relatados e o dentista deveria estar consciente deles, e como essa substância é uma base forte que pode causar lesão irreversível aos tecidos vitais que entrem em contato com ela, pode ocorrer especificamente uma lesão nervosa. Portanto, deve-se tomar cuidado para não extruir o $Ca(OH)_2$ pelo ápice, pois ele traz consigo o risco de alcançar o seio maxilar ou o canal mandibular. O hidróxido de cálcio também pode causar cegueira, quando entra em contato com os olhos. Os clínicos devem tomar as precauções adequadas para prevenir essa grave complicação.[256]

Limitações do hidróxido de cálcio. Existem algumas preocupações relacionadas ao uso do $Ca(OH)_2$. O manejo e a colocação adequada do $Ca(OH)_2$ representam um desafio para a maioria dos clínicos.[417] Além disso, a remoção do $Ca(OH)_2$ é frequentemente incompleta, resultando em um resíduo, recobrindo 20 a 45% das superfícies da parede do canal, mesmo depois de uma irrigação copiosa com solução salina, NaOCl ou EDTA.[242]

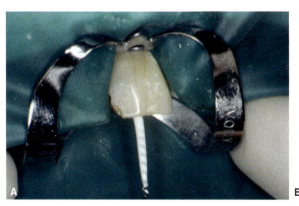 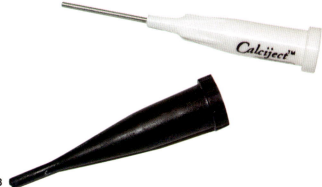

Figura 8.58 A. Aplicação da pasta de hidróxido de cálcio no canal com um lentulo. **B.** Calciject é um sistema de seringa monodose preenchida com hidróxido de cálcio, fácil de utilizar. Os tubetes da Ponta Seringa Centrix podem ser usados para a injeção direta com seringa no canal radicular. (*A*, cortesia do Dr. S. Friedman. *B*, cortesia de Centrix, Shelton, CT, EUA.)

O Ca(OH)$_2$ residual pode encurtar o tempo de presa dos cimentos endodônticos à base de óxido de zinco-eugenol.[271] É interessante observar que ele pode interferir com o selamento da obturação endodôntica e comprometer a qualidade do tratamento. Uma preocupação adicional é que o Ca(OH)$_2$ não é efetivo contra vários patógenos endodônticos, incluindo *E. faecalis* e *C. albicans*.[478] De fato, estudos *in vitro* demonstraram que a dentina pode inativar a atividade antibacteriana do Ca(OH)$_2$,[174,347] e um estudo clínico[325] demonstrou que o número de canais positivos para bactérias aumentou depois da medicação com Ca(OH)$_2$. Outros estudos indicaram ainda que o Ca(OH)$_2$ não seria capaz de eliminar de forma previsível as bactérias ou que as culturas mudavam de negativas para positivas depois da aplicação do Ca(OH)$_2$.[325,477]

Quando diferentes estudos relatam resultados inconsistentes, uma revisão sistemática e uma técnica de metanálise podem esclarecer os dados de pesquisa conflitantes e o estado atual de conhecimento relativo a questões específicas. Portanto, baseado na melhor evidência disponível atualmente, o Ca(OH)$_2$ tem efetividade limitada na eliminação das bactérias dos canais radiculares humanos, quando avaliado por técnicas de cultura. A busca pelos melhores protocolos antibacterianos e técnicas de amostragem deve continuar, para assegurar que as bactérias possam ser erradicadas com certeza antes da obturação.

Clorexidina

In vitro, a CLX usada como medicação intracanal tem uma eficácia antimicrobiana pelo menos tão boa, ou até mesmo melhor, que os Ca(OH)$_2$.[411] É interessante observar que a CLX a 2% foi muito eficaz na eliminação de um biofilme de *E. faecalis*.[253] *In vivo*, ela inibiu experimentalmente a reabsorção radicular externa inflamatória induzida, quando aplicada por 4 semanas.[255] Em canais radiculares infectados, ela reduz o nível de bactérias tão eficientemente quanto o Ca(OH)$_2$, quando aplicada por 1 semana.[33] Diferentemente do Ca(OH)$_2$, a CLX tem uma atividade antimicrobiana substancial que, se aplicada sobre a dentina radicular, tem o potencial para prevenir a colonização bacteriana das paredes do canal radicular por períodos prolongados.[215,233] Esse efeito depende da concentração de CLX, mas não de seu modo de aplicação, que pode ser na forma líquida, gel ou dispositivo de liberação controlada.[40]

A CLX como uma medicação intracanal tem sido o foco de muitos estudos *in vitro*[36,114,233,247,411] e estudos *in vivo*.[33,255,268,316,509] Os resultados dos experimentos *in vitro* foram principalmente favoráveis à CLX, independentemente de seu modo de aplicação. *In vivo*, foram relatados resultados variáveis; um dos motivos para isso é que os pesquisadores[174] desenvolveram um modelo experimental usando partículas de pó de dentina para investigar a possível inativação de alguns medicamentos antibacterianos quando entram em contato com a dentina. Eles demonstraram que o pó de dentina teve um efeito inibitório sobre todos os medicamentos testados. O efeito foi dependente da concentração do medicamento e da duração do contato. O efeito do Ca(OH)$_2$ foi eliminado pela presença do pó de dentina. O efeito da CLX a 0,05% e do NaOCl a 1% foi reduzido, mas não eliminado pela presença da dentina.

Estudos em animais experimentais e *in vitro* sugerem que a CLX tenha o potencial para substituir o Ca(OH)$_2$ como uma medicação intracanal, mas as limitações citadas pelos experimentos *in vitro* tornam as conclusões obtidas difíceis de serem extrapoladas para as situações clínicas reais. Portanto, são necessários estudos *in vivo* em seres humanos para testar a eficácia da CLX como uma medicação intracanal.

Em comparação com o número de estudos *in vitro*, pouquíssimos estudos clínicos foram realizados para avaliar a efetividade da CLX como uma medicação intracanal. Uma pesquisa *in vivo*[33] avaliou a eficácia antibacteriana de três medicações intracanal diferentes: paramonoclorofenol canforado, Ca(OH)$_2$ e CLX líquida a 0,12%, aplicando-as por 1 semana nos dentes unirradiculares dos pacientes. Usando um método de cultura, foi relatado que as proporções de culturas positivas não foram significativamente diferentes entre os medicamentos testados, mas elas eram levemente mais baixas nos dentes medicados com CLX (0,12%) líquida que aqueles medicados com paramonoclorofenol canforado ou Ca(OH)$_2$.[33]

Outro estudo *in vivo* avaliou a efetividade antibacteriana da CLX líquida a 2% como uma medicação intracanal em dentes com periodontite apical.[316] Os resultados demonstraram um aumento moderado nas contagens bacterianas durante um período de medicação de 7 a 14 dias que foi similar aos resultados observados e relatados para Ca(OH)$_2$ por Peters et al.[325] Especulou-se que a CLX líquida pode ter escapado parcialmente do forame apical e que a forma em gel, com maior viscosidade, pode ser mais adequada como uma medicação intracanal.[316]

Entretanto, um estudo diferente[268] demonstrou que a medicação intracanal com Ca(OH)$_2$, gel de CLX a 2%, ou uma mistura de Ca(OH)$_2$/CLX aplicada por 7 dias não reduziu a concentração bacteriana além daquela diminuição alcançada depois do preparo químico-mecânico usando NaOCl a 1%. Os resultados não apresentaram diferenças significativas entre os grupos de medicação. Resultados similares foram encontrados por outros pesquisadores,[267] quando, depois de um ensaio randomizado controlado que incluiu 30 pacientes, eles concluíram que uma irrigação final com MTAD (uma *m*istura de *t*etraciclina, *á*cido e *d*etergente) e a aplicação intracanal de gel de CLX a 2% não reduzem as contagens bacterianas além dos níveis alcançados pelo preparo químico-mecânico usando NaOCl.

Clorexidina misturada com hidróxido de cálcio. Durante os últimos anos, os pesquisadores têm estudado a combinação de Ca(OH)$_2$ e CLX, com o conceito de que as propriedades antimicrobianas interagem de uma forma sinérgica, melhorando sua eficácia. O pH alto do Ca(OH)$_2$ não foi afetado quando este foi combinado com a CLX.[42] Entretanto, os resultados não foram conclusivos. Alguns estudos *in vitro* tinham relatado uma melhora na ação antibacteriana quando ambos os agentes foram combinados,[41,128,504] enquanto outros relataram resultados contraditórios.[181]

Estudos recentes em animais avaliaram as reações dos tecidos à mistura de Ca(OH)$_2$/CLX, mostrando que a combinação apresenta excelentes propriedades antimicrobianas[421] e melhora a reparação dos tecidos periapicais. Estudos *in vivo* demonstraram que a mistura é pelo menos tão boa quanto ambos os agentes aplicados separadamente nos dentes necrosados com periodontite apical,[268] bem como nos casos tratados previamente, com periodontite apical persistente. Um estudo mais recente utilizando um protocolo baseado na CLX com CLX a 0,12% como uma substância de irrigação, seguida por uma medicação intracanal de Ca(OH)$_2$/CLX a 0,12% por 7 dias demonstrou resultados promissores. Os autores concluíram que o preparo químico-mecânico dos canais usando solução de CLX a 0,12% como uma substância de irrigação reduziu significativamente o número de bactérias intracanal, mas não foi capaz de tornar os canais livres de bactérias. Uma medicação intracanal adicional com uma pasta de Ca(OH)$_2$/CLX melhorou os resultados, pela redução do número de bactérias.[408] Portanto, parece que a utilidade de misturar o Ca(OH)$_2$ com a CLX continua sendo controversa.

Preparações fenólicas

O fenol (C_6H_5OH) e as preparações fenólicas costumavam ser muito utilizadas como medicação intracanal em endodontia. Achava-se que, por conta das suas propriedades voláteis, poderia penetrar nos túbulos dentinários e nas irregularidades anatômicas. Entretanto, mais tarde foi demonstrado que esses compostos têm uma vida curta e sua volatilidade pode difundi-los pelas restaurações provisórias e também pelo tecido periapical, causando toxicidade. Apesar da toxicidade intensa das preparações fenólicas, os derivados do fenol, tais como o paramonoclorofenol (C_6H_4OHCl), o timol ($C_6H_3OHCH_3C_3H_7$) e o cresol ($C_6H_4OHCH_3$) ainda estão disponíveis. Atualmente, prefere-se usar o $Ca(OH)_2$ ou deixar sem qualquer medicação.[147] O fenol é um tóxico protoplasmático inespecífico que tem um efeito antibacteriano ótimo nas concentrações de 1 a 2%. Muitas preparações utilizam concentrações de fenol extremamente altas (p. ex., na faixa de 30%).[147] Em tal concentração, o efeito antimicrobiano *in vivo* é menor que o ideal e de curta duração.[279] Os derivados do fenol são antissépticos mais fortes e mais tóxicos que o fenol. Os compostos fenólicos estão disponíveis na forma de soluções canforadas.[430] A canforação resulta em um composto fenólico menos tóxico, pois ela diminui a velocidade de liberação de toxinas para os tecidos circundantes. Estudos *in vitro* têm demonstrado que o fenol e os derivados do fenol são altamente tóxicos para as células de mamíferos, e sua efetividade antimicrobiana não compensa de modo suficiente sua toxicidade.[430] Os fenóis são antissépticos ineficazes em condições clínicas.[76]

Formaldeído

O formaldeído, usado na forma de formocresol, é altamente tóxico, mutagênico e carcinogênico. Entretanto, historicamente ele tem sido utilizado extensamente na terapia endodôntica.[249] Essas formulações ainda estão sendo recomendadas em odontopediatria, ao tratar dentes decíduos. O componente formaldeído do formocresol pode variar substancialmente, entre 19 e 37%. Tricresol formalina, outra preparação contendo formaldeído, contém tricresol a 10 e 90% de formaldeído.[249] Todas essas preparações têm um conteúdo de formaldeído bem acima dos 10% geralmente usados para a fixação das amostras em patologia. O formaldeído é volátil e libera vapores antimicrobianos quando aplicado com uma bolinha de algodão para a desinfecção da câmara pulpar. Todas as preparações contendo formaldeído são potentes toxinas com efetividade antimicrobiana muito mais baixa que sua toxicidade.[431,432] Não existe uma motivação clínica para a utilização do formocresol como um agente antimicrobiano para o tratamento endodôntico, baseando-se naquilo que é conhecido neste momento. As alternativas são antissépticos melhores com toxicidade significativamente mais baixa.[431,432]

Halogênios

As soluções cloradas têm sido usadas há muitos anos para irrigar os canais radiculares. Também são usadas como curativos intracanal na forma de cloramina-T, um sal de sódio N-cloro-tosilamida. O iodo, na forma de IKI, é uma solução antisséptica muito efetiva, com baixa toxicidade tecidual. O IKI é um desinfetante efetivo para a dentina infectada e consegue matar as bactérias na dentina infectada em 5 minutos *in vitro*.[367] O IKI libera vapores com um efeito antimicrobiano duradouro. A solução pode ser preparada misturando-se 2 g de iodo em 4 g de iodeto de potássio; essa mistura então é dissolvida em 94 mℓ de água destilada. A tintura de iodo (5%) mostrou ser um dos poucos agentes confiáveis para a desinfecção do lençol de borracha e das superfícies dos dentes durante o preparo de um campo de trabalho endodôntico asséptico.[288]

Esteroides

Esteroides têm sido utilizados localmente, dentro do sistema de canais radiculares, para reduzir a dor e a inflamação. Ledermix (Lederle Pharmaceuticals, Wolfratshausen, Alemanha) é um produto disponível comercialmente que foi desenvolvido por volta de 1960 pelo professor André Schroeder.[390] Os princípios ativos são o potente corticoide anti-inflamatório triancinolona acetonida em combinação com o antibiótico de largo espectro demeclociclina. É uma pasta de medicação intracanal usada popularmente em alguns países. A pasta Ledermix tem sido indicada como um curativo inicial, principalmente se o paciente apresenta sintomas endodônticos.[390] A pasta contém triancinolona acetonida como um agente anti-inflamatório, na concentração de 1%.[229] O efeito clínico é um alívio rápido da dor associada com as condições inflamatórias agudas da polpa dentária e do periodonto.

A pasta Ledermix é um material pastoso hidrossolúvel que não toma presa, para uso como medicação nos canais radiculares ou como um agente de capeamento pulpar direto ou indireto. Os mecanismos de ação dessa substância são baseados na inibição da síntese ribossômica das proteínas nas bactérias. As características de liberação e difusão dentinária da triancinolona originada na pasta Ledermix, quando usada como uma medicação no canal radicular, foram pesquisadas sob condições diferentes.[5,6] Coletivamente, esses estudos demonstram que a triancinolona é liberada da pasta Ledermix para os canais radiculares e pode alcançar a circulação sistêmica através da difusão pelos túbulos dentinários, canais laterais e pelo forame apical. Além disso, devido a sua propriedade de inibição da reabsorção radicular, foi testada em dentes reimplantados em cães. Os resultados demonstraram que os grupos tratados com Ledermix, triancinolona e demeclociclina tiveram uma reparação significativamente mais favorável e mais estrutura radicular remanescente que o grupo obturado com guta-percha e cimento obturador (controle positivo).[85] A utilização do esteroide triancinolona em combinação com uma pasta de óxido de zinco-eugenol recentemente tornou-se popularizada com a introdução da Odontopaste (Australian Dental Manufacturing, Brisbane, Austrália). Entretanto, dados relativos à eficácia clínica desse produto são limitados.

Pasta tri-antibiótica

Combinações de antibióticos foram estudadas nos últimos anos como um esquema posológico durante as estratégias endodônticas regenerativas. A literatura aponta constantemente a eficácia das pastas antibióticas duplas e triplas (DAP e TAP), respectivamente, contra os biofilmes monoespécies e multiespécies. Os esquemas contendo antibióticos triplos, compostos de metronidazol, ciprofloxacino e minociclina, foram testados primeiramente[374] por sua eficácia contra a dentina infectada por *Escherichia coli in vitro*. O mesmo grupo de pesquisa também testou sua eficácia bactericida contra microrganismos da dentina cariada e da polpa infectada. Eles observaram que a mistura de antibióticos é suficientemente potente para erradicar as bactérias.[448] Foi relatada a eficácia clínica da pasta antibiótica tripla na desinfecção dos dentes imaturos com periodontite apical.[488] Uma preocupação potencial da utilização de uma pasta antibiótica intracanal é que ela pode causar resistência bacteriana. Além disso, a utilização de minociclina intracanal pode causar a descoloração do dente, criando complicações cosméticas potenciais. Por esse motivo, foi considerado o abandono do uso de uma pasta dual (metronidazol, ciprofloxacino) e, alternativamente, do protocolo em favor do $Ca(OH)_2$.[245] Outro motivo para tal alteração poderia ser a constatada alta toxicidade às células-tronco da pasta preparada a partir de pó antibiótico[364] e as possíveis reações alérgicas em pacientes, que permanecem sendo preocupações importantes com essa categoria de medicamentos. Com as evidências disponíveis atualmente, a eficácia das medicações intracanal contra os biofilmes multiespécies ainda é incerta.[299]

Lubrificantes

No tratamento dos canais radiculares, os lubrificantes são utilizados principalmente para emulsificar e manter em suspensão os resíduos produzidos pela instrumentação mecânica. Embora as soluções de irrigação sirvam como lubrificantes para a instrumentação manual, determinadas substâncias em gel também são comercializadas. Duas delas são o RC-Prep à base de cera, que contém EDTA, e o peróxido de ureia, o Glyde, à base de glicol. Outra função alegada dos lubrificantes é facilitar a ação mecânica das limas endodônticas manuais e rotatórias. Um estudo avaliando os efeitos da lubrificação sobre a eficiência de corte observou que as soluções de NaOCl a 2,5% e água corrente aumentaram a eficiência de corte em comparação com as condições secas.[501] Os autores desse estudo citaram a capacidade de uma substância de irrigação remover debris como sendo o fator decisivo para o aumento da eficiência. Da mesma forma, foi observada uma redução dos níveis de torque quando os canais com discos de dentina padronizados foram preparados com instrumentos ProFile e ProTaper, sob irrigação, mas a utilização de um lubrificante em gel não teve a mesma ação, resultando em torques similares aos dos canais secos, não lubrificados.[55,330]

Em resumo, a irrigação é uma etapa essencial no tratamento dos canais radiculares, para assegurar a desinfecção. O NaOCl é a substância de irrigação de escolha, devido a suas propriedades desinfetantes e de dissolução dos tecidos. O EDTA e outros quelantes deveriam ser usados ao final de um procedimento, para remover a *smear layer*, seguidos por uma irrigação final com NaOCl por 1 minuto, para uma eficiência de limpeza máxima e para minimizar a erosão da dentina. Esta estratégia também minimiza a inativação do NaOCl por interações químicas.

TÉCNICAS E DISPOSITIVOS DE DESINFECÇÃO

Aplicação por seringa

A aplicação de uma substância de irrigação em um canal usando uma seringa e uma agulha permite a exata colocação, reabastecimento do fluido existente, enxágue das partículas de resíduos maiores, bem como permitindo o contato direto com os microrganismos nas áreas próximas à ponta da agulha. Na irrigação passiva com seringa, a troca real da substância de irrigação está restrita a 1 a 1,5 mm apical à ponta da agulha, com a dinâmica dos fluidos ocorrendo próxima do orifício de saída da agulha.[59,504] O volume e a velocidade do fluxo de fluido são proporcionais à eficiência de limpeza dentro de um canal radicular.[59] Portanto, tanto o diâmetro quanto a posição do orifício de saída da agulha determinam o desbridamento químico-mecânico bem-sucedido; é preciso posicionar a agulha próxima do CT para garantir a troca de fluidos na porção apical do canal, mas um controle rigoroso da profundidade de inserção é necessário para evitar a extrusão.[59,201] Portanto, a escolha de uma agulha de irrigação adequada é importante. Embora as agulhas com calibres maiores permitam uma troca de fluidos em quantidade maior e mais rápida, o diâmetro mais amplo não permitirá a limpeza das áreas apicais e das superfícies mais estreitas do sistema de canais radiculares (ver a discussão sobre a dinâmica da irrigação anteriormente neste capítulo; ver também a Figura 8.7). O excesso de pressão ou as agulhas presas aos canais durante a irrigação sem a possibilidade de refluxo da substância de irrigação deveriam ser evitados sob todas as circunstâncias,[205] para prevenir a extrusão para os espaços periapicais. Nos dentes imaturos com foraminas apicais amplas ou quando não existir mais a constrição apical, é preciso tomar um cuidado muito especial para prevenir a extrusão da substância de irrigação e potenciais acidentes.[100]

Existem diferentes tamanhos e tipos de agulhas para irrigação. O tamanho da agulha de irrigação[91] deve ser escolhido dependendo da conicidade e do tamanho do canal.[79,281] A maioria dos canais radiculares que não foram instrumentados são estreitos demais para serem alcançados de forma eficiente pelos desinfetantes, mesmo quando são utilizadas agulhas de irrigação adequadas (ver Figuras 8.7 e 8.45). Portanto, uma limpeza eficiente dos canais radiculares deve incluir a agitação intermitente do conteúdo do canal com um instrumento endodôntico pequeno[276,466] para prevenir o acúmulo de resíduos em geral, (ver Figura 8.43) e especificamente na porção apical do canal radicular.

O tamanho do preparo[281] e, até certo ponto, a conicidade[95] determinam até que proximidade a agulha pode ser posicionada em relação aos milímetros finais apicais de um canal radicular. As agulhas com extremidade aberta são recomendadas em comparação com as de extremidade fechada, para prevenir a extrusão da substância de irrigação. Algumas agulhas e pontas de sucção podem ser acopladas à seringa tríplice para aumentar tanto a velocidade do fluxo de irrigação quanto o volume da substância irrigante. Exemplos incluem o Stropko Irrigator (Vista Dental Products), um adaptador que é conectado à seringa tríplice e aceita ponta de agulha padrão *luer lock* para a remoção e a aplicação da substância de irrigação, bem como para a secagem com ar.

Irrigação ativada manualmente

O líquido colocado dentro do canal radicular alcança de forma mais eficiente os sulcos e as áreas que não foram tocadas mecanicamente, se for agitado dentro do canal radicular. Movimentos cervicoapicais da agulha de irrigação,[205] movimentos de mistura realizados com instrumentos endodônticos pequenos,[276,467] e movimentos de tração e pressão usando um cone de guta-percha principal adaptado são todas estratégias que já foram recomendadas.[202]

Além das técnicas de irrigação convencionais, técnicas adicionais para desinfecção endodôntica foram propostas e testadas, incluindo sistemas com *laser* e aplicação de ozônio gasoso. Dispositivos específicos para a irrigação e/ou desinfecção endodôntica foram introduzidos, entre as quais podemos citar o sistema EndoActivator (Dentsply Sirona), a irrigação ultrassônica passiva (PUI), o EndoVac (Discus, Culver City, CA, EUA), o Safety-Irrigator (Vista Dental Products, Racine, WI, EUA), o Instrumento SAF (ver mais adiante), a desinfecção por fotoativação, os geradores de ozônio, entre outros. Esses dispositivos usam pressão, vácuo, oscilação e uma combinação de sucção.

Irrigação ativada sonicamente

O Sistema EndoActivator usa pontas de polímeros não cortantes, seguras em uma peça de mão subsônica fácil de utilizar para agitar rapidamente e com vigor as soluções de irrigação durante a terapia endodôntica (Figura 8.59).

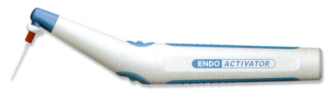

Figura 8.59 O EndoActivator, um sistema de frequência sônica. (Cortesia de Dentsply Tulsa Dental Specialties, Tulsa, OK, EUA.)

Em um estudo,[116] a segurança dos vários sistemas de irrigação intracanal foi analisada, medindo-se a extrusão apical da solução de irrigação. Os autores concluíram que o EndoActivator teve uma quantidade estatisticamente insignificante de irrigante extruído para fora do ápice, em comparação com os grupos com instrumentação manual, ultrassônica e Rinsendo (Dürr Dental, Bietigheim-Bissingen, Alemanha).[116]

Quando foi analisada a limpeza das paredes dos canais radiculares,[366] os pesquisadores sugeriram que ambos os tipos de irrigação, ultrassônica e sônica passiva, forneceram canais radiculares significativamente mais limpos que a irrigação manual com seringa.[74,465] Quando a irrigação sônica e ultrassônica são comparadas, os resultados podem ser controversos. A maioria dos estudos privilegia a irrigação ultrassônica.[217,366] A diferença está nos movimentos oscilantes: os dispositivos sônicos variam entre 1.500 a 6.000 Hz, e o equipamento ultrassônico requer vibrações acima de 20.000 Hz[217,262] Se o dispositivo sônico é deixado no canal por períodos prolongados, a limpeza é melhorada. A irrigação sônica e ultrassônica pode ser realizada com a ativação de fios lisos ou com a inserção e ativação de dispositivos plásticos, instrumentos endodônticos ou agulha de irrigação. Exemplos incluem os dispositivos EndoSonor (Dentsply Maillefer) e Endo-Soft ESI (EMS, Nyon, Suíça), IrriSafe (Satelec, Acteon, Merignac, França), o Sistema EndoActivator e a seringa sônica Vibringe (Cavex, Haarlem, Países Baixos). A cavitação inadvertida das paredes dos canais radiculares não foi observada com a ativação sônica dos instrumentos.[276]

Irrigação ativada por ultrassom

Os dispositivos ultrassônicos foram introduzidos primeiramente na endodontia por Richman.[356] As limas são desenvolvidas para oscilar nas frequências ultrassônicas de 25 a 30 kHz para o preparo mecânico das paredes dos canais radiculares.[475] Recentemente, foi demonstrado que as limas impulsionadas por ultrassom são úteis para ativar os líquidos de irrigação dentro do sistema de canais radiculares por induzirem a cavitação e a transmissão acústica.

Dois tipos de irrigação ultrassônica foram descritos na literatura[10,485]: um no qual a irrigação é combinada com a instrumentação ultrassônica (UI, do inglês *ultrasonic instrumentation*) simultânea e o outro sem a instrumentação simultânea, chamado *irrigação ultrassônica passiva* (PUI, do inglês *passive ultrasonic instrumentation*). Durante a UI, a lima é intencionalmente colocada em contato com a parede do canal radicular. Entretanto, devido à complexa anatomia do canal radicular, a UI nunca entra em contato com as paredes como um todo, e isso pode resultar em um corte descontrolado das paredes dos canais radiculares, sem a desinfecção efetiva.[10] Em um estudo de Macedo[265] a frequência de oscilação do instrumento, a potência ultrassônica e a conicidade da lima determinaram a ocorrência e a extensão da cavitação. Um certo grau de cavitação ocorreu entre a lima e a superfície do canal, e alcançou os canais laterais e os istmos.

A PUI foi primeiramente descrita por Weller et al.[485] O termo "passiva" está relacionado com a ação não cortante da lima ativada por ultrassom.[10] A PUI baseia-se na transmissão de energia acústica a partir de uma lima oscilante ou um fio liso para uma substância de irrigação no canal radicular.

A PUI deveria ser realizada no canal radicular assim que o sistema de canais radiculares tivesse uma conicidade e um tamanho apical finais. Com o canal inundado pela substância de irrigação, uma lima pequena ou um fio liso (p. ex., tamanho #15) deveria ser introduzido e ativado ultrassonicamente. Uma vez que o canal radicular já tenha sido modelado, a lima ou o fio pode ser movimentado mais livremente,[467] e a substância de irrigação pode penetrar na porção apical do sistema de canais radiculares,[237] com o efeito de limpeza sendo mais significativo.[261] Usando essa abordagem não cortante, o potencial para criar formas aberrantes dentro do canal radicular é reduzido a um mínimo. Uma lima maior que a #15 ou #20 requer um canal radicular mais amplo, para evitar a redução da oscilação pelo contato com a parede.

A ativação ultrassônica da substância de irrigação parece melhorar o desbridamento do sistema de canais radiculares *in vitro*; os resultados *in vivo* apresentam algumas controvérsias. Portanto, diretrizes objetivas sobre seus riscos e benefícios ainda não foram confirmadas.[251] A ativação ultrassônica da substância de irrigação pode ser intermitente ou contínua. O ProUltra Piezo-Flow (Dentsply Sirona) foi introduzido no mercado para irrigar e ativar os líquidos ao mesmo tempo. O dispositivo consiste principalmente em uma agulha energizada ultrassonicamente, conectada a um reservatório de hipoclorito de sódio (NaOCl). Esse sistema de irrigação ultrassônica contínua (CUI, do inglês *continuous ultrasonic irrigation*) permite o fornecimento contínuo e simultâneo de substância de irrigação e ativação ultrassônica; diferentemente da PUI, ela não precisa de reabastecimento intermitente da substância de irrigação entre as ativações com limas ultrassônicas. A pesquisa mostra uma melhor eliminação dos resíduos e melhor penetração da substância de irrigação nos túbulos dentinários.[82,218]

Irrigação com pressão apical negativa

Outra abordagem para obter melhor acesso da solução de irrigação à porção apical do canal é a assim chamada irrigação por pressão negativa (Figura 8.60). Nesse caso, a substância de irrigação é colocada na câmara de acesso, e uma agulha muito fina conectada ao dispositivo de sucção da cadeira odontológica é introduzida no interior do canal radicular. O excesso de substância de irrigação da cavidade de acesso é, então, transportado apicalmente e, por fim, removido por sucção. Primeiro, uma macrocânula, equivalente a um instrumento ISO tamanho #55,

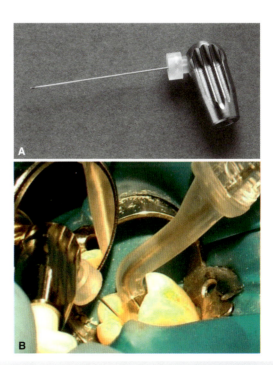

Figura 8.60 O sistema EndoVac. **A.** Ampliação da microcânula com extremidade fechada. **B.** Vista clínica do sistema EndoVac combinado com o Safety-Irrigator. (*A*, cortesia de Discus Dental LLC, Culver City, CA. *B*, cortesia do Dr. A. Azarpazhooh.)

conicidade 0,02, remove os resíduos coronários. Subsequentemente, uma microcânula, equivalente a um instrumento ISO tamanho #32, conicidade 0,02, remove as partículas alojadas próximas do CT. Tal sistema está disponível comercialmente (EndoVac, Discus Dental) e pode se mostrar um valioso coadjuvante para a desinfecção dos canais.[302] Uma das principais características do sistema é sua segurança. Vários estudos demonstraram que a utilização do EndoVac provavelmente não irá causar a extrusão da solução de irrigação através do ápice. Por outro lado, como a irrigação fica depositada na área coronária, o fluxo de substância de irrigação nos últimos milímetros apicais do canal é muito passivo, e algumas preocupações foram manifestas de que o fluxo seja laminar e passivo na região apical. Em um estudo recente, o modo de irrigação com pressão negativa apical gerou a menor tensão de cisalhamento nas paredes.[86]

Outro dispositivo que utiliza a tecnologia de pressão-sucção é o sistema RinsEndo (Dürr Dental, Bietigheim- Bissingen, Alemanha). Ele aspira a solução irrigadora aplicada pela agulha de irrigação que é colocada próxima ao CT e, simultaneamente, ativa a agulha com oscilações de 1,6 Hz de amplitude.[63]

Safety-Irrigator

O Safety-Irrigator (Vista Dental Products) é um sistema de irrigação/evacuação que aplica a substância de irrigação apicalmente sob pressão positiva por meio de uma agulha fina contendo uma abertura lateral e aspira a solução por meio de uma agulha calibrosa no orifício de acesso ao canal radicular (Figura 8.61). O Safety- Irrigator possui um tubo de evacuação coronária grande, permitindo ao usuário irrigar e aspirar simultaneamente com segurança. Ele adapta-se à seringa *luer lock* padrão. Projetado para limitar o risco de acidentes com o NaOCl, esse dispositivo de irrigação por "pressão negativa" vem totalmente montado e acoplado a uma agulha de irrigação com orifícios laterais para maior segurança. Esse sistema foi testado *in vitro* para avaliar a remoção dos resíduos de dentina dos sulcos feitos artificialmente em canais radiculares padronizados, demonstrando que não houve diferenças significativas entre a ativação dinâmica manual (MDA, do inglês *manual dynamic activation*) com um cone de guta-percha #40/.02, o Safety Irrigator e a irrigação apical com pressão negativa. Essas técnicas produzem uma melhor eficácia de limpeza que a irrigação com seringa ($P < 0,005$), mas significativamente pior que a MDA com um cone de guta-percha #35/.06 ($P < 0,05$). A CUI foi significativamente melhor que todas as outras técnicas testadas neste estudo ($P < 0,001$).[218]

Sistema GentleWave

O sistema GentleWave (GW) (Sonendo Inc., Laguna Hills, CA, EUA) foi introduzido nos EUA em 2016. O dispositivo é composto por um console chamado Instrumento de Procedimento, que é uma ponta de uso único fixada a uma peça de mão (para o tratamento dos molares ou dos dentes anteriores e pré-molares) e uma unidade central que contém três recipientes individuais para a solução de irrigação, um recipiente para resíduos, um sistema de desgaseificação e um gerador de pressão (Figura 8.62). O sistema proporciona um fluxo energizado de soluções de irrigação da unidade central para o Instrumento de Procedimento. De acordo com o fabricante, o fluxo de fluido entrando no dente cria uma força de cisalhamento que, por sua vez, causa a cavitação hidrodinâmica. A implosão das microbolhas, então, cria um campo acústico de alta frequência, que se movimenta através do fluido, para dentro do sistema de canais radiculares. O esquema de irrigação programada começa com NaOCl a 3%, seguido por EDTA a 8%, com um enxágue de água destilada entre eles e na finalização. O fluido no interior do espaço do canal radicular é coletado continuamente e removido da câmara por meio de um sistema de sucção com orifícios de cinco pontos presentes no dispositivo de vedação utilizado no Instrumento de Procedimento.[179] Um ambiente vedado é necessário entre o dente e o Instrumento do Procedimento do GW, para permitir a constante circulação dos fluidos desgaseificados do processo e a simultânea evacuação dos resíduos. O sistema opera dentro do sistema de canais radiculares hermeticamente vedados, preenchidos somente com o fluido do procedimento, e parece induzir um fluxo vertical no interior do sistema de canais radiculares com uma leve pressão negativa nos ápices, a qual reduz o potencial para extrusão. O sistema aplica uma dinâmica de fluidos avançada, acústica e química de dissolução dos tecidos para remover simultaneamente o tecido e os debris de todo o sistema de canais radiculares.[179]

Os estudos investigando a limpeza e a desinfecção do sistema de canais radiculares concluíram que a irrigação com GW resulta em uma taxa de dissolução mais rápida que na adoção de outros sistemas[179] e é capaz de limpar os canais de forma eficiente com instrumentação mínima, podendo reduzir os debris residuais[287] e promover uma melhor penetração nos túbulos dentinários, em comparação com a irrigação convencional.[83] Esse último estudo,[83]

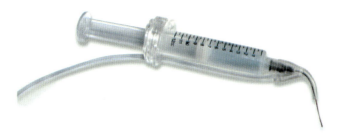

Figura 8.61 O dispositivo Safety-Irrigator. (Cortesia de Vista Dental Products, Racine, WI, EUA.)

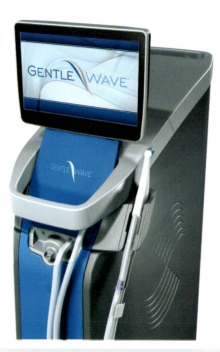

Figura 8.62 O sistema GentleWave (Sonendo, Irvine, CA, EUA). O sistema utiliza energia multissônica para gerar uma seção ampla de ondas dentro da solução de irrigação, para limpar o interior do sistema de canais radiculares. Ele consiste em dois componentes principais: uma peça de mão e um console (mostrado na figura).

usando MicroTC, concluiu ainda que a irrigação por GW foi eficiente na remoção da dentina acumulada no istmo das raízes mesiais dos molares inferiores. A irrigação com GentleWave (GW) foi superior à convencional, mas estatisticamente similar à irrigação ultrassônica contínua (CI, do inglês *continuous ultrasonically powered irrigation*), com reduções dos debris para canais e istmos, respectivamente, de 96,4 e 97,9% para GW e 91,2 e 93,5% para CI.

Até a data da redação deste capítulo, somente três estudos *in vivo* haviam sido publicados, todos pelo mesmo grupo de pesquisadores. Os dois primeiros relatos[405,406] avaliaram os resultados de reparação 6 e 12 meses depois do tratamento endodôntico usando GW. A taxa de sucesso acumulada foi de 97% em 12 meses, com 92% e 5% dos casos de polpa necrosada classificados como reparados e em reparação, respectivamente. Entretanto, nesses estudos, somente 23% do total da amostra tiveram sinais pré-operatórios de periodontite apical assintomática, o que indica uma previsão de bom resultado.

O relato posterior[404] abordou essa preocupação analisando o resultado da reparação nos dentes após 12 meses com uma pontuação maior que 3 no índice periapical (PAI, *periapical index*). Uma redução nos valores do PAI ocorreu em 98% dos dentes que receberam tratamento com GW, com 82% e 16% dos dentes classificados como reparados e em reparação, respectivamente. Entretanto, apesar dos dados encorajadores iniciais, mais estudos independentes sobre o sistema GW são essenciais para descrever completamente a aplicabilidade clínica dessa técnica.

Irrigação ativada a *laser*

Os lasers são amplamente utilizados em odontologia e incluem um *laser* diodo, Nd:YAG, érbio e CO$_2$, que produz radiação tanto no espectro eletromagnético infravermelho próximo quanto no infravermelho distante.[166] Foram propostos dispositivos com *laser* para melhorar a eficácia das substâncias de irrigação.[166] Os *lasers* foram estudados por sua capacidade de limpar e desinfetar efetivamente os canais radiculares. O comprimento de onda do *laser* de Er:YAG (2.940 nm) tem a mais alta absorção na água e alta afinidade pela hidroxiapatita, o que o torna indicado para o uso no tratamento dos canais radiculares.[96]

A energia do *laser* pode ser usada para ativar as soluções de irrigação de diferentes maneiras, por exemplo, no nível molecular, como uma desinfecção fotoativada (PAD, do inglês *photoactivated disinfection*), ou no nível de fluxo macroscópico, como uma irrigação ativada por *laser* (LAI, do inglês *laser-activated irrigation*). Vários estudos *in vivo* e *ex vivo* indicaram que a irrigação ativada por *laser* é promissora na remoção da *smear layer*[150] e dos debris dentinários[108] em menos tempo que a PUI. O mecanismo de ação[51] é baseado na geração de um efeito de cavitação secundário com expansão e a sucessiva implosão dos fluidos.[51]

Esses resultados estão de acordo com os dados relacionados a nova técnica de *laser* de érbio usando fluxos fotoacústicos induzidos por fótons (PIPS, *photon-induced photoacoustic streaming*) das substâncias de irrigação. Naquela técnica, a ponta de *laser* é posicionada na abertura de acesso coronário da câmara pulpar apenas, sendo mantida fixa, sem avanços para o interior do orifício do canal.[118] A utilização de uma ponta cônica e afilada com dispositivos de *laser* minimamente ablativo específicos é necessária: baixa energia (20 mJ), taxa de repetição do pulso (15 Hz) e duração curta dos pulsos (50 μs). A diferença na penetração do *laser* e na eliminação das bactérias é atribuída à diferença no grau de absorção dos diferentes comprimentos de onda da luz dentro da dentina. Bergmans et al.[45] concluíram em seu estudo *in vivo* que a irradiação com o *laser* de Nd:YAG não é uma alternativa, mas um possível suplemento aos protocolos existentes para a desinfecção do canal, já que as propriedades da luz emitida por *laser* podem permitir que ocorra um efeito bactericida além de 1 mm da dentina. A erradicação dos patógenos endodônticos que crescem na forma de biofilmes, entretanto, é um grande desafio, mesmo com a exposição direta ao *laser*.[58]

Desinfecção fotoativada

A terapia fotodinâmica (PDT, do inglês *photodynamic therapy*) ou a terapia fotoativada (LAT, do inglês *light-activated therapy*) podem ter aplicações endodônticas, devido a sua efetividade antimicrobiana.[185] A princípio, a terapia fotodinâmica antimicrobiana (APDT, do inglês *antimicrobial photodynamic therapy*) é um procedimento em duas etapas, que envolve a introdução de um fotossensibilizador (passo 1: fotossensibilização do tecido infectado) seguida pela iluminação (passo 2: irradiação do tecido fotossensibilizado) do tecido sensibilizado, que geraria uma fotoquímica tóxica sobre as células-alvo, levando à lise celular. Cada um desses elementos utilizados independentemente não terá qualquer ação, mas juntos têm um efeito sinérgico de produzir uma ação antibacteriana. De fato, experimentos *in vitro* demonstraram resultados promissores como dispositivo desinfetante coadjuvante. Shrestha e Kishen[400] concluíram que os inibidores teciduais existentes no interior do canal radicular afetaram a atividade antibacteriana do PDT em graus variáveis e pesquisas adicionais são necessárias para melhorar sua eficácia antimicrobiana em um ambiente endodôntico. Os fotossensibilizantes, combinados com nanopartículas, tais como o corante Rosa de Bengala, podem ter uma eficácia antibacteriana promissora.[401]

Nanopartículas antibacterianas

O conceito de nanotecnologia foi discutido pela primeira vez em 1959 por Richard Feynman; o tópico recentemente foi revisado por Shrestha e Kishen.[402] A nanotecnologia é a ciência conduzida em uma nanoescala, usando partículas de cerca de 1 a 100 nm, e pode ser utilizada na química, biologia, física, ciência dos materiais e engenharia. As partículas podem ser classificadas dependendo de seu formato como agrupamentos atômicos, grãos, fibras, filmes, nano-orifícios e compostos dessas combinações. As propriedades dos nanomateriais variam principalmente em relação aos outros materiais devido ao aumento na área superficial por unidade de massa.

Em odontologia, a nanotecnologia é pesquisada atualmente nos seguintes campos: nanoanestesia local, cura da hipersensibilidade, reposicionamento dentário, dentifrício nanorrobótico, durabilidade dos dentes, estética, nanodiagnóstico e terapia gênica.[49] Mais especificamente, a pesquisa sobre os nanomateriais está enfocando os nanocompósitos, nanossoluções, nanoadesivos e os materiais de moldagem.

As nanopartículas em endodontia estão sendo desenvolvidas por sua desinfecção eficiente dos canais radiculares, devido à atividade antibacteriana de largo espectro. As nanopartículas avaliadas na endodontia incluem Quitosana (CS-np), óxido de zinco (ZnO-np) e nanopartículas de prata (Ag-np).[273] As CS-np têm sido estudadas amplamente e parecem ser eficientes contra os biofilmes monoespécies (*E. faecalis*) e multiespécies, mesmo na presença de inibidores teciduais, o que vem sendo atribuído a sua capacidade de romper a parede celular.[402] As nanopartículas de prata também têm sido avaliadas para uso como agentes desinfetantes do canal radicular. Na forma de gel e de líquido, tais nanopartículas têm se demonstrado capazes de matar e destruir o biofilme de *E. faecalis*.

O vidro bioativo (SiO$_2$-Na$_2$O-CaO-P$_2$O$_5$) é outro produto novo e revolucionário introduzido no campo da nanotecnologia, e já foi sugerido para desinfecção dos canais radiculares.

O efeito antimicrobiano do vidro bioativo é devido a sua capacidade de manter um ambiente alcalino durante um período de tempo.[273] Quando usado nos canais radiculares, foi detectado que o vidro bioativo mata as bactérias, mas o mecanismo de ação não era relacionado ao pH e a dentina não pareceu alterar seu efeito.[507]

Recentemente, o composto tem sido pesquisado por sua utilização para a regeneração endodôntica nos casos em que os tecidos pulpares necrosados ou doentes são removidos e substituídos por tecidos pulpares para revitalizar os dentes. Foi relatado o primeiro uso dos filmes multicamadas nanoestruturados e funcionais como um novo biomaterial ativo para a regeneração endodôntica.

HealOzone. O ozônio, na fase gasosa ou aquosa, é um agente antimicrobiano potente e confiável contra as bactérias, fungos, protozoários e vírus. O mecanismo de ação é baseado na destruição das paredes celulares e das membranas citoplasmáticas das bactérias e fungos pelo potencial oxidante do ozônio. Durante esse processo, o ozônio ataca as glicoproteínas, glicolipídios e outros aminoácidos e inibe o sistema de controle enzimático da célula com um aumento na permeabilidade das membranas, levando à imediata cessação da função. As moléculas de ozônio, então, entram prontamente na célula e matam efetivamente os microrganismos.[272]

O composto é aplicado aos tecidos bucais nas seguintes formas: água ozonizada, azeite de oliva ozonizado e gás oxigênio/ozônio. Estudos *in vitro* demonstraram resultados promissores sobre seu efeito antibacteriano, os resultados clínicos demonstraram o oposto.[126,193,294,295] O gás ozônio atualmente é usado clinicamente para o tratamento endodôntico. Entretanto, os resultados dos estudos *in vivo* são inconclusivos.[193,294,295] Essa inconsistência é atribuída à falta de informações sobre a duração máxima da aplicação e a concentração que deveria ser utilizada.[27,226] Os perigos do ozônio, quando usado em endodontia, ainda não foram investigados. Deve-se tomar cuidado com relação à exposição do paciente e do dentista ao gás.

Preparações aquosas. A água superoxidada,[171] também chamada água ativada eletroquimicamente[270,422] ou água com potencial oxidativo,[189,394] é efetivamente uma solução salina que foi eletrolisada para formar água superoxidada, ácido hipocloroso e radicais cloro livres. Está disponível comercialmente com o nome de Sterilox (Sterilox Technologies, Radnor, PA, EUA). Essa solução não é tóxica para os tecidos biológicos, embora seja capaz de matar os microrganismos. A solução é gerada por eletrólise da solução salina – um processo igual àquele usado na produção comercial do NaOCl.[136] A diferença, entretanto, é que a solução se acumulando no ânodo é coletada como analito e, no cátodo, como o católito. Essas soluções exibem propriedades que são dependentes da potência da primeira solução salina, da diferença de potencial aplicada e da velocidade de geração. A tecnologia que permite a recuperação das respectivas soluções encontra-se nesse desenho do ânodo e do cátodo e origina-se ou na Rússia (água eletroquimicamente ativada) ou no Japão (água potencialmente oxidativa).[269] Embora as soluções tenham nomes diferentes, os princípios no processo de fabricação parecem ser similares.

O uso de água superoxidada é descrito em alguns poucos trabalhos na literatura endodôntica, mas mostra-se precocemente promissor. As soluções de ambas as tecnologias foram testadas quanto a sua capacidade de desbridar os canais radiculares,[189] remover a *smear layer*,[394,422] e matar as bactérias[200] e os esporos bacterianos.[259] Os resultados geralmente são favoráveis, ao mesmo tempo em que demonstram também biocompatibilidade com os sistemas vitais.[211]

As soluções anolíticas e catiolíticas geradas a partir de tal tecnologia (Radical Waters Halfway Joanesburgo, África do Sul) têm se mostrado agentes antibacterianos promissores contra os modelos de biofilmes cultivados em laboratório com espécies únicas.[151] Tais soluções vêm sendo recomendadas como indicadas para a remoção dos biofilmes nos sistemas de irrigação das cadeiras odontológicas[269] e até têm sido comercializadas com essa finalidade. Os clínicos cautelosos podem preferir aguardar mais estudos que demonstrem a segurança e a eficácia sob condições ambientais clínicas normais antes de adotarem soluções de irrigação mais novas e menos testadas.

Critérios para a avaliação da limpeza e da modelagem[4]

CANAIS BEM-MODELADOS

Os principais objetivos da modelagem dos canais são a remoção direta dos tecidos e dos agentes irritantes microbianos, além de proporcionar um espaço geométrico suficiente para uma posterior obturação (ver Tabela 8.2). Para alcançar esses objetivos, o canal preparado deve incluir o canal original (ver *áreas vermelhas* na Figura 8.4); deve haver um estreitamento apical e o canal deve ter conicidade. Esses conceitos foram popularizados por Schilder[386] e são mantidos até hoje.[3,124]

Portanto, um canal bem-modelado é definido mais especificamente pela ausência de erros do procedimento (ver mais adiante) e a obtenção da desinfecção; mais recentemente, outro elemento foi adicionado a essa equação – o máximo possível de conservação da estrutura dentária.[154]

O fato de o canal estar modelado adequadamente pode ser determinado frequentemente por um clínico a partir de radiografias e pela sua experiência clínica – por exemplo, analisando a adaptação de um cone. Nesse momento, a sensação tátil deveria ser de *tug-back*, uma leve resistência à tração; uma radiografia deve comprovar um formato do canal simétrico lateral ao cone, a presença de um estreitamento apical intacto, sem diminuição da espessura da parede radicular.

Usando magnificação, os clínicos devem inspecionar o orifício de acesso ao canal e o terço cervical de cada canal modelado, analisando a limpeza das paredes.[319] Imediatamente depois da irrigação com hipoclorito de sódio, uma ausência de turbidez visível e de efervescência deve ser observada. Se estiverem presentes, esses fenômenos, com depósitos visíveis nas paredes do canal, são indicativos de matéria orgânica ainda em suspensão ou aderidas às paredes radiculares.

SINAIS DE IMPREVISTOS

Fratura do instrumento

A maioria dos relatos sugere que a fratura da lima endodôntica manual ou de um instrumento rotatório ocorre em uma taxa de aproximadamente 1 a 6% e 0,4 a 5%, respectivamente.[434,463] Tais fraturas são eventos indesejáveis sendo percebidos como tal pelos clínicos.[50] Evidentemente, fragmentos de instrumentos limitam o acesso das substâncias de irrigação desinfetante ao sistema de canais radiculares, possivelmente impedindo uma eliminação suficiente dos microrganismos.[178] Entretanto, as evidências clínicas atuais não sugerem que a presença de um instrumento fraturado deva resultar em uma taxa significativamente mais alta de insucessos endodônticos, quando os tratamentos são realizados por especialistas.[434]

Em geral, os instrumentos usados nos movimentos rotatórios fraturam de dois modos distintos – por torção e por flexão.[329,375,462] A fratura torcional ocorre quando a ponta de um instrumento fica travada em um canal enquanto o cabo continua a girar, exercendo assim um torque suficiente para fraturar a ponta. Isso também pode ocorrer quando a rotação do instrumento é suficientemente mais lenta em relação ao diâmetro da seção transversal. Em contraste, a fratura por flexão ocorre quando as cargas cíclicas levam à fadiga do metal. Esse problema impede a fabricação de instrumentos endodônticos de aço inoxidável de rotação contínua, porque o aço desenvolve uma fadiga depois de apenas alguns ciclos.[393] Os instrumentos de NiTi são capazes de suportar várias centenas de ciclos de flexão antes de sua fratura,[250,348,462] mas eles ainda podem fraturar no ambiente endodôntico após um número baixo (ou seja, menos de 10.000) ciclos.[87]

Os testes de fadiga cíclica e de cargas repetidas para os instrumentos endodônticos não são descritos nas normas de referência. Inicialmente, os instrumentos rotatórios tais como as brocas GG e os alargadores de Peeso foram testados com uma deflexão de curvatura sobreposta.[62] Em outro estudo, as limas manuais de aço inoxidável e de NiTi foram giradas até a fadiga em tubos de aço com uma curvatura aguda de 90° e um raio não especificado.[393] Sob essas condições, os instrumentos de aço inoxidável 40 fraturaram depois de menos de 20 giros, enquanto várias limas de NiTi de mesmo tamanho suportaram até 450 giros.

A fadiga cíclica também foi avaliada para os instrumentos ProFile com conicidade 0,06 usando um dispositivo similar.[498] O número de rotações até a fratura para instrumentos controle nunca usados variou de 1.260 (limas tamanho #15) até 900 (limas tamanho #40). Esses resultados não se alteraram quando os instrumentos foram testados em condições clínicas simuladas, tais como a esterilização repetida e o contato com NaOCl a 2,5%. Subsequentemente, os instrumentos de controle foram comparados com um grupo de instrumentos usados no contexto clínico em cinco casos de dentes molares;[497] mais uma vez, não foram encontradas diferenças significativas na resistência à fadiga cíclica.

Um estudo[183] usou um método de testagem diferente, usando cilindros metálicos com raios de 5 e de 10 milímetros, que produziam uma curvatura 90°. Os pesquisadores relataram fraturas por fadiga para os instrumentos ProFile tamanho #15, com conicidade 0,04 depois de cerca de 2.800 ciclos com os cilindros de 10 mm. Nos instrumentos ProFile tamanho #40, com conicidade 0,04, as fraturas ocorreram depois de cerca de 500 ciclos com os cilindros de 5 mm. Em comparação, os instrumentos ProFile tamanho #15, conicidade 0,06 também fracassaram depois de cerca de 2.800 revoluções com os cilindros de 10 mm, mas a falha ocorreu nos espécimes ProFile tamanho #40, conicidade 0,06 depois de somente 223 ciclos com cilindros de 5 mm.

Os instrumentos rotatórios de NiTi com tamanhos e conicidades maiores fraturaram consistentemente depois de um menor número de rotações,[345] e embora o raio das curvaturas fosse a metade, a vida antes da fadiga foi reduzida em até 400%. Outra pesquisa[183] relatou resultados similares para instrumentos HERO selecionados, e seus achados foram confirmados por outros testes realizados em instrumentos rotatórios GT. As lima GT tamanho #20, conicidade 0,06 fraturaram depois de 530 rotações em uma curva de 90°, com raio de 5 mm; as limas GT tamanho #20, conicidade 0,12 fraturaram depois de 56 rotações, sobre as mesmas condições.[334]

A reutilização dos instrumentos rotatórios depende da segurança, especificamente pela avaliação da fadiga e também do potencial para limpar adequadamente as superfícies em NiTi.[34,304,311,398,424,428,458] Instrumentos específicos têm desempenhos diferentes com relação a isso, uma vez que a fadiga depende mais da quantidade de metal na seção transversal no ponto de concentração de tensão[163,457] que especificamente do desenho do instrumento.[88]

Por outro lado, os fabricantes constantemente afirmam que seus instrumentos foram equipados com elementos de *design* que irão torná-los mais resistentes à fadiga. Por exemplo, o Light-Speed LSX é fabricado sem um processo de usinagem. Entretanto, não existem dados publicados com relação a sua resistência à fadiga. O GTX é fabricado com uma nova liga metálica de NiTi, a M-Wire, para aumentar sua resistência à fadiga.[220] Entretanto, os investigadores[234] não foram capazes de confirmar esses achados. Da mesma forma, outro estudo[243] que analisou a TF, que não é usinada e acredita-se que seja resistente à fadiga,[143] concluiu que o instrumento teve o melhor desempenho que os instrumentos rotatórios ProFile fabricados pela forma convencional. Outra característica, o eletropolimento (como discutido anteriormente), não parece conferir um aumento significativo da resistência à fadiga para o Endo-Sequence[243,353] e RaCe.[457,458,495] Uma possível explicação para esses resultados variáveis são os ambientes de teste diferentes usados *in vitro*[90]; clinicamente, espera-se que a variabilidade seja ainda maior.

Recentemente, testes de fadiga cíclica foram realizados em condições mais diretamente aplicáveis na clínica, tais como variações na temperatura ambiente e introdução de movimentos dinâmicos. Por exemplo, embora as ligas metálicas martensíticas de última geração que nós mostramos tenham resistência à fadiga significativamente aumentada na temperatura ambiente, esse benefício foi bastante reduzido na temperatura corporal.[22,109]

Vem sendo feitas tentativas de utilizar os testes de acordo com as normas e especificações descritas para os instrumentos manuais em aço inoxidável, tais como as limas K e as limas Hedstrom,[2] uma vez que não existem normatizações comparáveis para os instrumentos usados na movimentação rotatória contínua. Consequentemente, foram projetados diversos modelos para avaliar as propriedades específicas dos instrumentos rotatórios de NiTi, incluindo torque até a fratura, resistência contra a fadiga cíclica, entre outros (Figura 8.63). Esses sistemas podem

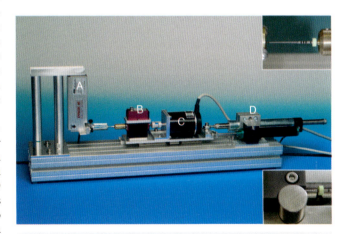

Figura 8.63 Plataforma de testes para a análise dos vários fatores durante um preparo do canal simulado, com instrumentos endodônticos rotatórios. Os componentes etiquetados são um transdutor de energia (**A**), um sensor de torque (**B**), um motor de impulsão direta (**C**) e um dispositivo de alimentação automática (**D**). Para testes específicos, um manequim de fadiga cíclica ou uma estrutura em latão compatível com a ISO 3630-1 (*imagem no detalhe*) podem ser encaixados.

avaliar simultaneamente o torque até a fratura, a força axial do torque de trabalho e a fadiga cíclica.

De acordo com as normas mencionadas anteriormente, o torque até a fratura é registrado com os 3 mm apicais do instrumento firmemente presos no dispositivo de testagem, enquanto o cabo do instrumento é girado. Uma ampla variedade de instrumentos endodônticos rotatórios de NiTi já foi testada desta maneira. Por exemplo, as limas rotatórias ProFile de NiTi na ISO tamanhos #25, #30 e #35 (conicidade 0,04) fraturaram em 0,78, 1,06 e 1,47 Ncm, respectivamente.[441]

Quando analisamos os fatores clínicos envolvidos na fratura dos instrumentos, é preciso levar em consideração tanto a carga de torção quanto a fadiga cíclica.[375] Entretanto, estes não são elementos independentes, principalmente nos canais curvos.[57] Trabalhar com um instrumento com torque alto pode diminuir a resistência à fadiga cíclica.[141] Por outro lado, foi demonstrado que um estresse cíclico prévio reduz a resistência à torção das limas de acabamento ProTaper,[462] bem como K3[30] e MTwo.[345] Além disso, a fadiga cíclica ocorre não apenas na face lateral quando um instrumento é girado em um canal curvo, mas também axialmente quando um instrumento fica preso e se solta das irregularidades do canal.[48]

O torque gerado durante o preparo do canal depende de uma variedade de fatores, e um dos fatores importantes é a área de contato.[52] O tamanho da área superficial em contato com um instrumento endodôntico é influenciado pela sequência de instrumentação ou pela utilização dos instrumentos com diferentes conicidades.[388] Uma abordagem *crown down* é recomendada para reduzir as cargas torcionais (e assim o risco de fratura) prevenindo que uma grande porção do instrumento rotatório cônico entre em contato com a dentina radicular (um fenômeno conhecido como *taper-lock*).[52,499]

O clínico pode modificar ainda mais o torque pela variação da pressão axial, pois esses dois fatores estão relacionados (ver Figura 8.20).[388] De fato, um toque bastante suave é recomendado para todos os instrumentos de NiTi atuais, para evitar forçar o instrumento e travá-lo. O mesmo efeito pode ocorrer em certas situações anatômicas, tais como quando ocorrem fusões, dilacerações e divisões dos canais radiculares.

O comportamento torcional dos instrumentos endodônticos rotatórios de NiTi não pode ser descrito adequadamente sem os sistemas de medição avançada e um novo conjunto de normas. Entretanto, o clínico deve ser capaz de interpretar corretamente as curvas de tensão-deformação para todos os instrumentos rotatórios de NiTi usados no contexto clínico, para ser capaz de escolher uma força axial e um torque de trabalho adequados.

Portanto, deve ser realizada uma avaliação cuidadosa antes de se fazer uma tentativa de remover qualquer fragmento fraturado (ver Figura 8.25). De fato, Ward et al.[481] sugeriram que fosse feita alguma tentativa de remoção dos fragmentos somente quando este estiver localizado coronariamente a uma curvatura significativa do canal radicular e assim for visível com ajuda de dispositivos de magnificação.

Existem maneiras e estratégias sofisticadas para remover os fragmentos fraturados, que são descritas em detalhes no Capítulo 20 deste livro.

É interessante observar que a avaliação dos parâmetros físicos que influenciam o preparo dos canais radiculares com instrumentos rotatórios foi considerada crucial, pois *in vitro* os instrumentos rotatórios de NiTi tiveram maior risco de fratura quando comparados com as limas K. Alguns clínicos também descrevem a fratura do instrumento como a principal questão a se preocupar.[50]

Em um estudo usando blocos de plástico, até 52 instrumentos Profile Série 29 tornaram-se deformados permanentemente.[450] Três fraturas foram relatadas em um estudo subsequente avaliando instrumentos ProFile tamanho 0,04 segundo a norma ISO e três outros instrumentos foram distorcidos.[66] Uma incidência de fraturas ainda maior foi demonstrada em um estudo sobre instrumentos rotatórios utilizados em blocos plásticos em uma máquina de testagem projetada especificamente para a pesquisa.[446] Esses achados foram apoiados por dois estudos, nos quais foram relatadas altas incidências de fratura para os instrumentos rotatórios Light-Speed e Quantec usados em um contexto clínico.[32,375]

Por outro lado, como afirmado anteriormente, um estudo clínico retrospectivo sugere resultados similares, com e sem fragmentos de instrumento;[434] além disso, a experiência de outros pesquisadores sugere que o número de fraturas dos instrumentos rotatórios é mais baixo que foi previamente estimado.[112,489] A remoção de tais fragmentos é possível em muitas situações, mas também existe o potencial para danos adicionais (p. ex., perfuração), mais que para sua remoção bem-sucedida.[440,489] Consequentemente, uma análise comparando riscos e benefícios deveria ser realizada antes da tentativa de remoção dos fragmentos de instrumentos de NiTi, abordando os motivos e as consequências clínicas da fratura do instrumento.

Desvio do canal

Talvez os resultados adversos mais frequentes durante a modelagem dos canais sejam as aberrações em relação à trajetória original do canal. Muito já foi escrito sobre a aparência de tais aberrações usando denominações como formação de zip e de ombro, degrau, perfuração, desgaste excessivo (*stripping*), entre outros.[484]

O *desvio do canal* é a origem de todos esses problemas clínicos e pode ser definido como "a remoção da estrutura da parede do canal em sua curvatura externa na metade apical do canal, devido à tendência que as limas têm de restaurar-se ao seu formato linear original durante o preparo do canal."[3] Conforme as limas tendem a se retificar dentro do canal, isso tipicamente ocorre em direção à parede radicular interna (ou convexa) na porção média da raiz, bem como na curvatura externa apicalmente. Tal desvio do eixo do canal durante a modelagem resulta em perda excessiva de dentina e pode, em última análise, resultar em perfuração em fita, embora o transporte apical possa levar à formação de zip ou de perfuração apical evidente (ver Figura 8.39).

Conceitualmente, qualquer preparo dos canais radiculares irá desviar o longo eixo do canal, que é frequentemente determinado como o centro de gravidade nas secções transversais. Afirma-se que um transporte de cerca de 100 a 150 μm pode ser clinicamente aceitável.[207,326]

Se o transporte do canal levou à formação de degrau, os instrumentos subsequentes irão ultrapassar o degrau somente quando forem pré-curvados adequadamente. No caso de instrumentação com instrumentos rotatórios, recomenda-se o uso de instrumentos manuais de tamanho comparável (Figura 8.64).

Perfuração

Como indicado, a perfuração pode ser o resultado final do desvio do canal quando isso ocorre dentro do sistema de canais radiculares. Outras perfurações são as que ocorrem na cavidade de acesso; uma discussão sobre o preparo da cavidade de acesso pode ser encontrada no Capítulo 7. Obviamente, o preparo dos canais mineralizados requer habilidades avançadas do operador e é facilitada pela utilização de dispositivos de magnificação (Figura 8.65).

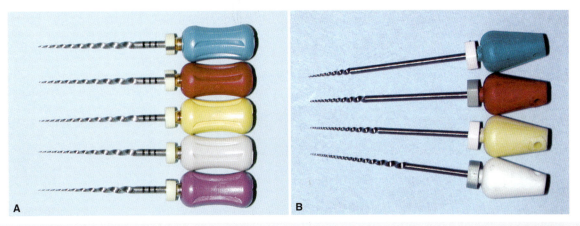

Figura 8.64 Instrumentos com conicidade crescente que podem ser usados manualmente. **A.** Instrumentos ProTaper com cabos especiais encaixados às hastes do instrumento rotatório. **B.** Instrumentos manuais GT.

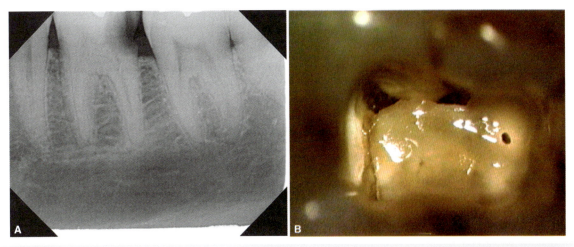

Figura 8.65 Evidências de deposição de tecido duro coronário. **A.** Radiografia periapical do dente 36 mostrando evidências de redução do espaço coronário e radicular da polpa dentária. **B.** Fotografia intraoral, obtida por meio de um microscópio operatório (×25), da cavidade de acesso do dente mostrado em *A*; observar a presença de calcificação.

Três tipos de perfurações podem ser definidos – perfurações em fita, que ocorrem na direção da furca em dentes multirradiculares (também conhecidas como "zonas de perigo"[7]), perfurações associadas às curvaturas do canal e perfurações através do forame apical.

Bloqueio

Um canal pode tornar-se impossível de ser instrumentado durante o processo de limpeza e modelagem devido a duas ocorrências distintas, mas frequentemente relacionadas. Um degrau é uma plataforma de dentina que é criada pelos instrumentos de modelagem que retificam e desgastam o lado convexo da parede do canal. Nos casos menos intensos, os degraus podem ser corrigidos e analisados com instrumentos pré-curvados. Essa condição pode levar a falsos trajetos e impedir a obturação adequada, quando o CT não puder ser alcançado com os cones principais.

Um bloqueio refere-se principalmente à área de um canal radicular que está preenchida com resíduos densamente compactados ou com remanescências de polpa de natureza colágena (ver Figura 8.38). Também pode ser causado por outros obstáculos, tais como limas fraturadas ou remanescentes de materiais obturadores radiculares ou coronários preexistentes. Clinicamente, a presença de degrau ou de bloqueio é sinalizada pela incapacidade de um instrumento reto flexível penetrar mais profundamente nos canais radiculares. Entretanto, isso precisa ser diferenciado de um canal estreito ou mineralizado, que faz com que porções mais longas das hélices de corte do instrumento fiquem travadas.

Obviamente, tal bloqueio impede que a porção apical do canal seja desinfetada. Para mais detalhes sobre as estratégias para lidar com os degraus e bloqueios, consultar o Capítulo 10. Outra explicação para a percepção da presença de um bloqueio pode ser uma curvatura muito abrupta do canal.

Amostra de protocolo para os procedimentos contemporâneos de limpeza e modelagem

- Usando radiografias pré-operatórias com angulações adequadas, analise a dificuldade do caso usando parâmetros bem-estabelecidos
- Coloque o lençol de borracha e estime o CT
- Prepare uma cavidade de acesso suficientemente conservadora, mas que revele todos os orifícios de entrada dos canais
- Pesquise os canais com uma lima K #10 na presença de um lubrificante

- Se as séries de instrumentos rotatórios selecionadas avançarem com facilidade até o CT estimado, confirme a patência e determine o CT usando um localizador apical eletrônico
- Caso os instrumentos encontrem resistência e a lima não progrida suavemente até o CT, use um instrumento de NiTi específico. É prudente fazer um preparo cervical para criar um receptáculo coronário para os instrumentos rotatórios subsequentes. Faça a instrumentação, confirme a patência e determine o CT
- Crie um *glide path* reprodutível com o CT com os instrumentos adequados
- Irrigue com hipoclorito de sódio durante todo o procedimento de modelagem
- Avance ao longo da série de instrumentos rotatórios selecionados (com base na anatomia dos canais) passivamente na presença de hipoclorito de sódio, para modelar o terço médio. Quando se está fazendo a modelagem dos canais que tenham uma dimensão vestibulolingual maior, considere a possibilidade de fazer a modelagem como se fossem dois canais separados
- Limpe a parte ativa rotineiramente quando remover o instrumento do canal e retire os resíduos com uma gaze embebida em álcool. Caso o instrumento rotatório selecionado não progrida com facilidade, remova-o, irrigue, volte a instrumentar com a lima K #10, e escolha um instrumento diferente e frequentemente menor
- Use irrigação copiosa, verifique novamente a patência do canal e o comprimento de trabalho durante todo procedimento de modelagem e até a sua finalização. Meça o tamanho do forame com uma lima manual adequada
- Protocolo para irrigação:
  ○ Irrigue usando quantidades abundantes de hipoclorito de sódio
  ○ Ative a substância de irrigação
  ○ Selecione a solução de irrigação para a remoção da *smear layer*
  ○ Realize a irrigação final
- Seque o canal completamente e realize a obturação com uma técnica que promova o preenchimento tridimensional do espaço
- Restaure o dente com tratamento endodôntico em um momento oportuno.

Resumo

A limpeza e a modelagem são passos importantes e independentes no tratamento dos canais radiculares. A limpeza, demonstrada por uma superfície intracanal livre de *smear layer*, somente pode ser realizada depois que os canais radiculares tenham sido ampliados o suficiente para acomodar as agulhas de irrigação adequadas. O preparo do canal é otimizado quando os objetivos mecânicos são alcançados e a ampliação é compatível; tais objetivos incluem evitar tanto os erros de preparo significativos quanto o enfraquecimento da estrutura radicular, resultando em fraturas.

Feitos em conjunto e realizados com alto padrão, os procedimentos descritos neste capítulo edificam as bases fundamentais para o sucesso biológico, tanto nos casos clínicos com canais mais simples (Figura 8.66) quanto nos casos mais complicados (Figura 8.67). As radiografias de controle confirmam os resultados favoráveis ou o sucesso biológico (ou seja, a prevenção ou a reparação da periodontite perirradicular) ao longo dos anos. Da mesma forma, a adesão aos princípios discutidos leva a resultados previsíveis para os tratamentos dos canais radiculares.

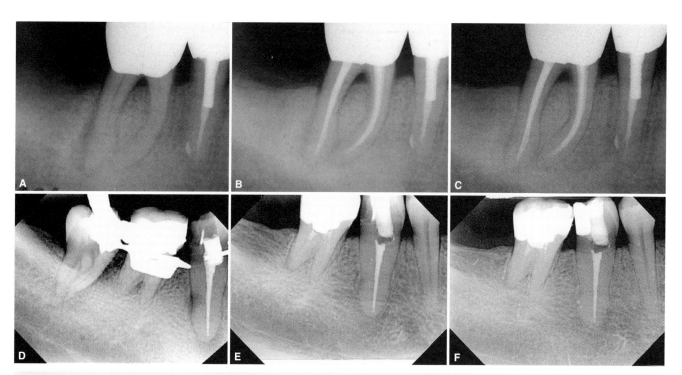

Figura 8.66 Casos clínicos tratados de acordo com os princípios detalhados neste capítulo. **A.** Radiografia inicial do dente 46 com uma lesão perirradicular. **B.** Radiografia final. **C.** Radiografia de controle de 2 anos, mostrando a reparação óssea. **D.** Radiografia final do dente 45, mostrando tanto a lesão óssea periapical quanto lateral. **E–F.** Radiografias de controle de 1 e 3 anos, mostrando a reparação óssea progressiva. Observar a obturação imperfeita do dente 46.

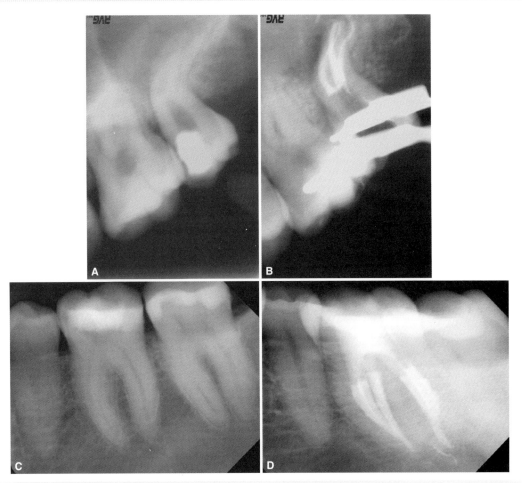

Figura 8.67 Casos clínicos complicados, tratados com técnicas híbridas. **A.** Radiografia inicial do dente 28 indicando laceração e curvatura significativa de todas as raízes. **B.** Radiografia final mostrando múltiplos planos de curvatura. **C.** Radiografia inicial do dente 36, que foi diagnosticado com pulpite irreversível. **D.** Radiografia final angulada, mostrando três canais na raiz mesial, os quais foram preparados até o tamanho apical #50. (*A* e *B*, cortesia de T. Clauder; *C* e *D*, cortesia do Dr. H. Walsch.)

Referências bibliográficas

1. *Collins English dictionary*, ed 11, England, 2003, HarperCollins Publishers.
2. *Dental root-canal instruments - part 1: Files, reamers, barbed broaches, rasps, paste carriers, explorers and cotton broaches*, Geneva, 1992, International Organization for Standardization.
3. *Glossary of endodontic terms*, 2015, American Association of Endodontists.
4. *Treatment Standards*, Chicago, IL, 2018, American Association of Endodontists.
5. Abbott PV, Hume WR, Heithersay GS: Barriers to diffusion of Ledermix paste in radicular dentine, *Endod Dent Traumatol* 5(2):98, 1989.
6. Abbott PV, Hume WR, Heithersay GS: Effects of combining Ledermix and calcium hydroxide pastes on the diffusion of corticosteroid and tetracycline through human tooth roots in vitro, *Endod Dent Traumatol* 5(4):188, 1989.
7. Abou-Rass M, Frank AL, Glick DH: The anticurvature filing method to prepare the curved root canal, *J Am Dent Assoc* 101:5, 1980.
8. Abou-Rass M, Jann JM, Jobe D et al: Preparation of space for posting: effect on thickness of canal walls and incidence of perforation in molars, *J Am Dent Assoc* 104:634, 1982.
9. Ahmad M: An analysis of breakage of ultrasonic files during root canal instrumentation, *Endod Dent Traumatol* 5(2):78, 1989.
10. Ahmad M, Pitt Ford TJ, Crum LA: Ultrasonic debridement of root canals: acoustic streaming and its possible role, *J Endod* 13(10):490, 1987.
11. Ajuz NC, Armada L, Goncalves LS, et al: Glide path preparation in S-shaped canals with rotary pathfinding nickel-titanium instruments, *J Endod* 39:4, 2013.
12. Alapati SB, Brantley WA, Nusstein JM, et al: Vickers hardness investigation of work-hardening in used NiTi rotary instruments, *J Endod* 32(12):1191, 2006.
13. Alapati SB, Brantley WA, Svec TA, et al: Scanning electron microscope observations of new and used nickel-titanium rotary files, *J Endod* 29(10):667, 2003.
14. Albrecht LJ, Baumgartner JC, Marshall JG: Evaluation of apical debris removal using various sizes and tapers of ProFile GT files, *J Endod* 30(6):425, 2004.
15. Allison DA, Weber CR, Walton RE: The influence of the method of canal preparation on the quality of apical and coronal obturation, *J Endod* 5(10):298, 1979.
16. Alodeh MH, Doller R, Dummer PM: Shaping of simulated root canals in resin blocks using the step-back technique with K-files manipulated in a simple in/out filling motion, *Int Endod J* 22(3):107, 1989.
17. Andersen M, Lund A, Andreasen JO, et al: In vitro solubility of human pulp tissue in calcium hydroxide and sodium hypochlorite, *Endod Dent Traumatol* 8(3):104, 1992.
18. Anderson DN, Joyce AP, Roberts S, et al: A comparative photoelastic stress analysis of internal root stresses between RC Prep and saline when applied to the Profile/GT rotary instrumentation system, *J Endod* 32(3):222, 2006.
19. Anderson MA, Price JW, Parashos P: Fracture resistance of electropolished rotary nickel-titanium endodontic instruments, *J Endod* 33(10):1212, 2007.
20. Aquilino SA, Caplan DJ: Relationship between crown placement and the survival of endodontically treated teeth, *J Prosthet Dent* 87(3):256, 2002.
21. Arias A, Azabal M, Hidalgo JJ, et al: Relationship between postendodontic pain, tooth diagnostic factors, and apical patency, *J Endod* 35(2):189, 2009.

22. Arias A, Hejlawy S, Murphy S, et al: Variable impact by ambient temperature on fatigue resistance of heat-treated nickel titanium instruments, *Clin Oral Investig* 23:3, 2019.
23. Arias A, Singh R, Peters OA: Torque and force induced by ProTaper universal and ProTaper next during shaping of large and small root canals in extracted teeth, *J Endod*, 2014.
24. Asboe-Jorgensen V, Attstrom R, Lang NP, et al: Effect of a chlorhexidine dressing on the healing after periodontal surgery, *J Periodontol* 45(1):13, 1974.
25. Attin T, Buchalla W, Zirkel C, et al: Clinical evaluation of the cleansing properties of the noninstrumental technique for cleaning root canals, *Int Endod J* 35(11):929, 2002.
26. Aubut V, Pommel L, Verhille B, et al: Biological properties of a neutralized 2.5% sodium hypochlorite solution, *Oral Surg Oral Med Oral Pathol Oral Radiol Endod* 109(2):e120, 2010.
27. Azarpazhooh A, Limeback H: The application of ozone in dentistry: a systematic review of literature, *J Dent* 36(2):104, 2008.
28. Azim AA, Piasecki L, da Silva Neto UX, et al: XP shaper, a novel adaptive core rotary instrument: micro-computed tomographic analysis of its shaping abilities, *J Endod* 43:9, 2017.
29. Backman CA, Oswald RJ, Pitts DL: A radiographic comparison of two root canal instrumentation techniques, *J Endod* 18(1):16, 1992.
30. Bahia MG, Melo MC, Buono VT: Influence of cyclic torsional loading on the fatigue resistance of K3 instruments, *Int Endod J* 41:10, 2008.
31. Baker NE, Liewehr FR, Buxton TB, et al: Antibacterial efficacy of calcium hydroxide, iodine potassium iodide, betadine, and betadine scrub with and without surfactant against E faecalis in vitro, *Oral Surg Oral Med Oral Pathol Oral Radiol Endod* 98(3):359, 2004.
32. Barbakow F, Lutz F: The 'Lightspeed' preparation technique evaluated by Swiss clinicians after attending continuing education courses, *Int Endod J* 30(1):46, 1997.
33. Barbosa CAM, Goncalves RB, Siqueira JF, et al: Evaluation of the antibacterial activities of calcium hydroxide, chlorhexidine, and camphorated paramonochlorophenol as intracanal medicament. A clinical and laboratory study, *J Endod* 23:5, 1997.
34. Barbosa FO, Gomes JA, de Araujo MC: Influence of sodium hypochlorite on mechanical properties of K3 nickel-titanium rotary instruments, *J Endod* 33:8, 2007.
35. Bardsley S, Peters CI, Peters OA: The effect of three rotational speed settings on torque and apical force with vortex rotary instruments in vitro, *J Endod* 37(6):860, 2011.
36. Barthel CR, Zimmer S, West G, et al: Bacterial leakage in obturated root canals following the use of different intracanal medicaments, *Endod Dent Traumatol* 16, 2000.
37. Basmadjian-Charles CL, Farge P, Bourgeois DM, et al: Factors influencing the long-term results of endodontic treatment: a review of the literature, *Int Dent J* 52:2, 2002.
38. Basrani B, Haapasalo M: Update on endodontic irrigating solutions, *Endod Topics* 27:1, 2012.
39. Basrani B, Lemonie C: Chlorhexidine gluconate, *Aust Endod J* 31:2, 2005.
40. Basrani B, Santos JM, Tjäderhane L, et al: Substantive antimicrobial activity in chlorhexidine-treated human root dentin, *Oral Surg Oral Med Oral Pathol Oral Radiol Endod* 94:2, 2002.
41. Basrani B, Tjäderhane L, Santos JM, et al: Efficacy of chlorhexidine- and calcium hydroxide-containing medicaments against enterococcus faecalis in vitro, *Oral Surg Oral Med Oral Pathol Oral Radiol Endod* 96:5, 2003.
42. Basrani BR, Manek S, Sodhi RN, et al: Interaction between sodium hypochlorite and chlorhexidine gluconate, *J Endod* 33:8, 2007.
43. Baugh D, Wallace J: The role of apical instrumentation in root canal treatment: a review of the literature, *J Endod* 31:5, 2005.
44. Beltz RE, Torabinejad M, Pouresmail M: Quantitative analysis of the solubilizing action of MTAD, sodium hypochlorite, and EDTA on bovine pulp and dentin, *J Endod* 29:5, 2003.
45. Bergmans L, Moisaidis P, Teughels W, et al: Bactericidal effect of Nd:YAG laser irradiation on some endodontic pathogens ex vivo, *Int Endod J* 39, 2006.
46. Berutti E, Angelini E, Rigolone M, et al: Influence of sodium hypochlorite on fracture properties and corrosion of ProTaper rotary instruments, *Int Endod J* 39:9, 2006.
47. Berutti E, Cantatore G, Castellucci A, et al: Use of nickel-titanium rotary PathFile to create the glide path: comparison with manual preflaring in simulated root canals, *J Endod* 35:3, 2009.
48. Best S, Watson P, Pilliar R, et al: Torsional fatigue and endurance limit of a size 30.06 ProFile rotary instrument, *Int Endod J* 37:6, 2004.
49. Bhardwaj A, Bhardwaj A, Misuriya A, et al: Nanotechnology in dentistry: present and future, *J Int Oral Health* 6:1, 2014.
50. Bird DC, Chambers D, Peters OA: Usage parameters of nickel-titanium rotary instruments: a survey of endodontists in the United States, *J Endod* 35(9):1193, 2009.
51. Blanken J, De Moor RJ, Meire M, et al: Laser induced explosive vapor and cavitation resulting in effective irrigation of the root canal. Part 1: a visualization study, *Lasers Surg Med* 41:7, 2009.
52. Blum JY, Cohen A, Machtou P, et al: Analysis of forces developed during mechanical preparation of extracted teeth using profile NiTi rotary instruments, *Int Endod J* 32:1, 1999.
53. Blum JY, Machtou P, Ruddle C, et al: Analysis of mechanical preparations in extracted teeth using ProTaper rotary instruments: value of the safety quotient, *J Endod* 29, 2003.
54. Boessler C, Paqué F, Peters OA: The effect of electropolishing on torque and force during simulated root canal preparation with ProTaper shaping files, *J Endod* 35:1, 2009.
55. Boessler C, Peters OA, Zehnder M: Impact of lubricant parameters on rotary instrument torque and force, *J Endod* 33:3, 2007.
56. Bonaccorso A, Canatatore G, Condorelli GG, et al: Shaping ability of four nickel-titanium rotary instruments in simulated S-shaped canals, *J Endod* 35, 2009.
57. Booth JR, Scheetz JP, Lemons JE, et al: A comparison of torque required to fracture three different nickel-titanium rotary instruments around curves of the same angle but of different radius when bound at the tip, *J Endod* 29:1, 2003.
58. Boutsioukis C, Kishen A: Fluid dynamics of syringe-based irrigation to optimise anti-biofilm efficacy in root-canal disinfection, *Roots* 2012, 2012.
59. Boutsioukis C, Lambrianidis T, Kastrinakis E: Irrigant flow within a prepared root canal using various flow rates: a computational fluid dynamics study, *Int Endod J* 42:2, 2009.
60. Boutsioukis C, Lambrianidis T, Verhaagen B, et al: The effect of needle-insertion depth on the irrigant flow in the root canal: evaluation using an unsteady computational fluid dynamics model, *J Endod* 36, 2010.
61. Boutsioukis C, Verhaagen B, Versluis M, et al: Evaluation of irrigant flow in the root canal using different needle types by an unsteady computational fluid dynamics model, *J Endod* 36:5, 2010.
62. Brantley WA, Luebke NH, Luebke FL, et al: Performance of engine-driven rotary endodontic instruments with a superimposed bending deflection: V. Gates glidden and peeso drills, *J Endod* 20:5, 1994.
63. Braun A, Kappes D, Kruse F, et al: Efficiency of a novel rinsing device for the removal of pulp tissue in vitro, *Int Endod J* 38:8, 2005.
64. Briseno Marroquin B, El-Sayed MA, Willershausen-Zönnchen B: Morphology of the physiological foramen: I. Maxillary and mandibular molars, *J Endod* 30:5, 2004.
65. Briseno Marroquin B, Pistorius A, Willershausen-Zönnchen B: Canal transportation caused by a new instrumentation technique and three standard techniques, *J Endod* 22:8, 1996.
66. Bryant ST, Thompson SA, Al-Omari MA, et al: Shaping ability of ProFile rotary nickel-titanium instruments with ISO sized tips in simulated root canals: Part 1, *Int Endod J* 31:4, 1998.
67. Bryant ST, Thompson SA, Al-Omari MA, et al: Shaping ability of ProFile rotary nickel-titanium instruments with ISO sized tips in simulated root canals: Part 2, *Int Endod J* 31:4, 1998.
68. Buchanan LS: The standardized-taper root canal preparation - Part 2. GT file selection and safe handpiece-driven file use, *Int Endod J* 34:1, 2001.
69. Buehler WH, Gilfrich JV, Wiley RC: Effect of low temperature phase changes on the mechanical properties of alloys near composition NiTi, *J Appl Phys* 34:5, 1963.
70. Bui T, Mitchell JC, Baumgartner JC: Effect of electropolishing ProFile nickel-titanium rotary instruments on cyclic fatigue resistance, torsional resistance, and cutting efficiency, *J Endod* 34:2, 2008.
71. Bulem ÜK, Kecici AD, Guldass HE: Experimental evaluation of cyclic fatigue resistance of four different nickel-titanium instruments after immersion in sodium hypochlorite and/or sterilization, *J Appl Dent Sc* 21:505, 2013.
72. Bürklein S, Hinschitza K, Dammaschke T, et al: Shaping ability and cleaning effectiveness of two single-file systems in severely curved root canals of extracted teeth: Reciproc and WaveOne versus Mtwo and ProTaper, *Int Endod J* 45:5, 2012.
73. Bürklein S, Schäfer E: Apically extruded debris with reciprocating single-file and full-sequence rotary instrumentation systems, *J Endod* 38:6, 2012.

74. Burleson A, Nusstein J, Reader A, et al: The in vivo evaluation of hand/rotary/ultrasound instrumentation in necrotic, human mandibular molars, *J Endod* 33:7, 2007.
75. Burroughs JR, Bergeron BE, Roberts MD, et al: Shaping ability of three nickel-titanium endodontic file systems in simulated S-shaped root canals, *J Endod* 38:1618, 2012.
76. Byström A, Claesson R, Sundqvist G: The antibacterial effect of camphorated paramonochlorophenol, camphorated phenol and calcium hydroxide in the treatment of infected root canals, *Endod Dent Traumatol* 1(5):170, 1985.
77. Byström A, Sundqvist G: The antibacterial action of sodium hypochlorite and EDTA in 60 cases of endodontic therapy, *Int Endod J* 18:1, 1985.
78. Cabral CT, Fernandes MH: In vitro comparison of chlorhexidine and povidone-iodine on the long-term proliferation and functional activity of human alveolar bone cells, *Clin Oral Investig* 11:2, 2007.
79. Card SJ, Sigurdsson A, Ørstavik D, et al: The effectiveness of increased apical enlargement in reducing intracanal bacteria, *J Endod* 28:11, 2002.
80. Caso A, Hung LK, Beirne OR: Prevention of alveolar osteitis with chlorhexidine: a meta-analytic review, *Oral Surg Oral Med Oral Pathol Oral Radiol Endod* 99:2, 2005.
81. Casper RB, Roberts HW, Roberts MD, et al: Comparison of autoclaving effects on torsional deformation and fracture resistance of three innovative endodontic file systems, *J Endod* 37:11, 2011.
82. Castelo-Baz P, Martín-Biedma B, Cantatore G, et al: In vitro comparison of passive and continuous ultrasonic irrigation in simulated lateral canals of extracted teeth, *J Endod* 38, 2012.
83. Chan R, Versiani MA, Friedman S, et al: Efficacy of 3 supplementary irrigation protocols in the removal of hard tissue debris from the mesial root canal system of mandibular molars, *J Endod* (in press), 2019.
84. Charles TJ, Charles JE: The 'balanced force' concept for instrumentation of curved canals revisited, *Int Endod J* 31:3, 1998.
85. Chen H, Teixeira FB, Ritter AL, et al: The effect of intracanal anti-inflammatory medicaments on external root resorption of replanted dog teeth after extended extra-oral dry time, *Dent Traumatol* 24:1, 2008.
86. Chen JE, Nurbaksh B, Layton G, et al: Irrigation dynamics associated with positive pressure, apical negative pressure and passive ultrasonic irrigations: a computational fluid dynamics analysis, *Aust Endod J* 40:2, 2014.
87. Cheung GS: Instrument fractures: machanisms, removal of fragments, and clinical outcomes, *Endod Topics* 16:1, 2009.
88. Cheung GS, Darvell BW: Low-cycle fatigue of NiTi rotary instruments of various cross-sectional shapes, *Int Endod J* 40:8, 2007.
89. Cheung GS, Liu CS: A retrospective study of endodontic treatment outcome between nickel-titanium rotary and stainless steel hand filing techniques, *J Endod* 35(7):938–943, 2009.
90. Cheung GS, Shen Y, Darvell BW: Does electropolishing improve the low-cycle fatigue behavior of a nickel-titanium rotary instrument in hypochlorite?, *J Endod* 33:10, 2007.
91. Chow TW: Mechanical effectiveness of root canal irrigation, *J Endod* 9:11, 1983.
92. Chugal N, Clive JM, Spångberg LSW: Endodontic infection: some biologic and treatment factors associated with outcome, *Oral Surg Oral Med Oral Pathol Oral Radiol Endod* 96:1, 2003.
93. Chugal NM, Clive JM, Spångberg LS: A prognostic model for assessment of the outcome of endodontic treatment: Effect of biologic and diagnostic variables, *Oral Surg Oral Med Oral Pathol Oral Radiol Endod* 91:3, 2001.
94. Cohenca N: *Disinfection of root canal systems: the treatment of apical periodontitis*, Hoboken, NJ, USA, 2014, Wiley Blackwell.
95. Coldero LG, McHugh S, MacKenzie D, et al: Reduction in intracanal bacteria during root canal preparation with and without apical enlargement, *Int Endod J* 35:5, 2002.
96. Coluzzi DJ: Fundamentals of dental lasers: science and instruments, *Dent Clin North Am* 48:4, 2004.
97. Coolidge ED: The diagnosis and treatment of conditions resulting from diseased dental pulps, *J Natl Dent Assoc* 6, 1919.
98. Cunningham CJ, Senia ES: A three-dimensional study of canal curvatures in the mesial roots of mandibular molars, *J Endod* 18:6, 1992.
99. Custer C: Exact methods for locating the apical foramen, *J Natl Dent Assoc* 5, 1918.
100. Cvek M, Nord CE, Hollender L: Antimicrobial effect of root canal debridement in teeth with immature root. A clinical and microbiologic study, *Odontologisk Revy* 27:1, 1976.
101. D'Amario M, Baldi M, Petricca R, et al: Evaluation of a new nickel-titanium system to create the glide path in root canal preparation of curved canals, *J Endod* 39:1581, 2013.
102. Dai L, Khechen K, Khan S, et al: The effect of QMix, an experimental antibacterial root canal irrigant, on removal of canal wall smear layer and debris, *J Endod* 37:1, 2011.
103. Dakin HD: On the use of certain antiseptic substances in the treatment of infected wounds, *Br Med J* 28:2, 1915.
104. Dandakis C, Lambrianidis T, Boura P: Immunologic evaluation of dental patient with history of hypersensitivity reaction to sodium hypochlorite, *Endod Dent Traumatol* 16:4, 2000.
105. Davies A: The mode of action of chlorhexidine, *J Periodontal Res Suppl* 12, 1973.
106. Davis JM, Maki J, Bahcall JK: An in vitro comparison of the antimicrobial effects of various endodontic medicaments on enterococcus faecalis, *J Endod* 33:5, 2007.
107. Davis RD, Marshall JG, Baumgartner JC: Effect of early coronal flaring on working length change in curved canals using rotary nickel-titanium versus stainless steel instruments, *J Endod* 28:6, 2002.
108. De Moor RJ, Blanken J, Meire M, et al: Laser induced explosive vapor and cavitation resulting in effective irrigation of the root canal. Part 2: evaluation of the efficacy, *Lasers Surg Med* 41:7, 2009.
109. de Vasconcelos RA, Murphy S, Carvalho CA, et al: Evidence for reduced fatigue resistance of contemporary rotary instruments exposed to body temperature, *J Endod* 42:5, 2016.
110. De-Deus G, Brandão MC, Barino B, et al: Assessment of apically extruded debris produced by the single-file ProTaper F2 technique under reciprocating movement, *Oral Surg Oral Med Oral Pathol Oral Radiol & Endod* 110:3, 2010.
111. De-Deus G, Namen F, Galan J, et al: Soft chelating irrigation protocol optimizes bonding quality of resilon/epiphany root fillings, *J Endod* 34:6, 2008.
112. DeFiore PM, Genov KA, Komaroff E, et al: Nickel-titanium rotary instrument fracture: a clincal practice assessment, *Int Endod J* 39:9, 2006.
113. Degerness RA, Bowles WR: Dimension, anatomy and morphology of the mesiobuccal root canal system in maxillary molars, *J Endod* 36(6):985, 2010.
114. Delany GM, Patterson SS, Miller CH, et al: The effect of chlorhexidine gluconate irrigation on the root canal flora of freshly extracted necrotic teeth, *Oral Surg Oral Med Oral Pathol* 53:5, 1982.
115. Denton GW. Chlorhexidine. In Block SS, editor: *Disinfection, sterilization and preservation*, Philadelphia, 1991, Lea and Febiger, pp 274–289.
116. Desai P, Himel V: Comparative safety of various intracanal irrigation systems, *J Endod* 35:4, 2009.
117. Dietz DB, Di Fiore PM, Bahcall JK, et al: Effect of rotational speed on the breakage of nickel-titanium rotary files, *J Endod* 26:2, 2000.
118. DiVito E, Peters OA, Olivi G: Effectiveness of the erbium:YAG laser and new design radial and stripped tips in removing the smear layer after root canal instrumentation, *Lasers Med Sci* 27, 2012.
119. Duerig TW: Some unresolved aspects of nitinol, *Mat Sc Eng A* 438–440:69, 2006.
120. ElAyouti A, Weiger R, Lost C: The ability of root ZX apex locator to reduce the frequency of overestimated radiographic working length, *J Endod* 28:2, 2002.
121. Elnaghy AM: Cyclic fatigue resistance of ProTaper next nickel-titanium rotary files, *Int Endod J* 47:11, 2014.
122. Elnaghy AM, Mandorah A, Elsaka SE: Effectiveness of XP-endo finisher, EndoActivator, and file agitation on debris and smear layer removal in curved root canals: a comparative study, *Odontology* 105:2, 2017.
123. Emilson CG, Ericson T, Heyden G, et al: Uptake of chlorhexidine to hydroxyapatite, *J Periodontal Res Suppl* 12, 1973.
124. European Society of Endodontology: Quality guidelines for endodontic treatment: consensus report of the European Society of Endodontology, *Int Endod J* 39:12, 2006.
125. Estrela C, Estrela CR, Barbin EL, et al: Mechanism of action of sodium hypochlorite, *Braz Dent J* 13:2, 2002.
126. Estrela C, Estrela CR, Decurcio DA, et al: Antimicrobial efficacy of ozonated water, gaseous ozone, sodium hypochlorite and chlorhexidine in infected human root canals, *Int Endod J* 40:2, 2007.
127. Eun HC, Lee AY, Lee YS: Sodium hypochlorite dermatitis, *Contact Derm* 11:1, 1984.

128. Evans MD, Baumgartner JC, Khemaleelakul SU, et al: Efficacy of calcium hydroxide: chlorhexidine paste as an intracanal medication in bovine dentin, *J Endod* 29:5, 2003.
129. Fairbourn DR, McWalter GM, Montgomery S: The effect of four preparation techniques on the amount of apically extruded debris, *J Endod* 13:3, 1987.
130. Falk KW, Sedgley CM: The influence of preparation size on the mechanical efficacy of root canal irrigation in vitro, *J Endod* 31:10, 2005.
131. Fardal O, Turnbull RS: A review of the literature on use of chlorhexidine in dentistry, *J Am Dent Assoc* 112:6, 1986.
132. Faria G, Celes MR, De Rossi A, et al: Evaluation of chlorhexidine toxicity injected in the paw of mice and added to cultured l929 fibroblasts, *J Endod* 33:6, 2007.
133. Fava LR: The double-flared technique: an alternative for biomechanical preparation, *J Endod* 9:2, 1983.
134. Fidler A: Kinematics of 2 reciprocating endodontic motors: the difference between actual and set values, *J Endod* 40:7, 2014.
135. Fouad AF, Krell KV, McKendry DJ, et al: Clinical evaluation of five electronic root canal length measuring instruments, *J Endod* 16:9, 1990.
136. Frais S, Ng YL, Gulabivala K: Some factors affecting the concentration of available chlorine in commercial sources of sodium hypochlorite, *Int Endod J* 34:3, 2001.
137. Frank AL: Therapy for the divergent pulpless tooth by continued apical formation, *J Am Dent Assoc* 72:1, 1966.
138. Friedman S: Management of post-treatment endodontic disease: a current concept of case selection, *Aust Endod J* 26:3, 2000.
139. Friedman S: Prognosis of initial endodontic therapy, *Endod Topics* 2:1, 2002.
140. Friedman S, Abitbol T, Lawrence HP: Treatment outcome in endodontics: the Toronto study. Phase 1: Initial treatment, *J Endod* 29:12, 2003.
141. Gambarini G: Cyclic fatigue of nickel-titanium rotary instruments after clinical use with low- and high-torque endodontic motors, *J Endod* 27:12, 2001.
142. Gambarini G: Rationale for the use of low-torque endodontic motors in root canal instrumentation, *Endod Dent Traumatol* 16:3, 2000.
143. Gambarini G, Gerosa R, De Luca M, et al: Mechanical properties of a new and improved nickel-titanium alloy for endodontic use: an evaluation of file flexibility, *Oral Surg Oral Med Oral Pathol Oral Radiol Endod* 105:6, 2008.
144. Gambarini G, Grande NM, Plotino G, et al: Fatigue resistance of engine-driven rotary nickel-titanium instruments produced by new manufacturing methods, *J Endod* 34:8, 2008.
145. Garofalo RR, Ede EN, Dorn SO, et al: Effect of electronic apex locators on cardiac pacemaker function, *J Endod* 28:12, 2002.
146. Garvey LH, Roed-Petersen J, Husum B: Anaphylactic reactions in anaesthetised patients - four cases of chlorhexidine allergy, *Acta Anaesthesiol Scand* 45:10, 2001.
147. Gatewood RS, Himel VT, Dorn SO: Treatment of the endodontic emergency: a decade later, *J Endod* 16:6, 1990.
148. Gavini G, Santos MD, Caldeira CL, et al: Nickel-titanium instruments in endodontics: a concise review of the state of the art, *Braz Oral Res* 32(Suppl 1), 2018.
149. Gazzaneo I, Vieira GCS, Perez AR, et al: Root canal disinfection concentration, and retention time, *J Endod* 45:6, 2019.
150. George R, Meyers IA, Walsh LJ: Laser activation of endodontic irrigants with improved conical laser fiber tips for removing smear layer in the apical third of the root canal, *J Endod* 34:12, 2008.
151. Ghori S, Gulabivala K, Premdas C, et al: Evaluation of the antimicrobial efficacy of electrochemically activated water on selected isolates from the root canal, *Int Endod J* 85:35, 2002.
152. Giardino L, Ambu E, Savoldi E, et al: Comparative evaluation of antimicrobial efficacy of sodium hypochlorite, MTAD, and tetraclean against enterococcus faecalis biofilm, *J Endod* 33:7, 2007.
153. Glosson CR, Haller RH, Dove B, et al: A comparison of root canal preparations using Ni-Ti hand, Ni-Ti engine-driven, and K-Flex endodontic instruments, *J Endod* 21, 1995.
154. Gluskin A, Peters CI, Peters OA: Minimally invasive endodontics: challenging prevailing paradigms, *Br Dent J* 216, 2014.
155. Gluskin AH, Brown DC, Buchanan LS: A reconstructed computerized tomography comparison of Ni-Ti rotary GT files versus traditional instruments in canals shaped by novice operators, *Int Endod J* 34:6, 2001.
156. Goerig AC, Michelich RJ, Schultz HH: Instrumentation of root canals in molar using the step-down technique, *J Endod* 8:12, 1982.
157. Goldberg F, De Silvio AC, Manfre S, et al: In vitro measurement accuracy of an electronic apex locator in teeth with simulated apical root resorption, *J Endod* 28:6, 2002.
158. Goldman M, Kronman JH, Goldman LB, et al: New method of irrigation during endodontic treatment, *J Endod* 2:9, 1976.
159. Gomes BP, Ferraz CC, Vianna ME, et al: In vitro antimicrobial activity of several concentrations of sodium hypochlorite and chlorhexidine gluconate in the elimination of enterococcus faecalis, *Int Endod J* 34:6, 2001.
160. Gomes BP, Sato E, Ferraz CC, et al: Evaluation of time required for recontamination of coronally sealed canals medicated with calcium hydroxide and chlorhexidine, *Int Endod J* 36:9, 2003.
161. Goodman A, Reader A, Beck M, et al: An in vitro comparison of the efficacy of the step-back technique versus a step-back/ultrasonic technique in human mandibular molars, *J Endod* 11:6, 1985.
162. Grande NM, Plotino G, Butti A, et al: Modern endodontic NiTi systems: morphological and technical characteristics, Part I: "new generation" Ni-Ti systems, *Endod Therapy* 5:11, 2005.
163. Grande NM, Plotino G, Pecci R, et al: Cyclic fatigue resistance and three-dimensional analysis of instruments from two nickel-titanium systems, *Int Endod J* 39:10, 2006.
164. Grawehr M, Sener B, Waltimo T, et al: Interactions of ethylenediamine tetraacetic acid with sodium hypochlorite in aqueous solutions, *Int Endod J* 36:6, 2003.
165. Greenstein G, Berman C, Jaffin R: Chlorhexidine. An adjunct to periodontal therapy, *J Periodontol* 57:6, 1986.
166. Gu LS, Kim JR, Ling J, et al: Review of contemporary irrigant agitation techniques and devices, *J Endod* 35, 2009.
167. Guivarc'h M, Ordioni U, Ahmed HM, et al: Sodium hypochlorite accident: a systematic review, *J Endod* 43:1, 2017.
168. Gulabivala K: Personal communication, 2009.
169. Gulabivala K, Ng Y-L, Gilbertson M, et al: The fluid mechanics of root canal irrigation, *Physiol Meas* 31:12, 2010.
170. Gulabivala K, Patel B, Evans G, et al: Effects of mechanical and chemical procedures on root canal surfaces, *Endod Topics* 10:1, 2005.
171. Gulabivala K, Stock CJ, Lewsey JD, et al: Effectiveness of electrochemically activated water as an irrigant in an infected tooth model, *Int Endod J* 37:9, 2004.
172. Gutmann JL, Gao Y: Alteration in the inherent metallic and surface properties of nickel-titanium root canal instruments to enhance performance, durability and safety: a focused review, *Int Endod J* 45:2, 2011.
173. Ha JH, Park SS: Influence of glide path on the screw-in effect and torque of nickel-titanium rotary files in simulated resin root canals, *Restor Dent Endod* 37:4, 2012.
174. Haapasalo HK, Sirén EK, Waltimo TMT, et al: Inactivation of local root canal medicaments by dentine: an in vitro study, *Int Endod J* 22:2, 2000.
175. Haapasalo M: *Composition and method for irrigation of a prepared dental root canal*, 2008.
176. Haapasalo M, Shen Y, Qian W, et al: Irrigation in endodontics, *Dent Clin North Am* 54:2, 2010.
177. Haapasalo M, Shen Y, Wang Z, et al: Irrigation in endodontics, *Br Dent J* 216:6, 2014.
178. Haapasalo M, Udnaes T, Endal U: Persistent, recurrent, and acquired infection of the root canal system post-treatment, *Endod Topics* 6:1, 2003.
179. Haapasalo M, Wang Z, Shen Y, et al: Tissue dissolution by a novel multisonic ultracleaning system and sodium hypochlorite, *J Endod* 40:8, 2014.
180. Habets JM, Geursen-Reitsma AM, Stolz E, et al: Sensitization to sodium hypochlorite causing hand dermatitis, *Contact Derm* 15:3, 1986.
181. Haenni S, Schmidlin PR, Müller B, et al: Chemical and antimicrobial properties of calcium hydroxide mixed with irrigating solutions, *Int Endod J* 36:2, 2003.
182. Haikel Y, Gasser P, Allemann C: Dynamic fracture of hybrid endodontic hand instruments compared with traditional files, *J Endod* 17:5, 1991.
183. Haikel Y, Serfaty R, Bateman G, et al: Dynamic and cyclic fatigue of engine-driven rotary nickel-titanium endodontic instruments, *J Endod* 25:6, 1999.
184. Haikel Y, Serfaty R, Wilson P, et al: Mechanical properties of nickel-titanium endodontic instruments and the effect of sodium hypochlorite treatment, *J Endod* 24:11, 1998.

185. Hamblin MR, Hasan T: Photodynamic therapy: a new antimicrobial approach to infectious disease?, *Photochem Photobiol Sci* 3:5, 2004.
186. Hand RE, Smith ML, Harrison JW: Analysis of the effect of dilution on the necrotic tissue dissolution property of sodium hypochlorite, *J Endod* 4:2, 1978.
187. Hasselgren G: Where shall the root filling end?, *NY St Dent J* 60:6, 1994.
188. Hasselgren G, Olsson B, Cvek M: Effects of calcium hydroxide and sodium hypochlorite on the dissolution of necrotic porcine muscle tissue, *J Endod* 14:3, 1988.
189. Hata G, Hayami S, Weine FS, et al: Effectiveness of oxidative potential water as a root canal irrigant, *Int Endod J* 34:4, 2001.
190. Hayashi Y, Yoneyama T, Yahata Y, et al: Phase transformation behaviour and bending properties of hybrid nickel-titanium rotary endodontic instruments, *Int Endod J* 40, 2007.
191. Haznedaroglu F, Ersev H: Tetracycline HCl solution as a root canal irrigant, *J Endod* 27:12, 2001.
192. Heling I, Chandler NP: Antimicrobial effect of irrigant combinations within dentinal tubules, *Int Endod J* 31:1, 1998.
193. Hems RS, Gulabivala K, Ng YL, et al: An in vitro evaluation of the ability of ozone to kill a strain of enterococcus faecalis, *Int Endod J* 38:1, 2005.
194. Hermann B: *Calciumhydroxyd als Mittel zum Behandeln und Füllen von Zahnwurzelkanälen*, University of Würzburg: 1920, Germany.
195. Herold KS, Johnson BR, Wenckus CS: A scanning electron microscopy evaluation of microfractures, deformation and separation in EndoSequence and profile nickel-titanium rotary files using an extracted molar tooth model, *J Endod* 33:6, 2007.
196. Hess W: Formation of root canals in human teeth, *J Natl Dent Assoc* 3, 1921.
197. Hidalgo E, Dominguez C: Mechanisms underlying chlorhexidine-induced cytotoxicity, *Toxicol In Vitro* 15:4–5, 2001.
198. Hilfer PB, Bergeron BE, Mayerchak MJ, et al: Multiple autoclave cycle effects on cyclic fatigue of nickel-titanium rotary files produced by new manufacturing methods, *J Endod* 37:1, 2011.
199. Hilt BR, Cunningham CJ, Shen C, et al: Torsional properties of stainless-steel and nickel-titanium files after multiple autoclave sterilizations, *J Endod* 26:2, 2000.
200. Horiba N, Hiratsuka K, Onoe T, et al: Bactericidal effect of electrolyzed neutral water on bacteria isolated from infected root canals, *Oral Surg Oral Med Oral Pathol Oral Radiol Endod* 87:1, 1999.
201. Hsieh YD, Gau CH, Kung Wu SF, et al: Dynamic recording of irrigating fluid distribution in root canals using thermal image analysis, *Int Endod J* 40:1, 2007.
202. Huang TY, Gulabivala K, Ng YL: A bio-molecular film ex-vivo model to evaluate the influence of canal dimensions and irrigation variables on the efficacy of irrigation, *Int Endod J* 41:1, 2008.
203. Hübscher W, Barbakow F, Peters OA: Root canal preparation with FlexMaster: asessment of torque and force in relation to canal anatomy, *Int Endod J* 36:12, 2003.
204. Hugo WB, Longworth AR: Some aspects of the mode of action of chlorhexidine, *J Pharmacol* 16, 1964.
205. Hülsmann M, Hahn W: Complications during root canal irrigation—literature review and case reports, *Int Endod J* 33:3, 2000.
206. Hülsmann M, Heckendorff M, Lennon A: Chelating agents in root canal treatment: mode of action and indications for their use, *Int Endod J* 36:12, 2003.
207. Hülsmann M, Peters OA, Dummer PMH: Mechanical preparation of root canals: shaping goals, techniques and means, *Endod Topics* 10:1, 2005.
208. Hülsmann M, Pieper K: Use of an electronic apex locator in the treatment of teeth with incomplete root formation, *Endod Dent Traumatol* 5:5, 1989.
209. Hülsmann M, Rödig T, Nordmeyer S: Complications during root canal irrigation, *Endod Topics* 16:1, 2007.
210. Hülsmann M, Schade M, Schäfers F: A comparative study of root canal preparation with HERO 642 and Quantec SC rotary Ni-Ti instruments, *Int Endod J* 34:7, 2001.
211. Ichikawa K, Nakamura HK, Ogawa N, et al: R&D of long-term life support system by using electrochemically activated biofilm reactor of aquatic animals for space examinations, *Biol Sci Space* 13:4, 1999.
212. Ingle JI: A standardized endodontic technique using newly development instruments and filling materials, *Oral Surg Oral Med Oral Pathol* 14(1):83, 1961.
213. Isom TL, Marshall JG, Baumgartner JC: Evaluation of root thickness in curved canals after flaring, *J Endod* 21:7, 1995.
214. Izu KH, Thomas SJ, Zhang P, et al: Effectiveness of sodium hypochlorite in preventing inoculation of periapical tissue with contaminated patency files, *J Endod* 30:2, 2004.
215. Jeansonne MJ, White RR: A comparison of 2.0% chlorhexidine gluconate and 5.25% sodium hypochlorite as antimicrobial endodontic irrigants, *J Endod* 20:6, 1994.
216. Jensen LE, Murphy S, Williamson AE, et al: Root canal preparation in mandibular premolars with TRUShape and Vortex Blue: A micro-computed tomography study, *Aust Endod J* 45:1, 2019.
217. Jensen SA, Walker TL, Hutter JW, et al: Comparison of the cleaning efficacy of passive sonic activation and passive ultrasonic activation after hand instrumentation in molar root canals, *J Endod* 25:11, 1999.
218. Jiang LM, Lak B, Eijsvogels LM, et al: Comparison of the cleaning efficacy of different final irrigation techniques, *J Endod* 38, 2012.
219. Johal S, Baumgartner JC, Marshall FJ: Comparison of the antimicrobial efficacy of 1.3% NaOCl/BioPure MTAD to 5.25% NaOCl/15% EDTA for root canal irrigation, *J Endod* 33, 2007.
220. Johnson E, Lloyd A, Kuttler S, et al: Comparison between a novel nickel-titanium alloy and 508 nitinol on the cyclic fatigue life of ProFile 25/.04 rotary instruments, *J Endod* 34:11, 2008.
221. Jungbluth H, Peters C, Peters OA, et al: Physicochemical and pulp tissue dissolution properties of some household bleach brands compared with a dental sodium hypochlorite solution, *J Endod* 38, 2012.
222. Karagöz-Küçükay I, Ersev H, Engin-Akkoca E, et al: Effect of rotational speed on root canal preparation with Hero 642 rotary Ni-Ti instruments, *J Endod* 29:7, 2003.
223. Keate KC, Wong M: Comparison of endodontic file tip quality, *J Endod* 16:10, 1990.
224. Kell T, Arzarpazhooh A, Peters OA, et al: Torsional profiles of new and used 20/.06 GT series X and GT rotary endodontic instruments, *J Endod* 35:9, 2009.
225. Kho P, Baumgardner JC: A comparison of the antimicrobial efficacy of NaOCl/Biopure MTAD versus NaOCl/EDTA against enterococcus faecalis, *J Endod* 32, 2006.
226. Kishen A: Advanced therapeutic options for endodontic biofilms, *Endod Topics* 22, 2012.
227. Kishor N: Oral tissue complications during endodontic irrigation-a literature review, *NY St Dent J* 79:37–42, 2013.
228. Kleier DJ, Averbach RE, Mehdipour O: The sodium hypochlorite accident: experience of diplomates of the American Board of Endodontics, *J Endod* 34:11, 2008.
229. Klotz MD, Gerstein H, Bahn AN: Bacteremia after topical use of prednisolone in infected pulps, *J Am Dent Assoc* 71:4, 1965.
230. Kobayashi C, Suda H: New electronic canal measuring device based on the ratio method, *J Endod* 20:3, 1994.
231. Koch KA, Brave DG: Real world endo sequence file, *Dent Clin North Am* 48:1, 2004.
232. Kolosowski KP, Sodhi RN, Kishen A, et al: Qualitative time-of-flight secondary ion mass spectrometry analysis of root dentin irrigated with sodium hypochlorite, EDTA, or chlorhexidine, *J Endod* 41:10, 2015.
233. Komorowski R, Grad H, Wu XY, et al: Antimicrobial substantivity of chlorhexidine-treated bovine root dentin, *J Endod* 26:6, 2000.
234. Kramkowski TR, Bahcall J: An in vitro comparison of torsional stress and cyclic fatigue resistance of ProFile GT and ProFile GT series X rotary nickel-titanium files, *J Endod* 35:3, 2009.
235. Krause TA, Liewehr FR, Hahn CL: The antimicrobial effect of MTAD, sodium hypochlorite, doxycycline, and citric acid on enterococcus faecalis, *J Endod* 33:1, 2007.
236. Krautheim AB, Jermann TH, Bircher AJ: Chlorhexidine anaphylaxis: case report and review of the literature, *Contact Derm* 50:3, 2004.
237. Krell KV, Johnson RJ: Irrigation patterns of ultrasonic endodontic files. Part II. Diamond coated files., *J Endod* 14(2):535, 1988.
238. Krishan R, Paque F, Ossareh A, et al: Impacts of conservative endodontic cavity on root canal instrumentation efficacy and resistance to fracture assessed in incisors, premolars, and molars, *J Endod* 40:8, 2014.
239. Kuhn G, Jordan L: Fatigue and mechanical properties of nickel-titanium endodontic instruments, *J Endod* 28:10, 2002.
240. Kuyk JK, Walton RE: Comparison of the radiographic appearance of root canal size to its actual diameter, *J Endod* 16:11, 1990.

241. Kyomen SM, Caputo AA, White SN: Critical analysis of the balanced force technique in endodontics, *J Endod* 20:7, 1994.
242. Lambrianidis T, Margelos J, Beltes P: Removal efficiency of calcium hydroxide dressing from the root canal, *J Endod* 25:2, 1999.
243. Larsen CM, Watanabe I, Glickman GN, et al: Cyclic fatigue analysis of a new generation of nickel titanium rotary instruments, *J Endod* 35:3, 2009.
244. Lautenschlager EP, Jacobs JJ, Marshall GW, et al: Brittle and ductile torsional failures of endodontic instruments, *J Endod* 3:5, 1977.
245. Law A: Considerations for regeneration procedures, *J Endod* 39:3(Suppl), 2013.
246. Leeb J: Canal orifice enlargement as related to biomechanical preparation, *J Endod* 9:11, 1983.
247. Lenet BJ, Komorowski R, Wu XY, et al: Antimicrobial substantivity of bovine root dentin exposed to different chlorhexidine delivery vehicles, *J Endod* 26:11, 2000.
248. Leonardo MR, Tanomaru Filho M, Silva LA, et al: In vivo antimicrobial activity of 2% chlorhexidine used as a root canal irrigating solution, *J Endod* 25:3, 1999.
249. Lewis BB, Chestner SB: Formaldehyde in dentistry: a review of mutagenic and carcinogenic potential, *J Am Dent Assoc* 103:3, 1981.
250. Li UM, Lee BS, Shih CT, et al: Cyclic fatigue of endodontic nickel titanium rotary instruments: static and dynamic tests, *J Endod* 28:6, 2002.
251. Liang YH, Jiang LM, Jiang L, et al: Radiographic healing after a root canal treatment performed in single-rooted teeth with and without ultrasonic activation of the irrigant: a randomized controlled trial, *J Endod* 39, 2013.
252. Lim SS, Stock CJ: The risk of perforation in the curved canal: anticurvature filing compared with the stepback technique, *Int Endod J* 20:1, 1987.
253. Lima KC, Fava LR, Siqueira JF Jr: Susceptibilities of enterococcus faecalis biofilms to some antimicrobial medications, *J Endod* 27:10, 2001.
254. Lin LM, Rosenberg PA, Lin J: Do procedural errors cause endodontic treatment failure?, *J Am Dent Assoc* 136:2, 2005.
255. Lindskog S, Pierce AM, Blomlof L: Chlorhexidine as a root canal medicament for treating inflammatory lesions in the periodontal space, *Endod Dent Traumatol* 14:4, 1998.
256. Lipski M, Buczkowska-Radlinska J, Gora M: Loss of sight caused by calcium hydroxide paste accidentally splashed into the eye during endodontic treatment: case report, *J Can Dent Assoc* 78, 2012.
257. Loe H: Does chlorhexidine have a place in the prophylaxis of dental diseases?, *J Periodontal Res Suppl* 12, 1973.
258. Loe H, Schiott CR: The effect of mouthrinses and topical application of chlorhexidine on the development of dental plaque and gingivitis in man, *J Periodontal Res* 5:2, 1970.
259. Loshon CA, Melly E, Setlow B, et al: Analysis of the killing of spores of bacillus subtilis by a new disinfectant, Sterilox, *J Appl Microbiol* 91:6, 2001.
260. Loushine RJ, Weller RN, Hartwell GR: Stereomicroscopic evaluation of canal shape following hand, sonic, and ultrasonic instrumentation, *J Endod* 15:9, 1989.
261. Lumley PJ, Walmsley AD: Effect of precurving on the performance of endosonic K files, *J Endod* 18:5, 1992.
262. Lumley PJ, Walmsley AD, Walton RE, et al: Cleaning of oval canals using ultrasonic or sonic instrumentation, *J Endod* 19:9, 1993.
263. Lussi A, Messerli L, Hotz P, et al: A new non-instrumental technique for cleaning and filling root canals, *Int Endod J* 28:1, 1995.
264. Lussi A, Nussbacher U, Grosrey J: A novel noninstrumented technique for cleansing the root canal system, *J Endod* 19:11, 1993.
265. Macedo R, Verhaagen B, Rivas DF, et al: Cavitation measurement during sonic and ultrasonic activated irrigation, *J Endod* 40:4, 2014.
266. Malkhassian G: Antibacterial effectiveness of a final rinse with MTAD and intracanal medication with 2% chlorhexidine gel in teeth with apical periodontitis. In *Department of endodontics*, Canada, 2007, University of Toronto.
267. Malkhassian G, Manzur AJ, Legner M, et al: Antibacterial efficacy of MTAD final rinse and two percent chlorhexidine gel medication in teeth with apical periodontitis: a randomized double-blinded clinical trial, *J Endod* 35:11, 2009.
268. Manzur A, González AM, Pozos A, et al: Bacterial quantification in teeth with apical periodontitis related to instrumentation and different intracanal medications: a randomized clinical trial, *J Endod* 33:2, 2007.
269. Marais JT, Brozel VS: Electro-chemically activated water in dental unit water lines, *Br Dent J* 187:3, 1999.
270. Marais JT, Williams WP: Antimicrobial effectiveness of electro-chemically activated water as an endodontic irrigation solution, *Int Endod J* 34:3, 2001.
271. Margelos J, Eliades G, Verdelis C, et al: Interaction of calcium hydroxide with zinc oxide-eugenol type sealers: a potential clinical problem, *J Endod* 23:1, 1997.
272. Margolis HC, Moreno EC, Murphy BJ: Importance of high pKA acids in cariogenic potential of plaque, *J Dent Res* 64:5, 1985.
273. Markan S, Lehl G, Kapoor S: Recent advances of nanotechnology in endodontics, conservative and preventive dentistry-A review, *J Dent Oral Biol* 2, 2017.
274. Marshall FJ, Pappin JB: *A crown-down pressureless preparation root canal enlargement technique. Technique Manual*. Portland, OR, 1980, Oregon Health Sciences University.
275. Mayeda DL, Simon JH, Aimar DF, et al: In vivo measurement accuracy in vital and necrotic canals with the endex apex locator, *J Endod* 19:11, 1993.
276. Mayer BE, Peters OA, Barbakow F: Effects of rotary instruments and ultrasonic irrigation on debris and smear layer scores: a scanning electron microscopic study, *Int Endod J* 35:7, 2002.
277. McCann JT, Keller DL, LaBounty GL: Remaining dentin/cementum thickness after hand or ultrasonic instrumentation, *J Endod* 16:3, 1990.
278. McRay B, Cox TC, Cohenca N, et al: A micro-computed tomography-based comparison of the canal transportation and centering ability of ProTaper Universal rotary and WaveOne reciprocating files, *Quintessence Int* 45, 2014.
279. Messer HH, Feigal RJ: A comparison of the antibacterial and cytotoxic effects of parachlorophenol, *J Dent Res* 64:5, 1985.
280. Metzger Z, Teperovich E, Zary R, et al: The Self-Adjusting File (SAF). Part 1: respecting the root canal anatomy—a new concept of endodontic files and its implementation, *J Endod* 36:4, 2010.
281. Mickel AK, Chogle S, Liddle J, et al: The role of apical size determination and enlargement in the reduction of intracanal bacteria, *J Endod* 33:1, 2007.
282. Miyai K, Ebihara A, Hayashi Y, et al: Influence of phase transformation on the torsional and bending properties of nickel-titanium rotary endodontic instruments, *Int Endod J* 39:2, 2006.
283. Mize SB, Clement DJ, Pruett JP, et al: Effect of sterilization on cyclic fatigue of rotary nickel-titanium endodontic instruments, *J Endod* 24:12, 1998.
284. Mizutani T, Ohno N, Nakamura H: Anatomical study of the root apex in the maxillary anterior teeth, *J Endod* 18:7, 1992.
285. Mohammadi Z: Sodium hypochlorite in endodontics: an update review, *Int Dent J* 58, 2008.
286. Mohammadi Z, Abbott PV: The properties and applications of chlorhexidine in endodontics, *Int Endod J* 42, 2009.
287. Molina B, Glickman G, Vandrangi P, et al: Evaluation of root canal debridement of human molars using the GentleWave system, *J Endod* 41:10, 2015.
288. Möller AJ: Microbiological examination of root canals and periapical tissues of human teeth, Methodological studies, *Odontol Tidskr* 74:5, 1966.
289. Möller AJ, Fabricius L, Dahlén G, et al: Influence on periapical tissues of indigenous oral bacteria and necrotic pulp tissue in monkeys, *Scand J Dent Res* 89:6, 1981.
290. Moorer WR, Wesselink PR: Factors promoting the tissue dissolving capability of sodium hypochlorite, *Int Endod J* 15:4, 1982.
291. Morgental RD, Singh A, Sappal H, et al: Dentin inhibits the antibacterial effect of new and conventional endodontic irrigants, *J Endod* 39:4, 2013.
292. Morgental RD, Vier-Pelisser FV, Kopper PMP, et al: Cutting efficiency of conventional and martensitic nickel-titanium instruments for coronal flaring, *J Endod* 39:12, 2013.
293. Mullaney TP: Instrumentation of finely curved canals, *Dent Clin North Am* 23:4, 1979.
294. Müller P, Guggenheim B, Schmidlin PR: Efficacy of gasiform ozone and photodynamic therapy on a multispecies oral biofilm in vitro, *Eur J Oral Sci* 115:1, 2007.
295. Nagayoshi M, Kitamura C, Fukuizumi T, et al: Antimicrobial effect of ozonated water on bacteria invading dentinal tubules, *J Endod* 30:11, 2004.

296. Nair PN: On the causes of persistent apical periodontitis: a review, *Int Endod J* 39:4, 2006.
297. Nair PN, Sjögren U, Krey G, et al: Intraradicular bacteria and fungi in root-filled, asymptomatic human teeth with therapy-resistant periapical lesions: a long-term light and electron microscopic follow-up study, *J Endod* 16:12, 1990.
298. Nakagawa RK, Alves JL, Buono VT, et al: Flexibility and torsional behaviour of rotary nickel-titanium PathFile, RaCe ISO 10, Scout RaCe and stainless steel K-File hand instruments, *Int Endod J* 47:290, 2014.
299. Neelakantan P, Romero M, Vera J, et al: Biofilms in endodontics-current status and future directions, *Int J Mol Sci* 18:8, 2017.
300. Ng YL, Mann V, Gulabivala K: A prospective study of the factors affecting outcomes of nonsurgical root canal treatment: part 1: periapical health, *Int Endod J* 44:7, 2011.
301. Ng YL, Mann V, Gulabivala K: A prospective study of the factors affecting outcomes of non-surgical root canal treatment: part 2: tooth survival, *Int Endod J* 44:7, 2011.
302. Nielsen BA, Baumgartner JC: Comparison of the EndoVac system to needle irrigation of root canals, *J Endod* 33:5, 2007.
303. Alves Vde O, Bueno CE, Cunha RS, et al: Comparison among manual instruments and PathFile and Mtwo rotary instruments to create a glide path in the root canal preparation of curved canals, *J Endod* 38:1, 2012.
304. O'Hoy PY, Messer HH, Palamara JE: The effect of cleaning procedures on fracture properties and corrosion of NiTi files, *Int Endod J* 36:11, 2003.
305. Okano M, Nomura M, Hata S, et al: Anaphylactic symptoms due to chlorhexidine gluconate, *Arch Dermatol* 125:1, 1989.
306. Oncag O, Hosgor M, Hilmioglu S, et al: Comparison of antibacterial and toxic effects of various root canal irrigants, *Int Endod J* 36:6, 2003.
307. Ordinola-Zapata R, Bramante CM, Brandao Garcia R, et al: The antimicrobial effect of new and conventional endodontic irrigants on intra-orally infected dentin, *Acta Odontol Scand* (epub ahead of print), 2012.
308. Ørstavik D, Haapasalo M: Disinfection by endodontic irrigants and dressings of experimentally infected dentinal tubules, *Endod Dent Traumatol* 6:4, 1990.
309. Ørstavik D, Pitt Ford TR: *Essential endodontology: prevention and treatment of apical periodontitis*, ed 1, Oxford, UK, 1998, Blackwell Science.
310. Otsuka K, Ren X: Physical metallurgy of Ti-Ni-based shape memory alloys, *Progr Mater Sci* 50:511, 2005.
311. Ounsi HF, Salameh Z, Al-Shalan T, et al: Effect of clinical use of the cyclic fatigue resiatance of ProTaper Nickel-titanium rotary instruments, *J Endod* 33:6, 2007.
312. Paqué F, Ganahl D, Peters OA: Effects of root canal preparation on apical geometry assessed by micro-computed tomography, *J Endod* 35:7, 2009.
313. Paqué F, Musch U, Hülsmann M: Comparison of root canal preparation using RaCe and ProTaper rotary Ni-Ti instruments, *Int Endod J* 38:1, 2005.
314. Paqué F, Rechenberg DK, Zehnder M: Reduction of hard-tissue debris accumulation during rotary root canal instrumentation by etidronic acid in a sodium hypochlorite irrigant, *J Endod* 38:5, 2012.
315. Paquette L, The effectiveness of chlorhexidine gluconate as an intracanal medication in endodontics: an in vivo microbiological study. In *Department of Endodontics*, Canada, 2004, University of Toronto.
316. Paquette L, Legner M, Fillery ED, et al: Antibacterial efficacy of chlorhexidine gluconate intracanal medication in vivo, *J Endod* 33:7, 2007.
317. Paredes-Vieyra J, Enriquez FJ: Success rate of single- versus two-visit root canal treatment of teeth with apical periodontitis: a randomized controlled trial, *J Endod* 38:9, 2012.
318. Park H: A comparison of greater taper files, ProFiles, and stainless steel files to shape curved root canals, *Oral Surg Oral Med Oral Pathol Oral Radiol Endod* 91:6, 2001.
319. Parris J, Wilcox L, Walton R: Effectiveness of apical clearing: histological and radiographical evaluation, *J Endod* 20:5, 1994.
320. Pasqualini D, Mollo L, Scotti N, et al: Postoperative pain after manual and mechanical glide path: a randomized clinical trial, *J Endod* 38:1, 2012.
321. Patino PV, Biedma BM, Liebana CR, et al: The influence of a manual glide path on the separation rate of NiTi rotary instruments, *J Endod* 31:2, 2005.
322. Pereira ES, Singh R, Arias A, et al: In vitro assessment of torque and force generated by novel ProTaper next instruments during simulated canal preparation, *J Endod* 39:12, 2013.
323. Pereira EJ, Gomes RO, Leroy AM, et al: Mechanical behavior of M-Wire and conventional NiTi wire used to manufacture rotary endodontic instruments, *Dent Mater* 29:12, 2013.
324. Peters CI, Koka RS, Highsmith S, et al: Calcium hydroxide dressings using different preparation and application modes: density and dissolution by simulated tissue pressure, *Int Endod J* 38, 2005.
325. Peters LB, van Winkelhoff AJ, Buijs JF, et al: Effects of instrumentation, irrigation and dressing with calcium hydroxide on infection in pulpless teeth with periapical bone lesions, *Int Endod J* 35:1, 2002.
326. Peters OA: Current challenges and concepts in the preparation of root canal systems: a review, *J Endod* 30:8, 2004.
327. Peters OA, Arias A: Shaping, disinfection and obturation for molars. In Peters OA, editor: *The guidebook for molar endodontics*, Heidelberg, 2016, Springer Verlag, pp 133–167.
328. Peters OA, Arias A, Paque F: A micro-computed tomographic assessment of root canal preparation with a novel instrument, TRUShape, in mesial roots of mandibular molars, *J Endod* 41:9, 2015.
329. Peters OA, Barbakow F: Dynamic torque and apical forces of ProFile .04 rotary instruments during preparation of curved canals, *Int Endod J* 35:4, 2002.
330. Peters OA, Boessler C, Zehnder M: Effect of liquid and paste-type lubricants on torque values during simulated rotary root canal instrumentation, *Int Endod J* 38:4, 2005.
331. Peters OA, de Azevedo Bahia MG, Pereira ES: Contemporary root canal preparation: innovations in biomechanics, *Dent Clin North Am* 61:1, 2017.
332. Peters OA, Gluskin AK, Weiss RA, et al: An in vitro assessment of the physical properties of novel Hyflex nickel-titanium rotary instruments, *Int Endod J* 45:11, 2012.
333. Peters OA, Kappeler S, Bucher W, et al: Engine-driven preparation of curved root canals: measuring cyclic fatigue and other physical parameters, *Aust Endod J* 28:1, 2002.
334. Peters OA, Kappeler S, Bucher W, et al: Maschinelle aufbereitung gekrümmter wurzelkanäle: messaufbau zur darstellung physikalischer parameter, *Schw Monatsschr Zahnmed* 111, 2001.
335. Peters OA, Morgental RD, Schulze KA, et al: Determining cutting efficiency of nickel-titanium coronal flaring instruments used in lateral action, *Int Endod J*, 2013.
336. Peters OA, Paqué F: Root canal preparation of maxillary molars with the self-adjusting file: a micro-computed tomography study, *J Endod* 37:1, 2011.
337. Peters OA, Peters CI, Schönenberger K, et al: ProTaper rotary root canal preparation: effects of canal anatomy on final shape analysed by micro CT, *Int Endod J* 36:2, 2003.
338. Peters OA, Peters CI, Schönenberger K, et al: ProTaper rotary root canal preparation: assessment of torque and force in relation to canal anatomy, *Int Endod J* 36:2, 2003.
339. Peters OA, Roelicke JO, Baumann MA: Effect of immersion in sodium hypochlorite on torque and fatigue resistance of nickel-titanium instruments, *J Endod* 33:5, 2007.
340. Peters OA, Schönenberger K, Laib A: Effects of four NiTi preparation techniques on root canal geometry assessed by micro computed tomography, *Int Endod J* 34:3, 2001.
341. Pettiette MT, Delano EO, Trope M: Evaluation of success rate of endodontic treatment performed by students with stainless-steel K-files and nickel-titanium hand files, *J Endod* 27:2, 2001.
342. Pham NH, Weiner JM, Reisner GS, et al: Anaphylaxis to chlorhexidine. Case report. Implication of immunoglobulin E antibodies and identification of an allergenic determinant, *Clin Exp Allergy* 30:7, 2000.
343. Pineda F, Kuttler Y: Mesiodistal and buccolingual roentgenographic investigation of 7,275 root canals, *Oral Surg Oral Med Oral Pathol* 33:1, 1972.
344. Pirani C, Iacono F, Generali L, et al: HyFlex EDM: superficial features, metallurgical analysis and fatigue resistance of innovative electro discharge machined NiTi rotary instruments, *Int Endod J* 49:5, 2016.
345. Plotino G, Grande NM, Sorci E, et al: A comparison of cyclic fatigue between used and new Mtwo Ni–Ti rotary instruments, *Int Endod J* 39:9, 2006.
346. Plotino G, Grande NM, Sorci E, et al: Influence of a brushing working stroke on the fatigue life of NiTi rotary instruments, *Int Endod J* 40:1, 2007.

347. Portenier I, Waltimo T, Ørstavik D, et al: Killing of enterococcus faecalis by MTAD and chlorhexidine digluconate with or without cetrimide in the presence or absence of dentine powder or BSA, *J Endod* 32:2, 2006.
348. Pruett JP, Clement DJ, Carnes DL Jr: Cyclic fatigue testing of nickel-titanium endodontic instruments, *J Endod* 23:2, 1997.
349. Radcliffe CE, Potouridou L, Qureshi R, et al: Antimicrobial activity of varying concentrations of sodium hypochlorite on the endodontic microorganisms actinomyces israelii, A. naeslundii, Candida albicans and Enterococcus faecalis. *Int Endod J* 37:7, 2004.
350. Ram Z: Effectiveness of root canal irrigation, *Oral Surg Oral Med Oral Pathol* 44:2, 1977.
351. Rasimick BJ, Nekich M, Hladek MM, et al: Interaction between chlorhexidine digluconate and EDTA, *J Endod* 34:12, 2008.
352. Ray HA, Trope M: Periapical status of endodontically treated teeth in relation to the technical quality of the root filling and the coronal restoration, *Int Endod J* 28:1, 1995.
353. Ray JJ, Kirkpatrick TC, Rutledge RE: Cyclic fatigue of EndoSequence and K3 rotary files in a dynamic model, *J Endod* 33:12, 2007.
354. Reeh ES, Messer HH: Long-term paresthesia following inadvertent forcing of sodium hypochlorite through perforation in maxillary incisor, *Endod Dent Traumatol* 5(4):200, 1989.
355. Regalado Farreras DC, Garcia Puente C, Estrela C: Chemical burn in an endodontist's eye during canal treatment *J Endod* 40:8, 2014.
356. Richman MJ: The use of ultrasonics in root canal therapy and root resection, *J Dent Med* 12:1, 1957.
357. Ricucci D, Langeland K: Apical limit of root canal instrumentation and obturation, part 2. A histological study, *Int Endod J* 31:6, 1998.
358. Ricucci D, Russo J, Rutberg M, et al: A prospective cohort study of endodontic treatments of 1,369 root canals: results after 5 years, *Oral Surg Oral Med Oral Pathol Oral Radiol Endod* 112(6):825, 2011.
359. Ringel AM, Patterson SS, Newton CW, et al: In vivo evaluation of chlorhexidine gluconate solution and sodium hypochlorite solution as root canal irrigants, *J Endod* 8:5, 1982.
360. Roane JB: Principles of preparation using the balanced force technique. In Hardin J, editor: *Clark's clinical dentistry*, Philadelphia, 1991, JB Lippincott Co, pp 1–39.
361. Roane JB, Powell SE: The optimal instrument design for canal preparation, *J Am Dent Assoc* 113:4, 1986.
362. Roane JB, Sabala CL, Duncanson MG Jr: The "balanced force" concept for instrumentation of curved canals, *J Endod* 11:5, 1985.
363. Rollison S, Barnett F, Stevens RH: Efficacy of bacterial removal from instrumented root canals in vitro related to instrumentation technique and size, *Oral Surg Oral Med Oral Pathol Oral Radiol Endod* 94(3):366, 2002.
364. Ruparel NB, Teixeira FB, Ferraz CC, et al: Direct effect of intracanal medicaments on survival of stem cells of the apical papilla, *J Endod* 38:10, 2012.
365. Rzhanov EA, Belyeva TS: Design features of rotary root canal instruments, *ENDO (Lond)* 6:29, 2012.
366. Sabins RA, Johnson JD, Hellstein JW: A comparison of the cleaning ability of short-term sonic and ultrasonic passive irrigation after hand instrumentation in molar root canals, *J Endod* 29:10, 2003.
367. Safavi E, Spångberg LS, Langeland K: Root canal dentinal tubule disinfection, *J Endod* 16:5, 1990.
368. Safavi KE, Nichols FC: Effect of calcium hydroxide on bacterial lipopolysaccharide, *J Endod* 19:2, 1993.
369. Salehrabi R, Rotstein I: Endodontic treatment outcomes in a large patient population in the USA: an epidemiological study, *J Endod* 30:12, 2004.
370. Salzgeber RM, Brilliant JD: An in vivo evaluation of the penetration of an irrigating solution in root canals, *J Endod* 3(10):394, 1977.
371. Sanghvi Z, Mistry K: Design features of rotary instruments in endodontics, *J Ahmedabad Dental Coll Hosp* 2, 2011.
372. Sarkar NK, Redmond W, Schwaninger B, et al: The chloride corrosion behaviour of four orthodontic wires, *J Oral Rehab* 10:2, 1983.
373. Sathorn C, Parashos P, Messer HH: Effectiveness of single- versus multiple-visit endodontic treatment of teeth with apical periodontitis: a systematic review and meta-analysis, *Int Endod J* 38:6, 2005.
374. Sato I, Ando-Kurihara N, Kota K, et al: Sterilization of infected root-canal dentine by topical application of a mixture of ciprofloxacin, metronidazole and minocycline in situ, *Int Endod J* 29:2, 1996.
375. Sattapan B, Nervo GJ, Palamara JE, et al: Defects in rotary nickel-titanium files after clinical use, *J Endod* 26:3, 2000.
376. Sattapan B, Palamara JE, Messer HH: Torque during canal instrumentation using rotary nickel-titanium files, *J Endod* 26:3, 2000.
377. Saunders WP, Saunders EM: Comparison of three instruments in the preparation of the curved root canal using the modified double-flared technique, *J Endod* 20:9, 1994.
378. Saunders WP, Saunders EM: Effect of noncutting tipped instruments on the quality of root canal preparation using a modified double-flared technique, *J Endod* 18:1, 1992.
379. Schaeffer MA, White RR, Walton RE: Determining the optimal obturation length: a meta-analysis of literature, *J Endod* 31:4, 2005.
380. Schäfer E: Effects of four instrumentation techniques on curved canals: a comparison study, *J Endod* 22:12, 1996.
381. Schäfer E: Root canal instruments for manual use: a review, *Endod Dent Traumatol* 13:2, 1997.
382. Schäfer E, Diey C, Hoppe W, et al: Roentgenographic investigation of frequency and degree of canal curvatures in human permanent teeth, *J Endod* 28:3, 2002.
383. Schäfer E, Tepel J: Cutting efficiency of Hedstrom, S and U files made of various alloys in filing motion, *Int Endod J* 29:302, 1996.
384. Schäfer E, Vlassis M: Comparative investigation of two rotary nickel-titanium instruments: ProTaper versus RaCe, Part 1: Shaping ability in simulated curved canals, *Int Endod J* 37:4, 2004.
385. Schäfer E, Vlassis M: Comparative investigation of two rotary nickel-titanium instruments: ProTaper versus RaCe, Part 2. Cleaning effectiveness and shaping ability in severely curved root canals of extracted teeth, *Int Endod J* 37:4, 2004.
386. Schilder H: Cleaning and shaping the root canal, *Dent Clin North Am* 18:2, 1974.
387. Schrader C, Ackermann M, Barbakow F: Step-by-step description of a rotary root canal preparation technique, *Int Endod J* 32:4, 1999.
388. Schrader C, Peters OA: Analysis of torque and force during step-back with differently tapered rotary endodontic instruments in vitro, *J Endod* 31:2, 2005.
389. Schrader C, Sener B, Barbakow F: Evaluating the sizes of lightspeed instruments, *Int Endod J* 31:4, 1998.
390. Schroeder A: [Ledermix 1962—Ledermix today. Evaluation after 13 years of experience], *Zahnarztl Prax* 26:9, 1975.
391. Scully C, Ng YL, Gulabivala K: Systemic complications due to endodontic manipulations, *Endodontic Topics* 4:1, 2003.
392. Senia ES, Marshall FJ, Rosen S: The solvent action of sodium hypochlorite on pulp tissue of extracted teeth, *Oral Surg Oral Med Oral Pathol* 31:1, 1971.
393. Serene TP, Adams JD, Saxena A: *Nickel-Titanium instruments: applications in Endodontics*, St. Louis, 1995, Ishiaku EuroAmerica.
394. Serper A, Calt S, Dogan AL, et al: Comparison of the cytotoxic effects and smear layer removing capacity of oxidative potential water, NaOCl and EDTA, *J Oral Sci* 43:4, 2001.
395. Seto BG, Nicholls JI, Harrington GW: Torsional properties of twisted and machined endodontic files, *J Endod* 16:8, 1990.
396. Shabahang S, Pouresmail M, Torabinejad M: In vitro antimicrobial efficacy of MTAD and sodium hypochlorite, *J Endod* 29:7, 2003.
397. Shabahang S, Torabinejad M: Effect of MTAD on enterococcus faecalis-contaminated root canals of extracted human teeth, *J Endod* 29:9, 2003.
398. Shen Y, Cheung GS, Bian Z, et al: Comparison of defects in ProFile and ProTaper systems after clinical use, *J Endod* 32:1, 2006.
399. Shen Y, Zhou HM, Zheng YF, et al: Current challenges and concepts of the thermomechanical treatment of nickel-titanium instruments, *J Endod* 39:163, 2013.
400. Shrestha A, Kishen A: The effect of tissue inhibitors on the antibacterial activity of chitosan nanoparticles and photodynamic therapy, *J Endod* 38, 2012.
401. Shrestha A, Hamblin MR, Kishen A: Photoactivated rose bengal functionalized chitosan nanoparticles produce antibacterial/biofilm activity and stabilize dentin-collagen, *Nanomed* 10:3, 2014.
402. Shrestha A, Kishen A: Antibacterial nanoparticles in endodontics: a review, *J Endod* 42:10, 2016.
403. Shuping GB, Ørstavik D, Sigurdsson A, et al: Reduction of intracanal bacteria using nickel-titanium rotary instrumentation and various medications, *J Endod* 26:12, 2000.
404. Sigurdsson A, Garland RW, Le KT, et al: Healing of periapical lesions after endodontic treatment with the GentleWave procedure: A prospective multicenter clinical study, *J Endod* 44:3, 2018.
405. Sigurdsson A, Garland RW, Le KT, et al: 12-month healing rates after endodontic therapy using the novel GentleWave system: A prospective multicenter clinical study, *J Endod* 42:7, 2016.

406. Sigurdsson A, Le KT, Woo SM, et al: Six-month healing success rates after endodontic treatment using the novel GentleWave System: The pure prospective multi-center clinical study, *J Clin Exp Dent* 8:3, 2016.
407. Silvaggio J, Hicks ML: Effect of heat sterilization on the torsional properties of rotary nickel-titanium endodontic files, *J Endod* 23:12, 1997.
408. Sipert CR, Hussne RP, Nishiyama CK, et al: In vitro antimicrobial activity of Fill Canal, Sealapex, Mineral Trioxide Aggregate, Portland cement and EndoRez, *Int Endod J* 38:8, 2005.
409. Siqueira JF, Jr: Aetiology of root canal treatment failure: why well-treated teeth can fail, *Int Endod J* 34:1, 2001.
410. Siqueira JF Jr, Batista MM, Fraga RC, et al: Antibacterial effects of endodontic irrigants on black-pigmented gram-negative anaerobes and facultative bacteria, *J Endod* 24:6, 1998.
411. Siqueira JF, Jr, de Uzeda M: Intracanal medicaments: evaluation of the antibacterial effects of chlorhexidine, metronidazole, and calcium hydroxide associated with three vehicles, *J Endod* 23:3, 1997.
412. Siqueira JF Jr, Paiva SS, Rocas IN: Reduction in the cultivable bacterial populations in infected root canals by a chlorhexidine-based antimicrobial protocol, *J Endod* 33:5, 2007.
413. Siqueira JF Jr, Rocas IN, Favieri A, et al: Chemomechanical reduction of the bacterial population in the root canal after instrumentation and irrigation with 1%, 2.5%, and 5.25% sodium hypochlorite, *J Endod* 26:6, 2000.
414. Siqueira JF Jr, Rocas IN, Paiva SS, et al: Bacteriologic investigation of the effects of sodium hypochlorite and chlorhexidine during the endodontic treatment of teeth with apical periodontitis, *Oral Surg Oral Med Oral Pathol Oral Radiol Endod* 104:1, 2007.
415. Siqueira JFJ, Alves FR, Almeida BM, et al: Ability of chemomechanical preparation with either rotary instruments or self-adjusting file to disinfect oval-shaped root canals, *J Endod* 36:11, 2010.
416. Siren EK, Haapasalo MPP, Waltimo TMT, et al: In vitro antibacterial effect of calcium hydroxide combined with chlorhexidine or iodine potassium iodide on enterococcus faecalis, *Eur J Oral Sci* 112:4, 2004.
417. Siren EK, Lavonious E, Kontakiotis E: Effects of Ca(OH)2 gutta-percha points on bacteria in root canals., *J Dent Res* 543:79, 2000.
418. Sirtes G, Waltimo T, Schaetzle M, et al: The effects of temperature on sodium hypochlorite short-term stability, pulp dissolution capacity, and antimicrobial efficacy, *Int Endod J* 31:9, 2005.
419. Sjögren U, Figdor D, Persson S, et al: Influence of infection at the time of root filling on the outcome of endodontic treatment of teeth with apical periodontitis, *Int Endod J* 30:5, 1997.
420. Sjögren U, Figdor D, Spångberg L, et al: The antimicrobial effect of calcium hydroxide as a short-term intracanal dressing, *Int Endod J* 24:3, 1991.
421. Soares JA, Leonardo MR, da Silva LA, et al: Effect of rotary instrumentation and of the association of calcium hydroxide and chlorhexidine on the antisepsis of the root canal system in dogs, *Braz Oral Res* 20:2, 2006.
422. Solovyeva AM, Dummer PM: Cleaning effectiveness of root canal irrigation with electrochemically activated anolyte and catholyte solutions: a pilot study, *Int Endod J* 33:6, 2000.
423. Sonntag D: Schneidengeometrie und Efficienz vollrotierender Nickel-Titan-Feilen (in German), *Endodontie* 12, 2003.
424. Sonntag D, Peters OA: Effect of prion decontamination protocols on nickel-titanium rotary surfaces, *J Endod* 33:4, 2007.
425. Southard DW, Oswald RJ, Natkin E: Instrumentation of curved molar root canals with the Roane technique, *J Endod* 13:10, 1987.
426. Southard SR, Drisko CL, Killoy WJ, et al: The effect of 2% chlorhexidine digluconate irrigation on clinical parameters and the level of bacteroides gingivalis in periodontal pockets, *J Periodontol* 60:6, 1989.
427. Souza MA, Menon CZ, Nery LF, et al: Effect of root canal preparation techniques on chlorhexidine substantivity on human dentin: a chemical analysis, *Clin Oral Investig* 22:2, 2018.
428. Spanaki-Voreadi AP, Kerezoudis NP, Zinelis S: Failure mechanism of ProTaper Ni-Ti rotary instruments during clinical use: fractographic analysis, *Int Endod J* 39:3, 2006.
429. Spångberg L: Instruments, materials, and devices. In Cohen S, Burns RC, editors: *Pathways of the pulp*, St. Louis, MO, 1998, Mosby, pp 476–531.
430. Spångberg L, Engström B, Langeland K: Biologic effects of dental materials. 3. Toxicity and antimicrobial effect of endodontic antiseptics in vitro, *Oral Surg Oral Med Oral Pathol* 36:6, 1973.
431. Spångberg L, Rutberg M, Rydinge E: Biologic effects of endodontic antimicrobial agents, *J Endod* 5:6, 1979.
432. Spångberg LS, Barbosa SV, Lavigne GD: AH 26 releases formaldehyde, *J Endod* 19:12, 1993.
433. Spencer NCO, Sunday JJ, Georgina OKEO, et al: Comparative stabilizing effects of some anticoagulants on fasting blood glucose of diabetics and non-diabetics, determined by spectrophotometry (Glucose Oxidase), *Asian J Med Sc* 3, 2011.
434. Spili P, Parashos P, Messer HH: The impact of instrument fracture on outcome of endodontic treatment, *J Endod* 31:12, 2005.
435. Stabholz A, Rotstein I, Torabinejad M: Effect of preflaring on tactile detection of the apical constriction, *J Endod* 21(2):92, 1995.
436. Stenman E, Spångberg LS: Machining efficiency of Flex-R, K-Flex, Trio-Cut, and S Files, *J Endod* 16:12, 1990.
437. Stenman E, Spångberg LS: Root canal instruments are poorly standardized, *J Endod* 19:7, 1993.
438. Stojic S, Shen Y, Qian W, et al: Antibacterial and smear layer removal ability of a novel irrigant, QMiX, *J Endod* 45:4, 2012.
439. Sunada I: New method for measuring the length of the root canal, *J Dent Res* 41:375, 1962.
440. Suter B, Lussi A, Sequiera P: Probablity of removing fratured instruments from root canals, *Int Endod J* 38:2, 2005.
441. Svec TA, Powers JM: Effects of simulated clinical conditions on nickel-titanium rotary files, *J Endod* 25:11, 1999.
442. Tan BT, Messer HH: The quality of apical canal preparation using hand and rotary instruments with specific criteria for enlargement based on initial apical file size, *J Endod* 28:9, 2002.
443. Tanomaru Filho M, Leonardo MR, da Silva LA: Effect of irrigating solution and calcium hydroxide root canal dressing on the repair of apical and periapical tissues of teeth with periapical lesion, *J Endod* 28:4, 2002.
444. Tay FR, Hosoya Y, Loushine RJ, et al: Ultrastructure of intraradicular dentin after irrigation with BioPure MTAD. II. The consequence of obturation with an epoxy resin-based sealer, *J Endod* 32:5, 2006.
445. Tay FR, Pashley DH, Loushine RJ, et al: Ultrastructure of smear layer-covered intraradicular dentin after irrigation with BioPure MTAD, *J Endod* 32:3, 2006.
446. Tepel J: *Experimentelle Untersuchungen über die maschinelle Wurzelkanalaufbereitung*, Berlin, Germany, 2000, Quintessenz Verlags-GmbH.
447. Testarelli L, Plotino G, Al-Sudani D, et al: Bending properties of a new nickel-titanium alloy with a lower percent by weight of nickel, *J Endod* 37:9, 2011.
448. Thibodeau B, Teixeira F, Yamauchi M, et al: Pulp revascularization of immature dog teeth with apical periodontitis, *J Endod* 33:6, 2007.
449. Thompson SA: An overview of nickel-titanium alloys used in dentistry, *Int Endod J* 33:4, 2000.
450. Thompson SA, Dummer PM: Shaping ability of lightspeed rotary nickel-titanium instruments in simulated root canals. Part 1, *J Endod* 23:11, 1997.
451. Thompson SA, Dummer PM: Shaping ability of ProFile.04 Taper Series 29 rotary nickel-titanium instruments in simulated root canals. Part 1, *Int Endod J* 30:1, 1997.
452. Thompson SA, Dummer PM: Shaping ability of ProFile.04 Taper Series 29 rotary nickel-titanium instruments in simulated root canals. Part 2, *Int Endod J* 30:1, 1997.
453. Torabinejad M: Passive step-back technique. A sequential use of ultrasonic and hand instruments, *Oral Surg Oral Med Oral Pathol Oral Radiol Endod* 77:4, 1994.
454. Torabinejad M, Johnson WB: *Irrigation solution and methods for use*, 2003.
455. Torabinejad M, Shabahang S, Aprecio RM, et al: The antimicrobial effect of MTAD: an in vitro investigation, *J Endod* 29:6, 2003.
456. Torabinejad M, Walton R: *Principles and practice of endodontics*, ed 4, St. Louis, 2008, Saunders.
457. Tripi TR, Bonaccorso A, Condorelli GG: Cyclic fatigue of different nickel-titanium endodontic rotary instruments, *Oral Surg Oral Med Oral Pathol Oral Radiol Endod* 102:4, 2006.
458. Troian CH, So MV, Figuereido JA, et al: Deformation and fracture of RaCe and K3 endodontic instruments according to the number of uses, *Int Endod J* 39:8, 2006.
459. Trope M: The vital tooth- its importance in the study and practice of endodontics, *Endod Topics* 5:1, 2003.
460. Turpin YL, Chagneau F, Bartier, et al: Impact of torsional and bending inertia on root canal instruments, *J Endod* 27:5, 2001.

461. Turpin YL, Chagneau F, Vulcain JM: Impact of two theoretical cross-sections on torsional and bending stresses of nickel-titanium root canal instrument models, *J Endod* 26:7, 2000.
462. Ullmann CJ, Peters OA: Effect of cyclic fatigue on static fracture loads in ProTaper nickel-titanium rotary instruments, *J Endod* 31:3, 2005.
463. Ungerechts C, Bårdsen A, Fristad I: Instrument fracture in root canals - where, why, when and what? A study from a student clinic, *Int Endod J* 47:2, 2014.
464. Usman N, Baumgartner JC, Marshall JG: Influence of instrument size on root canal debridement, *J Endod* 30:2, 2004.
465. van der Sluis LW, Versluis M, Wesselink PR: Passive ultrasonic irrigation of the root canal: a review of the literature, *Int Endod J* 40(6):415, 2007.
466. van der Sluis LW, Wu MK, Wesselink PR: A comparison between a smooth wire and a K-file in removing artificially placed dentine debris from root canals in resin blocks during ultrasonic irrigation, *Int Endod J* 38:9, 2005.
467. van der Sluis LW, Wu MK, Wesselink PR: The efficacy of ultrasonic irrigation to remove artificially placed dentine debris from human root canals prepared using instruments of varying taper, *Int Endod J* 38:10, 2005.
468. Verma N, Sangwan P, Tewari S, et al: Effect of different concentrations of sodium hypochlorite on outcome of rimary root canal treatment: a randomized controlled trial, *J Endod* 45:4, 2019.
469. Versiani MA, Leoni GB, Steier L, et al: Micro-computed tomography study of oval-shaped canals prepared with the self-adjusting file, Reciproc, WaveOne, and ProTaper universal systems, *J Endod* 39, 2013.
470. Viana AC, Gonzales BM, Buono VT, et al: Influence of sterilization on mechanical properties and fatigue resistance of nickel-titanium rotary endodontic instruments, *Int Endod J* 39, 2006.
471. Vianna ME, Gomes BP, Berber VB, et al: In vitro evaluation of the antimicrobial activity of chlorhexidine and sodium hypochlorite, *Oral Surg Oral Med Oral Pathol Oral Radiol Endod* 97:1, 2004.
472. Vianna ME, Horz HP, Gomes BP, et al: In vivo evaluation of microbial reduction after chemo-mechanical preparation of human root canals containing necrotic pulp tissue, *Int Endod J* 39:6, 2006.
473. Vier FV, Figuereido JA: Prevalence of different periapical lesions associated with human teeth and their correlation with the presence and extension of apical external root resorption, *Int Endod J* 35, 2002.
474. Walia HM, Brantley WA, Gerstein H: An initial investigation of the bending and torsional properties of nitinol root canal files, *J Endod* 14:7, 1988.
475. Walmsley AD: Ultrasound and root canal treatment: the need for scientific evaluation, *Int Endod J* 20:3, 1987.
476. Walsch H: The hybrid concept of NiTi rotary instrumentation, *Dent Clin North Am* 48:1, 2004.
477. Waltimo T, Trope M, Haapasalo M, et al: Clinical efficacy of treatment procedures in endodontic infection control and one year follow-up of periapical healing, *J Endod* 31:12, 2005.
478. Waltimo TM, Ørstavik D, Siren EK, et al: In vitro susceptibility of Candida albicans to four disinfectants and their combinations, *Int Endod J* 32:6, 1999.
479. Wang R, Shen Y, Ma J, et al: Evaluation of the effect of needle position on irrigant flow in the C-shaped root canal using a computational fluid dynamics model, *J Endod* 41:6, 2015.
480. Wang Z, Shen Y, Haapasalo M: Effectiveness of endodontic disinfecting solutions against young and old enterococcus faecalis biofilms in dentin canals, *J Endod* 38(10):1376, 2012.
481. Ward JR, Parashos P, Messer HH: Evaluation of an ultrasonic technique to remove fractured rotary nickel-titanium endodontic instruments from root canals: clinical cases, *J Endod* 29:11, 2003.
482. Weiger R, El Ayouti A, Löst C: Efficiency of hand and rotary instruments in shaping oval root canals, *J Endod* 28:8, 2002.
483. Weine FS, Healey HJ, Gerstein H, et al: Pre-curved files and incremental instrumentation for root canal enlargement, *J Can Dent Assoc* 36:4, 1970.
484. Weine FS, Kelly RF, Lio PJ: The effect of preparation procedures on original canal shape and on apical foramen shape, *J Endod* 1(8):255–262, 1975.
485. Weller RN, Brady JM, Bernier WE: Efficacy of ultrasonic cleaning, *J Endod* 6:9, 1980.
486. West JD, Roane JB: Cleaning and shaping the root canal system. In Cohen S, Burns RC, editors: *Pathways of the pulp*, St. Louis, MO, 1998, Mosby, pp 203–257.
487. Wilson BL, Broberg C, Baumgardner JC, et al: Safety of electronic apex locators and pulp testers in patients with implanted cardiac pacemakers or cardioverter/defibrillators, *J Endod* 32:847, 2006.
488. Windley W 3rd, Teixeira F, Levin L, et al: Disinfection of immature teeth with a triple antibiotic paste, *J Endod* 31:6, 2005.
489. Wolcott S, Wolcott J, Ishley D, et al: Separation incidence of ProTaper rotary instruments: a large cohort clinical evaluation, *J Endod* 32:12, 2006.
490. Wu MK, Dummer PM, Wesselink PR: Consequences of and strategies to deal with residual post-treatment root canal infection, *Int Endod J* 39:5, 2006.
491. Wu MK, van der Sluis LW, Wesselink PR: The capability of two hand instrumentation techniques to remove the inner layer of dentine in oval canals, *Int Endod J* 36(3):218, 2003.
492. Wu MK, Wesselink PR, Walton RE: Apical terminus location of root canal treatment procedures, *Oral Surg Oral Med Oral Pathol Oral Radiol Endod* 89:1, 2000.
493. Yamamura B, Cox TC, Heddaya B, et al: Comparing canal transportation and centering ability of endosequence and vortex rotary files by using micro-computed tomography, *J Endod* 38:1121, 2012.
494. Yamashita JC, Tanomaru Filho M, Leonardo MR, et al: Scanning electron microscopic study of the cleaning ability of chlorhexidine as a root-canal irrigant, *Int Endod J* 36:6, 2003.
495. Yao JH, Schwartz SA, Beeson TJ: Cyclic fatigue of three types of rotary nickel-titanium files in a dynamic model, *J Endod* 32:1, 2006.
496. Yared G: Canal preparation using only one Ni-Ti rotary instrument: preliminary observations, *Int Endod J* 41:4, 2008.
497. Yared GM, Bou Dagher FE, Machtou P: Cyclic fatigue of profile rotary instruments after clinical use, *Int Endod J* 33:3, 2000.
498. Yared GM, Bou Dagher FE, Machtou P: Cyclic fatigue of profile rotary instruments after simulated clinical use, *Int Endod J* 32:2, 1999.
499. Yared GM, Bou Dagher FE, Machtou P: Failure of ProFile instruments used with high and low torque motors, *Int Endod J* 34:6, 2001.
500. Yared GM, Dagher FE: Influence of apical enlargement on bacterial infection during treatment of apical periodontitis, *J Endod* 20:11, 1994.
501. Yguel-Henry S, Vannesson H, von Stebut J: High precision, simulated cutting efficiency measurement of endodontic root canal instruments: influence of file configuration and lubrication, *J Endod* 16:9, 1990.
502. Yun HH, Kim SK: A comparison of the shaping abilities of 4 nickel-titanium rotary instruments in simulated root canals, *Oral Surg Oral Med Oral Pathol Oral Radiol Endod* 95:2, 2003.
503. Zamany A, Safavi K, Spångberg LS: The effect of chlorhexidine as an endodontic disinfectant, *Oral Surg Oral Med Oral Pathol Oral Radiol Endod* 96:5, 2003.
504. Zehnder M: Root canal irrigants, *J Endod* 32:5, 2006.
505. Zehnder M, Paqué F: Disinfection of the root canal system during root canal re-treatment, *Endod Topics* 19:58–73, 2008.
506. Zehnder M, Schmidlin PR, Sener B, et al: Chelation in root canal therapy reconsidered, *J Endod* 31:11, 2005.
507. Zehnder M, Söderling E, Salonen J, et al: Preliminary evaluation of bioactive glass S53P4 as an endodontic medication in vitro, *J Endod* 30:4, 2004.
508. Zeltner M, Peters OA, Paqué F: Temperature changes during ultrasonic irrigation with different inserts and modes of activation, *J Endod* 35:4, 2009.
509. Zerella JA, Fouad AF, Spångberg LS: Effectiveness of a calcium hydroxide and chlorhexidine digluconate mixture as disinfectant during retreatment of failed endodontic cases, *Oral Surg Oral Med Oral Pathol Oral Radiol Endod* 100:6, 2005.
510. Zhu WC, Gyamfi J, Niu LN, et al: Anatomy of sodium hypochlorite accidents involving facial ecchymosis - a review, *J Dent* 41:11, 2013.
511. Zinelis S, Magnissalis EA, Margelos J, et al: Clinical relevance of standardization of endodontic files dimensions according to the ISO 3630-1 specification, *J Endod* 28:5, 2002.
512. Zmener O, Banegas G: Comparison of three instrumentation techniques in the preparation of simulated curved root canals, *In Endod J* 29:5, 1996.

9 Obturação dos Canais Radiculares

Anita Aminoshariae, William T. Johnson, James C. Kulild e Franklin Tay

Resumo do Capítulo

Importância de selar efetivamente o sistema de canais radiculares, 299
Perspectivas históricas, 302
Momento da obturação, 302
   Tecido pulpar com vitalidade, 302
   Tecido pulpar necrótico, 302
Limite da obturação, 303
Preparo para obturação, 305
Materiais ideais para a obturação dos canais radiculares, 307
Tipos de cimentos, 308
   Óxido de zinco e eugenol, 308
   Cimentos com hidróxido de cálcio, 310
   Cimentos sem eugenol, 310
   Cimentos à base de ionômero de vidro, 310
   Cimentos à base de silicone, 311
   Cimentos à base de hidróxido de silicato tri/dicálcico, 312
   Cimentos medicamentosos, 314
Inserção do cimento, 314

Núcleos sólidos, 315
   Cones de prata, 316
   Guta-percha, 316
   Activ GP, 317
   Cones personalizados, 318
Métodos de obturação, 318
   Condensação lateral, 319
   Condensação vertical aquecida, 320
   Técnica de condensação por ondas contínuas, 323
   Técnicas de injeção termoplástica, 324
   Carregadores com guta-percha, 326
   Compactação termomecânica, 328
   Técnicas com solventes, 328
   Pastas, 329
   Obturação imediata, 329
Vedamento da entrada do canal, 330
Tecnologias do futuro e guta-percha revestida com nanodiamantes, 330

Importância de selar efetivamente o sistema de canais radiculares

Os autores de uma metanálise sobre os fatores que influenciam a eficácia do tratamento endodôntico não cirúrgico (TENC) relataram que os seguintes quatro fatores influenciaram o sucesso do procedimento: ausência de lesão periapical (LP), obturações dos canais radiculares contendo espaços vazios radiográficos, obturação a menos de 2,0 mm do ápice radiográfico, bem como restauração coronária adequada.[196] Baseando-se na melhor evidência disponível atualmente, a qualidade tanto do tratamento endodôntico quanto da restauração coronária é significativa em qualquer resultado de reparação.[104]

Em um estudo controlado com animais, as evidências sugerem que a limpeza e a modelagem (L&M) do espaço intrarradicular é mais importante que o método de obturação.[240] As lesões periapicais foram criadas ao se remover as polpas e deixar os dentes abertos na cavidade bucal. No grupo controle, os canais foram limpos e modelados antes da obturação com guta-percha (GP) e cimento resinoso. Os dentes do grupo experimental foram limpos e modelados, assim como os do grupo controle, mas foram deixados sem obturação. Após 190 dias, os animais foram sacrificados e as avaliações histológicas, realizadas. Não foi detectada diferença na reparação entre os dentes instrumentados e obturados e os instrumentados, mas não obturados.

Até o presente momento, não existe um método eficiente para determinar se os procedimentos de L&M foram eficientes.[10,11] Existem algumas evidências de que os critérios das raspas de dentina limpa e/ou ampliação, além da primeira lima que ficar justa no comprimento de trabalho, resultaram em recuperação.[244] Embora o comprimento do preparo tenha sido enfatizado, o diâmetro irregular do canal pode ser um fator mais significativo nos resultados com reparação ou não reparação.[133] As evidências indicam que os sistemas de canais radiculares (SCR) frequentemente são subpreparados no terço apical.[56] Historicamente, as culturas têm sido empregadas e a obturação, adiada até que seja obtida uma cultura "negativa". No tratamento endodôntico contemporâneo, a realização de culturas foi abandonada durante os cuidados de rotina.[250] Quando se está lidando com tecido pulpar com vitalidade, a prevenção da contaminação bacteriana é uma preocupação primária. Nos SCRs com uma polpa necrosada, os microrganismos envolvidos no processo patológico são primariamente anaeróbios facultativos ou estritos e podem não crescer nos meios de cultura. As técnicas microbiológicas moleculares – reação em cadeia da polimerase – demonstraram que uma variedade de microrganismos presentes não cresce em meios de cultura.[13,237,273] O papel que esses microrganismos desempenham no processo patológico ainda não está bem compreendido.[189] Recomenda-se ao leitor a leitura dos Capítulos 15 e 16 para uma discussão mais detalhada.

O processo de L&M determina tanto o grau de desinfecção quanto a capacidade de obturar o espaço intrarradicular. A obturação é, portanto, um reflexo do processo de L&M e é avaliada com base no comprimento, na conicidade, na condensação, no nível da obturação em guta-percha, bem como no selamento coronário, ou seja, uma restauração provisória ou definitiva (Figura 9.1). Não é possível avaliar a qualidade do selamento estabelecido durante a obturação com uma radiografia, sendo importante reconhecer que nenhum material ou técnica prevenirá a infiltração.[4,58,81,139,182,209,210] De fato, a obtenção de um selamento impermeável pode não ser possível por conta da estrutura tubular porosa da dentina[4] e das irregularidades do canal.

A principal etiologia das patologias pulpares e perirradiculares é, como discutido no Capítulo 16, microbiológica.[141,181,186,239] Os remanescentes de pulpares, tecidos necróticos, bactérias e subprodutos bacterianos remanescentes em áreas inacessíveis à L&M de um SCR podem iniciar e/ou perpetuar uma LP, na medida em que os mecanismos de defesa do hospedeiro são incapazes de removê-las. Estudos indicam que não é possível limpar e desinfetar completamente um SCR.[10,11,122] A obturação do espaço intrarradicular é necessária para minimizar a infiltração coronária. A obturação reduz a infiltração coronária e a contaminação bacteriana, sela o ápice dos fluidos dos tecidos periapicais, bem como sepulta os agentes irritantes remanescentes no canal.

Foi proposto que a infiltração coronária contribui para o fracasso do tratamento, com base em estudos de infiltração *in vitro*.[293,294] A implicação clínica é de que o retratamento deve ser realizado em dentes que não foram restaurados definitivamente 3 meses após o tratamento endodôntico. A significância clínica dessa consideração tem sido questionada.[232,233] Uma revisão sistemática recente e uma metanálise dos resultados derivados de nove estudos similares indicam que o tratamento endodôntico de má qualidade e as restaurações coronárias de baixa qualidade têm possibilidades similares de afetar adversamente a reparação da periodontite apical.[104] Com base nas melhores evidências disponíveis atualmente, as chances de reparação da periodontite apical aumentam tanto com tratamento endodôntico apropriado quanto com um tratamento restaurador adequado.[104] Deve-se enfatizar que esses dois fatores foram examinados isoladamente em tais estudos. Foi relatado que tais fatores prognósticos pós-operatórios, com outros fatores prognósticos pré-operatórios e intraoperatórios, contribuem significativamente para a reparação periapical no tratamento endodôntico primário e secundário.[194] Entretanto, manter um selamento coronário efetivo por meio de uma obturação ideal do SCR instrumentado e colocar uma restauração adequada, como discutido no Capítulo 23, deveriam ser considerados componentes essenciais de um resultado positivo de reparação para o tratamento endodôntico.[124,132]

Os clínicos estão preocupados com a dúvida sobre se é mais adequado colocar um material restaurador definitivo em vez de um material provisório para prevenir a infiltração.[169,295] Essa é uma questão controvertida, já que estudos anteriores não foram capazes de fornecer evidências que demonstrassem que a presença de uma restauração definitiva contribuiria para o sucesso a longo prazo do tratamento endodôntico quando os canais estivessem bem obturados.[62,243] Esses resultados foram apoiados por um estudo clínico prospectivo mais recente, que examinou os fatores que afetam os resultados do tratamento endodôntico.[194] Nesse estudo, os autores relataram que o tipo de restauração coronária não teve influência significativa na reparação periapical – desde que essas restaurações fossem de boa qualidade. Paradoxalmente, o mesmo grupo de autores relatou, em um estudo separado, que as restaurações cimentadas, quando comparadas às restaurações provisórias, melhoraram significativamente a sobrevida dos dentes que haviam sido submetidos ao tratamento endodôntico primário ou secundário.[194] Isso pode ser devido à proteção da estrutura dentária remanescente enfraquecida, oferecida pelas restaurações cimentadas de recobrimento total que permitiram a esses dentes ficar em função por mais tempo. Com relação à necessidade de retratamento dos dentes com obturação radicular e sem restaurações definitivas, não existem evidências claras para justificar que o retratamento tenha que ser realizado em dentes nos quais uma restauração provisória foi colocada há mais de 3 meses – somente pela suspeita de microinfiltração.[5,144] O profissional pode considerar a substituição da restauração provisória por uma

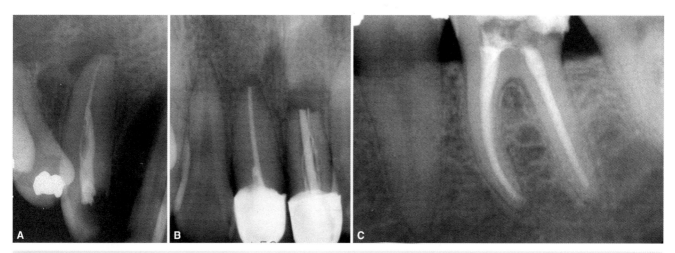

Figura 9.1 Exemplos de obturação inadequada. **A.** Canino superior direito com comprimento adequado, mas com falta de densidade e sem selamento coronário. O incisivo central está obturado até um comprimento adequado, mas a obturação apresenta espaços vazios. **B.** Incisivos centrais superiores. O incisivo central superior direito exibe falta de densidade e conicidade. O incisivo central superior esquerdo tem espaços vazios e um espaço do canal não preenchido. **C.** Primeiro molar inferior esquerdo com obturação adequada; a restauração provisória mostrando má adaptação na distal por conta de falha na remoção das cáries.

restauração coronária definitiva imediatamente e observar o dente por, pelo menos, 3 meses antes da colocação de uma restauração com recobrimento total.[144]

A obturação tridimensional do SCR é essencial para um sucesso a longo prazo. O SCR deveria ser selado apical, coronária e lateralmente. Vários métodos têm sido propostos para obturação. Infelizmente, todos os materiais e técnicas resultam em certo grau de infiltração.[314] Embora um SCR mal obturado e a infiltração estejam correlacionados, não existem técnicas padronizadas para avaliar e medir a microinfiltração.[134] Além disso, a avaliação radiográfica da obturação não identifica bem a infiltração.[119] Uma imagem radiográfica bidimensional adequada da obturação pode não identificar um selamento adequado (Figura 9.2).[119] A variação na interpretação radiográfica pelo clínico, as estruturas ósseas sobrejacentes e a falta de uniformidade nos materiais obturadores são variáveis significativas.[83,84,146,290]

O diagnóstico do tratamento endodôntico é baseado nos achados clínicos e radiográficos. Em uma série de estudos prospectivos, o grupo de Toronto avaliou o sucesso e o fracasso endodôntico em 4 e 6 anos após a finalização do tratamento. Para o tratamento endodôntico primário,[72,93,97,177] foi observado que os dentes com periodontite apical preexistente tinham uma taxa de reparação mais baixa (82%) em comparação aos dentes sem uma área radiolúcida periapical (93%). Melhores resultados foram associados aos dentes sem uma lesão radiolúcida periapical, com raízes únicas e sem complicações durante o tratamento, como perfuração radicular. Os dentes foram tratados usando um preparo com maior ampliação em conicidade e condensação vertical da guta-percha aquecida ou preparo *step back* e condensação lateral da guta-percha. Foram observadas diferenças relacionadas às técnicas de obturação e de preparo. O comprimento adequado teve as taxas de reparação mais altas (87%) quando comparados aos casos de obturação com comprimento inadequado (77%). O preparo mais cônico e a condensação vertical tiveram taxas de sucesso mais altas (90%) quando comparadas a um preparo *step back* e à condensação lateral (80%). Para o retratamento,[73,92] foi observado que os dentes com periodontite apical preexistente tinham uma taxa de recuperação mais baixa (80%) em comparação aos dentes sem uma área radiolúcida periapical (93%). Melhores resultados foram alcançados em dentes com uma obturação prévia inadequada, bem como sem perfuração e lesão radiolúcida. Resultados similares foram relatados em um estudo clínico prospectivo mais recente, que examinou os efeitos do tratamento endodôntico primário ou secundário sobre a reparação periapical.[194] A porcentagem de raízes com reparação periapical completa depois do tratamento primário (83%) ou do retratamento (80%) foi similar. A ausência de periodontite apical pré-operatória foi identificada como um dos fatores prognósticos que afetam os tratamentos primário e secundário. Na presença de periodontite apical, o prognóstico foi significativamente melhor quando havia uma lesão periapical menor. Esses estudos estão de acordo com trabalhos anteriores[275 282] que indicam as afecções apicais preexistentes como um fator importante na redução de um prognóstico favorável, assim como enfatizam a técnica de obturação como um fator que influencia os resultados de reparação e não reparação.

Embora as radiografias periapicais tenham sido usadas para examinar a reparação da periodontite apical pós-tratamento desde 1922,[195] sua conveniência para avaliar os resultados do tratamento endodôntico foi recentemente posta em questionamento, na medida em que os resultados relatados, previamente baseados nessa modalidade de avaliação, podem ter hipervalorizado as taxas de reparação da periodontite apical.[12,313] Com o advento da tomografia computadorizada de feixe cônico (*cone beam*) (TCFC), é possível fazer um melhor diagnóstico de lesão periapical no interior do osso esponjoso. Isso ocorre porque a TCFC cria imagens reconstruídas a partir de fatias de dados em qualquer plano e localização do volume de interesse, eliminando, assim, a falta de avaliação tridimensional e os ruídos anatômicos – que comprometem a precisão da radiografia periapical. Isso resulta em taxa sinal/ruído mais elevada e maior contraste na imagem, bem como melhora a detecção de áreas radiolúcidas periapicais.[217,253] Embora as radiografias intrabucais sejam a modalidade de exame de imagem de escolha, quando uma radiografia intrabucal bidimensional é inconclusiva, foi relatado que a utilização de imagens por TCFC tem duas vezes mais a probabilidade de detectar as afecções periapicais que a radiografia periapical tradicional.[12] Ainda que as diferentes expectativas nos resultados da endodontia forneçam reflexões sobre a definição de sucesso desses procedimentos, continua sendo questionável se esse ganho de informações adicionais com a TCFC nos controles levaria a um melhor resultado de reparação

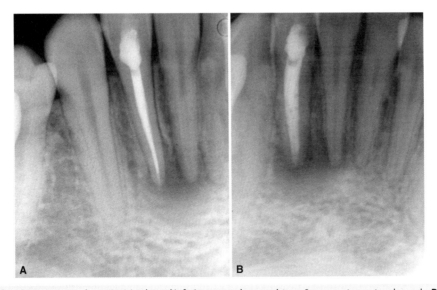

Figura 9.2 A. Radiografia pós-tratamento de um incisivo lateral inferior esquerdo com obturação aparentemente adequada. **B.** A visão angulada revela os espaços vazios.

no tratamento endodôntico. Os resultados desses estudos enfatizam que desenvolver boas habilidades técnicas para obturação dos canais radiculares não deveria ser subestimado e os métodos adequados de obturação dos canais devem ser desenvolvidos a fim de que se consigam obturações mais compactas, livres de espaços vazios e no comprimento correto.

Perspectivas históricas

Ao longo dos últimos 70 a 80 anos, a comunidade odontológica vem presenciando tentativas de melhorar a natureza da obturação dos canais radiculares com cimentos obturadores e variações no sistema de inserção da guta-percha nos canais preparados. Durante essa era, a força motriz desses desenvolvimentos era baseada principalmente na crença contínua no conceito de infecção focal, localização eletiva, teoria do tubo oco e o conceito de que a causa primária para o fracasso do tratamento endodôntico era a percolação apical dos fluidos, bem como a presença de microrganismos em um canal mal obturado.[81] Apesar dos esforços em descrever uma obturação radiograficamente adequada, um selamento "perfeito" não é alcançável, uma vez que a maioria dos materiais atuais não tem atividade antimicrobiana e não promove o selamento do canal radicular.[47] A partir dessa perspectiva cronológica dos pensamentos técnico e científico, este capítulo esclarece e codifica os conceitos contemporâneos na obturação do sistema de canais radiculares submetido à limpeza e modelagem (L&M).

Momento da obturação

Os fatores que influenciam a determinação do momento adequado para obturar o canal radicular incluem os sinais e sintomas do paciente, as condições dos tecidos pulpares e perirradiculares, o grau de dificuldade e o planejamento com o paciente.

TECIDO PULPAR COM VITALIDADE

Atualmente, o consenso é de que os procedimentos em sessão única são aceitáveis quando o paciente exibe um polpa completamente ou parcialmente vital.[175] A remoção do tecido pulpar normal ou inflamado, bem como a condução dos procedimentos em condições assépticas devem resultar em sucesso devido à relativa ausência de contaminação bacteriana. A obturação em sessão única também evita a contaminação resultante da infiltração coronária durante o período entre as sessões de atendimento ao paciente.

O tratamento endodôntico eletivo por questões restauradoras pode ser concluído em apenas uma sessão, desde que a polpa tenha vitalidade, até certo grau, e o tempo o permita. A obturação dos canais nos pacientes cuja condição é urgente depende do diagnóstico pré-tratamento. Quando ocorre dor resultante de pulpite irreversível, a obturação pode ser realizada em sessão única, pois a remoção do tecido pulpar geralmente resolverá a dor do paciente.

TECIDO PULPAR NECRÓTICO

Pacientes que se apresentam com necrose pulpar, com ou sem condição perirradicular assintomática – por exemplo, periodontite apical assintomática, abscesso apical crônico ou osteíte condensante – podem ser tratados em apenas uma sessão, com base nas melhores informações disponíveis. Quando os pacientes se apresentam com sintomas agudos causados pela necrose pulpar e por abscesso perirradicular agudo, a obturação é normalmente adiada até que o paciente esteja assintomático. Entretanto, há mais de 30 anos, pesquisadores demonstraram que casos com edema dos tecidos moles poderiam ser concluídos em apenas uma sessão com tratamento endodôntico adequado, incisão para drenagem e um esquema de antibioticoterapia.[277] A conduta nesses pacientes, todavia, pode ser mais difícil caso os problemas persistam ou se tornem piores depois da finalização do tratamento endodôntico.

Durante os anos 1970, havia uma preocupação com o momento oportuno para a obturação. Realizar o tratamento endodôntico em apenas uma sessão era um tema controvertido. Os conhecimentos vigentes na época sugeriam que os pacientes teriam uma incidência mais alta de dor pós-operatória. No entanto, estudos clínicos[185,213,298] e revisões sistemáticas[175] indicaram que não havia diferenças significativas nas taxas de reparação da periodontite apical entre os tratamentos realizados em apenas uma sessão e em múltiplas sessões. Os pacientes apresentam menor frequência de dor de curta duração após a obturação em apenas uma sessão que aqueles cujo tratamento foi realizado em múltiplas sessões.[281]

Com a introdução do conceito de biofilmes, outros pesquisadores examinaram as condições microbianas intracanal de 16 raízes mesiais de primeiros molares inferiores humanos com periodontite apical primária imediatamente depois do tratamento em uma sessão.[190] Nesse estudo, os canais instrumentados foram irrigados com NaOCl a 5,25% e ácido etilenodiamino tetra-acético (EDTA) a 17%, sendo obturados com guta-percha e cimento obturador à base de óxido de zinco-eugenol. A porção apical da raiz de cada dente foi removida cirurgicamente e preparada para exame por microscopia eletrônica de transmissão (MET). Quatorze dos 16 dentes que receberam tratamento endodôntico revelaram infecção intracanal residual depois da instrumentação, da irrigação antimicrobiana e da obturação. Os microrganismos estavam presentes principalmente na forma de biofilmes nos recessos inacessíveis dos canais principais instrumentados, nos istmos e nos canais laterais/acessórios.

Em um estudo histobacteriológico, a condição microbiológica *in vivo* das raízes mesiais dos molares inferiores com periodontite apical primária foi examinada após o tratamento endodôntico em apenas uma sessão e em duas sessões.[298] Os canais foram instrumentados e irrigados com NaOCl a 5%, EDTA a 17% e clorexidina a 2%. No grupo tratado em sessão única, os canais foram obturados imediatamente, enquanto no grupo tratado em duas sessões, o curativo de hidróxido de cálcio (Ca[OH]$_2$) foi colocado por 1 semana, antes da obturação. No grupo tratado em sessão única, nenhum dos canais, entre os seis examinados, estava completamente livre de bactérias. Biofilmes residuais foram identificados nos canais principais, nos istmos, nas ramificações apicais e nos túbulos dentinários. No grupo tratado em duas sessões, dois dos sete canais se tornaram livres de bactérias. Biofilmes residuais foram encontrados predominantemente no istmo e nas ramificações, mesclados aos tecidos necróticos e aos resíduos. Analisados em conjunto, esses estudos ilustram que os microrganismos são extremamente difíceis de ser eliminados dentro do complexo do sistema de canais radiculares, assim como esforços constantes vêm sendo feitos para melhorar as condições microbiológicas. As evidências atuais apontam que a utilização do NaOCl a 5% e o EDTA a 17% é eficaz na redução dos microrganismos.[194] Quando não é possível finalizar em uma sessão, a utilização de Ca(OH)$_2$ vem sendo defendida, já que ele continua sendo o melhor medicamento disponível para reduzir a microbiota residual.[157] O hidróxido de cálcio tem sido defendido como um curativo antimicrobiano e temporário nos casos de polpa necrosada que não possam ser tratados em apenas uma sessão,[274] pois os pesquisadores observaram que as bactérias no canal instrumentado, mas não obturado, podem se multiplicar e alcançar as contagens anteriores ao tratamento em 2 a 4 dias.[48] Contudo, a capacidade do Ca(OH)$_2$ erradicar completamente as espécies microbianas tem sido questionada recentemente. Estudos *in vitro* demonstraram que a atividade antibacteriana do Ca(OH)$_2$ pode ser inativada pela dentina.[116] Outros estudos clínicos relataram que o número de canais positivos para bactérias não apresentou diminuição depois da utilização do Ca(OH)$_2$ como um curativo usado entre as sessões.[222] Uma revisão sistemática e uma metanálise de oito estudos clínicos concluiu que o Ca(OH)$_2$ é útil, mas tem efetividade limitada para eliminar completamente as bactérias do sistema de canais radiculares quando avaliado por técnicas de cultura.[249] Ainda que o Ca(OH)$_2$ tenha ampla gama de atividade antimicrobiana contra os patógenos endodônticos comuns e seja um agente antiendotoxina eficiente, ele é menos eficaz contra *Enterococcus faecalis* e *Candida albicans*.[91,184] Curativos alternativos usados entre as sessões, como a utilização de clorexidina em gel, Ca(OH)$_2$ em gel de clorexidina ou pasta antibiótica tripla (metronidazol, minociclina e ciprofloxacino), foram propostos, com resultados conflitantes.[15,75,203,272,302] Embora existam ensaios clínicos que apoiem a utilização de Ca(OH)$_2$ ou curativos alternativos usados entre as sessões, eles não reduzem a contagem de microrganismos além dos níveis já alcançados no preparo dos canais com NaOCl.[172,176,271] É justo afirmar que os curativos antimicrobianos utilizados entre as sessões são bem aceitos pelos clínicos nos casos que não podem ser tratados em apenas uma sessão.

Em geral, a obturação pode ser realizada depois dos procedimentos de limpeza e modelagem quando o canal pode ser seco e o paciente não está apresentando dor significativa ou edema. Uma exceção é a presença ou a persistência de exsudato procedente dos canais. A obturação de um canal que não possa ser mantido seco está contraindicada. As preocupações decorrentes do procedimento também determinam o melhor momento para a obturação. Os casos difíceis podem precisar de mais tempo para o preparo e podem ser tratados com menos intercorrências em sessões múltiplas. Os pacientes podem precisar de múltiplas sessões curtas, por condições de saúde, devido ao seu estado psicológico mental e/ou à fadiga.

Limite da obturação

Uma das controvérsias na endodontia que permanece sem ser solucionada é o limite apical do preparo e da obturação do canal radicular.[194,231,255] Estudos prévios identificaram a junção cementodentinária como o limite apical para a obturação.[153] Entretanto, esse ponto de referência histológico não pode ser determinado clinicamente e foi observado que ele é irregular no interior do canal. Por exemplo, a junção cementodentinária pode estar a vários milímetros acima na parede mesial quando comparada à parede distal do canal. Além disso, a junção cementodentinária não coincide com a porção mais estreita do canal – a chamada constrição apical. Recomenda-se ao leitor o Capítulo 7 para obter mais informações sobre essa anatomia.

Tradicionalmente, o limite apical do preparo tem sido definido a aproximadamente 1 mm dos ápices radiográficos, conforme determinados pelas radiografias. Kuttler[153] observou que a anatomia apical consiste no diâmetro maior do forame e no diâmetro menor da constrição (Figura 9.3), com a constrição apical sendo identificada como a porção mais estreita do canal. Foi observado que a

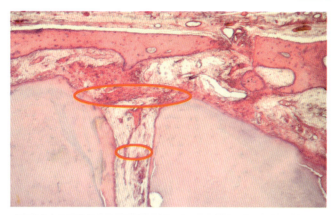

Figura 9.3 Corte histológico de um ápice radicular, demonstrando a anatomia clássica do forame e da constrição.

distância média desde o forame até a constrição era de 0,5 mm, com a distância do forame ao ápice variando em até 2,5 mm. Kuttler também observou que a distância forame-constrição aumenta com a idade devido à deposição de cemento. Apoiando esse achado, outros pesquisadores relataram que a localização do forame não era no ápice. Ocorreram desvios em 92% das raízes, com uma média de 0,6 mm.[46] Outro estudo observou que a distância ápice-constrição média era de 0,9 mm e que 95% das constrições estavam entre 0,5 e 1 mm de diâmetro.[85] Esse estudo também observou que a anatomia apical clássica descrita por Kuttler estava presente em somente 46% dos dentes. Outras variações identificadas foram uma constrição afilada, a multiconstrição e a constrição paralela. Outros pesquisadores examinaram 230 raízes de dentes permanentes por meio de estereomicroscopia e radiografias.[31] Os resultados desse estudo indicaram um desvio do forame em relação ao ápice em 76% das raízes observadas por microscopia e, em 57%, por radiografias. A distância média era de 1 mm.

Os autores de um estudo que usou microscopia eletrônica de varredura relataram que nenhuma das foraminas coincidiu com os eixos longitudinais das raízes, com a distância variando de 0,2 a 3,8 mm (Figura 9.4).[114] Outro grupo de autores, usando TCFC, relatou que a posição mais frequente do forame apical era centralizada, mas que esse parâmetro variou.[90] A reabsorção radicular é um fator adicional na determinação do comprimento – a reabsorção é mais comum com a necrose pulpar e a reabsorção óssea apical, o que pode resultar em perda da constrição (Figura 9.5).[94,173] Com base nesses achados, parece que um canal obturado até o ápice radiográfico reflete uma sobre-extensão do material obturador. Caso ocorra sobre-extensão que não possa ser removida e resulte em dano do tecido nervoso, o dentista é obrigado a encaminhar o paciente a um profissional qualificado e com experiência em casos desse tipo.[105]

Em um estudo do grupo de Toronto sobre o prognóstico do retratamento, identificou-se que a perfuração,[73] a periodontite apical pré-tratamento e o comprimento adequado da obturação dos canais radiculares foram identificados como fatores que influenciaram significativamente o sucesso ou o fracasso. Os autores especularam que os canais obturados que estavam mais de 2 mm aquém do ápice radiográfico abrigavam tecido necrótico, bactérias e irritantes que, quando retratados, poderiam ser limpos e obturados. A taxa de sucesso para a instrumentação de canais apicais não obturados foi de 74%.

Também existem controvérsias relacionadas ao papel que os canais acessórios desempenham no sucesso ou no insucesso (Figura 9.6). Um estudo com microscopia eletrônica de varredura (MEV) da anatomia apical de cada grupo de dentes – exceto

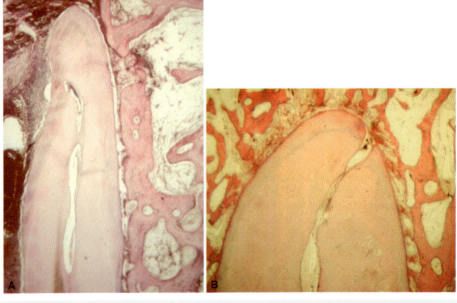

Figura 9.4 Cortes histológicos demonstrando o forame emergindo aquém do ápice radicular.

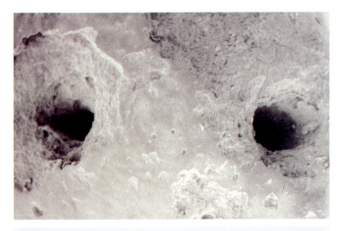

Figura 9.5 Microscopia eletrônica de varredura de um dente exibindo polpa necrosada e patologia e reabsorção apicais.

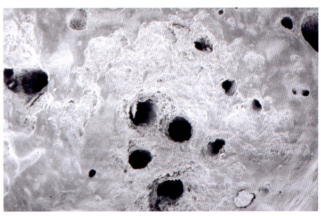

Figura 9.6 Microscopia eletrônica de varredura do ápice de um dente extraído, removido devido à necrose pulpar. Observar as múltiplas foraminas acessórias e a reabsorção.

os terceiros molares – não foi capaz de observar um padrão para as aberturas das foraminas.[113] O número de canais acessórios variou de 1 a 16. Embora os canais laterais possam estar associados a patologias, um estudo que examinou dentes com tratamento radicular em cadáveres humanos não relatou relações entre os canais laterais não obturados e a presença de lesão perirradicular.[21] Frequentemente, os canais laterais/acessórios são obturados por acaso e somente identificados casualmente em uma radiografia pós-operatória (Figura 9.7).

Um estudo histobacteriológico posterior também não encontrou evidências que apoiem o conceito de que os canais laterais devem ser obturados para que se alcance um sucesso a longo prazo (Figura 9.8).[236] Nos casos com polpas com vitalidade, forçar os materiais obturadores para dentro dos canais laterais resultou em danos desnecessários aos tecidos perirradiculares com consequente inflamação. Nos casos com polpas necróticas e infectadas, nos quais os canais laterais apareciam obturados nas radiografias, eles realmente não estavam vedados ou limpos. Além disso, o tecido remanescente na ramificação estava inflamado e

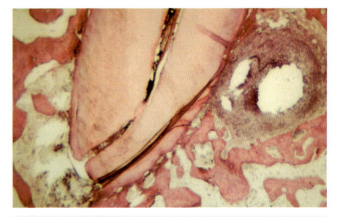

Figura 9.7 Corte histológico de uma raiz mesial de um molar inferior com canal lateral presente e lesão associada. A lesão será recuperada depois da remoção dos conteúdos do canal principal ou persistirá devido aos remanescentes de polpa necrótica no canal lateral? A questão permanece sem resposta.

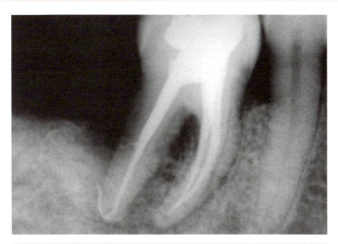

Figura 9.8 Radiografia pós-operatória de um primeiro molar inferior direito com um canal lateral associado à raiz distal.

entremeado com materiais obturadores. Todavia, isso não significa que os canais laterais não deveriam ser limpos e desinfetados, com auxílio dos atuais sistemas de irrigação e técnicas de agitação, para reduzir os microrganismos e/ou os biofilmes que se encontram dentro daqueles espaços antes da obturação do canal com os materiais e cimentos obturadores.

A importância do controle do limite da obturação está relacionada à possível extrusão dos materiais obturadores. Em uma revisão sistemática quantitativa da literatura,[255] os autores analisaram criticamente 12 estudos de controle que preenchiam os seguintes critérios: (i) um período de acompanhamento mínimo de 2 anos; (ii) dados disponíveis na finalização da obturação/instrumentação; (iii) definição adequada do fracasso do tratamento; (iv) dados disponíveis sobre o sucesso/fracasso do tratamento endodôntico em relação ao limite de obturação/instrumentação; e (v) presença ou ausência de uma área radiolúcida periapical. Os 12 estudos foram classificados em três categorias, baseadas no limite de obturação a partir do ápice radiográfico: (A) 0 a 1 mm; (B) > 1 mm, mas < 3 mm; e (C) obturados além do ápice radiográfico, incluindo o cimento. Dos 12 estudos analisados, somente quatro que incluíam dados que poderiam ser alocados para uma das três categorias desses limites foram submetidos à metanálise adicional. Os resultados da metanálise indicaram que a taxa de sucesso no grupo A (obturados de 0 a 1 mm do ápice) foi marginalmente melhor que a do grupo C (obturação ultrapassando o ápice) em até 29%. Embora o grupo A tenha demonstrado melhor reparação que o grupo B (obturados > 1 mm aquém do ápice), a diferença não foi estatisticamente significativa. Os autores concluíram que uma taxa de sucesso mais alta foi alcançada quando o tratamento envolvia a obturação aquém do ápice radicular.

Os resultados mencionados anteriormente derivados de metanálises sofisticadas de múltiplas publicações enfatizaram os dados apresentados no trabalho clássico realizado por Sjögren et al. sobre a reparação dos dentes com polpas necrosadas e lesão periapical após 8 a 10 anos do tratamento endodôntico.[275] Quando tais dentes foram obturados a 2 mm aquém do ápice, 94% revelaram condições periapicais normais pela utilização de radiografia periapical na avaliação de controle. Contrariamente, raízes com obturações sobre-estendidas e aquelas com obturações tendo mais de 2 mm aquém do ápice demonstraram taxas de recuperação significativamente mais baixas de 76% e 68%, respectivamente.

Resultados similares também foram relatados em um estudo clínico prospectivo sobre a recuperação[194] e a preservação[194] de dentes que foram submetidos a tratamento endodôntico primário ou retratamento – entre 2 e 4 anos. Foi detectado que a ausência de sobre-extensão da obturação é um fator prognóstico pós-operatório altamente significativo que afeta o sucesso tanto no tratamento primário quanto no retratamento.[194] Com relação à preservação do dente, a sobre-extensão da guta-percha não teve qualquer efeito sobre a sobrevida do dente nos primeiros 22 meses, mas aumentou significativamente o risco de perda dental para além desses 22 meses.[194] Esse fator prognóstico foi comum tanto no tratamento primário quanto no retratamento. Os autores atribuíram o efeito tardio da sobre-extensão de guta-percha à sobrevida do dente ante a possibilidade de trincas criadas por forças excessivas durante a condensação, que, por fim, propagavam-se com o dente em função e, posteriormente, resultavam em um fracasso catastrófico.

Com base nos princípios biológicos e clínicos, as conclusões derivadas de estudos realizados durante mais de duas décadas estão todas de acordo que a instrumentação e a obturação não devem se estender para além do forame apical.[191] Isso também foi demonstrado em um estudo histológico que avaliou 41 dentes com canais obturados em 36 pacientes.[234] Em seis casos que exibiam sobre-extensões, o exame histológico revelou inflamação grave.

Embora a diretriz de 1 mm aquém do ápice radiográfico continue sendo a indicada quando são utilizadas radiografias, o limite apical do preparo e da obturação ainda é um valor empírico. A utilização de um localizador apical com radiografias e um raciocínio clínico bem fundamentado tornam essa tomada de decisão mais lógica. A necessidade de compactar a guta-percha e os cimentos obturadores contra um batente apical é relevante para prevenir a sobre-extensão dos materiais obturadores para os tecidos periapicais. Decidir onde se situa a constrição apical do canal é uma ação baseada no conhecimento básico do clínico sobre a anatomia apical, a sensação tátil, a interpretação radiográfica, os localizadores apicais, a análise do sangramento apical e, caso não esteja anestesiado, a resposta do paciente.

Preparo para obturação

Durante o processo de limpeza e modelagem, os materiais pulpares orgânicos e os resíduos dentinários inorgânicos se acumulam na parede do canal, produzindo *smear layer* amorfa irregular (Figura 9.9).[170,178,215] Como demonstrado em um desses estudos, a *smear layer* é superficial, com espessura de 1 a 5 μm.[178] Esses resíduos superficiais podem ficar acumulados no interior dos túbulos dentinários em profundidades variadas.[3]

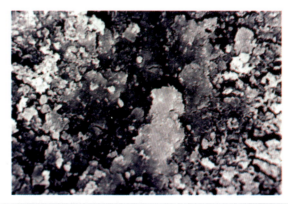

Figura 9.9 Microscopia eletrônica de varredura de uma parede do canal preparado. Os túbulos estão recobertos com *smear layer* de material orgânico e inorgânico.

Nos casos de necrose pulpar, essa camada também pode estar contaminada com as bactérias e seus subprodutos. Por exemplo, um estudo relatou que as bactérias podem se estender por 10 a 150 μm no interior dos túbulos dentinários dos dentes necrosados.[261] Outro estudo observou que a ação de capilaridade e a dinâmica dos fluidos desempenham um papel importante na compactação dos resíduos no interior dos túbulos dentinários.[5] Outra pesquisa observou uma penetração média de 479 μm depois de um período de incubação de 28 dias.[219]

A *smear layer* não é uma barreira completa às bactérias, mas atua como uma barreira física, reduzindo a penetração bacteriana no interior dos túbulos. Isso foi ilustrado por um estudo relatando que a remoção da *smear layer* permitiu a colonização dos túbulos dentinários em uma velocidade significativamente mais alta em comparação à estratégia de deixar a *smear layer* em posição.[82]

A *smear layer* também pode interferir com a adesão e a penetração dos cimentos obturadores nos túbulos dentinários.[305] As evidências indicam que a penetração do cimento obturador nos túbulos dentinários não ocorre quando a *smear layer* está presente.[99,211] Por exemplo, um estudo relatou que a remoção da *smear layer* permitiu que o cimento obturador dos canais radiculares Roth 811 (Roth International, Ltd., Chicago, IL, EUA), Calciobiotic (CRCS; Coltène/Whaledent, Cuyahoga Falls, OH, EUA) e Sealapex (SybronEndo, Orange, CA, EUA) penetrassem entre 35 e 80 μm, enquanto a presença da *smear layer* obstruiu a penetração tubular de todos os cimentos obturadores.[297] Outros estudos relataram que a remoção da *smear layer* aumentou a força de ligação e reduziu a microinfiltração nos dentes obturados com AH-26 (DENTSPLY Maillefer, Ballaigues, Suíça).[86,100] Outra pesquisa relatou que uma combinação da remoção da *smear layer*, com AH-26 como cimento obturador, bem como a condensação vertical da guta-percha tiveram um efeito acumulativo na redução da infiltração.[289]

Parece não haver um consenso sobre a remoção da *smear layer* antes da obturação, e as vantagens/desvantagens de sua remoção continuam inconclusivas.[59,262,265] Entretanto, evidências crescentes apoiam a remoção da *smear layer* antes da obturação.[131,194,265] Os resíduos orgânicos presentes na *smear layer* podem constituir um substrato para o crescimento bacteriano.[215] Foi sugerido que a *smear layer* impede o contato do cimento obturador com a parede do canal e permite a infiltração.[27] Foi demonstrado que a penetração bacteriana na presença de *smear layer* no canal obturado com guta-percha termoplastificada e cimento obturador foi significativamente mais alta que com a remoção da *smear layer* antes da obturação.[215] Uma consideração adicional é a presença de bactérias viáveis que permanecem nos túbulos dentinários e utilizam a *smear layer* para manter seu crescimento e atividade.[39] A remoção da *smear layer* implica a possibilidade de reinfecção dos túbulos dentinários caso ocorra infiltração.[262] Todavia, um estudo demonstrou que as bactérias presentes antes da obturação não são mais viáveis depois da obturação.[77]

A *smear layer* também pode interferir na ação das substâncias de irrigação usadas como desinfetantes.[204] Quando a *smear layer* não é removida, os túbulos dentinários proporcionam um abrigo protegido a longo prazo para os microrganismos previamente aprisionados, o que facilita as reinfecções. Além disso, a *smear layer* pode se desintegrar lentamente e se dissolver, infiltrando-se nos materiais obturadores, ou pode ser removida pelos subprodutos bacterianos, como ácidos e enzimas.[262]

A *smear layer* pode interferir com a adesão e a penetração dos cimentos obturadores, bem como pode impedir a penetração da guta-percha durante as técnicas de obturação termoplastificada.[115] Penetrações significativas da guta-percha e dos cimentos obturadores em túbulos dentinários foram relatadas com as obturações termoplastificadas[115] e com as resinas compostas adesivas.[162] A remoção da *smear layer* também melhora a adesão dos cimentos obturadores à dentina e a penetração tubular.[162,201,262,304] Os materiais obturadores se adaptam melhor às paredes dos canais depois da remoção da *smear layer*.[79,201,304,305]

Um método adicional para remoção da *smear layer* envolve instrumentos sônicos e ultrassônicos. Em estudos prévios de instrumentação ultrassônica, os pesquisadores observaram que a técnica foi eficiente para remover a *smear layer*.[69] Outro pesquisador também demonstrou a remoção da *smear layer* com instrumentação ultrassônica e NaOCl.[53] Um estudo comparou a eficácia de limpeza da irrigação passiva sônica e ultrassônica a curto prazo com NaOCl a 5,25% depois da instrumentação manual nos 3 a 6 mm apicais dos canais radiculares de molares superiores.[241] A irrigação passiva sônica e ultrassônica por 30 segundos resultou em canais radiculares significativamente mais limpos que o uso apenas da instrumentação manual; além disso, a irrigação ultrassônica produziu canais radiculares significativamente mais limpos que a irrigação convencional. Contudo, outros estudos consideraram que a instrumentação ultrassônica e o NaOCl eram ineficientes na remoção da *smear layer*.[23,300] Em um estudo mais recente, um grupo de pesquisadores relatou que a utilização do Vibringe, do EndoActivator ou agulhas não melhoraram significativamente a penetração do cimento obturador em comparação à irrigação convencional.[36]

Após a conclusão dos procedimentos de limpeza e modelagem, a remoção da *smear layer* geralmente é realizada por irrigação do canal com EDTA dissódico a 17% e NaOCl a 5,25% (Figura 9.10).[24] Os quelantes removem os componentes inorgânicos, deixando intactos os elementos do tecido orgânico. O hipoclorito de sódio é necessário para a remoção dos componentes orgânicos remanescentes. Também foi demonstrado que o ácido cítrico é um método efetivo para remoção da *smear layer*,[22,125] assim como a doxiciclina[20] e a tetraciclina.[121]

Os agentes quelantes foram introduzidos no tratamento endodôntico por Nygaard-Østby, em 1957, para tratamento de canais estreitos.[199] O EDTA é a solução quelante utilizada costumeiramente no tratamento endodôntico, bem como está disponível tanto nas formas líquida quanto viscosa, com concentrações comuns entre 15 e 17%,[131] e sua efetividade está relacionada ao tempo, ao pH e à concentração.[199] A desmineralização resulta em uma permeabilidade dentinária aumentada[112] por conta da remoção da *smear layer*, das obstruções e da ampliação dos túbulos.

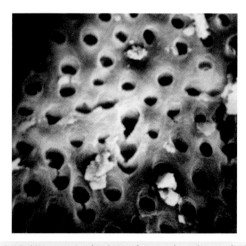

Figura 9.10 Microscopia eletrônica de varredura da parede do canal depois da remoção da *smear layer* com EDTA a 17% e hipoclorito de sódio a 5,25%.

Parece que a ampliação tubular é devido à remoção seletiva da dentina peritubular.[129] A ação dos quelantes e dos ácidos parece ser mais efetiva nos terços coronário e médio da raiz, sendo reduzida apicalmente.[131,167] Essa atividade reduzida pode refletir o tamanho do canal,[210] o que é uma preocupação clínica por conta da estrutura mais irregular da dentina no terço apical. Outra pesquisa demonstrou variações acentuadas na porção apical da raiz,[183] incluindo canal acessório, áreas de reabsorção e de reabsorções reparadas, nódulos pulpares, túbulos primários irregulares ou ausentes, dentina secundária irregular e tecido cementoide revestindo a parede do canal apical. A estrutura variável da região apical dos dentes humanos apresenta desafios para utilização das técnicas de obturação endodôntica que requerem adesivos, pois isso influencia a capacidade de adesão da dentina na região apical.[183]

Embora o EDTA seja levemente citotóxico,[299] a substância de irrigação parece ser biocompatível quando utilizada clinicamente;[199] contudo, foram observados descalcificação irreversível do osso periapical e transtornos neuroimunológicos.[259] O EDTA diminui a microdureza da dentina.[67] A extrusão tanto do NaOCl quanto do EDTA no tratamento clínico deve ser evitada.[120,216,286]

O tempo recomendado para a remoção da *smear layer* é de 1 a 5 minutos.[51,131,254] As partículas pequenas da *smear layer* são primariamente inorgânicas, com uma alta proporção massa-superfície, que facilita a remoção dos ácidos e quelantes. Os pesquisadores detectaram que uma exposição por 1 minuto a 10 mℓ de EDTA era o suficiente para remover a *smear layer*, bem como uma exposição de 10 minutos causava remoção excessiva tanto da dentina peritubular quanto intratubular.[51]

A utilização de EDTA em combinação com NaOCl é recomendada[24,316] e pode melhorar a limpeza[167] e os efeitos antimicrobianos dessas soluções quando comparados à sua utilização isoladamente.[49] Embora a utilização do EDTA isoladamente não cause erosão da dentina da parede do canal, deve-se notar que a utilização coadjuvante do NaOCl com EDTA pode resultar na erosão da dentina intrarradicular, dependendo do momento e das concentrações das substâncias de irrigação empregadas.[171,227,319]

Novas substâncias de irrigação que removem a *smear layer* estão disponíveis comercialmente, as quais combinam a capacidade de quelação do cálcio do componente inorgânico da *smear layer* com atividades antimicrobianas. Exemplos dessas substâncias de irrigação incluem a Solução Irrigante QMix 2 em 1 (DENSPLY Tulsa Dental Specialties).[16,70]

Materiais ideais para a obturação dos canais radiculares

Vários materiais endodônticos têm sido indicados para obturação dos canais radiculares. A maioria das técnicas emprega um núcleo sólido e um cimento obturador. Independentemente do material do núcleo sólido, um cimento obturador é essencial em todas as técnicas e ajuda a alcançar um selamento hermético contra os fluidos.

O *Guide to Clinical Endodontics* (Guia de Endodontia Clínica) da American Association of Endodontists descreve a terapia endodôntica contemporânea.[2] O tratamento endodôntico dos dentes permanentes "envolve a utilização de tratamento químico e mecânico biologicamente aceitável dos canais radiculares para promover a recuperação e a cura dos tecidos perirradiculares." O processo é realizado sob condições assépticas, com isolamento com dique de borracha. Com relação à obturação, o guia declara que "os cimentos obturadores dos canais radiculares são usados em conjunto com um material obturador sólido ou semissólido biologicamente aceitável para estabelecer um vedamento adequado do sistema de canais radiculares." Nessa área, as diretrizes indicam que "foi demonstrado que as pastas ou os materiais obturadores contendo paraformaldeído são inseguros. A obturação dos canais radiculares com materiais contendo paraformaldeído está abaixo do padrão de cuidados para o tratamento endodôntico" (Figura 9.11). O Capítulo 27 traz informações adicionais sobre esse assunto.

A avaliação do tratamento não cirúrgico é baseada principalmente no exame radiográfico pós-tratamento. Os critérios radiográficos para avaliação da obturação incluem as seguintes categorias: limite, conicidade, densidade, remoção da guta-percha e dos cimentos obturadores até a junção amelocementária nos dentes anteriores e o orifício de entrada dos canais, nos dentes posteriores, bem como restauração provisória ou definitiva adequada (Figura 9.12).

O controle de qualidade é realizado por meio de uma avaliação cuidadosa dos procedimentos do tratamento. Somente por meio dessa abordagem, as deficiências podem ser identificadas e corrigidas. Embora a anatomia e a morfologia do sistema de canais radiculares variem imensamente, o canal obturado deve refletir seu formato original. Os erros dos procedimentos no preparo, como perda do comprimento, degraus, desvios, perfuração apical, perfuração por desgaste excessivo e instrumentos fraturados, podem não ser passíveis de correção. Já os erros na obturação, por exemplo, problemas com o comprimento, bolhas, desobturação inadequada e falha na restauração provisória, podem ser passíveis de correção.

A interpretação radiográfica pode variar de um clínico para outro devido às diferenças na radiopacidade dos cimentos de obturação, aos componentes de marcas específicas de guta-percha, à interpretação de bolhas *in vivo* em comparação às *in vitro*,[318] à anatomia óssea adjacente, à angulação radiográfica e à visão bidimensional limitada do canal ou aos canais radiculares obturados.

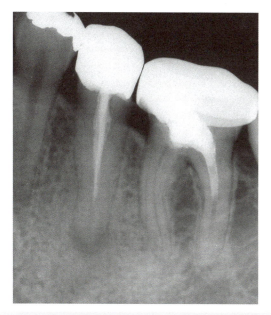

Figura 9.11 Uma radiografia periapical de um segundo pré-molar e um primeiro molar inferiores do lado esquerdo, mostrando obturações com pasta de Sargenti. Além do material tóxico, a técnica frequentemente revela procedimentos de limpeza e modelagem inadequados.

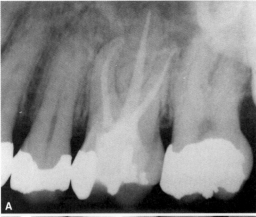
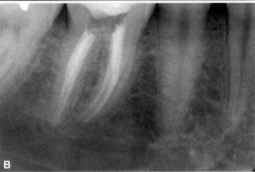

Figura 9.12 A. Radiografia pós-operatória de um primeiro molar superior direito demonstrando limite, densidade e conicidade adequados. **B.** Radiografia pós-operatória de um primeiro molar inferior direito com uma obturação adequada.

Um aspecto frequentemente negligenciado na avaliação da obturação é a densidade do preenchimento na porção apical. O terço apical do canal pode ser preenchido com um pouco do cimento de obturação e um cone principal único ou massa mal compactada da guta-percha previamente amolecida. Radiograficamente, o terço apical do canal parece ser menos radiopaco. Um contorno mal definido da parede do canal é evidente, com bolhas ou lacunas no material obturador ou sua adaptação aos limites do canal. Por conta da utilização de cimentos obturadores altamente radiopacos, a porção apical pode ser preenchida somente com cimentos, dando ao clínico a falsa impressão de uma obturação densa e tridimensional com guta-percha.

Os cimentos obturadores dos canais radiculares variam em radiopacidade.[230,285] Alguns contêm partículas de prata ou quantidades significativas de sulfato de bário para melhorar sua radiopacidade. Embora esses componentes possam melhorar a visualização das estruturas anatômicas, como os canais laterais, é importante perceber que elas não aumentam a capacidade de selamento do cimento obturador e a qualidade da obturação. Também podem dar a impressão de que um canal está bem obturado quando os espaços vazios são mascarados pela densidade do cimento obturador. É equivocado afirmar que as obturações com cimentos obturadores altamente radiopacos são melhores que aqueles feitos com materiais menos radiopacos. Esse tipo de comparação e de afirmação de superioridade é infundado e injustificado. A aparência radiográfica ou estética do sistema de canais radiculares obturados deve ser secundária à limpeza e à modelagem meticulosas. Ainda que a avaliação da obturação do canal seja baseada nos achados radiográficos, os cimentos obturadores não têm que ser altamente radiopacos para ser efetivos.

Tipos de cimentos

Os cimentos endodônticos são necessários para vedar o espaço entre a parede do canal e a interface do núcleo sólido da obturação. Os cimentos também preenchem os espaços vazios e as irregularidades de canal, canais laterais e acessórios, assim como os espaços entre os cones de guta-percha usados na condensação lateral. Os cimentos também servem como lubrificantes durante o processo de obturação. Grossman estabeleceu as propriedades de um cimento ideal (Boxe 9.1).[110] Atualmente, nenhum cimento preenche todos os critérios.

Os cimentos devem ser biocompatíveis e bem tolerados pelos tecidos perirradiculares.[140] Todos os cimentos exibem toxicidade quando recém-misturados. Entretanto, sua toxicidade é altamente reduzida quando tomam presa.[142,155] Os cimentos são reabsorvíveis quando expostos aos fluidos teciduais, mas nem todos os cimentos obturadores extruídos serão previsivelmente removidos dos tecidos perirradiculares.[17,235] A reparação e a cicatrização tecidual geralmente parecem não ser afetadas pela maioria dos cimentos, desde que não existam subprodutos adversos da lise do cimento obturador com o passar do tempo.[35,40–42,44] Os subprodutos da lise dos cimentos podem ter um efeito adverso sobre a capacidade de proliferação das populações de células perirradiculares, especificamente na presença de lesão apical.[235] Consequentemente, os cimentos obturadores não deveriam ser colocados de rotina nos tecidos perirradiculares, como parte de uma técnica de obturação.

Os cimentos mais populares são as formulações à base de óxido de zinco e eugenol, $Ca(OH)_2$, ionômero de vidro, resinosos (resina epóxica ou metacrilato) e – introduzidos recentemente – os cimentos obturadores à base de silicato de cálcio. Apesar das declarações feitas pelos fabricantes sobre as vantagens de cada classe de cimentos, não existem dados baseados em evidências, com base em estudos clínicos randomizados, demonstrando a superioridade de um cimento obturador sobre os demais. Independentemente do cimento selecionado, todos exibem toxicidade até que tenham endurecido. Por essa razão, deve ser evitada a extrusão dos cimentos obturadores para os tecidos perirradiculares (Figura 9.13).[246]

ÓXIDO DE ZINCO E EUGENOL

Os cimentos à base de óxido de zinco–eugenol têm uma história de uso bem-sucedido durante um longo período de tempo. Os cimentos à base de óxido de zinco–eugenol reabsorverão se extravasados para

---

Boxe 9.1 Propriedades de um cimento ideal.

- Possui adesividade quando misturado, para proporcionar boa adesão entre ele e a parede do canal quando tomar presa
- Estabelece um vedamento hermético
- Radiopaco, de modo que possa ser visualizado em uma radiografia
- Pó muito fino, de modo que possa ser misturado facilmente com um líquido
- Sem contração durante o endurecimento
- Não mancha a estrutura dentária
- Bacteriostático, ou, pelo menos, que não estimule o crescimento bacteriano
- Exibe uma presa lenta
- Insolúvel nos fluidos teciduais
- Tolerante aos tecidos, ou seja, não irritante ao tecido perirradicular
- Solúvel em um solvente comum quando for necessária sua remoção

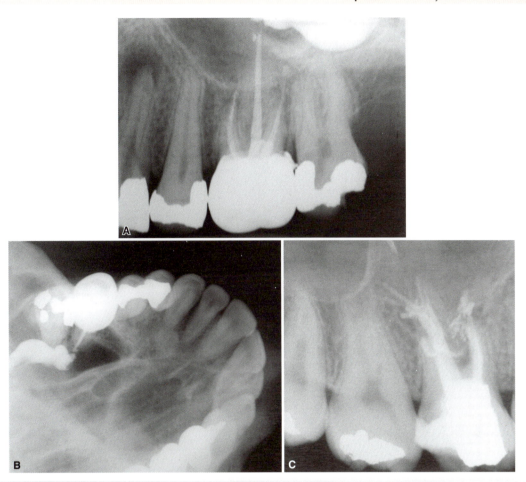

Figura 9.13 A. Extravasamento do cimento obturador na radiografia pós-operatória de um primeiro molar superior. O lentulo fraturado na raiz mesiovestibular indica um possível método de colocação do cimento. **B.** A radiografia oclusal maxilar mostra que o cimento está localizado no seio maxilar. A correção por técnicas não cirúrgicas não é possível. **C.** Primeiro molar superior direito com extravasamento do cimento e da guta-percha.

os tecidos perirradiculares.[17] Eles exibem um tempo de endurecimento lento,[7] contração durante a presa,[143] solubilidade,[221] e eles podem manchar a estrutura dentária.[151] Uma vantagem desse grupo de cimentos é sua atividade antimicrobiana.[6,19,123]

Comercializado como Pulp Canal Sealer (Kerr Endo) e Pulp Canal Sealer EWT (*extended working time*, que significa "tempo de trabalho estendido"), esse cimento é popular entre os clínicos que utilizam as técnicas termoplásticas.

Em 1958, Grossman modificou a formulação e introduziu uma fórmula que não manchava os dentes, mas ela deixou de ser produzida (Tabela 9.1),[111] mas o Pulp Canal Sealer EWT (> 6 horas no bloco de mistura) e o Pulp Canal Sealer (Kerr) têm uma formulação similar. Tubli-Seal (Kerr) é um cimento obturador com catalizador/base de óxido de zinco-eugenol de mistura conveniente, mas com um tempo de trabalho mais curto quando comparado aos cimentos tipo líquido/pó. Tubli-Seal EWT proporciona um tempo de trabalho estendido.

Embora os cimentos à base de óxido de zinco-eugenol possuam potenciais citotóxicos acentuados e de irritação tecidual nos estudos de culturas de células *ex vivo*,[142] sua utilidade clínica já foi muito bem demonstrada em estudos clínicos retrospectivos e prospectivos em seres humanos.[66,291] Essa discrepância entre os resultados dos testes de citotoxicidade *in vitro* e *in vivo* pode ser explicada pelo fato de que a maioria dos sistemas de cultura celular é representada por apenas um tipo celular, ou seja, não há interações célula-célula, que frequentemente são de origem monoclonal. Outra questão importante a ser considerada é o fato de que as condições de cultura não são homeostáticas e não existe eliminação de substâncias tóxicas como haveria *in vivo*. Comparativamente, o corpo humano possui um sistema linfático e defesas periapicais, como leucócitos polimorfonucleares, plasmócitos e macrófagos para ajudar a eliminar as substâncias tóxicas.[55] Esses mecanismos não existem em uma placa de cultura e devem ser levados em consideração para interpretações dos resultados dos estudos de citotoxicidade baseados em culturas de células relatados na literatura endodôntica.

Tabela 9.1 Fórmula para o cimento à base de óxido de zinco e eugenol.

Pó	Líquido
Óxido de zinco	42 partes
Resina Staybelite	27 partes
Subcarbonato de bismuto	15 partes
Sulfato de bário	15 partes
Borato de sódio, anidro	1 parte

CIMENTOS COM HIDRÓXIDO DE CÁLCIO

Os cimentos à base de hidróxido de cálcio foram desenvolvidos para atividades terapêuticas. Achava-se que esses cimentos exibiriam uma atividade antimicrobiana e teriam um potencial osteogênico-cementogênico. Infelizmente, essas ações não foram demonstradas.[78,184] A solubilidade é necessária para a liberação do $Ca(OH)_2$ e atividade contínua. Isso não é consistente com o propósito de um cimento obturador. O CRCS é um cimento à base de óxido de zinco-eugenol contendo $Ca(OH)_2$ como um dos componentes. Sealapex (SybronEndo) é um sistema base/catalisador. A base contém óxido de zinco, $Ca(OH)_2$, butilbenzeno, sulfonamida e estearato de zinco. O catalisador consiste em sulfato de bário e dióxido de titânio como substâncias opacificantes, além de resina, salicilato isobutílico e Aerosil R972. Apexit e Apexit Plus (Ivoclar Vivadent, Schaan, Liechtenstein) consistem em um ativador (dissalicilato, hidróxido de bismuto/carbonato de bismuto e excipientes) e uma base [$Ca(OH)_2$, colofônia hidratada – ou seja, resina de pinus – e excipientes].

Embora uma resposta osteogênica possa ser observada com os cimentos à base de $Ca(OH)_2$,[128,276,284] a capacidade desses cimentos manterem um pH alto ao longo do tempo e produzirem um pH alcalino na superfície radicular foi questionada.[89]

Melhor biocompatibilidade e potencial osteogênico foram relatados para os cimentos à base de silicato tricálcico produtores de $Ca(OH)_2$ que com os cimentos com $Ca(OH)_2$ convencionais (Sealapex).[61]

CIMENTOS SEM EUGENOL

Desenvolvido a partir de um cimento periodontal, o Nogenol (GC America, Alsip, IL) é um cimento sem os efeitos irritantes do eugenol. A base contém óxido de zinco, sulfato de bário e oxicloreto de bismuto.

CIMENTOS À BASE DE IONÔMERO DE VIDRO

O ionômero de vidro tem sido indicado para uso na obturação por conta de suas propriedades de união à dentina. O Ketac-Endo (3 M ESPE, Minneapolis, MN, EUA) possibilita a adesão entre o material e as paredes dos canais.[98] Foi relatado que esse material tem resultados compatíveis quando comparado a estudos prévios.[98] Entretanto, é difícil condicionar adequadamente as paredes do canal nos terços apical e médio para receber o cimento à base de ionômero de vidro. Uma desvantagem desses cimentos é sua dificuldade de remoção – se for preciso fazer um retratamento.[187] Esse cimento tem uma atividade antimicrobiana mínima.[63]

Activ GP (Brasseler EUA) consiste em um cone de guta-percha impregnado em ionômero de vidro, com um recobrimento externo de ionômero de vidro e um cimento de ionômero de vidro (Figura 9.14). Disponível na forma de cones com conicidade de 0,04 e 0,06, os tamanhos são verificados a *laser*, para assegurar uma adaptação mais precisa. Essa técnica de cone único foi desenvolvida para proporcionar uma adesão entre a parede do canal e o cone principal de guta-percha, que seria impregnado com partículas de ionômero de vidro resultando em um suposto monobloco.[95]

Cimentos resinosos

Os cimentos à base de resina têm um longo histórico de utilização, proporcionam adesão e não contêm eugenol. Existem duas categorias principais: resina epóxica e resina de metacrilato.

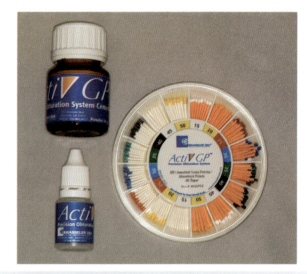

Figura 9.14 Cimento e cones de guta-percha revestidos com ionômero de vidro Activ GP (Brasseler EUA, Savannah, GA).

Cimentos à base de resina epóxica

O AH-26 (DENTSPLY DeTrey, Konstanz, Alemanha) é uma resina epóxica de polimerização lenta que, segundo pesquisas, libera formaldeído durante a polimerização.[149,278] O AH Plus (DENTSPLY DeTrey) é uma formulação modificada do AH-26 na qual o formaldeído não é liberado (Figura 9.15).[163] A capacidade de selamento do AH-26 e do AH Plus parecem ser comparáveis. O AH Plus é um sistema à base de resina epóxica-amina, fornecido em dois tubos. O tubo de pasta epóxica contém um diepóxido (bisfenol A diglicidil éter) e excipientes como principais componentes, enquanto o tubo de pasta de amina contém uma monoamina primária, uma diamina secundária, uma diamina dissecundária, óleo de silicone e excipientes como principais componentes. Apresenta um tempo de trabalho de aproximadamente 4 horas.

Cimentos à base de resina de metacrilato

As quatro gerações dos cimentos à base de resina de metacrilato têm sido comercializadas para uso clínico.[147,212] A primeira geração à base de resina de metacrilato hidrófila (Hydron; Hydron Technologies, Inc., Pompano Beach, FL, EUA) foi desenvolvida para uso em obturações volumosas e surgiu em meados dos anos 1970, quando as bases científicas por trás da adesão à dentina estavam em seus

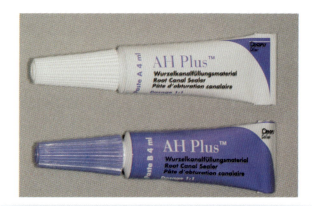

Figura 9.15 O cimento obturador AH Plus é uma formulação resinosa. (Cortesia de DENTSPLY, Konstanz, Alemanha. Todos os direitos pertencem e são usados com a permissão de DENTSPLY International, Inc.)

estágios iniciais de desenvolvimento. O componente principal do Hydron era o poli[2-hidroxietil metacrilato] (poli-[HEMA]), que era injetado no canal e polimerizado *in situ* dentro do canal, sem a utilização coadjuvante de um núcleo sólido. O Hydron se tornou obsoleto nos anos 1980, uma vez que os achados clínicos subsequentes foram inaceitáveis.[156]

Depois da comercialização das tecnologias de cimentos resinosos autopriming, autocondicionantes e autoadesivos na dentística restauradora, os cimentos endodônticos à base de resina de metacrilato, de baixa viscosidade, funcionalmente análogos, estão disponíveis desde então. Esse tipo de cimentos endodônticos adesivos foi extremamente divulgado quanto à propriedade altamente desejável de se criar um monobloco no interior do canal radicular.[288] O termo *monobloco* se refere ao cenário idealizado no qual o canal preparado se torna perfeitamente preenchido por uma massa sólida maciça, que consiste em diferentes materiais e interfaces, com as vantagens esperadas de melhorar simultaneamente o vedamento e a resistência à fratura de um canal obturado.

A segunda geração de cimentos endodônticos adesivos é de natureza hidrófila e não necessita de condicionamento, bem como não requer o uso coadjuvante de um adesivo dentinário. É idealizado de modo a fluir para dentro dos canais acessórios e dos túbulos dentinários, para facilitar a formação de projeções da resina para maior retenção e o vedamento depois da remoção da *smear layer* com NaOCl e EDTA. EndoREZ (Ultradent Products Inc., South Jordan, UT, EUA) é um cimento radiopaco, hidrófilo, de metacrilato de polimerização dual, que contém dimetacrilato diuretano não ácido. A adição do dimetacrilato de trietilenoglicol à composição do cimento o torna hidrófilo, de modo que ele pode ser usado no ambiente úmido do canal, sendo muito efetivo para penetrar os túbulos dentinários e formar longos prolongamentos de resina (tags).[29,287] Foi observado que o cimento vedou melhor quando aplicado à dentina intrarradicular levemente umedecida.[324] O EndoREZ é recomendado para utilização com cones de guta-percha convencionais ou com cones EndoREZ específicos, que consistem em guta-percha revestida por resina. Um estudo radiográfico e clínico retrospectivo avaliando os resultados do tratamento endodôntico em sessão única, usando guta-percha e cimento obturador EndoREZ, relatou uma probabilidade de sucesso acumulativa de 92,1% depois de 10 anos.[323] Os autores concluíram que o EndoREZ pode ser recomendado como uma alternativa para outros cimentos endodônticos usados comumente. Infelizmente, nenhum cimento adicional foi usado naquele estudo para comparação.

As novas gerações de cimentos resinosos autocondicionantes (terceira geração) e autoadesivos (quarta geração) foram introduzidas para os dentistas restauradores, para simplificar os procedimentos de adesão. Eles se tornaram disponíveis comercialmente pouco tempo depois da introdução dos sistemas de cimentos resinosos. A terceira geração de cimentos endodônticos autocondicionados contém um *primer* autocondicionado e um cimento à base de resina composta de polimerização dual. A utilização dos *primers* autocondicionados reintroduziu o conceito de incorporar *smear layer*s criadas pelos instrumentos rotatórios/manuais ao longo da interface cimento/dentina. Um *primer* ácido é aplicado à superfície da dentina, penetrando-a pela *smear layer* e desmineralizando a dentina superficial. O *primer* ácido é secado por ar para remover o veículo volátil e, então, um cimento de resina composta *flow* e de polimerização dual é aplicado e polimerizado. Considerando que esses materiais sejam suficientemente agressivos para condicionar através das camadas espessas da *smear layer*, a sensibilidade da técnica de adesão ao canal pode ser reduzida quando as *smear layer*s estiverem inadvertidamente mantidas no terço apical das paredes dos canais instrumentados.

Os cimentos à base de resina de metacrilato de terceira geração que incorporam a utilização de *primers* autocondicionantes se tornaram popularizados depois da introdução do Resilon (Resilon Research LLC, Madison, CT, EUA) – um material de obturação radicular termoplástico à base de dimetacrilatos contendo policaprolactona.[266] O Resilon foi retirado do mercado e não está mais disponível.

Os cimentos à base de resina de metacrilato de quarta geração (p. ex., MetaSEAL, Parkell Inc., RealSeal SE, SybronEndo) são funcionalmente análogos a uma classe similar de cimentos resinosos autoadesivos recentemente introduzidos, nos quais foi eliminada também a etapa separada de condicionamento/adesão.[229] Os monômeros resinosos ácidos que estão originalmente presentes nos *primers* adesivos dentinários agora são incorporados ao cimento à base de resina para torná-los autoadesivos aos substratos dentinários. A combinação de um condicionante, um *primer* e um cimento obturador em um único produto autoadesivo e autocondicionante é vantajosa, pois reduz o tempo de aplicação, bem como os erros que podem ocorrer durante cada passo do processo de adesão. O MetaSEAL é o primeiro cimento obturador de polimerização dual, autoadesivo de quarta geração disponível comercialmente.[158] O cimento se liga intencionalmente aos materiais de preenchimento termoplásticos, bem como à dentina radicular pela criação de camadas híbridas em ambos os substratos. O MetaSEAL também é comercializado como Hybrid Bond SEAL (Sun Medical Co. Ltd., Shiga, Japão) e foi relatado que ele possui propriedades de vedamento equivalentes ou levemente inferiores às dos cimentos à base de resina epóxica não adesivos convencionais.[28,202]

CIMENTOS À BASE DE SILICONE

RoekoSeal (Coltène/Whaledent AG, Altstätten, Suíça) é um polidimetilsiloxano, que, segundo relatos, expande-se levemente na solidificação.[205]

GuttaFlow e GuttaFlow2 (Coltène/Whaledent) são matrizes com escoamento a frio e que são trituradas. Elas consistem em guta-percha em uma forma particulada, de menos de 30 μm adicionada ao RoekoSeal (Figura 9.16) e o material é fornecido em cápsulas para trituração. A técnica envolve a inserção do material no canal, seguida pela introdução de um cone principal único. O material proporciona um tempo de trabalho de 15 minutos e se solidifica em 25 a 30 minutos. As evidências sugerem que o material preenche as irregularidades do canal com consistência[320] e é biocompatível,[65,174] mas o tempo de presa é inconsistente e pode ser retardado pela irrigação final com hipoclorito de sódio.[37]

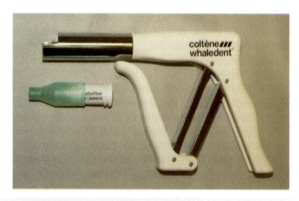

Figura 9.16 Cápsula de trituração GuttaFlow e seringa de inserção (Coltène/Whaledent, Cuyahoga Falls, OH).

CONES DE PRATA

Jasper introduziu os cones feitos de prata, que ele alegava produzirem a mesma taxa de sucesso que a guta-percha e eram mais fáceis de usar.[136] A rigidez proporcionada pelos cones de prata tornava-os mais fáceis de serem inseridos e permitia um controle do comprimento mais previsível. Entretanto, sua incapacidade de preencher os canais com formatos irregulares possibilitava a ocorrência de infiltração (Figura 9.22). Acreditava-se que os cones de prata possuíssem uma propriedade oligodinâmica que, se real, teria resultado na destruição dos microrganismos dentro do canal. Infelizmente, não era verdade. Além disso, quando os cones de prata entram em contato com os fluidos teciduais ou a saliva, eles sofrem corrosão.[38] Foi observado que a corrosão de tais produtos é citotóxica e produz patologias ou impede a reparação periapical.[260]

Com a introdução dos cones de prata rígidos, tornou-se possível posicioná-los facilmente até o comprimento desejado. Isso resultou em clínicos que frequentemente deixavam de limpar e modelar adequadamente o canal antes da obturação. As falhas do tratamento foram resultantes de infiltração e da incapacidade de remover os agentes irritantes do canal. A utilização dos cones de prata nos dias atuais é considerada como estando abaixo do padrão de cuidado na prática endodôntica contemporânea. Para obter mais informações sobre esse material e essa técnica, recomenda-se ao leitor o Capítulo 27.

GUTA-PERCHA

A guta-percha é o material sólido mais popular utilizado para a obturação. As maiores vantagens da guta-percha são sua plasticidade, facilidade de manipulação, toxicidade mínima, radiopacidade e facilidade de remoção com calor ou solventes. As desvantagens incluem sua falta de adesão à dentina e, quando aquecida, sua contração quando do resfriamento. A guta-percha é o *trans*-isômero do poli-isopreno, uma borracha natural, e existe em duas formas cristalinas, α e β.[108] Na fase β não aquecida, o material é uma massa sólida que é compactável. Quando aquecido, o material muda para a fase α e torna-se flexível e pegajoso e pode ser tornado fluido quando é aplicada pressão sobre ele. A desvantagem da fase α é que o material contrai ao endurecer.[257]

Os cones de guta-percha consistem em aproximadamente 20% de guta-percha, 65% de óxido de zinco, 10% de radiopacificantes e 5% de plastificantes.[96] Foram feitas tentativas de tornar a guta-percha mais antimicrobiana, mas a efetividade clínica da adição desses materiais não foi demonstrada. Além disso, para exercer um efeito farmacológico antimicrobiano, o componente ativo deve dissolver-se da guta-percha, o que poderia ter um efeito prejudicial sobre o vedamento a longo prazo.

Em contraste com a borracha, a guta-percha em temperatura ambiente não pode ser compactada ou tornada fluida. A condensação resulta em transmissão das forças para o material e para a parede do canal igualmente e pode resultar em fratura radicular.

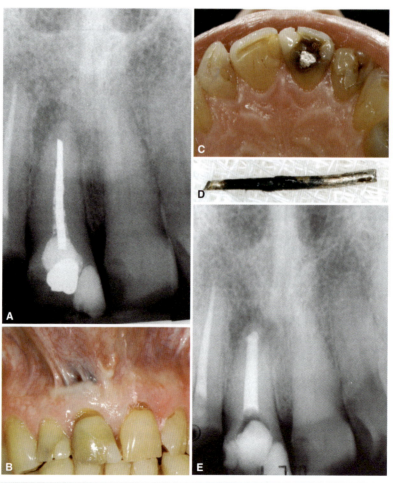

Figura 9.22 Os cones de prata eram indicados por sua facilidade de inserção e controle do comprimento. **A.** Radiografia de um incisivo central superior direito obturado com cone de prata. **B.** Descoloração indicando infiltração e corrosão. **C.** Visão lingual indicando infiltração coronária. **D.** Cone de prata corroído, removido do dente. **E.** Radiografia pós-operatória do dente.

A guta-percha pode ser tornada fluida se for modificada, seja por calor ou por solventes, tais como o clorofórmio. Isso possibilita sua adaptação às irregularidades das paredes dos canais.

A forma α da guta-percha derrete quando aquecida acima de 65°C. Quando resfriada de forma extremamente lenta, a forma α irá recristalizar. O resfriamento de rotina resulta em recristalização da forma β. Embora as propriedades mecânicas para as duas formas sejam as mesmas, quando a guta-percha na fase α é aquecida e resfriada, ela sofre menos contração, tornando-se uma opção dimensionalmente mais estável para as técnicas termoplásticas. A utilização da guta-percha na fase α para a obturação vem aumentando, à medida que as técnicas termoplásticas vão se tornando mais comuns.

Os cones de guta-percha estão disponíveis em tamanhos padronizados e não padronizados. Os tamanhos padronizados estão em conformidade com os requisitos contidos na especificação publicada pela International Organization of Standardization (ISO) ou ADA American National Standards Institute (ADA ANSI). A nomenclatura não padronizada refere-se às dimensões da ponta e do corpo (Figura 9.23). Um cone fino médio tem uma ponta fina com um corpo médio. Os cones padronizados são desenhados para se adequarem à conicidade dos instrumentos de aço inoxidável e de níquel-titânio (Figuras 9.24 e 9.25). Um cone tamanho 40/0,04 tem uma ponta de 0,4 mm e uma conicidade de 0,04 mm por milímetro. Infelizmente, os padrões ISO e ADA ANSI permitem tolerâncias e, com os processos de fabricação abaixo dos limites do totalmente preciso, o tamanho real dos cones varia assim como a ponta e a conicidade da lima apical principal.[106]

Embora os cones de guta-percha não possam ser esterilizados por calor, um estudo relatou que os cones de guta-percha podem ser esterilizados colocando-os em NaOCl a 5,25% por 1 minuto. Esse estudo também relatou que o glutaraldeído a 2%, clorexidina a 2% e álcool etílico a 70% não foram eficientes para matar os esporos de *Bacillus subtilis*, um dos microrganismos mais característicos usados para testar a efetividade de antimicrobianos eficazes.[270]

ACTIV GP

O Activ GP (Brasseler EUA) consiste em cones de guta-percha impregnados em sua superfície externa com ionômero de vidro (ver Figura 7.14). Os cones únicos são usados com um cimento à base de ionômero de vidro. Disponível na forma de cones com conicidade de 0,04 e 0,06, os tamanhos são verificados por *laser*, para ajudar a assegurar uma adaptação mais precisa. A técnica do cone único foi desenvolvida para proporcionar uma adesão entre a parede do canal dentinário e o cone principal. Um estudo sobre infiltração bacteriana. comparando o cimento à base de ionômero de vidro/Activ GP, Resilon/Epiphany e guta-percha/AH Plus não demonstrou diferenças estatisticamente significativas na infiltração após 65 dias.[95]

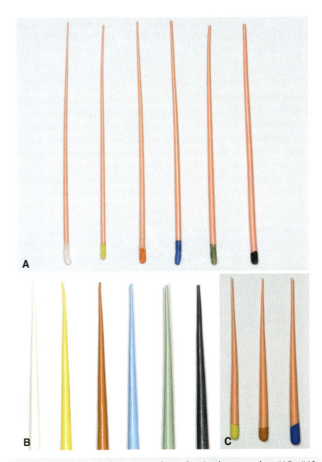

Figura 9.24 A. Cones de guta-percha padronizados tamanhos #15 a #40. **B.** Cones padronizados com conicidade 0,06, tamanhos #15 a #40. **C.** Cones padrão ProTaper F1, F2 e F3.

Figura 9.23 Cones de guta-percha não padronizados: extra fino, fino fino, fino, fino médio, médio fino, médio, grande e extra grande.

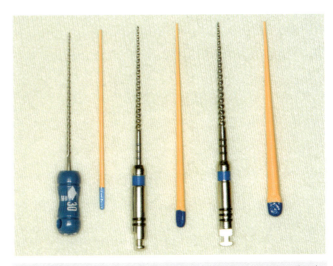

Figura 9.25 Cones de guta-percha padronizados tamanho #30, exibindo conicidades 0,02, 0,04 e 0,06.

CONES PERSONALIZADOS

Quando o forame apical é excessivamente grande ou o canal preparado é volumoso, um cone personalizado pode ser fabricado (Figura 9.26). Isso permite a adaptação do cone às paredes dos canais, reduz o potencial de extrusão e pode melhorar o vedamento.[26,180] A técnica envolve a escolha de um cone principal e sua adaptação 2 a 4 mm aquém do comprimento preparado, com resistência friccional. O cone é fixado com pinça clínica com trava ou uma pinça hemostática, de modo que possa ser colocado no interior do canal na mesma posição a cada vez. O cone de guta-percha é removido e sua ponta é amolecida em clorofórmio, eucaliptol ou halotano por 1 a 2 segundos, dependendo dos requisitos clínicos. Somente a porção superficial externa da ponta do cone é amolecida. O núcleo central do cone deve permanecer semirrígido. A seguir, o cone é recolocado no canal até o comprimento de trabalho. O processo pode ser repetido até que uma moldagem adequada do canal seja obtida ao longo do comprimento preparado. Uma radiografia é realizada, para verificar a posição e a adaptação adequada. Uma alternativa aos solventes é o amolecimento com calor.[145]

Um canal volumoso pode precisar da fabricação individualizada de um cone principal grande, antes da sua adaptação ao canal. Isso pode ser obtido pelo aquecimento de dois, ou mais, cones grandes de guta-percha e rolando a massa de guta-percha entre duas placas de vidro, até que seja obtido um tamanho adequado (Figura 9.27). Uma espátula também pode ser utilizada para modelar o cone.

Métodos de obturação

Até o presente momento, existem poucas evidências que apoiem um método de obturação como sendo superior a outro, com base nas pesquisas de avaliação de resultados.[14,195] Os estudos prospectivos de Toronto sugeriram que a condensação vertical aquecida pode ser superior à condensação lateral.[73] Entretanto, ainda não há evidências definitivas.[218]

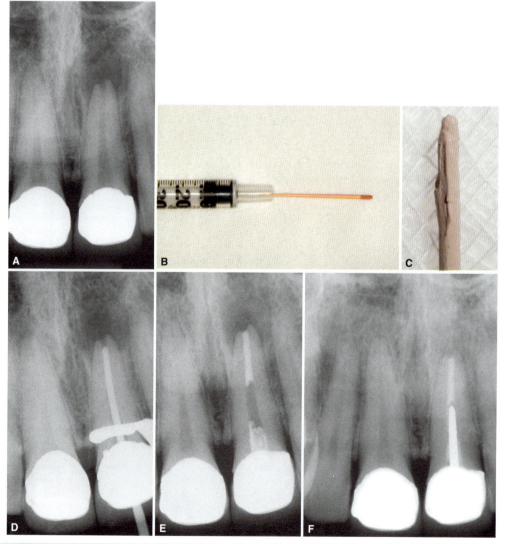

Figura 9.26 A reabsorção radicular apical frequentemente resulta em um ápice aberto que requer a confecção de um cone personalizado. **A.** Radiografia pré-operatória de um incisivo central superior esquerdo com necrose pulpar e periodontite apical crônica. A reabsorção radicular apical está presente. **B.** Na confecção de um cone principal personalizado, um cone de guta-percha é adaptado vários milímetros aquém antes de seu amolecimento em solvente, sendo introduzido em posição. **C.** O amolecimento dos 2 a 3 mm apicais com clorofórmio que foi colocado em uma seringa tuberculina. **D.** O cone personalizado finalizado representa uma moldagem da porção apical do canal. **E.** A radiografia pós-operatória com o espaço para retentor intrarradicular preparado. **F.** Radiografia de controle após 1 ano, demonstrando a reparação óssea.

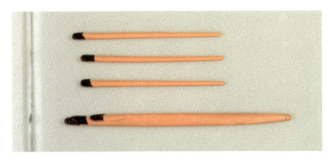

Figura 9.27 Para canais grandes, vários cones de guta-percha podem ser aquecidos e enrolados juntos, usando uma espátula ou duas placas de vidro.

CONDENSAÇÃO LATERAL

A condensação lateral é um método comum para a obturação (Figuras 9.28 e 9.29).[50] A técnica pode ser usada na maioria das situações clínicas e proporciona um controle previsível do limite durante a condensação.[103] Uma desvantagem é que a técnica pode não conseguir preencher as irregularidades do canal[315] tão bem quanto a condensação vertical aquecida ou outras técnicas termoplásticas.[309] O procedimento pode ser realizado com qualquer um dos cimentos endodônticos aceitáveis.

Depois do preparo do canal, um cone padronizado é selecionado, o qual tenha a ponta e a conicidade equivalentes ao diâmetro do canal preparado no comprimento do trabalho estabelecido pela lima apical principal. Os cones padronizados geralmente têm menos conicidade quando comparados com cones não padronizados e isso possibilita uma inserção mais profunda do espaçador, o que resultará em um vedamento com melhor qualidade final.[220] Uma alternativa é adaptar um cone não padronizado adequadamente cônico, cortando de sua ponta pequenos segmentos. O "cone principal" é medido e segurado com uma pinça, de modo que a distância desde a ponta do cone até o ponto de referência na pinça seja igual ao limite de preparo. Um ponto de referência no cone pode ser marcado fazendo uma ranhura no cone. O cone é colocado no canal e, se um tamanho adequado for selecionado, haverá resistência ao tentar retirá-lo, ou seja, um "travamento". Se o cone está solto, ele pode ser adaptado pelo corte de pequenos segmentos da ponta. Se o cone principal não consegue chegar até o limite de preparo, um cone menor pode ser selecionado. Existem dispositivos para cortar os cones com precisão em um comprimento predeterminado (Tip Snip; SybronEndo). Quando o cone se estende além do limite de preparo, um cone maior deve ser adaptado ou o cone existente deve ser diminuído até que haja resistência à sua retirada no comprimento de trabalho estabelecido.

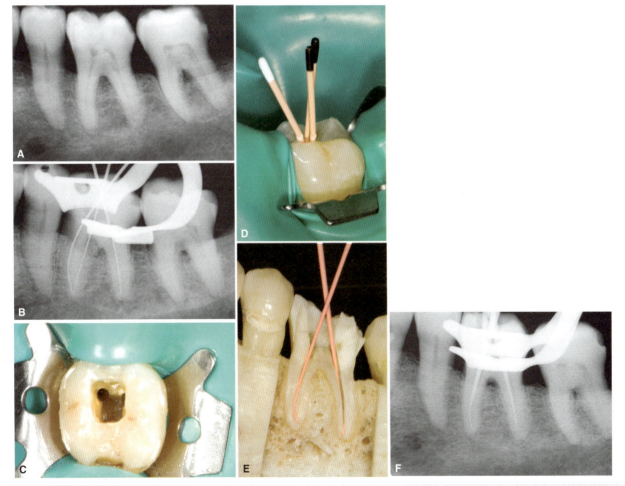

Figura 9.28 Primeiro molar inferior esquerdo. **A.** Radiografia pré-operatória. **B.** Radiografia mostrando o comprimento de trabalho. **C.** Abertura de acesso coronário, demonstrando o canal mesiovestibular preparado. **D.** Cones principais padronizados com marcas da referência coronária. **E.** Cones principais padronizados que se adaptam ao comprimento, já que eles exibem uma conicidade mínima e permitem uma penetração mais profunda do espaçador. **F.** Radiografia do cone principal.

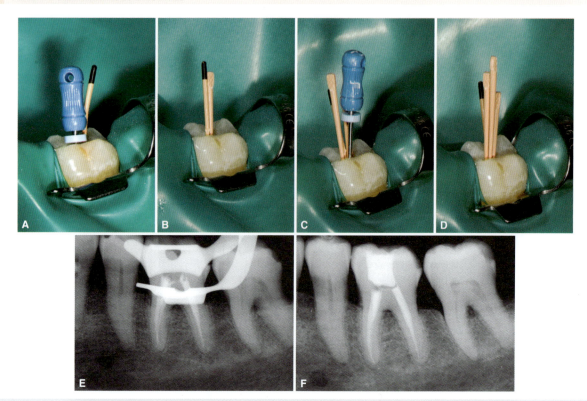

Figura 9.29 Condensação lateral. **A.** Espaçador digital em posição. **B.** Um cone acessório fino médio é posicionado no espaço criado pelo espaçador. **C.** Espaçador digital posicionado no preparo, criando espaço para cones acessórios adicionais. **D.** Cones adicionais são colocados até que o espaçador não penetre mais além do terço cervical do canal. Os cones são, então, removidos da entrada do canal com calor e a massa de guta-percha cervical é condensada verticalmente com um calcador. **E.** Uma radiografia intermediária pode ser feita para avaliar a qualidade da obturação. **F.** Radiografia pós-operatória demonstrando comprimento, densidade e conicidade adequados. A guta-percha é removida até o nível da entrada dos canais e um selamento coronário é realizado com uma restauração provisória adequada.

A seleção do cone principal é confirmada com uma radiografia. O canal é irrigado e seco com os cones de papel. O cimento é aplicado às paredes dos canais e um espaçador é pré-adaptado para permitir que ele seja introduzido em 1 a 2 mm do comprimento de trabalho. Cones acessórios de tamanhos adequados também são selecionados para se adaptar bem ao tamanho do espaçador a ser usado. A correlação entre o tamanho do espaçador e os cones não padronizados é variável.[43,322]

Os espaçadores digitais podem proporcionar uma melhor sensação tátil e têm menor probabilidade de induzirem fraturas na raiz quando comparados ao espaçador manual D-11T mais tradicional.[164] Dependendo do tipo de espaçador, forças aplicadas e ampliação do preparo, o tamanho do espaçador pode ser um fator importante na fratura radicular, com os tamanhos maiores induzindo mais tensões.[225] Os espaçadores feitos de níquel-titânio estão disponíveis e proporcionam maior flexibilidade,[30] tensão reduzida[101] e penetração mais profunda quando comparados aos instrumentos de aço inoxidável.[258] O espaçador deve se adaptar dentro da faixa de 1 a 2 mm do limite de preparo e, quando introduzido no canal com o cone principal em posição, ele deve ficar 2 mm aquém do comprimento de trabalho.[8] Parece haver uma correlação entre estabelecer um vedamento de maior qualidade e a profundidade de penetração do espaçador.[8]

Depois que o espaçador foi posicionado em sua profundidade máxima, ele é removido com suaves movimentos à esquerda e à direita conforme é retirado. Um cone acessório é posicionado no espaço criado pelo espaçador. O processo é repetido até que o espaçador não avance mais além do terço cervical do canal. O excesso de guta-percha é removido com calor e a massa cervical amolecida é compactada com um calcador frio apropriado.

Somente uma pressão leve é necessária durante a condensação lateral, porque a guta-percha não é condensada e uma pressão de apenas 1,5 kg já é capaz de fraturar uma raiz (Figura 9.30). Além da força aplicada, os pesquisadores notaram que a ampliação excessiva durante o preparo é um fator significativo na fratura radicular.[307]

Uma desvantagem da condensação lateral é que o processo não produz uma massa homogênea. Os cones acessórios e principais são laminados e permanecem separados. É previsto que o espaço entre cada um dos cones será preenchido com cimento para ajudar a obtenção de um vedamento impermeável.

A guta-percha excedente na câmara, então, é removida e o remanescente é condensado verticalmente com um calcador aquecido na entrada do canal ou a aproximadamente 1 mm abaixo desse limite nos dentes posteriores. Nos dentes anteriores, o nível desejado é a junção amelocementária na superfície vestibular, para evitar as questões estéticas, se a dentina se tornar pigmentada. Uma alternativa à condensação lateral com os espaçadores digitais é a utilização de instrumentos ultrassônicos, e um estudo clínico relatou uma taxa de sucesso de 93%.[321]

CONDENSAÇÃO VERTICAL AQUECIDA

Schilder introduziu a condensação vertical aquecida da guta-percha como um método tridimensional.[256] Os requisitos do preparo para a técnica incluem modelar o canal como um cone, estreitando continuamente e mantendo o forame apical o menor possível.

Vários instrumentos padronizados pela ISO também estão disponíveis (Figura 9.31).

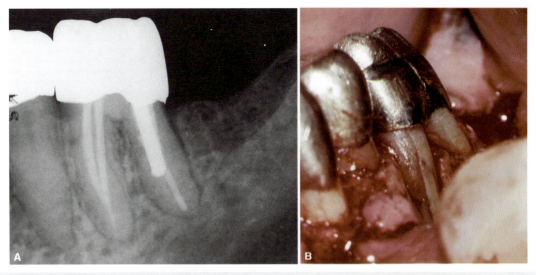

Figura 9.30 Fraturas radiculares verticais podem ocorrer com as forças de condensação excessivas. **A.** Radiografia de controle de um primeiro molar inferior esquerdo. Um defeito periodontal profundo estava associado à face vestibular da raiz mesiovestibular. **B.** A abertura de um retalho revelou uma fratura radicular vertical.

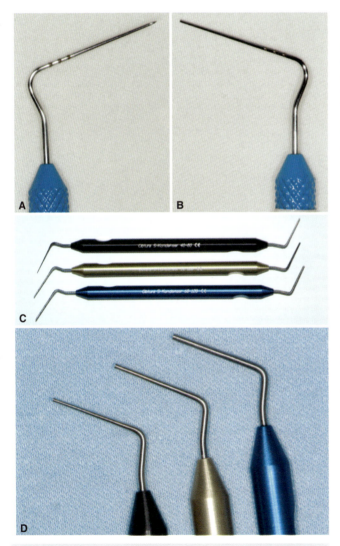

Figura 9.31 Vários calcadores são fabricados para a compactação da guta-percha aquecida. **A.** Espaçador padrão ISO. **B.** Calcador padrão ISO. **C.** Obtura S Kondensers. **D.** Obtura S-Kondensers. (*C*, cortesia de Obtura Spartan, Earth City, MO.)

A técnica envolve a adaptação de um cone principal 0,5 a 2 mm aquém do comprimento de trabalho com resistência ao deslocamento (Figura 9.32). Isso assegura que o diâmetro do cone seja maior que o canal preparado em sua porção terminal. Os cones não padronizados que reproduzem de perto a conicidade do canal são os melhores, pois eles permitem o desenvolvimento de presão hidráulica durante a condensação. Depois da adaptação do cone principal, ele é removido e o cimento é aplicado ao cone e às paredes do canal. O cone é posicionado no interior do canal e a porção cervical é, então, removida com um instrumento aquecido. Um espaçador ou calcador aquecido é utilizado para remover porções da guta-percha coronária em incrementos sucessivos e amolecer o material remanescente no canal. O Touch 'n Heat (Kerr) (Figura 9.33) e o System B (Kerr Dental) (Figura 9.34) são alternativas à aplicação de calor com um instrumento aquecido, pois eles permitem o melhor controle da temperatura. Um calcador frio é introduzido no canal e a guta-percha é compactada, forçando apicalmente o material plastificado. O processo é repetido até que a porção apical seja alcançada. O terço cervical é obturado usando pequenos pedaços de guta-percha pré-aquecida. O método seccional consiste em colocar segmentos de 3 a 4 mm de guta-percha se aproximando do tamanho do canal, aplicar calor e compactar a massa com um calcador.

Um estudo mediu as mudanças de temperatura em um canal com a condensação vertical aquecida.[34] As temperaturas máximas ocorreram na região cervical e foram diminuindo em direção apical. Os autores relatam que a temperatura máxima no canal era de 118°C a 8 mm do ápice. De 0 a 2 mm da porção terminal apical, a temperatura máxima havia diminuído para 44°C. Outro estudo comparou as temperaturas na superfície radicular para a obturação vertical aquecida, usando a fonte de calor do System B, o dispositivo Touch 'n Heat e um calcador aquecido por chama de lamparina, nos pré-molares e incisivos inferiores e superiores, 2 mm abaixo da junção amelocementária. O System B e o Touch 'n Heat produziram uma elevação da temperatura superficial, que foi de menos de 10°C para todos os dentes pré-molares e incisivos superiores. O Touch 'n Heat produziu uma elevação superior a 10°C nos incisivos inferiores. O calcador aquecido por chama da lamparina produziu alterações de temperatura maiores que 10°C em todos os dentes experimentais. Como acredita-se que o nível crítico de aquecimento da superfície radicular necessário para produzir danos irreversíveis ao osso seja superior a

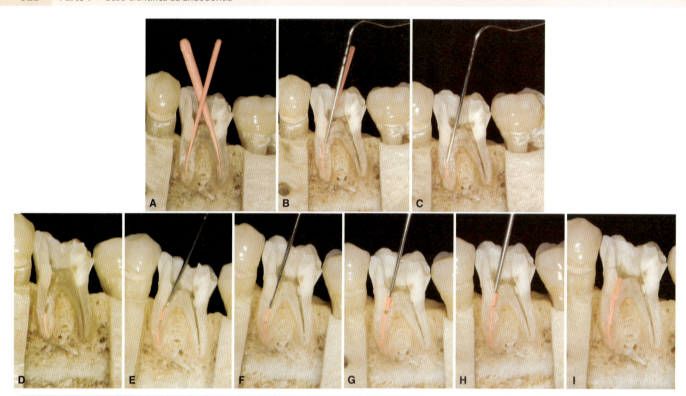

Figura 9.32 A condensação vertical aquecida da guta-percha emprega calor e vários condensadores. **A.** Cones não padronizados são selecionados e adaptados aquém do comprimento de trabalho, pois eles reproduzem mais de perto o preparo do canal. **B.** Calcadores ou espaçadores aquecidos são utilizados para aplicar calor ao cone principal e remover o excesso de material coronário. **C.** Um calcador em temperatura ambiente é utilizado para compactar a guta-percha aquecida. **D.** A condensação apical está concluída. **E.** Um segmento de guta-percha é colocado no canal e aplica-se calor. **F.** O segmento aquecido é compactado. **G.** O processo é repetido para a porção cervical do canal pela colocação e pelo aquecimento de incrementos de guta-percha. **H.** Um calcador é usando novamente para condensar o material aquecido. **I.** Obturação finalizada.

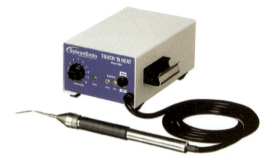

Figura 9.33 Unidade Touch 'n Heat. (Cortesia de SybronEndo, Orange, CA.)

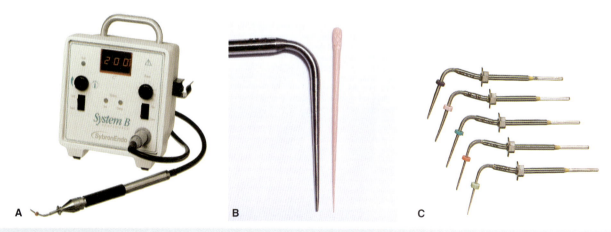

Figura 9.34 A obturação por ondas contínuas utiliza a unidade do System B. **A.** A unidade do System B. **B.** O calcador do System B com um cone não padronizado de conicidade equivalente. **C.** Calcadores do System B. (Cortesia de SybronEndo, Orange, CA.)

10°C, os achados sugerem que a condensação vertical aquecida com o System B não deve danificar as estruturas periodontais de suporte. Entretanto, deve-se ter cautela com os calcadores aquecidos e Touch 'n Heat.[161] O calcador aquecido por chama de lamparina não tem controles de temperatura, e os controles do Touch 'n Heat somente enviam calor para a ponta e não recebem informações de retorno da ponta, baseadas nas condições clínicas. O System B tem um computador acoplado, que permite que o aparelho receba informações de retorno da ponta e ajuste a temperatura da extremidade com base nas condições clínicas, que permite que a ponta permaneça na temperatura selecionada.

O potencial para fratura radicular vertical também está presente com a condensação vertical aquecida.[33] As forças desenvolvidas parecem ser iguais às da condensação lateral. Os pesquisadores compararam a condensação vertical aquecida e a condensação lateral em função do tempo. Os resultados indicaram que as forças desenvolvidas com duas técnicas não foram significativamente diferentes. Em um estudo de controle, o valor médio para o efeito de cunha com a condensação vertical aquecida foi de 0,65 ± 0,07 kg, enquanto para a condensação lateral foi de 0,8 ± 0,1 kg.

As técnicas termoplásticas têm a vantagem de produzir movimentos da guta-percha plastificada dentro dos canais obturados, criando uma massa mais homogênea da guta-percha e preenchendo melhor as irregularidades e os canais acessórios que a condensação lateral.[311] Isso foi ilustrado em um estudo que relatou uma correlação entre a qualidade da adaptação, a profundidade da aplicação de calor e o tamanho dos canais. A aplicação de calor próximo ao limite apical do preparo produziu os melhores resultados – e a adaptação foi melhor em canais pequenos – quando comparados a canais mais amplos.[310] Contudo, as técnicas termoplásticas resultaram em mais extravasamento dos materiais obturadores.[154] Pareceu não haver diferenças consistentes entre as técnicas com relação ao selamento do canal.[311] A condensação vertical aquecida também influenciou o tempo de presa e escoamento dos cimentos.[228]

As vantagens da condensação vertical aquecida incluem o preenchimento das irregularidades do canal principal e dos canais acessórios. As desvantagens incluem um leve risco de fratura radicular vertical devido às forças de condensação, menor controle do comprimento que com a condensação lateral, bem como o potencial para extravasamento dos materiais obturadores nos tecidos perirradiculares. A condensação vertical aquecida é também difícil nos canais mais curvos onde os calcadores rígidos podem não ser capazes de penetrar até a profundidade necessária. Ocasionalmente, o canal tem que ser ampliado e tornado mais cônico para permitir que os calcadores rígidos penetrem 4 a 5 mm do comprimento de trabalho. A ampliação do canal pode enfraquecer a raiz, tornando-a mais suscetível à fratura radicular.

TÉCNICA DE CONDENSAÇÃO POR ONDAS CONTÍNUAS

Uma variação da condensação vertical aquecida é a técnica de condensação por ondas contínuas.[45] A utilização crescente das técnicas de preparo com instrumentos rotatórios de níquel-titânio e a fabricação de cones padronizados com maior conicidade vêm resultando em mais clínicos utilizando as técnicas de termoplastificação. A fabricação dos cones guta-percha para reproduzir o formato do preparo cônico permite a aplicação de maior força hidráulica durante a condensação, quando são utilizados calcadores com conicidade adequada. A técnica de condensação por ondas contínuas emprega o System B conectado a calcadores robustos de aço inoxidável com conicidades 0,04; 0,06; 0,08; 0,10 ou 0,12 (ver Figura 9.34). O calcador com conicidade 0,06 também se aproxima do cone de guta-percha fino (F) não padronizado, enquanto o calcador 0,08 se aproxima do tamanho do cone fino médio (FM), o calcador 0,10, do cone médio (M), bem como o calcador 0,12, do cone médio-grande (ML). Os calcadores são compatíveis com os instrumentos ProFile GT (DENTSPLY Sirona) e cones Autofit GP (Kerr Endo) também estão disponíveis. Em resumo, depois da seleção de um cone principal adequado, uma série de calcadores de grandes a pequenos são pré-adaptados para alcançar os 5 a 7 mm finais do limite de preparo (Figura 9.35).[45]

A técnica de ondas contínuas e de retro-obturação (*backfill*) com guta-percha aquecida provoca temperaturas significativamente mais elevadas que outras técnicas de obturação por conta dos procedimentos realizados.[80] Isso ocorre devido ao calcador da unidade System B ser inserido no canal e ativado para remover o excesso de material coronário, enquanto a série de procedimentos de condensação e remoção da guta-percha ocorre – até que o calcador seja movimentado rapidamente (1 a 2 segundos) até 3 mm do ponto de encaixe (Figura 9.36). Foi relatado que a técnica de ondas contínuas tem temperaturas mais altas a 3 e 6 mm do ápice que a técnica de retro-obturação (*backfill*) com material aquecido.[80]

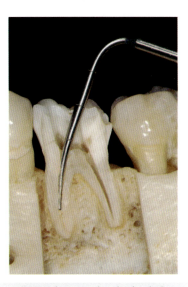

Figura 9.35 Adaptação do calcador do System B.

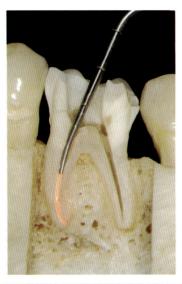

Figura 9.36 Ativação e condensação com o System B.

Deve-se notar que, com a técnica de ondas contínuas, a ponta do calcador aquecido é posicionada somente dentro de 5 a 7 mm desde a ponta da guta-percha. A porção apical da guta-percha permanece essencialmente uma técnica de cone único, já que a transferência de calor não ocorre nos 2 a 5 mm apicais.[109]

Nos canais ovais, onde a configuração do canal pode impedir a geração de forças hidráulicas, um cone acessório pode ser introduzido lateralmente no cone principal antes da condensação. Com os canais tipo II, os cones principais são introduzidos em ambos os canais antes da condensação e um calcador manual é utilizado para estabilizar o cone em um canal, enquanto o outro está sendo obturado.

O preenchimento do espaço deixado pelo calcador pode ser feito por uma técnica de injeção termoplástica (Obtura II ou Ultrafil 3D [Coltène/Whaledent], Calamus [DENTSPLY Sirona Dental Specialties], Elements free [Kerr Dental], ou HotShot [Discus Dental, Culver City, CA]) (Figura 9.37)[138] ou por adaptação de um cone acessório no espaço com cimento obturador, aquecendo-o e condensando-o por aplicações curtas de calor e pressão vertical.

TÉCNICAS DE INJEÇÃO TERMOPLÁSTICA

Aquecer a guta-percha fora do dente e injetar o material no canal é uma variação adicional de uma técnica termoplástica (Figura 9.38). O Obtura III (Figura 9.39), Calamus (Figura 9.40), Elements (Figura 9.41), HotShot (Figura 9.42) e Ultrafil 3D (Figura 9.43) são dispositivos disponíveis. O sistema Obtura II aquece a guta-percha até 160°C, enquanto o sistema Ultrafil 3D emprega uma guta-percha de baixa temperatura que é aquecida a 90°C.

Obtura III

O sistema Obtura III (Obtura Spartan, Earth City, MO, EUA) consiste em uma "pistola" de apoio manual, que contém uma câmara circundada por um elemento aquecedor no qual são carregados pequenos bastões de guta-percha (ver Figura 9.40). As agulhas de prata – com calibres variando entre 20, 23 e 25 – introduzem o material termoplastificado no canal. A unidade de controle possibilita ao operador o ajuste da temperatura e, assim, da viscosidade da guta-percha. Um estudo relatou que, a 6 mm do ápice, a temperatura interna mais elevada com o sistema Obtura era de 27°C.[283]

O preparo do canal é similar para outras técnicas de obturação. A porção apical deve ser o menor possível para prevenir o extravasamento da guta-percha. Essa técnica requer a utilização de cimento obturador e, uma vez que o canal esteja seco, as paredes dos canais são cobertas com cimento com a última lima utilizada, ou um cone de papel, até o comprimento de trabalho. A guta-percha é pré-aquecida na pistola e a agulha, posicionada no canal, de modo que alcance 3 a 5 mm do preparo apical. A guta-percha, então, é gradualmente injetada, de forma passiva, pressionando-se o gatilho da "pistola". A agulha vai sendo empurrada para fora do canal à medida que a porção apical é preenchida. Calcadores pré-adaptados, em temperatura ambiente, mergulhados no álcool, são utilizados para compactar a guta-percha. Uma técnica incremental também pode ser utilizada, na qual pequenos incrementos

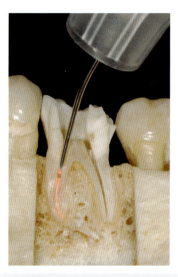

Figura 9.37 Retro-obturação pela técnica de injeção termoplástica Obtura II.

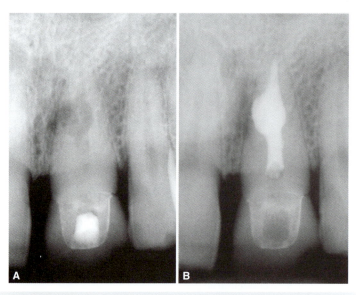

Figura 9.38 Técnicas termoplásticas são frequentemente utilizadas nos casos com irregularidades significativas dos canais. **A.** Uma radiografia pré-operatória de um incisivo central superior exibindo reabsorção interna. **B.** Radiografia pós-operatória demonstrando uma obturação compacta com guta-percha no defeito da reabsorção.

de guta-percha de 3 a 4 mm são injetados e compactados sequencialmente. Em ambos os casos, a condensação deve continuar até que a guta-percha esfrie e solidifique, para compensar a contração da guta-percha, que ocorre durante o resfriamento.

As dificuldades com esse sistema incluem a falta de controle do comprimento. Tanto a sobreobturação quanto a subobturação são resultados comuns. Para superar essa inconveniência, uma técnica híbrida pode ser utilizada, na qual o clínico começa a obturar o canal por uma técnica de condensação lateral. Quando o cone principal e vários cones acessórios forem colocados, de modo que a massa fique alojada firmemente na porção apical do canal, um calcador aquecido é introduzido, derretendo os cones e os cortando para fora a aproximadamente 4 a 5 mm do ápice. Uma condensação vertical leve é realizada para restaurar a integridade do plugue apical da guta-percha. O restante do canal é, então, preenchido com a guta-percha termoplastificada, injetada como previamente descrito, e o risco de extravasamento da guta-percha é reduzido.

Os pesquisadores estudaram, em 3, 6 e 12 meses pós-tratamento, a taxa de sucesso de 236 dentes obturados com o sistema Obtura. Os resultados indicam que 96% dos casos tiveram sucesso, com a taxa mais alta sendo nos dentes obturados até o ápice radiográfico (97%) quando comparados às sobreobturações (93%) e às subobturações (93%).[228]

Ultrafil 3D

Ultrafil 3D (Coltène/Whaledent) é uma técnica de injeção de guta-percha termoplástica envolvendo cânulas de guta-percha, uma unidade de aquecimento e uma seringa de injeção (ver Figura 9.43). O sistema possui três tipos de cânulas para guta-percha. O Regular Set é um material de baixa viscosidade que requer 30 minutos para endurecer. O Firm Set também é um

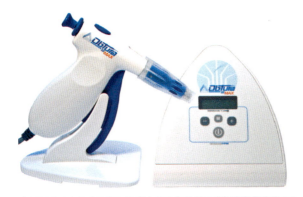

Figura 9.39 Unidade Obtura III com pontas de prata, plugues de guta-percha e solução de limpeza (Obtura Spartan, Earth City, MO).

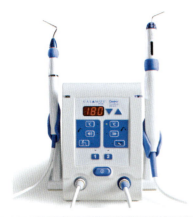

Figura 9.40 A unidade termoplástica Calamus (DENTSPLY Tulsa Dental Specialties, Tulsa, OK) para aquecimento e injeção da guta-percha.

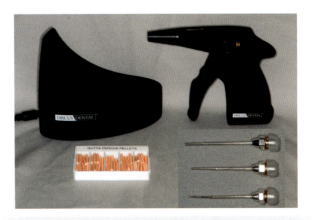

Figura 9.42 Uma unidade HotShot movida a bateria (Discus Dental, Culver City, CA) para aquecimento e injeção de guta-percha.

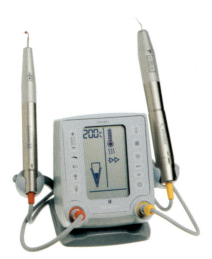

Figura 9.41 A unidade de obturação Elements (Kerr Endo, Orange, CA) para injeção e condensação da guta-percha. Observar a fonte de calor do System B.

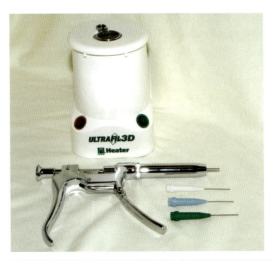

Figura 9.43 O sistema Ultrafil 3D consiste em uma seringa de injeção, cânulas de guta-percha e uma unidade aquecedora (Coltène/Whaledent, Cuyahoga Falls, OH).

material de baixa viscosidade, mas ele difere, pois, seu endurecimento ocorre em 4 minutos. O fabricante recomenda a condensação depois do resfriamento inicial em ambos os materiais. O Endoset tem uma viscosidade mais alta e não flui tão bem. Recomendada para técnicas que empregam a condensação e toma presa em 2 minutos. O aquecedor é pré-configurado a 90°C e não precisa de ajuste.

Cada cânula tem uma agulha de aço inoxidável calibre 22, medindo 21 mm de comprimento. As agulhas podem ser pré-curvadas. As cânulas podem ser desinfetadas, mas não foram desenhadas para suportar os procedimentos de esterilização com calor. O tempo de aquecimento varia, mas, para uma unidade fria, leva 10 a 15 minutos. Em um aquecedor já quente, o tempo recomendado é de 3 minutos. Depois da remoção da cânula do aquecedor, a agulha deve ser posicionada na parte quente do aquecedor por vários segundos. A guta-percha continua sendo capaz de fluir por 45 a 60 segundos, dependendo da viscosidade.

Calamus

O sistema Calamus de obturação (DENTSPLY Sirona) é um dispositivo termoplástico equipado com sistema de cartuchos com agulhas calibre 20 e 23 (ver Figura 9.40). A unidade permite o controle da temperatura e da velocidade de fluxo. Os calcadores também estão disponíveis para utilização com o sistema. A mudança de 360° na ativação permite excelente sensação tátil durante a utilização.

Elements

A unidade de obturação Elements (Kerr Endodontics) consiste em uma fonte de calor do System B, um calcador e uma peça de mão para injeção da guta-percha termoplástica ou RealSeal por meio de um cartucho descartável (ver Figura 9.42). Os cartuchos são oferecidos com agulhas calibres 20, 23 e 25, para guta-percha, e calibres 20 e 23, para RealSeal.

HotShot

O sistema de injeção HotShot (Discus Dental) é um dispositivo termoplástico que tem uma faixa de aquecimento de 150 a 230°C (ver Figura 9.43). A unidade não tem fio e pode ser usada com a guta-percha. As agulhas estão disponíveis nos calibres 20, 23 e 25.

CARREGADORES COM GUTA-PERCHA

Thermafil, Profile GT Obturators, GT Series X Obturators e ProTaper Universal Obturators

Guttacore e Thermafil (DENTSPLY Sirona Dental Specialties) foram introduzidos na forma de materiais obturadores de guta-percha, com um núcleo sólido – carregador (Figura 9.44). Originalmente fabricado com um núcleo metálico e um revestimento de guta-percha, a haste era aquecida em uma chama de lamparina. A técnica era popular, pois o núcleo central proporcionava um mecanismo rígido para facilitar a inserção da guta-percha. As vantagens incluíam a facilidade de aplicação e as propriedades plásticas da guta-percha. As desvantagens eram que o núcleo metálico tornava a aplicação de um retentor intrarradicular desafiadora e os procedimentos de retratamento eram difíceis. Além disso, a guta-percha frequentemente era removida da haste, deixando-a como o único material de preenchimento na parte apical do canal. Relatos têm afirmado que os sistemas à base de carregadores resultaram em mínimos espaços e bolhas na massa da obturação resultante.[325] Outros relatos afirmaram que não houve diferenças nas taxas de sucesso entre os sistemas à base de hastes carregadoras e a condensação lateral da guta-percha.[117]

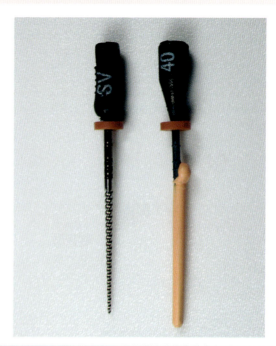

Figura 9.44 Verificador de tamanho e haste carregadora Thermafil (DENTSPLY Sirona, Tulsa, OK).

Alterações nos sistemas de hastes carregadoras incluem o desenvolvimento de um núcleo plástico revestido com guta-percha na fase α (Figura 9.45) e um dispositivo aquecedor que controla a temperatura (Figura 9.46). Os carregadores são projetados para corresponder aos tamanhos das limas padrão ISO, limas rotatórias de níquel-titânio com conicidade variável e as limas rotatórias de níquel-titânio Pro-File GT e GT Series X (DENTSPLY Sirona). Verificadores de tamanho estão disponíveis para ajudar na seleção da haste carregadora adequada e devem se adaptar passivamente ao comprimento de trabalho (ver Figura 9.45).

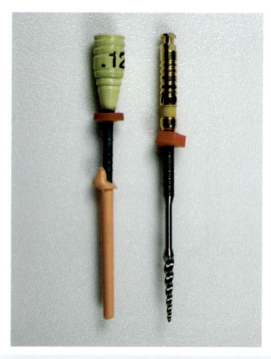

Figura 9.45 Obturador e instrumento GT (DENTSPLY Sirona, Tulsa, OK).

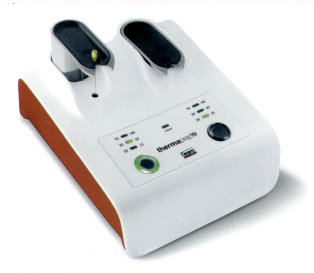

Figura 9.46 O forno Thermafil com haste em posição (DENTSPLY Tulsa Dental Specialties, Tulsa, OK).

Assim como em todas as técnicas, o cimento é necessário. Os cimentos com a formulação de Grossman e os cimentos resinosos compatíveis com AH-26 e AH Plus são aceitáveis; entretanto, o Tubli-Seal e a pasta de Wach não são recomendados.

A haste carregadora é posicionada no dispositivo aquecedor e, quando estiver aquecida até a temperatura adequada, o clínico tem aproximadamente 10 segundos para retirá-la e inseri-la no canal (Figura 9.47). Isso é realizado sem movimento de rotação ou torção. As evidências sugerem que a velocidade de inserção afeta a obturação. O comprimento de preenchimento e a obturação das irregularidades crescem com o aumento da velocidade de inserção, então uma inserção rápida melhora a obturação.[165]

A condensação vertical da guta-percha cervical pode, portanto, ser realizada. Quando necessário, a guta-percha pode ser adicionada, amolecida pelo calor e compactada. Uma vantagem dessa técnica é o potencial para penetração da guta-percha no interior dos canais acessórios e laterais (Figura 9.48).[308] No entanto, a extrusão do material além do limite apical é uma desvantagem.[154,197]

As brocas Pro-Post (DENTSPLY Sirona) são recomendadas se um espaço para retentor intrarradicular é necessário para a restauração do dente. A ponta de corte excêntrico mantém o instrumento centralizado no canal, enquanto a fricção plastifica e remove a guta-percha e a haste carregadora.

Quando o retratamento é necessário, a haste carregadora plástica tem um sulco ao longo do seu comprimento, proporcionando um ponto de acesso para colocação de uma lima e remoção da haste. O clorofórmio e as limas manuais podem ser utilizados para remover a guta-percha circundante à haste. As limas rotatórias de níquel-titânio #,04 e #,06 também são usadas para remover os materiais obturadores. As limas rotatórias de níquel-titânio para retratamento estão disponíveis em três tamanhos diferentes para facilitar a remoção da guta-percha e da haste carregadora.

As hastes carregadoras são compostas de dois materiais não tóxicos. Os tamanhos #20 e #40 são fabricados com um plástico de cristal líquido. Os tamanhos #40 e #90 são compostos de polímeros polissulfona. Ambos têm características físicas similares, com as hastes em polissulfona sendo suscetíveis à dissolução em clorofórmio.

GuttaCore (DENTSPLY Sirona), a última geração de hastes carregadoras, utiliza a guta-percha reticulada como haste da guta-percha termoplastificada mais externa. Isso supostamente torna o retratamento mais simples, já que o clínico pode simplesmente usar a broca para perfurar a haste e ganhar acesso ao interior do canal. Um estudo *in vitro* recente comparando o tempo necessário para remover GuttaCore, Thermafil Plus e guta-percha termoplastificada de canais moderadamente curvos com as limas de retratamento ProTaper relatou que o GuttaCore foi removido em significativamente menos tempo – quando comparado às outras duas técnicas.[25] As taxas de sobrevida e de sucesso depois do tratamento endodôntico com técnicas de obturação baseadas em hastes carregadoras parecem ser comparáveis àquelas relatadas anteriormente para outras técnicas de obturação.[223]

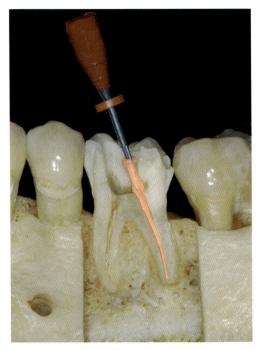

Figura 9.47 Haste carregadora Thermafil posicionada em um canal distal.

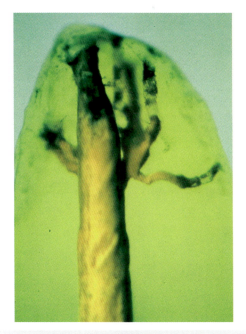

Figura 9.48 A obturação apical dos canais acessórios pela técnica Thermafil. (Cortesia DENTSPLY Sirona, Tulsa, OK. Todos os direitos pertencem e são usados com a permissão de DENTSPLY International, Inc.)

SuccessFil

SuccessFil (Coltène/Whaledent) é um sistema à base de haste carregadora, associado ao Ultrafil 3D (Figura 9.49). Entretando, a guta-percha utilizada nessa técnica é disponibilizada em uma seringa. As hastes plásticas radiopacas ou de titânio são instaladas na seringa até o comprimento de trabalho. A guta-percha é aderida à haste em quantidade e formato determinados pela velocidade de saída do material da seringa. O cimento é aplicado levemente para revestir as paredes dos canais e a haste com guta-percha é posicionada no interior do canal até o limite de preparo. A guta-percha pode ser compactada ao redor da haste com os vários calcadores, dependendo na morfologia do canal. Isso é seguido pela secção da haste levemente acima da entrada do canal, com uma broca.

Simplifill

A Simplifill (Kerr Endo) é uma guta-percha fabricada para utilização depois do preparo dos canais com os instrumentos LightSpeed (Figura 9.50). A haste possui uma porção apical com 5 mm de guta-percha. A técnica envolve a adaptação de uma haste compatível com o último instrumento rotatório dentro de 1 a 3 mm apicais. (Figura 9.51). A porção de guta-percha apical pode ser modificada acrescentando incrementos de 1 mm para obter um volume apropriado se a porção original for pequena demais. Assim que o cone estiver adaptado, ele é removido e aplica-se o cimento às paredes dos canais. AH Plus é recomendado. A haste Simplifill é lentamente introduzida no comprimento de trabalho. Isso pode precisar de uma pressão firme. Com o plugue no comprimento de trabalho correto, o cabo é girado rapidamente,

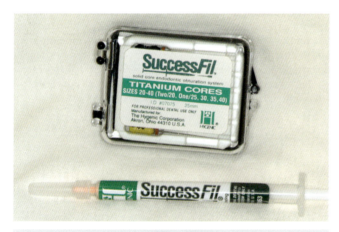

Figura 9.49 O SuccessFil é um sistema de haste carregadora adicional (Coltène/Whaledent, Cuyahoga Falls, OH).

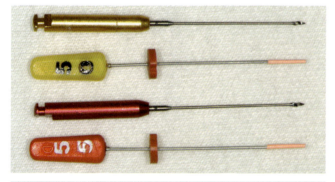

Figura 9.50 Haste Simplifill e instrumento LightSpeed (LightSpeed Technology, San Antonio, TX/Discus Dental, Culver City, CA).

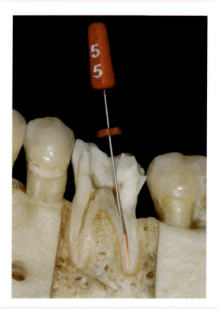

Figura 9.51 Haste Simplifill adaptada de 1 a 3 mm aquém do comprimento de trabalho.

com um mínimo de quatro voltas completas, em uma direção e em sentido anti-horário, para que a haste se separe da guta-percha apical. O espaço cervical pode, desse modo, ser preenchido com guta-percha, usando a condensação lateral ou a técnica termoplástica aquecida. Quando se utiliza a condensação lateral, é recomendado que o primeiro cone seja do mesmo tamanho que a haste Simplifill. A técnica seccional é eficiente e seu potencial para infiltração é semelhante àquele de outras técnicas comuns.[247]

COMPACTAÇÃO TERMOMECÂNICA

McSpadden introduziu o Compactador de McSpadden, com hélices similares às da lima Hedstrom, mas em sentido reverso. Quando ativado em uma peça de mão de baixa rotação, o instrumento geraria fricção, amolecendo a guta-percha e empurrando-a apicalmente. Foram desenvolvidos e indicados compactadores rotatórios com desenho similar. Para aumentar a flexibilidade, o instrumento está disponível em níquel-titânio.

A técnica requer a adaptação de um cone principal de guta-percha aquém do comprimento de trabalho e a aplicação de um cimento. Um compactador é selecionado, com base no tamanho final do preparo, sendo introduzido ao longo do cone de guta-percha, a 3 a 4 mm do comprimento de trabalho. A peça de mão é ativada e a fricção do instrumento rotatório aquece a guta-percha. A massa plastificada é compactada apical e lateralmente, conforme o dispositivo é retirado do canal.

As vantagens incluem a simplicidade do instrumental, a capacidade de preencher as irregularidades do canal[251] e o tempo. As desvantagens incluem a possível extrusão do material, a fratura do instrumento,[200] o desgaste das paredes dos canais, a incapacidade de utilizar a técnica nos canais curvos e a possível geração excessiva de calor.[252] Os condensadores Microseal (Kerr Dental) e Gutta Condenser (DENTSPLY Sirona) são variações desse produto.

TÉCNICAS COM SOLVENTES

A guta-percha pode ser plastificada com solventes, por exemplo, clorofórmio, eucaliptol ou xilol. As desvantagens incluem: contração causada pela evaporação do solvente, bolhas, incapacidade de controlar previsivelmente o comprimento do material de obturação e irritação dos tecidos perirradiculares. As técnicas de obturação usando solventes foram abandonadas e substituídas por materiais e métodos que exibem uma contração mínima.

PASTAS

As pastas preenchem alguns dos critérios estabelecidos por Grossman[110] e podem se adaptar à complexa anatomia interna dos canais radiculares. Todavia, a característica de fluidez pode levar à extrusão ou à obturação incompleta. A incapacidade de controlar o material é uma desvantagem evidente e, quando a extrusão ocorre, é possível que ela possa ser corrigida somente por uma intervenção cirúrgica. Além disso, as pastas, algumas vezes, são utilizadas como substitutas para os procedimentos de limpeza e modelagem completos, bem como a adição de paraformaldeído resulta em toxicidade grave.

OBTURAÇÃO IMEDIATA

As barreiras apicais podem ser necessárias nos casos de desenvolvimento apical imaturo, casos com reabsorção radicular apical externa e casos em que a instrumentação se estende além dos limites do canal. Raspas de dentina, $Ca(OH)_2$, dentina desmineralizada, osso liofilizado, fosfato tricálcico, hidroxiapatita e colágeno foram substâncias indicadas para colocação como barreiras no canal que exibiam ápices abertos. As barreiras são projetadas para permitir a obturação sem extrusão dos materiais para os tecidos perirradiculares, mas frequentemente elas são incompletas e não vedam o canal.[242]

As raspas de dentina parecem confinar os materiais ao canal durante a instrumentação/obturação e podem estimular o desenvolvimento de um selamento biológico.[242] Uma preocupação com essa técnica é a contaminação da dentina com bactérias ou com outros materiais estranhos ao hospedeiro, pois os pesquisadores detectaram que a dentina infectada afetou negativamente a reparação.[208]

O hidróxido de cálcio também tem sido extensamente utilizado como uma barreira apical habitual. O $Ca(OH)_2$ tem demonstrado induzir uma barreira apical nos procedimentos de apicificação. Calcificações similares aos plugues de dentina foram observadas no forame apical.[208] O hidróxido de cálcio tem a vantagem de ser livre de contaminação bacteriana e pode proporcionar um selamento apical melhor, embora imperfeito.[303]

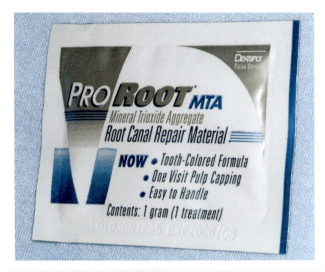

Figura 9.52 O agregado de trióxido mineral está disponível na forma de ProRoot MTA. Esse material é indicado para utilização na apicificação, reparo de perfurações radiculares, reparo de reabsorção radicular, preenchimentos apicais e capeamento pulpar. (Cortesia de DENTSPLY Tulsa Dental Specialties, Tulsa, OK, EUA. Todos os direitos pertencem e são usados com a permissão de DENTSPLY International Inc.)

MTA (ProRoot MTA; DENTSPLY Sirona) foi empregado com sucesso como um material de barreira apical, antes da obturação, como uma alternativa à apicificação, induzindo a deposição de cemento e a formação de osso (Figura 9.52).[264]

Após os procedimentos de limpeza e modelagem, o canal é seco e um pequeno incremento de MTA é colocado no ápice radiográfico e sua localização é verificada por meio de uma radiografia. Caso o material esteja em excesso, ele pode ser removido facilmente pela irrigação com solução salina estéril. Caso esteja aquém do ápice radiográfico, ele pode ser compactado com calcadores pré-adaptados para empurrá-lo para o ápice radiográfico. O material é compactado na porção apical da raiz para formar uma barreira. Depois que o material toma presa, qualquer técnica termoplastificada pode ser usada para o preenchimento do canal com guta-percha, sem preocupação com a sobre-extensão (Figura 9.53). A compactação manual do MTA é superior à

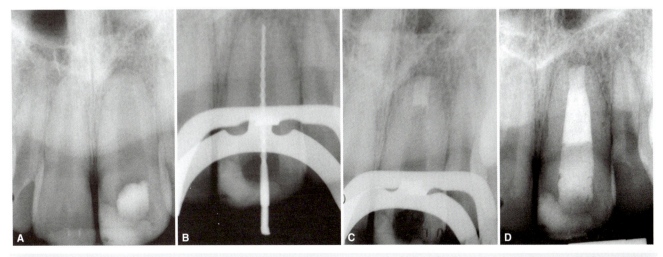

Figura 9.53 A obturação imediata emprega uma técnica de barreira para prevenir a extrusão quando o ápice está aberto. Esse caso envolve um incisivo central superior esquerdo com necrose pulpar causada por traumatismo. **A.** A radiografia pré-operatória demonstra um canal amplo, com um ápice aberto. **B.** O comprimento de trabalho é estabelecido e o canal é preparado. **C.** O plugue de trióxido mineral é colocado. **D.** O canal é obturado com guta-percha.

aplicação direta por ativação ultrassônica.[9] Entretanto, a aplicação ultrassônica indireta de um plugue apical de 4 mm de MTA melhorou o vedamento.[317]

O MTA é biocompatível e capaz de induzir a formação de tecidos duros.

As evidências clínicas apoiam a utilização de cimentos endodônticos bioativos como o MTA.[292] Em um estudo que comparou o $Ca(OH)_2$ ao MTA em 15 crianças, cada qual tendo dentes imaturos com polpas necrosadas, dois dentes tratados com $Ca(OH)_2$ exibiram patologia apical no exame de reavaliação, enquanto todos os dentes tratados com MTA apresentavam sucesso clínico e radiográfico.[87] Um estudo clínico prospectivo detectou que a taxa de sucesso das barreiras de MTA e a obturação imediata em 43 casos foi de 81%.[269] Em outro estudo, 85% dos 20 dentes com desenvolvimento apical imaturo foram considerados recuperados e 5% foram considerados em recuperação depois da colocação da barreira imediata.[127] O tempo necessário para a reparação é comparável ao da apicificação tradicional com $Ca(OH)_2$ e o tempo de tratamento é reduzido.[226]

Outra opção para tratar dentes imaturos com necrose pulpar envolve as técnicas endodônticas regenerativas (ver Capítulo 12). As vantagens incluem o aumento contínuo da espessura das paredes dos canais, a continuação do desenvolvimento da porção apical das raízes e o fechamento apical.

Vedamento da entrada do canal

Independentemente de qual técnica for utilizada para obturar o canal, poderá ocorrer microinfiltração coronária dentro de um curto período de tempo pelos canais aparentemente bem-obturados,[293] potencialmente causando infecção na área periapical. Os esforços das pesquisas iniciais focaram a qualidade do vedamento na porção apical do canal a fim de prevenir a percolação dos fluidos apicais. Contudo, os esforços contemporâneos de pesquisa identificaram a grande importância de manter um vedamento coronário para prevenir a infiltração bacteriana.[137] O Cavit (Premier Dental Products, 3M ESPE) tradicionalmente tem sido indicado como um material aceitável. Um estudo demonstrou que a colocação de 3,5 mm de Cavit ou cimento Super-EBA (Bosworth, Skokie, IL, EUA) diminuiu a infiltração bacteriana em até 85% e 65%, respectivamente, quando comparados aos controles não obturados com cimento, todos os quais haviam apresentado infiltração após 45 dias.[224] Outro método para diminuir a velocidade da infiltração pelo canal obturado, caso ocorra falha da restauração coronária, é recobrir o assoalho da câmara pulpar com um revestimento de material adesivo depois da remoção do excesso de guta-percha e de cimento obturador na entrada dos canais.[162] Os pesquisadores observaram que esse procedimento resultou em nenhum dos canais experimentais demonstrando infiltração bacteriana após 60 dias.[60] Um material com uma cor diferente daquela da dentina pode ser utilizado para identificação – no caso de se desejar fazer a colocação subsequente de um retentor intrarradicular.

Tecnologias do futuro e guta-percha revestida com nanodiamantes

Ensaios clínicos em andamento estão pesquisando a guta-percha revestida com nanodiamantes com relatos promissores e sem eventos adversos.[159,160]

Esses estudos podem ser a fundamentação para a pesquisa clínica continuada dos materiais à base de nanodiamantes e sua aplicação na endodontia.

Referências bibliográficas

1. FDA explains status of N2 material, *J Am Dent Assoc* 123:236–237, 1992.
2. American Association of Endodontists: Guide to Clinical Endodontics, Chicago, 2013, https://www.aae.org/specialty/clinical-resources/guide-clinical-endodontics/.
3. Aguirre AM, el-Deeb ME, Aguirre R: The effect of ultrasonics on sealer distribution and sealing of root canals, *J Endod* 23:759–764, 1997.
4. Ainley JE: Fluorometric assay of the apical seal of root canal fillings, *Oral Surg Oral Med Oral Pathol* 29:753–762, 1970.
5. Aktener BO, Cengiz T, Piskin B: The penetration of smear material into dentinal tubules during instrumentation with surface-active reagents: a scanning electron microscopic study, *J Endod* 15:588–590, 1989.
6. al-Khatib ZZ, Baum RH, Morse DR, et al: The antimicrobial effect of various endodontic sealers, *Oral Surg Oral Med Oral Pathol* 70:784–790, 1990.
7. Allan NA, Walton RC, Schaeffer MA: Setting times for endodontic sealers under clinical usage and in vitro conditions, *J Endod* 27:421–423, 2001.
8. Allison DA, Michelich RJ, Walton RE: The influence of master cone adaptation on the quality of the apical seal, *J Endod* 7:61–65, 1981.
9. Aminoshariae A, Hartwell GR, Moon PC: Placement of mineral trioxide aggregate using two different techniques, *J Endod* 29:679–682, 2003.
10. Aminoshariae A, Kulild J: Master apical file size - smaller or larger: a systematic review of microbial reduction, *Int Endod J* 48:1007–1022, 2015.
11. Aminoshariae A, Kulild JC: Master apical file size - smaller or larger: a systematic review of healing outcomes, *Int Endod J* 48:639–647, 2015.
12. Aminoshariae A, Kulild JC, Syed A: Cone-beam computed tomography compared with intraoral radiographic lesions in endodontic outcome studies: a systematic review, *J Endod* 44:1626–1631, 2018.
13. Anderson AC, Hellwig E, Vespermann R, et al: Comprehensive analysis of secondary dental root canal infections: a combination of culture and culture-independent approaches reveals new insights, *PLoS One* 7:e49576, 2012.
14. Aqrabawi JA: Outcome of endodontic treatment of teeth filled using lateral condensation versus vertical compaction (Schilder's technique), *J Contemp Dent Pract* 7:17–24, 2006.
15. Arruda MEF, Neves MAS, Diogenes A, et al: Infection control in teeth with apical periodontitis using a triple antibiotic solution or calcium hydroxide with chlorhexidine: a randomized clinical trial, *J Endod* 44:1474–1479, 2018.
16. Arslan D, Guneser MB, Dincer AN, et al: Comparison of smear layer removal ability of QMix with different activation techniques. *J Endod* 42:1279–1285, 2016.
17. Augsburger RA, Peters DD: Radiographic evaluation of extruded obturation materials, *J Endod* 16:492–497, 1990.
18. Awawdeh L, Al-Qudah A, Hamouri H, et al: Outcomes of vital pulp therapy using mineral trioxide aggregate or biodentine: a prospective randomized clinical trial, *J Endod* 44:1603–1609, 2018.
19. Barkhordar RA: Evaluation of antimicrobial activity in vitro of ten root canal sealers on Streptococcus sanguis and Streptococcus mutans, *Oral Surg Oral Med Oral Pathol* 68:770–772, 1989.
20. Barkhordar RA, Watanabe LG, Marshall GW, et al: Removal of intracanal smear by doxycycline in vitro, *Oral Surg Oral Med Oral Pathol Oral Radiol Endod* 84:420–423, 1997.
21. Barthel CR, Zimmer S, Trope M: Relationship of radiologic and histologic signs of inflammation in human root-filled teeth, *J Endod* 30:75–79, 2004.
22. Baumgartner JC, Brown CM, Mader CL, et al: A scanning electron microscopic evaluation of root canal debridement using saline, sodium hypochlorite, and citric acid, *J Endod* 10:525–531, 1984.
23. Baumgartner JC, Cuenin PR: Efficacy of several concentrations of sodium hypochlorite for root canal irrigation, *J Endod* 18:605–612, 1992.
24. Baumgartner JC, Mader CL: A scanning electron microscopic evaluation of four root canal irrigation regimens, *J Endod* 13:147–157, 1987.
25. Beasley RT, Williamson AE, Justman BC, et al: Time required to remove guttacore, thermafil plus, and thermoplasticized gutta-percha from moderately curved root canals with protaper files, *J Endod* 39:125–128, 2013.

26. Beatty RG, Zakariasen KL: Apical leakage associated with three obturation techniques in large and small root canals, *Int Endod J* 17:67–72, 1984.
27. Behrend GD, Cutler CW, Gutmann JL: An in-vitro study of smear layer removal and microbial leakage along root-canal fillings, *Int Endod J* 29:99–107, 1996.
28. Belli S, Ozcan E, Derinbay O, et al: A comparative evaluation of sealing ability of a new, self-etching, dual-curable sealer: hybrid root SEAL (MetaSEAL), *Oral Surg Oral Med Oral Pathol Oral Radiol Endod* 106:e45–e52, 2008.
29. Bergmans L, Moisiadis P, De Munck J, et al: Effect of polymerization shrinkage on the sealing capacity of resin fillers for endodontic use, *J Adhes Dent* 7:321–329, 2005.
30. Berry KA, Loushine RJ, Primack PD, et al: Nickel-titanium versus stainless-steel finger spreaders in curved canals, *J Endod* 24:752–754, 1998.
31. Blaskovic-Subat V, Maricic B, Sutalo J: Asymmetry of the root canal foramen, *Int Endod J* 25:158–164, 1992.
32. Block RM, Lewis RD, Hirsch J, et al: Systemic distribution of N2 paste containing 14C paraformaldehyde following root canal therapy in dogs, *Oral Surg Oral Med Oral Pathol* 50:350–360, 1980.
33. Blum JY, Esber S, Micallef JP: Analysis of forces developed during obturations. Comparison of three gutta-percha techniques, *J Endod* 23:340–345, 1997.
34. Blum JY, Parahy E, Machtou P: Warm vertical compaction sequences in relation to gutta-percha temperature, *J Endod* 23:307–311, 1997.
35. Boiesen J, Brodin P: Neurotoxic effect of two root canal sealers with calcium hydroxide on rat phrenic nerve in vitro, *Endod Dent Traumatol* 7:242–245, 1991.
36. Bolles JA, He J, Svoboda KK, et al: Comparison of Vibringe, EndoActivator, and needle irrigation on sealer penetration in extracted human teeth, *J Endod* 39:708–711, 2013.
37. Bouillaguet S, Wataha JC, Tay FR, et al: Initial in vitro biological response to contemporary endodontic sealers, *J Endod* 32:989–992, 2006.
38. Brady JM, del Rio CE: Corrosion of endodontic silver cones in humans: a scanning electron microscope and X-ray microprobe study, *J Endod* 1:205–210, 1975.
39. Brannstrom M: Smear layer: pathological and treatment considerations, *Oper Dent Suppl* 3:35–42, 1984.
40. Briseno BM, Willershausen B: Root canal sealer cytotoxicity on human gingival fibroblasts. 1. Zinc oxide-eugenol-based sealers, *J Endod* 16:383–386, 1990.
41. Briseno BM, Willershausen B: Root canal sealer cytotoxicity on human gingival fibroblasts: 2. Silicone- and resin-based sealers, *J Endod* 17:537–540, 1991.
42. Briseno BM, Willershausen B: Root canal sealer cytotoxicity with human gingival fibroblasts. III. Calcium hydroxide-based sealers, *J Endod* 18:110–113, 1992.
43. Briseno Marroquin B, Wolter D, Willershausen-Zonnchen B: Dimensional variability of nonstandardized greater taper finger spreaders with matching gutta-percha points, *Int Endod J* 34:23–28, 2001.
44. Brodin P, Roed A, Aars H, et al: Neurotoxic effects of root filling materials on rat phrenic nerve in vitro, *J Dent Res* 61:1020–1023, 1982.
45. Buchanan LS: Continuous wave of condensation technique, *Endod Prac* 1:7–10, 13–6, 18 passim, 1998.
46. Burch JG, Hulen S: The relationship of the apical foramen to the anatomic apex of the tooth root, *Oral Surg Oral Med Oral Pathol* 34:262–268, 1972.
47. Burkovski A, Karl M: Lack of evidence for the necessity of root canal obturation, *Quintessence Int* 2–8, 2018.
48. Bystrom A, Sundqvist G: Bacteriologic evaluation of the efficacy of mechanical root canal instrumentation in endodontic therapy, *Scand J Dent Res* 89:321–328, 1981.
49. Bystrom A, Sundqvist G: The antibacterial action of sodium hypochlorite and EDTA in 60 cases of endodontic therapy, *Int Endod J* 18:35–40, 1985.
50. Cailleteau JG, Mullaney TP: Prevalence of teaching apical patency and various instrumentation and obturation techniques in United States dental schools, *J Endod* 23:394–396, 1997.
51. Calt S, Serper A: Time-dependent effects of EDTA on dentin structures, *J Endod* 28:17–19, 2002.
52. Camargo RV, Silva-Sousa YTC, Rosa R, et al: Evaluation of the physicochemical properties of silicone- and epoxy resin-based root canal sealers, *Braz Oral Res* 31:e72, 2017.
53. Cameron JA: The synergistic relationship between ultrasound and sodium hypochlorite: a scanning electron microscope evaluation, *J Endod* 13:541–545, 1987.
54. Camilleri J, Pitt Ford TR: Mineral trioxide aggregate: a review of the constituents and biological properties of the material, *Int Endod J* 39:747–754, 2006.
55. Camps J, About I: Cytotoxicity testing of endodontic sealers: a new method, *J Endod* 29:583–586, 2003.
56. Card SJ, Sigurdsson A, Orstavik D, et al: The effectiveness of increased apical enlargement in reducing intracanal bacteria, *J Endod* 28:779–783, 2002.
57. Carpenter MT, Sidow SJ, Lindsey KW, et al: Regaining apical patency after obturation with gutta-percha and a sealer containing mineral trioxide aggregate, *J Endod* 40:588–590, 2014.
58. Carratu P, Amato M, Riccitiello F, et al: Evaluation of leakage of bacteria and endotoxins in teeth treated endodontically by two different techniques, *J Endod* 28:272–275, 2002.
59. Chailertvanitkul P, Saunders WP, MacKenzie D: The effect of smear layer on microbial coronal leakage of gutta-percha root fillings, *Int Endod J* 29:242–248, 1996.
60. Chailertvanitkul P, Saunders WP, Saunders EM, et al: An evaluation of microbial coronal leakage in the restored pulp chamber of root-canal treated multirooted teeth, *Int Endod J* 30:318–322, 1997.
61. Chang SW, Lee SY, Kang SK, et al: In vitro biocompatibility, inflammatory response, and osteogenic potential of 4 root canal sealers: Sealapex, Sankin apatite root sealer, MTA Fillapex, and iRoot SP root canal sealer, *J Endod* 40:1642–1648, 2014.
62. Chugal NM, Clive JM, Spangberg LS: Endodontic treatment outcome: effect of the permanent restoration, *Oral Surg Oral Med Oral Pathol Oral Radiol Endod* 104:576–582, 2007.
63. Cobankara FK, Altinoz HC, Ergani O, et al: In vitro antibacterial activities of root-canal sealers by using two different methods, *J Endod* 30:57–60, 2004.
64. Cohler CM, Newton CW, Patterson SS, et al: Studies of Sargenti's technique of endodontic treatment: short-term response in monkeys, *J Endod* 6:473–478, 1980.
65. Collado-Gonzalez M, Tomas-Catala CJ, Onate-Sanchez RE, et al: Cytotoxicity of GuttaFlow Bioseal, GuttaFlow2, MTA Fillapex, and AH plus on human periodontal ligament stem cells, *J Endod* 43:816–822, 2017.
66. Cotton TP, Schindler WG, Schwartz SA, et al: A retrospective study comparing clinical outcomes after obturation with Resilon/Epiphany or Gutta-Percha/Kerr sealer, *J Endod* 34:789–797, 2008.
67. Cruz-Filho AM, Sousa-Neto MD, Savioli RN, et al: Effect of chelating solutions on the microhardness of root canal lumen dentin, *J Endod* 37:358–362, 2011.
68. Cuesta A, Zea-Garcia JD, Londono-Zuluaga D, et al: Multiscale understanding of tricalcium silicate hydration reactions, *Sci Rep* 8:8544, 2018.
69. Cunningham WT, Martin H: A scanning electron microscope evaluation of root canal debridement with the endosonic ultrasonic synergistic system, *Oral Surg Oral Med Oral Pathol* 53:527–531, 1982.
70. Dai L, Khechen K, Khan S, et al: The effect of QMix, an experimental antibacterial root canal irrigant, on removal of canal wall smear layer and debris, *J Endod* 37:80–84, 2011.
71. Darvell BW, Wu RC: "MTA"—an hydraulic silicate cement: review update and setting reaction, *Dent Mater* 27:407–422, 2011.
72. de Chevigny C, Dao TT, Basrani BR, et al: Treatment outcome in endodontics: the Toronto study—phase 4: initial treatment, *J Endod* 34:258–263, 2008.
73. de Chevigny C, Dao TT, Basrani BR, et al: Treatment outcome in endodontics: the Toronto study—phases 3 and 4: orthograde retreatment, *J Endod* 34:131–137, 2008.
74. De Deus GA, Gurgel-Filho ED, Maniglia-Ferreira C, et al: The influence of filling technique on depth of tubule penetration by root canal sealer: a study using light microscopy and digital image processing, *Aust Endod J* 30:23–28, 2004.
75. de Lucena JM, Decker EM, Walter C, et al: Antimicrobial effectiveness of intracanal medicaments on Enterococcus faecalis: chlorhexidine versus octenidine, *Int Endod J* 46:53–61, 2013.
76. de Oliveira NG, de Souza Araujo PR, da Silveira MT, et al: Comparison of the biocompatibility of calcium silicate-based materials to mineral trioxide aggregate: systematic review, *Eur J Dent* 12:317–326, 2018.

77. Delivanis PD, Mattison GD, Mendel RW: The survivability of F43 strain of Streptococcus sanguis in root canals filled with gutta-percha and Procosol cement, *J Endod* 9:407–410, 1983.
78. Desai S, Chandler N: Calcium hydroxide-based root canal sealers: a review, *J Endod* 35:475–480, 2009.
79. Diamond A, Carrel R: The smear layer: a review of restorative progress, *J Pedod* 8:219–226, 1984.
80. Donnermeyer D, Schafer E, Burklein S: Real-time intracanal temperature measurement during different obturation techniques, *J Endod* 44:1832–1836, 2018.
81. Dow PR, Ingle JI: Isotope determination of root canal failure, *Oral Surg Oral Med Oral Pathol* 8:1100–1104, 1955.
82. Drake DR, Wiemann AH, Rivera EM, et al: Bacterial retention in canal walls in vitro: effect of smear layer, *J Endod* 20:78–82, 1994.
83. Dummer PM, Kelly T, Meghji A, et al: An in vitro study of the quality of root fillings in teeth obturated by lateral condensation of gutta-percha or Thermafil obturators, *Int Endod J* 26:99–105, 1993.
84. Dummer PM, Lyle L, Rawle J, et al: A laboratory study of root fillings in teeth obturated by lateral condensation of gutta-percha or Thermafil obturators, *Int Endod J* 27:32–38, 1994.
85. Dummer PM, McGinn JH, Rees DG: The position and topography of the apical canal constriction and apical foramen, *Int Endod J* 17:192–198, 1984.
86. Economides N, Liolios E, Kolokuris I, et al: Long-term evaluation of the influence of smear layer removal on the sealing ability of different sealers, *J Endod* 25:123–125, 1999.
87. El-Meligy OA, Avery DR: Comparison of apexification with mineral trioxide aggregate and calcium hydroxide, *Pediatr Dent* 28:248–253, 2006.
88. Erisen R, Yucel T, Kucukay S: Endomethasone root canal filling material in the mandibular canal. A case report, *Oral Surg Oral Med Oral Pathol* 68:343–345, 1989.
89. Esberard RM, Carnes DL Jr, Del Rio CE: pH changes at the surface of root dentin when using root canal sealers containing calcium hydroxide, *J Endod* 22:399–401, 1996.
90. Estrela C, Couto GS, Bueno MR, et al: Apical foramen position in relation to proximal root surfaces of human permanent teeth determined by using a new cone-beam computed tomographic software, *J Endod* 44:1741–1748, 2018.
91. Evans M, Davies JK, Sundqvist G, et al: Mechanisms involved in the resistance of Enterococcus faecalis to calcium hydroxide, *Int Endod J* 35:221–228, 2002.
92. Farzaneh M, Abitbol S, Friedman S: Treatment outcome in endodontics: the Toronto study. Phases I and II: Orthograde retreatment, *J Endod* 30:627–633, 2004.
93. Farzaneh M, Abitbol S, Lawrence HP, et al: Treatment outcome in endodontics-the Toronto study. Phase II: initial treatment, *J Endod* 30:302–309, 2004.
94. Felippe WT, Ruschel MF, Felippe GS, et al: SEM evaluation of the apical external root surface of teeth with chronic periapical lesion, *Aust Endod J* 35:153–157, 2009.
95. Fransen JN, He J, Glickman GN, et al: Comparative assessment of ActiV GP/glass ionomer sealer, Resilon/Epiphany, and gutta-percha/AH plus obturation: a bacterial leakage study, *J Endod* 34:725–727, 2008.
96. Friedman CE, Sandrik JL, Heuer MA, et al: Composition and physical properties of gutta-percha endodontic filling materials, *J Endod* 3:304–308, 1977.
97. Friedman S, Abitbol S, Lawrence HP: Treatment outcome in endodontics: the Toronto study. Phase 1: initial treatment, *J Endod* 29:787–793, 2003.
98. Friedman S, Lost C, Zarrabian M, et al: Evaluation of success and failure after endodontic therapy using a glass ionomer cement sealer, *J Endod* 21:384–390, 1995.
99. Gencoglu N, Samani S, Gunday M: Dentinal wall adaptation of thermoplasticized gutta-percha in the absence or presence of smear layer: a scanning electron microscopic study, *J Endod* 19:558–562, 1993.
100. Gettleman BH, Messer HH, ElDeeb ME: Adhesion of sealer cements to dentin with and without the smear layer, *J Endod* 17:15–20, 1991.
101. Gharai SR, Thorpe JR, Strother JM, et al: Comparison of generated forces and apical microleakage using nickel-titanium and stainless steel finger spreaders in curved canals, *J Endod* 31:198–200, 2005.
102. Ghoneim AG, Lutfy RA, Sabet NE, et al: Resistance to fracture of roots obturated with novel canal-filling systems, *J Endod* 37:1590–1592, 2011.
103. Gilhooly RM, Hayes SJ, Bryant ST, et al: Comparison of lateral condensation and thermomechanically compacted warm alpha-phase gutta-percha with a single cone for obturating curved root canals, *Oral Surg Oral Med Oral Pathol Oral Radiol Endod* 91:89–94, 2001.
104. Gillen BM, Looney SW, Gu LS, et al: Impact of the quality of coronal restoration versus the quality of root canal fillings on success of root canal treatment: a systematic review and meta-analysis, *J Endod* 37:895–902, 2011.
105. Givol N, Rosen E, Bjorndal L, et al: Medico-legal aspects of altered sensation following endodontic treatment: a retrospective case series, *Oral Surg Oral Med Oral Pathol Oral Radiol Endod* 112:126–131, 2011.
106. Goldberg F, Gurfinkel J, Spielberg C: Microscopic study of standardized gutta-percha points, *Oral Surg Oral Med Oral Pathol* 47:275–276, 1979.
107. Gomes-Filho JE, Watanabe S, Bernabe PF, et al: A mineral trioxide aggregate sealer stimulated mineralization, *J Endod* 35:256–260, 2009.
108. Goodman A, Schilder H, Aldrich W: The thermomechanical properties of gutta-percha. II. The history and molecular chemistry of gutta-percha, *Oral Surg Oral Med Oral Pathol* 37:954–961, 1974.
109. Goodman A, Schilder H, Aldrich W: The thermomechanical properties of gutta-percha. Part IV. A thermal profile of the warm gutta-percha packing procedure, *Oral Surg Oral Med Oral Pathol* 51:544–551, 1981.
110. Grossman: *Endodontics*, ed 11, Philadelphia, 1988, Lea & Febiger.
111. Grossman LI: An improved root canal cement, *J Am Dent Assoc* 56:381–385, 1958.
112. Guignes P, Faure J, Maurette A: Relationship between endodontic preparations and human dentin permeability measured in situ, *J Endod* 22:60–67, 1996.
113. Gutierrez JH, Aguayo P: Apical foraminal openings in human teeth. Number and location, *Oral Surg Oral Med Oral Pathol Oral Radiol Endod* 79:769–777, 1995.
114. Gutierrez JH, Brizuela C, Villota E: Human teeth with periapical pathosis after overinstrumentation and overfilling of the root canals: a scanning electron microscopic study, *Int Endod J* 32:40–48, 1999.
115. Gutmann JL: Adaptation of injected thermoplasticized gutta-percha in the absence of the dentinal smear layer, *Int Endod J* 26:87–92, 1993.
116. Haapasalo HK, Siren EK, Waltimo TM, et al: Inactivation of local root canal medicaments by dentine: an in vitro study, *Int Endod J* 33:126–131, 2000.
117. Hale R, Gatti R, Glickman GN, et al: Comparative analysis of carrier-based obturation and lateral compaction: a retrospective clinical outcomes study, *Int J Dent* 2012:954675, 2012.
118. Hall MC, Clement DJ, Dove SB, et al: A comparison of sealer placement techniques in curved canals, *J Endod* 22:638–642, 1996.
119. Hansrani V: Assessing root canal fillings on a radiograph—an overview, *Br Dent J* 219:481–483, 2015.
120. Hauman CH, Love RM: Biocompatibility of dental materials used in contemporary endodontic therapy: a review. Part 2. Root-canal-filling materials, *Int Endod J* 36:147–160, 2003.
121. Haznedaroglu F, Ersev H: Tetracycline HCl solution as a root canal irrigant, *J Endod* 27:738–740, 2001.
122. Heard F, Walton RE: Scanning electron microscope study comparing four root canal preparation techniques in small curved canals, *Int Endod J* 30:323–331, 1997.
123. Heling I, Chandler NP: The antimicrobial effect within dentinal tubules of four root canal sealers, *J Endod* 22:257–259, 1996.
124. Heling I, Gorfil C, Slutzky H, et al: Endodontic failure caused by inadequate restorative procedures: review and treatment recommendations, *J Prosthet Dent* 87:674–678, 2002.
125. Herrera DR, Santos ZT, Tay LY, et al: Efficacy of different final irrigant activation protocols on smear layer removal by EDTA and citric acid, *Microsc Res Tech* 76:364–369, 2013.
126. Hess D, Solomon E, Spears R, et al: Retreatability of a bioceramic root canal sealing material, *J Endod* 37:1547–1549, 2011.
127. Holden DT, Schwartz SA, Kirkpatrick TC, et al: Clinical outcomes of artificial root-end barriers with mineral trioxide aggregate in teeth with immature apices, *J Endod* 34:812–817, 2008.

128. Holland GR: Periapical response to apical plugs of dentin and calcium hydroxide in ferret canines, *J Endod* 10:71-74, 1984.
129. Hottel TL, el-Refai NY, Jones JJ: A comparison of the effects of three chelating agents on the root canals of extracted human teeth, *J Endod* 25:716-717, 1999.
130. Hugh CL, Walton RE, Facer SR: Evaluation of intracanal sealer distribution with 5 different obturation techniques, *Quintessence Int* 36:721-429, 2005.
131. Hulsmann M, Heckendorff M, Lennon A: Chelating agents in root canal treatment: mode of action and indications for their use, *Int Endod J* 36:810-830, 2003.
132. Iqbal MK, Johansson AA, Akeel RF, et al: A retrospective analysis of factors associated with the periapical status of restored, endodontically treated teeth, *Int J Prosthodont* 16:31-38, 2003.
133. Iqbal MK, Ku J: Instrumentation and obturation of the apical third of root canals: addressing the forgotten dimension, *Compend Contin Educ Dent* 28:314-320; quiz 21, 32, 2007.
134. Jafari F, Jafari S: Importance and methodologies of endodontic microleakage studies: A systematic review, *J Clin Exp Dent* 9:e812-e819, 2017.
135. Jafari F, Jafari S, Etesamnia P: Genotoxicity, bioactivity and clinical properties of calcium silicate based sealers: a literature review, *Iran Endod J* 12:407-413, 2017.
136. Jasper: Adaptation and tolerance of silver point canal filling, *J Dent Res* 4:355, 1941.
137. Jenkins S, Kulild J, Williams K, et al: Sealing ability of three materials in the orifice of root canal systems obturated with gutta-percha, *J Endod* 32:225-227, 2006.
138. Johnson BT, Bond MS: Leakage associated with single or multiple increment backfill with the Obtura II gutta-percha system, *J Endod* 25:613-614, 1999.
139. Johnson WT, Zakariasen KL: Spectrophotometric analysis of microleakage in the fine curved canals found in the mesial roots of mandibular molars, *Oral Surg Oral Med Oral Pathol* 56:305-309, 1983.
140. Jung S, Sielker S, Hanisch MR, et al: Cytotoxic effects of four different root canal sealers on human osteoblasts, *PLoS One* 13:e0194467, 2018.
141. Kakehashi S, Stanley HR, Fitzgerald RJ: The effects of surgical exposures of dental pulps in germ-free and conventional laboratory rats, *Oral Surg Oral Med Oral Pathol* 20:340-349, 1965.
142. Kaur A, Shah N, Logani A, et al: Biotoxicity of commonly used root canal sealers: A meta-analysis, *J Conserv Dent* 18:83-88, 2015.
143. Kazemi RB, Safavi KE, Spangberg LS: Dimensional changes of endodontic sealers, *Oral Surg Oral Med Oral Pathol* 76:766-771, 1993.
144. Keinan D, Moshonov J, Smidt A: Is endodontic re-treatment mandatory for every relatively old temporary restoration? A narrative review, *J Am Dent Assoc* 142:391-396, 2011.
145. Kerezoudis NP, Valavanis D, Prountzos F: A method of adapting gutta-percha master cones for obturation of open apex cases using heat, *Int Endod J* 32:53-60, 1999.
146. Kersten HW, Wesselink PR, Thoden van Velzen SK: The diagnostic reliability of the buccal radiograph after root canal filling, *Int Endod J* 20:20-24, 1987.
147. Kim YK, Grandini S, Ames JM, et al: Critical review on methacrylate resin-based root canal sealers, *J Endod* 36:383-399, 2010.
148. Kleier DJ, Averbach RE: Painful dysesthesia of the inferior alveolar nerve following use of a paraformaldehyde-containing root canal sealer, *Endod Dent Traumatol* 4:46-48, 1988.
149. Koch MJ: Formaldehyde release from root-canal sealers: influence of method, *Int Endod J* 32:10-16, 1999.
150. Kok D, Rosa RA, Barreto MS, et al: Penetrability of AH plus and MTA fillapex after endodontic treatment and retreatment: a confocal laser scanning microscopy study, *Microsc Res Tech* 77:467-471, 2014.
151. Krastl G, Allgayer N, Lenherr P, et al: Tooth discoloration induced by endodontic materials: a literature review, *Dent Traumatol* 29:2-7, 2013.
152. Kuci A, Alacam T, Yavas O, et al: Sealer penetration into dentinal tubules in the presence or absence of smear layer: a confocal laser scanning microscopic study, *J Endod* 40:1627-1631, 2014.
153. Kuttler Y: Microscopic investigation of root apexes, *J Am Dent Assoc* 50:544-552, 1955.
154. Kytridou V, Gutmann JL, Nunn MH: Adaptation and sealability of two contemporary obturation techniques in the absence of the dentinal smear layer, *Int Endod J* 32:464-474, 1999.
155. Langeland K: Root canal sealants and pastes, *Dent Clin North Am* 18:309-327, 1974.
156. Langeland K, Olsson B, Pascon EA: Biological evaluation of Hydron, *J Endod* 7:196-204, 1981.
157. Law A, Messer H: An evidence-based analysis of the antibacterial effectiveness of intracanal medicaments, *J Endod* 30:689-694, 2004.
158. Lawson MS, Loushine B, Mai S, et al: Resistance of a 4-META-containing, methacrylate-based sealer to dislocation in root canals, *J Endod* 34:833-837, 2008.
159. Lee DK, Kee T, Liang Z, et al: Clinical validation of a nanodiamond-embedded thermoplastic biomaterial, *Proc Natl Acad Sci U S A* 114:E9445-E9454, 2017.
160. Lee DK, Kim SV, Limansubroto AN, et al: Nanodiamond-gutta percha composite biomaterials for root canal therapy, *ACS Nano* 9:11490-11501, 2015.
161. Lee FS, Van Cura JE, BeGole E: A comparison of root surface temperatures using different obturation heat sources, *J Endod* 24:617-620, 1998.
162. Leonard JE, Gutmann JL, Guo IY: Apical and coronal seal of roots obturated with a dentine bonding agent and resin, *Int Endod J* 29:76-83, 1996.
163. Leonardo MR, Bezerra da Silva LA, Filho MT, et al: Release of formaldehyde by 4 endodontic sealers, *Oral Surg Oral Med Oral Pathol Oral Radiol Endod* 88:221-225, 1999.
164. Lertchirakarn V, Palamara JE, Messer HH: Patterns of vertical root fracture: factors affecting stress distribution in the root canal, *J Endod* 29:523-528, 2003.
165. Levitan ME, Himel VT, Luckey JB: The effect of insertion rates on fill length and adaptation of a thermoplasticized gutta-percha technique, *J Endod* 29:505-508, 2003.
166. Lim ES, Park YB, Kwon YS, et al: Physical properties and biocompatibility of an injectable calcium-silicate-based root canal sealer: in vitro and in vivo study, *BMC Oral Health* 15:129, 2015.
167. Lim TS, Wee TY, Choi MY, et al: Light and scanning electron microscopic evaluation of Glyde File Prep in smear layer removal, *Int Endod J* 36:336-343, 2003.
168. Loushine BA, Bryan TE, Looney SW, et al: Setting properties and cytotoxicity evaluation of a premixed bioceramic root canal sealer, *J Endod* 37:673-677, 2011.
169. Lynch CD, Burke FM, Ni Riordain R, et al: The influence of coronal restoration type on the survival of endodontically treated teeth, *Eur J Prosthodont Restor Dent* 12:171-176, 2004.
170. Mader CL, Baumgartner JC, Peters DD: Scanning electron microscopic investigation of the smeared layer on root canal walls, *J Endod* 10:477-483, 1984.
171. Mai S, Kim YK, Arola DD, et al: Differential aggressiveness of ethylenediamine tetraacetic acid in causing canal wall erosion in the presence of sodium hypochlorite, *J Dent* 38:201-206, 2010.
172. Malkhassian G, Manzur AJ, Legner M, et al: Antibacterial efficacy of MTAD final rinse and two percent chlorhexidine gel medication in teeth with apical periodontitis: a randomized double-blinded clinical trial, *J Endod* 35:1483-1490, 2009.
173. Malueg LA, Wilcox LR, Johnson W: Examination of external apical root resorption with scanning electron microscopy, *Oral Surg Oral Med Oral Pathol Oral Radiol Endod* 82:89-93, 1996.
174. Mandal P, Zhao J, Sah SK, et al: In vitro cytotoxicity of guttaflow 2 on human gingival fibroblasts, *J Endod* 40:1156-1159, 2014.
175. Manfredi M, Figini L, Gagliani M, et al: Single versus multiple visits for endodontic treatment of permanent teeth, *Cochrane Database Syst Rev* 12:Cd005296, 2016.
176. Manzur A, Gonzalez AM, Pozos A, et al: Bacterial quantification in teeth with apical periodontitis related to instrumentation and different intracanal medications: a randomized clinical trial, *J Endod* 33:114-118, 2007.
177. Marquis VL, Dao T, Farzaneh M, et al: Treatment outcome in endodontics: the Toronto Study. Phase III: initial treatment, *J Endod* 32:299-306, 2006.
178. McComb D, Smith DC: A preliminary scanning electron microscopic study of root canals after endodontic procedures, *J Endod* 1:238-242, 1975.
179. Mendes AT, Silva PBD, So BB, et al: Evaluation of physicochemical properties of new calcium silicate-based sealer, *Braz Dent J* 29:536-540, 2018.
180. Mente J, Werner S, Koch MJ, et al: In vitro leakage associated with three root-filling techniques in large and extremely large root canals, *J Endod* 33:306-309, 2007.

181. Mergoni G, Percudani D, Lodi G, et al: Prevalence of Candida species in endodontic infections: systematic review and meta-analysis, *J Endod* 44:1616–1625.e9, 2018.
182. Messing JJ: An investigation of the sealing properties of some root filling materials, *J Br Endod Soc* 4:18–22, 1970.
183. Mjor IA, Smith MR, Ferrari M, et al: The structure of dentine in the apical region of human teeth, *Int Endod J* 34:346–353, 2001.
184. Mohammadi Z, Dummer PM: Properties and applications of calcium hydroxide in endodontics and dental traumatology, *Int Endod J* 44:697–730, 2011.
185. Molander A, Warfvinge J, Reit C, et al: Clinical and radiographic evaluation of one- and two-visit endodontic treatment of asymptomatic necrotic teeth with apical periodontitis: a randomized clinical trial, *J Endod* 33:1145–1148, 2007.
186. Moller AJ, Fabricius L, Dahlen G, et al: Influence on periapical tissues of indigenous oral bacteria and necrotic pulp tissue in monkeys, *Scand J Dent Res* 89:475–484, 1981.
187. Moshonov J, Trope M, Friedman S: Retreatment efficacy 3 months after obturation using glass ionomer cement, zinc oxide-eugenol, and epoxy resin sealers, *J Endod* 20:90–92, 1994.
188. Nagas E, Uyanik MO, Eymirli A, et al: Dentin moisture conditions affect the adhesion of root canal sealers, *J Endod* 38:240–244, 2012.
189. Nair PN: Abusing technology? Culture-difficult microbes and microbial remnants, *Oral Surg Oral Med Oral Pathol Oral Radiol Endod* 104:569–570, 2007.
190. Nair PN, Henry S, Cano V, et al: Microbial status of apical root canal system of human mandibular first molars with primary apical periodontitis after "one-visit" endodontic treatment, *Oral Surg Oral Med Oral Pathol Oral Radiol Endod* 99:231–252, 2005.
191. Naito T: Better success rate for root canal therapy when treatment includes obturation short of the apex, *Evid Based Dent* 6:45, 2005.
192. Neelakantan P, Grotra D, Sharma S: Retreatability of 2 mineral trioxide aggregate-based root canal sealers: a cone-beam computed tomography analysis, *J Endod* 39:893–896, 2013.
193. Newton CW, Patterson SS, Kafrawy AH: Studies of Sargenti's technique of endodontic treatment: six-month and one-year responses, *J Endod* 6:509–517, 1980.
194. Ng YL, Mann V, Gulabivala K: A prospective study of the factors affecting outcomes of non-surgical root canal treatment: part 2: tooth survival, *Int Endod J* 44:610–625, 2011.
195. Ng YL, Mann V, Rahbaran S, et al: Outcome of primary root canal treatment: systematic review of the literature - part 1. Effects of study characteristics on probability of success, *Int Endod J* 40:921–939, 2007.
196. Ng YL, Mann V, Rahbaran S, et al: Outcome of primary root canal treatment: systematic review of the literature — Part 2. Influence of clinical factors, *Int Endod J* 41:6–31, 2008.
197. Nino-Barrera JL, Gamboa-Martinez LF, Laserna-Zuluaga H, et al: Factors associated to apical overfilling after a thermoplastic obturation technique - Calamus(R) or Guttacore(R): a randomized clinical experiment, *Acta Odontol Latinoam* 31:45–52, 2018.
198. Niu LN, Jiao K, Wang TD, et al: A review of the bioactivity of hydraulic calcium silicate cements, *J Dent* 42:517–533, 2014.
199. Nygaard-Østby: Chelation in root canal cleansing and widening of root canals, *Odontol Tidskr* 65:3, 1957.
200. O'Neill KJ, Pitts DL, Harrington GW: Evaluation of the apical seal produced by the McSpadden compactor and the lateral condensation with a chloroform-softened primary cone, *J Endod* 9:190–197, 1983.
201. Oksan T, Aktener BO, Sen BH, et al: The penetration of root canal sealers into dentinal tubules. A scanning electron microscopic study, *Int Endod J* 26:301–305, 1993.
202. Onay EO, Ungor M, Unver S, et al: An in vitro evaluation of the apical sealing ability of new polymeric endodontic filling systems, *Oral Surg Oral Med Oral Pathol Oral Radiol Endod* 108:e49-e54, 2009.
203. Ordinola-Zapata R, Bramante CM, Minotti PG, et al: Antimicrobial activity of triantibiotic paste, 2% chlorhexidine gel, and calcium hydroxide on an intraoral-infected dentin biofilm model, *J Endod* 39:115–118, 2013.
204. Orstavik D, Haapasalo M: Disinfection by endodontic irrigants and dressings of experimentally infected dentinal tubules, *Endod Dent Traumatol* 6:142–149, 1990.
205. Orstavik D, Nordahl I, Tibballs JE: Dimensional change following setting of root canal sealer materials, *Dent Mater* 17:512–519, 2001.
206. Osiri S, Banomyong D, Sattabanasuk V, et al: Root reinforcement after obturation with calcium silicate-based sealer and modified Gutta-percha cone, *J Endod* 44:1843–1848, 2018.
207. Oswald RJ, Cohn SA: Systemic distribution of lead from root canal fillings, *J Endod* 1:59–63, 1975.
208. Oswald RJ, Friedman CE: Periapical response to dentin filings. A pilot study, *Oral Surg Oral Med Oral Pathol* 49:344–355, 1980.
209. Ozkurt-Kayahan Z, Barut G, Ulusoy Z, et al: Influence of post space preparation on the apical leakage of calamus, single-cone and cold lateral condensation obturation techniques: a computerized fluid filtration study, *J Prosthodont*, 2017.
210. Ozok AR, van der Sluis LW, Wu MK, et al: Sealing ability of a new polydimethylsiloxane-based root canal filling material, *J Endod* 34:204–207, 2008.
211. Pallares A, Faus V, Glickman GN: The adaptation of mechanically softened gutta-percha to the canal walls in the presence or absence of smear layer: a scanning electron microscopic study, *Int Endod J* 28:266–269, 1995.
212. Pameijer CH, Zmener O: Resin materials for root canal obturation, *Dent Clin North Am* 54:325–344, 2010.
213. Paredes-Vieyra J, Enriquez FJ: Success rate of single- versus two-visit root canal treatment of teeth with apical periodontitis: a randomized controlled trial, *J Endod* 38:1164–1169, 2012.
214. Parirokh M, Torabinejad M, Dummer PMH: Mineral trioxide aggregate and other bioactive endodontic cements: an updated overview - part I: vital pulp therapy, *Int Endod J* 51:177–205, 2018.
215. Pashley DH: Smear layer: overview of structure and function, *Proc Finn Dent Soc* 88 Suppl 1:215–224, 1992.
216. Pashley EL, Birdsong NL, Bowman K, et al: Cytotoxic effects of NaOCl on vital tissue, *J Endod* 11:525–528, 1985.
217. Patel S, Dawood A, Whaites E, et al: New dimensions in endodontic imaging: part 1. Conventional and alternative radiographic systems, *Int Endod J* 42:447–462, 2009.
218. Peng L, Ye L, Tan H, et al: Outcome of root canal obturation by warm gutta-percha versus cold lateral condensation: a meta-analysis, *J Endod* 33:106–109, 2007.
219. Perez F, Rochd T, Lodter JP, et al: In vitro study of the penetration of three bacterial strains into root dentine, *Oral Surg Oral Med Oral Pathol* 76:97–103, 1993.
220. Perez Heredia M, Clavero Gonzalez J, Ferrer Luque CM, et al: Apical seal comparison of low-temperature thermoplasticized Gutta-percha technique and lateral condensation with two different master cones, *Med Oral Patol Oral Cir Bucal* 12:E175-E179, 2007.
221. Peters DD: Two-year in vitro solubility evaluation of four Gutta-percha sealer obturation techniques, *J Endod* 12:139–145, 1986.
222. Peters LB, van Winkelhoff AJ, Buijs JF, et al: Effects of instrumentation, irrigation and dressing with calcium hydroxide on infection in pulpless teeth with periapical bone lesions, *Int Endod J* 35:13–21, 2002.
223. Pirani C, Friedman S, Gatto MR, et al: Survival and periapical health after root canal treatment with carrier-based root fillings: five-year retrospective assessment, *Int Endod J* 51 Suppl 3:e178-e188, 2018.
224. Pisano DM, DiFiore PM, McClanahan SB, et al: Intraorifice sealing of gutta-percha obturated root canals to prevent coronal microleakage, *J Endod* 24:659–662, 1998.
225. Piskin B, Aydin B, Sarikanat M: The effect of spreader size on fracture resistance of maxillary incisor roots, *Int Endod J* 41:54–59, 2008.
226. Pradhan DP, Chawla HS, Gauba K, et al: Comparative evaluation of endodontic management of teeth with unformed apices with mineral trioxide aggregate and calcium hydroxide, *J Dent Child (Chic)* 73:79–85, 2006.
227. Qian W, Shen Y, Haapasalo M: Quantitative analysis of the effect of irrigant solution sequences on dentin erosion, *J Endod* 37:1437–1441, 2011.
228. Qu W, Bai W, Liang YH, et al: Influence of warm vertical compaction technique on physical properties of root canal sealers, *J Endod* 42:1829–1833, 2016.
229. Radovic I, Monticelli F, Goracci C, et al: Self-adhesive resin cements: a literature review, *J Adhes Dent* 10:251–258, 2008.
230. Rasimick BJ, Shah RP, Musikant BL, et al: Radiopacity of endodontic materials on film and a digital sensor, *J Endod* 33:1098–1101, 2007.
231. Ricucci D: Apical limit of root canal instrumentation and obturation, part 1. Literature review, *Int Endod J* 31:384–393, 1998.

232. Ricucci D, Bergenholtz G: Bacterial status in root-filled teeth exposed to the oral environment by loss of restoration and fracture or caries—a histobacteriological study of treated cases, *Int Endod J* 36:787–802, 2003.
233. Ricucci D, Grondahl K, Bergenholtz G: Periapical status of root-filled teeth exposed to the oral environment by loss of restoration or caries, *Oral Surg Oral Med Oral Pathol Oral Radiol Endod* 90:354–359, 2000.
234. Ricucci D, Langeland K: Apical limit of root canal instrumentation and obturation, part 2. A histological study, *Int Endod J* 31:394–409, 1998.
235. Ricucci D, Rocas IN, Alves FR, et al: Apically extruded sealers: fate and influence on treatment outcome, *J Endod* 42:243–249, 2016.
236. Ricucci D, Siqueira JF, Jr: Fate of the tissue in lateral canals and apical ramifications in response to pathologic conditions and treatment procedures, *J Endod* 36:1–15, 2010.
237. Rocas IN, Siqueira JF, Jr: Identification of bacteria enduring endodontic treatment procedures by a combined reverse transcriptase-polymerase chain reaction and reverse-capture checkerboard approach, *J Endod* 36:45–52, 2010.
238. Rodriguez-Lozano FJ, Collado-Gonzalez M, Tomás-Catalá CJ, et al: GuttaFlow Bioseal promotes spontaneous differentiation of human periodontal ligament stem cells into cementoblast-like cells, *Dent Mater* 35:114–124, 2019.
239. Sabeti M, Kermani V, Sabeti S, et al: Significance of human cytomegalovirus and Epstein-Barr virus in inducing cytokine expression in periapical lesions, *J Endod* 38:47–50, 2012.
240. Sabeti MA, Nekofar M, Motahhary P, et al: Healing of apical periodontitis after endodontic treatment with and without obturation in dogs, *J Endod* 32:628–633, 2006.
241. Sabins RA, Johnson JD, Hellstein JW: A comparison of the cleaning efficacy of short-term sonic and ultrasonic passive irrigation after hand instrumentation in molar root canals, *J Endod* 29:674–678, 2003.
242. Safavi K, Horsted P, Pascon EA, et al: Biological evaluation of the apical dentin chip plug, *J Endod* 11:18–24, 1985.
243. Safavi KE, Dowden WE, Langeland K: Influence of delayed coronal permanent restoration on endodontic prognosis, *Endod Dent Traumatol* 3:187–191, 1987.
244. Saini HR, Tewari S, Sangwan P, et al: Effect of different apical preparation sizes on outcome of primary endodontic treatment: a randomized controlled trial, *J Endod* 38:1309–1315, 2012.
245. Salles LP, Gomes-Cornelio AL, Guimaraes FC, et al: Mineral trioxide aggregate-based endodontic sealer stimulates hydroxyapatite nucleation in human osteoblast-like cell culture, *J Endod* 38:971–976, 2012.
246. Santoro V, Lozito P, Donno AD, et al: Extrusion of endodontic filling materials: medico-legal aspects. Two cases, *Open Dent J* 3:68–73, 2009.
247. Santos MD, Walker WA 3rd, Carnes DL Jr: Evaluation of apical seal in straight canals after obturation using the Lightspeed sectional method, *J Endod* 25:609–612, 1999.
248. Sargenti A: The Sargenti N-2 method, *Dent Surv* 54:55–58, 1978.
249. Sathorn C, Parashos P, Messer H: Antibacterial efficacy of calcium hydroxide intracanal dressing: a systematic review and meta-analysis, *Int Endod J* 40:2–10, 2007.
250. Sathorn C, Parashos P, Messer HH: How useful is root canal culturing in predicting treatment outcome?, *J Endod* 33:220–225, 2007.
251. Saunders EM: The effect of variation in thermomechanical compaction techniques upon the quality of the apical seal, *Int Endod J* 22:163–168, 1989.
252. Saunders EM: In vivo findings associated with heat generation during thermomechanical compaction of gutta-percha. 2. Histological response to temperature elevation on the external surface of the root, *Int Endod J* 23:268–274, 1990.
253. Scarfe WC, Levin MD, Gane D, et al: Use of cone beam computed tomography in endodontics, *Int J Dent* 2009:634567, 2009.
254. Scelza MF, Teixeira AM, Scelza P: Decalcifying effect of EDTA-T, 10% citric acid, and 17% EDTA on root canal dentin, *Oral Surg Oral Med Oral Pathol Oral Radiol Endod* 95:234–236, 2003.
255. Schaeffer MA, White RR, Walton RE: Determining the optimal obturation length: a meta-analysis of literature, *J Endod* 31:271–274, 2005.
256. Schilder H: Filling root canals in three dimensions, *Dent Clin North Am*:723–744, 1967.
257. Schilder H, Goodman A, Aldrich W: The thermomechanical properties of gutta-percha. Part V. Volume changes in bulk gutta-percha as a function of temperature and its relationship to molecular phase transformation, *Oral Surg Oral Med Oral Pathol* 59:285–296, 1985.
258. Schmidt KJ, Walker TL, Johnson JD, et al: Comparison of nickel-titanium and stainless-steel spreader penetration and accessory cone fit in curved canals, *J Endod* 26:42–44, 2000.
259. Segura JJ, Calvo JR, Guerrero JM, et al: The disodium salt of EDTA inhibits the binding of vasoactive intestinal peptide to macrophage membranes: endodontic implications, *J Endod* 22:337–340, 1996.
260. Seltzer S, Green DB, Weiner N, et al: A scanning electron microscope examination of silver cones removed from endodontically treated teeth, *Oral Surg Oral Med Oral Pathol* 33:589–605, 1972.
261. Sen BH, Piskin B, Demirci T: Observation of bacteria and fungi in infected root canals and dentinal tubules by SEM, *Endod Dent Traumatol* 11:6–9, 1995.
262. Sen BH, Wesselink PR, Turkun M: The smear layer: a phenomenon in root canal therapy, *Int Endod J* 28:141–148, 1995.
263. Serper A, Ucer O, Onur R, et al: Comparative neurotoxic effects of root canal filling materials on rat sciatic nerve, *J Endod* 24:592–594, 1998.
264. Shabahang S, Torabinejad M: Treatment of teeth with open apices using mineral trioxide aggregate, *Pract Periodontics Aesthet Dent* 12:315–320; quiz 22, 2000.
265. Shahravan A, Haghdoost AA, Adl A, et al: Effect of smear layer on sealing ability of canal obturation: a systematic review and meta-analysis, *J Endod* 33:96–105, 2007.
266. Shipper G, Orstavik D, Teixeira FB, et al: An evaluation of microbial leakage in roots filled with a thermoplastic synthetic polymer-based root canal filling material (Resilon), *J Endod* 30:342–347, 2004.
267. Siboni F, Taddei P, Zamparini F, et al: Properties of BioRoot RCS, a tricalcium silicate endodontic sealer modified with povidone and polycarboxylate, *Int Endod J* 50 Suppl 2:e120-e136, 2017.
268. Silva Almeida LH, Moraes RR, Morgental RD, et al: Are premixed calcium silicate-based endodontic sealers comparable to conventional materials? A systematic review of in vitro studies, *J Endod* 43:527–535, 2017.
269. Simon S, Rilliard F, Berdal A, et al: The use of mineral trioxide aggregate in one-visit apexification treatment: a prospective study, *Int Endod J* 40:186–197, 2007.
270. Siqueira JF Jr, da Silva CH, Cerqueira MdD, et al: Effectiveness of four chemical solutions in eliminating Bacillus subtilis spores on gutta-percha cones, *Endod Dent Traumatol* 14:124–126, 1998.
271. Siqueira JF Jr, Guimaraes-Pinto T, Rocas IN: Effects of chemomechanical preparation with 2.5% sodium hypochlorite and intracanal medication with calcium hydroxide on cultivable bacteria in infected root canals, *J Endod* 33:800–805, 2007.
272. Siqueira JF Jr, Paiva SS, Rocas IN: Reduction in the cultivable bacterial populations in infected root canals by a chlorhexidine-based antimicrobial protocol, *J Endod* 33:541–547, 2007.
273. Siqueira JF Jr, Rocas IN: Diversity of endodontic microbiota revisited, *J Dent Res* 88:969–981, 2009.
274. Sjogren U, Figdor D, Persson S, et al: Influence of infection at the time of root filling on the outcome of endodontic treatment of teeth with apical periodontitis, *Int Endod J* 30:297–306, 1997.
275. Sjogren U, Hagglund B, Sundqvist G, et al: Factors affecting the long-term results of endodontic treatment, *J Endod* 16:498–504, 1990.
276. Sonat B, Dalat D, Gunhan O: Periapical tissue reaction to root fillings with Sealapex, *Int Endod J* 23:46–52, 1990.
277. Southard DW, Rooney TP: Effective one-visit therapy for the acute periapical abscess, *J Endod* 10:580–583, 1984.
278. Spangberg LS, Barbosa SV, Lavigne GD: AH 26 releases formaldehyde, *J Endod* 19:596–598, 1993.
279. Stamos DE, Gutmann JL, Gettleman BH: In vivo evaluation of root canal sealer distribution, *J Endod* 21:177–179, 1995.
280. Stevens RW, Strother JM, McClanahan SB: Leakage and sealer penetration in smear-free dentin after a final rinse with 95% ethanol, *J Endod* 32:785–788, 2006.
281. Su Y, Wang C, Ye L: Healing rate and post-obturation pain of single-versus multiple-visit endodontic treatment for infected root canals: a systematic review, *J Endod* 37:125–132, 2011.

282. Swartz DB, Skidmore AE, Griffin JA Jr: Twenty years of endodontic success and failure, *J Endod* 9:198–202, 1983.
283. Sweatman TL, Baumgartner JC, Sakaguchi RL: Radicular temperatures associated with thermoplasticized gutta-percha, *J Endod* 27:512–515, 2001.
284. Tagger M, Tagger E, Kfir A: Release of calcium and hydroxyl ions from set endodontic sealers containing calcium hydroxide, *J Endod* 14:588–591, 1988.
285. Tanomaru-Filho M, Jorge EG, Guerreiro Tanomaru JM, et al: Radiopacity evaluation of new root canal filling materials by digitalization of images, *J Endod* 33:249–251, 2007.
286. Tanomaru Filho M, Leonardo MR, Silva LA, et al: Inflammatory response to different endodontic irrigating solutions, *Int Endod J* 35:735–739, 2002.
287. Tay FR, Loushine RJ, Monticelli F, et al: Effectiveness of resin-coated gutta-percha cones and a dual-cured, hydrophilic methacrylate resin-based sealer in obturating root canals, *J Endod* 31:659–664, 2005.
288. Tay FR, Pashley DH: Monoblocks in root canals: a hypothetical or a tangible goal, *J Endod* 33:391–398, 2007.
289. Taylor JK1, Jeansonne BG, Lemon RR: Coronal leakage: effects of smear layer, obturation technique, and sealer, *J Endod* 23:508–512, 1997.
290. Tewary S, Luzzo J, Hartwell G: Endodontic radiography: who is reading the digital radiograph?, *J Endod* 37:919–921, 2011.
291. Thakur S, Emil J, Paulaian B: Evaluation of mineral trioxide aggregate as root canal sealer: A clinical study, *J Conserv Dent* 16:494–498, 2013.
292. Torabinejad M, Parirokh M, Dummer PMH: Mineral trioxide aggregate and other bioactive endodontic cements: an updated overview - part II: other clinical applications and complications, *Int Endod J* 51:284–317, 2018.
293. Torabinejad M, Ung B, Kettering JD: In vitro bacterial penetration of coronally unsealed endodontically treated teeth, *J Endod* 16:566–569, 1990.
294. Trope M, Chow E, Nissan R: In vitro endotoxin penetration of coronally unsealed endodontically treated teeth, *Endod Dent Traumatol* 11:90–94, 1995.
295. Uranga A, Blum JY, Esber S, et al: A comparative study of four coronal obturation materials in endodontic treatment, *J Endod* 25:178–180, 1999.
296. Urban K, Neuhaus J, Donnermeyer D, et al: Solubility and pH value of 3 different root canal sealers: a long-term investigation, *J Endod* 44:1736–1740, 2018.
297. Vassiliadis L, Liolios E, Kouvas V, et al: Effect of smear layer on coronal microleakage, *Oral Surg Oral Med Oral Pathol Oral Radiol Endod* 82:315–320, 1996.
298. Vera J, Siqueira JF Jr, Ricucci D, et al: One- versus two-visit endodontic treatment of teeth with apical periodontitis: a histobacteriologic study, *J Endod* 38:1040–1052, 2012.
299. Vouzara T, Koulaouzidou E, Ziouti F, et al: Combined and independent cytotoxicity of sodium hypochlorite, ethylenediaminetetraacetic acid and chlorhexidine, *Int Endod J* 49:764–773, 2016.
300. Walker TL, del Rio CE: Histological evaluation of ultrasonic debridement comparing sodium hypochlorite and water, *J Endod* 17:66–71, 1991.
301. Walsh RM, He J, Schweitzer J, et al: Bioactive endodontic materials for everyday use: a review, *Gen Dent* 66:48–51, 2018.
302. Wang CS, Arnold RR, Trope M, et al: Clinical efficiency of 2% chlorhexidine gel in reducing intracanal bacteria, *J Endod* 33:1283–1289, 2007.
303. Weisenseel JA Jr, Hicks ML, Pelleu GB Jr: Calcium hydroxide as an apical barrier, *J Endod* 13:1–5, 1987.
304. Wennberg A, Orstavik D: Adhesion of root canal sealers to bovine dentine and gutta-percha, *Int Endod J* 23:13–19, 1990.
305. White RR, Goldman M, Lin PS: The influence of the smeared layer upon dentinal tubule penetration by plastic filling materials, *J Endod* 10:558–562, 1984.
306. Wiemann AH, Wilcox LR: In vitro evaluation of four methods of sealer placement, *J Endod* 17:444–447, 1991.
307. Wilcox LR, Roskelley C, Sutton T: The relationship of root canal enlargement to finger-spreader induced vertical root fracture, *J Endod* 23:533–534, 1997.
308. Wolcott J, Himel VT, Powell W, et al: Effect of two obturation techniques on the filling of lateral canals and the main canal, *J Endod* 23:632–635, 1997.
309. Wu M, van der Sluis LW, Wesselink PR: A preliminary study of the percentage of gutta-percha-filled area in the apical canal filled with vertically compacted warm gutta-percha, *Int Endod J* 35:527–535, 2002.
310. Wu MK, Fan B, Wesselink PR: Leakage along apical root fillings in curved root canals, Part I: effects of apical transportation on seal of root fillings, *J Endod* 26:210–216, 2000.
311. Wu MK, Kast'akova A, Wesselink PR: Quality of cold and warm gutta-percha fillings in oval canals in mandibular premolars, *Int Endod J* 34:485–491, 2001.
312. Wu MK, Ozok AR, Wesselink PR: Sealer distribution in root canals obturated by three techniques, *Int Endod J* 33:340–345, 2000.
313. Wu MK, Shemesh H, Wesselink PR: Limitations of previously published systematic reviews evaluating the outcome of endodontic treatment, *Int Endod J* 42:656–666, 2009.
314. Wu MK, Wesselink PR: Endodontic leakage studies reconsidered. Part I. Methodology, application and relevance, *Int Endod J* 26:37–43, 1993.
315. Wu MK, Wesselink PR: A primary observation on the preparation and obturation of oval canals, *Int Endod J* 34:137–141, 2001.
316. Yamada RS, Armas A, Goldman M, et al: A scanning electron microscopic comparison of a high volume final flush with several irrigating solutions: Part 3, *J Endod* 9:137–142, 1983.
317. Yeung P, Liewehr FR, Moon PC: A quantitative comparison of the fill density of MTA produced by two placement techniques, *J Endod* 32:456–459, 2006.
318. Youngson CC, Nattress BR, Manogue M, et al: In vitro radiographic representation of the extent of voids within obturated root canals, *Int Endod J* 28:77–81, 1995.
319. Zhang K, Tay FR, Kim YK, et al: The effect of initial irrigation with two different sodium hypochlorite concentrations on the erosion of instrumented radicular dentin, *Dent Mater* 26: 514–523, 2010.
320. Zielinski TM, Baumgartner JC, Marshall JG: An evaluation of Guttaflow and gutta-percha in the filling of lateral grooves and depressions, *J Endod* 34:295–298, 2008.
321. Zmener O, Banegas G: Clinical experience of root canal filling by ultrasonic condensation of gutta-percha, *Endod Dent Traumatol* 15:57–59, 1999.
322. Zmener O, Hilu R, Scavo R: Compatibility between standardized endodontic finger spreaders and accessory gutta-percha cones, *Endod Dent Traumatol* 12:237–239, 1996.
323. Zmener O, Pameijer CH: Clinical and radiographic evaluation of a resin-based root canal sealer: 10-year recall data, *Int J Dent* 2012:763248, 2012.
324. Zmener O, Pameijer CH, Serrano SA, et al: Significance of moist root canal dentin with the use of methacrylate-based endodontic sealers: an in vitro coronal dye leakage study, *J Endod* 34:76–79, 2008.
325. Zogheib C, Naaman A, Sigurdsson A, et al: Comparative micro-computed tomographic evaluation of two carrier-based obturation systems, *Clin Oral Investig* 17:1879–1883, 2013.

10 Retratamento Não Cirúrgico

Robert S Roda, Bradley H Gettleman e Scott C Johnson

Resumo do Capítulo

Etiologia da doença pós-tratamento, 337
Diagnóstico da doença pós-tratamento, 339
Planejamento do tratamento, 344
Retratamento endodôntico não cirúrgico, 348
 Preparo da cavidade de acesso coronário, 348
 Remoção de pinos, 350
 Recuperando o acesso à área apical, 360
Remoção instrumentos fraturados, 376
Geração de calor durante os procedimentos de retratamento, 385
Lidar com obstruções radiculares, 385
Finalizando o retratamento, 388
Reparo de perfurações, 388
Prognóstico do retratamento, 394
Conclusão, 396

O tratamento não cirúrgico do canal radicular tem se tornado um procedimento de rotina na odontologia moderna. Avanços técnicos e científicos na endodontia resultaram na preservação de milhões de dentes que de outra forma seriam perdidos. Mesmo que os avanços nos procedimentos cirúrgicos e protéticos tenham tornado a substituição dentária menos onerosa que no passado, é universalmente aceito que um dente natural com um bom prognóstico seja uma escolha superior à perda e à substituição.

Infelizmente, nem todos os tratamentos possuem um ótimo resultado a longo prazo. Considerando o grande número de tratamentos realizados, a pequena porcentagem de resultados malsucedidos se traduz em um grande número de pacientes necessitando de reintervenções. Cirurgiões-dentistas devem ser capazes de diagnosticar o problema endodôntico persistente ou restabelecido e as opções de tratamento disponíveis. Se desejarem tratar esses dentes, eles devem possuir os instrumentos apropriados, bem como ser capazes de realizar essas técnicas especializadas em alto nível (Figura 10.1).

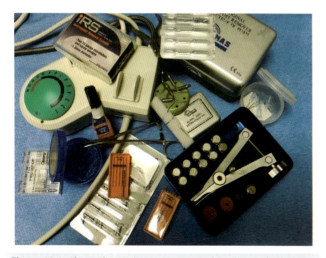

Figura 10.1 Alguns dos equipamentos necessários para realizar o retratamento em alto nível.

Além disso, os clínicos sempre devem ter uma análise racional cientificamente sólida e baseada em evidências para cada decisão de tratamento que é feita, para que possam atender melhor os pacientes que confiam em seus cuidados. O propósito deste capítulo é fornecer informações para permitir ao leitor ampliar a probabilidade de sucesso no tratamento da doença endodôntica persistente.

Etiologia da doença pós-tratamento

No passado, resultados indesejáveis da terapia endodôntica foram descritos como fracassos. Os clínicos citavam as taxas de insucessos baseados em publicações de estudos de sucesso/fracasso. Utilizar as palavras *sucesso* e *fracasso* pode ser um resquício de um tempo em que os dentistas sentiam que precisavam se parabenizar em seus sucessos e se culpar por seus fracassos nas suas tentativas de tratamento. Esse processo de pensamento não reflete a realidade e pode ser potencialmente destrutivo. Existem muitas situações nas quais os tratamentos realizados em seu nível mais elevado de competência clínica apresentam um resultado indesejável, assim como existem outras situações nas quais um procedimento é realizado muito abaixo de um padrão aceito cientificamente e, mesmo assim, resulta em um sucesso a longo prazo.[232] Devemos começar a separar a ciência do emocional e do ego, e essa separação deve começar com a nomenclatura. Friedman relatou que "a maioria dos pacientes relaciona o conceito de doença-tratamento-cura, ao passo que, quando há fracasso, independentemente de ser um termo negativo e relativo, não implica a necessidade de buscar tratamento."[73] Ele sugeriu a utilização do termo *doença pós-tratamento* para descrever os casos que anteriormente seriam referidos como insucessos. Esse será o termo utilizado no restante deste capítulo para descrever as doenças endodônticas persistentes ou restabelecidas.

Aproximadamente 22.3 milhões de procedimentos endodônticos foram realizados em 2006[59] e, com taxas de sucesso variando entre 86 e 98%,[74,75] está provado ser uma opção de tratamento muito confiável. Por outro lado, a incidência da doença pós-tratamento, embora pequena, traduz-se em um grande número de casos em que o retratamento é necessário. Ao encarar tal situação, o clínico deve determinar a etiologia da patologia persistente e consequentemente criar a estratégia correta para o tratamento.

Existem muitas causas para o "fracasso" da terapia endodôntica, que têm sido descritas na literatura (Figura 10.2). Isso inclui iatrogenias, como a má realização da cavidade de acesso, canais sem tratamento (principal e acessório),[298] canais que não são limpos e obturados adequadamente,[43,125] complicações durante a etapa de instrumentação (degraus, perfurações, ou instrumentos fraturados)[259] e sobreobturações.[183] Infiltrações coronárias[145,162,224,264,278] também são responsáveis pela doença pós-tratamento, assim como a infecção intracanal e extracanal persistente[185,205,244,260] e os cistos radiculares.[181] Essas etiologias podem ser óbvias no momento do diagnóstico do dente com tratamento de canal radicular ou elas podem permanecer incertas até a finalização da terapia bem-sucedida. Ocasionalmente, a causa da doença pós-tratamento pode levar anos para se tornar perceptível ou pode, enfim, nunca ser reconhecida. Os fatores causadores mais importantes para o clínico, entretanto, são aqueles relacionados ao planejamento do tratamento e a determinação do prognóstico. Para realizar um plano de tratamento eficaz, o clínico deve separar os fatores etiológicos em quatro grupos[259] (Figura 10.3):

1. Microrganismos intrarradiculares persistentes ou infiltrados
2. Infecção extrarradicular
3. Reação a corpo estranho
4. Cistos verdadeiros.

1. *Microrganismos intrarradiculares persistentes ou reintroduzidos.* Quando o espaço intrarradicular e os túbulos dentinários estão contaminados com microrganismos ou seus subprodutos – e se esses patógenos estão em contato com os tecidos periapicais –, a periodontite apical se estabelece. Conforme citado anteriormente, a limpeza, a modelagem, a obturação e a restauração final inadequadas de dentes com problemas endodônticos podem levar à doença pós-tratamento. Se o tratamento endodôntico inicial não torna o espaço do canal livre de bactérias, se a obturação não sepulta adequadamente aquelas que restaram ou se é permitida a infiltração

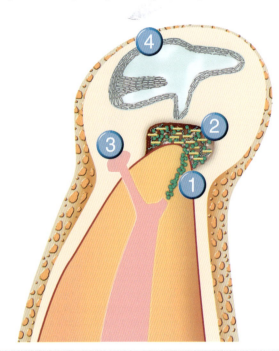

Figura 10.3 As causas da doença pós-tratamento. **1.** Microrganismos intrarradiculares. **2.** Infecção extrarradicular. **3.** Reação a corpo estranho. **4.** Cistos verdadeiros. (Redesenhada com a permissão dos editores Sundqvist G, Figdor D. Em Orstavik D, Pitt-Ford TR: Essential Endodontology, Londres, 1998, Blackwell Science, p. 260. Cortesia de Dentsply Endodontics.)

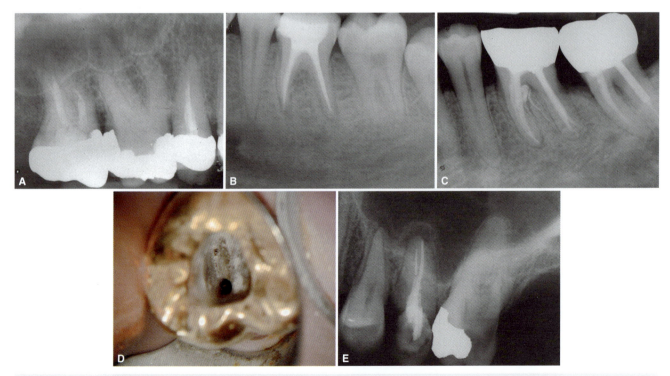

Figura 10.2 Apresentações clínicas de doença pós-tratamento. **A.** Canais que estão mal limpos, modelados e obturados. **B.** Canal mesial com transposição apical, desvio e perfuração zip. **C.** Perfuração em linha reta da raiz mesial. **D.** Canal MV2 não diagnosticado no molar superior. **E.** Suspeita de infiltração coronária de bactérias e uma lima fraturada.

de novos microrganismos ao espaço do canal limpo e selado, então a doença pós-tratamento pode ocorrer – e, geralmente, ocorre. De fato, tem-se afirmado que microrganismos persistentes ou infiltrados são a principal causa de doença pós-tratamento.[182] Muitas complicações iatrogênicas dos tratamentos, como a criação de um degrau ou a fratura de um instrumento, resultam na persistência da bactéria no sistema de canais radiculares. Não é a complicação por si, entretanto, que resulta na permanência da doença; em vez disso, é a incapacidade de remover ou sepultar os microrganismos presentes que cria o estado patológico. Enquanto os canais radiculares infectados de dentes não tratados endodonticamente geralmente contêm uma flora polimicrobiana – predominantemente anaeróbica –,[258] culturas de dentes com tratamentos endodônticos infectados produzem poucas ou uma única espécie. A flora infectante é predominantemente gram-positiva, não anaeróbica – e a espécie comumente isolada é *Enterococcus faecalis*,[80,206] que tem se apresentado resistente aos procedimentos normais de desinfecção.[21,37] Um estudo recente, entretanto, sugeriu uma maior diversidade na microflora de dentes obturados, infectados, daquela que tinha sido detectada antes e pode mostrar uma correlação entre um aumento na diversidade e características clínicas específicas.[219] Curiosamente, se o tratamento endodôntico prévio é feito tão precariamente que não há material obturador na metade apical do canal radicular, sua flora é mais típica de uma polpa infectada necrótica não tratada que aquela de um tratamento de canal fracassado".[259] Embora a doença pós-tratamento tenha como principal causadora a bactéria presente no sistema de canais radiculares, alguns fungos, especialmente *Candida albicans*, são frequentemente encontrados em infecções endodônticas persistentes e podem ser responsáveis pela lesão recalcitrante.[242]

2. *Infecção extrarradicular.* Ocasionalmente as células bacterianas podem invadir os tecidos perirradiculares, quer pela propagação direta da infecção do espaço do canal radicular por meio das bolsas periodontais contaminadas, que se comunicam com a região apical,[240] pela extrusão de raspas de dentina infectadas[112] ou pela contaminação por sobreinstrumentação com instrumentos endodônticos infectados[288] Geralmente, a resposta imunológica destruirá esses organismos, porém alguns microrganismos são capazes de resistir às defesas imunológicas e persistir em tecidos perirradiculares, algumas vezes pela produção de uma matriz extracelular ou placa protetora.[279] Também foi demonstrado[185,244,260] que duas espécies de microrganismos, *Actinomyces israelii* e *Propionibacterium propionicum*, podem existir em tecidos periapicais e podem impedir a cicatrização após a terapia endodôntica.

3. *Reação a corpo estranho.* Ocasionalmente, a doença endodôntica persistente pode acontecer na ausência de microrganismos aparentes e tem sido atribuída à presença de material estranho na região perirradicular. Muitos materiais têm sido associados às respostas inflamatórias, incluindo grãos de lentilha[239] e fibras de celulose a partir de cones de papel.[139] No debate aparentemente interminável a respeito de qual técnica endodôntica de obturação é superior, tem ocorrido mais discussão a respeito do efeito do extravasamento de materiais de obturação do canal radicular sobre a cicatrização apical. Avaliações dos resultados geralmente demonstram que a extrusão de materiais de obturação – leve extravasamento de cimento além do ápice radiográfico ou sobreobturação grosseira – acarreta uma menor incidência de cicatrização.[72,243] Muitos desses casos não envolvem somente o extravasamento, mas também a preparação inadequada do canal e a compactação da obturação radicular, pelo qual as bactérias persistentes no espaço do canal podem infiltrar. Guta-percha e cimentos geralmente são bem tolerados pelos tecidos apicais e, se os tecidos não foram inoculados com microrganismos por sobreinstrumentação vigorosa, então a cicatrização na presença de materiais de obturação extravasados ainda pode ocorrer.[72,79,152]

4. *Cistos verdadeiros.* Os cistos se formam nos tecidos perirradiculares quando epitélio embrionário retido, começa a se proliferar devido à presença de inflamação crônica. Esses restos de células epiteliais de Malassez são a fonte do epitélio, e a formação do cisto pode ser uma tentativa de ajudar a separar o estímulo inflamatório do osso adjacente.[204] A incidência de cistos periapicais tem sido relatada de 15 a 42% de todas as lesões periapicais,[181,251] e determinar se uma radiolucência periapical é um cisto ou um granuloma periapical comum não pode ser feito radiograficamente.[28] Existem dois tipos de cistos periapicais: o cisto periapical verdadeiro e o cisto de bolsa periapical. Cistos verdadeiros possuem uma cavidade circunscrita ou um lúmen dentro de uma borda epitelial contínua enquanto, nos cistos de bolsa, o lúmen se comunica com o canal radicular do dente afetado. Os cistos verdadeiros, devido à sua natureza autossustentável, provavelmente não cicatrizam após a terapia endodôntica não cirúrgica[125,184] e geralmente necessitam de enucleação cirúrgica (Figura 10.4).

Quando um paciente se apresenta com doença pós-tratamento, a escolha da decisão clínica depende de determinar a causa da doença persistente e, consequentemente, uma avaliação do melhor modo de tratar a condição patológica. Na seção seguinte, o leitor será apresentado a uma análise racional e métodos para realizar o diagnóstico endodôntico que permitirão a maior probabilidade de um resultado bem-sucedido.

Diagnóstico da doença pós-tratamento

Estabeleceu-se que "podem existir diferentes maneiras de tratar uma doença; entretanto, pode haver apenas um diagnóstico correto".[11] O diagnóstico correto provavelmente é a parte mais importante de qualquer procedimento endodôntico. Essa não é uma declaração ousada a partir do momento que se considera as consequências que o paciente pode sofrer caso o tratamento seja realizado com base em um diagnóstico incorreto (Figura 10.5). Para fazer um diagnóstico correto, o clínico deve desconsiderar a etiologia não odontogênica, realizar todos os testes apropriados, interpretar adequadamente as respostas do paciente a esses testes, chegar a um diagnóstico definitivo e decidir as opções de tratamento. Quando estiver realizando um diagnóstico em casos endodônticos onde não há histórico de terapia endodôntica anterior, tanto o diagnóstico pulpar quanto perirradicular são necessários. Em casos de doença persistente, o diagnóstico pode não ser tão simples, porque o clínico pode estar lidando com cavidades pulpares parcialmente tratadas, canais não localizados e muitos outros tipos de problemas associados ao tratamento anterior. Tais situações devem ser incluídas na descrição do diagnóstico para cada caso.

O diagnóstico endodôntico foi intensamente discutido em capítulo anterior e lá o leitor é remetido para detalhes posteriores desses procedimentos. O método de diagnóstico exige a coleta de informação subjetiva, a interpretação dos achados objetivos e a forma de os utilizar para chegar a um diagnóstico e plano de tratamento.

A informação subjetiva é coletada pelo questionamento do paciente e atenção dada às suas respostas. De interesse particular, em casos de suspeita de doença pós-tratamento, é se o paciente recorda o uso de técnicas assépticas durante uma terapia endodôntica anterior. Se não foi utilizado um dique de borracha, por exemplo, e isso pode ser confirmado com uma consulta ao clínico

340 Parte 1 • Base Científica da Endodontia

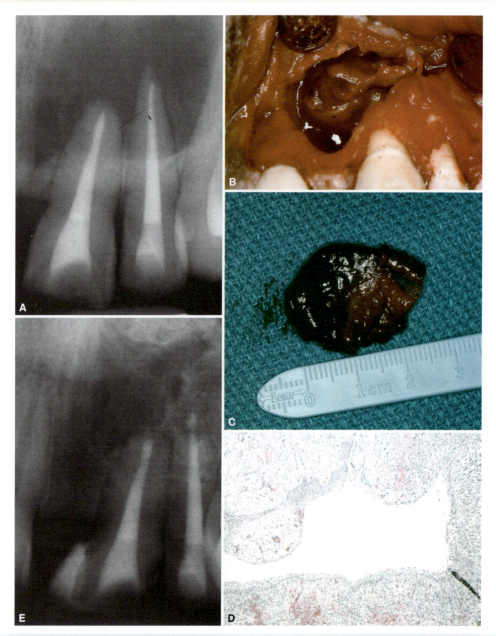

Figura 10.4 A. Retratamento não cirúrgico aparentemente bem conduzido com lesão extensa e persistente. **B.** Exposição cirúrgica da lesão apical *in situ*. **C.** Lesão removida totalmente. **D.** Seção histopatológica confirmando a natureza cística da lesão. **E.** Radiografia de controle pós-operatório de 4 anos apresentando a formação da cicatriz apical devido ao tamanho extenso da lesão. Os dentes estavam assintomáticos e em função.

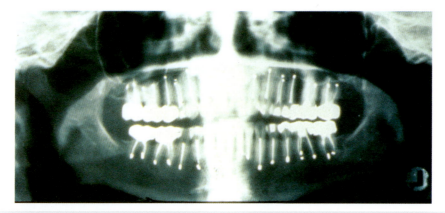

Figura 10.5 Esse paciente foi mal diagnosticado por anos e sofreu terapia endodôntica desnecessária. A causa real das queixas do paciente era a dor de origem não dentária. (Cortesia do Dr. Ramesh Kuba.)

anterior, o retratamento não cirúrgico quase certamente será necessário, pois se supõe que os canais estejam contaminados, independentemente de quão esteticamente agradável o caso de preenchimento anterior possa parecer na radiografia. O profissional deve ser cauteloso para evitar ou minimizar a comunicação com o paciente sobre qualquer sensação negativa que ele ou ela tenha a respeito do tratamento anterior – por pior que possa parecer. Essa abordagem permite que o paciente fique mais confortável com o clínico atual e com o tratamento de correção proposto. Um paciente enfurecido é um paciente enfurecido – e a negatividade colorirá o estado emocional dele –, o nível de confiança e a habilidade de aceitar planos de tratamento atuais ou futuros. Se o paciente fizer um questionamento direto sobre o tratamento anterior, é necessária uma resposta honesta, mas evite a tentação de impor superioridade depreciando o clínico anterior. Para descrever a situação honesta e corretamente sem ser antiético, utilize uma sentença, como: "bem, pode ser que seu dentista anterior (endodontista) tenha tido alguma dificuldade com aquele dente; vamos ver se podemos descobrir qual poderia ter sido o problema."

Seguindo uma revisão completa do histórico de saúde do paciente, o próximo passo é reunir toda informação objetiva necessária para obter um diagnóstico preciso. Essa informação incluirá o exame clínico e radiográfico. O exame clínico deve incluir um exame visual extraoral e intraoral, bem como uma avaliação periodontal completa. O exame visual é bastante facilitado pela ampliação e iluminação, que pode permitir ao clínico identificar condições significativas invisíveis a olho nu, como pequenas fraturas na superfície radicular (Figura 10.6). A dentina exposta pela recessão gengival e perdas ósseas estreitas percebidas pela sondagem podem ser resultado de uma infecção endodôntica drenando pelo sulco; entretanto, muitas vezes, elas indicam fratura radicular vertical.[46] A presença de facetas de desgaste oclusais indicam a presença de trauma oclusal, o que pode complicar o diagnóstico e o resultado do tratamento pela predisposição do dente à fratura[101] e podem estar associadas à doença pós-tratamento.[126]

A avaliação radiográfica é obrigatória. Embora a radiografia possa ser um auxílio importante ao clínico, elas nunca devem ser o único suporte para um diagnóstico conclusivo. Elas são somente uma peça do quebra-cabeça na determinação da etiologia endodôntica.[67] Em casos com terapia endodôntica anterior, as radiografias são úteis na avaliação de cáries, restaurações defeituosas, saúde periodontal, qualidade da obturação, existência de canais não localizados, impedimentos para a instrumentação, patologias perirradiculares, perfurações, fraturas,[267] reabsorção e anatomia do canal. A radiografia deve ter uma exposição adequada e uma imagem clara e nítida. Elas devem incluir o dente e tecidos adjacentes e ser utilizadas várias angulações para determinar as etiologias endodônticas (Figura 10.7).[90] Radiografias interproximais são úteis para determinar a altura do osso alveolar e para procurar cáries ou fraturas. Todas as fístulas devem ser rastreadas com um cone de guta-percha seguido por uma radiografia para localizar suas origens.[124]

Recentemente, a tomografia computadorizada de feixe cônico (*cone beam*) (TCFC) foi introduzida na endodontia e sua utilidade na conduta do retratamento endodôntico é inquestionável. Ela tem fornecido um salto quântico em nossa habilidade para determinar as causas de periodontite apical pós-tratamento; dando ao clínico, pela primeira vez, a habilidade de visualizar de maneira fácil, segura e com custo acessível o dente e as estruturas adjacentes em três dimensões (3D). Vários estudos recentes têm mostrado que se são oferecidos aos clínicos todos os dados coletados – incluindo radiografias periapicais – de um paciente e eles fazem um plano de tratamento, se é dado a eles um volume de TCFC do mesmo paciente, eles mudam o plano de tratamento em até 62% dos casos.[58,177,210] Isso indica o poder diagnóstico sem precedentes da tecnologia TCFC. O uso da TCFC em endodontia é discutido em detalhes em outro capítulo, mas, quando frente a um dente com necessidade de retratamento, ela é especialmente útil; permite ao clínico determinar o real tamanho, a extensão e a posição das lesões periapicais e de reabsorção, bem como fornece informação adicional a respeito das fraturas dentárias, canais não localizados, anatomia do canal radicular, assim como a natureza da topografia do osso alveolar ao redor do dente.[48] A tecnologia da TCFC aprimorou muito o diagnóstico e o planejamento do tratamento, pois o relacionamento das estruturas anatômicas adjacentes, tais como o seio maxilar e o nervo alveolar inferior aos ápices das raízes, pode ser claramente visualizado. Isso auxilia o clínico a decidir sobre quando realizar o retratamento endodôntico cirurgicamente ou não cirurgicamente. A TCFC é mais precisa que a radiografia periapical no diagnóstico da periodontite apical, bem como ela pode revelar detalhes das lesões e estruturas adjacentes, oferecendo, assim, diagnóstico clínico e planejamento de tratamento aprimorados.[48,150,197,198]

Existem muitos fabricantes e marcas de equipamento de TCFC no mercado atualmente, porém as mais úteis para o tratamento endodôntico são aquelas que produzem a imagem mais clara com a mais elevada resolução.[172] Essas seriam as máquinas com o campo de visão (FOV, do inglês *field-of-view*) pequeno que refletem um pequeno volume e utilizam as menores dimensões de elemento de captura (voxel) disponíveis. A exposição do paciente a radiação com essas máquinas tem o alcance de 23 a 488 μSv,[157] que é muito baixo, porém o princípio TBQRP (tão baixo quanto razoavelmente possível; do inglês ALARA, *as low as reasonably achievable*) se aplica; assim seu uso no diagnóstico de qualquer situação clínica não pode ser encorajado. Em uma declaração conjunta em 2010, a American Association of Endodontists (AAE) e a American

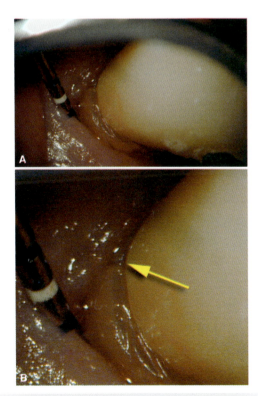

Figura 10.6 A. Parede vestibular de um pré-molar com doença pós-tratamento. **B.** Ampliação revela uma fratura vertical (*seta*).

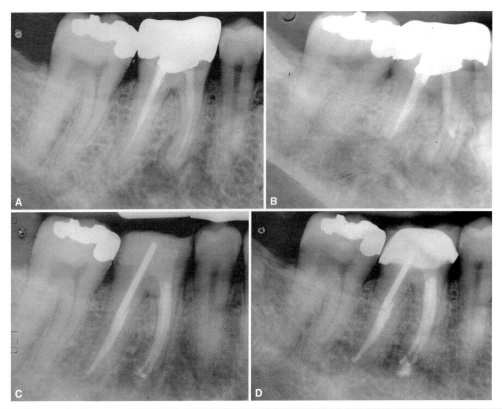

Figura 10.7 A. Doença pós-tratamento. Terapia endodôntica realizada 3 anos antes. **B.** Radiografia distalizada revela assimetria indicando a presença de um canal mesiovestibular sem tratamento. **C.** Radiografia imediata após a obturação apresentando canal MV tratado. **D.** Pós-operatório de 14 meses. O paciente estava assintomático.

Association of Oral and Maxillofacial Radiologists (AOMR) declararam que "a TCFC deve ser usada somente quando a dúvida para qual imagem é necessária não pode ser respondida adequadamente pela radiografia dentária convencional de dose baixa ou modalidades de imagens alternativas."[1] Ao conduzir uma doença pós-tratamento, entretanto, quase todo caso será beneficiado com o uso da imagem tridimensional (3D) e isso foi recomendado na atualização de 2016 do consenso AAE/AOMR.[2]

Um grande responsável pela periodontite apical pós-tratamento é o canal sem tratamento, e a TCFC dá uma habilidade sem precedentes para descobri-los (Figura 10.8). Em um estudo recente, endodontistas avaliadores falharam ao identificar pelo menos um sistema de canal radicular em aproximadamente quatro de 10 dentes quando utilizaram imagens obtidas pela radiografia digital convencional, comparadas às imagens da tomografia computadorizada de feixe cônico.[169] Outro estudo recente mostrou que significativamente mais canais MV2 foram localizados quando uma imagem de TCFC pré-operatória era avaliada.[257]

Evitar o tratamento que levará a um insucesso inevitável é benéfico tanto para o clínico quanto para o paciente. A habilidade de obter imagens 3D dos dentes ajudará o clínico a evitar esses acontecimentos. O diagnóstico correto de fraturas radiculares com frequência frustra o clínico, uma vez que o diagnóstico definitivo é constantemente difícil e tratar esses dentes possui uma elevada probabilidade de insucesso. Embora a visualização das fraturas radiculares nos dentes com canais obturados ainda não seja previsível utilizando TCFC,[51,57,107,136,265] os padrões de perda óssea, indicativos de fratura radicular, podem ser observados algumas vezes,[308] e isso auxilia o clínico a deduzir sua presença. O prognóstico para o tratamento de reabsorção radicular está diretamente relacionado à extensão da reabsorção, e isso geralmente não pode ser determinado precisamente utilizando a radiografia convencional. Utilizando a TCFC de FOV pequeno, entretanto, podem ser determinados a extensão das lesões e o prognóstico,[63] descartando a necessidade de um procedimento cirúrgico exploratório que pode estar condenado ao fracasso (Figura 10.9).

O uso de TCFC para avaliação pré-operatória também permitiu a possibilidade de tratamento somente daquelas raízes em um dente multirradicular que mostra doença. Esse conceito de retratamento radicular seletivo tem sido defendido para minimizar a necessidade de procedimentos de retratamento e limitar a terapia somente àquelas raízes que mostram evidência de doença. Esse método, argumenta-se, dá ao retratamento não cirúrgico uma abordagem mais seletiva, muito próxima da cirurgia apical onde somente raízes doentes são tratadas. Seria necessário que mais pesquisas fossem feitas nessa área para validar esse interessante desenvolvimento.

Embora muitos clínicos acreditem que a TCFC não seja necessária para todo paciente tratado, existem muitas situações de retratamento onde a informação adicional adquirida – comparada à radiografia convencional – é extremamente valiosa. Protocolos específicos para o uso estão sendo desenvolvidos,[2] mas eles estão sendo atualizados continuamente, então os autores recomendam que os clínicos usem os consensos disponíveis e seus próprios julgamento quando decidirem quando usar essa nova tecnologia.

Testes comparativos são o próximo procedimento realizado para coletar informação objetiva a respeito do estado pulpar e perirradicular. Os testes perirradiculares são os mais úteis, que incluem percussão, mordida e palpação.[287] Eles permitem ao profissional desenvolver uma percepção da saúde dos tecidos perirradiculares. Esses testes são de grande importância a

Capítulo 10 • Retratamento Não Cirúrgico 343

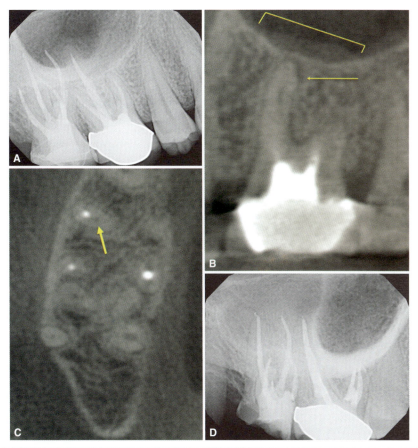

Figura 10.8 A. Radiografia pré-operatória de dente 16 sintomático. **B.** Corte sagital do dente 16 apresentando o espessamento do ligamento periodontal e espessamento associado à membrana do seio maxilar. **C.** Corte axial apresentando canal mesiopalatino não tratado (*seta*). **D.** Caso tratado.

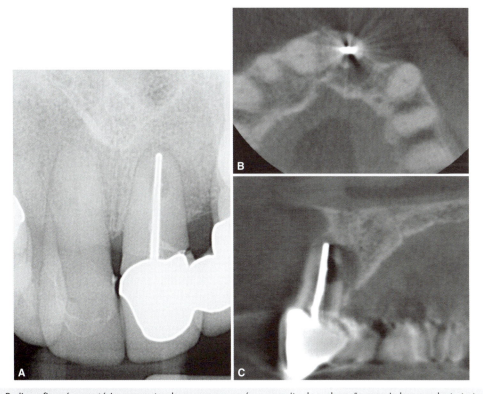

Figura 10.9 A. Radiografia pré-operatória apresentando uma pequena área suspeita de reabsorção associada a um dente tratado endodonticamente preenchido com um cone de prata. **B.** Corte axial apresentando como o cone de prata dificulta a visualização da tomografia. **C.** Visualização sagital apresentando uma reabsorção radicular externa muito grande na palatina. O prognóstico para manutenção desse dente era ruim e o paciente preferiu extraí-lo.

qualquer momento em que o diagnóstico endodôntico é necessário. Entretanto, eles são de uma importância ainda maior quando avaliam dentes que foram tratados anteriormente com terapia endodôntica devido à falta de evidências significativas e consistentes, que, nesses casos, podem ser obtidas de testes de vitalidade da polpa. Se um dente exibe sensibilidade à percussão, deve ser por conta da doença endodôntica persistente, porém o trauma recente ou um trauma oclusal também podem causar esses sintomas,[101] assim como a doença periodontal.[287]

Testes de vitalidade da polpa geralmente são de pouco valor ao examinar dentes com terapia endodôntica anterior. Entretanto, se a queixa principal do paciente revela a necessidade para esses testes, eles devem ser realizados. Quando há um tecido vital remanescente nos canais de um dente com a raiz obturada anteriormente, quer por meio de um canal não localizado ou de um canal inadequadamente limpo, pacientes podem se queixar de sensibilidade ao frio ou calor.[101] Devem ser realizados, portanto, testes de vitalidade pulpar para avaliar a situação. Eles também são úteis na avaliação de dentes adjacentes e antagonistas aos não tratados endodonticamente para descartá-los como origem de dores de difícil localização. Uma vez que o tecido é removido da câmara pulpar após o tratamento de canal radicular, os resultados desses testes devem ser quase sempre negativos, mesmo com a polpa radicular remanescente. Desse modo, uma resposta negativa em um dente previamente tratado não é necessariamente conclusiva; ao passo que uma resposta positiva geralmente indica que existe tecido pulpar vital remanescente no dente.[101] Muito cuidado é sempre necessário na interpretação dos resultados dos testes pulpares à medida que resultados falso-positivos e negativos podem ocorrer.[231] Assim como nos testes com frio, as mesmas limitações se aplicam para os testes com calor assim como as razões para resultados falsos e imprecisos em casos de retratamento.

Os últimos testes de vitalidade pulpar – teste elétrico, teste de cavidade, e estimulação mecânica direta da dentina – são de valor ainda menor que o teste térmico ao avaliar dentes que receberam terapia endodôntica. Eles geralmente são evitados pela restauração existente ou pela terapia endodôntica prévia.

Quando toda informação diagnóstica é coletada, deve-se determinar um diagnóstico. É importante anotar o diagnóstico nos registros do paciente para que qualquer pessoa lendo o histórico possa discernir o raciocínio do clínico para a escolha do tratamento. O diagnóstico pulpar geralmente será registrado como tratamento endodôntico anterior, porém o diagnóstico perirradicular irá variar dependendo do cenário clínico apresentado. No caso de tratamento endodôntico anterior, entretanto, deve ser realizada uma breve nota a respeito da etiologia suspeita da doença.

Planejamento do tratamento

Uma vez que o diagnóstico está completo, a causa da doença persistente geralmente se torna aparente. Nesse momento do processo clínico, a informação deve ser passada ao paciente pelo clínico, assim como quais opções de tratamento estão disponíveis e os prováveis resultados de cada escolha. É permitido ao paciente tomar uma decisão baseada em suas próprias percepções das opções, e não pela opinião do clínico do que é o "melhor" para o paciente. O leitor é lembrado, entretanto, que se a causa da condição pós-tratamento permanece desconhecida apesar da investigação diagnóstica completa, então qualquer decisão resulta em um tipo de tratamento empírico de "tentativa e erro". Essa abordagem deve ser evitada se possível, e antes de um tratamento definitivo, uma consulta com um endodontista ou outro colega deve ser considerada. Essa consulta pode ser tão simples como uma breve conversa ou uma consulta com outro profissional, porém uma segunda opinião é extremamente útil nessas situações. Na maioria dos casos, devido à natureza multidisciplinar da odontologia moderna, a consulta com outros clínicos que estão tratando o paciente se torna uma necessidade para aprimorar o potencial de resultados de sucesso para o tratamento.

Ocasionalmente, um paciente terá sintomas persistentes que mimetizam a doença pós-tratamento, porém esses sintomas são na verdade o resultado de condições não endodônticas como um trauma oclusal, doença periodontal simultânea, ou condições de dor não dentária. Procedimentos diagnósticos apropriados devem permitir ao clínico peneirar essas causas e tratar em conformidade.

O paciente portando a doença endodôntica pós-tratamento verdadeira tem quatro opções básicas para tratamento, que são as seguintes:

1. Não fazer nada.
2. Extrair o dente.
3. Retratamento não cirúrgico.
4. Retratamento cirúrgico.

A primeira opção é de não fazer nada com a condição e permitir que ela tome seu curso (Figura 10.10). Essa abordagem é, algumas vezes, uma útil opção a curto prazo se a etiologia da condição continua desconhecida, e o clínico sente que outros sinais e sintomas ajudarão no diagnóstico. Mesmo que a maioria dos clínicos achem essa abordagem a ação menos desejada a curto

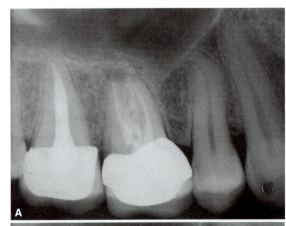

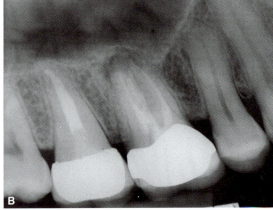

Figura 10.10 A. Radiografia indicando a presença de periodontite apical persistente assintomática 7 anos após o tratamento inicial. O paciente escolheu não tratar naquele momento. **B.** O acompanhamento após 6 anos. A lesão aumentou e o dente se tornou sintomático.

prazo, a decisão pertence ao paciente. O clínico é obrigado, entretanto, a garantir que o paciente tenha a informação completa a respeito do que irá acontecer se nada for feito. Os acontecimentos clínicos na progressão da doença durante uma linha do tempo razoável são necessários, e a conversa precisa ser completamente documentada no prontuário do paciente para evitar possíveis acusações subsequentes de abandono. A questão se o clínico é obrigado a acompanhar ou dispensar o paciente do consultório cabe a cada clínico baseado em sua experiência, julgamento e conhecimento do paciente.

A extração do dente geralmente é considerada uma opção viável. Os avanços nas técnicas de reconstrução protética e de implante dentário tornaram a extração e a reposição uma opção mais desejável em alguns casos em que métodos "heroicos" anteriores (leia-se "caro e com um prognóstico desconhecido") eram necessários para "salvar" o dente. Essa alternativa, entretanto, oferece resultados que são inferiores, mais caros e consomem muito mais tempo que preservando o dente natural. Um tratamento com implante dentário habitual pode levar mais de 6 meses para acabar, sem contar a preparação para o local de pré-implante, que pode adicionar mais meses. Apesar das taxas de sucesso a longo prazo publicadas para implantes dentários,[5] a doença pós-implante pode ocorrer[5,95,96] (Figura 10.11) e pode deixar o paciente com poucas opções. O custo do tratamento com implante é elevado e geralmente não é coberto por planos de saúde odontológicos, portanto, o impacto financeiro sobre o paciente é grande. A estética do implante pode ser inferior à do dente natural na zona estética da boca, e alguns pacientes simplesmente não são candidatos para procedimentos de implantes.[5] Próteses fixas são outra alternativa de substituição com uma longa história de uso de sucesso, porém os resultados negativos também são possíveis. O mais preocupante para os endodontistas é a probabilidade que os procedimentos de preparo dos pilares resultarão em problemas endodônticos,[171] que podem ocorrer potencialmente em uma taxa de mais de 10% (Figura 10.12).[166,284] As próteses removíveis são uma opção menos desejável ao paciente, pois são menos confortáveis, geralmente exigem longo período de adaptação do paciente, e frequentemente resultam em danos aos tecidos orais adjacentes (dente, gengiva e mucosa) se não forem meticulosamente limpas. Devido a esses fatores, a tendência do paciente às próteses removíveis é relativamente baixa, e seu uso está em declínio. Ocasionalmente, um paciente escolherá ter o dente extraído e não buscar substituição. Essa decisão geralmente é desastrosa para o paciente, mas existem algumas situações em que essa escolha é uma alternativa razoável. Segundos molares superiores doentes com nenhum dente antagonista, ou com um dente antagonista em oclusão de classe I ou classe III que se articula com o outro dente, podem ser extraídos sem preocupação com a futura movimentação inapropriada do dente remanescente, que pode ser danoso oclusal e periodontalmente. Na maioria dos casos, todavia, a remoção do dente exige uma substituição, e a menos que o dente seja irremediavelmente não restaurável, manter o dente com procedimentos endodônticos é melhor para o paciente.

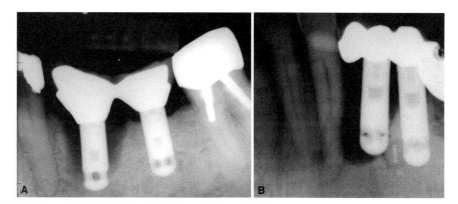

Figura 10.11 A. Peri-implantite clássica. O implante precisou ser removido. **B.** Outra peri-implantite. Observar o ápice radicular tratado endodonticamente adjacente ao implante que pode ter contribuído para a doença persistente. Talvez, a apicectomia devesse ter sido realizada.

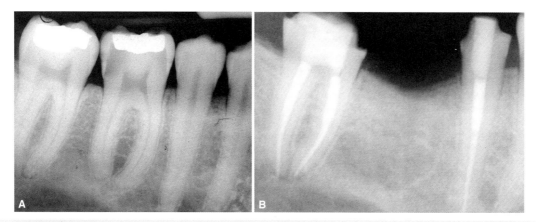

Figura 10.12 A. Radiografia pré-operatória apresentando cáries profundas próximas à polpa. O dentista clínico-geral do paciente aconselhou a extração e substituição em vez da terapia endodôntica para manter o dente. **B.** Os preparos para confecção da prótese fixa resultaram em pulpite irreversível nos pilares exigindo a terapia endodôntica.

Várias situações podem tornar um dente não restaurável (Figura 10.13); entretanto, a linha de demarcação entre restaurável e não restaurável é móvel, dependendo de quem está avaliando o dente. Existem muitas situações amplamente aceitas que tornam o dente não restaurável. Isso inclui cáries extensas ou fratura coronária abordando ou penetrando a furca ou espaço biológico. Essa situação pode tornar os procedimentos periodontais pré-protéticos ineficazes (p. ex., deixando um envolvimento de furca ou uma relação coroa-raiz ruim) ou, pior, remover o osso que poderia por outro lado ser útil para o procedimento de implante. Doença periodontal avançada (inchaço ou mobilidade extensa) ou fratura radicular[45] geralmente resulta em perda do dente apesar de todos os esforços no tratamento. Se o paciente possui uma infecção endodôntica com risco de vida e com trismo extenso, a maioria dos cirurgiões orais irá optar por extrair o dente em vez de autorizar uma conduta menos agressiva. Alguns dentes com canal tratado anteriormente podem ter sofrido complicações de procedimentos, como fratura de instrumento ou formação de degraus irreparáveis. Em combinação com a proximidade às estruturas anatômicas, como o nervo alveolar inferior, o retratamento endodôntico, tanto o cirúrgico quanto o não cirúrgico, podem não ser possíveis e a extração pode ser a única opção. Essas situações são, felizmente, muito raras e, na maioria dos casos, dentes que apresentam doença pós-tratamento podem ser mantidos com procedimentos endodônticos.

Uma vez que a decisão foi tomada para manter o dente, existem muitas escolhas para o tratamento. Eles podem ser agrupados em tratamentos endodônticos não cirúrgicos e cirúrgicos. As opções cirúrgicas podem ser subdivididas em curetagem perirradicular, apicectomia (com ou sem retro-obteração), amputação ou hemissecção radicular e a reimplantação intencional (extração/reimplantação).[100,190] Ocasionalmente, surge uma situação que necessitará de ambos os tipos de tratamento não cirúrgico e cirúrgico para efeito de cura. A American Association of Endodontists publicou consensos que podem auxiliar o clínico na tomada de decisão clínica.[9] Entretanto, a escolha de qual opção a ser tomada será determinada pela experiência do clínico, conhecimento, considerações do paciente e diagnóstico pré-operatório. Se a etiologia da doença pode ser identificada, as escolhas se tornam mais óbvias. Em uma seção anterior, quatro etiologias básicas foram apresentadas. Se a etiologia suspeita está no primeiro grupo, que é o microrganismo persistente ou infiltrado, então muitas escolhas estão disponíveis. Entretanto, se a causa da doença póstratamento é a infecção extrarradicular persistente, reação a corpo estranho, ou a presença de um cisto verdadeiro, então a terapia de canal radicular não cirúrgico tem uma pequena probabilidade de permitir que a cura ocorra, e os métodos cirúrgicos devem ser empregados.[259] O problema para o clínico é que na maioria dos casos é impossível determinar quais dessas etiologias existem, assim o tratamento se torna mais empírico.

A escolha do retratamento não cirúrgico contra a cirurgia apical se torna o foco da decisão na maioria dos casos. Estudos de avaliação dos resultados fornecem alguma ajuda na tomada dessa decisão. Entretanto, esse processo de escolha tem sofrido significantes modificações recentemente devido aos resultados dos estudos mais recentes. A literatura no passado reportava sobre

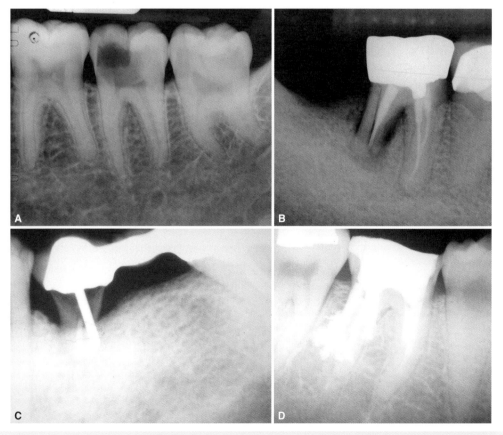

Figura 10.13 A. Cáries profundas se aproximando da furca e do espaço biológico. Cirurgia para aumento da coroa clínica necessária que poderia submeter a furca a invasão bacteriana e doença periodontal persistente. **B.** Fratura radicular vertical distal resultando na separação da raiz. **C.** Cáries graves e perfuração por pino. Estrutura radicular remanescente inadequada para restauração. **D.** Múltiplas perfurações radiculares distais enfraquecendo a raiz tornando o dente irrestaurável. Observar que os casos A, B e D poderiam ter passado por cirurgia endodôntica como uma ressecção, porém o prognóstico a longo prazo é pior que o da extração e substituição.[35,142]

resultados relatados de métodos mais antigos de realização de cirurgia parendodôntica. Eles relatavam taxas de cicatrização de retratamentos não cirúrgicos entre 74 e 98%,[75] mas, com métodos de cirurgia apical sozinhos, somente 59% cicatrizava bem.[72] Quando a cirurgia apical foi precedida pelo retratamento convencional, todavia, a incidência de cicatrização completa aumentou para 80%.[72] Em geral, retratamento não cirúrgico será a escolha eleita, pois ele parece oferecer o melhor benefício com o menor risco. Ele possui a maior probabilidade de eliminar a causa mais comum de doença pós-tratamento, que é a infecção intrarradicular. O retratamento não cirúrgico geralmente é menos invasivo que a cirurgia e possui um curso pós-operatório menos traumático. Existe uma probabilidade menor de incorrer danos às estruturas vitais adjacentes como nervos, dentes adjacentes e cavidades sinusais. No entanto, o retratamento não cirúrgico pode ser mais custoso que o tratamento cirúrgico, especialmente se grandes restaurações devam ser sacrificadas durante procedimentos de remoção antes do retratamento. Além disso, a quantidade de tempo necessário para o retratamento geralmente é mais longo que a intervenção cirúrgica. Existem momentos em que o clínico pode não estar apto a conseguir a eliminação completa de microrganismos do espaço do canal, e a obturação completa pode não ser possível. A cirurgia apical foi considerada uma opção potencialmente menos bem-sucedida e era, portanto, escolhida quando o retratamento não cirúrgico não era possível ou quando a relação risco × benefício do retratamento não cirúrgico era pior que o da cirurgia.[73,159] Recentemente, várias metanálises de resultados de cirurgia a longo prazo com técnicas microcirúrgicas mais novas mostraram taxas muito maiores de cicatrização comparadas aos métodos mais antigos.[133,236,249,281] Esses estudos indicam que a microcirurgia endodôntica tem taxas de sucesso entre 89 e 94%, muito mais altas que as técnicas cirúrgicas tradicionais em que os planos de tratamento mais antigos se baseavam. A mudança no paradigma de decisão tem agora movido a cirurgia endodôntica para a linha de frente, bem como a decisão sobre quando fazer a cirurgia *versus* retratamento não cirúrgico tem se tornado mais bem definida. A cirurgia apical não é mais a segunda chance em como tratar a doença pós-tratamento e isso tem causado uma renovação no interesse entre os clínicos em adquirir os instrumentais, as habilidades e a experiência para realizar uma cirurgia de alto nível.

Existem muitos fatores a considerar quando se decide retratar cirurgicamente ou não cirurgicamente. O paciente deve estar completamente ciente do tratamento proposto e das alternativas, bem como ela ou ele deve estar motivado a seguir com todo o tratamento incluindo a restauração final. Para o tratamento não cirúrgico, o paciente deve ter tempo adequado para passar pelos procedimentos necessários. Se não, então a cirurgia apical sozinha deve ser indicada, embora o paciente deva ser informado da natureza potencialmente comprometedora desse tratamento. Os clínicos devem estar munidos com o melhor equipamento e conhecimentos disponíveis, e a autoavaliação crítica deve permitir o conhecimento do que podem ou não tratar. O dente deve ser restaurável e retratável. Tentar o retratamento não cirúrgico em um dente onde existe pequena probabilidade de melhorar, assim como no tratamento anterior, é oferecer pouco benefício ao paciente. Assim, em situações de doença onde há obturação radicular aparentemente adequada e nenhuma evidência de infiltração coronária, a cirurgia pode ser indicada.[203] Se o tratamento anterior fica abaixo de qualquer padrão aceitável e não há evidência de periodontite apical, então não há indicação para qualquer tratamento, a menos que uma nova restauração coronária esteja planejada. Nesse caso, é indicado o retratamento conservador, e as taxas de sucesso relatadas são muito elevadas.[72,75] Se houve uma complicação no tratamento anterior, tal como um degrau que não pode ser ultrapassado ou um instrumento fraturado que não pode ser removido, então a cirurgia pode se tornar uma melhor opção. Na maioria das vezes, no entanto, ainda é prudente tentar o retratamento, pois os degraus ou instrumentos fraturados que aparecem impenetráveis nas radiografias diagnósticas frequentemente podem ser ultrapassados. Mesmo que não possam, o retratamento não cirúrgico pode melhorar o sucesso da cirurgia apical subsequente, como observado anteriormente.

O clínico deve ser cauteloso para não piorar a situação por tentativas excessivamente vigorosas para tratar a complicação anterior, como uma perfuração radicular, a piora de um degrau ou a fratura de outro instrumento, que podem acontecer. Uma cirurgia apical anterior que falhou deve ser retratada não cirurgicamente e, então, acompanhada, porque muitos insucessos cirúrgicos se devem a sistemas de canais mal limpos e obturados (Figura 10.14).[214] Em muitas ocasiões, uma segunda intervenção cirúrgica pode ser completamente evitada. Se existe a evidência de uma fratura radicular (falha óssea estreita na sondagem ou uma radiolucência em forma de "J" envolvendo o ápice da raiz e progredindo na direção da coroa) (Figura 10.15),[266] então o retratamento cirúrgico não está indicado para melhorar essa situação. A cirurgia apical exploratória pode ser necessária, podendo resultar na ressecção radicular ou, até mesmo, na extração do dente.

Cada caso deve ser abordado como um conjunto único de considerações que precisam ser revisadas e interpretadas antes de selecionar um método de tratamento. Uma vez que a opção selecionada é tomada, entretanto, o clínico prudente estará sempre alerta, já que novas informações podem ser descobertas durante o tratamento e podem modificar as decisões anteriores.

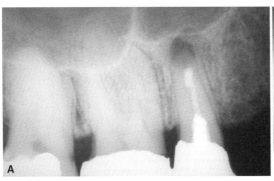 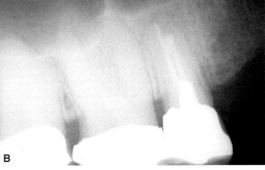

Figura 10.14 A. A doença pós-tratamento após cirurgia apical. Obturação descentralizada indica a presença de um segundo canal não tratado. **B.** Um ano após o retratamento não cirúrgico apresentando cicatrização completa.

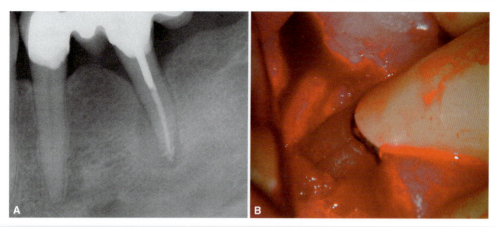

Figura 10.15 A. Radiolucência em forma de letra J possivelmente indicando a fratura radicular. **B.** Cirurgia exploratória confirma a presença de fratura radicular vertical.

Retratamento endodôntico não cirúrgico

A diferença principal entre a conduta não cirúrgica da doença endodôntica primária e aquela da doença pós-tratamento é a necessidade de recuperar o acesso à região apical do espaço do canal radicular no dente tratado anteriormente. Após isso, todos os princípios da terapia endodôntica se aplicam para realização do retratamento do caso. O acesso coronário deve ser concluído, todos os materiais de preenchimento radicular anterior devem ser removidos, as obstruções de canal devem ser ultrapassadas, e os impedimentos para acessar todo o comprimento de trabalho devem ser superados. Somente então podem ser instituídos os procedimentos de limpeza e modelagem que irão permitir a obturação efetiva e a conclusão do caso. O restante deste capítulo é dedicado a tópicos na ordem que eles geralmente se apresentam para o clínico no tratamento de dentes já obturados anteriormente.

PREPARO DA CAVIDADE DE ACESSO CORONÁRIO

O acesso para o retratamento tem sido chamado de desmontagem coronária[214,215] devido à frequente necessidade de separar ou remover a restauração coronária e radicular anterior. Seguindo o tratamento endodôntico inicial, a maioria dos dentes exige e recebe uma coroa protética total e, muitas vezes, essa coroa é suportada por um pino e preenchimento. O acesso coronorradicular para o retratamento é muito mais complicado, nesses casos, quando comparados aos dentes tratados endodonticamente que foram minimamente restaurados. O objetivo do preparo da cavidade de acesso é de estabelecer um acesso em linha reta ao sistema de canal radicular, enquanto se conserva o máximo possível da estrutura do dente. O preparo de acesso ideal permite que os instrumentos entrem nos canais sem serem desviados pelas paredes das cavidades de acesso. Isso é razoavelmente fácil de obter quando o dente está completamente intacto e possui uma câmara pulpar, pois os pontos de referência anatômicos superficiais e internos podem guiar a busca pelos canais. Infelizmente, quando o retratamento endodôntico é necessário, a estrutura do dente quase sempre foi alterada e comumente está bem pouco representativa da anatomia original.

Quando frente a um dente em necessidade de retratamento que possui uma coroa total, a decisão para o clínico torna-se a tentativa de preservar a coroa ou de planejar sua substituição. Essa decisão é mais simples se há um defeito ou cáries associadas à coroa total, ou se o plano de tratamento exige uma coroa nova. A mais antiga é simplesmente removida e substituída posteriormente na sequência do tratamento (Figura 10.16). Quando a coroa é considerada satisfatória, a decisão se torna mais complexa. Se a restauração é mantida, o custo para a substituição pode ser evitado, o isolamento é mais fácil, a oclusão é preservada, e a estética será minimamente alterada. Mesmo se a coroa exige a substituição, o clínico pode eleger mantê-la durante o retratamento endodôntico para permitir um isolamento melhor com lençol de borracha. Infelizmente, o retratamento pode ser mais

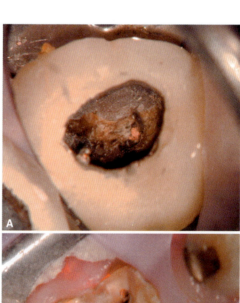
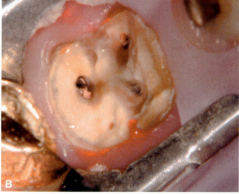

Figura 10.16 A. Visibilidade e acesso limitados com a presença da coroa. **B.** Visibilidade e acesso melhorados sem a coroa. Observar que o isolamento foi obtido utilizando um grampo Silker-Glickman e uma massa de vedação.

difícil com a coroa no lugar, à medida que isso pode levar ao aumento da chance de um acidente iatrogênico devido à visibilidade restrita. Além disso, a remoção das obstruções do canal, como pinos, será mais difícil e há uma chance elevada de o clínico poder perder algo importante tal como cáries recorrentes escondidas, uma fratura ou um canal adicional. Para preservar a restauração, duas abordagens podem ser tomadas: acesso pela coroa ou pela remoção da coroa e pela substituição quando o retratamento está completo. A escolha mais simples é preparar uma cavidade de acesso por meio da coroa existente, embora exista um risco significativo de danos à restauração, resultando na necessidade de substituí-la.[179] Esse risco deve ser comunicado ao paciente antes de instituir a terapia. Se o clínico decide acessar através da restauração existente, existem muitas escolhas de brocas de acesso para usar, dependendo de qual material o preparo terá de ser feito. Se o acesso será feito principalmente pelo corte por meio do metal (liga de amálgama ou metal fundido) ou resina composta, geralmente são escolhidas as brocas carbide, tal como a #1556. Em muitas restaurações, é aconselhável utilizar uma combinação de brocas para atingir o acesso. Por exemplo, quando uma coroa metalocerâmica é encontrada, uma broca diamantada esférica é utilizada para cortar por meio da camada de porcelana. Uma vez que a subestrutura de metal é encontrada, uma broca com ponta ativa, como a broca Transmetal (Dentsply Maillefer, Ballaigues, York, PA) ou uma broca Great White (SS White, Staten Island, NY), pode ser utilizada para cortar através da estrutura e remover o metal eficientemente. Uma consideração importante para o clínico é a potencial fratura da porcelana, que pode ocorrer durante o preparo ou possivelmente depois de realizado o tratamento. Esse dano é especialmente comum com coroas totais de porcelana. Restaurações fabricadas totalmente de porcelana estão se tornando mais e mais populares, criando, assim, preocupações adicionais devido ao aumento da probabilidade de formação de trincas durante o acesso. A porcelana é um vidro, e perfurar esse material criará muitas microfraturas, que por sua vez podem enfraquecer a estrutura da restauração, tornando-a mais suscetível a futuras falhas.[105] Spray de água refrigerante abundante e o uso de brocas diamantadas são recomendados durante o acesso por meio da porcelana para minimizar a ocorrência desse evento.[263] Em uma nova abordagem, Sabourin et al.[216] mostraram recentemente que, comparada ao uso de brocas, a abrasão a ar quase não produziu defeitos na estrutura da porcelana de todas as coroas de cerâmica quando utilizada para o acesso endodôntico. Entretanto, esse método consumiu significativamente mais tempo para realizar o acesso coronário. Coroas feitas em zircônia estão também se tornando mais populares devido a sua grande resistência e aceitabilidade estética. Esse material é muito duro e resistente ao corte. Brocas diamantadas convencionais não são capazes de cortar bem esse material e, quando a tentativa é feita, a produção de pequenos flashes de luz, ou faíscas, podem ser vistas na interface da broca girando e a zircônia. É assim que às vezes se descobre que se trata de fato de zircônia sendo cortada, pois muitas vezes essas coroas se assemelham a coroas de cerâmica pura. Alguns tipos de coroas estéticas têm uma subestrutura de zircônia que é sobreposta com uma capa de porcelana. No preparo de acesso, a camada externa de cerâmica é mais fácil de cortar, mas ao alcançar a subestrutura de zircônia, o progresso é lento e os flashes de luz podem novamente serem detectados. Em tais casos, a camada de cerâmica superficial pode ter uma incidência de dano por fratura mais alta se comparada à coroa de zircônia monolítica.[98] Brocas diamantadas mais novas desenhadas para cortar zircônia estão disponíveis, são muito mais eficientes na remoção do material e elas não produzem os flashes de luz mencionados anteriormente. Deve ser usada irrigação abundante para minimizar a geração de calor durante o acesso pelas coroas de zircônia.[167]

Se a opção feita for para remover a coroa para reúso, a visibilidade é aumentada, permitindo uma remoção muito mais fácil das obstruções do canal e uma redução no potencial de erro de operador; entretanto, a implantação de um grampo com lençol de borracha e o isolamento do dente podem se tornar um problema maior. Também, apesar de todas as variações de técnicas e arsenal disponíveis para a remoção de uma restauração existente, o procedimento permanece imprevisível e, muitas vezes, também pode resultar em danos à restauração ou a incapacidade de removê-la completamente.

O clínico deve decidir como remover a coroa. Se a coroa não é de nenhum valor, mesmo como uma provisória, então o clínico pode tomar a via mais fácil e simplesmente eliminá-la. Entretanto, se a coroa deve ser preservada, então deve ser utilizada uma abordagem mais conservadora. Duas considerações, que podem influenciar a decisão a respeito de uma coroa ou ponte, são sobre de qual material é feita a restauração e com o que ela foi cimentada. Os esforços para remoção conservadora são difíceis com restaurações tradicionais, feitas totalmente de metal, cimentadas com cimento não adesivo. Essa situação tem sido cada vez mais rara devido ao aumento da popularidade das restaurações com a mesma cor do dente, sobretudo tipos diferentes de restaurações de porcelana, zircônia e metalocerâmicas (MC), que estão sendo cimentadas adesivamente ao dente. Essas restaurações são menos propensas a resistir ao estresse da remoção que àquelas fabricadas completamente de metal, e as restaurações adesivas são muito mais difíceis de remover devido à força adesiva dos agentes adesivos. Cada nova geração de agentes adesivos é mais forte que a anterior, tornando a remoção mais difícil à medida que a odontologia cosmética avança.

Muitos dispositivos foram desenvolvidos especificamente para a remoção conservadora de coroas. Alguns dos dispositivos mais comumente utilizados são os fórceps que foram criados especificamente para a remoção de coroas, tais como K.Y. Pliers (GC America, Alsip, IL) (Figura 10.17), que utiliza pequenas pontas de borracha descartáveis e pó de esmeril para conseguir uma apreensão firme da coroa sem danificá-la. Outros instrumentos desse tipo incluem o Wynman Crown Gripper (Integra Miltex, York, PA), o Trial Crown Remover (Hu-Friedy, Chicago, IL) e o Trident Crown Placer/Remover (CK Dental, Orange, CA). Infelizmente, uma coroa que foi cimentada com cimento de longa duração ou foi cimentada adesivamente ao dente geralmente não será removida com um desses instrumentos. Também existem fórceps desenhados especificamente para envolver as margens da coroa enquanto usa um dente adjacente como apoio. Apertando as alças, elevará a coroa para fora do dente. O instrumento Roydent Bridge Remover (Roydent, Rochester Hills, MI) trabalha desse modo e pode ser efetivo na remoção da coroa, porém deve-se ter cautela para evitar danos às margens finas e frágeis, especialmente coroas de porcelana. Outro tipo de instrumento pode ser aplicado abaixo da linha de término, e um impacto subsequente causado a esse local descolará a restauração. O instrumento Easy Pneumatic Crown and Bridge Remover (Dent Corp, White Plains, NY) e o Coronaflex (KaVo, Lake Zurich, IL) criam esse impacto a partir do ar comprimido, ao passo que o Morrell Remover (Henry Schein, Port Washington, NY) aplica a força manualmente utilizando uma alavanca de deslizamento ponderado. O ATD Automatic Crown & Bridge Remover (J. Morita, Irvine, CA) utiliza vibrações para quebrar a união coroa-preparo e o Crown-A-Matic (Peerless International, South Easton, MA) libera um impulso de choque para soltar a coroa. Como mencionado anteriormente, isso pode resultar em dano à margem da coroa, assim como pode

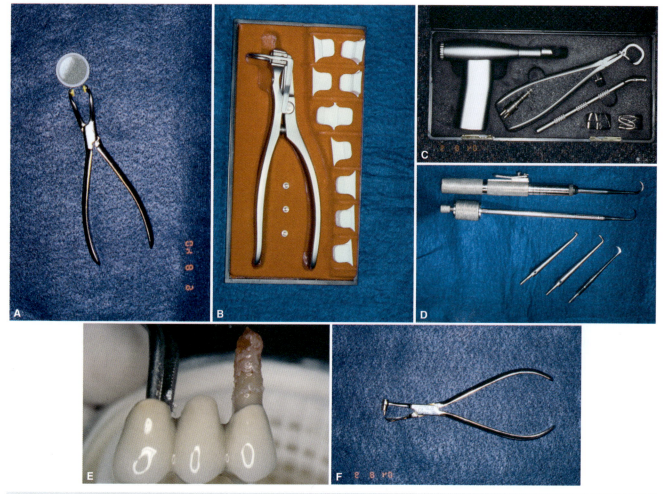

Figura 10.17 A. KY Pliers (GC America, Alsip, IL) e pó de esmeril. **B.** Roydent Bridge Remover (Roydent, Rochester Hill, MI). **C.** Kit CoronalFlex (KaVo, Lake Zurich, IL). **D.** (*topo*) Crown-A-Matic (Peerless International, South Easton, MA); (*inferior*) Morrell Crown Remover (Henry Schein, Port Washington, NY) com pontas permutáveis. **E.** Dente extraído inadvertidamente utilizando um saca-prótese. Terapia endodôntica foi realizada fora da boca e o dente foi reimplantado, um procedimento conhecido como reimplantação não intencional. **F.** Kline Crown Remover (Brasseler, Savannah, GA).

ocorrer uma extração inadvertida do dente se o periodonto estiver comprometido[207] (Figura 10.17E). Uma abordagem diferente para remoção conservadora da coroa envolve perfurar um pequeno acesso pela coroa para permitir que um dispositivo coloque um parafuso pelo furo. Essa abordagem cria uma força de levantamento que separa a coroa do dente. Os instrumentos que trabalham dessa maneira são Metalift (Classic Practice Resources, Baton Rouge, LA), o Kline Crown Remover (Brassler, Savannah, GA), e o Higa Bridge Remover (Higa Manufacturing, West Vancouver, BC, Canadá). Embora muito efetivos em coroas de metal, esses instrumentos podem causar danos à porcelana em superfícies oclusais nas restaurações metalocerâmicas, e seu uso em dentes anteriores e em restaurações totais de porcelana geralmente está contraindicado.

Outra técnica interessante indicada para remover uma coroa sem causar danos é a realizada utilizando o Richwil Crown & Bridge Remover (Almore, Portland OR). Esse material é uma resina solúvel em água, que é amolecida utilizando água morna (Figura 10.18). O pequeno bloco de material é posicionado na coroa para ser removida, e o paciente morde esse material até que a resina esfrie e endureça gerando força suficiente para puxar a coroa para fora, nesse momento o paciente abre a boca, e retira-se o material. O clínico deve ser cauteloso para evitar o uso dessa técnica quando o dente antagonista está extensivamente restaurado, pois a restauração pode ser removida inadvertidamente durante o procedimento. Nenhuma dessas técnicas funciona em todos os casos, e elas podem produzir danos à restauração que está sendo removida ou possivelmente a outras. Esses são métodos, entretanto, que estão disponíveis e podem funcionar enquanto permitem a reutilização da restauração.

REMOÇÃO DE PINOS

Uma vez que o acesso está preparado, é comum encontrar um pino, à medida que os pinos são frequentemente utilizados na restauração de dentes tratados endodonticamente. O clínico pode encontrar muitos tipos diferentes de pinos durante o retratamento (Figura 10.19). Eles podem ser classificados em duas categorias: pinos pré-fabricados e pinos fundidos personalizados. Historicamente, pinos fundidos foram mais comumente usados que os pinos pré-fabricados; entretanto, desde os anos 1990, os pinos fundidos se tornaram menos populares.[229] A principal razão para essa redução é a conveniência de implantar o pino pré-fabricado imediatamente após o preparo, em oposto a esperar por um laboratório fabricar o pino fundido. Existe também menor probabilidade de contaminação entre as sessões que frequentemente ocorrem com pinos/núcleos/coroas temporárias que são necessárias para o pino personalizado/fundido e fabricação do núcleo. Os pinos

Capítulo 10 • Retratamento Não Cirúrgico   351

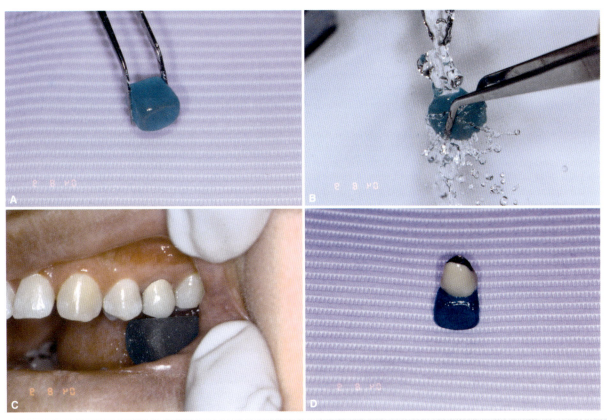

Figura 10.18 A. Richwil Crown e Bridge Remover (Almore, Portland, OR). **B.** Utilizando água quente para amolecer o material. **C.** O removedor é posicionado na restauração a ser removida e o paciente morde o material. **D.** Imagem apresentando a coroa removida aderida ao material.

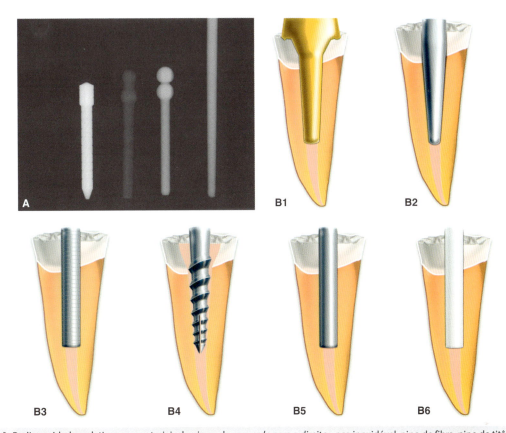

Figura 10.19 A. Radiopacidades relativas aos materiais de pinos: da *esquerda* para a *direita* – aço inoxidável, pino de fibra, pino de titânio, guta-percha. **B.** Representação diagramática de tipos de pinos: (*B1*) pino fundido, (*B2*) cônico, (*B3*) paralelo, (*B4*) ativo, (*B5*) passivo/metálico e (*B6*) passivo/não metálico. (Diagramas por cortesia de DENTSPLY Endodontics.)

pré-fabricados apresentam-se em uma variedade de formas, desenhos e materiais. As formas podem ser classificadas em dois grupos: de lados paralelos ou cônicos. O desenho do pino também pode ser subclassificado em grupos ativo (rosqueado), passivo, ventilado, estriado e condicionados em ácido. Existem também muitos materiais que são utilizados para fabricar pinos, tais como aço inoxidável, ouro, titânio, cerâmica, zircônia e pinos de fibra de vidro reforçada. Pinos fundidos, que são fabricados em laboratório, sempre serão feitos de ligas metálicas preciosas ou não preciosas. Esses pinos também se apresentam em uma variedade de formatos e configurações, pois são fabricados de forma personalizada para cada raiz na qual eles são cimentados. A maioria deles possui algum grau de afunilamento e muitos serão fundidos em uma peça única já com o núcleo coronário.

Além do formato, desenho e materiais dos pinos, existem mais dois fatores muito importantes que terão alguma influência na habilidade do clínico em removê-los. Esses fatores são o material adesivo utilizado para cimentar o pino e a localização no arco do dente que necessita da remoção do pino.

As mesmas preocupações a respeito dos cimentos que foram discutidas na seção da remoção da coroa se aplicam na remoção do pino. A principal consideração é se o pino foi cimentado com cimento tradicional ou cimentado com um cimento resinoso e adesivo dentinário. Muitos sistemas de pinos atualmente no mercado, como o ProPost (Dentsply, York, PA), usam pinos metálicos condicionados com ácido que são cimentados adesivamente ao canal com cimentos, como Pavania (Kuraray America, New York, NY) ou C&B Metabond (Parkell, Farmingdale, NY). A remoção desses pinos é extremamente difícil e ocasionalmente impossível, independente de qual técnica é utilizada.[94] Um estudo demonstrou que a geração de calor com vibração ultrassônica pode ajudar a diminuir a retenção de pinos cimentados com cimentos resinosos,[83] porém a preocupação com os danos gerados ao periodonto pelo calor pode dificultar essa técnica.[229]

Com relação à localização, quanto mais posterior no arco, mais difícil a remoção do pino. Esse dilema é uma consequência da acessibilidade. Quanto mais acessível está o dente, mais fácil é a remoção do pino, pois o clínico terá mais técnicas e instrumentos disponíveis para usar.[3] Além disso, quanto mais anterior o dente está, menos o dente antagonista interferirá com a remoção do pino.

Técnicas de remoção de pino

Após o acesso inicial e após a localização do pino a ser removido, o clínico encara uma decisão de como removê-lo. Muitas técnicas foram desenvolvidas com o único propósito de remoção de pinos.

Independentemente de qual técnica é escolhida, ainda existe uma única regra simples extremamente importante para ser seguida: não é somente o que é para ser removido, mas o que é deixado para trás que é importante. Essa regra se aplica à remoção de todas as obstruções intracanais. A razão para essa regra é ter a certeza de que o dente remanescente, após a remoção da obstrução, pode ser previsivelmente restaurado com um bom prognóstico a longo prazo. Por exemplo, há pouca utilidade em remover, com sucesso, um pino e deixar para trás uma raiz de paredes finas e propensa à fratura (Figura 10.20).

O primeiro passo na remoção do pino é expô-lo adequadamente pela remoção de todos os materiais restauradores adjacentes. Com pinos fundidos, a massa do núcleo coronário ao redor do pino e dentro da câmara pode ser removida com alta rotação utilizando brocas carbide cônica ou cilíndrica, ou ainda de diamante. Quando a maior parte do material restaurador é removido, um instrumento menos agressivo, como uma broca cônica em baixa rotação ou uma ponta ultrassônica cônica, de tamanho médio, deve ser utilizado para remover a parte final do núcleo coronário aderido. Esse processo é facilitado pelo uso da magnificação e iluminação. Uma vez que há um mínimo de material restaurador remanescente, um instrumento ultrassônico de tamanho pequeno deve ser utilizado para minimizar o risco de remoção desnecessária de estrutura dentária ou desgaste do pino. Quanto mais estrutura do pino é deixada, mais opções para a remoção, e quanto mais estrutura dentária é deixada, mais opções para a restauração. Nesse momento, uma broca em alta velocidade é muito arriscada para ser utilizada. Quando o núcleo coronário é fundido com o pino, a alta velocidade pode realizar esse processo para gerar um formato que pode facilitar a sua remoção.

Uma vez que o pino está bem isolado e liberado de todos os materiais restauradores, o clínico pode começar o processo de remoção. Existem muitos instrumentos e kits no mercado que podem ser utilizados para remover pinos; entretanto, antes de utilizar qualquer um, a retenção do pino deve ser diminuída. O clínico geralmente pode continuar a utilizar a ponta ultrassônica de tamanho médio que foi usada para chegar nesse ponto. Utilizando esse instrumento na interface entre o pino e o dente (a linha de cimento) e movendo-o constantemente ao redor da circunferência do pino, irá quebrar a estrutura de cimento ao longo da interface da parede do pino/canal e reduzirá a retenção do pino facilitando a remoção,[24,36,112] embora os efeitos da vibração ultrassônica possam ser mínimos na redução da retenção de pinos de titânio bem ajustado, longo e de grande diâmetro.[25] O titânio possui um módulo de elasticidade mais baixo que o aço inoxidável, assim ele pode amortecer as vibrações ultrassônicas, que pode

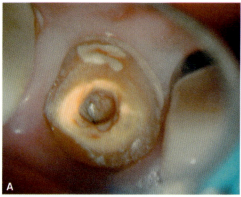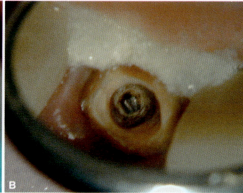

Figura 10.20 A. Pino fraturado (vista oclusal antes da escavação). **B.** Raiz ficou muito alargada e enfraquecida pelos procedimentos de desgaste, o que deixa a restaurabilidade questionável.

diminuir a efetividade ultrassônica; entretanto, um estudo falhou em reproduzir esse efeito.[109] No entanto, deve-se ter cautela para não empurrar a ponta ultrassônica contra o pino com muita força, fazendo com que essa força amorteça a onda ultrassônica e realmente reduza a efetividade dessa técnica. Retirar uma pequena quantidade de dentina ao redor da parte coronária do pino não é crítico nesse momento, à medida que isso auxiliará na redução da retenção do pino sem enfraquecer a raiz excessivamente. Se a raiz está fina, entretanto, e a quantidade de espaço entre a linha de cimento e a superfície da raiz é restrita, o tamanho da ponta que pode ser utilizada pode ser limitado. Infelizmente, as pontas menores não são somente menos efetivas para a remoção do pino, mas elas também são mais propensas à fratura. Nesse momento, o instrumento ultrassônico deve ser utilizado com um *spray* de água e ar abundantes, como um resfriador. Devido ao calor que pode ser gerado a partir desse procedimento, a ponta deve ser removida do acesso a cada 10 a 15 segundos para permitir o uso de uma seringa de água/ar, não somente para limpar os debris da região mas também para reduzir a temperatura produzida que pode potencialmente causar danos aos tecidos perirradiculares.[229,307] Se um lençol de borracha está no local, a região ao redor do pino pode ser inundada com um solvente, tal como clorofórmio, antes de ativar o instrumento ultrassônico, na medida em que ajuda a dissolver o cimento ao redor do pino. Utilizar um solvente em conjunto com a remoção das obstruções cimentadas pode ser benéfico, pois a energia ultrassônica produzida fornecerá ondas de choques no solvente e o fará penetrar profundamente no espaço do canal, exercendo uma ação mais rápida do solvente no cimento.[88]

Utilizar um instrumento ultrassônico dessa maneira não é somente útil na redução da retenção do pino; isso também pode se provar suficiente para remover o pino. Muitas vezes, após o uso sensato do instrumento ultrassônico, o pino se soltará e irá realmente girar para fora do preparo, finalizando a remoção do pino (Figura 10.21). Além disso, se a remoção do pino não pode ser efetuada dessa maneira, a exposição resultante do pino será muito benéfica na contribuição ao uso previsível de outras técnicas, já que muitos instrumentos a serem discutidos envolvem o uso de uma broca trefina para modelar a parte coronária do pino. A exposição ultrassônica facilitará esse processo. Outro instrumento a ser considerado para a exposição e liberação de um pino é a broca Roto-Pro (Ellman International, Hewlett, NY) (Figura 10.22). Existem três formatos disponíveis, todos são brocas cônicas não cortantes multifacetadas que são utilizadas em alta rotação ao redor da circunferência do pino. As vibrações criadas quando as arestas não cortantes fazem contato com o pino, diminuem a retenção do mesmo, facilitando sua remoção.

Se a redução da retenção não remove o pino, é necessário algum tipo de prensa ou alicate para puxar o pino do seu preparo. Muitos kits de remoção de pinos estão disponíveis no mercado hoje com graus variáveis de efetividade. Um desses dispositivos é o Gonon Post Removing System (Thomas Departement Dentaire, FFDM-Pneumat, Bourge, France), que é um instrumento muito eficiente para a remoção de pinos pré-fabricados paralelos ou cônicos.[160,218] Esses kits utilizam uma broca trefina oca que é alinhada ao longo eixo do pino, e posicionada sobre sua nova terminação exposta. A trefina então corta na direção apical, raspando a camada externa do pino não somente para remover a estrutura dentária adjacente ao pino, mas também para reduzir a circunferência do pino para um tamanho e formato específico. Esse procedimento é necessário para permitir ao mandril de extração, de tamanho combinado e específico, a criar uma rosca na porção desgastada e exposta do pino. Uma vez que o mandril de extração com seu protetor de borracha associado (Figura 10.23) é preso ao pino, o fórceps ou alicate de extração é aplicado ao dente e ao pino. Virando o parafuso na alavanca do alicate se aplica uma força coronal de um modo semelhante a um saca-rolhas retirando uma rolha de uma garrafa de vinho. Esse método é efetivo porque toda força é aplicada à conexão entre o dente e o pino, idealmente no eixo longo da raiz. O principal problema com essa técnica é o tamanho do alicate que pode tornar difícil o acesso na região molar e entre os incisivos inferiores. Além disso, se a força de extração aplicada não for dirigida ao eixo longo da raiz, pode ocorrer a fratura radicular.[41]

O Thomas Screw Post Removal Kit (Thomas Departement Dentaire, FFDM-Pneumat, Bourge, France) (Figura 10.24) é um instrumento criado especialmente para a remoção de pinos rosqueáveis ou parafusados. As brocas trefinas são idênticas àquelas utilizadas com o Gonon Post Removal System, embora os mandris de extração sejam rosqueados na direção oposta. Os mandris são rosqueados de modo reverso para habilitá-los a girar o pino rosqueável em uma direção anti-horária, permitindo que a força de torque contínua usada na criação da rosca desparafuse o pino.

O Ruddle Post Removal System (Kerr Corporation, Orange, CA)[214] (Figura 10.25) e o Universal Post Remover (Thomas Departement Dentaire, FFDM-Pneumat, Bourge, France) foram desenhados para combinar as propriedades dos kits Gonon e Thomas. Os dois kits semelhantes são úteis não somente para remover tipos paralelos ou cônicos de pinos passivos, mas também por remover pinos rosqueáveis. Eles podem ser adaptados para remover grandes instrumentos fraturados na porção cervical de um canal amplo. Esses kits também utilizam uma broca trefina para modificar o pino para um tamanho específico que ditará qual mandril utilizar. Esses mandris giram em direção anti-horária, assim as mesmas pontas podem ser usadas para pinos passivos e rosqueáveis. Uma vez que o mandril gira sobre o pino, as garras, ou prensas, podem ser aplicadas e ativadas, permitindo a remoção de pinos passivos, ou a ponta pode continuar girando continuamente no sentido anti-horário para desparafusar os pinos rosqueáveis.

Outro dispositivo que trabalha de um modo semelhante ao Gonon e ao Ruddle Post Removal System é o JS Post Extractor (Roydent Dental Products). A grande vantagem desse kit é o tamanho, à medida que esse é o menor kit que trabalha utilizando uma ação de remoção, que pode ajudar em casos em que o acesso é difícil. Entretanto, ele possui uma desvantagem: não ter uma grande variedade de brocas trefina e mandris de extração como alguns outros. Portanto, o tamanho do pino pode ser um fator limitante.

Outro dispositivo para remoção de pino é o Post Puller, também conhecido como Removedor de pino de Eggler (Automaton-Vertriebs-Gesellschaft, Alemanha)[255] (Figura 10.26). Esse dispositivo trabalha de uma maneira semelhante à de alguns outros; entretanto, não há brocas trefina ou mandris de extração. O desenho desse instrumento possibilita que ele seja utilizado mais eficientemente com a coroa removida. Além disso, o desenho também permite ao instrumento ser usado para casos nos quais o pino e o núcleo estão fundidos em uma única estrutura. Esse dispositivo consiste em dois conjuntos de garras que trabalham de modo independente. Com esse dispositivo, tanto o pino como o dente são reduzidos para permitir que as garras apreendam o pino. Devido à ausência de brocas trefina, essa redução é feita com brocas em alta rotação. Em seguida, o primeiro conjunto de garras é acoplado ao pino enquanto o segundo conjunto empurra para fora do dente, com a força paralela ao longo eixo do dente removendo o pino do canal.[255] Deve-se ter cautela para alinhar as forças de remoção desse instrumento com o longo eixo da raiz para prevenir fraturas;[41] além disso, essa técnica não é recomendada para a remoção de pinos parafusados. Em uma pesquisa da

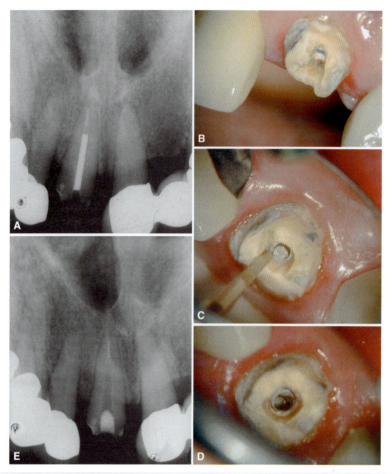

Figura 10.21 A. Radiografia de pino fraturado. **B.** Pino fraturado, vista vestibular. **C.** Ação da ponta ultrassônica. **D.** Pino removido somente por instrumento ultrassônico. **E.** Radiografia confirmando a remoção completa do pino.

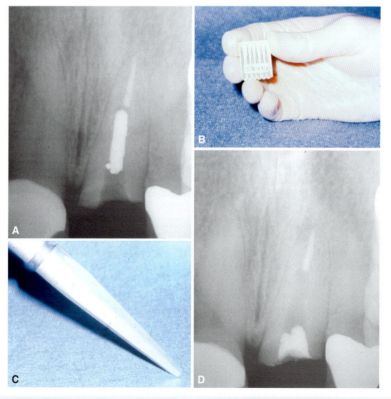

Figura 10.22 A. Radiografia de pino fraturado. **B.** Kit Roto-Pro. **C.** Broca Roto-Pro. **D.** Pino removido somente por vibração do instrumento.

Capítulo 10 • Retratamento Não Cirúrgico 355

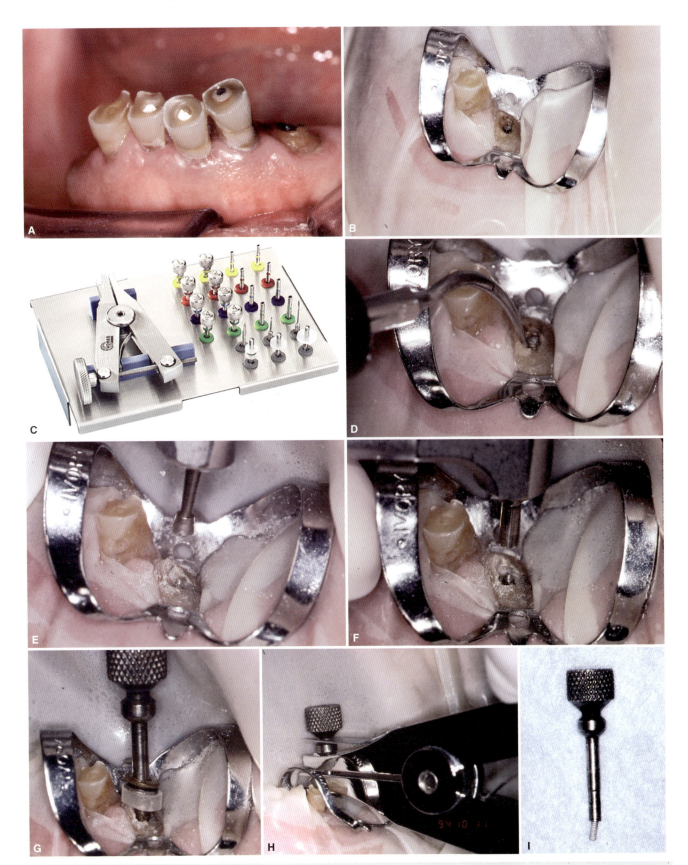

Figura 10.23 Técnica Gonon de remoção de pino. **A.** Pino fraturado em um incisivo inferior. **B.** Dente isolado com lençol de borracha. **C.** Kit Gonon. **D.** Exposição ultrassônica do pino. **E.** Broca Domer criando uma forma que a broca trefina possa atuar. **F.** Broca trefina girando o pino. **G.** Dispositivo de extração criando uma rosca no pino. Observar três amortecedores necessários para proteger o dente da prensa. **H.** Prensa sendo aplicada. Rotacionar o parafuso na prensa abre as garras, criando a força de extração. **I.** Pino removido.

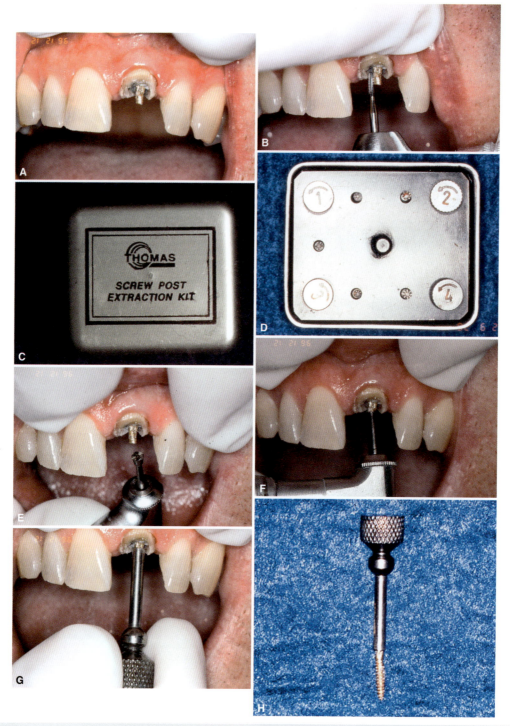

Figura 10.24 Técnica de remoção de pino rosqueado Thomas. **A.** Pino rosqueado quebrado. **B.** Cabeça de um pino sendo desgastada em um formato cilíndrico. **C** e **D.** Kit Thomas Post Removal. **E.** Broca Domer criando um formato que a broca trefina possa atuar. **F.** Broca trefina desgastando o pino. **G.** Aplicação de força rotatória anti-horária utilizando a chave. **H.** Pino removido.

Australian and New Zealand Academy of Endodontists, essa foi a técnica mais comumente usada para remoção de pino.[40] Entretanto, em uma pesquisa da American Association of Endodontists, essa foi uma das técnicas menos utilizadas.[256] Obviamente, técnicas que são comuns em um país nem sempre são comuns em outros.

A popularidade elevada da odontologia cosmética criou um ímpeto em direção ao uso de pinos com a mesma cor do dente que são fabricados a partir de cerâmica, zircônia ou vários tipos de fibra de vidro reforçada. Infelizmente, assim como com todos os pinos, os pinos cosméticos também precisam ser removidos periodicamente. Nem o uso do Kit Gonon, nem o uso de instrumentos ultrassônicos permitem a remoção de pinos de fibra, ao passo que o uso de uma broca em alta velocidade dentro do canal em direção ao pino pode resultar em uma taxa elevada de perfuração radicular.[200,229] É importante para o clínico que está removendo materiais cosméticos e da cor do dente ou pinos do canal, corar a área coronária do pino com um corante como o azul de

Capítulo 10 • Retratamento Não Cirúrgico 357

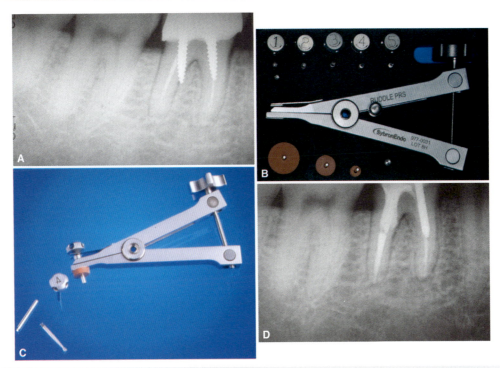

Figura 10.25 **A.** Pino trepanado exigindo remoção. **B e C.** Kit Ruddle de remoção de pino. **D.** Pino removido e perfuração restaurada.

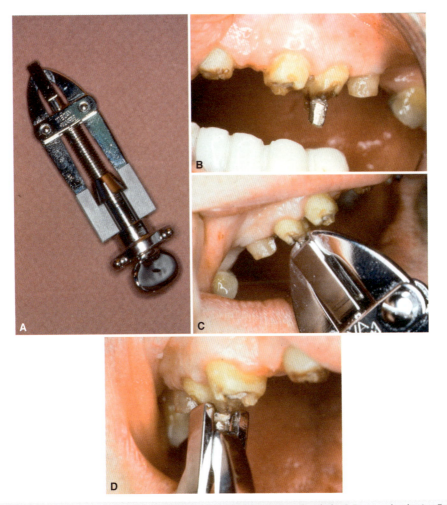

Figura 10.26 **A.** Removedor de pino Eggler. **B.** Pino foi desgastado com uma broca em alta velocidade. **C.** Removedor de pino Eggler prendendo o pino. **D.** Remoção do pino. (Reimpressa com permissão de Stamos DE, Gutamann JL: Revisiting the post puller, *J Endo* 17:467, 1991.)

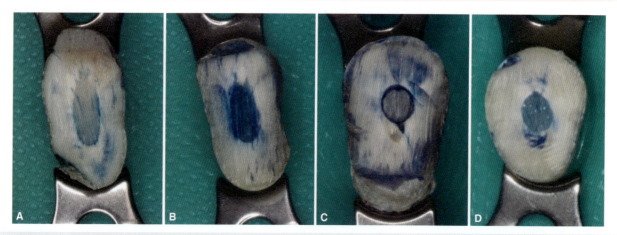

Figura 10.27 Corante azul de metileno aplicado a materiais cosméticos no orifício do canal. O corante pode delinear ou penetrar os materiais/pinos de fibra, mas permitirá remoção conservadora da obstrução, preservando a dentina. Se não ocorre a penetração total dos corantes, o pino pode ser feito de cerâmica ou zircônia, necessitando de uma estratégia diferente de remoção. **A.** Compósito delineado. **B.** Compósito penetrado. **C.** Pino de fibra delineado. **D.** Pino de fibra penetrado.

metileno (Figura 10.27). Fazendo isso, pode ser determinada a natureza da substância a ser removida e isso então permite ao clínico remover o mínimo possível de estrutura remanescente do dente. O corante pode penetrar no compósito ou no pino de fibra, mas, mais provavelmente, ele simplesmente irá delineá-los e delinear as paredes do canal, de modo que, sob alta magnificação do microscópio, se vê somente material restaurador, cimento ou pino sendo removido, conservando-se a preciosa estrutura do dente. Isso contrasta com a tarefa de remover um pino de metal onde frequentemente é necessária maior remoção de dentina.

O uso da broca de Largo (Dentsply, York, PA)[85] e a broca de Peeso[200] para remover esses pinos têm sido recomendado e a maioria dos pinos fabricados possui brocas de remoção no kit.[53] Esses kits de remoção fabricados têm se apresentado mais eficientes na remoção de seus próprios pinos de fibra que o uso de brocas diamantadas e ultrassônicas.[153] Além disso, uma nova broca, a GyroTip (MTI Precision Products, Lakewood, NJ), foi criada para o propósito específico de remover pinos de fibra de vidro (Figura 10.28). Essas brocas consistem em uma ponta geradora de calor desenhada para suavizar a matriz que une as fibras dentro do pino de fibra. As fibras dentro do pino são paralelas, o que auxilia a passagem axial da broca pelo do centro do pino. A zona espiral da broca permite que as fibras sejam removidas em segurança, criando acesso à obturação do canal radicular. Acima da zona espiral, uma camada de sílica plasma aderida na broca carbide reduz a geração de calor que de outro modo poderia ocorrer se uma superfície carbide lisa estivesse girando em contato com o esmalte ou a dentina. Essa zona abrasiva também permite um preparo do acesso em linha reta e facilita a colocação do pino novo. Pinos de cerâmica e zircônia geralmente são impossíveis de remover. Eles são mais frágeis que pinos de metal e, embora os pinos de cerâmica possam ser removidos por meio de seu desgaste com uma broca (um procedimento com um risco elevado de perfuração radicular), a zircônia possui uma rigidez que se aproxima do diamante e não pode ser removida por esse método.[229]

Independentemente do tipo de pino ou método de remoção utilizado, uma vez que o pino foi removido, o passo final após a exposição do material de obturação radicular subjacente é garantir que nenhum cimento do pino permaneça na extensão apical do espaço do pino. Esse passo pode ser conquistado facilmente pela visualização do cimento utilizando ampliação e iluminação e, então, utilizar uma ponta ultrassônica reta para expor a obturação do canal subjacente.

Potenciais complicações da remoção de pinos

Assim como muitos procedimentos dentários, a remoção de pino possui riscos. Esses riscos incluem a fratura do dente,[38] impossibilidade de restaurar o dente, perfuração radicular, fratura do pino e incapacidade de removê-lo.[256] Uma preocupação adicional é o dano pelo calor gerado pelo ultrassom ao periodonto.[229]

Mesmo que ainda existam alguns que acreditam que os pinos fortaleçam os dentes, é amplamente aceito que eles não o fazem.[229] Na verdade, foi comprovado que apenas o preparo para o pino já enfraquece os dentes.[280] Portanto, parece óbvio que, qualquer trabalho adicional, que possa exigir remoção de mais estrutura dentária, enfraquecerá o dente, aumentando a probabilidade de fratura. Um estudo *in vitro* mostrou que podem se formar rachaduras na dentina radicular durante a remoção do pino utilizando os kits Gonon e ultrassom, porém não houve diferença significativa entre esses dois grupos, e com os de dentes com pinos que não foram removidos.[8] Os autores especulam que o potencial para a fratura radicular vertical pode aumentar; entretanto, a significância clínica disso permanece desconhecida. Porém, um estudo mais recente concluiu que a incidência de fratura radicular durante a remoção do pino foi extremamente baixa e que com uma boa seleção de caso, a remoção de pino é, de fato, um procedimento previsível.[3] Se, entretanto, a remoção de pino também pode deixar a estrutura dentária remanescente em uma situação que não possa ser previsivelmente restaurada com um bom prognóstico e, se essa situação pode ser prevista antecipadamente, a cirurgia pode ser a opção de tratamento preferida.

A perfuração é uma possível complicação adicional que pode acontecer durante a remoção do pino, especialmente se o pino é removido simplesmente por tentar desgastá-lo com brocas em alta velocidade.[200] Se a perfuração ocorrer, o clínico deve repará-la imediatamente, uma vez que o prognóstico se agravará à medida que o tempo entre a perfuração e o reparo se prolonga.[29,234] Uma vez que a perfuração ocorre, o clínico deve considerar o prognóstico e determinar se o dente deve ser mantido. Deve-se considerar finalizar o procedimento e buscar uma opção de tratamento diferente nesse momento. A extração e substituição com um implante ou prótese fixa era uma opção de tratamento antes de iniciar o retratamento, e alguns podem reconsiderar como sendo a melhor opção uma vez que a perfuração ocorreu.

Capítulo 10 • Retratamento Não Cirúrgico 359

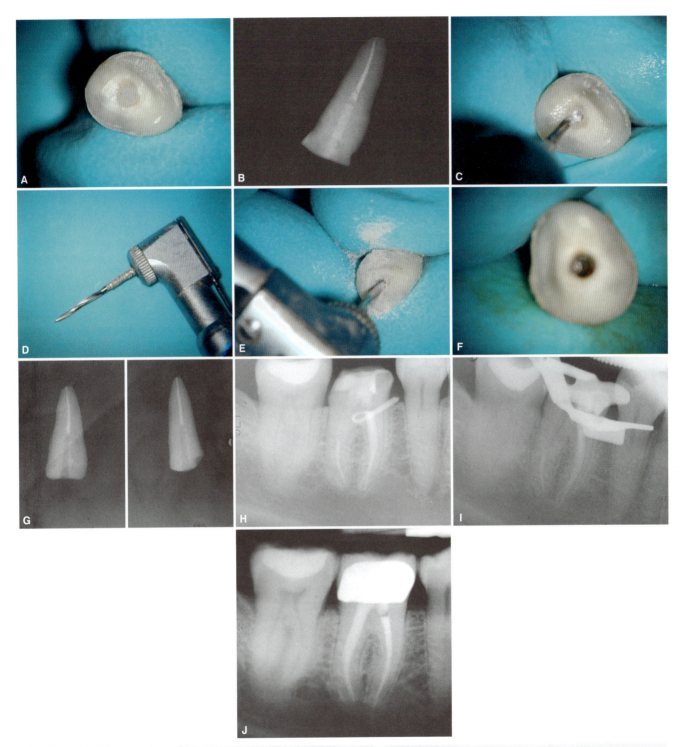

Figura 10.28 Técnica de GyroTip. **A.** Pino de fibra quebrado em um dente extraído. **B.** Radiografia do dente teste com o pino no local. **C.** Criação de um orifício piloto. **D.** Instrumento GyroTip **E.** O GyroTip cortando pelo pino de fibra. Observar o alinhamento com o eixo longo do pino. **F e G.** Pino removido. **H.** Caso clínico apresentando perfuração por pino de fibra na área de furca. **I.** Pino removido com GyroTip. **J.** Controle de 1 ano após o reparo com MTA.

Entretanto, com o desenvolvimento do agregado de trióxido mineral (Pro-Root MTA, Dentsply, York, PA), as perfurações podem ser reparadas com um prognóstico favorável.[208] As técnicas e materiais para reparo da perfuração serão discutidos em detalhes em uma seção seguinte deste capítulo.

Outra complicação é a separação do pino, causando a remoção do segmento coronário deixando uma porção pequena do pino com difícil acesso. Essa separação diminuirá a probabilidade da remoção e ocorre mais frequentemente quando se tenta retirar pinos de titânio.[229]

O uso de energia ultrassônica por períodos de tempo prolongados pode gerar quantidades excessivas de calor. O calor gerado pode causar danos ao periodonto adjacente.[88,229] Esse dano pode ser tão grave a ponto de causar a perda do dente e do osso adjacente (Figura 10.29). Por essa razão, é necessário parar periodicamente para refrigerar a região com um *spray* de água. Isso será discutido em detalhes em uma seção posterior.

Se o clínico não é qualificado para remover o pino, então ele ou ela irá se deparar com uma decisão de o que fazer. Essa decisão é baseada em se o pino está sendo removido para propósitos restauradores ou pela persistência da doença. Se a razão é por propósitos restauradores e o clínico pode restaurar o dente adequadamente com o pino existente ou segmento do pino, então deve fazê-lo. Se o dente não pode ser restaurado adequadamente sem a remoção do pino e colocação de um pino novo, então serão necessárias a extração e a substituição com um implante ou prótese fixa. Se a razão para a remoção do pino é a doença persistente, o dente deve ser tratado cirurgicamente e restaurado da melhor maneira possível.

RECUPERANDO O ACESSO À ÁREA APICAL

Uma vez que o acesso coronorradicular é feito e todos os pinos e restaurações obstrutivas foram removidos, então o clínico deve recuperar o acesso à região apical por meio da remoção de materiais de obturação radicular anterior (Figura 10.30). Essa parte de retratamento não cirúrgico é dificultada pela grande variedade de tipos de obturações radiculares utilizadas. Atualmente, a maioria das obturações radiculares são realizadas utilizando a guta-percha de várias formas; entretanto, muitos outros materiais foram e ainda são utilizados. Cones de prata foram muito populares até os anos 1970 e muitos tipos de pastas, infelizmente, ainda estão em uso. Os autores têm observado casos de preenchimento radicular definitivo com cones de papel embebidos em fenol e algumas vezes nenhum preenchimento radicular. Novos materiais, como materiais biocerâmicos e cimentos estão chegando ao mercado a todo o momento. Embora todos os materiais de obturação radicular tenham seus defensores e críticos, a única certeza é que todos terão alguma incidência de doença persistente e precisarão de retratamento.

Durante a fase diagnóstica, é importante verificar a natureza da obturação radicular para minimizar surpresas ao tentar o retratamento. Algumas vezes isso é facilmente observado, porém, em outras situações, essa determinação pode exigir o contato com o clínico anterior para descobrir que tipo de preenchimento radicular foi utilizado. Ocasionalmente, essa informação não pode ser determinada até a entrada no canal, portanto deve-se ter cautela extrema ao realizar o acesso de modo que possivelmente não se removam partes da obturação radicular que possam ser úteis em sua remoção, como o material central em carreadores de núcleo sólido.

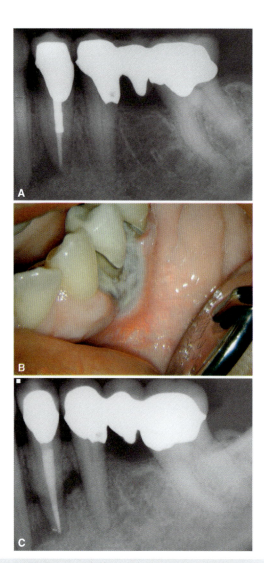

Figura 10.29 Dano tecidual causado pelo calor gerado durante aplicação ultrassônica em um pino durante a sua remoção. A ponta ultrassônica foi aplicada ao pino por mais de 5 minutos em alta potência, com o assistente aplicando um *spray* de água constante. **A.** Radiografia pré-operatória. **B e C.** Essas imagens foram feitas 1 mês após o retratamento. Observar o osso visível descamando em **C.** O dente foi perdido no mês seguinte. (Reimpressa com a permissão de Schwartz RS, Robins JW: Post placement and restoration of endodontically treated teeth: a literature review, *J Endod* 30:289,2004.)

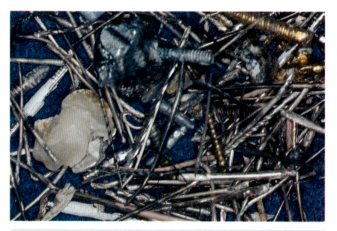

Figura 10.30 Acúmulo de materiais removidos de dentes retratados em um período de 3 meses.

Remoção da guta-percha

Uma das grandes vantagens no uso da guta-percha para obturação radicular é sua remoção relativamente fácil. Quando o canal contém guta-percha e cimento ou uma obturação cloro-percha, é relativamente fácil remover esse material utilizando uma combinação de calor, solventes e instrumentação mecânica.[78,214] Deve ser observado, entretanto, que não há técnica, instrumento ou solvente que possa, por si só, remover todos os materiais obturadores do espaço do canal.[212] Os clínicos deve usar múltiplas técnicas de acordo com o dente e o paciente que está sendo tratado para obter uma máxima remoção de material obturador. Após o acesso, é relativamente fácil encontrar os orifícios do canal tratado com o material de guta-percha rosa visível dentro. A sondagem inicial com um explorador endodôntico no material pode ajudar a descartar a possibilidade de haver uma haste sólida. Se há uma haste de plástico, então não deve ser utilizado o calor para remover a guta-percha coronária (isso será discutido posteriormente). Se não há nenhuma haste, o calor é aplicado utilizando um calcador que foi aquecido a rubro em uma chama. Infelizmente, o calcador começa a esfriar após a remoção da chama, por isso muitos endodontistas agora utilizam uma fonte de calor, como o Touch'n Heat (SybronEndo, Orange, CA) (Figura 10.31A), para garantir uma aplicação de calor constante e consistente para amolecer a guta-percha na porção cervical do canal.[156] Deve-se ter cautela, entretanto, para não superaquecer a raiz, o que pode causar danos ao ligamento periodontal.[146,221,222] Portanto, o calor deve ser aplicado de uma maneira rápida para permitir que o instrumento penetre a massa de guta-percha, seguido pelo resfriamento, que provocará a adesão do material no calcador facilitando sua remoção (Figura 10.31B). Após a remoção de toda a guta-percha possível com o calcador aquecido, então se deve remover qualquer material cervical remanescente com brocas Gates-Glidden, tomando o cuidado para não alargar demais a porção cervical do canal. Entretanto, uma vez que o dente tratado anteriormente pode ter tido o terço cervical do canal mal preparado, essas brocas também podem ser utilizadas para desgastar o terço cervical em uma direção contrária à curvatura para facilitar o acesso em linha reta para o terço apical do canal e para criar um reservatório para o potencial uso do solvente.[165] Novamente, sondar o canal, dessa vez, utilizando uma lima tipo K #10 ou #15. Algumas vezes, é possível remover ou ultrapassar os cones existentes de guta-percha se o canal foi mal obturado, eliminando, assim, a necessidade de solventes.[254] Se isso não for possível, então um solvente de guta-percha deve ser utilizado para remover o material remanescente na porção apical do canal.

Muitos solventes têm sido recomendados para dissolver e remover a guta-percha durante o retratamento (Figura 10.32) incluindo clorofórmio,[170] metilclorofórmio,[290] eucaliptol,[306] halotano,[118,141] turpentina retificada[134] e xilol.[104] Todos os solventes possuem algum nível de toxicidade,[19,44] portanto seu uso deve ser evitado se possível; entretanto, geralmente é necessário uso de solvente para remover guta-percha bem condensada. O solvente mais popular é o clorofórmio, pois ele dissolve a guta-percha rapidamente e possui um longo histórico de uso clínico. Em 1976, a U.S. Food and Drug Administration (FDA) baniu o uso de clorofórmio em drogas e cosméticos devido a um relatório de suspeita de carcinogenicidade.[282] Não houve nenhuma proibição em seu uso na odontologia;[170] entretanto, o relatório resultou na pesquisa por alternativas, algumas das quais foram listadas anteriormente. Quando utilizado com cautela, o clorofórmio é considerado como um solvente endodôntico seguro e efetivo.[44,170] Todos os outros foram relatados geralmente sendo menos efetivos ou alguns possuem alguma desvantagem que limita seu uso. O xilol e o eucaliptol dissolvem lentamente a guta-percha e só atingem a efetividade do clorofórmio quando aquecidos.[301] A turpentina retificada possui um nível mais elevado de toxicidade que o clorofórmio[19] e ela produz um odor muito pungente durante o procedimento. O halotano tem se apresentado eficiente como solvente assim como o clorofórmio em muitos estudos,[118,141] porém um estudo mais recente indicou que o tempo de remoção do preenchimento radicular foi mais longo do que quando se utiliza o clorofórmio.[294] O custo e a volatilidade elevados do halotano, bem como o potencial para necrose hepática idiossincrática o tornam menos desejado para uso como solvente de guta-percha.[44] Embora o metilclorofórmio seja menos tóxico que o clorofórmio, ele também é menos efetivo como um solvente para guta-percha.[290] Ambos, halotano e clorofórmio, afetam a composição química da dentina[60,135] e podem afetar as forças de adesão de cimentos resinosos à dentina alterada.[61,272] Contudo, a significância clínica desses efeitos permanece desconhecida. A evidência de carcinogenicidade do clorofórmio em humanos é suspeita,[170] mas com uso cauteloso, sua toxicidade deixa de ser um fator de risco para o paciente[44] e para o profissional durante o procedimento.[7] Portanto, recomenda-se seu uso como solvente de guta-percha.

Usando uma seringa de irrigação, o solvente selecionado é introduzido nas porções cervicais dos canais, que atuarão como um reservatório para o solvente. Então, são utilizadas limas manuais (tamanhos #15 e #20) para penetrar na obturação radicular remanescente e aumentar a superfície de contato com a guta-percha para melhorar sua dissolução. Esse procedimento pode ser facilitado pelo uso de limas pré-curvadas e rígidas como a C+ File (Dentsply, Maillefer, Baillagues, Suíça.) (Figura 10.33), que pode penetrar a massa de guta-percha de modo mais eficiente que os tipos mais flexíveis de lima K. A lima C+ recentemente introduzida no mercado é uma lima manual com ponta ativa de

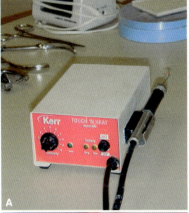

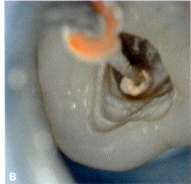

Figura 10.31 A. Instrumento Touch'n Heat. **B.** Guta-percha aderindo à ponta do Touch'n Heat à medida que ela esfria.

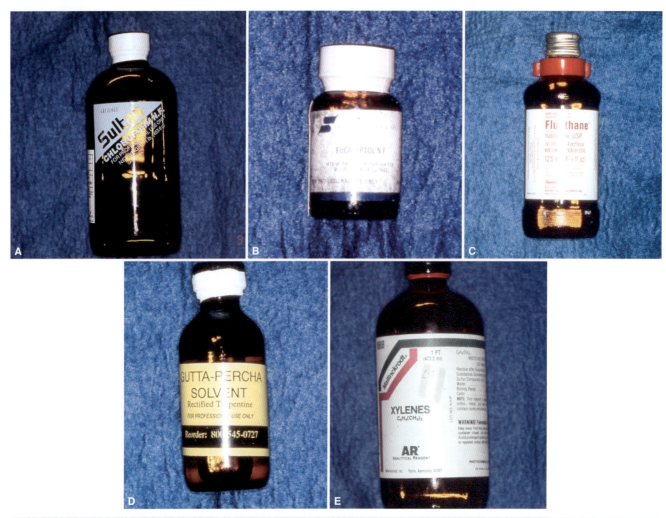

Figura 10.32 A. Clorofórmio. **B.** Eucaliptol. **C.** Halotano. **D.** Turpentina retificada. **E.** Xilol.

aço inoxidável que é torcida a partir de uma matriz quadrada. O segredo de sua rigidez é que a conicidade varia ao longo do eixo, dando a ela a rigidez e força para cortar eficientemente a guta-percha bem condensada. A guta-percha deve ser removida com cuidado para evitar o extravasamento de guta-percha e solvente para além dos limites do canal, além de minimizar o risco de dor pós-operatória grave.[156] Infelizmente, localizadores apicais eletrônicos que em situações de não retratamento são precisos parecem falhar frequentemente em medir o comprimento do trabalho quando a guta-percha está sendo inicialmente removida. Essa observação clínica ocorre pela lima estar coberta com cloropercha, o que pode afetar sua condutividade. Tem sido demonstrado que os localizadores apicais podem ser menos precisos nas situações de retratamento;[289] entretanto, nesse estudo, o erro foi que as leituras indicaram um comprimento de trabalho muito curto. Em um estudo mais recente, um localizador apical acoplado ao contra-ângulo indicou comprimentos de trabalho que eram muito longos em situações simuladas de retratamento.[283] Outro estudo recente indicou que a superestimação do comprimento pode ocorrer em situações de retratamento e pode levar à sobreinstrumentação e à sobre-extensão dos materiais obturadores durante o retratamento. Recomenda-se que seja realizada uma radiografia para se obter uma medida preliminar quando o comprimento estimado se aproxima para evitar o extravasamento de materiais de obturação radicular no periodonto. Alternativamente, estudos recentes mostram que imagem de TCFC pode ser usada para estimar a medida do comprimento de trabalho de forma mais precisa que radiografias periapicais.[304] Se uma TCFC foi feita na análise pré-operatória do dente a ser retratado, o que está no consenso AAE/AAOMR, então exame pode ser usado para estimar o comprimento de trabalho no pré-operatório.[151] Durante o

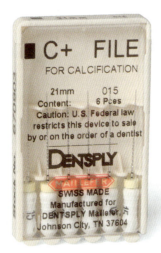

Figura 10.33 Limas C+. Esses instrumentos rígidos removem guta-percha de maneira mais eficiente que muitos tipos flexíveis de limas tipo K.

retratamento, após a obturação radicular ter sido completamente removida, o localizador apical irá recuperar sua precisão se uma lima limpa for utilizada. Uma vez que o comprimento do trabalho é alcançado, limas manuais de diâmetro progressivamente maior são rotacionadas de maneira passiva no sentido horário para remover a massa de guta-percha remanescente até que as limas saiam limpas do canal (p. ex., com nenhum material rosa nelas). O solvente deve ser frequentemente aplicado no canal, e quando o instrumento livre e folgado é removido limpo, o canal é preenchido com o solvente, que então atua como um irrigante. O solvente é então removido com cones de papel. A ação absorvente dos cones de papel[214] removerá a guta-percha e cimento remanescentes que permanecem aderidos às paredes do canal ou em suas irregularidades.[296] A verificação da limpeza dos canais após a remoção da guta-percha não é melhorada utilizando apenas um microscópio;[16] entretanto, utilizando limas pequenas com a ponta curvada, o clínico deve sondar a parede do canal procurando por irregularidades que possam prender os últimos resquícios de guta-percha. Essas irregularidades geralmente podem ser sentidas em vez de vistas, bem como devem ser limpas utilizando esse método.[156]

É importante salientar que existe um cimento endodôntico à base de ionômero de vidro (Ketac-Endo, ESPE, Seefeld, Alemanha) que é utilizado em conjunto com guta-percha.[202] Esse cimento é virtualmente insolúvel em clorofórmio e halotano,[292] e deve ser retratado pela remoção da guta-percha e então pelo uso de ultrassom para desbridar as paredes dos canais. A limpeza do canal pode ser tão eficiente quanto outros casos de retratamento de guta-percha, mas é difícil e consome tempo para se atingir esse resultado.[76,176] Recentemente, cimentos biocerâmicos tais como EndoSequence BC Sealer (Brasseler, Savannah, GA) foi lançado. Esses materiais endurecem quando tomam presa e são também resistentes a dissolução e remoção do sistema de canais.[54]

A remoção de guta-percha nas sobreobturações pode ser realizada pela inserção de uma lima Hedstrom nova no fragmento apical de material extravasado utilizando uma rotação suave em sentido horário a uma profundidade de 0,5 a 1 mm além da constrição apical, que pode apreender a obturação extruída. A lima é então retirada lenta e firmemente sem rotação, removendo o material extravasado (Figura 10.34).[173] Essa técnica funciona frequentemente, mas deve-se ter cautela para não forçar o instrumento apicalmente, que propicia a extrusão da guta-percha; além disso, a lima pode fraturar. O fragmento apical extravasado não deve ser amolecido com solvente, à medida que essa aplicação pode diminuir as chances da lima Hedstrom apreender o material extruído.[254]

O uso de sistemas rotatórios para remover guta-percha em canais tem sido defendido pela eficiência e efetividade aprimoradas na remoção de guta-percha dos canais radiculares tratados.[214] Isso comumente se corrobora na literatura. Diferentes tipos de sistemas rotatórios estão disponíveis para remoção de guta-percha, incluindo sistemas rotatórios como o ProFile (Dentsply, York, PA) (Figura 10.35), um sistema reciprocante; o Canal Finder (Endo Technique Co., Tustin CA); e instrumentos mecânicos dedicados à remoção de guta-percha, como o GPX (Brasseler, Savannah, GA), as limas de retratamento ProTaper Universal (Dentsply) (Figura 10.36), e o Mtwo R para retratamento (Sweden and Martina, Due Carrare, Itália). Esses instrumentos mecânicos cortam a guta-percha e o cimento enquanto termoplastificam a massa da obturação radicular por meio de calor friccional para auxiliar na remoção. Uma pesquisa realizada com dentistas da Austrália apresentou que 54% dos entrevistados que realizavam retratamentos endodônticos utilizaram instrumentos rotatórios

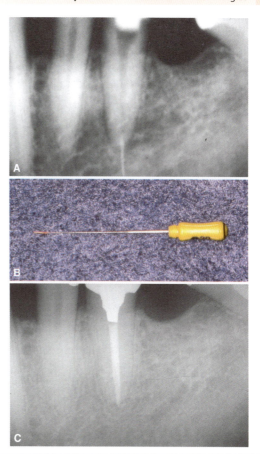

Figura 10.34 Remoção de guta-percha com sobreobturação. **A.** Radiografia pré-operatória apresentando obturação extravasada. **B.** Uma pequena lima Hedstrom apreende o cone de guta-percha e o retira. **C.** A reavaliação de 18 meses. O dente está assintomático.

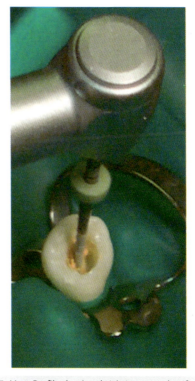

Figura 10.35 Lima Profile de níquel-titânio termoplastificando e removendo a guta-percha. Velocidade ideal de rotação é de 1.500 rpm.

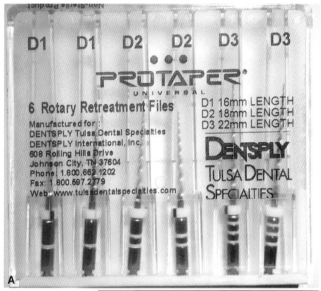
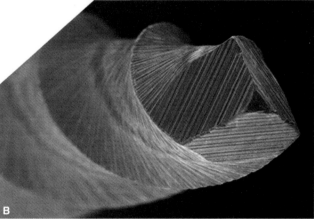

Figura 10.36 Instrumentos rotatórios para remoção de guta-percha. **A.** ProTaper Universal Package. **B.** Lima de retratamento ProTaper Universal tem uma ponta ativa para melhorar a penetração nos materiais de obturação radicular.

para remover a guta-percha sempre (15%) ou algumas vezes (39%), com um aumento na probabilidade de remoção rotatória de guta-percha se o clínico possuísse mais experiência com o uso desses instrumentos.[195] Estudos *in vitro* geralmente apresentam esses sistemas como sendo eficientes e normalmente precisam de menos tempo para remover o volume de material de preenchimento de guta-percha do que o necessário para a remoção manual,[17,68,87,116,117,217,271] embora em dois estudos eles tenham sido mais lentos para remover o preenchimento radicular que a remoção manual.[20,121] A avaliação da limpeza do canal e de debris apicais extruídos geralmente indicou que não houve diferenças entre a remoção manual e mecânica de guta-percha.[20,68,116,117,122,187,217,246,271,310] Em um estudo utilizando instrumentos Quantec SC (Kyocera Tycom Corporation, Irvine, CA), entretanto, descobriram que as limas manuais com solventes limparam os canais mais efetivamente.[27] Esse achado foi repetido utilizando limas de retratamento ProTaper,[103] todavia, em outro estudo na mesma publicação do jornal, descobriu-se que as limas de retratamento ProTaper deixaram os canais mais limpos que as limas manuais.[87] Obviamente, essa é uma área em que se justificam mais pesquisas. Recomenda-se que após a remoção rotatória de guta-percha, a instrumentação manual subsequente seja necessária para remover completamente os materiais de obturação residuais do canal. Em muitos estudos de remoção mecânica de guta-percha, tanto os instrumentos rotatórios como as raízes dos dentes fraturaram.[17,27,32,117,121,271] Não obstante, esse resultado ocorre menos frequentemente quando a velocidade de rotação do instrumento foi aumentada de 350 para 1.500 rpm,[32] e um estudo apresentou nenhuma fratura ou defeitos no canal ao utilizar limas próprias para o retratamento, instrumentos ProTaper Universal e Mtwo R.[248] As limas próprias para o retratamento possuem ponta ativa para melhorar a penetração e remoção da massa de obturação radicular, aumentando, assim, sua eficiência[268] (Figura 10.36B). Isso, em combinação com o desenho das espiras e técnicas preconizadas, pode ser a razão para o risco potencialmente reduzido de fraturas. Embora os sistemas de remoção mecânica de guta-percha possam fornecer uma maior eficiência, o risco elevado de fratura de instrumento, complicando ainda mais o retratamento, pode pesar mais que seu benefício. As limas próprias para o retratamento podem reduzir esse risco.

Instrumentos mecanizados também podem auxiliar a remoção de materiais de preenchimento radicular residuais após a remoção da massa de guta-percha. Um novo instrumento, a Lima Autoajustável (*Self-Adjusting File* [SAF]; ReDent, Ra'anana, Israel), é recomendado para a remoção de resíduos que permanecem após a remoção da obturação radicular. Quando foram utilizadas as Limas Autoajustáveis após as limas rotatórias de retratamento, a redução de resíduos de canal foi de 66%, 68% e 81% nos terços cervical, apical e médio do canal, respectivamente, quando comparado ao uso de limas de retratamento ProTaper Universal sozinhas.[4] Outro estudo comparou o uso da lima de retratamento ProTaper Universal seguido pelos instrumentos ProTaper F1 e F2 com o uso de uma Profile #25.06 seguido pelo uso da Lima Autoajustável quanto à sua efetividade na remoção de obturações radiculares de guta-percha.[247] Com o uso da microTC de alta resolução e um limite selecionado arbitrariamente de permanência residual menor que 0,5% para uma limpeza efetiva, nenhum dos casos do grupo do ProTaper atingiu esse limite, ao passo que 57% dos casos no grupo ProFile/SAF o atingiram. Infelizmente, em ambos os estudos citados anteriormente, nenhum dos métodos de retratamento apresentou todos os canais tratados completamente livres de um resíduo de preenchimento radicular. A lima SAF é considerada uma lima conformadora do canal, e recentemente tem havido novas adições a esse grupo, tais como a lima TruShape (Dentisply, York, PA) e o sistema de limas XP (Brasseler, Savannah, GA). Essas limas conformadoras mais recentes têm múltiplas curvaturas ao longo do comprimento da sua superfície de corte em um instrumento de formato único para aumentar a quantidade de contato entre o instrumento e as paredes dos canais pulpares com contornos irregulares (tais como canais de formato oval) (Figura 10.37). Estudos dos dados mostram que esses instrumentos podem reduzir a quantidade de material obturador remanescente após o retratamento endodôntico em uma maior extensão que limas rotatórias de formato cilíndrico com *tapers* tradicionais, mas eles ainda não deixam os canais completamente livres de todos os resíduos dos materiais obturadores.[15,191]

O uso do *laser* Nd:YAG para remover guta-percha do dente obturado tem sido estudado *in vitro*.[285] O tempo que se levou para remover a guta-percha ficou dentro da variação de outros estudos de remoção mecânica de guta-percha e a adição de solventes não melhorou a performance do *laser*. Assim como em outros estudos, a guta-percha, em quantidades variáveis, foi deixada nos canais após a remoção a *laser*. Entretanto, as temperaturas na superfície da raiz aumentaram e, enquanto novas pesquisas não provarem a segurança e a eficácia, a remoção a *laser* de guta-percha não pode ser recomendada nesse momento.

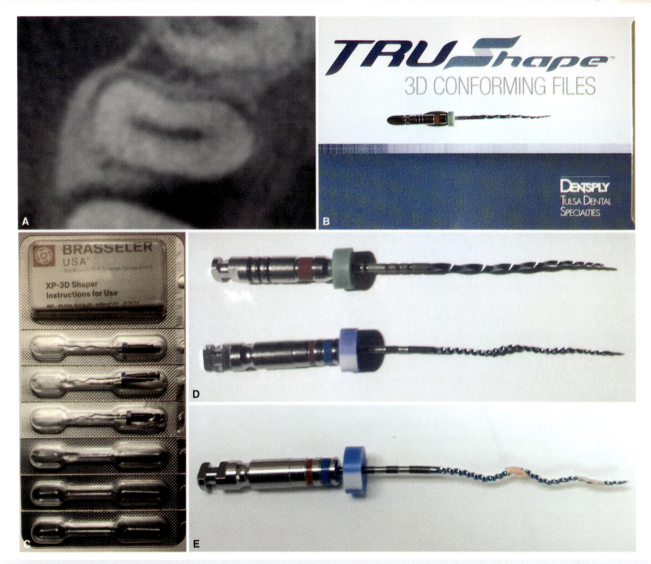

Figura 10.37 Limas conformadoras do canal para limpeza aumentada de canais irregulares e ovoides. **A.** Corte de TC no eixo axial mostrando a natureza ovoide dos sistemas de canais. **B.** Pacote Trushape. **C.** Pacote sistema XP. **D.** instrumento TruShape (*acima*) e instrumento XP Shaper (*abaixo*). **E.** instrumento XP Shaper removeu mais guta-percha após o canal já ter sido retratado, limpo e modelado com instrumentos com *tapers* tradicionais.

Resilon (Resilon Research LLC) (Figura 10.38) é um polímero poliéster termoplástico que é unido ao espaço do canal utilizando um sistema adesivo resinoso sem carga (Epiphany Pentron Clinical Technologies, Wallingford, CT). Ele também, é comercializado como RealSeal (Sybron Endodontics, Orange County, CA). Ele tem sido defendido como um material obturador de canal radicular para substituir a guta-percha e o cimento, por sua habilidade selante aprimorada[238] e potencial para reforçar a resistência radicular à fratura, como um resultado da adesão interna. Sistemas de obturação resinosos foram propostos no passado;[149] entretanto, a dificuldade de retratar canais preenchidos com esse material obturador tem impedido seu uso constante. O polímero Resilon por si próprio é descrito pelo fabricante como sendo solúvel em clorofórmio e pode ser removido pela aplicação de calor, um comportamento que é semelhante à guta-percha. Recentes estudos têm mostrado que o polímero policaprolactona do Resilon é facilmente removido e deixa as paredes do canal mais limpas que a remoção de guta-percha e cimento AH+,[50,52,65,227] embora esse achado tenha sido confrontado. Hassanloo et al. observaram que houve menos resíduos nas paredes ao remover guta-percha/AH+ quando permitido aos materiais tomar presa por um período maior.[108] Esse achado tem sido corroborado[227,269] e indica que pode haver um efeito relativo ao tempo que introduz um viés metodológico nesses estudos. Também pode haver dificuldades na remoção do cimento resinoso Epiphany, especialmente porque partes do cimento podem penetrar profundamente nos túbulos dentinários[238] e provavelmente também nas ramificações anatômicas do canal que precisam de limpeza durante o retratamento. Após a remoção do cone de Resilon utilizando calor e clorofórmio, os autores recomendam o uso de um solvente de resina como Endosolv-R (Septodont, Paris, França) (Figura 10.39) para tentar eliminar o cimento resinoso antes da instrumentação.

Infelizmente, recentes estudos têm mostrado que o material Resilon não é estável e quebra no dente ao longo do tempo, possivelmente devido à degradação enzimática.[111] Os autores têm retratado casos obturados com Resilon e têm encontrado materiais descoloridos, amolecidos e facilmente removidos do canal. Enquanto isso pode tornar o retratamento mais fácil, ao mesmo tempo parece afetar negativamente o sucesso a longo prazo do dente obturado com o material, e ele foi retirado do mercado em 2014.[18] Apesar disso, os clínicos devem estar cientes disso, pois, como qualquer outra técnica de obturação, será necessário retratar esses casos ocasionalmente.

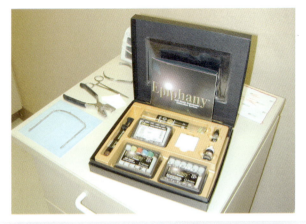

Figura 10.38 Sistema de obturação Epiphany utilizando Resilon.

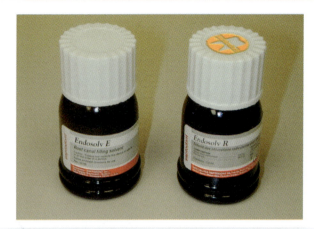

Figura 10.39 Endosolv-E (*esquerda*) e Endosolv-R (*direita*).

Lidar com carreadores de núcleo sólido

Sistemas obturadores de canal de núcleo sólidos, como Thermafil, DensFil e o Obturator GT (Dentsply Endodontics, Tulsa, OK), tornaram-se populares desde sua introdução há muitos anos. Após os procedimentos de limpeza e modelação estarem completos, o clínico, utilizando essa técnica, aquece um carreador (guta-percha de fase-alfa circundado a um núcleo sólido que está aderido a um cabo manual) em um forno e posiciona o carreador no canal. O núcleo sólido transporta a guta-percha para baixo no canal e o condensa enquanto o material está resfriando. Esse sistema oferece uma técnica rápida e simples para aquecer a obturação endodôntica de guta-percha; entretanto, assim como com qualquer material obturador, o retratamento será ocasionalmente necessário.

O retratamento de carreadores de núcleo sólido é considerado mais complexo e difícil que no caso de remoção de guta-percha sozinha, devido à presença da haste sólida dentro da massa de guta-percha. A natureza da haste determinará o método utilizado e a complexidade da retirada. São encontrados três tipos de hastes nesses sistemas: metal (aço inoxidável ou titânio), plástico e guta-percha modificada. As hastes de plástico têm as laterais lisas, assim como algumas marcas de hastes de metal; entretanto, a maioria das hastes de metal são espiraladas e se assemelham às limas endodônticas manuais com uma camada de guta-percha externa. As hastes metálicas espiraladas são um desafio excepcional ao clínico que realiza o retratamento, pois muitas vezes elas são mal inseridas e encravadas ou parafusadas no canal para disfarçar uma modelagem de canal inadequada ou falta de uso adequado de técnicas disponíveis para verificação de tamanho. Isso os torna especialmente difíceis de serem removidos. Uma vez que a haste foi posicionada, ela é cortada na câmara pulpar utilizando uma broca, e o dente é restaurado. O nível no qual a haste metálica é rompida é importante na sua retirada. Se ela é cortada no nível do orifício do canal, a remoção é difícil,[156] assim o clínico prudente planeja sua recuperação por meio da separação do cabo da haste deixando de 2 a 3 mm da haste exposta no acesso acima do assoalho da câmara pulpar, para permitir a remoção facilitada caso seja necessário o retratamento. Infelizmente, nem sempre esse é o caso. Alguns clínicos criam um entalhe na altura do nível médio do canal na haste para permitir que o clínico gire o cabo da haste e a corte na altura desejada no interior do canal. Essa técnica é utilizada para permitir a criação de um espaço para o pino; entretanto, a força de rotação empregada para criar o plug apical pode prender as espiras de uma haste metálica, aumentando a complexidade de remoção se o retratamento for necessário.[309]

É vantajoso determinar, antes de iniciar o tratamento, se há uma obturação de núcleo sólido no dente com obturação radicular. A radiografia pré-operatória pode evidenciá-la, pois, as hastes de aço inoxidável exibirão as espiras da haste na radiografia (Figura 10.40); entretanto, as hastes de titânio raramente são distinguíveis da guta-percha, e as de plástico nunca o são. Infelizmente, na maioria dos casos, o clínico só descobre que está lidando com um carreador de guta-percha após o acesso inicial à câmara pulpar. Devido a isso, como estabelecido na seção anterior, é que o acesso cuidadoso e a sondagem do material de obturação radicular são necessários ao entrar no canal. Se existe uma haste, ela será detectada como uma estrutura metálica no interior

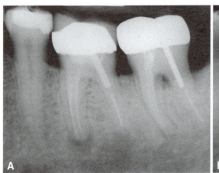
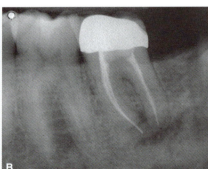
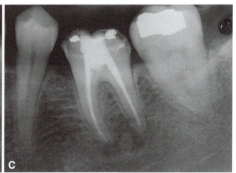

Figura 10.40 Comparação de radiopacidades de três materiais de obturação diferentes. **A.** Guta-percha. **B.** Thermafil com haste de aço inoxidável (observar o sutil efeito de chanfro no preenchimento). **C.** Thermafil com haste de plástico.

da massa de guta-percha ou um ponto cinza ou preto indicando uma haste de plástico ou uma haste de guta-percha modificada. Ocasionalmente, a haste pode ser encontrada no interior do material do núcleo coronário, por isso pode ser necessária a escavação cautelosa com pequenas brocas e pontas ultrassônicas retas e cônicas para preservar a haste intacta, a fim de auxiliar a remoção.[156]

A remoção da haste metálica é realizada com o uso inicial de aplicação de calor na haste, que pode amolecer a guta-percha que a envolve, facilitando sua remoção com fórceps de cone de prata Peet (Silvermans, Nova Iorque, NY) ou pinça de Steiglitz (Union Broach, York, PA) (Figura 10.41).[156,214,293,295] Frequentemente, não há muito da haste remanescente no acesso para se alcançar com o fórceps, assim a remoção necessitará de aplicação de solvente e remoção da guta-percha cervical circundante utilizando instrumentos manuais, geralmente seguido pela escavação ultrassônica ao redor da haste e remoção dela como um instrumento fraturado[156,214] (Figura 10.42), conforme descrito em uma seção posterior deste capítulo. Deve-se ter cuidado para evitar a geração

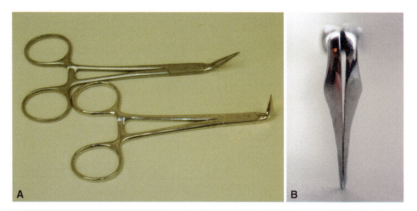

Figura 10.41 **A.** Fórceps de Steiglitz em ângulos de cabeça de 45 e 90°. **B.** Pontas do fórceps de Steiglitz com base em um fino contorno para criar o instrumento "modificado". Isso permite a penetração mais profunda no dente para melhorar a remoção das obstruções. (*B*, cortesia do Dr. Daniel Erickson.)

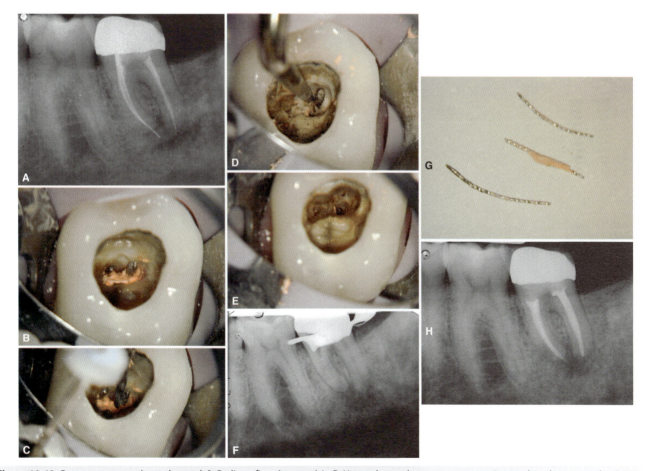

Figura 10.42 Retratamento com haste de metal. **A.** Radiografia pré-operatória. **B.** Hastes de metal expostas por remoção cautelosa da guta-percha. **C.** Uso do instrumento Touch'n Heat para aquecer as hastes e plastificar a guta-percha. Isso permitiu a remoção de uma das hastes utilizando a pinça de Steiglitz modificada. A outra não pôde ser removida utilizando calor e solventes. **D.** Liberação ultrassônica ao redor da haste para facilitar seu alcance com o fórceps. **E e F.** Hastes removidas e confirmação radiográfica. **G.** Hastes de metal apresentando guta-percha ainda aderidas a eles. **H.** Obturação final do dente.

excessiva de calor durante esse procedimento. É o caso também se a haste de metal foi seccionada para a preparação do espaço do pino. A haste metálica tem se apresentado muito mais difícil de ser removida que as de plástico,[71,309] frequentemente impossibilitando sua retirada. Felizmente, sua utilização na terapia endodôntica está diminuindo.

A remoção de hastes de plástico é semelhante à remoção de obturações radiculares de guta-percha, exceto que, em geral, o calor deve ser evitado para minimizar a probabilidade de danos à haste.[156] As hastes de plástico Thermafil antigas foram feitas de dois materiais diferentes dependendo de seu tamanho. Nos tamanhos menores (até o tamanho #40), o material utilizado era Vectra, que é insolúvel com solventes disponíveis, ao passo que os tamanhos maiores utilizavam polissulfona, que é solúvel em clorofórmio.[196] Os solventes, por outro lado, parecem não afetar as novas hastes de plástico GT, assim seu uso pode ser recomendado (Figura 10.43).[26] O acesso é preenchido com solvente, como o clorofórmio, e a guta-percha circundando sua haste é removida

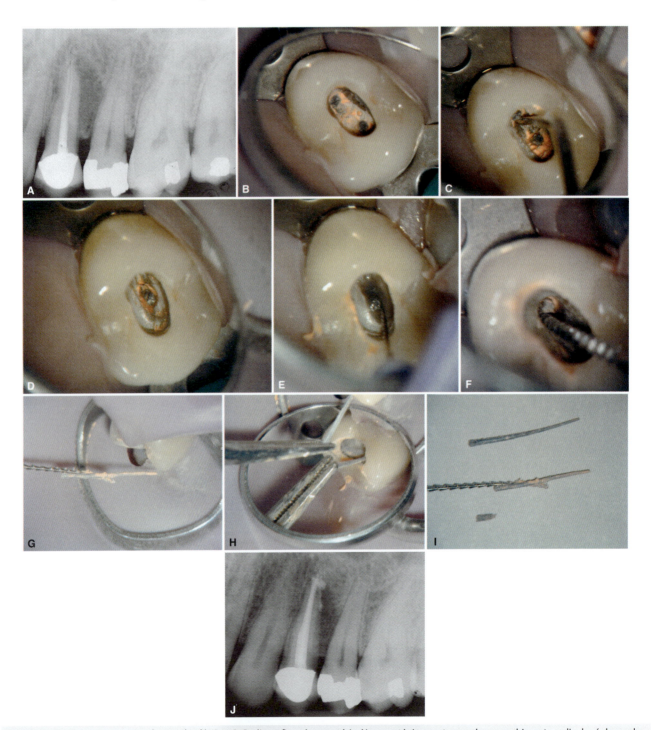

Figura 10.43 Retratamento com hastes de plástico. **A.** Radiografia pré-operatória. Nesse estágio, a natureza do preenchimento radicular é desconhecida. **B.** Hastes de plástico visíveis no acesso como dois pontos pretos na massa de guta-percha. **C.** Guta-percha na câmara é removida cuidadosamente das hastes. **D.** A haste é exposta. **E.** O solvente de clorofórmio é posicionado na câmara e uma pequena lima é trabalhada na lateral das hastes para remover a guta-percha. **F e G.** Uma lima Hedstrom é gentilmente aparafusada no canal ao lado da haste e ela é removida presa à lima. **H.** Uma pinça hemostática remove a outra haste. **I.** Hastes plásticas removidas. **J.** Obturação final com Resilon e cimento Epiphany.

com limas manuais em uma sequência da maior para a menor (#25, #20, #15 etc.), cada lima penetrando progressivamente mais profunda ao redor da haste. O solvente deve ser reaplicado frequentemente e, quando uma lima #08 pode penetrar até a porção apical da haste e existe pouca guta-percha remanescente, uma lima Hedstrom maior é inserida no canal ao lado da haste plástica e girada suavemente em sentido horário para apreender as espiras. Quando a lima é retirada, invariavelmente traz a haste consigo, e o restante da remoção de guta-percha e cimento procede como descrito anteriormente. Deve-se ter cautela para evitar sobrecarregar a lima Hedstrom. Ela não deve ser "parafusada" no canal, ou a lima ou a haste podem fraturar.[26] Ocasionalmente, pinças específicas serão necessárias para remover a haste se ela está acessível[123,214] após a remoção da guta-percha. Outro problema potencial com a remoção ocorre quando a haste ultrapassou além do forame apical durante o tratamento de canal radicular anterior. Esse extravasamento pode torná-la propícia à fratura e incapacitá-la de ser retirada, resultando potencialmente na necessidade de cirurgia apical.[120]

Recentemente, uma técnica para remoção de haste plástica foi descrita utilizando um System B HeatSource (Sybron Endodontics, Orange, CA) para dissolver a guta-percha circundando a haste sem derreter a própria haste.[299] A temperatura é estabelecida em 225°C, e o calcador é posicionado na vestibular e lingual da haste, e então são posicionadas as limas manuais FlexR #50 a #55, entrelaçando ao redor da haste, apreendendo e removendo a haste. Essa técnica apresentou menor tempo para remover a haste quando comparada à utilização do solvente;[299] entretanto, aumentaram as preocupações a respeito da geração de calor nos tecidos perirradiculares,[154] com a conclusão dos autores de que se deve ter cautela ao utilizar essa técnica. Quando as outras técnicas apresentarem fracasso e a haste plástica for seccionada mais apicalmente, resultando em acesso limitado, o clínico pode tentar retirar a haste pelo posicionamento do calcador de um System B aquecido diretamente sobre ela. À medida que é mantida a pressão apical, o calor é desligado. Isso permite à haste plástica aderir ao calcador enquanto resfria e pode resultar em sua remoção com a retirada do calcador aquecido (Figura 10.44).

Instrumentos rotatórios têm sido usados para a remoção de hastes plásticas e guta-percha, e um estudo apresentou que a remoção de hastes de plástico foi bem-sucedida em todos, exceto em um dos dentes obturados com eles.[17] Infelizmente, a fratura radicular ocorreu no único espécime que não teve sucesso na remoção e dois casos de fratura de instrumento rotatórios também ocorreram nesse estudo. Em relação a remoção da guta-percha, o clínico deve ponderar cuidadosamente sobre os riscos e benefícios de remoção dos carreadores com técnicas rotatórias.[213]

A guta-percha modificada foi introduzida como um material para a obturação com carreadores. Esse sistema de obturação é chamado GutaCore (Tulsa Dental Products, Tulsa, OK) e, à primeira vista, ele parece semelhante aos sistemas baseados em hastes plásticas. Com a GutaCore, entretanto, a haste é fabricada de guta-percha reticulada em vez de plástico. A reticulação conecta as cadeias de polímeros, que altera o material e oferece diferentes propriedades à haste, quando comparada às hastes plásticas. A guta-percha circundando a haste é guta-percha de fase alfa, que é idêntica àquela que envolve os sistemas baseados em hastes plásticas.

Para compreender como remover efetivamente esse tipo de material de preenchimento, deve-se entender como ele é utilizado. Obturação com GutaCore é realizada de um modo semelhante a obturação com Thermafil plástica. O obturador é aquecido em um forno específico e, então, gentilmente posicionado no canal. Embora ele seja flexível, a haste de guta-percha modificada é muito mais frágil que a haste plástica, e muita força de inserção causará o colapso da haste e o cabo pode quebrar antes da inserção completa. Assim, é difícil ancorar esses obturadores nos canais mal instrumentados e, geralmente, nesse caso, resultará em um curto preenchimento. Isso força o profissional a aceitar um preenchimento curto ou, idealmente, melhorar o preparo do canal antes de inserir o obturador, mas, em ambos os casos, retirar o preenchimento radicular durante o retratamento se torna mais fácil por não ter ancorado a haste no canal.

Enquanto se realiza a obturação inicial, no momento de cortar a haste, o clínico experimentará outra diferença das hastes plásticas. Embora o uso de uma broca Prepi (Tulsa Dental Products, Tulsa, OK), que gera calor, ou de um System B (Sybron Endodontics, Orange, CA) tenha produzido resultados previsíveis e confiáveis em termos de seccionamento de hastes plásticas no nível desejado, o calor virtualmente não possui efeito na haste GutaCore; além disso, os autores observaram que utilizar o calor para cortar a haste não é efetivo. O núcleo da guta-percha modificado não derreterá, mesmo quando sondado com uma ponta de Touch'n Heat (Sybron Dental Specialities) em potência máxima.

Devido à fragilidade da haste de guta-percha modificada, a GutaCore se separará simplesmente inclinando a haste para fora da cavidade de acesso. O material tem pouca capacidade de resistir, mesmo à menor força lateral, sem fraturar, portanto simplesmente empurrar lateralmente para baixo no cabo da haste irá separá-la do preenchimento do canal. Isso tem implicações para o retratamento, pois esse método de separação geralmente resulta na separação da haste no ou próximo do nível da entrada do canal, deixando pouco ou nenhum remanescente para alcançar com o fórceps ao tentar remover a haste.

A remoção das hastes GutaCore é diretamente afetada pelas propriedades da haste de guta-percha modificada, portanto ela é de algum modo diferente da abordagem para remover hastes plásticas. Por essa razão, é obrigatório que o clínico que descobriu um carreador de haste sólida, não metálica, enquanto separava um dente para retratamento não cirúrgico, diferencie qual tipo de haste está tentando retirar. Existem dois modos de fazê-lo. Primeiro, a cor da haste de guta-percha modificada é rosa ou cinza, enquanto a cor das hastes plásticas é preta (Figura 10.45). Segundo, devido à resistência da haste GutaCore ao calor, o clínico pode tocar levemente a extensão coronária da haste desconhecida para ver se ela derrete (haste plástica) ou se não derrete (haste de guta-percha modificada). Uma vez que é determinada a natureza da haste, o clínico pode prosseguir com a remoção. Se ela é de plástico, então os métodos de remoção descritos anteriormente podem ser utilizados, mas se ela é uma haste GutaCore, será necessária uma abordagem diferente.

O uso de calor e solvente, que são dois dos métodos mais comuns para retratamento endodôntico, não tem nenhum efeito nas hastes GuttaCore. Até a presente data, os autores desconhecem quaisquer solventes ou fontes de calor que possam dissolver a

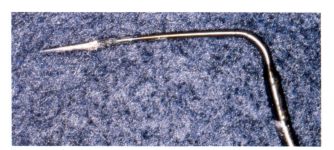

Figura 10.44 Haste plástica Thermafil aderindo a um calcador aquecido do System B.

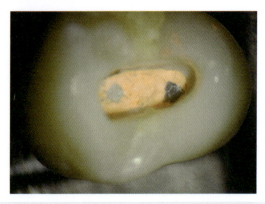

Figura 10.45 Dois tipos diferentes de hastes sólidas em um preparo de acesso inicial. GuttaCore está à esquerda e uma haste plástica Thermafil Plus está à direita. Observar a cor cinza mais clara do núcleo de guta-percha modificado comparado a haste de plástico.

haste de guta-percha modificada. Além disso, o uso de pinças hemostáticas ou alicates tem apresentado resultados inconsistentes. Quando o acesso em linha-reta pode ser alcançado, e estão disponíveis somente poucos milímetros da haste para ser alcançada, a remoção pode ser conquistada; entretanto, devido à fragilidade da haste GutaCore, frequentemente a haste se separará na porção apical das pinças de remoção. Apesar dessas preocupações, os autores observaram que a GutaCore pode ser facilmente removida com resultados previsíveis utilizando uma variedade de instrumentos manuais, rotatórios ou de retratamento. Um estudo observou que, ao utilizar as limas de retratamento ProTaper, a GutaCore foi removida com mais eficiência de canais com curvatura moderada que daqueles com guta-percha termoplastificada ou obturação de haste de plástico.[22]

Os autores deste capítulo pesquisaram vários métodos de remoção de GuttaCore e confirmaram as observações prévias da literatura. A haste de guta-percha modificada é normalmente cortada e removida por instrumentos rotatórios ProTaper e recíprocante WaveOne (Tulsa Dental Products, Tulsa, OK), e qualquer fragmento remanescente da haste na região apical do canal pode ser removido ou penetrado usando instrumentos manuais. Um problema surge, entretanto, se a haste de guta percha modificada for extravasada além do forame apical. A experiência dos autores mostra que, após a remoção do pedaço da haste no canal, a ponta extravasada separará, permanecendo nos tecidos periapicais. Se isso ocorrer, e a periodontite pós-retratamento persistir ou recorrer após resolução inicial, então será necessário cirurgia apical ou extração.

Outra abordagem é tentar tratar a haste como aquelas obturações de pasta rígida, para a qual o clínico é incapaz de encontrar um solvente. Utilizando essa abordagem, o clínico observará que utilizar instrumentos ultrassônicos de um modo semelhante como são usados para remover pastas pode ser muito útil. Uma vez que foi criado um preparo de acesso adequado, a GutaCore pode ser removida segura e facilmente com o uso de instrumentos ultrassônicos na porção cervical do canal. Após alcançar a curvatura do canal, os autores recomendam o uso de limas manuais ou limas rotatórias com pontas não ativas, a fim de evitar a perfuração ou o desgaste excessivo das paredes do canal.

Uma vez que a haste foi removida, a guta-percha e o cimento remanescentes devem ser removidos do canal e, como na remoção de materiais de obturação radicular descrita anteriormente, não há nenhuma técnica que remova completamente todos os materiais do sistema do canal. A limpeza do canal pode ser ainda mais difícil ao remover obturações baseadas em hastes, pois, quanto mais altamente processada é a guta-percha, mais difícil pode ser removê-la que as outras formas de material. Wilcox e Juhlin descreveram um filme pegajoso de guta-percha e cimento aderindo às paredes do canal na remoção de carreadores de haste metálica, e observaram mais dessa situação do que se os canais tivessem sido obturados com condensação lateral.[295] Seus achados não foram corroborados, entretanto, e outros estudos não apresentam nenhuma diferença nos debris residuais remanescentes após a remoção da obturação realizada com carreadores.[71,123,309] É importante remover o máximo possível de guta-percha e cimento residuais dos espaços pulpares, portanto também recomenda-se o preenchimento do canal com solvente e "absorção" com cones de papel para o retratamento baseado em carreadores.[214]

Retratamento de pastas obturadoras

Várias pastas obturadoras têm sido utilizadas como materiais de obturação de canal, especialmente fora da América do Norte. Devido à ampla variedade de componentes de pastas utilizadas na endodontia, é impossível categorizar todas. O clínico individual utiliza a maioria de suas pastas formuladas, portanto a composição de uma pasta encontrada no dente com doença persistente geralmente é indiscernível. Muitas dessas pastas utilizadas, como N2 ou RC2B, contêm formaldeído e óxidos de metais pesados e, desse modo, são tóxicas e potencialmente apresentam um perigo à saúde do paciente, local e sistêmica, se ultrapassam os limites do sistema do canal radicular.[30,194] Nenhuma tem o potencial para selar o canal efetivamente,[102] bem como pode render um dente impossível de retratar,[228] logo seu uso é fortemente desencorajado. Em exames radiográficos, elas geralmente podem ser distinguidas devido à sua falta de radiopacidade e à presença de espaços vazios, bem como elas geralmente apresentam evidência de uma modelagem inadequada do canal e um controle de odontometria malfeita (Figura 10.46). Quando se suspeita ou se encontra uma pasta obturadora em um dente, deve-se fazer um telefonema para o dentista que tratou anteriormente, se possível, para descobrir a formulação exata da pasta, pois essa informação pode auxiliar em sua remoção.

Em casos de retratamento, as pastas obturadoras podem ser categorizadas como macia ou rígida e todas devem ser consideradas potencialmente tóxicas. Deve-se ter muita cautela ao remover a pasta para evitar extravasamento, potencial dor pós-operatória[97] e possível parestesia causada pela toxicidade potencial da pasta.[33,235] Pastas macias geralmente são fáceis de remover utilizando uma técnica coroa-ápice de instrumentação com irrigação copiosa de hipoclorito de sódio para minimizar a extrusão.[156] Surgem grandes dificuldades quando a pasta é rígida.[228] Devido à natureza da pasta permanecer desconhecida, removê-la se torna um processo empírico. Seguido do preparo de acesso e exposição da entrada dos canais, a pasta é sondada com um explorador endodôntico e limas. Se está rígida e impenetrável, então a pasta cervical pode ser removida com brocas[78] ou uma ponta ultrassônica retilínea e cônica nas porções retas e acessíveis do canal, utilizando ampliação e iluminação.[214] Uma vez que a curvatura do canal é alcançada, o uso desse método resultará em danos às paredes do canal e possível perfuração. Limas manuais pré-curvadas e de pequeno calibre são inseridas para sondar a região apical. Muitas vezes, a densidade do material da pasta obturadora diminui na porção apical da obturação, portanto pode ser possível a penetração até o ápice.[214] Se não, deve ser utilizado um solvente para tentar suavizar a pasta remanescente. A escolha do solvente geralmente é feita por tentativa e erro, iniciando-se com o clorofórmio. Se isso não suavizar o material em uma quantidade razoável de tempo e não permitir

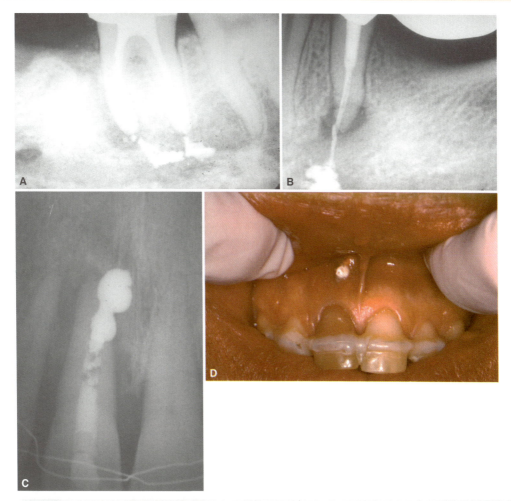

Figura 10.46 Exemplo de falha no controle do comprimento de trabalho com pasta de obturação radicular. **A.** Pasta de obturação extravasando no canal alveolar inferior. **B.** Pasta de obturação extravasada no forame mentoniano. **C.** Pasta de obturação extravasada por uma perfuração em um incisivo central superior. **D.** Aparência clínica do caso em **C**. Observar o material excedendo para fora da fístula.

a penetração com limas de pequeno calibre, então o clorofórmio é removido do canal e outro solvente é escolhido. Existem dois solventes frequentemente usados para pastas obturadoras: Endosolv-E e Endosolv-R (Septodont, Paris, França) (ver Figura 10.39). O Endosolv-E é selecionado se a pasta contém óxido de zinco e eugenol, e o Endosolv-R é escolhido para pastas baseadas em resina. O problema óbvio é que a natureza da pasta geralmente é desconhecida no momento da remoção, portanto contatar o clínico anterior, se possível, pode ajudar com essa decisão. De outra forma, a escolha será apenas um palpite. O solvente escolhido deve ser colocado no acesso, bem como deve-se realizar tentativas para penetrar a pasta com limas manuais ou ultrassônicas; entretanto, é recomendado ter cautela para evitar criar um degrau ou outro defeito no canal que possa impedir o sucesso do retratamento. O progresso frequentemente é lento,[81] e o clínico pode escolher deixar algum solvente nos canais entre as consultas para suavizar a pasta.[214] É preciso ter cautela na escolha da restauração temporária, pois o solvente deixado no canal também pode amolecer a restauração temporária, levando potencialmente à perda do selamento entre as consultas.[175]

As limas ultrassônicas são usadas na penetração de pastas rígidas nos terços apicais curvos dos canais (Figura 10.47).[130,140] A energia ultrassônica quebra a pasta, e a irrigação faz os fragmentos flutuarem na direção cervical até que o término apical seja alcançado.[78] Essa técnica é conhecida por consumir tempo e deve-se tomar cuidado para evitar a fratura de instrumentos, perfurações ou alteração na morfologia do canal. Nas situações, apesar de todos os esforços, em que a pasta não pode ser removida do dente, a cirurgia apical ou a extração devem ser consideradas.[97]

Biocalex 6.9 (conhecido atualmente por Endocal 10) (Figura 10.48) é uma pasta de óxido de cálcio de presa rígida que é popular na Europa desde os anos 1980 e que agora está sendo utilizada na América do Norte desde sua recente aprovação pela FDA.[93] A pasta parece promover um bom selamento, porém existe uma incidência inaceitavelmente elevada de fratura dentária devido ao elevado grau de expansão na estabilização.[93] O retratamento será complicado pela natureza rígida da presa desse material; entretanto, visto que ele é uma pasta de óxido de cálcio, o ácido etilenodiaminotetracético (EDTA) pode suavizá-la facilitando sua remoção. Visto que o EDTA também suaviza a dentina, deve-se ter cuidado para não sulcar as paredes do canal durante o retratamento, sendo necessário suspeitar de fraturas radiculares como fator de complicação potencial da recuperação.

Remoção de cones de prata

Historicamente, o uso de cones de prata no tratamento endodôntico foi extremamente popular e bem-sucedido, devido à facilidade de manuseio e implantação, à flexibilidade, à radiopacidade e ao fato de que a prata parece ter alguma atividade antibacteriana.[230] Entretanto, o uso de cones de prata diminuiu

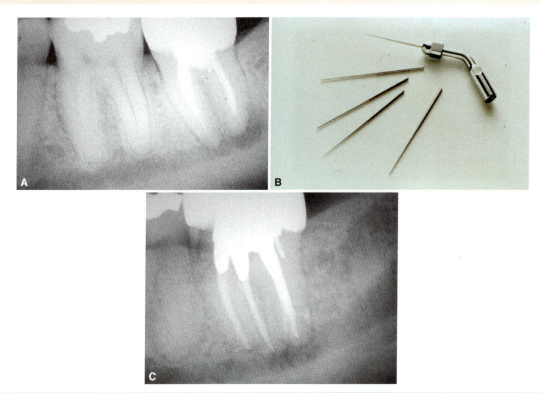

Figura 10.47 A. Radiografia pré-operatória de uma pasta de obturação radicular rígida com obturação curta, selamento inadequado e radiolucência periapical. Observar a proximidade do canal alveolar inferior. **B.** Limas ultrassônicas como esta foram utilizadas para quebrar a pasta rígida no terço apical do canal permitindo a remoção. **C.** Um acompanhamento pós-operatório de 17 meses. O paciente está assintomático e não possui parestesia.

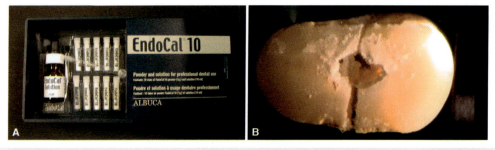

Figura 10.48 A. Endocal 10 (antigamente conhecido por Biocalex). **B.** Raiz fraturada em um caso preenchido com Endocal 10. (Cortesia do Dr. Rob Goldberg.)

dramaticamente; portanto, atualmente, eles são considerados um desvio do atendimento padrão.[307] A principal razão para essa mudança se deve a sua corrosão com o tempo (Figura 10.49), e o selamento apical pode ser perdido.[31] Além disso, os cones de prata não produzem uma vedação tridimensional aceitável do sistema de canais; em vez disso, eles simplesmente produzem um tampão na constrição apical enquanto não selam os canais acessórios que estão frequentemente presentes[158,226] (Figura 10.50). A corrosão dos cones de prata ocorre quando eles entram em contato com os fluidos de tecidos e alguns químicos utilizados na endodontia, incluindo hipoclorito de sódio e alguns cimentos.[99] Essa corrosão produz agentes químicos como o sulfito de prata, sulfato de prata, carbonato de prata e amino hidrato de prata,[233] que se apresentaram citotóxicos na cultura tecidual.[230] A corrosão ocorre principalmente nas porções apical e cervical dos cones, indicando que a infiltração é a responsável.[233] Técnicas de obturação radicular com guta-percha não sofrem dessas desvantagens e substituíram o uso de cones de prata na endodontia. Por conta dessa redução no uso desde o fim dos anos 1980, a quantidade de casos com que o clínico irá se deparar que necessitarão de remoção de cones de prata também diminuiu. Ainda assim, existem ocasiões em que sua remoção será necessária.

Muitas das mesmas técnicas descritas para remoção de instrumentos fraturados na seção seguinte deste capítulo se aplicam à remoção de cones de prata. Os cones de prata possuem uma conicidade mínima e paredes lisas, bem como a corrosão pode soltar o cone dentro do canal preparado. Portanto, o clínico deve encontrar uma remoção mais fácil e rápida do que seria o caso com instrumentos fraturados, que podem estar mecanicamente presos aos canais. Técnicas de preparo do canal para cones de prata produzem um preparo circular, nos 2 a 3 mm apicais do canal e acima disso, o clínico frequentemente encontrará espaço entre o cone de prata circular e as paredes ampliadas do canal, que geralmente podem ser acessadas com limas manuais facilitando a remoção do cone.[214]

O primeiro passo na remoção de cones de prata é estabelecer o acesso adequado. Frequentemente, a porção cervical do cone está envolvida no material de preenchimento coronário. Esse

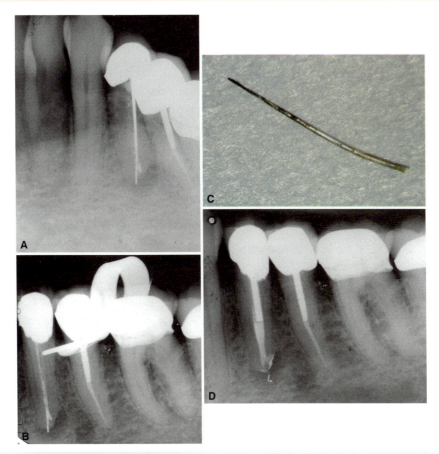

Figura 10.49 A. Doença persistente em um dente obturado com cone de prata. **B.** Cone de prata removido. Observar o material radiopaco na porção apical do sistema do canal. Isso representa produtos de corrosão remanescentes no canal e um possível remanescente do cone. **C.** Cone de prata removido apresentando produtos de corrosão pretos aderidos. **D.** Instrumentação coroa-ápice previne a extrusão da maioria dos produtos de corrosão nos tecidos perirradiculares.

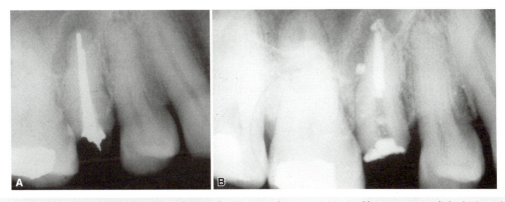

Figura 10.50 A. Visualização pré-operatória de um caso de cone de prata com doença persistente. Observar que a radiolucência periapical se estende até o terço médio da parede distal da raiz, indicando a presença de um canal lateral não preenchido. **B.** Radiografia pós-obturação apresentando o canal lateral limpo e preenchido.

material deve ser removido cuidadosamente com brocas e instrumentos ultrassônicos, evitando a retirada de qualquer parte do cone de prata dentro da câmara pulpar. Quanto maior o remanescente coronário do cone de prata para o clínico trabalhar, mais previsível será sua remoção. Uma vez que o acesso adequado é estabelecido, o clínico deve inundar a cavidade de acesso com um solvente, como clorofórmio, para dissolver o cimento, facilitando a remoção. Um explorador endodôntico, ou uma lima pequena, pode ser utilizado para transportar o solvente para baixo ao longo do cone de prata para dissolver o máximo possível do cimento. A câmara pode ser lavada e secada, e essa etapa pode ser repetida, pois os solventes frescos melhoram a eficiência da remoção do cimento. Nesse momento, a técnica mais fácil, que também é previsível, é a de retirar a terminação exposta do cone de prata com pinças Stieglitz (Henry Schein, Port Washington, NY) (ver Figura 10.41) ou outro fórceps apropriado, e puxá-la gentilmente para fora do canal. Se for necessária muita força de extração, contudo, o cone pode fraturar, portanto aconselha-se a aplicação de força lenta. O clínico necessitará de uma variedade de tamanhos e ângulos de fórceps disponíveis para lidar com uma variedade de casos que precisarão de tratamento. Ocasionalmente, o fórceps pode não ter uma boa apreensão do cone de prata e ele escorregará. Nesses casos, prender o cone com o fórceps e então prender o fórceps com uma pinça hemostática ou porta-agulhas pode aumentar a força de apreensão do fórceps, permitindo a remoção do cone. (Figura 10.51).[156] Se o cone de prata está muito preso pelo encaixe friccional no canal, pode ser empregado ultrassom de maneira indireta para soltá-lo. O cone de prata é preso com uma pinça e uma energia ultrassônica é aplicada à pinça, não ao cone (Figura 10.52). Isso transmite a energia para o cone e pode liberá-lo.

Se o cone de prata não pode ser deslocado pelas técnicas expostas acima, o clínico pode utilizar as limas Hedstrom para removê-lo. A técnica da lima Hedstrom necessita de que o terço apical do espaço do canal ao redor do cone de prata seja instrumentado inicialmente.[155] O selante é dissolvido como mencionado anteriormente, e então as limas são colocadas o mais apicalmente possível em duas a três regiões ao redor do cone de prata. Se somente um espaço pode ser alcançado, essa técnica ainda pode ser efetiva. Os espaços ao redor do cone de prata são cuidadosamente instrumentados até o tamanho #15, e então pequenas limas Hedstrom são rosqueadas gentilmente o mais apical possível. Elas não devem ser rosqueadas muito apertadas, para que não fraturem. O formato das espiras da lima Hedstrom permite a melhor apreensão dos cones de prata comparados aos outros formatos de limas. As limas então são rosqueadas juntas e puxadas para fora do acesso (Figura 10.53). Se a primeira tentativa falhar, essa técnica pode ser repetida, possivelmente utilizando limas Hedstrom maiores. Se essa técnica não remover completamente o cone de prata do canal, ele ainda pode ser deslocado ao ponto em que ele possa ser alcançado e removido pelo fórceps.

Se o clínico precisa expor mais do cone de prata para possibilitar a remoção, o uso de brocas trefinas e microtubos ou instrumentos ultrassônicos pode ser necessário.[78] As brocas trefinas são utilizadas da mesma forma como descrito na remoção de instrumento fraturado; entretanto, o clínico deve ser mais cuidadoso ao utilizar instrumentos ultrassônicos para remoção dos cones de prata. Ao utilizar instrumentos ultrassônicos para remoção de pino ou remoção de instrumento fraturado, a ponta do instrumento ultrassônico pode ser posicionada na interface entre a obstrução e a parede do canal. Embora a aplicação de energia ultrassônica diretamente a um pino ou lima possa se provar benéfica em soltá-lo pela vibração, os cones de prata são muito macios e, caso os instrumentos ultrassônicos sejam aplicados diretamente neles, a porção em contato pode ser retalhada deixando um pequeno segmento para trabalhar devido à rápida erosão da prata durante a manipulação mecânica. O instrumento ultrassônico é utilizado na estrutura dentária ao redor do cone de prata, seguindo a circunferência. Esse é um processo delicado exigindo uma fonte de ampliação microscópica ou outra fonte poderosa de ampliação. A energia fornecida pelo uso cuidadoso de instrumento ultrassônico pode expor seguramente os cones de prata assim como quebrar o cimento ao redor deles.

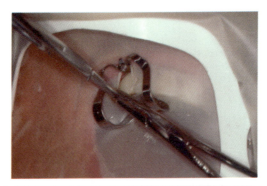

Figura 10.51 Remoção de um cone de prata fortemente aderido utilizando um porta-agulhas para apertar as pontas da pinça de Steiglitz. Isso aplica uma força de apreensão maior para auxiliar a remoção.

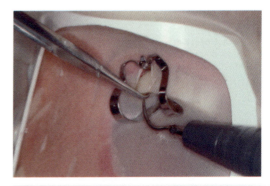

Figura 10.52 Aplicação de energia ultrassônica indireta em um cone de prata pelo posicionamento de uma ponta ultrassônica contra o fórceps que está segurando o cone de prata.

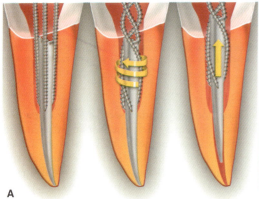
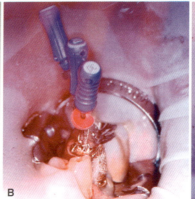
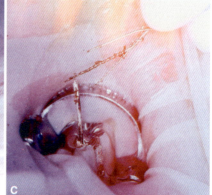

Figura 10.53 A. Diagrama ilustrando as limas Hedstrom trançadas ao redor do cone de prata. Por meio da torção das limas, é aplicada uma força de apreensão, que auxilia na remoção da obstrução. **B.** Limas pequenas sendo trançadas ao redor de um cone de prata. **C.** Tracionar coronalmente com as limas trançadas remove os cones de prata.

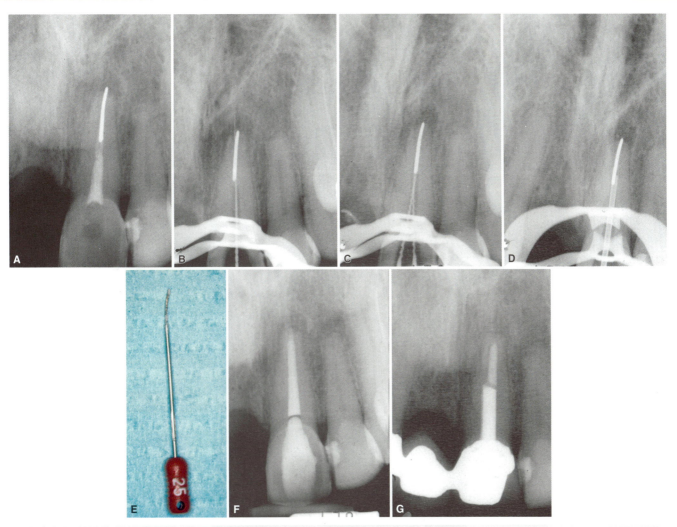

Figura 10.54 Caso de fratura de cone de prata. **A.** Radiografia pré-operatória apresentando periodontite apical e uma técnica de obturação de divisão do cone de prata (*twist-off*). **B.** O cone inicialmente foi transpassado, porém não pode ser removido. **C.** A técnica de lima de Hedstrom trançada foi tentada, mas sem sucesso. **D.** Um tubo Brasseler Endo Extractor é cimentado ao cone com um cimento de cianoacrilato. Esse instrumento não se encontra mais no mercado. **E.** O cone de prata é removido. **F.** Radiografia imediatamente após a obturação. **G.** Acompanhamento de 1 ano apresentando cicatrização apical. (Reimpressa com a permissão dos editores Gutmann JL, Dumsha TC, Lovdahl PE, Hovland EJ: *Problem solving in endodontics*, 3 ed., St. Louis, 1997, Mosby, pp. 180-81.)

Em muitos casos, um cone de prata pode ser seccionado profundamente no canal para permitir o preparo do espaço para pino. Nesses casos, em que a porção mais cervical dos cones de prata está logo abaixo da entrada dos canais, o uso de brocas Gates-Glidden pode ser necessário para obter acesso retilíneo para o terço cervical do cone. As brocas devem ser utilizadas de uma maneira semelhante a um pincel, cortando no movimento de retirada enquanto se aplica uma pressão suave em uma direção anticurvatura para diminuir o risco de perfuração radicular. Seguindo esse passo, podem ser empregadas as técnicas que envolvem o uso de uma broca trefina de terminação cortante para remover a estrutura dentária ao redor do cone, e então utilizar um dispositivo de extração para removê-lo (Figura 10.54). Existem muitos kits que utilizam esses princípios, com pequenas variações de um para o outro, incluindo o kit Masserann (Medidenta International, Woodside, NY) e o Extractor System (Roydent, Troy, MI) (Figura 10.55). Técnicas adicionais, que são efetivas para remover cones de prata, incluindo o sistema S.I.R. (*Separated Instrument Retrieval*, que significa Remoção de Instrumento Fraturado) (Vista Dental Products, Racine, WI), o uso de uma agulha de injeção dentária com um calibre de 0,14 mm, o uso de um tubo de aço inoxidável com uma lima Hedstrom,[214] e o Sistema de Remoção de Instrumento (*Instrument Removal System*, San Diego Swiss, San Diego, CA).

Esses kits não são apenas efetivos na remoção de cones de prata, mas também na remoção de instrumentos fraturados e, por conta dessa abordagem comum para remover ambos durante o retratamento endodôntico, essas técnicas serão discutidas em detalhes na seção seguinte, na remoção de instrumento fraturado.

Após a remoção do cone de prata, é importante que os procedimentos de instrumentação subsequentes sejam realizados com a técnica coroa-ápice para minimizar a extrusão dos produtos de corrosão da prata nos tecidos perirradiculares, para diminuir a ocorrência de dolorosas agudizações. Esse objetivo é dificultado pelo fato de ocorrer a formação de degraus na altura do terço apical do cone de prata, devido ao tipo de preparo do canal que é utilizado nessa técnica. Como lidar com degraus será discutido na seção seguinte deste capítulo.

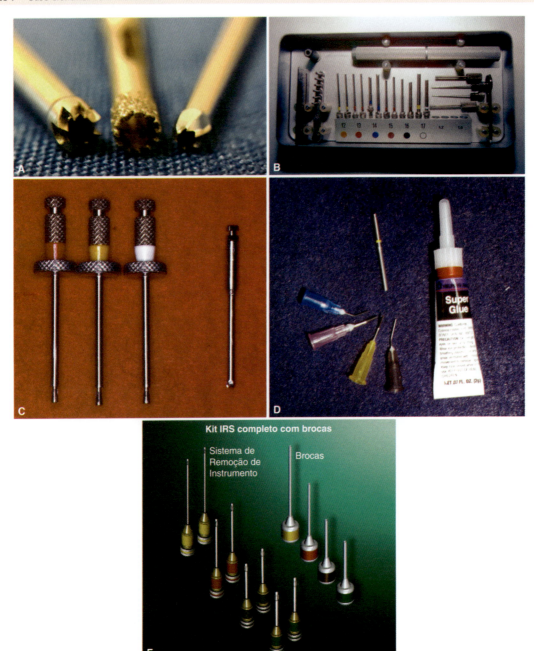

Figura 10.55 **A.** Brocas trefinas Meisinger. **B.** Kit Masserann. **C.** Roydent Extractor System. **D.** Sistema de Remoção de Instrumento Separado (SRIS), do inglês *Separated Instrument Retrieval System* (SIR). **E.** Sistema de Remoção de Instrumento (SRI), do inglês *Instrument Removal System* (IRS). (*B*, cortesia do Dr. Daniel Erickson.)

Ocasionalmente, a porção apical de um cone de prata irá fraturar na tentativa de remoção. Se ele não puder ser transpassado ou removido, então o caso deve ser finalizado e acompanhado cuidadosamente (Figura 10.56). A cirurgia apical ou extração pode ser necessária no futuro (Figura 10.57).

REMOÇÃO INSTRUMENTOS FRATURADOS

Causas da fratura de instrumentos

Ocasionalmente, durante a terapia de canal radicular não cirúrgica, um instrumento pode fraturar em um sistema de canal, bloqueando o acesso ao ápice. Esse instrumento geralmente é algum tipo de lima, mas pode incluir brocas Gates-Glidden ou Peeso, brocas tipo Lentulo, compactadores de guta-percha termomecânicos, ou pontas de instrumentos manuais, como limas exploratórias ou alargadores. Durante o retratamento, após completar a fase diagnóstica, pode ser fácil notar que existe um instrumento fraturado no sistema do canal ou ele pode se tornar aparente somente após a remoção de materiais de obturação (Figura 10.58). É útil, portanto, tirar uma radiografia de avaliação após a remoção da obturação para observar se existe alguma obstrução metálica no canal. Independentemente de qual tipo de instrumentos os clínicos utilizam, se aço inoxidável ou níquel-titânio, e como são utilizados, por meio da técnica manual ou motorizada, sempre existe o risco de fratura. A incidência de fraturas de instrumentos manuais tem sido relatada em 0,25%,[127] e, para instrumentos rotatórios, varia de 1,68 a 2,4%.[127,300]

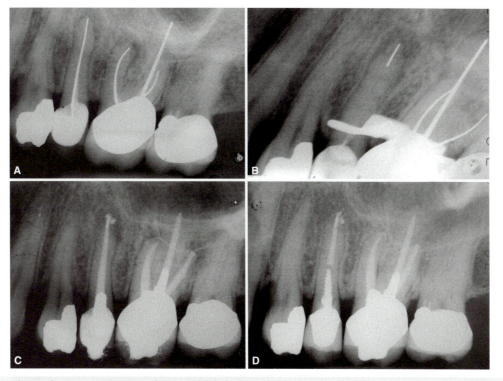

Figura 10.56 Caso ilustrando a cicatrização apesar da impossibilidade de remover um cone de prata fraturado. **A.** Radiografia pré-operatória apresentando a doença persistente em um pré-molar e molar superiores. **B.** Radiografia apresentando o cone fraturado que não pôde ser retirado apesar de extensivos esforços clínicos. **C.** Obturação final após o tratamento em duas sessões utilizando uma medicação de hidróxido de cálcio entre elas. **D.** Controle após 4 anos apresentando cicatrização apical.

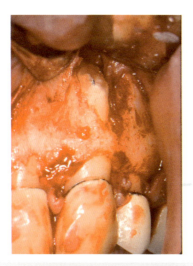

Figura 10.57 Se o retratamento do cone de prata falha, então a cirurgia apical pode ser necessária. Observar o cone de prata visível após apicectomia. Se o cone não puder ser puxado para fora em uma direção retrógrada, então o preparo ultrassônico da cavidade pode ser complicado por sua presença, bem como pode ser necessário o preparo do terço apical utilizando brocas rotatórias.

As causas mais comuns para fratura de lima são os usos impróprios, as limitações nas propriedades físicas, acesso inadequado, anatomia do canal radicular e possíveis defeitos de fabricação.

Uma causa comum para fratura de instrumentos é o uso inadequado. Incluídos nessa categoria estão o uso excessivo e o não descarte de um instrumento, e substituição dele com um novo quando necessário. Em seguida, está uma lista de diretrizes para quando se descartam ou substituem os instrumentos:[89]

1. Defeitos, como regiões brilhantes ou deformações plásticas, são detectados nas espiras.
2. Uso excessivo causou flexão ou deformação do instrumento (comum com instrumentos de pequeno calibre). Uma grande preocupação com instrumentos de níquel-titânio é que eles tendem a fraturar sem aviso; como resultado, o uso de monitoramento constante é crítico.
3. Flexão ou pré-curvamento excessivo foi necessário.
4. Flexão acidental ocorre durante o uso da lima.
5. A lima torce em vez de curvar.
6. É observada a corrosão no instrumento.
7. Calcadores com pontas defeituosas ou foram excessivamente aquecidos.[89]

Outro tipo de uso inadvertido é aplicar muita pressão apical durante a instrumentação,[277] especialmente quando se utilizam limas rotatórias de níquel-titânio. Essa pressão pode levar ao desvio do instrumento dentro do sistema do canal ou aumentar o contato friccional contra as paredes do canal que podem estressar o metal, resultando na fratura. Independentemente de qual tipo de limas os clínicos utilizam, elas nunca devem ser utilizadas em um canal seco, já que a tentativa de instrumentar um canal seco causará estresse friccional excessivo em um instrumento.[277] A lubrificação contínua do canal com soluções irrigantes ou lubrificantes se faz necessária,[89] à medida que isso reduzirá a resistência friccional assim como aumentará a eficiência do instrumento. Todas as limas possuem arestas que acomodam as raspas de dentina no seu interior, diminuindo a eficiência do instrumento, causando forças friccionais maiores e, finalmente, a fratura. Portanto, as limas devem ser retiradas periodicamente e limpas durante todo o processo de instrumentação.

Preparos de cavidade de acesso inadequados podem levar a muitos problemas, um dos quais é a força excessiva ou desnecessária aplicada ao instrumento se não é permitido uma entrada

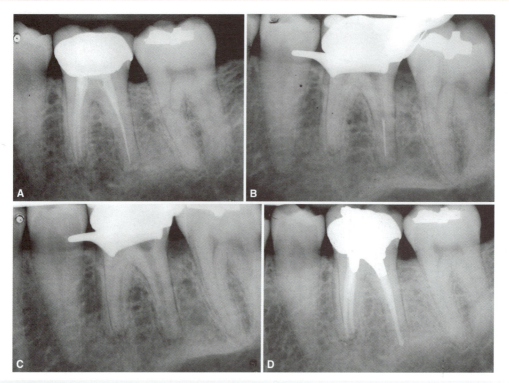

Figura 10.58 A. Radiografia pré-operatória de um dente com doença pós-tratamento sintomática. **B.** Embora não esteja aparente no filme pré-operatório, existe um instrumento de níquel-titânio fraturado no canal distal. **C.** Radiografia mostrando que os instrumentos ultrassônicos removeram a lima fraturada. **D.** Radiografia de controle após 13 meses. O paciente estava assintomático.

livre no canal sem interferência das paredes da cavidade de acesso. Se a lima está em contato com a parede da cavidade de acesso durante a instrumentação, a chance de fratura é bastante elevada. Preparos de cavidade de acesso inadequadamente alargadas também aumentam o número e a gravidade das curvaturas que a lima deve enfrentar. Esse acesso mal preparado pode levar a criação de uma curva em "S" iatrogênica que pode estressar o instrumento. Essa situação é especialmente perigosa ao utilizar instrumentação rotatória, pois lidar com uma curva "S" estressa bastante a lima rotatória, levando a fratura (Figura 10.59).

A anatomia, como curvaturas abruptas ou saliências anatômicas, aumenta a probabilidade de fratura de instrumento. Quando o progresso da lima é prejudicado, é natural tentar forçá-la adiante. Essa abordagem raramente resultará no avanço da lima ao longo do caminho natural e, de fato, pode resultar na fratura da lima, perfuração, ou criação de degrau.

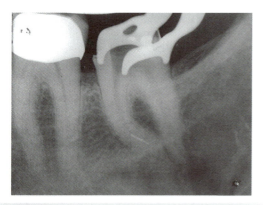

Figura 10.59 A anatomia complicada do canal pode aumentar o estresse nos instrumentos rotatórios, levando à fratura, como nesse canal em forma de letra S.

Alguns clínicos gostariam de culpar a fratura do instrumento por defeitos de fabricação; entretanto, isso nunca foi demonstrado como sendo de relevância clínica e é bastante raro.[277]

O melhor tratamento para remover instrumento fraturado é a prevenção. Se as técnicas adequadas para limpeza e modelagem do sistema do canal radicular são seguidas, a fratura da lima deve ser uma ocorrência pouco frequente. Todavia, um evento ocasional pode acontecer. Quando a fratura do instrumento ocorre, deve-se realizar uma radiografia imediatamente.[277] Essa radiografia não confirmará apenas a fratura, mas fornecerá informação ao clínico que pode auxiliar na remoção, como também a localização, o tamanho do segmento da lima, anatomia do canal radicular e, finalmente, a possibilidade de remoção. O paciente deve ser advertido do acidente, assim como de seu efeito no prognóstico.[47] Além disso, quando uma lima fratura, como em outros acidentes de procedimento, é necessária a documentação detalhada para considerações médico-legais,[277] e o segmento remanescente da lima não deve ser descartado, mas, em vez disso, guardado em um envelope e mantido no prontuário do paciente[47,307]

Prognóstico

Um instrumento fraturado não necessariamente indica cirurgia ou perda do dente. Na verdade, o prognóstico não pode ser reduzido de modo algum dependendo de qual estágio de instrumentação a fratura ocorreu, o *status* pré-operatório da polpa e tecidos perirradiculares, ou se a lima pode ou não ser removida ou ultrapassada.[252] A presença de um instrumento fraturado no canal não predispõe o caso para doença pós-tratamento. Em vez disso, é a presença de qualquer tecido pulpar necrótico, infeccionado que permanece no espaço apical do canal que determina o prognóstico. O resultado é melhor se o canal já tiver sido bem instrumentado quando ocorreu a fratura.[277] Se a polpa pré-operatória estava vital e não infectada (p. ex., pulpite irreversível), não havia periodontite apical, a presença do instrumento fraturado não deve afetar o prognóstico.[49] Se a lima pode ser removida sem o alargamento excessivo do canal ou causando um acidente iatrogênico adicional, como uma perfuração, o prognóstico não será afetado. A ultrapassagem do instrumento e a incorporação na obturação também não deverá ter efeito no prognóstico. Entretanto, se o instrumento não pode ser removido ou ultrapassado em um dente com uma polpa necrótica, infecionada e com periodontite apical, o prognóstico será duvidoso. Esses casos devem ser bem acompanhados e, caso os sintomas persistam, a cirurgia apical ou a extração deve ser considerada.[277,303]

A capacidade de remover um instrumento fraturado depende de muitos fatores que devem ser considerados durante a fase de diagnóstico. A localização do instrumento fraturado é crítica. Se o instrumento fraturado se localiza na porção reta e cervical do canal, a remoção é bem provável. Se, entretanto, o instrumento fraturou no fim do canal e todo o segmento quebrado está localizado após a curvatura do canal, então a remoção ortógrada não será possível e as tentativas de realizá-la podem levar a uma taxa muito mais elevada de complicação iatrogênica.[237,250] Se há uma infecção persistente e a lima não pode ser ultrapassada seguramente, tanto a cirurgia apical quanto a extração serão necessárias. Devido à necessidade de alargar o terço cervical do canal, as curvaturas radiculares, as concavidades radiculares externas e a espessura radicular serão fatores importantes a se considerar ao decidir qual opção de tratamento fornecerá a melhor chance de sucesso a longo prazo. Dentes com raízes delgadas e concavidades radiculares externas profundas possuem uma probabilidade maior de serem perfurados durante o alargamento cervical, portanto a cirurgia deve ser considerada como uma alternativa para a remoção de instrumento. O tipo de material de que o instrumento fraturado é feito afetará as chances de remoção. Limas de níquel-titânio tendem a se quebrar quando se aplica energia ultrassônica nelas, dificultando a remoção, ao passo que instrumentos de aço inoxidável são mais robustos e removidos mais facilmente com instrumentos ultrassônicos.[214]

Técnicas de remoção

Muitos instrumentos e técnicas diferentes serão discutidas nesta seção, todos importantes para serem incluídos no arsenal para remoção de instrumento fraturado. Entretanto, nenhum é mais importante que o microscópio operatório (Figura 10.60). Esse instrumento não somente aumentará a visibilidade pelo uso da magnificação e iluminação, mas ele também aumentará a eficiência e segurança de quase todas as técnicas a serem discutidas. O uso de fotóforos e lupas de aumento ajudará na remoção de muitos obstáculos no canal. Entretanto, o uso de microscópio operatório causou um salto quântico na visualização por aprimorar a iluminação e pela ampliação que ele oferece,[138] e muitas das técnicas a serem descritas não devem nem ser tentadas sem o uso dessa ferramenta valiosa.[262]

Uma vez que o paciente foi informado sobre as opções de tratamento e a decisão foi tomada para tentar a remoção, a primeira escolha do clínico no tratamento será baseada na localização do instrumento. Se a lima está clinicamente visível no acesso coronário e pode ser alcançada com um instrumento, como uma pinça hemostática ou pinças Stieglitz (Sullivan-Schein, Port Washington, NY) (ver Figura 10.41), então eles devem ser utilizados para obter uma apreensão firme da lima e extraí-la por meio do preparo da cavidade de acesso. Estão disponíveis muitos tamanhos e ângulos de fórceps, e quase todos precisam conseguir remover obstruções de muitos ângulos e níveis diferentes de acessibilidade apresentados ao clínico. Eles funcionarão bem se o objeto estiver folgado dentro do canal e se o clínico tem um bom acesso. Todavia, algumas vezes, estabelecer uma apreensão firme pode ser difícil sem desgastar demasiadamente as estruturas dentárias. Uma vez que se alcançou a lima, é melhor puxá-la do canal com uma ação anti-horário suave. Essa ação desparafusará as espiras que estão presas na dentina à medida que a lima está sendo removida. Essa é a técnica mais fácil para remoção de uma lima fraturada; entretanto, infelizmente, muitas limas fraturam em locais onde essa pinça não pode ser utilizada.

Frequentemente, uma lima fraturará em um ponto profundo no canal onde a visibilidade é difícil. Para remover instrumentos fraturados do canal radicular previsivelmente, o clínico deve criar um acesso reto ao canal radicular. Tanto a remoção da coroa quanto o preparo da cavidade de acesso maior estabelecem o acesso coronário adequado para permitir o uso de instrumentos apropriados. O acesso radicular reto pode ser criado com o uso de brocas Gates-Glidden modificadas. Essas brocas podem ser cortadas com uma broca em seu maior diâmetro seccional. Esse processo criará uma plataforma de adaptação circunferencial para facilitar o uso ultrassônico (Figura 10.61).[214] Um estudo recente mostrou que o uso de instrumentos rotatórios de níquel-titânio Lightspeed modificado (Lightspeed Technology Inc, San Antonio, TX) criou uma plataforma de adaptação que foi mais centralizada nos canais curvos que as brocas Gates-Glidden.[128]

Os instrumentos ultrassônicos têm se mostrado muito efetivos para a remoção das obstruções de canais.[42,180,214] A ponta ultrassônica é posicionada na plataforma de adaptação entre a parte exposta da lima e a parede do canal, e vibra ao redor da obstrução em uma direção anti-horária que aplica uma força de desparafusamento na lima, à medida que ela está vibrando. Essa técnica ajudará na remoção dos instrumentos que possuem uma ação de corte em sentido horário. Se a lima tem uma ação de corte anti-horário (como as limas GT manuais), então a rotação em sentido horário será necessária. A energia aplicada auxiliará na liberação da lima, e ocasionalmente a lima irá parecer pular para fora do canal. É prudente cobrir o orifício dos canais adjacentes com algodão ou cones de papel para prevenir que o fragmento da lima removido caia neles, causando nova complicação (Figura 10.62A).[214] Existem muitos tamanhos e ângulos de pontas ultrassônicas para esse propósito, todavia, em geral, quanto mais profunda é a obstrução do canal, mais longa e delgada deve ser a ponta ultrassônica. Deve-se lembrar de que pontas longas e delgadas carecem ser utilizadas em um ajuste de potência muito baixo para prevenir a fratura (Figura 10.62B). Eventualmente, se o instrumento fraturado pode ser ultrapassado, o uso de limas ultrassônicas pode

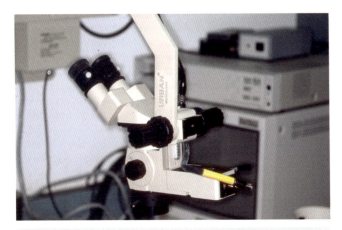

Figura 10.60 O microscópio operatório não é somente de grande valor no auxílio para remover instrumentos fraturados, mas ele é, na verdade, uma ferramenta necessária para esses procedimentos.

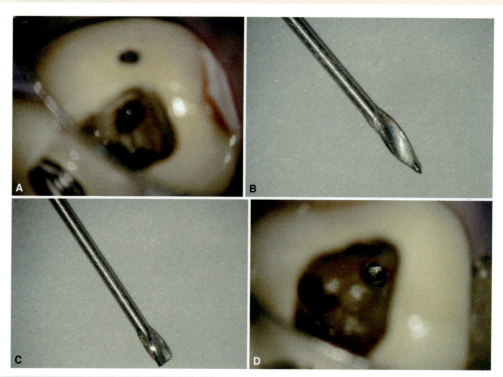

Figura 10.61 A. Instrumento fraturado em um canal mesiovestibular de um molar. **B.** Broca Gates-Glidden não modificada. **C.** Instrumento modificado. A ponta foi retirada ao diâmetro máximo da cabeça cortante. **D.** Plataforma de adaptação criada na seção reta do canal. Observar a visibilidade melhorada e a seção transversal triangular desse instrumento rotatório.

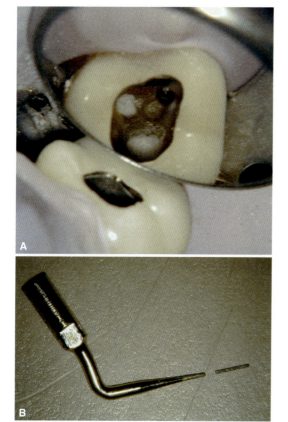

Figura 10.62 A. Bolinhas de algodão protegendo os orifícios de outros canais quando a remoção ultrassônica da obstrução é necessária. **B.** Ponta ultrassônica fraturada durante a escavação ao redor do instrumento fraturado. Se os canais adjacentes não foram protegidos, pode ocasionar uma complicação futura desnecessária.

liberá-lo. Deve-se ter cautela, porém, para evitar a fratura da lima ultrassônica ou a perfuração radicular.[115] Como mencionado anteriormente, instrumentos de níquel-titânio frequentemente se quebram em fragmentos, quando sujeitos a energia fornecida por um instrumento ultrassônico (Figura 10.63). Clínicos podem ficar tentados a usar essa informação para sua vantagem aplicando a ponta ultrassônica diretamente sobre limas de níquel-titânio. Eventualmente, esse método pode funcionar; entretanto, a chance de empurrar a lima fraturada adiante no canal ou além do forame apical pode aumentar o risco dessa técnica.

Se a aplicação direta da energia ultrassônica não libera suficientemente o instrumento fraturado para removê-lo, o fragmento deve ser apreendido e removido. Isso se consegue com uma variedade de técnicas, a maioria utilizando alguma variação de um microtubo. A plataforma de adaptação é avançada pelo uso de instrumento ultrassônico até que uma parte suficiente do instrumento fraturado esteja exposta para remoção (cerca de 2 a 3 mm)[214] Esse avanço deve ser feito cuidadosamente para evitar a perfuração radicular. Uma técnica de microtubo relativamente simples é utilizar um pequeno pedaço de tubo de aço inoxidável, que é empurrado sobre a parte exposta da lima. Uma lima Hedstrom de pequeno calibre é colocada entre o tubo e a parte exposta da lima, utilizando um movimento de giro em sentido horário, que produz um bom travamento mecânico entre o instrumento fraturado, o tubo e a lima Hedstrom. Os três objetos conectados podem, então, ser removidos, puxando-os na direção coronária (Figura 10.64).[261]

Outra técnica é a de utilizar uma agulha de anestesia de calibre 25 com um fio de aço de 0,14 mm de diâmetro. A agulha é cortada para remover o bisel, assim como a parte oposta. As duas terminações do fio são então passadas por meio da terminação da agulha de injeção até que elas saiam, criando uma alça no fio que se estende a partir da parte de injeção da agulha. Uma vez que a alça passou ao redor do objeto a ser removido, é utilizada uma pequena pinça hemostática para puxar a alça do fio e prendê-la em volta da

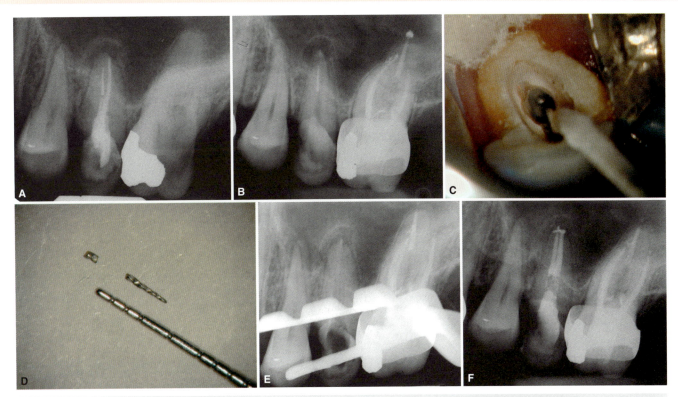

Figura 10.63 **A.** Radiografia pré-operatória apresentando uma lima fraturada em um canal palatino, potencial infiltração pela coroa e periodontite apical. **B.** Radiografia apresentando o instrumento fraturado após a remoção da guta-percha. **C.** Fotografia apresentando o instrumento fraturado no canal palatino e um cone de papel no canal vestibular para protegê-lo. **D.** Lima fraturada de níquel-titânio removida. Observar que ela está em duas peças, um típico resultado ao aplicar a energia ultrassônica ao níquel-titânio. **E.** Radiografia mostrando que a lima foi completamente removida. **F.** Obturação final do canal.

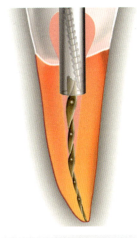

Figura 10.64 Técnica de remoção com tubo e lima Hedstrom. O tubo é deslizado sobre a obstrução, e a lima Hedstrom, gentilmente rosqueada no espaço entre o tubo e a obstrução. Puxando o tubo e a lima de Hedstrom juntos, pode-se retirar a obstrução. (Cortesia de Dentsply Endodontics.)

obstrução e, então, o conjunto todo é removido do canal.[211] Eventualmente, um tubo de diâmetro maior e um fio de aço delgado (0,11 mm) facilitarão o uso desse extrator (Figura 10.65).

Outra técnica efetiva, especialmente em casos em que o acesso ou a apreensão adequada da lima é difícil, é utilizar uma broca trefina com ponta ativa para remover a estrutura dentária ao redor da lima, e usar um dispositivo de extração para removê-la. Existem muitos kits que utilizam esses princípios com pequenas variações de um para o outro, incluindo as brocas trefinas Meisinger, o kit Masserann (Medidenta International Inc., Woodside, NY) e o Extractor System (Roydent Dental Products, Troy, MI) (ver Figura 10.55).

Técnicas de tubo e cola usam um adesivo de cianoacrilato que adere um tubo oco a extremidade exposta da lima para a remoção. Essa técnica requer o uso de brocas trefinas ocas seguidas por tubos extratores com o adesivo dentro da ponta. O fator mais importante no uso dessa técnica é o encaixe justo entre o tubo extrator e a obstrução. Tem sido demonstrado que, mesmo com somente 1 milímetro de sobreposição entre o tubo extrator e a obstrução, se existe um encaixe confortável, a união criada com o cianoacrilato pode ser forte o suficiente para remover muitas obstruções. Porém, a quantidade recomendada de sobreposição entre o tubo e a obstrução é de 2 milímetros. O tempo necessário para o adesivo se estabelecer para garantir uma força de união adequada para remoção é de 5 minutos para um encaixe justo e 10 minutos para um encaixe folgado.[86,253] Uma desvantagem dessa técnica é que as brocas trefinas podem ser mais largas que a extremidade coronária do instrumento a ser removido, então o uso de brocas trefinas menores que podem expor a extremidade coronária do instrumento fraturado é recomendado. Brocas trefinas menores correspondem melhor aos extratores menores e removem menos dentina, diminuindo a probabilidade de enfraquecer a raiz e consequentemente a fratura.[70] Outra desvantagem é que as brocas, quando novas, cortam agressivamente, mas se desgastam rapidamente. Quando novas, esse corte agressivo pode levar à perfuração, ou até mesmo à fratura da obstrução. Desse modo, é necessário muito cuidado ao utilizar esse instrumento (Figura 10.66). Uma vez que o instrumento fraturado foi removido, os extratores podem ser reutilizados tanto para usar o agente descolante, que está incluso no kit, quanto para remover o

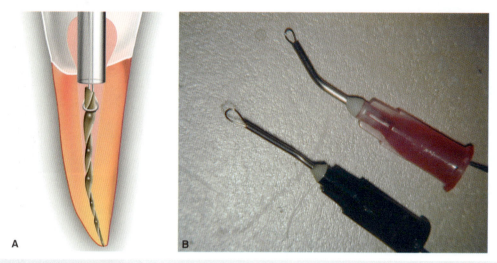

Figura 10.65 A. Diagrama ilustrando o método de remoção de obstrução de tubo e alça no fio. A alça no fio é posicionada cuidadosamente ao redor da obstrução, apertada e, então, removida. **B.** Tubos de diâmetros largos e fios ortodônticos de diâmetro menor (0,11 mm) aprimoram a eficiência dessa técnica. (*A*, cortesia de Dentsply Endodontics.)

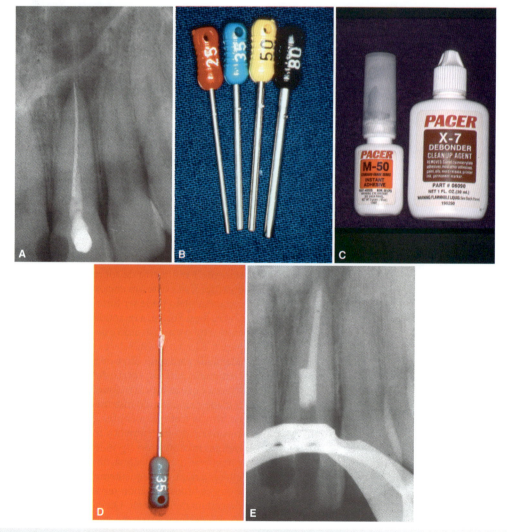

Figura 10.66 A. Lima fraturada presa em um incisivo superior. **B.** Tubos Brasseler Endo Extractor (não disponível mais). **C.** Cimento de cianoacrilato e agente descolante. **D.** Lima fraturada puxada pelo tubo colado. **E.** Obturação final. Observar a quantidade excessiva de remoção de estrutura dentária pela broca trefina que foi necessária para colar o tubo à lima.

instrumento apreendido do tubo extrator, ou para simplesmente cortar o dispositivo de extração com a broca além da extensão que o instrumento fraturado penetrou.

A técnica de Masserann também foi recomendada para remoção de instrumentos fraturados.[168] Essa técnica é semelhante ao Endo Extractor, em que se utilizam as brocas trefina e um dispositivo de extração específico. Esse kit vem com um calibre conveniente que auxilia na previsão do tamanho da broca e extrator, e ele contém muitos tamanhos de brocas trefina. Ademais, as brocas trefina, desse kit, cortam em uma direção anti-horária, o que fornece uma força de desparafusar as limas fraturadas. Os mandris de extração possuem um desenho interno que aprisiona a lima contra a parede interna do mandril, permitindo a remoção da obstrução. Embora efetiva, essa técnica pode exigir a remoção de uma quantidade excessiva de dentina radicular,[78] levando ao enfraquecimento radicular e ao risco de perfuração;[305] assim, esse instrumento deve ser utilizado com cautela.

A Extractor System, da Roydent, vem somente com uma broca e três dispositivos de extração. A broca é muito conservadora e remove uma quantidade mínima de estrutura dentária, permitindo o acesso à obstrução. Os tubos extratores também são bastante pequenos e, portanto, irão trabalhar somente para remoção de pequenas obstruções. O extrator circunda a obstrução com seis dentes que podem ser apertados contra o objeto, permitindo sua remoção. Isso atua do mesmo modo que um mandril aperta uma broca (Figura 10.67). As desvantagens desse kit são a falta de variedade de instrumentos, a possibilidade de fratura da obstrução com a broca e o problema potencial de rompimento dos dentes do extrator, caso eles sejam submetidos à flexão em vez de força de tração durante a remoção.

Outro dispositivo especialmente criado para a proposta de remoção de lima fraturada é o Sistema de Remoção de Instrumento (San Diego Swiss, San Diego, CA) (ver Figura 10.55E). Esse kit consiste em dois diferentes tamanhos de dispositivos extratores,

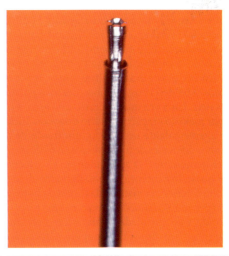

Figura 10.67 Imagem em aumento da ponta do Roydent Extractor. A ponta é posicionada sobre o instrumento fraturado e apertada para apreender a obstrução.

que são tubos com um bisel de 45° na extremidade e, em um lado, um recorte em forma de janela. Cada tubo tem uma ponteira interna correspondente ou parafuso de rosqueamento. Antes do uso desse instrumento, 2 a 3 mm da obstrução são expostos circulando em torno deles com um instrumento ultrassônico. Uma vez exposta a lima, o microtubo apropriado é selecionado e deslizado para o local sobre a obstrução. Uma vez no lugar, o parafuso de rosqueamento é girado no sentido anti-horário para envolver e deslocar a ponta da obstrução pela janela lateral. O conjunto é então removido.[214] O instrumento é muito útil na porção reta do canal, mas é difícil retirar limas fraturadas de diâmetros maiores por meio do recorte em forma de janela, dificultando a remoção delas (Figura 10.68).

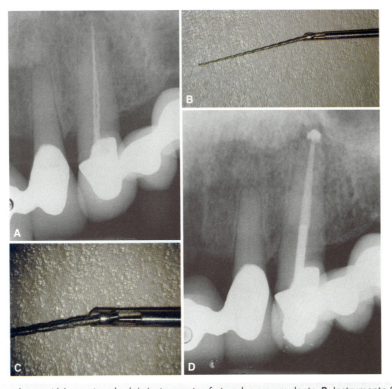

Figura 10.68 A. Radiografia pré-operatória mostrando dois instrumentos fraturados em um dente. **B.** Instrumento SRI com uma lima removida. **C.** Observar que as limas de maior tamanho são difíceis de passar pela da janela recortada. **D.** Radiografia pós-operatória.

O Sistema S.I.R. (Remoção de Instrumento Fraturado) (Vista Dental Products) (ver Figura 10.55D) é um outro método de microtubo de remoção de instrumento fraturado. Ele utiliza tubos extratores colados a obstrução, permitindo a remoção. Uma vez que a obstrução é exposta usando ultrassom ou brocas trefinas de um dos outros kits descritos, os tubos flexíveis passivos macios são colados nela. Uma vez que o adesivo está seco, a obstrução é removida por meio do preparo cavitário de acesso. Incluídos neste kit estão o agente colante necessário, um frasco de acelerador, cinco tamanhos diferentes de tubos, dispositivos de apoio variados, e uma pinça hemostática. O acelerador faz a secagem do agente colante ser quase instantânea. A possibilidade de dobrar esses tubos permite o acesso na maioria das áreas da boca. Uma pinça hemostática permite ao clínico estabelecer uma força firme sobre o tubo, criando a possibilidade de alavancar a obstrução colada para fora do canal. Um dispositivo de apoio, autoclavável, vinílico, fornece proteção para os dentes anteriores mais próximos, que são usados como fulcro; entretanto, se o clínico tiver acesso para alcançar o extrator com os dedos para remover a unidade extrator/obstrução, a pinça hemostática pode não ser necessária.

Há agora um kit disponível comercialmente contendo múltiplos instrumentos que permite ao clínico usar a maioria das técnicas mencionadas anteriormente. Ele é o Kit de Remoção de lima Terauchi (Terauchi File Retrieval Kit, Dental Engineering Laboratories, Santa Barbara, CA) (Figura 10.69). Esse kit contém brocas Gates Glidden modificadas para preparar uma plataforma de adaptação, pontas de ultrassom para uso no espaço profundo do canal, um tubo e um instrumento com alça para alcançar a extremidade coronária do instrumento fraturado quando ela está exposta. Esse kit é muito efetivo para a remoção de instrumentos fraturados e também contém um instrumento com farpas na ponta para remoção de guta-percha que eficientemente remove fragmentos de guta-percha que se aderem às paredes do canal na porção coronária do canal.

Outro recente desenvolvimento interessante é o uso do sistema de irrigação de canal GentleWave (Sonendo, Inc., Laguna Hills, CA) para remover instrumentos fraturados. Esse aparelho cria energia multissônica no sistema de canais enquanto libera soluções irrigadoras e foi defendido para limpeza de canais e desinfecção. O poderoso turbilhão produzido na solução dentro do sistema de canais pode deslocar e remover instrumentos fraturados (Figura 10.70).[297] Até que mais ciência seja desenvolvida relacionando esse uso particular a essa tecnologia muito interessante, incluindo possíveis complicações e parâmetros de implementação deve ser tomado cuidado na tentativa de remover instrumentos fraturados por esse método.

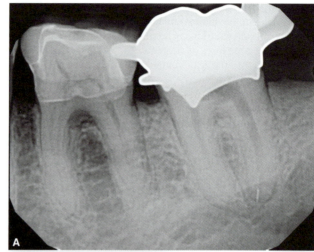
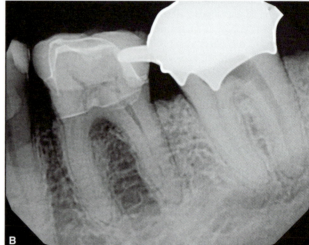
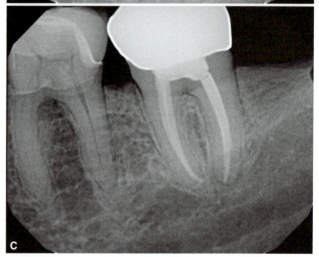

Figura 10.70 Remoção de lima fraturada usando o sistema GentleWave. **A.** Um pequeno fragmento de lima está alojado no terço apical do canal. **B.** Após um ciclo de irrigação do dispositivo GentleWave, uma checagem radiográfica mostra que o instrumento fraturado foi removido. **C.** Imagem pós-obturação. (Cortesia de Dr. Kevin Axx).

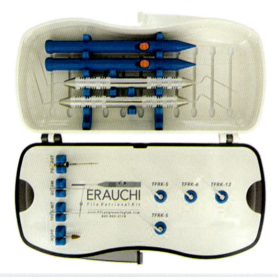

Figura 10.69 O Kit de Remoção de lima Terauchi. Esse kit foi proposto para reunir todas as técnicas mencionadas no texto em um sistema simples de usar para remoção de limas fraturadas.

GERAÇÃO DE CALOR DURANTE OS PROCEDIMENTOS DE RETRATAMENTO

Existem muitos procedimentos na terapia endodôntica que podem gerar calor, mas talvez, o procedimento de maior risco de calor relacionado ao dano tecidual seja o retratamento não cirúrgico. O uso do calor para plastificar os materiais de obturação de canal para auxiliar na sua remoção[146,154] e o uso de instrumentos ultrassônicos para deslocar os pinos[220] e os instrumentos fraturados[106,161] podem potencialmente gerar calor suficiente para elevar a temperatura da superfície radicular externa em 10°C ou mais. As elevações de temperatura acima de 10°C podem causar danos ao ligamento periodontal.[13,62,222,223]

O maior perigo de danos relacionados ao calor ocorre com o uso de energia ultrassônica para deslocar objetos no espaço do canal para obter acesso à porção apical. Conforme descrito anteriormente, o ultrassom se tornou uma parte extremamente importante e útil do arsenal clínico devido à habilidade da aplicação de energia ultrassônica em conservar a estrutura dentária enquanto se remove a obstrução. Esses instrumentos permitiram aos clínicos realizar retratamentos com sucesso quando, anteriormente, a cirurgia teria sido indicada. Como com a maioria dos instrumentos utilizada na odontologia, entretanto, esses dispositivos devem ser utilizados com cautela já que as pesquisas *in vitro* e os relatos de casos clínicos mostram que eles têm potencial para danos ao ligamento periodontal devido ao calor gerado durante o uso.[34,88,229] Um estudo *in vitro* demonstrou que a vibração ultrassônica para remoção de pino sem resfriamento pode causar elevações de temperatura na superfície radicular se aproximando de 10°C em menos de 15 segundos.[55] O dano térmico aos tecidos perirradiculares pode ser muito sério e resultar em perda do dente e perda óssea permanente (ver Figura 10.29). Isso não indica que a energia ultrassônica deva ser evitada para remoção de obstruções de canal, pois, muitas vezes, ela é o único modo de alcançar a região apical do canal.

Os fatores que podem contribuir para uma lesão produzida pelo calor são o comprimento do pino, diâmetro do pino, material do pino e tipo do cimento utilizado. Estudos precisam ser realizados para estabelecer protocolos de redução de calor baseados nessas variáveis. Alguns sugeriram que a espessura da dentina entre as superfícies externa do pino e a radicular pode afetar a elevação da temperatura na superfície radicular,[91,92] e um estudo demonstrou isso.[220] No entanto, um estudo mais recente demonstrou que a espessura da dentina é estatisticamente insignificante como um fator na elevação da temperatura na superfície radicular.[114] Outro possível fator atenuante poderia ser o efeito do suporte sanguíneo perirradicular, que pode atuar como um dissipador de calor dispersando a energia térmica gerada e assim auxiliando a prevenir a lesão. Isso pode explicar por que o efeito da aplicação ultrassônica, em condições aparentemente semelhantes, pode ter resultados tão divergentes em pacientes diferentes. Obviamente, é necessária mais pesquisa *in vivo* nessa área.

Tem se tornado aceito que o dano induzido pelo calor aos tecidos perirradiculares, durante o uso de energia ultrassônica para remoção do pino, é dependente do tempo.[34,119] Estudos recentes têm advertido sobre o resfriamento das pontas ultrassônicas que podem reduzir bastante o acúmulo de calor,[34,119] apesar de reduzir a eficiência na remoção dos pinos cimentados com cimentos resinosos.[55,83] A quantidade de tempo em que o clínico pode utilizar esses instrumentos de maneira segura é difícil de se determinar, pesquisas devem ser feitas para estabelecer protocolos específicos baseados em evidência de uso *in vivo*. Portanto, os autores sentem que não podem ser feitas quaisquer recomendações específicas a respeito de intervalos de descanso entre o uso de energia ultrassônica, modos de monitoramento da elevação da temperatura, ou duração de ativação baseadas em pesquisa disponível até o momento desta publicação. Entretanto, os autores preconizam fortemente muitas recomendações para o uso de energia ultrassônica durante a remoção de obstruções do canal, e elas são as seguintes:

- Uso de pontas ultrassônicas com saídas de água sempre que possível
- Se o seu dispositivo de ultrassom não possui pontas com saída de água, peça a seu assistente para utilizar uma seringa de ar/*spray* de água continuamente durante o uso[64]
- Faça pausas frequentes para deixar o dente resfriar
- Evite utilizar o ultrassom em um ajuste de potência elevado.[64]

Clínicos prudentes devem ter cautela extrema ao aplicar energia de ultrassom a uma obstrução de canal, à medida que ela tem demonstrado que mesmo com o uso de resfriador de água a temperatura da superfície radicular pode aumentar rapidamente.[55,220] Logo, até que os protocolos baseados em evidências de redução de calor sejam desenvolvidos, é necessário ter cautela ao utilizar instrumentos que possam gerar calor ao ligamento periodontal.

LIDAR COM OBSTRUÇÕES RADICULARES

Após a remoção de todos os materiais de obturação radicular, o avanço para a porção apical pode ser impedido pela presença de um bloqueio ou uma saliência na porção apical do canal. A maioria desses impedimentos consiste em acidentes iatrogênicos resultantes de instrumentação vigorosa aquém do comprimento adequado de trabalho e falha para confirmar a patência apical regularmente durante a instrumentação. Um canal bloqueado contém tecido pulpar residual – algumas vezes necróticos, frequentemente fibrosado ou calcificado – e raspas de dentina acumuladas nos muitos milímetros apicais do sistema do canal.[214] Esses remanescentes frequentemente estão infectados, resultando na persistência da doença e, se possível, devem ser removidos. Um degrau ou desvio é resultado da implantação de instrumentos não pré-curvados de ponta ativa nos canais curvos, bem como instrumentação com muita pressão apical.[89,129] Esse desvio resulta em uma irregularidade de canal no lado de fora da curvatura do canal que é difícil ou impossível de ser transpassado. O espaço do canal após o desvio não é limpo ou selado completamente, assim esses desvios frequentemente resultam na doença pós-tratamento. O melhor tratamento para canais bloqueados e com degraus, assim como em todos os problemas iatrogênicos, é a prevenção. Se o clínico está cauteloso e atento durante o processo de instrumentação, a chance para se criar uma obstrução é minimizada. Quando o clínico fica desatento ou apressado, ocorre o problema. As estratégias para prevenção de desvios e degraus são encontradas em outro capítulo desta obra.

Durante a fase de planejamento do tratamento, bloqueios e desvios podem ser detectáveis em radiografias como uma obturação radicular inferior ao comprimento de trabalho ideal, o paciente deve ser avisado que eles podem se provar impenetráveis e exigirem cirurgia apical futura ou extração.[77] Isso, todavia, não deve impedir o clínico de escolher o retratamento não cirúrgico. Em um estudo, 74% dos dentes apresentando obturações radiculares aquém do comprimento de trabalho foram retomados com sucesso a um comprimento adequado, com os autores estabelecendo que a presença de uma obturação aquém não deve ser considerada uma contraindicação técnica para o retratamento.[66] O desafio clínico geralmente ocorre após a remoção do material de obturação radicular anterior quando o avanço apical com pequenas limas está impedido. Nesse momento, os clínicos podem não estar cientes de qual tipo de bloqueio existe, no entanto, a terapia convencional de preparo do canal é útil nos estágios iniciais do processo. A porção cervical do canal deve ser alargada para melhorar a sensação tátil e remover obstruções do terço cervical e médio do espaço do canal. O canal deve ser inundado com irrigante, e a instrumentação no nível do bloqueio deve ser atingida utilizando limas rotatórias de ponta inativa, como a Lightspeed (Lightspeed Endodontics, San Antonio, TX), os instrumentos Profile ou GT (Dentsply, York, PA), ou o instrumento K-3 (Sybron Endodontics, Orange, CA), em um modo coroa-ápice. Esse procedimento alargará e aumentará o espaço do canal coronal ao impedimento, enquanto minimiza a probabilidade de piorar qualquer degrau presente.

Nesse momento, o bloqueio deve ser gentilmente sondado com uma lima pré-curvada #8 ou #10 para determinar se existem quaisquer pontos onde a ponta da lima trava que pudessem ser a entrada ao canal bloqueado. Um *stop* de borracha deve ser utilizado para que o clínico saiba em qual direção a ponta do instrumento está apontando, o que ajuda na visualização do plano tridimensional do sistema do canal. Aspiração e irrigação frequentes e o uso de um lubrificante, como RC Prep (Premier, Plymouth Meeting, PA) ou Pro-Lube (Dentsply), aumentarão as chances de colocar uma lima pequena no terço apical do canal. Com a frequente repetição, a pressão apical suave ou "bicadas" da lima manual contra o bloqueio resulta em alguma resistência ao retirar o instrumento, então o clínico deve continuar a manter pressão no ponto em que a ponta da lima se prende até que o avanço apical seja alcançado.[214] Geralmente, esse é um processo lento e tedioso. A tentativa pode ser realizada de forma mais eficiente com o uso de limas rígidas pré-curvadas como a C+ (Maillefer, Baillagues, Suíça), mas existe um risco de desvio do caminho original do canal, criando um degrau e, finalmente, um falso canal levando a uma perfuração.[89] É prudente realizar uma radiografia quando foi feito algum progresso apical para confirmar a posição do instrumento no terço apical do canal suspeito. O clínico deve resistir ao impulso de girar a lima excessivamente. Se a ponta de um instrumento fino estiver fortemente aderida ao terço bloqueado do canal e a ponta penetrou com bicadas, ela está predisposta a fraturas na região apical complicando o caso.[214] A ponta da lima fraturada normalmente não pode ser removida,

e a cirurgia ou extração pode ser o resultado. Diminuir o calibre da lima e utilizar um movimento rotatório recíproco suave ("girando") auxiliará o avanço pelo canal bloqueado. Frequentemente, à medida que o progresso apical está sendo feito, o clínico utilizará um localizador apical eletrônico para alcançar a proximidade da constrição apical. Infelizmente, o localizador apical, algumas vezes, não é capaz de oferecer uma leitura precisa em um canal bloqueado e, por conta da permanência da sensação de travamento que ocorre mesmo quando o instrumento transpassa o forame e penetra nos tecidos apicais, pode resultar na ultrapassagem do forame apical. Para prevenir essa complicação com um pós-operatório doloroso, quando o comprimento de trabalho estimado é alcançado, é necessária uma radiografia do comprimento de trabalho.[165] Uma vez que o comprimento de trabalho apical é atingido, a patência apical deve ser confirmada, e movimentos suaves de penetração e retirada de baixa amplitude de 1 a 2 mm devem ser realizados até que a lima possa passar livremente pela constrição apical (Figura 10.71)

Se, após uma quantidade de tempo razoável, não for encontrado nenhum ponto de travamento, o clínico deve considerar a possível presença de um degrau apesar de possivelmente não o detectar na radiografia periapical. O principal problema com os degraus é que os instrumentos cairão invariavelmente neles, tornando, muitas vezes, impossível encontrar o canal original. Eles parecem com uma rígida parede de tijolos, curtas em comprimento quando encontrados, e deve-se tomar cuidado para evitar a piora do degrau instrumentando-o indiscriminadamente.[286] Para lidar com um degrau, a ponta de uma lima fina #08 ou #10 é pré-curvada nos 2 milímetros finais,[129,277] assim a ponta forma um ângulo de aproximadamente 45° com o eixo do instrumento. O *stop* de borracha é orientado para a curvatura e a lima é movimentada cuidadosamente no nível do degrau. Visto que os degraus se formam principalmente nas curvaturas externas, o *stop* de borracha (a ponta curvada da lima) é girado na direção da curvatura apical contrária ao degrau (Figura 10.72). A ponta da lima é colocada lentamente ao longo da parede interna do canal curvo ligeiramente abaixo da altura do degrau[277] em um esforço para encontrar outro ponto de travamento. Esse ponto será à entrada do terço apical do canal, e a rotação recíproca suave geralmente permitirá que a lima encontre o caminho original do canal. Deve-se confirmar com radiografia. Uma vez que o degrau foi

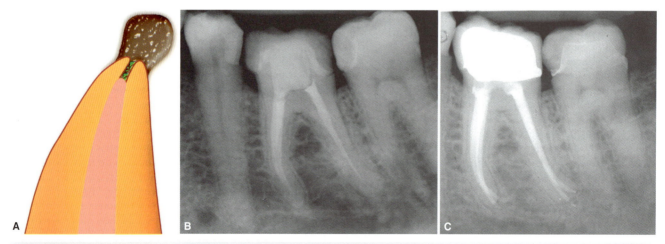

Figura 10.71 A. Representação diagramática de um bloqueio de canal. Polpa fibrótica ou calcificada, e os debris que estão potencialmente infectados permanecem no segmento apical do canal quando o canal é instrumentado aquém da constrição apical do canal. **B.** Radiografia pré-operatória apresentando obturação inferior ao comprimento ideal. O paciente estava sintomático e os canais estavam bloqueados. **C.** O pós-tratamento de 3 meses. O tratamento levou um total de 3,5 horas por três consultas devido ao consumo de tempo necessário para transpassar os canais bloqueados. (Cortesia de Dentsply Endodontics.)

Capítulo 10 • Retratamento Não Cirúrgico   387

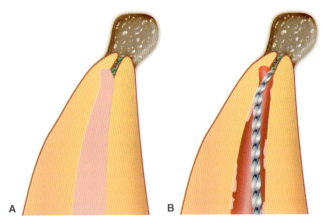

Figura 10.72 A. Representação diagramática de um degrau no canal. Debris infectados permanecendo no terço apical podem ocasionar a doença pós-Tratamento. **B.** Tentativa de ultrapassar o degrau com uma lima pequena com curvatura de 45° na ponta. Observar que a abertura para o segmento apical do canal original está na parte interna da curvatura e acima do nível do degrau. (Cortesia de Dentsply Endodontics.)

ultrapassado, o movimento de penetração e retirada de baixa amplitude e as forças rotatórias mantendo a ponta da lima ultrapassando o degrau serão necessários para limpar e aumentar o espaço do canal apical. Quando a lima puder ser facilmente colocada ao redor do degrau, o movimento de instrumentação anticurvatura permitirá ao clínico incorporar o degrau ou desvio ao preparo final do canal (Figura 10.73). Muitas vezes, isso é difícil de ser obtido,[286] todavia, à medida que o terço apical pode ser limpo e obturado, o prognóstico não deve ser afetado.

O uso das limas manuais Greater Taper (GT) NiTi (Dentsply, Tulsa Dental) tem sido preconizado para tratar degraus ou desvios.[214] As vantagens que esses instrumentos possuem é que eles não dispõem de pontas ativas, e sua conicidade é de duas a seis vezes maior que as limas de taper.02 convencionais, assim elas podem realizar o trabalho de várias limas manuais de taper.02. Uma vez que o desvio foi transpassado e o canal pode ser acessado com uma lima K convencional de tamanho #15 ou #20, é selecionada uma lima manual GT. A lima K cria um orifício piloto para que a ponta da lima GT possa seguir passivamente um caminho livre ultrapassando o desvio. A lima GT deve ter um diâmetro de ponta de 0,2 mm (#20) e uma conicidade que variará dependendo das exigências do preparo. A maior conicidade que entrar no terço apical é utilizada; entretanto, esses instrumentos devem ser pré-curvados, o que apresenta um desafio, na medida em que eles são feitos de liga de níquel e titânio. Para pré-curvar essas ligas com memória de formato superelástico, é necessária uma ferramenta de flexão de lima, como o Endo Bender Pliers (Kerr Corporation, Orange, CA). As pinças apertam a ponta do instrumento e a lima é curvada entre 180 e 270° para deformar a lima plasticamente. Nesse momento, a lima GT de conicidade apropriada é levada ao canal, bem como o *stop* de borracha é orientado para que os instrumentos pré-curvados de ponta ativa possam transpassar e se mover além do degrau. A lima GT é, então, usada em todo o comprimento de trabalho, assim como o desvio é reduzido ou eliminado (Figura 10.74).

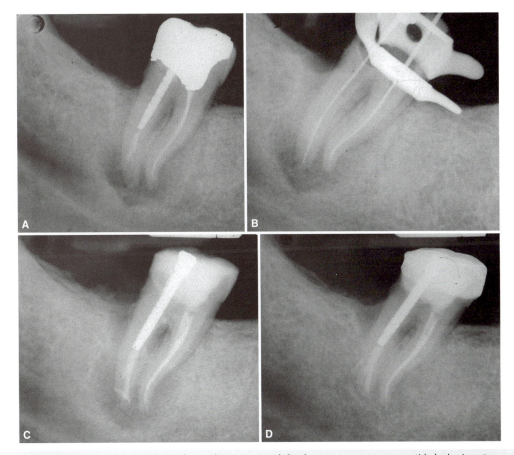

Figura 10.73 A. Radiografia pré-operatória apresentando um degrau no canal distal com uma pequena quantidade de cimento que entrou no terço apical. O degrau impediu a limpeza e o selamento adequados do sistema do canal, ocasionando a doença pós-tratamento. **B.** O degrau foi ultrapassado. Durante a instrumentação tenta-se incorporar o degrau ao contorno do canal preparado. **C.** Obturação final apresentando o degrau e o segmento apical preenchidos. **D.** Acompanhamento de 13 meses apresentando cicatrização. O paciente, então, foi encaminhado para colocar uma restauração definitiva.

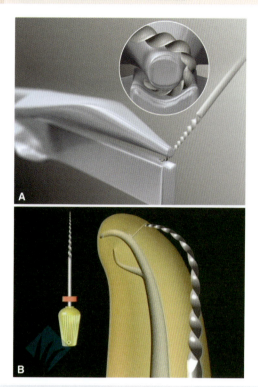

Figura 10.74 A. Pinças Endobender (Kerr Corporation) utilizadas para flexionar uma lima manual GT de níquel-titânio. **B.** Lima manual GT pode manter uma curvatura que permita que ela transpasse os degraus ou desvios. (Imagens cortesia do Dr. Steve Buchanan.)

Se o bloqueio do canal ou o degrau não puder ser resolvido, então o espaço do canal aquém do bloqueio deve ser limpo, modelado, obturado e selado coronalmente. O paciente deve ser informado sobre essa complicação, o prognóstico aguardado, e há uma necessidade de reavaliação frequente (Figura 10.75). Caso os sintomas da doença surjam pós-tratamento, a cirurgia apical ou a extração serão necessárias.[214,277]

FINALIZANDO O RETRATAMENTO

Após obter o acesso novamente à porção apical do sistema do canal, os procedimentos endodônticos de rotina são instituídos para completar o retratamento. Quaisquer canais não diagnosticados devem ser encontrados utilizando ampliação, técnicas de micropreparo e, mais importante, o conhecimento sobre a anatomia do canal que é discutida em outra seção deste texto (Figura 10.76). O profissional não pode encontrar o canal a menos que ele suspeite da sua existência. Procedimentos de limpeza e modelagem devem focar em uma abordagem coroa-ápice para minimizar a extrusão de irritantes nos tecidos perirradiculares e também devem enfatizar a ampliação da porção apical do preparo para garantir a remoção dos debris apicais. Esses objetivos são mais bem alcançados utilizando a técnica híbrida durante a instrumentação, bem como mantendo os objetivos do procedimento de retratamento em mente. Esses assuntos são abordados em detalhes em outro capítulo. Os procedimentos de desinfecção dos canais são, entretanto, soberanos após a conclusão da limpeza e modelagem. Já que a causa primária da doença pós-tratamento geralmente é microbiana,[73,182] e esses microrganismos (p. ex., *Enterococcus faecalis*) frequentemente são resistentes aos protocolos tradicionais de desinfecção de canal,[21] todo esforço deve ser feito para eliminar esses organismos do sistema do canal. Esse esforço é complicado pelo fato de que nenhum protocolo de instrumentação pode remover eficientemente toda a obturação radicular anterior do espaço do canal após o retratamento.[16] Isso deixa áreas onde os microrganismos podem residir sob os fragmentos de materiais de obturação radicular e permanecer protegidos de soluções irrigantes, como o hipoclorito de sódio. Se o espaço do canal pode ser desinfetado adequadamente ao completar o tratamento em uma visita, ou se um medicamento entre as consultas, como o hidróxido de cálcio, é necessário, ainda é assunto de debate, bem como o leitor é direcionado ao capítulo apropriado deste texto para detalhes do problema. É importante manter em mente, entretanto, que o dente que precisa de retratamento também precisa do mais alto nível de desinfecção possível para garantir o resultado mais favorável.

Reparo de perfurações

Eventualmente, a doença endodôntica pós-tratamento poderá ser resultado da perfuração da raiz.[125] As perfurações radiculares são patologicamente criadas pela reabsorção e cáries, e iatrogenicamente durante a terapia de canal radicular (perfurações zip, strip e de furca) ou um resultado dela (p. ex., perfuração durante preparo de pino) (Figura 10.77).[208] Quando elas estão presentes, as perfurações geralmente podem ser encontradas durante a fase

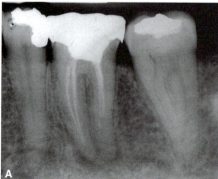
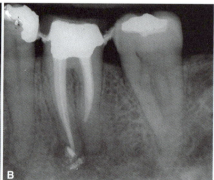
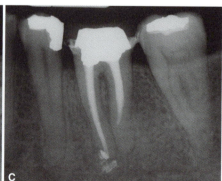

Figura 10.75 A. Radiografia pré-operatória apresentando obstruções no canal mesial e potencial degrau no canal distal com consequente doença pós-tratamento. **B.** Radiografia final apresentando obstruções mesiais transpassadas, mas incapacidade de ultrapassar além do degrau distal. O paciente escolheu não buscar nenhum tratamento nesse momento em questão. **C.** Controle de 1 ano. Apesar de não atingir todos os objetivos da terapia endodôntica convencional, a cicatrização perirradicular é aparente. O paciente está assintomático e iniciará a restauração final com o conhecimento de que a cirurgia apical pode ser necessária no futuro.

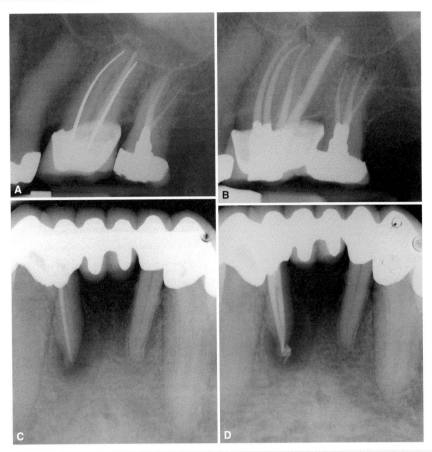

Figura 10.76 Canais não diagnosticados que podem resultar na doença pós-tratamento. **A.** Canal mesiopalatino não diagnosticado em um molar superior. **B.** Obturação final apresentando canal mesiopalatino limpo, modelado e obturado. **C.** Canal lingual não diagnosticado em um incisivo inferior ocasiona a doença pós-tratamento. **D.** Radiografia logo após o pós-operatório apresentando tratamento do canal não diagnosticado.

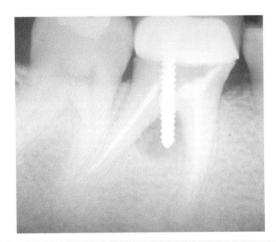

Figura 10.77 Perfuração de furca por pino ocasionando a infecção persistente e perda óssea na região da furca.

de diagnóstico como áreas onde os materiais de obturação radicular ou materiais restauradores, como pinos, são radiograficamente encontrados saindo dos limites anatômicos do suposto espaço do canal original e cruzando a parede da dentina em direção ao ligamento periodontal. Radiografias com diferentes angulações são de extrema importância na determinação da existência de uma perfuração e da localização de qual superfície ou quais superfícies da raiz foram perfuradas. Essa informação é necessária ao decidir sobre as opções de tratamento. O uso de TCFC para avaliar potenciais perfurações pode também ser útil, mas se o espaço do canal já tiver sido obturado, a presença do espalhamento do feixe e outros artefatos de técnica criados pelo material radiopaco em proximidade direta com ao local da perfuração pode limitar a utilidade dessa tecnologia de imagem 3D. Frequentemente, as perfurações cervicais e ocasionalmente de terço médio são associadas com redução epitelial e subsequentes defeitos periodontais, portanto a avaliação periodontal completa é necessária (Figura 10.78)[163,234] Se não há evidência de doença pós-tratamento associada à perfuração, logo não deve ser indicado nenhum tratamento. Porém, se há evidência de periodontite perirradicular, o reparo deve ser feito de maneira não cirúrgica abordando o defeito internamente através dos dentes ou cirurgicamente através de uma abordagem externa pelos tecidos perirradiculares.[208] Em geral, se todos os fatores são considerados semelhantes, o reparo da perfuração de maneira não cirúrgica será o método de escolha, à medida que ele é menos invasivo, produz menos destruição de tecidos perirradiculares através da lesão do acesso cirúrgico necessária, e geralmente melhora o isolamento contra microrganismos e a desinfecção. Se, entretanto, o defeito está facilmente acessível cirurgicamente e a remoção de restaurações existentes pode gerar um custo inaceitavelmente alto e um longo período de tratamento ao paciente, deve-se selecionar o reparo cirúrgico. Caso um defeito de longa duração tenha uma lesão periodontal associada que se formou ao seu redor, a cirurgia com regeneração guiada geralmente será necessária.[14] Contudo, na maioria dos casos, o retratamento não cirúrgico e o reparo da perfuração antes da cirurgia serão benéficos ao

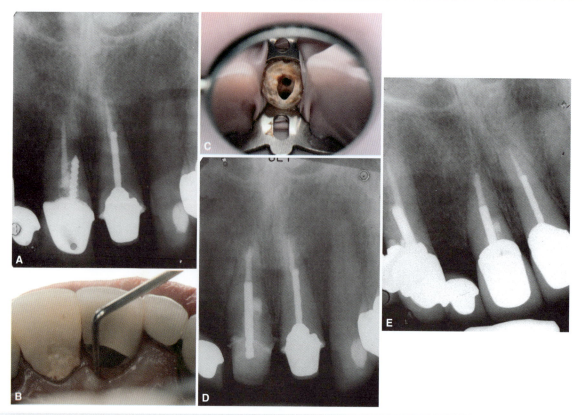

Figura 10.78 A. Radiografia pré-operatória angulada mesial apresentando uma perfuração de pino orientada ao palato em um incisivo superior. **B.** Uma sondagem de um defeito de base estreita de 8 mm na parede mesiopalatina do dente. **C.** Após remoção da coroa, o canal original pode ser observado na direção vestibular relativo ao preparo do pino. **D.** A perfuração foi reparada com uma matriz externa de Colla-Cote e MTA. Subsequentemente, em conjunto com um periodontista, uma cirurgia de retalho periodontal foi utilizada para remover a etiologia da doença periodontal da bolsa de longa duração, e foram instituídos procedimentos de regeneração tecidual guiada. **E.** A reavaliação de 3 anos. O dente está assintomático, e a profundidade da sondagem mesiopalatina é de 4 mm.

resultado do tratamento. Uma abordagem multidisciplinar será necessária, geralmente com o auxílio de um protesista, um periodontista e, talvez, um ortodontista.[214,291]

Os fatores que afetam o prognóstico do reparo de perfuração incluem a localização da perfuração, o tempo decorrido antes do reparo da perfuração, a habilidade de selar o defeito e a contaminação anterior com microrganismos.[143,234,241] Em geral, quanto mais apical é o local da perfuração, mais favorável é o prognóstico. No entanto, o contrário é verdadeiro para o próprio procedimento de reparo. A dificuldade do reparo será determinada pelo nível no qual a perfuração ocorreu. Se o defeito está no assoalho de furca de dentes multirradiculares ou no terço cervical de um canal reto (perfuração durante o preparo de acesso), ele é considerado facilmente acessível. Se ele está no terço médio do canal (perfurações retas ou preparos para pino), a dificuldade aumenta, e no terço apical do canal (erros de instrumentação), reparos eficientes são mais difíceis e, provavelmente, a cirurgia apical será necessária.

O reparo imediato é melhor que o reparo tardio, à medida que a demora causa o rompimento do periodonto, resultando em lesões endo-perio que são difíceis de tratar,[131,240] bem como a eliminação da contaminação microbiana do defeito e a selagem adequada dele são críticos para o sucesso. Muitos materiais foram indicados para o reparo de perfurações no passado; entretanto, nenhum deles ofereceu cura eficiente após o tratamento. Os materiais comumente utilizados incluíam o amálgama, o cimento Super-EBA (Bosworth, Skokie, IL), materiais adesivos e, mais recentemente, agregado de trióxido mineral (Pro-Root MTA, Dentsply, York, PA e MTA Angelus, Londrina, PR, Brasil)[214], Biodentine (Septodont, Saint Maur de Fosses, France), e EndoSequence Root Repair Material (Brasseler, EUA, Savannah, GA) (Figura 10.79).

Quando o agregado trióxido mineral foi introduzido para o reparo de perfuração, a escolha de qual material de reparo utilizar ficou mais clara.[163,208] O MTA possui muitas vantagens sobre outros materiais restauradores quando está sendo utilizado para reparo de perfurações. Esse material tem excelente capacidade de selamento,[186,302] mesmo quando o preparo da cavidade está contaminado com sangue.[273] Ele é muito biocompatível,[193,201,274,276] raramente provocando qualquer resposta de tecidos perirradiculares, e um material semelhante ao cemento pode se formar diretamente sobre o material após a sua aplicação.[113,201] O MTA também possui um grau elevado de resultados clinicamente favoráveis a longo prazo quando utilizado como um material de reparo de perfuração.[163,208] A principal desvantagem do MTA é o longo período necessário para presa,[275] que torna esse material impróprio para defeitos na altura gengival como aqueles associados à reabsorção cervical. Se o material estiver em contato com a saliva, ela irá removê-lo do defeito antes de tomar presa, assim, um material de presa rápida à base de ionômero e resina como o Geristore (Den-Mat, Santa Maria, CA) é recomendado para lesões na altura da margem gengival[23,56,225] (Figura 10.80). O MTA está disponível na cor cinza original e uma mais recente, uma cor branca mais estética para tratamentos em áreas estéticas da boca, embora exista pouca pesquisa sobre as diferenças entre as duas formulações. Suas capacidades de selamento parecem semelhantes,[69] mas

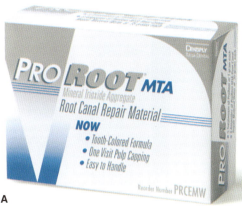

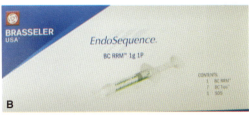

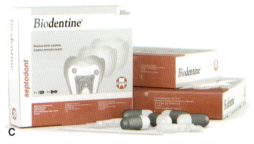

Figura 10.79 Biocerâmicos são os materiais de escolha para reparo de perfurações. **A.** MTA ProRoot (Dentsply Endodontics) é uma categoria médica de cimento Portland que teve o arsênico removido para que ele possa ser utilizado no corpo humano. **B.** Brasseler Endosequence Root Repair Material (Brasseler EUA). Esse material tem características de manejo melhores que o MTA e minimiza a descoloração do dente. **C.** Biodentine (Septodont) é outro biocerâmico que minimiza a descoloração do dente.

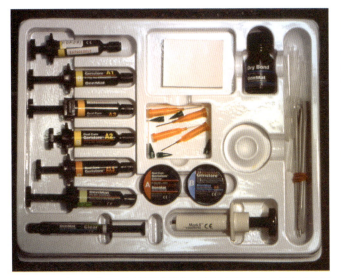

Figura 10.80 Kit Geristore. Esse e outros ionômeros resinosos têm sido indicados para o reparo da perfuração cervical devido à boa biocompatibilidade e com o tempo mais curto e mais controlado de presa que os tornam úteis para preenchimentos radiculares transgengivais.

permanecem questões quanto ao fato de se o MTA branco exibe a mesma biocompatibilidade[199] e terá o mesmo sucesso a longo prazo que a variedade mais antiga. Ambos os tipos de MTA também causam significante descoloração do dente. Esse é um efeito que é visto em todos os biocerâmicos, mas ele é menos pronunciado nos mais novos, como Biodentine e EndoSequence Root Repair Material.[178]

Se a perfuração será reparada não cirurgicamente através do dente, é feito um preparo de acesso ao defeito como estabelecido anteriormente (Figura 10.81). Primeiro, os canais radiculares são localizados e instrumentados preliminarmente para criar um alargamento da entrada dos canais suficiente para impedir que eles sejam bloqueados pelo material de reparo. O defeito é limpo e algumas vezes ampliado com o uso de brocas ultrassônicas ou rotatórias apropriadas como as Gates-Glidden para remover qualquer dentina potencialmente contaminada ao redor da perfuração. O uso de uma solução irrigante desinfetante, como o hipoclorito de sódio, deve ser considerado se a perfuração não for tão grande para permitir que o irrigante danifique os tecidos perirradiculares. Se a perfuração for ampla, então soro fisiológico estéril deve ser utilizado como um irrigante, e a desinfecção das margens do defeito deverá ser realizada por meio da remoção mecânica da dentina. Arens e Torabinejad[12] defenderam o uso de lavagem copiosa do defeito com hipoclorito a 2,5%, porém à luz das potenciais complicações graves do extravasamento do hipoclorito pela perfuração,[84] deve-se tomar extrema cautela. Após a limpeza do defeito, pode ocorrer sangramento vigoroso. Deve-se realizar a hemostasia utilizando colágeno (Colla-Cote, Integra Life Sciences, Plainsboro, NJ) (ver Figura 10.81B), sulfato de cálcio (Capset, Lifecore Biomedical, Chaska, MN), ou hidróxido de cálcio;[214] entretanto, devem ser evitados adstringentes como o sulfato férrico, na medida em que o coágulo que eles deixam para trás promove o crescimento bacteriano e pode comprometer o selamento do reparo.[148]

Quando o sangramento for controlado, algum material facilmente removível deve ser colocado na entrada dos canais para evitar que o material de reparo bloqueie o acesso ao forame apical. Os canais devem ser protegidos com algodão, cones de guta-percha, cones de papel ou colágeno picado. O uso de limas cortadas não é recomendado, à medida que a remoção das limas após a colocação do material de reparo é difícil, pois o material tende a se prender nas arestas dos instrumentos (Figura 10.81F). Após proteger os canais, o local da perfuração é inspecionado para determinar se é necessária uma matriz externa para garantir um contorno adequado para a restauração.[147] Se o osso ao redor está intimamente adaptado às margens do defeito, não será necessário nenhum material de matriz; todavia, se a perfuração está associada a um grande defeito ósseo, ela deve ser preenchida com uma matriz externa para minimizar o extravasamento do material de restauração. O material da matriz deve ser um material biocompatível, geralmente material absorvível como o colágeno, enxerto de osso liofilizado desmineralizado (FDBA [*freeze-dried demineralized bone allograft*]), hidroxiapatita, Gelfoam ou sulfato de cálcio.[208,214] Deve-se ter cautela para que o material da matriz externa não seja vigorosamente condensado de modo a danificar estruturas vitais adjacentes, como o nervo mentoniano ou o assoalho do seio maxilar.

Após o preparo do defeito, é colocado o material de reparo. Ele pode ser aplicado por meio de uma pequena seringa ou um porta-amálgama, e ele é condensado com calcadores ou microespátulas. No caso do MTA em um defeito acessível, a extremidade mais grossa dos cones de papel faz um excelente calcador, uma vez que ela pode retirar um pouco da água do material dando a ele uma consistência mais firme, auxiliando a condensação.

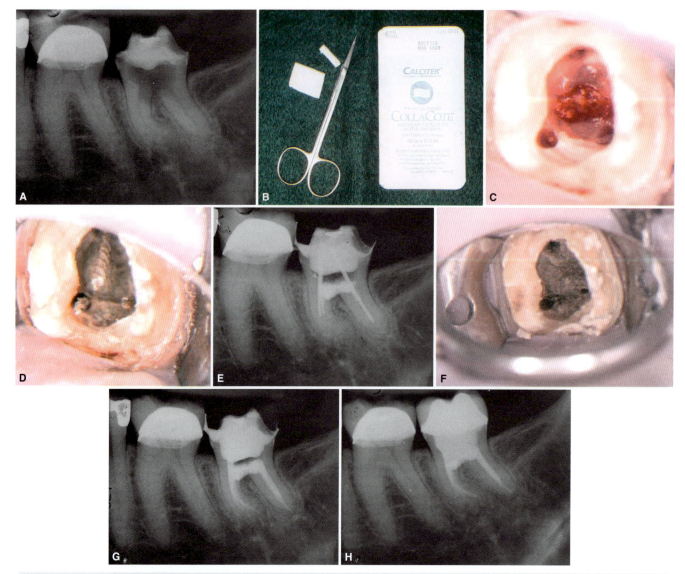

Figura 10.81 A. Grande perfuração de furca criada durante uma tentativa de acesso endodôntico. **B.** Colla-Cote (Integra Life Sciences, Plainsboro, NJ) para ser utilizada como um material de matriz externa, a fim de recriar o contorno radicular externo. **C.** Os canais foram encontrados e instrumentados e a matriz externa foi posicionada. **D.** Canais estão protegidos de ficarem bloqueados utilizando limas endodônticas cortadas acima da entrada dos canais. O MTA foi colocado no defeito. **E.** Radiografia apresentando o reparo inicial com o MTA recriando a curvatura da furca. **F.** Na segunda consulta, as limas de bloqueio são removidas com dificuldade, pois o MTA fluiu para as espiras e se estabilizou. Nesse momento, a terapia endodôntica é completada normalmente. **G.** Radiografia pós-obturação. Observar a radiolucência na curvatura da furca, que representa o material de matriz externa Colla-Cote. **H.** A reavaliação de 19 meses. O paciente está assintomático e há evidência de cicatrização na região da furca.

Ao se posicionar o MTA, uma bolinha de algodão úmida foi posicionada sobre ele para hidratar o material, assim o dente é selado para permitir que o MTA se estabilize. Durante o novo acesso, o material deve ter tomado presa firme e estar bem contido no local da perfuração (Figura 10.81F)[245]. Se houver um excesso de material além do contorno externo normal da raiz, ele não deve afetar o prognóstico do reparo.[12,208] Embora os outros biocerâmicos como Biodentine e EndoSequence Root Repair Material sejam mais fáceis de manusear que o MTA e tomem presa bem nos meios úmidos e secos, a presa desses materiais não é tão dura quanto do MTA.[39]

Se a perfuração estiver mais profunda no canal, os objetivos e princípios do reparo conforme listados anteriormente todos se aplicam – exceto pelo fato de o acesso para o defeito estar mais complicado (Figura 10.82). Evitar o bloqueio do canal é um pouco mais difícil, e a colocação de material de reparo exige a visão aprimorada que é oferecida pelo microscópio operatório cirúrgico. Preferencialmente, o canal deve ser completamente modelado anterior à tentativa de reparo,[214] assim como uma barreira protetora do canal deve ser posicionada apicalmente ao defeito. Em alguns desses casos, o canal pode ser protegido utilizando uma lima cortada – apesar do aviso anterior –, porque ele não somente pode proteger o canal de um bloqueio, mas também pode transmitir energia ultrassônica ao MTA, levando-o a extravasar além do defeito quando a condensação direta é impossível. A lima é colocada no canal até um nível bem abaixo do defeito, e o MTA é levado para o local. Uma vez que a condensação foi realizada o melhor possível, o terço inicial da lima é tocado com uma ponta ultrassônica para vibrar e escoar o MTA para dentro do defeito. Feito isso, a lima deve ser instrumentada vigorosamente em um movimento de baixa amplitude de 1 a 2 mm para liberá-la do MTA, assim ela pode ser facilmente removida após a presa do material (Figura 10.83)[214]. Existe alguma evidência de que a aplicação ultrassônica do MTA pode melhorar o selamento

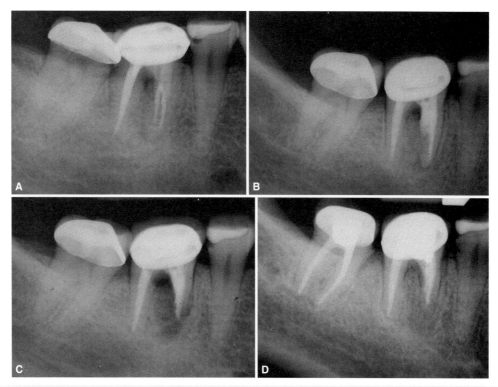

Figura 10.82 Reparo de perfuração em nível radicular médio. **A.** Radiografia pré-operatória apresentando a perfuração em strip mesial com perda óssea. **B.** Reparo não cirúrgico interno com incapacidade de trabalhar os canais até o término apical e excesso de MTA na furca. **C.** Cirurgia de reparação apical e da perfuração realizada. **D.** O acompanhamento de 1 ano apresentando cicatrização completa.

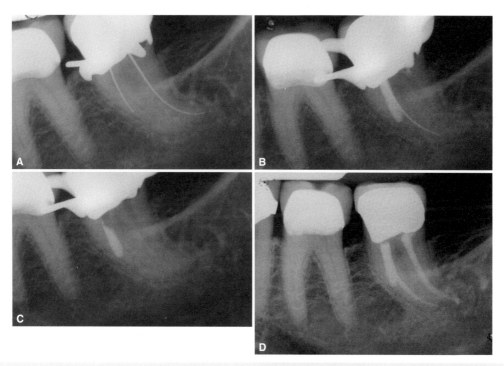

Figura 10.83 A. Essa paciente estava com dor extrema após a instrumentação endodôntica inicial feita por seu dentista. Perfuração no nível médio encontrada no acesso. **B.** O canal original foi encontrado e protegido com uma lima endodôntica. O MTA foi vibrado utilizando energia ultrassônica aplicada na lima e ele flui para o defeito. Então, a lima foi tracionada levemente para deslocá-la do MTA antes do selamento. Observar que o defeito foi aumentado intencionalmente para permitir uma aplicação previsível do MTA. **C.** Na segunda consulta, a lima foi retirada facilmente, pois foi descolada do MTA. A terapia endodôntica pôde, então, ser concluída normalmente. A paciente estava assintomática desde o fim da primeira consulta. **D.** O acompanhamento de 27 meses apresentando a cicatrização completa.

contra bactérias em um modelo de apicificação,[144] embora outros pesquisadores não tenham concordado com essa conclusão, bem como tenham observado uma adaptação pior à parede do canal ao preencher retropreparos de canais utilizando condensação ultrassônica quando comparado ao preenchimento manual.[10] Um estudo mais aprofundado sobre a aplicação ultrassônica de MTA é justificado, mas a observação clínica sugere que esse método possui mérito.

Se a perfuração é no terço apical do canal, ela é normalmente devido a um acidente de procedimento durante a instrumentação de canais curvos, assim como é invariavelmente acompanhada por um bloqueio ou degrau. Esse tipo de perfuração é mais difícil para ser reparada, na medida em que o reparo não envolve apenas limpeza e selamento do defeito, mas localização, limpeza e preenchimento da porção apical do canal. Todas as técnicas mencionadas anteriormente para tratamento de bloqueios e degraus são necessárias para encontrar e limpar o terço apical do canal. Quando isso acontece a decisão a ser tomada é se o canal deve ser obturado com um biocerâmico ou guta-percha e cimento. O biocerâmico é indubitavelmente mais efetivo no selamento do canal – especialmente se ele não pode ser seco – e é muito mais biocompatível, mas levá-lo eficientemente à extensão apical de um canal curvo é problemático. Se uma lima guia é colocada até o terço apical do canal para permitir a colocação de guta-percha após a presa do material de reparo, então a presença da lima impede a extensão consistente de MTA na terminação apical do defeito – mesmo quando vibrado ultrassonicamente. Se uma lima guia não é colocada, o MTA também fluirá no terço apical preparado, que pode não ser completamente obturado de forma tridimensional. Em geral, qualquer que seja a escolha tomada, o resultado será imprevisível, assim o paciente deve ser advertido de que a reavaliação regular é necessária e a cirurgia apical ou extração pode ser necessária em último caso.

Prognóstico do retratamento

Quando um diagnóstico adequado foi feito, e todos os aspectos técnicos do retratamento foram cuidadosamente realizados, o retratamento ortógrado pode ser altamente bem-sucedido (Figura 10.84). O prognóstico, em grande parte, depende se a periodontite apical existe antes do retratamento.[188,189] Em uma revisão sistemática de resultados de estudos,[75] Friedman e Mor relataram que na ausência de periodontite apical anterior, a incidência de casos de cura após o tratamento inicial e o retratamento ortógrado varia de 92 a 98% em até 10 anos após o tratamento.

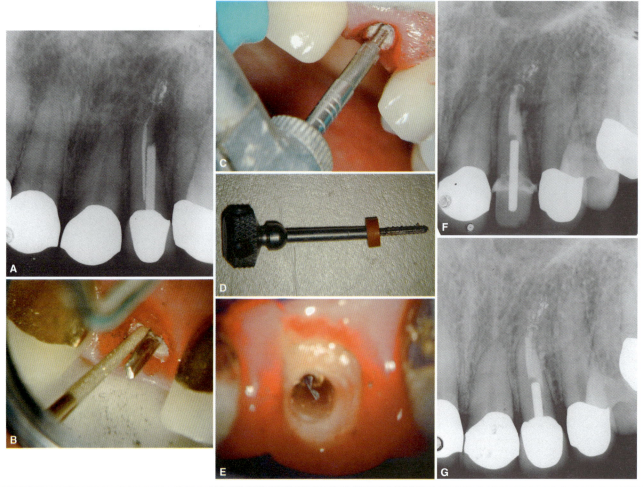

Figura 10.84 A. Radiografia pré-operatória apresentando perfuração de pino no nível radicular médio e periodontite perirradicular associada. **B.** A coroa foi removida e a energia ultrassônica foi aplicada ao pino. **C.** Utilizando a broca trefina do Kit Ruddle Post Removal para criar uma rosca na cabeça do pino. **D.** O pino rosqueado é removido usando a chave do kit Ruddle. **E.** Após a remoção do pino e da guta-percha, um carreador de plástico é encontrado no canal e removido utilizando técnicas descritas neste capítulo. **F.** Radiografia pós-operatória apresentando o reparo de MTA da perfuração, selamento do canal com guta-percha e confecção de pino e núcleo. **G.** O controle de 13 meses apresentando cicatrização ao redor do local de reparo da perfuração.

Quando a periodontite apical anterior está presente, a incidência de cicatrização cai para 74 a 86% independentemente se foi realizado o tratamento inicial ou retratamento ortógrado. Os autores estabeleceram que esse "potencial semelhante à cura após o tratamento inicial e o retratamento ortógrado desafiam a percepção histórica deste último ter um prognóstico pior que o primeiro".[75]

Infelizmente, esses números significam que o resultado desejado não ocorrerá, potencialmente, em um quarto dos casos de retratamento. Muitas técnicas e dispositivos para retratamento endodôntico foram mencionados aqui para auxiliar o clínico. Contudo, nada disso garantirá o sucesso. Mesmo quando princípios endodônticos rígidos e fundamentais são seguidos, o resultado pode ser a doença pós-tratamento persistente. Quando a cura não ocorre, o clínico enfrenta uma decisão sobre o próximo passo. A escolha está entre as quatro opções de tratamento: observação, cirurgia endodôntica, extração com reimplantação ou extração.

Muitas vezes, um dente que possui periodontite apical pode permanecer em função assintomática por um longo período de tempo, uma condição que tem sido referida como uma retenção funcional do dente.[75] Se o objetivo do tratamento do paciente não é necessariamente completar a cura do dente, mas simplesmente permanecer na função e sem dor, justifica-se, então, a avaliação regular pelo clínico. Caso ocorram sinais e sintomas de piora da infecção, como um aumento progressivo de uma radiolucência periapical, dor, formação de bolsa periodontal, ou existência de uma fístula, então o retratamento pode ser necessário. Porém, muitos dentes classificados inicialmente como cura incerta realmente podem ser mantidos por muitos anos.[174]

A cirurgia endodôntica (Figura 10.85) é um procedimento bastante previsível[75,100,236] que pode ser realizado na maioria dos dentes; todavia, existem algumas preocupações anatômicas e médicas a respeito do planejamento do tratamento para esse procedimento, que são abordadas em detalhes em outro capítulo. A extração com reimplantação (Figura 10.86), também referida como uma reimplantação intencional,[190] é outra opção de tratamento. Isso envolve a extração do dente e a realização da apicectomia e retro-obturação enquanto o dente está fora da boca do paciente, seguidos pela reimplantação e colocação de uma contenção, se indicado. Esse procedimento também é discutido em detalhes em outro capítulo. A extração e substituição deve ser o último recurso de tratamento para ser escolhido somente quando

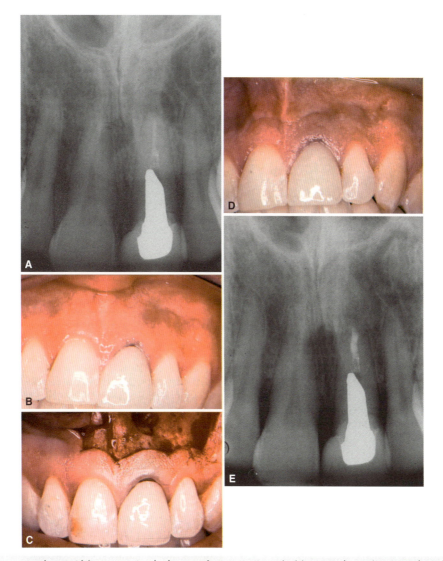

Figura 10.85 A e B. Imagens pré-operatórias apresentando doença pós-tratamento no incisivo central superior esquerdo e pino fundido muito volumoso. O paciente escolheu manter o pino e realizar a cirurgia, em vez de arriscar danificar sua coroa nova. **C.** Desenho da incisão retangular submarginal. **D.** O acompanhamento de 3 semanas apresentando excelente cicatrização de tecido mole. **E.** O acompanhamento de 18 meses apresentando cicatrização excelente de tecidos perirradiculares.

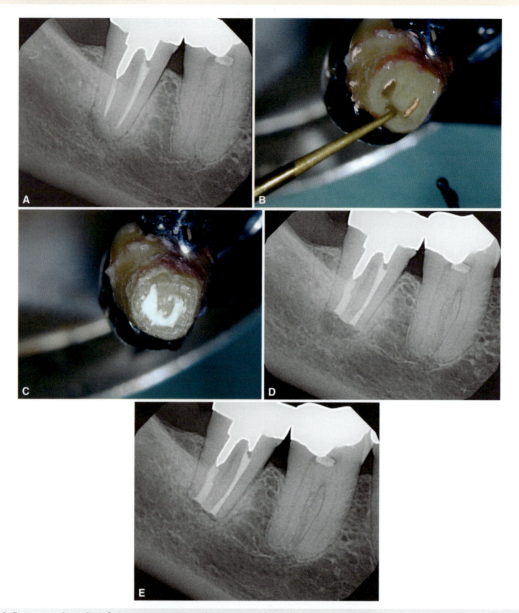

Figura 10.86 A. Esse segundo molar inferior se tornou sintomático muitos anos após o tratamento não cirúrgico. O retratamento não cirúrgico tem um prognóstico duvidoso devido ao tamanho do pino fundido. A cirurgia apical foi descartada pelo acesso ruim e pela proximidade do canal alveolar inferior. **B.** O preparo ultrassônico da terminação radicular é feito no dente extraído. **C.** Um preenchimento retrógrado de MTA branco foi colocado. Observar o formato em C. **D.** Radiografia imediatamente após a reimplantação. **E.** A reavaliação de 7 meses apresentando a cicatrização apical. O paciente estava assintomático.

o dente se apresenta irreparável. Caso tenha sido tomada a decisão de extrair o dente, geralmente a substituição será necessária para prevenir a mudança da dentição com seus problemas inerentes. A substituição pode ser feita com um implante, uma prótese fixa ou uma prótese parcial removível.

Conclusão

A doença endodôntica pós-tratamento não impede o salvamento dos dentes envolvidos. Na verdade, a maioria desses dentes pode retornar à função saudável e duradoura por meio dos procedimentos de retratamento atuais. Na maioria dos casos, a opção de retratamento oferece a maior vantagem ao paciente, pois não há substituição que funcione tão bem como os dentes naturais. Armado com as informações das seções anteriores, o arsenal apropriado e o desejo de fazer o que é melhor para o paciente, o clínico proporcionará o necessário para o sucesso a longo prazo da terapia.

Referências bibliográficas

1. AAE/AAOMR: *Use of cone-beam-computed tomography in endodontics*, 2009.
2. AAE/AAOMR: *Use of cone beam computed tomography in endodontics—2015/2016 update*, 2016.
3. Abbott PV: Incidence of root fractures and methods used for post removal, *Int Endod J* 35:63, 2002.
4. Abramovitz I, Relles-Bonar S, Baransi B, et al: The effectiveness of a self-adjusting file to remove residual gutta-percha after retreatment with rotary files, *Int Endod J* 45:386, 2012.
5. ADA Coucil on Scientific Affairs: Dental endosseous implants: an update, *J Am Dent Assoc* 135:92, 2004.

6. Alfouzan K, Jamleh A: Fracture of nickel titanium rotary instrument during root canal treatment and re-treatment: a 5-year retrospective study, *Int Endod J* 51:157, 2018.
7. Allard U, Andersson L: Exposure of dental personnel to chloroform in root-filling procedures, *Endod Dent Traumatol* 8:155, 1992.
8. Altshul JH, Marshall G, Morgan LA, et al: Comparison of dentinal crack incidence and of post removal time resulting from post removal by ultrasonic or mechanical force, *J Endod* 23:683, 1997.
9. American Association of Endodontists: *Guide to clinical endodontics*, Chicago, 2004.
10. Aminoshariae A, Hartwell GR, Moon PC: Placement of mineral trioxide aggregate using two different techniques, *J Endod* 29:679, 2003.
11. Amsterdam M: Periodontal prosthesis. Twenty-five years in retrospect, *Alpha Omegan* 67:8, 1974.
12. Arens DE, Torabinejad M: Repair of furcal perforations with mineral trioxide aggregate: two case reports, *Oral Surg Oral Med Oral Pathol Oral Radiol Endod* 82:84, 1996.
13. Atrizadeh F, Kennedy J, Zander H: Ankylosis of teeth following thermal injury, *J Periodontal Res* 6:159, 1971.
14. Azim AA, Lloyd A, Huang GT: Management of longstanding furcation perforation using a novel approach, *J Endod* 40:1255, 2014.
15. Azim AA, Wang HH, Tarrosh M, et al: Comparison between single-file rotary systems: part 1-efficiency, effectiveness, and adverse effects in endodontic retreatment, *J Endod* 44:1720, 2018.
16. Baldassari-Cruz LA, Wilcox LR: Effectiveness of gutta-percha removal with and without the microscope, *J Endod* 25:627, 1999.
17. Baratto Filho F, Ferreira EL, Fariniuk LF: Efficiency of the 0.04 taper ProFile during the re-treatment of gutta-percha-filled root canals, *Int Endod J* 35:651, 2002.
18. Barborka BJ, Woodmansey KF, Glickman GN, et al: Long-term clinical outcome of teeth obturated with resilon, *J Endod* 43:556, 2017.
19. Barbosa SV, Burkard DH, Spångberg LS: Cytotoxic effects of gutta-percha solvents, *J Endod* 20:6, 1994.
20. Barrieshi-Nusair KM: Gutta-percha retreatment: effectiveness of nickel-titanium rotary instruments versus stainless steel hand files, *J Endod* 28:454, 2002.
21. Basrani B, Tjaderhane L, Santos JM, et al: Efficacy of chlorhexidine- and calcium hydroxide-containing medicaments against *Enterocaucus faecalis* in vitro, *Oral Surg* 96:618, 2003.
22. Beasley RT, Williamson AE, Justman BC, et al: Time required to remove GuttaCore, Thermafil Plus, and Thermoplasticized Gutta-percha from moderately curved root canals with ProTaper files, *J Endod* 39:125, 2013.
23. Behnia A, Strassler HE, Campbell R: Repairing iatrogenic root perforations, *J Am Dent Assoc* 131:196, 2000.
24. Berbert A, Filho MT, Ueno AH, et al: The influence of ultrasound in removing intraradicular posts, *Int Endod J* 28:100, 1995.
25. Bergeron BE, Murchison DF, Schindler WG, et al: Effect of ultrasonic vibration and various sealer and cement combinations on titanium post removal, *J Endod* 27:13, 2001.
26. Bertrand MF, Pellegrino JC, Rocca JP, et al: Removal of thermafil root canal filling material, *J Endod* 23:54, 1997.
27. Betti LV, Bramante CM: Quantec SC rotary instruments versus hand files for gutta-percha removal in root canal retreatment, *Int Endod J* 34:514, 2001.
28. Bhaskar SN: Periapical lesion - types, incidence, and clinical features, *Oral Surg* 21:657, 1966.
29. Bhaskar SN, Rappaport HM: Histologic evaluation of endodontic procedures in dogs, *Oral Surg Oral Med Oral Pathol* 31:526, 1971.
30. Block RM, Lewis RD, Hirsch J, et al: Systemic distribution of N2 paste containing 14C paraformaldehyde following root canal therapy in dogs, *Oral Surg Oral Med Oral Pathol* 50:350, 1980.
31. Brady JM, del Rio CE: Corrosion of endodontic silver cones in humans: a scanning electron microscope and X-ray microprobe study, *J Endod* 1:205, 1975.
32. Bramante CM, Betti LV: Efficacy of Quantec rotary instruments for gutta-percha removal, *Int Endod J* 33:463, 2000.
33. Brodin P: Neurotoxic and analgesic effects of root canal cements and pulp-protecting dental materials, *Endod Dent Traumatol* 4:1, 1988.
34. Budd JC, Gekelman D, White JM: Temperature rise of the post and on the root surface during ultrasonic post removal, *Int Endod J* 38:705, 2005.
35. Buhler H: Evaluation of root-resected teeth. Results after 10 years, *J Periodontol* 59:805, 1988.
36. Buoncristiani J, Seto BG, Caputo AA: Evaluation of ultrasonic and sonic instruments for intraradicular post removal, *J Endod* 20:486, 1994.
37. Bystrom A, Claesson R, Sundqvist G: The antibacterial effect of camphorated paramonochlorophenol, camphorated phenol and calcium hydroxide in the treatment of infected root canals, *Endod Dent Traumatol* 1:170, 1985.
38. Capar ID, Uysal B, Ok E, et al: Effect of the size of the apical enlargement with rotary instruments, single-cone filling, post space preparation with drills, fiber post removal, and root canal filling removal on apical crack initiation and propagation, *J Endod* 41:253, 2015.
39. Caronna V, Himel V, Yu Q, et al: Comparison of the surface hardness among 3 materials used in an experimental apexification model under moist and dry environments, *J Endod* 40:986, 2014.
40. Castrisos T, Abbott PV: A survey of methods used for post removal in specialist endodontic practice, *Int Endod J* 35:172, 2002.
41. Castrisos TV, Palamara JE, Abbott PV: Measurement of strain on tooth roots during post removal with the Eggler post remover, *Int Endod J* 35:337, 2002.
42. Chenail BL, Teplitsky PE: Orthograde ultrasonic retrieval of root canal obstructions, *J Endod* 13:186, 1987.
43. Chugal NM, Clive JM, Spangberg LS: Endodontic infection: some biologic and treatment factors associated with outcome, *Oral Surg Oral Med Oral Pathol Oral Radiol Endod* 96:81, 2003.
44. Chutich MJ, Kaminski EJ, Miller DA, et al: Risk assessment of the toxicity of solvents of gutta-percha used in endodontic retreatment, *J Endod* 24:213, 1998.
45. Cohen AS, Brown DC: Orofacial dental pain emergencies: Endodontic diagnosis and management. In Cohen S, Burns RC, editors: *Pathways of the pulp*, ed 8, St. Louis, 2002, Mosby, p 31.
46. Cohen S, Liewehr F: Diagnostic procedures. In Cohen S, Burns RC, editors: *Pathways of the pulp*, ed 8, St. Louis, 2002, Mosby, p 3.
47. Cohen S, Schwartz S: Endodontic complications and the law, *J Endod* 13:191, 1987.
48. Cotton TP, Geisler TM, Holden DT, et al: Endodontic applications of cone-beam volumetric tomography, *J Endod* 33:1121, 2007.
49. Crump MC, Natkin E: Relationship of broken root canal instruments to endodontic case prognosis: a clinical investigation, *J Am Dent Assoc* 80:1341, 1970.
50. Cunha RS, De Martin AS, Barros PP, et al: In vitro evaluation of the cleansing working time and analysis of the amount of gutta-percha or Resilon remnants in the root canal walls after instrumentation for endodontic retreatment, *J Endod* 33:1426, 2007.
51. da Silveira PF, Vizzotto MB, Liedke GS, et al: Detection of vertical root fractures by conventional radiographic examination and cone beam computed tomography - an in vitro analysis, *Dent Traumatol* 29:41, 2013.
52. de Oliveira DP, Barbizam JV, Trope M, et al: Comparison between gutta-percha and resilon removal using two different techniques in endodontic retreatment, *J Endod* 32:362, 2006.
53. de Rijk WG: Removal of fiber posts from endodontically treated teeth, *Am J Dent* 13:19B, 2000.
54. de Siqueira Zuolo A, Zuolo ML, da Silveira Bueno CE, et al: Evaluation of the efficacy of TRUShape and reciproc file systems in the removal of root filling material: an ex vivo micro-computed tomographic study, *J Endod* 42:315, 2016.
55. Dominici JT, Clark S, Scheetz J, et al: Analysis of heat generation using ultrasonic vibration for post removal, *J Endod* 31:301, 2005.
56. Dragoo MR: Resin-ionomer and hybrid-ionomer cements: part II, human clinical and histologic wound healing responses in specific periodontal lesions, *Int J Periodontics Restorative Dent* 17:75, 1997.
57. Edlund M, Nair MK, Nair UP: Detection of vertical root fractures by using cone-beam computed tomography: a clinical study, *J Endod* 37:768, 2011.
58. Ee J, Fayad MI, Johnson BR: Comparison of endodontic diagnosis and treatment planning decisions using cone-beam volumetric tomography versus periapical radiography, *J Endod* 40:910, 2014.
59. *Endodontic Treatment Statistics*, Chicago, 2007, American Association of Endodontists.
60. Erdemir A, Eldeniz AU, Belli S: Effect of gutta-percha solvents on mineral contents of human root dentin using ICP-AES technique, *J Endod* 30:54, 2004.
61. Erdemir A, Eldeniz AU, Belli S, et al: Effect of solvents on bonding to root canal dentin [abstract], *J Dent Res (Spec Iss A)* 81:241, 2002.
62. Eriksson AR, Albrektsson T: Temperature threshold levels for heat-induced bone tissue injury: a vital-microscopic study in the rabbit, *J Prosthet Dent* 50:101, 1983.
63. Estrela C, Bueno MR, De Alencar AH, et al: Method to evaluate inflammatory root resorption by using cone beam computed tomography, *J Endod* 35:1491, 2009.

64. Ettrich CA, Labossiere PE, Pitts DL, et al: An investigation of the heat induced during ultrasonic post removal, *J Endod* 33:1222, 2007.
65. Ezzie E, Fleury A, Solomon E, et al: Efficacy of retreatment techniques for a resin-based root canal obturation material, *J Endod* 32:341, 2006.
66. Farzaneh M, Abitbol S, Friedman S: Treatment outcome in endodontics: the Toronto study. Phases I and II: Orthograde retreatment, *J Endod* 30:627, 2004.
67. Fava LR, Dummer PM: Periapical radiographic techniques during endodontic diagnosis and treatment, *Int Endod J* 30:250, 1997.
68. Ferreira JJ, Rhodes JS, Ford TR: The efficacy of gutta-percha removal using ProFiles, *Int Endod J* 34:267, 2001.
69. Ferris DM, Baumgartner JC: Perforation repair comparing two types of mineral trioxide aggregate, *J Endod* 30:422, 2004.
70. Fors UG, Berg JO: Endodontic treatment of root canals obstructed by foreign objects, *Int Endod J* 19:2, 1986.
71. Frajlich SR, Goldberg F, Massone EJ, et al: Comparative study of retreatment of Thermafil and lateral condensation endodontic fillings, *Int Endod J* 31:354, 1998.
72. Friedman S: Treatment outcome and prognosis of endodontic therapy. In Orstavik D, Pitt-Ford TR, editors: *Essential endodontology. Prevention and treatment of apical periodontitis*, London, 1998, Blackwell Science Ltd., p 367.
73. Friedman S: Orthograde retreatment. In Walton RE, Torabinejad M, editors: *Principles and practice of endodontics*, ed 3, Philadelphia, 2002, W.B. Saunders, p 345.
74. Friedman S, Abitbol S, Lawrence HP: Treatment outcome in endodontics: The Toronto study. Phase 1: Initial treatment, *J Endod* 29:787, 2003.
75. Friedman S, Mor C: The success of endodontic therapy - Healing and functionality, *J Calif Dent Assoc* 32:493, 2004.
76. Friedman S, Moshonov J, Trope M: Efficacy of removing glass ionomer cement, zinc oxide eugenol, and epoxy resin sealers from retreated root canals, *Oral Surg Oral Med Oral Pathol* 73:609, 1992.
77. Friedman S, Stabholz A: Endodontic retreatment—case selection and technique. Part 1: Criteria for case selection. *J Endod* 12:28, 1986.
78. Friedman S, Stabholz A, Tamse A: Endodontic retreatment—case selection and technique. 3. Retreatment techniques, *J Endod* 16:543, 1990.
79. Fristad I, Molven O, Halse A: Nonsurgically retreated root-filled teeth - radiographic findings after 20 - 27 years, *Int Endod J* 37:12, 2004.
80. Fukushima H, Yamamoto K, Hirohata K, et al: Localization and identification of root canal bacteria in clinically asymptomatic periapical pathosis, *J Endod* 16:534, 1990.
81. Gambrel MG, Hartwell GR, Moon PC, et al: The effect of endodontic solutions on resorcinol-formalin paste in teeth, *J Endod* 31:25, 2005.
82. Garg H, Grewal MS: Cone-beam computed tomography volumetric analysis and comparison of Dentin structure loss after retrieval of separated instrument by using Ultrasonic EMS and ProUltra tips, *J Endod* 42:1693, 2016.
83. Garrido ADB, Fonseca TS, Alfredo E, et al: Influence of ultrasound, with and without water spray cooling, on removal of posts cemented with resin or zinc phosphate cements, *J Endod* 30:173, 2004.
84. Gernhardt CR, Eppendorf K, Kozlowski A, et al: Toxicity of concentrated sodium hypochlorite used as an endodontic irrigant, *Int Endod J* 37:272, 2004.
85. Gesi A, Magnolfi S, Goracci C, et al: Comparison of two techniques for removing fiber posts, *J Endod* 29:580, 2003.
86. Gettleman BH, Spriggs KA, ElDeeb ME, et al: Removal of canal obstructions with the Endo extractor, *J Endod* 17:608, 1991.
87. Giuliani V, Cocchetti R, Pagavino G: Efficacy of ProTaper universal retreatment files in removing filling materials during root canal retreatment, *J Endod* 34:1381, 2008.
88. Glick DH, Frank AL: Removal of silver points and fractured posts by ultrasonics, *J Prosthet Dent* 55:212, 1986.
89. Glickman GN, Dumsha TC: Problems in canal cleaning and shaping. In Gutmann JL, Dumsha TC, Lovdahl PE, et al., editors: *Problem solving in endodontics. Prevention, identification, and management*, ed 3, St. Louis, 1997, Mosby, p 91.
90. Glickman GN, Pileggi R: Preparation for treatment. In Cohen S, Burns RC, editors: *Pathways of the pulp*, ed 8, St. Louis, 2002, Mosby, p 103.
91. Gluskin AH, Peters CI, Wong RDM, et al: Retreatment of non-healing endodontic therapy and management of mishaps. In Ingle JI, Bakland LK, Baumgartner JC, editors: *Endodontics*, ed 6, Hamilton, 2008, BC Decker, p 1088.
92. Gluskin AH, Ruddle CJ, Zinman EJ: Thermal injury through intraradicular heat transfer using ultrasonic devices: precautions and practical preventive strategies, *J Am Dent Assoc* 136:1286, 2005.
93. Goldberg RA, Kuttler S, Dorn SO: The properties of Endocal 10 and its potential impact on the structural integrity of the root, *J Endod* 30:159, 2004.
94. Gomes AP, Kubo CH, Santos RA, et al: The influence of ultrasound on the retention of cast posts cemented with different agents, *Int Endod J* 34:93, 2001.
95. Goodacre CJ, Bernal G, Rungcharassaeng K, et al: Clinical complications with implants and implant prostheses, *J Prosthet Dent* 90:121, 2003.
96. Goodacre CJ, Kan JY, Rungcharassaeng K: Clinical complications of osseointegrated implants, *J Prosthet Dent* 81:537, 1999.
97. Gound TG, Marx D, Schwandt NA: Incidence of flare-ups and evaluation of quality after retreatment of resorcinol-formaldehyde resin ('Russian Red Cement') endodontic therapy, *J Endod* 29:624, 2003.
98. Grobecker-Karl T, Christian M, Karl M: Effect of endodontic access cavity preparation on monolithic and ceramic veneered zirconia restorations, *Quintessence Int* 47:725, 2016.
99. Gutierrez JH, Villena F, Gigoux C, et al: Microscope and scanning electron microscope examination of silver points corrosion caused by endodontic materials, *J Endod* 8:301, 1982.
100. Gutmann JL, Harrison JW: *Surgical endodontics*, ed 2, St. Louis, 1994, Ishiyaku EuroAmerica, p 468.
101. Gutmann JL, Lovdahl PE: Problems in the assessment of success and failure, quality assurance, and their integration into endodontic treatment planning. In Gutmann JL, Dumsha TC, Lovdahl PE, et al., editors: *Problem solving in endodontics. Prevention, identification, and management*, ed 3, St. Louis, 1997, Mosby, p 1.
102. Gutmann JL, Witherspoon DE: Obturation of the cleaned and shaped root canal system. In Cohen S, Burns RC, editors: *Pathways of the pulp*, St. Louis, 2002, Mosby, p 293.
103. Hammad M, Qualtrough A, Silikas N: Three-dimensional evaluation of effectiveness of hand and rotary instrumentation for retreatment of canals filled with different materials, *J Endod* 34:1370, 2008.
104. Hansen MG: Relative efficiency of solvents used in endodontics, *J Endod* 24:38, 1998.
105. Haselton DR, Lloyd PM, Johnson WT: A comparison of the effects of two burs on endodontic access in all-ceramic high lucite crowns, *Oral Surg Oral Med Oral Pathol Oral Radiol Endod* 89:486, 2000.
106. Hashem AA: Ultrasonic vibration: temperature rise on external root surface during broken instrument removal, *J Endod* 33:1070, 2007.
107. Hassan B, Metska ME, Ozok AR, et al: Detection of vertical root fractures in endodontically treated teeth by a cone beam computed tomography scan, *J Endod* 35:719, 2009.
108. Hassanloo A, Watson P, Finer Y, et al: Retreatment efficacy of the Epiphany soft resin obturation system, *Int Endod J* 40:633, 2007.
109. Hauman CHJ, Chandler NP, Purton DG: Factors influencing the removal of posts, *Int Endod J* 36:687, 2003.
110. He J, White RK, White CA, et al: Clinical and patient-centered outcomes of nonsurgical root canal retreatment in first molars using contemporary techniques, *J Endod* 43:231, 2017.
111. Hiraishi N, Yau JY, Loushine RJ, et al: Susceptibility of a polycaprolactone-based root canal-filling material to degradation. III. Turbidimetric evaluation of enzymatic hydrolysis, *J Endod* 33:952, 2007.
112. Holland R, De Souza V, Nery MJ, et al: Tissue reactions following apical plugging of the root canal with infected dentin chips. A histologic study in dogs' teeth, *Oral Surg Oral Med Oral Pathol* 49:366, 1980.
113. Holland R, Filho JA, de Souza V, et al: Mineral trioxide aggregate repair of lateral root perforations, *J Endod* 27:281, 2001.
114. Horan BB, Tordik PA, Imamura G, et al: Effect of dentin thickness on root surface temperature of teeth undergoing ultrasonic removal of posts, *J Endod* 34:453, 2008.
115. Hulsmann M: Removal of fractured instruments using a combined automated/ultrasonic technique, *J Endod* 20:144, 1994.
116. Hulsmann M, Bluhm V: Efficacy, cleaning ability and safety of different rotary NiTi instruments in root canal retreatment, *Int Endod J* 37:468, 2004.

117. Hulsmann M, Stotz S: Efficacy, cleaning ability and safety of different devices for gutta- percha removal in root canal retreatment, *Int Endod J* 30:227, 1997.
118. Hunter KR, Doblecki W, Pelleu GB Jr: Halothane and eucalyptol as alternatives to chloroform for softening gutta-percha, *J Endod* 17:310, 1991.
119. Huttula AS, Tordik PA, Imamura G, et al: The effect of ultrasonic post instrumentation on root surface temperature, *J Endod* 32:1085, 2006.
120. Ibarrola JL, Knowles KI, Ludlow MO: Retrievability of Thermafil plastic cores using organic solvents, *J Endod* 19:417, 1993.
121. Imura N, Kato AS, Hata GI, et al: A comparison of the relative efficacies of four hand and rotary instrumentation techniques during endodontic retreatment, *Int Endod J* 33:361, 2000.
122. Imura N, Zuolo ML, Ferreira MO, et al: Effectiveness of the canal finder and hand instrumentation in removal of gutta-percha root fillings during root canal retreatment, *Int Endod J* 29:382, 1996.
123. Imura N, Zuolo ML, Kherlakian D: Comparison of endodontic retreatment of laterally condensed gutta-percha and Thermafil with plastic carriers, *J Endod* 19:609, 1993.
124. Ingle JI, Heithersay GS, Hartwell GR, et al: Endodontic diagnostic procedures. In Ingle JI, Bakland LK, editors: *Endodontics*, ed 5, Hamilton, 2002, BC Decker, p 203.
125. Ingle JI, Simon JH, Machtou P, et al: Outcome of endodontic treatment and retreatment. In Ingle JI, Bakland LK, editors: *Endodontics*, ed 5, Hamilton, 2002, BC Decker, p 747.
126. Iqbal MK, Johansson AA, Akeel RF, et al: A retrospective analysis of factors associated with the periapical status of restored, endodontically treated teeth, *Int J Prosthodont* 16:31, 2003.
127. Iqbal MK, Kohli MR, Kim JS: A retrospective clinical study of incidence of root canal instrument separation in an endodontics graduate program: a PennEndo database study. *J Endod* 32:1048, 2006.
128. Iqbal MK, Rafailov H, Kratchman SI, et al: A comparison of three methods for preparing centered platforms around separated instruments in curved canals, *J Endod* 32:48, 2006.
129. Jafarzadeh H, Abbott PV: Ledge formation: review of a great challenge in endodontics, *J Endod* 33:1155, 2007.
130. Jeng HW, ElDeeb ME: Removal of hard paste fillings from the root canal by ultrasonic instrumentation [published erratum appears in *J Endod* 1987;13(12):565], *J Endod* 13:295, 1987.
131. Jew RC, Weine FS, Keene JJ Jr, et al: A histologic evaluation of periodontal tissues adjacent to root perforations filled with Cavit, *Oral Surg Oral Med Oral Pathol* 54:124, 1982.
132. Johnson WT, Leary JM, Boyer DB: Effect of ultrasonic vibration on post removal in extracted human premolar teeth, *J Endod* 22:487, 1996.
133. Kang M, In Jung H, Song M, et al: Outcome of nonsurgical retreatment and endodontic microsurgery: a meta-analysis, *Clin Oral Investig* 19:569, 2015.
134. Kaplowitz GJ: Using rectified turpentine oil in endodontic retreatment, *J Endod* 22:621, 1996.
135. Kaufman D, Mor C, Stabholz A, et al: Effect of gutta-percha solvents on calcium and phosphorus levels of cut human dentin, *J Endod* 23:614, 1997.
136. Khedmat S, Rouhi N, Drage N, et al: Evaluation of three imaging techniques for the detection of vertical root fractures in the absence and presence of gutta-percha root fillings, *Int Endod J* 45:1004, 2012.
137. Kim E, Lee SJ: Electronic apex locator, *Dent Clin North Am* 48:35, 2004.
138. Koch K: The microscope. Its effect on your practice, *Dent Clin North Am* 41:619, 1997.
139. Koppang HS, Koppang R, Solheim T, et al: Cellulose fibers from endodontic paper points as an etiological factor in postendodontic periapical granulomas and cysts, *J Endod* 15:369, 1989.
140. Krell KV, Neo J: The use of ultrasonic endodontic instrumentation in the re-treatment of a paste-filled endodontic tooth, *Oral Surg Oral Med Oral Pathol* 60:100, 1985.
141. Ladley RW, Campbell AD, Hicks ML, et al: Effectiveness of halothane used with ultrasonic or hand instrumentation to remove gutta-percha from the root canal, *J Endod* 17:221, 1991.
142. Langer B, Stein SD, Wagenberg B: An evaluation of root resections. A ten-year study, *J Periodontol* 52:719, 1981.
143. Lantz B, Persson PA: Periodontal tissue reactions after root perforations in dog's teeth. A histologic study, *Odontol Tidskr* 75:209, 1967.
144. Lawley GR, Schindler WG, Walker WA, et al: Evaluation of ultrasonically placed MTA and fracture resistance with intracanal composite resin in a model of apexification, *J Endod* 30:167, 2004.
145. Lazarski MP, Walker WA III, Flores CM, et al: Epidemiological evaluation of the outcomes of nonsurgical root canal treatment in a large cohort of insured dental patients, *J Endod* 27:791, 2001.
146. Lee FS, Van Cura JE, BeGole E: A comparison of root surface temperatures using different obturation heat sources, *J Endod* 24:617, 1998.
147. Lemon RR: Nonsurgical repair of perforation defects. Internal matrix concept, *Dent Clin North Am* 36:439, 1992.
148. Lemon RR, Steele PJ, Jeansonne BG: Ferric sulfate hemostasis: effect on osseous wound healing. Left in situ for maximum exposure, *J Endod* 19:170, 1993.
149. Leonard JE, Gutmann JL, Guo IY: Apical and coronal seal of roots obturated with a dentine bonding agent and resin, *Int Endod J* 29:76, 1996.
150. Levin A, Shemesh A, Katzenell V, et al: Use of cone-beam computed tomography during retreatment of a 2-rooted maxillary central incisor: case report of a complex diagnosis and treatment, *J Endod* 41:2064, 2015.
151. Liang YH, Jiang L, Chen C, et al: The validity of cone-beam computed tomography in measuring root canal length using a gold standard, *J Endod* 39:1607, 2013.
152. Lin LM, Skribner JE, Gaengler P: Factors associated with endodontic treatment failures, *J Endod* 18:625, 1992.
153. Lindemann M, Yaman P, Dennison JB, et al: Comparison of the efficiency and effectiveness of various techniques for removal of fiber posts, *J Endod* 31:520, 2005.
154. Lipski M, Wozniak K: In vitro infrared thermographic assessment of root surface temperature rises during thermafil retreatment using system B, *J Endod* 29:413, 2003.
155. Lovdahl PE: Endodontic retreatment, *Dent Clin North Am* 36:473, 1992.
156. Lovdahl PE, Gutmann JL: Problems in nonsurgical root canal retreatment. In Gutmann JL, Dumsha TC, Lovdahl PE, et al., editors: *Problem solving in endodontics. Prevention, identification, and management*, ed 3, St. Louis, 1997, Mosby, p 157.
157. Ludlow JB: Dose and risk in dental diagnostic imaging: with emphasis on dosimetry of CBCT, *Korean J Oral Maxillofac Radiol* 39:175, 2009.
158. Luks S: Gutta percha vs. silver points in the practice of endodontics, *N Y State Dent J* 31:341, 1965.
159. Maalouf EM, Gutmann JL: Biological perspectives on the non-surgical endodontic management of periradicular pathosis, *Int Endod J* 27:154, 1994.
160. Machtou P, Sarfati P, Cohen AG: Post removal prior to retreatment, *J Endod* 15:552, 1989.
161. Madarati AA, Qualtrough AJ, Watts DC: Factors affecting temperature rise on the external root surface during ultrasonic retrieval of intracanal separated files, *J Endod* 34:1089, 2008.
162. Madison S, Swanson K, Chiles SA: An evaluation of coronal microleakage in endodontically treated teeth. Part II. Sealer types, *J Endod* 13:109, 1987.
163. Main C, Mirzayan N, Shabahang S, et al: Repair of root perforations using mineral trioxide aggregate: a long-term study, *J Endod* 30:80, 2004.
164. Mancini M, Palopoli P, Iorio L, et al: Accuracy of an electronic apex locator in the retreatment of teeth obturated with plastic or cross-linked gutta-percha carrier-based materials: an ex vivo study, *J Endod* 40:2061, 2014.
165. Mandel E, Friedman S: Endodontic retreatment: a rational approach to root canal reinstrumentation, *J Endod* 18:565, 1992.
166. Martin JA, Bader JD: Five-year treatment outcomes for teeth with large amalgams and crowns, *Oper Dent* 22:72, 1997.
167. Mason AG, Sutton A, Turkyilmaz I: An investigation of heat transfer to the implant-bone interface when drilling through a zirconia crown attached to a titanium or zirconia abutment, *J Prosthet Dent* 112:1119, 2014.
168. Masserann J: Entfernen metallischer Fragmente aus Wurzelkanalen (Removal of metal fragments from the root canal), *J Br Endod Soc* 5:55, 1971.
169. Matherne RP, Angelopoulos C, Kulild JC, et al: Use of cone-beam computed tomography to identify root canal systems in vitro, *J Endod* 34:87, 2008.
170. McDonald MN, Vire DE: Chloroform in the endodontic operatory, *J Endod* 18:301, 1992.
171. Messer HH: Permanent restorations and the dental pulp. In Hargreaves KM, Goodis HE, editors: *Seltzer and Bender's dental pulp*, Chicago, 2002, Quintessence Books, p 345.

172. Metska ME, Aartman IH, Wesselink PR, et al: Detection of vertical root fractures in vivo in endodontically treated teeth by cone-beam computed tomography scans, *J Endod* 38:1344, 2012.
173. Metzger Z, Ben-Amar A: Removal of overextended gutta-percha root canal fillings in endodontic failure cases, *J Endod* 21:287, 1995.
174. Molven O, Halse A, Fristad I, et al: Periapical changes following root-canal treatment observed 20–27 years postoperatively, *Int Endod J* 35:784, 2002.
175. Moshonov J, Peretz B, Ben-Zvi K, et al: Effect of gutta-percha solvents on surface microhardness of IRM fillings, *J Endod* 26:142, 2000.
176. Moshonov J, Trope M, Friedman S: Retreatment efficacy 3 months after obturation using glass ionomer cement, zinc oxide-eugenol, and epoxy resin sealers, *J Endod* 20:90, 1994.
177. Mota de Almeida FJ, Knutsson K, Flygare L: The impact of cone beam computed tomography on the choice of endodontic diagnosis, *Int Endod J* 48:564, 2015.
178. Mozynska J, Metlerski M, Lipski M, et al: Tooth discoloration induced by different calcium silicate-based cements: a systematic review of in vitro studies, *J Endod* 43:1593, 2017.
179. Mulvay PG, Abbott PV: The effect of endodontic access cavity preparation and subsequent restorative procedures on molar crown retention, *Aust Dent J* 41:134, 1996.
180. Nagai O, Tani N, Kayaba Y, et al: Ultrasonic removal of broken instruments in root canals, *Int Endod J* 19:298, 1986.
181. Nair PN: New perspectives on radicular cysts: do they heal? *Int Endod J* 31:155, 1998.
182. Nair PN, Sjogren U, Krey G, et al: Intraradicular bacteria and fungi in root-filled, asymptomatic human teeth with therapy-resistant periapical lesions: a long-term light and electron microscopic follow-up study, *J Endod* 16:580, 1990.
183. Nair PN, Sjogren U, Krey G, et al: Therapy-resistant foreign body giant cell granuloma at the periapex of a root-filled human tooth, *J Endod* 16:589, 1990.
184. Nair PN, Sjogren U, Schumacher E, et al: Radicular cyst affecting a root-filled human tooth: a long-term post-treatment follow-up, *Int Endod J* 26:225, 1993.
185. Nair PNR, Schroeder HE: Periapical actinomycosis, *J Endod* 10:567, 1984.
186. Nakata TT, Bae KS, Baumgartner JC: Perforation repair comparing mineral trioxide aggregate and amalgam using an anaerobic bacterial leakage model, *J Endod* 24:184, 1998.
187. Nearing MV, Glickman GN: Comparitive efficacy of various rotary instrumentation systems for gutta-percha removal [Abstract], *J Endod* 24:295, 1999.
188. Ng YL, Mann V, Gulabivala K: Outcome of secondary root canal treatment: a systematic review of the literature, *Int Endod J* 41:1026, 2008.
189. Ng YL, Mann V, Gulabivala K: A prospective study of the factors affecting outcomes of nonsurgical root canal treatment: part 1: periapical health, *Int Endod J* 44:583, 2011.
190. Niemczyk SP: Re-inventing intentional replantation: a modification of the technique, *Pract Proced Aesthet Dent* 13:433, 2001.
191. Niemi TK, Marchesan MA, Lloyd A, et al: Effect of instrument design and access outlines on the removal of root canal obturation materials in oval-shaped canals, *J Endod* 42:1550, 2016.
192. Nudera WJ: Selective root retreatment: a novel approach, *J Endod* 41:1382, 2015.
193. Osorio RM, Hefti A, Vertucci FJ, et al: Cytotoxicity of endodontic materials, *J Endod* 24:91, 1998.
194. Ozgoz M, Yagiz H, Cicek Y, et al: Gingival necrosis following the use of a paraformaldehyde-containing paste: a case report, *Int Endod J* 37:157, 2004.
195. Parashos P, Messer HH: Questionnaire survey on the use of rotary nickel-titanium endodontic instruments by Australian dentists, *Int Endod J* 37:249, 2004.
196. Parker H, Glickman GN: Solubility of plastic Thermafil carriers, *J Dent Res* 72:188, 1993.
197. Patel S: New dimensions in endodontic imaging: Part 2. Cone beam computed tomography, *Int Endod J* 42:463, 2009.
198. Patel S, Dawood A, Ford TP, et al: The potential applications of cone beam computed tomography in the management of endodontic problems, *Int Endod J* 40:818, 2007.
199. Perez AL, Spears R, Gutmann JL, et al: Osteoblasts and MG-63 osteosarcoma cells behave differently when in contact with ProRoot MTA and White MTA, *Int Endod J* 36:564, 2003.
200. Peters SB, Canby FL, Miller DA: Removal of a carbon-fiber post system [abstract PR35], *J Endod* 22:215, 1996.
201. Pitt-Ford TR, Torabinejad M, McKendry DJ, et al: Use of mineral trioxide aggregate for repair of furcal perforations, *Oral Surg Oral Med Oral Pathol* 79:756, 1995.
202. Ray H, Seltzer S: A new glass ionomer root canal sealer, *J Endod* 17:598, 1991.
203. Ray HA, Trope M: Periapical status of endodontically treated teeth in relation to the technical quality of the root filling and the coronal restoration, *Int Endod J* 28:12, 1995.
204. Regezi JA, Sciubba JJ: Cysts of the oral region. In Regezi JA, Sciubba JJ, editors: *Oral pathology. Clinical pathologic correlations*, ed 3, Philadelphia, 1999, WB Saunders, p 288.
205. Ricucci D, Siqueira JF Jr, Lopes WS, et al: Extraradicular infection as the cause of persistent symptoms: a case series, *J Endod* 41:265, 2015.
206. Rocas IN, Siqueira JFJ, Santos KR: Association of enterococcus faecalis with different forms of periradicular diseases, *J Endod* 30:315, 2004.
207. Roda R: Clinical showcase - unintentional replantation: a technique to avoid, *J Can Dent Assoc* 72:133, 2006.
208. Roda RS: Root perforation repair: surgical and nonsurgical management, *Pract Proced Aesthet Dent* 13:467, 2001.
209. Roda RS: Can use of cone beam computed tomography have an effect on endodontic treatment? *J Calif Dent Assoc* 46:237, 2018.
210. Rodriguez G, Patel S, Duran-Sindreu F, et al: Influence of cone-beam computed tomography on endodontic retreatment strategies among general dental practitioners and endodontists, *J Endod* 43:1433, 2017.
211. Roig-Greene JL: The retrieval of foreign objects from root canals: a simple aid, *J Endod* 9:394, 1983.
212. Rossi-Fedele G, Ahmed HM: Assessment of root canal filling removal effectiveness using micro-computed tomography: a systematic review, *J Endod* 43:520, 2017.
213. Royzenblat A, Goodell GG: Comparison of removal times of Thermafil plastic obturators using ProFile rotary instruments at different rotational speeds in moderately curved canals, *J Endod* 33:256, 2007.
214. Ruddle CJ: Non-surgical endodontic retreatment. In Cohen S, Burns RC, editors: *Pathways of the pulp*, ed 8, St. Louis, 2002, Mosby, p 875.
215. Ruddle CJ: Nonsurgical retreatment, *J Endod* 30:827, 2004.
216. Sabourin CR, Flinn BD, Pitts DL, et al: A novel method for creating endodontic access preparations through all-ceramic restorations: air abrasion and its effect relative to diamond and carbide bur use, *J Endod* 31:616, 2005.
217. Sae-Lim V, Rajamanickam I, Lim BK, et al: Effectiveness of ProFile .04 taper rotary instruments in endodontic retreatment, *J Endod* 26:100, 2000.
218. Sakkal S, Gauthier G, Milot P, et al: A clinical appraisal of the Gonon post-pulling system, *J Can Dent Assoc* 60:537, 1994.
219. Sanchez-Sanhueza G, Bello-Toledo H, Gonzalez-Rocha G, et al: Metagenomic study of bacterial microbiota in persistent endodontic infections using next-generation sequencing, *Int Endod J* 51:1336, 2018.
220. Satterthwaite JD, Stokes AN, Frankel NT: Potential for temperature change during application of ultrasonic vibration to intra-radicular posts, *Eur J Prosthodont Restor Dent* 11:51, 2003.
221. Saunders EM: In vivo findings associated with heat generation during thermomechanical compaction of gutta-percha. 1. Temperature levels at the external surface of the root, *Int Endod J* 23:263, 1990.
222. Saunders EM: In vivo findings associated with heat generation during thermomechanical compaction of gutta-percha. 2. Histological response to temperature elevation on the external surface of the root, *Int Endod J* 23:268, 1990.
223. Saunders EM, Saunders WP: The heat generated on the external root surface during post space preparation, *Int Endod J* 22:169, 1989.
224. Saunders WP, Saunders EM: Coronal leakage as a cause of failure in root-canal therapy: a review, *Endod Dent Traumatol* 10:105, 1994.
225. Scherer W, Dragoo MR: New subgingival restorative procedures with Geristore resin ionomer, *Pract Periodontics Aesthet Dent* 7:1, 1995.
226. Schilder H: Filling root canals in three dimensions, *Dent Clin North Am* 723, 1967.

227. Schirrmeister JF, Meyer KM, Hermanns P, et al: Effectiveness of hand and rotary instrumentation for removing a new synthetic polymer-based root canal obturation material (Epiphany) during retreatment, *Int Endod J* 39:150, 2006.
228. Schwandt NW, Gound TG: Resorcinol-formaldehyde resin 'Russian Red' endodontic therapy, *J Endod* 29:435, 2003.
229. Schwartz RS, Robbins JW: Post placement and restoration of endodontically treated teeth: a literature review, *J Endod* 30:289, 2004.
230. Seltzer S: *Endodontology: Biologic considerations in endodontic procedures*, ed 2, Philadelphia, 1988, Lea & Febiger, p x.
231. Seltzer S, Bender IB, Ziontz BA: The dynamics of pulp inflammation: correlations between diagnostic data and actual histologic findings in the pulp, *Oral Surg* 16:846, 1963.
232. Seltzer S, Bender IB: Cognitive dissonance in endodontics, *Oral Surg Oral Med Oral Pathol* 20:505, 1965.
233. Seltzer S, Green DB, Weiner N, et al: A scanning electron microscope examination of silver cones removed from endodontically treated teeth, *Oral Surg Oral Med Oral Pathol* 33:589, 1972.
234. Seltzer S, Sinai I, August D: Periodontal effects of root perforations before and during endodontic procedures, *J Dent Res* 49:332, 1970.
235. Serper A, Ucer O, Onur R, et al: Comparative neurotoxic effects of root canal filling materials on rat sciatic nerve, *J Endod* 24:592, 1998.
236. Setzer FC, Shah SB, Kohli MR, et al: Outcome of endodontic surgery: a meta-analysis of the literature—part 1: comparison of traditional root-end surgery and endodontic microsurgery, *J Endod* 36:1757, 2010.
237. Shen Y, Peng B, Cheung GS: Factors associated with the removal of fractured NiTi instruments from root canal systems, *Oral Surg Oral Med Oral Pathol Oral Radiol Endod* 98:605, 2004.
238. Shipper G, Orstavik D, Teixeira FB, et al: An evaluation of microbial leakage in roots filled with a thermoplastic synthetic polymer-based root canal filling material (Resilon), *J Endod* 30:342, 2004.
239. Simon JH, Chimenti RA, Mintz GA: Clinical significance of the pulse granuloma, *J Endod* 8:116, 1982.
240. Simon JH, Glick DH, Frank AL: The relationship of endodontic-periodontic lesions, *J Periodontol* 43:202, 1972.
241. Sinai IH: Endodontic perforations: their prognosis and treatment, *J Am Dent Assoc* 95:90, 1977.
242. Siqueira JF, Sen BH: Fungi in endodontic infections, *Oral Surg Oral Med Oral Pathol Oral Radiol Endod* 97:632, 2004.
243. Sjogren U, Hagglund B, Sundqvist G, et al: Factors affecting the long-term results of endodontic treatment, *J Endod* 16:498, 1990.
244. Sjogren U, Happonen RP, Kahnberg KE, et al: Survival of Arachnia propionica in periapical tissue, *Int Endod J* 21:277, 1988.
245. Sluyk SR, Moon PC, Hartwell GR: Evaluation of setting properties and retention characteristics of mineral trioxide aggregate when used as a furcation perforation repair material, *J Endod* 24:768, 1998.
246. So MV, Saran C, Magro ML, et al: Efficacy of ProTaper retreatment system in root canals filled with gutta-percha and two endodontic sealers, *J Endod* 34:1223, 2008.
247. Solomonov M, Paque F, Kaya S, et al: Self-adjusting files in retreatment: a high-resolution micro-computed tomography study, *J Endod* 38:1283, 2012.
248. Somma F, Cammarota G, Plotino G, et al: The effectiveness of manual and mechanical instrumentation for the retreatment of three different root canal filling materials, *J Endod* 34:466, 2008.
249. Song M, Nam T, Shin SJ, et al: Comparison of clinical outcomes of endodontic microsurgery: 1 year versus long-term follow-up, *J Endod* 40:490, 2014.
250. Souter NJ, Messer HH: Complications associated with fractured file removal using an ultrasonic technique, *J Endod* 31:450, 2005.
251. Spatafore CM, Griffin JA Jr, Keyes GG, et al: Periapical biopsy report: an analysis of over a 10-year period, *J Endod* 16:239, 1990.
252. Spili P, Parashos P, Messer HH: The impact of instrument fracture on outcome of endodontic treatment, *J Endod* 31:845, 2005.
253. Spriggs K, Gettleman B, Messer HH: Evaluation of a new method for silver point removal, *J Endod* 16:335, 1990.
254. Stabholz A, Friedman S: Endodontic retreatment—case selection and technique. Part 2: treatment planning for retreatment, *J Endod* 14:607, 1988.
255. Stamos DE, Gutmann JL: Revisiting the post puller, *J Endod* 17:466, 1991.
256. Stamos DE, Gutmann JL: Survey of endodontic retreatment methods used to remove intraradicular posts, *J Endod* 19:366, 1993.
257. Studebaker B, Hollender L, Mancl L, et al: The incidence of second mesiobuccal canals located in maxillary molars with the aid of cone-beam computed tomography, *J Endod* 44:565, 2018.
258. Sundqvist G: Ecology of the root canal flora, *J Endod* 18:427, 1992.
259. Sundqvist G, Figdor D: Endodontic treatment of apical periodontitis. In Orstavik D, Pitt-Ford TR, editors: *Essential endodontology: prevention and treatment of apical periodontitis*, London, 1998, Blackwell Science Ltd., p 242.
260. Sundqvist G, Reuterving CO: Isolation of Actinomyces Israelii from periapical lesion, *J Endod* 6:602, 1980.
261. Suter B: A new method for retrieving silver points and separated instruments from root canals, *J Endod* 24:446, 1998.
262. Suter B, Lussi A, Sequeira P: Probability of removing fractured instruments from root canals, *Int Endod J* 38:112, 2005.
263. Sutherland JK, Teplitsky PE, Moulding MB: Endodontic access of all-ceramic crowns, *J Prosthet Dent* 61:146, 1989.
264. Swanson K, Madison S: An evaluation of coronal microleakage in endodontically treated teeth. Part I. Time periods, *J Endod* 13:56, 1987.
265. Talwar S, Utneja S, Nawal RR, et al: Role of cone-beam computed tomography in diagnosis of vertical root fractures: a systematic review and meta-analysis, *J Endod* 42:12, 2016.
266. Tamse A, Fuss Z, Lustig J, et al: An evaluation of endodontically treated vertically fractured teeth, *J Endod* 25:506, 1999.
267. Tamse A, Kaffe I, Lustig J, et al: Radiographic features of vertically fractured endodontically treated mesial roots of mandibular molars, *Oral Surg Oral Med Oral Pathol Oral Radiol Endod* 101:797, 2006.
268. Tasdemir T, Er K, Yildirim T, et al: Efficacy of three rotary NiTi instruments in removing gutta-percha from root canals, *Int Endod J* 41:191, 2008.
269. Tasdemir T, Yildirim T, Celik D: Comparative study of removal of current endodontic fillings, *J Endod* 34:326, 2008.
270. Teixeira FB, Teixeira EC, Thompson JY, et al: Fracture resistance of roots endodontically treated with a new resin filling material, *J Am Dent Assoc* 135:646, 2004.
271. Teplitsky PE, Rayner D, Chin I, et al: Gutta percha removal utilizing GPX instrumentation, *J Can Dent Assoc* 58:53, 1992.
272. Topcuoglu HS, Demirbuga S, Tuncay O, et al: The bond strength of endodontic sealers to root dentine exposed to different gutta-percha solvents, *Int Endod J* 47:1100, 2014.
273. Torabinejad M, Higa RK, McKendry DJ, et al: Dye leakage of four root end filling materials: effects of blood contamination, *J Endod* 20:159, 1994.
274. Torabinejad M, Hong C, Pitt Ford TR: Tissue reaction to implanted Super-EBA and mineral trioxide aggregate in the mandible of guinea pigs: a preliminary report, *J Endod* 21:569, 1995.
275. Torabinejad M, Hong CU, McDonald F, et al: Physical and chemical properties of a new root-end filling material, *J Endod* 21:349, 1995.
276. Torabinejad M, Hong CU, Pitt Ford TR, et al: Cytotoxicity of four root end filling materials, *J Endod* 21:489, 1995.
277. Torabinejad M, Lemon RR: Procedural accidents. In Walton RE, Torabinejad M, editors: *Principles and practice of endodontics*, ed 3, Philadelphia, 2002, W.B. Saunders, p 310.
278. Torabinejad M, Ung B, Kettering JD: In vitro bacterial penetration of coronally unsealed endodontically treated teeth, *J Endod* 16:566, 1990.
279. Tronstad L, Barnett F, Cervone F: Periapical bacterial plaque in teeth refractory to endodontic treatment, *Endod Dent Traumatol* 6:73, 1990.
280. Trope M, Maltz DO, Tronstad L: Resistance to fracture of restored endodontically treated teeth, *Endod Dent Traumatol* 1:108, 1985.
281. Tsesis I, Faivishevsky V, Kfir A, et al: Outcome of surgical endodontic treatment performed by a modern technique: a meta-analysis of literature, *J Endod* 35:1505, 2009.
282. United States Drug Administration: *Chloroform used as an ingredient (active or inactive) in drug products*. Federal Register No. 26845, US Government Printing Office, Washington DC, 1976.
283. Uzun O, Topuz O, Tinaz C, et al: Accuracy of two root canal length measurement devices integrated into rotary endodontic motors when removing gutta-percha from root-filled teeth, *Int Endod J* 41:725, 2008.
284. Valderhaug J, Jokstad A, Ambjornsen E, et al: Assessment of the periapical and clinical status of crowned teeth over 25 years, *J Dent* 25:97, 1997.
285. Viducic D, Jukic S, Karlovic Z, et al: removal of gutta-percha from root canals using an Nd:YAG laser, *Int Endod J* 36:670, 2003.

286. Walton RE, Rivera EM: Cleaning and shaping. In Walton RE, Torabinjad M, editors: *Principles and practice of endodontics*, ed 3, Philadelphia, 2002, Saunders, p 206.
287. Walton RE, Torabinejad M: Diagnosis and treatment planning. In Walton RE, Torabinejad M, editors: *Principles and practice of endodontics*, ed 3, Philadelphia, 2002, W.B. Saunders, p 49.
288. Weiger R, Manncke B, Werner H, et al: Microbial flora of sinus tracts and root canals of non-vital teeth, *Endod Dent Traumatol* 11:15, 1995.
289. Welk ARDMD, Baumgartner JCDDSP, Marshall JGDMD: An in vivo comparison of two frequency-based electronic apex locators, *J Endod* 29:497, 2003.
290. Wennberg A, Orstavik D: Evaluation of alternatives to chloroform in endodontic practice, *Endod Dent Traumatol* 5:234, 1989.
291. White C, Bryant N: Combined therapy of mineral trioxide aggregate and guided tissue regeneration in the treatment of external root resorption and an associated osseous defect, *J Periodontol* 73:1517, 2002.
292. Whitworth JM, Boursin EM: Dissolution of root canal sealer cements in volatile solvents, *Int Endod J* 33:19, 2000.
293. Wilcox LR: Thermafil retreatment with and without chloroform solvent, *J Endod* 19:563, 1993.
294. Wilcox LR: Endodontic retreatment with halothane versus chloroform solvent, *J Endod* 21:305, 1995.
295. Wilcox LR, Juhlin JJ: Endodontic retreatment of Thermafil versus laterally condensed gutta-percha, *J Endod* 20:115, 1994.
296. Wilcox LR, Krell KV, Madison S, et al: Endodontic retreatment: evaluation of gutta-percha and sealer removal and canal reinstrumentation, *J Endod* 13:453, 1987.
297. Wohlgemuth P, Cuocolo D, Vandrangi P, et al: Effectiveness of the GentleWave system in removing separated instruments, *J Endod* 41:1895, 2015.
298. Wolcott J, Ishley D, Kennedy W, et al: A 5 yr clinical investigation of second mesiobuccal canals in endodontically treated and retreated maxillary molars, *J Endod* 31:262, 2005.
299. Wolcott JF, Himel VT, Hicks ML: Thermafil retreatment using a new "System B" technique or a solvent, *J Endod* 25:761, 1999.
300. Wolcott S, Wolcott J, Ishley D, et al: Separation incidence of protaper rotary instruments: a large cohort clinical evaluation, *J Endod* 32:1139, 2006.
301. Wourms DJ, Campbell AD, Hicks ML, et al: Alternative solvents to chloroform for gutta-percha removal, *J Endod* 16:224, 1990.
302. Yatsushiro JD, Baumgartner JC, Tinkle JS: Longitudinal study of the microleakage of two root-end filling materials using a fluid conductive system, *J Endod* 24:716, 1998.
303. Yeo JF, Loh FC: Retrograde removal of fractured endodontic instruments, *Ann Acad Med Singapore* 18:594, 1989.
304. Yilmaz F, Kamburoglu K, Senel B: Endodontic working length measurement using cone-beam computed tomographic images obtained at different voxel sizes and field of views, periapical radiography, and apex locator: a comparative ex vivo study, *J Endod* 43:152, 2017.
305. Yoldas O, Oztunc H, Tinaz C, et al: Perforation risks associated with the use of Masserann endodontic kit drills in mandibular molars, *Oral Surg Oral Med Oral Pathol Oral Radiol Endod* 97:513, 2004.
306. Zakariasen KL, Brayton SM, Collinson DM: Efficient and effective root canal retreatment without chloroform, *J Can Dent Assoc* 56:509, 1990.
307. Zinman EJ: Records and legal responsibilities. In Cohen S, Burns RC, editors: *Pathways of the pulp*, ed 8, St. Louis, 2002, Mosby, p 365.
308. Zou X, Liu D, Yue L, et al: The ability of cone-beam computerized tomography to detect vertical root fractures in endodontically treated and nonendodontically treated teeth: a report of 3 cases, *Oral Surg Oral Med Oral Pathol Oral Radiol Endod* 111:797, 2011.
309. Zuolo ML, Imura N, Ferreira MO: Endodontic retreatment of thermafil or lateral condensation obturations in post space prepared teeth, *J Endod* 20:9, 1994.
310. Zuolo ML, Kherlakian N, Imura N: Effectiveness of nickel titanium rotary and hand instrumentation in endodontic retreatment [Abstract], *J Endod* 22:209, 1996.

11 Cirurgia Perirradicular

Bradford R Johnson, Mohamed I. Fayad e Louis H. Berman*

Resumo do Capítulo

Indicações para cirurgia perirradicular, 404
   Etiologia da doença perirradicular persistente, 404
   Fundamentos do tratamento cirúrgico, 405
   Tomada de decisão clínica, 406
Princípios biológicos gerais da cicatrização de ferida, 407
Cicatrização de feridas de tecido mole, 408
   Fase inflamatória, 408
   Fase proliferativa, 408
   Fase de maturação, 409
Cicatrização do tecido duro: ferida excisional dentoalveolar, 409
   Osteoblastos: osteogênese, 409
   Cementoblastos: cementogênese, 410
Medicações sistêmicas e cicatrização de feridas, 410
   Bisfosfonatos, 410
   Glicocorticoides, 411
   Drogas anti-inflamatórias não esteroides, 411
   Inibidores da ciclo-oxigenase-2, 412
Avaliação pré-operatória de pacientes clinicamente complexos, 412
Considerações anatômicas, 414
   Mandíbula posterior, 414
   Maxila posterior, 415
   Maxila e mandíbula anteriores, 416
Tomografia computadorizada de feixe cônico (*cone-beam*), 417
   Diferenças de imagem entre tomografia computadorizada e tomografia computadorizada de feixe cônico, 417
   Aplicações potenciais da tomografia computadorizada de feixe cônico no manejo da doença endodôntica pós-tratamento, 418
Preparo do paciente para a cirurgia, 420
   Questões específicas do consentimento informado para cirurgia, 420
   Pré-medicação: drogas anti-inflamatórias não esteroides, antibióticos, clorexidina e sedação consciente, 420

Instrumentos e organização operatória, 421
Anestesia local para cirurgia, 421
Acesso cirúrgico, 424
   Acesso ao tecido mole, 425
   Incisão vertical, 425
   Incisão horizontal, 425
   Desenho do retalho, 426
   Descolamento do retalho, 426
   Afastamento do tecido, 426
   Acesso ao tecido duro, 427
Curetagem perirradicular e biopsia, 428
Hemostasia localizada, 429
   Considerações pré-operatórias, 429
   Agentes hemostáticos locais, 429
   Cauterização/eletrocirurgia, 430
Tratamento do ápice radicular, 430
   Determinação da necessidade de apicectomia e obturação retroapical, 430
   Apicectomia, 431
   Ângulo de corte, 431
   Preparo da superfície da raiz apicetomizada, 432
   Topografia da superfície da raiz apicetomizada, 432
   Condicionamento da raiz apicetomizada, 432
Preparação da cavidade retroapical, 433
   Preparo ultrassônico retroapical e fraturas apicais, 434
   Significado do desenho da ponta ultrassônica, 434
   Mudanças de temperatura induzidas por instrumentos ultrassônicos, 435
   Obturações retroapicais, 435
Materiais para retro-obturação, 436
   Cimentos de óxido de zinco e eugenol, 436
   Cimentos de ionômero de vidro, 436
   Diaket, 437
   Resinas compostas e híbridas de resina-ionômero, 437

*Os autores gostariam de reconhecer as contribuições de David Witherspoon, por seu envolvimento com as edições anteriores.

Trióxido agregado mineral (MTA), 438
Biocerâmicos, 439
Visão geral dos materiais para retro-obturação, 439
Fechamento do local cirúrgico e seleção do material de sutura, 439
Fechamento do local cirúrgico, 439
Seleção do material de sutura, 443
Regeneração tecidual guiada e cirurgia endodôntica, 443
Preservação da crista, 451
Reimplantação intencional, 451
Cuidados pós-operatórios, 452
Tratamento de complicações cirúrgicas, 452
Resumo, 453

Embora o tratamento endodôntico não cirúrgico seja uma opção altamente previsível na maioria dos casos, cirurgia pode ser indicada para dentes com patologias perirradiculares persistentes que não responderam à terapia não cirúrgica. Terapia cirúrgica de canal radicular, incluindo apicectomia, tem sido praticada desde pelo menos meados dos anos de 1800.[211] Em 1906, Schamberg[473] descreveu o uso de radiografias para ajudar no diagnóstico e no uso de brocas cirúrgicas para efetuar osteotomia rápida e "ablação" do término radicular.

Talvez o avanço isolado mais importante na prática odontológica no começo do século XX tenha sido a introdução de anestesia local segura, efetiva, a qual possibilitou o tratamento cirúrgico mais meticuloso e confortável. O reconhecimento formal da endodontia como uma especialidade, em 1963, abriu caminho para uma nova era de pesquisa básica e clínica focada em prevenção e tratamento das patologias pulpares e perirradiculares.

Desde a década de 1990, a cirurgia perirradicular continuou a evoluir, biologicamente embasada na terapia do canal radicular. O desenvolvimento paralelo de novos instrumentos e materiais, com uma melhor compreensão da biologia da cicatrização de ferida, tornou o tratamento cirúrgico uma alternativa viável à extração e substituição dentária, em vez de um tratamento como último recurso.

A cirurgia perirradicular, quando indicada, deve ser considerada uma extensão do tratamento endodôntico, porque a etiologia do processo da doença e os objetivos do tratamento são os mesmos: prevenção ou eliminação de periodontite apical. O tratamento cirúrgico de canal radicular não deve ser considerado algo separado do tratamento de canal convencional, embora os instrumentos e técnicas sejam obviamente muito diferentes. O tratamento cirúrgico responsabiliza-se por cerca de 3% a 10% da prática da especialidade endodôntica.[1,75,374] Uma pesquisa baseada na *web* constatou que 91% dos endodontistas em atividade executam algum tipo de cirurgia perirradicular do ápice radicular e quase todos estão usando microscópio operatório e aparelhos ultrassônicos.[115] Cerca de 78% dos endodontistas realizam tratamentos cirúrgicos de canal radicular; os dentistas clínicos gerais e outros especialistas efetuam 15,5% e 6,6%, respectivamente.[242] Embora dentistas clínicos gerais devidamente treinados e outros especialistas odontológicos possam efetuar a cirurgia perirradicular, indivíduos com treinamento avançado em endodontia desenvolveram a maioria das técnicas atuais de cirurgia perirradicular e da ciência apresentada neste capítulo. Acreditamos que os endodontistas devem continuar a incluir cirurgia perirradicular como uma parte rotineira da prática endodôntica clínica e não abandonar essa opção de tratamento por outros que podem não ter a mesma formação, habilidades ou valores.[343,424,439] Quando as preferências dos pacientes e as medidas de qualidade de vida são consideradas, pode-se prever que os pacientes colocarão alto valor no tratamento endodôntico e na conservação de um dente natural.[153,180]

Indicações para cirurgia perirradicular

ETIOLOGIA DA DOENÇA PERIRRADICULAR PERSISTENTE

O primeiro e sustentavelmente mais importante passo na decisão de tratamento é procurar determinar a causa da doença perirradicular persistente. O tratamento então é dirigido para eliminar a etiologia, a qual mais frequentemente refere-se à presença de bactérias e outros irritantes microbianos no espaço do canal radicular.[492] O tratamento não cirúrgico, quando possível, muitas vezes é a primeira escolha para tentar corrigir deficiências óbvias no tratamento precedente.[564] Entretanto, microrganismos podem sobreviver em dentes aparentemente bem-tratados, túbulos dentinários, irregularidades dos canais, deltas e áreas de istmo.[275,307,568] Se microrganismos residuais permanecerem completamente sepultados no sistema do canal radicular, deve ocorrer cicatrização perirradicular. O selamento de todas as vias potenciais de escape microbiano do sistema do canal radicular é o objetivo do tratamento não cirúrgico e do cirúrgico. Quando microrganismos com considerável patogenicidade e em número suficiente ganham acesso aos tecidos perirradiculares, desenvolvem-se as patologias.

O *Enterococcus faecalis* é comumente isolado de dentes com insucesso de tratamento de canal radicular, e é conhecido como especialmente difícil de eliminar com técnicas normais de instrumentação e irrigação.[510] Diferentemente das infecções endodônticas primárias, as quais são, em sua predominância, associadas à microbiota anaeróbica mista, tem sido aceito comumente que as falhas de tratamento são mais associadas a um ou dois microrganismos.[492] Entretanto, pesquisa usando técnicas mais sofisticadas (análise de clones de genes de RNA ribossômico 16S) determinou que múltiplos filótipos previamente não cultivados podem ser identificados na maioria dos dentes com periodontite apical persistente.[464] Fungos e vírus também emergiram como causas potenciais de falha de canal radicular e podem desempenhar um papel primário ou secundário na patologia perirradicular persistente.[369,399,462,575]

Colônias de microrganismos extrarradiculares estabelecidas também podem ser uma razão da falha de alguns dentes em responder ao tratamento não cirúrgico. Quando microrganismos são capazes de formar um biofilme extrarradicular, podem ser particularmente resistentes à eliminação pelos mecanismos de defesa do hospedeiro e agentes antimicrobianos.[490] A colonização persistente da superfície extrarradicular da raiz não pode ser diagnosticada por métodos não invasivos, mas pode ser combatida em casos bem tratados que são refratários a tratamento não cirúrgico.[166,218,465,495,511] Embora a presença de colônias microbianas extrarradiculares tenha sido um pouco controvertida, estudos usando técnicas de hibridação de DNA-DNA confirmaram a persistência de microrganismos nos tecidos perirradiculares de alguns dentes com canais radiculares tratados[187,509]

Materiais de obturação extravasados podem contribuir para falha de tratamento, presumivelmente como resultado de uma resposta inflamatória crônica.[369] Embora isso seja possível e mesmo provável com certos materiais tóxicos (p. ex., pastas contendo formaldeído[376]), o papel de materiais relativamente inertes, como guta-percha e vedante assentado, é menos claro, e esses materiais provavelmente se tornam um fator contribuinte importante apenas se microrganismos estiverem presentes. Se o ápice radicular for próximo da lâmina cortical vestibular, pode ocorrer fenestração apical, levando a sintomas persistentes, especialmente sensibilidade à palpação sobre o ápice radicular.[72] Alguns sugeriram que a sobreobturação de materiais de obturação pode contribuir para a falha endodôntica, porque certos materiais dentários podem induzir apoptose nas células do ligamento periodontal (PDL).[467] Essa interação específica entre materiais de obturação e tecidos perirradiculares não está completamente compreendida, e merece pesquisa adicional. O pior prognóstico frequentemente descrito com as obturações extravasadas do canal radicular também pode ser relacionado simplesmente à falta de uma vedação apical adequada e ao egresso subsequente de microrganismos do espaço do canal radicular. Como quer que seja, pequena sobreobturação de material de obturação raramente é uma indicação isolada para cirurgia, exceto quando se desenvolvem sintomas ou patologia perirradicular. O extravasamento de material de obturação, especialmente quando envolvido por áreas anatômicas importantes e possivelmente contendo materiais tóxicos, constitui uma indicação para encaminhamento a um endodontista ou cirurgião oral, para avaliação e, possivelmente, tratamento.

A presença de cristais de colesterol perirradiculares pode interferir na cicatrização após tratamento não cirúrgico de canal radicular.[365] Embora relativamente incomuns, não se pode esperar que cistos perirradiculares verdadeiros (cavidades completamente fechadas, revestidas por epitélio) se resolvam após tratamento não cirúrgico.[364] Como acontece com outras falhas extrarradiculares, cirurgia é indicada porque diagnóstico e tratamento definitivos exigem biopsia excisional e remoção do tecido perirradicular.

Fraturas verticais de raízes são falhas significativas e podem ser difíceis de diagnosticar nas fases iniciais.[90] Cirurgia exploradora muitas vezes é necessária para confirmar uma fratura de raiz. A tomografia computadorizada de feixe cônico (TCFC) é uma ferramenta promissora para diagnóstico não invasivo de fraturas radiculares[155,165] e se encontra discutida em detalhes mais à frente neste capítulo e no Capítulo 2. Embora várias condutas promissoras para o tratamento de fraturas radiculares verticais tenham sido propostas,[226,268,506] o prognóstico é geralmente considerado sombrio. Extração em geral é o tratamento de escolha, especialmente se estiverem disponíveis opções apropriadas de substituição dentária. Amputação ou hemissecção de raiz podem ser consideradas em um dente multirradicular se a estrutura restante do dente não estiver comprometida e houver suporte periodontal suficiente.

A relação entre doença sistêmica e cicatrização perirradicular não está completamente compreendida. A possível influência de certas medicações sistêmicas sobre a cicatrização de ferida é discutida mais à frente neste capítulo. A capacidade de cicatrização comprometida do hospedeiro pode ser um fator que contribui para a cicatrização atrasada e o insucesso de alguns dentes com canal tratado. Por exemplo, cicatrização completa após tratamento não cirúrgico de canal é menos provável em pacientes diabéticos com patologia perirradicular pré-operatória.[78,175] Pacientes recebendo terapia imunossupressora podem estar em maior risco de cicatrização demorada, falha do tratamento ou exacerbação aguda de uma infecção subclínica, embora dois estudos envolvendo subgrupos de pacientes imunocomprometidos (transplante de medula óssea e síndrome de imunodeficiência adquirida [AIDS]) não tenham achado esses pacientes como estando em mais alto risco de complicações relacionadas com tratamento endodôntico.[197,406]

FUNDAMENTOS DO TRATAMENTO CIRÚRGICO

Embora o retratamento não cirúrgico geralmente seja considerado a primeira conduta preferida no tratamento de periodontite apical persistente,[77,492,510,564] a cirurgia perirradicular está indicada quando o retratamento não cirúrgico for inexequível ou seja improvável que melhore o resultado prévio. Em particular, uma ação cirúrgica pode ser a primeira escolha para tratamento de dentes com pinos longos ou instrumentos irrecuperavelmente fraturados, saliências não contornáveis e bloqueios de canal ou desvios, materiais de obturação de cimento duro, falha de tratamento não cirúrgico prévio e suspeita de fratura radicular vertical, ou quando está indicada a biopsia (Figuras 11.1 a 11.4). Mesmo quando o tratamento cirúrgico é a conduta definitiva provável, a terapia não cirúrgica antes do procedimento pode ser recomendada para ajudar a diminuir o número de microrganismos no sistema do canal radicular e assegurar um prognóstico mais favorável a longo prazo.[230] Por outro lado, a cirurgia pode ser a primeira escolha, mesmo se um dente puder ser tratado não cirurgicamente se os riscos e custos de retratamento forem considerados excessivos. Por exemplo, a remoção de prótese parcial fixa para permitir retratamento endodôntico pode ser tecnicamente possível, mas não economicamente viável. Um estudo observou que a microcirurgia endodôntica pode ser a opção com melhor custo-benefício para tratamento de uma periodontite persistente, em comparação com retratamento não

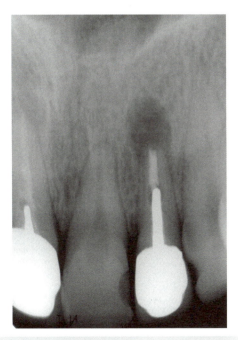

Figura 11.1 Incisivo lateral superior previamente tratado, com doença perirradicular persistente. O retratamento não cirúrgico é possível, mas envolveria desmontagem de uma restauração coronal que de outra forma é adequada. A cirurgia perirradicular é uma opção razoável.

cirúrgico, extração e colocação de uma prótese parcial fixa, e extração e colocação de um implante dentário isolado.[284] Variáveis específicas de cada caso e julgamento clínico são elementos-chave no processo de decisão, uma vez que a evidência atual suporta a alegação de que o prognóstico para tratamento cirúrgico é aproximadamente o mesmo que para retratamento não cirúrgico.[127,128,135,293,468,577]

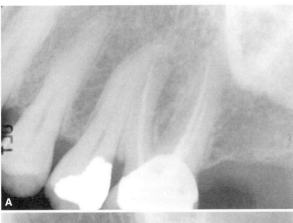
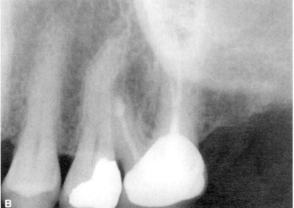
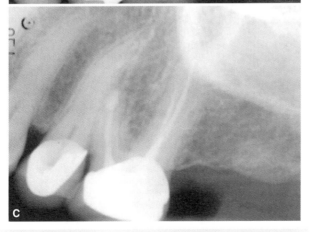

Figura 11.2 A. Primeiro molar superior previamente tratado da doença perirradicular persistente e desvio óbvio do canal mesiovestibular principal (MV-1). É improvável que o retratamento não cirúrgico corrija essa condição iatrogênica. A cirurgia é a escolha preferida. **B.** Radiografia imediata pós-cirurgia. A preparação do ápice radicular e a obturação do canal foram estendidas do canal MV-1 em uma direção palatina, para incluir a área do istmo e o segundo canal (MV-2). **C.** Exame de acompanhamento em 1 ano: o dente está assintomático, e a cicatrização perirradicular é aparente radiograficamente. Embora a cirurgia tenha sido o tratamento de primeira escolha nesse caso e, apesar do resultado favorável, um bom argumento para o retratamento não cirúrgico antes da cirurgia seria assegurar a desinfecção do canal e tentar localizar um canal MV-2.

TOMADA DE DECISÃO CLÍNICA

A tomada de decisão clínica é um processo que combina melhor evidência disponível, julgamento clínico e preferências do paciente. Escolhas de tratamento são sempre feitas sob condições de pelo menos alguma incerteza. O tratamento cirúrgico de canal radicular raramente é a única escolha possível. Clínicos e pacientes precisam ponderar benefícios, risco e custos relativos de duas ou mais alternativas aceitáveis. Pode-se prever que pacientes e clínicos terão atitudes diferentes quanto ao valor dos resultados potenciais de tratamento.[269] Em um estudo de prognóstico de implantes dentários de um só dente, Gibbard e Zarb[193] relataram que fatores considerados importantes pelos profissionais de saúde podem não ser importantes para os pacientes. Mesmo entre grupos de dentistas e especialistas, o limiar para tratamento varia amplamente e as recomendações de tratamento podem depender mais de valores e experiências pessoais que da análise objetiva de custos, prognóstico, riscos e alternativas de tratamento.[56,343,439]

A decisão compartilhada – na qual o paciente e o clínico consideram probabilidades de resultado e preferências do paciente e concordam sobre o tratamento apropriado – é preferível a uma decisão de tratamento dirigida pelo clínico.[46,179] Esse caminho com duas vias permite ao clínico oferecer a melhor evidência atual disponível e um julgamento clínico caso-específico, enquanto estimula uma decisão que considera valores e preferências do paciente. Esse modelo de processo decisório demonstrou aumentar o conhecimento dos pacientes e sua satisfação com a escolha de tratamento.[262,386,387] Em geral, a maioria dos pacientes prefere ser envolvido ativamente no processo de tomada de decisão, mas quer deixar as especificidades do tratamento para o clínico.[179] Quer dizer, riscos, benefícios e custos das alternativas de tratamento são importantes para os pacientes, mas os detalhes do procedimento em geral não o são. A decisão compartilhada é particularmente relevante à luz da tendência atual em algumas áreas, para recomendar implantes como uma alternativa ao tratamento de canal radicular.

Probabilidades comparativas de um resultado bem-sucedido após tratamento cirúrgico de canal radicular, retratamento não cirúrgico ou extração e substituição por uma prótese fixa ou um implante são difíceis de planejar. Muitas variáveis de tratamento são complexas e não facilmente quantificadas, como localização afetada na boca, qualidade óssea, perícia profissional, possível influência de doença sistêmica sobre a cicatrização, suporte periodontal, remanescente de estrutura dentinária e resistência a fratura, qualidade da restauração coronária, suscetibilidade do paciente a cárie recorrente, materiais usados e outros fatores. Além disso, a definição de sucesso varia consideravelmente e é inconstante de estudo para estudo.

Boioli et al.[66] fizeram uma metanálise de estudos de implante e relataram uma taxa de sobrevida de 93% aos 5 anos. A taxa de sucesso de 5 a 10 anos quando a retenção de implante é descrita em 90 a 97%, dependendo da localização na boca e de outras variáveis.[302,309] O tratamento cirúrgico de canal radicular foi previamente descrito como tendo uma taxa mais baixa de sucesso que a colocação de implante.[230,546] Contudo, a maioria desses estudos mais antigos seria considerada fraca pelos padrões de hoje baseados em evidência – e, mais importante, não reflete o uso de muitos dos mais recentes materiais e técnicas. Com uma seleção cuidadosa de casos, perícia cirúrgica e uso de materiais e técnicas descritos mais adiante neste capítulo, muitos estudos demonstraram taxas de sucesso acima de 90% para tratamento cirúrgico de canal radicular.[326,448,500,501,546,609] Von Arx relatou que o sucesso de 5 anos de dentes recebendo microcirurgia endodôntica foi 8% menor que o observado com 1 ano.[506]

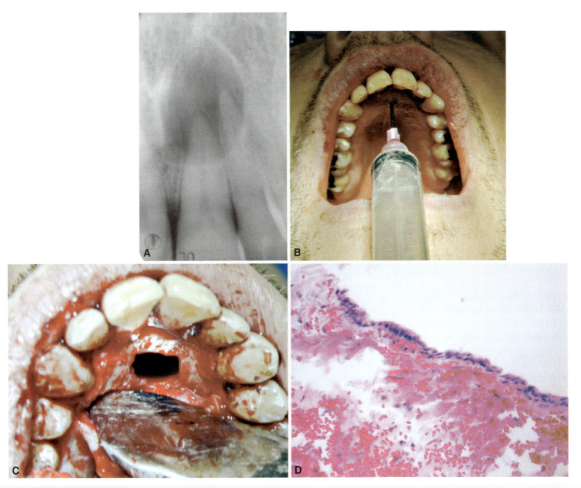

Figura 11.3 A. Indicação de cirurgia (biopsia): grande lesão radiolúcida na área dos incisivos central e lateral esquerdos superiores foi detectada em exame radiográfico de rotina. Todos os dentes anteriores responderam dentro dos limites normais a testes de vitalidade da polpa. **B.** Após a administração de um anestésico local antes da cirurgia, a lesão foi aspirada com uma agulha de grosso calibre, para excluir uma lesão vascular. **C.** Retalhos vestibular e palatino descolados. A lesão foi diretamente acessada a partir do palato. Uma biopsia excisional foi efetuada, e a amostra foi submetida à avaliação. **D.** Corte de microscopia óptica do espécime de biopsia; a lesão foi diagnosticada como um cisto de ducto nasopalatino (×400.) (Cortesia do Dr. Vince Panesis.)

Um estudo semelhante encontrou uma taxa de sucesso de 85% após 10 anos. Uma revisão sistemática e uma metanálise comparando cirurgia tradicional do ápice radicular com moderna microcirurgia endodôntica (preparação ultrassônica de ápice radicular; obturação do ápice radicular com material restaurador intermediário [Dentsply/Sirona, York, PA], Super-EBA [ácido etoxibenzoico; Keystone Industries, Gibbstown, NJ] ou trióxido agregado mineral [MTA]; e iluminação e amplificação de alta potência [> ×10]) observou que o resultado da microcirurgia endodôntica usando materiais e técnicas atuais foi de 94%, em comparação com 59% de sucesso com cirurgia tradicional do ápice radicular.[483]

Em termos gerais e sob condições ideais, os prognósticos para retratamento não cirúrgico, tratamento cirúrgico e colocação de implante devem ser aproximadamente semelhantes. A escolha de tratamento deve ser baseada na melhor evidência disponível, no julgamento específico do caso clínico e nas preferências do paciente. Uma vez que uma base de evidência mais forte continua a se desenvolver, predizemos que algoritmos abrangendo múltiplos pacientes e variáveis de tratamento serão elaborados para contribuir na decisão clínica.

Princípios biológicos gerais da cicatrização de ferida

A cicatrização de ferida varia de região para região no corpo e depende de vários fatores, incluindo tipo de tecido, de ferida e de cicatrização. Em cirurgia perirradicular, os tecidos incluem gengiva livre e inserida, mucosa alveolar, periósteo, osso alveolar,

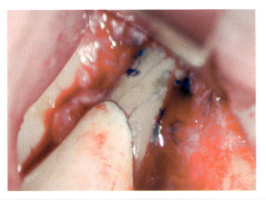

Figura 11.4 Cirurgia exploradora foi indicada para excluir ou confirmar uma fratura de raiz. Magnificação e coloração com azul de metileno confirmaram a presença de múltiplas fraturas radiculares. O dente foi extraído subsequentemente. (Cortesia do Dr. Martin Rogers.)

ligamento periodontal e cemento. A ferida pode ser um trauma cirúrgico intencional, que inclui incisão, descolamento, bem como excisão (cirúrgica), além de feridas patológicas ou traumáticas. A cicatrização ocorre por primeira ou segunda intenção.[212]

O descolamento após a incisão, por exemplo, pode ser considerado uma cicatrização geralmente por primeira intenção, enquanto uma ferida de dissecção envolvendo a superfície radicular apicetomizada e cripta óssea cicatriza por segunda intenção. Um conceito importante do processo de cicatrização de ferida em geral é a diferença entre *regeneração* e *reparo*. O objetivo de todos os procedimentos deve ser a *regeneração*, que é o retorno dos tecidos à sua microarquitetura e função normais, em vez de *reparo*, que é um resultado de cicatrização no qual os tecidos não retornam à arquitetura e às funções normais. Reparo geralmente resulta na formação de tecido cicatricial.

O processo de cicatrização varia, dependendo dos tipos de tecido e lesão. Entretanto, todas as feridas progridem através de três fases amplas que se superpõem no processo cicatricial: fase inflamatória, fase proliferativa e fase de maturação.[240,570] Embora essas fases possam ser identificadas, nenhuma delas tem início ou fim. Além disso, em uma ferida cirúrgica endodôntica, que envolve mais de um tipo de tecido, essas fases progridem a velocidades diferentes em cada tipo de tecido.

Cicatrização de feridas de tecido mole

FASE INFLAMATÓRIA

Geralmente a fase inflamatória é semelhante para todos os tecidos.[543] Essa fase pode ser ainda subdividida em: formação de coágulo, inflamação inicial e inflamação tardia.

Formação do coágulo

A formação de coágulo começa com três eventos: (1) contração dos vasos sanguíneos é iniciada pela degranulação da serotonina das plaquetas, a qual atua sobre a célula endotelial do vaso e aumenta a sua permeabilidade, permitindo que um exsudato rico em proteína entre em contato com a ferida; (2) um tampão formado de plaquetas se forma, principalmente através da agregação intravascular de plaquetas; (3) ambos os mecanismos da coagulação são ativados – extrínseco e intrínseco. Outros eventos ocorrem simultaneamente, incluindo ativação dos sistemas das cininas, do complemento e fibrinolítico, e a geração de plasmina.[34,247,521] Esses eventos estabilizam a hemostasia, começam a produção de vários mitogênios e quimioatraentes e iniciam o processo de descontaminação da ferida. O resultado é um coágulo que consiste em filamentos de fibrina largamente separados, dispostos aleatoriamente, com exsudato sérico, eritrócitos, detritos teciduais e células inflamatórias. A compressão do retalho cirúrgico com gaze gelada estéril imediatamente após a cirurgia destina-se a minimizar a espessura do coágulo de fibrina e, desse modo, acelerar o processo de cicatrização da ferida.

Inflamação inicial: organização do neutrófilo polimorfonuclear

Como resultado da produção de quimioatrativos pelos vários componentes do coágulo, neutrófilos polimorfonucleares (PMNs, *polymorphonuclear neutrophils*) começam a entrar no local da ferida em até 6 horas da estabilização do coágulo. O número de PMNs aumenta firmemente, chegando a um máximo em cerca de 24 a 48 horas após a lesão. Três passos-chave marcam a migração de PMNs para dentro do local da ferida: (1) *pavimentação,* na qual os eritrócitos empreendem aglutinação intravascular, possibilitando aos PMNs a aderência às células endoteliais; (2) *emigração,* na qual os PMNs passam ativamente através da parede vascular; e (3) *migração,* na qual os PMNs usam movimento ameboide, sob a influência dos vários mediadores quimiotáticos, a fim de se moverem para dentro dos tecidos traumatizados.[212]

O papel principal dos PMNs é a descontaminação da ferida por meio da fagocitose de bactérias. O alto número de PMNs no local da ferida tem duração relativamente curta; o número cai rapidamente após o terceiro dia.

Inflamação tardia: organização do macrófago

A redução da população de PMNs começa a declinar após 48 a 96 horas; macrófagos começam a entrar no local da ferida. Eles alcançam um máximo de concentração aproximadamente pelo terceiro ou quarto dia. Essas células, que são derivadas de monócitos circulantes, deixam a corrente sanguínea sob a influência da quimiotaxia no local da ferida. Os monócitos subsequentemente evoluem para macrófagos. Os macrófagos têm uma duração de vida muito mais longa que os PMNs; eles permanecem na ferida até que a cicatrização esteja completa. Similarmente aos PMNs, os macrófagos desempenham um papel importante na descontaminação da ferida por meio de fagocitose e digestão de microrganismos e detritos teciduais.

Os macrófagos são considerados mais bioativos que os PMNs e são capazes de secretar uma vasta variedade de citocinas. Uma ação-chave de muitas dessas substâncias bioativas é a iniciação da fase proliferativa da cicatrização, a qual é realizada pela estimulação da formação de tecido de granulação. Duas outras funções importantes dos macrófagos são a ingestão e o processamento de antígenos para apresentação aos linfócitos T, os quais entram na ferida depois dos macrófagos. Diferentemente dos PMNs, os macrófagos desempenham um papel essencial na regulação da cicatrização.[109,224] A redução no número de macrófagos no local da ferida retarda a cicatrização, porque a ferida não progride para a fase seguinte – por exemplo, a redução relacionada à idade no potencial do processo cicatricial, que parece ser em parte o resultado da regulação por estrogênio dos macrófagos.[33]

FASE PROLIFERATIVA

A fase proliferativa é caracterizada pela formação de tecido de granulação na ferida. Dois tipos de células, fibroblastos e células endoteliais, têm um papel principal na formação de tecido de granulação. O tecido de granulação é uma estrutura frágil composta de uma matriz extracelular de fibrina, fibronectina, glicosaminoglicanos, células endoteliais em proliferação, novos capilares e fibroblastos misturados com macrófagos inflamatórios e linfócitos. Células epiteliais também são ativas durante essa fase da cicatrização de tecido mole, sendo responsáveis pelo fechamento inicial da ferida. Procedimentos de regeneração tecidual guiada (RTG) são baseados no controle da velocidade de crescimento das células epiteliais durante essa fase.

Fibroblastos: fibroplasia

Células-tronco mesenquimais indiferenciadas no tecido perivascular e fibroblastos no tecido conjuntivo adjacente migram para o local da ferida no terceiro dia após a lesão, e atingem seus números máximos aproximadamente pelo sétimo dia. Essa ação é estimulada por uma combinação de citocinas (p. ex., fator de crescimento para fibroblastos [FGF, do inglês *fibroblast growth factor*], fator de crescimento semelhante à insulina-1 [IGF-1, do inglês *insulin-like growth factor-1*] e fatores de crescimento derivados das plaquetas 2-15

[PDGF, do inglês *2-15 platelet-derived growth factor*]), produzidos inicialmente por plaquetas e subsequentemente por macrófagos e linfócitos. À medida que o número de macrófagos declina e a população de fibroblastos aumenta, o tecido na ferida se transforma de um tecido *granulomatoso* em um tecido de *granulação*.

Fibroblastos são as células reconstrutoras cruciais no mecanismo cicatricial, porque produzem a maioria das proteínas estruturais que formam a matriz extracelular (p. ex., colágeno). O colágeno é primeiro detectado na ferida no terceiro dia após a lesão. Os fibroblastos produzem colágeno tipo III inicialmente e, a seguir, à medida que a ferida amadurece, colágeno tipo I. Conforme essa rede de fibras colágenas é depositada, células endoteliais e musculares lisas começam a migrar para dentro da ferida. Na sequência, à medida que progride a cicatrização da ferida, as fibras colágenas se tornam organizadas por ligações cruzadas. Feixes regularmente alinhados de colágeno começam a se orientar de modo a resistir a esforço na ferida em cicatrização.[108,286,413,516]

Um tipo focado de fibroblasto, conhecido como *miofibroblasto*, desempenha um papel importante na contração da ferida, particularmente em feridas do tipo incisional.[316,524] Miofibroblastos se alinham paralelos à superfície da ferida e então se contraem, tracionando as margens da ferida uma para outra. Essas células são eliminadas por apoptose, após o fechamento da ferida.[137,138]

Células endoteliais: angiogênese

Botões capilares se originam dos vasos da ferida e se estendem para dentro da ferida propriamente dita. Isso ocorre concomitantemente com proliferação dos fibroblastos, e pode começar tão cedo quanto 48 a 72 horas depois da lesão. Sem angiogênese, a ferida não teria o suprimento sanguíneo necessário para a cicatrização. Os brotos capilares se juntam eventualmente para formar uma rede de alças capilares (*plexos capilares*) através de toda a ferida.

Devido à baixa concentração de oxigênio na ferida propriamente dita,[198,289] vários fatores foram identificados como estimuladores potentes de angiogênese, incluindo fator de crescimento endotelial vascular (VEGF, do inglês *vascular endothelial growth fator*), fator de crescimento para fibroblastos básico (bFGF, do inglês *basic fibroblast growth factor*), FGF ácido (aFGF, do inglês *acid fibroblast growth factor*), fator de crescimento de transformação-alfa (TGF-alfa, do inglês *transforming growth factor–alpha*), fator de crescimento de transformação-beta (TGF-beta, do inglês *transforming growth factor–beta*), fator de crescimento epidérmico (EGF, do inglês *epidermal growth factor*), interleucina-1 (IL-1) e fator de necrose tumoral-alfa (TNF-alfa, do inglês *tumor necrosis factor–alpha*),[145] bem como ácido láctico.[248,258,503] Todos esses elementos demonstraram estimular o desenvolvimento de novos vasos.

Epitélio

O primeiro passo na cicatrização epitelial é a formação de uma vedação epitelial sobre a superfície do coágulo de fibrina. Esse processo começa na margem da ferida, na qual as células espinhosas basais e suprabasais sofrem mitose rapidamente. As células migram através do coágulo de fibrina a uma velocidade notável (0,5 a 1 mm por dia). Essa monocamada de células epiteliais continua a migrar por direcionamento de contato ao longo do arcabouço de fibrina do coágulo. A migração para como resultado de inibição por contato das células epiteliais da margem de ferida oposta. Uma vez que o epitélio a partir de ambos os lados da ferida esteja em contato, uma vedação epitelial é realizada. Em feridas cicatrizando por primeira intenção, a formação típica de uma vedação epitelial leva 21 a 28 horas após a reaproximação das margens da ferida.[222]

FASE DE MATURAÇÃO

Sob condições ideais, a maturação da ferida começa de 5 a 7 dias após a lesão. Redução nos fibroblastos, ramificações vasculares e líquidos extracelulares marcam a transição para essa fase da cicatrização. Durante as fases iniciais da maturação da ferida, sua matriz é composta principalmente de fibronectina e ácido hialurônico. À medida que aumenta a resistência à tração da ferida, ocorre importante reticulação sobre a fibrogênese colágena. Segue-se remodelação do colágeno, com formação de feixes maiores de colágeno e alteração das ligações transversais intermoleculares. O resultado é uma conversão do tecido de granulação em tecido conjuntivo e um paralelismo diminuído do colágeno ao plano da ferida. Feixes de fibrilas colágenas agregadas aumentam a resistência da ferida à tração. À medida que avança a cicatrização, o colágeno gradualmente se reorganiza; isso exige degradação e reagregação do colágeno. A degradação do colágeno é controlada por uma variedade de enzima colagenase. A remodelação resulta em uma redução gradual das células e dos componentes vasculares; o grau em que isso ocorre determina a extensão de formação de tecido cicatricial. A remodelação ativa do tecido cicatricial pode continuar muito lentamente, por toda a vida.[138,247]

A maturação da camada epitelial segue-se rapidamente à formação da vedação epitelial. A monocamada de células formando a vedação epitelial diferencia-se, e sofre mitoses e maturação, para formar uma camada definitiva de epitélio escamoso estratificado. Dessa maneira, uma barreira epitelial é formada, visando proteger a ferida subjacente de invasão adicional por microrganismos orais. A barreira epitelial geralmente se forma de 36 a 42 horas após a sutura da ferida, e é caracterizada por um aumento significativo na resistência desta.[222]

Cicatrização do tecido duro: ferida excisional dentoalveolar

As fases inflamatórias e proliferativas da cicatrização do tecido duro são semelhantes àquelas do tecido mole. Um coágulo se forma na loja óssea, e um processo inflamatório se segue – envolvendo PMNs, inicialmente, e macrófagos, subsequentemente. Depois, há formação de tecido de granulação com um componente angiogênico. Entretanto, a fase de maturação da cicatrização do tecido duro difere marcadamente daquela dos tecidos moles, principalmente em virtude dos tecidos envolvidos: osso cortical, osso esponjoso, osso alveolar propriamente dito, endósteo, ligamento periodontal, cemento, dentina e tecido mucoperiósteo interno.

OSTEOBLASTOS: OSTEOGÊNESE

A cicatrização óssea excisional, que tem aproximadamente 1 cm de diâmetro, é semelhante à de um osso longo fraturado. Ela progride de hematoma para inflamação, erradicação de debris sem vitalidade, proliferação de tecido de granulação, formação de calo, conversão de osso trançado para osso lamelar e, finalmente, remodelação das extremidades ósseas unidas. O coágulo que se forma inicialmente retarda a consolidação, e deve ser removido, a fim de permitir a cicatrização.

Uma diferença importante entre a cicatrização de tecido mole e de tecido duro é encontrada no papel dos osteoclastos. Funcionalmente, os osteoclastos atuam como unidades organizacionais para desbridar osso necrótico da margem da ferida, de forma similar àquela como os macrófagos removem detritos teciduais do coágulo. O tecido de granulação começa a proliferar a partir do ligamento periodontal seccionado em 2 a 4 dias após a ressecção do ápice radicular.[223] Esse tecido rapidamente encapsula o ápice radicular. Simultaneamente, a proliferação de células endoteliais para dentro do coágulo ocorre a partir da superfície profunda da margem da ferida óssea. O coágulo na loja óssea é convertido com rapidez em uma massa de tecido de granulação. Adicionalmente àqueles já discutidos, vários tipos de células migram para dentro do coágulo, inclusive células osteoprogenitoras, pré-osteoblastos e osteoblastos. Essas células começam a formação de osso trançado dentro da massa de tecido de granulação. Formação de novo osso é evidenciada cerca de 6 dias após a cirurgia.[223]

A formação de osso pode ser classificada em dois tipos, cada um tendo várias fases. As fases diferem-se, dependendo de qual tipo de formação estiver envolvido. Um tipo de formação de osso é um processo de matriz em base vesicular, e o outro é baseado em secreção de osteoide. Em ambos os processos, osteoblastos produzem a matriz óssea. Eles secretam uma substância fundamental rica em colágeno, que é essencial para a mineralização. Os osteoblastos também fazem o cálcio e o fósforo se precipitarem a partir do sangue.

Na formação de osso trabecular, que ocorre pelo processo de matriz vesicular, os osteoblastos produzem vesículas de matriz através de exocitose (a liberação de substâncias contidas em uma vesícula dentro de uma célula por um processo no qual a membrana que circunda a vesícula se une com a membrana, formando a parede externa da célula) das suas membranas plasmáticas. À medida que cristais de hidroxiapatita se acumulam nas vesículas, elas se tornam aumentadas e eventualmente se rompem. Esse processo começa com deposição e crescimento de cristais de hidroxiapatita nas regiões dos poros. Os cristais então se aglutinam para formar estruturas conhecidas como *esferúlitos*. A união dos esferúlitos separados resulta em mineralização.

A formação de osso lamelar não exige a produção de vesículas de matriz; em lugar disso, ela ocorre pelo processo de secreção pelos osteoblastos. Os osteoblastos secretam uma matriz orgânica composta de fibrilas de matriz colágena arranjadas longitudinalmente (sobretudo colágeno tipo I). A mineralização ocorre por deposição mineral ao longo das fibrilas colágenas.[239,240] Essa fase foi associada a uma elevação no pH, mais provavelmente por conta da enzima fosfatase alcalina, a qual é secretada pelos osteoblastos e por outras células, e desempenha um papel importante na mineralização. O papel exato da fosfatase alcalina durante a mineralização não está claro. O balanço da evidência favorece um papel catalítico positivo.[19,20] Alguns autores propõem a hipótese[71,72,552,553] de que a fosfatase alcalina promove mineralização através de uma combinação de mecanismos que envolvem várias células, proteína da matriz extracelular e elementos. A interação de fosfatase alcalina e fosfoproteínas no osso e na dentina parece ser especialmente crítica para o processo de mineralização.[71,72,557,558]

Moléculas inibitórias, como pirofosfato e proteínas ósseas não colagenosas ácidas, regulam a mineralização. Vários fatores de crescimento também foram identificados como componentes-chave na produção de tecido ósseo, incluindo TGF-beta, proteína morfogenética óssea (BMP, do inglês *bone morphogenic protein*), PDGF, FGF e IGF.[97,191,476,513] Um estudo clínico demonstrou que a adição de concentrado de plaquetas autólogas ao local cirúrgico diminuiu a dor pós-cirúrgica e poderá acelerar o processo cicatricial.[134]

Cerca de 3 a 4 semanas após a cirurgia, uma ferida óssea excisional está 75 a 80% cheia de trabéculas rodeadas por osteoides e células osteoblásticas intensamente ativos. Um periósteo se reformando pode ser visto na superfície externa da ferida; ele é altamente celular e tem tecido conjuntivo mais fibroso orientado paralelo ao plano da antiga lâmina cortical. Com 8 semanas após a cirurgia, as trabéculas são maiores e menos densas, e os osteoblastos são menos ativos; essas células ocupam cerca de 80% da ferida original. Por outro lado, menos células de osteoide são associadas às trabéculas em maturação. O periósteo sobrejacente se reformou e está em contato com o osso recém-desenvolvido. O defeito ósseo geralmente está cheio de tecido ósseo em 16 semanas após a cirurgia. Entretanto, a lâmina cortical ainda não se reformou totalmente. Maturação e remodelação do tecido ósseo continuam ainda por vários meses.[223]

A cicatrização local é também influenciada sistematicamente pelo sistema endócrino e suas três categorias gerais de hormônios: reguladores polipepitídicos (hormônio paratireóideo, calcitonina, insulina e hormônio de crescimento), hormônios esteroides (vitamina D_3, glicocorticoides e hormônios sexuais) e hormônios tireóideos.[219]

CEMENTOBLASTOS: CEMENTOGÊNESE

Durante a regeneração dos tecidos perirradiculares, o cemento se forma sobre a superfície do ápice radicular remanescente da cirurgia.[114] As sequências exatas de eventos espaciais e temporais que levam a essa formação de novo cemento permanecem indefinidas; entretanto, a cementogênese é importante, porque o cemento é relativamente resistente à reabsorção (osteoclastos têm pouca afinidade para se fixar ao cemento).

A cementogênese começa 10 a 12 dias após a apicectomia. Cementoblastos se desenvolvem na periferia da raiz e prosseguem centralmente na direção do canal radicular.[24] Considerável evidência indica que as células que regulam a cementogênese são derivadas de células ectomesenquimais do germe dentário propriamente dito, em vez de osso ou outros tecidos circundantes. A migração e a fixação de pré-cementoblastos na superfície da dentina são monitoradas por mediadores a partir de dentro da própria dentina.[140,210] O cemento cobre o ápice radicular cortado, em aproximadamente 28 dias. Fibras recém-formadas do LP (ligamento periodontal) mostram um realinhamento funcional que envolve reorientação de fibras perpendicularmente ao plano do ápice radicular seccionado, estendendo-se a partir do cemento recém-formado às trabéculas de osso trançado. Isso ocorre cerca de 8 semanas após a cirurgia.[212,319,320]

Medicações sistêmicas e cicatrização de feridas

BISFOSFONATOS

Os bisfosfonatos são comumente usados para o tratamento de osteopenia, osteoporose, doença de Paget do osso, mieloma múltiplo e câncer metastático de osso, mama e próstata. A relação entre o uso de bisfosfonato e a osteonecrose do maxilar foi descrita pela primeira vez em 2003.[332,351] O termo atual para essa condição é a osteonecrose do maxilar induzida por agente antirreabsortivo (ARONJ, do inglês *antiresorptive agent-induced osteonecrosis of the jaw*),[229] ou osteonecrose do maxilar relacionada com medicação (MRONJ, do inglês *medication-related osteonecrosis of the jaw*). A mudança na terminologia reflete a observação de que, em adição a bisfosfonatos, outros agentes antirreabsortivos podem aumentar o risco de osteonecrose do maxilar (p. ex., denosumab). A ARONJ pode ocorrer espontaneamente, mas é mais comumente associada a procedimentos dentários que envolvem trauma ósseo. Variáveis que aumentam o risco de ARONJ do paciente incluem idade (acima de 65 anos), uso crônico de corticosteroides, uso de bisfosfonatos por mais de 2 anos, fumo, diabetes e obesidade.[278,334,340,583] É importante assinalar que o risco de ARONJ com bisfosfonatos orais comumente prescritos parece ser muito baixo, enquanto os benefícios globais dessa classe de fármacos para reduzir a morbidade e a mortalidade relacionadas a fraturas de quadril, vertebrais e outras fraturas são importantes.[229] A incidência estimada de ARONJ em pacientes fazendo uso de bisfosfonatos orais varia de zero a um em 2.260 casos, embora extrações dentárias possam quadruplicar o risco de desenvolver ARONJ.[7,340] Uma estimativa superior razoável do risco de desenvolver ARONJ em um paciente que não tem câncer é de cerca de 0,1%.[229] Um estudo clínico descreveu risco muito mais alto de 4% de desenvolvimento de câncer em pacientes tomando um bisfosfonato oral específico (alendronato de sódio),[479] embora esse tenha sido um estudo retrospectivo usando um registro eletrônico de pacientes em uma escola de odontologia, e possa não ter sido adequadamente controlado quanto a outras variáveis relevantes. A maioria dos casos de ARONJ foi relatada em pacientes fazendo uso de bisfosfonatos IV (p. ex., ácido zoledrônico e pamidronato). De acordo com um trabalho, aproximadamente 20% dos pacientes tomando bisfosfonatos IV podem desenvolver ARONJ.[7,340] Uma revisão sistemática observou que houve forte associação entre câncer e risco de ARONJ, com prevalência variando de 0,7 a 13,3%.[352] É interessante que essa mesma revisão observou que os estudos de mais alta qualidade relataram a mais alta prevalência de ARONJ em pacientes com câncer.

O tratamento conservador da periodontite apical é essencial para reduzir o risco de ARONJ em pacientes fazendo uso de bisfosfonatos. Uma vez que a patologia periapical pode exacerbar ou aumentar o risco de ARONJ, a opção "nenhum tratamento" não é uma escolha viável. O risco potencial de ARONJ deve ser completamente discutido com todos os pacientes que estiverem tomando bisfosfonatos, bem como as opções de tratamento. Retratamento não cirúrgico deve em geral ser considerado a primeira escolha, especialmente para pacientes com uma história de uso de bisfosfonato IV ou outros fatores de risco. Mesmo assim, o tratamento cirúrgico pode ser indicado para lidar com periodontite apical crônica ou aguda. Quando as únicas opções viáveis para o tratamento de inflamação perirradicular persistente são tratamento cirúrgico de canal radicular ou extração, a questão de qual opção é mais ou menos tendente a levar a ARONJ em pacientes em risco permanece não é respondida. Em geral, o procedimento que puder mais previsivelmente eliminar a inflamação perirradicular com a menor quantidade de trauma cirúrgico seria preferido. Técnica cirúrgica conservadora, fechamento primário do tecido e uso de bochechos com clorexidina na fase pré-operatória e durante a cicatrização são recomendados.[229] Há alguma evidência limitada para suportar o uso de antibióticos profiláticos e bochecho com clorexidina para diminuir o risco de ARONJ em pacientes submetendo-se a tratamento dentário cirúrgico.[229] Uma vez que os bisfosfonatos têm uma meia-vida substancial quando incorporados ao osso, a descontinuação de bisfosfonatos antes do tratamento dentário não tende a fornecer qualquer benefício mensurável, e pode colocar o paciente em maior risco de complicações em relação às que o fármaco está visando prevenir.

A possibilidade de predizer quais pacientes podem estar em maior risco de ARONJ com base em níveis séricos de telopeptídeo com ligações cruzadas C-terminal de colágeno tipo I (CTX, do inglês *cross-linking telopeptide*) foi sugerida com base em observações clínicas.[333] Tal observação pode fornecer um indício útil para futura avaliação de risco, mas exige refinamento adicional e validação antes de aceitação ampla. De fato, um estudo observou que, embora os níveis de CTX séricos fossem mais baixos em pacientes tomando bisfosfonatos (conforme esperado), não houve associação entre níveis mais baixos de CTX e risco aumentado de ARONJ.[208] Esse mesmo estudo observou que pacientes tomando uma dose uma vez por ano de 5 mg de ácido zoledrônico não estiveram em maior risco de ARONJ que um grupo-controle (um caso em 5.903 pacientes). Desenvolvida a ARONJ, as opções de tratamento são limitadas. Uma possível estratégia de tratamento proposta em uma série de relatos de casos é o uso de teriparatide, um fármaco anabólico que estimula a formação de osteoblastos e é usado para o tratamento de osteoporose.[505]

GLICOCORTICOIDES

Terapia de glicocorticoide demonstrou induzir perda óssea rápida nos primeiros 3 meses de tratamento. Mesmo esteroides inalados foram implicados como causa de perda óssea. A formação de osso é inibida parcialmente através de diminuição na duração de vida e função dos osteoblastos, redução na taxa de aposição de mineral e tempo prolongado de latência da mineralização. Marcadores bioquímicos de formação óssea (i. e., osteocalcina e fosfatase alcalina osteoespecífica) são suprimidos. Em adição a esse efeito supressivo primário, os glicocorticoides causam reabsorção óssea acelerada. O número e a atividade dos osteoclastos aumentam durante exposição inicial a glicocorticoide. Com uso continuado de glicocorticoides, a taxa rápida de reabsorção óssea mediada por osteoclastos se retarda, mas a supressão de formação de osso continua como a atividade esquelética predominante.[272] A perda óssea, portanto, é progressiva, porque a reabsorção óssea cronicamente excede a formação.

Os efeitos adversos dos glicocorticoides sobre o osso são mediados por deficiência de esteroides sexuais e expressão de fatores de crescimento localmente produzidos e proteínas correlatas, como produção reduzida de IGF-1 e alterações nas proteínas ligadoras de IGF nos osteoblastos. O efeito direto sobre o metabolismo do cálcio através de alteração do metabolismo da vitamina D leva a um estado de hiperparatireoidismo secundário.[447,581,582]

DROGAS ANTI-INFLAMATÓRIAS NÃO ESTEROIDES

A homeostasia óssea é regulada por muitos fatores, incluindo prostaglandinas (PGs).[267] PGs são importantes para o giro ósseo normal e patológico. PGs modulam proliferação e funções diferenciadas dos osteoblastos.[426,427] Os níveis de prostaglandina E (PGE) e F (PGF) são elevados na fase inicial da cura da fratura, e a administração de PGE_2 aumentou a velocidade de reparo ósseo em vários estudos em animais.[272] A inibição da enzima ciclo-oxigenase (COX) por droga anti-inflamatória não esteroide (AINE), que é envolvida na síntese de PGs, é o mesmo mecanismo pelo qual AINEs controlam a dor. Inibindo as enzimas COX e a subsequente produção de prostaglandinas, as AINEs realizam os efeitos anti-inflamatórios desejados – mas também impedem a produção aumentada de PGs necessárias para consolidação óssea. Estudos *in vitro* usando modelos animais mostraram que AINEs inibem a proliferação dos osteoblastos e estimulam a síntese de proteína.[235] Esses fármacos também demonstraram retardar a consolidação de fratura e afetar a formação óssea adversamente em animais e seres humanos.[15,192] Em um estudo, o uso de AINEs reduziu a quantidade de crescimento ósseo invasivo para dentro de um implante ortopédico.[220]

Em outros estudos, as AINEs reduziram a reabsorção óssea associada a lesões periapicais induzidas experimentalmente,[18,390] e as AINEs sistêmicas podem desempenhar um papel positivo em manter altura óssea em torno de implantes endósseos de titânio.[257] É necessária pesquisa adicional para esclarecer a influência específica das AINEs sobre a cicatrização após cirurgia perirradicular.

INIBIDORES DA CICLO-OXIGENASE-2

Embora tanto a COX-1 quanto a COX-2 tenham sido identificadas em osteoblastos, os diferentes papéis das duas ciclo-oxigenases na formação de osso permanecem indefinidos. Um estudo usando camundongos *knockout* para COX-1 e COX-2 comparou os papéis das duas enzimas na cicatrização de fratura. A COX-2 demonstrou ter um papel essencial em ambas as formações – endocondral e intramembranosa – de osso durante cicatrização de fratura. Camundongos *knockout* COX-2 mostraram um retardo persistente em ossificação de tecido de cartilagem. Nenhuma diferença na cicatrização de fratura foi observada entre os camundongos *knockout* COX-1 e o controle tipo selvagem usado nesse estudo.[603] Estudos adicionais mostraram um retardo persistente na consolidação com AINEs COX-2;[202,203] entretanto, essa diferença em efeito não foi aparente clinicamente em um estudo que examinou a cicatrização de artrose espinal.[182]

Avaliação pré-operatória de pacientes clinicamente complexos

A avaliação pré-operatória deve levar em consideração tanto o tipo de procedimento planejado quanto o tipo de paciente (i. e., saúde física e estado psicológico). Em pacientes sadios, claramente se pode prever que eles tolerarão procedimentos cirúrgicos melhor que pacientes clinicamente complexos. Os clínicos devem prever e se preparar para tratar de pacientes clinicamente complexos à medida que a população envelhece. Está além do escopo desta breve seção cobrir todas as considerações médicas possíveis; em vez disso, os problemas mais comuns que podem exigir modificação de um tratamento cirúrgico endodôntico são apresentados. Existem relativamente poucas contraindicações absolutas à cirurgia perirradicular em pacientes sadios no que se refere a procurar tratamento em consultório dentário ambulatorial. Não obstante, se alguma dúvida surgir sobre a capacidade de um paciente para tolerar um procedimento cirúrgico, é aconselhável fazer uma consulta médica. Uma história médica completa e uma avaliação dos sinais vitais são partes exigidas da avaliação pré-cirúrgica.

A American Society of Anesthesiologists (ASA) desenvolveu um sistema amplamente usado para estabelecer risco cirúrgico. Os pacientes categorizados como ASA 1 são sadios e em geral não necessitam de modificação do plano de tratamento cirúrgico. Pacientes classificados como ASA 4 ou ASA 5 não são tratados em um consultório dentário; esses indivíduos têm problemas médicos importantes que assumem prioridade sobre considerações dentárias. Pacientes considerados ASA 2 ou ASA 3 são vistos comumente em bases ambulatoriais e podem precisar de consulta médica e modificação do plano de tratamento cirúrgico. Os pacientes nas categorias ASA 2 e ASA 3 têm doença sistêmica branda a moderada, e muitas vezes estão recebendo tratamento com uma ou mais medicações de prescrição. O sistema de classificação da ASA deve ser usado somente como um guia geral, porque, quando usado de forma isolada, não constitui um preditor confiável do risco operatório.[201] Além disso, mesmo anestesiologistas experientes exibem diferenças de opinião quando usam o sistema ASA para classificar pacientes.[227,395] O estado psicológico do paciente e o estresse previsto do procedimento devem ser considerados em adição à classificação ASA da saúde física. Um protocolo de redução de estresse pode ser útil em pacientes que relatam moderada ansiedade dentária com doença sistêmica concomitante branda a moderada.

Procedimentos cirúrgicos geralmente exigem uma quantidade maior de anestésico local com um vasoconstritor que tratamento não cirúrgico de canal radicular. Uma parte essencial da avaliação pré-cirúrgica é uma avaliação do estado cardiovascular do paciente e da tolerância para anestésicos locais que contêm epinefrina. Em particular, pacientes com doença cardiovascular avançada, pacientes geriátricos e pacientes tomando certas medicações podem ter uma tolerância reduzida a anestésicos locais contendo um vasoconstritor. Estresse induzido pelo tratamento associado a procedimentos cirúrgicos pode causar um aumento importante na frequência cardíaca e na pressão arterial sistólica quando comparado com terapia não cirúrgica de canal radicular.[189] O uso de anestésicos locais com vasoconstritores foi examinado no sétimo relatório do Joint National Committee on Prevention, Detection, Evaluation, and Treatment of High Blood Pressure (JNC 7).[231] Uma versão atualizada desse relatório (JNC 8) foi publicada em 2013. Em pacientes com doença cardiovascular, 0,036 a 0,054 mg de epinefrina (aproximadamente dois a três cartuchos de anestésico local com epinefrina 1:100.000) devem ser seguros para a maioria dos pacientes, exceto aqueles com doença cardiovascular grave ou outros fatores de risco específicos.[38,231,594] Anestésicos locais com vasoconstritores devem ser evitados ou usados com extrema cautela em pacientes com as seguintes condições cardiovasculares: hipertensão grave ou mal controlada, arritmias que são refratárias a tratamento, infarto do miocárdio no mês anterior, acidente vascular encefálico nos últimos 6 meses, enxerto de pontes em artérias coronárias nos últimos 3 meses e insuficiência cardíaca congestiva não controlada.[311] Pacientes incapazes de tolerar vasoconstritores podem não ser bons candidatos para cirurgia perirradicular, porque um anestésico local com um vasoconstritor é essencial para obter hemostasia e visibilidade adequadas durante esse tipo de procedimento. Cirurgia pode ser realizada usando apenas anestésicos locais sem vasoconstritores, mas não é algo recomendado.

O potencial para interações de múltiplos fármacos está aumentando por conta do envelhecimento da população e a introdução de muitos fármacos novos. Muitos pacientes idosos têm função hepática e renal diminuídas, e por essas razões não são capazes de metabolizar e excretar fármacos tão eficientemente quanto os pacientes mais jovens, sadios. O potencial para interações, metabolismo e excreção diminuídos de fármacos deve ser considerado mesmo quanto a agentes comumente usados, como anestésicos locais e analgésicos.

Uma bacteriemia transitória é praticamente certa na cirurgia perirradicular; portanto, os pacientes em alto risco de endocardite bacteriana devem receber profilaxia antibiótica apropriada, como recomendado pela American Heart Association. Novas diretrizes para prevenção de endocardite infecciosa foram publicadas em 2007 e representam uma mudança importante das diretrizes precedentes da American Heart Association.[588] Por exemplo, profilaxia antibiótica não é mais recomendada para pacientes com uma história de prolapso de válvula mitral (com ou sem regurgitação), cardiopatia reumática, doença de válvula bicúspide, estenose aórtica e certas condições cardíacas congênitas. Profilaxia antibiótica só é recomendada para pacientes com doença valvar associada ao mais alto risco de resultados adversos por endocardite infecciosa. Para os pacientes na mais alta categoria de risco, é recomendada profilaxia antibiótica para procedimentos dentários que envolvam manipulação de tecidos gengivais, a região periapical dos dentes ou perfuração da mucosa oral. Para todos os outros pacientes com doença valvar, os riscos associados à profilaxia antibiótica de rotina são maiores que os benefícios potenciais.[588] Embora essas diretrizes representem a melhor evidência disponível, os clínicos devem ser conhecedores de que um estudo recente realizado na Inglaterra encontrou um aumento importante em casos de endocardite infecciosa após adoção difundida das novas diretrizes em 2008. Entretanto, os autores salientam que seus dados não estabelecem uma relação causal, e recomendam adesão às diretrizes atuais neste momento.[130a]

Novas diretrizes de prática clínica para o tratamento de pacientes com articulações protéticas foram desenvolvidas pela American Association of Orthopaedic Surgeons (AAOS) e pela American Dental Association (ADA), em dezembro de 2012.[578] O grupo de trabalho realizou uma revisão sistemática e apresentou três recomendações. A recomendação 1 afirma que "o clínico poderia considerar a descontinuação da prática de rotineiramente prescrever antibióticos profiláticos para pacientes com implantes articulares protéticos de quadril e joelho submetendo-se a procedimentos dentários". O nível de evidência para suportar essa recomendação foi classificado como "limitado", mas foi o mais alto nível de evidência atribuído a qualquer uma das três recomendações. Dois estudos de caso-controle fornecem evidência para essa recomendação.[51,498] Na recomendação 2, o grupo não conseguiu recomendar a favor ou contra o uso de agentes antimicrobianos tópicos (grau de recomendação = inconclusivo). A recomendação 3 foi de consenso, para suportar a manutenção de higiene oral apropriada (grau de recomendação = consenso). Um relatório recente do American Dental Association Council on Scientific Affairs acrescentou mais esclarecimentos, concluindo que: "Em geral, para pacientes com implantes articulares protéticos, antibióticos profiláticos não são recomendados antes de procedimentos dentários para prevenir infecção de articulação protética".[499a]

O tratamento de pacientes recebendo terapia anticoagulante depende do tipo de anticoagulante, da razão para terapia anticoagulante e do tipo de cirurgia oral planejada. Varfarina, um anticoagulante comumente prescrito usado para tratar ou prevenir tromboembolismo, bloqueia a formação de protrombina e outros fatores de coagulação. O valor da razão normalizada internacional (INR, do inglês *international normalized ratio*) é o padrão aceito para medir tempo de protrombina (PT). A faixa terapêutica desejada de INR em geral é 2 a 3,5, dependendo da indicação médica subjacente para terapia anticoagulante. Procedimentos de cirurgia oral limitada, como extração simples com fórceps de 1 a 3 dentes, podem ser efetuados com segurança em pacientes com valores de INR dentro da faixa terapêutica normal.[8,89,255,478] Cirurgia perirradicular, no entanto, pode apresentar uma dificuldade maior para hemostasia, mesmo em pacientes bem mantidos dentro da faixa terapêutica. A visibilidade de campo claro normalmente necessária para tratamento cirúrgico adequado do ápice radicular pode não ser possível em pacientes submetidos à terapia anticoagulante. O médico do paciente deve ser consultado para auxiliar no desenvolvimento de um plano de tratamento apropriado. Alguns pacientes podem ser capazes de tolerar descontinuação da terapia com varfarina em até 2 dias antes de um procedimento planejado, o que permite que a INR desvie para baixo. Em um estudo de coorte prospectivo, Russo et al.[461] relataram que a suspensão de varfarina 2 dias antes de um procedimento cirúrgico resultou em não haver problemas de sangramento e nenhum evento tromboembólico.

Eles observaram que o tempo médio passado a uma INR abaixo de 2 (valor crítico) foi de 28 horas, e que 90% dos pacientes retornaram ao valor de INR terapêutico desejado em 7 dias. Contudo, essa estratégia pode colocar certos pacientes em maior risco de um evento tromboembólico; portanto, descontinuação da terapia anticoagulante não seria recomendada.

Em geral, pacientes recebendo terapia anticoagulante devem apresentar mínimo risco de sangramento importante durante ou após cirurgia oral, e medidas locais para controlar sangramento devem ser adequadas.[88,569] Em uma revisão preparada para o American Dental Association Council on Scientific Affairs and Division of Science, Jeske e Suchko[260] recomendaram contra descontinuação de rotina da terapia anticoagulante antes de procedimentos dentários, inclusive procedimentos cirúrgicos. Independentemente da conduta de tratamento selecionada, a consulta com o médico do paciente e um teste de INR no dia da cirurgia são fortemente recomendados. Um estudo retrospectivo de uma população de escola odontológica urbana observou que os valores de INR de 43% dos pacientes que tomavam varfarina não estavam dentro da faixa terapêutica recomendada.[266] Para realçar a dificuldade de manter níveis de anticoagulação dentro de uma faixa terapêutica apropriada, a varfarina foi implicada em mais admissões hospitalares de emergência que qualquer outra medicação.[83]

Hospitalização e conversão para terapia com heparina podem ser consideradas em casos especiais, mas paciente, médico e cirurgião devem ponderar cuidadosamente os riscos potenciais em relação ao resultado e aos benefícios esperados. Uma nova categoria de anticoagulante heparínico, as heparinas de baixo peso molecular (LMWHs, do inglês *low-molecular-weight heparins*), permite ao paciente a autoadministração e pode ser uma alternativa para aqueles que precisam manter um alto nível de anticoagulação, mas querem reduzir o custo e o tempo requeridos para conversão à terapia tradicional com heparina.

Fármacos novos anticoagulantes orais (NOACs, do inglês *novel oral anticoagulant drugs*) emergiram recentemente como uma alternativa à varfarina para a maioria das indicações (p. ex., acidente vascular encefálico prévio, fibrilação atrial e trombose venosa profunda), *exceto* válvulas cardíacas mecânicas. Exemplos incluem: apixaban, dabigratrana, edoxabana e rivaroxabana. NOACs têm menos interações com alimentos e outros fármacos, e não há necessidade de monitoramento por trabalho sanguíneo de rotina. Entretanto, embora se saiba que NOACs prolongam o tempo de protrombina (PT) inibindo a conversão de fator X para Xa, atualmente não existe teste confiável para medir com acurácia o nível de anticoagulação. Uma consulta médica pode estar indicada para ajudar a avaliar os benefícios e riscos relativos de descontinuar fármacos NOAC por 1 ou 2 dias antes de cirurgia endodôntica.

Terapia com ácido acetilsalicílico em baixa dose é conhecida por aumentar o tempo de sangramento, inibindo irreversivelmente a agregação das plaquetas. Uma prática comum tem sido aconselhar os pacientes a descontinuarem terapia com ácido acetilsalicílico por 7 a 10 dias antes de cirurgia oral.[28] A níveis terapêuticos de baixa dose (menos de 100 mg/dia), ácido acetilsalicílico pode aumentar o tempo de sangramento e complicar procedimentos cirúrgicos. Contudo, Ardekian et al.[28] concluíram que terapia com ácido acetilsalicílico em baixa dose *não deve* ser descontinuada antes de procedimentos cirúrgicos, e que o sangramento podia ser controlado por medidas locais. Terapia com dose mais alta pode criar um risco maior de sangramento durante ou após cirurgia.

Embora um paciente recebendo terapia com ácido acetilsalicílico possa não estar em alto risco de sangramento importante durante ou após cirurgia, uma preocupação em cirurgia perirradicular é o problema de visibilidade, criado pelo sangramento. O clínico deve consultar o médico do paciente a respeito da razão médica para terapia com ácido acetilsalicílico, e deve avaliar os riscos e benefícios de descontinuar ácido acetilsalicílico antes da cirurgia proposta. Deve ser possível efetuar cirurgia perirradicular sem descontinuar a terapia com ácido acetilsalicílico, se necessário, mas a visibilidade durante o procedimento pode ser comprometida, o que pode afetar adversamente o prognóstico.

Ervas, suplementos dietéticos e vitaminas podem contribuir para problemas de sangramento durante a cirurgia, e os pacientes frequentemente deixam de relatar o uso dessas substâncias na avaliação pré-operatória.[385] Em uma pesquisa de pacientes cirúrgicos, aproximadamente um terço relatou usar medicação não prescrita que poderia inibir a coagulação ou interagir com anestésicos.[384] Em particular, ginkgo biloba, gengibre, alho, ginseng, tanaceto e vitamina E inibem a agregação das plaquetas e podem aumentar o risco de sangramento.[96] Ingredientes em produtos para perder peso vendidos livremente (OTC, do inglês *over-the-counter*) podem potencializar o efeito da epinefrina e aumentar o estresse cardíaco, embora o exemplo mais óbvio desse fenômeno, a efedra, tenha sido removido do mercado dos EUA por ordem da Food and Drug Administration (FDA).

Pacientes com distúrbios de sangramento herdados ou adquiridos estão também em risco de sangramento excessivo durante e após cirurgia perirradicular. A função hepática prejudicada associada a uso abusivo, passado ou atual, de álcool ou droga pode também predispor um paciente a sangramento excessivo durante a cirurgia. Uma história médica completa e uma entrevista devem ajudar a identificar esses pacientes e, em consulta com o médico do paciente, possibilitar quaisquer modificações de tratamento necessárias.

Muitas outras condições médicas, como infarto miocárdico recente, acidente vascular encefálico, arritmias cardíacas, diabetes, radioterapia para câncer de cabeça e pescoço, condições com imunocomprometimento, distúrbios convulsivos, supressão suprarrenal, doença hepática ou renal e gravidez podem exigir modificação do plano de tratamento. Entretanto, essas condições geralmente apresentam problemas mais gerais que não são exclusivos de um procedimento cirúrgico. O valor de uma completa história médica e de uma entrevista com o paciente nunca será exagerado.

Considerações anatômicas

Avaliar o acesso ao local cirúrgico é um dos passos mais importantes na seleção de casos para cirurgia perirradicular. Estudos anatômicos podem fornecer alguma orientação, mas a variação individual é grande, e não há substituto para um exame clínico completo. Uma abertura oral pequena, músculos faciais ativos, vestíbulo raso e osso alveolar vestibular espesso podem todos aumentar significativamente a dificuldade do procedimento, mesmo em casos que parecem simples ao exame radiográfico.

MANDÍBULA POSTERIOR

A principal estrutura anatômica de interesse para a cirurgia perirradicular na mandíbula posterior é o feixe neurovascular que corre através do canal mandibular e sai através do forame mentoniano. A relação entre o canal mandibular, o forame mentoniano e os ápices das raízes dos dentes inferiores foi bem estudada; entretanto, medidas antropométricas têm valor limitado no tratamento de pacientes individuais. Uma compreensão das relações anatômicas típicas é importante, mas ainda mais importante é uma avaliação do paciente individual para desenvolver uma avaliação de risco caso-específica.

A profundidade do fórnice vestibular geralmente é um bom preditor da possível dificuldade envolvida em obter acesso aos dentes posteriores inferiores.[305] Um vestíbulo raso em geral prenuncia osso alveolar mais espesso e acesso mais difícil ao ápice radicular.

O forame mentoniano, outra estrutura anatômica que é chave, em geral é localizado entre a região apical ao primeiro e segundo pré-molares inferiores;[118,356] entretanto, isso varia consideravelmente, e o clínico deve examinar cada paciente de forma cuidadosa, para determinar sua localização (Figuras 11.5 e 11.6). A localização vertical do forame mentoniano pode variar ainda mais que a localização horizontal. Moiseiwitsch[356] observou que a localização média foi 16 mm inferior à junção cemento esmalte (JCE) do segundo pré-molar, embora a faixa fosse 8 a 21 mm, o que colocaria aproximadamente 20% dos forâmens no ápice da raiz ou coronário a ele. Felizmente, o forame mentoniano

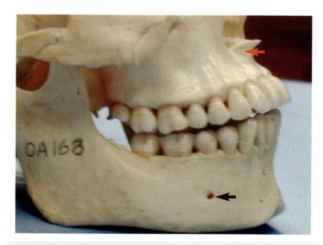

Figura 11.5 Vista lateral do crânio, mostrando a espinha nasal anterior e a proximidade dos ápices das raízes anteriores maxilares ao soalho do nariz (*seta vermelha*), bem como a localização típica do forame mentoniano (*seta preta*).

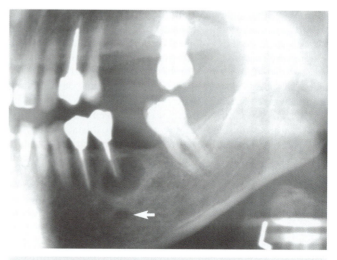

Figura 11.6 Avaliação pré-operatória de um segundo pré-molar esquerdo inferior que incluiu uma radiografia panorâmica para ajudar a localizar o forame mentoniano (*seta branca*), que não era visível em uma radiografia periapical padrão.

é facilmente visualizado com radiografias periapical e panorâmica padrão. Uma radiografia periapical verticalmente posicionada pode ser mais útil que uma posicionada horizontalmente, sobretudo em indivíduos com raízes mais longas. O forame mentoniano também pode ser palpado.

Quando uma incisão relaxante vertical está indicada, ela geralmente é feita na linha do ângulo mesial do canino inferior. Essa localização é sempre mesial ao forame mentoniano, porque ele está localizado na área que vai do ápice do primeiro pré-molar inferior ligeiramente distal ao segundo pré-molar. O feixe nervoso sai do forame em uma direção distal. Uma técnica alternativa para ganhar acesso aos dentes posteriores inferiores envolve uma incisão relaxante distal entre o primeiro e o segundo molares inferiores.[355] Esse acesso pode ser especialmente útil para acesso ao segundo pré-molar e primeiro molar inferiores. É preciso cuidado para evitar a artéria facial quando ela cruza o nível do fórnice vestibular inferior perto do primeiro molar inferior. Contato inadvertido com a artéria facial é improvável se a incisão não for prolongada além da profundidade do vestíbulo.

Independentemente do acesso selecionado, é importante evitar fazer uma incisão na vizinhança do forame mentoniano. O nervo mentoniano está encerrado em uma bainha relativamente resistente, e um dano permanente pode ser evitado se for usada dissecção romba cuidadosa na área. Uma incisão relaxante vertical mal-orientada, no entanto, pode seccionar o nervo, causando lesão permanente. Trauma ao nervo por dissecção romba nessa área ou pela pressão por um afastador mal-colocado pode causar parestesia temporária, mas é muito menos prejudicial que causar lesão permanente. (Documentação e tratamento de lesões nervosas são discutidos mais tarde, neste capítulo.)

Os limites do canal mandibular frequentemente são mais difíceis de visualizar com técnicas radiográficas convencionais. Uma radiografia periapical pela técnica do paralelismo, seja horizontal ou verticalmente posicionada, é, em geral, capaz de fornecer uma imagem razoavelmente precisa da relação entre a margem superior do canal mandibular e os ápices radiculares. Contudo, o canal mandibular às vezes não pode ser facilmente visualizado. Esses casos devem ser abordados com extrema precaução, porque um risco aumentado de parestesia secundária à lesão nervosa pode ser um risco inaceitável para muitos pacientes. A TCFC pode ser muito útil para identificar a localização do canal mandibular e determinar sua relação com os ápices das raízes (ver Capítulo 2).[68,285,556]

No sentido vestíbulo lingual, o canal mandibular comumente segue um trajeto curvo a partir da metade vestibular da mandíbula próximo da raiz distal do segundo molar para a metade lingual da mandíbula próximo do primeiro molar, a seguir se curvando de volta para a vestibular, próximo do segundo pré-molar, quando ele sai do forame mentoniano.[136] A distância vertical média desde a margem superior do canal mandibular ao ápice da raiz distal do segundo molar inferior é aproximadamente de 3,5 mm; isso aumenta gradualmente para aproximadamente 6,2 mm, para a raiz mesial do primeiro molar inferior, e para 4,7 mm, para o segundo pré-molar.[136,312] Essa relação geralmente fornece uma margem maior de segurança para cirurgia no primeiro molar inferior em comparação com o segundo pré-molar, e especialmente o segundo molar. A cirurgia no segundo molar inferior pode ser ainda mais complicada por apresentar cortical vestibular sobrejacente relativamente espessa, inclinação lingual das raízes e uma localização mais vestibular do canal mandibular. Isso não quer dizer que a cirurgia perirradicular não deva ser efetuada em segundos molares mandibulares; em vez disso, salienta que riscos e benefícios relativos devem ser cuidadosamente considerados. Muitas vezes a escolha mais prudente para um segundo molar inferior é um procedimento de reimplantação intencional ou extração e substituição por um implante.

MAXILA POSTERIOR

A principal estrutura anatômica de interesse na maxila posterior é o seio maxilar. TCFC permite uma avaliação tridimensional pré-operatória mais precisa da relação entre as raízes dos dentes maxilares posteriores e o seio.[60,79] Perfuração do seio durante cirurgia é bastante comum, com uma incidência descrita de cerca de 10 a 50% dos casos.[157,177,456] Mesmo sem patologia perirradicular, a distância entre os ápices das raízes dos dentes maxilares posteriores e o seio maxilar às vezes é menor que 1 mm.[225] Uma lesão perirradicular inflamatória tende a aumentar a probabilidade de exposição do seio durante a cirurgia. Felizmente, é raro que a perfuração do seio maxilar resulte em problemas pós-operatórios a longo prazo.[225] Em um relato de 146 casos de exposição do seio durante uma cirurgia perirradicular, Watzek et al.[579] não encontraram diferença na cicatrização em comparação com procedimentos cirúrgicos semelhantes sem exposição sinusal. A membrana sinusal em geral se regenera, e uma camada fina de osso novo se forma muitas vezes sobre o ápice radicular, embora a regeneração óssea seja menos previsível.[50,157,579] A regra geral de colocar uma incisão relaxante vertical pelo menos em um dente mesial e distal ao local cirúrgico é especialmente importante quando a perfuração do seio é possível, porque o local da exposição deve ser completamente coberto com o retalho mucoperiósteo, para fornecer fechamento primário.

Se o seio maxilar for penetrado durante a cirurgia, precisa ser tomado cuidado especial para evitar que fragmentos de raiz infectados e detritos entrem no seio. A técnica de ressecção de raiz mais comumente usada envolve desgastar o ápice da raiz com uma broca de alta velocidade por aproximadamente 3 mm da direção do ápice para a coroa; portanto, uma abertura poderia permitir a entrada de detrito infectado no interior do seio. Uma abertura no seio pode ser fechada temporariamente com um material como gaze Telfa, embora a gaze deva ser fixada de modo a evitar deslocamento inadvertido para dentro do seio. Uma sutura pode ser colocada através do material tampão, para evitar deslocamento e ajudar na retirada. Jerome e Hill[259] sugeriram prender o segmento radicular apical perfurando um pequeno orifício na ponta da raiz e enfiando uma porção de fio de sutura através do furo. A raiz é então cortada no nível apropriado e o fragmento cortado é removido em uma peça. Se um fragmento de raiz ou outro objeto estranho for desviado para dentro do seio, ele deve ser removido. Um orascópio ou endoscópio pode ser útil para visualizar o objeto estranho, mas encaminhamento para avaliação e remoção cirúrgica pode ser indicado se o fragmento não puder ser localizado e removido.

As raízes palatinas dos molares superiores apresentam uma dificuldade especial para acesso cirúrgico. Raízes palatinas podem ser alcançadas por um acesso por vestibular (transantral) ou por palatino. Wallace[572] descreveu um acesso transantral no qual um retalho vestibular é refletido, as raízes vestibulares são apicetomizadas, a osteotomia de acesso para dentro do seio é aumentada aproximadamente 1 a 1,5 cm e a ponta de raiz palatina é cortada, preparada ultrassonicamente e obturada. O seio pode ser tamponado com gaze úmida, para captar detritos, e deve ser irrigado com soro fisiológico estéril na complementação cirúrgica. Em alguns casos, um descolamento cuidadoso e o afastamento da membrana do seio podem ser possíveis, permitindo acesso à extremidade de raiz palatina, sem invasão direta do seio.[16] Muitos que experimentaram esse acesso o acham mais difícil do que poderia parecer inicialmente. A iluminação e magnificação fornecidas por um microscópio operatório odontológico, endoscópio ou orascópio são auxiliares essenciais nesse tipo de cirurgia.[40]

Um acesso palatino à raiz palatina dos molares superiores pode parecer mais direto que um acesso transantral, mas pode apresentar certas dificuldades. A visibilidade do campo cirúrgico é reduzida, e a manipulação de instrumentos é mais difícil que com a maioria dos acessos vestibulares de rotina. Pacientes com uma abóbada palatina profunda são melhores candidatos a esse acesso que indivíduos com um palato raso. Um trato fistuloso ou uma lesão grande na raiz palatina pode permitir acesso mais fácil e melhor visualização da raiz palatina, porque apenas a remoção óssea limitada seria necessária. A posição da artéria palatina anterior deve ser cuidadosamente considerada quando a incisão for feita e, o retalho, descolado. Essa artéria emerge do forame palatino maior distal ao segundo molar superior na junção da seção vertical do processo alveolar com a porção plana do palato, e continua anteriormente (Figura 11.7). Uma incisão vertical relaxante pode ser colocada entre o primeiro pré-molar e o canino superior, onde a artéria é relativamente estreita e se ramifica, dando artérias menores. Se necessário, uma curta incisão relaxante vertical distal pode ser feita distal ao segundo molar, mas não deve se aproximar da junção de processo alveolar e raiz do palato. Se a artéria palatina anterior for seccionada, deve-se apertar e fazer uma compressão, mas isso pode não deter a hemorragia, e ligadura da artéria carótida externa pode ser necessária. Em virtude da forma côncava da abóbada palatina, o reposicionamento do retalho pode ser difícil. Uma placa cirúrgica de acrílico pode ser fabricada antes da cirurgia, para ajudar no reposicionamento do retalho e para ajudar a evitar acúmulo de sangue embaixo do retalho.

MAXILA E MANDÍBULA ANTERIORES

A cirurgia perirradicular em dentes anteriores geralmente envolve menos riscos anatômicos e complicações potenciais que em dentes posteriores. Não obstante, o acesso ao ápice de raiz em alguns pacientes pode ser trabalhoso, em razão de raízes longas, vestíbulo raso ou inclinação lingual das raízes. Conforme mostrado na Figura 11.5, os ápices radiculares dos incisivos centrais e laterais superiores podem ser muito próximos do assoalho da fossa nasal e da espinha nasal anterior óssea. A Figura 11.8 demonstra isolamento e proteção do feixe neurovascular nasopalatino durante cirurgia anterior superior. O canino superior tem em média cerca de 26 mm de comprimento e em geral não apresenta dificuldade para acesso cirúrgico; entretanto, a combinação de um vestíbulo raso e um comprimento da raiz mais longo que a média poderia complicar o acesso à área do ápice da raiz. Nesses casos, uma osteotomia apical à extremidade da raiz pode ser impossível. Um acesso alternativo para dentes com raízes longas e extremidades de raízes na vizinhança de estruturas anatômicas críticas é entrar no osso e cortar a raiz a um nível de aproximadamente 3 mm do ápice. Depois que a ponta da raiz for removida, a área apical da raiz pode ser inspecionada e curetada, conforme necessário.

A cirurgia perirradicular em incisivos inferiores muitas vezes é mais difícil que o esperado. A combinação de inclinação lingual radicular, vestíbulo raso e protuberância mentoniana proeminente pode aumentar o grau de dificuldade, a proximidade a raízes adjacentes, a necessidade de uma apicectomia e a preparação para incluir um possível canal lingual não observado.

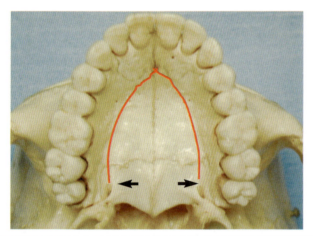

Figura 11.7 Vista palatina mostrando a posição do forame palatino maior (*setas*). A localização aproximada da artéria palatina anterior está marcada em vermelho.

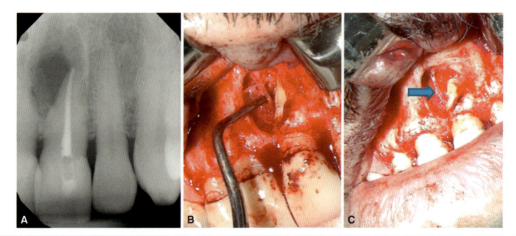

Figura 11.8 A. Radiografia mostrando uma radiolucência perirradicular associada com dente 21 previamente tratado. **B-C.** Após descolamento do retalho de espessura total, o feixe neurovascular nasopalatino foi identificado (*B*), protegido e isolado (*seta* em *C*) durante curetagem da lesão cística (Cortesia de Dr. Tim Rogers.)

Tomografia computadorizada de feixe cônico (*cone-beam*)

Exame radiográfico é um componente essencial em todos os aspectos do tratamento endodôntico – desde o diagnóstico e o planejamento do tratamento à avaliação de resultado (Capítulo 2). As informações obtidas com radiografias convencionais e periapicais digitais são limitadas pelo fato de que a anatomia tridimensional da área é comprimida em uma imagem bidimensional. Como resultado da superposição, radiografias periapicais revelam aspectos limitados da anatomia tridimensional. Além disso, pode também haver distorção da imagem geométrica das estruturas anatômicas. Esses problemas podem ser superados usando-se técnicas de tomografia computadorizada de feixe cônico (TCFC) de pequeno volume, capazes de produzir imagens tridimensionais de dentes individuais e dos tecidos circundantes. TCFC pode ser particularmente útil em diagnóstico e planejamento de tratamento para cirurgia perirradicular.[112,163,249,318] (Figura 11.9) O termo *tomografia computadorizada de feixe cônico* é muitas vezes usado como *tomografia volumétrica de feixe cônico* (TVFC).

DIFERENÇAS DE IMAGEM ENTRE TOMOGRAFIA COMPUTADORIZADA E TOMOGRAFIA COMPUTADORIZADA DE FEIXE CÔNICO

Os benefícios da imagem de tomografia computadorizada (TC) médica tridimensional já estão bastante estabelecidos em certas especialidades odontológicas. Os atuais *scanners* de TC têm um arranjo linear de múltiplos detectores, possibilitando que múltiplos cortes sejam captados simultaneamente, resultando em tempos mais rápidos de escaneamento e, frequentemente, menos exposição do paciente à radiação.[507] Os cortes de dados são então "empilhados" e podem ser reformatados para obter imagens tridimensionais. Alta dose de radiação, custo, disponibilidade, pouca resolução e dificuldade de interpretação resultaram em uso limitado da imagem de TC em endodontia. Esses problemas podem ser substituídos por inovações da tecnologia de TCFC.

Em 2000, a Food and Drug Administration (FDA) aprovou a primeira unidade de TCFC para uso odontológico nos EUA. A tecnologia do *cone-beam* usa um feixe em forma de cone de radiação para adquirir um volume em uma única rotação de 360°, similarmente à radiografia panorâmica. O volume das imagens adquiridas

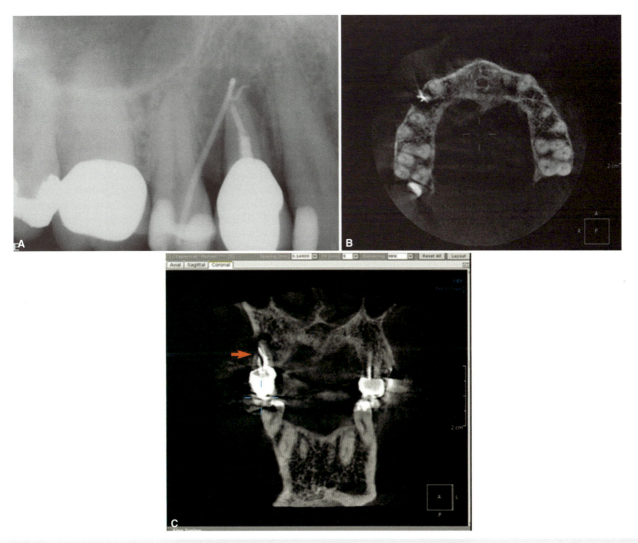

Figura 11.9 A. Radiografia periapical com guta-percha mapeando o trato fistuloso ao dente 14. Sondagens periodontais mostraram limites normais. Esse dente foi inicialmente encaminhado para cirurgia exploradora, a fim de excluir fratura de raiz. TCFC confirmou fratura de raiz, e o plano de tratamento foi mudado para extração com possível enxerto ósseo e regeneração tecidual guiada para aumento de crista antes da colocação de implante. **B.** Vista de TCFC axial mostrando extensão da lesão. **C.** Vista de TCFC coronal mostrando fratura de raiz (*seta vermelha*) e perfuração da lâmina cortical vestibular na área da fratura da raiz, mas o osso intacto na área cervical.

por uma TCFC é composto por voxels. Essencialmente, um voxel é um pixel 3D. Uma vez que os dados são capturados em um volume, em oposição a cortes, todos os voxels são isotrópicos, capacitando objetos dentro do volume a serem acuradamente medidos em diferentes direções. Diferentemente do voxel de TCFC, um voxel de TC médica não é um cubo perfeito, e medidas feitas em múltiplos planos não são precisas. Em adição à precisão aumentada e mais alta resolução, a TCFC oferece importante redução do tempo de escaneamento, da dose de radiação e do custo para o paciente.[472,595,606] Sistemas TCFC podem ser classificados em duas categorias: TCFC limitada (dental ou regional) ou TCFC total (orto ou facial). O campo de visão (FOV) da TCFC limitada varia em diâmetro de 40 a 100 mm, enquanto o FOV da TCFC total varia de 100 a 200 mm.[112] Outra diferença entre a TCFC limitada e a TCFC total é que um voxel é geralmente menor para a versão limitada (0,1 a 0,2 mm *versus* 0,3 a 0,4 mm). Assim, os sistemas de TCFC limitada oferecem mais alta resolução e são mais apropriados para aplicações endodônticas. Os scanners de TCFC de volume limitado capturam pequenos volumes de dados, que podem incluir apenas dois ou três dentes individuais. A característica mais importante e clinicamente útil da tecnologia de TCFC é o *software* altamente sofisticado, o qual permite que o imenso volume de dados coletados seja reconstruído. Cortes tomográficos tão finos quanto um voxel podem ser exibidos de várias maneiras. Uma opção, por exemplo, refere-se às imagens serem exibidas nos três planos ortogonais – axial, sagital e coronal – simultaneamente. As vistas axial e proximal (sagital na anterior, coronal na posterior) são de particular valor, porque geralmente não são vistas com radiografia periapical convencional. A capacidade de reduzir ou eliminar superposição das estruturas vizinhas torna a TCFC superior à radiografia periapical convencional.[314]

Os tempos de escaneamento são geralmente de 10 a 40 segundos, embora o tempo real de exposição seja significativamente menor (2 a 5 s), uma vez que os escâneres envolvem um número (até 360) de pequenas exposições individuais separadas, em vez de uma exposição contínua. Com escâneres de TC médica, os tempos de escaneamento e exposição do crânio podem ser significativamente mais longos. A maioria dos escâneres de TCFC é muito menor que os escâneres de TC médica, tomando aproximadamente o mesmo espaço que uma máquina panorâmica odontológica. Eles são também significativamente menos caros que escâneres de TC médica. Com a ajuda do *software* de análise, o clínico é capaz de rolar através do volume inteiro e simultaneamente ver cortes 2D axiais, coronais e sagitais que variam de 0,125 a 2 mm de espessura. Comparar a dose de radiação de diferentes escâneres de TCFC com escâneres de TC médica pode causar confusão, porque muitas vezes são usadas unidades diferentes de dose de radiação. Há três unidades de medida básicas em dosimetria de radiação: a dose absorvida de radiação (D), a dose equivalente (H) e a dose efetiva (E). A *dose absorvida de radiação* é definida como a medida da quantidade de energia absorvida do feixe de radiação por unidade de massa de tecido, e é medida em joules por quilograma. A *dose equivalente* é definida como uma medida que indica a efetividade radiobiológica de diferentes tipos de radiação, e assim fornece uma unidade comum. A *dose efetiva* é calculada multiplicando-se a dose equivalente por diferentes fatores de ponderação teciduais, o que converte todas as doses em uma dose corporal total equivalente e permite que as doses de diferentes investigações de diferentes partes do corpo sejam comparadas. A unidade permanece sendo o Sievert (Sv), e pode ser usada para estimar o dano pela radiação causado a uma população exposta. As doses efetivas relatadas a partir de escâneres de TCFC variam, mas podem ser quase tão baixas quanto aquelas a partir de unidades de raios X dentário panorâmico e consideravelmente menores que aquelas de escâneres de TC médica.[398] As doses efetivas mais altas a partir de modelos particulares de escâneres de TCFC são em parte decorrentes do tamanho maior do campo de visão usado, bem como do tipo de receptor de imagem empregado. Os escâneres de pequeno volume capturam informação de uma pequena região do maxilar – aproximadamente a mesma área que uma radiografia periapical. A dose efetiva tem sido descrita na mesma faixa que 2 a 3 exposições de radiografias periapicais, enquanto a dose efetiva para uma série de boca total de radiografias periapicais foi descrita como semelhante à dose efetiva de um escaneamento de TCFC de grande volume.[124,194] Se múltiplos dentes em diferentes quadrantes precisarem de avaliação ou tratamento endodôntico, um *scan* de TCFC de grande volume com um grande campo de visão pode ser mais apropriado. Se informação endodôntica for necessária sobre múltiplos dentes em um maxilar, um *scan* de TCFC de grande volume com o campo de visão apenas limitado ao maxilar de interesse poderia ser a investigação de escolha. Isso tem a vantagem de reduzir em até 65% a dosagem efetiva pelo *scan* de TCFC de grande volume total.[321]

APLICAÇÕES POTENCIAIS DA TOMOGRAFIA COMPUTADORIZADA DE FEIXE CÔNICO NO MANEJO DA DOENÇA ENDODÔNTICA PÓS-TRATAMENTO

Exames radiográficos clínicos são em geral limitados a vistas bidimensionais capturadas usando filme radiográfico ou sensores digitais. Informação crucial relacionada à verdadeira anatomia tridimensional de dentes e estruturas adjacentes é obscurecida. Mesmo com técnicas de paralelismo, distorção e superposição de estruturas dentárias nas periapicais são inevitáveis. Uma importante vantagem descrita da TCFC é a precisão das medições em todas as dimensões.[331] A capacidade de ver fatias finas sagitais, coronais e axiais elimina efetivamente o problema de superposição de estruturas anatômicas. Por exemplo, raízes de dentes posteriores maxilares e tecidos circundantes podem ser vistos sem superposição do arco zigomático, osso alveolar, seio maxilar e outras raízes (Figura 11.10). A TCFC habilita os clínicos a detectar alterações em densidade óssea apical em uma fase mais inicial quando comparada com radiografias periapicais convencionais, e por essa razão tem o potencial de detectar patologias perirradiculares previamente não diagnosticadas.[163,314,371] TCFC também pode se comprovar ferramenta útil para diferenciação não invasiva de cistos e granulomas periapicais,[489] um objetivo antes inatingível usando imagens da radiografia convencional.

A imagem tridimensional permite identificação clara da relação anatômica dos ápices das raízes a importantes estruturas anatômicas vizinhas, como canal mandibular, forame mentoniano e seio maxilar (Figura 11.11). Velvart et al. relataram que a relação do canal alveolar inferior aos ápices das raízes pôde ser determinada em cada caso quando se utilizou TC médica, mas em menos de 40% dos casos quando usando radiografia convencional.[556] É provável que resultados semelhantes possam ser alcançados com TCFC usando consideravelmente menos radiação. Rigolone et al. concluíram que a TCFC pode desempenhar um papel importante em microcirurgia periapical de raízes palatinas de primeiros molares superiores.[442] A distância entre a lâmina cortical e o ápice da raiz palatina pôde ser medida usando TCFC, e a presença do seio maxilar entre as raízes pôde ser avaliada. Informação adicional, como espessura da lâmina cortical, padrão ósseo esponjoso, fenestrações e inclinação das raízes, pode ser obtida antes da entrada cirúrgica.[371] Morfologia de raiz (forma, tamanho, curvatura e número de canais) pode ser visualizada em três dimensões. Canais não identificados (e não tratados) em dentes com raiz

Capítulo 11 • Cirurgia Perirradicular 419

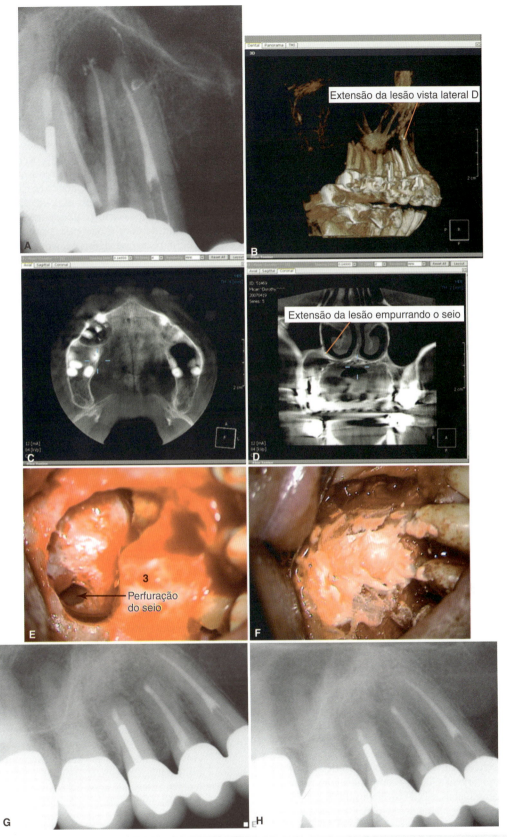

Figura 11.10 A. Radiografia periapical pré-operatória mostrando grande radiolucência associada aos dentes 15, 14 e 13. **B.** Reconstrução de TCFC (*vista lateral*). Rotação do volume 3D em um monitor de computador demonstrou que osso intacto estava presente em torno do ápice do dente 13 e a lesão era associada apenas aos dentes 15 e 14 (isso não pôde ser detectado com múltiplas radiografias periapicais anguladas). **C.** Vista de TCFC axial mostrando extensão facial-palatina da lesão. **D.** Vista de TCFC coronal mostrando desvio da membrana do seio (um achado sugestivo de que uma perfuração da membrana sinusal será detectada durante a cirurgia). **E.** Imagem clínica após acesso cirúrgico, remoção de tecido de granulação e ressecção de extremidade radicular (notar perfuração sinusal [*seta*]). **F.** Colocação de enxerto ósseo e Capset. **G.** Radiografia pós-operatória imediata. **H.** Radiografia de acompanhamento com 2 anos, mostrando boa cicatrização.

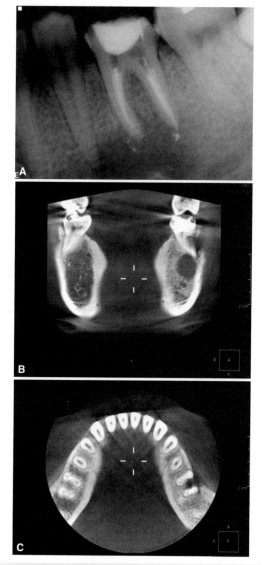

Figura 11.11 A. Radiografia periapical mostrando patologia perirradicular persistente após retratamento não cirúrgico do dente 36. A extensão da lesão na vizinhança do canal mandibular e o possível comprometimento do dente 35 eram incertos com base na interpretação de radiografias periapicais e panorâmicas. O dente 35 respondeu positivamente ao teste de vitalidade pulpar. **B.** TCFC coronal demonstra que a lesão perirradicular não se prolonga para apical ou lingual ao canal mandibular. **C.** Vista de TCFC axial mostrando perfuração da lâmina cortical vestibular e extensão até a furca do dente 36, mas não através dela, e presença de osso intacto em torno do dente 35.

obturada podem ser rotineiramente visualizados em fatias axiais. TCFC foi usada para determinar localização e extensão de defeitos da reabsorção externa invasiva.[398]

Uma das mais úteis aplicações potenciais de TCFC pode ser a avaliação de resultados de tratamento endodôntico – tanto não cirúrgico quanto cirúrgico. Quando comparada com filme bidimensional e imagens digitais, a TCFC é dimensionalmente precisa, e pode detectar pequenas alterações na densidade óssea.[331]

Vale lembrar que TCFC ainda usa radiação ionizante e não é isenta de risco. É essencial que a exposição dos pacientes seja mantida tão baixa quanto razoavelmente praticável e que sejam desenvolvidos critérios justificáveis de seleção para uso de TCFC. A TCFC pode ser indicada quando for determinado que a informação adicional obtida tende a resultar em um diagnóstico mais preciso e maior segurança para os pacientes.

Preparo do paciente para a cirurgia

QUESTÕES ESPECÍFICAS DO CONSENTIMENTO INFORMADO PARA CIRURGIA

Os princípios gerais de consentimento informado discutidos no Capítulo 27 formam a base para o consentimento informado para cirurgia perirradicular. O paciente deve ser conscientizado a respeito de benefícios, riscos e outras opções de tratamento, e precisa ter oportunidade de fazer perguntas. As principais questões de consentimento específicas de procedimentos cirúrgicos são estreitamente relacionadas com as considerações anatômicas discutidas na seção precedente. Quer dizer, feixes neurovasculares importantes podem ser traumatizados, e a exposição do seio pode ocorrer. Parestesia após cirurgia dos dentes inferiores é rara, mas deve ser discutida com o paciente, porque essa complicação potencial é um risco que alguns pacientes podem não se dispor a assumir. Edema, equimose, sangramento e infecções pós-operatórias são complicações possíveis que geralmente são autolimitadas ou facilmente tratáveis. Embora a incidência de complicações sérias relacionadas com procedimentos cirúrgicos seja muito baixa, os pacientes devem ser avisados de quaisquer riscos exclusivos da sua situação. Pronta atenção a quaisquer complicações cirúrgicas e acompanhamento completo são essenciais do ponto de vista médico-legal.

PRÉ-MEDICAÇÃO: DROGAS ANTI-INFLAMATÓRIAS NÃO ESTEROIDES, ANTIBIÓTICOS, CLOREXIDINA E SEDAÇÃO CONSCIENTE

A administração de um AINE, antes ou até 30 minutos após a cirurgia, aumenta a analgesia pós-operatória.[494] AINEs geralmente se comprovaram mais efetivas no tratamento de dor pós-operatória de cirurgia oral que placebo ou combinações de paracetamol e codeína.[9,41,143] A combinação da administração pré-operatória de uma AINE com uso de um anestésico local de ação longa pode ser particularmente útil para reduzir a dor pós-operatória.[144] Estão disponíveis muitos tipos de AINEs, mas o ibuprofeno permanece o padrão usual para comparação. Ibuprofeno (400 mg) fornece analgesia aproximadamente igual àquela obtida com morfina (10 mg) e significativamente maior que aquela com codeína (60 mg), tramadol (100 mg) ou paracetamol (1.000 mg).[346] A efetividade analgésica do ibuprofeno tende a se horizontalizar ao nível de cerca de 400 mg (*efeito teto*), embora um leve aumento em potencial analgésico possa ser esperado com doses até 800 mg.

O valor da profilaxia antibiótica antes ou após cirurgia oral é controvertido, e a melhor evidência disponível não suporta o uso de rotina de antibióticos profiláticos para cirurgia perirradicular.[11] Para a maioria dos pacientes, os riscos da terapia antibiótica indiscriminada são considerados maiores que os benefícios potenciais.[526] A incidência de infecção após cirurgia oral em pacientes sadios é muito baixa. Peterson relatou que apenas 1% dos pacientes desenvolveu infecções após extrações de terceiro molar.[355] Uma revisão sistemática do uso de antibióticos para prevenir complicações após colocação de implantes dentários observou que faltava evidência para recomendar ou desaconselhar o uso de antibióticos para essa finalidade.[162] Entretanto, uso de antibióticos profiláticos para procedimentos mais invasivos, como cirurgia ortognática, reduziu significativamente o risco de infecção e complicações pós-operatórias.[146] Embora o uso de rotina de antibióticos profiláticos para cirurgia perirradicular não seja atualmente recomendado, um julgamento clínico é importante na determinação de exceções à regra geral. Por exemplo, pacientes imunocomprometidos podem ser bons candidatos à cobertura antibiótica profilática. Certas categorias de pacientes com medicações complexas também podem beneficiar-se de cobertura antibiótica. Pacientes diabéticos mostraram capacidade prejudicada de cicatrização após tratamento não cirúrgico de canal radicular,[78,175] e um padrão semelhante de cicatrização retardada ou prejudicada pode emergir em estudos de resultados cirúrgicos. Os problemas globais associados a excessiva prescrição de antibióticos são importantes e devem provocar devida precaução na decisão sobre usar esses fármacos profilaticamente.

Gliconato de clorexidina (0,12%) muitas vezes é recomendado como bochecho para reduzir o número de microrganismos de superfície no campo cirúrgico; seu uso pode ser continuado durante a fase de cicatrização pós-operatória.[7,281,545] Embora nenhuma evidência sólida suporte essa prática em cirurgia perirradicular, o uso de clorexidina obedece ao princípio cirúrgico geral de desinfecção de superfície antes da incisão e abertura para uma cavidade óssea. Além disso, a clorexidina comprovou ser um adjunto seguro, efetivo no tratamento de periodontite; seu uso a curto prazo (i. e., vários dias) impõe pequeno ou nenhum risco. A clorexidina pode ser útil para reduzir o risco de infecção pós-operatória após cirurgia oral,[67,598] embora a evidência nessa área seja conflitante. Uso pós-operatório de enxágue oral de clorexidina pode reduzir crescimento bacteriano em suturas e margens de feridas,[389] mas pode interferir na adesão de fibroblastos à superfície da raiz.[14] Um esquema empírico útil é fazer o paciente bochechar por 30 segundos duas vezes ao dia, começando 1 ou 2 dias antes da cirurgia e continuando até que as suturas sejam removidas.

Sedação consciente, seja por um sedativo oralmente administrado seja por analgesia de inalação de óxido nitroso/oxigênio, pode ser útil em pacientes que estejam ansiosos acerca do procedimento cirúrgico ou tratamento dentário em geral. Benzodiazepinas com uma curta meia-vida são particularmente úteis, porque, em geral, têm uma margem larga de segurança, boa absorção após administração oral e limitados efeitos sedativos residuais. Quando esses fármacos são usados em doses sedativo-hipnóticas, pressão arterial, pulso e respiração precisam ser monitorados, e os estados diferem nas suas exigências de treinamento adicional ou de certificação dos membros da equipe que fazem esse monitoramento. Com sedação consciente oral, a oximetria de pulso deve ser usada para monitorar o pulso e a saturação de oxigênio sanguínea durante a cirurgia.[84] Como com todos os fármacos oralmente administrados, a posologia não pode ser estreitamente titulada; portanto, o efeito do agente varia um pouco. Um protocolo típico é uma dose única ao deitar-se na noite antes do procedimento e uma segunda dose 1 hora antes do início da cirurgia. O paciente não deve dirigir de ida ou volta do consultório, e deve ter um adulto responsável para auxílio, conforme necessário. Em doses apropriadas, benzodiazepinas e fármacos similares podem possibilitar um paciente mais relaxado, proporcionando uma experiência cirúrgica menos estressante para o paciente e o cirurgião.

Instrumentos e organização operatória

O desenvolvimento de técnicas microcirúrgicas e novos materiais transformou drasticamente a bandeja típica de instrumentos cirúrgicos. Os instrumentos foram desenhados para aproveitar por completo a magnificação da imagem obtida com microscópicos operatórios dentários, endoscópios e orascópios. Uma melhor visualização do local cirúrgico teria valor limitado sem instrumentos microcirúrgicos, como pontas ultrassônicas para preparação do ápice radicular e microespelhos para inspecionar a ponta da raiz. A Figura 11.12 mostra uma disposição básica típica de bandeja de cirurgia. Essa disposição não é um guia definitivo para o arsenal cirúrgico, mas um ponto de partida adequado e eficiente para a maioria dos procedimentos cirúrgicos perirradiculares. Embora o número de instrumentos possa facilmente ter duplicado ou mesmo triplicado, a facilidade de localizar um instrumento específico é inversamente proporcional ao número de instrumentos em uma bandeja. Instrumentos especializados podem ser mantidos facilmente acessíveis em bolsas ou bandejas esterilizadas separadas e abertas conforme necessário. Um cirurgião experiente é capaz de usar uma larga variedade de instrumentos (Figuras 11.12 a 11.24) para alcançar excelentes resultados.

A cirurgia perirradicular pode ser efetuada sem o benefício de amplificação e iluminação intensificadas; entretanto, aqueles que usam microscópios, endoscópios e orascópios relatam visualização e controle consideravelmente melhorados do local cirúrgico.[39,92,280,350] Estudos descrevendo as mais altas taxas de sucesso cirúrgico e aqueles citados previamente neste capítulo envolveram alguma forma de ampliação e iluminação intensificadas como parte do protocolo-padrão de operação. Uma revisão sistemática e uma metanálise observaram que o resultado da cirurgia endodôntica efetuada com alta amplificação e iluminação (microscópio ou endoscópio) foi significativamente mais alto que o da cirurgia executada com lupas, apenas, ou nenhuma ampliação.[482]

Anestesia local para cirurgia

A anestesia local para procedimentos cirúrgicos de canal radicular difere daquela para tratamento não cirúrgico de canal radicular, principalmente no que se refere à necessidade de hemostasia localizada em adição à profunda anestesia local. De fato, o uso de um anestésico local com um vasoconstritor pode ser a medida local isolada mais importante para ajudar a controlar hemorragia e oferecer um campo cirúrgico claro. De outra forma, as mesmas técnicas de bloqueio regional e infiltração local usadas para tratamento não cirúrgico são usadas para procedimentos cirúrgicos de canal radicular. Infiltração do local cirúrgico com um anestésico local contendo epinefrina 1:50.000 é a técnica de escolha para obter vasoconstrição e hemostasia.[280] O anestésico local é primeiro lentamente depositado na área do ápice radicular no local cirúrgico, e estendido 2 ou 3 dentes para cada lado do local. Em geral, infiltração palatina ou lingual é também necessária, embora exija uma quantidade muito menor de anestésico local que a infiltração vestibular primária. Depois das injeções para anestesia, o cirurgião deve aguardar pelo menos 10 minutos antes de fazer a primeira incisão.

Anestésicos locais de ação longa (p. ex., bupivacaína a 0,5% com epinefrina 1:200.000) mostraram reduzir a dor pós-operatória e o uso de analgésico após remoção cirúrgica de terceiros molares impactados.[125,204] Entretanto, o uso de um anestésico local com epinefrina 1:200.000 pode resultar em maior perda sanguínea durante cirurgia.[234,493] Para maximizar a analgesia pós-operatória e minimizar o sangramento intraoperatório, um anestésico local pode ser usado com concentrações mais altas de epinefrina (1:100.000 ou 1:50.000) para a anestesia cirúrgica primária, e complementado com um tubete de anestésico local de longa ação imediatamente após cirurgia. Anestésicos locais de ação longa são particularmente benéficos em cirurgia da mandíbula, mas muito menos para cirurgia na maxila.

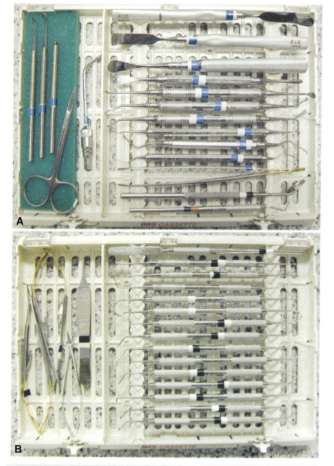

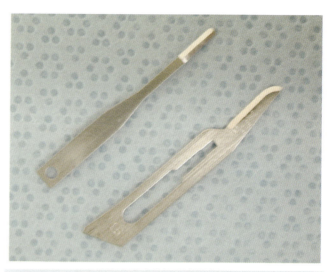

Figura 11.13 Comparação de bisturi microcirúrgico (*em cima*) com lâmina cirúrgica #15C. Bisturis microcirúrgicos são particularmente úteis para incisão intrassulcular e para dissecção delicada das papilas interproximais.

Figura 11.12 A. Disposição dos instrumentos para o acesso cirúrgico. Instrumentos cirúrgicos distribuídos por Hu-Friedy ([HF] Chicago), CK Dental Specialities ([CKDS] Orange, CA), EIE ([EIE]) e G. Hartzell & Son ([GHS]). *Esquerda para direita* (seção esquerda da bandeja): microespelho redondo pequeno (CKDS); microespelho oval médio (CKDS); cabo para microbisturi (CKDS); tesoura (S18 [HF]); ponta de aspiração cirúrgica (GHS). *De cima para baixo* (seção principal da bandeja): afastador de Carr #1 (EIE); afastador de Carr #2 (EIE); afastador TRH-1 (HF); elevador de periósteo (HF); elevador de Ruddle R (EIE); elevador de Ruddle L (EIE); cureta de Jacquette (SJ 34/35 [HF]); cureta (CL 84 [HF]); scaler (7/8 [HF]); pinça cirúrgica (TP 5061 [HF]); espelho bucal (HF); explorador periodontal (HF). **B.** Bandeja de instrumentos para obturação retrógrada e sutura. *Esquerda para direta* (seção esquerda da bandeja): dois porta-agulhas de Castroviejo (Roydent Dental Products, Rochester Hill, MI); tesoura de Castroviejo (S31 [HF]); micropinça de tecido (TP 5042 [HF]). *De cima para baixo* (seção principal da bandeja): espátula de cimento (HF); superplugger de Feinstein (F1L); microexplorador (CX-1 [EIE]); endoexplorador (DG-16 [EIE]); instrumento de Super-EBA Placing & Plugging direito (MRFR [HF]); instrumento Super-EBA Placing & Plugging esquerdo (MREL [HF]); microbrunidor e calcador anterior pequeno (HF); microbrunidor e calcador esquerdo pequeno (HF); microbrunidor e calcador direito pequeno (HF); microbrunidor e calcador anterior médio (HF); microbrunidor e calcador esquerdo médio (HF); microbrunidor e calcador direito médio (HF); microbrunidor e calcador anterior grande (HF); microbrunidor e calcador esquerdo grande (HF); microbrunidor e calcador direito grande (HF).

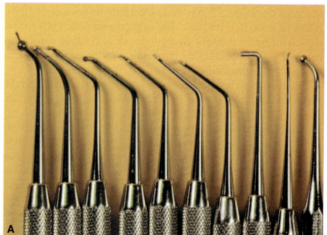

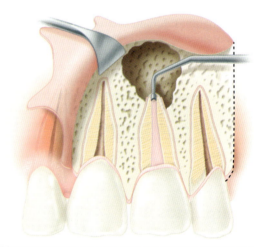

Figura 11.14 A. Microcondensadores em formas e tamanhos sortidos, para preenchimento de cavidade retroapical. **B.** O microcondensador deve ser selecionado para se ajustar à cavidade retroapical.

Capítulo 11 • Cirurgia Perirradicular 423

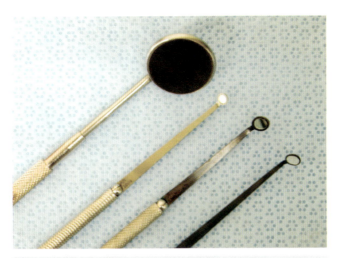

Figura 11.15 Comparação de espelho bucal #5 padrão (*em cima*) com microespelhos revestidos de diamante (CK Dental Specialities).

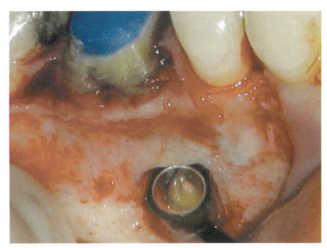

Figura 11.16 Microespelho usado para inspecionar raiz mesial cortada de um primeiro molar inferior.

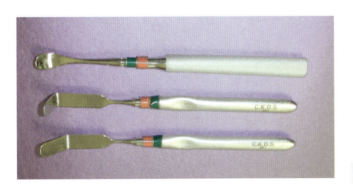

Figura 11.17 Afastadores usados em cirurgia perirradicular. *De cima para baixo,* EHR-1, ER-2 e ER-1 – equivalentes a afastadores de Carr #2 e #1 (CK Dental Specialities).

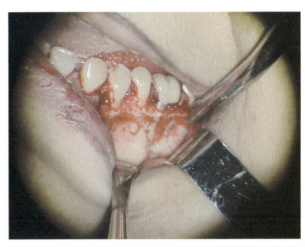

Figura 11.18 Afastadores posicionados para expor o local cirúrgico e proteger tecidos moles adjacentes da lesão. Deve ser tomado cuidado para repousar os afastadores somente sobre o osso, não sobre o tecido mole descolado ou sobre o feixe vasculonervoso quando ele sai do forame mentoniano.

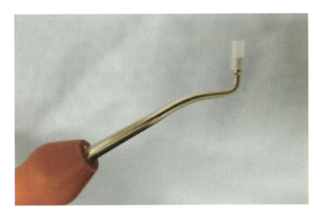

Figura 11.19 Protetor de Teflon e calcador especialmente desenhado para colocação de MTA (DENTSPLY Tulsa Dental Specialities).

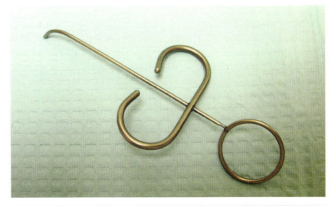

Figura 11.20 A seringa tipo pistola de Messing (CK Dental Specialities) pode ser usada para a colocação de vários materiais de obturação retroapical.

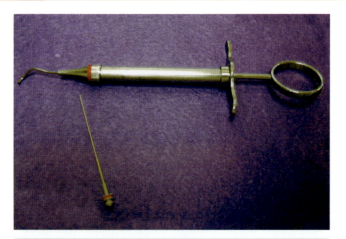

Figura 11.21 Outro sistema de aplicação desenhado especificamente para a colocação de MTA (Roydent). O kit inclui uma variedade de extremidades para uso em diferentes áreas da boca e um êmbolo de Teflon de uso único.

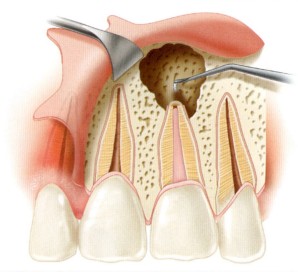

Figura 11.23 Colocação de uma obturação de cavidade retroapical.

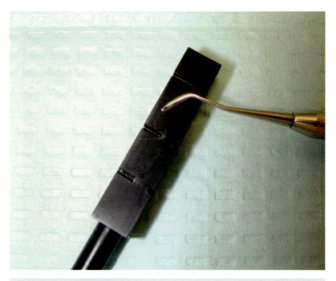

Figura 11.22 Bloco plástico duro com incisuras de vários tamanhos e formas (G. Hartzell & Son). MTA é misturada em uma lâmina de vidro para a consistência de areia úmida e depois entulhada dentro de uma incisura. O instrumento aplicador é usado para transferir o plug preparado de MTA do bloco para a cavidade retroapical.

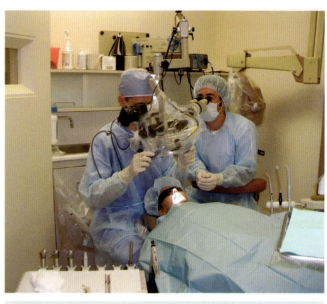

Figura 11.24 Cirurgião, assistente e paciente posicionados para o início da cirurgia. O paciente deve receber óculos coloridos ou alguma outra forma de proteção ocular antes de o procedimento começar.

Todo esforço deve ser feito para assegurar anestesia local profunda antes que a cirurgia comece. Um mínimo de 10 a 20 minutos é necessário desde o momento da injeção até o começo da cirurgia, para garantir tanto anestesia local profunda quanto vasoconstrição adequada para hemostasia. O paciente deve ser perguntado sobre os sinais usuais de anestesia de tecidos moles, e um explorador aguçado pode ser usado para testar a área cirúrgica quanto à sensibilidade. Mesmo quando o cirurgião dedica cuidadosa atenção à técnica anestésica local, um paciente às vezes tem anestesia inadequada ou perda de anestesia durante o procedimento cirúrgico. Aplicar infiltração suplementar é difícil depois que um retalho de espessura total foi descolado. Uma injeção de bloqueio suplementar pode ser útil para dentes inferiores e dentes posteriores dos maxilares. Na área anterior da maxila, um acesso palatino ao nervo superior médio anterior pode ser útil. A chave para essa conduta é uma injeção lenta de aproximadamente 1 mℓ de anestésico local na área do primeiro e do segundo pré-molares superiores a meio caminho entre a crista gengival e a linha mediana palatina. Uma injeção intraóssea também pode ser usada para retomar a anestesia perdida, mas, mesmo quando ela é efetiva, a área de anestesia local muitas vezes é menor que a desejada para um procedimento cirúrgico. Como último recurso, o procedimento pode ser realizado antes do término da cirurgia e o paciente pode ser remarcado para cirurgia sob sedação ou anestesia geral.

Acesso cirúrgico

Os objetivos da cirurgia perirradicular são obter um acesso à área afetada, remover o tecido afetado, avaliar a circunferência da raiz e o sistema do canal radicular e colocar um selamento biocompatível na forma de uma obturação no ápice para que possa estimular regeneração do periodonto. A formação de novo cemento sobre a superfície radicular cirurgicamente exposta e sobre o material de obturação do ápice da raiz é essencial para regeneração do periodonto.

Uma cirurgia endodôntica bem-sucedida exige que o cirurgião use diversos elementos conceituais no planejamento do procedimento. Uma visão do ponto final cirúrgico pós-operatório imediato (i. e., reposição dos tecidos descolados) é essencial para planejar cada fase da cirurgia. A visualização de uma imagem tridimensional do procedimento cirúrgico permite ao cirurgião prever e se preparar para circunstâncias incomuns. Em tratamento cirúrgico de canal radicular, uma vez que um procedimento seja iniciado, ele deve ser completado ininterruptamente dentro de um tempo limitado; essa é uma diferença dominante entre tratamento de canal não cirúrgico e cirúrgico. Por essa razão, é absolutamente essencial que o cirurgião planeje o procedimento por completo e inclua planos alternativos de ação que previnem situações adversas durante o procedimento cirúrgico.

Diversos princípios gerais são importantes para planejar o acesso a uma região do dente: (1) o cirurgião deve ter um conhecimento completo das estruturas anatômicas, umas em relação às outras, incluindo anatomia dentária; (2) o cirurgião deve ser capaz de visualizar a natureza tridimensional das estruturas nos tecidos mole e duro (o que reduz dano tecidual desnecessário); (3) o trauma do próprio procedimento cirúrgico deve ser minimizado, o que inclui preservação de dente e estruturas de suporte; (4) tecido e instrumentos devem ser manipulados dentro de um espaço limitado, com o objetivo de remover tecidos afetados e reter tecidos saudáveis.

ACESSO AO TECIDO MOLE

Ao planejar o acesso cirúrgico do tecido mole ao defeito ósseo, o cirurgião deve levar em consideração várias características anatômicas, como fixações freio-músculo, largura da gengiva inserida, altura e largura das papilas, eminência óssea e margens da coroa. Os vasos sanguíneos supraperiósticos da gengiva inserida se estendem a partir da mucosa alveolar e correm paralelos ao longo eixo dos dentes, terminando na camada reticular superficial ao periósteo.[172] Uma incisão vertical, em vez de uma incisão relaxante angulada, secciona menos vasos,[325] reduzindo a possibilidade de hemorragia. Por outro lado, o suprimento sanguíneo ao tecido coronário à incisão não é comprometido,[477] o que evita isquemia localizada e necrose desses tecidos. Em última análise, o resultado é um menor sangramento durante o procedimento e a cicatrização estimulada. Por essas razões, uma incisão de relaxante angulada é contraindicada em cirurgia perirradicular.

INCISÃO VERTICAL

Os princípios gerais para realizar uma incisão de alívio vertical são os seguintes:

1. A incisão deve ser feita paralela aos vasos supraperiósticos na gengiva inserida e submucosa (Figura 11.25).
2. Nenhum corte deve ser feito por meio de freio e fixações musculares.
3. Freio e fixações musculares não devem ser localizados nos tecidos descolados, se possível.
4. A incisão deve ser posicionada diretamente sobre osso sadio.
5. A incisão não deve ser feita sobre a eminência óssea.
6. A papila dental deve ser incluída ou excluída, mas não dissecada.
7. A incisão deve se estender desde a profundidade do sulco vestibular até o ponto médio entre a papila dental e o aspecto horizontal do sulco bucogengival.

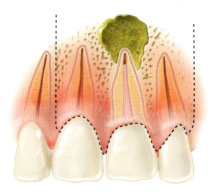

Figura 11.25 Incisão intrassulcular com duas incisões relaxantes verticais (retalho retangular).

INCISÃO HORIZONTAL

Três tipos de incisões horizontais podem ser usadas para ganhar acesso a um local cirúrgico em tecido ósseo:

- *Incisão intrassulcular que inclua a papila dental.* Essa incisão se estende desde o sulco gengival, através das fibras do PDL, e termina na crista óssea alveolar propriamente dita. A incisão passa em uma direção bucolingual adjacente a cada dente da papila dental e inclui a região média de cada papila dental. Assim, a papila dental inteira é completamente mobilizada
- *Incisão intrassulcular que exclui a papila dental* (incisão baseada na papila, Figura 9.26). Essa técnica consiste em uma segunda incisão dirigida para a crista óssea
- *Incisão feita na gengiva inserida* (um retalho submarginal, ou de Ochsenbein-Luebke).[322] Com essa técnica, pelo menos 2 mm de gengiva inserida devem ser retidos, para prevenir degeneração mucogengival.[296] Consequentemente, a incisão deve ser colocada pelo menos a 2 mm da profundidade do sulco gengival. Deve ser feita uma sondagem periodontal extensa para estabelecer a profundidade do sulco gengival antes que a incisão seja feita. A largura média da gengiva inserida é 2,1 a 5,1 mm na maxila e 1,8 a 3,8 mm na mandíbula.[10,199,341,563] Ela é mais larga sobre os incisivos centrais e laterais, estreita-se sobre o canino e o primeiro pré-molar, e a seguir se alarga sobre o segundo pré-molar e o primeiro molar. Essas variações foram semelhantes na maxila e mandíbula.[517] De maneira geral, essa técnica de incisão tem uma pequena margem de segurança. Ela geralmente é recomendada para uso na maxila, especialmente quando a estética das coroas existentes é uma preocupação.

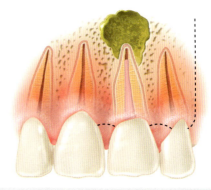

Figura 11.26 Incisão baseada em papilas, com uma incisão de alívio vertical.

Estudos compararam as técnicas de incisão que incluem e excluem a papila dental em pacientes com condições periodontais marginais sadias.[554,555,557] Esses pesquisadores observaram que a incisão na base da papila resultou em cicatrização rápida livre de recessão. Em contraste, a mobilização completa da papila levou a uma perda acentuada de altura da papila. Os autores sugeriram que o uso da incisão na base da papila em regiões esteticamente sensíveis poderia ajudar a evitar recessão de papila e fenda cirúrgica, ou papila dupla.

DESENHO DO RETALHO

Combinações de incisões verticais e horizontais são usadas para obter vários desenhos de retalhos (Figuras 11.27 e 11.28). O mucoperióstico total e o mucoperióstico limitado são as duas principais categorias de desenho de retalho usadas durante cirurgia perirradicular, sendo a posição da incisão horizontal o principal aspecto de diferenciação. Em cada caso o tecido mole é descolado como um todo e inclui a mucosa alveolar, os tecidos gengivais e o periósteo. O número e a posição das incisões de relaxantes verticais, portanto, norteiam a principal variação em desenho:

1. Mucoperióstico total (incisão intrassulcular, incluindo a papila dental ou com base papilar) (Figuras 11.27 e 11.28):
   a. Triangular: uma incisão relaxante vertical
   b. Retangular: duas incisões relaxantes verticais
   c. Trapezoidal: duas incisões relaxantes anguladas
   d. Horizontal: sem incisão relaxante vertical
2. Mucoperióstico Limitado (Figuras 11.29 e 11.30):
   a. Submarginal curva (semilunar)
   b. Submarginal retilínea de forma livre (Ochsenbein-Luebke).

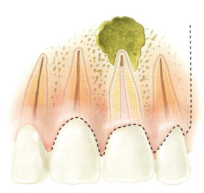

Figura 11.27 Incisão intrassulcular com uma incisão relaxante vertical (retalho triangular).

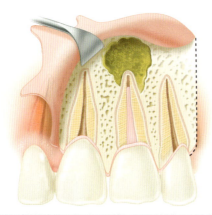

Figura 11.28 Descolamento do retalho triangular, para expor a área de extremidade de raiz.

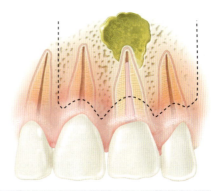

Figura 11.29 Retalho submarginal (Ochsenbein-Luebke).

DESCOLAMENTO DO RETALHO

O levantamento e o descolamento do complexo mucoperióstico total, mantendo a microvascularização no corpo do retalho, aumentam o controle hemostático durante a cirurgia. A divulsão do tecido deve começar da incisão relaxante vertical na junção entre submucosa e gengiva inserida (Figuras 11.31 e 11.32). Iniciando o processo de divulsão nesse ponto, evita-se danos às delicadas fibras inseridas acima da crista óssea. O uso de uma técnica de descolamento de retalho reduz forças reflexivas teciduais na ferida incisional intrassulcular, evita a curetagem da superfície da raiz e conserva os tecidos inseridos na raiz, além de ajudar a prevenir o crescimento de epitélio apical para baixo e a perda de inserção de tecido mole.[222] Deve ser aplicada uma força tal que periósteo e tecidos superficiais sejam descolados como uma unidade completa. Usando um movimento de balanço delicado, o cirurgião inicialmente deve descolar o tecido em uma direção horizontal.[213] O osso subjacente da lâmina cortical é irregular, e é importante evitar danificar os tecidos frágeis durante a elevação.

O operador deve tomar grande cuidado para evitar o deslizamento durante o processo de divulsão de tecido, usando um instrumento apropriado estabilizado, com suporte adequado do dedo. Um deslizamento pode resultar não apenas em punção do tecido sobrejacente imediato, mas em danos às estruturas circundantes.

Conforme o espaço permitir, o elevador deve ser dirigido coronalmente, descolando a gengiva inserida. À medida que se aproxima da papila interdental, um instrumento mais estreito pode ser usado para descolar e delicadamente elevar o tecido nessa região, para evitar esmagar os delicados tecidos moles gengivais. Esse processo deve ser continuado gradualmente, até que os tecidos ósseos sobrejacentes à estrutura dentária afetada tenham sido adequadamente expostos. Em geral, uma elevação do retalho de 0,75 cm apical ao ápice estimado da raiz deve possibilitar espaço adequado para efetuar o procedimento cirúrgico.

Nenhum instrumento único é essencial para o procedimento de elevação de retalho, porque cada instrumento tem vantagens e desvantagens. Os cirurgiões devem se familiarizar com os vários instrumentos disponíveis.

AFASTAMENTO DO TECIDO

Depois que o tecido é descolado, ele deve ser afastado para fornecer acesso adequado à remoção de osso e aos procedimentos no ápice radicular. Os principais objetivos do afastamento tecidual são fornecer uma visualização clara do local cirúrgico ósseo e prevenir trauma adicional ao tecido mole. Esmagamento acidental dos tecidos moles leva a mais edema e equimoses pós-operatórias.[222,223]

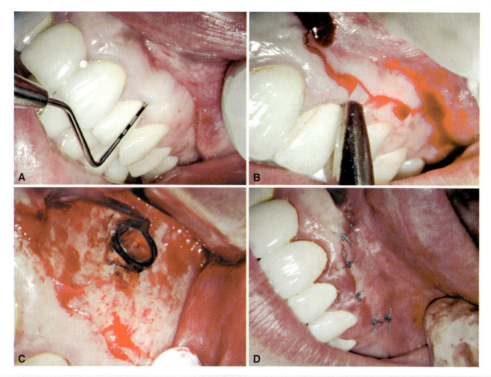

Figura 11.30 Caso clínico envolvendo uma incisão na mucosa e retalho. **A.** A sondagem periodontal da área inteira foi efetuada antes que esse tipo de retalho fosse selecionado, e a incisão, iniciada. Uma incisão na mucosa muitas vezes é usada em áreas anteriores, devido à estética bucal – a recessão gengival pós-operatória poderia expor margens de coroas. **B.** A incisão deve ser realizada pelo menos 2 mm acima da profundidade do sulco, na gengiva inserida. **C.** Com o retalho descolado, osteotomia e corte do ápice. Corante azul de metileno foi colocado para marcar o contorno da extremidade da raiz e para ajudar a identificar fissuras ou fraturas antes do preparo retroapical e do preenchimento de cavidade. **D.** O retalho foi reposicionado e suturado com Tevdek 5-0. (Cortesia do Dr. Martin Rogers.)

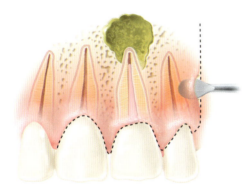

Figura 11.31 Descolador colocado na incisão vertical, para o primeiro passo no descolamento e rebatimento do retalho.

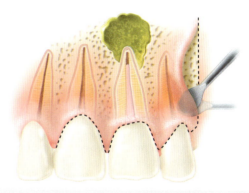

Figura 11.32 Continuação do descolamento do retalho de espessura total.

Os princípios gerais de afastamento são os seguintes: (1) afastadores devem repousar sobre osso cortical sólido; (2) deve ser usada pressão firme, mas leve; (3) deve-se evitar desfiar, puncionar e esmagar tecido mole; (4) soro fisiológico estéril deve ser usado periodicamente para manter a hidratação do tecido descolado; e (5) o afastador deve ser suficientemente grande para proteger o tecido mole afastado durante tratamento cirúrgico (p. ex., evitar que fique emaranhado na broca de osteotomia). Nenhum afastador é suficiente para todos os procedimentos cirúrgicos; portanto, o cirurgião deve ter uma seleção de afastadores disponíveis para as várias situações que surgem durante a cirurgia. Se for encontrada dificuldade para estabilizar o afastador, um pequeno sulco pode ser cortado dentro da lâmina palatina, para suportá-lo.

ACESSO AO TECIDO DURO

Dois princípios biológicos orientam a remoção de osso para acesso ao ápice da raiz comprometida: (1) tecido duro sadio deve ser preservado e (2) geração de calor durante o processo deve ser minimizada.

Aumentos de temperatura acima da temperatura corporal normal nos tecidos ósseos são deletérios. Aquecimento do tecido ósseo a 117º a 122°F (47 a 50°C) durante 1 minuto reduz significativamente a formação de osso e é associado a dano celular irreversível e infiltração de células adiposas.[161,338] Dois fatores críticos determinam o grau de lesão: quão alto a temperatura aumenta e por quanto tempo ela permanece elevada. À medida que a temperatura sobe acima de 104°F (40°C), o fluxo inicialmente aumenta.

Ele estagna a 115°F (46°C) aplicado por 2 minutos. Aquecer tecido ósseo a 133°F (56°C) desativa a fosfatase alcalina.[422,423] Estudos usando osso animal mostraram que, em temperaturas acima de 109°F (42,5°C), para cada 1°C de elevação na temperatura, o tempo de exposição para o mesmo efeito biológico diminui por um fator de aproximadamente 2.[158-161] Temperaturas acima de 117°F (47°C) mantidas por 1 minuto produzem efeitos semelhantes a 118°C (48°C) aplicados por 30 segundos. Essa correlação significa que o tempo de exposição decisivo declina rapidamente à medida que a temperatura aumenta. Temperaturas acima de 127°F (53°C) aplicadas por menos de 1 segundo podem afetar a osteogênese.[158-161]

Diversos fatores determinam a quantidade de calor gerada durante remoção de osso, incluindo forma e composição da broca, velocidade de rotação, uso da refrigeração e pressão aplicada durante o corte.

A broca esférica tem a melhor forma para remover tecido ósseo, e deve ser usada com uma ação delicada de passar escova.[519] O tipo de broca também facilmente permite acesso da refrigeração às superfícies de corte reais. Estudos comparando o calor gerado com brocas esféricas e fissuradas observaram resultados mais favoráveis com as brocas esféricas.[85,111,216,338,360] Cortar com brocas esféricas produziu menos inflamação no local da ferida, o que é mais favorável para cicatrização rápida da ferida. Embora brocas de tipo com fissura cortem eficientemente dos lados, a ponta da broca é muito ineficiente, porque não permite acesso da refrigeração. O resultado é a inflamação aumentada e uma resposta de cicatrização reduzida.

O uso de uma broca diamantada para remover tecido ósseo é ineficiente e retarda a cicatrização final da ferida. Em virtude da sua maior área de superfície, e como resultado, menos refrigeração atinge a superfície de corte, e a broca tem uma tendência maior a ficar entremeada com fragmentos ósseos residuais. O efeito é geração maior de calor, inflamação aumentada e cicatrização reduzida.[85,586]

O uso de refrigeração durante a osteotomia é essencial. Se um irrigante apropriado não for usado, as temperaturas podem exceder aquelas que são conhecidas por prejudicar a cicatrização óssea;[274] histologicamente, a cicatrização pode ser retardada em até 3 semanas.[169] Também é crítico que o resfriador atinja a superfície cortante. Temperaturas podem subir acima de 212°F (100°C) quando uma pressão excessiva é aplicada durante a osteotomia; isso penetra a broca no osso, no qual pouco ou nenhum irrigante pode atingir a ponta cortante[519] – daí a recomendação para uma técnica delicada semelhante à escova.[213]

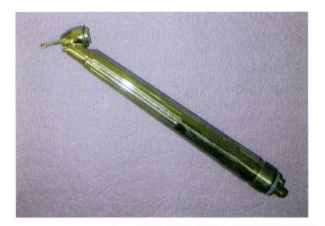

Figura 11.33 Caneta cirúrgica com ângulo de cabeça de 45° e escape de ar traseiro (Impact Air 45).

Resultados favoráveis são obtidos com isso, contanto que o cirurgião obedeça ao lema básico de minimizar a geração de calor: usar uma broca esférica suavemente com refrigeração e uma técnica, como passar escova. Uma peça de mão de alta rotação que esgota ar pela base em vez da extremidade de corte é recomendada, a fim de reduzir o risco de embolia de ar (Figura 11.33).

Curetagem perirradicular e biopsia

A maioria das lesões perirradiculares se origina na polpa e pode ser classificada histopatologicamente como granulomas ou cistos.[53,58,292,295,297,359,367,382,488] Histologicamente, essas lesões consistem principalmente em tecido de granulação associado à angiogênese, fibroblastos, fibras do tecido conjuntivo e células inflamatórias. Corpo estranho, cristais de colesterol[365,370] e filamentos estimulados de epitélio também podem estar presentes. O epitélio estimulado pode formar uma cavidade cística revestida por epitélio escamoso estratificado.[366] Essas lesões perirradiculares (granulomas e cistos) são lesões inflamatórias que se desenvolvem em resposta à irritação causada por microrganismos intrarradiculares e extrarradiculares associados ao sistema de canais radiculares,[363,368] ou por corpos estranhos forçados para dentro dos tecidos perirradiculares.[600]

Um aspecto importante da cirurgia perirradicular é a remoção de tecido comprometido associado ao ápice da raiz. Uma vez que uma grande parte desse tecido é reacional, o foco do tratamento cirúrgico de canal radicular é a remoção dos tecidos irritantes ou patológicos. Histologicamente, uma lesão perirradicular inflamatória é semelhante ao tecido de granulação de cicatrização. Se o irritante puder ser facilmente identificado e eliminado com sucesso, nem sempre será necessário curetar completamente os tecidos perirradiculares inflamados durante a cirurgia.[306] Isso é especialmente verdadeiro quando a remoção completa poderia resultar em lesão de tecidos neurais ou vasculares. Em adição a remover tecido patológico, a curetagem perirradicular fornece visibilidade e acessibilidade para facilitar o tratamento do sistema de canal radicular ou a remoção de corpos estranhos dos tecidos perirradiculares.

A necessidade de uma avaliação histopatológica de todos os tecidos removidos não pode ser exagerada. Embora apenas uma pequena porcentagem das lesões perirradiculares seja associada a patologias outras, que não um cisto ou granuloma perirradicular, todas as lesões precisam ser diagnosticadas definitivamente, em virtude da gravidade potencial das poucas patologias raras associadas a lesões perirradiculares.[12,121,185,383,409]

O aspecto técnico de remover tecido mole do defeito ósseo varia entre os cirurgiões e clínicos. Diversas curetas periodontais e de osso estão disponíveis para essa finalidade, e nenhum instrumento único é suficiente para todos os casos. Independentemente do instrumento selecionado, os princípios básicos são os mesmos. Um instrumento afiado é sempre preferível a um instrumento rombo. A lesão de tecido mole deve, primeiro, ser removida do defeito ósseo, começando nas margens laterais. Isso pode ser realizado eficientemente usando-se a cureta, com a superfície côncava voltada para a parede interna do defeito ósseo. Uma vez que a lesão de tecido mole tenha sido separada da cavidade óssea até o ponto em que a cavidade muda sua convexidade, a cureta pode ser usada como um raspador, para remover o resto da lesão da parede medial do defeito ósseo.

Hemostasia localizada

A hemostasia localizada durante cirurgia perirradicular é essencial para o tratamento bem-sucedido da apicectomia. Hemostasia apropriada durante cirurgia minimiza o tempo cirúrgico, a perda sanguínea, a hemorragia e o edema pós-operatório.[213] Os agentes hemostáticos usados durante cirurgia endodôntica visam controlar sangramento de pequenos vasos sanguíneos ou capilares. O controle localizado da hemorragia não apenas melhora a visibilidade e avaliação da estrutura da raiz, como também assegura o ambiente apropriado para a colocação dos materiais atuais de obturação retroapical e minimiza sua contaminação.

Muitos agentes hemostáticos foram usados durante cirurgia; a ação desses agentes, sua capacidade de controlar sangramento e seu efeito sobre a cicatrização variam consideravelmente. Em geral, eles ajudam a coagulação, induzindo desenvolvimento rápido de um coágulo oclusivo, seja exercendo uma ação de tamponamento físico ou aumentando o mecanismo da coagulação e a vasoconstrição (ou ambos). Nenhum agente hemostático local único é ideal; cada um tem suas desvantagens. Por essa razão, é indicada investigação adicional, para encontrar o agente hemostático local ideal.

CONSIDERAÇÕES PRÉ-OPERATÓRIAS

Uma revisão completa dos sistemas do corpo do paciente e da história médica aumenta a probabilidade de detectar uma condição não diagnosticada que possa afetar a hemostasia durante a cirurgia perirradicular. Uma revisão das medicações do paciente e dos fármacos prescritos e vendidos livremente (OTC, do inglês *over the counter* – além do balcão) é essencial. Muitos fármacos OTC podem afetar o mecanismo da coagulação. Os sinais vitais do paciente (i. e., pressão arterial, frequência cardíaca e frequência respiratória) devem ser avaliados. Sinais vitais também podem ser usados para monitorar pacientes ansiosos. Aumento na pressão arterial e frequência cardíaca acima dos valores normais conhecidos de um paciente indica estresse aumentado ou hipertensão mal controlada. Diminuir a ansiedade do paciente antes da cirurgia reduz o possível efeito hemostático-potencializado de um débito cardíaco elevado durante cirurgia.[156] Ansiedade e estresse podem ser aliviados com planejamento, sedação e anestesia local profunda.

AGENTES HEMOSTÁTICOS LOCAIS

Materiais baseados em colágeno

Vários agentes hemostáticos à base de colágeno estão disponíveis para uso como agentes hemostáticos locais. As principais diferenças referem-se à microestrutura e densidade do colágeno. O colágeno pode atuar como um alergênio brando, mas o problema de alergia e reação tecidual indesejada não ocorre quando se usa colágeno animal altamente purificado.[49] Os mecanismos pelos quais produtos de colágeno ajudam a realizar hemostasia envolvem estimulação da aderência das plaquetas, reação de agregação e liberação das plaquetas,[270,271] ativação de fator XII (fator Hageman)[335,336] e tamponamento mecânico pela estrutura que se forma na interface colágeno-sangue-ferida. O colágeno mostra mínima interferência no processo de cicatrização de ferida, com uma reação limitada de corpo estranho.[215] Ele não aumenta a incidência de infecção, e retarda apenas ligeiramente o início do reparo ósseo.[246] A regeneração óssea na presença de colágeno geralmente se processa tranquilamente, sem uma reação de corpo estranho.[168]

Materiais à base de colágeno podem ser difíceis de aplicar no defeito ósseo, porque aderem a superfícies úmidas, particularmente instrumentos e luvas.[466] Diversos produtos à base de colágeno estão disponíveis comercialmente. Eles incluem CollaCote (Integra Life Sciences, Plansboro, NJ) (Figura 11.34A), CollaStat (American Medical Products Corp., Eatontown, NJ), Hemocollagene (Septodont, United Kingdom) e Instat (Ethicon, Somerville, NJ). Esses materiais atuam de modos essencialmente similares, e a área cirúrgica apresenta um padrão de cicatrização semelhante.[485,504] De maneira geral, estudos da cicatrização de ferida com agentes hemostáticos à base de colágeno mostraram resultados favoráveis.

Surgicel

Surgicel (Ethicon) é um material quimicamente esterilizado preparado através da oxidação de alfacelulose regenerada (oxicelulose). O elemento básico do Surgicel é o ácido polianidroglicurônico, que é centrifugado em filamentos e, a seguir, trançado em gaze. O Surgicel tem um pH de 3. Se o material for mantido na ferida por até 120 dias, um pH baixo assim poderia retardar a cicatrização.[408] Ele é principalmente um agente hemostático físico, que atua como uma barreira ao sangue e, em seguida, torna-se uma massa aderente que serve como um coágulo artificial. Ele não intensifica a cascata da coagulação através de adesão ou agregação de plaquetas. O Surgicel é retido na ferida cirúrgica,[373] e a cicatrização é retardada, com pouca evidência de reabsorção do material aos 120 dias.[57] O uso de Surgicel em alvéolos de extração resultou em maior dor pós-operatória em comparação com um controle, em estudo com desenho de boca dividida.[408]

Gelfoam

Gelfoam (Pharmacia, Peapack, NJ) é uma esponja à base de uma gelatina que é insolúvel em água e biologicamente reabsorvível. Ele estimula a via intrínseca da coagulação, promovendo desintegração de plaquetas e a subsequente liberação de tromboplastina e trombina.[164] A reação inicial ao Gelfoam no local cirúrgico é uma diminuição na velocidade de cicatrização. Alvéolos de extração contendo Gelfoam mostraram maior infiltrado de células inflamatórias, marcada redução no crescimento invasivo ósseo e uma reação de corpo estranho aos 8 dias.[74] Entretanto, esses efeitos foram transitórios, não prejudicando a cicatrização óssea a longo prazo.[392]

Cera para osso

Historicamente, a cera para osso foi usada no controle de hemostasia e detritos no defeito ósseo durante cirurgia perirradicular.[480] Ela é um produto não absorvível composto de 88% de cera de abelha

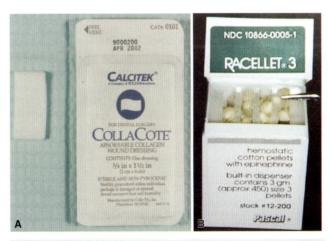

Figura 11.34 A. Colágeno absorvível (CollaCote) é um material de tamponamento biocompatível conveniente para hemostasia localizada. **B.** Bolinhas de algodão impregnadas com epinefrina racêmica (Recellet) também podem ser usadas para hemostasia localizada.

e 12% de isopropil palmitato. A cicatrização com cera de osso é mais bem descrita como precária. A loja óssea geralmente contém tecido conjuntivo fibroso, e não tem tecido ósseo ou hematopoético. Cera de osso retarda a cicatrização óssea e predispõe o local cirúrgico à infecção,[117,378] produzindo uma reação inflamatória crônica de corpo estranho[35] e prejudicando a remoção de bactérias.[263] O uso de cera para osso não pode mais ser recomendado, porque prejudica a cicatrização. Há várias boas alternativas disponíveis.[589]

Sulfato férrico

Sulfato férrico, um agente necrosante com pH extremamente baixo, é um dos poucos produtos investigados para uso em cirurgia perirradicular. Em estudos usando um modelo no coelho, Lemon et al.[301] e Jeansomme et al.[256] relataram controle hemostático por 5 minutos e a cicatrização quase normal com apenas uma reação branda de corpo estranho, contanto que a ferida cirúrgica fosse adequadamente curetada e irrigada com soro fisiológico. Falha em remover sulfato férrico do local da ferida cirúrgica resultou em cicatrização gravemente prejudicada, reação do tipo de corpo estranho e, em alguns casos, formação de abscesso. A possibilidade de inflamação aguda e necrose do tecido mole circundante aos tecidos moles ao redor mediante o uso descuidado dessa solução não deve ser subestimada.[298] Um produto semelhante, a solução de Monsel (subsulfato férrico), foi usado para controlar hemostasia em procedimentos dermatológicos. Entretanto, a popularidade dessa solução declinou, porque a aplicação em locais de feridas resultou em necrose em até 2 semanas,[130] diferenças no grau de maturação da epiderme e formação de tatuagem.[536]

Sulfato de cálcio

O sulfato de cálcio tem sido usado como um material de substituição óssea no preenchimento de defeitos ósseos desde o fim dos anos 1800. A presença de sulfato de cálcio em uma ferida óssea não inibe a formação de osso.[574] Ele é gradualmente reabsorvido do local de implantação independentemente de um novo tecido ósseo ser formado.[110] O uso de sulfato de cálcio na cirurgia perirradicular não afeta significativamente a cicatrização. A deposição de cemento e a regeneração óssea ocorrem normalmente.[27] Como agente hemostático, o sulfato de cálcio atua como uma barreira física. O material é colocado no defeito ósseo e, após a presa, é parcialmente removido para permitir o acesso à extremidade da raiz.[283] O material restante reveste as paredes do defeito, evitando sangramento. Quando a retro-obturação do ápice radicular for realizada e todo o excesso de material obturador for removido, o sulfato de cálcio residual pode ser retirado ou deixado in situ.

Bolinhas de algodão com epinefrina

Epinefrina, um vasoconstritor amina simpaticomimética, é frequentemente usada para controlar hemorragia durante cirurgia oral.[82,283] Todo tecido de granulação deve ser removido da área do ápice de raiz antes da colocação de bolinha de epinefrina, para assegurar o contato direto com osso.[282] Aminas vasoconstritoras exercem seus efeitos ligando-se a receptores adrenérgicos e interagindo com eles em vários tecidos do corpo. Quando a epinefrina é ligada a receptores alfa$_1$- e alfa$_2$-adrenérgicos, resulta em um efeito vasoconstritor poderoso. A bolinha de algodão de epinefrina racêmica (Racellet #3; Pascal Co., Bellevue, WA) contém uma média de 0,55 mg de cloridrato de epinefrina racêmica, cuja metade é farmacologicamente ativa. Racellets (Figura 11.31B) fornecem uma hemostasia localizada em cirurgia perirradicular.[558]

Duas preocupações se originam com o uso de Racellets no local cirúrgico: o impacto cardiovascular da epinefrina adicional e a retenção de fibras de algodão na ferida, resultando em cicatrização prejudicada.[213,265] Um estudo por Vickers et al.[558] examinou os efeitos cardiovasculares das bolinhas de epinefrina, e concluiu que não existiu nenhuma evidência de alterações cardiovasculares (pressão arterial e pulso) em comparação com o grupo-controle saturado com soro fisiológico. Esses autores propuseram a hipótese de que o efeito vasoconstritor nos capilares seria localizado e imediato, e que pouca ou nenhuma captação sistêmica de epinefrina ocorria.

Embora o efeito cardiovascular pareça ser de pouca preocupação, a retenção de fibras de algodão no local cirúrgico poderia resultar em inflamação e cicatrização prejudicada da ferida. Portanto, devido à negligência por parte do cirurgião, é de capital importância monitorar quando são usadas bolinhas de epinefrina. Cada bolinha aplicada durante a cirurgia deve ser contada, e o defeito ósseo deve ser curetado levemente, a fim de remover quaisquer fibras inclusas de algodão antes que a ferida seja fechada. A retenção de fibras de algodão no defeito pode ser eliminada substituindo o algodão por CollaCote saturado com 10 gotas de solução de inalação de racepinefrina 2,25%.[567] Conforme anotado previamente, CollaCote é biocompatível e não interfere na cicatrização da ferida.

CAUTERIZAÇÃO/ELETROCIRURGIA

O cautério detém o fluxo de sangue através da coagulação de sangue e proteína tecidual, deixando uma escara que o corpo tenta eliminar.[537] O efeito da cauterização no defeito ósseo durante a cirurgia perirradicular não foi estudado até agora. Contudo, o efeito da eletrocirurgia sobre o osso alveolar foi estudado em cirurgia periodontal. A destruição tecidual foi maior em áreas expostas à eletrocirurgia, e a cicatrização foi retardada em comparação com locais cirúrgicos não expostos à eletrocirurgia. Doze horas após a cirurgia, reação inflamatória mais extensa e maior destruição de periósteo foram notadas com eletrocirurgia.[36] Às 24 horas, muitas lacunas vazias foram observadas no osso associado à eletrocirurgia, e essa necrose foi ainda mais extensa em 48 horas. Com 96 horas, as feridas no tecido conjuntivo eletrocirúrgicas ainda estavam revestidas por coágulo, enquanto a ferida com bisturi estava começando a ser reparada.[381] O efeito nocivo da aplicação de calor ao osso é proporcional à temperatura e à duração da aplicação.

Tratamento do ápice radicular

O tratamento do ápice radicular apicetomizado durante cirurgia perirradicular é crítico para o sucesso global de um caso. O objetivo da cirurgia é criar um ambiente que conduza à regeneração do periodonto – isto é, cicatrização e regeneração do osso alveolar, ligamento periodontal, cemento subjacente ao ápice e material de obturação retroapical. A chave para a regeneração é a presença de tipos de células apropriados, de fatores de crescimento e também de substâncias específicas necessárias para mineralização. A falha em criar um ambiente apropriado a esse processo resulta em reparo de tecido, em vez de regeneração, e possivelmente cicatrização abaixo do ideal.

DETERMINAÇÃO DA NECESSIDADE DE APICECTOMIA E OBTURAÇÃO RETROAPICAL

A base para a cirurgia perirradicular é dupla. O primeiro objetivo é remover o fator etiológico; o segundo é prevenir a recontaminação dos tecidos perirradiculares, uma vez que o agente etiológico tenha sido removido.

Os fatores etiológicos geralmente podem ser categorizados como bactérias intrarradiculares ou extrarradiculares,[254,287,367,491,540,541,559,580] substâncias químicas intrarradiculares ou extrarradiculares, ou fatores físicos extrarradiculares.[370,496,497] A etiologia nem sempre pode ser determinada com certeza completa; frequentemente, vários fatores estão envolvidos.[98] Entretanto, a maioria dos casos envolve alguma forma de participação bacteriana (p. ex., bactérias dentro de ramificações apicais). O único meio definitivo de erradicar um irritante desses é a remoção física através da apicectomia. O fundamento para a apicectomia nesses casos é estabelecer acesso para remover os tecidos patológicos. Isso assegura um ambiente ótimo para que a cicatrização da ferida seja estabelecida.

Como foi mencionado, o segundo objetivo da cirurgia perirradicular é prevenir a recontaminação dos tecidos depois da remoção do agente etiológico. Segue-se então que, se o resto do sistema de canal não puder ser verificado livre de irritante, uma retro-obturação apical deve ser colocada, para vedar quaisquer irritantes remanescentes dentro do sistema de canais radiculares, evitando recontaminação dos tecidos perirradiculares.

APICECTOMIA

Dois princípios ditam a extensão da apicectomia. Primeiro, a causa (ou causas) de um processo infeccioso continuado precisa ser removida; isso inclui remoção do tecido infectado e, quando indicado, remoção do ápice radicular. Segundo, um espaço adequado precisa ser realizado para inspeção e tratamento do ápice radicular.

A anatomia de cada raiz dental é complexa. O cirurgião deve compreender a anatomia do terço apical da raiz para determinar a extensão de uma apicectomia. Aproximadamente 75% dos dentes têm ramificações de canais (p. ex., canais acessórios ou laterais) nos 3 mm apicais do dente.[131,481] Uma ressecção apical de aproximadamente 3 mm deve incluir a maioria dos canais acessórios e laterais e, assim, eliminar a maioria dos microrganismos remanescentes (Figura 11.35). Quando raízes com mais de um canal principal são removidas, um istmo pode estar presente, e o procedimento deve ser modificado, a fim de incluir a área do istmo (Figura 11.36).

Se o ápice da raiz for próximo da lâmina cortical vestibular, pode ocorrer fenestração apical, levando a sintomas persistentes, especialmente dor à palpação sobre o ápice da raiz.[72] A redução de um ápice radicular fenestrado abaixo do nível do osso cortical circundante permite remodelação do osso sobre a estrutura do dente. A raiz vestibular do primeiro pré-molar frequentemente está mais próxima da lâmina cortical vestibular.

A conveniência do cirurgião como um fundamento para remoção do ápice radicular depende do caso clínico e das habilidades do cirurgião. O princípio básico da conveniência do cirurgião-dentista deve ser modificado pelo desejo de minimizar o trauma do próprio procedimento cirúrgico, incluindo a preservação do dente e das estruturas de suporte. Acesso e visibilidade das estruturas perirradiculares da raiz historicamente têm determinado a extensão da remoção do ápice radicular. O cirurgião deve ser capaz de inspecionar o ápice radicular removido, preparar uma cavidade retroapical e colocar uma obturação nessa cavidade. Os equipamentos modernos de visualização (p. ex., microscópios, endoscópios e orascópios) reduziram a necessidade de remover grandes quantidades da raiz para ganhar visualização e acesso adequados.[91,94,228,280,440,441,448,486] Em alguns casos, grande parte da raiz precisa ser removida para se ganhar acesso à lesão inteira, a uma raiz adicional palatina (p. ex., pré-molar superior) ou a material estranho nos tecidos perirradiculares.

Uma consideração importante na determinação da extensão da apicectomia é a presença de estruturas anatômicas, como forame mentoniano ou canal mandibular.[355,410-412] O cirurgião deve ter muito cuidado na remoção da raiz, para evitar possível dano a essas estruturas.

ÂNGULO DE CORTE

Técnicas melhoradas de magnificação e iluminação eliminaram a necessidade de criar uma superfície biselada da raiz na maioria dos casos.[94,441] De uma perspectiva biológica, o ângulo mais apropriado para remoção do ápice radicular é perpendicular ao longo eixo do dente (Figuras 11.37 e 11.38). O fundamento para uma remoção perpendicular do ápice radicular é baseado em diversos parâmetros. Primeiro, uma ressecção perpendicular aproximadamente a 3 mm do ápice anatômico tem maior probabilidade de incluir todas as ramificações apicais nessa região do dente.[339] Segundo, à medida que o ângulo de ressecção aumenta, o número de túbulos dentinais que se comunicam com a região perirradicular e o sistema canalicular da raiz aumentam significativamente; portanto, a probabilidade de que irritantes de dentro do sistema de canais ganhem acesso aos tecidos periapicais também aumenta à medida que o ângulo de remoção apical aumenta.[181,523] Terceiro, estender o preparo retroapical é mais simples se a remoção apical for perpendicular e as forças de estresse exercidas sobre a região apical forem distribuídas mais uniformemente: isso pode reduzir a propagação de fraturas apicais e prover um ambiente melhor para a cicatrização apical.[470]

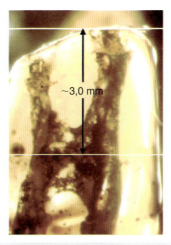

Figura 11.36 Corte longitudinal de uma raiz mesiovestibular (MV) em um primeiro molar superior. Ressecção de raiz no nível recomendado de 3 mm expõe o tecido ístmico, conectando-se aos canais MV-1 e MV-2.

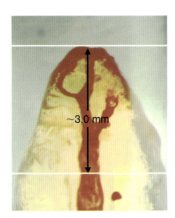

Figura 11.35 Corte longitudinal de uma raiz com único canal típico, em que foi injetado um corante, para demonstrar canais acessórios apicais. A maioria das ramificações apicais pode ser eliminada com uma ressecção de 3 mm.

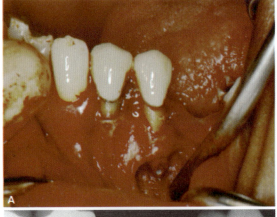

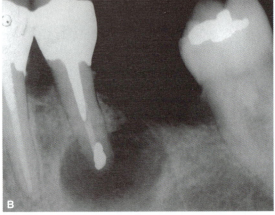

Figura 11.37 Cirurgia perirradicular por volta de 1990. **A.** A extremidade radicular foi preparada com um bisel de 45°, com broca rotatória. Amálgama era um material de escolha comumente usado naquela época para obturação retroapical. **B.** Radiografia pós-operatória imediata de um segundo pré-molar inferior com preenchimento de amálgama na extremidade radicular. Embora muitos dentes tratados dessa maneira tenham obtido sucesso, materiais e técnicas mais recentes descritos neste capítulo são recomendados hoje em dia.

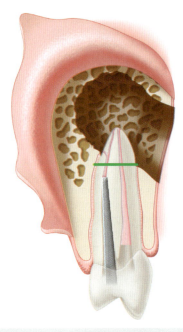

Figura 11.38 Ressecção perpendicular ou quase perpendicular de extremidade radicular (*linha verde*) pode ser realizada com o uso de instrumentos microcirúrgicos, além de magnificação e iluminação intensificadas.

PREPARO DA SUPERFÍCIE DA RAIZ APICETOMIZADA

Como em todas as fases da cirurgia endodôntica, o objetivo é dar condições favoráveis para o crescimento de cemento e subsequente regeneração do ligamento periodontal. Dois aspectos importantes desse processo são a topografia de superfície da raiz após a remoção do ápice radicular e seu tratamento químico. Cemento sadio sobre o ápice radicular é requerido para regeneração bem-sucedida de tecidos periodontais.[22] Várias substâncias encontradas no cemento estimulam migração, crescimento e fixação de fibroblastos periodontais. Extratos de cemento também ativam fibroblasto, proteína e síntese de colágeno, o que é necessário para restabelecer um PDL funcional.[52,471,562]

TOPOGRAFIA DA SUPERFÍCIE DA RAIZ APICETOMIZADA

O axioma convencional para preparação da superfície da raiz remanescente tem sido produzir uma superfície radicular lisa, plana, sem margens afiadas ou esporões de estrutura de raiz que possam servir como irritantes durante o processo de cicatrização. Entretanto, existe pouca informação sobre se ápices radiculares lisos cicatrizam diferentemente ou mais rapidamente que ápices radiculares ásperos após ressecção de ápice radicular. Um estudo investigando o efeito da topografia de superfície das raízes remanescentes, após a remoção do ápice radicular, sobre a aderência dos fibroblastos humanos no ligamento periodontal não encontrou diferença na fixação de fibroblastos aos ápices radiculares preparados com vários instrumentos.[584] Entretanto, com uma superfície lisa de ápice radicular, o cirurgião é mais capaz de detectar fendas de superfície e variações anatômicas.[357] Dado que a fixação de fibroblastos do ligamento periodontal humano a uma superfície lisa não foi prejudicada, parece apropriado produzir uma superfície tão lisa quanto possível para facilitar a inspeção do ápice radicular cortado. Um ápice radicular liso, portanto, deve ser considerado vantajoso.

Diferentes tipos de brocas tendem a produzir diferentes padrões na superfície radicular.[212] Vários estudos compararam a superfície do ápice radicular após apicectomia.[357,377,585] Em geral, brocas com fissuras em cortes cruzados, tanto de alta velocidade quanto de baixa velocidade, produziram as superfícies mais rugosas e mais irregulares. Morgan e Marshall[357] compararam a topografia de superfície de ressecção com uma broca de fissura reta #57 (Midwest Dental Products, Des Plains, IL), uma broca de osso Lindeman (Brasseler USA, Savannah, GA) e a broca Multi-Purpose (Dentsply Maillefer, Ballaigues, Suíça), então deram acabamento ou com uma broca de acabamento multilaminada (Brasseler USA) ou uma broca de acabamento de diamante ultrafina (Brasseler USA). A broca multilaminada produziu uma superfície mais lisa, com a menor quantidade de rugosidades. Independentemente do tipo de broca usada, manchas e restos da guta-percha foram notificados quando a broca foi direcionada inversamente à sua rotação.[585] Brocas que produzem uma superfície lisa também tendem a cortar com menos vibração e trepidação, resultando em maior conforto para o paciente.

CONDICIONAMENTO DA RAIZ APICETOMIZADA

O condicionamento da superfície da raiz remove o magma dentinário (*smear layer*) e fornece uma superfície propícia para aderências celulares e seu crescimento, expondo a matriz colagenosa da dentina e retendo substâncias biologicamente ativas, como fatores de crescimento, na dentina propriamente dita. Estudos experimentais mostraram que dentina desmineralizada é capaz de induzir o desenvolvimento de tecido mineralizado semelhante a osso.[42,43,241,550,597] Alguns sustentam que o condicionamento da superfície da raiz produz uma superfície biocompatível que conduz à colonização de células periodontais sem comprometer a vitalidade do periodonto adjacente.

Três soluções foram propostas para modificação da superfície da raiz: ácido cítrico, tetraciclina e ácido etilenodiaminotetracético (EDTA, *ethylenediamine tetra-acetic acid*). Todas as três soluções têm fixação aumentada de fibroblastos à superfície da raiz *in vitro*. Entretanto, ácido cítrico é a única solução testada em uma aplicação cirúrgica endodôntica.

Ácido cítrico tradicionalmente tem sido a solução de escolha. Os periodontistas têm usado uma solução aquosa de ácido cítrico (pH 1) por 2 a 3 minutos, a fim de condicionar as superfícies radiculares afetadas, para facilitar formação, nova fixação e cementogênese.[434-438] Craig e Harrison[114] examinaram o efeito da desmineralização de extremidades radiculares com ácido cítrico. Eles observaram que aplicações de 1 ou 2 minutos de ácido cítrico a 50% (pH 1) resultaram em extremidades radiculares desmineralizadas e uma cicatrização completa mais cedo que nas raízes não desmineralizadas. Contudo, a literatura periodontal questionou o benefício de condicionar as superfícies de dentina com agentes de baixo pH. Com baixo pH, tecidos periodontais vitais adjacentes podem ser comprometidos. Por outro lado, a aplicação prolongada (3 minutos) mostrou desestimular o crescimento ósseo alveolar.[60,62]

O EDTA, uma solução com um pH neutro que os endodontistas usaram como irrigante de canal, demonstrou ser igualmente efetivo para expor fibras colágenas em superfícies de dentina.[64] Ao contrário da solução com pH mais baixo, o EDTA não afeta os tecidos circundantes.[63]

Uma série de estudos que examinaram o efeito do EDTA e dos ácidos cítrico e fosfórico em aplicações periodontais mostrou que aplicação de EDTA a 15% a 24% por aproximadamente 2 minutos produz a superfície ótima de raiz.[59,61,64] Esses pesquisadores concluíram que o EDTA, em pH neutro, foi capaz de remover seletivamente mineral de uma superfície de dentina, expondo uma matriz colagenosa. Ácidos cítrico e fosfórico, que têm um baixo pH, pareceram não apenas remover o componente mineral, mas também desnaturar a matriz colagenosa.

A tetraciclina mostrou remover a camada manchada da dentina, deixando túbulos limpos, abertos, com tempos de aplicação tão curtos quanto 30 segundos.[327] Uma avaliação histológica de nova fixação em raízes humanas periodontalmente doentes tratadas com cloridrato de tetraciclina mostrou uma tendência à maior fixação de tecido conjuntivo após tratamento das raízes com tetraciclina.[13] Estudos comparando o efeito de uma aplicação de 3 minutos de EDTA (pH 7,3) ou tetraciclina HCl (pH 1,8) não mostraram diferença significativa nas superfícies dentárias tratadas.[37] Entretanto, o EDTA demonstrou ser mais favorável para fixação de células do PDL humano.[601]

Embora os efeitos condicionadores da superfície radicular de ácido cítrico, EDTA e tetraciclina estejam bastante documentados na literatura periodontal, esse tratamento não se traduziu em ganhos importantes na fixação do ligamento periodontal em dentes periodontalmente doentes.[330] Hoje, apenas ácido cítrico foi avaliado como um agente condicionador de extremidade de raiz. Em um modelo animal, ácido cítrico mostrou estimular a cicatrização perirradicular. Não obstante, seu efeito e o efeito de outros agentes condicionadores do ápice radicular sobre o resultado de cirurgia perirradicular humana não foram estabelecidos. Com base em pesquisa periodontal, parece que, se um agente de condicionamento da superfície de raiz fosse ser usado durante a cirurgia perirradicular, o EDTA poderia ser a solução mais apropriada. Contudo, o fabricante (comunicação pessoal, Dr. Torabinejad) foi contra o uso de EDTA quando o agregado de trióxido mineral (MTA) é usado como material de obturação retroapical, porque pode interferir no efeito produtor de tecido duro do MTA.

Preparação da cavidade retroapical

A preparação da cavidade retroapical é um passo crucial no estabelecimento de um selamento apical. O objetivo é fazer uma cavidade retroapical que seja dimensionalmente suficiente para a colocação de um material de obturação e que ao mesmo tempo evite dano desnecessário às estruturas apicais da raiz. A preparação ideal é uma cavidade classe I preparada no longo eixo do dente até uma profundidade de pelo menos 3 mm (Figuras 11.39 e 11.40). O procedimento cirúrgico tende a ter mais sucesso se o sistema de canais radiculares restante tiver sido completamente limpo e modelado para eliminar microrganismos e irritantes.[178,449] Tradicionalmente, uma microponta com uma broca rotatória tem sido usada para essa finalidade. Entretanto, com o advento de pontas ultrassônicas desenhadas especificamente para isso (Figura 11.41), as preparações de ápice radicular agora são mais

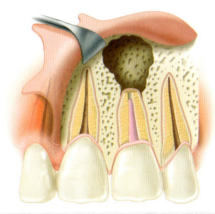

Figura 11.39 Diagrama de uma preparação perpendicular de extremidade radicular e preparação de cavidade profunda de 3 mm ao longo do eixo da raiz.

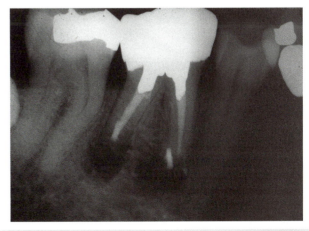

Figura 11.40 Erro na preparação de cavidade retroapical: preparação ultrassônica não acompanhou o eixo longo da raiz mesial; por essa razão, não permitiu vedação apropriada dessa raiz. A cicatrização é improvável.

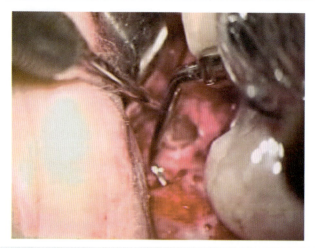

Figura 11.41 Ponta ultrassônica em uso. A preparação ao longo do eixo da raiz é possível usando-se pontas desenhadas para cada área da boca. Nesse caso, a ponta está corretamente posicionada para preparação de cavidade retroapical de um primeiro pré-molar superior, mas está perigosamente próxima do lábio, por conta de afastamento inadequado. O calor gerado por uma ponta ultrassônica pode causar uma queimadura, que pode resultar em formação de tecido cicatricial.

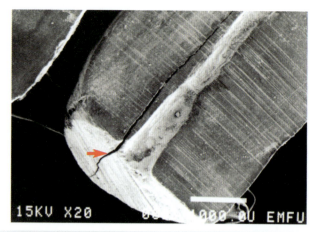

Figura 11.42 Imagem de microscopia eletrônica de varredura (MEV) de uma extremidade radicular preparada *in vitro* por meio de aparelho ultrassônico com ajuste de alta potência. Uma linha nítida de fratura pode ser vista (*seta vermelha*). A preparação de extremidade de raiz com aparelhos ultrassônicos deve ser feita à baixa potência, com refrigeração à água.

frequentemente efetuadas com a técnica ultrassônica.[91] Evidência clínica está emergindo para suportar o benefício de uma preparação ultrassônica de ápice radicular quando comparada com uma preparação tradicional com broca, especialmente em cirurgia de molar.[132]

As técnicas ultrassônicas de preparação de ápice radicular têm várias vantagens sobre o método com peça de mão. Menos tecido ósseo precisa ser removido para ganhar acesso adequado ao ápice radicular seccionado. Por outro lado, o cirurgião fica mais capacitado a produzir uma preparação mais conservadora, que obedece ao eixo longo do dente e permanece centrada no canal. O risco de perfuração do ápice radicular é reduzido, em parte, pela manipulação melhorada do instrumento. Além disso, técnicas ultrassônicas de ápice radicular produzem uma preparação de cavidade mais constante, mais profunda, que exige menos biselamento da raiz.[95,304,347,592] Preparação apical ultrassônica gera significativamente menos camada de resíduos em comparação com brocas isoladas;[205] preparação do ápice de raiz com uma broca produz uma camada de resíduo denso em todos os níveis.[214]

A principal preocupação com a preparação ultrassônica do ápice radicular é dosar a sua potência, pois pode criar microfraturas da raiz como resultado da vibração ultrassônica (Figura 11.42).

PREPARO ULTRASSÔNICO RETROAPICAL E FRATURAS APICAIS

Diversos estudos investigaram o potencial de induzir fratura quando utilizadas técnicas ultrassônicas de preparo retroapical. Essa é possivelmente a questão mais controversa que surge em relação ao uso de pontas de preparação ultrassônica no ápice radicular. Foram descritos três tipos de fraturas de ápice de raiz: fraturas intracanais (originando-se do sistema de canais radiculares e se estendendo para a dentina), fraturas extracanais (originando-se na superfície da raiz e se estendendo para a dentina) e fraturas comunicantes (estendendo-se a partir da superfície da raiz para o sistema de canais da raiz).[425] Esse sistema de classificação não é usado universalmente nos estudos de preparo de cavidade retroapical; por essa razão, é difícil estabelecer o significado de algum tipo de fratura em relação a outro. Quando um medidor de deformação foi usado para medir a deformação da raiz, a preparação ultrassônica da raiz mostrou produzir sobrecarga significativamente maior, em média, que aquela gerada por uma ponta ou peça de mão. Entretanto, isso não se traduziu por um aumento nas trincas observadas na superfície das raízes após o preparo da cavidade retroapical.[48,303,375,425] Vários outros estudos *in vitro* que usaram diferentes modelos para avaliar as fraturas no ápice radicular convergentemente concluíram que o preparo apical ultrassônico induz fraturas apicais.[2,184,299,354,469] Assim, o grau ao qual as fraturas apicais são induzidas durante o preparo retroapical com pontas ultrassônicas é difícil de determinar a partir de estudos *in vitro*.

Por outro lado, em um estudo *in vivo*[358] e estudos em cadáver[86,207] desenhados para reproduzir o cenário clínico, fraturas radiculares não foram atribuídas ao uso do ultrassom. Nesses estudos de preparação ultrassônica no ápice radicular, não foi induzido um número significante de fraturas. Várias explicações são atribuídas às diferenças observadas nesses estudos. Os tecidos circundantes em cadáver podem dispersar a energia ultrassônica para longe da ponta da raiz. Energia térmica produzida durante a preparação ultrassônica pode ter sido controlada mais adequadamente em alguns estudos que em outros. O ajuste de potência usado na unidade ultrassônica pode ter sido na faixa baixa; um ajuste baixo de potência mostrou produzir menos fraturas em um contexto *in vitro*[176,299] e, por essa razão, é recomendado para uso clínico.

SIGNIFICADO DO DESENHO DA PONTA ULTRASSÔNICA

Diferentes tipos de pontas ultrassônicas estão disponíveis para preparação retroapical (Figuras 11.43 e 11.44), incluindo pontas de variados comprimentos e diâmetros construídas de aço inoxidável. Pontas com uma curvatura de 70° ou mais são mais suscetíveis à fratura sob carga contínua, e a fratura geralmente ocorre na flexão.[573] O revestimento das pontas ultrassônicas indubitavelmente melhora a eficiência de corte em comparação com pontas de aço inoxidável não revestidas; isso significa menos tempo requerido para preparar uma cavidade retroapical.[200,405] Nas pontas revestidas, o revestimento de diamante parece ser o mais agressivo, e exige menos quantidade de tempo para produzir uma preparação de cavidade em extremidade de raiz.[253]

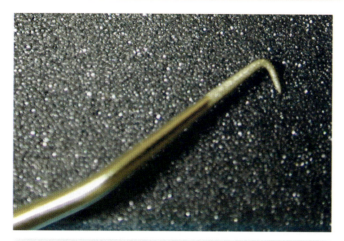

Figura 11.43 Pontas ultrassônicas (Obtura Spartan) estão disponíveis em uma ampla variedade de configurações, para uso em diferentes áreas da boca. A maioria das novas pontas tem um revestimento especial (nitreto de zircônio ou diamante), que melhora a eficiência de corte.

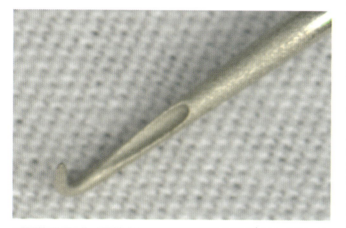

Figura 11.44 Ponta ultrassônica com revestimento de diamante; ponta de irrigação (DENTSPLY Tulsa Dental Specialities).

Além disso, o tipo de ponta (i. e., aço inoxidável, revestida com diamante ou revestida com nitreto de zircônio) parece ter pouco efeito sobre o número ou os tipos de fraturas que podem ser induzidas na extremidade radicular durante o preparo retroapical.[76,200,253,375,425] As paredes das cavidades retroapicais realizadas com pontas de aço inoxidável têm paredes do canal radicular mais limpas que aquelas feitas por pontas revestidas. Pontas de aço inoxidável parecem produzir menos detritos superficiais e raspas. Pontas revestidas produzem uma superfície bastante rugosa, coberta de detritos.[76,610] Entretanto, globalmente, a qualidade da preparação com ponta revestida foi sugerida como sendo superior.[405]

MUDANÇAS DE TEMPERATURA INDUZIDAS POR INSTRUMENTOS ULTRASSÔNICOS

A importância da geração de calor e das alterações de temperatura já foi discutida. Todas as pontas cirúrgicas ultrassônicas têm uma porta de irrigação. O uso de um instrumento ultrassônico nos tecidos perirradiculares, sem irrigação adequada, resulta em aumento expressivo de temperatura em todos os tecidos, embora esse efeito específico não tenha sido demonstrado durante o preparo retroapical. Desgastar sem irrigação pode aumentar a temperatura da dentina, chegando a 35°C acima da temperatura da linha de base;[290] esse aumento pode lesar tecidos pulpares e periodontais.

OBTURAÇÕES RETROAPICAIS

A preparação de cavidade retroapical para materiais de obturação de ápice radicular exige uma mudança na técnica-padrão de preparação de cavidade em ápice de raiz. Uma preparação rasa e ondulada da superfície radicular inteira deve ser feita usando uma broca redonda ou oval; a preparação deve ser pelo menos 1 mm na concavidade mais profunda.[26,453] Uma preparação ultrassônica pode ser feita para dentro do sistema de canal radicular, mas isso pode não ser necessário. O material de obturação é colocado e condensado na cavidade retroapical (Figura 11.45).

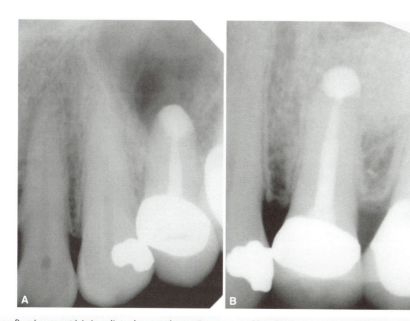

Figura 11.45 **A.** Radiografia pós-operatória imediata de uma obturação retroapical ligada em um primeiro pré-molar superior. **B.** Radiografia de controle aos 20 meses, mostrando boa preparação perirradicular.

Materiais para retro-obturação

O material retro-obturador ideal é aquele que veda o conteúdo do sistema de canais radiculares, impedindo a saída de quaisquer bactérias, subprodutos bacterianos ou material tóxico para os tecidos perirradiculares. O material não deve ser reabsorvível, biocompatível e dimensionalmente estável ao passar do tempo. Ele deve ser capaz de induzir a regeneração do complexo do PDL, especificamente cementogênese, sobre a própria obturação do ápice radicular. Finalmente, as propriedades de manipulação e tempo de trabalho devem ser tais, que o cirurgião endodontista possa colocar uma obturação no ápice radicular com suficiente facilidade.

Muitos materiais foram usados como obturações do ápice radicular, incluindo guta-percha, cimentos de carboxilato, cones de prata, amálgama, Cavit (3 M ESPE, St. Paul, MN), cimento fosfato de zinco, lâmina de ouro e parafusos de titânio. Entretanto, esta seção se concentra em materiais de obturação do ápice radicular discutidos na literatura nos últimos 10 anos e que estão em uso clínico. Esses materiais são cimentos de óxido de zinco-eugenol (ZOE, do inglês *zinc oxide–eugenol*) (IRM e Super-EBA), cimento ionômero de vidro, Diaket, resinas compostas (Retroplast), híbridos de resina-ionômero de vidro (Geristore) e agregado de trióxido mineral (ProRoot-MTA) e biocerâmicos.

CIMENTOS DE ÓXIDO DE ZINCO E EUGENOL

Óxido de zinco em pó e eugenol líquido podem ser misturados para formar uma pasta que é compactada dentro de uma cavidade. O uso desse material data da década de 1870. O eugenol é liberado das misturas ZOE, embora isso decline gradativamente com o tempo e seja diretamente proporcional à relação líquido-pó.[243] Quando o ZOE entra em contato com a água, ele sofre hidrólise de superfície, produzindo hidróxido de zinco e eugenol. Essa reação continua até que todo o ZOE em contato com a água livre seja convertido em hidróxido de zinco.[243-245] O eugenol pode ter vários efeitos sobre células de mamífero, dependendo da concentração e da duração da exposição. Esses efeitos incluem diminuição da respiração, citotoxicidade para macrófagos e fibroblastos, resposta que diminui a vasoconstrição, inibição de prostaglandinas e efeitos supressivos ou intensificadores sobre a resposta imune.[139,349,561] Outros materiais foram acrescentados à mistura básica ZOE, a fim de aumentar a resistência e a radiopacidade e reduzir a solubilidade do material. O cimento de ZOE comercialmente disponível inclui o material restaurador intermediário (IRM; Dentsply Caulk, Milford, DE) e Super-EBA (Bosworth Company, Skokie, IL).

Material restaurador intermediário

O IRM consiste em um pó contendo acima de 75% de óxido de zinco e aproximadamente 20% de polimetacrilato, misturados em partes iguais com um líquido que contém acima de 99% de eugenol e menos de 1% de ácido acético. O IRM veda melhor que amálgama e não é afetado pela proporção líquido-pó ou por agentes condicionadores de ápice radicular.[116,407] IRM parece ser tolerado no tecido perirradicular, mas não tem capacidade regeneradora de tecido duro. A resposta é semelhante àquela vista com outros materiais à base de ZOE.[221,329,417-420] *in vitro*, o IRM impede a aderência de proteínas da matriz de esmalte.[463]

Super-EBA

Super-EBA consiste em um pó contendo 60% de óxido de zinco, 34% de óxido de alumínio e 6% de resinas naturais. Ele é misturado em partes iguais com um líquido que contém 37,5% de eugenol e 62,5% de ácido o-metoxibenzoico. O Super-EBA está disponível em duas formas: presa rápida e presa regular. A não ser pelo tempo de presa, as propriedades das duas formas parecem ser as mesmas.[593] O Super-EBA tem radiopacidade[484] e efeitos vedantes similares aos do IRM, e infiltra menos que amálgama.[232,388] O padrão de infiltração do Super-EBA não parece ser afetado pelo condicionamento de extremidade de raiz ou por técnicas de acabamento.[174,469] Quando ao término do preenchimento da cavidade apical com Super-EBA e IRM, um polimento final com broca carbide em alta velocidade, a adaptação marginal foi melhor que com brunimento de ponta esférica, o qual foi igual ao polimento com uma bolinha de algodão molhado.[170] O ambiente da ferida perirradicular pode afetar a estabilidade a longo prazo do Super-EBA, que demonstrou se desintegrar com o tempo em um ambiente de pH ácido.[30]

Biologicamente, o Super-EBA é bem tolerado nos tecidos perirradiculares, quando usado como obturação retroapical. Entretanto, ele não tem capacidade de regenerar o cemento. A reparação óssea foi demonstrada em 12 semanas, com formação de algum tecido fibroso. Obturações de extremidade radicular com Super-EBA mostram uma linha com coloração basófila adjacente ao material de obturação, o que pode indicar formação de tecido duro.[404,418,419,542] Fibras colágenas parecem crescer dentro das fendas do material,[396] mas o significado disso é desconhecido. O Super-EBA tem limitado efeito antibacteriano.[101] A citotoxicidade de Super-EBA é similar à de amálgama e IRM.[102,605] A incidência de doença persistente após cirurgia endodôntica na qual o Super-EBA foi usado como material de obturação retrógrada varia de 4 a 20%. Em estudos comparativos nos quais a amálgama foi usada como material de obturação retrógrada, o uso de Super-EBA sempre resultou em menos doença persistente. O período de acompanhamento desses estudos variou de 6 meses a 4,6 anos.[147,326,397,448,518,565]

CIMENTOS DE IONÔMERO DE VIDRO

O cimento ionômero de vidro (GIC, do inglês *glass-ionomer cement*) consiste em ácidos poliméricos aquosos, como ácido poliacrílico, mais pós de vidro básicos, como aluminossilicato de cálcio. O GIC assenta por uma reação de neutralização de aluminossilicato, o qual é ligado com o grupo de carboxilato para reagir com os poliácidos; uma quantidade substancial do vidro permanece sem reação e atua como preenchimento de reforço. Cimentos ionômero de vidro podem ser ativados por meio da luz, ou quimicamente. Foi incorporada prata em GIC para melhorar as propriedades físicas, incluindo resistência à compressão, tração e resistência. Ambas as formas de GIC foram sugeridas como um material de obturação retrógrado.[44,415,416]

A vedação e a adaptação marginal de GIC fotopolimerizável são superiores àquelas com GIC ativados quimicamente. A vedação obtida com GIC geralmente é melhor que aquela com amálgama, e similar àquela com IRM.[105,106,252,444,520,591] Alterações de superfície a longo prazo podem ocorrer com a mistura da prata-GIC, podendo ainda afetar a estabilidade da prata-GIC nos tecidos perirradiculares.[55] Cimentos ionômero de vidro são suscetíveis ao ataque por umidade durante o período de presa inicial, resultando em solubilidade aumentada e resistência de liga diminuída.[188,508,596] A contaminação com umidade e sangue afetou adversamente o resultado quando o GIC foi usado como material de obturação retrógrada; isso ocorreu significativamente mais em casos de insucessos.[602] A citotoxicidade de GIC ativado tanto por luz quanto quimicamente não difere expressivamente daquela de Super-EBA ou amálgama.[102,304] A resposta do tecido a GIC é bem mais favorável que à amálgama e semelhante àquela com materiais à base de ZOE.[100,104,133,416] Em um estudo clínico comparativo usando amálgama ou GIC como obturação retrógrada, a reparação foi avaliada clínica e radiograficamente após 1 e 5 anos.[261,602] Nenhuma diferença foi observada na capacidade de cicatrização entre os dois materiais. A taxa de sucesso global em ambos os grupos foi de 90% em 1 ano e 85% em 5 anos. Esse estudo mostrou que o resultado de acompanhamento de 5 anos pode ser prescrito em mais de 95% dos casos no acompanhamento de 1 ano. Os autores concluíram que GIC é uma alternativa válida à amálgama para uso como um selante apical após apicectomia, e que ele fornece bons resultados clínicos a longo prazo.[261,602]

DIAKET

Diaket (ESPE GmbH, Seefeld, Alemanha), uma resina polivinílica proposta inicialmente para uso como cimento de obturação de canal radicular, foi posteriormente indicada para uso como material de obturação retrógrada.[587] É um pó que consiste em aproximadamente 98% de óxido de zinco e 2% de fosfato de bismuto misturado com um líquido consistindo em 2.2-di-hidroxi-5.5-diclorodifenilmetano, propionilacetofenona, trietanolamina, copolímeros de ácido caproico de vinil acetato e vinil cloreto vinil isobutiléter. Estudos de infiltração comparando Diaket com outros materiais de obturação retrógrada comumente usados mostraram que Diaket tem uma capacidade de vedação superior.[190,264,313,571] Sua capacidade selante não foi comparada diretamente com a de MTA. Quando Diaket foi usado como cimento de obturação de canal radicular, estudos de biocompatibilidade mostraram que ele era citotóxico em cultura celular[276] e gerava inflamação crônica a longo prazo em tecidos ósseos[502] e subcutâneos.[393] Entretanto, quando misturado na consistência mais espessa para uso como material de obturação retrógrada, a Diaket mostrou boa biocompatibilidade com tecidos ósseos.[379,587] Histologicamente, uma barreira tecidual única foi observada se formando através da Diaket, cuja natureza é desconhecida. Esse tecido se assemelha a um tipo de matriz osteoide ou cementoide, com uma aproximação estreita de fibras teciduais periodontais, sugerindo uma resposta regenerativa ao material de obturação retrógrada.[587] Em estudos animais, Diaket, mostrou uma melhor resposta de reparação que a guta-percha em dentes não infectados[590] e uma resposta de cicatrização semelhante àquela com MTA. Entretanto, nenhuma formação de cemento foi evidente.[433] Esse material não está mais disponível nos EUA.

RESINAS COMPOSTAS E HÍBRIDAS DE RESINA-IONÔMERO

Materiais de resinas compostas têm algumas propriedades desejáveis e podem ser empregados como materiais de obturação retroapical. Em geral, quando avaliadas como selamento, as resinas compostas se saem bem em estudos *in vitro*. Resinas compostas também tendem a infiltrar menos que amálgama, Super-EBA, IRM e GIC.[126,344,345,520] Entretanto, a contaminação com sangue durante o processo de polimerização reduz a resistência e aumenta a infiltração.[353,560] A adaptação marginal varia, dependendo das condições e dos agentes de ligação.[17] Certos componentes de resinas compostas e agentes de adesão à dentina podem ter um efeito citotóxico sobre as células; esse efeito varia dependendo do agente e de sua concentração.[80,217,428,429,514] Estudos mostraram que, uma vez que a resina composta polimerize, células podem crescer sobre sua superfície.[328,362,402,604] A resposta cicatricial dos tecidos perirradiculares às resinas compostas em geral parece ser muito variada, sendo de ruim a boa;[25,542] isso pode depender do tipo de material usado. Dois materiais à base de resina composta, Retroplast (Retroplast Trading, Rørvig, Dinamarca) e Geristore (DenMat, Santa Maria, CA), foram propostos para uso como materiais de obturação retroapical.

Retroplast

O Retroplast é um sistema de resina composta adesiva, desenvolvido em 1984, especificamente para uso como material de obturação retrógrada. A formulação foi mudada em 1990, quando a prata foi substituída por fluoreto de itérbio e óxido férrico. Retroplast é um sistema de duas pastas que forma uma resina composta quando misturado. A pasta A é composta de Bis-GMA/TEGDMA 1:1, peróxido de benzoíla N,N-di-(2-hidroxietil)-p-toluidina e hidroxitolueno butilado (BHT). Esse material é misturado em partes iguais com a pasta B, que é composta de resina trifluoreto de itérbio aerosil óxido férrico. Um adesivo à base de Gluma é usado para adesão do material à superfície da raiz. O tempo de trabalho é 1½ a 2 minutos, e a radiopacidade (em razão do conteúdo de trifluoreto de itérbio) é equivalente a 6 mm de alumínio.

Poucas informações estão disponíveis sobre as propriedades físicas e químicas do Retroplast, embora certo número de estudos clínicos humanos tenha sido publicado.[22,25,361,451-455,457-460] Em todos os casos, o material pareceu ser bem tolerado e provocou uma boa resposta de cicatrização. Há evidência de que o Retroplast promova formação de tecido duro no ápice radicular, e alguns sugeriram que isso é uma forma de cemento. Em um número limitado de relatos de casos, o uso de Retroplast como material de obturação retrógrada demonstrou regeneração do periodonto com uma camada de cemento sobre a restauração do ápice radicular.[22,453,454] A resposta curativa nesses casos mostrou deposição de mínimo cemento e inserção de novas fibras de Sharpey. As fibras do PDL (ligamento periodontal) também entraram no osso alveolar adjacente recém-formado, indicando que a regeneração tecidual, incluindo cementogênese, pode ocorrer sobre material, consequentemente formando um fechamento biológico do canal radicular.[25] Em uma investigação de 388 casos comparando obturações de Retroplast ou amálgama, a proservação radiográfica após 1 ano foi a seguinte: com Retroplast, 74% mostraram cicatrização completa, 4% mostraram cicatrização fibrosa, 15% foram incertas e 7% foram falhas; com amálgama, 59% mostraram cicatrização completa, 3% mostraram cicatrização fibrosa, 30% foram incertas e 8% foram falhas.[453] A cicatrização completa ocorreu significativamente com mais frequência com Retroplast. O número de complicações pós-operatórias imediatas não diferiu de modo significativo entre os grupos de Retroplast e amálgama. Um estudo clínico mais recente de 351 casos descreveu uma taxa de cicatrização completa de 80% a 89%.[459] Um acompanhamento de 10 anos de 34 desses casos mostrou cicatrização completa em 33 dos casos.[458]

Ionômero modificado por resina (Geristore) e compômero (Dyract)

Os materiais do grupo ionômero modificado por resina e compômero tentam combinar as várias propriedades das resinas compostas e ionômeros de vidro. Geristore e Dyract (Dentsply, Tulsa, OK) foram investigados para uso como materiais de obturação retrógrada, embora a literatura publicada disponível sobre ambos seja limitada. Esses dois materiais exigem fotoativação e adesivos para se fixarem ao dente.

O Geristore foi recomendado tanto como material de obturação retrógrada[93] quanto para uso em restauração de defeitos de superfície subgengivais, como cárie de superfície radicular, lesões externas de reabsorção de raiz, perfurações iatrogênicas de raiz e raízes fraturadas oblíquas subgengivais. Uma avaliação clínica de Geristore como material restaurativo para cárie de raiz e erosões cervicais mostrou que é um material aceitável.[183,372,475,548] Quando ele foi usado para reparo cirúrgico de perfurações de raiz e como adjunto para regeneração tecidual dirigida, os resultados foram favoráveis em relatos de casos isolados.[3,4,47,440,487] A formulação pasta/pasta de polimerização dual do Geristore é um Bis-GMA hidrofílico com liberação de fluoreto a longo prazo. A ativação pela luz por 40 s polimeriza o material em aproximadamente 4 mm. Entretanto, a camada de cima é mais dura, até que o material alcance dureza uniforme com 1 dia após a ativação.[512] A avaliação in vitro da infiltração de Geristore e Dyract indica que os materiais infiltram menos que os feitos de IRM, amálgama ou Super-EBA.[65,209] O Geristore tem um padrão de infiltração similar ao de MTA.[474] Um pH ácido reduz muito a infiltração de corante de Geristore.[446] Esses materiais são menos sensíveis à umidade que cimento ionômero de vidro convencional; entretanto, ambientes secos produzem união mais forte.[99] O efeito de contaminação por sangue durante a fase de adesão é clinicamente desconhecido. O Geristore parece ter o potencial de permitir regeneração do tecido perirradicular. Em um estudo, PDL (ligamento periodontal) e fibroblastos gengivais fixaram-se ao Geristore e a fixação e a proliferação celular melhoraram com o tempo.[87] Estudos investigando aderência de tecido epitelial e conjuntivo ao Geristore encontraram evidência clínica e histológica quando o material foi posto em cavidades subgengivais.[150,151,475] Entretanto, a resposta de cicatrização na região perirradicular é mais bem descrita como imprevisível. Em um estudo em cães, 10 dos 18 dentes com raiz obturada desenvolveram abscessos. O autor atribuiu isso à dificuldade técnica de colocar obturação com Geristore na raiz. Entretanto, um pequeno número de espécimes desenvolveu cemento sobre as obturações retrógradas. O revestimento do cemento nunca foi maior que 25% da superfície, o que foi consideravelmente menor que a quantidade de cemento desenvolvida com MTA branco e cinza.[315]

TRIÓXIDO AGREGADO MINERAL (MTA)

O MTA (ProRoot MTA; Dentsply Tulsa Dental Specialties) é um material desenvolvido especificamente para obturação retrógrada;[529] ele sofreu inúmeras investigações *in vitro* e *in vivo*, comparando suas várias propriedades com Super-EBA, IRM e amálgama. Estudos sobre capacidade de infiltração, *in vitro*, e biocompatibilidade, comparando-o com materiais de obturação retrógrada, mostraram que o MTA é superior a outros materiais comumente usados.[277,300,527,530,531,533-535] Quando comparado com vários materiais usados na obturação retrógrada, *in vitro*, o MTA impediu a infiltração, bem como a resina composta e o GIC.[6,129,171,591] Contudo, a presença de sangue não interfere na infiltração e presa do MTA.[527] Torabinejad et al.[535] desenvolveram o produto original (MTA cinza). Os principais constituintes desse material são silicato de cálcio ($CaSiO_4$), óxido de bismuto (Bi_2O_3), carbonato de cálcio ($CaCO_3$), sulfato de cálcio ($CaSO_4$) e aluminato de cálcio ($CaAl_2O_4$). A hidratação do pó produz um gel coloidal que solidifica em uma estrutura dura, consistindo em cristais individualizados em uma matriz amorfa. Os cristais são compostos de óxido de cálcio e a região amorfa é composta de 33% de cálcio, 49% fosfato, 2% carbono, 3% cloreto e 6% sílica.[529] Em um estudo comparando tempo de presa, resistência à compressão, radiopacidade e solubilidade de MTA em relação à amálgama, Super-EBA e IRM, o MTA foi constatado menos radiopaco que amálgama, porém mais radiopaco que Super-EBA e IRM.[529] O MTA teve o mais longo tempo de presa (2 h e 45 min) e a mais baixa resistência à compressão, 24 horas após misturado (40 Mpa), embora a resistência à compressão aumentasse para 67 Mpa aos 21 dias, após misturada. A solubilidade do MTA após a presa foi semelhante à da amálgama e do Super-EBA. Inicialmente, o MTA tem um pH de 10,2, que aumenta para 12,5 em 3 horas após a mistura.[529] O pH foi de aproximadamente 9,5 em até 168 horas (7 dias) depois de misturado.[152] O MTA é menos citotóxico que o Super-EBA ou IRM.[531] Estudos de cirurgia endodôntica em cães e macacos descreveram menos inflamação perirradicular e deposição de cemento imediatamente adjacente ao material de obturação retrógrada.[27,173,236,528,532] Holland et al.[236,237] afirmam que o óxido tricálcico no MTA reage com líquidos teciduais para formar hidróxido de cálcio, resultando na formação de um tecido mineralizado.

A importância da presença de tecido semelhante ao cemento adjacente ao MTA não pode ser desprezada. A deposição de cemento é essencial para a regeneração do tecido periodontal.[310] O aumento de novo cemento no ápice radicular é essencial para a reparação do periodonto. Uma camada também aumentaria a integridade da barreira apical, tornando-a mais resistente à penetração por microrganismos e, de fato, estabelecendo uma barreira biológica.[22] Isso é visto mais frequentemente em cortes nos quais o MTA foi usado como material de obturação. O MTA parece ser capaz de induzir células cementoblásticas a produzir um tecido duro. A cementogênese na presença de MTA foi avaliada por expressão de osteocalcina (OCN), crescimento celular e morfologia de células semelhantes a cementoblastos.[522] A microscopia eletrônica de varredura (MEV) indicou que cementoblastos poderiam se fixar e crescer sobre o MTA. Além disso, forte expressão do gene OCN foi vista após aplicação de MTA. O MTA pode também aumentar a produção de citocinas pró-inflamatórias e anti-inflamatórias a partir de osteoblastos. O significado clínico dessa reação não é conhecido. O efeito de MTA sobre tecidos perirradiculares provavelmente deve-se a essas reações.

Em um estudo de avaliação de resultados humanos comparando ProRoot MTA a IRM, a taxa de lesão persistente com MTA foi de 16% após 12 meses, e 8% aos 24 meses.[103] A taxa da lesão persistente com IRM foi 24% aos 12 meses e 13% aos 24 meses. Esses autores concluíram que o uso de MTA como material de obturação retrógrada resultou em uma alta taxa de sucesso, que não foi significativamente melhor que a obtida com IRM. Uma experiência clínica prospectiva usando MTA como material de obturação retrógrada, com as atuais técnicas microcirúrgicas, relatou 89% de sucesso clínico, com tempo de acompanhamento variando de 4 a 72 meses.[468]

Em uma variação da fórmula original (cinza) de MTA, foi introduzida a cor branca, muitas vezes chamada MTA branco. A composição química do MTA branco é muito semelhante àquela do original. O cimento ProRoot-MTA branco e o cinza diferem pelo menos em 6% em qualquer componente. Ambos são pós finos, com um tamanho médio de partícula de aproximadamente 10 μm (a variação em tamanho de partícula é de aproximadamente 0,1 a 100 μm). A radiopacidade de ambos os materiais é equivalente a aproximadamente 3,04 mm de alumínio.[45] Quando MTA branco foi implantado no tecido conjuntivo subcutâneo de ratos, os resultados foram semelhantes àqueles descritos para MTA cinza.[238] Um estudo comparou a reação tecidual dos dois materiais (branco e cinza) quando usados como obturação retrógrada em caninos.[315] A única diferença estatisticamente significativa foi observada quanto à presença de macrófagos ou células gigantes multinucleadas adjacentes ao material. O MTA cinza teve mais amostras com infiltração branda a moderada de macrófagos ou células gigantes multinucleadas, e o MTA branco teve mais amostras sem macrófagos e/ou células gigantes multinucleadas adjacentes ao material. Todos os outros parâmetros avaliados foram essencialmente os mesmos.

BIOCERÂMICOS

Os biocerâmicos são materiais relativamente novos e potencialmente promissores ao grupo de materiais disponíveis para obturação retrógrada. Testes *in vitro* de EndoSequence Root Repair Material (ERRM; Brasseler, Savannah, GA) demonstram biocompatibilidade e atividade antimicrobiana que é semelhante a MTA.[107,122,317,323] O ERRM é composto de silicatos de cálcio, fosfato de cálcio monobásico e óxido de zircônio.[107] O material é hidrofílico, radiopaco e tem alto pH. O ERRM está disponível como uma pasta que pode ser aplicada com uma seringa, e é moldável. Como é um material relativamente novo, estudos clínicos a longo prazo ainda não estão disponíveis.

VISÃO GERAL DOS MATERIAIS PARA RETRO-OBTURAÇÃO

Muitos materiais foram introduzidos para uso como materiais de obturação retrógrada, e cada um tem vantagens e desvantagens específicas. Entretanto, da perspectiva biológica de regeneração dos tecidos perirradiculares, o cimento MTA, seguido por Retroplast, parece ter uma clara vantagem sobre os outros materiais disponíveis. Materiais biocerâmicos podem se juntar a esse grupo, mas requerem mais testes clínicos. O Retroplast e outros materiais de obturação à base de resina exigem uma hemostasia meticulosa e um campo cirúrgico seco para obter ótimos resultados. A desvantagem mais comumente citada do MTA são suas propriedades de manejo. Mesmo quando corretamente preparado, o MTA é mais difícil de colocar na cavidade retroapical que a maioria dos demais materiais. Diversos aparelhos foram modificados ou desenvolvidos especificamente para uso com MTA (Figura 11.46; ver também Figuras 11.19 a 11.23). Casos clínicos típicos mostrando os procedimentos cirúrgicos descritos nas seções precedentes são apresentados nas Figuras 11.47 a 11.49.

Fechamento do local cirúrgico e seleção do material de sutura

FECHAMENTO DO LOCAL CIRÚRGICO

O local cirúrgico só deve ser fechado depois de cuidadosa inspeção visual e radiográfica da área. Antes de suturar, uma radiografia deve ser realizada com o retalho mantido frouxamente no lugar, para detectar quaisquer objetos estranhos no interior do defeito ósseo ou aderindo ao retalho. Essa imagem é também importante para confirmar a profundidade e densidade do preenchimento da cavidade retroapical. O local da osteotomia é curetado suavemente e irrigado com soro fisiológico ou água estéril, para remover quaisquer restos de agentes hemostáticos e materiais de tamponamento. Algum sangramento é estimulado nesse ponto, porque o coágulo sanguíneo forma o patamar inicial para subsequente cicatrização e reparo. Se indicado, materiais de enxerto ou barreiras podem ser colocados nesse momento. Ligeiro descolamento do tecido mole adjacente ao retalho facilita a colocação de suturas. O retalho é então reposicionado e delicadamente comprimido com um pedaço de gaze de algodão estéril gelada, para espremer o excesso de sangue e líquidos teciduais.

Para os desenhos de retalho comuns discutidos neste capítulo, os cantos são identificados e suturados primeiro no lugar, com uma sutura única interrompida. Suturas separadas são passadas inicialmente através da parte livre do retalho, aproximadamente a 2 a 3 mm da margem, e, a seguir, suturadas ao tecido inserido. A sutura é realizada com um nó de cirurgião simples, que é posicionado afastado da linha de incisão. O centro do retalho é localizado e suturado com uma sutura interrompida ou em suspensório. Uma técnica de sutura travada contínua pode ser usada para fechar um retalho submarginal (Oschsenbein-Luebke).[288] A principal vantagem de uma técnica de sutura contínua é a facilidade da remoção da sutura em comparação com múltiplos pontos separados. As desvantagens são possível dificuldade para controle preciso da tensão em cada área e o fato de que a sutura inteira pode afrouxar se uma sutura esgarçar através do retalho. Uma sutura em suspensório é comumente usada para o dente central no local cirúrgico, a fim de fechar um retalho intrassulcular de espessura total (retangular ou triangular). A tensão nesse tipo de sutura pode ser variada ligeiramente, para permitir algum controle do posicionamento apicocoronal do retalho. Suturas separadas são colocadas, conforme necessário.

Quando a sutura está completa, a gaze de algodão úmida estéril é outra vez colocada sobre o retalho, e pressão é aplicada por 5 minutos. Pressão na área fornece estabilidade para a fase inicial de fibrina na formação de coágulo, reduzindo a possibilidade de excessivo sangramento pós-operatório e formação de hematoma embaixo do retalho. A gaze gelada também suporta hemostasia. Inspeção final da área deve confirmar que todas as margens de tecido mole foram aproximadas estreitamente e o sangramento foi controlado. Uma injeção adicional de anestésico local de longa ação pode ser administrada nesse momento, embora deva ser tomado cuidado para não injetar diretamente embaixo do retalho recém-posicionado. Dá-se ao paciente uma compressa fria, e ele é instruído a mantê-la sobre a face na área cirúrgica por 20 minutos; após, deve descansar a face por 20 minutos, e continuar esse ciclo de aplicação pelo resto do dia. O paciente também recebe instruções pós-operatórias verbais e escritas, incluindo informação para contato fora de hora (Figura 11.50). O paciente deve se sentar em uma posição ereta por aproximadamente 15 minutos, e o local cirúrgico deve ser inspecionado mais uma vez antes que o paciente tenha alta.

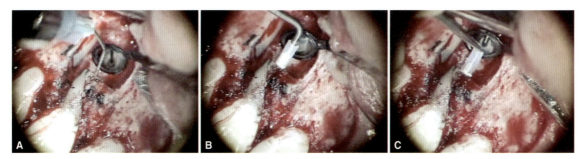

Figura 11.46 A. Seringa de Stropko usada para secar uma cavidade retroapical antes da colocação do material de obturação. **B.** Uso clínico de um sistema de aplicação de MTA (Dentsply Tulsa Dental). O aparelho é carregado com MTA e colocado na cavidade retroapical. **C.** Pressão sobre o êmbolo aplica o material de obturação na cavidade retroapical. O material de obturação é então compactado com microcondensadores, e o material de preenchimento adicional é colocado conforme necessário.

440 Parte 1 • Base Científica da Endodontia

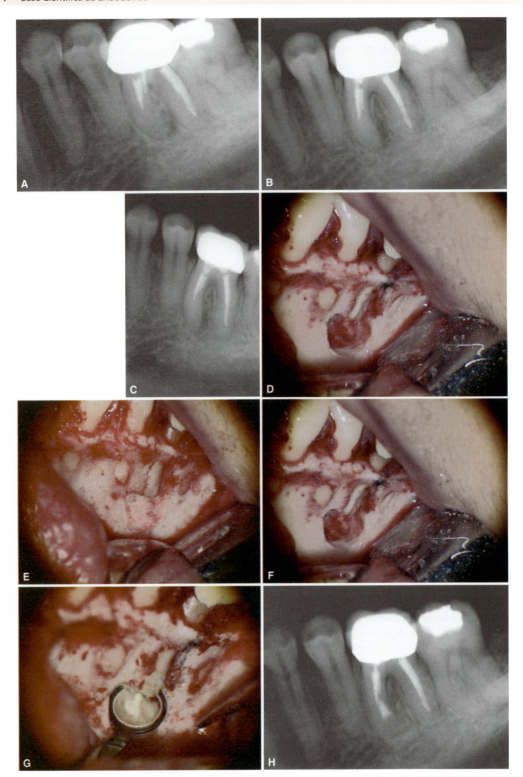

Figura 11.47 A. radiografia pré-operatória (ângulo mesial) de um primeiro molar inferior. Doença perirradicular e sintomas tinham persistido após o retratamento não cirúrgico feito por um clínico geral. Os canais mesiais estavam completamente obstruídos ao nível do terço médio da raiz. A avaliação pré-operatória incluiu três radiografias periapicais, duas angulações horizontais diferentes e uma radiografia posicionada ortorradial. **B.** Radiografia pré-operatória, vista ortorradial. **C.** Radiografia pré-operatória em vista periapical vertical. **D.** Osteotomia e ressecção perpendicular ao longo do eixo da raiz foram efetuadas; uma deiscência óssea parcial sobre a raiz mesial pode ser vista. **E.** Várias bolinhas de algodão foram condensadas para dentro do defeito ósseo, a fim de estabelecer hemostasia. **F.** As bolinhas de algodão foram removidas (uma usualmente é deixada na parte mais profunda da loja óssea durante o preparo e a obturação retroapical) e a extremidade da raiz foi biselada perpendicularmente ao longo do eixo da raiz. Azul de metileno pode ser útil para identificar o contorno da raiz e localizar quaisquer trincas. A aplicação da energia ultrassônica no ápice radicular foi completada a uma profundidade de 3 mm, conectando os canais MV e ML. **G.** Obturação retroapical feita com MTA. A loja óssea foi então delicadamente curetada para iniciar sangramento e para remover quaisquer restos de materiais hemostáticos. O retalho foi reposicionado e uma radiografia foi tirada. **H.** Uma radiografia pós-operatória imediata confirmou a profundidade e densidade da obturação da extremidade radicular e a ausência de quaisquer corpos estranhos. Notar que sulfato de cálcio e material de enxerto ósseo foram colocados no defeito ósseo e sobre a raiz, por conta da grande deiscência vestibular, embora isso não seja rotineiramente necessário nesses casos. (Cortesia de Dr. Vince Penesis.)

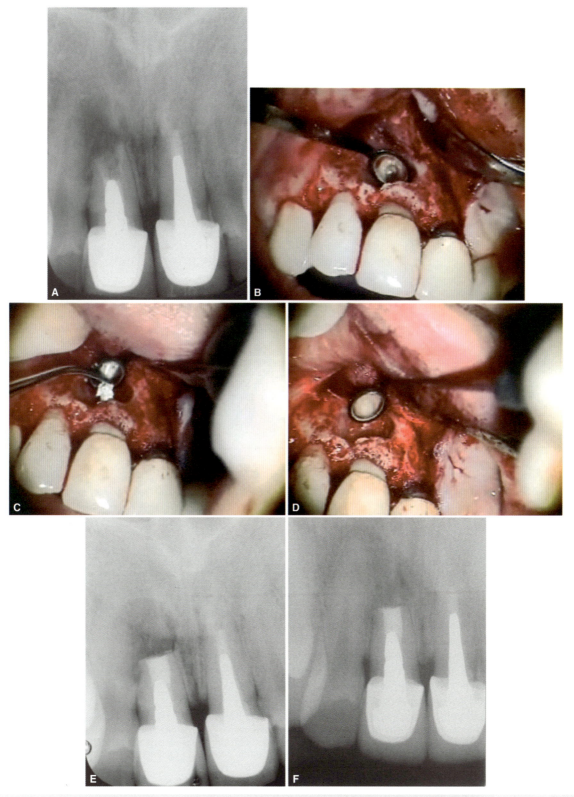

Figura 11.48 **A.** Radiografia pré-operatória de um incisivo central esquerdo superior mostrando evidência de cirurgia prévia, mas não preenchimento aparente de extremidade radicular. Em virtude do comprimento curto de raiz e da banda inadequada de gengiva queratinizada, uma incisão intrassulcular e um desenho triangular de retalho mucoperióstico foram selecionados. **B.** A raiz foi minimamente cortada e a cavidade retroapical foi preparada ultrassonicamente. **C.** MTA foi colocado e condensado dentro do preparo retroapical. **D.** A obturação da extremidade radicular foi inspecionada antes que o retalho fosse reposicionado e suturado. **E.** Radiografia pós-operatória imediata. **F.** A radiografia de acompanhamento aos 6 meses mostrou uma boa reparação perirradicular. (Cortesia do Dr. Shawn Velez.)

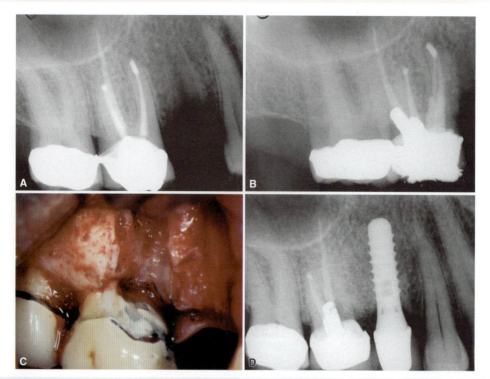

Figura 11.49 A. Um primeiro molar superior direito que era sensível à percussão e doloroso à palpação sobre a raiz MV. Sondagem periodontal revelou um defeito ósseo profundo, estreito, na raiz MV. A presença de uma fratura vertical de raiz foi confirmada visualmente e com corante azul de metileno. O segundo pré-molar superior direito tinha sido extraído recentemente por conta de uma fratura vertical de raiz. **B.** Foi colocada uma porção de amálgama nos canais DB e P e Geristore foi colocado no sistema do canal MV. **C.** A raiz MV foi cortada e azul de metileno foi usado para ajudar a definir a extensão da fratura. **D.** Na visita de acompanhamento de 3 anos, uma nova coroa tinha sido cimentada no molar e o pré-molar tinha sido substituído por um implante.

Cuidados após cirurgia endodôntica

1. Aplique um bolsa de gelo na face sobre a área da cirurgia (deixe por 20 minutos e retire por 20 minutos) pelas próximas 5 a 6 horas, para ajudar a diminuir o edema pós-operatório. O edema normalmente atinge seu máximo no dia da cirurgia, e pode persistir por 2 a 3 dias após.

2. Tome todas as medicações conforme prescrito. São necessários aproximadamente 45 minutos para sentir o efeito da medicação para dor.

3. Limpe sua boca como de costume (escovação e uso do fio dental) em todas as áreas, exceto o sítio cirúrgico. Modifique os procedimentos de limpeza dos dentes na área da cirurgia, para evitar perturbá-la. Continue usando o bochecho prescrito duas vezes ao dia, até você retornar para remoção das suturas.

4. Um pequeno sangramento pode ocorrer no local da cirurgia nas primeiras 24 horas. Isso poderá produzir uma tonalidade rósea na saliva, e não é motivo de preocupação. Entretanto, se o sangramento for excessivo, por favor contate nosso consultório. Você pode aplicar pressão sobre a área, com gaze de algodão molhada.

5. Foram feitas suturas, e será necessário removê-las na próxima consulta. Por favor, não levante ou puxe seu lábio para examinar o local da cirurgia durante os primeiros 2 ou 3 dias, porque pode atrapalhar o processo de cicatrização.

6. Uma dieta leve é recomendada nos primeiros 2 ou 3 dias. Tente evitar comidas que são quentes, apimentadas ou difíceis de mastigar. É muito importante que você tome bastante líquido (não alcoólico). Isso ajudará na cicatrização.

7. Evite cigarros e todos os outros produtos do tabaco.

8. Um ligeiro aumento na temperatura do corpo pode ocorrer durante as primeiras 24 horas após a cirurgia. É normal. Infecção após cirurgia endodôntica não é comum, mas pode acontecer. Se uma infecção se desenvolve, é comum ocorrer em 2 ou 3 dias após a cirurgia. Sinais de uma infecção incluem aumento súbito na dor ou no edema, sentir-se febril, gânglios doloridos na área do pescoço e um mal-estar geral, parecendo resfriado. Se você achar que uma infecção está se desenvolvendo, por favor contate o consultório imediatamente.

Se tiver quaisquer dúvidas, por favor faça contato com o consultório durante o horário do expediente, pelo (XX)-XXXX-XXXX. Se estiver tendo problemas após o horário do consultório, você pode fazer contato com o Dr _____, pelo (XX) XXXXX-XXXX.

Figura 11.50 Exemplo de instruções pós-operatórias. Instruções escritas fornecem uma referência essencial para o paciente, porque instruções verbais frequentemente são difíceis de lembrar após a cirurgia. As instruções podem ser modificadas conforme necessário; é importante fornecer instruções que o paciente seja capaz de compreender. Por exemplo, a legibilidade dessas instruções é aproximadamente do nível do oitavo grau usando a escala de Nível de Grau de Flesch-Kincaid.

SELEÇÃO DO MATERIAL DE SUTURA

As propriedades de um material de sutura ideal para cirurgia perirradicular incluem flexibilidade para facilidade de manipulação e amarração de nós, uma superfície lisa que desestimule crescimento bacteriano e drenagem para líquidos orais, além de um custo razoável. Material de sutura em tamanho 5-0 é usado mais comumente, embora alguns clínicos prefiram sutura ligeiramente maior (4-0) ou menor (6-0). Suturas menores que 6-0 tendem a cortar através dos tecidos orais relativamente frágeis quando amarradas com a tensão necessária para aproximar as margens da ferida. Material de sutura de seda foi usado em cirurgia dentária durante décadas, sendo barato e fácil de manejar. Contudo, a seda tende a suportar o crescimento bacteriano e permitir um efeito de absorção em torno das suturas. Por essas razões, outros materiais são preferíveis.[92]

Materiais de sutura reabsorvíveis (categute simples e categute cromado) não são usados rotineiramente para cirurgia perirradicular, embora possam ser indicados se o paciente não estiver disponível para a data de remoção regular de sutura (48 a 96 horas após a cirurgia), ou se a sutura for usada em áreas da boca nas quais o acesso é difícil. O principal problema com materiais de sutura reabsorvíveis é a velocidade variável de reabsorção – isto é, as suturas podem enfraquecer e se dissolver demasiadamente cedo ou, mais comumente, permanecer na área da incisão mais tempo que o desejado. Materiais de sutura de categute são embalados em álcool isopropílico. As propriedades de manejo das suturas de categute podem ser melhoradas pela imersão em água estéril por 3 a 5 minutos antes do uso.[430]

Materiais de sutura com um revestimento liso de teflon ou polibutilato são particularmente adequados para uso em cirurgia perirradicular. Materiais de sutura monofilamentares sintéticos também são usados. Esses materiais são fáceis de manejar e não promovem crescimento bacteriano ou absorção de líquidos orais na mesma extensão que a seda. Suturas de Gore-tex (PTFE expandido-Teflon) têm muitas propriedades desejáveis, mas são mais caras que os materiais previamente mencionados.

Adesivos de tecido, como colas de cianoacrilato e fibrina, podem ser promissores para fechamento de ferida após cirurgia perirradicular.[113,196,403,599] Embora a pesquisa atualmente disponível seja insuficiente para recomendar esses adesivos como uma substituição de rotina para materiais de sutura mais tradicionais, são possíveis aplicações de suturas em cirurgia perirradicular.

Regeneração tecidual guiada e cirurgia endodôntica

A quantidade e a localização de osso adjacente às estruturas radiculares afetam o prognóstico da cirurgia perirradicular. Kim e Kratchman[282] propõem um sistema de classificação com seis categorias para ajudar a predizer o prognóstico cirúrgico e determinar a necessidade de enxerto ósseo e técnicas de barreira: as classes A (ausência de lesão), B (pequena lesão periapical) e C (grande lesão periapical sem comunicação periodontal) representam situações que são favoráveis para cicatrização sem suplementação de enxerto ou barreiras. As classes D (semelhante à classe C, com bolsas periodontais independentes), E (comunicação endodôntico-periodontal ao ápice) e F (lesão apical com perda completa de osso bucal/vestibular) representam situações com um prognóstico mais reservado, e usualmente exigem uso concomitante de enxerto ósseo e técnicas de barreira. As Figuras 11.51 a 11.63 são exemplos de casos que precisaram de regeneração tecidual guiada (RTG).

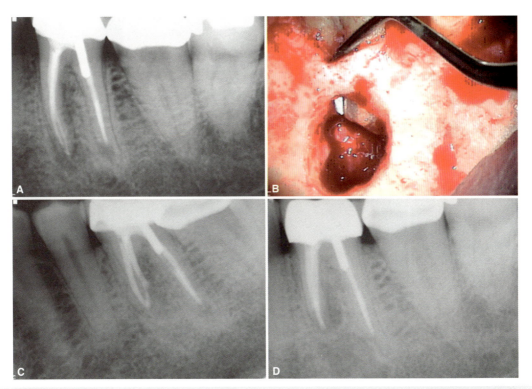

Figura 11.51 A. Radiografia periapical do dente 36. **B.** Imagem clínica mostrando o defeito periodontal ao longo da raiz mesial. **C.** Radiografia pós-cirúrgica imediata. O ápice radicular mesial foi preparado com ultrassom e obturado com MTA. Uma mistura de DFDBA (*demineralized freeze-dried bone allograft*) e Capset foi colocada para a regeneração tecidual dirigida. **D.** Radiografia de acompanhamento em 1 ano, mostrando boa reparação. Sondagens periodontais foram observadas dentro dos limites da normalidade.

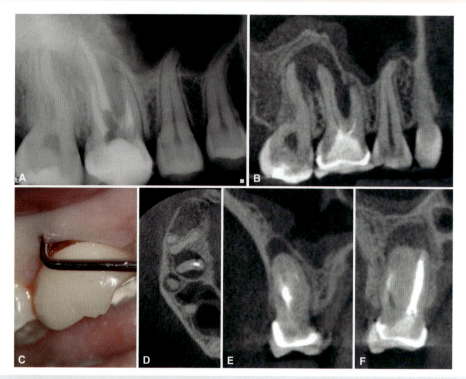

Figura 11.52 (Caso 1). **A.** Radiografia periapical do dente 16. Retratamento RCT foi tentado, mas MV1 e MV2 estavam calcificados. **B.** Vista sagital mostrando a extensão da lesão periapical. **C.** Vista clínica da sondagem periodontal até o ápice. **D.** Vista axial do terço apical mostrando a proximidade estreita do defeito periapical à raiz MV do dente 17 (17 respondeu dentro dos limites da normalidade ao teste de vitalidade pulpar). **E** e **F.** Vistas coronais das raízes MV e DV/P, respectivamente.

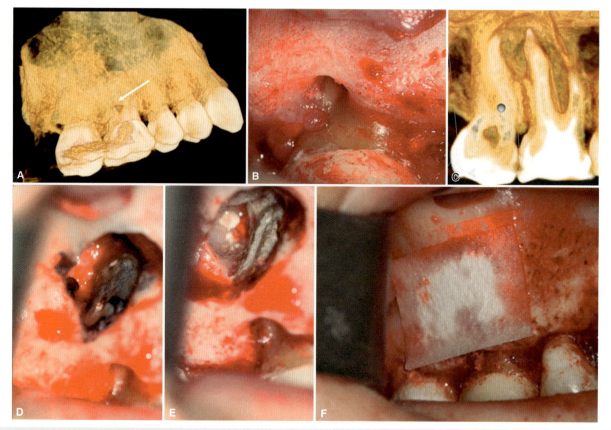

Figura 11.53 (Caso 1, *continuação*). **A.** Uma reconstrução 3D da área do dente 16, mostrando o defeito periodontal na furca. **B.** Após divulsão do retalho, vista clínica mostrando o defeito periodontal. **C.** Reconstrução 3D com a lâmina cortada, para visualizar a extensão do defeito perirradicular. **D** e **E.** Cortes das raízes DV e P, preparo retroapical e obturação com MTA. **F.** Defeito perirradicular enxertado com aloenxerto Puros (Zimmer Dental, Carlsbad, CA) e uma membrana de pericárdio CopiOs (Zimmer Dental).

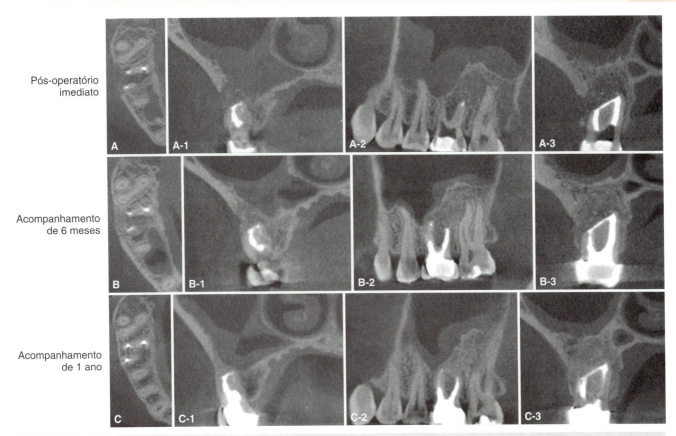

Figura 11.54 (Caso 1, *continuação*). **A.** Vista axial de imagem de TCFC pós-operatória imediata. **A-1**, vista coronal de raiz MV. **A-2**, vista sagital. **A-3**, vista coronal de raízes DV e palatino. **B.** Vista axial de controle, aos 6 meses. **B-1**, vista coronal de raiz MV. **B-2**, vista sagital; **B-3**, vista coronal de raízes DV e palatino. **C.** Vista axial de controle de 1 ano. **C-1**, vista coronal de raiz MV. **C-2**, vista sagital. **C-3**, vista coronal de raízes DV e palatino.

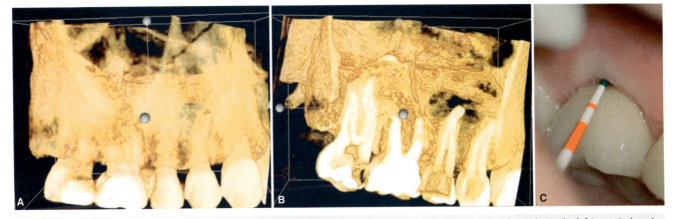

Figura 11.55 (Caso 1, controle de 1 ano). **A** e **B.** Reconstrução 3D de controle de 1 ano. **C.** Imagem clínica mostrando resolução do defeito periodontal.

Um defeito apicomarginal,[141] ou um defeito ósseo que chega até o comprimento inteiro da raiz, tem um importante efeito adverso sobre o resultado, reduzindo a taxa de reparo completo em aproximadamente 20% ou mais quando comparada com dentes com uma lesão endodôntica isoladamente.[233,279,499] A presença de uma lesão perirradicular de 15 mm ou mais em diâmetro também tem um pior prognóstico.[233] Periodontite avançada com formação de bolsas profundas foi associada à inflamação perirradicular crônica após cirurgia endodôntica e falha subsequente da cirurgia do ápice.[450] A causa da falha foi identificada como crescimento invasivo de tecidos não osteogênicos para dentro do local cirúrgico perirradicular e crescimento para baixo de tecido epitelial ao longo da superfície da raiz. O tratamento bem-sucedido pode depender mais do controle da proliferação epitelial que do tratamento de extremidade radicular. Técnicas de regeneração tecidual guiada foram indicadas para uso nesses casos.[206,547]

O princípio básico da regeneração tecidual e óssea guiada é que diferentes tipos de células repovoam uma ferida a diferentes velocidades durante a cicatrização. As células de tecido mole são consideravelmente mais móveis que as células de tecidos duros – por essa razão, elas tendem a migrar para dentro da ferida mais rapidamente durante a cicatrização. Uma barreira interposta entre o tecido gengival, superfícies radiculares expostas e osso alveolar

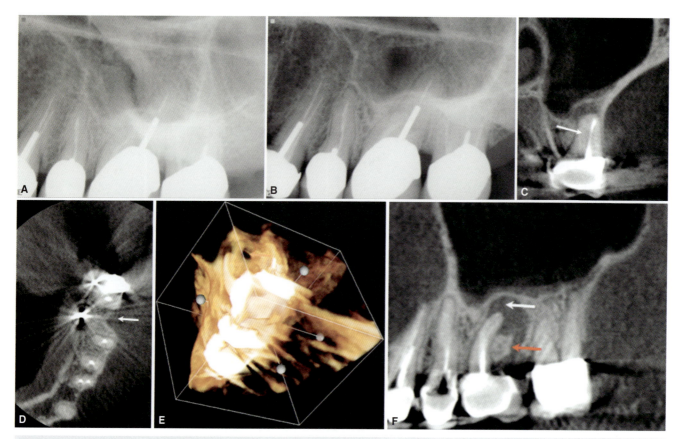

Figura 11.56 (Caso 2, dente 26). **A** e **B.** Radiografias periapicais do dente 26, ângulos mesial e distal, respectivamente. **C.** Vista coronal da raiz MV, mostrando um canal MV2 despercebido (*seta*). **D.** Vista axial mostrando um local de corte prévio de DV (*seta*) que não era óbvio na radiografia periapical. **E.** Reconstrução 3D mostrando um defeito de crista. **F.** Vista sagital mostrando o defeito cristal (*seta vermelha*) ósseo comunicando-se com a lesão periapical (*seta branca*), elevação do assoalho do seio maxilar, mas sem evidência de perfuração do seio.

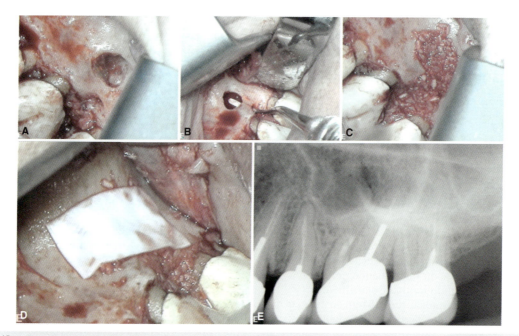

Figura 11.57 (Caso 2, *continuação*). **A.** Vista clínica após descolamento do retalho, mostrando lesões na crista e periápice. **B.** Comunicação entre ambos os defeitos. **C.** Ambos os defeitos foram enxertados com EnCore Combination Allograft (Osteogenics Biomedical, Lubbock, TX). **D.** Membrana de pericárdio CopiOs (Zimmer Dental, Carlsbad, CA). **E.** Radiografia pós-operatória imediata.

Capítulo 11 • Cirurgia Perirradicular 447

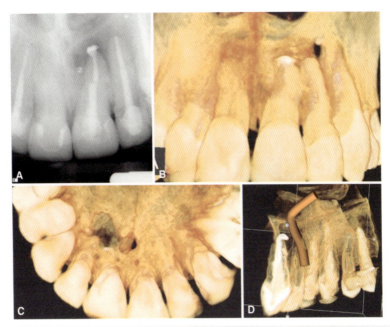

Figura 11.58 (Caso 3). **A.** Radiografia periapical da região anterior maxilar mostrando uma lesão periapical associada ao dente 11. **B.** Reconstrução de TCFC mostrando a lâmina vestibular intacta. **C.** Vista palatina da reconstrução 3D mostrando perfuração da lâmina palatina. **D.** Reconstrução 3D mostrando o feixe nasopalatino.

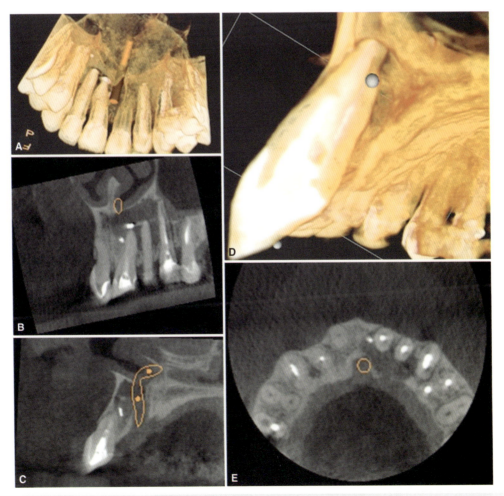

Figura 11.59 (Caso 3, *continuação*). **A.** Reconstrução de TCFC de vista palatina mostrando a saída do feixe neurovascular do canal incisivo. **B.** Vista sagital mostrando radiolucência periapical envolvendo os dentes 21, 22 e 23. **C.** Vista coronal da saída do feixe nasopalatino do canal incisivo. **D.** Reconstrução 3D mostrando a extensão da lesão periapical ao dente 11. **E.** Vista axial mostrando a extensão da lesão, perfuração da lâmina palatina e relação do feixe nasopalatino à lesão periapical.

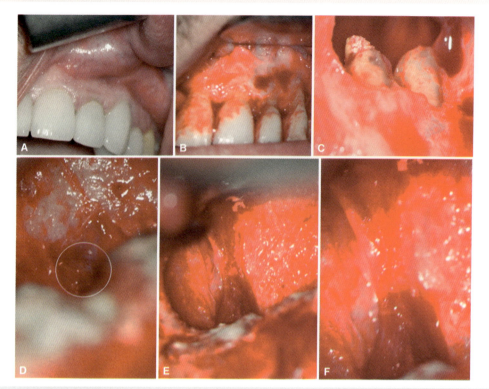

Figura 11.60 (Caso 3, *continuação*). **A** e **B.** Aspectos clínicos antes e depois do descolamento do retalho, mostrando a cortical vestibular intacta. **C.** Defeito periapical após remoção do tecido de granulação, mostrando os ápices dos dentes 21 e 22 antes da apicectomia. **D.** Perfuração óssea palatina com mucosa palatina é evidente (*círculo*). **E** e **F.** Aspectos clínicos do feixe nasopalatino intacto após a remoção do tecido de granulação.

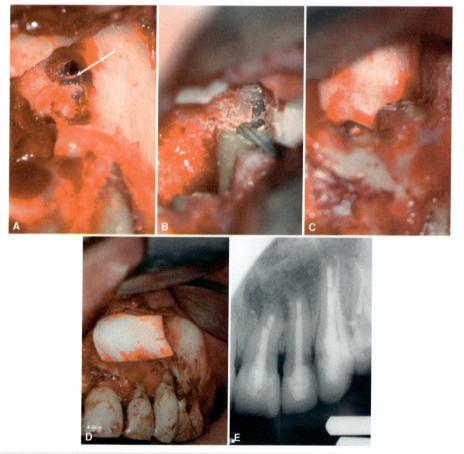

Figura 11.61 (Caso 3, *continuação*). **A** e **B.** Parede lateral do seio maxilar distal ao dente 23. **C.** Membrana colocada no lado palatino, para cobrir a mucosa. **D.** Membrana cobrindo o material de aloenxerto Puros. **E.** Radiografia pós-operatória imediata de defeito.

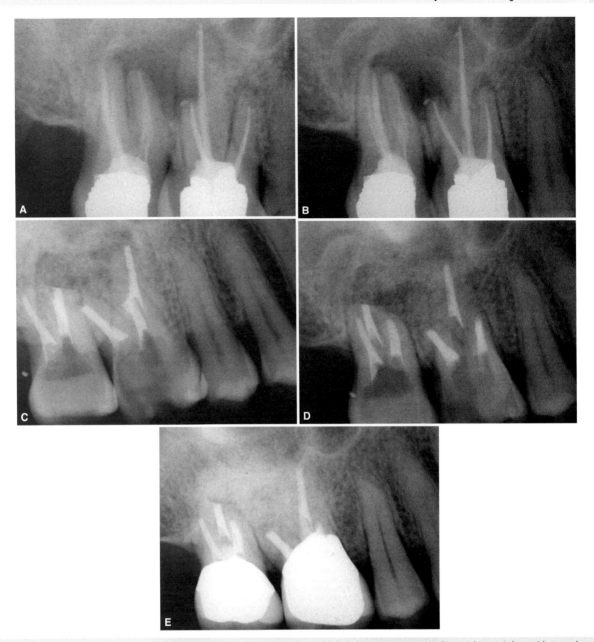

Figura 11.62 A. Radiografia angulada pré-operatória de primeiro e segundo molares direitos superiores. Ambos os dentes tinham sido tratados previamente, e o paciente contava uma história de dor na área pelos últimos 5 anos. O plano de tratamento incluiu retratamento não cirúrgico seguido por cirurgia perirradicular, com enxerto ósseo e regeneração tecidual guiada (RTG). **B.** Radiografia pré-operatória do primeiro e segundo molares superiores. **C.** Radiografia pós-operatória imediata, mostrando ressecções e obturações retroapicais. As cavidades retroapicais foram preparadas com ultrassom, condicionadas com ácido etilenodiaminotetracético (EDTA) a 17%, obturadas com Diaket e alisadas com uma broca de acabamento de diamante superfina. A loja óssea foi condensada com material de xenoenxerto Bio-Oss, e uma membrana absorvível Guidor foi colocada. **D.** Radiografia pós-operatória imediata. **E.** Radiografia de acompanhamento, aos 4 anos. O paciente relatou que não houve dor; os resultados dos testes clínicos mostraram que tudo estava dentro dos limites normais. Os dentes foram restaurados com coroas metalocerâmicas.

de suporte impede a colonização da superfície radicular exposta por células gengivais. Isso estimula o repovoamento da superfície radicular por células do PDL. O uso de outras células com potencial osteogênico para repovoar o defeito resulta em fixação de novo tecido conjuntivo e formação de osso. Dahlin et al.[119,120] demonstraram que um aumento importante na cicatrização óssea ocorre quando membranas são usadas em defeitos ósseos lado a lado em cirurgia perirradicular dos incisivos laterais superiores em macacos. O uso de membranas reabsorvíveis de regeneração tecidual guiada (RTG) em cirurgia endodôntica com defeitos do tipo apicomarginal vestibulares também demonstrou aumentar a regeneração de periodonto e osso circundante em cães.[149]

Esse tipo de barreira-matriz promoveu maiores quantidades de tecido conjuntivo e osso alveolar, e minimizou a formação de epitélio juncional.

Diversos relatos e casos discutiram o uso de técnicas de RTG em conjunção com cirurgia endodôntica.[5,32,81,123,154,273,337,414,421,432,515,544,549,607] Esses estudos relataram, em grande parte, resultados favoráveis em casos envolvendo grandes lesões perirradiculares, defeitos ósseos de lado a lado, reparo de uma perfuração cirúrgica ou perda de lâmina cortical vestibular adjacente à raiz.

Pecora et al.[400] compararam a regeneração de 20 grandes defeitos perirradiculares (mais de 10 mm de diâmetro) com e sem o uso de membrana reabsorvível. Eles relataram que, aos

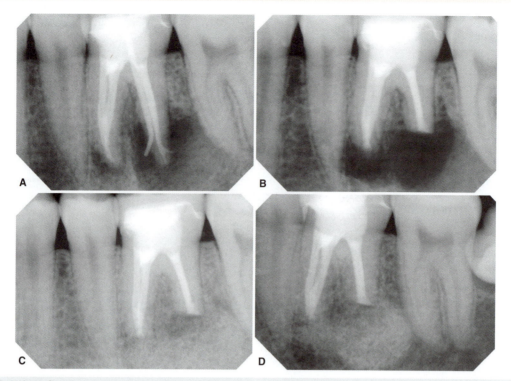

Figura 11.63 A. Radiografia pré-operatória de um primeiro molar inferior esquerdo. Guta-percha foi inserida dentro do sulco vestibular e rastreada ao ápice da raiz distal. Um tratamento não cirúrgico de canal tinha sido efetuado 12 meses antes. **B.** Apicectomia e obturação retroapical com MTA (raízes M e D). **C.** Radiografia pós-operatória imediata. Material xenoenxerto Bio-Oss foi colocado. **D.** A radiografia de acompanhamento aos 19 meses mostrou boa reparação perirradicular.

12 meses após cirurgia, os locais nos quais as membranas haviam sido usadas tinham cicatrizados mais rapidamente, e que a qualidade e a quantidade do osso regenerado foram superiores. Um estudo avaliou a cicatrização perirradicular e periodontal em casos envolvendo defeitos apicomarginais quando regeneração tecidual guiada (membrana Bio-Oss e Bio-Guide; Osteohealth Co., Shirley, NY) foi efetuada em conjunção com cirurgia perirradicular. Aos 12 meses após a cirurgia, 86% foram considerados cicatrizados clínica e radiograficamente. Foi concluído que RTG deve ser considerado um adjunto à cirurgia perirradicular em casos de defeitos apicomarginais.[142] Entretanto, o uso de uma membrana reabsorvível quando uma osteotomia apical padrão é realizada e o osso vestibular sobre o remanescente radicular está intacto não tem efeito benéfico sobre a cicatrização.[186]

Vários tipos diferentes de membranas estão disponíveis. Eles podem ser agrupados em duas categorias amplas: não absorvíveis e reabsorvíveis (Tabela 11.1). Membranas reabsorvíveis são geralmente mais adequadas para uso endodôntico, porque um segundo procedimento cirúrgico não é necessário para remover a membrana.

As membranas frequentemente precisam de suporte para que elas mesmas não colapsem para dentro do defeito. O suporte para a membrana pode ser fornecido usando-se uma membrana com tela de titânio ou um material de enxerto. Materiais de enxerto têm duas funções principais: atuar como uma subestrutura mecânica que suporta a membrana e os tecidos moles sobrejacentes e servir como um componente biológico que estimula formação de osso. Materiais de enxerto ósseo (Tabela 11.2) podem ser categorizados como osteocondutores ou osteoindutores. Um material osteocondutor fornece um arcabouço dentro do qual o osso possa crescer. O tamanho de poro do material é semelhante ao de osso normal, e o material eventualmente é absorvido e remodelado. Um material osteoindutor estimula a produção de novas células

Tabela 11.1 Exemplos de materiais para membranas.

Composição	Marca comercial/Fabricante
Não reabsorvíveis	
Politetrafluoretileno	Goretex (WL Gore & Associates Inc, Flagstaff, AZ)
	TefGen FD (Lifecore Biomedical, Chaska, MN)
	Bicon Barrier Membrane (Bicon, Boston, MA)
	Cytoflex (Unicare Biomedical, Laguna Hills, CA)
Reabsorvíveis	
Osso laminar	Lambone (Pacific Coast Tissues Bank, Los Angeles, CA)
Ácido polilático	Guidor* – esse produto foi usado extensamente em pesquisa com resultados muito favoráveis (Guidor EUA)
	Atrisorb (CollaGenex Pharmaceuticals, Newtown, PA)
Ácido polilático	Vicryl Mesh (Ethicon, Somerville, NJ)
Ácido polilático, ácido poliglicólico e trimetileno carbonato	Resolut (WL Gore & Associates Inc, Flagstaff AZ)
Colágeno	Biomed (Zimmer Dental, Carlsbad, CA)
	Bio-Guide (Osteohealth, Shirley, NY)
	Bicon Resorbable Collagen Membrane (Bicon, Boston, MA)

*Não mais disponível

Tabela 11.2 Exemplos de materiais para enxerto ósseo.

Tipo de Enxerto	Descrição	Produto/Fabricante ou Fonte
Enxerto autógeno	Obtido do corpo do próprio paciente	Ramo, mento, crista ilíaca
Aloenxerto	Osso humano seco-congelado desmineralizado (DFDBA)	Osteofil (Regeneration Technologies, Alachua, FL) Grafton (Osteotech, Eatontown, NJ) Dynagraft (GenSci, Toronto, Ontario, Canadá) Opteform (Exactech, Gainesville, FL) Puros (Zimmer Dental, Carlsbad, CA) MTF DeMin Bone (DENTSPLY Friadent CeraMed, Lakewood, CO)
Xenoenxerto	Partículas ósseas inorgânicas bovinas/porcinas	Bio-Oss (Osteohealth, Shirley, NY) OsteoGraf (DENTSPLY Friadent CeraMed, Lakewood, CO)
Enxertos cerâmicos/sintéticos	Sulfato de cálcio, fosfato de cálcio/hidroxiapatita, vidro bioativo	CapSet (Lifecore Biomedical, Chaska, MN) OsteoSet (Wright Medical Technology, Arlington, TN) HTR (Bioplant HTR, Kerr Corporation, West Collins, CA) Biogran (3i, Palm Beach Gardens, FL) Norian SRS (Synthes, West Chester, PA) NovaBone-C/M (NovaBone Products, LLC, Sales e Manufacturing, Alachua, FL) PerioGlas (NovaBone Products, LLC, Sales e Manufacturing, Alachua, FL)
Proteínas bioativas	Proteínas morfogênicas ósseas (BMP)	Experimentais
Enxerto de combinação	Aloenxerto, xenoenxerto ou enxertos cerâmicos/sintéticos mais proteína bioativa	PepGen P15 (DENTSPLY Friadent CeraMed, Lakewood, CO)

ósseas, de forma que a cicatrização ocorre mais rapidamente. A família de proteína morfogênica óssea (BMP) tem sido investigada extensamente para uso neste papel. Uma combinação de materiais osteocondutores e osteoindutores também foi usada para enxertos ósseos.

O uso de técnicas de RTG provoca várias questões adicionais que devem ser discutidas com o paciente antes da cirurgia, incluindo custo do material adicional, origem do material (sintético, animal ou humano), necessidade de manejar a ferida por um período mais longo e potenciais complicações pós-operatórias relacionadas especificamente a essas técnicas e materiais. É muito importante uma discussão da composição dos materiais a usar, porque alguns pacientes podem ter preocupações baseadas em fundamentos religiosos ou éticos. O cirurgião deve discutir todas as alternativas para usar esses materiais com o paciente antes de começar o procedimento, porque nem sempre é possível predizer quando poderá ser necessário enxertar materiais.

Se as técnicas de RTG forem usadas durante a cirurgia perirradicular, uma membrana reabsorvível deve ser escolhida e um protocolo deve ser obedecido (Figuras 11.62 e 11.63):

1. A membrana é estendida para cobrir 2 a 3 mm de osso periférico às margens da crista óssea; ela deve ficar suportada por um material de enxerto substituto de osso, de modo que não vá colapsar sobre as estruturas dentárias subjacentes.
2. As técnicas de fechamento tecidual devem assegurar cobertura tecidual total da membrana. A compressão pós-operatória tradicional é eliminada, porque isso colapsaria a membrana sobre as estruturas subjacentes.
3. O fumo é contraindicado com técnicas de RTG, porque foi mostrado constantemente que ele afeta o resultado de forma adversa.[73,324,445,538,539]

PRESERVAÇÃO DA CRISTA

Com o uso crescente de implantes dentários para a substituição de dentes ausentes, os clínicos devem ser conhecedores de estratégias de preservação de cristas, mesmo se não colocarem implantes.[308] Como exemplo, a preservação de crista deve ser considerada quando se determina que um dente tem uma fratura vertical de raiz durante um procedimento cirúrgico explorador no qual esse dente é extraído. Nessa situação, muitas vezes há uma ausência completa da lâmina óssea vestibular, e a simples extração do dente predisporia o paciente a uma perda de altura e largura de crista, complicando, desse modo, uma futura colocação de implante. A RTG com enxerto e colocação de barreira (como descrito previamente) pode ser indicada no momento da extração, para criar um local mais favorável à futura colocação de implante.[31,251,342,608] Uma técnica atraumática de extração é desejável, uma vez que um dos objetivos é preservar a quantidade máxima de osso existente. Periótomos são particularmente úteis para esse tipo de técnica de extração preservadora de osso.

Reimplantação intencional

A reimplantação intencional pode ser uma opção quando o acesso cirúrgico é limitado ou apresenta riscos inaceitáveis. Segundos molares inferiores são um exemplo comum dessa técnica, em virtude de osso vestibular sobrejacente geralmente espesso, profundidade vestibular rasa e proximidade dos ápices radiculares ao canal mandibular (Figura 11.64). Entretanto, qualquer dente que possa ser removido atraumaticamente em uma peça é um candidato potencial para reimplantação intencional. Contraindicações incluem dentes com raízes dilatadas ou moderadamente curvas e a presença de doença periodontal. Fratura vertical de raiz muitas vezes foi considerada uma contraindicação,[401] embora alguns investigadores tenham demonstrado sucesso usando uma resina ligada à dentina e a reimplantação intencional para o tratamento de dentes com fratura de raiz.[226,268,506] O prognóstico foi geralmente melhor para incisivos e para dentes com fraturas de menos de dois terços do comprimento de raiz. O sucesso clínico após 1 ano foi de cerca de 89% e diminuiu para 59% aos 5 anos.[226]

O dente deve ser extraído com mínimo trauma para si e o alvéolo. Idealmente, extratores não são usados, e a superfície da raiz não é agarrada com o fórceps. Todos os instrumentos e materiais para preparação de extremidade radicular e obturação

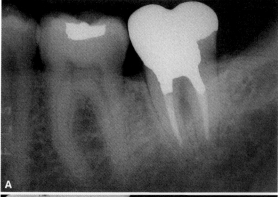
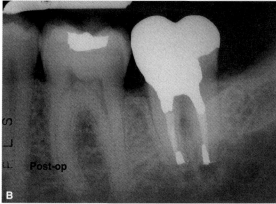
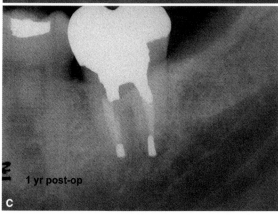

Figura 11.64 Reimplante intencional. **A.** Radiografia pré-operatória de um segundo molar inferior esquerdo. O dente era persistentemente sensível à percussão e mordida após retratamento não cirúrgico. **B.** Radiografia do dente após extração, preparo da cavidade retroapical e sua obturação e reimplantação. **C.** Na visita de acompanhamento de 1 ano, o dente estava assintomático e mostrou boa reparação perirradicular. (Cortesia do Dr. Matt Davis.)

devem ser arrumados antes da extração, para minimizar o tempo de trabalho extraoral. A superfície da raiz deve ser mantida úmida, enrolando-se a raiz com gaze embebida em uma solução fisiológica, como solução salina balanceada de Hank. Após preparação e obturação retroapical (como descrito previamente neste capítulo), o dente é reimplantado e o osso vestibular é comprimido. O paciente pode ser instruído para morder um rolo de algodão ou outro objeto semissólido, a fim de ajudar a posicionar o dente corretamente no alvéolo. O ajuste oclusal é indicado para minimizar forças traumáticas no dente durante a fase inicial da reparação. Uma contenção pode ser aplicada, mas muitas vezes não é necessária. O paciente deve ingerir uma dieta líquida e evitar comer alimentos pegajosos e cristalizados e mascar goma durante pelo menos 7 a 10 dias. Com base em observações clínicas e diversos estudos em modelos animais, o prognóstico de cicatrização bem-sucedida após reimplantação está mais estreitamente relacionado com a prevenção de trauma ao PDL e cemento durante extração e minimização do tempo extraoral.[21,23,391]

Cuidados pós-operatórios

Conforme anotado previamente, AINEs geralmente são a classe preferida de fármacos para tratar dor pós-operatória.[9,41,54,143] Ibuprofeno (400 a 800 mg) ou um AINE equivalente é dado antes ou imediatamente após a cirurgia, e pode ser continuado por vários dias após a cirurgia, conforme necessário. Quando for necessário alívio adicional de dor, um narcótico como codeína, hidrocodona ou tramadol pode ser acrescentado ao esquema padrão de AINE. Essa estratégia pode resultar em um efeito sinérgico, com maior alívio de dor, em relação ao que seria esperado com o valor analgésico separado de cada fármaco.[148] Uma abordagem útil de meio-termo ao tratamento de dor moderada a grave é um esquema alternando "pelo relógio" uma AINE e uma combinação paracetamol/narcótico.[250,348] A dor após cirurgia perirradicular geralmente é apenas branda a moderada. A dor pós-operatória costuma ser bem controlada com AINEs apenas, sobretudo quando a estratégia previamente recomendada de terapia pré-operatória com AINE e um anestésico local de ação longa é combinada com uma conduta cirúrgica minimamente traumática.

Em geral, as suturas são removidas 2 a 4 dias após cirurgia.[92,213] Essa recomendação é baseada na compreensão atual da cicatrização de ferida e no desejo de remover quaisquer irritantes potenciais da área da incisão tão logo seja possível. Anestesia local raramente é necessária, embora a aplicação de um anestésico tópico possa ser útil, em especial em incisões relaxantes em mucosa não queratinizada. Tesoura de sutura afiada ou uma lâmina de bisturi #12 pode ser usada para cortar as suturas antes de serem removidas com alicate de algodão ou pinça anatômica. Uma bacteriemia transitória pode ser esperada após a remoção de sutura, mesmo quando se usa um bochecho com clorexidina antes do procedimento.[79] Cobertura antibiótica deve ser considerada apenas em pacientes em alto risco de desenvolvimento de endocardite bacteriana.

Se a regeneração estiver progredindo normalmente no dia da remoção das suturas, o paciente não precisa ser visto outra vez no consultório até o primeiro exame de revisão marcado, geralmente 3 a 12 meses após cirurgia. Entretanto, contato por telefone com o paciente aproximadamente 7 a 10 dias após remoção das suturas é recomendável, a fim de confirmar a ausência de problema. Pacientes com a cicatrização questionável no dia da remoção de suturas devem ser reavaliados no consultório em 7 a 10 dias – ou antes, se necessário.

Tratamento de complicações cirúrgicas

Embora complicações cirúrgicas pós-operatórias sejam raras, o clínico deve estar preparado para responder a preocupações dos pacientes e reconhecê-las quando o tratamento adicional for necessário. Avaliação cuidadosa do caso clínico e tratamento adequado do paciente, como descrito neste capítulo, devem resultar em baixa incidência de complicações pós-operatórias. Mesmo assim, alguns pacientes experimentam dor pós-operatória branda a moderada, edema, equimose ou infecção. Em um estudo prospectivo de 82 pacientes submetidos a tratamento cirúrgico endodôntico, Tsesis et al.[545] relataram que 76,4% estavam sem dor 1 dia após a cirurgia e 64,7% não relataram qualquer edema. Apenas 4% dos pacientes nesse estudo experimentaram dor moderada, e essa sequela foi estreitamente relacionada à presença de sintomas pré-cirúrgicos. Dor pós-operatória geralmente vai ao seu máximo no dia da cirurgia, e o edema atinge seu máximo 1 a 2 dias após a cirurgia.[294] Conforme previamente notado, boa evidência suporta o uso de terapia profilática com AINE e anestésico local de longa ação, para reduzir a magnitude e duração da dor pós-operatória.

Pacientes devem ser avisados de que pode haver uma pequena hemorragia pós-operatória, mas sangramento importante é incomum, e pode exigir atenção. Grande parte do sangramento pode ser controlada pela aplicação de pressão constante durante 20 a 30 minutos, geralmente com um pedaço de gaze de algodão molhado. Sangramento que persiste requer atenção pelo clínico. Pressão na área e injeção de um anestésico local contendo epinefrina 1:50.000 são primeiros passos razoáveis. Se o sangramento continuar, pode ser necessário remover as suturas e procurar um pequeno vaso sanguíneo seccionado. Quando localizado, o vaso sanguíneo pode ser esmagado ou cauterizado para controlar o sangramento. Cauterização pode ser realizada com uma fonte de calor comumente usada para técnicas de obturação. Agentes hemostáticos locais, como descrito, também podem ser usados. Ocasionalmente, um paciente pode precisar de hospitalização e intervenção cirúrgica para controlar o sangramento, mas é um evento extremamente raro. Equimose extraoral (Figura 11.65) ocorre quando sangue se insinua através dos tecidos intersticiais; embora possa ser alarmante para o paciente e o clínico, essa condição é autolimitada e não afeta o prognóstico.[281] Calor úmido aplicado na área pode ser útil, embora a resolução completa da coloração possa levar até 2 semanas. Não deve ser aplicado calor na face durante as primeiras 24 horas após a cirurgia.

A exposição de seio durante procedimentos cirúrgicos em canal radicular de dentes posteriores não é incomum. Antibióticos e descongestionantes pós-operatórios são recomendados muitas vezes,[16,28,281,568] entretanto essa prática é controversa e nenhuma evidência suporta o uso de rotina de antibióticos e descongestionantes nesses casos. Walton[576] apresenta um argumento persuasivo de que antibióticos não são rotineiramente indicados para o tratamento de exposições durante a cirurgia perirradicular quando fechamento primário da comunicação oroantral for possível. Suporte adicional para essa posição é oferecido por outros clínicos que observaram excelente cicatrização e mínimas complicações após exposição sinusal durante cirurgia perirradicular.[291,456,579] Julgamento clínico deve guiar o uso de antibióticos e descongestionantes, caso a caso, até que esteja disponível uma evidência mais conclusiva sobre essa prática.

Não há dados confiáveis disponíveis para fornecer uma estimativa acurada da probabilidade de parestesia após tratamento cirúrgico de canal radicular. A incidência de parestesia após remoção de terceiro molar é estimada em 1% a 4,4%;[443] contudo, a maioria dos casos relatados de parestesia após extração de terceiro molar envolveu o nervo lingual, o qual é raramente encontrado em cirurgia perirradicular mandibular. A incidência de dano ao nervo alveolar inferior após cirurgia de terceiro molar é de aproximadamente 1,3%, com apenas 25% desses casos resultando em lesão permanente.[551] A não ser que o nervo seja seccionado durante cirurgia, a maioria dos pacientes pode esperar retorno à sensibilidade normal em 3 a 4 meses. Se a parestesia não mostrar sinais de resolução em 10 a 12 semanas, deve ser considerado encaminhamento e avaliação para possível reparo neuromicrocirúrgico.[167,431] Robinson e Williams[443] apresentaram um método útil para cartografar e documentar parestesias. A área de sensibilidade alterada é determinada beliscando-se a pele ou mucosa com alicate de algodão; alternativamente, uma picada pode ser aplicada com um instrumento afiado. A área de parestesia é anotada com uma série de marcas em um diagrama da face e boca. Esse método fornece um registro gráfico e cronológico da parestesia.

Resumo

Hoje, a cirurgia perirradicular mantém pouca semelhança com os procedimentos cirúrgicos comumente executados tão recentemente quanto na década de 1990. Amplificação e iluminação intensificadas, instrumentos microcirúrgicos, ultrassom, novos materiais para hemostasia, obturação de extremidade radicular e RTG, além de uma maior compreensão da biologia da cicatrização de ferida e da etiologia da doença perirradicular persistente contribuíram para a evolução rápida da cirurgia perirradicular. Com seleção adequada de casos e perícia do operador, a cirurgia perirradicular pode ser considerada uma alternativa previsível, ante a extração e substituição dos dentes.

Referências bibliográficas

1. Abbott PV: Analysis of a referral-based endodontic practice: part 2. Treatment provided, *J Endod* 20:253, 1994.
2. Abedi HR, Van Mierlo BL, Wilder-Smith P, et al: Effects of ultrasonic root-end cavity preparation on the root apex, *Oral Surg Oral Med Oral Pathol Oral Radiol Endod* 80:207, 1995.
3. Abitbol T, Santi E, Scherer W: Use of a resin-ionomer in guided tissue regeneration: case reports, *Am J Dent* 8:267, 1995.
4. Abitbol T, Santi E, Scherer W, et al: Using a resin-ionomer in guided tissue regenerative procedures: technique and application–case reports, *Periodontal Clin Investig* 18:17, 1996.
5. Abramowitz PN, Rankow H, Trope M: Multidisciplinary approach to apical surgery in conjunction with the loss of buccal cortical plate, *Oral Surg Oral Med Oral Pathol* 77:502, 1994.
6. Adamo HL, Buruiana R, Schertzer L, et al: A comparison of MTA, Super-EBA, composite and amalgam as root-end filling materials using a bacterial microleakage model, *Int Endod J* 32:197, 1999.
7. Affairs RotCoS: Dental management of patients receiving oral bisphosphonate therapy—expert panel recommendations, American Dental Association.

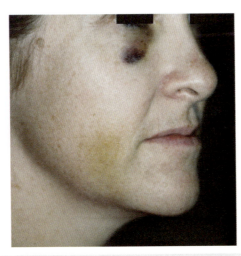

Figura 11.65 Equimose pós-operatória pode ser alarmante, mas se resolve espontaneamente entre 7 e 14 dias.

8. Aframian DJ, Lalla RV, Peterson DE: Management of dental patients taking common hemostasis-altering medications, *Oral Surg Oral Med Oral Pathol Oral Radiol Endod* 103 (Suppl 45):e1, 2007.
9. Ahlstrom U, Bakshi R, Nilsson P, et al: The analgesic efficacy of diclofenac dispersible and ibuprofen in postoperative pain after dental extraction, *Eur J Clin Pharmacol* 44:587, 1993.
10. Ainamo J, Loe H: Anatomical characteristics of gingiva: a clinical and microscopic study of the free and attached gingiva, *J Periodontol* 37:5, 1966.
11. Ainsworth G: Preoperative clindamycin prophylaxis does not prevent postoperative infections in endodontic surgery, *Evid Based Dent* 7:72, 2006.
12. Al-Bayaty HF, Murti PR, Thomson ER, et al: Painful, rapidly growing mass of the mandible, *Oral Surg Oral Med Oral Pathol Oral Radiol Endod* 95:7, 2003.
13. Alger FA, Solt CW, Vuddhakanok S, et al: The histologic evaluation of new attachment in periodontally diseased human roots treated with tetracycline-hydrochloride and fibronectin, *J Periodontol* 61:447, 1990.
14. Alleyn CD, O'Neal RB, Strong SL, et al: The effect of chlorhexidine treatment of root surfaces on the attachment of human gingival fibroblasts in vitro, *J Periodontol* 62:434, 1991.
15. Altman RD, Latta LL, Keer R, et al: Effect of nonsteroidal antiinflammatory drugs on fracture healing: a laboratory study in rats, *J Orthop Trauma* 9:392, 1995.
16. Altonen M: Transantral, subperiosteal resection of the palatal root of maxillary molars, *Int J Oral Surg* 4:277, 1975.
17. Ambus C, Munksgaard EC: Dentin bonding agents and composite retrograde root filling, *Am J Dent* 6:35, 1993.
18. Anan H, Akamine A, Hara Y, et al: A histochemical study of bone remodeling during experimental apical periodontitis in rats, *J Endod* 17:332, 1991.
19. Anderson HC: Mechanism of mineral formation in bone, *Lab Invest* 60:320, 1989.
20. Anderson HC: Molecular biology of matrix vesicles, *Clin Orthop Relat Res* (314):266, 1995.
21. Andreasen JO, Borum MK, Jacobsen HL, et al: Replantation of 400 avulsed permanent incisors. 4. Factors related to periodontal ligament healing, *Endod Dent Traumatol* 11:76, 1995.
22. Andreasen JO, Munksgaard EC, Fredebo L, et al: Periodontal tissue regeneration including cementogenesis adjacent to dentin-bonded retrograde composite fillings in humans, *J Endod* 19:151, 1993.
23. Andreasen JO, Pitt Ford TR: A radiographic study of the effect of various retrograde fillings on periapical healing after replantation, *Endod Dent Traumatol* 10:276, 1994.
24. Andreasen JO, Rud J: Correlation between histology and radiography in the assessment of healing after endodontic surgery, *Int J Oral Surg* 1:161, 1972.
25. Andreasen JO, Rud J, Munksgaard EC: [Retrograde root obturations using resin and a dentin bonding agent: a preliminary histologic study of tissue reactions in monkeys], *Tandlaegebladet* 93:195, 1989.
26. *Retroplast*, Rønne, Denmark, 2004, Retroplast Trading.
27. Apaydin ES, Shabahang S, Torabinejad M: Hard-tissue healing after application of fresh or set MTA as root-end-filling material, *J Endod* 30:21, 2004.
28. Ardekian L, Gaspar R, Peled M, et al: Does low-dose aspirin therapy complicate oral surgical procedures? *J Am Dent Assoc* 131:331, 2000.
29. Arens D: Surgical endodontics. In Cohen S, Burns RC, editors: *Pathways of the pulp*, ed 4, St. Louis, 1987, Mosby.
30. Arnold JW, Rueggeberg FA, Anderson RW, et al: The disintegration of superEBA cement in solutions with adjusted pH and osmolarity, *J Endod* 23:663, 1997.
31. Artzi Z, Tal H, Dayan D: Porous bovine bone mineral in healing of human extraction sockets. Part 1: histomorphometric evaluations at 9 months, *J Periodontol* 71:1015, 2000.
32. Artzi Z, Wasersprung N, Weinreb M, et al: Effect of guided tissue regeneration on newly formed bone and cementum in periapical tissue healing after endodontic surgery: an in vivo study in the cat, *J Endod* 38:163, 2012.
33. Ashcroft GS, Mills SJ, Lei K, et al: Estrogen modulates cutaneous wound healing by downregulating macrophage migration inhibitory factor, *J Clin Invest* 111:1309, 2003.
34. Aukhil I: Biology of wound healing, *Periodontology 2000* 22:44, 2000.
35. Aurelio J, Chenail B, Gerstein H: Foreign-body reaction to bone wax: report of a case, *Oral Surg Oral Med Oral Pathol* 58:98, 1984.
36. Azzi R, Kenney EB, Tsao TF, et al: The effect of electrosurgery on alveolar bone, *J Periodontol* 54:96, 1983.
37. Babay N: Comparative SEM study on the effect of root conditioning with EDTA or tetracycline HCl on periodontally involved root surfaces, *Indian J Dent Res* 11:53, 2000.
38. Bader JD, Bonito AJ, Shugars DA: Cardiovascular effects of Epinephrine on hypertensive dental patients: evidence report/technology assessment number 48. In *AHRQ Publication No. 02-E006*, Rockville, MD, July 2002, Agency for Healthcare Research and Quality.
39. Bahcall J, Barss J: Orascopic visualization technique for conventional and surgical endodontics, *Int Endod J* 36:441, 2003.
40. Bahcall JK, DiFiore PM, Poulakidas TK: An endoscopic technique for endodontic surgery, *J Endod* 25:132, 1999.
41. Bakshi R, Frenkel G, Dietlein G, et al: A placebo-controlled comparative evaluation of diclofenac dispersible versus ibuprofen in postoperative pain after third molar surgery, *J Clin Pharmacol* 34:225, 1994.
42. Bang G, Urist MR: Bone induction in excavation chambers in matrix of decalcified dentin, *Arch Surg* 94:781, 1967.
43. Bang G, Urist MR: Recalcification of decalcified dentin in the living animal, *J Dent Res* 46:722, 1967.
44. Barkhordar RA, Pelzner RB, Stark MM: Use of glass ionomers as retrofilling materials, *Oral Surg Oral Med Oral Pathol* 67:734, 1989.
45. Barnes D, Adachi E, Iwamoto C, et al: *Testing of the White Version of ProRoot® MTA Root Canal Repair Material1*, DENTSPLY Tulsa Dental, 2002, Tulsa, Oklahoma.
46. Barry MJ: Health decision aids to facilitate shared decision making in office practice, *Ann Intern Med* 136:127, 2002.
47. Behnia A, Strassler HE, Campbell R: Repairing iatrogenic root perforations, *J Am Dent Assoc* 131:196, 2000.
48. Beling KL, Marshall JG, Morgan LA, et al: Evaluation for cracks associated with ultrasonic root-end preparation of gutta-percha filled canals, *J Endod* 23:323, 1997.
49. Bell E, Ehrlich HP, Sher S, et al: Development and use of a living skin equivalent, *Plast Reconstr Surg* 67:386, 1981.
50. Benninger MS, Sebek BA, Levine HL: Mucosal regeneration of the maxillary sinus after surgery, *Otolaryngol Head Neck Surg* 101:33, 1989.
51. Berbari EF, Osmon DR, Carr A, et al: Dental procedures as risk factors for prosthetic hip or knee infection: a hospital-based prospective case-control study, *Clin Infect Dis* 50:8, 2010.
52. Berry JE, Zhao M, Jin Q, et al: Exploring the origins of cementoblasts and their trigger factors, *Connect Tissue Res* 44:97, 2003.
53. Bhaskar SN: Bone lesions of endodontic origin, *Dent Clin North Am* 521, 1967.
54. Biddle C: Meta-analysis of the effectiveness of nonsteroidal anti-inflammatory drugs in a standardized pain model, *AANA J* 70:111, 2002.
55. Biggs JT, Benenati FW, Powell SE: Ten-year in vitro assessment of the surface status of three retrofilling materials, *J Endod* 21:521, 1995.
56. Bigras BR, Johnson BR, BeGole EA, et al: Differences in clinical decision making: a comparison between specialists and general dentists, *Oral Surg Oral Med Oral Pathol Oral Radiol Endod* 106:963, 2008.
57. Bjorenson JE, Grove HF, List MG Sr, et al: Effects of hemostatic agents on the pH of body fluids, *J Endod* 12:289, 1986.
58. Block RM, Bushell A, Rodrigues H, et al: A histopathologic, histobacteriologic, and radiographic study of periapical endodontic surgical specimens, *Oral Surg Oral Med Oral Pathol* 42:656, 1976.
59. Blomlof J: Root cementum appearance in healthy monkeys and periodontitis-prone patients after different etching modalities, *J Clin Periodontol* 23:12, 1996.
60. Blomlof J, Jansson L, Blomlof L, et al: Long-time etching at low pH jeopardizes periodontal healing, *J Clin Periodontol* 22:459, 1995.
61. Blomlof J, Jansson L, Blomlof L, et al: Root surface etching at neutral pH promotes periodontal healing, *J Clin Periodontol* 23:50, 1996.
62. Blomlof J, Lindskog S: Periodontal tissue-vitality after different etching modalities, *J Clin Periodontol* 22:464, 1995.
63. Blomlof J, Lindskog S: Root surface texture and early cell and tissue colonization after different etching modalities, *Eur J Oral Sci* 103:17, 1995.
64. Blomlof JP, Blomlof LB, Lindskog SF: Smear removal and collagen exposure after non-surgical root planing followed by etching with an EDTA gel preparation, *J Periodontol* 67:841, 1996.

65. Bohsali K, Pertot WJ, Hosseini B, et al: Sealing ability of super EBA and Dyract as root-end fillings: a study in vitro, *Int Endod J* 31:338, 1998.
66. Boioli LT, Penaud J, Miller N: A meta-analytic, quantitative assessment of osseointegration establishment and evolution of submerged and non-submerged endosseous titanium oral implants, *Clin Oral Implants Res* 12:579, 2001.
67. Bonine FL: Effect of chlorhexidine rinse on the incidence of dry socket in impacted mandibular third molar extraction sites, *Oral Surg Oral Med Oral Pathol Oral Radiol Endod* 79:154, 1995.
68. Bornstein MM, Lauber R, Sendi P, et al: Comparison of periapical radiography and limited cone-beam computed tomography in mandibular molars for analysis of anatomical landmarks before apical surgery, *J Endod* 37:151, 2011.
69. Bornstein MM, Wasmer J, Sendi P, et al: Characteristics and dimensions of the Schneiderian membrane and apical bone in maxillary molars referred for apical surgery: a comparative radiographic analysis using limited cone beam computed tomography, *J Endod* 38:51, 2012.
70. Boskey AL: Matrix proteins and mineralization: an overview, *Connect Tissue Res* 35:357, 1996.
71. Boskey AL: Biomineralization: an overview, *Connect Tissue Res* 44:5, 2003.
72. Boucher Y, Sobel M, Sauveur G: Persistent pain related to root canal filling and apical fenestration: a case report, *J Endod* 26:242, 2000.
73. Bowers GM, Schallhorn RG, McClain PK, et al: Factors influencing the outcome of regenerative therapy in mandibular Class II furcations: part I, *J Periodontol* 74:1255, 2003.
74. Boyes-Varley JG, Cleaton-Jones PE, Lownie JF: Effect of a topical drug combination on the early healing of extraction sockets in the vervet monkey, *Int J Oral Maxillofac Surg* 17:138, 1988.
75. Boykin MJ, Gilbert GH, Tilashalski KR, et al: Incidence of endodontic treatment: a 48-month prospective study, *J Endod* 29:806, 2003.
76. Brent PD, Morgan LA, Marshall JG, et al: Evaluation of diamond-coated ultrasonic instruments for root-end preparation, *J Endod* 25:672, 1999.
77. Briggs PF, Scott BJ: Evidence-based dentistry: endodontic failure–how should it be managed? *Br Dent J* 183:159, 1997.
78. Britto LR, Katz J, Guelmann M, et al: Periradicular radiographic assessment in diabetic and control individuals, *Oral Surg Oral Med Oral Pathol Oral Radiol Endod* 96:449, 2003.
79. Brown AR, Papasian CJ, Shultz P, et al: Bacteremia and intraoral suture removal: can an antimicrobial rinse help? *J Am Dent Assoc* 129:1455, 1998.
80. Bruce GR, McDonald NJ, Sydiskis RJ: Cytotoxicity of retrofill materials, *J Endod* 19:288, 1993.
81. Brugnami F, Mellonig JT: Treatment of a large periapical lesion with loss of labial cortical plate using GTR: a case report, *Int J Periodontics Restorative Dent* 19:243, 1999.
82. Buckley JA, Ciancio SG, McMullen JA: Efficacy of epinephrine concentration in local anesthesia during periodontal surgery, *J Periodontol* 55:653, 1984.
83. Budnitz DS, Lovegrove MC, Shehab N, et al: Emergency hospitalizations for adverse drug events in older Americans, *N Engl J Med* 365:2002, 2011.
84. Byrne BE, Tibbetts LS: Conscious sedation and agents for the control of anxiety. In Ciancio SG, editor: *ADA guide to dental therapeutics*, ed 3, Chicago, 2003, American Dental Association, p 17.
85. Calderwood RG, Hera SS, Davis JR, et al: A comparison of the healing rate of bone after the production of defects by various rotary instruments, *J Dent Res* 43:207, 1964.
86. Calzonetti KJ, Iwanowski T, Komorowski R, et al: Ultrasonic root end cavity preparation assessed by an in situ impression technique, *Oral Surg Oral Med Oral Pathol Oral Radiol Endod* 85:210, 1998.
87. Camp MA, Jeansonne BG, Lallier T: Adhesion of human fibroblasts to root-end-filling materials, *J Endod* 29:602, 2003.
88. Campbell JH, Alvarado F, Murray RA: Anticoagulation and minor oral surgery: should the anticoagulation regimen be altered? *J Oral Maxillofac Surg* 58:131, 2000.
89. Cannon PD, Dharmar VT: Minor oral surgical procedures in patients on oral anticoagulants: a controlled study, *Aust Dent J* 48:115, 2003.
90. Caplan DJ, Weintraub JA: Factors related to loss of root canal filled teeth, *J Public Health Dent* 57:31, 1997.
91. Carr G: Advanced techniques and visual enhancement for endodontic surgery, *End Rep* 7:6, 1992.
92. Carr G, Bentkover SK: Surgical endodontics. In Cohen S, Burns RC, editors: *Pathways of the pulp*, ed 7, St. Louis, 1994, Mosby.
93. Carr G, Bentkover SK: Surgical endodontics. In Cohen S, Burns RC, editors: *Pathways of the pulp*, ed 7, St. Louis, 1998, Mosby, p 608.
94. Carr GB: Microscopes in endodontics, *J Calif Dent Assoc* 20:55, 1992.
95. Carr GB: Ultrasonic root end preparation, *Dent Clin North Am* 41:541, 1997.
96. Chang LK, Whitaker DC: The impact of herbal medicines on dermatologic surgery, *Dermatol Surg* 27:759, 2001.
97. Cheng H, Jiang W, Phillips FM, et al: Osteogenic activity of the fourteen types of human bone morphogenetic proteins (BMPs), *J Bone Joint Surg Am* 85-A:1544, 2003.
98. Cheung GS: Endodontic failures: changing the approach, *Int Dent J* 46:131, 1996.
99. Cho E, Kopel H, White SN: Moisture susceptibility of resin-modified glass-ionomer materials [see comment], *Quintessence Int* 26:351, 1995.
100. Chong BS, Ford TR, Kariyawasam SP: Tissue response to potential root-end filling materials in infected root canals, *Int Endod J* 30:102, 1997.
101. Chong BS, Owadally ID, Pitt Ford TR, et al: Antibacterial activity of potential retrograde root filling materials, *Endod Dent Traumatol* 10:66, 1994.
102. Chong BS, Owadally ID, Pitt Ford TR, et al: Cytotoxicity of potential retrograde root-filling materials, *Endod Dent Traumatol* 10:129, 1994.
103. Chong BS, Pitt Ford TR, Hudson MB: A prospective clinical study of mineral trioxide aggregate and IRM when used as root-end filling materials in endodontic surgery, *Int Endod J* 36:520, 2003.
104. Chong BS, Pitt Ford TR, Kariyawasam SP: Short-term tissue response to potential root-end filling materials in infected root canals, *Int Endod J* 30:240, 1997.
105. Chong BS, Pitt Ford TR, Watson TF: Light-cured glass ionomer cement as a retrograde root seal, *Int Endod J* 26:218, 1993.
106. Chong BS, Pitt Ford TR, Watson TF, et al: Sealing ability of potential retrograde root filling materials, *Endod Dent Traumatol* 11:264, 1995.
107. Ciasca M, Aminoshariae A, Jin G, et al: A comparison of the cytotoxicity and proinflammatory cytokine production of EndoSequence root repair material and ProRoot mineral trioxide aggregate in human osteoblast cell culture using reverse-transcriptase polymerase chain reaction, *J Endod* 38:486, 2012.
108. Clark RA: Regulation of fibroplasia in cutaneous wound repair, *Am J Med Sci* 306:42, 1993.
109. Clark RA, Stone RD, Leung DY, et al: Role of macrophages in wound healing, *Surg Forum* 27:16, 1976.
110. Clokie CM, Moghadam H, Jackson MT, et al: Closure of critical sized defects with allogenic and alloplastic bone substitutes, *J Craniofac Surg* 13:111, 2002.
111. Costich ER, Youngblood PJ, Walden JM: A study of the effects of high-speed rotary instruments on bone repair in dogs, *Oral Surg Oral Med Oral Pathol* 17:563, 1964.
112. Cotton TP, Geisler TM, Holden DT, et al: Endodontic applications of cone-beam volumetric tomography, *J Endod* 33:1121, 2007.
113. Coulthard P, Worthington H, Esposito M, et al: Tissue adhesives for closure of surgical incisions, *Cochrane Database Syst Rev* CD004287, 2004.
114. Craig KR, Harrison JW: Wound healing following demineralization of resected root ends in periradicular surgery, *J Endod* 19:339, 1993.
115. Creasy JE, Mines P, Sweet M: Surgical trends among endodontists: the results of a web-based survey, *J Endod* 35:30, 2009.
116. Crooks WG, Anderson RW, Powell BJ, et al: Longitudinal evaluation of the seal of IRM root end fillings, *J Endod* 20:250, 1994.
117. Culliford AT, Cunningham JN Jr, Zeff RH, et al: Sternal and costochondral infections following open-heart surgery: a review of 2,594 cases, *J Thorac Cardiovasc Surg* 72:714, 1976.
118. Cutright B, Quillopa N, Schubert W: An anthropometric analysis of the key foramina for maxillofacial surgery, *J Oral Maxillofac Surg* 61:354, 2003.
119. Dahlin C, Gottlow J, Linde A, et al: Healing of maxillary and mandibular bone defects using a membrane technique: an experimental study in monkeys, *Scand J Plast Reconstr Surg Hand Surg* 24:13, 1990.
120. Dahlin C, Linde A, Gottlow J, et al: Healing of bone defects by guided tissue regeneration, *Plast Reconstr Surg* 81:672, 1988.

121. Dahlkemper P, Wolcott JF, Pringle GA, et al: Periapical central giant cell granuloma: a potential endodontic misdiagnosis [see comment] [erratum appears in *Oral Surg Oral Med Oral Pathol Oral Radiol Endod* 92:2–3, 2001; PMID: 11458236], *Oral Surg Oral Med Oral Pathol Oral Radiol Endod* 90:739, 2000.
122. Damas BA, Wheater MA, Bringas JS, et al: Cytotoxicity comparison of mineral trioxide aggregates and EndoSequence bioceramic root repair materials, *J Endod* 37:372, 2011.
123. Danesh-Meyer MJ: Guided tissue regeneration in the management of severe periodontal-endodontic lesions, *N Z Dent J* 95:7, 1999.
124. Danforth RA, Clark DE: Effective dose from radiation absorbed during a panoramic examination with a new generation machine, *Oral Surg Oral Med Oral Pathol Oral Radiol Endod* 89:236, 2000.
125. Danielsson K, Evers H, Holmlund A, et al: Long-acting local anaesthetics in oral surgery: clinical evaluation of bupivacaine and etidocaine for mandibular nerve block, *Int J Oral Maxillofac Surg* 15:119, 1986.
126. Danin J, Linder L, Sund ML, et al: Quantitative radioactive analysis of microleakage of four different retrograde fillings, *Int Endod J* 25:183, 1992.
127. Danin J, Linder LE, Lundqvist G, et al: Outcomes of periradicular surgery in cases with apical pathosis and untreated canals, *Oral Surg Oral Med Oral Pathol Oral Radiol Endod* 87:227, 1999.
128. Danin J, Stromberg T, Forsgren H, et al: Clinical management of nonhealing periradicular pathosis: surgery versus endodontic retreatment, *Oral Surg Oral Med Oral Pathol Oral Radiol Endod* 82:213, 1996.
129. Daoudi MF, Saunders WP: In vitro evaluation of furcal perforation repair using mineral trioxide aggregate or resin modified glass ionomer cement with and without the use of the operating microscope, *J Endod* 28:512, 2002.
130. Davis JR, Steinbronn KK, Graham AR, et al: Effects of Monsel's solution in uterine cervix, *Am J Clin Pathol* 82:332, 1984.
130a. Dayer MJ, Jones S, Prendergast B, et al: Incidence of infective endocarditis in England, 2000–13: a secular trend, interrupted time-series analysis, *Lancet* 385:1219, 2015.
131. De Deus QD: Frequency, location, and direction of the lateral, secondary, and accessory canals, *J Endod* 1:361, 1975.
132. de Lange J, Putters T, Baas EM, et al: Ultrasonic root-end preparation in apical surgery: a prospective randomized study, *Oral Surg Oral Med Oral Pathol Oral Radiol Endod* 104:841, 2007.
133. DeGrood ME, Oguntebi BR, Cunningham CJ, et al: A comparison of tissue reactions to Ketac-Fil and amalgam, *J Endod* 21:65, 1995.
134. Del Fabbro M, Ceresoli V, Lolato A, et al: Effect of platelet concentrate on quality of life after periradicular surgery: a randomized clinical study, *J Endod* 38:733, 2012.
135. Del Fabbro M, Taschieri S, Testori T, et al: Surgical versus non-surgical endodontic re-treatment for periradicular lesions, *Cochrane Database Syst Rev* CD005511, 2007.
136. Denio D, Torabinejad M, Bakland LK: Anatomical relationship of the mandibular canal to its surrounding structures in mature mandibles, *J Endod* 18:161, 1992.
137. Desmouliere A, Gabbiani G: Myofibroblast differentiation during fibrosis, *Exp Nephrol* 3:134, 1995.
138. Desmouliere A, Redard M, Darby I, et al: Apoptosis mediates the decrease in cellularity during the transition between granulation tissue and scar, *Am J Pathol* 146:56, 1995.
139. Dewhirst FE: Structure-activity relationships for inhibition of prostaglandin cyclooxygenase by phenolic compounds, *Prostaglandins* 20:209, 1980.
140. Diekwisch TG: The developmental biology of cementum, *J Dev Biol* 45:695, 2001.
141. Dietrich T, Zunker P, Dietrich D, et al: Apicomarginal defects in periradicular surgery: classification and diagnostic aspects, *Oral Surg Oral Med Oral Pathol Oral Radiol Endod* 94:233, 2002.
142. Dietrich T, Zunker P, Dietrich D, et al: Periapical and periodontal healing after osseous grafting and guided tissue regeneration treatment of apicomarginal defects in periradicular surgery: results after 12 months, *Oral Surg Oral Med Oral Pathol Oral Radiol Endod* 95:474, 2003.
143. Dionne RA, Snyder J, Hargreaves KM: Analgesic efficacy of flurbiprofen in comparison with acetaminophen, acetaminophen plus codeine, and placebo after impacted third molar removal, *J Oral Maxillofac Surg* 52:919, 1994.
144. Dionne RA, Wirdzek PR, Fox PC, et al: Suppression of postoperative pain by the combination of a nonsteroidal anti-inflammatory drug, flurbiprofen, and a long-acting local anesthetic, etidocaine, *J Am Dent Assoc* 108:598, 1984.
145. Distler JH, Hirth A, Kurowska-Stolarska M, et al: Angiogenic and angiostatic factors in the molecular control of angiogenesis, *Q J Nucl Med* 47:149, 2003.
146. Dodson T, Halperin L: Prophylactic antibiotics reduce complications of orthognathic surgery, *Evid Based Dent* 2:66, 2000.
147. Dorn SO, Gartner AH: Retrograde filling materials: a retrospective success-failure study of amalgam, EBA, and IRM, *J Endod* 16:391, 1990.
148. Doroschak AM, Bowles WR, Hargreaves KM: Evaluation of the combination of flurbiprofen and tramadol for management of endodontic pain, *J Endod* 25:660, 1999.
149. Douthitt JC, Gutmann JL, Witherspoon DE: Histologic assessment of healing after the use of a bioresorbable membrane in the management of buccal bone loss concomitant with periradicular surgery, *J Endod* 27:404, 2001.
150. Dragoo MR: Resin-ionomer and hybrid-ionomer cements: part I. Comparison of three materials for the treatment of subgingival root lesions, *Int J Periodontics Restorative Dent* 16:594, 1996.
151. Dragoo MR: Resin-ionomer and hybrid-ionomer cements: part II, human clinical and histologic wound healing responses in specific periodontal lesions, *Int J Periodontics Restorative Dent* 17:75, 1997.
152. Duarte MA, Demarchi AC, Yamashita JC, et al: pH and calcium ion release of 2 root-end filling materials, *Oral Surg Oral Med Oral Pathol Oral Radiol Endod* 95:345, 2003.
153. Dugas NN, Lawrence HP, Teplitsky P, et al: Quality of life and satisfaction outcomes of endodontic treatment, *J Endod* 28:819, 2002.
154. Duggins LD, Clay JR, Himel VT, et al: A combined endodontic retrofill and periodontal guided tissue regeneration technique for the repair of molar endodontic furcation perforations: report of a case, *Quintessence Int* 25:109, 1994.
155. Edlund M, Nair MK, Nair UP: Detection of vertical root fractures by using cone-beam computed tomography: a clinical study, *J Endod* 37:768, 2011.
156. Enqvist B, von Konow L, Bystedt H: Pre- and perioperative suggestion in maxillofacial surgery: effects on blood loss and recovery, *Int J Clin Exp Hypn* 43:284, 1995.
157. Ericson S, Finne K, Persson G: Results of apicoectomy of maxillary canines, premolars and molars with special reference to oroantral communication as a prognostic factor, *Int J Oral Surg* 3:386, 1974.
158. Eriksson A, Albrektsson T, Grane B, et al: Thermal injury to bone: a vital-microscopic description of heat effects, *Int J Oral Surg* 11:115, 1982.
159. Eriksson AR, Albrektsson T: Temperature threshold levels for heat-induced bone tissue injury: a vital-microscopic study in the rabbit, *J Prosthet Dent* 50:101, 1983.
160. Eriksson AR, Albrektsson T, Albrektsson B: Heat caused by drilling cortical bone: temperature measured in vivo in patients and animals, *Acta Orthop Scand* 55:629, 1984.
161. Eriksson RA, Albrektsson T, Magnusson B: Assessment of bone viability after heat trauma: a histological, histochemical and vital microscopic study in the rabbit, *Scand J Plast Reconstr Surg* 18:261, 1984.
162. Esposito M, Coulthard P, Oliver R, et al: Antibiotics to prevent complications following dental implant treatment, *Cochrane Database Syst Rev* CD004152, 2003.
163. Estrela C, Bueno MR, Leles CR, et al: Accuracy of cone beam computed tomography and panoramic and periapical radiography for detection of apical periodontitis, *J Endod* 34:273, 2008.
164. Evans BE: Local hemostatic agents, *N Y J Dent* 47:109, 1977.
165. Fayad MI, Ashkenaz PJ, Johnson BR: Different representations of vertical root fractures detected by cone-beam volumetric tomography: a case series report, *J Endod* 38:1435, 2012.
166. Ferreira FB, Ferreira AL, Gomes BP, et al: Resolution of persistent periapical infection by endodontic surgery, *Int Endod J* 37:61, 2004.
167. Fielding AF, Rachiele DP, Frazier G: Lingual nerve paresthesia following third molar surgery: a retrospective clinical study, *Oral Surg Oral Med Oral Pathol Oral Radiol Endod* 84:345, 1997.
168. Finn MD, Schow SR, Schneiderman ED: Osseous regeneration in the presence of four common hemostatic agents, *J Oral Maxillofac Surg* 50:608, 1992.
169. Fister J, Gross BD: A histologic evaluation of bone response to bur cutting with and without water coolant, *Oral Surg Oral Med Oral Pathol* 49:105, 1980.
170. Fitzpatrick EL, Steiman HR: Scanning electron microscopic evaluation of finishing techniques on IRM and EBA retrofillings, *J Endod* 23:423, 1997.

171. Fogel HM, Peikoff MD: Microleakage of root-end filling materials [erratum appears in *J Endod* 27:634, 2001], *J Endod* 27:456, 2001.
172. Folke LE, Stallard RE: Periodontal microcirculation as revealed by plastic microspheres, *J Periodontal Res* 2:53, 1967.
173. Ford TR, Torabinejad M, McKendry DJ, et al: Use of mineral trioxide aggregate for repair of furcal perforations, *Oral Surg Oral Med Oral Pathol Oral Radiol Endod* 79:756, 1995.
174. Forte SG, Hauser MJ, Hahn C, et al: Microleakage of super-EBA with and without finishing as determined by the fluid filtration method, *J Endod* 24:799, 1998.
175. Fouad AF, Burleson J: The effect of diabetes mellitus on endodontic treatment outcome: data from an electronic patient record, *J Am Dent Assoc* 134:43, 2003.
176. Frank RJ, Antrim DD, Bakland LK: Effect of retrograde cavity preparations on root apexes, *Endod Dent Traumatol* 12:100, 1996.
177. Freedman A, Horowitz I: Complications after apicoectomy in maxillary premolar and molar teeth, *Int J Oral Maxillofac Surg* 28:192, 1999.
178. Friedman S: Management of post-treatment endodontic disease: a current concept of case selection, *Aust Endod J* 26:104, 2000.
179. Frosch DL, Kaplan RM: Shared decision making in clinical medicine: past research and future directions, *Am J Prev Med* 17:285, 1999.
180. Fyffe HE, Kay EJ: Assessment of dental health state utilities, *Community Dent Oral Epidemiol* 20:269, 1992.
181. Gagliani M, Taschieri S, Molinari R: Ultrasonic root-end preparation: influence of cutting angle on the apical seal, *J Endod* 24:726, 1998.
182. Gajraj NM: The effect of cyclooxygenase-2 inhibitors on bone healing, *Reg Anesth Pain Med* 28:456, 2003.
183. Galan D: Clinical application of Geristore glass-ionomer restorative in older dentitions, *J Esthet Dent* 3:221, 1991.
184. Gallagher CS, Mourino AP: Root-end induction, *J Am Dent Assoc* 98:578, 1979.
185. Garlock JA, Pringle GA, Hicks ML: The odontogenic keratocyst: a potential endodontic misdiagnosis, *Oral Surg Oral Med Oral Pathol Oral Radiol Endod* 85:452, 1998.
186. Garrett K, Kerr M, Hartwell G, et al: The effect of a bioresorbable matrix barrier in endodontic surgery on the rate of periapical healing: an in vivo study, *J Endod* 28:503, 2002.
187. Gatti JJ, Dobeck JM, Smith C, et al: Bacteria of asymptomatic periradicular endodontic lesions identified by DNA-DNA hybridization, *Endod Dent Traumatol* 16:197, 2000.
188. Gemalmaz D, Yoruc B, Ozcan M, et al: Effect of early water contact on solubility of glass ionomer luting cements, *J Prosthet Dent* 80:474, 1998.
189. Georgelin-Gurgel M, Diemer F, Nicolas E, et al: Surgical and nonsurgical endodontic treatment-induced stress, *J Endod* 35:19, 2009.
190. Gerhards F, Wagner W: Sealing ability of five different retrograde filling materials, *J Endod* 22:463, 1996.
191. Gerstenfeld LC, Cullinane DM, Barnes GL, et al: Fracture healing as a post-natal developmental process: molecular, spatial, and temporal aspects of its regulation, *J Cell Biochem* 88:873, 2003.
192. Giannoudis PV, MacDonald DA, Matthews SJ, et al: Nonunion of the femoral diaphysis: the influence of reaming and non-steroidal anti-inflammatory drugs [see comment], *J Bone Joint Surg Br* 82:655, 2000.
193. Gibbard LL, Zarb G: A 5-year prospective study of implant-supported single-tooth replacements, *J Can Dent Assoc* 68:110, 2002.
194. Gibbs SJ: Effective dose equivalent and effective dose: comparison for common projections in oral and maxillofacial radiology, *Oral Surg Oral Med Oral Pathol Oral Radiol Endod* 90:538, 2000.
195. Gilheany PA, Figdor D, Tyas MJ: Apical dentin permeability and microleakage associated with root end resection and retrograde filling, *J Endod* 20:22, 1994.
196. Giray CB, Atasever A, Durgun B, et al: Clinical and electron microscope comparison of silk sutures and n-butyl-2-cyanoacrylate in human mucosa, *Aust Dent J* 42:255, 1997.
197. Glick M, Abel SN, Muzyka BC, et al: Dental complications after treating patients with AIDS, *J Am Dent Assoc* 125:296, 1994.
198. Glowacki J: Angiogenesis in fracture repair, *Clin Orthop Relat Res* S82, 1998.
199. Goaslind GD, Robertson PB, Mahan CJ, et al: Thickness of facial gingiva, *J Periodontol* 48:768, 1977.
200. Gondim E Jr, Figueiredo Almeida de Gomes BP, Ferraz CC, et al: Effect of sonic and ultrasonic retrograde cavity preparation on the integrity of root apices of freshly extracted human teeth: scanning electron microscopy analysis, *J Endod* 28:646, 2002.
201. Goodchild J, Glick M: A different approach to medical risk assessment, *Endod Topics* 4:1, 2003.
202. Goodman S, Ma T, Trindade M, et al: COX-2 selective NSAID decreases bone ingrowth in vivo, *J Orthop Res* 20:1164, 2002.
203. Goodman SB, Ma T, Genovese M, et al: COX-2 selective inhibitors and bone, *Int J Immunopathol Pharmacol* 16:201, 2003.
204. Gordon SM, Dionne RA, Brahim J, et al: Blockade of peripheral neuronal barrage reduces postoperative pain, *Pain* 70:209, 1997.
205. Gorman MC, Steiman HR, Gartner AH: Scanning electron microscopic evaluation of root-end preparations, *J Endod* 21:113, 1995.
206. Goyal B, Tewari S, Duhan J, et al: Comparative evaluation of platelet-rich plasma and guided tissue regeneration membrane in the healing of apicomarginal defects: a clinical study, *J Endod* 37:773, 2011.
207. Gray GJ, Hatton JF, Holtzmann DJ, et al: Quality of root-end preparations using ultrasonic and rotary instrumentation in cadavers, *J Endod* 26:281, 2000.
208. Grbic JT, Landesberg R, Lin SQ, et al: Incidence of osteonecrosis of the jaw in women with postmenopausal osteoporosis in the health outcomes and reduced incidence with zoledronic acid once yearly pivotal fracture trial, *J Am Dent Assoc* 139:32, 2008.
209. Greer BD, West LA, Liewehr FR, et al: Sealing ability of Dyract, Geristore, IRM, and super-EBA as root-end filling materials, *J Endod* 27:441, 2001.
210. Grzesik WJ, Narayanan AS: Cementum and periodontal wound healing and regeneration, *Crit Rev Oral Biol Med* 13:474, 2002.
211. Gutmann JL: Perspectives on root-end resection, *J Hist Dent* 47:135, 1999.
212. Gutmann JL, Harrison JW: *Surgical endodontics*, London, 1991, Blackwell Scientific Publications, p 468.
213. Gutmann JL, Harrison JW: *Surgical endodontics*, ed 1, St. Louis, 1994, Ishiyaku EuroAmerica, p 468.
214. Gutmann JL, Saunders WP, Nguyen L, et al: Ultrasonic root-end preparation. Part 1. SEM analysis, *Int Endod J* 27:318, 1994.
215. Haasch GC, Gerstein H, Austin BP: Effects of two hemostatic agents on osseous healing, *J Endod* 15:310, 1989.
216. Hall RM: The effect of high-speed bone cutting without the use of water coolant, *Oral Surg Oral Med Oral Pathol* 20:150, 1965.
217. Hanks CT, Wataha JC, Parsell RR, et al: Delineation of cytotoxic concentrations of two dentin bonding agents in vitro, *J Endod* 18:589, 1992.
218. Happonen RP: Periapical actinomycosis: a follow-up study of 16 surgically treated cases, *Endod Dent Traumatol* 2:205, 1986.
219. Harada S, Rodan GA: Control of osteoblast function and regulation of bone mass, *Nature* 423:349, 2003.
220. Harder AT, An YH: The mechanisms of the inhibitory effects of nonsteroidal anti-inflammatory drugs on bone healing: a concise review, *J Clin Pharmacol* 43:807, 2003.
221. Harrison JW, Johnson SA: Excisional wound healing following the use of IRM as a root-end filling material, *J Endod* 23:19, 1997.
222. Harrison JW, Jurosky KA: Wound healing in the tissues of the periodontium following periradicular surgery. I. The incisional wound, *J Endod* 17:425, 1991.
223. Harrison JW, Jurosky KA: Wound healing in the tissues of the periodontium following periradicular surgery. 2. The dissectional wound, *J Endod* 17:544, 1991.
224. Hart J: Inflammation. 1: Its role in the healing of acute wounds, *J Wound Care* 11:205, 2002.
225. Hauman CH, Chandler NP, Tong DC: Endodontic implications of the maxillary sinus: a review, *Int Endod J* 35:127, 2002.
226. Hayashi M, Kinomoto Y, Takeshige F, et al: Prognosis of intentional replantation of vertically fractured roots reconstructed with dentin-bonded resin, *J Endod* 30:145, 2004.
227. Haynes SR, Lawler PG: An assessment of the consistency of ASA physical status classification allocation, *Anaesthesia* 50:195, 1995.
228. Held SA, Kao YH, Wells DW: Endoscope: an endodontic application, *J Endod* 22:327, 1996.
229. Hellstein JW, Adler RA, Edwards B, et al: Managing the care of patients receiving antiresorptive therapy for prevention and treatment of osteoporosis: executive summary of recommendations from the American Dental Association Council on Scientific Affairs, *J Am Dent Assoc* 142:1243, 2011.

230. Hepworth MJ, Friedman S: Treatment outcome of surgical and non-surgical management of endodontic failures, *J Can Dent Assoc* 63:364, 1997.
231. Herman WW, Konzelman JL Jr, Prisant LM: New national guidelines on hypertension: a summary for dentistry, *J Am Dent Assoc* 135:576, 2004.
232. Higa RK, Torabinejad M, McKendry DJ, et al: The effect of storage time on the degree of dye leakage of root-end filling materials, *Int Endod J* 27:252, 1994.
233. Hirsch JM, Ahlstrom U, Henrikson PA, et al: Periapical surgery, *Int J Oral Surg* 8:173, 1979.
234. Hlava GL, Reinhardt RA, Kalkwarf KL: Etidocaine HCl local anesthetic for periodontal flap surgery, *J Periodontol* 55:364, 1984.
235. Ho ML, Chang JK, Chuang LY, et al: Effects of nonsteroidal anti-inflammatory drugs and prostaglandins on osteoblastic functions, *Biochem Pharmacol* 58:983, 1999.
236. Holland R, de Souza V, Nery MJ, et al: Reaction of dogs' teeth to root canal filling with mineral trioxide aggregate or a glass ionomer sealer, *J Endod* 25:728, 1999.
237. Holland R, de Souza V, Nery MJ, et al: Reaction of rat connective tissue to implanted dentin tubes filled with mineral trioxide aggregate or calcium hydroxide, *J Endod* 25:161, 1999.
238. Holland R, Souza V, Nery MJ, et al: Reaction of rat connective tissue to implanted dentin tubes filled with a white mineral trioxide aggregate, *Braz Dent J* 13:23, 2002.
239. Hollinger J: Factors for osseous repair and delivery: part II, *J Craniofac Surg* 4:135, 1993.
240. Hollinger J, Wong ME: The integrated processes of hard tissue regeneration with special emphasis on fracture healing, *Oral Surg Oral Med Oral Pathol Oral Radiol Endod* 82:594, 1996.
241. Huggins CB, Urist MR: Dentin matrix transformation: rapid induction of alkaline phosphatase and cartilage, *Science* 167:896, 1970.
242. Hull TE, Robertson PB, Steiner JC, et al: Patterns of endodontic care for a Washington state population, *J Endod* 29:553, 2003.
243. Hume WR: An analysis of the release and the diffusion through dentin of eugenol from zinc oxide-eugenol mixtures, *J Dent Res* 63:881, 1984.
244. Hume WR: Effect of eugenol on respiration and division in human pulp, mouse fibroblasts, and liver cells in vitro, *J Dent Res* 63:1262, 1984.
245. Hume WR: In vitro studies on the local pharmacodynamics, pharmacology and toxicology of eugenol and zinc oxide-eugenol, *Int Endod J* 21:130, 1988.
246. Hunt LM, Benoit PW: Evaluation of a microcrystalline collagen preparation in extraction wounds, *J Oral Surg* 34:407, 1976.
247. Hunt TK, Hopf H, Hussain Z: Physiology of wound healing, *Adv Skin Wound Care* 13:6, 2000.
248. Hunt TK, Knighton DR, Thakral KK, et al: Studies on inflammation and wound healing: angiogenesis and collagen synthesis stimulated in vivo by resident and activated wound macrophages, *Surgery* 96:48, 1984.
249. Huumonen S, Kvist T, Grondahl K, et al: Diagnostic value of computed tomography in re-treatment of root fillings in maxillary molars, *Int Endod J* 39:827, 2006.
250. Huynh MP, Yagiela JA: Current concepts in acute pain management, *J Calif Dent Assoc* 31:419, 2003.
251. Iasella JM, Greenwell H, Miller RL, et al: Ridge preservation with freeze-dried bone allograft and a collagen membrane compared to extraction alone for implant site development: a clinical and histologic study in humans, *J Periodontol* 74:990, 2003.
252. Inoue S, Yoshimura M, Tinkle JS, et al: A 24-week study of the microleakage of four retrofilling materials using a fluid filtration method, *J Endod* 17:369, 1991.
253. Ishikawa H, Sawada N, Kobayashi C, et al: Evaluation of root-end cavity preparation using ultrasonic retrotips, *Int Endod J* 36:586, 2003.
254. Iwu C, MacFarlane TW, MacKenzie D, et al: The microbiology of periapical granulomas, *Oral Surg Oral Med Oral Pathol* 69:502, 1990.
255. Jafri SM: Periprocedural thromboprophylaxis in patients receiving chronic anticoagulation therapy, *Am Heart J* 147:3, 2004.
256. Jeansonne BG, Boggs WS, Lemon RR: Ferric sulfate hemostasis: effect on osseous wound healing. II. With curettage and irrigation, *J Endod* 19:174, 1993.
257. Jeffcoat MK, Reddy MS, Wang IC, et al: The effect of systemic flurbiprofen on bone supporting dental implants, *J Am Dent Assoc* 126:305, 1995.
258. Jensen JA, Hunt TK, Scheuenstuhl H, et al: Effect of lactate, pyruvate, and pH on secretion of angiogenesis and mitogenesis factors by macrophages, *Lab Invest* 54:574, 1986.
259. Jerome CE, Hill AV: Preventing root tip loss in the maxillary sinus during endodontic surgery, *J Endod* 21:422, 1995.
260. Jeske AH, Suchko GD: Lack of a scientific basis for routine discontinuation of oral anticoagulation therapy before dental treatment, *J Am Dent Assoc* 134:1492, 2003.
261. Jesslen P, Zetterqvist L, Heimdahl A: Long-term results of amalgam versus glass ionomer cement as apical sealant after apicectomy, *Oral Surg Oral Med Oral Pathol Oral Radiol Endod* 79:101, 1995.
262. Johnson BR, Schwartz A, Goldberg J, et al: A chairside aid for shared decision making in dentistry: a randomized controlled trial, *J Dent Educ* 70:133, 2006.
263. Johnson P, Fromm D: Effects of bone wax on bacterial clearance, *Surgery* 89:206, 1981.
264. Kadohiro G: A comparative study of the sealing quality of zinc-free amalgam and Diaket when used as a retrograde filling material, *Hawaii Dent J* 15:8, 1984.
265. Kalbermatten DF, Kalbermatten NT, Hertel R: Cotton-induced pseudotumor of the femur, *Skeletal Radiol* 30:415, 2001.
266. Kassab MM, Radmer TW, Glore JW, et al: A retrospective review of clinical international normalized ratio results and their implications, *J Am Dent Assoc* 142:1252, 2011.
267. Kawaguchi H, Pilbeam CC, Harrison JR, et al: The role of prostaglandins in the regulation of bone metabolism, *Clin Orthop Relat Res* 313:36, 1995.
268. Kawai K, Masaka N: Vertical root fracture treated by bonding fragments and rotational replantation, *Dent Traumatol* 18:42, 2002.
269. Kay EJ, Nuttall NM, Knill-Jones R: Restorative treatment thresholds and agreement in treatment decision-making, *Community Dent Oral Epidemiol* 20:265, 1992.
270. Kay WW, Kurylo E, Chong G, et al: Inhibition and enhancement of platelet aggregation by collagen derivatives, *J Biomed Mater Res* 11:365, 1977.
271. Kay WW, Swanson R, Chong G, et al: Binding of collagen by canine blood platelets, *Thromb Haemost* 37:309, 1977.
272. Keller J: Effects of indomethacin and local prostaglandin E2 on fracture healing in rabbits, *Dan Med Bull* 43:317, 1996.
273. Kellert M, Chalfin H, Solomon C: Guided tissue regeneration: an adjunct to endodontic surgery, *J Am Dent Assoc* 125:1229, 1994.
274. Kerawala CJ, Martin IC, Allan W, et al: The effects of operator technique and bur design on temperature during osseous preparation for osteosynthesis self-tapping screws, *Oral Surg Oral Med Oral Pathol Oral Radiol Endod* 88:145, 1999.
275. Kersten HW, Wesselink PR, Thoden van Velzen SK: The diagnostic reliability of the buccal radiograph after root canal filling, *Int Endod J* 20:20, 1987.
276. Kettering JD, Torabinejad M: Cytotoxicity of root canal sealers: a study using HeLa cells and fibroblasts, *Int Endod J* 17:60, 1984.
277. Kettering JD, Torabinejad M: Investigation of mutagenicity of mineral trioxide aggregate and other commonly used root-end filling materials, *J Endod* 21:537, 1995.
278. Khamaisi M, Regev E, Yarom N, et al: Possible association between diabetes and bisphosphonate-related jaw osteonecrosis, *J Clin Endocrinol Metab* 92:1172, 2007.
279. Kim E, Song JS, Jung IY, et al: Prospective clinical study evaluating endodontic microsurgery outcomes for cases with lesions of endodontic origin compared with cases with lesions of combined periodontal-endodontic origin, *J Endod* 34:546, 2008.
280. Kim S: Principles of endodontic microsurgery, *Dent Clin North Am* 41:481, 1997.
281. Kim S: Endodontic microsurgery. In Cohen S, Burns RC, editors: *Pathways of the pulp*, ed 8, St. Louis, 2002, Mosby.
282. Kim S, Kratchman S: Modern endodontic surgery concepts and practice: a review, *J Endod* 32:601, 2006.
283. Kim S, Rethnam S: Hemostasis in endodontic microsurgery, *Dent Clin North Am* 41:499, 1997.
284. Kim SG, Solomon C: Cost-effectiveness of endodontic molar retreatment compared with fixed partial dentures and single-tooth implant alternatives, *J Endod* 37:321, 2011.
285. Kim TS, Caruso JM, Christensen H, et al: A comparison of cone-beam computed tomography and direct measurement in the examination of the mandibular canal and adjacent structures, *J Endod* 36:1191, 2010.

286. Kirsner RS, Eaglstein WH: The wound healing process, *Dermatol Clin* 11:629, 1993.
287. Kiryu T, Hoshino E, Iwaku M: Bacteria invading periapical cementum, *J Endod* 20:169, 1994.
288. Kleier DJ: The continuous locking suture technique, *J Endod* 27:624, 2001.
289. Knighton DR, Hunt TK, Scheuenstuhl H, et al: Oxygen tension regulates the expression of angiogenesis factor by macrophages, *Science* 221:1283, 1983.
290. Kocher T, Plagmann HC: Heat propagation in dentin during instrumentation with different sonic scaler tips, *Quintessence Int* 27:259, 1996.
291. Kretzschmar D: In reply, *Oral Surg Oral Med Oral Pathol Oral Radiol Endod* 97:3, 2004.
292. Kuc I, Peters E, Pan J: Comparison of clinical and histologic diagnoses in periapical lesions, *Oral Surg Oral Med Oral Pathol Oral Radiol Endod* 89:333, 2000.
293. Kvist T, Reit C: Results of endodontic retreatment: a randomized clinical study comparing surgical and onsurgical procedures, *J Endod* 25:814, 1999.
294. Kvist T, Reit C: Postoperative discomfort associated with surgical and nonsurgical endodontic retreatment, *Endod Dent Traumatol* 16:71, 2000.
295. Lalonde ER, Luebke RG: The frequency and distribution of periapical cysts and granulomas: an evaluation of 800 specimens, *Oral Surg Oral Med Oral Pathol* 25:861, 1968.
296. Lang NP, Loe H: The relationship between the width of keratinized gingiva and gingival health, *J Periodontol* 43:623, 1972.
297. Langeland K, Block RM, Grossman LI: A histopathologic and histobacteriologic study of 35 periapical endodontic surgical specimens, *J Endod* 3:8, 1977.
298. Larson PO: Topical hemostatic agents for dermatologic surgery [see comment], *J Dermatol Surg Oncol* 14:623, 1988.
299. Layton CA, Marshall JG, Morgan LA, et al: Evaluation of cracks associated with ultrasonic root-end preparation, *J Endod* 22:157, 1996.
300. Lee SJ, Monsef M, Torabinejad M: Sealing ability of a mineral trioxide aggregate for repair of lateral root perforations, *J Endod* 19:541, 1993.
301. Lemon RR, Steele PJ, Jeansonne BG: Ferric sulfate hemostasis: effect on osseous wound healing. Left in situ for maximum exposure, *J Endod* 19:170, 1993.
302. Leonhardt A, Grondahl K, Bergstrom C, et al: Long-term follow-up of osseointegrated titanium implants using clinical, radiographic and microbiological parameters, *Clin Oral Implants Res* 13:127, 2002.
303. Lin CP, Chou HG, Chen RS, et al: Root deformation during root-end preparation, *J Endod* 25:668, 1999.
304. Lin CP, Chou HG, Kuo JC, et al: The quality of ultrasonic root-end preparation: a quantitative study, *J Endod* 24:666, 1998.
305. Lin L, Skribner J, Shovlin F, et al: Periapical surgery of mandibular posterior teeth: anatomical and surgical considerations, *J Endod* 9:496, 1983.
306. Lin LM, Gaengler P, Langeland K: Periradicular curettage, *Int Endod J* 29:220, 1996.
307. Lin LM, Pascon EA, Skribner J, et al: Clinical, radiographic, and histologic study of endodontic treatment failures, *Oral Surg Oral Med Oral Pathol* 71:603, 1991.
308. Lin S, Cohenca N, Muska EA, et al: Ridge preservation in cases requiring tooth extraction during endodontic surgery: a case report, *Int Endod J* 41:448, 2008.
309. Lindh T, Gunne J, Tillberg A, et al: A meta-analysis of implants in partial edentulism, *Clin Oral Implants Res* 9:80, 1998.
310. Lindskog S, Blomlof L, Hammarstrom L: Repair of periodontal tissues in vivo and in vitro, *J Clin Periodontol* 10:188, 1983.
311. Little JW, Falace DA, Miller CS, et al: *Dental management of the medically compromised patient*, ed 6, St. Louis, 2002, Mosby.
312. Littner MM, Kaffe I, Tamse A, et al: Relationship between the apices of the lower molars and mandibular canal: a radiographic study, *Oral Surg Oral Med Oral Pathol* 62:595, 1986.
313. Lloyd A, Gutmann J, Dummer P, et al: Microleakage of Diaket and amalgam in root-end cavities prepared using MicroMega sonic retro-prep tips, *Int Endod J* 30:196, 1997.
314. Lofthag-Hansen S, Huumonen S, Grondahl K, et al: Limited cone-beam CT and intraoral radiography for the diagnosis of periapical pathology, *Oral Surg Oral Med Oral Pathol Oral Radiol Endod* 103:114, 2007.
315. Loftus D: Assessment of MTA, White MTA, Diaket, and Geristore when used as surgical root-end fillings in dogs. In *Endodontics 1*, Dallas, 2003, Baylor College of Dentistry, the Texas A&M University System Health Science Center.
316. Lorena D, Uchio K, Costa AM, et al: Normal scarring: importance of myofibroblasts, *Wound Repair Regen* 10:86, 2002.
317. Lovato KF, Sedgley CM: Antibacterial activity of endosequence root repair material and proroot MTA against clinical isolates of *Enterococcus faecalis*, J Endod 37:1542, 2011.
318. Low KM, Dula K, Burgin W, et al: Comparison of periapical radiography and limited cone-beam tomography in posterior maxillary teeth referred for apical surgery, *J Endod* 34:557, 2008.
319. Lowenguth RA, Blieden TM: Periodontal regeneration: root surface demineralization, *Periodontology* 1:54, 2000.
320. Lowenguth RA, Polson AM, Caton JG: Oriented cell and fiber attachment systems in vivo, *J Periodontol* 64:330, 1993.
321. Ludlow JB, Davies-Ludlow LE, Brooks SL, et al: Dosimetry of 3 CBCT devices for oral and maxillofacial radiology: CB Mercuray, NewTom 3G and i-CAT, *Dentomaxillofac Radiol* 35:219, 2006.
322. Luebke RG: Surgical endodontics, *Dent Clin North Am* 18:379, 1974.
323. Ma J, Shen Y, Stojicic S, et al: Biocompatibility of two novel root repair materials, *J Endod* 37:793, 2011.
324. Machtei EE, Oettinger-Barak O, Peled M: Guided tissue regeneration in smokers: effect of aggressive anti-infective therapy in Class II furcation defects, *J Periodontol* 74:579, 2003.
325. Macphee TC, Cowley G: *Essentials of periodontology and periodontics*, ed 3, Oxford, 1981, Blackwell Scientific Publications, p 273.
326. Maddalone M, Gagliani M: Periapical endodontic surgery: a 3-year follow-up study, *Int Endod J* 36:193, 2003.
327. Madison JG 3rd, Hokett SD: The effects of different tetracyclines on the dentin root surface of instrumented, periodontally involved human teeth: a comparative scanning electron microscope study, *J Periodontol* 68:739, 1997.
328. Maeda H, Hashiguchi I, Nakamuta H, et al: Histological study of periapical tissue healing in the rat molar after retrofilling with various materials, *J Endod* 25:38, 1999.
329. Maher WP, Johnson RL, Hess J, et al: Biocompatibility of retrograde filling materials in the ferret canine: amalgam and IRM, *Oral Surg Oral Med Oral Pathol* 73:738, 1992.
330. Mariotti A: Efficacy of chemical root surface modifiers in the treatment of periodontal disease: a systematic review, *Ann Periodontol* 8:205, 2003.
331. Marmulla R, Wortche R, Muhling J, et al: Geometric accuracy of the NewTom 9000 Cone Beam CT, *Dentomaxillofac Radiol* 34:28, 2005.
332. Marx RE: Pamidronate (Aredia) and zoledronate (Zometa) induced avascular necrosis of the jaws: a growing epidemic, *J Oral Maxillofac Surg* 61:1115, 2003.
333. Marx RE, Cillo JE Jr, Ulloa JJ: Oral bisphosphonate-induced osteonecrosis: risk factors, prediction of risk using serum CTX testing, prevention, and treatment, *J Oral Maxillofac Surg* 65:2397, 2007.
334. Marx RE, Sawatari Y, Fortin M, et al: Bisphosphonate-induced exposed bone (osteonecrosis/osteopetrosis) of the jaws: risk factors, recognition, prevention, and treatment, *J Oral Maxillofac Surg* 63:1567, 2005.
335. Mason RG, Read MS: Some effects of a microcrystalline collagen preparation on blood, *Haemostasis* 3:31, 1974.
336. Mason RG, Read MS: Effects of collagen and artificial surfaces on platelets that influence blood coagulation, *Thromb Res* 7:471, 1975.
337. Mastromihalis N, Goldstein S, Greenberg M, et al: Applications for guided bone regeneration in endodontic surgery, *N Y State Dent J* 65:30, 1999.
338. Matthews LS, Hirsch C: Temperatures measured in human cortical bone when drilling, *J Bone Joint Surg Am* 54:297, 1972.
339. Mauger MJ, Schindler WG, Walker WA 3rd: An evaluation of canal morphology at different levels of root resection in mandibular incisors, *J Endod* 24:607, 1998.
340. Mavrokokki T, Cheng A, Stein B, et al: Nature and frequency of bisphosphonate-associated osteonecrosis of the jaws in Australia, *J Oral Maxillofac Surg* 65:415, 2007.
341. Mazeland GR: Longitudinal aspects of gingival width, *J Periodontal Res* 15:429, 1980.
342. McAllister BS, Haghighat K: Bone augmentation techniques, *J Periodontol* 78:377, 2007.

343. McCaul LK, McHugh S, Saunders WP: The influence of specialty training and experience on decision making in endodontic diagnosis and treatment planning, *Int Endod J* 34:594, 2001.
344. McDonald NJ, Dumsha TC: A comparative retrofill leakage study utilizing a dentin bonding material, *J Endod* 13:224, 1987.
345. McDonald NJ, Dumsha TC: Evaluation of the retrograde apical seal using dentine bonding materials, *Int Endod J* 23:156, 1990.
346. McQuay H, Moore R: *An evidence-based resource for pain relief*, Oxford, 1998, Oxford University Press.
347. Mehlhaff DS, Marshall JG, Baumgartner JC: Comparison of ultrasonic and high-speed-bur root-end preparations using bilaterally matched teeth, *J Endod* 23:448, 1997.
348. Mehlisch DR: The efficacy of combination analgesic therapy in relieving dental pain, *J Am Dent Assoc* 133:861, 2002.
349. Meryon SD, Riches DW: A comparison of the in vitro cytotoxicity of four restorative materials assessed by changes in enzyme levels in two cell types, *J Biomed Mater Res* 16:519, 1982.
350. Michaelides PL: Use of the operating microscope in dentistry [erratum appears in *J Calif Dent Assoc* 24:9, 1996], *J Calif Dent Assoc* 24:45, 1996.
351. Migliorati CA: Bisphosphonates and oral cavity avascular bone necrosis, *J Clin Oncol* 21:4253, 2003.
352. Migliorati CA, Woo SB, Hewson I, et al: A systematic review of bisphosphonate osteonecrosis (BON) in cancer, *Support Care Cancer* 18:1099, 2010.
353. Miles DA, Anderson RW, Pashley DH: Evaluation of the bond strength of dentin bonding agents used to seal resected root apices, *J Endod* 20:538, 1994.
354. Min MM, Brown CE Jr, Legan JJ, et al: In vitro evaluation of effects of ultrasonic root-end preparation on resected root surfaces, *J Endod* 23:624, 1997.
355. Moiseiwitsch JR: Avoiding the mental foramen during periapical surgery, *J Endod* 21:340, 1995.
356. Moiseiwitsch JR: Position of the mental foramen in a North American, white population, *Oral Surg Oral Med Oral Pathol Oral Radiol Endod* 85:457, 1998.
357. Morgan LA, Marshall JG: The topography of root ends resected with fissure burs and refined with two types of finishing burs, *Oral Surg Oral Med Oral Pathol Oral Radiol Endod* 85:585, 1998.
358. Morgan LA, Marshall JG: A scanning electron microscopic study of in vivo ultrasonic root-end preparations, *J Endod* 25:567, 1999.
359. Mortensen H, Winther JE, Birn H: Periapical granulomas and cysts: an investigation of 1,600 cases, *Scand J Dent Res* 78:241, 1970.
360. Moss RW: Histopathologic reaction of bone to surgical cutting, *Oral Surg Oral Med Oral Pathol* 17:405, 1964.
361. Munksgaard EC, Rud J, Asmussen E: [Retrograde root obturations employing composite and a dentin bonding agent: adaptions of the filling materials and bond strength], *Tandlaegebladet* 93:157, 1989.
362. Murray PE, Hafez AA, Windsor LJ, et al: Comparison of pulp responses following restoration of exposed and non-exposed cavities, *J Dent* 30:213, 2002.
363. Nair PN: Apical periodontitis: a dynamic encounter between root canal infection and host response, *Periodontology 2000* 13:121, 1997.
364. Nair PN: New perspectives on radicular cysts: do they heal?, *Int Endod J* 31:155, 1998.
365. Nair PN: Cholesterol as an aetiological agent in endodontic failures: a review, *Aust Endod J* 25:19, 1999.
366. Nair PN, Pajarola G, Luder HU: Ciliated epithelium-lined radicular cysts, *Oral Surg Oral Med Oral Pathol Oral Radiol Endod* 94:485, 2002.
367. Nair PN, Sjogren U, Figdor D, et al: Persistent periapical radiolucencies of root-filled human teeth, failed endodontic treatments, and periapical scars, *Oral Surg Oral Med Oral Pathol Oral Radiol Endod* 87:617, 1999.
368. Nair PN, Sjogren U, Krey G, et al: Intraradicular bacteria and fungi in root-filled, asymptomatic human teeth with therapy-resistant periapical lesions: a long-term light and electron microscopic follow-up study, *J Endod* 16:580, 1990.
369. Nair PN, Sjogren U, Krey G, et al: Therapy-resistant foreign body giant cell granuloma at the periapex of a root-filled human tooth, *J Endod* 16:589, 1990.
370. Nair PN, Sjogren U, Sundqvist G: Cholesterol crystals as an etiological factor in non-resolving chronic inflammation: an experimental study in guinea pigs, *Eur J Oral Sci* 106:644, 1998.
371. Nakata K, Naitoh M, Izumi M, et al: Effectiveness of dental computed tomography in diagnostic imaging of periradicular lesion of each root of a multirooted tooth: a case report, *J Endod* 32:583, 2006.
372. Nakazawa Y, Mitsui K, Hirai Y, et al: Histo-pathological study of a glass-ionomer/resin (Geristore) restoration system, *Bull Tokyo Dent Coll* 35:197, 1994.
373. Nappi JF, Lehman JA Jr: The effects of surgicel on bone formation, *Cleft Palate J* 17:291, 1980.
374. Nash KD, Brown LJ, Hicks ML: Private practicing endodontists: production of endodontic services and implications for workforce policy, *J Endod* 28:699, 2002.
375. Navarre SW, Steiman HR: Root-end fracture during retropreparation: a comparison between zirconium nitride-coated and stainless steel microsurgical ultrasonic instruments, *J Endod* 28:330, 2002.
376. Neaverth EJ: Disabling complications following inadvertent overextension of a root canal filling material, *J Endod* 15:135, 1989.
377. Nedderman TA, Hartwell GR, Protell FR: A comparison of root surfaces following apical root resection with various burs: scanning electron microscopic evaluation, *J Endod* 14:423, 1988.
378. Nelson DR, Buxton TB, Luu QN, et al: The promotional effect of bone wax on experimental staphylococcus aureus osteomyelitis [see comment], *J Thorac Cardiovasc Surg* 99:977, 1990.
379. Nencka D, Walia H, Austin BP: Histological evaluation of the biocompatability of Diaket, *J Dent Res* 74:101, 1995.
380. Nicoll BK, Peters RJ: Heat generation during ultrasonic instrumentation of dentin as affected by different irrigation methods, *J Periodontol* 69:884, 1998.
381. Nixon KC, Adkins KF, Keys DW: Histological evaluation of effects produced in alveolar bone following gingival incision with an electrosurgical scalpel, *J Periodontol* 46:40, 1975.
382. Nobuhara WK, del Rio CE: Incidence of periradicular pathoses in endodontic treatment failures, *J Endod* 19:315, 1993.
383. Nohl FS, Gulabivala K: Odontogenic keratocyst as periradicular radiolucency in the anterior mandible: two case reports, *Oral Surg Oral Med Oral Pathol Oral Radiol Endod* 81:103, 1996.
384. Norred CL: Complementary and alternative medicine use by surgical patients, *AOM J* 76:1013, 2002.
385. Norred CL, Brinker F: Potential coagulation effects of preoperative complementary and alternative medicines, *Altern Ther Health Med* 7:58, 2001.
386. O'Connor AM, Bennett C, Stacey D, et al: Do patient decision aids meet effectiveness criteria of the international patient decision aid standards collaboration? A systematic review and meta-analysis, *Med Decis Making* 27:554, 2007.
387. O'Connor AM, Stacey D, Rovner D, et al: Decision aids for people facing health treatment or screening decisions, *Cochrane Database Syst Rev* CD001431, 2001.
388. O'Connor RP, Hutter JW, Roahen JO: Leakage of amalgam and Super-EBA root-end fillings using two preparation techniques and surgical microscopy, *J Endod* 21:74, 1995.
389. O'Neal RB, Alleyn CD: Suture materials and techniques, *Curr Opin Periodontol* 4:89, 1997.
390. Oguntebi BR, Barker BF, Anderson DM, et al: The effect of indomethacin on experimental dental periapical lesions in rats, *J Endod* 15:117, 1989.
391. Oikarinen KS, Stoltze K, Andreasen JO: Influence of conventional forceps extraction and extraction with an extrusion instrument on cementoblast loss and external root resorption of replanted monkey incisors, *J Periodontol Res* 31:337, 1996.
392. Olson RA, Roberts DL, Osbon DB: A comparative study of polylactic acid, Gelfoam, and Surgicel in healing extraction sites, *Oral Surg Oral Med Oral Pathol* 53:441, 1982.
393. Olsson B, Wennberg A: Early tissue reaction to endodontic filling materials, *Endod Dent Traumatol* 1:138, 1985.
394. Osorio RM, Hefti A, Vertucci FJ, et al: Cytotoxicity of endodontic materials, *J Endod* 24:91, 1998.
395. Owens WD, Felts JA, Spitznagel EL Jr: ASA physical status classifications: a study of consistency of ratings, *Anesthesiology* 49:239, 1978.
396. Oynick J, Oynick T: A study of a new material for retrograde fillings, *J Endod* 4:203, 1978.
397. Pantschev A, Carlsson AP, Andersson L: Retrograde root filling with EBA cement or amalgam: a comparative clinical study, *Oral Surg Oral Med Oral Pathol* 78:101, 1994.
398. Patel S, Dawood A: The use of cone beam computed tomography in the management of external cervical resorption lesions, *Int Endod J* 40:730, 2007.

399. Peciuliene V, Reynaud AH, Balciuniene I, et al: Isolation of yeasts and enteric bacteria in root-filled teeth with chronic apical periodontitis, *Int Endod J* 34:429, 2001.
400. Pecora G, Kim S, Celletti R, et al: The guided tissue regeneration principle in endodontic surgery: one-year postoperative results of large periapical lesions, *Int Endod J* 28:41, 1995.
401. Peer M: Intentional replantation: a "last resort" treatment or a conventional treatment procedure? Nine case reports, *Dent Traumatol* 20:48, 2004.
402. Peltola M, Salo T, Oikarinen K: Toxic effects of various retrograde root filling materials on gingival fibroblasts and rat sarcoma cells, *Endod Dent Traumatol* 8:120, 1992.
403. Perez M, Fernandez I, Marquez D, et al: Use of N-butyl-2-cyanoacrylate in oral surgery: biological and clinical evaluation, *Artif Organs* 24:241, 2000.
404. Pertot WJ, Stephan G, Tardieu C, et al: Comparison of the intraosseous biocompatibility of Dyract and Super EBA, *J Endod* 23:315, 1997.
405. Peters CI, Peters OA, Barbakow F: An in vitro study comparing root-end cavities prepared by diamond-coated and stainless steel ultrasonic retrotips, *Int Endod J* 34:142, 2001.
406. Peters E, Monopoli M, Woo SB, et al: Assessment of the need for treatment of postendodontic asymptomatic periapical radiolucencies in bone marrow transplant recipients, *Oral Surg Oral Med Oral Pathol* 76:45, 1993.
407. Peters LB, Harrison JW: A comparison of leakage of filling materials in demineralized and non-demineralized resected root ends under vacuum and non-vacuum conditions, *Int Endod J* 25:273, 1992.
408. Petersen JK, Krogsgaard J, Nielsen KM, et al: A comparison between 2 absorbable hemostatic agents: gelatin sponge (Spongostan) and oxidized regenerated cellulose (Surgicel), *Int J Oral Surg* 13:406, 1984.
409. Philipsen HP, Srisuwan T, Reichart PA: Adenomatoid odontogenic tumor mimicking a periapical (radicular) cyst: a case report, *Oral Surg Oral Med Oral Pathol Oral Radiol Endod* 94:246, 2002.
410. Phillips JL, Weller RN, Kulild JC: The mental foramen: 1. Size, orientation, and positional relationship to the mandibular second premolar, *J Endod* 16:221, 1990.
411. Phillips JL, Weller RN, Kulild JC: The mental foramen: 2. Radiographic position in relation to the mandibular second premolar, *J Endod* 18:271, 1992.
412. Phillips JL, Weller RN, Kulild JC: The mental foramen: 3. Size and position on panoramic radiographs, *J Endod* 18:383, 1992.
413. Phillips SJ: Physiology of wound healing and surgical wound care, *ASAIO J* 46:S2, 2000.
414. Pinto VS, Zuolo ML, Mellonig JT: Guided bone regeneration in the treatment of a large periapical lesion: a case report, *Pract Periodontics Aesthet Dent* 7:76, 1995.
415. Pissiotis E, Sapounas G, Spangberg LS: Silver glass ionomer cement as a retrograde filling material: a study in vitro, *J Endod* 17:225, 1991.
416. Pissiotis E, Spangberg L: Reaction of bony tissue to implanted silver glass ionomer and a reinforced zinc oxide-eugenol cement, *Oral Surg Oral Med Oral Pathol Oral Radiol Endod* 89:623, 2000.
417. Pitt Ford TR, Andreasen JO, Dorn SO, et al: Effect of IRM root end fillings on healing after replantation, *J Endod* 20:381, 1994.
418. Pitt Ford TR, Andreasen JO, Dorn SO, et al: Effect of super-EBA as a root end filling on healing after replantation, *J Endod* 21:13, 1995.
419. Pitt Ford TR, Andreasen JO, Dorn SO, et al: Effect of various zinc oxide materials as root-end fillings on healing after replantation, *Int Endod J* 28:273, 1995.
420. Pitt Ford TR, Andreasen JO, Dorn SO, et al: Effect of various sealers with gutta-percha as root-end fillings on healing after replantation, *Endod Dent Traumatol* 12:33, 1996.
421. Pompa DG: Guided tissue repair of complete buccal dehiscences associated with periapical defects: a clinical retrospective study, *J Am Dent Assoc* 128:989, 1997.
422. Posen S: Alkaline phosphatase, *Ann Intern Med* 67:183, 1967.
423. Posen S, Neale FC, Brudenell-Woods J, et al: Continuous determination of enzyme activity during heat inactivation, *Lancet* 1:264, 1966.
424. Rahbaran S, Gilthorpe MS, Harrison SD, et al: Comparison of clinical outcome of periapical surgery in endodontic and oral surgery units of a teaching dental hospital: a retrospective study, *Oral Surg Oral Med Oral Pathol Oral Radiol Endod* 91:700, 2001.
425. Rainwater A, Jeansonne BG, Sarkar N: Effects of ultrasonic root-end preparation on microcrack formation and leakage, *J Endod* 26:72, 2000.
426. Raisz LG: Bone cell biology: new approaches and unanswered questions, *J Bone Miner Res* 8:S457, 1993.
427. Raisz LG, Pilbeam CC, Fall PM: Prostaglandins: mechanisms of action and regulation of production in bone, *Osteoporos Int* 3:136, 1993.
428. Rakich DR, Wataha JC, Lefebvre CA, et al: Effects of dentin bonding agents on macrophage mitochondrial activity, *J Endod* 24:528, 1998.
429. Rakich DR, Wataha JC, Lefebvre CA, et al: Effect of dentin bonding agents on the secretion of inflammatory mediators from macrophages, *J Endod* 25:114, 1999.
430. Rakusin H, Harrison JW, Marker VA: Alteration of the manipulative properties of plain gut suture material by hydration, *J Endod* 14:121, 1988.
431. Ramadas Y, Sealey CM: Third molar removal and nerve injury, *N Z Dent J* 97:25, 2001.
432. Rankow HJ, Krasner PR: Endodontic applications of guided tissue regeneration in endodontic surgery, *Oral Health* 86:33, 1996.
433. Regan JD, Gutmann JL, Witherspoon DE: Comparison of Diaket and MTA when used as root-end filling materials to support regeneration of the periradicular tissues, *Int Endod J* 35:840, 2002.
434. Register AA: Bone and cementum induction by dentin, demineralized in situ, *J Periodontol* 44:49, 1973.
435. Register AA: Induced reattachment in periodontic-endodontic lesions by root demineralization in situ, *Oral Surg Oral Med Oral Pathol* 45:774, 1978.
436. Register AA, Burdick FA: Accelerated reattachment with cementogenesis to dentin, demineralized in situ. I. Optimum range, *J Periodontol* 46:646, 1975.
437. Register AA, Burdick FA: Accelerated reattachment with cementogenesis to dentin, demineralized in situ. II. Defect repair, *J Periodontol* 47:497, 1976.
438. Register AA, Scopp IW, Kassouny DY, et al: Human bone induction by allogeneic dentin matrix, *J Periodontol* 43:459, 1972.
439. Reit C, Kvist T: Endodontic retreatment behaviour: the influence of disease concepts and personal values, *Int Endod J* 31:358, 1998.
440. Resillez-Urioste F, Sanandajt K, Davidson RM: Use of a resin-ionomer in the treatment of mechanical root perforation: report of a case, *Quintessence Int* 29:115, 1998.
441. Reuben HL, Apotheker H: Apical surgery with the dental microscope, *Oral Surg Oral Med Oral Pathol* 57:433, 1984.
442. Rigolone M, Pasqualini D, Bianchi L, et al: Vestibular surgical access to the palatine root of the superior first molar: "low-dose cone-beam" CT analysis of the pathway and its anatomic variations, *J Endod* 29:773, 2003.
443. Robinson RC, Williams CW: Documentation method for inferior alveolar and lingual nerve paresthesias, *Oral Surg Oral Med Oral Pathol* 62:128, 1986.
444. Rosales JI, Vallecillo M, Osorio R, et al: An in vitro comparison of micro leakage in three glass ionomer cements used as retrograde filling materials, *Int Dent J* 46:15, 1996.
445. Rosenberg ES, Cutler SA: The effect of cigarette smoking on the long-term success of guided tissue regeneration: a preliminary study, *Ann R Australas Coll Dent Surg* 12:89, 1994.
446. Roy CO, Jeansonne BG, Gerrets TF: Effect of an acid environment on leakage of root-end filling materials, *J Endod* 27:7, 2001.
447. Rubin MR, Bilezikian JP: Clinical review 151: The role of parathyroid hormone in the pathogenesis of glucocorticoid-induced osteoporosis: a re-examination of the evidence, *J Clin Endocrinol Metab* 87:4033, 2002.
448. Rubinstein RA, Kim S: Long-term follow-up of cases considered healed one year after apical microsurgery, *J Endod* 28:378, 2002.
449. Rud J, Andreasen JO: A study of failures after endodontic surgery by radiographic, histologic and stereomicroscopic methods, *Int J Oral Surg* 1:311, 1972.
450. Rud J, Andreasen JO, Jensen JF: A multivariate analysis of the influence of various factors upon healing after endodontic surgery, *Int J Oral Surg* 1:258, 1972.
451. Rud J, Andreasen JO, Rud V: [Retrograde root filling utilizing resin and a dentin bonding agent: frequency of healing when compared to retrograde amalgam], *Tandlaegebladet* 93:267, 1989.
452. Rud J, Munksgaard EC: [Retrograde root canal filling using resin and a dentin bonding agent: analysis of failures], *Tandlaegebladet* 93:343, 1989.

453. Rud J, Munksgaard EC, Andreasen JO, et al: Retrograde root filling with composite and a dentin-bonding agent. 2, *Endod Dent Traumatol* 7:126, 1991.
454. Rud J, Munksgaard EC, Andreasen JO, et al: Retrograde root filling with composite and a dentin-bonding agent. 1, *Endod Dent Traumatol* 7:118, 1991.
455. Rud J, Munksgaard EC, Rud V: [Retrograde root canal filling using resin and a dentin bonding agent: operative procedures], *Tandlaegebladet* 93:401, 1989.
456. Rud J, Rud V: Surgical endodontics of upper molars: relation to the maxillary sinus and operation in acute state of infection, *J Endod* 24:260, 1998.
457. Rud J, Rud V, Munksgaard EC: [Retrograde root filling utilizing resin and a dentin bonding agent: indication and applications], *Tandlaegebladet* 93:223, 1989.
458. Rud J, Rud V, Munksgaard EC: Long-term evaluation of retrograde root filling with dentin-bonded resin composite, *J Endod* 22:90, 1996.
459. Rud J, Rud V, Munksgaard EC: Retrograde root filling with dentin-bonded modified resin composite, *J Endod* 22:477, 1996.
460. Rud J, Rud V, Munksgaard EC: Effect of root canal contents on healing of teeth with dentin-bonded resin composite retrograde seal, *J Endod* 23:535, 1997.
461. Russo G, Corso LD, Biasiolo A, et al: Simple and safe method to prepare patients with prosthetic heart valves for surgical dental procedures, *Clin Appl Thromb Hemost* 6:90, 2000.
462. Sabeti M, Simon JH, Nowzari H, et al: Cytomegalovirus and Epstein-Barr virus active infection in periapical lesions of teeth with intact crowns, *J Endod* 29:321, 2003.
463. Safavi K, Kazemi R, Watkins D: Adherence of enamel matrix derivatives on root-end filling materials, *J Endod* 25:710, 1999.
464. Sakamoto M, Siqueira JF Jr, Rocas IN, et al: Molecular analysis of the root canal microbiota associated with endodontic treatment failures, *Oral Microbiol Immunol* 23:275, 2008.
465. Sakellariou PL: Periapical actinomycosis: report of a case and review of the literature, *Endod Dent Traumatol* 12:151, 1996.
466. Sammonds JH: *Drug evaluations*, ed 6, Chicago, 1986, American Medical Association, p 658.
467. Satchell PG, Gutmann JL, Witherspoon DE: Apoptosis: an introduction for the endodontist, *Int Endod J* 36:237, 2003.
468. Saunders WP: A prospective clinical study of periradicular surgery using mineral trioxide aggregate as a root-end filling, *J Endod* 34:660, 2008.
469. Saunders WP, Saunders EM, Gutmann JL: Ultrasonic root-end preparation, Part 2. Microleakage of EBA root-end fillings, *Int Endod J* 27:325, 1994.
470. Sauveur G, Boccara E, Colon P, et al: A photoelastimetric analysis of stress induced by root-end resection, *J Endod* 24:740, 1998.
471. Saygin NE, Giannobile WV, Somerman MJ: Molecular and cell biology of cementum, *Periodontology* 24:73, 2000.
472. Scarfe WC, Farman AG, Sukovic P: Clinical applications of cone-beam computed tomography in dental practice, *J Can Dent Assoc* 72:75, 2006.
473. Schamberg M: The surgical treatment of chronic alveolar abscess, *Dent Cosmos* 48:15, 1906.
474. Scheerer SQ, Steiman HR, Cohen J: A comparative evaluation of three root-end filling materials: an in vitro leakage study using *Prevotella nigrescens*, *J Endod* 27:40, 2001.
475. Scherer W, Dragoo MR: New subgingival restorative procedures with Geristore resin ionomer, *Pract Periodontics Aesthet Dent* 7:1, 1995.
476. Schilephake H: Bone growth factors in maxillofacial skeletal reconstruction, *Int J Oral Maxillofac Surg* 31:469, 2002.
477. Sciubba JJ, Waterhouse JP, Meyer J: A fine structural comparison of the healing of incisional wounds of mucosa and skin, *J Oral Pathol* 7:214, 1978.
478. Scully C, Wolff A: Oral surgery in patients on anticoagulant therapy, *Oral Surg Oral Med Oral Pathol Oral Radiol Endod* 94:57, 2002.
479. Sedghizadeh PP, Stanley K, Caligiuri M, et al: Oral bisphosphonate use and the prevalence of osteonecrosis of the jaw: an institutional inquiry, *J Am Dent Assoc* 140:61, 2009.
480. Selden HS: Bone wax as an effective hemostat in periapical surgery, *Oral Surg Oral Med Oral Pathol* 29:262, 1970.
481. Seltzer S, Soltanoff W, Bender IB, et al: Biologic aspects of endodontics. 1. Histological observations of the anatomy and morphology of root apices and surroundings, *Oral Surg Oral Med Oral Pathol* 22:375, 1966.
482. Setzer FC, Kohli MR, Shah SB, et al: Outcome of endodontic surgery: a meta-analysis of the literature—Part 2: Comparison of endodontic microsurgical techniques with and without the use of higher magnification, *J Endod* 38:1, 2012.
483. Setzer FC, Shah SB, Kohli MR, et al: Outcome of endodontic surgery: a meta-analysis of the literature–part 1: Comparison of traditional root-end surgery and endodontic microsurgery, *J Endod* 36:1757, 2010.
484. Shah PM, Chong BS, Sidhu SK, et al: Radiopacity of potential root-end filling materials, *Oral Surg Oral Med Oral Pathol Oral Radiol Endod* 81:476, 1996.
485. Shaw N: Textured collagen, a hemostatic agent: a pilot study, *Oral Surg Oral Med Oral Pathol* 72:642, 1991.
486. Shulman BB, Leung A: Endoscopic surgery: an alternative technique, *Dent Today* 15:42, 1996.
487. Shuman IE: Repair of a root perforation with a resin-ionomer using an intentional replantation technique, *General Dent* 47:ß392, 1999.
488. Simon JH: Incidence of periapical cysts in relation to the root canal, *J Endod* 6:845, 1980.
489. Simon JH, Enciso R, Malfaz JM, et al: Differential diagnosis of large periapical lesions using cone-beam computed tomography measurements and biopsy, *J Endod* 32:833, 2006.
490. Siqueira JF Jr, Lopes HP: Bacteria on the apical root surfaces of untreated teeth with periradicular lesions: a scanning electron microscopy study, *Int Endod J* 34:216, 2001.
491. Siqueira JF Jr, Rocas IN: Polymerase chain reaction-based analysis of microorganisms associated with failed endodontic treatment, *Oral Surg Oral Med Oral Pathol Oral Radiol Endod* 97:85, 2004.
492. Siqueira Junior JF Jr: Aetiology of root canal treatment failure: why well-treated teeth can fail, *Int Endod J* 34:1, 2001.
493. Sisk AL, Dionne RA, Wirdzek PR: Evaluation of etidocaine hydrochloride for local anesthesia and postoperative pain control in oral surgery, *J Oral Maxillofac Surg* 42:84, 1984.
494. Sisk AL, Mosley RO, Martin RP: Comparison of preoperative and postoperative diflunisal for suppression of postoperative pain, *J Oral Maxillofac Surg* 47:464, 1989.
495. Sjogren U, Happonen RP, Kahnberg KE, et al: Survival of *Arachnia propionica* in periapical tissue, *Int Endod J* 21:277, 1988.
496. Sjogren U, Ohlin A, Sundqvist G, et al: Gutta-percha-stimulated mouse macrophages release factors that activate the bone resorptive system of mouse calvarial bone, *Eur J Oral Sci* 106:872, 1998.
497. Sjogren U, Sundqvist G, Nair PN: Tissue reaction to gutta-percha particles of various sizes when implanted subcutaneously in guinea pigs, *Eur J Oral Sci* 103:313, 1995.
498. Skaar DD, O'Connor H, Hodges JS, et al: Dental procedures and subsequent prosthetic joint infections: findings from the medicare current beneficiary survey, *J Am Dent Assoc* 142:1343, 2011.
499. Skoglund A, Persson G: A follow-up study of apicoectomized teeth with total loss of the buccal bone plate, *Oral Surg Oral Med Oral Pathol* 59:78, 1985.
499a. Sollecito TP, Abt E, Lockhart PB, et al; The use of prophylactic antibiotics prior to dental procedures in patients with prosthetic joints, *J Am Dent Assoc* 146:11, 2014.
500. Song M, Chung W, Lee SJ, et al: Long-term outcome of the cases classified as successes based on short-term follow-up in endodontic microsurgery, *J Endod* 38:1192, 2012.
501. Song M, Kim E: A prospective randomized controlled study of mineral trioxide aggregate and super ethoxy-benzoic acid as root-end filling materials in endodontic microsurgery, *J Endod* 38:875, 2012.
502. Spangberg L: Biological effects of root canal filling materials. 7. Reaction of bony tissue to implanted root canal filling material in guinea pigs, *Odontologisk Tidskrift* 77:133, 1969.
503. Spector JA, Mehrara BJ, Greenwald JA, et al: Osteoblast expression of vascular endothelial growth factor is modulated by the extracellular microenvironment, *Am J Physiol Cell Physiol* 280:C72, 2001.
504. Stein MD, Salkin LM, Freedman AL, et al: Collagen sponge as a topical hemostatic agent in mucogingival surgery, *J Periodontol* 56:35, 1985.
505. Subramanian G, Cohen HV, Quek SY: A model for the pathogenesis of bisphosphonate-associated osteonecrosis of the jaw and teriparatide's potential role in its resolution, *Oral Surg Oral Med Oral Pathol Oral Radiol Endod* 112:744, 2011.
506. Sugaya T, Kawanami M, Noguchi H, et al: Periodontal healing after bonding treatment of vertical root fracture, *Dent Traumatol* 17:174, 2001.

507. Sukovic P: Cone beam computed tomography in craniofacial imaging, *Orthod Craniofac Res* 6(suppl 1):31, 2003.
508. Suliman AA, Schulein TM, Boyer DB, et al: Effects of etching and rinsing times and salivary contamination on etched glass-ionomer cement bonded to resin composites, *Dent Mater* 5:171, 1989.
509. Sunde PT, Tronstad L, Eribe ER, et al: Assessment of periradicular microbiota by DNA-DNA hybridization, *Endod Dent Traumatol* 16:191, 2000.
510. Sundqvist G, Figdor D, Persson S, et al: Microbiologic analysis of teeth with failed endodontic treatment and the outcome of conservative re-treatment, *Oral Surg Oral Med Oral Pathol Oral Radiol Endod* 85:86, 1998.
511. Sundqvist G, Reuterving CO: Isolation of *Actinomyces israelii* from periapical lesion, *J Endod* 6:602, 1980.
512. Swift EJ Jr, Pawlus MA, Vargas MA, et al: Depth of cure of resin-modified glass ionomers, *Dent Mater* 11:196, 1995.
513. Sykaras N, Opperman LA: Bone morphogenetic proteins (BMPs): how do they function and what can they offer the clinician?, *J Oral Sci* 45:57, 2003.
514. Tai KW, Chang YC: Cytotoxicity evaluation of perforation repair materials on human periodontal ligament cells in vitro, *J Endod* 26:395, 2000.
515. Taschieri S, Corbella S, Tsesis I, et al: Effect of guided tissue regeneration on the outcome of surgical endodontic treatment of through-and-through lesions: a retrospective study at 4-year follow-up, *Oral Maxillofac Surg* 15:153, 2011.
516. Taub DD, Oppenheim JJ: Chemokines, inflammation and the immune system, *Therapeutic Immunology* 1:229, 1994.
517. Tenenbaum H, Tenenbaum M: A clinical study of the width of the attached gingiva in the deciduous, transitional and permanent dentitions, *J Clin Periodontol* 13:270, 1986.
518. Testori T, Capelli M, Milani S, et al: Success and failure in periradicular surgery: a longitudinal retrospective analysis, *Oral Surg Oral Med Oral Pathol Oral Radiol Endod* 87:493, 1999.
519. Tetsch P: Development of raised temperature after osteotomies, *J Maxillofac Oral Surg* 2:141, 1974.
520. Thirawat J, Edmunds DH: Sealing ability of materials used as retrograde root fillings in endodontic surgery, *Int Endod J* 22:295, 1989.
521. Thomas S: Platelet membrane glycoproteins in haemostasis, *Clin Lab* 48:247, 2002.
522. Thomson TS, Berry JE, Somerman MJ, et al: Cementoblasts maintain expression of osteocalcin in the presence of mineral trioxide aggregate, *J Endod* 29:407, 2003.
523. Tidmarsh BG, Arrowsmith MG: Dentinal tubules at the root ends of apicected teeth: a scanning electron microscopic study, *Int Endod J* 22:184, 1989.
524. Tomasek JJ, Gabbiani G, Hinz B, et al: Myofibroblasts and mechano-regulation of connective tissue remodeling, *Nat Rev Mol Cell Biol* 3:349, 2002.
525. Tonetti MS, Pini-Prato G, Cortellini P: Effect of cigarette smoking on periodontal healing following GTR in infrabony defects: a preliminary retrospective study, *J Clin Periodontol* 22:229, 1995.
526. Tong DC, Rothwell BR: Antibiotic prophylaxis in dentistry: a review and practice recommendations, *J Am Dent Assoc* 131:366, 2000.
527. Torabinejad M, Higa RK, McKendry DJ, et al: Dye leakage of four root end filling materials: effects of blood contamination, *J Endod* 20:159, 1994.
528. Torabinejad M, Hong CU, Lee SJ, et al: Investigation of mineral trioxide aggregate for root-end filling in dogs, *J Endod* 21:603, 1995.
529. Torabinejad M, Hong CU, McDonald F, et al: Physical and chemical properties of a new root-end filling material, *J Endod* 21:349, 1995.
530. Torabinejad M, Hong CU, Pitt Ford TR, et al: Tissue reaction to implanted super-EBA and mineral trioxide aggregate in the mandible of guinea pigs: a preliminary report, *J Endod* 21:569, 1995.
531. Torabinejad M, Hong CU, Pitt Ford TR, et al: Cytotoxicity of four root end filling materials, *J Endod* 21:489, 1995.
532. Torabinejad M, Pitt Ford TR, McKendry DJ, et al: Histologic assessment of mineral trioxide aggregate as a root-end filling in monkeys, *J Endod* 23:225, 1997.
533. Torabinejad M, Rastegar AF, Kettering JD, et al: Bacterial leakage of mineral trioxide aggregate as a root-end filling material, *J Endod* 21:109, 1995.
534. Torabinejad M, Smith PW, Kettering JD, et al: Comparative investigation of marginal adaptation of mineral trioxide aggregate and other commonly used root-end filling materials, *J Endod* 21:295, 1995.
535. Torabinejad M, Watson TF, Pitt Ford TR: Sealing ability of a mineral trioxide aggregate when used as a root end filling material, *J Endod* 19:591, 1995.
536. Traub EF, Tennen JS: Permanent pigmentation following the application of iron salts, *JAMA* 106:1711, 1936.
537. Trent CS: Electrocautery versus epinephrine-injection tonsillectomy [see comment], *Ear Nose Throat J* 72:520, 1993.
538. Trombelli L, Kim CK, Zimmerman GJ, et al: Retrospective analysis of factors related to clinical outcome of guided tissue regeneration procedures in intrabony defects, *J Clin Periodontol* 24:366, 1997.
539. Trombelli L, Scabbia A: Healing response of gingival recession defects following guided tissue regeneration procedures in smokers and non-smokers, *J Clin Periodontol* 24:529, 1997.
540. Tronstad L, Barnett F, Cervone F: Periapical bacterial plaque in teeth refractory to endodontic treatment, *Endod Dent Traumatol* 6:73, 1990.
541. Tronstad L, Kreshtool D, Barnett F: Microbiological monitoring and results of treatment of extraradicular endodontic infection, *Endod Dent Traumatol* 6:129, 1990.
542. Trope M, Lost C, Schmitz HJ, et al: Healing of apical periodontitis in dogs after apicoectomy and retrofilling with various filling materials, *Oral Surg Oral Med Oral Pathol Oral Radiol Endod* 81:221, 1996.
543. Trowbridge HO, Emling RC: *Inflammation: a review of the process*, ed 5, Chicago, 1997, Quintessence Books, p 1.
544. Tseng CC, Harn WM, Chen YH, et al: A new approach to the treatment of true-combined endodontic-periodontic lesions by the guided tissue regeneration technique, *J Endod* 22:693, 1996.
545. Tsesis I, Fuss Z, Lin S, et al: Analysis of postoperative symptoms following surgical endodontic treatment, *Quintessence Int* 34:756, 2003.
546. Tsesis I, Rosen E, Schwartz-Arad D, et al: Retrospective evaluation of surgical endodontic treatment: traditional versus modern technique, *J Endod* 32:412, 2006.
547. Tsesis I, Rosen E, Tamse A, et al: Effect of guided tissue regeneration on the outcome of surgical endodontic treatment: a systematic review and meta-analysis, *J Endod* 37:1039, 2011.
548. Tyas MJ: Clinical evaluation of five adhesive systems, *Am J Dent* 7:77, 1994.
549. Uchin RA: Use of a bioresorbable guided tissue membrane at an adjunct to bony regeneration in cases requiring endodontic surgical intervention, *J Endod* 22:94, 1996.
550. Urist MR: Bone histogenesis and morphogenesis in implants of demineralized enamel and dentin, *J Oral Surg* 29:88, 1971.
551. Valmaseda-Castellon E, Berini-Aytes L, Gay-Escoda C: Inferior alveolar nerve damage after lower third molar surgical extraction: a prospective study of 1117 surgical extractions, *Oral Surg Oral Med Oral Pathol Oral Radiol Endod* 92:377, 2001.
552. Veis A: Mineral-matrix interactions in bone and dentin, *J Bone Miner Res* 8:S493, 1993.
553. Veis A, Sfeir C, Wu CB: Phosphorylation of the proteins of the extracellular matrix of mineralized tissues by casein kinase-like activity, *Crit Rev Oral Biol Med* 8:360, 1997.
554. Velvart P: Papilla base incision: a new approach to recession-free healing of the interdental papilla after endodontic surgery, *Int Endod J* 35:453, 2002.
555. Velvart P, Ebner-Zimmermann U, Ebner JP: Comparison of long-term papilla healing following sulcular full thickness flap and papilla base flap in endodontic surgery, *Int Endod J* 37:687, 2004.
556. Velvart P, Hecker H, Tillinger G: Detection of the apical lesion and the mandibular canal in conventional radiography and computed tomography, *Oral Surg Oral Med Oral Pathol Oral Radiol Endod* 92:682, 2001.
557. Velvart P, Peters CI: Soft tissue management in endodontic surgery, *J Endod* 31:4, 2005.
558. Vickers FJ, Baumgartner JC, Marshall G: Hemostatic efficacy and cardiovascular effects of agents used during endodontic surgery, *J Endod* 28:322, 2002.
559. Vigil GV, Wayman BE, Dazey SE, et al: Identification and antibiotic sensitivity of bacteria isolated from periapical lesions, *J Endod* 23:110, 1997.
560. Vignaroli PA, Anderson RW, Pashley DH: Longitudinal evaluation of the microleakage of dentin bonding agents used to seal resected root apices, *J Endod* 21:509, 1995.

561. Vishteh A, Thomas I, Imamura T: Eugenol modulation of the immune response in mice, *Immunopharmacology* 12:187, 1986.
562. Viswanathan HL, Berry JE, Foster BL, et al: Amelogenin: a potential regulator of cementum-associated genes, *J Periodontol* 74:1423, 2003.
563. Voigt JP, Goran ML, Flesher RM: The width of lingual mandibular attached gingiva, *J Periodontol* 49:77, 1978.
564. von Arx T: Failed root canals: the case for apicoectomy (periradicular surgery), *J Oral Maxillofac Surg* 63:832, 2005.
565. von Arx T, Gerber C, Hardt N: Periradicular surgery of molars: a prospective clinical study with a one-year follow-up, *Int Endod J* 34:520, 2001.
566. von Arx T, Jensen SS, Hanni S, et al: Five-year longitudinal assessment of the prognosis of apical microsurgery, *J Endod* 38:570, 2012.
567. Vy C: Cardiovascular effects and efficacy of hemostatic agent in periradicular surgery, *J Endod* 30:379, 2004.
568. Wada M, Takase T, Nakanuma K, et al: Clinical study of refractory apical periodontitis treated by apicectomy. Part 1. Root canal morphology of resected apex, *Int Endod J* 31:53, 1998.
569. Wahl MJ: Dental surgery in anticoagulated patients, *Arch Intern Med* 158:1610, 1998.
570. Waldorf H, Fewkes J: Wound healing, *Adv Dermatol* 10:77, 1995.
571. Walia HD, Newlin S, Austin BP: Electrochemical analysis of retrofilling microleakage in extracted human teeth, *J Dent Res* 74:101, 1995.
572. Wallace JA: Transantral endodontic surgery, *Oral Surg Oral Med Oral Pathol Oral Radiol Endod* 82:80, 1996.
573. Walmsley AD, Lumley PJ, Johnson WT, et al: Breakage of ultrasonic root-end preparation tips, *J Endod* 22:287, 1996.
574. Walsh WR, Morberg P, Yu Y, et al: Response of a calcium sulfate bone graft substitute in a confined cancellous defect, *Clin Orthop Relat Res* 406:2003.
575. Waltimo T, Kuusinen M, Jarvensivu A, et al: Examination on *Candida* spp. in refractory periapical granulomas, *Int Endod J* 36:643, 2003.
576. Walton RE: Iatrogenic maxillary sinus exposure during maxillary posterior root-end surgery, *Oral Surg Oral Med Oral Pathol Oral Radiol Endod* 97:3; author reply 3, 2004.
577. Wang N, Knight K, Dao T, et al: Treatment outcome in endodontics—The Toronto study. Phases I and II: apical surgery, *J Endod* 30:751, 2004.
578. Watters W 3rd, Rethman MP, Hanson NB, et al: Prevention of orthopaedic implant infection in patients undergoing dental procedures, *J Am Acad Orthop Surg* 21:180, 2013.
579. Watzek G, Bernhart T, Ulm C: Complications of sinus perforations and their management in endodontics, *Dent Clin North Am* 41:563, 1997.
580. Wayman BE, Murata SM, Almeida RJ, et al: A bacteriological and histological evaluation of 58 periapical lesions, *J Endod* 18:152, 1992.
581. Weinstein RS, Chen JR, Powers CC, et al: Promotion of osteoclast survival and antagonism of bisphosphonate-induced osteoclast apoptosis by glucocorticoids, *J Clin Investig* 109:1041, 2002.
582. Weinstein RS, Jilka RL, Parfitt AM, et al: Inhibition of osteoblastogenesis and promotion of apoptosis of osteoblasts and osteocytes by glucocorticoids. Potential mechanisms of their deleterious effects on bone, *J Clin Investig* 102:274, 1998.
583. Wessel JH, Dodson TB, Zavras AI: Zoledronate, smoking, and obesity are strong risk factors for osteonecrosis of the jaw: a case-control study, *J Oral Maxillofac Surg* 66:625, 2008.
584. Weston GD, Moule AJ, Bartold PM: A comparison in vitro of fibroblast attachment to resected root-ends, *Int Endod J* 32:444, 1999.
585. Weston GD, Moule AJ, Bartold PM: A scanning electron microscopic evaluation of root surfaces and the gutta-percha interface following root-end resection in vitro, *Int Endod J* 32:450, 1999.
586. Wiggins KL, Malkin S: Drilling of bone, *J Biomech* 9:553, 1976.
587. Williams SS, Gutmann JL: Periradicular healing in response to Diaket root-end filling material with and without tricalcium phosphate, *Int Endod J* 29:84, 1996.
588. Wilson W, Taubert KA, Gewitz M, et al: Prevention of infective endocarditis: guidelines from the American Heart Association: a guideline from the American Heart Association Rheumatic Fever, Endocarditis and Kawasaki Disease Committee, Council on Cardiovascular Disease in the Young, and the Council on Clinical Cardiology, Council on Cardiovascular Surgery and Anesthesia, and the Quality of Care and Outcomes Research Interdisciplinary Working Group, *J Am Dent Assoc* 138:739, 2007.
589. Witherspoon DE, Gutmann JL: Haemostasis in periradicular surgery, *Int Endod J* 29:135, 1996.
590. Witherspoon DE, Gutmann JL: Analysis of the healing response to gutta-percha and Diaket when used as root-end filling materials in periradicular surgery, *Int Endod J* 33:37, 2000.
591. Wu MK, Kontakiotis EG, Wesselink PR: Long-term seal provided by some root-end filling materials, *J Endod* 24:557, 1998.
592. Wuchenich G, Meadows D, Torabinejad M: A comparison between two root end preparation techniques in human cadavers, *J Endod* 20:279, 1994.
593. Yaccino JM, Walker WA 3rd, Carnes DL Jr, et al: Longitudinal microleakage evaluation of Super-EBA as a root-end sealing material, *J Endod* 25:552, 1999.
594. Yagiela JA: Injectable and topical local anesthetics. In Ciancio SG, editors: *ADA guide to dental therapeutics*, ed 3, Chicago, 2003, American Dental Association, p 1.
595. Yajima A, Otonari-Yamamoto M, Sano T, et al: Cone-beam CT (CB Throne) applied to dentomaxillofacial region, *Bull Tokyo Dent Coll* 47:133, 2006.
596. Yao K, Chien M, Kohara O, et al: Effect of water isolation and early finishing on hardness of glass ionomer cements, *J Osaka Dent Univ* 24:141, 1990.
597. Yeomans JD, Urist MR: Bone induction by decalcified dentine implanted into oral, osseous and muscle tissues, *Arch Oral Biol* 12:999, 1967.
598. Young MP, Korachi M, Carter DH, et al: The effects of an immediately pre-surgical chlorhexidine oral rinse on the bacterial contaminants of bone debris collected during dental implant surgery, *Clin Oral Implants Res* 13:20, 2002.
599. Yucel EA, Oral O, Olgac V, et al: Effects of fibrin glue on wound healing in oral cavity, *J Dent* 31:569, 2003.
600. Yusuf H: The significance of the presence of foreign material periapically as a cause of failure of root treatment, *Oral Surg Oral Med Oral Pathol* 54:566, 1982.
601. Zaman KU, Sugaya T, Hongo O, et al: A study of attached and oriented human periodontal ligament cells to periodontally diseased cementum and dentin after demineralizing with neutral and low pH etching solution, *J Periodontol* 71:1094, 2000.
602. Zetterqvist L, Hall G, Holmlund A: Apicectomy: a comparative clinical study of amalgam and glass ionomer cement as apical sealants, *Oral Surg Oral Med Oral Pathol* 71:489, 1991.
603. Zhang X, Schwarz EM, Young DA, et al: Cyclooxygenase-2 regulates mesenchymal cell differentiation into the osteoblast lineage and is critically involved in bone repair [erratum appears in *J Clin Invest* 110:1211, 2002], *J Clin Investi* 109:1405, 2002.
604. Zhu Q, Haglund R, Safavi KE, et al: Adhesion of human osteoblasts on root-end filling materials, *J Endod* 26:404, 2000.
605. Zhu Q, Safavi KE, Spangberg LS: Cytotoxic evaluation of root-end filling materials in cultures of human osteoblast-like cells and periodontal ligament cells, *J Endod* 25:410, 1999.
606. Ziegler CM, Woertche R, Brief J, et al: Clinical indications for digital volume tomography in oral and maxillofacial surgery, *Dentomaxillofac Radiol* 31:126, 2002.
607. Zubery Y, Kozlovsky A: Two approaches to the treatment of true combined periodontal-endodontal lesions, *J Endod* 19:414, 1993.
608. Zubillaga G, Von Hagen S, Simon BI, et al: Changes in alveolar bone height and width following post-extraction ridge augmentation using a fixed bioabsorbable membrane and demineralized freeze-dried bone osteoinductive graft, *J Periodontol* 74:965, 2003.
609. Zuolo ML, Ferreira MO, Gutmann JL: Prognosis in periradicular surgery: a clinical prospective study, *Int Endod J* 33:91, 2000.
610. Zuolo ML, Perin FR, Ferreira MO, et al: Ultrasonic root-end preparation with smooth and diamond-coated tips, *Endod Dent Traumatol* 15:265, 1999.

12 Endodontia Regeneradora

Anibal Diogenes, Stéphane Simon e Alan S. Law

Resumo do Capítulo

Panorama da odontologia regeneradora, 465
Panorama da endodontia regeneradora, 465
Estudos pré-clínicos sobre a endodontia regeneradora, 467
  Células-tronco, 467
  Fatores de crescimento/morfogenes, 471
  Matrizes biológicas, 474
  Sistema de acondicionamento, 476
  Estudos translacionais, 476
Resumo das pesquisas básicas sobre a endodontia regeneradora, 477
Estudos clínicos sobre a endodontia regenerativa, 478
  Procedimentos clínicos relacionados à endodontia regeneradora, 478
  Panorama clínico dos procedimentos de endodontia regenerativa, 481
  Exemplo de um protocolo de revascularização, 485
  Mensuração clínica do resultado, 488
Resumo, 491

Panorama da odontologia regeneradora

Os avanços na engenharia tecidual estão modificando drasticamente a medicina e a odontologia. A engenharia tecidual consiste em um campo multidisciplinar que utiliza tanto os princípios de engenharia quanto os da ciência médica, objetivando a restauração, a manutenção ou a reposição da função biológica. Ela compreende a interação entre células-tronco, fatores de crescimento e arcabouços – matrizes biológicas. Está cada vez mais claro que a manipulação intencional desses três fatores pode levar à regeneração da função tecidual de uma forma que não aconteceria caso o reparo tivesse ocorrido sem essa intervenção.[68] Esse campo relativamente novo, foi inicialmente utilizado na medicina na forma de diversos recursos regenerativos aplicados na prática clínica.[175,222,306] Embora a inclusão da engenharia tecidual na odontologia seja mais recente, ela também está alterando os fundamentos usados pelos clínicos para tratar os pacientes, além de oferecer um campo fértil para estudos que desenvolvam avanços e terapias futuras.

A maior parte da história da odontologia é marcada pela avaliação de materiais dentários e técnicas sob medida para repor os tecidos doentes ou perdidos com materiais inertes. Essa reposição protética de tecidos dentários perdidos prevaleceu na odontologia desde as civilizações antigas.[23,86,145,193,320] Todavia, o objetivo da odontologia regeneradora é induzir a reposição biológica dos tecidos dentários e de suas estruturas de suporte. Além disso, seu potencial se deve, em grande parte, aos avanços das terapias biológicas, que utilizam os princípios de engenharia tecidual de montagem espacial e temporal das células-tronco, dos fatores de crescimento e dos arcabouços para se alcançar a regeneração funcional do tecido ausente.

Os fundamentos da endodontia regeneradora datam de mais de 1 século, com as primeiras tentativas de terapia pulpar vital objetivando a manutenção da função fisiológica do tecido pulpar lesionado.[71] Em 1756, Phillip Pfaff realizou o primeiro relato de capeamento pulpar. Ele concluiu que a polpa lesionada exposta apresenta potencial de reparo caso o tecido seja irrigado posteriormente com um agente cáustico ou aquecido por instrumentos que promovam a cauterização da área hemorrágica.[98,113] Somente em 1920, Datwyler introduziu o cimento à base de zinco e eugenol como um agente para o capeamento pulpar direto.[125] Em seguida, D. W. Herman introduziu o hidróxido de cálcio como um agente biocompatível para ser usado em terapias vitais e não vitais em 1921. Em 1960, o Professor Nygaard-Østby avaliou o método de revascularização no restabelecimento do complexo dentino-pulpar em dentes permanentes com necrose pulpar (ver adiante).[220,221] Nas últimas décadas, o campo de ação e aplicação das técnicas de odontologia regeneradora avançaram continuamente até o momento atual, que inclui a regeneração óssea guiada (ROG) ou a regeneração tecidual guiada (RTG), as técnicas de distração osteogênica,[56,114] e a aplicação do plasma rico em plaquetas (PRP) objetivando ganho ósseo,[117] o Emdogain para a regeneração de tecidos periodontais e pulpares,[7,55] a proteína óssea morfogenética recombinante humana (rhBMP, do inglês *recombinant human bone morphogenic protein*) para ganho ósseo,[61] bem como os experimentos pré-clínicos com o uso do fator 2 de crescimento fibroblástico (FGF-2, do inglês *fibroblast growth factor 2*) na regeneração tecidual periodontal.[171] O potencial para os procedimentos regeneradores na endodontia foram enfatizados por estudos relevantes que demonstraram a regeneração da polpa e da dentina, utilizando-se de materiais de arcabouço e células-tronco.[105,142,144,146,147,251] Os procedimentos regeneradores odontológicos estão emergindo como um campo vital e de evolução no tratamento odontológico, criando um paradigma em várias especialidades odontológicas, incluindo a endodontia.[208] Este capítulo revisará o estado atual das técnicas dos procedimentos endodônticos regeneradores (PERs) com ênfase nos princípios biológicos, nas vantagens e nas limitações dos procedimentos clínicos disponíveis atualmente.

PANORAMA DA ENDODONTIA REGENERADORA

Durante o desenvolvimento dentário, existe risco de ocorrência de necrose pulpar por trauma, cárie e alterações de desenvolvimento, como o dente invaginado.[17-19,67,77,243,244,325] É importante ressaltar que a maturação radicular completa ocorre mais de 3 anos depois da erupção dentária na cavidade oral,[204] e a perda da vitalidade pulpar durante esse período pode prejudicar o desenvolvimento futuro da raiz, aumentando a chance de perda prematura desse dente. Esse acontecimento desagradável em pacientes jovens com dentição mista pode trazer consequências devastadoras, que incluem: desenvolvimento ósseo mandibular e maxilar alterado, interferências na fonação, respiração e mastigação e, principalmente, efeito psicossocial grave.[158,287]

Os dentes imaturos diagnosticados com necrose pulpar têm sido tratados tradicionalmente por procedimentos de apicificação com a utilização tanto de hidróxido de cálcio por um longo tempo[65,66] ou pela colocação imediata de agregado trióxido mineral (MTA, do inglês *mineral trioxide aggregate*) apicalmente.[315] O processo de maturação inclui o crescimento da raiz, o fechamento apical e o aumento da espessura radicular adicional (Figura 12.1). Esse processo é mediado pelas interações epitelial-mesenquimal entre a bainha epitelial radicular de Hertwig (HERS, do inglês *Hertwig root sheath*) e a papila apical.[317] Ao longo desse processo, o complexo dentino-pulpar é formado à custa da papila apical, conforme as células-tronco migram e se diferenciam formando odontoblastos e fibroblastos, reduzindo o tamanho da papila apical e das raízes maduras (ver Figura 12.1). Infelizmente, esse processo de desenvolvimento elaborado pode ser interrompido por eventos adversos, como trauma e infecção. Logo, os dentes imaturos tratados com esses procedimentos são considerados em um estado de "desenvolvimento interrompido", portanto, não se deve esperar crescimento radicular adicional, nocicepção pulpar normal e resposta imunológica.

Os procedimentos endodônticos reparadores têm sido definidos como procedimentos biológicos desenvolvidos para substituir estruturas danificadas, tais como a dentina, as estruturas radiculares e as células do complexo dentino-pulpar.[208] Essa nova modalidade de tratamento surgiu como tratamento alternativo para esses casos, em que, além da cura da periodontite apical, objetiva-se a promoção das funções fisiológicas pulpares normais. Essas funções incluem a continuidade do desenvolvimento radicular, a resposta imunológica,[24] e a nocicepção normal – como se pode observar em alguns casos publicados.[77] Logo, o objetivo final desses procedimentos é regenerar os componentes e a função normal do complexo dentino-pulpar para promover a função e longevidade do dente.

A endodontia regeneradora teve seu início com o trabalho realizado pelo Dr. Nygaard-Østby há mais de 50 anos.[226] Ele hipotetizou que o coágulo sanguíneo poderia ser o primeiro passo na cicatrização de um tecido pulpar danificado, semelhante ao que acontece com um coágulo no processo cicatricial observado em outras regiões anatômicas – por exemplo, osso alveolar após exodontia. Para testar a hipótese de que a presença de um quadro sanguíneo no interior do sistema de canais radiculares poderia promover a cicatrização, dentes maduros diagnosticados tanto com necrose pulpar quanto como vitais foram desbridados com lima, seguido por alargamento do forame apical, medicamento para os casos necróticos, estímulo ao sangramento intracanal e à obturação com pasta Kloroperka N-O colocada coronalmente aos coágulos sanguíneos formados. Os pacientes (n = 17) foram acompanhados por diferentes períodos de tempo – 17 dias até 3,5 anos – e, então, o dente tratado foi extraído e os tecidos novos que se formaram foram avaliados histologicamente. Os resultados foram semelhantes para todos os dentes: (1) resolução dos sintomas de inflamação relacionados ao alargamento apical e à sobreinstrumentação precocemente em até 17 dias, (2) resolução dos sinais e sintomas da doença para os casos de necrose e, em alguns casos, (3) evidência radiográfica de fechamento apical. Na análise histológica, foi observado que houve crescimento interno de tecido conjuntivo no espaço do canal radicular, bem como foram encontrados níveis variados de tecido mineralizado ao longo das paredes do canal, além de "ilhas" de tecido mineralizado entremeadas ao novo tecido formado (Figura 12.1). Pelo fato de a polpa dentária ser um tipo de tecido conjuntivo que contém um grande aporte de fibroblastos, esse achado geral foi bastante promissor. No entanto, a inclusão de tipos celulares indesejados – por exemplo, cementoblastos – e ausência de tipos celulares desejados – por exemplo, odontoblastos – indica que esse protocolo não levou à regeneração histológica completa da polpa dentária. Apesar de suas deficiências, esse estudo pioneiro levou ao desenvolvimento de estudos subsequentes no campo da endodontia regeneradora.

Em 1966, um estudo foi publicado relatando que a desinfecção poderia ser estabelecida pela utilização de medicamentos na forma de poliantibióticos misturados – três diferentes formulações utilizadas em cinco casos.[245] Os pesquisadores não estimularam o sangramento intracanal de forma proposital nesse estudo. Contudo, eles instrumentaram menos que o necessário os canais, uma vez que acreditaram haver tecido vital, determinado pela visualização do tecido e pela sensação de dor durante a instrumentação. A resolução dos sinais e sintomas da doença, assim como o desenvolvimento continuado da raiz foram vistos em quase todos os casos relatados. Esse representa o primeiro relato de caso

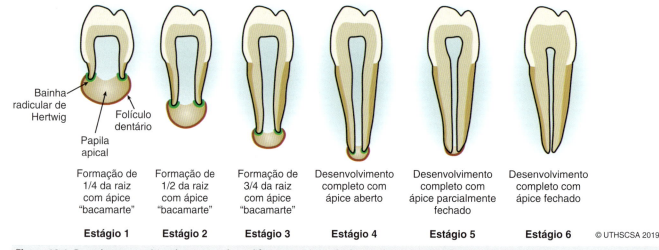

Figura 12.1 Desenho esquemático demonstrando os diferentes estágios do desenvolvimento radicular e a redução subsequente da papila apical e a da bainha radicular de Hertwig.

em que as pastas poliantibióticas foram utilizadas em dentes necróticos imaturos para desinfecção e promoção do desenvolvimento radicular. Cinco anos depois, outro estudo foi publicado incluindo o uso de antibióticos em um protocolo de desinfecção e o estímulo intencional de sangramento intracanal.[221] A resolução dos sintomas e o desenvolvimento radicular continuado foram achados frequentes. No entanto, a histologia dos dentes extraídos demonstrou que o tecido conjuntivo foi formado em 28 dos 35 dentes, enquanto o cemento celular foi formado em 18 dos 35 dentes. Mais uma vez, esses protocolos geraram resultados clínicos aceitáveis – por exemplo, cicatrização da periodontite apical e ausência de sintomas –, com evidência apenas parcial de fenótipo de polpa dentária. Coletivamente, esses achados formaram a base da endodontia regeneradora contemporânea, demonstrando que o reparo poderia acontecer após a desinfecção dos canais radiculares em dentes imaturos.

O surgimento do campo da endodontia regeneradora foi impulsionado no começo dos anos 2000, com a publicação de dois relatos relevantes.[27,149] Desde então, houve um aumento exponencial nos casos publicados relatando resultados clínicos não vistos até o momento, como a resolução de sinais e sintomas de periodontite apical, o desenvolvimento radicular continuado e, em alguns casos, as respostas nociceptivas normais ao teste de vitalidade.[77,130,173] Entre os vários casos publicados, existem dois estudos randomizados que, embora tenham amostras limitadas, suportam a hipótese de que os pacientes com outras opções de tratamento limitadas se beneficiaram desses procedimentos.[297] De forma relevante, o campo da endodontia regeneradora já observou um aumento dramático no conhecimento obtido a partir de estudos da ciência básica dos componentes de engenharia tecidual – células-tronco, fatores de crescimento e arcabouços – aplicados às necessidades e aos desafios clínicos.

Estudos pré-clínicos sobre a endodontia regeneradora

A aplicação de princípios da Engenharia tecidual no desenvolvimento de procedimentos endodônticos regeneradores requer pesquisas sobre a criação espacial correta das diferentes células-tronco, os fatores de crescimento/morfogenes e os arcabouços para formar um complexo dentino-pulpar funcional.[131,142,144,176] Nesta seção, revisaremos cada um desses componentes críticos por vez.

CÉLULAS-TRONCO

Células-tronco são definidas como uma subpopulação distinta de células indiferenciadas com a capacidade de autorrenovação e diferenciação em linhagens celulares dos seus tecidos de origem.[203] Elas podem ser classificadas em células pluripotentes ou multipotentes. As células-tronco pluripotentes têm a capacidade de se tornar células especializadas pertencentes a todas as três camadas germinativas. Células-tronco embrionárias são o melhor exemplo de células pluripotentes. Existem muitas pesquisas sobre as células-tronco embrionárias, porém questões éticas, legais e médicas – rejeição tecidual – podem tornar esse tipo celular impróprio para aplicações clínicas.[208] Células-tronco pluripotentes verdadeiras podem ser encontradas apenas no embrião em desenvolvimento e sua coleta requer a destruição do embrião, o que causa as preocupações legais e éticas a respeito dessa prática. Yamanka et al. relataram o achado inovador de que células somáticas podem ser transformadas em células-tronco pluripotentes, sendo denominadas células-tronco pluripotentes induzidas (CTPIs).[225] O uso de CTPIs não tem as mesmas questões éticas e legais das células-tronco embrionárias, mas ainda existem as questões relacionadas à sua capacidade pluripotente inerente e à falta de controle proliferativo. Após a implantação dessas células em um hospedeiro, elas tendem a formar teratomas – o que demonstra sua alta atividade proliferativa e sua capacidade de diferenciação, todavia também faz com que seu uso em procedimentos clínicos seja um desafio, requerendo que a diferenciação em células diferenciadas fenotipicamente em apenas um tipo ocorra in vitro antes da implantação.[165] Por outro lado, todas as células-tronco mesenquimais adultas são mais restritas na sua capacidade de diferenciação, formando apenas tecidos de origem mesenquimal e sendo, então, classificadas como multipotentes.[50] Essas células podem ser encontradas de forma compartimentada no interior dos tecidos nos "nichos de células-tronco". Os tecidos mesenquimais – por exemplo, osso, polpa dentária e ligamento periodontal – parecem ter uma maior população de células-tronco adultas.[50] Essas células foram inicialmente encontradas na medula óssea décadas atrás, bem como são caracterizadas como autoaderentes a plástico e formam colônias de células com uma aparência fibroblástica.[100,101] Inicialmente, elas foram chamadas "células-tronco estromais". Todavia, posteriormente, elas receberam a terminologia, atualmente aceita de forma ampla, "células-tronco mesenquimais".[50] É importante mencionar que essa terminologia não é unânime e as características ou os critérios que definem uma célula-tronco permanecem controversos.[51] No entanto, a maioria das células progenitoras indiferenciadas encontrada na região orofacial é considerada célula-tronco mesenquimal.[83]

Diferentes populações de células-tronco adultas foram identificadas em compartimentos teciduais na região oral, os quais incluem células-tronco da papila apical (CTPAs),[279] células progenitoras periapicais inflamatórias (CPPIs),[184] células-tronco do folículo dentário (CTFDs),[205] células-tronco da polpa dentária (CTPDs),[124] células-tronco do ligamento periodontal (CTLPs),[261] células-tronco da medula óssea (CTMOs),[100] células-tronco progenitoras do germe dentário (CTPGDs),[285] células-tronco das glândulas salivares (CTGSs),[260] células-tronco de dentes decíduos humanos esfoliados (CTDDEs),[201] células-tronco do epitélio oral (CTEOs), células-tronco mesenquimais derivadas da gengiva (CTDGs)[156] e células-tronco derivadas do periósteo (CTDPs) (Figura 12.2).[326] Embora as células-tronco tenham sido identificadas na maioria dos tecidos orais, as geralmente envolvidas nos PERs estão localizadas ao redor da região periapical. Isso inclui as CTPAs, CTLPs, CTMOs, CPPIs e CTPDs – caso a vitalidade pulpar ainda esteja presente apicalmente.

A papila apical e suas células-tronco residentes (CTPAs) foram inicialmente descritas em 2006.[279] A papila apical (Figura 12.3) consiste em um denso reservatório de células-tronco mesenquimais indiferenciadas com grande capacidade de diferenciação odontogênica e proliferação, diretamente envolvida na formação radicular durante o desenvolvimento.[140,246,317] Além disso, a grande proximidade da papila apical com os ápices dos dentes, em continuidade aos espaços dos canais radiculares, torna-a uma fonte rica de células-tronco prontamente disponíveis para terapias endodônticas regeneradoras por meio de transferência de células autólogas, sem a necessidade da coleta e da manipulação dessas células de forma exógena. As CPPIs representam outra fonte importante de células-tronco para a endodontia regeneradora em dentes com periodontite apical bem estabelecida.[58,184] Estas células parecem estar amplamente localizadas nos vasos dentro dos tecidos granulomatosos apicais. E, por último, as CTLPs e as CTMOs devem ser consideradas como fonte de células-tronco para procedimentos regeneradores, pois a ação mecânica de

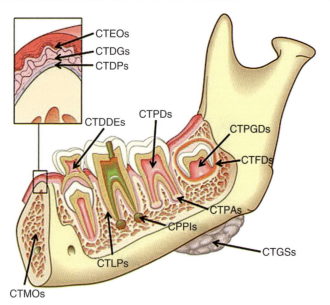

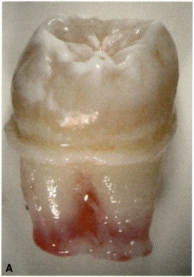

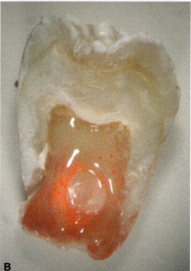

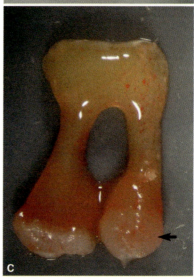

Figura 12.2 Desenho esquemático ilustrando fontes potenciais de células-tronco pós-natais no ambiente oral. Os tipos celulares incluem células-tronco progenitor do germe dentário (*CTPGDs*), células-tronco do folículo dentário (*CTFDs*), células-tronco das glândulas salivares (*CTGSs*), células-tronco da papila apical (*CTPAs*), células-tronco da polpa dentária (*CTPDs*), células progenitoras periapicais inflamatórias (*CPPIs*), células-tronco de dentes decíduos humanos esfoliados (*CTDDEs*), células-tronco do ligamento periodontal (*CTLPs*), células-tronco da medula óssea (*CTMOs*), e, conforme ilustrado em maior aumento, células-tronco do epitélio oral (*CTEOs*), células-tronco mesenquimais derivadas da gengiva (*CTDGs*), e células-tronco derivadas do periósteo (*CTDPs*). (De Hargreaves KM, Diogenes A, Teixeira FB: Treatment options: biological basis of regenerative endodontic procedures, *J Endod* 39:s 30–s43, 2013.)

ruptura do tecido apical – estimulado pelo sangramento – também poderia desencadear a liberação dessas células, embora se acredite que sua relativa abundância é menos significativa que as CTPAs e as CPPIs.

Em 2011, um estudo foi conduzido para avaliar a presença de células-tronco após o estímulo do sangramento em procedimentos regeneradores.[191] Observou-se que existe um influxo substancial de células-tronco mesenquimais (CTMs) para o interior dos canais radiculares durante os procedimentos regeneradores, resultando em um aumento maior que 700 vezes na expressão de marcadores de células células-tronco mesenquimais (Figura 12.4). Além disso, as células puderam ser coletadas de amostras clínicas e examinadas por microscopia confocal (Figura 12.5). Essa foi a primeira demonstração de que os PERs são terapias baseadas em células-tronco.[77] Embora esse estudo não tenha avaliado se as células-tronco mesenquimais detectadas nos PERs eram derivadas da papila apical, supõe-se que sim, pois o procedimento de estimular o sangramento lacerou a papila apical. No entanto, essas células-tronco mesenquimais representam uma população heterogênea de células que pode ter vindo de quaisquer tecidos perirradiculares, após o passo mecânico de estimular o sangramento no interior do sistema de canais radiculares.

A liberação de concentrações substanciais de células-tronco mesenquimais para o espaço do canal radicular, apesar da presença de periodontite apical avançada ou de abscesso, aponta que existe uma capacidade impressionante de sobrevivência dessas células. Nessas apresentações clínicas, a baixa concentração de oxigênio, o pH baixo e a alta concentração de endotoxinas e mediadores inflamatórios são esperados. Ademais, a alta concentração de marcadores celulares de resposta imune CD14

Figura 12.3 Dissecção de um dente permanente imaturo indicando a extensão da papila apical (**A-C**). Observar que essa estrutura parece ser lacerada durante o passo de estímulo de sangramento dos casos de revascularização e, portanto, as células dessa estrutura, incluindo as células-tronco mesenquimais da papila apical (CTPAs), parecem ser liberadas no espaço do canal radicular. A *seta* em *C* demonstra a junção da papila apical com a polpa dentária. (Cortesia do Dr. Michael Henry.)

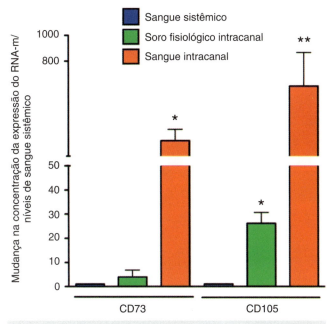

Figura 12.4 Estímulo do sangramento nos procedimentos regeneradores endodônticos em dentes com rizogênese incompleta leva a um aumento significativo da expressão de células-tronco mesenquimais indiferenciadas no espaço do canal radicular. Sangue sistêmico, soro fisiológico intracanal e amostras de sangue intracanal foram coletadas durante a segunda visita dos procedimentos regeneradores. A PCR-RT em tempo real foi realizada por meio da utilização do RNA isolado de cada amostra como modelo – com *primers* específicos validados para os genes alvos e controle endógeno de RNA ribossômico 18S. A expressão de marcadores de células-tronco mesenquimais CD73 e CD105 foi regulada após o estímulo do sangramento nos procedimentos regeneradores. Os dados foram normalizados para os níveis de gene 18S e apresentaram desvio padrão ± de o dobro do aumento em relação aos níveis do sangue sistêmico para cada gene, assim como foram analisados pela análise de variância pelo teste *post hoc* de Bonferroni (n = 8, *P < 0,5. **P < 0,1, não significativo estatisticamente). (De Lovelace TW, Henry MA, Hargreaves KM, Diogenes A: Evaluation of the delivery of mesenchymal stem cells into the root canal space of necrotic immature teeth after clinical regenerative endodontic procedure, *J Endod* 37:133-138, 2011.)

nessas amostras clínicas indica que ainda existia um exsudato inflamatório crônico substancial presente na região apical desses dentes. Esses achados levantam a questão de como as células-tronco mesenquimais, como as CTPAs, podem sobreviver durante a periodontite apical, na qual uma microflora complexa, uma série de mediadores inflamatórios, células imunes e, provavelmente, uma baixa concentração de oxigênio são geralmente encontrados. A razão biológica para essa aparente sobrevivência resiliente, apesar das condições desafiadoras, pode ser explicada pela relativa baixa densidade dos vasos sanguíneos na papila apical em comparação à polpa dentária adjacente, enquanto o folículo dentário que circunda a papila apical é altamente vascularizado e pode atuar como um suporte vascular para fornecer nutrientes para as CTPAs.[77] Além disso, acredita-se que a papila apical permaneça vital mesmo com a necrose pulpar completa e com o avanço da periodontite apical em modelos animais de infecção endodôntica, como roedores[290] e cachorros.[229] Evidências adicionais dessa capacidade de sobrevivência foram mostradas em um caso clínico em que a papila apical foi coletada do espaço do canal, utilizando uma lima Hedstroem. Esse tecido foi processado para imuno-histoquímica e as células foram cultivadas, constatando-se que eram multipotentes e expressavam todos os marcadores conhecidos de células-tronco mesenquimais.[59] As células cultivadas a partir da papila apical desse paciente, com história de abscesso apical devido à necrose pulpar por mais de 1 ano, mostraram potencial maior de mineralização maior que as células da papila apical cultivadas a partir de terceiros molares saudáveis extraídos.[59] De forma interessante, foi demonstrado que ambientes hipóxicos aumentam a proliferação, a sobrevivência e o potencial angiogênico das células-tronco dentárias[4,21,84,305] e que efeitos semelhantes de aumento foram observados quando as células-tronco dentárias foram expostas a produtos bacterianos ou antígenos.[84,308] Parece que as CTPAs e as células-tronco circundantes estão equipadas para sobreviver e manter seu potencial de diferenciação em condições adversas, como a periodontite e o abscesso apical. Não obstante, as células-tronco liberadas no interior dos canais após o estímulo do sangramento, a partir dos tecidos perirradiculares, são de diferentes fontes apicais ou nichos e não estão restritas à papila apical.

Em 2014, um estudo clínico avaliou a transferência intracanal de CTMs indiferenciadas a partir da região apical de pacientes adultos pelo sangramento estimulado.[58] Um aumento substancial nos marcadores de CTM pode ser detectado em amostras sanguíneas intracanais comparadas ao sangue sistêmico, utilizando-se a reação da cadeia de polimerase em tempo real (qRT-PCR, do inglês *quantitative realtime polymerase chain reaction*). Além disso, as células foram cultivadas a partir de amostras sanguíneas intracanal do incisivo central superior direito em uma paciente do sexo feminino de 35 anos, diagnosticada com necrose pulpar e periodontite apical sintomática. Essas células foram aderentes ao plástico, formaram colônias únicas, coexpressaram marcadores de CTM, apresentaram altas taxas proliferativas e sofreram diferenciação em um fenótipo mineralizante.[58] Esse estudo apoia que as lesões apicais contêm um número substancial de células indiferenciadas, as quais poderiam participar de um processo reparador ou regenerativo intracanal. Além disso, tais processos também foram observados em adultos, em dentes completamente formados, e publicados na forma de relato de caso[232,318,331] e séries de caso.[252] Embora não se espere um desenvolvimento radicular significativo em raízes maduras, pode-se argumentar que o resgate da função nociceptiva e da defesa imune do dente devolve a ele sobrevivência e funções de reparo, respectivamente. Entretanto, evidência adicional é necessária para comparar a previsibilidade e o sucesso a longo prazo, bem como a sobrevivência dos dentes maduros tratados por procedimentos regeneradores comparados aos procedimentos endodônticos convencionais. Independentemente do resultado clínico das técnicas atuais, fortes evidências apoiam a presença de células indiferenciadas apicais nos dentes maduros de adultos, abrindo a possibilidade para terapias futuras baseadas na biologia para todos os pacientes, e não apenas para crianças com dentes com rizogênese incompleta.

A polpa dentária pode ser vista como um núcleo de tecido conjuntivo frouxo vascularizado e inervado circundado por uma camada de odontoblastos. O principal tipo celular dessa região nuclear é o fibroblasto. Com vasos sanguíneos, vasos linfáticos e neurônios, esse núcleo tecidual está entremeado em uma matriz extracelular que consiste em colágeno e outros tipos de fibras (ver também o Capítulo 13). As CTPDs podem ser encontradas por toda a polpa dentária, mas tendem a se acumular na região perivascular e na zona rica em células de Hohl, adjacente à camada odontoblástica.[96,262] Logo, acredita-se que as CTPDs de ambas as fontes sejam participantes ativas no processo de dentinogênese reparadora. Essas células são recrutadas para a região de trauma, seguindo um gradiente de agentes quimiotáxicos liberados pelas células imunes residentes e pela dentina lesionada.[1,270] A dentina reparadora formada por essas células é diferente da primária, da secundária e da dentina reacional, que foi perdida.[8,324] Ela é geralmente chamada "osteodentina" quando

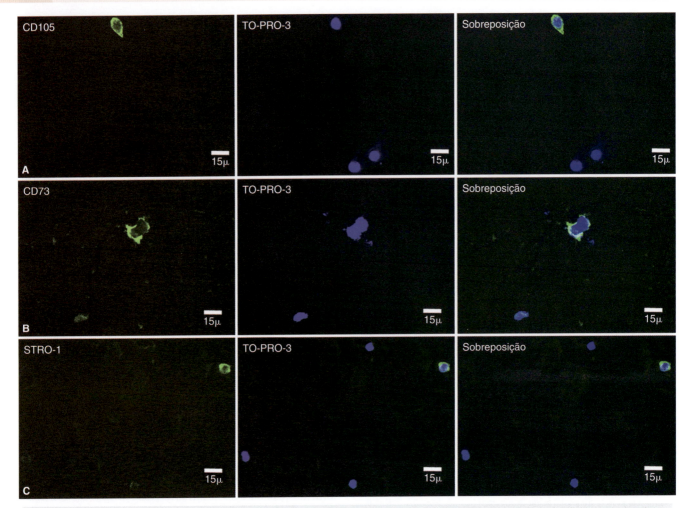

Figura 12.5 As células mesenquimais foram divididas nos canais radiculares durante os procedimentos regeneradores em dentes com rizogênese incompleta. As células coletadas de amostras de sangue intracanal após o estímulo do sangramento ou do sangue sistêmico foram coradas por anticorpos contra CD105, CD73 ou Stro-1 e avaliadas por microscopia confocal a *laser*. (A) As células coletadas de amostras do sangue intracanal após o estímulo do sangramento mostraram expressão de marcadores de células-tronco mesenquimais e CD105 (*verde* em A), CD73 (*verde* em B) e STRO-1 (*verde* em C), enquanto o núcleo se apresentava em azul quando corado por TO-PRO-3. (De Lovelace TW, Henry MA, Hargreaves KM, Diogenes A: Evaluation of the delivery of mesenchymal stem cells into the root canal space of necrotic immature teeth after clinical regenerative endodontic procedure, *J Endod* 37:133-138, 2011.)

encontrada de forma desorganizada e sem túbulos, apresentando inclusões celulares.[302] Sabe-se que esse processo de reparo celular é aumentado por materiais bioativos, por exemplo MTA e Biodentine.[168] Sabe-se que esses materiais aumentam o potencial mineralizador inerente à polpa dentária quando utilizados tanto em aplicações pulpares diretas quanto indiretas. Esses eventos biológicos formam a base das terapias pulpares vitais contemporâneas que incluem o capeamento pulpar direto e pulpotomias com altas taxas de sucesso bem documentadas.[137,188,266] No entanto, o processo fisiológico da dentinogênese terciária requer a vitalidade pulpar e a resolução da sua causa, por exemplo cárie ou trauma. Esse processo é interrompido quando a polpa sucumbe à lesão, resultando em necrose liquefativa da polpa dentária. A regeneração ou reparo, nesse caso, somente é possível com o recrutamento ou a deposição de células-tronco autólogas no espaço do canal seguida pela desinfecção adequada.[77]

Os odontoblastos são uma das células mais especializadas do complexo dentino-pulpar com funções dentinogênica, imunogênica e, possivelmente, sensorial.[40,82,85] A identificação de odontoblastos no complexo dentino-pulpar intacto é facilmente realizada com base em sua localização e suas características morfológicas distintas – ou seja, corpos celulares polarizados colunares com projeções celulares para o interior dos túbulos dentinários. Entretanto, a identificação e a caracterização de células semelhantes aos odontoblastos são muito mais desafiadoras. Uma das principais razões para isso é que essas células não têm a morfologia primária de um odontoblasto e marcadores únicos que possam ser utilizados para sua identificação.[139] Na verdade, vários marcadores utilizados para identificação de células semelhantes aos odontoblastos também são expressos em outros tipos celulares que formam material calcificado, como os osteoblastos. Por exemplo, tanto as células semelhantes aos odontoblastos quanto os osteoblastos são semelhantes na formação de nódulos mineralizados e na expressão de várias proteínas, como a sialoproteína dentinária (SPD), embora os níveis de SPD sejam aproximadamente 400 vezes maiores em odontoblastos que em osteoblastos.[309] A medição de apenas uma ou duas características de uma célula poderia não ser conclusiva para identificar se a célula é um odontoblasto verdadeiro. Até mesmo entre os odontoblastos, o fenótipo varia em células localizadas no ápice – formato escamoso – *versus* células coronárias – colunares alongadas – do tecido pulpar. De forma importante, estudos moleculares têm identificado vários dos genes expressos seletivamente nos odontoblastos.[189,227,228] Por último, uma proteína de filamento intermediário, chamada "nestina", tem sido expressa preferencialmente em odontoblastos ou células semelhantes aos odontoblastos quando na função secretória. A expressão de nestina poderia ser utilizada em conjunto a outros marcadores para identificar melhor as células semelhantes aos odontoblastos.[2,3] Espera-se que esse conhecimento auxilie estudos futuros a caracterizar as condições necessárias para as células mesenquimais de múltiplas origens se diferenciarem em células semelhantes aos odontoblastos. É provável que a identificação celular definitiva dependa tanto da morfologia da célula quanto da avaliação da expressão de múltiplos genes.

Pelo menos cinco diferentes tipos de CTM pós-natais, além das CTPDs, foram relatados com a capacidade de se diferenciar em células semelhantes aos odontoblastos, incluindo células-tronco de dentes decíduos humanos esfoliados (CTDDEs),[201] células-tronco da papila apical (CTPAs),[140] células progenitoras periapicais inflamatórias (CPPIs),[184] células-tronco do folículo dentário (CTFDs),[205] e células-tronco mensequimais da medula óssea (CTMOs).[26] Como citado anteriormente, a sobreinstrumentação seguida do sangramento no interior do espaço do canal resultou em um fluxo intenso de células com marcadores de CTM em dentes completamente maduros, de forma semelhante ao visto nos dentes imaturos.[58,191] Logo, parece que as células-tronco mesenquimais oriundas da região apical podem ser distribuídas no interior dos espaços do canal radicular tanto em dentes imaturos quanto em dentes maduros. No entanto, existe evidência crescente de que as células-tronco mesenquimais apresentam diminuição do potencial de proliferação e diferenciação conforme envelhecem.[166,215] Há a necessidade de pesquisa adicional para elucidar a idade limite para o uso de células-tronco derivadas de dentes, mas esses achados sugerem que os procedimentos regeneradores podem ser aplicados em dentes completamente formados e maduros em adultos. Logo, reconhece-se que são necessárias mais pesquisas e desenvolvimento para tornar os procedimentos regeneradores mais previsíveis para os dentes com rizogênese incompleta e para que esses procedimentos possam ser aplicados também a dentes completamente formados.

FATORES DE CRESCIMENTO/MORFOGENES

A dentina é composta por fibras colágenas – 90%, colágeno tipo I – e moléculas de matriz não colagenosa – proteoglicanos, fosfoproteínas e fosfolipídios. As fibras colágenas agem como uma matriz ou rede e essa estrutura mantém um arcabouço sobre o qual a mineralização pode ocorrer. A fosfoproteína dentinária (FPD) e a SPD são as proteínas específicas dentinárias mais abundantes entre as proteínas não colagenosas da matriz orgânica.[46] A SPD lembra outras sialoproteínas, tais como a sialoproteína óssea, porém sua função precisa ainda não está clara; ela pode ter um papel na mineralização da matriz.[126] Tanto a SPD quanto a FDP são partes de uma pequena integrina de ligação, glicoproteínas N-ligadas ligantes (SIBLINGs, do inglês *small integrin-binding, ligand N-linked glycoproteins*), que incluem fosfoproteína 1 ácida da matriz dentinárias (DMP-1, do inglês *dentin matrix acidic phosphoprotein 1*), sialoproteína óssea, osteopontina, osteocalcina e osteonectina. Essas proteínas são apenas uma pequena parte do coquetel de proteínas não colagenosas que compõem a dentina.[119]

As pesquisas sobre a estrutura da dentina e sua composição evidenciaram que a matriz contém alguns componentes que podem ser importantes na regulação tecidual devido às suas propriedades bioativas. Com base nisso, a dentina é considerada atualmente um reservatório de fatores de crescimento e citocinas,[32,270,274–276] os quais são secretados pelos odontoblastos durante a dentinogênese primária, sendo sequestrados e presos ou "fossilizados" no interior da matriz dentinária após a biomineralização (Tabela 12.1). Todavia, eles podem se tornar solúveis pela desmineralização da matriz, pelo ácido bacteriano – lesões cariosas –, pelo tratamento químico – solução de ácido etilenodiamino tetra-acético (EDTA) –, pelo hidróxido de cálcio ou pelo ácido utilizado para adesivos de restaurações, ou por materiais tais como o MTA e o Biodentine (Figura 12.6).[272,29]

Outros fatores de crescimento e seus receptores também se mostraram presentes na interface órgão do esmalte-papila dentária pela imuno-histoquímica e pela hibridização *in situ* durante o desenvolvimento dentário, bem como foram implicados na diferenciação odontoblástica:

- O hormônio de crescimento (GH, *growth hormone*) tem um papel autócrino e ou parácrino no desenvolvimento dentário[329]
- O fator de crescimento beta-1 semelhante à insulina (IFG-β1) e beta-2 (IFG-β2)[31,157]
- O fator de crescimento transformador beta-1 (TFG-β1 [TFG, do inglês *insulin-like growth fator*]), TGF-β2 e TGF-β3[69,288] e a proteína morfogenética 2 (BMP-2), BMP-4 e BMP-6[303] têm um papel na polarização e na diferenciação dos odontoblastos.[31] Notavelmente, na polpa adulta, o TFG-β1 tem um papel importante na regulação da resposta inflamatória e nos processos regenerativos teciduais.[183]

A polpa dentária tem um potencial regenerativo bem reconhecido, observado no processo de reparação da dentinogênese.[207,271] Acredita-se que, nesse processo, os fatores de crescimento derivados da dentina tenham um papel-chave a ser decifrado na regulação do recrutamento de células progenitoras, na proliferação celular e na diferenciação de novas células secretoras de dentina[183,270] De fato, a diferenciação de novas células semelhantes aos odontoblastos também foi relatada após o capeamento pulpar com fatores de crescimento fibroblástico (FGF, do inglês *fibroblast growth factor*), TGF-β1 (Li et al., 2014) e BMP-7.[118,183]

Tabela 12.1 Lista dos fatores de crescimento encontrados na matriz dentinária mineralizada.

Fatores de crescimento na matriz dentinária	
Fator de crescimento transformador beta-1 (TFG-β1)	Cassidy et al. (1997)[53]
Fator de crescimento transformador beta-2 (TFG-β2)	Cassidy et al. (1997)[53]
Fator de crescimento transformador beta-3 (TFG-β3)	Cassidy et al. (1997)[53]
Proteína morfogenética BMP-2	Thomadakis et al. (1999)[289a]
Proteína morfogenética BMP-4	About et al. (2000)[3]
Proteína morfogenética BMP-7	Thomadakis et al. (1999)[289a]
Fator de crescimento-1 semelhante à insulina (IFG-1)	Finkelman et al. (1990)[95]
Fator de crescimento-2 semelhante à insulina (IFG-2)	Finkelman et al. (1990)[95]
Fator de crescimento de hepatócito	Tomson et al. (2013)[292a]
Fator de crescimento endotelial vascular (VEGF)	Roberts-Clark and Smith (2000)[242a]
Adrenomedulina (ADM)	Musson et al. (2010)[208a]

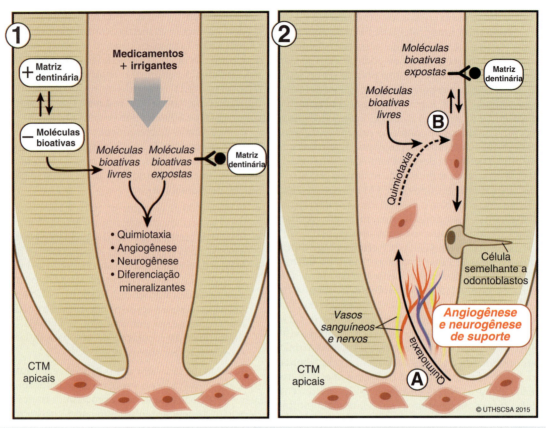

Figura 12.6 Esquema ilustrando as ações potenciais dos irrigantes e medicamentos na liberação e/ou na exposição de moléculas bioativas sequestradas na dentina e (**1**) suas influências nos eventos regeneradores, incluindo a quimiotaxia de células indiferenciadas apicais (**A**), a diferenciação de células semelhantes a odontoblastos (**B**), a mineralização, a angiogênese e a neurogênese (**2**). (De Smith AJ, Duncan HF, Diogenes A, Simon S, Cooper PR. Exploiting the bioactive properties of the dentin-pulp complex in regenerative endodontics, *J Endod* 42(1):47-56, 2016.)

O sequestro desses fatores de crescimento na matriz dentinária e sua subsequente impregnação durante o processo de mineralização parecem ser a chave para o processo de cicatrização, em que a liberação da matriz pode ser responsável por vários eventos sinalizadores. Esses fatores de crescimento são extremamente potentes e apresentam uma variedade de propriedades sinalizadoras de células. No entanto, sua localização precisa na dentina[273] e seus diferentes papéis biológicos ainda precisam ser elucidados.

É possível imaginar as oportunidades para a estimulação terapêutica, incluindo a liberação alvo dessas proteínas. Por exemplo, o tratamento da dentina com solução de EDTA dissolve a fase mineral, liberando os fatores de crescimento que orquestram a estimulação da diferenciação de células-tronco ou progenitores.[104,105,110,270,274,276] A cauterização com ácido ortofosfórico, utilizado para condicionar a dentina em procedimentos adesivos, também promove a desmineralização da dentina e a liberação de fatores biológicos.[81,93] Há muito tempo, o hidróxido de cálcio tem sido utilizado como com material de proteção, principalmente por baixo de restaurações de amálgama ou como uma medicação utilizada para desinfecção de canais radiculares. A capacidade de liberação de componentes de bioativos a partir da dentina vem sendo demonstrada, incluindo os fatores de crescimento.[123] Diferentemente dos ataques ácidos dentinários, que têm apenas um pequeno contato com a dentina, o hidróxido de cálcio permanece no local, por baixo das restaurações ou no interior dos canais radiculares, permitindo sua dissolução contínua e suave, liberando, portanto, fatores de crescimento. Além disso, sua ação é prolongada e potencialmente controlada de acordo com a forma do produto. Por último, o hidróxido de cálcio, um subproduto da utilização de MTA e do Biodentine, parece ser a base de liberação de fatores de crescimento derivados da dentina por meio desses dois materiais bioativos.[292] Logo, os clínicos podem se beneficiar desses fatores de crescimento potentes, armazenados no interior da dentina, com a utilização de tratamentos químicos e materiais que promovam a liberação desses fatores (ver Figura 12.6).

Morfogenes

É importante ter em mente que existe um segundo nível de regulação durante o desenvolvimento dentário (portanto, durante o processo de regeneração pulpar) – os fatores de transcrição. De forma notável, o Msx1 é expresso em pré-odontoblastos polarizados, enquanto o Msx2 está presente em odontoblastos maduros.[31] A proteína e as transcriptases para o Msx1 foram identificadas no mesênquima pulpar em estágios precoces de desenvolvimento dentário e suas concentrações diminuíram no estágio de campânula.[63] A expressão desses fatores de transcrição é controlado pelos fatores de crescimento, os quais podem ter, em última análise, efeitos de amplo alcance. Significativamente, a BMP-4 regula a expressão de Msx1 e Msx2. Por sua vez, os fatores de transcrição regulam os fatores de expressão adicionais, por exemplo, o Msx1 regula a síntese de BMP-4 no mesênquima e o Msx2 regula o Runx2 e a expressão do gene osteocalcina durante a odontogênese.[37,38]

Os fatores de crescimento e os fatores de transcrição são centrais na cascata de eventos moleculares celulares durante o desenvolvimento dentário, bem como são responsáveis por várias mudanças morfológicas temporais e espaciais observadas no desenvolvimento do germe dentário. Por essa razão, eles também estão envolvidos no processo de regeneração.

Também é importante se considerar a natureza do processo de sinalização entre as células pulpares e agentes lesionais. As bactérias e suas toxinas são elementos principais na estimulação direta de células pulpares.[82] Os lipopolissacarídeos (LPSs) e outras toxinas bacterianas iniciam o processo inflamatório intrapulpar pela ativação de receptores *Tool-like*, ou seja, por meio da ativação de TLR4 pelos LPSs.[76,280] É importante mencionar que tanto as células-tronco dentárias quanto os progenitores expressam esses receptores.[40,41,133,134,291,330] Logo, as células-tronco no interior da polpa dentária ou dos tecidos perirradiculares estão equipadas para detectar microrganismos. Tem-se observado que a exposição dessas células a agentes microbianos modula diretamente a potencial diferenciação e a proliferação dessas células.[134,135,190] Um estudo demonstrou que a diferenciação de células-tronco da papila apical em células semelhantes ao odontoblastos era bloqueada quando elas tinham contato com uma dentina previamente infectada, resultando, então, na diferenciação osteoblástica.[308] Esse estudo mostrou que os fatores microbianos podem alterar o destino final da diferenciação das células-tronco, reforçando o conhecimento de que o microambiente em que essas células são encontradas dita o seu fenótipo final. E, por último, as citocinas comumente encontradas no meio inflamatório – incluindo aquelas da polpa dentária – têm um efeito profundo nas células-tronco. Por exemplo, recentemente, foi observado que o fator de necrose tumoral-alfa (TNF-alfa) estimula a diferenciação de células pulpares dentárias em direção a um fenótipo odontoblástico por meio da proteína mitógeno-ativada (PMA), via ativação da quinase e fosforilação p38.[233,267] Logo, o destino final das células-tronco no interior da polpa dentária é ditado por uma cascata complexa de vias sinalizadoras intracelulares ativadas pela liberação de agentes de microrganismos, pela dentina e pelas células imunes.

De forma interessante, os morfogenes não são os únicos fatores naturais encontrados no interior dos dentes. Vários fatores de crescimento também têm sido descritos em relação à sua capacidade de desencadear a diferenciação de populações de células-tronco mesenquimais selecionadas em células semelhantes aos odontoblastos (Tabela 12.2). Curiosamente, vários estudos de caso relataram que pacientes que usam corticosteroides por tempo prolongado costumam manifestar diminuição dramática radiograficamente do tamanho da câmara pulpar e um aumento superior a cinco vezes na espessura da pré-dentina.[216,217,283] Embora tais pacientes fossem medicamente comprometidos de forma complexa – por exemplo, insuficiência renal – e usassem vários medicamentos, o uso de corticosteroides parecia estar associado à atividade aumentada dos odontoblastos humanos. Além disso, esses "efeitos colaterais" inesperados também foram observados em um estudo retrospectivo que avaliou a associação de calcificações pulpares ao uso prolongado de estatinas.[236] Esses efeitos incidentais de medicamentos comumente prescritos também foram avaliados em estudos translacionais. Tais estudos estenderam essa observação geral pela demonstração de que a aplicação de dexametasona ou estatinas levava ao aumento significativo da

Tabela 12.2 Efeitos dos fatores de crescimento selecionados na diferenciação de células semelhantes a odontoblastos.

Fatores de crescimento	Origem da célula	Fenótipo	Condição	Autores
Dexametasona	Polpa dentária humana	Semelhante a odontoblasto	in vitro × 8 semanas	Huang et al., 2006[139]
Dexametasona e vitamina D₃	Polpa dentária humana	Semelhante a odontoblasto	in vitro × 8 semanas	Huang et al., 2006[139]
Dexametasona e ascorbato-2-fosfato e β-glicerofosfato	Polpa dentária humana ou de rato	Semelhante a odontoblasto	in vitro × 3 semanas	Wei et al., 2007[309] Zhang et al., 2005
Insulina e indometacina e 3-isobutil-1-metilxantina (IMBX)	Polpa dentária humana	Adipócito	in vitro × 19 dias	Wei et al., 2007[309]
Dexametasona e insulina e ascorbato-2-fosfato e piruvato de sódio e TGF-β1	Polpa dentária humana	Condrócito	in vitro × 8 semanas	Wei et al., 2007[309]
Fator de crescimento/ diferenciação 11 (Fcd11)	Polpa dentária	Semelhante a odontoblasto	in vitro/in vivo 10 dias	Nakashima et al., 2004
Simvastatina	Polpa dentária humana	Semelhante a odontoblasto	in vitro/in vivo	Okamoto et al., 2009[224]
Proteína de mineralização LIM 1 (LMP-1)	Polpa dentária humana	Semelhante a odontoblasto	in vitro/in vivo	Wang et al., 2007
Proteínas ósseas morfogenéticas	Polpa dentária	Semelhante a odontoblasto	in vitro	Saito et al., 2004 Sloan et al., 2000 Chen et al., 2008
TGF-β1 a 3	Polpa dentária de macaco/rato	Semelhante a odontoblasto	in vitro	Sloan et al., 1999
Dentina desmineralizada	Polpa dentária humana ou de roedor	Semelhante a odontoblasto	in vitro/in vivo	Smith et al., 1990[274] Smith et al., 2001 Tziafas, 2004
Fator de crescimento de nervo (FGN)	Papila apical imortalizada	Semelhante a odontoblasto	in vitro	Arany et al., 2009
Fator 2 de crescimento fibroblástico	Polpa dentária humana	Semelhante a odontoblasto	in vitro	He et al., 2008
Proteína 1 da matriz dentinária	Polpa dentária de rato	Semelhante a odontoblasto	in vivo	Almushayt et al., 2006

diferenciação de células pulpares dentárias humanas em células semelhantes aos odontoblatos.[139,224] Isso era particularmente evidente quando a dexametasona era combinada com 1,25-di-hidroxivitamina D$_3$.[139] O simples fato de mudar a composição dos fatores de crescimento alterou completamente a diferenciação dessas células, com a mesma população de células sendo capaz de expressar marcadores de odontoblastos, condrócitos ou adipócitos, dependendo da sua exposição a diferentes combinações de fatores de crescimento.[309] Tais achados enfatizam a importância dos fatores de crescimento na orientação da diferenciação destas células. Outros estudos avaliaram os fatores de crescimento administrados sozinhos ou em várias combinações na promoção da diferenciação de células semelhantes a odontoblastos.

Várias das abordagens utilizadas nos compostos citados anteriormente têm efeitos semelhantes aos fatores de crescimento e implicações clínicas imediatas. Primeiro, é considerado um fato raro apenas um fator de crescimento resultar em diferenciação máxima, logo a combinação de fatores de crescimento pode ser necessária para a avaliação em estudos experimentais. Em relação a esse ponto, vários dos fatores de crescimento estudados – por exemplo, dexametasona e insulina – são drogas que já foram aprovadas para o uso humano com outras finalidades médicas ou odontológicas. Segundo, a demonstração de que as estatinas promovem a diferenciação de um fenótipo semelhante a odontoblasto sugere que os pacientes que usam clinicamente as estatinas podem apresentar também o estreitamento do espaço da câmara pulpar, semelhante ao que já foi demonstrado em pacientes que utilizam corticosteroides. Essa parece ser uma área importante de pesquisa no futuro. Terceiro, os clínicos utilizaram por muito tempo osso humano desmineralizado para aumentar o reparo após procedimentos cirúrgicos.[240] Acredita-se que o osso humano desmineralizado contenha uma combinação natural de fatores de crescimento apropriados e arcabouços, fornecendo, portanto, um ambiente adequado para a diferenciação ou a função osteoblástica. Estendendo esse conceito, vários grupos de pesquisa demonstraram que a dentina humana desmineralizada tem uma grande vantagem em promover a diferenciação de células semelhantes aos odontoblastos. De forma importante, os estudos translacionais na endodontia regeneradora têm demonstrado que a irrigação da dentina com EDTA 17% aumenta a sobrevivência das células-tronco[194,300] e a diferenciação odontoblástica,[106,194] possivelmente devido à liberação de moléculas bioativas da dentina.[270] Esses achados em conjunto sugerem que a irrigação das paredes dentinárias com EDTA antes de um procedimento endodôntico regenerador poderia melhorar os resultados clínicos.

MATRIZES BIOLÓGICAS

Um componente importante da engenharia tecidual é um arcabouço físico.[176,214] Os tecidos são organizados em estruturas de três dimensões e os arcabouços apropriados são necessários para (1) fornecer uma posição espacial correta na localização da célula, bem como (2) regular a diferenciação, a proliferação ou o metabolismo, fornecendo nutrientes e permitindo trocas gasosas. Sabe-se que as moléculas da matriz extracelular controlam a diferenciação das células-tronco,[238,239,321] e um arcabouço apropriado pode seletivamente unir e localizar as células, conter fatores de crescimento,[107] e levar à biodegradação com o tempo.[327] Logo, um arcabouço é muito mais que um simples meio para acomodação das células e pode ser visto como se fosse a "planta" da engenharia tecidual.

As matrizes biológicas podem ser classificadas como naturais ou sintéticas. Exemplos de matrizes biológicas naturais incluem colágeno,[211,213] glicosaminoglicanos, ácido hialurônico (AH), matriz de dentina nativa ou desmineralizada[28,57,127,212] e fibrina.[107] Por outro lado, exemplos de matrizes biológicas sintéticas incluem ácido polilático-L (APLL),[74] ácido poliglicólico (APG), ácido polilático-coglicólico (APLG), poliépsilon-caprolactona,[322] fosfato de hidroxiapatita ou tricálcio,[16] biocerâmicas e hidrocoloides, tais como os hidrocoloides peptídeos de automontagem.[109] A maioria dos PERs publicados atualmente envolve o sangramento estimulado e a formação de um coágulo sanguíneo para atuar como um arcabouço.[77,173] Embora tal técnica seja relativamente direta, uma vez que não requer a manipulação no ser humano, essa abordagem simplista também apresenta desafios. O coágulo sanguíneo é geralmente difícil de ser acessado e não apresenta várias das propriedades de um arcabouço ideal. Essas propriedades incluem fácil entrega, propriedades mecânicas adequadas, biodegradação controlada e incorporação de fatores de crescimento.[107] Além disso, o coágulo sanguíneo contém um grande número de células hematopoéticas, que eventualmente morrem, liberando as suas enzimas intracelulares tóxicas no microambiente, o que pode prejudicar a sobrevivência das células-tronco.

Outra abordagem para a criação de matriz biológica envolve o uso autólogo de PRP. Tal procedimento requer uma manipulação mínima no paciente, sendo muito mais fácil de ser preparada em um ambiente odontológico. O PRP é rico em fatores de crescimento, sofre degradação com o passar do tempo e forma uma matriz de fibrina tridimensional.[20,148,223] O plasma rico em fibrina (PRF) é uma alternativa ao PRP, pois ele tem uma arquitetura tridimensional propícia à proliferação e à diferenciação das células-tronco, bem como contém moléculas bioativas.[73,75] Essas matrizes biológicas autólogas têm sido utilizadas de forma exitosa nos casos regeneradores.[173] No entanto, deve-se enfatizar que, apesar dos relatos da sua utilização, existem algumas desvantagens no seu uso clínico: a coleta de sangue intravenoso pode ser um desafio em crianças, a diversidade e a concentração de fatores de crescimento no interior das preparações de PRP e PRF não são controladas, a falta de controle de seu tempo de degradação e da força mecânica para sustentar uma restauração coronária. Apesar de o PRP e o PRF apresentarem algumas características desejáveis, outras alternativas de matriz biológica devem ser cuidadosamente consideradas.

Hidrocoloides são uma classe de matriz biológica composta por polímeros hidrofílicos tridimensionais que absorvem água e fluidos teciduais em uma quantidade muito maior que seu peso.[94,109] Esses materiais que absorvem água podem ser facilmente injetados na sua forma coloidal, sofrendo gelificação por modificações químicas – por exemplo, mudanças no pH e na osmolaridade – e/ou físicas – mudanças na temperatura. Esses materiais são altamente sintonizáveis e biocompatíveis e podem ser desenhados para se assemelhar naturalmente às matrizes extracelulares.[319] Eles são de interesse particular para a endodontia regenerativa, uma vez que eles podem ser facilmente injetados nos espaços estreitos dos canais radiculares e modificados para liberar agentes angiogênicos e quimiotáxicos para impulsionar o retorno das células-tronco, além de dar suporte à angiogênese.[77,121] Hidrogéis feitos de peptídeos de automontagem, por exemplo, Puramatrix,[54] apresentam um grande potencial para ser utilizados na engenharia tecidual endodôntica, na medida em que sua sequência inclui sequências de pequenos peptídeos, similar àquelas que ocorrem naturalmente nos tecidos, aumentando a adesão celular e a proliferação.[111] De forma similar, as matrizes biológicas baseadas em fibrina têm mostrado propriedades excelentes, que podem ser bastante úteis para a endodontia regenerativa. Essas matrizes biológicas têm um potencial de ser funcionais, porque podem ser carregadas com os fatores de crescimento ou extratos de proteínas da matriz dentinária, que promovem proliferação e diferenciação apropriadas de células-tronco, tanto *in vitro* como *in vivo*.[103,311] Além disso, a fibrina é uma matriz biológica natural que já vem sendo usada na medicina – por exemplo, cola de fibrina cirúrgica – e poderia ser adotada fortemente para o uso em procedimentos endodônticos reparadores.

Tecidos animais e humanos descelularizados têm sido utilizados como matrizes biológicas há muitas décadas na medicina regeneradora e na odontologia.[116] Um procedimento de descelularização adequado é necessário para se ter matrizes extracelulares (MECs) adequadas a partir de tecidos nativos. Isso deveria minimizar a perda ou o dano aos componentes da MEC, além de maximizar a remoção dos componentes celulares para reduzir as respostas imunológicas.[116,316] Existem vários exemplos de tecidos descelularizados aprovados pela agência reguladora de drogas e alimentos nos EUA, a FDA, incluindo o aloenxerto dérmico (Alloderm), os nervos humanos periféricos (Avance Nerve Graft, Axogen), a submucosa de intestino delgado suíno (Surgi, Cook Biotech), a bexiga urinária suína (MatriStem, Acell) e as válvulas cardíacas suínas (Syntergraft, Cryolife).[12,44] Infelizmente, essas matrizes biológicas não compartilham a composição molecular e a ultraestrutura rebuscada da polpa dentária. Um estudo demonstrou que a polpa dentária humana extraída de terceiros molares saudáveis pode ser descelularizada e usada de forma exitosa como uma matriz biológica.[277] As CTPAs, quando semeadas na matriz biológica da polpa dentária descelularizada, proliferam em três dimensões e se diferenciam em células semelhantes aos odontoblastos com processos celulares se estendendo para os túbulos dentinários (Figura 12.7).[277] Esse estudo introduziu o conceito de que a coleta da polpa dentária e de molares extraídos por outros motivos poderia ser transformada em matriz biológica para utilização na endodontia regenerativa, de forma similar a vários outros tecidos atualmente disponíveis para a regeneração específica tecidual na medicina. Os resultados desse trabalho foram confirmados por um outro estudo que avaliou o uso de polpa dentária suína descelularizada em PERs.[14] Os autores demonstraram que a matriz biológica descelularizada é usada para permitir a proliferação celular *in vitro* e, então, há a implantação em dentes pulpectomizados de cachorros, favorecendo o recrutamento de células-tronco apicais, resultando na formação de tecido semelhante à polpa vascularizada com a expressão de marcadores odontoblásticos, ou seja, SPD.[14] Em conjunto, esses estudos demonstram que, similarmente a outros tecidos, a polpa dentária pode ser descelularizada e utilizada como uma matriz biológica para finalidades regeneradoras. Essa abordagem de aloenxerto é adicionalmente facilitada pela fonte prontamente disponível desse tecido, uma vez que milhões de terceiros molares saudáveis são extraídos e descartados a cada ano – apenas nos EUA. De forma alternativa, a polpa dentária oriunda de animais, como suínos, poderia ser utilizada como fonte de matriz biológica de xenoenxerto.

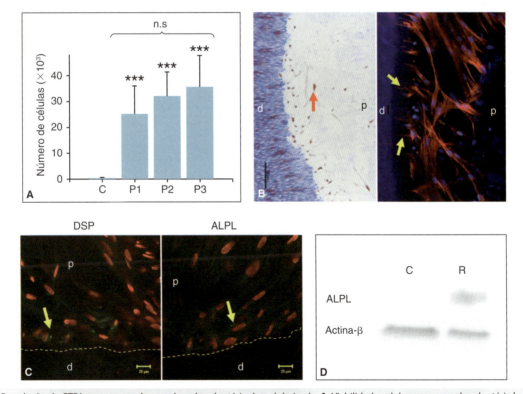

Figura 12.7 População de CTPAs em um arcabouço de polpa dentária descelularizada. **A.** Viabilidade celular em uma polpa dentária humana repopularizada (PDHr) 2 semanas após ter sido semeada. Os dados estão apresentados como média numérica das células viáveis e dos valores de desvio padrão. ***$P < 0,001$ com análise de ANOVA seguida do teste de comparação com controle de Bonferroni *post hoc* (b) coloração de tricrômio de Masson (a) e coloração de fluorescência com 4′,6-diamidino-2-fenilindol (DAPI) e faloidina 2 semanas após as células serem semeadas. A ponta da seta no lado esquerdo indica células repopuladas que se apresentam fusiformes, aquelas à direita indicam os processos odontoblásticos (**B**). Não houve diferença estatística entre os grupos experimentais. **C.** Coloração de imunofluorescência 8 semanas após as células serem semeadas para a sialoproteínas dentinárias (SPD) e fosfatase alcalina, fígado/osso/rim (ALPL). Sinais positivos (*verde*) foram encontrados nas células adjacentes à dentina. **D.** Análise por Western-blot após 8 semanas de células semeadas revelando elevação da expressão de ALPL nos grupos PDHr. Escalas das barras: 50 mm em *B* e 20 mm em *C* e *D*. *C*, controle; *P1*, protocolo 1; *P2*, protocolo 2; *P3*, protocolo 3; *p*, polpa dentária; *d*, dentina; *R*, repopulação (Reproduzida com permissão de Song JS, Takimoto K, Jeon M, et al: Decellularized human dental pulp as a scaffold for regenerative endodontics, *J Dent Res* 96[6]:640–646, 2017.)

SISTEMA DE ACONDICIONAMENTO

Mesmo com a seleção apropriada das fontes celulares, os fatores de crescimento e as matrizes biológicas, a mistura resultante deve ser acondicionada em um modelo espacial adequado no sistema de canais radiculares. Por exemplo, praticamente todas as células corporais estão localizadas no interior de um vaso sanguíneo, 0,1 a 1 mm no seu interior, para que se mantenha a difusão adequada de oxigênio e nutrientes.[122,136] Isso ainda representa um desafio a ser superado nos procedimentos endodônticos regeneradores atualmente realizados, que recrutam as células-tronco[58,191] para um espaço do canal desprovido de vascularização lateral e vários milímetros distante dos vasos sanguíneos apicais. Se alguém fosse injetar as células, com uma abordagem baseada nas células, ao longo de toda a extensão ápico-coronal de um sistema de canais radiculares, a maioria dessas células sucumbiria à hipoxia tecidual. De forma interessante, demonstrou-se que, sob condições de hipoxia, as células-tronco proliferam mais rapidamente e liberam níveis mais altos de fatores angiogênicos, como o fator de crescimento endotelial vascular-1 (VEGF-1 [VEGF, do inglês *vascular endothelial growth factor*]), que promove a angiogênese-alvo nos espaços destinados.[21] Uma alternativa seria injetar a matriz biológica com fatores quimiotáxicos no interior do canal. Essa abordagem é chamada de retorno das células, na medida em que as células são atraídas para a matriz, com os vasos sanguíneos que dão suporte de uma forma progressiva,[170] em vez de serem liberadas de forma abrupta em um espaço avascular. Ou seja, de forma semelhante aos procedimentos de revascularização atual, a abordagem de retorno das células pode ser aplicada em células livres[108] – sem células implantadas ao longo dos fatores quimiotáxicos (Figura 12.8) – ou abordagem baseada em células pode ser aplicada – na qual células são liberadas em uma matriz contendo quimiotáxicos.[77,208] Na medida em que a polpa dentária pode ser semelhante a um núcleo de tecido conjuntivo frouxo cercado por uma camada de odontoblastos, o arranjo espacial dessas células e de fatores de crescimento no interior da matriz biológica pode ser particularmente importante para promover a odontogênese sem que ocorra a calcificação completa do sistema de canais radiculares. A recapitulação da arquitetura do complexo dentino-pulpar de forma completa requer esforços adicionais.

ESTUDOS TRANSLACIONAIS

Vários estudos importantes na endodontia regeneradora utilizaram metodologias incluindo a avaliação de amostras clínicas,[59,191] modelos de canais radiculares tipo orgânico,[194,300] modelos de corte dentário,[74,120,251] cultura do dente todo[178,286] e modelos animais.[106,170,212,213,295,296] Esses estudos foram cruciais para fornecer

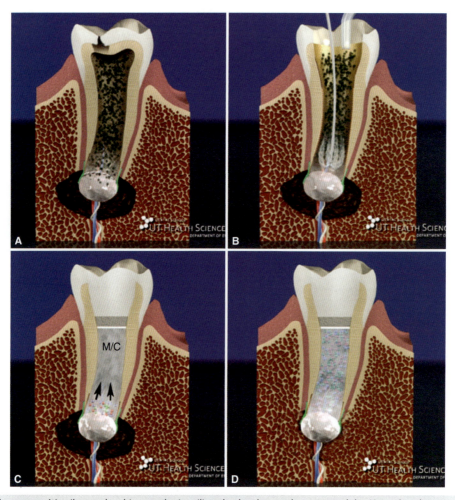

Figura 12.8 Desenho esquemático ilustrando a bioengenharia utilizando abordagens de retorno celular. Um pré-molar com rizogênese incompleta, com uma polpa necrótica e lesão apical (**A**) é desinfectado (**B**); em seguida, coloca-se uma matriz biológica biodegradável (*M*) contendo fatores de crescimento e fatores quimiotáticos (*C*) para permitir a proliferação e a migração de células-tronco apicais para o espaço do canal (**C**), levando à população do espaço do canal com células-tronco de forma concomitante ao suporte vascular e organização tecidual (**D**). (De Diogenes A, Henry MA, Teixeira FB, Hargreaves KM: An update on clinical regenerative endodontics, *Endod Topics* 28:2-23, 2013.)

uma base científica forte para o campo da endodontia regeneradora, assim como para otimizar os protocolos de tratamento clínico e desenvolvimento de novas estratégias, tais como a inclusão de fatores de crescimento e matrizes biológicas nos procedimentos regenerativos.[211,219]

Um estudo demonstrou que um tecido semelhante à polpa e uma nova dentina poderiam ser gerados em segmentos radiculares humanos implantados de forma subcutânea em ratos imunocomprometidos.[141] Nesse estudo, segmentos radiculares tiveram os seus ápices fechados com MTA para simular a restauração coronal dos casos de endodontia regeneradora. O espaço do canal radicular era preenchido com CTPAs ou CTPDs em um arcabouço de APLL. Os implantes eram coletados 3 meses depois e processados para análise imuno-histoquímica. Os resultados indicaram que houve uma aposição circunferencial significativa de material semelhante à dentina ao longo das paredes dentinárias. O novo tecido mineralizado foi alinhado com células polarizadas expressando marcadores odontoblásticos. Além disso, o tecido semelhante à dentina era muito atubular e disposto em inclusões celulares semelhantes àquelas das observações histológicas da osteodentina. De forma importante, as células da engenharia pulpar foram positivas para mitocôndria humana, demonstrando que elas eram originárias de células-tronco humanas implantadas, não do hospedeiro. Por último, os segmentos radiculares que foram implantados sem as células-tronco apresentaram apenas tecido conjuntivo, que não se assemelhava ao tecido pulpar e não apresentava tecido mineralizado nem células semelhantes aos odontoblastos. Esse complexo dentino-pulpar pode ser desenvolvido pela engenharia em raízes humanas implantadas de forma subcutânea em ratos imunodeprimidos.

A regeneração pulpar completa em cães foi realizada por Nakashima et al.[142] Nesse importante estudo, a polpa dentária foi removida a partir de um procedimento de pulpectomia estéril, seguida da colocação de células-tronco da polpa dentária e CD 105+ em um gel de colágeno na raiz mesial. A parte remanescente coronal do canal foi preenchida de forma retrógrada com gel de colágeno, contendo fator quimiotáxico derivado de estroma-1 (SDF-1). Subsequentemente, a histologia demonstrou a formação de um novo tecido pulpar com inervação, vascularização e revestido por uma linha de células semelhantes aos odontoblastos nas paredes dentinárias. Ademais, a polpa desenvolvida pela engenharia apresentava expressão de RNA e proteína semelhante àquela da polpa dentária nativa.[142]

Em um outro estudo importante, CTPDs mobilizadas foram geradas a partir da seleção de CTPDs que migraram ao longo do gradiente de concentração do fator estimulante de colônias de granulócitos (G-CSF). Essas células selecionadas foram implantadas em um gel de colágeno no interior de canais radiculares pulpectomizados.[143] A regeneração pulpar completa foi observada, com evidência de formação de uma nova dentina, vasos sanguíneos e inervação nos tecidos desenvolvidos pela engenharia (Figura 12.9). Os resultados impressionantes dessas abordagens baseadas em células criaram a base para o uso dessa tecnologia em experimentos clínicos emergentes que utilizam o transplante de células-tronco.[215] É importante ressaltar que todos os procedimentos de regeneração pulpar em modelos animais foram realizados em canais radiculares sem uma história prévia de infecção ou necrose pulpar.[142-144,251] Canais radiculares previamente infectados devem ser adequadamente desinfectados para suprimir a inflamação crônica que é prejudicial à regeneração.[62] No entanto, vários medicamentos e irrigantes apresentam efeitos prejudiciais na sobrevivência e na diferenciação de células-tronco.[79] Vários estudos utilizando modelos de canais radiculares do tipo orgânico e modelos animais avaliaram a combinação e a concentração de medicamentos e irrigantes que permitiam a diferenciação e proliferação de células-tronco.[15,177,194,300,310,312] Além disso, estudos emergentes demonstraram que antígenos bacterianos têm um efeito importante na diferenciação final das células-tronco, tendendo a direcionar mais para um fenótipo osteogênico que odontoblástico.[40,308] Logo, a desinfecção adequada, a resolução da inflamação e a desintoxicação de antígenos microbianos residuais parecem ser fatores limitantes na regeneração pulpar completa, apesar dos resultados satisfatórios de estudos atuais sobre a engenharia tecidual da polpa dentária.[79]

RESUMO DAS PESQUISAS BÁSICAS SOBRE A ENDODONTIA REGENERADORA

A regeneração funcional do complexo dentino-pulpar se baseia na criação da engenharia tecidual e pode ser entendida em função do acondicionamento espacial adequado das células-tronco e dos fatores de crescimento inseridos em uma matriz biológica. Embora vários estudos tenham utilizado métodos de cultura de células *in vitro* na identificação de fatores-chave que regulam a diferenciação de células semelhantes a odontoblastos, cabe ressaltar que estudos emergentes realizados em modelos animais estão próximos da regeneração do tecido pulpar. Estudos pré-clínicos envolvendo

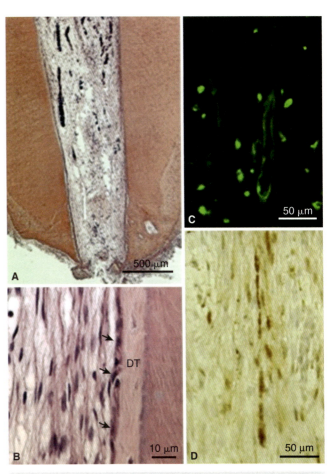

Figura 12.9 Reparação do tecido pulpar após o transplante autólogo de células-tronco da polpa dentária mobilizadas com G-CSF em dentes pulpectomizados de cachorros jovens no 14º dia. (**A** e **B**) Regeneração do tecido pulpar (*B*), células odontoblásticas (*seta preta*) revestindo a osteodentina/dentina tubular (DT) recentemente formada. (**C**). Coloração imuno-histoquímica para a lectina BS-1. (**D**) Coloração imuno-histoquímica para PGP 9.5. (De Nakashima M, Iohara K: Mobilized dental pulp stem cells for pulp regeneration, *J Endod* 40:S29, 2014.)

a colocação cirúrgica de fragmentos de raiz humana preenchidas com várias combinações de célula tronco/fator de crescimento/matriz biológica em ratos imunocomprometidos[74,106,251] permitiram a análise histológica da neovascularização, assim como a atividade de mineralização e diferenciação dos odontoblastos neoformados. O uso de células humanas em um modelo de rato possibilitou a confirmação histológica que as células semelhantes a odontoblastos resultantes eram de origem humana. Tais achados fornecem uma forte evidência sobre a capacidade regenerativa das células-tronco derivadas da papila apical e as células-tronco da polpa dentária em uma matriz biológica de APLG. Eles afirmam que ambas as células-tronco foram capazes de regenerar o tecido vascularizado que apresentava evidência histopatológica de diferenciação semelhante a odontoblasto, bem como formação espacial apropriada de material dentinoide no interior das paredes do canal radicular. Embora nenhum fator de crescimento específico tenha sido adicionado a essa mistura, é importante ressaltar que as paredes do canal radicular foram tratadas com EDTA a 17%, uma solução irrigadora conhecida por expor proteínas de fatores de crescimento endógenos inseridas nas paredes dentinárias.[132] Esse e outros estudos relacionados fornecem um forte impulso às pesquisas clínicas translacionais, avaliando o potencial do tratamento endodôntico reparador.

Estudos clínicos sobre a endodontia regenerativa

Até o momento, nenhum dos relatos de caso, séries de casos e estudos de revisão publicados em endodontia regenerativa incorporou completamente os conceitos descritos de engenharia tecidual. Em vez disso, a maioria desses trabalhos apresenta casos com variações nas técnicas de revascularização.[77] Esses procedimentos foram realizados inicialmente de forma empírica com foco muito forte na desinfecção e no sangramento intencional no interior dos canais radiculares. No entanto, tornou-se óbvio que esses procedimentos eram, de fato, os procedimentos baseados em células-tronco com todos os componentes da tríade da engenharia tecidual presentes: células- tronco,[58,191] fatores de crescimento,[32] e matrizes biológicas.[27,173,293] Estudos pré-clínicos importantes, previamente descritos neste capítulo, forneceram uma estrutura base para uma mudança de paradigma. Essa mudança é representada pelo abandono da tradicional máxima "desinfecte os canais a todo custo" para "desinfecte os canais criando um microambiente condutor para a engenharia tecidual." Várias terminologias têm sido aplicadas aos procedimentos, incluindo a revascularização,[27] a revitalização[155,181,186,195,299] e a maturogênese.[5,115,210] Desses termos, o mais popularmente utilizado tem sido a revascularização, que é amplamente baseado na observação da literatura a respeito da observação de que dentes com rizogênese incompleta podem se tornar "revascularizados" após um trauma. Todavia, a revascularização é um termo mais bem utilizado para o restabelecimento da vascularização de um tecido isquêmico, como a polpa dentária de um dente avulsionado. A partir desta perspectiva, um foco na revascularização ignoraria a importância dos fatores de crescimento e as matrizes biológicas necessárias para a recapitulação histológica do complexo dentino-pulpar. Embora seja conhecido que a angiogênese e o estabelecimento do suporte vascular funcional são pontos-chave indispensáveis na maturação e na manutenção do tecido regenerado, é importante ressaltar que alguns desses relatos de casos publicados mostram resposta positiva para o teste de sensibilidade pulpar, como o teste elétrico ou frio.[77] Ademais, a análise histológica de dentes humanos tratados por esses procedimentos revelou a presença de uma rica inervação que inclui nociceptores.[24,179] Isto é, uma evidência de que o espaço anteriormente vazio – canal radicular desbridado – pode se tornar preenchido por tecido inervado suprido pela vascularização. Além desse, outros estudos que realizaram a análise histológica do tecido que se formou após esses procedimentos em pacientes revelaram a presença de formação de osso ectópico, ligamento periodontal e cemento, bem como de tecido conjuntivo frouxo vascularizado.[30] No entanto, células semelhantes aos odontoblastos e ao tecido semelhante à dentina, recentemente formados, também foram encontrados em alguns casos.[24,234,263] Quando considerados em conjunto, os conceitos nucleares da engenharia tecidual são diferentes de uma filosofia de tratamento revascularizadora oriunda de certos casos de trauma – que ocorrem apenas em uma pequena porcentagem de dentes reimplantados. Por último, foram realizados vários relatos de procedimentos com manipulação intencional dos princípios de engenharia tecidual, como uso autólogo de PRP,[9,112,151,237,293] PRF,[206,210] fatores de crescimento exógenos e matrizes biológicas.[173] Logo, em vez de usar vários termos para cada variante desses procedimentos, iremos nos referir a eles simplesmente como procedimentos endodônticos reparadores que incluem procedimentos passados, presentes e futuros e que objetivam a regeneração funcional do complexo dentino-pulpar.

PROCEDIMENTOS CLÍNICOS RELACIONADOS À ENDODONTIA REGENERADORA

Existem vários desafios clínicos a ser encarados quando se trata de uma raiz incompletamente formada que precisa de tratamento endodôntico.[77] Uma vez que o ápice ainda não se desenvolveu completamente e, muitas vezes, apresenta um formato de bacamarte, a limpeza e a modelagem da porção apical do sistema de canais radiculares podem ser difíceis. O processo ainda é complicado pela presença de paredes dentinárias frágeis e finas, que podem ser fraturadas durante a instrumentação e a obturação. Além disso, o ápice aberto aumenta o risco de extravasamento de material para os tecidos perirradiculares. Tradicionalmente, um dente com rizogênese incompleta é tratado por apicificação, o que envolve a criação de uma barreira apical para prevenir o extravasamento. Em vários casos, esse processo envolve o tratamento, a longo prazo, com hidróxido de cálcio, resultando na formação de uma barreira apical de tecido duro.[65,66,99] Entretanto, a desvantagem dos procedimentos de apicificação tradicional é que a utilização de hidróxido de cálcio por um período curto ou longo de tempo tem o poder de fragilizar a raiz.[29,80,163,250,269,304,323] Esse achado é consistente com um grande número de séries de casos que utilizaram o protocolo de apicificação tradicional, os quais mostraram que a maior razão para a perda dentária após apicificação foi a fratura radicular.[65,152] Em um estudo retrospectivo, o uso de hidróxido de cálcio resultou na fratura de 23% dos dentes tratados durante um período de acompanhamento de 18 meses.[152] O advento da apicificação em sessão única, pela criação de barreiras artificiais, ou seja, plugs apicais, utilizando materiais como MTA,[196,197,314,315] diminuiu imensamente o número de consultas e o tempo para o término. É importante ressaltar, que a apicificação em sessão única mostrou uma alta taxa de sucesso em comparação à apicificação realizada com o hidróxido de cálcio na resolução da periodontite apical tanto em relação aos aspectos radiográficos quanto aos sintomas.[297] No entanto, os procedimentos de apicificação geralmente não resultam no desenvolvimento radicular adicional.[39] Uma vantagem primordial dos procedimentos endodônticos regenerativos, nesses casos, é a maior tendência para aumentar o crescimento radicular e a espessura das paredes radiculares, bem como possivelmente restaurar a resposta de vitalidade. Além de tratar ápices abertos, os PERs se mostraram benéficos nos casos de reabsorção radicular, promovendo a interrupção do processo reabsortivo e o reparo da raiz reabsorvida (Figura 12.10).[164,254,301]

Existem vários casos publicados de procedimentos endodônticos regenerativos. Pesquisadores e clínicos têm utilizado uma variedade de medicamentos para desinfetar o espaço do canal radicular.[77] Cerca de 51 a 80% dos casos utilizaram pasta antibiótica tripla (PAT), uma mistura 1:1:1 de ciprofloxacino/metronidazol/minociclina, enquanto 20 a 37% usaram $Ca(OH)_2$ como medicamento intracanal.[77,173]

O desenvolvimento da pasta antibiótica tripla foi devido, em grande parte, a Hoshino et al.[258,259] Eles demonstraram a eficácia da combinação de antibióticos – e, em particular, a alta eficácia da combinação de ciprofloxacino, metronidazol e minociclina – na erradicação das bactérias da dentina infectada dos canais radiculares.[258] Alguns cirurgiões-dentistas clínicos perceberam que a pasta antibiótica tripla poderia ser um coadjuvante importante nas técnicas de revascularização, uma vez que ela poderia ser utilizada para criar um ambiente favorável ao crescimento de vasos e células regenerativas pela redução ou pela erradicação das bactérias no espaço do canal dos dentes com polpa necrótica e ápices incompletos. A eficácia da pasta antibiótica tripla na desinfecção do sistema de canais radiculares necróticos foi demonstrada em um modelo pré-clínico.[313] Nesse estudo realizado em cães, 60 dentes foram acessados e infectados pela deposição de um cotonete com placa dentária e uma solução salina estéril na câmara pulpar por 6 semanas. No final desse período, cada pré-molar foi diagnosticado radiograficamente apresentando periodontite apical. Os canais foram, então, marcados em três pontos: antes e depois da irrigação com NaOCl a 1,25%, bem como 2 semanas depois da aplicação da pasta antibiótica tripla no interior do sistema de canais radiculares, utilizando-se uma Lentulo espiral. Antes da irrigação, todos os dentes apresentavam cultura positiva para bactérias anaeróbias, com média de tamanho nas unidades formadoras de colônia (UFC) de $1,7 \times 10^8$. Após a irrigação com NaOCl a 1,25%, 10% dos dentes selecionados apresentaram culturas livres de bactérias. A média de tamanho nas unidades formadoras de colônia (UFC) caiu para $1,4 \times 10^4$ ou houve aproximadamente uma redução de 10.000 vezes nas bactérias viáveis. Após a utilização da pasta antibiótica por 2 semanas, 70% dos dentes selecionados estavam livres de bactérias nas culturas. A contagem média das UFC foi de aproximadamente 26, o que representa aproximadamente uma outra redução de 1.000 vezes no número de bactérias. Esses achados foram confirmados em outro estudo realizado em cães,[289] o qual fornece fortes evidências da eficácia da pasta antibiótica tripla na desinfecção de dentes com rizogênese incompleta com periodontite apical.

Como mencionado anteriormente, o hidróxido de cálcio tem sido o segundo medicamento intracanal mais utilizado nos casos publicados. Essa aplicação representa uma nova utilização para um medicamento intracanal utilizado há muito tempo na endodontia. Embora o hidróxido de cálcio pareça ser menos eficaz contra algumas espécies de bactérias intracanais que as formulações em pastas antibióticas,[22,249] seu uso está associado a menor citotoxicidade das células-tronco,[15,247] liberação de fatores de crescimento bioativos importantes a partir da dentina tratada[128]

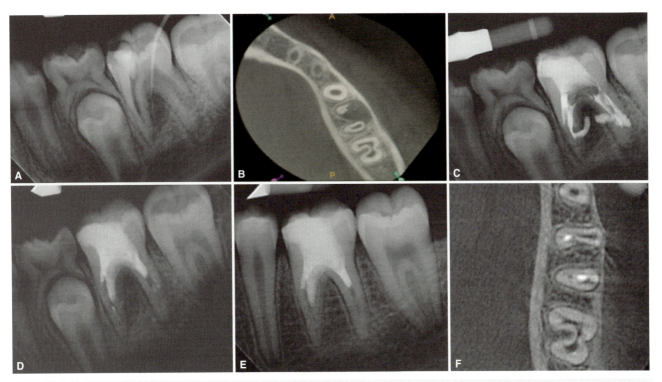

Figura 12.10 Uma criança de 11 anos, do sexo feminino, foi encaminhada para avaliação do dente 36, diagnosticado com necrose pulpar e abscesso apical crônico, localizado por um cone de guta-percha, conforme observado na radiografia periapical (PA) (**A**). A tomografia computadorizada de feixe cônico (TCFC) revelou a reabsorção das raízes mesial e distal (**B**). Os canais foram desinfectados e medicados com Vitapex (**C**). Quatro semanas depois, a paciente estava assintomática e tanto o dente 36 quanto a fístula apresentaram melhora. O dente foi reacessado e irrigado com hipoclorito de sódio a 1,5% e EDTA a 17%, e o sangramento foi estimulado em todos os canais instrumentados com a lima tipo K #25. O MTA foi colocado sobre o coágulo sanguíneo, seguido de ionômero de vidro e resina para restauração (**D**). Após 24 meses, a paciente estava assintomática e o dente respondia ao teste elétrico pulpar, demonstrando o reparo completo, como observado na radiografia periapical (**E**) e na TCFC (**F**). (Caso cedido como cortesia pelo Dr. Ahmed Alelyani, University of Texas Health Science Center.)

e maior sobrevivência e proliferação de células-tronco na dentina condicionada.[113] Além disso, o uso em um período de tempo relativamente curto desse medicamento nos procedimentos regeneradores não parece ser o suficiente para reduzir a resistência à fratura.[323] Outro fator a ser considerado quando se escolhe um medicamento intracanal é a capacidade de remoção do medicamento do seu interior. Um estudo que levou em consideração essa questão, incorporou traços radioativos tanto na pasta de hidróxido de cálcio (Ultracal; Ultradent, Inc.) quanto na PAT (Champs Pharmacy; San Antonio, TX).[36] Os medicamentos marcados por traços radioativos foram colocados nos dentes extraídos em canais radiculares padronizados. Após 28 dias de incubação, os espaços dos canais foram irrigados com um protocolo padronizado utilizando diferentes técnicas. Mas, surpreendentemente, mais de 80% da PAT não puderam ser removidos do interior do dente (Figura 12.11), e ela foi encontrada não apenas na luz do canal, mas, também, a mais de 350 micrômetros no interior dos túbulos dentinários. Em contraste, mais de 80% do hidróxido de cálcio foi removido (ver Figura 12.11) com o medicamento remanescente, estando presente de forma superficial na dentina.[36] Esse é um achado importante, pois as drogas remanescentes no interior da dentina tendem a afetar de forma fatal as células-tronco em contato com a dentina tratada. Um outro estudo revelou que a PAT, quando aplicada em concentrações tipicamente usadas nos relatos de caso (1 g/mℓ) e removida pelo protocolo de irrigação padronizado, resultava na sobrevivência das CTPAs.[15] De forma contrária, a dentina tratada com hidróxido de cálcio promoveu a sobrevivência e a proliferação das CTPAs, enquanto na dentina tratada com PAT (1 mg/mℓ), ela não apresentou efeito na sobrevivência das CTPAs (Figura 12.12). O sucesso mais recente dos PERs se baseia na desinfecção máxima e na desintoxicação do sistema de canais radiculares com um efeito prejudicial mínimo na sobrevivência e diferenciação de células-tronco. Logo, é imperativo que a escolha do medicamento e a concentração também sejam antimicrobianas. A concentração de 1 mg/mℓ de PAT, o que representa uma concentração aproximadamente 1.000 vezes menor que a comumente utilizada na forma de pasta, foi testada evidenciando eficiência antimicrobiana em um estudo randomizado, utilizando-se a reação da cadeia de polimerase em tempo real (qRT-PCR) para detectar bactérias residuais.[22] Nesse estudo, essa concentração de PAT resultou em uma quantidade significativamente menor de bactérias que a mistura de hidróxido de cálcio com clorexidina.[22] Esse estudo clínico confirmou os achados de vários estudos *in vitro*, demonstrando que a concentração antibacteriana efetiva, tanto em antibióticos duplos quanto triplos, é de 1 a 10 mg/mℓ.[150,154,177,249,284] É importante mencionar que, na concentração de 1 a 10 mg/mℓ em meio aquoso, a formulação antibiótica é uma solução. Apesar de essa solução ser clinicamente eficaz,[22] sua colocação e sua bioviabilidade, após 2 a 4 semanas, é mais desafiadora que aquela na forma de pasta. Contudo, essa concentração pode ser facilmente utilizada se combinada com um veículo pastoso de propilenoglicol e macrogol, como inicialmente descrito por Hoshino et al., para facilitar a colocação e a penetração nos túbulos dentinários.[64,138,259] De forma alternativa, o uso de solução de hidrogel foi investigada e a metilcelulose se mostrou um veículo útil para a liberação de baixas concentrações de misturas antibióticas;[284] além disso, ela pode ser combinada com agentes radiopacos para permitir a confirmação radiográfica da sua colocação adequada.[307] E, por último, os sistemas de liberação de fármacos reabsorvíveis são desenvolvidos para permitir a liberação do fármaco de forma controlada e localizada em concentrações que são conhecidas por ser antibacterianas e, ao mesmo tempo, menos prejudiciais ao microambiente e às células envolvidas no processo de regeneração.[10,42,162] Desse modo, os clínicos devem avaliar as vantagens e desvantagens de cada medicação intracanal, assim como a concentração terapêutica ideal.[79]

Independentemente da medicação intracanal utilizada, os PERs têm características comuns. A maioria desses procedimentos publicados relatou mínima ou, até mesmo, nenhuma instrumentação.[77] Isso provavelmente se deve, pelo menos em parte, ao conceito de enfraquecimento adicional das paredes dentinárias

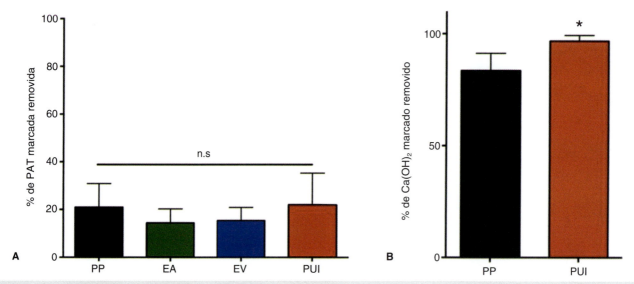

Figura 12.11 A PAT permanece na dentina, enquanto a maior parte de Ca(OH)$_2$ é eliminada após a irrigação endodôntica. PAT ou Ca(OH)$_2$ marcados com radioisótopo foram adicionados no interior dos canais de segmentos radiculares padronizados e incubados por 28 dias, a 37°C. Os canais foram preenchidos com volumes padronizados de EDTA e soro, utilizando-se pressão positiva com uma agulha com orifício lateral (PP) ou pressão positiva com irrigantes ativados por ultrassom (PUI). Não houve diferença na remoção de PAT marcada entre os grupos, com apenas aproximadamente 20% do medicamento tendo sido retirado pelos protocolos de irrigação (**A**). Por outro lado, 80% do Ca(OH)$_2$ foi removido, sendo a remoção mais eficiente observada em canais irrigados com PUI (**B**). Os dados estão apresentados como porcentagens médias da remoção dos medicamentos marcados ± erro padrão da média. *$P < 0,5$ testado pelo teste t de Student (n = 12/grupo). (Modificada com permissão de Berkhoff JA, Chen PB, Teixeira FB, Diogenes A: Evaluation of triple antibiotic paste removal by different irrigation procedures, *J Endod* 40:1172, 2014.)

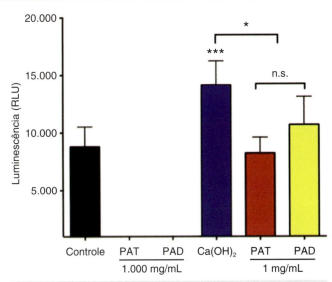

Figura 12.12 O condicionamento da dentina por 7 dias com medicamentos utilizados para os PERs tem um efeito profundo na sobrevivência das CTPAs. Discos de dentina padronizados foram tratados por dias com PAT ou pasta antibiótica dupla (PAD) (concentrações de 1.000 mg/mℓ ou 1 mg/mℓ), Ca(OH)$_2$ (Ultracal) ou soro estéril (controle). As CTPAs em matriz biológica de Matrigel (BD Biosciences; Bedford, MA) foram semeadas na luz dos discos após a remoção dos medicamentos e cultivados por 7 dias. A viabilidade celular foi determinada usando a avaliação de luminescência. A cultura de CTPAs na dentina tratada por PAT ou PAD na concentração de 1.000 mg/mℓ resultou em células não viáveis. Ao contrário, a dentina tratada com 1 mg/mℓ permitiu a viabilidade celular sem mostrar diferenças daquela observadas nos discos de dentina não tratados (controle). Uma maior sobrevivência e proliferação foi observada no grupo tratado com Ca(OH)$_2$. Os dados estão apresentados como médias ± desvio padrão de unidades luminescentes relativas (n = 12/grupo). *$P < 0,05$ ***$P < 0,001$; n.s., sem diferença estatística conforme o teste de análise de variância de 1-way. (De Althumairy RI, Teixeira FB, Diogenes A: Effect of dentin conditioning with intracanal medicaments on survival of stem cells of apical papilla, *J Endod* 40521, 2014.)

e à dificuldade de se desbridar canais de determinados diâmetros. Devido à ausência de desbridamento mecânico, os clínicos dependiam da irrigação vigorosa para obter os efeitos máximos de dissolução tecidual e antimicrobiana.[77] Os canais eram, desse modo, medicados por um período que variava de dias a várias semanas. Na segunda consulta, caso os sinais e sintomas da doença tivessem regredido, a medicação era removida, o canal, seco e o sangramento intracanal, estimulado, em grande parte, porém não em todos os casos.[77] Na maioria, um *plug* coronal de MTA era colocado sobre o coágulo sanguíneo ou em uma matriz interna de colágeno, seguida de restauração adesiva.[173] Cada um desses passos será discutido posteriormente de acordo com as considerações atuais da American Association of Endodontics para os PERs.

PANORAMA CLÍNICO DOS PROCEDIMENTOS DE ENDODONTIA REGENERATIVA

Até o momento, a maioria das publicações sobre estudos clínicos dos PERs é composta de relatos de caso e séries de casos, apenas uma minoria de estudos de retrospectivos[13,60,152,198,265,278] e de estudos experimentais[185,211] acerca de tratamentos endodônticos regenerativos está disponível. Embora as séries de caso não forneçam evidências definitivas para sustentar determinada modalidade de tratamento, elas têm a vantagem de ser conduzidas em pacientes reais e, portanto, fornecer um nível de evidência mais confiável que aquele encontrado em estudos pré-clínicos. Ainda que as técnicas de endodontia tenham sido variadas nos relatos de casos publicados e nas séries de casos,[77] existem alguns recursos dignos de nota. Quase todos os casos relatados envolvem pacientes entre 8 e 18 anos e dentes com rizogênese incompleta, com exceção dos casos publicados que foram realizados em dentes completamente formados e maduros.[132,151,209,252-255] Logo, a idade pode ser um achado importante, uma vez que alguns estudos sugerem que os pacientes mais jovens apresentam maior capacidade de cicatrização ou maior potencial regenerativo das células-tronco. Além disso, o grande diâmetro de dentes com rizogênese incompleta pode promover o crescimento do tecido para o interior do espaço do canal radicular e pode ser indicativo de uma grande fonte de células-tronco mesenquimais da papila apical (CTPAs; ver Figuras 12.2 e 12.3). Esses tecidos tendem a sofrer lacerações durante o estímulo de sangramento e constituem uma fonte de células-tronco mesenquimais alojadas no espaço do canal radicular. De fato, um estudo clínico que comparou os resultados encontrados nos PERs mostrou que houve um maior desenvolvimento radicular no grupo de pacientes mais jovens, particularmente com ápices medindo mais que 1 mm nas radiografias periapicais.[90] Outro achado consistente relatado em quase todos os casos é a ausência da instrumentação das paredes dentinárias relacionada à preocupação com o potencial de fratura dessas raízes dentárias finas e incompletas. Espera-se que a falta de instrumentação evite a geração de um magma dentinário, que poderia tamponar as paredes ou os túbulos dentinários. Por outro lado, a ausência de instrumentação poderia resultar em biofilme bacteriano remanescente no interior dos túbulos dentinários. Essa é uma questão particular dos dentes imaturos devido aos grandes túbulos dentinários, que tendem a facilitar a penetração de bactérias.[161] Essa questão não foi avaliada na maioria dos casos, mas a ausência de instrumentação – e subsequentemente a identificação de bactérias na dentina apical – foi sugerida como uma razão para a falha de um caso de regeneração.[187] Vale ressaltar que esses procedimentos são marcados por protocolos de desinfecção importantes. Na maioria dos casos, o hipoclorito de sódio, sozinho ou em combinação com outras soluções irrigadoras, foi utilizado para desinfetar o espaço do canal.[173] Além disso, uma combinação de três antibióticos – minociclina, metronidazol e ciprofloxacino – foi deixada no canal radicular por um período de dias a semanas, portanto o protocolo de desinfecção foi mais um método químico que químico-mecânico, que geralmente é utilizado no tratamento endodôntico não cirúrgico.[77] Em grande parte desses casos, um coágulo sanguíneo no canal foi formado e tal formação poderia servir como uma matriz biológica de proteína, permitindo o crescimento tridimensional do tecido.[77,173] Entretanto, deve-se observar que alguns poucos casos publicados incluíram o PRP ou PRF[148] e a utilização de matriz biológica exógena, como o colágeno tipo 1[211] e a hidroxiapatita.[219]

Quase todos esses relatos evidenciaram o aumento da espessura continuado das paredes radiculares e o subsequente fechamento apical. Exemplos de aumento da espessura das paredes radiculares e de comprimento da raiz após PERs são observados na Figuras 12.13 a 12.16. Cabe ressaltar que, devido à falta de exames histológicos nesses casos clínicos, o aumento da espessura das paredes radiculares percebido por meio do exame radiográfico não indica necessariamente que se formou dentina. Com base nos achados histológicos de estudos pré-clínicos, é possível que os aspectos radiográficos de aumento de espessura das paredes radiculares se devam à aposição interna de cemento, osso ou um material dentinoide. Evidência histológica de dentes humanos extraídos seguido de PERs sugere que o tecido pulpar regenerador pode estar no interior do espaço do canal[263] e que o tecido mineralizado ao longo das paredes dentinárias parece ser semelhante ao cemento ou à osteodentina.[195,199,256] Deve-se notar, também,

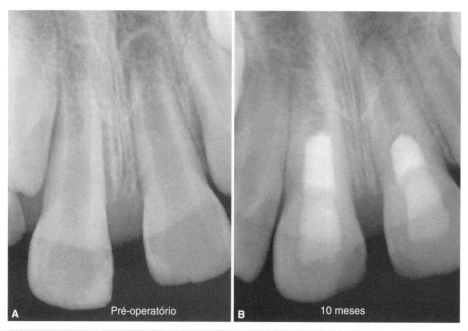

Figura 12.13 Caso de revascularização ilustrando o tratamento de um paciente do sexo masculino, de 9 anos, com diagnóstico de necrose pulpar devido a um trauma dentário com uma fratura classe 3 no dente 11 e classe 2, no dente 21 (**A**). O paciente relatava dor moderada a grave em ambos os dentes. Os dentes foram isolados, acessados e irrigados com hipoclorito de sódio a 5% e clorexidina a 2% e, em seguida, com a colocação de uma mistura de ciprofloxacino, metronidazol e minociclina por 55 dias. Na consulta de revisão, os dentes foram isolados e a pasta antibiótica, removida por irrigação. O sangramento foi estimulado no dente 21, mas não no dente 11, no qual foi colocado CollaCote antes do agregado trióxido mineral (MTA). O sistema de canais radiculares foi selado com MTA branco e uma restauração em compósito (**B**). (Cortesia do Dr. Alan Law.)

em alguns desses relatos que, embora os dentes não respondessem ao teste pulpar, ou autores sugerem que o tecido vital tenha sido identificado na porção apical do espaço correspondente ao canal. Nesses casos, o tecido necrótico foi removido até que o sangramento fosse observado e, então, os canais foram desinfectados com a pasta antibiótica ou com Ca(OH)$_2$.[77] Alguém poderia questionar que, pelo fato de o tecido pulpar vital localizado na papila apical permanecer no canal, a progressão resultante da formação da raiz fosse mais semelhante à apicogênese que à revascularização. Mesmo que o processo biológico possa ser diferente entre a revascularização e os casos de apicogênese apresentados nesses relatos, os objetivos das técnicas têm características similarmente vantajosas e significativas. Em ambas as técnicas, ocorre a cicatrização dos tecidos perirradiculares e a progressão do desenvolvimento radicular em um dente, que, de outra forma, teria progredido para lesão pulpar e periapical.

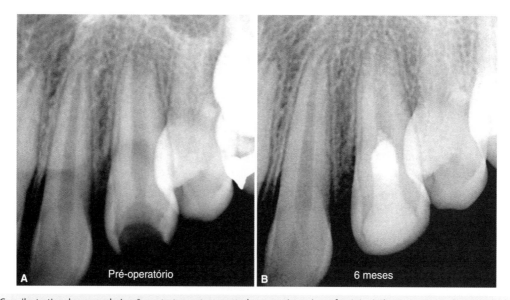

Figura 12.14 Caso ilustrativo de revascularização no tratamento executado em paciente (sexo feminino), de 13 anos, com diagnóstico de necrose pulpar devido à lesão cariosa, com história prévia inespecífica de trauma (**A**). O dente foi isolado, acessado e irrigado com hipoclorito de sódio a 5% e clorexidina a 0,12% e, em seguida, com a colocação de uma mistura de ciprofloxacino, metronidazol e minociclina por 21 dias. Na consulta de revisão, o dente foi isolado e a pasta antibiótica tripla, removida por irrigação. O sangramento foi estimulado e o sistema de canais radiculares foi selado com agregado trióxido mineral e uma restauração em compósito (**B**). (Cortesia do Dr. Alan Law.)

Capítulo 12 • Endodontia Regeneradora 483

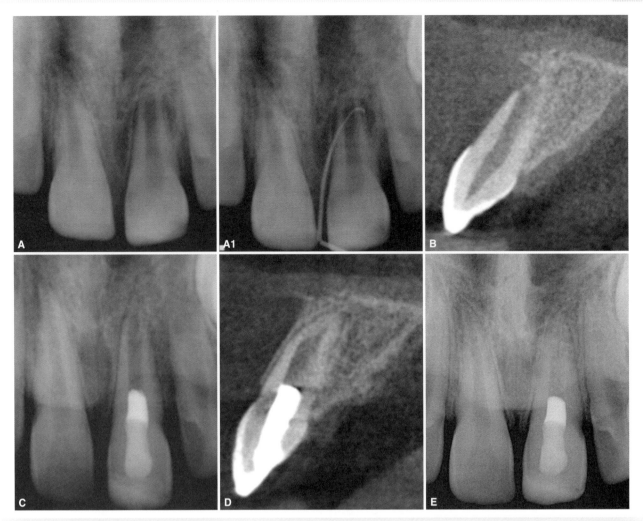

Figura 12.15 Caso ilustrativo de revascularização no tratamento executado em um paciente do sexo masculino, de 9 anos, com diagnóstico de necrose pulpar devido à trauma e abscesso apical crônico no dente 21, observado na radiografia inicial (**A**) com fístula identificada por meio de um cone de guta-percha (A1) e TCFC (**B**). O paciente era assintomático e apresentava drenagem a partir da fístula. O dente foi tratado com um procedimento regenerador com pasta antibiótica dupla (PAD), uma mistura de ciprofloxacino e metronidazol por 1 mês. Na segunda consulta, a fístula havia se resolvido. Logo, o dente foi isolado e a pasta antibiótica dupla foi removida por irrigação com 20 mℓ de EDTA a 17%. O sangramento intracanal foi estimulado a partir dos tecidos apicais com uma lima pré-curvada #25 com extensão apical de 2 mm além do ápice radicular. Uma barreira de Collaplug foi colocada no nível do raiz medial e coberta com 3 mm de MTA branco. Ionômero de vidro Fuji II LC foi utilizado como um selante coronário para o MTA. O acesso foi, então, restaurado com uma resina composta e, em seguida, foi realizado o polimento (**C**). Na consulta de controle de 1 ano, o paciente estava assintomático, respondendo ao teste pulpar elétrico (EPT, do inglês *electrical pulp test*), a sondagem periodontal não era superior a 3 mm e o dente exibia grau de mobilidade I, sem pigmentação coronária. É importante ressaltar que ocorreu maturação radicular considerável, além da resolução da área radiolúcida periapical, observada na TCFC (**D**) e na radiografia periapical (**E**). (Cortesia do Dr. Obadah Austah, University of Texas Health Science Center at San Antonio.)

Um estudo retrospectivo comparou os achados radiográficos de 48 casos de revascularização a 40 casos-controle.[39] Embora os casos publicados de revascularização tenham sido tratados por protocolos clínicos variados, eles podem ser agrupados de acordo com o método de desinfecção do canal, a saber, com pasta antibiótica tripla, tratamento com Ca(OH)$_2$ ou formocresol. Esse estudo utilizou uma técnica de correção de imagem matemática que permitiu a comparação de radiografias não padronizadas com a análise estatística de radiografias posteriores. A mudança percentual nas dimensões da raiz foi primeiro comparada a dois grupos de controles negativos – tratamento endodôntico não cirúrgico (TENC) e apicificação com MTA –, nos quais a previsão era de pouca ou nenhuma mudança nas dimensões da raiz.[39] Isso forneceu um teste interno para mostrar que a análise matemática estava correta. Os resultados indicaram que esses dois grupos de controles negativos tiveram uma mudança mínima no comprimento (Figura 12.17) ou na largura da raiz (Figura 12.18), com o achado precedente de que a instrumentação com limas mais afiladas resultava em uma perda pequena, porém detectável, da largura da porção radicular apical. Os resultados indicaram que o tratamento com revascularização tanto com a pasta antibiótica tripla quanto com Ca(OH)$_2$ levou significativamente a um grande aumento no comprimento da raiz quando comparado com os grupos controles de MTA ou TENC. O tratamento com Ca(OH)$_2$ resultou em uma grande mudança na espessura das paredes dentinárias em comparação ao grupo TENC, todavia não foram observadas diferenças entre esses medicamentos e o grupo da apicificação com MTA. E, por último, a PAT produziu um aumento muito mais significativo na espessura da parede radicular em comparação tanto ao grupo de Ca(OH)$_2$ quanto ao de formocresol. De uma forma geral, o grupo do formocresol mostrou o menor aumento no comprimento e na largura da raiz. A análise secundária indicou que provavelmente o tempo mínimo para a consulta de controle deve ser de 12 a 18 meses para que seja

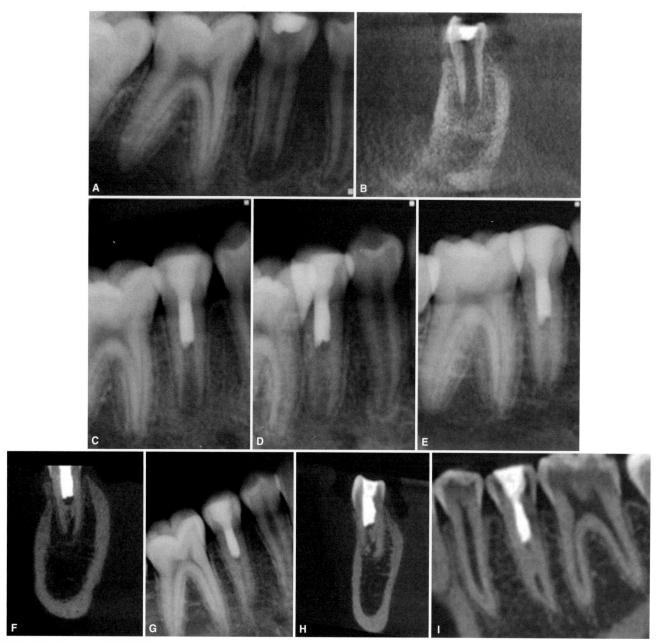

Figura 12.16 Caso ilustrativo de terapia endodôntica regenerativa feito em paciente pediátrica (sexo feminino), de 9 anos, com o diagnóstico de terapia endodôntica previamente iniciada (pulpectomia) devido à inflamação pulpar dolorosa no dente 45 pela presença de um dente invaginado, que pode ter sido a etiologia para a inflamação pulpar desse dente. O exame radiográfico periapical (**A**) e a TCFC (**B**) revelaram uma área radiolúcida grande no ápice do dente. O dente foi tratado por procedimento regenerativo utilizando-se pasta antibiótica dupla como medicamento intracanal por 48 dias. Na segunda consulta, o dente foi isolado, a pasta antibiótica dupla, removida por irrigação com soro, seguida de uma irrigação final com EDTA a 17%. O canal foi seco e o sangramento, estimulado pela colocação de uma matriz interna de colágeno de Collaplug 3 a 4 milímetros abaixo da junção amelocementária. O agregado trióxido mineral (MTA) foi colocado por cima e o dente foi restaurado com Fuji II LC e Build it. Houve resolução completa da área radiolúcida apical na consulta de acompanhamento realizada 1 mês depois (**C**). Além disso, na consulta de acompanhamento de 5 meses, foi observado desenvolvimento radicular significativo (**D**) e a maturação completa da raiz pode ser observada após 1 ano, tanto na radiografia periapical quanto na TCFC (**E** e **F**, respectivamente). Uma maturação radicular maior é observada na radiografia de acompanhamento (**G**) e na TCFC (**H** e **I**), 2 anos e 6 meses depois. Além disso, o dente respondeu aos testes de vitalidade nas consultas de 1 ano e 2 anos e 6 meses. (Cortesia de Dr. Nikita Ruparel, University of Texas Health Science Center at San Antonio.)

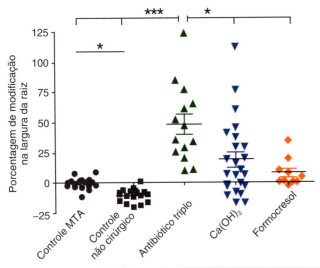

Figura 12.17 Análise retrospectiva da porcentagem de modificação na espessura das paredes dentinárias de uma visão pré e pós-operatória, medida no terço apical radicular – a posição do terço apical foi definida na imagem pré-operatória – em 40 pacientes-controle e em 48 pacientes nos quais a técnica de revascularização foi utilizada. *$P < 0,05$ para cada $P < 0,05$; ***$P < 0,001$ versus grupo-controle de apicificação com agregado trióxido mineral (MTA) e grupo-controle de tratamento endodôntico não cirúrgico, $P < 0,05$ versus apenas o grupo-controle não cirúrgico. $P < 0,05$ versus o grupo do hidróxido de cálcio Ca(OH)$_2$ e do formocresol. $P < 0,05$ versus apenas o grupo-controle não cirúrgico. (De Bose R, Nummikoski P, Hargreaves K: A retrospective evaluation of radiographic outcomes in immature teeth with necrotic root canal systems treated with regenerative endodontic procedures, *J Endod* 35:1343–1349, 2009.)

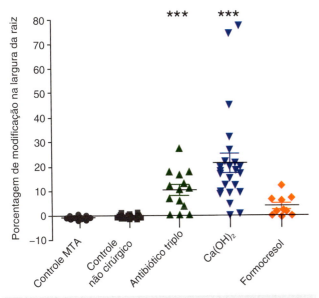

Figura 12.18 Análise retrospectiva da porcentagem de modificação na largura da raiz de uma visão pré e pós-operatória, medida a partir da junção amelo-cementária (JAC) até o ápice radicular em 40 pacientes-controle e em 48 pacientes nos quais a técnica de revascularização foi utilizada. ***$P < 0,001$ versus grupo-controle de apicificação com agregado trióxido mineral (MTA) (n = 20) e grupo-controle de tratamento endodôntico não cirúrgico (n = 20), $P < 0,05$ versus apenas o grupo-controle MTA. As médias de valores para cada grupo estão representadas pela linha horizontal e os casos individuais estão indicados pelo símbolo correspondente. (De Bose R, Nummikoski P, Hargreaves K: A retrospective evaluation of radiographic outcomes in immature teeth with necrotic root canal systems treated with regenerative endodontic procedures, *J Endod* 35:1343–1349, 2009.)

possível avaliar radiograficamente a evidência de desenvolvimento da raiz – embora um tempo superior a esse (de 36 meses), muitas vezes, demonstre a continuação do desenvolvimento radicular. Jeeruphan et al. (2012) utilizaram um método similar para medir as mudanças na espessura e no comprimento radicular comparando a apicificação à revascularização.[152] Eles relataram que os dentes tratados por revascularização mostraram um aumento significativo percentual no comprimento radicular (14,9%) em comparação aos dentes tratados tanto com apicificação com MTA (6,1%) quanto com apicificação com hidróxido de cálcio. Eles também relataram que os protocolos de revascularização produziram um aumento percentual significativamente maior na espessura radicular (28,2%) em comparação aos dentes tratados tanto com apicificação por MTA (0%) quanto com apicificação com hidróxido de cálcio. Além das modificações nas dimensões radiculares, os autores relataram uma sobrevivência – definida como a retenção do dente no arco na consulta de acompanhamento pós-cirúrgica – de 100%, com uma média de 14 meses após o tratamento de revascularização. Isso pode ser comparado facilmente com taxas de sobrevivência de 95% para a apicificação com MTA e de 77% para a apicificação com hidróxido de cálcio. Ainda que estudos clínicos randomizados com avaliações radiográficas padronizadas sejam obviamente necessários, os resultados desse estudo retrospectivo são consistentes com um excelente resultado dos procedimentos de revascularização, principalmente quando os dentes são medicados com PAT ou hidróxido de cálcio.

EXEMPLO DE UM PROTOCOLO DE REVASCULARIZAÇÃO

Com base nos estudos atuais, várias considerações podem ser revistas quando se considera um protocolo de tratamento por revascularização. A primeira questão é a seleção do caso – as melhores evidências disponíveis indicam que esse tratamento deve ser considerado para o dente permanente com rizogênese incompleta e que mostre resposta negativa aos testes de vitalidade pulpar. Embora o objetivo final dessa técnica seja o desenvolvimento de um tecido baseado nas técnicas de engenharia de regeneração pulpar em um dente permanente completamente formado, deve-se reconhecer que os protocolos atuais de revascularização ainda não foram desenvolvidos ou avaliados nesses casos mais desafiadores. O termo de consentimento informado deve incluir o número de consultas – pelo menos duas –, os possíveis efeitos adversos – principalmente o potencial da minociclina de escurecer a coroa dentária –, a ausência potencial de resposta ao tratamento, alternativas de tratamento e possíveis sintomas pós-tratamento. Uma vez que o espaço do canal não estará acessível após a revascularização, os dentes que necessitem de retenção no canal radicular não são bons candidatos aos PERs. O escurecimento da coroa e de qualquer estrutura abaixo da margem gengival parece ser devido à presença da minociclina.[169,235,241] Isso pode ser minimizado pela utilização de um sistema de acondicionamento que mantenha o medicamento abaixo da junção amelo-cementária (JAC; ou CEJ do inglês *cementum-enamel junction*)[241] ou pela utilização de uma mistura antibiótica dupla que não contenha minociclina – ciprofloxacino e metronidazol – ou hidróxido de cálcio. O uso de MTA (ProRoot, Dentsply Tulsa Dental, Tulsa, OK), tanto nas variantes branca quanto nas cinza,[33,43,48] pode causar escurecimento da coroa, que também pode ser reduzida, mas não completamente eliminada, por técnicas de clareamento dentário.[43] É importante ressaltar que materiais novos como o silicato tricálcio – tais como o Biodentine e o Endosequence BC Root Repair Material-Putty (ES) – tendem a apresentar potencial de pigmentação muito inferior e ainda promover uma maior proliferação das CTPAs, além de diferenciação em células semelhantes aos odontoblastos que o MTA, em modelos endodônticos regenerativos *in vitro*.[200] Isso é particularmente importante, na medida em que esses materiais que não pigmentam podem ser colocados abaixo da JAC, favorecendo a formação de tecidos mineralizados na região cervical dos dentes, em que a resistência à fratura é um fator relevante. De forma importante, uma vez que o MTA promove um potencial osteoblástico maior que outros biomateriais testados, esse é reconhecido como o material mais adequado para ser usado nos plugs de MTA e nas microcirurgias endodônticas, quando a formação do osso e o reparo são desejados.[200] Tratamentos alternativos semelhantes deveriam ser discutidos com o paciente e o responsável, e as opções incluiriam a apicificação com MTA, nenhum tratamento ou extração.

Na primeira consulta (Figura 12.19A-E), alternativas de tratamento, riscos e benefícios relevantes devem ser descritos ao paciente e ao seu responsável após o exame clínico e o estabelecimento do diagnóstico pulpar e periapical. Após o termo de consentimento esclarecido, o dente deve ser anestesiado, isolado e acessado. Deve-se realizar mínima instrumentação, optar pelo uso de limas Hedstroem circunferenciais "escovando" as paredes do canal radicular, sem uma maior remoção de dentina. Além disso, deve-se utilizar limas com o tamanho apropriado para o sistema de canais radicular e radiografias para determinar o comprimento de trabalho. O sistema de canais radiculares deve ser irrigado lentamente e copiosamente. Devido à sua eficácia comprovada como um desinfetante dos canais radiculares e um agente de dissolução tecidual, o hipoclorito de sódio (NaOCl) tem sido o irrigante de eleição na maioria dos casos relatados de revascularização.[77] No entanto, estudos têm demonstrado que o tratamento da dentina com NaOCl resulta em efeito citotóxico indireto nas células-tronco.[194,300] De forma importante, o efeito deletério mínimo foi observado com o uso de NaOCl 1,5% seguido de EDTA 17%. Logo, baixas concentrações (1,5%) de NaOCl seguidas de EDTA devem ser consideradas como o padrão de irrigação para os PERs.[194] Ademais, o uso de clorexidina deve ser limitado ou evitado, porque ela não tem capacidade de dissolução tecidual, e também foi demonstrado que ela é citotóxica às células-tronco. Todavia, quando a clorexidina é utilizada, sua citotoxicidade pode ser amplamente neutralizada pela adição de uma solução de lectina-alfa -L seguida de EDTA 17%.[310] Uma vez que a desinfecção do canal é consideravelmente baseada em irrigantes químicos, é importante colocar agulha no 1/3 apical irrigar utilizando agulhas com uma extremidade fechada e saídas laterais – por exemplo, agulhas Max-I-Probe –, assim como um baixo fluxo de infusão, para minimizar a chance de a solução irrigadora ultrapassar o ápice aberto. Existe evidência de que a pressão negativa pode ser benéfica e deve ser considerada nesses procedimentos.[70] Ademais, a ativação ultrassônica de soluções mostrou promover maior dissolução tecidual, além de acelerar a liberação de fatores de crescimento a partir das paredes dentinárias.[312] Logo, a ativação ultrassônica deve ser considerada, principalmente, na última consulta, tanto para irrigação com hipoclorito quanto com EDTA.

O sistema de canais radiculares deve ser, então, seco com cones de papel esterilizados e os medicamentos antimicrobianos devem ser acondicionados no espaço do canal radicular. A melhor evidência sugere a utilização tanto da pasta antibiótica dupla (PAD) ou tripla (PAT) na concentração de 1 a 10 mg/mℓ quanto do Ca(OH)$_2$. Ambos os medicamentos mostraram ser eficazes (Figuras 12.13 e 12.14). A pasta antibiótica tripla tem a vantagem de ser uma combinação antibiótica eficaz contra microrganismos odontogênicos[4] –, eficácia comprovada por vários estudos de casos.[77,173] Entretanto, essa combinação não é aprovada pelo U.S. Food and Drug Administration (FDA); além disso, existe um potencial de pigmentação coronária causada pela minociclina. Desse modo, quando se realiza PERs em áreas estéticas, os clínicos devem considerar a utilização de hidróxido de cálcio ou a eliminação da minociclina da pasta antibiótica selando a dentina coronária com um agente de adesão dentinária ou compósito. Após a colocação do medicamento antimicrobiano, o dente é, então, selado com uma esponja estéril e um preenchimento temporário – por exemplo, Cavit – e o paciente, liberado por 3 a 4 semanas.

Na segunda consulta (Figura 12.19F-M), o paciente deve ser avaliado em relação à resolução de qualquer sinal ou sintoma de uma infecção aguda – por exemplo, aumento de volume, fístula – que pudesse estar presente na primeira consulta. Caso a resolução não tenha ocorrido, o tratamento antimicrobiano deve ser repetido. Na maioria dos casos, os sinais e sintomas agudos se resolvem com a utilização de medicamentos intracanais.[77] Uma vez que o sangramento será estimulado, nessa consulta, para o protocolo de revascularização, o dente não deve ser anestesiado com um anestésico que contenha vasoconstritor. Em vez disso, a mepivacaína a 3% pode ser utilizada, o que facilitará a capacidade de desencadear o sangramento no interior do sistema de canais radiculares. Após o isolamento e restabelecimento do acesso coronário, o dente deve ser irrigado lentamente e copiosamente, possivelmente com uma suave agitação realizada por uma lima manual pequena na remoção do medicamento antimicrobiano, seguida de ativação ultrassônica do irrigante com a ponta 2 a 3 mm distante do forame apical. Quando se escolhe um irrigante para a segunda consulta, vale a pena ressaltar que o hipoclorito de sódio e a clorexidina podem ser citotóxicos às células-tronco direta[89] e indiretamente após a dentina ser exposta a esses irrigantes.[194,300,310] Foi demonstrado que a exposição da dentina ao hipoclorito de sódio, de 5 a 6%, leva à diminuição da sobrevivência das células-tronco e à diferenciação odontoblástica. Esse efeito indireto parece estar ligado aos vários efeitos deletérios do hipoclorito de sódio na matriz dentinária, levando à redução da adesão celular[242] e à diminuição nos fatores de crescimentos derivados da matriz, como o TGF-beta1.[270,332] Logo, é prudente continuar usando hipoclorito de sódio na concentração de 1,5% na segunda consulta. Por último, a irrigação com EDTA 17% pode ser vantajosa, pois tem demonstrado liberar fatores de crescimento a partir da dentina e promover a sobrevivência e a diferenciação das células-tronco.[312,332] Além disso, Galler et al. (2011), utilizando cilindros dentinários transplantados em ratos, mostraram que as CTPDs semeadas em dentina contendo EDTA se diferenciaram em células semelhantes a odontoblastos e que apresentavam processos celulares se estendendo até a dentina.[106] Por outro lado, as células-tronco diferenciadas em osteoclastos e odontoclastos causavam reabsorção das paredes dentinárias quando a dentina era previamente tratada com hipoclorito de sódio 5%. Logo, o uso de EDTA a 17% como irrigante final promove a adesão, a proliferação e a diferenciação odontoblástica das células-tronco, que podem aumentar adicionalmente com o uso de irrigações ultrassônicas passivas.[312]

Após secar o sistema de canais radiculares com pontas de papel esterilizadas, uma lima deve ser colocada poucos milímetros além do forame apical e o tecido apical deve ser lacerado com o sangramento alcançando preferencialmente coronal à JAC. Um pequeno fragmento de Collaplug (Zimmer Dental, Carlsbad, CA) deve ser inserido por cima do coágulo para atuar como uma matriz interna, prevenindo o deslocamento de materiais restauradores para o canal. Aproximadamente 2 a 3 mm de cimento hidráulico bioativo, como Biodentine, ES ou MTA, deve ser, então, colocado o mais coronário possível, liberando espaço suficiente na câmara pulpar para o ionômero de vidro e uma restauração com resina. Embora o MTA tenha sido utilizado em vários relatos de caso e tenha várias propriedades desejáveis,[230,231,294,298] ele está associado à pigmentação grave, o que o torna inadequado para esses procedimentos.[160,172,174,180] De forma alternativa, o Biodentine ou o ES pode ser utilizado, uma vez que

Capítulo 12 • Endodontia Regeneradora 487

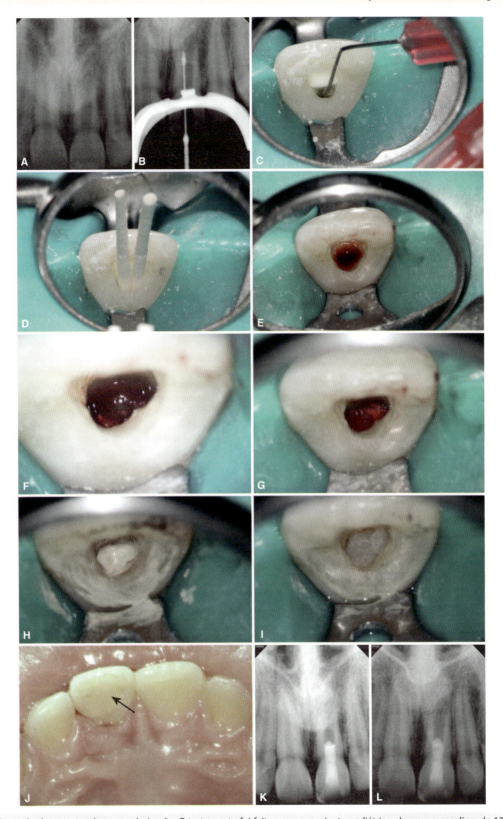

Figura 12.19 Exemplo de um caso de revascularização. O tratamento foi feito em um paciente pediátrico, do sexo masculino, de 12 anos, que havia apresentado trauma no dente 11, 2 anos antes. Na primeira consulta: (**A**) o exame clínico revelou dor durante a percussão e palpação (**B**). Uma lima foi colocada no comprimento de trabalho no sistema de canais radiculares e o dente foi irrigado suavemente com 20 mℓ de hipoclorito de sódio (NaOCl) a 1,5% utilizando-se uma agulha Max-I-Probe inserida no terço apical (**C**). Os canais foram secos e medicados com pasta de hidróxido de cálcio (Ultracal) (**D**). O paciente retornou assintomático 1 mês depois. O dente foi isolado e acessado e a medicação, removida por irrigação suave com NaOCl 1,5%, seguida de EDTA 17%. Após o canal ter sido adequadamente seco, o sangramento intracanal foi alcançado pela laceração dos tecidos apicais (**E**). A formação do coágulo sanguíneo foi observada aproximadamente 10 minutos depois (**F**). Colocou-se CollaPlug abaixo da JEC (**G**) para atuar como uma matriz para posicionar o agregado trióxido mineral coronalmente ao coágulo sanguíneo (**H**). O dente foi, então, selado com uma camada de Fuji IX (**I**) e um compósito (**J**). A radiografia final foi realizada (**K**). O dente respondeu ao teste pulpar elétrico na consulta de acompanhamento de 1 ano, demostrando fechamento apical e espessamento moderado da dentina radicular (**L**). (Cortesia de Dr. Aníbal Diogenes, University of Texas Health Science Center at San Antonio.)

existem estudos encorajadores demonstrando que eles induzem a proliferação de células-tronco e a diferenciação odontoblástica.[178,192,200,328] Além disso, o Biodentine[11,282,293] e o ES[45] têm obtido êxito quando utilizados nos PERs e parecem ser materiais mais adequados devido ao risco reduzido de pigmentação.

Além das visitas de acompanhamento nos primeiros meses após os PERs para avaliação dos sinais de cicatrização, um controle após 12 a 18 meses deve ser considerado como um momento importante para a avaliação radiográfica da cicatrização apical e do desenvolvimento radicular.[39]

O boxe a seguir resume os passos dos PERs. Importante ressaltar que essas considerações são baseadas nas melhores evidências disponíveis e que podem mudar conforme ocorrem progressos no campo (Boxe 12.1).

MENSURAÇÃO CLÍNICA DO RESULTADO

O objetivo do tratamento endodôntico convencional consiste na manutenção ou na restauração da saúde dos tecidos periapicais, prevenindo ou tratando a periodontite apical. Os objetivos da técnica de revascularização vão além daqueles do tratamento endodôntico convencional, incluindo o desenvolvimento radicular normal e o restabelecimento da vitalidade pulpar, além de recuperar o funcionamento do complexo dentino-pulpar saudável. Conforme mencionado anteriormente, os PERs atuais estão sendo modificados e evoluindo para alcançar esses objetivos adicionais que não são obtidos por meio do tratamento endodôntico não cirúrgico. Da mesma forma, a definição de sucesso para os procedimentos endodônticos regeneradores inclui vários níveis que não são mutualmente exclusivos. Essa abordagem em vários níveis deve ser focada nos seguintes três níveis de resultados: resultados sob o ponto de vista do paciente, da clínica e da ciência (Figura 12.20).

Resultados sob o ponto de vista do paciente

Está bem estabelecido que o principal objetivo da endodontia é curar a inflamação pulpar e periapical, ou seja, a resolução dos sinais dos sintomas da doença. Infelizmente, muita ênfase tem sido dada à avaliação radiográfica, deixando de lado a avaliação do benefício e da melhora na qualidade de vida do paciente. Estudos clínicos que focam os resultados baseados nos pacientes relatam que o maior benefício da terapia endodôntica foi o alívio da dor, do desconforto psicológico[202] e a melhora na qualidade de vida.[129] Lamentavelmente, um dente pode ser considerado como um tratamento que deu errado se qualquer achado radiográfico é detectado pelo clínico mesmo que exista benefício trazido ao paciente. Não é de se surpreender que a definição de sucesso clínico tem sido um tópico controverso na endodontia ao longo de toda a história da especialidade, porém tal conceito tem sido baseado, de forma estrita, na ausência de sintomas e critérios radiográficos[34,35,102,281] ou mesmo dependente da ausência de microrganismos cultiváveis.[47] Esse critério radiográfico do sucesso tem estado presente na endodontia por décadas e exemplifica a desconexão entre as expectativas dos pacientes, clínicos e pesquisadores. Essa falta de conexão não é exclusiva da endodontia, mas, sim, de todos os campos da odontologia e da medicina. Os pacientes são as principais partes interessadas no seu próprio bem-estar, fornecendo informações sobre a efetividade do tratamento e, desse modo, permitindo o avanço das terapias que promovem a saúde de uma forma geral da população. Para os pacientes que estão sendo submetidos aos procedimentos regeneradores, sua expectativa principal é que os dentes se tornem livres de doença (ou seja, sem sintomas), funcionais (ou seja, vitais) e esteticamente aceitáveis.[78]

Boxe 12.1 Procedimentos de tratamento para a endodontia regeneradora.

Primeira consulta para a endodontia regeneradora:

1. Consentimento esclarecido, incluindo a explicação dos riscos e tratamentos alternativos ou o não tratamento.
2. Após a realização da anestesia local, isolamento absoluto.
3. O sistema de canais radiculares deve ser acessado e o comprimento de trabalho, determinado (radiografia de uma lima frouxamente posicionada a 1 mm do final do canal).
4. O sistema de canais radiculares deve ser suavemente irrigado, inicialmente com hipoclorito de sódio 1,5% (20 mℓ/canal, 5 min) e, então, irrigado com soro (20 mℓ/canal, 5 min), sendo a irrigação posicionada a aproximadamente 1 mm antes do término do canal.
5. Os canais devem ser secos com pontas de papel.
6. Deve-se colocar, no sistema de canais radiculares, hidróxido de cálcio ou pasta/solução antibiótica (combinação total de 1 a 10 mg/mℓ).
7. O acesso deve ser restaurado de forma provisória.

Consulta de tratamento final para a endodontia regeneradora (geralmente 2 a 4 semanas após a primeira consulta):

1. Deve-se realizar inicialmente um exame clínico para garantir que não existe a sensibilidade, moderada ou grave, à palpação e à percussão. Caso tal sensibilidade seja observada, ou caso seja notada a presença de uma fístula ou um aumento de volume, o tratamento realizado na primeira consulta deve ser repetido.
2. Após a realização de anestesia local com mepivacaína 3% (sem epinefrina), deve-se proceder o isolamento absoluto.
3. O sistema de canais radiculares deve ser acessado; o medicamento intracanal, removido por irrigantes com EDTA 17% (30 mℓ/canal, 5 min) e, então, uma irrigação final com soro (5 mℓ/canal, 1 min).
4. Os canais devem ser secos com pontas de papel.
5. O sangramento deve ser induzido por uma lima pré-curvada (K-file) #25, 2 mm além do forame apical, com o objetivo de preencher todo o canal com sangue, pelo menos, até o nível da junção amelo-cementária, mas preferencialmente coronário a esse nível.
6. Uma vez que o coágulo sanguíneo esteja formado, um fragmento de medidas adequadas de Collaplug (Zimmer Dental Inc., Warsaw, IN) deve ser colocado no topo do coágulo sanguíneo, preferencialmente abaixo da junção amelo-cementária, para atuar como matriz para a colocação de aproximadamente 2 mm de biomaterial silicato de tricálcio, tal como Biodentine (Septodont) ou Endosequence BC Root Repair Material-Putty (ES) (Brasseler).
7. Uma camada de 3 mm de ionômero de vidro – por exemplo, Fuji IX, GC America, Alsip, IL; ou outro – é gentilmente adicionado sobre a barreira coronal bioativa e fotopolimerizado por 40 segundos.
8. Uma restauração de resina composta adesiva reforçada é feita sobre o ionômero de vidro.
9. O caso precisa ser acompanhado aos 3 meses, 6 meses e 1 ano após o procedimento, durante 4 anos.

Uma metanálise recentemente publicada sobre os PERs e procedimentos de apicificação revelou que o sucesso, definido como a cura da lesão periapical, foi encontrada em aproximadamente 91% para os PERs e 95% para os procedimentos de apicificação, não havendo diferença estatística entre as duas modalidades.[297] Da mesma forma, não houve diferença entre os procedimentos endodônticos reparadores e os procedimentos de apicificação, 98% e 97% respectivamente. Como foi apontado nessa metanálise, a maioria dos estudos foi de séries de casos e estudos retrospectivos. Estudos experimentais com amostras maiores, acompanhamento

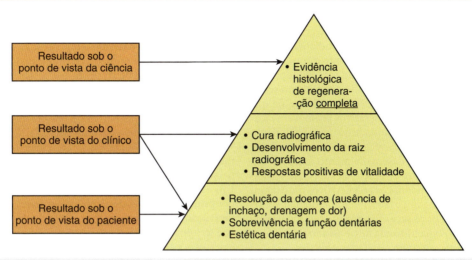

Figura 12.20 Pirâmide de avaliação do resultado em três níveis. Os procedimentos regenerativos endodônticos devem ser avaliados de uma maneira sistemática, entendendo que existem níveis diferentes de possibilidades de resultados que carregam formas diferentes em valores para os pacientes, clínicos e pesquisadores. O resultado sob o ponto de vista do paciente representa a base, simbolizando a importância fundamental de se alcançar a cura, o restabelecimento da função satisfação e o bem-estar geral do paciente. (Modificada de Diogenes A, Ruparel NB, Shiloah Y, Hargreaves KM: Regenerative endodontics: away forward, *JADA* 147(5):372-380, 2016.)

adequado (> 2 anos) e números de controle pós-tratamento são necessários para melhorar a qualidade dessas informações. É importante ressaltar que a ausência desses estudos de alta qualidade não é restrita aos procedimentos endodônticos regeneradores, mas, também, é uma verdade para os procedimentos de apicificação. Logo, até o momento, não existem estudos que demonstrem a diferença significativa entre os PERs e a apicificação na cura da lesão periapical e taxas de sobrevivência, sendo a última impactada pelo curto período de acompanhamento geralmente relatado nesses estudos publicados. De modo geral, os estudos publicados atualmente apoiam que ambos os procedimentos demonstram resultados clínicos aceitáveis para cura e sobrevivência correspondendo a 2 de 3 resultados baseados no paciente.

A estética é considerada um resultado baseado no ponto de vista do paciente, uma vez que é uma percepção pessoal. A pigmentação dentária tem sido identificada como um evento adverso associado a vários relatos publicados de PERs.[160,218,235] A pigmentação dentária tem duas principais fontes nesses procedimentos: o medicamento intracanal e o material utilizado como barreira coronária. Como previamente discutido neste capítulo, a pigmentação indesejável que marcou as gerações iniciais desses procedimentos pode ser fortemente minimizada ou, até mesmo, completamente eliminada com o uso de medicamentos que não contenham minociclina e, de forma alternativa, um biomaterial silicato tricálcio que tenha risco menor de pigmentação que MTA, tais como, o Biodentine ou o ES, nas áreas estéticas.[49,167] Ademais, o uso de agentes adesivos dentinários para selar os túbulos dentinários da câmara pulpar também é benéfico para minimizar qualquer pigmentação possível do material de preenchimento coronário.[6,169] Assim, a escolha do medicamento e dos materiais feito pelo clínico tem o potencial de gerar um impacto importante para o resultado do ponto de vista do paciente.

Resultados sob o ponto de vista da clínica

Uma vez que o bem-estar do nosso paciente é o objetivo principal de cada clínico, devemos almejar o resultado baseado sob o ponto de vista do paciente, ou seja, ausência de sintomas, sobrevivência funcional e estética aceitável. Além disso, os clínicos utilizam testes tanto objetivos quanto subjetivos para avaliar evidências radiográficas de cura e continuidade do desenvolvimento radicular, bem como respostas aos testes de sensibilidade, ou seja, teste de vitalidade.

A continuação do desenvolvimento é outro resultado desejado nos procedimentos endodônticos regenerativos, o que é normalmente avaliado pela clínica por meio de observação radiográfica. Existe a possibilidade de quatro resultados radiográficos diferentes no que concerne ao desenvolvimento radicular (Figura 12.21).

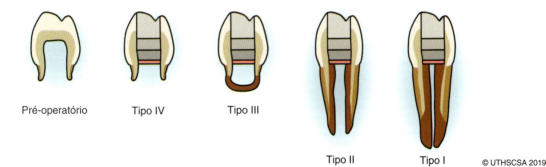

Figura 12.21 Esquema ilustrativo que demonstra os possíveis resultados diferentes no desenvolvimento radicular por meio de procedimentos endodônticos regenerativos. O tipo I mostra desenvolvimento radicular e estreitamento do forame apical. O tipo II mostra desenvolvimento radicular, no entanto, falha no fechamento apical. O tipo III não mostra desenvolvimento radicular, mas fechamento apical. O tipo IV não mostra desenvolvimento radicular, nem fechamento apical.

Esses resultados variam de: tipo IV, sem modificação; tipo III, fechamento apical sem mudança na espessura ou crescimento; tipo II, crescimento e aumento da espessura radicular, porém sem fechamento do ápice; e tipo I, espessamento e crescimento radicular, bem como fechamento do ápice – resultado mais desejado. Vários relatos de casos publicados, assim como séries de casos, inicialmente forneceram evidência subjetiva de que os procedimentos endodônticos regenerativos promovem cicatrização radiográfica e geram continuidade do desenvolvimento radicular, até que um estudo retrospectivo utilizou a metodologia quantitativa para avaliar o desenvolvimento radicular em comparação aos procedimentos de apicificação. Nesse estudo inicial, os procedimentos endodônticos regenerativos mostraram promover aumento da espessura e crescimento radicular significativamente maior que os observados nos procedimentos de apicificação.[39] A metodologia utilizada nesse estudo foi adotada por outros estudos que encontraram resultados similares.[13,153,159,211] Além disso, essa metodologia foi posteriormente revisada e modificada para avaliar as alterações radiográficas na área da raiz.[97] Apesar de ter sido desenhada para radiografias digitais feitas em uma maneira não padronizada para permitir as medidas quantitativas, existem momentos nos quais a discrepância na angulação e as taxas de dimensão da imagem adquirida excedem a capacidade do *software* de fazer correções adequadas.[159] Como uma alternativa viável, a análise volumétrica obtida a partir de uma imagem de uma tomografia computadorizada de feixe cônico (TCFC) tem sido proposta[91] como um método tridimensional, que quantifica as mudanças no desenvolvimento radicular. Essa metodologia foi utilizada em dois estudos, e ambos demonstraram que os procedimentos endodônticos regenerativos promovem um aumento no volume total radicular.[24,198] Um estudo prospectivo randomizado recente utilizou imagens volumétricas adquiridas a partir da TCFC para quantificar e caracterizar o tipo de desenvolvimento nos casos tratados com procedimentos endodônticos regenerativos (n = 69) e procedimentos de apicificação (n = 34). Nesse estudo, os procedimentos endodônticos regenerativos promoveram um crescimento médio radicular superior a 0,24 mm em aproximadamente 82,6% de todos os dentes, enquanto os dentes tratados por apicificação não demonstraram mudanças no desenvolvimento radicular. De forma interessante, dentes com anomalias de forma, por exemplo, dente invaginado, que atuaram como a etiologia da doença, mostraram padrões de resultado mais desejáveis (tipo I e tipo II, ver Figura 12.21), enquanto o trauma foi associado a um menor desenvolvimento radicular e à maior incidência do resultado dos padrões menos desejáveis, tipo IV e tipo III (Figura 12.21). Esses dados estão de acordo com estudos retrospectivos e séries de casos prévios que incluíram o trauma como principal causa para resultados menos desejáveis[13,257] em comparação a outros estudos que incluíram menos casos de trauma.[153] Logo, esses estudos sugerem que o trauma afeta negativamente o desenvolvimento radicular após os procedimentos endodônticos regenerativos. Apesar de mais estudos serem necessários para estabelecer a correlação entre o trauma e os resultados menos desejáveis nos procedimentos endodônticos regenerativos, essas observações estão de acordo com linhas diferentes de evidências que demonstram que o desenvolvimento pode ser interrompido caso o trauma paralise a interação entre a papila apical e a bainha epitelial de Hertwig.

Respostas vitais têm sido relatadas em aproximadamente 50% dos casos publicados.[77] Respostas ao teste elétrico pulpares são frequentemente mais relatadas que respostas ao frio. Tais respostas aos testes de vitalidade (tanto ao frio quanto ao elétrico), assim como a ausência de sinais e sintomas de lesão, sugerem a presença de um tecido funcional no espaço do canal radicular. As respostas vitais, além do desenvolvimento radicular continuado, são resultados extremamente desejados, uma vez que a nocicepção "normal" é protetora e sugere competência imune no tecido vascularizado. No entanto, a falta de resposta aos testes de sensibilidade na ausência de sinais de sintomas de doença não deve ser considerada uma falha, pois existem vários relatos de casos demonstrando a cicatrização de lesões periapicais e o desenvolvimento radicular apreciável na ausência de uma resposta positiva aos testes de vitalidade. O exame histológico de dentes tratados por procedimentos endodônticos regenerativos revelou a presença de fibras nervosas em um tecido conjuntivo frouxo bem vascularizado.[179,199] Um estudo histológico recente de um dente tratado com êxito por procedimentos endodônticos regeneradores revelou que essa inervação inclui nocirreceptores, fornecendo, assim, evidência de que terminações nervosas livres funcionais são regeneradas após esses procedimentos.[24] Essas terminações nervosas livres são atraídas para o espaço pulpar "regenerado" por um processo chamado "alvo axial", que tende a ser mediado por processos celulares e não celulares.[25,72,88]

O significado da reinervação é representado por tecidos recentemente formados no espaço do canal radicular, possivelmente como respostas fisiológicas esperadas às infecções e aos estímulos nocivos. Sabe-se que várias espécies de anfíbios, incluindo salamandras, têm a capacidade de regeneração completa de um membro. De forma interessante, essa capacidade regeneradora fantástica, que tem sido estudada por pesquisadores por décadas, é completamente perdida se o membro é desnervado.[92] Essa perda de inervação, concomitante ao potencial regenerador, sugere que os nervos periféricos têm um papel fundamental na regeneração. Estudos adicionais são necessários para estabelecer o papel regenerativo no complexo dentino-pulpar. Apesar disso, a inervação apropriada do tecido recém-formado semelhante à polpa deve representar o objetivo principal desses procedimentos. E, por último, a presença da reinervação pode não ser sempre detectada pelos testes de sensibilidade, que tendem a dar resultados tanto falso-positivos quanto falso-negativos,[182] de acordo com a variação da espessura e a extensão apical da barreira coronária e das restaurações.

Resultados sob o ponto de vista da pesquisa: regeneração ou reparo?

Os resultados científicos que não estão diretamente relacionados ao bem-estar do paciente ou ao sucesso clínico, de acordo com as medidas de avaliação sob o ponto de vista clínico, podem ser de suma importância. Esses resultados necessitam de metodologia científica para ser avaliados, bem como focam questões científicas importantes, levando a pesquisas adicionais e trazendo avanços para o campo. Um bom exemplo de resultado baseado na ciência é a natureza do tecido que é formado, incluindo a identificação de componentes celulares, após os procedimentos de endodontia regenerativa. De forma indubitável, existe um debate considerável se os procedimentos endodônticos regenerativos promovem a verdadeira regeneração ou o reparo.[268] Isso apresenta mérito científico importante, mas, também, está diretamente relacionado ao sucesso clínico do caso. A avaliação histológica dos dentes que foram tratados previamente por procedimentos endodônticos regenerativos, porém posteriormente extraídos devido ao trauma recorrente e às fraturas, sugere que o tecido novo formado não se assemelha à polpa dentária perdida, mas, sim, inclui osso ectópico, cemento, ligamento periodontal, além de componentes comumente encontrados no complexo dentinho-pulpar, tais como fibroblastos, vasos sanguíneos e nervos.[30,195,199,264]

Um estudo histológico recente avaliou o resultado sob o ponto de vista da ciência de dois casos de procedimentos endodônticos regenerativos com diferentes resultados clínicos.[24] Um caso foi considerado uma falha clínica devido a cáries recorrentes e reabsorção, apesar do desenvolvimento radicular ter continuado, resultando em exodontia e exame histológico que revelou a presença de infiltrado inflamatório, ausência de células semelhantes a odontoblastos e a presença predominante de cemento e de osso, como tecidos recém-mineralizados. O outro caso foi considerado um sucesso clínico durante 6 anos, tendo o dente sido extraído apenas por razões ortodônticas. Além de tecidos mineralizados ectópicos típicos, células semelhantes a odontoblastos foram encontradas, assim como dentina tubular recém-formada (Figura 12.22).[24] Ademais, esse estudo caracterizou a inervação encontrada no tecido contendo nociceptores com peptidérgicos, ou seja, expressando o peptídeo relacionado ao gene da calcitonina (Figura 12.23). Esse é o primeiro estudo que utilizou a microscopia confocal para identificar componentes celulares e matriz mineralizada em dentes tratados com procedimentos endodônticos regenerativos.[24] Os resultados desse estudo são surpreendentes e sugerem que, quando métodos sofisticados são utilizados, a caracterização adicional pode ser alcançada, revelando que a regeneração de, pelo menos, uma parte dos componentes do complexo dentino-pulpar é possível. Foi sugerido que os procedimentos endodônticos regenerativos sob o ponto de vista científico, atualmente, poderiam ser descritos como um guia de reparo endodôntico (GRE), uma vez que esses tecidos não são completamente regenerados, mas demonstram o resultado de um reparo direto e indireto, que anteriormente não era possível.

Resumo

O campo da endodontia regenerativa está avançando rapidamente e esse progresso é baseado nos princípios de engenharia tecidual, denominado organização espacial e células apropriadas, matrizes biológicas e fatores de crescimento. De forma semelhante aos campos que se desenvolvem mais rapidamente, a área pré-clínica de pesquisa ultrapassou os estudos clínicos. Os estudos pré-clínicos identificaram várias fontes de células-tronco mesenquimais capazes de se diferenciar em células semelhantes aos odontoblastos, matrizes biológicas candidatas e fatores de crescimento capazes de guiar esse desenvolvimento. Esses estudos pré-clínicos em animais indicam que uma técnica que utilize todos esses três componentes – células-tronco, matrizes biológicas, fatores de crescimento – pode resultar na regeneração completa do complexo dentino-pulpar. Existe um limite tênue entre a desinfecção do sistema de canais radiculares e a interface desses três componentes que precisa de mais pesquisas. A tendência é que essa técnica de combinação em pesquisas pré-clínicas *in vitro* e *in vivo* aumente muito nosso entendimento das condições necessárias para regenerar um complexo dentino-pulpar funcional.

A natureza translacional da pesquisa na endodontia regenerativa está permitindo que ocorram mudanças na prática clínica em um período de tempo relativamente curto. Essa conversão entre a ciência básica e a clínica é sustentada fortemente pela compreensão de que os três componentes da engenharia tecidual já estão presentes nos procedimentos de revascularização: células-tronco, matriz biológica (coágulo sanguíneo) e fatores de crescimento (a partir da dentina e do sangue). Estudos pré-clínicos que avaliaram os efeitos dos irrigantes[194,300,310] e medicamentos[15,248]

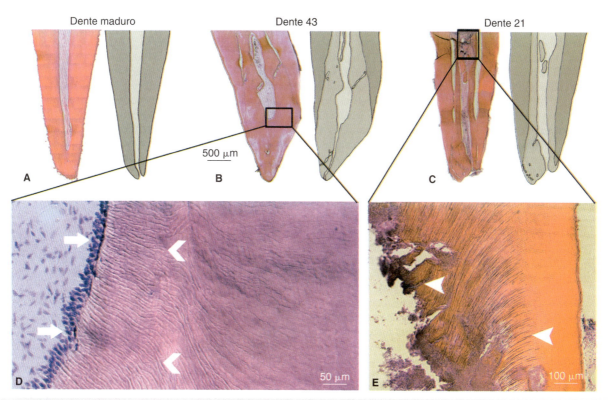

Figura 12.22 A-C. Cortes histológicos longitudinais corados por hematoxilina-eosina do dente 44 maduro, dente 43 e dente 21. **D.** Fotomicrografia em maior aumento correspondente à lâmina *B*, demonstrando revestimento de odontoblastos secretórios e maduros, com dentina tubular recém-formada (*setas*). **E.** Fotomicrografia em maior aumento correspondente à lâmina *C*, demonstrando a presença de colônias de biofilme aderido penetrando nos túbulos dentinários do dente 21 (*setas*). (De Austah O, Joon R, Fath WM, et al: Comprehensive characterization of 2 immature teeth treated with regenerative endodontic procedures, *J Endod* 44(12):1802–1811, 2018.)

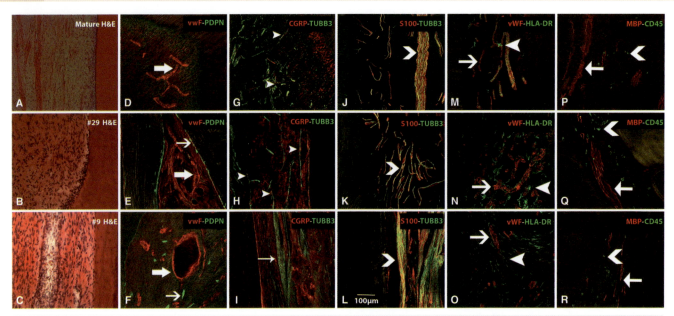

Figura 12.23 A-C. Fotomicrografia em hematoxilina-eosina do dente 44 maduro, dente 43 e dente 21. **D-F.** Coloração por imuno-histoquímica mostrando o fator de von Willebrand e podoplanina (PDPN) imunorreativa no dente 44 maduro, dente 43 e dente 21. **G-I.** Coloração por imuno-histoquímica mostrando colocalização do peptídeo relacionado ao gene da calcitonina (CGRP) e betatubulina classe III (TUBB3) no dente 44 maduro e no dente 43. **I.** O dente 21 mostra positividade para TUBB3, mas não exibe colocalização do peptídeo relacionado ao gene da calcitonina (CGRP). **J-L.** Reação imuno-histoquímica demonstrando a colocalização de marcadores das células de Schwann com TUBB3 no dente 44 maduro, no dente 43 e no dente 21. **M-O.** Reação imuno-histoquímica demonstrando grande proximidade dos vasos sanguíneos com o fator de von Willebrand e um marcador para células apresentadoras de antígenos – antígeno leucocitário humano-relacionado ao antígeno D, HLA-DR – no dente 44 maduro, no dente 43 e no dente 21. **P-R.** Reação imuno-histoquímica demonstrando grande proximidade dos vasos sanguíneos com o fator de von Willebrand em um marcador panleucocitário (CD45) no dente 44 maduro, no dente 43 e no dente 21. As *setas* indicam expressão positiva para várias proteínas. (De Austah O, Joon R, Fath WM, et al: Comprehensive characterization of 2 immature teeth treated with regenerative endodontic procedures, *J Endod* 44(12):1802–1811, 2018.)

na sobrevivência das células-tronco, a liberação de fatores de crescimento a partir da dentina[270] e a diferenciação odontoblástica[52,106] estão moldando as gerações futuras dos procedimentos regeneradores. Além disso, a incorporação de outras matrizes biológicas, tais como PRP, PRF e esponjas de gelatina, tem sido utilizada na prática clínica com resultados encorajadores.[173] A discussão sobre a necessidade de fatores de crescimento e matriz biológica apropriados teve início em 1960, por Nygaard-Østby,[221] que não tinha acesso aos nossos instrumentais, aos materiais contemporâneos, nem ao conhecimento completo da base da engenharia tecidual. Embora os procedimentos de revascularização clínica não constituam o tratamento regenerador ideal, é importante observar que eles geram uma matriz biológica (fibrina) e fatores de crescimento – a partir de plaquetas e acesso a proteínas embebidas nas paredes dentinárias –, assim como os resultados clínicos mostram, por meio de imagens radiográficas, o desenvolvimento radicular continuado de dentes permanentes com rizogênese incompleta e diagnóstico de necrose pulpar. Logo, os procedimentos endodônticos regenerativos fornecem um tratamento de alto valor clínico nos casos em que haveria um prognóstico desfavorável. As análises histológicas dos procedimentos de endodontia regenerativa conduzidas em pacientes ou animais sugerem que o aumento na dimensão radicular geralmente se deve à deposição de um material semelhante ao cemento, à osteodentina, à dentina ou ao osso.

Estudos clínicos futuros provavelmente focarão a translação dos achados das pesquisas básicas para a melhora dos procedimentos regeneradores. Por exemplo, a formação de um material semelhante ao cemento nas paredes pode levar a estudos que avaliem os benefícios dos PERs para a resistência dentária, de uma forma geral, à fratura. Além disso, está claro que a natureza multipotente dos vários tipos de células-tronco contribui para deposição de cemento. A diferenciação controlada de células-tronco em odontoblastos é uma área importante de pesquisa e para os conceitos de engenharia tecidual. O desenvolvimento de um sistema de liberação que permita o reforço estrutural da área cervical – ou idealmente da câmara pulpar – pode fornecer oportunidades clínicas para regeneração da estrutura dentária perdida, permitindo, portanto, que os dentes naturais sejam mantidos em vez de possíveis fraturas ou exodontias. Por último, o objetivo a longo prazo e final dos procedimentos endodônticos regenerativos deve ser tratar o dente permanente completamente formado. Embora essa situação seja mais complexa que no dente com rizogênese incompleta e uma fonte pronta de células-tronco, isso fornece o potencial único para salvar a dentição natural, enquanto se restabelecem as propriedades imunológicas, sensoriais e defensivas do complexo dentino-pulpar.

Referências bibliográficas

1. About I: Dentin regeneration in vitro: the pivotal role of supportive cells, *Adv Dent Res* 23:320, 2011.
2. About I, Bottero MJ, de Denato P, et al: Human dentin production in vitro. *Exp Cell Res* 258:33, 2000.
3. About I, Laurent-Maquin D, Lendahl U, et al: Nestin expression in embryonic and adult human teeth under normal and pathological conditions, *Am J Pathol* 157:287, 2000.
4. Agata H, Kagami H, Watanabe N, et al: Effect of ischemic culture conditions on the survival and differentiation of porcine dental pulp-derived cells, *Differentiation* 76:981, 2008.
5. Aggarwal V, Miglani S, Singla M: Conventional apexification and revascularization induced maturogenesis of two non-vital, immature teeth in same patient: 24 months follow up of a case, *J Conserv Dent* 15:68, 2012.
6. Akbari M, Rouhani A, Samiee S, et al: Effect of dentin bonding agent on the prevention of tooth discoloration produced by mineral trioxide aggregate, *Int J Dent* 2012:563203, 2012.

7. Al-Hezaimi K, Al-Tayar BA, Bajuaifer YS, et al: A hybrid approach to direct pulp capping by using emdogain with a capping material, *J Endod* 37:667, 2011.
8. Al-Hezaimi K, Salameh Z, Al-Fouzan K, et al: Histomorphometric and micro-computed tomography analysis of pulpal response to three different pulp capping materials, *J Endod* 37:507, 2011.
9. Alagl A, Bedi S, Hassan K, et al: Use of platelet-rich plasma for regeneration in non-vital immature permanent teeth: Clinical and cone-beam computed tomography evaluation, *J Int Med Res* 45:583, 2017.
10. Albuquerque MT, Valera MC, Moreira CS, et al: Effects of ciprofloxacin-containing scaffolds on enterococcus faecalis biofilms, *J Endod* 41:710, 2015.
11. Aldakak MM, Capar ID, Rekab MS, et al: Single-visit pulp revascularization of a nonvital immature permanent tooth using biodentine, *Iran Endod J* 11:246, 2016.
12. Aldekhayel SA, Sinno H, Gilardino MS: Acellular dermal matrix in cleft palate repair: an evidence-based review, *Plast Reconstr Surg* 130:177, 2012.
13. Alobaid AS, Cortes LM, Lo J, et al: Radiographic and clinical outcomes of the treatment of immature permanent teeth by revascularization or apexification: a pilot retrospective cohort study, *J Endod* 40:1063, 2014.
14. Alqahtani Q, Zaky SH, Patil A, et al: Decellularized swine dental pulp tissue for regenerative root canal therapy, *J Dent Res* 97:1460, 2018.
15. Althumairy RI, Teixeira FB, Diogenes A: Effect of dentin conditioning with intracanal medicaments on survival of stem cells of apical papilla, *J Endod* 40:521, 2014.
16. Ando Y, Honda MJ, Ohshima H, et al: The induction of dentin bridge-like structures by constructs of subcultured dental pulp-derived cells and porous HA/TCP in porcine teeth, *Nagoya J Med Sci* 71:51, 2009.
17. Andreasen JO: Luxation of permanent teeth due to trauma. A clinical and radiographic follow-up study of 189 injured teeth, *Scand J Dent Res* 78:273, 1970.
18. Andreasen JO, Borum MK, Andreasen FM: Replantation of 400 avulsed permanent incisors. 3. Factors related to root growth, *Endod Dent Traumatol* 11:69, 1995.
19. Andreasen JO, Borum MK, Jacobsen HL, et al: Replantation of 400 avulsed permanent incisors. 2. Factors related to pulpal healing, *Endod Dent Traumatol* 11:59, 1995.
20. Anitua E, Andia I, Ardanza B, et al: Autologous platelets as a source of proteins for healing and tissue regeneration, *Thromb Haemost* 91:4, 2004.
21. Aranha AM, Zhang Z, Neiva KG, et al: Hypoxia enhances the angiogenic potential of human dental pulp cells, *J Endod* 36:1633, 2010.
22. Arruda MEF, Neves MAS, Diogenes A, et al: Infection control in teeth with apical periodontitis using a triple antibiotic solution or calcium hydroxide with chlorhexidine: a randomized clinical trial, *J Endod* 44:1474, 2018.
23. Atilla G: A rare find in Anatolia—a tooth implant (mid-sixth century B.C.), *J Oral Implantol* 19:54, 1993.
24. Austah O, Joon R, Fath WM, et al: Comprehensive characterization of 2 immature teeth treated with regenerative endodontic procedures, *J Endod* 44:1802, 2018.
25. Austah O, Widbiller M, Tomson PL, et al: Expression of neurotrophic factors in human dentin and their regulation of trigeminal neurite outgrowth, *J Endod* 2019.
26. Baksh D, Song L, Tuan RS: Adult mesenchymal stem cells: characterization, differentiation, and application in cell and gene therapy, *J Cell Mol Med* 8:301, 2004.
27. Banchs F, Trope M: Revascularization of immature permanent teeth with apical periodontitis: new treatment protocol? *J Endod* 30:196, 2004.
28. Bang G, Nordenram A, Anneroth G: Allogenic demineralized dentin implants in jaw defects of Java monkeys, *Int J Oral Surg* 1:126, 1972.
29. Batur YB, Erdemir U, Sancakli HS: The long-term effect of calcium hydroxide application on dentin fracture strength of endodontically treated teeth, *Dent Traumatol* 29:461, 2013.
30. Becerra P, Ricucci D, Loghin S, et al: Histologic study of a human immature permanent premolar with chronic apical abscess after revascularization/revitalization, *J Endod* 40:133, 2014.
31. Begue-Kirn C, Smith AJ, Loriot M, et al: Comparative analysis of TGF beta s, BMPs, IGF1, msxs, fibronectin, osteonectin and bone sialoprotein gene expression during normal and in vitro-induced odontoblast differentiation, *Int J Dev Biol* 38:405, 1994.
32. Begue-Kirn C, Smith AJ, Ruch JV, et al: Effects of dentin proteins, transforming growth factor beta 1 (TGF beta 1) and bone morphogenetic protein 2 (BMP2) on the differentiation of odontoblast in vitro, *Int J Dev Biol* 36:491, 1992.
33. Belobrov I, Parashos P: Treatment of tooth discoloration after the use of white mineral trioxide aggregate, *J Endod* 37:1017, 2011.
34. Bender IB, Seltzer S, Soltanoff W: Endodontic success—a reappraisal of criteria. 1, *Oral Surg Oral Med Oral Pathol* 22:780, 1966.
35. Bender IB, Seltzer S, Soltanoff W: Endodontic success—a reappraisal of criteria. II, *Oral Surg Oral Med Oral Pathol* 22:790, 1966.
36. Berkhoff JA, Chen PB, Teixeira FB, et al: Evaluation of triple antibiotic paste removal by different irrigation procedures, *J Endod* 40:1172, 2014.
37. Bidder M, Latifi T, Towler DA: Reciprocal temporospatial patterns of Msx2 and Osteocalcin gene expression during murine odontogenesis, *J Bone Miner Res* 13:609, 1998.
38. Blin-Wakkach C, Lezot F, Ghoul-Mazgar S, et al: Endogenous Msx1 antisense transcript: in vivo and in vitro evidences, structure, and potential involvement in skeleton development in mammals, *Proc Natl Acad Sci U S A* 98:7336, 2001.
39. Bose R, Nummikoski P, Hargreaves K: A retrospective evaluation of radiographic outcomes in immature teeth with necrotic root canal systems treated with regenerative endodontic procedures, *J Endod* 35:1343, 2009.
40. Botero TM, Shelburne CE, Holland GR, et al: TLR4 mediates LPS-induced VEGF expression in odontoblasts, *J Endod* 32:951, 2006.
41. Botero TM, Son JS, Vodopyanov D, et al: MAPK signaling is required for LPS-induced VEGF in pulp stem cells, *J Dent Res* 89:264, 2010.
42. Bottino MC, Kamocki K, Yassen GH, et al: Bioactive nanofibrous scaffolds for regenerative endodontics, *J Dent Res* 92:963, 2013.
43. Boutsioukis C, Noula G, Lambrianidis T: Ex vivo study of the efficiency of two techniques for the removal of mineral trioxide aggregate used as a root canal filling material, *J Endod* 34:1239, 2008.
44. Boyce ST: Skin substitutes from cultured cells and collagen-GAG polymers, *Med Biol Eng Comput* 36:791, 1998.
45. Bukhari S, Kohli MR, Setzer F, et al: Outcome of revascularization procedure: a retrospective case series, *J Endod* 42:1752, 2016.
46. Butler WT: Dentin matrix proteins, *Eur J Oral Sci* 106 (Suppl 1):204, 1998.
47. Bystrom A, Happonen RP, Sjogren U, et al: Healing of periapical lesions of pulpless teeth after endodontic treatment with controlled asepsis, *Endod Dent Traumatol* 3:58, 1987.
48. Camilleri J: Color stability of white mineral trioxide aggregate in contact with hypochlorite solution, *J Endod* 40:436, 2014.
49. Camilleri J: Staining potential of Neo MTA Plus, MTA Plus, and Biodentine used for pulpotomy procedures, *J Endod*, 2015.
50. Caplan AI: Mesenchymal stem cells, *J Orthop Res* 9:641, 1991.
51. Caplan AI: Mesenchymal stem cells: time to change the name! *Stem Cells Transl Med* 6:1445, 2017.
52. Casagrande L, Demarco FF, Zhang Z, et al: Dentin-derived BMP-2 and odontoblast differentiation, *J Dent Res* 89:603, 2010.
53. Cassidy N, Fahey M, Prime SS, et al: Comparative analysis of transforming growth factor-beta isoforms 1-3 in human and rabbit dentine matrices, *Arch Oral Biol* 42:219, 1997.
54. Cavalcanti BN, Zeitlin BD, Nor JE: A hydrogel scaffold that maintains viability and supports differentiation of dental pulp stem cells, *Dent Mater* 29:97, 2013.
55. Chang SW, Lee SY, Ann HJ, et al: Effects of calcium silicate endodontic cements on biocompatibility and mineralization-inducing potentials in human dental pulp cells, *J Endod* 40:1194, 2014.
56. Chiapasco M, Romeo E, Casentini P, et al: Alveolar distraction osteogenesis vs. vertical guided bone regeneration for the correction of vertically deficient edentulous ridges: a 1-3-year prospective study on humans, *Clin Oral Implants Res* 15:82, 2004.
57. Chrepa V, Austah O, Diogenes A: Evaluation of a commercially available hyaluronic acid hydrogel (restylane) as injectable scaffold for dental pulp regeneration: an in vitro evaluation, *J Endod* 43:257, 2017.
58. Chrepa V, Henry MA, Daniel BJ, et al: Delivery of apical mesenchymal stem cells into root canals of mature teeth, *J Dent Res*, 2015.
59. Chrepa V, Pitcher B, Henry MA, et al: Survival of the apical papilla and its resident stem cells in a case of advanced pulpal necrosis and apical periodontitis, *J Endod* 43:561, 2017.
60. Chueh LH, Ho YC, Kuo TC, et al: Regenerative endodontic treatment for necrotic immature permanent teeth, *J Endod* 35:160, 2009.
61. Cochran DL, Schenk R, Buser D, et al: Recombinant human bone morphogenetic protein-2 stimulation of bone formation around endosseous dental implants, *J Periodontol* 70:139, 1999.

62. Cooper PR, Takahashi Y, Graham LW, et al: Inflammation-regeneration interplay in the dentine-pulp complex, *J Dent* 38:687, 2010.
63. Coudert AE, Pibouin L, Vi-Fane B, et al: Expression and regulation of the Msx1 natural antisense transcript during development, *Nucleic Acids Res* 33:5208, 2005.
64. Cruz EV, Kota K, Huque J, et al: Penetration of propylene glycol into dentine, *Int Endod J* 35:330, 2002.
65. Cvek M: Prognosis of luxated non-vital maxillary incisors treated with calcium hydroxide and filled with gutta-percha. A retrospective clinical study, *Endod Dent Traumatol* 8:45, 1992.
66. Cvek M: Treatment of non-vital permanent incisors with calcium hydroxide. IV. Periodontal healing and closure of the root canal in the coronal fragment of teeth with intra-alveolar fracture and vital apical fragment. A follow-up, *Odontol Revy* 25:239, 1974.
67. Cvek M, Tsilingaridis G, Andreasen JO: Survival of 534 incisors after intra-alveolar root fracture in patients aged 7-17 years, *Dent Traumatol* 24:379, 2008.
68. d'Aquino R, De Rosa A, Laino G, et al: Human dental pulp stem cells: from biology to clinical applications, *J Exp Zool Part B: Molecular and Developmental Evolution* 312B:408, 2009.
69. D'Souza RN, Happonen RP, Ritter NM, et al: Temporal and spatial patterns of transforming growth factor-beta 1 expression in developing rat molars, *Arch Oral Biol* 35:957, 1990.
70. da Silva LA, Nelson-Filho P, da Silva RA, et al: Revascularization and periapical repair after endodontic treatment using apical negative pressure irrigation versus conventional irrigation plus triantibiotic intracanal dressing in dogs' teeth with apical periodontitis, *Oral Surg Oral Med Oral Pathol Oral Radiol Endod* 109:779, 2010.
71. Dammaschke T: The history of direct pulp capping, *J Hist Dent* 56:9, 2008.
72. de Almeida JF, Chen P, Henry MA, et al: Stem cells of the apical papilla regulate trigeminal neurite outgrowth and targeting through a BDNF-dependent mechanism, *Tissue Eng Part A* 20:3089, 2014.
73. De Barros S, Dehez S, Arnaud E, et al: Aging-related decrease of human ASC angiogenic potential is reversed by hypoxia preconditioning through ROS production, *Mol Ther* 21:399, 2013.
74. Demarco FF, Casagrande L, Zhang Z, et al: Effects of morphogen and scaffold porogen on the differentiation of dental pulp stem cells, *J Endod* 36:1805, 2010.
75. Diderich KE, Nicolaije C, Priemel M, et al: Bone fragility and decline in stem cells in prematurely aging DNA repair deficient trichothiodystrophy mice, *Age (Dordr)* 34:845, 2012.
76. Diogenes A, Ferraz CC, Akopian AN, et al: LPS sensitizes TRPV1 via activation of TLR4 in trigeminal sensory neurons, *J Dent Res* 90:759, 2011.
77. Diogenes A, Henry MA, Teixeira FB, et al: An update on clinical regenerative endodontics, *Endo Top* 28:2, 2013.
78. Diogenes A, Ruparel NB, Shiloah Y, et al: Regenerative endodontics: A way forward, *J Am Dent Assoc* 147:372, 2016.
79. Diogenes AR, Ruparel NB, Teixeira FB, et al: Translational science in disinfection for regenerative endodontics, *J Endod* 40:S52, 2014.
80. Doyon GE, Dumsha T, von Fraunhofer JA: Fracture resistance of human root dentin exposed to intracanal calcium hydroxide, *J Endod* 31:895, 2005.
81. Duque C, Hebling J, Smith AJ, et al: Reactionary dentinogenesis after applying restorative materials and bioactive dentin matrix molecules as liners in deep cavities prepared in nonhuman primate teeth, *J Oral Rehabil* 33:452, 2006.
82. Durand SH, Flacher V, Romeas A, et al: Lipoteichoic acid increases TLR and functional chemokine expression while reducing dentin formation in in vitro differentiated human odontoblasts, *J Immunol* 176:2880, 2006.
83. Egusa H, Sonoyama W, Nishimura M, et al: Stem cells in dentistry—part I: stem cell sources, *J Prosthodont Res* 56:151, 2012.
84. Ejtehadifar M, Shamsasenjan K, Movassaghpour A, et al: The effect of hypoxia on mesenchymal stem cell biology, *Adv Pharm Bull* 5:141, 2015.
85. El Karim IA, Linden GJ, Curtis TM, et al: Human odontoblasts express functional thermo-sensitive TRP channels: implications for dentin sensitivity, *Pain* 152:2211, 2011.
86. el-Ansary MM: History of pain relief by ancient Egyptians, *Middle East J Anaesthesiol* 10:99, 1989.
87. El-Backly RM, Massoud AG, El-Badry AM, et al: Regeneration of dentine/pulp-like tissue using a dental pulp stem cell/poly(lactic-co-glycolic) acid scaffold construct in New Zealand white rabbits, *Aust Endod J* 34:52, 2008.
88. Eskander MA, Takimoto K, Diogenes A: Evaluation of mesenchymal stem cell modulation of trigeminal neuronal responses to cold, *Neuroscience*, 2017.
89. Essner MD, Javed A, Eleazer PD: Effect of sodium hypochlorite on human pulp cells: an in vitro study, *Oral Surg Oral Med Oral Pathol Oral Radiol Endod* 112:662, 2011.
90. Estefan BS, El Batouty KM, Nagy MM, et al: Influence of age and apical diameter on the success of endodontic regeneration procedures, *J Endod* 42:1620, 2016.
91. EzEldeen M, Van Gorp G, Van Dessel J, et al: 3-dimensional analysis of regenerative endodontic treatment outcome, *J Endod* 41:317, 2015.
92. Farkas JE, Monaghan JR: A brief history of the study of nerve dependent regeneration, *Neurogenesis (Austin)* 4:e1302216, 2017.
93. Ferracane JL, Cooper PR, Smith AJ: Can interaction of materials with the dentin-pulp complex contribute to dentin regeneration? *Odontology* 98:2, 2010.
94. Fichman G, Gazit E: Self-assembly of short peptides to form hydrogels: design of building blocks, physical properties and technological applications, *Acta Biomater* 10:1671, 2014.
95. Finkelman RD, Mohan S, Jennings JC, et al: Quantitation of growth factors IGF-I, SGF/IGF-II, and TGF-beta in human dentin, *J Bone Miner Res* 5:717, 1990.
96. Fitzgerald M, Chiego DJ Jr Heys DR: Autoradiographic analysis of odontoblast replacement following pulp exposure in primate teeth, *Arch Oral Biol* 35:707, 1990.
97. Flake NM, Gibbs JL, Diogenes A, et al: A standardized novel method to measure radiographic root changes after endodontic therapy in immature teeth, *J Endod* 40:46, 2014.
98. Francke OC: Capping of the living pulp: from Philip Pfaff to John Wessler, *Bull Hist Dent* 19:17, 1971.
99. Frank AL: [Apexification: therapy for the divergent pulpless tooth], *Shikai Tenbo* 61:729, 1983.
100. Friedenstein AJ, Chailakhyan RK, Latsinik NV, et al: Stromal cells responsible for transferring the microenvironment of the hemopoietic tissues. Cloning in vitro and retransplantation in vivo, *Transplantation* 17:331, 1974.
101. Friedenstein AJ, Deriglasova UF, Kulagina NN, et al: Precursors for fibroblasts in different populations of hematopoietic cells as detected by the in vitro colony assay method, *Exp Hematol* 2:83, 1974.
102. Friedman S, Mor C: The success of endodontic therapy—healing and functionality, *J Calif Dent Assoc* 32:493, 2004.
103. Galler KM, Brandl FP, Kirchhof S, et al: Suitability of different natural and synthetic biomaterials for dental pulp tissue engineering, *Tissue Eng Part A* 24:234, 2018.
104. Galler KM, Buchalla W, Hiller KA, et al: Influence of root canal disinfectants on growth factor release from dentin, *J Endod* 41:363, 2015.
105. Galler KM, D'Souza RN, Federlin M, et al: Dentin conditioning codetermines cell fate in regenerative endodontics, *J Endod* 37:1536, 2011.
106. Galler KM, D'Souza RN, Federlin M, et al: Dentin conditioning codetermines cell fate in regenerative endodontics, *J Endod* 37:1536, 2011.
107. Galler KM, D'Souza RN, Hartgerink JD, et al: Scaffolds for dental pulp tissue engineering. *Adv Dent Res* 23:333, 2011.
108. Galler KM, Eidt A, Schmalz G: Cell-free approaches for dental pulp tissue engineering, *J Endod* 40:S41, 2014.
109. Galler KM, Hartgerink JD, Cavender AC, et al: A customized self-assembling peptide hydrogel for dental pulp tissue engineering, *Tissue Eng Part A* 18:176, 2012.
110. Galler KM, Widbiller M, Buchalla W, et al: EDTA conditioning of dentine promotes adhesion, migration and differentiation of dental pulp stem cells, *Int Endod J* 49:581, 2016.
111. Garcia-Irigoyen O, Carotti S, Latasa MU, et al: Matrix metalloproteinase-10 expression is induced during hepatic injury and plays a fundamental role in liver tissue repair, *Liver Int* 2013.
112. Gavino Orduna JF, Caviedes-Bucheli J, Manzanares Cespedes MC, et al: Use of platelet-rich plasma in endodontic procedures in adults: regeneration or repair? A report of 3 cases with 5 years of follow-up, *J Endod* 43:1294, 2017.
113. Gelbier MJ: Pulp capping and pulpotomy: 1750 - 2008, *Dent Hist* 58, 2010.
114. Gher ME, Quintero G, Assad D, et al: Bone grafting and guided bone regeneration for immediate dental implants in humans, *J Periodontol* 65:881, 1994.

314. Witherspoon DE, Ham K: One-visit apexification: technique for inducing root-end barrier formation in apical closures, *Pract Proced Aesthet Dent* 13:455, 2001.
315. Witherspoon DE, Small JC, Regan JD, et al: Retrospective analysis of open apex teeth obturated with mineral trioxide aggregate, *J Endod* 34:1171, 2008.
316. Wong ML, Griffiths LG: Immunogenicity in xenogeneic scaffold generation: antigen removal vs. decellularization, *Acta Biomater* 10:1806, 2014.
317. Xu L, Tang L, Jin F, et al: The apical region of developing tooth root constitutes a complex and maintains the ability to generate root and periodontium-like tissues, *J Periodon Res* 44:275, 2009.
318. Xu Q, Li Z: Regenerative endodontic treatment of a maxillary mature premolar, *Case Rep Dent* 2018:5234136, 2018.
319. Xu X, Jha AK, Harrington DA, et al: Hyaluronic acid-based hydrogels: from a natural polysaccharide to complex networks, *Soft Matter* 8:3280, 2012.
320. Xu Y, MacEntee MI: The roots of dentistry in ancient China, *J Can Dent Assoc* 60:613, 1994.
321. Yamamura T: Differentiation of pulpal cells and inductive influences of various matrices with reference to pulpal wound healing, *J Dent Res* 64 Spec No:530, 1985.
322. Yang X, Yang F, Walboomers XF, et al: The performance of dental pulp stem cells on nanofibrous PCL/gelatin/nHA scaffolds, *J Biomed Mater Res A* 93:247, 2010.
323. Yassen GH, Vail MM, Chu TG, et al: The effect of medicaments used in endodontic regeneration on root fracture and microhardness of radicular dentine, *Int Endod J* 46:688, 2013.
324. Yildirim S, Can A, Arican M, et al: Characterization of dental pulp defect and repair in a canine model, *Am J Dent* 24:331, 2011.
325. Yip WK: The prevalence of dens evaginatus, *Oral Surg Oral Med Oral Pathol* 38:80, 1974.
326. Yoshimura H, Muneta T, Nimura A, et al: Comparison of rat mesenchymal stem cells derived from bone marrow, synovium, periosteum, adipose tissue, and muscle, *Cell Tissue Res* 327:449, 2007.
327. Young CS, Terada S, Vacanti JP, et al: Tissue engineering of complex tooth structures on biodegradable polymer scaffolds, *J Dent Res* 81:695, 2002.
328. Zanini M, Sautier JM, Berdal A, et al: Biodentine induces immortalized murine pulp cell differentiation into odontoblast-like cells and stimulates biomineralization, *J Endod* 38:1220, 2012.
329. Zhang CZ, Li H, Young WG, et al: Evidence for a local action of growth hormone in embryonic tooth development in the rat, *Growth Factors* 14:131, 1997.
330. Zhang J, Zhang Y, Lv H, et al: Human stem cells from the apical papilla response to bacterial lipopolysaccharide exposure and anti-inflammatory effects of nuclear factor I C, *J Endod* 39:1416, 2013.
331. Zhao JH, Tsai CH, Chang YC: Management of radicular cysts using platelet-rich fibrin and bioactive glass: a report of two cases, *J Formos Med Assoc* 113:470, 2014.
332. Zhao S, Sloan AJ, Murray PE, et al: Ultrastructural localisation of TGF-beta exposure in dentine by chemical treatment, *Histochem J* 32:489, 2000.

214. Nakashima M, Akamine A: The application of tissue engineering to regeneration of pulp and dentin in endodontics, *J Endod* 31:711, 2005.
215. Nakashima M, Iohara K: Mobilized dental pulp stem cells for pulp regeneration: initiation of clinical trial, *J Endod* 40:S26, 2014.
216. Nasstrom K: Dentin formation after corticosteroid treatment. A clinical study and an experimental study on rats, *Swed Dent J Suppl* 115:1, 1996.
217. Nasstrom K, Forsberg B, Petersson A, et al: Narrowing of the dental pulp chamber in patients with renal diseases, *Oral Surg Oral Med Oral Pathol* 59:242, 1985.
218. Nosrat A, Homayounfar N, Oloomi K: Drawbacks and unfavorable outcomes of regenerative endodontic treatments of necrotic immature teeth: a literature review and report of a case, *J Endod* 38:1428, 2012.
219. Nosrat A, Kolahdouzan A, Khatibi AH, et al: Clinical, radiographic, and histologic outcome of regenerative endodontic treatment in human teeth using a novel collagen-hydroxyapatite scaffold, *J Endod* 45:136, 2019.
220. Nygaard-Ostby B: [Mortal or vital treatment of the inflamed pulp?], *SSO Schweiz Monatsschr Zahnheilkd* 76:545, 1966.
221. Nygaard-Ostby B, Hjortdal O: Tissue formation in the root canal following pulp removal, *Scand J Dent Res* 79:333, 1971.
222. Oberpenning F, Meng J, Yoo JJ, et al: De novo reconstitution of a functional mammalian urinary bladder by tissue engineering, *Nat Biotechnol* 17:149, 1999.
223. Ogino Y, Ayukawa Y, Kukita T, et al: The contribution of platelet-derived growth factor, transforming growth factor-beta1, and insulin-like growth factor-I in platelet-rich plasma to the proliferation of osteoblast-like cells, *Oral Surg Oral Med Oral Pathol Oral Radiol Endod* 101:724, 2006.
224. Okamoto Y, Sonoyama W, Ono M, et al: Simvastatin induces the odontogenic differentiation of human dental pulp stem cells in vitro and in vivo, *J Endod* 35:367, 2009.
225. Okita K, Ichisaka T, Yamanaka S: Generation of germline-competent induced pluripotent stem cells, *Nature* 448:313, 2007.
226. Ostby BN: The role of the blood clot in endodontic therapy. An experimental histologic study, *Acta Odontol Scand* 19:324, 1961.
227. Paakkonen V, Bleicher F, Carrouel F, et al: General expression profiles of human native odontoblasts and pulp-derived cultured odontoblast-like cells are similar but reveal differential neuropeptide expression levels, *Arch Oral Biol* 54:55, 2009.
228. Paakkonen V, Vuoristo JT, Salo T, et al: Comparative gene expression profile analysis between native human odontoblasts and pulp tissue, *Int Endod J* 41:117, 2008.
229. Palma PJ, Ramos JC, Martins JB, et al: Histologic evaluation of regenerative endodontic procedures with the use of chitosan scaffolds in immature dog teeth with apical periodontitis, *J Endod* 43:1279, 2017.
230. Parirokh M, Torabinejad M: Mineral trioxide aggregate: a comprehensive literature review—Part I: chemical, physical, and antibacterial properties, *J Endod* 36:16, 2010.
231. Parirokh M, Torabinejad M: Mineral trioxide aggregate: a comprehensive literature review—Part III: Clinical applications, drawbacks, and mechanism of action, *J Endod* 36:400, 2010.
232. Paryani K, Kim SG: Regenerative endodontic treatment of permanent teeth after completion of root development: a report of 2 cases, *J Endod* 39:929, 2013.
233. Paula-Silva FW, Ghosh A, Silva LA, et al: TNF-alpha promotes an odontoblastic phenotype in dental pulp cells, *J Dent Res* 88:339, 2009.
234. Peng C, Zhao Y, Wang W, et al: Histologic findings of a human immature revascularized/regenerated tooth with symptomatic irreversible pulpitis, *J Endod* 43:905, 2017.
235. Petrino JA, Boda KK, Shambarger S, et al: Challenges in regenerative endodontics: a case series, *J Endod* 36:536, 2010.
236. Pettiette MT, Zhong S, Moretti AJ, J Endod: Potential correlation between statins and pulp chamber calcification, *J Endod* 39:1119, 2013.
237. Priya MH, Tambakad PB, Naidu J: Pulp and periodontal regeneration of an avulsed permanent mature incisor using platelet-rich plasma after delayed replantation: a 12-month clinical case study, *J Endod* 42:66, 2016.
238. Ravindran S, George A: Multifunctional ECM proteins in bone and teeth, *Exp Cell Res* 325:148, 2014.
239. Ravindran S, Huang CC, George A: Extracellular matrix of dental pulp stem cells: applications in pulp tissue engineering using somatic MSCs, *Front Physiol* 4:395, 2014.
240. Reddi AH: Role of morphogenetic proteins in skeletal tissue engineering and regeneration, *Nat Biotechnol* 16:247, 1998.
241. Reynolds K, Johnson JD, Cohenca N: Pulp revascularization of necrotic bilateral bicuspids using a modified novel technique to eliminate potential coronal discolouration: a case report, *Int Endod J* 42:84, 2009.
242. Ring KC, Murray PE, Namerow KN, et al: The comparison of the effect of endodontic irrigation on cell adherence to root canal dentin, *J Endod* 34:1474, 2008.
242a. Roberts-Clark DJ, Smith AJ: Angiogenic growth factors in human dentine matrix, *Arch Oral Biol* 45:1013, 2000.
243. Robertson A, Andreasen FM, Andreasen JO, et al: Long-term prognosis of crown-fractured permanent incisors. The effect of stage of root development and associated luxation injury, *Int J Paediatr Dent* 10:191, 2000.
244. Robertson A, Andreasen FM, Bergenholtz G, et al: Incidence of pulp necrosis subsequent to pulp canal obliteration from trauma of permanent incisors, *J Endod* 22:557, 1996.
245. Rule DC, Winter GB: Root growth and apical repair subsequent to pulpal necrosis in children, *Br Dent J* 120:586, 1966.
246. Ruparel NB, de Almeida JF, Henry MA, et al: Characterization of a stem cell of apical papilla cell line: effect of passage on cellular phenotype, *J Endod* 39:357, 2013.
247. Ruparel NB, Teixeira FB, Ferraz CC, et al: Direct effect of intracanal medicaments on survival of stem cells of the apical papilla, *J Endod* 38:1372, 2012.
248. Ruparel NB, Teixeira FB, Ferraz CC, et al: Direct effect of intracanal medicaments on survival of stem cells of the apical papilla, *J Endod* 38:1372, 2012.
249. Sabrah AH, Yassen GH, Gregory RL: Effectiveness of antibiotic medicaments against biofilm formation of Enterococcus faecalis and Porphyromonas gingivalis, *J Endod* 39:1385, 2013.
250. Said F, Moskovitz M: Effect of calcium hydroxide as a root canal dressing material on dentin fracture strength in primary teeth-in vitro study, *J Clin P ediatr Dent* 42:146, 2018.
251. Sakai VT, Zhang Z, Dong Z, et al: SHED differentiate into functional odontoblasts and endothelium, *J Dent Res* 89:791, 2010.
252. Saoud TM, Huang GT, Gibbs JL, et al: Management of teeth with persistent apical periodontitis after root canal treatment using regenerative endodontic therapy, *J Endod* 41:1743, 2015.
253. Saoud TM, Martin G, Chen YH, et al: Treatment of mature permanent teeth with necrotic pulps and apical periodontitis using regenerative endodontic procedures: a case series, *J Endod* 42:57, 2016.
254. Saoud TM, Mistry S, Kahler B, et al: Regenerative Endodontic procedures for traumatized teeth after horizontal root fracture, avulsion, and perforating root resorption, *J Endod* 42:1476, 2016.
255. Saoud TM, Sigurdsson A, Rosenberg PA, et al: Treatment of a large cystlike inflammatory periapical lesion associated with mature necrotic teeth using regenerative endodontic therapy, *J Endod* 40:2081, 2014.
256. Saoud TM, Zaazou A, Nabil A, et al: Histological observations of pulpal replacement tissue in immature dog teeth after revascularization of infected pulps, *Dent Traumatol* 31:243, 2015.
257. Saoud TM, Zaazou A, Nabil A, et al: Clinical and radiographic outcomes of traumatized immature permanent necrotic teeth after revascularization/revitalization therapy, *J Endod* 40:1946, 2014.
258. Sato I, Ando-Kurihara N, Kota K, et al: Sterilization of infected root-canal dentine by topical application of a mixture of ciprofloxacin, metronidazole and minocycline in situ, *Int Endod J* 29:118, 1996.
259. Sato T, Hoshino E, Uematsu H, et al: In vitro antimicrobial susceptibility to combinations of drugs on bacteria from carious and endodontic lesions of human deciduous teeth, *Oral Microbiol Immunol* 8:172, 1993.
260. Schwarz S, Rotter N: Human salivary gland stem cells: isolation, propagation, and characterization, *Methods Mol Biol* 879:403, 2012.
261. Seo BM, Miura M, Gronthos S, et al: Investigation of multipotent postnatal stem cells from human periodontal ligament, *Lancet* 364:149, 2004.
262. Shi S, Gronthos S: Perivascular niche of postnatal mesenchymal stem cells in human bone marrow and dental pulp, *J Bone Miner Res* 18:696, 2003.
263. Shimizu E, Jong G, Partridge N, et al: Histologic observation of a human immature permanent tooth with irreversible pulpitis after revascularization/regeneration procedure, *J Endod* 38:1293, 2012.
264. Shimizu E, Ricucci D, Albert J, et al: Clinical, radiographic, and histological observation of a human immature permanent tooth

with chronic apical abscess after revitalization treatment, *J Endod* 39:1078, 2013.
265. Silujjai J, Linsuwanont P: Treatment outcomes of apexification or revascularization in nonvital immature permanent teeth: A Retrospective Study, *J Endod* 43:238, 2017.
266. Simon S, Perard M, Zanini M, et al: Should pulp chamber pulpotomy be seen as a permanent treatment? Some preliminary thoughts, *Int Endod J* 46:79, 2013.
267. Simon S, Smith AJ, Berdal A, et al: The MAP kinase pathway is involved in odontoblast stimulation via p38 phosphorylation, *J Endod* 36:256, 2010.
268. Simon SR, Tomson PL, Berdal A: Regenerative endodontics: regeneration or repair? *J Endod* 40:S70, 2014.
269. Sireesha A, Jayasree R, Vidhya S, et al: Comparative evaluation of micron- and nano-sized intracanal medicaments on penetration and fracture resistance of root dentin - an in vitro study, *Int J Biol Macromol* 104:1866, 2017.
270. Smith AJ, Duncan HF, Diogenes A, et al: Exploiting the bioactive properties of the dentin-pulp complex in regenerative endodontics, *J Endod* 42:47, 2016.
271. Smith AJ, Lesot H: Induction and regulation of crown dentinogenesis: embryonic events as a template for dental tissue repair? *Crit Rev Oral Biol Med* 12:425, 2001.
272. Smith AJ, Lumley PJ, Tomson PL, et al: Dental regeneration and materials: a partnership, *Clin Oral Investig* 12:103, 2008.
273. Smith AJ, Matthews JB, Hall RC: Transforming growth factor-beta1 (TGF-beta1) in dentine matrix. Ligand activation and receptor expression, *Eur J Oral Sci* 106 (Suppl 1):179, 1998.
274. Smith AJ, Tobias RS, Plant CG, et al: In vivo morphogenetic activity of dentine matrix proteins, *J Biol Buccale* 18:123, 1990.
275. Smith AJ, Tobias RS, Plant CG, et al: Morphogenetic proteins from dentine extracellular matrix and cell-matrix interactions, *Biochem Soc Trans* 19:187S, 1991.
276. Smith AJ, Tobias RS, Plant CG, et al: Preliminary studies on the in vivo morphogenetic properties of dentine matrix proteins, *Biomaterials* 11:22, 1990.
277. Song JS, Takimoto K, Jeon M, et al: Decellularized human dental pulp as a scaffold for regenerative endodontics, *J Dent Res* 96:640, 2017.
278. Song M, Cao Y, Shin SJ, et al: Revascularization-associated intracanal calcification: assessment of prevalence and contributing factors, *J Endod* 43:2025, 2017.
279. Sonoyama W, Liu Y, Fang D, et al: Mesenchymal stem cell-mediated functional tooth regeneration in swine, *PLoS One* 1:e79, 2006.
280. Staquet MJ, Durand SH, Colomb E, et al: Different roles of odontoblasts and fibroblasts in immunity, *J Dent Res* 87:256, 2008.
281. Strindberg LZ: The dependence of the results of pulp therapy on certain factors: an analytic study based on radiographic and clinical follow-up examinations, *Acta Odontol Scand Suppl*:1, 1956.
282. Subash D, Shoba K, Aman S, et al: Revitalization of an immature permanent mandibular molar with a necrotic pulp using platelet-rich fibrin: a case report, *J Clin Diagn Res* 10:ZD21, 2016.
283. Symons AL, Symons DJ: Pulpal obliteration related to long-term glucocorticosteroid medication, *Spec Care Dentist* 14:103, 1994.
284. Tagelsir A, Yassen GH, Gomez GF, et al: Effect of antimicrobials used in regenerative endodontic procedures on 3-week-old Enterococcus faecalis biofilm, *J Endod* 42:258, 2016.
285. Takeda T, Tezuka Y, Horiuchi M, et al: Characterization of dental pulp stem cells of human tooth germs, *J Dent Res* 87:676, 2008.
286. Tecles O, Laurent P, Aubut V, et al: Human tooth culture: a study model for reparative dentinogenesis and direct pulp capping materials biocompatibility, *J Biomed Mater Res B Appl Biomater* 85:180, 2008.
287. Thelen DS, Trovik TA, Bardsen A: Impact of traumatic dental injuries with unmet treatment need on daily life among Albanian adolescents: a case-control study, *Dent Traumatol* 27:88, 2011.
288. Thesleff I, Vaahtokari A: The role of growth factors in determination and differentiation of the odontoblastic cell lineage, *Proc Finn Dent Soc* 88 Suppl 1:357, 1992.
289. Thibodeau B, Teixeira F, Yamauchi M, et al: Pulp revascularization of immature dog teeth with apical periodontitis, *J Endod* 33:680, 2007.
289a. Thomadakis G, Ramoshebi LN, Crooks J, et al: Immunolocalization of bone morphogenetic protein-2 and -3 and osteogenic protein-1 during murine tooth root morphogenesis and in other craniofacial structures, *Eur J Oral Sci* 107:368, 1999.
290. Tobias Duarte PC, Gomes-Filho JE, Ervolino E, et al: Histopathological condition of the remaining tissues after endodontic infection of rat immature teeth, *J Endod* 40:538, 2014.
291. Tomic S, Djokic J, Vasilijic S, et al: Immunomodulatory properties of mesenchymal stem cells derived from dental pulp and dental follicle are susceptible to activation by toll-like receptor agonists, *Stem Cells Dev* 20:695, 2011.
292. Tomson PL, Grover LM, Lumley PJ, et al: Dissolution of bio-active dentine matrix components by mineral trioxide aggregate, *J Dent* 35:636, 2007.
292a. Tomson PL, Lumley PJ, Alexander MY, et al: Hepatocyte growth factor is sequestered in dentine matrix and promotes regeneration-associated events in dental pulp cells. *Cytokine* 61:622, 2013
293. Topcuoglu G, Topcuoglu HS: Regenerative endodontic therapy in a single visit using platelet-rich plasma and biodentine in necrotic and asymptomatic immature molar teeth: a report of 3 cases, *J Endod* 42:1344, 2016.
294. Torabinejad M, Chivian N: Clinical applications of mineral trioxide aggregate, *J Endod* 25:197, 1999.
295. Torabinejad M, Corr R, Buhrley M, et al: An animal model to study regenerative endodontics, *J Endod* 37:197, 2011.
296. Torabinejad M, Faras H, Corr R, et al: Histologic examinations of teeth treated with 2 scaffolds: a pilot animal investigation, *J Endod* 40:515, 2014.
297. Torabinejad M, Nosrat A, Verma P, et al: Regenerative endodontic treatment or mineral trioxide aggregate apical plug in teeth with necrotic pulps and open apices: a systematic review and meta-analysis, *J Endod* 43:1806, 2017.
298. Torabinejad M, Parirokh M: Mineral trioxide aggregate: a comprehensive literature review—part II: leakage and biocompatibility investigations, *J Endod* 36:190, 2010.
299. Torabinejad M, Turman M: Revitalization of tooth with necrotic pulp and open apex by using platelet-rich plasma: a case report, *J Endod* 37:265, 2011.
300. Trevino EG, Patwardhan AN, Henry MA, et al: Effect of irrigants on the survival of human stem cells of the apical papilla in a platelet-rich plasma scaffold in human root tips, *J Endod* 37:1109, 2011.
301. Tzanetakis GN: Management of intruded immature maxillary central incisor with pulp necrosis and severe external resorption by regenerative approach, *J Endod* 44:245, 2018.
302. Tziafas D, Kodonas K: Dentinogenic specificity in the preclinical evaluation of vital pulp treatment strategies: a critical review, *Dent J (Basel)* 3:133, 2015.
303. Vainio S, Karavanova I, Jowett A, et al: Identification of BMP-4 as a signal mediating secondary induction between epithelial and mesenchymal tissues during early tooth development, *Cell* 75:45, 1993.
304. Valera MC, Albuquerque MT, Yamasaki MC, et al: Fracture resistance of weakened bovine teeth after long-term use of calcium hydroxide, *Dent Traumatol* 31:385, 2015.
305. Vanacker J, Viswanath A, De Berdt P, et al: Hypoxia modulates the differentiation potential of stem cells of the apical papilla, *J Endod* 40:1410, 2014.
306. Vangsness CT, Jr., Farr J II, Boyd J, et al: Adult human mesenchymal stem cells delivered via intra-articular injection to the knee following partial medial meniscectomy: a randomized, double-blind, controlled study, *J Bone Joint Surg Am* 96:90, 2014.
307. Verma R, Fischer BI, Gregory RL, et al: The radiopacity and antimicrobial properties of different radiopaque double antibiotic pastes used in regenerative endodontics, *J Endod* 44:1376, 2018.
308. Vishwanat L, Duong R, Takimoto K, et al: Effect of bacterial biofilm on the osteogenic differentiation of stem cells of apical papilla, *J Endod* 43:916, 2017.
309. Wei X, Ling J, Wu L, et al: Expression of mineralization markers in dental pulp cells, *J Endod* 33:703, 2007.
310. Widbiller M, Althumairy RI, Diogenes A: Direct and indirect effect of chlorhexidine on survival of stem cells from the apical papilla and its neutralization, *J Endod* 45:156, 2019.
311. Widbiller M, Driesen RB, Eidt A, et al: Cell homing for pulp tissue engineering with endogenous dentin matrix proteins, *J Endod* 44:956, 2018.
312. Widbiller M, Eidt A, Hiller KA, et al: Ultrasonic activation of irrigants increases growth factor release from human dentine, *Clin Oral Investig* 21:879, 2017.
313. Windley W III, Teixeira F, Levin L, et al: Disinfection of immature teeth with a triple antibiotic paste, *J Endod* 31:439, 2005.

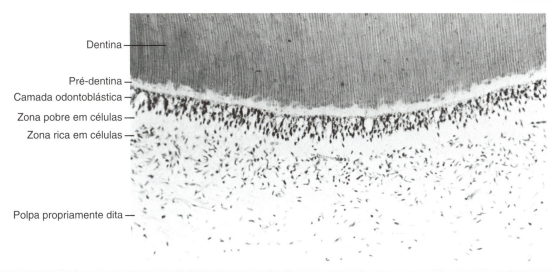

Figura 13.1 Zonas morfológicas da polpa madura.

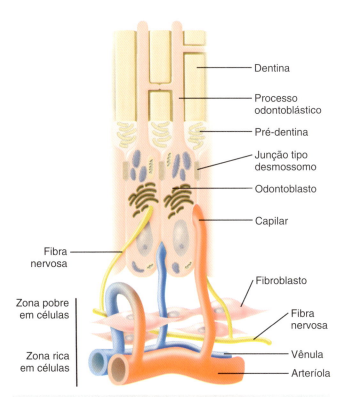

Figura 13.2 Representação diagramática da camada odontoblástica e da região subodontoblástica da polpa.

envelhecimento, há uma contínua aglomeração na camada odontoblástica, particularmente na polpa coronária, devido ao estreitamento do espaço pulpar. A apoptose dos odontoblastos parece se ajustar a esse espaço limitado no decorrer do desenvolvimento.[257]

Há uma série de junções célula a célula especializadas (complexos juncionais), incluindo desmossomos (zona aderente), junções comunicantes (nexos), e junções justas (zona oclusiva), que conecta odontoblastos adjacentes. Desmossomos pontuais, localizados na parte apical dos corpos das células odontoblásticas, unem os odontoblastos mecanicamente. As numerosas junções comunicantes fornecem vias permeáveis pelas quais as moléculas sinalizadoras podem passar entre as células (Figura 13.3) para sincronizar a atividade secretora que produz camadas de pré-dentina relativamente uniformes (ver Figura 13.2). Essas junções são mais numerosas durante a

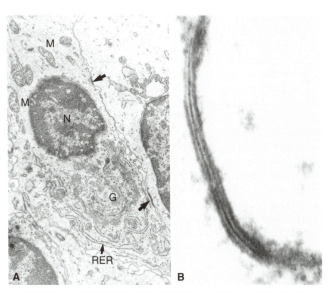

Figura 13.3 A. Micrografia eletrônica de um odontoblasto do molar de rato demonstrando junções comunicantes (*setas*), núcleo (N), mitocôndria (M), complexo de Golgi (G), e retículo endoplasmático rugoso (RER). B. Amplificação elevada de uma seção fixada e corada com nitrato de lantânio para demonstrar uma junção comunicante típica. (Cortesia de Dr. Charles F. Cos, School of Dentistry, Universidade do Alabama.)

juncionais oclusivos e comunicantes.[29,63,162] As junções comunicantes são formadas pelas proteínas conexinas,[115] que permitem a passagem de moléculas sinalizadoras célula a célula.

A camada odontoblástica na porção coronal da polpa contém mais células por unidade de área que na polpa radicular.[245] Enquanto os odontoblastos da polpa coronária madura são em geral colunares, os da porção média da polpa radicular são mais cuboides.[63] Próximo ao forame apical, os odontoblastos parecem uma camada escamosa de células achatadas. Como uma quantidade de túbulos dentinários por unidade de área presente na raiz é menor que na coroa do dente, os corpos das células dos odontoblastos estão menos aglomerados e são capazes de se fundir lateralmente.[245] Durante a maturação e o formação da pré-dentina. Junções comunicantes e desmossomos foram observados unindo os odontoblastos aos processos dos fibroblastos na área subodontoblástica. Junções oclusivas são encontradas principalmente na parte apical dos odontoblastos em dentes jovens. Essas estruturas consistem em cristas e sulcos lineares que fecham o espaço intercelular. Entretanto, estudos com marcadores sugerem passagem direta de pequenos elementos de capilares subodontoblásticos a pré-dentina e dentina entre os odontoblastos.[359] Parece que as junções oclusivas determinam a permeabilidade da camada odontoblástica quando a dentina é coberta por esmalte ou cemento pela restrição da passagem de moléculas, íons e fluido entre os compartimentos da polpa e pré-dentina. Durante o preparo cavitário, essas junções são rompidas, aumentando, portanto, a permeabilidade da dentina.[380,381]

ZONA POBRE EM CÉLULAS

Imediatamente adjacente à camada odontoblástica na polpa coronal, há frequentemente uma zona estreita de aproximadamente 40 μm em largura, que é relativamente livre de células (ver Figura 13.1) e, por isso, chamada *camada livre de células de Weil*. Ela é atravessada por capilares sanguíneos, fibras nervosas não mielinizadas e processos citoplasmáticos delgados dos fibroblastos (ver Figura 13.2). A presença ou a ausência da zona pobre em células depende do *status* funcional da polpa.[63] Ela pode não estar presente em polpas jovens, em que a dentina se forma rapidamente, ou em polpas mais velhas, em que a dentina reparadora está sendo produzida.

ZONA RICA EM CÉLULAS

Na área subodontoblástica, há uma camada contendo uma proporção relativamente alta de fibroblastos comparada à região mais central da polpa (ver Figura 13.1). Ela é muito mais proeminente na polpa coronária que na polpa radicular. Além dos fibroblastos, a zona rica em células pode incluir um número variado de células imunes como macrófagos e células dendríticas, bem como células-tronco mesenquimais indiferenciadas (CMIs).

Com base em evidências obtidas em dentes molares de ratos, foi sugerido[128] que a zona rica em células se forma como um resultado da migração periférica de células da região central da polpa, com início próximo da erupção dentária. A migração de células imunocompetentes para fora e para dentro da zona rica em células foi demonstrada como um resultado do desafio antigênico.[428] Embora a divisão celular na zona rica em células seja rara em polpa normais, a morte dos odontoblastos desencadeia um grande aumento na taxa de mitoses. Como os odontoblastos são células pós-mitóticas, odontoblastos irreversivelmente lesionados são substituídos por células que migram da zona rica em células para a superfície interna da dentina.[100] Essa atividade mitótica é o primeiro passo na formação da nova camada odontoblástica.[74,261,263,345] Estudos implicam as células tronco como uma fonte para essa substituição de odontoblastos.[353]

POLPA PROPRIAMENTE DITA

A polpa propriamente dita é a massa central da polpa (ver Figura 13.1), que consiste em tecido conjuntivo frouxo e contém maiores vasos sanguíneos e nervos. A célula mais proeminente nesta zona é o fibroblasto.

Células da polpa

ODONTOBLASTOS

Como os odontoblastos são responsáveis pela dentinogênese tanto no desenvolvimento do dente quanto no envelhecimento, eles são a célula mais característica e especializada do complexo dentina polpa. Durante a dentinogênese, os odontoblastos formam dentina e túbulos dentinários, e sua presença nos túbulos torna a dentina um tecido vivo responsivo.

A dentinogênese, a osteogênese e a cementogênese são, em muitos aspectos, quase similares, bem como os odontoblastos, os osteoblastos e os cementoblastos têm muitas características em comum. Cada uma dessas células produz uma matriz composta de fibrilas colágenas, proteínas não colágenas, além de proteoglicanas que são capazes de sofrer mineralização. As características ultraestruturais dos odontoblastos, osteoblastos e cementoblastos são igualmente similares e cada um deles exibe um retículo endoplasmático rugoso (RER) altamente organizado, um complexo de Golgi proeminente, grânulos secretórios e várias mitocôndrias. Ademais, essas células são ricas em RNA e seu núcleo contém um ou mais nucléolos proeminentes. Essas são as características gerais das células secretoras de proteínas.

As diferenças mais significantes entre os odontoblastos, osteoblastos e cementoblastos são suas características morfológicas e a relação anatômica entre as células e as estruturas mineralizadas que elas produzem. Enquanto os osteoblastos e cementoblastos são poligonais a cuboides na forma, os odontoblastos totalmente desenvolvidos da polpa coronária são uma célula colunar alta.[63,245] No osso e cemento, alguns osteoblastos e cementoblastos se tornam envolvidos na matriz como osteócitos e cementócitos, respectivamente. O odontoblasto, por outro lado, deixa para trás um processo celular para formar a dentina tubular, e o corpo celular fica do lado de fora do tecido mineralizado. Ramificações laterais entre o processo celular principal do odontoblasto se interconectam[180,258] por canalículos, assim como osteócitos e cementócitos são ligados por canalículos ao osso e ao cemento. Isso fornece uma via de comunicação intercelular e de circulação de fluidos e metabólitos pela matriz mineralizada.

As características ultraestruturais dos odontoblastos foram objeto de estudo de vários pesquisadores. O corpo da célula do odontoblasto ativo tem um grande núcleo que pode conter até quatro nucléolos (Figura 13.4). O núcleo está localizado na extremidade basal da célula e está contido em um envelope nuclear. Um complexo de Golgi bem desenvolvido, localizado centralmente no citoplasma supranuclear, consiste em uma reunião de vesículas de paredes lisas e cisternas. Várias mitocôndrias estão eventualmente distribuídas ao longo de todo corpo celular. RER é particularmente proeminente, consistindo em cisternas estreitamente empilhadas, formando matrizes paralelas – que estão dispersas difusamente no citoplasma. Vários ribossomos diretamente associados às membranas das cisternas indicam os locais de síntese de proteínas. No lúmen da cisterna, material filamentoso – provavelmente representando proteína recém-sintetizada – pode ser observado.

Os odontoblastos parecem sintetizar principalmente colágeno tipo I,[212,408] embora pequenas quantidades de colágeno tipo V tenham sido encontradas na matriz extracelular (MEC). Além das proteoglicanas[39,85,125] e do colágeno,[212,224] o odontoblasto secreta sialoproteína[41] e fosfoforina,[41,70] uma fosfoproteína fosforilada envolvida na mineralização extracelular.[41,78] A fosfoforina é exclusiva da dentina não sendo encontrada em quaisquer outros

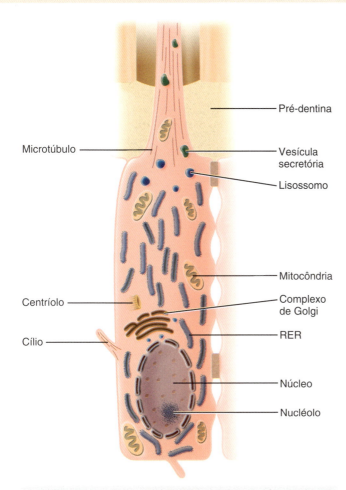

Figura 13.4 Diagrama de um odontoblasto totalmente diferenciado. *RER*, retículo endoplasmático rugoso.

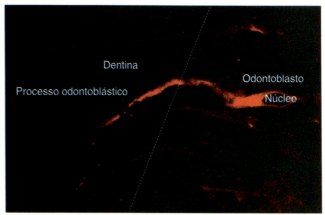

Figura 13.5 Imagem de microscopia confocal apresentando um odontoblasto com seu processo expressando o receptor de neurocinina 2. Neurocinina 2 possui afinidade com todos os neuropeptídeos da família da neurocinina. A linha pontilhada representa a margem da pré-dentina. (De: Fristad, I, Vandevska-Radunovic V, Fjeld K, et al: NK1, NK2, NK3 e PRGC1 receptors identified in rat oral soft tissues, and in bone and dental hard tissue cells, *Cell Tissue Res* 311:383-391, 2003.)

PROCESSO ODONTOBLÁSTICO

Um túbulo dentinário se forma ao redor de cada processo odontoblástico principal. O processo odontoblástico ocupa a maior parte do espaço dentro do túbulo e coordena a formação da dentina peritubular.

Microtúbulos e microfilamentos são os principais componentes ultraestruturais do processo odontoblástico e suas ramificações laterais.[112,160] Os microtúbulos se estendem do corpo celular para fora do processo.[112] Essas estruturas retas seguem um curso paralelo ao longo eixo da célula, que transmite a impressão de rigidez. Ainda que seu papel preciso seja desconhecido, teorias para sua significância funcional sugerem que ela pode estar envolvida na extensão citoplasmática, no transporte de materiais ou na provisão de um arranjo estrutural. Ocasionalmente, mitocôndrias podem ser encontradas no processo quando ele atravessa a pré-dentina.

A membrana plasmática do processo odontoblástico se aproxima intimamente da parede do túbulo dentinário. Constrições localizadas no processo ocasionalmente produzem espaços relativamente grandes entre a parede do túbulo e o processo. Tais espaços podem conter fibrilas colágenas e material granular fino que possivelmente representam a substância fundamental (ver também "Interstício pulpar e substância fundamental" neste capítulo). A matriz de dentina peritubular no túbulo está alinhada por uma membrana limitante eletrodensa chamada *lâmina limitans*.[265,361,405] Um espaço estreito separa a membrana limitante da membrana plasmática do processo odontoblástico, exceto para áreas em que o processo é constrito.

Na restauração de um dente, a remoção de esmalte e dentina frequentemente rompe os odontoblastos.[42,46,74,81,206,262] Seria de importância clínica considerável estabelecer a extensão dos processos odontoblásticos em dentes humanos, na medida em que, com esse conhecimento, o clínico poderia ter um melhor posicionamento ao estimar o impacto de um procedimento restaurador nos odontoblastos subjacentes. Entretanto, a extensão com que esse processo penetra a dentina tem sido motivo de considerável controvérsia. Ao longo do tempo, acredita-se que o processo está presente em toda a espessura da dentina. Embora estudos ultraestruturais usando microscopia eletrônica de transmissão tenham descrito o processo como sendo limitado ao terço interno da dentina,[49,113,361,405] deve ser observado que isso poderia

tipos de células mesenquimais.[78] O odontoblasto também secreta tanto fosfatase ácida quanto fosfatase alcalina. A última enzima é diretamente ligada à mineralização, mas o papel preciso da fosfatase alcalina na dentinogênese não é completamente compreendido. A fosfatase ácida, uma enzima lisossômica, pode estar envolvida na digestão de material reabsorvido da matriz de pré-dentina.[89]

Em contraste ao odontoblasto ativo, o odontoblasto em repouso ou inativo, tem uma diminuição no número de organelas e pode se tornar progressivamente mais curto.[63,245] Essas mudanças podem começar com o início da completa formação da raiz e a erupção quando a produção de dentina muda de primária para dentina secundária.

Ações diretas dos odontoblastos sobre nervos e vice-versa foram propostas baseadas na excitabilidade dos odontoblastos, na expressão diferenciada de receptores para os neuropeptídeos nos odontoblastos (Figura 13.5), na demonstração da termossensibilidade dos canais iônicos receptores de potencial transitório (RPT) e no achado de que todos os nove canais de sódio voltagem-dependentes estão expressos variavelmente nos odontoblastos em desenvolvimento, maduros e em envelhecimento – em dentes de rato.[53,72,84,109,236,237] Além disso, uma possível função do odontoblasto na regulação imune foi proposta pelos achados de componentes imunes inatos na camada odontoblástica.[387] Por isso, os odontoblastos devem ser capazes de reconhecer os componentes bacterianos e responder diferencialmente a eles, exercendo, assim, as funções de barreira imune e dentino-pulpar.

possivelmente ser resultado da contração que ocorre durante a fixação e a desidratação. Outros estudos utilizando microscopia eletrônica de varredura descreveram o processo se estendendo para dentro do túbulo, frequentemente até a junção dentina-esmalte (JDE),[132,181,343,419] mas foi sugerido que o que foi observado em micrografia eletrônica de varredura é atualmente a lâmina limitante.[361,362,405]

Na tentativa de resolver essa questão, anticorpos monoclonais direcionados contra microtúbulos foram usados para demonstrar tubulina nos microtúbulos do processo. Imunorreatividade foi observada ao longo do túbulo dentinário, sugerindo que o processo se estende ao longo da espessura da dentina.[343] Todavia, um estudo utilizando microscopia confocal descobriu que os processos odontoblásticos em molares de ratos não se estendiam até a dentina mais externa ou a JDE, exceto durante os estágios iniciais de desenvolvimento do dente.[49] É provável que as paredes dos túbulos contenham muitas proteínas originalmente desenvolvidas dos odontoblastos que não permanecem por muito tempo no local. Como a matriz dentinária não tem *turnover*, esses antígenos permanecem fixados no local. Em uma perspectiva clínica, é importante lembrar que esses processos nos túbulos representam apêndices de odontoblastos vivos na polpa, que explicam por que a dentina deve ser considerada um tecido vital, pois sua destruição afetará a polpa.

O odontoblasto é considerado uma célula pós-mitótica fixa que, uma vez totalmente diferenciada, aparentemente não pode ser submetida à futura divisão celular. Se isso for realmente o caso, a vida útil do odontoblasto coincide com a vida útil da polpa viável. Entretanto, sua atividade metabólica pode ser alterada dinamicamente – descrito em "Reparo pulpar".

RELAÇÃO DA ESTRUTURA DO ODONTOBLASTO COM A FUNÇÃO SECRETORA

Estudos usando radiomarcadores químicos jogaram luz sobre a significância funcional das organelas citoplasmáticas do odontoblasto ativo.[407,408] Em animais experimentais, a injeção intraperitoneal de um precursor do colágeno – por exemplo, ³H-prolina – foi seguida por marcação autorradiográfica dos odontoblastos e da matriz pré-dentina (Figura 13.6).[408] A incorporação rápida do isótopo no RER leva à marcação do complexo de Golgi na área em que o pró-colágeno foi embalado e concentrado dentro

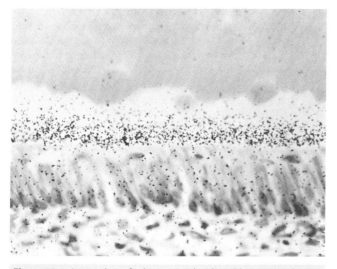

Figura 13.6 Autorradiografia demonstrando odontoblastos e pré-dentina em um molar de rato em desenvolvimento 1 hora após a injeção peritoneal de ³H-prolina.

de vesículas secretórias. Vesículas com radiomarcação, então, podem ser seguidas ao longo de sua via migratória até que elas alcancem a base do processo odontoblástico. Aqui, eles se fundem à membrana celular e liberam suas moléculas de tropocolágeno na matriz de pré-dentina pelo processo de exocitose.

Atualmente, é sabido que as fibrilas colágenas se precipitam de uma solução de tropocolágeno secretado e que a agregação das fibrilas ocorre sobre a superfície externa da membrana plasmática do odontoblasto. As fibrilas são liberadas na pré-dentina e aumentam em espessura assim que se aproximam da matriz mineralizada. Enquanto as fibrilas da base do processo odontoblástico têm aproximadamente 15 nm de diâmetro, as fibrilas na região da frente de calcificação têm atingido um diâmetro de cerca de 50 nm.

Estudos de rastreamento semelhantes[407] elucidaram a via de síntese, transporte e secreção dos proteoglicanos da pré-dentina. A metade proteica dessas moléculas é sintetizada pelo RER do odontoblasto, ao passo que a sulfatação e a adição de glicosaminoglicanos (GAG) às moléculas de proteínas ocorrem no complexo de Golgi. As vesículas secretórias, então, transportam os proteoglicanos para a base do processo odontoblástico, onde eles são secretados na matriz pré-dentina. Os proteoglicanos, principalmente o sulfato de condroitina, acumulam-se próximos à frente de calcificação. O papel deles é especulativo, mas muitas evidências sugerem que atuam como inibidores da calcificação pela ligação do cálcio. Parece que, logo antes da calcificação, os proteoglicanos são removidos, provavelmente por enzimas lisossômicas secretadas pelos odontoblastos.[86]

FIBROBLASTO PULPAR

Os fibroblastos são as células mais numerosas da polpa. Eles parecem ser células tecido específicas capazes de originar outras células sujeitas à diferenciação (p. ex., células semelhantes aos odontoblastos) se submetidos a uma indução adequada. Essas células sintetizam colágenos tipo I e III, assim como os proteoglicanos e GAGs. Portanto, eles produzem e mantêm as proteínas da matriz extracelular. Por também serem capazes de fagocitar e digerir colágeno, os fibroblastos são responsáveis pelo *turnover* do colágeno na polpa.

Embora distribuídos ao longo da polpa, os fibroblastos são particularmente abundantes na zona rica em células. Os fibroblastos inicialmente diferenciados são poligonais e parecem estar amplamente separados e distribuídos uniformemente dentro da substância fundamental. Os contatos célula a célula são estabelecidos entre os múltiplos processos que se estendem para fora de cada uma das células. Muitos desses contatos assumem a forma de junções comunicantes que oferecem acoplamento eletrônico ou sinalização química de uma célula para outra. Em termos de ultraestrutura, as organelas dos fibroblastos imaturos geralmente estão em um estágio rudimentar de desenvolvimento, com um complexo de Golgi imperceptível, muitos ribossomos livres e RER esparsos. À medida que elas maturam, as células assumem uma forma estrelada, o complexo de Golgi aumenta, o RER prolifera, as vesículas secretórias aparecem e os fibroblastos assumem a aparência característica de células secretoras de proteína. Além disso, as fibrilas de colágeno se acumulam ao longo da superfície externa do corpo celular. Com um aumento no número de vasos sanguíneos, nervos e fibras de colágeno, há uma diminuição relativa no número de fibroblastos na polpa.

Muitos fibroblastos da polpa são caracterizados por ser relativamente indiferenciados. Um termo mais moderno para essas células indiferenciadas é "células-tronco mesenquimais" (CTMs). As CTMs derivadas de diferentes tecidos parecem ser tecidos específicas e são responsáveis pela manutenção das funções teciduais específicas. Contudo, as CTMs compartilham algumas características comuns, como serem capazes de se diferenciar em outras linhagens celulares quando é dado sinais adequados. Assim como as CTMs do osso e dos tecidos adiposos, as CTMs pulpares proliferam bem em cultura (Figura 13.7) e, quando estimuladas, elas têm potencial de diferenciação neurogênica, adipogênica, condrogênica e osteogênica.[282] Muitas células pulpares parecem permanecer em uma modalidade relativamente indiferenciada, em comparação aos fibroblastos da maioria dos outros tecidos conjuntivos.[138] Essa percepção foi sustentada pela observação do grande número de fibras similares a reticulares na polpa. Fibras reticulares têm uma afinidade por corantes de prata e são similares às fibras argirofílicas da polpa. Entretanto, em uma revisão cautelosa, parece que as fibras reticulares reais podem não estar presentes na polpa; ao contrário da descrição anterior, elas são realmente *fibras de colágeno argirofílicas*.[15] Aparentemente, as fibras adquirem uma bainha de GAG, que é impregnada pelos corantes de prata. Na polpa jovem, as fibras de colágeno não argirofílicas estão esparsas, mas elas aumentam progressivamente em número à medida que a polpa envelhece.

Muitos modelos experimentais foram desenvolvidos para estudar a cicatrização da lesão de feridas na polpa, particularmente na formação da ponte dentinária após a exposição da polpa ou a pulpotomia. Um estudo[100] demonstrou que a atividade mitótica precedendo a diferenciação dos odontoblastos de substituição parece ocorrer primariamente entre os fibroblastos perivasculares.

Os fibroblastos pulpares parecem ter uma parte ativa nas vias de sinalização na polpa dentária. Por exemplo, o crescimento e a síntese de fibroblastos são estimulados por neuropeptídeos; em contrapartida, os fibroblastos produzem o fator de crescimento nervoso (FCN) e citocinas pró-inflamatórias durante a inflamação.[32,415,420] O FCN tem um papel importante não apenas no desenvolvimento dentário, mas, também, na regulação neuronal e provavelmente nas respostas odontoblásticas à lesão, pela ativação de receptores neurotróficos semelhantes existentes em ambos os tipos celulares (ver "Plasticidade das fibras nervosas intradentais" neste capítulo).[415]

MACRÓFAGO

Os macrófagos são monócitos que deixam a corrente sanguínea, entram nos tecidos e se diferenciam em várias subpopulações. As diferentes subpopulações podem ser estudadas por suas propriedades antigênicas em estudos imuno-histoquímicos. Muitos são encontrados em proximidade direta aos vasos sanguíneos. Uma subpopulação principal de macrófagos é ativa em endocitose e fagocitose. Devido à sua mobilidade e à sua atividade fagocítica, eles são capazes de agir como varredores, removendo células sanguíneas vermelhas extravasadas, células mortas, bem como corpos estranhos do tecido. O material digerido é destruído pela ação de enzimas lisossomais. Outra categoria de macrófagos participa nas reações imunes pelo processamento de antígeno e pela sua apresentação às células de memória T.[287] O antígeno processado está ligado às moléculas do complexo principal de histocompatibilidade (MHC, do inglês *major histocompatibility complex*) classe II no macrófago, no qual ele pode interagir com receptores específicos presentes nas células T de memória (Figura 13.8).[135] Tais interações são essenciais para a imunidade dependente das células T. Similar aos fibroblastos, os macrófagos têm participação ativa nas vias de sinalização da polpa. Quando ativados por estímulo inflamatório apropriado, os macrófagos são capazes de produzir uma grande variedade de fatores solúveis, incluindo interleucina (IL) 1, fator

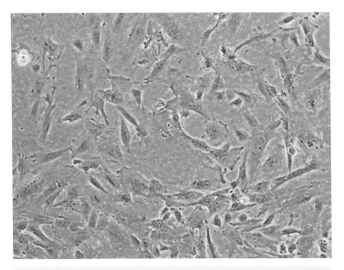

Figura 13.7 Morfologia da cultura de células pulpares. Muitas células terão características de CTMs.

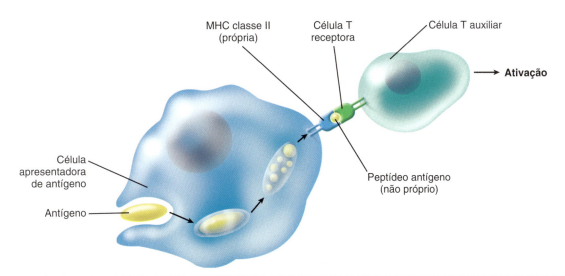

Figura 13.8 Função das células que expressam moléculas de classe II do complexo principal de histocompatibilidade (MHC). Elas agem como células apresentadoras de antígenos que são essenciais para a indução da resposta imune dependente de células T *helper* (auxiliares).

de necrose tumoral (TNF), fatores de crescimento e outras citocinas. Um estudo mostrou que uma categoria de macrófagos expressa marcadores linfáticos, incluindo uma ligação entre macrófagos e função linfática e desenvolvimento.[19]

CÉLULA DENDRÍTICA

Células dendríticas são células acessórias do sistema imune. Células similares são encontradas na epiderme e nas membranas mucosas, onde são chamadas *células de Langerhans*.[175,286] As células dendríticas são primariamente encontradas em tecidos linfoides, mas elas são também amplamente distribuídas nos tecidos conjuntivos, incluindo a polpa (Figura 13.9).[325] Essas células são chamadas células apresentadoras de antígenos e são caracterizadas pelos processos citoplasmáticos dendríticos e pela presença de complexo MHC classe II sobre a superfície dessas células. Na polpa normal, elas estão localizadas principalmente na periferia da polpa coronária perto da pré-dentina, mas elas migram centralmente na polpa após o desafio antigênico.[428] Elas são conhecidas por ter um papel central na indução da imunidade dependente das células T. Assim como os macrófagos apresentadores de antígenos, as células dendríticas engolem proteínas antigênicas e, então, apresentam um conjunto de fragmentos de peptídeos dos antígenos e moléculas MHC classe II. É esse conjunto que pode ser reconhecido pelas células T. Portanto, o conjunto se liga a uma célula T receptora e ocorre a ativação da célula T (ver Figura 13.8). A Figura 13.10 mostra um contato célula a célula entre uma célula dendrítica e um linfócito.

LINFÓCITO

Hahn et al.[135] relataram o encontro de linfócito T em polpas normais de dentes humanos. Linfócitos T8 (supressores) foram a categoria de linfócitos T predominantes nessas amostras. Os linfócitos também foram observados nas polpas de dentes impactados.[205] A presença de macrófagos, células dendríticas e linfócitos T indica que a polpa é bem equipada com células necessárias para o início de uma resposta imune.[175,325] Linfócitos B são dificilmente encontrados em polpa normal não inflamada.

MASTÓCITOS

Os mastócitos são amplamente distribuídos nos tecidos conjuntivos, nos quais eles ocorrem em pequenos grupos em relação aos vasos sanguíneos. Os mastócitos são raramente encontrados no tecido pulpar normal, embora eles sejam rotineiramente encontrados em polpas cronicamente inflamadas.[325] Além disso, eles têm sido alvo de considerável atenção devido ao seu importante papel nas reações inflamatórias. Os grânulos dos mastócitos contêm heparina, um anticoagulante, e histamina, um importante mediador inflamatório, assim como muitos outros fatores químicos.

Metabolismo

A atividade metabólica da polpa foi estudada pela medição da taxa de consumo de oxigênio e produção de dióxido de carbono (CO_2) ou ácido láctico.[26,97,98,99,137,326] Uma pesquisa utilizou microeletrodo oxigênio-sensitivo inserido na polpa de um incisivo de rato com um micromanipulador, e os autores relataram que os odontoblastos consumiram O_2 em uma taxa de $3,2 \pm 0,2$ mℓ/min/100 g de tecido pulpar.[425]

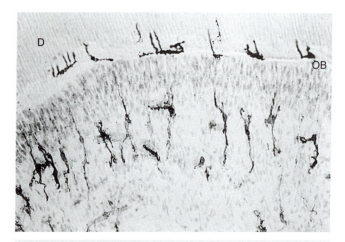

Figura 13.9 Células dendríticas de classe II antígeno-reveladora na polpa e zona marginal dentinária na polpa humana normal, conforme demonstrado pela imunocitoquímica. *D*, dentina; *OB*, camada odontoblástica.

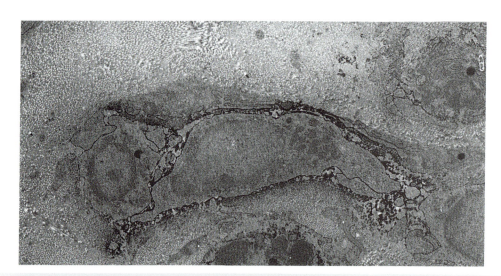

Figura 13.10 Micrografia imunoeletrônica de uma célula se assemelhando a uma célula dendrítica e a um linfócito. Eles apresentam contato célula a célula.

Por conta da composição celular relativamente esparsa da polpa, a taxa de consumo de oxigênio é baixa em comparação àquela da maioria dos tecidos conjuntivos. Durante a dentinogênese ativa, a atividade metabólica é muito mais alta que após a coroa estar completa. Como poderia ser antecipado, a maior atividade metabólica é encontrada na região da camada odontoblástica, e a mais baixa é encontrada no centro da polpa, no qual a maioria dos nervos e vasos sanguíneos está localizada.[25]

Além da via glicolítica usual, a polpa tem a capacidade de produzir energia por meio de um tipo de desvio de fosfogliconato – por exemplo, pentoses-fosfato – do metabolismo de carboidrato,[99] uma via metabólica que permite aos tecidos funcionar sobre vários graus de isquemia. Isso pode explicar como a polpa resiste a períodos de baixa perfusão resultante da vasoconstrição induzida por infiltração de anestésicos contendo epinefrina.[193]

Vários materiais odontológicos comumente usados – por exemplo, eugenol, óxido de zinco e eugenol, hidróxido de cálcio, amálgama de prata – inibem o consumo de oxigênio pelo tecido pulpar, indicando que esses agentes podem ser capazes de deprimir a atividade metabólica das células pulpares.[98,174] Um estudo[137] encontrou que a aplicação de força ortodôntica em pré-molares humanos por 3 dias resultou em uma redução de 27% na atividade respiratória na polpa. Esse estudo utilizou ácido succínico marcado com carbono-14 no meio. Conforme as células metabolizam ácido succínico, elas produzem $^{14}CO_2$, que pode ser contido e quantificado por um contador de cintilação líquida.[137] Essa técnica requer somente poucos miligramas de tecido.

Interstício pulpar e substância fundamental

O interstício consiste no fluido intersticial e da matriz intersticial (extracelular), bem como ocupa o espaço extracelular e extravascular. Ele é amorfo e geralmente considerado mais como um gel que como um sólido. Seus constituintes são similares em todos tecidos, mas suas quantidades relativas variam. O principal componente estrutural do interstício é o colágeno. (Figura 13.11). A rede de fibras colágenas também suporta outros componentes do interstício, as proteoglicanas, o ácido hialurônico e as fibras elásticas. Os dois primeiros componentes representam as GAGs da matriz intersticial.

Devido ao seu conteúdo de polissacarídeos polianiônicos, o interstício é responsável pelas propriedades de retenção de água

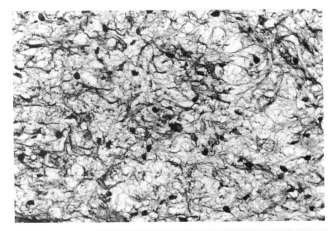

Figura 13.11 Delicada rede de fibras colágenas pulpares, como demonstrado pelo método de impregnação de prata por Pearson.

dos tecidos conjuntivos e age como uma peneira molecular na regulação da difusão de substâncias por esse espaço.[411]

O tecido conjuntivo consiste em células e fibras, ambas envoltas em uma substância fundamental ou MEC. As células que produzem fibras do tecido conjuntivo também sintetizam os principais constituintes da MEC. Enquanto as fibras e células têm formas reconhecidas, a MEC é descrita como sendo amorfa. Ela é geralmente considerada mais um gel que um sólido. Quase todas as proteínas da MEC são glicoproteínas,[242] e as proteoglicanas são uma importante subclasse de glicoproteínas.[125] Essas moléculas suportam células, fornecem o turgor tecidual e medeiam uma variedade de interações celulares; além disso, elas têm em comum a presença de cadeias de GAG e um núcleo proteico ao qual as cadeias estão ligadas. Exceto para as sulfato de heparina e heparina, as cadeias são compostas por dissacarídeos. A função primária das cadeias GAG é agir como moléculas adesivas que podem se ligar a superfícies celulares e outras moléculas da matriz.

A fibronectina é a principal glicoproteína da superfície que, com o colágeno, formam uma rede fibrilar integrada que influencia a adesão, a motilidade, o crescimento e a diferenciação das células. A laminina, um importante componente das membranas basais, liga-se ao colágeno tipo IV e aos receptores da superfície celular.[120] A tenascina é um outro substrato de adesão glicoproteica.

Na polpa, as principais glicoproteínas incluem ácido hialurônico, sulfato de dermatano, sulfato de heparina e sulfato de condroitina.[132] O conteúdo proteoglicano da polpa diminui aproximadamente 50% com a erupção do dente.[224] Durante a dentinogênese ativa, o sulfato de condroitina é a principal proteoglicana, particularmente no odontoblasto e na camada pré-dentina, onde ela é de alguma forma envolvida com a mineralização. Com a erupção do dente, o ácido hialurônico e o sulfato de dermatano aumentam, e o sulfato de condroitina diminui muito.

A consistência de um tecido conjuntivo – por exemplo, a polpa – é amplamente determinada pelos componentes proteoglicanos da substância fundamental. As cadeias longas de GAG das moléculas de proteoglicanas formam serpentinas relativamente rígidas constituindo uma rede que retém água, formando, assim, um gel característico. O ácido hialurônico em particular tem uma forte afinidade pela água e é o principal componente da substância fundamental nos tecidos com um grande conteúdo fluido, tais como geleia de Wharton do cordão umbilical. O conteúdo de água da polpa jovem é muito alto – aproximadamente 90% –, então a substância fundamental forma uma almofada capaz de proteger células e componentes vasculares do dente.

A substância fundamental também age como uma peneira molecular em que ela exclui grandes proteínas. Metabólitos celulares, nutrientes e dejetos passam pela substância fundamental entre as células e os vasos sanguíneos. De alguma forma, a substância fundamental pode ser relacionada a uma resina de troca iônica, pois as cadeias polianiônicas das GAGs se ligam a cátions. Além disso, as pressões osmóticas podem ser alteradas pela exclusão de moléculas osmoticamente ativas. Portanto, os proteoglicanos podem regular a dispersão de solutos, coloides e água da matriz intersticial, e – em grande escala – eles determinam as características físicas de um tecido, como a polpa.

A degradação da substância fundamental pode ocorrer em certas lesões inflamatórias com uma alta concentração de enzimas lisossomais dos macrófagos. Enzimas proteolíticas, hialuronidase e sulfatases de condroitina de origem lisossômica e bacteriana são exemplos de enzimas hidrolíticas que podem agir atacando componentes da substância fundamental. As vias de inflamação e de infecção são fortemente influenciadas pelo estado de polimerização dos componentes da substância fundamental.

ÁCIDO HIALURÔNICO

Outro componente estrutural principal da matriz intersticial é o ácido hialurônico. Ele é uma molécula não ramificada, formada aleatoriamente de unidades repetidas de dissacarídeo não sulfatado e encontrada no interstício como moléculas livres ou ligadas às células – possivelmente pela conexão com a fibronectina.[209] Seu grande peso molecular associado à sua estrutura proteica contam para suas propriedades únicas. Ele possui uma viscosidade elevada mesmo em concentração baixa, exibe propriedades de exclusão, bem como tem uma forte afinidade por água.

O ácido hialurônico é um dos vários tipos de GAGs na polpa.[221,242] O receptor-1 do ácido hialurônico está presente nos vasos linfáticos e nas células imunes da polpa dentária.[19] O ácido hialurônico é removido do tecido pelos vasos linfáticos e é metabolizado nos linfonodos[103] e pelas células endoteliais no fígado.[136,304]

FIBRAS ELÁSTICAS

As fibras elásticas constituem um núcleo elástico e uma rede microfibrilar circundante, bem como fornecem elasticidade ao tecido.[295] A quantidade de elastina na matriz intersticial é pequena na maioria dos tecidos. Não há evidência para fibras elásticas na matriz da polpa.[136,304]

INTERSTÍCIO INFLAMADO

As hialuronidases, sulfatases de condroitina e metaloproteinases da matriz (MMPs, *matrix metalloproteinases*) são exemplos de enzimas hidrolíticas que podem atacar componentes do interstício.

Durante a infecção e a inflamação, as propriedades físicas do tecido pulpar podem, então, ser alteradas devido à produção de tais enzimas degradantes.[147,324] Além de seu próprio efeito danoso, elas também podem pavimentar o caminho para os efeitos deletérios das toxinas bacterianas, aumentando a magnitude da lesão.[179]

As vias de inflamação e infecção são fortemente influenciadas pela composição particular do interstício em cada tecido e sua degradação pelo próprio hospedeiro ou por enzimas microbianas.

Fibras do tecido conjuntivo da polpa

Dois tipos de proteínas estruturais são encontrados na polpa: colágeno e elastina. As fibras elásticas são confinadas às paredes das arteríolas e, diferentemente do colágeno, não são parte da MEC.

Uma única molécula de colágeno referida como tropocolágeno consiste em três cadeias de polipeptídeos, designadas como α-1 ou α-2 dependendo da composição de aminoácidos e sequência. Na polpa humana, a quantidade de colágeno é relatada como sendo de 26 a 32% do peso seco em pré-molares e molares.[383] Colágenos tipo I e III representam os principais subtipos de colágeno na polpa e o tipo I é encontrado em fibras estriadas espessas ao longo de todo tecido pulpar.[210,342] As diferentes combinações e ligações das cadeias que compõem a molécula de tropocolágeno permitiram que as fibras colágenas e fibrilas fossem classificadas em vários tipos:

- Colágeno tipo I é encontrado na pele, tendão, osso, dentina e polpa
- Colágeno tipo II é encontrado na cartilagem
- Colágeno tipo III é encontrado na maioria dos tecidos conjuntivos não mineralizados – é uma forma fetal encontrada na papila dental e na polpa madura e, na polpa bovina, ele constitui 45% do colágeno total da polpa durante todos os estágios do desenvolvimento[383]
- Colágeno tipo IV e VII são componentes da membrana basal
- Colágeno tipo V é um constituinte dos tecidos intersticiais
- Colágeno tipo VI é um heterotrímero de três cadeias distintas, α2 (VI) e α3 (VI), amplamente distribuído em baixas concentrações em tecidos moles nos filamentos interfibrilares.

O colágeno tipo I é sintetizado por odontoblastos e osteoblastos, e os fibroblastos sintetizam os colágenos tipos I, III, V e VII.

Na síntese de colágeno, a porção proteica da molécula é formada pelos polirribossomos da RER das células do tecido conjuntivo. Os resíduos de prolina e lisina das cadeias de polipeptídeos são hidroxilados na cisterna do RER e as cadeias são reunidas em uma configuração de tripla hélice no retículo endoplasmático liso. O produto dessa reunião é chamado *pró-colágeno* e tem uma unidade terminal de aminoácidos conhecido como *telopeptídeo da molécula de pró-colágeno*. Quando essas moléculas alcançam o complexo de Golgi, elas são glicosiladas e empacotadas em vesículas secretórias. As vesículas são transportadas até a membrana plasmática e secretadas pela via da exocitose no meio extracelular, portanto liberando o pró-colágeno. Aqui, o telopeptídeo terminal é clivado por uma enzima hidrolítica, e as moléculas de tropocolágeno começam o agregamento para formar as fibrilas colágenas. Acredita-se que a GAG, de alguma maneira, medeia a agregação do tropocolágeno. A conversão do colágeno solúvel em fibras insolúveis ocorre com um resultado de ligações cruzadas das moléculas de tropocolágeno. O fator de transcrição SOX9 é fortemente expresso no tecido pulpar dental normal e reduzido na polpa inflamada.[232] O fator parece ser promotor da síntese de colágeno e importante para o balanço da MEC.

A presença de fibras colágenas passando da matriz de dentina entre os odontoblastos para a polpa dental foi relatado em dentes totalmente erupcionados.[29] Os maiores feixes de fibras colágenas são muito mais numerosos na polpa radicular que na polpa coronária. A concentração mais alta desses feixes maiores de fibras é normalmente encontrado perto do ápice (Figura 13.12).[371]

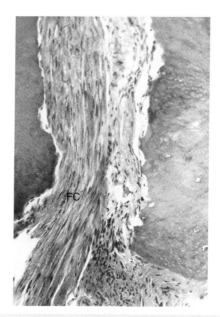

Figura 13.12 Densos feixes de fibras colágenas (FC) na polpa apical.

O sistema trigêmeo

INERVAÇÃO

A dor é um fenômeno subjetivo envolvendo não somente respostas sensoriais fisiológicas, mas, também, aspectos emocionais, conceituais e motivacionais do comportamento. A existência de neurônios sensoriais "nociceptivos" periféricos – detecção de dor – forma a base da dor, e as sensações de dor de várias qualidades e intensidades são provocadas pela ativação de nervos intradentais que inervam os dentes. Estímulos nocivos nos dentes são transmitidos por neurônios aferentes primários, localizados no gânglio trigêmeo via neurônios de segunda ordem no tronco cerebral, para o cérebro (Figura 13.13) (ver também Capítulo 4 e mais adiante este capítulo). A transmissão de informação sensorial consiste em uma cascata de eventos envolvendo entrada, processamento e sensibilização,[335] então o controle da dor dental deve ser baseado no entendimento da origem dos sinais da dor e da complexa modulação que pode ocorrer localmente e nos níveis mais elevados. O sistema sensorial da polpa parece ser bem adequado para a sinalização de potenciais danos ao dente. O dente é inervado por um grande número de axônios mielinizados e não mielinizados. O número de axônios entrando em um pré-molar pode alcançar 2 mil ou mais e cada axônio pode arborizar para formar múltiplos pontos de inervação.[92,171,172]

Independentemente da natureza do estímulo sensorial – térmico, mecânico, químico e elétrico, como teste pulpar –, quase todos os impulsos aferentes gerados no tecido pulpar resultam na sensação de dor. Entretanto, quando a polpa era fracamente estimulada por um teste elétrico, uma sensação não dolorosa, como pré-dor, foi relatada.[252] Portanto, nem todos os neurônios aferentes que inervam a polpa são nociceptores. A inervação da polpa inclui *neurônios aferentes*, que conduzem impulsos sensoriais, e *neurônios autônomicos ou eferentes*,[165] que fornecem modulação neurogênica da microcirculação, reações inflamatórias[150] e, talvez, regulem a dentinogênese.[47]

A inervação simpática dos dentes deriva do gânglio cervical superior (GCS).[8,307] Nervos simpáticos pós-ganglionares caminham com o nervo carotídeo interno, juntam-se ao nervo trigêmeo no gânglio e suprem dentes e estruturas de suporte via divisão maxilar e mandibular do nervo trigêmeo.[244] Fibras simpáticas aparecem com os vasos sanguíneos no momento que o sistema vascular é estabelecido na papila dentária.[106] Na polpa dental adulta, as fibras simpáticas formam plexos, normalmente em volta das arteríolas pulpares. (Figura 13.14). A estimulação dessas fibras resulta em constrição das arteríolas e diminuição do fluxo sanguíneo.[1,82] Os neurônios terminais simpáticos contêm os neurotransmissores clássicos, a norepinefrina (NE) e o neuropeptídeo Y (NPY) (ver "Neuropeptídeos" mais adiante neste capítulo). O NPY é sintetizado nos neurônios simpáticos e fornecido aos terminais pelo transporte axonal. Em contraste, a NE é principalmente produzida localmente nos terminais. Comparadas aos nervos sensoriais, essas fibras são, na maioria, frequentemente localizadas nas partes mais profundas da polpa propriamente dita, mas fibras têm sido encontradas em relação direta com os odontoblastos.[1,166]

A presença de nervos colinérgicos parassimpáticos nos tecidos dentais foi, e ainda é, controversa, embora foi concluído que há ausência de vasodilatação parassimpática na polpa dental de gatos.[292,329] Foi relatado que o neuropeptídeo polipeptídio intestinal vasoativo (PIV) é localizado em neurônios parassimpáticos[229,230] A origem de fibras contendo PIV na polpa é incerto na medida em que nenhuma forma de desenervação cirúrgica resultou em uma completa perda dessas fibras da polpa dental.[397]

As fibras nervosas sensitivas são normalmente classificadas de acordo com seu diâmetro, sua velocidade de condução e sua função (Tabela 13.1). A polpa contém dois tipos de fibras nervosas sensitivas: mielinizadas (fibras A) e não mielinizadas (fibras C). Foi mostrado que há algumas funções sobrepostas entre fibras pulpares A e C e que ambos os tipos de fibras podem ser nociceptores.[165,171,172,251,272] As fibras A incluem as fibras A-β e A-δ.

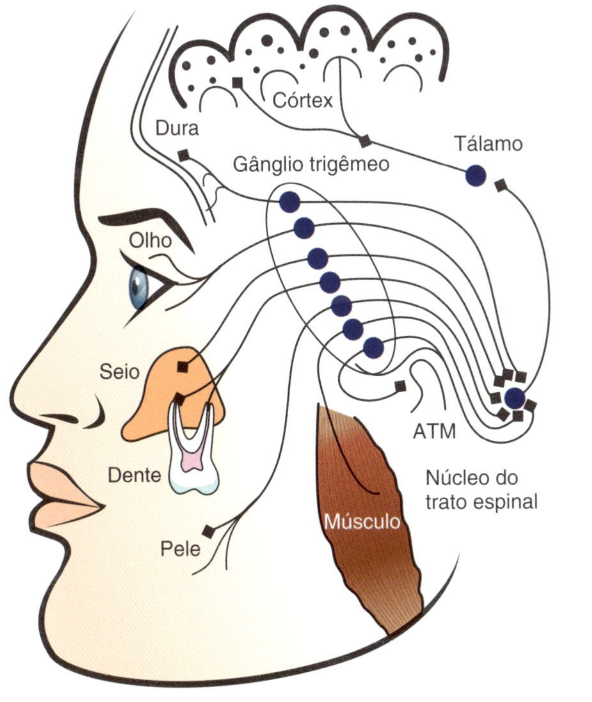

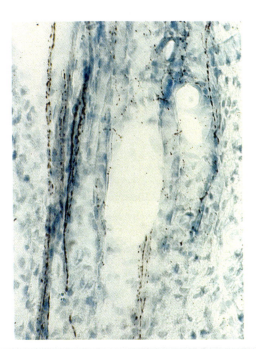

Figura 13.13 Ilustração esquemática mostrando a convergência da informação sensorial dos dentes para os centros cerebrais mais elevados. *ATM*, articulação temporomandibular.

Figura 13.14 Corte histológico, corado imuno-histologicamente para neuropeptídeo Y (NPY), mostra a distribuição dos nervos simpáticos na polpa radicular de um rato. As fibras NPY são vistas associadas aos vasos sanguíneos (Cortesia de Dr. Inge Fristad, Department of Clinical Dentistry, University of Bergen.)

Tabela 13.1 Classificação das fibras nervosas.

Tipo de fibra	Função	Diâmetro (μm)	Velocidade de condução (m/s)
A-α	Motora, propriocepção	12 a 20	70 a 120
A-β	Pressão, toque	5 a 12	30 a 70
A-γ	Motora, aos eixos musculares	3 a 6	15 a 30
A-δ	Dor, temperatura, toque	1 a 5	6 a 30
B	Pré-gangliônica, autonômica	< 3	3 a 15
C raiz dorsal	Dor	0,4 a 1	0,5 a 2
Simpática	Pós-gangliônica simpática	0,3 a 1,3	0,7 a 2,3

As fibras A-β podem ser ligeiramente mais sensíveis à estimulação que as fibras A-δ, mas funcionalmente essas fibras estão agrupadas na polpa dental, pois ambas inervam os túbulos dentinários e são estimuladas pelo movimento do fluido dentinário (Figura 13.15). Aproximadamente 90% das fibras A da polpa dental são fibras A-δ.[251] A Tabela 13.2 resume as principais características das principais fibras sensitivas.

Durante o estágio de campânula do desenvolvimento do dente, fibras nervosas "pioneiras" entram na papila dental seguindo o caminho dos vasos sanguíneos.[106] Embora somente fibras não mielinizadas sejam observadas na papila dental, a proporção dessas fibras é provavelmente de fibras A que perderam ou não desenvolveram sua bainha mielínica. Fibras mielinizadas são as últimas estruturas principais a aparecer no desenvolvimento da polpa dental humana.[11] O número de fibras nervosas aumenta gradualmente e as ramificações ocorrem com as fibras à medida que elas se aproximam da dentina. Durante o estágio de campânula, poucas fibras entram na pré-dentina.[106]

Os nervos sensitivos da polpa surgem do nervo trigêmeo e passam para a polpa radicular em feixes pelo caminho do forame em associação direta com arteríolas e vênulas (Figura 13.16). Cada um dos nervos que entram na polpa está envolvido pelas células de Schwann e as fibras A adquirem sua bainha mielínica dessas células. Com o término do desenvolvimento radicular, as fibras mielinizadas parecem se agrupar em feixes na região central da polpa (Figura 13.17). A maioria das fibras C não mielinizadas

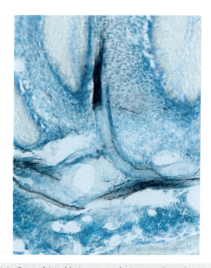

Figura 13.16 Corte histológico, corado imuno-histologicamente para peptídeo relacionado ao gene da calcitonina (PRGC), mostra a distribuição de nervos sensoriais na região apical de um molar de rato. Fibras nervosas estão associadas aos vasos sanguíneos e entram na polpa dental em feixes nervosos. (Cortesia de Dr. Inge Fristad. Department of Clinical Dentistry, Universidade de Bergen.)

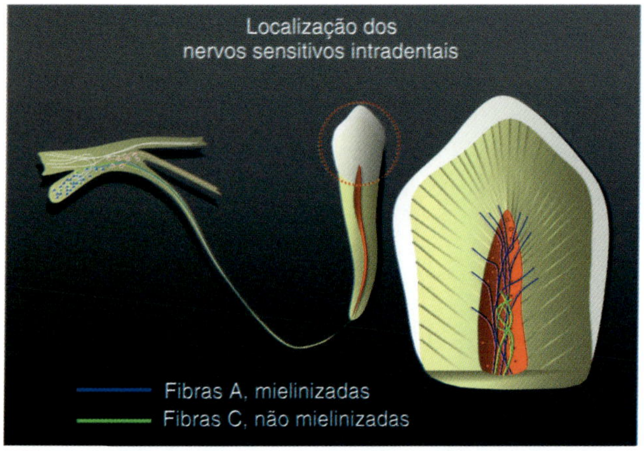

Figura 13.15 Desenho esquemático ilustrando a localização das fibras A e C na polpa dental. Fibras A mielinizadas são localizadas na periferia da polpa, penetrando a parte interna da dentina. Fibras C não mielinizadas são localizadas na parte mais profunda da polpa propriamente dita.

Tabela 13.2 Características das fibras sensitivas.

Fibra	Mielinização	Localização dos terminais	Característica da dor	Limiar da estimulação
A-δ	Sim	Principalmente na região junção polpa-dentina	Aguda, formigante	Relativamente baixo
C	Não	Provavelmente distribuídos ao longo da polpa	Ardente, dolorosa, menos suportável que as sensações da fibra A-δ	Relativamente alto, normalmente associado com lesão tecidual

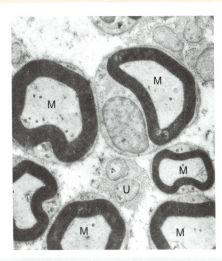

Figura 13.17 Micrografia eletrônica da polpa apical de um dente canino jovem, apresentando em seção transversal axônios nervosos mielinizados (M) dentro de células de Schwann. Axônios desmielinizados menores (U) estão inclusos isoladamente e em grupos de células de Schwann. (Cortesia de Dr. David C. Johnsen, School of Dentistry, Case Western Reserve University.)

que entram na polpa estão localizadas nesses feixes de fibras, o restante é localizado em direção à periferia da polpa (ver Figura 13.15).[313] Deve ser observado que ramos de neurônios únicos ramificam e inervam a polpa de múltiplos dentes em estudos em animais.[157] Assumindo um padrão similar de inervação em humanos, tal organização pode contribuir para a má localização da dor dental e pode permitir vasodilatação neurogênica, e reações inflamatórias podem ocorrer em uma área de tecido maior que aquela afetada pela agressão inicial (Figura 13.18). Esse fenômeno, também conhecido como reflexo axonal,[328] foi primeiro demonstrado em dentes de ratos e, mais tarde, confirmado em dentes de gatos, nos quais a estimulação de um segundo pré-molar causou inflamação neurogênica no dente canino.[157,199] Uma explicação alternativa para essa observação clínica é que a polpa tem uma densidade relativamente baixa de proprioceptores. Portanto, os pacientes têm dificuldade na identificação do dente inflamado até que a inflamação alcance o tecido perirradicular, que é altamente inervado com proprioceptores. Isso é discutido em mais detalhes no Capítulo 4.

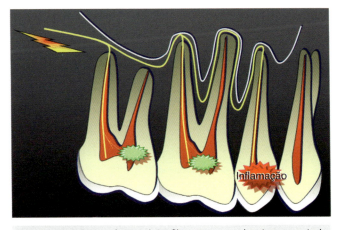

Figura 13.18 Ramos de uma única fibra nervosa podem inervar mais de um único dente. A ativação da fibra nervosa em um dente pode, assim, resultar em uma inflamação neurogênica em dentes adjacentes inervados pelo mesmo axônio. O mecanismo é conhecido como reflexo axonal. Esse fenômeno pode também contribuir para a má localização da dor relatada por pacientes.

Em um pré-molar humano, o número de axônios não mielinizados que entram no dente pelo ápice alcançou um número máximo logo após a erupção dentária.[172] Nesse estágio, uma média de 1.800 axônios não mielinizados e mais de 400 axônios mielinizados foram encontrados, embora menos de 100 axônios mielinizados estivessem presentes nos mesmos dentes. Cinco anos após a erupção, o número de fibras A aumentou gradualmente para mais de 700. O aparecimento relativamente tardio de fibras A na polpa pode ajudar a explicar por que o teste pulpar elétrico tende a não ser confiável em dentes jovens, já que as fibras A são mais facilmente estimuladas eletricamente que as fibras C.[110]

Um estudo quantitativo de axônios 1 a 2 mm coronários ao ápice da raiz de dentes humanos caninos e incisivos totalmente desenvolvidos[172] relatou uma média de aproximadamente 360 axônios mielinizados em caninos e incisivos, enquanto houve uma média de 1.600 a 2.200 axônios não mielinizados. Todavia, isso não reflete o número real de neurônios suportando um único dente, na medida em que múltiplas ramificações dos axônios podem ocorrer em tecidos periféricos. Em geral, aproximadamente 80% dos axônios eram fibras não mielinizadas.[171,172]

Os feixes nervosos passam para cima pela polpa radicular com os vasos sanguíneos e, uma vez que alcançam a polpa coronária, eles se espalham abaixo da zona rica em células, ramificam-se em feixes menores e, finalmente, em um plexo de axônios de nervo único conhecido como *plexo de Raschkow* (Figura 13.19). O desenvolvimento total desse plexo não ocorre até os estágios finais da formação radicular.[92] Foi estimado que cada axônio que entra na polpa envia, pelo menos, oito ramificações para o plexo de Raschkow. Há uma prolífica ramificação das fibras no plexo produzindo uma tremenda sobreposição de campos receptores.[145,272,273,274,278] É no plexo que as fibras A emergem de suas envolventes células de Schwann e se ramificam repetidamente para formar o plexo subodontoblástico. Finalmente, os axônios terminais passam entre os odontoblastos como terminações nervosas livres (Figuras 13.19 a 13.21). A extensão na qual a dentina é inervada tem sido objeto de várias pesquisas.[43,46,47,50,92,219] Com a exceção da inervação dos túbulos dentinários, discutida mais tarde neste capítulo, a massa de dentina é desprovida de fibras nervosas sensitivas. Isso explica por que os agentes produtores de dor, como cloreto de potássio, nem sempre provocam dor quando aplicados na dentina exposta. Similarmente, a aplicação de soluções anestésicas tópicas na dentina não diminui a sensibilidade. Consequentemente, uma alta concentração de solução de lidocaína é necessária para bloquear a resposta de nervos intradentais a estímulos mecânicos da dentina.[4]

Um pesquisador[133] estudou a distribuição e a organização das fibras nervosas na zona de divisão polpa-dentina em humanos. Com base nas suas localizações e no padrão de ramificações, vários tipos de terminações nervosas foram descritos (Figura 13.22). Algumas fibras foram encontradas correndo do plexo nervoso subodontoblástico em direção à camada odontoblástica. Entretanto, essas fibras não alcançam a pré-dentina; elas terminam no espaço extracelular na zona rica em células, na zona pobre em células ou na camada odontoblástica. Outras fibras se estendem da pré-dentina e correm no túbulo dentinário em associação direta com o processo odontoblástico. A maiorias das fibras intratubulares se estende dentro do túbulo dentinário por somente poucos micrometros, mas poucas penetram cerca de 100 μm (ver Figuras 13.19 e 13.20). A área coberta por cada complexo terminal único frequentemente alcança milhares de micrômetros quadrados.[133,273]

As terminações nervosas intratubulares são mais numerosas na área dos cornos pulpares, onde cerca de 40% dos túbulos podem conter fibras.[47,219] O número de fibras intratubulares diminui em

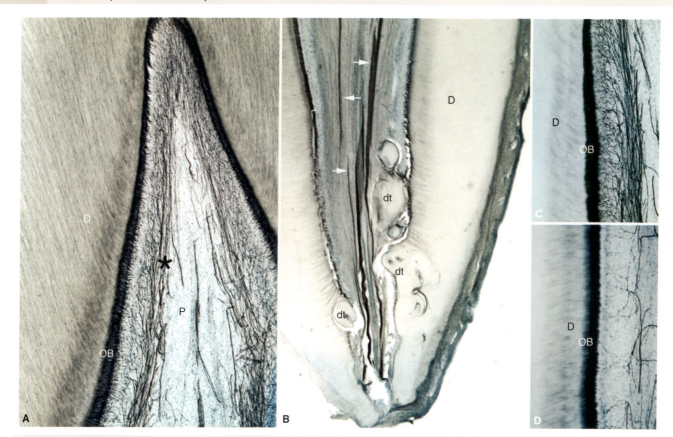

Figura 13.19 Cortes histológicos de um pré-molar humano, rotulado com o marcador neuroquímico produto gênico de proteína (PGP) 9.5, mostrando a polpa dental e a dentina ao redor. **A.** Fibras nervosas entrando na polpa coronária (*P*) formam uma densa rede abaixo dos odontoblastos (*OB*), conhecida como plexo de Raschkow (*). **B.** Nervos entrando na área apical; passam pela polpa radicular como feixes nervosos (*setas*). Dentículos livres e inseridos (*dt*) são vistos próximo à dentina na área apical. **C e D.** Comparadas à densa ramificação periférica dos nervos na polpa coronária (*C*), as ramificações dos nervos na polpa radicular são esparsas (*D*). (Cortesia de Dr Inger Hals Kvinnsland.)

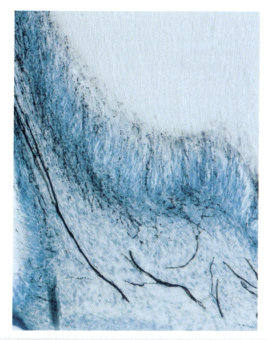

Figura 13.20 Corte histológico, corado imuno-histologicamente para o peptídeo relacionado com o gene da calcitonina (PRGC), mostra a distribuição de nervos sensitivos em um molar de rato. Os nervos entram na polpa coronal em feixes e se ramificam em uma rede abaixo dos odontoblastos, por exemplo, plexo de Raschkow, antes de entrar entre os odontoblastos e a parte interna da dentina.

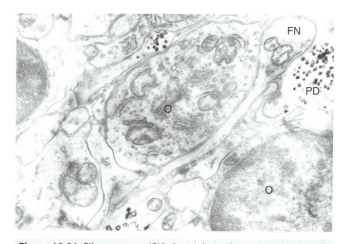

Figura 13.21 Fibra nervosa (*FN*) desmielinizada sem a cobertura da célula de Schwann localizada entre os odontoblastos adjacentes (*O*) revestindo o corno pulpar de um dente molar de um rato. A pré-dentina (*PD*) pode ser observada no canto superior direito. Dentro do nervo, existem neurofilamentos finos orientados longitudinalmente, microvesículas e mitocôndrias. (De Corpron RE, Avery JK: The ultrastructure of intradental nerves indeveloping mouse molars, *Anat Rec* 175:585, 1973.)

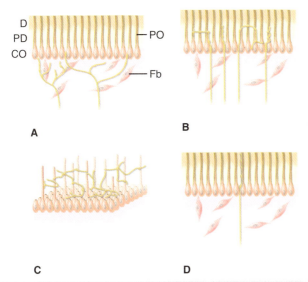

Figura 13.22 Desenho esquemático apresentando a distribuição de fibras nervosas na zona do limite dentino-pulpar. **A.** Fibras correndo do plexo subodontoblástico para a camada odontoblástica. **B.** Fibras estendendo-se para os túbulos dentinários na pré-dentina. **C.** Fibras complexas que se ramificam extensivamente na pré-dentina. **D.** Fibras intratubulares se estendendo para a dentina. *D*, dentina; *Fb*, fibroblasto; *CO*, camada odontoblástica; *PO*, processo odontoblástico; *PD*, pré-dentina.

outras partes da dentina e, na dentina radicular, somente cerca de 1% dos túbulos dentinários contêm fibras. Esse conceito foi questionado em um estudo que corou polpa para o produto gênico de proteína 9.5, um marcador específico para nervos.[235] Nesse estudo, a dentina radicular pareceu ser tão bem inervada quanto a dentina coronária. A relação anatômica entre os processos odontoblásticos e as terminações nervosas sensitivas tem levado a muita especulação quanto à relação funcional entre essas estruturas.[46] Quando presentes, as fibras nervosas ficam em um sulco ou uma calha ao longo da superfície do processo odontoblástico e, em direção às suas terminações, elas torcem ao redor do processo como um saca-rolhas. As membranas celulares do processo odontoblástico e a fibra nervosa estão intimamente próximas e correm paralelamente no comprimento de sua proximidade; entretanto, elas não estão ligadas sinapticamente.[162]

Embora possa ser tentador especular que os odontoblastos e seus axônios nervosos associados estejam funcionalmente inter-relacionados e que, juntos, eles têm um papel na sensibilidade da dentina, há uma escassez de evidência que apoie essa hipótese. Se os odontoblastos estivessem atuando como uma célula receptora clássica,[†] eles teriam comunicação química, elétrica ou mecânica com a fibra nervosa adjacente. Contudo, os pesquisadores foram incapazes de encontrar estruturas anatômicas clássicas (p. ex., junções sinápticas) que pudessem casar funcionalmente odontoblastos e fibras nervosas. Com relação às propriedades das membranas dos odontoblastos, foi relatado que o potencial de membrana do odontoblasto é baixo (-24 a -30 mV)[202,231] e que as células não respondem à estimulação elétrica.[292,413] Pode parecer que os odontoblastos não possuem as propriedades de uma célula excitável. Além disso, a sensibilidade da dentina não é diminuída após a ruptura da camada odontoblástica.[38,220] É ainda possível que os odontoblastos possam modular a função neuronal

---

[†]Uma célula receptora é uma célula não nervosa capaz de excitar fibras nervosas aferentes adjacentes. Junções sinápticas conecta células receptoras a nervos aferentes.

via alterações na atividade dos canais de sódio ou pela liberação de fatores parácrinos que se difundem para as proximidades da terminação nervosa.

Outro estudo mostrou que a redução no fluxo sanguíneo pulpar (FSP), induzido pela estimulação de fibras simpáticas levando à polpa, resultou em excitabilidade diminuída das fibras pulpares A.[83] A excitabilidade das fibras C é menos afetada que a das fibras A por uma redução de fluxo sanguíneo.[370]

De interesse clínico é a evidência de que as fibras nervosas da polpa podem ser resistentes à necrose,[83,260] porque seus corpos celulares são encontrados no gânglio, no lado de fora da polpa. Como os feixes nervosos, em geral, são mais resistentes à autólise que os outros elementos teciduais, mesmo na polpa em degeneração, as fibras C podem ainda ser capazes de responder à estimulação nociva. Pode ser que as fibras C permaneçam excitáveis mesmo após o fluxo de sangue ter sido comprometido na polpa doente, já que as fibras C são frequentemente capazes de funcionar na presença de hipoxia.[370] Isso pode explicar por que a instrumentação de canais radiculares de dentes aparentemente não vitais, algumas vezes, levam à dor. Por outro lado, estudos histológicos de dentes não vitais falharam em demostrar altos níveis de inervação, levando à sugestão de que a dor pode ser por conta da transferência de químicos nocivos a terminais localizados nos tecidos periapicais.[260]

PASSOS E MECANISMOS NA PERCEPÇÃO DA DOR

Quando ativados por estímulos suficientes, por conta de dano tecidual ou liberação de mediadores inflamatórios, terminações nervosas na polpa e nos tecidos perirradiculares começam a enviar rajadas de mensagem ao sistema nervoso central (SNC) que pode eventualmente ser percebidas como dor. A via anatômica para essa transmissão de informação foi razoavelmente bem estabelecida e é tentador ver a percepção da dor de origem orofacial como um simples grau de resposta à intensidade do estímulo. Contudo, pesquisadores perceberam que o sistema de dor é um sistema multinível complexo, que começa com a *detecção* do estímulo lesivo ao tecido na periferia, o processamento dessa entrada no nível do cordão medular espinal e a *percepção* de o que é sentido como dor em regiões elevadas do cérebro, como o córtex cerebral (Figura 13.23). Após um estímulo nocivo ser detectado na periferia, há uma ampla oportunidade para uma grande quantidade de endógeno e possivelmente modificação exógena da mensagem antes da percepção final. O clínico lida com todos os três níveis do sistema de dor no diagnóstico e no tratamento da odontalgia, e um profissional com um entendimento básico de cada nível será capaz de reconhecer oportunidades terapêuticas e aplicar métodos efetivos de controle da dor.

DETECÇÃO: O PRIMEIRO PASSO NA PERCEPÇÃO DA DOR

Vários tipos de neurônios periféricos são encontrados no sistema trigêmeo, incluindo fibras Aα, Aβ, e Aγ, de grande diâmetro, altamente mielinizadas associadas a funções motoras, propriocepção, toque, pressão, e alongamento muscular, todavia são as Aδ menores, as menos mielinizadas e as ainda menores e não mielinizadas fibras C que conduzem provavelmente a informação a ser percebida como dor. Essas duas classes de fibras nervosas dor-sensitivas, ou *nociceptores*, são encontradas na polpa dental, mas há de três a oito vezes mais fibras C não mielinizadas que fibras A-δ.[42,46,172,376] Deve ser observado que esse sistema de classificação é puramente baseado no tamanho e na mielinização dos

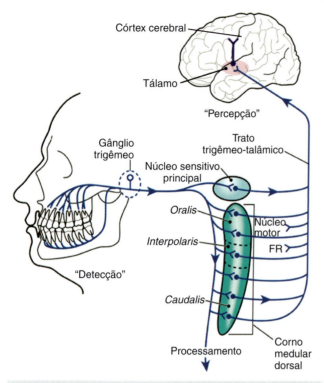

Figura 13.23 Diagrama esquemático da via de transmissão da informação nociceptiva da região orofacial. O sistema trigêmeo da dor é um sistema multinível complexo, que começa com a detecção dos estímulos lesionando o tecido na periferia, o processamento dessa entrada no nível do cordão medular espinal e a percepção final de o que é sentido como dor no córtex cerebral. Há uma apreciação crescente do conceito de que: uma vez que o estímulo nocivo é detectado na periferia, existe a oportunidade para muitas modificações da mensagem antes da percepção final. *FR*, formação reticular.

neurônios e não necessariamente indica função. Por exemplo, outra classe de fibras C pulpares é das eferentes pós-ganglionares simpáticas encontradas em associação aos vasos sanguíneos, onde elas regulam o FSP,[2,190,305,306] e pode também influenciar a atividade de nociceptores periféricos (para revisão, ver Perl[302] ou Hargreaves[139]). Como a maioria das fibras pulpares sensitivas são nociceptivas, seus ramos terminais são terminações nervosas livres, e a estimulação fisiológica de qualquer modalidade – temperatura e fluidos hiperosmóticos – resulta na percepção de dor pura, que pode ser difícil para os pacientes localizarem. Sobre condições experimentais, o estímulo elétrico pode resultar em uma sensação de *pré-dor*, que também é difícil de localizar. Uma vez que a inflamação tenha se estendido para o ligamento periodontal, o qual é bem envolvido por receptores discriminativos de toque Aβ, a localização da dor é mais previsível com estímulo mecânico leve tais como um teste de percussão.

Na polpa normal não inflamada e nos tecidos perirradiculares, um estímulo nocivo causa despolarização de nociceptores suficiente para gerar potenciais de ação por meio da abertura dos canais de sódio de tensão controlada (Na_v). Após a geração de um potencial de ação, a informação não somente é enviada ao SNC, mas, também, em um modo *antidrômico* – por exemplo, na direção reversa do impulso, também conhecido como reflexo axônico. Dessa maneira, neuropeptídeos pró-inflamatórios, tais como substância P (SP), peptídeo relacionado ao gene da calcitonina (PRGC), neurocininas, e o clássico neurotransmissor, glutamato, são liberados dos terminais aferentes na polpa e nos tecidos perirradiculares, incluindo até dentes vizinhos (ver Figura 13.18).

Neuropeptídeos

De imensa importância na biologia pulpar é a presença de neuropeptídeos em nervos pulpares.[43,47,50,356] Fibras nervosas pulpares contêm neuropeptídeos, como PRGC (ver Figuras 13.16 e 13.20),[42] SP,[273,291] NPY (ver Figura 13.14), neurocinina A (NCA)[12] e VIP.[233,396] Em molares de ratos, o maior grupo de fibras sensitivas intradental contém PRGC. Algumas dessas fibras também contêm outros peptídeos, como SP e NCA.[43,46] A liberação desses peptídeos pode ser disparada por numerosos estímulos, incluindo lesão tecidual,[12] ativação do complemento, reações antígeno-anticorpo[286] ou estimulação antidrômica do nervo alveolar inferior.[288,291] Uma vez liberados, os peptídeos vasoativos produzem alterações vasculares que são similares àquelas provocadas por histamina e bradicinina (BC), como vasodilatação.[288] Além das suas propriedades neurovasculares, SP e PRGC contribuem para inflamação e promovem a cicatrização de feridas.[32,374] A liberação de PRGC pode ser modificada pelos agonistas e antagonistas simpáticos,[117,140] oferecendo a promessa de usar tais agonistas para tratar dor dental. Esse último ponto é importante porque os clínicos usam agonistas simpáticos todos os dias – os vasoconstritores presentes em soluções anestésicas locais podem ter efeito direto na inibição da atividade do nervo dental. A redução da dor pelo anestésico local pode ser devido às suas ações tanto de anestésico local quanto de vasoconstritor.[139,140] Em gatos, a capsaicina ativa agudamente e bloqueia cronicamente o *receptor de potencial transitório subtipo V1 (RPTV1)*, expressando classes de nociceptores C e A-δ na polpa. Além disso, a aplicação crônica de pomada de capsaicina na pele mostrou aliviar a dor em pacientes, sugerindo que ensaios clínicos avaliando aplicações crônicas de capsaicina para tratamento de dor pulpar ou periapical podem ser válidos.

Foi relatada que a estimulação mecânica da dentina produz vasodilatação na polpa, provavelmente por causar liberação de neuropeptídeos das fibras sensitivas intradentais (inflamação neurogênica).[291] A estimulação elétrica do dente tem um efeito similar.[154] As concentrações pulpares de PRGC, SP e NCA são elevadas em dentes humanos doloridos em relação a dentes-controle saudáveis extraídos por razões ortodônticas.[12] Esses peptídeos são também elevados em polpas subjacentes a lesões cariosas avançadas.[316,317]

TESTES PULPARES

O teste elétrico pulpar entrega uma corrente suficiente para superar a resistência do esmalte e da dentina e estimular as fibras sensitivas A da zona limite entre a dentina-polpa. Fibras C menores não respondem ao teste pulpar convencional porque, significativamente, mais corrente é necessária para estimulá-las.[272] Bender et al.[17] encontraram que, em dentes anteriores, o local ideal para o eletrodo é a borda incisal, já que o limite de resposta é mais baixo neste local e aumenta quando o eletrodo é movido em direção a região cervical do dente.

O teste frio usando CO_2, gelo ou líquido refrigerante e o teste de calor utilizando guta-percha aquecida ou água quente ativam forças hidrodinâmicas nos túbulos dentinários que, por sua vez, excitam as fibras A intradentais. As fibras C geralmente não são ativadas por esses testes, a menos que eles produzam agressão à polpa. Foi mostrado que os testes frios não causam lesões à polpa.[110] Testes de calor têm um maior potencial para produzir lesão, mas se os testes forem utilizados adequadamente, a lesão não é comum.

SENSIBILIDADE DA DENTINA

Os mecanismos subjacentes à sensibilidade dentinária foram objeto de interesse por muitos anos. Como os estímulos são transmitidos da dentina periférica para os terminais sensitivos localizados na região da zona limite dentina-polpa? Evidências convergentes indicam que o movimento de fluidos nos túbulos dentinários é um evento básico na excitação da dor dentinária.[36,38,268,392,394,395] Agora, parece que os estímulos que produzem dor, tais como calor, frio, jato de ar e sondagem com a ponta de um explorador têm em comum a capacidade de deslocar fluido nos túbulos.[36,251] Isso é conhecido como o *mecanismo hidrodinâmico da sensibilidade dentinária*. A teoria hidrodinâmica sugere que a dor dentinária associada à estimulação de um dente sensível ultimamente envolve a mecanotransdução. Mecanotransdutores clássicos têm sido reconhecidos como aferentes pulpares, fornecendo um mecanismo de suporte para essa teoria.[151] Portanto, o movimento de fluidos nos túbulos dentinários é traduzido em sinais elétricos por receptores localizados nos terminais axônicos que inervam os túbulos dentinários. Usando técnicas de gravação de uma fibra única, uma correlação positiva foi encontrada entre a mudança no grau de pressão e o número de impulsos nervosos levados até a polpa (Figuras 13.24 e 13.25).[251,271,391] Portanto, o movimento de fluido para fora (pressão negativa) produz uma resposta pulpar muito mais forte que o movimento para dentro.[251,394]

Em experimentos em humanos, a aplicação breve de calor ou frio na superfície externa de um dente pré-molar provocou uma resposta dolorosa antes que o calor ou frio pudessem produzir alterações de temperatura capazes de ativar receptores sensoriais na polpa subjacente.[271,377] A dor provocada foi de curta duração: 1 a 2 segundos. A difusão térmica da dentina é relativamente baixa, todavia a resposta do dente a estímulos térmicos é rápida, frequentemente menos de 1 segundo. Evidências sugerem que a estimulação térmica do dente resulta em um movimento rápido do fluido nos túbulos dentinários. Isso resulta na ativação da terminação nervosa sensitiva na polpa subjacente. Possivelmente, o calor expande o fluido nos túbulos mais rapidamente que ele expande a dentina, fazendo com que o fluido flua em direção à polpa, enquanto o frio faz com que o fluido contraia mais rapidamente que a dentina, produzindo um fluxo para fora. É especulado que o movimento rápido de fluido pela membrana celular do axônio terminal ativa um receptor mecanossensitivo, similar ao que o movimento de fluido ativa células capilares na cóclea do ouvido. Todos os terminais dos axônios possuem canais de membrana pelos quais íons carregados passam, e essa corrente inicial do receptor, se suficiente, pode ativar os canais de sódio voltagem-dependentes para despolarizar a célula, levando a uma barragem dos impulsos ao cérebro. Alguns canais de íons são ativados por voltagem, alguns por químicos e outros, por pressão mecânica.[251,268,273] No caso de fibras nervosas pulpares que são ativadas por forças hidrodinâmicas, a pressão seria traduzida, passando pelos canais iônicos mecanossensitivos.

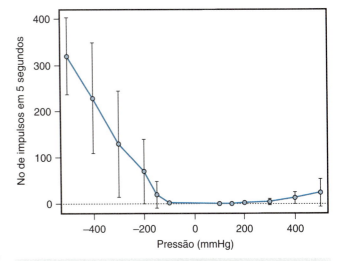

Figura 13.25 O número médio de impulsos registrados da dentina após a aplicação de estímulos de pressão à dentina. Mais impulsos são registrados após a aplicação de pressão negativa (fluxo do fluido para o exterior) que após a pressão positiva (fluxo do fluido para o interior). (De Vongsavan N, Matthews B: The relationship between the discharge of intradental nerves and the rate of fluid flow through dentine in the cat, *Arch Oral Biol.* 52:643, 2007.)

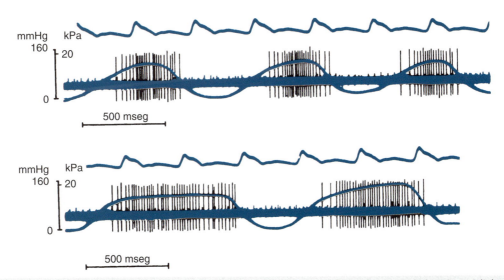

Figura 13.24 Resposta de uma fibra nervosa pulpar de cão a repetidos pulsos de estimulação de pressão hidrostática. A linha ondulada sólida inferior de cada registro indica a pressão de estimulação aplicada à polpa. Linha superior (*kPa*) é a curva da pressão sanguínea da artéria femoral registrada para indicar as alterações relativas na pressão do pulso e ciclo cardíaco. (Modificada de Närhi M: Activation of dental pulps nerves of the cat and the dog with hydrostatic pressure, *Proc Finn Dent Soc* 74[suppl 5]:1, 1978.)

O túbulo dentinário é um tubo capilar com um diâmetro extremamente pequeno.[‡,113] As propriedades físicas da capilaridade são significantes porque a força do fluido aumenta se o diâmetro é reduzido. Se o fluido é removido da terminação externa dos túbulos dentinários expostos pela desidratação da superfície dentinária com um jato de ar ou papel absorvente, a força dos capilares produz um movimento rápido do fluido para fora do túbulo (Figura 13.26). De acordo com Brännström,[36] a desidratação da dentina pode ser teoricamente causa do fluxo para fora do fluido dentinário em uma taxa de 2 a 3 mm/s. Além dos jatos de ar, soluções desidratantes contendo concentrações hiperosmótica de sacarose ou cloreto de cálcio podem produzir dor se aplicadas na dentina exposta.

Pesquisadores têm mostrado que são as fibras A, em vez das fibras C, que são ativadas pelo estímulo hidrodinâmico – por exemplo, calor, frio, jatos de ar – aplicado na dentina exposta.[270,278] Entretanto, se o calor é aplicado por tempo suficiente para aumentar a temperatura do limite dentina-polpa em vários graus Celsius, então as fibras C podem responder, particularmente se o calor causar lesão. Parece que as fibras A são principalmente ativadas por um deslocamento rápido dos conteúdos tubulares.[268] O aquecimento devagar do dente não produz resposta até que a temperatura alcance 111°F (43,8°C), no momento que as fibras C foram ativadas, provavelmente devido à lesão induzida pelo calor na polpa. Essas fibras C são chamadas *nociceptores polimodais* porque elas contêm vários receptores que conferem a capacidade para detectar e responder a muitos tipos diferentes de estímulos.[273,274] A capsaicina, o ingrediente ativo picante em pimentas é conhecido por estimular as fibras C e um subtipo de fibras A-δ.[165] Capsaicina ativa um receptor chamado "RPT, subtipo vaniloide 1" ou RPTV1.[59] O receptor RPTV1 é expresso primariamente em uma subclasse principal de nociceptores e responde ao calor ($> 110°F$ [43°C]), a certos mediadores inflamatórios e ao ácido (pH < 6). Assim, o RPTV1 foi considerado um integrador molecular de estímulos nocivos polimodais.[283] A capacidade do antagonista do RPTV1, capsazepina, de inibir ácido – calor – e neurônios trigeminais ativados pela capsaicina, tem levado ao desenvolvimento de novas drogas, por exemplo, antagonistas de RPTV1, para o tratamento da dor pulpar. O eugenol é conhecido por ativar e, finalmente, dessensibilizar o RPTV1, o que pode explicar a ação anódina das restaurações provisórias de óxido de zinco e eugenol.[422]

Tem sido mostrado que os estímulos produtores de dor são mais prontamente transmitidos da superfície da dentina quando as aberturas dos túbulos estão abertas[159,173] e o fluido nos túbulos está livre para fluir para fora.[173,251,394] Por exemplo, o tratamento ácido da dentina exposta ao remover a *smear layer* abre os orifícios dos túbulos e torna a dentina muito mais responsiva aos estímulos como jatos de ar e sondagem.[159,274]

Talvez, o fenômeno mais difícil de explicar seja a dor dentinária associada à sondagem leve da dentina. Mesmo a pressão leve da ponta de um explorador pode produzir forças pesadas.[§] Tem sido mostrado que essas forças comprimem mecanicamente a dentina e fecham a abertura dos orifícios dos túbulos com *smear layer*, a qual causa deslocamento suficiente do fluido para excitar os receptores sensitivos na polpa subjacente (Figura 13.27).[55,56] Considerando a densidade dos túbulos em que as forças hidrodinâmicas serão geradas pela sondagem, múltiplas terminações nervosas serão simultaneamente estimuladas quando um explorador dental é raspado na dentina. Outra recente explicação sugerida é que os nervos que inervam os dentes são especiais na natureza e os mecanorreceptores de baixo limiar são transmissores da ação nociceptivas nos dentes.[105] Mecanorreceptores de baixo limiar semelhantes transmitem a sensação tátil na pele. Os autores

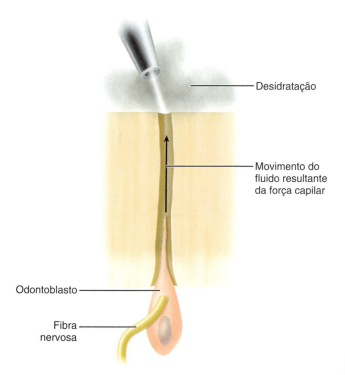

Figura 13.26 Diagrama ilustrando o movimento do fluido nos túbulos dentinários resultante do efeito de desidratação de um jato de ar de uma seringa de ar.

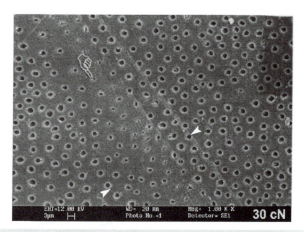

Figura 13.27 Micrografia eletrônica de varredura de um sulco raso (*entre as pontas de setas brancas*), criado na dentina polida por um pequeno explorador dentário sob uma força de 30 g (30 cN). Observar a oclusão parcial dos túbulos pela matriz pegajosa. (De Camps J, Salomon JP, Meerbeek BV, et al: Dentin deformation after scratching with clinically relevant forces, *Arch Oral Biol* 48: 527, 2003.)

---

‡Para avaliar completamente as dimensões dos túbulos dentinários, entenda que o diâmetro dos túbulos (cerca de 1 μm) é muito menor que as células vermelhas do sangue (cerca de 7 μm). A espessura da dentina coronária é de cerca de 3 mm, então cada túbulo tem 3.000 μm de extensão, mas somente 1 μm de diâmetro. Assim, cada túbulo tem 3.000 diâmetros de extensão.

§Uma força de 44 cN (44 g) aplicada por um explorador com uma ponta de 40 μm de diâmetro produzirá uma pressão de 2.437 Mpa sobre a dentina, o que excede muito a força compressiva da dentina, listada em 245 Mpa, como evidenciado pelos sulcos rasos cobertos pela *smear layer* criada na dentina usando essa força.[56]

utilizaram o termo "algoneurônios" de limiar baixo para esses nervos. Essa teoria não está em conflito com a teoria hidrodinâmica, mas pode auxiliar a explicar a sensação de dor sentida após estímulos mecânicos fracos como jatos de ar e *spray* de água.

Outro exemplo do efeito de forças hidráulicas fortes que são criadas dentro dos túbulos dentinários é o fenômeno do deslocamento odontoblástico. Nessa reação, os núcleos e corpos celulares de odontoblastos são deslocados para cima nos túbulos dentinários, presumivelmente por um movimento rápido do fluido nos túbulos, produzido quando a dentina exposta é desidratada, por exemplo, com o uso de uma seringa de ar ou agentes secantes da cavidade (Figura 13.28).[206] Tal deslocamento celular ocasiona a destruição dos odontoblastos, pois as células assim afetadas logo sofrem autólise e desaparecem dos túbulos. Os odontoblastos deslocados podem eventualmente ser substituídos por células-tronco que migram da zona rica em células da polpa, conforme discutido mais adiante neste capítulo.

A teoria hidrodinâmica pode também ser aplicada para o entendimento do mecanismo responsável pela hipersensibilidade dentinária.[37,38] Há uma controvérsia relacionada sobre se a dentina exposta é simplesmente sensível ou se torna hipersensível.[273,274,278] Crescentes evidências indicam que novos canais de sódio responsáveis para ativação de nervos são expressos em tecidos nervosos exposto a inflamação.[121,139,314] Um aumento na densidade dos canais de sódio ou na sensibilidade deles pode contribuir para a hipersensibilidade dentinária. A dentina hipersensível é também associada à exposição da dentina normalmente coberta por cemento ou esmalte. A fina camada de cemento é frequentemente perdida quando uma recessão gengival expõe cemento ao ambiente oral. O cemento é subsequentemente desgastado por escovação, uso de fio dental e uso de palitos de dente. Uma vez exposta, a dentina pode responder aos mesmos estímulos aos quais qualquer superfície de dentina exposta responde, como pressão mecânica e agentes desidratantes. Embora a dentina possa ser muito sensível no início, em poucas semanas, a sensibilidade normalmente diminui. Acredita-se que essa desensibilização ocorra como um resultado da oclusão gradual dos túbulos por depósitos minerais que reduzem as forças hidrodinâmicas. Além disso, a deposição de dentina reparadora sobre as terminações nervosas dos túbulos expostos provavelmente também reduz a sensibilidade, pois a dentina reparadora é menos inervada por fibras nervosas sensitivas.[45] Contudo, algumas dentinas hipersensíveis não se dessensibilizam espontaneamente, então a hipersensibilidade pode ser causada por alterações inflamatórias na polpa ou alterações mecânicas na patência dos túbulos dentinários.

Atualmente, o tratamento dos dentes hipersensíveis é direcionado para a redução do diâmetro funcional dos túbulos dentinários para limitar o movimento do fluido. Quatro possíveis modalidades de tratamento[293,378] podem atingir esse objetivo:

1. Formação de uma *smear layer* sobre a dentina sensível pelo brunimento da superfície radicular exposta.[159,273,274]
2. Aplicação de agentes, como compostos oxalatos, que formam precipitados insolúveis dentro dos túbulos.[159,298]
3. Aplicação de hidroximetil metacrilato (HEMA), com ou sem glutaraldeído, que se acredita obstruir os túbulos com proteínas precipitadas do plasma no fluido dentinário.[331]
4. Aplicação de agentes adesivos da dentina para selamento dos túbulos.[309]

A sensibilidade da dentina pode ser modificada pela irradiação de *laser*, mas os clínicos devem se preocupar com seus efeitos sobre a polpa.[353,363]

SENSIBILIZAÇÃO PERIFÉRICA

Após repetidos estímulos nocivos, ambas as fibras nociceptoras A e polimodal C sofrem um processo de sensibilização manifestado por três alterações óbvias nos padrões de resposta. Primeiro, o limiar de disparo pode reduzir, portanto aqueles estímulos não nocivos anteriores podem disparar descargas, contribuindo para a sensação de dor (*alodinia*). Segundo, descargas posteriores podem ocorrer, desse modo, aqueles estímulos nocivos podem produzir um aumento ainda maior na intensidade da dor percebida (*hiperalgesia*). E terceiro, o disparo pode ocorrer espontaneamente, contribuindo para o desenvolvimento de dor espontânea. Essas alterações frequentemente são observadas em pacientes com dor endodôntica e podem ser explicadas em parte por efeitos de mediadores químicos liberados na polpa inflamada e tecidos perirradiculares. Tais mediadores incluem substâncias produzidas por tecidos lesionados, agentes de origem vascular, bem como peptídeos liberados das próprias fibras nervosas (Tabela 13.3). Outros mecanismos de sensibilização periférica são listados no Boxe 13.1.

Tabela 13.3 Efeitos dos mediadores inflamatórios sobre fibras aferentes nociceptivas.

Mediador	Efeito sobre nociceptores	Efeito sobre voluntários humanos
Potássio[176]	Ativa	+ +
Prótons[222,350]	Ativa	+ +
Serotonina[16,176]	Ativa	+ +
Bradicinina[16,176,215]	Ativa	+ + +
Histamina[176]	Ativa	+
Fator de necrose tumoral α	Ativa	?
Prostaglandinas[27]	Sensibiliza	±
Leucotrienos[27,303]	Sensibiliza	±
Fator de crescimento neural[217,303]	Sensibiliza	+ +
Substância P[134]	Sensibiliza	±
Interleucina 1[101]	Sensibiliza (?)	?

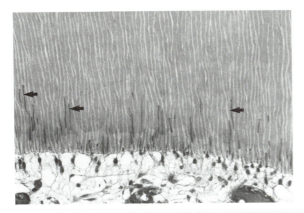

Figura 13.28 Odontoblastos (*setas*) dispostos para cima dentro dos túbulos dentinários.

+, positivo; + +, muito positivo; + + + extremamente positivo; ±, equivalente; ?, desconhecido. Modificada de: Fields H: *Pain*, New York, 1987, McGraw-Hill.

> **Boxe 13.1** Mecanismos periféricos que contribuem para hiperalgesia e alodinia.
>
> - Composição de concentração de mediadores inflamatórios[144]
> - Alterações na fibra aferente: ativação e sensibilização[203,248,330]
> - Alterações na fibra aferente: brotamento[52]
> - Alterações na fibra aferente: proteínas[52,121,416]
> - Pressão tecidual[269,270]
> - Temperatura tecidual[255]
> - Interações da fibra aferente simpática primária[168,214,301]
> - Plasticidade da fibra Aβ.[277]

Modificado de: Hargreaves KM, Swift JQ, Roszkowski MT, et al. Pharmacology of peripheral neuropeptide and inflammatory mediator release, *Oral Surg Oral Med Oral Pathol* 78:503, 1994.

HIPERALGESIA E ALODINIA

Três características da hiperalgesia são (1) dor espontânea, (2) uma diminuição no limiar de dor, e (3) um aumento na resposta a estímulos dolorosos.[139] Os mecanismos periféricos para esses três sintomas incluem diminuição no limiar de disparo, aumento na responsividade ao estímulo nocivo e desenvolvimento de descargas espontâneas de nociceptores. Todas essas três características podem ser vistas em pacientes experimentando dor inflamatória de origem pulpar (Tabela 13.4). É reconhecido que a hiperalgesia pode ser produzida por inflamação sustentada, como no caso de queimadura solar da pele. A observação clínica tem mostrado que a sensibilidade da dentina frequentemente aumenta quando a polpa subjacente se torna agudamente inflamada, e o dente pode ser mais difícil de anestesiar. Isso é devido, em parte, à regulação positiva dos canais de sódio resistentes à tetrodotoxina (TTX-resistente) no tecido neural inflamado.[121,139] O FCN também parece desempenhar um papel importante na hiperalgesia.[303] O FCN regula a hiperalgesia inflamatória crônica pelo controle de expressão gênica em neurônios sensitivos,[279] incluindo genes envolvidos na hiperalgesia inflamatória da polpa dental. Embora uma explicação precisa da hiperalgesia esteja ausente, aparentemente elevações localizadas na pressão tecidual e mediadores inflamatórios que acompanham a inflamação aguda desempenham um importante papel.[153,156,351,367,384] Clinicamente, nós sabemos que, quando a câmara pulpar de um dente dolorido e abcedado é aberta, a drenagem do exsudato logo produz uma redução no nível de dor. Isso sugere que estímulos mecânicos podem contribuir substancialmente para a dor durante hiperalgesia inflamatória.

Tabela 13.4 Sinais de hiperalgesia e alodinia e testes de diagnósticos endodônticos.

Sinais de hiperalgesia	Testes diagnósticos relacionados aos sintomas
Dor espontânea	Dor espontânea
Limiar de dor reduzido	Teste de percussão, teste de palpação, dor latejante
Resposta aumentada ao estímulo doloroso	Resposta aumentada ao teste pulpar (teste elétrico ou térmico)

De Hargreaves KM, Swift JQ, Roszkowski MT, et al. Pharmacology of peripheral neuropeptide and inflammatory mediator release, *Oral Surg Oral Med Oral Pathol* 78:503, 1994.

Do ponto de vista clínico, *alodinia térmica* é o termo que melhor descreve um paciente cuja queixa principal é, "eu sinto dor quanto eu tomo bebidas geladas". *Alodinia mecânica* está envolvida quando a queixa principal é "agora, dói quando eu mordo com esse dente". Esses estímulos previamente não nocivos agora causa a percepção de dor. Hiperalgesia é manifestada em pacientes com dor endodôntica quando estímulos nocivos, como *spray* refrigerante de CO_2 ou gelo são usados no teste frio, produzem muito mais dor que eles poderiam em um dente com tecido pulpar normal. Dor espontânea envolve episódios de dores que parecem não ser provocadas. Todas essas alterações podem ser parcialmente explicadas pela sensibilização de terminações nervosas periféricas na polpa e nos tecidos perirradiculares.

Muitas fibras nervosas silenciosas estão presentes na polpa normal[273,274] e são chamadas *silenciosas* porque não são excitadas por estímulos externos comuns. Uma vez que elas são sensibilizadas pela inflamação pulpar, elas começam a responder ao estímulo hidrodinâmico.[47,273,274,278] Esse fenômeno pode fornecer um mecanismo adicional à hipersensibilidade dentinária. Os mecanismos moleculares dessa ativação não são conhecidos em detalhes, mas envolvem uma regulação positiva de vários genes e seus produtos.[12,46,121]

MEDIADORES INFLAMATÓRIOS

Entre os mediadores inflamatórios mais bem caracterizados estão as prostaglandinas (PGs), que são derivadas do ácido araquidônico via ação do sistema de enzimas da ciclo-oxigenase (COX). A enzima humana COX é conhecida por existir em, pelo menos, duas formas, COX-1 e COX-2. A COX-1 é expressa constitutivamente e produz PGs envolvidas nas funções básicas de manutenção, como citoproteção do estômago, regulação do fluxo sanguíneo renal e formação de tromboxana A_2. A formação de tromboxana A_2 pode levar finalmente à agregação plaquetária, portanto a inibição da tromboxana A_2 pode diminuir a agregação plaquetária. A COX-2 é induzida, sintetizada em tecidos inflamados – incluindo a polpa dental –,[267] bem como é importante na produção de PGs pró-inflamatórias e vasodilatador prostaciclina (PGI_2). Embora eles não produzam dor se aplicados sozinhos, PGs são conhecidas por sintetizar nociceptores periféricos, os quais aumentam as propriedades algogênicas (produção de dor) da serotonina e BC.[77,126] O mecanismo exato pelo qual PGs aumentam a excitabilidade neuronal não é claro, mas há um volume crescente de evidências para sugerir que elas ativam os subtipos EP2 e EP3 do receptor PG E no sistema trigêmeo,[299] bem como exercem seus efeitos pela regulação da atividade de alguns canais iônicos,[401] incluindo canais de sódio voltagem-dependentes (para uma revisão, ver England[88]). Por exemplo, a aplicação de prostaglandina E_2 (PGE_2) no gânglio nervoso espinal isolado dobra a responsividade de alguns canais de sódio encontrados predominantemente em nociceptores – canais que se acreditava serem relativamente resistentes à lidocaína.[9,122] Quando administrados em ratos antes da lesão inflamatória, o ibuprofeno, um inibidor não seletivo da COX, bloqueia a presença elevada de $Na_v1.7$ e $Na_v1.8$.[129,130] Assim, se as concentrações de PGs na polpa inflamada e nos tecidos perirradiculares podem ser reduzidas com fármacos anti-inflamatórios não esteroides (AINEs) ou corticosteroides, a dor pós-operatória pode ser aliviada. Além disso, uma anestesia local mais profunda pode ser alcançada em pacientes com hiperalgesia de origem pulpar.[142,163,259] É interessante observar que os próprios neurônios sensoriais são uma fonte de PGs. Durante a inflamação, os níveis de PGE_2 parecem aumentar nos gânglios espinais e no cordão espinal, sugerindo que os AINEs também têm um local central de ação (discutido no Capítulo 6).[240,412]

A BC é um mediador anti-inflamatório derivado de proteínas plasmáticas circulantes e também causa ativação direta de neurônios nociceptores, ocasionando dor. Níveis elevados de BC têm sido apresentados em polpas dentárias inflamadas,[211] e a presença de fatores de crescimento associados à inflamação – por exemplo, FCN – tem sido relatada como causadora de uma elevação na presença de mRNA codificando receptores B1 e B2 em culturas primárias de gânglios trigêmeos de ratos,[368] além de outros receptores, como RPTV1 e RPTA1.[75,170] O RPTV1 é o "receptor de capsaicina", que desempenha um papel importante na mediação da dor inflamatória. A RPTA1 é expressa em neurônios capsaicina sensíveis[75] e interage com o RPTV1.[320] A BC provavelmente aumenta a excitabilidade de neurônios nociceptivos por meio de sua ação no RPTV1 e RPTA1 (para revisão, ver Tominaga et al.[364]).

Citocinas são um grupo diverso de proteínas regulatórias sintetizadas e secretadas por uma variedade de tipos celulares, como leucócitos, neurônios e glia. Em particular, acredita-se que TNF-α e as interleucinas IL-1β, IL-6, e IL-8 desempenham um papel nas alterações neuroplásticas que ocorrem em nociceptores responsáveis por inervar tecidos inflamados, levando à hiperalgesia.[201] A aplicação de TNF-α rapidamente sensibiliza RPTV1,[185] contribuindo para a ativação da classe de nociceptores capsaicina sensíveis. Acredita-se que todos esses existem em polpas inflamadas (para revisão, ver Fouad[102]) e que atuem, pelo menos, em parte causando liberação elevada de prostanoides.[354]

PULPITE DOLOROSA

A partir do exposto, está claro que a dor associada à estimulação das fibras A não necessariamente significa que a polpa esteja inflamada ou que a agressão tecidual tenha acontecido. Clinicamente, a dor produzida pelas fibras A em resposta ao mecanismo hidrodinâmico tem uma qualidade aguda ou viva em contraste com a dor maçante, chata ou latejante associada às fibras C. Fibras A têm limiar relativamente baixo de excitabilidade a estímulos externos,[251,272] e a pulpite dolorosa tem maior probabilidade de estar associada à atividade nociceptiva da fibra C, indicativa de lesão do tecido pulpar.[272-274,278] O clínico deveria examinar cuidadosamente dentes sintomáticos para excluir a possibilidade de hipersensibilidade dentinária, trinca ou restaurações infiltradas, ou linhas de fratura, antes de estabelecer um diagnóstico de pulpite reversível ou irreversível (ver também Capítulos 1 e 22).

A dor associada a uma polpa inflamada ou em degeneração pode ser provocada ou espontânea. A hiperalgesia pulpar pode demonstrar um limiar diminuído de dor pela resposta ao estímulo que em geral não provocava dor (alodinia) ou a dor pode ser exagerada e mais persistente que o normal (hiperalgesia).[6] Por outro lado, o dente pode começar a doer na ausência de qualquer estímulo externo.[139] Dor espontânea e não provocada geralmente indica que a polpa está seriamente comprometida e geralmente não responderá à terapia não invasiva.

PLASTICIDADE DAS FIBRAS NERVOSAS INTRADENTAIS

Tem se tornado claro que a inervação do dente é um processo dinâmico em que o número, o tamanho, a citoquímica das fibras nervosas pode mudar devido à idade,[104,227,336] à lesão dental[43,46,47,50] e à cárie dental.[316] Por exemplo, em ratos, as fibras nervosas brotam nos tecidos inflamados ao redor dos locais de lesão pulpar, bem como o conteúdo de PRGC e SP aumenta nessas fibras que brotaram.[43,46,47,50,54] Quando a inflamação diminui, o número de fibras que brotam também diminui. A Figura 13.29 compara a distribuição normal de fibras sensitivas PRGC imunorreativas em um molar de rato adulto àquelas abaixo de um preparo cavitário

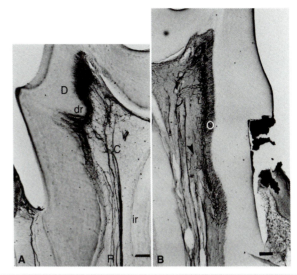

Figura 13.29 A. Distribuição normal de fibras sensoriais imunorreativas ao peptídeo relacionado com o gene da calcitonina (PRGC) em molar de rato adulto. Fibras nervosas tipicamente não estão ramificadas na raiz (R), evitam a dentina interradicular (ir) e formam muitos ramos na polpa coronal (C) e na dentina (D). Distribuição nervosa frequentemente é assimétrica, com terminações concentradas próximas aos odontoblastos mais colunares (nesse caso, do lado esquerdo da coroa). Quando a dentina reparadora (dr) se forma, ela altera as condições, por isso a inervação dentinária é reduzida. **B.** Preparo cavitário raso de classe I na raiz cervical de um molar de um rato foi feita 4 dias antes. A camada de odontoblastos (O) primários sobreviveu, e muitos novos ramos terminais imunorreativos a PRGC se difundem abaixo, na polpa e na dentina lesionadas. O mandril terminal pode ser observado se ramificando (ponta da seta) de um axônio grande e crescendo no local da lesão. Escala da barra: 0,1 mm. (De Taylor PE, Byers MR and Redd PE: Sprouting of CGRP nerve fibers in response to dentin injury in rat molars. Brain Res 461:371-376, 1988.)

raso. O padrão de inervação em dentes normais e inflamados é governado por fatores de crescimento neuronais. Fatores neurotróficos e alvo-derivados regulam a estrutura neuronal, sobrevivência e função, bem como são importantes para a manutenção do fenótipo neuronal característico. Durante o desenvolvimento, todas as fibras dentárias parecem necessitar do FCN e apresentam seu receptor, receptor tropomiosina quinase A (TrkA), em alguns estágios,[249] ao passo que em dentes adultos os neurônios trigêmeos grandes são potencialmente dependentes apenas da polpa dentária e de células glial derivadas de fatores neurotrópicos (GDFN) – os menores neurônios trigêmeos permanecem dependentes do FCN.[204,311] Isso sugere que o GDFN pode funcionar como um fator neurotrófico para a subcategoria de neurônios grandes que abastecem o dente, que aparentemente media os estímulos mecanosensitivos, enquanto se sugere que o FCN abastece neurônios responsáveis pela nocicepção.[264] O FCN é o mais extensivamente pesquisado entre os fatores tróficos.[213] A ligação do FCN alvo-derivado é dependente de receptores TrkA específicos localizados na superfície dos axônios, com interiorização subsequente e transporte ao corpo celular, no qual os efeitos são mediados.

A regulação das alterações neuronais durante a inflamação parece ser uma função da expressão de FCN.[48,54] Receptores de FCN são encontrados nas fibras sensitivas intradentais e células de Schwann.[46] Evidências indicam que o FCN é sintetizado por fibroblastos na zona subodontoblástica coronária – por exemplo, zona rica em células –, particularmente na ponta do corno pulpar.[46] O crescimento máximo de fibras nervosas contendo PRGC e SP corresponde a áreas da polpa com aumento da produção de FCN.[54] A Figura 13.30 mostra a expressão do mRNA FCN em um corno pulpar subjacente ao preparo cavitário.

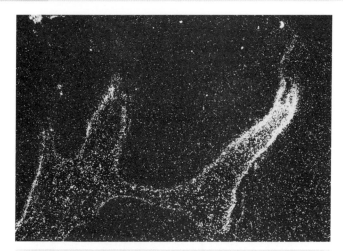

Figura 13.30 O mRNA-FCN é regulado positivamente no corno mesial da polpa 6 horas após o preparo cavitário (De Byers MR, Wheeler EF, and Bothwell M: Altered expression of NGF and p75 NGF-Receptor mRNA by fibroblasts of injured teeth precedes sensory nerve sprouting. *Growth Factors* 6:41-45, 1992.)

Foi sugerido que as interações neuroimunes ocorrem na polpa dental, uma vez que um aumento coordenado dos nervos pulpares e das células imunes foi demonstrado.[175,325] Além disso, o recrutamento de células imunocompetentes foi demonstrado na polpa dental após estimulação elétrica do dente.[67,108] Respostas similares foram vistas no osso periapical em ratos com pulpite radicular.[198] Geralmente, acredita-se que a inflamação neurogênica melhore a cicatrização, pois dentes sem nervos mostraram cicatrização pior após a exposição pulpar que dentes inervados.[43,51]

Outra consideração sobre a resposta neural a inflamação é a possibilidade de uma alteração na distribuição e na atividade dos canais de sódio voltagem-dependentes. Em particular, camundongos com a ausência do gene para $Na_v1.7$ mostraram comportamentos reduzidos à dor quando tratados com uma variedade de agentes pró-inflamatórios.[275] Também implicados nas características de disparo alteradas dos nociceptores que inervam tecidos inflamados estão os canais de sódio, que são resistentes ao TTX – a biotoxina encontrada nos peixes baiacus. Os dois principais canais de sódio TTX-R são $Na_v1.8$ e $Na_v1.9$ e ambos mostraram estar aumentados duas ou quatro vezes na polpa dental inflamada coletadas de pacientes com o diagnóstico de pulpite irreversível.[403,409] Quando expostos à PGE_2, neurônios isolados dos gânglios espinais mostraram aumentar, em minutos, as correntes dos canais de sódio TTX-resistentes,[122] indicando um aumento da ativação dos canais existentes em vez da nova síntese de proteínas. Esses canais de sódio são relativamente resistentes à lidocaína,[319] o que pode explicar a dificuldade na obtenção de anestesia profunda em tecidos inflamados (ver também Capítulo 6).[142]

LESÃO TECIDUAL E DESAFERENTAÇÃO

Quando um nervo periférico é cortado ou esmagado, ocorre uma interrupção do impulso aferente ao SNC, que é chamada "desaferentação". Seria lógico supor que o resultado da desaferentação seria a anestesia da área anteriormente inervada, mas ocasionalmente outros sintomas podem ocorrer, os quais podem surpreendentemente incluir a dor. Após a lesão do nervo, uma dramática mudança na transcrição de neuropeptídeos, receptores e canais de sódio foi documentada. O contato bidirecional entre a célula nervosa e o tecido periférico-alvo é perdido, e os neurônios mudam para um estado de regeneração ou morte da célula neuronal. O impacto do neurônio no gânglio trigêmeo é dependente do local da lesão. Uma lesão periférica tem menos efeito que uma localizada mais centralmente. Entretanto, mesmo uma pequena exposição pulpar induz alterações neuronais, tanto no gânglio trigêmeo quanto nos neurônios de segunda ordem no tronco cerebral.[44,398] Como cada dente unirradicular contém cerca de 2 mil fibras nervosas,[171,172] a extirpação da polpa é a causa tanto de alterações neuroquímicas quanto degenerativas dos corpos das células no gânglio trigêmeo[131,188,240] A projeção central desses nervos para o núcleo espinal do nervo trigêmeo é também afetada,[372] bem como há evidências de alterações transinápticas[336,340] que são refletidas no córtex sensitivo. Até respostas maiores serão esperadas de extrações de dentes, nas quais tanto o ligamento periodontal quanto a inervação da polpa são destruídos.

Quando um axônio é gravemente cortado perifericamente, uma completa degeneração dos corpos celulares pode nem sempre acontecer.[399] A tentativa de regeneração por brotamento axonal pode resultar em uma expressão alterada de vários receptores, gerando sensibilidade à NE – via atividade aumentada do receptor adrenérgico[284] – ou acetilcolina (ACh) – via atividade aumentada do receptor colinérgico[73] –, sensibilizando neurônios sensitivos para atividade autônomica. Além disso, neurônios do corno dorsal, privados de seus impulsos sensitivos normais, podem começar a responder a outros aferentes próximos. Assim, influências inibitórias normais são reduzidas e um alargamento do campo receptivo sensitivo é produzido, o que pode produzir sensibilização central (ver "Sensibilização central" mais adiante neste capítulo). *Dor dental fantasma* é um outro termo frequentemente usado sinonimamente com dor após desaferentação. Diferentes relatos sugerem uma incidência de dor persistente após pulpectomia estar no intervalo de 3 a 6%.[243,389]

Após a lesão tecidual ou inflamação tecidual, alterações extensas ocorrem na expressão gênica de neurônios ganglionares sensitivos e por meio de mecanismos transsinápticos, nas suas projeções centrais (Figura 13.31).[46,107,188,340] Um exemplo é a suprarregulação de fatores de transcrição genética induzíveis, como c-*fos*[44] e subgrupos diferentes de canais de sódio.[119] Pensa-se que isso resulta em alterações nas propriedades de limiar e no tamanho dos campos receptores. A c-*fos* não é normalmente expressa em neurônios do tronco cerebral, mas a pulpite crônica causa aumentos prolongados na expressão c-*fos* em alguns neurônios do tronco cerebral (ver Figura 13.31).[44]

Se tais alterações também ocorrem em humanos, elas podem ajudar a explicar por que certos pacientes podem reclamar de dor vaga, pobremente descrita por meses após tratamento endodôntico. Se a pulpite deles causou brotamento de nervos periféricos,[50,51,54,198] então esses nervos podem ocupar o lugar no transporte de moléculas sinalizadoras para o corpo da célula pelo caminho do fluxo axoplásmico retrógrado.[43,54] Isso poderia induzir alterações na expressão de muitos genes, resultando na sensibilização central,[6,42] que pode requerer muitos meses para ser corrigida.[75] Relatos de brotamento de nervos em polpas humanas inflamadas foram confirmados em diferentes estudos.[316,318,325] Tais reações podem contribuir para aumentar a sensibilidade dentinária, assim como a expansão de campos receptivos.[273,274,278] O brotamento de fibras simpáticas tem sido relatado, mas o tempo parece ser diferente. As implicações funcionais e como isso se relaciona aos mecanismos de dor são desconhecidos, todavia foi sugerido que essas reações estão envolvidas na cicatrização e nocicepção após inflamação pulpar.[117,149,150]

Capítulo 13 • Estrutura e Função do Complexo Dentino-Pulpar

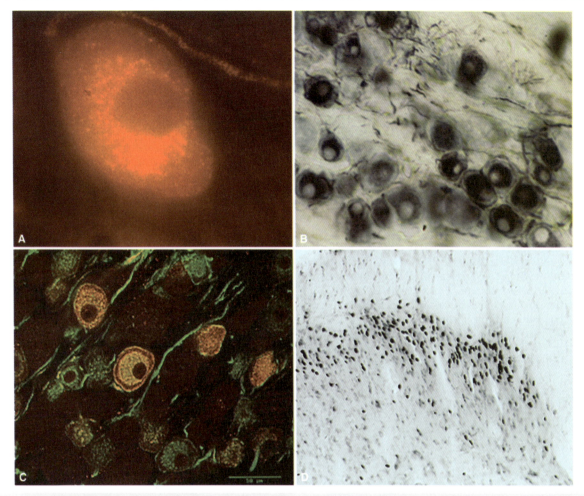

Figura 13.31 Alterações plásticas no sistema trigêmeo. Após lesão, neurônios trigeminais produzem regulação positiva de neuropeptídeos autonômicos, como neuropeptídeo Y (NPY) (**A**) e proteína associada ao crescimento 43 (PAC 43) conectada ao desenvolvimento de neurite e regeneração (**B**). **C.** Imagem confocal mostrando que NPY é regulado positivamente em neurônios lesionados expressando PAC 43. **D.** Células intersticiais do trato trigêmeo do corno medular dorsal expressam *c-fos* durante inflamação pulpar crônica em dente de rato. (*B* e *C*, adaptadas de Khullar SM, Fristad I, Brodin P, et al: Upregulation of growth associated protein 43 expression and neuronal coexpression with neuropeptide Y following inferior alveolar nerve axotomy in the rat, *J Peripher Nerv Sys* 3:79, 1998. *D*, adaptada de: Byers MR, Chudler EH, Ladarola MJ: Chronic tooth pulp inflammation causes transient and persistent expression of Fos in dynorphin-rich regions of rat brainstem, *Brain Res* 861:191, 2000.)

PROCESSAMENTO: A SEGUNDA ETAPA NA PERCEPÇÃO DA DOR

O corno dorsal medular

Após a ativação de nociceptores periféricos, os impulsos nervosos na forma de potenciais de ação transmitem informações sobre a intensidade (codificado pela frequência de disparos), qualidade (codificada pelo tipo de neurônio ativado) e características temporais (codificados pelo início, duração e término da despolarização) do estímulo periférico ao SNC. No sistema de dor trigêmeo, esses potenciais de ação chegam ao complexo nuclear do trato espinal do trigêmeo localizado na medula.[143,218,329] Três subnúcleos distintos podem ser encontrados nesse complexo. Nomeados pelas suas posições anatômicas, eles são os *subnúcleos oralis, interpolaris e caudalis* (ver Figura 13.23). Embora os subnúcleos mais rostrais – *oralis* e *interpolaris* – recebam alguma entrada nociceptiva dos tecidos orais,[71] a maioria dessas entradas é recebida ao nível do subnúcleo *caudalis*.[238,335] Devido à sua similaridade organizacional com o corno dorsal do cordão espinal – que recebe a entrada nociceptiva do sistema somatossensorial –, o subnúcleo *caudalis* tem sido denominado *corno dorsal medular*.

Componentes do corno dorsal medular

O corno dorsal medular retransmite a informação aos centros mais elevados no cérebro e serve como local de processamento dos sinais das fibras nervosas sensoriais aferentes primárias. A saída dessa região pode ser elevada (hiperalgesia), diminuída (analgesia), ou mal interpretada (dor localizada). A compreensão dos componentes funcionais envolvidos em tal processamento não somente ajuda a explicar alguns desses fenômenos clínicos, mas, também, permite a avaliação de modalidades terapêuticas potenciais, que atualmente estão sob pesquisa. Os componentes funcionais incluem os terminais centrais dos nociceptores primários (fibras Aδ e C aferentes), os neurônios de projeções de segunda ordem, os interneurônios, os terminais dos neurônios descendentes e as células glial[246] (para revisão, ver Hargreaves[139]).

As fibras aferentes primárias – cujos corpos celulares estão localizados no gânglio trigêmeo – transmitem sinais aos neurônios pela liberação de transmissores, como o aminoácido excitatório, o glutamato e o neuropeptídeo, SP. Receptores para esses neurotransmissores são encontrados em membranas pós-sinápticas e incluem o receptor N-metil-D-aspartato (NMDA) e o receptor ácido aminometilpropiônico (AMPA), os receptores das classes dos glutamatos e a neurocinina 1 (NC1) da classe dos receptores SP. Os antagonistas desses receptores reduzem a hiperalgesia em estudos com animais.[60] Em um ensaio clínico em humanos utilizando um modelo cirúrgico oral, o antagonista AMPA/kainato, LY293558, mostrou ser anti-hiperálgico.[119] Os antagonistas NC1 mostraram resultados promissores em estudos com animais, no entanto, em geral, eles revelam eficácia analgésica limitada em humanos.[158]

Os corpos celulares de neurônios de segunda ordem (projeção) no sistema trigêmeo da dor são encontrados no corno dorsal medular e seus processos atravessam a linha média e se projetam ventralmente ao tálamo pelo trato trigeminotalâmico (Figura 13.32). Do tálamo, neurônios de terceira ordem transmitem informações para o córtex cerebral via trato talamocortical. Uma vez que sinais tenham alcançado o córtex, a entrada pode ser percebida como dor. Existem evidências de que a dor irradiada é causada pela convergência de entrada aferente de diferentes áreas nas mesmas projeções dos neurônios.

Estima-se que aproximadamente 50% dos neurônios do subnúcleo *caudalis* recebem convergência de entradas sensitivas das estruturas cutâneas e profundas.[335] Em um estudo em gatos, um único neurônio do núcleo *caudalis* recebeu a entrada de neurônios sensoriais inervando a córnea, a pele sobrejacente à maxila, um dente pré-molar superior, um canino inferior e um dente pré-molar inferior de um lado.[339] Os subnúcleos *oralis* e *interpolaris* também recebem entrada convergente de aferentes orofacial e muscular.[338]

Isso poderia explicar a observação clínica de pacientes que sentiram a dor em um dente em particular que na realidade se origina de um dente ou estrutura diferente (ver também Capítulo 4). Nesses casos, anestesiar o dente com suspeita do paciente não proporciona nenhum alívio. Entretanto, se um anestésico é liberado seletivamente à fonte primária da suspeita de dor, o desconforto do paciente deve diminuir bastante.[285] Da mesma forma, se a fonte de uma dor de dente perceptível foi localizada em um músculo da mastigação, sua palpação deve agravar a dor.[417]

No corno dorsal medular, interneurônios do circuito local têm o potencial para afetar a transmissão de entrada nociceptiva de aferentes primários às projeções dos neurônios. Dependendo do transmissor liberado, esses neurônios possuem a habilidade de melhorar ou diminuir o sinal. Tipicamente, os interneurônios excitatórios liberam o glutamato ou SP, enquanto interneurônios inibitórios liberam o aminoácido glicina ou ácido gama-aminobutírico (AGAB).[218,337]

Os neurônios terminais que descendem de estruturas cerebrais, como o *locus coeruleus* e o núcleo magno da rafe, tendem a inibir a transmissão nociceptiva no nível do corno dorsal medular.[14] Esses terminais liberam uma variedade de agentes neuroefetivos, incluindo peptídeos opioides endógenos (POEs). Os POEs, semelhantes à estrutura tridimensional de muitos opiáceos exógenos dos quais derivam seus nomes, são liberados na resposta à entrada nociceptiva e atuam para suprimir o sistema da dor.

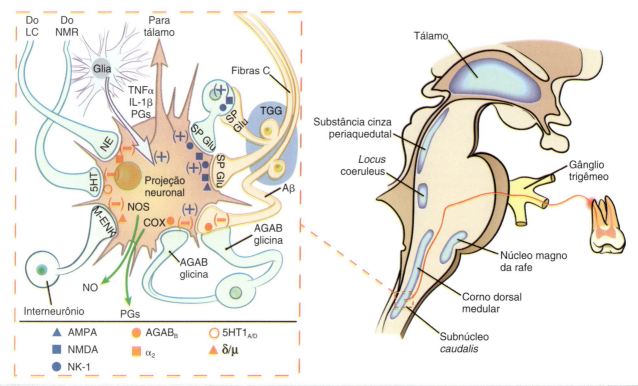

Figura 13.32 Diagrama esquemático da percepção e modulação da dor orofacial. A ativação das fibras aferentes primárias (nesse exemplo, de um molar maxilar inflamado) leva à entrada de um sinal nociceptivo, que é transportado por uma sinapse no subnúcleo *caudalis* do núcleo espinal trigêmeo. O neurônio de segunda ordem se projeta para o tálamo; a informação é, então, transportada para o córtex. Uma grande quantidade de processamento da entrada nociceptiva pode ocorrer no nível do corno dorsal medular (CDM). A inserção mostra uma ampla faixa dinâmica (AFD) típica do CDM. As fibras aferentes primárias liberam aminoácidos excitatórios e glutamato, que se ligam e ativam receptores AMPA ou NMDA; e substância P, que ativa receptores NK-1 na AFD de neurônios ou interneurônios excitatórios. Fibras descendentes do *locus coeruleus* (LN) e núcleo magno da rafe (NMR) secretam serotonina (5HT) e norepinefrina (NE), respectivamente, que inibem a transmissão. A liberação de ácido aminobutírico γ (AGAB), o aminoácido, a glicina e os peptídeos opioides endógenos, como a met-encefalina (M-ENC), também inibem a transmissão de informação nociceptiva. A projeção de neurônios pode ter efeitos autócrinos ou parácrinos pela síntese e pela liberação de prostaglandinas (PGs) e óxido nítrico (ON) e síntese de óxido nítrico (SON), pela a ação da ciclo-oxigenase (COX), respectivamente. As células glial podem modular o processamento nociceptivo pela liberação de citocinas como o fator de necrose tumoral alfa (TNF-α) e a interleucina 1 beta (IL-1 β). O sinal + indica uma ação excitatória, enquanto o sinal − denota uma ação inibitória. AMPA, ácido alfa-amino-3-hidroxi-5-metil-4-isoxazolepropiônico; NC, neurocinina; NMDA, N-metil-D-aspartato; SP, substância P; TGG, gânglio trigêmeo.

Os POEs provavelmente são em parte responsáveis pelo efeito placebo observado nos estudos de controle da dor, pois esse efeito pode ser revertido pela administração do antagonista opioide, naloxona.[141,216]

O componente final do complexo do corno dorsal medular a ser considerado é a população de células glial. Historicamente, considerada como tendo apenas a função de apoio, agora elas são reconhecidas por ter um papel importante no sistema de processamento da dor.[308,404] Após a entrada nociceptiva de aferentes primários, a glia libera citocinas, como o TNF-α e IL-1, assim como certas PGs que podem facilitar a atividade das projeções dos neurônios. Agentes de modulação glial têm se mostrado efetivos em modelos experimentais de dor neuropática,[355] e os AINEs podem potencialmente exercer parte de seu mecanismo analgésico atuando nesse nível.

Sensibilização central

A *sensibilização central* pode ser definida como uma responsividade elevada de neurônios nociceptores centrais à estimulação periférica, que ocorre além da *sensibilização periférica* de nociceptores aferentes primários. Acredita-se que a sensibilização central seja a causa principal da hiperalgesia e alodinia.[208] Ensaios clínicos implicam a sensibilização central em pacientes relatando dor por pulpite irreversível. Em uma pesquisa de aproximadamente mil pacientes, 57% deles com pulpite irreversível relataram alodinia mecânica (dor por percussão).[294] Isso parece ser devido, ao menos em parte, à sensibilização central, uma vez que tanto o dente ipsilateral (pulpite) quanto o dente contralateral (normal) apresentaram alodinia mecânica a uma força transdutora.[187] Assim, a sensibilização central contribui para uma difusão da dor endodôntica, e a aplicação clínica de transdutores de força de mordida pode fornecer um novo método para diagnosticar mecanismos de dor.[186,187]

Estudos diferentes esclareceram mecanismos moleculares envolvidos na sensibilização central (para revisão, ver Cousins e Power[64] e Hargreaves[139]), porém o processo geralmente é iniciado por uma barragem de impulsos nociceptivos de fibras periféricas C. O nível e duração da dor antes da intervenção endodôntica foram citados em muitos estudos como previsões da dor endodôntica pós-operatória,[369,400] o que pode ocorrer por uma entrada prolongada e intensa de nociceptores C. Qualquer redução de uma barreira como essa deve limitar a ocorrência de sensibilização central e o desenvolvimento de dor de longa duração após a lesão tecidual – incluindo procedimentos endodônticos cirúrgicos e não cirúrgicos. O uso de anestésicos locais de longa atuação seguido de tonsilectomias e extrações de terceiro molar oferece alívio da dor, com duração muito maior de anestesia nos tecidos periféricos.[127,169]

Uma redução nos mediadores químicos da inflamação no nível do corno dorsal medular também deve reduzir a sensibilização de neurônios de segunda ordem. A redução na síntese de PGs pró-inflamatórias, citocinas, óxido nítrico ou o uso de drogas que bloqueiam os receptores de tais agentes provavelmente será aceito na farmacoterapia no futuro. Por exemplo, a aplicação de um agente inflamatório na polpa dentária de molares superiores de ratos ocasionou um campo receptivo elevado de receptores de tato Aβ da face. Isso pode ser bloqueado pelo pré-tratamento com um antagonista do receptor NMDA-glutamato, indicando que tais drogas, que atuam centralmente, podem oferecer meios altamente eficazes de tratamento da dor odontogênica.[60] Uma pesquisa semelhante relata que a síntese de ON no nível do subnúcleo *caudalis* implicou o desenvolvimento da hipersensibilidade tátil após a lesão dental.[423] A redução nos níveis da síntese de óxido nítrico pode fornecer proteção da sensibilização central.[239,253]

PERCEPÇÃO: TÁLAMO AO CÓRTEX

A última etapa anatômica na via da dor do trigêmeo depende de neurônios que deixam o tálamo e se estendem ao córtex cerebral (ver Figura 13.23). O paciente realmente percebe um estímulo muito doloroso no nível cortical. É interessante observar – mas provavelmente não é nenhuma surpresa para o clínico experiente – que uma porção desproporcionalmente grande do córtex sensorial em humanos está dedicada à entrada de regiões orofaciais.[300]

Está se tornando bastante óbvio que processos de percepção de ordem elevada – por exemplo, cortical – tenham um efeito profundo no estado final da dor que o paciente sofre (para revisão, ver Yaksh[418]). Recordações de experiências dolorosas anteriores promovem uma estrutura pela qual novas experiências similares são julgadas e servem para modelar a resposta do paciente ao estímulo oferecido. No campo da odontologia, o nível de ansiedade do paciente no momento do tratamento afeta não apenas a resposta do paciente à dor sofrida durante o tratamento,[79,414] mas, também, a tendência do paciente de recordar a experiência dolorosa ou desagradável mesmo 18 meses após o tratamento.[114] O clínico deve fazer o possível para controlar o nível de ansiedade do paciente antes do tratamento endodôntico. Um simples método de pré-tratamento é fornecer ao paciente informações positivas, por escrito, a respeito do controle da dor durante seu tratamento endodôntico. Em um ensaio clínico controlado com placebo, foi oferecido a 437 pacientes endodônticos um informativo de cinco parágrafos para leitura antes do tratamento. Um dos parágrafos continha informação positiva a respeito da dor durante o tratamento. Os pacientes preencheram questionários após o tratamento que avaliava sua ansiedade e seu medo dentários. Os indivíduos que receberam informações positivas apresentaram menos temor de dor durante a terapia endodôntica.[386] Unida a uma atitude positiva e de cuidado, a intervenção farmacológica pode ajudar a reduzir a ansiedade. O óxido nitroso tem sido efetivo no preparo dentário,[76] mas ele pode interferir nos procedimentos radiográficos durante a terapia endodôntica. Em um ensaio clínico controlado por placebo em pacientes passando por extração de terceiros molares impactados, 0,25 mg de triazolam oral – uma benzodiazepina – promoveu ansiólise comparável ao diazepam administrado intravenoso.[178] Obviamente, ao paciente medicado dessa forma deve ser oferecido o transporte que o leve ao consultório odontológico e o traga de volta. Ademais, as potenciais interações medicamentosas com outros agentes atuando centralmente, como os opioides, os barbitúricos e o álcool, devem ser consideradas. Uma interação que deve ser considerada é a capacidade de o suco de uva prolongar a meia-vida do triazolam.[221] Verificou-se que os furanocumarínicos do suco da toranja inibem o citocromo P450 3A4,[296] que é a enzima responsável pelo metabolismo do triazolam no fígado. Os pacientes devem ser informados para não tomar triazolam oral com suco de toranja.

Suprimento vascular

O sangue da artéria dental entra no dente pelo caminho das arteríolas com diâmetros de 100 μm ou menos. Esses vasos passam pelo forame apical ou pela foramina com feixes nervosos. Vasos menores podem entrar na polpa por canais acessórios ou laterais. Eles são ricamente inervados por nervos sensitivos e autônomicos, e a regulação do fluxo sanguíneo parece ser dominada pelo controle neuronal (Figura 13.33).[2,20,191,289,365]

As arteríolas caminham até a porção central da polpa radicular e dão ramos que se espalham lateralmente em direção à camada odontoblástica, abaixo da qual elas se ramificam para formar um

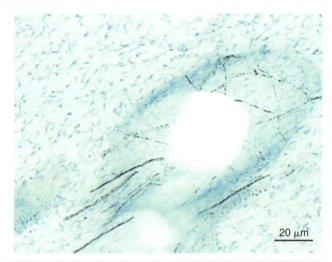

Figura 13.33 Fibras nervosas substância P positivas na parede dos vasos sanguíneos pulpares (Cortesia de Dr. K.J. Heyeraas.)

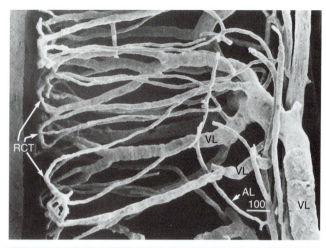

Figura 13.35 Rede capilar terminal (*RCT*) subodontoblástica, arteríolas (*AL*) e vênulas (*VL*) da polpa de um canino jovem. A dentina estaria longe à esquerda e a polpa central, à direita. Escala da barra: 100 μm. (De Takahashi K, Kishi Y, Kim S: A scanning electron microscopic study of the blood vessels of dog pulp using corrosion resin casts, *J Endod* 8:131, 1982.)

plexo capilar (Figura 13.34).[200] À medida que as arteríolas passam na polpa coronária, elas se espalham em direção à dentina, diminuindo de tamanho e dando origem a uma rede capilar na região subodontoblástica (Figura 13.35).[358] Essa rede oferece aos odontoblastos uma fonte rica de metabólitos.

O fluxo de sangue capilar na porção coronária da polpa é aproximadamente duas vezes o da porção radicular.[195] Além disso, o fluxo sanguíneo na região do corno pulpar é maior que em todas as outras áreas da polpa.[254] Em dentes jovens, os capilares normalmente se estendem para a camada odontoblástica, garantindo, portanto, um adequado suprimento de nutrientes para os odontoblastos metabolicamente ativos (Figura 13.36). Nos capilares subodontoblásticos, são observadas fenestrações na parede do vaso.[312] Acredita-se que essas fenestrações são para promover um transporte rápido de fluido e metabólitos dos capilares para

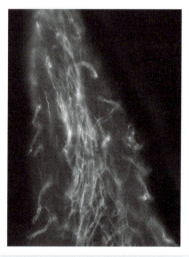

Figura 13.36 Vasos sanguíneos no corno pulpar se espalhando na camada odontoblástica. (Cortesia de Dr. S. R. Haug.)

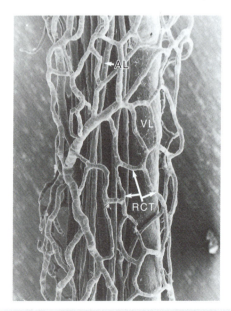

Figura 13.34 Micrografia eletrônica de varredura de alta potência da rede vascular na polpa radicular de um molar de cachorro apresentando a configuração de rede capilar terminal (*RCT*) subodontoblástica. Vênulas (*VL*) e arteríolas (*AL*) estão indicadas. (Cortesia de Dr. Y. Kishi, Kanagawa Dental College, Kanagawa, Japão.)

os odontoblastos adjacentes. A densidade média dos capilares é de aproximadamente 1.400/mm², que é maior que na maioria dos outros tecidos do corpo.[393]

O sangue passa do plexo capilar, primeiro para as vênulas póscapilares (ver Figuras 13.35 e 13.37) e, então, para vênulas maiores.[200] As vênulas na polpa têm de forma não usual paredes finas, e a camada muscular não é contínua,[70] o que pode facilitar o movimento de fluido para dentro e para fora do vaso. A vênulas coletoras se tornam progressivamente maiores à medida que elas se aproximam da região central da polpa. As vênulas maiores têm um diâmetro que pode alcançar um máximo de 200 μm, que é consideravelmente maior que as arteríolas da polpa.

O restante do fluxo sanguíneo pulpar é relativamente alto, com uma média de 0,15 a 0,60 mℓ/min/g tecido,[250,367] e o volume sanguíneo representa cerca de 3% do peso pulpar úmido,[31] aproximadamente o mesmo que no tecido tumoral mamário.[410] Como esperado, o fluxo sanguíneo pulpar é maior na camada periférica da polpa (p. ex., plexo capilar subodontoblástico),[200] na qual o consumo de oxigênio tem sido mostrado ser maior que na polpa central.[26]

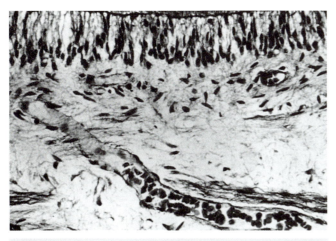

Figura 13.37 Vênula pós-capilar drenando o sangue do plexo capilar subodontoblástico.

Alterações no FSP podem ser medidas pela dentina usando fluxômetro Doppler a *laser*. A sensibilidade ao movimento requer que eles sejam estabilizados em um *stent* oclusal ou em braçadeira de lençol de borracha modificada.[95,327] Como até 80% dos sinais Doppler se originam do tecido periodontal, é útil cobrir os tecidos periodontais com um lençol de borracha preto.[146] A fluxometria Doppler a *laser* pode ser usada para detectar revascularização de dentes traumatizados.[80,90] Embora a mensuração do FSP seja uma ferramenta ideal para a determinação da vitalidade pulpar, o uso do *laser* Doppler e outras técnicas é limitado devido à sensibilidade, à especificidade, à reprodutibilidade e aos custos.

REGULAÇÃO DO FLUXO SANGUÍNEO PULPAR

Sobre condições fisiológicas normais, o tônus vascular pulpar é controlado por mecanismos neuronais, parácrinos e endócrinos que deixam os vasos sanguíneos em um estágio de parcial constrição. O FSP é também influenciado pelo tônus vascular nos tecidos vizinhos. A vasodilatação nesses tecidos causa uma queda no FSP devido à redução da pressão arterial local do dente e, portanto, reduz a pressão de perfusão pulpar.[366] O "roubo" da pressão de perfusão dental torna a polpa dental vulnerável em situações clínicas com processos inflamatórios nos tecidos adjacentes, como na gengivite e na periodontite. Não há autorregulação de FSP, pois ele segue passivamente as alterações na pressão arterial sistêmica.[189]

A regulação neuronal do fluxo sanguíneo é extensiva na polpa. Há pouco ou nenhum tônus vasoconstritor de origem simpática na polpa dental durante as condições de repouso,[167,365] mas um tônus vasodilatador causado pela liberação de neuropeptídeos sensitivos foi demonstrado (Figura 13.38).[21,20]

Existem receptores alfa-adrenérgicos na polpa[164] e a estimulação do tronco simpático cervical causa vasoconstrição e falha no FSP, que pode ser parcialmente revertida por bloqueio de α receptores.[191,365] NPY colocalizado com NE em fibras nervosas simpáticas pulpares também contribui para a vasoconstrição na polpa.[82,197]

O aumento no FSP é observado após estimulação elétrica do dente e é causado pela liberação de neuropeptídeos sensitivos, seguida por vasodilatação.[20,155,183] PRGC liberado de fibras nervosas sensitivas é responsável principalmente pela vasodilatação observada.[20,21]

O glutamato, presente nas fibras nervosas sensitivas aferentes PRGC negativas na polpa, também tem um efeito vasodilatador quando aplicado na polpa durante condições experimentais.[426]

Há evidência para a modulação simpática do neuropeptídeo simpático liberado na polpa dental:[140] adrenorreceptores pré-sinápticos são encontrados nos terminais nervosos sensitivos e atenuam a liberação de vasodilatadores dos nervos sensitivos.[35,183]

Receptores muscarínicos foram identificados na polpa,[33] e o neurotransmissor parassimpático ACh causa vasodilatação e aumento do fluxo sanguíneo no tecido.[424] A vasodilatação provocada por ACh demonstrou ser parcialmente dependente da produção de ON.

O PIV, que coexiste com ACh em neurônios pós-ganglionares, é encontrado na polpa dental[382,397] e demonstrou causar vasodilatação e aumento no FSP em ratos.[289]

Por outro lado, Sasano et al.[329] falharam em demonstrar vasodilatação parassimpática nervo-provocada em polpa dental de gatos, deixando as respostas vasculares a neurotransmissores parassimpáticos com algumas incertezas.

Controle local do fluxo sanguíneo

O leito microvascular na polpa dental tem a capacidade de regular a hemodinâmica em resposta às demandas do tecido local. A endotelina-1 é localizada no endotélio da vasculatura pulpar[58] e a infusão intra-arterial direta de endotelina-1 reduz o FSP.[22,118,424] Entretanto, a endotelina-1 não parece influenciar o tônus vascular do vaso sanguíneo sob condições basais e de repouso.[22]

O endotélio nos vasos sanguíneos pulpares modula o tônus vascular pela liberação de vasodilatadores como prostaciclina e ON. Uma síntese basal de ON fornece um tônus vasodilatador sobre os vasos pulpares.[20,226] As forças de raspagem que o fluxo sanguíneo exerce sobre as células endoteliais parece regular a liberação de ON.[77]

A adenosina é liberada de tecido isquêmico e hipóxico, bem como é importante provavelmente para regulação do metabolismo do fluxo sanguíneo em períodos de baixa tensão de oxigênio pulpar. Quando aplicada no lado extraluminal da parede do vaso, a adenosina medeia a vasodilatação em vasos pulpares.[424]

Controle humoral do fluxo sanguíneo

Existem evidências para o controle humoral do FSP, que acontece quando substâncias vasoativas transportadas pela corrente sanguínea alcançam os receptores no tecido pulpar. A angiotensina II é produzida pela ativação do sistema renina/angiotensina e exerce um

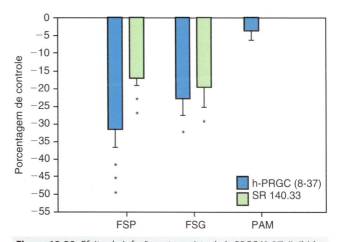

Figura 13.38 Efeito da infusão antagonista de h-*PRGC* (*8-37*) (inibidor do peptídeo relacionado ao gene da calcitonina) e *SR* 140.33 (inibidor da substância P) no fluxo sanguíneo basal da polpa (*FSP*) e no fluxo sanguíneo gengival (*FSG*). *PAM*, pressão arterial média, ***p < 0,001, **p < 0,005, *p < 0,05, quando comparado aos registros de controle antes da infusão do antagonista (De Berggreen E, Heyeraas KJ: Effect of the sensory neuropeptide antagonists h-CGRP[8-37] and SR 140.33 on pulpal and gingival blood flow in ferrets. *Arch Oral Biol* 45:537, 2000.)

tônus vasoconstritivo basal sobre os vasos sanguíneos pulpares.[22] Os receptores de angiotensina II, AT1 e AT2, têm sido identificados em polpa de rato.[348]

Similarmente ao efeito do NE liberada das fibras nervosas simpáticas na polpa, a epinefrina liberada pela medula adrenal causará vasoconstrição devido à ativação dos receptores α-adrenérgicos na polpa. Outra catecolamina, di-hidroxifenilalanina (DOPA), também induz vasoconstrição quando aplicada intra-arterialmente.[424]

DRENAGEM DE FLUIDOS

O fluido intersticial – que se acumula no tecido durante as condições normais pela filtração líquida dos vasos sanguíneos ou durante a inflamação na qual a filtração líquida é elevada – deve ser removido para manter o equilíbrio fluídico normal. Na maioria dos tecidos no corpo, os vasos linfáticos drenam o excesso de fluido dos tecidos periféricos e o retornam para o sistema sanguíneo venoso. Além disso, o sistema linfático é importante, pois ele transporta antígenos capturados e os leva aos linfonodos. A existência de vasos linfáticos na polpa tem sido questão de debate, na medida em que é difícil distinguir entre vasos sanguíneos e linfáticos por meio de técnicas microscópicas normais sem marcadores linfáticos específicos.

Muitos marcadores linfáticos específicos têm sido aplicados atualmente e foram elaboradas conclusões contraditórias. Um dos marcadores testados foi o receptor de fator de crescimento vascular endotelial (RFCVE-3), conhecido por estar presente nas células linfáticas endoteliais no tecido adulto.[114,242] A expressão do receptor foi relatada no tecido pulpar em humanos e ratos, todavia, para identificar os vasos linfáticos, é recomendado o uso de mais de um marcador linfático. RFCVE-3 foi demonstrado recentemente em vasos sanguíneos e em várias células imunes e não é específico para vasos linfáticos.[30,390] Entretanto, outros estudos falharam em demonstrar marcadores linfáticos na polpa[116,247] e um estudo apresentou o receptor endotelial do vaso linfático-1 (LYVE-1, do inglês *lymphatic vessel endothelium receptor-1*) marcado em células imunes na polpa humana, contudo não em estruturas vasculares (Figura 13.39). A mesma observação foi feita em uma caracterização do sistema linfático da cabeça de camundongos.[228] Os autores mostraram que vasos linfáticos foram encontrados no canal radicular. Nós demonstramos vasos linfáticos em canais mandibulares em ratos começando abaixo dos molares (Figura 13.40). Analisando em conjunto, nós podemos concluir que a polpa não é suprida com a drenagem de vasos linfáticos.

Troca de fluidos transcapilares

Em todos os tecidos no corpo, o transporte de fluidos entre os vasos sanguíneos e o espaço intersticial é regulado por diferenças nas pressões osmóticas coloidais e hidrostáticas no plasma e no intestício, bem como pelas propriedades na membrana capilar (Figura 13.41). A partir do interstício, o excesso de fluido é transportado de volta para a circulação sanguínea pelo sistema linfático. A polpa parece ser uma exceção com o cérebro e a medula óssea, por exemplo, visto que os vasos linfáticos não são detectados no tecido (ver seção anterior). Em condições normais, é atingido um estado estável à medida que o fluido filtrado no espaço intersticial se iguala à quantidade do fluido transportado para fora do mesmo compartimento. Utilizando radioisótopos, o volume do fluido intersticial na polpa foi mensurado e teve uma média de 0,6 ± 0,03 mℓ/g de peso úmido,[31] demonstrando que cerca de 60% do fluido extracelular na polpa dentária está localizado fora do sistema vascular. Mensurações da pressão do fluido intersticial na polpa com o método de micropunção forneceram valores que variam de 6 a 10 mmHg,[20,152] porém valores mais elevados, mensurados com métodos diferentes, também foram relatados.[40,385,392]

Medições da pressão osmótica coloidal (POC) em fluido intersticial isolado de incisivos de ratos mostraram uma POC pulpar relativamente alta, alcançando 83% da POC do plasma. O alto valor pode sugerir que a permeabilidade normal ou a drenagem das proteínas do plasma é inefetiva.

Como os vasos linfáticos estão ausentes na parte interna da polpa, o excesso de fluido intersticial e proteínas pode ser transportado para fora da polpa por outras rotas de transporte para obter uma situação estável. Existem duas possibilidades: (1) transporte de fluido no compartimento intersticial em direção à parte

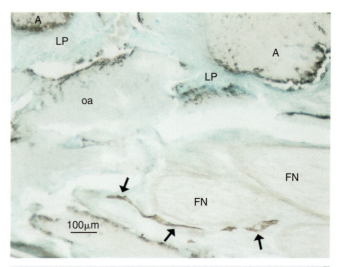

Figura 13.40 Um vaso linfático (*setas*) no canal mandibular, da mandíbula de um rato, abaixo do ápice (*A*) de molares. *oa*, osso alveolar; *FN*, feixe nervoso; *LP*, ligamento periodontal. (Cortesia de Dr. Anca Virtej.)

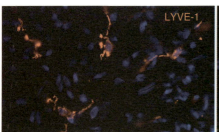
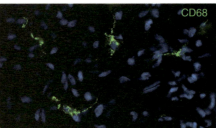
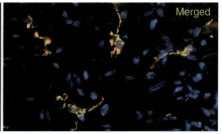

Figura 13.39 Células imunes na polpa humana normal estão imunopositivas para LYVE-1, conhecido como um marcador de vaso linfático. As células CD68+/LYVE-1+ derivam da linhagem monocítica das células. A imunocoloração demonstrou a falta dos vasos linfáticos LYVE-1+ na polpa. (Cortesia de Dr. A Virtej.)

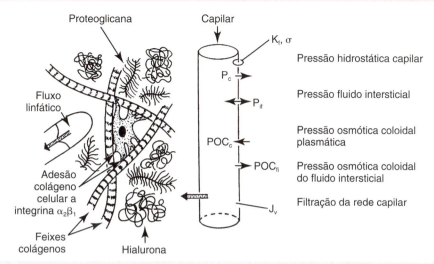

Figura 13.41 Estrutura e pressões intersticiais que governam o transporte de fluido transcapilar. K_f, coeficiente de filtração capilar; σ, coeficiente de reflexão capilar para proteínas plasmáticas. (De Wiig H, Rubin K, Reed RK: New and active role of the interstitium in control of interstitial fluid pressure: potential therapeutic consequences, *Acta Anaesthesiol Scand* 47:111, 2003.)

apical da polpa e depois saída pelo ápice, e (2) uma combinação de reabsorção do fluido dentro dos vasos sanguíneos pulpares e transporte do fluido rico em proteína em direção ao ápice.

CIRCULAÇÃO NA POLPA INFLAMADA

A inflamação na polpa ocorre em um ambiente de pequena configuração, composto de rígidas paredes dentinárias. A *configuração* é definida como a relação entre o volume (V) e mudanças na pressão intersticial (P): C = ΔV/ΔP. Consequentemente, na polpa de baixa configuração, um volume sanguíneo ou intersticial elevado ocasionará um aumento relativamente grande na pressão hidrostática na polpa. As reações vasculares agudas a um estímulo inflamatório são a vasodilatação e a permeabilidade vascular elevada. Ambas elevarão a pressão do fluido intersticial pulpar[153,156,365,384] e tenderão a comprimir os vasos sanguíneos, bem como a contrariar o benefício do aumento do fluxo sanguíneo (Figura 13.42).

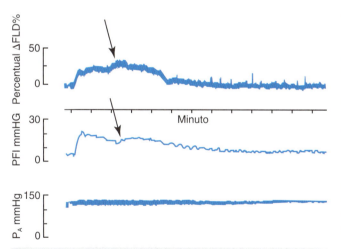

Figura 13.42 Registros simultâneos originais da alteração percentual no fluxo sanguíneo pulpar (ΔFLD%), pressão do fluido intersticial (*PFI*) e pressão sanguínea sistêmica (*P_A mmHg*), em um gato, durante a estimulação dentária elétrica. Observar que, quando a PFI está inicialmente diminuindo após um aumento inicial, o fluxo sanguíneo pulpar alcança seu nível máximo (*setas*), demonstrando a compressão de vasos na primeira fase. (Cortesia de Dr. K. J. Heyeraas.)

Estudos clássicos demonstraram que um aumento na pressão intrapulpar promove a absorção do fluido tecidual de volta à circulação, reduzindo, assim, a pressão.[153,156] Essa observação pode explicar por que a pressão tecidual pulpar em polpas inflamadas pode persistir em regiões locais por longos períodos de observação,[367] contrariando o conceito antigo de colapso amplo e generalizado de vênulas pulpares e bloqueio do fluxo sanguíneo – teoria do estrangulamento pulpar.

A realização de procedimentos dentários restauradores pode levar a aumentos ou diminuições substanciais no FSP, dependendo da correção do procedimento e do tempo gasto.[191] Mediadores vasoativos são liberados localmente após lesão inflamatória; além disso, na polpa, a PGE2, a BC, a SP e a histamina demonstraram elevar o fluxo sanguíneo pulpar após a aplicação.[194,290] Em contraste, a serotonina (5-HT), que é liberada principalmente de plaquetas e administrada intra-arterialmente, apresentou a redução do fluxo sanguíneo pulpar.[196,424]

A inflamação aguda na polpa dentária induz uma elevação imediata no fluxo sanguíneo e pode alcançar uma magnitude de 200% a mais do fluxo-controle, seguido da permeabilidade vascular elevada.[154,156]

Um resultado comum da inflamação pulpar é o desenvolvimento de necrose tecidual. Um estudo observou a disfunção circulatória desenvolvida na polpa após a exposição dos lipopolissacarídeos (LPSs) de bactérias gram-negativas.[31]

Ademais, as citocinas inflamatórias IL-1 e TNF-α estão elevadas na polpa inflamada. Quando o endotélio é exposto à endotoxina, ele expressa citocinas, quimiocinas e tromboxano A2. Este último demonstrou ser produzido na polpa exposta ao LPS[287] e induz a vasoconstrição. O conjunto de mudanças na função endotelial tem sido chamado "perturbação endotelial" e foi descrito inicialmente em células epiteliais expostas a endotoxinas ou a citocinas, como IL-1, TNF-α e IL-6.[24,276] O endotélio lesado também participa em reações pró-coagulantes que promovem a formação do coágulo de fibrina.[352] Uma perfusão pulpar reduzida por uma perturbação endotelial pode ser a consequência de infecção bacteriana prejudicando os mecanismos de defesa pulpar e promovendo a necrose. A baixa regulação do fator de crescimento endotelial vascular (FCEV) presente em células do estroma e a densidade reduzida de microvasos têm sido observadas em polpas dentárias humanas com pulpite irreversível.[10] O FCEV é um fator pró-angiogênico essencial e a densidade reduzida de microvasos também pode levar à redução da perfusão pulpar e contribuir para o desenvolvimento de necrose pulpar.

Permeabilidade vascular

O aumento da permeabilidade vascular ocorre como resultado de inflamação aguda, e o extravasamento vascular tem sido demonstrado na polpa após a liberação de mediadores inflamatórios, como a PG, a histamina, a BC e o neuropeptídeo sensorial, SP.[184,194,241]

O LPS (lipopolissacarídeo) e o ácido lipoteicoico de bactérias gram-negativas e gram-positivas ocasionam a regulação positiva do FCEV nas células pulpares ativadas.[34,360] O FCEV aumenta a permeabilidade vascular,[93,334] bem como é provável que ele também cause o extravasamento nos vasos da polpa. Ele é um agente potente, pois sua capacidade de aumentar a permeabilidade microvascular está estimada em 50 mil vezes maior que a da histamina.[341] As citocinas como IL-1 e o TNF-α são liberadas no fluido intersticial pulpar durante a inflamação[31] e regulam positivamente a presença gênica do mRNA do FCEV nos fibroblastos pulpares.[61]

A permeabilidade vascular elevada permite o transporte maior de proteínas pela parede do vaso capilar e ocasiona a diminuição da POC no tecido. Na pulpite aguda, induzida pelo LPS, foi demonstrado que a POC na polpa pode alcançar o nível da POC plasmática, significando que uma barreira no transporte de proteínas entre o plasma e o interstício pode ser eliminada.[31]

A ausência de vasos linfáticos na polpa pode, nessa situação, desfavorecer a capacidade pulpar para recuperar e restabelecer um POC normal, uma vez que o transporte de proteínas é dependente da diferença de pressão para o fluido de transporte fora da polpa. A ausência de vasos linfáticos para transporte de fluido rico em proteínas pode tornar a polpa mais vulnerável ao desenvolvimento de necrose após pulpite grave.

Aspectos clínicos

A influência da postura no fluxo sanguíneo pulpar tem sido observada em humanos.[95] Um fluxo sanguíneo pulpar significativamente maior foi mensurado quando os indivíduos mudavam de uma posição ereta para supino. A posição de supino aumenta o retorno venoso de todos os tecidos abaixo do nível do coração, consequentemente elevando o débito cardíaco e produzindo uma elevação transitória na pressão sanguínea sistêmica. O aumento na pressão sanguínea estimula barorreceptores que diminuem a vasoconstrição simpática em todos os leitos vasculares, aumentando, desse modo, o fluxo sanguíneo periférico. Pacientes com pulpite geralmente relatam uma incapacidade de dormir à noite, pois eles são perturbados por uma dor de dente latejante. Além da falta de distrações normalmente presentes durante o dia, o mecanismo seguinte pode estar operante em pacientes com a polpa inflamada. Quando esses pacientes se deitam ao final do dia, seu fluxo sanguíneo pulpar provavelmente aumenta pela resposta postural cardiovascular descrita anteriormente. Isso pode elevar sua já alta pressão tecidual pulpar,[153,156,351,367,384] que, então, é suficiente para ativar nociceptores pulpares sensíveis e iniciar a dor pulpar espontânea. Portanto, a sensação "latejante" da dor de dente anteriormente foi descrita como um efeito da pulsação na polpa que segue as contrações cardíacas (sístole), porém um estudo pesquisando o ritmo da dor de dente e o pulso do paciente apresentou a falta de sincronia entre os dois parâmetros.[256] Os autores levantaram uma hipótese alternativa: a qualidade latejante não é uma sensação primária, mas, em vez disso, uma propriedade emergente – ou percepção –, na qual o "marca-passo" se encontra dentro do SNC.

Reparo pulpar

O potencial de cicatrização inerente da polpa dentária é bem reconhecido. Como em todos os outros tecidos conectivos, o reparo da lesão tecidual começa com o desbridamento pelos macrófagos, seguido da proliferação de fibroblastos, brotos capilares e da formação de colágeno. A circulação local é de importância crítica na cicatrização e no reparo da lesão. Um suporte adequado de sangue é essencial para o transporte de células imunes na região da lesão pulpar, bem como para diluir e remover os agentes deletérios da área. Também é importante fornecer fibroblastos com nutrientes a partir dos quais o colágeno é sintetizado. Diferentemente da maioria dos tecidos, a polpa essencialmente não tem circulação colateral; por essa razão, ela é, em teoria, mais vulnerável que a maioria dos outros tecidos. No caso de lesão grave, a cicatrização pode ser dificultada nos dentes com suporte sanguíneo limitado. Parece razoável supor que a polpa altamente celular de um dente jovem, com um forame apical bem aberto e rico suporte sanguíneo, tem um potencial de cicatrização muito melhor que um dente velho com um forame estreito e um suporte sanguíneo restrito.

A dentina pode ser classificada como primária, secundária ou terciária, dependendo de quando ela é formada. A *dentina primária* é a dentina tubular regular, formada antes da erupção, incluindo o manto dentinário. A *dentina secundária* é a dentina circunferencial regular, formada após a erupção dos dentes, cujos túbulos permanecem contínuos com a dentina primária. A *dentina terciária* é a dentina irregular, formada em resposta ao estímulo anormal, aos materiais restauradores e às cáries.[65,66] No passado, a dentina terciária foi também chamada *dentina irregular, irritação da dentina, dentina reparativa* e *substituição da dentina*. Muito dessa confusão foi causada por uma ausência de entendimento sobre como a dentina terciária era formada.

Se os odontoblastos originais, que fabricam a *dentina secundária*, são responsáveis pela formação da dentina terciária focal, esse tipo particular de dentina terciária é chamado *dentina reacionária*.[345] Geralmente, a taxa de formação da dentina é aumentada, mas os túbulos permanecem contínuos com a dentina secundária.[349] Entretanto, se o estímulo provocante causou a destruição dos odontoblastos originais, a dentina nova, menos tubular, mais irregular formada por células tipo odontoblastos recentemente diferenciadas é chamada *dentina reparadora*. Nessa dentina, os túbulos normalmente não estão contínuos com aqueles da dentina secundária. Inicialmente, células recém-formadas tendem a ser cuboides na forma, sem o processo odontoblástico necessário para a formação dos túbulos dentinários. Eles parecem se formar em resposta à liberação de fatores de crescimento, que são ligados ao colágeno durante a formação de dentina secundária.[94,315,345] A perda da camada contínua de odontoblastos expõe a dentina pré-mineralizada – que se acredita conter tanto formas solúveis quanto insolúveis de TGF-β, fator de crescimento semelhante à insulina (IGF, do inglês *insulin-like growth factor*)-1 e IGF-2, proteínas morfogenéticas ósseas (BMPs, do inglês *bone morphogenetic proteins*), FCEV e outros fatores de crescimento que atraem e causam proliferação e diferenciação de CTMs para formar dentina reparativa e novos vasos sanguíneos. Durante o processo de cárie, ácidos bacterianos podem solubilizar esses fatores de crescimento da dentina mineralizada, liberando-os para se difundir para a polpa, onde poderiam estimular a formação de dentina reacionária. Acredita-se também que esse é o mecanismo de ação do hidróxido de cálcio durante o tratamento de apicificação. Apesar do pH alto, o hidróxido de cálcio tem um leve efeito desmineralizante sobre a dentina e tem sido mostrado ser a causa da liberação de TGF-β.[344] TGF-β e outros fatores de crescimento estimulam e aceleram a dentinogênese reparativa. Foram feitas tentativas de aplicar fatores de crescimento na dentina para permitir a difusão deles pelos túbulos dentinários para a polpa.[322,323,346] Embora isso tenha sido bem-sucedido, a espessura da dentina remanescente pode ser tão fina que essa abordagem pode não ser prática sobre uma perspectiva terapêutica. Outros inseriram a sequência BMP-7 do ácido desoxirribonucleico (DNA) em retrovírus para transferir fibroblastos pulpares de furões, a fim de estimular a produção elevada de BMP-7. Ainda que tenha sido bem-sucedido em polpas normais,[322] falhou em polpas inflamadas.[321] Os produtos específicos da ligação genética da amelogenina, A + 4 e A−4, absorvidos em esferas de agarose e aplicados às exposições pulpares, induziram o fechamento e a mineralização completos do canal radicular em molares de ratos.[124] A regulação da formação da dentina peritubular não é bem conhecida. Alguns reivindicaram que esse é um processo passivo, resultando na oclusão dos túbulos com o passar do tempo, mas também foi relatado que é um mecanismo sob controle odontoblástico. Se os odontoblastos podem ser estimulados para formar um excesso de dentina peritubular pela aplicação de uma molécula sinalizadora biológica apropriada ao assoalho de preparos cavitários, então os túbulos da dentina remanescente podem ser obstruídos, tornando-a impermeável e protegendo a polpa de difusão interna e de substâncias nocivas que podem se infiltrar ao redor das restaurações.[297] Esses são exemplos de como a biologia molecular pode ser utilizada no futuro da odontologia restauradora.

O termo mais comumente aplicado à dentina formada irregularmente é "dentina reparativa", presumivelmente porque ela frequentemente se forma em resposta à lesão, além de ser um componente do processo reparador. Deve se reconhecer, entretanto, que esse tipo de dentina também tem sido observado em polpas de dentes normais, não erupcionados, sem qualquer lesão aparente.[281]

Deve-se lembrar que a dentina secundária é depositada de forma circumpulpar ou em torno da polpa em uma frequência lenta por toda a vida do dente vital.[349] Em contraste, quando uma lesão de cárie invadiu a dentina, a polpa geralmente responde pela deposição de uma camada de dentina terciária sobre os túbulos dentinários da dentina primária ou secundária, que se comunica com a lesão da cárie (Figura 13.43). Da mesma forma, quando o desgaste da oclusão remove o esmalte sobrejacente e expõe a dentina ao ambiente oral, a dentina terciária é depositada sobre a superfície pulpar da dentina exposta. Assim, a formação da dentina terciária permite que a polpa se retraia atrás de uma barreira de tecido mineralizado.[375]

Comparada à dentina primária ou secundária, a dentina terciária tende a ser menos tubular, e os túbulos tendem a ser mais irregulares com diâmetros maiores. Em alguns casos, particularmente quando os odontoblastos originais estão destruídos, nenhum túbulo é formado. As células que formam a dentina reparadora geralmente são cuboides e não tão colunares como os odontoblastos primários da polpa coronal (Figura 13.44). A qualidade da dentina terciária – por exemplo, a extensão que se assemelha à dentina primária ou secundária – é bastante variável. Se a irritação da polpa é relativamente suave, como no caso de uma lesão superficial de cárie, então a dentina terciária formada pode se assemelhar à dentina primária em relação à quantidade de túbulos e ao grau de mineralização. Por outro lado, a dentina depositada em resposta à lesão de cárie profunda pode ser relativamente sem túbulos e mal mineralizada, com muitas áreas de dentina interglobular. O grau de irregularidade dessa dentina provavelmente é determinado por vários fatores, como a quantidade da inflamação presente, a extensão da lesão celular e o estado de diferenciação dos odontoblastos de substituição.

A pior qualidade da dentina reparadora quase sempre é observada associada à inflamação pulpar acentuada.[65,375] Na verdade, a dentina pode estar tão mal organizada que regiões de tecido mole ficam presas dentro da matriz dentinária. Em secções histológicas, essas áreas de aprisionamento de tecido mole transmitem à dentina uma aparência de queijo suíço (Figura 13.45). À medida que o tecido mole preso se degenera, são liberados os produtos da degeneração tecidual, que contribui posteriormente com os estímulos inflamatórios atacando a polpa.[375]

Tem sido relatado que o trauma gerado pelo preparo cavitário, que é muito leve para ocasionar a perda dos odontoblastos primários, não leva à formação de dentina reparadora, mesmo se a preparação da cavidade estiver relativamente profunda.[74] Isso foi confirmado em dentes de ratos[52] e dentes humanos.[261] Todavia, a inflamação pulpar crônica associada a cáries profundas produz a dentina reparadora, que é formada por novas células semelhantes aos odontoblastos. Por muitos anos, tem-se reconhecido que a destruição de odontoblastos primários é logo seguida do aumento na atividade mitótica dentro dos fibroblastos da zona rica em célula subjacente, bem como que a descendência dessas células em divisão se diferencia em odontoblastos funcionais.[100] Pesquisadores[421] analisaram a formação da ponte dentinária em dentes saudáveis de cães e observaram que os fibroblastos pulpares pareceram sofrer diferenciação e reverteram para células-tronco

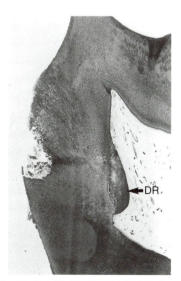

Figura 13.43 Dentina reparadora (*DR*) depositada em resposta a lesão de cárie na dentina. (De Trowbridge HO: Pathogenesis of pulpitis resulting from dental caries, *J Endod* 7:52, 1981.)

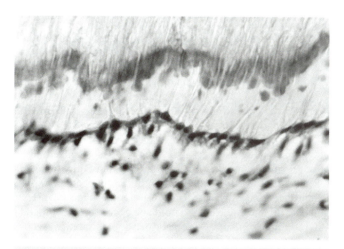

Figura 13.44 Camada de células formando a dentina reparadora. Observar a reduzida quantidade de túbulos da dentina reparadora comparada à dentina desenvolvida acima dela.

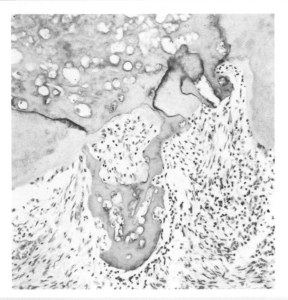

Figura 13.45 Dentina reparadora tipo queijo suíço. Observar áreas numerosas de inclusão de tecido mole e infiltração de células inflamatórias na polpa.

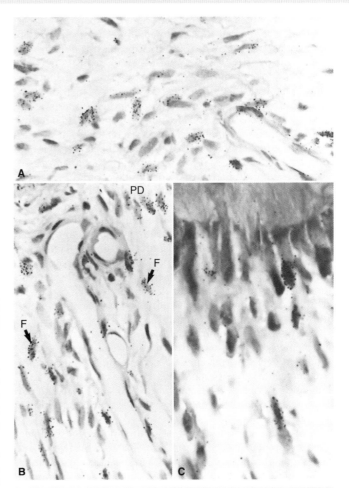

Figura 13.46 Autorradiografias de molares de cães ilustrando a absorção de ³H-timidina por células pulpares preparando para sofrer divisão celular após a pulpotomia e o capeamento pulpar com hidróxido de cálcio. **A.** Dois dias após o capeamento pulpar. Fibroblastos, células endoteliais e pericitos abaixo do local da exposição estão marcados. **B.** Por volta do 4º, os fibroblastos (F) e os pré-odontoblastos adjacentes à pré-dentina (PD) estão marcados, o que sugere que a diferenciação dos pré-odontoblastos ocorreu dentro de 2 dias. **C.** Seis dias após o capeamento pulpar, novos odontoblastos estão marcados, e a dentina tubular está sendo formada. (Timidina titulada foi injetada 2 dias após os procedimentos de capeamento pulpar em B e C.) (De Yamamura T, Shimono M, Koike H, et al: Differentiation and induction of undifferentiated mesenchymal cells in tooth and periodontal tissue during wound healing and regeneration, Bull Tokyo Dent Coll 21:181, 1980.)

mesenquimais não diferenciadas (Figura 13.46). A semelhança dos odontoblastos primários aos odontoblastos de substituição foi estabelecida por D'Souza et al.[78] Eles foram capazes de demonstrar que as células que formam a dentina reparadora sintetizavam colágeno tipo I – mas não o tipo III – e elas são imunopositivas para a sialoproteína dentinária.

A destruição dos odontoblastos primários pode ocorrer a partir de preparos cavitários secos,[81,206] de produtos bacterianos, como endotoxinas deixadas de profundas lesões de cáries,[18,402] ou da exposição mecânica da polpa.[262] Tais lesões pulpares não cicatrizam se o tecido estiver inflamado de forma irreverssível.[65] Células locais semelhantes a fibroblastos se dividem, e as células novas, então, diferenciam-se em uma nova direção para se tornar odontoblastos. Relembrando o potencial migratório de células ectomesenquimais, das quais os fibroblastos pulpares são derivados, não é difícil visualizar os odontoblastos em diferenciação se movendo da zona subodontoblástica para a região da lesão a fim de constituir uma nova camada de odontoblastos. A ativação das células dendríticas apresentadoras de antígenos por processos inflamatórios leves também pode promover a diferenciação de osteoblasto/odontoblasto e a presença de moléculas implicadas na mineralização. O reconhecimento da bactéria por receptores específicos do odontoblasto e da membrana do fibroblasto aciona uma resposta inflamatória e imune dentro do tecido pulpar, que também poderia modular o processo de reparo.[123]

Embora muitos estudos em animais apresentem a formação da ponte dentinária em polpas saudáveis após o capeamento pulpar com resinas adesivas,[65] esses procedimentos falham em dentes normais de humanos.[62]

Quando são feitas pequenas exposições mecânicas pulpares inadvertidamente em dentes saudáveis, a recomendação tem sido colocar um pequeno revestimento contendo hidróxido de cálcio na ferida. Após endurecimento, a dentina circundante pode ser protegida utilizando um adesivo não lavável e autocondicionante.[177] Cimentos de silicato de cálcio como agregado trióxido mineral (MTA, do inglês *mineral trioxide aggregate*) são também reconhecidos por promover a formação de tecido duro; além disso, informações disponíveis indicam que a ponte dentinária formada sob esses cimentos é mais densa e possui menos defeitos comparada a cimentos contendo hidróxido de cálcio.[3,5,266,373]

A formação da "fibrodentina" sem túbulos é outro produto potencial de novos odontoblastos diferenciados, desde que o plexo capilar se desenvolva abaixo da fibrodentina.[15] Isso é consistente com a observação de que a ponte dentinária recém-formada é primeiro composta de uma fina camada de dentina sem túbulos, na qual uma camada relativamente espessa de dentina tubular é depositada.[65,100] A fibrodentina foi alinhada por células semelhantes às células mesenquimais, enquanto a dentina tubular foi associada a células muito parecidas com odontoblastos.

Pesquisadores analisaram a dentina reparadora formada em resposta a preparos cavitários classe V experimentais relativamente traumáticos em dentes humanos.[349] Eles observaram que eram raras as dentinas reparadoras formadas até cerca do trigésimo dia de pós-operatório. A taxa de formação dentinária foi de 3,5 μm/dia nas primeiras 3 semanas após início da dentinogênese; ela posteriormente reduziu de forma acentuada. Por volta dos 132 dias de pós-operatório, a formação dentinária está quase encerrada. Assumindo que a maioria dos odontoblastos foi destruída durante o preparo cavitário traumático, como era provável nesse experimento, acredita-se que o atraso de 30 dias entre o preparo cavitário e a manifestação de formação da dentina reparadora reflete o tempo necessário para proliferação, migração e diferenciação de novos odontoblastos de substituição.

A dentina reparadora protege a polpa ou ela simplesmente é uma forma de tecido cicatricial? Para apresentar uma função protetora, ela teria de fornecer uma barreira relativamente impermeável que excluiria irritantes da polpa e compensaria a perda da dentina desenvolvida. A junção entre a dentina desenvolvida e a reparadora tem sido estudada utilizando uma técnica de difusão de corante, que demonstra a presença de uma zona sem túbulos situada entre a dentina secundária e a dentina reparadora (Figura 13.47).[96] Além de uma redução dramática nos números de túbulos, as paredes dos túbulos ao longo da junção geralmente foram espessadas e ocluídas com material semelhante à matriz peritubular.[332] Juntas, essas observações indicariam que a zona de junção entre a dentina desenvolvida e a reparadora é uma zona sem túbulos e de permeabilidade baixa. Ademais, o acúmulo de células dendríticas pulpares foi reduzido após a formação da dentina reparadora, o que pode indicar a redução da entrada de antígenos bacterianos.[325]

Dentes com doenças poriodontais possuem diâmetros do canal radicular menores que dentes com os periodontos saudáveis.[207] Os canais radiculares desses dentes são estreitados pela deposição de grandes quantidades de dentina reativa ao longo das paredes dentinárias.[333] A redução no diâmetro do canal radicular com o aumento da idade, na ausência de doença periodontal, é mais provável de ser o resultado da formação da dentina secundária.

Um estudo demonstrou que, em um modelo com ratos, a raspagem frequente e o aplainamento radicular resultaram na formação da dentina reparadora ao longo da parede pulpar adjacente à superfície radicular instrumentada.[148] Entretanto, dado que a dentina radicular normal de ratos tem somente 100 μm de espessura, esses procedimentos provavelmente são mais traumáticos na polpa de um modelo com ratos que em humanos, em que a dentina radicular normalmente tem mais de 2.000 μm de espessura.

Não raramente, os elementos celulares da polpa são amplamente substituídos por tecido conectivo fibroso em um período de 5 décadas. Parece que, em alguns casos, a polpa responde a estímulos nocivos pelo acúmulo de grandes feixes de fibras de colágeno, em vez de elaborar uma dentina reparadora (Figura 13.48).

Contudo, a fibrose e a formação de dentina reparadora frequentemente andam de mãos dadas, indicando que ambas são expressões de um potencial reparador. Em dentes com doenças periodontais, o tecido pulpar é visto como um local de aumento da fibrose colágena associada à infiltração inflamatória.[57]

Com a expansão do conhecimento de regeneração dentária e mecanismos biológicos do reparo funcional do tecido dentário, as estratégias de tratamento atuais estão começando a dar lugar para campos em evolução, como a engenharia e biomimética teciduais. As células-tronco pulpares podem formar tecidos semelhantes à polpa, com dentina similar à tubular,[89] e, em modelos animais, as perfurações radiculares foram tratadas com camadas de colágeno, células-tronco pulpares e proteína de matriz dentinária 1, resultando em uma matriz organizada semelhante àquela do tecido pulpar.[310]

Pesquisas analisando novas possibilidades para regeneração de complexo dentino-pulpar agora são relatadas frequentemente e estão descritas em detalhes no Capítulo 12. Um primeiro relato de caso interessante, que foi seguido de outros, conduziu a novas estratégias no tratamento de raízes imaturas necróticas (Figura 13.49).[13] No futuro, o campo do reparo pulpar provavelmente se desenvolverá de maneira rápida, e novas estratégias de tratamento surgirão.

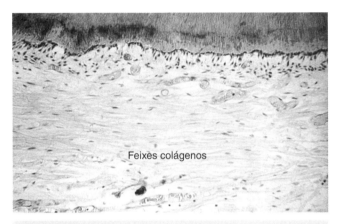

Figura 13.48 A fibrose da polpa dentária apresentando substituição do tecido pulpar por grandes feixes colágenos.

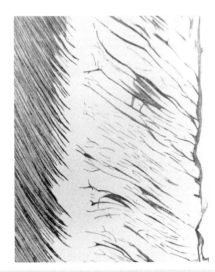

Figura 13.47 Difusão de corante da polpa para a dentina reparadora. Observar a zona sem túbulos entre a dentina reparadora à direita e dentina primária à esquerda. (De Fish EW: *Experimental investigation of the enamel, dentin, and dental pulp*, London, 1932, John Bale Sons & Danielson.)

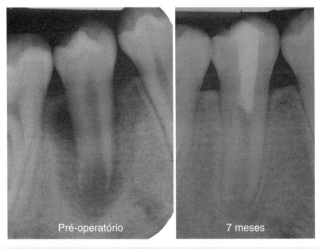

Figura 13.49 Dente imaturo com um canal infectado necrótico com periodontite apical. O canal é desinfectado utilizando irrigação copiosa com hipoclorito de sódio e uma pasta de antibióticos. Sete meses após o tratamento, o paciente está assintomático, e o ápice apresenta cicatrização da periodontite apical e certo fechamento do ápice. (De Banchs F, Trope M: Revascularization of immature permanent teeth with apical periodontitis: new treatment protocol? *J Endod* 30:196, 2004.)

Calcificações pulpares

A calcificação do tecido pulpar é uma ocorrência comum. Embora as estimativas sobre a incidência desse fenômeno variem bastante, é seguro dizer que uma ou mais calcificações estão presentes em, pelo menos, 50% de todos os dentes. Na polpa coronal, a calcificação geralmente assume a forma de cálculos pulpares discretos e concêntricos (Figura 13.50), ao passo que, na polpa radicular, a calcificação tende a ser difusa (Figura 13.51).[379] Não há evidência clara sobre se a calcificação pulpar é um processo patológico relacionado a várias formas de lesão ou se é um fenômeno natural. A significância clínica da calcificação pulpar é que ela pode impedir ou dificultar o tratamento do canal radicular.

Os cálculos pulpares (dentículos) têm uma variação de tamanho de pequenas partículas microscópicas, geralmente vistas associadas à parede de arteríolas, a crescimentos que ocupam quase toda a câmara pulpar (Figura 13.52). A fase mineral das calcificações pulpares consiste em hidroxiapatita carbonatada.[379] Histologicamente, são reconhecidos dois tipos de cálculos: (1) aqueles que são redondos ou ovoides, com superfícies lisas e laminações concêntricas (Figura 13.50), (2) aqueles que não assumem nenhuma forma em particular, faltam laminações, e têm superfície rugosa (Figura 13.53). Cálculos laminados parecem crescer pela adição de fibrilas de colágeno às suas superfícies, ao passo que os cálculos não laminados se desenvolvem pela mineralização de feixes de fibras de colágeno pré-formado. Nesse último tipo, a frente de mineralização parece se estender ao longo das fibras grosseiras, fazendo a superfície dos cálculos parecer difusa (Figura 13.54). Em geral, esses feixes de fibras grosseiras parecem ter sofrido hialinização, assemelhando-se, desse modo, ao tecido cicatricial antigo.

Os cálculos pulpares também podem se formar ao redor de células epiteliais, por exemplo, bainha radicular epitelial de Hertwig remanescente. Possivelmente, o epitélio remanescente induz as CTMs adjacentes para se diferenciar em odontoblastos. Caracteristicamente, esses cálculos pulpares são encontrados próximos ao ápice radicular e contêm túbulos dentinários (ver Figura 13.19).

A causa para a calcificação pulpar é desconhecida. A calcificação pode ocorrer ao redor de um ninho de células em degeneração, trombos sanguíneos ou fibras colágenas. Muitos autores acreditam que isso representa uma forma de calcificação

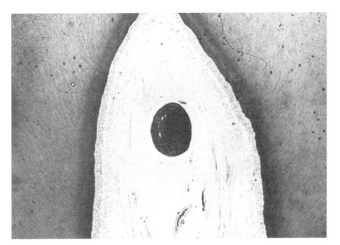

Figura 13.50 Cálculo pulpar com uma superfície lisa e laminações concêntricas na polpa de um pré-molar recentemente erupcionado, extraído no curso do tratamento ortodôntico.

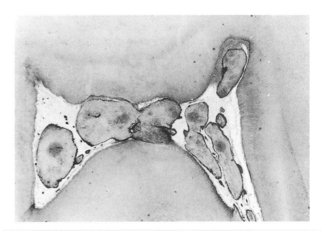

Figura 13.52 Cálculos pulpares ocupando a maior parte da câmara pulpar.

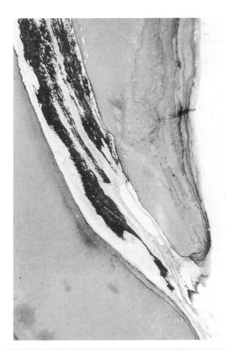

Figura 13.51 Calcificação difusa próxima ao forame apical.

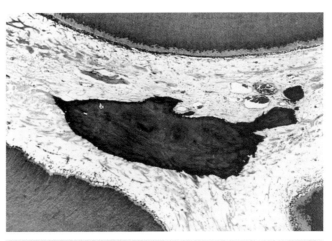

Figura 13.53 Forma rugosa da superfície do cálculo pulpar. Observar a hialinização das fibras de colágeno.

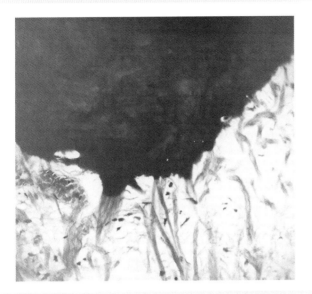

Figura 13.54 Visão de alta potência de um cálculo pulpar da Figura 13.53 apresentando a relação das frentes de mineralização com as fibras de colágeno.

distrófica. Nesse tipo de calcificação, o cálcio é depositado em tecidos que estão em degeneração. Cristais de fosfato de cálcio podem ser depositados dentro das próprias células. No início, isso ocorre dentro da mitocôndria devido à elevada permeabilidade da membrana para o cálcio, resultando de uma falha para manter ativos os sistemas de transporte dentro das membranas celulares. Logo, as células em degeneração, servindo como um ninho, podem iniciar a calcificação de um tecido. Na ausência de degeneração tecidual aparente, a causa da calcificação pulpar é enigmática. Geralmente, é difícil utilizar o termo "calcificação distrófica" para cálculos pulpares, pois eles frequentemente ocorrem em polpas aparentemente saudáveis, sugerindo que o estresse funcional precisa estar ausente para a calcificação ocorrer. A calcificação na polpa madura frequentemente está relacionada ao processo de envelhecimento, mas, em um estudo envolvendo 52 caninos impactados de paciente entre 11 e 76 anos, houve uma incidência constante de dentículos concêntricos para todos os grupos etários, indicando nenhuma relação com a idade.[281] As calcificações difusas, por outro lado, têm a incidência elevada aos 25 anos; a partir daí, elas permaneceram constantes nos grupos etários sucessivos.

Às vezes, são observados numerosos cálculos pulpares com nenhuma causa aparente em todos os dentes de indivíduos jovens. Nesses casos, a presença dos cálculos pulpares pode ser atribuída às características biológicas individuais, por exemplo, toro, nevo cutâneo.[281]

Embora o colágeno de tecido mole quase sempre não calcifique, é comum observar calcificação ocorrendo em tecido cicatricial hialinizado antigo na pele. Isso pode ocorrer pelo aumento na extensão de ligações cruzadas entre as moléculas de colágeno, pois acredita-se que o aumento de ligações cruzadas aumenta a tendência de as fibras do colágeno se calcificarem. Pode existir a relação entre as alterações patológicas nas moléculas de colágeno dentro da polpa e a calcificação pulpar.

A calcificação substitui os componentes celulares da polpa e possivelmente pode reduzir o suprimento sanguíneo, apesar de faltarem evidências concretas para essa teoria de estrangulamento. A dor pulpar idiopática foi classicamente atribuída à presença de cálculos pulpares. O conhecimento moderno dos mecanismos da ativação de nociceptores associado à observação de que os cálculos pulpares são muito frequentemente observados em dentes com falta de histórico de dor descartou essa hipótese. Portanto, de uma perspectiva clínica, seria improvável que sintomas de dor inexplicáveis pelo paciente ocorram por calcificações pulpares, independentemente do quão dramática elas possam parecer em uma radiografia.

A luxação de dentes como uma resposta de trauma pode resultar na metamorfose cálcica, uma condição que pode, em questão de meses ou anos, levar à obliteração radiográfica parcial ou completa da câmara pulpar. A causa da obliteração radiográfica é a deposição excessiva de tecido mineralizado se assemelhando a cimento ou, ocasionalmente, osso nas paredes da dentina, também referido como *anquilose interna* (Figura 13.55). A avaliação histológica revela invariavelmente a presença de algum tecido mole, bem como de células semelhantes aos cementoblastos alinhando o tecido mineralizado. Essa metamorfose cálcica da polpa também foi relatada em dentes de rato reimplantados.[280]

Clinicamente, as coroas dos dentes afetados pela metamorfose cálcica podem apresentar uma tonalidade amarelada comparada aos dentes normais adjacentes. Essa condição geralmente ocorre em dentes com formação radicular incompleta. O trauma ocasiona o rompimento dos vasos sanguíneos que entram no dente, produzindo, assim, o infarto pulpar. O amplo forame apical permite que o tecido conjuntivo do ligamento periodontal prolifere e substitua o tecido infartado, trazendo consigo as células cementogênicas e osteogênicas capazes de se diferenciar em cementoblastos ou osteoblastos, ou ambos.

Quando a metamorfose cálcica é observada em uma radiografia do paciente, algumas vezes, sugere-se que o dente seja tratado endodonticamente, pois se espera que a polpa esteja infectada secundariamente, bem como a terapia endodôntica deve ser realizada enquanto o canal pulpar ainda está amplo o suficiente para ser instrumentado. Em um estudo clássico de dentes luxados, Andreasen[7] observou que somente 7% das polpas que sofreram metamorfose cálcica exibiram infecção secundária. Já que a taxa de sucesso para a terapia endodôntica não cirúrgica, não somente em geral,[406] mas também para dentes obliterados,[68] é considerada elevada, a intervenção profilática não parece ser necessária.

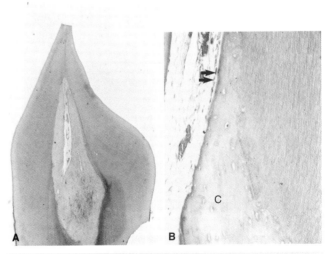

Figura 13.55 A. Metamorfose cálcica do tecido pulpar após a luxação do dente como resultado de trauma. Observar a presença da inclusão do tecido mole. **B.** Visão de alta potência apresentando os ementoblastos (*setas*) alinhando o cemento (C), que foi depositado nas paredes dentinárias.

Alterações da idade

A formação contínua da dentina secundária por toda a vida reduz gradualmente o tamanho da câmara pulpar e dos canais radiculares, embora a largura da junção cemento-dentinária aparentemente permaneça igual.[111,349] Todavia, devido à contínua deposição de cemento, a distância da constrição apical ao ápice radiográfico pode aumentar (Figura 13.56).[388] A esclerose apical da dentina começando apicalmente também tem implicações endodônticas, já que ela torna a dentina quase impermeável à invasão bacteriana (ver Figura 13.56).[347] Além disso, certas alterações regressivas na polpa parecem ser relacionadas ao processo de envelhecimento. Há uma diminuição gradual no número de células e um aumento concomitante no número e na espessura das fibras de colágeno, particularmente na polpa radicular. A espessura das fibras de colágeno pode servir como focos para a calcificação pulpar (ver Figura 13.53). Os odontoblastos diminuem em tamanho e número e podem desaparecer todos juntos em certas regiões da polpa, particularmente no assoalho pulpar sobre as áreas de bifurcação ou trifurcação do dente multirradicular.

Com a idade, há uma redução progressiva no número de nervos[104] e vasos sanguíneos.[23,25] Evidências também sugerem que o envelhecimento ocasiona um aumento na resistência do tecido pulpar à ação de enzimas proteolíticas,[427] hialuronidase e sialidase,[25] sugerindo uma alteração no colágeno e proteoglicanos nas polpas de dentes mais velhos. As principais mudanças na dentina associadas ao envelhecimento são aumento na dentina peritubular, na esclerose dentinária e no número de tratos mortos.[¶,349] A esclerose dentinária produz uma redução gradual na permeabilidade da dentina à medida que os túbulos dentinários se tornam progressivamente menores no diâmetro.[357]

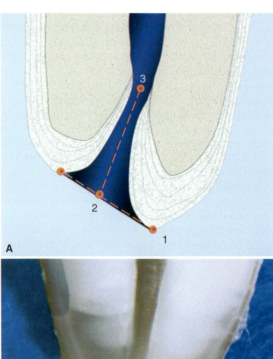

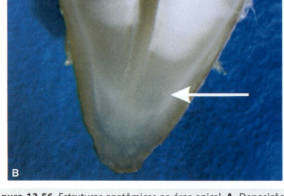

Figura 13.56 Estruturas anatômicas na área apical. **A.** Deposição de cemento durante a vida alterará os marcos anatômicos apicais. Número *1* indica o ápice radiográfico; *2*, o forame apical (principal); e *3*, a constrição apical (forame apical menor) representando a transição entre os tecidos pulpares e periodontais. A linha que atravessa *1* e *2* frequentemente indica o ápice anatômico. **B.** Esclerose relacionada à idade, tornando os túbulos dentinários impermeáveis a bactérias, é um evento progressivo começando na área apical (*seta branca*).

Referências bibliográficas

1. Aars H, Brodin P, Anderson E: A study of cholinergic and β-adrenergic components in the regulation of blood flow in the tooth pulp and gingiva of man, *Acta Physiol Scand* 148:441, 1993.
2. Aars H, Gazelius B, Edwall L, Olgart L: Effects of autonomic reflexes on tooth pulp blood flow in man, *Acta Physiol Scand* 146:423, 1992.
3. Accorinte ML, Loguercio AD, Reis A, et al: Response of human dental pulp capped with MTA and calcium hydroxide powder, *Oper Dent* 33:488, 2008.
4. Amess TR, Matthews B: The effect of topical application of lidocaine to dentin in the cat on the response of intra-dental nerves to mechanical stimuli. In Shimono M, Maeda T, Suda H, Takahashi K, editors: *Proceedings of the international conference on dentin/pulp complex*, Tokyo, 1996, Quintessence Publishing.
5. Andelin WE, Shabahang S, Wright K, Torabinejad M: Identification of hard tissue after experimental pulp capping using dentin sialoprotein (DSP) as a marker, *J Endod* 29:646, 2003.
6. Anderson LC, Vakoula A, Veinote R: Inflammatory hypersensitivity in a rat model of trigeminal neuropathic pain, *Arch Oral Biol* 48:161, 2003.
7. Andreasen JO: Luxation of permanent teeth due to trauma: a clinical and radiographic follow-up study of 189 injured teeth, *Scand J Dent Res* 78:273, 1970.
8. Anneroth G, Norberg KA: Adrenergic vasoconstrictor innervation in the human dental pulp, *Acta Odontol Scand* 26:89, 1968.
9. Arbuckle JB, Docherty RJ: Expression of tetrodotoxin-resistant sodium channels in capsaicin-sensitive dorsal root ganglion neurons of adult rats, *Neurosci Lett* 185:70, 1995.
10. Artese L, Rubini C, Ferrero G, et al: Vascular endothelial growth factor (VEGF) expression in healthy and inflamed human dental pulps, *J Endod* 28:20, 2002.
11. Avery JK: Structural elements of the young normal human pulp, *Oral Surg Oral Med Oral Pathol* 32:113, 1971.
12. Awawdeh L, Lundy FT, Shaw C, et al: Quantitative analysis of substance P, neurokinin A, and calcitonin gene-related peptide in pulp tissue from painful and healthy human teeth, *Int Endod J* 36:30, 2002.
13. Banchs F, Trope M: Revascularization of immature permanent teeth with apical periodontitis: new treatment protocol? *J Endod* 30:196, 2004.
14. Basbaum AI, Fields HL: Endogenous pain control systems: brainstem spinal pathways and endorphin circuitry, *Ann Rev Neurosci* 7:309, 1984.
15. Baume LJ: The biology of pulp and dentine. In Myers HM, editor: *Monographs in oral science* (vol 8), Basel, 1980, S Karger AG.
16. Beck P, Handwerker H: Bradykinin and serotonin effects on various types of cutaneous nerve fibers, *Pflugers Arch* 347:209, 1974.
17. Bender IB, Landau MA, Fonsecca S, et al: The optimum placement-site of the electrode in electric pulp testing of the 12 anterior teeth, *J Am Dent Assoc* 118:305, 1989.
18. Bergenholtz G: Evidence for bacterial causation of adverse pulpal responses in resin-based dental restorations, *Crit Rev Oral Biol Med* 11:467, 2000.

¶O termo "tratos mortos" se refere a um grupo de túbulos dentinários em que os processos odontoblásticos estão ausentes. Os tratos mortos são facilmente reconhecidos em cortes porque os túbulos vazios se refratam à luz transmitida, e o trato aparece preto em contraste com a cor clara da dentina normal.

19. Berggreen E, Haug SR, Mkony LE, et al: Characterization of the dental lymphatic system and identification of cells immunopositive to specific lymphatic markers, *Eur J Oral Sci* 117:34, 2009.
20. Berggreen E, Heyeraas KJ: The role of sensory neuropeptides and nitric oxide on pulpal blood flow and tissue pressure in the ferret, *J Dent Res* 78:1535, 1999.
21. Berggreen E, Heyeraas KJ: Effect of the sensory neuropeptide antagonists h-CGRP(8) and SR 140.33 on pulpal and gingival blood flow in ferrets, *Arch Oral Biol* 45:537, 2000.
22. Berggreen E, Heyeraas KJ: Role of K+ATP channels, endothelin A receptors, and effect of angiotensin II on blood flow in oral tissues, *J Dent Res* 82:33,2003.
23. Bernick S, Nedelman C: Effect of aging on the human pulp, *J Endod* 1:88, 1975.
24. Bevilacqua MP, et al: Interleukin-1 activation of vascular endothelium. Effects on procoagulant activity and leukocyte adhesion, *Am J Pathol* 121:394, 1985.
25. Bhussary BR: Modification of the dental pulp organ during development and aging. In Finn SB, editor: *Biology of the dental pulp organ: a symposium*, Birmingham, 1968, University of Alabama Press.
26. Biesterfeld RC, Taintor JF, Marsh CL: The significance of alterations of pulpal respiration: a review of the literature, *J Oral Pathol* 8:129, 1979.
27. Bisgaard H, Kristensen J: Leukotriene B4 produc es hyperalgesia in humans, *Prostaglandins* 30:791, 1985.
28. Deleted in page review.
29. Bishop MA, Yoshida S: A permeability barrier to lanthanum and the presence of collagen between odontoblasts in pig molars, *J Anat* 181:29, 1992.
30. Bletsa A, Abdalla H, Loes S, et al: Lymphatic growth factors are expressed in human gingiva and upregulated in gingival fibroblasts after stimulation, *J Periodontol* 89:606, 2018.
31. Bletsa A, Berggreen E, Fristad I, et al: Cytokine signalling in rat pulp interstitial fluid and transcapillary fluid exchange during lipopolysaccharide-induced acute inflammation, *J Physiol* 573 (Pt 1):225, 2006.
32. Bongenhielm U, Haegerstrand A, Theodorsson E, Fried K: Effects of neuropeptides on growth of cultivated rat molar pulp fibroblasts, *Regul Pept* 60:2391, 1995.
33. Borda E, Furlan C, Orman B, et al: Nitric oxide synthase and PGE2 reciprocal interactions in rat dental pulp: cholinoceptor modulation, *J Endod* 33:142, 2007.
34. Botero TM, Shelburne CE, Holland GR, et al: TLR4 mediates LPS-induced VEGF expression in odontoblasts, *J Endod* 32:951, 2006.
35. Bowles WR, Flores CM, Jackson DL, et al: beta 2-Adrenoceptor regulation of CGRP release from capsaicin-sensitive neurons, *J Dent Res* 82:308, 2003.
36. Brännström M: The transmission and control of dentinal pain. In Grossman LJ, editor: *Mechanisms and control of pain*, New York, 1979, Masson Publishing USA.
37. Brännström M: Communication between the oral cavity and the dental pulp associated with restorative treatment, *Oper Dent* 9:57, 1984.
38. Brännström M, Aström A: A study of the mechanism of pain elicited from the dentin, *J Dent Res* 43:619,1964.
39. Breschi L, Lopes M, Gobbi P, et al: Dentin proteoglycans: an immunocytochemical FEISEM study, *J Biomed Mater Res* 61:40, 2002.
40. Brown AC, Yankowitz D: Tooth pulp tissue pressure and hydraulic permeability, *Circ Res* 15:42, 1964.
41. Butler WT, D'Sousa RN, Bronckers AL, et al: Recent investigations on dentin specific proteins, *Proc Finn Dent Soc* 88(suppl 1):369, 1992.
42. Byers MR: Dynamic plasticity of dental sensory nerve structure and cytochemistry, *Arch Oral Biol* 39(Suppl):13S, 1994.
43. Byers MR: Neuropeptide immunoreactivity in dental sensory nerves: variations related to primary odontoblast function and survival. In Shimono M, Takahashi K, editors: *Dentin/pulp complex*, Tokyo, 1996, Quintessence Publishing.
44. Byers MR, Chudler EH, Iadarola MJ: Chronic tooth pulp inflammation causes transient and persistent expression of Fos in dynorphin-rich regions of rat brainstem, *Brain Res* 861:191, 2000.
45. Byers MR, Narhi MV, Mecifi KB: Acute and chronic reactions of dental sensory nerve fibers to cavities and desiccation in rat molars, *Anat Rec* 221:872, 1988.
46. Byers MR, Narhi MVO: Dental injury models: experimental tools for understanding neuroinflammatory interactions and polymodal nociceptor functions, *Crit Rev Oral Biol Med* 10:4, 1999.
47. Byers MR, Närhi MVO: Nerve supply of the pulpodentin complex and response to injury. In Hargreaves K, Goodis H, editors: *Seltzer and Bender's dental pulp*, Chicago, 2002, Quintessence Publishing.
48. Byers MR, Schatteman GC, Bothwell MA: Multiple functions for NGF-receptor in developing, aging and injured rat teeth are suggested by epithelial, mesenchymal and neural immunoreactivity, *Development* 109:461, 1990.
49. Byers MR, Sugaya A: Odontoblast process in dentin revealed by fluorescent Di-I, *J Histochem Cytochem* 43:159, 1995.
50. Byers MR, Suzuki H, Maeda T: Dental neuroplasticity, neuro-pulpal interactions and nerve regeneration, *Microsc Res Tech* 60:503, 2003.
51. Byers MR, Taylor PE: Effect of sensory denervation on the response of rat molar pulp to exposure injury, *J Dent Res* 72:613, 1993.
52. Byers MR, Taylor PE, Khayat BG, et al: Effects of injury and inflammation on pulpal and periapical nerves, *J Endod* 16:78, 1990.
53. Byers MR, Westenbroek RE: Odontoblasts in developing, mature and ageing rat teeth have multiple phenotypes that variably express all nine voltage-gated sodium channels, *Arch Oral Biol* 56:1199, 2011.
54. Byers MR, Wheeler EF, Bothwell M: Altered expression of NGF and P75 NGF-receptor by fibroblasts of injured teeth precedes sensory nerve sprouting, *Growth Factors* 6:41, 1992.
55. Camps J, Pashley DH: In vivo sensitivity to air blasts and scratching of human root dentin, *J Periodontol* 74:1589, 2003.
56. Camps J, Salomon JP, Van Meerbeek B, et al: Dentin deformation after scratching with clinically-relevant forces, *Arch Oral Biol* 48:527, 2003.
57. Caraivan O, Manolea H, Corlan Puscu D, et al: Microscopic aspects of pulpal changes in patients with chronic marginal periodontitis, *Rom J Morphol Embryol* 53:725, 2012.
58. Casasco A, Calligaro A, Casasco M, et al: Immunohistochemical localization of endothelin-like immunoreactivity in human tooth germ and mature dental pulp, *Anat Embryol (Berl)* 183:515, 1991.
59. Chaudhary P, Martenson ME, Baumann TK: Vanilloid receptor expression and capsaicin excitation of rat dental primary afferent neurons, J Dent Res 80:1518, 2001.
60. Chiang CY, Park SJ, Kwan CL, et al: NMDA receptor mechanisms contribute to neuroplasticity induced in caudalis nociceptive neurons by tooth pulp stimulation, *J Neurophysiol* 80:2621, 1998.
61. Chu SC, Tsai CH, Yang SF, et al: Induction of vascular endothelial growth factor gene expression by proinflammatory cytokines in human pulp and gingival fibroblasts, *J Endod* 30:704, 2004.
62. Costos CAS, Hebling J, Hanks CT: Current status of pulp capping with dentin adhesive systems: a review, *Dent Mater* 16:188, 2000.
63. Coure E: Ultrastructural changes during the life cycle of human odontoblasts, *Arch Oral Biol* 31:643, 1986.
64. Cousins M, Power I: Acute and postoperative pain. In Wall P, Melzack R, editors: *Textbook of pain*, Edinburgh, 2002, Churchill Livingstone, p 456.
65. Cox CF, Bogen G, Kopel HM, et al: Repair of pulpal injury by dental materials, In Hargreaves K, Goodis H, editors: *Seltzer and Bender's dental pulp*, Chicago, 2002, Quintessence Publishing.
66. Cox CF, White KC, Ramus DL, et al: Reparative dentin: factors affecting its deposition, *Quintessence Int* 23:257, 1992.
67. Csillag M, Berggreen E, Fristad I, et al: Effect of electrical tooth stimulation on blood flow and immunocompetent cells in rat dental pulp after sympathectomy, *Acta Odontol Scand* 62:305, 2004.
68. Cvek M, Granath L, Lundberg M: Failures and healing in endodontically treated non-vital anterior teeth with posttraumatically reduced pulpal lumen, *Acta Odontol Scand* 40: 223, 1982.
69. Deleted in page review.
70. Dahl T, Sabsay B, Veis A: Type I collagen-phosphophoryn interactions: specificity of the monomer-monomer binding, *J Struct Biol* 123:162, 1998.
71. Dallel R, Clavelou P, Woda A: Effects of tractotomy on nociceptive reactions induced by tooth pulp stimulation in the rat, *Exp Neurol* 106:78, 1989.
72. Davidson RM: Neural form of voltage-dependent sodium current in human cultured dental pulp cells, *Arch Oral Biol* 39:613, 1994.
73. Diamond J: The effect of injecting acetylcholine into normal and regenerating nerves, *J Physiol (Lond)* 145:611, 1959.
74. Diamond RD, Stanley HR, Swerdlow H: Reparative dentin formation resulting from cavity preparation, *J Prosthet Dent* 16:1127, 1966.
75. Diogenes A, Akopian AN, Hargreaves KM: NGF upregulates TRPA1: implications for orofacial pain, *J Dent Res* 86:550, 2007.
76. Dionne R: Oral sedation, *Compend Contin Educ Dent* 19:868, 1998.

77. Dray A: Inflammatory mediators of pain, *Br J Anaesth* 75:125, 1995.
78. D'Souza RN, Bachman T, Baumgardner KR, et al: Characterization of cellular responses involved in reparative dentinogenesis in rat molars, *J Dent Res* 74:702, 1995.
79. Dworkin SF: Anxiety and performance in the dental environment: an experimental investigation, *J Am Soc Psychosom Dent Med* 14:88, 1967.
80. Ebihara A, Tokita Y, Izawa T, et al: Pulpal blood flow assessed by laser Doppler flowmetry in a tooth with a horizontal root fracture, *Oral Surg Oral Med Oral Path* 81:229, 1996.
81. Eda S, Saito T: Electron microscopy of cells displaced into the dentinal tubules due to dry cavity preparation, *J Oral Pathol* 7:326, 1978.
82. Edwall B, Gazelius B, Fazekas A, et al: Neuropeptide Y (NPY) and sympathetic control of blood flow in oral mucosa and dental pulp in the cat, *Acta Physiol Scand* 125:253, 1985.
83. Edwall L, Kindlová M: The effect of sympathetic nerve stimulation on the rate of disappearance of tracers from various oral tissues, *Acta Odontol Scand* 29:387, 1971.
84. El Karim IA, Linden GJ, Curtis TM, et al: Human odontoblasts express functional thermo-sensitive TRP channels: implications for dentin sensitivity, *Pain* 152:2211, 2011.
85. Embery G: Glycosaminoglycans of human dental pulp, *J Biol Buccale* 4:229, 1976.
86. Embery G, Hall R, Waddington R, et al: Proteoglycans in dentinogenesis, *Crit Rev Oral Biol Med* 12:331, 2001.
87. Deleted in page review.
88. England S: Molecular basis of peripheral hyperalgesia. In Wood J, editor: *Molecular basis of pain induction*, New York, 2000, Wiley-Liss, p 261.
89. Engström C, Linde A, Persliden B: Acid hydrolases in the odontoblast-predentin region of dentinogenically active teeth, *Scand J Dent Res* 84:76, 1976.
90. Evans D, Reid T, Strang R, et al: A comparison of laser Doppler flowmetry with other methods of assessing vitality in traumatized anterior teeth, *Endod Dent Traumatol* 15:284, 1999.
91. Deleted in page review.
92. Fearnhead RW: Innervation of dental tissues. In Miles AEW, editor: *Structural and chemical organization of the teeth* (vol 1), New York, 1967, Academic Press.
93. Ferrara N: Vascular endothelial growth factor, *Eur J Cancer* 32A:2413, 1996.
94. Finkelman RD, Mohan S, Jennings JC, et al: Quantitation of growth factors IGF-1, SGF/IGF-11 and TGF-b in human dentin, *J Bone Miner Res* 5:717, 1990.
95. Firestone AR, Wheatley AM, Thüer UW: Measurement of blood perfusion in the dental pulp with laser Doppler flowmetry, *Int J Microcirc Clin Exp* 17:298, 1997.
96. Fish WE: *An experimental investigation of enamel, dentine and the dental pulp*, London, 1932, John Bale, Sons & Danielson.
97. Fisher AK: Respiratory variations within the normal dental pulp, *J Dent Res* 46:424, 1967.
98. Fisher AK, Schumacher ER, Robinson NR, et al: Effects of dental drugs and materials on the rate of oxygen consumption in bovine dental pulp, *J Dent Res* 36:447, 1957.
99. Fisher AK, Walters VE: Anaerobic glycolysis in bovine dental pulp, *J Dent Res* 47:717, 1968.
100. Fitzgerald M, Chiego DJ, Heys DR: Autoradiographic analysis of odontoblast replacement following pulp exposure in primate teeth, *Arch Oral Biol* 35:707, 1990.
101. Follenfant R, Nakamura-Craig M, Henderson B, et al: Inhibition by neuropeptides of interleukin-1ß-induced, prostaglandin-independent hyperalgesia, *Br J Pharmacol* 98:41, 1989.
102. Fouad A: Molecular mediators of pulpal inflammation. In Hargreaves KM, Goodis HE, editors: *Seltzer and Bender's dental pulp*, Chicago, 2002, Quintessence Publishing, p 247.
103. Fraser JR, Kimpton WG, Laurent TC, et al: Uptake and degradation of hyaluronan in lymphatic tissue, *Biochem J* 256:153, 1988.
104. Fried K: Changes in pulp nerves with aging. *Proc Finn Dent Soc* 88(Suppl 1):517, 1992.
105. Fried K, Sessle BJ, Devor M: The paradox of pain from tooth pulp: low-threshold "algoneurons"? *Pain* 152:2685, 2011.
106. Fristad I, Heyeraas KJ, Kvinnsland I: Nerve fibres and cells immunoreactive to neurochemical markers in developing rat molars and supporting tissues, *Arch Oral Biol* 39:633, 1994.
107. Fristad I, Jacobsen EB, Kvinnsland IH: Coexpression of vasoactive intestinal polypeptide and substance P in reinnervating pulpal nerves and in trigeminal ganglion neurones after axotomy of the inferior alveolar nerve in the rat, *Arch Oral Biol* 43:183, 1998.
108. Fristad I, Kvinnsland IH, Jonsson R, et al: Effect of intermittent long-lasting electrical tooth stimulation on pulpal blood flow and immunocompetent cells: a hemodynamic and immunohistochemical study in young rat molars, *Exp Neurol* 146:230, 1997.
109. Fristad I, Vandevska-Radunovic V, Fjeld K, et al: NK1, NK2, NK3 and CGRP1 receptors identified in rat oral soft tissues, and in bone and dental hard tissue cells, *Cell Tissue Res* 311:383, 2003.
110. Fuss Z, Trowbridge H, Bender IB, et al: Assessment of reliability of electrical and thermal pulp testing agents, *J Endod* 12:301, 1986.
111. Gani O, Visvisian C: Apical canal diameter in the first upper molar at various ages, *J Endod* 10:689, 1999.
112. Garant PR: The organization of microtubules within rat odontoblast processes revealed by perfusion fixation with glutaraldehyde, *Arch Oral Biol* 17:1047, 1972.
113. Garberoglio R, Brännström M: Scanning electron microscopic investigation of human dentinal tubules, *Arch Oral Biol* 21:355, 1976.
114. Gedney JJ, Logan H, Baron RS: Predictors of short-term and long-term memory of sensory and affective dimensions of pain, *J Pain* 4:47, 2003.
115. George CH, Kendall JM, Evans WH: Intracellular trafficking pathways on assembly of connexins into tight junctions, *J Biol Chem* 274:8678, 1999.
116. Gerli R, Secciani I, Sozio F, et al: Absence of lymphatic vessels in human dental pulp: a morphological study, *Eur J Oral Sci* 118:110, 2010.
117. Gibbs JL, Hargreaves KM: Neuropeptide Y Y1 receptor effects on pulpal nociceptors, *J Dent Res* 87:948, 2008.
118. Gilbert TM, Pashley DH, Anderson RW: Response of pulpal blood flow to intra-arterial infusion of endothelin, *J Endod* 18:228, 1992.
119. Gilron I, Max MB, Lee G, et al: Effects of the 2-amino-3-hydroxy-5-methyl-4-isoxazole-proprionic acid/kainate antagonist LY293558 on spontaneous and evoked postoperative pain, *Clin Pharmacol Ther* 68:320, 2000.
120. Gloe T, Pohl U: Laminin binding conveys mechanosensing in endothelial cells, *News Physiol Sci* 17:166, 2002.
121. Gold M: Tetrodotoxin-resistant Na currents and inflammatory hyperalgesia, *Proc Natl Acad Sci U S A* 96:7645, 1999.
122. Gold MS, Reichling DB, Shuster MJ, et al: Hyperalgesic agents increase a tetrodotoxin-resistant Na+ current in nociceptors, *Proc Natl Acad Sci U S A* 93:1108, 1996.
123. Goldberg M, Farges J-C, Lacerda-Pinheiro S, et al: Inflammatory and immunological aspects of dental pulp repair, *Pharmacol Res* 58:137, 2008.
124. Goldberg M, Six N, Decup F, et al: Bioactive molecules and the future of pulp therapy, *Am J Dent* 16:66, 2003.
125. Goldberg M, Takagi M: Dentine proteoglycans: composition, ultrastructure and functions, *Histochem J* 25:781, 1993.
126. Goodis H, Bowles W, Hargreaves K: Prostaglandin E2 enhances bradykinin-evoked iCGRP release in bovine dental pulp, *J Dent Res* 79:1604, 2000.
127. Gordon SM, Dionne RA, Brahim J, et al: Blockade of peripheral neuronal barrage reduces postoperative pain, *Pain* 70:209, 1997.
128. Gotjamanos T: Cellular organization in the subodontoblastic zone of the dental pulp. II. Period and mode of development of the cell-rich layer in rat molar pulps, *Arch Oral Biol* 14:1011, 1969.
129. Gould HJ, England JD, Soignier RD, et al: Ibuprofen blocks changes in $Na_v 1.7$ and 1.8 sodium channels associated with complete Freund's adjuvant-induced inflammation in rat, *J Pain* 5:270, 2004.
130. Gould HJ 3rd, Gould TN, Paul D, et al: Development of inflammatory hypersensitivity and augmentation of sodium channels in rat dorsal root ganglia, *Brain Res* 824:296, 1999.
131. Gregg JM, Dixon AD: Somatotopic organization of the trigeminal ganglion, *Arch Oral Biol* 18:487, 1973.
132. Grossman ES, Austin JC: Scanning electron microscope observations on the tubule content of freeze-fractured peripheral vervet monkey dentine (Cercopithecus pygerythrus), *Arch Oral Biol* 28:279, 1983.
133. Gunji T: Morphological research on the sensitivity of dentin, *Arch Histol Jpn* 45:45, 1982.

134. Hagermark O, Hokfelt T, Pernow B: Flare and itch produced by substance P in human skin, *J Invest Dermatol* 71:233, 1979.
135. Hahn C-L, Falkler WA Jr, Siegel MA: A study of T cells and B cells in pulpal pathosis, *J Endod* 15:20, 1989.
136. Hals E, Tonder KJ: Elastic pseudoelastic tissue in arterioles of the human and dog dental pulp, *Scand J Dent Res* 89:218, 1981.
137. Hamersky PA, Weimer AD, Taintor JF: The effect of orthodontic force application on the pulpal tissue respiration rate in the human premolar, *Am J Orthod* 77:368, 1980.
138. Han SS: The fine structure of cells and intercellular substances of the dental pulp. In Finn SB, editor: *Biology of the dental pulp organ*, Birmingham, 1968, University of Alabama Press, p 103.
139. Hargreaves KM: Pain mechanisms of the pulpodentin complex. In Hargreaves KM, Goodis HE, editors: *Seltzer and Bender's dental pulp*, Chicago, 2002, Quintessence Publishing Company, p 181.
140. Hargreaves KM, Bowles WR, Jackson DL: Intrinsic regulation of CGRP release by dental pulp sympathetic fibers, *J Dent Res* 82:398, 2003.
141. Hargreaves KM, Dionne RA, Mueller GP, et al: Naloxone, fentanyl, and diazepam modify plasma beta-endorphin levels during surgery, *Clin Pharmacol Ther* 40:165, 1986.
142. Hargreaves KM, Keiser K: Local anesthetic failure in endodontics: mechanisms and management, *Endod Topics* 1:26, 2002.
143. Hargreaves KM, Milam SB: Mechanisms of pain and analgesia. In Dionne R, Phero J, editors: *Management of pain and anxiety in dental practice*, New York, 2001, Elsevier, p 18.
144. Hargreaves KM, Swift JQ, Roszkowski MT, et al: Pharmacology of peripheral neuropeptide and inflammatory mediator release, *Oral Surg Oral Med Oral Pathol* 78:503, 1994.
145. Harris R, Griffin CJ: Fine structure of nerve endings in the human dental pulp, *Arch Oral Biol* 13:773, 1968.
146. Hartmann A, Azerad J, Boucher Y: Environmental effects on laser Doppler pulpal blood-flow measurements in man, *Arch Oral Biol* 41:333, 1996.
147. Hashioka K, Suzuki K, Yoshida T, et al: Relationship between clinical symptoms and enzyme-producing bacteria isolated from infected root canals, *J Endod* 20:75, 1994.
148. Hattler AB, Listgarten MA: Pulpal response to root planing in a rat model, *J Endod* 10:471, 1984.
149. Haug SR, Heyeraas KJ: Effects of sympathectomy on experimentally induced pulpal inflammation and periapical lesions in rats, *Neuroscience* 120:827, 2003.
150. Haug SR, Heyeraas KJ: Modulation of dental inflammation by the sympathetic nervous system, *J Dent Res* 85:488, 2006.
151. Hermanstyne TO, Markowitz K, Fan L, et al: Mechanotransducers in rat pulpal afferents, *J Dent Res* 87:834, 2008.
152. Heyeraas KJ: Pulpal hemodynamics and interstitial fluid pressure: balance of transmicrovascular fluid transport, *J Endod* 15:468, 1989.
153. Heyeraas KJ, Berggreen E: Interstitial fluid pressure in normal and inflamed pulp, *Crit Rev Oral Biol Med* 10:328, 1999.
154. Heyeraas KJ, Jacobsen EB, Fristad I: Vascular and immunoreactive nerve fiber reactions in the pulp after stimulation and denervation: proceedings of the International Conference. In Shimono M, Maeda T, Suda H, et al. editors: Dentin/pulp complex, Tokyo, 1996, Quintessence Publishing, p 162.
155. Heyeraas KJ, Kim S, Raab WH, et al: Effect of electrical tooth stimulation on blood flow, interstitial fluid pressure and substance P and CGRP-immunoreactive nerve fibers in the low compliant cat dental pulp, *Microvasc Res* 47:329, 1994.
156. Heyeraas KJ, Kvinnsland I: Tissue pressure and blood flow in pulpal inflammation, *Proc Finn Dent Soc* 88(Suppl 1):393, 1992.
157. Hikiji A, Yamamoto H, Sunakawa M, Suda H: Increased blood flow and nerve firing in the cat canine tooth in response to stimulation of the second premolar pulp, *Arch Oral Biol* 45:53, 2000.
158. Hill R: NK1 (substance P) receptor antagonists—why are they not analgesic in humans? [see comment], *Trends Pharmacol Sci* 21:244, 2000.
159. Hirvonen T, Närhi M, Hakumäki M: The excitability of dog pulp nerves in relation to the condition of dentine surface, *J Endod* 10:294, 1984.
160. Holland GR: The extent of the odontoblast process in the cat, *Arch Anat* 121:133, 1976.
161. Deleted in page review.
162. Holland GR: Morphological features of dentine and pulp related to dentine sensitivity, *Arch Oral Biol* 39(Suppl):3S, 1994.
163. Ianiro SR, Jeansonne BG, McNeal SF, et al: The effect of preoperative acetaminophen or a combination of acetaminophen and ibuprofen on the success of inferior alveolar nerve block for teeth with irreversible pulpitis, *J Endod* 33:11, 2007.
164. Ibricevic H, Heyeraas KJ, Pasic Juhas E, et al: Identification of alpha 2 adrenoceptors in the blood vessels of the dental pulp, *Int Endod J* 24:279, 1991.
165. Ikeda H, Tokita Y, Suda H: Capsaicin-sensitive A fibers in cat tooth pulp, *J Dent Res* 76:1341, 1997.
166. Inoue H, Kurosaka Y, Abe K: Autonomic nerve endings in the odontoblast/predentin border and predentin of the canine teeth of dogs, *J Endod* 18:149, 1992.
167. Jacobsen EB, Heyeraas KJ: Pulp interstitial fluid pressure and blood flow after denervation and electrical tooth stimulation in the ferret, *Arch Oral Biol* 42:407, 1997.
168. Janig W, Kollman W: The involvement of the sympathetic nervous system in pain, *Fortschr Arzneimittelforsch* 34:1066, 1984.
169. Jebeles JA, Reilly JS, Gutierrez JF, et al: Tonsillectomy and adenoidectomy pain reduction by local bupivacaine infiltration in children, *Int J Ped Otorhinolaryngology* 25:149, 1993.
170. Jeske NA, Diogenes A, Ruparel NB, et al: A-kinase anchoring protein mediates TRPV1 thermal hyperalgesia through PKA phosphorylation of TRPV1, *Pain* 138:604, 2008.
171. Johnsen D, Johns S: Quantitation of nerve fibers in the primary and permanent canine and incisor teeth in man, *Arch Oral Biol* 23:825, 1978.
172. Johnsen DC, Harshbarger J, Rymer HD: Quantitative assessment of neural development in human premolars, *Anat Rec* 205:421, 1983.
173. Johnson G, Brännström M: The sensitivity of dentin: changes in relation to conditions at exposed tubule apertures, *Acta Odontol Scand* 32:29, 1974.
174. Jones PA, Taintor JF, Adams AB: Comparative dental material cytotoxicity measured by depression of rat incisor pulp respiration, *J Endod* 5:48, 1979.
175. Jontell M, Okiji T, Dahlgren U, et al: Immune defense mechanisms of the dental pulp, *Crit Rev Oral Biol Med* 9:179, 1998.
176. Juan H, Lembeck F: Action of peptides and other analgesic agents on paravascular pain receptors of the isolated perfused rabbit ear, *Naunyn Schmiedebergs Arch Pharmacol* 283:151, 1974.
177. Katoh Y, Yamaguchi R, Shinkai K, et al: Clinicopathological study on pulp-irritation of adhesive resinous materials (report 3). Direct capping effects on exposed pulp of Macaca fascicularis, *Jpn J Conserv Dent* 40:163, 1997.
178. Kaufman E, Hargreaves KM, Dionne RA: Comparison of oral triazolam and nitrous oxide with placebo and intravenous diazepam for outpatient premedication, *Oral Surg Oral Med Oral Pathol* 75:156, 1993.
179. Kayaoglu G, Orstavik D: Virulence factors of Enterococcus faecalis: relationship to endodontic disease, *Crit Rev Oral Biol Med* 15:308, 2004.
180. Kaye H, Herold RC: Structure of human dentine. I. Phase contrast, polarization, interference, and bright field microscopic observations on the lateral branch system, *Arch Oral Biol* 11:355, 1966.
181. Kelley KW, Bergenholtz G, Cox CF: The extent of the odontoblast process in rhesus monkeys (Macaca mulatta) as observed by scanning electron microscopy, *Arch Oral Biol* 26:893, 1981.
182. Kerezoudis NP, Funato A, Edwall L, et al: Activation of sympathetic nerves exerts an inhibitory influence on afferent nerve-induced vasodilation unrelated to vasoconstriction in rat dental pulp, *Acta Physiol Scand* 147:27, 1993.
183. Kerezoudis NP, Olgart L, Edwall L: CGRP(8) reduces the duration but not the maximal increase of antidromic vasodilation in dental pulp and lip of the rat, *Acta Physiol Scand* 151:73, 1994.
184. Kerezoudis NP, Olgart L, Edwall L: Involvement of substance P but not nitric oxide or calcitonin gene-related peptide in neurogenic plasma extravasation in rat incisor pulp and lip, *Arch Oral Biol* 39:769, 1994.
185. Khan A, Diogenes A, Jeske N, et al: Tumor necrosis factor alpha enhances the sensitivity of trigeminal ganglion neurons to capsaicin, *Neuroscience* 155:503, 2008.
186. Khan AA, McCreary B, Owatz CB, et al: The development of a diagnostic instrument for the measurement of mechanical allodynia, *J Endod* 33:663, 2007.
187. Khan AA, Owatz CB, Schindler WG, et al: Measurement of mechanical allodynia and local anesthetic efficacy in patients with irreversible pulpitis and acute periradicular periodontitis, *J Endod* 33:796, 2007.

188. Khullar SM, Fristad I, Brodin P, Kvinnsland IH: Upregulation of growth associated protein 43 expression and neuronal co-expression with neuropeptide Y following inferior alveolar nerve axotomy in the rat, *J Peripher Nerv Syst* 3:79, 1998.
189. Kim D, Park SH: Effects of age, sex, and blood pressure on the blood flow velocity in dental pulp measured by Doppler ultrasound technique, *Microcirculation* 23:523, 2016.
190. Kim S: Regulation of pulpal blood flow, *J Dent Res* 64(Spec No): 590, 1985.
191. Kim S, Dorscher-Kim JE, Liu M: Microcirculation of the dental pulp and its autonomic control, *Proc Finn Dent Soc* 85:279, 1989.
192. Deleted in page review.
193. Kim S, Edwall L, Trowbridge H, Chien S: Effects of local anesthetics on pulpal blood flow in dogs, *J Dent Res* 63:650, 1984.
194. Kim S, Liu M, Simchon S, et al: Effects of selected inflammatory mediators on blood flow and vascular permeability in the dental pulp, *Proc Finn Dent Soc* 88(Suppl 1):387, 1992.
195. Kim S, Schuessler G, Chien S: Measurement of blood flow in the dental pulp of dogs with the 133xenon washout method, *Arch Oral Biol* 28:501, 1983.
196. Kim S, Trowbridge HO, Dorscher-Kim JE: The influence of 5-hydroxytryptamine (serotonin) on blood flow in the dog pulp, *J Dent Res* 65:682, 1986.
197. Kim SK, Ang L, Hsu YY, et al: Antagonistic effect of D-myo-inositol-1,2,6-trisphosphate (PP56) on neuropeptide Y-induced vasoconstriction in the feline dental pulp, *Arch Oral Biol* 41:791, 1996.
198. Kimberly CL, Byers BR: Inflammation of rat molar pulp and periodontium causes increased calcitonin-gene-related peptide and axonal sprouting, *Anat Rec* 222:289, 1988.
199. Komorowski RC, Torneck CD, Hu JW: Neurogenic inflammation and tooth pulp innervation pattern in sympathectomized rats, *J Endod* 22:414, 1996.
200. Kramer IRH: The distribution of blood vessels in the human dental pulp. In Finn SB, editor: *Biology of the dental pulp organ*, Birmingham, 1968, University of Alabama Press, p 361.
201. Kress M, Sommer C: Neuroimmunology and pain: peripheral effects of proinflammatory cytokines. In Brune K, Handwerker H, editors: *Hyperalgesia: molecular mechanisms and clinical implications*, Seattle, WA, 2003, IASP Press, p 57.
202. Kroeger DC, Gonzales F, Krivoy W: Transmembrane potentials of cultured mouse dental pulp cells, *Proc Soc Exp Biol Med* 108:134, 1961.
203. Kumazawa T, Mizumura K: Thin-fiber receptors responding to mechanical, chemical and thermal stimulation in the skeletal muscle of the dog, *Arch Physiol* 273:179, 1977.
204. Kvinnsland IH, Luukko K, Fristad I, et al: Glial cell line-derived neurotrophic factor (GDNF) from adult rat tooth serves a distinct population of large-sized trigeminal neurons, *Eur J Neurosci* 19:2089, 2004.
205. Langeland K, Langeland LK: Histologic study of 155 impacted teeth, *Odontol Tidskr* 73:527, 1965.
206. Langeland K, Langeland LK: Pulp reactions to cavity and crown preparations, *Aust Dent J* 15:261, 1970.
207. Lantelme RL, Handleman SL, Herbison RJ: Dentin formation in periodontally diseased teeth, *J Dent Res* 55:48, 1976.
208. Latremoliere A, Woolf CJ: Central sensitization: a generator of pain hypersensitivity by central neural plasticity, *J Pain* 10:895, 2009.
209. Laurent TC, et al: The catabolic fate of hyaluronic acid, *Connect Tissue Res* 15:33, 1986.
210. Lechner JH, Kalnitsky G: The presence of large amounts of type III collagen in bovine dental pulp and its significance with regard to the mechanism of dentinogenesis, Arch Oral Biol 26:265, 1981.
211. Lepinski AM, Hargreaves KM, Goodis HE, et al: Bradykinin levels in dental pulp by microdialysis, *J Endod* 26:744, 2000.
212. Lesot H, Osman M, Ruch JV: Immunofluorescent localization of collagens, fibronectin and laminin during terminal differentiation of odontoblasts, *Dev Biol* 82:371, 1981.
213. Levi-Montalcini R: The nerve growth factor: its mode of action on sensory and sympathetic nerve cells, *Harvey Lect* 60:217, 1966.
214. Levine J, Moskowitz M, Basbaum A: The contribution of neurogenic inflammation in experimental arthritis, *J Immunol* 135:843, 1985.
215. Levine J, Taiwo Y: Inflammatory pain. In Wall P, Melzack R, editors: *Textbook of pain*, Edinburgh, 1994, Churchill Livingstone.
216. Levine JD, Gordon NC, Fields HL: The mechanism of placebo analgesia, *Lancet* 2:654, 1978.
217. Lewin G, Rueff A, Mendell L: Peripheral and central mechanisms of NGF-induced hyperalgesia, *Eur J Neurosci* 6:1903, 1994.
218. Light A: *The initial processing of pain and its descending control: spinal and trigeminal systems*, Basel, 1992, Karger.
219. Lilja J: Innervation of different parts of the predentin and dentin in a young human premolar, *Acta Odontol Scand* 37:339, 1979.
220. Lilja J, Noredenvall K-J, Brännström M: Dentin sensitivity, odontoblasts and nerves under desiccated or infected experimental cavities, *Swed Dent J* 6:93, 1982.
221. Lilja JJ, Kivisto KT, Backman JT, Neuvonen PJ: Effect of grapefruit juice dose on grapefruit juice-triazolam interaction: repeated consumption prolongs triazolam half-life, *Eur J Clin Pharmacol* 56:411, 2000.
222. Lindahl O: Pain-a chemical explanation, *Acta Rheumatol Scand* 8:161, 1962.
223. Deleted in page review.
224. Linde A: The extracellular matrix of the dental pulp and dentin, *J Dent Res* 64(special issue):523, 1985.
225. Liu L, Simon SA: Capsaicin, acid and heat-evoked currents in rat trigeminal ganglion neurons: relationship to functional VR1 receptors, *Physiol Behav* 69:363, 2000.
226. Lohinai Z, Balla I, Marczis J, et al: Evidence for the role of nitric oxide in the circulation of the dental pulp, *J Dent Res* 74:1501, 1995.
227. Lohinai Z, Szekely AD, Benedek P, Csillag A: Nitric oxide synthetase containing nerves in the cat and dog dental pulps and gingiva, *Neurosci Lett* 227:91, 1997.
228. Lohrberg M, Wilting J: The lymphatic vascular system of the mouse head, *Cell Tissue Res* 366:667, 2016.
229. Lundberg JM, Änggård A, Fahrenkrug J, et al: Vasoactive intestinal polypeptide in cholinergic neurons of exocrine glands: functional significance of coexisting transmitters for vasodilation and secretion, *Proc Natl Acad Sci U S A* 77:1651, 1980.
230. Lundberg JM, Fried G, Fahrenkrug J, et al: Subcellular fractionation of cat submandibular gland: comparative studies on the distribution of acetylcholine and vasoactive intestinal polypeptide (VIP), *Neuroscience* 6:1001, 1981.
231. Lundgren T, Nannmark U, Linde A: Calcium ion activity and pH in the odontoblast-predentin region: ion-selective microelectrode measurements, *Calcif Tissue Int* 50:134, 1992.
232. Luo H, Wang C, Liu M, Yin B, A P, Huang D, et al: Inhibition of SOX9 promotes inflammatory and immune responses of dental pulp, *J Endod* 44:792, 2018.
233. Luthman J, Luthman D, Hökfelt T: Occurrence and distribution of different neurochemical markers in the human dental pulp, *Arch Oral Biol* 37:193, 1992.
234. Madison S, Whitsel EA, Suarez-Roca H, Maixner W: Sensitizing effects of leukotriene B4 on intradental primary afferents, *Pain* 49:99, 1992.
235. Maeda T, Honma S, Takano Y: Dense innervation of radicular human dental pulp as revealed by immunocytochemistry for protein gene-product 9.5, *Arch Oral Biol* 39:563, 1994.
236. Magloire H, Couble ML, Thivichon-Prince B, et al: Odontoblast: a mechano-sensory cell, *J Exp Zool (Mol Dev Evol)* 312B:416, 2009.
237. Magloire H, Maurin JC, Couble ML, et al: Topical review. Dental pain and odontoblasts: facts and hypotheses, *J Orofacial Pain* 24:335, 2010.
238. Maixner W, Dubner R, Kenshalo DR Jr, et al: Responses of monkey medullary dorsal horn neurons during the detection of noxious heat stimuli, *J Neurophysiol* 62:437, 1989.
239. Malmberg AB, Yaksh TL: Spinal nitric oxide synthesis inhibition blocks NMDA-induced thermal hyperalgesia and produces antinociception in the formalin test in rats, *Pain* 54:291, 1993.
240. Malmberg AB, Yaksh TL: Cyclooxygenase inhibition and the spinal release of prostaglandin E2 and amino acids evoked by paw formalin injection: a microdialysis study in unanesthetized rats, *J Neurosci* 15:2768, 1995.
241. Maltos KL, Menezes GB, Caliari MV, et al: Vascular and cellular responses to pro-inflammatory stimuli in rat dental pulp, *Arch Oral Biol* 49:443, 2004.
242. Mangkornkarn C, Steiner JC: In vivo and in vitro glycosaminoglycans from human dental pulp, *J Endod* 18:327, 1992.
243. Marbach JJ, Raphael KG: Phantom tooth pain: a new look at an old dilemma. *Pain Med* 1:68, 2000.

244. Marfurt CF, Zaleski EM, Adams CE, Welther CL: Sympathetic nerve fibers in rat orofacial and cerebral tissues as revealed by the HRP-WGA tracing technique: a light and electron microscopic study, *Brain Res* 366:373, 1986.
245. Marion D, Jean A, Hamel H, et al: Scanning electron microscopic study of odontoblasts and circumferential dentin in a human tooth, *Oral Surg Oral Med Oral Pathol* 72:473, 1991.
246. Marriott D, Wilkin GP, Coote PR, et al: Eicosanoid synthesis by spinal cord astrocytes is evoked by substance P; possible implications for nociception and pain, *Adv Prostaglandin Thromboxane Leukot Res* 21B:739, 1991.
247. Martin A, Gasse H, Staszyk C: Absence of lymphatic vessels in the dog dental pulp: an immunohistochemical study, *J Anat* 217:609, 2010.
248. Martin H, Basbaum AI, Kwiat GC, et al: Leukotriene and prostaglandin sensitization of cutaneous high-threshold C- and A-delta mechanoreceptors in the hairy skin of rat hindlimbs, *Neuroscience* 22:651, 1987.
249. Matsuo S, Ichikawa H, Henderson TA, et al: trkA modulation of developing somatosensory neurons in oro-facial tissues: tooth pulp fibers are absent in trkA knockout mice, *Neuroscience* 105:747, 2001.
250. Matthews B, Andrew D: Microvascular architecture and exchange in teeth, *Microcirculation* 2:305, 1995.
251. Matthews B, Vongsavan N: Interactions between neural and hydrodynamic mechanisms in dentine and pulp, *Arch Oral Biol* 39(Suppl 1):87S, 1994.
252. McGrath PA, Gracely RH, Dubner R, Heft MW: Non-pain and pain sensations evoked by tooth pulp stimulation, *Pain* 15:377, 1983.
253. Meller ST, Dykstra C, Gebhart GF: Production of endogenous nitric oxide and activation of soluble guanylate cyclase are required for N-methyl-D-aspartate-produced facilitation of the nociceptive tail-flick reflex, *Eur J Pharmacol* 214:93, 1992.
254. Meyer MW, Path MG: Blood flow in the dental pulp of dogs determined by hydrogen polarography and radioactive microsphere methods, *Arch Oral Biol* 24:601, 1979.
255. Meyer R, Campbell J: Myelinated nociceptive afferents account for the hyperalgesia that follows a burn to the hand, *Science* 213:1527, 1981.
256. Mirza AF, Mo J, Holt JL, et al: Is there a relationship between throbbing pain and arterial pulsations? *J Neurosci* 32:7572, 2012.
257. Mitsiadis TA, De Bari C, About I: Apoptosis in developmental and repair-related human tooth remodeling: a view from the inside, *Exp Cell Res* 314:869, 2008.
258. Mjör IA, Nordahl I: The density and branching of dentinal tubules in human teeth, *Arch Oral Biol* 41:401, 1996.
259. Modaresi J, Dianat O, Mozayeni MA: The efficacy comparison of ibuprofen, acetaminophen-codeine, and placebo premedication therapy on the depth of anesthesia during treatment of inflamed teeth, *Oral Surg Oral Med Oral Pathol* 102:399, 2006.
260. Mullaney TP, Howell RM, Petrich JD: Resistance of nerve fibers to pulpal necrosis, *Oral Surg* 30:690, 1970.
261. Murray PE, About I, Lumley PJ, et al: Human odontoblast cell numbers after dental injury, *J Dent* 28:277, 2000.
262. Murray PE, Hafez AA, Windsor LJ, et al: Comparison of pulp responses following restoration of exposed and non-exposed cavities, *J Dent* 30:213, 2002.
263. Murray PE, Lumley PJ, Ross HF, Smith AJ: Tooth slice organ culture for cytotoxicity assessment of dental materials, *Biomaterials* 21:1711, 2000.
264. Naftel JP, et al: Course and composition of the nerves that supply the mandibular teeth of the rat, *Anat Rec* 256:433, 1999.
265. Nagaoka S, Miyazaki Y, Liu HJ, et al: Bacterial invasion into dentinal tubules of human vital and nonvital teeth, *J Endod* 21:70, 1995.
266. Nair PN, et al: Histological, ultrastructural and quantitative investigations on the response of healthy human pulps to experimental capping with mineral trioxide aggregate: a randomized controlled trial, *Int Endod J* 41:128, 2008.
267. Nakanishi T, Shimizu H, Hosokawa Y, et al: An immunohistological study on cyclooxygenase-2 in human dental pulp, *J Endod* 27:385, 2001.
268. Närhi M: Activation of dental pulp nerves of the cat and the dog with hydrostatic pressure, *Proc Finn Dent Soc* 74(Suppl 5):1, 1978.
269. Narhi M: The characteristics of intradental sensory units and their responses to stimulation, *J Dent Res* 64:564, 1985.
270. Narhi M, Jyväsjärvi E, Virtanen A, et al: Role of intradental A and C type nerve fibers in dental pain mechanisms, *Proc Finn Dent Soc* 88:507, 1992.
271. Närhi M, Jyväsjärvi E, Hirronen T: Activation of heat-sensitive nerve fibers in the dental pulp of the cat, *Pain* 14:317, 1982.
272. Närhi M, Virtanen A, Kuhta J, Huopaniemi T: Electrical stimulation of teeth with a pulp tester in the cat, *Scand J Dent Res* 87:32, 1979.
273. Närhi M, Yamamoto H, Ngassapa D: Function of intradental nociceptors in normal and inflamed teeth. In Shimono M, Maeda T, Suda H, et al., editors: *Dentin/pulp complex*, Tokyo, 1996, Quintessence Publishing, p 136.
274. Närhi M, Yamamoto H, Ngassapa D, Hirvonen T: The neurophysiological basis and the role of inflammatory reactions in dentine hypersensitivity, *Arch Oral Biol* 39(Suppl):23S, 1994.
275. Nassar M, Stirling L, Forlani G, et al: Nociceptor-specific gene deletion reveals a major role for NAv 1.7 (PN1) in acute and inflammatory pain, *Proc Natl Acad Sci U S A* 101:12706, 2004.
276. Nawroth PP, Stern DM: Modulation of endothelial cell hemostatic properties by tumor necrosis factor, *J Exp Med* 163:740, 1986.
277. Neumann S, Doubell TP, Leslie T, et al: Inflammatory pain hypersensitivity mediated by phenotype switch in myelinated primary sensory neurons, *Nature* 384:360, 1996.
278. Ngassapa D, Närhi M, Hirvonen T: The effect of serotonin (5-HT) and calcitonin gene-related peptide (CGRP) on the function of intradental nerves in the dog, *Proc Finn Dent Soc* 88(Suppl 1):143, 1992.
279. Nicol GD, Vasko MR: Unraveling the story of NGF-mediated sensitization of nociceptive sensory neurons: ON or OFF the Trks? *Mol Interv* 7:26, 2007.
280. Nishioka M, Shiiya T, Ueno K, et al: Tooth replantation in germ-free and conventional rats, *Endod Dent Traumatol* 14:163, 1998.
281. Nitzan DW, Michaeli Y, Weinreb M, et al: The effect of aging on tooth morphology: a study on impacted teeth, *Oral Surg Oral Med Oral Pathol* 61:54, 1986.
282. Nuti N, Corallo C, Chan BM, et al: Multipotent differentiation of human dental pulp stem cells: a literature review, *Stem Cell Rev* 12:511, 2016.
283. O'Neil RG, Brown RC: The vanilloid receptor family of calcium-permeable channels: molecular integrators of microenvironmental stimuli, *News Physiol Sci* 18:226, 2003.
284. Ochoa JL, Torebjork E, Marchettini P, Sivak M: Mechanism of neuropathic pain: cumulative observations, new experiments, and further speculation. In Fields HL, Dubner R, Cervero F, editors: *Advances in pain research and therapy*, New York, 1985, Raven Press, p 431.
285. Okeson JP: Assessment of orofacial pain disorders. In Okeson JP, editors: *Orofacial pain: guidelines for assessment, diagnosis, and management*, Chicago, 1996, Quintessence Publishing, p 35.
286. Okiji T, Kawashima N, Kosaka T, et al: An immunohistochemical study of the distribution of immunocompetent cells, especially macrophages and Ia antigen-presenting cells of heterogeneous populations, in normal rat molar pulp, *J Dent Res* 71:1196, 1992.
287. Okiji T, Morita I, Sunada I, et al: Involvement of arachidonic acid metabolites in increases in vascular permeability in experimental dental pulpal inflammation in the rat, *Arch Oral Biol* 34:523, 1989.
288. Olgart L, Kerezoudis NP: Nerve-pulp interactions, *Arch Oral Biol* 39(Suppl):47S, 1994.
289. Olgart LM, Edwall L, Gazelius B: Neurogenic mediators in control of pulpal blood flow, *J Endod* 15:409, 1989.
290. Olgart LM, Edwall L, Gazelius B: Involvement of afferent nerves in pulpal blood-flow reactions in response to clinical and experimental procedures in the cat, *Arch Oral Biol* 36:575, 1991.
291. Olgart LM, Gazelius B, Brodin E, Nilsson G: Release of substance P-like immunoreactivity from the dental pulp, *Acta Physiol Scand* 101:510, 1977.
292. Orchardson R, Cadden SW: An update on the physiology of the dentine-pulp complex, *Dent Update* 28:200, 208, 2001.
293. Orchardson R, Gillam DG: Managing dentin hypersensitivity, *J Am Dent Assoc* 137:990; quiz 1028, 2006.
294. Owatz CB, Khan AA, Schindler WG, et al: The incidence of mechanical allodynia in patients with irreversible pulpitis, *J Endod* 33:552, 2007.
295. Oxlund H, Manschot J, Viidik A: The role of elastin in the mechanical properties of skin, *J Biomech* 21:213, 1988.

296. Paine MF, Widmer WW, Hart HL, et al: A furanocoumarin-free grapefruit juice establishes furanocoumarins as the mediators of the grapefruit juice-felodipine interaction [erratum appears in *Am J Clin Nutr* 84:264, 2006], *Am J Clin Nutr* 83:1097, 2006.
297. Pashley DH: Dynamics of the pulpodentin complex, *Crit Rev Oral Biol Med* 7:104, 1996.
298. Pashley DH: Potential treatment modalities for dentin hypersensitivity—in office products. In Addy M, Orchardson R, editors: *Tooth wear and sensitivity*, London, 2000, Martin-Dunitz Publishers, p 351.
299. Patwardhan A, Cerka K, Vela J, et al: Trigeminal nociceptors express prostaglandin receptor subtypes EP2 and EP3, *J Dent Res* 87:262, 2008.
300. Penfield W, Rasmussen G: *The cerebral cortex of man*, New York, 1950, Macmillan.
301. Perl E: Causalgia, pathological pain and adrenergic receptors, *Proc Natl Acad Sci U S A* 96:7664, 1999.
302. Perl ER: Ideas about pain, a historical view [review], *Nat Rev Neurosci* 8:71, 2007.
303. Petty B, Cornblath DR, Adornato BT, et al: The effect of systemically administered recombinant human nerve growth factor in healthy human subjects, *Ann Neurol* 36:244, 1994.
304. Poggi P, Casasco A, Marchetti C, et al: Ultrastructural localization of elastin-like immunoreactivity in the extracellular matrix around human small lymphatic vessels, *Lymphology* 28:189, 1995.
305. Pohto P: Sympathetic adrenergic innervation of permanent teeth in the monkey (*Macaca irus*), *Acta Odontol Scand* 30:117, 1972.
306. Pohto P, Antila R: Demonstration of adrenergic nerve fibres in human dental pulp by histochemical fluorescence method, *Acta Odontol Scand* 26:137, 1968.
307. Pohto P, Antila R: Innervation of blood vessels in the dental pulp, *Int Dent J* 22:228, 1972.
308. Pomonis JD, Rogers SD, Peters CM, et al: Expression and localization of endothelin receptors: implications for the involvement of peripheral glia in nociception, *J Neurosci* 21:999, 2001.
309. Prati C, Cervellati F, Sanasi V, Montebugnoli L: Treatment of cervical dentin hypersensitivity with resin adhesives: 4 week evaluation, *Arch Dent* 14:378, 2001.
310. Prescott RS, Alsanea R, Fayad MI, et al: In vivo generation of dental pulp-like tissue by using dental pulp stem cells, a collagen scaffold, and dentin matrix protein 1 after subcutaneous transplantation in mice, *J Endod* 34:421, 2008.
311. Qian XB, Naftel JP: Effects of neonatal exposure to anti-nerve growth factor on the number and size distribution of trigeminal neurones projecting to the molar dental pulp in rats, *Arch Oral Biol* 41:359, 1996.
312. Rapp R, el-Labban NG, Kramer IR, et al: Ultrastructure of fenestrated capillaries in human dental pulps, *Arch Oral Biol* 22:317, 1977.
313. Reader A, Foreman DW: An ultrastructural qualitative investigation of human intradental innervation, *J Endod* 7:493, 1981.
314. Renton T, Yiangou Y, Plumpton C, et al: Sodium channel Nav1.8 immunoreactivity in painful human dental pulp, *BMC Oral Health* 5:5, 2005.
315. Roberts-Clark D, Smith AJ: Angiogenic growth factors in human dentine matrix, *Arch Oral Biol* 42:1013, 2000.
316. Rodd HD, Boissonade FM: Innervation of human tooth pulp in relation to caries and dentition type, *J Dent Res* 80:389, 2001.
317. Rodd HD, Boissonade FM: Comparative immunohistochemical analysis of the peptidergic innervation of human primary and permanent tooth pulp, *Arch Oral Biol* 47:375, 2002.
318. Rodd HD, Boissonade FM, Day PF: Pulpal status of hypomineralized permanent molars, *Pediatr Dent* 29:514, 2007.
319. Roy ML, Narahashi T: Differential properties of tetrodotoxin-sensitive and tetrodotoxin-resistant sodium channels in rat dorsal root ganglion neurons, *J Neurosci* 12:2104, 1992.
320. Ruparel NB, Patwardhan AM, Akopian A, et al: Homologous and heterologous desensitization of capsaicin and mustard oil responses utilize different cellular pathways in nociceptors, *Pain* 135:271, 2008.
321. Rutherford B: BMP-7 gene transfer into inflamed ferret-dental pulps, *Eur J Oral Sci* 109:422, 2001.
322. Rutherford B, Fitzgerald M: A new biological approach to vital pulp therapy, *Crit Rev Oral Biol Med* 6:218, 1995.
323. Rutherford RB, Spanberg L, Tucker M, et al: The time-course of the induction of reparative dentine formation in moneys by recombinant human osteogenic protein-1, *Arch Oral Biol* 39:833, 1994.
324. Sakamoto N, Nakajima T, Ikunaga K, et al: Identification of hyaluronidase activity in rabbit dental pulp, *J Dent Res* 60:850, 1981.
325. Sakurai K, Okiji T, Suda H: Co-increase of nerve fibers and HLA-DR- and/or factor XIIIa-expressing dendritic cells in dentinal caries-affected regions of the human dental pulp: an immunohistochemical study, *J Dent Res* 78:1596, 1999.
326. Sasaki S: Studies on the respiration of the dog tooth germ, *J Biochem (Tokyo)* 46:269, 1959.
327. Sasano T, Kuriwada S, Sanjo D: Arterial blood pressure regulation of pulpal blood flow as determined by laser Doppler, *J Dent Res* 68:791, 1989.
328. Sasano T, Kuriwada S, Shoji N, et al: Axon reflex vasodilatation in cat dental pulp elicited by noxious stimulation of the gingiva, *J Dent Res* 73:1797, 1994.
329. Sasano T, Shoji N, Kuriwada S, et al: Absence of parasympathetic vasodilatation in cat dental pulp, *J Dent Res* 74:1665, 1995.
330. Schaible H, Schmidt R: Discharge characteristics of receptors with fine afferents from normal and inflamed joints: influence of analgesics and prostaglandins, *Agents Actions* 19:99, 1986.
331. Schüpbach P, Lutz F, Finger WT: Closing of dentin tubules by Gluma desensitizer, *Eur J Oral Sci* 105:414, 1997.
332. Scott JN, Weber DF: Microscopy of the junctional region between human coronal primary and secondary dentin, *J Morphol* 154:133, 1977.
333. Seltzer S, Bender IB, Ziontz M: The interrelationship of pulp and periodontal disease, *Oral Surg* 16:1474, 1963.
334. Senger DR, Galli SJ, Dvorak AM, et al: Tumor cells secrete a vascular permeability factor that promotes accumulation of ascites fluid, *Science* 219:983, 1983.
335. Sessle BJ: Recent developments in pain research: central mechanisms of orofacial pain and its control, *J Endodon* 12:435, 1986.
336. Sessle BJ: The neurobiology of facial and dental pain: present knowledge, future directions, *J Dent Res* 66:962, 1987.
337. Sessle BJ: Acute and chronic craniofacial pain: brainstem mechanisms of nociceptive transmission and neuroplasticity, and their clinical correlates, *Crit Rev Oral Biol Med* 11:57, 2000.
338. Sessle BJ, Greenwood LF: Inputs to trigeminal brain stem neurones from facial, oral, tooth pulp and pharyngolaryngeal tissues: I. Responses to innocuous and noxious stimuli, *Brain Res* 117:211, 1976.
339. Sessle BJ, Hu JW, Amano N, et al: Convergence of cutaneous, tooth pulp, visceral, neck and muscle afferents onto nociceptive and non-nociceptive neurones in trigeminal subnucleus caudalis (medullary dorsal horn) and its implications for referred pain, *Pain* 27:219, 1986.
340. Shortland PJ, Jacquin MF, De Maro JA, et al: Central projections of identified trigeminal primary afferents after molar pulp differentiation in adult rats, *Somatosens Mot Res* 12:227, 1995.
341. Shulman K, Rosen S, Tognazzi K, et al: Expression of vascular permeability factor (VPF/VEGF) is altered in many glomerular diseases, *J Am Soc Nephrol* 7:661, 1996.
342. Shuttleworth CA, Ward JL, Hirschmann PN: The presence of type III collagen in the developing tooth, *Biochim Biophys Acta* 535:348, 1978.
343. Sigal MJ, Pitaru S, Aubin JE, et al: A combined scanning electron microscopy and immunofluorescence study demonstrating that the odontoblast process extends to the dentinoenamel junction in human teeth, *Anat Rec* 210:453, 1984.
344. Smith AJ, Garde C, Cassidy N, et al: Solubilization of dentin extracellular matrix by calcium hydroxide, *J Dent Res* 74:829, 1995 (abstract).
345. Smith AJ, Sloan AJ, Matthews JB, et al: Reparative processes in dentine and pulp. In Addy M, Embery G, Edger WM, et al., editors: *Tooth wear and sensitivity: clinical advances in restorative dentistry*, London, 2000, Martin Dunitz.
346. Smith AJ, Tobias RS, Cassidy N, et al: Odontoblast stimulation in ferrets by dentine matrix components, *Arch Oral Biol* 39:13, 1994.
347. Solheim T: Dental root translucency as an indicator of age, *Scand J Dent Res* 97:189, 1989.
348. Souza PP, Fukada SY, Cunha FQ, et al: Regulation of angiotensin II receptors levels during rat induced pulpitis, *Regul Pept* 140:27, 2007.
349. Stanley HR, White CL, McCray L: The rate of tertiary (reparative) dentin formation in the human tooth, *Oral Surg* 21:180, 1966.
350. Steen KH, Reeh PW, Anton F, Handwerker HO: Protons selectively induce lasting excitation and sensitization to mechanical stimulation of nociceptors in rat skin in vitro, *J Neurosci* 21:86, 1992.

351. Stenvik A, Iverson J, Mjör IA: Tissue pressure and histology of normal and inflamed tooth pulps in Macaque monkeys, *Arch Oral Biol* 17:1501, 1972.
352. Stern D, Nawroth P, Handley D, et al: An endothelial cell-dependent pathway of coagulation, *Proc Natl Acad Sci U S A* 82:2523, 1985.
353. Sunakawa M, Tokita Y, Suda H: Pulsed Nd:YAG laser irradiation of the tooth pulp in the cat. II. Effect of scanning lasing, *Lasers Surg Med* 26:477, 2000.
354. Sundqvist G, Lerner UH: Bradykinin and thrombin synergistically potentiate interleukin 1 and tumour necrosis factor induced prostanoid biosynthesis in human dental pulp fibroblasts, *Cytokine* 8:168, 1996.
355. Sweitzer SM, Schubert P, DeLeo JA: Propentofylline, a glial modulating agent, exhibits antiallodynic properties in a rat model of neuropathic pain, *J Pharmacol Exp Ther* 297:1210, 2001.
356. Swift ML, Byers MR: Effects of aging responses of nerve fibers to pulpal inflammation in rat molars analyzed by quantitative immunohistochemistry, *Arch Oral Biol* 37:901, 1992.
357. Tagami J, Hosoda H, Burrow MF, Nakajima M: Effect of aging and caries on dentin permeability, *Proc Finn Dent Soc* 88(Suppl 1):149, 1992.
358. Takahashi K, Kishi Y, Kim S: A scanning electron microscope study of the blood vessels of dog pulp using corrosion resin casts, *J Endod* 8:131, 1982.
359. Tanaka T: The origin and localization of dentinal fluid in developing rat molar teeth studied with lanthanum as a tracer, *Arch Oral Biol* 25:153, 1980.
360. Telles PD, Hanks CT, Machado MA, Nör JE: Lipoteichoic acid up-regulates VEGF expression in macrophages and pulp cells, *J Dent Res* 82:466, 2003.
361. Thomas HF: The extent of the odontoblast process in human dentin, *J Dent Res* 58(D):2207, 1979.
362. Thomas HF, Payne RC: The ultrastructure of dentinal tubules from erupted human premolar teeth, *J Dent Res* 62:532, 1983.
363. Tokita Y, Sunakawa M, Suda H: Pulsed ND: YAG laser irradiation of the tooth pulp in the cat. I. Effect of spot lasing, *Lasers Surg Med* 26:477, 2000.
364. Tominaga M, Numazaki M, Iida T, et al: *Molecular mechanisms of TRPV1-mediated thermal hypersensitivity* (vol 30), Seattle, 2003, IASP Press, p 37.
365. Tönder KH, Naess G: Nervous control of blood flow in the dental pulp in dogs, *Acta Physiol Scand* 104:13, 1978.
366. Tönder KJ: Effect of vasodilating drugs on external carotid and pulpal blood flow in dogs: "stealing" of dental perfusion pressure, *Acta Physiol Scand* 97:75, 1976.
367. Tönder KJH, Kvininsland I: Micropuncture measurements of interstitial fluid pressure in normal and inflamed dental pulp in cats, *J Endod* 9:105, 1983.
368. Tonioli M, Patel T, Diogenes A, et al: Effect of neurotrophic factors on bradykinin expression in rat trigeminal sensory neurons determined by real-time polymerase chain reaction, *J Endod* 30:263, 2004.
369. Torabinejad M, Cymerman JJ, Frankson M, et al: Effectiveness of various medications on postoperative pain following complete instrumentation, *J Endod* 20:345, 1994.
370. Torebjörk HE, Hanin RG: Perceptual changes accompanying controlled preferential blocking of A and C fiber responses in intact human skin nerves, *Exp Brain Res* 16:321, 1973.
371. Torneck CD: Dentin-pulp complex. In Ten Cate AR, editor: *Oral histology: development, structure, and function*, ed 5, St. Louis, 1998, Mosby, p 150.
372. Torneck CD, Kwan CL, Hu JW: Inflammatory lesions of the tooth pulp induce changes in brainstem neurons of the rat trigeminal subnucleus oralis, *J Dent Res* 75:553, 1996.
373. Tran XV, Gorin C, Willig C, et al: Effect of a calcium-silicate-based restorative cement on pulp repair, *J Dent Res* 91:1166, 2012.
374. Trantor IR, Messer HH, Birner R: The effects of neuropeptides (calcitonin-gene-related peptide and substance P) on cultured human pulpal cells, *J Dent Res* 74:1066, 1995.
375. Trowbridge HO: Pathogenesis of pulpitis resulting from dental caries, *J Endod* 7:52, 1981.
376. Trowbridge HO: Review of dental pain–histology and physiology, *J Endod* 12:445, 1986.
377. Trowbridge HO, Franks M, Korostoff E, et al: Sensory response to thermal stimulation in human teeth, *J Endod* 6:405, 1980.
378. Trowbridge HO, Silver DR: Review of current approaches to in-office management of tooth hypersensitivity, *Dent Clin North Am* 16:561, 1990.
379. Trowbridge HO, Stewart JCB, Shapiro IM: Assessment of indurated, diffusely calcified human dental pulps. In *Proceedings of the International Conference on Dentin/Pulp Complex*, Tokyo, 1996, Quintessence Publishing, p 297.
380. Turner D, Marfurt C, Sattelburg C: Demonstration of physiological barrier between pulpal odontoblasts and its perturbation following routine restorative procedures: a horseradish peroxidase tracing study in the rat, *J Dent Res* 68:1262, 1989.
381. Turner DF: Immediate physiological response of odontoblasts, *Proc Finn Dent Soc* 88(Suppl 1):55, 1992.
382. Uddman R, et al: Occurrence of VIP nerves in mammalian dental pulps, *Acta Odontol Scand* 38:325, 1980.
383. van Amerongen JP, Lemmens IG, Tonino GJ: The concentration, extractability and characterization of collagen in human dental pulp, *Arch Oral Biol*, 28:339, 1983.
384. Van Hassel HJ: Physiology of the human dental pulp, *Oral Surg Oral Med Oral Path* 32:126, 1971.
385. Van Hassel HJ, Brown AC: Effect of temperature changes on intrapulpal pressure and hydraulic permeability in dogs, *Arch Oral Biol* 14:301, 1969.
386. van Wijk AJ, Hoogstraten J: Reducing fear of pain associated with endodontic therapy, *Int Endod J* 39:384, 2006.
387. Veerayutthwilai O, Byers MR, Pham TT, et al: Differential regulation of immune responses by odontoblasts, *Oral Microbiol Immunol* 22:5, 2007.
388. Vertucci F: Root canal morphology and its relationship to endodontic procedures, *Endod Top* 10:3, 2005.
389. Vickers ER, Cousins MJ: Neuropathic orofacial pain part 1: prevalence and pathophysiology, *Aust Endod J* 26:19, 2000.
390. Virtej A, Loes S, Iden O, Bletsa A, Berggreen E: Vascular endothelial growth factors signalling in normal human dental pulp: a study of gene and protein expression, *Eur J Oral Sci* 121:92-100, 2013.
391. Vongsavan N, Matthews B: The permeability of cat dentine in vivo and in vitro, *Arch Oral Biol* 36:641, 1991.
392. Vongsavan N, Matthews B: Fluid flow through cat dentine in vivo, *Arch Oral Biol* 37:175, 1992.
393. Vongsavan N, Matthews B: The vascularity of dental pulp in cats, *J Dent Res*, 71:1913, 1992.
394. Vongsavan N, Matthews B: The relation between fluid flow through dentine and the discharge of intradental nerves, *Arch Oral Biol* 39(Suppl):140S, 1994.
395. Vongsavan N, Matthews B: The relationship between the discharge of intradental nerves and the rate of fluid flow through dentine in the cat, *Arch Oral Biol* 52:640, 2007.
396. Wakisaka S: Neuropeptides in the dental pulp: their distribution, origins and correlation, *J Endod* 16:67, 1990.
397. Wakisaka S, Ichikawa H, Akai M: Distribution and origins of peptide- and catecholamine-containing nerve fibres in the feline dental pulp and effects of cavity preparation on these nerve fibres, *J Osaka Univ Dent Sch* 26:17, 1986.
398. Wakisaka S, Sasaki Y, Ichikawa H, Matsuo S: Increase in c-fos-like immunoreactivity in the trigeminal nucleus complex after dental treatment, *Proc Finn Dent Soc* 88(Suppl 1):551, 1992.
399. Wall PD: Alterations in the central nervous system after deafferentation: connectivity control. In Bonica JJ, Lindblom U, Iggo A, editors: *Advances in pain research and therapy*, vol 5, New York, 1983, Raven Press, p 677.
400. Walton R, Fouad A: Endodontic interappointment flare-ups: a prospective study of incidence and related factors, *J Endod* 18:172, 1992.
401. Wang C, Li GW, Huang LY: Prostaglandin E2 potentiation of P2X3 receptor mediated currents in dorsal root ganglion neurons, *Mol Pain* 3:22, 2007.
402. Warfving J, Dahlen G, Bergenholtz G: Dental pulp response to bacterial cell wall material, *J Dent Res* 64:1046, 1985.
403. Warren C, Mok L, Gordon S, et al: Quantification of neural protein in extirpated tooth pulp, *J Endod* 34:7, 2008.
404. Watkins LR, Milligan ED, Maier SF: Glial activation: a driving force for pathological pain, *Trends Neurosci* 24:450, 2001.
405. Weber DK, Zaki AL: Scanning and transmission electron microscopy of tubular structure presumed to be human odontoblast processes, *J Dent Res* 65:982, 1986.
406. Weiger R, Axmann-Kremar D, Lost C: Prognosis of conventional root canal treatment reconsidered, *Endodon Dent Traumatol* 14:1, 1998.

407. Weinstock A, Weinstock M, Leblond CP: Autoradiographic detection of 3H-fucose incorporation into glycoprotein by odontoblasts and its deposition at the site of the calcification front in dentin, *Calcif Tissue* Res 8:181, 1972.
408. Weinstock M, Leblond CP: Synthesis, migration and release of precursor collagen by odontoblasts as visualized by radioautography after 3H-proline administration, *J Cell Biol* 60:92, 1974.
409. Wells J, Bingham V, Rowland K, Hatton J: Expression of $Na_v1.9$ channels in human dental pulp and trigeminal ganglion, *J Endod* 33:1172, 2007.
410. Wiig H, Aukland K, Tenstad O: Isolation of interstitial fluid from rat mammary tumors by a centrifugation method, *Arch Physiol Heart Circ Physiol* 284:H416-H424, 2003.
411. Wiig H, Gyenge C, Iversen PO, et al: The role of the extracellular matrix in tissue distribution of macromolecules in normal and pathological tissues: potential therapeutic consequences, *Microcirculation* 15:283, 2008.
412. Willingale HL, Gardiner NJ, McLymont N, et al: Prostanoids synthesized by cyclo-oxygenase isoforms in rat spinal cord and their contribution to the development of neuronal hyperexcitability, *Br J Pharmacol* 122:1593, 1997.
413. Winter HF, Bishop JG, Dorman HL: Transmembrane potentials of odontoblasts, *J Dent Res* 42:594, 1963.
414. Wong M, Lytle WR: A comparison of anxiety levels associated with root canal therapy and oral surgery treatment, *J Endod* 17:461, 1991.
415. Woodnutt DA, Wager-Miller J, O'Neill PC, et al: Neurotrophin receptors and nerve growth factor are differentially expressed in adjacent nonneuronal cells of normal and injured tooth pulp, *Cell Tissue Res* 299:225, 2000.
416. Woolf C: Transcriptional and posttranslational plasticity and the generation of inflammatory pain, *Proc Natl Acad Sci U S A* 96:7723, 1999.
417. Wright EF: Referred craniofacial pain patterns in patients with temporomandibular disorder [see comment][erratum appears in *J Am Dent Assoc* 131:1553, 2000], *J Am Dent Assoc* 131:1307, 2000.
418. Yaksh TL: Central pharmacology of nociceptive transmission. In Wall P, Melzack R, editors: *Textbook of pain*, Edinburgh, 2002, Churchill Livingstone, p 285.
419. Yamada T, Nakamura K, Iwaku M, Fusayama T: The extent of the odontoblast process in normal and carious human dentin, *J Dent Res* 62:798, 1983.
420. Yamaguchi M, Kojima T, Kanekawa M, et al: Neuropeptides stimulate production of interleukin-1 beta, interleukin-6, and tumor necrosis factor-alpha in human dental pulp cells, *Inflamm Res* 53:199, 2004.
421. Yamamura T: Differentiation of pulpal wound healing, *J Dent Res* 64(special issue):530, 1985.
422. Yang BH, Piao ZG, Kim Y-B: Activation of vanilloid receptor 1 (VR1) by eugenol, *J Dent Res* 82:781, 2003.
423. Yonehara N, Amano K, Kamisaki Y: Involvement of the NMDA-nitric oxide pathway in the development of hypersensitivity to tactile stimulation in dental injured rats, *Jpn J Pharmacol* 90:145, 2002.
424. Yu CY, Boyd NM, Cringle SJ: An in vivo and in vitro comparison of the effects of vasoactive mediators on pulpal blood vessels in rat incisors, *Arch Oral Biol* 47:723, 2002.
425. Yu CY, Boyd NM, Cringle SJ, et al: Oxygen distribution and consumption in rat lower incisor pulp, *Arch Oral Biol* 47:529, 2002.
426. Zerari-Mailly F, Braud A, Davido N, et al: Glutamate control of pulpal blood flow in the incisor dental pulp of the rat, *Eur J Oral Sci* 120:402, 2012.
427. Zerlotti E: Histochemical study of the connective tissue of the dental pulp, *Arch Oral Biol* 9:149, 1964.
428. Zhang J, Kawashima N, Suda H, et al: The existence of CD11c+ sentinel and F4/80+ interstitial dendritic cells in dental pulp and their dynamics and functional properties, *Int Immunol* 18:1375, 2006.

14 Reações Pulpares à Cárie e Procedimentos Dentários

Ashraf F. Fouad e Linda G. Levin

Resumo do Capítulo

Reação pulpar à cárie, 545
Mediadores neurogênicos, 548
Correlação entre sintomas clínicos e inflamação pulpar atual, 549
Hipersensibilidade dentinária e seu manejo, 551
Reações pulpares a anestésicos locais, 551
Reações da polpa a procedimentos restauradores, 553
    O grau de inflamação da polpa no pré-operatório, 553
    A quantidade de irritação física causada pelo procedimento, 554
    A proximidade dos procedimentos restauradores à polpa dental e à área de superfície de dentina exposta, 556
    A permeabilidade da dentina e a camada odontoblástica entre a área a ser restaurada e a polpa, 557
    A idade do paciente, 557
Reações pulpares a materiais restauradores, 558

Capeamento pulpar direto com biocerâmicos, 559
O uso de agentes hemostáticos e desinfetantes diretos em exposições pulpares, 560
Reações pulpares aos procedimentos a *laser*, 560
    Lasers na prevenção, no diagnóstico e no tratamento de cáries, 560
    Lasers no tratamento da hipersensibilidade dentinária, 562
Reações pulpares às técnicas de clareamento vital, 562
Reações pulpares aos procedimentos periodontais, 563
Irritantes mecânicos: movimento ortodôntico, 564
Reações pulpares a cirurgias ortognáticas, 564
Irritação biomecânica: hábitos parafuncionais, 565
Reações da polpa à instalação de implantes e à função, 565

A polpa dental é um tecido dinâmico que responde a estímulos externos de várias maneiras. Entretanto, há certas características únicas da resposta da polpa dental que a distingue de outros tecidos conjuntivos do corpo. Elas incluem a exposição da polpa à cárie dental, uma doença infecciosa crônica muito prevalente, seu encapsulamento em um ambiente inextensível após a completa formação do dente, assim como a escassez de circulação colateral, que a torna suscetível à lesão e complica sua regeneração. Além disso, a polpa é dotada de um rico suplemento neurovascular, que promove os efeitos da inflamação e pode levar a uma rápida degeneração e à necrose. O tratamento das cáries dentais e de outras patologias do dente frequentemente envolve a limpeza e o corte do esmalte e da dentina – os tecidos mais duros do corpo – incluindo, desse modo, a irritação da polpa. Neste capítulo, a resposta da polpa a todas essas variáveis será discutida, bem como serão apresentados os recentes avanços no nosso entendimento dos procedimentos odontológicos e seus efeitos na polpa.

Reação pulpar à cárie

A cárie dentária é uma infecção localizada, destrutiva e progressiva da dentina, que, se deixada sem tratamento, pode resultar em necrose pulpar e potencial perda do dente. Tanto os subprodutos bacterianos quanto os produtos de dissolução dos constituintes orgânicos e inorgânicos da dentina medeiam os efeitos da cárie dental sobre a polpa. Três reações básicas tendem a proteger a polpa contra cáries (1) a diminuição da permeabilidade dentinária devido à esclerose dentinária, (2) a formação de dentina terciária, e (3) as reações inflamatórias e imunes na polpa.[143] Essas respostas ocorrem concomitantemente e sua robustez é altamente dependente da natureza agressiva do avanço da lesão.

Enzimas proteolíticas bacterianas, toxinas e subprodutos metabólicos foram tidos como os iniciadores da reação pulpar, porém a capacidade tampão da dentina e do fluido dentinário provavelmente atenuam esses efeitos estimulatórios. Essa função protetora é significativamente reduzida quando a espessura de dentina remanescente (EDR) é mínima.[267] Quando a polpa é exposta, metabólitos bacterianos, toxinas e componentes da parede celular induzem a inflamação. Em lesões de iniciais a moderadas, as atuais evidências sugerem que subprodutos ácidos do processo carioso agem indiretamente degradando a matriz dentinária, liberando, assim, moléculas bioativas, previamente sequestradas durante a dentinogênese. Uma vez liberadas, essas moléculas retomam seu papel na formação da dentina, dessa vez, estimuladora para a dentinogênese *terciária*.[268] Essa teoria é sustentada pelos achados de que a matriz de dentina desmineralizada implantada no local da exposição pulpar pode induzir dentinogênese.[300] Ademais, a colocação de proteínas da matriz de dentina purificada sobre dentina exposta ou polpa exposta estimula a formação de dentina terciária, indicando que essas moléculas podem agir diretamente ou por meio da dentina intacta.[269,299]

Recentes evidências sugerem várias moléculas candidatas à estimulação da dentinogênese reparadora. O fator de crescimento transformador – β1 (TGF-β1), TGF-β3, o fator de crescimento semelhante à insulina I (IGF-I) e II, o fator de crescimento derivado de plaquetas (PDGF, *platelet-derived growth factor*), a proteína morfogenética 2 (BMP-2, *bone morphogenetic protein-2*) e os fatores de crescimento angiogênicos, como fator de crescimento vascular endotelial (FCVE), têm sido mostrados como sendo estimulatórios para a dentinogênese *in vitro*.[259] A superfamília TGF-β em particular parece ser importante no processo de sinalização para diferenciação de odontoblastos, assim como na dentinogênese primária e terciária. Como a isoforma predominante, TGF-β1 é igualmente distribuída em frações solúveis e insolúveis da matriz de dentina.[43] Durante a dissolução cariosa da dentina, acredita-se que a porção solúvel da TGF-β1 pode se difundir pela dentina intacta, enquanto a porção insolúvel é imobilizada sobre a matriz dentinária solúvel e serve para estimular odontoblastos, muito semelhante aos ligantes de membrana TGF-βs durante a odontogênese.[267,270]

Apesar do interesse em pesquisas em dentinogênese terciária, ela não é a primeira e nem necessariamente a mais efetiva defesa contra patógenos invasores. Uma combinação de uma deposição aumentada de dentina intratubular e a deposição direta de cristais minerais dento de túbulos dentinários estreitos diminui a permeabilidade dentinária e é a primeira defesa contra cáries, chamada esclerose dentinária. A combinação de deposição aumentada de dentina intratubular e oclusão dos túbulos por cristais precipitados resulta em uma redução efetiva na permeabilidade da dentina subjacente à lesão cariosa avançada.[229] Estudos *in vitro* com cortes de dentes cultivados implicam o TGF-β1 como um ator central na deposição aumentada de dentina intratubular. A deposição de cristais de whitlockita no lúmen tubular provavelmente resulta de uma estimulação similar à de odontoblastos vitais associados, possivelmente em combinação com a precipitação de minerais liberados durante o processo de desmineralização (Figura 14.1).[171,296]

A formação de dentina terciária ocorre durante um período maior que o a dentina esclerótica; além disso, sua característica resultante é altamente dependente dos estímulos. Estímulos leves ativam odontoblastos residentes em repouso, portanto eles elaboram a matriz orgânica da dentina. Esse tipo de dentina terciária é conhecido como *dentina reacionária* e pode ser observado quando ocorre desmineralização dentinária inicial abaixo de uma lesão de esmalte não cavitada.[164] Mediadores presentes durante o processo carioso induzem um aumento focal da produção de matriz pelos odontoblastos residentes. A dentina resultante é similar, em morfologia, à dentina fisiológica e pode somente ser visível devido à mudança na direção dos novos túbulos dentinários (Figura 14.2). Na lesão agressiva, o processo carioso pode fornecer citocidas aos odontoblastos subjacentes, além de exigir a repopulação da camada odontoblástica rompida com células progenitoras em diferenciação. A organização e a composição da matriz resultantes são reflexo direto da etapa de diferenciação das células secretoras. Isso conta para a heterogeneidade da *dentina reparadora*, na qual a morfologia pode variar de túbulos dentinários organizados a *fibrodentina* irregular mais desorganizada. Fibrodentina, devido a sua configuração irregular e suas inclusões teciduais, é mais permeável que a dentina fisiológica (Figura 14.3).[310]

Enquanto a dentina pode fornecer uma barreira física contra estímulos nocivos, a resposta imune da polpa fornece desafios humorais e celulares aos patógenos invasores. Na lesão cariosa

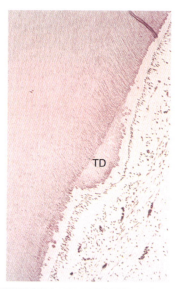

Figura 14.2 Dentinogênese reacionária (*TD*). Observar a morfologia tubular e a descontinuidade dos túbulos na interface da dentina secundária e reacionária. Odontoblastos residentes ainda estão presentes.

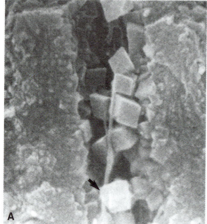
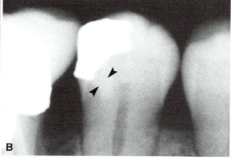

Figura 14.1 A. Cristais de whitlockita ocluem os túbulos dentinários em dentina esclerótica. **B.** Esclerose dentinária é radiograficamente aparente abaixo de uma lesão classe II profunda.

Capítulo 14 • Reações Pulpares à Cárie e Procedimentos Dentários   **547**

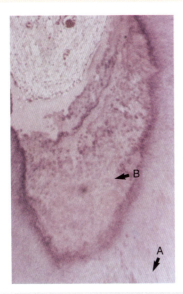

Figura 14.3 Dentina terciária. O forte estímulo da infecção é citocida para os odontoblastos. A dentina resultante é irregular com inclusões de tecidos moles. Dentina secundária intacta é mostrada pela *seta A*, e dentina terciária é indicada pela *seta B*.

progressiva, a resposta imune aumenta a intensidade com o avanço da infecção. Foi mostrado que títulos de células T-*helper*, células da linhagem B, neutrófilos e macrófagos são diretamente proporcionais à profundidade da lesão em dentes humanos.[126] A desintegração de uma grande quantidade de dentina, entretanto, não é necessária para induzir a resposta imune da polpa. Isso é sustentado pela observação de que a resposta inflamatória da polpa pode ser vista abaixo de lesões não cavitadas, fóssulas e fissuras não coalescidas.[36]

A resposta inflamatória inicial à cárie é caracterizada pelo acúmulo focal de células inflamatórias crônicas (Figura 14.4). Isso é inicialmente mediado pelos odontoblastos e, posteriormente, pelas células dendríticas. Assim como a maioria das células periféricas na polpa, os odontoblastos são posicionados para encontrar antígenos externos primeiro e iniciar a resposta imune inata. A detecção de patógenos, em geral, é realizada por receptores específicos chamados receptores de reconhecimento padrão (RRPs).[128]

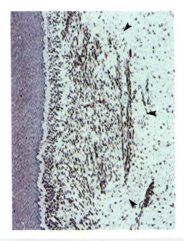

Figura 14.4 A resposta pulpar inicial à cárie é representada por um acúmulo focal de células inflamatórias crônicas (*pontas das setas*). Observar que, periférico à inflamação, o parênquima pulpar relativamente não está infectado.

Esses receptores reconhecem patógenos associados aos padrões moleculares (PAPMs) em organismos invadidos, bem como iniciam a defesa do hospedeiro pela ativação da via do NF-κβ.[106] Uma classe de moléculas de reconhecimento PAPM é a família de receptores *Toll-like* (RTLs). Os odontoblastos têm uma expressão aumentada de certos RTLs em resposta a produtos bacterianos. Sobre condições experimentais, a expressão pelos odontoblastos de RTL3, 5 e 9 foi aumentada em resposta ao ácido lipoteicoico, enquanto o lipopolissacarídeo aumentou a expressão de RTL2 e 4.[71,114,204] Foi mostrado também que TGF-β1 inibe a expressão de RTL2 e 4 por odontoblastos em resposta a bactérias gram-positivas e gram-negativas. Uma vez que o RTL do odontoblasto é estimulado por um patógeno, citocinas pro-inflamatórias, quimiocinas e peptídeos antimicrobianos são elaborados pelos odontoblastos, resultando no recrutamento e na estimulação das células efetoras do sistema imune, assim como na morte bacteriana direta.[80,82,138]

Muitas células produzem quimiocinas em níveis constitutivos baixos. Odontoblastos não estimulados expressam genes codificados por CCl2, CXCL12 e CXCL14, três genes conhecidos por codificar fatores quimiotáticos ou células dendríticas imaturas.[44] Elas também produzem CCL26 – um antagonista natural para CCR1, CCR2 e CCR5 –, que são quimiocinas normalmente produzidas por monócitos e células dendríticas.[324] A estimulação com constituintes da parede celular bacteriana mostrou um aumento da expressão de genes de múltiplas quimiocinas – incluindo CXCL12, CCL2, CXCL9, CX3CL1, CCL8, CXCL10, CCL16, CCL5, CXCL2, CCL4, CXCL11 e CCL3 –, assim como genes receptores da quimiocina 9 – incluindo CXCR4, CCR1, CCR5, CX3CR1, CCR10 e CXCR3 –, sugerindo que os odontoblastos reconheçam os patógenos e expressem fatores que recrutam células efetoras do sistema imune (Figura 14.5).[44,81,113,165] Esses dados sugerem um cenário pelo qual odontoblastos estimulados expressam altos níveis de quimiocinas, tais como IL-8 (CXCL8), que agem em conjunto com a liberação de fatores de crescimento sequestrados anteriormente de dentina cariada – os quais induzem um aumento focal no número de células dendríticas com uma liberação adicional de mediadores quimiotáticos.[83,270] O influxo subsequente de células imunes efetoras é composto de linfócitos, macrófagos e plasmócitos. Esse infiltrado celular é acompanhado por brotamento capilar em resposta a fatores angiogênicos, à coagregação de fibras nervosas e a células dendríticas HLA-DR positivas.[316,317]

À medida que a lesão cariosa progride, a densidade do infiltrado inflamatório crônico e das células dendríticas na região dos odontoblastos aumenta. As células dendríticas pulpares são responsáveis pela apresentação de antígenos e pela estimulação de linfócitos T. Em uma polpa não inflamada, elas estão espalhadas ao longo da polpa. Com a progressão da cárie, elas se agregam inicialmente na polpa e em regiões subodontoblásticas e, então, estendem-se para a camada odontoblástica, eventualmente migrando para a entrada dos túbulos ao lado do processo odontoblástico (Figura 14.6).[318] Existem duas populações distintas de células dendríticas que foram identificadas na polpa dental. CD11c+ é encontrada na divisa polpa/dentina e subjacente a fóssulas e fissuras. Células dendríticas F4/80+ estão concentradas nos espaços perivasculares na zona subodontoblástica e na parte interna da polpa.[324] As células dendríticas CD11c+ expressam RTL 2 e 4, bem como são CD205 positivas. As células dendríticas F4/80+ têm capacidade migratória. Como elas migram do centro da polpa, elas aumentam em tamanho e se tornam CD86 positivas. Estudos *in vitro* sugeriram que a secreção de GM-CSF e osteopontina por células dendríticas e macrófagos representa um mecanismo pelo qual elas contribuem para a diferenciação dos odontoblastos.[255]

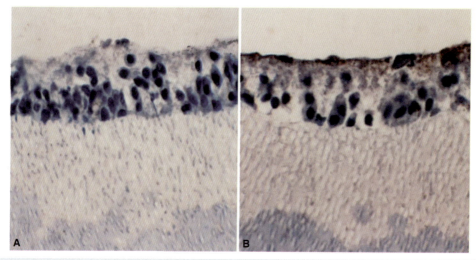

Figura 14.5 Odontoblastos expostos a lipopolissacarídeos (LPSs) em um modelo de cultura *in vitro* expressam IL-8, como evidenciado pela imunomarcação com anticorpos anti-IL-8. **A.** Culturas controles não expostas aos LPSs (controle negativo). **B.** Imunomarcação para IL-8 em culturas expostas aos LPSs.

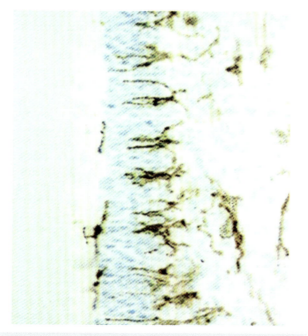

Figura 14.6 Cárie dental estimula o acúmulo de células pulpares dendríticas na camada odontoblástica e ao redor dela (Reimpressa com permissão de Mats Jontell.)

Evidências sugerem que os odontoblastos desempenham um papel na resposta imune humoral à cárie. IgG, IgM e IgA foram localizados no citoplasma e nos processos celulares de odontoblastos em dentina humana cariada, sugerindo que essas células ativamente transportam anticorpos para a frente da infecção.[211] Nas lesões incipientes, os anticorpos se acumulam na camada de odontoblastos e, com a progressão da lesão, podem ser vistos nos túbulos dentinários. Eventualmente, isso leva a uma concentração focal de anticorpos abaixo da lesão em avanço.[210]

Na fase mais avançada da destruição cariosa, a resposta imune humoral é acompanhada pela destruição imunopatológica do tecido pulpar. Em estudos em animais nos quais macacos foram hiperimunizados para BSA, houve um aumento observado na destruição do tecido pulpar subsequente ao desafio antigênico pela dentina recém-cortada.[22] Os odontoblastos também parecem estar envolvidos na produção de moléculas antimicrobianas inatas, tais como beta defensina humana-2 (BDH-2). IL-1 e TNFα, assim como o LPS bacteriano, foram responsáveis pelo significante aumento de BDH-2 em resposta à cárie.[113] Em resumo, parece que os odontoblastos desempenham um papel central na orquestração das respostas locais e inflamatórias quimiotáticas às cáries dentais (Figura 14.7).

A exposição pulpar em dentes decíduos ou permanentes imaturos pode levar a uma resposta proliferativa ou *pulpite hiperplásica*. Tecido inflamatório exuberante prolifera pela exposição, e forma um "pólipo pulpar" (Figura 14.8). Acredita-se que um rico suprimento sanguíneo facilita essa resposta proliferativa. Tratamento convencional do canal radicular ou terapia de pulpotomia seria indicado nesses casos.

Mediadores neurogênicos

Os mediadores neurogênicos estão envolvidos na resposta pulpar a irritantes e, assim como os componentes imunes, eles podem mediar patologias e a resposta cicatricial. Estímulos externos em dentina causam a liberação de neuropeptídeos pró-inflamatórios pelos nervos eferentes da polpa.[38,139] Substância P (SP), peptídeo relacionado ao gene da calcitonina (PRGC), neurocinina A (NCA), neurocinina Y (NCY) e peptídeo vasoativo intestinal (PVI) são liberados e afetam eventos vasculares, como vasodilatação e permeabilidade vascular aumentada. Isso resulta em um aumento da rede na pressão tecidual que pode progredir para necrose em circunstâncias extremas e persistentes. A estimulação de nervos simpáticos em resposta à liberação local de mediadores, como norepinefrina, neuropeptídeo Y e ATP, mostrou alterar o fluxo sanguíneo pulpar (FSP). Estudos no campo dos receptores e estudos anatômicos mostraram o surgimento de fibras aferentes em resposta à inflamação.[38]

Neuropeptídeos podem agir para modular a resposta imune pulpar. Foi demonstrado que SP age como um agente quimiotático e estimulador para macrófagos e linfócitos T. O resultado desse estímulo é a produção aumentada de metabólitos do ácido araquidônico, estímulo da mitose linfocítica e produção de citocinas. PRGC demonstra atividade imunossupressora, que é

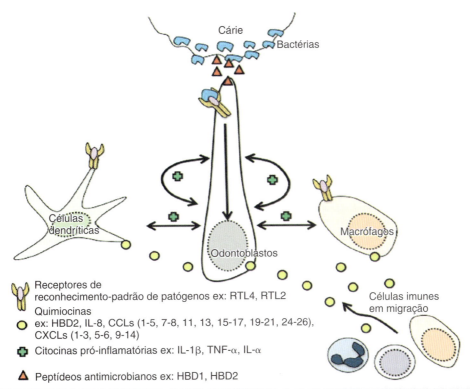

Figura 14.7 Imunidade inata na camada odontoblástica (COD). Componentes bacterianos da cárie ativam a liberação de citocina/quimiocina de odontoblastos, células dendríticas e/ou macrófagos via receptores *Toll-like* (*RTLs*). Citocinas pró-inflamatórias liberadas por essas células agem como sinais autócrinos e parácrinos para amplificar as respostas às citocinas, incluindo peptídeos antimicrobianos, citocinas e produção de quimiocinas. A liberação de quimiocinas cria um gradiente de migração para as células imune a COD, enquanto peptídeos reduzem a carga bacteriana (Reimpressa com permissão de Horst OV, Horst JA, Samudrala R, Dale BA. Caries induced cytokine network in the odontoblast layer of human teeth. *BMC Immunol* 12:9, 2011, Figura 4C.)

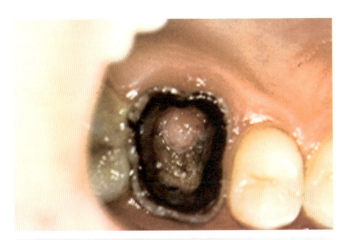

Figura 14.8 Uma resposta proliferativa à cárie em dentes jovens, tipicamente referenciada como pulpite proliferativa, pulpite hiperplásica ou pólipo pulpar. (Cortesia de Dr. Howard Strassler da University of Maryland, com permissão.)

evidenciada pela diminuição da presença de antígenos classe II e pela proliferação de linfócitos.

SP e PRGC são mitogênicos para células pulpares e semelhantes aos odontoblastos, portanto eles iniciam e propagam a resposta cicatricial pulpar.[294] PRGC demonstra estimular a produção de proteína morfogenética óssea pelas células pulpares humanas. O resultado de tal estimulação induz a dentinogênese terciária.[40] SP parece aumentar a polpa e o ligamento periodontal como um resultado de trauma oclusal agudamente induzido,[47] que pode ser relacionado à dor associada à lesão traumática de concussão.

Foi mostrado que pode haver diferença entre os gêneros na produção de PRGC na polpa dental.[31,175] Em um estudo, a serotonina – um mediador periférico pró-nociceptivo – induziu um aumento significativo na liberação de PRGC provocado pela capsaicina nas polpas dentárias obtidas de pacientes do sexo feminino, mas não do sexo masculino.[175] Essa ação recíproca de mediadores inflamatórios pode explicar algumas diferenças de gênero na apresentação clínica da dor dentária.

Foi também mostrado recentemente que esses fatores neurotrópicos não estão somente presentes na matriz de dentina, mas podem ser liberados e ajudar o aumento da neurite trigeminal durante procedimentos regenerativos na polpa dental[13,313]

Correlação entre sintomas clínicos e inflamação pulpar atual

Sob o ponto de vista clínico, seria mais útil para o clínico estar apto a diagnosticar as condições pulpares por meio dos sintomas com os quais o paciente se apresenta. Se os sintomas não são conclusivos, vários testes objetivos devem auxiliar o clínico a chegar a um diagnóstico definitivo do estado patológico da polpa. Na atualidade, as combinações de achados subjetivos e objetivos frequentemente são insuficientes para atingir um diagnóstico definitivo do estado da polpa dentária. Isso é particularmente verdadeiro em casos de polpa vital inflamada, nos quais é difícil para o operador determinar, em termos clínicos, se a inflamação é reversível ou irreversível.

Muitos clínicos confiam nos sintomas dolorosos para determinar o *status* da polpa. Vários estudos examinaram essa questão em detalhes, bem como foram realizados vários estudos clássicos em que achados clínicos subjetivos e objetivos relacionados a dentes com cáries foram examinados histologicamente e registrados antes da extração. A hipótese subjacente nesses estudos era que quanto mais graves fossem os sintomas clínicos, mais intensa a inflamação pulpar e a destruição, evidentes histologicamente. Esses estudos mostraram que, na polpa vital, os sintomas clínicos geralmente não se correlacionam com achados histopatológicos.[105,189,262] Além disso, a exposição pulpar por cárie foi associada à resposta inflamatória grave ou à necrose liquefativa, independentemente dos sintomas (Figura 14.9). Essas mudanças histológicas variam em extensão, desde presentes somente no local da exposição a serem profundas dentro dos canais radiculares.[262] Em poucos estudos, sintomas prolongados ou espontâneos graves foram associados à pulpite crônica parcial ou total ou à necrose pulpar.[68,262] Entretanto, nesses casos, assim como em outros estudos, foi comum encontrar casos com evidência de resposta inflamatória grave, incluindo necrose parcial, histologicamente, mas com pouco ou nenhum sintoma clínico – a então chamada "pulpite sem dor".[68,105,189,262] Ademais, a frequência de fibras nervosas[252] e a vascularização[253] nas polpas inflamadas não se correlacionam com sintomas clínicos em dentes decíduos ou permanentes. Foi relatado que a incidência de pulpite sem dor que leva à necrose pulpar e à periodontite apical assintomática é de aproximadamente 40 a 60% de todos os casos de pulpite.[188] Mais recentemente, um estudo[248] documentou os achados clínicos e histopatológicos, bem como mostrou que o diagnóstico clínico de polpa normal/pulpite reversível e pulpite irreversível estava de acordo com o diagnóstico histológico em 96,6% e 84,4% das vezes, respectivamente. Eles também observaram que a inflamação e a infecção bacteriana eram frequentemente localizadas na polpa coronária quando o dente respondia como pulpite irreversível. Isso é crítico para terapia pulpar vital (TPV) quando a polpa radicular é mantida naquele procedimento. Todavia, esse estudo era retrospectivo, baseado em uma definição subjetiva do dentista de pulpite reversível e irreversível sem nenhuma padronização do teste. Pulpite irreversível assintomática não foi incluída. Além disso, casos com sinais e sintomas de pulpite irreversível e periápice normal responderam bem à pulpotomia de emergência[77] e ao TPV com silicato tricálcio.[166]

Achados clínicos objetivos são essenciais para a determinação da vitalidade da polpa e se a inflamação se estendeu para os tecidos periapicais. A ausência de resposta ao teste pulpar elétrico é geralmente indicativa de que a polpa se tornou necrótica.[247,262] O teste térmico pulpar é válido na reprodução de um sintoma de sensibilidade térmica e permite ao clínico avaliar a reação do paciente ao estímulo e a duração da resposta. No entanto, o teste pulpar não pode determinar o grau de inflamação pulpar.[68,262] Esses estudos mostram que a inflamação pulpar irreversível pode ser diagnosticada com alguma certeza somente em casos em que, além da resposta ao teste pulpar, a polpa desenvolve sintomas espontâneos graves. A necrose pulpar pode ser previamente diagnosticada por uma resposta negativa consistente aos testes pulpares, preferencialmente aos testes frio e elétrico, para evitar respostas falsas.[234,235] Estudos recentes mostram que a acurácia do teste pulpar tradicional é de aproximadamente 82 a 84%.[179]

A ausência de correlação entre o *status* histológico da polpa e os sintomas clínicos pode ser explicada pelos recentes avanços na ciência da biologia da polpa. Nas últimas décadas, os estudos têm mostrado que numerosos mediadores moleculares podem agir em sincronia para iniciar, promover e/ou modular a resposta inflamatória na polpa dental. A natureza e a quantidade desses mediadores inflamatórios não podem ser determinadas por análises histológicas, sem ou com uso de técnicas de coloração muito especializadas ou ensaios moleculares. Muitos desses mediadores moleculares tendem a reduzir o limiar de dor, diretamente pela ação sobre as células nervosas periféricas ou por meio da promoção do processo inflamatório. Desse modo, vários desses mediadores estavam elevados em polpas humanas diagnosticadas com pulpite dolorosa. Esses mediadores incluem prostaglandinas,[53,251] amina vasoativa bradicinina,[163] fator de necrose tumoral alfa,[151] neuropeptídeos, como SP,[32] PRGC e neurocinina A,[14] e catecolaminas.[207] De fato, foi mostrado que, quando os pacientes têm pulpites dolorosas, o fluido crevicular relacionado aos dentes afetados tem aumentos significativos de neuropeptídeos em comparação aos níveis dos dentes contralaterais.[14]

Também tem sido determinado que receptores opioides periféricos estão presentes na polpa dental[127] e esses podem desempenhar um papel em nos ajudar a entender por que muitos casos com pulpite irreversíveis são assintomáticos. Como observado antes, dentes cariados são frequentemente não associados a sintomas significativos. Porém, eles ainda têm quantidade significante de inflamação. A polpa em dentes com cáries leves a moderadas tem aumento de neuropeptídeo Y[73] e seu receptor Y1[74] em comparação à polpa de dentes normais. O neuropeptídeo Y é um neurotransmissor do sistema nervoso simpático e age como um modulador da inflamação neurogênica. Da mesma maneira, os níveis de PVI, embora não seu receptor VPAC1, parecem aumentar a polpa de dentes moderadamente cariados.[72]

Com os recentes avanços na biologia molecular, a detecção eficiente de centenas de mediadores moleculares simultaneamente por seus genes de expressão tem se tornado uma realidade. As atuais pesquisas buscam examinar quais genes são especificamente expressados ou regulados positivamente na polpa em resposta à lesão cariosa. A respeito disso, estudos preliminares mostraram que várias citocinas e outros mediadores inflamatórios são regulados positivamente abaixo da lesão cariosa, em uma maneira pela qual se correlaciona com a profundidade da cárie.[184] Microensaios genéticos foram utilizados em vários estudos para se obter um mapeamento acurado dos genes candidatos que mostram expressão elevada em polpa inflamada e na camada celular de odontoblastos.[185,216,217] Ademais, pesquisas têm mostrado a expressão diferencial de microRNAs (miRNAs) em polpa dental saudável ou doente,[326] e o aumento em microRNA viral em polpas inflamadas, para correlacioná-lo a níveis dos mediadores inflamatórios.[325] Os miRNAs são moléculas de RNA não codificantes que regulam a expressão gênica em respostas inflamatórias

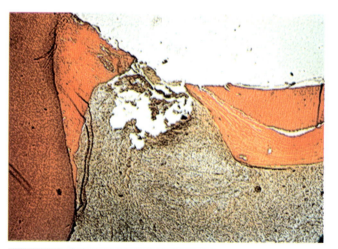

Figura 14.9 Fotomicrografia histológica de um molar com exposição pulpar por cárie. A exposição foi capeada, mas falhou, e o paciente apresentou sintomas. A fotomicrografia mostra uma área de necrose e extensa inflamação ao longo da polpa coronária. (Cortesia de Dr Larz Spangberg da University of Connecticut, com permissão.)

complexas e podem eventualmente ajudar as previsões clínicas do *status* pulpar. Assim, métodos de diagnóstico mais acurados em consultório são potencialmente factíveis de ser desenvolvidos; particularmente amostragens podem ser feitas do fluido crevicular, do fluido dentinário ou diretamente da polpa. Por essa razão, mais pesquisas são necessárias para determinar os mediadores que preveriam a sobrevivência ou a degeneração da polpa dentária em casos de dificuldade de diagnóstico.

Hipersensibilidade dentinária e seu manejo

A hipersensibilidade dentinária é uma situação especial em que surge uma dor pulpar, significante e crônica, que não parece ser associada à patologia pulpar irreversível, na maioria dos casos. A hipersensibilidade dentinária é caracterizada por uma dor aguda surgindo da dentina exposta em resposta a estímulos (tipicamente térmico, evaporativo, tátil, osmótico ou químico) que não pode ser descrita como nenhuma outra forma de defeito dental ou patologia.[111] As superfícies radiculares vestibulares em caninos, pré-molares e molares são particularmente afetadas, especialmente em áreas com perda de inserção periodontal. A hipersensibilidade dentinária pode ser relacionada à abrasão excessiva durante a escovação dos dentes, à doença periodontal ou à erosão pela dieta ou aos ácidos gástricos,[2,3,49] bem como pode ser aumentada após raspagem e alisamento radicular.[49,308] A dentina está hipersensível principalmente devido à ausência da proteção pelo cemento, à perda de *smear layer* pelos fluidos ácidos da dieta e ao movimento hidrodinâmico do fluido nos túbulos dentinários.[5,35] O grau de inflamação na polpa em casos de hipersensibilidade dentinária não é bem caracterizado porque a condição, em geral, não é grave o suficiente para garantir a exodontia do dente ou terapia endodôntica. Contudo, túbulos dentinários abertos estão presentes em áreas de hipersensibilidade (Figura 14.10)[320] e podem resultar no aumento da irritação e na inflamação reversível localizada da polpa nos locais envolvidos.

A aplicação de agentes moduladores neurais, tais como nitrato de potássio,[183] ou de agentes bloqueadores de túbulos, tais como cloreto de estrôncio, oxalatos, ou de agentes adesivos dentinários (Figura 14.11)[5,224] normalmente aliviam a condição, pelo menos, temporariamente. Entretanto, a colocação de moléculas ou cristais passivos pode fornecer somente alívio temporário, logo há a necessidade de fornecer materiais biocompatíveis que se liguem à superfície radicular para fornecer uma solução mais duradoura. Alguns desses materiais eram fosfossilicato de cálcio e sódio bioativo de vidro,[172] que foram desenvolvidos como um produto comercial (SootheRx, NovaMin Technology Inc., Alachua, FL). Outro produto usa uma combinação de um oxalato de cálcio e um material adesivo autocondicionante para selar os túbulos dentinários (BisBlock, Bisco Inc., Schaumberg, IL). Uma preocupação tem sido que o pH ácido durante o condicionamento pode causar a dissolução dos cristais de oxalato de cálcio, interferindo, assim, na efetividade do material.[315] Entretanto, um estudo observou que o BisBlock e dois outros produtos (Seal&Protect, Dentsply DeTrey GmbH, Konstanz, Germany, and Vivasens, Ivoclar Vivadent AG, Schaan, Liechtenstein) foram efetivos quando comparados ao placebo – várias semanas após o tratamento.[220] A longo prazo, o desenvolvimento de *smear layer*, tal como a escovação dos dentes, a esclerose dentinária, a dentina reacional e o bloqueio dos túbulos com macromoléculas endógenas são estimados como solução do problema.[225] (Ilustrado por animação da Hipersensibilidade dentinária em www.PathwaysofthePulp.

com). Um ensaio clínico randomizado baseado em prática comparou a efetividade de um creme dental não dessensibilizante (Colgate Cavity Protection Regular, Colgate-Palmolive, EUA) a um creme dental dessensibilizante (Colgate Sensitive Fresh Stripe, Colgate-Palmolive, EUA) e a um agente dessensibilizante aplicado profissionalmente (Seal and Protect, Dentsply, EUA).[95] Os resultados mostraram uma redução significante da hipersensibilidade dentinária nas terapias dessensibilizantes comparadas ao grupo não dessensibilizante. De fato, a redução foi muito mais significativa que aquela obtida por agente dessensibilizante aplicado profissionalmente por um período de 6 meses. Agentes dessensibilizantes contemporâneos que se mostraram efetivos incluem nano-hidroxiapatita,[66] tratamento com *laser*, HEMA e *primer* de glutaraldeído, oxalato a 3%, produtos de uso caseiro contendo arginina/NaF a 8% ou nitrato de potássio a 5%.[93]

Reações pulpares a anestésicos locais

Um fluxo sanguíneo pulpar (FSP) intacto é essencial para a manutenção da saúde da polpa dentária. Devido à polpa dentária estar enclausurada em uma câmara rígida e seu suprimento ser feito por poucas arteríolas pelo forame apical, ela não pode ser beneficiada por circulação colateral ou alterações volumétricas que compensam as mudanças no fluxo sanguíneo em outros tecidos moles. Ademais, a redução no fluxo sanguíneo tem um efeito combinado de reduzir a eliminação de toxinas de grande peso molecular ou produtos residuais,[223] resultando em patologia pulpar irreversível. Os vasoconstritores são adicionados aos anestésicos locais para aumentar a duração da anestesia. No entanto, vasoconstritores em anestésicos locais podem impactar negativamente a saúde da polpa se eles reduzirem o fluxo sanguíneo, particularmente se a polpa estiver inflamada pré-operatoriamente. Os primeiros estudos que documentaram que vasoconstritores em anestésicos locais reduzem o FSP em animais experimentais quando administrados pela infiltração e pelo bloqueio de nervo (Figura 14.12),[142] bem como esse efeito era mais grave com injeções no ligamento periodontal (Figura 14.13).[141] Mais recentemente foram realizados ensaios clínicos em que os participantes receberam infiltração de anestésicos locais em diferentes locais com ou sem epinefrina em uma concentração de 1:100.000 e o FSP foi medido por fluxometria Doppler a *laser*. Nos grupos que receberam a epinefrina, houve reduções consistentemente significantes no FSP,[6,51,198] mesmo quando a infiltração era na palatina dos pré-molares superiores.[237] Interessantemente, em um estudo, a redução no FSP com infiltração de epinefrina foi maior que a redução do fluxo sanguíneo gengival e não retornou aos valores do *baseline* após 1 hora de injeção.[6] Reduções similares no FSP foram relatadas quando foram administradas injeções de lidocaína e epinefrina 1:100.000 ou 1:80.000 para bloqueio do nervo alveolar inferior.[209] É importante observar a limitação dos estudos usando fluxometria Doppler a *laser*, na qual uma grande proporção do sinal medido pode ser de outras origens que não seja a polpa dental.[236,271] Logo, o monitoramento de alterações menores no FSP deve ser interpretado com cuidado, particularmente se o lençol de borracha ou a barreira similar não foi usado.[104] Estudos em humanos mostraram que a anestesia intraóssea reduziu o FSP em molares em 60% após 1 minuto e ele retornou ao normal em 45 minutos. Uma redução similar não foi observada para o fluxo sanguíneo em caninos.[309] Vistos em conjunto, esses resultados sugerem que a anestesia local com vasoconstritores pode comprometer a capacidade da polpa inflamada de se recuperar de uma

552 Parte 2 • Tópicos de Ciência Avançada

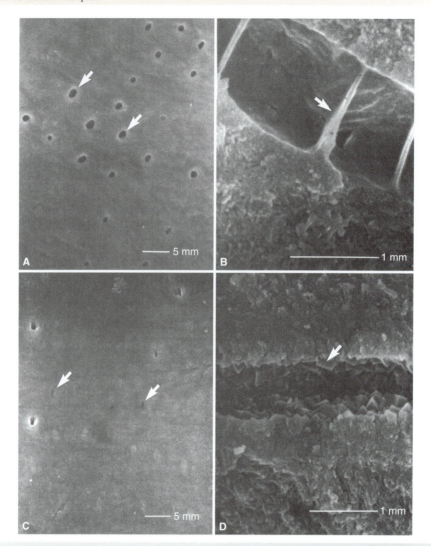

Figura 14.10 Imagem de microscopia eletrônica de varredura (MEV) de uma superfície dentinária exposta de uma área hipersensível. **A.** Grande proporção de túbulos dentinários (*setas*) são vistos abertos. **B.** Imagem MEV de um túbulo dentinário fraturado de uma área hipersensível. O lúmen do túbulo dentinário é dividido por estrutura membranosas (*setas*) **C.** Imagem MEV da superfície dentinária exposta de uma área naturalmente dessensibilizada. O lúmen dos túbulos dentinários (*setas*) estão, na maioria das vezes, ocluídos, e a superfície é extremamente lisa. **D.** Imagem MEV de um túbulo dentinário fraturado de uma área naturalmente dessensibilizada. Estão presentes cristais romboédricos, semelhantes a placas de 0,1 a 0,3 μm *(seta)*. (Reimpressa com permissão de Yoshiyama M, Masada J, Uchida A, Ishida H: Scanning electron microscopic characterization of sensitive vs. insensitive human radicular dentin, *J Dent Res* 68:1498, 1989.)

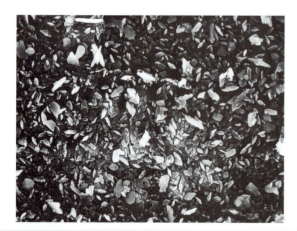

Figura 14.11 *Smear layer* tratada com oxalato dipotássio a 30% por 2 minutos mais monopotássio a 3% e oxalato monoidrogenado, por 2 minutos. A superfície da dentina está completamente coberta com cristais de oxalato de cálcio (Aumento original ×1.900) (Reimpressa com permissão de Pashley DH, Galloway SE. The effects of oxalate treatment on the smear layer of ground surfaces of human dentine. *Arch Oral Biol* 30:731-737, 1985.)

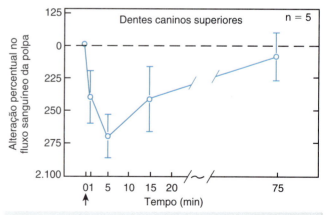

Figura 14.12 Efeito da infiltração anestésico (p. ex., lidocaína a 2% com epinefrina 1:100.000) sobre o fluxo sanguíneo pulpar nos dentes caninos superiores de cães. Há uma drástica diminuição no fluxo sanguíneo pulpar logo após a injeção. A seta indica o tempo de injeção. *Barras* representam o desvio padrão. (Reimpressa com permissão de Kim S, Edwall L, Trowbridge H, Chien S. Effects of local anesthetics on pulpal blood flow in dogs. *J Dent Res* 63:650–652, 1984.)

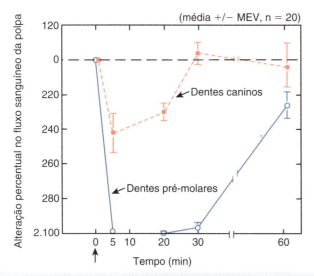

Figura 14.13 Efeitos do ligamento periodontal (p. ex., lidocaína a 2% com epinefrina 1:100.000) sobre o fluxo sanguíneo pulpar em dentes caninos e pré-molares inferiores de cães. A injeção causa cessação total do fluxo sanguíneo pulpar, que durou aproximadamente 30 minutos nos dentes pré-molares. *Setas* indicam o tempo de injeção (Reimpressa com permissão de Kim S. Ligamental injection: a physiological explanation of its efficacy. *J Endod* 12:486–491, 1986.)

inflamação, particularmente se estiver gravemente inflamada ou se o dente for submetido a procedimentos restauradores extensos ou trauma agudo, bem como se o anestésico é utilizado por ligamento periodontal ou rota intraóssea.

A anestesia intrapulpar é frequentemente usada como último recurso, quando a anestesia pulpar é insuficiente durante a terapia do canal radicular. O efeito da anestesia intrapulpar sobre a polpa, nesses casos, não é considerada, já que a polpa será removida – entretanto, ocasionalmente TPV é indicada. Um estudo mostrou que a anestesia intrapulpar pode ser usada nesses casos, com nenhuma diferença clínica entre os grupos que receberam ou não anestesia intrapulpar em um acompanhamento de 24 semanas, bem como quando considerados grupos em que a anestesia continha ou não epinefrina.[287] Todavia, é claro que a injeção terá que ser realizada com cuidado.

Reações da polpa a procedimentos restauradores

Um grande corpo de literatura existe sobre os efeitos dos procedimentos restauradores sobre a polpa dental. Esse tópico compreensivelmente tem sido importante para clínicos por muitos anos. Procedimentos restauradores são realizados primariamente para tratar de uma doença infecciosa, como a cárie dental, que por si só causa significante irritação na polpa. Eles podem ser realizados para ajudar a restaurar dentes perdidos, corrigir anomalias de desenvolvimento e tratar fraturas, trincas, falhas de restaurações prévias ou uma variedade de outras anormalidades. Uma exigência-chave em um procedimento restaurador bem-sucedido é causar mínima irritação adicional à polpa, assim como não interferir na cicatrização normal da polpa. Quando a vitalidade pulpar deve ser mantida durante um procedimento restaurador, então o diagnóstico provisório de pulpite reversível, em vez de pulpite irreversível, deve existir. Desse modo, seria mais desejável realizar um procedimento restaurador minimamente traumático e que não teria potencial para converter o diagnóstico para pulpite

irreversível. Como discutido anteriormente, a pulpite irreversível pode se apresentar clinicamente com dor pós-operatória espontânea grave, mas ela pode ser também assintomática levando à morte assintomática da polpa. Os efeitos adicionais dos procedimentos restauradores são particularmente críticos em casos limítrofes, tais como os em dentes moderadamente sintomáticos com cáries profundas, mas sem exposição pulpar. Há, ainda, muitos fatores que influenciam a resposta da polpa dental aos efeitos acumulativos de cárie, microinfiltrações, procedimentos restauradores e materiais que ainda não são bem entendidos. É geralmente aceito que os efeitos das agressões pulpares, como por cáries, procedimentos restauradores ou trauma, são acumulativos. Isto é, com cada irritação subsequente, a polpa tem diminuído sua capacidade de permanecer vital. Como parte do consentimento esclarecido, o clínico está frequentemente diante da tarefa de delinear possíveis riscos dos tratamentos restauradores. Um estudo avaliou as polpas abaixo de coroas metalocerâmicas unitárias únicas (MC) ou como pilares de pontes MC.[50] Os pacientes que receberam algum dos dois tratamentos foram convidados a retornar para uma consulta de manutenção, que envolvia tanto exames clínicos quanto radiográficos. Cento e vinte e dois dentes com polpas vitais no pré-operatório tratados com coroas unitárias únicas MC e 77 tratados como pilares de pontes foram examinados. O período médio de observação foi de 14 anos para os primeiros e de 15,6 anos para os últimos. Necrose pulpar ocorreu em 15,6% dos dentes tratados com coroas unitárias únicas, enquanto 32,5% das polpas de grupos retidos por pontes se tornaram necróticas. Houve uma porcentagem significativamente mais alta de necrose pulpar em dentes anteriores que serviram como pilares de pontes – 54,5% dos dentes anteriores pilares examinados. Em geral, porém, as evidências disponíveis indicam que os efeitos dos procedimentos dentais na polpa dependem dos fatores a seguir.

O GRAU DE INFLAMAÇÃO DA POLPA NO PRÉ-OPERATÓRIO

Como estabelecido anteriormente, a polpa dental é comprometida em sua capacidade de responder aos irritantes externos devido ao seu enclausuramento em um ambiente incompatível e à ausência de circulação colateral. Assim, quanto mais gravemente a polpa estiver inflamada, menor será sua capacidade de responder a uma irritação adicional, como na forma de procedimentos restauradores.[160]

A maioria dos estudos desenhados para avaliar os efeitos dos procedimentos restauradores – ou materiais – sobre a polpa é conduzida em dentes humanos ou de animais experimentais com tecido pulpar normal. Além disso, muitos projetos de pesquisas em animais têm sido realizados com animais anestesiados sem o uso de anestesia local, que, como estabelecido anteriormente, reduz o FSP. Desse modo, os resultados desses estudos podem não revelar os verdadeiros efeitos clínicos desses procedimentos quando a polpa já está inflamada por lesão cariosa e o FSP, reduzido por anestésico local com vasoconstritor. Em um estudo, que avaliou a resposta da polpa a procedimentos de capeamento em função da duração da exposição, mostrou-se que a polpa responde favoravelmente em até 24 horas após a exposição pulpar, mas não favoravelmente após períodos mais longos de exposição ao ambiente oral.[60] Pode ser que períodos de exposição mais longos levem à formação de um biofilme bacteriano – que é difícil para a resposta imune pulpar eliminar – e/ou à extensão da infecção, tão profunda dentro da polpa a ponto de impedir a cicatrização. Isso é relevante em casos de exposição mecânica asséptica ou dentes em que a polpa é exposta por lesões traumáticas de breve duração. Nesses casos, a polpa normalmente responde favoravelmente aos procedimentos TPV.[7] Modelos de inflamação pulpar padronizados com cáries crônicas não são comumente usados na determinação dos efeitos dos procedimentos dentários. Estudos clínicos mais antigos mostram um resultado desfavorável a longo prazo de casos de capeamento com exposições pulpares cariosas,[18,115] no entanto, estudos mais recentes em que silicatos tricálcio foram usados apresentaram resultados mais favoráveis nesses caos.[28,166,186,230]

Na ausência de sintomas espontâneos graves ou exposição pulpar, como indicado anteriormente, o clínico não pode determinar com acurácia o grau de inflamação pulpar pré-operatória. Assim, cada esforço deve ser feito para minimizar irritações adicionais durante procedimentos restauradores, já que é possível que a irritação excessiva possa converter o *status* inflamatório da polpa de uma condição reversível para irreversível. Ademais, o paciente deverá sempre ser avisado da possibilidade da degeneração pulpar e da importância do acompanhamento.

A QUANTIDADE DE IRRITAÇÃO FÍSICA CAUSADA PELO PROCEDIMENTO

A irritação física durante os procedimentos restauradores como calor, desidratação, ou vibração pode afetar negativamente a polpa dental.

Calor

Procedimentos restauradores como preparo cavitário ou de coroas ou polimerização de resinas durante confecção direta de restaurações provisórias[288] podem causar aumentos significantes na temperatura pulpar. Foi mostrado usando modelos em primatas que um aumento de temperatura pulpar de 10°C causa patologia pulpar irreversível em 15% e um aumento de 20°C causou formação de abscesso pulpar em 60% dos dentes avaliados.[322] Vários outros estudos mais antigos documentaram queimaduras ou inflamação grave na polpa quando preparos cavitários ou de coroas foram realizados sem refrigeração (Figuras 14.14 a 14.16). Entretanto, um estudo mais recente, em que a aplicação gradual e controlada de calor sobre uma grande área de superfície oclusal intacta de dentes humanos não anestesiados foi utilizada, falhou em corroborar esses primeiros achados.[15] Nesse estudo, um aumento de temperatura intrapulpar de cerca de 11°C, seguido por avaliação de 2 a 3 meses, não mostrou nenhuma alteração clínica ou histológica nas polpas dos dentes avaliados. Um aumento de calor no tecido pulpar de ratos para 42°C e aumento *in vitro* da proteína de choque térmico-70, conhecida por ser protetora dos tecidos, causou alterações na fosfatase alcalina e nas proteínas de junção comunicante, que foram revertidas à normalidade poucas horas depois.[9] Por outro lado, em outro estudo, o calor aplicado em preparos cavitários profundos, preparados atraumaticamente em dentes humanos, causou alterações histológicas dependentes da proximidade da fonte de calor com a polpa.[208] Foi comum, nesse estudo, ver a perda dos odontoblastos ou sua aspiração dentro dos túbulos dentinários. Em casos em que o assoalho da cavidade estava a menos de 0,5 mm da polpa, áreas de necrose por coagulação puderam ser vistas, embora os pacientes tenham permanecido assintomáticos por 1 mês durante o estudo. A medição de calor do dente sendo preparado em outras áreas que não sejam o local do preparo, ocasionalmente, mostra redução na temperatura[96] – presumivelmente devido às pobres propriedades condutivas da dentina e ao efeito refrigerante do ar comprimido da caneta de alta rotação. Ademais, preparos cavitários e de coroas incluem vários outros estímulos irritantes, como desidratação, separação dos processos odontoblásticos, vibração e difusão dos irritantes bacterianos para a superfície da dentina.

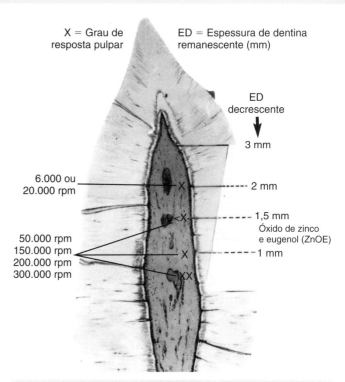

Figura 14.14 Com a água e o *spray* de ar refrigerante adequados, os mesmos instrumentos de corte e uma comparável espessura dentinária remanescente, a intensidade da resposta pulpar com técnicas de alta velocidade (p. ex., força decrescente) é consideravelmente menos traumática que com técnicas de baixa velocidade (p. ex., força crescente). (Reimpressa com permissão de Stanley HR, Swerdlow H. An approach to biologic variation in human pulpal studies. *J Prosthet Dent* 14:365, 1964.)

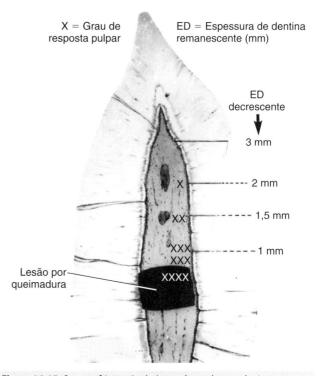

Figura 14.15 Sem a refrigeração de água adequada, grandes instrumentos de corte (p. ex., ponta de diamante #37) criam lesões típicas de queimaduras dentro da polpa quando a espessura de dentina remanescente se torna menor que 1,5 mm. (Reimpressa com permissão de Stanley HR, Swerdlow H. An approach to biologic variation in human pulpal studies. *J Prosthet Dent* 14:365, 1964.)

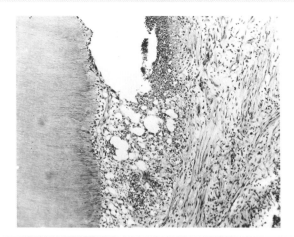

Figura 14.16 Lesão de queimadura com necrose e formação de abscesso em expansão em um espécime de 10 dias. A preparação cavitária a seco a 20.000 rpm com espessura da dentina remanescente de 0,23 mm. (Reimpressa com permissão de Swerdlow H, Stanley HR Jr. Reaction of the human dental pulp to cavity preparation. I. Effect of water spray at 20,000 rpm. *J Am Dent Assoc* 56:317-329, 1958.)

Por isso, tomados em conjunto, esses achados sugerem que o aumento transitório na temperatura, a níveis relevantes pelos procedimentos dentários modernos, por si só, pode não ser culpado por induzir alterações na polpa. Em vez disso, a aplicação sinérgica de calor excessivo com outros fatores irritantes e sua proximidade à polpa pode induzir alterações patológicas.

Desidratação

A desidratação durante o preparo cavitário e de coroas é conhecida, há tempo, por causar a aspiração do núcleo odontoblástico dentro dos túbulos dentinários e inflamação pulpar.[33] Um estudo mostrou que, com um pouco menos de 30 segundos de ar seco contínuo em cavidades classe V em molares humanos com polpa não inflamada, houve deslocamento significativo dos núcleos odontoblásticos, inflamação pulpar e até áreas de necrose relacionadas às áreas que foram secas.[59] Todavia, outro estudo mostrou que os efeitos da desidratação são transitórios e, em 7 a 30 dias, há autólise das células aspiradas e formação de dentina reacionária.[34] A polpa, em casos com odontoblastos aspirados após desidratação por 1 minuto, não foi sensível à raspagem clínica com um explorador. A sensibilidade foi restaurada com reidratação das cavidades e aumentada, em outros casos nos quais a inflamação pulpar era induzida por contaminação microbiana.[168] Nesse estudo, apesar da ausência de sensibilidade em cavidades desidratadas, os elementos neurais foram vistos histologicamente sendo empurrados para dentro dos túbulos, como os núcleos dos odontoblastos. A ruptura da camada odontoblástica e elementos neurais periféricos na polpa com desidratação também foram observados em um modelo em ratos, usando transporte axonal de proteína radioativa.[39] Um estudo clínico observacional mostrou que o ar refrigerante sem água durante preparo de coroas e pontes causou danos mínimos à polpa, clínica ou radiograficamente.[174]

Irritação biológica e química

A cárie dental é claramente uma doença infecciosa em que microrganismos e seus fatores de virulência constantemente irritam a polpa, mesmo nos estágios iniciais muito antes da exposição pulpar.[36] Contudo, apesar da eliminação de cáries visíveis durante o preparo cavitário, o assoalho da cavidade é indubitavelmente deixado com alguma contaminação por bactérias da cárie. Embora o lençol de borracha deva ser usado em qualquer preparo cavitário para prevenir contaminação da cavidade com microrganismos salivares, o uso de água refrigerante permite que a cavidade seja contaminada com bactérias dos reservatórios de água. Preocupações a respeito da contaminação cavitária residual levaram alguns a usar a desinfecção da cavidade com produtos químicos – como peróxido de hidrogênio, hipoclorito de sódio ou hidróxido de cálcio. Embora eles possam exercer um efeito tóxico, eles foram propostos para esse fim.[56] Um estudo inicial mostrou que a quantidade de bactérias residuais após restauração adequada não é significativa.[190] Uma vez que a dentina é exposta, há um fluxo de saída constante de fluido dentinário, que minimiza o fluxo de entrada de quaisquer agentes nocivos,[310] o que pode ajudar a redução da irritação por fatores microbianos residuais nos túbulos dentinários.

Na prática contemporânea, a maior parte da irritação química durante procedimentos restauradores resulta da aplicação de agentes condicionantes – especialmente ácidos fortes – na forma de condicionamento total da dentina, particularmente se o capeamento da polpa exposta é realizado.[98,219] O condicionamento é realizado para remover a *smear layer*, promover adesão física de agentes de união com a dentina para formar *tags* de resina nos túbulos dentinários, além de permear os recentes *primers* de resina na camada superficial não mineralizada de colágeno, formando, assim, a chamada "camada híbrida".

Se a cavidade é relativamente superficial e adequadamente selada com uma restauração em resina, então o condicionamento da dentina provavelmente não é prejudicial à polpa, devido ao diâmetro estreito dos túbulos dentinários e à sua baixa densidade na dentina periférica.[30] De fato, um estudo documentou que a evidência histológica de bactérias em cavidades humanas restauradas com compósitos era significativamente menor se a cavidade tivesse sido condicionada com ácido fosfórico que se ela fosse condicionada com EDTA 17% ou se não fosse condicionada.[197] A inflamação da polpa, nesse estudo, não foi correlacionada com os tratamentos condicionadores, mas com a presença bacteriana e, portanto, em casos de condicionamento com ácido fosfórico, se a bactéria estivesse também presente, inflamação pulpar grave e necrose poderiam ser vistas.

Formulações autocondicionantes têm se tornado populares porque elas eliminam o passo de condicionamento separado envolvido no procedimento de condicionamento total. Alguns têm especulado que a adesão dos sistemas autocondicionantes pode ser pior que nos sistemas de condicionamento total devido à acidez mais fraca dos *primers* acídicos dos sistemas autocondicionantes em comparação aos sistemas de condicionamento total.[30] Contudo, estudos mostraram nenhuma diferença significante entre os dois sistemas adesivos quanto à força de adesão *in vitro* a longo prazo, à sensibilidade pós-operatória,[232] à degradação *in vivo* a longo prazo[153] ou à força de adesão a longo prazo *in vitro*.[11] Um estudo clínico mostrou nenhuma diferença entre os dois sistemas em relação à infiltração bacteriana e à resposta inflamatória na polpa. A variável mais importante que afetou a polpa, nesse estudo, foi a quantidade de infiltração bacteriana com ambos os sistemas.

Outros fatores que podem contribuir para a irritação pulpar durante a inserção da resina a partir de irritantes químicos/biológicos incluem monômeros não polimerizados e contração de polimerização. Concentrações mais altas de componentes monoméricos das resinas mostraram exercer um efeito inibitório sobre linfócitos T e células do baço,[132] assim como monócitos/macrófagos[162,240,241,261] *in vitro*. Esses componentes podem se infiltrar diretamente na polpa em cavidades profundas e causar irritação química.[118] A contração durante a polimerização de compósitos pode induzir estresse interno à dentina, além de criar espaços que permitem a microinfiltração. A contração das resinas é estimada variando de 0,6 a 1,4%, bem como pode ser minimizada durante a inserção pela polimerização em incrementos e possivelmente começando a restauração com resinas fluidas.[30]

Recentes estudos têm mostrado que matrizes salivares ou de dentina baseada em metaloproteinases ou esterases salivares podem ser liberadas durante o condicionamento, além de degradar o colágeno na camada híbrida, degradando, portanto, a estrutura dentina/compósito. Pesquisa *in vitro* e *in vivo* mostrou que esse efeito colateral pode ser reduzido, e a estabilidade da camada híbrida, mantida com o uso de clorexidina, galardina, cloreto de benzalcônio ou metacrilatos quaternários de amônia.[182]

Em resumo, a evidência disponível indica que químicos envolvidos nos procedimentos restauradores modernos podem irritar a polpa se colocados diretamente sobre exposição, se houver infiltração microbiana com a interface dente/restauração ou degradação da camada híbrida que sela a interface de restauração da dentina.

A PROXIMIDADE DOS PROCEDIMENTOS RESTAURADORES À POLPA DENTAL E À ÁREA DE SUPERFÍCIE DE DENTINA EXPOSTA

Foi mostrado por várias décadas que, conforme a lesão de cárie progride em direção à polpa – particularmente quando a EDR (espessura de dentina remanescente) é menor que 0,5 mm –, há uma reação pulpar grave aumentada, com uma probabilidade maior de a polpa sofrer uma patologia irreversível.[245] O diâmetro e a densidade dos túbulos dentinários aumentam mais perto da polpa (Figura 14.17). Com base na densidade dos túbulos dentinários na JED (junção esmalte dentina) (cerca de 65.000/mm²) e na polpa (cerca de 15.000/mm²),[90,94] foi estimado que a área ocupada pelo lúmen dos túbulos na JED era 1% da área total de superfície na JED e 22%, na polpa.[225] Desse modo, não é surpreendente que vários estudos tenham mostrado que a inflamação pulpar em resposta a procedimentos restauradores aumenta com a redução EDR.[1,61,196] Um estudo examinou os efeitos diferenciais do método de preparo, refrigeração, velocidade de broca, condicionamento com EDTA e materiais restauradores sobre a polpa de ratos.[195] Logo após o preparo das cavidades, um corte do dente foi obtido e mantido *ex vivo* como uma cultura de órgãos por até 2 semanas. Os resultados mostraram que a EDR foi o fator mais importante na lesão pulpar.

Com o passar do tempo após o preparo cavitário, há uma redução na permeabilidade do EDR,[227] o que pode ser devido à rápida deposição de dentina reacionária, à migração de grandes proteínas dentro dos túbulos e/ou à diminuição do diâmetro dos túbulos, na medida em que a dentina se torna mais esclerótica. Usando um modelo em primatas, foi mostrado que a taxa básica de deposição da dentina secundária era aproximadamente de 0,8 μm/dia e essa taxa aumentou em uma média de 2,9 μm/dia após os procedimentos restauradores. Interessantemente, nesse estudo, a deposição de dentina foi também mais rápida próxima às cavidades rasas que às cavidades profundas.[312] Entretanto, outro estudo mostrou que o total de dentina reacionária depositada era mais grosso em cavidades mais profundas e mais largas.[194]

Clinicamente, foi observado que a sensibilidade pós-operatória é comum com muitos procedimentos restauradores. O acompanhamento das restaurações de resina composta em pacientes mostrou que a sensibilidade pós-operatória era relacionada à profundidade da cavidade, mas não à presença ou à ausência de forramento ou bases.[302]

Além da profundidade ou da extensão de um preparo cavitário grande, um preparo de coroa expõe mais túbulos dentinários à irritação microbiana ou química. Durante a confecção da coroa, existem fatores irritantes adicionais, como tempo de preparação, técnicas de moldagem e adaptação imperfeita das restaurações provisórias, causando microinfiltração durante o período de espera. Devido aos requisitos de engenharia precisos de algumas restaurações, certos profissionais podem estar inclinados a reduzir a refrigeração durante etapas de preparação da coroa, como a finalização das linhas de acabamento. Contudo, as preparações de coroa sem refrigeração demonstram reduzir dramaticamente o FSP em um modelo animal (Figura 14.18).[143] A refrigeração de ar parece ser adequada, pelo menos, em parte.[174] Em geral, resultados de estudos a longo prazo têm documentado que a incidência de necrose pulpar após instalação de coroas varia de 10 a 50%.[50,85,303]

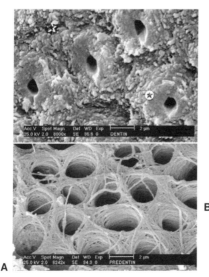
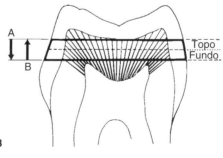

Figura 14.17 Esquema de convergência de túbulos em direção à polpa. **A.** Periferia da dentina. A maioria da região superficial está ocupada pela dentina intertubular (☆), com poucos túbulos circundados pela dentina peritubular hipermineralizada (✪). **B.** Próximo à polpa, o aumento no diâmetro tubular ocorre grandemente às expensas da dentina peritubular. Esse substrato tem um conteúdo proteico elevado. Conforme a dentina remanescente é mais delgada (de *A* para *B*), a permeabilidade da dentina aumenta, pois o diâmetro e a densidade dos túbulos dentinários estão aumentados. (Reimpressa com permissão de Bouillaguet S. Biological risks of resin-based materials to the dentin-pulp complex, *Crit Rev Oral Biol Med* 15:47-60, 2004.)

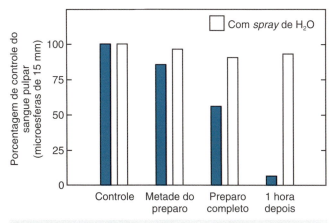

Figura 14.18 Efeitos do preparo de coroa em cães, com e sem *spray* de água e ar (a 350.000 rpm), no fluxo sanguíneo pulpar. O preparo do dente sem o *spray* de água e ar causou uma diminuição substancial no fluxo sanguíneo pulpar, enquanto com o *spray* de água e ar causou alterações insignificantes no fluxo. (Reimpressa com permissão de Kim S, Trowbridge H, Suda H. Pulpal reaction to caries and dental procedures. In: Cohen S, Burns RC, editors. *Pathways of the pulp*, ed 8, St. Louis, 2002, Mosby, pp 573-600.)

A PERMEABILIDADE DA DENTINA E A CAMADA ODONTOBLÁSTICA ENTRE A ÁREA A SER RESTAURADA E A POLPA

A permeabilidade da dentina desempenha um papel importante no ingresso de potenciais irritantes à polpa. Está claro, em pesquisas feitas nas últimas três décadas, que a dentina não é uniformemente permeável e a permeabilidade depende de fatores, como a localização no mesmo dente, a idade do paciente e a presença de condições patológicas como a cárie dental. Fundamentalmente, a permeabilidade da dentina depende da soma coletiva da permeabilidade dos túbulos individuais em um local específico no dente. O diâmetro tubular aumenta em aproximadamente 0,6 a 0,8 μm perto da JED para aproximadamente 3 μm

na polpa.[222] Como as células bacterianas têm cerca de 0,5 a 1 μm de diâmetro, é evidente que, em preparos cavitários profundos – particularmente quando procedimentos de condicionamento total são utilizados –, as bactérias podem migrar pela dentina remanescente para a polpa.

Com a idade, a largura da dentina peritubular aumenta, causando redução no lúmen tubular ou na esclerose. A cárie causa desmineralização na dentina superficial, que é associada à remineralização e à formação de cristais de cárie nos túbulos da dentina desmineralizada interna (Figura 14.19). Isso causa uma diminuição na permeabilidade na dentina subjacente à lesão cariosa[224] e pode ser considerada um mecanismo protetor, uma vez que pode atrasar o progresso da lesão de cárie.

Foi mostrado que a irritação do preparo cavitário aumentou a permeabilidade da camada de células odontoblásticas somente no local do preparo cavitário.[125,297] Além da barreira física, da permeabilidade e da produção de dentina reacionária ou reparadora, a camada odontoblástica pode, de fato, contribuir para a resposta do hospedeiro da polpa dental pela importante expressão de mediadores inflamatórios[165,218] ou pelo reconhecimento de bactérias por meio dos RTLs.[29,71,80,131]

A IDADE DO PACIENTE

O FSP de repouso, assim como as alterações no FSP em resposta à aplicação de frio, diminui com a idade.[121] A idade pode também ser associada à redução em neuropeptídeos pulpares.[91] Entretanto, estudos não mostraram diferenças entre polpa jovem e velha na capacidade regenerativa de células semelhantes a odontoblastos, nem na presença de células positivas para o complexo principal de histocompatibilidade classe II, proteínas de choque térmico 25 ou nestina, quando submetidas ao preparo cavitário.[137] Um exame de polpa jovem normal *versus* polpa humana velha mostrou que a polpa jovem tinha uma expressão aumentada de fatores biológicos relacionados à diferenciação celular, à proliferação e à resposta imune; entretanto, polpas mais velhas tinham aumento de fatores relacionados à apoptose.[293] No entanto, FSP em dentes anteriores medidos com fluxometria Doppler a *laser* mostrou que

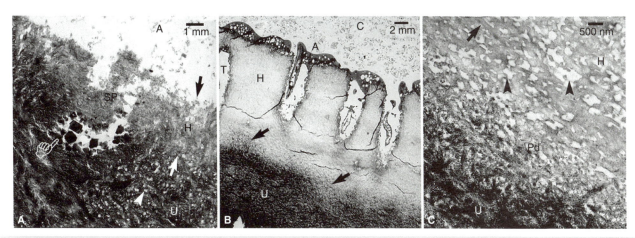

Figura 14.19 Imagem de microscópio eletrônico de transmissão (MET) de espécimes desmineralizados de dentinas afetadas por cáries e seladas por resina. **A.** MET de espécimes corados desmineralizados seguidos da aplicação do sistema adesivo autocondicionante em dentinas afetadas por cáries. A camada híbrida (*H; entre as setas*) foi aproximadamente 3 μm de espessura e a dentina desmineralizada subjacente (*U*) estava altamente porosa (*pontas das setas*). O túbulo dentinário foi coberto com um *smear plug* (*SP*) e foi parcialmente obliterado por grandes cristais de cárie (*apontador*). **A.** Adesivo preenchido. **B.** Seção corada do adesivo autocondicionante ligado à dentina afetada pela cárie. Pode ser observada uma camada híbrida (*H*) entre 15 e 19 μm de espessura, com uma zona parcialmente desmineralizada (*setas*) acima da dentina desmineralizada afetada por cárie (*U*). *C*, resina composta; *T*, túbulo dentinário. **C.** Ampliação maior da porção basal da camada híbrida espessa (*H*), apresentada em (*A*). Fibrilas de colágeno unidas (*seta*) estavam separadas por espaços interfibrilares amplos e porosos (*pontas das setas*). Uma zona parcialmente desmineralizada (*Pd*) estava presente ao longo da frente de desmineralização. Essa zona não foi observada na dentina hígida condicionada com ácido fosfórico (*B*). *U*, dentina desmineralizada afetada pela cárie. (Reimpressa com permissão de Yoshiyama M, Tay FR, Doi J, et al. Bonding of self-etch and total-etch adhesives to carious dentin, *J Dent Res* 81:556-560, 2002.)

ele se correlaciona com a pressão sanguínea sistólica, mas não com a idade, o sexo ou o tipo de dente.[140] Tomados em conjunto, essas análises não podem traduzir a capacidade da polpa de lidar com irritações e suas sequelas. Portanto, o resultado da capacidade da polpa de lidar com estímulos externos ou irritantes em humanos com idade avançada não é clara.

Reações pulpares a materiais restauradores

Os efeitos dos materiais restauradores sobre a polpa dental foram investigados e parecem se relacionar diretamente à permeabilidade associada à dentina. O grau de permeabilidade dentinária, entretanto, é frequentemente variável e controlado por vários fatores, incluindo idade e *status* de cárie.[284] A variável mais importante na permeabilidade dentinária para materiais restauradores é a espessura de dentina entre o assoalho do preparo cavitário e a polpa.[1]

Dada a importância da permeabilidade dentinária, existem efeitos diretos de qualquer material restaurador sobre a polpa, que são controlados pela composição do material e associados a produtos diluídos ou degradados. Componentes não adesivos de materiais resinosos e agentes preparatórios, tais como ácidos condicionantes, podem afetar a polpa subjacente pela indução de uma resposta inflamatória.[93,98,239] Os efeitos indiretos da desidratação e/ou da desmineralização da dentina, assim como os efeitos diretos do material por si só, quando em contato com o tecido pulpar, mediam essa resposta inflamatória. Estudos mostraram que certos componentes citotóxicos de monômeros de resina (p. ex., dimetacrilato trietilenoglicol e metacrilato 2-hidroxietil) penetram rapidamente a dentina.[87] Similarmente, o eugenol e os componentes do Ledermix – triancinolona e demeclociclina – mostraram passar pela dentina para a polpa subjacente.[117,120] Dados *in vivo* mostram que esses produtos químicos têm um efeito sobre a polpa, entretanto os efeitos parecem ter vida curta e, na ausência de bactérias, ser reversíveis.[23]

Os mecanismos pelos quais os materiais restauradores exercem um efeito prejudicial sobre a polpa dental são variados. Existem evidências que suportam estimulação direta e, em algumas circunstâncias, citotoxicidade prolongada, reações de hipersensibilidade ou diminuição da resposta imune a bactérias.[258] Alguns dos componentes das restaurações de resina são liberados em níveis citotóxicos após a completa polimerização, levando à estimulação crônica e a uma resultante resposta inflamatória prolongada.[86]

Além disso, mesmo concentrações subtóxicas de certos agentes são capazes de desencadear reações alérgicas em humanos.[119] Primatas hiperimunizados com BSA mostraram dano pulpar significativo com repetidas ataques antigênicos em preparos cavitários classe V, sugerindo um papel da hipersensibilidade mediada pelo complexo antígeno-anticorpo na destruição tecidual.[26] Em um estudo isolado, a exposição a *primers* dentinários desencadeou uma reação de hipersensibilidade tipo tardia em porcos-da-Índia.[136] Esses estudos, analisados em conjunto, apresentam um argumento convincente para dano imunomediado ao tecido pulpar subsequente à exposição a materiais restauradores. Reações de corpo estranho foram descritas em polpas contendo glóbulos estruídos de material resinoso.[123,124] Exames histológicos de tais polpas mostram macrófagos e células gigantes ao redor dessas partículas de resina. Por último, monômeros de resina mostraram diminuir a atividade de células imunocompetentes de um modo dose-dependente em ensaios funcionais *in vitro*.[132] Enquanto todos esses efeitos são documentados, suas extensões (portanto, morbidade sobre a polpa dental) são especuladas e, sem dúvida, não agem sozinhas para o efeito de morte pulpar. Como observado anteriormente, a maioria dos materiais restauradores é colocada adjacente às polpas previamente comprometidas por agressões bacterianas e a doença, o desbridamento e a restauração de um dente têm efeito cumulativo sobre a polpa dental.

Embora a irritação pulpar seja largamente considerada uma sequela negativa, o potencial irritante de certos materiais restauradores é importante para sua utilidade na odontologia restauradora. O hidróxido de cálcio é um dos medicamentos mais antigos e mais amplamente usados para a estimulação da formação de uma ponte dentinária subsequente à exposição pulpar microscópica ou macroscópica. O baixo grau de irritação pulpar que ele induz é importante para a formação de ponte dentinária em exposições.[64,260] O grau de inflamação é dependente da preparação do hidróxido de cálcio usada. Suspensões aquosas de hidróxido de cálcio aplicadas a polpas expostas causam necrose superficial do tecido pulpar seguida por alterações inflamatórias de baixo grau. Com 30 dias, o tecido subjacente à zona necrótica está reorganizado e retomou sua arquitetura normal. Preparações de hidróxido de cálcio de estabilização rígida, assim como o trióxido agregado mineral (MTA, do inglês *mineral trioxide aggregate*), são efetivos em induzir a formação de ponte dentinárias com uma zona necrótica muito menor ou inexistente.[108] Isso é preferível em uma terapia com polpa vital, como a pulpotomia de Cvek, em que a manutenção da maior quantidade de tecido pulpar vital é desejável e a extensão da inflamação pulpar é mínima (Figura 14.20).[62]

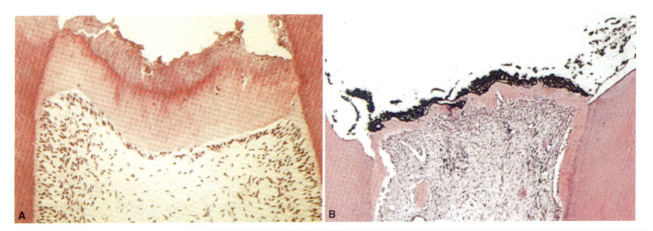

Figura 14.20 O hidróxido de cálcio produz uma resposta inflamatória que estimula a formação da ponte dentinária. Ponte de dentina em dente com pasta de hidróxido de cálcio (**A**) *versus* hidróxido de cálcio de estabilização rígida (**B**).

O potencial de irritação do hidróxido de cálcio sobre a dentina intacta é dependente de fatores, como EDR e permeabilidade. A aplicação de hidróxido de cálcio à dentina intacta parece induzir esclerose pela promoção de precipitação de cristais nos túbulos dentinários acompanhados pela redução na permeabilidade.[192] Todavia, resultados mais recentes mostram que o hidróxido de cálcio sobre dentina intacta não exerce uma vantagem clínica significativa, bem como pode levar à perda da ação de infiltração ou do fluido dentinário.[62]

Enquanto o potencial irritante do hidróxido de cálcio desempenha um papel na sua efetividade, o alto pH desse material pode agir para liberar moléculas bioativas da dentina. Vários autores demonstraram que proteínas da matriz de dentina, como TGF-β1 e adrenomedulina, são liberadas tanto por hidróxido de cálcio quanto por MTA.[97,291] Uma vez liberadas, elas são ainda capazes de novamente facilitar a formação de tecidos duros. Isso oferece uma outra explicação para a capacidade desses materiais induzir a formação de tecido duro *in vivo*. O condicionamento ácido ou o uso de agentes quelantes, como EDTA, representa um passo comum na realização de restaurações adesivas. O processo de condicionamento remove minerais e expõe fibrilas colágenas. Com um pH alto, moléculas bioativas sequestradas são liberadas e podem agir nas células pulpares. Estas incluem fatores de crescimento e metaloproteinases que podem ser indutoras para cicatrização, mas podem também degradar a adesão da restauração.[228] O EDTA mostrou ser mais efetivo na extração de proteínas não colagenosas da dentina que o hidróxido de cálcio ou o MTA, mas menos que o ácido cítrico.[97,291]

Pesquisas sobre a resposta pulpar aos materiais de ionômero de vidro mostraram que tanto o pH mais baixo do material quanto a liberação de altas concentrações de flúor pode infringir dano aos tecidos pulpares.[135] Em contato direto com as células pulpares, os ionômeros de vidro são tóxicos.[155] Estudos de capeamento pulpar direto mostram que ele é inferior ao hidróxido de cálcio.[67,112] Quando aplicado à dentina intacta e, na ausência de bactérias, há uma resposta inflamatória transitória e a dentina reparadora é formada.[57]

Além dos efeitos químicos diretos dos materiais restauradores, há fatores indiretos que contribuem para a irritação pulpar. A sensibilidade técnica de certos materiais os predispõe a falhas de adesão à estrutura do dente, que podem se traduzir em hipersensibilidade dentinária, doença recorrente e inflamação pulpar ou necrose. Muita atenção tem sido dada à interface criada entre os materiais resinosos adesivos e a dentina. Durante o processo de condicionamento, a dentina peritubular mais altamente mineralizada é preferencialmente dissolvida, deixando livres as fibrilas colágenas e abrindo os ramos dos túbulos laterais.[98,99,191] A resina aplicada se infiltra na malha de colágeno exposto, criando uma camada de 5 a 10 μm de espessura, conhecida como camada híbrida.[199] Essa camada, com a resina permeando os túbulos expostos, forma a adesão entre a resina e a dentina. Se o preparo está muito seco, as fibrilas colágenas colapsam e a resina não pode permear efetivamente a malha, o que resulta em adesão defeituosa. Como o grau ótimo de hidratação do preparo da superfície pode variar de material para material, a inserção da restauração de resina é uma técnica-sensível. O mesmo princípio é aplicado à colagem de fragmentos de dentes fraturados em que o fragmento se tornou desidratado enquanto estava fora da boca. Os protocolos atuais recomendam reidratação do segmento antes da adesão, aumentando, assim, o selamento mecânico e provavelmente microbiano.[84] Isso é particularmente importante com a fratura coronária complicada na qual a proteção pulpar pela dentina intacta está ausente.

Alguns materiais restauradores dependem de suas propriedades medicinais, assim como sua capacidade de selar o preparo cavitário. Materiais contendo óxido de zinco e eugenol (OZE) falham nessa categoria. O OZE é usado para uma variedade de propostas em odontologia, principalmente devido às suas propriedades anestésicas e antissépticas. Foi mostrado o bloqueio da transmissão do potencial de ação em fibras nervosas e a supressão da excitabilidade nervosa na polpa quando aplicado em cavidades profundas. Além disso, o OZE tem boa adaptação à dentina e inibe o crescimento bacteriano nas paredes da cavidade. Essas propriedades têm favorecido o material para preenchimentos provisórios, mas não as restaurações a longo prazo, já que o OZE temporário mostrou escoar após somente poucas semanas *in situ*.[323]

Capeamento pulpar direto com biocerâmicos

O capeamento direto das exposições pulpares é indicado em polpas previamente saudáveis e expostas por trauma ou procedimentos dentários restauradores e, mais recentemente, por exposição da polpa em que o diagnóstico é de pulpite reversível.[4,279,283] Isso é particularmente verdade no dente permanente imaturo exposto à cárie, no qual a manutenção da vitalidade pulpar é crucial para o futuro desenvolvimento do dente. Embora o hidróxido de cálcio tenha historicamente sido o agente de forramento preferido sobre polpas mecanicamente expostas, o uso de MTA, Biodentine e outras formulações biocerâmicas tem sido recentemente proposto mesmo em exposições pulpares por cárie.[17,28,109,286] Estudos prospectivos em animais e relatos de casos em humanos avaliaram a capacidade do MTA de permitir a formação de uma ponte de dentina reparadora para manter a continuidade da vitalidade pulpar.[79,89,148] Ainda que os resultados sejam geralmente favoráveis, uma preocupação é a descoloração do dente em casos em que a formulação cinza do MTA é usada em dentes anteriores. Estudos recentes indicaram que os materiais biocerâmicos mais novos mostram menor potencial para descoloração quando usados como materiais de capeamento pulpar.[149]

O biocerâmico que tem sido mais intensamente estudado para capeamento pulpar direto é o MTA, o qual foi usado como um material para capeamento pulpar em exposições pulpares por cárie em um estudo clínico.[28] Quarenta pacientes, entre 7 e 45 anos, diagnosticados com pulpite reversível, tiveram a cárie removida usando corante para detecção de cárie e hipoclorito de sódio para hemostasia. O tratamento foi realizado em duas consultas para permitir que o MTA se estabilizasse e para confirmar a sensibilidade pulpar pelos testes pulpares na segunda consulta. O sucesso foi determinado radiograficamente, com sintomas subjetivos, teste pulpar com frio e formação continuada da raiz em dentes imaturos. Os resultados foram avaliados por um período de até 9 anos no pós-operatório e mostraram uma taxa de sucesso geral de 97%, com todos os dentes no grupo de raiz imatura mostrando sucesso. Outro estudo clínico em que dentistas e estudantes participaram do tratamento, o capeamento pulpar de exposições pulpares por cárie foi comparado entre MTA e hidróxido de cálcio.[186] No acompanhamento, 122 casos de pacientes, com idade média de 40 anos, foram avaliados, e o sucesso com MTA foi de 78%; com hidróxido de cálcio, de 60% – uma diferença que foi estatisticamente significante. Dentro dos parâmetros desses estudos, o MTA branco aparentemente é um agente adequado ao capeamento de exposições pulpares de polpas saudáveis ou inflamações reversíveis, incluindo casos com exposições pulpares assintomáticas. Ensaios randomizados e consensos têm mostrado que silicatos tricálcio são significativamente melhores que o hidróxido de cálcio como agentes de capeamento em exposições pulpares por cárie.[69,157] Entretanto, dado que o prognóstico da terapia de canal radicular nessa última categoria tem mostrado ser previsivelmente alta em muitos estudos, o paciente precisa ser esclarecido cuidadosamente sobre as opções, e o consentimento deve ser documentado.

Como mencionado anteriormente, outros materiais baseados em silicato de cálcio estão ganhando popularidade como agentes capeadores pulpares e parecem ter propriedades e efeitos similares ao MTA.[12,205] Biodentine merece uma referência especial porque, além da biocompatibilidade, ele tem propriedades físicas que são muito similares à dentina.[41,154] Os estudos não mostram nenhuma diferença entre MTA, Biodentine e outros silicatos tricálcio, por exemplo NeoMTA Plus, como capeadores pulpares ou agentes em pulpotomia.[134,206,290]

O uso de agentes hemostáticos e desinfetantes diretos em exposições pulpares

É ainda discutida a questão sobre se os resultados do capeamento pulpar para exposições dependem da toxicidade dos medicamentos e materiais utilizados nos tecidos pulpares vitais, a capacidade desses materiais de induzir mineralização ou de selar a cavidade de futuros ingressos bacterianos. É provavelmente uma combinação desses fatores, como foi mostrado no recente ensaio clínico com MTA, mencionado anteriormente.[28] Outro fator no prognóstico dos capeamentos pulpares diretos é a capacidade de controlar a hemorragia no local de exposição.[273] Dada a dificuldade em se criar um ambiente operatório livre de bactérias durante o preparo do dente, o agente hemostático ideal também teria a capacidade de matar as bactérias.

Um estudo comparou os efeitos de dois agentes hemostáticos/desinfetantes sobre a cicatrização de exposições pulpares experimentais criadas em dentes terceiros molares humanos e capeadas com hidróxido de cálcio.[264] As exposições pulpares foram feitas em 45 dentes sisos superiores agendados para extração por razões ortodônticas. Os dentes foram aleatoriamente designados para receber hidróxido de cálcio altamente estabilizado após um tratamento de superfície por 30 segundos com um dos três agentes: soro fisiológico a 0,9%, clorexidina a 2% ou hipoclorito de sódio a 5,25%. Embora as espécies com soro fisiológico, aos 7 dias, tenham mostrado um pouco menos de resposta inflamatória, não houve diferença estatisticamente significante entre os grupos com relação a todas medidas dependentes durante o curso do estudo. A cicatrização completa foi vista em 88% de todos os espécimes em 90 dias.

Nesses dentes, as polpas foram previamente lesionadas, e as exposições foram feitas em um ambiente limpo. Exposições pulpares por cárie frequentemente revelam uma polpa inflamada cujo sangramento é difícil parar. O estudo original de Bogen et al. propôs a aplicação de uma bolinha de algodão com 5,25 a 6% de hipoclorito de sódio por 1 a 10 minutos para hemostasia.[28]

Reações pulpares aos procedimentos a *laser*

Vários estudos foram publicados sobre o efeito do uso de *laser* sobre esmalte, dentina e polpa. O uso do *laser* sobre tecidos duros tem sido uma área popular de pesquisa devido aos seus potenciais benefícios de eficiência, redução de sensibilidade, desinfecção e precisão. Há vários tipos diferentes de tecnologias a *laser* disponíveis, que dependem do comprimento de onda, meio ativo, modo de emissão, sistema de entrega, energia de saída e duração da aplicação. Os principais tipos disponíveis em odontologia atualmente são mostrados na Figura 14.21. O *laser* de CO_2 é historicamente o tipo mais antigo usado em tecidos moles e, portanto, tem sido o mais estudado. Ele tem o maior comprimento de onda (10.660 nm), não pode ser entregue em uma fibra óptica e, por isso, deve ser usado em guia de onda tubular oco em modo pulsado, o que significa que o operador não sente uma resistência sólida quando está usando esse *laser*. Todos os *lasers* Er:YAG, Nd:YAG ou Ho:YAG têm como meio ativo um cristal sólido de itrium-alumínio-granada, que é impregnado em érbio, neodímio, ou hólmio, respectivamente. O *laser* Er:YAG tem um comprimento de onda de 2.940 nm e é entregue usando uma fibra óptica sólida, bem como tem uma alta afinidade por água e hidroxiapatita, o que significa que pode ser usado para remoção de cáries e corte de dentina com refrigeração. Além disso, ele pode ser usado também em tecidos moles. O *laser* Ho:YAG tem um comprimento de onda de 2.120 nm, tem uma alta afinidade por água, mas não por estrutura dental e, desse modo, é usado primariamente em cirurgias de tecidos moles. O *laser* de Nd:YAG é também entregue por fibra óptica, tem um comprimento de onda de 1.064 nm, tem sido amplamente usado em odontologia devido à sua alta afinidade por água e tecidos pigmentados, bem como oferece boa hemostasia e, por isso, é amplamente usado em cirurgia.[54] Ademais, há alguns *lasers* de baixa potência, como HeNe ou hélio neônio (632 nm), e *lasers* de GaAlAs ou gálio-alumínio-arsênio (diodo; semicondutor) (720 a 904 nm), que têm sido usados em fluxometria Doppler a *laser* e em tratamento da hipersensibilidade dentinária.[144]

Para resumir os dados disponíveis, segue uma discussão da aplicação de *laser* em duas propostas específicas.

LASERS NA PREVENÇÃO, NO DIAGNÓSTICO E NO TRATAMENTO DE CÁRIES

A irradiação *laser* em fóssulas e fissuras profundas suscetíveis pode reduzir a incidência de cáries dentais. Uma vez que a cárie se desenvolve, alguns *lasers* podem ser efetivos na remoção da

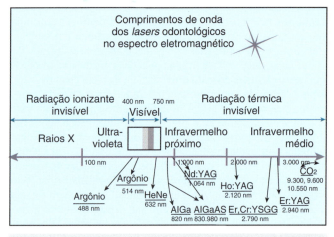

Figura 14.21 Comprimentos de onda disponíveis em odontologia, atualmente no espectro eletromagnético. Observar que todos os comprimentos de onda são não ionizantes. (Reimpressa com permissão de Coluzzi DJ. An overview of laser wavelengths used in dentistry. *Dent Clin North Am* 44:753, 2000.)

lesão cariosa e poupar dentina desmineralizada devido às suas absorções diferentes pela água e pela hidroxiapatita. Além disso, se a cárie expõe a polpa em dentes jovens, particularmente aqueles com ápice incompleto, os *lasers* podem ser capazes de efetivamente excisar a polpa coronária infectada em pulpotomia por conta de suas propriedades hemostáticas e antibacterianas. Todas essas propriedades precisam de muitas pesquisas sobre a efetividade dos *lasers* nessas aplicações.

Alguns clínicos têm proposto o uso de *laser* para melhorar a adesão de selantes de fóssulas e fissuras, porém isso não mostrou nenhuma vantagem adicional após condicionamento ácido – uma necessidade da adesão.[177] *Laser* fluorescente é usado pelo DIAGNOdent e pela caneta DIAGNOdent, que são dispositivos *laser* que têm sido introduzidos para diagnóstico de cárie não cavitada. Embora esses dispositivos inicialmente mostraram alguns resultados promissores,[178] trabalhos mais recentes mostram que eles são mais bem usados como dispositivos auxiliares a exames radiográficos e visual.[8,55,156]

A ablação a *laser* de lesões cariosas superficiais pode ser mais conservadora que preparos com broca. Um recente ensaio clínico controlado suporta esse princípio quando *laser* Nd:YAG pulsado em varredura foi usado para ablacionar cáries de fóssulas e fissuras em terceiros molares indicados para extração (Figura 14.22).[103] Nesse estudo, não houve diferenças histológicas na resposta pulpar nos dois grupos.

Da perspectiva dos efeitos sobre a polpa, a maioria das aplicações dos *lasers* que são utilizados para corte ou modificação de cavidades na dentina ou agem diretamente sobre o tecido pulpar é importante. Os estudos iniciais mostraram permeabilidade reduzida da dentina *in vitro* com um *laser excimer* XeCl – um *laser* com um comprimento de onda relativamente curto de 308 nm no espectro ultravioleta.[272] A aparente fusão dos túbulos nas camadas superficiais da dentina ocorria com *lasers* de CO_2, Nd:YAG e Er:YAG *in vitro*.[314] As respostas da polpa a *lasers* Nd:YAG e CO_2 não foram favoráveis. Foi mostrado que o Nd:YAG e, em um grau menor, o CO_2 podem ser associados à carbonização e à significante inflamação na polpa em comparação ao *laser* Er:YAG (Figura 14.23).[289,314] Mais recentemente, foi relatado que a refrigeração com água foi necessária para ablação a *laser* e preparos com broca em alta rotação.[45] Estudos mostraram que *laser* de Er:YAG parece induzir respostas similares da polpa àquelas vistas em preparos com brocas em alta rotação – em nível de análise microscópica de luz.[78,285,286,314] Entretanto, os resultados com microscopia eletrônica foram diferentes: foi relatado que enquanto cavidades rasas ablacionadas em molares de ratos usando *lasers* Er:YAG não mostraram alterações do *baseline*, usando microscopia de luz e microscópio eletrônico de transmissão mostraram rompimento e degeneração das terminações nervosas da polpa periférica e da bainha de mielina no período pós-operatório imediato (Figura 14.24).[122] Isso pode explicar a sensibilidade

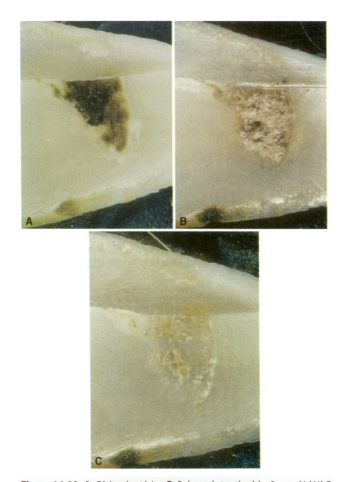

Figura 14.22 **A.** Cáries dentárias. **B.** Subprodutos da ablação por Nd:YAG pulsado (160 mJ, 10 Hz). **C.** Debris removidos com condicionamento ácido e polimento. Superfície do esmalte foi desgastada para espectroscopia de reflexão. (Reimpressa com permissão de Harris DM, White JM, Goodis H, et al. Selective ablation of surface enamel caries with a pulsed Nd:YAG dental laser. *Lasers Surg Med* 30:342, 2002.)

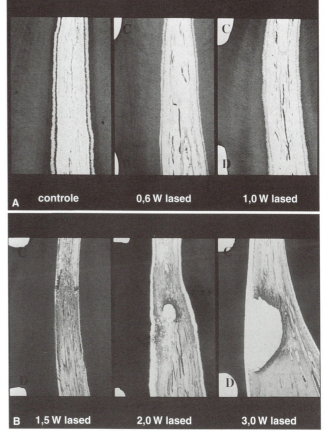

Figura 14.23 **A** e **B.** Imagem histopatológica de espécime de *laser* Nd:YAG com uma elevação de potência. Existe uma relação direta entre o grau das alterações patológicas e a elevação da potência do *laser*. De fato, 1,5 W e a maior potência causam danos permanentes à polpa. (Reimpressa com permissão de Kim S, Trowbridge H, Suda H. Pulpal reaction to caries and dental procedures. In: Cohen S, Burns RC, editors. *Pathways of the pulp*, ed 8, St. Louis, 2002, Mosby, pp 573–600.)

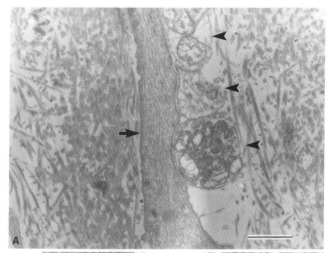

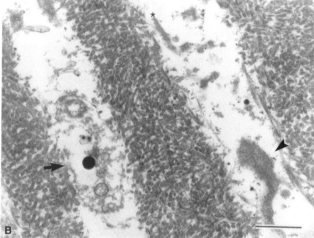

Figura 14.24 A. Controle; processo odontoblástico normal (*seta*) e são observados poucos terminais nervosos (*pontas de seta*) em um túbulo dentinário do primeiro molar superior de rato. **B.** Seis horas depois da irradiação de *laser* Er:YAG; são observados membrana celular rompida de um terminal nervoso que contém algumas vesículas granulares (*seta*) e encolhimento de um processo odontoblástico (*ponta de seta*) nos túbulos dentinários sob a região cortada. Um asterisco indica o local irradiado (MET, ×13.700, bar = 1 μm). (Reimpressa com permissão de Inoue H, Izumi T, Ishikawa H, Watanabe K. Short-term histomorphological effects of Er:YAG laser irradiation to rat coronal dentin-pulp complex. *Oral Surg Oral Med Oral Pathol Oral Radiol Endod* 97:246-250, 2004.)

LASERS NO TRATAMENTO DA HIPERSENSIBILIDADE DENTINÁRIA

Os estudos iniciais mostraram efetividade variando de 5 a 100% nos *lasers* de baixa potência em hipersensibilidade dentinária.[144] Um autor relatou uma redução da hipersensibilidade em 73% de casos leves, 19% de casos moderados e 14% de casos graves após 4 meses usando um *laser* GaAlAs.[144] *Lasers* de baixa potência não têm nenhum efeito sobre a morfologia do esmalte ou da dentina, mas acredita-se que haja redução transitória no potencial de ação mediado pelas fibras C da polpa, mas não nas fibras Aδ,[311] embora esse resultado não tenha sido consistente.[214] *Laser* de Nd:YAG também tem sido usado em hipersensibilidade dentinária. Devido à sua maior potência, esse *laser* causa oclusão superficial dos túbulos dentinários de até 4 μm,[173] além de bloquear o potencial de ação da polpa *in vitro* ou em animais experimentais.[213,214] Todavia, um ensaio clínico controlado por placebo mostrou que tanto o Nd:YAG quanto o placebo causaram redução significativa da hipersensibilidade dentinária por até 4 meses pós-operatórios – mas não foram diferentes um do outro.[167] Ensaios clínicos mais recentes mostram que, enquanto os *lasers* são úteis para manejo da hipersensibilidade, eles não parecem ser melhores que alternativas disponíveis de menor custo e mais práticas.[88,301]

Reações pulpares às técnicas de clareamento vital

As técnicas de clareamento vital empregam o uso de agentes oxidantes fortes, principalmente peróxido de carbamida a 10% e peróxido de hidrogênio, para clarear o esmalte de dentes com polpa vital. Tem havido preocupações com o potencial de irritação pulpar durante esses procedimentos devido à longa quantidade de tempo em que os químicos estão em contato com os dentes, principalmente se a dentina com túbulos abertos ou trincas estão presentes. Análises histológicas ou histoquímicas da polpa após clareamento por até 2 semanas mostraram pequenas alterações inflamatórias na polpa de dentes clareados que foram reversíveis.[10,92] Um relato clínico documentou que, se o peróxido de carbamida a 16% fosse usado, irritação gengival era evidente, porém nenhuma alteração na vitalidade pulpar ou sintoma foi observado. Mesmo em pacientes que desenvolveram sintomas pós-operatórios, estes tendem a ser reversíveis e podem ser prevenidos pelo tratamento dos dentes com fluoretos e pela correção de deficiências restauradoras no pré-operatório.[201] Sintomas clínicos são comumente devidos ao aumento de neuropeptídeos, tais como SP na polpa.[46] Um ensaio clínico anterior mostrou que o clareamento vital usando peróxido de carbamida a 10% em uma moldeira personalizada por 6 semanas foi seguro para a saúde pulpar por até 10 anos pós-operatórios – embora a efetividade do clareamento possa diminuir com o tempo.[250] Em um estudo clínico recente com pré-molares indicados para extração ortodôntica, foi usado gel clareador de H_2O_2 a 38% com e sem fonte de luz halógena aplicada. Não houve efeitos histológicos sobre a polpa dental em 2 a 15 dias após o clareamento.[146] Quando o estudo foi realizado em incisivos com o mesmo tratamento por 45 minutos, áreas de necrose por coagulação puderam ser vistas na polpa.[58] Portanto, deve ser tomado cuidado quando esse agente cáustico é usado para clareamento extenso.

A ativação por luz de agentes clareadores é amplamente utilizada. Em conjunto com uma fonte de metade de peróxidos, a emissão de luz resulta tanto em térmica quanto em fotocatálise do agente clareador, portanto liberando radicais hidroxila e facilitando

reduzida que acompanha os preparos cavitários com *laser*. Assim, em resumo, não parece que o uso do *laser* fornece vantagens previsíveis no preparo cavitário comparado aos métodos tradicionais neste momento.

Para procedimentos de pulpotomia – tais como em dentes decíduos, dentes permanentes com ápice aberto ou polpas expostas devido a fraturas e tratadas prontamente –, os *lasers* de CO_2 particularmente podem ser úteis para alcançar precisão cirúrgica na excisão da polpa coronária e hemostasia imediata. Um estudo clínico controlado mostrou que pulpotomia com *laser* de CO_2 foi comparável aos métodos tradicionais em pulpotomias experimentais de dentes decíduos indicados para exodontia por razões ortodônticas.[75] Entretanto, em um estudo em animais em que *lasers* de CO_2 e Nd:YAG foram comparados, revelou-se uma resposta pobre de ambos quando comparados ao hidróxido de cálcio.[133] Um estudo em animais usando *laser* Er:YAG mostrou que os resultados são dependentes dos ajustes de potência, em que a entrega de energia mais baixa com esse *laser* produziu resultados favoráveis.[145]

o processo de clareamento.[169,176] A fonte de luz pode ser halógena ou *laser* de diodo, e elas são usadas para aumentar a velocidade do processo de clareamento, permitindo melhoria de cor em um período mais curto. Algumas dessas técnicas, entretanto, mostraram geração de calor suficiente para resultar em aumento da temperatura dos tecidos pulpares, elevando o risco de dano térmico ao tecido. Nesse ponto, comparações entre clareamento com e sem ativação por luz relatam uma maior incidência de sensibilidade de dentes no grupo de clareamento ativado por luz.[147] O pré-tratamento com um gel dessensibilizante de nitrato de potássio 5%/fluoreto de sódio 2% foi efetivo em um estudo na redução de sensibilidade pós-operatória após clareamento ativado por luz.[246]

Reações pulpares aos procedimentos periodontais

Em um dente intacto não traumatizado, a polpa dentária mantém sua existência saudável por toda a vida, pois ela é isolada da irritação microbiana na cavidade oral. A doença periodontal causa perda de inserção, que expõe a superfície radicular à cavidade oral. Ocasionalmente, a inflamação pulpar secundária a periodontite grave é observada.[161] Alguns relatos descreveram infiltração bacteriana pelos túbulos dentinários de superfícies radiculares expostas, causando alterações inflamatórias leves na polpa (Figura 14.25).[159] Entretanto, em um relato de caso em que 25 dentes foram extraídos em um paciente com doença periodontal avançada, nenhum dos tecidos pulpares tinha alterações inflamatórias significativas.[292] É muito mais comum a necrose pulpar ou uma falha de cicatrização das lesões periapicais apresentar clinicamente sinais de doença periodontal que uma doença periodontal causar uma patologia pulpar. Patologia endodôntica primária e periodontal secundária é particularmente evidente se uma perfuração ocorre na câmara pulpar ou no terço coronal da raiz durante o tratamento endodôntico e não é prontamente tratada, em casos de dentes trincados/fraturas radiculares verticais ou em casos de dente com defeito congênito, como defeitos do sulco palatino. Desse modo, é mais provável que os irritantes microbianos se movam para o exterior a partir de uma polpa necrótica para causar destruição periodontal que eles se movam para dentro a partir de uma bolsa periodontal para causar patologias irreversíveis na vitalidade pulpar. As razões para essa observação ainda não estão totalmente entendidas. Entretanto, se a suposição é que a bactéria pode migrar pelos túbulos dentinários abertos nessas situações, como é mostrado na Figura 14.25, então

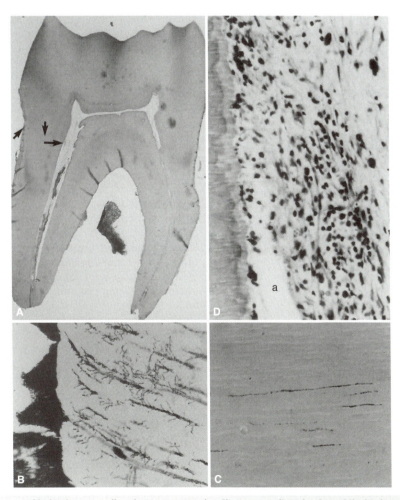

Figura 14.25 Primeiro molar mandibular de uma mulher de 49 anos, sem dor. Clinicamente livre de cáries. Cálculo, doença periodontal e perda óssea a partir dos dois terços a três quartos da raiz. **A.** Observar o estreitamento da câmara pulpar em todas as secções seriadas (ampliação original ×8,5). **B.** Placa bacteriana e túbulos dentinários adjacentes com bactérias (*seta oblíqua* em *A*) (ampliação original ×400). **C.** Penetração mais distante das bactérias nos túbulos dentinários (*seta vertical* em *A*) (ampliação original ×400). **D.** Onde os túbulos dentinários invadidos pelas bactérias acabam na polpa (*seta horizontal* em *A*), aparece um acúmulo pequeno, porém denso, de linfócitos e macrófagos. *a*, artefato; tecido pulpar arrancado da dentina durante o processamento (aumento original ×400). (Reimpressa com permissão de Langeland K. Tissue response to dental caries. *Endod Dent Traumatol* 3:149-171, 1987.)

pode ser que o fluxo de fluido dentinário para o exterior em dentes com polpa vital contribua para a resistência ao ingresso de bactérias em quantidades suficientes para causar um processo de doença clinicamente significativa. Uma vez que a polpa se degenera, o fluxo do fluido dentinário não existe mais. Assim, irritantes microbianos da polpa podem promover a formação de bolsa e a perda de osso periodontal,[129] bem como o prognóstico do tratamento endodôntico e periodontal pode ser relacionado[130] aos fatores microbianos, que podem passar pela dentina mais prontamente.

A raspagem e o alisamento radicular podem resultar na remoção do cemento e na exposição da dentina à cavidade oral. Frequentemente, esse tratamento resulta em hipersensibilidade dentinária, como discutido anteriormente. Em teoria, a doença periodontal e seu tratamento pode ser associado a um aumento na incidência de patologias pulpares. Em um estudo mais antigo, os pesquisadores induziram doença periodontal em modelos primatas usando ligaduras e compararam os efeitos da doença periodontal com e sem raspagem.[24] Em dentes com doença periodontal, alterações inflamatórias crônicas leves foram observadas em 29% dos dentes e puderam ser vistas em áreas da polpa relacionadas à perda óssea – um dos 40 dentes desenvolveu necrose pulpar. Em dentes que receberam raspagem, uma porcentagem similar de 32% desenvolveu a mesma inflamação leve e nenhum desenvolveu necrose pulpar. Em um estudo clínico posterior,[25] 52 pacientes com periodontite e que tinham 672 dentes com vitalidade pulpar foram acompanhados e mantidos a cada 3 a 6 meses por 4 a 13 anos (média de 8,7 anos). Daqueles dentes, 255 eram pilares de pontes. Os resultados mostraram uma chance significativamente mais alta de complicações pulpares em dentes que foram pilares de pontes que naqueles dentes que não eram pilares (15% vs 3%; $P < 0,01$). Considerando que ambos os tipos de dentes tinham graus similares de doença periodontal, os autores concluíram que o tratamento protético é associado ao envolvimento pulpar mais frequentemente que à doença periodontal e ao seu tratamento. Uma outra análise histológica de 46 dentes com graus variados de doença periodontal e restaurações coronárias chegaram a uma conclusão similar.[65] Além disso, duas revisões completas do tópico concluíram que embora exista o potencial para doença periodontal e seu tratamento causarem patologia pulpar, particularmente se canais laterais e acessórios estão expostos, essa ocorrência é rara.[102,254]

Irritantes mecânicos: movimento ortodôntico

A mais notável alteração pulpar observada em resposta a forças ortodônticas é a hemodinâmica. Tanto estudos em animais quanto em humanos confirmaram que forças laterais e intrusivas resultam em um aumento do FSP.[158,203,312] Além disso, alterações no fluxo sanguíneo não são confinadas ao dente em movimento ativo. Aumentos observados no fluxo sanguíneo são vistos em dentes adjacentes ao foco de forças de movimento, implicando que forças diretas sobre o dente podem desviar sangue para os vasos próximos, suprindo outras estruturas, incluindo dentes. Se as forças ortodônticas são extremas, a interrupção circulatória pode ocorrer, resultando em necrose pulpar.[37]

Estudos bioquímicos, biológicos e histológicos dos efeitos do movimento ortodôntico confirmaram que alterações metabólicas, assim como inflamatórias podem ocorrer. A taxa de respiração da polpa dental é diminuída após pouco tempo da aplicação da força ortodôntica.[100] Marcadores bioquímicos e moleculares confirmam que a apoptose e a necrose das células pulpares são também aumentadas subsequentemente ao movimento.[233] Contudo, foi mostrado que os mediadores inflamatórios IL-1α e TNF-α mostraram aumentos menores na polpa durante o movimento ortodôntico, comparado ao aumento em tecidos periodontais.[27] Exames histológicos de polpas em dentes submetidos a forças intrusivas mostraram congestão vascular e dilatação, além de vacuolização da camada odontoblástica.[276–278] A maioria, se não todos, desses efeitos é por conta de alterações circulatórias, e o consenso é que eles são transitórios desde que as forças do movimento não sejam excessivas.[152] Foi mostrado recentemente, entretanto, que a necrose pulpar dos dentes que estão sobre tratamento ortodôntico e foram traumatizados antes é aumentada significativamente em comparação a dentes que tinham uma dessas condições, mas não outra – particularmente em incisivos laterais e se o dente traumatizado tinha obliteração do canal pulpar.[19,20] Como observado anteriormente, SP parece aumentar a polpa dental como resultado de trauma oclusal induzido de maneira aguda.[47] Também PRGC aumenta sobre a influência de forças ortodônticas.[48] Uma área de interesse crescente com a relação às forças ortodônticas é o seu papel na patogênese de reabsorção radicular invasiva cervical (RRIC). Estudos que categorizaram o potencial etiológico da RRIC documentaram que a história de tratamento ortodôntico é o fator associado mais citado.[107,181] No entanto, estão ausentes estudos observacionais longitudinais ou de caso-controle que mostram uma relação mais forte entre RRIC e tratamento ortodôntico.

Reações pulpares a cirurgias ortognáticas

Tem sido conhecido por décadas que osteotomias na maxila e na mandíbula podem causar rompimento no suprimento sanguíneo dos dentes na área da cirurgia, com resultante inflamação e/ou necrose.[16,150,200,231] Ocasionalmente, os dentes afetados mostram manifestações pós-operatórias comuns a lesões traumáticas, tais como calcificação do canal radicular.[305] Estudos em animais mostram que, se uma distância segura de 5 a 10 mm é mantida entre o local da cirurgia e o dente, ocorre um rompimento mínimo.[70,319] Inúmeros estudos documentaram, usando fluxometria Doppler a *laser*, redução real no FSP imediatamente após osteotomia maxilar Le Fort I,[215,242,257] particularmente se a osteotomia segmentar é realizada.[76] Na maioria dos casos, o fluxo sanguíneo é recuperado meses após a cirurgia. Uma modificação na técnica de osteotomia Le Fort I foi descrita em que o seccionamento Le Fort I é combinado com uma osteotomia palatina em ferradura para evitar qualquer rompimento da artéria palatina descendente.[101] Um exame de FSP de dentes superiores usando fluxometria Doppler a *laser* e a responsividade ao teste elétrico pulpar mostrou diferenças significativas entre as duas técnicas cirúrgicas na recuperação dos valores pós-operatórios (Figura 14.26). Nos casos em que a cirurgia não rompeu a artéria palatina, o FSP nos dentes anteriores aumentou consistentemente sem interrupção no período pós-operatório. Uma recente revisão sistemática concluiu que, após uma osteotomia Le Fort I, há uma diminuição na resposta vascular e neurossensorial pulpar, mas somente no período pós-operatório inicial (1 a 10 dias), o que é um provável efeito temporário.[243]

Deve também ser observado que, ocasionalmente, os dentes são traumatizados durante a intubação endotraqueal para cirurgia que requer anestesia geral – quando a cirurgia não é relacionada a maxila, mandíbula ou dentes.[265]

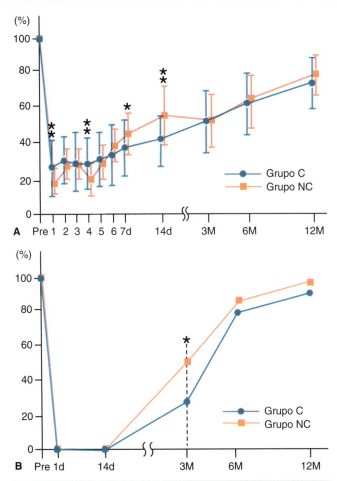

Figura 14.26 A. A mudança pós-operatória da média do fluxo sanguíneo pulpar nos incisivos superiores dos dois grupos. **B.** A alteração pós-operatória nos percentuais dos dentes (incisivos superiores) com sensibilidade pulpar positiva nos dois grupos. *d*, dia(s) após a operação; *M*, meses após a operação; *Pre*, antes da operação; *barras*, dp; *, $P < 0,05$; **, $P < 0,01$). (Reimpressa com permissão de Harada K, Sato M, Omura K. Blood-flow and neurosensory changes in the maxillary dental pulp after differing Le Fort I osteotomies. *Oral Surg Oral Med Oral Pathol Oral Radiol Endod* 97:12-17, 2004.)

Irritação biomecânica: hábitos parafuncionais

A força oclusal dos dentes promove efeitos de deformação em graus variados. Enquanto o esmalte é amplamente resistente à flexão, a dentina subjacente demonstra consideráveis características elástica e viscoelástica. Como resultado, defeitos em esmalte secundários a trincas, cáries e/ou preparos restauradores permitem a flexão de cúspide com subsequentes respostas pulpares, presumivelmente devido a um fluxo dentinário secundário à compressão e à microinfiltração.[110] A magnitude da resposta pulpar é ditada pelo grau e pela cronicidade da deformação dentinária.

Múltiplos fatores influenciam o grau de deformação do dente durante as forças oclusais. Pesquisadores observaram que a geometria do preparo tem um impacto direto sobre a flexão da cúspide. A largura do istmo oclusal relativa à dimensão vestibulolingual do dente, assim como a ablação das cristas marginais impacta diretamente o grau de flexão da cúspide.[221,244,304] Preparos MOD causaram uma redução de 50% na rigidez da cúspide e na resistência à fratura. As propriedades físicas do material restaurador podem também desempenhar uma parte na flexão da cúspide.

Estudos mostraram que a contração de polimerização de certas resinas compostas pode induzir uma deflexão para dentro das cúspides com um estresse resultante sobre a estrutura do dente.[306,307]

A sintomatologia da flexão da cúspide pode resultar de duas fontes primárias. Foi teorizado que a flexão da cúspide resulta em deformação da dentina e, portanto, promovendo fluxo do fluido dentinário que ativa as terminações nervosas da camada de odontoblastos do dente. Isso é sustentado, em parte, por um estudo *in vitro* que constatou que o fluxo do fluido dentinário pode ser induzido por força oclusal de dentes restaurados.[110] Uma segunda fonte de dor pulpar é a microinfiltração bacteriana criada por um espaço na interface de restauração da dentina, que é repetidamente aberta durante os ciclos de força oclusal. Se a flexão da cúspide repetida leva a uma trinca, a exposição dentinária a bactérias e seus subprodutos é até maior. É provável que *in vivo* tanto o fluxo do fluido dentinário quanto o acesso bacteriano a superfícies dentinárias trabalhem juntos para produzir a inflamação, frequentemente manifestada por sensibilidade térmica e mastigação pelo paciente. Por exemplo, os hábitos parafuncionais, frequentemente combinados com forças periodontais concussivas para o periodonto, que induz periodontite perirradicular aguda, mobilidade e alterações radiográficas.

Ao nível celular, os estudos mostraram níveis aumentados de SP após trauma oclusal experimentalmente induzido.[47] SP é uma moduladora tanto da função sensorial quanto imune à polpa dentária. Alterações em níveis fisiológicos desse mediador podem resultar em interrupções na resposta à dor e em estimulação secundária de prostaglandina E2. Além disso, a capacidade imunoestimulatória de neuropeptídeos pode iniciar e manter uma inflamação pulpar crônica, possivelmente levando à necrose. Enquanto estudos em animais têm sugerido que a necrose pulpar é uma possível sequela do trauma oclusal crônico, não há estudos clínicos controlados que confirmem isso.

Trincas dentinárias expõem túbulos que não estão ocluídos por uma *smear layer* e, portanto, oferecem uma porta direta para a polpa subjacente. Quando os túbulos dentinários são livremente expostos, há um fluxo para o exterior de fluido dentinário dirigido pelas pressões nos tecidos pulpares relativamente altas. O fluido dentinário é composto de proteínas, como fibrinogênio e albumina sérica, que podem coagular e efetivamente bloquear o lúmen tubular, desse modo, limitando a saída de fluido e a hipersensibilidade dentinária resultante. Esse fenômeno pode ocorrer em 2 dias. Uma vez que isso serve como um mecanismo protetor a curto prazo para a polpa, a esclerose dentinária e a formação de dentina terciária podem, por último, fornecer uma proteção à polpa e redução de sintomas. Intervenções clínicas incluem a aplicação de materiais que ocluem os túbulos e as restaurações extracoronárias para prevenir a propagação das trincas. As trincas abrigam biofilmes bacterianos que podem se somar à irritação e à inflamação da polpa, bem como induzir a formação de bolsa periodontal em casos de dentes trincados.[249]

Reações da polpa à instalação de implantes e à função

Os implantes osseointegrados são agora uma opção comum para a reposição de dentes perdidos. A instalação de implantes requer técnicas radiográficas pré-operatórias multifacetadas, incluindo imagem intraoral, tomográfica, cefalométrica e panorâmica.[298] Isso garante que a instalação de implante totalmente em osso e não comprometa as estruturas vizinhas, incluindo dentes. A falta de atenção à anatomia tridimensional do local de instalação do implante e à orientação dos dentes vizinhos pode levar o implante a perfurar a raiz e desvitalizar a polpa,[181,281] o que pode também ocorrer durante procedimentos de levantamento de seio maxilar.[21]

É em geral recomendado que os implantes não sejam instalados diretamente em um local onde uma lesão perirradicular, particularmente com sinais de supuração, com irritantes microbianos que podem interferir na osseointegração.[238] Entretanto, alguns dados sugerem que a instalação de implantes imediatos em locais que foram adequadamente desbridados é bem-sucedida.[42] Uma revisão sistemática corroborou esse resultado, desde que medidas antimicrobianas adequadas sejam utilizadas no pré-operatório, intraoperatório e pós-operatório.[52]

Relatos de caso também indicam que dentes com lesões perirradiculares podem reduzir o sucesso de implantes na vizinhança mesmo se o tratamento endodôntico adequado é realizado.[280] Para abordar essa questão, um estudo relatou implantes instalados para substituir pré-molares em cães e lesões perirradiculares induzidas da mesma maneira; algumas foram tratadas não cirurgicamente ou com cirurgia e tratamento não cirúrgico.[263] Os resultados mostraram que a presença de lesões perirradiculares tratadas ou não tratadas não afetou a longo prazo a osseointegração dos implantes que já estavam osseointegrados. Casos clínicos com resolução completa de lesões periapicais que também envolveram implantes na vizinhança, após tratamento endodôntico adequado, foram publicados.[170,256,275]

Referências bibliográficas

1. About I, Murray PE, Franquin JC, et al: Pulpal inflammatory responses following non-carious class V restorations, *Oper Dent* 26:336-342, 2001.
2. Absi EG, Addy M, Adams D: Dentine hypersensitivity—the effect of toothbrushing and dietary compounds on dentine in vitro: an SEM study, *J Oral Rehabil* 19:101-110, 1992.
3. Addy M, Pearce N: Aetiological, predisposing and environmental factors in dentine hypersensitivity, *Arch Oral Biol* 39(Suppl):33S-38S, 1994.
4. Aguilar P, Linsuwanont P: Vital pulp therapy in vital permanent teeth with cariously exposed pulp: a systematic review, *J Endod* 37:581-587, 2011.
5. Ahlquist M, Franzen O, Coffey J, et al: Dental pain evoked by hydrostatic pressures applied to exposed dentin in man: a test of the hydrodynamic theory of dentin sensitivity, *J Endod* 20:130-134, 1994.
6. Ahn J, Pogrel MA: The effects of 2% lidocaine with 1:100,000 epinephrine on pulpal and gingival blood flow, *Oral Surg Oral Med Oral Pathol Oral Radiol Endod* 85:197-202, 1998.
7. Al-Hiyasat AS, Barrieshi-Nusair KM, Al-Omari MA: The radiographic outcomes of direct pulp-capping procedures performed by dental students: a retrospective study, *J Am Dent Assoc* 137:1699-1705, 2006.
8. Aljehani A, Yang L, Shi XQ: In vitro quantification of smooth surface caries with DIAGNOdent and the DIAGNOdent pen, *Acta Odontol Scand* 65:60-63, 2007.
9. Amano T, Muramatsu T, Amemiya K, et al: Responses of rat pulp cells to heat stress in vitro, *J Dent Res* 85:432-435, 2006.
10. Anderson DG, Chiego DJ Jr, Glickman GN, et al: A clinical assessment of the effects of 10% carbamide peroxide gel on human pulp tissue, *J Endod* 25:247-250, 1999.
11. Armstrong SR, Vargas MA, Fang Q, et al: Microtensile bond strength of a total-etch 3-step, total-etch 2-step, self-etch 2-step, and a self-etch 1-step dentin bonding system through 15-month water storage, *J Adhes Dent* 5:47-56, 2003.
12. Asgary S, Eghbal MJ, Parirokh M, et al: A comparative study of histologic response to different pulp capping materials and a novel endodontic cement, *Oral Surg Oral Med Oral Pathol Oral Radiol Endod* 106:609-614, 2008.
13. Austah O, Widbiller M, Tomson PL, et al: Expression of neurotrophic factors in human dentin and their regulation of trigeminal neurite outgrowth, *J Endod* 45:414-419, 2019.
14. Awawdeh L, Lundy FT, Shaw C, et al: Quantitative analysis of substance P, neurokinin A and calcitonin gene-related peptide in pulp tissue from painful and healthy human teeth, *Int Endod J* 35:30-36, 2002.
15. Baldissara P, Catapano S, Scotti R: Clinical and histological evaluation of thermal injury thresholds in human teeth: a preliminary study, *J Oral Rehabil* 24:791-801, 1997.
16. Banks P: Pulp changes after anterior mandibular subapical osteotomy in a primate model, *J Oral Maxillofac Surg* 5:39-48, 1977.
17. Barrieshi-Nusair KM, Qudeimat MA: A prospective clinical study of mineral trioxide aggregate for partial pulpotomy in cariously exposed permanent teeth, *J Endod* 32:731-735, 2006.
18. Barthel CR, Rosenkranz B, Leuenberg A, et al: Pulp capping of carious exposures: treatment outcome after 5 and 10 years: a retrospective study, *J Endod* 26:525-528, 2000.
19. Bauss O, Rohling J, Rahman A, et al: The effect of pulp obliteration on pulpal vitality of orthodontically intruded traumatized teeth, *J Endod* 34:417-420, 2008.
20. Bauss O, Rohling J, Sadat-Khonsari R, et al: Influence of orthodontic intrusion on pulpal vitality of previously traumatized maxillary permanent incisors, *Am J Orthod Dentofacial Orthop* 134:12-17, 2008.
21. Beck F, Lauterbrunner N, Lettner S, et al: Devitalization of adjacent teeth following maxillary sinus floor augmentation: A retrospective radiographic study, *Clin Implant Dent Relat Res* 20:763-769, 2018.
22. Bergenholtz G, Ahlstedt S, Lindhe J: Experimental pulpitis in immunized monkeys, *Scand J Dent Res* 85:396-406, 1977.
23. Bergenholtz G, Cox CF, Loesche WJ, et al: Bacterial leakage around dental restorations: its effect on the dental pulp, *J Oral Pathol* 11:439-450, 1982.
24. Bergenholtz G, Lindhe J: Effect of experimentally induced marginal periodontitis and periodontal scaling on the dental pulp, *J Clin Periodontol* 5:59-73, 1978.
25. Bergenholtz G, Nyman S: Endodontic complications following periodontal and prosthetic treatment of patients with advanced periodontal disease, *J Periodontol* 55:63-68, 1984.
26. Bergenholtz G, Warfvinge J: Migration of leukocytes in dental pulp in response to plaque bacteria, *Scand J Dent Res* 90:354-362, 1982.
27. Bletsa A, Berggreen E, Brudvik P: Interleukin-1alpha and tumor necrosis factor-alpha expression during the early phases of orthodontic tooth movement in rats, *Eur J Oral Sci* 114:423-429, 2006.
28. Bogen G, Kim JS, Bakland LK: Direct pulp capping with mineral trioxide aggregate: an observational study, *J Am Dent Assoc* 139:305-315; quiz 05-15, 2008.
29. Botero TM, Shelburne CE, Holland GR, et al: TLR4 mediates LPS-induced VEGF expression in odontoblasts, *J Endod* 32:951-955, 2006.
30. Bouillaguet S: Biological risks of resin-based materials to the dentin-pulp complex, *Crit Rev Oral Biol Med* 15:47-60, 2004.
31. Bowles WR, Burke R, Sabino M, et al: Sex differences in neuropeptide content and release from rat dental pulp, *J Endod* 37:1098-1101, 2011.
32. Bowles WR, Withrow JC, Lepinski AM, et al: Tissue levels of immunoreactive substance P are increased in patients with irreversible pulpitis, *J Endod* 29:265-267, 2003.
33. Brannstrom M: Dental and pulpal response. III. Application of an air stream to exposed dentin. Long observation periods, *Acta Odontol Scand* 18:234-252, 1960.
34. Brannstrom M: The effect of dentin desiccation and aspirated odontoblasts on the pulp, *J Prosthet Dent* 20:165-171, 1968.
35. Brannstrom M: Smear layer: pathological and treatment considerations, *Oper Dent- Supplement* 3:35-42, 1984.
36. Brannstrom M, Lind PO: Pulpal response to early dental caries, *J Dent Res* 44:1045-1050, 1965.
37. Butcher EO, Taylor AC: The effects of denervation and ischemia upon the teeth of the monkey, *J Dent Res* 30:265-275, 1951.
38. Byers MR, Narhi MV: Dental injury models: experimental tools for understanding neuroinflammatory interactions and polymodal nociceptor functions, *Crit Rev Oral Biol Med* 10:4-39, 1999.
39. Byers MR, Narhi MV, Mecifi KB: Acute and chronic reactions of dental sensory nerve fibers to cavities and desiccation in rat molars, *Anat Rec* 221:872-883, 1988.
40. Calland JW, Harris SE, Carnes DL Jr: Human pulp cells respond to calcitonin gene-related peptide in vitro, *J Endod* 23:485-489, 1997.
41. Camilleri J: Investigation of biodentine as dentine replacement material, *J Dent* 41:600-610, 2013.
42. Casap N, Zeltser C, Wexler A, et al: Immediate placement of dental implants into debrided infected dentoalveolar sockets, *J Oral Maxillofac Surg* 65:384-392, 2007.
43. Cassidy N, Fahey M, Prime SS, et al: Comparative analysis of transforming growth factor-beta isoforms 1-3 in human and rabbit dentine matrices, *Arch Oral Biol* 42:219-223, 1997.

44. Caux C, Vanbervliet B, Massacrier C, et al: Regulation of dendritic cell recruitment by chemokines, *Transplantation* 73:S7–S11, 2002.
45. Cavalcanti BN, Lage-Marques JL, Rode SM: Pulpal temperature increases with Er:YAG laser and high-speed handpieces, *J Prosthet Dent* 90:447–451, 2003.
46. Caviedes-Bucheli J, Ariza-Garcia G, Restrepo-Mendez S, et al: The effect of tooth bleaching on substance P expression in human dental pulp, *J Endod* 34:1462–1465, 2008.
47. Caviedes-Bucheli J, Azuero-Holguin MM, Correa-Ortiz JA, et al: Effect of experimentally induced occlusal trauma on substance p expression in human dental pulp and periodontal ligament, *J Endod* 37:627–630, 2011.
48. Caviedes-Bucheli J, Moreno JO, Ardila-Pinto J, et al: The effect of orthodontic forces on calcitonin gene-related peptide expression in human dental pulp, *J Endod* 37:934–937, 2011.
49. Chabanski MB, Gillam DG: Aetiology, prevalence and clinical features of cervical dentine sensitivity, *J Oral Rehabil* 24:15–19, 1997.
50. Cheung GS, Lai SC, Ng RP: Fate of vital pulps beneath a metal-ceramic crown or a bridge retainer, *Int Endod J* 38:521–530, 2005.
51. Chng HS, Pitt Ford TR, McDonald F: Effects of prilocaine local anaesthetic solutions on pulpal blood flow in maxillary canines, *Endod Dent Traumatol* 12:89–95, 1996.
52. Chrcanovic BR, Martins MD, Wennerberg A: Immediate placement of implants into infected sites: a systematic review, *Clin Implant Dent Relat Res*, 2013.
53. Cohen JS, Reader A, Fertel R, et al: A radioimmunoassay determination of the concentrations of prostaglandins E2 and F2alpha in painful and asymptomatic human dental pulps, *J Endod* 11:330–335, 1985.
54. Coluzzi DJ: An overview of laser wavelengths used in dentistry, *Dent Clin North Am* 44:753–765, 2000.
55. Costa AM, Bezzerra AC, Fuks AB: Assessment of the accuracy of visual examination, bite-wing radiographs and DIAGNOdent on the diagnosis of occlusal caries, *Eur Arch Paediatr Dent* 8:118–122, 2007.
56. Costa CA, Edwards CA, Hanks CT: Cytotoxic effects of cleansing solutions recommended for chemical lavage of pulp exposures, *Am J Dent* 14:25–30, 2001.
57. Costa CA, Giro EM, do Nascimento AB, et al: Short-term evaluation of the pulpo-dentin complex response to a resin-modified glass-ionomer cement and a bonding agent applied in deep cavities, *Dent Mater* 19:739–746, 2003.
58. Costa CA, Riehl H, Kina JF, et al: Human pulp responses to in-office tooth bleaching, *Oral Surg Oral Med Oral Pathol Oral Radiol Endod* 109:e59–e64, 2010.
59. Cotton WR: Pulp response to an airstream directed into human cavity preparations, *Oral Surg Oral Med Oral Pathol* 24:78–88, 1967.
60. Cox CF, Bergenholtz G, Fitzgerald M, et al: Capping of the dental pulp mechanically exposed to the oral microflora — a 5 week observation of wound healing in the monkey, *J Oral Pathol* 11:327–339, 1982.
61. Cox CF, Hafez AA, Akimoto N, et al: Biocompatibility of primer, adhesive and resin composite systems on non-exposed and exposed pulps of non-human primate teeth, *Am J Dent* 11:S55–S63, 1998.
62. Cox CF, Suzuki S: Re-evaluating pulp protection: calcium hydroxide liners vs. cohesive hybridization, *J Am Dent Assoc* 125:823–831, 1994.
63. Cvek M: A clinical report on partial pulpotomy and capping with calcium hydroxide in permanent incisors with complicated crown fracture, *J Endod* 4:232–237, 1978.
64. Cvek M, Granath L, Cleaton-Jones P, et al: Hard tissue barrier formation in pulpotomized monkey teeth capped with cyanoacrylate or calcium hydroxide for 10 and 60 minutes, *J Dent Res* 66:1166–1174, 1987.
65. Czarnecki RT, Schilder H: A histological evaluation of the human pulp in teeth with varying degrees of periodontal disease, *J Endod* 5:242–253, 1979.
66. de Melo Alencar C, de Paula BLF, Guanipa Ortiz MI, et al: Clinical efficacy of nano-hydroxyapatite in dentin hypersensitivity: A systematic review and meta-analysis, *J Dent* 82:11–21, 2019.
67. do Nascimento AB, Fontana UF, Teixeira HM, et al: Biocompatibility of a resin-modified glass-ionomer cement applied as pulp capping in human teeth, *Am J Dent* 13:28–34, 2000.
68. Dummer PM, Hicks R, Huws D: Clinical signs and symptoms in pulp disease, *Int Endod J* 13:27–35, 1980.
69. Duncan HF, Galler KM, Tomson PL, et al: European society of endodontology position statement: management of deep caries and the exposed pulp, *Int Endod J*, 2019.
70. Duran S, Guven O, Gunhan O: Pulpal and apical changes secondary to segmental osteotomy in the mandible—an experimental study, *J Craniomaxillofac Surg* 23:256–260, 1995.
71. Durand SH, Flacher V, Romeas A, et al: Lipoteichoic acid increases TLR and functional chemokine expression while reducing dentin formation in in vitro differentiated human odontoblasts, *J Immunol* 176:2880–2887, 2006.
72. El Karim IA, Lamey PJ, Ardill J, et al: Vasoactive intestinal polypeptide (VIP) and VPAC1 receptor in adult human dental pulp in relation to caries, *Arch Oral Biol* 51:849–855, 2006.
73. El Karim IA, Lamey PJ, Linden GJ, et al: Caries-induced changes in the expression of pulpal neuropeptide Y, *Eur J Oral Sci* 114:133–137, 2006.
74. El Karim IA, Lamey PJ, Linden GJ, et al: Neuropeptide Y Y1 receptor in human dental pulp cells of noncarious and carious teeth, *Int Endod J* 41:850–855, 2008.
75. Elliott RD, Roberts MW, Burkes J, et al: Evaluation of the carbon dioxide laser on vital human primary pulp tissue, *Pediatr Dent* 21:327–331, 1999.
76. Emshoff R, Kranewitter R, Brunold S, et al: Characteristics of pulpal blood flow levels associated with non-segmented and segmented Le Fort I osteotomy, *Oral Surg Oral Med Oral Pathol Oral Radiol Endod* 105:379–384, 2008.
77. Eren B, Onay EO, Ungor M: Assessment of alternative emergency treatments for symptomatic irreversible pulpitis: a randomized clinical trial, *Int Endod J*, 2017.
78. Eversole LR, Rizoiu I, Kimmel AI: Pulpal response to cavity preparation by an erbium, chromium:YSGG laser-powered hydrokinetic system, *J Am Dent Assoc* 128:1099–1106, 1997.
79. Faraco IM Jr, Holland R: Response of the pulp of dogs to capping with mineral trioxide aggregate or a calcium hydroxide cement, *Dent Traumatol* 17:163–166, 2001.
80. Farges JC, Keller JF, Carrouel F, et al: Odontoblasts in the dental pulp immune response, *J Exp Zoolog B Mol Dev Evol*, 2008.
81. Farges JC, Keller JF, Carrouel F, et al: Odontoblasts in the dental pulp immune response, *J Exp Zool B Mol Dev Evol* 312B:425–436, 2009.
82. Farges JC, Keller JF, Carrouel F, et al: O34-pathogen sensing by human odontoblasts, *Bull Group Int Rech Sci Stomatol Odontol* 49:90, 2010.
83. Farges JC, Romeas A, Melin M, et al: TGF-beta1 induces accumulation of dendritic cells in the odontoblast layer, *J Dent Res* 82:652–656, 2003.
84. Farik B, Munksgaard EC, Andreasen JO, et al: Drying and rewetting anterior crown fragments prior to bonding, *Endod Dent Traumatol* 15:113–116, 1999.
85. Felton D: Long-term effects of crown preparation on pulp vitality, *J Dent Res* 68:1009 (abstract 139), 1989.
86. Ferracane JL, Condon JR: Rate of elution of leachable components from composite, *Dent Mater* 6:282–287, 1990.
87. Fitzgerald M, Hanks, CT: In vivo study of resin diffusion through intact vital human dentin (abstract), *J Dent Res* 76:305, 1997.
88. Flecha OD, Azevedo CG, Matos FR, et al: Cyanoacrylate versus laser in the treatment of dentin hypersensitivity: a controlled, randomized, double-masked and non-inferiority clinical trial, *J Periodontol* 84:287–294, 2013.
89. Ford TR, Torabinejad M, Abedi HR, et al: Using mineral trioxide aggregate as a pulp-capping material, *J Am Dent Assoc* 127:1491–1494, 1996.
90. Fosse G, Saele PK, Eide R: Numerical density and distributional pattern of dentin tubules, *Acta Odontol Scand* 50:201–210, 1992.
91. Fried K: Changes in pulpal nerves with aging, *Proc Finn Dent Soc* 88:517–528, 1992.
92. Fugaro JO, Nordahl I, Fugaro OJ, et al: Pulp reaction to vital bleaching, *Oper Dent* 29:363–368, 2004.
93. Fujitani M, Inokoshi S, Hosoda H: Effect of acid etching on the dental pulp in adhesive composite restorations, *Int Dent J* 42:3–11, 1992.
94. Garberoglio R, Brannstrom M: Scanning electron microscopic investigation of human dentinal tubules, *Arch Oral Biol* 21:355–362, 1976.
95. Gibson M, Sharif MO, Smith A, et al: A practice-based randomised controlled trial of the efficacy of three interventions to reduce dentinal hypersensitivity, *J Dent*, 2013.
96. Goodis HE, Schein B, Stauffer P: Temperature changes measured in vivo at the dentinoenamel junction and pulpodentin junction during cavity preparation in the Macaca fascicularis monkey, *J Endod* 14:336–339, 1988.

97. Graham L, Cooper PR, Cassidy N, et al: The effect of calcium hydroxide on solubilisation of bio-active dentine matrix components, *Biomaterials* 27:2865–2873, 2006.
98. Gwinnett AJ, Tay F: Early and intermediate time response of the dental pulp to an acid etch technique in vivo, *Am J Dent* 11:S35–S44, 1998.
99. Gwinnett AJ, Tay FR, Pang KM, et al: Quantitative contribution of the collagen network in dentin hybridization, *Am J Dent* 9:140–144, 1996.
100. Hamersky PA, Weimer AD, Taintor JF: The effect of orthodontic force application on the pulpal tissue respiration rate in the human premolar, *Am J Orthod* 77:368–378, 1980.
101. Harada K, Sato M, Omura K: Blood-flow and neurosensory changes in the maxillary dental pulp after differing Le Fort I osteotomies, *Oral Surg Oral Med Oral Pathol Oral Radiol Endod* 97:12–17, 2004.
102. Harrington GW, Steiner DR, Ammons WF: The periodontal-endodontic controversy, *Periodontol 2000* 30:123–130, 2002.
103. Harris DM, White JM, Goodis H, et al: Selective ablation of surface enamel caries with a pulsed Nd:YAG dental laser, *Lasers Surg Med* 30:342–350, 2002.
104. Hartmann A, Azerad J, Boucher Y: Environmental effects on laser doppler pulpal blood-flow measurements in man, *Arch Oral Biol* 41:333–339, 1996.
105. Hasler JE, Mitchell DF: Painless pulpitis, *J Am Dent Assoc* 81:671–677, 1970.
106. Hayden MS, West AP, Ghosh S: NF-kappaB and the immune response, *Oncogene* 25:6758–6780, 2006.
107. Heithersay GS: Invasive cervical resorption: an analysis of potential predisposing factors, *Quintessence Int* 30:83–95, 1999.
108. Heys DR, Cox CF, Heys RJ, et al: Histological considerations of direct pulp capping agents, *J Dent Res* 60:1371–1379, 1981.
109. Hilton TJ, Ferracane JL, Mancl L, et al: Comparison of CaOH with MTA for direct pulp capping: a PBRN randomized clinical trial, *J Dent Res* 92:16S–22S, 2013.
110. Hirata K, Nakashima M, Sekine I, et al: Dentinal fluid movement associated with loading of restorations, *J Dent Res* 70:975–978, 1991.
111. Holland GR, Narhi MN, Addy M, et al: Guidelines for the design and conduct of clinical trials on dentine hypersensitivity, *J Clin Periodontol* 24:808–813, 1997.
112. Holland R, de Souza V, Nery MJ, et al: Reaction of dogs' teeth to root canal filling with mineral trioxide aggregate or a glass ionomer sealer, *J Endod* 25:728–730, 1999.
113. Horst OV, Horst JA, Samudrala R, et al: Caries induced cytokine network in the odontoblast layer of human teeth, *BMC Immunol* 12:9, 2011.
114. Horst OV, Tompkins KA, Coats SR, et al: TGF-beta1 Inhibits TLR-mediated odontoblast responses to oral bacteria, *J Dent Res* 88:333–338, 2009.
115. Horsted P, Sandergaard B, Thylstrup A, et al: A retrospective study of direct pulp capping with calcium hydroxide compounds, *Endod Dent Traumatol* 1:29–34, 1985.
116. Huang B, Cvitkovitch DG, Santerre JP, et al: Biodegradation of resin-dentin interfaces is dependent on the restorative material, mode of adhesion, esterase or MMP inhibition, *Dent Mater* 34:1253–1262, 2018.
117. Hume WR: An analysis of the release and the diffusion through dentin of eugenol from zinc oxide-eugenol mixtures, *J Dent Res* 63:881–884, 1984.
118. Hume WR, Gerzia TM: Bioavailability of components of resin-based materials which are applied to teeth, *Crit Rev Oral Biol Med* 7:172–179, 1996.
119. Hume WR, Kenney AE: Release of 3H-triamcinolone from Ledermix, *J Endod* 7:509–514, 1981.
120. Ikawa M, Komatsu H, Ikawa K, et al: Age-related changes in the human pulpal blood flow measured by laser doppler flowmetry, *Dent Traumatol* 19:36–40, 2003.
121. Inoue H, Izumi T, Ishikawa H, et al: Short-term histomorphological effects of Er:YAG laser irradiation to rat coronal dentin-pulp complex, *Oral Surg Oral Med Oral Pathol Oral Radiol Endod* 97:246–250, 2004.
122. Inoue T, Miyakoshi S, Shimono M: The in vitro and in vivo influence of 4-META/MMA-TBB resin components on dental pulp tissues, *Adv Dent Res* 15:101–104, 2001.
123. Inoue T, Miyakoshi S, Shimono M: Dentin/pulp adhesive resin interface. Biological view from basic science to clinic. In Shimono M MT, Suda H, Takahashi K, editors: *Proceedings of the international conference on dentin/pulp complex 1995*, Chiba, Japan. Chicago, 1996, Quintessence, pp 217–220.
124. Izumi T, Inoue H, Matsuura H, et al: Changes in the pattern of horseradish peroxidase diffusion into predentin and dentin after cavity preparation in rat molars, *Oral Surg Oral Med Oral Pathol Oral Radiol Endod* 92:675–681, 2001.
125. Izumi T, Kobayashi I, Okamura K, et al: Immunohistochemical study on the immunocompetent cells of the pulp in human non-carious and carious teeth, *Arch Oral Biol* 40:609–614, 1995.
126. Jaber L, Swaim WD, Dionne RA: Immunohistochemical localization of mu-opioid receptors in human dental pulp, *J Endod* 29:108–110, 2003.
127. Janeway CA Jr, Medzhitov R: Innate immune recognition, *Annu Rev Immunol* 20:197–216, 2002.
128. Jansson L, Ehnevid H, Lindskog S, et al: Relationship between periapical and periodontal status, A clinical retrospective study. *J Clin Periodontol* 20:117–123, 1993.
129. Jansson L, Sandstedt P, Laftman AC, et al: Relationship between apical and marginal healing in periradicular surgery, *Oral Surg Oral Med Oral Pathol Oral Radiol Endod* 83:596–601, 1997.
130. Jiang HW, Zhang W, Ren BP, et al: Expression of toll like receptor 4 in normal human odontoblasts and dental pulp tissue, *J Endod* 32:747–751, 2006.
131. Jontell M, Hanks CT, Bratel J, et al: Effects of unpolymerized resin components on the function of accessory cells derived from the rat incisor pulp, *J Dent Res* 74:1162–1167, 1995.
132. Jukic S, Anic I, Koba K, et al: The effect of pulpotomy using CO2 and Nd:YAG lasers on dental pulp tissue, *Int Endod J* 30:175–180, 1997.
133. Kang CM, Sun Y, Song JS, et al: A randomized controlled trial of various MTA materials for partial pulpotomy in permanent teeth, *J Dent* 60:8–13, 2017.
134. Kanjevac T, Milovanovic M, Volarevic V, et al: Cytotoxic effects of glass ionomer cements on human dental pulp stem cells correlate with fluoride release, *Med Chem* 8:40–45, 2012.
135. Katsuno K, Manabe A, Itoh K, et al: A delayed hypersensitivity reaction to dentine primer in the guinea-pig, *J Dent* 23:295–299, 1995.
136. Kawagishi E, Nakakura-Ohshima K, Nomura S, et al: Pulpal responses to cavity preparation in aged rat molars, *Cell Tissue Res* 326:111–122, 2006.
137. Keller JF, Carrouel F, Colomb E, et al: Toll-like receptor 2 activation by lipoteichoic acid induces differential production of pro-inflammatory cytokines in human odontoblasts, dental pulp fibroblasts and immature dendritic cells, *Immunobiology* 215:53–59, 2010.
138. Killough SA, Lundy FT, Irwin CR: Substance P expression by human dental pulp fibroblasts: a potential role in neurogenic inflammation, *J Endod* 35:73–77, 2009.
139. Kim D, Park SH: Effects of age, sex, and blood pressure on the blood flow velocity in dental pulp measured by doppler ultrasound technique, *Microcirculation* 23:523–529, 2016.
140. Kim S: Ligamental injection: a physiological explanation of its efficacy, *J Endod* 12:486–491, 1986.
141. Kim S, Edwall L, Trowbridge H, et al: Effects of local anesthetics on pulpal blood flow in dogs, *J Dent Res* 63:650–652, 1984.
142. Kim S, Trowbridge H, Suda H: Pulpal reaction to caries and dental procedures. In: Cohen S, Burns RC, editors: *Pathways of the pulp*, ed 8, St. Louis, 2002, Mosby, pp 573–600.
143. Kimura Y, Wilder-Smith P, Yonaga K, et al: Treatment of dentine hypersensitivity by lasers: a review, *J Clin Periodontol* 27:715–721, 2000.
144. Kimura Y, Yonaga K, Yokoyama K, et al: Histopathological changes in dental pulp irradiated by Er:YAG laser: a preliminary report on laser pulpotomy, *J Clin Laser Med Surg* 21:345–350, 2003.
145. Kina JF, Huck C, Riehl H, et al: Response of human pulps after professionally applied vital tooth bleaching, *Int Endod J* 43:572–580, 2010.
146. Kivanc BH, Arisu HD, Ulusoy OI, et al: Effect of light-activated bleaching on pulp chamber temperature rise: an in vitro study, *Aust Endod J* 38:76–79, 2012.
147. Koh ET, Ford TR, Kariyawasam SP, et al: Prophylactic treatment of dens evaginatus using mineral trioxide aggregate, *J Endod* 27:540–542, 2001.
148. Kohli MR, Yamaguchi M, Setzer FC, et al: Spectrophotometric analysis of coronal tooth discoloration induced by various bioceramic cements and other endodontic materials, *J Endod* 41:1862–1866, 2015.

150. Kohn MW, White RP Jr: Evaluation of sensation after segmental alveolar osteotomy in 22 patients, *J Am Dent Assoc* 89:154–156, 1974.
151. Kokkas AB, Goulas A, Varsamidis K, et al: Irreversible but not reversible pulpitis is associated with up-regulation of tumour necrosis factor-alpha gene expression in human pulp, *Int Endod J* 40:198–203, 2007.
152. Konno Y, Daimaruya T, Iikubo M, et al: Morphologic and hemodynamic analysis of dental pulp in dogs after molar intrusion with the skeletal anchorage system, *Am J Orthod Dentofacial Orthop* 132:199–207, 2007.
153. Koshiro K, Inoue S, Tanaka T, et al: In vivo degradation of resin-dentin bonds produced by a self-etch vs. a total-etch adhesive system, *Eur J Oral Sci* 112:368–375, 2004.
154. Koubi G, Colon P, Franquin JC, et al: Clinical evaluation of the performance and safety of a new dentine substitute, Biodentine, in the restoration of posterior teeth - a prospective study, *Clin Oral Investig* 17:243–249, 2013.
155. Koulaouzidou EA, Papazisis KT, Economides NA, et al: Antiproliferative effect of mineral trioxide aggregate, zinc oxide-eugenol cement, and glass-ionomer cement against three fibroblastic cell lines, *J Endod* 31:44–46, 2005.
156. Kuhnisch J, Bucher K, Henschel V, et al: Reproducibility of DIAGNOdent 2095 and DIAGNOdent Pen measurements: results from an in vitro study on occlusal sites, *Eur J Oral Sci* 115:206–211, 2007.
157. Kundzina R, Stangvaltaite L, Eriksen HM, et al: Capping carious exposures in adults: a randomized controlled trial investigating mineral trioxide aggregate versus calcium hydroxide, *Int Endod J* 50:924–932, 2017.
158. Kvinnsland S, Heyeraas K, Ofjord ES: Effect of experimental tooth movement on periodontal and pulpal blood flow, *Eur J Orthod* 11:200–205, 1989.
159. Langeland K: Tissue response to dental caries, *Endod Dent Traumatol* 3:149–171, 1987.
160. Langeland K, Dowden WE, Tronstad L, et al: Human pulp changes of iatrogenic origin, *Oral Surg Oral Med Oral Pathol* 32:943–980, 1971.
161. Langeland K, Rodrigues H, Dowden W: Periodontal disease, bacteria, and pulpal histopathology, *Oral Surg Oral Med Oral Pathol* 37:257–270, 1974.
162. Lefebvre CA, Wataha JC, Bouillaguet S, et al: Effects of long-term sub-lethal concentrations of dental monomers on THP-1 human monocytes, *J Biomater Sci Polym Ed* 10:1265–1274, 1999.
163. Lepinski AM, Haegreaves KM, Goodis HE, et al: Bradykinin levels in dental pulp by microdialysis, *J Endod* 26:744–747, 2000.
164. Lesot H B-KC, Kubler MD: Experimental induction of odontoblast differentiation and stimulation during reparative processes, *Cells Materials* 3:201–217, 1993.
165. Levin LG, Rudd A, Bletsa A, et al: Expression of IL-8 by cells of the odontoblast layer in vitro, *Eur J Oral Sci* 107:131–137, 1999.
166. Li Y, Sui B, Dahl C, et al: Pulpotomy for carious pulp exposures in permanent teeth: A systematic review and meta-analysis, *J Dent* 84:1–8, 2019.
167. Lier BB, Rosing CK, Aass AM, et al: Treatment of dentin hypersensitivity by Nd:YAG laser, *J Clin Periodontol* 29:501–506, 2002.
168. Lilja J, Nordenvall KJ, Branstrom M: Dentin sensitivity, odontoblasts and nerves under desiccated or infected experimental cavities. A clinical, light microscopic and ultrastructural investigation, *Swed Dent J* 6:93–103, 1982.
169. Lima DA, Aguiar FH, Liporoni PC, et al: In vitro evaluation of the effectiveness of bleaching agents activated by different light sources, *J Prosthodont* 18:249–254, 2009.
170. Lin S, Mayer Y: Treatment of a large periradicular lesion of endodontic origin around a dental implant with enamel matrix protein derivative, *J Periodontol* 78:2385–2388, 2007.
171. Linde A: Dentin and Dentinogenesis. In Linde A, editor: *Noncollagenous proteins and proteoglycans in dentinogenesis*, Boca Raton, 1984, CRC Press, pp 55–92.
172. Litkowski LJ, Hack GD, Sheaffer HB, et al: Occlusion of Dentin Tubules by 45S5 Bioglass. In *Paper presented at: Bioceramics, Proceedings of the 10th international symposium on ceramics in medicine*, Paris, October 1997, France.
173. Liu HC, Lin CP, Lan WH: Sealing depth of Nd:YAG laser on human dentinal tubules, *J Endod* 23:691–693, 1997.
174. Lockard MW: A retrospective study of pulpal response in vital adult teeth prepared for complete coverage restorations at ultrahigh speed using only air coolant, *J Prosthet Dent* 88:473–478, 2002.
175. Loyd DR, Sun XX, Locke EE, et al: Sex differences in serotonin enhancement of capsaicin-evoked calcitonin gene-related peptide release from human dental pulp, *Pain* 153:2061–2067, 2012.
176. Luk K, Tam L, Hubert M: Effect of light energy on peroxide tooth bleaching, *J Am Dent Assoc* 135:194–201; quiz 28-9, 2004.
177. Lupi-Pegurier L, Bertrand MF, Muller-Bolla M, et al: Comparative study of microleakage of a pit and fissure sealant placed after preparation by Er:YAG laser in permanent molars, *J Dent Child (Chic)* 70:134–138, 2003.
178. Lussi A, Hibst R, Paulus R: DIAGNOdent: an optical method for caries detection, *J Dent Res* 83 Spec No C:C80–C83, 2004.
179. Mainkar A, Kim SG: Diagnostic accuracy of 5 dental pulp tests: a systematic review and meta-analysis, *J Endod* 44:694–702, 2018.
180. Margelos JT, Verdelis KG: Irreversible pulpal damage of teeth adjacent to recently placed osseointegrated implants, *J Endod* 21:479–482, 1995.
181. Mavridou AM, Bergmans L, Barendregt D, et al: Descriptive analysis of factors associated with external cervical resorption, *J Endod* 43:1602–1610, 2017.
182. Mazzoni A, Tjaderhane L, Checchi V, et al: Role of dentin MMPs in caries progression and bond stability, *J Dent Res* 94:241–251, 2015.
183. McCormack K, Davies R: The enigma of potassium ion in the management of dentine hypersensitivity: is nitric oxide the elusive second messenger?, *Pain* 68:5–11, 1996.
184. McLachlan JL, Sloan AJ, Smith AJ, et al: S100 and cytokine expression in caries, *Infect Immun* 72:4102–4108, 2004.
185. McLachlan JL, Smith AJ, Bujalska IJ, et al: Gene expression profiling of pulpal tissue reveals the molecular complexity of dental caries, *Biochim Biophys Acta*, 2005.
186. Mente J, Geletneky B, Ohle M, et al: Mineral trioxide aggregate or calcium hydroxide direct pulp capping: an analysis of the clinical treatment outcome, *J Endod* 36:806–813, 2010.
187. Messer HH: Permanent restorations and the dental pulp. In: Hargreaves KM, Goodis HE, editors: *Seltzer and Bender's dental pulp*, Carol Steam, IL, 2002, Quintessence Publishing.
188. Michaelson PL, Holland GR: Is pulpitis painful?, *Int Endod J* 35:829–832, 2002.
189. Mitchell DF, Tarplee RE: Painful pulpitis; a clinical and microscopic study, *Oral Surg Oral Med Oral Pathol* 13:1360–1370, 1960.
190. Mjor IA: Bacteria in experimentally infected cavity preparations, *Scand J Dent Res* 85:599–605, 1977.
191. Mjor IA, Ferrari M: Pulp-dentin biology in restorative dentistry, Part 6: Reactions to restorative materials, tooth-restoration interfaces, and adhesive techniques. *Quintessence Int* 33:35–63, 2002.
192. Mjor IA, Finn SB, Quigley MB: The effect of calcium hydroxide and amalgam on non-carious, vital dentine, *Arch Oral Biol* 3:283–291, 1961.
193. Moraschini V, da Costa LS, Dos Santos GO: Effectiveness for dentin hypersensitivity treatment of non-carious cervical lesions: a meta-analysis, *Clin Oral Investig* 22:617–631, 2018.
194. Murray PE, About I, Lumley PJ, et al: Postoperative pulpal and repair responses, *J Am Dent Assoc* 131:321–329, 2000.
195. Murray PE, Smith AJ, Garcia-Godoy F, et al: Comparison of operative procedure variables on pulpal viability in an ex vivo model, *Int Endod J* 41:389–400, 2008.
196. Murray PE, Smith AJ, Windsor LJ, et al: Remaining dentine thickness and human pulp responses, *Int Endod J* 36:33–43, 2003.
197. Murray PE, Smyth TW, About I, et al: The effect of etching on bacterial microleakage of an adhesive composite restoration, *J Dent* 30:29–36, 2002.
198. Musselwhite JM, Klitzman B, Maixner W, et al: Laser doppler flowmetry: a clinical test of pulpal vitality, *Oral Surg Oral Med Oral Pathol Oral Radiol Endod* 84:411–419, 1997.
199. Nakabayashi N, Kojima K, Masuhara E: The promotion of adhesion by the infiltration of monomers into tooth substrates, *J Biomed Mater Res* 16:265–273, 1982.
200. Nanda R, Legan HL, Langeland K: Pulpal and radicular response to maxillary osteotomy in monkeys, *Oral Surg Oral Med Oral Pathol* 53:624–636, 1982.
201. Nathanson D: Vital tooth bleaching: sensitivity and pulpal considerations, *J Am Dent Assoc* 128:41S–44S, 1997.
202. Nayyar S, Tewari S, Arora B: Comparison of human pulp response to total-etch and self-etch bonding agents, *Oral Surg Oral Med Oral Pathol Oral Radiol Endod* 104:e45–e52, 2007.
203. Nixon CE, Saviano JA, King GJ, et al: Histomorphometric study of dental pulp during orthodontic tooth movement, *J Endod* 19:13–16, 1993.

311. Wakabayashi H, Hamba M, Matsumoto K, et al: Effect of irradiation by semiconductor laser on responses evoked in trigeminal caudal neurons by tooth pulp stimulation, *Lasers Surg Med* 13:605–610, 1993.
312. Wennberg A, Mjor IA, Heide S: Rate of formation of regular and irregular secondary dentin in monkey teeth, *Oral Surg Oral Med Oral Pathol* 54:232–237, 1982.
313. Widbiller M, Austah O, Lindner SR, et al: Neurotrophic proteins in dentin and their effect on trigeminal sensory neurons, *J Endod*, 2019.
314. Wigdor H, Abt E, Ashrafi S, et al: The effect of lasers on dental hard tissues, *J Am Dent Assoc* 124:65–70, 1993.
315. Yiu CK, King NM, Suh BI, et al: Incompatibility of oxalate desensitizers with acidic, fluoride-containing total-etch adhesives, *J Dent Res* 84:730-735, 2005.
316. Yoshiba K, Yoshiba N, Iwaku M: Class II antigen-presenting dendritic cell and nerve fiber responses to cavities, caries, or caries treatment in human teeth, *J Dent Res* 82:422–427, 2003.
317. Yoshiba N, Yoshiba K, Iwaku M, et al: Immunohistochemical localizations of class II antigens and nerve fibers in human carious teeth: HLA-DR immunoreactivity in Schwann cells, *Arch Histol Cytol* 61:343–352, 1998.
318. Yoshiba N, Yoshiba K, Nakamura H, et al: Immunohistochemical localization of HLA-DR-positive cells in unerupted and erupted normal and carious human teeth, *J Dent Res* 75:1585–1589, 1996.
319. Yoshida S, Oshima K, Tanne K: Biologic responses of the pulp to single-tooth dento-osseous osteotomy, *Oral Surg Oral Med Oral Pathol Oral Radiol Endod* 82:152–160, 1996.
320. Yoshiyama M, Masada J, Uchida A, et al: Scanning electron microscopic characterization of sensitive vs. insensitive human radicular dentin. *J Dent Res* 68:1498–1502, 1989.
321. Yoshiyama M, Tay FR, Doi J, et al: Bonding of self-etch and total-etch adhesives to carious dentin, *J Dent Res* 81:556–560, 2002.
322. Zach L, Cohen G: Pulp response to externaly applied heat, *Oral Surg Oral Med Oral Pathol* 19:515–530, 1965.
323. Zaia AA, Nakagawa R, De Quadros I, et al: An in vitro evaluation of four materials as barriers to coronal microleakage in root-filled teeth, *Int Endod J* 35:729–734, 2002.
324. Zhang J, Kawashima N, Suda H, et al: The existence of CD11c+ sentinel and F4/80+ interstitial dendritic cells in dental pulp and their dynamics and functional properties, *Int Immunol* 18:1375–1384, 2006.
325. Zhong S, Naqvi A, Bair E, et al: Viral microRNAs identified in human dental pulp, *J Endod* 43:84–89, 2017.
326. Zhong S, Zhang S, Bair E, et al: Differential expression of microRNAs in normal and inflamed human pulps, *J Endod* 38:746–752, 2012.

15 Microbiologia das Infecções Endodônticas

José F. Siqueira Jr. e Isabela N. Rôças

Resumo do Capítulo

Periodontite apical como uma doença infecciosa, 573
Vias de infecção do canal radicular, 574
Mecanismo de patogenicidade microbiana e fatores de virulência, 576
Distribuição espacial da microbiota endodôntica, 578
Biofilme e patogênese microbiana baseada em comunidade, 580
  Biofilme e interações bacterianas, 581
  Resistência do biofilme a agentes antimicrobianos, 582
Periodontite apical como uma doença relacionada ao biofilme, 582
Métodos para identificação microbiana, 583
  As cinco gerações de estudos microbiológicos endodônticos, 585
  Impacto dos métodos moleculares na microbiologia endodôntica, 586

Tipos de infecções endodônticas, 586
Diversidade da microbiota endodôntica, 586
Infecção intrarradicular primária, 587
  Diversidade microbiana, 587
  Infecções sintomáticas, 589
  Influência geográfica, 591
  Ecologia microbiana e o ecossistema do canal radicular, 591
  Outros microrganismos em infecções endodônticas, 592
Infecções endodônticas persistentes/secundárias, 592
  Infecções persistentes/secundárias e falha no tratamento, 593
  Bactérias no canal radicular na fase de obturação, 593
  Microbiota em canal radicular – dentes tratados, 594
Infecções extrarradiculares, 596

A periodontite apical é essencialmente uma doença inflamatória de etiologia microbiana, causada devido à infecção do sistema de canais radiculares. Embora fatores químicos e físicos possam induzir a inflamação perirradicular, um grande número de evidências científicas indica que a infecção endodôntica é essencial para progressão e perpetuação das diferentes formas de periodontite apical.[18,91,123,273] A infecção endodôntica se desenvolve em canais radiculares desprovidos de defesas do hospedeiro como uma consequência ou da necrose pulpar – como uma sequela de cáries, trauma, doença periodontal ou procedimentos operatórios invasivos – ou por remoção da polpa no tratamento endodôntico.

Outros microrganismos além das bactérias têm sido detectados em associação a infecções endodônticas, incluindo fungos, arqueas e vírus.[54,194,254,261,291] Entretanto, devido à alta prevalência, ao predomínio, à organização e à patogenicidade, as bactérias podem ser consideradas os principais microrganismos implicados na patogênese da periodontite apical. Em estágios avançados do processo infeccioso endodôntico, estruturas bacterianas semelhantes aos biofilmes são comumentes observadas aderidas às paredes dos canais.[124,164,245] Consequentemente, a periodontite apical foi incluída no rol das doenças orais relacionadas ao biofilme. As bactérias que colonizam o sistema de canais radiculares entram em contato com os tecidos perirradiculares pelo forame apical/lateral ou pelas perfurações radiculares. Como consequência do embate entre bactérias e defesas do hospedeiro, acontecem alterações inflamatórias nos tecidos perirradiculares, que dão origem ao desenvolvimento da periodontite apical. Dependendo de vários fatores bacterianos e relacionados ao hospedeiro, a periodontite apical pode ser sintomática (aguda) ou assintomática (crônica).

O objetivo principal do tratamento endodôntico é prevenir o desenvolvimento de periodontite apical ou, em casos em que a doença já está presente, criar condições apropriadas para a reparação dos tecidos perirradiculares. A intenção é preservar o dente e os tecidos perirradiculares associados a condições saudáveis. Como a periodontite apical é uma doença infecciosa, a razão do tratamento endodôntico é erradicar a ocorrência de infecção ou prevenir que microrganismos infectem ou reinfectem o canal radicular ou os tecidos perirradiculares. O princípio fundamental de qualquer profissão na área de saúde é o completo entendimento da etiologia e da patogênese da doença, o que proporciona uma estrutura ao tratamento efetivo. Nesse contexto, o entendimento dos aspectos microbiológicos da periodontite apical é a base para a prática endodôntica, bem como deveria ser gerenciada com uma abordagem baseada em evidências. Este capítulo foca os diversos aspectos da microbiologia endodôntica, incluindo questões patogênicas, taxonômicas, morfológicas e ecológicas.

Periodontite apical como uma doença infecciosa

A primeira observação registrada de bactérias no canal radicular é datada do século 17, realizada pelo holandês, construtor amador de microscópios, Antony van Leeuwenhoek (1632-1723). Ele relatou que os canais radiculares de um dente cariado "estavam repletos de uma matéria amolecida" e que "a coisa toda" parecia estar viva.[44] Naquela época, o papel dos "animálculos" de Leeuwenhoek na causa da doença era desconhecido. Somente após aproximadamente 200 anos, essa observação foi confirmada, bem como foi sugerida uma relação de causa e efeito entre as bactérias e a periodontite apical. Isso ocorreu, especificamente, em 1894, quando Willoughby Dayton Miller – um dentista norte-americano que trabalhava no laboratório de Robert Koch em Berlim, na Alemanha – publicou um estudo antológico reportando a associação entre as bactérias e a periodontite apical, após a análise de amostras coletadas de canais radiculares.[119] Por meio da bacterioscopia das amostras dos canais, ele encontrou células bacterianas das três morfologias básicas conhecidas na época: cocos, bacilos e espirilos (ou espiroquetas) (Figura 15.1). Morfologicamente, a microbiota endodôntica estava claramente diferente nas partes coronária, média e apical do canal radicular. Foram encontradas altas incidências de espiroquetas nos casos de abscessos, bem como suspeitou-se do papel dessas bactérias como fator etiológico. A maioria das bactérias vistas por Miller ao microscópio de luz não pôde ser cultivada utilizando a tecnologia disponível na época. Essas bactérias eram, por definição, anaeróbias e passaram a ser cultivadas com sucesso cerca de 50 a 100 anos depois, com o advento das técnicas de cultura anaeróbia. Entretanto, atualmente é amplamente reconhecido que um grande número de espécies de bactérias, vivendo em diversos ambientes, ainda está para ser cultivado pela tecnologia atual,[6,154,155] e o canal radicular não é exceção (discutido adiante neste capítulo). Com base em seus achados, Miller levantou a hipótese de que as bactérias eram os agentes causadores da periodontite apical.

Aproximadamente 70 anos após o estudo clássico de Miller, suas hipóteses foram confirmadas por meio de um estudo realizado por Kakehashi et al.[91] Esses autores avaliaram a resposta das polpas dentárias expostas à cavidade oral de ratos convencionais e ratos *germ-free*. Foram realizadas avaliações histológicas que revelaram que lesões de necrose pulpar e periodontite apical se desenvolveram em todos os ratos convencionais, todavia as polpas dos ratos *germ-free* não apenas permaneceram vitais, como também se regeneraram pela formação de tecido duro – similar à dentina, o qual selou a área de exposição e novamente isolou as polpas da cavidade oral.

O importante papel das bactérias na etiologia da periodontite apical foi posteriormente confirmado pelo estudo de Sundqvist.[273] Esse autor utilizou técnicas avançadas de cultura anaeróbia para a avaliação das bactérias presentes nos canais radiculares de dentes cujas polpas se tornaram necróticas após trauma.

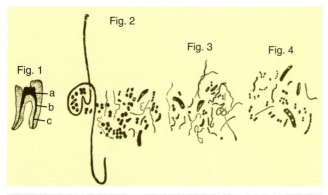

Figura 15.1 Desenho do artigo clássico de Miller mostrando diferentes formas bacterianas em uma amostra de canal radicular observada em microscópio.

Foram encontradas bactérias apenas nos canais radiculares dos dentes exibindo evidência radiográfica de periodontite apical, confirmando a etiologia infecciosa da doença. Bactérias anaeróbias estavam presentes em mais de 90% dos isolados. Os achados do estudo de Sundqvist também serviram para demonstrar que, na ausência de infecção, o tecido pulpar necrótico por si só e o líquido tecidual estagnado dentro do canal radicular não induzem ou perpetuam lesões de periodontite apical.

Möller et al.[123] também forneceram fortes evidências sobre as causas microbianas da periodontite apical. O estudo deles em macacos demonstrou que somente polpas desvitalizadas e infectadas induziram lesões de periodontite apical, ao passo que polpas desvitalizadas e não infectadas mostraram uma ausência de alterações patológicas significativas nos tecidos perirradiculares. Além de corroborar a importância dos microrganismos para o desenvolvimento da periodontite apical, esse estudo também confirmou que o tecido pulpar necrótico por si só é incapaz de induzir e manter uma lesão de periodontite apical.

Bactérias que causam periodontite apical são basicamente organizadas em biofilmes, que colonizam o sistema de canais radiculares. Aglomerações bacterianas semelhantes, conhecidas atualmente como biofilmes, foram observadas em vários estudos morfológicos,[124,210,245] mas foi apenas após o estudo de Ricucci e Siqueira[164] que a alta prevalência de biofilmes foi consistentemente descoberta e uma forte associação com a periodontite apical primária e pós-tratamento foi relatada (para uma maior discussão sobre os biofilmes na infecção endodôntica, ver "Distribuição espacial da microbiota endodôntica").

Vias de infecção do canal radicular

Em condições normais, o complexo dentino-pulpar é estéril e isolado da microbiota oral pela cobertura de esmalte, dentina e cemento. Caso a integridade dessas camadas naturais seja violada – por exemplo, como resultado de cárie, fraturas e trincas por trauma, procedimentos restauradores, raspagem e alisamento radicular, atrição ou abrasão – ou esteja naturalmente ausente – por exemplo, em decorrência da existência de espaços no revestimento de cemento na superfície cervical da raiz –, o complexo dentino-pulpar é exposto ao ambiente oral. O complexo dentino-pulpar é atacado por bactérias presentes nas lesões de cárie, na saliva que banha a área exposta ou na placa dental formada sobre ela. Bactérias do biofilme subgengival associadas à doença periodontal podem também acessar a polpa via túbulos dentinários na região cervical do dente e do forame lateral ou apical. As bactérias e outros microrganismos podem também ter acesso ao canal radicular a qualquer momento, durante ou após a intervenção endodôntica, enfatizando a necessidade de manutenção da correta assepsia no decorrer do tratamento e da promoção de um adequado selamento coronário.

Sempre que a dentina é exposta, a polpa corre risco de infecção como consequência da permeabilidade da dentina normal inerente à sua estrutura tubular (Figura 15.2).[140] Os túbulos dentinários atravessam toda a largura da dentina e possuem um formato cônico, com o diâmetro maior localizado próximo à polpa – medindo, em média, 2,5 μm – e o menor diâmetro, localizado na periferia, próximo ao esmalte ou ao cemento – medindo, em média, 0,9 μm.[58] O menor diâmetro do túbulo é inteiramente compatível com o diâmetro celular da maioria das espécies bacterianas orais, que geralmente varia entre 0,2 a 0,7 μm. Pode-se supor que, uma vez exposta, a dentina oferece um caminho de acesso livre para as bactérias atingirem a polpa

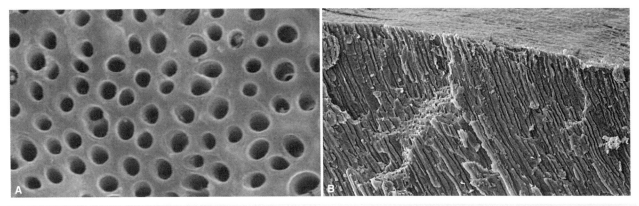

Figura 15.2 A. Micrografias eletrônicas de varredura da dentina mostrando túbulos em seção transversal (ampliação de ×850). **B.** Seção longitudinal (ampliação de ×130).

pelos túbulos. No entanto, foi demonstrado que a invasão bacteriana dos túbulos dentinários ocorre mais rapidamente em polpas não vitais que nas polpas vitais.[128] Com a polpa vital, o movimento de saída do fluido dentinário e o conteúdo dos túbulos – incluindo processos odontoblásticos, fibrilas colágenas e a lâmina limitante em formato de bainha que reveste os túbulos – influenciam a permeabilidade dentinária e podem conceitualmente atrasar a invasão bacteriana intratubular. Em decorrência da presença dos conteúdos tubulares, o diâmetro funcional ou fisiológico dos túbulos é de apenas 5 a 10% do diâmetro anatômico visualizado por microscopia.[117] Outros fatores, como esclerose dentinária, dentina terciária, *smear layer* e deposição intratubular de fibrinogênio, também reduzem a permeabilidade da dentina e, portanto, limitam ou mesmo impedem a progressão bacteriana para a polpa pelos túbulos dentinários.[142] Moléculas de defesa do hospedeiro, como anticorpos e componentes do sistema complemento, podem também estar presentes no fluido dentinário dos dentes vitais e podem auxiliar a proteção contra a invasão bacteriana profunda da dentina.[3,133,134] Enquanto a polpa continuar vital, a exposição dentinária não representa uma via significativa para infecção pulpar, exceto quando a espessura da dentina é consideravelmente reduzida e a permeabilidade da dentina é significativamente aumentada.

A maioria das bactérias no processo de cárie é do tipo sem motilidade; elas invadem a dentina pela repetida divisão celular que empurra as células para dentro dos túbulos. As células bacterianas também podem ser forçadas para dentro dos túbulos por meio das pressões hidrostáticas desenvolvidas na dentina durante a mastigação.[118] As bactérias dentro dos túbulos sob uma lesão de cárie profunda podem atingir a polpa mesmo antes de uma evidente exposição pulpar. Como mencionado anteriormente, supõe-se que a polpa não será infectada se ela ainda estiver vital. As poucas bactérias que a atingem podem não ser significantes, uma vez que a polpa vital pode eliminar essa infecção transitória e rapidamente limpar ou remover os produtos bacterianos. Esse eficiente mecanismo de limpeza tende a evitar que agentes agressores atinjam uma concentração suficientemente alta para induzir reações inflamatórias significativas.[141] Por outro lado, se a vitalidade da polpa for comprometida e os mecanismos de defesa estiverem enfraquecidos, até mesmo uma pequena quantidade de bactérias poderá iniciar uma infecção pulpar.

A exposição direta da polpa dental à cavidade oral é o caminho mais óbvio para a infecção endodôntica. A cárie é a causa mais comum de exposição pulpar, mas as bactérias também podem atingir a polpa por exposição pulpar direta – como resultado de procedimentos restauradores iatrogênicos ou trauma. O tecido pulpar exposto entra em contato direto com as bactérias orais oriundas das lesões cariosas, da saliva e/ou da placa acumulada sobre a superfície exposta. Quase invariavelmente, as polpas expostas sofrerão inflamação e necrose e se tornarão infectadas. O tempo decorrido entre a exposição pulpar e a infecção de todo o canal é imprevisível, porém normalmente é um processo lento.[35]

A saída das bactérias e seus produtos dos canais radiculares infectados – por forames apical e lateral ou de furca, túbulos dentinários ou perfurações radiculares iatrogênicas – pode afetar diretamente os tecidos periodontais circundantes, além de ocasionar alterações patológicas nesses tecidos. Conceitualmente, bactérias no biofilme subgengival associadas à doença periodontal podem alcançar a polpa pelas mesmas vias que as bactérias intracanais alcançam o periodonto e podem, portanto, causar efeitos danosos à polpa. Já foi demonstrado que, embora alterações degenerativas e inflamatórias de diferentes graus possam ocorrer na polpa de dentes com doença periodontal associada, a necrose pulpar significante somente se desenvolve caso o biofilme periodontal alcance o forame apical, levando a um dano irreversível aos vasos sanguíneos principais, que penetram por esse forame (Figura 15.3).[102] Depois que a polpa se torna necrótica, bactérias periodontais podem invadir o sistema de canais radiculares pelo forame apical, pelos canais laterais e pelos túbulos dentinários expostos.

No passado, foi afirmado que as bactérias poderiam alcançar a polpa por anacorese.[72] Teoricamente, as bactérias poderiam ser transportadas pelo sangue ou pela linfa para uma área de dano tecidual, em que elas deixariam o vaso, entrariam no tecido lesado e estabeleceriam uma infecção.[61,170] Contudo, não há evidência clara mostrando que esse processo representa uma via para infecção do canal radicular. Bactérias não puderam ser identificadas em canais radiculares não obturados de gatos quando a corrente sanguínea foi experimentalmente infectada – mesmo com os canais radiculares estando sobreinstrumentados durante o período de bacteriemia –, resultando em lesão aos vasos sanguíneos periodontais e infiltração sanguínea dentro do canal.[40] Um outro argumento contra a anacorese como uma via de infecção pulpar vem do estudo de Möller et al.,[123] os quais induziram necrose pulpar em dentes de macacos e relataram que todos os casos de necrose asséptica permaneceram livre de bactérias após 6 a 7 meses de observação.

Bactérias foram isoladas de dentes traumatizados com polpas necrosadas e coroas aparentemente intactas.[273,306] Embora a anacorese tenha sido sugerida como o mecanismo por meio do qual esses dentes traumatizados se tornaram infectados,[72] as evidências atuais indicam que a principal via de infecção do canal radicular

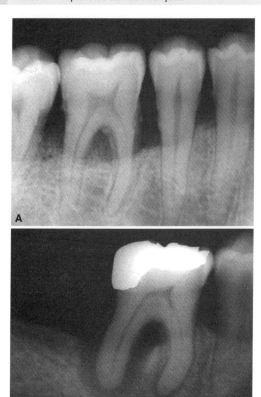

Figura 15.3 Doença periodontal (**A**), na maior parte das vezes, afeta a vitalidade pulpar quando o biofilme subgengival alcança o forame apical (**B**).

nesses casos é a exposição de dentina causada por trincas de esmalte.[111,112] Macro e microtrincas em esmalte podem ocorrer na maioria dos dentes – não somente nos traumatizados – e não necessariamente terminar na junção esmalte-dentina, isto é, elas podem se estender profundamente dentro da dentina.[112] Um grande número de túbulos dentinários é exposto ao meio ambiente bucal por uma única trinca. As trincas podem ser preenchidas com biofilme da placa e fornecer portas de entrada para as bactérias. Se a polpa permanece vital após o trauma, a penetração bacteriana para dentro dos túbulos é contra-atacada pelo fluido dentinário e pelos conteúdos tubulares, como discutido anteriormente; além disso, a saúde pulpar não é normalmente prejudicada. No entanto, se a polpa se torna necrosada como uma consequência do trauma, ela perde sua capacidade de se proteger contra a invasão bacteriana e, independentemente da espessura da dentina, os túbulos dentinários podem se tornar verdadeiras avenidas pelas quais as bactérias alcançam e colonizam a polpa necrosada.

Independentemente da via para o acesso bacteriano ao canal radicular, a necrose dos tecidos pulpares é um pré-requisito para o estabelecimento das infecções endodônticas primárias. Para reiterar: se a polpa está vital, ela pode se proteger contra a invasão bacteriana e a colonização. Se a polpa se torna necrótica como uma sequela de cáries, trauma, procedimentos operatórios ou doença periodontal, então ela pode ser facilmente infectada.

Outra situação, em que o sistema de canais radiculares é desprovido das defesas, relaciona-se aos casos em que a polpa foi removida no tratamento endodôntico. A penetração bacteriana no canal pode ocorrer durante o tratamento, entre as sessões, ou mesmo após a obturação do canal radicular. A principal causa de introdução microbiana dentro do canal *durante o tratamento* inclui biofilme de placa dental residual, cálculo ou cárie na coroa do dente, lençol de borracha rasgado, instrumentos endodônticos contaminados – por exemplo, após toque com os dedos – e soluções de irrigação ou outras soluções contaminadas – por exemplo, soro fisiológico, água destilada, ácido cítrico. As bactérias podem entrar no sistema de canais radiculares *entre as sessões* por falha do material restaurador temporário, quebra, fratura ou perda da restauração temporária, fratura da estrutura do dente, e nos dentes deixados abertos para drenagem. As bactérias podem penetrar o sistema de canais radiculares mesmo *após a conclusão da obturação do canal radicular* por falha do material restaurador temporário/permanente, fratura da estrutura do dente, cárie recorrente ou atraso na realização da restauração definitiva.[227]

Mecanismo de patogenicidade microbiana e fatores de virulência

Patogenicidade é um termo que se refere à capacidade de um microrganismo causar doença. O grau de patogenicidade de um microrganismo é conhecido como *virulência*. Produtos microbianos secretados, componentes da estrutura celular e estratégias que contribuem para a patogenicidade são conhecidos como *fatores de virulência*. Um exemplo de estratégia bacteriana que contribui para a patogenicidade é a capacidade de formar biofilmes, que conferem proteção contra as defesas do hospedeiro, dos competidores microbianos e dos agentes antimicrobianos. Alguns microrganismos que rotineiramente causam doença em um dado hospedeiro são chamados *patógenos primários*. Outros microrganismos causam doença somente quando as defesas do hospedeiro estão prejudicadas e, por isso, são chamados *patógenos oportunistas*. As bactérias que compõem a microbiota residente normal estão normalmente presentes como comensais inofensivos, bem como vivem em harmonia com o hospedeiro. Um dos maiores efeitos benéficos da microbiota humana é provavelmente a tendência a proteger o hospedeiro de infecções exógenas excluindo outros microrganismos. Mesmo assim, em certas situações, a harmonia pode ser quebrada por uma diminuição no nível normal de resistência e, então, as bactérias comensais são as primeiras a levar vantagem. A maioria das bactérias envolvidas com infecções endodônticas é normalmente habitante da microbiota oral; tais bactérias exploram alterações na harmonia da relação hospedeiro-bactéria, tornando-se patógenos oportunistas.

As espécies bacterianas envolvidas na patogênese da periodontite apical primária podem ter participado nos estágios iniciais da inflamação pulpar, ou podem ter entrado no espaço do canal radicular em algum momento após a necrose pulpar. Na situação anterior, as bactérias envolvidas são normalmente aquelas presentes nos estágios avançados das lesões por cárie e na saliva que banha a área afetada. As bactérias em lesões de cárie formam biofilmes genuínos aderidos à dentina (Figura 15.4). A difusão dos produtos bacterianos pelos túbulos dentinários induz a inflamação da polpa muito antes de o tecido ser exposto. Após a evidente exposição, a superfície do tecido pulpar pode ser colonizada e coberta por bactérias presentes no biofilme da cárie. O tecido pulpar exposto entra em contato direto com as bactérias e seus produtos e responde com inflamação grave. Alguma invasão do tecido pelas bactérias envolvidas pode ocorrer; além disso, as bactérias na linha de frente da infecção têm que sobreviver ao ataque das defesas do hospedeiro e, ao mesmo tempo, adquirir nutrientes para se manter vivas. Nessa batalha bactéria-polpa, a polpa é invariavelmente "derrotada" e se torna necrótica, então

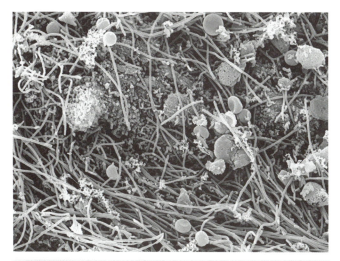

Figura 15.4 Micrografia eletrônica de varredura mostrando um biofilme cobrindo a dentina em uma lesão profunda de cárie. Observar a presença de diferentes morfotipos bacterianos (aumento ×3.500) (De Torabinejad M, Walton RE. *Endodontics: principles and practice*, ed 5, St. Louis, 2015, Saunders/Elsevier.)

as bactérias avançam e "ocupam o território", ou seja, elas colonizam o tecido necrótico. Esses eventos avançam pelos compartimentos teciduais, coalescem e se movem em direção à parte apical do canal, até que praticamente todo o canal esteja necrótico e infectado (Figura 15.5). Nessa fase, as bactérias envolvidas podem ser consideradas como colonizadores primários do canal radicular ou espécies pioneiras.

Os colonizadores primários desempenham um papel importante na iniciação do processo de doença da periodontite apical. Ademais, eles podem modificar significativamente o meio ambiente, tornando-o propício ao estabelecimento de outros grupos bacterianos. Essas novas espécies podem ter acesso ao canal por exposição coronária ou túbulos dentinários expostos, estabelecem-se e contribuem para a mudança na microbiota.

Ocorre um rearranjo nas proporções das espécies pioneiras e tardias, e, com as alterações do meio ambiente, alguns colonizadores primários podem, até mesmo, desaparecer. Com o passar do tempo, a microbiota endodôntica se torna cada vez mais estruturada e espacialmente organizada.

Alguns atributos de virulência necessários para os patógenos se estabelecerem em outros sítios podem não ser válidos para as bactérias que alcançam o canal radicular após a necrose – por exemplo, a capacidade de evadir as defesas do hospedeiro. Isso acontece porque as bactérias tardias não encontram resistência significativa das defesas do hospedeiro, as quais não estão mais ativas no canal após a necrose. Embora a colonização possa parecer uma tarefa fácil para os colonizadores tardios, outros fatores ambientais – por exemplo, interação com espécies pioneiras, tensão de oxigênio, disponibilidade de nutrientes – determinarão se as novas espécies que estão entrando no canal serão bem-sucedidas em se estabelecerem e se juntarem aos colonizadores primários para se tornar uma comunidade mista dinâmica no canal radicular. Ultimamente, os canais radiculares de dentes com lesões de periodontite apical detectáveis radiograficamente abrigam tanto colonizadores primários, que se adaptaram para se estabelecer nos canais, quanto colonizadores tardios, que se adaptaram às novas condições do meio ambiente.[234]

A inflamação perirradicular pode ser observada antes mesmo das bactérias da linha de frente da infecção intracanal alcançarem o forame apical.[8,124,265,307] As bactérias exercem sua patogenicidade causando danos aos tecidos do hospedeiro por meio de mecanismos diretos e indiretos. Os fatores de virulência bacteriana que causam danos direto aos tecidos incluem aqueles que atacam as células do hospedeiro ou a matriz intercelular do tecido conjuntivo. Produtos bacterianos secretados, como enzimas, exotoxinas, proteínas de choque térmico, e produtos finais do metabolismo são os principais exemplos.[234] Além disso, componentes da estrutura bacteriana incluindo lipopolissacarídeos (LPSs), peptideoglicano, ácido lipoteicoico (ALT), fímbrias, flagelos, outras proteínas de membrana e vesículas, lipoproteínas, DNA e exopolissacarídeos podem agir como modulinas, estimulando o desenvolvimento de reações imunes do hospedeiro, mas também podem causar

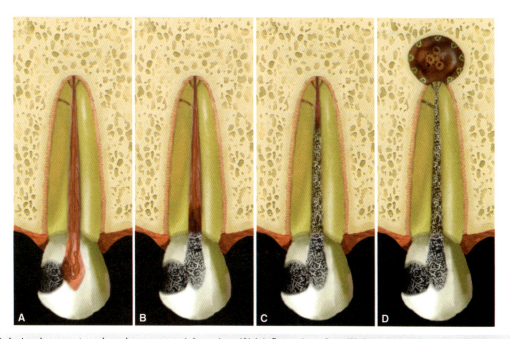

Figura 15.5 Dinâmica da resposta pulpar de uma exposição cariosa (**A**) à inflamação pulpar (**B**), à necrose pulpar (**C**), à formação de periodontite apical (**D**).

destruição grave dos tecidos (Figura 15.6).[80,234,287] Por exemplo, células inflamatórias e não inflamatórias do hospedeiro são estimuladas por componentes bacterianos para liberar citocinas pró-inflamatórias, que são envolvidas na reabsorção óssea caracteristicamente observada na periodontite apical. Outro exemplo de dano indireto é a formação de pus no abscesso apical agudo, que resulta da destruição da matriz extracelular do tecido conjuntivo por radicais livres derivados do oxigênio e enzimas lisossomais liberadas por leucócitos polimorfonucleares em resposta às bactérias. Embora o dano direto causado pelos produtos bacterianos esteja certamente envolvido na patogênese da periodontite apical, os efeitos destrutivos indiretos das bactérias parecem ser mais significantes nesses casos.[201]

A periodontite apical é uma doença multifatorial resultante da inter-relação de muitos fatores bacterianos e do hospedeiro. Poucos ou quase nenhum dos supostos patógenos endodônticos são individualmente capazes de induzir todos os eventos envolvidos na patogênese das diferentes formas de periodontite apical. Portanto, o processo requer uma interação integrada e em conjunto de membros selecionados da microbiota endodôntica mista e seus respectivos atributos de virulência.[295] O LPS, que é exclusivo das bactérias gram-negativas, foi detectado em altas concentrações em canais de dentes com periodontite apical intensa e/ou sintomática e em condições com exsudação persistente.[38,64,84,88,205,206] Embora o LPS tenha sido extensamente estudado e citado como um importante fator de virulência relacionado à patogênese da periodontite apical,[39,127] muitos outros mediadores também contribuem para a causa da doença. Por exemplo, alguns casos de infecções primárias e muitos casos de infecções secundárias/persistentes podem abrigar exclusivamente bactérias gram-positivas, o que indica que o envolvimento de outros fatores não deve ser negligenciado. Ainda, ALT, que é exclusivo de bactérias gram-positivas, foi detectado em todos os dentes com periodontite apical pós-tratamento.[10] Muitos produtos bacterianos secretados foram detectados em infecções endodônticas.[79,152,153] Desse modo, a patogênese das diferentes formas de periodontite apical e mesmo de algumas formas em diferentes indivíduos é improvável que siga um curso estereotipado com relação aos mediadores bacterianos envolvidos.

Distribuição espacial da microbiota endodôntica

Crescentes evidências indicam que a periodontite apical, assim como a cárie e a doença periodontal, é também uma doença relacionada ao biofilme. Estudos morfológicos têm mostrado que a microbiota do canal radicular em infecções primárias é dominada pelos morfotipos bacterianos que incluem cocos, bacilos, filamentosos e espirilos (espiroquetas) (Figura 15.7). As células fúngicas são encontradas esporadicamente (Figura 15.8).[210,245] Embora células bacterianas planctônicas suspensas em uma fase fluida e entrelaçadas no tecido pulpar necrótico possam ser observadas no canal radicular principal, a maioria das bactérias que coloniza o sistema de canais radiculares normalmente cresce em

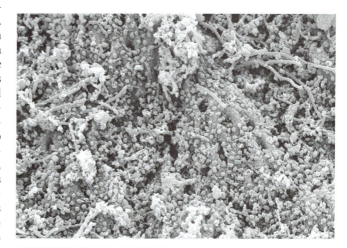

Figura 15.7 População microbiana mista colonizando a parede do canal radicular. Cocos são as formas predominantes, mas bacilos, filamentosos e espiroquetas são também observados. Em algumas áreas, as células cocoides estão relativamente separadas umas das outras (aumento ×2.200) (De Siqueira JF Jr, Rôças IN, Lopes HP. Patterns of microbial colonization in primary root canal infections. *Oral Surg Oral Med Oral Pathol Oral Radiol Endod* 93:174, 2002.)

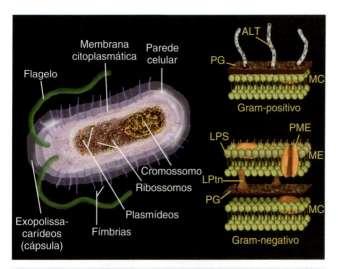

Figura 15.6 Célula bacteriana e seus componentes estruturais que podem agir como fatores de virulência. *Direita*: um esquema detalhado das paredes da célula bacteriana de bactérias gram-positivas e gram-negativas. *MC*, membrana citoplasmática; *LPS*, lipopolissacarídeos (endotoxinas); *LPTn*, lipoproteínas; *ALT*, ácido lipoteicoico; *ME*, membrana externa; *PME*, proteína da membrana externa; *PG*, peptideoglicano.

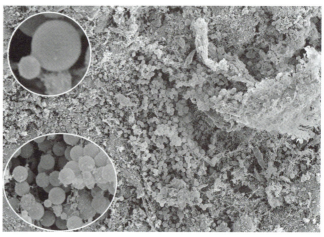

Figura 15.8 Colonização intensa de leveduras no canal radicular de um dente extraído com infecção primária associada à periodontite apical (aumento de ×300). Observar que algumas células estão em fase de brotamento. A célula-filha está crescendo na superfície da célula-mãe (insertos: aumento de ×2.700 [*base*], aumento de ×3.500 [*topo*]) (De Siqueira JF Jr, Sen BH. Fungi in endodontic infections. *Oral Surg Oral Med Oral Pathol Oral Radiol Endod* 97:632, 2004.)

biofilmes multiespécies, sésseis, aderidos às paredes dentinárias (Figura 15.9).[124,165,245] Canais laterais, ramificações apicais e istmos conectando os canais principais podem também ser obstruídos por biofilmes bacterianos (Figuras 15.10 e 15.11).[160,163,290]

As células bacterianas no fundo da estrutura do biofilme endodôntico são vistas frequentemente penetrando nos túbulos dentinários (Figura 15.12). Túbulos dentinários infectados ocorrem em 70 a 80% dos dentes com lesões de periodontite apical evidente.[116,148] Uma penetração superficial é mais comum, mas, em alguns dentes, as células bacterianas são observadas alcançando 300 μm de profundidade (Figura 15.13).[245] Células bacterianas em divisão são frequentemente vistas nos túbulos (ver Figura 15.13),[245] indicando que elas estão vivas e provavelmente recebem nutrientes da degradação de processos odontoblásticos, colágeno desnaturado, células bacterianas que morrem durante o processo de infecção e fluidos intracanal que penetram os túbulos por capilaridade.

Vários possíveis patógenos endodônticos demonstraram a capacidade de penetrar nos túbulos dentinários *in vitro*, incluindo *Porphyromonas endodontalis*, *Porphyromonas gingivalis*, *Fusobacterium nucleatum*, *Actinomyces israelii*, *Propionibacterium acnes*, *Enterococcus faecalis*, *Candida albicans* e estreptococos.[112,146,223,246,299] Um estudo clínico isolou e identificou bactérias presentes na dentina radicular em diferentes profundidades, e as mais comumente isoladas pertenciam aos gêneros *Prevotella*, *Porphyromonas*, *Fusobacterium*, *Veilonella*, *Peptostreptococcus*, *Eubacterium*, *Actinomyces*, lactobacilos e estreptococos.[148] Matsuo et al.,[116] usando análise imuno-histológica, observaram a ocorrência de *F. nucleatum*, *Pseudoramibacter alactolyticus*, *Eubacterium nodatum*, *Lactobacillus casei* e *Parvimonas micra* dentro de túbulos dentinários das paredes dos canais de dentes extraídos com periodontite apical.

Enquanto as bactérias presentes como células planctônicas no canal radicular principal podem ser acessadas facilmente e eliminadas por instrumentos e substâncias antimicrobianas usadas

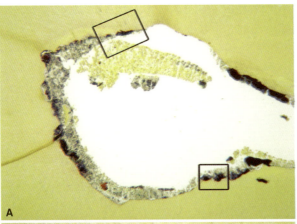
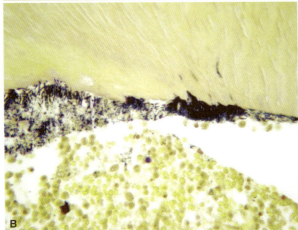
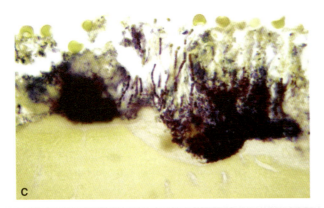

Figura 15.9 A. Biofilme nas paredes de um canal na raiz mesial de um primeiro molar inferior (aumento ×100). O dente era sintomático e uma lesão de periodontite apical estava presente. Secções **B** e **C** correspondem ao maior aumento do maior e do menor inserto, respectivamente. Note o acúmulo de neutrófilos polimorfonucleares no canal próximo ao biofilme. (*B*, aumento ×400; *C*, aumento de ×1.000). Cortes corados com técnica modificada de Taylor-Brown e Brenn (Cortesia do Dr. Domenico Ricucci).

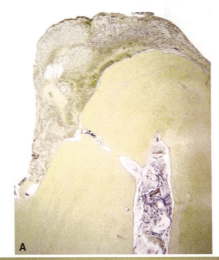
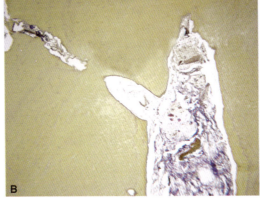

Figura 15.10 A. Biofilme bacteriano no canal necrótico e em uma ramificação apical contígua a tecidos perirradiculares inflamados (aumento ×25). **B.** Aumento maior que imagem *A* (aumento ×100). Secções coradas com técnica modificada de Taylor-Brown e Brenn. (Cortesia Dr. Domenico Ricucci.)

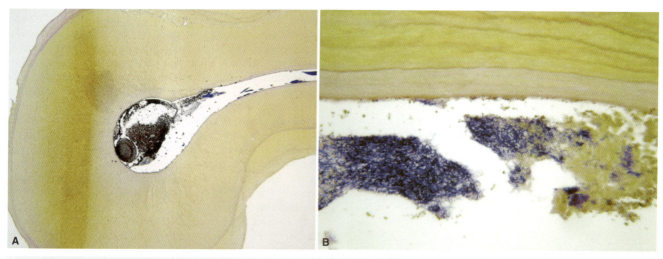

Figura 15.11 Cortes transversais de um segundo molar superior com raízes mesial e palatina fusionadas. **A.** Infecção bacteriana intensa no canal, espalhando-se para um istmo (aumento de ×25). **B.** Aumento maior do istmo obstruído por bactérias (aumento de ×400). Secções coradas com técnica modificada de Taylor-Brown e Brenn. (Cortesia de Dr. Domenico Ricucci.)

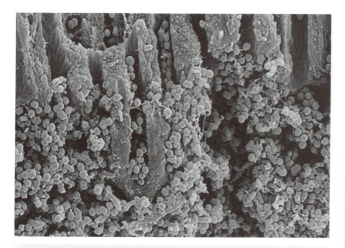

Figura 15.12 Infecção intensa nas paredes do canal radicular, principalmente por cocos, mas alguns pequenos bacilos também são vistos. Os cocos estão penetrando os túbulos dentinários (aumento de ×3.500). (De Siqueira JF Jr, Rôças IN, Lopes HP. Patterns of microbial colonization in primary root canal infections. *Oral Surg Oral Med Oral Pathol Oral Radiol Endod* 93:174, 2002.)

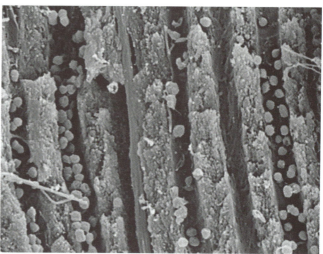

Figura 15.13 Cocos em túbulos dentinários em cerca de 300 μm do canal radicular principal (aumento de ×5.000). (De Siqueira JF Jr, Rôças IN, Lopes HP. Patterns of microbial colonization in primary root canal infections. *Oral Surg Oral Med Oral Pathol Oral Radiol Endod* 93:174, 2002.)

durante o tratamento endodôntico, aquelas organizadas em biofilme inseridas nas paredes radiculares e localizadas dentro de istmos, canais laterais e túbulos dentinários são definitivamente mais difíceis de alcançar[290] e podem necessitar de estratégias terapêuticas especiais para ser erradicadas.

Biofilme e patogênese microbiana baseada em comunidade

Microrganismos individuais proliferando em um hábitat dão origem a *populações*. Tais populações frequentemente ocorrem como microcolônias no ambiente. As populações interagem umas com as outras para formar uma *comunidade*. As comunidades e os hábitats são parte de um grande sistema chamado *ecossistema*, que é definido como um sistema autossuficiente que inclui a comunidade microbiana e seu ambiente.

Foi reconhecido que biofilme dental (placa) associado à cárie e à doença periodontal representa comunidades sofisticadas, que exercem funções essenciais para arquitetura e fisiologia do biofilme com consequentes implicações patogenéticas. As evidências indicam que a periodontite apical pode também se desenvolver como o resultado da atividade colaborativa de uma comunidade do biofilme presente no sistema de canais radiculares.

Para muitas infecções endógenas no corpo humano, a comunidade, em vez de uma única espécie, é considerada uma unidade de patogenicidade. Esse conceito comunidade-como-patógeno é baseado em uma abordagem holística para entender o comportamento de grupos de bactérias em infecções mistas e assumir que o todo é maior que a soma das suas partes. Fatores como composição (tipos de espécies), abundância (proporção de cada espécie), interações (sinergismo) e fatores de virulência agirão em conjunto para definir a patogenicidade coletiva de uma certa comunidade e determinar o resultado da doença.

Os estudos de perfil da comunidade revelaram que a composição da microbiota endodôntica difere consideravelmente entre indivíduos que apresentam a mesma doença (Figura 15.14).[30,113,184,251] Isso indica que a periodontite apical tem uma etiologia heterogênea, em que múltiplas combinações bacterianas podem desempenhar um papel na causa da doença. As variabilidades interindividuais são até mais evidentes quando diferentes localizações geográficas são avaliadas.[60,113,184,244] Além disso, as estruturas da comunidade diferem significativamente entre diferentes formas da doença, por exemplo, periodontite apical assintomática *versus* abscesso apical agudo,[196,200,251] sugerindo que existe um padrão associado a cada forma.

BIOFILME E INTERAÇÕES BACTERIANAS

A capacidade de formação de uma comunidade pode ser considerada como essencial para a sobrevivência microbiana praticamente em todos os ambientes. Ademais, a maioria dos microrganismos na natureza cresce e funciona como membro de comunidades metabolicamente integradas ou biofilmes.[33,135] O *biofilme* pode ser definido como uma comunidade microbiana, multicelular, séssil, caracterizada por células que estão firmemente aderidas a uma superfície e envoltas por uma matriz autoproduzida de substância polimérica extracelular (SPE), composta principalmente de polissacarídeos, bem como de proteínas e ácidos nucleicos (Figura 15.15).[33,45,75] A capacidade de formar biofilmes tem sido considerada como um fator de virulência[75] e a contagem de infecções por biofilme foi estimada como sendo 65 a 80% das infecções bacterianas que afetam humanos no mundo desenvolvido.[32] Dada sua importância em vários aspectos, as propriedades do biofilme têm sido extensamente estudadas não somente em microbiologia médica, mas, também, em diferentes setores da microbiologia industrial e ambiental.

Como uma comunidade, os biofilmes são compostos de populações ou microcolônias (±15% do volume) que estão mergulhadas e distribuídas de forma não aleatória na matriz de SPE (±85% do volume) e separadas por canais de água.[34,45,263,267] Os biofilmes dentais podem alcançar cerca de 300 ou mais camadas de células em espessura.[263] Microcolônias individuais podem consistir em uma única espécie bacteriana, todavia são mais frequentemente compostas de várias espécies diferentes em uma comunidade mista.

A matriz de SPE não é somente fisicamente importante como parte da sustentação que determina a estrutura do biofilme, mas ela é também biologicamente ativa e pode reter nutrientes, água e enzimas essenciais dentro do biofilme.[5] A matriz também protege a comunidade do biofilme de ameaças externas e pode participar na adesão às superfícies.

Na maioria dos biofilmes na natureza, as populações bacterianas surgem das colonizações das superfícies por células bacterianas planctônicas (não aderidas). Bactérias flutuantes se aproximam da superfície a ser colonizada e se ligam às proteínas do hospedeiro e/ou coagregam às bactérias previamente aderidas. Esse processo pode ocorrer em canais que estão totalmente expostos à cavidade bucal e preenchidos com saliva. Entretanto,

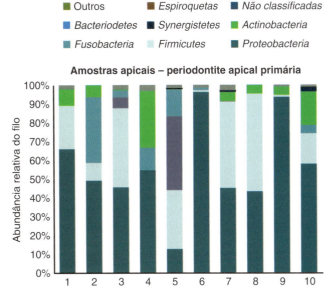

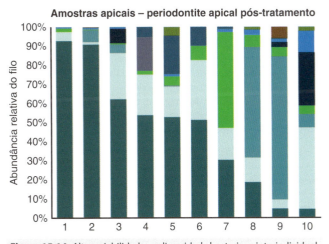

Figura 15.14 Alta variabilidade na diversidade bacteriana interindividual (riqueza e abundância) no nível de filo obtidas em amostras de ápices de dentes criopulverizados com periodontite apical primária ou pós-tratamento. A variabilidade é muito mais pronunciada em gêneros e espécies (dados não mostrados) (Baseada em dados de Siqueira JF Jr, Alves FR, Rôças IN. Pyrosequencing analysis of the apical root canal microbiota. *J Endod* 37:1499, 2011, e de Siqueira JF Jr, Antunes HS, Rôças IN, Rachid CT, Alves FR. Microbiome in the apical root canal system of teeth with post-treatment apical periodontitis. *PLoS One* 11:e0162887, 2016.)

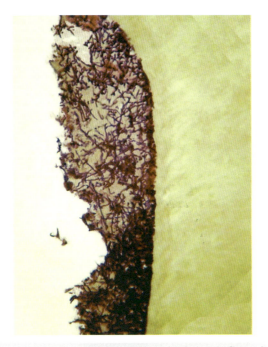

Figura 15.15 Biofilme bacteriano misto aderido à superfície radicular (coloração de Brown e Brenn, magnificação ×1.000).

a formação de biofilme no sistema de canais radiculares, especialmente como uma sequela de cárie, é esperada que ocorra de uma maneira diferente. Como o biofilme da cárie alcança a polpa, que se torna inflamada e necrótica, o biofilme avança na direção apical. Logo, a formação de biofilme nas paredes do canal radicular, na maioria dos casos, ocorre gradualmente com a polpa se tornando necrótica e o processo infeccioso avançando em direção ao terço apical do canal.[256]

As interações bacterianas no biofilme levam a mudanças na taxa de crescimento, expressão gênica e produção de proteínas. Genes expressos por células em biofilme podem diferir de 20 a 70% daqueles expressos pelas mesmas células crescendo em culturas planctônicas.[17,135,203] Assim, bactérias em biofilme adotam um fenótipo radicalmente diferente quando comparadas a suas contrapartes planctônicas. Dentro dos biofilmes, algumas bactérias também usam sistemas sofisticados de comunicação célula a célula *(quorum sensing)* para coordenar a expressão gênica. A heterogeneidade fenotípica em biofilmes é também observada como um resultado da exposição de microcolônias a uma variedade de gradientes – por exemplo, tensão de oxigênio, pH, tipo e quantidade de nutrientes, densidade celular –, que contribuem para formar diversos microambientes ao longo de toda estrutura do biofilme.

RESISTÊNCIA DO BIOFILME A AGENTES ANTIMICROBIANOS

Do ponto de vista clínico, o aumento da resistência do biofilme a agentes antimicrobianos é de especial importância. Células bacterianas que fazem parte do biofilme são consideradas mais resistentes a antibióticos que as mesmas células crescendo no estado planctônico. A concentração de antibiótico necessária para matar as bactérias no biofilme é aproximadamente de 100 a 1.000 vezes mais alta que a necessária para matar as mesmas espécies no estado planctônico.[114]

Vários mecanismos possíveis ajudam a explicar a resistência do biofilme a antimicrobianos: (a) a estrutura do biofilme pode restringir a penetração dos agentes antimicrobianos,[266] (b) bactérias sem nutrientes entrando em uma fase latente em biofilmes são muito menos suscetíveis a antimicrobianos que células em rápido crescimento,[75] (c) a presença de uma subpopulação de células sobreviventes especializadas conhecidas como resistentes.[94]

Periodontite apical como uma doença relacionada ao biofilme

Numerosos estudos morfológicos relataram a ocorrência de aglomerações bacterianas nas paredes do canal radicular parecendo com estruturas que mais tarde foram definidas como biofilme.[23,124,163,166,167,204,245] Todavia, a mais forte evidência sobre a associação dos biofilmes bacterianos à periodontite apical vem de um estudo histobacteriológico de Ricucci e Siqueira.[164] Esses autores avaliaram a prevalência de biofilme no sistema de canais radiculares apical de dentes com periodontite apical não tratados e dentes tratados com a doença pós-tratamento, bem como observaram as associações entre biofilmes e condições clínicas/histopatológicas. Alguns dos mais importantes achados do estudo desses pesquisadores são os seguintes.

1. Biofilmes intrarradiculares foram observados geralmente no segmento apical de aproximadamente 80% dos canais radiculares de dentes com periodontite apical primária ou pós-tratamento.
2. A morfologia dos biofilmes endodônticos diferiu consistentemente de indivíduo para indivíduo, por exemplo, espessura, morfotipo, relação células bacterianas/matriz extracelular.
3. Túbulos dentinários sob os biofilmes foram invadidos frequentemente por células bacterianas da parte mais profunda da comunidade do biofilme.
4. Os biofilmes foram comumente vistos cobrindo as paredes das ramificações apicais, canais laterais e istmos.
5. Biofilmes bacterianos foram mais frequentes em canais radiculares de dentes com lesões periapicais extensas. Devido ao tempo gasto para a periodontite apical se desenvolver e se tornar radiograficamente visível, pode-se supor que lesões grandes representam um processo patológico prolongado causado até mesmo por infecções intrarradiculares "antigas". Em processos infecciosos prolongados, as bactérias envolvidas podem ter tido tempo e condições suficientes para se adaptar ao meio ambiente e se tornar uma comunidade madura e organizada. O fato de que o terço apical do canal de dentes com lesões grandes abriga um grande número de células bacterianas e espécies quase sempre organizadas em biofilme pode ajudar a explicar o conceito que o resultado do tratamento é influenciado pelo tamanho da lesão.[31,131]
6. As prevalências de biofilmes intrarradiculares em dentes associados com cistos apicais, abscessos e granulomas foram de 95%, 83% e 69,5%, respectivamente. Os biofilmes foram significativamente associados a lesões epitelializadas. Uma vez que os cistos apicais se desenvolvem como resultado de uma proliferação epitelial em alguns granulomas,[107] pode-se prever que, em lesões de periodontite apical mais antigas, a maior probabilidade é de se tornar um cisto. Da mesma forma, o tempo de um processo patológico em dentes com grandes lesões pode também ajudar a explicar a alta prevalência de biofilmes associados a cistos.
7. Biofilmes extrarradiculares foram infrequentes: eles ocorreram em somente 6% dos casos. Exceto em um caso, eles foram sempre associados a biofilmes intrarradiculares. Todos os casos associados a um biofilme extrarradicular exibiram sintomas clínicos.
8. Bactérias também foram vistas no lúmen do canal principal, nas ramificações e nos istmos como aglomerados e células planctônicas, sejam elas misturadas à polpa necrosada ou possivelmente suspensas na fase líquida. Os aglomerados de bactérias são, às vezes, considerados como "biofilmes planctônicos" e podem se originar a partir do crescimento de células agregadas/coagregadas em um líquido, ou elas podem ter se desprendido do biofilme.[76]

Ricucci e Siqueira[164] também utilizaram os seguintes critérios presentes na literatura para estabelecer uma ligação causal entre biofilme e uma dada doença infecciosa.

1. Bactérias infectantes estão aderidas ou associadas a uma superfície.
2. Exame direto de tecidos infectados mostra bactérias formando aglomerados ou microcolônias envoltos em uma matriz extracelular.
3. A infecção é geralmente confinada a um sítio particular e, embora a disseminação possa ocorrer, é um evento secundário.
4. A infecção é difícil ou impossível de ser erradicada com antibióticos, apesar de os microrganismos responsáveis serem suscetíveis à morte no estado de células planctônicas.

5. A remoção pelo hospedeiro é ineficiente como sugerido pela localização das colônias de bactérias em áreas do tecido associadas a células inflamatórias. O acúmulo de neutrófilos polimorfonucleares e macrófagos em torno de bactérias agregadas/coagregadas *in situ* aumenta consideravelmente a suspeita do envolvimento do biofilme com a causa da doença.
6. Eliminação ou ruptura significativa da estrutura e da ecologia do biofilme leva à remissão do processo da doença.

Com base nas descobertas do estudo de Ricucci e Siqueira,[164] a periodontite apical cumpre consideravelmente cinco dos seis critérios. Os agregados/coagregados bacterianos são observados aderidos ou, pelo menos, associados às paredes dos canais radiculares (critério 1). As colônias de bactérias são, muitas vezes, vistas envoltas em uma matriz extracelular amorfa (critério 2). Biofilmes endodônticos são frequentemente confinados ao sistema do canal radicular, em apenas alguns casos que se estendem para a superfície externa da raiz, mas a disseminação pela lesão nunca aconteceu (critério 3). Na maioria dos casos, os biofilmes são enfrentados diretamente por um acúmulo de células inflamatórias, especialmente por neutrófilos polimorfonucleares (critério 5).

Em relação ao critério 4, é amplamente conhecido que infecções endodônticas intrarradiculares não podem ser tratadas de maneira eficaz por antibioticoterapia sistêmica, mesmo que a maioria das bactérias endodônticas em estágio de células planctônicas sejam suscetíveis a antibióticos utilizados atualmente.[15,65,96] A falta de eficácia dos antibióticos sistêmicos contra a infecção intrarradicular se deve principalmente pelo fato de as drogas não alcançarem as bactérias endodônticas que estão localizadas no espaço necrótico da polpa avascular. O reconhecimento do biofilme como a principal maneira de arranjo bacteriano no sistema de canal radicular aumenta ainda mais a força das explicações para a ausência de efetividade dos antibióticos contra as infecções endodônticas. Finalmente, há um claro potencial para preenchimento do critério 6, na medida em que biofilmes são frequentemente observados em canais de dentes tratados com periodontite apical pós-tratamento,[167] enquanto dentes com um resultado bem-sucedido não mostram infecção por biofilme do canal radicular.[158] Além disso, canais que exibem culturas negativas no momento da obturação tem um melhor resultado do tratamento.

Métodos para identificação microbiana

A microbiota endodôntica foi tradicionalmente investigada pelo método de cultura. A cultura é o processo de crescimento de microrganismos em laboratório fornecendo a eles os nutrientes necessários e condições físico-químicas adequadas, incluindo temperatura, umidade, atmosfera, concentrações salinas e pH.[260] Essencialmente, a análise da cultura envolve os seguintes passos: coleta e transporte da amostra, dispersão, diluição, cultivo, isolamento e identificação.[274] As amostras endodônticas são coletadas e transportadas para o laboratório em meio de preservação da viabilidade, sem suporte, em anaerobiose. Elas são, então, dispersas por sonicação ou misturadas por vórtex, diluídas, distribuídas em vários tipos de meio sólido (ágar) e cultivadas sobre condições aeróbias e anaeróbias. Após o período adequado de incubação, colônias individuais são subcultivadas e identificadas com base em múltiplos aspectos relacionados ao fenótipo, incluindo morfologias da colônia e celular, padrão de coloração de Gram, tolerância ao oxigênio, caracterização bioquímica completa, e análise dos produtos finais do metabolismo por análise de cromatografia gás-líquido. O padrão de proteína da membrana celular externa é examinada por eletrofluorescência em gel, fluorescência sobre luz ultravioleta e testes de suscetibilidade para antibióticos selecionados, que podem ser necessários para identificação de algumas espécies. Kits comerciais com marcadores que testam enzimas pré-formadas também têm sido usados para identificação rápida de várias espécies. As colônias isoladas também podem ser identificadas por espectrometria de massa por ionização e dessorção a *laser* assistida por matriz (MALDI-TOF MS)[303] ou sequenciamento por RNAr 16S.[250]

A análise da cultura de infecções endodônticas forneceu um corpo substancial de informações sobre a etiologia da periodontite apical, composição da microbiota endodôntica em condições clínicas diferentes, efeitos dos procedimentos endodônticos na eliminação bacteriana e na suscetibilidade das bactérias endodônticas aos antibióticos. As vantagens e limitações dos métodos de cultura são listados no Boxe 15.1; algumas importantes limitações dos métodos de cultura tornam a análise completa da microbiota endodôntica difícil de ser obtida.

Boxe 15.1 Vantagens e limitações dos métodos de cultura.

Vantagens

Natureza de amplo espectro, identificação de espécies inesperadas

Permite a quantificação de todos os principais microrganismos viáveis cultivados nas amostras

Permite a determinação da suscetibilidade antimicrobiana dos isolados

Estudos fisiológicos são possíveis

Estudos de patogenicidade são possíveis

Amplamente disponível

Limitações

Impossibilidade de cultivar um grande número de bactérias existentes

Nem todas as bactérias viáveis podem ser recuperadas

Uma vez isoladas, as bactérias necessitam de identificação usando diversas técnicas

Identificação incorreta de cepas com comportamentos fenotípicos ambíguos ou aberrantes

Baixa sensibilidade

Dependência rigorosa do modo de transporte das amostras

As amostras necessitam de processamento imediato

Dispendioso, demorado e trabalhoso no cultivo de anaeróbios

Especificidade depende da experiência do microbiologista

São necessários qualificação e equipamentos especializados para isolamento de anaeróbios

Gasta vários dias ou semanas para identificar a maioria dos anaeróbios

As dificuldades na cultura ou identificação de muitas espécies de microrganismos são uma preocupação importante. Infelizmente, nem todos os microrganismos podem ser cultivados sobre condições artificiais, pois simplesmente as necessidades nutricionais e fisiológicas da maioria dos microrganismos são ainda desconhecidas. Investigações de muitos ambientes usando métodos de cultura independentes têm revelado que a maioria dos microrganismos membros desses sistemas continua a ser cultivada.[6,302] Ademais, 40 a 80% das espécies bacterianas que compõem a microbiota associada aos diversos sítios humanos, incluindo a cavidade oral, representam bactérias desconhecidas ou ainda não cultivadas.[1,2,42,47,99,141,151,268]

O fato de uma dada espécie não ter sido ainda cultivada não implica que essa espécie permanecerá indefinidamente sem ser cultivada. Uma miríade de bactérias anaeróbias estritas era incultivável nos meados de 1900, porém os recentes aperfeiçoamentos em técnicas de cultura anaeróbias têm ajudado muito a resolver esse problema. Deve-se supor que nenhum método ou meio de cultura único é adequado ao isolamento da grande diversidade de microrganismos presentes na maioria dos ambientes.[69] Como permanecemos relativamente sem conhecer as condições para o crescimento de muitas bactérias, são necessários métodos de identificação que não se baseiem na cultivabilidade.

Em algumas situações, mesmo um cultivo bem-sucedido de um dado microrganismo não necessariamente significa que ele possa ser corretamente identificado. Identificação dependente de cultura é baseada em traços fenotípicos observados em cepas de referência, com propriedades bioquímicas e físicas previsíveis sobre condições de crescimento ótimas. Entretanto, muitos fatores relacionados ao fenótipo podem levar a dificuldades na identificação e, até mesmo, à identificação incorreta.[16,20,240,282] Como consequência, a identificação baseada no fenótipo não permite sempre uma identificação inequívoca.

Para superar as limitações da cultura, ferramentas e procedimentos baseados em biologia molecular têm se tornado disponíveis, bem como melhorado substancialmente a capacidade de se obter uma descrição mais realística do mundo microbiano sem a necessidade de cultivo (Figura 15.16). A tecnologia molecular tem também sido utilizada para identificar confiavelmente bactérias cultivadas, incluindo cepas com comportamento fenotípico ambíguo ou aberrante, isolados raros, bactérias pobremente descritas ou não caracterizadas e espécies recentemente nomeadas.[21,46,149,231,264,280] O gene *16S rRNA* (ou *16S rDNA*) tem sido o gene largamente utilizado para identificação bacteriana, enquanto o gene *18S rRNA* de fungo ou outro eucariota também tem sido utilizado extensivamente para identificar esses organismos.

Dados da sequência do gene *16S rRNA* podem ser usados para rápida e acurada identificação de espécies bacterianas conhecidas ou desconhecidas usando técnicas que não necessitam de cultura. O gene *16S rRNA* de praticamente todas as espécies bacterianas em um dado ambiente, incluindo ainda espécies não cultivadas ou não caracterizadas, pode ser ampliado pela reação em cadeia da polimerase (PCR), usando *primers* de amplo espectro (ou universais), que são complementares às regiões conservadas desse gene. O sequenciamento de regiões variáveis ladeadas pelos *primers* de amplo espectro fornecerá informações para identificação bacteriana precisa. *Primers* ou sondas, que são complementares a várias regiões, podem também ser usados para detectar espécies-alvo específicas diretamente em amostras clínicas.

Existem muitos métodos moleculares para o estudo dos microrganismos, e a escolha de uma abordagem em particular depende das questões de interesse.[240] O PCR de amplo espectro seguido por clonagem e sequenciamento de Sanger pode ser usado para revelar a amplitude da diversidade bacteriana de um dado ambiente. A abordagem de pirossequenciamento (ou "próxima geração") (HTS, do inglês *High-throughput sequencing*) permite sequenciamento de DNA de amostras para uma cobertura muito mais profunda e um maior rendimento em comparação ao procedimento de sequenciamento tradicional de Sanger; mesmo componentes pouco abundantes da comunidade bacteriana podem ser detectados por abordagens de HTS. Além do HTS, estruturas da comunidade bacteriana podem ser analisadas e comparadas por técnicas *fingerprint* (impressão digital), como eletroforese, analisadas e comparadas por técnicas *fingerprint*, como eletroforese

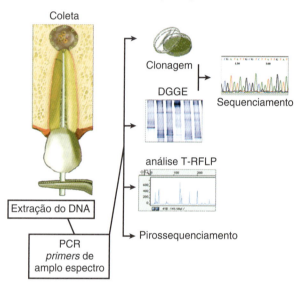

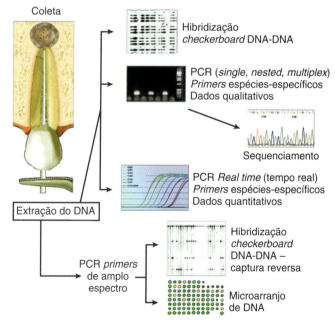

Figura 15.16 Métodos biológicos moleculares utilizados (ou com potencial para serem utilizados) no estudo de infecções endodônticas. A escolha de uma técnica particular dependerá do tipo de análise a ser realizada. Alguns métodos podem ser utilizados para detecção de espécies ou grupos microbianos-alvo e outros para uma análise mais ampla da microbiota.

em gel de gradiente desnaturante (DGGE, do inglês *denaturing gradient gel electrophoresis*) e o polimorfismo no comprimento do fragmento de restrição (T-RFLP, do inglês *terminal restriction fragment length polymorphism*). A hibridização *in situ* por fluorescência (FISH, do inglês *Fluorescence in situ hybridization*) pode medir a abundância das espécies-alvo e fornece informação sobre sua distribuição espacial nos tecidos. Dentre outras aplicações, os agrupamentos de hibridização DNA-DNA (*checkerboard*, DNA microarrays – microarranjos de DNA), single-PCR (PCR simples) espécie-específico, *nested* PCR, *multiplex* PCR e *real-time* PCR (quantitativo em tempo real) podem ser utilizados para pesquisar grandes números de amostras clínicas quanto à presença de espécies-alvo. Variações da tecnologia de PCR também podem ser utilizadas para tipificar cepas microbianas. Como acontece com qualquer outro método, os métodos moleculares têm suas próprias vantagens e limitações (Boxe 15.2).

AS CINCO GERAÇÕES DE ESTUDOS MICROBIOLÓGICOS ENDODÔNTICOS

Os estudos microbiológicos para identificação das espécies participantes das infecções endodônticas podem ser cronologicamente divididos em cinco gerações com base nas diferentes abordagens utilizadas.[255] Essas gerações são detalhadas na Tabela 15.1.

Boxe 15.2 Vantagens e limitações dos métodos de biologia molecular.

Vantagens	Limitações
Detecta tanto espécies ou cepas cultiváveis quanto as ainda não cultiváveis	A maioria dos testes é qualitativa ou semiquantitativa (exceção: PCR *real time*)
Identificação com alta sensibilidade e acurácia em cepas com comportamento fenotípico ambíguo ou aberrante	A maioria dos testes somente detecta uma espécie ou poucas espécies diferentes ao mesmo tempo (exceções: PCR de amplo espectro, *checkerboard*, *microarray*)
Detecta espécies diretamente nas amostras clínicas	A maioria dos testes detecta somente as espécies-alvo e falha em não detectar espécies inesperadas (exceção: PCR de amplo espectro)
Alta sensibilidade	Alguns testes podem ser trabalhosos e dispendiosos (exceção: PCR de amplo espectro)
Rápido; a maioria dos testes leva não mais que minutos ou poucas horas para identificar as espécies bacterianas	Vieses em PCR de amplo espectro introduzido por procedimentos de homogeneização, amplificação preferencial do DNA e extração diferencial do DNA
Não necessitam de condições anaeróbias cuidadosamente controladas durante a coleta das amostras e transporte	Testes de hibridização usando sondas de genoma completo detectam somente espécies cultiváveis
Podem ser utilizados durante o tratamento antimicrobiano	Podem ser muito caros
Não é necessário manuseio anaeróbio e perícia	
As amostras podem ser armazenadas congeladas para análise posterior	
DNA pode ser transportado facilmente entre laboratórios	
Detectam microrganismos mortos	

PCR, reação em cadeia da polimerase.

Tabela 15.1 Gerações de estudos para identificação microbiológica em infecções endodônticas.

Geração do estudo	Método de identificação	Natureza	Descrição e achados
Primeira	Cultura	*Open ended* (amplo espectro)	Revelaram muitas espécies cultiváveis em associação à periodontite apical
Segunda	Métodos moleculares (p. ex., PCR e seus derivados, *checkerboard assay* original)	*Closed ended* (espécies específicas)	Bactérias-alvo cultiváveis Foram confirmados e reforçados os dados da primeira geração Permitiu incluir algumas espécies de difícil cultivo no conjunto de possíveis patógenos endodônticos
Terceira	Métodos moleculares (p. ex., PCR clonagem, sequenciamento, T-RFLP)	*Open ended* (amplo espectro	Permitiu uma investigação mais completa da diversidade bacteriana em infecções endodônticas Foram identificadas não somente as espécies cultiváveis, como também as ainda não cultiváveis ou não caracterizadas
Quarta	Métodos moleculares (p. ex., PCR, *microarrarys*, *checkerboard* captura reversa)	*Closed ended* (espécies específicas)	Bactérias-alvo cultiváveis, bem como as ainda não cultiváveis Estudos clínicos em larga escala para investigar a prevalência e associação de espécies/filotipos a infecções endodônticas
Quinta	Métodos moleculares (p. ex., plataformas de pirosequenciamento tais como Roche 454 GS-FLX pirosequenciamento, Illumina MiSeq e HiSeq)	*Open ended* (amplo espectro	Permite uma cobertura mais profunda e uma análise mais completa da diversidade das infecções endodônticas

PCR, reação em cadeia da polimerase.

IMPACTO DOS MÉTODOS MOLECULARES NA MICROBIOLOGIA ENDODÔNTICA

Os estudos de cultura (primeira geração) identificaram um conjunto de espécies que desempenham um papel importante na patogênese da periodontite apical.[11,209,276] Posteriormente, não somente houve a confirmação dos achados obtidos pelos métodos baseados em cultura, eles também foram significativamente suplementados com aqueles obtidos pelas técnicas de biologia molecular cultura-independente, que constituem as outras quatro gerações dos estudos de microbiologia endodôntica.[236] Os métodos moleculares confirmaram e fortaleceram a associação de muitas espécies bacterianas cultiváveis à periodontite apical e também revelaram novos patógenos endodônticos suspeitos.[232] A lista de patógenos candidatos foi expandida para incluir espécies difíceis de serem cultivadas ou aquelas ainda não cultivadas e que nunca tinham sido encontradas por cultura em infecções endodônticas. Os resultados de estudos moleculares impactam de forma marcante o conhecimento sobre a diversidade bacteriana em infecções endodônticas. Mais de 400 espécies bacterianas diferentes foram detectadas em diferentes tipos de infecções endodônticas.[236] Dessas, cerca de 45% foram exclusivamente relatadas por estudos de biologia molecular em comparação aos 32% das detectadas por estudos apenas de cultura.[236] Vinte e três por cento do total de espécies bacterianas abundantes foram detectadas pela utilização tanto de estudos de cultura quanto moleculares (Figura 15.17). Como uma consequência, torna-se bastante evidente que o conhecimento sobre a composição da microbiota endodôntica tem sido refinado e redefinido pelos métodos moleculares.[232]

Tipos de infecções endodônticas

As infecções endodônticas podem ser classificadas de acordo com a localização anatômica, como infecção intrarradicular ou extrarradicular. A *infecção intrarradicular* é causada por microrganismos que colonizam o sistema de canais radiculares e pode ser subdividida em três categorias de acordo com o período de entrada dos microrganismos no sistema de canais radiculares: *infecção primária*, causada por microrganismos que inicialmente invadem e colonizam o tecido pulpar necrótico (infecção inicial ou "virgem"); *infecção secundária*, causada por microrganismos não presentes na infecção primária, mas introduzidos no canal radicular em algum momento após a intervenção profissional (p. ex., *secundária* à intervenção) e *infecção persistente*, causada por microrganismos que foram membros de uma infecção primária ou secundária e de alguma maneira resistiram aos procedimentos antimicrobianos intracanal, sendo capazes de permanecer viáveis por períodos de privação de nutrientes nos canais tratados. A *infecção extrarradicular,* por sua vez, é caracterizada pela invasão microbiana dos tecidos perirradiculares inflamados e é uma sequela da infecção intrarradicular. Infecções extrarradiculares podem ser dependentes ou independentes da infecção intrarradicular.

Diversidade da microbiota endodôntica

Os termos *microbiota* e *microbioma* têm sido utilizados de modo intercambiável em muitos textos, enquanto alguns outros têm confundido as definições. Aqui, nós nos referimos à *microbioma* como uma coleção de genomas de todos os microrganismos em um dado sítio; e à *microbiota* como todos os microrganismos em um sítio. Microbiota deve substituir termos como *flora* e *microflora*, que perpetuam uma ultrapassada classificação de microrganismos como plantas.[41] *Diversidade* se refere ao número de diferentes espécies presentes (abundância) e à sua abundância relativa (uniformidade) em um dado ecossistema.[87]

A cavidade oral abriga um dos maiores agrupamentos de microrganismos no corpo humano. Apesar de vírus, arqueias, fungos e protozoários serem encontrados como constituintes da microbiota oral, as bactérias são, de longe, as habitantes mais predominantes da cavidade oral. Estudos de cultura independente – microscopia e tecnologias de biologia molecular – têm mostrado que em torno de 40 a 60% da microbiota ainda continua a ser cultivada ou totalmente caracterizada.[2,42,262] Uma alta diversidade de espécies bacterianas foi revelada na cavidade oral por procedimentos de cultura,[125] mas a aplicação dos métodos de biologia molecular para análise da diversidade bacteriana tem revelado um espectro mais amplo e mais diverso de bactérias orais existentes.[144] Mais de mil espécies/filotipos bacterianos foram encontrados em estudos do microbioma oral humano, mas avançados estudos com HTS têm indicado que esse número pode ainda ter sido largamente subestimado.[4,71,93] Cultura anaeróbica e técnicas de biologia molecular têm demonstrado que, em um nível taxonômico mais amplo, as bactérias endodônticas caem em nove filos –*Firmicutes, Bacteroidetes, Spirochaetes, Fusobacteria, Actinobacteria, Proteobacteria, Synergistetes, TM7* e *SR1* (Figura 15.18).[126,156,177,195-197,233,236] Entretanto, dados de estudos usando a tecnologia HTS revelam que vários outros filos bacterianos podem ter sido esquecidos pelas técnicas de identificação prévias, incluindo *Tenericutes, Acidobacteria, Deinococcus-Thermus, Chloroflexi* e *Cyanobacteria*.[63,83,86,95,105,200,213,219,220,224,286,289,309] Membros desses filos menos comuns são em geral componentes pouco abundantes das comunidades bacterianas endodônticas, sendo somente detectados devido à cobertura profunda do sequenciamento. Fungos e arqueias são tipos de microrganismos que têm sido ocasionalmente encontrados em infecções endodônticas.

As infecções endodônticas se desenvolvem em locais previamente estéreis, que não contêm uma microbiota normal. Qualquer espécie encontrada tem o potencial para ser um patógeno endodôntico ou, pelo menos, desempenhar um papel na ecologia

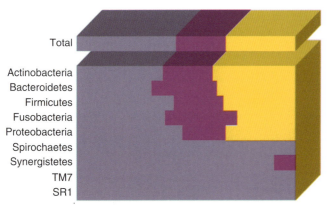

Figura 15.17 Distribuição percentual de espécies/filotipos bacterianos encontrados em infecções endodônticas de acordo com o método de detecção. Dados referentes a percentuais de espécies ou filotipos totais ou em cada um dos nove filos que possuem representantes endodônticos.

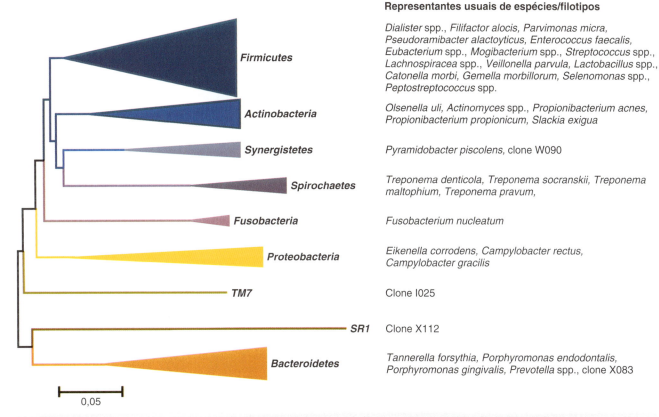

Figura 15.18 Filos bacterianos com seus respectivos representantes endodônticos. *Direita*: exemplos de espécies ou filotipos para cada filo.

da comunidade microbiana endodôntica. Cultura e estudos moleculares de infecções endodônticas são transversais por natureza e, consequentemente, revelam somente a prevalência das espécies, por isso somente a associação pode ser inferida. O papel na causa da periodontite apical é em geral suposto com base tanto na frequência de detecção e na potencial patogenicidade (em modelos animais ou associação a outras doenças humanas), quanto nas várias espécies que têm surgido como candidatas a patógenos endodônticos. A seções, a seguir, discutem aspectos específicos de cada tipo de infecção endodôntica.

Infecção intrarradicular primária

DIVERSIDADE MICROBIANA

A infecção radicular primária desenvolve-se no tecido pulpar necrótico de dentes não tratados e é a causa da periodontite apical primária (Figura 15.19). As bactérias participantes podem estar envolvidas nos estágios iniciais da invasão da polpa – normalmente por cárie –, que culmina em inflamação e, posteriormente, em necrose; ou elas podem ser tardias, que se aproveitam das condições ambientais no canal radicular após a necrose da polpa.

As infecções primárias são caracterizadas por uma comunidade mista – multiespécies – visivelmente dominada por bactérias anaeróbias. O número de células bacteriana pode variar de 10^3 a 10^8 por canal radicular.[19,130,197,249,273,292] Estudos moleculares de segunda a quarta geração têm divulgado uma média de 10 a 20 espécies/filotipos por canal infectado.[126,156,177,232,251] Todavia, esses números podem ser até mais altos baseados nos estudos HTS de quinta geração.[83,105,200,219] Canais de dentes associados à fístula podem exibir um número de espécies perto do topo dessa

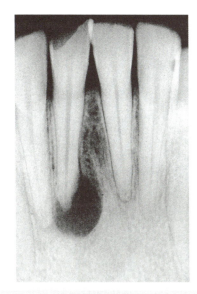

Figura 15.19 Periodontite apical causada por infecção intrarradicular primária. A polpa dental está necrosada e o tamanho da lesão é normalmente diretamente proporcional à complexidade da microbiota envolvida.

variação. O tamanho da lesão de periodontite apical tem mostrado ser proporcional ao número de espécies bacterianas (abundância) e células (densidade ou carga) no canal radicular.[177,250,273] Um estudo molecular[177] demonstrou que o número de espécies por canal foi claramente diretamente proporcional ao tamanho da lesão: lesões pequenas (< 5 mm) abrigavam 12 espécies, lesões de 5 a menos de 10 mm abrigavam 16 espécies, e lesões acima de 10 mm abrigavam cerca de 20 espécies. Alguns canais associados a lesões grandes podem abrigar até mesmo 40 espécies.[177] Portanto, quanto maior a lesão, mais altas a diversidade bacteriana e a densidade no canal.

As mais prevalentes espécies bacterianas conhecidas detectadas em infecções primárias, incluindo casos de abscessos agudos, pertencem a diversos gêneros de bactérias gram-negativas – *Fusobacterium, Dialister, Porphyromonas, Prevotella, Tanerella, Treponema, Pyramidobacter, Campylobacter* e *Veillonella* – e gram-positivas – *Parvimonas, Filifactor, Pseudoramibacter, Streptococcus, Propionibacterium, Olsenella* e *Actinomyces*.[14,55,56,66,74,96,126,156,177,179,183,195,196,232,250,252,253,273,275,293] A prevalência bacteriana pode variar de estudo para estudo em função de vários fatores, como sensibilidade e especificidade de detecção e métodos de identificação, técnica de coleta, localização geográfica, e acurácia ou divergência em diagnósticos clínicos e classificação da doença. Mesmo assim, espera-se que as espécies mais frequentemente detectadas sejam as mesmas nos estudos bem conduzidos. As Figuras 15.20 a 15.22 mostram a frequência detectada de espécies associadas à periodontite apical assintomática, à periodontite apical sintomática e ao abscesso apical agudo, como mostrado pelos estudos do grupo dos autores, usando uma técnica de biologia molecular altamente sensível (PCR *nested*).

Aproximadamente 40 a 66% de uma microbiota endodôntica em infecções primárias é composta de espécies ainda não cultivadas.[126,156,196] Quanto à sua abundância nessas infecções, os filotipos ainda não cultivados correspondem a aproximadamente 40% dos clones sequenciados. Estudos moleculares investigando a amplitude da diversidade bacteriana em canais radiculares infectados revelaram a ocorrência de filotipos não cultivados pertencentes a vários gêneros, incluindo *Dialister, Prevotella, Solobacterium, Olsenella, Fusobacterium, Treponema, Eubacterium, Megasphaera, Veillonella* e *Selenomonas*, assim como filotipos relacionados à família *Lachnospiraceae* ou à *TM7* e ao filo *Synergistetes*.[126,156,175,176,188,195,196,199,233,243] Alguns filotipos não cultivados podem mesmo estar entre as bactérias mais prevalentes nas infecções intrarradiculares primárias ou outros podem estar associados à dor.[196] *Bacteroidaceae* sp HOT-272 – sinônimo, *Bacteroidetes oral clone X083* – é um dos filotipos mais prevalentes encontrados nas infecções endodônticas.[177–179,241] A detecção de filotipos ainda não cultivados em amostras de infecções endodônticas sugere que eles podem ser bactérias previamente não reconhecidas, que desempenham um papel na patogênese de diferentes formas de periodontite apical. O fato de eles não terem sido ainda cultivados e fenotipicamente caracterizados não significa que eles não são importantes.[238]

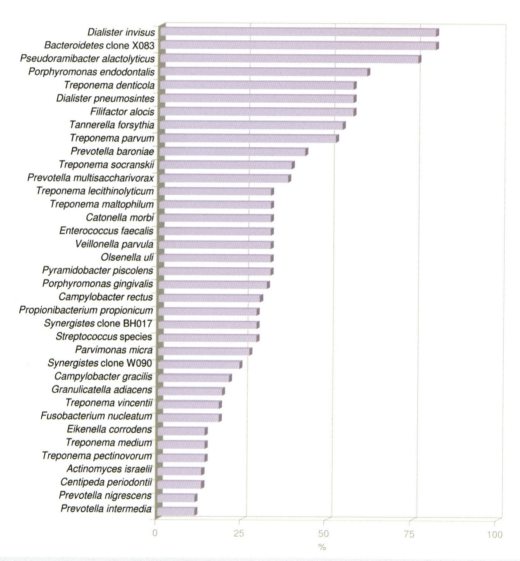

Figura 15.20 Prevalência de bactérias detectadas em infecções primárias de dentes com periodontite apical assintomática (crônica). Dados dos achados dos autores, utilizando um protocolo de PCR *nested* espécie-específica.

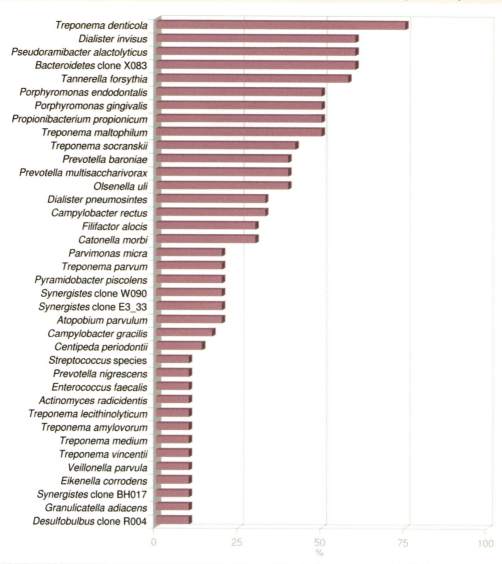

Figura 15.21 Prevalência de bactérias detectadas em infecções primárias de dentes com periodontite apical sintomática (aguda). Dados dos achados dos autores, utilizando um protocolo de PCR *nested* espécie-específica.

INFECÇÕES SINTOMÁTICAS

Periodontite apical sintomática e abscessos apicais agudos são exemplos típicos de infecções endodônticas que causam sintomas graves. Nesses casos, a infecção é localizada no canal, mas também pode ter alcançado os tecidos perirradiculares e, em casos abscedados, pode se espalhar para outros espaços anatômicos. Os abscessos apicais agudos são causados por bactérias egressas do canal radicular que invadem os tecidos perirradiculares para estabelecer uma infecção extrarradicular e provocar inflamação purulenta. Clinicamente, a doença leva à dor e à edema, bem como tem o potencial de se difundir para os seios e espaços fasciais da cabeça e do pescoço, formando uma celulite ou resultando em outras complicações (Figura 15.23). A microbiota envolvida nos abscessos endodônticos é mista e dominada por bactérias anaeróbias (ver Figura 15.22).[37,96,100,169,196,237,239,251] Comparações diretas usando tecnologia molecular revelaram uma média de 12 a 18 espécies por caso de abscesso, em comparação a 7 a 12 espécies presentes nos canais radiculares de dentes com lesões assintomáticas.[196,251] Filotipos não cultiváveis constituem aproximadamente 40% das espécies encontradas em abscessos (abundância) e coletivamente representam mais de 30% das sequências gênicas *16S rRNA* recuperadas em biblioteca de clones (uniformidade).[196] O número total de células bacterianas em abscessos apicais agudos tem variado de 10^4 a 10^9.[96,103,305]

Enquanto a causa microbiana da periodontite apical estiver bem estabelecida, não haverá forte evidência mostrando o envolvimento específico de uma única espécie com qualquer sinal ou sintoma da periodontite apical. Algumas bactérias anaeróbias gram-negativas foram sugeridas como envolvidas em lesões sintomáticas,[66,70,185,196,273,288,308] mas as mesmas espécies podem também estar presentes em frequências um pouco similares em casos assintomáticos.[14,56,74,90,183,252,253] Assim, outros fatores, além da mera presença de espécies possivelmente patogênicas, podem desempenhar um papel na etiologia de infecções endodônticas sintomáticas.[214,221,239] Esses fatores incluem: diferenças na capacidade de virulência entre cepas da mesma espécie, interações bacterianas resultando em efeitos sinérgicos entre espécies em infecções mistas, número total de células bacterianas (carga infecciosa total), contagem e abundância relativa de espécies patogênicas específicas (carga infecciosa específica), sinais ambientes que regulam a expressão de fatores de virulência, resistência do hospedeiro e

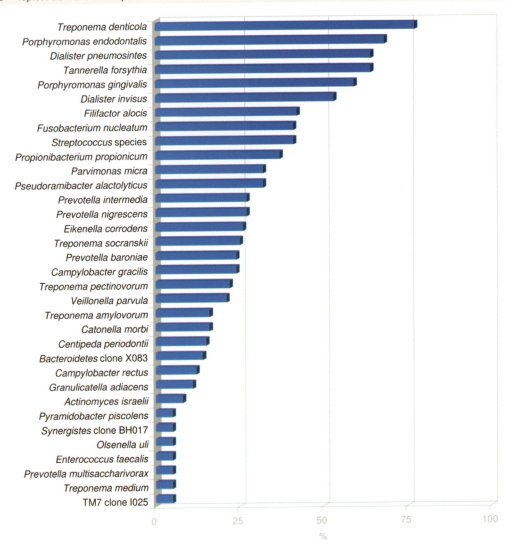

Figura 15.22 Prevalência de bactérias detectadas em infecções primárias de dentes com abscesso apical agudo. Dados dos achados dos autores, utilizando um protocolo de PCR *nested* espécie-específica.

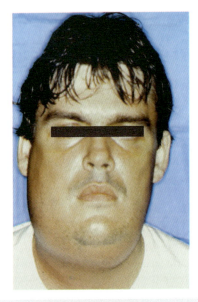

Figura 15.23 Abscesso apical agudo. A infecção se espalhou para outros espaços anatômicos formando uma celulite. (Cortesia de Dr. Henrique Martins.)

infecção concomitante por herpes-vírus. É provável que a associação de alguns ou todos esses fatores determine a ocorrência e a intensidade dos sintomas.[214,221]

Estudos moleculares usando análises DGGE, T-RFLP ou HTS mostraram que a estrutura das comunidades bacterianas endodônticas em dentes sintomáticos, incluindo casos de abscessos, é significativamente diferente dos dentes assintomáticos.[196,200,251] As diferenças são representadas pela diferença de espécies dominantes nas comunidades e pelo grande número de espécies em casos sintomáticos. Diferenças no tipo e na carga de espécies dominantes e as interrelações bacterianas resultantes podem afetar a virulência de toda a comunidade bacteriana. As contagens de algumas espécies patogênicas específicas mostraram ser importantes para a patogenicidade da comunidade em abscessos. Estudos moleculares demonstraram que os níveis de *Porphyromonas endodontalis*, *Prevotella baroniae*, *Tannerella forsythia*, *Treponema denticola* e espécies de *Streptococcus* foram significativamente mais altos em amostras de abscessos que em dentes assintomáticos.[183,202] Ademais, combinações de espécies diferentes podem resultar em resultados diferentes devido à rede de interações.[186] Existe a possibilidade de que interações bacterianas resultem em comunidades relativamente agressivas, que consequentemente podem causar respostas do hospedeiro de intensidade correspondente. Isso é consistente com o conceito de que a comunidade bacteriana total representa a unidade de patogenicidade.

INFLUÊNCIA GEOGRÁFICA

Achados de laboratórios de diferentes países são frequentemente diferentes em relação à prevalência de espécies envolvidas nas infecções endodônticas. Embora essas diferenças possam ser atribuídas a questões técnicas, uma influência geográfica na composição da microbiota do canal radicular se tornou suspeita. Estudos usando técnicas de biologia molecular compararam diretamente a prevalência de candidatos a patógenos endodônticos em amostras endodônticas de pacientes residindo em localizações geográficas distintas, bem como observaram diferenças significantes.[13,171,226] Análises dos perfis de comunidades bacterianas de uma microbiota associada a infecções endodônticas de diferentes países também revelaram um padrão geográfico relacionado a várias espécies sendo exclusivas para cada localização e outros compartilhados pelas localizações, mostrando grandes diferenças na prevalência.[113,244] Os fatores que podem levar a diferenças na composição da microbiota endodôntica e ao impacto dessas diferenças na terapia, particularmente em casos de abscesso requerendo antibióticoterapia sistêmica, restam ser elucidados.

ECOLOGIA MICROBIANA E O ECOSSISTEMA DO CANAL RADICULAR

Um canal radicular com polpa necrótica fornece um espaço para colonização bacteriana e proporciona à bactéria umidade, calor, nutrição e ambiente anaeróbio, que é geralmente protegido das defesas do hospedeiro devido à ausência de uma circulação sanguínea ativa em tecido pulpar necrótico. Também as paredes do canal radicular não são superfícies descamáveis, propiciando a persistência da colonização e a formação de comunidades complexas. O canal radicular necrótico pode ser considerado um ambiente fértil para o crescimento bacteriano, com a colonização não sendo uma tarefa difícil para a maioria das espécies bacterianas. Embora um grande número de espécies bacterianas (aproximadamente 100 a 200) possa ser encontrado na cavidade oral de um indivíduo em particular,[144] somente uma proporção limitada dessas espécies (aproximadamente 10 a 20) é consistentemente selecionada para crescimento e sobrevivência em um canal radicular contendo tecido pulpar necrótico contaminado do mesmo indivíduo. Isso indica que os determinantes ecológicos operam em um canal necrótico e ditam quais espécies serão bem-sucedidas na colonização desse ambiente previamente estéril. Os principais fatores ecológicos que determinam a composição da microbiota do canal radicular incluem tensão de oxigênio, tipo e quantidade de nutrientes disponíveis e interações bacterianas. Outros fatores, como temperatura, pH e receptores para adesinas, podem estar também envolvidos.

A infecção do canal radicular é um processo dinâmico e diferentes espécies bacterianas aparentemente dominam as diferentes etapas.[281] Mudanças na composição da microbiota são amplamente relacionadas a mudanças nas condições ambientais, particularmente em relação à tensão de oxigênio e à disponibilidade de nutrientes. Nas fases iniciais do processo de infecção pulpar, as bactérias facultativas predominam.[51] Após poucos dias ou semanas, o oxigênio se esgota dentro do canal radicular como resultado da necrose pulpar e do consumo pelas bactérias facultativas. Depois, o suprimento de oxigênio é interrompido com a perda da circulação sanguínea na polpa necrótica. Um meio anaeróbio se desenvolve, o qual é altamente favorável à sobrevivência e ao crescimento de bactérias anaeróbias estritas. Com o passar do tempo, condições anaeróbias se tornam mais pronunciadas, particularmente no terço apical do canal radicular e, como consequência, os anaeróbios dominarão a microbiota superando as bactérias facultativas (Figura 15.24).

A principal fonte de nutrientes para as bactérias que colonizam o sistema de canais radiculares inclui: (1) o tecido pulpar necrótico, (2) proteínas e glicoproteínas dos fluidos teciduais e exsudados que infiltram no sistema de canais radiculares pelo forame apical ou lateral, (3) componentes da saliva, que podem penetrar coronariamente o canal radicular, e (4) produtos do metabolismo de outras bactérias. Como a maior quantidade de nutrientes está disponível no canal principal – a parte mais volumosa do sistema de canais radiculares –, o maior número de bactérias – particularmente as espécies anaeróbias fastidiosas – é encontrado nessa região. Espécies bacterianas que utilizam melhor os nutrientes no sistema de canais radiculares e competem por eles serão bem-sucedidas na colonização.

Além de ser influenciada por variações no nível de oxigênio, mudanças na composição da microbiota colonizadora do sistema de canais radiculares também podem ser dependentes da dinâmica de utilização de nutrientes. As espécies sacarolíticas dominam as etapas mais iniciais do processo infeccioso, porém, logo em seguida, estão em menor número em comparação às espécies assacarolíticas, que dominarão estágios mais tardios. Apesar de o tecido necrótico pulpar ser considerado uma fonte finita de nutrientes para bactérias – dado o pequeno volume de tecido que se degrada progressivamente –, a indução da inflamação perirradicular garante uma fonte sustentável de nutrientes, particularmente sob a forma de proteínas e glicoproteínas presentes no exsudato, as quais escoam para dentro do canal. Nessa etapa do processo infeccioso, as bactérias com capacidade proteolítica ou de estabelecer uma interação cooperativa com as bactérias que podem utilizar esse substrato no metabolismo passam a dominar. Desse modo, quando o processo infeccioso atinge a fase de indução da inflamação perirradicular, as proteínas se tornam a principal fonte de nutrientes, particularmente na parte apical do canal, favorecendo o estabelecimento de espécies anaeróbias que usam peptídeos ou aminoácidos no seu metabolismo (ver Figura 15.24).

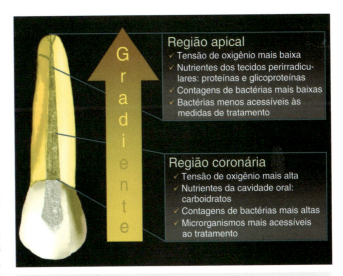

Figura 15.24 Condições ecológicas em diferentes áreas do canal radicular. É formado um gradiente de tensão de oxigênio e nutrientes (tipo e disponibilidade). Consequentemente, a microbiota residente em diferentes partes pode também diferir em diversidade, densidade e acessibilidade aos procedimentos terapêuticos.

Pelo fato de as infecções endodônticas primárias serem normalmente caracterizadas por apresentar comunidades mistas, as diferentes espécies de bactérias estão em estreita proximidade umas das outras, tornando essas interações inevitáveis. Com isso, o estabelecimento de certas espécies no canal radicular também é influenciado por interações com outras espécies. Em relação a isso, os colonizadores primários desempenham um papel importante, ditando quais espécies viverão com eles em comunidade. As interações bacterianas podem ser positivas ou negativas. As interações positivas aumentam a capacidade de sobrevivência das bactérias e permitem que diferentes espécies possam coexistir em hábitats onde não conseguiriam existir sozinhas. Por exemplo, as interações nutricionais interbacterianas são determinantes ecológicos importantes que resultam em maior eficiência metabólica de toda a comunidade. As interações nutricionais são representadas principalmente por cadeias alimentares – incluindo a utilização de produtos finais metabólicos de uma espécie por outra – e cooperação bacteriana para o compartilhamento dos substratos complexos derivados do hospedeiro. Além disso, uma espécie pode fornecer condições favoráveis de crescimento a outra, por exemplo, por reduzir a pressão de oxigênio no ambiente e favorecer o estabelecimento de anaeróbios, ou por liberar algumas proteinases que podem fornecer proteção contra as defesas do hospedeiro. As interações negativas, por sua vez, atuam como mecanismos de *feedback* que limitam a densidade da população. Alguns exemplos incluem a competição – por nutrientes e espaço – e o amensalismo – quando uma espécie produz uma substância que inibe a outra espécie, por exemplo, bacteriocinas.

Muitas espécies se fixam diretamente nas superfícies do hospedeiro, outras, fixam-se nas bactérias já aderidas à superfície. Essa última modalidade de adesão é denominada *coagregação* e constitui um fenômeno altamente específico com relação aos participantes envolvidos.[98] Duas espécies podem se fixar uma na outra por meio de interações adesina-receptor específicas, que são geralmente interações similares à lectina – fixação de uma proteína específica da superfície de uma espécie em um carboidrato específico da superfície de outra espécie. A coagregação pode favorecer a colonização de superfícies do hospedeiro e também facilitar interações metabólicas entre os participantes. A coagregação tem sido demonstrada para diversos pares de filotipos bacterianos encontrados nas infecções endodônticas.[97]

OUTROS MICRORGANISMOS EM INFECÇÕES ENDODÔNTICAS

Fungos

Os fungos são microrganismos eucarióticos que podem colonizar a cavidade oral, especialmente a espécie *Candida*, mas eles têm sido ocasionalmente detectados em infecções intrarradiculares primárias.[49,101,122,248] Os fungos são mais frequentemente detectados em canais de dentes com doença pós-tratamento (discutido adiante).

Arqueas

As arqueas consistem em um grupo altamente diverso de procariotas distintos das bactérias. Os membros desse domínio são tradicionalmente reconhecidos como extremófilos, porém constata-se que alguns desses microrganismos também florescem em ambientes não extremos, incluindo o corpo humano.[48] Nenhum membro do domínio *Archaea* foi descrito como patógeno humano. Vários estudos falharam em detectar arquea em amostras de infecções endodônticas primárias.[180,181,242] No entanto, outros estudos relataram a detecção desses organismos, incluindo a *Methanobrevibacter oralis*, como filotipo, em alguns casos.[136,137,291,293] Como as arqueas não foram consistentemente detectadas em canais radiculares infectados, seu papel – caso haja algum – na patogênese da periodontite apical é questionável.

Vírus

Os vírus são partículas inanimadas compostas de uma molécula de ácido nucleico (DNA ou RNA) e uma capa proteica. Por conta própria, eles não apresentam metabolismo. Para replicar o genoma viral, eles necessitam infectar células vivas e usar o maquinário da célula e, como consequência, não podem prosperar no canal radicular necrótico. Os vírus foram detectados em canais radiculares somente em dentes com polpas vitais. Um estudo encontrou o vírus da imunodeficiência humana (HIV) em polpas vitais de indivíduos HIV soropositivos.[62] Um outro estudo relatou a ocorrência de alguns herpes-vírus em polpas vitais normais e inflamadas.[104]

As lesões de periodontite apical, por sua vez, são caracterizadas pelo denso acúmulo de células do tecido conjuntivo e imune viáveis. Sabeti e Slots foram os primeiros a relatar a ocorrência de herpes-vírus nessas lesões.[190-193] Foi suposto que o herpes-vírus poderia estar implicado na patogênese da periodontite apical como um resultado direto da infecção e da replicação do vírus, ou como resultado de um dano viral, induzindo as defesas locais do hospedeiro, que favoreceriam o crescimento excessivo de bactérias patogênicas na parte mais apical do canal radicular.[261] A disputa bacteriana originária dos canais radiculares pode causar uma afluência de células infectadas por vírus nos tecidos perirradiculares. A reativação de herpes-vírus por lesão bacteriana tecidual provocaria um dano na resposta imune do hospedeiro no ambiente perirradicular, alterando o potencial das células de defesa local para constituir uma resposta adequada contra agentes infecciosos. Ademais, o herpes-vírus pode estimular diretamente as células inflamatórias na liberação de citocinas pró-inflamatórias.[120,301]

Herpes-vírus foram encontrados em amostras de lesões de periodontite apical sintomáticas,[191,193] abscessos,[27,54] lesões extensas,[192,193] e lesões em pacientes HIV positivos.[194] A maioria dos estudos relatou a ocorrência de herpes-vírus em amostras de periodontite apical, mas não pode ser interpretado necessariamente como uma infecção ativa. Células inflamatórias infectadas por herpes-vírus podem ser atraídas para os tecidos perirradiculares em resposta à infecção bacteriana. Uma vez que essas células se acumulam na área, o herpes-vírus pode ser facilmente detectado. Enquanto informações mais consistentes não estão disponíveis, o papel do herpes-vírus na patogênese da periodontite, se existir algum, não pode ser determinado.

Infecções endodônticas persistentes/secundárias

Como definido anteriormente neste capítulo, as infecções intrarradiculares persistentes são causadas por microrganismos que resistem aos procedimentos antimicrobianos intracanal e sobrevivem em canais tratados. Os microrganismos envolvidos são normalmente remanescentes de uma infecção primária. A infecção secundária, por sua vez, é causada por microrganismos que, em algum momento, entraram no sistema de canais radiculares secundariamente após a intervenção clínica. Isso pode acontecer durante o tratamento, entre sessões ou, até mesmo, após a obturação do canal radicular. Se os microrganismos invasores conseguirem se adaptar ao novo ambiente, sobrevivendo e crescendo, estabelece-se uma infecção secundária. As espécies envolvidas podem ou não ser microrganismos orais, dependendo da fonte da infecção secundária.

Infecções persistentes ou secundárias são indistinguíveis para a maior parte dos clínicos. As exceções incluem complicações infecciosas, como um abscesso apical, que surgem após o tratamento de polpas vitais não infectadas ou casos em que a periodontite apical estava ausente no momento do tratamento, mas presente no acompanhamento radiográfico. Ambas as situações são exemplos típicos de infecções secundárias. As infecções persistentes e secundárias podem ser responsáveis por vários problemas clínicos, incluindo exsudação persistente – canal "molhado" –, sintomas persistentes, *flare-ups* entre as sessões e falha do tratamento endodôntico, caracterizada por uma lesão de periodontite apical pós-tratamento.

INFECÇÕES PERSISTENTES/SECUNDÁRIAS E FALHA NO TRATAMENTO

As infecções intrarradiculares, persistentes ou secundárias, podem estar relacionadas como as principais causas de periodontite apical pós-tratamento (Figura 15.25). Outras causas incluem infecções extrarradiculares (discutido a seguir neste capítulo) e fatores não microbianos, para os quais há somente fraca evidência vinda de relatos de caso e especulações.[129] O principal papel das infecções persistentes/secundárias na falha do tratamento é sustentado por dois argumentos fortes baseados em evidências. Primeiro, foi demonstrado que há um risco aumentado de resultados adversos no tratamento quando as bactérias estão presentes no canal no momento da obturação.[52,97] Segundo, praticamente todos os dentes com canal tratado evidenciando periodontite apical persistente têm demonstrado abrigar uma infecção intrarradicular.[106,108,150,167,173,198,230,277] Com base nesses argumentos, estudos investigando bactérias remanescentes nos canais radiculares até a fase de obturação mostraram espécies que têm o potencial de influenciar o resultado do tratamento (*previsão de resultado*). Por outro lado, estudos que lidaram com a microbiota de dentes com periodontite apical e canais tratados mostram a associação de espécies à falha do tratamento, na medida em que os microrganismos detectados foram a causa provável da doença pós-tratamento (*resultado estabelecido*).

BACTÉRIAS NO CANAL RADICULAR NA FASE DE OBTURAÇÃO

O tratamento antimicrobiano diligente pode ainda falhar na completa eliminação de bactérias do sistema de canais radiculares, o que, na maioria das vezes, é devido às bactérias persistentes localizadas em áreas inacessíveis aos procedimentos terapêuticos,[247] embora a resistência a algumas substâncias tenha sido sugerida como a causa da persistência bacteriana.[57,300] Independentemente da causa da persistência, a diversidade e a densidade bacteriana em canais infectados são substancialmente reduzidas após o tratamento. Amostras de canais radiculares positivas para crescimento bacteriano após procedimentos químico-mecânicos, seguidos ou não por medicação intracanal, mostram abrigar de uma a cinco espécies bacterianas por caso; além disso, o número de células bacterianas persistentes em geral varia de 10^2 a 10^5 por amostra.[9,22,130,174,197,228,229,292]

Nenhuma espécie única foi significativamente encontrada como persistente após os procedimentos de tratamento. Bactérias gram-negativas – membros comuns de infecções primárias – são normalmente eliminadas. Exceções incluem alguns bacilos anaeróbios, como *F. nucleatum* e espécies de *Prevotella*, os quais estão entre as espécies encontradas em amostras de pós-instrumentações e pós-medicações.[22,67,147,197,249,258,309] A maioria dos estudos sobre esse assunto tem claramente mostrado que, quando a bactéria resiste aos procedimentos de tratamento, as gram-positivas estão mais frequentemente presentes. Gram-positivas facultativas e anaeróbias frequentemente detectadas nessas amostras incluem estreptococos, *P. micra*, espécies de *Propionibacterium*, *P. alactolyticus*, espécies de *Actinomyces*, lactobacilos, *E. faecalis* e *Olsenella uli*.[22,24-26,29,67,145,147,179-181,197,225,228,229,258,279] Isso apoia a ideia de que bactérias gram-positivas podem ser mais resistentes a medidas de tratamentos antimicrobianos, bem como têm a capacidade de se adaptar a condições ambientais adversas em canais radiculares instrumentados e medicados. As bactérias ainda não cultivadas também têm sido detectadas em amostras pós-tratamento,[138,197] indicando que elas podem também resistir ao tratamento antimicrobiano.

Bactérias persistentes no canal radicular após os procedimentos químico-mecânicos ou medicação intracanal nem sempre manterão um processo infeccioso. Essa afirmação é sustentada por evidências nas quais algumas lesões de periodontite apical se recuperaram, mesmo quando as bactérias foram isoladas do canal na fase de obturação.[52,258] Há algumas possíveis explicações para isso, são elas:[235]

- As bactérias residuais podem morrer após a obturação devido aos efeitos tóxicos do material obturador, à dificuldade de acesso a nutrientes ou à quebra da ecologia bacteriana
- As bactérias residuais podem estar presentes em quantidades e virulências subcríticas para a sustentação da inflamação perirradicular
- As bactérias residuais permanecem em localizações do sistema de canais radiculares onde o acesso aos tecidos perirradiculares não é fácil

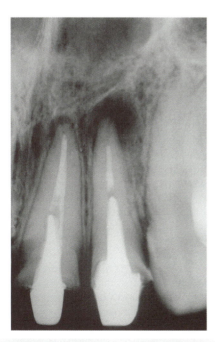

Figura 15.25 Lesões de periodontite apical pós-tratamento em dentes com canal radicular tratados. Em tratamentos inadequados de canal, a microbiota é similar às infecções primárias. Em casos aparentemente bem tratados, poucas espécies são encontradas. Independentemente da qualidade do tratamento, infecções persistentes/secundárias são os principais agentes causadores de falha no tratamento endodôntico.

As bactérias resistentes aos procedimentos intracanal e presentes no canal no momento da obturação podem influenciar os resultados do tratamento endodôntico desde que elas cumpram o seguinte:

- Tenham a capacidade de resistir aos períodos de escassez de nutrientes, buscando pequenos vestígios alimentares e/ou assumindo um estado de inatividade ou de baixa atividade metabólica, (viável, mas não cultivável – VBNC, do inglês *viable but noncultivable*) para novamente progredir quando a fonte de nutrientes for restabelecida
- Resistam aos distúrbios na ecologia da comunidade bacteriana induzidos pelo tratamento, incluindo a interrupção dos sistemas *quorum sense*, das cadeias alimentares, das trocas genéticas e da desorganização das estruturas protetoras do biofilme
- Alcancem uma densidade populacional (carga) necessária para infringir dano ao hospedeiro
- Tenham acesso irrestrito aos tecidos perirradiculares pelo forame apical/lateral ou perfurações radiculares iatrogênicas
- Possuam atributos de virulência que são expressos no ambiente modificado e alcancem concentrações adequadas para direta ou indiretamente induzir dano aos tecidos perirradiculares.

Nesse contexto, a resistência à infecção é também um fator importante e decisivo a ser considerado.

MICROBIOTA EM CANAL RADICULAR – DENTES TRATADOS

A microbiota em canais radiculares de dentes tratados com periodontite apical exibe uma diversidade diminuída em comparação a infecções primárias. Além disso, canais aparentemente bem tratados abrigam menos espécies que canais com tratamento inadequado, o qual pode exibir uma quantidade de espécies similar aos canais não tratados.[150,184,198,230,277] A densidade bacteriana em dentes tratados com doença pós-tratamento varia de 10^3 a 10^7 por canal.[19,145,182,207,310] Da mesma forma, em canais tratados inadequadamente, espera-se ter uma densidade bacteriana mais alta que em canais bem tratados.

Vários estudos de cultura e biologia molecular revelaram que *E. faecalis* é a espécie mais frequente em canais radiculares de dentes tratados, com valores de prevalência em alguns estudos alcançando mais de 90% dos casos (Figura 15.26).[121,150,173,182,187,207,230,277,312] Rôças et al.[187] relataram que canais radiculares de dentes tratados são cerca de nove vezes mais prováveis de abrigar *E. faecalis* que nos casos de infecções primárias. Isso sugere que outros membros de um consórcio bacteriano misto, comumente presente em infecções primárias, podem inibir essas espécies, assim como condições ambientais adversas em dentes com canais radiculares obturados não previnem sua sobrevivência. O fato de que *E. faecalis* foi comumente isolada de dentes tratados em múltiplas sessões ou deixados aberto para drenagem[257] sugere que essa espécie é um invasor secundário capaz de colonizar o canal e resistir ao tratamento. Em outras palavras, a *E. faecalis* pode causar infecções secundárias, que, eventualmente, tornam-se persistentes. Ela é considerada uma espécie transitória na cavidade oral e sua fonte pode ser a alimentação.[311]

Para um microrganismo sobreviver no canal radicular de dentes tratados, ele precisa resistir aos procedimentos de desinfecção intracanal e se adaptar às condições ambientes adversas causadas pelo tratamento. A capacidade de a *E. faecalis* penetrar os túbulos dentinários – algumas vezes, em uma extensão profunda (Figura 15.27)[73,223] – pode capacitá-la para escapar da ação dos instrumentos endodônticos e irrigantes usados durante o preparo químico-mecânico.[73,222] Além disso, sua capacidade de formar biofilme nos canais radiculares pode ser importante para sua resistência e persistência após procedimentos antimicrobianos intracanal.[43] *Enterococcus faecalis* é também resistente ao hidróxido de cálcio.[73] Finalmente, os estímulos ambientais podem regular a expressão gênica na *E. faecalis*, proporcionando a essa bactéria a capacidade de se adaptar a condições variáveis e adversas.[89] Ademais, a *E. faecalis* pode entrar em um estado VBNC,[109] que é o mecanismo de sobrevivência adotado por várias bactérias quando expostas a condições ambientais desfavoráveis.[110] No estado VBNC, a bactéria perde a capacidade de crescer em meios de cultura, mas mantém a viabilidade e patogenicidade e, algumas vezes, pode retomar a divisão quando condições ambientais ótimas são restauradas. *E. faecalis* tem a capacidade de se recuperar de um estado de inanição em canais obturados,[208] sugerindo que células viáveis dessa espécie, sepultadas no momento da obturação do canal, podem fornecer um ninho, a longo prazo, a uma subsequente infecção.

Em conjunto, todas essas propriedades ajudam a explicar significativamente a alta prevalência de *E. faecalis* em canais radiculares de dentes tratados. Embora a associação dessas espécies à doença pós-tratamento seja sugerida por estudos transversais e sustentada por atributos das espécies que permitem que elas sobrevivam em condições ambientais desfavoráveis, a causalidade não é comprovada. De fato, os seguintes achados de estudos realizados em laboratórios independentes têm questionado o *status* do *E. faecalis* como o principal agente do insucesso endodôntico:

- Apesar de ser facilmente cultivada, *E. faecalis* não é detectada em todos os estudos que avaliam a microbiota do canal radicular de dentes tratados com doença pós-tratamento[28,188]
- Em muitos estudos que detectaram *E. faecalis*, ela foi raramente uma das espécies mais dominantes na microbiota de casos de retratamento[81,172,184,198,220]
- *E. faecalis* é encontrada em prevalência igual em canais radiculares de dentes tratados com ou sem periodontite apical.[98,312]

Outras bactérias encontradas em dentes tratados endodonticamente com periodontite apical incluem espécies de *Streptococcus* e algumas espécies anaeróbias fastidiosas, como *P. alactolyticus*, espécies de *Propionibacterium*, *Filifactor alocis*, espécies de *Dialister*, *Tannerella forsythia*, *P. micra* e espécies de *Prevotella* (Figura 15.28).[7,68,81,121,150,172,182,184,198,230,233,277,309,310] A detecção de filotipos não cultivados corresponde a 55% da taxa detectada em canais tratados; ademais, coletivamente, eles podem também estar em altas proporções, correspondendo a cerca de metade das sequências do gene *16S rRNA* recuperadas em biblioteca de clones.[198] A detecção de filotipos não cultivados ajuda a explicar por que estudos de cultura falham em detectar bactérias em alguns canais radiculares tratados.

Os perfis das comunidades bacterianas em casos tratados variam de indivíduo para indivíduo, indicando que distintas combinações bacterianas podem ter um papel na falha do tratamento (Figura 15.29).[184,198,220,309] Achados moleculares indicam que a microbiota de canais radiculares de dentes tratados com periodontite apical é mais complexa do que previamente demonstrado em estudos de cultura.

Os fungos são somente encontrados ocasionalmente em infecções primárias, mas espécies de *Candida* foram detectadas em canais radiculares de dentes tratados em até 18% dos casos.[28,49,121,122,145,150,230,277] Os fungos ganham acesso aos canais radiculares via contaminação durante a terapia endodôntica (infecção secundária) ou eles crescem demais após procedimentos antimicrobianos intracanal ineficientes, que causam um desequilíbrio na microbiota endodôntica primária.[254] A *Candida albicans* é de longe a espécie fúngica mais comumente detectada em canais radiculares de dentes tratados. Essa espécie tem várias propriedades que podem estar envolvidas na persistência após tratamento, incluindo sua capacidade para colonizar e invadir a dentina[211,212,246] e resistência ao hidróxido de cálcio.

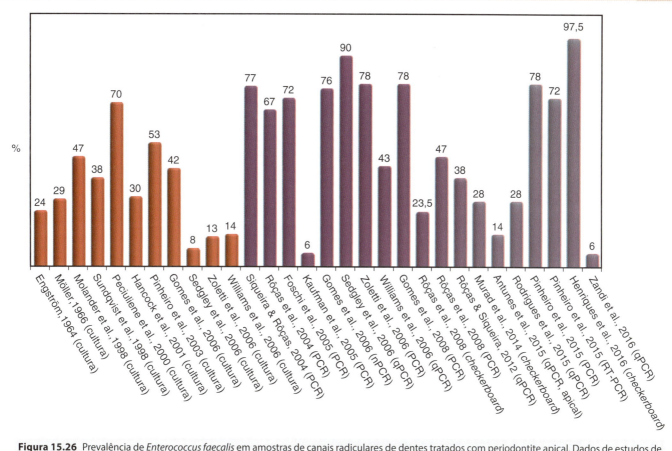

Figura 15.26 Prevalência de *Enterococcus faecalis* em amostras de canais radiculares de dentes tratados com periodontite apical. Dados de estudos de cultura (*barras vermelhas*) e moleculares (*barras roxas*) são mostrados.

Estudos moleculares
1. Antunes HS, Rôças IN, Alves FR, Siqueira JF Jr: Total and specific bacterial levels in the apical root canal system of teeth with post-treatment apical periodontitis. *J Endod* 41: 1037, 2015.
2. Foschi F, Cavrini F, Montebugnoli L, et al: Detection of bacteria in endodontic samples by polymerase chain reaction assays and association with defined clinical signs in Italian patients. *Oral Microbiol Immunol* 20:289, 2005.
3. Gomes BP, Pinheiro ET, Jacinto RC, et al: Microbial analysis of canals of root-filled teeth with periapical lesions using polymerase chain reaction. *J Endod* 34:537, 2008.
4. Gomes BP, Pinheiro ET, Sousa EL, et al: *Enterococcus faecalis* in dental root canals detected by culture and by polymerase chain reaction analysis. *Oral Surg Oral Med Oral Pathol Oral Radiol Endod* 102:247, 2006.
5. Henriques LC, de Brito LC, Tavares WL, et al: Microbial ecosystem analysis in root canal infections refractory to endodontic treatment. *J Endod* 42: 1239, 2016.
6. Kaufman B, Spangberg L, Barry J, Fouad AF: *Enterococcus* spp. in endodontically treated teeth with and without periradicular lesions. *J Endod* 31:851, 2005.
7. Murad CF, Sassone LM, Faveri M, et al: Microbial diversity in persistent root canal infections investigated by checkerboard DNA-DNA hybridization. *J Endod* 40: 899, 2014.
8. Pinheiro ET, Candeiro GT, Teixeira SR, et al: RNA-based assay demonstrated *Enterococcus faecalis* metabolic activity after chemomechanical procedures. *J Endod* 41: 1441, 2015.
9. Rôças IN, Hulsmann M, Siqueira JF Jr: Microorganisms in root canal-treated teeth from a German population. *J Endod* 34:926, 2008.
10. Rôças IN, Siqueira JF Jr, Santos KR: Association of *Enterococcus faecalis* with different forms of periradicular diseases. *J Endod* 30:315, 2004.
11. Rôças IN, Siqueira JF Jr: Characterization of microbiota of root canal-treated teeth with posttreatment disease. *J Clin Microbiol* 50:1721, 2012.
12. Rodrigues RC, Antunes HS, Neves MA, et al: Infection control in retreatment cases: in vivo antibacterial effects of 2 instrumentation systems. *J Endod* 41: 1600, 2015.
13. Sedgley C, Nagel A, Dahlen G, et al: Real-time quantitative polymerase chain reaction and culture analyses of *Enterococcus faecalis* in root canals. *J Endod* 32:173, 2006.
14. Siqueira JF Jr, Rôças IN: Polymerase chain reaction-based analysis of microorganisms associated with failed endodontic treatment. *Oral Surg Oral Med Oral Pathol Oral Radiol Endod* 97:85, 2004.
15. Williams JM, Trope M, Caplan DJ, Shugars DC: Detection and quantitation of *Enterococcus faecalis* by real-time PCR (qPCR), reverse transcription-PCR (RT-PCR), and cultivation during endodontic treatment. *J Endod* 32:715, 2006.
16. Zandi H, Rodrigues RC, Kristoffersen AK, et al: Antibacterial effectiveness of 2 root canal irrigants in root-filled teeth with infection: a randomized clinical trial. *J Endod*. 42: 1307, 2016.
17. Zoletti GO, Siqueira JF Jr, Santos KR: Identification of *Enterococcus faecalis* in root-filled teeth with or without periradicular lesions by culture-dependent and -independent approaches. *J Endod* 32:722, 2006.

Estudos de cultura
1. Engström B: The significance of enterococci in root canal treatment. *Odontol Rev* 15:87, 1964.
2. Gomes BP, Pinheiro ET, Sousa EL, et al: *Enterococcus faecalis* in dental root canals detected by culture and by polymerase chain reaction analysis. *Oral Surg Oral Med Oral Pathol Oral Radiol Endod* 102:247, 2006.
3. Hancock HH 3rd, Sigurdsson A, Trope M, Moiseiwitsch J: Bacteria isolated after unsuccessful endodontic treatment in a North American population. *Oral Surg Oral Med Oral Pathol Oral Radiol Endod* 91:579, 2001.
4. Molander A, Reit C, Dahlen G, Kvist T: Microbiological status of root-filled teeth with apical periodontitis. *Int Endod J* 31:1, 1998.
5. Möller AJR: Microbial examination of root canals and periapical tissues of human teeth. *Odontol Tidskr* 74(suppl):1, 1966.
6. Peciuliene V, Balciuniene I, Eriksen HM, Haapasalo M: Isolation of *Enterococcus faecalis* in previously root-filled canals in a Lithuanian population. *J Endod* 26:593, 2000.
7. Pinheiro ET, Gomes BP, Ferraz CC, et al: Microorganisms from canals of root-filled teeth with periapical lesions. *Int Endod J* 36:1, 2003.
8. Sedgley C, Nagel A, Dahlen G, et al: Real-time quantitative polymerase chain reaction and culture analyses of *Enterococcus faecalis* in root canals. *J Endod* 32:173, 2006.
9. Sundqvist G, Figdor D, Persson S, Sjogren U: Microbiologic analysis of teeth with failed endodontic treatment and the outcome of conservative re-treatment. *Oral Surg Oral Med Oral Pathol Oral Radiol Endod* 85:86, 1998.
10. Williams JM, Trope M, Caplan DJ, Shugars DC: Detection and quantitation of *Enterococcus faecalis* by real-time PCR (qPCR), reverse transcription-PCR (RT-PCR), and cultivation during endodontic treatment. *J Endod* 32:715, 2006.
11. Zoletti GO, Siqueira JF Jr, Santos KR: Identification of *Enterococcus faecalis* in root-filled teeth with or without periradicular lesions by culture-dependent and -independent approaches. *J Endod* 32:722, 2006.

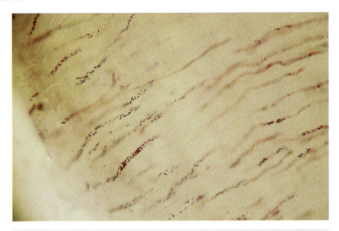

Figura 15.27 Túbulo dentinário infectado por *Enterococcus faecalis* em um dente de cão após infecção experimental. Observar que as células invadiram toda extensão de alguns túbulos até o cemento (coloração de Brown e Brenn ×1.000).

Infecções extrarradiculares

As lesões periodontais apicais são formadas em resposta à infecção intrarradicular e, em grande parte, constituem uma barreira efetiva contra o espalhamento da infecção para o osso alveolar e outros sítios do corpo. Na maioria das situações, lesões inflamatórias de periodontite apical são bem-sucedidas em prevenir que as bactérias invadam os tecidos perirradiculares. Mesmo assim, em algumas circunstâncias específicas, as bactérias podem superar essa barreira de defesa e estabelecer uma infecção extrarradicular. A forma mais comum de infecção extrarradicular é o abscesso apical agudo, caracterizado por uma inflamação purulenta nos tecidos perirradiculares em resposta a uma saída em massa de bactérias do canal radicular. Infecções extrarradiculares na forma de biofilme cobrindo a superfície externa da raiz, acompanhadas por complexos arranjos bacterianos ao longo do sistema de canais apical, são comumente observadas em casos de abscessos crônicos (com fístula) e "canais molhados" (exsudação persistente).[157,159] O biofilme extrarradicular, aderido à superfície radicular externa ao redor do forame apical, e actinomicose apical, caracterizada por colônias actinomicóticas coesivas no corpo da lesão (Figura 15.30),[78,132,161,168,283] foram relacionados às possíveis causas extrarradiculares de periodontite apical pós-tratamento.

Uma infecção extrarradicular pode se desenvolver das seguintes maneiras:

- Ela pode ser um resultado do avanço direto de algumas espécies bacterianas que superam as defesas do hospedeiro, concentradas próximas ou além do forame apical, uma extensão do processo infeccioso intrarradicular ou penetração bacteriana dentro do lúmen de um cisto em comunicação direta com o

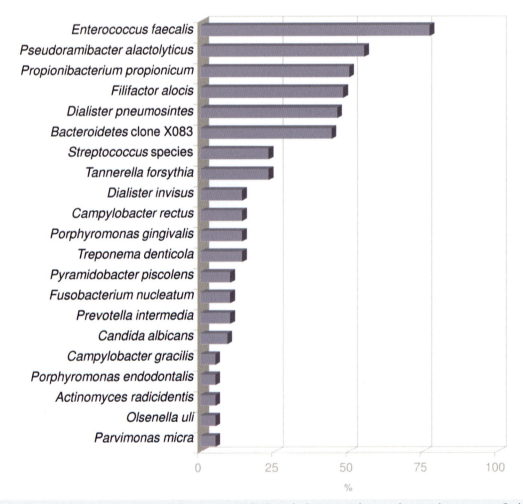

Figura 15.28 Prevalência de microrganismos detectados em canais radiculares de dentes tratados com doença pós-tratamento. Dados dos estudos dos autores utilizando um ensaio de PCR espécie-específica.

Capítulo 15 • Microbiologia das Infecções Endodônticas 597

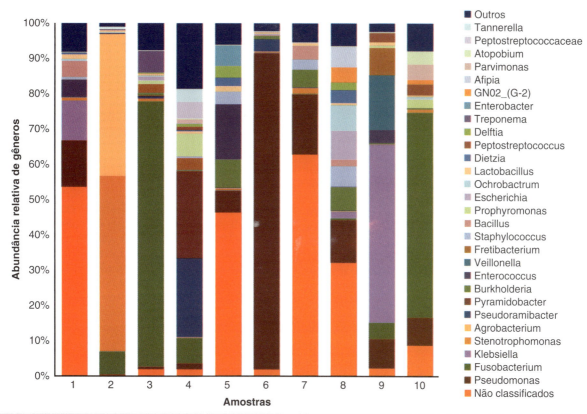

Figura 15.29 Variabilidade interindividual na diversidade bacteriana (riqueza e abundância) nos níveis de gênero em ápices criopulverizados de dentes com periodontite apical pós-tratamento. Observar que não há duas amostras iguais em termos de composição bacteriana. (Baseada em dados de Siqueira JF Jr, Antunes HS, Rôças IN, Rachid CT, Alves FR. Microbiome in the apical root canal system of teeth with post-treatment apical periodontitis. *PLoS One* 11:e0162887, 2016.)

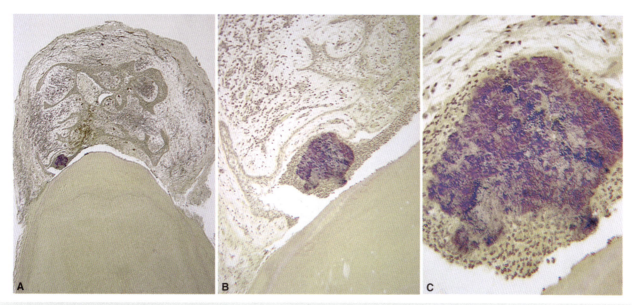

Figura 15.30 Agregado bacteriano em uma lesão de periodontite apical epitelializada, sugestiva de actinomicose. Esse caso apresentou um grave *flare-up* no passado, mas o dente estava assintomático na ocasião da extração. **A.** Seção não atingindo o canal; observar a cavidade cística e o agregado bacteriano à esquerda (aumento de ×25). **B.** Detalhe da área com a colônia (aumento de ×100). **C.** Ampliação da imagem da colônia, que se encontra circundada por neutrófilos (aumento de ×400). Secções realizadas utilizando a técnica de coloração de Brown e Brenn modificada por Taylor. (Cortesia de Dr. Domenico Ricucci.)

forame apical (cisto "baía"). O limite entre a microbiota endodôntica infectante e as defesas do hospedeiro é frequentemente localizado intrarradicularmente, próximo ou no forame apical. Em alguns casos, entretanto, as bactérias podem alcançar os tecidos perirradiculares e o limite é, então, situado extrarradicularmente, além das fronteiras do forame apical (Figura 15.31). Nessa última situação, o processo infeccioso inteiro é um composto contínuo de um segmento intrarradicular e um extrarradicular, em que normalmente o primeiro alimenta o último (ver Figura 15.31). Foi sugerido que, em alguns casos, o segmento extrarradicular pode se tornar independente do componente intrarradicular do processo infeccioso[168]

- Ela pode ser resultado da persistência bacteriana nas lesões de periodontite apical após a remissão de um abscesso apical agudo, que é, na sua maior parte, claramente dependente da infecção intrarradicular. Uma vez que a infecção intrarradicular é adequadamente controlada pelo tratamento do canal radicular ou pela extração do dente e a drenagem do pus, a infecção intrarradicular é contida pelas defesas do hospedeiro e normalmente diminui. Não obstante, deve ser analisado que, em alguns casos raros, bactérias que participaram no abscesso apical agudo podem persistir nos tecidos perirradiculares após a resolução da resposta aguda, bem como estabelecer uma infecção extrarradicular persistente associada à inflamação perirradicular crônica, algumas vezes, resultando em uma fístula com drenagem ativa

- Ela pode ser uma sequela da extrusão apical de debris durante a instrumentação do canal radicular (particularmente após sobreinstrumentação). As bactérias envolvidas nas raspas de dentina podem ser protegidas fisicamente das células de defesa do hospedeiro e, portanto, persistir nos tecidos perirradiculares e manter a inflamação perirradicular. Além disso, grandes flocos bacterianos ("biofilmes planctônicos") podem estar localizados no canal apical e ser extruídos durante os procedimentos no canal radicular. Uma vez nos tecidos periapicais, eles podem induzir ou manter a inflamação (Figura 15.32).[161] A virulência e a quantidade de bactérias extruídas, assim como a capacidade do hospedeiro de lidar com a infecção, serão fatores decisivos ditando se uma infecção extrarradicular se desenvolverá ou não como um resultado da extrusão apical de debris.

De uma maneira concebível, a infecção extrarradicular pode ser dependente ou independente da infecção intrarradicular.[215] Infecções extrarradiculares independentes são aquelas que não são promovidas pela infecção intrarradicular e podem persistir mesmo após a erradicação bem-sucedida da infecção intrarradicular. Para uma infecção extrarradicular ser classificada como independente de uma infecção intrarradicular, uma análise completa do canal apical deve demonstrar ausência de infecção. Até agora, somente foram relatados poucos casos que preenchiam esse critério.[161,168]

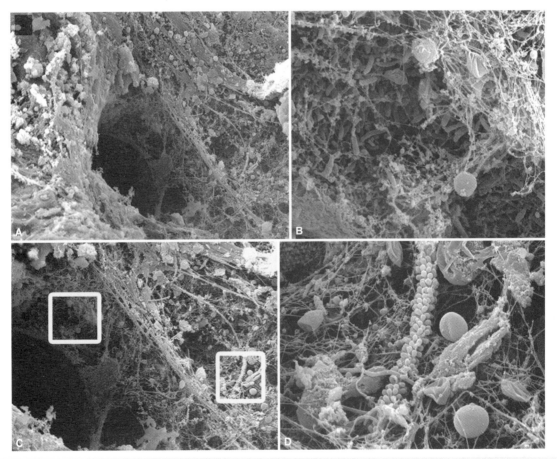

Figura 15.31 Micrografia eletrônica de varredura mostrando colonização bacteriana extensa na parte mais apical do canal, nas proximidades do forame e no forame apical (**A** e **B**, aumento de ×550 e de ×850, respectivamente). **C.** Maior aumento da imagem em *B* (destaque à esquerda), mostrando um biofilme bacteriano aderido às paredes mais apicais do canal (aumento de ×3.700). **D.** Maior aumento da imagem em *B* (destaque à direita), mostrando uma formação completa em "espiga de milho" na malha tecidual adjacente ao forame apical (aumento de ×4.000). (Modificada de: Siqueira JF Jr, Lopes HP. Bacteria on the apical root surfaces of untreated teeth with periradicular lesions: a scanning electron microscopy study. *Int Endod J* 34: 216, 2001.)

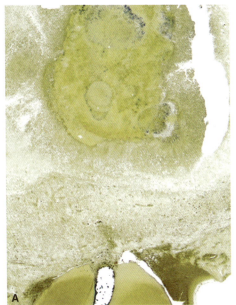

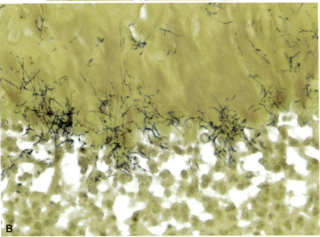

Figura 15.32 A. Grande floco bacteriano localizado no centro da lesão de periodontite apical, a alguma distância do forame apical. Isso representa uma infecção extrarradicular independente, que foi a causa de doença persistente (magnificação ×16). **B.** Maior aumento da periferia da grande colônia, mostrando intenso acúmulo de células inflamatórias (magnificação ×400) (De Ricucci D, Lopes WP, Loghin S, Rôças IN, Siqueira JF Jr. Large bacterial floc causing an independent extraradicular infection and posttreatment apical periodontitis: a case report. *J Endod* 44:1308, 2018.)

É ainda controverso se lesões de periodontite apical assintomática podem abrigar bactérias por um período muito longo após a invasão inicial do tecido.[12] Estudos usando métodos de biologia molecular de cultura-dependente[270,284,304] ou cultura independente, como hibridização *checkerboard*,[59,272] FISH,[271] análise de biblioteca de clones,[77] e HTS,[189] têm relatado a ocorrência extrarradicular de várias espécies bacterianas, especialmente anaeróbios, em dentes que não respondem favoravelmente ao tratamento do canal radicular. Devido à natureza transversal desses estudos, não é possível inferir se bactérias extrarradiculares foram transitórias ou se estabeleceram. Além de uma discussão sobre se a contaminação pode ser efetivamente prevenida durante amostragem cirúrgica de lesões de periodontite apical, esses estudos não avaliaram as condições bacteriológicas da parte apical do canal radicular. Isso torna difícil determinar se aquelas infecções extrarradiculares foram dependentes ou independentes de uma infecção intrarradicular. Atualmente, os achados de um estudo avaliando os términos de raízes ressecadas e de lesões periapicais de dentes tratados sugeriram que a maioria dos casos de infecções extrarradiculares é mantida por uma infecção do canal radicular apical concomitante.[269]

Biofilmes extrarradiculares são infrequentes em dentes não tratados com periodontite apical e, quando presentes, eles são praticamente sempre associados ao biofilme intrarradicular; além disso, a ocorrência de uma fístula é normalmente indicativa da presença de um biofilme extrarradicular.[159,164] A alta taxa de sucesso em tratamentos de canal radicular não cirúrgico[36,162,259] sugere que, nos casos ocasionais em que está presente, o componente de infecção extrarradicular pode não ser o suficiente para manter a periodontite apical, desde que a infecção intrarradicular seja tratada adequadamente. Isso está de acordo com o conceito de infecção dependente. Mesmo em dentes com o canal radicular tratado, com lesões recalcitrantes, em que uma alta incidência de bactérias extrarradiculares foram relatadas,[53,259] uma alta taxa de reparação após tratamento sugere que a principal causa de doença pós-tratamento é localizada dentro do sistema de canais radiculares, caracterizando um infecção intrarradicular persistente ou secundária.[108,121,150,167,184,230,277,309,310]

Referências bibliográficas

1. Aas JA, Griffen AL, Dardis SR, et al: Bacteria of dental caries in primary and permanent teeth in children and young adults, *J Clin Microbiol* 46:1407–1417, 2008.
2. Aas JA, Paster BJ, Stokes LN, et al: Defining the normal bacterial flora of the oral cavity, *J Clin Microbiol* 43:5721–5732, 2005.
3. Ackermans F, Klein JP, Frank RM: Ultrastructural localization of immunoglobulins in carious human dentine, *Arch Oral Biol* 26:879–886, 1981.
4. Ahn J, Yang L, Paster BJ, et al: Oral microbiome profiles: 16S rRNA pyrosequencing and microarray assay comparison, *PLoS One* 6:e22788, 2011.
5. Allison DG: The biofilm matrix, *Biofouling* 19:139–150, 2003.
6. Amann RI, Ludwig W, Schleifer KH: Phylogenetic identification and in situ detection of individual microbial cells without cultivation *Microbiol Rev* 59:143–169, 1995.
7. Anderson AC, Hellwig E, Vespermann R, et al: Comprehensive analysis of secondary dental root canal infections: a combination of culture and cultureindependent approaches reveals new insights, *PLoS One* 7:e49576, 2012.
8. Armada-Dias L, Breda J, Provenzano JC, et al: Development of periradicular lesions in normal and diabetic rats, *J Appl Oral Sci* 14:371–375, 2006.
9. Arruda MEF, Neves MAS, Diogenes A, et al: Infection control in teeth with apical periodontitis using a triple antibiotic solution or calcium hydroxide with chlorhexidine: a randomized clinical trial, *J Endod* 44:1474–1479, 2018.
10. Barbosa-Ribeiro M, De-Jesus-Soares A, Zaia AA, et al: Quantification of lipoteichoic acid contents and cultivable bacteria at the different phases of the endodontic retreatment, *J Endod* 42:552–556, 2016.
11. Baumgartner JC: Microbiologic and pathologic aspects of endodontics, *Curr Opin Dent*, 1:737–743, 1991.
12. Baumgartner JC: Microbiologic aspects of endodontic infections, *J Calif Dent Assoc* 32:459–468, 2004.
13. Baumgartner JC, Siqueira JF Jr, Xia T, et al: Geographical differences in bacteria detected in endodontic infections using polymerase chain reaction, *J Endod* 30:141–144, 2004.
14. Baumgartner JC, Watkins BJ, Bae KS, et al: Association of blackpigmented bacteria with endodontic infections, *J Endod* 25:413–415, 1999.
15. Baumgartner JC, Xia T: Antibiotic susceptibility of bacteria associated with endodontic abscesses, *J Endod* 29:44–47, 2003.
16. Beighton D, Hardie JM, Whiley RA: A scheme for the identification of viridans streptococci, *J Med Microbiol* 35:367–372, 1991.
17. Beloin C, Valle J, Latour-Lambert P, et al: Global impact of mature biofilm lifestyle on Escherichia coli K-12 gene expression, *Mol Microbiol* 51:659–674, 2004.

18. Bergenholtz G: Micro-organisms from necrotic pulp of traumatized teeth, *Odontol Revy* 25:347–358, 1974.
19. Blome B, Braun A, Sobarzo V, et al: Molecular identification and quantification of bacteria from endodontic infections using real-time polymerase chain reaction, *Oral Microbiol Immunol* 23:384–390, 2008.
20. Bosshard PP, Abels S, Altwegg M, et al: Comparison of conventional and molecular methods for identification of aerobic catalase-negative gram-positive cocci in the clinical laboratory, *J Clin Microbiol* 42:2065–2073, 2004.
21. Bosshard PP, Abels S, Zbinden R, et al: Ribosomal DNA sequencing for identification of aerobic gram-positive rods in the clinical laboratory (an 18-month evaluation), *J Clin Microbiol* 41:4134–4140, 2003.
22. Byström A, Sundqvist G: The antibacterial action of sodium hypochlorite and EDTA in 60 cases of endodontic therapy, *Int Endod J* 18:35–40, 1985.
23. Carr GB, Schwartz RS, Schaudinn C, et al: Ultrastructural examination of failed molar retreatment with secondary apical periodontitis: an examination of endodontic biofilms in an endodontic retreatment failure, *J Endod* 35:1303–1309, 2009.
24. Chavez de Paz L, Svensater G, Dahlen G, et al: Streptococci from root canals in teeth with apical periodontitis receiving endodontic treatment, *Oral Surg Oral Med Oral Pathol Oral Radiol Endod* 100: 232–241, 2005.
25. Chavez de Paz LE, Dahlen G, Molander A, et al: Bacteria recovered from teeth with apical periodontitis after antimicrobial endodontic treatment, *Int Endod J* 36:500–508, 2003.
26. Chavez de Paz LE, Molander A, Dahlen G: Gram-positive rods prevailing in teeth with apical periodontitis undergoing root canal treatment, *Int Endod J* 37:579–587, 2004.
27. Chen V, Chen Y, Li H, et al: Herpesviruses in abscesses and cellulitis of endodontic origin, *J Endod* 35:182–188, 2009.
28. Cheung GS, Ho MW: Microbial flora of root canal-treated teeth associated with asymptomatic periapical radiolucent lesions, *Oral Microbiol Immunol* 16:332–337, 2001.
29. Chu FC, Leung WK, Tsang PC, et al: Identification of cultivable microorganisms from root canals with apical periodontitis following two-visit endodontic treatment with antibiotics/steroid or calcium hydroxide dressings, *J Endod* 32:17–23, 2006.
30. Chugal N, Wang JK, Wang R, et al: Molecular characterization of the microbial flora residing at the apical portion of infected root canals of human teeth, *J Endod* 37:1359–1364, 2011.
31. Chugal NM, Clive JM, Spångberg LS: A prognostic model for assessment of the outcome of endodontic treatment: Effect of biologic and diagnostic variables, *Oral Surg Oral Med Oral Pathol Oral Radiol Endod* 91:342–352, 2001.
32. Costerton B: Microbial ecology comes of age and joins the general ecology community, *Proc Natl Acad Sci U S A* 101:16983–16984, 2004.
33. Costerton JW: *The biofilm primer*, Berlin, Heidelberg, 2007, Springer-Verlag.
34. Costerton JW, Stewart PS, Greenberg EP: Bacterial biofilms: a common cause of persistent infections, *Science* 284:1318–1322, 1999.
35. Cvek M, Cleaton-Jones PE, Austin JC, et al: Pulp reactions to exposure after experimental crown fractures or grinding in adult monkeys, *J Endod* 8:391–397, 1982.
36. de Chevigny C, Dao TT, Basrani BR, et al: Treatment outcome in endodontics: the Toronto study—phase 4: initial treatment, *J Endod* 34:258–2563, 2008.
37. de Sousa EL, Ferraz CC, Gomes BP, et al: Bacteriological study of root canals associated with periapical abscesses, *Oral Surg Oral Med Oral Pathol Oral Radiol Endod* 96:332–339, 2003.
38. Dahlen G, Bergenholtz G: Endotoxic activity in teeth with necrotic pulps, *J Dent Res* 59:1033–1040, 1980.
39. Dahlén G, Magnusson M, Möller A: Histological and histochemical study of the influence of lipopolysaccharide extracted from *Fusobacterium nucleatum* on the periapical tissues in the monkey *Macaca fascicularis*, *Arch Oral Biol* 26:591–598, 1981.
40. Delivanis PD, Fan VS: The localization of blood-borne bacteria in instrumented unfilled and overinstrumented canals, *J Endod* 10:521–524, 1984.
41. Dethlefsen L, Eckburg PB, Bik EM, et al: Assembly of the human intestinal microbiota, *Trends Ecol Evol* 21:517–523, 2006.
42. Dewhirst FE, Chen T, Izard J, et al: The human oral microbiome, *J Bacteriol* 192:5002–5017, 2010.
43. Distel JW, Hatton JF, Gillespie MJ: Biofilm formation in medicated root canals, *J Endod* 28:689–693, 2002.
44. Dobell C: *Antony van Leeuwenhoek and his "little animals"*, London, 1932, Staples Press Limited.
45. Donlan RM, Costerton JW: Biofilms: survival mechanisms of clinically relevant microorganisms, *Clin Microbiol Rev* 15:167–193, 2002.
46. Drancourt M, Bollet C, Carlioz A, et al: 16S ribosomal DNA sequence analysis of a large collection of environmental and clinical unidentifiable bacterial isolates, *J Clin Microbiol* 38:3623–3630, 2000.
47. Eckburg PB, Bik EM, Bernstein CN, et al: Diversity of the human intestinal microbial flora, *Science* 308:1635–1638, 2005.
48. Eckburg PB, Lepp PW, Relman DA: Archaea and their potential role in human disease, *Infect Immun* 71:591–596, 2003.
49. Egan MW, Spratt DA, Ng YL, et al: Prevalence of yeasts in saliva and root canals of teeth associated with apical periodontitis, *Int Endod J* 35:321–329, 2002.
50. Engelkirk PG, Duben-Engelkirk J, Dowell VR Jr: *Principles and practice of clinical anaerobic bacteriology*. Belmont, CA, 1992, Star Publishing Company.
51. Fabricius L, Dahlén G, Ohman AE, et al: Predominant indigenous oral bacteria isolated from infected root canals after varied times of closure *Scand J Dent Res* 90:134–144, 1982.
52. Fabricius L, Dahlén G, Sundqvist G, et al: Influence of residual bacteria on periapical tissue healing after chemomechanical treatment and root filling of experimentally infected monkey teeth, *Eur J Oral Sci* 114:278–285, 2006.
53. Farzaneh M, Abitbol S, Friedman S: Treatment outcome in endodontics: the Toronto study. Phases I and II: Orthograde retreatment, *J Endod* 30:627–633, 2004.
54. Ferreira DC, Paiva SS, Carmo FL, et al: Identification of herpesviruses types 1 to 8 and human papillomavirus in acute apical abscesses, *J Endod* 37:10–16, 2011.
55. Foschi F, Cavrini F, Montebugnoli L, et al: Detection of bacteria in endodontic samples by polymerase chain reaction assays and association with defined clinical signs in Italian patients, *Oral Microbiol Immunol* 20:289–295, 2005.
56. Fouad AF, Barry J, Caimano M, et al: PCR-based identification of bacteria associated with endodontic infections, *J Clin Microbiol* 40:3223–3231, 2002.
57. Friedman S: Expected outcomes in the prevention and treatment of apical periodontitis. In Ørstavik D, Pitt Ford T, editors: *Essential endodontology*, Oxford, UK, 2008, Blackwell Munksgaard Ltd, pp 408–469.
58. Garberoglio R, Brännström M: Scanning electron microscopic investigation of human dentinal tubules, *Arch Oral Biol* 21: 355–358, 1976.
59. Gatti JJ, Dobeck JM, Smith C, et al: Bacteria of asymptomatic periradicular endodontic lesions identified by DNA-DNA hybridization, *Endod Dent Traumatol* 16:197–204, 2000.
60. George N, Flamiatos E, Kawasaki K, et al: Oral microbiota species in acute apical endodontic abscesses, *J Oral Microbiol* 8:30989, 2016.
61. Gier RE, Mitchell DF: Anachoretic effect of pulpitis, *J Dent Res* 47:564–570, 1968.
62. Glick M, Trope M, Bagasra O, et al: Human immunodeficiency virus infection of fibroblasts of dental pulp in seropositive patients, *Oral Surg Oral Med Oral Pathol* 71:733–736, 1991.
63. Gomes BP, Berber VB, Kokaras AS, et al: Microbiomes of Endodontic-Periodontal Lesions before and after Chemomechanical Preparation, *J Endod* 41:1975–1984, 2015.
64. Gomes BP, Endo MS, Martinho FC: Comparison of endotoxin levels found in primary and secondary endodontic infections, *J Endod* 38:1082–1086, 2012.
65. Gomes BP, Jacinto RC, Montagner F, et al: Analysis of the antimicrobial susceptibility of anaerobic bacteria isolated from endodontic infections in Brazil during a period of nine years, *J Endod* 37:1058–1062, 2011.
66. Gomes BP, Lilley JD, Drucker DB: Clinical significance of dental root canal microflora, *J Dent* 24:47–55, 1996.
67. Gomes BP, Lilley JD, Drucker DB: Variations in the susceptibilities of components of the endodontic microflora to biomechanical procedures, *Int Endod J* 29:235–241, 1996.
68. Gomes BP, Pinheiro ET, Jacinto RC, et al: Microbial analysis of canals of root-filled teeth with periapical lesions using polymerase chain reaction, *J Endod* 34:537–540, 2008.
69. Green BD, Keller M: Capturing the uncultivated majority, *Curr Opin Biotechnol* 17:236–240, 2006.
70. Griffee MB, Patterson SS, Miller CH, et al: The relationship of *Bacteroides melaninogenicus* to symptoms associated with pulpal necrosis, *Oral Surg Oral Med Oral Pathol* 50:457–461, 1980.

71. Griffen AL, Beall CJ, Campbell JH, et al: Distinct and complex bacterial profiles in human periodontitis and health revealed by 16S pyrosequencing, *ISME J* 6:1176–1185, 2012.
72. Grossman LI: Origin of microorganisms in traumatized, pulpless, sound teeth, *J Dent Res* 46:551–553, 1967.
73. Haapasalo M, Ørstavik D: In vitro infection and disinfection of dentinal tubules, *J Dent Res* 66:1375–1379, 1987.
74. Haapasalo M, Ranta H, Ranta K, et al": Black-pigmented *Bacteroides* spp. in human apical periodontitis, *Infect Immun* 53:149–153, 1986.
75. Hall-Stoodley L, Costerton JW, Stoodley P: Bacterial biofilms: from the natural environment to infectious diseases, *Nat Rev Microbiol* 2:95–108, 2004.
76. Hall-Stoodley L, Stoodley P: Evolving concepts in biofilm infections, *Cell Microbiol* 11:1034–1043, 2009.
77. Handal T, Caugant DA, Olsen I, et al: Bacterial diversity in persistent periapical lesions on root-filled teeth, *J Oral Microbiol* 1, 2009. doi:10.3402/jom.v1i0.1946.
78. Happonen RP: Periapical actinomycosis: a follow-up study of 16 surgically treated cases, *Endod Dent Traumatol* 2:205–209, 1986.
79. Hashioka K, Suzuki K, Yoshida T, et al: Relationship between clinical symptoms and enzyme-producing bacteria isolated from infected root canals, *J Endod* 20:75–77, 1994.
80. Henderson B, Poole S, Wilson M: Bacterial modulins: a novel class of virulence factors which cause host tissue pathology by inducing cytokine synthesis, *Microbiol Rev* 60:316–341, 1996.
81. Henriques LC, de Brito LC, Tavares WL, et al: Microbial ecosystem analysis in root canal infections refractory to endodontic treatment, *J Endod* 42:1239–1245, 2016.
82. Higuchi R, Gyllensten U, Persing DH: Next-generation DNA sequencing and microbiology. In Persing DH, Tenover FC, Tang YW, et al., editors: *Molecular microbiology. Diagnostic, principles and practice*, Washington, DC, 2011, ASM Press, pp 301–312.
83. Hong BY, Lee TK, Lim SM, et al: Microbial analysis in primary and persistent endodontic infections by using pyrosequencing, *J Endod* 39:1136–1140, 2013.
84. Horiba N, Maekawa Y, Abe Y, et al: Correlations between endotoxin and clinical symptoms or radiolucent areas in infected root canals, *Oral Surg Oral Med Oral Pathol* 71:492–495, 1991.
85. Hoshino E, Ando N, Sato M, et al: Bacterial invasion of nonexposed dental pulp, *Int Endod J* 25:2–5, 1992.
86. Hsiao WW, Li KL, Liu Z, et al: Microbial transformation from normal oral microbiota to acute endodontic infections, *BMC Genomics* 13:345, 2012.
87. Huston MA: *Biological diversity*, Cambridge, UK, 1994, Cambridge University Press.
88. Jacinto RC, Gomes BP, Shah HN, et al: Quantification of endotoxins in necrotic root canals from symptomatic and asymptomatic teeth, *J Med Microbiol* 54:777–783, 2005.
89. Jett BD, Huycke MM, Gilmore MS: Virulence of enterococci, *Clin Microbiol Rev* 7:462–478, 1994.
90. Jung IY, Choi BK, Kum KY, et al: Molecular epidemiology and association of putative pathogens in root canal infection, *J Endod* 26:599–604, 2000.
91. Kakehashi S, Stanley HR, Fitzgerald RJ: The effects of surgical exposures of dental pulps in germ-free and conventional laboratory rats, *Oral Surg Oral Med Oral Pathol* 20:340–349, 1965.
92. Kaufman B, Spångberg L, Barry J, et al: *Enterococcus* spp. In endodontically treated teeth with and without periradicular lesions, *J Endod* 31:851–856, 2005.
93. Keijser BJ, Zaura E, Huse SM, et al: Pyrosequencing analysis of the oral microflora of healthy adults, *J Dent Res* 87:1016–1020, 2008.
94. Keren I, Kaldalu N, Spoering A, et al: Persister cells and tolerance to antimicrobials, *FEMS Microbiol Lett* 230:13–18, 2004.
95. Keskin C, Demiryurek EO, Onuk EE: Pyrosequencing analysis of cryogenically ground samples from primary and secondary/persistent endodontic infections, *J Endod* 43:1309–1316, 2017.
96. Khemaleelakul S, Baumgartner JC, Pruksakorn S: Identification of bacteria in acute endodontic infections and their antimicrobial susceptibility, *Oral Surg Oral Med Oral Pathol Oral Radiol Endod* 94:746–755, 2002.
97. Khemaleelakul S, Baumgartner JC, Pruksakom S: Autoaggregation and coaggregation of bacteria associated with acute endodontic infections, *J Endod* 32:312–318, 2006.
98. Kolenbrander PE, Andersen RN, Blehert DS, et al: Communication among oral bacteria, *Microbiol Mol Biol Rev* 66:486–505, 2002.
99. Kumar PS, Griffen AL, Moeschberger ML, et al: Identification of candidate periodontal pathogens and beneficial species by quantitative 16S clonal analysis, *J Clin Microbiol* 43:3944–3955, 2005.
100. Kuriyama T, Karasawa T, Nakagawa K, et al: Bacteriologic features and antimicrobial susceptibility in isolates from orofacial odontogenic infections, *Oral Surg Oral Med Oral Pathol Oral Radiol Endod* 90:600–608, 2000.
101. Lana MA, Ribeiro-Sobrinho AP, Stehling R, et al: Microorganisms isolated from root canals presenting necrotic pulp and their drug susceptibility in vitro, *Oral Microbiol Immunol* 16:100–105, 2001.
102. Langeland K, Rodrigues H, Dowden W: Periodontal disease, bacteria, and pulpal histopathology, *Oral Surg Oral Med Oral Pathol* 37:257, 1974.
103. Lewis MA, MacFarlane TW, McGowan DA: Quantitative bacteriology of acute dento-alveolar abscesses, *J Med Microbiol* 21:101–104, 1986.
104. Li H, Chen V, Chen Y, et al: Herpesviruses in endodontic pathoses: association of Epstein-Barr virus with irreversible pulpitis and apical periodontitis, *J Endod* 35:23–29, 2009.
105. Li L, Hsiao WW, Nandakumar R, et al: Analyzing endodontic infections by deep coverage pyrosequencing, *J Dent Res* 89:980–984, 2010.
106. Lin LM, Pascon EA, Skribner J, et al: Clinical, radiographic, and histologic study of endodontic treatment failures, *Oral Surg Oral Med Oral Pathol* 71:603–611, 1991.
107. Lin LM, Ricucci D, Lin J, et al: Nonsurgical root canal therapy of large cyst-like inflammatory periapical lesions and inflammatory apical cysts, *J Endod* 35:607–615, 2009.
108. Lin LM, Skribner JE, Gaengler P: Factors associated with endodontic treatment failures, *J Endod* 18:625–627, 1992.
109. Lleo MM, Bonato B, Tafi MC, et al: Resuscitation rate in different enterococcal species in the viable but nonculturable state, *J Appl Microbiol* 91:1095–1102, 2001.
110. Lleo MM, Bonato B, Tafi MC, et al: Molecular vs culture methods for the detection of bacterial faecal indicators in groundwater for human use, *Lett Appl Microbiol* 40:289–294, 2005.
111. Love RM: Bacterial penetration of the root canal of intact incisor teeth after a simulated traumatic injury, *Endod Dent Traumatol* 12:289–293, 1996.
112. Love RM, Jenkinson HF: Invasion of dentinal tubules by oral bacteria, *Crit Rev Oral Biol Med* 13:171–183, 2002.
113. Machado de Oliveira JC, Siqueira JF Jr, Rôças IN, et al: Bacterial community profiles of endodontic abscesses from Brazilian and USA subjects as compared by denaturing gradient gel electrophoresis analysis, *Oral Microbiol Immunol* 22:14–18, 2007.
114. Mah TF, O'Toole GA: Mechanisms of biofilm resistance to antimicrobial agents, *Trends Microbiol* 9:34–39, 2001.
115. Marsh PD: Dental plaque as a microbial biofilm, *Caries Res* 38:204–211, 2004.
116. Matsuo T, Shirakami T, Ozaki K, et al: An immunohistological study of the localization of bacteria invading root pulpal walls of teeth with periapical lesions, *J Endod* 29:194–200, 2003.
117. Michelich V, Pashley DH, Whitford GM: Dentin permeability: a comparison of functional versus anatomical tubular radii, *J Dent Res* 57:1019–1024, 1978.
118. Michelich VJ, Schuster GS, Pashley DH: Bacterial penetration of human dentin in vitro, *J Dent Res* 59:1398–1403, 1980.
119. Miller WD: An introduction to the study of the bacterio-pathology of the dental pulp, *Dent Cosmos* 36:505–528, 1894.
120. Mogensen TH, Paludan SR: Molecular pathways in virus-induced cytokine production, *Microbiol Mol Biol Rev* 65:131–150, 2001.
121. Molander A, Reit C, Dahlen G, et al: Microbiological status of rootfilled teeth with apical periodontitis, *Int Endod J* 31:1–7, 1998.
122. Möller AJR: Microbial examination of root canals and periapical tissues of human teeth, *Odontol Tidskr* 74(Suppl):1–380, 1966.
123. Möller AJR, Fabricius L, Dahlén G, et al: Influence on periapical tissues of indigenous bacteria and necrotic pulp tissue in monkeys, *Scand J Dent Res* 89:475–484, 1981.
124. Molven O, Olsen I, Kerekes K: Scanning electron microscopy of bacteria in the apical part of root canals in permanent teeth with periapical lesions, *Endod Dent Traumatol* 7:226–229, 1991.
125. Moore WEC, Moore LVH: The bacteria of periodontal diseases, *Periodontol 2000* 5:66–77, 1994.

126. Munson MA, Pitt-Ford T, Chong B, et al: Molecular and cultural analysis of the microflora associated with endodontic infections, *J Dent Res* 81:761–766, 2002.
127. Murakami Y, Hanazawa S, Tanaka S, et al: A possible mechanism of maxillofacial abscess formation: involvement of Porphyromonas endodontalis lipopolysaccharide via the expression of inflammatory cytokines, *Oral Microbiol Immunol* 16:321–325, 2001.
128. Nagaoka S, Miyazaki Y, Liu HJ, et al: Bacterial invasion into dentinal tubules of human vital and nonvital teeth, *J Endod* 21:70–73, 1995.
129. Nair PNR: Non-microbial etiology: foreign body reaction maintaining post-treatment apical periodontitis, *Endod Topics* 6:114–134, 2003.
130. Neves MA, Provenzano JC, Rôças IN, et al: Clinical antibacterial effectiveness of root canal preparation with reciprocating single-instrument or continuously rotating multiinstrument systems, *J Endod* 42:25–29, 2016.
131. Ng YL, Mann V, Gulabivala K: A prospective study of the factors affecting outcomes of nonsurgical root canal treatment: part 1: periapical health, *Int Endod J* 44:583–609, 2011.
132. Noiri Y, Ehara A, Kawahara T, et al: Participation of bacterial biofilms in refractory and chronic periapical periodontitis, *J Endod* 28:679–683, 2002.
133. Okamura K, Maeda M, Nishikawa T, et al: Dentinal response against carious invasion: localization of antibodies in odontoblastic body and process, *J Dent Res* 59:1368–1373, 1980.
134. Okamura K, Tsubakimoto K, Uobe K, et al: Serum proteins and secretory component in human carious dentin, *J Dent Res* 58:1127–1123, 1979.
135. Oosthuizen MC, Steyn B, Theron J, et al: Proteomic analysis reveals differential protein expression by Bacillus cereus during biofilm formation, *Appl Environ Microbiol* 68:2770–2780, 2002.
136. Ozok AR, Persoon IF, Huse SM, et al: Ecology of the microbiome of the infected root canal system: a comparison between apical and coronal root segments, *Int Endod J* 45:530–541, 2012.
137. Paiva SS, Siqueira JF Jr, Rôças IN, et al: Supplementing the antimicrobial effects of chemomechanical debridement with either passive ultrasonic irrigation or a final rinse with chlorhexidine: a clinical study, *J Endod* 38:1202–1206, 2012.
138. Paiva SS, Siqueira JF Jr, Rôças IN, et al: Molecular microbiological evaluation of passive ultrasonic activation as a supplementary disinfecting step: a clinical study, *J Endod* 39:190–194, 2013.
139. Parsek MR, Singh PK: Bacterial biofilms: an emerging link to disease pathogenesis, *Annu Rev Microbiol* 57:677–701, 2003.
140. Pashley DH: Dentin-predentin complex and its permeability: physiologic overview, *J Dent Res* 64(Spec No):613–620, 1985.
141. Pashley DH: Clinical considerations of microleakage, *J Endod* 16:70–77, 1990.
142. Pashley DH: Dynamics of the pulpo-dentin complex, *Crit Rev Oral Biol Med* 7:104–133, 1996.
143. Paster BJ, Boches SK, Galvin JL, et al: Bacterial diversity in human subgingival plaque, *J Bacteriol* 183:3770–3783, 2001.
144. Paster BJ, Olsen I, Aas JA, et al: The breadth of bacterial diversity in the human periodontal pocket and other oral sites, *Periodontol 2000* 42:80–87, 2006.
145. Peciuliene V, Reynaud AH, Balciuniene I, et al: Isolation of yeasts and enteric bacteria in root-filled teeth with chronic apical periodontitis, *Int Endod J* 34:429–434, 2001.
146. Perez F, Calas P, de Falguerolles A, et al: Migration of a Streptococcus sanguis strain through the root dentinal tubules, *J Endod* 19:297–301, 1993.
147. Peters LB, van Winkelhoff AJ, Buijs JF, et al: Effects of instrumentation, irrigation and dressing with calcium hydroxide on infection in pulpless teeth with periapical bone lesions, *Int Endod J* 35:13–21, 2002.
148. Peters LB, Wesselink PR, Buijs JF, et al: Viable bacteria in root dentinal tubules of teeth with apical periodontitis, *J Endod* 27:76–81, 2001.
149. Petti CA, Polage CR, Schreckenberger P: The role of 16S rRNA gene sequencing in identification of microorganisms misidentified by conventional methods, *J Clin Microbiol* 43:6123–6125, 2005.
150. Pinheiro ET, Gomes BP, Ferraz CC, et al: Microorganisms from canals of root-filled teeth with periapical lesions, *Int Endod J* 36:1–11, 2003.
151. Preza D, Olsen I, Aas JA, et al: Bacterial profiles of root caries in elderly patients, *J Clin Microbiol* 46:2015–2021, 2008.
152. Provenzano JC, Rôças IN, Tavares LF, et al: Short-chain fatty acids in infected root canals of teeth with apical periodontitis before and after treatment, *J Endod* 41:831–835, 2015.
153. Provenzano JC, Siqueira JF Jr, Rôças IN, et al: Metaproteome analysis of endodontic infections in association with different clinical conditions, *PLoS One* 8:e76108, 2013.
154. Rappe MS, Giovannoni SJ: The uncultured microbial majority, *Annu Rev Microbiol* 57:369–394, 2003.
155. Relman DA: Microbial genomics and infectious diseases, *N Engl J Med* 365:347–357, 2011.
156. Ribeiro AC, Matarazzo F, Faveri M, et al: Exploring bacterial diversity of endodontic microbiota by cloning and sequencing 16S rRNA, *J Endod* 37:922–926, 2011.
157. Ricucci D, Candeiro GT, Bugea C, et al: Complex apical intraradicular infection and extraradicular mineralized biofilms as the cause of wet canals and treatment failure: report of 2 cases, *J Endod* 42:509–515, 2016.
158. Ricucci D, Lin LM, Spångberg LS: Wound healing of apical tissues after root canal therapy: a long-term clinical, radiographic, and histopathologic observation study, *Oral Surg Oral Med Oral Pathol Oral Radiol Endod* 108:609–621, 2009.
159. Ricucci D, Loghin S, Gonçalves LS, et al: Histobacteriologic conditions of the apical root canal system and periapical tissues in teeth associated with sinus tracts, *J Endod* 44:405–413, 2018.
160. Ricucci D, Loghin S, Siqueira JF Jr: Exuberant biofilm infection in a lateral canal as the cause of short-term endodontic treatment failure: report of a case, *J Endod* 39:712–718, 2013.
161. Ricucci D, Lopes WSP, Loghin S, et al: Large bacterial floc causing an independent extraradicular infection and posttreatment apical periodontitis: a case report, *J Endod* 44:1308–1316, 2018.
162. Ricucci D, Russo J, Rutberg M, et al: A prospective cohort study of endodontic treatments of 1,369 root canals: results after 5 years, *Oral Surg Oral Med Oral Pathol Oral Radiol Endod* 112:825–842, 2011.
163. Ricucci D, Siqueira JF Jr: Apical actinomycosis as a continuum of intraradicular and extraradicular infection: case report and critical review on its involvement with treatment failure, *J Endod* 34:1124–1129, 2008.
164. Ricucci D, Siqueira JF Jr: Biofilms and apical periodontitis: study of prevalence and association with clinical and histopathologic findings, *J Endod* 36:1277–1288, 2010.
165. Ricucci D, Siqueira JF Jr: Biofilms and apical periodontitis: study of prevalence and association with clinical and histopathologic findings, *J Endod* 36:1277–1288, 2010.
166. Ricucci D, Siqueira JF Jr: Fate of the tissue in lateral canals and apical ramifications in response to pathologic conditions and treatment procedures, *J Endod* 36:1–15, 2010.
167. Ricucci D, Siqueira JF Jr, Bate AL, et al: Histologic investigation of root canal-treated teeth with apical periodontitis: a retrospective study from twenty-four patients, *J Endod* 35:493–502, 2009.
168. Ricucci D, Siqueira JF Jr, Lopes WS, et al: Extraradicular infection as the cause of persistent symptoms: a case series, *J Endod* 41:265–273, 2015.
169. Robertson D, Smith AJ: The microbiology of the acute dental abscess, *J Med Microbiol* 58:155–162, 2009.
170. Robinson HBG, Boling LR: The anachoretic effect in pulpitis. Bacteriologic studies, *J Am Dent Assoc* 28:268–282, 1941.
171. Rôças IN, Baumgartner JC, Xia T, et al: Prevalence of selected bacterial named species and uncultivated phylotypes in endodontic abscesses from two geographic locations, *J Endod* 32:1135–1138, 2006.
172. Rôças IN, Hülsmann M, Siqueira JF Jr: Microorganisms in root canal-treated teeth from a German population, *J Endod* 34:926–931, 2008.
173. Rôças IN, Jung IY, Lee CY, et al: Polymerase chain reaction identification of microorganisms in previously root-filled teeth in a South Korean population, *J Endod* 30:504–508, 2004.
174. Rôças IN, Provenzano JC, Neves MA, et al: Disinfecting effects of rotary instrumentation with either 2.5% sodium hypochlorite or 2% chlorhexidine as the main irrigant: a randomized clinical study, *J Endod* 42:943–947, 2016.
175. Rôças IN, Siqueira JF Jr: Detection of novel oral species and phylotypes in symptomatic endodontic infections including abscesses, *FEMS Microbiol Lett* 250:279–285, 2005.
176. Rôças IN, Siqueira JF Jr: Characterization of *Dialister* species in infected root canals, *J Endod* 32:1057–1061, 2006.

177. Rôças IN, Siqueira JF Jr: Root canal microbiota of teeth with chronic apical periodontitis, *J Clin Microbiol* 46:3599–3606, 2008.
178. Rôças IN, Siqueira JF Jr: Prevalence of new candidate pathogens *Prevotella baroniae, Prevotella multisaccharivorax* and as-yetuncultivated Bacteroidetes clone X083 in primary endodontic infections, *J Endod* 35:1359–1362, 2009.
179. Rôças IN, Siqueira JF Jr: Identification of bacteria enduring endodontic treatment procedures by a combined reverse transcriptase-polymerase chain reaction and reverse-capture checkerboard approach, *J. Endod* 36:45–52, 2010.
180. Rôças IN, Siqueira JF Jr: Comparison of the in vivo antimicrobial effectiveness of sodium hypochlorite and chlorhexidine used as root canal irrigants: a molecular microbiology study, *J Endod* 37:143–150, 2011.
181. Rôças IN, Siqueira JF Jr: In vivo antimicrobial effects of endodontic treatment procedures as assessed by molecular microbiologic techniques, *J Endod* 37:304–310, 2011.
182. Rôças IN, Siqueira JF Jr: Characterization of microbiota of root canal-treated teeth with posttreatment disease, *J Clin Microbiol* 50:1721–1724, 2012.
183. Rôças IN, Siqueira JF Jr: Frequency and levels of candidate endodontic pathogens in acute apical abscesses as compared to asymptomatic apical periodontitis, *PLoS One* 13:e0190469, 2018.
184. Rôças IN, Siqueira JF Jr, Aboim MC, et al: Denaturing gradient gel electrophoresis analysis of bacterial communities associated with failed endodontic treatment, *Oral Surg Oral Med Oral Pathol Oral Radiol Endod* 98:741–749, 2004.
185. Rôças IN, Siqueira JF Jr, Andrade AFB, et al: Identification of selected putative oral pathogens in primary root canal infections associated with symptoms, *Anaerobe* 8:200–208, 2002.
186. Rôças IN, Siqueira JF Jr, Debelian GJ: Analysis of symptomatic and asymptomatic primary root canal infections in adult Norwegian patients, *J Endod* 37:1206–1212, 2011.
187. Rôças IN, Siqueira JF Jr, Santos KR: Association of *Enterococcus faecalis* with different forms of periradicular diseases, *J Endod* 30:315–320, 2004.
188. Rolph HJ, Lennon A, Riggio MP, et al: Molecular identification of microorganisms from endodontic infections, *J Clin Microbiol* 39:3282–3289, 2001.
189. Saber MH, Schwarzberg K, Alonaizan FA, et al: Bacterial flora of dental periradicular lesions analyzed by the 454-pyrosequencing technology, *J Endod* 38:1484–1488, 2012.
190. Sabeti M, Simon JH, Nowzari H, et al: Cytomegalovirus and Epstein-Barr virus active infection in periapical lesions of teeth with intact crowns, *J Endod* 29:321–323, 2003.
191. Sabeti M, Simon JH, Slots J: Cytomegalovirus and Epstein-Barr virus are associated with symptomatic periapical pathosis, *Oral Microbiol Immunol* 18:327–328, 2003.
192. Sabeti M, Slots J: Herpesviral-bacterial coinfection in periapical pathosis, *J Endod* 30:69–72, 2004.
193. Sabeti M, Valles Y, Nowzari H, et al: Cytomegalovirus and Epstein-Barr virus DNA transcription in endodontic symptomatic lesions, *Oral Microbiol Immunol* 18:104–108, 2003.
194. Saboia-Dantas CJ, Coutrin de Toledo LF, Sampaio-Filho HR, et al: Herpesviruses in asymptomatic apical periodontitis lesions: an immunohistochemical approach, *Oral Microbiol Immunol* 22: 320–325, 2007.
195. Saito D, de Toledo Leonardo R, Rodrigues JLM, et al: Identification of bacteria in endodontic infections by sequence analysis of 16S rDNA clone libraries, *J Med Microbiol* 55:101–107, 2006.
196. Sakamoto M, Rôças IN, Siqueira JF Jr, et al: Molecular analysis of bacteria in asymptomatic and symptomatic endodontic infections, *Oral Microbiol Immunol* 21:112–122, 2006.
197. Sakamoto M, Siqueira JF Jr, Rôças IN, et al: Bacterial reduction and persistence after endodontic treatment procedures, *Oral Microbiol Immunol* 22:19–23, 2007.
198. Sakamoto M, Siqueira JF Jr, Rôças IN, et al: Molecular analysis of the root canal microbiota associated with endodontic treatment failures, *Oral Microbiol Immunol* 23:275–281, 2008.
199. Sakamoto M, Siqueira JF Jr, Rôças IN, et al: Diversity of spirochetes in endodontic infections, *J Clin Microbiol* 47:1352–1357, 2009.
200. Santos AL, Siqueira JF Jr, Rôças IN, et al: Comparing the bacterial diversity of acute and chronic dental root canal infections, *PLoS One* 6:e28088, 2011.
201. Sasaki H, Stashenko P: Interrelationship of the pulp and apical periodontitis. In Hargreaves KM, Goodis HE, Tay FR, editors: *Seltzer and Bender's dental pulp*, ed 2. Chicago, 2012, Quintessence Publishing, pp 277–299.
202. Sassone LM, Fidel RA, Faveri M, et al: A microbiological profile of symptomatic teeth with primary endodontic infections, *J Endod* 34:541–545, 2008.
203. Sauer K, Camper AK, Ehrlich GD, et al: Pseudomonas aeruginosa displays multiple phenotypes during development as a biofilm, *J Bacteriol* 184:1140–1154, 2002.
204. Schaudinn C, Carr G, Gorur A, et al: Imaging of endodontic biofilms by combined microscopy (FISH/cLSM - SEM), *J Microsc* 235:124–127, 2009.
205. Schein B, Schilder H. Endotoxin content in endodontically involved teeth, *J Endod* 1:19–21, 1975.
206. Schonfeld SE, Greening AB, Glick DH, et al: Endotoxin activity in periapical lesions, *Oral Surg Oral Med Oral Pathol* 53:82–87, 1982.
207. Sedgley C, Nagel A, Dahlen G, et al: Real-time quantitative polymerase chain reaction and culture analyses of *Enterococcus faecalis* in root canals, *J Endod* 32:173–177, 2006.
208. Sedgley CM, Lennan SL, Appelbe OK: Survival of *Enterococcus faecalis* in root canals ex vivo, *Int Endod J* 38:735–742, 2005.
209. Seltzer S, Farber PA: Microbiologic factors in endodontology, *Oral Surg Oral Med Oral Pathol* 78:634–645, 1994.
210. Sen BH, Piskin B, Demirci T: Observation of bacteria and fungi in infected root canals and dentinal tubules by SEM, *Endod Dent Traumatol* 11:6–9, 1995.
211. Sen BH, Safavi KE, Spångberg LS: Colonization of *Candida albicans* on cleaned human dental hard tissues, *Arch Oral Biol* 42:513–520, 1997.
212. Sen BH, Safavi KE, Spångberg LS: Growth patterns of *Candida albicans* in relation to radicular dentin, *Oral Surg Oral Med Oral Pathol Oral Radiol Endod* 84:68–73, 1997.
213. Shin JM, Luo T, Lee KH, et al: Deciphering Endodontic Microbial Communities by Next-generation Sequencing, *J Endod* 44:1080–1087, 2018.
214. Siqueira JF Jr: Microbial causes of endodontic flare-ups, *Int Endod J* 36:453–463, 2003.
215. Siqueira JF Jr: Periapical actinomycosis and infection with *Propionibacterium propionicum*, *Endod Topics* 6:78–95, 2003.
216. Siqueira JF Jr: Reaction of periradicular tissues to root canal treatment: benefits and drawbacks, *Endod Topics* 10:123–147, 2005.
217. Siqueira JF Jr: Microbiology of apical periodontitis. In Ørstavik D, Pitt Ford T, editors: *Essential endodontology*, ed 2, Oxford, UK, 2008, Blackwell Munksgaard Ltd, pp 135–196.
218. Siqueira JF Jr: *Treatment of endodontic infections*, London, 2011, Quintessence Publishing, pp 43–93.
219. Siqueira JF Jr, Alves FR, Rôças IN: Pyrosequencing analysis of the apical root canal microbiota, *J Endod* 37:1499–1503, 2011.
220. Siqueira JF Jr, Antunes HS, Rôças IN, et al: Microbiome in the apical root canal system of teeth with posttreatment apical periodontitis, *PLoS One* 11:e0162887, 2016.
221. Siqueira JF Jr, Barnett F: Interappointment pain: mechanisms, diagnosis, and treatment, *Endod Topics* 7:93–109, 2004.
222. Siqueira JF Jr, de Uzeda M: Disinfection by calcium hydroxide pastes of dentinal tubules infected with two obligate and one facultative anaerobic bacteria, *J Endod* 22:674–676, 1996.
223. Siqueira JF Jr, de Uzeda M, Fonseca ME: A scanning electron microscopic evaluation of in vitro dentinal tubules penetration by selected anaerobic bacteria, *J Endod* 22:308–310, 1996.
224. Siqueira JF Jr, Fouad AF, Rôças IN: Pyrosequencing as a tool for better understanding of human microbiomes, *J Oral Microbiol* 4, 2012. doi:10.3402/jom.v4i0.10743.
225. Siqueira JF Jr, Guimarães-Pinto T, Rôças IN: Effects of chemomechanical preparation with 2.5% sodium hypochlorite and intracanal medication with calcium hydroxide on cultivable bacteria in infected root canals, *J Endod* 33:800–805, 2007.
226. Siqueira JF Jr, Jung IY, Rôças IN, et al: Differences in prevalence of selected bacterial species in primary endodontic infections from two distinct geographic locations, *Oral Surg Oral Med Oral Pathol Oral Radiol Endod* 99:641–647, 2005.
227. Siqueira JF Jr, Lima KC: *Staphylococcus epidermidis* and *Staphylococcus xylosus* in a secondary root canal infection with persistent symptoms: a case report, *Aust Endod J* 28:61–63, 2002.
228. Siqueira JF Jr, Magalhães KM, Rôças IN: Bacterial reduction in infected root canals treated with 2.5% NaOCl as an irrigant and

calcium hydroxide/camphorated paramonochlorophenol paste as an intracanal dressing, *J Endod* 33:667–672, 2007.
229. Siqueira JF Jr, Paiva SS, Rôças IN: Reduction in the cultivable bacterial populations in infected root canals by a chlorhexidinebased antimicrobial protocol, *J Endod* 33:541–547, 2007.
230. Siqueira JF Jr, Rôças IN: Polymerase chain reaction-based analysis of microorganisms associated with failed endodontic treatment, *Oral Surg Oral Med Oral Pathol Oral Radiol Endod* 97:85–94, 2004.
231. Siqueira JF Jr, Rôças IN: Exploiting molecular methods to explore endodontic infections: Part 1-current molecular technologies for microbiological diagnosis, *J Endod* 31:411–423, 2005.
232. Siqueira JF Jr, Rôças IN: Exploiting molecular methods to explore endodontic infections: Part 2-redefining the endodontic microbiota, *J Endod* 31:488–498, 2005.
233. Siqueira JF Jr, Rôças IN: Uncultivated phylotypes and newly named species associated with primary and persistent endodontic infections, *J Clin Microbiol* 43:3314–3319, 2005.
234. Siqueira JF Jr, Rôças IN: Bacterial pathogenesis and mediators in apical periodontitis, *Braz Dent J* 18:267–280, 2007.
235. Siqueira JF Jr, Rôças IN: Clinical implications and microbiology of bacterial persistence after treatment procedures, *J Endod* 34:1291–1301.e3, 2008.
236. Siqueira JF Jr, Rôças IN: Diversity of endodontic microbiota revisited, *J Dent Res* 88:969–981, 2009.
237. Siqueira JF Jr, Rôças IN: The microbiota of acute apical abscesses, *J Dent Res* 88:61–65, 2009.
238. Siqueira JF Jr, Rôças IN: As-yet-uncultivated oral bacteria: breadth and association with oral and extra-oral diseases, *J Oral Microbiol* 5, 2013. doi:10.3402/jom.v5i0.21077.
239. Siqueira JF Jr, Rôças IN: Microbiology and treatment of acute apical abscesses, *Clin Microbiol Rev* 26:255–273, 2013.
240. Siqueira JF Jr, Rôças IN: Molecular analysis of endodontic infections. In Fouad AF, editor: *Endodontic microbiology*, Hoboken, NJ, 2017, John Wiley & Sons, pp 81–128.
241. Siqueira JF Jr, Rôças IN, Alves FR, et al: Bacteria in the apical root canal of teeth with primary apical periodontitis, *Oral Surg Oral Med Oral Pathol Oral Radiol Endod* 107:721–726, 2009.
242. Siqueira JF Jr, Rôças IN, Baumgartner JC, et al: Searching for Archaea in infections of endodontic origin, *J Endod* 31:719–722, 2005.
243. Siqueira JF Jr, Rôças IN, Cunha CD, et al: Novel bacterial phylotypes in endodontic infections, *J Dent Res* 84:565–569, 2005.
244. Siqueira JF Jr, Rôças IN, Debelian GJ, et al: Profiling of root canal bacterial communities associated with chronic apical periodontitis from Brazilian and Norwegian subjects, *J Endod* 34:1457–1461, 2008.
245. Siqueira JF Jr, Rôças IN, Lopes HP: Patterns of microbial colonization in primary root canal infections, *Oral Surg Oral Med Oral Pathol Oral Radiol Endod* 93:174–178, 2002.
246. Siqueira JF Jr, Rôças IN, Lopes HP, et al: Fungal infection of the radicular dentin, *J Endod* 28:770–773, 2002.
247. Siqueira JF Jr, Rôças IN, Marceliano-Alves MF, et al: Unprepared root canal surface areas: causes, clinical implications, and therapeutic strategies, *Braz Oral Res* 32:e65, 2018.
248. Siqueira JF Jr, Rôças IN, Moraes SR, et al: Direct amplification of rRNA gene sequences for identification of selected oral pathogens in root canal infections, *Int Endod J* 35:345–351, 2002.
249. Siqueira JF Jr, Rôças IN, Paiva SS, et al: Bacteriologic investigation of the effects of sodium hypochlorite and chlorhexidine during the endodontic treatment of teeth with apical periodontitis, *Oral Surg Oral Med Oral Pathol Oral Radiol Endod* 104:122–130, 2007.
250. Siqueira JF Jr, Rôças IN, Paiva SSM, et al: Cultivable bacteria in infected root canals as identified by 16S rRNA gene sequencing, *Oral Microbiol Immunol* 22:266–271, 2007.
251. Siqueira JF Jr, Rôças IN, Rosado AS: Investigation of bacterial communities associated with asymptomatic and symptomatic endodontic infections by denaturing gradient gel electrophoresis fingerprinting approach, *Oral Microbiol Immunol* 19:363–370, 2004.
252. Siqueira JF Jr, Rôças IN, Souto R, et al: Checkerboard DNA-DNA hybridization analysis of endodontic infections, *Oral Surg Oral Med Oral Pathol Oral Radiol Endod* 89:744–748, 2000.
253. Siqueira JF Jr, Rôças IN, Souto R, et al: Microbiological evaluation of acute periradicular abscesses by DNA-DNA hybridization, *Oral Surg Oral Med Oral Pathol Oral Radiol Endod* 92:451–457, 2001.
254. Siqueira JF Jr, Sen BH: Fungi in endodontic infections, *Oral Surg Oral Med Oral Pathol Oral Radiol Endod* 97:632–641, 2004.
255. Siqueira JF, Rôças IN: Present status and future directions in endodontic microbiology, *Endod Topics* 30:3–22, 2014.
256. Siqueira JF, Rôças IN, Ricucci D: Biofilms in endodontic infection, *Endod. Topics* 22:33–49, 2010.
257. Siren EK, Haapasalo MP, Ranta K, et al: Microbiological findings and clinical treatment procedures in endodontic cases selected for microbiological investigation, *Int Endod J* 30:91–95, 1997.
258. Sjögren U, Figdor D, Persson S, et al: Influence of infection at the time of root filling on the outcome of endodontic treatment of teeth with apical periodontitis, *Int Endod J* 30:297–306, 1997.
259. Sjögren U, Hagglund B, Sundqvist G, et al: Factors affecting the long-term results of endodontic treatment, *J Endod* 16:498–504, 1990.
260. Slots J: Rapid identification of important periodontal microorganisms by cultivation, *Oral Microbiol Immunol* 1:48–57, 1986.
261. Slots J, Sabeti M, Simon JH: Herpesviruses in periapical pathosis: an etiopathogenic relationship? *Oral Surg Oral Med Oral Pathol Oral Radiol Endod* 96:327–331, 2003.
262. Socransky SS, Gibbons RJ, Dale AC, et al: The microbiota of the gingival crevice in man. 1. Total microscopic and viable counts and counts of specific organisms, *Arch Oral Biol* 8:275–280, 1963.
263. Socransky SS, Haffajee AD: Dental biofilms: difficult therapeutic targets, *Periodontol 2000* 28:12–55, 2002.
264. Song Y, Liu C, McTeague M, et al: 16S ribosomal DNA sequence-based analysis of clinically significant gram-positive anaerobic cocci, *J Clin Microbiol* 41:1363–1369, 2003.
265. Stashenko P, Wang CY, Riley E, et al: Reduction of infection-stimulated periapical bone resorption by the biological response modifier PGG glucan, *J Dent Res* 74:323–330, 1995.
266. Stewart PS, Costerton JW: Antibiotic resistance of bacteria in biofilms, *Lancet* 358:135–138, 2001.
267. Stoodley P, Sauer K, Davies DG, et al: Biofilms as complex differentiated communities, *Annu Rev Microbiol* 56:187–209, 2002.
268. Suau A, Bonnet R, Sutren M, et al: Direct analysis of genes encoding 16S rRNA from complex communities reveals many novel molecular species within the human gut, *Appl Environ Microbiol* 65:4799–4807, 1999.
269. Subramanian K, Mickel AK: Molecular analysis of persistent periradicular lesions and root ends reveals a diverse microbial profile, *J Endod* 35:950–957, 2009.
270. Sunde PT, Olsen I, Debelian GJ, et al: Microbiota of periapical lesions refractory to endodontic therapy, *J Endod* 28:304–310, 2002.
271. Sunde PT, Olsen I, Gobel UB, et al: Fluorescence in situ hybridization (FISH) for direct visualization of bacteria in periapical lesions of asymptomatic root-filled teeth, *Microbiology* 149:1095–1102, 2003.
272. Sunde PT, Tronstad L, Eribe ER, et al: Assessment of periradicular microbiota by DNA-DNA hybridization, *Endod Dent Traumatol* 16:191–196, 2000.
273. Sundqvist G: *Bacteriological studies of necrotic dental pulps* [Odontological Dissertation no.7]. Umea, Sweden, 1976, University of Umea.
274. Sundqvist G: Endodontic microbiology. In Spangberg LSW, editor: *Experimental endodontics*, Boca Raton, 1990, CRC Press, pp 131–153.
275. Sundqvist G: Associations between microbial species in dental root canal infections, *Oral Microbiol Immunol* 7:257–262, 1992.
276. Sundqvist G: Taxonomy, ecology, and pathogenicity of the root canal flora, *Oral Surg Oral Med Oral Pathol* 78:522–530, 1994.
277. Sundqvist G, Figdor D, Persson S, et al: Microbiologic analysis of teeth with failed endodontic treatment and the outcome of conservative re-treatment, *Oral Surg Oral Med Oral Pathol Oral Radiol Endod* 85:86–93, 1998.
278. ter Steeg PF, van der Hoeven JS: Development of periodontal microflora on human serum, *Microb Ecol Health Dis* 2:1–10, 1989.
279. Tang G, Samaranayake LP, Yip HK: Molecular evaluation of residual endodontic microorganisms after instrumentation, irrigation and medication with either calcium hydroxide or Septomixine, *Oral Dis* 10:389–397, 2004.
280. Tang YW, Ellis NM, Hopkins MK, et al: Comparison of phenotypic and genotypic techniques for identification of unusual aerobic pathogenic gram-negative bacilli, *J Clin Microbiol* 36:3674–3679, 1998.

281. Tani-Ishii N, Wang CY, Tanner A, et al: Changes in root canal microbiota during the development of rat periapical lesions, *Oral Microbiol Immunol* 9:129–135, 1994.
282. Tanner A, Lai CH, Maiden M: Characteristics of oral gramnegative species. In Slots J, Taubman MA, editors: *Contemporary oral microbiology and immunology*, St Louis, 1992, Mosby, pp 299–341.
283. Tronstad L, Barnett F, Cervone F: Periapical bacterial plaque in teeth refractory to endodontic treatment, *Endod Dent Traumatol* 6:73–77, 1990.
284. Tronstad L, Barnett F, Riso K, et al: Extraradicular endodontic infections, *Endod Dent Traumatol* 3:86–90, 1987.
285. Trowbridge HO, Emling RC: *Inflammation. A review of the process*, ed 5, Chicago, 1997, Quintessence.
286. Tzanetakis GN, Azcarate-Peril MA, Zachaki S, et al: Comparison of bacterial community composition of primary and persistent endodontic infections using pyrosequencing, *J Endod* 41:1226–1233, 2015.
287. van Amersfoort ES, van Berkel TJC, Kuiper J: Receptors, mediators, and mechanisms involved in bacterial sepsis and septic shock, *Clin Microbiol Rev* 16:379–414, 2003.
288. van Winkelhoff AJ, Carlee AW, de Graaff J: *Bacteroides endodontalis* and others black-pigmented *Bacteroides* species in odontogenic abscesses, *Infect Immun* 49:494–498, 1985.
289. Vengerfeldt V, Spilka K, Saag M, et al: Highly diverse microbiota in dental root canals in cases of apical periodontitis (data of illumina sequencing), *J Endod* 40:1778–1783, 2014.
290. Vera J, Siqueira JF Jr, Ricucci D, et al: One- versus two-visit endodontic treatment of teeth with apical periodontitis: a histobacteriologic study, *J Endod* 38:1040–1052, 2012.
291. Vianna ME, Conrads G, Gomes BPFA, et al: Identification and quantification of archaea involved in primary endodontic infections, *J Clin Microbiol* 44:1274–1282, 2006.
292. Vianna ME, Horz HP, Gomes BP, et al: *In vivo* evaluation of microbial reduction after chemo-mechanical preparation of human root canals containing necrotic pulp tissue, *Int Endod J* 39:484–492, 2006.
293. Vickerman MM, Brossard KA, Funk DB, et al: Phylogenetic analysis of bacterial and archaeal species in symptomatic and asymptomatic endodontic infections, *J Med Microbiol* 56:110–118, 2007.
294. Voelkerding KV, Dames SA, Durtschi JD: Next-generation sequencing: from basic research to diagnostics, *Clin Chem* 55:641–658, 2009.
295. Wadachi R, Hargreaves KM: Trigeminal nociceptors express TLR-4 and CD14: a mechanism for pain due to infection, *J Dent Res* 85:49–53, 2006.
296. Waltimo T, Trope M, Haapasalo M, et al: Clinical efficacy of treatment procedures in endodontic infection control and one year follow-up of periapical healing, *J Endod* 31:863–866, 2005.
297. Waltimo T, Trope M, Haapasalo M, et al: Clinical efficacy of treatment procedures in endodontic infection control and one year follow-up of periapical healing, *J Endod* 31:863–866, 2005.
298. Waltimo TM, Ørstavik D, Siren EK, et al: *In vitro* susceptibility of *Candida albicans* to four disinfectants and their combinations, *Int Endod J* 32:421–429, 1999.
299. Waltimo TM, Ørstavik D, Siren EK, et al: *In vitro* yeast infection of human dentin, *J Endod* 26:207–209, 2000.
300. Waltimo TM, Siren EK, Ørstavik D, et al: Susceptibility of oral *Candida* species to calcium hydroxide in vitro, *Int Endod J* 32:94–98, 1999.
301. Wara-Aswapati N, Boch JA, Auron PE: Activation of interleukin 1beta gene transcription by human cytomegalovirus: molecular mechanisms and relevance to periodontitis, *Oral Microbiol Immunol* 18:67–71, 2003.
302. Ward DM, Weller R, Bateson MM: 16S rRNA sequences reveal numerous uncultured microorganisms in a natural community, *Nature* 345:63–65, 1990.
303. Wattal C, Oberoi JK, Goel N, et al: Matrixassisted laser desorption ionization time of flight mass spectrometry (MALDI-TOF MS) for rapid identification of micro-organisms in the routine clinical microbiology laboratory, *Eur J Clin Microbiol Infect Dis* 36:807–812, 2017.
304. Wayman BE, Murata SM, Almeida RJ, et al: A bacteriological and histological evaluation of 58 periapical lesions, *J Endod* 18:152–155, 1992.
305. Williams BL, McCann GF, Schoenknecht FD: Bacteriology of dental abscesses of endodontic origin, *J Clin Microbiol* 18:770–774, 1983.
306. Wittgow WC Jr, Sabiston CB Jr: Microorganisms from pulpal chambers of intact teeth with necrotic pulps, *J Endod* 1:168–171, 1975.
307. Yamasaki M, Kumazawa M, Kohsaka T, et al: Pulpal and periapical tissue reactions after experimental pulpal exposure in rats, *J Endod* 20:13–17, 1994.
308. Yoshida M, Fukushima H, Yamamoto K, et al: Correlation between clinical symptoms and microorganisms isolated from root canals of teeth with periapical pathosis, *J Endod* 13:24–28, 1987.
309. Zandi H, Kristoffersen AK, Ørstavik D, et al: Microbial analysis of endodontic infections in root-filled teeth with apical periodontitis before and after irrigation using pyrosequencing, *J Endod* 44:372–378, 2018.
310. Zandi H, Rodrigues RC, Kristoffersen AK, et al: Antibacterial effectiveness of 2 root canal irrigants in root-filled teeth with infection: a randomized clinical trial, *J Endod* 42:1307–1313, 2016.
311. Zehnder M, Guggenheim B: The mysterious appearance of enterococci in filled root canals, *Int Endod J* 42:277–287, 2009.
312. Zoletti GO, Siqueira JF Jr, Santos KR: Identification of *Enterococcus faecalis* in root-filled teeth with or without periradicular lesions by culture-dependent and -independent approaches, *J Endod* 32:722–726, 2006.

16 Biopatologia da Periodontite Apical

Louis M. Lin e George T.-J. Huang

Resumo do Capítulo

Periodontite apical, 607
  Prevalência, 607
Etiologia, 607
Infecção: um conflito entre hospedeiro e parasitas, 608
Patogênese, 609
  Resposta imune inata, 610
  Resposta imune adaptativa/específica, 611
  Inflamação neurogênica, 612
Diagnóstico, 612
  Correlação entre achados clínicos e histológicos, 612
  Correlação entre achados radiográficos e histológicos, 613
Histopatologia, 614
Periodontite apical aguda, 614
  Biologia celular, 614
  Mediadores inflamatórios, 616
  Histopatologia, 616
  Características clínicas, 617
  Resultados, 618
Periodontite apical crônica, 618
  Biologia celular, 619
  Mediadores inflamatórios, 620
  Histopatologia, 621
  Características clínicas, 622
  Resultados, 622
Periodontite apical crônica com formação de cisto, 622
  Biologia celular, 623
  Mediadores inflamatórios, 623
  Histopatologia, 623
  Características clínicas, 624
  Resultados, 625
Periodontite apical crônica com formação óssea reacional: osteíte focal condensante, 625
  Biologia celular, 626
  Histopatologia, 626
  Características clínicas, 626
  Resultados, 626
Lesões periapicais de origem não endodôntica, 626
Infecção endodôntica extrarradicular, 626
Periodontite apical e doenças sistêmicas, 626
Fatores de risco genéticos e de doença sistêmica para periodontite apical persistente, 627
  Fatores de risco genéticos, 627
  Doença sistêmica como fator de risco, 628
Cicatrização da periodontite apical, 628
  Cicatrização das lesões periapicais após terapia não cirúrgica de canal radicular, 628
  Cicatrização de feridas periapicais após terapia endodôntica cirúrgica, 630
  Cistos radiculares nas lesões de periodontite apical podem regressar após terapia endodôntica não cirúrgica?, 630
Fatores que influenciam a cicatrização de lesões periapicais após terapia endodôntica, 631

Os tecidos perirradiculares consistem em cemento, ligamento periodontal e osso alveolar. O *cemento* é um tecido conjuntivo avascular mineralizado e conta com três tipos diferentes. O cemento acelular sem fibras cobre os dentes na junção cemento-esmalte e ao longo dela. O cemento acelular de fibras extrínsecas está confinado à metade coronal da raiz. O cemento celular de fibras intrínsecas está presente na metade apical da raiz, local em que nenhum cemento acelular de fibras extrínsecas está depositado.[198] Muitos fatores de crescimento, como fator de crescimento semelhante à insulina-1 (IGF-1), fatores de crescimento de fibroblastos (FGFs), fator de crescimento epidérmico (EGF), proteínas morfogenéticas ósseas (BMPs), fator de crescimento transformante-β (TGF-β) e fator de crescimento derivado de plaquetas (PDGF) estão contidos na matriz do cemento.[50,91,170] Esses fatores de crescimento podem ser liberados sob certas condições, pois foi demonstrado que estão associados a proliferação, migração e diferenciação de cementoblastos durante a cicatrização do cemento.[91]

O *ligamento periodontal* é um tecido conjuntivo mole e especializado que conecta o cemento ao osso alveolar. O ligamento periodontal contém populações de células heterogêneas e matriz extracelular (MEC).[149,198] As células do ligamento periodontal incluem osteoblastos, fibroblastos, restos epiteliais de Malassez (REM), macrófagos, cementoblastos e células mesenquimais indiferenciadas (células-tronco).[198] Fibroblastos, osteoblastos e células epiteliais são células diferenciadas que mantiveram a capacidade de sofrer divisões celulares limitadas e proliferação após estimulação por sinais apropriados. As células-tronco mesenquimais multipotentes do ligamento periodontal são capazes de se diferenciar em células semelhantes a cementoblastos e células do ligamento periodontal, bem como em osteoblastos.[115,188,243] A MEC do ligamento periodontal consiste em fibras colágenas, fibronectina, elastina, outras proteínas não colagênicas e proteoglicanas. A MEC serve como estrato para adesão celular e promove a disseminação celular e a organização do citoesqueleto. As fibras de colágeno (fibra de Sharpey) do ligamento periodontal conectam o dente ao osso alveolar. O ligamento periodontal é altamente vascularizado e inervado. O tecido apical até a junção cementodentina deve ser considerado como parte do ligamento periodontal, porque o cemento não é um componente normal do tecido pulpar.

Os restos da bainha epitelial de Hertwig (REM) que se desintegra após o desenvolvimento do dente estão presentes no ligamento periodontal próximo à superfície da raiz, em todos os dentes após a formação da raiz.[217,218] Eles são nichos de células epiteliais conectados como uma rede e rodeados por uma lâmina basal.[198,240] Os REM são quiescentes no ligamento periodontal normal,[198] mas podem ser estimulados a proliferar na periodontite apical.[163] Eles são considerados a fonte celular que, quando devidamente estimulada, pode formar cistos radiculares em certas lesões de periodontite apical.[164,206]

Osso alveolar ou *processo alveolar* é a parte do osso da mandíbula que aloja os alvéolos dos dentes. Consiste na placa cortical externa, em um osso central esponjoso ou medular e no osso que reveste os alvéolos.[198] A matriz óssea contém fatores de crescimento – IGFs, TGF-β, BMPs, FGF e PDGF.[43,261] Esses fatores de crescimento são essenciais para proliferação, migração e diferenciação de odontoblastos durante a cicatrização de feridas ósseas.[166]

A resposta dos tecidos perirradiculares a várias lesões é semelhante à de outros tecidos conjuntivos em outras partes do corpo. A resposta se manifesta como uma reação inflamatória regulada por mecanismos imunes inatos e adaptativos. Embora a infecção microbiana da polpa nos canais radiculares seja a principal causa da periodontite apical,[122,184,190] as alterações patológicas dos tecidos periapicais na periodontite apical em geral não são causadas diretamente pelos próprios micróbios, mas por suas toxinas, por produtos metabólicos nocivos e tecido pulpar desintegrado no sistema de canais radiculares. Esses irritantes são capazes de induzir respostas imunes inatas e adaptativas. As respostas imunoinflamatórias subsequentes são diversas e podem envolver mudanças na microvascularização, transmigração de células sanguíneas e proteínas plasmáticas da circulação sanguínea para o espaço tecidual e ativação de nervos sensoriais. Além disso, células endoteliais, mastócitos, plaquetas, fibroblastos, neutrófilos, macrófagos, células dendríticas, células imunes inatas e adaptativas, imunoglobulinas, mediadores inflamatórios, citocinas pró-inflamatórias, quimiocinas e neuropeptídeos também estão envolvidos na resposta inflamatória. A periodontite apical pode ser protetora ou destrutiva, dependendo da interação dinâmica entre a agressão microbiana e as defesas do hospedeiro nos tecidos periapicais.[176] Infelizmente, o biofilme formado no sistema de canal radicular com polpa necrótica é protegido das defesas do hospedeiro e da terapia antibiótica devido à falta de circulação sanguínea no local. Consequentemente, qualquer tentativa de reparo/regeneração de tecidos perirradiculares é inútil, porque as toxinas bacterianas e os subprodutos metabólicos nocivos do sistema de canais radiculares saem continuamente para a área periapical e irritam os tecidos periapicais. Novas linhas de evidência sugerem que, na maioria das condições, os biofilmes bacterianos no complexo sistema de canais radiculares podem ser bastante reduzidos, mas não eliminados, por procedimentos endodônticos convencionais, como instrumentação mecânica, irrigação antisséptica e medicação intracanal. Se os microrganismos do sistema de canal radicular forem efetivamente eliminados ou sepultados dentro do canal radicular por material obturador, e o sistema for adequadamente vedado e protegido contra microinfiltração coronal, os tecidos perirradiculares têm a capacidade de restaurar suas estruturas originais por meio de um processo de reparo/regeneração. No entanto, a presença de periodontite apical pós-tratamento pode dever-se a biofilmes persistentes no canal radicular,[190,224] e esse reconhecimento tem estimulado pesquisas consideráveis no tratamento de biofilmes (ver Capítulos 14 e 15).

Periodontite apical

PREVALÊNCIA

O estudo epidemiológico da periodontite apical documenta que sua prevalência varia entre pacientes de 20 e 30 anos (33% de prevalência de periodontite apical), 30 e 40 (40%), 40 e 50 (48%), 50 e 60 (57%) e com mais de 60 anos (62%).[79,209] A maioria dos estudos sobre a prevalência de periodontite apical tem origem em países europeus e na Escandinávia.[73,120,247] De acordo com uma pesquisa da American Dental Association, em 2005-2006, estima-se que 15,1 milhões de tratamentos de canais radiculares tenham sido realizados anualmente apenas nos EUA.[10] A periodontite apical é um problema de saúde prevalente.[74]

Etiologia

A etiologia, a patogênese e a histopatologia da periodontite apical são semelhantes às da periodontite marginal (ver também Capítulo 25). Ambas as doenças são causadas por infecção bacteriana e envolvem alterações patológicas de osso alveolar, ligamento periodontal e cemento. A periodontite marginal afeta os tecidos periodontais coronais, enquanto a periodontite apical afeta os tecidos periodontais apicais. A perda óssea é uma das características em ambas as doenças: o osso da crista alveolar é perdido na periodontite marginal e o osso apical sofre reabsorção na periodontite apical.

A periodontite apical pode ser causada por fatores exógenos e endógenos. Fatores exógenos incluem micróbios, suas toxinas e subprodutos metabólicos nocivos, agentes químicos, irritação mecânica, corpos estranhos e traumatismos. Fatores endógenos incluem produtos metabólicos do hospedeiro, como cristais de urato e colesterol,[194] bem como citocinas ou outros mediadores inflamatórios.[263] Esses irritantes podem ativar a via não antigênica ou a via antigênica para induzir respostas imunoinflamatórias inatas e adaptativas, respectivamente.

A infecção do tecido pulpar causada por cárie ou outras vias é a principal causa da periodontite apical.[122,190,224] O estudo clássico de Kakehashi et al.[122] demonstrou que necrose pulpar e inflamação perirradicular se desenvolveram em ratos convencionais quando as polpas dos dentes foram expostas cirurgicamente aos microrganismos orais. No entanto, em ratos de laboratório livres de germes, nenhuma necrose pulpar e inflamação perirradicular ocorreram, mesmo quando as polpas dos dentes foram expostas cirurgicamente ao ambiente oral e a restos alimentares estéreis.

Uma resposta semelhante ocorre em humanos. Usando cultura bacteriana, foi demonstrado que dentes humanos traumatizados com coroas intactas e polpas necróticas, *sem contaminação bacteriana*, não apresentaram evidências radiográficas de destruição óssea periapical. Em contraste, se as bactérias fossem isoladas de dentes traumatizados com coroas intactas e polpas necróticas, então evidências radiográficas de destruição óssea perirradicular eram observadas.[272] Achados importantes semelhantes foram replicados em experimentos com primatas não humanos. Quando a polpa dos dentes vitais intactos foi intencionalmente desvitalizada sob condições assépticas, deixada nos canais radiculares com restauração coronal hermética e selada por 6 meses a 1 ano, nenhuma reação inflamatória perirradicular foi observada.[161,184] Em conjunto, há considerável evidência de que as bactérias constituem um importante fator etiológico no desenvolvimento da periodontite apical.

Toxinas bacterianas (p. ex., lipopolissacarídeo [LPS], ácido lipoteicoico [LTA]) e subprodutos metabólicos nocivos que saem do sistema de canal radicular para os tecidos periapicais são capazes de induzir uma reação imunoinflamatória periapical.[55,57,67,236,322] Esses irritantes podem ativar o sistema imune inato por meio de receptores que reconhecem os padrões moleculares estereotípicos associados a patógenos (PAMPs), encontrados na estrutura dessas toxinas. Diferentes classes de micróbios expressam diferentes padrões moleculares, identificados por diferentes receptores de reconhecimento de padrão (RRPs), ou receptores *Toll-like* (TLRs), em células hospedeiras, como fagócitos, células dendríticas e linfócitos B.[1,177,178] RRPs ou TLRs são codificados na linha germinativa. Em espécies de mamíferos, há pelo menos 10 TLRs, e cada um parece ter uma função distinta no reconhecimento imune inato.[178] Por exemplo, o LPS pode estimular as fibras nervosas sensoriais a liberar o peptídeo relacionado ao gene da calcitonina (CGRP) e a substância P (SP),[64,110] para causar vasodilatação e aumento da permeabilidade vascular. LPS e lipoproteínas também podem ativar TLRs em células dendríticas, para estimular a diferenciação de linfócitos T.[5] Certos subtipos de TLRs reconhecem as características estruturais comuns compartilhadas de várias toxinas (i. e., PAMPS). Como os TLRs são sintetizados antes de uma infecção, são classificados como parte do sistema imunológico inato.

A periodontite apical pode ser causada pela entrada de toxinas bacterianas, enzimas e subprodutos metabólicos nocivos nos tecidos periapicais, ou pela invasão direta dos tecidos periapicais por micróbios originários do sistema radicular do canal. É importante diferenciar entre inflamação apical e infecção apical. A *inflamação apical* é a reação do tecido periapical aos irritantes que emergem do sistema de canais radiculares que se manifestam como vasodilatação, aumento da permeabilidade vascular e exsudação. Em contraste, a *infecção apical* deve-se à presença física de microrganismos patogênicos nos tecidos periapicais que subsequentemente produzem dano tecidual. Pode haver infecção sem inflamação, por exemplo, em um paciente gravemente imunocomprometido. Também pode haver inflamação sem infecção, como ocorre em infarto do miocárdio, infarto cerebral e lesão física ou química.[171] Em doenças causadas por infecção, as bactérias geralmente estão presentes nos tecidos ou órgãos envolvidos,[305] como na gengivite ulcerativa necrosante, periodontite, actinomicose, tuberculose e bronquite bacteriana. Embora a periodontite apical seja principalmente uma doença infecciosa, as bactérias não estão presentes, em geral, nos tecidos periapicais, mas no sistema de canal radicular,[145,190,307] exceto em certos tipos de periodontite apical associados à formação de abscesso,[207,302,314] ou com uma fístula de drenagem,[93,207,312] ou em infecção endodôntica extrarradicular.[271,296] Uma das principais hipóteses atuais é que a periodontite apical é desencadeada pela entrada, nos tecidos periapicais, de toxinas bacterianas, enzimas e subprodutos metabólicos nocivos.[280] A mera presença de contaminação bacteriana em algumas lesões de periodontite apical não necessariamente denota uma infecção perirradicular. A infecção periapical está relacionada à virulência, ao número e às combinações específicas de microrganismos e à defesa imunológica do hospedeiro nos tecidos periapicais. As bactérias podem estar temporariamente presentes nos tecidos perirradiculares inflamados apenas para serem mortas pelos mecanismos de defesa do hospedeiro quando o foco da infecção no sistema de canal radicular é efetivamente eliminado por instrumentação mecânica, irrigação antisséptica e medicação intracanal. Por exemplo, a maioria das lesões de periodontite apical com formação de abscesso ou drenagem de fístulas cicatriza satisfatoriamente após tratamento de canal radicular não cirúrgico, sem a necessidade de terapia antimicrobiana sistêmica.[209]

A infecção primária do canal radicular em canais radiculares não tratados é uma mistura polimicrobiana com proporções aproximadamente iguais de espécies bacterianas gram-positivas e gram-negativas, dominadas por anaeróbios obrigatórios (ver Capítulo 15).[273,275] Em dentes obturados com periodontite apical, microrganismos gram-positivos, com uma distribuição relativamente igual de espécies facultativas e anaeróbias, parecem dominar outros microrganismos.[182,276] Uma alta prevalência de *E. faecalis* é frequentemente observada em canais radiculares obturados associados com periodontite apical persistente.[97,127,182,213,254] Esses problemas são descritos em mais detalhes no Capítulo 15.

Lesões físicas (sobreinstrumentação, sobreobturação) e químicas (irrigantes, medicação intracanal, materiais obturadores de canal radicular),[240] bem como lesão traumática[11,12] nos tecidos periapicais também podem causar periodontite apical, dependendo da gravidade da lesão e citotoxicidade dos produtos químicos. Corpos estranhos, como materiais obturadores de canais radiculares, mostraram causar inflamação periapical persistente.[136,193,211,324] No entanto, a possibilidade de contaminação bacteriana em lesões de periodontite apical induzida por corpo estranho não foi totalmente descartada em muitos estudos, portanto é possível que os corpos estranhos possam servir de veículo para os microrganismos. Além disso, corpos estranhos têm a adversa propriedade de favorecer a infecção,[325] pois podem reduzir a dose infecciosa de bactérias e fazer com que granulócitos desenvolvam defeito fagocítico ou perda de atuação.[326] Embora a maioria dos materiais obturadores de canal radicular não seja inerte e seja capaz de induzir certos graus de inflamação, em geral esses materiais são biocompatíveis e bem tolerados pelos tecidos periapicais.[99,102]

Também foi demonstrado histologicamente que a doença periodontal pode causar doença inflamatória pulpar e periapical.[146]

Infecção: um conflito entre hospedeiro e parasitas

Cada infecção é uma corrida entre as capacidades do microrganismo de se multiplicar, espalhar e causar doenças e a capacidade do hospedeiro de controlar e finalmente eliminar os microrganismos.[305] O hospedeiro tem barreiras físicas – epitélio superficial, esmalte e dentina –, bem como defesas imunes inatas e adaptativas para prevenir o estabelecimento da infecção. No entanto, os micróbios também têm armas, levando à inibição da fagocitose e da função dos lisossomos, à redução da morte por fagócitos, à inativação do sistema complementar, das imunoglobulinas e dos mecanismos específicos que permitem a invasão das barreiras físicas do hospedeiro.[305] A infecção de um tecido pode se manifestar de diferentes formas histopatológicas, como resultado de interações específicas que ocorrem entre hospedeiro-microrganismo. Muitas infecções são assintomáticas em mais de 90% dos indivíduos.[305] Por exemplo, a necrose pulpar e a periodontite apical crônica causada por infecção do canal radicular são geralmente assintomáticas, e os pacientes costumam se surpreender ao descobrir que essa infecção esteve presente por um período de tempo suficiente para levar à destruição do osso periapical. Não há correlação simples entre infecção e sintomas clínicos de periodontite apical, exceto nos casos de periodontite apical sintomática e abscesso apical agudo.

Patogênese

É uma crença geral de que o desenvolvimento de periodontite apical siga-se à necrose pulpar total. Essa crença é baseada em: (1) teoria do estrangulamento pulpar devido a um aumento generalizado na pressão intersticial da polpa na área não comprometida durante a inflamação pulpar, que causa colapso das vênulas e cessação do fluxo sanguíneo,[99] e (2) estudos em animais e humanos, os quais concluíram que polpas necróticas não contaminadas intencionalmente desvitalizadas ou acidentalmente traumatizadas são, em geral, incapazes de induzir inflamação periapical, a menos que estejam infectadas.[161,184,272] No entanto, se as polpas vitais forem infectadas por cárie ou outras vias, a inflamação periapical pode se desenvolver, já que o tecido vital ainda está presente na porção apical do canal radicular.[159,224] A maioria de nossas informações relacionadas à histopatologia da periodontite apical vem da análise de lesões humanas crônicas de longa data causadas por cárie, ou de estudos ao longo do tempo de desenvolvimento de periodontite apical induzida por infecção de canal radicular artificial em animais. Nesses casos, o momento da transição da pulpite para periodontite apical não foi capturado. Na verdade, foi demonstrado que a periodontite apical é uma extensão direta da pulpite apical nos tecidos periapicais antes da necrose pulpar total causada por infecção do canal radicular (Figura 16.1).[138,159,160,222,223,279] Por exemplo, Kovacevic et al.[138] estudaram a transição de pulpite para periodontite apical, em dentes de cães, por exposição artificial de polpas à cavidade oral, e observaram que a pulpite estava associada a uma periodontite apical aguda. Da mesma forma, Kimberly e Byers[131] demonstraram que alterações periapicais, incluindo brotamento de fibras nervosas, apareceram 3 a 5 semanas após o estabelecimento de pulpite irreversível subsequente a lesões de exposição pulpar em animais. Yamasaki et al.[321] e Stashenko et al.[266] também mostraram que infiltrados inflamatórios periapicais, aumento do número de osteoclastos e destruição óssea eram aparentes bem antes da necrose pulpar total, com tecido pulpar vital ainda presente na porção apical do canal radicular. A base biológica para essas observações parece depender do desenvolvimento apical da infecção/inflamação pulpar, levando à difusão de muitos mediadores inflamatórios, de citocinas pró-inflamatórias, quimiocinas e toxinas bacterianas na área periapical antes da necrose pulpar total.

Quando as polpas estão infectadas/inflamadas, muitas células imunes inatas e adaptativas são ativadas e liberam quantidades elevadas de vários mediadores inflamatórios, incluindo citocinas, quimiocinas e neuropeptídeos. À medida que a inflamação pulpar se espalha, os mediadores inflamatórios começam a alterar a biopatologia dos tecidos periapicais, manifestando-se com vasodilatação, aumento da permeabilidade vascular, infiltração de células imunoinflamatórias e reabsorção óssea. Clinicamente, as alterações observáveis no exame radiográfico da periodontite apical são alargamento do espaço do ligamento periodontal ou desenvolvimento de lesões osteolíticas apicais devido à reabsorção óssea. A perda óssea é causada principalmente por osteoclastos ativados. Muitas citocinas, como a interleucina (IL)-1, IL-6, IL-11, IL-17 e o fator de necrose tumoral α (TNF-α), têm a capacidade de induzir a diferenciação e ativação de células progenitoras de osteoclastos.[27,263] A reabsorção óssea induzida por inflamação nos tecidos periapicais é acompanhada pelo recrutamento de células imunoinflamatórias, que essencialmente constroem uma linha defensiva contra a propagação da invasão microbiana do canal radicular.

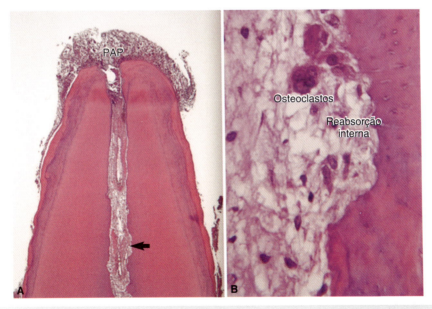

Figura 16.1 A. Inflamação do tecido pulpar no canal radicular apical se estende aos tecidos periapicais em um dente permanente (H&E, ampliação: ×100). **B.** Seta em A. Grande aumento do tecido pulpar no canal radicular apical em A. O tecido pulpar é vital e infiltrado por células inflamatórias crônicas. Observar a reabsorção da parede do canal e das células clásticas multinucleadas (H&E, ampliação: ×200). (Cortesia do Dr. Domenico Ricucci, Roma, Itália.)

A patogênese da periodontite apical envolve respostas imunes inatas e adaptativas, bem como resposta nervosa sensorial nos tecidos periapicais. As células imunoinflamatórias presentes em lesões perirradiculares humanas consistem em linfócitos, macrófagos, plasmócitos, neutrófilos, células dendríticas e células *natural killer* (NK) com os dois primeiros tipos como a maioria.[156,175] As características da imunidade inata e adaptativa são resumidas na Tabela 16.1.

RESPOSTA IMUNE INATA

Especificidade da resposta imune inata

Nos últimos anos, o conceito de "natureza inespecífica da imunidade inata" mudou com a identificação de uma rede de receptores codificados pela linha germinativa, RRPs, que reconhecem motivos moleculares específicos de microrganismos.[5,6,178] RRPs podem ser expressos na superfície celular (macrófagos, células dendríticas, neutrófilos, células NK, células B), em compartimentos intracelulares, ou secretados no sangue e fluidos teciduais.[118] Existem numerosos produtos microbianos constitutivos e conservados, como PAMPs, também observados anteriormente. É importante ressaltar que os RRPs do sistema imunológico inato reconhecem os PAMPs.[5,178]

A especificidade da imunidade inata se deve ao reconhecimento de PAMPs de microrganismos por RRPs, como os TLRs das células do hospedeiro. A ativação de RRPs desencadeia inúmeras respostas do hospedeiro, incluindo opsonização, ativação do complemento e cascatas de coagulação, fagocitose, ativação de vias de sinalização pró-inflamatórias e indução de apoptose.[118] Por exemplo, TLR4/CD14 é o receptor para os gram-negativos LPSs bacterianos. Camundongos C3 H/HeJ mutados por TLR4 (LPS hiporresponsivo) têm resposta reduzida a bactérias gram-negativas e são altamente suscetíveis à infecção por *Salmonella typhimurium* ou *Neisseria meningitidis*.[51] É importante notar que há expressão reduzida de IL-1 e IL-12 e diminuição da destruição do osso perirradicular em camundongos deficientes em TLR-4 quando os dentes são submetidos a exposições pulpares e à infecção com uma mistura de quatro patógenos anaeróbicos: *Prevotella intermedia, Fusobacterium nucleatum, Streptococcus intermedius* (G+) e *Peptostreptococcus micros* (G+).[108] Além disso, LPS mostrou ser capaz de induzir dor por meio da ativação direta de TLR4/CD14 expresso em neurônios sensoriais nociceptivos.[304] Assim, o receptor RRP TLR4 está envolvido de maneira importante em infecções odontogênicas.

Componentes como o LTA das paredes das células bacterianas gram-positivas também podem estimular a imunidade inata de uma forma semelhante ao LPS. O TLR2 desempenha um papel importante na detecção de bactérias gram-positivas e está envolvido no reconhecimento de uma variedade de componentes microbianos, incluindo LTA, lipoproteínas e peptidoglicano. A importância de TLR2 na defesa do hospedeiro contra bactérias gram-positivas foi demonstrada usando camundongos deficientes em TLR2 (TLR2-/-), que foram considerados altamente suscetíveis a desafios com *Staphylococcus aureus* ou *Streptococcus pneumoniae*.[69,281] LTA também estimula leucócitos para liberar mediadores inflamatórios, incluindo TNF-α, IL-1β, IL-6, IL-8 e prostaglandina (PG) E2, conhecidos por desempenhar um papel em várias fases da resposta inflamatória. Todos esses mediadores inflamatórios foram detectados em amostras periapicais e cada um tem um efeito de dano bem conhecido ao tecido, ao ativar várias respostas do hospedeiro.

A resposta imune inata à infecção bacteriana realça a importância de citocinas pró-inflamatórias (IL-1, IL-6, IL-8, IL-17, TNFα, IFN-γ), quimiocinas (CXCR1, CXCR2, TGF-β) e coestimuladores, essenciais para ativação e influência da natureza da resposta imune adaptativa.[5,177] O sistema imune inato é capaz de

Tabela 16.1 Características da imunidade inata e adaptativa.

Propriedade	Inata	Adaptativa
Reconhecimento	Estruturas compartilhadas por grupos de micróbios relacionados (padrões moleculares conservados)	Antígenos microbianos e antígenos não microbianos (detalhes da estrutura molecular)
Diversidade	Limitado	Muito ampla
Memória	Nenhum	Sim
Receptores	Codificado no genoma	Codificado em segmentos gênicos (recombinação somática)
Proteínas do sangue	Complemento	Anticorpos
Células	Macrófagos	Linfócitos
	Neutrófilos	Células apresentadoras de antígenos
		Células NK
Tempo de ação	Ativação imediata de efetores	Ativação retardada de efetores
Resposta	Moléculas coestimulatórias, citocinas	
(IL-1, IL-6)		
IL-2	Expansão clonal	
Quimiocinas (IL-8)	Citocinas efetoras (IL-4, IFN-r)	

IFN, Interferona; *IL*, interleucina; *NK*, *natural killer*.
Dados de Janeway CA, Medzhitov R: Innate immune recognition, *Annu Rev Immunol* 20:197, 2002; Abbas AK, Lichtman AH, Pober JS: *Cellular and molecular immunology*, ed 5, Philadelphia, 2003, Saunders.

reconhecer antígenos não próprios e próprios, enquanto o sistema imune adaptativo não é; assim, muitas doenças autoimunes são distúrbios da imunidade adaptativa.[177]

Resposta imune inata inespecífica

O mecanismo de defesa imune inato inespecífico primário na periodontite apical é a fagocitose de micróbios por fagócitos especializados, como leucócitos polimorfonucleares (PMNs) e macrófagos. Esse tipo de resposta imune não requer o reconhecimento específico de invasores pelos fagócitos. A inflamação do tecido leva ao recrutamento de PMNs da circulação sanguínea para o tecido perirradicular. PMNs ativados exibem um aumento abrupto no consumo de oxigênio, a conhecida "explosão respiratória", resultando na liberação de radicais de oxigênio, uma família de substâncias extremamente destrutivas e de vida curta que destrói microrganismos e células hospedeiras nas proximidades.[17] Micróbios fagocitados ou partículas estranhas são expostos a um ambiente tóxico contendo grânulos azurófilos específicos e radicais livres derivados de oxigênio, sendo eventualmente degradados.[200] PMNs também têm um mecanismo de morte extracelular via armadilhas extracelulares de neutrófilos (AENs), estruturas extracelulares compostas de cromatina com proteínas específicas dos grânulos neutrofílicos. Após a ativação (p. ex., por IL-8, LPS, bactérias, fungos, plaquetas ativadas), os neutrófilos iniciam um programa celular denominado "apoptose", o qual leva à sua morte e à formação de AENs, que têm atividades antimicrobianas.[33,80] Além de seu papel na imunidade inata como fagócitos profissionais, os macrófagos também atuam como células apresentadoras de antígenos (CAA), expressando moléculas MHC (complexo principal de histocompatibilidade) de classe II que interagem com clones específicos do antígeno de linfócitos T auxiliares. Os monócitos circulantes são os precursores dos macrófagos do tecido e de muitos subconjuntos de células dendríticas.[1,129,244] Os detalhes das atividades imunológicas dos neutrófilos e macrófagos na condição patológica periapical são descritos nos Capítulos 13 e 14.

RESPOSTA IMUNE ADAPTATIVA/ESPECÍFICA

Infecções contínuas ou graves em níveis além da capacidade de defesa da imunidade inata são mediadas por imunidade adaptativa, que é muito mais específica para antígenos exógenos. A imunidade adaptativa tem a capacidade de memorizar e responder à exposição repetida ao mesmo antígeno. A especificidade da imunidade adaptativa é regulada em níveis genéticos nos linfócitos B e T por meio de um processo complexo, o qual leva à geração de moléculas que reconhecem e se ligam a antígenos estranhos ou próprios. Essas moléculas são receptores específicos em células T (receptores de antígenos de células T ou RCTs) e em células B (receptores de antígenos de células B ou RCBs; também denominadas *imunoglobulinas*). Os RCTs nas células T interagem com os antígenos apresentados pelas células apresentadoras de antígenos (CAA), que expressam moléculas MHC II com outras moléculas acessórias, enquanto os RCBs nas células B interagem diretamente com os antígenos. Os RCBs podem ser secretados na circulação sanguínea ou nos tecidos, como anticorpos. A região variável das proteínas RCT e RCB é reorganizada no nível genômico por meio da recombinação genética dos segmentos V(D)J. A diversidade total estimada após essa recombinação para RCT é de aproximadamente 10^{21}; para RCB, de aproximadamente 10^{15}, o que gera o repertório de diferentes clones de células T e B individuais.[1,119] Cada clone de células T ou B gerado na medula óssea carrega um específico RCT e RCB, passando por um processo de seleção positiva e negativa por meio do qual a maioria dos clones é deletada por apoptose, porque se liga a autoantígenos. Esse processo inicial de "triagem negativa" reduz o potencial para doenças autoimunes. Somente aqueles que não interagem com os autoantígenos são liberados no sistema linfático e na circulação sanguínea. As células T *naive* circulam para frente e para trás entre o sistema linfático e a circulação sanguínea, até encontrar antígenos estranhos apresentados por CAA. Cerca de 97% das células T sofrem apoptose, e apenas uma pequena porcentagem dessas células é exportada para a periferia como células T maduras.[1]

A interação de RCT, complexo antígeno peptídeo/MHC e coestimuladores ativa as células T, levando à síntese do fator de crescimento das células T, IL-2 e seu receptor, que causa a expansão/proliferação clonal das células T. Algumas dessas células T diferenciam-se em células T efetoras armadas, e outras tornam-se células de memória. Existem várias subpopulações de células T, categorizadas por suas funções: (1) células T auxiliares (T_H), (2) células T reguladoras (Treg), (3) células T supressoras (T_S) e (4) células T citotóxicas (citolíticas) (T_C).[1,60,301] Algumas delas podem ser distinguidas por seus marcadores de superfície celular, perfis de citocinas ou fatores de transcrição. Consultar também o Capítulo 14 para obter detalhes adicionais.

O desenvolvimento de células CD4 T_H envolve o encontro de CAAs em associação com MHC de classe II. Todas as células de tecido expressam MHC de classe I, mas apenas certas células expressam MHC de classe II. As células que expressam MHC de classe II constituem a população de CAAs do corpo e consistem em (1) células dendríticas, (2) macrófagos, (3) células B, (4) células endoteliais vasculares e (5) células epiteliais. As três primeiras são consideradas CAAs "profissionais", porque se dedicam a essa função. As duas últimas CAAs são quiescentes em condições normais, mas podem ser induzidas a expressar MHC de classe II quando expostas a concentrações elevadas de IFN-γ.[1,119]

As células dendríticas e os macrófagos fagocitam antígenos estranhos, enquanto as células B utilizam a imunoglobulina ligada à membrana para ligar e internalizar os antígenos. Outras CAAs fazem a endocitose de antígenos estranhos no citoplasma, e os antígenos processados são parcialmente degradados em pequenos peptídeos. Muitos deles têm de 10 a 30 aminoácidos e são capazes de se ligar às moléculas de MHC de classe II recém-sintetizadas, antes que o complexo antígeno/MHC de classe II seja transportado para a superfície das células e apresentado aos RCTs de células T CD4$^+$.

Embora controversas, as evidências sugerem que as T_S CD8$^+$ e LTCs CD8$^+$ representam subpopulações distintas de células T CD8$^+$. T_S são células CD8$^+$/CD28$^-$ restritas ao MHC classe I, que agem sobre CAA de maneira dependente de contato, tornando-as tolerogênicas às células T_H. Elas inibem a proliferação de células T_H.[53,327] Células T citotóxicas (T_C CD8$^+$), também conhecidas como *linfócitos T citolíticos* (LTCs), são um subconjunto de células T, o qual mata células-alvo que tenham antígenos peptídicos associados a MHC. A maioria das células T_C tem CD8 e reconhece antígenos degradados no citosol e expressos na superfície celular em associação com moléculas MHC classe I das células-alvo. T_C funcional adquire grânulos citoplasmáticos específicos ligados à membrana, incluindo uma proteína formadora de poros de membrana, chamada "perforina" ou "citolisina", e enzimas chamadas "granzimas".

Sob a estimulação do antígeno, as células T CD4 *naive* podem proliferar e se diferenciar em células T_H0, que são subsequentemente induzidas a se desenvolver em células T_H1 ou T_H2.[1] Células dendríticas DC monocitoides (DC1) induzem respostas do tipo T_H1; DC plasmocitoides (DC2) induzem seletivamente respostas T_H2. Cada subconjunto de células T_H tem funções e perfis de citocinas distintos. As células T_H1 se desenvolvem a partir de T_H0 ativadas por IL-12 e IFN-γ e produzem principalmente IL-2, interferona (IFN)-γ e TNF-α, que ativam macrófagos. As células T_H2 se desenvolvem a partir de T_H0 ativadas por IL-4 e IL-10 e produzem IL-4, IL-5, IL-10 e IL-13, que ativam as células B para a produção de anticorpos. T_H0 também pode se desenvolver em T_H17 sob a ativação de IL-6 e TGF-β e produzir IL-17, uma poderosa citocina pró-inflamatória. Macrófagos, células dendríticas e células T produzem citocina anti-inflamatória, IL-10. No geral, T_H1 e T_H2 têm efeitos mutuamente inibidores.[1]

O papel das células B na imunidade adaptativa é principalmente a produção de anticorpos que constituem a resposta imune humoral do hospedeiro. A recombinação do gene V(D)J ocorre nas cadeias pesadas e leves (κ e λ). Um sistema de recombinase, complexo enzimático que consiste em várias enzimas – incluindo gene de ativação de recombinação 1 e 2 (RAG-1, RAG-2), desoxinucleotidil transferase terminal (TdT), DNA ligase IV, proteínas Ku e XRCC4 –, é essencial para uma recombinação bem-sucedida. Esse sistema de recombinase também é usado para recombinação de RCT. IgM/IgD maduras coexpressoras de células B passam por troca de isótipo por meio de um processo denominado *recombinação por troca*, após encontrar o antígeno. O segmento do gene V(D)J rearranjado se recombina com um gene da região C regulador (γ, ε ou α), e a sequência de DNA interveniente é deletada. Isso dá origem a outras classes de imunoglobulinas (IgG, IgE, IgA), além da IgM. Afora a troca de isótipo, as células B ativadas também sofrem mutação somática no gene da região V, levando à maturação de afinidade de anticorpos e corte alternativo do RNA VDJ à membrana ou ao mRNA da imunoglobulina secretada. Uma grande quantidade de anticorpo é secretada quando as células B se diferenciam ao fim em plasmócitos.[1,119] A capacidade dos antígenos de estimular seletivamente a diferenciação dos plasmócitos apoia o achado clínico de que os plasmócitos isolados de lesões periapicais secretam anticorpos específicos para as bactérias particulares encontradas no sistema de canal radicular adjacente.

A resposta imune e o papel das subpopulações de linfócitos nas lesões de periodontite apical foram investigados empregando-se, como modelos de estudo, roedores com deficiência de linfócitos. A deficiência de células T parece acelerar a perda óssea na fase inicial das lesões de periodontite apical (2 semanas), mas não afeta o curso geral do desenvolvimento da lesão.[282,306] Usando camundongos RAG-2 SCID (células T e B deficientes), verificou-se que aproximadamente um terço dos camundongos RAG-2 desenvolveu abscessos endodônticos, ao passo que nenhum controle imunocompetente apresentou abscessos.[284] Em outro estudo, camundongos nocaute (k/o) específicos para RAG-2 foram usados a fim de determinar qual elemento imunológico foi importante para o mecanismo de defesa na infecção endodôntica. Os resultados demonstraram que as células B, mas não as células T, desempenharam um papel fundamental na prevenção da disseminação da infecção endodôntica.[109] Portanto, as células T e B mediam as respostas imunes observadas em lesões de periodontite apical.

INFLAMAÇÃO NEUROGÊNICA

Certas fibras nervosas sensoriais aferentes primárias, sob estimulação por vários irritantes, liberam neuropeptídeos, que causam vasodilatação, extravasamento de proteínas e recrutamento/regulação de células imunes, como macrófagos, neutrófilos, mastócitos e linfócitos. Esse fenômeno é denominado *inflamação neurogênica*.[29,32]

Os neuropeptídeos essenciais na indução da inflamação neurogênica são o peptídeo relacionado ao gene da calcitonina (CGRP), para vasodilatação, e SP, para a indução de extravasamento de proteínas. Os neuropeptídeos e seus receptores são amplamente distribuídos por todo o corpo.

Durante a inflamação, ocorre o aparecimento de fibras aferentes[41,42] e aumentos locais de mediadores inflamatórios que desencadeiam a liberação de neuropeptídeos, levando à inflamação neurogênica.[29,46] Além das funções cardinais dos principais neuropeptídeos que causam o primeiro sinal de inflamação – vasodilatação e aumento da permeabilidade vascular –, sabe-se agora que o papel desses neuropeptídeos no processo de inflamação é muito mais complexo. No desenvolvimento de lesões de periodontite apical crônica, os neuropeptídeos também estão envolvidos em regulação imunológica, reabsorção óssea e cicatrização de feridas. Em concentrações suficientes, a SP aumenta a secreção de IL-1, TNF-α e IL-6 dos macrófagos, estimula a proliferação de linfócitos T e aumenta a produção de IFN-γ induzida por antígeno pelas células T.[264] Certos neuropeptídeos, como SP, regulam as respostas imunológicas e inflamatórias, enquanto outros neuropeptídeos, como CGRP, peptídeo intestinal vasoativo (VIP) e neuropeptídeo Y (NPY), inibem as respostas inflamatórias. As interações sinérgicas de neuropeptídeos, como CGRP e outros mediadores inflamatórios, eicosanoides e bradicinina, sugerem uma interação complexa dessas moléculas na resposta imune.[86,219,264]

Nas lesões de periodontite apical crônica, receptores específicos para SP e CGRP ocorrem em certas células do sistema imunológico, incluindo macrófagos e linfócitos. Tanto o CGRP quanto o VIP podem desempenhar um papel na inibição da reabsorção óssea pela supressão das funções osteoclásticas. O nível de VIP nas lesões de periodontite apical está inversamente relacionado ao tamanho da lesão. Estudos de cultura de células de osteoclastos demonstraram que a presença de maiores concentrações de VIP leva à diminuição de sua capacidade de formar lacunas de reabsorção óssea, causando rápida contração citoplasmática e redução da mobilidade celular. VIP exerce um efeito sobre os macrófagos para bloquear a produção de TNF-α, IL-6 e IL-12, sugerindo que VIP possa ter um papel no controle do crescimento de lesões de periodontite apical.[46]

As principais respostas imunes inatas e adaptativas e a inflamação neurogênica na patogênese da periodontite apical causada por infecção do canal radicular são ilustradas na Figura 16.2.

Diagnóstico

CORRELAÇÃO ENTRE ACHADOS CLÍNICOS E HISTOLÓGICOS

O diagnóstico clínico da doença periapical inflamatória baseia-se principalmente em sinais ou sintomas clínicos, duração da doença, testes pulpares, percussão, palpação e achados radiográficos (ver também Capítulo 1). Em contraste, um diagnóstico histológico é uma descrição morfológica e biológica de células e MEC de tecidos doentes. O diagnóstico clínico representa um diagnóstico provisório da doença, com base em sinais, sintomas e resultados de testes, enquanto o diagnóstico histológico é um diagnóstico definitivo da doença.

A periodontite apical pode ser sintomática ou assintomática. Semelhante à pulpite, a periodontite apical nem sempre é sintomática ou dolorosa.[241,242,248] Embora muitos mediadores inflamatórios (histamina, bradicinina, prostaglandinas), citocinas pró-inflamatórias (IL-1, IL-6, TNF, fator de crescimento nervoso

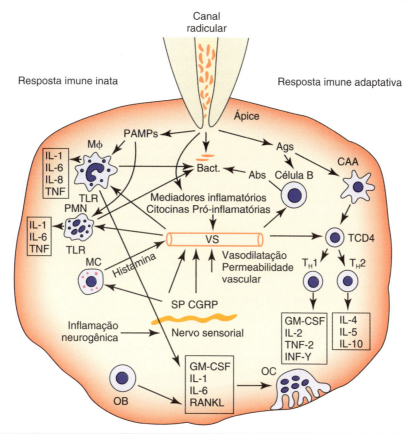

Figura 16.2 Principais respostas imunes inatas e adaptativas e inflamação neurogênica na patogênese da periodontite apical. *CAA*, Célula apresentadora de antígenos; *VS*, vaso sanguíneo; *CGRP*, peptídeo relacionado ao gene da calcitonina; *GM-CSF*, fator estimulador de colônias de granulócitos/monócitos; *INF*, interferona-r; *MC*, mastócito; *Mφ*, macrófago; *OB*, osteoblasto; *OC*, osteoclasto; *PAMPs*, padrões moleculares associados a patógenos; *PMN*, leucócito polimorfonuclear; *RANKL*, receptor ativador do ligante do fator nuclear κB; *TLR*, receptor *Toll-like*; *TNF*, fator de necrose tumoral. (Cortesia do Dr. Louis M. Lin, NY.)

[NGF]) e neuropeptídeos (SP, CGRP) sejam capazes de sensibilizar e ativar nociceptores de fibras nervosas sensoriais,[99,100] outros mediadores, como opioides endógenos e somatostatina liberados por células inflamatórias durante a inflamação, são capazes de inibir a estimulação de fibras nervosas sensoriais.[105,246] A ativação de nociceptores de fibras nervosas sensoriais também pode ser relacionada às concentrações de mediadores inflamatórios. A complexidade desses achados apoia a observação clínica de que não há boa correlação entre os sintomas clínicos e os achados histopatológicos da periodontite apical.[30,164] Por exemplo, muitos dentes com periodontite apical não apresentam sintomas. Além disso, a dor é mediada em nível molecular e difícil de identificar histologicamente.[21]

CORRELAÇÃO ENTRE ACHADOS RADIOGRÁFICOS E HISTOLÓGICOS

A radiografia é projetada para detectar alterações patológicas no tecido, não no nível celular. Mesmo usando sistemas de imagem sensíveis, como ultrassom, tomografia computadorizada de feixe cônico e outras tecnologias de imagem, é impossível detectar a presença de células inflamatórias ou outras alterações sutis nos tecidos periapicais. Usando métodos radiográficos e histológicos convencionais nos mesmos cadáveres, evidências de inflamação foram frequentemente observadas, com o exame histológico, nos tecidos periapicais de dentes tratados endodonticamente, mas não com o exame radiográfico normal.[19,39,88] Também foi demonstrado que as lesões localizadas no osso esponjoso podem não ser visíveis radiograficamente, a menos que envolvam osso cortical (ver também Capítulo 2).[23,25,112] Além disso, as imagens radiográficas são incapazes de diferenciar granuloma apical e cisto apical.[144,225,278] Consequentemente, achados radiográficos e características histopatológicas da periodontite apical têm uma correlação ruim. O exame histológico continua sendo o padrão-ouro para o diagnóstico de lesões inflamatórias periapicais. A tomografia computadorizada de feixe cônico é mais sensível que a radiografia periapical convencional para detectar lesões osteolíticas periapicais.[212]

A ausência de sintomas clínicos e achados radiográficos periapicais negativos de dentes endodonticamente envolvidos não indica necessariamente ausência de periodontite apical.[19] Da mesma forma, o sucesso clínico dos dentes envolvidos endodonticamente (ou seja, ausência de sinais e sintomas; exames radiográficos periapicais negativos) após a terapia endodôntica não cirúrgica não implica necessariamente a cura histológica completa das lesões periapicais. Assim, os métodos diagnósticos atualmente disponíveis usados em endodontia, como sintomas clínicos, percussão, palpação, testes de sensibilidade pulpar (frio, calor, elétrico) e imagens radiográficas, não são sensíveis o suficiente para fornecer um diagnóstico preciso de lesões periapicais inflamatórias. Enquanto não tivermos tecnologias de diagnóstico clínico mais avançadas e sofisticadas, continuaremos enfrentando o problema do diagnóstico clínico das lesões periapicais inflamatórias. No entanto, o tratamento de vários tipos de lesões de periodontite apical é basicamente o mesmo: terapia endodôntica não cirúrgica.

Histopatologia

A histopatologia se concentra na biologia celular de tecidos e órgãos doentes. Os distúrbios bioquímicos ocorrem dentro das células antes das alterações morfológicas visíveis histologicamente de lesão celular. A morte celular (desnaturação de proteínas) ocorre antes das mudanças morfológicas observáveis de necrose celular. A transformação ou mutação do gene ocorre antes das mudanças morfológicas vistas nas células neoplásicas.

Com base na etiologia, nos sinais e sintomas clínicos e na duração do processo da doença, a Organização Mundial da Saúde (OMS) classifica a doença dos tecidos periapicais em várias categorias.[318] Existem também muitas classificações de doença inflamatória perirradicular em vários livros de endodontia[113,209,293] e pelo American Board of Endodontists, dependendo das manifestações clínicas e dos aspectos histológicos. Além disso, a American Association of Endodontists realizou, no outono de 2008, uma conferência consensual sobre termos diagnósticos. Tradicionalmente, tem havido uma falta de consenso na comunidade endodôntica sobre a terminologia diagnóstica clínica da doença pulpar e periapical, por conta da escassez de estudos com altos níveis de evidência. Este capítulo enfocará a biopatologia da periodontite apical.

A análise histopatológica de um tecido ou órgão doente mostra apenas mudanças estruturais das células e da MEC no momento em que o tecido ou órgão é removido. Portanto, não representa a cinética completa ou o espectro do desenvolvimento da doença. A classificação histológica da periodontite apical, neste capítulo, é baseada nos tipos de células que participam das respostas inflamatórias nos tecidos periapicais. Em geral, a inflamação pode ser dividida em respostas agudas e crônicas, dependendo dos tipos de células presentes no local do tecido lesado.[141,171,259,310] A resposta inflamatória aguda é caracterizada pela participação de leucócitos neutrofílicos; a resposta inflamatória crônica, pela participação de macrófagos e linfócitos. No entanto, muitos fatores, como gravidade da lesão tecidual, etiologia específica, resistência do hospedeiro e tecido particular envolvido, podem modificar o curso e as variações morfológicas, bem como a biologia celular das respostas inflamatórias agudas e crônicas.[141,171] Respostas inflamatórias agudas ou crônicas não são, na verdade, fases rígidas de um único evento programado, mas duas respostas sobrepostas com mecanismos de ativação e programas parcialmente diferentes.[171] Às vezes, a periodontite apical pode estar associada à formação de abscesso. Abscesso é uma coleção localizada de exsudato purulento em um tecido.[141] O desenvolvimento de um abscesso em lesões de periodontite apical é provavelmente causado pela colonização de uma combinação de patógenos piogênicos específicos nos tecidos periapicais inflamados.[35,207,274,302] O abscesso começa como uma forte batalha entre patógenos altamente virulentos e um exército de leucócitos neutrofílicos. Os patógenos produzem toxinas massivas para matar os neutrófilos. À medida que os neutrófilos atacam os patógenos, eles secretam enzimas lisossômicas que digerem não apenas as células mortas, mas também algumas vivas. Muitos neutrófilos morrem lutando contra patógenos. O exsudato purulento resultante é pouco oxigenado e tem pH baixo. A capacidade bactericida dos leucócitos parece estar prejudicada devido à privação de oxigênio e à interferência da explosão respiratória. O objetivo da explosão respiratória é gerar agentes bactericidas.[17,171] No entanto, a atividade fagocítica dos leucócitos não é prejudicada em condições anaeróbias.[171] Para evitar confusão entre o diagnóstico histológico e clínico, os leitores devem ler os capítulos relacionados ao exame clínico, à interpretação radiográfica e ao diagnóstico clínico de doença periapical inflamatória (ver Capítulos 1, 2 e 5).

Periodontite apical aguda

O desenvolvimento da periodontite apical aguda reflete amplamente a resposta imune inata e é a primeira linha de defesa ativa contra irritantes do canal radicular. A periodontite apical aguda é uma reação de defesa imediata aos irritantes, e não requer especificidade e memória requintadas. As características da periodontite apical aguda são semelhantes à reação inflamatória aguda típica em todos os tecidos conjuntivos, e consistem em vasodilatação, aumento da permeabilidade vascular e transmigração de leucócitos dos vasos sanguíneos para o espaço do tecido perivascular. As ações benéficas da inflamação aguda são: (1) infiltração de leucócitos no tecido lesado, para fagocitar e matar agentes microbianos; (2) acúmulo e ativação de fatores humanos, como imunoglobulinas, fatores do complemento, proteínas plasmáticas e citocinas imunes inatas (IL-1, TNF) no tecido lesado, para recrutar mais neutrófilos e macrófagos; e (3) neutralização ou degradação de toxinas bacterianas e seus subprodutos metabólicos prejudiciais.[141,171]

BIOLOGIA CELULAR

A resposta inflamatória é uma interação dinâmica entre os mecanismos de defesa do hospedeiro e as agressões microbianas. As vias de ativação e controle entrelaçadas dos componentes celulares e humorais envolvidos na resposta inflamatória são complexas. As células envolvidas – neutrófilos, monócitos/macrófagos, plaquetas, mastócitos, linfócitos T, linfócitos B, células NK, células dendríticas, células endoteliais, fibroblastos, eosinófilos e basófilos – têm, cada uma, inúmeras funções ativadas e moduladas por um multiplicidade de mensageiros bioquímicos.[1,141,171] Ativação celular significa que a célula adquire a capacidade de realizar uma ou mais novas funções ou de realizar funções normais em uma taxa mais elevada,[1] muitas vezes resultando na transcrição de novos genes e na síntese de novas proteínas.[1]

Mastócitos

A histamina armazenada nos grânulos citoplasmáticos dos mastócitos é o mediador que aparece em primeiro lugar na inflamação aguda, induzindo vasodilatação e aumento da permeabilidade vascular; os mastócitos são os gatilhos precursores da inflamação aguda. Eles estão amplamente distribuídos em espaços de tecido perivascular e se originam na medula óssea a partir de células precursoras. Os mastócitos maduros contêm numerosos grânulos citoplasmáticos, que são a fonte de mediadores vasoativos. A histamina pré-formada é liberada pela degranulação dos mastócitos e pode ser desencadeada por: (1) estímulos físicos como frio, calor e trauma mecânico; (2) ligação do antígeno específico IgE a mastócitos e anticorpos IgE ligados à membrana; (3) ligação dos componentes do complemento (C3a e C5a) aos seus receptores complementares nos mastócitos; e (4) estimulação por neuropeptídeo (SP) e citocinas (IL-1, IL-8).[1,32,141,171] Além disso, mastócitos ativados secretam citocinas (TNF-α, IL-1, IL-3, IL-4, IL-5, IL-6, IL-13), prostaglandinas e leucotrienos, para aumentar os mecanismos de defesa inflamatória.[1,40,129]

Células endoteliais

As células endoteliais têm papel importante na resposta inflamatória. Sem a participação das células endoteliais, o hospedeiro é incapaz de liberar seus componentes de defesa celular e humoral do sangue circulante ao local da lesão tecidual. Mediadores inflamatórios, componentes do complemento, citocinas pró-inflamatórias, óxido nítrico, neuropeptídeos e toxinas bacterianas podem afetar as células endoteliais, resultando em vasodilatação e aumento da permeabilidade vascular.[1,141,171] IL-1 e TNF liberados por macrófagos ativados e células NK podem estimular as células endoteliais a formar moléculas de adesão intercelular (ICAMs), como ICAM-1, ICAM-2, ICAM-3, molécula de adesão de células vasculares (VCAM) e molécula de adesão de células endoteliais de plaquetas (PECAM), que aumentam a adesão de leucócitos às células endoteliais e a transmigração por meio do vasos sanguíneos.[1,141,153,171] IL-1, TNF e LPS também podem ativar células endoteliais para sintetizar quimiocina (IL-8), um potente mediador quimiotático para neutrófilos.[1]

Leucócitos polimorfonucleares neutrófilos

Leucócitos polimorfonucleares neutrófilos (PMNs) são as principais células efetoras na periodontite apical aguda. Eles são derivados de células-tronco hematopoéticas da medula óssea. Os neutrófilos têm núcleo lobulado e contêm grânulos primários ou azurófilos (elastase e mieloperoxidase) e secundários ou específicos (lisozima e outras proteases) em seu citoplasma.[129,141,171] Os neutrófilos estão presentes apenas na circulação sanguínea. Eles são os primeiros leucócitos a transmigrar pelos vasos sanguíneos para o espaço do tecido perivascular e, em seguida, são direcionados para lesões ou irritantes, com pico em 24 a 48 horas. A transmigração de leucócitos neutrofílicos dos vasos sanguíneos para o espaço perivascular envolve biologia celular e molecular complexa. Após vasodilatação e aumento da permeabilidade vascular, marginação leucocitária, movimentação, captura, ativação no vaso sanguíneo e, em seguida, transmigração pelo vaso sanguíneo são mediadas por uma intrincada interação de moléculas de adesão celular presentes em leucócitos (L-selectina, integrinas) e em células endoteliais (P- e E-selectinas, ICAM, VCAM, PECAM-1). A passagem de neutrófilos é mediada pela interação entre os ligantes da selectina leucocitária e as selectinas P nas células endoteliais. A adesão de leucócitos é mediada pela interação entre integrinas de leucócitos e ICAMs e VCAMs em células endoteliais. A transmigração de leucócitos é mediada pela interação de PECAM-1 em ambos os leucócitos e células endoteliais.[171] As quimiocinas (IL-8) aumentam a afinidade das integrinas leucocitárias por seus ligantes nas células endoteliais.[1] Uma vez transmigrando pela junção entre as células endoteliais e a membrana basal para o espaço do tecido perivascular, os leucócitos neutrofílicos são direcionados a estímulos por fatores quimiotáticos ou quimiotaxinas, como produtos bacterianos (fLMP), C3a, C5a, leucotrieno B4 (LTB4), fator ativador de plaquetas (PAF), fibrinopeptídeos, células mortas e quimiocinas (IL-8) por mecanismos mediados por receptor.[1,141,171,259]

Os neutrófilos podem ser ativados por bactérias e PAMPs (também conhecidos como TLRs, descritos anteriormente). Eles também podem ser estimulados por IL-1, TNF e quimiocinas produzidas pela ativação de macrófagos, células NK, para aumentar a atividade fagocitária, agentes infecciosos e síntese de defensinas, que são antibióticos de amplo espectro.[1] Os leucócitos neutrofílicos são células diferenciadas de vida curta – de horas a alguns dias. A maioria dos leucócitos neutrofílicos na resposta inflamatória aguda morre como resultado de apoptose ou morte celular programada. Os neutrófilos apoptóticos são fagocitados por macrófagos.[92,141,171] No entanto, alguns leucócitos neutrofílicos morrem após uma batalha furiosa contra a infecção microbiana, e liberam, no tecido, enzimas lisossômicas proteolíticas intracelulares, metabólitos ativos derivados de oxigênio, óxido nítrico, citocinas pró-inflamatórias, eicosanoides e metaloproteinases da matriz (MMPs), para intensificar a inflamação e o dano tecidual.[141,171] A liberação de enzimas lisossômicas por neutrófilos e macrófagos também pode ocorrer por suicídio do lisossomo devido à ruptura do fagolisossomo no citosol, regurgitação durante a fagocitose de irritantes ou fagocitose frustrada de corpos estranhos indigeríveis.[141,171] As principais funções efetoras dos leucócitos neutrofílicos são fagocitose, morte de micróbios e liberação de mediadores inflamatórios (incluindo citocinas pró-inflamatórias), para recrutar mais leucócitos a fim de prevenir a disseminação da infecção.

Macrófagos

Os macrófagos aparecem como uma segunda onda na periodontite apical aguda, entre 48 e 96 horas. Eles são transmitidos pelo sangue, mas têm uma contraparte no tecido conjuntivo.[171] Os monócitos do sangue transmigram pelo vaso sanguíneo para os tecidos e tornam-se macrófagos. Macrófagos maduros têm um núcleo de forma irregular, lisossomos abundantes e muitas vesículas fagocitárias (fagossomos). Os monócitos usam mecanismos semelhantes aos neutrófilos para aderir às células endoteliais, em moléculas de adesão de alta expressão da vênula endotelial, para leucócitos mononucleares (ICAM para macrófagos e VCAM para linfócitos); eles transmigram pelo vaso sanguíneo e são direcionados ao local da lesão do tecido, por fatores quimiotáticos.

Os macrófagos podem ser ativados por bactérias, PAMPs e interferona-γ (INF-γ), e produzem inúmeros produtos: enzimas lisossômicas, fatores de coagulação, lipídios bioativos, espécies reativas de oxigênio, quimiocinas, citocinas/fatores de crescimento e fatores de angiogênese.[141,171,259] Os macrófagos são os leucócitos mais dinâmicos e versáteis. As principais funções dos macrófagos são numerosas: incluem fagocitose de micróbios e corpos estranhos, produção de mediadores inflamatórios, início da resposta imune, operação de limpeza de células e tecidos necróticos, indução de efeitos sistêmicos (febre, reação de fase aguda, caquexia), síntese de moléculas ou citocinas que afetam crescimento celular e vascular na cicatrização de feridas, bem como defesas antibacterianas e antivirais.[171] Os macrófagos teciduais não são células terminalmente diferenciadas, e são capazes de sofrer mitose. Sua vida útil é de várias semanas a meses.

Leucócitos neutrofílicos e macrófagos ativados são capazes de fagocitar e matar patógenos. Eles reconhecem os micróbios por meio de TLRs e receptores para o fragmento Fc da imunoglobulina IgG, bem como o componente C3b do complemento em sua superfície celular. A opsonização C3b e o revestimento de anticorpos de micróbios aumentam o reconhecimento e a fagocitose de patógenos por leucócitos neutrofílicos ativados e macrófagos.[1,141,171] Leucócitos neutrofílicos ativados são eficazes em fagocitar e matar micróbios extracelulares, enquanto macrófagos ativados por IFN-r produzidos por células NK e células T$_H$1 são mais eficazes em fagocitar e matar micróbios intracelulares.[1] A morte de micróbios fagocitados por leucócitos neutrofílicos e macrófagos é mediada por mecanismos dependentes e independentes de oxigênio. Os mecanismos dependentes de oxigênio são mais eficazes na morte de todos os tipos de bactérias que os mecanismos independentes de oxigênio.[1,141,259] As moléculas efetoras de um sistema dependente de oxigênio são peróxido de hidrogênio, ânion superóxido, radical hidroxila, oxigênio singlete e hipoclorito. Um sistema independente de oxigênio também é importante para matar micróbios e é dependente de lisozimas, defensinas e lactoferrina contidas em grânulos de fagócitos.[1,141,171,259] Alguns peptídeos antimicrobianos e outros mecanismos independentes de oxigênio possuídos por fagócitos são especializados em matar certos grupos de micróbios.[1,259]

Micróbios fagocitados são encerrados em fagossomos ligados à membrana no citosol. Os fagossomos se fundem com os lisossomos para formar os fagolisossomos. Irritantes como micróbios, antígenos de proteínas estranhas e células mortas dentro do fagolisossomo são destruídos ou degradados por enzimas proteolíticas armazenadas nos lisossomos.[1] Existem também grânulos que são fundidos com o fagossomo nascente e liberam seu conteúdo no fagossomo. Alguns desses grânulos têm ação antimicrobiana direta, como as defensinas e a proteína azurocidina, que aumenta a permeabilidade bactericida. Outras são proteases, como elastase e catepsinas, lactoferrina e mieloperoxidase peroxidase. Enzimas lisossomais, intermediários reativos de oxigênio e óxido nítrico liberado por neutrófilos e macrófagos matam indiscriminadamente não apenas as bactérias, mas também as células dos tecidos. Muito do dano ao tecido periapical que ocorre durante a inflamação aguda pode ser atribuído à liberação de enzimas lisossomais proteolíticas e MMPs de leucócitos neutrofílicos desintegrados e macrófagos, em vez de bactérias e suas toxinas.[1,171]

Plaquetas

As plaquetas normalmente circulam no sangue, mas também desempenham um papel importante na inflamação. São pequenos fragmentos citoplasmáticos derivados do megacariócito.[129] As plaquetas são essenciais para coagulação do sangue, hemostasia e fibrinólise. Elas produzem aminas vasoativas (PAF, serotonina), quimiocinas e fatores de crescimento (PGDF, FGF, TGF) durante a inflamação.

Células *natural killer* (NK)

As células NK também atuam na periodontite apical aguda, sendo um subconjunto de linfócitos encontrados no sangue e nos tecidos linfoides. As células NK são derivadas das células-tronco hematopoéticas da medula óssea, mas carecem do receptor de células T específico para o reconhecimento do antígeno.[1] As células NK também têm TLRs para produtos microbianos constitutivos e conservados. As funções efetoras das células NK referem-se a destruir células infectadas por vírus sem apresentar moléculas MHC de classe 1 e secretar IFN-r para ativar macrófagos. Células revestidas de anticorpos, células infectadas por vírus, algumas bactérias intracelulares e IL-2 liberada por macrófagos ativados podem ativar células NK. Os vírus foram isolados em lesões de periodontite apical.[228,260] As células NK matam as células-alvo por citotoxicidade mediada pelas células dependentes de anticorpos, porque as células NK têm o receptor para o fragmento Fc de IgG.[1] As células NK fornecem uma ligação entre os sistemas imunológicos inato e adaptativo.[118]

MEDIADORES INFLAMATÓRIOS

Numerosos mediadores bioquímicos estão envolvidos na resposta inflamatória inata aguda. Eles são derivados principalmente de plasmócitos e células inflamatórias. As principais funções biológicas dos mediadores inflamatórios são causar vasodilatação e aumento da permeabilidade vascular e recrutar células inflamatórias, sobretudo leucócitos neutrofílicos e macrófagos da circulação sanguínea para o local da lesão tecidual. Alguns mediadores também podem causar danos aos tecidos. Os principais mediadores envolvidos em alterações vasculares, recrutamento de células e dano tecidual na resposta inflamatória aguda estão listados na Tabela 16.2.

Foi demonstrado que todos os mediadores inflamatórios listados estão presentes na periodontite apical.[289,290] A bradicinina é o produto da ativação do sistema quinino; os fibrinopeptídeos, os produtos da ativação do sistema de coagulação do sangue; e, os produtos de degradação da fibrina, os produtos da ativação do sistema fibrinolítico. Os sistemas de cinina, fibrinolítico e de coagulação são iniciados pelo fator de Hageman ativado (fator de coagulação XII). As prostaglandinas e os leucotrienos são produtos do metabolismo do ácido araquidônico. A fosfolipase A2 ativada divide as moléculas de fosfolipídios da membrana celular em ácido araquidônico e fator de ativação plaquetária. As moléculas de ácido araquidônico podem ser processadas ao longo de duas vias: a via da ciclo-oxigenase, que leva à produção de prostaglandinas e tromboxanos, e a via da lipo-oxigenase, que produz leucotrienos.[141,171]

Os componentes do complemento, como C3a, C3b, C5a, C5b e C5-C9, são produtos da cascata do complemento, que podem ser ativados por duas vias. A via clássica é iniciada pela ativação de C1 por agregados multimoleculares de anticorpos IgG ou IgM complexados com antígenos específicos. A via alternativa é ativada por componentes de células microbianas (LPS, ácido teicoico) e plasmina. C3a e C5a são anafilatoxinas que estimulam os mastócitos e basófilos a liberar histamina. Eles também fazem com que os fagócitos liberem enzimas lisossômicas. C3b é uma opsonina, e pode revestir bactérias para aumentar a fagocitose pelos fagócitos. Além disso, o C3b também pode se ligar ao anticorpo ligado ao antígeno ou aos micróbios. C5a é um quimiotático forte para neutrófilos. C5b-C9 é um complexo de ataque à membrana, e é capaz de causar lise celular se ativado na célula hospedeira e na membrana da célula bacteriana.

Além de mediadores inflamatórios, a resposta inflamatória também depende do momento e da extensão de várias secreções de citocinas e quimiocinas. IL-1, TNF, IL-6, IL-12 e IFN-γ estão presentes na resposta inflamatória aguda.[1,94] IL-6 é produzida por fagócitos mononucleares ativados, células endoteliais e fibroblastos em resposta à infecção bacteriana e outras citocinas, como IL-1 e TNF. A IL-6 estimula a síntese de proteínas de fase aguda pelos hepatócitos.[1] A principal fonte de IL-12 são os fagócitos mononucleares ativados e as células dendríticas. A IL-12 fornece uma ligação entre as respostas imunes inatas e adaptativas.[1] A IFN-r é produzida por células NK ativadas, células T_H1 e células T citotóxicas, e pode ativar macrófagos e aumentar sua capacidade de matar microbiana. IL-1β e TNF estão associados à reabsorção óssea apical durante a periodontite apical crônica.[263]

As quimiocinas são uma grande família de citocinas estruturalmente homólogas que estimulam o movimento dos leucócitos e regulam a transmigração dos leucócitos do vaso sanguíneo para o espaço do tecido.[1] São produzidas por leucócitos, células endoteliais e fibroblastos. A secreção de quimiocinas é induzida por infecção microbiana, TNF e IL-1.[1,94,249] Diferentes tipos de leucócitos apresentam diferentes receptores de quimiocinas.[1]

Os neuropeptídeos são liberados por meio de reflexos axônicos de neurônios sensoriais aferentes em resposta a vários estímulos. Os neuropeptídeos, como mediadores do processo inflamatório, são descritos em detalhes na seção "Inflamação neurogênica" deste capítulo. Mediadores inflamatórios como histamina, cininas, prostaglandinas e citocinas pró-inflamatórias são capazes de sensibilizar e ativar os nervos sensoriais para liberar neuropeptídeos.[32,100,221,235]

HISTOPATOLOGIA

A resposta inflamatória aguda é praticamente imutável em todos os tecidos vivos vascularizados, em grande parte devido às ações do sistema imunológico inato. Inicialmente, os vasos sanguíneos são ingurgitados por uma infiltração local de células inflamatórias, principalmente neutrófilos ativados e alguns macrófagos no se fundir para formar células gigantes na superfície das partículas e liberar continuamente enzimas lisossômicas, mediadores inflamatórios e citocinas pró-inflamatórias como resultado da fagocitose frustrada. As células gigantes parecem ser pelo menos tão ativas metabolicamente quanto um macrófago regular.[171] Além disso, corpos estranhos tendem a favorecer a infecção de várias maneiras, pois podem ser uma fonte de biofilme bacteriano[54,203] e diminuem a dose infecciosa de bactérias para induzir infecção. Por exemplo, se um pequeno objeto de plástico estéril é implantado sob a pele de uma cobaia, apenas 100 S. aureus são suficientes para infectar o tecido, enquanto 10^9 bactérias (ou seja, um aumento de 1 milhão de vezes na dose) falham para produzir um abscesso na pele normal da cobaia.[326] Finalmente, corpos estranhos podem tornar a infecção difícil de tratar, porque as bactérias nos biofilmes podem ativar genes apropriados e se cobrir com uma espessa camada de biopolímero, que é resistente a ambos os mecanismos de defesa do hospedeiro e a agentes antimicrobianos.[121,171]

BIOLOGIA CELULAR

Macrófagos e linfócitos

Macrófagos e linfócitos são os principais atores na periodontite apical assintomática.[4,55,82,125,135,269,270,291,323] Os linfócitos são transmitidos pelo sangue e têm contrapartes no tecido conjuntivo.[171] Os macrófagos desempenham um papel duplo nas defesas do hospedeiro. Na resposta imune inata, macrófagos ativados fagocitam micróbios, células mortas e corpos estranhos, e produzem mediadores inflamatórios e citocinas pró-inflamatórias para aumentar a defesa do hospedeiro contra estímulos. Na resposta imune adaptativa, os macrófagos ativados funcionam como CAA. Eles fagocitam e apresentam os antígenos estranhos processados em associação com MHC às células T. Assim, macrófagos ativados são células efetoras da resposta imune adaptativa.

Os linfócitos são as únicas células do corpo capazes de reconhecer e distinguir especificamente diferentes determinantes antigênicos; eles são responsáveis pelas duas características definidoras da resposta imune adaptativa: especificidade e memória. As funções dos linfócitos foram descritas anteriormente, na seção sobre a resposta imune adaptativa.

Células dendríticas

As células dendríticas desempenham um papel vital na periodontite apical assintomática. Foi demonstrado que elas estão presentes em lesões de periodontite apical em ratos.[123,208] As células dendríticas são células imunes acessórias derivadas de células-tronco hematopoéticas da medula óssea, e podem estar relacionadas à linhagem de fagócitos mononucleares.[1] Elas funcionam como CAA para linfócito T inespecífico e são importantes para o início de respostas imunes adaptativas ao antígeno proteico.[1] As células dendríticas ativadas produzem IL-12, que é um indutor-chave da imunidade mediada por células.

Osteoclastos

A destruição do osso periapical é a marca registrada da periodontite apical assintomática. Durante o estágio crônico da periodontite apical, tanto a atividade dos osteoclastos quanto os osteoblastos diminuem,[308] de modo que a lesão osteolítica periapical permanece estagnada. Com base na análise radiográfica ampliada e na análise de imagem automatizada, a destruição do osso periapical foi observada 7 dias após as polpas dos dentes experimentais terem sido expostas a microrganismos orais em estudos com animais. Um período de rápida destruição óssea ocorreu entre 10 e 20 dias, com reabsorção óssea mais lenta depois disso.[308] A fase estacionária da atividade de reabsorção óssea foi correlacionada à periodontite apical assintomática.[308] Aumento da presença de citocinas de reabsorção óssea, como IL-1, IL-6 e TNF, foi relacionado ao período de reabsorção óssea ativa.[309] As células T_H parecem superar as células T_S durante o estágio ativo de destruição óssea periapical em lesões periapicais induzidas em ratos, mas as células T_S dominam as células T_H durante o estágio estacionário de destruição óssea.[267]

A reabsorção óssea é causada por osteoclastos, e envolve um *cross-talk* entre osteócitos, osteoblastos e osteoclastos.[215] A formação de osteoclastos envolve a diferenciação de precursores de osteoclastos de células-tronco mesenquimais no osso medular. Várias citocinas e fatores de crescimento – como fator estimulador de colônia de granulócitos/macrófagos (GM-CSF), RANKL (receptor ativador do ligante do fator nuclear κB), osteoprotegerina (OPG), IL-1, IL-6, TNF, bem como prostaglandinas, bradicinina, calidina e trombina – têm demonstrado mediar a diferenciação de células progenitoras de osteoclastos.[27,43,68,152,157,186,215,216,283] O hormônio da paratireoide é capaz de estimular osteoblastos para sintetizar GM-CSF e RANKL. As células do estroma ósseo e células T também produzem RANKL. As células progenitoras de osteoclastos apresentam o receptor ativador do fator nuclear κB (RANK). A osteoprotegerina (OPG), um receptor chamariz para RANKL secretado pelos osteoblastos, regula negativamente a diferenciação dos osteoclastos ao absorver RANKL e reduzir sua capacidade de ativar a via RANK.[129,215] RANKL ativa a via RANK nas células progenitoras de osteoclastos, resultando em diferenciação dessas células ao longo da linhagem dos osteoclastos. Citocinas pró-inflamatórias, IL-1, TNF e IL-6 também medeiam a diferenciação de células progenitoras de osteoclastos em osteoclastos. A diferenciação das células progenitoras de osteoclastos mononucleares termina com fusão com osteoclastos multinucleados latentes, que são finalmente ativados para se tornarem osteoclastos de reabsorção óssea. Os osteoclastos maduros então se fixam à superfície do osso mineralizado depois que os osteoblastos prepararam a superfície do osso não mineralizado e liberaram fator quimiotático para atrair os osteoclastos.[196,215] Os osteoclastos se ligam ao osso pelo receptor de vitronectina (superfamília das integrinas), presente preferencialmente na zona de selamento. A vitronectina tem locais de ligação para as sequências de aminoácidos arginina-glicina-aspártico (RDG) presentes em muitas proteínas da MEC, incluindo osteopontina, sialoproteína óssea e fibronectina, na superfície do osso mineralizado exposto.[84] Quando ligados ao osso MEC, os osteoclastos desenvolvem uma borda enrugada. Dentro da borda enrugada, os osteoclastos usam ATP para acionar as bombas H^+, levando à acidificação do compartimento extracelular. Subsequentemente, eles secretam enzimas lisossômicas proteolíticas e anidrase carbônica para degradar os componentes mineralizados e não mineralizados do osso.[18,20,31,283] (Ver Figura 16.5, para o mecanismo de reabsorção óssea pelos osteoclastos na periodontite apical.)

A reabsorção do cemento radicular ou da dentina em lesões de periodontite apical é menos compreendida que a reabsorção óssea. O osso é constantemente remodelado (reabsorção e deposição) por meio de processos fisiológicos e funcionais; portanto, é muito mais fácil de estudar. Em contraste, o cemento e a dentina são mais estáveis. As células responsáveis pela reabsorção do tecido duro dentário são chamadas *odontoclastos*.[229] Foi demonstrado em estudos de ultraestrutura e expressão gênica que odontoclastos e osteoclastos são semelhantes.[230,231] Portanto, acredita-se que os mecanismos celulares da reabsorção óssea, do cemento e da dentina são semelhantes.[231] No entanto, pouco se sabe sobre como os precursores dos odontoclastos aparecem e o que causa diferenciação e ativação dos odontoclastos para reabsorver a dentina e o cemento. A reabsorção óssea pelos osteoclastos na periodontite apical é ilustrada na Figura 16.4.

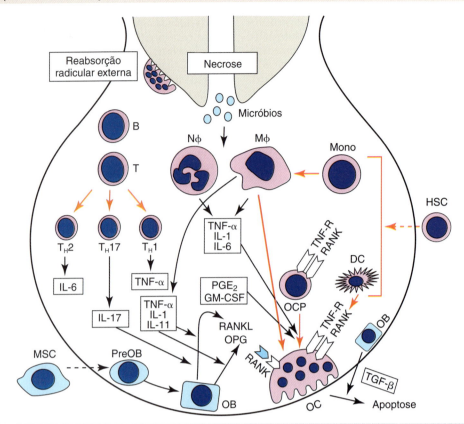

Figura 16.4 Reabsorção óssea por osteoclastos na periodontite apical. *DC*, Célula dendrítica; *GM-CSF*, fator estimulador de colônias de granulócitos/monócitos; *HSC*, célula-tronco hematopoética; *IL*, interleucina; *Mϕ*, macrófago; *MSC*, célula estromal mesenquimal; *Nϕ*, neutrófilo; *OB*, osteoblasto; *OC*, osteoclasto; *OCP*, precursor de osteoclastos; *OPG*, osteoprotegerina; *PGE*, prostaglandina E; *RANK*, receptor ativador do fator nuclear κB; *RANKL*, receptor ativador do ligante do fator nuclear κB; TGF-β, fator de crescimento transformador-β; *TNF*, fator de necrose tumoral. (Cortesia do Dr. George T.-J. Huang, TN.)

Restos epiteliais de Malassez (REM)

REM estão presentes no ligamento periodontal de todos os dentes. A proliferação de REM é evidente em aproximadamente 52% das lesões periapicais inflamatórias coletadas de dentes extraídos.[192] É uma forma de hiperplasia patológica (inflamatória). Esse tipo de hiperplasia é causado pela estimulação de fatores de crescimento e citocinas produzidas durante a resposta inflamatória. A hiperplasia é um processo autolimitado, reversível quando o estímulo causador é eliminado.[141,171,259] Durante a inflamação periapical, células imunes inatas e adaptativas e células estromais (p. ex., macrófagos ativados, leucócitos neutrofílicos, células NK, células T, fibroblastos) nos tecidos periapicais produzem muitos mediadores inflamatórios (p. ex., prostaglandina, histamina), citocinas pró-inflamatórias (p. ex., IL-1, IL-6, TNF) e fatores de crescimento (p. ex., PDGF, EGF, fator de crescimento de queratinócitos [KGF], FGF). Esses mediadores inflamatórios, citocinas pró-inflamatórias[38,49,90,179,233] e fatores de crescimento[81,114,165,183,204,287] são capazes de estimular a proliferação de restos de células epiteliais (Figura 16.5). A extensão da proliferação celular parece estar relacionada ao grau de infiltração de células inflamatórias.[222,223]

Fibroblastos

Os fibroblastos são células importantes na inflamação crônica e na cicatrização de lesões. Eles são derivados de células mesenquimais indiferenciadas, e existem em todos os tecidos conjuntivos. Eles sintetizam e secretam proteoglicanos, glicoproteínas e moléculas precursoras de vários tipos de colágenos e elastina.[126] Na inflamação crônica, a migração e proliferação de fibroblastos são desencadeadas por múltiplos fatores de crescimento (TGF-β, PDGF, EGF, FGF) e citocinas fibrogênicas, IL-1 e TGF-α, produzidos por plaquetas ativadas, macrófagos, células endoteliais e células inflamatórias.[141,171] Por sua vez, os fibroblastos ativados produzem uma série de citocinas, como IL-1, IL-6 e GM-CSF, que influenciam o desenvolvimento de leucócitos. Fibroblastos estimulados pela inflamação também produzem metaloproteinase de matriz, para degradar as proteínas que compõem a MEC.[171,298]

O tecido de granulação fibrovascular também é uma característica proeminente da periodontite apical crônica como processo de reparo. À migração e proliferação de células endoteliais de capilares e vênulas preexistentes para o local da inflamação crônica dá-se o nome de *neovascularização*. É mediada por fatores de angiogênese, como fator de crescimento endotelial vascular (VEGF) e TGF-β, produzidos por macrófagos ativados, plaquetas e endotélio.[171,259] A neovascularização fornece oxigênio e nutrientes para o suporte de macrófagos e fibroblastos metabolicamente ativos durante a cicatrização de feridas.

MEDIADORES INFLAMATÓRIOS

Muitos mediadores inflamatórios presentes na periodontite apical sintomática também estão expressos na periodontite apical assintomática. Além disso, várias citocinas e diversos fatores de crescimento diferentes são secretados por células, como macrófagos ativados, linfócitos, células dendríticas e fibroblastos, na resposta inflamatória crônica/adaptativa descrita anteriormente.

Capítulo 16 • Biopatologia da Periodontite Apical   621

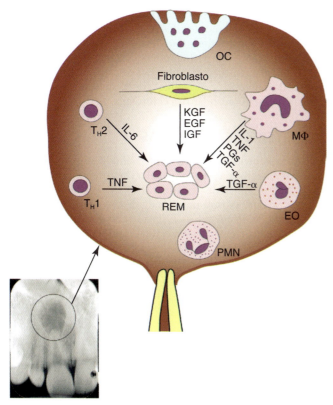

Figura 16.5 Ilustração esquemática do principal mecanismo que ativa proliferação de células epiteliais em periodontite apical. *EGF*, Fator de crescimento epidérmico; *EO*, eosinófilo; *REM*, restos de células epiteliais de Malassez; *FGF*, fator de crescimento de fibroblastos; *KGF*, fator de crescimento de queratinócitos; *IGF*, fator de crescimento semelhante à insulina; *IL*, interleucina; *Mϕ*, macrófago; *OC*, osteoclasto; *PMN*, leucócito polimorfonuclear; *TGF*, fator transformador de crescimento; *TNF*, fator de necrose tumoral. (De Lin LM, Huang GT-J, Rosenberg P: Proliferation of epithelial cell rests, form of apical cysts, and regression of apical cysts after periapical wound healing, *J Endod* 33: 908, 2007.)

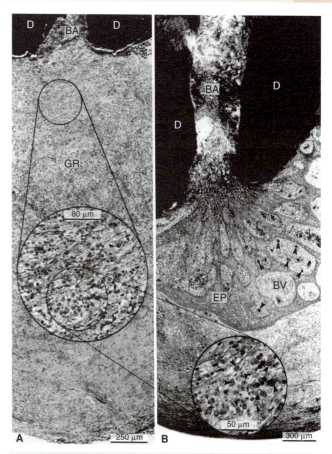

Figura 16.6 Periodontite apical assintomática crônica sem epitélio (**A**) e com (**B**) epitélio (*EP*). O canal radicular contém bactérias (*BA*) em *A* e *B*. A lesão em *A* não tem células inflamatórias agudas, mesmo na boca do canal radicular com bactérias visíveis no forame apical (*BA*). Observar o tecido de granulação em maturação rico em colágeno (*GR*), infiltrado com plasmócitos e linfócitos (inserção em *A* e *B*). *BV*, vasos sanguíneos; *D*, dentina. (*A*, ampliação: ×80; *B*, ampliação: ×60; inserção em *A*, ampliação: ×250; inserção em *B*, ampliação: ×400.) (De Nair PNR: Apical periodontitis: a dynamic encounter between root canal infection and host response, *Periodontol 2000* 13:121, 1997.)

HISTOPATOLOGIA

Macrófagos e linfócitos são células predominantes em lesões de periodontite apical assintomáticas (Figura 16.6). Ocasionalmente, macrófagos aglomerados e células gigantes são vistos, especialmente associados a depósitos de cristais de colesterol, que são produtos de membranas celulares desintegradas. Cristais de colesterol estão presentes em aproximadamente 18 a 44% de todas as lesões de periodontite apical.[36,297] A reabsorção óssea é a marca registrada da periodontite apical assintomática. Ostoclastos multinucleados às vezes podem ser vistos em lacunas reabsortivas de Howship. A proliferação de restos de células epiteliais está frequentemente presente em lesões de periodontite apical assintomáticas. REM proliferam em três dimensões e formam filamentos irregulares ou ilhas de epitélio, sendo infiltrados por vários graus de células inflamatórias (ver Figura 16.6B). Uma característica-chave da periodontite apical assintomática é a proliferação de tecido de granulação fibrovascular, o que é uma tentativa de prevenir a disseminação de infecção/inflamação e reparar tecidos periapicais feridos.

Poucas informações estão disponíveis sobre as alterações do cemento na periodontite apical. Usando um microscópio eletrônico de varredura, Simon et al.[252] observaram, sob microscopia eletrônica de varredura, que as projeções, depressões e fibras do cemento estavam dispostas ao acaso na infecção do canal radicular. Houve aumento das projeções mineralizadas, lacunas do cemento, reabsorções superficiais e diminuição das fibras. Todas essas alterações podem fornecer uma condição mais favorável para a fixação do biofilme bacteriano na superfície apical externa da raiz na infecção extrarradicular.

É uma crença geral o fato de que as lesões de periodontite apical assintomática são geralmente desprovidas de inervação; portanto, a anestesia local pode não ser necessária se os dentes com periodontite apical assintomática exigirem terapia de canal radicular. No entanto, estudos com microscopia óptica e eletrônica de transmissão demonstraram que os dentes com periodontite apical crônica eram bem inervados (Figura 16.7).[158,174] Isso explica por que instrumentos introduzidos acidentalmente em tecidos periapicais inflamados sem anestesia local podem causar dor no paciente.

A reabsorção radicular externa que envolve o cemento ou o cemento e a dentina geralmente ocorre em lesões de periodontite apical assintomática.[148,303] Felizmente, o cemento e a dentina parecem ser reabsorvidos menos prontamente que o osso por processos inflamatórios.[95] No entanto, a presença radiográfica de "embotamento" da raiz deve ser interpretada pelo clínico astuto como evidência para reabsorção de dentina e cemento, e o comprimento de trabalho das fases de instrumentação e obturação do tratamento endodôntico não cirúrgico deve ser ajustado em uma extensão correspondente.

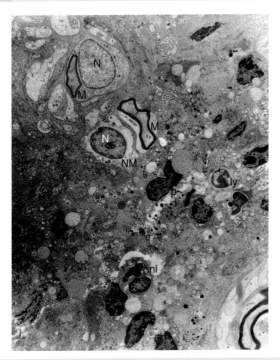

Figura 16.7 Presença de fibras nervosas mielinizadas e não mielinizadas intactas na lesão de periodontite apical crônica. *ly*, Linfócito; *M*, fibra nervosa mielinizada; *N*, núcleo da célula de Schwann; *nl*, neutrófilo; *NM*, fibra nervosa não mielinizada; *p*, plasmócito. (Micrografia eletrônica, ampliação: ×1.600.) (De Lin L, Langeland K: Innervation of inflammatory periapical lesions, *Oral Surg Oral Med Oral Pathol Oral Radiol Endod* 51: 535, 1981.)

de estabelecer um processo infeccioso – como sobrevivência e destruição de tecidos, nos tecidos periapicais inflamados –, para serem consideradas fatores etiológicos da infecção resultante. A maioria das lesões de periodontite apical não está infectada. A terapia de canal radicular não cirúrgica de dentes com periodontite apical pode atingir uma alta taxa de sucesso, desde que a infecção do canal radicular seja controlada.

CARACTERÍSTICAS CLÍNICAS

Os dentes envolvidos são geralmente assintomáticos e mostram uma lesão radiolúcida periapical mal ou bem definida por radiografia. Lesão crônica de periodontite apical, com formação de abscesso, sempre mostra uma fístula de drenagem. Ocasionalmente, a fístula de um abscesso apical pode drenar ao longo da superfície da raiz e abrir para o sulco gengival, o que leva ao desenvolvimento de um pseudofoco profundo e estreito que muitas vezes simula uma bolsa periodontal ou uma fratura vertical da raiz (consultar o Capítulo 25 para obter detalhes).

RESULTADOS

A periodontite apical crônica pode resultar em (1) regeneração ou reparo dos tecidos periapicais após terapia de canal radicular, (2) exacerbação aguda, (3) desenvolvimento de um abscesso com uma fístula de drenagem intraoral ou extraoral, ou (4) desenvolvimento de uma celulite grave.

Periodontite apical crônica com formação de cisto

O cisto radicular é único, uma vez que nenhum cisto no corpo tem patogênese semelhante. Acredita-se que o cisto radicular seja provavelmente formado por proliferação inflamatória de restos de células epiteliais no ligamento periodontal inflamado, em lesões de periodontite apical crônica.[163,195,206,285] O cisto radicular é uma cavidade patológica completamente revestida por epitélio escamoso estratificado não queratinizado, de espessura variável, em uma estrutura tridimensional, e em lesão de periodontite apical. Um cisto radicular pode ser um "cisto de bolsa" (ou seja, anexado ao forame apical) ou um "cisto verdadeiro" (sem anexo

Usando microscopia óptica, eletrônica de transmissão e cultura microbiológica, foi demonstrado que as bactérias estão presentes em muitas lesões de periodontite apical assintomáticas.[2,117,296,311] A contaminação inadvertida é uma grande preocupação ao cultivar bactérias dessas lesões. Sob meticuloso exame de microscopia eletrônica de transmissão, Nair[189] não foi capaz de observar bactérias na maioria das lesões assintomáticas de periodontite apical. Se as bactérias estão presentes nos tecidos periapicais inflamados, geralmente são encontradas dentro dos fagócitos (Figura 16.8).[159] É importante ressaltar que a mera presença de bactérias nos tecidos periapicais inflamados (colonização) não implica necessariamente infecção periapical. As bactérias devem ser capazes

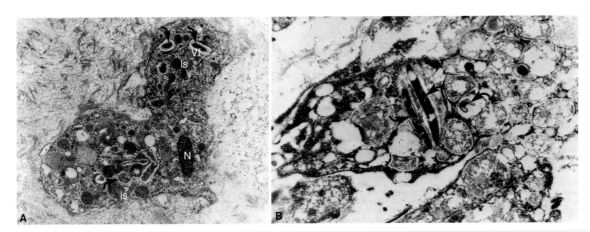

Figura 16.8 Bactérias fagocitadas por fagócitos em lesão de periodontite apical crônica. **A.** Bactérias (*setas*) no fagossomo de um neutrófilo. *ls*, Lisossomo; *N*, parte do núcleo; *Vf*, vacúolo fagocítico. (ME, ampliação: ×6.300.) **B.** Parte da estrutura celular de um macrófago. Observar as células bacterianas longitudinais e transversais com membrana unitária (*setas*) em vacúolos fagocíticos. (ME, ampliação: ×10.000.) (De Lin L, Langeland K: Light and electron microscopic study of teeth with carious pulp exposures, *Oral Surg Oral Med Oral Pathol* 51:292, 1981.)

à estrutura da raiz),[191,251] mas não pode se formar por si mesmo. Portanto, um cisto radicular não deve ser considerado uma entidade patológica separada da periodontite apical crônica. Um cisto radicular (de bolsa ou verdadeiro) é classificado como inflamatório, não como de desenvolvimento anormal ou uma lesão neoplásica pela *Tipagem Histológica de Tumores Odontogênicos, Cistos Maxilares e Lesões Aliadas* (do inglês, *Histological Typing of Odontogenic Tumors, Jaw Cysts and Allied Lesions*), da OMS.[139] A prevalência de cistos radiculares em lesões de periodontite apical de dentes extraídos varia de 15 a 20%.[192]

BIOLOGIA CELULAR

Além da presença de todas as células inflamatórias crônicas, as células epiteliais são o tipo de célula mais proeminente encontrado na periodontite apical crônica com formação de cisto. REM podem ser considerados células-tronco unipotentes ou de potencial restrito, e também podem ser estimulados a se dividir simétrica e assimetricamente em células basais (células-tronco) e células escamosas suprabasais do epitélio de revestimento de cistos radiculares.[163] Muitas teorias sobre a formação de cistos apicais foram propostas. A Teoria da Deficiência Nutricional assume que, quando as ilhas de epitélio continuam crescendo, as células centrais da ilha epitelial se afastam da sua fonte de suprimento nutricional e sofrem necrose e degeneração por liquefação. Os produtos acumulados atraem neutrófilos e granulócitos para a área necrótica. As microcavidades então coalescem, para formar uma cavidade cística revestida por epitélio escamoso estratificado.[285] A Teoria do Abscesso postula que, quando um abscesso é formado no tecido conjuntivo, as células epiteliais proliferam e revestem a cavidade do abscesso devido à sua tendência inerente de cobrir a superfície do conjuntivo exposto.[195,206] A Teoria da Fusão de Filamentos Epiteliais propõe que os filamentos epiteliais em proliferação se fundem em todas as direções para formar uma estrutura semelhante a uma esfera tridimensional composta de tecido conjuntivo fibrovascular, com vários graus de células inflamatórias aprisionadas, que degenera gradualmente devido à falta de suprimento de sangue. Isso leva à formação de uma cavidade cística.[163] Independentemente de como um cisto radicular (de bolsa ou verdadeiro) é formado, é provável que seja causado por proliferação inflamatória (hiperplasia) de restos de células epiteliais nas lesões de periodontite apical.

Especula-se que a expansão do cisto radicular seja causada pelo aumento da pressão osmótica na cavidade do cisto,[288] mas essa hipótese ignora os aspectos celulares do crescimento do cisto e da bioquímica da destruição óssea.[75,179] A expansão do cisto radicular é provavelmente causada pela degradação da cápsula do tecido conjuntivo fibroso por MMPs, produzidas por neutrófilos ativados, fibroblastos e macrófagos[286] e reabsorção óssea. REM também demonstraram ser capazes de secretar um fator de reabsorção óssea.[28] A maioria dos mediadores inflamatórios e das citocinas pró-inflamatórias que estimula a proliferação de restos de células epiteliais também medeia a reabsorção óssea em lesões de periodontite apical.

MEDIADORES INFLAMATÓRIOS

Os mediadores inflamatórios são, basicamente, semelhantes aos mediadores presentes na periodontite apical crônica.

HISTOPATOLOGIA

Dois tipos de cistos foram descritos nas lesões de periodontite apical crônica. O lúmen da bolsa do cisto se abre no canal radicular do dente envolvido (Figura 16.9).[191,192,251] O cisto verdadeiro é

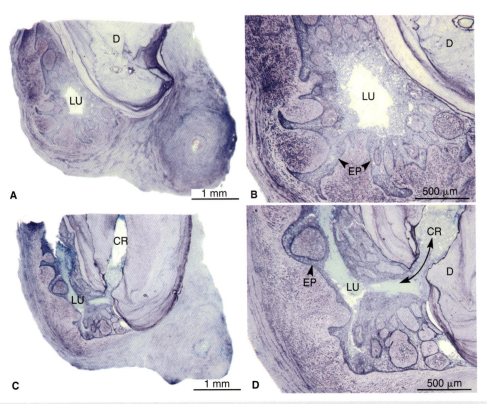

Figura 16.9 A. Um cisto de bolsa bem-desenvolvido, em lesão de periodontite apical. **B.** Observar o lúmen epitelial semelhante a um saco. **C** e **D.** Corte em série axial sequencial passando pelo forame apical no plano do canal radicular (*CR*) mostra a continuidade do lúmen com o canal radicular. *D*, Dentina; *EP*, epitélio; *LU*, lumen. (*A* e *C*, ampliação: ×16; *B* e *D*, ampliação: x40.) (De Nair PNR: Non-microbial etiology: foreign body reaction maintaining post-treatment apical periodontitis, *Endod Topics* 6:96, 2003.)

completamente envolvido por um epitélio de revestimento, e seu lúmen não tem comunicação com o canal radicular do dente envolvido (Figura 16.10).[191,192,251] Os cistos apicais são revestidos por epitélio escamoso estratificado hiperplásico, não queratinizado, de espessura variável, separado da cápsula de tecido conjuntivo fibrovascular por membrana basal. Tanto o epitélio de revestimento quanto a cápsula de tecido conjuntivo geralmente estão infiltrados por células inflamatórias,[224,245] indicando que as células inflamatórias são atraídas para esses tecidos por irritantes quimiotáticos, seja no sistema de canais radiculares ou nos tecidos periapicais. No epitélio não proliferativo, há menos infiltração de células inflamatórias.[47,240] Ocasionalmente, a metaplasia de células mucosas ou células ciliadas do tipo respiratório está presente no revestimento epitelial cístico.[201] As células epiteliais do epitélio de revestimento não mostram quaisquer características de alterações neoplásicas, como pleomorfismo, falta de polaridade, aumento do núcleo, nucléolos grandes, relação nuclear/citoplasmática anormal, hipercromatismo ou mitose anormal. Ao contrário dos queratocistos odontogênicos e dos cistos odontogênicos calcificantes, as células basais do epitélio de revestimento do cístico radicular são incapazes de proliferar por si mesmas, sem estimulação de fatores de crescimento ou citocinas liberadas por células imunes inatas e adaptativas durante a inflamação periapical. O lúmen dos cistos pode conter exsudatos inflamatórios, cristais de colesterol, líquido claro ou colônias bacterianas (Figuras 16.11 e 16.12).[192,224]

CARACTERÍSTICAS CLÍNICAS

O dente envolvido geralmente é assintomático. Lesões osteolíticas periapicais de dentes endodonticamente envolvidos podem, às vezes, mostrar uma radiolucência bem demarcada circundada por uma borda radiopaca radiograficamente.

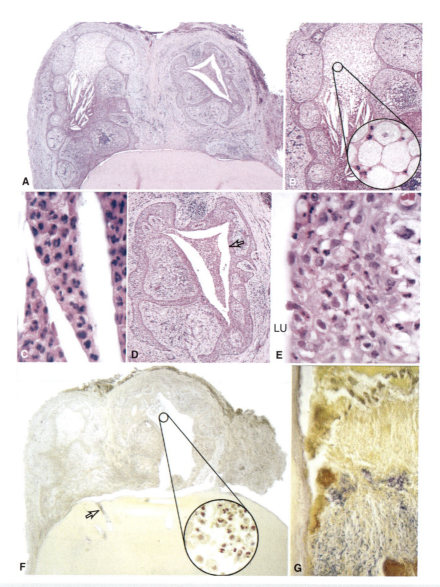

Figura 16.10 A. Dois cistos distintos revestidos por epitélio na lesão de periodontite apical. Não há evidência de comunicação com o forame em cortes seriados (H&E, aumento: ×25). **B.** Cavidade de cisto no lado esquerdo em *A*. Acúmulo de macrófagos espumosos (H&E, ampliação: ×50; ampliação de inserção: ×1.000). **C.** Parte inferior da cavidade em *B*. Infiltração densa de leucócitos neutrófilos (H&E, aumento: ×1.000). **D.** Cavidade do cisto no lado direito em *A*. Restos de tecido necrótico no lúmen; infiltração de células inflamatórias no epitélio (H&E, aumento: ×50). **E.** Parede cística em *D*. Epitélio de revestimento do cisto está infiltrado com células inflamatórias agudas e crônicas (H&E, aumento: ×1.000). **F.** Macrófagos aglomerados, neutrófilos e tecido necrótico dentro do cisto (inserção), mas sem bactéria (Brown & Brenn, ampliação: ×25, ampliação inserida: ×1.000). **G.** Área indicada por uma *seta aberta* em *F*. Colônias bacterianas no forame apical (Brown & Brenn, aumento: ×1.000). *LU*, lúmen. (De Ricucci D, Pascon EA, Pitt Ford TR, Langeland K: Epithelium and bacteria in periapical lesions, *Oral Surg Oral Med Oral Pathol Oral Radiol Endod* 101:241, 2006.)

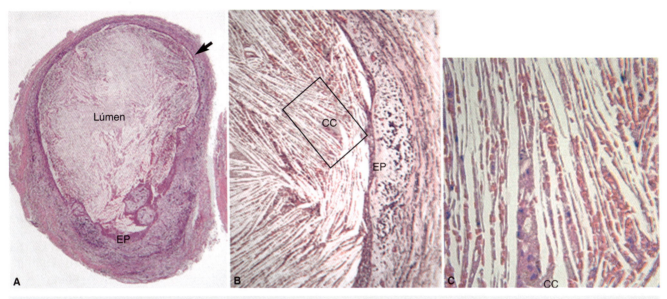

Figura 16.11 A. Um cisto radicular no qual o lúmen está completamente preenchido com cristais de colesterol (*CC*) (H&E, ampliação: ×25). **B.** Grande ampliação dos cristais de colesterol em *A* (H&E, ampliação: ×100). **C.** Grande ampliação da área retangular em *B*. Células gigantes multinucleadas associadas a cristais de colesterol (H&E, ampliação: ×400). *EP*, epitélio. (Cortesia do Dr. Domenico Ricucci, Roma, Itália.)

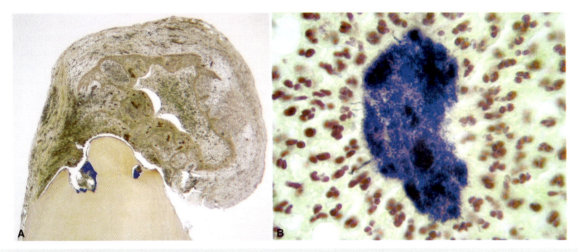

Figura 16.12 A. Um cisto apical verdadeiro em lesão de periodontite apical. Colônias bacterianas são vistas nas áreas foraminais (Brown & Brenn, ampliação: ×25). **B.** Colônias bacterianas no lúmen do cisto, circundadas por células inflamatórias (Brown & Brenn, ampliação: ×400). (De Ricucci D, Bergenholtz G: Histologic features of apical periodontitis in human biopsies, *Endod Topics* 8:68, 2004, Fig. 6.)

RESULTADOS

Não há evidência direta demonstrando se a periodontite apical crônica com formação de cisto (de bolsa e verdadeira) pode ou não regredir após a terapia de canal radicular não cirúrgica. Infelizmente, cistos apicais não podem ser diagnosticados clinicamente, e só podem ser diagnosticados após biopsia cirúrgica ou extração de dentes com periodontite apical. Estudos de resultados clínicos mostraram que, após terapia endodôntica não cirúrgica adequada, dentes com lesões de periodontite apical cicatrizam em 78% dos casos.[258] Portanto, especula-se que alguns cistos, especialmente cistos de bolsa, possam cicatrizar após terapia endodôntica não cirúrgica.[191] Os cistos verdadeiros apicais têm menos probabilidade de cicatrizar após a terapia de canal radicular não cirúrgica, devido à sua natureza autossustentável; intervenção cirúrgica é necessária.[191] No entanto, semelhantemente ao cisto de bolsa periapical, um cisto periapical verdadeiro é também formado dentro de uma lesão de periodontite apical, e não é uma lesão neoplásica. Qualquer doença causada por inflamação/infecção deve ser capaz de curar se o(s) irritante(s) causador(es) for(em) removido(s), a menos que o(s) irritante(s) seja(m) um agente indutor de neoplasia ou um carcinógeno.

Periodontite apical crônica com formação óssea reacional: osteíte focal condensante

A periodontite apical crônica com formação óssea reacional é análoga à osteomielite crônica com periostose proliferativa. A etiologia e patogênese dessas duas doenças não são bem compreendidas. Acredita-se geralmente que ambas as lesões sejam causadas por uma inflamação/infecção de baixo grau a longo prazo ou uma alta resistência do tecido local à inflamação/infecção.[201,218]

Em vez de reabsorção óssea, a inflamação induz a formação óssea reacional no trabeculado ósseo alveolar ao redor do periápice de dentes com envolvimento endodôntico.

BIOLOGIA CELULAR

Conforme descrito anteriormente, tanto os osteoclastos quanto a atividade dos osteoblastos diminuem durante o estágio crônico da periodontite apical.[308] No entanto, na periodontite apical crônica com formação óssea reacional, os osteoblastos parecem ser estimulados a produzir mais osso. Não está claro que fator/fatores estimulam os osteoblastos a produzir mais massa óssea. Isso pode dever-se ao aumento da expressão de fatores de crescimento/citocinas, como TGF-β, BMP, PDGF e fator de transcrição Cbfa1 (família de fator de ligação ao núcleo).[129]

HISTOPATOLOGIA

Há uma aposição excessiva de massa óssea sem reabsorção óssea na região apical. À medida que os espaços da medula óssea se tornam menores e obliterados, o osso se assemelha a um osso compacto que é infiltrado por um pequeno número de linfócitos. O osso compacto tem poucas lacunas, e muitas delas são vazias de osteócitos. Há muitas linhas de repouso e reversas proeminentes, semelhantes a uma osteosclerose idiopática ou à aparência da doença de Paget.[47,201,218]

CARACTERÍSTICAS CLÍNICAS

A lesão é geralmente observada em pacientes jovens, e o primeiro molar inferior é o mais comumente envolvido. Em geral, os dentes apresentam lesões cariosas e podem ser vitais ou não vitais. Geralmente são assintomáticos. Radiograficamente, a lesão pode ter massa radiopaca bem ou mal definida associada ao ápice de um dente com envolvimento endodôntico. A lâmina dura ao redor do ápice da raiz geralmente está intacta.

RESULTADOS

A maioria das lesões de periodontite apical crônica com formação óssea reacional demonstra cura após terapia não cirúrgica de canal radicular. Na maioria dos casos, o osso compacto excessivo será remodelado para a aparência normal.[72]

Lesões periapicais de origem não endodôntica

Muitas lesões periapicais não são de origem endodôntica e devem ser consideradas no diagnóstico diferencial da periodontite apical. Essas lesões incluem (mas não estão limitadas a) traumatismo,[11,12] corpos estranhos,[136,193,324] subprodutos metabólicos do hospedeiro,[194] doença periodontal avançada,[146] lesões fibro-ósseas e tumores benignos e malignos.[201] Uma descrição completa dessas lesões está além do escopo deste capítulo; o leitor interessado deve buscar as referências citadas.

Infecção endodôntica extrarradicular

A *infecção endodôntica extrarradicular* implica que as bactérias estabeleceram um processo infeccioso fora do sistema de canais radiculares na área periapical.[257,271,296] Essa infecção só pode ser diagnosticada após biopsia cirúrgica, amostragem microbiológica ou detecção molecular de lesões periapicais resistentes à terapia durante a cirurgia apical. O método de coleta de amostra deve ser revisado cuidadosamente, porque a contaminação é um problema no estudo bacteriológico das lesões de periodontite apical durante a cirurgia apical.

A infecção endodôntica extrarradicular pode ser uma parte da infecção intrarradicular ou uma entidade independente sem um componente intrarradicular. Para ser considerada uma infecção extrarradicular independente, a presença de patógenos no sistema de canal radicular deve ser completamente descartada, porque as bactérias intrarradiculares representam mais problemas potenciais que as bactérias extrarradiculares na inflamação periapical. As bactérias no complexo sistema de canal radicular são bem protegidas de procedimentos de tratamento de canal (ou seja, instrumentação mecânica, irrigação antisséptica, medicação intracanal), defesas do hospedeiro e terapia antimicrobiana, devido a falta de circulação sanguínea e áreas resistentes ao acesso (p. ex., istmo; consultar o Capítulo 8). É provável que a infecção extrarradicular independente não ocorra com frequência, estando, em geral, associada à actinomicose apical.[98,277] Bactérias foram observadas como biofilme na superfície da raiz externa apical.[257,295] Além disso, os vírus também foram isolados de lesões de periodontite apical.[154,228,260] Se as culturas microbiológicas de canais radiculares não forem totalmente confiáveis (porque as bactérias podem permanecer no complexo sistema de canais radiculares),[232] a interpretação de infecções extrarradiculares independentes como falhas no tratamento endodôntico deve ser avaliada de forma cuidadosa.

Embora virulência, número de patógenos e mecanismos de defesa imunológica do hospedeiro determinem se a infecção extrarradicular se desenvolverá ou não, o desenvolvimento da infecção extrarradicular ainda não é totalmente compreendido. Para que os patógenos planctônicos estabeleçam infecção nos tecidos periapicais, muito provavelmente os mecanismos de defesa imunológica do hospedeiro devem estar comprometidos. Quais os fatores predisponentes à infecção extrarradicular? Como as células bacterianas planctônicas são capazes de escapar das poderosas defesas do hospedeiro para colonizar e estabelecer um processo infeccioso nos tecidos periapicais? Todas as infecções extrarradiculares são resistentes à terapia de canal radicular não cirúrgica? A preponderância de evidências não apoia a presença consistente de uma infecção periapical independente em infecções endodônticas.

Periodontite apical e doenças sistêmicas

As informações sobre periodontite apical e doenças sistêmicas são limitadas. Estudos clínicos e radiográficos mostraram que há uma prevalência maior de lesões periapicais em diabéticos que em não diabéticos.[24] O diabetes melito (DM) tipo 2 está significativamente associado a um aumento da prevalência de periodontite apical.[239] Outros achados demonstraram que o tipo 2 de diabetes está associado ao aumento do risco de uma resposta insatisfatória dos tecidos perirradiculares aos patógenos odontogênicos.[34] Em modelos de roedores, as condições diabéticas aumentam o desenvolvimento de lesões perirradiculares e a mortalidade.[76,116,134] Ratos deficientes em P/E-selectina mostraram ser mais propensos a um início precoce da doença periodontal mediada por infecção.[202]

Polimorfismos genéticos também podem desempenhar um papel na resposta do indivíduo a várias doenças. Análises de haplótipos indicaram que uma variante do gene IL-1β era provavelmente mais importante para o risco de periodontite de início precoce.[65] Em uma população masculina chinesa, foi relatado que os polimorfismos de *IL1A*+4845 e *IL1B*-511 podem desempenhar um importante papel na determinação da suscetibilidade à periodontite agressiva generalizada. Um possível efeito combinado de polimorfismo de *IL1B*-511 e tabagismo nesse tipo de suscetibilidade à periodontite foi sugerido.[155] Em um estudo em pacientes do Chile, a herança heterozigótica do gene *IL1B*+3954 foi encontrada significativamente maior em casos de periodontite que nos pacientes-controle. A prevalência de um genótipo positivo (pelo menos um alelo das duas variantes presentes em cada *locus*) é significativamente maior nos casos (26%) que nos controles (10%), e significativamente associada à periodontite, independentemente do tabagismo e da gravidade da periodontite.[167] Aqueles que exibem alta produção de genótipo *IL6*, intermediária e alta produção de genótipos *IL1B* e baixa produção de genótipo *TNFA* tendem a exibir abscessos dentários sintomáticos.[56]

A periodontite apical já foi considerada um foco de infecção, e os microrganismos do foco podiam se disseminar, por meio da circulação sanguínea, para partes remotas do corpo, nas quais ocorria a doença secundária.[111] Mesmo que as bacteriemias ocorram durante o tratamento de canal radicular de dentes com periodontite apical quando a instrumentação é realizada além do forame apical para os tecidos periapicais, a incidência e a magnitude das bacteriemias não são clinicamente significativas para uma pessoa saudável, e de fato parecem ser menores que as observadas pelo uso do fio dental.[22,61,62] Microrganismos na circulação sanguínea são rapidamente eliminados em poucos minutos pelos componentes humoral e de defesa celular do hospedeiro.[22,62] No entanto, a bacteriemia pode representar um perigo potencial para pacientes imunocomprometidos ou com doença valvar cardíaca congênita.[61] Nenhuma correlação entre periodontite apical, doença cardíaca e artrite reumatoide foi observada.[44,187] Não há evidências suficientes para afirmar que a periodontite apical pode servir como foco de infecção e causar doenças sistêmicas significativas.[71,210]

Fatores de risco genéticos e de doença sistêmica para periodontite apical persistente

FATORES DE RISCO GENÉTICOS

O polimorfismo genético na população desempenha um papel importante na variação da suscetibilidade e no desenvolvimento de doenças entre os indivíduos. O conhecimento sobre o polimorfismo de genes-chave que estão envolvidos no desenvolvimento da doença nos ajudará a entender e estabelecer estratégias de prevenção ou tratamento para as doenças. Devido à conclusão do Projeto Genoma Humano, muitas tecnologias moleculares avançadas foram desenvolvidas, incluindo triagem e sequenciamento de alto rendimento, que ajudam ainda mais a reunir informações sobre polimorfismo em populações humanas. Existem diferentes tipos e causas de polimorfismos genéticos. Polimorfismos de nucleotídio único (PNUs), que têm uma variação de base única resultante da inserção ou deleção de uma base, são considerados o tipo mais comum de polimorfismo genético.[45]

A ocorrência de PNU na região codificadora de um gene pode produzir uma proteína alterada, que pode levar a uma função alterada (denominada PNUs funcionais). A ocorrência de PNU na região promotora de um gene pode alterar a regulação gênica, o que pode causar redução/inibição ou superexpressão gênica.

Os PNUs funcionais alteram a sequência de aminoácidos ou interferem na ligação do fator de transcrição, enquanto os PNUs não funcionais não afetam a regulação da presença da proteína. Muitos PNUs não têm efeito sobre a função celular, mas alguns podem predispor as pessoas a doenças ou influenciar sua resposta aos medicamentos. Além dos PNUs, existem polimorfismos de aminoácidos únicos (PAAUs ou PAUs) de proteínas, que podem resultar da edição de RNA independente dos PNUs.[319]

Um polimorfismo genético é definido como alelos ou variantes que aparecem em pelo menos 1% da população. O índice de 1% exclui mutações que podem ter ocorrido em uma única família. Na maioria dos polimorfismos, um alelo domina e aparece com < 99% de frequência (p. ex., 65%) na população. Em uma situação bialélica, alguns autores denominam o alelo dominante como normal (N-alelo ou alelo 1), ocorrendo em < 99%, enquanto o alelo mais raro (R-alelo, ou alelo 2) está presente em > 1% da população.[237,256] Tem sido há muito conhecido que polimorfismos genéticos estão associados com aumento da gravidade de doenças inflamatórias.[101] Tanto as doenças endodônticas como as periodontais são infecciosas e causadas por microrganismos. Elas compartilham características comuns em termos de inflamação e reabsorção óssea. Estudos têm implicado associação de periodontite ou periodontite apical com vários genes de polimorfismos, como *IL-1*, *IL-6*, *IL-8*, *FcγR*, receptor de TNF, membro da superfamília 1B (*TNFRSF1B*), (selenoproteína S) *SEPS1* e *MMPs*.[8,48,132,137,180,181,320]

Há muito tempo se observa que o genótipo pró-inflamatório da citocina interleucina-1 (IL-1) é um fator de gravidade na doença periodontal do adulto.[137] O genótipo específico da IL-1 associado à periodontite tem uma variante no gene *IL-1B*, que está associado a altos níveis de produção de IL-1. Estudos de polimorfismo genético sugerem que a frequência dos genótipos *IL-1β* (polimorfismo bialélico do comprimento do fragmento de restrição *IL-1β*+3953) seja aumentada em pacientes com periodontite adulta avançada em comparação com a combinação precoce e moderada e com controles saudáveis.[87] O mais recente estudo mostrou que os níveis de IL-1β no fluido crevicular aumentam com a gravidade da doença e se correlacionam bem com os sinais clínicos de doença incipiente.[265] Isso sugere que alguns indivíduos, quando desafiados por acúmulos bacterianos, podem responder com um nível mais alto de atividades inflamatórias, levando, portanto, a uma periodontite mais grave. Tanto o *FcγRIIa* (CD32) quanto o *FcγRIIIb* (CD16) influenciam a função fagocítica dos leucócitos polimorfonucleares; assim, seus polimorfismos também podem influenciar o desenvolvimento de doenças inflamatórias. Foi relatado que o alótipo *FcγRIIIb-NA2* representa um fator de risco para recorrência de periodontite adulta,[132] e o alelo *FcγRIIIa-158V*, e possivelmente o *FcγRIIIb-NA2*, podem estar associados à gravidade da periodontite crônica em uma população japonesa,[133] enquanto o genótipo *FcγRIIa-H/H131* pode estar associado ao risco de periodontite crônica (e gravidade da doença) em fumantes caucasianos.[320] Os genótipos *FcγRIIIa* e *FcγRIIIb* podem impor um risco adicional de perda óssea periodontal em uma população alemã.[180]

Os polimorfismos de dois outros genes envolvidos na inflamação, *SEPS1* e *TNFRSF1B*, estão envolvidos na determinação da suscetibilidade individual do hospedeiro à periodontite agressiva, e há a associação potencial entre polimorfismos de *IL-6*, *FcγR* e periodontite agressiva em uma população caucasiana-italiana.[234]

Os polimorfismos genéticos têm estado envolvidos no desenvolvimento de relatos de periodontite apical. Duas condições genéticas – transporte do alelo H131 do gene *FcγRIIa* e uma combinação desse alelo com o alelo NA2 do gene FcγRIIIb

– foram relatadas como associadas à periodontite apical pós-tratamento,[256] enquanto o polimorfismo no FcγRIIIa não influencia a resposta do paciente ao tratamento endodôntico de dentes com periodontite apical em uma população brasileira.[255] Até o momento, houve apenas um relato de associação de polimorfismo de IL-1 com periodontite apical em uma população americana.[185] Nesse estudo, pacientes com a periodontite apical persistente mostrou prevalência aumentada no genótipo composto pelo alelo 2 do polimorfismo *IL-1β* quando comparado com aqueles que experimentaram cura completa após terapia de canal radicular satisfatória (70,6% *versus* 24,6%). Esse resultado sugere que marcadores genéticos específicos associados à produção de IL-1β podem prever o aumento da suscetibilidade à periodontite apical persistente. Um artigo anterior, que estudou uma população brasileira, não encontrou associação entre o polimorfismo *IL1* e a periodontite apical persistente; no entanto, o alelo 1 (para *IL-1A* e *IL-1B*) sempre foi detectado mais alto em indivíduos com doença que em indivíduos saudáveis/em cura, embora não seja estatisticamente significativo.[256] A falta de diferença estatística pode dever-se ao pequeno tamanho da amostra ou a diferenças populacionais.

O polimorfismo do gene IL-8, uma potente quimiocina que atrai neutrófilos para o local da infecção, também mostrou influenciar o desenvolvimento de diferentes formas de periodontite apical.[8] O alelo *IL8/CXCL8-251 T*, que está associado à alta produção de IL8/CXCL8, também está associado a maior risco de desenvolver a forma supurativa aguda de periodontite apical. *IL8/CXCL8-251*, um alelo que está conectado à menor produção de IL8/CXCL8, está associado à forma crônica não supurativa de periodontite apical. PNUs de outros genes associados à inflamação, MMP2 e MMP3, também mostram influência na formação da lesão periapical.[181] Assim, os marcadores nos genes MMP3 e MMP2 também podem ajudar a prever a suscetibilidade do hospedeiro a desenvolver lesões periapicais e sua resposta de cura. É claro que polimorfismos genéticos estão envolvidos na patogênese da periodontite apical.[140]

DOENÇA SISTÊMICA COMO FATOR DE RISCO

Muitas doenças sistêmicas têm sido associadas à doença periodontal,[130,205] porque contribuem para a diminuição da resistência do hospedeiro à infecção ou à disfunção no tecido conjuntivo do periodonto, aumentando a suscetibilidade do paciente à destruição induzida por imunoinflamação.[16] No entanto, doenças sistêmicas semelhantes não parecem se relacionar com a periodontite apical, possivelmente porque a periodontite é uma lesão aberta, e a periodontite apical é uma lesão fechada.

O DM, uma doença sistêmica, está bem documentado, por estar associado a uma alta prevalência na periodontite apical.[24,77,116,168,173,238] O DM é um distúrbio crônico de carboidratos, gordura e metabolismo de proteínas, além de uma resposta secretora de insulina defeituosa ou deficiente.[141] A hiperglicemia é característica do DM e tem efeitos profundos no metabolismo celular, especialmente nas células endoteliais, como aumento do fluxo da via de poliol, aumento da formação de produtos finais de glicação avançada, ativação da proteinoquinase C induzida por hiperglicemia e aumento do fluxo da via da hexosamina.[37] O tecido mais frequentemente afetado pela hiperglicemia é a microvasculatura: as células endoteliais não são capazes de transportar glicose intracelular de forma eficaz.[37] Por conta do dano aos vasos (aterosclerose), a circulação sanguínea, o mecanismo imunoinflamatório inato e adaptativo e a função dos fagócitos são prejudicados,[37,141] levando à necrose pulpar, predisposição à infecção pulpar e subsequente periodontite apical.[24]

A anemia falciforme é o protótipo das globinopatias hereditárias, caracterizada pela produção de hemoglobulina estruturalmente anormal.[141] As hemácias têm forma de foice. O acúmulo de hemácias distorcidas pode causar vasoclusão, que pode levar à ocorrência de anoxia, infartos e necrose do tecido.[103] A necrose pulpar assintomática em dentes permanentes clinicamente intactos foi relatada.[14,126,250] A necrose pulpar pode predispor à infecção pulpar e periodontite apical, por falta de mecanismo de defesa.

A síndrome de Sjögren é uma doença autoimune sistêmica crônica.[201] Envolve as glândulas salivares, resultando em xerostomia. A falta de ação de limpeza salivar predispõe o paciente à cárie dentária. Se a cárie não for prevenida ou tratada precocemente, haverá risco de infecção pulpar e periodontite apical.

A radioterapia de lesões malignas de cabeça e pescoço está associada a uma alta ocorrência de cáries.[107] Se não tratada, a cárie por radiação pode levar à infecção pulpar e subsequente periodontite apical. Demonstrou-se que uma dose de radiação de 66 a 72,2 *grays* (Gy) na região da cabeça e do pescoço foi associada a uma alta prevalência de cárie e periodontite apical devido à mudança na microflora favorável ao desenvolvimento de cárie.

No entanto, não existe causa ou mecanismo direto definido entre os fatores de risco de doença sistêmica e incidência ou persistência de periodontite apical sem cárie prévia e infecção pulpar.

Cicatrização da periodontite apical

CICATRIZAÇÃO DAS LESÕES PERIAPICAIS APÓS TERAPIA NÃO CIRÚRGICA DE CANAL RADICULAR

Compreender a cicatrização de lesões é tão importante quanto conhecer a patogênese da doença, porque a cicatrização satisfatória de feridas é o objetivo final do tratamento. Se formos capazes de compreender os mecanismos de cicatrização de lesões periapicais, podemos projetar abordagens de tratamento que maximizem as condições favoráveis para a cicatrização de feridas, como desinfecção eficaz do sistema de canal radicular em terapia de canal radicular não cirúrgica, controle da inflamação periapical por medicação ou incorporação de fatores de crescimento em enxertos ósseos na terapia endodôntica cirúrgica (ver também Capítulos 13 e 22).

A cicatrização de lesões começa assim que a inflamação se inicia. Quando irritantes (microbianos e não microbianos), nos sistemas de canais ou nos tecidos periapicais, são eliminados por métodos não cirúrgicos ou terapia endodôntica cirúrgica, os mediadores inflamatórios não são mais produzidos nos tecidos periapicais, devido à redução das células inflamatórias. Os mediadores inflamatórios já presentes são inativados pelos mecanismos de controle do corpo, a fim de evitar que uma reação inflamatória não seja controlada. Esse processo precede a cicatrização de feridas. Embora muitas informações sejam conhecidas sobre o que ativa a inflamação, relativamente pouco se sabe sobre o que desativa o sistema inflamatório após a eliminação dos irritantes. Exemplos de mecanismos de controle anti-inflamatório do hospedeiro são: (1) destruição enzimática de ativadores inflamatórios; (2) inibidores naturais de mediadores inflamatórios (opioides, somatostatina, glicocorticoides); (3) equilíbrio relativo entre os níveis intracelulares de monofosfato de adenosina (AMP) cíclico e monofosfato de guanosina (GMP) cíclico; (4) papel antiflogístico da histamina; (5) inibidores do sistema do complemento;[298]

e (6) citocinas anti-inflamatórias, como IL-4, IL-10, IL-13 e TGF-β.[96,199] Além disso, o principal indutor celular da inflamação, os neutrófilos, sofre apoptose,[92] e os principais agentes de cicatrização de feridas, macrófagos, secretam moléculas anti-inflamatórias, como lipoxinas, solvinas e protectinas.

O processo de cicatrização de feridas é rigidamente regulado por sintonia célula a célula, interações célula/MEC e receptores de superfície celular, bem como expressão temporal e espacial de uma variedade de citocinas, fatores de crescimento e neuropeptídeos e apoptose (Tabela 16.3).[32,89,92,268,313] Todos esses fatores celulares e humorais operam juntos em um antagonista ou de maneira sinérgica, e são precisamente orquestrados durante a cicatrização de feridas. Isso resulta em uma resposta altamente organizada, permitindo a regeneração da arquitetura original do tecido. A cicatrização de feridas parece ser um evento programado. Muitas informações sobre a patogênese da periodontite apical foram obtidas em estudos com animais.[78,122,292] Embora estudos de cicatrização de dentes com periodontite apical após terapia endodôntica de canal radicular não cirúrgica e cirúrgica estejam disponíveis tanto em experimentos animais como em estudos em humanos,[13,150,151] não existem na literatura estudos de cicatrização de lesões de periodontite apical com formação de cistos após terapia endodôntica não cirúrgica.

A cicatrização de lesões de periodontite apical após terapia de canal radicular não cirúrgica adequada segue o princípio geral de cicatrização de feridas de tecidos conjuntivos em outras partes do corpo, com a formação de tecido de granulação fibrovascular, remoção de tecido necrótico e bactérias mortas por macrófagos ativados; finalmente, repara-se ou regenera-se o tecido lesionado. A cura das lesões de periodontite apical é amplamente realizada por regeneração e, em certo grau, por reparo. As células residentes no tecido local envolvidas na cicatrização da ferida periapical são osteócitos, osteoblastos, células-tronco mesenquimais da medula óssea no osso alveolar e células-tronco no ligamento periodontal.[243] Durante a cicatrização da ferida periapical, muitas células hiperplásicas indesejadas (p. ex., células endoteliais, fibroblastos, células epiteliais) são deletadas por apoptose,[63,89,92] e a MEC é remodelada por metaloproteinases. Processos patológicos, como fibrose extensa, não ocorrem com frequência, e os tecidos periapicais danificados podem ser restaurados principalmente à sua estrutura original pelo processo de regeneração.

As células-tronco mesenquimais têm propriedades imunomoduladoras e anti-inflamatórias.[3,169,253] Recentemente, as células-tronco mesenquimais demonstraram desempenhar um papel importante como agentes pró-cicatrizantes e imunossupressores na patogênese de lesões periapicais inflamatórias.[15] Durante a inflamação periapical, citocinas pró-inflamatórias, como IL-1β e TNF-α, são capazes de inibir a diferenciação osteogênica das células-tronco mesenquimais.[143] No entanto, durante a cicatrização de feridas periapicais, as células-tronco mesenquimais são capazes de inibir a resposta imune e produzir citocinas anti-inflamatórias.[15]

A relação temporal e espacial entre osso alveolar, cemento e ligamento periodontal durante a cicatrização de feridas periapicais após terapia endodôntica não cirúrgica não pode ser claramente delineada. No entanto, a cicatrização de feridas parece recapitular a morfogênese embrionária de tecidos ou órgãos danificados em muitos casos. O processo de cicatrização de lesões periapicais após terapia de canal radicular não cirúrgica pode ser semelhante à cicatrização de feridas após regeneração de tecido guiada na terapia periodontal: regeneração de novo cemento, novo osso alveolar e novo ligamento periodontal.[70,294] Tanto a terapia de canal radicular não cirúrgica quanto a terapia de regeneração de tecido guiada na doença periodontal destinam-se a remover irritantes e fornecer um microambiente favorável que conduza à regeneração dos tecidos periodontais danificados pela periodontite apical e pela periodontite marginal, respectivamente.

Durante a cicatrização da ferida periapical, as células do ligamento periodontal viável a partir das superfícies radiculares adjacentes proliferam para cobrir a região na qual o ligamento periodontal foi danificado pela periodontite apical e que foi removida por macrófagos. Proteínas derivadas da bainha radicular epitelial de Hertwig (i. e., proteínas da matriz do esmalte) são necessárias para a diferenciação de células-tronco ectomesenquimais no folículo dentário durante o desenvolvimento dentário.[262]

Tabela 16.3 Importantes fatores de crescimento/citocinas no reparo tecidual.

Citocinas	Principais fontes	Células-alvo e principais efeitos
EGF	Macrófagos, plaquetas, fibroblastos	Células epiteliais, fibroblastos, células endoteliais
FGF	Macrófagos, células endoteliais	Células endoteliais (angiogênese), células mesenquimais
TGF-α	Macrófagos, plaquetas, queratinócitos	Angiogênese, fibroblastos
TGF-β	Macrófagos, plaquetas	Similar ao EGF
PDGF	Macrófagos, plaquetas, células endoteliais	Quimioatraente de macrófagos, fibroblastos
VEGF	Macrófagos, células epiteliais	Angiogênese
IGF	Fibroblastos, células epiteliais	Formação de tecido de granulação, reepitelização
CSF	Células múltiplas	Macrófagos, formação de tecido de granulação
SP, CGRP	Nervo sensorial	Células endoteliais, fibroblastos, queratinócitos

CGRP (*calcitonin gene–related peptide*), peptídeo relacionado ao gene da calcitonina; *CSF* (*colony-stimulating factor*), fator estimulador de colônias; *EGF* (*epidermal growth factor*), fator de crescimento epidérmico; *FGF* (*fibroblast growth factor*), fator de crescimento de fibroblastos; *IGF* (*insulin-like growth factor*), fator de crescimento semelhante à insulina; *PDGF* (*platelet-derived growth factor*), fator de crescimento derivado de plaquetas; *TGF* (*transforming growth factor*), fator de crescimento transformante; *VEGF* (*vascular endothelial growth factor*), fator de crescimento vascular-endotelial.
Modificada de Majno G, Joris I: *Cell, tissues, and disease*, ed 2, Oxford, 2004, Oxford University Press; Slauson DO, Cooper BJ: *Mechanisms of disease*, ed 3, St Louis, 2002, Mosby; Werner S, Grose R: Regulation of wound healing by growth factors and cytokines, *Physiol Rev* 83:835, 2003.

No entanto, as células da bainha radicular epitelial de Hertwig estão ausentes em dentes maduros.[198,240] Contudo, a MEC e os fatores de crescimento do cemento (ou seja, IGF-1, FGFs, EGF, BMP, TGF-β, PDGF), sequestrados após a reabsorção do cemento em dentes maduros, são capazes de induzir proliferação, migração, fixação e diferenciação de células-tronco multipotentes no ligamento periodontal, em células semelhantes a cementoblastos, e produzem tecido cementoide na superfície da raiz desnuda de ligamento periodontal.[50,91,243] Isso é semelhante à formação de dentina reparadora por células-tronco pulpares em terapia de polpa vital, em que fatores de crescimento como o TGF-β são liberados da matriz dentinária, reparando áreas pelos materiais de cobertura, como hidróxido de cálcio ou agregado de trióxido mineral.[197,227,300] A reabsorção da raiz que envolve cemento ou cemento e dentina só pode ser reparada por tecido cementoide, porque as células-tronco multipotentes do ligamento periodontal são incapazes de se diferenciar em odontoblastos que produzem dentina.

O osso tem uma notável capacidade de regeneração em resposta a lesões. Durante a cicatrização da ferida periapical, as células osteoprogenitoras que revestem as superfícies do endósteo – estimuladas por TGF-β, BMPs, IGFs, PDGF, VEGF, citocinas liberadas por células estromais, osteoblastos, plaquetas e matriz óssea após a reabsorção óssea – podem sofrer proliferação e diferenciação em osteoblastos e produção de matriz óssea.[7,166] As células osteoprogenitoras na camada interna do periósteo abaixo da mucosa oral – estimuladas por TGF-β, BMPs, IGFs, PDGF e VEGF – também são capazes de proliferar e diferenciar-se em osteoblastos e produção de matriz óssea.[126,166] Se as placas ósseas corticais vestibulares e linguais/palatinas forem destruídas por grandes lesões de periodontite apical, é possível que a lesão possa ser reparada com formação de tecido cicatricial fibroso devido à extensa destruição do periósteo abaixo da mucosa oral.[13] Consequentemente, um procedimento de regeneração tecidual guiada usando membranas como barreiras e enxertos ósseos pode ser recomendado para prevenir o crescimento interno de fibroblastos do periósteo ou submucosa no defeito ósseo, e para aumentar o reparo tecidual da ferida periapical se a cirurgia periapical for necessária.[58,59] Os mecanismos celulares e moleculares da formação de tecido cicatricial em excesso na cicatrização da ferida periapical não são completamente compreendidos. Fatores de crescimento/citocinas podem desempenhar um papel importante na regulação da expressão do gene de fibroblastos e na formação de tecido cicatricial em excesso.[299]

O ligamento periodontal recém-regenerado finalmente sofrerá remodelação em um ligamento periodontal maduro, com um grupo de fibras de colágeno (fibras de Sharpey) inserido no cemento recém-formado e outro grupo de fibras de colágeno inserido no osso alveolar recém-formado. Desse modo, a regeneração de tecidos periapicais danificados, cemento, ligamento periodontal e osso alveolar é concluída.

CICATRIZAÇÃO DE FERIDAS PERIAPICAIS APÓS TERAPIA ENDODÔNTICA CIRÚRGICA

O mecanismo de cicatrização da ferida periapical após terapia endodôntica não cirúrgica e cirúrgica é semelhante, mas a cinética de cicatrização da ferida periapical após cirurgia endodôntica é mais rápida que a terapia endodôntica não cirúrgica.[142] Na terapia endodôntica cirúrgica, o clínico remove substâncias irritantes, como células necróticas, restos de tecido e bactérias nas lesões periapicais, o que é chamado *desbridamento cirúrgico*.[162,171] Em contraste, na terapia endodôntica não cirúrgica, macrófagos ativados realizam a morte bacteriana e limpeza de lesões periapicais, o que é chamado *desbridamento biológico*.[171] O desbridamento cirúrgico é muito eficaz e, claro, bastante rápido, enquanto o desbridamento biológico leva tempo. O tratamento cirúrgico pode resultar em consolidação óssea periapical mais rápida, mas também pode implicar um risco maior de falha tardia em comparação com a terapia endodôntica não cirúrgica.[142] No entanto, a cirurgia endodôntica é mais invasiva. A diferença entre a terapia endodôntica não cirúrgica e cirúrgica refere-se ao fato de que o objetivo da terapia endodôntica não cirúrgica é remover a etiologia microbiana primária do sistema de canal radicular, e o objetivo da terapia endodôntica cirúrgica é muitas vezes selar a etiologia microbiana dentro do sistema de canal radicular por preenchimento da raiz, na maioria dos casos (ver também Capítulo 22).

CISTOS RADICULARES NAS LESÕES DE PERIODONTITE APICAL PODEM REGRESSAR APÓS TERAPIA ENDODÔNTICA NÃO CIRÚRGICA?

Com base na histologia e na biologia celular, nenhum estudo mostrou que os cistos apicais verdadeiros são diferentes dos cistos de bolsa apicais. Foi sugerido que cistos de bolsa em lesões de periodontite apical podem regredir após terapia de canal radicular não cirúrgica pelo mecanismo de apoptose ou morte celular programada, com base na biologia celular e molecular.[163] Em contraste, cistos verdadeiros apicais podem ter menos probabilidade de cicatrizar após a terapia de canal radicular não cirúrgica, devido à sua natureza autossustentável.[191] Histologicamente, a infiltração de células inflamatórias está sempre presente no epitélio de revestimento ou na cápsula de tecido conjuntivo fibroso de cistos apicais verdadeiros.[191,223,224] Isso indica que há apresentação contínua de irritantes (como bactérias) – presentes no sistema de canal radicular, nos tecidos periapicais ou no lúmen dos cistos – para atrair células inflamatórias para o epitélio de revestimento cístico ou a cápsula de tecido conjuntivo fibroso.[223,224] Não se sabe se células epiteliais de cistos verdadeiros apicais sozinhos são capazes de atuar como células autócrinas e fatores de crescimento secretados para sustentar sua própria sobrevivência. É importante perceber que o cisto apical verdadeiro é completamente diferente do queratocisto odontogênico, que é autossustentável, por ser uma lesão neoplásica. Biologicamente, é improvável que as células epiteliais hiperplásicas de cistos verdadeiros apicais inflamatórios se transformem repentinamente em células que se comportam como neoplasias autossustentáveis. Qualquer doença causada por infecção deve ser capaz de regredir após a remoção de seu(s) irritante(s) causador(es), a menos que os próprios irritantes sejam agentes indutores de neoplasias ou carcinógenos, como alguns vírus e tumores malignos humanos.[171,305] Quanto à patogênese, histologia e biologia celular e molecular, os cistos apicais verdadeiros são semelhantes aos cistos de bolsa. Consequentemente, cistos apicais verdadeiros, semelhantes aos cistos de bolsa, podem ser capazes de regredir após terapia de canal radicular não cirúrgica pelo mecanismo de apoptose, se a infecção do canal radicular estiver efetivamente sob controle.[163] Essa previsão é consistente com o alto nível de cicatrização observado após tratamento de canal radicular não cirúrgico.

Em lesões de periodontite apical com formação de cisto, os cistos devem regredir antes que os tecidos periapicais possam ser restaurados à sua arquitetura original. Não se sabe qual matriz serve como estrutura para células endoteliais, fibroblastos e osteoblastos para migrar ao lúmen de cistos em regressão após terapia de canal radicular não cirúrgica. A regressão completa dos cistos radiculares após a terapia de canal radicular não cirúrgica pode dever-se a qualquer um dos vários cenários possíveis. A regressão dos cistos radiculares e a regeneração do osso podem ocorrer simultaneamente ou, durante a regressão dos cistos radiculares, parte do epitélio de revestimento cístico pode se desintegrar devido à apoptose das células epiteliais locais. A degradação da lâmina basal por MMPs poderia permitir que uma cápsula de tecido conjuntivo fibroso cresça no lúmen dos cistos radiculares. Eventualmente, o epitélio de revestimento cístico regredirá completamente ou se tornará remanescente de restos de células epiteliais que permaneceram no ligamento periodontal.

Nosso conhecimento da formação e cicatrização do cisto apical oferece implicações clínicas tentadoras e claramente apoia a conclusão de que mais estudos são necessários para entender os complexos mecanismos de regressão dos cistos apicais inflamatórios, tanto reais quanto de bolsa.

Fatores que influenciam a cicatrização de lesões periapicais após terapia endodôntica

Fatores locais e sistêmicos podem afetar a cicatrização de lesões periapicais. A infecção se complicará e impedirá a reparação de feridas; corpos estranhos podem prejudicar essas feridas,[193,324] e a nutrição também pode afetar a cicatrização.[316] Foi relatado que diabetes reduz a probabilidade de cicatrização de lesões de periodontite apical após terapia de canal radicular não cirúrgica.[77] A resposta imune inespecífica e os distúrbios do sistema vascular pareceram ter uma influência significativa na taxa de sucesso da terapia de canal radicular não cirúrgica em dentes com periodontite apical.[172] No entanto, os pacientes imunocomprometidos, como os com HIV, responderam tão bem quanto os pacientes homólogos após terapia endodôntica não cirúrgica.[52,85,214] Embora o tabagismo não tenha se mostrado associado ao aumento da incidência de periodontite apical e ao prognóstico da terapia endodôntica não cirúrgica,[26,66] ele pode aumentar as complicações da cirurgia periapical, como dor e edema.[83]

Pacientes que recebem radioterapia nos maxilares e terapia com bifosfonato têm risco de desenvolver osteonecrose desses ossos;[220,226,317] portanto, a terapia de canal radicular não cirúrgica é recomendada para esses pacientes.[124,157] No entanto, para cirurgia endodôntica, as diretrizes de consenso da American Association of Oral and Maxillofacial Surgeons sobre osteonecrose dos maxilares relacionada a bifosfonatos são altamente recomendadas.[9] Para pacientes assintomáticos que tenham tomado um bifosfonato oral por menos 3 anos e não apresentem fatores de risco clínicos, a cirurgia endodôntica não é contraindicada.[9] No entanto, o médico do paciente deve ser consultado. Qualquer tipo de procedimento cirúrgico deve ser evitado para pacientes que recebem bifosfonato intravenoso.[9] Para prevenir a complicação da osteonecrose, se os pacientes vão receber radioterapia dos maxilares ou terapia com bifosfonatos, a terapia endodôntica não cirúrgica ou cirúrgica deve ser concluída antes do início de terapia de radiação ou bifosfonato.[9]

Referências bibliográficas

1. Abbas AK, Lichtman AH, Pober JS: *Cellular and molecular immunology,* Philadelphia, 2007, Saunders.
2. Abous-Rass M, Bogen G: Microorganisms in closed periapical lesions, *Int Endod J* 31:39, 1998.
3. Aggarwal S, Pittenger MF: Human mesenchymal stem cells modulate allogeneic immune Cell responses, *Blood* 105: 1815, 2005.
4. Akamine A, Hashiguchi I, Toriya Y, et al: Immunohistochemical examination of the localization of macrophages and plasma cells in induced rat's periapical lesions, *Endod Dent Traumatol* 10:121, 1994.
5. Akira S, Takeda K, Kaisho T: Toll-like receptors: critical proteins linking innate and acquired immunity, *Nature Immunol* 2:675, 2001.
6. Akira S, Uematsu S, Takeuchi O: Pathogen recognition and innate immunity, *Cell* 124:783, 2006.
7. Al-Aql ZS, Alagl AS, Graves DT, et al: Molecular mechanisms controlling bone formation during fracture healing and distraction osteogenesis, *J Dent Res* 87:107, 2008.
8. Amaya MP, Criado L, Blanco B, et al: Polymorphisms of pro-inflammatory cytokine genes and the risk for acute suppurative or chronic nonsuppurative apical periodontitis in a Colombian population, *Int Endod J* 46:71, 2013.
9. American Association of Oral and Maxillofacial Surgeons: *Medication-Related Osteonecrosis of the Jaw-2014 Update.*
10. American Dental Association: *2005-2006 survey of dental services rendered,* Chicago, 2006, American Dental Association.
11. Andreasen FM: Transient apical breakdown and its relation to color and sensitivity changes after luxation injuries to teeth, *Endod Dent Traumatol* 2:9, 1986.
12. Andreasen JO, Andreasen FM: *Textbook and color atlas of traumatic injuries to the teeth,* ed 3, Copenhagen, 1994, Munksgaard.
13. Andreasen JO, Rud J: Modes of healing histologically after endodontic surgery in 70 cases, *Int Oral Surg* 1:148, 1972.
14. Andrews CH, England MC, Kemp WB: Sickle cell anemia: an etiological factor in pulp necrosis, *J Endod* 9:249, 1986.
15. Araujo-Pires AC, Biguetti, Repeke CE, et al: Mesenchymal stem cells as active prohealing and immunosuppressive agents in periapical environment: evidence from human and experimental periapical lesions, *J Endod* 40:1560, 2014.
16. Armitage GC: Periodontal diagnoses and classification of periodontal disease, *Periodontology* 2000 34:9, 2004.
17. Babior BM: The respiratory burst of phagocytes, *J Clin Invest* 73:599, 1984.
18. Baron R: Molecular mechanisms of bone resorption by the osteoclasts, *Anat Rec* 224:317, 1989.
19. Barthel CR, Zimmer S, Trope M: Relationship of radiologic and histologic signs of inflammation in human root-filled teeth, *J Endod* 30:75, 2004.
20. Bartkiewicz M, Hernando N, Reddy SV, et al: Characterization of the osteoclast vacuolar H1-ATPase B-subunit, *Gene* 160:157, 1995.
21. Basbaum AL, Bautista DM, Scherrer G, et al: Cellular and molecular mechanisms of pain, *Cell* 139: 267, 2009.
22. Baumgartner JC, Heggers JP, Harrison JW: The incidence of bacteremias related to endodontic procedures. I. Non-surgical endodontics, *J Endod* 2:135, 1976.
23. Bender IB: Factors influencing the radiographic appearance of bone lesions, *J Endod* 8:161, 1982.
24. Bender IB, Bender AB: Diabetes mellitus and the dental pulp, *J Endod* 29:383, 2003.
25. Bender IB, Seltzer S: Roentgenographic and direct observation of experimental lesions in bone: 1, *J Am Dent Assoc* 62:152, 1961.
26. Bergstrom J, Babcan J, Eliasson S: Tobacco smoking and dental periapical condition, *Eur J Oral Sci* 112:115, 2004.
27. Bezerra MC, Carvalho JF, Prokopowitsch AS, Pereira RM: RANK, RANKL and osteoprotegerin in arthritic bone loss, *Braz J Med Biol Res* 38:161, 2005.
28. Birek C, Heersche JN, Jez D, et al: Secretion of a bone resorbing factor by epithelial cells cultured from porcine rests of Malassez, *J Periodontal Res* 18:75, 1983.
29. Birklein F, Schmelz M: Neuropeptides, neurogenic inflammation and complex regional pain syndrome (CRPS), *Neurosci Lett* 437:199, 2008.
30. Block RM, Bushell A, Rodrigues H, et al: A histopathologic, histobacteriologic, and radiographic study of periapical endodontic surgical specimens, *Oral Surg Oral Med Oral Pathol* 42:656, 1976.
31. Boyle WJ, Simonet WS, Lacey DL: Osteoclast differentiation and activation, *Nature* 423:337, 2003.
32. Brian SD: Sensory peptides: their role in inflammation and wound healing, *Immunopharmacology* 37:133, 1997.
33. Brinkmann V, Zychlinsky A: Beneficial suicide: why neutrophils die to make NETs, *Nat Rev Microbiol* 5:577, 2007.

34. Britto LR, Katz J, Guelmann M, Heft M: Periradicular radiographic assessment in diabetic and control individuals, *Oral Surg Oral Med Oral Pathol Oral Radiol Endod* 96:449, 2003.
35. Brook I, Fraizier EH, Gher ME: Aerobic and anaerobic microbiology of periapical abscess, *Oral Microbiol Immunol* 6:123, 1991.
36. Browne RM: The origin of cholesterol in odontogenic cysts in man, *Arch Oral Biol* 16:107, 1971.
37. Brownless M: The pathobiology of diabetes complications: a unifying mechanism, *Diabetes* 54:1615, 2005.
38. Brunette DM: Cholera toxin and dibutyl cyclic-AMP stimulate the growth of epithelial cells derived from epithelial cell rests from porcine periodontal ligament, *Arch Oral Biol* 29:303, 1984.
39. Brynolf I: A histological and roentgenological study of the periapical region of human upper incisors, *Odontol Rev* 18(Suppl 11):1, 1967.
40. Burd PR, Rogers HW, Gordon JR, et al: Interleukin 3-dependent and -independent mast cells stimulated with IgE and antigen express multiple cytokines, *J Exp Med* 170:245, 1989.
41. Byers MR, Narhi MVO: Dental injury models: experimental tools for understanding neuroinflammatory nociceptor functions, *Crit Rev Oral Biol* 10:4, 1999.
42. Byers MR, Taylor PE, Khayat BG, et al: Effects of injury and inflammation on the pulp and periapical nerves, *J Endod* 16:78, 1990.
43. Canalis E, McCarthy TL, Centrella M: Growth factors and cytokines in bone cell metabolism, *Annu Rev Med* 42:17, 1991.
44. Caplan DJ, Chasen JB, Krall EA, et al: Lesions of endodontic origin and risk of coronary heart disease, *J Dent Res* 85:996, 2006.
45. Cargill M, Altshuler D, Ireland J, et al: Characterization of single-nucleotide polymorphisms in coding regions of human genes, *Nat Genet* 22:231, 1999.
46. Caviedes-Bucheli J, Muñoz HR, Azuero-Holguín MM, et al: Neuropeptides in dental pulp: the silent protagonists, *J Endodon* 34:773, 2008.
47. Cawson RA, Everson JW: *Oral pathology and diagnosis*, Philadelphia, 1987, Saunders.
48. Chai L, Song YQ, Zee KY, et al: SNPs of Fc-gamma receptor genes and chronic periodontitis, *J Dent Res* 89:705, 2010.
49. Chedid M, Rubin JS, Csaky KG, Aaronson SA: Regulation of keratinocyte growth factor gene expression by interleukin 1, *J Biol Chem* 269:10753, 1994.
50. Cochran DL, Wozney JM: Biological mediators for periodontal regeneration, *Periodontol 2000* 19:40, 1999.
51. Cook DN, Pisetsky DS, Schwartz DA: Toll-like receptors in the pathogenesis of human disease, *Nat Immunol* 5:975, 2004.
52. Cooper H: Root canal treatment in patients with HIV infection, *Int Endod J* 26:369, 1993.
53. Cortesini R, LeMaoult J, Ciubotariu R, et al: CD81CD28- T suppressor cells and the induction of antigen-specific, antigen-presenting cell-mediated suppression of TH reactivity, *Immunol Rev* 182:201, 2001.
54. Costerton JW, Geesey GG, Chen KJ: How bacteria stick, *Sci Am* 238:86, 1978.
55. Cymerman JJ, Cymerman DH, Walters I, et al: Human T lymphocyte subpopulations in chronic periapical lesions, *J Endod* 10:9, 1984.
56. de Sa AR, Moreira PR, Xavier GM, et al: Association of CD14, IL1B, IL6, IL10 and TNFA functional gene polymorphisms with symptomatic dental abscesses, *Int Endod J* 40:563, 2007.
57. Dahlen G, Magnusson BC, Moller A: Histological and histochemical study of the influence of lipopolysaccharide extracted from *Fusobacterium nucleatum* on the periapical tissues in the monkey Macaca fascicularis, *Arch Oral Biol* 26:591, 1981.
58. Dahlin C, Gottlow J, Linde A, et al: Healing of maxillary and mandibular bone defects using a membrane technique: an experimental study in monkeys, *Scand J Plast Reconstr Hand Surg* 24:13, 1990.
59. Dahlin C, Linde A, Gottlow J, et al: Healing of bone defects by guided tissue regeneration, *Plast Reconstr Surg* 81:672, 1988.
60. Damoiseaux J: Regulatory T cells: back to the future, *Neth J Med* 64:4, 2006.
61. Debelian GJ, Olsen I, Transtad L: Systemic diseases caused by oral microorganisms, *Endod Dent Traumatol* 10:5, 1994.
62. Debelian GJ, Olsen I, Transtad L: Bacteremia in conjunction with endodontic therapy, *Endod Dent Traumatol* 11:142, 1995.
63. Desmouliere A, Redard M, Darby I, et al: Apoptosis mediates the decrease in cellularity during the transition between granulation tissue and scar, *Am J Pathol* 146:56, 1995.
64. Dickerson C, Undem B, Bullock B, et al: Neuropeptides regulation of proinflammatory cytokine responses, *J Leukocyte Biol* 63:602, 1998.
65. Diehl SR, Wang Y, Brooks CN, et al: Linkage disequilibrium of interleukin-1 genetic polymorphisms with early-onset periodontitis, *J Periodontol* 70:418, 1999.
66. Duncan HF, Pitt Ford TR: The potential association between smoking and endodontic disease, *Int Endod J* 39:843, 2006.
67. Dwyer TG, Torabinejad M: Radiographic and histologic evaluation of the effect of endotoxin on the periapical tissues of the cat, *J Endod* 7:31, 1980.
68. Dziak R: Biochemical and molecular mediators of bone metabolism, *J Periodontol* 64:407, 1993.
69. Echchannaoui H, Frei K, Schnell C, et al: Toll-like receptor 2-deficient mice are highly susceptible to *Streptococcus pneumoniae* meningitis because of reduced bacterial clearing and enhanced inflammation, *J Infect Dis* 186:798, 2002.
70. Egelberg J: Regeneration and repair of periodontal tissues, *J Periodontal Res* 22:233, 1987.
71. Ehrmann EH: Focal infection: the endodontic point of view, *Oral Surg Oral Med Oral Pathol* 44:628, 1977.
72. Eliasson S, Halvarson C, Ljunheimer C: Periapical condensing osteitis and endodontic treatment, *Oral Surg Oral Med Oral Pathol* 57:195, 1984.
73. Eriksen HM, Bjertness E: Prevalence of apical periodontitis and results of endodontic treatment in middle-aged adults in Norway, *Dent Traumatol* 7:1, 1991.
74. Figdor D: Apical periodontitis: a very prevalent problem, *Oral Surg Oral Med Oral Pathol Oral Radiol Endod* 94:65, 2002.
75. Formigli L, Orlandini SZ, Tonelli P, et al: Osteolytic processes in human radicular cysts: morphological and biochemical results, *J Oral Pathol Med* 24:216, 1995.
76. Fouad AF, Barry J, Russo J, et al: Periapical lesion progression with controlled microbial inoculation in a type I diabetic mouse model, *J Endod* 28:8, 2002.
77. Fouad AF, Burleson J: The effect of diabetes mellitus on endodontic treatment outcome: data from an electronic patient record, *J Am Dent Assoc* 134:43, 2003.
78. Fouad AF, Walton RE, Rittman BR: Induced periapical lesions in ferret canines: histological and radiographic evaluation, *Dent Traumatol* 8:56, 1992.
79. Friedman S: Considerations and concepts of case selection in the management of post-treatment endodontic disease (treatment failure), *Endod Topics* 2002 1:54, 2002.
80. Fuchs TA, Abed U, Goosmann C, et al: Novel cell death program leads to neutrophil extracellular traps, *J Cell Biol* 176:231, 2007.
81. Gao Z, Falitz CM, Mackenzie IC: Expression of keratinocyte growth factor in periapical lesions, *J Dent Res* 75:1658, 1996.
82. Gao Z, Mackenzie IC, Rittman BR, et al: Immunocytochemical examination of immune cells in periapical granulomas and odontogenic cysts, *J Oral Pathol* 17:84, 1988.
83. Garcia B, Penerrocha M, Marti E, et al: Pain and swelling after periapical surgery related to oral hygiene and smoking, *Oral Surg Oral Med Oral Pathol Oral Radiol Endod* 104:271, 2007.
84. Giachelli CM, Steitz S: Osteopontin: a versatile regulator of inflammation and biomineralization, *Matrix Biol* 19:615, 2000.
85. Glick M, Abel SN, Muzyka BC, et al: Dental complications after treating patients with AIDS, *J Am Dent Assoc* 125:296, 1994.
86. Gonzalez-Rey E, Chorny A, Delgado M: Regulation of immune tolerance by anti-inflammatory neuropeptides, *Nat Rev Immunol* 7:52, 2007.
87. Gore EA, Sanders JJ, Pandey JP, et al: Interleukin-1beta+3953 allele 2: association with disease status in adult periodontitis, *J Clin Periodontol* 25:781, 1998.
88. Green TL, Walton RE, Taylor JK, et al: Radiographic and histologic findings of root canal treated teeth in cadaver, *Oral Surg Oral Med Oral Pathol Oral Radiol Endod* 83:707, 1997.
89. Greenhalgh DG: The role of apoptosis in wound healing, *Int J Biochem Cell Biol* 30:1019, 1998.
90. Grossman RM, Kreuger J, Yourish D, et al: Interleukin-6 is expressed in high levels in psoriatic skin and stimulates proliferation of cultured human keratinocyte, *Proc Nat Acad Sci U S A* 86:6367, 1989.
91. Grzesik WJ, Narayanan AS: Cementum and periodontal wound healing and regeneration, *Crit Rev Oral Biol Med* 13:474, 2002.
92. Haanen C, Vermes IV: Apoptosis and inflammation, *Mediators Inflamm* 4:5, 1995.

93. Haapasalo M, Ranta K, Ranta H: Mixed anaerobic periapical infection with sinus tract, *Endod Dent Traumatol* 3:83, 1987.
94. Hahn C-L, Liewehr FR: Innate immune responses of the dental pulp to caries, *J Endod* 33:643, 2007.
95. Hammarstrom L, Lindskog S: General morphological aspects of resorption of teeth and alveolar bone, *Int Endod J* 18:93, 1985.
96. Hanada T, Yoshimura A: Regulation of cytokine signaling and inflammation, *Cytokine Growth Factor Rev* 13:413, 2002.
97. Hancock HH III, Sigurdsson A, Trope M, et al: Bacteria isolated after unsuccessful endodontic treatment in a North American population, *Oral Surg Oral Med Oral Pathol Oral Radiol Endod* 91:579, 2001.
98. Happonen RP: Periapical actinomycosis: a follow-up study of 16 surgically treated cases, *Endod Dent Traumatol* 2:205, 1986.
99. Hargreaves KM, Goodis HE, Tay FR: *Dental pulp*, Chicago, 2012, Quintessence.
100. Hargreaves KM, Swift JQ, Roszkowski MT, et al: Pharmacology of peripheral neuropeptide and inflammatory mediator release, *Oral Surg Oral Med Oral Pathol* 78:503, 1994.
101. Hart TC, Kornman KS: Genetic factors in the pathogenesis of periodontitis, *Periodontol 2000* 14:202, 1997.
102. Hauman CHJ, Love RM: Biocompatibility of dental materials used in contemporary endodontic therapy: a review. Part 2. Root-canal filling materials, *Int Endod J* 36:147, 2003.
103. Hebble PR, Vercellotti GM, Nath KA: A systems biology consideration of the vasculopathy of the sickle cell anemia: the need for multi-modality chemo-prophylaxis, *Cardiovasc Hematol Disord Drug Targets* 9:271, 2009.
104. Hirsh BC, Johnson WC: Concepts of granulomatous inflammation, *Int J Dermatol* 23:90, 1984.
105. Hirvonen T, Hippi P, Narhi M: The effect of an opioid antagonist and somatostatin antagonist on the nerve function in normal and inflamed dental pulps, *J Dent Res* 77:1329, 1998.
106. Hommez GG, De Meerkeer GO, De Neve WJ, et al: Effect of radiation dose on the prevalence of apical periodontitis: a dosimetric analysis, *Clin Oral Invest* 16:1543, 2012.
107. Hong CHL, Napenas JJ, Hodgson BD, et al: A systematic review of dental disease in patients undergoing cancer therapy, *Support Care Cancer* 18:1007, 2010.
108. Hou L, Sasaki H, Stashenko P: Toll-like receptor 4-deficient mice have reduced bone destruction following mixed anaerobic infection, *Infect Immun* 68:4681, 2000.
109. Hou L, Sasakj H, Stashenko P: B-Cell deficiency predisposes mice to disseminating anaerobic infections: protection by passive antibody transfer, *Infect Immun* 68:5645, 2000.
110. Hou L, Wang X: PKC and PKA, but not PKG mediate LPS-induced CGRP release and $(Ca^{2+})_i$ elevation in DRG neurons of neonatal rats, *J Neurosci Res* 66:592, 2001.
111. Hunter W: Oral sepsis as a cause of disease, *Br Med J* 2:215,1900.
112. Huumonen S, Orstavik D: Radiological aspects of apical periodontitis, *Endod Topics* 1:3, 2002.
113. Ingle J, Bakland L, Baugartner C: *Ingle's endodontics*, ed 6, Hamilton, 2008, BC Decker.
114. Irwin CR, Schor SL, Ferguson NW: Expression of EGF-receptor on epithelial and stromal cells of normal and inflamed gingiva, *J Periodont Res* 26:388, 1991.
115. Isaka J, Ohazama A, Kobayashi M, et al: Participation of periodontal ligament cells with regeneration of alveolar bone, *J Periodontol* 72:314, 2001.
116. Iwama A, Nishigaki N, Nakamura K, et al: The effect of high sugar intake on the development of periradicular lesions in rats with type 2 diabetes, *J Dent Res* 82:322, 2003.
117. Iwu C, MacFarlane TW, MacKenzie D, et al: The microbiology of periapical granulomas, *Oral Surg Oral Med Oral Pathol* 69: 502, 1990.
118. Janeway CA, Medzhitov R: Innate immune recognition, *Annu Rev Immunol* 20:197, 2002.
119. Janeway CA, Travers P, Walport M, et al: *Immunobiology: the immune system in health and disease*, ed 6, New York, 2005, Garland Science.
120. Jimenez-Pinzon A, Segura-Egea JJ, Poyato-Ferrera M, et al: Prevalence of apical periodontitis and frequency of root-filled teeth in an adult Spanish population, *Int Endod J* 37:167, 2004.
121. Johnson GM, Lee DA, Regelmann WE, et al: Interference with granulocyte function by Staphylococcus epidermidis slime, *Infect Immun* 54:13, 1986.
122. Kakehashi S, Stanley H, Fitzgerald R: The effect of surgical exposures of dental pulps in germ-free and conventional laboratory rats, *Oral Surg Oral Med Oral Pathol* 20:340, 1965.
123. Kaneko T, Okiji T, Kan L, et al: Ultrastructural analysis of MHC class II molecule-expressing cells in experimentally induced periapical lesions in the rat, *J Endod* 27:337, 2001.
124. Katz H: Endodontic implications of bisphosphonate-associated osteonecrosis of the jaws: a report of three cases, *J Endod* 31:831, 2005.
125. Kawashima N, Okiji T, Kosaka T, et al: Kinetics of macrophages and lymphoid cells during the development of experimentally induced periapical lesions in rat molars, *J Endod* 22:311, 1996.
126. Kaya AD, Aktener BO, Unsal P: Pulp necrosis with sickle cell anemia, *Int Endod J* 37:602, 2004.
127. Kayaoglu G, Orstavik D: Virulence factors of *Enterococcus faecalis*: relationship to endodontic disease, *Crit Rev Oral Biol Med* 15:308, 2004.
128. Khan AA, Hargreaves KM: Dental Pain. In Trup JC, Sommer C, Hugger A, et al: *The Puzzle of orofacial pain*, Basel, 2007, Karger.
129. Kierszenbaum AL: *Histology and cell biology*, St. Louis, 2002, Mosby.
130. Kim J, Amar S: Periodontal disease and systematic conditions: a bidirectional relationship, *Odontology* 94:10, 2006.
131. Kimberly CL, Byers MR: Inflammation of rat molar pulp and periodontium causes increased calcitonin gene-related peptide and axonal sprouting, *Ant Rec* 222:289, 1988.
132. Kobayashi T, Westerdaal NA, Miyazaki A, et al: Relevance of immunoglobulin G Fc receptor polymorphism to recurrence of adult periodontitis in Japanese patients, *Infect Immun* 65:3556, 1997.
133. Kobayashi T, Yamamoto K, Sugita N, et al: The Fc gamma receptor genotype as a severity factor for chronic periodontitis in Japanese patients, *J Periodontol* 72:1324, 2001.
134. Kohsaka T, Kumazawa M, Yamasaki M, et al: Periapical lesions in rats with streptozotocin-induced diabetes, *J Endod* 22:418, 1996.
135. Kopp W, Schwarting R: Differentiation of T lymphocyte subpopulations, macrophages, and HLA-DR-restricted cells of apical granulation tissue, *J Endod* 15:72, 1989.
136. Koppang HS, Koppang R, Solheim T, et al: Cellulose fibers from endodontic paper points as an etiological factor in postendodontic periapical granulomas and cysts, *J Endod* 15:369, 1989.
137. Kornman KS, Crane A, Wang HY, et al: The interleukin-1 genotype as a severity factor in adult periodontal disease, *J Clin Periodontol* 24:72, 1997.
138. Kovacevic M, Tamarut T, Jonjic N, et al: The transition from pulpitis to periapical periodontitis in dog's teeth, *Aust Endod J* 34:12, 2008.
139. Kramer IR, Pindberg JJ, Shear M: *WHO histological typing of odontogenic tumors*, ed 2, Geneva, 1992, Springer Verlag.
140. Kuchler EC, Mazzi-Chaves JF, Antunes LS, et al: Current trends of genetics in apical periodontitis research, *Braz Oral Res* 32:1807, 2018.
141. Kumar V, Abbas AK, Fausto N, et al: *Robbins and cotran pathologic basis of disease*, ed 8, Philadelphia, 2010, Saunders.
142. Kvist T, Reit C: Results of endodontic retreatment: a randomized clinical study comparing surgical and nonsurgical procedures, *J Endod* 25:814, 1999.
143. Lacey DC, Simmons PJ, Graves SE, et al: Proinflammatory cytokines inhibit osteogenic differentiation from stem cells: implications for bone repair during inflammation, *Osteoarthritis Cartilage* 17:735, 2009.
144. Lalonde ER: A new rationale for the management of periapical granulomas and cysts: an evaluation of histopathological and radiographic findings, *J Am Dent Assoc* 80:1056, 1970.
145. Langeland K, Block RM, Grossman LI: A histopathological and histobacteriologic study of 35 periapical endodontic surgical specimens, *J Endod* 3:8, 1977.
146. Langeland K, Rodrigues H, Dowden W: Periodontal disease, bacteria and pulpal histopathology, *Oral Surg Oral Med Oral Pathol* 37:257, 1974.
147. Laskin DM: Anatomic considerations in diagnosis and treatment of odontogenic infections, *J Am Dent Assoc* 69:308, 1964.
148. Laux M, Abbott PV, Pajarola G, et al: Apical inflammatory root resorption: a correlative radiographic and histological assessment, *Int Endod J* 33:483, 2000.
149. Lekic P, Rojas J, Birek C, et al: Phenotypic comparison of periodontal ligament cells in vivo and in vitro, *J Periodontal Res* 36:71, 2001.

150. Leonardo MR, Hemandez MEFT, Silva LAB, et al: Effect of a calcium hydroxide-based root canal dressing on periapical repair in dogs: a histological study, *Oral Surg Oral Med Oral Pathol Oral Radiol Endod* 102:680, 2006.
151. Leonardo MR, Silva LAB, Utrilla LS, et al: Calcium hydroxide root canal sealers—histologic evaluation of apical and periapical repair after endodontic treatment, *J Endod* 23:232, 1997.
152. Lerner UH: Inflammation-induced bone remodeling in periodontal disease and the influence of post-menopausal osteoporosis, *J Dent Res* 85:596, 2006.
153. Ley K: Molecular mechanisms of leukocyte recruitment in the inflammatory process, *Cardiovasc Res* 32:733, 1996.
154. Li H, Chen V, Chen Y, et al: Herpesviruses in endodontic pathosis: association of Epstein-Barr virus with irreversible pulpitis and apical periodontitis, *J Endod* 35:23, 2009.
155. Li QY, Zhao HS, Meng HX, et al: Association analysis between interleukin-1 family polymorphisms and generalized aggressive periodontitis in a Chinese population, *J Periodontol* 75:1627, 2004.
156. Liapatas S, Nakou M, Rontogianni D: Inflammatory infiltrate of chronic periradicular lesions: an immunohistochemical study, *Int Endod J* 36:464, 2003.
157. Lilly JP, Cox D, Arcuri M, Krell KV: An evaluation of root canal treatment in patients who have received irradiation to the mandible and maxilla, *Oral Surg Oral Med Oral Pathol Oral Radiol Endod* 86:224, 1998.
158. Lin L, Langeland K: Innervation of inflammatory periapical lesions, *Oral Surg Oral Med Oral Pathol* 51:535, 1981.
159. Lin L, Langeland K: Light and electron microscopic study of teeth with carious pulp exposures, *Oral Surg Oral Med Oral Pathol* 51:292, 1981.
160. Lin L, Shovlin F, Skribner J, et al: Pulp biopsies from the teeth associated with periapical radiolucency, *J Endod* 10:436, 1984.
161. Lin LM, Di Fiore PM, Lin JL, et al: Histological study of periradicular tissue responses to uninfected and infected devitalized pulps in dogs, *J Endod* 32:34, 2006.
162. Lin LM, Gaengler P, Langeland K: Periapical curettage, *Int Endod J* 29:220, 1996.
163. Lin LM, Huang G T-J, Rosenberg P: Proliferation of epithelial cell rests, formation of apical cysts, and regression of apical cysts after periapical wound healing, *J Endod* 33:908, 2007.
164. Lin LM, Pascon EA, Skribner J, et al: Clinical, radiographic, and histological study of endodontic treatment failures, *Oral Surg Oral Med Oral Pathol* 11:603, 1991.
165. Lin LM, Wang SL, Wu-Wang C, et al: Detection of epidermal growth factor receptor in inflammatory periapical lesions, *Int Endod J* 29: 179, 1996.
166. Linkhart TA, Mohan S, Baylink DJ: Growth factors for bone growth and repair, *Bone* 19:1S, 1996.
167. Lopez NJ, Jara L, Valenzuela CY: Association of interleukin-1 polymorphisms with periodontal disease, *J Periodontol* 76:234, 2005.
168. Lopez-Lopez J, Jane-Salas E, Estrugo-Devesa A, et al., editors: Periapical and endodontic status of type 2 diabetic patients in Catalonia, Spain: a cross-sectional study, *J Endod* 37:598, 2011.
169. Lyer SS, Rojas M: Anti-inflammatory effects of mesenchymal stem cells: novel concept for future therapies. *Expert Opin Biol Ther* 8:569, 2008.
170. MacNeil RL, Somerman MJ: Development and regeneration of the periodontium: parallels and contrasts, *Periodontol* 19:8, 1999.
171. Majno G, Joris I: *Cells, tissues, and disease*, ed 2, Oxford, 2004, Oxford University Press.
172. Marending M, Peters OA, Zehnder M: Factors affecting the outcome of orthograde root canal therapy in a general dentistry hospital practice, *Oral Surg Oral Med Oral Pathol Oral Radiol Endod* 99:119, 2005.
173. Marotta PS, Fontes TV, Armada L, et al: Type 2 diabetes mellitus and the prevalence of apical periodontitis and endodontic treatment in an adult Brazilian population, *J Endod* 38:297, 2012.
174. Martinelli C, Rulli MA: The innervation of chronic inflammatory human periapical lesions, *Arch Oral Biol* 12:593, 1967.
175. Marton IJ, Kiss C: Characterization of inflammatory cell infiltrate in dental periapical lesions, *Int Endod J* 26:131, 1993.
176. Marton IJ, Kiss C: Overlapping protective and destructive regulatory pathways in apical periodontitis. *J Endod* 40:144, 2014.
177. Medzhitov R, Janeway C Jr: Innate immunity, *N Engl J Med* 343:338, 2000.
178. Medzhitove R: Toll-like receptors and innate immunity, *Nat Rev Immunol* 1:135, 2001.
179. Meghji S, Qureshi W, Henderson B, et al: The role of endotoxin and cytokines in the pathogenesis of odontogenic cysts, *Arch Oral Biol* 41:523, 1996.
180. Meisel P, Carlsson LE, Sawaf H, et al: Polymorphisms of Fc gamma-receptors RIIa, RIIIa, and RIIIb in patients with adult periodontal diseases, *Genes Immun* 2:258, 2001.
181. Menezes-Silva R, Khaliq S, Deeley K, et al: Genetic susceptibility to periapical disease: conditional contribution of MMP2 and MMP3 genes to the development of periapical lesions and healing response, *J Endod* 38:604, 2012.
182. Molander A, Reit C, Dahlen G, et al: Microbiological status of root-filled teeth with apical periodontitis, *Int Endod J* 31:1, 1998.
183. Moldauer I, Velez I, Kuttler S: Upregulation of basic fibroblast growth factor in human periapical lesions, *J Endod* 32:408, 2006.
184. Moller AJR, Fabricius L, Dahlen G, et al: Influence on periapical tissues of indigenous oral bacteria and necrotic pulp tissue in monkeys, *Scand J Dent Res* 89:29, 1981.
185. Morsani JM, Aminoshariae A, Han YW, et al: Genetic predisposition to persistent apical periodontitis, *J Endod* 37:455, 2011.
186. Mundy GR: Inflammatory mediators and the destruction of bone, *J Periodont Res* 26:213, 1991.
187. Murray CA, Saunders WP: Root canal treatment and general health: a review of the literature, *Int Endod J* 33:1, 2000.
188. Nagatomo K, Komaki M, Sekiya Y, et al: Stem cell properties of human periodontal ligament cells, *J Periodontal Res* 41:303, 2006.
189. Nair PNR: Light and electron microscopic studies on root canal flora and periapical lesions, *J Endod* 13:29, 1987.
190. Nair PNR: Apical periodontitis: a dynamic encounter between root canal infection and host response, *Periodontol 2000* 13:121, 1997.
191. Nair PNR: New perspectives on radicular cysts: do they heal? *Int Endod J* 31:155, 1998.
192. Nair PNR, Pajarola G, Schroeder HE: Types and incidence of human periapical lesions obtained with extracted teeth, *Oral Surg Oral Med Oral Pathol* 81:93, 1996.
193. Nair PNR, Sjogren U, Krey G, et al: Therapy-resistant foreign body giant cell granuloma at the periapex of a root-filled human tooth, *J Endod* 26:225, 1990.
194. Nair PNR, Sjogren U, Sundqvist G: Cholesterol crystals as an etiological factor in non-resolving chronic inflammation: an experimental study in guinea pigs, *Eur J Oral Sci* 106:644, 1998.
195. Nair PNR, Sundqvist G, Sjogren U: Experimental evidence supports the abscess theory of development of radicular cysts, *Oral Surg Oral Med Oral Pathol Oral Radiol Endod* 106:294, 2008.
196. Nakamura I, Takahashi N, Sasaki T, et al: Chemical and physical properties of extracellular matrix are required for the actin ring formation in osteoclasts, *J Bone Miner Res* 11:1873, 1996.
197. Nakashima M: Induction of dentin formation on canine amputated pulp by recombinant human bone morphogenic proteins (BMP)-2 and -4, *J Dent Res* 73:1515, 1994.
198. Nanci A: *Ten Cate's oral histology: development, structure, and function*, ed 7, St. Louis, 2008, Mosby.
199. Nathan C: Points of control in inflammation, *Nature* 420:846, 2002.
200. Nauseef WM: How human neutrophils kill and degrade microbes: an integrated view, *Immunol Rev* 219:88, 2007.
201. Neville BW, Damm DD, Allen CM, et al: Oral and maxillofacial pathology, ed 3, St. Louis, 2009, Saunders.
202. Niederman R, Westernoff T, Lee C, et al: Infection-mediated early-onset periodontal disease in P/E-selectin-deficient mice, *J Clin Periodontol* 28:569, 2001.
203. Noiri Y, Ehara A, Kawahara T, et al: Participation of bacterial biofilms in refractory and chronic periapical periodontitis, *J Endod* 28:679, 2002.
204. Nordlund L, Hormia M, Saxen L, et al: Immunohistochemical localization of epidermal growth factor receptors in human gingival epithelia, *J Periodont Res* 26:333, 1991.
205. Nualart Grosllmus ZC, Morales Chavez MC, Slvestre Donat FJ: Periodontal disease associated to systemic genetic disorders, *Med Oral Patol Oral Cir Bucal* 12:E211, 2007.
206. Oehlers FAC: Periapical lesions and residual dental cysts, *Br J Oral Surg* 8:103, 1970.
207. Oguntebi B, Slee AM, Tanzer JM, et al: Predominant microflora associated with human dental periradicular abscesses, *J Clin Microbiol* 15:964, 1982.

208. Okiji T, Kawashima N, Kosaka T, et al: Distribution of Ia antigen-expressing nonlymphoid cells in various stages of induced periapical lesions in rat molars, *J Endod* 20:27, 1994.
209. Orstavik D, Pitt Ford TR: *Essential endodontology: prevention and treatment of apical periodontitis*, ed 2, Philadelphia, 2008, Wiley-Blackwell.
210. Pallasch TJ, Wahl MJ: Focal infection: new age or ancient history? *Endod Topics* 4:32, 2003.
211. Pascon EA, Leonardo MR, Safavi K, et al: Tissue reaction to endodontic materials: methods, criteria, assessment, and observations, *Oral Surg Oral Med Oral Pathol* 2:222, 1991.
212. Patel S, Wilson A, Dawood A, et al: The detection of periapical pathosis using periapical radiography and cone computed tomography-Part 1: pre-operative status, *Int Endod J* 45:702, 2012.
213. Peciuliene V, Reynaud AH, Balciuniene I, et al: Isolation of yeasts and enteric bacteria in root-filled teeth with chronic apical periodontitis, *Int Endod* 34:429, 2001.
214. Quesnell BT, Alves M, Hawkinson RW, et al: The effect of human immunodeficiency virus on endodontic treatment outcome, *J Endod* 31:633, 2005.
215. Raggatt LJ, Partirdge NC. Cellular and molecular mechanism of bone remodeling, *J Biol Chem* 285:25103, 2010.
216. Reddy SV, Roodman GD: Control of osteoclast differentiation, *Crit Rev Eukaryotic Gene Expression* 8:1, 1998.
217. Reeve CM, Wentz FM: The prevalence, morphology, and distribution of epithelial cell rests in the human periodontal ligament, *Oral Surg* 15:785, 1962.
218. Regezi JA, Scubba JJ, Jordan RCK: *Oral pathology: clinical pathologic correlations*, ed 5, St. Louis, 2008, Saunders.
219. Reinke E, Fabry Z: Breaking or making immunological privilege in the central nervous system: the regulation of immunity by neuropeptides, *Immunol Lett* 104:102, 2006.
220. Reuther T, Schuster T, Mende U, Kubler A: Osteoradionecrosis of the jaws as a side effect of radiotherapy of head and neck tumor patients—a report of a thirty year retrospective review, *Int J Oral Maxillofacial Surg* 32:289, 2003.
221. Richardson JD, Vasko MR: Cellular mechanisms of neurogenic inflammation, *J Pharmacol Exp Ther* 302:839, 2002.
222. Ricucci D, Bergenholtz G: Histologic features of apical periodontitis in human biopsies, *Endod Topics* 2004 8:68, 2004.
223. Ricucci D, Pascon EA, Pitt Ford TR, et al: Epithelium and bacteria in periapical lesions, *Oral Surg Oral Med Oral Pathol Oral Radiol Endod* 101:241, 2006.
224. Ricucci D, Siqueira JF Jr. *Endodontology*, London, 2013, Quintessence.
225. Rosenberg PA, Frisbie J, Lee J, et al: Evaluation of pathologists (histopathology) and radiologists (cone bean computed tomography) differentiating radicular cysts from granulomas, *J Endod* 2010; 36: 423-428.
226. Ruggiero SL, Drew SJ: Osteonecrosis of the jaws and bisphosphonate therapy, *J Dent Res* 86:1013, 2007.
227. Rutherford RB, Spangberg L, Tucker M, et al: The time-course of the induction of reparative dentin formation in monkeys by recombinant human osteogenic protein-1, *Arch Oral Biol* 39:833, 1994.
228. Sabeti M, Simon JH, Howzari H, et al: Cytomegalovirus and Epstein-Barr virus active infection in periapical lesions of teeth with intact crowns, *J Endod* 29:321, 2003.
229. Sahara N, Toyoki A, Ashizawa Y, et al: Cytodifferentiation of the odontoclast prior to the shedding of human deciduous teeth: an ultrastructural and cytochemical study, *Anat Rec* 244:33, 1996.
230. Sasaki T: Differentiation and functions of osteoclasts and odontoclasts in mineralized tissue resorption, *Microscopy Res Tech* 61:483, 2003.
231. Sasaki T, Sasaki T, Motegi N, et al: Dentin resorption mediated by odontoclasts in physiological root resorption of human deciduous teeth, *Am J Anat* 183:303, 1988.
232. Sathorn C, Parashos P, Messer HH: How useful is root canal culturing in predicting treatment outcome? *J Endod* 33:220, 2007.
233. Saunder DN: Interleukin-1 in dermatological disease. In Bomford R, Henderson B, editors: *Interleukin-1, inflammation and disease*, North Holland, 1989, Elsevier.
234. Scapoli C, Mamolini E, Carrieri A, et al: Gene-gene interaction among cytokine polymorphisms influence susceptibility to aggressive periodontitis, *Genes Immun* 12:473, 2011.
235. Schaffer M, Beiter T, Becker HD, et al: Neuropeptides: mediators of inflammation and tissue repair? *Arch Surg* 133:1107, 1998.
236. Schoenfeld SE, Greening AB, Glick DH, et al: Endotoxic activity in periapical lesions, *Oral Surg Oral Med Oral Pathol Oral Radiol Endod* 53:82, 1982.
237. Schork NJ, Fallin D, Lanchbury JS: Single nucleotide polymorphisms and the future of genetic epidemiology, *Clin Genet* 58:250, 2000.
238. Segura-Egea JJ, Castellanos-Cosano L, Machuca G, et al, editors: Diabetes mellitus, periapical inflammation and endodontic treatment outcome, *Med Oral Pathol Cir Bucal* 17:e356, 2012.
239. Segura-Egea JJ, Jimenez A, Rios-Santos JV, et al: High prevalence of apical periodontitis amongst type 2 diabetic patients, *Int Endod J* 38:564, 2005.
240. Seltzer S: *Endodontology*, ed 2, Philadelphia,1988, Lea & Febiger.
241. Seltzer S, Bender IB, Zionitz M: The dynamics of pulp inflammation: correlation between diagnostic data and actual histological finding in the pulp. Part 1 and Part 2, *Oral Surg Oral Med Oral Pathol* 16:846, 1963.
242. Seltzer S, Naidorf IJ: Flare-ups in endodontics: 1. Etiological factors, *J Endod* 11:472, 1985.
243. Seo B-M, Miura M, Gronthos S, et al: Investigation of multipotent postnatal stem cells from human periodontal ligament, *Lancet* 364:149, 2004.
244. Serbina NV, Jia T, Hohl TM, Pamer EG: Monocyte-mediated defense against microbial pathogens, *Ann Rev Immunol* 26:421, 2008.
245. Shear M: The histogenesis of dental cysts, *Dent Pract* 13:238, 1963.
246. Shimono M, Suda H, Maeda T, et al: *Dentin/pulp complex*, New York, 1996, Quintessence.
247. Sidaravicius B, Aleksejuniene J, Eriksen HM: Endodontic treatment and prevalence of apical periodontitis in an adult population of Vilnius, Lithuania, *Dent Traumatol* 15:210, 2000.
248. Sigurdsson A: Pulpal diagnosis, *Endod Topics* 5:12, 2003.
249. Silva TA, Garlet GP, Fukada SY, et al: Chemokines in oral inflammatory diseases: apical periodontitis and periodontal disease, *J Dent Res* 86:306, 2007.
250. Silva Costa CP, Abreu Fonseca EB, Carvalho Souza S de F: Association between sickle cell anemia and pulp necrosis, *J Endod* 39:177, 2013.
251. Simon JHS: Incidence of periapical cysts in relation to root canal, *J Endod* 6:116, 1980.
252. Simon JHS, Yonemoto GS, Bakland LK: Comparison of cellular cementum in normal and diseased teeth—a scanning electron microscope study, *J Endod* 7:370, 1981.
253. Singer NG, Caplan AI: Mesenchymal stem cells: mechanisms of inflammation, *Ann Rev Pathol Mech Dis* 6:457, 2011.
254. Siqueira JF Jr, Rocas IN: Polymerase chain reaction-based analysis of microorganisms associated with failed endodontic treatment, *Oral Surg Oral Med Oral Pathol Oral Radiol Endod* 97:85, 2004.
255. Siqueira JF Jr, Rocas IN, Provenzano JC, et al: Polymorphism of the FcgammaRIIIa gene and post-treatment apical periodontitis, *J Endod* 37:1345, 2011.
256. Siqueira JF Jr, Rocas IN, Provenzano JC, et al: Relationship between Fcgamma receptor and interleukin-1 gene polymorphisms and post-treatment apical periodontitis, *J Endod* 35:1186, 2009.
257. Siqueira JF, Lopes HP: Bacteria on the apical root surfaces of untreated teeth with periradicular lesions: a scanning electron microscopy study, *Int Endod J* 34:216, 2001.
258. Sjogren U, Hagglund B, Sundqvist G, et al: Factors affecting the long-term results of endodontic treatment, *J Endod* 16:498, 1990.
259. Slauson DO, Cooper BJ: *Mechanisms of disease*, ed 3, St. Louis, 2002, Mosby.
260. Slots J, Nowzari H, Sabeti M: Cytomegalovirus infection in symptomatic periapical pathosis, *Int Endod J* 37:519, 2004.
261. Solheim E: Growth factors in bone, *Int Orthop* 22:410, 1998.
262. Sonoyama W, Seo B-M, Yamaza T, et al: Human Hertwig's epithelial root sheath cells play crucial roles in cementum formation, *J Dent Res* 86:594, 2007.
263. Stashenko F: The role of immune cytokines in the pathogenesis of periapical lesions, *Endod Dent Traumatol* 6:89, 1990.
264. Stashenko P, Teles R, D'Souza R: Periapical inflammatory responses and their modulation, *Crit Rev Oral Biol Med* 9:498, 1998.
265. Stashenko P, Van Dyke T, Tully P, et al: Inflammation and genetic risk indicators for early periodontitis in adults, *J Periodontol* 82:588, 2011.
266. Stashenko P, Wang CY, Riley E, et al: Reduction of infection-stimulated bone periapical bone resorption by the biological response modifier PGG glucan, *J Dent Res* 74:323, 1995.
267. Stashenko P, Yu SM: T helper and T suppressor cell reversal during the development of induced rat periapical lesions, *J Dent Res* 68:830, 1989.

268. Steed DL: The role of growth factors in wound healing, *Surg Clin North Am* 77:575, 1997.
269. Stern MH, Dreizen S, Mackler BF, et al: Quantitative analysis of cellular composition of human periapical granulomas, *J Endod* 7:117, 1981.
270. Stern MH, Dreizen S, Mackler BF, et al: Isolation and characterization of inflammatory cells from the human periapical granuloma, *J Dent Res* 61:1408, 1982.
271. Sunde P, Olsen I, Debelian G, et al: Microbiota of periapical lesions refractory to endodontic therapy, *J Endod* 28:304, 2002.
272. Sundqvist G: *Bacteriological studies of necrotic dental pulps*, Umea, Sweden, 1976, Dissertation.
273. Sundqvist G: Taxonomy, ecology, and pathogenicity of the root canal flora, *Oral Surg Oral Med Oral Pathol* 78:522, 1994.
274. Sundqvist G, Eckerbom MI, Larsson AP, et al: Capacity of anaerobic bacteria from necrotic pulp to induce purulent infection, *Infect Immun* 25:685, 1979.
275. Sundqvist G, Figdor D: Life as an endodontic pathogen, *Endod Topics* 2003 6:3, 2003.
276. Sundqvist G, Figdor D, Persson S, et al: Microbiological analysis of teeth with failed endodontic treatment and the outcome of conservative re-treatment, *Oral Surg Oral Med Oral Pathol Oral Radiol Endod* 85:86, 1998.
277. Sundqvist G, Reuterving CO: Isolation of *Actinomyces israelii* from periapical lesion, *J Endod* 6:60, 1980.
278. Syrjanen S, Tammisalo E, Lilja R, et al: Radiographical interpretation of the periapical cysts and granulomas, *Dentomaxillofac Radiol* 11:89, 1982.
279. Tagger M, Massler M: Periapical tissue reactions after pulp exposure in rat molars, *Oral Surg Oral Med Oral Pathol* 39:304, 1975.
280. Takahashi K: Microbiological, pathological, inflammatory, immunological and molecular biological aspects of periradicular disease, *Int Endod J* 31:311, 1998.
281. Takeuchi O, Hoshino K, Akira S: Cutting edge: TLR2-deficient and MyD88-deficient mice are highly susceptible to *Staphylococcus aureus* infection, *J Immunol* 165:5392, 2000.
282. Tani N, Kuchiba K, Osada T, et al: Effect of T-cell deficiency on the formation of periapical lesions in mice: histological comparison between periapical lesion formation in BALB/c and BALB/c nu/nu mice, *J Endod* 21:195, 1995.
283. Teitelbaum SL, Tondravi MM, Ross FP: Osteoclasts, macrophages, and the molecular mechanisms of bone resorption, *J Leukocyte Biol* 61:381, 1997.
284. Teles R, Wang CY, Stashenko P: Increased susceptibility of RAG-2 SCID mice to dissemination of endodontic infections, *Infect Immun* 65:3781, 1997.
285. Ten Cate AR: The epithelial cell rests of Malassez and the genesis of the dental cyst, *Oral Surg Oral Med Oral Pathol* 34:56, 1972.
286. Teronen O, Salo T, Laitinen J, et al: Characterization of interstitial collagenases in jaw cyst wall, *Eur J Oral Sci* 103:141, 1995.
287. Thesleff I: Epithelial cell rests of Malassez bind epidermal growth factor intensely, *J Periodont Res* 22:419, 1987.
288. Toller PA: The osmolality of fluids from cysts of the jaws, *Br Dent J* 129:275, 1970.
289. Torabinejad M: Mediators of acute and chronic periradicular lesions, *Oral Surg Oral Med Oral Pathol* 78:511, 1994.
290. Torabinejad M, Eby WC, Naidorf IJ: Inflammatory and immunological aspects of the pathogenesis of human periapical lesions, *J Endod* 11:479, 1985.
291. Torabinejad M, Kettering J: Identification and relative concentration of B and T lymphocytes in human chronic periapical lesions, *J Endod* 11:122, 1985.
292. Torabinejad M, Kiger RD: Experimentally induced alterations in periapical tissues of the cat, *J Dent Res* 59:87, 1980.
293. Torabinejad M, Walton RE: *Endodontics: principles and practice*, ed 4, St. Louis, 2009, Saunders.
294. Trombelli L, Lee MB, Promsudthi A, et al: Periodontal repair in dogs: histologic observations of guided tissue regeneration with a prostaglandin E1 analog/methacrylate composite, *Clin Periodontol* 26:381, 1999.
295. Tronstad L, Barnett F, Cervone F: Periapical bacterial plaque in teeth refractory to endodontic treatment, *Dent Traumatol* 6:73, 1990.
296. Tronstad L, Barnett F, Riso K, Slots J: Extraradicular endodontic infection, *Dent Traumatol* 3:86, 1987.
297. Trott JR, Chebeb F, Galindo Y: Factors related to cholesterol formation in cysts and granulomas, *J Cand Dent Assoc* 38:76, 1973.
298. Trowbridge H, Emling RC: *Inflammation: a review of the process*, ed 5, Chicago, 1997, Quintessence.
299. Tuan T-L, Nichter LS: The molecular basis of keloid and hypertrophic scar formation, *Mol Med Today* 4:19, 1998.
300. Tzaifas D, Alvanou A, Papadimitrious S, et al: Effects of recombinant basic fibroblast growth factor, insulin-like growth factor-II and transforming growth factor-β 1 on dog dental pulp cells in vivo, *Arch Oral Biol* 43:431, 1998.
301. van Oosterhout AJ, Bloksma N: Regulatory T-lymphocytes in asthma, *Eur Respir J* 26:918, 2005.
302. van Winkelhoff AJ, Carless AW, de Graaff J: Bacteroides endodontalis and other black-pigmented Bacteroides species in odontogenic abscesses, *Infect Immun* 49:494, 1985.
303. Vier FV, Figueiredo JA: Prevalence of different periapical lesions associated with human teeth and their correlation with the presence and extension of apical external root resorption, *Int Endod J* 35:710, 2002.
304. Wadachi R, Hargreaves KW: Trigeminal nociceptors express TLR-4 and CD14: a mechanism for pain due to infection, *J Dent Res* 85:49, 2006.
305. Wakelin D, Roitt I, Mims C, et al: *Mims' medical microbiology*, ed 4, Philadelphia, 2008, Mosby.
306. Wallstrom JB, Torabinejad M, Kettering J, et al: Role of T cells in the pathogenesis of periapical lesions: a preliminary report, *Oral Surg Oral Med Oral Pathol* 76:213, 1993.
307. Walton RE, Ardjmand K: Histological evaluation of the presence of bacteria in induced periapical lesions in monkeys, *J Endod* 18:216, 1992.
308. Wang CY, Stashenko P: Kinetics of bone-resorbing activity in developing periapical lesions, *J Dent Res* 70:1362, 1991.
309. Wang CY, Tani-Ishii N, Stashenko P: Bone resorptive cytokine gene expression in developing rat periapical lesions, *Oral Microbiol Immunol* 12:65, 1997.
310. Warren JR, Scarpelli DG, Reddy JK, et al: *Essentials of general pathology*, New York, 1987, Macmillan Publishing.
311. Wayman BE, Murata SM, Almeida RJ, Fowler CB: A bacteriological and histological evaluation of 58 periradicular lesions, *J Endod* 18:152, 1992.
312. Weiger R, Manncke B, Werner H, Lost C: Microbial flora of sinus tracts and root canals of non-vital teeth, *Endod Dent Traumatol* 11:15, 1995.
313. Werner S, Grose R: Regulation of wound healing by growth factors and cytokines, *Physiol Rev* 83:835, 2003.
314. Williams BL, McCann GF, Schoenknecht FD: Bacteriology of dental abscesses of endodontic origin, *J Clin Microbiol* 18:770, 1983.
315. Williams GT, Williams WJ: Granulomatous inflammation—a review, *J Clin Pathol* 36:723, 1983.
316. Williams JZ, Barbul A: Nutrition and wound healing, *Surg Clin North Am* 83:571, 2003.
317. Woo S-B, Hellstein JW, Kalmar JR: Systematic review: bisphosphonates and osteonecrosis of the jaws, *Ann Int Med* 144:753, 2006.
318. World Health Organization: *Application of the international classification of disease to dentistry and stomatology*, ed 3, Geneva, 1995, WHO.
319. Wu JR, Zeng R: Molecular basis for population variation: from SNPs to SAPs, *FEBS Lett* 586:2841, 2012.
320. Yamamoto K, Kobayashi T, Grossi S, et al: Association of Fcgamma receptor IIa genotype with chronic periodontitis in Caucasians, *J Periodontol* 75:517, 2004.
321. Yamasaki M, Kumazawa M, Kohsaka T, et al: Pulp and periapical tissue reactions after experimental pulpal exposure in rats, *J Endod* 20:13, 1994.
322. Yamasaki M, Nakane A, Kumazawa M, et al: Endotoxin and gram-negative bacteria in the rat periapical lesion, *J Endod* 18:501, 1992.
323. Yu SM, Stashenko P: Phenotypic characterization of inflammatory cells in induced rat periapical lesions, *J Endod* 13:535, 1987.
324. Yusulf H: The significance of the presence of foreign material periapically as a cause of failure of root treatment, *Oral Surg Oral Med Oral Pathol* 54:566, 1982.
325. Zimmerli W, Lew PD, Walvogel FA: Pathogenesis of foreign body infection: evidence for a local granulocyte defect, *J Clin Invest* 73:1191, 1984.
326. Zimmerli W, Waldvogel FA, Vaudaux P, et al: Pathogenesis of foreign body infection: description and characteristics of an animal model, *J Infect Dis* 146:487, 1982.
327. Zimring JC, Kapp JA: Identification and characterization of CD8+ suppressor T cells, *Immunol Res* 29:303, 2004.

Parte 3

Tópicos Clínicos Avançados

Resumo da Parte

17 Avaliação de Resultados, 638
18 Reabsorção Radicular, 693
19 Manejo de Emergências Endodônticas, 718
20 Manejo de Eventos Iatrogênicos, 737
21 Papel da Endodontia após Lesões Traumáticas ao Dente, 788
22 Dentes com Trincas e Fraturas, 827
23 Restauração dos Dentes Tratados Endodonticamente, 848
24 Terapia Pulpar Vital, 880
25 Inter-relações Endodônticas e Periodontais, 917

17 Avaliação de Resultados

Yuan-Ling NG e Kishor Gulabivala

Resumo do Capítulo

Contexto da avaliação
de resultados endodônticos, 638
  Tipos de doenças e seus tratamentos, 639
Quais os métodos de substituição?, 639
  Tipos de resultados medidos, 639
Qual o propósito de
avaliar os resultados?, 639
  Eficácia dos procedimentos, 639
  Fatores que afetam os resultados, 640
  Valor para prognóstico, 640
Medidas de resultado para
tratamento endodôntico, 640
  Medidas de resultado para
  terapia de polpa vital, 640
  Medidas de resultado para tratamentos
  radiculares não cirúrgicos, 641
  Medidas de resultado
  para cirurgia periapical, 644
Resultados de procedimentos
de terapia de polpa, 645
  Capeamento pulpar indireto
  (*one-step versus* escavação *stepwise*), 645
  Capeamento pulpar direto, 648
  Pulpotomia, 652

Resumo dos fatores prognósticos
para terapia da polpa vital, 652
Resultados do tratamento
não cirúrgico do canal radicular, 652
  Fatores que afetam a saúde periapical
  ou a cicatrização após tratamento
  do canal radicular, 656
  Fatores que afetam a sobrevivência do dente
  após o tratamento do canal radicular, 673
  Impacto do tratamento do canal radicular
  na qualidade de vida, 676
Resultado do retratamento
não cirúrgico, 676
Resultado do retratamento cirúrgico, 678
  Fatores que afetam a saúde periapical
  ou a cicatrização após cirurgia periapical
  e preenchimento radicular, 678
  Fatores que afetam a cicatrização
  de feridas incisionais periodontais, 679
  Fatores que afetam a sobrevivência
  do dente após cirurgia periapical
  e preenchimento radicular, 679
  Impacto da cirurgia periapical
  na qualidade de vida, 681
Considerações finais, 681

Contexto da avaliação de resultados endodônticos

O desenvolvimento das práticas médicas e odontológicas foi orientado pelas filosofias prevalentes e pelo consenso de opiniões de especialistas. Os alicerces da endodontia moderna foram abalados quando Billings[97] trouxe a atenção para a aparente relação entre sepse oral e endocardite bacteriana para a odontologia e a medicina. Billings teve suas teorias corroboradas posteriormente por Miller,[134] que inseriu o termo *foco de infecção* para destacar uma possível ligação entre "germes bucais" e doenças sistêmicas. As consequências desastrosas da era da infecção focal foram seladas quando Hunter[96] fez seu famoso discurso na McGill University. O medo da letalidade da sepse oral devido a tratamentos de canais radiculares deficientes levou à extração generalizada de dentes despolpados. A endodontia praticamente desapareceu de muitas escolas de odontologia, e em outras áreas o tratamento se restringiu aos dentes anteriores. A teoria da infecção focal reinou por cerca de 50 anos[83] até cerca de 1940.

A disciplina de endodontia foi resgatada por praticantes individuais e diligentes na Europa e nos EUA, que registraram meticulosamente seus tratamentos, bem como seus resultados, para demonstrar a eficácia dos procedimentos no controle da infecção do canal radicular. Foi por meio desses esforços individuais de mérito que a reputação dos procedimentos endodônticos foi restaurada e a disciplina recebeu seu *status* de especialização em 1952 nos EUA.[59]

Por volta da década de 1990, as melhorias na saúde geral e uma expectativa de vida mais longa das populações ocidentais, bem como de seus dentes, com os custos crescentes dos cuidados de saúde para indivíduos com mais longevidade, levaram a uma série de reavaliações dos encargos econômicos para a sociedade. Entre eles, *a relação custo-benefício dos procedimentos de tratamento* de doenças de alta gravidade. A partir disso, iniciou-se a era da medicina e da odontologia baseada em evidências, com ênfase nos custos, benefícios e resultados do tratamento. As tentativas de reunir dados de resultados para obtenção de maior influência trouxeram consigo a percepção de que os estudos originários de diferentes centros variavam de maneiras diversas, levando a dados muito heterogêneos, que desafiavam as tentativas formais de conclusões definitivas. A caracterização dos tipos de dados e sua qualidade levaram a pedidos de padronização de abordagens na medição de resultados para permitir um agrupamento mais significativo.

Graças ao reconhecimento científico da avaliação de evidências mais bem estabelecido, uma revisão moderna da "era da infecção focal"[94] não trouxe nova ameaça à endodontia, diferentemente do ocorrido no início do século XX. Na verdade, tornou-se uma oportunidade de obter financiamento de pesquisas para avaliar e gerenciar a importância da assistência odontológica na saúde sistêmica.

Curiosamente, a ameaça moderna para a endodontia foi representada pelas pressões econômicas exercidas sobre as decisões de planejamento de tratamento centradas na questão de se "salvar o dente" ou extraí-lo com a substituição por uma coroa suportada por implante.[238] Mais uma vez, a ciência da prática baseada em evidências tem ajudado a evitar recomendações de tratamento irracionais tendendo à extração de dentes salváveis.[54,100,103]

TIPOS DE DOENÇAS E SEUS TRATAMENTOS

A declaração "Endodontistas fornecem tratamento endodôntico para tratar doenças endodônticas" (em inglês, *Endodontists provide endodontic treatment to manage endodontic disease*) é uma simplificação grosseira que mascara sutilezas importantes no reconhecimento da natureza das doenças e de como melhor abordá-las. Os endodontistas controlam a inflamação dos tecidos conjuntivos especializados dentro e ao redor dos dentes; mais especificamente, lidam com a inflamação que geralmente começa no tecido pulpar e progride para os tecidos perirradiculares por meio de portais de comunicação que conduzem o suprimento neurovascular. A pulpite incipiente ou estabelecida pode ser tratada com terapia de polpa vital quando considerada reversível, principalmente porque um corpo suficiente de tecido pulpar permanece saudável e não afetado. A pulpite mais avançada que se aproxima do forame em direção ao ligamento periodontal pode exigir tratamento de canal radicular. Quando inflamação, necrose ou infecção pulpar invade o ligamento periodontal apical, o tratamento de canal radicular é necessário. A periodontite apical que persiste apesar do tratamento de canal radicular tecnicamente adequado pode exigir retratamento do canal, cirurgia perirradicular ou extração para controlar a origem da doença persistente. O *tratamento endodôntico* é, portanto, um termo coletivo e inespecífico para uma série de procedimentos direcionados ao controle da disseminação da inflamação ou infecção pulpar. O tratamento endodôntico abrange os seguintes procedimentos:

1. Terapia da polpa vital (terapia pulpar indireta, capeamento pulpar direto, pulpotomia, terapia pulpar regenerativa).
2. Tratamento não cirúrgico de canal radicular.
3. Retratamento não cirúrgico do canal radicular.
4. Retratamento cirúrgico.

O resultado ideal para o tratamento endodôntico consiste na redução controlada da inflamação, acompanhada pela cicatrização por meio regenerativo, embora, às vezes, um reparo possa ocorrer em seu lugar. Infelizmente, nenhum dos tecidos envolvidos está à vista direta do clínico, ocultos como estão por seus invólucros de estrutura dentária rígida ou osso alveolar e suas coberturas gengivais/mucosas. Consequentemente, medidas substitutas devem ser empregadas para avaliar a presença ou ausência do processo da doença e sua resolução. O processo de avaliação é ainda mais complicado pela falta de correlação direta entre as medidas do processo da doença e sua manifestação clínica.

Quais os métodos de substituição?

Os sinais da inflamação aguda são classicamente descritos na "resposta tripla" exibida pela pele lesionada mecanicamente, que inclui alteração de cor (vermelhidão), textura/contorno (inchaço) e sensação (dor), que são diretamente acessíveis e visíveis. Essas alterações têm correlação direta com alterações histopatológicas e moleculares. A inflamação crônica não exibe necessariamente os mesmos sinais e sintomas altamente visíveis de seu caráter histopatológico. Quando escondidos da vista, como estão os tecidos pulpar e perirradicular, a tarefa de reconhecer a presença ou ausência de inflamação crônica é ainda mais desafiadora. O clínico fica, portanto, com mudanças indiretas ou associadas (*proxy*) pelas quais julgar a presença ou ausência da doença: os chamados "métodos de substituição". Alguns deles podem ter que ser inferidos por meio de associações, alguns podem ser visualizados diretamente e outros são apenas indiretamente "visíveis" por meio de várias técnicas de imagem (como a radiografia). O processo, portanto, exige que o clínico assimile várias fontes de informação para formar um julgamento sobre a presença ou ausência de doença.

TIPOS DE RESULTADOS MEDIDOS

Em seu sentido mais amplo, medida de resultado para uma intervenção de tratamento pode trazer qualquer consequência consistentemente antecipada e mensurável do tratamento. A forma preparada do sistema de canal radicular, a redução da carga bacteriana e a qualidade técnica da obturação radicular podem, por definição, ser consideradas como medidas de resultado. Mas a medida *clínica* final de um resultado de tratamento é avaliar a prevenção e resolução da doença.

O resultado do tratamento endodôntico pode ser avaliado em quatro dimensões, como em outras disciplinas médicas.[9] A primeira dimensão é física/fisiológica e está relacionada à presença ou ausência de saúde/doença pulpar/periapical, dor e função. A segunda dimensão avalia a longevidade ou sobrevivência do dente. A terceira dimensão diz respeito à economia e avalia os custos diretos e indiretos. Finalmente, a quarta dimensão examina os aspectos psicológicos que envolvem as percepções da qualidade de vida relacionada à saúde bucal (OHRQoL) e estética.

Qual o propósito de avaliar os resultados?

Além da importância de desenvolver uma base sólida de prática baseada em evidências, é importante avaliar os resultados do tratamento por uma série de razões.

EFICÁCIA DOS PROCEDIMENTOS

Primeiro, os procedimentos de tratamento devem ser eficazes. Caso contrário, não há razão para recomendá-los aos pacientes como uma opção de tratamento. O indivíduo deve ser devidamente informado sobre os riscos, benefícios e resultados potenciais do tratamento oferecido. A disponibilidade de dados de resultados combinados e diretrizes de consenso oferece aos pacientes e endodontistas segurança e confiança na validade e previsibilidade do procedimento oferecido. No entanto, os dados de resultados médios combinados podem não ser pertinentes se o clínico não tiver a experiência, a habilidade e os resultados pessoais necessários que correspondam a pelo menos números médios de desempenho. Os dados pessoais de resultados oferecem ao paciente medidas mais precisas para comparação e expectativa. Também ajuda os profissionais a refinarem sua técnica e seu conhecimento para melhorar ainda mais seus resultados e, em última análise, a melhorarem os dados coletados em geral.[34] O clínico responsável pelo tratamento deve avaliar seus próprios dados pessoais de resultado e expectativa pessoal de sucesso. Se o profissional não tiver certeza de um resultado ou achar que o resultado poderia ser melhorado pelo tratamento de outro profissional, o encaminhamento para outra pessoa mais qualificada é fundamental.

FATORES QUE AFETAM OS RESULTADOS

O agrupamento de dados (de preferência homogêneos) oferece o potencial de avaliar e priorizar os fatores que exercem uma influência dominante nos resultados. Dessa forma, os protocolos de tratamento podem ser aprimorados de maneira progressiva, trazendo a combinação perfeita de *insights* técnicos, clínicos e biológicos necessários para o melhor desempenho e o resultado mais previsível. A avaliação dos fatores que afetam os resultados do tratamento, sem dúvida, fornece a influência mais forte para mudanças que melhorarão os resultados clínicos. Considerar a importância relativa de fatores individuais deve ajudar a identificar os principais fatores biológicos em jogo, bem como a melhor forma de gerenciá-los em uma perspectiva clínica ou técnica.

VALOR PARA PROGNÓSTICO

O prognóstico, que poderia ser definido como predição, projeção, profecia ou prognóstico do resultado provável do tratamento, nem sempre é bem definido na endodontia. O prognóstico geral de um dente depende da interação de três variáveis individuais e frequentemente independentes, incluindo os prognósticos endodônticos, periodontais e restauradores. Cada um tem um conjunto de fatores subsidiários que devem ser considerados para derivar um prognóstico geral. Por fim, o dente em questão deve ser considerado em uma perspectiva estratégica, em relação à sua posição na arcada dentária e à contribuição que faz na oclusão dinâmica.

Uma análise mais aprofundada dos fatores que afetam os desfechos como indicadores prognósticos é necessária para esclarecer o grau de complexidade inerente ao problema. Uma comparação pode ser feita com o ensaio clínico randomizado de um medicamento como intervenção de tratamento. A terapia medicamentosa é administrada como um regime de dosagem padronizado e claramente prescrito, administrado em tempos específicos para efetuar uma concentração prevista no sangue ou tecido-alvo por um período específico. O registro de dados limita-se ao cumprimento da prescrição e, possivelmente, à verificação dos níveis sanguíneos reais alcançados, bem como ao efeito do resultado final.

Em contraste, uma intervenção cirúrgica, independentemente de qualquer padronização de protocolo de procedimento descrito, está sujeita a uma enorme variação em sua aplicação, dependendo da interpretação e execução do protocolo por cada operador. Para aumentar os níveis de complexidade e variação, os protocolos cirúrgicos são frequentemente procedimentos sequenciais de várias etapas, sendo cada fase prospectiva dependente da anterior para sua eficácia. Mesmo caracterizar e registrar com precisão quaisquer variações nos protocolos de tratamento torna-se um desafio, pois muitos aspectos e etapas devem ser documentados. Isso nos leva ao próximo desafio, o de demonstrar conformidade com a precisão dessa coleta de dados complexos. Além disso, é importante que uma perspectiva analítica não considere apenas o efeito das etapas individuais (fatores), mas qualquer efeito interativo das várias etapas inerentes ao procedimento. Mesmo quando esses dados de resultados prospectivos abrangentes estão disponíveis, utilizá-los para calcular individualmente o prognóstico em um cenário particular pode ser desafiador. Clinicamente, pode haver duas maneiras distintas de estimar o prognóstico: (1) aplicar princípios heurísticos e avaliar intuitivamente o efeito de fatores dominantes ou, na outra extremidade do espectro, (2) inserir matematicamente dados abrangentes em um modelo algorítmico para calcular o resultado estimado. Uma abordagem ainda mais sofisticada pode ser usar modelagem matemática para calcular iterações em variações dentro do sistema. No momento, a base de evidências é insuficiente para permitir uma abordagem tão sofisticada.

Portanto, a avaliação dos resultados e dos fatores que os afetam são fundamentais para a criação de uma base de dados adequada para futura aplicação no prognóstico endodôntico. A opção de tratamento endodôntico está em competição com outras terapias alternativas e, portanto, para que a disciplina sobreviva e prospere, uma combinação adequada de dados de eficácia, eficiência, utilidade, previsibilidade e custo-benefício deve ser gerada para suas principais terapias. O cumprimento de tal objetivo exigirá uma coleta diligente e cuidadosa de dados de fontes múltiplas. As análises de tais conjuntos de dados poderosos culminarão em uma visão adequada dos resultados dos procedimentos que usamos. Com a visão biológica do problema, será possível derivar novas soluções terapêuticas necessárias para entregá-los.

Medidas de resultado para tratamento endodôntico

Antes de determinar o sucesso ou o fracasso de um procedimento endodôntico, os parâmetros do que é considerado sucesso ou fracasso devem ser discutidos. Estes são chamados *medidas de resultados* dos procedimentos.

MEDIDAS DE RESULTADO PARA TERAPIA DE POLPA VITAL

As técnicas usadas para manter a vitalidade e a saúde das polpas em dentes com cárie extensa ou aqueles com exposições traumáticas/mecânicas incluem (1) capeamento pulpar indireto com escavação de cárie em uma etapa ou passo a passo (*stepwise*), (2) capeamento pulpar direto de polpas expostas, e (3) procedimentos de pulpotomia parcial/total para polpas mais extensivamente envolvidas. As medidas de desfecho substitutas adotadas nos estudos incluem (1) sucesso clínico (sensibilidade da polpa ao teste de frio e ausência de dor, edema dos tecidos moles, trato sinusal, radiolucência perirradicular ou reabsorção radicular patológica), (2) satisfação do paciente, (3) eventos adversos (dor, inchaço, fratura dentária) e (4) extração dentária.[89,136] Embora não forneçam uma estratégia de acompanhamento específica, as diretrizes de qualidade da European Society of Endodontology (ESE)[61] sugerem "revisão inicial em não mais de 6 meses e, posteriormente, em intervalos regulares adicionais." Eles também fornecem os critérios para julgar o resultado favorável da terapia de polpa vital (Tabela 17.1). Existem diferenças substanciais nos critérios adotados em estudos clínicos publicados sobre os resultados da terapia pulpar vital,[89,136] com poucos estudos adotando todos os critérios. A frequência da revisão radiológica adotada em estudos publicados também varia substancialmente, com alguns recomendando a primeira revisão em 1 mês seguida por 3 revisões mensais subsequentes.[172,242] O benefício relativo das informações adquiridas em relação à radiação desnecessária para os pacientes foi questionado.[66] Uma avaliação inicial em 6 a 12 semanas, seguida por uma revisão 6 e 12 meses após o tratamento, parece ter sido aceita e recomendada. Alguns estudos relataram seguimento de até 10 anos, em séries de casos, demonstrando menores taxas de sucesso, inferindo

Tabela 17.1 Critérios de avaliação de resultados de terapia pulpar.

Diretrizes de qualidade para tratamento endodôntico: Relatório de consenso da European Society of Endodontology (2006)	Diretrizes sobre terapia pulpar para dentes permanentes primários e imaturos (American Academy of Pediatric Dentistry, 2014)
1. Resposta normal aos testes de sensibilidade da polpa (quando viável) 2. Ausência de dor e outros sintomas 3. Evidência radiológica de formação de ponte dentinária 4. Evidência radiológica de formação contínua de raízes em dentes imaturos 5. Ausência de sinais clínicos e radiográficos de reabsorção radicular interna e periodontite apical	1. Manutenção da vitalidade dos dentes 2. Ausência de sinais ou sintomas pós-tratamento, como sensibilidade, dor ou inchaço 3. Ocorrência de cicatrização pulpar e formação de dentina reparadora 4. Ausência de radiografia evidência de reabsorção radicular interna ou externa, radiolucência periapical, calcificação anormal ou outras alterações patológicas 5. Dentes com raízes imaturas devem mostrar desenvolvimento contínuo da raiz e apicogênese

a possibilidade de disseminação lenta da inflamação pulpar e falhas tardias. A conclusão é que períodos de acompanhamento mais longos são necessários.

O processo em cada revisão consiste na obtenção de um histórico de sintomas, com um exame para determinar a presença ou ausência de sensibilidade à palpação dos tecidos moles adjacentes, sensibilidade à pressão e percussão do dente, sinais pulpares radiográficos, alterações periapicais e respostas aos testes da polpa. A precisão dos testes de polpa pode ser limitada em dentes pulpotomizados por conta da distância do tecido pulpar remanescente da superfície do dente. No caso de capeamento pulpar e pulpotomia, exames adicionais incluem verificação radiográfica da presença da barreira calcificada (Figura 17.1) e sua integridade por remoção do curativo e sondagem direta. Embora um exame inicial de 6 semanas tenha sido sugerido, pode haver substituição por uma avaliação radiográfica. Se não houver evidência de formação completa da ponte, o procedimento é considerado falho e o tratamento do canal radicular deve ser considerado. Além disso, no caso de raízes incompletamente formadas, deve haver evidência radiográfica do desenvolvimento contínuo da raiz (Figura 17.2).

MEDIDAS DE RESULTADO PARA TRATAMENTOS RADICULARES NÃO CIRÚRGICOS

O tratamento do canal radicular pode ser empregado para prevenir ou resolver a doença periapical. Dado que as lesões periapicais se desenvolvem como resultado da *interação* entre as bactérias (e seus subprodutos) e as defesas do hospedeiro, está claro que a prevenção ou resolução do processo da doença depende da prevenção ou término dessa interação.

A prevenção da periodontite apical se aplica à situação clínica em que se julga que a polpa esteja irreversivelmente inflamada, necrótica ou infectada a ponto de a terapia da polpa vital não resolver o problema, requerendo, portanto, a pulpectomia. A implicação é que o procedimento exija a antissepsia como requisito principal. Os detalhes técnicos precisos do protocolo podem não ser tão importantes, desde que tenham como foco a remoção efetiva e antisséptica do tecido pulpar. Isso é validado pela alta chance de retenção de saúde periapical (avaliada por radiografia convencional), independentemente do protocolo clínico utilizado.[153]

Uma vez estabelecida a lesão periapical, o desafio é outro, pois o objetivo agora é remover o biofilme bacteriano e efetuar o desligamento da resposta periapical do hospedeiro. O desafio parece ser ainda maior se a lesão periapical for maior por estar associada a uma infecção mais grave. Uma série de abordagens (protocolos)

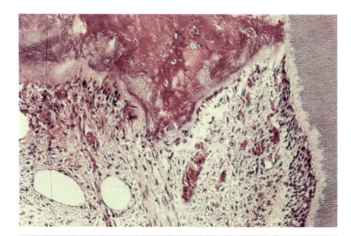

Figura 17.1 Visão histológica da formação de ponte calcificada intacta após pulpotomia.

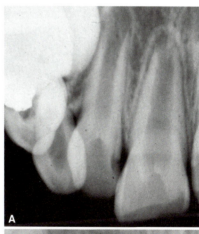
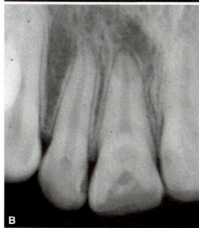

Figura 17.2 Incisivos laterais e centrais superiores direitos imaturos (**A**) mostrando desenvolvimento contínuo da raiz após pulpotomias (**B**).

tem sido usada para atingir esse objetivo geral. O processo de cicatrização periapical que ocorre após o tratamento do canal radicular é menos claro. No entanto, a cicatrização ideal resultaria eventualmente na regeneração e na formação de cemento sobre os terminais apicais, isolando o sistema de canais radiculares do periápice (Figura 17.3), mas esse não é um resultado inevitável. A remoção incompleta da infecção reduzirá, mas não eliminará a reação inflamatória perirradicular e, de fato, é isso que geralmente acontece.[147] Isso confirma que a infecção residual na anatomia apical é típica após a conclusão do tratamento de canal e que há uma interação contínua de infecção residual, material de obturação e defesas do hospedeiro, que desempenha um papel definitivo na determinação do resultado final da cicatrização.

O teste de cultura tem sido usado durante o tratamento do canal radicular como medida provisória da eficácia do procedimento químico-mecânico; no entanto, caiu em desuso na prática contemporânea por uma variedade de razões.[139] As medidas de resultado que quantificam a cicatrização subsequente ao tratamento do canal radicular é a ausência de sinais e sintomas clínicos de doença periapical persistente.[17,18] A medida de desfecho definitivo (em conjunto com a ausência de sinais e sintomas), entretanto, é a cicatrização periapical, pois o tratamento visa à resolução da doença periapical (Figura 17.4).[152] O julgamento clínico do resultado do tratamento é baseado na ausência de sinais de infecção e inflamação, como dor, sensibilidade à pressão/percussão do dente, sensibilidade à palpação dos tecidos moles relacionados, ausência de edema e do trato sinusal e demonstração radiográfica de redução do tamanho da lesão periapical (se houver decorrido tempo suficiente), com desenvolvimento completamente normal do espaço do ligamento periodontal. Embora a maioria das lesões periapicais cicatrize em 1 ano, esse processo pode se estender por até 4 anos ou mais.[229]

A ausência de sinais e sintomas de doença periapical com evidência radiográfica de uma radiolucência periapical persistente pode indicar reparo fibroso (Figura 17.5), inflamação crônica persistente ou infecção. Apenas o tempo e a exacerbação aguda identificariam o último, ao passo que o primeiro deveria permanecer assintomático.

Medidas de longevidade incluem sobrevivência dos tratamentos ou obturações do canal radicular[118,228,236] e retenção dentária ou sobrevivência.[111,149,190] O termo *retenção funcional* foi introduzido

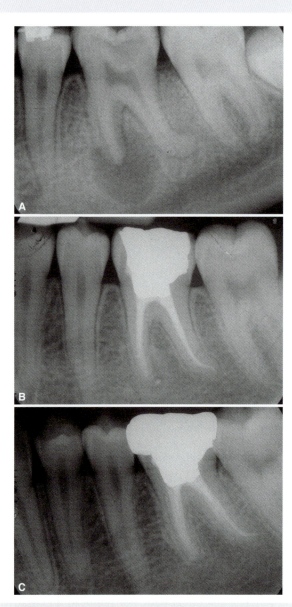

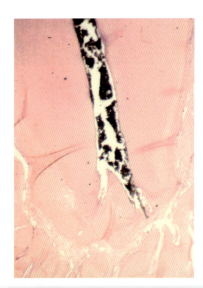

Figura 17.3 Visão de baixo aumento da cicatrização por formação de cemento quando Sealapex foi usado (partículas pretas são Sealapex residual e material de obturação da raiz). (Cortesia do Prof. M. Tagger.)

Figura 17.4 Resolução da doença periapical após o tratamento do canal radicular do molar esquerdo na mandíbula com radiolucência periapical pré-operatória associada a raízes mesiais e distais (**A**), cicatrização retardada causada por material de preenchimento extravasado do canal distal (**B**) e quase cicatrização completa quando o material extravasado é reabsorvido (**C**).

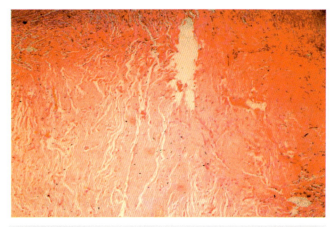

Figura 17.5 Visão histológica da cicatrização periapical fibrosa.

por Friedman em 2004[69] para significar retenção do dente na ausência de sinais e sintomas, independentemente da presença radiográfica de uma lesão. O termo *funcionalidade* deve abranger ainda mais, e mais especificamente, a utilidade funcional do dente, ou seja, alguns pacientes podem reclamar que, apesar da ausência de sinais e sintomas específicos de infecção ou inflamação, eles acham impossível usar o dente porque ele "parece" fraco.

As definições modernas de saúde abrangem um espectro mais amplo de medidas, incluindo o bem-estar psicológico.[116] Instrumentos para avaliar esses aspectos foram desenvolvidos na medicina geral e adaptados para aplicação na odontologia, como o instrumento de Qualidade de Vida Relacionada à Saúde Bucal.[55,87,115] Ainda não existe um instrumento definitivo para mensurar esses aspectos em endodontia. Os estudos publicados até agora adaptaram principalmente as versões do *Oral Health Impact Profile* (OHIP).

O estado periapical de dentes com raiz tratada tem sido tradicionalmente avaliado por meio de imagens radiográficas convencionais bidimensionais. O uso e as limitações das imagens radiográficas bidimensionais para avaliar o resultado do tratamento foram revisados exaustivamente e é relatado que sofrem de baixa sensibilidade, particularmente nas partes posteriores da boca.[98] O desenvolvimento da tecnologia de imagem digital[80] trouxe a possibilidade de manipulação de imagens, incluindo subtração digital,[50,158,243,259] análise densitométrica,[156] correção de valores de cinza,[32] e a manipulação de brilho e contraste.[75] No entanto, nenhuma dessas abordagens envolveu as principais deficiências de elucidação e quantificação precisas da real existência ou progressão da perda óssea periapical.

A tomografia computadorizada de feixe cônico (TCFC), uma nova técnica de imagem tridimensional que requer apenas 8% da dose efetiva da tomografia computadorizada convencional,[119] foi proposta como meio de contornar o problema da sobreposição de camadas e estruturas de tecido. Os valores diagnósticos da radiografia periapical e da TCFC foram comparados em dentes de cães usando a histologia como método comparativo para determinar a periodontite apical 180 dias após o tratamento do canal radicular.[44] A TCFC foi significativamente mais precisa na detecção de lesões ósseas menores em comparação com a radiologia bidimensional.[44,174] Outras evidências para apoiar a sensibilidade superior da TCFC estão disponíveis em estudos usando uma variedade de defeitos simulados criados em ossos em mandíbulas de porco[226] ou humanas.[165,221] Embora a validade dos dados de desfechos clínicos derivados do uso de técnicas radiográficas convencionais tenha sido questionada,[256] o uso rotineiro de TCFC não é recomendado[62,91,197] devido à sua maior dosagem de radiação.[5,91] O uso de TCFC, que pode ser mais sensível para detecção de cicatrização periapical,[114,167] pode resultar em taxas de cicatrização mais baixas e durações mais longas para a cicatrização completa.

Muitos estudos consideram o tratamento bem-sucedido apenas quando os critérios radiográficos e clínicos são satisfeitos.[69] Foi documentado que uma pequena proporção de casos apresenta sintomas persistentes, apesar da resolução radiográfica completa da lesão periapical.[176] Comparação das taxas de sucesso estimadas com ou sem exame clínico revelou nenhuma[93] ou apenas uma diferença muito pequena (1%).[150]

A definição amplamente aceita de sucesso e fracasso endodôntico por Strindberg[229] abrange achados radiográficos e clínicos (Tabela 17.2). Friedman e Mor[69] preferiram os termos *cicatrizado*, *cicatrizando* e *doente*, em vez de *sucesso* e *fracasso*, devido ao potencial do último para confundir os pacientes. A categoria "cicatrizado" corresponde a "sucesso", conforme a definição de Strindberg,[229] enquanto "cicatrizando" corresponde a "sucesso", segundo Bender et al. (ver Tabela 17.2).[17,18]

A longa duração do processo de cicatrização periapical, associada às taxas reduzidas de retorno em períodos de acompanhamento mais longos, proporcionou oportunidade para estabelecer os limiares de sucesso tanto na cicatrização completa quanto na cicatrização parcial (tamanho reduzido da lesão). Os critérios de sucesso usados para a resolução completa foram descritos como "estritos"[152] ou "rigorosos"[69], enquanto os critérios estabelecidos para a redução do tamanho da radiolucência periapical foram descritos como "permissivos"[152] ou "lenientes".[69] A frequência de adoção desses dois limites foi semelhante em estudos anteriores; as taxas de sucesso esperadas usando critérios "estritos" seriam menores que aquelas baseadas em critérios "vagos". A literatura encontra diferenças que variam de 4 a 48%.[153]

Tabela 17.2 Critérios para determinação do estado periapical.

Strindberg (1956)	Bender et al. (1966, a e b)	Friedman e Mor (2004)
Sucesso	**Sucesso**	**Cicatrizado**
Clínico: sem sintomas *Radiográfico*: contornos, largura e estrutura da margem periodontal estavam normais OU Os contornos periodontais foram alargados principalmente em torno do excesso de preenchimento	*Clínico*: ausência de dor/inchaço; desaparecimento da fístula; sem perda de função; nenhuma evidência de destruição de tecido *Radiográfico*: uma área eliminada ou presa de rarefação após um intervalo pós-tratamento de 6 meses a 2 anos	*Clínico*: apresentação normal *Radiográfico*: apresentação normal
Fracasso		**Doente**
Clínico: presença de sintomas *Radiográfico*: diminuição na rarefação perirradicular OU Rarefação perirradicular inalterada OU Aparecimento de nova rarefação ou aumento na rarefação inicial		A radiolucência surgiu ou persistiu sem alteração, mesmo quando a apresentação clínica foi normal OU Sinais ou sintomas clínicos estão presentes, mesmo se a apresentação radiográfica for normal
Incerto		**Cicatrizado**
Radiográfico: havia radiografias de controle ambíguas ou tecnicamente insatisfatórias que não puderam, por algum motivo, ser repetidas OU O dente foi extraído antes do período de 3 anos acompanhamento devido ao tratamento malsucedido de outra raiz do dente		*Clínico*: apresentação normal *Radiográfico*: radiolucência reduzida

Um índice periapical (PAI, do inglês *periapical index*) consistindo em cinco pontos na escala foi elaborado para medir o estado periapical e utilizado em alguns estudos.[157,159] No entanto, os estudos relataram apenas o aumento ou diminuição nos escores médios para os fatores clínicos sob investigação com a proporção de casos de sucesso. Essa abordagem impediu a comparação direta de seus dados com estudos, relatando resultados dicotomizados convencionais. Outros estudos que utilizaram o índice dicotomizaram os escores em categorias "saudáveis" (PAI 1 ou 2) ou "doentes" (PAI 3 a 5),[160] permitindo que os dados fossem comparados diretamente com os resultados binários de sucesso ou fracasso mais tradicionalmente usados. Nesse sistema de designação, dado que o escore PAI 2 representa o alargamento do ligamento periodontal, ele efetivamente sinaliza a adoção do limiar "permissivo". O acompanhamento longitudinal[86] de 14 casos apresentando ligamento periodontal apical alargado (pontuação PAI em 2) por 10 anos revelou cicatrização futura desfavorável em apenas uma pequena proporção dos casos (28%, 4/14).

MEDIDAS DE RESULTADO PARA CIRURGIA PERIAPICAL

O tratamento não cirúrgico do canal radicular por si só pode não resolver a periodontite apical em uma pequena proporção dos casos porque pode não permitir o acesso à infecção ou a resolução da causa da infecção (ou seja, fratura da raiz ou comunicação da crista óssea com a infecção periapical). Quando a causa é persistência microbiana, a infecção pode ser localizada intrarradicularmente (na anatomia do canal apical [Figura 17.6] ou nos túbulos dentinários apicais [Figura 17.7] ou extrarradicularmente

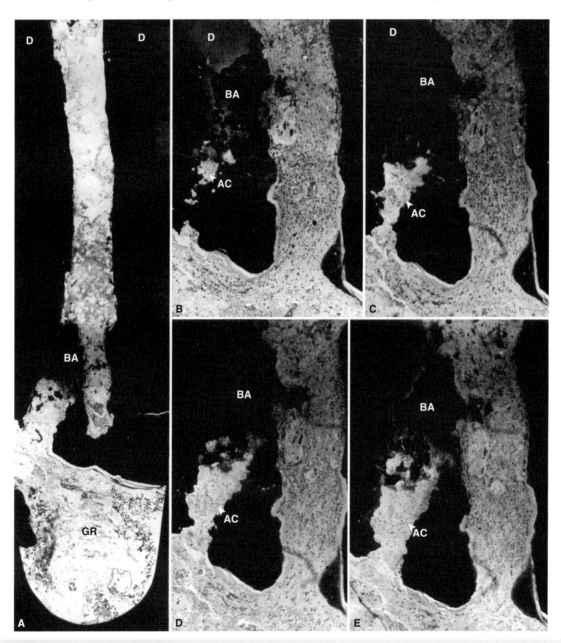

Figura 17.6 Cortes axiais através da porção apical removida cirurgicamente da raiz com uma lesão periapical resistente à terapia (*GR*). Observar o agrupamento de bactérias (*BA*) visíveis no canal radicular. As partes **B** a **E** mostram seções semifinas em série tomadas em distâncias variáveis do plano da seção de *A* para revelar os perfis emergentes (*B*) e gradualmente alargados (*C-E*) de um canal radicular acessório (*AC*). Observar que o canal acessório está obstruído por bactérias (*BA*). Ampliação original: *A*, ×52; *B-E*, ×62. (De Nair PN, Sjogren U, Krey G, Sundqvist G: Therapy-resistant foreign body giant cell granuloma at the periapex of a root-filled human tooth, *J Endod* 16:589, 1990.)

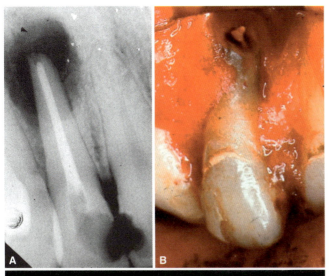

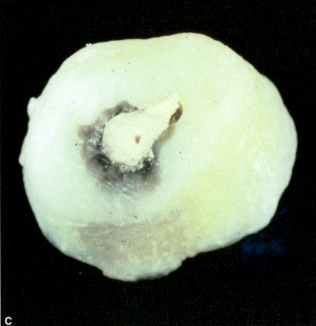

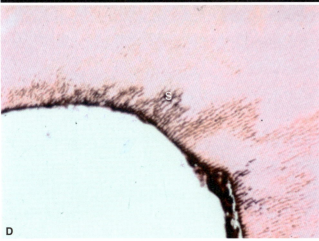

Figura 17.7 A. Preenchimento radicular adequado demonstrado na radiografia. **B.** Visão da cirurgia periapical e ressecção radicular do dente mostrado em *A* que mostra dentina radicular corada. **C.** Raiz ressecada evidenciando dentina corada/infectada. **D.** Visão histológica da extremidade da raiz visualizada em *C*, mostrando túbulos dentinários infectados (*S*).

[Figura 17.8]). Nesses casos, uma abordagem cirúrgica ao periápice pode ser necessária, além da abordagem não cirúrgica para remover esses micróbios (ver Figura 17.7).

O sucesso da cirurgia periapical foi avaliado com os mesmos critérios clínicos e radiográficos do tratamento de canal radicular não cirúrgico. No entanto, os critérios radiográficos para cicatrização periapical bem-sucedida são diferentes daqueles para tratamento não cirúrgico de canal radicular (Tabela 17.3; Figuras 17.9 a 17.11).[140,186] Além disso, a perda de inserção periodontal na forma de recessão gengival marginal é um critério adicional para medir o resultado da cirurgia periapical.

Agora que os parâmetros foram discutidos quanto às variáveis que precisam ser consideradas ao avaliar a cicatrização ou resultados não cicatrizantes, a discussão a seguir descreverá os resultados esperados dos vários procedimentos endodônticos.

Resultados de procedimentos de terapia de polpa

Os procedimentos de terapia da polpa vital discutidos neste capítulo incluem aqueles para o tratamento de cáries extensas com alto risco de exposição pulpar ou polpas expostas por cárie ou lesões traumáticas.

CAPEAMENTO PULPAR INDIRETO (*ONE-STEP VERSUS* ESCAVAÇÃO *STEPWISE*)

O manejo mais conservador para cáries extensas é o capeamento pulpar indireto usando a abordagem de escavação em uma etapa (*one-step*) ou em etapas. A abordagem de escavação gradual com remoção parcial de cárie inicial foi defendida para reduzir o risco de exposição pulpar e é geralmente associada a resultados piores. Os resultados clínicos das abordagens de uma etapa ou *stepwise* foram comparados em três ensaios clínicos randomizados em dentes permanentes com cárie profunda.[19,113,121,122] Escavação *stepwise* foi associada a menor taxa de exposição pulpar e maior chance de sucesso clínico a longo prazo quando comparada à abordagem de escavação em uma etapa (Tabela 17.4).[19,113] Maltz et al.,[121,122] no entanto, encontraram evidências contrárias e atribuíram a baixa taxa de sucesso clínico a longo prazo da abordagem gradual a pacientes que não cumpriam o retorno para a conclusão programada do tratamento. Curiosamente, a comparação da relação custo-benefício das técnicas de escavação de uma etapa *versus* a *stepwise,* usando modelo mais econômico em saúde envolvendo o tratamento simulado de um dente molar com cárie profunda em um paciente de 15 anos, revelou que o procedimento de uma etapa acumula custos menores a longo prazo, bem como retenção dentária e vitalidade pulpar mais longa.[200]

Estudos de metanálises[19,20,65,81,89,113,120–122,141] listados na Tabela 17.4 revelaram que a taxa de sucesso combinada ponderada para capeamento pulpar indireto usando a abordagem de uma etapa (81,7%; intervalo de confiança de 95% [IC]: 72,7%, 90,6%) (Figura 17.12) foi semelhante à da abordagem *stepwise* (81,9%; IC 95%: 72,1%, 91,7%) (Figura 17.13).

O cimento de hidróxido de cálcio foi o material de revestimento preferido para a superfície pulpar, enquanto o cimento à base de óxido de zinco-eugenol foi o material de base preferido na maioria dos estudos. Recentemente, o forramento de ionômero de vidro modificado por resina também foi usado,

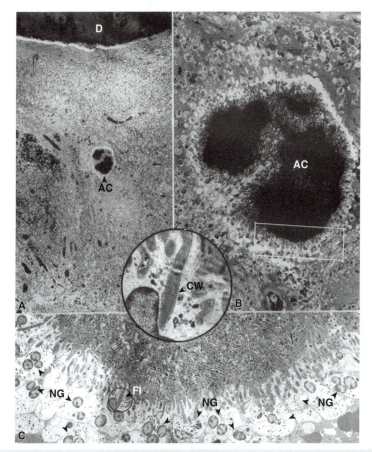

Figura 17.8 *Actinomyces* **no corpo de um granuloma periapical humano.** A colônia actinomicótica (*AC, actinomycotic colony*) em *A* é ampliada em *B*. A área retangular demarcada em *B* está ampliada em *C*. Observar a aparência em forma de estrela da colônia com filamentos periféricos em forma de agulha cercados por poucas camadas de granulócitos neutrófilos (*NG, neutrophilic granulocytes*), alguns dos quais contêm bactérias fagocitadas. Um filamento periférico em divisão (*FI*) é ampliado no detalhe. Observar a típica parede celular gram-positiva (*CW, cell wall*). *D*, dentina. Ampliação original: *A*, ×60; *B*, ×430; *C*, ×1.680; detalhe, ×6.700. (De Nair PR, Schroeder H: Periapical actinomycosis, *J Endod* 10:567, 1984.)

Tabela 17.3 Classificação da cicatrização periapical após cirurgia apical.

CICATRIZAÇÃO COMPLETA
Reforma de um espaço periodontal com
Largura e lâmina dura normais a serem seguidas em torno do ápice
Ligeiro aumento em largura do espaço periodontal apical, duas vezes menor que a largura das partes não envolvidas da raiz
Pequeno defeito na lâmina dura (máximo 1 mm) adjacente ao preenchimento radicular

Reparo ósseo completo com
O limite ósseo na área apical não tem a mesma densidade que o osso não envolvido circundante
Nenhum espaço periodontal apical pode ser discernido

Cicatrização incompleta (tecido cicatricial)
A rarefação diminuiu de tamanho ou permaneceu estacionária com
Estrutura óssea reconhecida dentro da rarefação
Periferia irregular da rarefação e demarcação por uma borda óssea compacta
Rarefação localizada assimetricamente ao redor do ápice
Conexão angular entre a rarefação e o espaço periodontal

Uma cicatriz isolada no osso com as descobertas acima
Cicatrização incerta

A rarefação tem diminuído de tamanho com
O tamanho maior que o dobro da largura do espaço periodontal
Estruturas ósseas semelhantes à lâmina dura em torno da borda
Uma periferia circular ou semicircular
Localização simétrica em torno do ápice como uma extensão em forma de funil do espaço periodontal
Estrutura óssea discernível dentro da cavidade óssea
Um aumento em forma de colar na largura da lâmina dura coronal à radiolucência

Cicatrização insatisfatória (falhas)
A rarefação aumentou ou não mudou
Se um caso ainda demonstrasse "cicatrização incerta" 4 anos pós-operatório, o tratamento deve ser considerado uma falha[186]

De Rud J, Andreasen JO: A study of failures after endodontic surgery by radiographic, histologic, and stereomicroscopic methods, *Int J Oral Surg* 1: 311-328, 1972; Molven O, Halse A, Grung B: Observer strategy and the radiographic classification of healing after endodontic surgery, *Int J Oral Maxillofac Surg* 16:432-439, 1987.

Capítulo 17 • Avaliação de Resultados 647

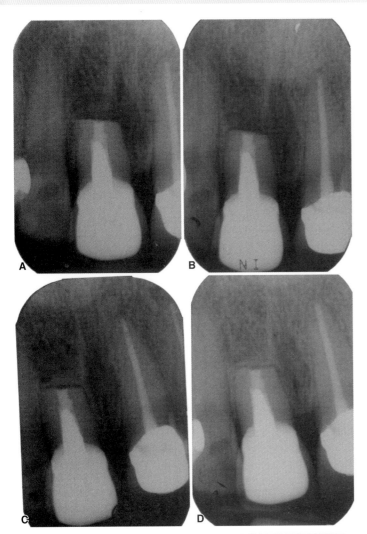

Figura 17.9 **A.** Incisivo central superior direito sendo submetido a cirurgia periapical. **B.** Cicatriz periapical incompleta em 1 ano de pós-operatório. Cicatrização completa em 3 (**C**) e 4 anos (**D**) no pós-operatório.

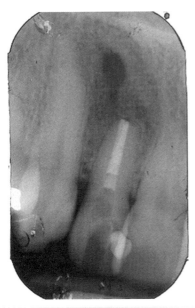

Figura 17.10 Exemplo de cicatrização incompleta com tecido cicatricial isolado.

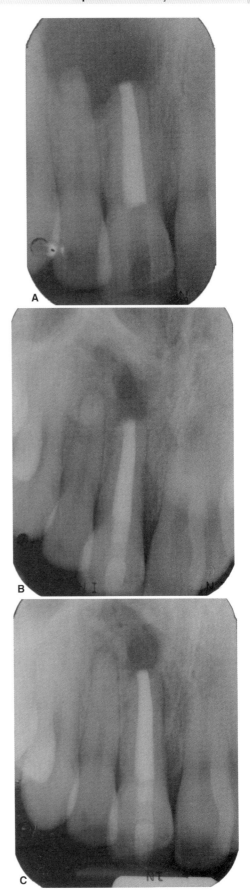

Figura 17.11 Exemplo de cicatrização incerta. Radiografias periapicais de um incisivo central superior esquerdo feitas imediatamente após a cirurgia periapical (**A**), 2 anos de pós-operatório (**B**) e 3 anos de pós-operatório (**C**).

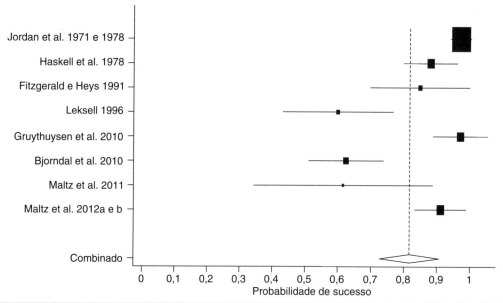

Figura 17.12 *Forest plot* mostrando estudo individual e probabilidades ponderadas de sucesso para capeamento indireto de polpa em uma etapa.

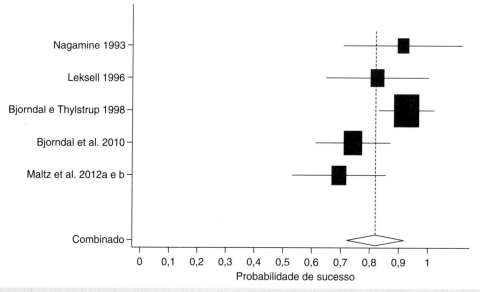

Figura 17.13 *Forest plot* mostrando estudo individual e probabilidades ponderadas de sucesso para capeamento pulpar indireto por *stepwise*.

mas o tipo de material de forro não influenciou o resultado (ver Tabela 17.4). A idade dos pacientes, a presença de dor pré-operatória e a exposição pulpar durante a escavação foram fatores prognósticos negativos significativos.[19]

CAPEAMENTO PULPAR DIRETO

O capeamento pulpar direto é realizado em dentes com exposição pulpar causada por cárie, escavação de cárie ou lesões traumáticas. A maioria dos estudos que investigam o resultado clínico do capeamento pulpar direto em dentes permanentes excluiu dentes com sinais e sintomas de pulpite irreversível e patologia apical (Tabela 17.5). Solução salina, hipoclorito de sódio e clorexidina têm sido usados para irrigar a polpa exposta e para obter hemostasia. A pasta de hidróxido de cálcio e o agregado de trióxido mineral (MTA) foram os materiais de cobertura comumente usados (ver Tabela 17.5).

A metanálise de alguns estudos[12,19,21,64,65,72,88,90,92,128,132,133,193,207,254] que estão listados na Tabela 17.5 revelou que a taxa de sucesso ponderada combinada foi de 70,1% (IC de 95%: 59,9%, 80,2%) (Figura 17.14). Idade sexo do paciente; localização e tipo de dente; tipo de exposição da polpa, tamanho e sua localização; e tipo, tamanho e qualidade da restauração não tiveram influência significativa no sucesso. Embora o resultado do capeamento pulpar direto de dentes com ápices imaturos *versus* maduros não tenha sido sistematicamente comparado em estudos individuais, a comparação indireta de dados agrupados de diferentes estudos[1] revelou que dentes com raízes imaturas foram associados a resultados significativamente mais bem-sucedidos.

O tipo de material de cobertura foi outro fator prognóstico significativo,[90,197,207] com MTA apresentando desempenho superior ao hidróxido de cálcio em um ensaio clínico randomizado e controlado[90] e em uma revisão sistemática.[1]

Capítulo 17 • Avaliação de Resultados   649

Tabela 17.4 Estudos que investigaram o resultado clínico/radiográfico do capeamento pulpar indireto de dentes permanentes.

Estudo	Desenho do estudo	Tipo de capeamento pulpar indireto	Nº de dentes	Sucesso (%)	Idade	Estado pré-tratamento	Material de capeamento	Critérios para sucesso	Duração após tratamento	Observações
More, 1967	Série de casos	Stepwise	8	8 (100%)	11-18	Cariado Vital Patologia apical	1ª visita: OZE 2ª visita: CH/Amal	LPD vital/ assintomático/intacto	6-36 meses	
Jordan et al., 1971 (In Hayashi et al., 2011) e 1978	Série de casos	Uma etapa	243	236 (97,1%)	8-37	Cárie profunda sem pulpite	CH, CH + cresatina ou OZE/OZE + amálgama	LPD vital/ assintomático/intacto	Não fornecido	24 dentes foram acompanhados por 11 anos, 11 permaneceram vitais sem evidência de patologia
Sawusch, 1982 (em Hayashi et al., 2011)	CCT	Stepwise	48	48 (100%)	14 ou mais jovem	Cárie profunda sem pulpite	CH (Dycal versus Dycal) melhorado/ OZE ou 2NPO₄	Clínico	6 meses	
Fitzgerald e Heys, 1991	Série de casos	Uma etapa	46	39 (84,8%)	20-60	Cárie profunda Vital	CH (Dycal versus Life)	Assintomático	1 ano	A marca de CH não teve efeito significativo
Nagamine, 1993 (em Hayashi et al., 2011)	CCT	Stepwise	23	21 (91,3%)	17-46	Cárie profunda sem pulpite	Cimento de policarboxilato com fluoreto de tanino versus material de vedação temporária hidráulica/GIC	Vital	3 meses	
Leksell, 1996	RCT	Stepwise	57	47 (82,5%)	6-16	Não fornecido	CH/OZE e depois CH/GIC	LPD assintomático/intacto	1-11 anos (média = 43 meses)	47/57 sem exposição; a duração do curativo CH não teve influência significativa na exposição
		Uma etapa	70	42 (60,0%)						42/70 sem exposição
Bjorndal e Thylstrup, 1998	Série de casos	Stepwise	94	87 (92,6%)	Não fornecido	Cáries profundas	CH/preenchimento temporário	Ausência de perfuração, assintomático	1 ano	88/94 sem exposição
Bjorndal et al., 2010	RCT	Stepwise	143	106 (74,1%)	29 (25-38)	Cáries profundas Somente dor provocada	CG/GIC	LPD vital/intacto	1 ano	Stepwise melhor que completo; dor pré-operatória, pacientes mais velhos com sucesso reduzido
		Uma etapa	149	93 (62,4%)						
Gruythuysen et al., 2010	Série de casos	Uma etapa	34	33 (97,1%)	Até 18	Cariado (> 2/3) Sem dor espontânea, persistente Sem patologia apical	GIC	Sobrevivência/assintomático/LPD intacto/sem reabsorção	3 anos	
Maltz et al., 2011	Série de casos	Uma etapa	26	16 (61,5%)		Vital Cárie profunda	CH/OZE então compósito	Vital	10 anos	
Maltz et al., 2012 (a e b)	RCT (multi-cêntrico)	Uma etapa	112	111 (18 meses) 102 (91,7%) (3 anos)	≥ 6	Vital Cariado (> 1/2) Sem dor espontânea, persistente Sem patologia apical	GIC/amálgama ou compósito	LPD vital/intacto LPD vital/intacto	18 meses, 3 anos (resultados clínicos e radiográficos)	O capeamento pulpar indireto foi associado a uma taxa de sucesso significativamente maior que o stepwise, independentemente da duração após o tratamento; a baixa taxa de sucesso do stepwise foi atribuída aos pacientes que não retornaram para a conclusão do tratamento
		Stepwise	101	87 (18 meses) 70 (69,3%) (3 anos)			CH/OZE então GIC/amálgama ou compósito			

CH (calcium hydroxide), hidróxido de cálcio; GIC (glass ionomer), ionômero de vidro; LPD, ligamento periodontal; RCT (randomized controlled trial), estudo clínico randomizado; OZE, óxido de zinco-eugenol.

Tabela 17.5 Estudos que investigaram o resultado clínico/radiográfico do capeamento pulpar direto de dentes permanentes.

Estudo	Desenho do estudo	Nº de dentes	Sucesso (%)	Idade (anos)	Estado pré-tratamento	Hemostasia	Material de capeamento	Base/Material restaurador	Critérios para sucesso	Duração após tratamento	Observações
Weiss, 1966	Série de casos	160	141 (88,0%)	16-67	Não fornecido	Não fornecido	CH + metacresilacetato	OZE	LPD vital/assintomático/intacto	3 anos	
Shovelton et al., 1971	RCT	154 (uma etapa) 53 (duas etapas)	115 (74,7%) 33 (64,7%)	15-44	Exposição devido à cárie ou traumática Vital Assintomático Molar/Pré-molar	Solução salina	Corticosteroide + antibiótico, ácido glicirretínico + antibióticos, OZE ou CH	OZE/amálgama	LPD vital/assintomático/intacto	24 meses	Não houve diferença significativa nas taxas de sucesso entre os vários materiais de cobertura
Haskell et al., 1978	Série de casos	133	117 (88,0%)	8-74	Exposição devido à cárie Assintomático	Não fornecido	CH ou penicilina	OZE	LPD vital/assintomático/intacto	> 5 anos	Sobrevivência de 5 a 22 anos A taxa de sucesso não foi afetada pela idade e tipo de dente
Gillien e Schuman, 1985	Série de casos	17	13 (76,4%)	6-9	Exposição devido à cárie	Não fornecido	CH	Material base não fornecido/amálgama ou coroa	LPD assintomático/intacto	6-12 meses	
Horsted et al., 1985	Série de casos	510	485 (95,1%)	Não fornecido	Exposição durante preparo cavitário ou remoção de cárie Sem patologia periapical Sem dor	Cloramina 2% ou CHX 0,2%	CH	OZE	LPD vital/assintomático/intacto	5 anos	O tipo de exposição e o tipo de dente não tiveram efeitos significativos Idade mais avançada teve menor sobrevida
Fitzgerald e Heys, 1991	Série de casos	8	6 (75,0%)	20-60	Vital Exposição durante a remoção da cárie	Bola de algodão estéril	CH	ZnPO₄/amálgama ou compósito	Assintomático	12 meses	A marca da pasta de fixação CH não teve efeito significativo
Matsuo et al., 1996	Série de casos	44	36 (81,2%)	20-69	Exposição devido à cárie Sem dor intensa	NaOCl 10% e H₂O₂ 3%	CH	OZE/GIC	LPD vital/assintomático/intacto	3 anos	
Santucci, 1999	Série de casos	29	15 (51,7%)	Não fornecido	Exposição devido à cárie, ou após sua remoção Sensibilidade ao frio ou à umidade sem nenhuma outra dor Sem patologia periapical	Não fornecido	CH	Compósito ou restauração de ouro fundido	Assintomático	4,5 anos	
Barthel et al., 2000	Série de casos	123	29 (23,6%)	10-70	Exposição devido à cárie	H₂O₂ 3%	CH/ZnPO₄ ou outros materiais	Não fornecido	LPD vital/assintomático/intacto	5-10 anos	Idade, tipo de dente, local de exposição não tiveram efeitos significativos A colocação imediata de restauração permanente teve uma taxa de sucesso significativamente maior

(continua)

Tabela 17.5 Estudos que investigaram o resultado clínico/radiográfico do capeamento pulpar direto de dentes permanentes. *(Continuação)*

Estudo	Desenho do estudo	Nº de dentes	Sucesso (%)	Idade (anos)	Estado pré-tratamento	Hemostasia	Material de capeamento	Base/Material restaurador	Critérios para sucesso	Duração após tratamento	Observações
Farsi et al., 2006	Série de casos	30	28 (93,3%)	9-12	Cárie profunda Exposição potencial Pulpite reversível LPD intacto	Solução salina	MTA	OZE/compósito	LPD vital/ assintomático/ intacto/ contínuo desenvolvimento radicular	2 anos	
Bogen et al., 2008	Série de casos	49	49 (98,0%)	7-45	Exposição devido à cárie (0,25-2,5 mm) Pulpite reversível	NaOCl 5,25/6%	MTA	Compósito	Dentina vital/ ponte/ assintomática/ desenvolvimento radicular/LPD intacto	1-9 anos	
Bjorndal et al., 2010	RCT	22	7 (31,8%)	25-38	Exposição durante remoção da cárie Somente dor provocada Vital	Solução salina	CH	GIC	LPD vital/intacto	1 ano	
Mente et al., 2010	Série de casos	122	86 (70,5%)	8-78	Cariado ou exposição mecânica	CHX 0,12%	MTA ou CH	GIC/compósito ou coroa	Vital/sem evidência clínica ou radiográfica de patologia apical	12-18 meses	O uso de MTA para cobertura e colocação imediata de restauração permanente teve uma taxa de sucesso significativamente maior Idade; sexo; localização e tipo de dente; local e tipo de exposição; tipo, tamanho e qualidade da restauração não tiveram efeitos significativos
Miles et al., 2010	Série de casos	51	23 (45,1%)	21-85	Exposição por cárie	NaOCl 2,5%	MTA	GIC/compósito ou amálgama	LPD vital/ assintomático/ intacto	12-27 meses	
Hilton et al., 2013	RCT	126	81 (64,3%)	9-90	Cariado, exposição mecânica traumática	NaOCl 5,25%	CH	GIC	LPD vital/intacto/ sem extração requerida ou tratamento de canal radicular	2 anos	MTA foi associado a uma taxa de sucesso significativamente maior que CH As características de paciente, dentista, dente, exposição pulpar e capeamento pulpar não tiveram influência significativa nos resultados
		144	116 (80,6%)	8-89			MTA				

CH (calcium hydroxide), hidróxido de cálcio; *GIC*, ionômero de vidro; *MTA*, agregado de trióxido mineral; *NaOCl*, hipoclorito de sódio; *RCT*, ensaio clínico randomizado.

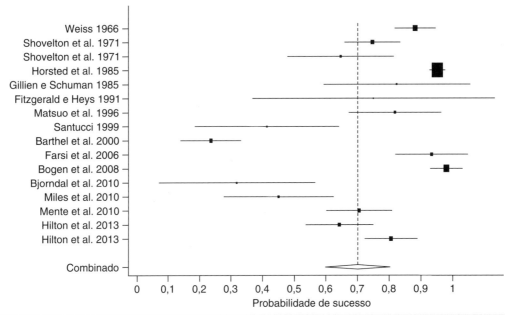

Figura 17.14 *Forest plot* mostrando estudo individual e probabilidades ponderadas de sucesso para capeamento pulpar direto.

PULPOTOMIA

Estudos anteriores sobre o resultado da *pulpotomia parcial* (especificando vários graus de remoção da polpa coronária) tinham apenas dentes incluídos com exposições vitais traumáticas da polpa; entretanto, estudos mais recentes também incluíram dentes com exposição à polpa cariosa. Dentes com dor espontânea ou intensa e sinais e sintomas de patologia apical foram excluídos (Tabela 17.6). Por outro lado, os resultados das *pulpotomias completas* (remoção completa da polpa coronária e retenção da polpa radicular) foram investigados apenas em dentes com exposição à cárie (Tabela 17.7). A irrigação com solução salina tem sido preferida para obter hemostasia, enquanto o hidróxido de cálcio e, mais recentemente, o MTA, foram os materiais de capeamento pulpar preferidos (ver Tabela 17.6).

Metanálise de estudos listados nas Tabelas 17.6[10,11,19,40,71,125,131,177] e 17.7[6,30,31,52,58,126,187,192,235,251,255] revelou que a taxa de sucesso ponderada combinada foi de 79,3% (IC 95%: 66,7%, 91,8%) para pulpotomias parciais (Figura 17.15) e 82,4% (IC 95%: 69,3%, 95,4%) para pulpotomias completas (Figura 17.16).

Os efeitos dos fatores prognósticos potenciais para pulpotomia não foram explorados sistematicamente, exceto para o material de capeamento pulpar. Ensaios clínicos randomizados revelaram que o MTA alcançou resultados semelhantes em pulpotomias parciais[177] ou totais[58] quando comparado ao hidróxido de cálcio.

RESUMO DOS FATORES PROGNÓSTICOS PARA TERAPIA DA POLPA VITAL

Em resumo, a terapia de polpa vital realizada sob os padrões de orientação com vedação coronal ideal alcançou um sucesso promissor a longo prazo em dentes com exposição a cárie, mecânica ou traumática, de polpas saudáveis.

Os fatores mais importantes que afetam o resultado da terapia pulpar vital são saúde preexistente da polpa, remoção adequada de tecidos moles ou duros infectados, técnica operatória cuidadosa para evitar danos aos tecidos residuais e eliminação de vazamento microbiano ao redor da restauração final. Pode ser difícil avaliar a saúde da polpa residual, pois é uma questão de avaliação subjetiva e depende da experiência no diagnóstico da polpa. O grau de sangramento pulpar após a exposição é uma ferramenta mais confiável para julgar o estado da polpa que os sinais e sintomas clínicos pré-operatórios. O sangramento contínuo após 10 minutos, mesmo após o enxágue com solução de hipoclorito de sódio, pode sugerir que a polpa residual ainda estava fortemente inflamada e uma pulpectomia completa pode ser uma modalidade de tratamento mais eficaz. A remoção do tecido infectado é uma questão de experiência subjetiva, mas pode ser auxiliada por vários corantes. O fator final depende da escolha correta do material restaurador e de sua manipulação adequada para evitar vazamentos.

Fatores como idade e saúde do paciente, tamanho e natureza (cárie ou traumática) da exposição pulpar e a duração da exposição ao meio bucal (até 48 horas) não comprometem por si sós os resultados da terapia pulpar vital.

Resultados do tratamento não cirúrgico do canal radicular

Em contraste com outras áreas da endodontia, o número de estudos e extensão da investigação do tratamento não cirúrgico do canal radicular é mais abrangente, produzindo uma visão muito maior, embora a qualidade e o escopo da pesquisa nem sempre atinjam os níveis mais elevados.

Uma revisão sistemática e metanálise dos fatores que afetam o resultado do tratamento de canal radicular primário conduzida pelos autores revelou o seguinte: a taxa média de sucesso foi de 83% para casos em que foi realizada pulpectomia vital (Figura 17.17), que caiu para 72% quando o procedimento de tratamento de canal radicular foi usado para erradicar a infecção estabelecida associada a uma lesão periapical (Figura 17.18).

Tabela 17.6 Estudos que investigam o resultado clínico/radiográfico da pulpotomia parcial de dentes permanentes.

Autor	Número de dentes	Sucesso (%)	Idade	Estado pré-tratamento	Tamanho da exposição	Hemostasia	Material de curativo pulpar	Base/Material restaurador	Critérios para sucesso	Duração após tratamento	Observações
Cvek, 1978	60	58 (96,7%)	Não fornecido	Exposição traumática Vital Ferida sangrante	0,5 a 4,0 mm	Solução salina	1ª visita: não colocado 2ª visita: colocado CH	1ª visita: OZE 2ª visita: compósito	EPT/LPD vital/ assintomático/ desenvolvimento contínuo da raiz/ barreira de tecido duro	14 a 60 meses	Tamanho e duração da exposição, maturidade da raiz não afetaram resultado
Baratieri et al., 1989	26	26 (100%)	12 a 44	Exposição devido a cárie ou a sua remoção dela Tecido pulpar sangrante sem sinal de degeneração	Não fornecido	Solução de hidróxido de cálcio	Pó de CH, então cimento duro de CH	Cimento de óxido de zinco	Assintomático/ vital	1 a 2 anos	
Fuks et al., 1993	44	35 (79,5%)	Não fornecido	Exposição traumática Vital Ferida sangrante	Não fornecido	Solução salina	CH	OZE	Assintomático/ ponte/ desenvolvimento radicular/vital	0,5 a 4 anos	
Mass e Zilberman, 1993	35	32 (91,4%)	7,5 a 25	Molar Cárie profunda Assintomático Sem patologia apical	Menos que 1 a 2 mm em diâmetro; 2 a 3 mm de profundidade	Solução salina	CH	OZE/amálgama ou coroa	LPD intacto/ assintomático/ desenvolvimento radicular	1 a 2 anos	
Mejare e Cvek, 1993	31 (duas etapas) 6 (uma etapa)	29 (93,5%) 4 (66,7%)	Não fornecido	Exposição cariosa Assintomático Sem patologia apical	N/A	Solução salina	CH	OZE	LPD intacto/ assintomático/ desenvolvimento radicular	24 a 140 meses	
Barrieshi-Nusair e Qudeimat, 2006	28	21 (75%)	7,2 a 13,1	Exposição cariosa Molar Pulpite reversível Sem patologia apical	2 a 4 mm de profundidade	Solução salina	MTA	GIC/amálgama ou coroa	LPD intacto/assintomático/vital/ desenvolvimento radicular	1 a 2 anos	
Qudeimat et al., 2007*	23 28	21 (91,3%) 26 (92,9%)	6,8 a 13,3	Exposição cariosa Molar	2 a 4 mm de profundidade	Solução salina	CH / MTA	GIC/amálgama ou coroa	Ausência de sinais e sintomas/LPD intacto/ desenvolvimento radicular	24,5 a 45,6 meses	Não houve diferença significativa no resultado entre CH e MTA
Bjørndal et al., 2010*	29	10 (34,5%)	25 a 38	Cárie profunda Dor somente provocada Vital Exposição durante remoção	Não fornecido	Solução salina	CH	GIC	LPD vital/intacto	1 ano	

CH (*calcium hydroxide*), hidróxido de cálcio; *EPT*, teste de polpa elétrica; *GIC*, ionômero de vidro; *MTA*, agregado de trióxido mineral; *LPD*, ligamento periodontal; *OZE*, óxido de zinco eugenol.
Todos os estudos foram séries de casos, exceto aqueles marcados com *.
Qudeimat et al. (2007) é um estudo clínico randomizado que compara hidróxido de cálcio *versus* MTA como material de revestimento de polpa.
Bjørndal et al. (2010) é um estudo clínico randomizado que compara os resultados do capeamento pulpar indireto em 1 etapa *versus stepwise* para dentes sem exposição, e capeamento pulpar direto *versus* pulpotomia parcial para dentes expostos durante a remoção da cárie.

Tabela 17.7 Estudos que investigam o resultado clínico/radiográfico da pulpotomia total de dentes permanentes.

Autor	Número de dentes	Sucesso (%)	Idade	Estado pré-tratamento	Hemostasia	Material de capeamento	Base/Material restaurador	Critérios para sucesso	Duração após tratamento	Observações
Masterson, 1966	30	25 (83,3%)	6 a 39	Não fornecido	Não fornecido	CH	Não fornecido	Vital/assintomático	1 a 70 meses	
Russo et al., 1982	30	28 (93,3%)	9 a 28	Exposição devido à cárie Sem patologia apical	Não fornecido	CH	Não fornecido	LPD intacto	8 semanas	
Santini, 1983	373	192 (51,4%)	Não fornecido	Exposição devido à cárie ou próximo à exposição Sintomático	Bola de algodão	CH ou CH + Ledermix	OZE	Vital/ponte/assintomático	6 meses	Sexo e medicação não tiveram efeito significativo. Cicatrização ruim foi associada com idade < 7,5
Caliskan, 1993	24	22 (91,7%)	10 a 22	Pulpite hiperplásica	Solução salina	CH	OZE/Amálgama ou compósito	Vital/assintomático/ponte de dentina/LPD intacto	1 a 4 anos	
Caliskan, 1995	26	24 (92,3%)	10 a 24	Exposição devido à cárie Assintomático Patologia apical	Solução salina	CH	OZE	Assintomático/ponte/desenvolvimento radicular/vital	16 a 72 meses	
Waly, 1995	20	18 (90,0%)		Exposição devido à cárie Molar		CH-glutaraldeido CH	Não fornecido	Não fornecido	5 anos	
Teizeira et al., 2001	41	34 (82,9%)	6 a 16	Cárie profunda ou exposição pulpar Com ou sem patologia apical	Não fornecido	CH	GIC	Vital/assintomático/ponte de dentina/LPD intacto	24 a 32 semanas	
DeRosa, 2006	26	17 (65,4%)		Não fornecido		CH	Amálgama	Assintomático	14 a 88 meses	
El Meligy e Avery, 2006	15 / 15	13 (86,7%) / 15 (100%)	6 a 12	Dentes traumatizados ou cariados Ápice imaturo Sem patologia apical	Solução salina	CH / MTA	OZE/Amálgama ou compósito	Assintomático/LPD intacto/sem reabsorção/desenvolvimento radicular	1 ano	
Witherspoon et al., 2006	19	15 (79,0%)	7 a 16	Exposição devido à cárie ou traumatismo Pulpite irreversível	NaOCl 6%	MTA	Não fornecido	Vital/assintomático LPD intacto/desenvolvimento radicular	1 ano	
Asgary e Ehsani, 2009	12	12 (100%)	14 a 62	Cariado Pulpite irreversível	Solução salina	NEC	Descanso permanente	Assintomático/LPD intacto	13 a 20 meses	

CH (calcium hydroxide), hidróxido de cálcio; GIC, ionômero de vidro; MTA, agregado de trióxido mineral; LPD, ligamento periodontal; NaOCl, hipoclorito de sódio; NEC (new endodontic cement), novo cimento endodôntico. Todos os estudos foram séries de casos, exceto El Meligy e Avery (2006), que foi um estudo randomizado controlado comparando hidróxido de cálcio e MTA como material de revestimento de polpa.

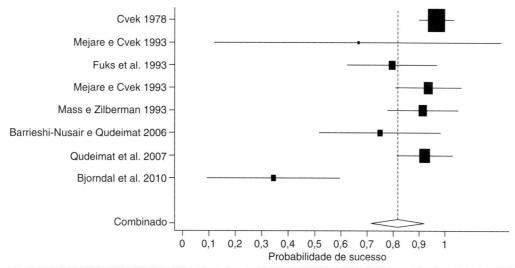

Figura 17.15 *Forest plot* mostrando estudo individual e probabilidades ponderadas de sucesso para pulpotomia parcial.

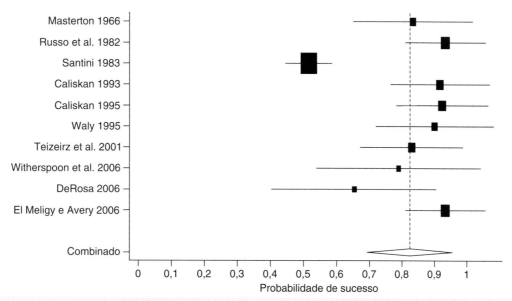

Figura 17.16 *Forest plot* mostrando estudo individual e probabilidades ponderadas de sucesso para pulpotomia total.

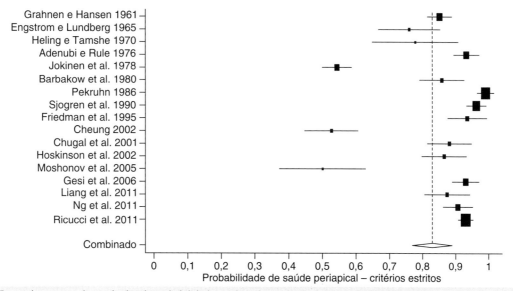

Figura 17.17 *Forest plot* mostrando resultados da probabilidade combinada e individual do estudo de saúde periapical mantida para os dentes vitais pré-operatórios submetidos ao tratamento de canal radicular (probabilidade combinada = 0,83; intervalo de confiança de 95%: 0,77, 0,89).

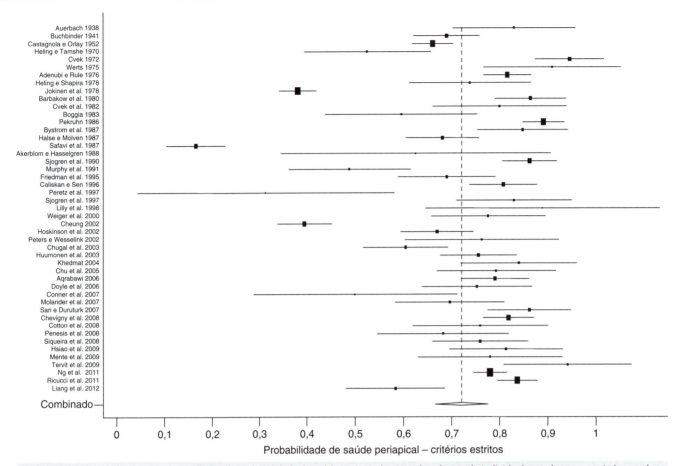

Figura 17.18 *Forest plot* mostrando resultados de probabilidade de saúde periapical agrupada e de estudo individual para dentes associados a polpas não vitais e radiolucências periapicais submetidas a tratamento de canal (probabilidade agrupada = 0,72; intervalo de confiança de 95%: 0,67, 0,78).

FATORES QUE AFETAM A SAÚDE PERIAPICAL OU A CICATRIZAÇÃO APÓS TRATAMENTO DO CANAL RADICULAR

Os fatores que influenciam a manutenção da saúde periapical ou cicatrização periapical de lesões preexistentes após o tratamento de canal radicular podem ser amplamente classificados pelos fatores do paciente (idade, sexo, saúde geral, anatomia do dente, pulpar pré-operatório e estado periapical), fatores de tratamento (variáveis do operador, aumento do canal, irrigação, medicação, teste de cultura e obturação) e fatores restauradores. Alguns fatores tiveram um impacto profundo nas taxas de sucesso, enquanto outros mostraram um efeito insignificante. Os fatores do paciente que caracterizam a natureza da doença mostraram o efeito mais significativo (estado periapical), enquanto a maioria dos fatores do tratamento exerceu um efeito menos significativo; as exceções foram a extensão apical do tratamento do canal radicular em relação ao término do canal radicular. Além disso, a qualidade do cuidado restaurador pós-operatório também exerceu profunda influência no resultado do tratamento.

Fatores do paciente

A idade e o sexo do paciente não tiveram efeito significativo no resultado, ao passo que algumas condições de saúde específicas (diabetes,[54,67] resposta imunológica comprometida)[123] aparentemente tiveram uma influência significativa. A evidência do efeito da resposta imune do hospedeiro caracterizada pela saúde geral do paciente é, entretanto, fraca. Evidências emergentes indicam que a resposta do hospedeiro medida por polimorfismos de vários genes envolvidos na cicatrização periapical pode ter um efeito nos resultados (Tabela 17.8).[142,183,212,213] A importância da resposta do hospedeiro para a manutenção da saúde periapical ou cicatrização

Tabela 17.8 Tipos de genes investigados em estudos sobre SNPs e cicatrização periapical.

Estudo	Função do Gene	Genes	Achados
Siqueira et al., 2009	Interleucina 1 Receptor Fcγ	IL-1α, IL-1β FcγRIIa, FcγRIIIb	Sem associação significativa Associação significativa
Morsani et al., 2011	Interleucina	IL-1β	Associação significativa
Siqueira et al., 2011	Receptor Fcγ	FcγRIIIa	Sem associação significativa
Rôças et al., 2014	Receptores de reconhecimento padrão	CD14, TLR4	Sem associação significativa

SNP, polimorfismo de nucleotídio único.

periapical também foi apoiada pelo efeito de agrupamento estatisticamente significativo de vários dentes dentro do mesmo paciente em um estudo prospectivo.[150]

A percepção generalizada de que dentes unirradiculares com anatomia menos complicada devem se beneficiar com resultados mais previsíveis e favoráveis prova ser falsa. Tendo levado em consideração potenciais fatores de confusão, como a presença de doença periapical, o tipo de dente não parece exercer uma forte influência nas taxas de sucesso. Tal fato pode parecer contraintuitivo, mas pode ser explicado pela inferência lógica de que as complexidades do canal na anatomia apical provavelmente desempenham um papel mais dominante que outras complexidades, como o número e a curvatura dos canais.

A presença e o tamanho de uma lesão periapical parecem ter o efeito mais negativo na saúde/cicatrização periapical; segue-se, portanto, que esses fatores devem ser levados em consideração ao se analisar a influência de qualquer outro fator. A profunda mudança nas taxas de sucesso uma vez que uma lesão periapical se estabeleça é interessante, pois está correlacionada com o estabelecimento de infecção na anatomia do canal apical. Isso parece sugerir que, uma vez que as complexidades do canal apical sejam infectadas, pode ser muito mais difícil erradicar a infecção. A influência negativa de grandes lesões periapicais tem uma explicação biológica razoável: a diversidade de bactérias (por número de espécies e sua abundância relativa) é maior em dentes com lesões periapicais maiores.[230] Uma infecção endodôntica tem maior probabilidade de persistir em canais com um número maior de bactérias presentes no pré-operatório.[27] Além disso, lesões maiores podem representar infecções de canal radicular de longa duração que podem ter penetrado mais profundamente nos túbulos dentinários e na anatomia acessória no complexo sistema de canais,[206] onde os procedimentos de descontaminação mecânica e química podem não ser tão eficazes. Lesões maiores também podem representar transformação cística.[145] Finalmente, a resposta do hospedeiro também pode desempenhar um papel, já que os pacientes com lesões maiores podem inatamente responder menos favoravelmente a bactérias residuais.[147] Essa especulação pode se cristalizar em questões distintas para posterior pesquisa biológica sobre a natureza das interações de hospedeiro, infecção bacteriana e intervenção de tratamento.

A maioria dos outros fatores pré-operatórios investigados (dor, sensibilidade dentária à percussão, sensibilidade dos tecidos moles à palpação, inchaço dos tecidos moles e trato sinusal, defeito de sondagem periodontal de origem endodôntica, reabsorção radicular) é, de fato, diferente manifestação clínica da doença periapical.[254] Eles podem, portanto, atuar como medidas substitutas ou complementares "presença e tamanho da lesão periapical" na medição do efeito da gravidade da doença periapical dentro de um amplo espectro contínuo. Destes, apenas a presença de dor pré-operatória,[68] trato sinusal,[150] inchaço[150] e reabsorção apical[229] foram considerados fatores prognósticos significativos que foram associados a taxas de sucesso significativamente reduzidas no tratamento de canal radicular.

A explicação biológica para o impacto negativo do trato sinusal e edema, na forma aguda ou crônica, na cicatrização periapical é interessante, pois ambos representam supressão e proliferação da microbiota para os tecidos periapicais, inferindo-se que os tecidos hospedeiros devem ter ficado sobrecarregados localmente. As razões precisas para a baixa taxa de sucesso sob essas condições permanecem incertas, mas de alguma forma devem estar relacionadas à natureza da interação microbiana-hospedeiro.

Fatores de tratamento

Operador. Embora o impacto da qualificação e habilidade do operador não tenha sido investigado especificamente, a revisão sistemática mostrou que os cirurgiões-dentistas envolvidos podem ser agrupados em alunos de graduação, clínicos gerais, alunos de pós-graduação e especialistas. Estudos mostram uma tendência clara a resultados superiores quanto maiores forem a experiência e o treinamento. Visivelmente, as habilidades técnicas desempenham um papel importante, mas isso é difícil e muitas vezes impossível de quantificar. Além disso, as habilidades técnicas devem ser aumentadas pelo entendimento geral das questões biológicas e a busca por tratamento superior por parte do operador. Se os profissionais não acharem que podem fornecer o tratamento ideal, cabe a eles encaminhar o paciente a outro profissional mais qualificado.

Isolamento. O uso de dique de borracha no tratamento moderno do canal radicular é amplamente aceito, e a justificativa parece quase empírica. Um estudo sobre retratamento[244] analisou a influência do uso de dique de borracha em comparação com o isolamento com rolo de algodão e encontrou taxas de sucesso significativamente mais altas com a primeira abordagem. Outro estudo relatou uma taxa de sucesso significativamente maior de dentes tratados endodonticamente[76] quando um dique de borracha foi empregado durante a colocação do pino, em comparação aos demais tratamentos. Talvez como consequência, uma das justificativas para o uso de dique de borracha seja baseada nas implicações médico-legais da ingestão ou aspiração de instrumentos de canal radicular pelo paciente.[61,*]

Ampliação e iluminação. Os endodontistas têm reforçado repetidamente o valor da ampliação e da iluminação durante o tratamento do canal radicular,[166] mas uma revisão sistemática não conseguiu tirar conclusões objetivas sobre sua influência, pois nenhum artigo foi identificado na literatura atual que satisfizesse seus critérios de inclusão.[46] Um estudo prospectivo investigou esse fator,[150] mas os pesquisadores encontraram apenas uma influência insignificante no resultado final. O uso de um microscópio pode, às vezes, auxiliar a localização do segundo canal mesiovestibular em molares superiores, mas isso só fez uma pequena diferença para as taxas de sucesso associadas às raízes mesiovestibulares, quando uma lesão periapical estava presente.[150] O verdadeiro benefício de um microscópio só pode ser verificado por meio de um ensaio clínico randomizado. No entanto, a negociação do canal com menos remoção da estrutura dentária e menos acidentes de procedimento é favorável e parece intuitivamente mais consistente com o uso de aumento e iluminação superiores.

Preparação mecânica: erros de tamanho, conicidade, extensão e procedimento. O sistema de canais radiculares pode ser mecanicamente preparado para o tamanho necessário e afilado[199] usando uma variedade de instrumentos de diferentes *designs* de corte, pontas, cones e materiais de obturação. Sua eficácia é frequentemente testada em estudos de laboratório, e os instrumentos e sua utilidade podem ter propriedades bem características.[95] A investigação da influência do tipo de instrumento usado para o alargamento do canal foi realizada em um estudo prospectivo não randomizado, mas o resultado é provavelmente subjetivo por conta de muitos fatores, incluindo o protocolo adotado para ensinar habilidades técnicas.[150] Nesse estudo, as melhores taxas

---

*N.R.T.: Sem dúvida, existem várias justificativas, sendo a principal a contaminação por bactérias presentes na saliva.

de sucesso para instrumentos manuais ou rotativos de NiTi em comparação com instrumentos de aço inoxidável[150] foram atribuídas ao fato de que o treinamento de habilidades táteis foi alcançado por meio de um foco preliminar no uso de limas de aço inoxidável para desenvolver sensibilidade tátil e consistência. Somente na demonstração dessa competência os estagiários progrediram para os instrumentos NiTi. Além disso, os alunos veteranos também puderam ter melhor entendimento da lógica biológica para o tratamento de canal radicular. A capacidade de obter e manter a patência apical, bem como evitar erros de procedimento foi melhor instilada nos alunos do último ano, ao passo que, em casos específicos, os instrumentos NiTi parecem ser capazes de atingir o mesmo resultado no tratamento de canal radicular primário realizado por alunos de graduação.[175]

Um princípio fundamental das diretrizes da ESE[61] é que o desbridamento do canal radicular deve ser estendido ao término do sistema de canal, que é expresso de várias maneiras como extensão para a "constrição apical", ou para "0,5 a 2 mm do ápice radiográfico", ou ainda para a "junção cementodentina". Essa diretriz é amplamente apoiada pelo fato de o resultado do tratamento ser comprometido pela obstrução do canal ou falha em conseguir patência para o término do canal.[150,216,229] Ng et al.[150] relataram uma redução de duas vezes no sucesso do tratamento quando a patência para o término do canal não foi alcançado. Pode-se especular que a falta de negociabilidade mecânica dos canais pode ser devido à presença de obstruções causadas por "dentículos", dentina terciária, ramificação aguda ou um fino plexo de canais apicais, ou dentina/detritos orgânicos.

O debate contínuo sobre o tamanho ideal da preparação apical permanece atual na ausência de evidências definitivas; os achados de estudos *in vitro* e clínicos relevantes foram anteriormente revisados.[15] Até agora, quatro estudos de resultados clínicos consideraram essa questão ou têm investigado sistematicamente o efeito do tamanho apical da preparação do canal no resultado do tratamento.[93,102,150,188,223,229] Um ensaio controlado randomizado revelou que o alargamento do canal para três tamanhos maiores que a primeira lima de marcação apical foi adequado[188] (o tamanho final médio foi ISO #30). Os estudos observacionais[95,150,229] não haviam desenhado sua investigação com o tamanho do canal apical como seu foco principal e também não encontraram uma influência estatisticamente significativa desse fator; no entanto, todos eles relataram a mesma tendência inversa de diminuir as taxas de sucesso com um aumento no tamanho do preparo apical. Especulou-se que o preparo do canal para tamanhos apicais maiores pode comprometer o sucesso do tratamento pela geração de mais resíduos de dentina apical, que na ausência de um regime de irrigação adequado serve para bloquear as saídas do canal apical que ainda podem estar contaminadas com bactérias. A geração contínua de resíduos de dentina, na ausência de irrigação suficiente, pode levar ao que é denominado *lama de dentina*, que acaba por criar um bloqueio. O clínico impaciente ou neófito não consegue resistir à tentação de forçar o instrumento de volta ao comprimento, resultando nos erros de procedimento classicamente descritos de transporte apical, aplainamento do canal e perfuração. Um mecanismo alternativo é necessário para explicar as maiores falhas em canais inicialmente largos; é provável que raízes imaturas apresentem um desafio de desbridamento diferente, em que o formato do canal não é passível de aplainamento das porções principais do canal por instrumentos convencionais. Talvez uma escova intracanal possa ser um dispositivo de limpeza mais adequado para esses dentes. Os resultados desses estudos, portanto, vão de encontro às opiniões de que um desbridamento bacteriano mais eficaz pode ser alcançado com preparações apicais maiores.[33,164,184]

A questão do tamanho da preparação apical deve ser considerada com a do tamanho e afilamento do resto do preparo do canal. Novamente, há uma escassez de evidências diretas suficientes para a influência do grau de redução do canal no resultado do tratamento do canal radicular. As diretrizes da ESE[63] recomendam apenas que a preparação do canal deve ser cônica da coroa ao ápice, sem estipular qualquer grau particular de conicidade. Três estudos analisaram a influência da redução do preparo do canal no tratamento primário e no resultado do retratamento, embora, novamente, nenhum tenha focado sua investigação principalmente neste fator.[93,150,220] Smith et al.,[220] usando critérios vagos para determinação de sucesso, descobriram que uma preparação "alargada" (cone largo) resultou em uma taxa de sucesso significativamente maior em comparação com uma preparação "cônica" (cone estreito); o grau exato de redução não foi relatado e os efeitos de outros parâmetros de tratamento e não tratamento não foram controlados. Em contraste, Hoskinson et al.[93] e Ng et al.,[150] usando critérios estritos, não encontraram nenhuma diferença significativa no resultado do tratamento entre cones de canal estreitos (0,05) e largos (0,10). O uso controlado de instrumentos de aço inoxidável em uma técnica de recuo (*step-back*) pode criar cones de 0,05 (recuo de 1 mm) ou 0,10 (recuo de 0,5 mm), embora, é claro, o uso descontrolado de tais instrumentos pode gerar uma variedade de formas. Ng et al.[150] também compararam esses cones de preparação (0,05 e 0,10) com cones de 0,02, 0,04, 0,06 e 0,08 (geralmente obtidos usando instrumentos de níquel-titânio de maior redução) e não encontraram nenhum efeito significativo no resultado do tratamento. Eles alertaram que sua investigação da influência da conicidade do preparo do canal sem randomização poderia ser influenciada pelo tamanho inicial do canal, o tipo de instrumento usado e a experiência do operador.

A triangulação dos dados sobre os efeitos do tamanho do preparo do canal e do estreitamento no resultado do tratamento pode levar intuitivamente à conclusão de que, pelo que as melhores evidências atuais indicam, não é necessário aumentar demais o canal para obter a cicatrização periapical. Um tamanho de preparação apical de ISO #30 com um cone de 0,05 para instrumentação de aço inoxidável ou de 0,06 para instrumentação de NiTi é suficiente. Precisamente quais mecanismos biológicos e hidrodinâmicos sustentam tal suficiência é mais difícil de definir com base nas evidências disponíveis. Embora uma série de estudos laboratoriais[4,84,112] tenha investigado a interação das dimensões do canal com a dinâmica de irrigação ou obturação, os mecanismos físicos, químicos ou biológicos precisos que permitem a cicatrização periapical permanecem desconhecidos, embora colaborações com especialistas em dinâmica de fluidos[84] e (micro)biólogos[82] possam, em última análise, produzir uma imagem mais clara.

Os erros de procedimento durante o preparo do canal radicular incluem bloqueio do canal, formação de saliência, fechamento e transporte apical, aplainamento da curvatura do canal, perfuração dentária ou radicular na câmara pulpar ou em nível radicular e separação dos instrumentos. Descobriu-se que a separação do instrumento durante o tratamento reduz a taxa de sucesso significativamente;[150,229] entretanto, a prevalência relatada de separação de instrumentos foi baixa (0,5 a 0,9%) nesses estudos, impossibilitando uma análise dos fatores causais. Um estudo caso-controle[225] não revelou nenhuma diferença significativa nas taxas de sucesso entre dentes periapicalmente envolvidos com ou sem instrumentos separados retidos. O estágio de desbridamento do canal em que ocorreu a separação do instrumento e a justificativa para sua retenção podem ter implicações no resultado. A localização coronoapical de um instrumento separado e se o instrumento foi ignorado com sucesso não tiveram efeito no resultado do tratamento.

Irrigante. Diferentes agentes químicos têm sido usados como irrigantes para o tratamento de canais radiculares, isoladamente ou em várias combinações, tanto na prática clínica quanto nos estudos revisados. Eles incluíram água, solução salina e soluções de anestésico local, hipoclorito de sódio, iodo, cloramina, ácido sulfúrico, EDTA, peróxido de hidrogênio, ácido orgânico, Savlon, peróxido de ureia e Biosept (um composto de amônio quaternário).[153] A maioria dos estudos utilizou hipoclorito de sódio como irrigante,[153] independentemente de ser tratamento primário ou retratamento. Tal escolha é consistente com as diretrizes da ESE[61] para irrigação, que recomendam uma solução com propriedades desinfetantes e de dissolução de tecido.

Um estudo prospectivo[150] investigou sistematicamente o efeito do irrigante nas taxas de sucesso do retratamento do canal radicular, que, embora não seja um ensaio controlado randomizado, revelou novos achados interessantes sobre os efeitos dos irrigantes. Mesmo que uma concentração mais alta de hipoclorito de sódio fizesse uma diferença insignificante no resultado do tratamento, o uso adicional de outros irrigantes específicos teve uma influência significativa nas taxas de sucesso.[150] A descoberta de falta de melhora na cicatrização periapical com o uso de concentração mais alta da solução de NaOCl é consistente com os achados clínicos/microbiológicos anteriores.[29,41] Comparando a solução de NaOCl 0,5 a 5,0% para irrigação, verificou-se que a concentração da solução, por si só, não pareceu aumentar a proporção de dentes com cultura negativa[29] ou associada a maior cicatrização periapical.[41] Como iodo e hipoclorito de sódio são agentes liberadores de halogênio e atacam grupos de proteínas-chave comuns,[129] a descoberta de que o uso adicional de iodopovidona 10% para irrigação não teve influência adicional no sucesso do tratamento foi dentro do esperado. Surpreendentemente, no entanto, o uso adicional de solução de clorexidina 0,2% para irrigação reduziu significativamente o sucesso do tratamento.[150] Esse achado estava em total contraste com relatórios anteriores[211,252] sobre sua eficácia antibacteriana *in vivo* equivalente ou superior quando comparada à solução de hipoclorito de sódio. O uso de clorexidina como irrigante final após irrigação com hipoclorito de sódio foi recomendado[107] e justificado por vários motivos, incluindo sua substantividade na dentina radicular (ou seja, efeito antibacteriano prolongado),[185] relativa falta de toxicidade[117] e eficácia de amplo espectro.[130] Só recentemente a irrigação alternada com hipoclorito de sódio e solução de clorexidina levantou sérias preocupações por conta de seu produto de interação. O produto de interação é considerado um precipitado insolúvel contendo paracloroanilina, que é citotóxico e carcinogênico.[14,24] Além de esgotar mutuamente a porção ativa nas duas soluções para inativação bacteriana, o precipitado pode causar irritação persistente no tecido periapical e bloquear os túbulos dentinários e a anatomia acessória, possivelmente explicando a menor taxa de sucesso observada quando a clorexidina foi usada como um irrigante adicional.

Ng et al.[150] também descobriram que o uso adicional de EDTA teve um efeito profundo na melhora da cicatrização periapical observada radiograficamente associada ao tratamento de canal radicular (*odds ratio* [OR] = 1,5 [1,1, 2,0]). Em contraste, o efeito sinérgico observado do hipoclorito de sódio e EDTA foi previamente demonstrado em termos de redução da carga bacteriana,[26] mas não na cicatrização periapical. O resultado a longo prazo (≥2 anos) de seus casos estratificados por protocolos de desinfecção do canal[25] não deu suporte aos seus achados microbiológicos. A taxa de sucesso relatada para irrigação alternativa com soluções de hipoclorito de sódio e EDTA (67%) foi baixa quando comparada à taxa de sucesso da irrigação com solução salina (91%), hipoclorito de sódio 0,5% (92%) ou hipoclorito de sódio 5% (86%).

Os dados de resultados relatados foram inesperados, uma vez que cultura bacteriana negativa pré-obstrução foi obtida em todos os casos. Dada a complexidade do desenho do estudo (clínico e microbiológico), o tamanho da amostra foi restrito a 11 a 15 dentes por grupo, limitando seus dados de desfecho. O efeito sinérgico dos dois desinfetantes foi atribuído às propriedades quelantes dos sais de sódio de EDTA, e seus papéis foram revisados por Zehnder.[261] A solução de EDTA auxilia na negociação de canais estreitos ou esclerosados por desmineralização da dentina radicular e ajuda na remoção de detritos compactados da anatomia do canal não instrumentado. Também pode facilitar a penetração mais profunda da solução de hipoclorito de sódio na dentina, abrindo os túbulos dentinários e removendo a camada de esfregaço da superfície instrumentada. Por último, pode ajudar a destacar ou quebrar biofilmes aderidos às paredes do canal radicular.[85]

Medicamento. A maioria dos estudos de resultados de tratamentos anteriores não padronizou o tipo de medicamento de canal radicular usado no período entre consultas, mas o uso de vários medicamentos diferentes foi relatado. A lista era consistente com a recomendada nas diretrizes da ESE para um medicamento com propriedades desinfetantes e incluía hidróxido de cálcio, creosoto e soluções de iodo.[153] No entanto, há ausência de estudos que investiguem a influência desse fator no resultado do tratamento.

O uso de uma mistura de hidróxido de cálcio e clorexidina foi testado com base na especulação de que a mistura seria mais eficaz contra *E. faecalis*.[13,78,198]

Resultados da cultura bacteriana do canal radicular antes da obturação. No passado, em vários centros de excelência em endodontia, a conclusão do tratamento do canal radicular por obturação só seria aceitável depois que um teste de cultura negativo fosse obtido do canal, confirmando a ausência de bactérias na parte do sistema de canal radicular que poderia ser amostrado.[23,70,143] Essa prática caiu em desuso clínico por conta da previsibilidade percebida e do bom prognóstico do tratamento de canal radicular sem amostragem microbiológica. Os procedimentos de amostragem são considerados demorados, difíceis e frequentemente imprecisos, exigindo suporte laboratorial e tendo uma relação custo-benefício baixa.[138,139] Um resultado negativo de cultura pré-obturação pode duplicar o sucesso do tratamento (Figura 17.19). Um grande estudo[201] ajudou a contribuir para o fim do teste de cultura de canal; entretanto, essa pesquisa mostrou uma diferença de 10% no sucesso em favor do teste de cultura negativo quando a doença periapical estava presente. A consequência é ainda pior quando o resultado de um teste de cultura positivo se combina com a presença de uma lesão periapical.

Diversos estudos[2,7,10,16,26-29,33,37,41,42,60,77,79,99,104,108,110,124,137,154,161,163,168,169, 173,179,181,208,209,210,214,215,217,227,248,252,257,258] avaliaram o efeito de diferentes estágios do tratamento do canal radicular na microbiota intrarradicular, tanto qualitativa quanto quantitativamente (Tabela 17.9). Alguns estudos relatam apenas testes de cultura positivos, enquanto outros têm identificado e quantificado a microbiota intrarradicular antes e após várias etapas do tratamento.

O efeito da "preparação mecânica" do(s) canal/canais na microbiota foi testado usando apenas água ou soro fisiológico como irrigante. Tomados coletivamente, os estudos mostram que culturas negativas foram obtidas em média ponderada combinada em 31% dos casos (intervalo de 0 a 79%). Quando a irrigação com hipoclorito de sódio (faixa de concentração de 0,5 a 5%) suplementou a "preparação mecânica", a frequência de culturas negativas aumentou imediatamente para a média ponderada de 52% (faixa de 13 a 95%) (ver Tabela 17.9).

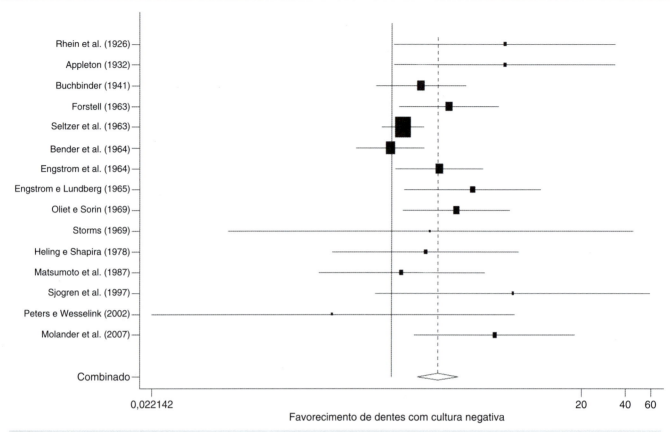

Figura 17.19 *Forest plot* mostrando *odds ratio* (OR) de estudo agrupada e individual para saúde periapical de dentes submetidos a tratamento de canal radicular com resultados de teste de cultura pré-obturação negativo *versus* positivo (OR agrupada = 2,1; IC 95%: 1,5, 2,9).

Tabela 17.9 Resumo de estudos avaliando o efeito de procedimentos do tratamento de canal radicular sobre a presença bacteriana pela cultura.

			PORCENTAGEM DE AMOSTRAS COM PRESENÇA BACTERIANA		
Estudo	Ano	Tamanho amostral	Inicial	Após preparo ± Irrigação	Visita seguinte (após curativo ±)
Auerbach	1953	60 dentes	93% (56/60)	**Soda clorada (dupla resistência):** 22% (12/56)	–
Ingle e Zeldow	1958	89 dentes	73% (65/89)	H_2O: 70% (62/89) Alguns inicialmente – tornaram-se + após tratamento	–
Stewart et al.	1961	77 dentes	100% (77/77)	**NaOCl 0,5% + Gly-óxido:** 2% (1/44) **NaOCl 0,5% + H_2O_2 3%:** 9% (3/33)	**Sem curativo:** NaOCl 0,5% + Gly-óxido: 34% (15/44) NaOCl 0,5% + H_2O_2 3%: 39% (17/33)
Nicholls	1962	155 dentes	100% (155/155)	**Cloramina alcalina:** 53% (39/74) **NaOCl H_2O_2 e 2%:** 50% (30/60) **NaOCl H_2O_2 e 2%:** 71% (15/21)	–
Grahnén e Krasse	1963	97 dentes	77% (75/97)	**NaCl:** 72% (23/32) **Biocept:** 66% (21/32) **Nebacin:** 36% (12/33) Alguns inicialmente – tornaram-se + após Tx	**Sem curativo:** NaCl: 47% (15/32) Biosept: 47% (15/32) Nebacin: 18% (6/33)
Engström	1964	223 dentes (não tratados ou retratados)	60% (134/223)	**Biosept ou Iodophor, mais álcool, clorofórmio e NaOCl 0,5%:** sem dados	I_2 **5% em IKI 10%:** 2ª visita: 43% (58/134); 3ª visita: 22% (29/134); 4ª visita: 8% (9/134); 5ª visita: 3% (4/134); 6ª visita: 2% (3/134); 7ª visita: 16% (22/134)
Olgart	1969	207 dentes	72% (149/207)	H_2O_2 e NaOCl 0,5% ou H_2O_2 e NaOCl 1%: 43% (88/207)	**Sem curativo:** 34% (70/207)

(continua)

Tabela 17.9 Resumo de estudos avaliando o efeito de procedimentos do tratamento de canal radicular sobre a presença bacteriana pela cultura. (*Continuação*)

			\multicolumn{3}{c}{**PORCENTAGEM DE AMOSTRAS COM PRESENÇA BACTERIANA**}
Estudo	**Ano**	**Tamanho amostral**	**Inicial**	**Após preparo ± Irrigação**	**Visita seguinte (após curativo ±)**
Bence et al.	1973	33 dentes	100% (33/33)	**Pré-irritação:** 1ª lima: 93%, ampliação com #3: 14%, #4: 11%, #5: 21% (32% dos instrumentos mostraram uma cultura, independentemente do tamanho) **NaOCl 5,25%:** Cultura em 48 h: 4% de dentina, 10% pp Cultura de 5 dias: 8% de dentina, 26% pp	**Sem curativo:** 8% de dentina, 12% de amostras pp de dentes com cultura negativa após a irrigação
Akpata	1976	20 dentes extraídos	100% (20/20)	**NaCl:** 65% (13/20)	**CMCP 38%:** 20% (2/10) Quando a amostra PP – dentes esmagados renderam cultura – quando PP +, dentes esmagados renderam culturas + ou –
Cvek et al.	1976	108 dentes	Grupo NaCl: 53% (18/34) Grupo de NaOCl 0,5%: 63% (29/46) Grupo de NaOCl 5%: 79% (22/28)	**NaCl:** 83% (15/18) **NaOCl 0,5%:** 59% (17/29) **NaOCl 5%:** 68% (15/22)	–
Byström e Sundqvist	1981	15 dentes	100% (15/15)	**Solução salina:** 100% (15/15)	**Sem curativo:** 47% (7/15) (5ª visita) Quando a carga inicial de bactérias é alta, difícil de eliminar
Byström e Sundqvist Byström e Sundqvist	1983 1985	15 dentes 60 dentes	100% (15/15) 100% (60/60)	**NaOCl 0,5%:** 87% (13/15) **NaOCl 0,5%:** sem dados **NaOCl 5%:** sem dados **NaOCl 5% + EDTA 15%:** sem dados	**Sem curativo:** 20% (3/15) (5ª visita) **Sem curativo:** NaOCl 0,5%: 12/20 (2ª visita); 8/20 (3ª visita) NaOCl 5%: 10/20 (2ª visita); 6/20 (3ª visita) NaOCl 5% + EDTA 15%: 11/20 (2ª visita); 3/20 (3ª visita)
Byström et al.	1985	65 dentes	100% (65/65)	**NaOCl 0,5%:** sem dados **NaOCl 5,0%:** sem dados	**CH:** 0/35 (1 mês), 1/35 (2 a 4 dias) **CP/CMCP** (2 semanas): 10/30
Sjogren e Sundqvist	1987	31 dentes	100% (31/31)	**NaOCl 0,5% mais desbridamento ultrassônico:** sem dados	**Sem curativo:** 29% (9/31) na 2ª visita; 23% (7/31) na 3ª visita
Koontongkaew et al.	1988	15 dentes	100% (15/15)	**3%/NaOCl 5,25%:** sem dados	**CMCP:** curativo de 1 dia: 40% (2/5); curativo de 3 dias: 20% (1/5); curativo de 7 dias 10% (1/10) **Sem curativo:** 60% (3/5) após 1 dia, 20% (1/5) após 3 ou 7 dias
Reit e Dahlen	1988	35 dentes	91% (32/35)	**NaOCl 0,5%:** sem dados	**CH:** após 14 dias: 23% (8/35); após 21 dias: 26% (9/35)
Molander et al.	1990	25 dentes	96% (24/25)	**iodo 0,04%:** sem dados	**Clindamicina:** após 14 dias: 16% (4/25); após 21 dias: 24% (6/25)
Sjogren et al.	1991	30 dentes	100% (30/30)	**NaOCl 0,5%:** 50% (15/30)	**CH:** 10 min: 50% (6/12) em 1 semana depois 7 dias: 0% (0/18) (nenhum após 1 a 5 semanas depois sem curativo)
Orstavik et al.	1991	23 dentes	96% (22/23)	Irrigação de **NaCl** e ampliada para: #20 a #25: 87% (20/23) na sequência #35 a #80: Sem dados	**CH:** 34% (8/23); #35/40: 40% (6/15) #> 40: 25% (2/8)
Yared e Bou Dagher	1994	60 dentes	100% (60/60)	**NaOCl 1%:** Ampliado para #25: 73% (22/30) Ampliado para #40: 23% (7/30)	**CH:** 0% (0/60)
Gomes et al.	1996	42 canais radiculares: Não tratados (*n* = 15) Retratados (*n* = 27)	95% (40/42)	**NaOCl 2,5%:** sem dados	**Canal vazio** (7 a 10 dias): 73% (29/40)

(*continua*)

Tabela 17.9 Resumo de estudos avaliando o efeito de procedimentos do tratamento de canal radicular sobre a presença bacteriana pela cultura. (*Continuação*)

			PORCENTAGEM DE AMOSTRAS COM PRESENÇA BACTERIANA		
Estudo	Ano	Tamanho amostral	Inicial	Após preparo ± Irrigação	Visita seguinte (após curativo ±)
Sjogren et al.	1997	55 dentes (um canal)	100% (55/55)	**NaOCl 0,5%**: 40% (22/55)	–
Dalton et al.	1998	46 dentes	100% (46/46)	NaCl + Limas NiTi: 68% (15/22); NaCl + Limas K: 75% (18/24)	–
Reit et al.	1999	50 dentes	84% (42/50)	Ampliado para #35 (curvo) ou #50 (direto) com **NaOCl 0,5%**: Sem dados	IKI 5% (5 a 7 dias): 44% (22/50) Vazio (7 dias): 44% (22/50)
Peciuliene et al.	2000	25 dentes	80% (20/25)	**NaOCl 2,5% e EDTA 17%**: Sem dados	Medicação desconhecida: 28% (7/25)
Shuping et al.	2000	42 dentes	98% (41/42)	**NaOCl 1,25%**: 38% (16/42)	CH: 8% (3/40)
Lana et al.	2001	31 dentes	87% (27/31)	**NaOCl 2,5%**: Sem dados	CH: 13% (4/31) Vazio por 7 dias: 23% (7/31)
Peciuliene et al.	2001	40 dentes	83% (33/40)	**NaOCl 2,5% e EDTA 17%**: 30% (10/33)	CH (10 a 14 dias): 25% (5/20) IKI: I$_2$ 2% em KI 4% (10 min): 5% (1/20)
Peters et al.	2002	42 dentes	Instrumentação para #20: 100% (42/42)	**Ampliação para #35 com 2% NaOCl**: 23% (10/42)	CH (4 semanas): 71% (15/21); irrigação adicional: 43% (9/21)
Card et al.	2002	40 dentes inferiores/canais	95% (38/40)	**NaOCl 1%** Instrumentação com ProFile (afunilamento de 0,04): 0/13 de cúspides e bicúspides, 5/27 de canais mesiovestibulares Instrumentação LightSpeed adicional para tamanho 57,5 a 65: 3/27 canais mesiovestibulares de canais de molares Somente 1/6 daqueles canais mesiovestibulares com comunicação detectável com os canais mesiolinguais tiveram cultura + após o primeiro preparo usando instrumentos ProFile	Sem dados
Kvist et al.	2004	96 dentes	98% (94/96)	**NaOCl 0,5%**: 63% (60/96)	CH (7 dias): 36% (16/44) IPI (10 min): 29% (15/52)
Chu et al.	2006	88 canais	99% (87/88)	**NaOCl 0,5%**: Sem dados	CH, Septomixina forte ou Ledermix: 36% (32/88) A exposição da polpa, tipo de dente, condição aguda *versus* crônica, tamanho da lesão e tipo de medicamento não teve efeito significativo
Paquette et al.	2007	22 dentes (um canal)	100% (22/22)	**NaOCl 2,5%**: 68% (15/22)	CHX 2%: 45% (10/22)
Siqueira et al.	2007a	11 dentes (uma raiz)	100% (11/11)	**NaOCl 2,5%**: 55% (6/11)	CH/CPMC: 9% (1/11)
Siqueira et al.	2007b	11 dentes (uma raiz)	100% (11/11)	**NaOCl 2,5%**: 45% (5/11)	CH: 18% (2/11)
Vianna et al.	2007	24 dentes (uma raiz)	100% (24/24)	**Solução salina + CHX gel 2%**: 33% (8/24)	CHX 2%, CH ou mistura: 54% (13/24) O tipo de medicamento não teve efeito significativo
Wang et al.	2007	43 canais	91% (39/43)	**Solução salina + CHX gel 2%**: 8% (4/39)	CHX 2% + CH: 8% (3/36) Tamanho da preparação apical (40 *versus* 60) não teve efeito significativo
Markvart et al.	2012	24 dentes	88% (21/24)	**NaOCl 2,5%**: 63% (15/24)	17% de irrigação com EDTA e 10 min de medicação IKI 5%: 50% (24/12) Preparação da caixa (# 60): 67% (8/12) Preparação do cone (# 25 a 30): 33% (4/12)
Xavier et al.	2013	48 dentes (um canal)	100% (40/40)	**NaOCl 1%**: 75% (9/12) **CHX 2%**: 75% (9/12)	CH: 75% (18/24)

CH (*calcium hydroxide*), hidróxido de cálcio; *CP* (*camphorated phenol*), fenol canforado; *CMCP* (*camphorated monochlorophenol*), monoclorofenol canforado; *NaOCl*, hipoclorito de sódio; *PP*, amostra ponta de papel; *cultura r*, teste de cultura antes da obturação.

A maioria dos estudos relata reversões de cultura no período entre consultas, quando o curativo antibacteriano ativo não é usado no sistema de canal radicular. As reversões ocorrem devido ao recrescimento de bactérias residuais ou recontaminação por bactérias devido à infiltração de restauração coronal. Quando o curativo antibacteriano de interconsulta ativo é usado, culturas negativas na consulta subsequente são obtidas em média em 71% dos casos (variação de 25 a 100%) (ver Tabela 17.9).

Efeito das bactérias persistentes no resultado do tratamento do canal radicular. As bactérias presentes nas culturas pré-obturação incluíram *Enterococcus, Streptococcus, Staphylococcus, Lactobacillus, Veillonella, Pseudomonas*, espécies de *Fusobacterium* e leveduras. Os estudos têm sido variáveis quanto à relação entre as espécies individuais e a falha do tratamento. Embora a taxa geral de falha para casos com culturas positivas tenha sido de 31%, dentes com teste positivo para espécies de *Enterococcus* tiveram uma taxa de falha de 55%, e dentes com culturas positivas para espécies de *Streptococcus* tiveram 90% de falhas.[70] Em outro estudo, o tratamento de canal radicular de boa qualidade em 54 dentes com doença periapical assintomática apresentou uma taxa de sucesso geral de 74%, mas os dentes com culturas positivas para *Enterococcus faecalis* alcançaram uma taxa de sucesso de apenas 66%.[231] A taxa de sucesso para dentes sem bactérias foi de 80%, enquanto para dentes com bactérias no canal antes da obturação foi de 33%. Essas associações não podem ser consideradas associações diretas de causa e efeito, mas enfatizam ainda mais a necessidade de determinar uma relação entre a diversidade microbiana e o resultado do tratamento.

Um estudo em modelo símio[63] usou uma infecção de quatro ou cinco cepas para testar o efeito dos procedimentos de desbridamento e obturação no resultado. Quando as bactérias permaneceram após o desbridamento químico-mecânico, 79% dos canais radiculares foram associados a lesões periapicais não cicatrizadas, em comparação com os 28% em que nenhuma bactéria foi encontrada. Combinações de várias espécies bacterianas residuais foram mais frequentemente relacionadas a lesões não cicatrizadas que cepas isoladas. Quando nenhuma bactéria permaneceu ao fim do desbridamento químico-mecânico, a cicatrização ocorreu independentemente da qualidade da obturação. Em contraste, quando as bactérias permaneceram no sistema de canais, houve uma correlação maior com a não cicatrização associada a obturações de má qualidade que em obturações tecnicamente bem executadas. Nos canais radiculares onde as bactérias foram encontradas após a remoção da obturação, 97% não haviam cicatrizado, em comparação com os 18% dos sistemas de canais radiculares sem bactérias detectadas na remoção da obturação. O estudo enfatiza a importância de reduzir as bactérias abaixo dos limites de detecção antes da obturação permanente da raiz, a fim de obter condições de cicatrização ideais para os tecidos periapicais. Também reforça a visão de que a obturação realmente desempenha um papel quando há infecção residual.

Independentemente da técnica de obtenção de amostra para cultura do canal, a presença de cultura negativa parece ter impacto positivo no resultado do tratamento. A associação de espécies específicas com falha do tratamento não está bem estabelecida, mas a identidade do pequeno grupo de espécies isoladas de culturas positivas é relativamente constante e pode conter respostas para resistência e falha do tratamento. No entanto, é importante entender que existem muitos outros fatores que podem influenciar o resultado do tratamento de canal radicular.

Material e técnica de preenchimento radicular. A inter-relação do material de obturação do núcleo, o cimento (para preencher as lacunas entre o material do núcleo e a superfície do canal) com a técnica para sua colocação complica a investigação do efeito da obturação e da técnica no resultado do tratamento. Em estudos anteriores sobre o resultado do tratamento, o material de obturação da raiz central mais comumente usado foi a guta-percha com vários tipos de selantes ou guta-percha amolecida em clorofórmio (cloropercha).[153] Os selantes usados podem ser classificados em óxido de zinco à base de eugenol, à base de ionômero de vidro e tipos à base de resina.[153] Materiais como Resilon, SmartSeal e MTA foram adotados, mas não penetraram significativamente no mercado, exceto para o uso de MTA em reparos cirúrgicos ou em ápices imaturos. Em qualquer caso, não há evidências que mostrem que a natureza do material obturador e a técnica usada para a colocação tenham qualquer influência significativa no resultado do tratamento.

Extensão apical do preenchimento radicular. Dos muitos fatores intraoperatórios associados ao sucesso e ao insucesso do tratamento do canal radicular, a extensão apical do material obturador no canal radicular tem sido o mais frequente e exaustivamente investigado. Nesses estudos anteriores, a extensão apical das obturações radiculares foi classificada em três categorias para análises estatísticas: mais de 2 mm aquém do ápice radiográfico (curto), 0 a 2 mm dentro do ápice radiográfico (*flush*) e estendido além do radiográfico ápice (longo).[153] Verificou-se que a extensão apical da obturação radicular tem uma influência significativa nas taxas de sucesso do tratamento, independentemente do estado periapical.[150,153] Obturações radiculares tipo *flush* foram associadas às maiores taxas de sucesso, enquanto as obturações longas das raízes foram associadas às taxas de sucesso mais baixas.

A maioria dos estudos retrospectivos anteriores não conseguiu distinguir entre os efeitos da extensão apical da instrumentação *versus* a extensão apical da obturação; entretanto, o estudo de London Eastman[150] foi capaz de separar o efeito desses dois fatores e descobriu que ambos afetam de forma independente e significativa a cicatrização periapical. Os fatores se correlacionaram entre si, consistentes com o fato de que os canais normalmente são preenchidos na mesma extensão que o preparo do canal.

A extrusão de materiais de limpeza, medicação ou preenchimento além do término apical para os tecidos circundantes pode resultar em cicatrização retardada ou mesmo falha do tratamento devido a uma reação de corpo estranho.[105,146,218,260] Magnésio e silício da guta-percha extravasada contaminada com talco foram encontrados para induzir uma reação de corpo estranho, resultando em falha do tratamento.[146] Um estudo em animais mostrou que grandes pedaços de guta-percha implantados subcutaneamente em cobaias estavam bem encapsulados em drágeas de colágeno, mas partículas finas de guta-percha induziram uma intensa e localizada resposta tecidual.[218] A inferência de que talvez a extrusão de grandes pedaços de guta-percha pode não impactar a cicatrização periapical não foi apoiada por dados de estudos anteriores.[150,153] A discrepância pode possivelmente ser explicada pela contaminação bacteriana da guta-percha extravasada nos dados clínicos.

A evidência radiográfica de "*puffs* de cimento" extravasado através do forame apical principal e canais laterais/acessórios tem sido perseguida com vigor por alguns endodontistas com base na crença destemida de seu valor como "boa prática". A percepção deles é que isso representa medida de limpeza do sistema de canal radicular, e eles argumentam veementemente que a cicatrização se seguirá, embora com algum atraso. As evidências publicadas sobre os efeitos da extrusão do selante nos tecidos periapicais têm sido contraditórias. Friedman et al.[68] descobriram que um selante à base de ionômero de vidro extravasado reduziu significativamente as taxas de sucesso. Em contraste, Ng et al.[150]

relataram que um selante à base de óxido de zinco-eugenol extravasado não teve efeito significativo na cicatrização periapical. A discrepância pode ser atribuída à diferença no tipo de cimento e na duração do seguimento do tratamento. A avaliação radiográfica da presença ou reabsorção do cimento pode ser complicada pela propriedade radiotransparente de seus componentes básicos e pela sensibilidade insuficiente do método radiográfico usado para detectar pequenos traços do referido elemento.[150] É possível que, em alguns casos, o desaparecimento radiográfico do selante extravasado seja devido à reabsorção do aditivo radiopaco, sulfato de bário, ou sua absorção por macrófagos, ainda residentes na vizinhança.

Ionômero de vidro extravasado[68] à base de óxido de zinco-eugenol,[98] selantes à base de silicone[98] ou endometasona[22] não foram encontrados reabsorvidos/absorvidos pelos tecidos periapicais após 1 ano. Traços de cimento à base de hidróxido de cálcio (Sealapex) ainda podiam ser detectados após 3 anos.[194] No último estudo, os tratamentos foram realizados em dentes molares decíduos e os canais foram obturados com Sealapex sem guta-percha. Com maior duração de acompanhamento, a reabsorção completa de selantes extravasados à base de óxido de zinco e eugenol (Procosol, Roth Elite)[8] e de um selante à base de resina (AH Plus, Dentsply/DeTrey, Konstanz, Alemanha)[194] foi demonstrada estratificada em 69 e 45% dos casos após 4 e 5 anos, respectivamente. Ng et al.[150] apresentaram duas explicações para a diferença entre o efeito do núcleo de guta-percha extravasado e o selante de óxido de zinco-eugenol: o último é antibacteriano e pode matar microrganismos residuais, ao passo que também é mais solúvel e facilmente removido pelas células hospedeiras em comparação com a guta-percha.

Qualidade do preenchimento radicular. Outro parâmetro de obturação muito investigado em estudos anteriores foi a medida radiográfica da "qualidade da obturação". A justificativa para a obturação completa do sistema de canal radicular é evitar a recontaminação por colonização da infecção residual ou bactérias invasoras recentes. Ambos são supostamente evitados por uma vedação "firme" com a parede do canal e pela ausência de vazios dentro do corpo do material. A qualidade da obturação pode, portanto, ser considerada técnica de obturação inadequada ou medida substituta da qualidade de todo o tratamento do canal radicular, porque uma boa obturação depende de etapas preliminares executadas corretamente no preparo do canal. Uma revisão sistemática[153] relatou que os critérios para julgar a qualidade das obturações radiculares não foram bem definidos em estudos anteriores.[43,93,216] Uma obturação insatisfatória foi definida como "selamento inadequado", "selamento apical deficiente" ou "presença radiográfica de vazios." No entanto, obturações radiculares satisfatórias foram encontradas associadas a taxas de sucesso significativamente maiores que obturações radiculares insatisfatórias.

Exacerbação aguda durante o tratamento. As causas de "surto" ou dor entre consultas não foram determinadas com precisão, e vários mecanismos hipotéticos envolvendo lesão química, mecânica ou microbiana nos tecidos perirradiculares, bem como influências psicológicas, foram sugeridos como contribuintes para dor ou inchaço pós-preparação.[202,203] Embora esses fatores não tenham sido estudados especificamente no contexto da cicatrização periapical, "surtos" agudos durante o tratamento não foram significativamente associados à cicatrização periapical em dois estudos. Em contraste, o estudo de London Eastman[150] descobriu que a dor ou o inchaço ocorreram em 15% dos casos após o desbridamento químico-mecânico e reduziu significativamente o sucesso medido pela cicatrização periapical.

Esse achado interessante pode ser explicado pela hipótese de que "surtos" foram causados pela extrusão de material contaminado durante o preparo do canal. Esse material pode provocar uma reação de corpo estranho ou infecção extrarradicular (transitória), resultando em falha do tratamento em uma proporção desses casos. Alternativamente, os sintomas agudos podem ser o resultado de desbridamento químico-mecânico incompleto na primeira consulta, levando à mudança na ecologia microbiana do canal que favorece o crescimento de microrganismos mais virulentos, levando à dor pós-preparação e falha do tratamento. Os mecanismos biológicos exatos de falha nesses casos permanecem obscuros e justificam uma investigação mais aprofundada.

Número de consultas de tratamento. O número de visitas de tratamento para completar o tratamento de canal radicular e seu efeito na cicatrização periapical permanece uma controvérsia contínua. Geralmente, o argumento para centros de tratamento de visita única gira em torno de melhor aceitabilidade e custo-benefício do paciente *versus* a preferência de tratamentos de múltiplas visitas com base na lógica biológica.[224] A premissa para tratamentos de múltiplas visitas é que o desbridamento primário não é completamente eficaz na eliminação de todo o biofilme bacteriano aderente,[147] e as bactérias residuais podem se multiplicar e recolonizar o sistema de canal.[25,29] Portanto, os proponentes consideram desejável o uso do período de intermarcação para cicatrizar o canal com um agente antibacteriano de longa duração ou de liberação lenta, capaz de destruir ou incapacitar bactérias residuais, bem como aproveitar a oportunidade para aferir a resposta periapical inicial antes da obturação radicular. O hidróxido de cálcio tem servido nesta capacidade por muitos anos devido à sua capacidade de dissolver o tecido orgânico, matar bactérias, destoxificar o material antigênico e agir como um agente de liberação lenta devido ao seu produto de baixa solubilidade em um ambiente aquoso. No entanto, sua capacidade antibacteriana foi examinada de perto, com defensores sugerindo que o material não é adequado para esse propósito.[195] Uma resolução final para esse debate é aguardada com base em evidências clínicas robustas. A maioria dos ensaios clínicos randomizados publicados não encontrou nenhuma influência significativa da cicatrização atribuível ao número de visitas ao tratamento, mas todos eles carecem de poder estatístico robusto.

O debate sobre os méritos dos tratamentos de uma ou múltiplas visitas continuará inabalável, dados os respectivos pontos fortes dos motivadores de cada grupo. O problema só pode ser resolvido por grandes ensaios clínicos randomizados devidamente documentados (que atualmente não estão disponíveis) porque as variáveis não documentadas (ou seja, habilidade do operador, complexidade biológica ou técnica do caso e adesão do paciente) continuariam a influenciar o resultado.

Fatores pós-tratamento do canal radicular e restauração

Efeito da qualidade e do tipo de restauração. A colocação de uma restauração coronária após a obturação do canal radicular é a etapa final no manejo dos dentes submetidos ao tratamento do canal radicular. Demonstrou ter uma grande influência nos resultados endodônticos. Dentes com restaurações coronárias satisfatórias tiveram cicatrização periapical significativamente melhor quando comparados àqueles com restaurações insatisfatórias (OR = 3,31; IC 95%: 1,07, 10,30).[153] O termo *restaurações satisfatórias* foi definido como uma restauração sem evidência de discrepância marginal, descoloração ou cárie recorrente com ausência de história de decementação.[93,182]

Dado que uma das funções das restaurações coronárias é prevenir a reinfecção pós-operatória do canal radicular via infiltração coronária, os critérios para restauração insatisfatória estabelecidos por Hoskinson et al.[93] não poderiam inferir infiltração coronária quando o núcleo interno ainda estava intacto. Consequentemente, o estudo de London Eastman[150] adotou classificação e definição diferentes para restaurações insatisfatórias, a fim de ilustrar a infiltração coronária óbvia e potencial com mais precisão. Os dois grupos de restaurações insatisfatórias foram definidos como aqueles com (1) sinais óbvios de obturação radicular exposta e (2) infiltração potencial indicada por defeitos marginais e história de decementação. Talvez seja essa estratégia que contribuiu para a descoberta de um efeito profundo (OR = 10,7; IC 95%: 3,7, 31,5) de infiltração coronária no resultado endodôntico.

Uma série de investigações foi realizada com base em comparações entre os tipos de restaurações pós-tratamento de canal, incluindo restaurações permanentes *versus* temporárias,[43,68,150] coroas *versus* restaurações acrílicas,[43,68,150,216] presença *versus* ausência de pinos,[68,150] e não pilares *versus* pilares.[150,216] Dentes que foram restaurados permanentemente foram associados a taxas de sucesso significativamente mais altas que suas contrapartes temporariamente restauradas em alguns estudos,[43,68] mas não em outros.[38,150] O tipo de restauração permanente[43,68,150,216] não teve influência significativa no resultado do tratamento.

Frequentemente, tem sido recomendado que seria sensato fornecer um subselamento sobre a obturação radicular em caso de perda de uma restauração permanente ou temporária; o subselamento seria de ionômero de vidro (GIC) ou cimento de óxido de zinco-eugenol.[196] A colocação de um forro de cimento de GIC ou óxido de zinco-eugenol (IRM) coronário ao preenchimento de guta-percha e sob o núcleo permanente, a fim de fornecer um selo coronário antibacteriano adicional, foi declarada ineficaz, em um estudo prospectivo, no sucesso do tratamento.[150]

Em resumo, as descobertas anteriores em geral apoiam as diretrizes da ESE[61] de que uma restauração adequada deve ser colocada após o tratamento de canal radicular para evitar a recontaminação bacteriana subsequente. Portanto, o fornecimento de uma restauração coronal de boa qualidade, independentemente do tipo, deve ser considerado ao fim do procedimento de tratamento do canal radicular, após a obturação.

Uso de dentes com tratamento radicular como pilares para próteses e contatos oclusais. O estresse mecânico nas restaurações é função do papel dos dentes individuais no esquema oclusal. O padrão de carga oclusal na obstrução estática e dinâmica é ditado pelo fato de os dentes estarem envolvidos como unidades únicas ou pilares (ponte/dentadura) e se eles têm contatos de sustentação ou guia. É razoável esperar que os pilares da ponte e da dentadura possam ser colocados sob cargas desfavoráveis, assim como os últimos dentes na arcada dentária.[127] Portanto, pode-se esperar que esses dentes tenham taxas de sucesso mais baixas devido a um aumento potencial no desenvolvimento de fissuras e fraturas devido à fadiga. Essa observação foi confirmada para dentes que funcionam como pilares de ponte em comparação com aqueles restaurados como unidades individuais após tratamento de canal radicular.[216]

Resumo dos fatores que influenciam a cicatrização periapical após tratamento não cirúrgico de canal radicular

Os seguintes fatores são considerados como tendo um grande impacto na saúde periapical após o tratamento de canal radicular:

- Presença (Figura 17.20) e tamanho (Figura 17.21) da lesão periapical
- Desobstrução na terminação do canal (alcançar a desobstrução aumentou significativamente a chance de sucesso duas vezes)[150]
- Extensão apical da preparação químico-mecânica em relação ao ápice radiográfico (Figura 17.22)
- Resultado do teste de cultura intraoperatório (ver Figura 17.19)
- Perfuração iatrogênica (se presente, reduz as chances de sucesso em 30%)[150]
- Qualidade do tratamento de canal radicular avaliada pela aparência radiográfica da obturação (Figura 17.23)
- Qualidade da restauração coronária final (Figura 17.24)

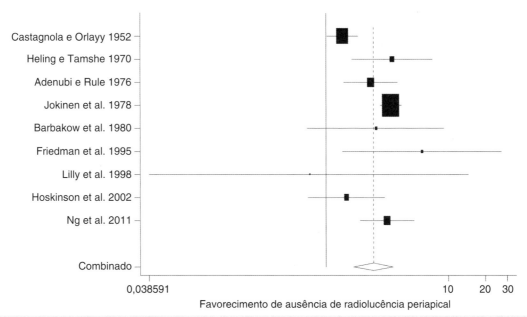

Figura 17.20 *Forest plot* mostrando *odds ratio* (OR) agrupada individual de estudo de saúde periapical de dentes submetidos a tratamento de canal radicular com polpas não vitais pré-operatórias e ausência de radiolucências periapicais *versus* dentes com polpas não vitais e presença de radiolucências periapicais (OR agrupada = 2,4; IC 95%: 1,7, 3,5).

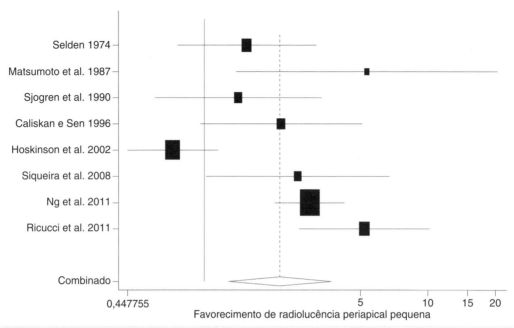

Figura 17.21 *Forest plot* mostrando *odds ratio* (OR) individual e agrupada de estudo de saúde periapical de dentes submetidos a tratamento de canal radicular com radiolucências periapicais no pré-operatório grandes (> 5 mm) *versus* pequenas (< 5 mm) (OR agrupada = 2,2; IC 95%: 1,3, 3,7).

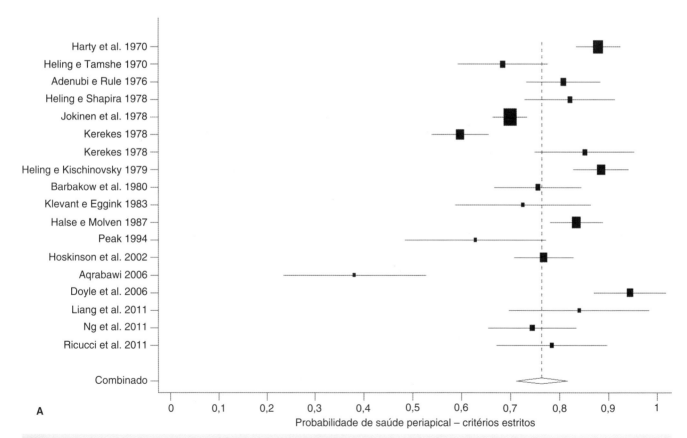

Figura 17.22 *Forest plots* mostrando a probabilidade de estudo coletivo e individual de saúde periapical para dentes submetidos a tratamento de canal radicular com obturações radiculares subestendidas (0,76 [0,71, 0,82]) (**A**), *flush* (0,81 [0,76, 0,86]) (**B**) ou sobre-estendidas (0,66 [0,56, 0,75]) (**C**).(*continua*)

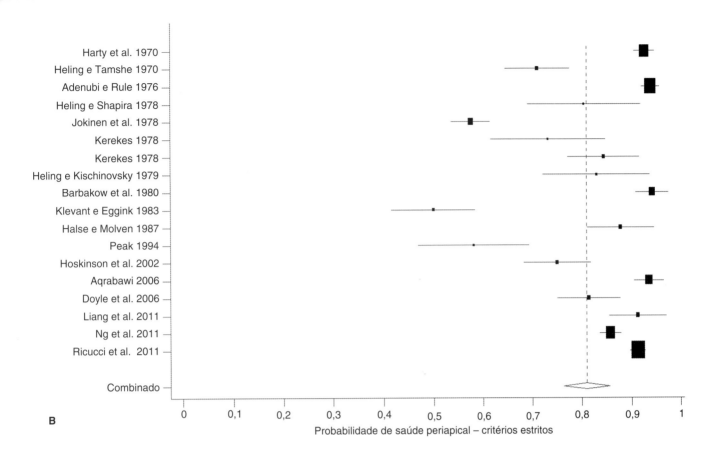
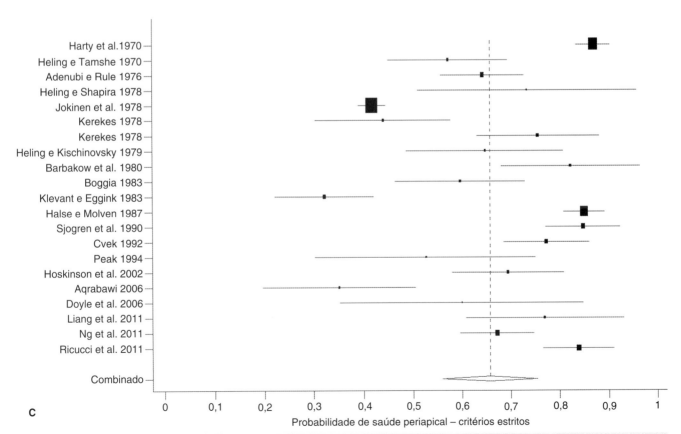

Figura 17.22 (*Continuação*)

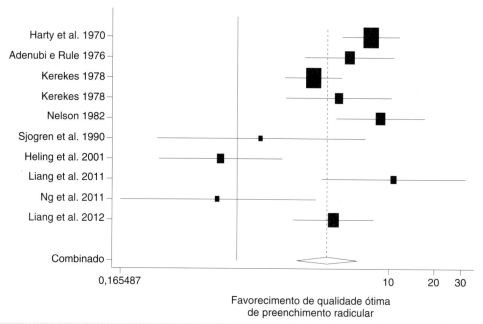

Figura 17.23 *Forest plots* mostrando *odds ratio* (OR) agrupada e individual de estudo de saúde periapical para dentes submetidos a tratamento de canal radicular com boa qualidade *versus* obturação radicular de qualidade subótima (OR agrupada = 3,9; IC 95%: 2,5, 6,2).

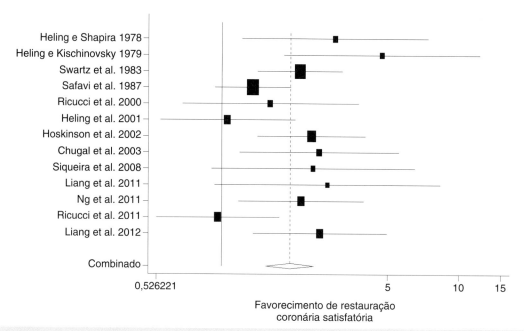

Figura 17.24 *Forest plot* mostrando *odds ratio* (OR) agrupada e individual de estudo de saúde periapical para dentes submetidos a tratamento de canal radicular com restauração coronária satisfatória *versus* insatisfatória em acompanhamento (OR agrupada = 1,9; IC 95%: 1,5, 2,5).

Os seguintes fatores são considerados como tendo impacto mínimo no resultado do tratamento de canal radicular:

- Idade do paciente
- Sexo do paciente
- Tipo morfológico do dente
- Protocolo e técnica específica de tratamento de canal radicular (preparação, irrigação e material e técnica de obturação).

Melhorias contemporâneas no preparo mecânico e químico do canal não resultaram em um aumento na taxa de sucesso do tratamento de canal radicular no último século (Figura 17.25).

Essa observação pode ser explicada pelo fato de as técnicas atualmente disponíveis não serem eficazes na eliminação da infecção na anatomia apical do canal.

É notável que todos os fatores que têm uma forte influência na saúde periapical após o tratamento de canal radicular estão associados de alguma forma com uma infecção persistente no canal radicular. Melhorias adicionais nos resultados do tratamento do canal radicular podem, portanto, ser alcançadas pela compreensão da natureza da infecção do canal radicular (especialmente apical) e a maneira pela qual a microbiota é alterada ou eliminada durante o tratamento do canal radicular.

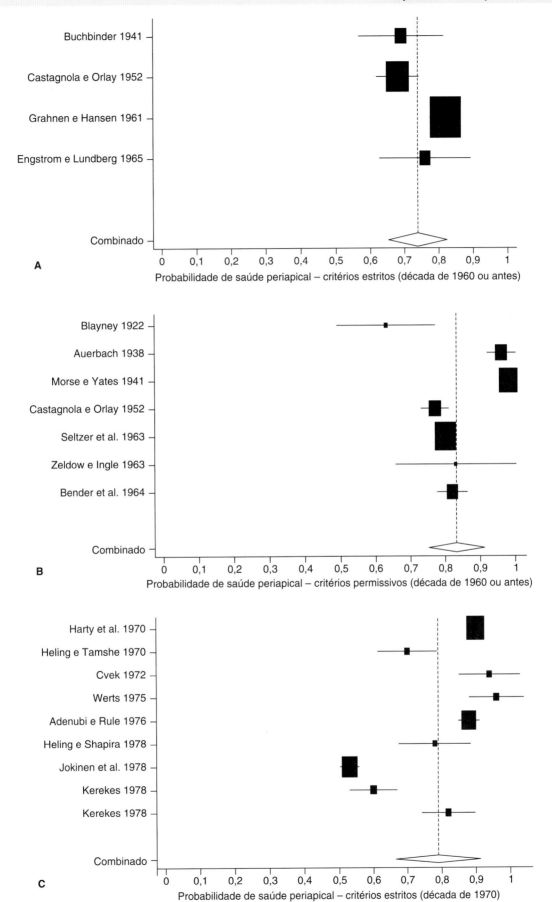

Figura 17.25 *Forest plot* mostrando a probabilidade de estudo coletivo e individual de saúde periapical para dentes submetidos a tratamento de canal radicular por "década de publicação" e "critérios de sucesso". (*continua*)

670 Parte 3 • Tópicos Clínicos Avançados

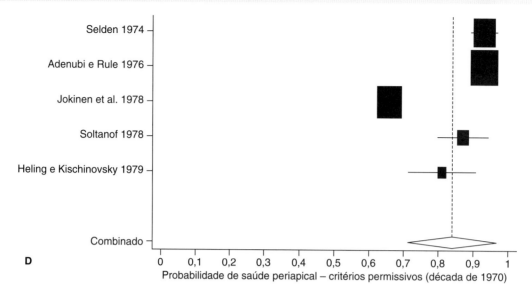

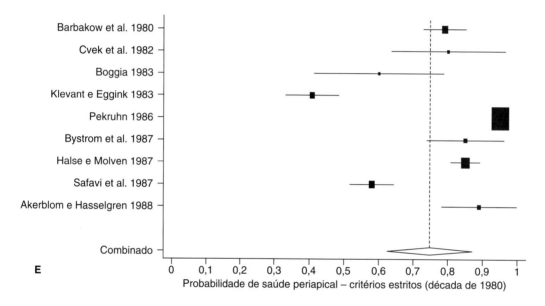

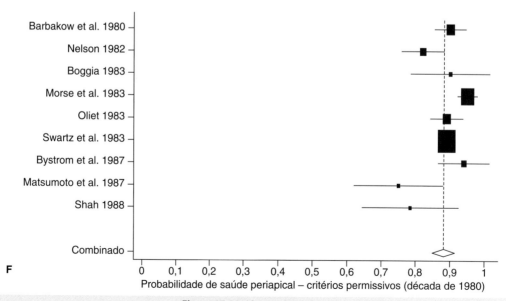

Figura 17.25 (*Continuação*)

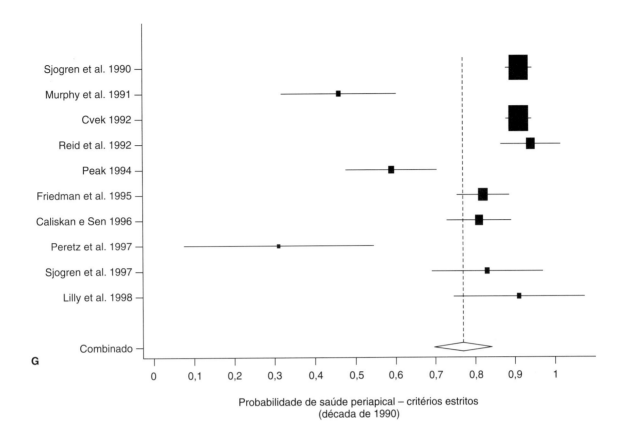

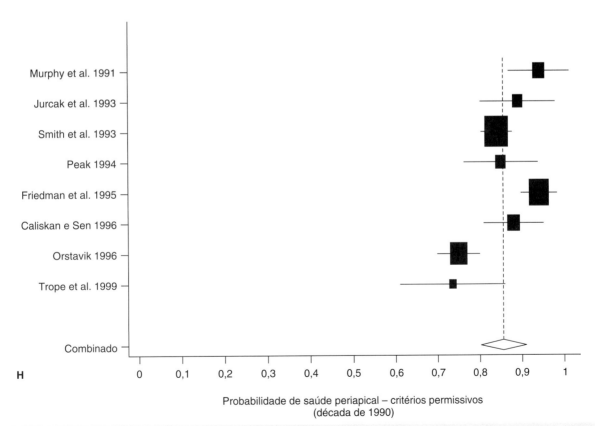

Figura 17.25 (*Continuação*)

672 Parte 3 • Tópicos Clínicos Avançados

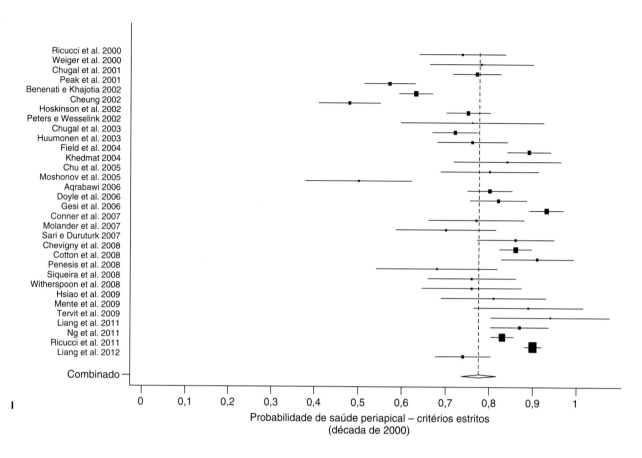

I

Probabilidade de saúde periapical – critérios estritos
(década de 2000)

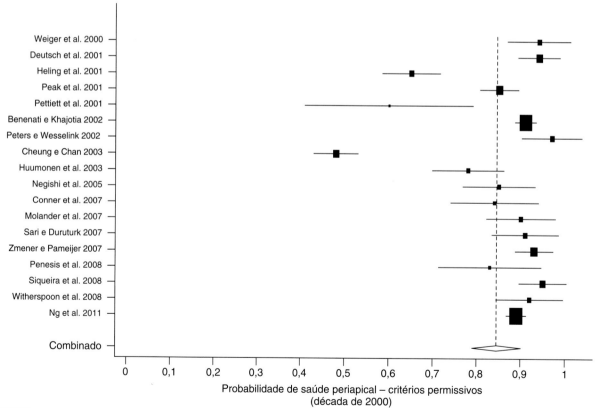

J

Probabilidade de saúde periapical – critérios permissivos
(década de 2000)

Figura 17.25 (*Continuação*)

FATORES QUE AFETAM A SOBREVIVÊNCIA DO DENTE APÓS O TRATAMENTO DO CANAL RADICULAR

Revisão sistemática e metanálise mostraram que 93% dos dentes tratados endodonticamente sobrevivem 2 anos à cirurgia; mas essa sobrevivência caiu para 88% em 10 anos após o tratamento (Figura 17.26). As razões mais comuns para a perda dentária foram problemas de origem endodôntica, fratura de dente/raiz ou falha de restauração.[149,151] Consistente com os estudos sobre cicatrização periapical, as considerações que afetam a sobrevivência de dentes tratados endodonticamente podem ser divididas em paciente, intraoperatório e fatores restauradores.

Fatores do paciente

Ng et al.[151] descobriram que os dentes de pacientes que sofrem de diabetes ou que recebem terapia com esteroides sistêmicos têm chance maior de serem extraídos após o tratamento de canal radicular. A influência negativa do diabetes na sobrevivência dentária é consistente com o relatório de Mindiola et al.,[135] enquanto a influência da terapia com esteroides nunca havia sido relatada anteriormente. Pode-se argumentar que os pacientes com diabetes são mais suscetíveis à doença periodontal[74] ou apresentam menor taxa de sucesso do tratamento de canais radiculares[67] por estarem imunologicamente comprometidos. No entanto, os pesquisadores relataram que mais de 50% desses dentes foram extraídos devido à dor persistente. Algumas dessas observações podem ser explicadas pela presença de neuropatia, uma complicação dolorosa e debilitante do diabetes.[57] É interessante observar que a terapia sistêmica com esteroides é frequentemente prescrita para controlar a dor crônica.[39,51,101]

Tipo morfológico de dente e localização

Os tipos de dente (ou seja, a localização dentro do arco) podem variar em relação à sua suscetibilidade à fratura do dente, uma razão comum para a perda do dente após o tratamento endodôntico. Ng et al.[149] descobriram que o tipo de dente teve uma influência significativa na sobrevivência. Verificou-se que pré-molares superiores e molares inferiores apresentam a maior frequência de extrações, sendo a fratura dentária o motivo mais comum. A observação é consistente com relatórios anteriores sobre a incidência de fratura de pré-molares superiores e molares inferiores.[56,109] Os fatores "contatos proximais" e "dentes terminais (última posição)" afetaram consideravelmente a sobrevivência do dente,[149,151] mas foram significativamente correlacionados com dentes molares. A maioria das extrações de dentes terminais ou dentes com um ou menos contatos proximais foi devido à fratura do dente.[151] A observação pode ser explicada pela distribuição desfavorável das forças oclusais e maior estresse não axial nos dentes terminais e naqueles com menos de dois contatos proximais. Outras razões possíveis para suas taxas mais altas de perda são (1) a falha do tratamento de canal radicular em um dente terminal pode ser aceita mais voluntariamente devido ao pouco valor estético percebido e (2) os médicos podem ser menos propensos a oferecer tratamento adicional em dentes molares terminais devido ao difícil acesso. Portanto, ao restaurar os dentes molares, a distribuição favorável das forças oclusais deve ser considerada, especialmente em dentes com um ou menos dentes adjacentes ou em dentes terminais.

Condições pré-operatórias dos dentes

A presença de lesões periapicais pré-operatórias, que é o fator prognóstico mais significativo para a cicatrização periapical, não teve influência significativa na sobrevivência dentária.[151] Por outro lado, a presença de defeitos de sondagem periodontal pré-operatórios de origem endodôntica, dor pré-operatória e tratos sinusais pré-operatórios foram associados à redução da sobrevivência dentária.[151] Essas observações são consistentes com um relatório anterior de que a mera presença de uma lesão periapical persistente não era razão suficiente para dentistas e pacientes optarem por tratamento adicional, seja retratamento ou extração.[180] O impacto negativo da dor pré-operatória na sobrevida destaca a importância da precisão diagnóstica de dor. Em alguns casos, a dor pode ser de origem não endodôntica e, portanto, persiste após o tratamento.[176] Em outros casos, a dor pré-operatória de origem endodôntica pode persistir após o tratamento, como resultado de sensibilização periférica ou central. Portanto, o diagnóstico e o tratamento eficazes da dor para pacientes que a apresentam como sintoma pré-operatório são cruciais.

A presença de reabsorção cervical pré-operatória e perfuração também reduziu significativamente a sobrevivência do dente.[151] Tal fato já era esperado porque a fratura e a reinfecção do dente devido a infiltração através da reabsorção e defeitos perfurantes são provavelmente sequelas nesses casos. Na presença de reinfecção, os dentistas estão mais inclinados a sugerir a extração devido à percepção intuitiva do mau prognóstico a longo prazo de tais dentes.

Fatores de tratamento

Considerando todos os fatores intraoperatórios, a "falta de patência no forame apical" e a "extrusão da obturação radicular de guta-percha" foram os fatores intraoperatórios mais significativos na redução da sobrevivência dentária.[151] Na presença de problemas persistentes e no conhecimento de que o objetivo do tratamento de limpeza da extremidade do canal não pôde ser alcançado, os pacientes e dentistas podem optar pela extração mais cedo ou mais tarde.

Fatores restauradores

A proteção dos dentes com coroas ou restaurações fundidas não mostrou influenciar a cicatrização periapical; no entanto, a colocação de bons núcleos teve um efeito positivo no resultado endodôntico. Em contraste, a colocação de coroas ou restaurações fundidas melhorou a sobrevivência do dente.[149,151,189] Isso sugere que as coroas e restaurações desse tipo ajudam a prevenir a fratura do dente, enquanto a mera colocação de um núcleo satisfatório é suficiente para prevenir a reinfecção após o tratamento endodôntico. Infelizmente, o estudo não foi capaz de investigar a inter-relação de tipo morfológico do dente, a extensão da perda de tecido dentário após o tratamento ou o tipo de restauração final. Embora a inferência clínica desses achados seja que as restaurações fundidas devam ser colocadas preferencialmente em todos os dentes após o tratamento do canal radicular, isso é provavelmente um grande exagero. Com base em achados laboratoriais e clínicos,[144] dentes posteriores com cristas marginais comprometidas (mesial ou distal), com carga oclusal pesada evidenciada por lapidação, podem se beneficiar de restaurações de cobertura total. O desenho da restauração deve tentar preservar o máximo possível de tecido dentário remanescente; a implicação é que as chamadas *onlays veneer* parciais não estéticas, mas tecnicamente exigentes, e coroas de cobertura parcial seriam as restaurações de escolha para dentes com raiz tratadas. Nos dentes anteriores, o tecido dentário ausente pode frequentemente ser adequadamente substituído por materiais compósitos restauradores. A coroa só é indicada quando a estrutura ou a estética do dente ficam comprometidas.

O uso de pino fundido e núcleos para retenção de restaurações também foi encontrado como causador da redução da sobrevivência do dente.[149,151] Pode-se especular que a presença de um pino tem diferentes efeitos nos dentes anteriores *versus*

674 Parte 3 • Tópicos Clínicos Avançados

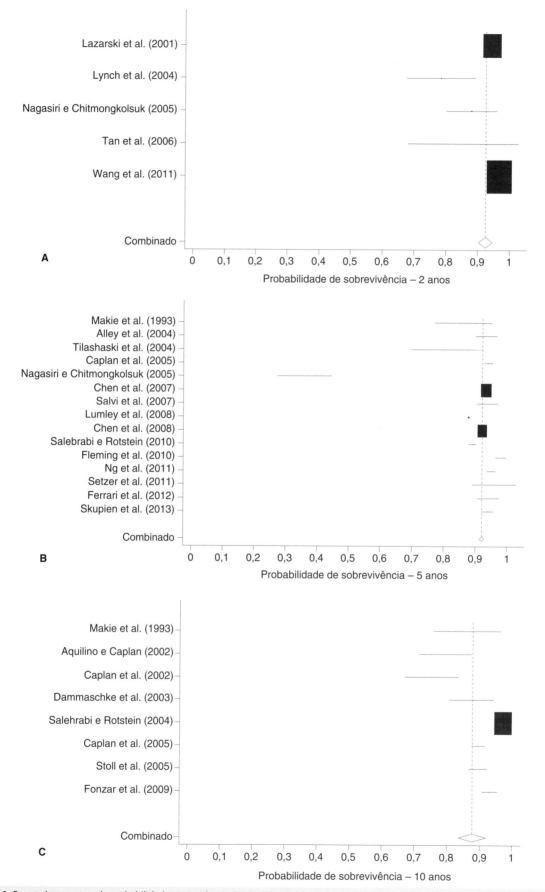

Figura 17.26 *Forest plots* mostrando probabilidade agrupada e individual de estudo de 2 anos (probabilidade agrupada = 0,93; IC 95%: 0,90, 0,95) (**A**), 5 anos (probabilidade agrupada = 0,92; IC 95%: 0,91, 0,93) (**B**), e 10 anos (probabilidade agrupada = 0,88; IC 95%: 0,84, 0,92) (**C**) com sobrevivência de dentes submetidos a tratamento de canal.

posteriores, já que estão sujeitos a diferentes direções e quantidade de força oclusal. Foi relatado que apenas 12% dos dentes extraídos com pino e núcleos fundidos eram incisivos ou caninos. Portanto, a inferência é que o uso de tal retenção deve ser evitado principalmente em dentes pré-molares e molares. Opções alternativas de tratamento devem ser consideradas para dentes molares ou pré-molares sem estrutura dentária suficiente.

Ng et al.[151] observaram que os dentes que funcionavam como pilares protéticos tinham taxas de sobrevivência mais baixas; no entanto, o número de dentes (n = 94) no estudo, que funcionou como pilar, era uma amostra muito pequena para ser considerada estatisticamente significativa. Conforme descrito anteriormente, a explicação pode residir na distribuição excessiva e desfavorável das tensões oclusais nos dentes pilares. Se possível, os dentes com raiz tratada devem ser evitados como pilares de próteses ou como guia de orientação oclusal em movimentos excursivos.

Resumo dos fatores que influenciam a sobrevivência dos dentes após tratamento de canal radicular

As seguintes condições foram encontradas para melhorar significativamente a sobrevivência do dente após o tratamento de canal radicular:

- Dentes não molares (Figura 17.27)
- Dentes com ponto de contato mesial e distal de dentes adjacentes (Figura 17.28)
- Dentes não localizados como o dente mais distal no arco[151]
- Dentes (molares) com restaurações fundidas após o tratamento (Figura 17.29)

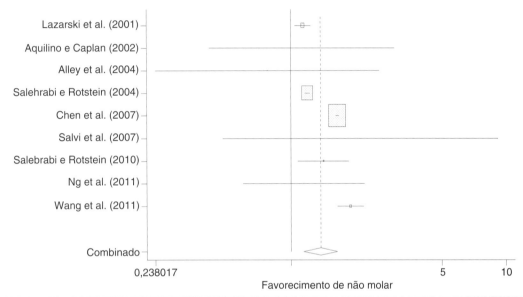

Figura 17.27 *Forest plot* mostrando *odds ratio* (OR) agrupada e individual de estudo de probabilidade de sobrevivência para dentes não molares *versus* molares (OR agrupada = 1,4; IC 95%: 1,1, 1,6).

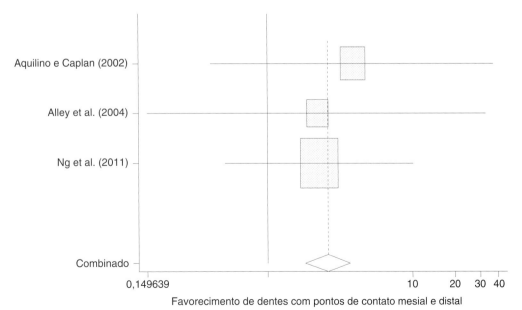

Figura 17.28 *Forest plot* mostrando *odds ratio* (OR) agrupada e individual de estudo de probabilidade de sobrevivência para dentes com contatos mesial e distal presentes *versus* ausentes (OR agrupada = 2,6; IC 95%: 1,8, 3,7).

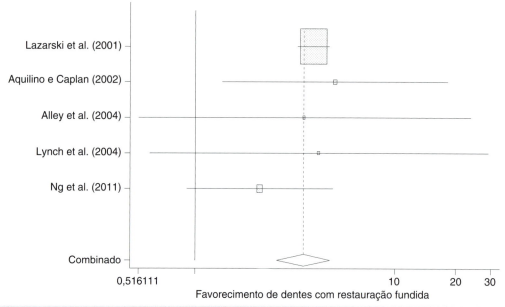

Figura 17.29 *Forest plot* mostrando *odds ratio* (OR) agrupada e individual de estudo de probabilidade de sobrevivência para dentes com restauração fundida *versus* restauração plástica (OR agrupada = 3,5; IC 95%: 2,6, 4,7).

- Dentes que não requerem pino fundido e núcleo para suporte e retenção de restauração[111,151]
- Dentes que não funcionam como pilares para próteses fixas[3,111,151,191]
- Ausência de defeitos com sondagem periodontal profunda pré-operatória, dor, trato sinusal ou perfuração[151]
- Obtenção de patência na extremidade do canal e ausência de extrusão de obturação durante o tratamento.[151]

Além disso, é importante garantir uma distribuição favorável das forças oclusais ao projetar restaurações para dentes tratados endodonticamente.

IMPACTO DO TRATAMENTO DO CANAL RADICULAR NA QUALIDADE DE VIDA

O impacto do tratamento de canal radicular no OHRQoL de pacientes foi avaliado usando a forma abreviada (OHIP-14) ou a versão modificada (OHIP-17) do *Oral Health Impact Profile* (OHIP-14) (Tabela 17.10).[219] O impacto claramente positivo do tratamento de canal foi aparente, independentemente da formação cultural do grupo de pacientes ou da medida usada.[55,73,87,115] Como esperado, dor física, desconforto psicológico (sensação de tensão) e incapacidade (dificuldade para relaxar) foram os aspectos que mais melhoraram após o tratamento.

Resultado do retratamento não cirúrgico

Quando o tratamento do canal radicular falha em resolver a doença periapical, geralmente é considerado apropriado retirar o dente usando primeiro as abordagens convencionais, especialmente quando o tratamento anterior for tecnicamente deficiente (Figura 17.30). Isso requer a remoção do material de obturação anterior e de qualquer outro material colocado para fins de restauração. A correção de quaisquer erros de procedimento também pode ser necessária, se possível. Todos os materiais devem ser

Tabela 17.10 OHIP-14 e instrumento *Oral Health Impact Profile* modificado (OHIP-17).

OHIP-#	Item Pergunta
OHIP-1	Você teve dificuldade para pronunciar palavras por conta dos dentes e da boca?
OHIP-2	Você sentiu que seu paladar piorou por conta dos dentes ou da boca?
OHIP-3	Você teve dores na boca?
OHIP-4	Você achou desconfortável comer algum alimento por conta dos dentes ou da boca?
OHIP-5*	Você teve que alterar a temperatura dos alimentos que ingere por conta dos dentes ou da boca?
OHIP-6	Você fica envergonhado por conta dos dentes ou da boca?
OHIP-7	Você tem se sentido tenso por conta dos dentes ou da boca?
OHIP-8	A sua dieta tem sido insatisfatória em razão dos dentes ou da boca?
OHIP-9	Você teve que interromper refeições por conta dos dentes ou da boca?
OHIP-10	Você achou difícil relaxar por conta dos dentes ou da boca?
OHIP-11*	Você tem dificuldade para adormecer por conta dos dentes ou da boca?
OHIP-12*	Você já foi acordado por problemas nos dentes ou na boca?
OHIP-13	Você já ficou constrangido por conta dos dentes ou da boca?
OHIP-14	Você tem se irritado com outras pessoas por conta dos dentes ou da boca?
OHIP-15	Você teve dificuldade em realizar suas tarefas normais por conta de problemas com os dentes ou com a boca?
OHIP-16	Você sentiu que a vida em geral era menos satisfatória por conta dos dentes ou da boca?
OHIP-17	Você está totalmente incapacitado de realizar alguma função por conta dos dentes ou da boca?

O OHIP-14 contém todos os itens, exceto aqueles com um asterisco (*).
OHIP, *Oral Health Impact Profile*.
De Dugas NN, Lawrence HP, Teplitsky P, Friedman S: Quality of life and satisfaction outcomes of endodontic treatment, *J Endod* 28:819-827, 2002.

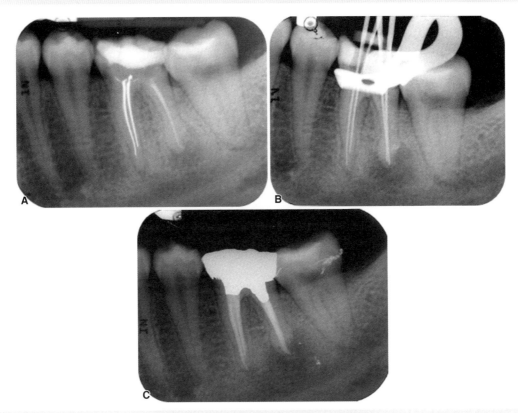

Figura 17.30 Dente com tratamento de canal radicular tecnicamente deficiente (**A**); tendo sido submetido a retratamento (**B** e **C**) do canal radicular.

removidos por completo para garantir a aplicação de agentes antibacterianos em todas as superfícies da dentina do canal radicular (ver Figura 17.30). As taxas de cicatrização periapical de retratamento do canal radicular são geralmente percebidas como mais baixas em comparação com o tratamento primário pelas seguintes razões:

- Acesso obstruído à infecção apical
- Microbiota potencialmente mais resistente.

Os resultados de uma série de estudos mostram que a taxa média ponderada de sucesso do retratamento não cirúrgico do canal radicular é de 66% (Figuras 17.31 e 17.32), o que é cerca de 6% menor que no caso do tratamento primário em dentes com periodontite apical.[148,150] No entanto, também foi demonstrado que a taxa de sobrevivência de dentes submetidos ao retratamento não cirúrgico do canal radicular pode ser semelhante ao do tratamento primário do canal radicular.[151]

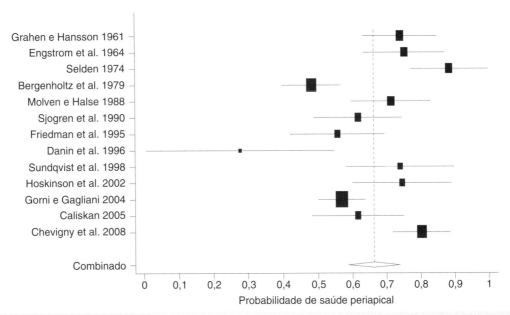

Figura 17.31 *Florest plot* mostrando a probabilidade agrupada e individual de estudo de cicatrização periapical completa após retratamento do canal radicular.

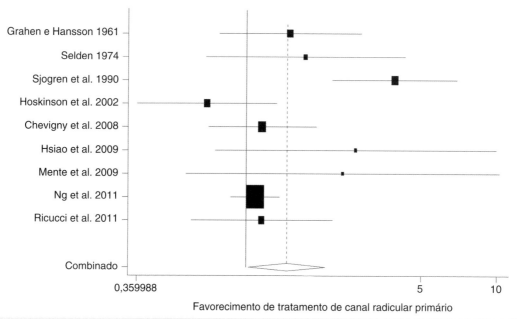

Figura 17.32 *Florest plot* mostrando a média e o estudo individual da média de saúde periapical para dentes com radiolucência periapical pré-operatória em tratamento de canal radicular primário *versus* retratamento de canal radicular (OR agrupada = 1,5; IC 95%: 1,0, 2,1).

Os fatores que afetam os resultados da saúde periapical e a sobrevivência do dente após o retratamento do canal radicular são idênticos àqueles que afetam o tratamento do canal radicular primário. Dos fatores prognósticos potenciais exclusivos para casos de retratamento, o mais significativo que influencia o resultado do tratamento é a capacidade de remover ou contornar o material de obturação preexistente ou instrumentos separados durante o retratamento. Isso é compreensível porque teria um impacto direto na capacidade de conseguir a permeabilidade e a desinfecção do canal na extremidade apical.[150]

Resultado do retratamento cirúrgico

FATORES QUE AFETAM A SAÚDE PERIAPICAL OU A CICATRIZAÇÃO APÓS CIRURGIA PERIAPICAL E PREENCHIMENTO RADICULAR

Há uma série de revisões sistemáticas publicadas sobre os fatores prognósticos para cirurgia periapical com preenchimento apical.[45,47,48,155,204,205,239–241,250] As principais limitações desses dados agrupados incluem a duração variável de tempo para avaliar o sucesso após o tratamento, bem como os critérios radiográficos usados para avaliar a cicatrização. Metanálise não publicada[130] de dados dos estudos listados na Tabela 17.11 revela que a probabilidade combinada ponderada de sucesso da cirurgia periapical com restaurações retrógradas, com base na cicatrização radiográfica completa, é de 67,5% (IC 95%: 62,9%, 72,0%) (Figura 17.33). A tendência mostra taxas de sucesso mais altas relatadas em estudos mais recentes. Essa observação é consistente com a taxa de sucesso agrupada muito mais alta de 92% (IC 95%: 86%, 95%) revelada na metanálise de resultados prospectivos de tratamentos endodônticos cirúrgicos realizados por uma técnica "moderna" (usando magnificação, ressecção da extremidade da raiz com mínimo ou nenhum bisel, preparação da cavidade retrógrada com pontas ultrassônicas e materiais retrógrados modernos de obturação do canal radicular).[240,241] Em congruência com esses achados, Setzer et al. relataram que a taxa de sucesso combinada do tratamento usando uma abordagem microcirúrgica (94%; IC 95%: 89%, 98%) foi mais favorável que a cirurgia de raiz tradicional (59%; IC 95%: 55%, 63%).[205] No entanto, os estudos incluídos neste último, a metanálise diferiu no desenho, na seleção de casos, na duração após o tratamento e no fornecimento de tratamento não cirúrgico pré-operatório, o que pode influenciar a maior taxa de sucesso do tratamento contemporâneo.

A metanálise não publicada[130] estratificada pela duração após o tratamento revela que a probabilidade combinada de sucesso com base na cicatrização completa atingiu um patamar após 2 anos de pós-operatório, sendo 51% (IC 95%: 42%, 60%) após 6 meses, 68% (95% IC: 63%, 73%) após 12 meses, 76% (IC 95%: 67%, 84%) após 24 meses, 74% (IC 95%: 52%, 95%) após 48 meses e 74% (IC de 95%: 66%, 82%) após mais de 48 meses. Portanto, é aconselhável o acompanhamento dos casos que foram submetidos à cirurgia periapical por um período mínimo de 2 até 4 anos, conforme sugerido nas diretrizes de qualidade.[61]

Os fatores que têm maior impacto no resultado da cirurgia periapical com cavidades retrógradas e restaurações em dentes com radiolucências periapicais pré-operatórias reveladas na (ainda) não publicada metanálise[130] de estudos listados na Tabela 17.11 são as seguintes:

- Lesão periapical pequena (≤ 5 mm) *versus* grande (> 5 mm) (*risk ratio* = 1,2; IC 95%: 1,1, 1,3)
- Lesão periapical envolvendo uma *versus* ambas as placas corticais (*risk ratio* = 1,2; IC 95%: 1,0, 1,5)
- Ausência *versus* presença de cirurgia anterior (*risk ratio* = 1,2; IC 95%: 1,1, 1,3)
- Com ampliação *versus* sem ampliação durante a cirurgia (*risk ratio* = 1,5; IC 95%: 1,3, 1,8)
- Ressecção da extremidade da raiz com bisel mínimo *versus* óbvio (*risk ratio* = 1,3; IC 95%: 1,2, 1,4)
- Uso de ponta ultrassônica *versus* broca para preparação de retrocavidade (*risk ratio* = 1,3; IC 95%: 1,2, 1,4)
- Uso de material de retropreenchimento com cimento de agregado de trióxido mineral (MTA), cimento de superácido etoxibenzoico (EBA) ou material restaurador intermediário (IRM)

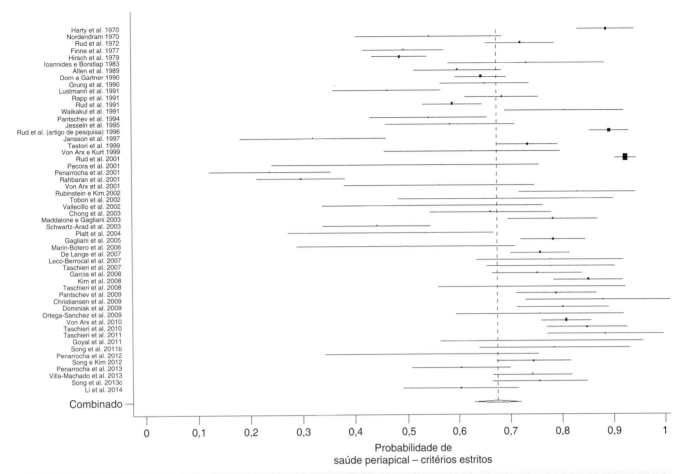

Figura 17.33 *Florest plot* mostrando a probabilidade do estudo individual e agrupada de cicatrização periapical completa após cirurgia apical.

versus amálgama; o uso de MTA resultou em semelhança ao SuperEBA (*risk ratio* = 1,0; IC 95%: 0,99, 1,1) ou IRM (*risk ratio* = 1,1; IC 95%: 0,98, 1,1); SuperEBA e IRM foram associados a chances significativamente maiores de sucesso que o amálgama (*risk ratio* = 1,2; IC 95%: 1,1, 1,3) como o material de retropreenchimento.

A presença pré-operatória de sinais ou sintomas (*risk ratio* = 1,2; IC 95%: 1,1, 1,3),[249] estado periodontal (*risk ratio* = 2,1; IC 95%: 1,1, 3,8),[222] e qualidade da restauração coronária (*risk ratio* = 1,6; IC 95%: 1,2, 2,1)[249] também foram revelados como fatores prognósticos significativos por estudos individuais.

Os seguintes fatores têm efeito mínimo no retratamento cirúrgico:[43]

- Idade do paciente
- Sexo do paciente
- Saúde geral do paciente
- Tipo de dente
- Qualidade da obturação do canal radicular preexistente, conforme julgado radiograficamente
- Diagnóstico histológico da lesão periapical biopsiada (cisto ou granuloma).

O uso de membrana para a regeneração tecidual periodontal guiada ou material de enxerto tem sido defendido para casos com defeitos contínuos (placas corticais bucais e palatinas ausentes), mas há relatos conflitantes quanto aos seus benefícios.[53,162,170,232–234,237,249] A metanálise não publicada[130] desses estudos não revelou influência significativa de tais abordagens no resultado da cicatrização periapical.

FATORES QUE AFETAM A CICATRIZAÇÃO DE FERIDAS INCISIONAIS PERIODONTAIS

O nível de inserção periodontal após a cirurgia periapical é medida de resultado físico adicional em comparação com o tratamento de canal radicular não cirúrgico. Estudos compararam o efeito de diferentes técnicas de incisão de tecidos moles (p. ex., intrassulcular com ou sem envolvimento de papila interproximal, submarginal, papila-base).[106,245–247] Como esperado, todos concluíram que uma recessão marginal insignificante poderia ser alcançada adotando um desenho de retalho que evitava o reflexo da papila interproximal.

A melhora nos resultados da cirurgia periapical foi atribuída a técnicas cirúrgicas modernas mais maior consciência biológica dos clínicos.[205,250] Além disso, e talvez ainda mais importante, a seleção de casos pode ser mais crítica na exclusão de potenciais falhas, inferindo que o prognóstico pode ter melhorado.

FATORES QUE AFETAM A SOBREVIVÊNCIA DO DENTE APÓS CIRURGIA PERIAPICAL E PREENCHIMENTO RADICULAR

Ao contrário do tratamento de canal radicular não cirúrgico, a medida do resultado da sobrevivência do dente só havia sido adotada por um estudo[253] em casos cirúrgicos até o momento. O tempo mediano de sobrevida relatado para a primeira cirurgia foi de 92,1 meses (IC 95%: 40,9, 143,4) e para a cirurgia refeita

Tabela 17.11 Estudos investigando cicatrização periapical após cirurgia apical.

Autor	Design	Exames	Tipo de radiografia	Critérios radiográficos para sucesso	Pacientes	Dentes	Raízes	Duração após tratamento (meses)
Harty et al., 1970	Retrospectivo	C & R	Pa	Outro		169		6 a 60
Nordendram, 1970	Prospectivo	C & R	Pa	Rud et al., 1972	66	66		6 a 24
Rud et al., 1972	Prospectivo	R	Pa	Rud et al., 1972		237		12 a 180
Finne et al., 1977	Prospectivo	C & R	Pa	Persson, 1973	156	218		36
Hirsch et al., 1979	Prospectivo	C & R	Pa	Rud et al., 1972	467	467		6 a 36
Ioannides e Borstlap, 1983	Retrospectivo	C & R	Pa	Outro	50	50	45	6 a 60
Allen et al., 1989	Retrospectivo	C & R	Pa	Rud et al., 1972		175		12 a 60
Amagasa et al., 1989	Prospectivo	C & R	Pa	Outro	42	64		12 a 90
Dorn e Gartner, 1990	Retrospectivo	R	Pa	Outro		488		6 a 120
Grung et al., 1990	Prospectivo	C & R	Pa	Rud et al., 1972		161		12 a 96
Lustmann et al., 1991	Retrospectivo	C & R	Pa	Rud et al., 1972			123	6 a 96
Rapp et al., 1991	Retrospectivo	R	Pa	Rud et al., 1972	331	226		6 a 24
Rud et al., 1991	Retrospectivo	C & R	Pa	Rud et al., 1972	338	338		12
Waikakul et al., 1991	Prospectivo	C & R	Pa	Outro	34	62		6 a 24
Pantschev et al., 1994	Prospectivo	C & R	Pa	Persson, 1973	79	103		36
Jesselen et al., 1995	Prospectivo	C & R	Pa	Outro	67	82		12 a 60
Rud et al., 1996	Prospectivo	R	Pa	Rud et al., 1972			347	12 a 48
Sumi et al., 1996	Retrospectivo	C & R	Pa	Outro	86	157		6 a 36
Jansson et al., 1997	Retrospectivo	C & R	Pa	Outro	59	59		11 a 16
Testori et al., 1999	Retrospectivo	R	Pa	Rud et al., 1972	130	181	302	12 a 72
Von Arx e Kurt, 1999	Prospectivo	C & R	Pa	Von Arx e Kurt, 1999	38	43		12
Zuolo et al., 2000	Prospectivo	C & R	Pa	Molven et al., 1987	106	102		12 a 48
Pecora et al., 2001	RCT	R	Pa	Rud et al., 1972	20	20		6
Penarrocha et al., 2001	Retrospectivo	R	Pa	Von Arx e Kurt, 1999	30	31	71	12
Rahbaran et al., 2001	Retrospectivo	C & R	Pa	Outro	154	154		48 a 108
Rud et al., 2001	Prospectivo	C & R	Pa	Rud et al., 1972		520	834	6 a 150
Von Arx et al., 2001	Prospectivo	C & R	Pa	Outro	24	25	39	12
Jensen et al., 2002	RCT	C & R	Pa	Rud et al., 1972	122			
Rubinstein e Kim, 2002	Prospectivo	C & R	Pa	Rud et al., 1972	52	59	59	68
Tobon et al., 2002	RCT	R	Pa	Rud et al., 1972	25	26		12
Vallecillo et al., 2002	Prospectivo	R	Pa	Outro	29	29		12
Chong et al., 2003	RCT	C & R	Pa	Molven et al., 1987	86	86		12 a 24
Maddalone e Gagliani, 2003	Prospectivo	C & R	Pa	Molven et al., 1987	79	120		3 a 36
Schwartz-Arad et al., 2003	Prospectivo	R	Pa	Outro	101	122		6 a 45
Platt et al., 2004	RCT	C & R	Pa	Molven et al., 1987	28	34		12
Gagliani et al., 2005	Prospectivo	C & R	Pa	Rud et al., 1972	164	168	231	60
Lindeboom et al., 2005	RCT	C & R	Pa	Rud et al., 1972	100	100		12
Marti-Bowen et al., 2005	Retrospectivo	C & R	DPT	Von Arx e Kurt, 1999	52	71	95	6 a 12
Taschieri et al., 2005	Prospectivo	C & R	Pa	Rud et al., 1972	32	46		12
Taschieri et al., 2007	Prospectivo	C & R	Pa	Molven et al., 1987	28	28		12
Tsesis et al., 2006	Retrospectivo	C & R	Pa	Rud et al., 1972	71	88		6 a 48
Marin-Botero et al., 2006	RCT	C & R	Pa	Rud et al., 1972	30	30		12
Taschieri et al., 2006	RCT	C & R	Pa	Molven et al., 1987	53	71		12
De Lange et al., 2007	RCT	C & R	Pa	Rud et al., 1972	290	290		12
Leco Berrocal et al., 2007	Prospectivo	R	Pa e DPT	Outro	45	45		6 a 24
Penarrocha et al., 2007	Prospectivo	C & R	Pa	Von Arx e Kurt, 1999	235	333	384	6 a 144
Taschieri et al., 2007a	Prospectivo	C & R	Pa	Molven et al., 1987	17	27		12
Taschieri et al., 2007b	Prospectivo	C & R	Pa	Molven et al., 1987	41	59		12
Von Arx et al., 2007	Prospectivo	C & R	Pa	Rud et al., 1972	200	177		12
Walivaara et al., 2007	Prospectivo	C & R	Pa	Rud et al., 1972	54	55		12
Garcia et al., 2008	Prospectivo	C & R	DPT	Von Arx e Kurt, 1999	92	106	129	6 a 12
Kim et al., 2008	Prospectivo	C & R	Pa	Molven et al., 1987		148		24
Penarrocha et al., 2008	Prospectivo	C & R	DPT	Von Arx e Kurt, 1999	278	278		12

(continua)

Tabela 17.11 Estudos investigando cicatrização periapical após cirurgia apical. *(Continuação)*

Autor	Design	Exames	Tipo de radiografia	Critérios radiográficos para sucesso	Pacientes	Dentes	Raízes	Duração após tratamento (meses)
Taschieri et al., 2008b	Prospectivo	C & R	Pa	Molven et al., 1987	27	31		12
Taschieri et al., 2008a	RCT	C & R	Pa	Molven et al., 1987	61	100		25
Christiansen et al., 2009	RCT	C & R	Pa	Molven et al., 1987		25		12
Dominiak et al., 2009	Retrospectivo	C & R	Pa	Outro	106	106		12
Ortega-Sanchez et al., 2009	Retrospectivo	C & R	DPT	Von Arx e Kurt, 1999	30	30	37	
Pantschev et al., 2009	Retrospectivo	C & R	Pa	Outro		147		12
Waalivaara et al., 2009	RCT	C & R	Pa	Molven et al., 1987	131	147		12
Barone et al., 2010	Prospectivo	C & R	Pa	PAI		129		48 a 120
Garcia-Mira et al., 2010	Retrospectivo	C & R	DPT	Von Arx e Kurt, 1999	75	87		12
Taschieri et al., 2010	Retrospectivo	C & R	Pa	Molven et al., 1987	76	112		48
Von Arx et al., 2010	Prospectivo	C & R	Pa	Rud et al., 1972		339		12
Goyal et al., 2011	RCT	C & R	Pa	Rud et al., 1972	25	25		12
Penarrocha et al., 2011	Retrospectivo	C & R	DPT	Von Arx e Kurt, 1999	150	178	178	12
Song et al., 2011a	Retrospectivo	C & R	Pa	Molven et al., 1987		441		3 a 12
Song et al., 2011b	Prospectivo	C & R	Pa	Molven et al., 1987	42	42		12
Taschieri et al., 2011	Retrospectivo	C & R	Pa	Molven et al., 1987	33	43		12 a 48
Waalivaara et al., 2011	RCT	C & R	Pa	Molven et al., 1987	153	194		12 a 21
Penarrocha et al., 2012	Prospectivo	C & R	DPT	Von Arx e Kurt, 1999	23	31		12 a 19
Song e Kim, 2012	RCT	C & R	Pa	Molven et al., 1987	192	192		12
Von Arx et al., 2012	Prospectivo	C & R	Pa	Rud et al., 1972		170		12 a 60
Kreisler et al., 2013	Prospectivo	C & R	Pa	Rud et al., 1972	255	281		6 a 12
Penarrocha et al., 2013	Retrospectivo	C & R	Pa e DPT	Von Arx e Kurt, 1999	96	139		6 a 12
Song et al., 2013a	Prospectivo	C & R	Pa	Molven et al., 1987		344		12 a 120
Song et al., 2013b	Prospectivo	C & R	Pa	Molven et al., 1987		135		12
Song et al., 2014	Retrospectivo	C & R	Pa	Rud et al., 1972		115		12 a 96
Taschieri et al., 2013	Retrospectivo	C & R	Pa	Molven et al., 1987		86		6 a 12
Villa-Machado et al., 2013	Retrospectivo	C & R	Pa	PAI	154	171		12 a 192
Li et al., 2014	Retrospectivo	C & R	Pa	Molven et al., 1987	82	101		48

C, clínico; DPT (*dental pantomogram*), pantomografia dentária; Pa, periapical; PAI (*periapical index*), índice periapical; R, radiográfico; RCT (*randomized controlled trial*), estudo clínico randomizado.

foi de 39,1 meses (IC 95%: 6,1, 72,1).[253] Os eventos de falha, no entanto, incluíram extração de dente e sinais clínicos e radiográficos de doença periapical após o tratamento.

IMPACTO DA CIRURGIA PERIAPICAL NA QUALIDADE DE VIDA

O impacto da cirurgia periapical na qualidade de vida do paciente só foi avaliado por meio de um questionário que inclui três domínios: função física (mastigar, falar, dormir, rotina diária e trabalho), dor física e outros sintomas físicos (inchaço, sangramento, náuseas, mau gosto/hálito).[49] Concluiu-se que o desenho do retalho de incisão na base da papila resultou em menor impacto na dor física e em outros sintomas na primeira semana de pós-operatório. O impacto na dor física também foi explorado por dois outros estudos;[35,36] ambos relataram que a dor pós-operatória foi de duração relativamente curta, com o pico de intensidade em 3 a 5 horas no pós-operatório e diminuindo progressivamente com o tempo, sem fatores de influência significativos identificados.

Considerações finais

Os procedimentos utilizados para manter a vitalidade pulpar e para prevenção e tratamento da doença periapical são capazes de alcançar excelentes resultados. Os dados do resultado e os fatores prognósticos potenciais devem ser considerados durante a avaliação e o planejamento das opções de tratamento. Apesar de os fatores prognósticos mais importantes estarem além do controle dos profissionais, os resultados ideais para casos individuais ainda podem ser alcançados realizando o procedimento de acordo com os padrões das diretrizes. A partir de uma perspectiva financeira e de saúde, o tratamento de canal radicular convencional é um tratamento altamente econômico como uma intervenção de primeira linha para estender a vida do dente com uma lesão periapical pré-operatória.[103,171] Se um tratamento de canal radicular posteriormente falhar, retratamentos não cirúrgicos e cirúrgicos também são mais rentáveis do que a substituição por uma prótese.[103,171] Em última análise, todas as fontes de evidência devem ser avaliadas para influências tendenciosas com base nas culturas locais, experiência, predileção por tratamento e fontes de financiamento.

Referências bibliográficas

1. Aguilar P, Linsuwanont P: Vital pulp therapy in vital permanent teeth with cariously exposed pulp: a systematic review, *J Endod* 37:581, 2011.
2. Akpata ES: Effect of endodontic procedures on the population of viable microorganisms in the infected root canal, *J Endod* 2:369, 1976.
3. Alley BS, Kitchens GG, Alley LW, et al: A comparison of survival of teeth following endodontic treatment performed by general dentists or by specialists, *Oral Surg Oral Med Oral Pathol Oral Radiol Endod* 98:115, 2004.
4. Allison DA, Weber CR, Walton RE: The influence of the method of canal preparation on the quality of apical and coronal obturation, *J Endod* 5:298, 1979.
5. Arai Y, Honda K, Iwai K, et al: Practical model "3DX" of limited cone-beam X-ray CT for dental use, *Comput Assist Radiol Surg* 1230:671, 2001.
6. Asgary S, Ehsani S: Permanent molar pulpotomy with a new endodontic cement: a case series, *J Conserv Dent* 12:31, 2009.
7. Auerbach M: Antibiotics vs. instrumentation in endodontics, *N Y State Dent J* 19:225, 1953.
8. Augsburger RA, Peters DD: Radiographic evaluation of extruded obturation materials, *J Endod* 16:492, 1990.
9. Bader JD, Shugars DA: Variation, treatment outcomes, and practice guidelines in dental practice, *J Dent Educ* 59:61, 1995.
10. Baratieri LN, Monteiro S Jr, Caldeira de Andrada MA: Pulp curettage: surgical technique, *Quintessence Int* 20:285, 1989.
11. Barrieshi-Nusair KM, Qudeimat MA: A prospective clinical study of mineral trioxide aggregate for partial pulpotomy in cariously exposed permanent teeth, *J Endod* 32:731, 2006.
12. Barthel CR, Rosenkranz B, Leuenberg A, et al: Pulp capping of carious exposures: treatment outcome after 5 and 10 years: a retrospective study, *J Endod* 26:525, 2000.
13. Basrani B, Tjaderhane L, Santos JM, et al: Efficacy of chlorhexidine- and calcium hydroxide-containing medicaments against Enterococcus faecalis in vitro, *Oral Surg Oral Med Oral Pathol Oral Radiol Endod* 96:618, 2003.
14. Basrani BR, Manek S, Sodhi RN, et al: Interaction between sodium hypochlorite and chlorhexidine gluconate, *J Endod* 33:966, 2007.
15. Baugh D, Wallace J: The role of apical instrumentation in root canal treatment: a review of the literature, *J Endod* 31:333, 2005.
16. Bence R, Madonia JV, Weine FS, et al: A microbiologic evaluation of endodontic instrumentation in pulpless teeth, *Oral Surg Oral Med Oral Pathol* 35:676, 1973.
17. Bender IB, Seltzer S, Soltanof W: Endodontic success: a reappraisal of criteria, 1, *Oral Surg Oral Med Oral Pathol Oral Radiol Endod* 22:780, 1966.
18. Bender IB, Seltzer S, Soltanof W: Endodontic success: a reappraisal of criteria, 2, *Oral Surg Oral Med Oral Pathol Oral Radiol Endod* 22:790, 1966.
19. Bjorndal L, Reit C, Bruun G, et al: Treatment of deep caries lesions in adults: randomized clinical trials comparing stepwise vs. direct complete excavation, and direct pulp capping vs. partial pulpotomy, *Eur J Oral Sci* 118:290, 2010.
20. Bjorndal L, Thylstrup A: A practice-based study on stepwise excavation of deep carious lesions in permanent teeth: a 1-year follow-up study, *Community Dent Oral Epidemiol* 26:122, 1998.
21. Bogen G, Kim JS, Bakland LK: Direct pulp capping with mineral trioxide aggregate: an observational study, *J Am Dent Assoc* 139:305; quiz 305, 2008.
22. Boggia R: A single-visit treatment of septic root canals using periapically extruded endomethasone, *Br Dent J* 155:300, 1983.
23. Buchbinder M, Wald A: An improved method of culturing root canals, *J Am Dent Assoc* 26:1697, 1939.
24. Bui TB, Baumgartner JC, Mitchell JC: Evaluation of the interaction between sodium hypochlorite and chlorhexidine gluconate and its effect on root dentin, *J Endod* 34:181, 2008.
25. Byström A: *Evaluation of endodontic treatment of teeth with apical periodontitis*, Sweden, 1986, University of Umeå.
26. Bystrom A, Claesson R, Sundqvist G: The antibacterial effect of camphorated paramonochlorophenol, camphorated phenol and calcium hydroxide in the treatment of infected root canals, *Endod Dent Traumatol* 1:170, 1985.
27. Bystrom A, Sundqvist G: Bacteriologic evaluation of the efficacy of mechanical root canal instrumentation in endodontic therapy, *Scand J Dent Res* 89:321, 1981.
28. Bystrom A, Sundqvist G: Bacteriologic evaluation of the effect of 0.5 percent sodium hypochlorite in endodontic therapy, *Oral Surg Oral Med Oral Pathol* 55:307, 1983.
29. Bystrom A, Sundqvist G: The antibacterial action of sodium hypochlorite and EDTA in 60 cases of endodontic therapy, *Int Endod J* 18:35, 1985.
30. Caliskan MK: Success of pulpotomy in the management of hyperplastic pulpitis, *Int Endod J* 26:142, 1993.
31. Caliskan MK: Pulpotomy of carious vital teeth with periapical involvement, *Int Endod J* 28:172, 1995.
32. Camps J, Pommel L, Bukiet F: Evaluation of periapical lesion healing by correction of gray values, *J Endod* 30:762, 2004.
33. Card SJ, Sigurdsson A, Orstavik D, et al: The effectiveness of increased apical enlargement in reducing intracanal bacteria, *J Endod* 28:779, 2002.
34. Chambers D: Outcomes-based practice: how outcomes-based practices get better, *Dental Economics* 3:34, 2001.
35. Chong BS, Pitt Ford TR: Postoperative pain after root-end resection and filling, *Oral Surg Oral Med Oral Pathol Oral Radiol Endod* 100:762, 2005.
36. Christiansen R, Kirkevang LL, Horsted-Bindslev P, et al: Patient discomfort following periapical surgery, *Oral Surg Oral Med Oral Pathol Oral Radiol Endod* 105:245, 2008.
37. Chu FC, Leung WK, Tsang PC, et al: Identification of cultivable microorganisms from root canals with apical periodontitis following two-visit endodontic treatment with antibiotics/steroid or calcium hydroxide dressings, *J Endod* 32:17, 2006.
38. Chugal NM, Clive JM, Spangberg LS: Endodontic treatment outcome: effect of the permanent restoration, *Oral Surg Oral Med Oral Pathol Oral Radiol Endod* 104:576, 2007.
39. Colman I, Friedman BW, Brown MD, et al: Parenteral dexamethasone for acute severe migraine headache: meta-analysis of randomised controlled trials for preventing recurrence, *BMJ* 336:13591, 2008.
40. Cvek M: A clinical report on partial pulpotomy and capping with calcium hydroxide in permanent incisors with complicated crown fracture, *J Endod* 4:232, 1978.
41. Cvek M, Hollender L, Nord CE: Treatment of non-vital permanent incisors with calcium hydroxide. VI. A clinical, microbiological and radiological evaluation of treatment in one sitting of teeth with mature or immature root, *Odontol Revy* 27:93, 1976.
42. Dalton BC, Orstavik D, Phillips C, et al: Bacterial reduction with nickel-titanium rotary instrumentation, *J Endod* 24:763, 1998.
43. de Chevigny C, Dao TT, Basrani BR, et al: Treatment outcome in endodontics: the Toronto study–phase 4: initial treatment, *J Endod* 34:258, 2008.
44. de Paula-Silva FW, Wu MK, Leonardo MR, et al: Accuracy of periapical radiography and cone-beam computed tomography scans in diagnosing apical periodontitis using histopathological findings as a gold standard, *J Endod* 35:10092, 2009.
45. Del Fabbro M, Taschieri S: Endodontic therapy using magnification devices: a systematic review, *J Dent* 38:269, 2010.
46. Del Fabbro M, Taschieri S, Lodi G, et al: Magnification devices for endodontic therapy, *Cochrane Database Syst Rev* CD005969, 2009.
47. Del Fabbro M, Taschieri S, Lodi G, et al: Magnification devices for endodontic therapy, *Cochrane Database Syst Rev* CD005969, 2009.
48. Del Fabbro M, Taschieri S, Testori T, et al: Surgical versus non-surgical endodontic retreatment for periradicular lesions, *Cochrane Database Syst Rev* CD005511, 2007.
49. Del Fabbro M, Taschieri S, Weinstein R: Quality of life after microscopic periradicular surgery using two different incision techniques: a randomized clinical study, *Int Endod J* 42:360, 2009.
50. Delano EO, Tyndall D, Ludlow JB, et al: Quantitative radiographic follow-up of apical surgery: a radiometric and histologic correlation, *J Endod* 24:420, 1998.
51. DePalma MJ, Slipman CW: Evidence-informed management of chronic low back pain with epidural steroid injections, *Spine J* 8:45, 2008.
52. DeRosa TA: A retrospective evaluation of pulpotomy as an alternative to extraction, *Gen Dent* 54:37, 2006.
53. Dominiak M, Lysiak-Drwal K, Gedrange T, et al: Efficacy of healing process of bone defects after apicectomy: results after 6 and 12 months, *J Physiol Pharmacol* 60(Suppl 8):51, 2009.
54. Doyle SL, Hodges JS, Pesun IJ, et al: Retrospective cross sectional comparison of initial nonsurgical endodontic treatment and single-tooth implants, *J Endod* 32:822, 2006.

55. Dugas NN, Lawrence HP, Teplitsky P, et al: Quality of life and satisfaction outcomes of endodontic treatment, *J Endod* 28:819, 2002.
56. Eakle WS, Maxwell EH, Braly BV: Fractures of posterior teeth in adults, *J Am Dent Assoc* 112:215, 1986.
57. Edwards JL, Vincent AM, Cheng HT, et al: Diabetic neuropathy: mechanisms to management, *Pharmacol Ther* 120:1, 2008.
58. El-Meligy OA, Avery DR: Comparison of mineral trioxide aggregate and calcium hydroxide as pulpotomy agents in young permanent teeth (apexogenesis), *Pediatr Dent* 28:399, 2006.
59. American Association of Endodontists: *Evolution of the root canal* www.aae.org/uploadedfiles/news_room/press_releases/rcawendodontictimeline.pdf. Accessed June 2015.
60. Engström B: The significance of enterococci in root canal treatment, *Odontol Revy* 15:87, 1964.
61. European Society of Endodontology: Quality guidelines for endodontic treatment: consensus report of the European Society of Endodontology, *Int Endod J* 39:921, 2006.
62. European Society of Endodontology, Patel S, Durack C, et al: European Society of Endodontology position statement: the use of CBCT in endodontics, *Int Endod J* 47:502, 2014.
63. Fabricius L, Dahlen G, Sundqvist G, et al: Influence of residual bacteria on periapical tissue healing after chemomechanical treatment and root filling of experimentally infected monkey teeth, *Eur J Oral Sci* 114:278, 2006.
64. Farsi N, Alamoudi N, Balto K, et al: Clinical assessment of mineral trioxide aggregate (MTA) as direct pulp capping in young permanent teeth, *J Clin Pediatr Dent* 31:72, 2006.
65. Fitzgerald M, Heys RJ: A clinical and histological evaluation of conservative pulpal therapy in human teeth, *Oper Dent* 16:101, 1991.
66. Ford TP: Frequency of radiological review in pulp studies, *Int Endod J* 41:931, 2008.
67. Fouad AF, Burleson J: The effect of diabetes mellitus on endodontic treatment outcome: data from an electronic patient record, *J Am Dent Assoc* 134:43; quiz 117, 2003.
68. Friedman S, Lost C, Zarrabian M, Trope M: Evaluation of success and failure after endodontic therapy using a glass ionomer cement sealer, *J Endod* 21:384, 1995.
69. Friedman S, Mor C: The success of endodontic therapy—healing and functionality, *J Calif Dent Assoc* 32:493, 2004.
70. Frostell G: Clinical significance of the root canal culture. In, *Transactions of Third International Conference of Endodontics*, 1963, pp 112–122.
71. Fuks AB, Gavra S, Chosack A: Long-term followup of traumatized incisors treated by partial pulpotomy, *Pediatr Dent* 15:334, 1993.
72. Gallien GS Jr, Schuman NJ: Local versus general anesthesia: a study of pulpal response in the treatment of cariously exposed teeth, *J Am Dent Assoc* 111:599, 1985.
73. Gatten DL, Riedy CA, Hong SK, et al: Quality of life of endodontically treated versus implant treated patients: a University-based qualitative research study, *J Endod* 37:903, 2011.
74. Genco RJ, Loe H: The role of systemic conditions and disorders in periodontal disease, *Periodontol 2000* 2:98, 1993.
75. Gesi A, Hakeberg M, Warfvinge J, et al: Incidence of periapical lesions and clinical symptoms after pulpectomy—a clinical and radiographic evaluation of 1- versus 2-session treatment, *Oral Surg Oral Med Oral Pathol Oral Radiol Endod* 101:379, 2006.
76. Goldfein J, Speirs C, Finkelman M, et al: Rubber dam use during post placement influences the success of root canal-treated teeth, *J Endod* 39:14814, 2013.
77. Gomes BP, Lilley JD, Drucker DB: Variations in the susceptibilities of components of the endodontic microflora to biomechanical procedures, *Int Endod J* 29:235, 1996.
78. Gomes BP, Souza SF, Ferraz CC, et al: Effectiveness of 2% chlorhexidine gel and calcium hydroxide against Enterococcus faecalis in bovine root dentine in vitro, *Int Endod J* 36:267, 2003.
79. Grahnen H, Krasse B: The effect of instrumentation and flushing of non-vital teeth in endodontic therapy, *Odontol Rev* 14:167, 1963.
80. Gratt BM, Sickles EA, Gould RG, et al: Xeroradiography of dental structures. IV. Image properties of a dedicated intraoral system, *Oral Surg Oral Med Oral Pathol* 50:572, 1980.
81. Gruythuysen RJ, van Strijp AJ, et al: Long-term survival of indirect pulp treatment performed in primary and permanent teeth with clinically diagnosed deep carious lesions, *J Endod* 36:14903, 2010.
82. Gulabivala K: *Species richness of gram-positive coccoid morphotypes isolated from untreated and treated root canals of teeth associated with periapical disease*, London, 2004, University of London.
83. Gulabivala K, Ng Y: Endodontology. In Wilson N, editor: *Clinical dental medicine 2020*, New Malden, Surrey, 2009, Quintessence, pp 147-182.
84. Gulabivala K, Ng YL, Gilbertson M, et al: The fluid mechanics of root canal irrigation, *Physiol Meas* 31:R49, 2010.
85. Gulabivala K, Patel B, Evans G, et al: Effects of mechanical and chemical procedures on root canal surfaces, *Endodontic Topics* 10:103, 2005.
86. Halse A, Molven O: Increased width of the apical periodontal membrane space in endodontically treated teeth may represent favourable healing, *Int Endod J* 37:552, 2004.
87. Hamasha AA, Hatiwsh A: Quality of life and satisfaction of patients after nonsurgical primary root canal treatment provided by undergraduate students, graduate students and endodontic specialists, *Int Endod J* 46:11319, 2013.
88. Haskell EW, Stanley HR, Chellemi J, et al: Direct pulp capping treatment: a long-term follow-up, *J Am Dent Assoc* 97:607, 1978.
89. Hayashi M, Fujitani M, Yamaki C, et al: Ways of enhancing pulp preservation by stepwise excavation—a systematic review, *J Dent* 39:95, 2011.
90. Hilton TJ, Ferracane JL, Mancl L: Northwest Practice-based Research Collaborative in Evidence-based Dentistry (NWP): Comparison of CaOH with MTA for direct pulp capping: a PBRN randomized clinical trial, *J Dent Res* 92:16SS, 2013.
91. Holroyd J, Gulson A: *The radiation protection implications of the use of cone beam computed tomography (CBCT) in dentistry: what you need to know*, London, 2009, Health Protection Agency.
92. Horsted P, Sandergaard B, Thylstrup A, et al: A retrospective study of direct pulp capping with calcium hydroxide compounds, *Endod Dent Traumatol* 1:29, 1985.
93. Hoskinson SE, Ng YL, Hoskinson AE, et al: A retrospective comparison of outcome of root canal treatment using two different protocols, *Oral Surg Oral Med Oral Pathol Oral Radiol Endod* 93:705, 2002.
94. Hughes R: Focal infection revisited, *Rheumatology* 33:370, 1994.
95. Hülsmann M, Peters OA, Dummer PM: Mechanical preparation of root canals: shaping goals, techniques and means, *Endod Topics* 10:30, 2005.
96. Hunter W: The role of sepsis and antisepsis in medicine, *Lancet* 1:79, 1911.
97. Hunter W: Chronic sepsis as a cause of mental disorder, *Br J Psychiatr* 73:549, 1927.
98. Huumonen S, Lenander-Lumikari M, Sigurdsson A, et al: Healing of apical periodontitis after endodontic treatment: a comparison between a silicone-based and a zinc oxide-eugenol-based sealer, *Int Endod J* 36:296, 2003.
99. Ingle J, Zeldow B: An evaluation of mechanical instrumentation and the negative culture in endodontic therapy, *J Am Dent Assoc* 57:471, 1958.
100. Iqbal MK, Kim S: For teeth requiring endodontic treatment, what are the differences in outcomes of restored endodontically treated teeth compared to implant-supported restorations? *Int J Oral Maxillofac Implants* 22:96, 2006.
101. Kalichman L, Hunter DJ: Diagnosis and conservative management of degenerative lumbar spondylolisthesis, *Eur Spine J* 17:327, 2008.
102. Kerekes K, Tronstad L: Long-term results of endodontic treatment performed with a standardized technique, *J Endod* 5:83, 1979.
103. Kim SG, Solomon C: Cost-effectiveness of endodontic molar retreatment compared with fixed partial dentures and single-tooth implant alternatives, *J Endod* 37:321, 2011.
104. Koontongkaew S, Silapichit R, Thaweboon B: Clinical and laboratory assessments of camphorated monochlorophenol in endodontic therapy, *Oral Surg Oral Med Oral Pathol* 65:757, 1988.
105. Koppang HS, Koppang R, Stolen SO: Identification of common foreign material in postendodontic granulomas and cysts, *J Dent Assoc S Afr* 47:210, 1992.
106. Kreisler M, Gockel R, Schmidt I, et al: Clinical evaluation of a modified marginal sulcular incision technique in endodontic surgery, *Oral Surg Oral Med Oral Pathol Oral Radiol Endod* 108:e22, 2009.
107. Kuruvilla JR, Kamath MP: Antimicrobial activity of 2.5% sodium hypochlorite and 0.2% chlorhexidine gluconate separately and combined, as endodontic irrigants, *J Endod* 24:472, 1998.
108. Kvist T, Molander A, Dahlen G, et al: Microbiological evaluation of one- and two-visit endodontic treatment of teeth with apical periodontitis: a randomized, clinical trial, *J Endod* 30:572, 2004.

109. Lagouvardos P, Sourai P, Douvitsas G: Coronal fractures in posterior teeth, *Oper Dent* 14:28, 1989.
110. Lana MA, Ribeiro-Sobrinho AP, Stehling R, et al: Microorganisms isolated from root canals presenting necrotic pulp and their drug susceptibility in vitro, *Oral Microbiol Immunol* 16:100, 2001.
111. Lazarski MP, Walker WA III, Flores CM, et al: Epidemiological evaluation of the outcomes of nonsurgical root canal treatment in a large cohort of insured dental patients, *J Endod* 27:791, 2001.
112. Lee SJ, Wu MK, Wesselink PR: The efficacy of ultrasonic irrigation to remove artificially placed dentine debris from different-sized simulated plastic root canals, *Int Endod J* 37:607, 2004.
113. Leksell E, Ridell K, Cvek M, et al: Pulp exposure after stepwise versus direct complete excavation of deep carious lesions in young posterior permanent teeth, *Endod Dent Traumatol* 12:192, 1996.
114. Liang YH, Li G, Wesselink PR, et al: Endodontic outcome predictors identified with periapical radiographs and cone-beam computed tomography scans, *J Endod* 37:326, 2011.
115. Liu P, McGrath C, Cheung GS: Improvement in oral health-related quality of life after endodontic treatment: a prospective longitudinal study, *J Endod* 40:805, 2014.
116. Locker D: Concepts of health, disease and quality of life. In Slade GD, editor: *Measuring oral health and quality of life*, Chapel Hill, North Carolina, 1997, University of North Carolina, pp 11-23.
117. Loe H: Does chlorhexidine have a place in the prophylaxis of dental diseases? *J Periodontal Res Suppl* 12:93, 1973.
118. Lumley PJ, Lucarotti PS, Burke FJ: Ten-year outcome of root fillings in the General Dental Services in England and Wales, *Int Endod J* 41:577, 2008.
119. Mah JK, Danforth RA, Bumann A, et al: Radiation absorbed in maxillofacial imaging with a new dental computed tomography device, *Oral Surg Oral Med Oral Pathol Oral Radiol Endod* 96:508, 2003.
120. Maltz M: Does incomplete caries removal increase restoration failure? *J Dent Res* 90:541; author reply 542, 2011.
121. Maltz M, Garcia R, Jardim JJ, et al: Randomized trial of partial vs. stepwise caries removal: 3-year follow-up, *J Dent Res* 91:10261, 2012.
122. Maltz M, Henz SL, de Oliveira EF, et al: Conventional caries removal and sealed caries in permanent teeth: a microbiological evaluation, *J Dent* 40:776, 2012.
123. Marending M, Peters OA, Zehnder M: Factors affecting the outcome of orthograde root canal therapy in a general dentistry hospital practice, *Oral Surg Oral Med Oral Pathol Oral Radiol Endod* 99:119, 2005.
124. Markvart M, Dahlen G, Reit CE, et al: The antimicrobial effect of apical box versus apical cone preparation using iodine potassium iodide as root canal dressing: a pilot study, *Acta Odontol Scand* 71:786, 2013.
125. Mass E, Zilberman U: Clinical and radiographic evaluation of partial pulpotomy in carious exposure of permanent molars, *Pediatr Dent* 15:257, 1993.
126. Masterton JB: The healing of wounds of the dental pulp: an investigation of the nature of the scar tissue and of the phenomena leading to its formation, *Dent Pract Dent Rec* 16:325, 1966.
127. Matsumoto M, Goto T: Lateral force distribution in partial denture design, *J Dent Res* 49:359, 1970.
128. Matsuo T, Nakanishi T, Shimizu H, et al: A clinical study of direct pulp capping applied to carious-exposed pulps, *J Endod* 22:551, 1996.
129. McDonnell G, Russell AD: Antiseptics and disinfectants: activity, action, and resistance, *Clinical Microbiol Rev* 12:147, 1999.
130. Mehta D, Gulabivala K, Ng Y-L: Personal communication. Outcome of periapical surgery, unpublished manuscript, 2014.
131. Mejare I, Cvek M: Partial pulpotomy in young permanent teeth with deep carious lesions, *Endod Dent Traumatol* 9:238, 1993.
132. Mente J, Geletneky B, Ohle M, et al: Mineral trioxide aggregate or calcium hydroxide direct pulp capping: an analysis of the clinical treatment outcome, *J Endod* 36:806, 2010.
133. Miles JP, Gluskin AH, Chambers D, et al: Pulp capping with mineral trioxide aggregate (MTA): a retrospective analysis of carious pulp exposures treated by undergraduate dental students, *Oper Dent* 35:20, 2010.
134. Miller WD: An introduction to the study of the bacterio-pathology of the dental pulp, *The Dental Cosmos* 36:505-528, 1894.
135. Mindiola MJ, Mickel AK, Sami C, et al: Endodontic treatment in an American Indian population: a 10-year retrospective study, *J Endod* 32:828, 2006.
136. Miyashita H, Worthington HV, Qualtrough A, et al: Pulp management for caries in adults: maintaining pulp vitality (review), *Cochrane Database Syst Rev* 2007.
137. Molander A, Reit C, Dahlen G: Microbiological evaluation of clindamycin as a root canal dressing in teeth with apical periodontitis, *Int Endod J* 23:113, 1990.
138. Molander A, Reit C, Dahlen G: Microbiological root canal sampling: diffusion of a technology, *Int Endod J* 29:163, 1996.
139. Molander A, Reit C, Dahlen G: Reasons for dentists' acceptance or rejection of microbiological root canal sampling, *Int Endod J* 29:168, 1996.
140. Molven O, Halse A, Grung B: Observer strategy and the radiographic classification of healing after endodontic surgery, *Int J Oral Maxillofac Surg* 16:432, 1987.
141. Moore DL: Conservative treatment of teeth with vital pulps and periapical lesions: a preliminary report, *J Prosthet Dent* 18:476, 1967.
142. Morsani JM, Aminoshariae A, Han YW, et al: Genetic predisposition to persistent apical periodontitis, *J Endod* 37:455, 2011.
143. Morse F, Yates M: Follow up studies of root-filled teeth in relation to bacteriologic findings, *J Am Dent Assoc* 28:956, 1941.
144. Nagasiri R, Chitmongkolsuk S: Long-term survival of endodontically treated molars without crown coverage: a retrospective cohort study, *J Prosthet Dent* 93:164, 2005.
145. Nair PN: On the causes of persistent apical periodontitis: a review, *Int Endod J* 39:249, 2006.
146. Nair PN, Sjogren U, Krey G, et al: Therapy-resistant foreign body giant cell granuloma at the periapex of a root-filled human tooth, *J Endod* 16:589, 1990.
147. Nair PNR, Henry S, Cano V, et al: Microbial status of apical root canal system of human mandibular first molars with primary apical periodontitis after "one-visit" endodontic treatment, *Oral Surg Oral Med Oral Pathol Oral Radiol Endod* 99:231, 2005.
148. Ng YL, Mann V, Gulabivala K: Outcome of secondary root canal treatment: a systematic review of the literature, *Int Endod J* 41:10266, 2008.
149. Ng YL, Mann V, Gulabivala K: Tooth survival following non-surgical root canal treatment: a systematic review of the literature, *Int Endod J* 43:171, 2010.
150. Ng YL, Mann V, Gulabivala K: A prospective study of the factors affecting outcomes of nonsurgical root canal treatment: part 1: periapical health, *Int Endod J* 44:583, 2011.
151. Ng YL, Mann V, Gulabivala K: A prospective study of the factors affecting outcomes of non-surgical root canal treatment: part 2: tooth survival, *Int Endod J* 44:610, 2011.
152. Ng YL, Mann V, Rahbaran S, et al: Outcome of primary root canal treatment: systematic review of the literature. Part 1. Effects of study characteristics on probability of success, *Int Endod J* 40:921, 2007.
153. Ng YL, Mann V, Rahbaran S, et al: Outcome of primary root canal treatment: systematic review of the literature. Part 2. Influence of clinical factors, *Int Endod J* 41:6, 2008.
154. Nicholls E: The efficacy of cleansing of the root canal, *Br Dent J* 112:167, 1962.
155. Niederman R, Theodosopoulou JN: A systematic review of in vivo retrograde obturation materials, *Int Endod J* 36:577, 2003.
156. Orstavik D: Radiographic evaluation of apical periodontitis and endodontic treatment results: a computer approach, *Int Dent J* 41:89, 1991.
157. Orstavik D: Time-course and risk analyses of the development and healing of chronic apical periodontitis in man, *Int Endod J* 29:150, 1996.
158. Orstavik D, Farrants G, Wahl T, et al: Image analysis of endodontic radiographs: digital subtraction and quantitative densitometry, *Endod Dent Traumatol* 6:6, 1990.
159. Orstavik D, Horsted-Bindslev P: A comparison of endodontic treatment results at two dental schools, *Int Endod J* 26:348, 1993.
160. Orstavik D, Kerekes K, Eriksen HM: Clinical performance of three endodontic sealers, *Endod Dent Traumatol* 3:178, 1987.
161. Orstavik D, Kerekes K, Molven O: Effects of extensive apical reaming and calcium hydroxide dressing on bacterial infection during treatment of apical periodontitis: a pilot study, *Int Endod J* 24:1, 1991.
162. Pantchev A, Nohlert E, Tegelberg A: Endodontic surgery with and without inserts of bioactive glass PerioGlas: a clinical and radiographic follow-up, *Oral Maxillofac Surg* 13:21, 2009.

163. Paquette L, Legner M, Fillery ED, et al: Antibacterial efficacy of chlorhexidine gluconate intracanal medication in vivo, *J Endod* 33:788, 2007.
164. Parris J, Wilcox L, Walton R: Effectiveness of apical clearing: histological and radiographical evaluation, *J Endod* 20:219, 1994.
165. Patel S, Dawood A, Mannocci F, et al: Detection of periapical bone defects in human jaws using cone beam computed tomography and intraoral radiography, *Int Endod J* 42:507, 2009.
166. Patel S, Rhodes J: A practical guide to endodontic access cavity preparation in molar teeth, *Br Dent J* 203:133, 2007.
167. Patel S, Wilson R, Dawood A, et al: The detection of periapical pathosis using digital periapical radiography and cone beam computed tomography—part 2: a 1-year post-treatment follow-up, *Int Endod J* 45:711, 2012.
168. Peciuliene V, Balciuniene I, Eriksen HM, et al: Isolation of Enterococcus faecalis in previously root-filled canals in a Lithuanian population, *J Endod* 26:593, 2000.
169. Peciuliene V, Reynaud AH, Balciuniene I, et al: Isolation of yeasts and enteric bacteria in root-filled teeth with chronic apical periodontitis, *Int Endod J* 34:429, 2001.
170. Pecora G, De Leonardis D, Ibrahim N, et al: The use of calcium sulphate in the surgical treatment of a 'through and through' periradicular lesion, *Int Endod J* 34:189, 2001.
171. Pennington MW, Vernazza CR, Shackley P, et al: Evaluation of the cost-effectiveness of root canal treatment using conventional approaches versus replacement with an implant, *Int Endod J* 42:874, 2009.
172. Percinoto C, de Castro AM, Pinto LM: Clinical and radiographic evaluation of pulpotomies employing calcium hydroxide and trioxide mineral aggregate, *Gen Dent* 54:258, 2006.
173. Peters LB, van Winkelhoff AJ, Buijs JF, et al: Effects of instrumentation, irrigation and dressing with calcium hydroxide on infection in pulpless teeth with periapical bone lesions, *Int Endod J* 35:13, 2002.
174. Petersson A, Axelsson S, Davidson T, et al: Radiological diagnosis of periapical bone tissue lesions in endodontics: a systematic review, *Int Endod J* 45:783, 2012.
175. Pettiette MT, Delano EO, Trope M: Evaluation of success rate of endodontic treatment performed by students with stainless-steel K-files and nickel-titanium hand files, *J Endod* 27:124, 2001.
176. Polycarpou N, Ng YL, Canavan D, et al: Prevalence of persistent pain after endodontic treatment and factors affecting its occurrence in cases with complete radiographic healing, *Int Endod J* 38:169, 2005.
177. Qudeimat MA, Barrieshi-Nusair KM, Owais AI: Calcium hydroxide vs mineral trioxide aggregates for partial pulpotomy of permanent molars with deep caries, *Eur Arch Paediatr Dent* 8:99, 2007.
178. Reeh ES, Messer HH, Douglas WH: Reduction in tooth stiffness as a result of endodontic and restorative procedures, *J Endod* 15:512, 1989.
179. Reit C, Dahlen G: Decision making analysis of endodontic treatment strategies in teeth with apical periodontitis, *Int Endod J* 21:291, 1988.
180. Reit C, Grondahl HG: Endodontic retreatment decision making among a group of general practitioners, *Scand J Dent Res* 96:112, 1988.
181. Reit C, Molander A, Dahlen G: The diagnostic accuracy of microbiologic root canal sampling and the influence of antimicrobial dressings, *Endod Dent Traumatol* 15:278, 1999.
182. Ricucci D, Russo J, Rutberg M, et al: A prospective cohort study of endodontic treatments of 1,369 root canals: results after 5 years, *Oral Surg Oral Med Oral Pathol Oral Radiol Endod* 112:825, 2011.
183. Rocas IN, Siqueira JF Jr, Del Aguila CA, et al: Polymorphism of the CD14 and TLR4 genes and post-treatment apical periodontitis, *J Endod* 40:168, 2014.
184. Rollison S, Barnett F, Stevens RH: Efficacy of bacterial removal from instrumented root canals in vitro related to instrumentation technique and size, *Oral Surg Oral Med Oral Pathol Oral Radiol Endod* 94:366, 2002.
185. Rosenthal S, Spangberg L, Safavi K: Chlorhexidine substantivity in root canal dentin, *Oral Surg Oral Med Oral Pathol Oral Radiol Endod* 98:488, 2004.
186. Rud J, Andreasen JO: A study of failures after endodontic surgery by radiographic, histologic and stereomicroscopic methods, *Int J Oral Surg* 1:311, 1972.
187. Russo MC, Holland R, de Souza V: Radiographic and histological evaluation of the treatment of inflamed dental pulps, *Int Endod J* 15:137, 1982.
188. Saini HR, Tewari S, Sangwan P, et al: Effect of different apical preparation sizes on outcome of primary endodontic treatment: a randomized controlled trial, *J Endod* 38:1309, 2012.
189. Salehrabi R, Rotstein I: Endodontic treatment outcomes in a large patient population in the USA: an epidemiological study, *J Endod* 30:846, 2004.
190. Salehrabi R, Rotstein I: Epidemiologic evaluation of the outcomes of orthograde endodontic retreatment, *J Endod* 36:790, 2010.
191. Salvi GE, Siegrist Guldener BE, Amstad T, et al: Clinical evaluation of root filled teeth restored with or without post-and-core systems in a specialist practice setting, *Int Endod J* 40:209, 2007.
192. Santini A: Assessment of the pulpotomy technique in human first permanent mandibular molars. Use of two direct inspection criteria, *Br Dent J* 155:151, 1983.
193. Santucci PJ: Dycal versus Nd:YAG laser and Vitrebond for direct pulp capping in permanent teeth, *J Clin Laser Med Surg* 17:69, 1999.
194. Sari S, Okte Z: Success rate of Sealapex in root canal treatment for primary teeth: 3-year follow-up, *Oral Surg Oral Med Oral Pathol Oral Radiol Endod* 105:e93, 2008.
195. Sathorn C, Parashos P, Messer H: Antibacterial efficacy of calcium hydroxide intracanal dressing: a systematic review and meta-analysis, *Int Endod J* 40:2, 2007.
196. Saunders WP, Saunders EM: Coronal leakage as a cause of failure in root-canal therapy: a review, *Endod Dent Traumatol* 10:105, 1994.
197. Scarfe W: Use of cone-beam computed tomography in endodontics Joint Position Statement of the American Association of Endodontists and the American Academy of Oral and Maxillofacial Radiology, *Oral Surg Oral Med Oral Pathol Oral Radiol Endodl* 111:234, 2011.
198. Schafer E, Bossmann K: Antimicrobial efficacy of chlorhexidine and two calcium hydroxide formulations against Enterococcus faecalis, *J Endod* 31:53, 2005.
199. Schilder H: Cleaning and shaping the root canal, *Dent Clin North Am* 18:269, 1974.
200. Schwendicke F, Stolpe M, Meyer-Lueckel H, et al: Cost-effectiveness of one- and two-step incomplete and complete excavations, *J Dent Res* 92:880, 2013.
201. Seltzer S, Bender IB, Turkenkopf S: Factors affecting successful repair after root canal therapy, *J Am Dent Assoc* 67:651, 1963.
202. Seltzer S, Naidorf IJ: Flare-ups in endodontics: I. Etiological factors, *J Endod* 11:472, 1985.
203. Seltzer S, Naidorf IJ: Flare-ups in endodontics: II. Therapeutic measures, *J Endod* 11:559, 1985.
204. Setzer FC, Kohli MR, Shah SB, et al: Outcome of endodontic surgery: a meta-analysis of the literature. Part 2: Comparison of endodontic microsurgical techniques with and without the use of higher magnification, *J Endod* 38:1, 2012.
205. Setzer FC, Shah SB, Kohli MR, et al: Outcome of endodontic surgery: a meta-analysis of the literature. Part 1: Comparison of traditional root-end surgery and endodontic microsurgery, *J Endod* 36:17575, 2010.
206. Shovelton D: The presence and distribution of microorganisms within non-vital teeth, *Br Dent J* 117:101, 1964.
207. Shovelton DS, Friend LA, Kirk EE, et al: The efficacy of pulp capping materials: a comparative trial, *Br Dent J* 130:385, 1971.
208. Shuping GB, Orstavik D, Sigurdsson A, et al: Reduction of intracanal bacteria using nickel-titanium rotary instrumentation and various medications, *J Endod* 26:751, 2000.
209. Siqueira JF Jr, Guimaraes-Pinto T, Rocas IN: Effects of chemomechanical preparation with 2.5% sodium hypochlorite and intracanal medication with calcium hydroxide on cultivable bacteria in infected root canals, *J Endod* 33:800, 2007.
210. Siqueira JF Jr, Magalhaes KM, Rocas IN: Bacterial reduction in infected root canals treated with 2.5% NaOCl as an irrigant and calcium hydroxide/camphorated paramonochlorophenol paste as an intracanal dressing, *J Endod* 33:667, 2007.
211. Siqueira JF Jr, Rocas IN, Paiva SS, et al: Bacteriologic investigation of the effects of sodium hypochlorite and chlorhexidine during the endodontic treatment of teeth with apical periodontitis, *Oral Surg Oral Med Oral Pathol Oral Radiol Endod* 104:122, 2007.
212. Siqueira JF Jr, Rocas IN, Provenzano JC, et al: Relationship between Fcgamma receptor and interleukin-1 gene polymorphisms and post-treatment apical periodontitis, *J Endod* 35:11862, 2009.
213. Siqueira JF Jr, Rocas IN, Provenzano JC, et al: Polymorphism of the FcgammaRIIIa gene and post-treatment apical periodontitis, *J Endod* 37:13458, 2011.

214. Sjogren U, Figdor D, Persson S, et al: Influence of infection at the time of root filling on the outcome of endodontic treatment of teeth with apical periodontitis, *Int Endod J* 30:297, 1997.
215. Sjogren U, Figdor D, Spangberg L, et al: The antimicrobial effect of calcium hydroxide as a short-term intracanal dressing, *Int Endod J* 24:119, 1991.
216. Sjogren U, Hagglund B, Sundqvist G, et al: Factors affecting the long-term results of endodontic treatment, *J Endod* 16:498, 1990.
217. Sjogren U, Sundqvist G: Bacteriologic evaluation of ultrasonic root canal instrumentation, *Oral Surg Oral Med Oral Pathol* 63:366, 1987.
218. Sjogren U, Sundqvist G, Nair PN: Tissue reaction to gutta-percha particles of various sizes when implanted subcutaneously in guinea pigs, *Eur J Oral Sci* 103:313, 1995.
219. Slade GD: Derivation and validation of a short-form oral health impact profile, *Community Dent Oral Epidemiol* 25:284, 1997.
220. Smith CS, Setchell DJ, Harty FJ: Factors influencing the success of conventional root canal therapy—a five-year retrospective study, *Int Endod J* 26:321, 1993.
221. Sogur E, Baksi BG, Grondahl HG, et al: Detectability of chemically induced periapical lesions by limited cone beam computed tomography, intra-oral digital and conventional film radiography, *Dentomaxillofac Radiol* 38:458, 2009.
222. Song M, Kim SG, Lee SJ, et al: Prognostic factors of clinical outcomes in endodontic microsurgery: a prospective study, *J Endod* 39:14917, 2013.
223. Souza RA, Dantas JC, Brandao PM, et al: Apical third enlargement of the root canal and its relationship with the repair of periapical lesions, *Eur J Dent* 6:385, 2012.
224. Spangberg LS: Evidence-based endodontics: the one-visit treatment idea, *Oral Surg Oral Med Oral Pathol Oral Radiol Endod* 91:617, 2001.
225. Spili P, Parashos P, Messer HH: The impact of instrument fracture on outcome of endodontic treatment, *J Endod* 31:845, 2005.
226. Stavropoulos A, Wenzel A: Accuracy of cone beam dental CT, intraoral digital and conventional film radiography for the detection of periapical lesions: an ex vivo study in pig jaws, *Clin Oral Investig* 11:101, 2007.
227. Stewart GG, Cobe H, Rappaport H: Study of new medicament in chemomechanical preparation of infected root canals, *J Am Dent Assoc* 63:33, 1961.
228. Stoll R, Betke K, Stachniss V: The influence of different factors on the survival of root canal fillings: a 10-year retrospective study, *J Endod* 31:783, 2005.
229. Strindberg LZ: *The dependence of the results of pulp therapy on certain factors: an analytic study based on radiographic and clinical follow-up examinations*, 1956, Mauritzon.
230. Sundqvist G: *Bacteriological studies of necrotic dental pulps*, Sweden, 1976, University of Umeå.
231. Sundqvist G, Figdor D, Persson S, et al: Microbiologic analysis of teeth with failed endodontic treatment and the outcome of conservative re-treatment, *Oral Surg Oral Med Oral Pathol Oral Radiol Endod* 85:86, 1998.
232. Taschieri S, Corbella S, Tsesis I, et al: Effect of guided tissue regeneration on the outcome of surgical endodontic treatment of through-and-through lesions: a retrospective study at 4-year follow-up, *Oral Maxillofac Surg* 15:153, 2011.
233. Taschieri S, Del Fabbro M, Testori T, et al: Efficacy of guided tissue regeneration in the management of through-and-through lesions following surgical endodontics: a preliminary study, *Int J Periodontics Restorative Dent* 28:265, 2008.
234. Taschieri S, Del Fabbro M, Testori T, Weinstein R: Efficacy of xenogeneic bone grafting with guided tissue regeneration in the management of bone defects after surgical endodontics, *J Oral Maxillofac Surg* 65:11217, 2007.
235. Teixeira LS, Demarco FF, Coppola MC, et al: Clinical and radiographic evaluation of pulpotomies performed under intrapulpal injection of anaesthetic solution, *Int Endod J* 34:440, 2001.
236. Tickle M, Milsom K, Qualtrough A, et al: The failure rate of NHS funded molar endodontic treatment delivered in general dental practice, *Br Dent J* 204:E8; discussion 254, 2008.
237. Tobón SI, Arismendi JA, Marín ML, et al: Comparison between a conventional technique and two bone regeneration techniques in periradicular surgery, *Int Endod J* 35:635, 2002.
238. Torabinejad M, Goodacre CJ: Endodontic or dental implant therapy, *J Amer Dent Assoc* 137:973, 2006.
239. Tsesis I, Rosen E, Tamse A, et al: Effect of guided tissue regeneration on the outcome of surgical endodontic treatment: a systematic review and meta-analysis, *J Endod* 37:10395, 2011.
240. Tsesis I, Rosen E, Taschieri S, et al: Outcomes of surgical endodontic treatment performed by a modern technique: an updated meta-analysis of the literature, *J Endod* 39:332, 2013.
241. Tsesis I, Taivishevsky V, Kfir A, et al: Outcome of surgical endodontic treatment performed by a modern technique: a meta-analysis of literature, *J Endod* 35:1505, 2009.
242. Tuna D, Olmez A: Clinical long-term evaluation of MTA as a direct pulp capping material in primary teeth, *Int Endod J* 41:273, 2008.
243. Tyndall DA, Kapa SF, Bagnell CP: Digital subtraction radiography for detecting cortical and cancellous bone changes in the periapical region, *J Endod* 16:173, 1990.
244. Van Nieuwenhuysen JP, Aouar M, D'Hoore W: Retreatment or radiographic monitoring in endodontics, *Int Endod J* 27:75, 1994.
245. Velvart P: Papilla base incision: a new approach to recession-free healing of the interdental papilla after endodontic surgery, *Int Endod J* 35:453, 2002.
246. Velvart P, Ebner-Zimmermann U, Ebner JP: Comparison of papilla healing following sulcular full-thickness flap and papilla base flap in endodontic surgery, *Int Endod J* 36:653, 2003.
247. Velvart P, Ebner-Zimmermann U, Ebner JP: Comparison of long-term papilla healing following sulcular full thickness flap and papilla base flap in endodontic surgery, *Int Endod J* 37:687, 2004.
248. Vianna ME, Horz HP, Conrads G, et al: Effect of root canal procedures on endotoxins and endodontic pathogens, *Oral Microbiol Immunol* 22:411, 2007.
249. Villa-Machado PA, Botero-Ramírez X, Tobón-Arroyave SI: Retrospective follow-up assessment of prognostic variables associated with the outcome of periradicular surgery, *Int Endod J* 46:1063, 2013.
250. Von Arx T, Peñarrocha M, Jensen S: Prognostic factors in apical surgery with root-end filling: A meta-analysis, *J Endod* 36:957, 2010.
251. Waly NG: A five-year comparative study of calcium hydroxide-glutaraldehyde pulpotomies versus calcium hydroxide pulpotomies in young permanent molars, *Egypt Dent J* 41:993, 1995.
252. Wang CS, Arnold RR, Trope M, et al: Clinical efficiency of 2% chlorhexidine gel in reducing intracanal bacteria, *J Endod* 33:1283, 2007.
253. Wang Q, Cheung GS, Ng RP: Survival of surgical endodontic treatment performed in a dental teaching hospital: a cohort study, *Int Endod J* 37:764, 2004.
254. Weiss M: Pulp capping in older patients, *N Y State Dent J* 32:451, 1966.
255. Witherspoon DE, Small JC, Harris GZ: Mineral trioxide aggregate pulpotomies: a case series outcomes assessment, *J Am Dent Assoc* 137:610, 2006.
256. Wu MK, Shemesh H, Wesselink PR: Limitations of previously published systematic reviews evaluating the outcome of endodontic treatment, *Int Endod J* 42:656, 2009.
257. Xavier AC, Martinho FC, Chung A, et al: One-visit versus two-visit root canal treatment: effectiveness in the removal of endotoxins and cultivable bacteria, *J Endod* 39:959, 2013.
258. Yared GM, Dagher FE: Influence of apical enlargement on bacterial infection during treatment of apical periodontitis, *J Endod* 20:535, 1994.
259. Yoshioka T, Kobayashi C, Suda H, et al: An observation of the healing process of periapical lesions by digital subtraction radiography, *J Endod* 28:589, 2002.
260. Yusuf H: The significance of the presence of foreign material periapically as a cause of failure of root treatment, *Oral Surg Oral Med Oral Pathol* 54:566, 1982.
261. Zehnder M: Root canal irrigants, *J Endod* 32:389, 2006.

Referências de figuras e tabelas

Adenubi JO, Rule DC: Success rate for root fillings in young patients: a retrospective analysis of treated cases, *Br Dent J* 141:237, 1976.

Akerblom A, Hasselgren G: The prognosis for endodontic treatment of obliterated root canals, *J Endod* 14:565, 1988.

Akpata ES: Effect of endodontic procedures on the population of viable microorganisms in the infected root canal, *J Endod* 2:369, 1976.

Allen RK, Newton CW, Brown CE Jr: A statistical analysis of surgical and nonsurgical endodontic retreatment cases, *J Endod* 15:261, 1989.

Alley BS, Kitchens GG, Alley LW, Eleazer PD: A comparison of survival of teeth following endodontic treatment performed by general dentists or by specialists, *Oral Surg Oral Med Oral Pathol Oral Radiol Endod* 98:115, 2004.

Amagasa T, Nagase M, Sato T, Shioda S: Apicoectomy with retrograde gutta-percha root filling, *Oral Surg Oral Med Oral Pathol* 68:339, 1989.

American Academy of Pediatric Dentistry 2014 Pulp Therapy Subcommittee, Clinical Affairs Committee: *American Academy of Pediatric Dentistry (AAPD) guideline on pulp therapy for primary and immature permanent teeth reference manual*, vol 36, no 6, Chicago, 2014, AAPD, p 242, www.aapd.org/media/Policies_Guidelines/G_Pulp.pdf. Accessed April 19, 2015.

Appleton JLT: A note on the clinical value of bacteriologically controlling the treatment of periapical infection, *Dental Cosmos* 74:798, 1932.

Aqrabawi J: Management of endodontic failures: case selection and treatment modalities, *Gen Dent* 53:63, 2005.

Aqrabawi JA: Outcome of endodontic treatment of teeth filled using lateral condensation versus vertical compaction (Schilder's technique), *J Contemp Dent Pract* 7:17, 2006.

Aquilino SA, Caplan DJ: Relationship between crown placement and the survival of endodontically treated teeth, *J Prosthet Dent* 87:256, 2002.

Asgary S, Ehsani S: Permanent molar pulpotomy with a new endodontic cement: a case series, *J Conserv Dent* 12:31, 2009.

Auerbach M: Antibiotics vs. instrumentation in endodontics, *N Y State Dent J* 19:225, 1953.

Auerbach MB: Clinical approach to the problem of pulp canal therapy, *J Am Dent Assoc* 25:939, 1938.

Baratieri LN, Monteiro S Jr, Caldeira de Andrada MA: Pulp curettage: surgical technique, *Quintessence Int* 20:285, 1989.

Barbakow FH, Cleaton-Jones P, Friedman D: An evaluation of 566 cases of root canal therapy in general dental practice. 2. Postoperative observations, *J Endod* 6:485, 1980.

Barone C, Dao TT, Basrani BB, et al: Treatment outcome in endodontics: the Toronto study—phases 3, 4, and 5: apical surgery, *J Endod* 36:28, 2010.

Barrieshi-Nusair KM, Qudeimat MA: A prospective clinical study of mineral trioxide aggregate for partial pulpotomy in cariously exposed permanent teeth, *J Endod* 32:731, 2006.

Barthel CR, Rosenkranz B, Leuenberg A, et al: Pulp capping of carious exposures: treatment outcome after 5 and 10 years: a retrospective study, *J Endod* 26:525, 2000.

Bence R, Madonia JV, Weine FS, Smulson MH: A microbiologic evaluation of endodontic instrumentation in pulpless teeth, *Oral Surg Oral Med Oral Pathol* 35:676, 1973.

Bender IB, Seltzer S, Soltanof W: Endodontic success: a reappraisal of criteria 1, *Oral Surg Oral Med Oral Pathol Oral Radiol Endod* 22:780, 1966.

Bender IB, Seltzer S, Soltanof W: Endodontic success: a reappraisal of criteria 2, *Oral Surg Oral Med Oral Pathol Oral Radiol Endod* 22:790, 1966.

Bender IB, Seltzer S, Turkenkopf S: To culture or not to culture? *Oral Surg Oral Med Oral Pathol* 18:527, 1964.

Benenati FW, Khajotia SS: A radiographic recall evaluation of 894 endodontic cases treated in a dental school setting, *J Endod* 28:391, 2002.

Bergenholtz G, Lekholm U, Milthon R, et al: Influence of apical overinstrumentation and overfilling on re-treated root canals, *J Endod* 5:310, 1979.

Bjorndal L, Reit C, Bruun G, et al: Treatment of deep caries lesions in adults: randomized clinical trials comparing stepwise vs. direct complete excavation, and direct pulp capping vs. partial pulpotomy, *Eur J Oral Sci* 118:290, 2010.

Bjorndal L, Thylstrup A: A practice-based study on stepwise excavation of deep carious lesions in permanent teeth: a 1-year follow-up study, *Community Dent Oral Epidemiol* 26:122, 1998.

Blayney JR: The clinical results of pulp treatment, *J Natl Dent Assoc* 9:198, 1922.

Bogen G, Kim JS, Bakland LK: Direct pulp capping with mineral trioxide aggregate: an observational study, *J Am Dent Assoc* 139:305; quiz 305, 2008.

Boggia R: A single-visit treatment of septic root canals using periapically extruded endomethasone, *Br Dent J* 155:300, 1983.

Buchbinder M: A statistical comparison of cultured and non-cultured root canal cases, *J Dent Res* 20:93, 1941.

Bystrom A, Claesson R, Sundqvist G: The antibacterial effect of camphorated paramonochlorophenol, camphorated phenol and calcium hydroxide in the treatment of infected root canals, *Endod Dent Traumatol* 1:170, 1985.

Bystrom A, Happonen RP, Sjogren U, et al: Healing of periapical lesions of pulpless teeth after endodontic treatment with controlled asepsis, *Endod Dent Traumatol* 3:58, 1987.

Bystrom A, Sundqvist G: Bacteriologic evaluation of the efficacy of mechanical root canal instrumentation in endodontic therapy, *Scand J Dent Res* 89:321, 1981.

Bystrom A, Sundqvist G: Bacteriologic evaluation of the effect of 0.5 percent sodium hypochlorite in endodontic therapy, *Oral Surg Oral Med Oral Pathol* 55:307, 1983.

Bystrom A, Sundqvist G: The antibacterial action of sodium hypochlorite and EDTA in 60 cases of endodontic therapy, *Int Endod J* 18:35, 1985.

Caliskan MK: Success of pulpotomy in the management of hyperplastic pulpitis, *Int Endod J* 26:142, 1993.

Caliskan MK: Pulpotomy of carious vital teeth with periapical involvement, *Int Endod J* 28:172, 1995.

Caliskan MK: Nonsurgical retreatment of teeth with periapical lesions previously managed by either endodontic or surgical intervention, *Oral Surg Oral Med Oral Pathol Oral Radiol Endod* 100:242, 2005.

Caliskan MK, Sen BH: Endodontic treatment of teeth with apical periodontitis using calcium hydroxide: a long-term study, *Endod Dent Traumatol* 12:215, 1996.

Caplan DJ, Cai J, Yin G, et al: Root canal filled versus non-root canal filled teeth: a retrospective comparison of survival times, *J Public Health Dent* 65:90, 2005.

Caplan DJ, Kolker J, Rivera EM, et al: Relationship between number of proximal contacts and survival of root canal treated teeth, *Int Endod J* 35:193, 2002.

Card SJ, Sigurdsson A, Orstavik D, et al: The effectiveness of increased apical enlargement in reducing intracanal bacteria, *J Endod* 28:779, 2002.

Castagnola L, Orlay HG: Treatment of gangrene of the pulp by the Walkhoff method, *Br Dent J* 19:93, 1952.

Chen SC, Chueh LH, Hsiao CK, et al: An epidemiologic study of tooth retention after nonsurgical endodontic treatment in a large population in Taiwan, *J Endod* 33:226, 2007.

Chen S-C, Chueb L-H, Hsiao CK, et al: First untoward events and reasons for tooth extraction after nonsurgical endodontic treatment in Taiwan, *J Endod* 34:671, 2008.

Cheung GS: Survival of first-time nonsurgical root canal treatment performed in a dental teaching hospital, *Oral Surg Oral Med Oral Pathol Oral Radiol Endod* 93:596, 2002.

Cheung GS, Chan TK: Long-term survival of primary root canal treatment carried out in a dental teaching hospital, *Int Endod J* 36:117, 2003.

Chong BS, Pitt Ford TR, Hudson MB: A prospective clinical study of Mineral Trioxide Aggregate and IRM when used as root-end filling materials in endodontic surgery, *Int Endod J* 36:520, 2003.

Christiansen R, Kirkevang LL, Horsted-Bindslev P, et al: Randomized clinical trial of root-end resection followed by root-end filling with mineral trioxide aggregate or smoothing of the orthograde gutta-percha root filling—1-year follow-up, *Int Endod J* 42:105, 2009.

Chu FC, Leung WK, Tsang PC, et al: Identification of cultivable microorganisms from root canals with apical periodontitis following two-visit endodontic treatment with antibiotics/steroid or calcium hydroxide dressings, *J Endod* 32:17, 2006.

Chu FC, Tsang CS, Chow TW, et al: Identification of cultivable microorganisms from primary endodontic infections with exposed and unexposed pulp space, *J Endod* 31:424, 2005.

Chugal NM, Clive JM, Spångberg LSW: A prognostic model for assessment of the outcome of endodontic treatment: effect of biologic and diagnostic variables, *Oral Surg Oral Med Oral Pathol Oral Radiol Endod* 91:342, 2001.

Chugal NM, Clive JM, Spångberg LS: Endodontic infection: some biologic and treatment factors associated with outcome, *Oral Surg Oral Med Oral Pathol Oral Radiol Endod* 96:81, 2003.

Conner DA, Caplan DJ, Teixeira FB, et al: Clinical outcome of teeth treated endodontically with a nonstandardized protocol and root filled with resilon, *J Endod* 33:1290, 2007.

Cotton TP, Schindler WG, Schwartz SA, et al: A retrospective study comparing clinical outcomes after obturation with Resilon/Epiphany or Gutta-Percha/Kerr sealer, *J Endod* 34:789, 2008.

Cvek M: Treatment of non-vital permanent incisors with calcium hydroxide, *Odontol Revy* 23:27, 1972.

Cvek M: A clinical report on partial pulpotomy and capping with calcium hydroxide in permanent incisors with complicated crown fracture, *J Endod* 4:232, 1978.

Cvek M: Prognosis of luxated non-vital maxillary incisors treated with calcium hydroxide and filled with gutta-percha: a retrospective clinical study, *Endod Dent Traumatol* 8:45, 1992.

Cvek M, Granath L, Lundberg M: Failures and healing in endodontically treated non-vital anterior teeth with posttraumatically reduced pulpal lumen, *Acta Odontol Scand* 40:223, 1982.

Cvek M, Hollender L, Nord CE: Treatment of non-vital permanent incisors with calcium hydroxide. VI: A clinical, microbiological and radiological evaluation of treatment in one sitting of teeth with mature or immature root, *Odontol Revy* 27:93, 1976.

Dalton BC, Orstavik D, Phillips C, et al: Bacterial reduction with nickel-titanium rotary instrumentation, *J Endod* 24:763, 1998.

Dammaschke T, Steven D, Kaup M, et al: Long-term survival of root-canal-treated teeth: a retrospective study over 10 years, *J Endod* 29:638, 2003.

Danin J, Strömberg T, Forsgren H, et al: Clinical management of nonhealing periradicular pathosis: surgery versus endodontic retreatment, *Oral Surg Oral Med Oral Pathol Oral Radiol Endod* 82:213, 1996.

de Chevigny C, Dao TT, Basrani BR, et al: Treatment outcome in endodontics: the Toronto study–phase 4: initial treatment, *J Endod* 34:258, 2008.

de Lange J, Putters T, Baas EM, et al: Ultrasonic root-end preparation in apical surgery: a prospective randomized study, *Oral Surg Oral Med Oral Pathol Oral Radiol Endod* 104:841, 2007.

DeRosa TA: A retrospective evaluation of pulpotomy as an alternative to extraction, *Gen Dent* 54:37, 2006.

Deutsch AS, Musikant BL, Cohen BI, et al: A study of one visit treatment using EZ-Fill root canal sealer, *Endod Prac* 4:29, 2001.

Dominiak M, Lysiak-Drwal K, Gedrange T, et al: Efficacy of healing process of bone defects after apicectomy: results after 6 and 12 months, J Physiol Pharmacol 60 (suppl 8):51, 2009.

Dorn SO, Gartner AH: Retrograde filling materials: a retrospective success-failure study of amalgam, EBA, and IRM, *J Endod* 16:391, 1990.

Doyle SL, Hodges JS, Pesun IJ, et al: Retrospective cross sectional comparison of initial nonsurgical endodontic treatment and single-tooth implants, *J Endod* 32:822, 2006.

Dugas NN, Lawrence HP, Teplitsky P, et al: Quality of life and satisfaction outcomes of endodontic treatment, *J Endod* 28:819, 2002.

El-Meligy OA, Avery DR: Comparison of mineral trioxide aggregate and calcium hydroxide as pulpotomy agents in young permanent teeth (apexogenesis), *Pediatr Dent* 28:399, 2006.

Engström B: The significance of enterococci in root canal treatment, *Odontol Revy* 15:87, 1964.

Engström B, Lundberg M: The correlation between positive culture and the prognosis of root canal therapy after pulpectomy, *Odontol Revy* 16:193, 1965.

Engström B, Segerstad LHA, Ramstrom G, Frostell G: Correlation of positive cultures with the prognosis for root canal treatment, *Odontol Revy* 15:257, 1964.

European Society of Endodontology: Quality guidelines for endodontic treatment: consensus report of the European Society of Endodontology, *Int Endod J* 39:921, 2006.

Farsi N, Alamoudi N, Balto K, et al: Clinical assessment of mineral trioxide aggregate (MTA) as direct pulp capping in young permanent teeth, *J Clin Pediatr Dent* 31:72, 2006.

Ferrari M, Vichi A, Fadda GM, et al: A randomized controlled trial of endodontically treated and restored premolars, *J Dent Res* 91:72S, 2012.

Field JW, Gutmann JL, Solomon ES, et al: A clinical radiographic retrospective assessment of the success rate of single-visit root canal treatment, *Int Endod J* 37:70, 2004.

Finne K, Nord PG, Persson G, et al: Retrograde root filling with amalgam and cavit, *Oral Surg Oral Med Oral Pathol* 43:621, 1977.

Fitzgerald M, Heys RJ: A clinical and histological evaluation of conservative pulpal therapy in human teeth, *Oper Dent* 16:101, 1991.

Fleming CH, Litaker MS, Alley LW, et al: Comparison of classic endodontic techniques versus contemporary techniques on endodontic treatment success, *J Endod* 36:414, 2010.

Fonzar F, Fonzar A, Buttolo P, et al: The prognosis of root canal therapy: a 10-year retrospective cohort study on 411 patients with 1175 endodontically treated teeth, *Eur J Oral Implantol* 2:201, 2009.

Friedman S, Lost C, Zarrabian M, et al: Evaluation of success and failure after endodontic therapy using a glass ionomer cement sealer, *J Endod* 21:384, 1995.

Friedman S, Mor C: The success of endodontic therapy—healing and functionality, *J Calif Dent Assoc* 32:493, 2004.

Frostell G: Clinical significance of the root canal culture, *Transactions of 3rd Int Conferences of Endodontics* 112, 1963.

Fuks AB, Gavra S, Chosack A: Long-term followup of traumatized incisors treated by partial pulpotomy, *Pediatr Dent* 15:334, 1993.

Gagliani MM, Gorni FG, Strohmenger L: Periapical resurgery versus periapical surgery: a 5-year longitudinal comparison, *Int Endod J* 2005 38:320.

Gallien GS Jr, Schuman NJ: Local versus general anesthesia: a study of pulpal response in the treatment of cariously exposed teeth, *J Am Dent Assoc* 111:599, 1985.

Garcia B, Penarrocha M, Martí E, et al: Periapical surgery in maxillary premolars and molars: Analysis in terms of the distance between the lesion and the maxillary sinus, *J Oral Maxillofac Surg* 66:1212, 2008.

García-Mira B, Ortega-Sánchez B, Peñarrocha-Diago M, et al: Ostectomy versus osteotomy with repositioning of the vestibular cortical in periapical surgery of mandibular molars: a preliminary study, *Medicina Oral, Patología Oral y Cirugía Bucal* 15:e628, 2010.

Gesi A, Hakeberg M, Warfvinge J, et al: Incidence of periapical lesions and clinical symptoms after pulpectomy—a clinical and radiographic evaluation of 1- versus 2-session treatment, *Oral Surg Oral Med Oral Pathol Oral Radiol Endod* 101:379, 2006.

Gomes BP, Lilley JD, Drucker DB: Variations in the susceptibilities of components of the endodontic microflora to biomechanical procedures, *Int Endod J* 29:235, 1996.

Gorni FGM, Gagliani MM: The outcome of endodontic retreatment: a 2-yr follow-up, *J Endod* 30:1, 2004.

Goyal B, Tewari S, Duhan J, et al: Comparative evaluation of platelet-rich plasma and guided tissue regeneration membrane in the healing of apicomarginal defects: a clinical study, *J Endod* 37:773, 2011.

Grahnén H, Hansson L: The prognosis of pulp and root canal therapy, *Odontol Revy* 12:146, 1961.

Grahnen H, Krasse B: The effect of instrumentation and flushing of non-vital teeth in endodontic therapy, *Odontol Rev* 14:167, 1963.

Grung B, Molven O, Halse A: Periapical surgery in a Norwegian county hospital: Follow-up findings of 477 teeth, *J Endod* 16:411, 1990.

Gruythuysen RJ, van Strijp AJ, Wu MK: Long-term survival of indirect pulp treatment performed in primary and permanent teeth with clinically diagnosed deep carious lesions, *J Endod* 36:1490, 2010.

Halse A, Molven O: Overextended gutta-percha and Kloroperka N-Ø root canal fillings: radiographic findings after 10–17 years, *Acta Odontol Scand* 45:171, 1987.

Harty FJ, Parkins BJ, Wengraf AM: Success rate in root canal therapy: a retrospective study on conventional cases, *Br Dent J* 128:65, 1970.

Haskell EW, Stanley HR, Chellemi J, et al: Direct pulp capping treatment: a long-term follow-up, *J Am Dent Assoc* 97:607, 1978.

Hayashi M, Fujitani M, Yamaki C, et al: Ways of enhancing pulp preservation by stepwise excavation—a systematic review, *J Dent* 39:95, 2011.

Heling B, Kischinovsky D: Factors affecting successful endodontic therapy, *J Br Endod Soc* 12:83, 1979.

Heling B, Shapira J: Roentgenologic and clinical evaluation of endodontically treated teeth, with or without negative culture, *Quintessence Int* 11:79, 1978.

Heling B, Tamshe A: Evaluation of the success of endodontically treated teeth, *Oral Surg Oral Med Oral Pathol* 30:533, 1970.

Heling I, Bialla-Shenkman S, Turetzky A, et al: The outcome of teeth with periapical periodontitis treated with nonsurgical endodontic treatment: a computerized morphometric study, *Quintessence Int* 32:397, 2001.

Hilton TJ, Ferracane JL, Mancl L, Northwest Practice-based Research Collaborative in Evidence-based Dentistry (NWP): Comparison of CaOH with MTA for direct pulp capping: a PBRN randomized clinical trial, *J Dent Res* 92:16S, 2013.

Hirsch J-M, Ahlström U, Henrikson P-Å, et al: Periapical surgery, *Int J Oral Surg* 8:173, 1979.

Horsted P, Sandergaard B, Thylstrup A, et al: A retrospective study of direct pulp capping with calcium hydroxide compounds, *Endod Dent Traumatol* 1:29, 1985.

Hoskinson SE, Ng YL, Hoskinson AE, et al: A retrospective comparison of outcome of root canal treatment using two different protocols, *Oral Surg Oral Med Oral Pathol Oral Radiol Endod* 93:705, 2002.

Hsiao A, Glickman G, He J: A retrospective clinical and radiographic study on healing of periradicular lesions in patients taking oral bisphosphonates, *J Endod* 35:1525, 2009.

Huumonen S, Lenander-Lumikari M, Sigurdsson A, et al: Healing of apical periodontitis after endodontic treatment: a comparison between a silicone-based and a zinc oxide-eugenol-based sealer, *Int Endod J* 36:296, 2003.

Ingle J, Zeldow B: An evaluation of mechanical instrumentation and the negative culture in endodontic therapy, *J Am Dent Assoc* 57:471, 1958.

Ioannides C, Borstlap WA: Apicoectomy on molars: a clinical and radiographical study, *Int J Oral Surg* 12:73, 1983.

Jansson L, Sandstedt P, Låftman AC, et al: Relationship between apical and marginal healing in periradicular surgery, *Oral Surg Oral Med Oral Pathol Oral Radiol Endod* 83:596, 1997.

Jensen S, Nattestad A, Egdø P, et al: A prospective, randomized, comparative clinical study of resin composite and glass ionomer cement for retrograde root filling, *Clin Oral Investig* 6:236, 2002.

Jesslén P, Zetterqvist L, Heimdahl A: Long-term results of amalgam versus glass ionomer cement as apical sealant after apicectomy, *Oral Surg Oral Med Oral Pathol Oral Radiol Endod* 79:101, 1995.

Jokinen MA, Kotilainen R, Poikkeus P, et al: Clinical and radiographic study of pulpectomy and root canal therapy, *Scand J Dent Res* 86:366, 1978.

Jordan RE, Suzuki M: Conservative treatment of deep carious lesions, *J Can Dent Assoc* 37:337, 1971.

Jordan RE, Suzuki M, Skinner DH: Indirect pulp-capping of carious teeth with periapical lesions, *J Am Dent Assoc* 97:37, 1978.

Jurcak JJ, Bellizzi R, Loushine RJ: Successful single-visit endodontics during Operation Desert Shield, *J Endod* 19:412, 1993.

Kerekes K: Radiographic assessment of an endodontic treatment method, *J Endod* 4:210, 1978.

Khedmat S: Evaluation of endodontic treatment failure of teeth with periapical radiolucent areas and factors affecting it, *Front Dent* 1:34, 2004.

Kim E, Song JS, Jung IY, et al: Prospective clinical study evaluating endodontic microsurgery outcomes for cases with lesions of endodontic origin compared with cases with lesions of combined periodontal–endodontic origin, *J Endod* 34:546, 2008.

Klevant FJH, Eggink CO: The effect of canal preparation on periapical disease, *Int Endod J* 16:68, 1983.

Koontongkaew S, Silapichit R, Thaweboon B: Clinical and laboratory assessments of camphorated monochlorophenol in endodontic therapy, *Oral Surg Oral Med Oral Pathol* 65:757, 1988.

Kreisler M, Gockel R, Aubell-Falkenberg S, et al: Clinical outcome in periradicular surgery: effect of patient- and tooth-related factors: a multicenter study, *Quintessence Int* 44:53, 2013.

Kvist T, Molander A, Dahlen G, et al: Microbiological evaluation of one- and two-visit endodontic treatment of teeth with apical periodontitis: a randomized, clinical trial, *J Endod* 30:572, 2004.

Lana MA, Ribeiro-Sobrinho AP, Stehling R, et al: Microorganisms isolated from root canals presenting necrotic pulp and their drug susceptibility in vitro, *Oral Microbiol Immunol* 16:100, 2001.

Lazarski MP, Walker WA III, Flores CM, et al: Epidemiological evaluation of the outcomes of nonsurgical root canal treatment in a large cohort of insured dental patients, *J Endod* 27:791, 2001.

Leco-Berrocal MI, Martinez Gonzalez JM, Donado Rodriguez M: Clinical and radiological course in apicoectomies with the Erbium:YAG laser, *Medicina Oral, Patología Oral y Cirugía Bucal* 12:E65, 2007.

Leksell E, Ridell K, Cvek M, et al: Pulp exposure after stepwise versus direct complete excavation of deep carious lesions in young posterior permanent teeth, *Endod Dent Traumatol* 12:192, 1996.

Li H, Zhai F, Zhang R, et al: Evaluation of microsurgery with SuperEBA as root-end filling material for treating post-treatment endodontic disease: a 2-year retrospective study, *J Endod* 40:345, 2014.

Liang YH, Li G, Wesselink PR, et al: Endodontic outcome predictors identified with periapical radiographs and cone-beam computed tomography scans, *J Endod* 37:326, 2011.

Liang YH, Yuan M, Li G, et al: The ability of cone-beam computed tomography to detect simulated buccal and lingual recesses in root canals, *Int Endod J* 45:724, 2012.

Lilly JP, Cox D, Arcuri M, et al: An evaluation of root canal treatment in patients who have received irradiation to the mandible and maxilla, *Oral Surg Oral Med Oral Pathol Oral Radiol Endod* 86:224, 1998.

Lindeboom JAH, Frenken J, Kroon FHM, et al: A comparative prospective randomized clinical study of MTA and IRM as root-end filling materials in single-rooted teeth in endodontic surgery, *Oral Surg Oral Med Oral Pathol Oral Radiol Endod* 100:495, 2005.

Lumley PJ, Lucarotti PS, Burke FJ: Ten-year outcome of root fillings in the General Dental Services in England and Wales, *Int Endod J* 41:577, 2008.

Lustmann J, Friedman S, Shaharabany V: Relation of pre- and intraoperative factors to prognosis of posterior apical surgery, *J Endod* 17:239, 1991.

Lynch CD, Burke FM, Ní Ríordáin R, et al: The influence of coronal restoration type on the survival of endodontically treated teeth, *Eur J Prosthodont Restor Dent* 12:171, 2004.

Mackie IC, Worthington HV, Hill FJ: A follow-up study of incisor teeth which had been treated by apical closure and root filling, *Br Dent J* 175:99, 1993.

Maddalone M, Gagliani M: Periapical endodontic surgery: a 3-year follow-up study, *Int Endod J* 36:193, 2003.

Maltz M, Alves LS, Jardim JJ, et al: Incomplete caries removal in deep lesions: a 10-year prospective study, *Am J Dent* 24:211, 2011.

Maltz M, Garcia R, Jardim JJ, et al: Randomized trial of partial vs. stepwise caries removal: 3-year follow-up, *J Dent Res* 91:1026, 2012.

Maltz M, Henz SL, de Oliveira EF, et al: Conventional caries removal and sealed caries in permanent teeth: a microbiological evaluation, *J Dent* 40:776, 2012.

Marín-Botero ML, Domínguez-Mejía JS, Arismendi-Echavarría JA, et al: Healing response of apicomarginal defects to two guided tissue regeneration techniques in periradicular surgery: A double-blind, randomized-clinical trial, *Int Endod J* 39:368, 2006.

Markvart M, Dahlen G, Reit CE, et al: The antimicrobial effect of apical box versus apical cone preparation using iodine potassium iodide as root canal dressing: a pilot study, *Acta Odontol Scand* 71:786, 2013.

Marti-Bowen E, Penarrocha-Diago M, Garcia-Mira B: Periapical surgery using the ultrasound technique and silver amalgam retrograde filling. A study of 71 teeth with 100 canals, *Medicina Oral, Patologia Oral y Cirugia Bucal* 10:E67, 2005.

Mass E, Zilberman U: Clinical and radiographic evaluation of partial pulpotomy in carious exposure of permanent molars, *Pediatr Dent* 15:257, 1993.

Masterton JB: The healing of wounds of the dental pulp: an investigation of the nature of the scar tissue and of the phenomena leading to its formation, *Dent Pract Dent Rec* 16:325, 1966.

Matsumoto T, Nagai T, Ida K, et al: Factors affecting successful prognosis of root canal treatment, *J Endod* 13:239, 1987.

Matsuo T, Nakanishi T, Shimizu H, Ebisu S: A clinical study of direct pulp capping applied to carious-exposed pulps, *J Endod* 22:551, 1996.

Mejare I, Cvek M: Partial pulpotomy in young permanent teeth with deep carious lesions, *Endod Dent Traumatol* 9:238, 1993.

Mente J, Geletneky B, Ohle M, et al: Mineral trioxide aggregate or calcium hydroxide direct pulp capping: an analysis of the clinical treatment outcome, *J Endod* 36:806, 2010.

Mente J, Hage N, Pfefferle T, et al: Mineral trioxide aggregate apical plugs in teeth with open apical foramina: a retrospective analysis of treatment outcome, *J Endod* 35:1354, 2009.

Miles JP, Gluskin AH, Chambers D, et al: Pulp capping with mineral trioxide aggregate (MTA): a retrospective analysis of carious pulp exposures treated by undergraduate dental students, *Oper Dent* 35:20, 2010.

Molander A, Reit C, Dahlen G: Microbiological evaluation of clindamycin as a root canal dressing in teeth with apical periodontitis, *Int Endod J* 23:113, 1990.

Molander A, Warfvinge J, Reit C, et al: Clinical and radiographic evaluation of one- and two-visit endodontic treatment of asymptomatic necrotic teeth with apical periodontitis: a randomized clinical trial, *J Endod* 33:1145, 2007.

Molven O, Halse A: Success rates for gutta-percha and Kloropercha N-Ø root fillings made by undergraduate students: radiographic findings after 10-17 years, *Int Endod J* 21:243, 1998.

Molven O, Halse A, Grung B: Observer strategy and the radiographic classification of healing after endodontic surgery, *Int J Oral Maxillofac Surg* 16:432, 1987.

Moore DL: Conservative treatment of teeth with vital pulps and periapical lesions: a preliminary report, *J Prosthet Dent* 18:476, 1967.

Morsani JM, Aminosharie A, Han YW, et al: Genetic predisposition to persistent apical periodontitis, *J Endod* 37:455, 2011.

Morse DR, Esposito JV, Pike C, et al: A radiographic evaluation of the periapical status of teeth treated by the gutta-percha-eucapercha endodontic method: a one-year follow-up study of 458 root canals. Part I, *Oral Surg Oral Med Oral Pathol* 55:607, 1983a.

Morse DR, Esposito JV, Pike C, et al: radiographic evaluation of the periapical status of teeth treated by the gutta-percha-eucapercha endodontic method: a one-year follow-up study of 458 root canals. Part II, *Oral Surg Oral Med Oral Pathol* 56:89, 1983b.

Morse DR, Esposito JV, Pike C, et al: A radiographic evaluation of the periapical status of teeth treated by the gutta-percha-eucapercha endodontic method: a one-year follow-up study of 458 root canals. Part III, *Oral Surg Oral Med Oral Pathol* 56:190, 1983c.

Morse F, Yates M: Follow up studies of root-filled teeth in relation to bacteriologic findings, *J Am Dent Assoc* 28:956, 1941.

Moshonov J, Slutzky-Goldberg I, Gottlieb A, et al: The effect of the distance between post and residual gutta-percha on the clinical outcome of endodontic treatment, *J Endod* 31:177, 2005.

Murphy WK, Kaugars GE, Collett WK, et al: Healing of periapical radiolucencies after nonsurgical endodontic therapy, *Oral Surg Oral Med Oral Pathol* 71:620, 1991.

Nagamine M: Studies on treatment of deep caries lesions utilizing polycarboxylate cement combined with tanninfluoride preparation, *J Okayama Dent Soc* 12:1, 1993 [Japanese].

Nagasiri R, Chitmongkolsuk S: Long-term survival of endodontically treated molars without crown coverage: a retrospective cohort study, *J Prosthet Dent* 93:164, 2005.

Negishi J, Kawanami M, Ogami E: Risk analysis of failure of root canal treatment for teeth with inaccessible apical constriction, *J Dent* 33:399, 2005.

Nelson IA: Endodontics in general practice: a retrospective study, *Int Endod J* 15:168, 1982.

Ng YL, Mann V, Gulabivala K: A prospective study of the factors affecting outcomes of nonsurgical root canal treatment: part 1: periapical health, *Int Endod J* 44:583, 2011.

Ng YL, Mann V, Gulabivala K: A prospective study of the factors affecting outcomes of non-surgical root canal treatment: part 2: tooth survival, *Int Endod J* 44:610, 2011.

Nicholls E: The efficacy of cleansing of the root canal, *Br Dent J* 112:167, 1962.

Nordenram A: Biobond for retrograde root filling in apicoectomy, *Eur J Oral Sci* 78:251, 1970.

Olgart LG: Bacteriological sampling from root canals directly after chemo-mechanical treatment: a clinical and bacteriological study, *Acta Odontol Scand* 27:91, 1969.

Oliet S: Single-visit endodontics: a clinical study, *J Endod* 9:147, 1983.

Oliet S, Sorin SM: Evaluation of clinical results based upon culturing root canals, *J Br Endod Soc* 3:3, 1969.

Orstavik D: Time-course and risk analyses of the development and healing of chronic apical periodontitis in man, *Int Endod J* 29:150, 1996.

Orstavik D, Kerekes K, Molven O: Effects of extensive apical reaming and calcium hydroxide dressing on bacterial infection during treatment of apical periodontitis: a pilot study, *Int Endod J* 24:1, 1991.

Ortega-Sánchez B, Peñarrocha-Diago M, Rubio-Martínez LA, Vera-Sempere JF: Radiographic morphometric study of 37 periapical lesions in 30 patients: validation of success criteria, *J Oral Maxillofac Surg* 67:846, 2009.

Pantchev A, Nohlert E, Tegelberg A: Endodontic surgery with and without inserts of bioactive glass PerioGlas: a clinical and radiographic follow-up, *Oral Maxillofac Surg* 13:21, 2009.

Pantschev A, Carlsson AP, Andersson L: Retrograde root filling with EBA cement or amalgam: a comparative clinical study, *Oral Surg Oral Med Oral Pathol* 78:101, 1994.

Paquette L, Legner M, Fillery ED, et al: Antibacterial efficacy of chlorhexidine gluconate intracanal medication in vivo, *J Endod* 33:788, 2007.

Peak JD: The success of endodontic treatment in general dental practice: a retrospective clinical and radiographic study, *Prim Dent Care* 1:9, 1994.

Peak JD, Hayes SJ, Bryant ST, et al: The outcome of root canal treatment. A retrospective study within the armed forces (Royal Air Force), *Br Dent J* 190:140, 2001.

Peciuliene V, Balciuniene I, Eriksen HM, et al: Isolation of *Enterococcus faecalis* in previously root-filled canals in a Lithuanian population, *J Endod* 26:593, 2000.

Peciuliene V, Reynaud AH, Balciuniene I, et al: Isolation of yeasts and enteric bacteria in root-filled teeth with chronic apical periodontitis, *Int Endod J* 34:429, 2001.

Pecora G, De Leonardis D, Ibrahim N, et al: The use of calcium sulphate in the surgical treatment of a 'through and through' periradicular lesion, *Int Endod J* 34:189, 2001.

Pekruhn RB: The incidence of failure following single-visit endodontic therapy, *J Endod* 12:68, 1986.

Peñarrocha M, Carrillo C, Peñarrocha M, et al: Symptoms before periapical surgery related to histologic diagnosis and postoperative healing at 12 months for 178 periapical lesions, *J Oral Maxillofac Surg* 69:e31, 2011.

Peñarrocha M, Martí E, García B, et al: Relationship of periapical lesion radiologic size, apical resection, and retrograde filling with the prognosis of periapical surgery, *J Maxillofac Oral Surg* 65:1526, 2007.

Peñarrocha-Diago M, Maestre-Ferrín L, Peñarrocha-Oltra D, et al: Influence of hemostatic agents upon the outcome of periapical surgery: dressings with anesthetic and vasoconstrictor or aluminum chloride, Medicina Oral, *Patologia Oral y Cirugia Bucal* 18:e272, 2013.

Peñarrocha Diago M, Ortega Sánchez B, García Mira B, et al: Evaluation of healing criteria for success after periapical surgery, Medicina Oral, *Patologia Oral y Cirugia Bucal* 13:143, 2008.

Penarrocha-Diago MA, Ortega-Sanchez B, Garcia-Mira B, et al: A prospective clinical study of polycarboxylate cement in periapical surgery, Medicina Oral, *Patologia Oral y Cirugia Bucal* 17:e276, 2012.

Peñarrocha Diago M, Sanchis Bielsa JM, Gay Escoda C: Periapical surgery of 31 lower molars based on the ultrasound technique and retrograde filling with silver amalgam, *Medicina Oral* 6:376, 2001.

Penesis VA, Fitzgerald PI, Fayad MI, et al: Outcome of one-visit and two-visit endodontic treatment of necrotic teeth with apical periodontitis: a randomized controlled trial with one-year evaluation, *J Endod* 34:251, 2008.

Peretz B, Yakir O, Fuks AB: Follow up after root canal treatment of young permanent molars, *J Clin Pediatr Dent* 21:237, 1997.

Persson G: Periapical surgery of molars, *Int J Oral Surg* 11:96, 1982.

Peters LB, van Winkelhoff AJ, Buijs JF, et al: Effects of instrumentation, irrigation and dressing with calcium hydroxide on infection in pulpless teeth with periapical bone lesions, *Int Endod J* 35:13, 2002.

Peters LB, Wesselink PR: Periapical healing of endodontically treated teeth in one and two visits obturated in the presence or absence of detectable microorganisms, *Int Endod J* 35:660, 2002.

Pettiette MT, Delano EO, Trope M: Evaluation of success rate of endodontic treatment performed by students with stainless-steel K-files and nickel-titanium hand files, *J Endod* 27:124, 2001.

Platt AS, Wannfors K: The effectiveness of compomer as a root-end filling: a clinical investigation, *Oral Surg Oral Med Oral Pathol Oral Radiol Endod* 97:508, 2004.

Qudeimat MA, Barrieshi-Nusair KM, Owais AI: Calcium hydroxide vs mineral trioxide aggregates for partial pulpotomy of permanent molars with deep caries, *Eur Arch Paediatr Dent* 8:99, 2007.

Rahbaran S, Gilthorpe MS, Harrison SD, Gulabivala K: Comparison of clinical outcome of periapical surgery in endodontic and oral surgery units of a teaching dental hospital: a retrospective study, *Oral Surg Oral Med Oral Pathol Oral Radiol Endod* 91:700, 2001.

Rapp EL, Brown CE Jr, Newton CW: An analysis of success and failure of apicoectomies, *J Endod* 17:508, 1991.

Reid RJ, Abbott PV, McNamara JR, et al: A five-year study of hydron root canal fillings, *Int Endod J* 25:213, 1992.

Reit C, Dahlen G: Decision making analysis of endodontic treatment strategies in teeth with apical periodontitis, *Int Endod J* 21:291, 1988.

Reit C, Molander A, Dahlen G: The diagnostic accuracy of microbiologic root canal sampling and the influence of antimicrobial dressings, *Endod Dent Traumatol* 15:278, 1999.

Rhein ML, Krasnow F, Gies WJ: A prolonged study of the electrolytic treatment of dental focal infection: a preliminary report, *Dent Cosmos* 68:971, 1926.

Ricucci D, Grondahl K, Bergenholtz G: Periapical status of root-filled teeth exposed to the oral environment by loss of restoration or caries, *Oral Surg Oral Med Oral Pathol Oral Radiol Endod* 90:354, 2000.

Ricucci D, Russo J, Rutberg M, et al: A prospective cohort study of endodontic treatments of 1,369 root canals: results after 5 years, *Oral Surg Oral Med Oral Pathol Oral Radiol Endod* 112:825, 2011.

Rocas IN, Siqueira JF Jr, Del Aguila CA, et al: Polymorphism of the CD14 and TLR4 genes and post-treatment apical periodontitis, *J Endod* 40:168, 2014.

Rubinstein RA, Kim S: Long-term follow-up of cases considered healed one year after apical microsurgery, *J Endod* 28:378, 2002.

Rud J, Andreasen JO: A study of failures after endodontic surgery by radiographic, histologic and stereomicroscopic methods, *Int J Oral Surg* 1:311, 1972.

Rud J, Munksgaard EC, Andreasen JO, et al: Retrograde root filling with composite and a dentin-bonding agent. 2, *Endod Dent Traumatol* 7:126, 1991.

Rud J, Rud V, Munksgaard EC: Long-term evaluation of retrograde root filling with dentin-bonded resin composite, *J Endod* 22:90, 1996.

Rud J, Rud V, Munksgaard EC: Periapical healing of mandibular molars after root-end sealing with dentine-bonded composite, *Int Endod J* 34:285, 2001.

Russo MC, Holland R, de Souza V: Radiographic and histological evaluation of the treatment of inflamed dental pulps, *Int Endod J* 15:137, 1982.

Safavi KE, Dowden WE, Langeland K: Influence of delayed coronal permanent restoration on endodontic prognosis, *Endod Dent Traumatol* 3:187, 1987.

Salehrabi R, Rotstein I: Endodontic treatment outcomes in a large patient population in the USA: an epidemiological study, *J Endod* 30:846, 2004.

Salehrabi R, Rotstein I: Epidemiologic evaluation of the outcomes of orthograde endodontic retreatment, *J Endod* 36:790, 2010.

Salvi GE, Siegrist Guldener BE, Amstad T, et al: Clinical evaluation of root filled teeth restored with or without post-and-core systems in a specialist practice setting, *Int Endod J* 40:209, 2007.

Santini A: Assessment of the pulpotomy technique in human first permanent mandibular molars: use of two direct inspection criteria, *Br Dent J* 155:151, 1983.

Santucci PJ: Dycal versus Nd:YAG laser and Vitrebond for direct pulp capping in permanent teeth, *J Clin Laser Med Surg* 17:69, 1999.

Sari S, Durutűrk L: Radiographic evaluation of periapical healing of permanent teeth with periapical lesions after extrusion of AH Plus sealer, *Oral Surg Oral Med Oral Pathol Oral Radiol Endod* 104:e54, 2007.

Sawusch RH: Direct and indirect pulp capping with two new products, *J Am Dent Assoc* 104:459, 1982.

Schwartz-Arad D, Yarom N, Lustig JP, et al: A retrospective radiographic study of root-end surgery with amalgam and intermediate restorative material, *Oral Surg Oral Med Oral Pathol Oral Radiol Endod* 96:472, 2003.

Selden HS: Pulpoperiapical disease: diagnosis and healing: a clinical endodontic study, *Oral Surg* 27:271, 1974.

Seltzer S, Bender IB, Turkenkopf S: Factors affecting successful repair after root canal therapy, *J Am Dent Assoc* 67:651, 1963.

Setzer FC, Boyer KR, Jeppson JR, et al: Long-term prognosis of endodontically treated teeth: a retrospective analysis of preoperative factors in molars, *J Endod* 37:21, 2011.

Shah N: Non-surgical management of periapical lesions: a prospective study, *Oral Surg Oral Med Oral Pathol* 66:365, 1988.

Shovelton DS, Friend LA, Kirk EE, et al: The efficacy of pulp capping materials: a comparative trial, *Br Dent J* 130:385, 1971.

Shuping GB, Orstavik D, Sigurdsson A, Trope M: Reduction of intracanal bacteria using nickel-titanium rotary instrumentation and various medications, *J Endod* 26:751, 2000.

Siqueira JF Jr, Guimaraes-Pinto T, Rocas IN: Effects of chemomechanical preparation with 2.5% sodium hypochlorite and intracanal medication with calcium hydroxide on cultivable bacteria in infected root canals, *J Endod* 33:800, 2007.

Siqueira JF Jr, Magalhaes KM, Rocas IN: Bacterial reduction in infected root canals treated with 2.5% NaOCl as an irrigant and calcium hydroxide/camphorated paramonochlorophenol paste as an intracanal dressing, *J Endod* 33:667, 2007.

Siqueira JF Jr, Rocas IN, Paiva SS, et al: Bacteriologic investigation of the effects of sodium hypochlorite and chlorhexidine during the endodontic treatment of teeth with apical periodontitis, *Oral Surg Oral Med Oral Pathol Oral Radiol Endod* 104:122, 2007.

Siqueira JF Jr, Rocas IN, Provenzano JC, et al: Relationship between Fcgamma receptor and interleukin-1 gene polymorphisms and post-treatment apical periodontitis, *J Endod* 35:1186, 2009.

Siqueira JF Jr, Rocas IN, Provenzano JC, et al: Polymorphism of the FcgammaRIIIa gene and post-treatment apical periodontitis, *J Endod* 37:1345, 2011.

Siqueira JF Jr, Rôças IN, Riche FN, et al: Clinical outcome of the endodontic treatment of teeth with apical periodontitis using an antimicrobial protocol, *Oral Surg Oral Med Oral Pathol Oral Radiol Endod* 106:757, 2008.

Sjogren U, Figdor D, Persson S, et al: Influence of infection at the time of root filling on the outcome of endodontic treatment of teeth with apical periodontitis, *Int Endod J* 30:297, 1997.

Sjogren U, Figdor D, Spangberg L, et al: The antimicrobial effect of calcium hydroxide as a short-term intracanal dressing, *Int Endod J* 24:119, 1991.

Sjogren U, Hagglund B, Sundqvist G, et al: Factors affecting the long-term results of endodontic treatment, *J Endod* 16:498, 1990.

Sjogren U, Sundqvist G: Bacteriologic evaluation of ultrasonic root canal instrumentation, *Oral Surg Oral Med Oral Pathol* 63:366, 1987.

Skupien JA, Opdam N, Winnen R, et al: A practice-based study on the survival of restored endodontically treated teeth, *J Endod* 39:1335, 2013.

Smith CS, Setchell DJ, Harty FJ: Factors influencing the success of conventional root canal therapy—a five-year retrospective study, *Int Endod J* 26:321, 1993.

Soltanoff W: A comparative study of the single-visit and the multiple-visit endodontic procedure, *J Endod* 4:278, 1978.

Song M, Jung IY, Lee SJ, et al: Prognostic factors for clinical outcomes in endodontic microsurgery: a retrospective study, *J Endod* 37:927, 2011. Erratum in *J Endod* 37:1595, 2011a.

Song M, Kim E: A prospective randomized controlled study of mineral trioxide aggregate and super ethoxy–benzoic acid as root-end filling materials in endodontic microsurgery, *J Endod* 38:875, 2012.

Song M, Kim SG, Lee SJ, et al: Prognostic factors of clinical outcomes in endodontic microsurgery: a prospective study, *J Endod* 39:1491, 2013a.

Song M, Kim SG, Shin SJ, et al: The influence of bone tissue deficiency on the outcome of endodontic microsurgery: a prospective study, *J Endod* 39:1341, 2013b.

Song M, Nam T, Shin SJ, et al: Comparison of clinical outcomes of endodontic microsurgery: 1 year versus long-term follow-up, *J Endod* 40:490, 2014.

Song M, Shin SJ, Kim E: Outcomes of endodontic micro-resurgery: a prospective clinical study, *J Endod* 37:316, 2011b.

Stewart GG, Cobe H, Rappaport H: Study of new medicament in chemomechanical preparation of infected root canals, *J Am Dent Assoc* 63:33, 1961.

Stoll R, Betke K, Stachniss V: The influence of different factors on the survival of root canal fillings: a 10-year retrospective study, *J Endod* 31:783, 2005.

Storms JL: Factors that influence the success of endodontic treatment, *J Can Dent Assoc (Tor)* 35:83, 1969.

Strindberg LZ: *The dependence of the results of pulp therapy on certain factors: an analytic study based on radiographic and clinical follow-up examinations*, 1956, Mauritzon.

Sumi Y, Hattori H, Hayashi K, et al: Ultrasonic root-end preparation: clinical and radiographic evaluation of results, *J Oral Maxillofac Surg* 54:590, 1996.

Sundqvist G, Figdor D, Persson S, et al: Microbiologic analysis of teeth with failed endodontic treatment and the outcome of conservative re-treatment, *Oral Surg Oral Med Oral Pathol Oral Radiol Endod* 85:86, 1998.

Swartz DB, Skidmore AE, Griffin JA: Twenty years of endodontic success and failure, *J Endod* 9:198, 1983.

Tan L, Chen NN, Poon CY, et al: Survival of root filled cracked teeth in a tertiary institution, *Int Endod J* 2006 39:886.

Taschieri S, Corbella S, Tsesis I, et al: Effect of guided tissue regeneration on the outcome of surgical endodontic treatment of through-and-through lesions: a retrospective study at 4-year follow-up, *Oral Maxillofac Surg* 15:153, 2011.

Taschieri S, Del Fabbro M, Testori T, et al: Endodontic surgery with ultrasonic retrotips: one-year follow-up, *Oral Surg Oral Med Oral Pathol Oral Radiol Endod* 100:380, 2005.

Taschieri S, Del Fabbro M, Testori T, et al: Endodontic surgery using 2 different magnification devices: preliminary results of a randomized controlled study, *J Oral Maxillofac Surg* 64:235, 2006.

Taschieri S, Del Fabbro M, Testori T, et al: Efficacy of guided tissue regeneration in the management of through-and-through lesions following surgical endodontics: a preliminary study, *Int J Periodontics Restorative Dent* 28:265, 2008b.

Taschieri S, Del Fabbro M, Testori T, et al: Endoscopic periradicular surgery: a prospective clinical study, *Br J Oral Maxillofac Surg* 45:242, 2007.

Taschieri S, Del Fabbro M, Testori T, et al: Endodontic reoperation using an endoscope and microsurgical instruments: one year follow-up, *Br J Oral Maxillofac Surg* 45:582, 2007a.

Taschieri S, Del Fabbro M, Testori T, et al: Efficacy of xenogeneic bone grafting with guided tissue regeneration in the management of bone defects after surgical endodontics, *J Oral Maxillofac Surg* 65:1121, 2007b.

Taschieri S, Del Fabbro M, Testori T, et al: Microscope versus endoscope in root-end management: a randomized controlled study, *Int J Oral Maxillofac Surg* 37:1022, 2008a, doi:10.1016/j.ijom.2008.07.001.

Taschieri S, Machtou P, Rosano G, et al: The influence of previous non-surgical re-treatment on the outcome of endodontic surgery, *Minerva Stomatol* 59:625, 2010.

Taschieri S, Weinstein T, Tsesis I, et al: Magnifying loupes versus surgical microscope in endodontic surgery: a four-year retrospective study, *Aust Endod J* 39:78, 2013.

Teixeira LS, Demarco FF, Coppola MC, et al: Clinical and radiographic evaluation of pulpotomies performed under intrapulpal injection of anaesthetic solution, *Int Endod J* 34:440, 2001.

Tervit C, Paquette L, Torneck CD, et al: Proportion of healed teeth with apical periodontitis medicated with two percent chlorhexidine gluconate liquid: a case-series study, *J Endod* 35:1182, 2009.

Testori T, Capelli M, Milani S, et al: Success and failure in periradicular surgery: a longitudinal retrospective analysis, *Oral Surg Oral Med Oral Pathol Oral Radiol Endod* 87:493, 1999.

Tilashalski KR, Gilbert GH, Boykin MJ, et al: Root canal treatment in a population-based adult sample: status of teeth after endodontic treatment, *J Endod* 30:577, 2004.

Tobón SI, Arismendi JA, Marín ML, et al: Comparison between a conventional technique and two bone regeneration techniques in periradicular surgery, *Int Endod J* 35:635, 2002.

Trope M, Delano EO, Orstavik D: Endodontic treatment of teeth with apical periodontitis: single vs. multivisit treatment, *J Endod* 25:345, 1999.

Tsesis I, Rosen E, Schwartz-Arad D, et al: Retrospective evaluation of surgical endodontic treatment: traditional versus modern technique, *J Endod* 32:412, 2006.

Vallecillo Capilla M, Muñoz Soto E, Reyes Botella C, et al: Periapical surgery of 29 teeth: a comparison of conventional technique, microsaw and ultrasound, *Med Oral* 7:46, 50, 2002.

Vianna ME, Horz HP, Conrads G, et al: Effect of root canal procedures on endotoxins and endodontic pathogens, *Oral Microbiol Immunol* 22:411, 2007.

Villa-Machado PA, Botero-Ramírez X, Tobón-Arroyave SI: Retrospective follow-up assessment of prognostic variables associated with the outcome of periradicular surgery, *Int Endod J* 46:1063, 2013.

von Arx T, Gerber C, Hardt N: Periradicular surgery of molars: a prospective clinical study with a one-year follow-up, *Int Endod J* 34:520, 2001.

von Arx T, Jensen SS, Hanni S: Clinical and radiographic assessment of various predictors for healing outcome 1 year after periapical surgery, *J Endod* 33:123, 2007.

von Arx T, Jensen SS, Hanni S, et al: Five-year longitudinal assessment of the prognosis of apical microsurgery, *J Endod* 38:570, 2012.

von Arx T, Kurt B: Root-end cavity preparation after apicoectomy using a new type of sonic and diamond-surfaced retrotip: a 1-year follow-up study, *J Oral Maxillofac Surg* 57:656, 1999.

Von Arx T, Peñarrocha M, Jensen S: Prognostic factors in apical surgery with root-end filling: a meta-analysis, *J Endod* 36:957, 2010.

Waikakul A, Punwutikorn J: Clinical study of retrograde filling with gold leaf: comparison with amalgam, *Oral Surg Oral Med Oral Pathol* 71:228, 1991.

Wälivaara DÅ, Abrahamsson P, Fogelin M, Isaksson S: Super-EBA and IRM as root-end fillings in periapical surgery with ultrasonic preparation: a prospective randomized clinical study of 206 consecutive teeth, *Oral Surg Oral Med Oral Pathol Oral Radiol Endod* 112:258, 2011.

Wälivaara DA, Abrahamsson P, Isaksson S, et al: Prospective study of periapically infected teeth treated with periapical surgery including ultrasonic preparation and retrograde intermediate restorative material root-end fillings, *J Oral Maxillofac Surg* 65:931, 2007.

Wälivaara DA, Abrahamsson P, Sämfors KA, et al: Periapical surgery using ultrasonic preparation and thermoplasticized gutta-percha with AH Plus sealer or IRM as retrograde root-end fillings in 160 consecutive teeth: a prospective randomized clinical study, *Oral Surg Oral Med Oral Pathol Oral Radiol Endod* 108:784, 2009.

Waly NG: A five-year comparative study of calcium hydroxide-glutaraldehyde pulpotomies versus calcium hydroxide pulpotomies in young permanent molars, *Egypt Dent J* 41:993, 1995.

Wang CH, Chueh LH, Chen SC, et al: Impact of diabetes mellitus, hypertension, and coronary artery disease on tooth extraction after nonsurgical endodontic treatment, *J Endod* 37:1, 2011.

Wang CS, Arnold RR, Trope M, et al: Clinical efficiency of 2% chlorhexidine gel in reducing intracanal bacteria, *J Endod* 33:1283, 2007.

Weiger R, Rosendahl R, Löst C: Influence of calcium hydroxide intracanal dressings on the prognosis of teeth with endodontically induced periapical lesions, *Int Endod J* 33:219, 2000.

Weiss M: Pulp capping in older patients, *N Y State Dent J* 32:451, 1966.

Werts R: Endodontic treatment: a five-year follow-up, *Dent Survey* 51:29, 1975.

Witherspoon DE, Small JC, Harris GZ: Mineral trioxide aggregate pulpotomies: a case series outcomes assessment, *J Am Dent Assoc* 137:610, 2006.

Witherspoon DE, Small JC, Regan JD, et al: Retrospective analysis of open apex teeth obturated with mineral trioxide aggregate, *J Endod* 34:1171, 2008.

Xavier AC, Martinho FC, Chung A. et al: One-visit versus two-visit root canal treatment: effectiveness in the removal of endotoxins and cultivable bacteria, *J Endod* 39:959, 2013.

Yared GM, Dagher FE: Influence of apical enlargement on bacterial infection during treatment of apical periodontitis, *J Endod* 20:535, 1994.

Zeldow BI, Ingle JI: Correlation of the positive culture to the prognosis of endodontically treated teeth: a clinical study, *J Am Dent Assoc* 66:9, 1963.

Zmener O, Pameijer CH: Clinical and radiographical evaluation of a resin-based root canal sealer: a 5-year follow-up, *J Endod* 33:676, 2007.

Zuolo ML, Ferreira MO, Gutmann JL: Prognosis in periradicular surgery: a clinical prospective study, *Int Endod J* 33:91, 2000.

18 Reabsorção Radicular

Shanon Patel, Conor Durack, Domenico Ricucci e Abdulaziz A. Bakhsh

Resumo do Capítulo

Características histológicas gerais, 693
Reabsorção inflamatória externa, 695
  Introdução, 695
  Etiologia e patogênese da reabsorção inflamatória externa, 698
  Aspectos histológicos, 698
  Características clínicas, 698
  Características radiográficas, 698
  Conduta clínica, 699
  Acompanhamento e prognóstico de reabsorção inflamatória externa, 699
Reabsorção cervical externa, 699
  Introdução, 699
  Etiologia e patogênese, 699
  Aspectos histológicos, 699
  Características clínicas, 701
  Características radiográficas, 703
  Conduta clínica, 708
Reabsorção radicular interna, 708
  Introdução, 708
  Etiologia e patogênese da reabsorção radicular interna, 708
  Aspectos histológicos, 709
  Características clínicas, 710
  Características radiográficas e diagnóstico, 710
  Conduta clínica, 712
  Desbridamento químico-mecânico do canal radicular, 712
  Obturação, 712
Resumo, 714

A reabsorção dentária é definida como a perda de tecidos duros dentais resultante de atividades clásticas.[84] A reabsorção radicular na dentição decídua é de fato um processo fisiológico, exceto se ocorrer prematuramente.[21,22] Ainda não está completamente entendido como esse processo ocorre, embora se acredite que seja regulado por citocinas e fatores de transcrição, que também estão envolvidos na remodelação óssea.[54,125] Por outro lado, a reabsorção da dentição permanente é um processo patológico que, se não tratado, pode resultar na perda prematura dos dentes afetados.

Dependendo de sua localização em relação à superfície radicular, a reabsorção da raiz pode ser classificada como *externa* e *interna*.[4,107] A reabsorção radicular interna (RRI) foi relatada já em 1830.[18] A etiologia e a patogênese da RRI não foram completamente demonstradas.[64,88] O diagnóstico de RRI é frequentemente uma preocupação para o clínico, porque muitas vezes é confundido com reabsorção cervical externa (RCE). Um diagnóstico impreciso pode resultar em tratamento inadequado em certos casos.[51,52,83,87,88]

Características histológicas gerais

A reabsorção óssea é um processo regulado por células gigantes multinucleadas e móveis chamadas "osteoclastos". São formados pela fusão de células precursoras mononucleares da linhagem monócito-macrófago derivada do baço ou medula óssea; os osteoblastos e osteócitos, por outro lado, são derivados de células precursoras do esqueleto.[72,103] Os osteoclastos são recrutados para o local da lesão ou irritação pela liberação de muitas citocinas pró-inflamatórias. Para desempenhar sua função, os osteoclastos devem aderir à superfície óssea. Em contato com matrizes extracelulares mineralizadas, o citoesqueleto de actina do osteoclasto de reabsorção ativa é reorganizado para produzir uma zona livre de organelas de citoplasma de vedação (zona clara) associada à membrana celular do osteoclasto; isso permite que o osteoclasto alcance contato íntimo com a superfície do tecido duro.[91] A zona clara circunda uma série de projeções em forma de dedo (podossomos) da membrana celular, conhecida como *borda ondulada*, abaixo da qual ocorre a reabsorção óssea. A área de reabsorção dentro da zona clara, portanto, é isolada do ambiente extracelular, criando um microambiente ácido para a reabsorção de tecidos duros.

As células odontoclásticas são morfologicamente semelhantes aos osteoclastos, mas são responsáveis pela reabsorção do tecido dental duro (Figura 18.1).[44] Os odontoclastos diferem dos osteoclastos por serem menores, terem menos núcleos e zonas de selamento menores, possivelmente como resultado de diferenças em seus respectivos substratos de reabsorção.[66] Osteoclastos e odontoclastos reabsorvem seus tecidos-alvo de maneira semelhante.[91] As duas células têm propriedades enzimáticas análogas,[79] apresentam características citológicas semelhantes e criam depressões de reabsorção, denominadas *lacunas de Howship*, na superfície dos tecidos mineralizados (ver Figura 18.1).[91] Odontoclastos são polarizados em relação ao tecido dentário e têm borda ondulada, localizada dentro de uma zona clara, que está em contato íntimo com seu substrato dentário.[60,91]

Em grande aumento, o citoplasma dos odontoclastos parece vacuolado e mostra uma reação de coloração mais intensa que o citoplasma das células adjacentes. No ponto em que os odontoclastos estão em contato com a superfície do dente, a borda característica em escova pode ser vista, mas a zona hematoxifílica que reveste as lacunas está ausente.[44] Quando os odontoclastos são observados com um microscópio eletrônico, as características mais marcantes são o grande número de mitocôndrias e vacúolos no citoplasma e a escassez de retículo endoplasmático.

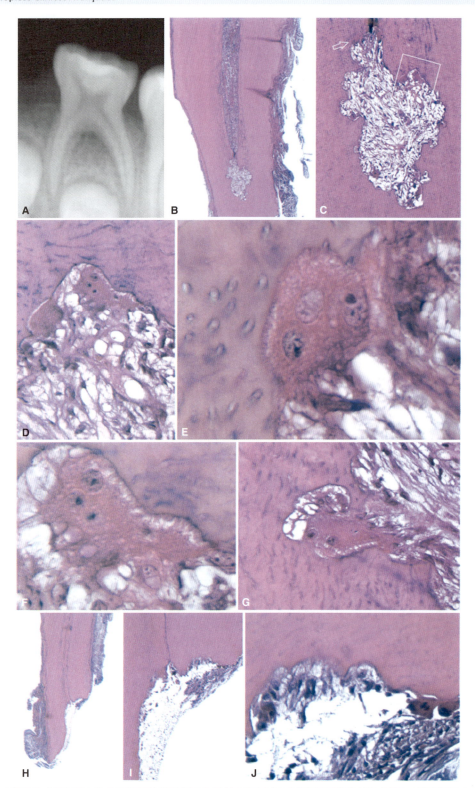

Figura 18.1 Imagens de microscopia óptica de um dente decíduo mostrando reabsorção fisiológica e patológica (inflamatória). **A.** Dente 75 em um menino de 9 anos. A exposição extensa de um corno pulpar mesial ocorreu durante a escavação da cárie, e o capeamento pulpar foi realizado. O paciente foi levado ao consultório odontológico, 4 meses após o tratamento, por conta de forte dor espontânea. A radiografia mostra radiolucências em ambos os ápices e inter-radicularmente. Os pais não aceitaram nenhum tratamento e solicitaram a extração. **B.** Corte longitudinal feito no plano mesiodistal, passando aproximadamente no centro da raiz mesial. (Coloração com hematoxilina-eosina [H&E]; ampliação original ×25.) **C.** Detalhe da área de reabsorção apicalmente em *B* (ampliação original ×100). **D.** Aumento da área demarcada pelo retângulo em *C*. Dois odontoclastos estão presentes em uma área de dentina sendo reabsorvida, circundada por fibroblastos e células inflamatórias (aumento original ×400). **E.** Visão em alta resolução da área indicada pela *seta* em *C*. Um odontoclasto está em contato próximo com a dentina em uma lacuna de Howship. Seu citoplasma parece vacuolado e mostra uma reação de coloração mais intensa que o citoplasma das células adjacentes (aumento original ×1.000). **F.** Visão em grande aumento do odontoclasto superior em *D*. A borda enrugada característica pode ser distinguida (ampliação original ×1.000). **G.** Lacuna de Howship com odontoclasto em outra área (aumento original ×400). **H-J.** Aumento progressivo do ápice da raiz mesial. O processo de reabsorção pode ser fisiológico nesse nível (ampliações originais ×16, ×100 e ×400, respectivamente).

Abundância de ribossomos citoplasmáticos pode ser observada. Os nucléolos são bastante grandes e localizados centralmente no núcleo. Próximo ao núcleo, o aparelho de Golgi aparece como uma zona estreita de canais finos. No ponto em que os odontoclastos estão em contato com a superfície do dente, a borda ondulada (correspondendo à borda em escova) pode ser observada ao microscópio óptico. A borda ondulada consiste em dobras citoplasmáticas que criam um sistema de canais, o qual se estende de 2 a 3 μm para o interior do citoplasma. Em seções não descalcificadas, cristais minerais puderam ser observados nesses canais.[44]

Embora tanto as células dendríticas mononucleares quanto os osteoclastos multinucleados compartilhem uma linhagem hematopoética comum, eles foram anteriormente considerados células de defesa imunológica. Estudos recentes indicam que as células dendríticas imaturas também funcionam como precursores de osteoclastos e têm o potencial de se transdiferenciar em osteoclastos.[104] Como as células dendríticas estão presentes na polpa dentária, é possível que também funcionem como precursores de odontoclastos.

Do ponto de vista da sinalização molecular, o sistema osteoprotegerina (OPG)/receptor ativador do ligante do fator nuclear κB (RANKL)/fator de transcrição RANK,[23] que controla as funções clásticas durante a remodelação óssea, também foi identificado na reabsorção radicular.[111] O sistema é responsável pela diferenciação de células clásticas de seus precursores por meio de complexas interações célula-célula com células estromais osteoblásticas. De forma semelhante às células do ligamento periodontal (LPD) que são responsáveis pela reabsorção radicular externa (RRE),[114] foi recentemente demonstrado que a polpa dentária humana expressa os ácidos ribonucleicos mensageiros (mRNAs) de OPG e RANKL.[112] OPG, um membro da superfamília do fator de necrose tumoral, tem a capacidade de inibir as funções clásticas, agindo como um receptor chamariz que se liga ao RANKL e reduz sua afinidade pelos receptores RANK na superfície dos precursores clásticos. Isso resulta na inibição da regulagem da diferenciação de células clásticas. Assim, é possível que o sistema OPG/RANKL/RANK esteja ativamente envolvido na diferenciação dos odontoclastos durante a reabsorção radicular.

Sabemos que os osteoclastos não aderem a matrizes de colágeno não mineralizado.[108] Foi sugerido que a presença de um componente orgânico não colagênico na dentina (camada de odontoblasto e pré-dentina) evita a reabsorção (interna) da parede do canal radicular, e o pré-cemento evita a reabsorção (externa) da superfície externa da raiz.[117,119] Como nos osteoclastos, os odontoclastos podem se ligar a proteínas extracelulares contendo a sequência arginina-glicina-ácido aspártico (RGD) de aminoácidos, por meio de integrinas,[100] receptores específicos de membrana de glicoproteína de adesão à superfície contendo diferentes subunidades α e β. Em particular, a integrina $\alpha_v\beta_3$ desempenha um papel fundamental na adesão de células clásticas.[76] Proteínas da matriz extracelular contendo a sequência de peptídeo RGD, particularmente osteopontina, estão presentes na superfície de tecidos mineralizados e servem como locais de ligação de células clásticas.[58] A molécula de osteopontina contém domínios diferentes, com um domínio de ligação a apatitas na dentina desnudada, e outro domínio de ligação a receptores de integrina nas membranas plasmáticas de células clásticas. Assim, a osteopontina atua como molécula ligante que otimiza a fixação de uma célula clástica aos tecidos mineralizados, mediando o rearranjo de seu citoesqueleto de actina.[30] Especula-se que a falta de peptídeos RGD na pré-dentina reduza a ligação de odontoclastos, conferindo resistência das paredes do canal para RRI.

Uma vez que as células clásticas tenham estabelecido contato com o cemento, qualquer reabsorção subsequente é autolimitada, a menos que as células ligadas estejam sujeitas à estimulação contínua.[4] Portanto, além dos eventos precipitantes discutidos anteriormente, a reabsorção radicular progressiva requer uma fonte de estimulação para as células de reabsorção. Os fatores estimuladores variam e estão relacionados ao local e tipo de reabsorção, além da causa do dano predisponente à pré-dentina ou pré-cemento. Os exemplos incluem pressão persistente e forças associadas ao tratamento ortodôntico continuado; dentes impactados persistentes; cistos, granulomas e tumores não tratados; inflamação e/ou infecção endodôntica; e inflamação e/ou infecção periodontal.[45]

Reabsorção inflamatória externa

INTRODUÇÃO

A reabsorção inflamatória externa (RIE) afeta a superfície externa da raiz e geralmente é consequência de lesões por luxação[2] e avulsão dentárias.[13] É uma condição progressiva com um início potencialmente precipitado, e é capaz de avançar rapidamente, de forma que toda a superfície da raiz pode ser reabsorvida em alguns meses se o dente não for tratado.[5,13] Também afeta os dentes diagnosticados com periodontite periapical crônica (Figuras 18.2 a 18.5).[62]

Após lesões de luxação, a RIE varia de quase 5[2] a 18%.[32] Afeta 30% dos dentes avulsionados reimplantados.[10,11] A RIE é a forma mais comum de reabsorção radicular externa após lesões de luxação e avulsão.[32]

O tratamento da RIE deve ser realizado assim que for diagnosticado, e baseia-se principalmente na remoção efetiva da polpa necrótica infectada.[37] Quanto mais precoce for o diagnóstico, manejo e tratamento da RIE, melhor será o prognóstico do dente afetado.[35]

O diagnóstico de RIE em situações clínicas é baseado unicamente na demonstração radiográfica do processo.[3] Em alguns casos, os sinais radiográficos iniciais de RIE podem ser visualizados cedo, como em 2 semanas após o reimplante de dentes avulsionados.[13] No entanto, as limitações de imagens radiográficas convencionais em odontologia têm sido relatadas. O rendimento diagnóstico das radiografias é reduzido por ruído anatômico adjacente,[19,50,81,94] distorção geométrica[50] e compressão de estruturas tridimensionais (3D) em um gráfico de sombra bidimensional (2D).[31,82,116] Essas limitações podem resultar no diagnóstico tardio de RIE após traumatismo dentário.

Em um estudo prospectivo incluindo até 637 dentes permanentes luxados em 400 pacientes por 10 anos, Andreasen e Vestergaard Pedersen[2] relataram que não houve nenhum caso de RIE após lesões por concussão, e apenas um caso após lesões por subluxação, o que representou apenas 0,5% do número total de dentes subluxados. Seis por cento dos dentes luxados extrusivamente e 3% dos dentes luxados lateralmente desenvolveram RIE. No entanto, RIE foi uma complicação de cicatrização em 38% das lesões de luxação intrusiva.[2] Crona-Larsson et al.[32] também relataram uma prevalência maior de RIE após lesões de luxação mais graves, com 60% dos dentes extrusivamente luxados e 22% dos dentes intruídos afetados pela complicação. Eles relataram que a RIE é uma ocorrência muito mais frequente após luxação lateral (16,7%) e lesões por subluxação (3,8%) em relação aos achados de Andreasen e Vestergaard Pedersen.

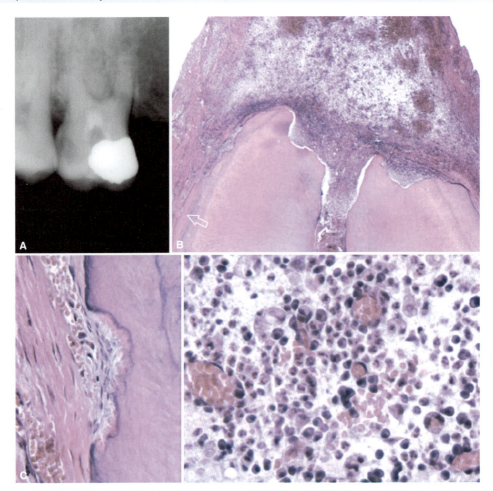

Figura 18.2 Reabsorção inflamatória apical externa. **A.** Primeiro molar superior, que estava causando dor intensa em uma paciente de 46 anos. As radiografias revelaram material na câmara pulpar, uma grande cárie distal e radiolucências apicais. O dente foi extraído. **B.** Ápice da raiz palatina extraído com o tecido patológico anexado. Observar o crescimento do tecido de granulação no forame e a reabsorção maciça do perfil apical. Observar também a reabsorção de lacunas no perfil radicular esquerdo. (Coloração H&E; aumento original ×25.) **C.** Grande aumento da área do perfil radicular externo indicada pela *seta* em *B*. Uma lacuna de reabsorção pode ser vista no cemento. (Coloração H&E; ampliação original ×400.) **D.** Visão do centro da lesão de periodontite apical mostrando concentração grave de células inflamatórias crônicas (principalmente células plasmáticas) (ampliação original ×400).

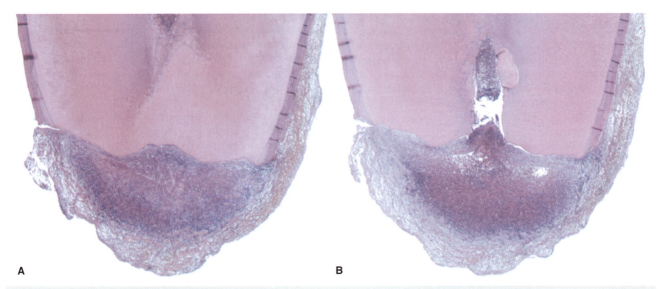

Figura 18.3 Reabsorção inflamatória apical externa. **A.** Segundo pré-molar inferior extraído com a lesão periapical anexada. Este corte, que não passou pelo canal, mostra extensa reabsorção apical. (Coloração H&E; ampliação original ×25.) **B.** A seção retirada de aproximadamente 120 seções abrange o forame apical. Além da reabsorção, pode-se observar o fenômeno oposto, isto é, uma grande calcificação parcialmente embutida na parede dentinária apical direita (ampliação original ×25).

Capítulo 18 • Reabsorção Radicular   697

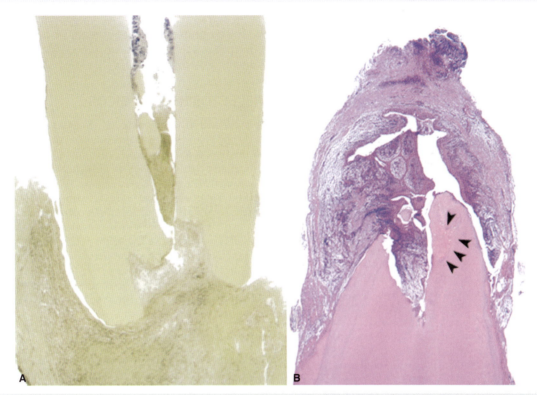

Figura 18.4 Reabsorção inflamatória apical externa. **A.** Raiz mesial de um primeiro molar inferior extraído com uma lesão periapical inserida. Essa seção passa pelo canal e pelo forame. Ocorreu reabsorção extensa do forame, e uma calcificação pode ser vista mais coronalmente. Observar que o tecido no canal apical e no defeito de reabsorção parece estruturado e contínuo com a lesão da periodontite apical. Um biofilme espesso pode ser discernido em camadas das paredes do canal radicular mais coronais. (Coloração de Brown & Brenn modificada por Taylor; ampliação original ×25.) **B.** Raiz palatina de um primeiro molar superior extraído com a lesão periapical anexada. Uma cavidade cística está presente no corpo da lesão. A reabsorção do forame está presente, e uma parte da parede dentinária direita foi substituída por osso (*pontas de seta*). (Coloração H&E; ampliação original ×25.)

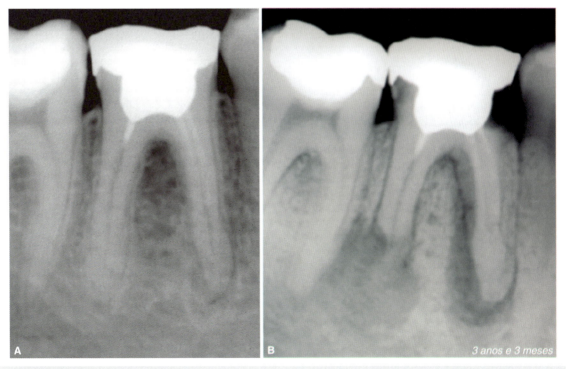

Figura 18.5 Reabsorção apical. **A.** Paciente de 22 anos, sexo masculino, com queixa de dor na mastigação. Isso foi causado em um molar tratado endodonticamente no ano anterior. A radiografia mostrou material de obturação apenas nos orifícios do canal radicular e uma radiolucência periapical na raiz mesial. O retratamento endodôntico foi recomendado, mas recusado pelo paciente. **B.** O paciente retornou 3 anos e 3 meses depois, por conta de um abscesso que estava causando dor intensa. A radiografia revelou cárie mesial destrutiva e grandes radiolucências periapicais em ambas as raízes, com reabsorção de todo o terço apical da raiz distal.

ETIOLOGIA E PATOGÊNESE DA REABSORÇÃO INFLAMATÓRIA EXTERNA

Normalmente, os dentes permanentes são resistentes à reabsorção.[118,119,120] É geralmente aceito que os odontoclastos não se ligam às camadas não mineralizadas que cobrem a superfície externa da raiz e a parede do canal radicular (ou seja, o pré-cemento e a pré-dentina, respectivamente).[4,53,118,119,120] Da mesma forma, foi demonstrado que, entre os episódios de reabsorção fisiológica, a superfície do osso é impermeável à atividade osteoclástica, porque é recoberta por uma camada de fibrilas de colágeno não mineralizadas, às quais o osteoclasto é incapaz de se ligar.[29]

Lesões dentais traumáticas (p. ex., intrusão, luxação lateral e avulsão) e reimplante subsequente muitas vezes resultam em lesões por dano de contusão ao LPD.[4] Danos ao pré-cemento, com quebra resultante em sua integridade, constituem o fator precipitante em todos os tipos de reabsorção externa.[4,6] No processo de cicatrização subsequente da ferida, restos de tecido necrótico do LPD são escavados e removidos por macrófagos e osteoclastos.[39] Um fator crítico é que o pré-cemento pode ser arrancado da superfície da raiz durante a lesão; cemento e osso danificados também podem ser fagocitados, resultando na exposição da dentina subjacente à atividade osteoclástica e odontoclástica.[39] A reabsorção radicular externa pode ocorrer, mas o tipo preciso depende da gravidade da lesão inicial, do estágio de desenvolvimento da raiz e do estado da polpa do dente afetado.[4,6] Uma vez que as células clásticas tenham estabelecido contato com o cemento ou a dentina, qualquer reabsorção subsequente é autolimitada, a menos que as células sejam sujeitas à estimulação contínua.[9] Como já mencionado, os odontoclastos não aderem às camadas não mineralizadas cobrindo a superfície externa da raiz.[4,53,118,119,120] Portanto, o dano ao pré-cemento com uma quebra resultante na integridade dessas camadas é o fator precipitante em todos os tipos de RRE.[4,6] Danos ao pré-cemento e à estrutura dentária subjacente permitem que os odontoclastos circulantes se liguem à dentina mineralizada e ao cemento subjacentes.[118]

A patogênese da RIE pode ser explicada da seguinte forma: as lesões por contusão do LPD, após uma lesão dentária traumática (LDT) envolvendo as estruturas periodontais, iniciam a cicatrização da ferida, durante a qual os osteoclastos e macrófagos são atraídos para o local da lesão, para remover o tecido danificado. A lesão inicial causa uma violação da integridade do pré-cemento protetor. Isso permite que os odontoclastos se liguem e reabsorvam o cemento mineralizado subjacente e a dentina de maneira semelhante ao desenvolvimento da reabsorção superficial.[6] No entanto, a RIE difere da reabsorção superficial, por ser um evento progressivo que depende da estimulação microbiana da polpa necrótica do dente afetado para sua progressão.[9] Portanto, está mais comumente associada a avulsões dentárias[10,11] e lesões de luxação moderadas a graves, que têm o potencial de comprometer a vitalidade pulpar.[2] Se a força do ataque inicial dos osteoclastos for suficiente para expor os túbulos dentinários patentes abaixo do cemento, uma comunicação é criada entre o espaço pulpar e a superfície externa da raiz e os tecidos periodontais adjacentes.[9,14] Micróbios e/ou suas toxinas (p. ex., lipopolissacarídeo, dipeptídeo muramil e ácido lipoteicoico)[15] localizados no canal radicular e nos túbulos dentinários difundem-se por meio dos túbulos e estimulam diretamente os osteoclastos reabsorventes. O processo de reabsorção se intensifica e acelera.[7] O tecido mineralizado reabsorvido é substituído por tecido de granulação, que acaba invadindo o espaço pulpar, se o processo continuar.[15]

Pressão na superfície da raiz durante o tratamento ortodôntico[63] e de dentes impactados,[124] cistos[106] e tumores[65] também podem desnudar o pré-cemento protetor da superfície da raiz e, portanto, iniciar RRE.

ASPECTOS HISTOLÓGICOS

A aparência histológica da RIE é caracterizada por áreas em forma de prato ou tigela de reabsorção tanto no cemento quanto na dentina, com inflamação concomitante na membrana periodontal adjacente. Lacunas de Howship são uma característica comum das cavidades de reabsorção, e cortes histológicos mostram que as lacunas às vezes são ocupadas por odontoclastos. A reação inflamatória na membrana periodontal parece intensa, e consiste em um infiltrado de células mistas que inclui células plasmáticas, linfócitos e leucócitos polimorfonucleares em matriz de tecido de granulação. A proliferação de capilares nas áreas de inflamação também é uma característica.[14] A RIE pode ser identificada histologicamente 1 semana após o reimplante experimental dos dentes.[8]

CARACTERÍSTICAS CLÍNICAS

O dente em questão não responderá ao teste de sensibilidade e, em casos avançados, pode estar associado a sinais de pulpite ou periodontite apical, como descoloração, trato sinusal e/ou sensibilidade à percussão e/ou palpação.

CARACTERÍSTICAS RADIOGRÁFICAS

Como mencionado, o diagnóstico de RIE é baseado unicamente na demonstração radiográfica do processo.[3,13] A RIE é caracterizada radiograficamente por escavações radiolúcidas, côncavas e às vezes irregulares em forma de tigela ao longo da superfície da raiz, com radiolucências no osso alveolar adjacente. A perda completa da lâmina dura é observada na área da reabsorção.[14] Os sinais radiográficos iniciais de RIE podem ser vistos logo, em 3 a 4 semanas após LDT envolvendo os tecidos periodontais;[14] se ela se desenvolver, a RIE é sempre vista dentro de 1 ano após a lesão.

A RIE pode ter início rápido e progressão agressiva, de modo que a reabsorção completa de uma raiz inteira pode ocorrer em 3 meses. O potencial diagnóstico de vários sistemas de imagem radiográfica foi investigado, com vários graus de sucesso.

A imagem radiográfica intraoral convencional (digital ou em filme) é atualmente o padrão de referência clínica para a detecção de RRE após lesões de luxação e avulsão.[41,42] No entanto, está bem documentado que essa forma de imagem é um método inadequado de detecção RRE simulada, especialmente quando os tamanhos das cavidades são pequenos.[3] Estudos clínicos também demonstraram que a radiografia convencional subestima grosseiramente a extensão da reabsorção radicular inflamatória.[40]

Os estudos clínicos comparando diretamente a capacidade de radiografias intraorais e tomografia computadorizada de feixe cônico (TCFC) para detectar e diagnosticar RIE são limitados. Um estudo clínico relatou que a TCFC é superior à radiografia convencional no diagnóstico e na determinação da extensão da reabsorção inflamatória inespecífica nas superfícies radiculares.[40] D'Addazio et al.[36] compararam a capacidade da TCFC e da radiografia periapical para detectar cavidades de reabsorção externa simulada de cerca de 2 mm de diâmetro em um modelo humano *ex vivo*. Embora ambas as modalidades de imagem fossem 100%

sensíveis na detecção das lesões, apenas a TCFC poderia avaliar com precisão a posição dos defeitos na superfície da raiz e sua relação com o canal radicular, apesar de múltiplas radiografias periapicais angulares dos dentes de teste estarem disponíveis para os examinadores.

CONDUTA CLÍNICA

Nos casos em que o dente for tratável, o tratamento de canal radicular será capaz de ajudar a deter a reabsorção e, portanto, prevenir sua maior progressão. Isso seria criar um ambiente propício ao reparo do tecido duro da superfície danificada da raiz.[33,34,37] Portanto, é essencial iniciar o tratamento do canal radicular assim que os sinais radiográficos de RIE forem identificados.[35] Uma exceção a isso é o reimplante de dentes com ápices fechados; nesses casos, o tratamento do canal radicular deve ser realizado de 7 a 10 dias após o reimplante, mesmo que não haja sinais radiográficos de RIE.[42] Quanto mais cedo a reabsorção for diagnosticada e tratada, melhor será o prognóstico para o dente afetado. A falha em diagnosticar e tratar a condição pode resultar na perda do dente.

O desbridamento químico-mecânico efetivo do espaço do canal radicular é fundamental para o sucesso do tratamento do canal radicular e a inibição e cessação da RIE.[34,37] Em princípio, o protocolo específico do canal radicular utilizado é irrelevante, desde que os objetivos biológicos sejam cumpridos. O curativo a longo prazo do canal radicular com hidróxido de cálcio pode ser benéfico no tratamento da RIE estabelecida; no entanto, esse protocolo deve ser usado com cautela, devido ao risco associado de fratura radicular.[12]

Em muitos casos, a RIE é extensa, tornando o dente inviável e exigindo extração.

ACOMPANHAMENTO E PROGNÓSTICO DE REABSORÇÃO INFLAMATÓRIA EXTERNA

A cicatrização da RIE é caracterizada radiograficamente por cessação do processo de reabsorção, resolução da radiolucência no osso adjacente e restabelecimento do espaço do LPD.[13] Como mencionado, em casos não tratados, a RIE pode progredir tão rapidamente que toda a raiz pode ser reabsorvida dentro de 3 meses.[13,34] O prognóstico é especialmente ruim para dentes com rizogênese incompleta não tratada.[13]

Reabsorção cervical externa

INTRODUÇÃO

A RCE se manifesta principalmente na região cervical, e pode invadir a dentina radicular em qualquer direção e em graus variáveis. A RCE geralmente se desenvolve apicalmente à fixação epitelial do dente, mas, em dentes saudáveis com inserção periodontal normal, ela se desenvolve na região cervical do dente, característica que deu origem ao nome. Entretanto, em dentes que desenvolveram recessão gengival e perderam o suporte periodontal e/ou desenvolveram um epitélio juncional longo, o defeito de reabsorção pode surgir em um local mais apical.

A RCE também foi referida como reabsorção cervical invasiva,[56] reabsorção invasiva extracanal supraóssea,[43] reabsorção radicular inflamatória periférica[48] e reabsorção radicular externa subepitelial.[109] Os autores deste capítulo preferem o termo RCE, porque descreve a natureza e a localização das lesões.

ETIOLOGIA E PATOGÊNESE

As exatas etiologia e patogênese da RCE não foram totalmente elucidadas. É amplamente aceito que o processo de reabsorção é o mesmo para RCE e qualquer outro tipo ou reabsorção: deve haver uma brecha nas camadas protetoras não mineralizadas, para permitir que as células clásticas se liguem às células da dentina subjacentes, e as mesmas células devem ser estimuladas a perpetuar o processo. No entanto, na RCE, apenas alguns dos fatores que predispõem a superfície radicular à atividade clástica foram identificados.

O perfil anatômico da junção cemento-esmalte (JCE) é variável, e a junção entre o esmalte e o cemento nessa região não é contígua em todos os dentes. Isso pode levar a áreas expostas de dentina desprotegida, vulneráveis à atividade osteoclástica, na região cervical de alguns dentes.[78]

Mavridou et al.[69] investigaram os potenciais fatores predisponentes, usando uma abordagem em duas etapas. A primeira etapa foi uma entrevista com o paciente para obter informações completas sobre seu histórico odontológico e médico; a segunda etapa foi uma investigação clínica completa do paciente, com uma combinação de radiografia periapical e tomografias computadorizadas 3D.

Dos 347 dentes examinados, 59% eram multifatoriais. Desses casos multifatoriais, 38% tinham 2 fatores predisponentes e 17% e 3% tinham 3 e 4 fatores, respectivamente.

Ortodontia foi o fator de aparecimento mais comum (45,7%), seguido por traumatismo (28,5%), hábitos parafuncionais (23,2%), higiene bucal precária (22,9%), má oclusão (17,5%) e exodontia de dente vizinho (14%).

A combinação de ortodontia com traumatismo dentário prévio foi a mais comum (17,6%), seguida por ortodontia e hábitos parafuncionais (13%), ortodontia com extração de dente vizinho (12%), extração de dente vizinho, sobrecarga oclusal e problemas de saúde bucal (5%), má oclusão com problemas de saúde bucal (3%), e má oclusão e hábitos parafuncionais (2,7%).

Nos casos examinados, a RCE estava localizada em 29% dos incisivos centrais superiores, 14% nos caninos superiores, 14% nos molares inferiores e 14% nos pré-molares superiores. A RCE foi vista com menos frequência em caninos inferiores (3%), centrais mandibulares (1%) e laterais mandibulares (1%).

ASPECTOS HISTOLÓGICOS

O perfil histológico da RCE é semelhante ao de outras formas de reabsorção, com certas características únicas refletindo a natureza invasiva do processo.

Recentemente, a análise histológica revelou que a lesão de RCE é um mecanismo de um processo de três estágios. A RCE começa no cemento apical ao epitélio gengival (ou seja, o estágio de iniciação). No segundo estágio da reabsorção (ou seja, a fase de reabsorção), a lesão de reabsorção invade a estrutura do dente em 3D em direção ao espaço pulpar. No entanto, a polpa é protegida por uma lâmina pericanalar resistente à reabsorção, que evita que a lesão de reabsorção penetre no espaço pulpar. Essa camada tem uma espessura flutuante de 210 μm e consiste em pré-dentina, dentina e, ocasionalmente, tecido ósseo. No último estágio avançado (i. e., o estágio de reparo), o tecido ósseo é depositado na cavidade de reabsorção na qual o reparo ocorre (Figura 18.6).[70]

Em um estudo de caso investigando a presença de hipoxia com RCE, Mavridou et al.[71] relataram que a análise histológica mostrou que a hipoxia existe. O odontoblasto com fator 1a positivo induzido por hipoxia foi encontrado na área apical da reabsorção (Figuras 18.7 e 18.8).

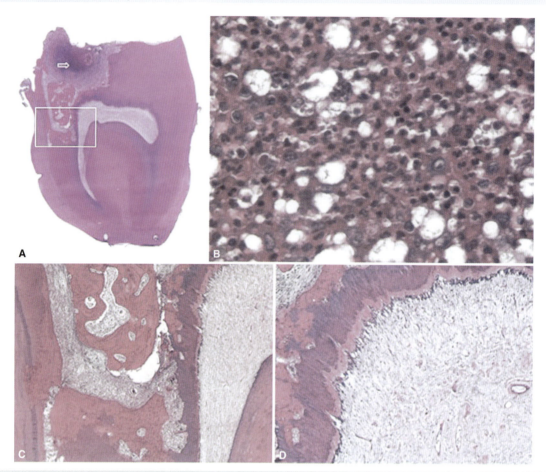

Figura 18.6 Reabsorção cervical externa com substituição. **A.** Terceiro molar inferior assintomático. A RCE foi diagnosticada em uma radiografia realizada para dentes adjacentes. O dente foi extraído. Visão geral do dente. (Coloração em H&E; ampliação original ×2.) **B.** Visão em grande aumento da área de reabsorção ocupada pelo tecido de granulação, indicada pela *seta* em *A*. Concentração grave de células inflamatórias agudas e crônicas (aumento original ×400). **C.** Detalhe da área demarcada pelo *retângulo* em *A*. A grande área de dentina reabsorvida foi parcialmente reparada com tecido ósseo. Observar a fina camada de dentina remanescente. Nenhuma alteração inflamatória pode ser observada na polpa adjacente (aumento original ×25). **D.** Detalhe de *C*. Aparência normal da dentina, pré-dentina e camada de odontoblasto. Ausência de inflamação (ampliação original ×50).

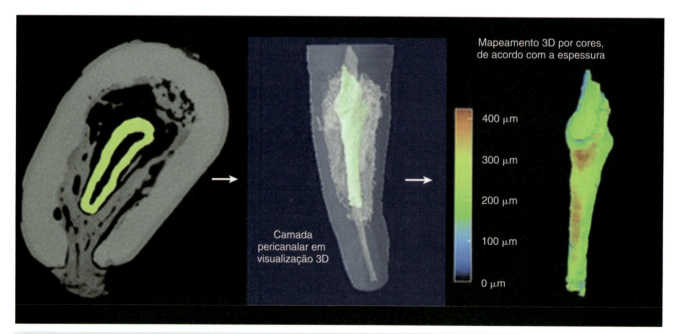

Figura 18.7 Imagem de nanotomografia (nanoTC) do dente 13 e modelagem 3D usando *software* CTan, CTvol e CTvox, mostrando a distribuição da espessura da lâmina resistente à reabsorção pericanalar (LRRP). (De Patel S, Mavridou A. M, Lambrechts P, Saberi N: External cervical resorption-part 1: histopathology, distribution and presentation. *Int Endod J* 51:1205-1223, 2018.)

Capítulo 18 • Reabsorção Radicular 701

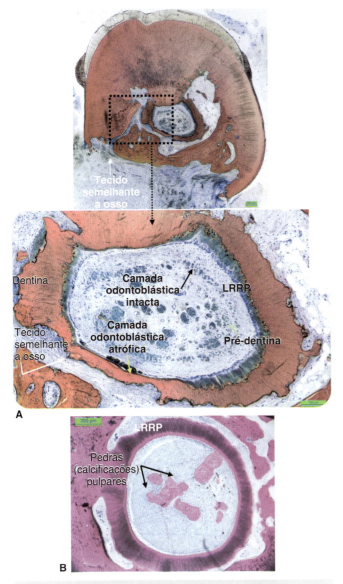

Figura 18.8 A. Estrutura da lâmina resistente à reabsorção pericanalar (*LRRP*) e tecido pulpar. A LRRP é constituída por pré-dentina, dentina e, ocasionalmente, tecido ósseo. **B.** Calcificação no interior da polpa. A coloração histológica foi realizada com uma combinação de azul de Stevenel e picrofucsina de Von Gieson, visualizando tecido mineralizado (*vermelho*) e tecido não mineralizado (*azul-esverdeado*). (De Patel S, Mavridou A. M, Lambrechts P, Saberi N: External cervical resorption-part 1: histopathology, distribution and presentation. *Int Endod J* 51:1205-1223, 2018.)

CARACTERÍSTICAS CLÍNICAS

As características clínicas da RCE são variáveis (Figuras 18.9 e 18.10). O processo é muitas vezes quiescente e assintomático, especialmente nos estágios iniciais, e a ausência de sinais e sintomas clínicos é muito comum; o diagnóstico é normalmente feito como resultado de um achado radiográfico casual. Uma descoloração rosa ou vermelha pode se desenvolver na região cervical do dente; quando presente, é, em geral, o recurso que alerta o paciente ou médico para a possível existência de um problema. A descoloração se deve ao tecido de granulação fibrovascular ocupando o defeito de reabsorção, que apresenta redução da espessura do esmalte e da dentina em sua periferia devido à perda de tecido duro. O tecido de granulação confere uma tonalidade rosada ao dente, por meio da fina camada de esmalte e dentina, na região da reabsorção.[84] O tecido de granulação pode perfurar o esmalte

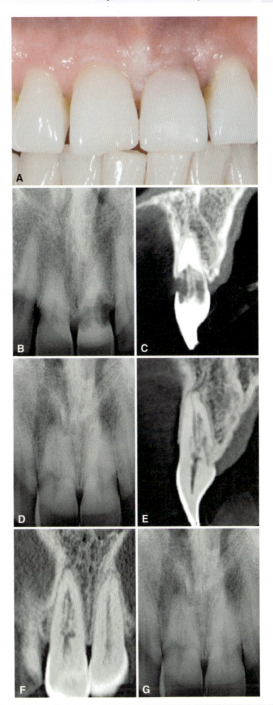

Figura 18.9 Reabsorção cervical externa (RCE). **A.** Uma paciente de 55 anos apresentou "mancha rósea" assintomática. Ela não tinha histórico de quaisquer fatores predisponentes. **B.** A radiografia periapical revelou defeitos radiotransparentes nas faces proximais do incisivo central superior esquerdo; observar as bordas irregulares. **C.** Imagem de corte de tomografia computadorizada de feixe cônico (TCFC) reconstruída revela a verdadeira extensão da lesão de RCE. Observar que a parede do canal radicular parece estar intacta. Fatores inibitórios na parede do canal radicular/odontoblástico impediram a lesão de RCE de penetrar no canal radicular. **D.** Paciente do sexo masculino, 41 anos, apresentado como novo paciente. O exame radiográfico de rotina revelou uma radiolucência periapical maldefinida na raiz do incisivo central superior direito. A aparência é sugestiva de RCE; o paciente fez tratamento ortodôntico no início da adolescência e lembrou ter "batido o dente" pelo menos duas vezes quando era muito jovem. Cortes de TCFC sagital (**E**) e coronal (**F**) reconstruídos revelaram a verdadeira natureza da lesão de RCE e mostraram que a lesão não era passível de tratamento. **G.** As opções de tratamento foram discutidas com o paciente; decidiu-se revisar o dente periodicamente. A radiografia de 4 anos não mostra nenhuma mudança no tamanho dessa lesão assintomática.

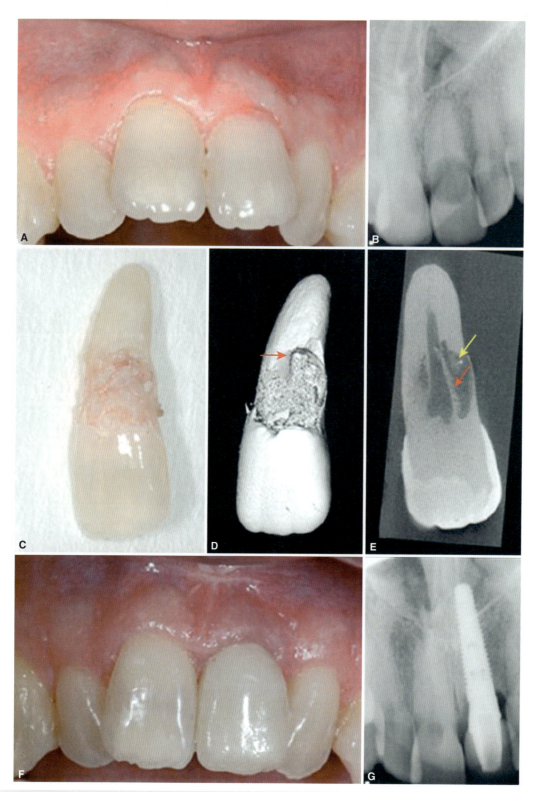

Figura 18.10 A. O incisivo central esquerdo superior deste paciente tinha uma mancha rosa e estava cavitado. **B.** Uma radiografia revelou apresentação incomum de RCE; a lesão era circular e com margens bem-definidas. Observar que o contorno do canal radicular é visível e intacto através da lesão radiotransparente. **C.** O dente não foi restaurado e foi extraído; observar a grande quantidade de tecido de granulação. **D.** A reconstrução tridimensional do dente extraído a partir de dados de microtomografia revelou tecido ósseo abaixo do tecido de granulação sobreposto. Observar a parede do canal radicular intacta (*seta vermelha*). **E.** A reconstrução coronal da microtomografia de varredura revela como a pré-dentina (*seta vermelha*) evitou que o defeito da RCE invadisse o canal radicular. Além disso, o tecido ósseo pode ser visto (*seta amarela*). Foto pós-tratamento (**F**) e radiografia (**G**) após a substituição do incisivo central superior esquerdo por uma coroa sobre implante. (De Patel S, Kanagasingam S, Pitt Ford T: External cervical resorption: a review. *J Endod* 35:616-625, 2009.)

ou dentina na margem gengival, dando a aparência de hiperplasia gengival leve. A descoloração, às vezes chamada "mancha rósea", pode ser bastante sutil e costuma ser uma descoberta casual do paciente, do dentista ou, cada vez mais, do higienista dental. No entanto, é uma característica relativamente rara da RCE. Além disso, deve ocorrer em um local no qual seja facilmente identificável (p. ex., a superfície labial de um dente anterior), para ser notada. A perda da inserção periodontal pode ocorrer na região da reabsorção; a sondagem do defeito de reabsorção ou da bolsa periodontal associada faz com que o tecido de granulação sangre profusamente.[87]

À medida que o processo avança, pode ocorrer perfuração da parede do canal radicular e contaminação bacteriana da polpa. O dente afetado pode desenvolver pulpite e os sintomas clínicos associados. A necrose pulpar e a periodontite periapical crônica podem eventualmente se desenvolver. Os sinais e sintomas clínicos podem ser a primeira indicação de um problema com o dente afetado; eles podem incluir descoloração do dente, dor localizada espontânea, sensibilidade à mastigação, sensibilidade à percussão, sensibilidade à palpação sobre a região apical do dente, uma via de drenagem e/ou edema do sulco vestibular.

CARACTERÍSTICAS RADIOGRÁFICAS

Não há aparência radiográfica usual de RCE. A lesão pode ter margens bem-definidas ou irregulares na face cervical do dente.

A aparência radiográfica da RCE depende da localização, da extensão da invasão e das proporções relativas do tecido fibro-ósseo e fibrovascular que ocupa a cavidade reabsorvida. Todos os defeitos de RCE apresentam-se como radiolucência de radiodensidade variável, frequentemente, mas não confinada, na região cervical do dente ou dentes afetados (Figuras 18.11 e 18.12; ver também as Figuras 18.9 e 18.10).

Se a lesão for predominantemente fibrovascular e granulomatosa, a lesão tende a ser radiolúcida. No entanto, em lesões de longa duração, a radiolucência pode aparecer com uma aparência turva. Em casos avançados com reparo extenso da destruição do tecido, a deposição significativa de tecido fibro-ósseo dá ao defeito uma aparência radiográfica mosqueada (Figura 18.13).

As margens da lesão podem variar de mal a bem-definidas, dependendo da profundidade do defeito e da proporção e distribuição de inclusões ósseas na lesão. Embora lesões com margens irregulares sejam mais comuns, alguns defeitos de RCE podem ter margens lisas e/ou bem-definidas.

Apesar de sua localização frequentemente cervical, a RCE pode começar apicalmente a essa região, refletindo a posição da inserção epitelial do dente afetado. Em dentes com inserção periodontal normal, a natureza invasiva do processo pode resultar em lesão estendendo-se por alguma distância apical e/ou coronal até a localização cervical em que começou. Além disso, a destruição do tecido no local de início às vezes pode ser mínima e/ou não evidente nas radiografias convencionais, devido à sua localização na superfície da raiz. Nesses casos, a lesão pode parecer ter se originado em um local no qual ocorreu destruição significativa do tecido, evidente radiograficamente. Isso pode estar a alguma distância do ponto de origem real. Esse recurso só veio à tona com o advento da avaliação de RCE com TCFC.

As características radiográficas da RCE são muito semelhantes às da RRI (discutidas posteriormente); diferenciá-las, especialmente na ausência de sinais clínicos, pode ser desafiador. É útil traçar o contorno das paredes do canal radicular conforme elas se aproximam e passam pelo defeito de reabsorção na radiografia. Nos casos de RCE, o contorno da parede do canal deve estar visível e intacto e deve manter seu curso à medida que passa pelo defeito. Isso se deve ao fato de a lesão reabsortiva se encontrar na superfície externa da raiz e não estar em comunicação com o canal radicular; é meramente sobreposto ao defeito radiograficamente. Em casos de RRI, deve ser possível traçar o contorno do canal radicular através do defeito de reabsorção, pois o defeito é uma extensão da parede do canal radicular e é contínuo com ele.[46] Embora esse seja um recurso de diagnóstico útil, ele tem algumas deficiências. Primeiro, o contorno da parede do canal radicular pode ser obscurecido por tecido calcificado no defeito de reabsorção (RCE ou RRI). Em segundo lugar, quando a RCE resultar em destruição extensa do tecido, a perfuração da parede do canal radicular pode ter permitido a comunicação entre a parede do canal e o defeito externo.

As radiografias em paralaxe sempre devem ser usadas para obter mais informações sobre a natureza do processo de reabsorção. Além de uma radiografia periapical paralela, outra radiografia deve ser realizada com um desvio (paralaxe) na angulação horizontal do tubo de raios X em relação ao receptor de imagem. Nos casos de RCE, a posição do defeito reativo se move em relação ao canal radicular. Se a lesão estiver localizada na palatina/lingual, o defeito se moverá na mesma direção que o desvio do tubo de raios X. Se a lesão for localizada vestibularmente, ele se move na direção oposta. Isso às vezes é referido como a regra *same lingual, opposite bucal* (SLOB). Em contraste, os defeitos de reabsorção internos mantêm sua posição em relação ao canal radicular, porque os defeitos são uma extensão do sistema de canal radicular.

A TCFC permitiu a avaliação 3D da natureza, posição e extensão do defeito de reabsorção, eliminando a confusão diagnóstica e fornecendo informações essenciais sobre a capacidade de restauração e o subsequente manejo do dente. A TCFC é particularmente útil se o clínico não tiver certeza se a cavidade da RCE perfurou a parede do canal radicular (e, portanto, para determinar a necessidade de tratamento de canal radicular). Uma varredura TCFC elimina a necessidade de tratamento exploratório. Em um estudo *ex vivo*, Vaz de Souza et al.[113] compararam a eficácia diagnóstica de dois aparelhos de TCFC com radiografia periapical para detecção e classificação de lesões simuladas de RCE. Os examinadores foram solicitados a classificar e identificar a(s) superfície(s) da raiz para a qual a RCE se estendeu, com a radiografia periapical e a TCFC. A identificação da lesão de acordo com a superfície do dente foi bem-sucedida em 89,1% dos exames em TCFC Morita, 87,8% dos exames em TCFC Kodak e 49,4% das imagens de radiografia periapical. De acordo com a classificação de Heithersay, a RCE foi classificada corretamente em 71,4% das TCFC Kodak, 70% das TCFC Morita e 32% das radiografias periapicais.

Um estudo clínico de Patel et al.[83] comparando a capacidade de radiografias convencionais e TCFC para diagnosticar e diferenciar com precisão entre RRI e RCE mostrou que TCFC foi significativamente mais precisa (100%) que as radiografias periapicais no diagnóstico de presença e natureza da reabsorção radicular. Esses pesquisadores também concluíram que o plano de tratamento correto deve incorporar as informações adicionais fornecidas pela TCFC.[83]

Recentemente, Patel et al.[86] sugeriram uma classificação 3D que leva em conta altura da lesão, extensão circunferencial e proximidade com o canal radicular. O objetivo da classificação é garantir o diagnóstico preciso e a comunicação de RCE entre os médicos (Tabela 18.1).

704 Parte 3 • Tópicos Clínicos Avançados

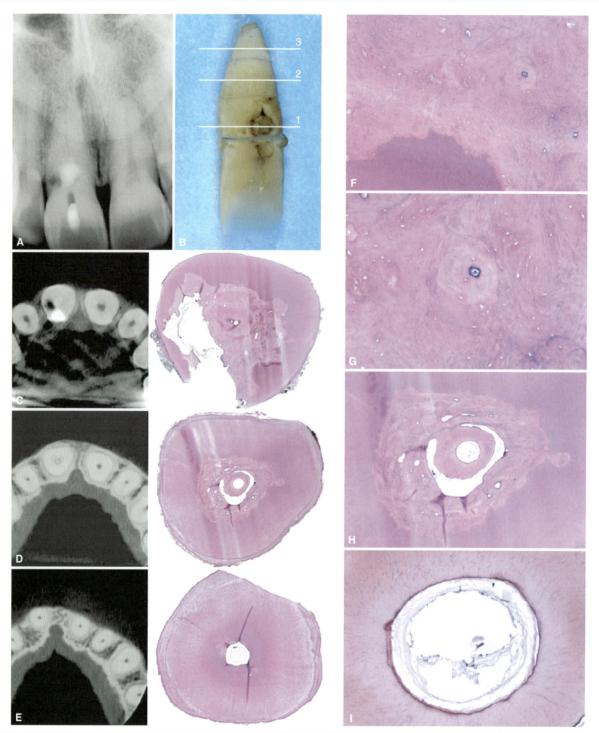

Figura 18.11 Reabsorção cervical externa (RCE) com substituição. **A.** Radiografia de um incisivo central superior de uma paciente de 34 anos que se lembra de ter sido atingida no rosto por uma bola de críquete quando tinha 11 anos. O dentista erroneamente diagnosticou o defeito de reabsorção como cárie e tentou tratá-lo de acordo. O dente estava assintomático; entretanto, uma profundidade de sondagem periodontal de 4 mm foi identificada na parte palatina do dente. Uma tomografia computadorizada de feixe cônico (TCFC) confirmou um defeito de RCE. O dente foi considerado não restaurável, e extraído com o consentimento da paciente. **B.** Visão palatina do dente no fim do processo de desmineralização, imerso no agente clareador. O dente foi separado em quatro porções, que foram incluídas separadamente em blocos de parafina. **C.** Corte axial de TCFC passando pelo terço coronal no nível da *linha 1* em *B*. O corte histológico correspondente mostra que a maior parte da dentina foi substituída por um tecido ósseo. O canal radicular não está mais presente. (Coloração H&E; ampliação original ×8.) **D.** Seção axial de TCFC passando pelo terço médio no nível da *linha 2* em *B*. O canal radicular pode ser apreciado nesse nível, embora reduzido em tamanho, mas parece ser rodeado por tecido ósseo (ampliação original ×8). **E.** Corte axial de TCFC tirado do terço apical no nível da *linha 3* em *B*. Nesse nível, o canal tem o mesmo tamanho do dente contralateral. O corte histológico confirmou a ausência de tecido ósseo (ampliação original ×8). **F.** Detalhe de *C* mostrando a transição da dentina para o tecido ósseo (ampliação original ×100). **G.** Aumento maior de *F*. O tecido metaplásico não mostra a estrutura lamelar típica do osso (aumento original ×400). **H.** Detalhe do canal em *D*. O tecido ósseo metaplásico substituiu concentricamente uma porção consistente da dentina, deixando no lugar uma camada reduzida da dentina original (ampliação original ×25). **I.** A visualização em alta resolução confirma que o tecido ao redor do canal é a dentina (ampliação original ×400). *Considerações*: o processo de reabsorção, seguido da substituição por tecido ósseo, iniciou-se na região cervical e se estendeu no sentido apical, tunelizando a dentina circunferencialmente até a transição entre os terços médio e apical do dente.

Capítulo 18 • Reabsorção Radicular 705

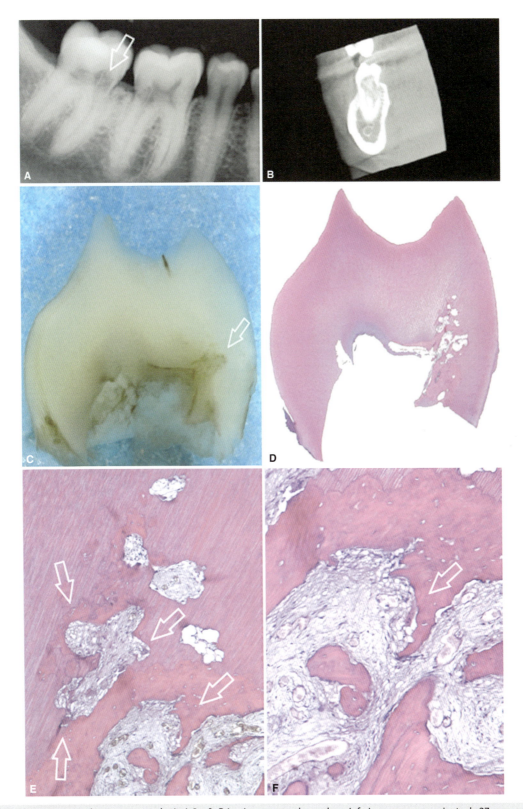

Figura 18.12 Reabsorção cervical externa com substituição. **A.** Primeiros e segundos molares inferiores em uma paciente de 27 anos, que apresentava sintomas de pulpite irreversível associada ao segundo molar inferior direito; o primeiro molar inferior direito era assintomático. **B.** TCFC feita por meio do segundo molar no nível da área indicada pela *seta* em *A*. Observar a reabsorção maciça envolvendo a coroa e a raiz. **C.** Porção mesial da coroa do segundo molar após limpeza. **D.** Corte feito no plano vestibulolingual. Visão geral mostra reabsorção e substituição no lado lingual, correspondendo à área indicada pela *seta* em *C*. (Coloração H&E; ampliação original ×6.) **E.** Detalhe da área indicada pela *seta* em *C*. Várias áreas de reabsorção, com substituição por tecido metaplásico podem ser vistas (ampliação original ×100). **F.** Ampliação da área indicada pela *seta inferior* direita em *E*. O tecido metaplásico se assemelha muito ao osso (ampliação original ×400). (*continua*)

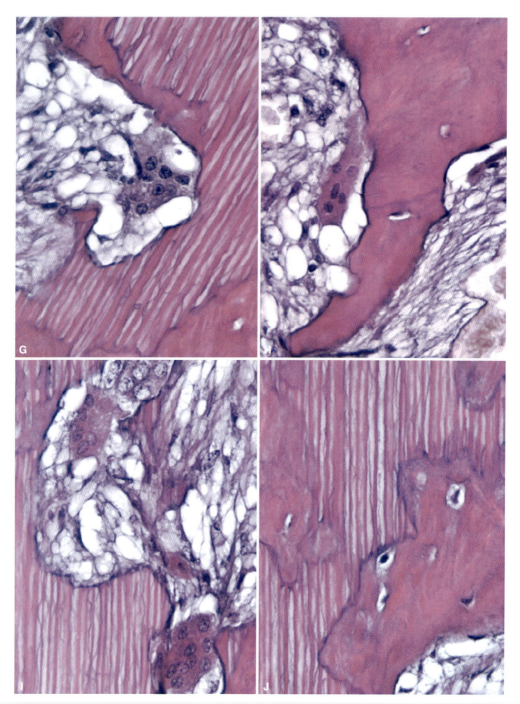

Figura 18.12 (*Continuação*) **G.** Visão de grande aumento da área indicada pela *seta superior* direita em *E*. Observar a lacuna na dentina ocupada por uma célula clástica multinucleada (ampliação original ×1.000). **H.** Visão em grande aumento do tecido ósseo metaplásico na área indicada pela *seta* em *F*. Uma trabécula óssea está sendo reabsorvida por um osteoclasto típico (aumento original ×1.000). **I.** Visão em grande aumento da área indicada pela *seta inferior* esquerda em *E*. Uma lacuna de Howship com odontoclastos pode ser vista (ampliação original ×1.000). **J.** Visão em grande aumento da área indicada pela *seta superior* esquerda em *E*. Observar as ilhas de tecido ósseo, com osteócitos típicos, circundados por dentina (aumento original ×1.000). *Considerações*: nesse caso, o tecido metaplásico era semelhante ao osso lamelar normal. O interessante é que o tecido ósseo estava em remodelação, evidenciado pela presença de osteoclastos. Osteoclastos e odontoclastos podem ser observados na mesma área e apresentam semelhança morfológica.

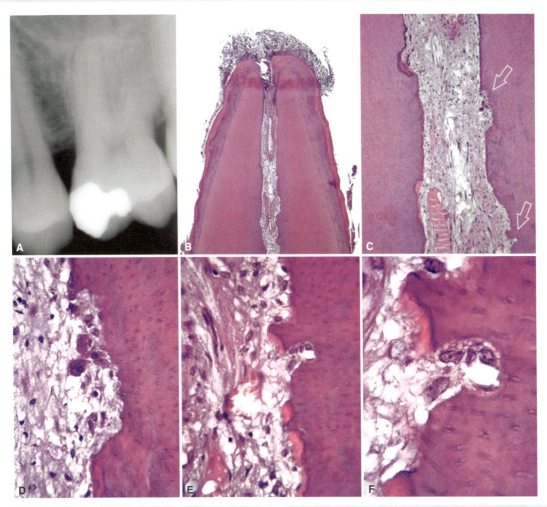

Figura 18.13 Reabsorção radicular interna precoce. **A.** Paciente do sexo masculino, de 54 anos, apresentou-se com uma longa história de dor ao mastigar e com estímulos frios. Recentemente, a dor tornou-se contínua e intensa. O primeiro molar superior, que tinha uma restauração de amálgama mesial, não respondeu aos testes de sensibilidade. A radiografia mostrou radiolucência periapical na raiz palatina. Após a remoção dos materiais restauradores, foi diagnosticada uma linha de fissura envolvendo o assoalho da câmara pulpar, e o dente foi extraído. **B.** Algum tecido patológico permaneceu preso ao ápice da raiz palatina na extração. Um corte longitudinal passando no centro do canal demonstrou tecido conjuntivo vital no terço apical. (Coloração H&E; aumento original ×16.) **C.** Detalhe do canal em *B*. Observar o tecido conjuntivo com vasos e relativamente poucas células inflamatórias, além das lacunas de reabsorção nas paredes do canal radicular (aumento original ×1.000). **D.** Visão em grande aumento da área da parede do canal, indicada pela *seta superior* em *C*. Observar a lacuna de reabsorção com odontoclastos (ampliação original ×1.000). **E e F.** Ampliação progressiva da área da parede do canal indicada pela *seta inferior* em *C*. Observar a lacuna de Howship, que abriga células clásticas. Pré-dentina está presente em algumas áreas da parede, mas ausente nas áreas com reabsorção ativa (ampliação original ×400 e ×1.000).

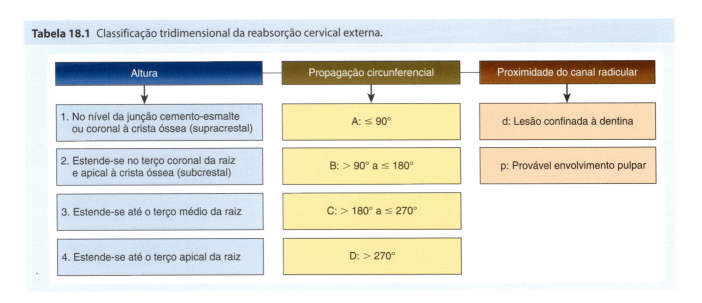

Tabela 18.1 Classificação tridimensional da reabsorção cervical externa.

Altura	Propagação circunferencial	Proximidade do canal radicular
1. No nível da junção cemento-esmalte ou coronal à crista óssea (supracrestal)	A: ≤ 90°	d: Lesão confinada à dentina
2. Estende-se no terço coronal da raiz e apical à crista óssea (subcrestal)	B: > 90° a ≤ 180°	p: Provável envolvimento pulpar
3. Estende-se até o terço médio da raiz	C: > 180° a ≤ 270°	
4. Estende-se até o terço apical da raiz	D: > 270°	

CONDUTA CLÍNICA

Os objetivos fundamentais do tratamento na RCE referem-se a remover o defeito de reabsorção, interromper o processo de reabsorção, restaurar o defeito do tecido duro com um material de preenchimento estético e prevenir e monitorar o dente quanto à recorrência. O manejo eficaz da RCE depende da avaliação precisa da verdadeira natureza e acessibilidade da lesão.

A TCFC pré-operatória pode ajudar a avaliar a extensão do defeito e auxiliar no bom planejamento do tratamento. Além disso, as opções de tratamento podem ser discutidas com segurança com o paciente, e o tratamento "exploratório" pode ser evitado.[97,98]

Lesões pequenas têm o resultado mais favorável quando normalmente a polpa não está envolvida. Essas lesões são consideradas de classes I e II de Heithersay.[55] O acesso cirúrgico ao local de reabsorção é obtido pela elevação de um retalho mucoperiósteo, cujas dimensões devem permitir a visualização de toda a extensão do defeito. Uma vez obtido o acesso, a cavidade reabsortiva é escavada. O tecido fibrovascular granulomatoso é prontamente removido com um instrumento manual. Entretanto, defeitos contendo quantidades significativas de tecido fibro-ósseo (especialmente quando este é contíguo com a dentina adjacente) requerem a remoção discriminada, com instrumentos ultrassônicos, do tecido. Pode ser extremamente difícil diferenciar entre dentina sã e depósitos fibro-ósseos; portanto, o uso do microscópio cirúrgico é essencial. Radiografias intraorais frequentes podem ser necessárias para garantir a remoção precisa de tecido de reabsorção duro indesejado e para evitar a remoção desnecessária de tecido dentário sadio.

Uma vez que o tecido fibro-ósseo tenha sido removido, a cavidade pode ser tratada com solução aquosa de ácido tricloroacético a 90%; isso causa necrose de coagulação do tecido reabsorvente sem danificar o tecido periodontal.[55] O ácido também penetra e trata pequenos canais de reabsorção que não sejam acessíveis à instrumentação mecânica.[87] Uma vez que o defeito tenha sido escavado e tratado com ácido tricloroacético, qualquer dentina ou esmalte enfraquecido na periferia da cavidade é removido com uma broca em uma turbina de alta velocidade, e a cavidade é restaurada com um material restaurador esteticamente aceitável, como resina composta ou cimento de ionômero de vidro. Biodentine pode provar ser um material particularmente adequado para restaurar esses defeitos,[28,80] porque pode combinar estética aceitável com a capacidade de suportar a fixação do LPD.

Uma vez que a cavidade tenha sido restaurada, o retalho mucoperiósteo é recolocado e fixado em posição. Se houver perfuração da parede do canal radicular, o tratamento do canal radicular deve ser realizado. O acesso ao sistema de canais radiculares deve ser obtido sob um dique de borracha antes que o defeito de reabsorção seja avaliado. O canal radicular deve ser preparado normalmente na área do defeito, usando solução salina como irrigante. Uma ponta cônica de guta-percha (GP) deve ser colocada no canal para manter sua permeabilidade durante a escavação e a restauração do defeito de reabsorção e para fornecer uma barreira contra a qual a restauração final pode ser condensada. O dique de borracha é removido e o tratamento cirúrgico do defeito de reabsorção pode ser realizado conforme descrito, sem qualquer risco de detritos de reabsorção entrarem no sistema de canais radiculares. Após o reposicionamento do retalho mucoperiósteo, o tratamento do canal radicular pode ser concluído de maneira normal, sem medo de extrusão de tecido infectado, irrigantes ou medicamentos para os tecidos periodontais.

Uma das modalidades de tratamento da RCE é o reparo interno da lesão, que não requer nenhum procedimento cirúrgico.[85] Essa opção de tratamento é indicada quando o defeito da reabsorção está próximo, acaba de perfurar a câmara pulpar, o retalho cirúrgico externo não é acessível e/ou resulta na remoção excessiva de estrutura dentária sadia. O reparo interno é preferido nos casos em que o ponto de entrada é pequeno, intraósseo e apical à junção epitelial.

O tratamento do canal radicular nesses casos pode ser indicado se o defeito for próximo à polpa. O tratamento endodôntico pode ser feito em uma visita. Após a conclusão do tratamento endodôntico, a cavidade de acesso deve ser estendida para englobar a lesão de RCE. A RCE e a cavidade de acesso endodôntico podem ser restauradas com uma restauração plástica direta, como resina composta ou cimento de ionômero de vidro. Alternativamente, o Biodentine pode ser usado como um substituto da dentina, sobre o qual uma fina camada de cimento de ionômero de vidro e/ou resina composta pode ser colocada.[90,99]

O tratamento da RCE depende da gravidade, extensão e localização do defeito de reabsorção, além da capacidade de restauração do dente. Heithersay[55] desenvolveu um sistema de classificação de quatro estágios para RCE baseado na profundidade de penetração da reabsorção em uma direção vestibulolingual e apicocoronal. Ele examinou o prognóstico do tratamento em 101 casos de RCE em 94 pacientes usando o protocolo não cirúrgico referido anteriormente, e relacionou as taxas de sucesso do tratamento à classificação da lesão.[55] Heithersay relatou uma taxa de sucesso de 100% para as lesões classes I e II, uma taxa de sucesso de 77,8% para lesões de classe III e uma taxa de sucesso de 12,5% para lesões de classe IV. Isso enfatiza o pior resultado que pode ser esperado para casos mais avançados. Uma limitação importante da classificação de Heithersay é que ela é válida apenas se a lesão RCE estiver confinada à face proximal do dente, porque as lesões são avaliadas em radiografias 2D. Se a lesão de RCE estiver localizada e/ou se estender aos aspectos labial e/ou vestibular (proximal) do dente, a verdadeira natureza da lesão não pode ser avaliada de forma precisa com radiografias.[81,87]

Reabsorção radicular interna

INTRODUÇÃO

A RRI é uma forma de reabsorção radicular que se origina na parede do canal radicular e afeta-a.[6] É ainda classificada como *inflamatória* ou *substitutiva*. O tipo de substituição está associado à deposição de tecido mineralizado no espaço do canal radicular após a perda inicial de dentina (a perda inicial de dentina é uma característica de ambos os tipos).[6] Como suas características são muito semelhantes, os dois tipos RRI são discutidos juntos.

ETIOLOGIA E PATOGÊNESE DA REABSORÇÃO RADICULAR INTERNA

Danos à camada protetora de odontoblastos mais externa e à pré-dentina da parede do canal resultam na exposição da dentina mineralizada subjacente aos odontoclastos, o que subsequentemente leva à RRI (Figura 18.14).[108,118]

A causa exata ou o tipo de lesão que provoca esses danos não são totalmente compreendidos. Vários fatores etiológicos foram expressos para a perda de pré-dentina, incluindo traumatismo, cárie, infecções periodontais, calor excessivo gerado durante procedimentos restauradores em dentes vitais, procedimentos com hidróxido de cálcio, ressecções radiculares vitais, anacorese, tratamento ortodôntico, dentes trincados ou simplesmente alterações distróficas idiopáticas em polpas normais.[7,17,26,92,115] Em um estudo

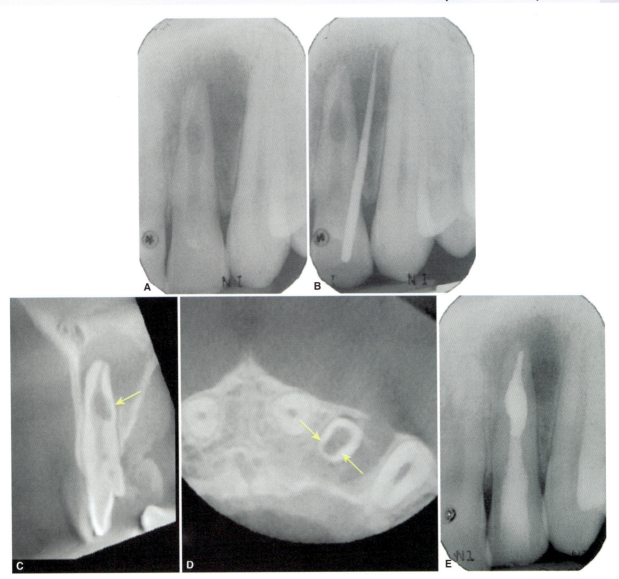

Figura 18.14 A e B. Visualizações em paralaxe do incisivo lateral esquerdo superior mostrando reabsorção radicular interna com necrose. Um ponto de guta-percha foi usado para rastrear a via. Os cortes sagital (**C**) e axial (**D**) reconstruídos de uma TCFC revelam que a lesão reabsorveu o aspecto palatino da raiz (*setas*) e quase perfurou a parede da raiz. **E.** O dente foi obturado com guta-percha, usando uma técnica termoplastificada. (De Patel S, Ricucci D, Durack C, Tay F: Internal root resorption: a review. *J Endod* 36:1107-1121, 2010.)

com 25 dentes com reabsorção interna, o traumatismo foi o fator predisponente mais comum, responsável por 45% dos casos examinados.[27] As etiologias sugeridas nos demais casos foram inflamação decorrente de lesões cariosas (25%) e lesões cariosas/periodontais (14%). A causa da reabsorção interna nos dentes remanescentes era desconhecida. Outros relatos na literatura apoiam a visão de que o traumatismo[7,119,121] e a inflamação/infecção pulpar[52,121] são os principais fatores de contribuição no início da reabsorção interna.

Como mencionado anteriormente, o dano à camada de odontoblasto e pré-dentina da parede do canal é um pré-requisito para o início da RRI.[119] No entanto, a progressão da RRI depende da estimulação bacteriana das células clásticas envolvidas na reabsorção de tecido duro. Sem esse estímulo, a reabsorção é autolimitada.[119]

Para que a RRI continue, o tecido pulpar apical à lesão reabsortiva deve ter um suprimento sanguíneo viável; isso fornece células clásticas e seus nutrientes, e o tecido pulpar coronal necrótico infectado fornece estimulação para essas células clásticas (ver Figura 18.14).[107] As bactérias podem entrar no canal radicular por meio de túbulos dentinários, cavidades cariosas, trincas, fraturas e canais laterais. Na ausência de um estímulo bacteriano, a reabsorção é transitória e pode não avançar para o estágio que pode ser diagnosticado clínica e radiograficamente. Portanto, a polpa apical ao local da reabsorção deve ser vital para que a lesão reabsortiva progrida (ver Figura 18.14). Se não for tratada, a reabsorção interna pode continuar até que o tecido conjuntivo inflamado preencha as degenerações devido ao defeito de reabsorção, avançando a lesão em direção apical. Por fim, se não for tratado, o tecido pulpar apical à lesão reabsortiva sofre necrose e a bactéria infecta todo o sistema de canais radiculares, resultando em periodontite apical.[95]

ASPECTOS HISTOLÓGICOS

Wedenberg e Zetterqvist[121] relataram a natureza histológica da RRI. Os autores examinaram especificamente as características histológicas, histoquímicas enzimáticas e microscópicas eletrônicas de varredura (MEV) do processo de reabsorção em uma pequena amostra de dentes decíduos e permanentes extraídos devido à RRI progressiva. Os perfis histológicos e histoquímicos enzimáticos foram idênticos para os dois grupos, mas o processo de reabsorção pareceu ocorrer mais rapidamente nos dentes decíduos. O tecido pulpar foi povoado em graus variados em todos os dentes por um infiltrado inflamatório composto predominantemente por linfócitos e macrófagos, com alguns neutrófilos. O tecido conjuntivo nos espaços pulpares era menos vascular que o tecido pulpar saudável, e se assemelhava ao tecido conjuntivo da membrana periodontal, com mais células e fibras. A camada de odontoblasto e a pré-dentina estavam ausentes nas paredes dentinárias afetadas, povoadas por grandes odontoclastos multinucleados ocupando lacunas de reabsorção. Os odontoclastos mostraram evidências de reabsorção ativa (ver Figura 18.14). Eles eram acompanhados por células mononucleares, que se acreditava serem precursoras dos odontoclastos, os quais povoavam o tecido conjuntivo adjacente ao local de reabsorção. Ambos os tipos de células exibiram atividade de fosfatase ácida resistente ao tartarato (TRAP).

Curiosamente, a parede do canal radicular estava incompletamente revestida com um tecido mineralizado semelhante ao osso ou cemento em todos os dentes examinados.[121] Além disso, nódulos de tecido calcificado de natureza semelhante ocuparam o espaço pulpar em três dos casos. Nódulos de tecido mineralizado ocupando o espaço do canal radicular são a característica definidora da reabsorção por substituição interna.[6] Os autores sugeriram que a deposição desse tecido mineralizado faça provavelmente parte de um processo de acoplamento, no fim de um período de reabsorção, no qual os osteoblastos são atraídos para o local afetado e participam da formação óssea.[121]

CARACTERÍSTICAS CLÍNICAS

As características clínicas da RRI dependem em grande parte do estado histológico da polpa afetada, da extensão da destruição do tecido duro causada pelo processo de reabsorção e da posição da cavidade reabsortiva no espaço do canal radicular. Nos estágios ativos de reabsorção, a contaminação bacteriana do tecido pulpar vital pode causar uma resposta inflamatória aguda, levando a sintomas clínicos de pulpite. Com o início da necrose pulpar e uma colonização bacteriana estabelecida no espaço do canal radicular, os sinais e sintomas clínicos associados à periodontite apical aguda ou crônica podem se desenvolver. O(s) trato(s) sinusal(is) pode(m) ocorrer e estar associado(s) à supressão nos tecidos periapicais, ou possivelmente no local de uma perfuração da parede do canal radicular causada pela destruição do tecido duro. A reabsorção extensiva da polpa coronal pode resultar em descoloração rosa ou vermelha, visível através da coroa do dente afetado; isso é causado por tecido granulomatoso que se estende e ocupa o defeito de reabsorção.[67] Embora muitas vezes relatadas como um indicador clínico comum do processo, essas manchas rosadas, na verdade, são raras em casos de RRI. Elas podem ocorrer com relativa frequência nos casos de RCE, mas também não são muito comuns nesse tipo de reabsorção. Frequentemente, o dente afetado é assintomático e os sinais clínicos estão ausentes.

CARACTERÍSTICAS RADIOGRÁFICAS E DIAGNÓSTICO

O diagnóstico de qualquer tipo de reabsorção radicular depende da demonstração radiográfica de sua presença. As radiografias bidimensionais tornam a detecção e a diferenciação dos vários tipos de reabsorção um desafio. Tanto a RRI quanto a RCE podem ter características semelhantes, o que torna difíceis a diferenciação e o diagnóstico de radiografia bidimensional.[51,84,88,107] Gartner et al.[46] relataram que as lesões de RRI se apresentam radiograficamente como radiolucências de densidade uniforme que têm um contorno liso e são simetricamente distribuídas sobre a raiz do dente afetado (Figura 18.15). Os autores relataram, ainda, que o contorno da parede do canal radicular não deve ser rastreável pelo defeito de reabsorção, porque a parede do canal radicular se dilui. Outros autores descreveram as lesões de RRI como radiolucências circunscritas ovais em continuidade com a parede do canal radicular.[77] Embora certos casos de RRI possam ter algumas ou todas essas características radiográficas, muitos não têm; cada caso deve ser avaliado individualmente antes que um diagnóstico seja feito.

A RRI pode ocorrer em qualquer local do sistema de canal radicular e pode se manifestar radiograficamente como uma radiolucência com forma, radiodensidade, contorno e simetria variáveis em relação ao canal radicular. Lesões de reabsorção radicular

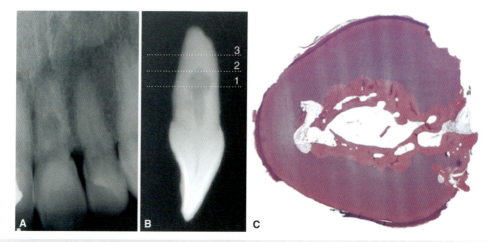

Figura 18.15 Imagens de microscopia óptica de um dente com reabsorção de substituição interna (canal radicular). O dente pertencia a um paciente do sexo masculino, de 44 anos, encaminhado ao primeiro autor para tratamento de uma raiz perfurada. O dente estava assintomático ao exame, mas havia histórico de traumatismo anterior. **A.** Radiografia de um incisivo central superior com lesão radiotransparente no terço médio do canal radicular. A lesão radiotransparente parece ser mosqueada, o que sugere reabsorção radicular interna com metaplasia. **B.** Radiografia clínica do dente após a exodontia, feita em ângulo de 90°, mostrando a continuidade da lesão reabsortiva com o espaço do canal. **C.** Corte transversal tomada aproximadamente no nível da *linha 1* em *B*. A visão geral de baixa ampliação mostra que a dentina ao redor do canal radicular foi substituída por um crescimento interno de tecido ósseo, e a raiz parece ter sido perfurada na região distopalatina. (Coloração H&E; ×8.) *(continua)*

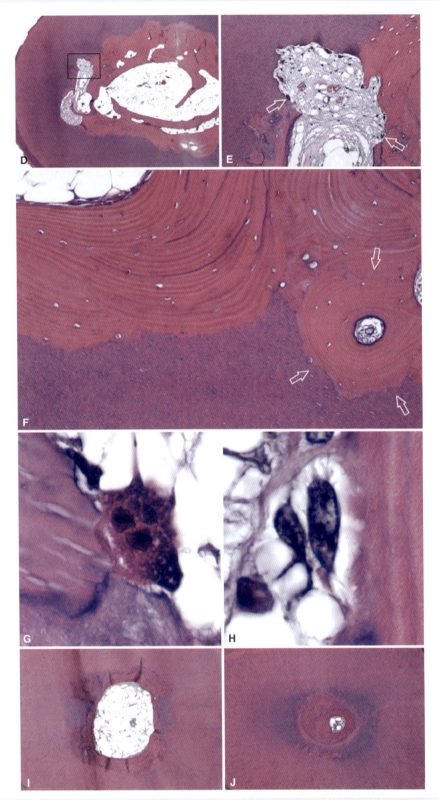

Figura 18.15 (*Continuação*) **D.** Aumento maior de C. (Coloração H&E; ×16.) **E.** Maior aumento da área demarcada pelo *retângulo* em D. A dentina intrarradicular foi reabsorvida. (Coloração H&E; ×100.) **F.** Visão em grande ampliação tirada da parte direita de C, mostrando que a dentina reabsorvida foi substituída por osso lamelar. Os osteócitos estão presentes nas lacunas entre as lamelas. Um corte transversal característico de um ósteon pode ser visto à direita (*setas abertas*), com lamelas concêntricas circundando uma estrutura vascular. (Coloração H&E; ×100.) **G.** Visão de grande ampliação da área indicada pela *seta aberta* à esquerda em E. Uma célula reabsorvente multinucleada (odontoclastos) pode ser vista em uma lacuna dentinária, indicando reabsorção ativa da parede dentinária. (Coloração H&E; ×1.000.) **H.** Visão de grande ampliação da superfície óssea indicada pela *seta* à direita em E. As células grandes são células semelhantes a osteoblastos. Uma vez que produziram tecido mineralizado, foram incorporadas às lacunas ósseas, assumindo características de osteócitos. (Coloração H&E; ×1.000.) **I.** Corte transversal feito aproximadamente no nível da *linha 2* em B. O canal radicular ainda é grande nesse nível, e é circundado por uma camada relativamente fina de osso recém-formado. (Coloração H&E; ×16.) **J.** Corte transversal feito aproximadamente no nível da *linha 3* em B. Neste nível, o canal radicular parece consistentemente estreito por uma camada densa de osso recém-formado. (Coloração H&E; ×16.) (De Patel S, Ricucci D, Durack C, Tay F: Internal root resorption: a review. *J Endod* 36:1107-1121, 2010.)

inflamatória interna são mais prováveis de serem uniformemente radiolúcidas, enquanto na reabsorção radicular de substituição interna (metaplásica) o defeito tem uma aparência um pouco mosqueada ou turva como resultado da natureza radiopaca do material calcificado ocupando o lesão (Figura 18.16).[88] As lesões de RCE podem conter tecido predominantemente granulomatoso, tecido predominantemente calcificado ou uma mistura dos dois; portanto, podem apresentar radiodensidade semelhante a qualquer um dos tipos de reabsorção interna, o que dificulta a diferenciação clínica do processo da doença. Conforme observado por Gartner et al.,[46] a melhor prática é traçar o contorno da parede do canal radicular conforme ela se aproxima e deixa o defeito de reabsorção. Uma cavidade RRI é contínua com as paredes normais do canal radicular, porque é essencialmente uma extensão delas. Assim, em dentes com canais únicos afetados pela RRI, as paredes do canal não devem ser rastreáveis por meio do defeito. Isso está em contraste com a RCE, em que a lesão fica vestibular ou palatina/lingual ao defeito e, consequentemente, é sobreposta ao sistema de canais quando visualizada em radiografias convencionais. Nessa situação, as paredes do canal devem manter seu curso normal à medida que passam pelo defeito de reabsorção, permitindo que sejam traçadas por ele. No entanto, deve-se observar que, em dentes com múltiplos canais, um canal que não foi afetado pela RRI pode ser sobreposto ao defeito de reabsorção da RRI em radiografias convencionais. Quando as diretrizes delineadas por Gartner et al.[46] são usadas, elas podem levar a erros no diagnóstico.

As radiografias em paralaxe devem sempre ser aplicadas para obter mais informações sobre o processo de reabsorção. Além de uma radiografia periapical paralela, uma radiografia deve ser feita com um desvio na angulação horizontal do tubo de raios X em relação ao receptor de imagem. Lesões RRI mantêm sua posição em relação ao sistema de canais radiculares na visão angular. As lesões de RCE movem-se na mesma direção do desvio do tubo de raios X, se estiverem posicionadas lingual/palatinamente, e na direção oposta, se estiverem localizadas vestibularmente.[46] Essa técnica diagnóstica e o traçado do contorno do canal radicular/câmara pulpar através da lesão têm sido os auxiliares mais confiáveis no diagnóstico diferencial da RRI quando a radiografia convencional é usada. No entanto, conforme discutido, a quantidade de informações disponível a partir de imagens radiográficas convencionais é limitada. Isso pode levar a diagnósticos equivocados e tratamento incorreto no manejo da RRI, e reabsorção cervical invasiva.

O uso da TCFC como ferramenta de diagnóstico e planejamento de tratamento no manejo da RRI tem sido relatado na literatura.[20] Informações como posição, extensão e dimensões de uma lesão de RRI, além da presença de qualquer perfuração associada, podem ser obtidas a partir de uma varredura de TCFC. A mesma varredura pode diferenciar entre RCE e RRI, tirando qualquer dúvida que possa ter surgido sobre o diagnóstico com o exame radiográfico convencional.

CONDUTA CLÍNICA

Uma vez que o diagnóstico de RRI tenha sido feito, a extensão da destruição do tecido duro deve ser avaliada e uma decisão clínica deve ser tomada sobre o prognóstico do dente afetado. Se o dente afetado puder ser recuperado e tiver um prognóstico razoável, o tratamento de canal é necessário. Como acontece com qualquer dente infectado, o objetivo principal do tratamento do canal radicular é remover as bactérias intrarradiculares e desinfetar o espaço do canal radicular. Se o processo de reabsorção ainda estiver ativo, o tratamento tem um propósito auxiliar, que é eliminar o tecido apical vital que sustenta e estimula as células reabsorventes.

A natureza do processo de reabsorção nos casos de RRI apresenta ao endodontista desafios operatórios únicos. Em dentes com reabsorção ativa, o sangramento profuso dos tecidos pulpares granulomatosos e inflamados pode prejudicar a visibilidade nos estágios iniciais do tratamento e fornecer uma fonte persistente de hemorragia leve quando são feitas tentativas de secar o canal após o preparo químico-mecânico. Além disso, a natureza irregularmente côncava dos defeitos de reabsorção os torna inacessíveis ao desbridamento mecânico direto.

DESBRIDAMENTO QUÍMICO-MECÂNICO DO CANAL RADICULAR

Os dentes geralmente têm características morfológicas únicas de canal radicular que abrigam microrganismos em dentes infectados. Instrumentos endodônticos e irrigantes administrados passivamente não conseguem penetrar nesses espaços e em espaços isolados.[75,96,101] O uso de instrumentos ultrassônicos para auxiliar a penetração de irrigantes endodônticos demonstrou melhorar a remoção de resíduos orgânicos e biofilmes do espaço do canal radicular.[24] Dada a inacessibilidade dos defeitos da RRI à instrumentação normal e à irrigação passiva, a ativação ultrassônica de irrigantes deve ser considerada uma etapa essencial no tratamento desses casos (ver Figura 18.14). No entanto, mesmo quando essa medida adjuvante é usada, os micróbios podem persistir em áreas confinadas após o desbridamento químico-mecânico.[24] Como tal, um medicamento antibacteriano intracanal deve ser usado para reduzir ainda mais a carga microbiana e melhorar a desinfecção do espaço do canal radicular.[101] Hidróxido de cálcio é um medicamento endodôntico antibacteriano de interconsulta que demonstrou erradicar as bactérias que persistem no espaço do canal radicular após seu tratamento.[25,102] Além disso, quando usado em conjunto com hipoclorito de sódio, potencializa o efeito desse irrigante na remoção de resíduos orgânicos do sistema de canal radicular.[1,110] Com base nessas evidências, os autores defendem o uso de hidróxido de cálcio como um medicamento antibacteriano intracanal para suplementar o desbridamento químico-mecânico convencional do sistema de canais radiculares.[88]

OBTURAÇÃO

Um dos objetivos fundamentais do tratamento endodôntico é preencher totalmente, com um material apropriado, o espaço do canal radicular desinfetado. Na RRI, os defeitos do tecido duro causados pelo processo de reabsorção são difíceis de preencher de forma adequada. Para obturar o defeito de reabsorção, o material obturador deve ser capaz de fluir. A GP é amplamente considerada o material de obturação padrão-ouro em endodontia. Ela pode plastificar quando sofre pressão e fluidificar com a aplicação de calor. Gencoglu et al.[47] examinaram a capacidade de diferentes sistemas e técnicas de obturação para preencher os defeitos em cavidades de reabsorção internas criadas artificialmente *ex vivo*. Eles descobriram que os sistemas termoplásticos de GP Obtura II (ObII) e Microseal (MS) produziram preenchimentos significativamente melhores em cavidades de reabsorção simuladas que Thermafill, sistemas de núcleo macio (SCS) e condensação lateral fria (CLC). Em um estudo semelhante, Goldberg et al.[49] demonstraram que o sistema Obtura II preencheu defeitos de reabsorção simulados estatisticamente melhor que CLC, Thermafill e uma técnica híbrida. Gencoglu et al.[47] relataram que os sistemas Obtura II e MS produziram preenchimentos com maiores proporções GP-selante (GP/selante) que as outras técnicas examinadas. Esses achados foram corroborados no estudo de Goldberg et al.[49]

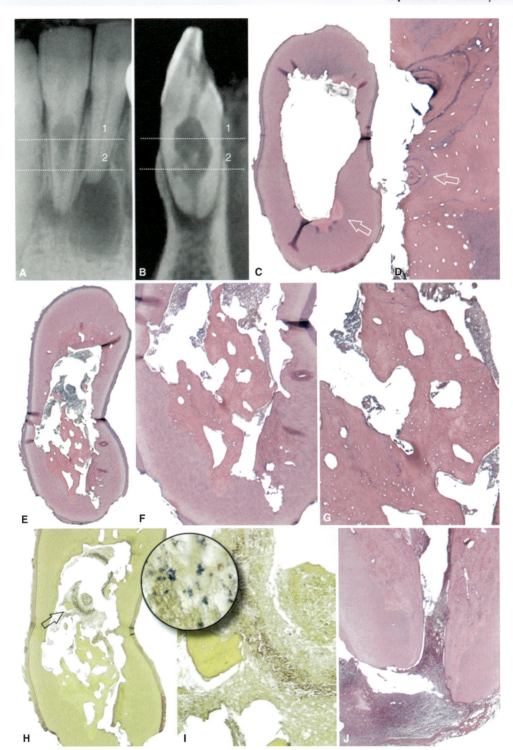

Figura 18.16 Imagens de microscopia óptica de uma variante da reabsorção por substituição interna (canal radicular) com reabsorção por tunelização. O incisivo lateral inferior direito pertencia a um ex-boxeador de 39 anos que havia sofrido uma fratura de mandíbula em uma luta de boxe quando tinha vinte e poucos anos, e foi colocado em fixação intermaxilar. O paciente desenvolveu sintomas 20 anos depois e queixou-se de dor associada aos incisivos inferiores. **A.** Radiografia dos incisivos inferiores direitos. O incisivo central inferior direito apresentava periodontite apical assintomática associada a polpa necrótica e infectada. O incisivo lateral inferior direito apresentava grande área de reabsorção radicular interna. O dente não respondeu aos testes de sensibilidade. **B.** Corte transversal de TCFC mostra algum tecido calcificado no defeito de reabsorção. **C.** Corte transversal tomada no nível da *linha 1* em *A* e *B*. A visão geral mostra que o canal estava aparentemente vazio nesse nível. (Coloração H&E; ×6.) **D.** Grande aumento da área indicada pela *seta* em *C*. Osso lamelar preenchendo uma área de reabsorção anterior. Observar a estrutura do ósteon (*seta*). (Coloração H&E; ×100.) **E.** Corte transversal feito no nível da *linha 2* em *A* e *B*. A visão geral mostra que o lúmen do canal foi parcialmente ocupado por remanescentes necróticos e parcialmente por tecido ósseo. (Coloração H&E; ×8.) **F.** Grande ampliação da parte inferior em *E*. (Coloração H&E; ×50.) **G.** Maior ampliação de *F*. As trabéculas ósseas estão rodeadas por detritos necróticos. (Coloração H&E; ×100.) **H.** Corte transversal tirada da mesma área que em *E*. (Coloração Brown & Brenn, modificada de Taylor [TBB]; ×16.) **I.** Grande ampliação da área indicada pela *seta* em *H*. Fragmentos de tecido ósseo podem ser vistos circundados por tecidos necróticos colonizados por bactérias. (Coloração TBB; 100×; detalhe ×1.000). **J.** Corte longitudinal passando aproximadamente pelo centro do ápice da raiz. As paredes da dentina foram reabsorvidas e substituídas por um tecido ósseo. (Coloração H&E; ×16.) (De Patel S, Ricucci D, Durack C, Tay F: Internal root resorption: a review. *J Endod* 36:1107-1121, 2010.)

Como os selantes de canal radicular encolhem na fixação,[122] dissolvem-se e degradam em vários graus na presença de umidade,[73] obturações com maiores razões GP/selante reduzem o risco de formação de vazio e vazamento de contaminantes no sistema de canal radicular, com benefícios potencialmente positivos para o resultado do tratamento.

Stamos e Stamos[105] e Wilson e Barnes[123] relataram casos de reabsorção interna em que o sistema Obtura foi usado com sucesso para obturar o canal. À luz das evidências apresentadas, os sistemas Obtura e MS aparentemente podem produzir os melhores resultados técnicos para a obturação de canais com RRI.

Ao escolher os materiais e métodos apropriados para preencher os defeitos de reabsorção da RRI, o clínico deve primeiro estabelecer a presença e a extensão de quaisquer perfurações na parede da raiz afetada. Essas informações podem ser obtidas prontamente por meio de uma varredura de TCFC apropriada. Se a perfuração tiver ocorrido, o agregado de trióxido mineral (MTA) deve ser considerado o material de escolha para reparar a parede da raiz. O MTA é biocompatível,[74] tem propriedades selantes superiores quando usado como material de obturação retrógrada[16] e tem se mostrado eficaz no reparo de perfurações radiculares laterais e em furcas em estudos com animais.[68] Além disso, o material é bem tolerado nos tecidos periapicais; quando usado como material de preenchimento da extremidade da raiz na ausência de infecção, suporta a regeneração quase completa do periodonto adjacente.[93] Essas são propriedades desejáveis no contexto de reparo de perfuração, devido à possibilidade muito real de extrusão não intencional do material quando um defeito reabsortivo interno perfurante é reparado de forma ortógrada. No entanto, as propriedades de fluxo do MTA são significativamente piores que as da GP aquecida. Seu uso como material de preenchimento eficaz na RRI depende da ativação ultrassônica adequada do material para dispersá-lo nos recessos do defeito.[20] O uso de um microscópio cirúrgico odontológico e do equipamento correto para entregar o material é essencial.

Uma técnica híbrida para obturar canais afetados pela reabsorção interna perfurante também pode ser usada. Nesses casos, o canal apical para outro defeito de absorção é preenchido com GP. A GP pode ser usada como uma barreira contra a qual o MTA pode ser compactado. Hsiang-Chi Hsien et al.[57] usaram com sucesso essa técnica para tratar um defeito de RRI perfurante em um incisivo superior. Jacobovitz e De Lima[59] descreveram um caso em que um incisivo central superior com um grande defeito de reabsorção interna perfurante tinha um prognóstico ruim e inicialmente foi designado para extração. O dente subsequentemente foi tratado com sucesso de forma ortógrada, com MTA branco e GP.[59]

Surgem situações clínicas nas quais um defeito de reabsorção perfurante causa extensa destruição do tecido dentário duro que não responde ou não é passível de reparo com uma abordagem ortógrada. O tratamento cirúrgico pode ser necessário nesses casos. Pelas razões já discutidas, o MTA seria o material de escolha para reparar essas perfurações. Nos casos que ainda não foram tratados de forma não cirúrgica, o operador deve primeiro acessar o canal radicular, como no tratamento ortógrado. Um ponto de GP cônico e bem-ajustado, ou um espaçador de tamanho apropriado, é posicionado no canal para ocluí-lo e fornecer uma barreira contra a qual o MTA pode ser compactado, uma vez que o acesso cirúrgico ao defeito tenha sido obtido. A barreira também evita a deposição inadvertida do MTA no terço apical do canal. A perfuração é exposta cirurgicamente e reparada com o MTA. O canal pode ser modelado, desinfetado e obturado com GP termoplastificada assim que o MTA estiver adequado.

Se o processo de reabsorção tiver causado destruição suficiente do tecido para tornar o dente irrecuperável, a extração é a opção de tratamento mais apropriada. Se o dente tiver sido enfraquecido pelo processo da doença, a ponto de ser provável a fratura da raiz do dente, o paciente pode optar por extraí-lo. A presença de um defeito reabsortivo perfurante certamente não é uma contraindicação ao tratamento, mas uma perfuração de tamanho significativo terá influência na decisão de tratar cirurgicamente ou extrair o dente. A TCFC é um componente inestimável do arsenal do clínico no tratamento de RRI.[38] Uma TCFC dá ao clínico uma visão 3D do dente, do defeito de reabsorção e da anatomia adjacente. O clínico, portanto, tem as informações necessárias para determinar um prognóstico para o dente e/ou sua responsividade ao reparo cirúrgico. Se a extração do dente afetado for indicada, a TCFC pode ser usada como ferramenta de planejamento de diagnóstico e tratamento para o fornecimento de uma prótese retida por implante dentário. Bhuva et al.[20] descreveram um caso em que a TCFC foi usada como ferramenta de planejamento no tratamento bem-sucedido de um caso de RRI. Como dito, a TCFC tem se mostrado altamente precisa em revelar a natureza da lesão de reabsorção, e isso leva à seleção do plano de tratamento mais adequado.

Resumo

- São necessárias mais pesquisas para a compreensão da etiologia e da patogênese dos diferentes tipos de reabsorção radicular (Tabela 18.2)
- A nova classificação RCE fornece uma descrição melhor da lesão, de maneira tridimensional
- Quanto mais precoce for a detecção da reabsorção radicular, melhores serão o prognóstico e o resultado
- TCFC é uma excelente ferramenta de diagnóstico para a confirmação da presença de RCE e RRI, e também para avaliar a verdadeira natureza dessas condições.

Tabela 18.2 Características principais da reabsorção da raiz.

Tipos de reabsorção	INTERNA		EXTERNA			
	Inflamatória	Substituição	Inflamatória	Substituição	Cervical	Superfície
Achados clínicos	Descoloração, sintomas de pulpite irreversível e/ou periodontite apical	Descoloração, sintomas de pulpite irreversível e/ou periodontite apical	Descoloração, sintomas de periodontite apical	Pode exibir um som de percussão metálico; mobilidade não esperada	Provável defeito periodontal, sintomas de pulpite reversível/ irreversível	Nenhum

(continua)

Tabela 18.2 Características principais da reabsorção da raiz. *(Continuação)*

Tipos de reabsorção	INTERNA		EXTERNA			
	Inflamatória	Substituição	Inflamatória	Substituição	Cervical	Superfície
Aparência clínica	Mancha rosa (rara) ou sinal de pulpite/periodontite apical	Mancha rosa (rara) ou sinal de pulpite/periodontite apical	Saudável ou sinal de pulpite/periodontite apical	Saudável	± mancha rosa, ou sinal de pulpite/periodontite apical	Saudável
Localização na raiz	Qualquer lugar	Qualquer lugar	Qualquer lugar	Qualquer lugar	Terço cervical inicialmente, mas pode ser visto nos terços médio e apical em casos avançados	Adjacente ao dente impactado, cisto ou tumor. Dentes apicais tratados ortodonticamente
Sensibilidade pulpar	Talvez positiva em casos parcialmente vitais, ou negativa em casos necróticos avançados	Talvez positiva em casos parcialmente vitais, ou negativa em casos necróticos avançados	Negativa	Positiva	Geralmente positiva, negativa em casos necróticos avançados	Positivo
Aparência radiográfica	Aumento simétrico de formato oval (balonado) do canal radicular	Aumento em formato oval do canal radicular com parede do canal turva e/ou mosqueada	Radiolucências perirradiculares ou periapicais em forma de tigela assimétrica	Substituição óssea assimétrica da superfície da raiz e perda de espaço do LPD	Aparência radiotransparente simétrica/assimétrica (precoce) ou radiopaca (avançada). Lesão se move em visualizações de paralaxe	Ápice da raiz embotado; perda assimétrica de raiz
Canal radicular	Canal se expande nas lesões	Canal se expande nas lesões	Intacto no início RIE, perfuração em casos avançados	Intacto	Intacto, mas com perfuração em casos avançados	Intacto

RIE, reabsorção inflamatória externa; *LPD*, ligamento periodontal.
De Patel S, Saberi N: The ins and outs of root resorption. *Br Dent J* 224: 691-699, 2018.[89]

Referências bibliográficas

1. Andersen M, Lund A, Andreasen JO, et al: In vitro solubility of human pulp tissue in calcium hydroxide and sodium hypochlorite, *Endod Dent Traumatol* 8(3):104–108, 1992.
2. Andreasen FM, Pedersen BV: Prognosis of luxated permanent teeth—the development of pulp necrosis, *Endod Dent Traumatol* 1(6):207–220, 1985.
3. Andreasen FM, Sewerin I, Mandel U, et al: Radiographic assessment of simulated root resorption cavities, *Endod Dent Traumatol* 3(1):21–27, 1987.
4. Andreasen JO: Review of root resorption systems and models. Etiology of root resorption and the homeostatic mechanisms of the periodontal ligament. In Davidovitch Z, editor: *The biological mechanisms of tooth eruption and root resorption*, Birmingham 1988, EBSCO Media, pp 9–21.
5. Andreasen J: Avulsions. In Andreasen JO, Andreasen FM, Andersson L, editor: *Textbook and color atlas of traumatic injuries to the teeth*, ed 4, Copenhagen, 2007, Blackwell Munksgaard.
6. Andreasen J, Andreasen F: Root resorption following traumatic dental injuries. Proceedings of the Finnish Dental Society, *Suomen Hammaslaakariseuran Toimituksia*, 88:95–114, 1992.
7. Andreasen JO: Luxation of permanent teeth due to trauma. A clinical and radiographic follow-up study of 189 injured teeth, *Scand J Dent Res* 78(3):273–286, 1970.
8. Andreasen JO: A time-related study of periodontal healing and root resorption activity after replantation of mature permanent incisors in monkeys, *Swed Dent J* 4(3):101–110, 1980.
9. Andreasen JO: Relationship between surface and inflammatory resorption and changes in the pulp after replantation of permanent incisors in monkeys, *J Endod* 7(7):294–301, 1981.
10. Andreasen JO, Borum MK, Andreasen FM: Replantation of 400 avulsed permanent incisors. 3. Factors related to root growth, *Endod Dent Traumatol* 11(2):69–75, 1995.
11. Andreasen JO, Borum MK, Jacobsen HL, et al: Replantation of 400 avulsed permanent incisors. 2. Factors related to pulpal healing, *Endod Dent Traumatol* 11(2):59–68, 1995.
12. Andreasen JO, Farik B, Munksgaard EC: Long-term calcium hydroxide as a root canal dressing may increase risk of root fracture, *Dent Traumatol* 18(3):134–137, 2002.
13. Andreasen JO, Hjorting-Hansen E: Replantation of teeth. I. Radiographic and clinical study of 110 human teeth replanted after accidental loss, *Acta Odontol Scand* 24(3):263–286, 1966.
14. Andreasen JO, Hjorting-Hansen E: Replantation of teeth. II. Histological study of 22 replanted anterior teeth in humans, *Acta Odontol Scand* 24(3):287–306, 1966.
15. Andreasen JO, Lovschall H: Response of oral tissues to trauma. In *Traumatic injuries to the teeth*, Oxford, 2007, Blackwell Pub. Professional, pp 62–113.
16. Aqrabawi J: Sealing ability of amalgam, super EBA cement, and MTA when used as retrograde filling materials, *Br Dent J* 188(5):266–268, 2000.
17. Ashrafi MH, Sadeghi EM: Idiopathic multiple internal resorption: report of case, *ASDC J Dent Child* 47(3):196–199, 1980.
18. Bell T: The anatomy, physiology, and diseases of the teeth. *The North American Medical and Surgical Journal (1826-1831)*, 10(19):63, 1830, ARTICLE V.
19. Bender IB, Seltzer S: Roentgenographic and direct observation of experimental lesions in bone: I. 1961, *J Endod*, 29(11):702–706; discussion 701, 2003.
20. Bhuva B, Barnes JJ, Patel S: The use of limited cone beam computed tomography in the diagnosis and management of a case of perforating internal root resorption, *Int Endod J* 44(8):777–786, 2011.

21. Bille ML, Kvetny MJ, Kjaer I: A possible association between early apical resorption of primary teeth and ectodermal characteristics of the permanent dentition, *Eur J Orthod* 30(4):346–351, 2008.
22. Bille ML, Nolting D, Kvetny MJ, et al: Unexpected early apical resorption of primary molars and canines, *Eur Arch Paediatr Dent* 8(3):144–149, 2007.
23. Boyce BF, Xing L: Functions of RANKL/RANK/OPG in bone modeling and remodeling, *Arch Biochem Biophys* 473(2):139–146, 2008.
24. Burleson A, Nusstein J, Reader A, et al: The in vivo evaluation of hand/rotary/ultrasound instrumentation in necrotic, human mandibular molars, *J Endod* 33(7):782–787, 2007.
25. Bystrom A, Claesson R, Sundqvist G: The antibacterial effect of camphorated paramonochlorophenol, camphorated phenol and calcium hydroxide in the treatment of infected root canals, *Endod Dent Traumatol* 1(5):170–175, 1985.
26. Cabrini RL, Manfredi EE: Internal resorption of dentine; histopathologic control of eight cases after pulp amputation and capping with calcium hydroxide, *Oral Surg Oral Med Oral Pathol* 10(1):90–96, 1957.
27. Caliskan MK, Turkun M: Prognosis of permanent teeth with internal resorption: a clinical review, *Endod Dent Traumatol* 13(2):75–81, 1997.
28. Camilleri J, Investigation of Biodentine as dentine replacement material, *J Dent* 41(7):600–610, 2013.
29. Chow J, Chambers TJ: An assessment of the prevalence of organic material on bone surfaces, *Calcif Tissue Int* 50(2):118–122, 1992.
30. Chung CJ, Soma K, Rittling SR, et al: OPN deficiency suppresses appearance of odontoclastic cells and resorption of the tooth root induced by experimental force application, *J Cell Physiol* 214(3):614–620, 2008.
31. Cohenca N, Simon JH, Mathur A, et al: Clinical indications for digital imaging in dento-alveolar trauma. Part 2: root resorption, *Dent Traumatol* 23(2):105–113, 2007.
32. Crona-Larsson G, Bjarnason S, Noren JG: Effect of luxation injuries on permanent teeth, *Endod Dent Traumatol* 7(5):199–206, 1991.
33. Cvek M, Treatment of non-vital peranent incisors with calcium hydroxide, II. Effect on external root resorption in luxated teeth compared with effect of root filling with guttapercha. A foolow-up, *Odont Revy*, 24:343–354, 1973.
34. Cvek M, Prognosis of luxated non-vital maxillary incisors treated with calcium hydroxide and filled with gutta-percha. A retrospective clinical study, *Endod Dent Traumatol* 8(2):45–55, 1992.
35. Cvek M, Endodontic management and the use of calcium hydroxide in traumatized permanent teeth. In *Textbook and color atlas of traumatic injuries to the teeth.* ed 4, Ames, IA, 2007, Blackwell Munksgaard, pp 598–657.
36. D'Addazio PS, Campos CN, Özcan M, et al: A comparative study between cone-beam computed tomography and periapical radiographs in the diagnosis of simulated endodontic complications, *Int Endod J* 44(3):218–224, 2011.
37. Dumsha T, Hovland EJ: Evaluation of long-term calcium hydroxide treatment in avulsed teeth—an in vivo study, *Int Endod J* 28(1):7–11, 1995.
38. Durack C, Patel S: Cone beam computed tomography in endodontics, *Braz Dent J* 23(3):179–191, 2012.
39. Ehnevid H, Lindskog S, Jansson L, et al: Tissue formation on cementum surfaces in vivo, *Swed Dent J* 17(1-2):1–8, 1993.
40. Estrela C, Bueno MR, De Alencar AH, et al: Method to evaluate inflammatory root resorption by using cone beam computed tomography, *J Endod* 35(11):1491–1497, 2009.
41. Diangelis AJ, Andreasen JO, Ebeleseder KA, et al: Guidelines for the management of traumatic dental injuries. I. Fractures and luxations of permanent teeth, *Dent Traumatol* 23(2):66–71, 2007.
42. Flores MT, Andersson L, Andreasen JO, et al: Guidelines for the management of traumatic dental injuries. II. Avulsion of permanent teeth, *Dent Traumatol* 23(3):130–136, 2007.
43. Frank AL, Bakland LK: Nonendodontic therapy for supraosseous extracanal invasive resorption, *J Endod* 13(7):348–355, 1987.
44. Furseth R: The resorption processes of human deciduous teeth studied by light microscopy, microradiography and electron microscopy, *Arch Oral Biol* 13(4):417–431, 1968.
45. Fuss Z, Tsesis I, Lin S: Root resorption—diagnosis, classification and treatment choices based on stimulation factors, *Dent Traumatol* 19(4):175–182, 2003.
46. Gartner AH, Mack T, Somerlott RG, et al: Differential diagnosis of internal and external root resorption, *J Endod* 2(11):329–334, 1976.
47. Gencoglu N, Yildirim T, Garip Y, et al: Effectiveness of different gutta-percha techniques when filling experimental internal resorptive cavities, *Int Endod J* 41(10):836–842, 2008.
48. Gold SI, Hasselgren G: Peripheral inflammatory root resorption: a review of the literature with case reports, *J Clin Periodontol* 19(8):523–534, 1992.
49. Goldberg F, Massone EJ, Esmoris M, et al: Comparison of different techniques for obturating experimental internal resorptive cavities, *Dent Traumatol* 16(3):116–121, 2000.
50. Gröndahl HG, Huumonen S: Radiographic manifestations of periapical inflammatory lesions: how new radiological techniques may improve endodontic diagnosis and treatment planning, *Endod Topics* 8(1):55–67, 2004.
51. Gulabivala K, Searson LJ: Clinical diagnosis of internal resorption: an exception to the rule, *Int Endod J* 28(5):255–260, 1995.
52. Haapasalo M, Endal U: Internal inflammatory root resorption: the unknown resorption of the tooth, *Endod Topics* 14(1):60–79, 2006.
53. Hammarström L, Lindskog S: General morphological aspects of resorption of teeth and alveolar bone, *Int Endod J* 18(2):93–108, 1985.
54. Harokopakis-Hajishengallis E: Physiologic root resorption in primary teeth: molecular and histological events, *J Oral Sci* 49(1):1–12, 2007.
55. Heithersay GS: Invasive cervical resorption: an analysis of potential predisposing factors, *Quintessence Int* 30(2):83–95, 1999.
56. Heithersay GS: Invasive cervical resorption, *Endod Topics* 7(1):73–92, 2004.
57. Hsien HC, Cheng YA, Lee YL, et al: Repair of perforating internal resorption with mineral trioxide aggregate: a case report, *J Endod* 29(8):538–539, 2003.
58. Ishijima M, Rittling SR, Yamashita T, et al: Enhancement of osteoclastic bone resorption and suppression of osteoblastic bone formation in response to reduced mechanical stress do not occur in the absence of osteopontin, *J Exp Med* 193(3):399–404, 2001.
59. Jacobovitz M, De Lima R: Treatment of inflammatory internal root resorption with mineral trioxide aggregate: a case report, *Int Endod J* 41(10):905–912, 2008.
60. Jones SJ Boyd A, The resorption of dentine and cementum in vivo and in vitro. In Davidotch Z, editor: *Biological mechanisms of tooth eruption and root resorption*, Birmingham, AL, 1988, EBSCO Media.
61. Kundel HL, Revesz G: Lesion conspicuity, structured noise, and film reader error, *AJR Am J Roentgenol* 126(6):1233–1238, 1976.
62. Laux M, Abbott PV, Pajarola G, et al: Apical inflammatory root resorption: a correlative radiographic and histological assessment, *Int Endod J* 33(6):483–493, 2000.
63. Levander E, Malmgren O: Evaluation of the risk of root resorption during orthodontic treatment: a study of upper incisors, *Eur J Orthod* 10(1):30–38, 1988.
64. Levin L, Trope M: Root resorption. In Hargreaves KM, Goodis HE, editors: *Seltzer and Bender's dental pulp,* Chicago, IL, 2002, Quintessence Publishing, pp 425–448.
65. Li B, Long X, Wang S, et al: Clinical and radiologic features of desmoplastic ameloblastoma, *J Oral Maxillofac Surg* 69(8):2173–2185, 2011.
66. Lindskog S, Blomlof L, Hammarstrom L: Repair of periodontal tissues in vivo and in vitro, *J Clin Periodontol* 10(2):188–205, 1983.
67. Lyroudia KM, Dourou VI, Pantelidou OC, et al: Internal root resorption studied by radiography, stereomicroscope, scanning electron microscope and computerized 3D reconstructive method, *Dent Traumatol* 18(3):148–152, 2002.
68. Main C, Mirzayan N, Shabahang S, et al: Repair of root perforations using mineral trioxide aggregate: a long-term study, *J Endod* 30(2):80–83, 2004.
69. Mavridou AM, Bergmans L, Barendregt D, et al: Descriptive analysis of factors associated with external cervical resorption, *J Endod* 43(10):1602–1610, 2017.
70. Mavridou AM, Hauben E, Wevers M, et al: Understanding external cervical resorption in vital teeth, *J Endod* 42(12):1737–1751, 2016.
71. Mavridou AM, Hilkens P, Lambrichts I, et al: Is hypoxia related to external cervical resorption? a case report, *J Endod* 45(4):459–470, 2019.
72. McHugh KP, Shen Z, Crotti TN, et al: Role of cell-matrix interactions in osteoclast differentiation, *Adv Exp Med Biol*, 602:107–111, 2007.
73. McMichen FR, Pearson G, Rahbaran S, et al: A comparative study of selected physical properties of five root-canal sealers, *Int Endod J* 36(9):629–635, 2003.

74. Mitchell PJ, Pitt Ford TR, Torabinejad M, et al: Osteoblast biocompatibility of mineral trioxide aggregate, *Biomaterials* 20(2):167–173, 1999.
75. Nair PN, Henry S, Cano V, et al: Microbial status of apical root canal system of human mandibular first molars with primary apical periodontitis after "one-visit" endodontic treatment, *Oral Surg Oral Med Oral Pathol Oral Radiol Endod* 99(2):231–252, 2005.
76. Nakamura I, Duong LT, Rodan SB, et al: Involvement of α v β 3 integrins in osteoclast function, *J Bone Miner Metab* 25(6):337–344, 2007.
77. Ne RF, Witherspoon DE, Gutmann JL: Tooth resorption, *Quintessence Int* 30(1):9–25, 1999.
78. Neuvald L, Consolaro A: Cementoenamel junction: microscopic analysis and external cervical resorption, *J Endod* 26(9):503–508, 2000.
79. Nilsen R, Magnusson BC: Enzyme histochemistry of induced heterotropic bone formation in guinea-pigs, *Arch Oral Biol*, 24(10-11):833–841, 1979.
80. Nowicka A, Lipski M, Parafiniuk M, et al: Response of human dental pulp capped with biodentine and mineral trioxide aggregate, *J Endod* 39(6):743–747, 2013.
81. Patel S, Dawood A: The use of cone beam computed tomography in the management of external cervical resorption lesions, *Int Endod J* 40(9):730–737, 2007.
82. Patel S, Dawood A, Whaites E, et al: New dimensions in endodontic imaging: part 1. Conventional and alternative radiographic systems, *Int Endod J* 42(6):447–462, 2009.
83. Patel S, Dawood A, Wilson R, et al: The detection and management of root resorption lesions using intraoral radiography and cone beam computed tomography - an in vivo investigation, *Int Endod J* 42(9):831–838, 2009.
84. Patel S, Ford TP: Is the resorption external or internal? *Dent Update*, 34(4):218–220, 222, 224-6, 229, 2007.
85. Patel S, Foschi F, Condon R, et al: External cervical resorption: part 2 - management, *Int Endod J* 51(11):1224–1238, 2018.
86. Patel S, Foschi F, Mannocci F, et al: External cervical resorption: a three-dimensional classification, *Int Endod J* 51(2):206–214, 2018.
87. Patel S, Kanagasingam S, Pitt Ford T: External cervical resorption: a review, *J Endod* 35(5):616–625, 2009.
88. Patel S, Ricucci D, Durak C, et al: Internal root resorption: a review, *J Endod* 36(7):1107–1121, 2010.
89. Patel S, Saberi N: The ins and outs of root resorption, *Br Dent J* 224(9):691–699, 2018.
90. Patel S, Vincer L: Case report: single visit indirect pulp cap using biodentine, *Dental Update* 44(2):141–145, 2017.
91. Pierce AM, Experimental basis for the management of dental resorption, *Endod Dent Traumatol* 5(6):255–265, 1989.
92. Rabinowitch BZ, Internal resorption, *Oral Surg Oral Med Oral Pathol* 33(2):263–282, 1972.
93. Regan JD, Gutmann JL, Witherspoon DE: Comparison of Diaket and MTA when used as root-end filling materials to support regeneration of the periradicular tissues, *Int Endod J* 35(10):840–847, 2002.
94. Revesz G, Kundel HL, Graber MA: The influence of structured noise on the detection of radiologic abnormalities, *Invest Radiol* 9(6):479–486, 1974.
95. Ricucci D: Apical limit of root canal instrumentation and obturation, part 1. Literature review, *Int Endod J* 31(6):384–393, 1998.
96. Ricucci D, Langeland K: Apical limit of root canal instrumentation and obturation, part 2. A histological study, *Int Endod J* 31(6):394–409, 1998.
97. Rodríguez G, Abella F, Durán-Sindreu F, et al: Influence of cone-beam computed tomography in clinical decision making among specialists, *J Endod* 43(2):194–199, 2017.
98. Rodríguez G, Patel S, Durán-Sindreu F, et al: Influence of cone-beam computed tomography on endodontic retreatment strategies among general dental practitioners and endodontists, *J Endod* 43(9):1433–1437, 2017.
99. Salzano S, Tirone F: Conservative nonsurgical treatment of class 4 invasive cervical resorption: a case series, *J Endod* 41(11):1907–1912, 2015.
100. Schaffner P, Dard M: Structure and function of RGD peptides involved in bone biology, *Cell Mol Life Sci* 60(1):119–132, 2003.
101. Siqueira JF Jr, Rôças IN, Santos SR, et al: Efficacy of instrumentation techniques and irrigation regimens in reducing the bacterial population within root canals, *J Endod* 28(3):181–184, 2002.
102. Sjögren U, Figdor D, Spångberg L, et al: The antimicrobial effect of calcium hydroxide as a short-term intracanal dressing, *Int Endod J* 24(3):119–125, 1991.
103. Soltanoff CS, Yang S, Chen W, et al: Signaling networks that control the lineage commitment and differentiation of bone cells, *Crit Rev Eukaryot Gene Expr* 19(1):1–46, 2009.
104. Speziani C, Rivollier A, Gallois A, et al: Murine dendritic cell transdifferentiation into osteoclasts is differentially regulated by innate and adaptive cytokines, *Eur J Immunol* 37(3):747–757, 2007.
105. Stamos DE, Stamos DG: A new treatment modality for internal resorption, *J Endod* 12(7):315–319, 1986.
106. Suei Y, Taguchi A, Nagasaki T, et al: Radiographic findings and prognosis of simple bone cysts of the jaws, *Dentomaxillofac Radiol* 39(2):65–71, 2010.
107. Tronstad L: Root resorption—etiology, terminology and clinical manifestations, *Endod Dent Traumatol* 4(6):241–252, 1988.
108. Trope M: Root resorption of dental and traumatic origin: classification based on etiology, *Pract Periodontics Aesthet Dent* 10(4):515–522, 1998.
109. Trope M: Root resorption due to dental trauma, *Endod Topics* 1(1):79–100, 2002.
110. Turkun M, Cengiz T: The effects of sodium hypochlorite and calcium hydroxide on tissue dissolution and root canal cleanliness, *Int Endod J* 30(5):335–342, 1997.
111. Tyrovola JB, Spyropoulos MN, Makou M, et al: Root resorption and the OPG/RANKL/RANK system: a mini review, *J Oral Sci* 50(4):367–376, 2008.
112. Uchiyama M, Nakamichi Y, Nakamura M, et al: Dental pulp and periodontal ligament cells support osteoclastic differentiation, *J Dent Res* 88(7):609–614, 2009.
113. Vaz de Souza D, Schirru E, Mannocci F, et al: External cervical resorption: a comparison of the diagnostic efficacy using 2 different cone-beam computed tomographic units and periapical radiographs, *J Endod* 43(1):121–125, 2017.
114. Wada N, Maeda H, Tanabe K, et al: Periodontal ligament cells secrete the factor that inhibits osteoclastic differentiation and function: the factor is osteoprotegerin/osteoclastogenesis inhibitory factor, *J Periodontal Res* 36(1):56–63, 2001.
115. Walton RE, Leonard LA: Cracked tooth: an etiology for "idiopathic" internal resorption? *J Endod* 12(4):167–169, 1986.
116. Webber RL, Messura JK: An in vivo comparison of diagnostic information obtained from tuned-aperture computed tomography and conventional dental radiographic imaging modalities, *Oral Surg Oral Med Oral Pathol Oral Radiol Endod* 88(2):239–247, 1999.
117. Wedenberg C: Evidence for a dentin-derived inhibitor of macrophage spreading, *Scand J Dent Res* 95(5):381–388, 1987.
118. Wedenberg C, Lindskog S: Experimental internal resorption in monkey teeth, *Endod Dent Traumatol* 1(6):221–227, 1985.
119. Wedenberg C, Lindskog S: Evidence for a resorption inhibitor in dentin, *Scand J Dent Res* 95(3):205–211, 1987.
120. Wedenberg C, Yumita S: Evidence for an inhibitor of osteoclast attachment in dentinal matrix, *Endod Dent Traumatol* 6(6):255–259, 1990.
121. Wedenberg C, Zetterqvist L: Internal resorption in human teeth—a histological, scanning electron microscopic, and enzyme histochemical study, *J Endod* 13(6):255–259, 1987.
122. Wiener BH, Schilder H: A comparative study of important physical properties of various root canal sealers. II. Evaluation of dimensional changes, *Oral Surg Oral Med Oral Pathol* 32(6):928–937, 1971.
123. Wilson P, Barnes I: Treatment of internal root resorption with thermoplasticized gutta-percha. A case report, *Int Endod J* 20(2):94–97, 1987.
124. Yamaoka M, Furusawa K, Ikeda M, et al: Root resorption of mandibular second molar teeth associated with the presence of the third molars, *Aust Dent J* 44(2):112–116, 1999.
125. Yildirim S, Yapar M, Sermet U, et al: The role of dental pulp cells in resorption of deciduous teeth, *Oral Surg Oral Med Oral Pathol Oral Radiol Endod* 105(1):113–120, 2008.

19 Manejo de Emergências Endodônticas

Fabricio B. Teixeira e Gary S.P. Cheung*

Resumo do Capítulo

Classificações de emergência, 718
Procedimento endodôntico de emergência, 718
   Dentes com polpas vitais, 719
   Pulpite reversível, 719
   Pulpite irreversível, 719
   Necrose pulpar com periodontite apical sintomática, 720
   Necrose pulpar com abscesso apical agudo, 723
Infecções do espaço fascial, 723
Tratamento de abscessos e celulite, 728

Incisão para drenagem, 729
Dentes sintomáticos, com tratamento endodôntico prévio, 730
Manutenção dos dentes abertos, 730
Antibióticos sistêmicos para infecções endodônticas, 731
Analgésicos, 732
Diagnósticos laboratoriais adjuntos, 732
Flare-ups, 733
Dentes rachados e fraturados, 733
Resumo, 733

Classificações de emergência

O diagnóstico adequado e o manejo eficaz da dor dentária aguda são possivelmente os aspectos mais gratificantes e satisfatórios do atendimento odontológico. Uma emergência endodôntica é definida como dor ou edema causado por vários estágios de inflamação ou infecção dos tecidos pulpares ou perirradiculares. A dor dental origina-se tipicamente em cáries, restaurações profundas ou defeituosas ou lesões traumáticas. Às vezes, problemas relacionados à oclusão, como rachaduras, também podem imitar uma dor dental aguda (Figura 19.1). Bender[9] afirmou que os pacientes que manifestam dor intensa ou referida quase sempre tinham história prévia de dor com o dente acometido. Aproximadamente 85% de todas as emergências odontológicas surgem como resultado de doença pulpar ou periapical, o que exigiria extração ou tratamento endodôntico para aliviar os sintomas.[43,75] Também foi estimado que cerca de 12% da população dos EUA experimentaram uma dor de dente nos últimos 6 meses.[71]

Determinar um diagnóstico definitivo às vezes pode ser desafiador e até mesmo frustrante para os dentistas, mas uma avaliação metódica, objetiva e subjetiva é imprescindível antes de desenvolver um plano de tratamento adequado. Infelizmente, com base no diagnóstico, existem opiniões conflitantes sobre a melhor forma de lidar clinicamente com várias emergências endodônticas. Pesquisas obtidas com endodontistas certificados, em 1977,[25,26] 1990[34] e 2009,[69] propuseram definir sete condições como emergências endodônticas. No entanto, devido a mudanças na terminologia, cinco apresentações clínicas são atualmente consideradas emergências legítimas:

1. Pulpite irreversível sintomática com tecidos apicais normais.
2. Pulpite irreversível sintomática com periodontite apical sintomática.
3. Polpa necrótica com periodontite apical sintomática.
4. Polpa necrótica com edema intraoral flutuante.
5. Polpa necrótica com edema facial difuso.

Existem outras emergências endodônticas, como lesões dentais traumáticas, dentes previamente tratados, com periodontite apical sintomática ou abscesso apical agudo e surtos endodônticos que podem ocorrer entre as sessões de tratamento. Obviamente, também existem muitos tipos de dor facial de origem não odontogênica, descritos em detalhes no Capítulo 4.

Ao longo dos anos, ocorreram várias mudanças no manejo clínico das emergências endodônticas. Muitas dessas modificações de tratamento se deram por conta do arsenal e dos materiais mais contemporâneos, bem como por novas pesquisas baseadas em evidências e a presunção de sucesso clínico empírico.

Procedimento endodôntico de emergência

Como a dor é uma entidade psicológica e biológica, o manejo da dor dental aguda deve levar em consideração tanto os sintomas físicos quanto o estado emocional do paciente. Necessidades, medos e mecanismos de enfrentamento do paciente devem ser compreendidos com compaixão. Essa avaliação e a capacidade do clínico de construir relacionamento com o paciente são fatores críticos para o sucesso abrangente do tratamento.[9,33,54,99]

As etapas metódicas para determinar um diagnóstico preciso, com base em avaliação da queixa principal do paciente, revisão do histórico médico e protocolos usados para um diagnóstico objetivo e subjetivo, são descritos em detalhes no Capítulo 1. Uma vez que tenha sido determinado que o tratamento endodôntico é necessário, é responsabilidade do médico tomar as medidas adequadas para gerenciar a emergência dentária aguda.

---
*Os autores reconhecem o excelente trabalho dos Drs. Samuel O. Dorn, J. Craig Baumgartner, Jeffrey W. Hutter e Louis Berman nas edições anteriores deste texto.

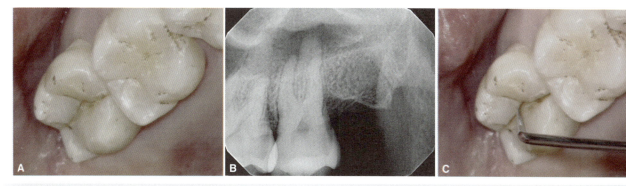

Figura 19.1 A. O paciente queixou-se de dor aguda ao morder no molar superior esquerdo (dente 15). **B.** Os testes térmicos clínicos revelaram necrose pulpar e uma radiografia pré-operatória feita (lesões periapicais observadas). **C.** O dente foi partido ao meio.

O cirurgião-dentista tem a responsabilidade de informar ao paciente sobre o plano de tratamento recomendado e aconselhá-lo a respeito das alternativas de tratamento, dos riscos e benefícios pertinentes e do prognóstico esperado nas circunstâncias atuais. Diante dessas informações, o paciente pode optar pela extração em vez do tratamento endodôntico ou, eventualmente, solicitar uma segunda opinião. O plano de tratamento nunca deve ser imposto a um paciente. O curso informado do tratamento é feito em conjunto, entre paciente e clínico.

No caso de uma emergência endodôntica, o clínico deve determinar o modo ideal de tratamento de acordo com o diagnóstico. O tratamento pode variar de acordo com o estado pulpar ou periapical, a intensidade e a duração da dor, e se há edema difuso ou flutuante. Paradoxalmente, como discutido mais adiante, o modo de terapia que tendemos a escolher foi direcionado mais a partir de pesquisas com endodontistas praticantes que de estudos clínicos controlados ou investigações de pesquisa.

DENTES COM POLPAS VITAIS

Dentes com polpas vitais podem ter uma das seguintes apresentações:

- *Normal.* Os dentes são assintomáticos, sem patologias objetivas
- *Pulpite reversível.* Há uma sensibilidade reversível ao frio ou mudanças osmóticas (ou seja, doce, salgado e azedo)
- *Pulpite irreversível.* A sensibilidade às mudanças de temperatura é mais intensa e com maior duração.

PULPITE REVERSÍVEL

A pulpite reversível pode ser induzida por cárie, dentina exposta, tratamento dental recente e restaurações defeituosas. A remoção conservadora da cárie, a proteção da dentina e uma restauração adequada normalmente resolverão os sintomas. No entanto, os sintomas da dentina exposta, especificamente da recessão gengival e de raízes expostas cervicalmente, podem ser difíceis de aliviar. As aplicações tópicas de agentes dessensibilizantes e o uso de certos dentifrícios têm sido úteis no manejo da hipersensibilidade dentinária; a etiologia, a fisiologia e o manejo desse problema são discutidos no Capítulo 13.

PULPITE IRREVERSÍVEL

O diagnóstico de pulpite irreversível pode ser subdividido em assintomático ou sintomático. A pulpite irreversível assintomática refere-se a um dente que não apresenta sintomas, mas tem cáries profundas ou perda da estrutura dentária que, se não tratadas, farão com que o dente se torne sintomático ou não vital. Por outro lado, a dor da pulpite irreversível sintomática costuma ser uma condição de emergência que requer tratamento imediato. Esses dentes apresentam dor intermitente ou espontânea e são sensíveis a estímulos térmicos. A exposição a temperaturas extremas, principalmente ao frio, provocará episódios intensos e prolongados de dor, mesmo após a retirada da fonte do estímulo.

Em 1977,[25,26] 187 endodontistas certificados responderam a uma pesquisa para determinar como iriam manejar várias emergências endodônticas. Dez anos depois, 314 endodontistas credenciados responderam ao mesmo questionário para determinar se houve alguma mudança na forma como essas emergências foram tratadas.[34] O manejo clínico do tratamento de emergência de um dente com pulpite irreversível sintomática com ou sem tecidos periapicais normais parecia ser razoavelmente semelhante à remoção de tecido pulpar inflamado por pulpotomia ou instrumentação completa.[83] Em uma pesquisa semelhante realizada em 2009,[69] a maioria dos entrevistados afirmou que limparia até o nível do "ápice", conforme confirmado com um localizador foraminal eletrônico; isso sugere mudança no manejo dos casos endodônticos a partir do advento de um arsenal mais contemporâneo. Em geral, há uma tendência de maior limpeza e modelagem do canal quando a pulpite irreversível sintomática se apresenta com um periápice normal, em comparação com a realização apenas de pulpectomias, conforme descrito na pesquisa de 1977. Nenhum dos indivíduos pesquisados em 1990 ou 2009 afirmou que administraria essas emergências estabelecendo qualquer tipo de drenagem por trepanação do ápice, fazendo uma incisão ou deixando o dente aberto por um longo período de tempo.

Além disso, para dentes vitais, a pesquisa de 1977 nem mesmo abordou o conceito de completar a endodontia em sessão única, enquanto, no estudo de 1988, cerca de um terço dos respondentes indicou que completaria esses casos vitais em uma única sessão; a resposta subiu para 79% na pesquisa mais recente. Desde o início dos anos 1980, parece ter havido um aumento na aceitabilidade de fornecer terapia endodôntica em uma sessão, especialmente em casos de polpas vitais, com a maioria dos estudos revelando um número igual, ou menor, de crises de dor após uma sessão única de tratamento endodôntico.[27,86,91,96,98,106] No entanto, isso não veio sem controvérsia, com alguns estudos mostrando o contrário,[118] argumentando que há mais dor pós-tratamento após a endodontia em uma única consulta e, possivelmente, menor taxa de sucesso a longo prazo. Infelizmente, as limitações de tempo na visita de emergência muitas vezes tornam a opção de tratamento por sessão única não prática.[4]

Se a terapia de canal radicular for concluída em uma sessão posterior, a medicação intracanal com hidróxido de cálcio foi sugerida para reduzir as chances de crescimento bacteriano no canal entre as consultas, na maioria dos estudos.[20] Um estudo clínico randomizado mostrou que uma bola de algodão seco estéril foi tão eficaz no alívio da dor quanto a umedecida com monoclorofenol canforado (MCFC), metacresilacetato (cresatina), eugenol ou solução salina.[45] Fontes de infecção, como cáries e restaurações defeituosas, devem ser completamente removidas, para evitar a recontaminação do sistema de canal radicular entre as consultas.[45] O conceito de endodontia em uma única e em múltiplas consultas é descrito em mais detalhes no Capítulo 17.

Para o manejo de emergência de dentes vitais que não sejam inicialmente sensíveis à percussão, a redução oclusal não se mostrou benéfica.[22,34] No entanto, o clínico deve estar ciente da possibilidade de interferências oclusais e de prematuridade, que podem causar fratura dentária sob mastigação pesada. Em dentes vitais nos quais a inflamação se estendeu periapicalmente, que se apresenta com dor pré-tratamento à percussão, foi relatado que a redução oclusal reduz a dor pós-tratamento.[34,82,97]

Os antibióticos não são recomendados para o manejo de emergência da pulpite irreversível (ver Capítulos 15 e 17);[59,107] ensaios clínicos controlados por placebo demonstraram que os antibióticos não têm efeito sobre os níveis de dor em pacientes com pulpite irreversível.[80]

A maioria dos endodontistas e livros de endodontia recomenda o manejo de emergência da pulpite irreversível *sintomática* para envolver o início do tratamento do canal radicular,[20,34,44,69,111] com remoção total da polpa e desbridamento total do sistema do canal radicular. Infelizmente, em uma situação de emergência, o tempo alocado necessário para esse tratamento costuma ser um problema. Dadas as limitações de tempo potenciais e as diferenças inevitáveis no nível de habilidade entre os dentistas, pode não ser viável completar a limpeza total do canal na visita inicial de emergência. Posteriormente, sobretudo com dentes multirradiculares, uma pulpotomia (remoção da polpa coronária) foi defendida para o tratamento de emergência de pulpite irreversível.[17,44,103] Em um estudo clínico de vários procedimentos de emergência, foi demonstrado que esse tratamento é altamente eficaz para aliviar a dor dentária aguda devido à pulpite irreversível.[17] Um ensaio clínico randomizado mostrou que a pulpotomia foi uma excelente alternativa para o alívio de emergência da dor.[32] Esses achados foram semelhantes aos resultados observados em um estudo recente,[5] que relatou mais alívio da dor após pulpotomia, em comparação com o tratamento dos canais radiculares.

Para auxiliar o clínico na avaliação do nível de dificuldade de determinado caso endodôntico, a American Association of Endodontists (AAE) (Chicago, IL) desenvolveu o documento "Formulário e Diretrizes para Avaliação de Dificuldades em Casos Endodônticos AAE" – *AAE Endodontic Case Difficulty Assessment Form and Guidelines* (Figura 19.2), que tem o objetivo de tornar a seleção de casos mais eficiente, mais consistente e mais fácil de documentar, bem como de fornecer uma habilidade mais objetiva para determinar quando pode ser necessário encaminhar o paciente para outro clínico mais capacitado para manejar as complexidades do caso. Haug et al. avaliaram o impacto da dificuldade do caso nos percalços endodônticos em uma clínica de estudantes de graduação. Eles enfatizaram a importância e a relevância da dificuldade da avaliação do caso. Seus resultados mostraram que o formulário para avaliação de dificuldade da American Association of Endodontists (AAE) é uma ferramenta valiosa para prever acidentes potenciais e o número de consultas de tratamento.[46]

NECROSE PULPAR COM PERIODONTITE APICAL SINTOMÁTICA

Ao longo dos anos, a metodologia adequada para o manejo endodôntico de emergência de dentes necróticos tem sido controversa. Em uma pesquisa de 1977 com endodontistas credenciados,[25,26] foi relatado que, na ausência de edema, a maioria dos entrevistados instrumentaria completamente os canais, mantendo a lima próxima ao ápice radiográfico. Porém, quando havia edema, a maioria dos entrevistados, em 1977, preferia deixar o dente aberto, com instrumentação que se estendia além do ápice, para ajudar a facilitar a drenagem pelos canais. Anos mais tarde e novamente validado em um estudo de 2009, a maioria dos entrevistados favoreceu a instrumentação completa, independentemente da presença de edema. Além disso, foi decisão de 25,2 a 38,5% dos dentistas deixar esses dentes abertos em caso de inchaço difuso; 17,5 a 31,5% deixaram os dentes abertos na presença de um inchaço flutuante. No entanto, como discutido posteriormente, existe hoje uma tendência de não deixar os dentes abertos para drenagem. Também há outra tendência: quando o tratamento é feito em mais de uma consulta, a maioria dos endodontistas usará hidróxido de cálcio como medicação intracanal.[69]

Deve-se ter cuidado para não empurrar os detritos necróticos além do ápice durante a instrumentação do canal radicular, pois isso demonstrou promover mais desconforto pós-tratamento.[15,34,95,104] As técnicas de instrumentação *crown-down* demonstraram remover a maioria dos detritos coronais em vez de empurrá-los para fora do ápice. O uso de métodos de irrigação de pressão positiva, como irrigação com agulha e seringa, também apresentou o risco de empurrar detritos ou solução para fora do ápice.[12,23] Melhorias na tecnologia, como localizadores eletrônicos de ápice e uso da tomografia computadorizada de feixe cônico (TCFC) limitado, facilitaram o aumento da precisão na determinação das medições do comprimento de trabalho.[74] Um número maior de dentistas agora usa esses dispositivos.[62,69] Além disso, novos sistemas de irrigação de pressão negativa podem permitir um desbridamento de canal mais completo, com menos extrusão apical de detritos.[18,75]

A atenuação da dor pós-operatória em pacientes com essa condição específica tem sido continuamente avaliada na literatura. Um estudo de desfecho indicou que o uso de um dispositivo de irrigação por pressão apical negativa reduz significativamente os níveis de dor pós-operatória em comparação com a irrigação por agulha convencional.[3] Um ensaio clínico randomizado demonstrou irrigação final com 20 mℓ de solução salina estéril fria (2,5°C) fornecida ao comprimento de trabalho com uma microcânula EndoVac estéril e fria (2,5°C) (Kerr Endo, Orange Country, CA) por 5 minutos.[116] Eles concluíram que a crioterapia reduziu a incidência de dor pós-operatória e a necessidade de medicação em pacientes que apresentam um diagnóstico de polpa necrótica e periodontite apical sintomática.

Trefinação

Na ausência de edema, a trefinação é a perfuração cirúrgica da lâmina cortical alveolar para liberar, entre as lâminas corticais, o exsudato inflamatório e infeccioso acumulado que causa dor. Seu uso tem sido historicamente defendido para fornecer alívio da dor em pacientes com dor perirradicular grave e recalcitrante.[25,26] A técnica envolve uma broca perfurante que entra pelo osso cortical e pelo osso esponjoso, muitas vezes sem a necessidade de uma incisão,[19] a fim de fornecer um caminho para a drenagem pelos tecidos perirradiculares. Embora estudos mais recentes não tenham conseguido demonstrar o benefício da trefinação em pacientes com pulpite irreversível, com periodontite apical

Formulário e Diretrizes para Avaliação de Dificuldade em Casos Endodônticos da AAE

INFORMAÇÕES DO PACIENTE

Nome _____

Endereço _____

Cidade/Estado/CEP _____

Telefone _____

DISPOSIÇÃO

Tratar no consultório: Sim ☐ Não ☐

Encaminhar paciente para:

_____

Data: _____

Formulário e Diretrizes para Avaliação de Dificuldade de Casos Endodônticos da AAE

A AAE elaborou o Formulário para Avaliação de Dificuldades em Casos Endodônticos para uso em currículos endodônticos. O Formulário para Avaliação torna a seleção de casos mais eficiente, mais consistente e mais fácil de documentar. Os dentistas também podem optar por usar o Formulário para Avaliação para ajudar na tomada de decisão de encaminhamento e na manutenção de registros.

As condições listadas no formulário devem ser consideradas fatores de risco potenciais, que podem complicar o tratamento e afetar adversamente o resultado. Os níveis de dificuldade referem-se a conjuntos de condições que podem não ser controláveis pelo dentista. Os fatores de risco podem influenciar a capacidade de fornecer cuidados em um nível previsível de forma consistente, além de impactarem a prestação adequada de cuidados e a garantia de qualidade.

O Formulário para Avaliação permite que um profissional atribua um nível de dificuldade a um caso específico.

NÍVEIS DE DIFICULDADE

DIFICULDADE MÍNIMA — A condição pré-operatória indica complexidade de rotina (não complicada). Esses tipos de casos exibiriam apenas os fatores listados na categoria DIFICULDADE MÍNIMA. A obtenção de um resultado de tratamento previsível deve ser alcançada por um profissional competente, com experiência limitada.

DIFICULDADE MODERADA — A condição pré-operatória é complicada, exibindo um ou mais fatores do paciente ou do tratamento listados na categoria DIFICULDADE MODERADA. Alcançar um resultado de tratamento previsível será desafiador para um profissional competente e experiente.

ALTA DIFICULDADE — A condição pré-operatória é excepcionalmente complicada, exibindo vários fatores listados na categoria DIFICULDADE MODERADA, ou pelo menos um na categoria ALTA DIFICULDADE. Alcançar um resultado de tratamento previsível será um desafio até mesmo para o clínico mais experiente e com um extenso histórico de resultados favoráveis.

Reveja sua avaliação de cada caso para determinar o nível de dificuldade. Se o nível de dificuldade exceder sua experiência e conforto, você pode considerar o encaminhamento a um endodontista.

O Formulário para Avaliação de Dificuldades em Casos Endodônticos da AAE foi elaborado para ajudar o dentista a determinar a disposição apropriada do caso. A American Association of Endodontists não garante expressa nem implicitamente quaisquer resultados positivos associados ao uso deste formulário. Este formulário pode ser reproduzido, mas não pode ser emendado ou alterado de nenhuma forma.

© American Association of Endodontists, 211 E. Chicago Ave., Suite 1100, Chicago, IL 60611-2691; Tel. 800/872-3636 ou 312/266-7255; Fax: 866/451-9020 ou 312/266-9867; E-mail: info@aae.org; Web site: www.aae.org

Figura 19.2 O Formulário e as Diretrizes para Avaliação de Dificuldades de Casos Endodônticos da American Association of Endodontists (AAE) foram desenvolvidos para auxiliar o clínico a avaliar o nível de dificuldade de determinado caso endodôntico e determinar quando o encaminhamento pode ser necessário. (*continua*)

Formulário para Avaliação de Dificuldade de Caso Endodôntico da AAE

Critérios e Subcritérios	Dificuldade Mínima	Dificuldade Moderada	Alta Dificuldade
A. CONSIDERAÇÕES DO PACIENTE			
História médica	☐ Nenhum problema médico (ASA – American Society of Anesthesiologists – Classe 1*)	☐ Um ou mais problemas médicos (ASA – Classe 2*)	☐ História médica complexa/doença grave/deficiência (ASA – Classes 3 a 5*)
Anestesia	☐ Nenhum histórico de problema com anestesia	☐ Intolerância a vasoconstritor	☐ Dificuldade de ser anestesiado
Disposição do paciente	☐ Cooperativo e compatível	☐ Ansioso, mas cooperativo	☐ Não cooperativo
Habilidade de abrir a boca	☐ Sem limitações	☐ Leve limitação na abertura	☐ Significante limitação na abertura
Reflexo de vômito	☐ Nenhum	☐ Reflexo ocasionalmente, com radiografias/tratamento	☐ Reflexo de vômito extremo, que comprometeu o tratamento dentário anterior
Condições de emergência	☐ Dor ou inchaço mínimo	☐ Dor ou inchaço moderado	☐ Dor ou inchaço grave
B. DIAGNÓSTICO E CONSIDERAÇÕES DE TRATAMENTO			
Diagnóstico	☐ Sinais e sintomas consistentes com condições pulpares e periapicais reconhecidas	☐ Diagnóstico diferencial extenso de sinais e sintomas usuais necessários	☐ Sinais e sintomas confusos e complexos: diagnóstico difícil ☐ História de dor oral/facial crônica
Dificuldades radiográficas	☐ Dificuldade mínima em obter/interpretar radiografias	☐ Dificuldade moderada na obtenção/interpretação de radiografias (p. ex., assoalho da boca alto, abóbada palatina estreita ou baixa, presença de toros)	☐ Dificuldade extrema na obtenção/interpretação de radiografias (p. ex., estruturas anatômicas sobrepostas)
Posição no arco	☐ Anterior/pré-molar ☐ Inclinação ligeira (< 10°) ☐ Rotação ligeira (< 10°)	☐ Primeiro molar ☐ Inclinação moderada (10 a 30°) ☐ Rotação moderada (10 a 30°)	☐ 2º ou 3º molar ☐ Inclinação extrema (> 30°) ☐ Rotação extrema (> 30°)
Isolamento de dentes	☐ Colocação de dique de borracha de rotina	☐ Modificação de pré-tratamento simples, necessária para o isolamento com dique de borracha	☐ Modificação extensiva de pré-tratamento, necessária para o isolamento da barragem de borracha
Aberrações morfológicas da coroa	☐ Morfologia normal da coroa original	☐ Restauração de cobertura total ☐ Restauração de porcelana ☐ Pilar de pôntico ☐ Desvio moderado da forma normal de dente/raiz (p. ex., taurodontismo, *microdens*) ☐ Dentes com extensa destruição coronal	☐ Restauração não reflete anatomia/alinhamento original ☐ Desvio significativo da forma normal do dente/raiz (p. ex., fusão, *dens in dente*)
Morfologia da raiz e do canal	☐ Ligeira ou nenhuma curvatura (< 10°) ☐ Ápice fechado < 1 mm de diâmetro	☐ Curvatura moderada (10 a 30°) ☐ O eixo da coroa difere moderadamente do eixo da raiz. Abertura apical de 1 a 1,5 mm de diâmetro	☐ Curvatura extrema (> 30°) ou curva em forma de S ☐ Pré-molar inferior ou anterior com duas raízes ☐ Pré-molar maxilar com três raízes ☐ O canal se divide no terço médio ou apical ☐ Dente muito longo (> 25 mm) ☐ Vértice aberto (> 1,5 mm de diâmetro)
Aparência radiográfica do(s) canal(ais)	☐ Canal(ais) visível(eis) e sem redução de tamanho	☐ Canal(ais) e câmara visíveis, mas de tamanho reduzido ☐ Pedras (pólipos) de polpa	☐ Caminho do canal indistinto ☐ Canal(ais) não visível(eis)
Reabsorção	☐ Nenhuma reabsorção evidente	☐ Mínima reabsorção apical	☐ Reabsorção apical extensa ☐ Reabsorção interna ☐ Reabsorção externa
C. CONSIDERAÇÕES ADICIONAIS			
Histórico de traumatismo	☐ Fratura coronária não complicada de dentes maduros ou imaturos	☐ Fratura complicada de coroa de dentes maduros ☐ Subluxação	☐ Fratura complicada da coroa de dentes imaturos ☐ Fratura horizontal da raiz ☐ Fratura alveolar ☐ Luxação intrusiva, extrusiva ou lateral ☐ Avulsão
História de tratamento endodôntico	☐ Sem tratamento prévio	☐ Acesso prévio sem complicações	☐ Acesso prévio com complicações (p. ex., perfuração, canal não negociado, saliência, instrumento quebrado) ☐ Tratamento endodôntico cirúrgico ou não cirúrgico anterior concluído
Condição periodontal-endodôntica	☐ Nenhuma doença periodontal leve	☐ Doença periodontal moderada concomitante	☐ Doença periodontal grave concomitante ☐ Dentes rachados, com complicações periodontais ☐ Lesão endodôntica/periodontal combinada ☐ Amputação da raiz antes do tratamento endodôntico

*Sistema de Classificação da American Society of Anesthesiologists (ASA) – Sociedade Americana de Anestesiologistas (ASA)

Classe 1: sem doença sistêmica. Paciente saudável.
Classe 2: paciente com grau leve de doença sistêmica, mas sem restrições funcionais – por exemplo, hipertensão controlada.
Classe 3: paciente com grau grave de doença sistêmica, que limita as atividades, mas não o imobiliza.
Classe 4: paciente com doença sistêmica grave imobilizadora; às vezes apresenta risco à vida.
Classe 5: paciente não sobreviverá mais de 24 horas, independentemente de haver ou não intervenção cirúrgica.

www.asahq.org/clinical/physicalstatus.htm

Figura 19.2 (*Continuação*) O Formulário e as Diretrizes para Avaliação de Dificuldades de Casos Endodônticos da American Association of Endodontists (AAE) foram desenvolvidos para auxiliar o clínico a avaliar o nível de dificuldade de determinado caso endodôntico e determinar quando o encaminhamento pode ser necessário.

sintomática[77] ou dentes necróticos com periodontite apical sintomática,[82] permanecem alguns defensores que recomendam a trefinação para o tratamento da dor periapical aguda e intratável.[51] O clínico deve entender que a anestesia local pode ser difícil para casos com inflamação aguda ou infecção.[55] Extremo cuidado deve ser tomado ao realizar um procedimento de trefinação, para proteger contra lesões inadvertidas e possivelmente irreversíveis na raiz do dente ou estruturas circundantes, como forame mental, nervo alveolar inferior ou seio maxilar.

Necrose e endodontia em consulta única

Embora o tratamento endodôntico em consulta única para dentes com diagnóstico de pulpite irreversível não seja contraindicado,[2,91,93,98,119] a realização de endodontia em consulta única em dentes necróticos e previamente tratados não é sem controvérsia. Em casos de dentes necróticos, embora a pesquisa[27] tenha indicado que pode não haver diferença na dor pós-tratamento se os canais forem preenchidos no momento da emergência em relação a uma data posterior, alguns estudos[105,112] questionaram o prognóstico a longo prazo desse tratamento, especialmente em casos de periodontite apical sintomática. Vários estudos,[28,66] incluindo metanálise com CONSORT (Consolidated Standards of Reporting Trials – Padrões Consolidados de Relatórios de Ensaios),[92] não mostraram nenhuma diferença no resultado entre tratamentos em uma única visita e em duas visitas. O conceito de endodontia de visita única *versus* visita múltipla é discutido nos Capítulos 5 e 17.

NECROSE PULPAR COM ABSCESSO APICAL AGUDO

Edema

O edema tecidual pode estar associado a um abscesso apical agudo no momento da visita inicial de emergência, ou pode ocorrer como um surto entre as consultas, ou como uma complicação pós-endodôntica. Os edemas podem ser localizados ou difusos, flutuantes ou firmes. Os edemas localizados estão confinados na cavidade oral, ao passo que um edema difuso, ou celulite, é mais extenso, espalhando-se pelos tecidos moles adjacentes e secando espaços de tecido ao longo dos planos fasciais.[100]

O edema pode ser controlado estabelecendo-se a drenagem através do canal radicular, ou através da incisão do edema flutuante. Conforme discutido posteriormente e no Capítulo 15, os antibióticos podem ser recrutados quando houver manifestações sistêmicas da infecção, como febre e mal-estar. A principal modalidade de tratamento do edema secundário às infecções endodônticas é obter drenagem e remover a fonte da infecção.[41] Quando o edema for localizado, a via preferida é a drenagem através do canal radicular (Figura 19.3). O desbridamento completo do canal e a desinfecção[42,114] são fundamentais para o sucesso, independentemente da drenagem observável, porque a presença de qualquer bactéria remanescente no sistema de canal radicular comprometerá a resolução da infecção aguda.[73] Na presença de edema persistente, pressão suave do dedo na mucosa que recobre o inchaço pode ajudar a facilitar a drenagem pelo canal. Uma vez que os canais foram limpos e secos, o hidróxido de cálcio como medicamento intracanal[69] deve ser colocado e, o acesso, devidamente vedado.[20,34,44]

Infecções do espaço fascial

Se as bactérias do canal radicular infectado ganharem entrada nos tecidos perirradiculares e o sistema imunológico for incapaz de suprimir a invasão, um paciente saudável eventualmente mostra sinais e sintomas de um abscesso apical agudo, que pode, por sua vez, evoluir para celulite. Clinicamente, o paciente apresenta inchaço e dor leve a intensa. Dependendo da relação dos ápices do dente afetado com as inserções musculares, o inchaço pode ser localizado no vestíbulo ou estender-se para um espaço fascial. O paciente também pode apresentar manifestações sistêmicas, como febre, calafrios, linfadenopatia, cefaleia e náuseas. Como a reação à infecção pode ocorrer rapidamente, o dente envolvido pode ou não mostrar evidências radiográficas de um espaço do ligamento periodontal alargado. Na maioria dos casos, o dente mostra uma resposta positiva à percussão, e a área perirradicular fica sensível à palpação. O dente agora se torna um *foco de infecção*, porque leva à infecção perirradicular e à disseminação secundária para os espaços fasciais da cabeça e pescoço, resultando em celulite e sinais e sintomas sistêmicos de infecção.

Nesses casos, o tratamento pode envolver incisão para drenagem, tratamento do canal radicular ou extração para remover a fonte da infecção. A antibioticoterapia pode ser indicada em pacientes com resistência do hospedeiro comprometida, presença de sintomas sistêmicos ou envolvimento do espaço fascial. As infecções do espaço fascial de origem odontogênica são infecções que se espalharam para os espaços fasciais a partir da área perirradicular de um dente, o foco da infecção. Não são exemplos da teoria da infecção focal, que descreve a disseminação de bactérias ou seus produtos a partir de um foco distante de infecção. De preferência, esse é um exemplo da disseminação local da infecção de uma fonte odontogênica.

Os espaços fasciais são áreas anatômicas potenciais que existem entre a fáscia e os órgãos subjacentes e outros tecidos. Durante a infecção, esses espaços são formados como resultado da disseminação de exsudato purulento. A propagação de infecções de origem odontogênica para os espaços fasciais da cabeça e pescoço é determinada pela localização da extremidade da raiz do dente afetado até sua placa cortical vestibular ou lingual sobreposta, e a relação do ápice com a fixação de um músculo (Figura 19.4A). Por exemplo, se a fonte da infecção for um molar inferior cujos ápices se situem mais perto da placa cortical lingual e *acima* da inserção do músculo milo-hióideo do assoalho da boca, o exsudato purulento pode romper a placa cortical lingual e entrar no espaço *sublingual*. No entanto, se os ápices estiverem abaixo da inserção do músculo milo-hióideo, a infecção pode se espalhar para o espaço *submandibular*.

Conforme descrito por Hohl et al.,[53] os espaços fasciais da cabeça e do pescoço podem ser categorizados em quatro grupos anatômicos:

- A mandíbula e abaixo dela
- A bochecha e a face lateral
- As áreas faríngea e cervical
- A face média

Edemas de mandíbula ou abaixo dela incluem seis áreas anatômicas ou espaços faciais:

- Vestibular bucal
- Corpo da mandíbula
- Espaço mentual
- Espaço submentual
- Espaço sublingual
- Espaço submandibular.

O *vestíbulo mandibular* é a área anatômica entre a placa cortical vestibular, a mucosa alveolar sobreposta e o músculo bucinador (posterior) ou o músculo mentual (anterior) (ver Figura 19.4B e C). Nesse caso, a fonte da infecção é um dente anterior ou posterior da mandíbula, em que o exsudato purulento rompe a lâmina cortical vestibular, e o(s) ápice(s) das partes dos dentes afetados fica(m) acima da inserção do músculo bucinador ou do músculo mentual, respectivamente.

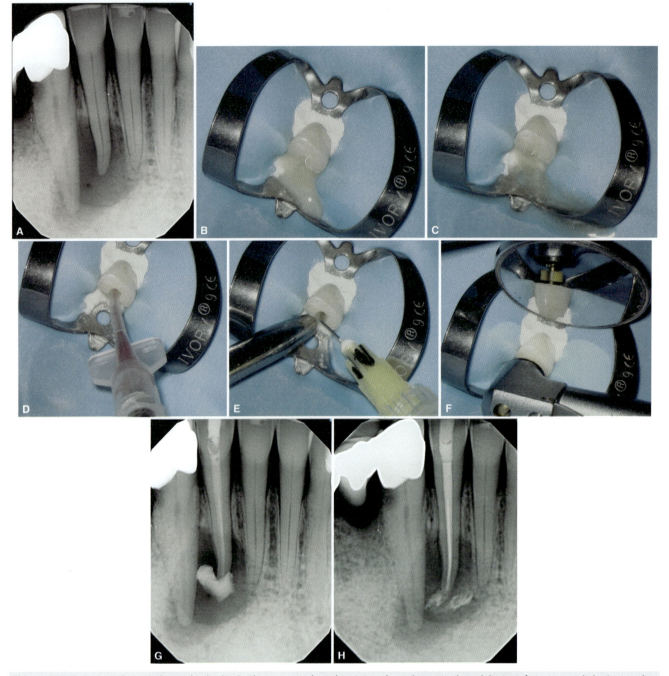

Figura 19.3 Drenagem de pus pelo canal radicular. **A.** Abscesso apical agudo originando-se do incisivo lateral direito inferior com radiolucência radiográfica. **B.** Drenagem inicial pelo canal. **C.** Drenagem persistente pelo canal. **D.** Aspiração do conteúdo com uma ponta de sucção de plástico. **E.** Irrigação com NaOCl. **F.** Desbridamento mecânico. **G.** Colocação de hidróxido de cálcio. **H.** Obturação de canais radiculares durante a segunda visita.

O *espaço do corpo da mandíbula* é a área anatômica potencial entre a lâmina cortical vestibular ou lingual e seu periósteo sobrejacente. A fonte de infecção é um dente mandibular no qual o exsudato purulento rompeu a placa cortical sobrejacente, mas ainda não perfurou o periósteo sobrejacente. O envolvimento desse espaço também pode ocorrer como resultado de uma infecção pós-cirúrgica.

O *espaço mentual* (ver Figura 19.4D) é a área anatômica bilateral potencial do queixo que se encontra entre o músculo mentual, superiormente, e o músculo platisma, inferiormente. A fonte da infecção é um dente anterior no qual o exsudato purulento rompe a placa cortical vestibular e o ápice do dente fica abaixo da inserção do músculo mentual.

O *espaço submentoniano* (ver Figura 19.4E) é a área anatômica potencial entre o músculo milo-hióideo, superiormente, e o músculo platisma, inferiormente. A fonte da infecção é um dente anterior no qual o exsudato purulento rompe a placa cortical lingual e o ápice do dente fica abaixo da inserção do músculo milo-hióideo.

O *espaço sublingual* (ver Figura 19.4F) é a área anatômica potencial entre a mucosa oral do assoalho da boca, superiormente, e o músculo milo-hióideo, inferiormente. Os limites laterais do espaço são as superfícies linguais da mandíbula. A fonte de infecção é qualquer dente mandibular no qual o exsudato purulento rompa a placa cortical lingual e o(s) ápice(s) do dente fique(m) acima da inserção do músculo milo-hióideo.

O *espaço submandibular* (ver Figura 19.4G) é o espaço potencial entre o músculo milo-hióideo, superiormente, e o músculo platisma, inferiormente. A fonte de infecção é um dente posterior, geralmente um molar, no qual o exsudato purulento rompe a lâmina cortical lingual e os ápices do dente ficam abaixo da inserção do músculo milo-hióideo. Se os espaços submentoniano, sublingual e submandibular estiverem envolvidos ao mesmo tempo, é feito o diagnóstico de angina de Ludwig. Essa celulite, com risco à vida, pode avançar para os espaços faríngeo e cervical, resultando na obstrução das vias respiratórias.

Inchaços da face lateral e bochecha incluem quatro áreas anatômicas ou espaços fasciais:

- Vestibular da maxila
- Espaço bucal
- Espaço submassetérico
- Espaço temporal.

Anatomicamente, o *espaço vestibular bucal* (ver Figura 19.4H) é a área entre a placa cortical vestibular, a mucosa sobrejacente e o músculo bucinador. A extensão superior do espaço é a fixação do músculo bucinador ao processo zigomático. A fonte de infecção é um dente posterior da maxila no qual o exsudato purulento rompe a placa cortical vestibular e o ápice do dente fica abaixo da inserção do músculo bucinador.

O *espaço bucal* (ver Figura 19.4I) é o espaço potencial entre a superfície lateral do músculo bucinador e a superfície medial da pele da bochecha. A extensão superior do espaço é a fixação do músculo bucinador ao arco zigomático, enquanto os limites inferior e posterior são a fixação do bucinador à borda inferior da mandíbula e à margem anterior do músculo masseter, respectivamente. A fonte da infecção pode ser um dente posterior da mandíbula ou maxilar, em que o exsudato purulento rompe a placa cortical vestibular, e o(s) ápice(s) do dente fica(m) acima da inserção do músculo bucinador (ou seja, maxila), ou abaixo da inserção do músculo bucinador (i. e., mandíbula).

Como o nome indica, o *espaço submassetérico* (ver Figura 19.4J) é o espaço potencial entre a superfície lateral do ramo da mandíbula e a superfície medial do músculo masseter. A fonte da infecção geralmente é um terceiro molar impactado, no qual o exsudato purulento rompe a lâmina cortical lingual e os ápices do dente ficam muito próximos ou dentro do espaço.

O *espaço temporal* (ver Figura 19.4K) é dividido em dois compartimentos pelo músculo temporal. O espaço temporal profundo é o espaço potencial entre a superfície lateral do crânio e a superfície medial do músculo temporal; o espaço temporal superficial situa-se entre o músculo temporal e sua fáscia sobreposta. Os espaços temporais profundos ou superficiais são envolvidos indiretamente se uma infecção se espalhar superiormente a partir dos espaços pterigomandibular inferior ou submassetérico, respectivamente.

Os inchaços das áreas faríngea e cervical incluem os seguintes espaços fasciais:

- Espaço pterigomandibular
- Espaços parafaríngeos
- Espaços cervicais.

O *espaço pterigomandibular* (ver Figura 19.4L) é o espaço potencial entre a superfície lateral do músculo pterigóideo medial e a superfície medial do ramo da mandíbula. A extensão superior do espaço é o músculo pterigóideo lateral. A fonte da infecção são os segundos ou terceiros molares inferiores, nos quais o exsudato purulento drena diretamente para o espaço. Além disso, injeções de nervo alveolar inferior contaminado podem levar à infecção do espaço.

Os *espaços parafaríngeos* compreendem os espaços faríngeo lateral e retrofaríngeo (ver Figura 19.4M). O *espaço faríngeo lateral* é bilateral e fica entre a superfície lateral do músculo pterigóideo medial e a superfície posterior do músculo constritor superior. As margens superior e inferior do espaço são a base do crânio e o osso hioide, respectivamente, e a margem posterior é o *espaço carotídeo*, ou bainha, que contém a artéria carótida comum, a veia jugular interna e o nervo vago. Anatomicamente, o *espaço retrofaríngeo* encontra-se entre a superfície anterior da fáscia pré-vertebral e a superfície posterior do músculo constritor superior, e se estende inferiormente no espaço retroesofágico, que, por sua vez, se estende no compartimento posterior do mediastino. Os espaços faríngeos geralmente ficam envolvidos como resultado da disseminação secundária da infecção de outros espaços fasciais, ou diretamente, de um abscesso peritonsilar.

Os espaços cervicais compreendem os espaços pré-traqueal, retrovisceral, perigoso e pré-vertebral (ver Figura 19.4N). O *espaço pré-traqueal* é o espaço potencial em torno da traqueia. Estende-se desde a cartilagem tireoide, inferiormente, à porção superior do compartimento anterior do mediastino, até o nível do arco aórtico. Devido à sua localização anatômica, as infecções odontogênicas não se propagam para o espaço pré-traqueal. O *espaço retrovisceral* compreende o espaço retrofaríngeo, superiormente, e o espaço retroesofágico, inferiormente. Esse espaço se estende da base do crânio ao compartimento posterior do mediastino, até um nível entre as vértebras C6 e T4. O *espaço perigoso* (ou seja, espaço 4)[29,38] é o espaço potencial entre a fáscia alar e o espaço pré-vertebral. Como é composto de tecido conjuntivo frouxo, esse espaço é considerado um espaço anatômico real, que se estende da base do crânio ao compartimento posterior do mediastino, até um nível correspondente ao diafragma. Não é desconhecido que a infecção odontogênica se espalhe para esse espaço, se não tratada e não diagnosticada.[36] A consequência pode ser fatal. O espaço pré-vertebral é o espaço potencial em torno da coluna vertebral. Como tal, estende-se da vértebra C1 ao cóccix. Um estudo retrospectivo mostrou que 71% dos casos com acometimento do mediastino surgiram da disseminação da infecção do espaço retrovisceral (21% do espaço carotídeo e 8% do espaço pré-traqueal).

Os inchaços do meio da face consistem em quatro áreas e espaços anatômicos:

- Palato
- Base do lábio superior
- Espaços caninos
- Espaços periorbitais.

As infecções odontogênicas podem se espalhar para as áreas entre o palato e seu periósteo e mucosa sobrejacentes e a base do lábio superior, que fica superior ao músculo orbicular da boca, embora essas áreas não sejam consideradas espaços fasciais reais. A fonte de infecção do palato é qualquer um dos dentes superiores em que o ápice do dente envolvido esteja próximo ao palato. A fonte de infecção da base do lábio superior é um incisivo central superior no qual o ápice se encontra próximo à lâmina cortical vestibular e acima da inserção do músculo orbicular da boca.

O *espaço canino, ou infraorbital* (ver Figura 19.4O), é o espaço potencial entre o músculo elevador do ângulo da boca, inferiormente, e o músculo elevador do lábio superior, superiormente. A fonte de infecção é o canino superior ou primeiro pré-molar, no qual o exsudato purulento rompe a lâmina cortical vestibular e o ápice do dente fica acima da inserção do músculo elevador do ângulo da boca. Há uma chance de a infecção se espalhar do espaço infraorbital para o seio cavernoso no crânio através das veias sem válvula da face e da base anterior do crânio.[29]

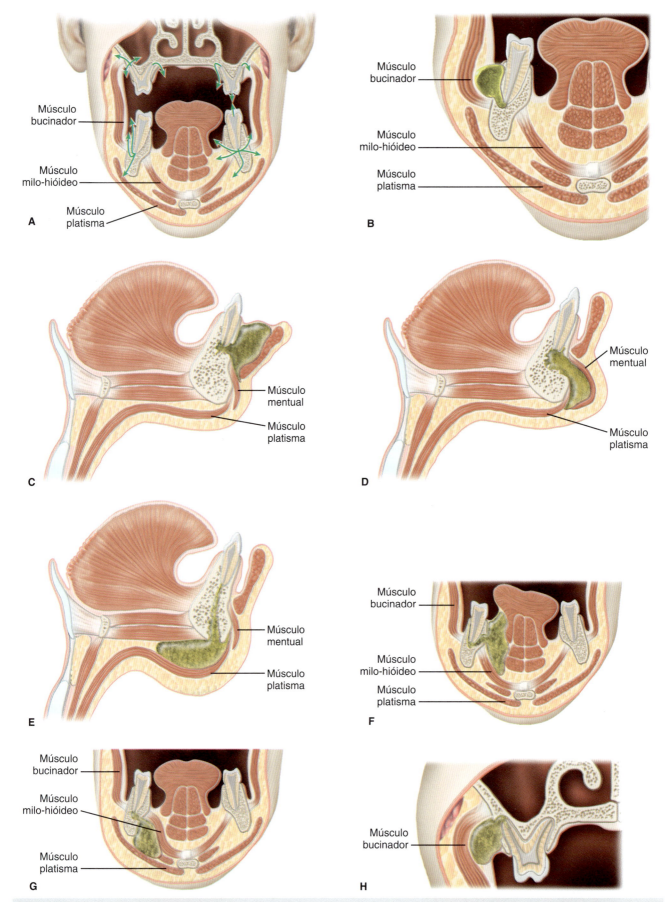

Figura 19.4 A. Propagação de infecções odontogênicas. **B.** Vestíbulo bucal mandibular (dente posterior). **C.** Vestíbulo bucal mandibular (dente anterior). **D.** Espaço mentual. **E.** Espaço submentoniano. **F.** Espaço sublingual. **G.** Espaço submandibular. **H.** Vestíbulo bucal maxilar. (*continua*)

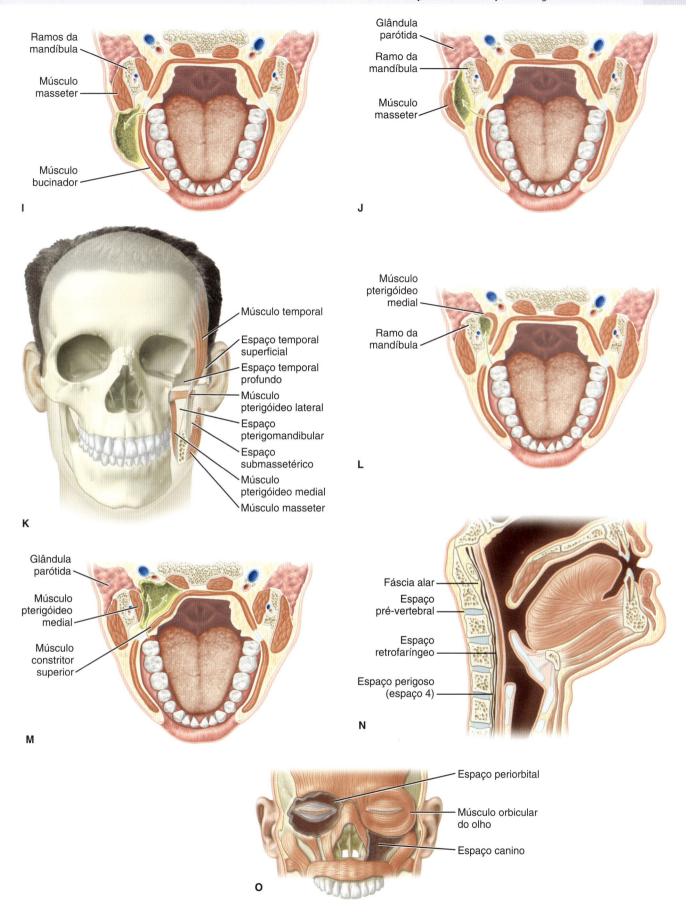

Figura 19.4 (*Continuação*) **I.** Espaço bucal. **J.** Espaço submassetérico. **K.** Espaço temporal. **L.** Espaço pterigomandibular. **M.** Espaços parafaríngeos. **N.** Espaços cervicais. **O.** Canino (infraorbital) e espaço periorbital.

O *espaço periorbital* (ver Figura 19.4O) é o espaço potencial que se encontra profundamente ao músculo orbicular do olho. Esse espaço é envolvido pela disseminação da infecção dos espaços caninos ou bucais. As infecções do meio da face podem ser muito perigosas, porque podem resultar *em trombose do seio cavernoso*, uma infecção com risco à vida na qual um trombo formado no seio cavernoso se solta, resultando no bloqueio de uma artéria ou na disseminação da infecção. Em condições normais, as veias angulares e oftálmicas e o plexo das veias pterigoides fluem para as veias faciais e jugulares externas. Se uma infecção se espalhar para a região média da face, entretanto, o edema e o aumento da pressão resultante da resposta inflamatória farão com que o sangue volte para o seio cavernoso. Uma vez no seio da face, o sangue estagna e coagula. Os trombos infectados resultantes permanecem no seio cavernoso ou escapam para a circulação.[85,122]

Tratamento de abscessos e celulite

Os dois elementos mais essenciais de um tratamento eficaz do paciente para a resolução de uma infecção odontogênica são o diagnóstico correto e a remoção da causa. Quando o tratamento endodôntico é possível e preferido, em um paciente saudável, o preparo químico-mecânico dos canais radiculares infectados e a incisão para drenagem de qualquer edema perirradicular flutuante geralmente fornecem melhora imediata dos sinais e sintomas clínicos. A maioria dos casos de infecções endodônticas pode ser tratada de forma eficaz sem o uso de antibióticos sistêmicos. O tratamento adequado é a remoção da causa da condição inflamatória.

Os antibióticos ainda são prescritos em situações clínicas para as quais eles normalmente não são indicados.[35] As evidências mostraram claramente que eles não são recomendados para pulpite irreversível, periodontite apical sintomática, drenagem de tratos sinusais, após cirurgia endodôntica, para prevenir surtos, ou após incisão para drenagem de um edema localizado (sem celulite, febre ou linfadenopatia).[31,52,80,94,118] Quando a relação risco-benefício é considerada nessas situações, o uso de antibióticos pode colocar o paciente em risco por efeitos do agente antimicrobiano e selecionar microrganismos resistentes. Analgésicos (não antibióticos) são indicados para o controle da dor.

Antibióticos, em conjunto com o tratamento endodôntico apropriado, são recomendados para infecções progressivas ou persistentes com sinais e sintomas sistêmicos, como febre (acima de 37°C), mal-estar, celulite, trismo inexplicável e inchaço progressivo ou persistente (ou ambos) (Figura 19.5). Nesses casos, a antibioticoterapia é indicada como coadjuvante do desbridamento do sistema de canais radiculares, reservatório de microrganismos. Além disso, a incisão agressiva para drenagem é indicada para qualquer infecção marcada por celulite. A incisão para drenagem é indicada, quer a celulite seja endurecida, quer seja flutuante. É essencial fornecer um caminho de drenagem para evitar a propagação do abscesso ou da celulite. Uma incisão para drenagem permite a descompressão da pressão aumentada do tecido associada ao edema e fornece alívio significativo da dor. Além disso, a incisão fornece uma via de drenagem não apenas para bactérias e seus produtos, mas também para os mediadores inflamatórios associados à disseminação da celulite.

Uma concentração inibitória mínima de antibiótico pode não atingir a fonte da infecção, devido à diminuição do fluxo sanguíneo e porque o antibiótico deve se difundir por meio do líquido edematoso e de pus. A drenagem de líquido edematoso e exsudato purulento melhora a circulação para os tecidos associada ao abscesso ou à celulite, proporcionando melhor distribuição do antibiótico para a área. A colocação de um dreno pode não ser indicada para inchaços flutuantes localizados, se houver suposição de que ocorreu a evacuação completa do exsudato purulento.

Para uma drenagem efetiva, uma incisão vertical orientada é feita através do mucoperiósteo no local mais dependente do edema. A incisão deve ser longa o suficiente para permitir a dissecção romba, usando uma pinça hemostática curva ou elevador de periósteo sob o periósteo para drenagem de bolsas de exsudato inflamatório (Figura 19.6). Um dreno de dique de borracha ou um dreno de Penrose são indicados para qualquer paciente com um abscesso progressivo ou celulite, a fim de manter um caminho aberto para drenagem. Uma descrição mais detalhada é fornecida posteriormente.

Pacientes com celulite devem ser acompanhados diariamente, para garantir que a infecção esteja curando. O melhor guia prático para determinar a duração da antibioticoterapia é a melhora clínica do paciente. Quando a evidência clínica indicar que a infecção certamente se resolverá ou será resolvida, os antibióticos devem ser administrados por não mais que 1 ou 2 dias.

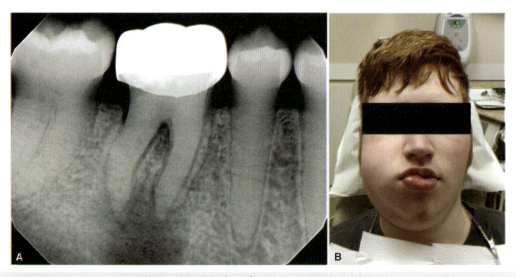

Figura 19.5 A. Radiografia pré-operatória. **B.** Celulite.

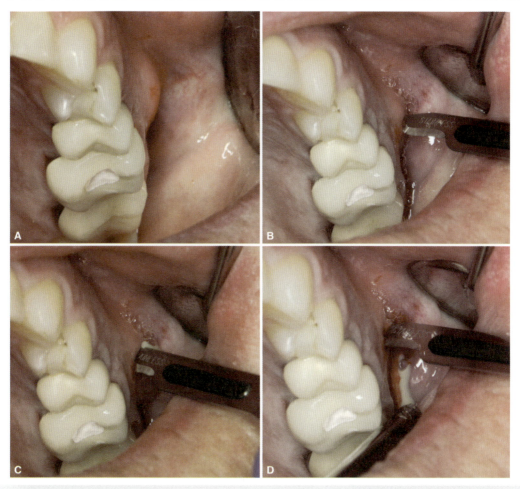

Figura 19.6 A. Edema localizado intraoral. **B.** Preparação para incisão. **C.** Incisão. **D.** Descarga de purulência.

O tratamento endodôntico deve ser concluído o mais rápido possível após a incisão para drenagem. O dreno geralmente pode ser removido 1 ou 2 dias após a melhora. Se não ocorrer melhora clínica significativa, o diagnóstico e o tratamento devem ser revisados cuidadosamente. A consulta com um especialista e o encaminhamento podem ser indicados para infecções graves ou persistentes. Da mesma forma, os pacientes que precisam de drenagem extraoral devem ser encaminhados a um clínico treinado na técnica.

Incisão para drenagem

Embora um estudo recente tenha concluído que o estabelecimento da drenagem de um edema localizado de partes moles pode não resultar no alívio imediato da dor,[11] esse procedimento às vezes é necessário. Isso pode ser realizado por meio da *incisão para drenagem* da área.[81] A incisão para drenagem é indicada quer a celulite seja endurecida ou flutuante,[100] e é utilizada quando é necessária uma via de drenagem para evitar maior disseminação da infecção. A incisão para drenagem permite a descompressão do aumento da pressão do tecido associada ao edema, e pode proporcionar alívio significativo da dor para o paciente; digno de nota é que muitas vezes a dor diminui quando os tecidos moles incham devido ao alívio da pressão dentro do osso. A incisão também fornece um caminho não apenas para bactérias e subprodutos bacterianos, mas também para mediadores inflamatórios associados à disseminação da celulite.

Os princípios básicos de incisão para drenagem são os seguintes:
- Anestesia da área
- Fazer uma incisão orientada verticalmente no local de maior inchaço flutuante
- Dissecar suavemente, através dos tecidos mais profundos, e explorar exaustivamente todas as partes da cavidade do abscesso, eventualmente estendendo-se às raízes agressoras responsáveis pela doença. Isso permitirá que áreas compartimentadas de exsudatos inflamatórios e infecções sejam rompidas e evacuadas
- Para promover a drenagem, a ferida deve ser mantida limpa, com enxágue bucal usando água morna e sal. A aplicação de calor intraoral aos tecidos infectados resulta em dilatação de pequenos vasos, o que intensifica as defesas do hospedeiro por meio do aumento do fluxo vascular.[42,100]
- Um dreno deve ser colocado para evitar que a incisão feche muito cedo. Um tipo de dreno é a gaze com iodofórmio de 1/2 polegada, que é confortável e menos traumática para o paciente (Figura 19.7). O paciente deve ser examinado no dia seguinte, para retirada do dreno.

Um inchaço difuso pode evoluir para uma emergência médica com risco à vida. Como a propagação da infecção pode se espalhar entre os planos fasciais e as conexões musculares, as estruturas vitais podem ser comprometidas e, a respiração, dificultada. Dois exemplos são a angina de Ludwig e a fascite cervical.[36] É imperativo que o dentista esteja em comunicação constante com o paciente, para garantir que a infecção não piore e que os cuidados

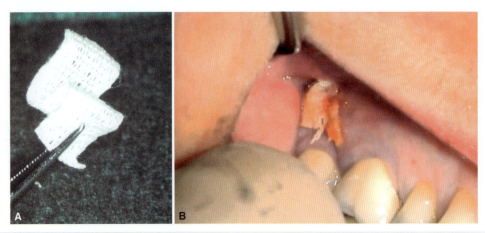

Figura 19.7 A. Gaze com iodofórmio cortada no comprimento adequado. **B.** Dreno de gaze com iodofórmio após 24 horas.

clínicos sejam fornecidos quando necessário. Antibióticos e analgésicos devem ser prescritos, e o paciente deve ser monitorado de perto nos próximos dias, ou até que haja melhora. Indivíduos que apresentam sinais de toxicidade, temperatura corporal elevada, letargia, alterações do sistema nervoso central (SNC) ou comprometimento das vias respiratórias devem ser encaminhados a um cirurgião oral ou a um centro médico, para atendimento imediato e intervenção.

Dentes sintomáticos, com tratamento endodôntico prévio

O manejo de emergência de dentes com tratamento endodôntico prévio pode ser tecnicamente desafiador e demorado. Isso é especialmente verdadeiro na presença de restaurações extensas, incluindo pinos e núcleos, coroas e pontes. No entanto, o objetivo permanece o mesmo para o manejo de dentes necróticos: remover os contaminantes do sistema de canais radiculares e estabelecer a patência para conseguir a drenagem. O acesso aos tecidos periapicais através dos canais radiculares pode exigir a remoção de pinos e materiais de obturação, bem como a negociação de canais bloqueados ou salientes. A falha em completar o desbridamento do canal radicular e conseguir a drenagem periapical pode resultar em sintomas dolorosos contínuos, caso em que um procedimento de trefinação ou apicectomia pode ser indicado. A capacidade, a praticidade e a viabilidade de retratar adequadamente o sistema de canal radicular devem ser avaliadas cuidadosamente antes do início do tratamento, pois o retratamento convencional pode não ser o plano ideal. Isso é discutido com mais detalhes no Capítulo 10.

Manutenção dos dentes abertos

Em raras ocasiões, a drenagem do canal pode continuar a partir dos espaços periapicais (Figura 19.8). Nesses casos, o clínico pode optar por se afastar do paciente por algum tempo, para permitir que a drenagem continue e, com sorte, se resolva na mesma consulta de tratamento.[111]

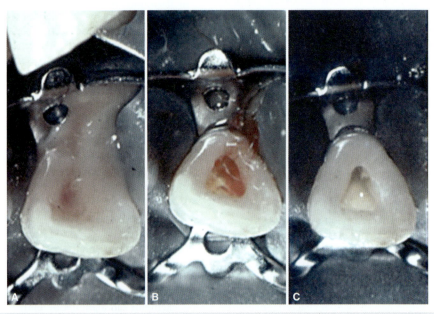

Figura 19.8 Dente infectado não vital, com drenagem ativa da área periapical através do canal. **A.** Acesso aberto e drenando por 1 minuto. **B.** Drenagem após 2 minutos. **C.** Canal seco ao ar após 3 minutos.

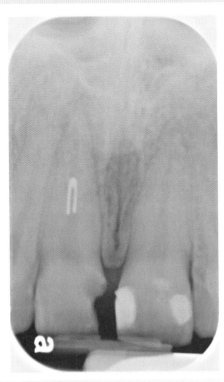

Figura 19.9 Objeto estranho na parte superior da drenagem. O paciente usou uma agulha para limpar as partículas de comida que estavam bloqueando o canal, e quebrou a agulha no dente.

Historicamente, na presença de dentes necróticos com dor aguda sem inchaço ou inchaço difuso, 19,4 a 71,2% dos endodontistas pesquisados deixariam o dente aberto entre as visitas.[25,26] No entanto, a literatura mais atual deixa claro que essa forma de tratamento prejudicaria a resolução sem intercorrências e criaria um procedimento mais complicado.[6,8,120] Por essa razão, *deixar os dentes abertos entre marcações não é recomendado*. Objetos estranhos foram encontrados em dentes deixados abertos para drenagem (Figura 19.9). Houve até um relato de caso documentado de um objeto estranho que entrou nos tecidos periapicais por meio de um dente que havia sido deixado aberto para drenagem.[103] Além disso, deixar um dente aberto oferece uma oportunidade para microrganismos orais invadirem e colonizarem o sistema de canal radicular se o dente for deixado aberto por um longo período.

Antibióticos sistêmicos para infecções endodônticas

Há 100 anos, as doenças infecciosas eram as principais causas de morte reconhecidas no mundo. O advento dos antibióticos resultou em um declínio significativo na incidência de infecções potencialmente fatais e marcou uma nova era na terapia de doenças infecciosas, mas o entusiasmo gerado acabou sendo prematuro. Ao longo dos anos, as respostas evolutivas microbianas à pressão seletiva exercida pelos antibióticos resultaram em espécies microbianas resistentes a praticamente todos os agentes antibióticos conhecidos.[47] O rápido surgimento de cepas microbianas resistentes vem como consequência do poder surpreendente da seleção natural entre microrganismos. Se determinado membro de uma comunidade microbiana tiver genes de resistência a determinado antibiótico, e a comunidade estiver persistentemente exposta ao medicamento, o microrganismo resistente é selecionado para emergir e se multiplicar, em detrimento da porção suscetível da comunidade. A transmissão de genes responsáveis pela resistência por meio de plasmídeos e *quorum sensing*[47] também demonstrou estimular a sobrevivência da comunidade microbiana. Foi relatado o surgimento de cepas multirresistentes de várias espécies bacterianas capazes de causar infecções potencialmente fatais.[47,72,90,108,121] A resistência aos antibióticos entre bactérias anaeróbias obrigatórias está aumentando, com resistência a penicilinas, clindamicina e cefalosporinas observada na comunidade de hospitais e grandes centros médicos.[48,49]

Entre as bactérias orais, houve relatos sobre o surgimento de resistência aos antibióticos comumente usados. A resistência foi encontrada em cepas de *Fusobacterium nucleatum*, para penicilina, amoxicilina e metronidazol, em *Prevotella intermedia*, para tetraciclina e amoxicilina, e em *Aggregatibacter actinomicetemcomitans*, para amoxicilina e azitromicina.[64,115] Macrolídios (eritromicina e azitromicina) apresentaram atividade diminuída contra *Fusobacterium* e espécies de *Prevotella* não pigmentadas.[50,64,65] A produção de betalactamase por bactérias orais também foi relatada, com as mais proeminentes bactérias produtoras de betalactamase pertencentes ao gênero anaeróbio *Prevotella*.[10,13,30,39,115] Kuriyama et al.[64] revelaram que a produção de betalactamase foi detectada em 36% das *Prevotella* pigmentadas de preto e 32% das espécies de *Prevotella* não pigmentadas, isoladas a partir de amostras de pus de abscessos orais. A suscetibilidade de cepas de *Prevotella* a várias cefalosporinas, eritromicina e azitromicina foi verificada na correlação com a suscetibilidade à amoxicilina; as cepas resistentes à amoxicilina podem ser igualmente resistentes a esses outros antibióticos.[64] Esse achado sugere que há pouco valor no uso de cefalosporinas orais e macrolídios no tratamento de abscessos endodônticos, principalmente quando as cepas resistentes à penicilina forem evidentes. Outras espécies anaeróbias orais produtoras de enzimas incluem cepas de *F. nucleatum*, *Propionibacterium acnes*, espécies de *Actinomyces* e espécies de *Peptostreptococcus*.[13,30,39,115] Bactérias facultativas, como *Capnocytophaga* e espécies de *Neisseria*, também foram detectadas entre os produtores de betalactamase.[39] As bactérias que produzem betalactamases protegem não apenas a si mesmas, mas também a outras bactérias sensíveis à penicilina presentes em uma comunidade mista, liberando betalactamase livre no meio local.[13]

O uso excessivo e incorreto de antibióticos tem sido considerado a principal causa para o surgimento de cepas multirresistentes. O uso impróprio de antibióticos inclui sua aplicação em casos sem infecção, escolha errada do agente, dosagem ou duração da terapia e consumo excessivo na profilaxia.[88,89] Os antibióticos são usados na prática clínica com muito mais frequência que o necessário. A terapia com antibióticos é garantida em cerca de 20% dos indivíduos com doenças infecciosas clínicas, mas são prescritos em até 80% das vezes. Para complicar ainda mais, em até 50% dos casos, os agentes recomendados, as doses ou a duração da terapia estão incorretos.[69]

O aumento assustador na frequência de resistência a múltiplos fármacos entre os principais patógenos deve causar grande preocupação e incitar o compromisso de agir com cuidado e responsabilidade. Um único uso errôneo de antibióticos pode representar uma contribuição significativa para o cenário atual de aumento da resistência microbiana. Doenças que eram efetivamente tratadas no passado com determinado antibiótico podem, agora, exigir o uso de outro medicamento, geralmente mais caro e potencialmente mais tóxico, para obter um tratamento antimicrobiano eficaz. Infelizmente, mesmo a nova prescrição pode não ser válida.

Os *antibióticos* são definidos como substâncias que ocorrem naturalmente de origem microbiana ou de elementos sintéticos (ou semissintéticos) semelhantes, que têm atividade antimicrobiana em baixas concentrações, e inibem o crescimento de microrganismos seletivos ou os matam. O objetivo da terapia antibiótica é auxiliar as defesas do hospedeiro no controle e na eliminação de microrganismos que temporariamente sobrecarregaram os mecanismos de defesa do hospedeiro.[88] Com base na discussão anterior, torna-se claro que a decisão mais crítica na terapia antibiótica não é tanto *qual* antibiótico se deve usar, mas *se* é necessário mesmo usar antibiótico.[87] Deve-se ter em mente que os antibióticos são medicações benéficas classicamente empregadas para tratar ou ajudar a tratar doenças infecciosas e fornecer profilaxia em casos cuidadosamente selecionados.

A maioria das infecções de origem endodôntica é tratada sem a necessidade de antibióticos. Conforme mencionado, a ausência de circulação sanguínea em uma polpa necrótica impede que os antibióticos atinjam e eliminem os microrganismos presentes no sistema de canais radiculares; portanto, a fonte de infecção geralmente não é afetada pela antibioticoterapia sistêmica. Os antibióticos podem, no entanto, ajudar a impedir a disseminação da doença e o desenvolvimento de infecções focais em pacientes clinicamente comprometidos e fornecer um valioso auxiliar para o tratamento de casos selecionados de infecção endodôntica. Além das indicações de antibióticos sistêmicos discutidas anteriormente para abscessos agudos e celulite, os antibióticos também são prescritos para profilaxia em pacientes clinicamente comprometidos durante a terapia endodôntica de rotina, em alguns casos de exsudação persistente não resolvida após revisão de procedimentos intracanais e após o reimplante de dentes avulsionados.

A seleção de antibióticos na prática clínica é empírica ou baseada nos resultados de testes de sensibilidade microbiana. Para doenças com causas microbianas conhecidas, a terapia empírica pode ser usada. Isso é especialmente aplicável a infecções de origem endodôntica, porque as análises antimicrobianas dependentes de cultura de bactérias anaeróbias podem levar muito tempo para fornecer resultados sobre sua suscetibilidade aos antibióticos (7 a 14 dias). Portanto, é preferível optar por um agente antimicrobiano cujo espectro de ação inclua as bactérias mais comumente detectadas. A maioria das espécies bacterianas envolvidas com infecções endodônticas, incluindo abscessos, é suscetível às penicilinas,[7,57,61,65] o que as torna os fármacos de primeira linha de escolha. Como o uso de antibióticos é restrito a infecções graves ou à profilaxia, parece prudente usar amoxicilina, uma penicilina semissintética com amplo espectro de atividade antimicrobiana e bem absorvida no canal alimentar. Em casos mais graves, incluindo condições de risco à vida, a combinação de amoxicilina com ácido clavulânico ou metronidazol pode ser necessária, para atingir efeitos antimicrobianos ideais como resultado do amplo espectro de ação para incluir cepas resistentes à penicilina.[65] Em pacientes alérgicos à penicilinas ou nos casos refratários à terapia com amoxicilina, a clindamicina está indicada. A clindamicina tem potente atividade antimicrobiana contra anaeróbios orais.[61,63,65,67]

A relação risco/benefício deve sempre ser avaliada antes da prescrição de antibióticos. Pacientes apropriadamente selecionados irão se beneficiar de antibióticos administrados sistemicamente. O uso restritivo e conservador de antibióticos é altamente recomendado na prática endodôntica. O uso indiscriminado (incluindo casos de pulpite reversível ou irreversível) é contrário à prática clínica sólida, pois pode causar um supercrescimento seletivo de bactérias intrinsecamente resistentes, predispondo os pacientes a infecções secundárias e superpostas, tornando os medicamentos ineficazes contra doenças infecciosas médicas potencialmente fatais.

Analgésicos

Como uma descrição mais completa dos medicamentos para a dor pode ser encontrada no Capítulo 6, as informações a seguir são meramente um resumo do controle da dor com analgésicos. Visto que a dor pulpar e periapical envolve processos inflamatórios, a primeira escolha de analgésicos são os anti-inflamatórios não esteroidais (AINEs).[69] No entanto, nenhum analgésico pode substituir a eficácia de limpar completamente o sistema do canal radicular para livrar o dente da fonte de infecção.[40]

O ácido acetilsalicílico é usado como analgésico há mais de 100 anos. Em alguns casos, pode ser mais eficaz que 60 mg de codeína;[21] seus efeitos analgésicos e antipiréticos são iguais aos do paracetamol, e seu efeito anti-inflamatório é mais potente.[24] No entanto, os efeitos colaterais do ácido acetilsalicílico incluem desconforto gástrico, náuseas e ulceração gastrintestinal. Além disso, seu efeito analgésico é inferior ao do ibuprofeno, 400 mg. Quando os AINEs e o ácido acetilsalicílico são contraindicados, como em pacientes para os quais problemas gastrintestinais são uma preocupação, o paracetamol é o analgésico de venda livre preferível. Uma dose máxima diária recomendada de 4 g de paracetamol está atualmente em vigor, e redução adicional dessa dosagem foi proposta para diminuir a chance de toxicidade hepática relacionada ao paracetamol.[68,101]

Para o alívio da dor moderada a intensa, o ibuprofeno, um AINE, é superior ao ácido acetilsalicílico (650 mg) e ao paracetamol (600 mg) com ou sem codeína (60 mg). Além disso, o ibuprofeno tem menos efeitos colaterais que as combinações com um opioide.[21,58] A dose máxima de 3,2 g em 24 horas não deve ser excedida. Pacientes que recebem doses diárias de ácido acetilsalicílico para seu benefício cardioprotetor podem acrescentar doses ocasionais de ibuprofeno; no entanto, seria prudente aconselhar esses pacientes a evitar doses regulares de ibuprofeno.[1] Esses pacientes obteriam mais alívio tomando um inibidor seletivo da ciclo-oxigenase (COX)-2, como o diclofenaco ou o celecoxibe.

Devido ao seu efeito anti-inflamatório, os AINEs podem suprimir o inchaço até certo grau após procedimentos cirúrgicos. O bom efeito analgésico aliado ao benefício anti-inflamatório adicional torna os AINEs, principalmente o ibuprofeno, o fármaco de escolha para dor dentária aguda na ausência de qualquer contraindicação ao seu uso. O ibuprofeno tem sido usado por mais de 30 anos, e foi exaustivamente avaliado.[24] Se o AINE sozinho não tiver um efeito satisfatório no controle da dor, então a adição de um opioide pode fornecer analgesia adicional. No entanto, além de outros possíveis efeitos colaterais, os opioides podem causar náuseas, constipação intestinal, letargia, tontura e desorientação.

Diagnósticos laboratoriais adjuntos

O Capítulo 15 discute técnicas e indicações de cultivo. Como os resultados da cultura para bactérias anaeróbias geralmente requerem pelo menos 1 a 2 semanas, ela não é considerada rotina no manejo de uma emergência endodôntica aguda. Portanto, em uma emergência endodôntica, o tratamento com antibióticos, *quando indicado* (ver anteriormente), deve começar de imediato, porque as infecções orais podem progredir de forma rápida.

Flare-ups

Um *flare-up* endodôntico é definido como a exacerbação aguda de uma doença perirradicular após o início ou a continuação do tratamento de canal radicular não cirúrgico.[3] A incidência pode ser de 2 a 20% dos casos.[56,78,84,117] Metanálise da literatura, usando critérios estritos, mostrou que a frequência de *flare-up* é de cerca de 8,4%.[113] Os *flare-up* endodônticos são mais prevalentes em mulheres com menos de 20 anos, e podem ocorrer mais nos incisivos laterais superiores; nos primeiros molares inferiores, quando há grandes lesões periapicais; e na retirada de canais radiculares anteriores.[109] A presença de dor pré-tratamento também pode ser um preditor de *flare-ups* pós-tratamento potenciais.[56,110,117] Felizmente, não há diminuição no sucesso endodôntico para os casos submetidos a tratamento com *flare-up*.[60]

Os *flare-ups* endodônticos podem ocorrer por uma variedade de razões, incluindo preparação além do término apical, instrumentação excessiva, empuxo de restos dentinários e pulpares para a área periapical,[41] remoção incompleta de tecido pulpar, extensão excessiva do material obturador do canal radicular, produto químico irritante (como irrigantes, medicamentos intracanais e cimentos), hiperoclusão, fraturas radiculares e fatores microbiológicos.[102] Embora muitos desses casos possam ser tratados farmacologicamente (ver anteriormente), os casos refratários podem exigir cirurgia periapical, reentrada no dente, estabelecimento de drenagem pelo dente ou por trepanação ou, no mínimo, ajuste da oclusão.[21,97,102] O uso profilático de antibióticos para diminuir a incidência de *flare-ups* foi encontrado com alguma controvérsia. Enquanto investigadores anteriores[79] descobriram que a administração de antibióticos antes do tratamento de dentes necróticos reduziu a incidência de *flare-ups*, estudos mais recentes descobriram que o uso de antibióticos é menos eficaz que analgésicos, ou não afetou a redução de emergências entre consultas, ou sintomas pós-tratamento.[94,110,117]

Dentes rachados e fraturados

Descritas em detalhes nos Capítulos 1 e 22, fissuras e fraturas incompletas podem ser difíceis de localizar e diagnosticar, mas sua detecção pode ser um componente essencial no manejo de uma emergência dentária aguda. Nos estágios iniciais, as rachaduras são pequenas e difíceis de discernir. Remoção de materiais de preenchimento, aplicações de soluções corantes, carregamento seletivo de cúspides, transiluminação e ampliação são úteis nessa detecção (Figura 19.10). Conforme a rachadura ou fratura se torna mais extensa, pode ser mais fácil visualizá-la. Como as fissuras são difíceis de encontrar e seus sintomas podem ser muito variáveis, o nome *síndrome do dente rachado* foi sugerido,[16] embora não seja de fato uma síndrome. Rachaduras em dentes vitais frequentemente exibem uma dor súbita e aguda, especialmente durante a mastigação. Rachaduras em dentes não vitais ou obturados tendem a apresentar "dor surda", mas eles ainda podem ser sensíveis à mastigação.

A determinação da presença de uma fissura ou fratura é fundamental, porque o prognóstico para o dente pode ser diretamente dependente da extensão da fissura ou da fratura longitudinal. O tratamento de fissuras em dentes vitais pode ser tão simples quanto uma restauração adesiva ou uma coroa de cobertura total. No entanto, mesmo os melhores esforços para controlar uma fissura podem ser malsucedidos, muitas vezes exigindo tratamento endodôntico ou extração. Fraturas em dentes não vitais ou obturados podem ser mais desafiadoras. Além disso, deve-se determinar se a fissura ou fratura foi a causa da necrose pulpar e se houve uma extensa ruptura periodontal. Nesse caso, o prognóstico para o dente geralmente é ruim; portanto, a extração é recomendada (Figura 19.11).

Resumo

O manejo das emergências endodônticas é parte essencial da prática odontológica. Muitas vezes, pode ser uma parte perturbadora do dia para o dentista e sua equipe, mas é uma solução valiosa para o paciente angustiado. O diagnóstico metódico e a avaliação prognóstica são fundamentais, com o paciente sendo informado sobre as várias alternativas de tratamento.

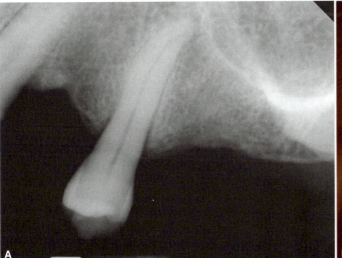
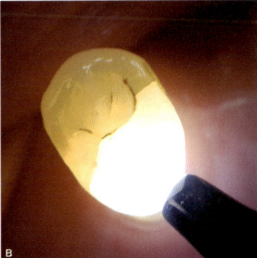

Figura 19.10 A. Radiografia pré-operatória. **B.** Transiluminação.

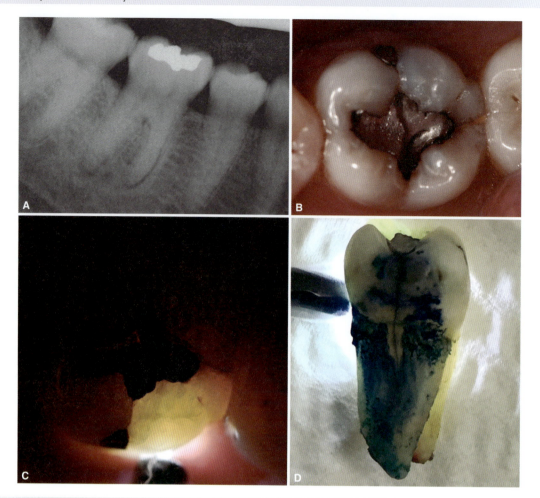

Figura 19.11 **A.** Radiografia pré-operatória. **B.** Visão clínica. **C.** Transiluminação. **D.** Dente extraído, mostrando a extensão da fratura longitudinal manchada.

Referências bibliográficas

1. Abramowicz M, editor: Do NSAIDs interfere with the cardioprotective effects of aspirin? *Med Lett Drugs Ther* 46:61, 2004.
2. Albahaireh ZS, Alnegrish AS: Postobturation pain after single and multiple-visit endodontic therapy: a prospective study, *J Dent* 26:227, 1998.
3. American Association of Endodontics: *Glossary of endodontic terms*, ed 7, Chicago, 2003, American Association of Endodontists.
4. Ashkenaz PJ: One-visit endodontics, *Dent Clin North Am* 28:853, 1984.
5. Asgary S, Hassanizadeh R, Torabzadeh H, et al: Treatment outcomes of 4 vital pulp therapies in mature molars, *J Endod* 44: 529–535, 2018.
6. Auslander WP: The acute apical abscess, *N Y State Dent J* 36:623, 1970.
7. Baumgartner JC, Xia T: Antibiotic susceptibility of bacteria associated with endodontic abscesses, *J Endod* 29:44, 2003.
8. Bence R, Meyers RD, Knoff RV: Evaluation of 5,000 endodontic treatment incidents of the open tooth, *Oral Surg Oral Med Oral Pathol* 49:82, 1980.
9. Bender IB: Pulpal pain diagnosis: a review, *J Endod* 26:175, 2000.
10. Bernal LA, Guillot E, Paquet C, et al: Beta-lactamase producing strains in the species *Prevotella intermedia* and *Prevotella nigrescens*, *Oral Microbiol Immunol* 13:36, 1998.
11. Beus H, Fowler S, Drum M, et al: What is the outcome of an incision and drainage procedure in endodontic patients? a prospective, randomized, single-blind study, *J Endod* 44:193–201, 2018.
12. Boutsioukis C, Psimma Z, Kastrinakis E: The effect of flow rate and agitation technique on irrigant extrusion *ex vivo*, *Int Endod J* 47:487, 2014.
13. Brook I: beta-Lactamase-producing bacteria in mixed infections, *Clin Microbiol Infect* 10:777, 2004.
14. Deleted in page review.
15. Bystrom A, Claesson R, Sundqvist G: The antibacterial effect of camphorated paramonochlorophenol, camphorated phenol and calcium hydroxide in the treatment of infected root canals, *Endod Dent Traumatol* 1:170, 1985.
16. Cameron CE: The cracked tooth syndrome, *J Am Dent Assoc* 93:971, 1976.
17. Carrotte P. Endodontics: part 3. Treatment of endodontic emergencies, *Br Dent J* 197:299, 2004.
18. Charara K, Friedman S, Sherman A, et al: Assessement of apical extrusion during root canal irrigation with the novel GentleWave system in a simulated apical environment, *J Endod* 42:135, 2016.
19. Chestner SB, Selman AJ, Friedman J, et al: Apical fenestration: solution to recalcitrant pain in root canal therapy, *J Am Dent Assoc* 77:846, 1986.
20. Chong BS, Pitt Ford TR: The role of intracanal medication in root canal treatment, *Int Endod J* 25:97, 1992.
21. Cooper SA, Beaver WT: A model to evaluate mild analgesics in oral surgery outpatients, *Clin Pharmacol Ther* 20:241, 1976.
22. Creech JH, Walton RE, Kaltenbach R: Effect of occlusal relief on endodontic pain, *J Am Dent Assoc* 109:64, 1984.
23. Desi P, Himel V: Comparative safety of various intracanal irrigation systems. *J Endod* 35:545, 2009.
24. Dionne RA, Phero JC, Becker DE: *Management of pain and anxiety in the dental office*, Philadelphia, 2002, Saunders.
25. Dorn SO, Moodnik RM, Feldman MJ, et al: Treatment of the endodontic emergency: a report based on a questionnaire—part I, *J Endod* 3:94, 1977.
26. Dorn SO, Moodnik RM, Feldman MJ, et al: Treatment of the endodontic emergency: a report based on a questionnaire—part II, *J Endod* 3:153, 1977.

27. Eleazer PD, Eleazer KR: Flare-up rate in pulpally necrotic molars in one-visit versus two-visit endodontic treatment, *J Endod* 24:614, 1998.
28. Field JW, Gutmann JL, Solomon ES, et al: A clinical radiographic retrospective assessment of the success rate of single-visit root canal treatment, *Int Endod J* 37:70, 2004.
29. Flynn TR: Anatomy of oral and maxillofacial infections. In Topazian RG, Goldberg MH, Hupp JR, editors: *Oral and maxillofacial infections*, ed 4, Philadelphia, 2002, WB Saunders, pp 188–213.
30. Fosse T, Madinier I, Hitzig C, et al: Prevalence of betalactamase-producing strains among 149 anaerobic gram negative rods isolated from periodontal pockets, *Oral Microbiol Immunol* 14:352, 1999.
31. Fouad AF, Rivera EM, Walton RE: Penicillin as a supplement in resolving the localized acute apical abscess, *Oral Surg Oral Med Oral Pathol Oral Radiol Endod* 81:590, 1996.
32. Galani M, Tewari S, Sangwan P, et al: Comparative evaluation of postoperative pain and success rate after pulpotomy and root canal treatment in cariously exposed mature permanent molars - A randomized controlled trial, *J Endod* 43: 1953, 2017.
33. Gatchel RJ: Managing anxiety and pain during dental treatment, *J Am Dent Assoc* 123:37, 1992.
34. Gatewood RS, Himel VT, Dorn S: Treatment of the endodontic emergency: a decade later, *J Endod* 16:284, 1990.
35. Germack M, Sedgley CM, Sabbah W, et al: Antibiotic use in 2016 by members of the American Association of Endodontists: report of a national survey, *J Endod* 43:1615–1622, 2017.
36. Goldberg MH, Topazian RG: Odontogenic infections and deep fascial space infections of dental origin. In Topazian RG, Goldberg MH, Hupp JR, editors: *Oral and maxillofacial infections*, ed 4, Philadelphia, 2002, WB Saunders, pp 158–187.
37. Deleted in page review.
38. Grodinsky M, Holyoke EA: The fasciae and fascial spaces of the head, neck, and adjacent regions, *Am J Anat* 63:367, 1938.
39. Handal T, Olsen I, Walker CB, et al: Beta-lactamase production and antimicrobial susceptibility of subgingival bacteria from refractory periodontitis, *Oral Microbiol Immunol* 19:303, 2004.
40. Hargreaves KM, Keiser K: New advances in the management of endodontic pain emergencies, *J Calif Dent Assoc* 32:469, 2004.
41. Harrington GW, Natkin E: Midtreatment flare-ups, *Dent Clin North Am* 36:409, 1992.
42. Harrison JW: Irrigation of the root canal system, *Dent Clin North Am* 28:797, 1984.
43. Hasler JF, Mitchel DF: Analysis of 1628 cases of odontalgia: a corroborative study, *J Indianap Dist Dent Soc* 17:23, 1963.
44. Hasselgren G: Pains of dental origin, *Dent Clin North Am* 12:263, 2000.
45. Hasselgren G, Reit C: Emergency pulpotomy: pain relieving effect with and without the use of sedative dressings, *J Endod* 15:254, 1989.
46. Haug SR, Solfjeld AF, Ranheim LE, et al: Impact of case difficulty on endodontic mishaps in an undergraduate student clinic, *J Endod* 44:1088, 2018.
47. Hayward CMM, Griffin GE: Antibiotic resistance: the current position and the molecular mechanisms involved, *Br J Hosp Med* 52:473, 1994.
48. Hecht DW: Prevalence of antibiotic resistance in anaerobic bacteria: worrisome developments, *Clin Infect Dis* 39:92, 2004.
49. Hecht DW, Vedantam G, Osmolski JR: Antibiotic resistance among anaerobes: what does it mean? *Anaerobe* 5:421, 1999.
50. Heimdahl A, von Konow L, Satoh T, et al: Clinical appearance of orofacial infections of odontogenic origin in relation to microbiological findings, *J Clin Microbiol* 22:299, 1985.
51. Henry BM, Fraser JG: Trephination for acute pain management, *J Endod* 29:144, 2003.
52. Henry M, Reader A, Beck M: Effect of penicillin on postoperative endodontic pain and swelling in symptomatic necrotic teeth, *J Endod* 27:117, 2001.
53. Hohl TH, Whitacre RJ, Hooley JR, et al: *A self instructional guide: diagnosis and treatment of odontogenic infections*, Seattle, 1983, Stoma Press.
54. Holmes-Johnson E, Geboy M, Getka EJ: Behavior considerations, *Dent Clin North Am* 30:391, 1986.
55. Horrobin DF, Durnad LG, Manku MS: Prostaglandin E 1 modifies nerve conduction and interferes with local anesthetic action, *Prostaglandins* 14:103, 1997.
56. Imura N, Zuolo ML: Factors associated with endodontic flareups: a prospective study, *Int Endod J* 28:261, 1995.
57. Jacinto RC, Gomes BP, Ferraz CC, et al: Microbiological analysis of infected root canals from symptomatic and asymptomatic teeth with periapical periodontitis and the antimicrobial susceptibility of some isolated anaerobic bacteria, *Oral Microbiol Immunol* 18:285, 2003.
58. Jain AK, Ryan JR, McMahon G: Analgesic efficacy of low-dose ibuprofen in dental extraction, *Pharmacotherapy* 6:318, 1986.
59. Keenan JV, Farman AG, Fedorowica Z, et al: A cochrane systematic review finds no evidence to support the use of antibiotics for pain relief in irreversible pulpitis, *J Endod* 32:87, 2006.
60. Kerekes K, Tronstad L: Long-term results of endodontic treatment performed with a standardized technique, *J Endod* 5:83, 1979.
61. Khemaleelakul S, Baumgartner JC, Pruksakorn S: Identification of bacteria in acute endodontic infections and their antimicrobial susceptibility, *Oral Surg Oral Med Oral Pathol Oral Radiol Endod* 94:746, 2002.
62. Kim E, Lee SJ: Electronic apex locator [Review], *Dent Clin North Am* 48:35, 2004.
63. Kuriyama T, Karasawa T, Nakagawa K, et al: Bacteriologic features and antimicrobial susceptibility in isolates from orofacial odontogenic infections, *Oral Surg Oral Med Oral Pathol Oral Radiol Endod* 90:600, 2000.
64. Kuriyama T, Karasawa T, Nakagawa K, et al: Incidence of beta-lactamase production and antimicrobial susceptibility of anaerobic gram-negative rods isolated from pus specimens of orofacial odontogenic infections, *Oral Microbiol Immunol* 16:10, 2001.
65. Kuriyama T, Williams DW, Yanagisawa M, et al: Antimicrobial susceptibility of 800 anaerobic isolates from patients with dentoalveolar infection to 13 oral antibiotics, *Oral Microbiol Immunol* 22:285, 2007.
66. Kvist T, Molander A, Dahlen G, et al: Microbiological evaluation of one- and two-visit endodontic treatment of teeth with apical periodontitis: a randomized, clinical trial, *J Endod* 30:572, 2004.
67. Lakhassassi N, Elhajoui N, Lodter JP, et al: Antimicrobial susceptibility variation of 50 anaerobic periopathogens in aggressive periodontitis: an interindividual variability study, *Oral Microbiol Immunol* 20:244, 2005.
68. Larson AM, Polson J, Fontana RJ, et al: Acetaminophen-induced acute liver failure: results of a United States multicenter, prospective study, *Hepatology* 42:1364, 2005.
69. Lee M, Winkler J, Hartwell G, et al: Current trends in endodontic practice: emergency treatments and technological armamentarium, *J Endod* 35:35, 2009.
70. Levitt GW: The surgical treatment of deep neck infections, *Laryngoscope* 81:403, 1970.
71. Lipton JA, Ship JA, Larach-Robinson D: Estimated prevalence and distribution of reported orofacial pain in the United States, *J Am Dent Assoc* 124:115, 1993.
72. Madigan MT, Martinko JM, Parker J: *Brock biology of microorganisms*, ed 9, Upper Saddle River, NJ, 2000, Prentice-Hall.
73. Matusow RJ, Goodall LB: Anaerobic isolates in primary pulpal–alveolar cellulitis cases: endodontic resolutions and drug therapy considerations, *J Endod* 9:535, 1983.
74. Metka ME, Liem VML, Parsa A, et al: Cone-beam computed tomographic scans in comparison with periapical radiographs for root canal length measurement: an in situ study, *J Endod* 40:1206, 2014.
75. Mitchell RP, Yang S, Baumgartner JC: Comparison of apical extrusion of NaOCl using the EndoVac or needle irrigation of root canals, *J Endod* 36:338, 2010.
76. Deleted in page review.
77. Moos HL, Bramwell JD, Roahen JO: A comparison of pulpectomy alone versus pulpectomy with trephination for the relief of pain, *J Endod* 22:422, 1996.
78. Morse DR, Koren LZ, Esposito JV, et al: Asymptomatic teeth with necrotic pulps and associated periapical radiolucencies: relationship of flare-ups to endodontic instrumentation, antibiotic usage and stress in three separate practices at three different time periods, *Int J Psychosom* 33:5, 1986.
79. Morse DR, Furst ML, Belott RM, et al: Infectious flare-ups and serious sequelae following endodontic treatment: a prospective randomized trial on efficacy of antibiotic prophylaxis in cases of asymptomatic pulpal–periapical lesion, *Oral Surg* 64:96, 1987.
80. Nagle D, Reader A, Beck M, et al: Effect of systemic penicillin on pain in untreated irreversible pulpitis, *Oral Surg Oral Med Oral Pathol* 90:636, 2000.
81. Natkin E: Treatment of endodontic emergencies, *Dent Clin North Am* 18:243, 1974.
82. Nusstein J, Reader A, Nist R, et al: Anesthetic efficacy of the supplemental intraosseous injection, *J Endod* 24:487, 1998.

83. Nyerere JW, Matee MI, Simon EN: Emergency pulpotomy in relieving acute dental pain among Tanzanian patients, *BMC Oral Health* 6:1, 2006.
84. Oginni AO, Udoye CI: Endodontic flare-ups: comparison of incidence between single and multiple visit procedures in patients attending a Nigerian teaching hospital, *BMC Oral Health* 4:4, 2004.
85. Ogundiya DA, Keith DA, Mirowski J: Cavernous sinus thrombosis and blindness as complications of an odontogenic infection, *Oral Maxillofac Surg* 47:1317, 1989.
86. Oliet S: Single-visit endodontics: a clinical study, *J Endod* 24:614, 1998.
87. Pallasch TJ: Antibiotics in endodontics, *Dent Clin North Am* 23:737, 1979.
88. Pallasch TJ: Pharmacokinetic principles of antimicrobial therapy, *Periodontol 2000* 10:5, 1996.
89. Pallasch TJ, Slots J: Antibiotic prophylaxis and the medically compromised patient, *Periodontol 2000* 10:107, 1996.
90. Patel R: Clinical impact of vancomycin-resistant enterococci, *J Antimicrob Chemother* 51(Suppl 3):iii13, 2003.
91. Pekruhn RB: The incidence of failure following single-visit endodontic therapy, *J Endod* 12:68, 1986.
92. Penesis VA, Fitzgerald PI, Fayad MI, et al: Outcome of one-visit and two-visit endodontic treatment of necrotic teeth with apical periodontitis: a randomized controlled trial with one-year evaluation, *J Endod* 34:251, 2008.
93. Peters LB, Wesselink PR: Periapical healing of endodontically treated teeth in one and two visits obturated in the presence or absence of detectable microorganisms, *Int Endod J* 35:660, 2002.
94. Pickenpaugh L, Reader A, Beck M, et al: Effect of prophylactic amoxicillin on endodontic flare-up in asymptomatic, necrotic teeth, *J Endod* 27:53, 2001.
95. Reddy SA, Hicks ML: Apical extrusion of debris using two hand and two rotary instrumentation techniques, *J Endod* 24:180, 1998.
96. Roane JB, Dryden JA, Grimes EW: Incidence of postoperative pain after single- and multiple-visit endodontic procedures, *Oral Surg Oral Med Oral Pathol* 55:68, 1983.
97. Rosenberg PA, Babick PJ, Schertzer L, et al: The effect of occlusal reduction on pain after endodontic instrumentation, *J Endod* 24:492, 1998.
98. Rudner WL, Oliet S: Single-visit endodontics: a concept and a clinical study, *Compend Contin Educ Dent* 2:63, 1981.
99. Rugh JD: Psychological components of pain, *Dent Clin North Am* 31:579, 1987.
100. Sandor GK, Low DE, Judd PL, et al: Antimicrobial treatment options in the management of odontogenic infections, *J Can Dent Assoc* 64:508, 1998. Comment in *J Can Dent Assoc* 65:602, 1999.
101. Schilling A, Corey R, Leonard M, et al: Acetaminophen: old drug, new warnings, *Cleve Clin J Med* 77:19, 2010, doi: 10.3949/ccjm.77a.09084.
102. Seltzer S, Naidorf IJ: Flare-ups in endodontics. 1. Etiological factors, *J Endod* 11:472, 1985.
103. Simon JH, Chimenti RA, Mintz GA: Clinical significance of the pulse granuloma, *J Endod* 8:116, 1982.
104. Siqueira JF, Rocas IN: Microbial causes of endodontic flareups, *Int Endod J* 36:433, 2003.
105. Sjogren U, Figdor D, Persson S, et al: Influence of infection at the time of root filling on the outcome of endodontic treatment of teeth with apical periodontitis, *Int Endod J* 30:297, 1997.
106. Southard DW, Rooney TP: Effective one-visit therapy for the acute periapical abscess, *J Endod* 10:580, 1984.
107. Sutherland S, Matthews DC. Emergency management of acute apical periodontitis in the permanent dentition: a systematic review of the literature, *J Can Dent Assoc* 69:160, 2003.
108. Tendolkar PM, Baghdayan AS, Shankar N: Pathogenic enterococci: new developments in the 21st century, *Cell Mol Life Sci* 60:2622, 2003.
109. Torabinejad M, Dorn SO, Eleazer PD, et al: The effectiveness of various medications on postoperative pain following root canal obturation, *J Endod* 20:427, 1994.
110. Torabinejad M, Kettering JD, McGraw JC, et al: Factors associated with endodontic interappointment emergencies of teeth with necrotic pulps, *J Endod* 14:261, 1988.
111. Torabinejad M, Walton R: *Endodontics: principles and practice*, ed 4, St. Louis, 2009, Saunders.
112. Trope ME, Delano EO, Orstavik D: Endodontic treatment of teeth with apical periodontitis: single vs. multivisit treatment, *J Endod* 25:345, 1999.
113. Tsesis I, Faivishevsky V, Fuss Z, et al: Flare-ups after endodontic treatment: a meta-analysis of literature, *J Endod* 34:1177, 2008.
114. Turkun M, Cengiz T: The effects of sodium hypochlorite and calcium hydroxide in tissue dissolution and root canal cleanliness, *Int Endod J* 30:335, 1997.
115. van Winkelhoff AJ, Winkel EG, Barendregt D, et al: beta-Lactamase producing bacteria in adult periodontitis, *J Clin Periodontol* 24:538, 1997.
116. Vera J, Ochoa J, Romero M, et al, Intracanal cryotherapy reduces postoperative pain in teeth with symptomatic apical periodontitis: A randomized multicenter clinical trial, *J Endod* 44:4, 2018.
117. Walton R, Fouad A: Endodontic interappointment flare-ups: a prospective study of incidence and related factors, *J Endod* 18:172, 1992.
118. Weiger R, Axmann-Krcmar D, Löst C: Prognosis of conventional root canal treatment reconsidered, *Endod Dent Traumatol* 14:1, 1998.
119. Weiger R, Rosendahl R, Lost C: Influence of calcium hydroxide intracanal dressings on the prognosis of teeth with endodontically induced periapical lesions, *Int Endod J* 33:219, 2000.
120. Weine FS, Healey HJ, Theiss EP: Endodontic emergency dilemma: leave tooth open or keep it closed? *Oral Surg Oral Med Oral Pathol* 40:531, 1975.
121. Whitney CG, Farley MM, Hadler J, et al: Increasing prevalence of multidrug-resistant Streptococcus pneumoniae in the United States, *N Engl J Med* 343:1917, 2000.
122. Yun MW, Hwang CF, Lui CC: Cavernous sinus thrombus following odontogenic and cervicofacial infection, *Eur Arch Otorhinolaryngol* 248:422, 1991.

20 Manejo de Eventos Iatrogênicos

Yoshitsugu Terauchi e Tara F. Renton

Resumo do Capítulo

Hipoclorito de sódio, 737
Fratura de instrumento, 739
  Causas da fratura de instrumentos, 741
  Manejo de instrumentos fraturados, 741
  Condições para tentativas de remoção de instrumentos fraturados, 742
  Técnicas de preparo do canal radicular, 742
  Técnicas de remoção de instrumentos, 748
  Prognóstico, 753
Formação de desvio, 753
  Causas da formação de desvio, 754
  Manejo da formação de desvio, 754
  Ultrapassagem de desvio, 756
  Complicações potenciais para remoção ou ultrapassagem de desvio, 757
  Prevenção da formação de desvios, 763
  Prognóstico, 763
Extrusão radicular de materiais de obturação do canal radicular, 763
  Causas de extrusão de materiais de obturação além do forame radicular, 765
  Manejo de materiais de obturação extravasados além do forame radicular, 766
  Manejo de danos teciduais causados pelo extravasamento de materiais de obturação do canal radicular, 771
Perfuração sinusal, 771
Lesão do nervo alveolar inferior, 771
  Avaliação de risco para a prevenção de lesão do nervo em endodontia, 773
  Técnicas operatórias para minimizar lesão no nervo, 774
  Manejo de lesões nervosas, 775
Avaliação, 776
  Intervenção imediata, 777
  Intervenção precoce, 777
  Assistir e esperar?, 777
Enfisema subcutâneo cervicofacial, 778

Um evento iatrogênico é definido como um procedimento "induzido inadvertidamente por um médico ou cirurgião" (*dicionário Merriam-Webster*). Isso também é verdade para a odontologia, com casos de negligência endodôntica estando entre os mais prevalentes nesta área.[70,132,293] Essas ocorrências não se limitam aos EUA, havendo outros países relatando porcentagens semelhantes de ações judiciais de negligência endodôntica.

Embora acidentes iatrogênicos não possam ser evitados com certeza absoluta, suas ocorrências podem ser bastante reduzidas com o auxílio dos "Três Ts": treino, técnica e tecnologia. O encarregado do primeiro (treinamento) é a especialização com os outros dois fatores, especialmente em relação à tecnologia e, mais especificamente, o microscópio cirúrgico odontológico (MCO) com tomografia computadorizada de feixe cônico (TCFC).[12,182,272] Eles se mostraram indispensáveis ao planejamento do tratamento com base no diagnóstico,[272] localizando canais incluindo espaços anatômicos complexos e patologias periapicais,[12,160,180,183,197,291,322,347] removendo instrumentos fraturados,[324,346] reparando perfurações,[268] prevenindo acidentes iatrogênicos[182,364] e melhorando a prestação de cuidados de qualidade.[174] A visualização superior com o auxílio de imagens de TCFC permite avaliações clínicas mais precisas, incluindo a identificação da morfologia do canal radicular que não pode ser visualizada com o MCO,[48] bem como permitindo a avaliação precisa do desafio e o plano de tratamento adequado à sua resolução. A iluminação e a ampliação com a imagem 3D são indispensáveis a todos os cenários de tratamento que se seguem – os quais, portanto, considera-se que serão realizados com MCO e imagem de TCFC, que provou ser tão precisa quanto a visualização direta.[13]

Hipoclorito de sódio

Frequentemente acontecendo sem aviso, a progressão dos eventos após o extravasamento do hipoclorito de sódio (NaOCl) para os tecidos perirradiculares é rápida e surpreendente. Além dos resultados físicos, a experiência provavelmente deixará o paciente desconfiado tanto do procedimento quanto do clínico.

Embora as propriedades e os métodos de aplicação de NaOCl sejam abordados no Capítulo 8, a gravidade das consequências de seu uso indevido merece um breve destaque. O NaOCl é uma solução de irrigação eficaz em concentrações que variam de 0,5 a 6%,[149,373] capaz de romper o biofilme,[58] dissolver tecidos necróticos[211] e remover componentes orgânicos da camada de lama dentinária (*smear layer*).[20] No entanto, é extremamente citotóxico, independentemente do tecido com o qual entre em contato,[231] com concentrações tão baixas quanto 0,01%, letais para fibroblastos *in vitro*.[138] A injeção de NaOCl no tecido vital inicia hemólise e ulceração, danifica as células endoteliais e fibroblastos e inibe a migração de neutrófilos.[107,109] Um estudo que investigou os efeitos físicos do NaOCl no osso *ex vivo* encontrou degradação do colágeno da matriz orgânica e nenhum sinal de conteúdo celular vivo (Figura 20.1).[163]

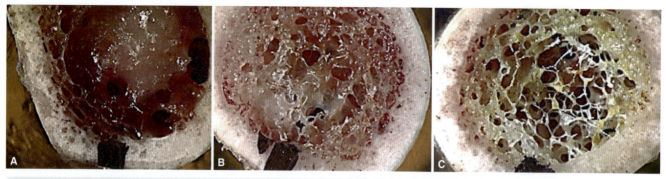

Figura 20.1 Seções transversais da diáfise do fêmur. **A.** Seção de osso não tratado. **B.** Osso tratado com solução salina. **C.** Seção óssea tratada com hipoclorito de sódio (NaOCl). Grosso modo, o NaOCl causou mudanças significativas na estrutura esponjosa, deixando grandes crateras estruturais de desmineralização aparente. (De Kerbl FM, DeVilller P, Litaker M, Eleazer PD: Physical effects of NaOCl on bone: an ex vivo study. *J Endod* 38:357, 2012.)

A maioria das complicações relatadas de NaOCl parece ser devido a um comprimento de trabalho impreciso, ao alargamento iatrogênico do forame radicular, à perfuração lateral da raiz ou ao pressionamento da agulha de irrigação.[171,316] O padrão de distensão facial é comparável ao encontrado com um enfisema cervicofacial (discutido mais adiante), dissecando espaços fasciais de maneira semelhante, com destruição concomitante do tecido ampliando o efeito e impedindo a recuperação. Esse inchaço é ainda mais exacerbado pela presença de agentes efervescentes, como peróxido de hidrogênio, potencializando o efeito do hipoclorito e amplificando o envolvimento dos tecidos moles.[23,186] A reação inicial do paciente ao fluido é dor intensa e imediata, com edema acentuado ou hematoma que pode continuar a se estender sobre o lado lesado da face, bochecha ou lábios (Figura 20.2). Pode haver hemorragia espontânea e profusa no espaço do canal e, no caso dos dentes posteriores superiores, o paciente pode relatar dor periorbital,[24,107] gosto de cloro ou irritação na garganta.[80] A quantidade extravasada na área perirradicular, a localização espacial da introdução do fluido e a proximidade de estruturas anatômicas sensíveis ditarão a gravidade e a duração da reação. Pode ocorrer parestesia, seja transitória[24] ou permanente,[255] especialmente se o tratamento intervencionista não for realizado imediatamente. Além da privação sensorial, a disfunção secundária do nervo motor a um dano químico irreversível foi relatada (Figura 20.3).[236] Nesse caso, houve perda distinta da função do lábio superior e da bochecha, com problemas na musculatura. Nos dentes inferiores, a extensão para as regiões submandibulares, submentuais ou sublinguais pode comprometer as vias respiratórias, obrigando à hospitalização imediata e à intervenção cirúrgica para evitar um episódio de risco à vida.[35]

Ao perceber que ocorreu um evento de extravasamento, é imperativo que o profissional interrompa o tratamento e imediatamente se envolva em medidas destinadas a diminuir o efeito do produto químico; ignorar o evento compromete os resultados.[187,255] Os protocolos de tratamento são empíricos, bem como baseados na causa e na gravidade. Com ênfase no controle da dor, podem ser administrados anestésicos locais e analgésicos,

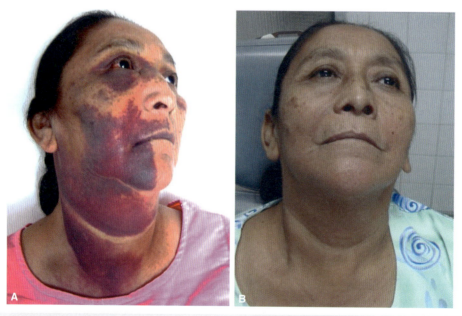

Figura 20.2 A. Apresentação clínica 3 dias após o extravasamento de hipoclorito de sódio (NaOCl) durante o tratamento do canino superior direito. A paciente teve dificuldade para abrir o olho direito e o edema se estendeu para as regiões submandibular/sublingual do lado afetado; ela também teve a experiência de uma abertura limitada da boca. Havia alteração da sensibilidade infraorbitalmente e na região do lábio superior direito, mas sem parestesia relatada dos nervos alveolar ou facial. **B.** Um mês após o extravasamento, a equimose havia desaparecido, com retorno da sensação e função plena. A terapia foi concluída sem incidentes. (De Sermeño RF, da Silva LA, Herrera H: Tissue damage after NaOCl extrusion during root canal treatment. *Oral Surg Oral Med Oral Pathol Oral Radiol Endod* 108:e46, 2009.)

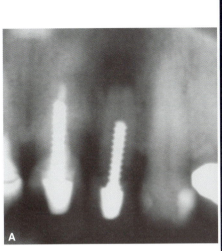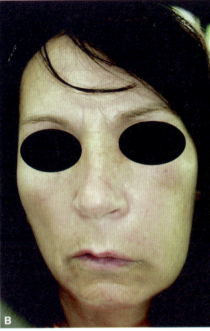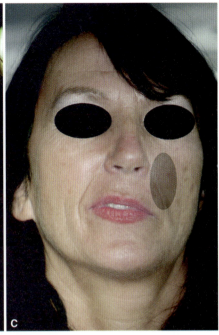

Figura 20.3 A. Radiografia do incisivo lateral esquerdo superior (#22) antes da remoção do pino. A ressecção da raiz radicular foi concluída e o espaço do canal está vazio. Antes da recimentação, o canal foi irrigado com NaOCl a 3%, precipitando o evento do extravasamento. **B.** Vinte e quatro horas pós-extravasamento, havia alteração da sensibilidade infraorbitalmente e do lábio superior esquerdo para o canto esquerdo do lábio. Além disso, o ramo bucal do nervo facial foi afetado, conforme evidenciado por uma nítida perda da função do lábio superior e da bochecha (o canto da boca não podia ser puxado para cima pela musculatura da mímica). **C.** A abertura da boca foi limitada a 20 mm, 3 anos após o incidente. A fraqueza da musculatura da mímica do lado esquerdo da face é claramente visível. As tentativas de rir resultaram em um canto do lábio esquerdo pendurado decorrente da fraqueza da inervação motora pelo nervo facial. Na área marcada em cinza, há hipoestesia permanente. (De Pelka M, Petschelt A: Permanent mimic musculature and nerve damage caused by sodium hypochlorite: a case report. *Oral Surg Oral Med Oral Pathol Oral Radiol Endod* 106:e80, 2008.)

com compressas frias, no esforço de moderar o inchaço e o edema. Com o objetivo de diluir o efeito do extravasamento, foi sugerido que o clínico irrigue imediatamente o canal com soro fisiológico para estimular o sangramento, tanto diluindo o irritante quanto removendo-o do local da lesão.[80,206] Além disso, os clínicos podem irrigar imediatamente o canal e as áreas perirradiculares do extravasamento com soro fisiológico, usando um dispositivo de irrigação de pressão negativa com a cânula colocada no forame radicular. Em um relatório, a reação subsequente teve vida curta com essa abordagem.[267]

Após 1 dia, compressas mornas substituem as frias, assim como bochechos orais mornos são prescritos para estimular a microcirculação local. Os antibióticos são geralmente prescritos e sua administração, proporcional à gravidade da destruição e da necrose dos tecidos moles e duros. Casos mais suaves podem ser tratados com medicamentos orais, ao passo que as apresentações graves são mais bem controladas e moduladas em ambiente hospitalar com via intravenosa de administração. O uso de corticosteroides é ambíguo; o controle do edema disseminado deve ser equilibrado com o aumento do risco de infecção. O paciente deve ser monitorado de perto; um aumento acentuado no tamanho ou na extensão do edema ou sinais de obstrução iminente das vias respiratórias exige o encaminhamento imediato ao hospital ou a um cirurgião bucomaxilofacial para tratamento e abordagem mais agressivos. Por último, tranquilizar os pacientes de que a recuperação, apesar de sua aparência atual, é geralmente completa e sem intercorrências, assim como aliviar sua ansiedade. Eles devem ser informados sobre por que isso ocorreu e o que esperar durante sua recuperação. A recuperação deve ser monitorada e documentada diariamente até que a resolução seja iminente.

A prevenção envolve atenção aos detalhes e uma apreciação da dinâmica dos fluidos. Em resumo, o dentista deve fazer o seguinte:

- Estabelecer um comprimento de trabalho preciso e evite instrumentação excessiva/ampliação do forame radicular
- Se for irrigar com pressão positiva, usar uma pequena agulha com abertura lateral colocada 2 mm aquém do comprimento de trabalho, injetar o fluido lentamente e observar se está passando pela cavidade de acesso[34]
- Avaliar cuidadosamente a integridade do canal em busca de sinais de perfuração ou outros grandes locais de saída de fluidos
- Evitar travar a ponta da agulha no espaço do canal ou inseri-la além do comprimento de trabalho
- Confirmar qual é a solução antes da injeção ou irrigação.[124]

Fratura de instrumento

A introdução dos instrumentos rotatórios de níquel-titânio (NiTi) em endodontia revolucionou a forma como o sistema de canal radicular é instrumentado. No entanto, com o advento das limas rotatórias de NiTi, também houve um aumento percebido na ocorrência de instrumentos fraturados,[101,281] com alguns relatos indicando que a fratura de instrumentos rotatórios de NiTi ocorre com mais frequência que de instrumentos manuais.[343] No exame radiográfico, instrumentos fraturados geralmente podem ser discernidos pela radiopacidade distinta dentro do canal. Todavia, se o canal com um instrumento fraturado for posteriormente obturado com materiais radiopacos, ele pode não ser visualizado na radiografia. Após a remoção dos materiais obturadores do canal, um instrumento pode ser visualizado sob o MCO ou tornar-se aparente em radiografias pela primeira vez (Figura 20.4).

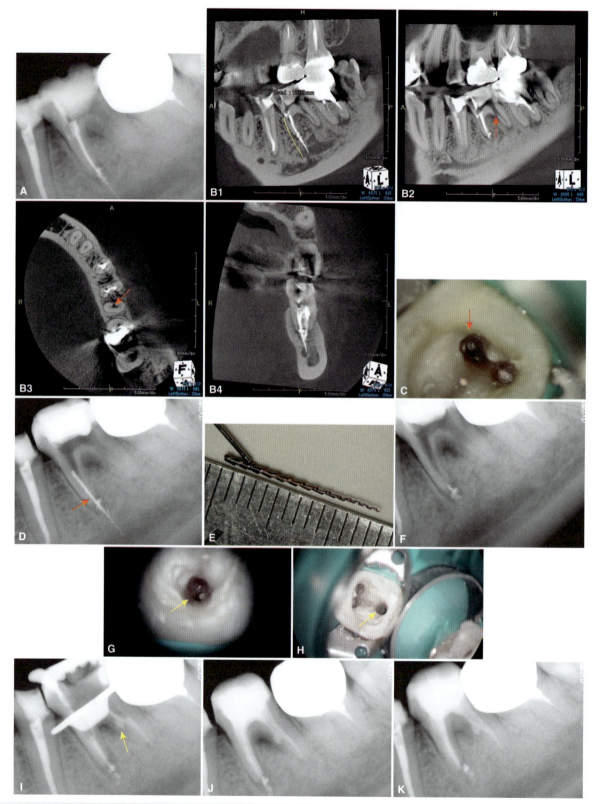

Figura 20.4 A. Radiografia do primeiro molar inferior esquerdo com um instrumento longo e indistinto fraturado, obviamente maior que 4,5 mm na raiz mesial que extravasou além do forame radicular. **B1.** Visão sagital da tomografia computadorizada de feixe cônico (TCFC) mostrando a extremidade radicular do instrumento fraturado estendido para o NAI e medindo 14 mm. **B2.** Visão sagital da TCFC mostrando perfuração radicular no canal distal (*seta vermelha*). **B3.** Visão axial da TCFC mostrando a perfuração no canal distal (*seta vermelha*). **B4.** Visão coronal da TCFC mostrando que a extremidade radicular do instrumento fraturado está no NAI. **C.** Instrumento fraturado no canal mesiovestibular após a remoção do material obturador (*seta vermelha*). **D.** A radiografia mostrando a remoção das obturações radiculares no canal mesiovestibular revelou o comprimento total do instrumento fraturado (*seta vermelha*). **E.** Instrumento fraturado removido medindo 14 mm na régua. **F.** Radiografia mostrando a conclusão da remoção do instrumento. **G.** Local de perfuração no canal distal (*seta amarela*). **H.** Perfuração reparada com agregado de trióxido mineral (MTA) (*seta amarela*). **I.** Radiografia pós-operatória mostrando obturações de canais radiculares em todos os canais e reparo de perfuração (*seta amarela*). **J.** Radiografia de pós-operatório de 1 mês revelando as lesões perirradiculares ainda presentes. **K.** Radiografia pós-operatória de 3 meses mostrando cicatrização perirradicular.

CAUSAS DA FRATURA DE INSTRUMENTOS

Uma causa comum de fratura de instrumentos é o uso impróprio.[101,285] Exemplos típicos de uso impróprio incluem acesso inadequado, uso excessivo do instrumento, muita pressão apical durante a instrumentação[287,339] e o uso contínuo de um instrumento calibroso em uma curva do canal.[127,251] Fatores contribuintes adicionais são experiência do operador,[229,331] velocidade de rotação,[66,194] curvatura do canal (raio),[195,251] *design* do instrumento e técnica,[39,177] torque,[102] processo de fabricação,[4] tipo de liga de NiTi usada,[106] tipo de movimento rotacional (rotações contínuas *vs.* movimentos reciprocantes),[235] tipo de dente,[64,218,299] e ausência de um acesso livre.[233] Com base nesses fatores, não é surpreendente que a incidência relatada de limas NiTi separadas varie de 0,4 a 23%.[4,6,240,253,288,317]

Os instrumentos fraturados parecem ocorrer com mais frequência em molares que em dentes anteriores, especialmente em molares inferiores. Essa alta incidência de fratura de instrumento em molares pode estar relacionada a acessibilidade ao canal, diâmetro e curvatura do canal radicular.[64,218,299] Os endodontistas relataram que a incidência de fratura do instrumento é de cerca de 5%.[4,229] O clínico deve informar o paciente sobre a fratura do instrumento e as opções de tratamento, bem como as complicações potenciais tanto da retenção do instrumento fraturado quanto de sua tentativa de remoção.

Fratura de instrumentos endodônticos ocorrem como resultado de fadiga cíclica, fadiga torcional[60] ou uma combinação de ambos os tipos de fadiga.[285,297,345] A fadiga cíclica é causada por tensões compressivas e de tração repetitivas atuando na parte externa de uma lima girando em um canal curvo, levando a falha cíclica sem sinais prévios de deformação plástica.[229] A falha de torção ocorre quando a ponta do instrumento emperra, mas a haste da lima (acionada pela peça de mão) continua a girar.[285] A fratura por cisalhamento do material ocorre quando a resistência máxima do material é excedido.[179] Clinicamente, a fadiga cíclica parece ser mais prevalente em canais radiculares curvos, enquanto a falha de torção pode acontecer mesmo em um canal reto.[55,372] Instrumentos com fadiga cíclica tornam-se menos resistentes a falhas por fadiga de torção,[168] ao passo que o uso de instrumentos rotatórios em um ajuste de torque alto é relacionado a aumento do risco de falha por fadiga cíclica.[101] Em geral, instrumentos de calibres menores com conicidades menores são mais resistentes à fadiga cíclica e mais suscetíveis à fadiga de torção, enquanto instrumentos de maior porte e com maior conicidade tendem a ser opostos a esses tipos de fadiga. Portanto, instrumentos menores devem ser usados para moldar o canal onde se espera que ocorra a fadiga cíclica. Curiosamente, o uso de movimentos reciprocantes – em oposição aos movimentos rotacionais – costuma estender a vida útil de um instrumento[69,371] e aumentar a resistência à fadiga cíclica.[235] Recomenda-se que os instrumentos sejam usados em um movimento recíproco quando se espera que a torção ou a fadiga cíclica ocorra durante a modelagem de um canal acentuadamente curvo e que os instrumentos usados para preparar tais canais radiculares curvos sejam descartados após o uso para evitar fratura do instrumento.

MANEJO DE INSTRUMENTOS FRATURADOS

O gerenciamento de instrumentos fraturados inclui abordagens convencionais não cirúrgicas – mecânicas ou químicas – ou cirúrgicas. A remoção mecânica envolve o uso de instrumentais dedicados à remoção de instrumentos fraturados, como extratores, laços de fio de aço, sistemas de remoção de núcleos, ultrassom e irradiação a *laser* (ver também Capítulo 10). A remoção química envolve o uso de solventes químicos para corrosão de instrumentos e processo eletroquímico para dissolução de instrumentos. As abordagens cirúrgicas incluem cirurgia radicular, reimplante intencional, amputação da raiz ou hemissecção, que, em geral, são consideradas relativamente invasivas devido à quantidade de dentina perdida.

Para uma abordagem não cirúrgica na remoção de uma lima fraturada, vários métodos e dispositivos foram desenvolvidos (ver também Capítulo 10). Quando um instrumento fraturado se estende acima do orifício de entrada do canal radicular, muitas vezes ele pode ser facilmente removido com uma pinça hemostática, pinça Steiglitz, porta-agulha Castroviejo modificado,[96] ou alicate Perry.[357] Uma colher de dentina ou um removedor Caulfield ou EndoCowboy (Koehrer Medical Engineering, Neuss, Alemanha) também podem ser usados para acoplar e remover o instrumento fraturado com pressão dirigida. No caso de uma lima manual poder passar pelo instrumento fraturado, uma "técnica de trança" pode ser usada, em que várias limas Hedstrom são inseridas ao longo do instrumento deixado, as limas são torcidas para agarrar esse instrumento, e são então extraídas como uma unidade. Quando um instrumento fraturado estiver abaixo do orifício de entrada do canal e não puder ser ultrapassado, um método básico para remover o instrumento fraturado requer a exposição de aproximadamente 2 mm da porção coronal da lima fraturada. Isso permite o uso de um dispositivo de extração para envolver a lima, prendê-la e removê-la. O kit Masserann (Micro-Mega, Besançon, França) é um sistema popular para a remoção de instrumentos fraturados localizados na parte reta do canal. Este kit envolve o uso de brocas trefinas para expor a porção coronal do instrumento fraturado e para criar um espaço para um extrator. Um extrator é então usado para agarrar e remover o instrumento. A limitação deste sistema é que ele não pode ser usado para casos que envolvam instrumentos localizados além da parte média da raiz ou em um canal curvo, pois esta técnica envolve uma quantidade considerável de sacrifício de dentina que pode enfraquecer a estrutura radicular e aumentar o risco de perfuração.[369] Uma alternativa ao kit Masserann é o Sistema de Segurança Endo.[359] Esse sistema difere do kit Masserann por usar brocas trefinas de diâmetro menor e o extrator tem seu próprio mecanismo exclusivo para agarrar os instrumentos. O Endo Extractor (Brasseler Inc., Savannah, GA) também pode ser usado nesses tipos de casos. Este sistema consiste em uma broca trefina para expor a porção coronal do instrumento fraturado e um extrator de tubo oco que é rosqueado sobre a porção exposta do instrumento e ligado a ele com adesivo de cianoacrilato.[110] O Canal Finder System (FaSociété Endo Technique, Marselha, França) ou o Endo-Puls System (EndoTechnic, San Diego, CA) fornecem uma abordagem diferente para um instrumento fraturado. O sistema é composto por uma peça de mão e limas projetadas exclusivamente para o sistema.[189] O sistema produz um movimento vertical com amplitude máxima de 1 a 2 mm, que diminui com o aumento da velocidade.[147] Esse movimento vertical da lima também ajudará a passar o fragmento do instrumento. As projeções da lima podem engatar mecanicamente com o instrumento fraturado e, com a vibração vertical, o fragmento do instrumento pode ser afrouxado ou mesmo removido.[148] O movimento mecânico da lima pode ficar agressivo, então o clínico deve ter cuidado para evitar a perfuração da raiz, especialmente em um canal curvo. Esses sistemas são sensíveis à técnica e, portanto, os resultados podem variar entre os casos.

Os instrumentos ultrassônicos são muito eficazes para a remoção de instrumentos fraturados.[54,212,280] No entanto, é importante perceber que as limas NiTi quebradas tendem a fraturar repetidamente quando o ultrassom é continuamente aplicado a elas, enquanto os instrumentos de aço inoxidável são mais resistentes e removidos com mais facilidade com instrumentos ultrassônicos que os de NiTi.[280,324,354] Pequenos instrumentos ultrassônicos permitem uma visão contínua e aprimorada do campo de operação. O uso de ultrassom, especialmente quando realizado sob o MCO, melhora tanto os procedimentos de preparação quanto de remoção e pode fornecer segurança e precisão no processo.[218,324,353] A ponta ultrassônica é colocada na plataforma entre a porção exposta da lima fraturada e a parede do canal, bem como é vibrada ao redor dela no sentido anti-horário, aplicando força para desenroscar a lima quebrada. Essa técnica ajudará a remover a maioria dos instrumentos fraturados por rotação que tenham ação de corte no sentido horário. Se for sabido que a lima fraturada tem ação de corte no sentido anti-horário, logo, uma rotação no sentido horário será necessária. A energia aplicada ajudará a soltar a lima e, ocasionalmente, a lima sairá repentinamente do canal.

Todavia, o uso de ultrassom tem algumas desvantagens. Após a ativação ultrassônica, uma lima fraturada pode ser acidentalmente empurrada para dentro do osso, seja na direção do ápice ou por meio de perfuração quando o ultrassom for aplicado na parte superior da lima fraturada ou da parede externa para a lateral dela. Ademais, relatou-se que a ativação ultrassônica de um instrumento fraturado o partiu em pequenos pedaços, do fragmento original, enquanto o contornava.[53] Fragmentos de limas menores podem ser facilmente empurrados para um nível mais apical se pressionados na sua porção coronal pelo ultrassom, dificultando sua remoção devido ao procedimento adicional, o que acabaria por aumentar o risco de perfuração e sacrifício extra de dentina – principalmente no terço apical ou além da curva. Ao mesmo tempo, fragmentos de limas menores podem ser considerados mais fáceis e rápidos de remover que fragmentos de limas maiores se forem visíveis, simplesmente porque fragmentos de lima mais curtos requerem menos desgaste de dentina para soltá-los que fragmentos maiores. Por outro lado, esses instrumentos longos fraturados na haste também podem ser facilmente removidos, pois podem simplesmente ser agarrados com um alicate ou pinça ao redor do orifício e puxados para fora.[254] Se a extremidade coronal do fragmento da lima longa estiver fora de alcance do alicate ou da pinça, não será tão fácil. Tudo depende de como os instrumentos fraturados são gerenciados para ter sucesso em removê-los, pois há muitas variáveis envolvidas nos procedimentos que afetam o sucesso na recuperação do instrumento.

A taxa de sucesso para a remoção de limas fraturadas varia de 33 a 95%[6,64,253,279,354] com o tempo necessário para o uso de técnicas ultrassônicas variando entre 3 e mais de 60 minutos.[8,212,331] As variações nas taxas de sucesso devem-se à localização dos instrumentos fraturados, ao diâmetro do canal radicular,[299] ao grau de curvatura do canal,[8,252,313] ao raio de curvatura,[8,251] à experiência do operador,[8,331] à fadiga do operador e ao comprimento do instrumento fraturado.[330] A visualização e a acessibilidade ao instrumento desempenham um papel importante na remoção da lima.[64] Geralmente, a taxa de sucesso para a remoção é alta para limas fraturadas localizadas antes da curvatura do canal, moderada para aquelas localizadas na curvatura e baixa para aquelas localizadas além da curvatura.[195,358] A taxa de sucesso também é mais favorável quando a curvatura do canal é menor e o raio de curvatura é maior.[8] A combinação de técnicas ultrassônicas e microscópicas normalmente melhora as taxas de sucesso na remoção de limas.[64,100,218,354]

Tem sido recomendado que as tentativas de remoção de instrumentos fraturados nos canais radiculares não devam exceder 45 a 60 minutos, na medida em que as taxas de sucesso podem cair com o aumento do tempo de tratamento.[324] A taxa de sucesso reduzida pode estar relacionada à fadiga do operador ou ao aumento excessivo do canal, que compromete a integridade do dente e aumenta o risco de perfuração. Qualquer caso em que o instrumento pode ser visualizado sob o MCO pode ser considerado menos desafiador de gerenciar.

Seria o pior cenário caso se decidisse manter a lima fraturada somente depois que uma grande quantidade de dentina fosse sacrificada e a perfuração do canal ocorresse durante as tentativas de remoção do instrumento. Desse modo, é do melhor interesse do paciente e do profissional fazer um diagnóstico preciso e um plano de tratamento previsível usando TCFC para evitar qualquer contratempo de procedimento. Em outras palavras, as tentativas de remoção do instrumento fraturado devem ser feitas somente após o preparo ser concluído com base no plano de tratamento que sempre inclui as intervenções cirúrgicas e a não remoção do instrumento fraturado, pois a lima fraturada pode ser incorporada como parte da obturação e mantida em observação.[92,97,253,314]

CONDIÇÕES PARA TENTATIVAS DE REMOÇÃO DE INSTRUMENTOS FRATURADOS

Preparos de canal radicular para remoção de instrumentos fraturados após as tentativas de remoção podem ser feitos em um local seco ou ambiente úmido. Condições secas fornecem melhor visibilidade ao usar o MCO, evitando menos acidentes em procedimentos adicionais.[281,313,324,353] Por esse motivo, o preparo do canal radicular para a remoção do instrumento deve ser conduzido em uma condição seca. No entanto, a geração de calor por ultrassom é inevitável,[115,134,181,199,299,313,324,353] e um aumento de temperatura acima de 10°C na superfície externa da raiz pode danificar os tecidos periodontais.[85,325] Ademais, o instrumento será suscetível à fratura secundária quando as pontas ultrassônicas estiverem em contato com a lima.[332,353] Logo, é recomendado que se usem pulsação e movimentos para dentro/fora para evitar a fratura secundária, bem como o aumento da temperatura durante a ativação ultrassônica na preparo. Ao mesmo tempo, a ponta ultrassônica deve ser ativada na configuração de potência mais baixa possível.[42,88,200,353] Somente após o afrouxamento do instrumento fraturado ser confirmado no preparo, as tentativas de remoção podem ser feitas em uma condição úmida com fluido para aproveitar a cavitação e o fluxo acústico, o que facilita a retirada do instrumento. Solução de ácido etilenodiaminotetracético (EDTA) ou óleo com a tensão superficial mais baixa é recomendado como fluido para esse propósito, pois a solução de EDTA remove resíduos de tecidos duros produzidos durante as tentativas de remoção ultrassônica e o óleo aumenta a lubrificação com cavitação e fluxo acústico para remover os resíduos do instrumento fraturado.

TÉCNICAS DE PREPARO DO CANAL RADICULAR

Preparo do canal radicular para remoção de instrumento visível

Na fase de preparo do canal radicular para a remoção do instrumento, o objetivo é fazer o instrumento fraturado "dançar", alargando o canal e afrouxando-o com ultrassom com base no diagnóstico e no plano de tratamento, seja a vibração ultrassônica ou o laço usado para pôr o instrumento fraturado para fora, no estágio de remoção de instrumento. A maioria dos instrumentos fraturados é de NiTi,[317] com o comprimento médio dos instrumentos fraturados sendo de 2,5 a 3,5 mm.[157] Muitos instrumentos rotatórios NiTi usados têm uma faixa de conicidade de 0,04 a 0,08, com tamanho de ponta de #20 a #30, resultando em um diâmetro coronal de cerca de 0,30 a 0,58 mm. Se o diâmetro coronal do instrumento fraturado for menor que 0,45 mm, então uma broca Gates Gliden modificada #3 (broca MGG #3 do kit de remoção de limas Terauchi [TFRK] [DELabs Santa Bárbara, CA]) deve ser usada para ampliar o canal até o instrumento fraturado, seguida pela broca microtrefina (broca MT) (DELabs) para expor a porção coronal do instrumento, com menor risco de fratura secundária do instrumento quebrado do que com a ativação ultrassônica (ver Figura 20.20A e D).[331,332] O diâmetro interno da broca microtrefina é de 0,45 mm e é, então, usada no sentido anti-horário, com a intenção de desparafusar o instrumento fraturado. Essa broca deve ser usada a 600 rpm em condições úmidas e, se a velocidade de rotação ultrapassar 600 rpm, a formação de saliências não intencionais pode ocorrer, especialmente em um canal curvo maior que 15°.

Se o diâmetro coronal do instrumento fraturado for maior que 0,45 mm ou a curvatura do canal for maior que 15°, então um instrumento rotatório NiTi maior, com tamanho de ponta 0,15 mm (três tamanhos) maior que o diâmetro coronal do instrumento fraturado, deve ser usado para ampliar o canal coronal até o instrumento fraturado, seguido por instrumentos ultrassônicos para expor a porção semicircular coronal.

Primeiro, algumas gotas de óleo mineral com aditivos lubrificantes são colocadas no canal na lima fraturada para facilitar sua separação da parede do canal e, em seguida, o excesso de óleo é removido com pontas de papel ou jatos de ar suaves para o preparo do canal, com pontas ultrassônicas, na porção radicular visível. O óleo mineral permeia quase que instantaneamente os espaços entre as paredes do canal e o fragmento da lima firmemente preso e os separa exatamente como se soltasse um parafuso enferrujado apertado da placa de metal (Figura 20.5). Em seguida, a ponta da cureta com a parte côncava voltada para a lima separada (TFRK-6/12, DELabs) (ver Figura 20.20B1, C2 e D) será introduzida no espaço estreito entre a lima fraturada e a curva interna do canal para criar um quarto do espaço do círculo (espaço semicircular de 90°) que é aproximadamente um terço do comprimento da lima fraturada. Em segundo lugar, a ponta reta (TFRK-S, DELabs) (ver Figura 20.20B2, C2 e D) é introduzida para expandir o espaço, bem como para completar o espaço semicircular de 180° na curva interna até que a lima fraturada seja afrouxada. Quando a profundidade do espaço criado é maior que um terço do comprimento da lima e o espaço semicircular é maior que 180°, a lima fraturada provavelmente ficará solta (Figura 20.6). A ponta ultrassônica usada para esse propósito deve ser a mais fina possível, permitindo ao clínico visualizar o campo operatório e evitar o desgaste excessivo da parede do canal e empurrar o instrumento fraturado apicalmente (Figura 20.7). Além disso, a ponta ultrassônica deve sempre ser aplicada na área interna da curva do canal, sendo estendida na direção apical (Figura 20.8), onde a parede do canal externo está em contato com o instrumento fraturado para evitar fratura secundária, não onde a parede do canal externo não está em contato com a lima fraturada (ver Figura 20.8H).[332] Se a ponta ultrassônica for colocada no espaço fora da curva e energia ultrassônica for fornecida ao instrumento fraturado da porção externa da curva para o instrumento, a força aplicada redirecionará o instrumento fraturado em um sentido apical (ver Figura 20.8D e E), eventualmente empurrando-o mais apicalmente e tornando a remoção do instrumento mais difícil, enquanto a força aplicada da curva interna para o instrumento fraturado, consequentemente, reorientará o instrumento em uma direção coronal (ver Figura 20.8F e G). Na maioria dos casos, o terço coronal da lima fraturada é a parte principal presa na parede do canal com mais tensão inclinada em direção à parede externa. Essa porção pode ficar menos resistente à força mecânica para o desengate quando o óleo mineral injetado permear o pequeno espaço interfacial entre eles para soltar a lima fraturada. Assim, o corte da parede dentinária interna em contato com o terço coronal da lima deve normalmente ser suficiente para

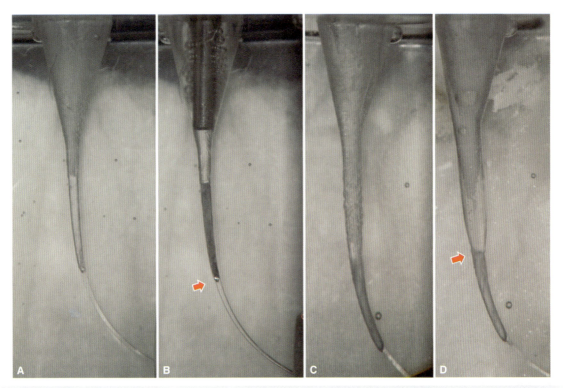

Figura 20.5 A. Lima fraturada removida com detritos. **B.** O óleo mineral permeou imediatamente os espaços entre as paredes do canal e a lima fraturada, revelando toda a superfície da lima fraturada. **C.** Lima fraturada coberta com detritos. **D.** A água não permeou esses espaços de forma alguma.

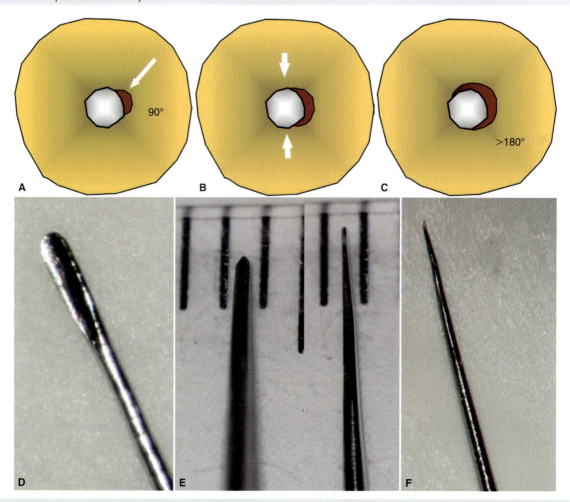

Figura 20.6 A. Espaço semicircular de 90° criado na parede interna do canal com a ponta da cureta em visão microscópica (*seta branca*). **B.** Um espaço semicircular de 150° criado na parede interna do canal com a ponta reta, que ainda não foi ampliada o suficiente para fazê-la "dançar" por conta das paredes do canal em ambos os lados ainda estarem segurando a lima fraturada (*setas brancas*). **C.** Espaço semicircular de mais de 180° criado na parede interna do canal com a ponta reta, o que resulta no afrouxamento da lima fraturada. **D.** Ampliação da ponta da cureta. **E.** Ampliação da ponta Katana; uma vista frontal à esquerda (0,5 mm de largura) e uma vista lateral à direita (0,1 mm de espessura). **F.** Ampliação da ponta reta (0,1 mm de diâmetro).

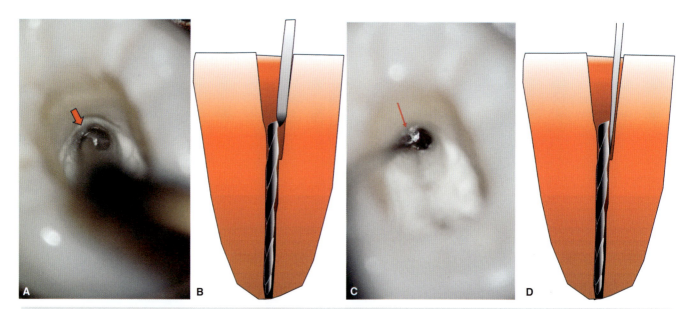

Figura 20.7 A. A ponta ultrassônica mais espessa toca a parte superior do instrumento fraturado antes de ser colocada no espaço da parede do canal (*seta vermelha*). **B.** A vista lateral mostra a ponta ultrassônica mais espessa em relação ao instrumento fraturado, o que pode resultar em empurrá-lo em uma direção radicular. **C.** A ponta ultrassônica mais fina pode ser colocada no espaço na parede do canal sem tocar na parte superior do instrumento fraturado (*seta vermelha*). **D.** Vista lateral mostra a ponta ultrassônica mais fina em relação ao instrumento fraturado.

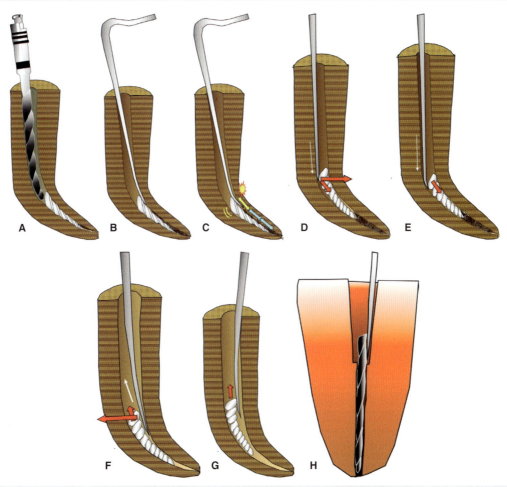

Figura 20.8 A. Canal ampliado para a lima fraturada com uma lima rotatória de grande diâmetro. **B.** Espaço criado na curva interna com a ponta ultrassônica da cureta, seguida da ponta reta. **C.** O espaço se estendia por cerca de um terço do comprimento da lima até que a lima fraturada "dançasse". **D.** Ativação ultrassônica na curvatura externa. **E.** Lima fraturada redirecionada em sentido apical por ativação ultrassônica na parede externa. **F.** Ativação ultrassônica na curvatura interna. **G.** Lima fraturada redirecionada em sentido coronal por ativação ultrassônica na parede interna. **H.** Ponta ultrassônica colocada na lima fraturada onde não há parede do canal atrás dela, o que pode resultar em fratura secundária.

desencaixá-la (Figura 20.9). Por exemplo, se o fragmento da lima tiver 3 mm de comprimento, o espaço semicircular de 180° precisa ser estendido apicalmente cerca de 1 mm na curva interna para ajudar a ponta ultrassônica a soltá-la. Devido à força direcionada da parede interna para o fragmento durante essa fase de preparo ultrassônico, a lima fraturada pode sair acidentalmente por ativação ultrassônica a qualquer momento (Figura 20.10A). No entanto, um instrumento fraturado por fadiga já é extremamente suscetível à fratura secundária por ativação ultrassônica.[332,353] Por essa razão, é mais seguro criar um espaço semicircular na parede interna em vez de cavar ao redor dele, e ambos os movimentos de pulsação e bicada devem ser aplicados a ele enquanto o ultrassom é ativado para evitar fratura do instrumento e aumento de temperatura, especialmente em condições secas.[85,325,332,353] A profundidade do espaço semicircular criado na curva interna deve ser não apenas maior que um terço do comprimento do fragmento, mas também uniformemente o mesmo comprimento ao longo do paredes do canal para permitir o desengate do instrumento fraturado. Se o instrumento não for afrouxado após a criação do espaço, a profundidade desse espaço deve ser estendida em uma direção apical até que seja afrouxado. Em geral, quanto mais longo for o fragmento da lima, mais tempo de trabalho será necessário para soltá-lo. O instrumento fraturado deve ser visto "dançando", não se "flexionando", antes de fazer tentativas de remoção do instrumento. A diferença entre o instrumento fraturado dançando e flexionando

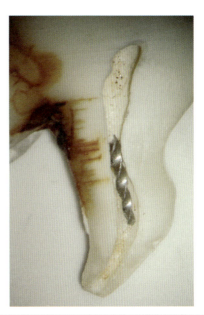

Figura 20.9 O terço coronal do comprimento da lima é geralmente a parte que fica presa nas paredes do canal, enquanto a porção apical da lima geralmente não está em contato com as paredes do canal. A tensão se concentra principalmente no terço coronal do comprimento da lima.

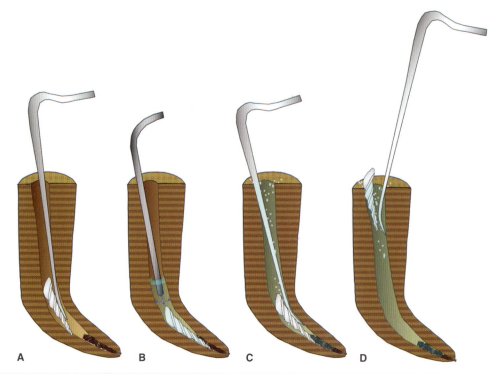

Figura 20.10 A. Lima fraturada pode surgir acidentalmente com a ativação ultrassônica durante a fase de preparo. **B.** A solução de EDTA é colocada no canal para tirar proveito dos efeitos de cavitação e resultado acústico para remoção do instrumento. **C.** O ultrassom deve ser ativado dentro do espaço criado. **D.** A lima fraturada é removida do canal com ultrassom na presença de solução de EDTA ou óleo.

é que o instrumento é considerado dançando quando é visto se movendo de um lugar para outro, enquanto ainda é considerado flexionando quando visto se movendo de um lugar para outro e voltando para o local original (Figura 20.11).

Preparo do canal radicular para remoção de instrumento não visível

Quando a lima fraturada não for visível além da curva, o óleo mineral deve estar presente todo o tempo durante o procedimento para ajudar a soltar o fragmento da lima enquanto se prepara o canal radicular para a remoção do instrumento com ultrassom. A chave para o sucesso em afrouxar a lima fraturada caso não seja visível é obter uma sensação de apreensão com as pontas ultrassônicas no espaço da parede interna do canal. A ponta ultrassônica usada nessa situação deve ser fina e afiada o suficiente para sentir a pequena lacuna entre a parede interna do canal e o instrumento. Primeiro, uma ponta fina em forma de cureta (TFRK-6/12, DELabs) ou uma ponta em forma de espada personalizada – qualquer ponta ultrassônica convertida em uma ponta em forma de espada ou ponta "Katana" – é pré-curvada e colocada no espaço para tatear em busca de uma sensação de apreensão enquanto se obtém sensação tátil nos dedos que seguram a peça de mão (Figura 20.12). Se uma ponta de tamanho

Figura 20.11 A. Lima fraturada no canal com o espaço criado na parede interna (*lado direito*). **B.** Lima fraturada deslocada para um local diferente no espaço criado (*seta vermelha*). Esse movimento mostra que a lima fraturada está "dançando". **C.** Lima fraturada no canal com o espaço criado na parede interna (*lado direito*). **D.** Lima fraturada flexionando para um lugar diferente (*seta vermelha*). **E.** Lima fraturada retornando ao local original (*seta vermelha*). Esse movimento mostra que a lima está "flexionada".

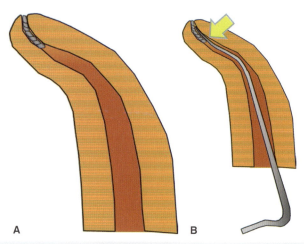

Figura 20.12 A. Lima fraturada não visível ao redor da segunda curva – além da primeira curva. **B.** Ponta ultrassônica fina colocada no espaço na parede do canal interno da segunda curva.

maior for usada, a ponta mais provavelmente atingirá o topo do instrumento fraturado antes de ser colocada na lacuna entre o fragmento e a parede interna. Também é muito comum ouvir um som de clique e ter uma sensação de apreensão quando uma ponta ultrassônica afiada muda da lima fraturada para a parede do canal no vão. Quando ela é colocada na lacuna com uma sensação de apreensão, uma radiografia deve ser tirada com a ponta ultrassônica para confirmar sua posição. Em seguida, a ponta é ativada para criar um espaço semicircular de 90°. A ponta ultrassônica é simplesmente ativada diretamente no fragmento da lima na porção interna da curva em movimentos de bicada e pulsação para evitar fratura secundária e quebra da ponta sem criar um espaço semicircular de 180° ou ampliar o espaço lateralmente, uma vez que é impossível fazer isso às cegas.

A intensidade da ativação ultrassônica deve ser tanto baixa quanto prática pelas mesmas razões. Como esse preparo conservador do canal radicular continua com a vibração ultrassônica direcionada da parede interna para o instrumento fraturado, quaisquer paredes de dentina em contato com a lima fraturada serão eliminadas por vibração ultrassônica indireta transferida para ele da ponta vibratória, o que eventualmente resultará em afrouxamento (Figura 20.13). Quando a sensação de apreensão é perdida da ponta ultrassônica ou a lima fraturada emerge da curva invisível com ultrassom, o preparo do canal radicular para a remoção do instrumento pode ser considerado completo e, então, as tentativas de retirada do instrumento devem ser feitas a partir desse ponto (ver Figura 20.14). A vantagem dessa técnica de preparo conservador é que o clínico pode ser minimamente

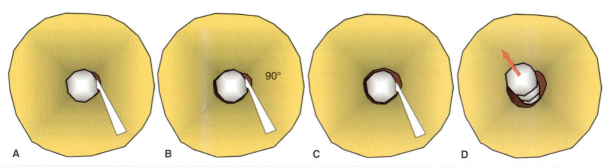

Figura 20.13 A. Ponta ultrassônica fina colocada na lacuna entre a parede interna e a lima fraturada e ativada. **B.** Espaço semicircular de noventa graus criado nesta lacuna com ultrassom. **C.** Ultrassom ativado diretamente na lima fraturada neste espaço. **D.** Paredes do canal em contato com a lima fraturada eliminadas com a vibração ultrassônica transferida para a lima da ponta ultrassônica vibratória. **D.** Lima fraturada solta e deslocada da posição original (*seta vermelha*).

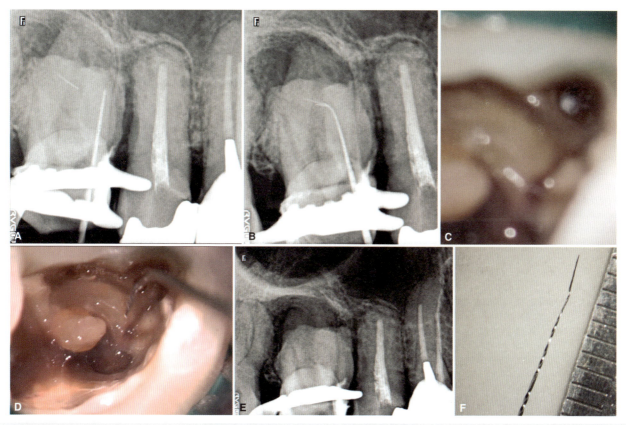

Figura 20.14 A. Lima fraturada além da curva acentuada em relação à lima colocada no canal mesiovestibular (MV). **B.** Ultrassom fino colocado no espaço entre a parede interna e a lima fraturada. **C.** A lima fraturada não é visível na MV. **D.** Fragmento da lima saindo do canal. **E.** Remoção da lima fraturada confirmada em uma radiografia. **F.** Fragmento da lima removido com a lima original.

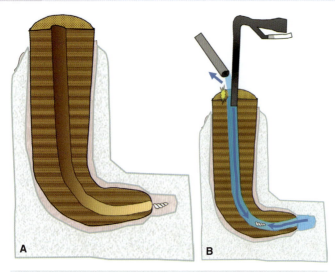

Figura 20.15 **A.** Lima fraturada solta além do forame radicular. **B.** A irrigação ultrassônica com o ProUltra PiezoFlow usando solução salina pode ajudar a remover a lima fraturada que não está presa na parede do canal.

invasivo no preparo, enquanto a desvantagem desta técnica é que é imprevisível quando fazer o instrumento fraturado dançar e a fratura secundária ou quebra pode ocorrer se for executado de forma agressiva. Isso também requer que o paciente saiba que o sucesso em soltar o fragmento nessa técnica não é previsível.

Quando a lima fraturada está solta além do forame radicular, não é necessário preparar o canal para a sua remoção, porque não está encaixado na parede do canal, mas apenas se encontra na extensão radicular do espaço do canal (Figura 20.15). A lima fraturada nesse estado pode ser simplesmente irrigada para fora do canal usando solução salina com dispositivos de irrigação ultrassônica, como ProUltra PiezoFlow (Dentsply, Tulsa, OK) e GentleWave (Sonendo, Inc, Laguna Hills, CA) (Figura 20.16).

TÉCNICAS DE REMOÇÃO DE INSTRUMENTOS

Uso de vibração ultrassônica

Uma vez que o preparo do canal radicular para a remoção do instrumento seja concluída, é importante confirmar se a parede do canal está lisa a partir da lima fraturada até a extensão coronal e sem saliências na parede externa do canal. Um estudo retrospectivo e os resultados empíricos do autor mostraram que, quando o instrumento fraturado é menor que 3 mm ou entre 3,1 e 4,4 mm, com a curvatura menor que 30°, o clínico provavelmente será capaz de removê-lo apenas com ultrassom.[330] Em seguida, o canal é irrigado com óleo à base de silicone ou solução de EDTA e é preenchido com ele até a margem cavo-superficial – "não apenas no canal radicular" – a fim de aproveitar a cavitação e o fluxo acústico para remoção do instrumento em condições úmidas (ver Figura 20.10B). A ponta ultrassônica colocada é continuamente ativada em uma configuração de potência que é cerca de 5% maior do que estava no estágio de preparo com movimentos curtos para cima e para baixo dentro do espaço criado na curva interna, até que o instrumento fraturado seja removido, o que normalmente é concluído em 10 segundos (ver Figura 20.10C e D) (Figura 20.17). Se o instrumento fraturado não tiver saído do canal em 10 segundos, existem três possibilidades de falha: a primeira é que o espaço entre a ponta ultrassônica e a parede do canal externo possa ser menor que o diâmetro do instrumento fraturado (Figura 20.18) ou esse espaço pode ter sido fechado durante as tentativas de remoção

ultrassônica; a segunda é que o instrumento pode ter sido empurrado na parte coronal de volta à posição original ou da parede externa pela ponta ultrassônica (ver Figura 20.18F); e a terceira é que a quantidade de fluido preenchendo o canal, no momento das tentativas de remoção ultrassônica, pode não ter sido suficiente para permitir que a lima fraturada flua para fora do canal com o auxílio de fluxo acústico e cavitação (Figura 20.19). Se alguma dessas possibilidades não for aplicável ao caso e as tentativas de remoção do instrumento não forem bem-sucedidas com ultrassom em condições úmidas, ou quando o instrumento fraturado é maior que 4,5 mm ou entre 3,1 e 4,4 mm, com a curvatura maior que 30°, o laço (Yoshi Loop, DELabs) (Figura 20.20C1, C2 e D) deve ser usado para remover o instrumento fraturado.[330]

Instrumentos de comprimento maior fraturados, especialmente em torno de uma curva acentuada, podem tocar todas as paredes do canal, o que cria mais atrito, pois é reorientado na direção coronal e o torna mais resistente à remoção de instrumentos apenas com ultrassom, exigindo mais força mecânica para puxá-lo para fora do canal. É por isso que o laço é necessário para remover esses tipos de instrumentos fraturados.

Uso do laço (*loop*)

É necessário um espaço de, pelo menos, 0,4 mm de diâmetro para colocar o laço no canal, e a porção coronal do instrumento fraturado precisa ser exposta perifericamente por pelo menos 0,7 mm para ser agarrada pelo Yoshi Loop (Figura 20.21A). O tamanho do laço deve ser ajustado para se adaptar ao diâmetro coronal da lima fraturada usando um explorador endodôntico, como um DG16 Endo Explorer (Hu-Friedy, Chicago, IL) (ver Figura 20.21G). A ponta de um DG16 é colocada no laço e este é ajustado em torno dele. A porção apical do DG16 é usada para diminuir o tamanho do laço e a porção coronal para torná-lo maior quando o laço é apertado em torno dela. O laço é então pré-dobrado a 45°, em vez de 90°, para facilitar a colocação do laço sobre o instrumento fraturado, e deve ser minimamente invasivo, pois dobrá-lo para 90° requer mais espaço em comparação com 45° (ver Figura 20.21E e F). O laço é, então, trazido para o canal e colocado sobre a porção exposta da lima fraturada, à medida que é empurrado de volta a 90° sobre ele (ver Figura 20.21B e C). Posteriormente, o laço é apertado sobre o instrumento fraturado e deslizado para baixo. O instrumento será removido puxando-se o laço para fora do canal em várias direções, com um movimento oscilante para desalojá-lo das paredes do canal (ver Figuras 20.21D e 20.20C2). Alguns movimentos de puxar em várias direções geralmente desalojam o fragmento da lima e completam o caso para a remoção da lima fraturada.

As abordagens cirúrgicas para o manejo de instrumentos fraturados representam uma segunda categoria de procedimentos para lidar com esse evento iatrogênico (ver também Capítulo 11). As abordagens cirúrgicas devem ser consideradas nas seguintes situações:[201]

- Como último recurso, se outras abordagens não cirúrgicas falharem, a doença pós-tratamento se desenvolver e o dente for de manutenção estrategicamente importante
- Como uma primeira abordagem quando a patologia perirradicular estiver presente no momento da fratura do instrumento, especialmente se o instrumento for encontrado no terço apical de um canal colateral, presumivelmente com infecção extrarradicular persistente
- Como uma primeira abordagem, quando a porção radicular do instrumento separado já estiver fora da raiz, quando uma abordagem convencional for malsucedida ou quando uma quantidade significativa de dentina precisar ser sacrificada para a remoção do instrumento.

Capítulo 20 • Manejo de Eventos Iatrogênicos 749

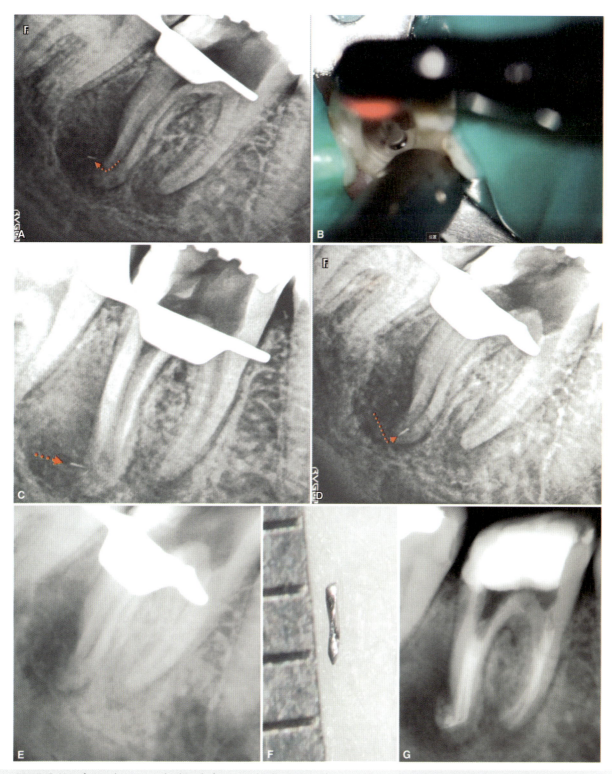

Figura 20.16 **A.** Lima fraturada empurrada além do forame radicular. **B.** PiezoFlow ativado usando solução salina para criar cavitação e fluxo acústico. **C.** Lima fraturada se aproximando do forame radicular com o PiezoFlow. **D.** Lima fraturada trazida de volta para o canal. **E.** Remoção da lima fraturada confirmada na radiografia. **F.** Fragmento da lima removida em uma régua. **G.** Canais radiculares obturados com agregado de trióxido mineral (MTA).

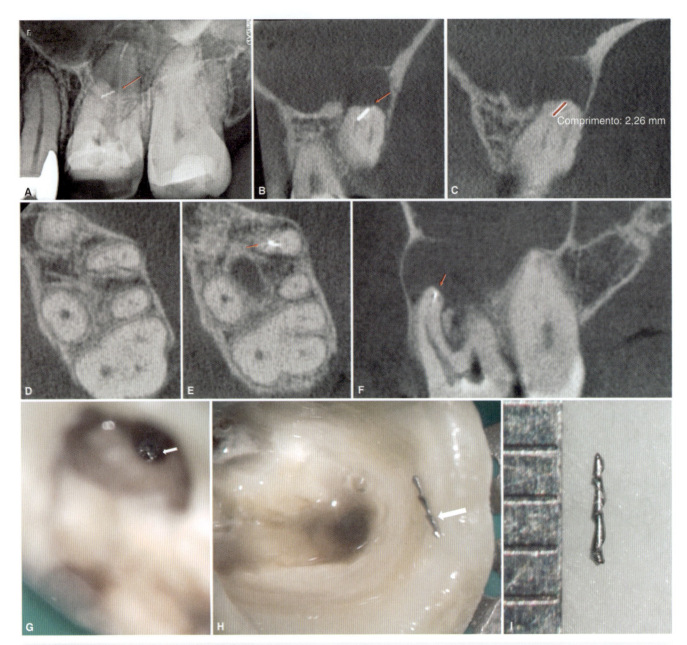

Figura 20.17 A. Radiografia pré-operatória do primeiro molar superior esquerdo mostrando um instrumento fraturado além da curva no canal da raiz mesiovestibular, com grandes lesões periapicais (*seta vermelha*). **B.** Visão coronal da tomografia computadorizada de feixe cônico (TCFC) mostra o instrumento fraturado no canal MV2 curvo vestibularmente com uma grande lesão periapical se desenvolvendo no assoalho do seio (*seta vermelha*). **C.** O instrumento fraturado media 2,26 mm na vista coronal. **D e E.** Vista axial mostra o instrumento fraturado no canal MV2 direcionado para o canal MV1. **F.** Vista sagital mostra o instrumento fraturado no canal MV2 em uma direção distal com uma grande lesão periapical (*seta vermelha*). **G.** Ampliação de uma parte parcialmente visível do instrumento fraturado no canal MV2 (*seta branca*). **H.** Ampliação do fragmento do instrumento que saiu do canal com ultrassom (*seta branca*). **I.** Instrumento fraturado removido medido 2,3 mm em uma régua. (*continua*)

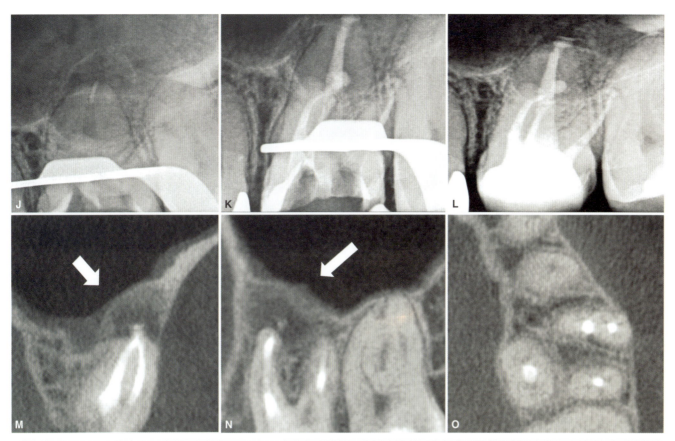

Figura 20.17 (*Continuação*) **J.** Radiografia transoperatória confirmando a remoção do instrumento fraturado do MV2. **K.** Radiografia pós-operatória mostrando as obturações radiculares finais com agregado de trióxido mineral (MTA), que revela que o sacrifício de dentina para a remoção do instrumento foi mínimo. **L.** Radiografia pós-operatória de 3 meses mostrando boa cicatrização periapical. **M.** Visão coronal pós-operatória de 3 meses de TCFC mostrando formação óssea periapical associada à raiz mesiovestibular (*seta branca*). **N.** Visão sagital pós-operatória de 3 meses de TCFC mostrando formação óssea periapical associada à raiz mesiovestibular (*seta branca*). **O.** Visão axial pós-operatória de 3 meses de TCFC mostrando obturações radiculares em canais radiculares MV, MV2, DV e P.

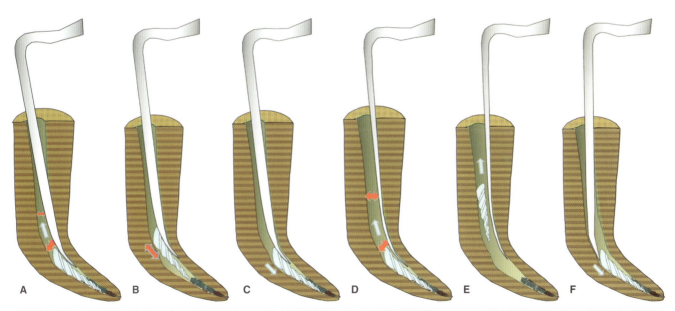

Figura 20.18 A. O espaço entre a ponta ultrassônica e a parede do canal é menor que o diâmetro da lima fraturada. **B.** A lima fraturada sai e bate na ponta ultrassônica. **C.** A lima fraturada retorna à posição original. **D.** O espaço entre a ponta ultrassônica e a parede do canal é maior que o diâmetro da lima fraturada. **E.** Lima fraturada sai pelo espaço. **F.** Ponta ultrassônica colocada no topo da lima fraturada no espaço da parede externa.

752 Parte 3 • Tópicos Clínicos Avançados

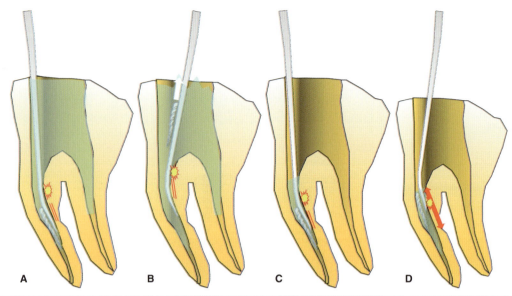

Figura 20.19 A. Fluido preenchido no canal e na câmara pulpar. **B.** Lima fraturada saindo da câmara pulpar no fluido com ultrassom (*seta branca*). **C.** Fluido preenchendo apenas no canal. **D.** Lima fraturada flutuando dentro do espaço do canal preenchido com fluido (*setas vermelhas*).

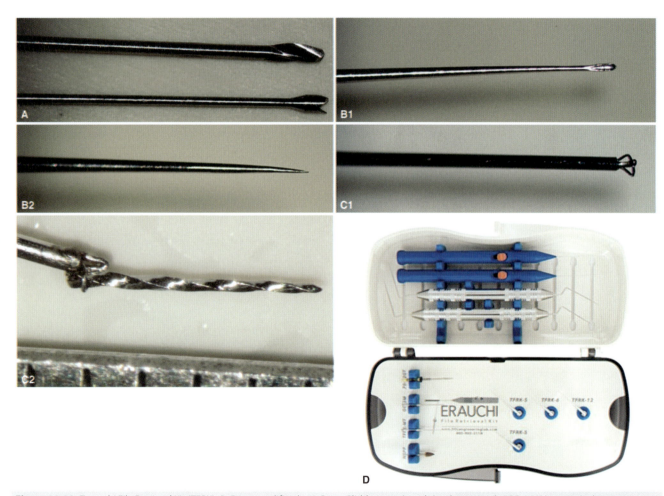

Figura 20.20 Terauchi File Retrieval Kit (TFRK). **A.** Broca modificada #3 Gates Glidden que é também denominada "GG-3 M" (*superior*) e broca microtrefina que é também denominada "TFRK-MT" (*inferior*). **B1.** Ponta ultrassônica TFRK-6 (a parte da ponta se parece com uma colher e também é chamada "ponta de colher". Há uma parte microcôncava na colher, que gira em direção à peça de mão na posição das 6 horas. **B2.** Ponto ultrassônica TFRK-6 (a parte da ponta parece uma lança afiada e também é chamada "ponta reta"). **C1.** Yoshi Loop (TFRK-L), que captura um instrumento fraturado. Esse microlaço é composto por um pequeno laço de fio de aço na extremidade de uma cânula de aço inoxidável, com uma alça deslizante que aperta o laço quando puxada. **C2.** Yoshi Loop segurando uma lima fraturada de um caso real. **D.** Kit de remoção de limas Terauchi (TFRK) em uma caixa autoclavável. O kit inclui GG-3M, TFRK-MT, ponta ultrassônica TFRK-6, ponta ultrassônica TFRK-12, ponta ultrassônica TFRK-S, Yoshi Loop, TFRK-GPR e TFRK-ME, ponta de polimento de alta velocidade (HSPP), NiTi GT #70/lima rotatória 0,12 (GT70.12).

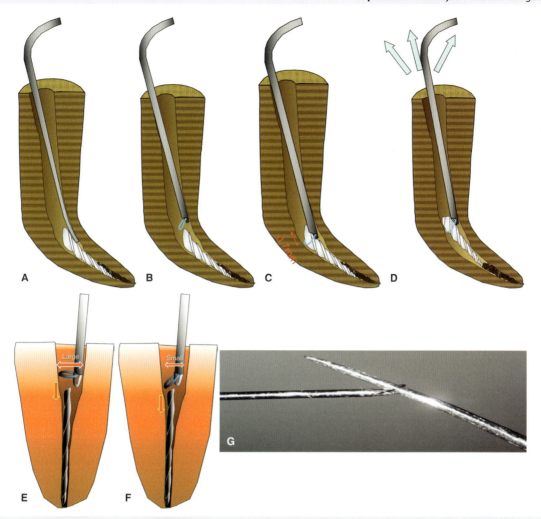

Figura 20.21 A. Porção coronal dessa lima fraturada deve ser exposta a pelo menos 0,7 mm acima do fundo do espaço criado em torno dele. Um espaçador #40 deve ser colocado no local para avaliar o espaço disponível antes da colocação do laço. **B.** Aproximação da lima fraturada com o laço dobrado em 45° contra ele. **C.** Laço é empurrado para trás em 90° quando é colocado sobre a lima fraturada. A remoção com o laço requer os diâmetros do dispositivo de laço (0,4 mm) e o instrumento fraturado e uma profundidade de pelo menos 0,7 mm. **D.** Lima fraturada é puxada com o dispositivo de laço em várias direções. **E.** Laço pré-dobrado a 90° ocupando mais espaço no canal. **F.** Laço pré-dobrado a 45°, exigindo espaço mínimo no canal. **G.** Tamanho do laço é ajustado usando um explorador endodôntico.

PROGNÓSTICO

Quando um instrumento endodôntico se quebrar em um canal durante os procedimentos de limpeza e modelagem e se isso impedir a limpeza adequada do canal, o prognóstico pode ser afetado. Além disso, tentativas de remover um instrumento fraturado de um canal curvo podem causar complicações adicionais, como remoção excessiva da estrutura dentinária, fratura secundária do instrumento, perfuração radicular ou mesmo fratura radicular.[134,286,313,317] No entanto, há casos em que o prognóstico não é comprometido, dependendo do estágio de instrumentação em que a fratura da lima ocorreu, o diagnóstico pré-operatório da polpa e dos tecidos perirradiculares e se a lima fraturada pode ou não ser removida ou contornada.[317] A presença de um instrumento fraturado em um canal ou fora da raiz não condena o caso, necessariamente, a doença pós-operatória. Em vez disso, é a presença residual de qualquer tecido infectado que determina o prognóstico. Quanto mais próximo o preparo do canal radicular estiver do término no momento da fratura do instrumento, melhor será o resultado.[339] Foi sugerido que, se a fratura do instrumento ocorrer em um estágio posterior da instrumentação do canal, especialmente se for no ápice, tem-se melhor prognóstico, porque o canal está provavelmente bem desbridado e pode estar relativamente livre de microrganismos.[338] Se o canal pré-operatório não estiver infectado e nenhuma periodontite radicular estiver associada à raiz, então a presença do instrumento fraturado não deve afetar o prognóstico[63] e o instrumento pode ser incorporado em materiais obturadores de canais radiculares. Se a lima puder ser removida de maneira previsível, sem sacrificar uma quantidade significativa de dentina, o prognóstico não será alterado. Em outras palavras, o prognóstico do tratamento depende mais da remoção da infecção microbiana que da remoção do instrumento.

Formação de desvio

Desvios podem ser criados como resultado de instrumentação que causa transporte radicular, que também provoca deformação apical do canal (zip) e possível perfuração do canal (Figura 20.22). O *Glossário de Termos Endodônticos* da American Association of Endodontists[10] define um desvio como "uma irregularidade artificial criada na superfície da parede do canal radicular que impeça a colocação de um instrumento no ápice de um canal que de

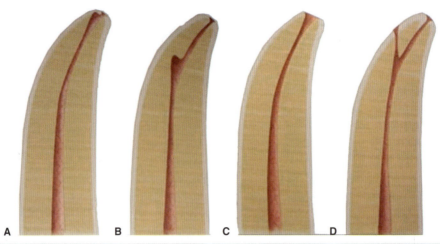

Figura 20.22 Diagramas esquemáticos mostrando os erros de preparo mais comuns. **A.** Zip apical. **B.** Desvio. **C.** Zip apical com perfuração. **D.** Desvio com perfuração.

outra forma seria patente". O transporte do canal[10] é definido como "a remoção da estrutura da parede do canal na curva externa na metade radicular do canal devido à tendência das limas de se restaurarem à sua forma linear original durante o preparo do canal." A presença de um desvio dificulta conformação e limpeza adequadas do canal nas áreas radiculares ao desvio. Consequentemente, há uma possível causa de relação entre a formação de desvios e um resultado desfavorável do tratamento endodôntico.[61,62,118,125,133,159,215,377]

CAUSAS DA FORMAÇÃO DE DESVIO

A formação de desvios pode ocorrer durante o preparo biomecânico do sistema de canais, principalmente quando os canais são mais curvos. Há uma série de fatores associados à formação de desvios, como a técnica de instrumentação, o tipo de instrumento, a curvatura do canal radicular, o tipo de dente, o comprimento de trabalho, o diâmetro do instrumento radicular principal, o nível de experiência do dentista e a localização do canal. Falha em pré-curvar os instrumentos, incapacidade de alcançar um acesso adequado para o ápice e pressionamento de limas calibrosas em canais curvos são, talvez, as razões mais comuns para formação de desvios.[153] Foi relatado que a incidência de formação de desvios aumentava significativamente quando a curvatura do canal era maior que 20°; mais de 50% dos canais no estudo eram desviados quando a curvatura do canal era maior que 30°.[118] Jafarzadeh[156] descreveu 14 possíveis causas para a formação de desvios (Boxe 20.1).

MANEJO DA FORMAÇÃO DE DESVIO

Uma vez que um canal seja desviado, o tratamento endodôntico torna-se difícil e o prognóstico pode ser comprometido. Quando um desvio é formado, o reconhecimento precoce de sua localização, usando radiografias, incluindo TCFC e ampliação, irá facilitar seu manejo.[125] O canal é geralmente "retificado" no ponto onde a lima para de se ajustar à curva, e de repente há uma sensação de soltura da lima dentro do canal, sem mais sensação tátil da ponta do instrumento encravando no canal. Se a radiografia revelar que a ponta do instrumento se desvia da curvatura do canal, é altamente provável que tenha ocorrido formação de desvio na parede do canal. A ponta do instrumento colocado no canal deve aparecer no ponto médio da raiz nas radiografias

> **Boxe 20.1** Quatorze causas possíveis de formação de desvios.
>
> 1. Não estender a abertura coronária o suficiente para permitir acesso adequado à parte radicular do canal radicular.[61,125,153,159,185,352]
> 2. Perda de controle do instrumento se o tratamento endodôntico for tentado através de uma cavidade na face proximal ou através de uma restauração proximal.[153]
> 3. Avaliação incorreta da direção do canal radicular.[61,159,185]
> 4. Determinação incorreta do comprimento do canal radicular.[61,159,185]
> 5. Forçar o instrumento na parede do canal.[356]
> 6. Usar um instrumento calibroso de aço inoxidável sem pré-curvamento em um canal curvo.[61,153,159,250,352]
> 7. Falha ao usar os instrumentos em ordem sequencial.[61,125,159,185]
> 8. Girar a lima excessivamente no comprimento de trabalho.[125,356]
> 9. Irrigação ou lubrificação inadequada durante a instrumentação.[352]
> 10. Dependência excessiva de agentes quelantes.[356]
> 11. Tentativa de remover instrumentos fraturados.[61,159,185]
> 12. Remoção de materiais de obturação durante o retratamento endodôntico.[61,159,185]
> 13. Tentativa de negociar canais radiculares calcificados.[61,159,185]
> 14. Compactação inadvertida de detritos na porção apical do canal durante a instrumentação.[61,352]

porque o canal está sempre no centro da raiz com canal único. Se houver mais de dois canais em uma raiz, então é natural que o instrumento colocado no canal pareça descentralizado, o que torna essencial consultar uma TCFC para determinar o número de canais na raiz antes que a instrumentação seja iniciada (Figura 20.23).

Quando a formação de desvio é identificada, a lima mais curta possível que puder atingir o comprimento de trabalho deve ser selecionada para ultrapassar o desvio. Instrumentos mais curtos têm mais rigidez e permitem que os dedos do dentista sejam colocados mais próximo da ponta do instrumento, o que, consequentemente, proporciona maior sensação tátil e maior controle sobre o instrumento.[156] Geralmente necessita-se de determinação, perseverança e paciência para vencer um desvio uma vez formado.[61] O manejo bem-sucedido de um desvio depende de o desvio e o caminho do canal original poderem ser

Capítulo 20 • Manejo de Eventos Iatrogênicos 755

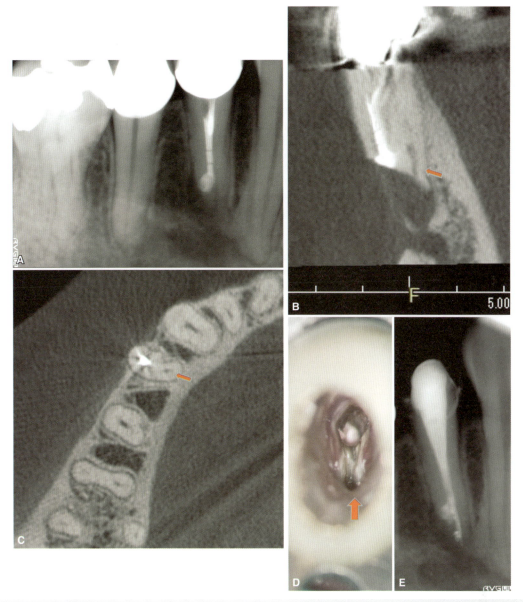

Figura 20.23 **A.** Radiografia pré-operatória mostrando o resultado insatisfatório da cirurgia endodôntica para o primeiro pré-molar inferior direito com a obturação do canal radicular em um canal apenas. **B.** Imagem de tomografia computadorizada de feixe cônico (TCFC) em seção coronal mostrando um canal lingual esquecido (*seta vermelha*). **C.** Imagem de TCFC em seção axial mostrando o canal lingual esquecido (*seta vermelha*) para a linha média mesiodistal em relação ao canal vestibular para a linha média com a mesma distância entre a linha média e o canal lingual. **D.** Ampliação do canal lingual esquecido (*seta vermelha*). **E.** Radiografia pós-operatória mostrando a obturação do canal radicular em ambos os canais vestibular e lingual.

visualizados, alcançados ou sentidos com instrumentos.[191] Qualquer caso em que o desvio possa ser visualizado sob o MCO pode ser considerado menos complexo de tratar. Casos em que o desvio não seja diretamente visível são mais difíceis de tratar, pois a sensação tátil e a negociação exigem paciência e experiência.[61] No entanto, as imagens radiográficas 3D obtidas a partir de TCFC revelam os locais e as direções tanto do desvio quanto do trajeto original para o término do canal, pois o desvio sempre se forma na parede externa do canal radicular curvo em linha reta em direção ao acesso. A TCFC ajuda o clínico a localizar a entrada do trajeto original para o forame radicular. Primeiro, a saliência precisa ser reconhecida sob o MCO e tanto o desvio quanto o canal original precisam ser localizados nas imagens radiográficas 3D. A curvatura máxima da raiz e o desvio podem ser identificados na visão axial da TCFC, pois é exatamente a mesma que é vista sob o MCO. A curvatura máxima pode ser localizada simplesmente visualizando as fatias axiais do aspecto coronal antes do desvio para o aspecto radicular após o desvio em paralelo com a linha reta coronal ao desvio e, em seguida, uma fatia sagital ou uma fatia coronal é cortada sobre o centro da raiz curva na fatia axial com a curvatura máxima. Na vista sagital ou na vista coronal, a relação entre o desvio e o caminho original pode ser reconhecida e, com esta vista, a entrada do canal original pode ser medida para localizar sua posição sob o MCO em referência ao desvio e ao orifício a partir de vários pontos de referência como o canal original, que está sempre no centro da raiz com um único canal e o desvio está sempre em linha reta. A TCFC sem dúvida, em comparação com a radiografia 2D, fornece informações adicionais para fazer um diagnóstico preciso e, portanto, ajuda o clínico a manejar a formação do desvio com um resultado mais previsível e negociar o canal original.[232,331]

ULTRAPASSAGEM DE DESVIO

Uso de instrumentos manuais

Com base nas informações da TCFC, a via original pode ser identificada de forma previsível e aberta sob o MCO usando instrumentos micromanuais. Além disso, o desvio sempre pode ser visualizado sob o MCO, pois é criado na direção da linha reta. Além disso, o corante detector de cárie (Kuraray America, Inc., NY) ou o corante azul de metileno podem manchar o orifício da via original para localizá-lo em comparação com a parede dentinária. Limas manuais pequenas associadas ao uso microscópico (como o microabridor com cone #10/0,06) podem ajudar a dilatar o orifício da via original na porção coronal da parede interna do canal radicular (Figura 20.24A). O microabridor está disponível apenas em 16 mm e é curto o suficiente para fornecer sensação tátil e melhor controle. No entanto, em alguns casos, um instrumento mais longo é necessário para alcançar o desvio presente no terço apical de um canal longo. Nesses casos, um porta-instrumentos de mão, como um EndoHandle (Venta, Logan, UT), pode ajudar o dentista a preparar facilmente o canal radicular até o desvio. Qualquer lima manual pode ser anexada ao porta-instrumentos para uso microscópico. Outros instrumentos manuais estão disponíveis especificamente para esta finalidade (instrumento TFRK microexplorer [TFRK-ME] ou instrumento de remoção Gutta-Percha [TFRK-GPR, DELabs] e instrumento ELES [DenMat Lompoc, CA]), que são longos o suficiente para alcançar o desvio formado no terço apical. Ambos os instrumentos são feitos de aço inoxidável. O TFRK-ME tem uma ponta bicônica de 0,1 mm com afunilamento de 0,08 para a primeira porção de 1 mm da extremidade radicular e um afilamento de 0,06 para a próxima porção de 10 mm, o que dá ao instrumento mais estabilidade em movimento de limagem de uma lima K de 0,02. O TFRK-ME é pré-curvado como o trajeto original na porção apical em 2 a 3 mm e realiza-se movimento de bicada para explorar o estreito canal original no lado oposto da parede do canal com o desvio (Figura 20.25). Já o ELES e o TFRK-GPR são usados para reduzir o desvio em movimentos de limagem, considerando-se que a porção da ponta de 0,2 mm de diâmetro do ELES com um cone 0,06 é revestida com partículas finas de diamante na porção da ponta (Figura 20.26) e o TFRK-GPR tem uma ponta cônica afiada. Eles podem ser usados em sequência para alargar o orifício do trajeto original, o que resulta na redução ou remoção do desvio. O diâmetro máximo do TFRK-ME e do TFRK-GPR

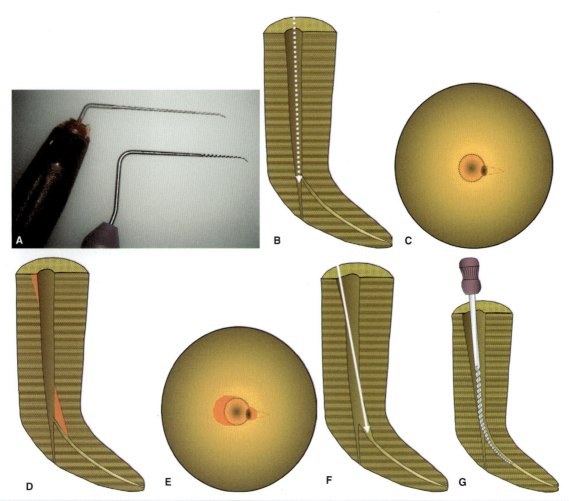

Figura 20.24 A. Microinstrumentos pré-curvados como EndoHandle com uma lima Hedstrom #25 pré-curvada (Venta Endo, Logan, UT) e microabridor (Dentsply Sirona) para explorar um canal com desvios do caminho original e para reduzir as irregularidades sobre o desvio. **B.** O desvio é formado com perfuração em direção apical reta. **C.** Visão microscópica mostrando o canal saliente no centro e um acesso estreito à via original do lado direito. **D.** O orifício do canal bem como o acesso ao trajeto original precisam ser alargados em uma direção anticurvatura (*porções vermelhas*). **E.** Visão microscópica mostrando porções vermelhas a serem removidas para facilitar o acesso ao trajeto original. **F.** Acesso ao trajeto original foi ampliado para facilitar a inserção da lima. **G.** Lima que ultrapassa o desvio usada em movimentos curtos de entrada e retirada para criar um caminho individualizado para o canal original como trajeto livre de exploração até o ápice.

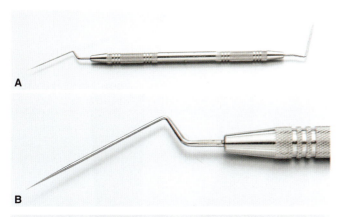

Figura 20.25 **A.** Microinstrumento de mão (TFRK-ME) para explorar canais para o trajeto original e ultrapassar um canal com desvio. **B.** Imagem ampliada de um TFRK-ME.

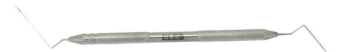

Figura 20.26 Microinstrumento manual com revestimento de diamante (ELES) para ultrapassar/eliminar/reduzir um desvio e ampliar o orifício do trajeto original.

é 0,78 mm, o que proporciona estabilidade e mantém uma alta visibilidade sob o MCO quando ele é pré-curvado, enquanto o diâmetro máximo do instrumento ELES é 0,68 mm, o que proporciona mais flexibilidade e mais visibilidade, mesmo em torno de uma curva, para facilitar o alargamento do orifício da via original sem piorar o desvio. Uma vez que o primeiro TFRK-ME ou qualquer outra microlima de mão tenha ultrapassado com sucesso o desvio, subsequentemente o ELES, ou o instrumento TFRK-GPR, ou o mesmo microinstrumento pode ser usado em cinemática de limagem para ampliar e restabelecer o caminho original (Figura 20.27), seguido por instrumentos manuais (como os instrumentos manuais ProTaper S1 e S2, DENTSPLY Sirona Tulsa Dental Specialties, Tulsa, OK) para modelar e reduzir o desvio. As limas S1 e S2 ProTaper Gold (DENTSPLY Sirona Tulsa Dental Specialties) também podem ser pré-curvadas com facilidade e limas usadas manualmente em movimentos curtos de limagem para os mesmos fins após o alargamento preliminar do trajeto original com aqueles microinstrumentos de mão (Figura 20.28).

Como uma técnica alternativa para ultrapassar o desvio quando o clínico deseja usar limas K sem usar o MCO, a pré-curvatura de uma lima manual #8 ou #10 é uma etapa crítica. A lima pequena deve ter uma curva distinta na ponta. Essa lima deve ser usada inicialmente para negociar e explorar o caminho original do canal até o forame radicular.[61,153,352] O cursor de borracha com um indicador direcional apontado na direção do caminho original deve ser definido no instrumento.[153] Uma ligeira rotação da lima combinada com um movimento de "bicar" pode, muitas vezes, ajudar a avançar o instrumento até o comprimento total de trabalho do canal. Se essa técnica não for bem-sucedida, o profissional deve alargar o canal na porção coronária ao desvio em uma direção anticurvatura para obter um acesso mais amplo em linha reta ao trajeto original do canal, seguido por uma lima K menor com a ponta pré-curvada para ultrapassar o desvio (ver Figura 20.24).

Uso de pontas ultrassônicas

Pontas ultrassônicas de pequeno diâmetro melhoram a eficiência de corte e a visibilidade com o benefício adicional de reduzir a necessidade de sacrificar a dentina sã ao ultrapassar ou remover o desvio.[192] A única desvantagem das pontas mais finas pode ser que elas estejam mais sujeitas a fraturas durante a ativação do ultrassom.[351] Assim, pontas ultrassônicas mais finas devem ser ativadas de forma pulsante e bicando na configuração de potência mais baixa possível para evitar fratura, extensão excessiva do desvio e geração de calor, uma vez que ultrassons podem se tornar muito agressivos no corte.[282]

O uso de pontas ultrassônicas mais longas também pode facilitar o contorno ou a redução do degrau no terço apical, desde que realizado sob o MCO. A entrada para o canal original da cervical ao degrau pode ser rapidamente ampliada com pontas ultrassônicas de pequeno diâmetro se puder ser visualizada sob o MCO ou percebida com uma sensação de apreensão dos microinstrumentos de mão (Figura 20.29). Primeiro, um tamanho apropriado de uma ponta ultrassônica de pequeno diâmetro (como TFRK-S, DELabs e ET25, Satelec Corp, Merignac Cedex, França) é selecionado e pré-curvado na direção do canal original. Em seguida, ele é simplesmente colocado no orifício do trajeto original em uma direção apical e ativado em movimentos de bicada e em movimentos curtos de entrada e retirada ao mesmo tempo, o que automaticamente ampliará a abertura do canal verdadeiro em alguns segundos para que as limas possam ser colocadas no canal original para o preparo do canal radicular. Uma vez que o orifício de entrada do trajeto original fique largo o suficiente para a inserção da lima, as limas de negociação precisam ser colocadas no canal para estabelecer a patência e alisar as irregularidades na parede do canal que podem ter sido criadas com o uso do ultrassom, seguido pelo preparo do canal radicular com limas rotatórias ou manuais de NiTi (Figura 20.30).

Uso de instrumentos rotatórios

Antes de usar instrumentos rotatórios para ultrapassar o desvio, o canal deve ser alargado até a área coronal ao desvio para melhor visualização do trajeto original e, em seguida, a entrada da via original deve ser localizada e aberta. Limas rotatórias pré-curvadas de diâmetro menor com conicidades menores, como PathFiles (Dentsply Sirona, Ballaigues, Suíça) e Race 10 (FKG Dentaire, La Chaux-de-Fond, Suíça) também são benéficas para ultrapassar um desvio. Primeiro, a ponta da lima, de 2 a 3 mm, é pré-curvada semelhante ao trajeto original, com base na visão coronal ou sagital da TCFC, e é girada a 100 rpm ou com movimentos reciprocantes de 90° no sentido horário/30° a 60° no sentido anti-horário a 150 rpm, em movimentos curtos para cima e para baixo, à medida que é levada lentamente para dentro do canal e movida apicalmente (Figura 20.31). Se um desvio ou curvatura radicular acentuada for encontrado, o instrumento é retirado cerca de 1 mm e imediatamente reinserido. Isso permite que a ponta pré-curvada se mova para uma orientação diferente dentro do canal conforme é reinserida. Isso pode exigir uma ou duas retiradas e reinserções para negociar o canal original. Esse procedimento é continuado em sequência pelas próximas limas rotatórias maiores para alargar preliminarmente a via original e reduzir o desvio antes do preparo do canal radicular convencional com instrumentos rotatórios de NiTi.

COMPLICAÇÕES POTENCIAIS PARA REMOÇÃO OU ULTRAPASSAGEM DE DESVIO

Durante a remoção do desvio ou sua ultrapassagem, podem ocorrer complicações, incluindo fratura da raiz, perfuração da raiz, piora do desvio e fratura do instrumento. Como é provável que um desvio se forme em torno de uma curva, tentativas de ultrapassá-lo ou eliminá-lo podem frequentemente levar ao sacrifício da dentina,

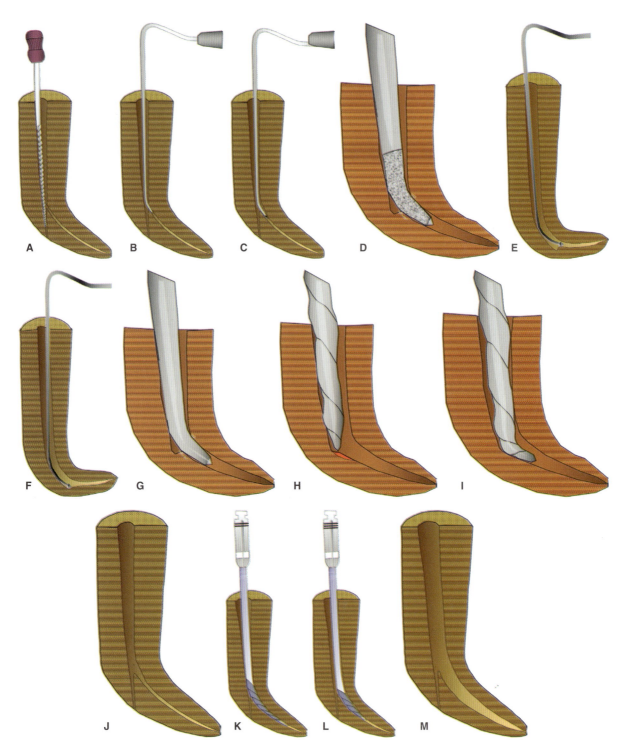

Figura 20.27 Diagramas esquemáticos que mostram a passagem do desvio com a ponta da haste e os instrumentos manuais de remoção de desvios. **A.** O desvio é criado no ápice em uma direção reta no lado externo da curvatura. **B.** Trajeto original é explorado e aberto com o TFRK-ME em movimentos curtos de entrada e retirada. **C.** Trajeto original é ampliado com o instrumento ELES. **D.** Instrumento ELES usado em cinemática de limagem para reduzir o desvio. **E.** O TFRK-GPR pré-curvado é colocado no canal original e movido com movimentos curtos para cima e para baixo sobre o desvio. **F.** O desvio foi reduzido com o TFRK-GPR pré-curvado. **G.** A ponta ultrassônica reta pré-curvada também pode ser usada aqui para reduzir o desvio em vez do instrumento ELES. **H.** A lima com ponta bicônica é introduzida no canal para eliminar/reduzir o degrau e retomar o canal original. O cone primário da ponta bicônica não tem ponta cortante. À medida que atinge a curva ou irregularidades na parede do canal, ele deslizará ao longo da curva e deslizará sobre as irregularidades. **I.** O cone secundário da ponta bicônica remove os pontos nos ângulos de transição e fornece uma superfície lisa que guia a ponta do instrumento para o trajeto original. **J.** O orifício do canal original sobre o desvio precisa ser ampliado para facilitar a inserção da lima após o desvio ter sido ultrapassado com sucesso. **K.** O orifício do canal original pode ser alargado com eficiência com um instrumento pré-curvo, como uma lima rotatória ProTaper Gold S1 e uma lima rotatória Vortex Blue #15/0,04 usada como lima manual, e a patência apical estabelecida. **L.** O canal original pode ser preparado sequencialmente com limas NiTi maiores. **M.** O canal pós-operatório mostrando que o desvio está significativamente reduzido.

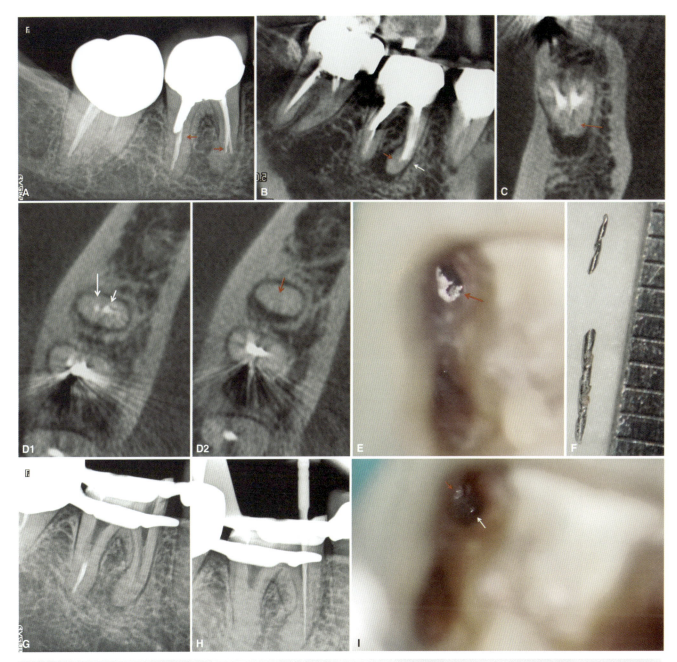

Figura 20.28 A. Radiografia pré-operatória do primeiro molar inferior direito mostrando lesão perirradicular associada à raiz mesial e duas limas fraturadas nas raízes mesial e distal (*setas vermelhas*). Observar que há duas limas fraturadas nas raízes mesial e distal, além do fato de que a obturação da raiz mesial se desvia do centro da raiz. **B.** Imagem de tomografia computadorizada de feixe cônico (TCFC) em vista sagital mostrando o canal original (*seta vermelha*) no centro da raiz enquanto o desvio (*seta branca*) assume uma linha reta na raiz mesial. **C.** Imagem de TCFC em seção coronal mostrando os canais MV e ML fundidos em um canal (*seta vermelha*) no terço apical. **D1** e **D2.** Imagens consecutivas de TCFC em vista axial mostrando o canal MV e o canal ML (*setas brancas*) unidos em um canal oval (*seta vermelha*). **E.** Ampliação do canal MV mostrando uma lima fraturada (*seta vermelha*). **F.** Limas fraturadas removidas da raiz mesial e da raiz distal. **G.** Radiografia transoperatória mostrando a remoção das duas limas fraturadas. **H.** A colocação de uma pequena lima no canal MV revela, na radiografia transoperatória, uma perfuração na parede externa em linha reta a partir do orifício de entrada do canal. **I.** Desvio (*seta vermelha*) e o caminho original (*seta branca*) foram identificados no canal MV sob o MCO com base na visão axial da TCFC e o orifício do canal original foi alargado com microabridor pré-curvo #10/0,06 com movimentos curtos de limagem. (*continua*)

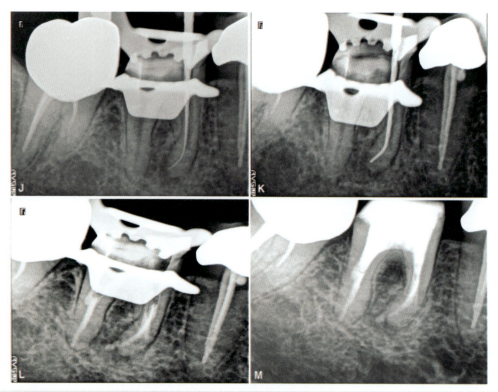

Figura 20.28 (*Continuação*) **J.** Colocação de uma pequena lima manual pré-curvada (ProTaper S1) mostra o trajeto original do canal atingindo o comprimento de trabalho na radiografia transoperativa. **K.** Colocação da lima final de preparo no canal MV confirma, na radiografia transoperatória, que, no canal original, atingiu o comprimento de trabalho sem transporte. **L.** Radiografia pós-operatória mostra obturações de canal radicular com agregado de trióxido mineral (MTA), incluindo o canal desviado com a perfuração. **M.** Radiografia pós-operatória de 3 meses mostra uma lesão periapical em remissão.

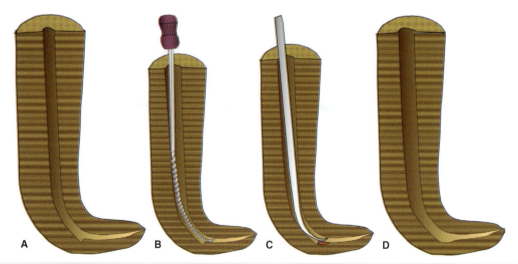

Figura 20.29 Remoção do desvio não visível com ultrassom. **A.** Degrau formado além da curva. A tomografia computadorizada de feixe cônico (TCFC) é realizada para localizar tanto o desvio quanto o canal original. **B.** Porção cervical ao desvio é alargado em uma direção anticurvatura com limas rotatórias de NiTi em movimentos de pincel para possivelmente visualizar a saliência e o caminho original. O trajeto original para o término do canal é explorado com uma lima K pré-curvada #10 ou TFRK-ME pré-curvada para uma sensação de apreensão e, em seguida, radiografias são tiradas com ela inserida no canal para ver se está no canal original além do desvio. **C.** A ponta ultrassônica reta é pré-curvada da mesma forma que o instrumento manual usado e colocada no canal original para eliminar/reduzir o desvio, bem como abrir a entrada para o trajeto original. A parte vermelha precisa ser suavizada para facilitar a inserção da próxima lima maior no caminho original. **D.** Canal pós-operatório mostrando o desvio significativamente reduzido.

Capítulo 20 • Manejo de Eventos Iatrogênicos 761

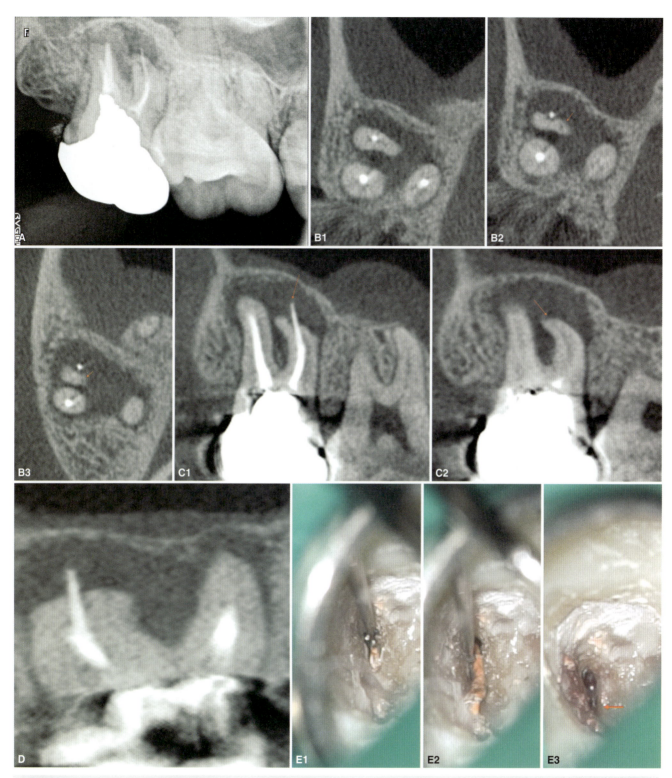

Figura 20.30 A. Radiografia pré-operatória de um segundo molar superior direito mostrando lesões perirradiculares. Observar que a obturação da raiz em MV está superestendida além do forame radicular. **B.** Uma série de imagens de tomografia computadorizada de feixe cônico (TCFC) em vista axial do terço apical ao forame radicular (**B1** a **B3**) revela um canal MV oval girando em direção ao forame radicular e as curvas do trajeto original (*setas vermelhas*) na direção distopalatina com a obturação em direção oposta ao canal original (fora do centro). **C1** e **C2.** Um par de imagens de TCFC em vista sagital mostra claramente a obturação radicular superestendida (*seta vermelha* em *C1*) e a presença do canal original curvo distalmente (*seta vermelha* em *C2*). **D.** Imagem de TCFC em seção coronal também mostra uma grande lesão associada ao canal MV, com a obturação radicular extravasada para além do forame radicular (perfuração). **E1** a **E3.** Uma série de imagens microscópicas mostra as obturações radiculares superestendidas sendo removidas com o TFRK-GPR (*E1* e *E2*) e o canal original (*E3, seta vermelha*) foi localizado no canal MV e ampliado com ultrassom. (*continua*)

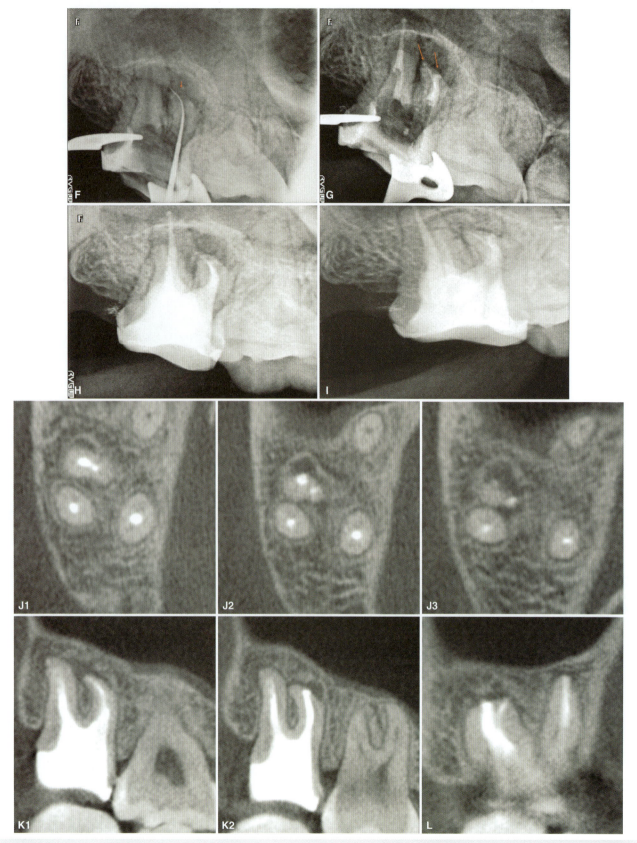

Figura 20.30 (*Continuação*) **F.** O canal original foi negociado e, em seguida, a patência apical foi estabelecida com um microabridor pré-curvo seguido por um ProTaper S1 pré-curvo. **G.** Radiografia pós-operatória mostrando as obturações radiculares completas, incluindo o canal original e o canal desviado com perfuração (*setas vermelhas*). **H.** Acompanhamento de 3 meses mostrando cicatrização em andamento. **I.** Acompanhamento de 6 meses mostrando boa cicatrização periapical. **J.** Uma série de imagens de TCFC pós-operatórias de 6 meses em vista axial do terço apical ao forame radicular (**J1** a **J3**) revela obturações radiculares tanto no canal original quanto no canal desviado, com boa cicatrização periapical. **K.** Um par de imagens de TCFC pós-operatório de 6 meses em visão sagital (**K1** e **K2**), mostrando boa cicatrização periapical em comparação com as imagens de TCFC pré-operatórias. **L.** Imagem de TCFC de 6 meses em vista coronal também mostrando uma boa cicatrização periapical.

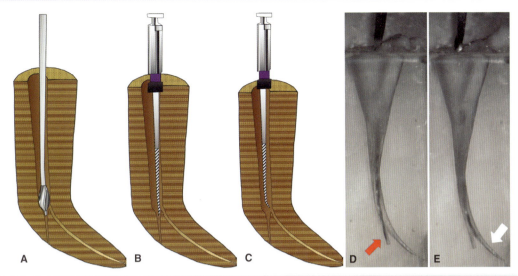

Figura 20.31 A. A porção coronal do canal até o desvio alargado com broca #3 GG. **B.** Pequena lima rotatória (#10/0,02 ou #10/0,04) girando a 300 rpm ou mais rápido, não entrará no trajeto original. **C.** Pequena lima rotatória pré-curvada girando a 100 rpm ou 150 rpm com movimentos alternados de 90° no sentido horário e 30° no sentido anti-horário, muito provavelmente, entrará no trajeto original. **D.** Pequena lima rotatória pré-curvada girando a 300 rpm acabou entrando no canal desviado (*seta vermelha*). **E.** Pequena lima rotatória pré-curvada girando a 100 rpm conseguiu entrar no canal original (*seta branca*).

o que pode comprometer a integridade do dente e aumentar o risco de perfuração ou fratura radicular. Deve-se tomar cuidado para não remover a estrutura excessiva da raiz ou sobrecarregar os instrumentos durante o manejo do desvio. Se um desvio não puder ser ultrapassado com qualquer uma das técnicas anteriores, e se os sinais ou sintomas da lesão perirradicular persistirem, logo, as opções de tratamento serão limitadas ao uso de GentleWave, que aplica dinâmica de fluidos avançada, acústica e química para dissolução de tecido a fim de limpar e desinfetar todo o sistema de canais radiculares, independentemente de quaisquer complexidades anatômicas (incluindo o trajeto original além do degrau), levando ao sucesso na eliminação da infecção do sistema de canais sem moldá-los – onde os instrumentos tradicionais não podem acessar[301,302,349] ou intervenção cirúrgica, como cirurgia perirradicular ou reimplante intencional.[153]

PREVENÇÃO DA FORMAÇÃO DE DESVIOS

A criação de um acesso livre ao terço apical (*glide-path*) ajuda os dentistas a evitarem contratempos, como a formação de desvios e o transporte do canal, pois garante que o diâmetro do canal radicular seja suficientemente grande para receber o primeiro instrumento de preparo.[27,234] Pré-curvar os instrumentos e não os forçar no canal é uma das mais importantes considerações na prevenção da formação de desvio.[153]

A instrumentação reciprocante de NiTi mostra frequência menor de erros de procedimento, como formação de desvios e fratura de instrumentos, mesmo nas mãos de clínicos novatos, em comparação com a instrumentação rotatória K-file/NiTi.[73,128,202,283,328] O uso de limas NiTi e instrumentos com pontas não cortantes ajuda a manter as curvaturas do canal radicular original.[153] O conceito de uso desses instrumentos é que a ponta arredondada não corta a parede, mas desliza ao lado dela.[152,153] Além do *design* da ponta, a flexibilidade de um instrumento também desempenha um papel importante em manter o instrumento centrado no canal, com instrumentos de NiTi sendo preferidos sobre instrumentos de aço inoxidável.[143,150,223] O uso de novos instrumentos de liga de NiTi com novos métodos de tratamento térmico, como a tecnologia de liga de memória controlada (Coltene/Whaledent AG) e a tecnologia de liga gold (Dentsply Maillefer, Ballaigues, Suíça), mostram menos transporte do canal e mais capacidade de centralização do canal que os instrumentos convencionais de liga de NiTi.[135,227,244,348]

PROGNÓSTICO

Um desvio em um canal é análogo a qualquer obstrução intracanal que impeça a limpeza e a moldagem do canal radicular até seu término. A presença de um desvio não negociado pode ter um prognóstico semelhante a um canal com um instrumento fraturado retido. Se o desvio puder ser ultrapassado ou eliminado, e se o canal além do desvio puder ser limpo sem aumento excessivo ou perfuração, então o prognóstico não deve ser tão comprometido.[338,339] Portanto, o prognóstico, em geral, para tal caso não depende apenas da eficácia do processo de desinfecção, mas também na resposta do hospedeiro a resíduos ou biofilmes remanescentes (bactérias), que tradicionalmente não são removidos com terapia convencional do canal (Figura 20.32).[74]

Extrusão radicular de materiais de obturação do canal radicular

A extrusão dos materiais obturadores além do forame radicular ou do local da perfuração pode ocorrer quando o canal é obturado ou durante a remoção do material obturador. Materiais extravasados radicularmente, como materiais de obturação, tecido pulpar necrótico, bactérias, medicamentos e irrigantes têm sido associados à inflamação pós-tratamento e à agudização ou à falta de cicatrização periapical.[213,295,305,335] Estudos histológicos *in vivo* mostram o resultado histológico mais favorável quando o material de obturação permanece dentro da constrição radicular. Quando a guta-percha é extravasada para o tecido perirradicular, pode ocorrer uma reação inflamatória grave.[265] No entanto, outros tipos de materiais, como agregado de trióxido mineral (MTA) Pro-Root (DENTSPLY Sirona Tulsa Dental Specialties) e Endo-Sequence BC Sealer (Brasseler, Savannah, GA), são mais biocompatíveis[1,57,111,117,167] e não parecem produzir muita inflamação perirradicular se extravasados além da raiz do dente.[93,312]

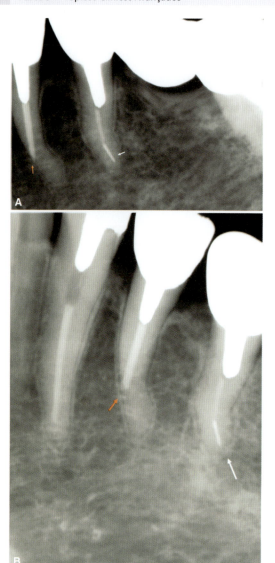

Figura 20.32 A. Radiografia realizada, em 2010, para avaliação do desvio (*seta vermelha*) no primeiro pré-molar inferior esquerdo e a lima fraturada (*seta branca*) no segundo pré-molar inferior esquerdo sem patologia periapical radiográfica; ambos os dentes estavam assintomáticos. **B.** Radiografia realizada, em 2019, para avaliação daqueles dentes que se apresentavam do mesmo modo, sem nenhum sinal de patologia periapical (*setas vermelha e branca*).

Estudos mostram que quase todas as técnicas de instrumentação ou tipos de instrumentos de NiTi promovem o extravasamento radicular de detritos, incluindo materiais de obturação radicular.[7,144,329,336] Ademais, os materiais de obturação de guta-percha e Resilon obtidos de dentes associados à periodontite radicular refratária indicaram a presença de biofilme bacteriano e *E. faecalis*.[122,214,223,296] Outro estudo enfatizou a possibilidade de biofilme de *E. faecalis* bem aderido em guta-percha, bem como o papel de fluidos de tecido como saliva e soro na formação de biofilme.[108] *E. faecalis* adere bem à guta-percha com e sem cimentos de obturação de canal, sendo a formação de biofilme mais efetiva quando em contato com o soro em tecidos perirradiculares. Como o biofilme bacteriano é considerado a causa primária de infecções endodônticas recorrentes e crônicas,[341] é crucial manter os materiais obturadores de guta-percha dentro do sistema do canal tanto quanto possível para prevenir a potencial periodontite perirradicular e obter o melhor resultado.[26,83,289]

A obturação descontrolada pode causar o extravasamento de materiais obturadores do canal radicular no seio maxilar[86] ou no local do nervo alveolar inferior (NAI).[246] A revisão sistemática mostra a maioria dos casos de lesão nervosa com condensação lateral totalmente recuperada ao longo do tempo, comparada a nenhum dos casos com condensação vertical que se recuperou.[273] Complicações graves, como sinusite maxilar, infecção por aspergilose, parestesia, disestesia e complicações neurais semelhantes podem ocorrer após o extravasamento dos materiais de obturação, incluindo um núcleo carreador de um obturador em tais áreas sensíveis.[30,173,203]

A parestesia relacionada à endodontia pode ser causada mecanicamente, termicamente, quimicamente ou uma combinação destes por meio da passagem de materiais endodônticos nas proximidades dos principais nervos, como o NAI ou seus ramos.[3,249] Quando o NAI é lesado, a dor não está apenas localizada na área perirradicular imediata, mas pode irradiar e se referir às estruturas circundantes ou distantes.[222] A inflamação causada por irritação mecânica tende a persistir até que os materiais extravasados sejam removidos, e pode se tornar permanente secundariamente à agressão mecânica, térmica ou química.[136] Esses materiais extravasados incluem irrigantes de canal radicular, cimentos de obturação e pastas contendo paraformaldeído.[350] A maioria dos casos de extravasamento com cimentos à base de resina mostrou recuperação completa de lesões nervosas (62%), mas apenas 27% daqueles com cimentos à base de paraformaldeído apresentaram recuperação completa.[273] O uso de pastas contendo paraformaldeído não é recomendado para obturação endodôntica[210,249] porque paraformaldeído é um hidrato de formaldeído polimérico que libera gás formaldeído e pode causar danos permanentes ao nervo quando em contato com a água.[114] Por outro lado, o extravasamento de materiais endodônticos, mesmo no interior do canal alveolar inferior, nem sempre resultará em alterações sensitivas.[246] A possível explicação para isso é que alguns cimentos extravasados do canal radicular demonstram suas propriedades neurotóxicas apenas quando entram em contato direto com os fascículos individuais através da via criada pela instrumentação excessiva, ao passo que são menos prejudiciais aos nervos sensoriais quando estão fora do epineuro.

Materiais com pH significativamente mais alto ou mais baixo que os de fluidos corporais (em torno de 7,35) também podem causar necrose celular dos tecidos quando estão em contato direto com esses materiais. O clínico também deve considerar o pH de alguns dos materiais endodônticos e odontológicos relacionados usados rotineiramente. Foi relatado que um pH alcalino dos cimentos de obturação dos canais radiculares pode neutralizar o ácido láctico dos osteoclastos e prevenir a dissolução de componentes mineralizados dos dentes. Portanto, os cimentos de obturação do canal radicular, especialmente cimentos ou selantes à base de silicato de cálcio, podem contribuir para a formação de tecido duro ao ativar a fosfatase alcalina.[321] Os medicamentos endodônticos comumente usados são os seguintes:[47,105,245,258,303]

Formocresol: pH 12,45 ± 0,02
NaOCl: pH 11 a 12
Hidróxido de cálcio (Calyxl): pH 10 a 14
MTA ProRoot: pH 11,7 a 7,12 em 3 horas a 28 dias
Endosequence BC Sealer: pH 10,31 a 11,16 em 3 a 240 horas
MTA Fillapex: pH 9,68 a 7,76 em 3 a 168 horas
AH plus: pH 7,81 a 7,17 em 3 a 240 horas
Sealapex: pH 9,72 a 9,63 em 3 a 24 horas
Pasta de antibiótico-corticosteroide (Ledermix): pH 8,13
Pulp Canal Sealer: 8,07 a 7,55 em 3 a 24 horas
Eugenol: pH 4,34 ± 0,05
Pasta de iodofórmio: pH 2,90 ± 0,02.

O dano neural desses materiais de pH mais alto ou mais baixo pode ser permanente e pode causar dor neuropática – isto é, disestesia – ou anestesia.

Dor orbital e cefaleia podem ocorrer secundariamente à compressão local de material extravasado no seio maxilar.[365] A infecção do seio nasal causada por materiais de preenchimento à base de óxido de zinco e eugenol extravasados para o seio maxilar está frequentemente associada ao crescimento de aspergilos e biofilmes (Figura 20.33).[21,22,112,175,274] Embora a aspergilose dos seios paranasais seja um achado relativamente raro em pacientes não imunocomprometidos, ela é conhecida como uma infecção oportunista.[166] Muitos estudos demonstraram que a aspergilose do seio maxilar é geralmente causada por extravasamento de material obturador de canal radicular contendo óxido de zinco e formaldeído.[21,22,175,188,319] Todavia, mesmo os materiais extravasados que não são considerados tóxicos[315] podem causar uma reação de corpo estranho adicional.

A revisão sistemática mostra que lesões nervosas causadas por materiais endodônticos superextravasados foram relatadas em 72% dos casos para o primeiro ou segundo molar inferior, seguidos pelo segundo pré-molar inferior (19%), e nenhum nos dentes superiores.[273]

CAUSAS DE EXTRUSÃO DE MATERIAIS DE OBTURAÇÃO ALÉM DO FORAME RADICULAR

A extrusão do material de obturação que se pensava ser a causa da falha endodôntica é relatada como sendo tão baixa quanto 3%,[311] com a maioria das causas considerada mais devida à infiltração coronária. Contudo, vários pesquisadores observaram uma frequência maior de falhas e lesões perirradiculares não cicatrizadas nos casos em que o material de obturação foi extravasado para além do forame radicular, sem preencher pequenos espaços anatômicos dentro do sistema de canais radiculares e abrigando biofilmes na superfície do material extravasado.[26,30,40,239,296] O superextravasamento dos materiais obturadores do canal radicular ocorre principalmente por falta de controle do material.[43,126] O grau de extravasamento dos materiais de obturação para os tecidos perirradiculares depende das técnicas utilizadas para o preparo e obturação do canal radicular,[266] que incluem excesso acidental de instrumentação e comprimento de trabalho incorreto. Deve-se ter cuidado também ao se obturar um canal com ápices abertos e diâmetros aumentados de forame, que costumam ser encontrados em casos de reabsorção inflamatória radicular. As técnicas de compactação vertical a quente produzem uma obturação homogênea que se adapta bem às paredes do canal,[290,362] mas pode resultar no extravasamento do preenchimento de guta-percha nos tecidos perirradiculares e pode danificá-los mecânica e termicamente.[43] Também foi constatado que a obturação que utiliza carreador também apresenta mais extravasamento radicular de guta-percha quando comparada à compactação vertical quente.[184] O tipo de formato do canal também pode ser um fator contribuinte. A forma do canal criada com o sistema Profile GT é mais propensa ao extravasamento de guta-percha quando obturada com a técnica baseada em transportador do que a forma do

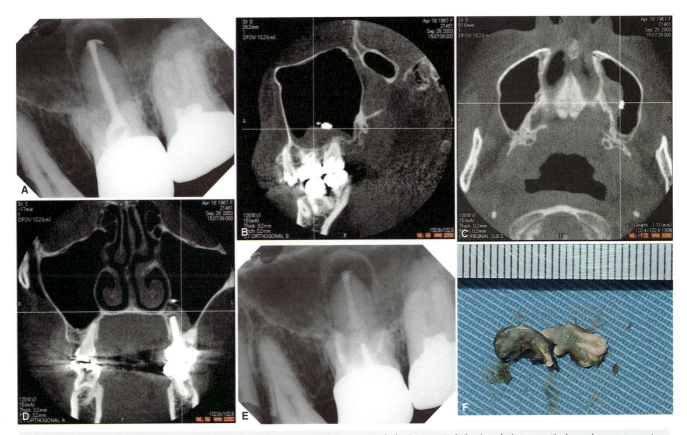

Figura 20.33 Aspergilose em seio maxilar. **A.** Radiografia pré-operatória mostrando lesão associada à raiz palatina, a partir da qual ocorreu o extravasamento dos materiais obturadores no seio maxilar. **B.** Imagem de tomografia computadorizada de feixe cônico (TCFC) em seção sagital mostrando a relação entre a mucosite do assoalho do seio maxilar e os materiais obturadores de guta-percha. **C.** Imagem de TCFC em seção axial mostrando a relação entre a mucosite na parede mesial do seio maxilar e os materiais obturadores extravasados. **D.** Imagem de TCFC em seção coronal mostrando a relação entre a raiz palatina e os materiais obturadores extravasados. **E.** Radiografia pós-operatória de retratamento convencional do canal radicular no primeiro molar superior esquerdo mostrando que os canais radiculares mesiovestibular, distovestibular e palatino foram preenchidos adequadamente, sem superextensão dos materiais obturadores. **F.** *Aspergillus* foi encontrado nos materiais obturadores retirados do seio maxilar.

canal criada com os instrumentos Profile 0,06. O sistema Profile GT criou um preparo mais paralelo na cervical e um preparo cônico na porção apical, enquanto o sistema Profile 0,06 criou um preparo com conicidade uniforme do ápice até sua extensão cervical.[266] Desse modo, possivelmente, o formato do canal é mais uniformemente afilado ou seja, menos material de obturação é extravasado para além do forame radicular.

Quando o retratamento endodôntico é realizado, os irritantes na forma de materiais obturadores de canais podem ser extravasados nos tecidos perirradiculares.[7,144,329] Técnicas envolvendo cinemática de limagem geralmente criam massa maior de detritos que aquelas que envolvem algum tipo de movimento rotacional.[5,38,94,165,205,254]

MANEJO DE MATERIAIS DE OBTURAÇÃO EXTRAVASADOS ALÉM DO FORAME RADICULAR

Manejo não cirúrgico de materiais de obturação extravasados

Os métodos para remover o material obturador de guta-percha do canal radicular incluem o uso de instrumentos de transporte de calor, ultrassom, solventes e limas rotatórias ou reciprocantes ou manuais. Os métodos mecanizados para remover os materiais obturadores são mais rápidos, mas podem não ser diferentes dos métodos manuais em termos da quantidade de material remanescente no canal radicular.[129,164,269,270,327] Os instrumentos portadores de calor podem danificar os tecidos perirradiculares se as tentativas de remoção se estenderem além do forame radicular. A remoção completa de guta-percha do sistema de canal radicular tem se mostrado difícil.[129,327,368] A obturação de guta-percha mal compactada pode ser facilmente removida em grandes massas de obturações de guta-percha com microinstrumentos manuais sob as MCO ou Hedstrom em combinação com solventes, como o clorofórmio,[59,154] embora a porção extravasada das obturações do canal radicular, muitas vezes, permaneça no tecido perirradicular (Figura 20.34).[59] A relativa facilidade de remoção da guta-percha sugere uma falha do tratamento endodôntico anterior, possivelmente relacionada às deficiências de obturação, compactação ou modelagem do canal, que resultou em extravasamento e falha do selamento apical. Comparativamente, canais bem preenchidos com extravasamento apical não parecem ter uma taxa de falha significativa.[15,154] Por outro lado, o extravasamento do material de obturação radicular MTA para os tecidos perirradiculares não parece afetar negativamente a cicatrização perirradicular devido a sua alta biocompatibilidade e propriedades antibacterianas que o cimento à base de silicato de cálcio possui,[196,326] em comparação com os materiais de preenchimento de guta-percha (Figura 20.35). Por isso, a obturação radicular de MTA extravasada para os tecidos periapicais não precisa ser removida.

Quando a guta-percha é estendida além do espaço perirradicular, a remoção pode ser tentada pela inserção de uma nova lima Hedstrom, geralmente uma #15 ou #20, na obturação do canal radicular, usando rotação suave no sentido horário até uma profundidade de 0,5 a 1 mm além da constrição radicular. A lima é, então, retirada lenta e firmemente sem rotação, envolvendo e removendo o material extravasado.[207] Essa técnica funciona com

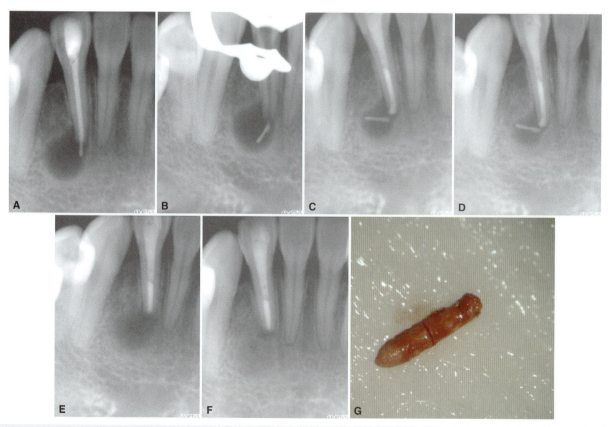

Figura 20.34 Material de obturação do canal radicular extravasado além do forame apical. **A.** Radiografia pré-operatória que mostra a superextensão do material de obturação com uma grande lesão associada à raiz. **B.** A obturação radicular do canal foi removida mecanicamente, mas a porção extravasada da mesma permaneceu nos tecidos perirradiculares. **C.** Agregado de trióxido mineral (MTA) foi utilizado para preencher o canal com a porção extravasada permanecendo na lesão. **D.** Radiografia pós-operatória de 6 meses mostrando o tamanho reduzido da lesão, mas a lesão ao redor da porção extravasada permaneceu do mesmo tamanho pelos próximos 6 meses, indicando infecção da ponta de guta-percha extravasada. A porção extravasada foi removida cirurgicamente da lesão nesse ponto. **E.** Radiografia de acompanhamento de 3 meses após a cirurgia mostrando a resolução da lesão. **F.** Radiografia de acompanhamento de 12 meses após a cirurgia mostrando maior cicatrização perirradicular. **G.** Parte de guta-percha removida da lesão.

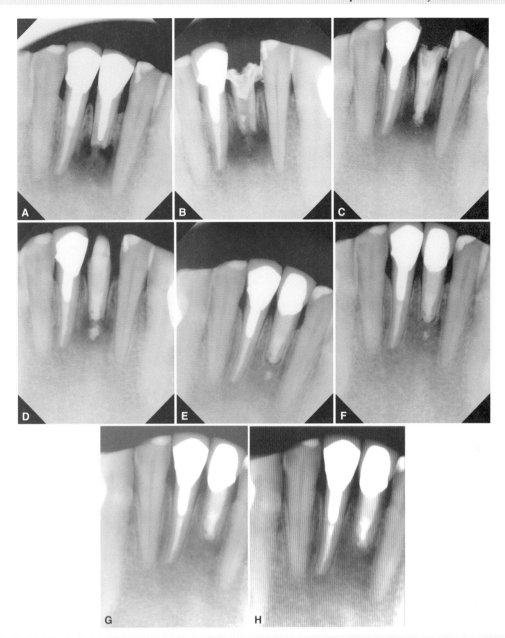

Figura 20.35 A. Radiografia pré-operatória mostrando uma grande lesão perirradicular associada à raiz do incisivo inferior esquerdo. **B.** Radiografia transoperatória mostrando o pino fundido e a obturação do canal removidos mecanicamente. O hidróxido de cálcio foi colocado como curativo intracanal na primeira consulta. **C.** Radiografia pós-operatória na segunda consulta mostrando que o canal foi obturado com agregado de trióxido mineral (MTA), o que resultou em superextensão do material para os tecidos perirradiculares. **D.** Radiografia pós-operatória de 6 meses mostrando o tamanho da lesão significativamente reduzido. **E.** Radiografia pós-operatória de 1 ano mostrando uma boa cicatrização perirradicular com tecidos duros formados na extremidade radicular da obturação de MTA, resultando em uma raiz mais longa, além de um resíduo da obturação radicular de MTA extravasado para os tecidos perirradiculares. **F.** Radiografia pós-operatória de 3 anos mostrando que o dente manteve tecidos perirradiculares saudáveis com a obturação extravasada de MTA de tamanho reduzido. **G.** Radiografia pós-operatória de 12 anos mostrando que o dente manteve tecidos perirradiculares saudáveis com a obturação extravasada de MTA completamente dissolvida no osso. **H.** Radiografia pós-operatória de 16 anos mostrando que o dente manteve tecidos perirradiculares saudáveis com lâmina dura saudável circundando a raiz.

frequência, mas deve-se ter cuidado para não forçar o instrumento, ou a posterior extrusão da guta-percha, ou pode resultar na fratura da lima. A porção apical extravasada de guta-percha não deve ser amolecida com calor ou solvente, pois esta aplicação pode diminuir a probabilidade da lima de Hedstrom envolver a obturação, dificultando sua remoção.[318] Além disso, deve-se ter cuidado para não estender demais a lima na área do canal do NAI, o que pode causar danos irreversíveis ao nervo associado.

O uso de limas rotatórias NiTi, que são projetadas especificamente para remoção de guta-percha com pontas ativas e corte mais agressivo, pode não ser superior às limas convencionais.[348,349]

A instrumentação manual pode estar associada a tempos mais longos para remover materiais de obturação que os sistemas rotatório/reciprocante. Entretanto, nenhum erro iatrogênico foi relatado com a instrumentação manual.[269,270,271] Os instrumentos manuais usados para a remoção de obturações radiculares incluem limas H e K, Micro-debriders (DENTSPLY Maillefer, Ballaigues, Suíça), EGPR-L/R/U/D (Den-Mat Holdings LLC, Lompoc, CA), e o instrumento de remoção de guta-percha TFRK (TFRK-GPR, DELabs). Sistemas de lima única, como a lima autoajustável (SAF) (ReDent-Nova, Ra'anana, Israel), Hyflex EDM "one file" (EDM) (Coltene/Whaledent, Alstatten, Suíça), WaveOne Gold (WOG)

(Dentsply Sirona, Ballaigues, Suíça), RECIPROC blue (VDW, Munique, Alemanha) e XP Shaper (XP) (FKG, La Chaux de Fonds, Suíça) têm propriedades mecânicas aprimoradas que podem torná-los potencialmente adequados para remoção de guta-percha. O XP é uma lima com conicidade mínima (0,01) que pode se expandir além do tamanho do núcleo para se adaptar à anatomia do espaço do canal radicular e pode ser mais eficiente na remoção de materiais de obturação radicular que outros sistemas de lima única, pois fornece mais espaço para os detritos serem deslocados.[16,304] O XP tem sido relatado como provedor de um tempo de trabalho mais curto e mostrou os melhores resultados sem quaisquer eventos adversos adicionados quando operado a uma velocidade mais alta (3.000 rpm) quando comparado a outros sistemas de lima única.[16] Um movimento de rotação completo também pode ser um movimento de corte mais adequado na remoção de obturação radicular que um movimento alternado.[16] Limas de recuo rotatórias podem ser mais vantajosas na quantidade de extravasamento de detritos quando comparadas com técnicas manuais usando limas Hedstrom com clorofórmio,[124,337] embora todas as técnicas de instrumentação tenham resultado em algum extravasamento radicular.[146,310] A literatura mostra mais extravasamento de detritos produzido por instrumentos usados com movimento reciprocante que por instrumentos usados com movimento continuamente rotatório.[44,45,51,336,340] Da mesma forma, foi relatado que o instrumento de preparo do canal XP rotatório expulsa uma quantidade significativamente menor de detritos em comparação aos instrumentos reciprocantes Reciproc Blue por conta de sua estrutura serpiginosa em expansão, que pode ser ideal para remover mecanicamente obturações radiculares extraídas dos tecidos perirradiculares (Figura 20.36).

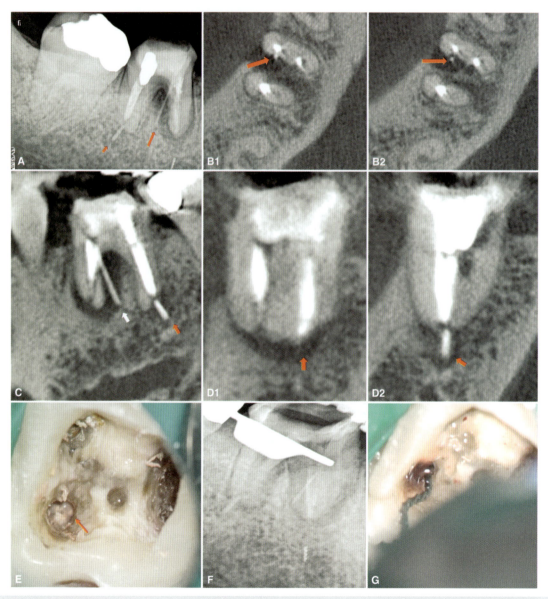

Figura 20.36 A. Radiografia pré-operatória do primeiro molar inferior direito mostrando materiais obturadores extravasados para os tecidos periapicais (*setas vermelhas*). **B1** e **B2**. Imagens de tomografia computadorizada de feixe cônico (TCFC) em seção axial mostrando o local da perfuração do canal mesiovestibular para a furca (*seta vermelha*). **C.** Imagem de TCFC em vista sagital mostrando obturações radiculares extravasadas da raiz distal (*seta vermelha*) e a perfuração (*seta branca*). **D1** e **D2**. Imagens de TCFC em vista coronal mostrando a raiz mesial sem obturações radiculares extravasadas (*seta vermelha*) (*D1*) e a raiz distal com obturações radiculares extravasadas (*seta vermelha*) (*D2*). **E.** Ampliação do canal MV com perfuração (*seta vermelha*). **F.** Radiografia transoperatória mostrando remoção das obturações dos canais radiculares. **G.** Ampliação do canal MV mostrando a remoção das obturações radiculares extravasadas da perfuração com um XP-Endo Shaper. (*continua*)

Capítulo 20 • Manejo de Eventos Iatrogênicos   769

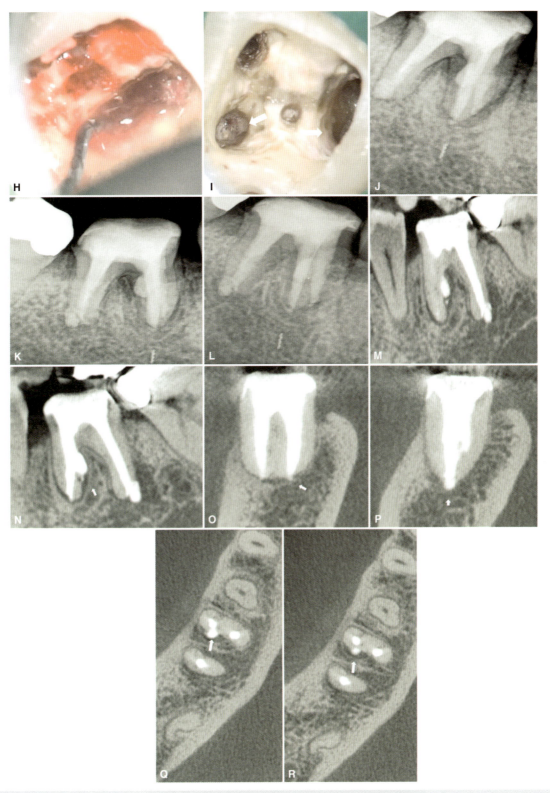

Figura 20.36 (*Continuação*) **H.** Ampliação do canal distal mostrando a remoção das obturações radiculares extravasadas da extremidade distal da raiz com um XP-Endo Shaper. **I.** Ampliação dos canais radiculares após a remoção das obturações radiculares extravasadas (*setas brancas*). **J.** Radiografia pós-operatória mostrando todos os canais radiculares, incluindo a perfuração, os quais foram preenchidos com sucesso com agregado de trióxido mineral (MTA). **K.** Radiografia pós-operatória de 3 meses mostrando lesões periapicais reduzidas. **L.** Radiografia pós-operatória de 10 meses mostrando boa cicatrização periapical. **M.** Imagem de TCFC pós-operatória de 10 meses em vista sagital mostrando cicatrização da furca. **N.** Imagem de TCFC pós-operatória de 10 meses em seção sagital mostrando boa cicatrização periapical ao redor do local da perfuração (*seta branca*). **O.** Imagem de TCFC pós-operatória de 10 meses em seção coronal mostrando boa cicatrização periapical associada à raiz mesial (*seta branca*). **P.** Imagem de TCFC pós-operatória de 10 meses em seção coronal mostrando boa cicatrização periapical associada à raiz distal (*seta branca*). **Q e R.** Imagem de TCFC pós-operatória de 10 meses em vista axial mostrando a cicatrização periapical associada ao local da perfuração (*setas brancas*).

Ademais, uma combinação de ambos os instrumentos rotatórios para a remoção rápida inicial de guta-percha e instrumentos manuais para refinar e completar a limpeza do canal, especialmente no terço apical da raiz, mostra o melhor protocolo para obter paredes de canal limpas durante o retratamento endodôntico.[28,151] Foi relatado que o uso de um solvente após procedimentos de retratamento mecânico pode melhorar a remoção da obturação radicular.[50] O uso de um solvente, como o clorofórmio, pode ajudar a dissolver as obturações apicais de guta-percha restantes em ambos tecidos perirradiculares e sistema de canal radicular após tentativas de remoção mecânica usando um microinstrumento manual ou um sistema de lima única rotatória eficiente como o XP (Figura 20.37D-G). Além disso, relatou-se que o clorofórmio é capaz de reduzir os níveis intracanais de *Enterococcus faecalis*.[79,209] Todavia, quando o clorofórmio é usado durante os estágios iniciais da remoção da guta-percha, mais material obturador permanecerá no canal e parte dele pode ser extravasada além do forame radicular.[146,198] Embora a carcinogenicidade do clorofórmio em humanos seja suspeita, o clorofórmio é considerado um solvente endodôntico seguro e eficaz quando usado com cuidado.[56,204]

Ao contrário dos instrumentos rotatórios, os instrumentos manuais EGPR-L/R/U/D e o instrumento GPR têm 30 mm de comprimento, permitindo-lhes remover materiais de obturação não apenas do terço radicular do canal, mas também dos tecidos perirradiculares pelo forame radicular. Os microdebridadores são projetados para serem usados em conjunto com um MCO. Eles têm configuração de corte de lima Hedstrom com conicidade padrão 0,02 nos tamanhos 20 e 30 com 16 mm de canais de corte, que podem não ser longos o suficiente para alcançar o material de preenchimento de guta-percha além do forame radicular. Outra opção para alcançar as obturações radiculares extravasadas nos tecidos radiculares é usar um Endo Handle (Vento Endo, Logan, UT), que é projetado para ser usado sob o MCO com uma lima manual de 30 mm pré-curvada anexada à câmara de travamento.

Primeiro, um pequeno orifício deve ser criado entre a parede do canal e a obturação de guta-percha com uma ponta ultrassônica de pequeno diâmetro para facilitar a remoção da obturação com o instrumento de remoção de guta-percha manual colocado no orifício. É ideal para remover a obturação sem fragmentação, de uma só vez, dos tecidos perirradiculares. Deve-se ter cuidado para não empurrar os materiais de obturação em uma direção apical com esses microinstrumentos, especialmente para um canal com grande forame radicular. Em seguida, o preenchimento de guta-percha é raspado e retirado da parede do canal com o microinstrumento.

O instrumento EGPR tem uma pequena projeção em um lado da ponta para raspar e envolver o preenchimento de guta-percha deixado na parede do canal. O diâmetro total da ponta é de 0,3 mm e o comprimento da projeção é de 0,1 mm. Esse instrumento manual funciona como um raspador na parede do canal. Quando a porção apical do EGPR desce para o fundo do orifício criado, a projeção é direcionada para o preenchimento de guta-percha para que possa ser enganchado na projeção pressionada contra ele. Então, o preenchimento de guta-percha deve se separar em pedaços grandes da parede do canal (ver Figura 20.37A-C).

Por outro lado, o instrumento TFRK-GPR possui uma minúscula ponta cônica em forma de arpão, que é afiada e pequena o suficiente para se infiltrar em um espaço estreito na parede do canal e prender a guta-percha na borda no movimento de retirada. A parte da ponta desse instrumento tem um cone de 0,40 com o diâmetro mínimo da ponta de 0,1 mm e o diâmetro

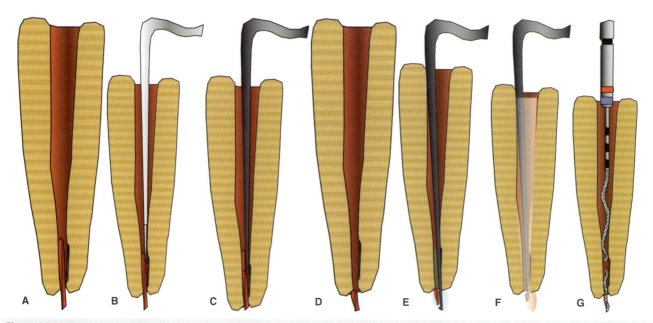

Figura 20.37 Diagramas mostrando a remoção de materiais de obturação dos canais radiculares extravasados além do forame radicular. **A.** Preenchimento de guta-percha sólida extravasada além do forame apical. **B.** Pequeno espaço é criado entre a parede do canal e o preenchimento de guta-percha com uma ponta ultrassônica fina (como as pontas ultrassônicas TFRK-6/12 e TFRK-S). **C.** Instrumento manual de remoção de guta-percha, como o TFRK-GPR e o EGPR, é trazido para o espaço com pequena projeção pressionada contra o preenchimento de guta-percha para puxá-lo para fora. **D.** Porção de obturação radicular de guta-percha extravasada separada da porção coronal dentro do canal. **E.** Clorofórmio ou algum outro solvente preenche o canal para agitá-lo além do forame radicular alargado com um instrumento manual de remoção de guta-percha ou limas rotatórias expansíveis para dissolver a porção extravasada. **F.** O material de preenchimento de guta-percha é diluído, dissolvido com o instrumento manual em movimentos de limagem e é irrigado com um irrigante minimamente invasivo, como solução salina. **G.** O material de obturação de guta-percha extravasado também pode ser trançado com essas limas rotatórias expansíveis com cuidado para não as quebrar ou para não danificar o nervo alveolar inferior se próximo a ele.

máximo de 0,3 mm com uma haste de 0,2 mm de diâmetro apoiando a parte da ponta. A lacuna de 0,1 mm entre os diâmetros de 0,3 mm e 0,2 mm funciona praticamente como uma pequena projeção circular sobre a porção da haste que pode enganchar a massa de obturação de guta-percha. A ponta cônica com o diâmetro máximo da porção da haste sendo de 0,6 mm torna possível colocar o instrumento no canal além da curva como uma lima de Hedstrom. O preenchimento de guta-percha também pode ser enganchado pressionando a borda saliente contra ele e, em seguida, deve ser removido em grandes pedaços da parede do canal.

Quando uma pequena quantidade de preenchimento de guta-percha permanece na curva interna ou no terço apical do canal após as tentativas de remoção mecânica, o clorofórmio deve ser usado para preencher o canal e o instrumento GPR pode ser usado para agitá-lo em movimentos curtos de empurrar e puxar do canal, ou mesmo fora do canal se a obturação for extravasada para além do forame radicular a fim de dissolver ativamente a obturação residual da raiz. Os valores médios percentuais totais de material residual variaram de 43,9 a 0,02%, com a maioria dos estudos relatando valores inferiores a 10%.[275]

MANEJO DE DANOS TECIDUAIS CAUSADOS PELO EXTRAVASAMENTO DE MATERIAIS DE OBTURAÇÃO DO CANAL RADICULAR

Quando o material obturador do canal radicular se estende para os espaços perirradiculares, podem ocorrer danos aos tecidos. A maioria desses casos é tratada por métodos não cirúrgicos, como analgésicos, compressas frias, corticosteroides e antibióticos.[90] A dexametasona é um corticosteroide amplamente utilizado em odontologia e parece diminuir a inflamação perirradicular causada por um corpo estranho,[210] com efeitos colaterais mínimos.[65] Se o dano ao tecido se estender para o NAI ou o seio maxilar, uma abordagem diferente pode ser necessária.

Perfuração sinusal

Há uma grande proximidade dos pré-molares e molares superiores com o seio, e os ápices desses dentes podem estar a menos de 2 mm do assoalho do seio.[78] A destruição patológica do assoalho do seio pode predispor a comunicação do seio maxilar,[294] produzindo uma comunicação oroantral/bucossinusal,[98,190,278,355] também conhecida como COA. Em geral, a exposição do lúmen do seio é bem tolerada,[155,238] sem repercussões evidentes na cicatrização. Um pesquisador[355] não encontrou nenhuma diferença significativa na cicatrização da mucosa em pacientes com e sem perfurações transoperatórias e regeneração da membrana completa com cílios em aproximadamente 5 meses após a remoção completa.[25] No entanto, introdução de materiais estranhos durante o acesso ou ressecção/manipulação apical pode iniciar o espessamento da mucosa do seio com sintomas de sinusite maxilar.[84]

As radiografias convencionais parecem ter valor limitado na previsão do potencial para COA, com a posição da ponta da raiz, lesão periapical ou contorno da lesão não estatisticamente significante a esse respeito.[224] Por outro lado, uma pesquisa de TCFC, de um possível campo cirúrgico, é muito mais informativa, fornecendo medidas precisas da espessura óssea, distância ao assoalho do seio e presença de patologia.[33]

As complicações do seio maxilar secundárias à extrusão do material obturador do canal radicular precisam ser tratadas de forma diferente. Aproximadamente 10% de todos os pacientes com sinusite crônica apresentam um aspergiloma.[120,193] Foi sugerido que dentes tratados endodonticamente com sobre-extensão do cimento de obturação do canal radicular no seio maxilar podem ser a principal causa de aspergilose em pacientes saudáveis.[21,22] A intervenção cirúrgica é geralmente o método mais previsível para remover o material obturador extravasado do canal radicular e permitir a cicatrização adequada secundária a lesões do NAI ou complicações dos seios da face.[333]

Lesão do nervo alveolar inferior

Os nervos sensoriais são extremamente sensíveis a danos físicos, químicos, térmicos, isquêmicos e de radiação. Apesar de sua capacidade de cicatrização, se a lesão causar dano suficiente, ocorrerá neuropatia sensorial pós-traumática persistente. Os sintomas de apresentação de neuropatia sensorial incluem: uma área neuropática dentro do dermátomo onde a cirurgia ou lesão ocorreu,[259] alodinia – dor ao toque ou frio –, hiperpatia – dor contínua ou sensação alterada após o estímulo removido –, hiperalgesia – aumento da dor a um estímulo doloroso, por exemplo, resposta exagerada ao teste de discriminação contundente, apesar da dormência contínua. Sintomas clínicos adicionais podem incluir sensação contínua, espontânea e/ou alterada (parestesia ou disestesia), coceira ou formigamento (formigas andando na pele), queimação ou dor aguda ou choque elétrico. O déficit sensorial da função mecânica indica dano às fibras mielinizadas maiores, enquanto o déficit sensorial a estímulos nocivos e térmicos indica dano às fibras aferentes de pequeno diâmetro do trato espinotalâmico.[256]

Os profissionais devem usar uma linguagem médica adequada e não se referir à neuropatia sensorial como "parestesia", que é um sinal clínico e não um diagnóstico. Geralmente, os neurologistas se referem a neuropatias sensoriais hipoestésicas (predominantemente anestésicas [entorpecidas] com função mecanossensorial reduzida) ou hiperestésicas (dor contínua, espontânea e/ou provocada ou disestesia). A dor neuropática pós-traumática (DNPT) é um diagnóstico neurológico reconhecido (ICOP).[154a]

As lesões iatrogênicas do nervo trigêmeo continuam sendo problemas clínicos significativos e complexos. O impacto sobre o paciente da neuropatia sensorial pós-traumática pode ser funcional e psicologicamente grave, particularmente quando dolorosa e iatrogênica. O nervo trigêmeo sustenta nossa própria existência, fornecendo proteção sensorial aos olhos, nariz, boca e cérebro. Assim, a reação afetiva e emocional à ameaça ou à experiência de dor trigeminal é proporcionalmente imensa. A sensação alterada e a dor na região orofacial podem interferir em falar, comer, beijar, fazer a barba, usar maquiagem, escovar os dentes e beber – na verdade, quase todas as interações sociais que consideramos corriqueiras. Assim, essas lesões têm um efeito negativo significativo na qualidade de vida do paciente e a iatrogênese dessas lesões leva a efeitos psicológicos significativos.[308] O manejo de pacientes com neuropatia sensorial pós-traumática é complexo e o tratamento 'curativo' não está disponível; portanto, a prevenção dessas lesões é fundamental. A lesão do nervo trigêmeo é a consequência mais desafiadora dos procedimentos cirúrgicos odontológicos contemporâneos com repercussões médico-legais significativas (ver também Capítulo 27).[46] Uma estimativa aproximada coloca a incidência de lesão do NAI em 5%, com aproximadamente um terço desses pacientes afetados com neuropatias, incluindo dor neuropática.[262] Causas comuns de lesão ao NAI estão listadas no Boxe 20.2.[258]

Boxe 20.2 Causas comuns de danos ao nervo alveolar inferior.

1. Injeções de anestesias locais.
2. Cirurgia do terceiro molar.
3. Implantes.
4. Endodontia (extravasamento do material utilizado em tratamento endodôntico, superinstrumentação, temperaturas elevadas).
5. Cirurgia ablativa.
6. Traumatismo.
7. Cirurgia ortognática.

A maior incidência de dano relatado aos nervos alveolar inferior e lingual está associada às extrações de terceiros molares.[18,140,141] A anestesia local foi a segunda causa mais comum de lesão nervosa e seu mecanismo exato pode ser confuso. Pode ser físico (lesão da agulha, hemorragia epineural/perineural) ou químico (conteúdo anestésico local). Relatos têm implicado certos anestésicos locais de altas concentrações (prilocaína 4% e articaína 4%) com neuropatias no NAI (ver também Capítulo 6).[17,131,142,248] Uma porcentagem relativamente pequena de casos de lesão NAI (8%) está associada a procedimento endodôntico.[261]

Foi sugerido que o dano do NAI ocorre em até 1% dos pré-molares inferiores que recebem tratamento de canal radicular.[87] Em um estudo retrospectivo examinando casos de parestesia relacionados ao tratamento endodôntico de pré-molares inferiores, a incidência foi de 0,96% (8/832).[172] Em uma pesquisa com 2.338 pacientes, 7% apresentaram dor neuropática crônica após um único procedimento endodôntico.[170] A maioria dos relatos de lesões nervosas relacionadas ao tratamento endodôntico são relatos de casos com pouquíssima análise do impacto clínico para o paciente, fatores de risco ou questões de abordagem. Até o momento, há quatro relatos de séries de casos sobre lesões do nervo alveolar inferior (LNAI) relacionadas ao tratamento de canal radicular (TCR), incluindo 61 casos,[246] oito casos,[172] quatro casos[292] e uma série de casos relatados no tratamento de 11 casos.[121] Essa série de casos concentrou-se predominantemente nos resultados de exploração cirúrgica e irrigação de nervos danificados.

Os mecanismos da neuropatia sensorial são complexos e provavelmente não se devem apenas a danos mecânicos, incluindo perfuração ou compressão. Pogrel[247] concluiu que a gravidade da lesão era proporcional ao processo pelo qual a lesão foi criada, e esses processos incluíam ferimento/transecção da lâmina de bisturi, esmagamento e danos por estiramento. Isso seria análogo à dissecção e à reflexão do retalho, à localização/aplicação inadequada da retração e ao edema pós-operatório. No entanto, a endodontia é complicada com o uso de produtos químicos e preenchimentos que oferecem risco adicional de lesão do nervo. É provável que fatores químicos (pH dos materiais dentários), isquemia, hemorragia (o ferro na hemoglobina irrita o tecido nervoso) e fatores térmicos possam compor a lesão do nervo, resultando em neuropatia persistente. A compressão dos nervos sensoriais periféricos por mais de 6 horas pode evocar atrofia das fibras nervosas.[298] Isquemia sozinha, sem dano direto ao nervo, causará inflamação neural suficiente e dano para causar lesão permanente do nervo em apenas 6 horas.[230] O NAI pode ser danificado quando um aumento da temperatura próxima ao NAI é superior a 10°C.[87] O tipo de cimento de obturação usado pode influenciar os sintomas de dano do NAI.[216]

Os três principais fatores responsáveis pelos danos do NAI durante o tratamento endodôntico são os seguintes:

1. Toxicidade química e pressão mecânica produzida pelo extravasamento de cimentos em áreas próximas ao canal mandibular são outros mecanismos potenciais para lesão nervosa relacionada a procedimentos endodônticos, sendo o NAI e o nervo mentual os mais afetados. Materiais citotóxicos empregados no preparo (p. ex., líquidos de irrigação, medicamentos intracanal)[2,109] ou na obturação do canal[277] como os materiais mais comumente associados a essas complicações, que são aqueles que contêm paraformaldeído.[3] Além disso, a maioria dos materiais endodônticos tem níveis de pH muito altos, resultando em dano imediato ao nervo provavelmente permanente (Figura 20.38).[37]
2. Fatores mecânicos: repetidas inserções de instrumentos endodônticos pelo ápice no NAI e tecidos circundantes.[70]
3. Fatores térmicos: aplicação de calor inadequada/prolongada.[89]

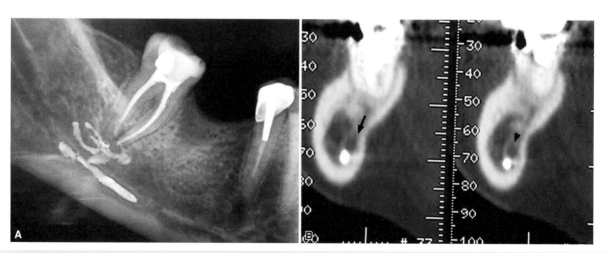

Figura 20.38 A. Radiografia panorâmica demonstrando significante extravasamento de material obturador e extensão nos vacúolos radiculares e sobrejacentes ao canal mandibular. **B.** Seção coronal de TC demonstrando que o material extravasado está lateral e abaixo do feixe mandibular (setas). As complicações sensoriais do paciente foram temporárias. (De Tilotta-Yasukawa F, Millot S, El Haddioui A, et al: Labiomandibular paresthesia caused by endodontic treatment: an anatomic and clinical study. *Oral Surg Oral Med Oral Pathol Oral Radiol Endod* 102:e47, 2006.)

AVALIAÇÃO DE RISCO PARA A PREVENÇÃO DE LESÃO DO NERVO EM ENDODONTIA

A avaliação pré-operatória é crucial na prevenção de lesões nervosas relacionadas à endodontia (Boxe 20.3). A prevenção é a chave para o sucesso do tratamento. Danos, seja diretamente ao NAI ou aos vasos que o alimentam, resultarão em eventos sensoriais que podem ser transitórios ou permanentes. A avaliação radiográfica pré-tratamento com imagens periapicais é obrigatória; em casos críticos, a TCFC pode ser mais apropriada e precisa para estabelecer a proximidade (Figura 20.39). A avaliação deve incluir o seguinte:

- Proximidade do ápice do dente ao canal dentário inferior (CDI). Os dentes molares inferiores, onde estão os ápices radiculares, estão próximos ao CDI e/ou forame mentual. Os segundos molares inferiores são mais comumente associados com esta população, mas casos envolvendo tratamento de primeiros molares e pré-molares mandibulares também foram relatados.[172] Uma consideração cuidadosa também deve enfocar a distância entre os ápices radiculares e o canal mandibular. Para primeiros molares inferiores, essa distância varia entre 1 e 4 mm, e para segundos e terceiros molares inferiores, a distância pode ser inferior a 1 mm.[334] Com pré-molares inferiores, a proximidade de um forame mentual deve sempre ser considerada.[219] Além disso, um estudo usando TCFC mostrou que o ápice da raiz mesiovestibular dos segundos molares superiores está frequentemente muito próximo ao assoalho do seio (ver Figura 20.39)[228]
- Tilotta-Yasukawa et al. (2006) determinaram a proximidade do ápice dos pré-molares e molares em relação ao canal mandibular, bem como a relação entre o NAI e sua artéria correspondente, com o objetivo de compreender como o material de obturação endodôntica se espalha pelo osso para penetrar no canal mandibular. Eles observaram que a distância entre o ápice dentário e o canal mandibular era mais variável (e geralmente maior) para o primeiro molar que para os segundos e terceiros molares (1 a 4 mm *versus* < 1 mm [35 casos em 40 mandíbulas examinadas]). A presença de osso entre os ápices e o canal do NAI não protege necessariamente contra lesão do nervo. A pesquisa forneceu uma explicação esclarecedora para esse quebra-cabeça (Figuras 20.40 a 20.42).[334] Usando espécimes de cadáveres frescos (mandíbulas), os pesquisadores examinaram a verdadeira relação anatômica entre os ápices radiculares, NAI e a artéria. Eles tiraram as seguintes conclusões:
  - Nunca houve nenhuma camada compacta de osso cortical envolvendo a bainha do nervo mandibular. Em alguns casos, um osso esponjoso ligeiramente mais denso foi encontrado, mas estava repleto de várias perfurações que não oferecem resistência significativa à penetração[137]

> **Boxe 20.3** Pontos-chave para a prevenção de lesões nervosas relacionadas à endodontia.
>
> - Avalie sempre a proximidade do ápice do dente ao nervo alveolar inferior (NAI)
> - Sempre avalie os fatores de risco adicionais na morfologia da raiz e os fatores ósseos que contribuem para o extravasamento de produtos químicos adjacentes ao NAI
> - Tome todas as medidas para minimizar a ruptura apical durante o tratamento endodôntico se algum dos fatores de risco anteriores existir. Isso permitirá o extravasamento de produtos químicos de alto pH no NAI, causando danos químicos permanentes ao NAI
> - Considere a extração imediata do dente e lavagem generosa do alvéolo com tratamento médico auxiliar (descrito neste capítulo) se o paciente desenvolver neuropatia sensorial dentro de 3 dias do tratamento endodôntico.

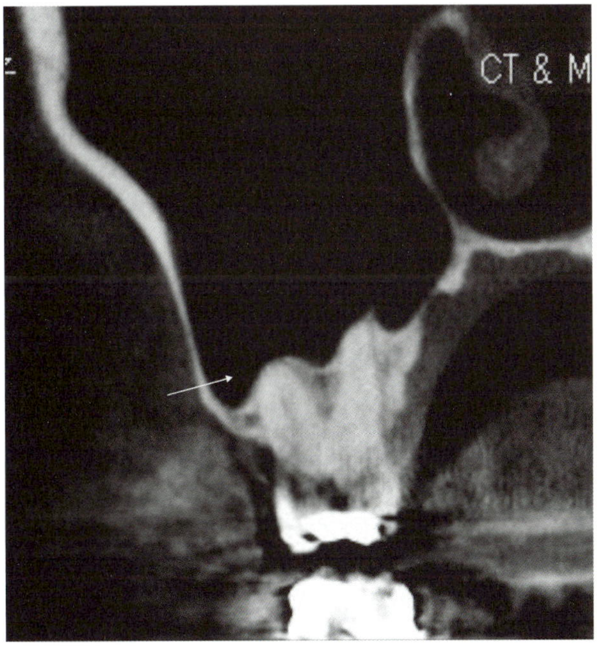

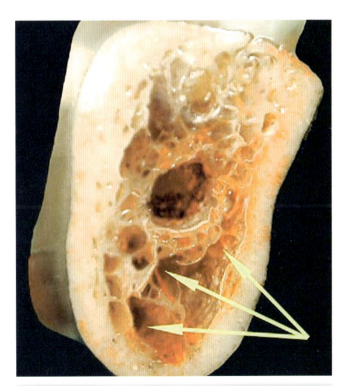

Figura 20.39 Imagem de tomografia computadorizada de feixe cônico (TCFC) em vista coronal mostrando que o ápice da raiz mesiovestibular de um segundo molar superior está próximo ao assoalho do seio (*seta branca*).

Figura 20.40 Seção transversal da mandíbula na região molar mostrando a presença de vacúolos ósseos (*setas amarelas*). (De Tilotta-Yasukawa F, Millot S, El Haddioui A, et al: Labiomandibular paresthesia caused by endodontic treatment: an anatomic and clinical study. *Oral Surg Oral Med Oral Pathol Oral Radiol Endod* 102:e47, 2006.)

- A proximidade do canal do NAI aos ápices dos segundos molares era de 1 mm, e era mais variável (1 a 4 mm) com os primeiros molares. Isso poderia explicar as maiores porcentagens de parestesias relatadas com esses dentes
- A artéria mandibular corre ao longo do lado superomedial do NAI até o primeiro molar e, em seguida, cruza no lado superior até o forame mentual. A perfuração desse vaso, com a concomitante hemorragia exercendo pressão sobre o pedículo, poderia produzir um evento parestésico resultante de isquemia[71]
- Apenas com ápices radiculares em contato direto com o canal do NAI, devido aos extravasamentos, foram capazes de penetrar no nervo. Se osso esponjoso foi intercalado entre os ápices e o pedículo, a propagação da extrusão através dos trabeculados permaneceu na periferia da bainha
- A baixa densidade dos trabeculados e a presença de numerosos vacúolos forneceram uma via para a difusão de fluidos de irrigação extravasados e materiais de obturação em direção ao feixe do NAI. Em um dente com reabsorção apical, o forame está frequentemente dilatado;[363] esses dois fatores em conjunto podem explicar a ocorrência de sintomas sensoriais na ausência de sinais clínicos ou radiográficos de superexpressão ou proximidade do nervo mandibular
- Fatores radiológicos predisponentes que podem indicar maior risco de um incidente adverso durante o tratamento de canal radicular ou causar extrusão de obturação endodôntica/acidente com hipoclorito
  - Defeitos de reabsorção em que a extensão não é identificada, como comunicação interna/externa com o canal radicular e superfície externa da raiz
  - Suspeita de uma perfuração se comunicando com a superfície externa da raiz

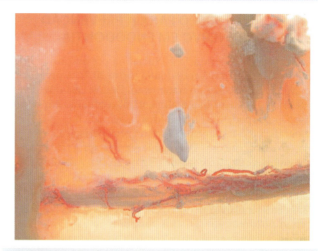

Figura 20.42 Preenchimento excessivo da raiz distal sob observação direta. Ver a proximidade do material extravasado da artéria e feixe nervoso (pedículo). (De Tilotta-Yasukawa F, Millot S, El Haddioui A, et al: Labiomandibular paresthesia caused by endodontic treatment: an anatomic and clinical study. *Oral Surg Oral Med Oral Pathol Oral Radiol Endod* 102:e47, 2006.)

  - Fratura radicular onde poderia haver uma comunicação potencial do canal radicular com a superfície externa da raiz
  - Canal radicular esclerosado
  - *Dens invaginatus*
  - Presença e diâmetro das lesões ósseas de origem endodôntica também pode influenciar a ocorrência de parestesia, principalmente quando associada aos pré-molares e aos molares inferiores.

TÉCNICAS OPERATÓRIAS PARA MINIMIZAR LESÃO NO NERVO

Os procedimentos endodônticos cirúrgicos precisam ser planejados para minimizar o traumatismo nos nervos, incluindo o NAI, o nervo mentual e o forame mentual. Embora o forame mentual esteja mais frequentemente localizado apicalmente ao segundo pré-molar,[217,241,242,243] ele pode variar nas localizações anteroposteriores,[162,220] localizações coronoapicais[95] e número.

A avaliação pré-cirúrgica cuidadosa por meio de radiografias e TCFC fornece informações críticas sobre tamanho, localização e relação espacial da cirurgia planejada para os nervos trigêmeos próximos.[32] Antes de sair do canal mandibular, o nervo frequentemente se alça anteriormente, depois superior e posteriormente na porção apical da região pré-molar.[119] Se um procedimento apical for planejado em uma área compatível com essa variante anatômica, então a TCFC é uma garantia e fortemente recomendada.

O descolamento controlado do tecido que recobre a localização suspeita do forame diminuirá a incidência de transecção. O descolamento cuidadoso do retalho revelará evidências de "afunilamento" do tecido em sua base (Figura 20.43); esse é o sinal revelador da saída do feixe nervoso.[221] Esse tecido, ao ser descoberto, pode ser marcado com um ponto de violeta genciana ou corante azul de metileno. Ao destacá-lo dessa forma, o cirurgião pode evitar o choque não intencional com um retrator. Os tecidos devem estar minimamente distendidos e a parte inferior do retalho, bem hidratada.

Prevenção de instrumentação excessiva: todas as tentativas devem ser realizadas para confinar os processos de instrumentação e irrigação dentro do espaço do canal; danos de extrusões podem ser de origem química ou mecânica,[292] bem como produtos

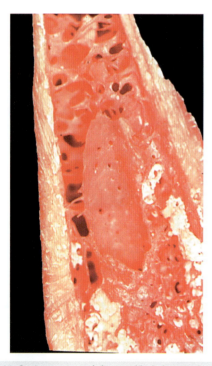

Figura 20.41 Seção transversal da mandíbula longitudinal na região molar mostrando a cobertura óssea esponjosa do feixe neurovascular. Observar as múltiplas fenestrações e trabeculados em forma de favo de mel. (De Tilotta-Yasukawa F, Millot S, El Haddioui A, et al: Labiomandibular paresthesia caused by endodontic treatment: an anatomic and clinical study. *Oral Surg Oral Med Oral Pathol Oral Radiol Endod* 102:e47, 2006.)

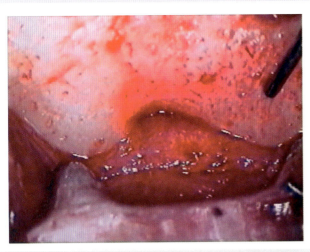

Figura 20.43 O descolamento do retalho de espessura total na região dos ápices radiculares dos pré-molares revela o nervo mentoniano saindo do forame; observar como o tecido "afunila" do retalho descolado para o forame. (De Tilotta-Yasukawa F, Millot S, El Haddioui A, et al: Labiomandibular paresthesia caused by endodontic treatment: an anatomic and clinical study. *Oral Surg Oral Med Oral Pathol Oral Radiol Endod* 102:e47, 2006.)

tóxicos podem se difundir facilmente pelos espaços trabeculares e pelos vacúolos ao redor do feixe nervoso. Essa latência na difusão e o início potencial de sintomas parestésicos ditam um monitoramento rigoroso por 72 horas no pós-operatório nos casos em que a extrusão é aparente.[246]

Prevenção de preenchimento excessivo com extravasamento além do ápice de materiais de obturação ou produtos químicos de tratamento: Qualquer dente que necessite de terapia endodôntica, que esteja próximo ao canal do NAI, deve requerer atenção especial, incluindo: NaOCl (como irrigação) e hidróxido de cálcio – como cimento obturador; medicamentos à base de hidróxido de cálcio rompem o teto do canal, precipitando um sangramento vascular, resultando em irritação da hemoglobina do nervo devido ao conteúdo de ferro.[31,87]

Prevenção de lesão térmica: a aplicação imprudente de calor durante a compactação termoplástica de guta-percha também pode levar à lesão do NAI.[31]

O clínico deve estar ciente e registrar quaisquer eventos que possam indicar lesão do nervo operatório, incluindo dor extrema durante a anestesia de bloqueio do nervo alveolar inferior, instrumentação do canal, irrigação, medicação ou obturação, bem como hemorragia súbita e profusa surgindo do ápice do dente.

Radiografias periapicais pós-operatórias adequadas devem ser realizadas, de acordo com a orientação clínica endodôntica, para verificar qualquer extrusão de curativo ou material de obturação para o canal dentário inferior ou ao redor do forame mental.

Deve-se realizar uma verificação domiciliar, principalmente em casos de alto risco, para avaliar sinais de neuropatia persistente ou nova.

MANEJO DE LESÕES NERVOSAS

A prioridade no manejo de pacientes com lesões nervosas iatrogênicas é que eles entendam o que aconteceu, o provável prognóstico e o possível suporte e as intervenções médicas ou cirúrgicas. O tratamento do paciente com lesão do nervo deve ser holístico, não apenas da neuropatia em si.[261] Dor, problemas funcionais e impacto psicológico devem ser avaliados por meio de questionários.[82] Grötz et al.[121] relataram 11 pacientes com endodontia associada neuropatia e seu tratamento, relatando que os achados neurológicos foram dominados por hipoestesia e disestesia, com 50% dos pacientes relatando dor. As radiografias iniciais mostraram material de obturação na área do canal mandibular. Nove casos foram tratados com apicectomia e descompressão do nervo: em dois casos, foi necessária a extração do dente e apenas um paciente relatou dor persistente após a cirurgia.

É importante reconhecer que LNAI pode ocorrer devido às injeções de bloqueio de anestésico local e o profissional pode frequentemente discriminar entre lesões nervosas causadas por anestesia endodôntica e local por meio de questionamento cuidadoso e avaliação neurológica clínica cuidadosa. O mapeamento da área neuropática discriminará entre o bloqueio dentário inferior (BDI) e lesão do nervo endodôntico (Figuras 20.44 e 20.45).[49]

O diagnóstico é baseado nos sinais e sintomas descritos anteriormente nesta seção. A neuropatia sensorial pós-traumática é um diagnóstico clínico e o conhecimento do risco pré-operatório

---

A dentística no maxilar pode ser realizada com lidocaína 2% com epinefrina
Infiltrações vestibulares com injeções intrasseptais para todos os procedimentos
Não há benefício adicional usando articaína 4%

Apenas procedimentos que requeiram bloqueio do nervo alveolar inferior
- Restaurações de segundo e terceiro molares se a anestesia infiltrativa não funcionar
- Os procedimentos endodônticos podem exigir apenas bloqueios do nervo alveolar inferior (BDIs) para segundos e terceiros molares inferiores
- Extração complexa de molares

Segundos e terceiros molares inferiores para tratamento periodontal, restaurações ou implantes
Infiltração vestibular com articaína 4% e lidocaína 2% intrasseptal ou infiltrações linguais para exodontias, infiltração vestibular com articaína 4% mais lidocaína intraligamentar

Primeiros molares inferiores para tratamento periodontal, restaurações ou implantes
Infiltração vestibular com articaína 4% mais intrasseptal ou infiltração lingual de lidocaína para **exodontias**, infiltração vestibular com articaína 4% e lidocaína 2% intraligamentar

Incisivos, caninos, pré-molares inferiores para tratamento periodontal, restaurações ou implantes
Infiltração mentual vestibular com articaína 4% ou lidocaína 2% (NÃO bloqueia) para **exodontias** adicionada de lingual-intraligamentar, se necessário

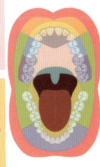

Figura 20.44 A anestesia infiltrativa depende do local e do procedimento.

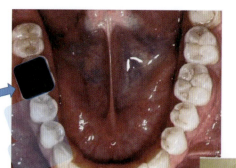
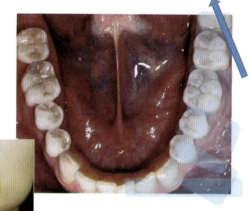

Figura 20.45 A. Lesão do nervo próximo ao dente tratado endodonticamente. Causa = endo. **B.** Lesão do nervo alveolar inferior bloqueado inicialmente causará neuropatia de todo o dermatoma.

em conjunto com as radiografias pós-tratamento devem ser suficientes para confirmar o diagnóstico. Avaliações radiográficas adicionais, especialmente TCFC, podem ser úteis para revelar a extensão da localização dos materiais extravasados em relação ao canal mandibular ou ao seio maxilar, mas é improvável que melhore o resultado do tratamento.[31,103,113] Lesão química do nervo pode não ser óbvia radiograficamente: se o paciente estiver sofrendo de neuropatia após o término do anestésico local e as radiografias pós-operatórias confirmarem que não há material radiopaco no canal, pode-se presumir lesão química do nervo.

A parestesia transitória pode ocorrer nos casos em que houve um procedimento cirúrgico prolongado, alongamento inadvertido ou edema pós-operatório excessivo. As consultas de reavaliação apropriadas incluem testes neurossensoriais e mapeamento do contorno do déficit sensorial. O retorno da sensação nas primeiras semanas indica uma neuropraxia e pode indicar prognóstico, mas não pode prever a recuperação completa. Não é possível distinguir entre lesões nervosas temporárias ou permanentes no pós-operatório precoce; portanto, o tratamento deve ser baseado na gravidade dos sintomas do paciente, na extensão da neuropatia e na evidência de lesão – tratamento recente e extravasamento de material de obturação diagnosticado por meio radiográfico. O momento da intervenção é fundamental e, idealmente, os pacientes de alto risco devem ser seguidos por 24 a 60 horas após tratamento endodôntico para verificar o início dos sintomas de neuropatia.

Avaliação

O paciente deve ser avaliado quanto a dor, limitações funcionais e impacto psicológico. A confirmação adicional da área neuropática e o teste mecanossensorial são importantes para estabelecer a extensão e os sintomas da neuropatia. O paciente deve ser avaliado holisticamente, incluindo seu histórico do evento e se ele está relacionado ao início da dor.[261] Certifique-se de que o histórico de dor exclua dor neuropática preexistente, incluindo o seguinte:

- Dor intensa durante o procedimento (dor por osteocompressão)
- Dor pós-cirúrgica de alto nível (indicativa de lesão do nervo)
- Dor contínua, sensação alterada e/ou dormência
- Problemas funcionais
- Questões psicológicas e questões importantes sobre o mecanismo e a duração da neuropatia determinarão o momento e o tipo de tratamento.[260]

As investigações necessárias incluem:

- Radiológica: LCPA; TCFC pós-traumatismo
- Avaliação neurossensorial para confirmar que a presença de uma neuropatia e distribuição se correlacionam com potencial lesão do nervo
- Os bloqueios diagnósticos de anestesia local podem ser úteis na avaliação do potencial de algumas estratégias de controle da dor periférica quando o tratamento médico não for bem-sucedido.

Desenvolvimentos recentes da neurografia por ressonância médica podem aumentar a capacidade do médico de avaliar a lesão do nervo trigêmeo no pós-operatório precoce, permitindo uma intervenção cirúrgica mais precoce, se necessário.[375]

INTERVENÇÃO IMEDIATA

Se a secção do nervo ou lesão grave for conhecida ou suspeita, provavelmente devido ao bisturi ou à broca, o reparo imediato deve ser realizado. Se as extremidades seccionadas forem bem próximas após a lesão, natural ou cirurgicamente, os axônios em proliferação tentarão preencher a lacuna e, se encontrarem um tubo perineural para preencher, restaurarão gradualmente a função. Todavia, nos casos em que a lacuna está além de um comprimento crítico, um neuroma pode se desenvolver na extremidade proximal. Os neuromas consistem em tecido fibroso denso mesclado com fascículos nervosos, com proliferação desproporcional de fibras amielínicas. O tratamento, se iniciado dentro de 3 meses do evento inicial, frequentemente envolve a ressecção do neuroma e o reparo por anastomose livre de tensão ou enxerto de nervo.

INTERVENÇÃO PRECOCE

Se o paciente exibir sinais neuropáticos durante a instrumentação (neuralgia grave) ou após o término da anestesia local, as radiografias pós-tratamento devem ser reavaliadas para observar a possibilidade de qualquer material de obturação se estender para o canal NAI. Devine et al.[72] relataram que pode haver atraso no desenvolvimento de neuropatia sensorial, geralmente 2 a 3 dias, provavelmente devido ao extravasamento de produto químico pelo ápice do dente tratado, resultando em lesão química do nervo que não será aparente em uma radiografia pós-tratamento. Três meses após a lesão do NAI, ocorrem mudanças centrais e periféricas permanentes dentro do sistema nervoso subsequentes à lesão, que provavelmente não responderão à intervenção do tratamento cirúrgico.[367]

Existe uma forte correlação entre a duração, a origem, a importância da lesão e o prognóstico para a resolução da parestesia. Quanto mais tempo a irritação persistir, seja química ou mecânica, mais fibras estarão envolvidas em um processo degenerativo e mais provavelmente a parestesia se tornará permanente.[284] Se a lesão do nervo for demonstrada por neuropatia pós-operatória e radiografias pós-tratamento (não para extravasamento de produtos químicos) confirmarem a presença de um extravasamento significativo ou sobreinstrumentação no canal do NAI, o manejo envolve a remoção cirúrgica do material agressor o mais rápido possível se o paciente for sintomático.[246,258,262]

O manejo deve ser realizado por meio da remoção imediata dos materiais endodônticos em 24 a 48 horas por meio de cirurgia periapical, extração dentária ou desbridamento cirúrgico, qualquer que seja a opção mais eficaz com o menor potencial de dano ao NAI.[75,178,246,258] Se o paciente desejar reter o dente tratado e o transbordamento estiver presente no canal dentário inferior (CDI), então a corticotomia mandibular vestibular imediata sob anestesia geral pode ser aconselhada, com a remoção do transbordamento e horas de lavagem neural com solução salina.[245a]

No entanto, apesar dos melhores esforços para eliminar o agente causador, os sintomas podem persistir devido ao dano químico ao nervo. Se a melhora sensorial não tiver sido evidente após 2 meses, com ou sem reparo durante a cirurgia intervencionista, então o prognóstico de recuperação é ruim e medidas devem ser tomadas para aliviar as preocupações do paciente por meio de aconselhamento e medicamentos sistêmicos para dor crônica.

O aconselhamento e o manejo terapêutico médico são indicados dentro de 48 horas para lesões causadas por tratamento endodôntico ou injeções de anestésico local.[99]

ASSISTIR E ESPERAR?

Se o paciente apresentar uma área neuropática mínima tolerável e hipossensível (não dolorosa), a intervenção pode não ser justificada. As decisões sobre a intervenção devem ser baseadas na compreensão do paciente sobre os riscos e benefícios. Embora o prognóstico no caso de dano do NAI causado por material reabsorvível ou inerte seja favorável, visto que ele se dissolve com o tempo, a toxicidade do material, seja química ou de pH, pode causar danos permanentes se deixado no local.[222] Além disso, a pressão do material no NAI pode ser causada por hematoma ou inflamação, o que também pode contribuir para danos temporários ou permanentes ao NAI.[90,222] O prognóstico do dano do NAI depende da gravidade da lesão direta ao nervo, a toxicidade do irritante, a quantidade e a velocidade de sua reabsorção e a rapidez com que o agente causador é removido.[222,226,246] Como a parestesia pode ser tanto de natureza mecânica quanto química, a remoção do excesso de material pode não ser suficiente se as fibras do nervo já tiveram sofrido degradação por um irritante químico. No entanto, a parestesia causada por uma irritação instantânea do nervo, como uma pequena sobreinstrumentação ou um inchaço por infecção ou inflamação leve, geralmente desaparece em alguns dias. Se nenhum sinal de cura for observado dentro de 3 a 6 meses, as chances de cicatrizar são consideradas muito menores, embora a função sensorial normal ainda possa retornar após esse tempo.[113,334]

Se a oportunidade de reparo imediato ou descompressão precoce foi perdida, o paciente deve ser tratado terapeuticamente, o que pode incluir intervenções médicas e psicológicas.

As intervenções psicológicas podem incluir aconselhamento, atenção plena, aceitação e compromisso, bem como terapias comportamentais cognitivas para pacientes com lesões nervosas, o que é muito eficaz (há evidências limitadas de sucesso deste tratamento para LNAI de etiologia endodôntica, mas as evidências apoiam terapias psicológicas para dor crônica e LNAI).[261]

Tratamento médico precoce para minimizar a inflamação neural cirúrgica aguda usando protocolos realizados para outras lesões nervosas sensoriais agudas (Gatot, Tovi, 1986; Grötz et al., 1998). Os esteroides podem maximizar a recuperação da lesão do nervo periférico (evidenciado em lesões do nervo espinal) usando prednisolona (15 mg por 5 dias, 10 mg por 5 dias e 5 mg por 5 dias) e medicamentos anti-inflamatórios não esteroides (AINEs) de alta dose (600 mg de ibuprofeno), desde que o paciente não tenha contraindicações para AINEs (úlcera gástrica ou péptica ou alergia a AINEs) e um encaminhamento oportuno seja feito para um microcirurgião oral ou bucomaxilofacial devidamente treinado. Se a oportunidade de um reparo precoce for perdida, o controle terapêutico da dor a longo prazo será necessário.[197a] O complexo de vitamina B e os suplementos de magnésio podem ter alguns efeitos benéficos para a recuperação neural. Antibióticos não são recomendados para lesões nervosas, a menos que estejam relacionadas à infecção e que haja suspeita de neuropatia, mas, nesses casos, o dente deve ser tratado endodonticamente ou extraído.

Em relação ao tratamento médico tardio da dor crônica associada ao tratamento endodôntico, Oshima[225] relatou que 16 de 271 pacientes que apresentavam dor orofacial crônica foram diagnosticados com dor de dente neuropática crônica subsequente ao retratamento endodôntico. A maioria desses pacientes foi tratada para dentes superiores. Setenta por cento dos pacientes responderam à terapia com antidepressivos tricíclicos, o que destaca a importância de estabelecer se o paciente apresenta dor neuropática.

No estudo de Renton e Yilmaz,[261] todos os pacientes apresentaram-se tarde demais para descompressão cirúrgica ou não foi indicada. Assim, dois pacientes foram tratados com oxcarbazepina para dor nevrálgica induzida com toque ou frio e com clonazepam tópico intraoral para controlar o desconforto gengival grave. A dois pacientes foram prescritos adesivos de lidocaína 5% tópicos (de 12 em 12 horas, diárias) para alodinia mecânica debilitante no dermatoma extraoral do NAI, causando dor e problemas funcionais. É um tratamento utilizado com sucesso para pacientes com dor orofacial crônica, principalmente aqueles com alodinia mecânica ou fria da face.

São relatadas recomendações para o tratamento da dor neuropática; a orientação médica é fornecida por Alonso-Ezpeleta et al.[9] A intervenção cirúrgica usando reparo direto ou aloenxerto cadavérico tem impacto limitado na dor neuropática do trigêmeo,[376] bem como outras intervenções para dor neuropática foram resumidas.[77] Em geral, o tratamento da dor neuropática permanece insatisfatório porque os efeitos colaterais dos medicamentos são significativos. Relatórios recentes de adesivos de toxina botulínica A e lidocaína podem melhorar a qualidade de vida dos pacientes com uma base de evidências baixa, mas o mais importante, o reconhecimento e o suporte holístico para o paciente com lesões nervosas iatrogênicas não devem ser subestimados, assim como a prevenção para não se lesionarem esses nervos que são primordiais.

Enfisema subcutâneo cervicofacial

O enfisema subcutâneo é definido como a penetração de ar ou outros gases sob a pele e submucosa, resultando em distensão dos tecidos moles. Um tipo específico, denominado *enfisema subcutâneo cervicofacial* (ESCF), é uma ocorrência relativamente rara e pode ser limitada a eventos traumáticos, iatrogênicos ou espontâneos.

A primeira situação registrada foi relatada por Turnbull em 1900.[342] Ele detalha o relato de um músico induzindo ESCF por tocar sua corneta imediatamente após a extração de um dente mandibular; o inchaço subsequente resolveu em alguns dias depois que ele parou de tocar o instrumento. Na verdade, os primeiros relatos de ESCF, em sua maioria, geralmente seguem extrações de dentes, bem como foram resultado das atividades em que o paciente se envolveu naquele aumento de pressão intraoral.[300] Com a introdução de peças de mão movidas a ar, houve um aumento do risco de ESCF.[11,67,370] Embora o dente cuja extração foi feita, especialmente de terceiros molares inferiores, permaneça sendo a razão mais comumente relatada para ESCF,[53,67,145,276,366,370] também pode resultar de tratamento restaurador,[52,104,158,320,344] cirurgia periodontal,[99,309] tratamentos protéticos,[116,374] e tratamentos endodônticos.[29,149,161,237,323,344,361]

Ar comprimido, fornecido por uma seringa de ar, uma peça de mão de alta velocidade ou uma combinação dos dois durante o procedimento cirúrgico está associado a 71% dos casos.[139] Um estudo mais recente[14] revisando 47 casos documentados de ESFC por tomografia computadorizada (TC) descobriu que a causa exclusiva foi a peça de mão de alta velocidade em 66% desses pacientes. Outros meios de introdução de ar nos espaços faciais incluem os seguintes:

- Uso do *laser* odontológico (Er: YAG) na bolsa gengival: o ar comprimido é usado para resfriar a ponta, mas é de pressão suficiente para dissecar a ferida sulcular[208]
- Peróxido de hidrogênio além do espaço do canal: mais frequentemente relatado quando o fluido é introduzido através de uma perfuração no canal[29] ou ápice sobreinstrumentado[161]
- Falta de isolamento do dique de borracha: uma seringa de ar comprimido foi implantada para aumentar a visibilidade nesses retratamentos de molares, com infiltração de ar pelo sulco gengival[76,169]
- Barotraumatismo secundário à síndrome de Boerhaave: ruptura espontânea do esôfago distal como resultado de vômito intratável, causando aumento da pressão esofágica intraluminal.[123]

A deposição de ar além do espaço do canal é uma função tanto do diâmetro do canal no ápice[81] quanto da posição da ponta da seringa.[307] Um enfisema de ar tem o potencial de se espalhar ao longo dos planos faciais de maneira semelhante (Figuras 20.46 e 20.47). O ar que entra nos espaços parafaríngeos e retrofaríngeos

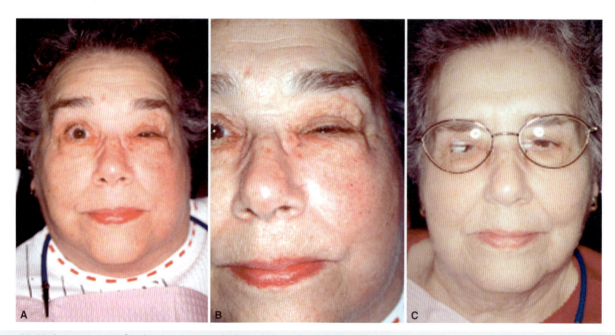

Figura 20.46 A. Apresentação facial após a remoção do dique de borracha. **B.** Visão em proximidade revela acentuada distensão da região suborbital esquerda, com ptose ocular e perda do sulco nasolabial. Havia crepitação acentuada à palpação, mas a paciente estava sem dor. **C.** Ela foi colocada em regime de antibióticos, conforme protocolo; 2 dias após o incidente, o enfisema foi resolvido e os tecidos estão normais na cor e textura.

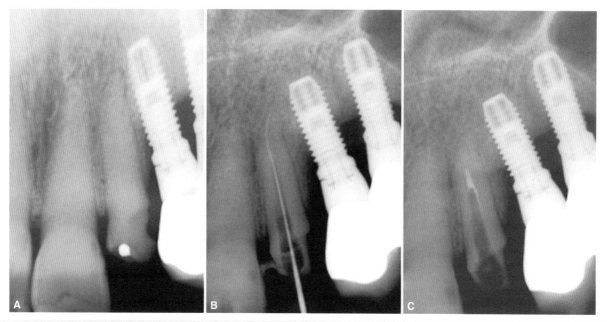

Figura 20.47 **A.** Radiografia pré-operatória do dente 22;[158] a calcificação distrófica obliterou a câmara pulpar e a metade coronal do espaço do canal. **B.** Uma lima #10 inserida no comprimento de trabalho estimado; a lima, na verdade, é colocada por uma perfuração vestibular da raiz na extensão apical da ampliação do canal realizada por ultrassom. A secagem repetida do espaço do canal usando uma seringa de ar forçou ar pelo local da perfuração e precipitou o enfisema visto na Figura 20.46A e B. **C.** O local da perfuração radicular foi selado com agregado de trióxido mineral (MTA) antes que o espaço do canal fosse obturado. O dente permaneceu assintomático desde o incidente.

pode levar a infecções de tecidos moles,[91] comprometimento das vias respiratórias,[263] danos ao nervo óptico[41] e até morte.[68,264] A maioria dos casos, no entanto, apresenta-se como pele macia, inchaço sem vermelhidão que ocorre durante ou logo após a consulta odontológica. O edema cervicofacial está sempre associado à crepitação (sensação de estalo nos tecidos à palpação), que pode não ser palpável antes de um período de latência de várias horas. A apresentação mais grave do pneumomediastino é caracterizada por dispneia com voz rouca, dor no peito ou nas costas e sinal de Hamman (um som de borbulhamento ou trituração causado por ar ou movimento acompanhado de pulsação cardíaca).[130] Complicações secundárias, como mediastinite piogênica ou fascite necrosante, devem ser consideradas, e meios apropriados para avaliá-las e manejá-las (hemoculturas, antibióticos intravenosos de amplo espectro).[76] O diagnóstico diferencial deve incluir uma reação alérgica (sinais dérmicos mais pronunciados antes de sintomas cardíacos/respiratórios), hematoma (um rápido acúmulo de líquido sem descoloração inicial e sem crepitação) e edema angioneurótico (uma área definida e circunscrita de edema, frequentemente precedida por uma sensação de queimação nas membranas mucosas ou na pele).[99]

O tratamento é amplamente empírico e depende da extensão do ESCF. Antibióticos são geralmente prescritos devido à não esterilidade do suprimento de ar e à possibilidade de detritos necróticos ou microrganismos forçados para os tecidos circundantes.[263] A administração de oxigênio a 100% por meio de máscara sem respirador é relatada para acelerar a resolução do enfisema porque o oxigênio, que substitui o ar aprisionado, é mais facilmente absorvido no local.[169] Apresentações mais graves justificam a hospitalização com antibióticos intravenosos, onde a extensão e a regressão do ESCF podem ser monitoradas de perto por meio de tomografias e as complicações podem ser manejadas de forma mais eficaz.[36] A resolução, exceto quaisquer complicações graves, é caracteristicamente rápida e sem intercorrências, com os pacientes retornando à sua aparência normal em 4 a 7 dias.

Uma reavaliação da causa do enfisema deve ser examinada e corrigida antes de retomar o tratamento, especialmente em casos de perfuração.

Do ponto de vista endodôntico, minimizar o ar comprimido no local, seja de uma peça de mão de alta velocidade ou de uma seringa de ar, é fundamental para prevenir essa consequência. Isolamento com dique de borracha, uso de pontas de papel ou aspiração de alto volume para secar os espaços dos canais e evitar o uso de peróxido de hidrogênio durante o procedimento também reduzirão o risco de introdução ou aprisionamento de ar por baixo dos tecidos sobrejacentes. Para microcirurgia endodôntica, o uso de uma peça de mão de alta velocidade com exaustão traseira para ressecção da raiz, bem como de ultrassom para preparo da extremidade da raiz, diminuiriam a probabilidade de precipitar um ESCF durante os procedimentos na extremidade da raiz.[19]

Referências bibliográficas

1. Abbasipour F, Rastqar A, Bakhtiar H, et al: The nociceptive and antinociceptive effects of white mineral trioxide aggregate, *Int Endod J* 42:794, 2009. doi:19549151.
2. Ahlgren FK, Johannessen AC, Hellem S: Displaced calcium hydroxide paste causing inferior alveolar nerve paraesthesia: report of a case, *Oral Surg Oral Med Oral Pathol Oral Radiol Endod* 96:734, 2003. doi:14676765.
3. Ahonen M, Tjaderhane L: Endodontic-related paresthesia: a case report and literature review, *J Endod* 37:1460, 2011. doi:21924203.
4. Alapati SB, Brantley WA, Svec TA, et al: SEM observations of nickel-titanium rotary endodontic instruments that fractured during clinical use, *J Endod* 31:40, 2005. doi:15614004.
5. Albrecht LJ, Baumgartner JC, Marshall JG: Evaluation of apical radicular debris removal using various sizes and tapers of ProFile GT files, *J Endod* 30:425, 2004. doi:15167472.
6. Al-Fouzan KS: Incidence of rotary ProFile instrument fracture and the potential for bypassing in vivo, *Int Endod J* 36:864, 2003. doi:14641426.

7. Al-Omari MA, Dummer PM: Canal blockage and debris extrusion with eight preparation techniques, *J Endod* 21:154, 1995. doi:7561660.
8. Alomairy KH: Evaluating two techniques on removal of fractured rotary nickel-titanium endodontic instruments from root canals: an in vitro study, *J Endod* 35:559, 2009, 19345805.
9. Alonso-Ezpeleta O, Martín PJ, López-López J, et al: Pregabalin in the treatment of inferior alveolar nerve paraesthesia following overfilling of endodontic sealer, *J Clin Exp Dent* 6:e197–e202, 2014.
10. American Association of Endodontists: *Glossary of endodontic terms*, ed 7, Chicago, 2003, American Association of Endodontists.
11. American Association of Oral and Maxillofacial Surgeons, Council on Dental Materials, Instruments and Equipment: Air-driven handpieces and air emphysema, *J Am Dent Assoc* 123:108, 1992.
12. Aminoshariae A, Kulild JC, Syed A: Cone-beam computed tomography compared with intraoral radiographic lesions in endodontic outcome studies: a systematic review, *J Endod* 44:1626–1631, 2018.
13. Aminoshariae A, Su A, Kulild JC: Determination of the location of the mental foramen: a critical review, *J Endod* 40:471–475, 2014.
14. Arai I, Aoki T, Yamazaki H, et al: Pneumomediastinum and subcutaneous emphysema after dental extraction detected incidentally by regular medical checkup: a case report, *Oral Surg Oral Med Oral Pathol Oral Radiol Endod* 107:e33, 2009. doi:19201622.
15. Augsburge RA, Peters DD: Radiographic evaluation of extruded obturation materials, *J Endod* 16:492, 1990. doi:2084203.
16. Azim AA, Wang HH, Tarrosh M, et al: Comparison between single-file rotary systems: part 1—efficiency, effectiveness, and adverse effects in endodontic retreatment, *J Endod* 44:1720, 2018.
17. Bartling R, Freeman K, Kraut RA: The incidence of altered sensation of the mental nerve after mandibular implant placement, *J Oral Maxillofac Surg* 57:1408, 1999. doi:10596660.
18. Bataineh AB: Sensory nerve impairment following mandibular third molar surgery, *J Oral Maxillofac Surg* 59:1012, 2001, discussion 7. doi:11526568.
19. Battrum DE, Gutmann JL: Implications, prevention and management of subcutaneous emphysema during endodontic treatment, *Endod Dent Traumatol* 11:109, 1995. doi:7641625.
20. Baumgartner JC, Mader CL: A scanning electron microscopic evaluation of four root canal irrigation regimens, *J Endod* 13:147, 1987. doi:3106553.
21. Beck-Mannagetta J, Necek D, Grasserbauer M: Solitary aspergillosis of maxillary sinus, a complication of dental treatment, *Lancet* 2:1260, 1983.
22. Beck-Mannagetta J, Necek D, Grasserbauer M: Zahnaerztliche Aspekte der solitaeren Kieferhoehlen-Aspergillose, *Z Stomatol* 83:283, 1986. doi:3465133.
23. Becker GL, Cohen S, Borer R: The sequelae of accidentally injecting sodium hypochlorite beyond the root apex: report of a case, *Oral Surg Oral Med Oral Pathol* 38:633, 1974. doi:4547330.
24. Becking AG: Complications in the use of sodium hypochlorite during endodontic treatment: report of three cases, *Oral Surg Oral Med Oral Pathol* 71:346, 1991. doi:2011360.
25. Benninger MS, Sebek BA, Levine HL: Mucosal regeneration of the maxillary sinus after surgery, *Otolaryngol Head Neck Surg* 101:33, 1989. doi:2502761.
26. Bergenholtz G, Lekholm U, Milthon R, et al Influence of apical overinstrumentation and overfilling on re-treated root canals, *J Endod* 5:310, 1979. doi:297752.
27. Berutti E, Negro AR, Lendini M, et al: Influence of manual preflaring and torque on the failure rate of ProTaper rotary instruments, *J Endod* 30:228–230, 2004.
28. Betti LV, Bramante CM: Quantec SC rotary instruments versus hand files for gutta-percha removal in root canal retreatment, *Int Endod J* 34:514, 2001. doi:11601768.
29. Bhat KS: Tissue emphysema caused by hydrogen peroxide, *Oral Surg Oral Med Oral Pathol* 38:304, 1974. doi:4528827.
30. Bjørndal L, Amaloo C, Markvart M, et al: Maxillary sinus impaction of a core carrier causing sustained apical periodontitis, sinusitis, and nasal stenosis: a 3-year follow-up, *J Endod* 42:1851, 2016.
31. Blanas N, Kienle F, Sandor GK: Inferior alveolar nerve injury caused by thermoplastic gutta-percha overextension, *J Can Dent Assoc* 70:384, 2004. doi:15175118.
32. Bornstein MM, Lauber R, Sendi P, et al: Comparison of periapical radiography and limited cone-beam computed tomography in mandibular molars for analysis of anatomical landmarks before apical surgery, *J Endod* 37:151, 2011. doi:21238794.
33. Bornstein MM, Wasmer J, Sendi P, et al: Characteristics and dimensions of the Schneiderian membrane and apical bone in maxillary molars referred for apical surgery: a comparative radiographic analysis using limited cone beam computed tomography, *J Endod* 38:51, 2012. doi:22152620.
34. Boutsioukis C, Verhaagen B, Versluis M, et al: Evaluation of irrigant flow in the root canal using different needle types by an unsteady computational fluid dynamics model, *J Endod* 36:875, 2010. doi:20416437.
35. Bowden JR, Ethunandan M, Brennan PA: Life-threatening airway obstruction secondary to hypochlorite extrusion during root canal treatment, *Oral Surg Oral Med Oral Pathol Oral Radiol Endod* 101:402, 2006. doi:16504876.
36. Breznick DA, Saporito JL: Iatrogenic retropharyngeal emphysema with impending airway obstruction, *Arch Otolaryngol Head Neck Surg* 115:1367, 1989. doi:2803720.
37. Brodin P, Røed A, Aars H, et al: Neurotoxic effects of root filling materials on rat phrenic nerve in vitro, *J Dent Res* 61:1020–1023, 1982.
38. Brown DC, Moore BK, Brown CE, et al: An in vitro study of apical extrusion of sodium hypochlorite during endodontic canal preparation, *J Endod* 12:587, 1995.
39. Bryant ST, Thompson SA, al-Omari MA, et al: Shaping ability of ProFile rotary nickel-titanium instruments with ISO sized tips in simulated root canals: part 1, *Int Endod J* 31:275, 1998. doi:9823117.
40. Buckley M, Sprangberg LSW: The prevalence and technical quality of endodontic treatment in an American subpopulation, *Oral Pathol Oral Radiol Endod* 79:92, 1995.
41. Buckley MJ, Turvey TA, Schumann SP, et al Orbital emphysema causing vision loss after a dental extraction, *J Am Dent Assoc* 120:421, 1990, discussion. doi:4232181013.
42. Budd JC, Gekelman D, White JM: Temperature rise of the post and on the root surface during ultrasonic post removal, *Int Endod J* 38:705, 2005. doi:16164684.
43. Budd CS, Weller RN, Kulild JC: A comparison of thermoplasticized injectable gutta-percha obturation techniques, *J Endod* 17:260, 1991. doi:1940750.
44. Bürklein S, Schäfer E: Apically extruded debris with reciprocating single-file and full-sequence rotary instrumentation systems, *J Endod* 38:850–852, 2012.
45. Bürklein S, Benten S, Schäfer E: Quantitative evaluation of apically extruded debris with different single-file systems: Reciproc, F360 and OneShape versus Mtwo, *Int Endod J* 47:405–409, 2014.
46. Caissie R, Goulet J, Fortin M, et al Iatrogenic paresthesia in the third division of the trigeminal nerve: 12 years of clinical experience, *J Can Dent Assoc* 71:185, 2005. doi:15763037.
47. Candeiro GTM, Correia FC, Duarte MAH, et al: Evaluation of radiopacity, ph, release of calcium ions, and flow of a bioceramic root canal Sealer, *J Endod* 38:842, 2012. doi:22595123.
48. Caputo BV, Noro Filho GA, de Andrade Salgado DM, et al: Evaluation of the root canal morphology of molars by using cone-beam computed tomography in a Brazilian population: part I, *J Endod* 42:1604–1607, 2016.
49. Carter E, Yilmaz Z, Devine M, et al: An update on the causes, assessment and management of third division sensory trigeminal neuropathies, *Br Dent J* 220:627–635, 2016.
50. Cavenago BC, Ordinola-Zapata R, Duarte MAH, et al: Efficacy of xylene and passive ultrasonic irrigation on remaining root filling material during retreatment of anatomically complex teeth, *Int Endod J* 47:1078–1083, 2014.
51. Caviedes-Bucheli J, Castellanos F, Vasquez N, et al: The influence of two reciprocating single-file and two rotary-file systems on the apical extrusion of debris and its biological relationship with symptomatic apical periodontitis. A systematic review and meta-analysis, *Int Endod J* 49:255–270, 2016.
52. Chan DC, Myers T, Sharaway M: A case for rubber dam application—subcutaneous emphysema after class V procedure, *Oper Dent* 32:193, 2007. doi:17427830.
53. Chen SC, Lin FY, Chang KJ: Subcutaneous emphysema and pneumomediastinum after dental extraction, *Am J Emerg Med* 17:678, 1999. doi:10597088.
54. Chenail BL, Teplitsky PE: Orthograde ultrasonic retrieval of root canal obstructions, *J Endod* 13:186, 1987. doi:3471842.
55. Cheung GS, Peng B, Bian Z, et al: Defects in ProTaper S1 instruments after clinical use: fractographic examination, *Int Endod J* 38:802, 2005. doi:16218972.

56. Chutich MJ, Kaminski EJ, Miller DA, et al: Risk assessment of the toxicity of solvents of gutta-percha used in endodontic retreatment, *J Endod* 24:213, 1998. doi:9641120.
57. Cintra LTA, Benetti F, de Azevedo Queiroz ÍO, et al: Cytotoxicity, biocompatibility, and biomineralization of the new high-plasticity MTA material, *J Endod* 43:774, 2017.
58. Clegg MS, Vertucci FJ, Walker C, et al: The effect of exposure to irrigant solutions on apical dentin biofilms in vitro, *J Endod* 32:434, 2006. doi:16631843.
59. Cohen S, Burns RC: *Pathways of the pulp*, ed 3, St. Louis, 1984, CV Mosby, pp 291–292.
60. Cohen S, Burns RC: *Pathways of the pulp*, ed 5, St. Louis, 1991, Mosby.
61. Cohen S, Burns RC: *Pathways of the pulp*, ed 8, St Louis, 2002, Mosby, pp 94, 242–252, 530, 870, 910.
62. Cohen S, Hargreaves KM: *Pathways of the pulp*, ed 9, St Louis, 2006, Mosby, pp 992–994.
63. Crump MC, Natkin E: Relationship of broken root canal instruments to endodontic case prognosis: a clinical investigation, *J Am Dent Assoc* 80:1341, 1970. doi:5266127.
64. Cuje J, Bargholz C, Hulsmann M: The outcome of retained instrument removal in a specialist practice, *Int Endod J* 43:545, 2010. doi:20456518.
65. Dan AE, Thygesen TH, Pinholt EM: Corticosteroid administration in oral and orthognathic surgery: a systematic review of the literature and meta-analysis, *J Oral Maxillofac Surg* 68:2207, 2010. doi:20591548.
66. Daugherty DW, Gound TG, Comer TL: Comparison of fracture rate, deformation rate, and efficiency between rotary endodontic instruments driven at 150 rpm and 350 rpm, *J Endod* 27:93, 2001. doi:11491646.
67. Davies DE: Pneumomediastinum after dental surgery, *Anaesth Intensive Care* 29:638, 2001. doi:11771612.
68. Davies JM, Campbell LA: Fatal air embolism during dental implant surgery: a report of three cases, *Can J Anaesth* 37:112, 1990. doi:2295094.
69. De-Deus G, Moreira EJ, Lopes HP, et al: Extended cyclic fatigue life of F2 Pro-Taper instruments used in reciprocating movement, *Int Endod J* 43:1063, 2010. doi:21080616.
70. Dempf R, Hausamen JE: Lesions of the inferior alveolar nerve arising from endodontic treatment, *Aust Endod J* 26:67, 2000. doi:11359285.
71. Denio D, Torabinejad M, Bakland LK: Anatomical relationship of the mandibular canal to its surrounding structures in mature mandibles, *J Endod* 18:161, 1992. doi:1402570.
72. Devine M, Modgill O, Renton T: Mandibular division trigeminal nerve injuries following primary endodontic treatment. A case series, *Aust Endod J* 43:56–65, 2017.
73. Dhingra A, Ruhal N, Miglani A: Evaluation of single file systems Reciproc, OneShape, and WaveOne using cone beam computed tomography–an in vitro study, *J Clin Diagn Res* 9:ZC30, 2015.
74. DiVito EE, Rassoulian SA: Ex vivo scanning electron microscopy evaluation of cleaning efficacy following in vivo endodontic treatment: a report of 2 cases, *Dentistry* 7:419, 2017.
75. Dorn S, Garther A: Case selection and treatment planning. In Cohen S, Burns RC, editors: *Pathways of the pulp*, ed 7, Mosby, 1998, St Louis, p 60.
76. Durukan P, Salt O, Ozkan S, et al: Cervicofacial emphysema and pneumomediastinum after a high-speed air drill endodontic treatment procedure, *Am J Emerg Med* 30:2095.e3, 2012.
77. Dworkin RH, O'Connor AB, Kent J, et al: International association for the study of pain neuropathic pain special interest group interventional management of neuropathic pain: NeuPSIG recommendations, *Pain* 154:2249–2261, 2013.
78. Eberhardt JA, Torabinejad M, Christiansen EL: A computed tomographic study of the distances between the maxillary sinus floor and the apices of the maxillary posterior teeth, *Oral Surg Oral Med Oral Pathol* 73:345, 1992. doi:1545967.
79. Edgar SW, Marshall JG, Baumgartner JC: The antimicrobial effect of chloroform on Enterococcus faecalis after gutta-percha removal, *J Endod* 32:1185, 2006. doi:17174679.
80. Ehrich DG, Brian JD Jr, Walker WA: Sodium hypochlorite accident: inadvertent injection into the maxillary sinus, *J Endod* 19:180, 1993. doi:8326264.
81. Eleazer PD, Eleazer KR: Air pressures developed beyond the apex from drying root canals with pressurized air, *J Endod* 24:833, 1998. doi:10023265.
82. Elias LA, Yilmaz Z, Smith JG, et al: PainDETECT: a suitable screening tool for neuropathic pain in patients with painful post-traumatic trigeminal nerve injuries?, *Int J Oral Maxillofac Surg* 43:120–126, 2014.
83. Engstrom B, Segerstad L, Ramstrom G, et al: Correlation of positive cultures with the prognosis for root canal treatment, *Odontol Revy* 15:257–270, 1964.
84. Ericson S, Finne K, Persson G: Results of apicoectomy of maxillary canines, premolars and molars with special reference to oroantral communication as a prognostic factor, *Int J Oral Surg* 3:386, 1974. doi:4217314.
85. Eriksson AR, Albrektsson T: Temperature threshold levels for heat-induced bone tissue injury: a vital-microscopic study in the rabbit, *J Prosthet Dent* 50:101, 1983. doi:6576145.
86. Erisen R, Yucel T, Kucukay S: Endomethasone root canal filling material in the mandibular canal: a case report, *Oral Surg Oral Med Oral Pathol* 68:343, 1989. doi:2771377.
87. Escoda-Francoli J, Canalda-Sahli C, Soler A, et al: Inferior alveolar nerve damage because of overextended endodontic material: a problem of sealer cement biocompatibility?, *J Endod* 33:1484, 2007. doi:18037065.
88. Ettrich CA, Labossiere PE, Pitts DL, et al: An investigation of the heat induced during ultrasonic post removal, *J Endod* 33:1222, 2007. doi:17889694.
89. Fanibunda K, Whitworth J, Steele J: The management of thermomechanically compacted gutta percha extrusion in the inferior dental canal, *Br Dent J* 184:330, 1998. doi:9599885.
90. Farren ST, Sadoff RS, Penna KJ: Sodium hypochlorite chemical burn: case report, *N Y State Dent J* 74:61, 2008. doi:18402381.
91. Feinstone T: Infected subcutaneous emphysema: report of case, *J Am Dent Assoc* 83:1309, 1971. doi:5286735.
92. Feldman G, Solomon C, Notaro P, et al: Retrieving broken endodontic instruments, *J Am Dent Assoc* 88:588, 1974. doi:4521266.
93. Felippe MC, Felippe WT, Marques MM, et al: The effect of the renewal of calcium hydroxide paste on the apexification and periapical healing of teeth with incomplete root formation, *Int Endod J* 38:436, 2005. doi:15946263.
94. Ferraz CC, Gomes NV, Gomes BP, et al: Apical extrusion of debris and irrigants using two hand and three engine-driven instrumentation techniques, *Int Endod J* 34:354, 2001. doi:11482718.
95. Fishel D, Buchner A, Hershkowith A, et al: Roentgenologic study of the mental foramen, *Oral Surg Oral Med Oral Pathol* 41:682, 1976. doi:1063970.
96. Fors UGH, Berg JO: A method for the removal of separated endodontic instruments from root canals, *J Endod* 9:156, 1983. doi:6574203.
97. Fox J, Moodnik RM, Greenfield E, et al: Filling root canals with files: radiographic evaluation of 304 cases, *N Y State Dent J* 38:154, 1972. doi:4500382.
98. Freedman A, Horowitz I: Complications after apicoectomy in maxillary premolar and molar teeth, *Int J Oral Maxillofac Surg* 28:192, 1989.
99. Fruhauf J, Weinke R, Pilger U, et al: Soft tissue cervicofacial emphysema after dental treatment: report of 2 cases with emphasis on the differential diagnosis of angioedema, *Arch Dermatol* 141:1437, 2005. doi:16301391.
100. Fu M, Zhang Z, Hou B: Removal of broken files from root canals by using ultrasonic techniques combined with dental microscope: a retrospective analysis of treatment outcome, *J Endod* 37:619, 2011. doi:21496659.
101. Gambarini G: Cyclic fatigue of nickel-titanium rotary instruments after clinical use with low-and high-torque endodontic motors, *J Endod* 27:772, 2001. doi:11771588.
102. Gambarini G: Rational for the use of low-torque endodontic motors in root canal instrumentation, *Endod Dent Traumal* 16:95, 2000.
103. Gambarini G, Plotino G, Grande NM, et al: Differential diagnosis of endodonticrelated inferior alveolar nerve paraesthesia with cone beam computed tomography: a case report, *Int Endod J* 44:176, 2011. doi:21083573.
104. Gamboa VCA, Vega Pizarro A, Arriagada AA: Subcutaneous emphysema secondary to dental treatment: case report, *Medicina Oral, Patologia Oral y Cirugia Bucal* 12:E76, 2007. doi:17195836.
105. Gandolfi MG, Siboni F, Primus CM, et al: Ion release, porosity, solubility, and bioactivity of MTA plus tricalcium silicate, *J Endod* 40:1632, 2014. doi:25260736.
106. Gao Y, Shotton V, Wilkinson K, et al: Effects of raw material and rotational speed on the cyclic fatigue of ProFile Vortex rotary instruments, *J Endod* 36:1205, 2010. doi:20630300.

107. Gatot A, Arbelle J, Leiberman A, et al: Effects of sodium hypochlorite on soft tissues after its inadvertent injection beyond the root apex, *J Endod* 17:573, 1991. doi:1812208.
108. George S, Basrani B, Kishen A: Possibilities of gutta-percha-centered infection in endodontically treated teeth: an in vitro study, *J Endod* 36:1241, 2010. doi:20630308.
109. Gernhardt CR, Eppendorf K, Kozlowski A, et al: Toxicity of concentrated sodium hypochlorite used as an endodontic irrigant, *Int Endod J* 37:272, 2004. doi:15056354.
110. Gettleman BH, Spriggs KA, ElDeeb ME, et al: Removal of canal obstructions with the endo extractor, *J Endod* 17:608, 1991. doi:1820424.
111. Giacomino CM, Wealleans JA, Kuhn N, et al: Comparative biocompatibility and osteogenic potential of two bioceramic sealers, *J Endod* 45:51, 2019.
112. Giardino L, Pontieri F, Savoldi E, et al: Aspergillus mycetoma of the maxillary sinus secondary to overfilling of a root canal, *J Endod* 32:692, 2006. doi:16793483.
113. Giuliani M, Lajolo C, Deli G, et al: Inferior alveolar nerve paresthesia caused by endodontic pathosis: a case report and review of the literature, *Oral Surg Oral Med Oral Pathol Oral Radiol Endod* 92:670, 2001. doi:11740484.
114. Givol N, Rosen E, Bjorndal L, et al: Medico-legal aspects of altered sensation following endodontic treatment: a retrospective case series, *Oral Surg Oral Med Oral Pathol Oral Radiol Endod* 112:126–131, 2011.
115. Gluskin AH, Ruddle CJ, Zinman EJ: Thermal injury through intraradicular heat transfer using ultrasonic devices: precautions and practical preventive strategies, *J Am Dent Assoc* 136:1286, 2005. doi:16196235.
116. Goorhuis H, Rothrock SG: Cervicofacial and thoracic barotrauma following a minor dental procedure, *Pediatr Emerg Care* 9:29, 1993. doi:8488142.
117. Gorduysus M, Avcu N, Gorduysus O, et al: Cytotoxic effects of four different endodontic materials in human periodontal ligament fibroblasts, *J Endod* 33:1450, 2007. doi:18037057.
118. Greene KJ, Krell KV: Clinical factors associated with ledged canals in maxillary and mandibular molars, *Oral Surg Oral Med Oral Pathol* 70:490, 1990. doi:2216387.
119. Greenstein G, Tarnow D: The mental foramen and nerve: clinical and anatomical factors related to dental implant placement: a literature review, *J Periodontol* 77:1933, 2006. doi:17209776.
120. Grigorin D, Brambule J, Delacretaz J: La sinusite maxillaire fungique, *Dermatologica* 159:180, 1979.
121. Grötz KA, Al-Nawas B, de Aguiar EG, et al: Treatment of injuries to the inferior alveolar nerve after endodontic procedures, *Clin Oral Investig* 2:73–76, 1998.
122. Guerreiro-Tanomaru JM, De Faria-Jnior NB, Duarte MAH, et al: Comparative analysis of enterococcus faecalis biofilm formation on different substrates, *J Endod* 39:346, 2013. doi:23402505.
123. Gulati A, Baldwin A, Intosh IM, et al: Pneumomediastinum, bilateral pneumothorax, pleural effusion, and surgical emphysema after routine apicectomy caused by vomiting, *Br J Oral Maxillofac Surg* 46:136, 2008. doi:17257717.
124. Gursoy UK, Bostanci V, Kosger HH: Palatal mucosa necrosis because of accidental sodium hypochlorite injection instead of anaesthetic solution, *International Endod J* 39:157, 2006.
125. Gutmann JL, Dumsha TC, Lovdahl PE, et al: *Problem solving in endodontics*, ed 3, St. Louis, 1997, Mosby, pp 96–100, 117.
126. Gutmann JL, Rakusin H: Perspectives on root canal obturation with thermoplasticized injectable gutta-percha, *Int Endod J* 20:261, 1987. doi:3481786.
127. Haikel Y, Serfaty R, Bateman G, et al: Dynamic and cyclic fatigue of engine-driven rotary nickel-titanium endodontic instruments, *J Endod* 25:434, 1999. doi:10530246.
128. Hamid HR, Gluskin AH, Peters OA, et al: Rotary versus reciprocation root canal preparation: initial clinical quality assessment in a novice clinician cohort, *J Endod* 44:1257, 2018.
129. Hammad M, Qualtrough A, Silikas N: Three-dimensional evaluation of effectiveness of hand and rotary instrumentation for retreatment of canals filled with different materials, *J Endod* 34:1370, 2008. doi:18928849.
130. Hamman L: Spontaneous mediastinal emphysema, *Bull Johns Hopkins Hosp* 54:46, 1961.
131. Handschel J, Figgener L, Joos U: [Forensic evaluation of injuries to nerves and jaw bone after wisdom tooth extraction from the viewpoint of current jurisprudence], *Mund Kiefer Gesichtschir* 5:44, 2001. doi:11272387.
132. Hapcook CP Sr: Dental malpractice claims: percentages and procedures, *J Am Dent Assoc* 137:1444, 2006. doi:17012726.
133. Harty FJ, Parkins BJ, Wengraf AM: Success rate in root canal therapy: a retrospective study of conventional cases, *Br Dent J* 128:65, 1970. doi:5270224.
134. Hashem AA: Ultrasonic vibration: temperature rise on external root surface during broken instrument removal, *J Endod* 33:1070, 2007. doi:17931935.
135. Hasheminia SM, Farhad A, Sheikhi M, et al: Cone-beam computed tomographic analysis of canal transportation and centering ability of single-file systems, *J Endod* 44:1788–1791, 2018.
136. Hauman CH, Chandler NP, Tong DC: Endodontic implications of the maxillary sinus: a review, *Int Endod J* 35:127, 2002. doi:11843967.
137. Heasman PA: Variation in the position of the inferior dental canal and its significance to restorative dentistry, *J Dent* 16:36, 1988. doi:3164005.
138. Heling I, Rotstein I, Dinur T, et al: Bactericidal and cytotoxic effects of sodium hypochlorite and sodium dichloroisocyanurate solutions in vitro, *J Endod* 27:278, 2001. doi:11485267.
139. Heyman SN, Babayof I: Emphysematous complications in dentistry, 1960-1993: an illustrative case and review of the literature, *Quintessence Int* 26:535, 1995. doi:8602428.
140. Hillerup S: Iatrogenic injury to oral branches of the trigeminal nerve: records of 449 cases, *Clin Oral Investig* 11:133, 2007. doi:17186310.
141. Hillerup S: Iatrogenic injury to the inferior alveolar nerve: etiology, signs and symptoms, and observations on recovery, *Int J Oral Maxillofac Surg* 37:704, 2008. doi:18501561.
142. Hillerup S, Jensen R: Nerve injury caused by mandibular block analgesia, *Int J Oral Maxillofac Surg* 35:437, 2006. doi:16343853.
143. Himel V, Ahmed K, Wood D, et al: An evaluation of nitinol and stainless steel files used by students during a laboratory proficiency exam, *Oral Surg* 79:232, 1995.
144. Hinrichs RE, Walker WA, Schindler WG: A comparison of amounts of apically extruded debris using handpiece-driven nickel-titanium instrument systems, *J Endod* 24:102, 1998. doi:9641140.
145. Horowitz I, Hirshberg A, Freedman A: Pneumomediastinum and subcutaneous emphysema following surgical extraction of mandibular third molars: three case reports, *Oral Surg Oral Med Oral Pathol* 63:25, 1987. doi:3543796.
146. Huang X, Ling J, Gu L: Quantitative evaluation of debris extruded apically by using ProTaper Universal Tulsa Rotare System in endodontic retreatment, *J Endod* 33:1102, 2007. doi:17931943.
147. Hülsmann M: Methods for removing metal obstructions from the root canal, *Endod Dent Traumatol* 9:223, 1993. doi:8143573.
148. Hülsmann M: Removal of fractured root canal instruments using the canal finder system, *Dtsch Zahnarztl Z* 45:229, 1990. doi:2257833.
149. Hülsmann M, Hahn W: Complications during root canal irrigation: literature review and case reports, *Int Endod J* 33:186, 2000. doi:11307434.
150. Hülsmann M, Peters OA, Dummer PMH: Mechanical preparation of root canals: shaping goals, techniques and means, *Endod Topics* 10:30, 2005.
151. Hülsmann M, Stotz S: Efficacy, cleaning ability and safety of different devices for gutta-percha removal in root canal retreatment, *Int Endod J* 30:227, 1997. doi:9477808.
152. Ingle JI: *PDQ endodontics*, London, 2005, BC Decker, p 220.
153. Ingle JI, Bakland LK: *Endodontics*, ed 5, London, 2002, BC Decker, pp 412, 482–489, 525–538, 695, 729, 769, 776.
154. Ingle JI, Luebke RG, Zidell JD, et al: Obturation of the radicular space, In Ingle JI, Taintor JF, editors, *Endodontics*, ed 3, Philadelphia, 1985, Lea & Febiger, pp 223–307.
154a. International Classification of Orofacial Pain (ICOP), *Cephalalgia* 40:129–221, 2020.
155. Ioannides C, Borstlap WA: Apicoectomy on molars: a clinical and radiographical study, *Int J Oral Surg* 12:73, 1983. doi:6409827.
156. Jafarzadeh H, Abbott PV: Ledge formation: review of a great challenge in endodontics, *J Endod* 33:1155, 2007. doi:17889681.
157. Jiang LM, Verhaagen B, Versluis M, et al: The influence of the orientation of an ultrasonic file on the cleaning efficacy of ultrasonic activated irrigation, *J Endod* 36:1372, 2010. doi:20647099.
158. Josephson GD, Wambach BA, Noordzji JP: Subcutaneous cervicofacial and mediastinal emphysema after dental instrumentation, *Otolaryngol Head Neck Surg* 124:170, 2001. doi:11226951.

159. Kapalas A, Lambrianidis T: Factors associated with root canal ledging during instrumentation, *Endod Dent Traumatol* 16:229, 2000. doi:11202887.
160. Karabucak B, Bunes A, Chehoud C, et al: Prevalence of apical periodontitis in endodontically treated premolars and molars with untreated canal: a cone-beam computed tomography study, *J Endod* 42:538–541, 2016.
161. Kaufman AY: Facial emphysema caused by hydrogen peroxide irrigation: report of a case, *J Endod* 7:470, 1981. doi:6945389.
162. Kekere-Ekun TA: Antero-posterior location of the mental foramen in Nigerians, *Afr Dent J* 3:2, 1989. doi:2640130.
163. Kerbl FM, DeVilliers P, Litaker M, et al: Physical effects of sodium hypochlorite on bone: an ex vivo study, *J Endod* 38:357, 2012. doi:22341074.
164. Kfir A, Tsesis I, Yakirevich E, et al: The efficacy of five techniques for removing root filling material: microscopic versus radiographic evaluation, *Int Endod J* 45:35, 2012. doi:21899565.
165. Khademi A, Yazdizadeh M, Feizianfard M: Determination of the minimum instrumentation size for penetration of irrigants to the apical third of root canal systems, *J Endod* 32:417, 2006. doi:16631839.
166. Khongkhunthian P, Reichart PA: Aspergillosis of the maxillary sinus as a complication of overfilling root canal material into the sinus: report of two cases, *J Endod* 27:476, 2001. doi:11504001.
167. Kim EC, Lee BC, Chang HS, et al: Evaluation of the radiopacity and cytotoxicity of Portland cements containing bismuth oxide, *Oral Surg Oral Med Oral Pathol Oral Radiol Endod* 105:e54, 2008. doi:18155604.
168. Kim JY, Cheung GS, Park SH, et al: Effect from cyclic fatigue of nickel-titanium rotary files on torsional resistance, *J Endod* 38:527, 2012. doi:22414843.
169. Kim Y, Kim MR, Kim SJ: Iatrogenic pneumomediastinum with extensive subcutaneous emphysema after endodontic treatment: report of 2 cases, *Oral Surg Oral Med Oral Pathol Oral Radiol Endod* 109:e114, 2010. doi:19969477.
170. Klasser GD, Kugelmann AM, Villines D, et al: The prevalence of persistent pain after nonsurgical root canal treatment, *Quintessence Int* 42:259–269, 2011.
171. Kleier DJ, Averbach RE, Mehdipour O: The sodium hypochlorite accident: experience of diplomates of the American Board of Endodontics, *J Endod* 34:1346, 2008. doi:18928844.
172. Knowles KI, Jergenson MA, Howard JH: Paresthesia associated with endodontic treatment of mandibular premolars, *J Endod* 29:768, 2003. doi:14651287.
173. Kobayashi A: Asymptomatic aspergillosis of the maxillary sinus associated with foreign body of endodontic origin: report of a case, *Int J Oral Maxillofac Surg* 24:243, 1995. doi:7594762.
174. Koch K: The microscope: its effect on your practice, *Dent Clin North Am* 41:619, 1997. doi:9248695.
175. Kopp W, Fotter R, Steiner H, et al: Aspergillosis of the paranasal sinuses, *Radiology* 156:715, 1985. doi:4023231.
176. Köseoğlu BG, Tanrikulu S, Sübay RK, et al: Anesthesia following overfilling of a root canal sealer into the mandibular canal: a case report, *Oral Surg Oral Med Oral Pathol Oral Radiol Endod* 101:803–806, 2006.
177. Kosti E, Zinelis S, Lambrianidis T, et al: A comparative study of crack development in stainless-steel Hedström files used with step-back or crown-down techniques, *J Endod* 30:38, 2004. doi:14760906.
178. Kothari P, Hanson N, Cannell H: Bilateral mandibular nerve damage following root canal therapy, *Br Dent J* 180:189, 1996. doi:8867623.
179. Kramkowski TR, Bahcall J: An in vitro comparison of torsional stress and cyclic fatigue resistance of ProFile GT and ProFile GT Series X rotary nickel-titanium files, *J Endod* 35:404, 2009. doi:19249605.
180. Krasner P, Rankow HJ: Anatomy of the pulp-chamber floor, *J Endod* 30:5, 2004. doi:14760900.
181. Kremeier K, Pontius O, Klaiber B, et al: Nonsurgical endodontic management of a double tooth: a case report, *Int Endod J* 40:908, 2007. doi:17935498.
182. Krishnan U, Monsour P, Thaha K, et al: A limited field cone-beam computed tomography-based evaluation of the mental foramen, accessory mental foramina, anterior loop, lateral lingual foramen, and lateral lingual canal, *J Endod* 44:946–951, 2018.
183. Kulild JC, Peters DD: Incidence and configuration of canal systems in the mesiobuccal root of maxillary first and second molars, *J Endod* 16:311, 1990. doi:2081944.
184. Kytridou V, Gutmann JL, Nunn MH: Adaptation and sealability of two contemporary obturation techniques in the absence of the dentinal smear layer, *Int Endod J* 32:464, 1999. doi:10709495.
185. Lambrianidis T: Ledge formation, *Iatrogenic complications during endodontic treatment*. Thessaloniki, Greece, 1996, Univ Studio Press.
186. Lee J, Lorenzo D, Rawlins T, et al: Sodium hypochlorite extrusion: an atypical case of massive soft tissue necrosis, *J Oral Maxillofac Surg* 69:1776, 2011. doi:21211884.
187. Lee JS, Lee JH, Lee JH, et al: Efficacy of early treatment with infliximab in pediatric Crohn's disease, *World J Gastroenterol* 16:1776, 2010. doi:20380012.
188. Legent F, Billet J, Beauvillain C, et al: The role of dental canal fillings in the development of aspergillus sinusitis: a report of 85 cases, *Arch Otorhinolaryngol* 246:318, 1989. doi:2686596.
189. Levy G: [Canal finder system 89: improvements and indications after 4 years of experimentation and use], *Rev Odontostomatol (Paris)* 19:327, 1990. doi:2237106.
190. Lin L, Chance K, Shovlin F, et al: Oroantral communication in periapical surgery of maxillary posterior teeth, *J Endod* 11:40, 1985. doi:3855960.
191. Ling JQ, Wei X, Gao Y: Evaluation of the use of dental operating microscope and ultrasonic instruments in the management of blocked canals, *Zhonghua Kou Qiang Yi Xue Za Zhi* 38:324, 2003, review article 1162. doi:14680574.
192. Liu R, Kaiwar A, Shemesh H, et al: Incidence of apical root cracks and apical dentinal detachments after canal preparation with hand and rotary files at different instrumentation lengths, *J Endod* 39:129, 2013. doi:23228272.
193. Loidolt D, Mangge H, Wilders-Trushing M, et al: In vivo and in vitro suppression of lymphocyte function in aspergillus sinusitis, *Arch Otorhinolaryngol* 246:321, 1989. doi:2686597.
194. Lopes HP, Ferreira AA, Elias CN, et al: Influence of rotational speed on the cyclic fatigue of rotary nickel-titanium endodontic instruments, *J Endod* 35:1013, 2009. doi:19567325.
195. Lopes HP, Moreira EJ, Elias CN, et al: Cyclic fatigue of ProTaper instruments, *J Endod* 33:55, 2007. doi:17185132.
196. Lovato KF, Sedgley CM: Antibacterial activity of EndoSequence Root Repair Material and ProRoot MTA against clinical isolates of Enterococcus faecalis, *J Endod* 37:1542, 2011. doi:22000459.
197. Low KM, Dula K, Bürgin W, et al: Comparison of periapical radiography and limited cone-beam tomography in posterior maxillary teeth referred for apical surgery, *J Endod* 34:557, 2008.
197a. Lukáš R, Zýková I, Barsa P, et al: Současný pohled na užívání methylprednisolonu v léčbě akutního poškození míchy [Current role of methylprednisolone in the treatment of acute spinal cord injury], *Acta Chir Orthop Traumatol Cech* 78:305, 2011.
198. Ma J, Al-Ashaw AJ, Shen Y, et al: Efficacy of ProTaper Universal Rotary Retreatment System for gutta-percha removal from oval root canals: a micro-computed tomography study, *J Endod* 38:1516, 2012. doi:23063227.
199. Madarati A, Watts DC, Qualtrough AE: Opinions and attitudes of endodontists and general dental practitioners in the UK towards the intracanal fracture of endodontic instruments: part 2, *Int Endod J* 41:1079, 2008. doi:19133097.
200. Madarati AA, Qualtrough AJ, Watts DC: Efficiency of a newly designed ultrasonic unit and tips in reducing temperature rise on root surface during the removal of fractured files, *J Endod* 35:896, 2009. doi:19482194.
201. Madarati AA, Hunter MJ, Dummer PMH: Management of intracanal separated instruments, *J Endod* 39:569, 2013. doi:23611371.
202. Maia Filho M, de Castro Rizzi C, Bandeca Coelho M, et al: Shaping ability of Reciproc, UnicOne, and ProTaper Universal in simulated root canals, *ScientificWorldJournal* 2015:690854, 2015.
203. Manisal Y, Yücel T, Eriüen R: Overfilling of the root, *Oral Surg Oral Med Oral Pathol* 68:773, 1989. doi:2594328.
204. McDonald MN, Vire DE: Chloroform in the endodontic operatory, *J Endod* 18:301, 1992. doi:1402589.
205. McKendry DJ: Comparison of balanced forces, endosonic and step-back filing instrumentation techniques: quantification of extruded apical debris, *J Endod* 16:24, 1990. doi:2388013.
206. Mehdipour O, Kleier DJ, Averbach RE: Anatomy of sodium hypochlorite accidents, *Compend Contin Educ Dent* 28:544, 2007. doi:548, 550 18018389.
207. Metzger Z, Ben-Amar A: Removal of overextended gutta-percha root canal fillings in endodontic failure cases, *J Endod* 21:287, 1995. doi:7673835.

208. Mitsunaga S, Iwai T, Aoki N, et al: Cervicofacial subcutaneous and mediastinal emphysema caused by air cooling spray of dental laser, *Oral Surg Oral Med Oral Pathol Oral Radiol* 115:e13, 2013. doi:22762919.
209. Molander A, Reit C, Dahen G, et al: Microbiological status of root-filled teeth with apical periodontitis, *Int Endod J* 31:1, 1998. doi:9823122.
210. Morse DR: Endodontic-related inferior alveolar nerve and mental foramen paresthesia, *Compend Contin Educ Dent* 18:963, 1997. doi:9533307.
211. Naenni N, Thoma K, Zehnder M: Soft tissue dissolution capacity of currently used and potential endodontic irrigants, *J Endod* 30:785, 2004. doi:15505511.
212. Nagai O, Tani N, Kayaba Y, et al: Ultrasonic removal of separated instruments in root canals, *Int Endod J* 19:298, 1986. doi:3466866.
213. Nair PN: On the causes of persistent apical periodontitis: a review, *Int Endod J* 39:249, 2006. doi:16584489.
214. Nair PNR, Henry S, Cano V, et al: Microbial status of apical root canal system of human mandibular first molars with primary apicalr periodontitis after "one-visit" endodontic treatment, *Oral Surg Oral Med Oral Pathol Oral Radiol Endod* 99:231, 2005. doi:15660098.
215. Namazikhah MS, Mokhlis HR, Alasmakh K: Comparison between a hand stainless steel K file and a rotary NiTi 0.04 taper, *J Calif Dent Assoc* 28:421, 2000. doi:11324127.
216. Neaverth E: Disabling complications following inadvertent overextension of a root canal filling material, *J Endod* 15:135, 1989. doi:2607283.
217. Neiva RF, Gapski R, Wang HL: Morphometric analysis of implant-related anatomy in Caucasian skulls, *J Periodontol* 75:1061, 2004. doi:15455732.
218. Nevares G, Cunha RS, Zuolo ML, et al: Success rates for removing or bypassing fractured instruments: a prospective clinical study, *J Endod* 38:442, 2012. doi:22414826.
219. Ngeow WC: Is there a "safety zone" in the mandibular premolar region where damage to the mental nerve can be avoided if periapical extrusion occurs?, *J Can Dent Assoc* 76:a61, 2010. doi:20579448.
220. Ngeow WC, Yuzawati Y: The location of the mental foramen in a selected Malay population, *J Oral Sci* 45:171, 2003. doi:14650583.
221. Niemczyk SP: Essentials of endodontic microsurgery, *Dent Clin North Am* 54:375, 2010. doi:20433983.
222. Nitzan DW, Stabholz A, Azaz B: Concepts of accidental overfilling and overinstrumentation in the mandibular canal during root canal treatment, *J Endod* 9:81, 1983. doi:6590769.
223. Noiri Y, Ehara A, Kawahara T, et al: Participation of bacterial biofilms in refractory and chronic periapical periodontitis, *J Endod* 28:679, 2002. doi:12398163.
224. Oberli K, Bornstein MM, von Arx T: Periapical surgery and the maxillary sinus: radiographic parameters for clinical outcome, *Oral Surg Oral Med Oral Pathol Oral Radiol Endod* 103:848, 2007. doi:17197213.
225. Oshima K, Ishii T, Ogura Y, et al: Clinical investigation of patients who develop neuropathic tooth pain after endodonticprocedures, *J Endod* 35:958–961, 2009.
226. Ozkan BT, Celik S, Durmus E: Paresthesia of the mental nerve stem from periapical infection of mandibular canine tooth: a case report, *Oral Surg Oral Med Oral Pathol Oral Radiol Endod* 105:e28, 2008.
227. Özyürek T, Yılmaz K, Uslu G: Shaping ability of Reciproc, WaveOne GOLD, and HyFlex EDM single-file systems in simulated S-shaped canals, *J Endod* 43:805–809, 2017.
228. Pagin O, Centurion BS, Rubira-Bullen LRF, et al: Maxillary sinus and posterior teeth: accessing close relationship by cone-beam computed tomography scanning in a Brazilian population, *J Endod* 39:748, 2013. doi:23683273.
229. Parashos P, Gordon I, Messer HH: Factors influencing defects of rotary nickel titanium endodontic instruments after clinical use, *J Endod* 30:722, 2004. doi:15448468.
230. Park YT, Kim SG, Moon SY: Indirect compressive injury to the inferior alveolar nerve caused by dental implant placement, *J Oral Maxillofac Surg* 70:e258–e259, 2012.
231. Pashley EL, Birdsong NL, Bowman K, et al: Cytotoxic effects of NaOCl on vital tissue, *J Endod* 11:525, 1985. doi:3867719.
232. Patel S, Dawood A, Ford TP, et al: The potential applications of cone beam computed tomography in the management of endodontic problems, *Int Endod J* 40:818, 2007. doi:17697108.
233. Patino PV, Biedma BM, Liebana CR, et al: The influence of a manual glide path on the separation rate of NiTi rotary instruments, *J Endod* 31:114, 2005. doi:15671822.
234. Patiño PV, Biedma BM, Liébana CR, et al: The influence of a manual glide path on the separation rate of NiTi rotary instruments, *J Endod* 31:114–116, 2005.
235. Pedull E, Grande NM, Plotino G, et al: Influence of continuous or reciprocating motion on cyclic fatigue resistance of 4 different nickel-titanium rotary instruments, *J Endod* 39:258, 2013. doi:23321241.
236. Pelka M, Petschelt A: Permanent mimic musculature and nerve damage caused by sodium hypochlorite: a case report, *Oral Surg Oral Med Oral Pathol Oral Radiol Endod* 106:e80, 2008, doi:18602848.
237. Penna KJ, Neshat K: Cervicofacial subcutaneous emphysema after lower root canal therapy, *N Y State Dent J* 67:28, 2001.
238. Persson G: Periapical surgery of molars, *Int J Oral Surg* 11:96, 1982. doi:6809679.
239. Petersson K, Petersson A, Olsson B, et al: Technical quality of root fillings in an adult Swedish population, *Endod Dent Traumatol* 2:99, 1986. doi:3460804.
240. Pettiette MT, Conner D, Trope M: Procedural errors with the use of nickel-titanium rotary instruments in undergraduate endodontics, *J Endod* 28:259, 2002.
241. Phillips JL, Weller RN, Kulild JC: The mental foramen: 1. Size, orientation, and positional relationship to the mandibular second premolar, *J Endod* 16:221, 1990. doi:2074415.
242. Phillips JL, Weller RN, Kulild JC: The mental foramen: 2. Radiographic position in relation to the mandibular second premolar, *J Endod* 18:271, 1992. doi:1402584.
243. Phillips JL, Weller RN, Kulild JC: The mental foramen: 3. Size and position on panoramic radiographs, *J Endod* 18:383, 1992. doi:1431694.
244. Plotino G, Grande NM, Mercadé Bellido M, et al: Influence of temperature on cyclic fatigue resistance of ProTaper Gold and ProTaper universal rotary files, *J Endod* 43:200–202, 2017.
245. Poggio C, Dagna A, Ceci M, et al: Solubility and pH of bioceramic root canal sealers: A comparative study, *J Clin Exp Dent* 9:1189–1194, 2017.
245a. Pogrel A: Unpublished.
246. Pogrel MA: Damage to the inferior alveolar nerve as the result of root canal therapy, *J Am Dent Assoc* 138:65, 2007. doi:17197403.
247. Pogrel MA, Le H: Etiology of lingual nerve injuries in the third molar region: a cadaver and histologic study, *J Oral Maxillofac Surg* 64:1790, 2006. doi:17113447.
248. Pogrel MA, Thamby S: Permanent nerve involvement resulting from inferior alveolar nerve blocks, *J Am Dent Assoc* 131:901, 2000. doi:10916328.
249. Poveda R, Bagan JV, Diaz Fernandez JM, et al: Mental nerve paresthesia associated with endodontic paste within the mandibular canal: report of a case, *Oral Surg Oral Med Oral Pathol Oral Radiol Endod* 102:e46, 2006. doi:17052625.
250. Powell SE, Wong PD, Simon JH: A comparison of the effect of modified and nonmodified instrument tips on apical canal configuration: part II, *J Endod* 14:224, 1988. doi:3251976.
251. Pruett JP, Clement DJ, Carnes DL Jr: Cyclic fatigue testing of nickel-titanium endodontic instruments, *J Endod* 23:77, 1997. doi:9220735.
252. Rahimi M, Parashos P: A novel technique for the removal of fractured instruments in the apical third of curved root canals, *Int Endod J* 42:264, 2009. doi:19228217.
253. Ramirez-Salomon M, Soler-Bientz R, de la Garza-Gonzalez R, et al: Incidence of lightspeed separation and the potential for bypassing, *J Endod* 23:586, 1997. doi:9587288.
254. Reddy SA, Hicks ML: Apical extrusion of debris using two hand and two rotary instrumentation techniques, *J Endod* 24:180, 1998. doi:9558583.
255. Reeh ES, Messer HH: Long-term paresthesia following inadvertent forcing of sodium hypochlorite through perforation in maxillary incisor, *Endod Dent Traumatol* 5:200, 1989. doi:2637861.
256. Rehm S, Koroschetz J, Baron R: An update on neuropathic pain, *Eur Neur Rev* 3:125, 2008.
257. Rene N, Owall B: Dental malpractice in Sweden, *J Law Ethics Dent* 4:16, 1991. doi:1816351.
258. Renton T: Prevention of iatrogenic inferior alveolar nerve injuries in relation to dental procedures, *Dent Update* 37:350, 354, 358, passim, 2010. doi:20929149.

259. Renton T, Dawood A, Shah A, et al: Post-implant neuropathy of the trigeminal nerve: a case series, *Br Dent J* 212:E17, 2012. doi:22677874.
260. Renton T, Thexton A, Crean SJ, et al: Simplifying the assessment of the recovery from surgical injury to the lingual nerve, *Br Dent J* 200:569–573, 2006.
261. Renton T, Yilmaz Z: Managing iatrogenic trigeminal nerve injury: a case series and review of the literature, *Int J Oral Maxillofac Surg* 41:629, 2012. doi:22326447.
262. Renton T, Yilmaz Z: Profiling of patients presenting with posttraumatic neuropathy of the trigeminal nerve, *J Orofac Pain* 25:333, 2011. doi:22247929.
263. Reznick JB, Ardary WC: Cervicofacial subcutaneous air emphysema after dental extraction, *J Am Dent Assoc* 120:417, 1990. doi:2181012.
264. Rickles NH, Joshi BA: A possible case in a human and an investigation in dogs of death from air embolism during root canal therapy, *J Am Dent Assoc* 67:397, 1963. doi:14043965.
265. Ricucci D, Langeland K: Apical limit of root-canal instrumentation and obturation, *Int Endod J* 31:394, 1998. doi:15551607.
266. Robinson MJ, McDonald NJ, Mullally PJ: Apical extrusion of thermoplasticized obturating material in canals instrumented with Profile 0.06 or Profile GT, *J Endod* 30:418, 2004. doi:15167470.
267. Roda RS: Personal communication, 2013.
268. Roda RS: Root perforation repair: surgical and nonsurgical management, *Pract Proced Aesthet Dent* 13:467, 2001, quiz 474. doi:11544819.
269. Rödig T, Hausdörfer T, Konietschke F, et al: Efficacy of D-RaCe and ProTaper Universal Retreatment NiTI instruments and hand files in removing gutta-percha from curved root canals – a micro-computed tomography study, *Int Endod J* 54:580–589, 2012.
270. Rödig T, Kupis J, Konietschke F, et al: Comparison of hand and rotary instrumentation for removing gutta-percha from previously treated curved root canals: a microcomputed tomography study, *Int Endod J* 47:173–182, 2014.
271. Rödig T, Reicherts P, Konietschke F, et al: Efficacy of reciprocating and rotary NiTi instruments for retreatment of curved root canals assessed by micro-CT, *Int Endod J* 47:942–948, 2014.
272. Rodriguez et al: Influence of CBCT on Endodotic retreatment strategies among general dental practitioners and endodontists, *J Endod* 43:1433, 2017.
273. Rosen E, Goldberger T, Taschieri S, et al: The prognosis of altered sensation after extrusion of root canal filling materials: a systematic review of the literature, *J Endod* 42:873, 2016.
274. Ross IS: Some effects of heavy metals on fungal cells, *Trans Br Myco Soc* 64:175, 1975.
275. Rossi-Fedele G, Ahmed HM: Assessment of root canal filling removal effectiveness using micro-computed tomography: a systematic review, *J Endod* 43:520, 2017.
276. Rossiter JL, Hendrix RA: Iatrogenic subcutaneous cervicofacial and mediastinal emphysema, *J Otolaryngol* 20:1981.
277. Rowe AH: Damage to the inferior dental nerve during or following endodontic treatment, *Br Dent J* 155:306, 1983. doi:6580031.
278. Rud J, Rud V: Surgical endodontics of upper molars: relation to the maxillary sinus and operation in acute state of infection, *J Endod* 24:260, 1998. doi:9641131.
279. Ruddle CJ: Micro-endodontic non-surgical retreatment, *Dent Clin North Am* 41:429, 1997. doi:9248684.
280. Ruddle CJ: Nonsurgical retreatment. In Cohen S, Burns RC, editors, *Pathways of the pulp*, ed 8, St. Louis, 2002, CV Mosby, p 875.
281. Ruddle CJ: Nonsurgical retreatment, *J Endod* 30:827, 2004. doi:15564860.
282. Sabala CL, Roane JB, Southard LZ: Instrumentation of curved canals using a modified tipped instrument: a comparison study, *J Endod* 14:59, 1988. doi:3162940.
283. Saber SE, Nagy MM, Schäfer E: Comparative evaluation of the shaping ability of Wave-One, Reciproc and OneShape single-file systems in severely curved root canals of extracted teeth, *Int Endod J* 48:109–114, 2015.
284. Sakkal S, Gagnon A, Lemian L: [Paresthesia of the mandibular nerve caused by endodontic treatment: a case report], *J Can Dent Assoc* 60:556, 1994. doi:8032999.
285. Sattapan B, Nervo GJ, Palamara JE, et al: Defects in rotary nickel-titanium files after clinical use, *J Endod* 26:161, 2000. doi:11199711.
286. Saunders JL, Eleazer PD, Zhang P, et al: Effect of a separated instrument on bacterial penetration of obturated root canals, *J Endod* 30:177, 2004. doi:15055438.
287. Schafer E, Dzepina A, Danesh G: Bending properties of rotary nickel-titanium instruments, *Oral Surg Oral Med Oral Pathol Oral Radiol Endod* 96:757, 2003. doi:14676769.
288. Schafer E, Schulz-Bongert U, Tulus G: Comparison of hand stainless steel and nickel titanium rotary instrumentation: a clinical study, *J Endod* 30:432, 2004. doi:15167474.
289. Schaeffer MA, White RR, Walton RE: Determining the optimal obturation length: a meta-analysis of literature, *J Endod* 31:271–274, 2005.
290. Schilder H: Filling root canals in three dimensions, *Dent Clin North Am* 11:723, 1967.
291. Schwarze T, Baethge C, Stecher T, et al: Identification of second canals in the mesiobuccal root of maxillary first and second molars using magnifying loupes or an operating microscope, *Aust Endod J* 28:57, 2002. doi:12360670.
292. Scolozzi P, Lombardi T, Jaques B: Successful inferior alveolar nerve decompression for dysesthesia following endodontic treatment: report of 4 cases treated by mandibular sagittal osteotomy, *Oral Surg Oral Med Oral Pathol Oral Radiol Endod* 97:625, 2004. doi:15153877.
293. Selbst AG: Understanding informed consent and its relationship to the incidence of adverse treatment events in conventional endodontic therapy, *J Endod* 16:387, 1990. doi:2081957.
294. Selden HS: The endo-antral syndrome: an endodontic complication, *J Am Dent Assoc* 119:397, 1989. doi:401 2768704.
295. Seltzer S, Naidorf IJ: Flare-ups in endodontics. I. Etiological factors, *J Endod* 11:472, 1985. doi:3868692.
296. Senges C, Wrbas KT, Altenburger M, et al: Bacterial and Candida albicans adhesion on different root canal filling materials and sealers, *J Endod* 37:1247, 2011. doi:21846541.
297. Setzer FC, Bohme CP: Influence of combined cyclic fatigue and torsional stress on the fracture point of nickel-titanium rotary instruments, *J Endod* 39:133, 2013. doi:23228273.
298. Shimpo T, Gilliatt RW, Kennett RP, et al: Susceptibility to pressure neuropathy distal to a constricting ligature in the guinea-pig, *J Neurol Neurosurg Psych* 50:1625–1632, 1987.
299. Shen Y, Peng B, Cheung GS: Factors associated with the removal of fractured NiTi instruments from root canal systems, *Oral Surg Oral Med Oral Pathol Oral Radiol Endod* 98:605, 2004. doi:15529134.
300. Shovelton DS: Surgical emphysema as a complication of dental operations, *Br Dent J* 102:125, 1957.
301. Sigurdsson A, Garland RW, Le KT, et al: Healing of periapical lesions after endodontic treatment with the gentle wave procedure: a prospective multicenter clinical study, *J Endod* 44:510, 2018.
302. Sigurdsson A, Garland RW, Le KT, et al: 12-Month healing rates after endodontic therapy using the novel gentle wave system: a prospective multicenter clinical study, *J Endod* 42:1040–1048, 2016.
303. Silva EJ, Rosa TP, Herrera DR, et al: Evaluation of cytotoxicity and physicochemical properties of calcium silicate-based endodontic sealer MTA Fillapex, *J Endod* 39:274, 2013. doi:23321245.
304. Silva E, Vieira VT, Belladonna FG, et al: Cyclic and torsional fatigue resistance of XPendo Shaper and TRUShape instruments, *J Endod* 44:168–172, 2018.
305. Siqueira JF: Microbial causes of endodontic flare-ups, *Int Endod J* 36:453, 200312823700.
306. Deleted in page review.
307. Smatt Y, Browaeys H, Genay A, et al: Iatrogenic pneumomediastinum and facial emphysema after endodontic treatment, *Br J Oral Maxillofac Surg* 42:160, 2004. doi:15013551.
308. Smith JG, Elias LA, Yilmaz Z, et al: The psychosocial and affective burden of posttraumatic neuropathy following injuries to the trigeminal nerve, *J Orofac Pain* 27:293–303, 2013.
309. Snyder MB, Rosenberg ES: Subcutaneous emphysema during periodontal surgery: report of a case, *J Periodontol* 48:790, 1997.
310. Somma F, Cammarota G, Plotino G: The effectiveness of manual and mechanical instrumentation for the retreatment of three different root canal filling materials, *J Endod* 34:466, 2008. doi:18358899.
311. Song M, Kim HC, Lee W, et al: Analysis of the cause of failure in nonsurgical endodontic treatment by microscopic inspection during endodontic microsurgery, *J Endod* 37:1516, 2011. doi:22000454.
312. Sousa CJ, Loyola AM, Versiani MA, et al: A comparative histological evaluation of the biocompatibility of materials used in apical surgery, *Int Endod J* 37:738, 2004. doi:15479256.

313. Souter NJ, Messer HH: Complications associated with fractured file removal using an ultrasonic technique, *J Endod* 31:450, 2005. doi:15917685.
314. Souyave LC, Inglis AT, Alcalay M: Removal of fractured endodontic instruments using ultrasonics, *Br Dent J* 159:251, 1985. doi:3864460.
315. Spangberg L, Langeland K: Biologic effects of dental materials. 1. Toxicity of root canal filling materials on HeLa cells in vitro, *Oral Surg* 35:402, 1973.
316. Spencer HR, Ike V, Brennan PA: Review: the use of sodium hypochlorite in endodontics—potential complications and their management, *Br Dent J* 202:555, 2007. doi:17496870.
317. Spili P, Parashos P, Messer HH: The impact of instrument fracture on outcome of endodontic treatment, *J Endod* 31:845, 2005. doi:16306815.
318. Stabholz A, Friedman S: Endodontic retreatment—case selection and technique. Part 2: treatment planning for retreatment, *J Endod* 14:607, 1988. doi:3270681.
319. Stammberger H, Jakse R, Beaufort F: Aspergillosis of the paranasal sinuses: x-ray diagnosis, histopathology and clinical aspects, *Ann Otol Rhinol Laryngol* 93:251, 1984. doi:6375518.
320. Steelman RJ, Johannes PW: Subcutaneous emphysema during restorative dentistry, *Int J Paediatr Dent Br Paedod Soc Int Assoc Dent Child* 17:228, 2007. doi:17397469.
321. Stock CJ: Calcium hydroxide: root resorption and perio-endo lesions, *Br Dent J* 158:325–334, 1985. doi:3859315.
322. Stropko JJ: Canal morphology of maxillary molars: clinical observations of canal configurations, *J Endod* 25:446, 1999. doi:10530248.
323. Sujeet K, Shankar S: Images in clinical medicine. Prevertebral emphysema after a dental procedure, *New Engl J Med* 356:173, 2007.
324. Suter B, Lussi A, Sequeira P: Probability of removing fractured instruments from root canals, *Int Endod J* 38:112, 2005. doi:15667633.
325. Sweatman TL, Baumgartner JC, Sakaguchi RL: Radicular temperatures associated with thermoplastic gutta percha, *J Endod* 27:512, 2001. doi:11501588.
326. Tahan E, Çelik D, Er K, et al: Effect of unintentionally extruded mineral trioxide aggregate in treatment of tooth with periradicular lesion: a case report, *J Endod* 36:760, 2010. doi:20307760.
327. Takahashi CM, Cunha RS, De Martin AS, et al: In vitro evaluation of the effectiveness of ProTaper Universal rotary retreatment system for gutta-percha removal with or without a solvent, *J Endod* 35:1580, 2009. doi:19840652.
328. Tambe VH, Nagmode PS, Abraham S, et al: Comparison of canal transportation and centering ability of rotary protaper, one shape system and wave one system using cone beam computed tomography: an in vitro study, *J Conserv Dent* 17:561, 2014.
329. Tanalp J, Kaptan F, Sert S, et al: Quantitative evaluation of the amount of apically extruded debris using 3 different rotary instrumentation systems, *Oral Surg Oral Med Oral Pathol Oral Radiol Endod* 101:252, 2006.
330. Terauchi Y: Separated file removal, *Dentistry Today* 31:110, 2012.
331. Terauchi Y, O'Leary L, Kikuchi I, et al: Evaluation of the efficiency of a new file removal system in comparison with two conventional systems, *J Endod* 33:585, 2007. doi:17437878.
332. Terauchi Y, O'Leary L, Yoshioka T, et al: Comparison of the time required to create secondary fracture of separated file fragments using ultrasonic vibration under various canal conditions, *J Endod* 39:1300, 2013. doi:24041396.
333. Thompson SA, Dummer PMH: Shaping ability of Quantec Series 2000 rotary nickel-titanium instruments in simulated root canals: part 2, *Int Endod J* 31:268, 1998. doi:9823116.
334. Tilotta-Yasukawa F, Millot S, El Haddioui A, et al: Labiomandibular paresthesia caused by endodontic treatment: an anatomic and clinical study, *Oral Surg Oral Med Oral Pathol Oral Radiol Endod* 102:e47, 2006. doi:16997095.
335. Tinaz AC, Alacam T, Uzun O, et al: The effect of disruption of apical constriction on periapical extrusion, *J Endod* 31:533, 2005. doi:15980716.
336. Tinoco JM, De-Deus G, Tinoco EM, et al: Apical extrusion of bacteria when using reciprocating single-file and rotary multifile instrumentation systems, *Int Endod J* 47:560–566, 2014.
337. Topğuofülu HS, Aktı A, Tuncay Ö, et al: Evaluation of debris extruded apically during the removal of root canal filling material using ProTaper, D-RaCe, and R-Endo rotary nickel-titanium retreatment instruments and hand files, *J Endod* 40:2066, 2014.
338. Torabinejad M, Lemon RR: Procedural accidents. In Walton RE, Torabinejad, M editors, *Principles and practice of endodontics*, ed 3, Philadelphia, 2002, WB Saunders, p 310.
339. Torabinejad M, Walton RE: *Principles and practice of endodontics*, ed 4, St. Louis, 2009, Saunders.
340. Toyoğlu M, Altunbaş D: Influence of different kinematics on apical extrusion of irrigant and debris during canal preparation using K3XF instruments, *J Endod* 43:1565–1568, 2017.
341. Tronstad L, Sunde PT: The evolving new understanding of endodontic infections, *Endod Topics* 6:57, 2003.
342. Turnbull A: Remarkable coincidence in dental surgery [letter], *Br Med J* 1:1131, 1900.
343. Tzanetakis GN, Kontakiotis EG, Maurikou DV, et al: Prevalence and management of instrument fracture in the postgraduate endodontic program at the Dental School of Athens: a five-year retrospective clinical study, *J Endod* 34:675, 2008. doi:18498887.
344. Uehara M, Okumura T, Asahina I: Subcutaneous cervical emphysema induced by a dental air syringe: a case report, *Int Dent J* 57:286, 2007. doi:17849689.
345. Ullmann CJ, Peters OA: Effect of cyclic fatigue on static fracture loads in ProTaper nickel-titanium rotary instruments, *J Endod* 31:183, 2005. doi:15735465.
346. Uraba S, Ebihara A, Komatsu K, et al: Ability of cone-beam computed tomography to detect periapical lesions that were not detected by periapical radiography: a retrospective assessment according to tooth group, *J Endod* 42:1186–1190, 2016.
347. Van der Borden WG, Wang X, Wu MK, et al: Area and three dimensional volumetric changes of periapical lesions after root canal treatments, *J Endod* 39:1245–1249, 2013.
348. van der Vyver PJ, Paleker F, Vorster M, et al: Root canal shaping using Nickel Titanium, M-Wire, and Gold Wire: A micro-computed tomographic comparative study of One Shape, ProTaper Next, and WaveOne Gold Instruments in maxillary first molars, *J Endod* 45:62–67, 2019.
349. Vandrangi P: Evaluating penetration depth of treatment fluids into dentinal tubules using the gentle wave system, *Dentistry* 6:366, 2016.
350. Vasilakis GJ, Vasilakis CM: Mandibular endodontic-related paresthesia, *General Dent* 52:334, 2004.
351. Walton RE: Current concepts of canal preparation, *Dent Clin North Am* 36:309, 1992. doi:1572501.
352. Walton RE, Torabinejad M: *Principles and practice of endodontics*, ed 3, Philadelphia, 2002, WB Saunders, pp 184, 222–223, 319.
353. Ward JR, Parashos P, Messer HH: Evaluation of an ultrasonic technique to remove fractured rotary nickel-titanium endodontic instruments from root canals: an experimental study, *J Endod* 29:756, 2003. doi:14651285.
354. Ward JR, Parashos P, Messer HH: Evaluation of an ultrasonic technique to remove fractured rotary nickel-titanium endodontic instruments from root canals: clinical cases, *J Endod* 29:764, 2003. doi:14651286.
355. Watzek G, Bernhart T, Ulm C: Complications of sinus perforations and their management in endodontics, *Dent Clin North Am* 41:563, 1997. doi:9248692.
356. Weine F: *Endodontic therapy*, ed 5, St. Louis, 1996, Mosby, pp 324–330, 545.
357. Weisman MI: The removal of difficult silver cones, *J Endod* 9:210, 1983. doi:6574209.
358. Wilcox LR, Roskelley C, Sutton T: The relationship of root canal enlargement to finger-spreader induced vertical root fracture, *J Endod* 23:533, 1997. doi:9587326.
359. Wong R, Cho F: Microscopic management of procedural errors, *Dent Clin North Am* 41:455, 1997. doi:9248685.
360. Deleted in page review.
361. Wright KJ, Derkson GD, Riding KH: Tissue-space emphysema, tissue necrosis, and infection following use of compressed air during pulp therapy: case report, *Pediatr Dentistry* 13:110, 1991.
362. Wu MK, Kast'akova A, Wesselink PRL: Quality of cold and warm gutta-percha in oval canals in mandibular premolars, *J Endod* 24:223, 1998. doi:9641122.
363. Wu MK, Wesselink PR, Walton RE: Apical terminus location of root canal treatment procedures, *Oral Surg Oral Med Oral Pathol Oral Radiol Endod* 89:99, 2000. doi:10630950.
364. Xu J, He J, Yang Q, et al: Accuracy of cone-beam computed tomography in measuring dentin thickness and its potential of predicting the remaining dentin thickness after removing fractured instruments, *J Endod* 43:1522–1527, 2017.

365. Yaltirik M, Berberoglu HK, Koray M, et al: Orbital pain and headache secondary to overfilling of a root canal, *J Endod* 29:771, 2003. doi:14651288.
366. Yang SC, Chiu TH, Lin TJ, et al: Subcutaneous emphysema and pneumomediastinum secondary to dental extraction: a case report and literature review, *Kaohsiung J Med Sci* 22:641, 2006. doi:17116627.
367. Yekta SS, Koch F, Grosjean MB, et al: Analysis of trigeminal nerve disorders after oral and maxillofacial intervention, *Head Face Med* 26(6):24, 2010.
368. Yilmaz F, Koc C, Kamburoglu K, et al: Evaluation of 3 different retreatment techniques in maxillary molar teeth by using micro-computed tomography, *J Endod* 44:480–484, 2018.
369. Yoldas O, Oztunc H, Tinaz C, et al: Perforation risks associated with the use of Masserann endodontic kit drills in mandibular molars, *Oral Surg Oral Med Oral Pathol Oral Radiol Endod* 97:513, 2004. doi:15088037.
370. Yoshimoto A, Mitamura Y, Nakamura H, et al: Acute dyspnea during dental extraction, *Respiration* 69:369, 2002. doi:12169756.
371. You SY, Bae KS, Baek SH, et al: Lifespan of one nickel-titanium rotary file with reciprocating motion in curved root canals, *J Endod* 36:1991, 2010. doi:21092819.
372. Yum J, Cheung GS, Park JK, et al: Torsional strength and toughness of nickel-titanium rotary files, *J Endod* 37:382, 2011. doi:21329826.
373. Zehnder M: Root canal irrigants, *J Endod* 32:389, 2006. doi:16631834.
374. Zemann W, Feichtinger M, Karcher H: Cervicofacial and mediastinal emphysema after crown preparation: a rare complication, *Int J Prosthodont* 20:143, 2007. doi:17455433.
375. Zuniga JR, Mistry C, Tikhonov I, et al: Magnetic resonance neurography of traumatic and nontraumatic peripheral trigeminal neuropathies, *J Oral Maxillofac Surg* 76:725–736, 2018.
376. Zuniga JR, Renton T: Managing post-traumatic trigeminal neuropathic pain: is surgery enough?, *J Neurol Neuromed* 1:10–14, 2016.
377. Zuolo ML, Walton RE, Imura N: Histologic evaluation of three endodontic instrument/preparation techniques, *Endod Dent Traumatol* 8:125, 1992. doi:1289071.

21 | Papel da Endodontia após Lesões Traumáticas ao Dente

Bill Kahler*

Resumo do Capítulo

Aspectos únicos do traumatismo dentário, 788
Tipos mais comuns de traumatismo dentário, 789
　Fraturas coronárias, 789
　Fraturas corono-radiculares, 789
　Fraturas radiculares, 789
　Lesões de luxação e avulsão, 789
Acompanhamento após traumatismo dentário, 789
Exames radiográficos, 790
　Tomografia computadorizada de feixe cônico e traumatismo dentoalveolar, 790
　Reabsorção radicular, 793
　Fraturas radiculares horizontais (transversais), 793
　Lesões de luxação, 794
Fraturas da coroa, 794
　Infração da coroa, 794
　Fratura da coroa não complicada, 794
　Tratamento, 794
　Fratura coronária complicada, 794
　Tratamento, 795
　Terapia da polpa vital: requisitos para o sucesso, 795
　Métodos de tratamento, 797
　Tratamento da polpa não vital, 799
Fratura corono-radicular, 804
Fratura radicular, 804
　Diagnóstico e apresentação clínica, 804
　Tratamento, 805

Padrões de cicatrização, 805
Tratamento de complicações, 806
Lesões por luxação, 808
　Definições, 808
　Incidência, 808
　Tratamento, 809
　Consequências biológicas, 809
Manejo clínico do dente avulsionado, 817
　Consequências da avulsão dentária, 817
　Objetivos do tratamento, 817
　Manejo clínico, 817
　Diagnóstico e plano de tratamento, 818
Preparação da raiz, 818
　Tempo de secagem extraoral inferior a 60 minutos, 818
　Tempo de secagem extraoral maior que 60 minutos, 818
Preparação do alvéolo dentário, 819
Imobilização, 819
Manejo dos tecidos moles, 820
Terapia coadjuvante, 820
　Segunda consulta, 820
Tratamento endodôntico, 820
　Tempo extraoral inferior a 60 minutos, 820
　Tempo extraoral maior que 60 minutos, 821
Restauração temporária, 821
　Consulta de preenchimento radicular, 821
Restauração permanente, 821
　Cuidados de acompanhamento, 821

Uma lesão traumática no dente resulta em danos a várias estruturas dentárias e perirradiculares, tornando o manejo e as consequências dessas lesões multifatoriais. O conhecimento dos padrões de cicatrização inter-relacionados a esses tecidos é essencial. Este capítulo concentra-se no papel do complexo dentino-pulpar na patogênese da doença subsequente ao traumatismo dentinário e como o tratamento desse complexo pode contribuir para a cicatrização favorável após uma lesão.

---

*O autor reconhece o excepcional trabalho dos Drs. Trope, Barnett, Sigurdsson e Chivian em edições anteriores deste texto. O presente capítulo foi construído sobre seu trabalho fundamental.

Aspectos únicos do traumatismo dentário

A maioria dos traumatismos dentais ocorre na faixa etária de 7 a 12 anos e deve-se principalmente a quedas e acidentes perto de casa ou da escola.[28,165] Essas lesões ocorrem principalmente na região anterior da boca, afetando mais a maxila que a mandíbula.[33] Ocorrências graves, como acidentes automobilísticos, podem afetar qualquer dente e indivíduos de todas as faixas etárias. Em muitos casos, após uma lesão dentária traumática, o tratamento endodôntico é previsto para dentes permanentes jovens, sem cáries, de raiz única. Se o tratamento rápido e correto para esses dentes for realizado após a lesão, haverá um bom potencial para um resultado endodôntico bem-sucedido.

Tipos mais comuns de traumatismo dentário

FRATURAS CORONÁRIAS

A maioria das fraturas coronárias ocorre em dentes anteriores jovens e livres de cárie.[109,128] Isso torna a manutenção ou recuperação da vitalidade pulpar essencial. Felizmente, a terapia da polpa vital apoia um bom prognóstico nessas situações, se o tratamento correto e os procedimentos de acompanhamento forem seguidos cuidadosamente.

FRATURAS CORONO-RADICULARES

As fraturas corono-radiculares são tratadas primeiro periodontalmente para garantir que haja margem suficiente e boa para permitir a restauração. Se o dente puder ser mantido do ponto de vista periodontal, a polpa será tratada como se fosse uma fratura coronária.

FRATURAS RADICULARES

Um número surpreendentemente grande de polpas em dentes com fratura radicular sobreviverá a essa lesão dramática. Em quase todos os casos, o segmento apical permanece vital e, em muitos casos, o segmento coronal permanece vital ou recupera vitalidade após a lesão. Se o segmento coronal perder vitalidade permanentemente, ele deve ser tratado como um dente permanente imaturo com polpa não vital. *O segmento apical raramente precisa de tratamento.*

LESÕES DE LUXAÇÃO E AVULSÃO

Lesões de luxação e avulsão frequentemente resultam em necrose pulpar e dano à camada protetora de cemento radicular. A complicação potencial da infecção pulpar em uma raiz que perdeu sua camada protetora de cemento torna essas lesões potencialmente catastróficas. A abordagem correta na emergência e a avaliação do acompanhamento, que pode incluir tratamento endodôntico oportuno, são essenciais.

Acompanhamento após traumatismo dentário

O leitor deve consultar o Capítulo 1 para obter descrições específicas dos testes pulpares, mas algumas afirmações gerais sobre esses testes em dentes traumatizados podem ser úteis na tentativa de interpretar os resultados.

Por décadas, a controvérsia cercou a validade dos testes térmicos e elétricos em dentes traumatizados. Apenas impressões generalizadas podem ser obtidas a partir desses testes após uma lesão traumática. Eles são, na realidade, testes de sensibilidade para a função nervosa e não indicam a presença ou ausência de circulação sanguínea no espaço pulpar. Supõe-se que após a lesão traumática, a capacidade de condução das terminações nervosas e/ou receptores sensoriais sejam suficientemente perturbadas para inibir o impulso nervoso de um estímulo elétrico ou térmico. Isso torna o dente traumatizado vulnerável a leituras falso-negativas de tais procedimentos.[146]

Os dentes que respondem ao exame inicial não podem ser considerados saudáveis mesmo se continuarem responsivos ao longo do tempo. Não se pode presumir que os dentes que não apresentam resposta tenham polpas necróticas, pois podem produzir resposta em consultas de acompanhamento posteriores. Foi demonstrado que pode demorar até 9 meses para que o fluxo sanguíneo normal retorne à polpa coronária de um dente traumatizado já totalmente formado. À medida que a circulação é restaurada, a resposta aos testes pulpares retorna.[81]

A transição de uma resposta negativa para uma positiva em um teste subsequente pode ser considerada um sinal de cicatrização da polpa. O achado repetitivo de respostas pode ser considerado um sinal de uma polpa saudável. A transição de uma resposta para nenhuma resposta pode ser considerada indicação de que a polpa está provavelmente em degeneração e, portanto, uma intervenção endodôntica pode ser indicada. A persistência de nenhuma resposta sugere que a polpa foi irreversivelmente lesada, mas não é um diagnóstico absoluto.[39]

Testes pulpares térmicos e elétricos de todos os dentes anteriores (canino a canino) da maxila e da mandíbula devem ser realizados no momento do exame inicial e cuidadosamente registrados para estabelecer uma linha de base para comparação com testes repetidos subsequentes nos meses seguintes. Esses testes devem ser repetidos em 2 a 4 e 6 a 8 semanas; aos 3, 6 e 12 meses; e em intervalos anuais após o traumatismo (de acordo com as diretrizes da American Association of Endodontists). O objetivo dos testes é estabelecer uma tendência quanto ao estado fisiológico das polpas desses dentes. Particularmente em dentes traumatizados, neve de dióxido de carbono (CO_2, $-78°C$) ou diclorodifluorometano ($-40°C$) colocado no terço incisal da superfície vestibular fornece respostas mais precisas que um algodão com gelo (Figura 21.1).[79,80] O frio intenso parece penetrar no dente e cobrir os espaços ou as restaurações e atinge as áreas mais profundas do dente. Nem o gelo seco, nem o *spray* de diclorodifluorometano formam água gelada, que pode se dispersar sobre os dentes adjacentes ou gengiva para dar uma resposta falso-positiva. Na avaliação do traumatismo, não há dúvida de que o uso do algodão com gelo deve ser evitado por conta disso. O *spray* de diclorodifluorometano é uma alternativa muito barata à neve de CO_2; sua frieza provoca respostas muito mais confiáveis do que água gelada. O teste elétrico da polpa se baseia em impulsos elétricos que estimulam diretamente os nervos da polpa. Esses testes têm valor limitado em dentes jovens, mas são úteis quando os túbulos dentinários estão fechados e não permitem que o fluido dentinário flua neles. Essa situação é típica de dentes em pacientes idosos ou em dentes traumatizados que estejam sofrendo de esclerose prematura. Nessas situações, os testes térmicos que dependem do fluxo do fluido nos túbulos não podem ser usados, e o teste elétrico pulpar torna-se importante.

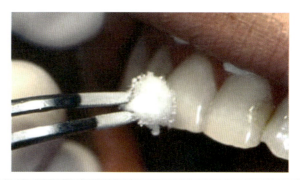

Figura 21.1 Gás de diclorodifluorometano ($-40°C$) é espirrado em uma bolinha de algodão e então colocado na borda incisal do incisivo superior.

A fluxometria por *laser* Doppler (FLD) foi introduzida no início dos anos 1970 para medir o fluxo sanguíneo na retina.[102] A técnica também foi usada para avaliar o fluxo sanguíneo em outros sistemas de tecidos, como a pele e o córtex renal. Ele usa um feixe de luz infravermelha (780 a 820 nm) ou próximo do infravermelho (632,8 nm) que é direcionado para o tecido por fibras ópticas. À medida que a luz entra no tecido, ela é espalhada ao mover as células vermelhas do sangue e as células estacionárias do tecido. Os fótons que interagem com os glóbulos vermelhos em movimento são espalhados e a frequência muda de acordo com o princípio Doppler. Fótons que interagem com células de tecido estacionárias são espalhados, mas não desviados por Doppler. Uma parte da luz é devolvida a um fotodetector e um sinal é produzido (Figura 21.2).

Diversas tentativas de usar a tecnologia FLD para o diagnóstico de vitalidade pulpar em dentes traumatizados têm sido feitas porque isso forneceria uma leitura mais precisa do estado de vitalidade da polpa.[136,196,197] Estudos têm mostrado resultados promissores, indicando que o *laser* Doppler pode detectar o fluxo sanguíneo de forma mais consistente e mais cedo que as respostas esperadas pelos testes de vitalidade padrão. Em um estudo em cães jovens, o *laser* Doppler foi capaz de detectar corretamente o fluxo sanguíneo 2 a 3 semanas após a avulsão de um dente imaturo e, ao mesmo tempo, indicar ausência de fluxo naqueles que permaneceriam necróticos.

Atualmente, o custo da máquina FLD limita seu uso em consultórios odontológicos privados; estes são usados principalmente em hospitais e instituições de ensino.

Exames radiográficos

A imagem radiográfica é essencial para o exame, diagnóstico e tratamento minuciosos do traumatismo dentoalveolar. A imagem pode revelar fraturas radiculares, fraturas coronárias subgengivais, deslocamentos dentais, fraturas ósseas, reabsorções radiculares e objetos estranhos incrustados. Uma única radiografia, mesmo uma imagem panorâmica, é insuficiente para diagnosticar adequadamente qualquer caso de traumatismo dentário. Nas diretrizes de 2020 para o manejo de lesões dentárias traumáticas e nas recomendações atuais em seu *site* interativo (www.dental-traumaguide.org), a International Association of Dental Traumatology (IADT) recomendou a realização de pelo menos quatro radiografias diferentes para quase todas as lesões:[44a,64,75a] uma direta em 90° do eixo do dente, duas com diferentes angulações verticais e um filme oclusal (Figura 21.3).

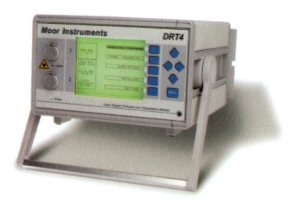

Figura 21.2 Máquina *laser* Doppler. (Cortesia da Moor Instruments, Devon, Reino Unido.)

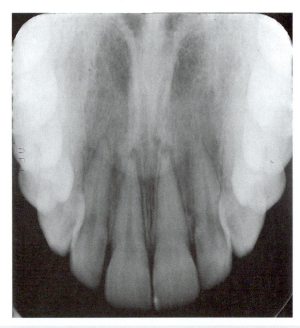

Figura 21.3 Radiografia oclusal de uma lesão de luxação dos incisivos centrais. Ambos foram diagnosticados com luxação lateral com translocação apical. Observar que o central esquerdo está completamente obliterado e tem uma história de luxação de alguns anos anteriores.

Múltiplas radiografias aumentam a probabilidade de diagnosticar fraturas radiculares, deslocamento de dente e outras lesões possíveis. No entanto, métodos de imagem bidimensionais (2D) têm limitações inerentes bem conhecidas e a falta de informações tridimensionais (3D) pode impedir o diagnóstico adequado e afetar adversamente os resultados do tratamento a longo prazo. A interpretação de uma imagem pode ser confundida por uma série de fatores, incluindo a anatomia regional e a superposição dos dentes e das estruturas dentoalveolares circundantes. Como resultado da sobreposição, as radiografias periapicais revelam apenas aspectos limitados (ou seja, uma visão 2D) da verdadeira anatomia 3D.[52,142] Além disso, muitas vezes há distorção geométrica das estruturas anatômicas visualizadas com métodos radiográficos convencionais.[4] Esses problemas podem ser superados usando técnicas de tomografia computadorizada de feixe cônico (TCFC), que produzem imagens 3D precisas dos dentes e das estruturas dentoalveolares circundantes, e têm se mostrado promissores em melhorar a capacidade do profissional em diagnosticar corretamente lesões de luxação, fraturas alveolares, fraturas radiculares e reabsorção radicular (Figura 21.4).[50,51]

Em casos de laceração de tecidos moles, é aconselhável radiografar a área lesada antes de suturar para ter certeza de que nenhum objeto estranho tenha ficado incrustado. Uma radiografia de tecidos moles com um filme de tamanho normal brevemente exposto à quilovoltagem reduzida deve revelar a presença de muitas substâncias estranhas, incluindo fragmentos de dente (Figura 21.5).

TOMOGRAFIA COMPUTADORIZADA DE FEIXE CÔNICO E TRAUMATISMO DENTOALVEOLAR

A TCFC é realizada usando um dispositivo giratório ao qual uma fonte de raios X e um detector são fixados (consultar o Capítulo 2). Uma fonte divergente de radiação ionizante piramidal ou em forma de cone é direcionada através do meio da área de interesse para um detector de raios X do lado oposto do paciente.

Capítulo 21 • Papel da Endodontia após Lesões Traumáticas ao Dente   791

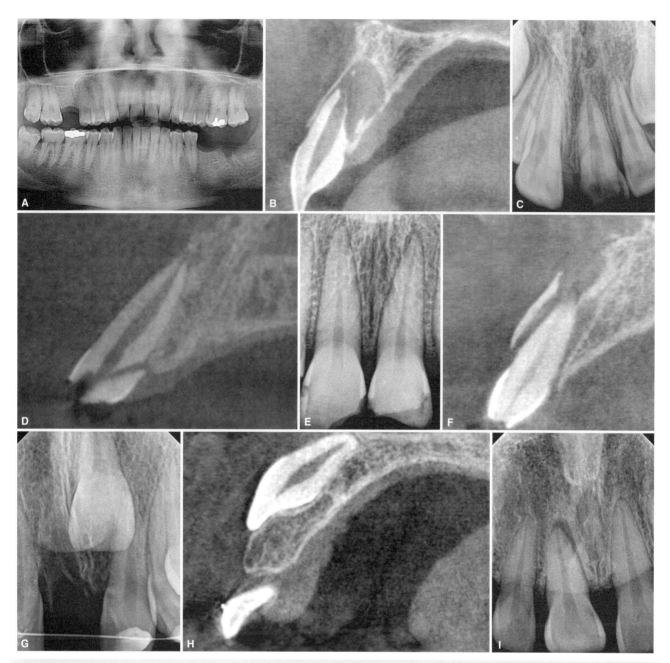

Figura 21.4 A. Radiografia panorâmica de um paciente com história pregressa de traumatismo dentoalveolar. O dente 21 parecia ter interrompido o desenvolvimento radicular com radiolucência periapical. **B.** Visão sagital do dente 21 do mesmo paciente por imagem de TCFC. O exame revelou que o dente 21 interrompeu o desenvolvimento radicular, com uma grande radiolucência periapical e extensa reabsorção radicular ao longo da superfície palatina que *não* era evidente na imagem panorâmica. **C.** Radiografia periapical do dente 21 com fratura coronária extensa e complicada. O exame clínico revelou fratura coronária com extensão subgengival na face palatina. **D.** Visão sagital do dente 21 do mesmo paciente por imagem de TCFC. O exame revelou que a extensão apical da porção palatina fraturada se estendia apicalmente até a crista do osso. O diagnóstico correto dessa lesão foi fratura corono-radicular complicada. **E.** Radiografia periapical dos dentes 11 e 21 revelou fraturas coronárias. **F.** Visão sagital do dente 21 do mesmo paciente por imagem de TCFC. A radiografia revelou que o dente 21 sofreu uma lesão por deslocamento de luxação lateral com extensa fratura alveolar concomitante. A necessidade de um tratamento de reposicionamento e de imobilização era evidente. **G.** Radiografia periapical do dente 21 após traumatismo alveolar. O dente 11 foi avulsionado e o dente 21 parecia estar gravemente intruído. **H.** Visão sagital do dente 21 do mesmo paciente por imagem de TCFC. A imagem revelou a posição labial do dente 21. **I.** Radiografia periapical do dente 11 revelou uma lesão de luxação lateral. (*continua*)

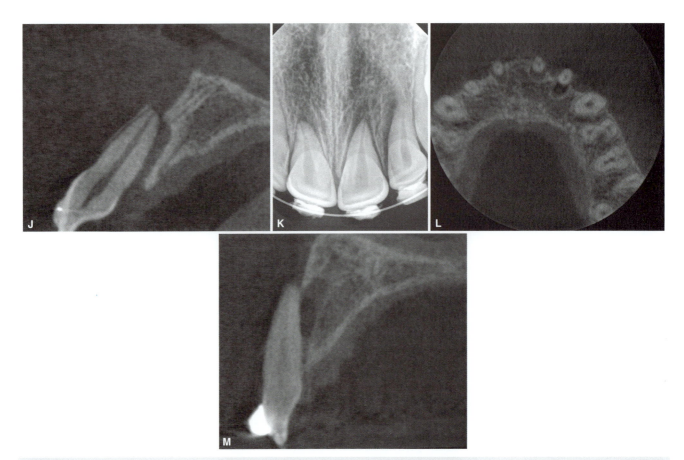

Figura 21.4 (*Continuação*) **J.** Visão sagital do dente 11 em imagem de TCFC. O extenso deslocamento dentário e alveolar concomitante é evidente. **K.** Radiografia periapical dos dentes 11 a 22, recentemente imobilizados em uma conduta de emergência. Essa imagem revelou que esses dentes não foram reposicionados adequadamente antes da imobilização, evidenciado pelos espaços ao longo de cada raiz. **L.** Visão axial da região anterior da maxila do mesmo paciente a partir de imagens de TCFC. A radiografia revelou que os dentes 11 a 22 estão deslocados labialmente. **M.** Vista sagital do dente 22 do mesmo paciente revelou a gravidade do deslocamento. Após consentimento e anestesia local, a contenção foi removida e os dentes 11 a 22 foram reposicionados e imobilizados.

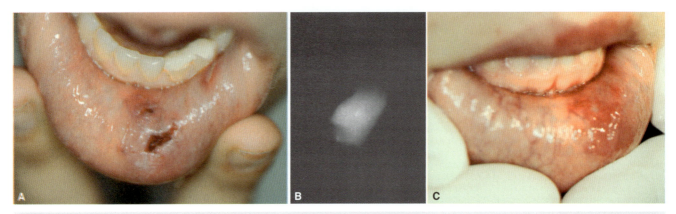

Figura 21.5 Paciente sofreu fraturas coronárias complicadas nos incisivos inferiores esquerdos e, posteriormente, no dente canino. **A.** Capeamento pulpar de emergência; composto Band-Aid foi colocado nos dentes. 6 dias depois, o paciente foi encaminhado à clínica por conta de uma laceração mal cicatrizada no lábio. **B.** Radiografia do lábio revelando uma porção da coroa lateral ainda no lábio. O paciente foi anestesiado e a coroa, removida. **C.** A cicatrização foi rápida e sem intercorrências.

A fonte de raios X e o detector giram em torno de um fulcro fixo na região de interesse. Durante a sequência de exposição, centenas de imagens de projeção planar são adquiridas do campo de visão (FOV, *field of view*) em um arco de pelo menos 180°. Nessa rotação única, a TCFC fornece imagens radiográficas 3D precisas, essencialmente imediatas e exatas. Como a exposição TCFC incorpora todo o FOV, apenas uma sequência de rotação do dispositivo é necessária para adquirir dados suficientes para a reconstrução da imagem.

A TCFC é sugerida como uma ferramenta de imagem auxiliar quando a verdadeira natureza da fratura radicular dentoalveolar e as lesões dentárias não puderem ser diagnosticadas com segurança a partir de um exame convencional e radiografias.[13,50,134,143] No entanto, tem sido repetidamente demonstrado que o uso da TCFC fornece um diagnóstico melhorado de imagens em casos de lesão dentoalveolar.[37,38,50,51,52,66,71,123,134,142,143] Talvez o uso de imagens de TCFC para lesões dentoalveolares possa ser considerado a "melhor prática", recomendado para lesões mais graves (Figura 21.6).[69]

REABSORÇÃO RADICULAR

Como o desenvolvimento e a progressão da reabsorção radicular ocorrem sem sinais ou sintomas clínicos, sua detecção precoce é um desafio. Portanto, o diagnóstico definitivo de reabsorção radicular depende de sua demonstração radiográfica, que, por sua vez, é limitada pela precisão diagnóstica do dispositivo de imagem usado para determinar sua presença (ver Capítulo 18).[143] A radiodensidade da raiz requer que uma quantidade significativa da substância da raiz seja removida para produzir contraste suficiente na radiografia e permitir que seja detectada. Assim, apenas defeitos de reabsorção na face mesial ou distal da raiz podem ser previsivelmente detectados após algum tempo; as faces vestibulares e palatinas ou linguais são muito mais difíceis de visualizar. Para superar essas dificuldades, é essencial realizar diferentes tomadas radiográficas em ângulo horizontal, o máximo possível, em casos de suspeita de reabsorção radicular. A detecção precoce de pequenos defeitos de reabsorção se mostrou escassa nas radiografias dentárias convencionais, e a extensão do defeito de reabsorção é grosseiramente subestimada em comparação com a TCFC.[38,66,71]

A literatura disponível apoia o uso da TCFC como uma ferramenta diagnóstica para avaliar a verdadeira natureza dos dentes diagnosticados com reabsorção radicular, para melhorar o diagnóstico e auxiliar no tratamento. Isso deve, em última análise, melhorar o prognóstico dos dentes com reabsorção radicular que requerem tratamento endodôntico (ver Figura 21.4A e B).[143]

FRATURAS RADICULARES HORIZONTAIS (TRANSVERSAIS)

Há um risco significativo de erro no diagnóstico da verdadeira localização de uma fratura radicular em dentes anteriores quando a radiografia intraoral é usada, devido à possibilidade do curso oblíquo da linha de fratura no plano sagital. Foi demonstrado que a fratura radicular horizontal pode ser detectada mais cedo usando TCFC que com análise de imagens periapicais, e a fratura

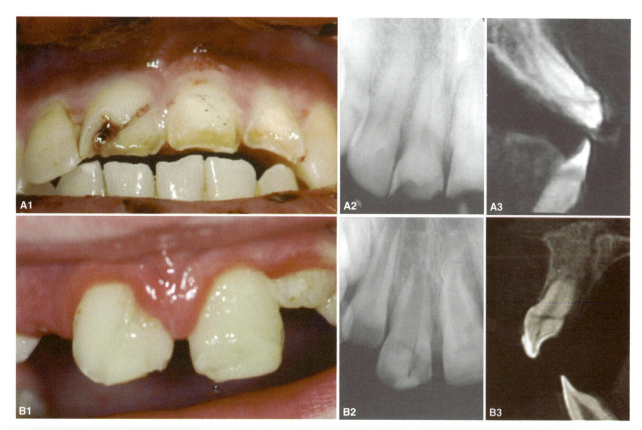

Figura 21.6 A1. Fotografia clínica de um incisivo central superior direito que sofreu fratura corono-radicular. **A2.** Radiografia periapical que falhou em mostrar a extensão da fratura corono-radicular. **A3.** Imagem de TCFC revelou a extensão da fratura corono-radicular. **B1.** Fotografia clínica de um incisivo central superior direito que sofreu uma fratura coronária e foi restaurado com resina composta pelo dentista que o atendeu. **B2.** Radiografia periapical revelou uma fratura vertical na coroa e no terço coronal da raiz. Uma área de perda óssea logo abaixo da crista alveolar na face mesial da raiz sugere lesão adicional. **B3.** Imagem de TCFC revelou a lesão adicional como uma fratura transversal da raiz. (Reproduzida de Andreasen FM, Kahler B: Diagnosis of acute dental trauma: the importance of standardized documentation: a review, *Dent Traumatol* 31:340, 2015.)

pode ser avaliada em vistas coronal, axial e transversal (ver Figura 21.4C e D).[117] Em comparação com as radiografias convencionais, a TCFC aumentou a precisão do diagnóstico da natureza real das fraturas radiculares horizontais.[37,134]

LESÕES DE LUXAÇÃO

Como mencionado anteriormente, a radiografia intraoral convencional oferece pouca sensibilidade na detecção de deslocamentos dentais mínimos e fraturas radiculares e alveolares.[123] A TCFC melhorou significativamente a capacidade de diagnóstico preciso das lesões traumáticas e tem o potencial de superar a maioria das limitações técnicas da projeção de filmes simples (ver Figura 21.4E-M).[37,38,50,51,66,71,123,134,143]

Fraturas da coroa

Como já mencionado, o objetivo primário do ponto de vista endodôntico é manter a vitalidade pulpar após as fraturas coronárias.

INFRAÇÃO DA COROA

A *infração da coroa* pode ser definida como uma fratura incompleta ou fissura do esmalte, sem perda da estrutura dentária.[21]

Consequências biológicas

As infrações da coroa são lesões que apresentam pouco perigo de necrose pulpar. O acompanhamento meticuloso por um período de 5 anos é a medida preventiva endodôntica mais importante nesses casos. Em qualquer exame de acompanhamento, para casos em que a reação aos testes de sensibilidade mudar; se, na avaliação radiográfica, sinais de periodontite apical ou perirradicular se desenvolverem; se a raiz parecer ter parado de se desenvolver ou aparentar estar obliterada, a intervenção endodôntica deve ser considerada.

FRATURA DA COROA NÃO COMPLICADA

A *fratura da coroa não complicada* pode ser definida como fratura do esmalte ou do esmalte e dentina, sem exposição pulpar.[21]

Incidência

A fratura não complicada da coroa é provavelmente a lesão dentária mais comumente relatada. Estima-se que seja responsável por pelo menos um terço à metade de todos os traumatismos dentários relatados.

Consequências biológicas

As fraturas coronárias não complicadas também são lesões que apresentam pouco risco de necrose pulpar. Na verdade, o maior perigo para a saúde da polpa está nas causas iatrogênicas durante a restauração estética desses dentes.

TRATAMENTO

Existem duas questões principais no tratamento das fraturas da coroa. Em primeiro lugar, todos os túbulos dentinários expostos precisam ser fechados o mais rápido possível. Se o fragmento quebrado não estiver disponível ou se não for possível recolocá-lo e não houver tempo para fazer uma restauração composta completa no momento da consulta de emergência, um curativo composto ou cobertura temporária deve ser colocado em toda a dentina exposta. Isso evita a entrada de bactérias nos túbulos e reduz o desconforto do paciente. O segundo problema é a espessura remanescente da dentina. Vários estudos confirmaram que se a dentina remanescente tiver mais de 0,5 mm de espessura, o dente pode ser restaurado com a restauração de escolha, incluindo condicionamento e adesivo, e nenhuma atenção especial precisa ser dada à polpa.[4,54,70,137,173] No entanto, se a dentina remanescente for menor que essa espessura, uma camada protetora de hidróxido de cálcio endurecido na parte mais profunda da exposição da dentina reduz, se não previne completamente, a inflamação reativa da polpa subjacente, reação significativamente diferente quando comparada à reação negativa aos sistemas de adesivos e compósitos.[4,54,70,137,173]

FRATURA CORONÁRIA COMPLICADA

Uma *fratura coronária complicada* envolve esmalte, dentina e polpa (Figura 21.7).[21]

Incidência

Fraturas complicadas da coroa ocorrem de 0,9 a 13% de todas as lesões dentárias.[47,153,175]

Consequências biológicas

Uma fratura da coroa envolvendo a polpa, se não tratada, sempre resulta em necrose pulpar.[116] No entanto, a maneira e a sequência de tempo em que a polpa se torna necrótica permitem um grande potencial de intervenção bem-sucedida para manter a vitalidade pulpar. A primeira reação após a lesão é hemorragia e inflamação local (Figura 21.8).

As alterações inflamatórias subsequentes geralmente são proliferativas, mas podem ser destrutivas com o tempo. Uma reação proliferativa é favorecida nas lesões traumáticas porque a

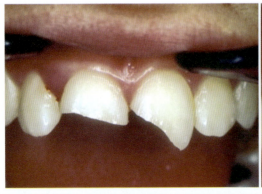
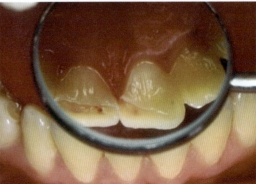

Figura 21.7 Fratura complicada de coroa envolvendo esmalte, dentina e polpa.

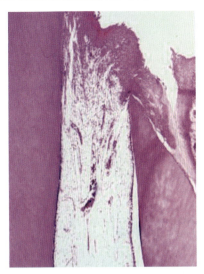

Figura 21.8 Aparência histológica da polpa dentro de 24 horas de uma exposição traumática. A polpa proliferou sobre os túbulos dentinários expostos. Há aproximadamente 1,5 mm de polpa inflamada abaixo da superfície da fratura.

superfície fraturada é geralmente plana, permitindo o enxágue salivar com pouca chance de impactação de detritos contaminados. A menos que a impactação de detritos contaminados seja óbvia, espera-se que nas primeiras 24 horas após a lesão uma resposta proliferativa com inflamação esteja presente e se estenda por não mais que 2 mm na polpa (ver Figura 21.8).[57,60,90] Com o tempo, o desafio bacteriano resulta em necrose pulpar local e em uma lenta progressão apical da inflamação pulpar (Figura 21.9).

TRATAMENTO

As opções de tratamento para fratura coronária complicada são (1) terapia de polpa vital, compreendendo capeamento pulpar, pulpotomia parcial ou pulpotomia total; e (2) pulpectomia. A escolha do tratamento depende do estágio de desenvolvimento do dente, o tempo entre o traumatismo e o tratamento, a lesão periodontal concomitante e o plano de tratamento restaurador.

Estágio de desenvolvimento do dente

A perda de vitalidade em um dente imaturo pode ter consequências catastróficas. O tratamento do canal radicular em um dente com canal acometido é demorado e difícil. É provavelmente mais importante que a necrose de um dente imaturo o deixe com paredes dentinárias delgadas que são suscetíveis a fraturas durante e após o procedimento de apicificação.[118] Todo esforço deve ser feito para manter o dente vital, pelo menos até que o ápice e a raiz cervical tenham completado seu desenvolvimento.

A remoção da polpa em um dente maduro não é tão significativa quanto em um dente imaturo, porque uma pulpectomia em um dente maduro tem uma taxa de sucesso extremamente alta.[164] No entanto, foi demonstrado que, em condições ideais, a terapia de polpa vital (em vez da remoção) pode ser realizada com sucesso em um dente maduro.[133,193] Portanto, essa forma de terapia pode ser uma opção em certas circunstâncias, mesmo que a pulpectomia seja o tratamento que proporciona o sucesso mais previsível.

Em um dente imaturo, a terapia da polpa vital deve sempre ser tentada, se possível, devido às enormes vantagens de manter a polpa vital.

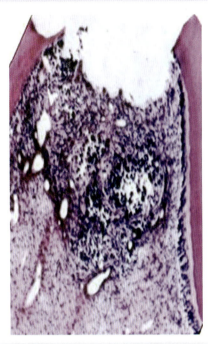

Figura 21.9 Aparência histológica da polpa dias após uma exposição traumática. Necrose superficial acima de uma zona de polpa inflamada é observada.

Tempo entre o traumatismo e o tratamento

A reação inicial da polpa é proliferativa 48 horas após uma lesão traumática, com não mais que 2 mm de profundidade de inflamação pulpar (ver Figura 21.9). Após 48 horas, aumentam as chances de contaminação bacteriana direta da polpa, com progressão apical da zona de inflamação;[60] com o passar do tempo, a probabilidade de manter com sucesso uma polpa saudável diminui.

Dano de fixação concomitante

Uma lesão periodontal compromete o suprimento nutricional da polpa. Esse fato é particularmente importante em dentes maduros, nos quais a chance de sobrevivência pulpar não é tão boa quanto em dentes imaturos.[18,68]

Plano de tratamento restaurador

Ao contrário de um dente imaturo, no qual os benefícios de manter a vitalidade da polpa são grandes, a pulpectomia é uma opção de tratamento viável em um dente maduro. Conforme apontado, se realizada em condições ideais, a terapia da polpa vital após exposições traumáticas pode ser bem-sucedida. Se o plano de tratamento restaurador for simples e uma restauração de resina composta for suficiente como restauração permanente, essa opção de tratamento deve ser considerada seriamente. Se uma restauração mais complexa for colocada (p. ex., uma coroa ou pôntico), a pulpectomia pode ser o método de tratamento mais previsível.

TERAPIA DA POLPA VITAL: REQUISITOS PARA O SUCESSO

A terapia da polpa vital tem uma taxa de sucesso extremamente alta se os seguintes requisitos puderem ser atendidos (ver também Capítulo 24):

- *Tratamento de uma polpa não inflamada.* O tratamento de uma polpa saudável tem se mostrado um requisito importante para uma terapia bem-sucedida.[174,183] A terapia da polpa vital da polpa inflamada produz uma taxa de sucesso inferior,[174,183] então o tempo ideal para o tratamento é nas primeiras 24 horas, quando a inflamação pulpar for superficial. Conforme o tempo entre a lesão e a terapia aumentar, a remoção da polpa deve ser estendida apicalmente para garantir que a polpa não inflamada tenha sido alcançada

- *Vedação à prova de bactérias.* Esse requisito pode ser considerado o fator mais crítico para o sucesso do tratamento.[174] Desafio por bactérias durante a fase de cicatrização causa falha (ver também Capítulo 15).[53] Se a polpa exposta for efetivamente vedada contra vazamento bacteriano, ocorrerá uma cicatrização bem-sucedida da polpa com uma barreira de tecido duro, independentemente do curativo colocado na polpa, e após períodos de tempo mais prolongados entre o acidente e o tratamento[54,88]
- *Revestimento pulpar.* O hidróxido de cálcio tem sido tradicionalmente usado para terapia de polpa vital. Sua principal vantagem é ser antibacteriano[46,163] e desinfetar a polpa superficial. O hidróxido de cálcio puro causa necrose de aproximadamente 1,5 mm do tecido pulpar, que remove as camadas superficiais da polpa inflamada, se presentes (Figura 21.10).[135] O alto pH (12,5) de hidróxido de cálcio causa um necrose de liquefação nas camadas mais superficiais.[156] A toxicidade do hidróxido de cálcio parece ser neutralizada para que as camadas mais profundas da polpa sejam afetadas, causando uma necrose por coagulação na junção da polpa necrótica e vital, resultando apenas em uma leve irritação. Esse sintoma leve inicia uma resposta inflamatória e, na ausência de bactérias,[156] a polpa vai cicatrizar com a formação de uma barreira de tecido duro (Figura 21.11).[155,156] Endurecimento do hidróxido de cálcio não causa necrose das camadas superficiais da polpa; também tem demonstrado iniciar a cicatrização com uma barreira de tecido duro.[172,180]

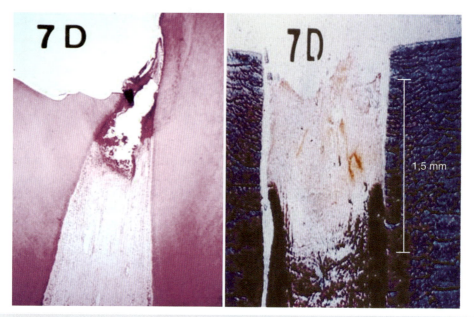

Figura 21.10 Necrose pulpar de 1,5 mm em decorrência do alto pH do hidróxido de cálcio.

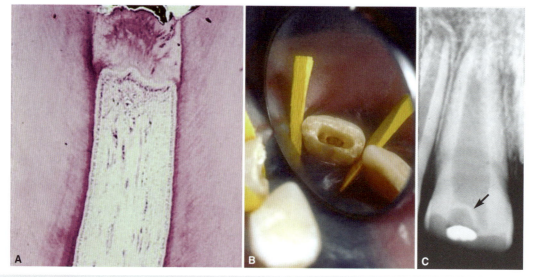

Figura 21.11 Barreira de tecido duro após pulpotomia parcial com utilização do hidróxido de cálcio. **A.** Aparência histológica de odontoblastos de substituição e uma barreira de tecido duro. **B.** Aspecto clínico da barreira na remoção da restauração coronal 3 meses após a colocação do hidróxido de cálcio. **C.** Aspecto radiográfico da barreira de tecido duro (*seta*).

A principal desvantagem do hidróxido de cálcio é que ele não sela a superfície fraturada. Portanto, um material adicional deve ser usado para garantir que as bactérias não contaminem a polpa, principalmente durante a fase crítica de cicatrização.

Muitos materiais, como óxido de zinco eugenol,[30,183] fosfato tricálcico[98] e resina composta,[29] têm sido propostos como medicamentos para terapia de polpa vital. Nenhum até o momento proporcionou a previsibilidade do hidróxido de cálcio usado em conjunto com uma restauração coronária bem selada.[70,122,161,173] Em um estudo em cães, por exemplo, polpas cobertas diretamente com vários agentes adesivos mostraram reações inflamatórias moderadas a graves, com extensão progressiva da necrose do tecido com o tempo e ausência total de formação contínua de ponte de tecido duro.[122] A aplicação de um material à base de hidróxido de cálcio foi caracterizada por infiltração de células inflamatórias, necrose limitada de tecido e ligação parcial a completa de tecido duro.[122] Em um estudo semelhante em dentes humanos *in vivo*, verificou-se que Scotchbond Multi-Purpose Plus (3 M, St. Paul, MN) produziu alterações inflamatórias quando aplicado diretamente ao tecido pulpar exposto; no entanto, o capeamento direto com Dycal seguido de selamento com Scotchbond Multi-Purpose Plus mostrou resultados favoráveis no tecido pulpar.[173]

Atualmente, os materiais biocerâmicos são considerados os agentes de capeamento pulpar de escolha.[5] O agregado de trióxido mineral (MTA), um material biocerâmico de primeira geração, tem se mostrado um bom agente de capeamento pulpar.[72,139,141,195] Tem um pH alto, semelhante ao do hidróxido de cálcio, quando não alcançada a presa[177] e, após a presa, cria uma excelente vedação à prova de bactérias.[178] Também é duro o suficiente para servir de base para uma restauração final.[177] Ainda assim, o MTA não tem a mesma popularidade que o hidróxido de cálcio como agente de capeamento pulpar no tratamento de exposições traumáticas devido a um tempo de presa prolongado, e descoloração da coroa devido ao preenchimento de óxido de bismuto no material.

Recentemente, materiais biocerâmicos de última geração (p. ex., Biodentine) chegaram ao mercado com propriedades positivas semelhantes ao MTA, mas sem as desvantagens descritas anteriormente. Eles cicatrizam com rapidez suficiente para um procedimento de uma visita e não descolorem o dente.[198] Esses materiais são agora considerados superiores ao hidróxido de cálcio como agente de cobertura para exposições pulpares traumáticas.

MÉTODOS DE TRATAMENTO

Capeamento pulpar

O capeamento pulpar implica a colocação do curativo diretamente na exposição pulpar sem qualquer remoção do tecido mole.[29]

Indicações. Existem poucas indicações para capeamento pulpar quando exposições pulpares traumáticas são tratadas. A taxa de sucesso desse procedimento (80%),[77,148] em comparação com a pulpotomia parcial (95%),[57] indica que uma capa pulpar superficial não deve ser considerada após exposições pulpares traumáticas. A menor taxa de sucesso não é difícil de entender, porque a inflamação superficial se desenvolve logo após a exposição traumática. Se o tratamento for no nível superficial, diversas polpas inflamadas (em vez de saudáveis) serão tratadas, diminuindo o potencial de sucesso. Além disso, um selamento coronal resistente a bactérias é muito mais difícil de se obter no capeamento pulpar superficial porque não há profundidade na cavidade para auxiliar na criação do selamento, como ocorre com uma pulpotomia parcial.

Deve-se reconhecer que os estudos que sugerem que uma polpa inflamada é contraindicada para uma tentativa de capeamento pulpar foram realizados na década de 1970 com o amálgama como restauração coronária padrão. Do ponto de vista da microinfiltração, as razões para os resultados ruins são as infiltrações de amálgama e a eliminação de hidróxido de cálcio na presença de umidade; logo, a causa mais provável de fracasso nesses casos é o selamento coronal deficiente, não a polpa inflamada. Estudos mais recentes sugerem que, com o cimento biocerâmico como proteção pulpar, a polpa inflamada deixa de ser um impedimento, como se pensava no passado, mas o selamento parece ser o principal fator para o sucesso do procedimento. Assim, o agente usado como base nessas situações pode dar mais margem de manobra para o capeamento da polpa inflamada.

No entanto, em uma situação de exposição traumática da polpa de um dente (lesões nas quais a maioria dos indivíduos acometidos é jovem [polpas grandes]), o paciente normalmente se apresenta para tratamento em 48 horas devido à sensibilidade e a questões estéticas. Portanto, a inflamação pulpar geralmente é apenas superficial. Nesses casos, pode ser prudente remover a camada superficial de inflamação e colocar um agente biocerâmico para capeamento pulpar.

Pulpotomia parcial

A pulpotomia parcial implica remoção do tecido pulpar coronário até o nível da polpa sã. O conhecimento da reação da polpa após uma lesão traumática permite determinar com precisão esse nível. Tal procedimento é comumente chamado *pulpotomia de Cvek*.

Indicações. Assim como para o capeamento pulpar.

Técnica. A administração de um anestésico (possivelmente sem vasoconstritor), a colocação de um dique de borracha e a desinfecção superficial são realizadas. Uma cavidade de 1 a 2 mm de profundidade é preparada na polpa, usando uma peça de mão de alta velocidade com uma broca de diamante estéril de tamanho apropriado e uso de água abundante (Figura 21.12).[85] Uma broca de baixa velocidade ou uma cureta de dentina deve ser evitada. Se o sangramento for excessivo, a polpa é amputada mais profundamente até que apenas uma hemorragia moderada seja observada. O excesso de sangue é cuidadosamente removido enxaguando com soro fisiológico e a área é enxugada com uma bolinha de algodão estéril. O uso de hipoclorito de sódio a 5% (NaOCl; alvejante) tem sido recomendado para enxaguar a ferida pulpar.[54] O alvejante causa amputação química do coágulo sanguíneo; remove células pulpares danificadas, lascas de dentina e outros detritos; e fornece controle de hemorragia com dano mínimo ao tecido pulpar "normal" por baixo.

Deve-se ter cuidado para não permitir o desenvolvimento de um coágulo sanguíneo, pois isso comprometeria o prognóstico.[57,155] O hidróxido de cálcio é colocado com cuidado no coto pulpar. Se o tamanho da polpa não permitir a perda adicional de tecido pulpar, hidróxido de cálcio de endurecimento pode ser usado.[159] A cavidade preparada é preenchida com um material com a melhor chance de uma vedação à prova de bactérias, como um cimento de ionômero de vidro nivelado com a superfície fraturada. O material localizado na cavidade pulpar e todos os túbulos dentinários expostos são acondicionados e restaurados com adesivo e resina composta. Como alternativa, após a obtenção da hemostasia, a polpa pode ser selada com MTA, recoberta com material de revestimento e restaurada com resina composta. No entanto, foi demonstrado que isso causa a descoloração do dente.[35]

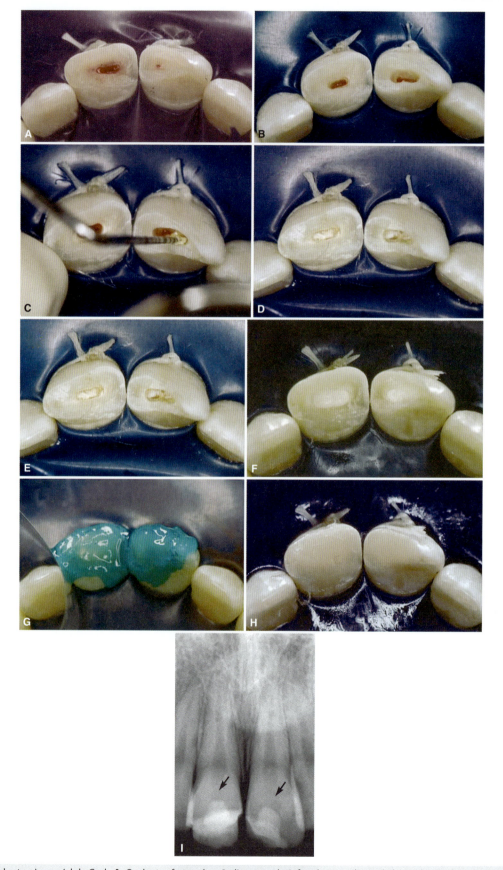

Figura 21.12 Pulpotomia parcial de Cvek. **A.** Os dentes fraturados são limpos e desinfetados; um dique de borracha é colocado. **B.** As cavidades são preparadas em alta velocidade com uma broca de diamante redonda de 1 a 2 mm no tecido pulpar. **C.** Hidróxido de cálcio em um tampão (**D**) é colocado no tecido mole da polpa. **E.** Deve-se ter cuidado para evitar manchar as paredes do preparo com o hidróxido de cálcio. **F.** As cavidades preparadas são preenchidas com cimento de cionômero de vidro. A dentina exposta é condicionada (**G**) e então coberta com resina composta (**H**). **I.** Uma radiografia 6 meses depois mostra a formação de barreiras de tecido duro em ambos os dentes (setas). (Cortesia da Dra. Alessandra Ritter, Chapel Hill, NC.)

Acompanhamento. O acompanhamento é o mesmo do capeamento pulpar. A ênfase é colocada na evidência da manutenção das respostas aos testes de sensibilidade e na evidência radiográfica do desenvolvimento contínuo da raiz (Figura 21.13).

Prognóstico. Esse método oferece muitas vantagens sobre o capeamento pulpar. A polpa superficial inflamada é removida durante o preparo da cavidade pulpar. O hidróxido de cálcio desinfeta a dentina e a polpa e remove a inflamação pulpar adicional. Mais importante, o espaço é fornecido para um material que pode alcançar uma vedação resistente a bactérias para permitir a cicatrização pulpar com tecido duro em condições ideais. Além disso, permanece a polpa coronária, o que permite a realização de testes de sensibilidade nas visitas de acompanhamento. O prognóstico é extremamente bom (94 a 96%).[57,78]

Pulpotomia total

A pulpotomia total envolve a remoção de toda a polpa coronária até o nível dos orifícios radiculares. Esse nível de amputação pulpar é escolhido arbitrariamente por conta de sua conveniência anatômica. Como a polpa inflamada, às vezes, estende-se além dos orifícios do canal para a polpa radicular, muitos erros são cometidos, resultando no tratamento de uma polpa inflamada em vez de não inflamada.

Indicações. A pulpotomia total é indicada quando se prevê que a polpa está inflamada até os níveis mais profundos da polpa coronária. Exposições traumáticas após mais de 72 horas e exposição à cárie de dente jovem com ápice parcialmente desenvolvido são dois exemplos de casos em que esse tratamento pode ser indicado. Devido à probabilidade de o curativo ser colocado em uma polpa inflamada, a pulpotomia total é contraindicada em dentes maduros. No dente imaturo, os benefícios superam os riscos para essa forma de tratamento apenas com ápices malformados e paredes dentinárias delgadas.

Técnica. O procedimento começa com a administração de um anestésico, a colocação do dique de borracha e a desinfecção superficial, como no capeamento pulpar e na pulpotomia parcial. A polpa coronária é removida como na pulpotomia parcial, mas até o nível dos orifícios radiculares. Curativo de hidróxido de cálcio, selamento hermético e restauração coronária são realizados como na pulpotomia parcial.

Acompanhamento. O acompanhamento é o mesmo usado no capeamento pulpar e na pulpotomia parcial. Uma grande desvantagem desse método de tratamento é que não é possível aplicar o teste de sensibilidade, devido à perda da polpa coronária, de modo que o acompanhamento radiográfico é extremamente importante para avaliar os sinais de periodontite apical e garantir a continuação da formação da raiz.

Prognóstico. Como a pulpotomia cervical é realizada em polpas que devem ter inflamação profunda e o local da amputação da polpa é arbitrário, muitos outros erros cometidos levam ao tratamento da polpa inflamada. Consequentemente, o prognóstico, que está na faixa de 75%, é pior que para a pulpotomia parcial.[82] Por conta da incapacidade de avaliar o estado da polpa após a pulpotomia total, alguns autores recomendam a pulpectomia rotineiramente após as raízes estarem totalmente formadas (Figura 21.14). Essa filosofia é baseada no procedimento de pulpectomia com uma taxa de sucesso na faixa de 95%, enquanto, caso a periodontite apical se desenvolva, o prognóstico do tratamento de canal radicular cai significativamente para aproximadamente 80%.[158,164]

Pulpectomia

Pulpectomia implica a remoção de toda a polpa até o nível do forame apical.

Indicações. Pulpectomia é indicada em uma fratura complicada da coroa de dentes maduros se as condições não forem ideais para terapia de polpa vital ou se for previsível que a restauração do dente exija a colocação de um pino. Esse procedimento não é diferente do tratamento de canal radicular de um dente vital não traumatizado.

TRATAMENTO DA POLPA NÃO VITAL

Dente imaturo: apicificação

Indicações. A apicificação deve ser realizada em dentes com ápices abertos e paredes dentinárias delgadas nos quais as técnicas

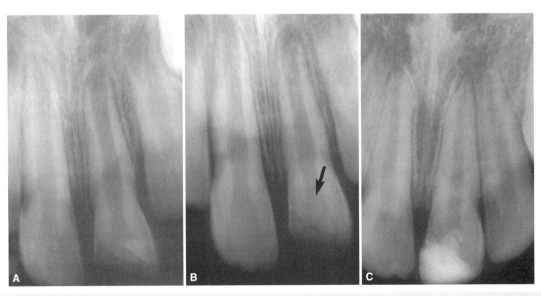

Figura 21.13 Desenvolvimento contínuo da raiz após pulpotomia parcial. **A.** Radiografia de dente imaturo com fratura coronária complicada. **B.** No momento da colocação de hidróxido de cálcio após pulpotomia parcial (*seta*). **C.** Radiografia de acompanhamento confirmando que a polpa manteve a vitalidade e a raiz continuou a se desenvolver.

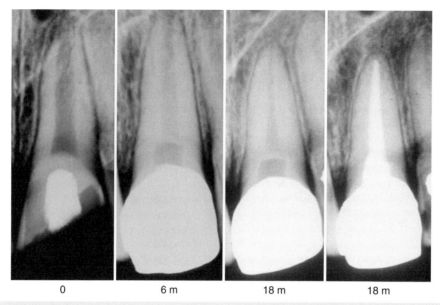

Figura 21.14 Pulpotomia bem-sucedida seguida por pulpectomia aos 18 meses. (Cortesia do Dr. Leif Tronstad, Oslo, Noruega.)

de instrumentação padrão não podem criar um *stop* apical para facilitar a obturação eficaz do canal radicular.

Consequências biológicas. Um dente imaturo não vital apresenta uma série de dificuldades para o tratamento endodôntico adequado. O canal é frequentemente mais largo apical que coronariamente, necessitando do uso de uma técnica de preenchimento com material amolecido para moldá-lo ao formato da parte apical do canal. Como o ápice é extremamente largo, não existe barreira para impedir que esse material se mova e traumatize os tecidos periodontais apicais. Além disso, a falta de *stop* apical e extrusão de material através do canal pode resultar em um canal insuficientemente obturado e suscetível à infiltração. Um problema adicional em dentes imaturos com paredes dentinárias delgadas é sua suscetibilidade à fratura, tanto durante quanto após o tratamento.[58]

Esses problemas são superados estimulando a formação de uma barreira de tecido duro para permitir a obturação ideal do canal e reforçando a raiz enfraquecida contra a fratura, tanto durante quanto após a apicificação.

Técnica

Desinfecção do canal. Na maioria dos casos, os dentes não vitais são infectados;[36,160] portanto, a primeira fase do tratamento é desinfetar o sistema de canais radiculares para garantir a cicatrização periapical.[46,61] O comprimento do canal é estimado com uma radiografia pré-operatória paralela, e após o acesso aos canais, uma lima é colocada com o comprimento estimado. Quando o comprimento for confirmado radiograficamente, uma lima muito leve e de pequeno calibre (por conta das paredes dentinárias finas) é passada com irrigação abundante de NaOCl 0,5%.[62,169] Uma força menor de aplicação de NaOCl é usada por conta do aumento do risco de extravasamento do irrigante através do ápice dos dentes imaturos. O aumento do volume de irrigante usado compensa essa concentração mais baixa de NaOCl. Uma agulha de irrigação que pode passivamente chegar próximo ao comprimento apical é útil na desinfecção dos canais desses dentes imaturos. Após secar o canal com cones de papel, uma mistura cremosa de hidróxido de cálcio (espessura da pasta de dente) é colocada com uma espiral de Lentulo (Figura 21.15). A ação desinfetante adicional do hidróxido de cálcio é eficaz após sua aplicação por pelo menos

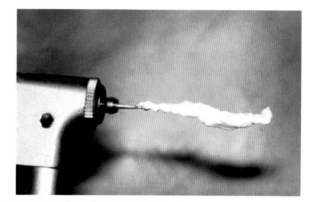

Figura 21.15 Mistura cremosa de hidróxido de cálcio em um instrumento espiral de Lentulo pronto para ser colocada no canal.

1 semana;[163] portanto, a continuação do tratamento pode ocorrer a qualquer momento após 1 semana. O tratamento posterior não deve ser atrasado mais de 1 mês porque o hidróxido de cálcio pode ser eliminado por fluidos do tecido através do ápice aberto, deixando o canal suscetível à reinfecção.

Barreira apical de tecido duro

Método tradicional. A formação da barreira de tecido duro no ápice requer um ambiente semelhante ao necessário para a formação de tecido duro na terapia da polpa vital: um estímulo inflamatório leve para iniciar a cicatrização e um ambiente livre de bactérias para garantir que a inflamação não seja progressiva.

Assim como na terapia de polpa vital, o hidróxido de cálcio é usado para esse procedimento.[58,91,99] O hidróxido de cálcio é compactado contra o tecido mole apical com um tampão ou ponta espessa para iniciar a formação de tecido duro. Essa etapa é seguida pelo preenchimento com hidróxido de cálcio para preencher completamente o canal. O hidróxido de cálcio é meticulosamente removido da cavidade de acesso até o nível dos orifícios radiculares, e um preenchimento temporário bem vedado é colocado na cavidade de acesso. Uma radiografia é tirada; o canal deve parecer calcificado, indicando que foi totalmente preenchido com hidróxido de cálcio (Figura 21.16). Como a dissolução do

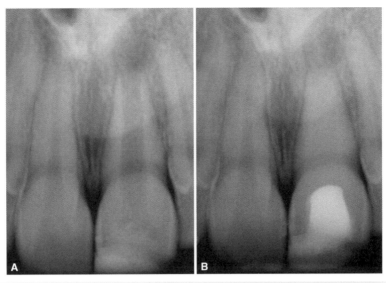

Figura 21.16 A e B. Canal radicular que "desaparece" após a colocação de uma mistura espessa de hidróxido de cálcio puro e depois, com o tempo, dilui-se novamente. (Cortesia da Dra. Cecilia Bourguignon, Paris, França.)

hidróxido de cálcio é avaliada por sua radiodensidade relativa no canal, é prudente usar uma mistura desse composto sem a adição de um agente radiopacificador, como o sulfato de bário. Esses aditivos não são eliminados tão prontamente quanto o hidróxido de cálcio; portanto, se estiverem presentes no canal, a avaliação da eliminação é impossível.

Em intervalos de 3 meses, uma radiografia é realizada para avaliar se uma barreira de tecido duro se formou e se o hidróxido de cálcio foi eliminado do canal. Isso é avaliado como quando o canal puder ser visto novamente pela radiografia. Se nenhuma dissolução for evidente, o hidróxido de cálcio pode ficar intacto por mais 3 meses. As trocas excessivas de curativos de hidróxido de cálcio devem ser evitadas, se possível, porque acredita-se que a toxicidade inicial do material retarde a cicatrização.[125]

Quando houver suspeita da formação de uma barreira de tecido duro, o hidróxido de cálcio deve ser completamente removido do canal com NaOCl. Uma lima de tamanho que possa facilmente atingir o ápice pode ser usada para sondar suavemente por um *stop* no ápice. Quando uma barreira de tecido duro puder ser indicada radiograficamente e sondada com um instrumento, o canal estará pronto para ser obturado.

Barreira biocerâmica. A criação de uma barreira fisiológica de tecido duro, embora bastante previsível, leva de 3 a 18 meses com hidróxido de cálcio. As desvantagens desse longo período de tempo são a necessidade do comparecimento do paciente em várias sessões para o tratamento, e o risco de fratura do dente durante o tratamento, antes que as raízes finas e fracas possam ser fortalecidas. Além disso, um estudo indicou que um tratamento a longo prazo com hidróxido de cálcio pode enfraquecer as raízes e torná-las ainda mais suscetíveis à fratura.[24] No entanto, isso não é conclusivo, porque outro estudo mais recente mostrou que o uso prolongado de hidróxido de cálcio não enfraquece os dentes quando comparados aos controles positivos, negativos e que fraturam. Portanto, a fratura pode estar mais relacionada ao estágio de desenvolvimento da raiz que ao uso dessa substância.[115]

O material biocerâmico tem sido usado para criar uma rápida barreira de tecido duro após a desinfecção do canal (ver anteriormente na seção "Método tradicional") (Figura 21.17). O sulfato de cálcio é empurrado através do ápice para fornecer uma barreira extrarradicular reabsorvível contra a qual o material biocerâmico será compactado. O material é misturado e compactado nos 4 a 5 mm finais da parte apical do canal. Antigamente, uma bola de algodão úmida era colocada contra o cimento biocerâmico e deixada por pelo menos 6 horas; atualmente isso não é necessário, desde que o material biocerâmico não seque. O canal é preenchido com guta-percha termoplastificada. O canal cervical é então reforçado com resina composta abaixo do nível do osso marginal (descrito posteriormente; ver também Figura 21.17).

Vários relatos de casos foram publicados usando essa técnica de barreira apical,[83,101,131] que vem ganhando popularidade com os profissionais. Diversos relatórios atestam a eficácia desse procedimento.[48,114]

Obturação do canal radicular. Como o diâmetro apical é maior que o diâmetro coronal na maioria desses canais, uma técnica de preenchimento com material amolecido é indicada nesses dentes (ver Capítulo 9). Deve-se ter cuidado para evitar força lateral excessiva durante o preenchimento, devido às paredes finas da raiz. Se a barreira de tecido duro foi produzida por terapia de hidróxido de cálcio a longo prazo, ela consiste em camadas dispostas irregularmente de tecido mole coagulado, tecido calcificado e tecido semelhante ao cemento (Figura 21.18). Ilhas de tecido conjuntivo mole também estão incluídas, dando à barreira uma consistência de "queijo suíço".[40,56] Devido à natureza irregular da barreira, não é incomum para cimento ou material de preenchimento amolecido ser empurrado para os tecidos apicais durante a obturação (Figura 21.19). A formação da barreira de tecido duro pode estar a alguma distância do ápice radiográfico porque se forma onde o hidróxido de cálcio entra em contato com o tecido vital. Em dentes com ápices largos e abertos, o tecido vital pode sobreviver e proliferar do ligamento periodontal para alguns milímetros dentro do canal radicular. O preenchimento deve ser concluído até o nível da barreira do tecido duro e não forçado em direção ao ápice radiográfico.

Reforço das paredes dentinárias delgadas. O procedimento de apicificação tornou-se previsivelmente bem-sucedido (ver seção "Prognóstico"),[76,91] mas as paredes dentinárias delgadas ainda apresentam um problema clínico. Caso ocorram lesões secundárias, os dentes com paredes dentinárias delgadas são mais suscetíveis a fraturas que os tornam irrecuperáveis.[65,179] Foi relatado que aproximadamente 30% desses dentes irão fraturar durante

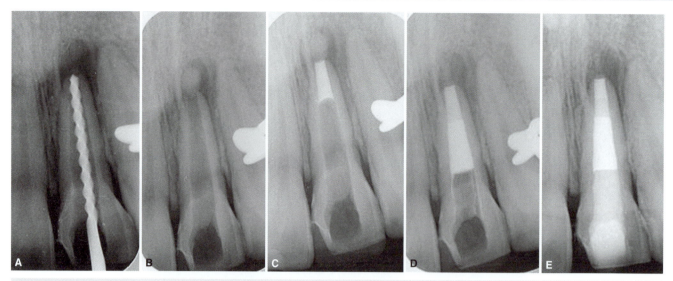

Figura 21.17 Apicificação com agregado de trióxido mineral. **A.** O canal é desinfetado com instrumentação leve, irrigação abundante e uma mistura cremosa de hidróxido de cálcio por 1 mês. **B.** O sulfato de cálcio é colocado através do ápice como uma barreira contra a qual o agregado de trióxido mineral (MTA) é colocado. **C.** Um plugue de MTA de 4 mm é colocado no ápice. **D.** O corpo do canal é preenchido com o sistema de obturação Resilon. **E.** Uma resina adesiva é colocada abaixo da junção cemento-esmalte (JCE) para fortalecer a raiz. (Cortesia da Dra. Marga Ree. Purmerend, Holanda.)

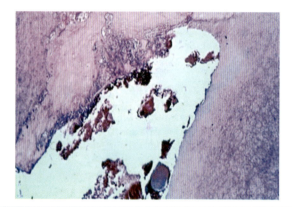

Figura 21.18 Aparência histológica de barreira de tecido duro após apicificação com hidróxido de cálcio. A barreira é composta por cemento e osso com inclusões de partes moles.

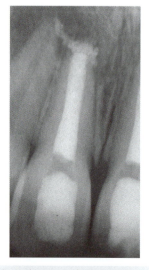

Figura 21.19 Preenchimento radicular com técnica suave após apicificação com hidróxido de cálcio. O selante e o material de preenchimento amolecido são extravasados através dos orifícios em forma de "queijo suíço" na barreira.

ou após o tratamento endodôntico.[120] Consequentemente, alguns profissionais têm questionado a conveniência do procedimento de apicificação e optaram por tratamentos mais radicais, incluindo extrações seguidas de procedimentos restauradores extensos, como implantes dentários. No entanto, essa abordagem não pode ser considerada em crianças ou adultos jovens porque o crescimento facial não foi concluído. Estudos demonstraram que restaurações adesivas intracoronárias podem fortalecer internamente dentes tratados endodonticamente e aumentar sua resistência à fratura.[84,118] Assim, após a obturação radicular, o material deve ser removido abaixo do nível ósseo marginal e uma resina preencherá o local (ver Figura 21.17).

Acompanhamento. A chamada para avaliação de rotina deve ser realizada para determinar o sucesso na prevenção ou tratamento da periodontite apical. Os procedimentos restauradores devem ser avaliados para garantir que não promovam, de forma alguma, fraturas radiculares.

Prognóstico. A cicatrização periapical e a formação de uma barreira de tecido duro ocorrem de forma previsível com o tratamento a longo prazo com hidróxido de cálcio (79 a 96%).[58,120] No entanto, a sobrevida a longo prazo é comprometida pelo potencial de fratura das finas paredes dentinárias desses dentes. Espera-se que as novas técnicas de fortalecimento interno dos dentes, descritas anteriormente, aumentem sua capacidade de sobrevivência a longo prazo.

Revascularização pulpar/tratamento endodôntico regenerativo. A regeneração de uma polpa necrótica foi considerada possível somente após a avulsão de um dente permanente imaturo que foi reimplantado em 40 minutos (discutido posteriormente). As vantagens da revascularização pulpar residem na possibilidade de maior desenvolvimento radicular e reforço das paredes dentinárias por deposição de tecido duro, fortalecendo, assim, a raiz contra a fratura (ver também Capítulo 12). Após o reimplante de um dente imaturo avulsionado, existe um conjunto único de circunstâncias que permite que a regeneração ocorra. O dente jovem tem um ápice aberto e é curto, o que permite que um novo tecido cresça no espaço pulpar com relativa rapidez. A polpa é necrótica, mas geralmente não é degradada nem infectada, por isso atua como matriz na qual o novo tecido pode crescer.

Foi demonstrado experimentalmente que a parte apical de uma polpa pode permanecer vital e após o reimplante proliferar coronalmente, substituindo a porção necrosada da polpa.[30,140,167] Considerando que na maioria dos casos a coroa do dente está intacta e livre de cáries, a penetração bacteriana no espaço da polpa através de rachaduras[127] e defeitos será um processo lento. A corrida entre o crescimento de novo tecido e a infecção do espaço pulpar favorece o novo tecido.[14]

Tradicionalmente, a regeneração do tecido pulpar em um dente necrótico infectado com periodontite apical era considerada impossível.[138] A regeneração/reparo pode ocorrer quando o canal é efetivamente desinfetado, a matriz na qual novo tecido pode crescer é fornecida e o acesso coronal é efetivamente selado.[30,105] Houve muitos estudos nos últimos anos com o objetivo de tornar o procedimento mais previsível tanto na cicatrização da periodontite apical quanto na promoção da polpa e não do tecido conjuntivo inespecífico (ver Capítulo 12). Um protocolo clínico pode ser encontrado em "Clinical Considerations for a Regenerative Procedure" de AAE. No entanto, embora haja potencial para maior maturação da raiz, um estudo prospectivo mostrou que aumentos na largura e comprimento da raiz são variáveis em um grupo de dentes predominantemente traumatizados (Figura 21.20).[112]

Em procedimentos endodônticos regenerativos, existem três medidas de resultados para o sucesso. O objetivo principal é a eliminação dos sintomas e a evidência de cicatrização óssea. O objetivo secundário é aumentar a espessura da parede da raiz e/ou aumentar o comprimento da raiz, o que é considerado desejável, mas talvez não essencial. O objetivo terciário é uma resposta positiva ao teste de vitalidade (que, se alcançado, pode indicar um tecido pulpar vital mais organizado).[1] Sabe-se que os resultados são variáveis para esses objetivos e a verdadeira regeneração do complexo polpa/dentina não é alcançada. O reparo derivado principalmente dos tecidos periodontal e ósseo foi demonstrado histologicamente.[34,132]

A desinfecção do canal não envolveu preparo mecânico, mas irrigação abundante com NaOCl foi realizada, seguida pela colocação de mistura intracanal de antibióticos consistindo em quantidades iguais de ciprofloxacino, metronidazol e minociclina, até uma concentração final de 1 para 5 mg/mℓ.[1,103] A minociclina na pasta tribiótica causa descoloração inaceitável dos dentes;[113] isso levou a muitos estudos sobre a eliminação ou substituição desse antibiótico na pasta ou eliminação da tripasta. Alternativamente, o hidróxido de cálcio pode ser usado como um medicamento intracanal em vez de uma pasta antibiótica. Além disso, o Biodentine, quando usado como barreira intracanal, resulta em menos descoloração da coroa que quando o MTA é usado. Evitar a descoloração da coroa é um resultado centrado no paciente.

Estudos em andamento procuram encontrar matriz sintética que possa atuar como um arcabouço mais previsível para novo crescimento de tecido que a introdução de um coágulo de sangue no canal.[121,194] Estudos também estão em andamento com células-tronco e fatores de crescimento visando à produção mais previsível de odontoblastos e, portanto, células pulpares. Espera-se que com o conceito de engenharia de tecidos, ou seja, células-tronco, estruturas e moléculas de sinalização, a verdadeira regeneração pulpar seja meta alcançável.[121] O procedimento descrito aqui pode ser tentado na maioria dos casos e tem sido recomendado como tratamento de escolha para dentes imaturos com formação radicular incompleta, embora dentes com formação radicular próxima ou completa possam ser mais adequados para terapia endodôntica convencional ou técnicas de barreira com MTA.[121] Se não houver sinais de regeneração ou sinais contínuos de infecção, mais métodos de tratamento tradicionais para o tratamento de dentes imaturos podem ser iniciados.

Dente maduro

A terapia endodôntica convencional é recomendada para dentes maduros com ápice fechado.

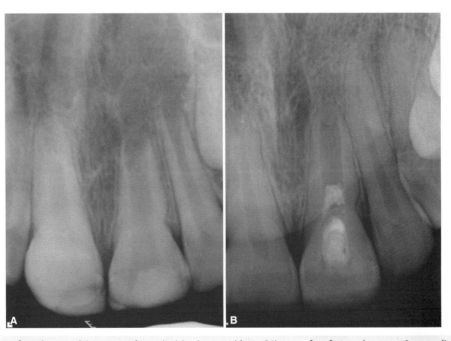

Figura 21.20 A. Radiografia pré-operatória mostrando um incisivo imaturo (dente 21) que sofreu fratura de coroa não complicada na qual a necrose pulpar se desenvolveu como mostrado pela interrupção do desenvolvimento radicular em comparação com o dente 11. **B.** Uma radiografia de revisão de 6 anos mostrando o dente após o tratamento com um protocolo endodôntico regenerativo. Não houve sinais de infecção (objetivo principal). Material calcificado no ápice está presente, indicando fechamento apical. Uma análise quantitativa conforme descrito por Bose et al.[44] relata um aumento de 1,9% no comprimento da raiz e um aumento de 5% na largura da parede do canal (objetivo secundário). O dente respondeu ao teste elétrico pulpar em uma faixa comparável ao dente 11 (objetivo terciário).

Fratura corono-radicular

A *fratura corono-radicular* é mais um desafio periodontal que endodôntico. O dente deve ser tratado periodontalmente para permitir uma restauração coronal bem selada. Isso pode ser conseguido por gengivectomia simples se a extensão do componente radicular da fratura for grande. Alternativamente, o dente pode ser ortodonticamente ou cirurgicamente extrudado de modo que a superfície exposta da fratura da raiz seja tratável. Uma vez que a viabilidade da restauração coronal esteja assegurada, a fratura da coroa em particular é tratada conforme descrito anteriormente.

Fratura radicular

A *fratura radicular* implica a fratura do cemento, da dentina e da polpa. Essas lesões são relativamente infrequentes, ocorrendo em menos de 3% de todas as lesões dentárias.[199] Dentes imaturos com polpas vitais raramente sofrem fraturas radiculares horizontais.[10] Quando uma raiz fratura horizontalmente, o segmento coronal é deslocado em um grau variável, mas geralmente o segmento apical não é deslocado. Como a circulação pulpar apical não é interrompida, a necrose pulpar no segmento apical é extremamente rara. A necrose pulpar permanente do segmento coronal, necessitando de tratamento endodôntico, ocorre em aproximadamente 25% dos casos.[11,12,107]

DIAGNÓSTICO E APRESENTAÇÃO CLÍNICA

A apresentação clínica de uma fratura radicular é semelhante à das lesões por luxação. A extensão do deslocamento do segmento coronal costuma ser indicativa da localização da fratura e pode variar de nenhuma, simulando uma lesão por concussão (fratura apical), a grave, simulando uma luxação extrusiva (fratura cervical).

O exame radiográfico de fraturas radiculares é extremamente importante, porque as fraturas radiculares são geralmente oblíquas (vestibular para palatina; Figura 21.21), e uma radiografia periapical pode facilmente não as evidenciar. É imperativo fazer pelo menos três radiografias em diferentes ângulos (45, 90 e 110°) para que, pelo menos em uma angulação, o feixe de raios X passe diretamente através da linha de fratura para torná-lo visível na radiografia (Figura 21.22).

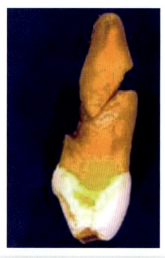

Figura 21.21 Raiz extraída após uma fratura radicular. Observar o ângulo oblíquo da fratura.

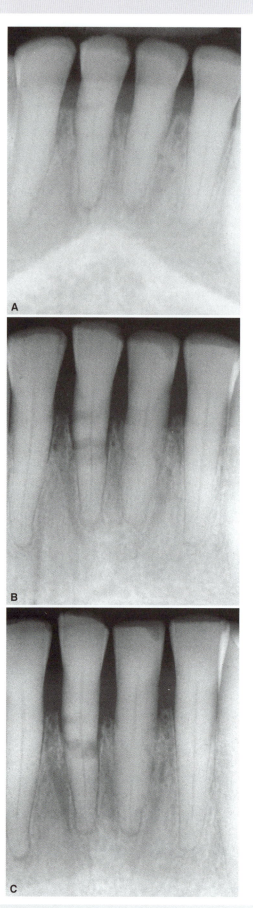

Figura 21.22 Radiografias mostrando a importância de diferentes angulações verticais para o diagnóstico de fratura radicular. Todas as três radiografias foram feitas com uma diferença de minutos entre si.

TRATAMENTO

O tratamento de emergência envolve o reposicionamento dos segmentos em íntima proximidade, tanto quanto possível. No caso de deslocamento grave do segmento coronário, sua extensão apical frequentemente se aloja (se não perfurar) na cortical óssea vestibular do dente. Forçar a coroa vestibularmente não é possível e os dois segmentos não ficarão devidamente alinhados. A única maneira de realizar a reaproximação dos dois segmentos é liberar o segmento coronário do osso puxando-o levemente para baixo com pressão digital ou um fórceps e, uma vez solto, girando-o de volta à sua posição original (Figura 21.23). O protocolo de imobilização tradicionalmente recomendado[147] foi alterado de 2 a 4 meses com contenção rígida para uma contenção flexível para dentes adjacentes por 2 a 4 semanas.[23,69,110] Caso tenha decorrido um longo tempo entre a lesão e o tratamento, o reposicionamento dos segmentos perto de sua posição original provavelmente não será possível, o que compromete o prognóstico a longo prazo para o dente.

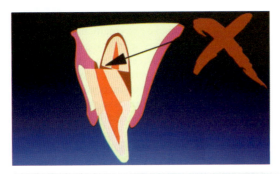

Figura 21.23 Figura de fratura radicular vestibular manipulada de volta ao lugar.

PADRÕES DE CICATRIZAÇÃO

Investigadores[26] descreveram quatro tipos de respostas às fraturas radiculares.

1. *Cicatrização com tecido calcificado.* Radiograficamente, a linha da fratura é discernível, mas os fragmentos estão em contato próximo (Figura 21.24A).
2. *Cicatrização com tecido conjuntivo interproximal.* Radiograficamente, os fragmentos aparecem separados por uma estreita linha radiolucente, e as bordas fraturadas aparecem arredondadas (ver Figura 21.24B).

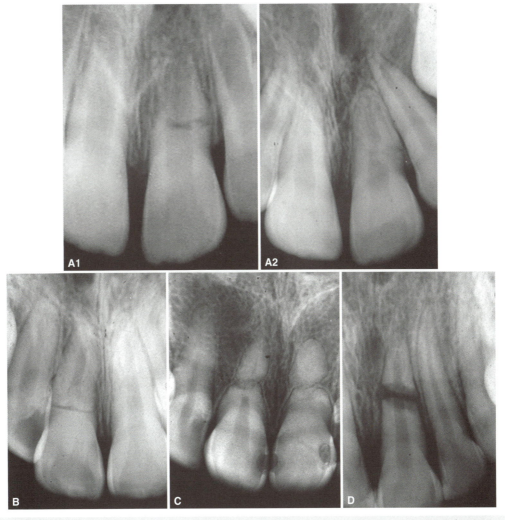

Figura 21.24 Padrões de cicatrização após fraturas radiculares horizontais. **A1.** Fratura transversal da raiz em um menino de 7,5 anos. **A2.** Cicatrização com tecido calcificado com espessamento interno da dentina radicular na câmara pulpar em uma revisão após 3 anos. **B.** Cicatrização com tecido conjuntivo interproximal. **C.** Cicatrização com osso e tecido conjuntivo. Observar extensa calcificação intracanal do dente 21. **D.** Tecido conjuntivo interproximal sem cicatrização. (Cortesia do professor Geoffrey Heithersay, Adelaide, Austrália.)

3. *Cicatrização com osso interproximal e tecido conjuntivo.* Radiograficamente, os fragmentos são separados por uma crista óssea distinta (ver Figura 21.24C).
4. *Tecido inflamatório interproximal sem cicatrização.* Radiograficamente, um alargamento da linha de fratura e/ou uma radiolucência em desenvolvimento correspondente à linha de fratura torna-se aparente (ver Figura 21.24D).

Os três primeiros padrões de cicatrização são considerados bem-sucedidos. Os dentes são geralmente assintomáticos e respondem positivamente aos testes de sensibilidade. Histologicamente, a cicatrização pode ser derivada dos tecidos pulpar e periodontal (Figura 21.25 para cicatrização com tecido calcificado; Figura 21.26 para cicatrização com tecido conjuntivo interproximal).[97]

A coloração amarelada coronalmente é possível porque a metamorfose calcificada do segmento coronário não é incomum (Figura 21.27).[108,199]

O quarto tipo de resposta à fratura radicular é típico quando o segmento coronário perde sua vitalidade. Os produtos infecciosos na polpa coronária causam uma resposta inflamatória e, normalmente, as radiolucências estão na linha de fratura (ver Figura 21.24D).[26]

TRATAMENTO DE COMPLICAÇÕES

Fraturas corono-radiculares

Historicamente, pensava-se que as fraturas do segmento cervical fossem de mau prognóstico, sendo recomendada a extração do segmento coronário. As pesquisas não têm apoiado esse tratamento; na verdade, se esses segmentos coronários forem adequadamente imobilizados, as chances de cicatrização não diferem daquelas para fraturas no terço médio ou apical (Figura 21.28).[199] No entanto, se a fratura ocorrer no nível da coronária à crista óssea alveolar, o prognóstico é extremamente ruim.

Caso a reaproximação dos segmentos fraturados não seja possível, indica-se a extração do segmento coronário. O nível da fratura e o comprimento da raiz remanescente são avaliados quanto à capacidade de restauração. Se o segmento apical da raiz for longo o suficiente, uma erupção ortodôntica suave desse segmento pode ser realizada para permitir a confecção de uma restauração.

Fraturas do terços médio e apical

A necrose pulpar permanente ocorre em 25% das fraturas radiculares.[56,108] Inicialmente, é provável que em muitos casos a polpa no segmento coronário se torne necrótica após a lesão; entretanto,

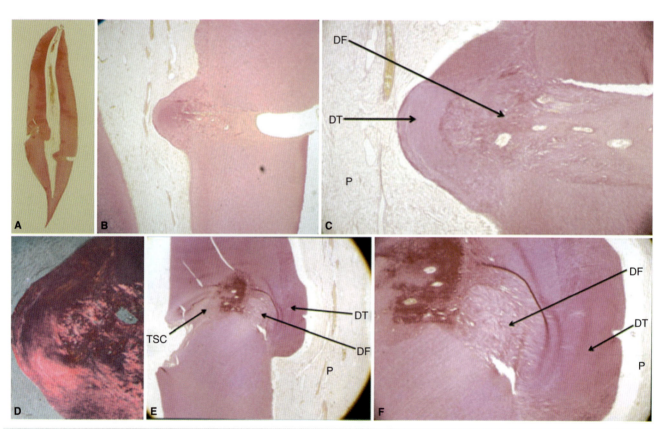

Figura 21.25 A. Plano histológico sagital seccionado no plano vestíbulo-palatino mostrando a polpa e a deposição de tecido duro entre os segmentos fraturados no plano vestibular e em maior extensão na face palatina (coloração de Van Gieson, ampliação original ×4). **B.** Corte vestibular mostrando deposição de tecido duro entre aproximadamente metade das superfícies de dentina fraturada e abaulamento no espaço do canal radicular (coloração de Van Gieson, ampliação original ×10). **C.** Visão de maior aumento de *A* mostrando depósito de dentina fibrilar (*DF*) com algumas inclusões de células/tecidos pequenas e maiores e dentina tubular (*DT*) com orientação de raio solar protuberante no canal radicular e revestida por polpa (ampliação original ×20). **D.** Visão de luz polarizada da extremidade pulpar da deposição de dentina mostrando a orientação tubular e a formação de tecido duro irregular mais profundo com inclusões de células/tecido (ampliação original ×25). **E.** Corte palatino mostrando deposição de tecido duro entre a maioria das superfícies de dentina fraturada e movendo-se para o interior do canal radicular. Os depósitos de tecido calcificado consistem em dentina tubular (*DT*), dentina fibrilar (*DF*) com inclusões de células/tecidos, de origem pulpar (*P*), e tecido esclerótico calcificado (*TSC*), de origem do ligamento periodontal (coloração de Van Gieson, ampliação original ×10). **F.** Visão de maior aumento do tecido calcificado considerado como depositado em nível pulpar, mostrando mais detalhes da orientação dos túbulos dentinários nas camadas tubulares de dentina (*DT*) e as camadas mais profundas de dentina fibrilar (*DF*) (ampliação original ×20). (Reproduzida de Heithersay GS, Kahler B: Healing responses following transverse root fracture: a historical review and case reports showing healing with (a) calcified tissue and (b) dense fibrous connective tissue, *Dent Traumatol* 29:253, 2013.)

Capítulo 21 • Papel da Endodontia após Lesões Traumáticas ao Dente 807

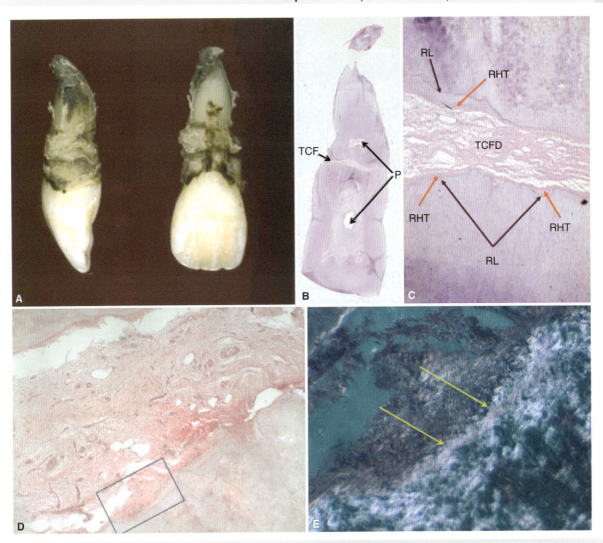

Figura 21.26 A. O incisivo central intacto após a extração e fixação em formol. **B.** Aparência histológica do dente extraído seccionado em um plano sagital mesiodistal mostrando a interposição de tecido conjuntivo fibroso (*TCF*) e calcificação dos canais radiculares, mas com evidência de tecido pulpar residual (*P*) (H&E, ampliação original ×4). **C.** Vista do local da fratura mostrando linhas de reabsorção de dentina (*RL*) reparadas com tecido duro reparador (*RHT*) e o tecido conjuntivo fibroso denso interposto (*TCFD*) (H&E, ampliação original ×10). **D.** Visão de maior aumento mostrando tecido conjuntivo denso, geralmente com uma orientação paralela às superfícies de dentina fraturada que mostram tecido duro reparador estabelecido na dentina previamente reabsorvida. Há vascularização mínima, mas alguns eritrócitos extravasados são evidentes (coloração de Van Gieson, ampliação original ×20). **E.** Seção realçada de *C* usando luz polarizada para demonstrar a inserção da fibra de Sharpey no tecido duro reparador (*setas*) (ampliação original ×40). (Reproduzida de Heithersay GS, Kahler B: Healing responses following transverse root fracture: a historical review and case reports showing healing with (a) calcified tissue and (b) dense fibrous connective tissue, *Dent Traumatol* 29:253, 2013.)

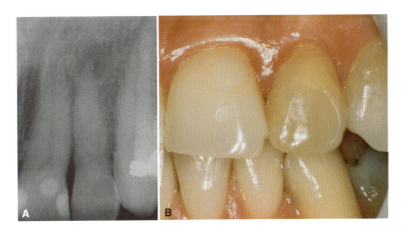

Figura 21.27 A. Calcificação do canal pulpar após lesão por luxação. Aparência radiográfica de um incisivo lateral superior calcificado; observar que, apesar da calcificação, ele agora se tornou necrótico e infectado, evidenciado pela lesão periapical. **B.** A aparência amarela típica do dente, causada pelo espessamento da dentina na câmara pulpar.

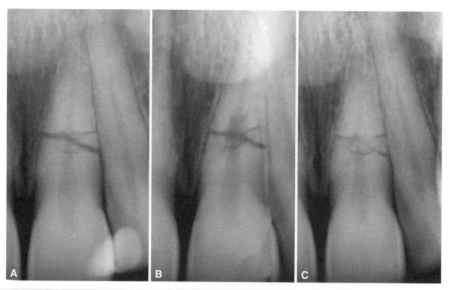

Figura 21.28 Reabsorção radicular interna na área de fratura radicular; dente foi diagnosticado com fratura composta no terço médio. **A.** Porção coronal foi reposicionada e então imobilizada no incisivo lateral com um *splint* de resina composta. **B.** Na reavaliação de 6 meses, a polpa respondeu normalmente ao frio, mas um defeito de reabsorção interna da raiz foi observado na radiografia. Nenhum tratamento foi indicado, pois a polpa respondeu normalmente aos testes de vitalidade. **C.** Na reavaliação de 42 meses, o dente ainda estava assintomático e a polpa ainda respondia aos testes de vitalidade. O defeito de reabsorção havia cicatrizado, e sinais de calcificações distróficas eram evidentes nos segmentos apical e coronal.

devido a uma grande abertura apical no segmento coronário, a revascularização é possível se os segmentos forem bem reaproximados. Na maioria dos casos, a necrose permanente ocorre no segmento coronal, com apenas o segmento apical permanecendo vital. Portanto, o tratamento endodôntico é indicado no segmento coronário da raiz, a menos que a patologia periapical seja observada no segmento apical. Na maioria dos casos, o lúmen pulpar é largo na extensão apical do segmento coronário, e o tratamento a longo prazo com hidróxido de cálcio ou um tampão apical de MTA é indicado (ver seção sobre apicificação). O segmento coronal é preenchido após uma barreira de tecido duro ter se formado apicalmente, no segmento coronal, e a cicatrização perirradicular ter ocorrido.

Em casos raros em que tanto a polpa coronal quanto a apical são necróticas, o tratamento é mais complicado. O tratamento endodôntico através da fratura é extremamente difícil. Manipulações endodônticas, medicamentos e materiais obturadores têm um efeito prejudicial na cicatrização do local da fratura. Se a consolidação da fratura tiver sido concluída e seguida por necrose do segmento apical, o prognóstico é muito melhor.

Em fraturas radiculares mais apicais, segmentos apicais necróticos podem ser removidos cirurgicamente. Esse é um tratamento viável se o segmento da raiz coronal remanescente for longo o suficiente para fornecer suporte periodontal adequado. A remoção do segmento apical nas fraturas de terço médio deixa o segmento coronário com uma fixação comprometida.

Acompanhamento

Após o período de imobilização, o acompanhamento é igual para todas as lesões dentais traumáticas: aos 3, 6 e 12 meses e anualmente a partir de então por pelo menos 5 anos.

Prognóstico

Os seguintes fatores influenciam o reparo:

1. O grau de deslocamento e mobilidade do fragmento coronário é extremamente importante na determinação do resultado.[10,22,108,170,199] O aumento do deslocamento e a mobilidade do fragmento coronário resultam em pior prognóstico.
2. Dentes imaturos raramente se envolvem nas fraturas da raiz, mas no caso improvável de acontecer, o prognóstico é bom.[22,106]
3. A qualidade do tratamento é vital para o sucesso do reparo. O prognóstico melhora com tratamento rápido, redução rigorosa dos segmentos radiculares e imobilização semirrígida entre 2 e 4 semanas.[23]

As complicações incluem necrose pulpar e obliteração do canal radicular. A necrose pulpar pode ser tratada com sucesso[56,108] tratando o segmento coronário com hidróxido de cálcio para estimular a formação de barreira de tecido duro. A obliteração do canal radicular é comum se o segmento radicular (coronal ou apical) permanecer vital.

Lesões por luxação

DEFINIÇÕES

Os tipos de lesões de luxação podem ser definidos como:

1. *Concussão* que não implica deslocamento, com mobilidade normal e sensibilidade à percussão.
2. *Subluxação* que implica sensibilidade à percussão, aumento da mobilidade e nenhum deslocamento.
3. *Luxação lateral* que implica deslocamento vestibular, lingual, distal ou incisalmente.
4. *Luxação extrusiva* que implica deslocamento em direção coronal.
5. *Luxação intrusiva* que implica deslocamento em uma direção apical dentro do alvéolo.

As definições de 1 a 5 descrevem lesões de aumento de magnitude em termos de intensidade da lesão e sequelas subsequentes.

INCIDÊNCIA

Lesões de luxação como um grupo são as mais comuns de todas as lesões dentárias, com uma incidência relatada variando de 30 a 44%.[63]

TRATAMENTO

Os dentes com concussão ou subluxação não precisam de tratamento imediato. As respostas aos testes de vitalidade devem ser investigadas e anotadas. Mesmo após lesão leve, como subluxação, a polpa pode não responder aos testes de vitalidade por várias semanas, senão meses.[166] Quando a polpa não responde inicialmente após o traumatismo, os pacientes devem ser chamados regularmente e monitorados quanto a quaisquer sinais adicionais de infecção do canal radicular (discutido posteriormente).

Dentes com luxação lateral e extrusiva devem ser reposicionados o mais rápido possível. Na luxação lateral, o ápice pode estar perfurando a tábua óssea vestibular, e o dente deve ser puxado leve e suavemente para baixo para afrouxar o suporte antes de ser reposicionado para sua posição original. As diretrizes atuais da IADT exigem 2 semanas de imobilização fisiológica em casos de luxação de extrusão e 4 semanas para luxação lateral. A decisão sobre a terapia de canal radicular segue as diretrizes para avulsão (discutidas posteriormente). Se o dente tiver um ápice totalmente formado e o diagnóstico de que se moveu para o interior (se não foi através) da tábua cortical (translocação apical), há uma boa probabilidade de a polpa ser desvitalizada; portanto, o tratamento endodôntico deve ser iniciado 2 semanas após a lesão. Se o ápice ainda não estiver totalmente formado, é altamente recomendável aguardar sinais de revascularização.

Os dentes permanentes que sofreram intrusão não têm possibilidade de voltar à posição espontaneamente, especialmente se o ápice estiver totalmente formado.[119] Tratamento alternativo, como extrusão ortodôntica ou reposicionamento cirúrgico imediato, deve ser considerado. Se a extrusão ortodôntica for planejada para um dente que sofreu intrusão, ela deve ser iniciada o mais rápido possível e não deve demorar mais que 2 a 3 semanas após o traumatismmo. Poucos estudos avaliaram a verdadeira eficácia dessa abordagem. Um estudo[189] em cães indicou que dentes que sofreram intrusão grave mostraram sinais de anquilose 11 a 13 dias após o traumatismo, apesar do início do movimento ortodôntico 5 a 7 dias após a lesão.

Para a abordagem cirúrgica, uma pesquisa[55] (usando cães como modelo) concluiu que "um reposicionamento cirúrgico cuidadoso e imediato de um dente permanente com intrusão grave com formação radicular completa tem muitas vantagens com poucas desvantagens. Outra investigação,[67] um estudo retrospectivo de 58 dentes humanos com intrusão, indicou que o reposicionamento cirúrgico teve um resultado previsível, com apenas cinco dentes perdidos durante o período de observação. Porém, também foi observado que a menor manipulação cirúrgica influenciou positivamente a cicatrização. Se um dente que sofreu intrusão for imediatamente reimplantado, ele deve ser imobilizado por pelo menos 4 semanas, mas na maioria dos casos o *splint* precisa ser deixado no dente por mais tempo.

CONSEQUÊNCIAS BIOLÓGICAS

Lesões de luxação resultam em danos ao aparato de inserção (ligamento periodontal e camada cementária), cuja gravidade depende do tipo de lesão sofrida (menos concussão, mais intrusão). O suprimento neurovascular apical para a polpa também é afetado em vários graus, resultando em um dente alterado ou não vital.

A cicatrização pode ser favorável ou desfavorável. A cicatrização favorável após uma lesão por luxação ocorre se o dano físico inicial à superfície da raiz e a resposta inflamatória resultante à superfície externa danificada da raiz forem novamente cobertos com cemento. Uma resposta desfavorável ocorre quando há fixação direta do osso na raiz, com esta sendo substituída pelo osso.

Existem duas respostas de reabsorção em que a polpa desempenha um papel essencial:

1. Na reabsorção radicular inflamatória *externa*, a *polpa necrótica infectada* fornece o estímulo para a inflamação periodontal no espaço do ligamento. Se o cemento foi danificado, os estimuladores inflamatórios no espaço pulpar são capazes de se difundir através dos túbulos dentinários e estimular uma resposta inflamatória em grandes áreas do ligamento periodontal. Devido à falta de proteção do cemento, a inflamação periodontal inclui reabsorção radicular além da reabsorção óssea esperada.

2. Com a reabsorção radicular inflamatória *interna*, a polpa inflamada é o tecido envolvido na reabsorção da estrutura radicular. A patogênese da reabsorção radicular interna não é completamente compreendida. Aqui, pensa-se que a polpa infectada por necrose coronária fornece um estímulo para uma inflamação pulpar nas partes mais apicais da polpa vital remanescente.[10] Se a superfície interna da raiz perdeu sua proteção pré-cemento durante uma lesão, a reabsorção da raiz interna ocorre na área adjacente à polpa inflamada. Assim, tanto a polpa infectada necrótica quanto a polpa inflamada contribuem para esse tipo de reabsorção radicular.

Reabsorção radicular externa

Causado por uma lesão (única) na superfície radicular externa. Se uma lesão prejudica a inserção, os subprodutos desse dano mecânico estimulam uma resposta inflamatória. A resposta de cicatrização depende da extensão do dano inicial.

Lesão localizada: cicatrização com cemento. Quando a lesão é localizada (p. ex., após lesão por concussão ou subluxação), ocorre dano mecânico ao cemento, resultando em uma resposta inflamatória local e uma área localizada de reabsorção radicular. Se nenhum estímulo inflamatório adicional estiver presente, a cicatrização periodontal e o reparo da superfície radicular ocorrem em 14 dias (Figura 21.29).[86] A reabsorção é localizada na área do dano mecânico, e o tratamento não é necessário porque está livre

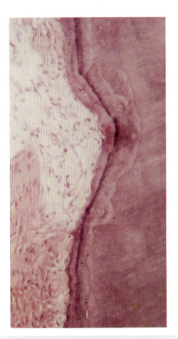

Figura 21.29 Corte histológico mostrando defeito de reabsorção radicular anterior cicatrizado com novo cemento e ligamento periodontal.

de sintomas e nem mesmo visualizado radiograficamente na maioria dos casos. No entanto, em uma minoria de casos, pequenas radiolucências podem ser vistas na superfície da raiz se a radiografia for tirada em um ângulo específico. É importante evitar interpretar erroneamente esses casos como progressivos. A polpa não está envolvida. Se a polpa responder aos testes de sensibilidade, há um indício de que nenhum tratamento deve ser realizado. A atitude de esperar para ver pode permitir que a cura espontânea aconteça. É importante perceber que, nos estágios iniciais, a radiolucência pode ser seguida de reparo espontâneo, e o tratamento endodôntico *não* deve ser iniciado.

Lesão difusa: cicatrização por reabsorção por substituição. Quando a lesão traumática é grave (p. ex., luxação intrusiva ou avulsão com tempo de secagem prolongado), envolvendo dano difuso em mais de 20% da superfície da raiz, uma fixação anormal pode ocorrer após a cicatrização.[126] A reação inicial, como sempre, é uma inflamação em resposta a graves danos mecânicos na superfície da raiz. Após a resposta inflamatória inicial, surge uma área difusa da superfície radicular desprovida de cemento. As células nas proximidades da raiz desnuda agora competem para repovoá-la. Frequentemente, as células que são precursoras do osso, em vez das células do ligamento periodontal de movimento mais lento, movem-se da parede do alvéolo e povoam a raiz danificada. O osso entra em contato com a raiz sem um aparato de fixação intermediário. Esse fenômeno é denominado *anquilose dentoalveolar*.[126] A anquilose resulta na falha do dente em irromper, levando à infraposição na dentição em desenvolvimento e um som agudo à percussão. No entanto, a anquilose e a reabsorção por substituição que se seguem não podem ser revertidas, mas podem ser consideradas um processo fisiológico porque o osso é reabsorvido e reformado ao longo da vida. Assim, a raiz é reabsorvida pelos osteoclastos, mas no estágio de reforma, o osso é depositado em vez da dentina, substituindo lentamente a raiz pela estrutura óssea. Esse processo é denominado *reabsorção por substituição* (Figura 21.30).[8,19]

No entanto, nesses casos traumáticos, a fase de reabsorção inclui a raiz sendo "substituída" por osso (Figura 21.31). O termo alternativo "substituição óssea" vem sendo usado.

Tratamento. As estratégias de tratamento para limitar o efeito da lesão traumática nas estruturas periodontais estão fora do escopo deste capítulo. No entanto, em geral, elas envolvem a minimização da resposta inflamatória inicial à lesão. A inflamação inicial é de natureza destrutiva e aumenta a área de superfície da raiz a ser coberta na fase de cicatrização.[25] Quanto menor a área de superfície a ser coberta pelo novo cemento, maiores são as chances de reparo favorável.

Um estudo indicou que se o Ledermix, um medicamento que combina corticosteroide e tetraciclina, for colocado no canal radicular imediatamente após um traumatismo grave no qual se espera reabsorção por substituição, a cura favorável ocorre em uma taxa muito alta.[45] Em um estudo mais recente, foi demonstrado que a triancinolona (a porção corticosteroide da pasta de Ledermix) foi tão eficaz quanto o Ledermix na inibição da reabsorção radicular externa.[49] Ambos os estudos foram feitos em cães jovens e precisam ser replicados em humanos.

Causada por uma lesão na superfície externa da raiz e estímulo inflamatório no canal radicular. Os estímulos inflamatórios reconhecidos que causam a reabsorção da raiz são pressão, infecção do espaço pulpar e infecção sulcular. Este capítulo tem como enfoque a infecção do espaço pulpar.

Consequências de danos ao suprimento neurovascular apical

Obliteração do canal pulpar (calcificação). A *obliteração do canal pulpar* é comum após lesões por luxação (ver Figura 21.27). A frequência de obliteração do canal pulpar parece inversamente proporcional à necrose pulpar. O mecanismo exato de obliteração do canal pulpar é desconhecido. Foi teorizado que o controle simpático/parassimpático do fluxo sanguíneo para os odontoblastos é alterado, resultando em dentina reparativa não controlada.[10,20] Outra teoria é que a hemorragia e a formação de coágulo na polpa após a lesão formam um nicho para calcificação subsequente se a polpa permanecer vital.[10,20] Um estudo[16] descobriu que a obliteração do canal pulpar geralmente pode ser diagnosticada no primeiro ano após a lesão e foi mais frequente em dentes

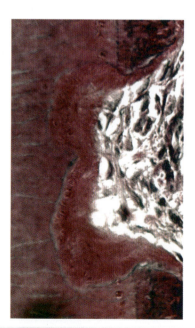

Figura 21.30 Aparência histológica da reabsorção por substituição. Existe contato direto entre o osso e a estrutura da raiz. Os defeitos de reabsorção são vistos no tecido ósseo e radicular, que é o processo fisiológico normal de renovação óssea. Os defeitos de reabsorção são preenchidos por osso novo e áreas adicionais reabsorvidas. Dessa forma, toda a raiz é substituída por osso a uma taxa dependente da taxa metabólica do paciente.

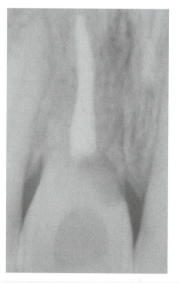

Figura 21.31 Aspecto radiográfico da reabsorção por substituição. A raiz adquire a aparência radiográfica do osso circundante (sem lâmina dura). Observar que as radiolucências típicas de inflamação ativa não estão presentes.

com ápices abertos (> 0,7 mm radiograficamente), aqueles com extrusão e lesões de luxação lateral, e aqueles que foram rigidamente imobilizados.[16]

Necrose pulpar. Os fatores mais importantes para o desenvolvimento da necrose pulpar são o tipo de lesão (menos concussão, maior intrusão) e o estágio de desenvolvimento da raiz (ápice maduro mais que ápice imaturo).[15] A necrose pulpar provavelmente conduzirá a infecção do sistema de canal radicular, com consequências problemáticas.

Infecção do espaço pulpar. A infecção do espaço pulpar em conjunto com o dano à superfície externa da raiz resulta em reabsorção da estrutura óssea e da raiz perirradicular e continua em seu estado ativo enquanto o estímulo pulpar (infecção) permanecer. Quando a raiz perde sua proteção cementária, pode ocorrer periodontite lateral com reabsorção radicular (Figura 21.32). A imagem TCFC pode mostrar a extensão da reabsorção (Figura 21.33).

Para ter infecção do espaço pulpar, a polpa deve primeiro se tornar necrótica. A necrose ocorre após uma lesão bastante grave em que o deslocamento do dente resulta na ruptura dos vasos sanguíneos apicais. Em dentes maduros, a regeneração pulpar não pode ocorrer e, geralmente, em 3 semanas, a polpa necrótica infecciona. (Para obter detalhes sobre o conteúdo bacteriano típico de uma polpa necrótica traumatizada, o leitor deve consultar o Capítulo 15 ou Bergenholtz.)[36] Como uma lesão grave é necessária para a necrose pulpar, áreas de cobertura de cemento da raiz geralmente também são afetadas, resultando na perda de sua qualidade protetora (isolante). Agora, as toxinas bacterianas podem passar pelos túbulos dentinários e estimular uma resposta inflamatória no ligamento periodontal. O resultado é a reabsorção da raiz e do osso. O infiltrado periodontal consiste em tecido de granulação com linfócitos, células plasmáticas e leucócitos polimorfonucleares. Células gigantes multinucleadas reabsorvem a superfície desnudada da raiz, e isso continua até que o estímulo (bactérias do espaço pulpar) seja removido (Figura 21.34).[181] Radiograficamente, a reabsorção é observada como áreas radiolúcidas progressivas da raiz e osso adjacente (ver Figura 21.32).

Tratamento. Avaliar o dano na inserção causado pela lesão traumática e minimizar a inflamação subsequente deve ser o foco da visita de emergência. A atenção do clínico para a infecção do espaço pulpar deve ser idealmente de 7 a 10 dias após a lesão.[187,188] A desinfecção do canal radicular remove o estímulo para a inflamação perirradicular, assim a reabsorção irá cessar.[86,187,188] Na maioria dos casos, uma nova inserção se formará, mas se uma grande área da raiz for afetada, pode ocorrer reabsorção por substituição pelo mecanismo já descrito. Novamente, os princípios do tratamento incluem a prevenção da infecção no espaço pulpar ou eliminação das bactérias se estiverem presentes no espaço pulpar.

1. Prevenção de infecção do espaço pulpar
   a. *Restabelecer a vitalidade da polpa.* Se a polpa se tornar vital, o canal estará livre de bactérias e não ocorrerá reabsorção radicular inflamatória externa. Em lesões graves nas quais a vitalidade foi perdida, é possível, em algumas circunstâncias, promover a revascularização da polpa. A revascularização é possível em dentes jovens com ápices incompletamente formados se os dentes forem recolocados em sua posição original dentro de 60 minutos após a lesão (Figura 21.35).[59] Se o dente tiver avulsionado, mergulhá-lo em doxiciclina por 5 minutos ou cobrir a raiz com pó de minociclina antes da reimplantação dobrou ou triplicou a taxa de revascularização.[59,150] No entanto, mesmo nas melhores condições, a revascularização deixa de ocorrer em muitas ocasiões, resultando em um dilema diagnóstico. Se a polpa revascularizar, a reabsorção radicular externa não ocorrerá, e a raiz

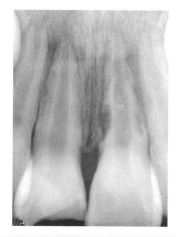

Figura 21.32 Reabsorção radicular inflamatória causada por infecção do espaço pulpar. Observar as radiolucências na raiz e no osso circundante. (Cortesia do Dr. Fred Barnett.)

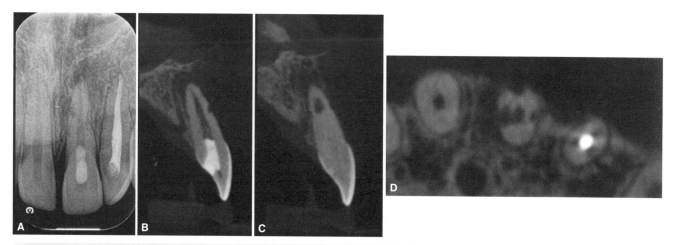

Figura 21.33 A. Radiografia periapical de um dente 21 de um jovem de 16 anos mostrando um dente maduro 6 meses após avulsão e reimplante em 5 minutos. A reabsorção inflamatória da raiz está ocorrendo porque o tratamento endodôntico não foi iniciado. **B** e **C.** Imagens sagitais de TCFC tiradas no mesmo dia da radiografia periapical. **D.** Imagem axial de TCFC.

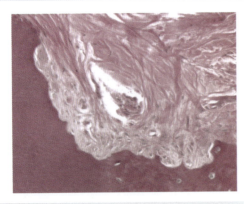

Figura 21.34 Aparecimento histológico de osteoclastos multinucleados (dentinoclastos) reabsorvendo a dentina da raiz.

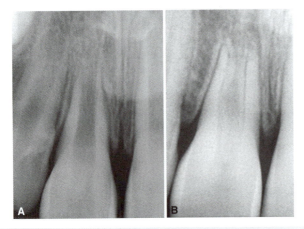

Figura 21.35 Revascularização da raiz imatura. Um dente com ápice aberto foi reimplantado logo após a avulsão. A radiografia de verificação 12 anos depois confirma que o novo crescimento ocorreu na câmara pulpar. Parece que um tampão ósseo cresceu e um novo ligamento periodontal se formou, com uma lâmina dura dentro do canal pulpar. (Cortesia da Dra. Cecilia Bourguignon, Paris, França.)

continuará a se desenvolver e a se fortalecer. Se a polpa se tornar necrótica e infeccionada, a subsequente reabsorção radicular inflamatória externa que se desenvolve pode resultar na perda do dente em um tempo muito curto. No momento, as ferramentas diagnósticas disponíveis não podem detectar uma polpa vital nessa situação antes de aproximadamente 6 meses após a revascularização bem-sucedida. Esse período de tempo é obviamente inaceitável porque, nessa altura, os dentes que não revascularizaram podem ser perdidos no processo de reabsorção. Recentemente, o fluxômetro Doppler a *laser* ou o oxímetro de pulso mostraram ter potencial diagnóstico para a detecção de revascularização em dentes imaturos (ver Figura 21.2). Esses dispositivos parecem detectar a presença de tecido vital no espaço pulpar por 4 semanas após a lesão traumática.[197]

b. *Prevenir a infecção do canal radicular iniciando o tratamento em 7 a 10 dias.* Em dentes com ápice fechado, a revascularização não pode ocorrer. Esses dentes devem ser tratados endodonticamente entre 7 e 10 dias após a lesão, antes que a polpa, isquemicamente necrosada, infeccione.[187,188] O tratamento endodôntico é extremamente difícil logo após uma lesão traumática grave. É benéfico iniciar o tratamento endodôntico com preparo químico-mecânico, após um curativo intracanal com uma mistura cremosa de hidróxido de cálcio ser colocado (ver Figura 21.15).[187] Em seguida, o clínico pode preencher o canal de acordo com sua própria conveniência, após a cicatrização periodontal da lesão estar completa, aproximadamente 1 mês após a visita de instrumentação. Parece não haver necessidade de tratamento a longo prazo com hidróxido de cálcio nos casos em que o tratamento endodôntico é iniciado dentro de 10 dias após a lesão.[187]

2. *Eliminar a infecção do espaço pulpar.* Quando o tratamento de canal radicular é iniciado 10 dias após o acidente ou se for observada reabsorção inflamatória externa ativa, o protocolo antibacteriano preferido consiste no controle microbiano seguido de curativo de longa duração com hidróxido de cálcio.[188] Hidróxido de cálcio pode afetar um pH alcalino nos túbulos dentinários circundantes (Figura 21.36), eliminando as bactérias e neutralizando a endotoxina, o que o torna um potente estimulador inflamatório.

A primeira visita consiste na fase de controle microbiano, com limpeza e modelagem do canal e a colocação de um corticosteroide/material antibiótico ou uma mistura cremosa de hidróxido de cálcio usando uma espiral de Lentulo. O paciente é acompanhado por aproximadamente 1 mês, quando o canal é preenchido com uma densa mistura de hidróxido de cálcio. Uma vez preenchido, o canal deve parecer radiograficamente calcificado porque a radiodensidade do hidróxido de cálcio no canal é geralmente semelhante à da dentina circundante (ver Figura 21.16). Uma radiografia é então realizada em intervalos de 3 meses. Em cada visita, o dente é testado para sintomas de periodontite. Além de interromper o processo de reabsorção, uma renovação do hidróxido de cálcio é avaliada. Como a superfície da raiz é tão radiodensa que dificulta a avaliação da cicatrização, a consolidação óssea adjacente é avaliada. Se o osso adjacente tiver cicatrizado, presume-se que o processo de reabsorção também terá parado na raiz; então, o canal pode ser obturado com o material obturador permanente da raiz (Figura 21.37).

Reabsorção radicular interna

A reabsorção radicular interna é rara em dentes permanentes. A reabsorção interna é caracterizada por um aumento em forma oval do espaço do canal radicular.[21] A reabsorção externa, que é muito mais comum, é frequentemente diagnosticada erroneamente como reabsorção interna.

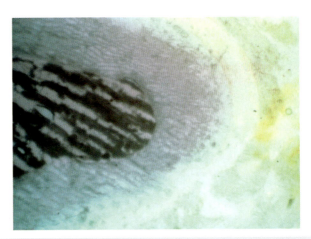

Figura 21.36 Alto pH do hidróxido de cálcio. A raiz foi preenchida com hidróxido de cálcio e então cortada em seção transversal. Uma indicação de pH mostra o pH alto no canal e na raiz circundante, enquanto o tecido circundante tem pH neutro.

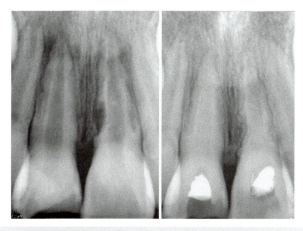

Figura 21.37 Cicatrização da reabsorção inflamatória externa após tratamento com hidróxido de cálcio. As radiolucências observadas antes do tratamento desapareceram com o restabelecimento da lâmina dura. (Cortesia do Dr. Fred Barnett.)

Etiologia. A reabsorção radicular interna é caracterizada pela reabsorção da face interna da raiz por células gigantes multinucleadas adjacentes ao tecido de granulação na polpa (Figura 21.38). Tecido inflamatório crônico é comum na polpa, mas raramente resulta em reabsorção. Existem diferentes teorias sobre a origem do tecido de granulação pulpar envolvido na reabsorção interna. A explicação mais lógica é que se trata de tecido pulpar inflamado causado por um espaço pulpar coronário infectado. A comunicação entre o tecido necrótico coronário e a polpa vital se dá através dos túbulos dentinários adequadamente orientados (ver Figura 21.38).[191] Um investigador[191] relatou que a reabsorção da dentina está frequentemente associada à deposição de tecido duro semelhante a osso ou cemento e não à dentina. Ele postula que o tecido de reabsorção não é de origem pulpar, é um "metaplásico" derivado da invasão pulpar de células semelhantes a macrófagos. Outros pesquisadores[171] concluíram que o tecido pulpar foi substituído por tecido conjuntivo semelhante ao do periodonto quando a reabsorção interna estava presente. Além da exigência da presença de tecido de granulação, a reabsorção radicular ocorre apenas se a camada odontoblástica e a pré-dentina forem perdidas ou alteradas.[181]

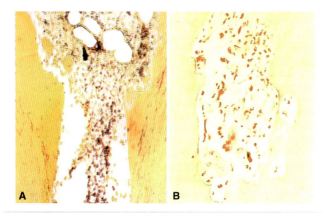

Figura 21.38 Aparência histológica da reabsorção radicular interna. **A.** Seção corada com Brown e Brenn. Bactérias são vistas (nos túbulos dentinários) se comunicando entre o segmento coronário necrótico e o tecido granulomatoso apical e células de reabsorção. **B.** Uma área de reabsorção radicular interna ativa. (Cortesia do Dr. Leif Tronstad, Oslo, Noruega.)

As razões para a perda de pré-dentina adjacente ao tecido de granulação não são óbvias. O traumatismo frequentemente tem sido sugerido como a causa.[157,192] Outra razão para a perda de pré-dentina pode ser o calor extremo produzido ao cortá-la sem um jato de água adequado. O calor provavelmente destruiria a camada de pré-dentina e, se mais tarde o aspecto coronário da polpa infeccionasse, os produtos bacterianos poderiam iniciar a inflamação típica em conjunto com a reabsorção por células gigantes na polpa vital adjacente à superfície desnuda da raiz. A reabsorção radicular interna foi produzida experimentalmente pela aplicação de diatermia.[191]

Manifestações clínicas. A reabsorção radicular interna é geralmente assintomática e é primeiro reconhecida clinicamente por meio de radiografias de rotina. Para que a reabsorção interna esteja ativa, pelo menos parte da polpa deve estar vital. A porção coronária da polpa é frequentemente necrótica, enquanto a polpa apical que inclui o defeito de reabsorção interna pode permanecer vital. Portanto, o resultado negativo de um teste de sensibilidade não exclui a reabsorção interna ativa. Também é possível que a polpa se torne não vital após um período de reabsorção ativa, dando um teste de sensibilidade negativo, sinais radiográficos de reabsorção interna e sinais radiográficos de inflamação apical. Tradicionalmente, acredita-se que o dente rosa seja patognomônico da reabsorção radicular interna. A cor rosa é devido ao tecido de granulação na dentina coronária que adentra no esmalte da coroa. O dente rosado também pode ser uma característica de reabsorção cervical invasiva, que deve ser excluída antes que um diagnóstico de reabsorção radicular interna seja feito. A reabsorção cervical invasiva foi descrita e classificada por Heithersay[92,93,94] pela extensão da lesão de reabsorção na raiz, que se inicia na face cervical externa do dente. A simples eliminação do tecido reabsorvido é ineficaz para interromper seu progresso. A remoção ou inativação total do tecido reabsorvido é essencial para evitar a simultaneidade (ou recorrência). A simultaneidade indica a retirada incompleta do tecido reabsorvido no momento do tratamento e a recidiva é o restabelecimento do processo de reabsorção. A razão para a recorrência ou a concorrência é provavelmente devido à natureza invasiva do tecido reabsorvido, que permite a criação de pequenos canais infiltrativos dentro da dentina, e estes podem se interconectar com o ligamento periodontal em posições mais apicais ao defeito reabsortivo principal. O uso de ácido tricloroacético tem se mostrado eficaz.[94]

Aparência radiográfica. A apresentação radiográfica usual da reabsorção radicular interna é um alargamento radiolucente bastante uniforme do canal pulpar (Figuras 21.39 e 21.40). Como a reabsorção é iniciada no canal radicular, o defeito de reabsorção inclui alguma parte do espaço do canal radicular, de modo que o contorno original do canal é distorcido.

Aparência histológica. Como o de outros defeitos de reabsorção inflamatórios, o quadro histológico da reabsorção interna é de tecido de granulação com células gigantes multinucleadas (ver Figura 21.37). Uma área de polpa necrótica é encontrada coronária ao tecido de granulação. Túbulos dentinários contendo microrganismos e se comunicando entre a zona de necrose e o tecido de granulação podem, às vezes, ser vistos (ver Figura 21.38).[162,181,188,191] Ao contrário da reabsorção radicular externa, o osso adjacente não é afetado pela reabsorção radicular interna.

Tratamento. Tratamento de reabsorção radicular interna é conceitualmente muito fácil. Uma vez que o defeito de reabsorção é o resultado da polpa inflamada e o fornecimento de sangue ao

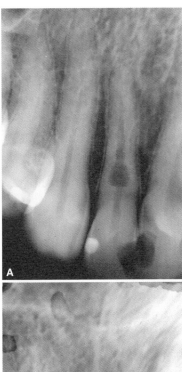

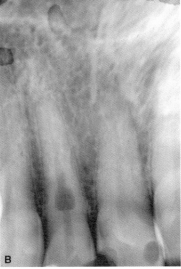

Figura 21.39 Radiografias anguladas para mostrar reabsorção interna. Radiografias em duas projeções horizontais diferentes mostram (**A**) a lesão dentro dos limites do canal em ambas as incidências e (**B**) o osso adjacente intacto em ambas as incidências.

tecido é através do forame apical, o tratamento endodôntico que efetivamente remova o fornecimento de sangue para as células de reabsorção é o método de tratamento. Depois de obtida a anestesia adequada, o canal apical ao defeito interno é explorado e um comprimento de trabalho menor que o ápice radiográfico é usado. O canal apical é cuidadosamente limpo e modelado para garantir que o suprimento sanguíneo para o tecido que reabsorve a raiz seja interrompido.

Ao completar a instrumentação do canal radicular, deve ser possível obter um canal sem sangue e seco com pontas de papel. O hidróxido de cálcio é colocado no canal para facilitar a remoção do tecido no defeito irregular na consulta seguinte. Na segunda visita, o dente e o defeito são obturados com uma técnica de guta-percha aquecida (Figura 21.41).

Características diagnósticas da reabsorção radicular externa *versus* interna

Frequentemente, é muito difícil distinguir a reabsorção radicular externa da interna; portanto, diagnósticos e tratamentos incorretos podem ocorrer. As seções seguintes apresentam uma lista de características típicas de diagnóstico de cada tipo de reabsorção.

Características radiográficas. A mudança na angulação das radiografias deve dar uma indicação razoavelmente boa se o defeito de reabsorção é interno ou externo. Uma lesão de origem interna aparece perto do canal, qualquer que seja o ângulo da radiografia (ver Figura 21.39). Um defeito no aspecto externo da raiz se afasta do canal conforme a angulação muda (Figura 21.42). Usando a regra do objeto vestibular, geralmente é possível distinguir se o defeito externo da raiz é vestibular ou lingual-palatino.

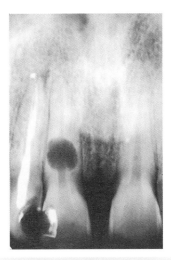

Figura 21.40 Um incisivo superior com reabsorção radicular interna. O aumento uniforme do espaço pulpar é aparente. O contorno do canal não pode ser visto no defeito de reabsorção.

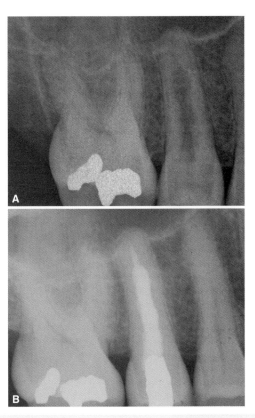

Figura 21.41 A. Reabsorção radicular interna em um pré-molar superior com história de traumatismo 7 anos antes do diagnóstico (a cabeça do paciente bateu contra a janela lateral durante um acidente automobilístico). **B.** Radiografia de acompanhamento de 3 anos após tratamento endodôntico.

Capítulo 21 • Papel da Endodontia após Lesões Traumáticas ao Dente 815

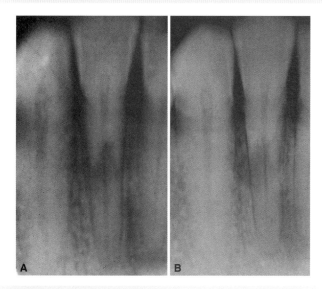

Figura 21.42 Reabsorção radicular externa. As radiografias em duas projeções horizontais diferentes mostram o movimento da lesão para fora dos limites do canal radicular.

Com a reabsorção interna, o contorno do canal radicular é geralmente distorcido, e o canal radicular e o defeito de reabsorção radiolucente aparecem contíguos (ver Figura 21.40). Quando o defeito é externo, o contorno do canal da raiz parece normal e geralmente pode ser visto "atravessando" o defeito radiolucente (Figura 21.43).

A reabsorção cervical invasiva pode ser acompanhada por reabsorção do osso em adição à raiz (Figura 21.44); radiolucências podem ser aparentes na raiz e no osso adjacente. A reabsorção radicular interna não envolve o osso e, como regra, a radiolucência está confinada à raiz (ver Figura 21.39). Em raras ocasiões, se o defeito interno perfurar a raiz, o osso adjacente a ele é reabsorvido e parece radiolucente na radiografia.

Teste de vitalidade. A reabsorção inflamatória externa nas regiões apical e lateral da raiz envolve um espaço pulpar infectado; portanto, nenhuma resposta aos testes de sensibilidade apoia o diagnóstico. No entanto, como a reabsorção cervical invasiva não envolve a polpa, uma resposta normal ao teste de sensibilidade geralmente está associada a esse tipo de reabsorção. A reabsorção radicular interna geralmente ocorre em dentes com polpas vitais e responde a testes de sensibilidade.

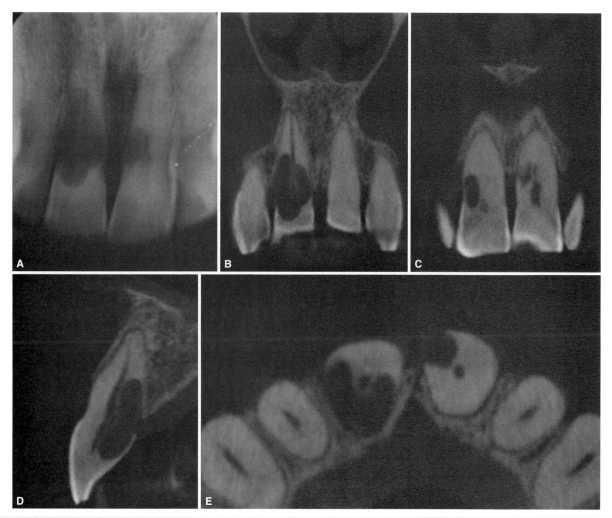

Figura 21.43 A. Radiografia periapical de reabsorção radicular cervical invasiva nos dentes 11 e 21 de uma mulher de 68 anos, quando o único traumatismo conhecido foi uma queda no asfalto com 7 anos, quando atropelada por um carro. Esses dentes são diagnosticados como tendo lesões de reabsorção cervical invasivas grau IV de Heithersay que podem ser confirmadas por imagens de TCFC. **B e C.** Imagens coronais de TCFC. **D.** Imagem sagital de TCFC do dente 11. **E.** Imagem axial de TCFC. O contorno do canal é evidente nas imagens A, B, D e E. A polpa não aparece exposta devido às propriedades anticlásticas da pré-dentina.

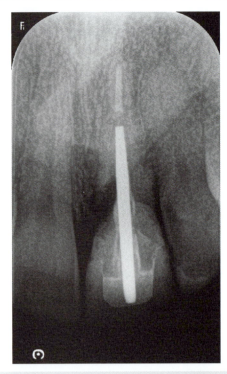

Figura 21.44 Dente 21 exibindo reabsorção cervical invasiva em um homem de 31 anos. O dente teve dano 3 anos antes, em decorrência de um acidente com uma *scooter*, e foi obturado e restaurado com um pino e uma coroa. A reabsorção começa na raiz cervical externa e se estende mais profundamente na raiz, consistente com uma lesão invasiva de reabsorção cervical de grau III de Heithersay. Um defeito de reabsorção também está presente no osso adjacente.

Em dentes que apresentam reabsorção radicular interna, é comum registrar a não resposta ao teste de sensibilidade porque muitas vezes a polpa coronária foi removida ou está necrótica e as células de reabsorção ativas estão mais apicais no canal. Além disso, a polpa pode ter se tornado necrótica após a reabsorção ativa ter ocorrido.

Mancha rosa. Com a reabsorção radicular externa apical e lateral, a polpa está não vital; portanto, o tecido de granulação que produz a mancha rosa não está presente nesses casos. Para reabsorção radicular invasiva cervical (Figura 21.45) e interna, a mancha rosa devido ao tecido de granulação infiltrado no esmalte é um sinal possível.

Reabsorção apical transitória. Uma variação na reabsorção interna, observada especialmente após lesões por luxação em dentes mais maduros, é a reabsorção interna apical transitória. A ruptura do feixe neurovascular no ápice pode resultar em mediadores inflamatórios que permitem alterações osteoclásticas no ápice para acomodar o reparo vascular seguido por remodelação do ápice quando os processos reabsortivos se resolvem. Os dentes que apresentam uma combinação de mudanças de cor, alterações radiográficas apicais em V e sensibilidade pulpar alterada ao longo do tempo podem ter "colapso apical transitório" (CAT), para o qual nenhum tratamento além da observação é necessário.

Resumo das características diagnósticas possíveis

- Reabsorção radicular inflamatória externa devido à infecção pulpar
  - *Apical*: sem resposta da polpa aos estímulos térmicos ou elétricos, com ou sem história de traumatismo
  - *Lateral*: história de traumatismo, nenhuma resposta da polpa a estímulos térmicos ou elétricos, lesão se move em raios X angulares, canal radicular visualizado radiograficamente sobrepondo o defeito, a radiolucência óssea também é aparente
- Reabsorção cervical invasiva. Frequentemente, uma história de traumatismo (pode ter sido esquecida ou seus riscos a longo prazo não foram avaliados pelo paciente); teste de sensibilidade pulpar positivo; lesão localizada no nível de inserção do dente; lesão se move em raios X angulares; o contorno do canal radicular não está distorcido e pode ser visualizado radiograficamente; defeito na crista óssea associado à lesão; mancha rosa possível. A imagem TCFC ilustra de forma mais confiável a extensão da reabsorção em toda a raiz (ver Figura 21.43)
- Reabsorção radicular interna. História de traumatismo, preparo da coroa ou pulpotomia; polpa responsiva a estímulos térmicos ou elétricos provavelmente pode ocorrer em qualquer local ao longo do canal radicular (não apenas no nível de inserção); lesão permanece associada ao canal radicular nas radiografias angulares, radiolucência contida na raiz sem um defeito no osso adjacente; mancha rosa possível.

A maioria dos diagnósticos errados de defeitos de reabsorção é feita entre as reabsorções cervicais invasivas e radiculares internas. O diagnóstico deve ser sempre confirmado à medida que o tratamento prossegue. Se a terapia de canal radicular for o tratamento de escolha para uma reabsorção radicular interna aparente, o sangramento dentro do canal deve cessar rapidamente após a extirpação da polpa porque o suprimento de sangue do tecido de granulação são os vasos sanguíneos apicais. Se o sangramento continuar durante o tratamento, e particularmente se ainda estiver presente na segunda consulta, a fonte do suprimento de sangue é externa e o tratamento para reabsorção externa perfurante deve ser realizado. Na obturação, deve ser possível preencher todo o canal por dentro na reabsorção interna. O insucesso desse procedimento deve fazer o clínico suspeitar de uma lesão externa que perfurou a raiz. Finalmente, se o suprimento de sangue de um defeito de reabsorção interna for removido na extirpação da polpa, qualquer continuação do processo de reabsorção nas radiografias de reavaliação deve alertar o profissional para a possibilidade de um defeito de reabsorção externa ter sido diagnosticado incorretamente.

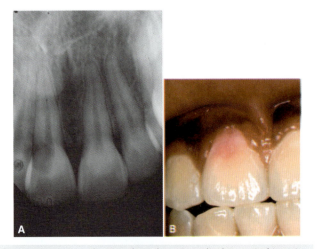

Figura 21.45 Mancha rosa de reabsorção radicular cervical invasiva. **A.** Aparência radiográfica. **B.** Aparência clínica.

Manejo clínico do dente avulsionado

A cicatrização favorável após uma lesão por avulsão requer rápida intervenção de emergência seguida de avaliação e possível tratamento em momentos decisivos durante a fase de cicatrização. A urgência da visita de emergência e a natureza multidisciplinar das avaliações de acompanhamento exigem que tanto o público quanto os profissionais de muitas disciplinas odontológicas estejam bem-informados sobre as estratégias de tratamento envolvidas.

CONSEQUÊNCIAS DA AVULSÃO DENTÁRIA

A avulsão do dente resulta em dano na inserção e necrose pulpar. O dente é "separado" do alvéolo devido principalmente à ruptura do ligamento periodontal que deixa células viáveis do ligamento periodontal na maior parte da superfície da raiz. Além disso, pequenos danos ao cemento localizados ocorrem a partir do esmagamento do dente contra o alvéolo.

Se o ligamento periodontal deixado aderido à superfície radicular não secar, as consequências da avulsão do dente geralmente são mínimas.[19,168] As células do ligamento periodontal hidratadas manterão sua viabilidade e reparo após o reimplante, com inflamação destrutiva mínima como um subproduto. Como as áreas da lesão por esmagamento são localizadas, a inflamação estimulada pelos tecidos danificados será correspondentemente limitada, e é provável que ocorra uma cicatrização favorável com nova substituição do cemento após o desaparecimento da inflamação inicial (ver Figura 21.29).

Se ocorrer ressecamento excessivo antes do reimplante, as células do ligamento periodontal danificadas provocam uma resposta inflamatória grave em uma área difusa na superfície da raiz. Ao contrário da situação descrita anteriormente, em que a área a ser reparada após a resposta inflamatória inicial é pequena, aqui uma grande área da superfície radicular é afetada e deve ser reparada com novo tecido. Os cementoblastos de movimento mais lento não podem cobrir toda a superfície da raiz a tempo, e é provável que, em certas áreas, o osso se fixe diretamente na superfície da raiz. Com o tempo, por meio do recontorno fisiológico do osso, toda a raiz será substituída pela estrutura óssea. Como observado anteriormente, isso foi denominado *reabsorção de substituição* (ver Figuras 21.30 e 21.31).[25,184]

A necrose pulpar sempre ocorre após uma lesão por avulsão. Embora uma polpa necrótica em si não seja consequência, o tecido necrótico é extremamente suscetível à contaminação bacteriana. Se a revascularização não ocorrer ou a terapia endodôntica efetiva não for realizada, o espaço pulpar inevitavelmente infeccionará. A combinação de bactérias no canal radicular e danos ao cemento na superfície externa da raiz resulta em uma reabsorção inflamatória externa que pode ser muito séria e pode levar à perda rápida da raiz do dente (ver Figuras 21.32 e 21.33).[181]

As consequências após a avulsão do dente parecem estar diretamente relacionadas à gravidade, à área de superfície da inflamação da raiz e ao dano resultante na superfície da raiz que deve ser reparada. As estratégias de tratamento devem ser sempre consideradas no contexto de limitar a extensão da inflamação perirradicular, inclinando, assim, o equilíbrio para respostas favoráveis (cementais) em vez de desfavoráveis (reabsorção por substituição ou reabsorção inflamatória).

OBJETIVOS DO TRATAMENTO

O tratamento é direcionado a evitar ou minimizar a inflamação resultante devido às duas principais consequências do dente avulsionado: dano na inserção e infecção pulpar.

Danos na inserção como resultado direto da lesão por avulsão não podem ser evitados. No entanto, danos adicionais consideráveis podem ocorrer ao ligamento periodontal no tempo em que o dente está fora da boca (principalmente em razão do ressecamento). O tratamento visa minimizar esse dano (e a inflamação resultante) para que ocorra o menor número possível de complicações. Quando danos adicionais graves não puderem ser evitados e a reabsorção de substituição da raiz for considerada certa, medidas são tomadas para retardar a substituição da raiz por osso para manter o dente na boca pelo maior tempo possível.

No dente de ápice aberto, todos os esforços são feitos para promover a revascularização da polpa, evitando, assim, a infecção do espaço pulpar. Quando a revascularização falhar (no dente do ápice aberto) ou não for possível (no dente do ápice fechado), todos os esforços de tratamento serão feitos para prevenir ou eliminar as toxinas do espaço do canal radicular.

MANEJO CLÍNICO

Tratamento de emergência no local do acidente

Reimplante, se possível, ou colocação em um meio de armazenamento apropriado. Como mencionado, os danos aos tecidos de inserção que ocorreram durante a lesão inicial são inevitáveis, mas geralmente mínimos. Entretanto, todos os esforços devem ser feitos para minimizar a necrose do ligamento periodontal remanescente enquanto o dente estiver fora da boca. As sequelas pulpares não são uma preocupação inicial, sendo analisadas em um estágio posterior do tratamento.

O fator mais importante para garantir um resultado favorável após o reimplante é a velocidade com que o dente é reimplantado.[21,27] De extrema importância é a prevenção do ressecamento, que causa perda do metabolismo fisiológico normal e da morfologia das células do ligamento periodontal.[27,168] Todo esforço deve ser feito para reimplantar o dente nos primeiros 15 a 20 minutos.[32] Isso geralmente requer pessoal de emergência no local da lesão com algum conhecimento do protocolo de tratamento. O clínico deve comunicar-se claramente com a pessoa no local do acidente. Idealmente, essas informações deveriam ter sido fornecidas em um momento anterior; por exemplo, como uma oferta educacional para enfermeiras escolares ou treinadores esportivos. Caso contrário, as informações podem ser fornecidas por telefone. O objetivo é reimplantar um dente limpo com uma superfície radicular não danificada o mais suavemente possível, em seguida, o paciente deve ser levado ao consultório imediatamente. Se houver dúvida sobre a possibilidade de reimplantação adequada do dente, esse deve ser rapidamente armazenado em um meio apropriado até que o paciente possa ir ao consultório odontológico para o reimplante. Os meios de armazenamento sugeridos, em ordem de preferência, são leite, saliva (no vestíbulo da boca ou em um recipiente no qual o paciente expectore), soro fisiológico e água.[100] A água é o meio de armazenamento menos desejável porque o ambiente hipotônico causa lise celular rápida e aumento da inflamação no reimplante.[42,43]

Os meios de cultura de células em recipientes de transporte especializados, como a solução salina balanceada de Hanks (HBSS), têm demonstrado capacidade superior de manter a viabilidade das fibras do ligamento periodontal por longos períodos.[186] Atualmente são considerados impraticáveis porque precisam estar presentes no local do acidente antes que a lesão ocorra. No entanto, se considerarmos que mais de 60% das lesões por avulsão ocorrem perto de casa ou da escola,[89] parece razoável supor que seria benéfico ter esses meios de armazenamento disponíveis em kits de emergência nesses locais. Também seria vantajoso tê-los em ambulâncias e nos kits do pessoal de resposta de emergência, que provavelmente tratará os ferimentos mais graves em que os dentes poderiam ser sacrificados em uma situação de risco à vida mais grave.

Manejo no consultório dentário

Consulta de emergência. Preparação de alvéolo, de raiz, reimplantação e construção de um *splint* funcional e administração de antibióticos locais e sistêmicos.

Reconhecer que uma lesão dentária pode ser secundária a uma lesão mais grave é essencial. O clínico dentário responsável é provavelmente o primeiro prestador de cuidados de saúde que o paciente recebe após um traumatismo craniano; portanto, descartar quaisquer lesões no cérebro (p. ex., concussão) e/ou sistema nervoso central (SNC) em geral é fundamental. Se, no exame, houver suspeita de lesão do SNC, o encaminhamento imediato ao especialista apropriado é a primeira prioridade, acima e além da lesão dentária. Uma vez que uma lesão do SNC tenha sido descartada, o foco da consulta de emergência é o aparato de inserção. O objetivo é reimplantar o dente com um mínimo de células irreversivelmente danificadas (que causarão inflamação) e o número máximo de células do ligamento periodontal com potencial para regenerar e reparar a superfície danificada da raiz.

DIAGNÓSTICO E PLANO DE TRATAMENTO

Se o dente tiver reimplantado no local da lesão, uma história completa é obtida para avaliar a probabilidade de um resultado favorável. A posição do dente reimplantado é avaliada e ajustada, se necessário. Em raras ocasiões, o dente pode ser removido suavemente a fim de preparar a raiz para aumentar as chances de um resultado favorável (discutido posteriormente).

Se o paciente estiver com o dente fora da boca, a forma de armazenamento deve ser avaliada e o dente colocado em um meio mais apropriado, se necessário. A HBSS é atualmente considerada a melhor solução para esse caso. Leite ou soro fisiológico também são apropriados para fins de armazenamento.

É verificada a história médica e de acidentes e realizado exame clínico, com ênfase nas questões sobre quando, como e onde ocorreu a lesão.

O exame clínico deve incluir um exame do alvéolo para verificar se está intacto e adequado para reimplantação. O alvéolo é lavado suavemente com solução salina e, quando o coágulo e os detritos são removidos, suas paredes são examinadas diretamente quanto a presença, ausência ou fraturas da parede do alvéolo. O alvéolo e as áreas adjacentes, incluindo os tecidos moles, devem ser radiografados. Três angulações verticais são necessárias para o diagnóstico da presença de fratura radicular horizontal nos dentes adjacentes.[21] Os dentes remanescentes, tanto na maxila quanto na mandíbula, devem ser examinados em busca de lesões, como fraturas coronárias. Quaisquer lacerações de partes moles devem ser anotadas e, se houver fragmentos de dente faltando, exploradas. Uma fotografia antes de qualquer tratamento é benéfica, especialmente se questões legais ou reclamações de seguro estiverem envolvidas.[13]

Preparação da raiz

O preparo da raiz depende da maturidade do dente (ápice aberto *versus* fechado) e do tempo de secagem do dente antes de ser colocado em um meio de armazenamento. Um tempo de secagem de 60 minutos é considerado o ponto em que a sobrevivência das células do ligamento periodontal da raiz é improvável.

TEMPO DE SECAGEM EXTRAORAL INFERIOR A 60 MINUTOS

Ápice fechado

A raiz deve ser enxaguada com água ou solução salina e reimplantada da maneira mais suave possível.

Se o dente tiver o ápice fechado, a revascularização não é possível,[59] mas se o dente ficou seco por menos de 60 minutos (reimplantado ou colocado em meio apropriado), existe a chance de cicatrização periodontal. Além disso, a chance de uma resposta inflamatória grave no momento do reimplante é reduzida. Um tempo de secagem menor que 15 a 20 minutos é considerado ideal, e espera-se que ocorra a cicatrização periodontal.[19,32,168]

Um desafio contínuo é o tratamento do dente que ficou seco por mais de 20 minutos (a sobrevivência das células periodontais é garantida), mas menos de 60 minutos (a sobrevivência das células periodontais é improvável). Nesses casos, a lógica sugere que a superfície radicular seja composta por algumas células com potencial de regeneração e outras que atuarão como estimuladores inflamatórios.

Ápice aberto

Com cuidado, enxágue os resíduos, se disponível, mergulhe em doxiciclina por 5 minutos ou cubra com minociclina e reimplante.

Em um dente de ápice aberto, a revascularização da polpa e o desenvolvimento contínuo da raiz são possíveis (ver Figura 21.35). Investigadores[59] descobriram, ao testar em macacos, que embeber o dente em doxiciclina (1 mg em aproximadamente 20 mℓ de solução salina fisiológica) por 5 minutos antes do reimplante aumentou significativamente a revascularização completa (Figura 21.46A). Esse resultado foi confirmado posteriormente em cães por outros investigadores.[150,197] Um estudo descobriu que cobrir a raiz com minociclina (Arestin, OraPharma, Warminster, PA), que se liga à raiz por aproximadamente 15 dias, aumentou ainda mais a taxa de revascularização em cães (ver Figura 21.46B).[150] Embora os estudos em animais não nos forneçam uma previsão da taxa de revascularização em humanos, é razoável esperar que o mesmo aumento de revascularização que ocorreu em duas espécies animais também ocorrerá em humanos.[31] Assim como no dente de ápice fechado, o dente de ápice aberto é delicadamente enxaguado e reimplantado.

TEMPO DE SECAGEM EXTRAORAL MAIOR QUE 60 MINUTOS

Ápice fechado

Remova o ligamento periodontal colocando-o em ácido por 5 minutos, mergulhe em flúor e reimplante.

Quando a raiz estiver seca por 60 minutos ou mais, não se espera a sobrevivência das células do ligamento periodontal.[27,168] Nesses casos, a raiz deve ser preparada para ser o mais resistente possível à reabsorção (tentando retardar o processo de substituição óssea). Esses dentes devem ser embebidos em ácido por 5 minutos para remover todo o ligamento periodontal remanescente e, assim, remover o tecido que iniciaria a resposta inflamatória no reimplante. O dente pode então ser embebido em fluoreto de estanho a 2% por 5 minutos e reimplantado.[41,159] Há alguns anos, foram publicados estudos que indicaram que uma proteína da matriz do esmalte, Emdogain (Straumann USA, Andover, MA), poderia ser benéfica em dentes com tempos de secagem extraoral prolongados, não apenas para tornar a raiz mais resistente à reabsorção, mas também, possivelmente, para estimular a formação de novo ligamento periodontal da cavidade.[74,104]

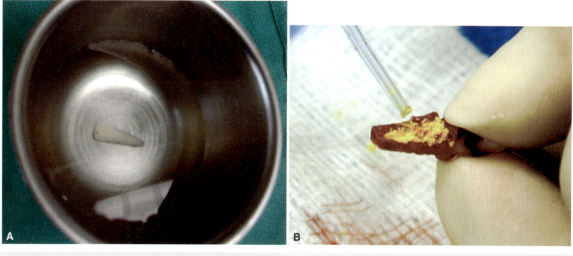

Figura 21.46 **A.** Dente avulsionado imerso em doxiciclina. **B.** Pó de minociclina colocado na superfície da raiz antes do reimplante.

Infelizmente, estudos mais recentes mostraram que o efeito positivo do Emdogain é apenas temporário, e a maioria desses dentes começa a ser reabsorvida após alguns anos.[154]

Se o dente estiver seco por mais de 60 minutos e nenhuma consideração for dada à preservação do ligamento periodontal, a terapia endodôntica pode ser realizada extraoralmente. No caso de um dente com ápice fechado, não existe vantagem para essa etapa adicional na consulta de emergência. No entanto, em um dente com ápice aberto, o tratamento endodôntico realizado após o reimplante envolve um procedimento de apicificação a longo prazo. Nesses casos, pode ser vantajoso completar o tratamento do canal radicular extraoral, em que o selamento no limite apical é mais fácil. Quando o tratamento endodôntico é realizado extraoralmente, deve ser realizado de forma asséptica com o máximo cuidado para obter um sistema de canal radicular totalmente desinfetado.

Ápice aberto

Reimplantar? Em caso afirmativo, trate como dente de ápice fechado. O tratamento endodôntico pode ser realizado fora da boca.

Como esses dentes estão em pacientes jovens nos quais o desenvolvimento facial geralmente é incompleto, muitos odontopediatras consideram o prognóstico tão ruim e as complicações potenciais de um dente anquilosado tão graves que eles recomendam que esses dentes não sejam reimplantados. Existe um debate considerável sobre se seria benéfico reimplantar a raiz, mesmo que ela seja inevitavelmente perdida devido à substituição óssea. Se os pacientes forem acompanhados cuidadosamente e a raiz submersa pelo procedimento de decoronação no momento adequado,[8,73,130] a altura e, mais importante, a largura do osso alveolar serão mantidas, permitindo uma restauração permanente mais fácil no momento apropriado, quando o desenvolvimento facial da criança estiver completo.

Preparação do alvéolo dentário

O alvéolo deve ser deixado intacto antes do reimplante.[21] A ênfase é colocada na remoção dos obstáculos no alvéolo para facilitar a recolocação do dente.[87] Deve ser aspirado levemente se houver coágulo sanguíneo. Se o osso alveolar apresentar fratura que possa interferir no reimplante, um instrumento romboide deve ser inserido com cuidado no alvéolo na tentativa de reposicionar a parede.

Imobilização

Um *splint* que permita o movimento fisiológico do dente durante a cicatrização e que permaneça no lugar por um período mínimo resulta em diminuição da incidência de anquilose.[4,17,87] A fixação flexível (fisiológica) por 1 a 2 semanas é recomendada.[4,6,7] Os *splints* de compósitos resinosos e fios, em que o diâmetro do fio não ultrapassa 0,4 mm, são considerados um *splint* flexível.[124] O *splint* deve permitir o movimento do dente, não deve ter memória (para que o dente não se mova durante a cicatrização), e não deve colidir com a gengiva e/ou impedir a manutenção da higiene bucal da área. Muitos *splints* satisfazem os requisitos de um dispositivo aceitável.[111] A linha de pesca foi recentemente recomendada como um material de *splint* e, quando colada com cimento de ionômero de vidro modificado por resina, reduz a quantidade de danos iatrogênicos ao esmalte quando o *splint* for removido.[75a,111] Um novo *splint* de titânio para traumatismo (STT) recentemente demonstrou ser particularmente eficaz e fácil de usar (Figura 21.47).[190] Depois que a contenção estiver no lugar, uma radiografia deve ser realizada para verificar o posicionamento do dente e, como uma referência pré-operatória, para posterior tratamento e acompanhamento. Quando o dente estiver na melhor posição possível, é importante ajustar a mordida para garantir que não tenha sido imobilizado em uma posição que cause oclusão traumática. Uma semana é suficiente para criar o suporte

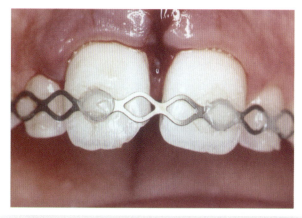

Figura 21.47 *Splint* de titânio para traumatismo (STT) em posição.

periodontal e manter o dente avulsionado na posição.[185] Portanto, o *splint* deve ser removido após 1 a 2 semanas. A única exceção é a avulsão em conjunto com fraturas alveolares, para as quais 4 a 8 semanas são o tempo sugerido de imobilização.[185]

Manejo dos tecidos moles

Lacerações de tecido mole da gengiva próxima ao alvéolo devem ser suturadas com firmeza. Lacerações do lábio são bastante comuns nesses tipos de lesões. O clínico deve abordar lacerações labiais com algum cuidado; uma consulta de cirurgia plástica pode ser prudente. Se essas lacerações forem suturadas, deve-se ter o cuidado de limpar bem a ferida com antecedência, pois a sujeira ou mesmo os fragmentos dentais deixados na ferida afetam a cicatrização e o resultado estético.

Terapia coadjuvante

Antibióticos sistêmicos administrados no momento do reimplante e antes do tratamento endodôntico são eficazes na prevenção da invasão bacteriana da polpa necrótica e, portanto, da reabsorção inflamatória subsequente.[87] A tetraciclina tem o benefício adicional de diminuir a reabsorção radicular, afetando a motilidade dos osteoclastos e reduzindo a eficácia da colagenase.[151] A administração de antibióticos sistêmicos é recomendada, começando na consulta de emergência e continuando até a remoção do *splint*.[87] Para pacientes não suscetíveis à coloração com tetraciclina, o antibiótico de escolha é a doxiciclina duas vezes ao dia, por 7 dias, na dosagem apropriada para idade e peso do paciente.[151,152] Penicilina V 1.000 mg como dose de ataque, seguidos de 500 mg 4 vezes ao dia, durante 7 dias, também mostrou ser benéfica. O conteúdo bacteriano do sulco também deve ser controlado durante a fase de cicatrização. Além de ressaltar ao paciente a necessidade de higiene bucal adequada, o uso de enxágue com clorexidina por 7 a 10 dias é útil.

Como afirmado anteriormente, há um benefício na remoção do conteúdo da polpa na consulta de emergência e na colocação de Ledermix ou corticosteroide no canal radicular.[45,49] O medicamento foi capaz de interromper a resposta inflamatória após o reimplante e inibiu a disseminação de dentinoclastos, para permitir uma cicatrização mais favorável em comparação com os dentes que não tinham o medicamento.[144,145]

A necessidade de analgésicos deve ser avaliada caso a caso. O uso de analgésicos mais fortes em vez da não prescrição de anti-inflamatórios não esteroidais (AINEs) é incomum. O paciente deve ser encaminhado a um médico para consulta sobre um reforço antitetânico dentro de 48 horas após a consulta inicial.

SEGUNDA CONSULTA

A segunda visita deve ocorrer 1 a 2 semanas após o traumatismo. Na consulta de emergência, foi dada ênfase à preservação e à cicatrização do aparato de inserção. O foco do segundo atendimento é a prevenção ou eliminação de irritantes potenciais do espaço do canal radicular. Esses irritantes, se presentes, fornecem o estímulo para a progressão da resposta inflamatória, reabsorção óssea e radicular. Também nessa consulta, é concluído o curso de antibióticos sistêmicos; os bochechos com clorexidina podem ser interrompidos. Nessa consulta, o *splint* é removido; o dente ainda pode ter mobilidade de classe I ou II após a remoção do *splint*, mas todas as indicações são de que continuará a cicatrizar melhor sem o *splint*.[4]

Tratamento endodôntico

TEMPO EXTRAORAL INFERIOR A 60 MINUTOS

Ápice fechado

Inicia-se o tratamento endodôntico após 1 a 2 semanas. Quando o tratamento endodôntico for tardio ou sinais de reabsorção estiverem presentes, administra-se um tratamento de hidróxido de cálcio a longo prazo antes da obturação.

Não existe chance de revascularização de dentes com ápices fechados; portanto, o tratamento endodôntico deve ser iniciado na segunda consulta, 7 a 10 dias depois.[18,59] Se a terapia for iniciada nesse momento ideal, a polpa deve estar necrótica sem (ou com mínima) infecção.[129,187] Terapia endodôntica com um agente antibacteriano interconsultas eficaz,[187] durante um período relativamente curto (1 a 2 semanas), é suficiente para garantir a desinfecção do canal.[163] O tratamento a longo prazo com hidróxido de cálcio deve ser sempre considerado se a lesão tiver ocorrido mais de 2 semanas antes do início do tratamento endodôntico ou especialmente se houver evidência radiográfica de reabsorção inflamatória.[187]

O canal radicular é cuidadosamente limpo e modelado, irrigado e então preenchido com hidróxido de cálcio. O canal é obturado quando membrana periodontal radiograficamente intacta puder ser demonstrada ao redor da raiz (ver Figura 21.37). O hidróxido de cálcio é um agente antibacteriano eficaz[46,163] e favoravelmente influencia o ambiente no local da reabsorção, promovendo teoricamente a cicatrização.[182] Também altera o ambiente da dentina para um pH mais alcalino, o que pode retardar a ação das células de reabsorção e promover a formação de tecidos duros.[182] No entanto, a troca do hidróxido de cálcio deve ser mantida a um mínimo (não mais que a cada 3 meses) porque tem um efeito necrosante nas células que tentam repovoar a superfície danificada da raiz.[125]

O hidróxido de cálcio é considerado o material de escolha em prevenção e tratamento da reabsorção radicular inflamatória, mas não é o único medicamento recomendado nesses casos. Algumas tentativas foram feitas não apenas para remover o estímulo para as células de reabsorção, mas também para afetá-las diretamente. A pasta de antibiótico corticosteroide Ledermix é eficaz no tratamento da reabsorção inflamatória da raiz ao inibir a disseminação dos dentinoclastos[144,145] sem danificar o ligamento periodontal; no entanto, sua capacidade de se difundir através da raiz do dente humano foi demonstrada,[2] e sua liberação e difusão são aumentadas quando é usada em combinação com a pasta de hidróxido de cálcio.[3]

Ápice aberto

Evita-se o tratamento endodôntico e procuram-se sinais de revascularização. Ao primeiro sinal de uma polpa infectada, inicia-se o procedimento de apicificação.

Os dentes com ápices abertos têm o potencial de revascularizar e continuar o desenvolvimento da raiz; o tratamento inicial é direcionado ao restabelecimento do suprimento sanguíneo.[59,150,196] O início do tratamento endodôntico é evitado se possível, a menos que sinais definitivos de necrose pulpar estejam presentes (p. ex., inflamação perirradicular). O diagnóstico preciso da vitalidade pulpar é extremamente desafiador nesses casos. Após o traumatismo, o diagnóstico de polpa necrótica é particularmente indesejável porque a infecção nesses dentes é potencialmente mais prejudicial devido ao dano cementário que acompanha a lesão traumática. A reabsorção radicular inflamatória externa pode ser extremamente rápida nesses dentes jovens porque os túbulos são largos e permitem que os irritantes se movam livremente para a superfície externa da raiz.[59,196]

Os pacientes devem ser chamados de volta a cada 3 a 4 semanas para teste de vitalidade pulpar. Estudos indicam que testes térmicos com neve de dióxido de carbono ($-78°C$) ou diclorodifluorometano

(−40°C) colocados na borda incisal ou corno pulpar são os melhores métodos de teste de sensibilidade, principalmente em dentes permanentes jovens.[79,80,140] Um desses dois testes deve ser incluído no teste de vitalidade pulpar. Relatos confirmam a superioridade do fluxômetro *laser* Doppler no diagnóstico da revascularização de dentes imaturos traumatizados;[197] entretanto, o custo de tal instrumento impede seu uso na maioria dos consultórios odontológicos. Os sinais radiográficos (ruptura apical e/ou sinais de reabsorção radicular lateral) e os sinais clínicos (dor à percussão e à palpação) de patologia pulpar são avaliados cuidadosamente. Ao primeiro sinal de patologia, deve-se iniciar o tratamento endodôntico e, após a desinfecção do espaço do canal radicular, realizar um procedimento de apicificação.

TEMPO EXTRAORAL MAIOR QUE 60 MINUTOS

Ápice fechado

Os dentes com ápices fechados são tratados endodonticamente da mesma forma que os dentes com tempo extraoral inferior a 60 minutos.

Ápice aberto (se reimplantado)

Se o tratamento endodôntico não tiver sido realizado na boca, inicia-se o procedimento de apicificação.

A chance de revascularização nesses dentes é extremamente baixa;[184,188] portanto, nenhuma tentativa é feita para revitalizá-los. Um procedimento de apicificação é iniciado na segunda consulta se o tratamento do canal radicular não tiver sido realizado no atendimento de emergência. Se o tratamento endodôntico tiver sido realizado na consulta de emergência, o retorno seria apenas para reavaliação e verificação da cicatrização inicial.

Restauração temporária

O selamento efetivo do acesso coronal é essencial para evitar infecção do canal entre as visitas. As restaurações temporárias recomendadas são cimento de óxido de zinco e eugenol reforçado, resina composta com ataque ácido ou cimento de ionômero de vidro. A profundidade da restauração temporária é crítica para a qualidade do selamento. Recomenda-se uma profundidade de pelo menos 4 mm; portanto, não deve ser colocada uma bolinha de algodão; a restauração provisória é colocada diretamente sobre o hidróxido de cálcio na cavidade de acesso. O hidróxido de cálcio deve ser removido das paredes da cavidade de acesso antes que a restauração temporária seja colocada porque o hidróxido de cálcio é solúvel e dissolve quando entra em contato com a saliva, deixando uma restauração temporária defeituosa.

Após o início do tratamento do canal radicular, o *splint* é removido. Se o tempo não permitir a retirada completa do *splint* nessa consulta, as travas de resina são alisadas para não irritar os tecidos moles; a resina restante é removida em uma consulta posterior.

Nessa consulta, a cicatrização geralmente é suficiente para permitir um exame clínico detalhado dos dentes ao redor do dente avulsionado. Testes de vitalidade pulpar, reação à percussão e à palpação e medidas de sondagem periodontal devem ser cuidadosamente registrados para referência nas consultas de acompanhamento.

CONSULTA DE PREENCHIMENTO RADICULAR

Esse atendimento deve ocorrer de acordo com a conveniência do profissional ou após terapia de hidróxido de cálcio a longo prazo, quando uma lâmina dura intacta for observada.

Se o tratamento endodôntico tiver sido iniciado 1 a 2 semanas após a avulsão e um exame minucioso confirmar a normalidade, a obturação do canal radicular nessa consulta é aceitável. O uso de hidróxido de cálcio a longo prazo também é uma opção comprovada para esses casos. Se o tratamento endodôntico tiver sido iniciado mais de 2 semanas após a avulsão ou a reabsorção ativa for visível, o espaço pulpar deve primeiro ser desinfetado antes da obturação radicular. Tradicionalmente, o restabelecimento de uma lâmina dura (ver Figura 21.37) é um sinal radiográfico de que as bactérias do canal foram controladas. Quando uma lâmina dura intacta puder ser rastreada, a obturação do canal pode ocorrer.

O canal é limpo, modelado e irrigado sob estrita assepsia (ou seja, um dique de borracha). Após a conclusão de limpeza e modelagem, o canal pode ser obturado.

Restauração permanente

Existem muitas evidências de que a infiltração coronária causada por restaurações temporárias e permanentes defeituosas resulta em uma quantidade clinicamente relevante de contaminação bacteriana do canal radicular após o preenchimento radicular.[149] Portanto, o dente deve receber uma restauração permanente o mais rápido possível. A profundidade da restauração é importante para uma vedação adequada; portanto, a restauração mais profunda possível deve ser feita. Um pino deve ser evitado. Como a maioria das avulsões ocorre na região anterior da boca, onde a estética é importante, resinas compostas combinadas com agentes adesivos dentinários são recomendadas nesses casos.

CUIDADOS DE ACOMPANHAMENTO

As avaliações de acompanhamento devem ocorrer em 3, 6 e 12 meses, por um período de pelo menos 5 anos. Se a reabsorção de substituição for identificada (ver Figura 21.31), um cronograma de acompanhamento monitorado mais de perto é indicado. No caso de reabsorção radicular inflamatória (ver Figuras 21.32 e 21.33), uma nova tentativa de desinfecção do espaço do canal radicular por retratamento padrão pode reverter o processo. Os dentes adjacentes e ao redor do(s) dente(s) avulsionado(s) pode(m) mostrar alterações patológicas muito depois do acidente inicial; portanto, esses dentes também devem ser testados nas consultas de acompanhamento e os resultados, comparados com aqueles coletados logo após o acidente.

Complicações tardias

As diretrizes de IADT e AAE, conforme declarado anteriormente, recomendam um acompanhamento de 5 anos após o traumatismo inicial. Heithersay[95,96] escreveu uma série sobre os "ciclos de vida de dentes traumatizados", discutindo o acompanhamento de casos de até 51 anos após a lesão. A reabsorção é uma sequela pós-traumática comum que se apresenta muitos anos após esse traumatismo inicial. Mudanças na cor da coroa também precisam ser monitoradas, como uma necessidade de clareamento do dente ou uma mudança na condição do dente, como calcificação intracanal. Este capítulo apresentou muitos conceitos e abordagens de tratamento no momento do traumatismo. No entanto, é importante considerar que pode haver eventos infelizes ao longo do tempo que precisem de tratamento secundário, ou falha no diagnóstico que se torne aparente anos mais tarde, quando os sinais e sintomas de infecção ou reabsorção e tratamento precário ou inadequado tiverem sido realizados no momento de lesão (Figuras 21.48 e 21.49; ver também a Figura 21.43).

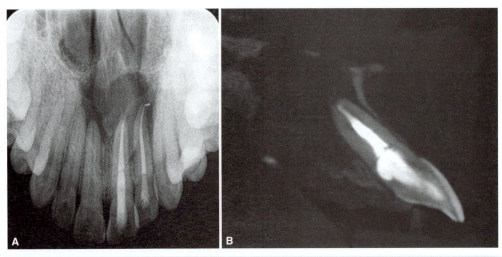

Figura 21.48 A. Uma radiografia oclusal mostrando a obturação das raízes dos dentes 21 e 22 em um homem de 44 anos, 25 anos após os dentes terem sido traumatizados. Os sintomas e a infecção retornaram após o tratamento endodôntico e a correção cirúrgica foi necessária. **B.** Imagem de TCFC revelou reabsorção interna dentro do canal.

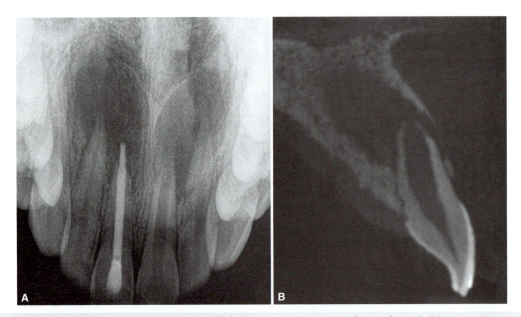

Figura 21.49 A. Uma radiografia oclusal mostrando extensas radiolucências periapicais associadas aos dentes incisivos superiores em um homem de 23 anos. O paciente sofreu uma lesão traumática quando tinha 8 anos. O dente 11 teve extravasamento de guta-percha através do ápice aberto, indicando falha no procedimento de apicificação ou obturação deficiente do canal devido ao ápice aberto. O dente 21 tem um ápice aberto com indicação de necrose pulpar que provavelmente ocorreu na ocasião ou logo após a lesão traumática, mas nenhum tratamento foi realizado. **B.** Imagem de TCFC revelando a formação imatura da raiz do dente 21 e lesão periapical. A reabsorção superficial na raiz cervical palatina é sugestiva de uma lesão de luxação palatina ocorrida anteriormente.

Traumatismo dentoalveolar para dentição decídua

A classificação das lesões da dentição decídua é a mesma da dentição permanente, embora o manejo possa ser diferente. Deve-se levar em consideração o risco de danos aos dentes permanentes em desenvolvimento. Além disso, também pode haver problemas comportamentais da criança que exijam abordagens diferentes no atendimento ao paciente. Os casos em que é necessário cuidado para minimizar o risco para a dentição permanente incluem lesões intrusivas quando a raiz intruída está perto do dente permanente em desenvolvimento. Geralmente não é aconselhável reimplantar um dente decíduo avulsionado. No entanto, a maioria das lesões de luxação cicatriza espontaneamente; portanto, o tratamento conservador para crianças em idade pré-escolar é recomendado. O tratamento imediato é aconselhado para fraturas complicadas da coroa, fraturas da coroa-raiz, fraturas da raiz quando o fragmento coronal é deslocado, luxações extrusivas e fraturas alveolares.[75,130]

Referências bibliográficas

1. AAE clinical considerations for a regenerative procedure. https://www.aae.org/specialty/wp-content/uploads/sites/2/2017/06/currentregenerativeendodonticconsiderations.pdf.
2. Abbott PV, Heithersay GS, Hume WR: Release and diffusion through human tooth roots in vitro of corticosteroid and tetracycline trace molecules from Ledermix paste, *Endod Dent Traumatol* 4:55, 1988.

3. Abbott PV, Hume WR, Heithersay GS: Effects of combining Ledermix and calcium hydroxide pastes on the diffusion of corticosteroid and tetracycline through human tooth roots in vitro, *Endod Dent Traumatol* 5:188, 1989.
4. About I, Murray PE, Franquin JC, et al: The effect of cavity restoration variables on odontoblast cell numbers and dental repair, *J Dent* 29:109, 2001.
5. Accorinte L, Holland R, Reis A, et al: Evaluation of mineral trioxide aggregate and calcium hydroxide cement as pulp-capping agents in human teeth, *J Endod* 34:1, 2008.
6. Deleted in page review.
7. Andersson L, Friskopp J, Blomlof L: Fiber-glass splinting of traumatized teeth, *ASDC J Dent Child* 50:21, 1983.
8. Andersson L, Malmgren B: The problem of dentoalveolar ankylosis and subsequent replacement resorption in the growing patient, *Aust Endod J* 25:57, 1999.
9. Andreasen FM: Transient apical breakdown and its relation to color and sensibility changes after luxation injuries to teeth, *Endod Dent Traumatol* 2:9, 1986.
10. Andreasen FM: Pulpal healing after luxation injuries and root fracture in the permanent dentition, *Endod Dent Traumatol* 5:111, 1989.
11. Andreasen FM, Andreasen JO: Resorption and mineralization processes following root fracture of permanent incisors, *Endod Dent Traumatol* 4:202, 1988.
12. Andreasen FM, Andreasen JO, Bayer T: Prognosis of root-fractured permanent incisors: prediction of healing modalities, *Endod Dent Traumatol* 5:11, 1989.
13. Andreasen FM, Kahler B: Diagnosis of acute dental trauma: the importance of standardized documentation: a review, *Dent Traumatol* 31:340, 2015.
14. Andreasen FM, Kahler B: Pulpal response after acute dental injury in the permanent dentition: clinical implications-a review, *J Endod* 41:299, 2015.
15. Andreasen FM, Pedersen BV: Prognosis of luxated permanent teeth: the development of pulp necrosis, *Endod Dent Traumatol* 1:207, 1985.
16. Andreasen FM, Zhijie Y, Thomsen BL, et al: Occurrence of pulp canal obliteration after luxation injuries in the permanent dentition, *Endod Dent Traumatol* 3:103, 1987.
17. Andreasen JO: Etiology and pathogenesis of traumatic dental injuries: a clinical study of 1,298 cases, *Scand J Dent Res* 78:329, 1970.
18. Andreasen JO: Luxation of permanent teeth due to trauma: a clinical and radiographic follow-up study of 189 injured teeth, *Scand J Dent Res* 78:273, 1970.
19. Andreasen JO: Effect of extra-alveolar period and storage media upon periodontal and pulpal healing after replantation of mature permanent incisors in monkeys, *Int J Oral Surg* 10:43, 1981.
20. Andreasen JO: Review of root resorption systems and models: etiology of root resorption and the homeostatic mechanisms of the periodontal ligament. In Davidovitch Z, editor: *The biological mechanisms of tooth eruption and resorption*, Birmingham, AL, 1989, EB-SCOP Media.
21. Andreasen JO, Andreasen FM, Andersson L: *Textbook and color atlas of traumatic injuries to the teeth*, ed 4, Hoboken, NJ, 2007, Wiley-Blackwell.
22. Andreasen JO, Andreasen FM, Mejare I, et al: Healing of 400 intra-alveolar root fractures. Part 1. Effect of pre-injury and injury factors such as sex, age, stage of root development, fracture type, location of fracture and severity of dislocation, *Dent Traumatol* 20:192, 2004.
23. Andreasen JO, Andreasen FM, Mejare I, et al: Healing of 400 intra-alveolar root fractures. Part 2. Effect of treatment factors such as treatment delay, repositioning, splinting type and period and antibiotics, *Dent Traumatol* 20:203, 2004.
24. Andreasen JO, Farik B, Munksgaard EC: Long-term calcium hydroxide as a root canal dressing may increase risk of root fracture, *Dent Traumatol* 18:134, 2002.
25. Andreasen JO, Hjorting-Hansen E: Replantation of teeth. I. Radiographic and clinical study of 110 human teeth replanted after accidental loss, *Acta Odontol Scand* 24:263, 1966.
26. Andreasen JO, Hjorting-Hansen E: Intraalveolar root fractures: radiographic and histologic study of 50 cases, *J Oral Surg* 25:414, 1967.
27. Andreasen JO, Kristerson L: The effect of limited drying or removal of the periodontal ligament: periodontal healing after replantation of mature permanent incisors in monkeys, *Acta Odontol Scand* 39:1, 1981.
28. Andreasen JO, Ravn JJ: Epidemiology of traumatic dental injuries to primary and permanent teeth in a Danish population sample, *Int J Oral Surg* 1:235, 1972.
29. Arakawa M, Kitasako Y, Otsuki M, et al: Direct pulp capping with an auto-cured sealant resin and a self-etching primer, *Am J Dent* 16:61, 2003.
30. Banchs F, Trope M: Revascularization of immature permanent teeth with apical periodontitis: new treatment protocol?, *J Endod* 30:196, 2004.
31. Barrett AP, Reade PC: Revascularization of mouse tooth isografts and allografts using autoradiography and carbon-perfusion, *Arch Oral Biol* 26:541, 1981.
32. Barrett EJ, Kenny DJ: Avulsed permanent teeth: a review of the literature and treatment guidelines, *Endod Dent Traumatol* 13:153, 1997.
33. Bastone EB, Freer TJ, McNamara JR: Epidemiology of dental trauma: a review of the literature, *Aust Dent J* 45:2, 2000.
34. Becerra P, Ricucci D, Loghin S, et al: Histological study of a human immature permanent premolar with chronic apical abscess after revascularization/revitalization, *J Endod* 40:133, 2014.
35. Belobrov I, Parashos P: Treatment of tooth discoloration after the use of white mineral trioxide aggregate, *J Endod* 37:1017, 2011.
36. Bergenholtz G: Micro-organisms from necrotic pulp of traumatized teeth, *Odontol Revy* 25:347, 1974.
37. Bernardes RA, de Moraes IG, Duarte MAH, et al: Use of cone-beam volumetric tomography in the diagnosis of root fractures, *Oral Surg Oral Med Oral Pathol Oral Radiol Endod* 108:270, 2009.
38. Bernardes RA, de Paulo RS, Pereira LO, et al: Comparative study of cone beam computed tomography and intraoral periapical radiographs in diagnosis of lingual-simulated external root resorptions, *Dent Traumatol* 28:268, 2012.
39. Bhaskar SN, Rappaport HM: Dental vitality tests and pulp status, *J Am Dent Assoc* 86:409, 1973.
40. Binnie WH, Rowe AH: A histological study of the periapical tissues of incompletely formed pulpless teeth filled with calcium hydroxide, *J Dent Res* 52:1110, 1973.
41. Bjorvatn K, Selvig KA, Klinge B: Effect of tetracycline and SnF2 on root resorption in replanted incisors in dogs, *Scand J Dent Res* 97:477, 1989.
42. Blomlof L: Milk and saliva as possible storage media for traumatically exarticulated teeth prior to replantation, *Swed Dent J Suppl* 8:1, 1981.
43. Blomlof L, Lindskog S, Andersson L, et al: Storage of experimentally avulsed teeth in milk prior to replantation, *J Dent Res* 62:912, 1983.
44. Bose R, Nummikoski P, Hargreaves K: A retrospective evaluation of radiographic outcomes in immature teeth with necrotic root canal systems treated with regenerative endodontic procedures, *J Endod* 35:1343, 2009.
44a. Bourguignon C, Cohenca N, Lauridsen E, et al: International Association of Dental Traumatology guidelines for the management of traumatic dental injuries: 1. Fractures and luxations. *Dent Traumatol*, 2020. doi:10.1111/edt.12578.
45. Bryson EC, Levin L, Banchs F, et al: Effect of immediate intracanal placement of Ledermix Paste on healing of replanted dog teeth after extended dry times, *Dent Traumatol* 18:316, 2002.
46. Bystrom A, Claesson R, Sundqvist G: The antibacterial effect of camphorated paramonochlorophenol, camphorated phenol and calcium hydroxide in the treatment of infected root canals, *Endod Dent Traumatol* 1:170, 1985.
47. Canakci V, Akgul HM, Akgul N, et al: Prevalence and handedness correlates of traumatic injuries to the permanent incisors in 13 17-year-old adolescents in Erzurum, Turkey, *Dent Traumatol* 19:248, 2003.
48. Chala S, Abouqal R, Rida S: Apexification of immature teeth with calcium hydroxide or mineral trioxide aggregate: systematic review and meta-analysis, *Oral Surg Oral Med Oral Pathol Oral Radiol Endod* 112:e36, 2011.
49. Chen H, Teixeira FB, Ritter AL, et al: The effect of intracanal anti-inflammatory medicaments on external root resorption of replanted dog teeth after extended extra-oral dry time, *Dental Traumatol* 24:74, 2008.
50. Cohenca N, Simon JH, Marhtur A, et al: Clinical indications for digital imaging in dento-alveolar trauma. Part 2. Root resorption, *Dent Traumatol* 23:105, 2007.
51. Cohenca N, Simon JH, Roges R, et al: Clinical indications for digital imaging in dento-alveolar trauma. Part 1. Traumatic injuries, *Dent Traumatol* 23:95, 2007.

52. Cotton TP, Geisler TM, Holden DT, et al: Endodontic applications of cone beam volumetric tomography, *J Endod* 33:1121, 2007.
53. Cox CF, Keall CL, Keall HJ, et al: Biocompatibility of surface-sealed dental materials against exposed pulps, *J Prosthet Dent* 57:1, 1987.
54. Cox CF, Tarim B, Kopel H, et al: Technique sensitivity: biological factors contributing to clinical success with various restorative materials, *Adv Dent Res* 15:85, 2001.
55. Cunha RF, Pavarini A, Percinoto C, et al: Influence of surgical repositioning of mature permanent dog teeth following experimental intrusion: a histologic assessment, *Dent Traumatol* 18:304, 2002.
56. Cvek M: Treatment of non-vital permanent incisors with calcium hydroxide. IV. Periodontal healing and closure of the root canal in the coronal fragment of teeth with intra-alveolar fracture and vital apical fragment: a follow-up, *Odontol Revy* 25:239, 1974.
57. Cvek M: A clinical report on partial pulpotomy and capping with calcium hydroxide in permanent incisors with complicated crown fracture, *J Endod* 4:232, 1978.
58. Cvek M: Prognosis of luxated non-vital maxillary incisors treated with calcium hydroxide and filled with gutta-percha: a retrospective clinical study, *Endod Dent Traumatol* 8:45, 1992.
59. Cvek M, Cleaton-Jones P, Austin J, et al: Effect of topical application of doxycycline on pulp revascularization and periodontal healing in reimplanted monkey incisors, *Endod Dent Traumatol* 6:170, 1990.
60. Cvek M, Cleaton-Jones PE, Austin JC, et al: Pulp reactions to exposure after experimental crown fractures or grinding in adult monkeys, *J Endod* 8:391, 1982.
61. Cvek M, Hollender L, Nord CE: Treatment of non-vital permanent incisors with calcium hydroxide. VI. A clinical, microbiological and radiological evaluation of treatment in one sitting of teeth with mature or immature root, *Odontol Revy* 27:93, 1976.
62. Cvek M, Nord CE, Hollender L: Antimicrobial effect of root canal debridement in teeth with immature root: a clinical and microbiologic study, *Odontol Revy* 27:1, 1976.
63. Da Silva AC, Passeri LA, Mazzonetto R, et al: Incidence of dental trauma associated with facial trauma in Brazil: a 1-year evaluation, *Dent Traumatol* 20:6, 2004.
64. Day P, Flores MT, O'Connell A, et al: International Association of Dental Traumatology guidelines for the management of traumatic dental injuries: 3. Injuries in the primary dentition. *Dent Traumatol,* 2020, doi:10.1111/edt.12576.
65. Deutsch AS, Musikant BL, Cavallari J, et al: Root fracture during insertion of prefabricated posts related to root size, *J Prosthet Dent* 53:786, 1985.
66. Durack C, Patel S, Davies J, et al: Diagnostic accuracy of small volume cone beam computed tomography and intraoral periapical radiography for the detection of simulated external inflammatory root resorption, *Int Endod J* 44:136, 2011.
67. Ebeleseder KA, Santler G, Glockner K, et al: An analysis of 58 traumatically intruded and surgically extruded permanent teeth, *Endod Dent Traumatol* 16:34, 2000.
68. Eklund G, Stalhane I, Hedegard B: A study of traumatized permanent teeth in children aged 7-15 years. III. A multivariate analysis of post-traumatic complications of subluxated and luxated teeth, *Sven Tandlak Tidskr* 69:179, 1976.
69. Endodontics Colleagues for Excellence. Summer 2014. The treatment of traumatic dental injuries. https://www.aae.org/specialty/wp-content/uploads/sites/2/2017/06/ecfe_summer2014-final.pdf
70. Ersin NK, Eronat N: The comparison of a dentin adhesive with calcium hydroxide as a pulp-capping agent on the exposed pulps of human and sheep teeth, *Quintessence Int* 36:271, 2005.
71. Estrela C, Reis Bueno M, Alencar AHG: Method to evaluate inflammatory root resorption by using cone beam computed tomography, *J Endod* 35:1491, 2009.
72. Faraco IM Jr, Holland R: Response of the pulp of dogs to capping with mineral trioxide aggregate or a calcium hydroxide cement, *Dent Traumatol* 17:163, 2001.
73. Filippi A, Pohl Y, von Arx T: Decoronation of an ankylosed tooth for preservation of alveolar bone prior to implant placement, *Dent Traumatol* 17:93, 2001.
74. Filippi A, Pohl Y, von Arx T: Treatment of replacement resorption with Emdogain: preliminary results after 10 months, *Dent Traumatol* 17:134, 2001.
75. Flores MT: Traumatic injuries in the primary dentition, *Dent Traumatol* 18:287, 2002.
75a. Fouad AF, Abbott PV, Tsilingaridis G, et al: International Association of Dental Traumatology guidelines for the management of traumatic dental injuries: 2. Avulsion of permanent teeth. *Dent Traumatol,* 2020, doi:10.1111/edt.12573.
76. Frank AL: Therapy for the divergent pulpless tooth by continued apical formation, *J Am Dent Assoc* 72:87, 1966.
77. Fuks AB, Bielak S, Chosak A: Clinical and radiographic assessment of direct pulp capping and pulpotomy in young permanent teeth, *Pediatr Dent* 4:240, 1982.
78. Fuks AB, Cosack A, Klein H, et al: Partial pulpotomy as a treatment alternative for exposed pulps in crown-fractured permanent incisors, *Endod Dent Traumatol* 3:100, 1987.
79. Fulling HJ, Andreasen JO: Influence of maturation status and tooth type of permanent teeth upon electrometric and thermal pulp testing, *Scand J Dent Res* 84:286, 1976.
80. Fuss Z, Trowbridge H, Bender IB, et al: Assessment of reliability of electrical and thermal pulp testing agents, *J Endod* 12:301, 1986.
81. Gazelius B, Olgart L, Edwall B: Restored vitality in luxated teeth assessed by laser Doppler flowmeter, *Endod Dent Traumatol* 4:265, 1988.
82. Gelbier MJ, Winter GB: Traumatised incisors treated by vital pulpotomy: a retrospective study, *Br Dent J* 164:319, 1988.
83. Giuliani V, Baccetti T, Pace R, et al: The use of MTA in teeth with necrotic pulps and open apices, *Dent Traumatol* 18:217, 2002.
84. Goldberg F, Kaplan A, Roitman M, et al: Reinforcing effect of a resin glass ionomer in the restoration of immature roots in vitro, *Dent Traumatol* 18:70, 2002.
85. Granath LE, Hagman G: Experimental pulpotomy in human bicuspids with reference cutting technique, *Acta Odontol Scand* 29:155, 1971.
86. Hammarstrom L, Lindskog S: General morphological aspects of resorption of teeth and alveolar bone, *Int Endod J* 18:93, 1985.
87. Hammarstrom L, Pierce A, Blomlof L, et al: Tooth avulsion and replantation: a review, *Endod Dent Traumatol* 2:1, 1986.
88. Hebling J, Giro EM, Costa CA: Biocompatibility of an adhesive system applied to exposed human dental pulp, *J Endodontol* 25:676, 1999.
89. Hedegard B, Stalhane I: A study of traumatized permanent teeth in children 7-15 years. I, *Sven Tandlak Tidskr* 66:431, 1973.
90. Heide S, Mjor IA: Pulp reactions to experimental exposures in young permanent monkey teeth, *Int Endod J* 16:11, 1983.
91. Heithersay GS: Calcium hydroxide in the treatment of pulpless teeth with associated pathology, *J Br Endod Soc* 8:74, 1975.
92. Heithersay GS: Clinical, radiologic, and histopathologic features of invasive cervical resorption, *Quintessence Int* 30:27, 1999.
93. Heithersay GS: Invasive cervical resorption: an analysis of potential predisposing factors, *Quintessence Int* 30:83, 1999.
94. Heithersay GS: Treatment of invasive cervical resorption: an analysis of results using topical application of trichloracetic acid, curettage, and restoration, *Quintessence Int* 30:96, 1999.
95. Heithersay GS: Life cycles of traumatized teeth: long-term observations from a cohort of dental trauma victims, *Aust Dent J* 61 Suppl 1: 120, 2016.
96. Heithersay GS: Life cycles of traumatized teeth: long-term observations from a cohort of dental trauma victims-series 2, *Aust Dent J* 61(Suppl 1):317, 2016.
97. Heithersay GS, Kahler B: Healing responses following transverse root fracture: a historical review and case reports showing healing with (a) calcified tissue and (b) dense fibrous connective tissue, *Dent Traumatol* 29:253, 2013.
98. Heller AL, Koenigs JF, Brilliant JD, et al: Direct pulp capping of permanent teeth in primates using a resorbable form of tricalcium phosphate ceramic, *J Endod* 1:95, 1975.
99. Herforth A, Strassburg M: Therapy of chronic apical periodontitis in traumatically injuring front teeth with ongoing root growth. *Dtsch Zahnarztl Z* 32:453, 1977.
100. Hiltz J, Trope M: Vitality of human lip fibroblasts in milk, Hanks Balanced Salt Solution and Viaspan storage media, *Endod Dent Traumatol* 7:69, 1991.
101. Holland R, Bisco Ferreira L, de Souza V, et al: Reaction of the lateral periodontium of dogs' teeth to contaminated and noncontaminated perforations filled with mineral trioxide aggregate, *J Endod* 33:1192, 2007.
102. Holloway GA Jr, Watkins DW: Laser Doppler measurement of cutaneous blood flow. *J Invest Dermatol* 69:306, 1977.
103. Hoshino E, Kurihara-Ando N, Sato I, et al: In-vitro antibacterial susceptibility of bacteria taken from infected root dentine to a mixture of ciprofloxacin, metronidazole and minocycline, *Int Endod J* 29:125, 1996.
104. Iqbal MK, Bamaas N: Effect of enamel matrix derivative (Emdogain) upon periodontal healing after replantation of permanent incisors in beagle dogs, *Dent Traumatol* 17:36, 2001.

105. Iwaya S, Ikawa M, Kubota M: Revascularization of an immature permanent tooth with apical periodontitis and sinus tract, *Dental Traumatol* 17:185, 2001.
106. Jacobsen I: Root fractures in permanent anterior teeth with incomplete root formation, *Scand J Dent Res* 84:210, 1976.
107. Jacobsen I, Kerekes K: Diagnosis and treatment of pulp necrosis in permanent anterior teeth with root fracture. *Scand J Dent Res* 88:370, 1980.
108. Jacobsen I, Zachrisson BU: Repair characteristics of root fractures in permanent anterior teeth, *Scand J Dent Res* 83:355, 1975.
109. Jarvinen S: Fractured and avulsed permanent incisors in Finnish children: a retrospective study, *Acta Odontol Scand* 37:47, 1979.
110. Kahler B, Heithersay GS: An evidence-based appraisal of splinting luxated, avulsed and root-fractured teeth, *Dent Traumatol* 24:2, 2008.
111. Kahler B, Hu JY, Marriot-Smith CS, et al: Splinting of teeth following trauma: a review and a new splinting recommendation, *Aust Dent J* 61(Suppl 1):59, 2016.
112. Kahler B, Mistry S, Moule A, et al: Revascularization outcomes: a prospective analysis of 16 consecutive cases, *J Endod* 40:333, 2014.
113. Kahler B, Rossi-Fedele G: A review of tooth discoloration after regenerative endodontic therapy, *J Endod* 42:563, 2016.
114. Kahler B, Rossi-Fedele G, Chugal N, et al: An evidence-based review of the efficacy of treatment approaches for immature permanent teeth with pulp necrosis, *J Endod* 43:1052, 2017.
115. Kahler SL, Shetty S, Andreasen FM, et al: The effect of long-term dressing with calcium hydroxide on the fracture susceptibility of teeth, *J Endod* 44:464, 2018.
116. Kakehashi S, Stanley HR, Fitzgerald RJ: The effect of surgical exposures on dental pulps in germ-free and conventional laboratory rats, *Oral Surg* 20:340, 1965.
117. Kamburoglu K, Ilker Cebeci AR, Göran Gröndahl H: Effectiveness of limited cone-beam computed tomography in the detection of horizontal root fracture, *Dent Traumatol* 25:256, 2009.
118. Katebzadeh N, Dalton BC, Trope M: Strengthening immature teeth during and after apexification, *J Endod* 24:256, 1998.
119. Kenny DJ, Barrett EJ, Casas MJ: Avulsions and intrusions: the controversial displacement injuries, *J Can Dent Assoc* 69:308, 2003.
120. Kerekes K, Heide S, Jacobsen I: Follow-up examination of endodontic treatment in traumatized juvenile incisors, *J Endod* 6:744, 1980.
121. Kim SG, Malek M, Sigurdsson A, et al: Regenerative endodontics: a comprehensive review, *Int Endod J* 51:1367, 2018.
122. Koliniotou-Koumpia E, Tziafas D: Pulpal responses following direct pulp capping of healthy dog teeth with dentine adhesive systems, *J Dent* 33:639, 2005.
123. Kositbowornchai S, Nuansakul R, Sikram S, et al: Root fracture detection: a comparison of direct digital radiography with conventional radiography, *Dentomaxillofac Radiol* 30:106, 2001.
124. Kwan SC, Johnson JD, Cohenca N: The effect of splint material and thickness on tooth mobility after extraction and replantation using a human cadaveric model, *Dent Traumatol* 28:277, 2012.
125. Lengheden A, Blomlof L, Lindskog S: Effect of delayed calcium hydroxide treatment on periodontal healing in contaminated replanted teeth, *Scand J Dent Res* 99:147, 1991.
126. Lindskog S, Pierce AM, Blomlof L, et al: The role of the necrotic periodontal membrane in cementum resorption and ankylosis, *Endod Dent Traumatol* 1:96, 1985.
127. Love RM: Bacterial penetration of the root canal of intact incisor teeth after a simulated traumatic injury, *Endod Dent Traumatol* 12:289, 1996.
128. Love RM, Ponnambalam Y: Dental and maxillofacial skeletal injuries seen at the University of Otago School of Clinicianry, New Zealand, 2000-2004, *Dent Traumatol* 24:170, 2008.
129. Lundin SA, Noren JG, Warfvinge J: Marginal bacterial leakage and pulp reactions in Class II composite resin restorations in vivo, *Swed Dent J* 14:185, 1990.
130. Malmgren B, Andreasen JO, Flores MT, et al: International Association of Dental Traumatology guidelines for the management of traumatic dental injuries: 3. Injuries in the primary dentition, *Dent Traumatol* 28:174, 2012.
131. Maroto M, Barberia E, Planells P, et al: Treatment of a non-vital immature incisor with mineral trioxide aggregate (MTA), *Dent Traumatol* 19:165, 2003.
132. Martin G, Ricucci D, Gibbs JL, et al: Histological findings of revascularized/revitalized immature permanent molar with apical periodontitis using platelet-rich plasma, *J Endod* 39:138, 2013.
133. Masterton JB: The healing of wounds of the dental pulp: an investigation of the nature of the scar tissue and of the phenomena leading to its formation, *Dent Pract Dent Rec* 16:325, 1966.
134. May JJ, Cohenca N, Peters OA: Contemporary management of horizontal root fractures to the permanent dentition: diagnosis, radiologic assessment to include cone-beam computed tomography, *Pediatr Dent* 35:120, 2013.
135. Mejare I, Hasselgren G, Hammarstrom LE: Effect of formaldehyde-containing drugs on human dental pulp evaluated by enzyme histochemical technique, *Scand J Dent Res* 84:29, 1976.
136. Mesaros S, Trope M, Maixner W, et al: Comparison of two laser Doppler systems on the measurement of blood flow of premolar teeth under different pulpal conditions, *Int Endod J* 30:167, 1997.
137. Murray PE, Smith AJ, Windsor LJ, et al: Remaining dentine thickness and human pulp responses, *Int Endod J* 33:36, 2003.
138. Myers WC, Fountain SB: Dental pulp regeneration aided by blood and blood substitutes after experimentally induced periapical infection, *Oral Surg Oral Med Oral Pathol* 37:441, 1974.
139. Nair PN, Duncan HF, Pitt Ford TR, et al: Histological, ultrastructural and quantitative investigations on the response of healthy human pulps to experimental capping with mineral trioxide aggregate: a randomized controlled trial, *Int Endod J* 41:128, 2008.
140. Ohman A: Healing and sensitivity to pain in young replanted human teeth: an experimental, clinical and histological study, *Odontol Tidskr* 73:166, 1965.
141. Parirokh M, Kakoei S: Vital pulp therapy of mandibular incisors: a case report with 11-year follow up, *Aust Endod J* 32:75, 2006.
142. Patel S, Dawood A, Pitt Ford T, et al: The potential applications of cone beam computed tomography in the management of endodontic problems, *Int Endod J* 40:818, 2007.
143. Patel S, Durack C, Abella F, et al: Cone beam computed tomography in endodontics: a review, *Int Endod J* 48:3, 2015.
144. Pierce A, Heithersay G, Lindskog S: Evidence for direct inhibition of dentinoclasts by a corticosteroid/antibiotic endodontic paste, *Endod Dent Traumatol* 4:44, 1988.
145. Pierce A, Lindskog S: The effect of an antibiotic/corticosteroid paste on inflammatory root resorption in vivo, *Oral Surg Oral Med Oral Pathol* 64:216, 1987.
146. Pileggi R, Dumsha TC, Myslinksi NR: The reliability of electric pulp test after concussion injury, *Endod Dent Traumatol* 12:16, 1996.
147. Rabie G, Barnett F, Tronstad L: Long-term splinting of maxillary incisor with intra alveolar root fracture, *Endod Dent Traumatol* 4:99, 1988.
148. Ravn JJ: Follow-up study of permanent incisors with complicated crown fractures after acute trauma, *Scand J Dent Res* 90:363, 1982.
149. Ray HA, Trope M: Periapical status of endodontically treated teeth in relation to the technical quality of the root filling and the coronal restoration, *Int Endod J* 28:12, 1995.
150. Ritter AL, Ritter AV, Murrah V, et al: Pulp revascularization of replanted immature dog teeth after treatment with minocycline and doxycycline assessed by laser Doppler flowmetry, radiography, and histology, *Dent Traumatol* 20:75, 2004.
151. Sae-Lim V, Wang CY, Choi GW, et al: The effect of systemic tetracycline on resorption of dried replanted dogs' teeth, *Endod Dent Traumatol* 14:127, 1998.
152. Sae-Lim V, Wang CY, Trope M: Effect of systemic tetracycline and amoxicillin on inflammatory root resorption of replanted dogs' teeth, *Endod Dent Traumatol* 14:216, 1998.
153. Saroglu I, Sonmez H: The prevalence of traumatic injuries treated in the pedodontic clinic of Ankara University, Turkey, during 18 months, *Dent Traumatol* 18:299, 2002.
154. Schjott M, Andreasen JO: Emdogain does not prevent progressive root resorption after replantation of avulsed teeth: a clinical study, *Dental Traumatol* 21:46, 2005.
155. Schroder U: Reaction of human dental pulp to experimental pulpotomy and capping with calcium hydroxide (thesis), *Odont Revy* 24(Suppl 25):97, 1973.
156. Schroder U, Granath LE: Early reaction of intact human teeth to calcium hydroxide following experimental pulpotomy and its significance to the development of hard tissue barrier, *Odontol Revy* 22:379, 1971.
157. Seltzer S: *Endodontology*, Philadelphia, 1988, Lea & Febiger.
158. Seltzer S, Bender IB, Turkenkopf S: Factors affecting successful repair after root canal therapy, *J Am Dent Assoc* 52:651, 1963.
159. Selvig KA, Zander HA: Chemical analysis and microradiography of cementum and dentin from periodontically diseased human teeth, *J Periodontol* 33:103, 1962.

160. Shuping GB, Orstavik D, Sigurdsson A, et al: Reduction of intracanal bacteria using nickel-titanium rotary instrumentation and various medications, *J Endod* 26:751, 2000.
161. Silva GA, Lanza LD, Lopes-Junior N, et al: Direct pulp capping with a dentin bonding system in human teeth: a clinical and histological evaluation, *Oper Dent* 31:297, 2006.
162. Silverman S: The dental structures in primary hyperparathyroidism, *Oral Surg* 15:426, 1962.
163. Sjogren U, Figdor D, Spangberg L, et al: The antimicrobial effect of calcium hydroxide as a short-term intracanal dressing, *Int Endod J* 24:119, 1991.
164. Sjogren U, Hagglund B, Sundqvist G, et al: Factors affecting the long-term results of endodontic treatment, *J Endod* 16:498, 1990.
165. Skaare AB, Jacobsen I: Dental injuries in Norwegians aged 7-18 years, *Dent Traumatol* 19:67, 2003.
166. Skieller V: The prognosis for young teeth loosened after mechanical injuries, *Acta Odontol Scand* 18:171, 1960.
167. Skoglund A, Tronstad L: Pulpal changes in replanted and autotransplanted immature teeth of dogs, *J Endod* 7:309, 1981.
168. Soder PO, Otteskog P, Andreasen JO, et al: Effect of drying on viability of periodontal membrane, *Scand J Dent Res* 85:164, 1977.
169. Spangberg L, Rutberg M, Rydinge E: Biologic effects of endodontic antimicrobial agents, *J Endod* 5:166, 1979.
170. Stalhane I, Hedegard B: Traumatized permanent teeth in children aged 7-15 years, *Sven Tandlak Tidskr* 68:157, 1975.
171. Stanley HR: Diseases of the dental pulp. In Tieck RW, editor: *Oral pathology*, New York, 1965, McGraw-Hill.
172. Stanley HR, Lundy T: Dycal therapy for pulp exposures, *Oral Surg Oral Med Oral Pathol* 34:818, 1972.
173. Subay RK, Demirci M: Pulp tissue reactions to a dentin bonding agent as a direct capping agent, *J Endod* 31:201, 2005.
174. Swift EJ Jr, Trope M: Treatment options for the exposed vital pulp, *Pract Periodontics Aesthet Dent* 11:735, 1999.
175. Tapias MA, Jimenez-Garcia R, Lamas F, et al: Prevalence of traumatic crown fractures to permanent incisors in a childhood population: Mostoles, Spain, *Dent Traumatol* 19:119, 2003.
176. Teixeira FB, Teixeira EC, Thompson JY, et al: Fracture resistance of roots endodontically treated with a new resin filling material, *J Am Dent Assoc* 135:646, 2004.
177. Torabinejad M, Hong CU, McDonald F, et al: Physical and chemical properties of a new root-end filling material, *J Endod* 21:349, 1995.
178. Torabinejad M, Rastegar AF, Kettering JD, et al: Bacterial leakage of mineral trioxide aggregate as a root-end filling material, *J Endod* 21:109, 1995.
179. Trabert KC, Caput AA, Abou-Rass M: Tooth fracture: a comparison of endodontic and restorative treatments, *J Endod* 4:341, 1978.
180. Tronstad L: Reaction of the exposed pulp to Dycal treatment, *Oral Surg Oral Med Oral Pathol* 38:945, 1974.
181. Tronstad L: Root resorption: etiology, terminology and clinical manifestations, *Endod Dent Traumatol* 4:241, 1988.
182. Tronstad L, Andreasen JO, Hasselgren G, et al: pH changes in dental tissues after root canal filling with calcium hydroxide, *J Endod* 7:17, 1980.
183. Tronstad L, Mjor IA: Capping of the inflamed pulp, *Oral Surg Oral Med Oral Pathol* 34:477, 1972.
184. Trope M: Root resorption of dental and traumatic origin: classification based on etiology, *Pract Periodontics Aesthet Dent* 10:515, 1998.
185. Trope M: Clinical management of the avulsed tooth: present strategies and future directions, *Dent Traumatol* 18:1, 2002.
186. Trope M, Friedman S: Periodontal healing of replanted dog teeth stored in Viaspan, milk and Hank's balanced salt solution, *Endod Dent Traumatol* 8:183, 1992.
187. Trope M, Moshonov J, Nissan R, et al: Short vs long-term calcium hydroxide treatment of established inflammatory root resorption in replanted dog teeth, *Endod Dent Traumatol* 11:124, 1995.
188. Trope M, Yesilsoy C, Koren L, et al: Effect of different endodontic treatment protocols on periodontal repair and root resorption of replanted dog teeth, *J Endod* 18:492, 1992.
189. Turley PK, Joiner MW, Hellstrom S: The effect of orthodontic extrusion on traumatically intruded teeth, *Am J Orthod* 85:47, 1984.
190. von Arx T, Filippi A, Buser D: Splinting of traumatized teeth with a new device: TTS (titanium trauma splint), *Dent Traumatol* 17:180, 2001.
191. Wedenberg C, Lindskog S: Experimental internal resorption in monkey teeth, *Endod Dent Traumatol* 1:221, 1985.
192. Wedenberg C, Zetterqvist L: Internal resorption in human teeth: a histological, scanning electron microscopic, and enzyme histochemical study, *J Endod* 13:255, 1987.
193. Weiss M: Pulp capping in older patients, *N Y State Dent J* 32:451, 1966.
194. Windley W, Teixeira F, Levin L, et al: Disinfection of immature teeth with a triple antibiotic paste, *J Endod* 31:439, 2005.
195. Witherspoon DE, Small JC, Harris GZ: Mineral trioxide aggregate pulpotomies: a case series outcomes assessment, *J Am Dent Assoc* 137:610, 2006.
196. Yanpiset K, Trope M: Pulp revascularization of replanted immature dog teeth after different treatment methods, *Endod Dent Traumatol* 16:211, 2000.
197. Yanpiset K, Vongsavan N, Sigurdsson A, et al: Efficacy of laser Doppler flowmetry for the diagnosis of revascularization of reimplanted immature dog teeth, *Dent Traumatol* 17:63, 2001.
198. Yoldaş SE, Bani M, Atabek D, et al: Comparison of the potential discoloration effect of Bioaggregate, Biodentine, and white mineral trioxide aggregate on bovine teeth: In vitro research, *J Endod* 42:1815, 2016.
199. Zachrisson BU, Jacobsen I: Long-term prognosis of 66 permanent anterior teeth with root fracture, *Scand J Dent Res* 83:345, 1975.

22 Dentes com Trincas e Fraturas

Louis H. Berman e Aviad Tamse

Resumo do Capítulo

Traumatismo de impacto, 827
Desafio diagnóstico, 827
Mecânica da fratura, 827
Cúspides trincadas e fraturadas, 828
 Definição, 828
 Diagnóstico, 828
 Etiologia, 829
 Plano de tratamento, 830
Dentes trincados e fraturados, 830

Definição, 830
Diagnóstico, 830
Etiologia, 832
Plano de tratamento, 832
Fratura radicular vertical, 832
 Definição, 832
 Diagnóstico, 833
 Etiologia, 842
Plano de tratamento, 844
Resumo, 844

A presença de trincas e fraturas dentárias pode ser difícil de ser diagnosticada e clinicamente tratada. Os sintomas não necessariamente estão presentes e podem ser específicos, mas, às vezes, vagos também. Com base apenas nos sintomas, pode ser difícil estabelecer o diagnóstico, e a interpretação radiográfica pode ser inconclusiva. Embora o manejo clínico das fraturas ou trincas dependa da sua extensão, ela, muitas vezes, não pode ser determinada clinicamente.

De acordo com a versão de 2016 do *Glossário de Termos Endodônticos* da American Association of Endodontists (AAE), uma fissura pode ser definida como "uma ruptura fina superficial no esmalte e na dentina e possivelmente no cemento, de profundidade ou extensão desconhecida". Uma fratura é definida como uma quebra ou uma separação na estrutura dentária, na cartilagem e no osso. Quando envolve a estrutura dentária, é um rompimento do esmalte e ou da dentina e/ou do cemento, que é maior em profundidade em comparação a uma fissura, de extensão ou profundidade desconhecida – não necessariamente sendo visível clínica e radiograficamente, independentemente de os segmentos estarem separados ou não".[3a]

Traumatismo de impacto

Uma lesão traumática ao dente pode ser acompanhada de fratura coronária ou radicular. Esses tipos de fraturas traumáticas ocorrem no segmento anterior da cavidade oral e são relatados em outra parte deste livro (ver Capítulo 21). No entanto, as trincas e fraturas descritas neste capítulo geralmente não estão associadas a eventos traumáticos. Elas ocorrem como resultado do traumatismo acumulativo não observado proveniente de forças oclusais normais ou excessivas, que são aplicadas de forma repetida,[22,35,46,48,71,72,91] sem a percepção do paciente. Neste capítulo, as fraturas coronárias e longitudinais nas raízes serão discutidas de forma especial.

Desafio diagnóstico

Três categorias de trincas e fraturas são discutidas neste capítulo: fraturas de origem coronária, dentes trincados e fraturas radiculares verticais (FRVs). Cada uma dessas condições tende a não ser diagnosticada ou ser erroneamente diagnosticada durante um longo período de tempo.[16,19,81] O profissional perspicaz, após a avaliação clínica e realização dos testes diagnósticos, geralmente diagnostica uma pulpite, uma pericementite ou um abscesso. Entretanto, devido à variedade de apresentações clínicas das trincas e fraturas, o diagnóstico é menos objetivo.[16,18,79] Para complicar o diagnóstico, nenhuma dessas três entidades exibe necessariamente manifestação radiográfica nos estágios iniciais, privando o cirurgião-dentista de uma das ferramentas diagnósticas mais objetivas.

Os sintomas dessas condições podem estar presentes *vários meses* antes que um diagnóstico preciso seja obtido,[5,16,19] o que pode ser frustrante tanto para o paciente, como para o profissional, levando, muitas vezes, à perda de confiança do paciente no cirurgião-dentista. O diagnóstico final é geralmente alcançado em um estágio avançado dessas condições, após já terem ocorrido complicações. Tais complicações podem incluir uma fratura subsequente da cúspide ou do dente ou perda óssea perirradicular associada a uma FRV, observada no exame radiográfico (ver Capítulo 2). Por essa razão, este capítulo enfatiza o *diagnóstico precoce* dessas condições. A coleção de sinais e sintomas associada a cada uma dessas categorias de trincas e fraturas pode ser confusa; o clínico deve considerar esses achados como indicadores durante o exame e o processo diagnóstico.

Mecânica da fratura

A *mecânica da fratura* consiste no campo da biomecânica voltado à propagação das *trincas* em determinado material até que ocorra a formação da *fratura* catastrófica final.[7,53] Vários termos foram utilizados de forma desconexa na literatura odontológica para descrever as entidades clínicas que são o objetivo deste capítulo.[5,9,18,36] Aqui, o termo *trinca* será usado com senso biomecânico: uma *descontinuidade parcial* em um material que pode se propagar e, eventualmente, levar à completa destruição, também conhecida como *fratura*.[7,53] Nesse contexto, uma cúspide pode ser descrita como *trincada*, condição que, com o passar do tempo, pode levar a uma *cúspide fraturada*. Um *dente trincado* também pode ser denominado "dente partido" quando ocorrer a fratura final, que causa a separação do dente em duas partes. De forma similar, microtrincas podem surgir na dentina radicular de um dente tratado endodonticamente, bem como podem se propagar com o tempo, até que ocorra uma *fratura radicular vertical* – momento em que a espessura total da parede dentinária mostra descontinuidade: uma fratura de uma ponta a outra. Tal fratura pode ser *incompleta*, envolvendo apenas uma parede radicular, ou *completa*, separando o dente em duas partes (Figura 22.1).[81]

Cúspides trincadas e fraturadas

DEFINIÇÃO

Uma *cúspide trincada* se caracteriza por uma trinca entre a cúspide e o resto da estrutura dentária, ao ponto de permitir flexão microscópica durante a mastigação. Essa trinca tipicamente não envolve a polpa. Com o passar do tempo, a trinca pode se propagar, resultando eventualmente em uma *cúspide fraturada*.[5]

DIAGNÓSTICO

Anamnese

No caso da cúspide trincada, a anamnese consiste na ferramenta diagnóstica mais importante. O paciente provavelmente se queixará de dor durante a mastigação, de forma que ele não consiga mastigar mais no lado que a trinca ocorreu.[18,36,70] O paciente também informará que a condição existe por um período de tempo relativamente longo e que o seu dentista não conseguiu identificar a fonte e, nem coletar nenhuma informação na radiografia.[3,16,48] Quando indagados se a dor é aguda ou crônica, os pacientes respondem tipicamente que a dor cessa imediatamente após a interrupção da mastigação naquela área. O desafio diagnóstico é descobrir qual cúspide de qual dente está envolvida, uma vez que o paciente tem dificuldade em localizar precisamente o local de desconforto.[16,18,36,70] Pelo fato de a dor ter origem pulpar, a propriocepção do paciente pode não ser exata, pois o ligamento periodontal não está envolvido. Ocasionalmente, a dor durante a mastigação pode se irradiar para localizações edêntulas do mesmo lado da face,[16,48,72] como já descrito no Capítulo 4.

Manifestações clínicas

Manifestações iniciais. As características clássicas das cúspides trincadas são a dor aguda durante a mastigação, embora o dente afetado possa não apresentar sensibilidade, ou apenas a sensibilidade seletiva, à percussão.[71] O dente é vital e a resposta ao estímulo frio pode ser normal; no entanto, com o passar do tempo, essa resposta pode mimetizar uma pulpite, que pode ser tanto localizada quanto referida para outra localização odontogênica ou não odontogênica.[16,48,72]

As cúspides trincadas geralmente estão associadas a restaurações oclusais extensas,[3,29,72,79] que podem enfraquecer a cúspide e predispor o dente ao desenvolvimento ou à perpetuação de uma trinca a partir de forças oclusais. Não obstante, cúspides trincadas podem estar presentes em dentes intactos ou com restaurações menores.[13,71]

Manifestações tardias. Com o passar do tempo, a trinca pode se propagar e resultar em uma cúspide fraturada. Caso a linha de fratura ocorra de forma supragengival, a porção fraturada simplesmente se separará do dente. No entanto, se a linha de fratura se estender de forma subgengival, as fibras gengivais do ligamento periodontal ainda reterão a cúspide fraturada. Inicialmente, será possível mover a cúspide por meio da colocação de uma sonda exploradora pontiaguda na linha de fratura, fazendo com que a cúspide fraturada se torne mais visível. Muitas vezes, com a mastigação continuada, dor mais localizada e mais aguda pode surgir secundariamente ao movimento do fragmento fraturado na estrutura dentária subjacente. A dor pulpar típica dos estágios iniciais (cúspide trincada) classicamente se resolverá, uma vez que ocorra a fratura completa. No entanto, como a estrutura dentária remanescente expôs dentina (ou até mesmo a polpa), pode surgir uma pulpite reversível ou irreversível.

Diagnóstico

Uma cúspide trincada pode ser diagnosticada simplesmente pela anamnese do paciente. Para localizar o dente afetado, um *teste de mordida* deve ser realizado, utilizando-se o Tooth Slooth (Professional Results, Laguna Niguel, CA) ou um dispositivo semelhante (Figura 22.2).[9,12] O dispositivo é composto de uma pequena pirâmide com o topo achatado, que é colocado na cúspide de trabalho, enquanto a parte maior do dispositivo é acondicionada nos dentes opostos ao mesmo tempo que o paciente oclui. A aplicação dessas forças em uma cúspide trincada gerará uma dor aguda, que pode ocorrer sob pressão ou em repouso.[3,35,44] O paciente informará que essa sensação reproduz a mesma que ele tem como queixa principal.

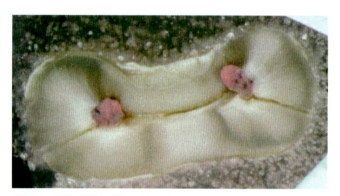

Figura 22.1 Fratura radicular vertical completa. Corte transversal da raiz mesial de um molar inferior com fratura radicular vertical completa. A fratura é no plano vestibulolingual e se estende da convexidade vestibular até a lingual da raiz.

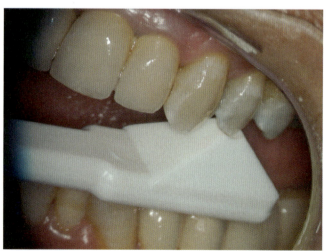

Figura 22.2 Um dispositivo Tooth Slooth. Aplicado para o teste de mordida: o topo da pirâmide está tocando a cúspide testada, enquanto a base maior é sustentada por vários contatos.

O *aumento* da imagem com dispositivos, tipo lupas ou um microscópio, pode ser útil na procura de uma trinca. Quando o dente não apresenta uma restauração intracoronária, a *transiluminação* também pode auxiliar o diagnóstico da linha de fissura. Caso o dente tenha uma restauração ampla, a remoção desta pode facilitar o uso efetivo dessa ferramenta diagnóstica (Figura 22.3). A fonte de luz deve ser intensa, porém com dimensões pequenas; e aplicada ao dente na área suspeita de fratura da cúspide, devendo eliminar outras fontes de luz, incluindo as luzes do consultório, da sala e do microscópio. A luz penetra a estrutura dentária por cima da trinca, deixando a parte abaixo da trinca relativamente escura (ver Figura 22.3).

Uma vez que a trinca se propague, resultando em uma cúspide fraturada, o diagnóstico se torna mais objetivo: a cúspide fraturada estará faltando ou poderá ser movida por uma sonda exploradora pela linha de fratura (Figura 22.4).

ETIOLOGIA

Restaurações intracoronárias extensas podem atuar como um fator predisponente para as cúspides trincadas e fraturadas.[3,29,72,79] Caso contrário, a etiologia dessas condições é semelhante à do dente trincado (ver "Dentes trincados e fraturados", "Etiologia").

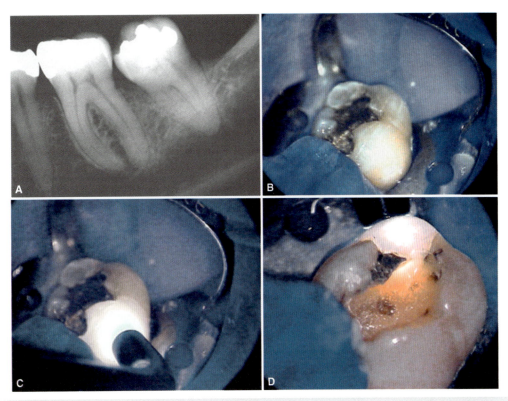

Figura 22.3 Transiluminação para detecção de uma cúspide ou dente trincado. Uma fonte de luz intensa, porém pequena, é aplicada ao dente suspeito, preferencialmente em um ambiente relativamente escuro. A luz é transmitida para a estrutura dentária, mas é refletida a partir do plano de trinca, deixando a área abaixo da trinca escura.

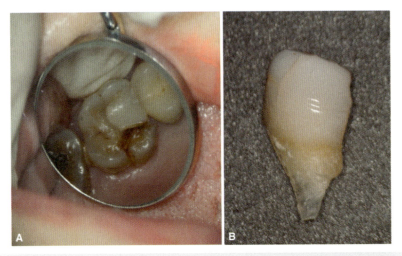

Figura 22.4 Uma cúspide fraturada. **A.** A cúspide mesiopalatina do dente 16 sofreu fratura. A cúspide fraturada era móvel e estava retida pelo ligamento periodontal. **B.** A cúspide foi removida e o dente foi considerado apto à restauração. Foram realizados tratamento endodôntico e colocação de coroa.

PLANO DE TRATAMENTO

Cúspide trincada

O tratamento deve consistir na proteção da cúspide afetada de forças oclusais, prevenindo a dor durante a mastigação e na prevenção da propagação da trinca para uma fratura completa. Recomenda-se a cobertura da coroa com uma coroa *onlay*[5,16,40] – embora restaurações com resina composta também tenham sido propostas.[28,65] Deve-se ter em mente que se a cúspide trincada não for protegida, o dente pode vir a sofrer fratura. Se a fratura se estender no sentido apical em direção à raiz, o dente pode se tornar potencialmente não restaurável.[5,9,12] O tratamento endodôntico só está indicado quando os sinais e sintomas de comprometimento pulpar são observados. Além disso, a remoção da cúspide trincada e a restauração vão resultar em pouco ou nenhum remanescente dentário; logo, o tratamento endodôntico pode estar indicado por razões protéticas. Quando há esse tipo de planejamento, deve-se realizar também um ajuste oclusal do dente o quanto antes, para retirar o dente de oclusão. O paciente deve ser instruído a ser cuidadoso durante a mastigação até que o dente seja restaurado com uma coroa.

Cúspide fraturada

O tratamento para a cúspide fraturada depende da quantidade de estrutura dentária remanescente. Caso a parte ausente seja pequena em tamanho, o tratamento restaurador conservador com resina composta pode estar indicado para cobrir a dentina exposta. No entanto, quando um fragmento maior sofre fratura, sendo perdido ou removido, pode ser necessária a colocação de uma coroa total *onlay*.

Em alguns casos, quando cúspides trincadas são encontradas em dentes hígidos ou com restaurações pequenas, torna-se difícil determinar a direção na qual a trinca está se propagando. Assim, nesses casos, quando se considera um tratamento endodôntico e restaurador, o paciente deve ser advertido sobre o prognóstico desfavorável, como descrito adiante.

Dentes trincados e fraturados

DEFINIÇÃO

Conforme previamente mencionado, um *dente trincado* tem "uma ruptura fina superficial no esmalte, na dentina e possivelmente no cemento, de profundidade ou extensão desconhecida". Ele exibe uma trinca que separa incompletamente a coroa dentária em duas partes. Se essa trinca se propagar longitudinalmente, o dente poderá se partir em dois fragmentos, resultando em um *dente fraturado*. A American Association of Endodontists descreve uma fratura dentária como "uma continuação de uma fissura ou uma fratura vertical, em que os fragmentos fraturados se separam completamente no eixo longitudinal, podendo acontecer tanto de forma mesiodistal quanto vestibulolingual, e causar um defeito periodontal isolado ou a formação de fístula, e ser visível radiograficamente".

DIAGNÓSTICO

Anamnese

Nos casos de dentes trincados, a história do paciente pode ser similar àquela observada na cúspide trincada – basicamente, dor aguda durante a mastigação e dificuldade do cirurgião-dentista no diagnóstico da origem da dor.[16,19] De forma similar ao que ocorre na cúspide trincada, o diagnóstico de dente trincado é geralmente baseado apenas na história do paciente. Comumente, é difícil para o cirurgião-dentista determinar a localização do dente comprometido. Conforme o passar do tempo, o paciente pode relatar *ter experimentado* dor aguda e grande sensibilidade a estímulos frios. O paciente pode inclusive relatar, em um estágio avançado, que a dor tem diminuído. Esses comentários vão de encontro à pulpite ou à necrose pulpar, que pode ocorrer com o passar do tempo no dente comprometido.[13]

Manifestações clínicas

Manifestações iniciais. Dentes trincados podem exibir restaurações extensas com uma coroa enfraquecida, bem como podem ter restaurações pequenas ou ser hígidos. Um dente trincado começa com uma trinca na coroa clínica, que pode se propagar gradualmente na direção apical.[3,5,28,48] Tais trincas ocorrem tipicamente na direção mesiodistal, geralmente separando a coroa em um fragmento lingual e outro vestibular. Nos estágios iniciais, o dente pode ser vital e apresentar dor à mastigação. A dor pode ser aguda, de forma que o paciente seja incapaz de mastigar daquele lado. A condição pode persistir por um período longo de tempo.[16,18,19] A dor pode ser localizada ou referenciada para qualquer dente, superior ou inferior do mesmo lado da boca.[16,48,72] Nenhuma alteração radiográfica está presente nos estágios iniciais, uma vez que a trinca é microscópica e ocorre perpendicularmente ao cone de raios X. O dente afetado pode apresentar ou não sensibilidade à percussão nesse momento, assim como o teste de sensibilidade pulpar pode ser normal ou indicar sensibilidade aumentada ao frio.

Manifestações tardias. As manifestações tardias de um dente trincado podem incluir envolvimento pulpar e, eventualmente, perda da vitalidade[13] ou propagação apical da fratura, resultando em um dente partido. Em um estudo,[13] 27 molares e pré-molares não vitais hígidos ou que apresentavam restaurações ou lesões cariosas mínimas foram estudados. Após a extração, esses dentes eram examinados por meio de um microscópio cirúrgico ou utilizando-se análise por microtomografia computadorizada (MTC). Em cada um desses dentes, foi observada uma trinca longitudinal, que se estendia para a polpa. Embora tal estudo tivesse uma amostra limitada, o cirurgião-dentista deve entender o prognóstico desfavorável dos dentes trincados, especialmente quando se acredita que a trinca seja a causa da necrose pulpar (necrose por fratura) (Figura 22.5).[13]

O envolvimento pulpar ocorre mais frequentemente nos casos de trincas localizadas centralmente – ou seja, aquela que se estende de uma crista marginal até a outra pela fossa central – que nos casos com trinca de localização mais lingual ou vestibular.[18,91] Essas trincas localizadas centralmente geralmente afetam o teto da câmara pulpar em um estágio avançado. Consequentemente, a vitalidade pulpar pode estar comprometida e pode haver perda posterior devido à penetração de bactérias pela trinca. A polpa pode se tornar inicialmente inflamada de forma reversível ou irreversível e, posteriormente, necrótica e infectada. A dor aguda durante a mastigação, que é característica do estágio inicial, pode desaparecer a partir do momento que ocorre perda da vitalidade pulpar. Além disso, a periodontite apical em um molar aparentemente hígido pode ser manifestação tardia de um caso de dente trincado não tratado.[13] Quando ocorre necrose pulpar, a manifestação radiográfica pode ser uma área radiolúcida apical, que é indistinguível da periodontite apical (ver Figura 22.5).

Uma trinca pode se propagar com o tempo para a câmara pulpar e para a raiz, resultando em uma fratura completa que separa o dente em duas partes, uma condição denominada *dente partido*.

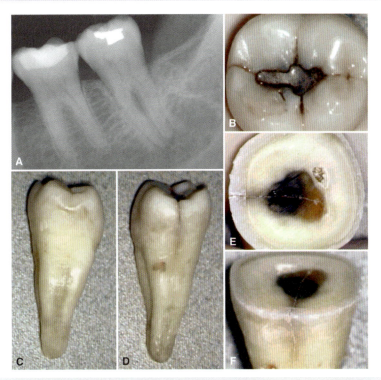

Figura 22.5 Um caso de fratura que induziu à necrose. É pouco provável que um dente com cárie ou restauração pequena, ou até mesmo hígido, se torne necrosado. **A.** Radiografia de um segundo molar mostra uma restauração distante da câmara pulpar, porém o dente é não vital e sintomático. **B.** No exame oclusal, uma pequena trinca é observada na crista marginal distal. **C.** Após a extração, a superfície mesial, tanto da coroa como da raiz, não mostra indícios de fratura. **D.** Entretanto, observa-se a fratura na superfície distal da coroa e da raiz. **E** e **F.** Quando o dente é seccionado, observa-se a propagação da trinca para a câmara pulpar.

De acordo com o *Glossário de Termos Endodônticos* (*Glossary of Endodontic Terms*) da AAE, tal condição pode ser definida como uma fratura longitudinal ("uma fratura radicular que se estende no plano axial para o interior do dente"), que se torna "a continuação de uma trinca ou de uma fratura vertical, enquanto os segmentos fraturados são totalmente separados de forma longitudinal."[3a] Quando essa separação acontece, as partes resultantes do dente podem se tornar móveis por meio da colocação de uma sonda exploradora na fissura.[5,9] De acordo com o passar do tempo e com as forças mastigatórias, movimentos mais evidentes dos fragmentos podem ser observados. A apresentação radiográfica em tal estágio pode eventualmente permitir o desenvolvimento de uma imagem radiolúcida ao redor da raiz. Nesse estágio avançado, bolsas periodontais profundas e aderidas podem estar presentes.[9] No entanto, tais bolsas estão tipicamente localizadas mesial ou distalmente e, se os dentes adjacentes estiverem presentes, será difícil ou, até mesmo, impossível de serem detectadas.

Dentes trincados ou partidos podem apresentar uma variedade de sinais e sintomas que são potencialmente confusos.[16,18,79] Apenas quando o cirurgião-dentista está ciente do *processo* do início até as manifestações tardias, ele pode interpretar tais sinais e sintomas e identificar o ponto específico que elas se encontram desse processo.

Uma combinação *definitiva* de fatores, sinais e sintomas que, quando coletivamente observados, permite ao clínico concluir a existência de um estado de doença específico, que é denominado *síndrome*. Entretanto, devido à variedade de sinais e sintomas que as fraturas radiculares podem apresentar, é geralmente difícil obter um diagnóstico objetivo definitivo. Por essa razão, a terminologia *síndrome do dente fraturado*[18] deve ser evitada.

Diagnóstico

No caso da cúspide trincada, a detecção precoce é imperativa com objetivo de resolver os sintomas do paciente e melhorar o prognóstico. No entanto, o uso do dispositivo Tooth Slooth (ver Figura 22.2) pode ajudar ou não na identificação de um dente trincado de forma simétrica, pois as partes do dente podem estar bastante estáveis. Pedir ao paciente para morder um rolo de algodão[9] ou a ponta de um dispositivo de algodão descartável em uma determinada região pode reproduzir a dor. Ainda assim, esse método pode não indicar se a dor tem origem nos dentes superiores ou inferiores, bem como novas medidas serão necessárias para identificar o dente envolvido. O aumento realizado com auxílio tanto de lupa quanto de microscópio pode ser útil para detectar uma linha de fratura. Além disso, corantes, tais como azul de metileno ou tintura de iodo – que são aplicados na superfície externa da coroa ou na dentina após a remoção de uma restauração intracoronária existente – podem ser úteis à visualização da trinca (ver Figura 22.3). A transiluminação também pode ser aplicada nos dentes suspeitos e, caso o dente não tenha restauração, esse método pode permitir um diagnóstico mais objetivo (ver Figura 22.3). Anestesiar o paciente e pedir ao paciente para mascar um rolo de algodão pode confirmar o diagnóstico e diferenciar se a origem é um dente inferior ou superior. Em um estágio avançado, quando o rompimento do dente tiver ocorrido, a introdução de uma sonda exploradora afiada na linha de fratura evidenciará claramente o dente partido.

De uma forma geral, o diagnóstico de uma trinca em um dente pode ser difícil. Quando existem sinais e sintomas de pulpite ou necrose, cabe ao clínico determinar a fonte que iniciou tal sintomatologia. No caso de um dente problemático sem razão aparente para pulpite ou necrose, como um dente hígido ou com cáries mínimas, restaurações ou traumatismo, uma trinca ou fratura deve ser considerada.[13] Em alguns casos, um diagnóstico objetivo pode não ser possível; no entanto, com a possibilidade de uma trinca ou fratura, o paciente deve ser advertido sobre um prognóstico desfavorável do tratamento endodôntico ou restaurador.[5,12]

ETIOLOGIA

A causa das trincas dentárias são as forças mastigatórias.[22,35,46,48,71,72,91] Logo, os hábitos alimentares de consumir alimentos duros têm sido propostos como fatores contribuintes.[22,91] Bruxismo ou apertamento dentário, assim como contatos oclusais prematuros, também são causas frequentes para as trincas dentárias.[18,22,35,46,48,71,72,91] Por essa razão, certos dentes têm maior propensão ao desenvolvimento de trincas, tais como os segundos molares inferiores e pré-molares superiores.[18] Hábitos mastigatórios como chupar gelo também podem predispor a trincas. O termo *fratura crônica por fadiga*, proposto por Yeh,[91] engloba todas essas causas.

Em alguns casos, traumatismos, como um golpe grave na mandíbula – por exemplo, durante um acidente automobilístico ou desportivo –, também podem causar trincas ou fraturas dentárias. Outra causa potencial é morder de forma inesperada um objeto duro – por exemplo, uma piteira ou um milho de pipoca que não estourou. As forças oclusais aplicadas pelos primeiros molares são superiores a 90 kg cada um,[46] que, quando aplicadas de forma inesperada, podem danificar a estrutura dentária. Contudo, na maioria dos casos, uma trinca dentária pode ser atribuída a nenhuma outra causa específica além das forças mastigatórias excessivas ou normais.[22,35,46,48,71,72,91]

PLANO DE TRATAMENTO

Dente trincado

Quando se desconfia ou se tem certeza de um dente trincado, o paciente deve ser informado sobre o prognóstico desfavorável e, algumas vezes, questionável.[5,9,12] Os principais objetivos no tratamento de um dente trincado são protegê-lo no sentido de evitar a propagação da trinca, além de melhorar o conforto durante a mastigação. Ambos os objetivos podem ser imediatamente alcançados por meio da colocação de uma banda ortodôntica ao redor da coroa[3,9,16] ou de uma coroa provisória. Esses procedimentos permitem que o profissional avalie a extensão do envolvimento pulpar pela observação da possível regressão dos sintomas pulpares em resposta a essa intervenção.[3,9,16]

A proteção do dente contra forças adicionais com a colocação de uma coroa permanente é essencial nesses casos.[3,5,9,16,40] Infelizmente, apenas uma coroa, geralmente, não é o suficiente para resolver os sintomas e o tratamento endodôntico pode ser considerado antes da colocação da coroa permanente, de acordo com os sintomas pulpares.[9]

O tratamento endodôntico, seguido pela colocação de uma coroa permanente, tem o benefício de eliminar imediatamente os sintomas dolorosos e de longa duração, assim como proteger precocemente o dente das forças oclusais que podem causar propagação da trinca e partir o dente. Não obstante, quando 127 dentes trincados com pulpite reversível foram tratados apenas com a colocação de coroa, 20% deles evoluíram para pulpite irreversível dentro de 6 meses, bem como necessitaram de tratamento endodôntico.[52] Em contraste, nenhum dos outros dentes precisou de tratamento endodôntico após um período de avaliação de 6 anos.[52] No entanto, deve-se entender que uma porcentagem variável de dentes com coroas, trincados ou não, também podem precisar de tratamento endodôntico, apenas pelo traumatismo desencadeado pelo preparo da coroa. Em comparação, observou-se que, em dentes com suspeita de trincas restaurados com resina composta, apenas 7% dos casos precisaram de tratamento endodôntico ou exodontia subsequente.[65]

Após a remoção de uma restauração intracoronária ou penetração na dentina para o preparo para acesso endodôntico, pode-se observar uma pigmentação ao longo da trinca na dentina. Uma vez que o acesso esteja completo, as paredes mesial e distal e o assoalho da câmara pulpar devem ser cuidadosamente avaliados para se investigar a presença e a extensão de quaisquer trincas. Após a avaliação de 245 dentes restaurados, as trincas foram observadas inicialmente em 23,3% dos casos. Todavia, quando as restaurações foram removidas, observou-se que 60% dos dentes apresentavam trincas.[1] O corante azul de metileno pode ser útil nesse tipo de exame. Quando se observa uma trinca que vai da parede mesial até a parede distal pelo assoalho da câmara pulpar, o prognóstico para esse dente é ruim, assim como a exodontia deve ser levada em consideração (ver Figura 22.5).[5,9,12] Se a trinca não atingir a câmara pulpar ou estiver limitada às partes coronárias da parede mesial ou distal, a proteção subsequente do dente com a colocação de uma coroa pode salvá-lo. No entanto, como previamente mencionando, o paciente deve ser advertido sobre a possibilidade de o sucesso do tratamento estar comprometido e o acompanhamento por um longo período de tempo será necessário.[5,9,12]

Como tais trincas ocasionalmente ocorrem em dentes sem restaurações ou com restaurações mínimas, bem como toda a dor pode cessar quando a polpa é removida, o profissional pode ficar tentado a realizar uma restauração final com amálgama ou resina composta. Essa tentação deve ser resistida de todas as formas, uma vez que as forças que causaram a trinca ainda estão presentes, assim como a propagação da trinca e a perda do dente ainda são possíveis.

Dente fraturado

Quando o dente se parte em todo o seu comprimento ou de forma diagonal (Figura 22.6), a extração é basicamente a única opção.[5,9] No entanto, se a linha de fratura resultar em um fragmento pequeno e um grande, bem como a remoção do fragmento pequeno preservar quantidade de estrutura dentária que seja restaurável, a manutenção e a restauração desse dente podem ser consideradas.[5] Caso essa seja uma opção, o paciente deve ser avisado de que o aumento de coroa clínica será necessário. O manejo interdisciplinar adequado de casos como esse é imperativo para garantir que o prognóstico seja favorável.

Fratura radicular vertical

DEFINIÇÃO

Uma *fratura radicular vertical* (FRV) é definida pelo *Glossário de Termos Endodônticos* da AAE como uma fratura vertical "na raiz, com os segmentos fraturados apresentando-se incompletamente separados, podendo ocorrer no sentido vestibulolingual ou mesiodistal, levando a defeitos periodontais isolados ou formação de fístula, podendo ser evidenciada na radiografia"[3a] (Figuras 22.7 a 22.9; ver também Figura 22.1). A descrição anterior de FRV a definia como tendo início na raiz e se estendendo em direção à coroa ou apenas como resultado de um tratamento endodôntico. Nessa última edição do *Glossário de Termos Endodônticos* da AAE, essas estipulações foram removidas. A FRV é diferente de um dente trincado, em que os segmentos associados à fratura não estão completamente separados.

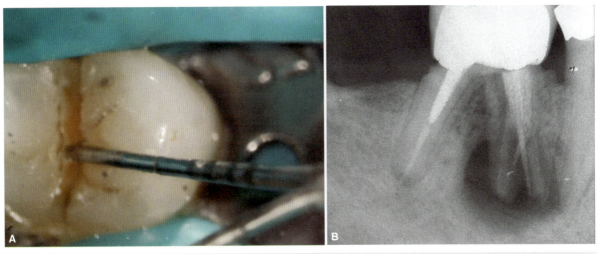

Figura 22.6 A. O dente partido pode ser observado por sondagem ou quando se desloca a cúspide. **B.** Evidência radiográfica de dente partido. (*A*, Cortesia de Dr. M. Malek.)

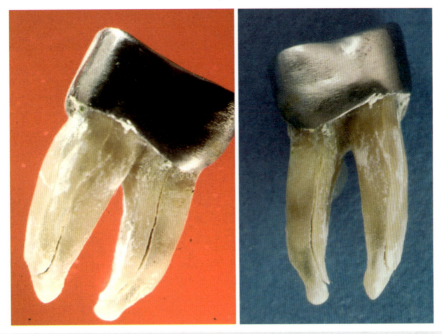

Figura 22.7 FRV diagonal em um molar. Uma visão lingual do dente 46 revelou uma FRV diagonal na raiz mesial.

DIAGNÓSTICO

Anamnese

No caso de uma FRV, o paciente pode se queixar de dor ou sensibilidade no dente em questão ou vizinho. A sensibilidade e o desconforto durante a mastigação são queixas frequentes.[81] Pode ocorrer aumento de volume naquela região. Geralmente, há uma longa história de dificuldade diagnóstica em relação à causa da dor e do desconforto. Um histórico de exames clínicos e radiográficos repetidos que não revelaram nenhuma causa para a dor também é comum. Após o retratamento endodôntico recente, se os sintomas permanecem e o cirurgião-dentista não for capaz de determinar sua origem, o paciente pode perder a confiança no profissional. Muitas vezes, o retratamento endodôntico ou cirúrgico já foi tentado com objetivo diagnóstico.[1] Infelizmente, tentativas de tratamento ineficazes podem apenas piorar a relação paciente-profissional.

Manifestações clínicas

Dente suspeito e localização da FRV. As fraturas radiculares verticais são comumente associadas a dentes tratados endodonticamente com ou sem a colocação de um pino.[5] Apesar disso, as FRVs também podem ocorrer em dentes sem tratamento endodôntico prévio.[22] As regiões mais suscetíveis e os grupos de dentes são os pré-molares inferiores e superiores, as raízes mesiovestibulares dos molares superiores e incisivos inferiores.[82] No entanto, as FRVs podem ocorrer em quaisquer dentes ou raízes. As FRVs podem progredir na direção vestibulolingual nesses dentes e nessas raízes, sendo tipicamente aderidas na mesiodistal e amplas na superfície vestibulolingual.[41] Todavia, elas também podem se propagar de forma diagonal, afetando a raiz mesial ou distal (ver Figura 22.7). As FRVs podem se iniciar em qualquer terço radicular.[5] Elas podem se iniciar na porção apical da raiz e se propagar no sentido coronário (ver Figura 22.8C).

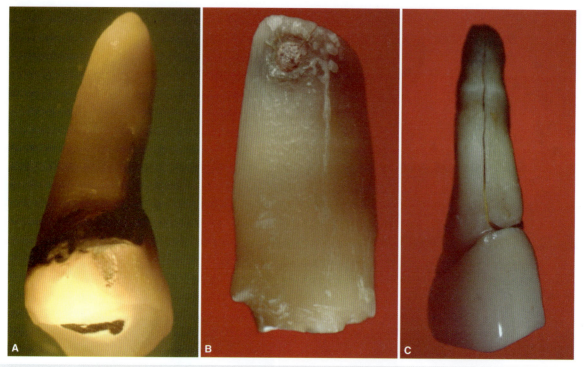

Figura 22.8 Três tipos de FRV. **A.** Uma FRV localizada coronariamente se estendendo no sentido do ápice, assim como para um terço da raiz. **B.** Uma FRV na raiz mesial se estendendo ao longo do terço médio da raiz. **C.** Uma FRV localizada no ápice se estendendo para a porção coronária, assim como para os dois terços apicais da raiz.

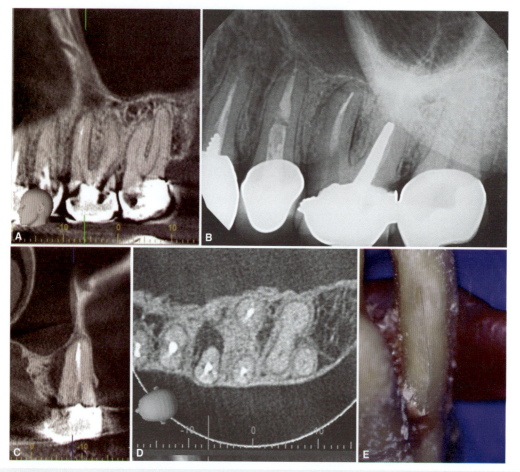

Figura 22.9 **A** a **E.** Fraturas verticais radiculares observadas em radiografia periapical, tomografia computadorizada de feixe cônico e clinicamente, após exodontia. (Cortesia do Dr. R. Ganik.)

Porém, algumas FRVs se originam na porção cervical da raiz e se estendem para o ápice (ver Figura 22.8A) e, em outros casos, uma FRV pode se iniciar como uma fratura de terço médio (ver Figuras 22.8B e 22.9C e D).

Acredita-se que a origem das FRVs comece com microtrincas na superfície do canal radicular da dentina radicular e se propague gradualmente para fora até que toda a espessura da dentina radicular seja fraturada.[5,10,21,57,88] Outros estudos[14,17,51,77,92] indicam que microtrincas também podem se iniciar na superfície externa da raiz e se propagar para o interior. Logo, a correlação entre microtrincas na dentina radicular e a formação das FRVs ainda deve ser investigada.

Manifestações iniciais. Nos estágios iniciais de FRV, pode haver dor ou desconforto no lado do dente. O paciente pode relatar desconforto e sensibilidade dentária durante a mastigação, embora essa dor seja geralmente de curso insidioso, diferentemente da dor aguda típica de uma cúspide trincada ou dente com vitalidade pulpar. Conforme há progressão da fratura e da infecção subsequente, ocorre aumento de volume e uma fístula pode estar presente em uma localização mais coronária que uma fístula associada com um caso de abscesso apical crônico[80,82] (Figura 22.10). Esses sinais e sintomas são frequentemente similares àqueles encontrados em um insucesso do tratamento endodôntico.[58,87] Nos estágios iniciais, os achados radiográficos são inespecíficos porque (1) o preenchimento do canal radicular pode obstruir a detecção da fratura (Figura 21.11A) e (2) a destruição óssea (que ainda está limitada às dimensões mesiodistal) pode estar obstruída pela sobreposição da estrutura radicular (Figura 22.12).

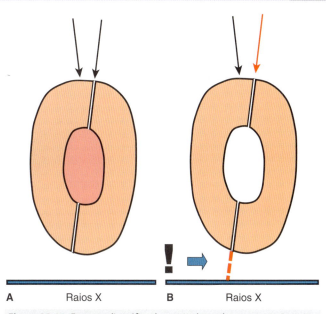

Figura 22.11 Exame radiográfico de canais obturados *versus* canais vazios. **A.** A projeção vestibulolingual de um canal obturado impedirá a detecção de uma FRV em um estágio precoce. **B.** A remoção do material obturador radicular e o uso de radiografias em angulações mesiodistais diferentes podem permitir a identificação da FRV.

Muitas vezes, uma bolsa periodontal isolada, profunda e aderida pode estar associada à raiz. Essa apresentação pode ser inconsistente com o *status* periodontal circunjacente.[80,82,86] Esse tipo de defeito periodontal específico ocorre secundariamente à deiscência óssea causada pela FRV, sendo substancialmente diferente de bolsas causadas por periodontite avançada (discutida adiante).

Manifestações tardias. Uma FRV de longo tempo é mais fácil de ser detectada. A destruição maior do osso alveolar adjacente à raiz já ocorreu, permitindo que a FRV seja mais facilmente identificada nas radiografias periapicais (ver Figura 22.6). Um dos sinais mais típicos é um *halo radiolúcido ou em forma de J*, que consiste em uma combinação de radiolucência periapical e perirradicular (ou seja, a perda óssea apical e ao redor da raiz, estendendo-se coronariamente) (Figura 22.13).[83,84] Além disso, a bolsa ao longo da fratura, que começou aderida e profunda, pode se tornar mais ampla e fácil de ser detectada. Em casos de longa evolução, em que ocorre destruição óssea extensa, os segmentos da raiz também podem se separar, resultando em uma radiografia que revela claramente uma fratura radicular (Figura 22.14).

Diagnóstico

Importância do diagnóstico precoce. Um diagnóstico preciso e precoce dos casos de FRV é crucial, permitindo a extração do dente ou da raiz antes que ocorra dano maior ao osso alveolar. O diagnóstico precoce é particularmente importante quando se planeja a colocação de implantes na região; quando a extração é realizada em um estágio inicial, existem menores chances de complicações na colocação de um implante. Quando o dente é extraído depois de já ter ocorrido dano extenso, procedimentos de regeneração óssea podem ser necessários,[43] adicionando custo e tempo aos procedimentos restauradores.

A American Association of Endodontists determinou, em 2008,[5] que um defeito periodontal estreito encontrado na sondagem com fístula associado a um dente que foi submetido a tratamento endodôntico, independentemente da colocação de um pino, pode ser considerado patognomônico da presença de FRV.

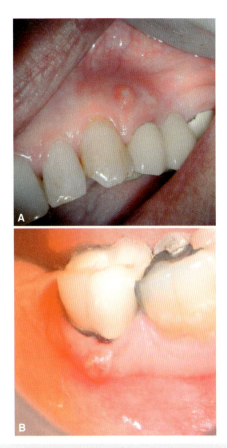

Figura 22.10 Fístulas localizadas próximo à coroa. **A.** Fístula drenando localizada próximo à coroa, originada de uma fratura radicular vertical (FRV) vestibular no dente 24. **B.** Fístula na gengiva marginal do dente 46 com uma FRV vestibular na raiz mesial.

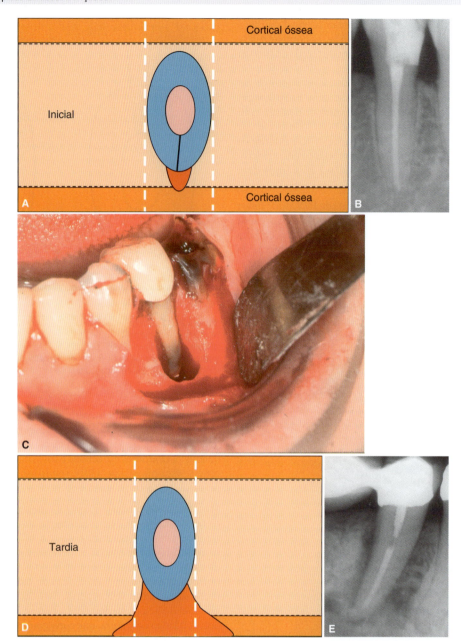

Figura 22.12 Aspecto radiográfico de uma FRV com perda óssea inicial *versus* tardia. Em um estágio inicial, um defeito ósseo (*vermelho*) é improvável de ser detectado em uma radiografia periapical, uma vez que haverá sobreposição da raiz no defeito (**A** e **B**). Em estágios avançados, quando o dano maior já tiver ocorrido na tábua óssea (**C**), o defeito ósseo pode ser grande o suficiente para se estender para além da silhueta da raiz (**C** e **D**) e se apresentar radiograficamente como um defeito radiolúcido ao longo da raiz (**E**). (Cortesia de imagens cirúrgicas dos Drs. Devora Schwartz-Arad, Ramat-Hasharon, Israel.)

Entretanto, a combinação dos dois fatores seguintes torna o diagnóstico inicial difícil: (1) vários dos sintomas clínicos associados à FRV mimetizam a periodontite apical ou doença periodontal e (2) a bolsa aderida associada aos estágios iniciais das FRVs é difícil de ser detectada pelo uso de sondas rígidas (ver seção "Bolsas periodontais associadas à FRV"). Consequentemente, um atraso no diagnóstico correto ou um diagnóstico incorreto das FRVs, às vezes, pode ocorrer.

Diagnóstico incorreto das FRVs. Alguns casos de longa duração de FRV são tão discerníveis que nenhum cirurgião-dentista pode errar o diagnóstico (ver Figura 22.14). No entanto, duas séries de casos retrospectivos, um de Fuss et al.,[33] e outro de Chan et al.,[22] relataram que os dentistas clínicos geralmente diagnosticam equivocadamente as FRVs. Os dentes que foram extraídos nesses estudos haviam sido previamente diagnosticados como falhas no tratamento endodôntico ou bolsas periodontais refratárias, e apenas após a extração foi possível a identificação da causa real que era a FRV.

Bolsas periodontais associadas à FRV. As bolsas periodontais encontradas tipicamente nos estágios iniciais das FRVs diferem substancialmente das bolsas profundas associadas à doença periodontal avançada. As bolsas profundas associadas à doença periodontal se desenvolvem como resultado do filme bacteriano – que inicialmente se acumula nas áreas cervicais do dente – à resposta destrutiva do hospedeiro a essas bactérias.[39] Logo, bolsas periodontais profundas são tipicamente maiores coronariamente e

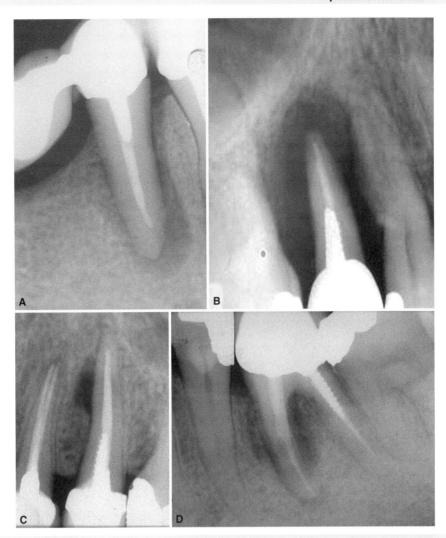

Figura 22.13 Aspecto radiográfico de FRV de longo tempo. **A.** "Halo" em forma de "J" associado a uma FRV no dente 45. **B.** Dano ósseo extenso associado a uma FRV completa no dente 15. **C.** Dano ósseo limitado associado a uma FRV do terço médio no dente 25. **D.** Dano ósseo associado a uma FRV na raiz mesial do dente 36. Todos esses aspectos são característicos das FRVs de longo tempo.

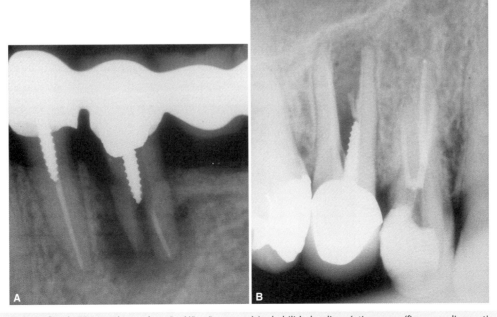

Figura 22.14 Radiografias de FRV com longa duração. Não são necessárias habilidades diagnósticas específicas para diagnosticar esses casos.

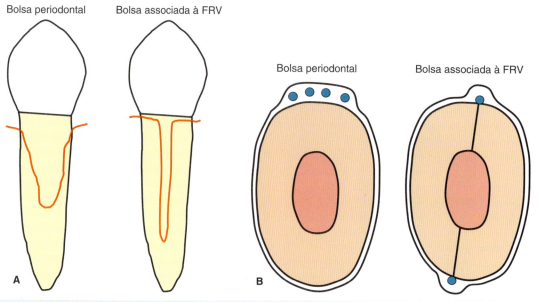

Figura 22.15 Bolsa associada à FRV. **A.** As bolsas periodontais (*esquerda*) são coronariamente amplas, enquanto as bolsas associadas à FRV (*direita*) são aderidas e profundas. **B.** As bolsas periodontais (*esquerda*) são flácidas e permitem a sondagem em vários sítios, enquanto as bolsas associadas à FRV (*direita*) são aderidas e justas. Caso cada milímetro do sulco não seja checado, uma bolsa associada à FRV pode passar facilmente despercebida. Observar que as bolsas periodontais ocorrem com muito mais frequência nas faces interproximais das raízes, enquanto as bolsas associadas à FRV são mais comuns nas faces vestibular ou lingual.

relativamente não aderidas. Essa estrutura de bolsa permite a fácil inserção de sondas periodontais rígidas (Figura 22.15). Esses tipos de bolsa periodontal tipicamente se apresentam com a parte mais profunda da bolsa na face mesial ou distal do dente. A doença periodontal geralmente afeta grupos de dentes, mais que um dente isoladamente.

As bolsas associadas às FRVs se desenvolvem devido à penetração de bactérias nas fraturas, desencadeando uma resposta do hospedeiro destrutiva que ocorre no ligamento periodontal ao longo de toda a extensão da fratura. Essas bactérias podem ser provenientes de um canal radicular infectado;[88] no entanto, quando a FRV se estende até a raiz exposta cervicalmente, as bactérias da fratura também podem se originar da cavidade oral. Nos estágios iniciais, o ligamento periodontal é afetado e destruído ao longo da abertura longitudinal da fratura, inicialmente com uma reabsorção limitada ao osso adjacente. Isso permite a penetração da sonda periodontal. A bolsa associada à FRV é tipicamente isolada e se apresenta apenas em uma área limitada adjacente ao dente afetado. Essa bolsa geralmente é localizada na convexidade lingual ou vestibular do dente. Nos estágios iniciais, a bolsa é profunda, mas apresenta uma abertura coronária aderida (ver Figura 22.15). A inserção da sonda requer a detecção da abertura coronária; muitas vezes, há a necessidade de leve pressão para a inserção da sonda. Pelo fato de a bolsa ser aderida, a inserção da sonda pode resultar em isquemia dos tecidos adjacentes (Figura 22.16). Isso ocorre especialmente quando uma sonda periodontal plástica é usada, pois sua parte coronária é mais espessa que a sonda metálica equivalente (Figura 22.17, ver também Figura 22.16). Dessa forma, a bolsa associada aos estágios iniciais da FRV é bastante diferente de uma bolsa periodontal comum. Essa diferença tem sido amplamente reconhecida, e termos como *defeito ósseo*[28] e *defeito de sondagem*[5] têm sido utilizados para enfatizar esse ponto. Todavia, essas bolsas apresentam características peculiares que justificam serem denominadas especificamente *bolsas associadas à FRV*.

Sondas periodontais metálicas rígidas podem ser ineficazes na sondagem de bolsas associadas à FRV em seus estágios iniciais. Uma vez que essa bolsa é profunda, aderida e justa, a convexidade

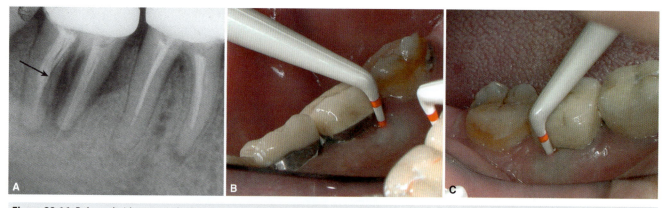

Figura 22.16 Bolsas aderidas associadas à FRV. **A.** A raiz distal do dente 47 com uma FRV. As bolsas associadas à FRV foram encontradas tanto na superfície lingual (**B**) quanto na vestibular (**C**). As bolsas associadas à FRV são aderidas, causando isquemia dos tecidos adjacentes à sondagem.

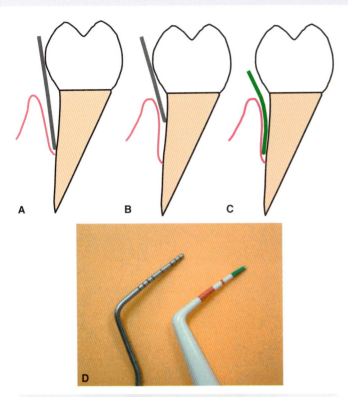

Figura 22.17 Sondas flexíveis *versus* sondas rígidas. **A.** Em uma bolsa periodontal flácida, uma sonda metálica rígida pode facilmente alcançar a profundidade da bolsa. **B.** Em um estágio precoce de bolsa aderida associada à FRV, uma sonda rígida pode ter valor limitado, uma vez que a convexidade da coroa pode impedir a inserção da sonda em uma bolsa profunda e aderida. **C.** Uma sonda flexível (**D**) tem maiores chances de detectar bolsas associadas à FRV em um estágio mais inicial.

da coroa dentária pode dificultar a inserção da sonda metálica na bolsa (ver Figura 22.17). Uma sonda flexível deveria ser utilizada, tal como a sonda disponível da Premier Dental Products (Plymouth Meeting, Pennsylvania) (ver Figura 22.17) ou um instrumental similar. Esse tipo de sonda flexível deve ser incluído em todo exame endodôntico, sendo uma ferramenta essencial para avaliação das bolsas associadas às FRVs.

Uma típica bolsa associada à FRV foi observada em 67% dos casos de FRV relatados por Tamse et al.[82] No entanto, pelo fato de a detecção precoce dessas bolsas ser uma técnica sensível e pelo fato de as sondas metálicas tradicionais terem sido utilizadas nesse estudo, a incidência real dessas bolsas pode ser maior que a relatada. Quando uma bolsa associada à FRV está localizada no flanco convexo de uma raiz no lado lingual ou vestibular, é provável que a raiz tenha uma FRV. No entanto, quando tal bolsa está localizada na furca de um molar, a bolsa pode indicar tanto uma FRV quanto uma fístula de um abscesso periapical que encontrou menor ponto de resistência na área de furca. Nos casos de bolsa na furca, quando o diagnóstico de uma FRV não puder ser determinado de forma conclusiva, uma resposta cicatricial positiva à eliminação da infecção (pelo início do tratamento periodontal ou endodôntico, caso seja necessário) pode diferenciar esses dois tipos de entidades.

Fístula localizada coronariamente. Fístulas que se originam de um abscesso apical crônico são tipicamente detectadas na região de menor resistência óssea, contra a parte apical da raiz ou na área de junção da gengiva aderida e mucosa oral. As fístulas que estão associadas à FRV são geralmente encontradas em uma posição mais coronal, uma vez que a origem não é lesão periapical (ver Figura 22.10).[81]

Em quatro estudos de séries retrospectivos, fístulas localizadas próximo à coroa foram encontradas em 13 a 35% desses casos.[59,80,82,86] No caso da bolsa associada à FRV, se a fístula estiver localizada na furca do molar, essa observação não necessariamente indica uma FRV, na medida em que o abscesso periapical de um insucesso do tratamento endodôntico também pode drenar em uma localização coronária.

Aspectos radiográficos. O diagnóstico definitivo da FRV pode, algumas vezes, ser baseado no aspecto radiográfico de uma linha radiolúcida fina que se estende longitudinalmente em direção à raiz.[73] Tais linhas, no entanto, são difíceis de ser visualizadas e comumente não são observadas em radiografias periapicais ortorradiais de rotina, pois tanto o material obturador do canal "mascara" a linha de fratura quanto a angulação da radiografia não são ótimos o suficiente para permitir a visualização da fratura (Figura 22.18, ver também Figura 22.11). Rud e Omnell[73] relataram que é possível observar as linhas de fratura em 35,7% dos casos, mas vários desses casos não representam FVR verdadeiras. Na prática clínica, ainda é raro observar uma FRV em uma radiografia, especialmente quando apenas uma radiografia periapical é confeccionada. Para isso, é necessário que o cone de raios X esteja alinhado ao plano de fratura, assim como a linha de fratura não esteja superposta ao material obturador radiopaco do canal radicular. Logo, duas ou três radiografias periapicais devem ser realizadas em diferentes angulações horizontais quando se suspeita de uma fratura (Figura 22.19; ver também Figura 22.18).[81] Na maioria dos casos de FRV, o profissional deve fazer *interpretações* ou *previsões* subjetivas baseadas nos vários padrões de destruição óssea perirradicular, os quais, infelizmente, também são compartilhados por outras doenças periodontais e lesões semelhantes às endodônticas.[59,76,89]

Nos estágios iniciais de FRV, nenhuma alteração óssea pode ser observada[20] (ver Figura 22.12), o que pode ser a razão para as FRVs permanecerem indetectáveis, bem como para diagnóstico e tratamento tardios. Rud e Omnell[73] relacionaram a direção da fratura ao grau de destruição óssea e ao aspecto radiográfico, assim como enfatizaram que a extensão da destruição óssea ao redor da raiz fraturada depende da localização da fratura radicular e do tempo passado desde o começo da fratura. A significância do tempo foi confirmada por Meister et al.,[59] que demonstraram que a detecção radiográfica imediata é difícil devido ao tempo necessário para que o osso reabsorvido ou os segmentos que se separam se tornem radiograficamente visíveis. Em um estudo de padrões de reabsorção óssea em 110 casos de FRV, Lustig et al.[58] notaram que, em 72% dos pacientes com sinais e sintomas crônicos – ou seja, fístula, defeito ósseo ou mobilidade – ou exacerbações agudas, havia maior perda óssea em comparação aos pacientes com FRV cujo diagnóstico foi alcançado em um estágio inicial.[57]

Ao contrário da dificuldade no diagnóstico *precoce* das FRVs em dentes tratados endodonticamente, existem vários sinais radiográficos associados aos *estágios mais avançados*, que são fortes indicadores das FRVs.

O aspecto de halo ou em forma de "J", uma combinação de áreas radiolúcidas e radiopacas, foi associado à alta probabilidade de FRV em um estudo duplo-cego envolvendo 102 pré-molares superiores tratados endodonticamente (ver Figura 22.13).[83] Uma reabsorção angular da lâmina dura ao longo da raiz em um ou ambos os lados, sem o envolvimento da área periapical, mimetizando uma "radiolucência periodontal" (ver Figura 22.13) foi encontrada em 14% dos casos. Tamse et al.[84] também relataram o aspecto radiográfico de "halo" e áreas radiolúcidas "periodontais" em raízes mesiais de molares inferiores fraturadas verticalmente (37% e 29%, respectivamente). Nesse estudo, o uso dessas

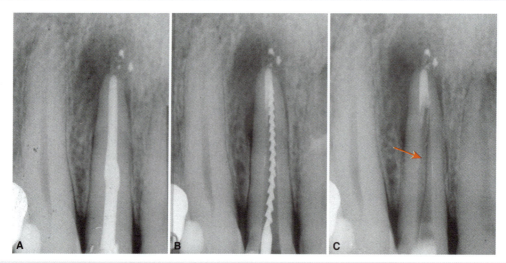

Figura 22.18 Radiografia de um canal vazio: caso clínico. O dente 12 foi submetido ao tratamento endodôntico há alguns anos. O paciente se queixou de dor ocasional na face palatina. O dente era sensível à percussão e à palpação na face palatina. A radiografia revelou uma área radiolúcida periapical (**A**). Foi encontrada uma bolsa isolada, profunda e estreita na superfície lingual da raiz. Tanto o paciente quanto o cirurgião-dentista foram relutantes à exodontia, acreditando que a bolsa provavelmente seria uma fístula e optaram pelo retratamento. Uma radiografia confeccionada durante o processo de obturação do canal (**B**) revelou uma FRV evidente (**C**), que não era perceptível anteriormente devido ao material obturador.

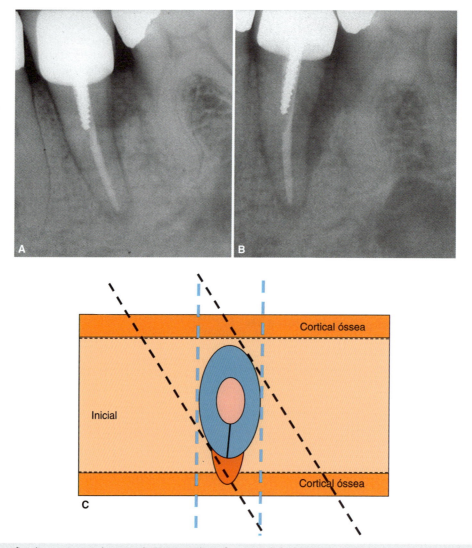

Figura 22.19 Radiografias diagonais para detecção de FRV. **A.** Radiografia ortorradial: observa-se perda óssea muito sutil. **B.** A angulação horizontal diferente revela uma lesão radiolúcida ao longo da raiz. **C.** Apresentação esquemática. Embora uma radiografia na direção ortorradial (*linhas azuis*) não tenha conseguido evidenciar a lesão radiolúcida ao longo da raiz, a angulação diagonal (*linhas pretas*) já pode evidenciá-la, como observado na imagem B.

duas variáveis, combinadas com o envolvimento da furca (63%) e a presença de um pino metálico (67%), previu a fratura em 78% dos casos. Outros estudos relataram resultados similares.[24,63] Apesar da diferença dos tamanhos das amostras, dos desenhos de estudo e dos objetivos, o achado radiográfico mais comum nesses trabalhos foi uma imagem radiolúcida lateral distribuída longitudinalmente ao longo da raiz e uma aparência de halo.

Radiolucência óssea ao longo da raiz. O tipo de radiolucência perirradicular associada à fratura radicular vertical não é e não deve ser interpretado como espessamento do ligamento periodontal. Em vez disso, ela representa uma destruição substancial da lâmina dura do osso alveolar (Figura 22.12).[58] No caso de uma FRV no plano vestibulolingual, geralmente, a reabsorção óssea é limitada nos estágios iniciais e qualquer radiolucência associada pode se tornar obscura pela sobreposição da raiz (ver Figura 22.12). Conforme a perda óssea aumenta, a radiolucência se torna maior que as dimensões da raiz, permitindo mais facilmente sua identificação na maneira mencionada previamente (ver Figura 22.12). Conforme a FRV progride para um estágio intermediário, as radiografias confeccionadas em diferentes angulações horizontais podem detectar a reabsorção óssea (Figura 22.19), enquanto uma radiografia ortorradial convencional pode não exibir imagem (Figuras 22.12 e 22.19). Esse achado radiográfico deve ser diferenciado de um dente partido, no qual o plano de fratura geralmente é mesiodistal, com a reabsorção óssea ocorrendo nos estágios iniciais na face mesial ou distal da raiz.

Radiografia sem obturação endodôntica. Conforme mencionado previamente, a detecção clínica direta em um estágio precoce de FRV, a partir de uma radiografia periapical, é improvável, principalmente quando existe tratamento endodôntico. Pelo fato de a maioria das FRVs ocorrer no plano vestibulolingual, a obturação radiopaca geralmente obstrui a visão do traço radiolúcido de fratura (ver Figura 22.11). Quando se suspeita de uma FRV, pode-se iniciar o retratamento endodôntico, removendo-se a obturação e confeccionando-se radiografias em duas ou três angulações horizontais diferentes. A detecção de um traço radiolúcido pode permitir um diagnóstico mais definitivo de FRV (ver Figura 22.18).[81]

Tomografia computadorizada de feixe cônico no diagnóstico da FRV. A tomografia computadorizada de feixe cônico (TCFC) moderna apresenta uma dose de radiação muito menor que a tomografia convencional médica, o que faz com que a TCFC seja uma ferramenta diagnóstica sensata em alguns casos endodônticos selecionados.[6,31,32,66]

Uma das características únicas da TCFC é a capacidade de se estudar o dente suspeito e o osso associado no plano axial. A visão axial pode fornecer informações detalhadas acerca do aspecto transversal do dente e do osso circundante (Figura 22.20). Mesmo com os aparelhos de TCFC atualmente disponíveis, a largura da fratura que ainda não se separou pode ser muito pequena e indetectável (Figura 22.20) (diretrizes SEDENTEXCT).[31] Radiografias planas tradicionais também são de valor limitado na detecção *precoce* de FRV. Mais especificamente, o dano ósseo ou a separação dos fragmentos se torna evidente radiograficamente em um estágio relativamente tardio. Vários estudos sugeriram que a detecção da FRV no estágio inicial por meio da TCFC em um corte axial pode ser possível.[42,43,60] No entanto, tal detecção pode depender – e muito – da resolução do aparelho (ou seja, tamanho do *voxel*). Com um tamanho de *voxel* de 0,3 mm, a detecção precoce de FRV não separada não é possível; no entanto, quando tamanhos de *voxel* menores foram utilizados em estudos *in vitro*, a capacidade aumenta muito.[42,43,60] Embora se acredite que o nível

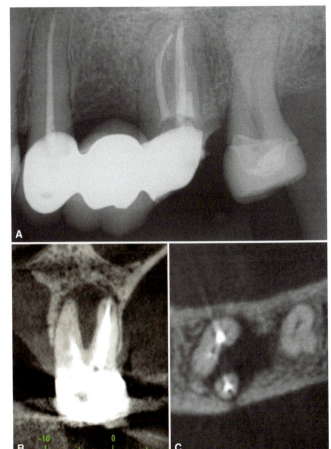

Figura 22.20 A. Radiografia periapical do dente 26. **B.** Corte coronal de tomografia computadorizada de feixe crônico (TCFC) revelando perda óssea entre as raízes palatina e vestibular, sugerindo fratura radicular vertical. **C.** Corte axial de uma TCFC revelando perda óssea entre as raízes palatina e vestibular, sugerindo fratura radicular vertical. (Cortesia do Dr. R. Granik.)

de detecção da fratura seja duas vezes o tamanho do *voxel* na TCFC, não existe, até o momento, literatura disponível para apoiar essa teoria. Logo, se o menor tamanho de *voxel* atualmente disponível é de aproximadamente 0,075 mm, a imagem por TCFC não seria capaz de visualizar uma fratura radicular, a menos que essa tivesse diâmetro superior a 0,15 mm. Deve-se ressaltar, também, que a presença de guta-percha ou pino metálico geralmente gera artefatos que tornam extremamente difícil diferenciar uma FRV, por exemplo, de linhas artificiais.[60]

Ainda que FRVs precoces possam estar abaixo do nível de detecção de vários aparelhos de TCFC, a *destruição precoce do osso* ao longo da fratura suspeita pode ser visível no osso esponjoso (i. e., com um corte axial) em estágios relativamente iniciais, enquanto a destruição óssea precoce pode não ser detectável em radiografias periapicais tradicionais planas. Tal reabsorção óssea poderia ajudar no estabelecimento do diagnóstico de FRV (Figura 22.20).

Com o aumento na resolução em um futuro próximo, a TCFC pode se tornar uma importante ferramenta diagnóstica para detecção de FRV. Para o presente, tanto a American Association of Endodontists e a American Academy of Oral and Maxillofacial Radiology (2010) quanto a European Society of Endodontology, na *Joint Position Statement* (Declaração de Posição Conjunta), na versão mais atualizada, não recomendam o uso de TCFC na endodontia (2014) para o diagnóstico definitivo de FRV.[6,32]

Melhorias nas imagens de TCFC – tais como a obtenção de melhor relação sinal-ruído, *voxel* menor e aplicação de algoritmos avançados para segmentar as linhas de fratura – prometem aumentar o potencial de capacidade de detecção precoce das FRV no futuro.

Cirurgia exploratória. Quando as avaliações clínica e radiográfica não permitem o diagnóstico de FRV, a cirurgia exploratória pode estar indicada. Quando um retalho de espessura total é rebatido e o tecido de granulação é removido, uma FRV pode ser frequentemente observada de forma direta (Figura 22.21; ver também Figura 22.12).[81] O padrão de reabsorção óssea associada à FRV é mais comumente observado na forma de deiscência, com uma grande destruição óssea presente na lâmina dura vestibular, localizada sobre a raiz acometida. Em uma pequena porcentagem de casos, a fenestração também pode ser observada.[58] Ademais, foi demonstrado que, quanto mais uma infecção relacionada à FRV persistir, maior é a destruição óssea perirradicular.[58]

ETIOLOGIA

As FRVs podem surgir a partir de vários fatores, alguns deles naturais, enquanto outros são iatrogênicos, oriundos de procedimentos dentários – como tratamento endodôntico e procedimentos restauradores. O procedimento dentário mais comum na contribuição para as FRVs consiste no tratamento endodôntico.[11]

A maioria das FRVs ocorre em dentes tratados endodonticamente.[11,24] As FRVs geralmente não ocorrem imediatamente após a obturação do canal, mas, sim, muito tempo após a conclusão do procedimento.[82]

A etiologia das FRVs é multifatorial.[34,80] Acredita-se que, na presença de um ou mais fatores predisponentes, cargas oclusais funcionais ou parafuncionais possam eventualmente levar – após meses ou, até mesmo, anos – ao desenvolvimento de FRV. Os fatores predisponentes incluem os naturais, tais como anatomia da raiz, e os iatrogênicos, tais como forças oclusais excessivas durante a instrumentação do canal radicular, remoção excessiva de estrutura dentária ou pressão excessiva durante a obturação.

Fatores predisponentes naturais

Formato do corte transversal da raiz. Um dos achados comuns compartilhados por dentes que classicamente desenvolvem FRV é o formato oval transversal da raiz, com um diâmetro vestibulolingual maior que o diâmetro mesiodistal.[37,41] Compõem esses dentes os pré-molares inferiores e superiores, as raízes mesiais dos molares inferiores e os incisivos inferiores (Figura 22.22A e B). Tal anatomia é facilmente observada no plano axial de uma TCFC (Figura 22.22A e B). A fratura nesses dentes tipicamente começa no plano vestibulolingual, especialmente na maior convexidade da raiz oval[21,81] (Figura 22.22A e B). Essa conclusão, obtida a partir de uma grande série de casos, também é suportada pela análise de elemento finito.[65] Tal análise demonstrou claramente alta concentração de tensão no lado interno da parede de dentina remanescente no ponto mais convexo, ou seja, lados vestibular e lingual das raízes ovais (Figura 22.23).[55,56]

Fatores oclusais. Cargas oclusais excessivas ou concentrações de tais cargas podem representar outro fator predisponente natural para as FRVs. São exemplos de concentrações de carga aquelas causadas por contatos oclusais prematuros nos pré-molares superiores e forças oclusais excessivas, especialmente no caso de segundos molares inferiores.[18] Cargas oclusais excessivas em combinação com outros fatores predisponentes naturais ou iatrogênicos, com o passar do tempo, levam à FRV.

Microtrincas preexistentes. Microtrincas preexistentes podem persistir na dentina radicular, de forma semelhante, originando-se de forças oclusais repetidas da mastigação ou parafunção.[15,64] Tais fraturas também foram relatadas por Barreto et al.,[10] que encontraram essas microfraturas em 40% dos incisivos superiores e caninos.

Fatores predisponentes iatrogênicos

Tratamento endodôntico. As FRVs geralmente ocorrem em dentes que sofreram tratamento endodôntico;[5,81] logo, o tratamento endodôntico por si só pode ser considerado um fator predisponente iatrogênico. Acredita-se que os dentes se tornem mais suscetíveis à FRV após o tratamento endodôntico devido à redução na hidratação.[44] No entanto, estudos mais recentes não evidenciaram diferenças nas propriedades da dentina, como um material, após procedimentos endodônticos.[47,76]

Embora características físicas da dentina, como um material, possam não estar comprometidas pelo tratamento endodôntico, a dentina radicular, como uma estrutura, pode ser comprometida pelo efeito combinado ou cumulativo de vários fatores naturais ou iatrogênicos associados ao tratamento endodôntico e à restauração desse dente. Essa deve ser a razão para a associação geralmente relatada entre FRV e dentes tratados endodonticamente.

Cabe ao cirurgião-dentista reconhecer esse efeito e se esforçar para minimizar qualquer etapa que possa contribuir para o desenvolvimento de uma fratura radicular durante o tratamento endodôntico.

Preparo excessivo do canal radicular. O preparo excessivo do canal radicular pode ser um fator predisponente para o desenvolvimento de FRV.[90] Em um estudo, as trincas detectadas por transiluminação foram mais frequentes quando os mesmos dentes haviam sido submetidos a um preparo do canal radicular mais intenso.[90] Para reduzir o risco de FRV, métodos menos invasivos devem ser considerados – tais como instrumentação endodôntica minimamente invasiva (ver também Capítulo 8).[61,67]

Microtrincas causadas por instrumentos rotatórios. Shemesh et al.[77] e outros[2,10,14,17,45,78,92] observaram que o preparo do canal radicular que se utiliza de instrumentos rotatórios de níquel-titânio e técnicas semelhantes de obturação resulta em microtrincas na dentina radicular remanescente (Figura 22.24).

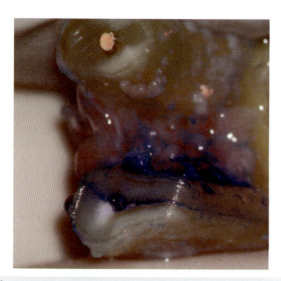

Figura 22.21 Imagem clínica de uma fratura radicular vertical, observada durante a utilização de um corante. (Cortesia do Dr. S. Floratos, Atenas, Grécia.)

53. Kruzic JJ, Nalla RK, Kinney JH, et al: Mechanistic aspects of in vitro fatigue-crack growth in dentin, *Biomaterials* 26:1195, 2005.
54. Kudou Y, Kubota M: Replantation with intentional rotation of complete vertically fractured root using adhesive resin, *Dent Traumatol* 18:115, 2003.
55. Lertchirakarn V, Palamara J, Messer HH: Patterns of vertical fractures: Factors affecting stress distribution in the root canal, *J Endod* 29:523, 2003.
56. Lertchirakarn V, Palamara JEA, Messer HH: Finite element analysis and strain-gauge studies of vertical root fracture, *J Endod* 29:529, 2003.
57. Liu R, Kaiwar A, Shemesh H, et al: Incidence of apical root cracks and apical dentinal detachments after canal preparation with hand and rotary files at different instrumentation lengths, *J Endod* 39:129, 2013.
58. Lustig JP, Tamse A, Fuss Z: Pattern of bone resorption in vertically fractured endodontically treated teeth, *Oral Surg Oral Med Oral Pathol Oral Radiol Endod* 90:224, 2000.
59. Meister F, Lommel TJ, Gerstein H: Diagnosis and possible causes of vertical root fractures, *Oral Surg Oral Med Oral Pathol Oral Radiol Endod* 49:243, 1980.
60. Melo SLS, Bortoluzzi EA, Abreu M Jr, et al: Diagnostic ability of a cone-beam computed tomography scan to assess longitudinal root fractures in prosthetically treated teeth, *J Endod* 36:1879, 2010.
61. Metzger Z, Teperovich E, Zary R, et al: The self-adjusting file (SAF). Part 1: respecting the root canal anatomy—a new concept of endodontic files and its implementation, *J Endod* 36:679, 2010.
62. Morando G, Leupold RJ, Reiers JC: Measurements of hydrostatic pressure during simulated post cementation, *J Prosthet Dent* 74:586, 1995.
63. Nikopoulou-Karayanni K, Bragger U, Lang NP: Patterns of periodontal destruction associated with incomplete root fractures, *Dentomaxillofac Radiol* 26:321, 1997.
64. Onnink PA, Davis RD, Wayman BE: An in vitro comparison of incomplete root fractures associated with obturation technique, *J Endod* 20:32, 1994.
65. Opdam NJ, Roeters JJ, Loomans BA, et al: Seven-year clinical evaluation of painful cracked teeth restored with a direct composite restoration, *J Endod* 34:808, 2008.
66. Patel S, Dawood A, Ford TP, et al: The potential applications of cone beam computed tomography in the management of endodontic problems, *Int Endod J* 40:818, 2007.
67. Peters OA, Paqué F: Root canal preparation of maxillary molars with the self-adjusting file: A micro-computed tomographic study, *J Endod* 37:53, 2011.
68. Peters OA, Peters CL, Schönenberg K, et al: ProTaper rotary root canal preparation assessment of torque and force in relation to canal anatomy, *Int Endod J* 36:93, 2003.
69. Pilo R: Development of strains and mechanical failure in dental roots undergoing root canal obturation and prosthetic rehabilitation. PhD thesis, Tel Aviv University, 2007.
70. Ritchey B, Mendenhall R, Orban B: Pulpitis resulting from incomplete tooth fracture, *Oral Surg Oral Med Oral Pathol Oral Radiol Endod* 10:665, 1957.
71. Roh BD, Lee YE: Analysis of 154 cases of teeth with cracks, *Dent Traumatol* 22:118, 2006.
72. Rosen H: Cracked tooth syndrome, *J Prosthet Dent* 47:36, 1982.
73. Rud J, Omnell KA: Root fracture due to corrosion, *Scand J Dent Res* 78:397, 1970.
74. Saw L-H, Messer HH: Root strains associated with different obturation techniques, *J Endod* 21:314, 1995.
75. Schmidt KJ, Walker TL, Johnson JD, et al: Comparison of nickel-titanium and stainless steel spreader penetration and accessory cone fit in curved canals, *J Endod* 26:42, 2000.
76. Sedgley CM, Messer HH: Are endodontically treated teeth more brittle? *J Endod* 18:332, 1992.
77. Shemesh H, Bier CA, Wu MK, et al: The effects of canal preparation and filling on the incidence of dentinal defects, *Int Endod J* 42:208, 2009.
78. Shemesh H, Roeleveld AC, Wesselink PR, et al: Damage to root dentin during retreatment procedures, *J Endod* 37:63, 2011.
79. Snyder DE: The cracked tooth syndrome and fractured posterior cusp, *Oral Surg Oral Med Oral Pathol Oral Radiol Endod* 41:698, 1976.
80. Tamse A: Iatrogenic vertical root fractures in endodontically treated teeth, *Endod Dent Traumatol* 4:190, 1988.
81. Tamse A: Vertical root fractures of endodontically treated teeth. In Ingle JI, Bakland LK, Baumgartner JC, editors: *Ingle's endodontics*, ed 6, Hamilton, ON, 2008, BC Decker, p 676.
82. Tamse A, Fuss Z, Lustig J, et al: An evaluation of endodontically treated vertically fractured teeth, *J Endod* 25:506, 1999.
83. Tamse A, Fuss Z, Lustig JP, et al: Radiographic features of vertically fractured endodontically treated maxillary premolars, *Oral Surg Oral Med Oral Pathol Oral Radiol Endod* 88:348, 1999.
84. Tamse A, Kaffe I, Lustig J, et al: Radiographic features of vertically fractured endodontically treated mesial roots of mandibular molars, *Oral Surg Oral Med Oral Pathol Oral Radiol Endod* 101:797, 2006.
85. Taschieri S, Tamse A, del Fabbro M, et al: A new surgical technique for preservation of endodontically treated teeth with coronally located vertical root fractures: a prospective study, *Oral Surg Oral Med Oral Pathol Oral Radiol Endod* 110:45, 2010.
86. Testori T, Badino M, Castagnola M: Vertical root fractures in endodontically treated teeth: a clinical survey of 36 cases, *J Endod* 19:87, 1993.
87. Tsesis A, Rosen E, Tamse A, et al: A diagnosis of vertical root fractures in endodontically treated teeth based on clinical and radiographic indices: a systematic review, *J Endod* 36:1455, 2010.
88. Walton RE, Michelich RJ, Smith GN: The histopathogenesis of vertical root fractures, *J Endod* 10:48, 1984.
89. Walton RE, Torabinejad M: *Principles and practice of endodontics*, ed 3, Philadelphia, 2002, WB Saunders, p 516.
90. Wilcox LR, Roskelley C, Sutton T: The relationship of root canal enlargement to finger-spreader induced vertical root fracture, *J Endod* 23:533, 1997.
91. Yeh CJ: Fatigue root fracture: a spontaneous root fracture in non-endodontically treated teeth, *Br Dent J* 182:261, 1997.
92. Yoldas O, Yilmaz S, Atakan G, et al: Dentinal microcrack formation during root canal preparations by different Ni-Ti rotary instruments and the self-adjusting file, *J Endod* 38:235, 2012.

23 Restauração dos Dentes Tratados Endodonticamente

Didier Dietschi, Serge Bouillaguet, Avishai Sadan e Kenneth M. Hargreaves

Resumo do Capítulo

Características especiais dos dentes tratados endodonticamente, 848
  Mudanças na composição dos dentes desvitalizados e influência da terapia endodôntica, 848
  Estrutura e propriedades da dentina nos dentes desvitalizados tratados endodonticamente, 849
  Resistência à fratura e rigidez dos dentes desvitalizados tratados endodonticamente, 849
  Alterações estéticas dos dentes desvitalizados tratados endodonticamente, 851
Materiais restauradores e opções, 851
  Restaurações diretas em resina composta, 851

Restaurações indiretas: *onlays* e *overlays* em resina composta ou em cerâmica, 852
Coroa total, 852
Cimentos, 857
Avaliação e estratégia do tratamento, 858
  Avaliação, 859
  Estratégia do tratamento, 860
Procedimentos clínicos, 865
  Preparo do dente, 865
  Colocação do pino, 865
  Procedimentos adesivos, 865
  Restaurações parciais, 869
  Base da restauração sob coroas totais, 872
  Preparo da coroa e da restauração temporária, 876
Resumo, 876

Características especiais dos dentes tratados endodonticamente

Uma vez que a terapia endodôntica esteja terminada, o dente tem que ser restaurado de forma adequada. Na realidade, dado o grande impacto que as restaurações inadequadas, ou a falta delas, causa no remanescente dos dentes tratados endodonticamente, pode-se argumentar que a restauração é, na verdade, a última etapa da terapia endodôntica. Entretanto, é importante perceber que os dentes tratados endodonticamente apresentam estrutura diferente da dos dentes vitais. As principais mudanças após o tratamento endodôntico incluem alteração das características físicas teciduais, perda de estrutura dentária e, possivelmente, alteração da cor. Uma pesquisa analisou essas modificações do tecido em diferentes níveis, incluindo a composição do dente, a microestrutura da dentina e a macroestrutura dentária. Esses estudos indicam que é importante compreender a implicação de tais características na biomecânica dentária, porque elas influenciarão grandemente a abordagem e o modo de restaurar o dente (Tabela 23.1). Na literatura, há relatos de estudos adicionais *in vitro* que tratam da complexidade do substrato do dente desvitalizado; por fim, estudos clínicos documentaram o efeito geral dessas mudanças na sobrevivência a longo prazo dos dentes tratados endodonticamente.

MUDANÇAS NA COMPOSIÇÃO DOS DENTES DESVITALIZADOS E INFLUÊNCIA DA TERAPIA ENDODÔNTICA

A perda da vitalidade pulpar é acompanhada por pequena mudança no teor da umidade dentária. Essa perda da umidade (9%) é atribuída à mudança na água livre, mas não na água ligada

Tabela 23.1 Modificações teciduais específicas e possíveis implicações clínicas após perda da vitalidade ou tratamento endodôntico.

Nível de alteração	Mudanças específicas	Possível implicação clínica
Composição	Estrutura do colágeno Umidade do dente Composição e índice mineral	Aumento da fragilidade dentária Redução da adesão ao substrato
Estrutura dentinária	Módulo de elasticidade e comportamento Resistência à tensão e ao cisalhamento Microdureza	Aumento da fragilidade dentária
Macroestrutura dentária	Resistência à deformação Resistência à fratura Resistência à fadiga	Aumento da fragilidade dentária Redução da retenção/estabilidade da prótese

aos componentes orgânicos e inorgânicos.[65,69] Essa alteração foi associada à pequena mudança nos valores do módulo de elasticidade e ao limite proporcional.[75] No entanto, essa mudança no conteúdo de água não foi associada à diminuição dos valores da resistência à compressão e à tensão.[75] Somente um estudo mostrou nenhuma diferença no teor de umidade entre os dentes vitais e não vitais.[123] Nenhuma diferença na ligação cruzada do colágeno foi encontrada entre a dentina dos dentes vitais e não vitais.[140] Dessa maneira, os dentes desvitalizados sofrem menos mudanças nas características físicas.

O hipoclorito de sódio e os quelantes, como o ácido etilenodiamino tetracético (EDTA), o ácido 1,2-ciclo-hexileno-dinitrilo tetracético (CDTA), o ácido bis (2-aminoetila) etilenoglicol-N, N, N,N-tetracético (EGTA) e o hidróxido de cálcio (Ca[OH]$_2$), comumente usados para irrigação e desinfecção do canal, interagem com a dentina da raiz – tanto com o conteúdo mineral (quelantes) quanto com o substrato orgânico (hipoclorito de sódio).[78,116,119] Os quelantes diminuem principalmente o cálcio por formação complexa e também afetam as proteínas não colagenosas (NCP), conduzindo à erosão da dentina e ao amolecimento da superfície.[78,82,144] Dependendo da concentração, da duração da exposição e de outros fatores, o hipoclorito de sódio pode mostrar ação proteolítica pela hidrólise das longas cadeias de peptídios, como o colágeno.[68] Essas alterações provavelmente afetam a dentina e a estrutura da raiz e alteram as propriedades de adesão desse substrato.

ESTRUTURA E PROPRIEDADES DA DENTINA NOS DENTES DESVITALIZADOS TRATADOS ENDODONTICAMENTE

É importante saber que a dentina apresenta uma gama de variações normais nas suas propriedades físicas, as quais precisam ser distinguidas das alterações relacionadas à perda da vitalidade ou ao tratamento endodôntico. Por exemplo, a microrrigidez e a elasticidade da dentina realmente variam entre a dentina peritubular e a intertubular, e dependem do local do dente. A dentina peritubular apresenta módulo de elasticidade de 29,8 GPa, enquanto a dentina intertubular varia de 17,7 GPa (perto da polpa) a 21,1 GPa (perto da superfície radicular).[70,85,101] A maioria, se não toda, da redução da dureza na proximidade da polpa pode ser atribuída às alterações na dureza da dentina intertubular.[84,85] Considera-se que o módulo de elasticidade geral da dentina esteja entre 16,5 e 18,5 Gpa.[15,32,50,86.121.138]

As alterações na densidade mineral devido à variação do número e do diâmetro dos túbulos dentro do dente também podem contribuir para as variações nas propriedades da dentina. Como já esperado, os valores de dureza da dentina estão inversamente relacionados à densidade do túbulo dentinário.[124] As medidas de ultramicroendentação também demonstraram valores significativamente mais elevados para a dureza e para o módulo de elasticidade quando as forças eram paralelas aos túbulos, em vez de perpendiculares.[133] Diferenças na força máxima e na força compressiva também variaram de acordo com a orientação dos túbulos.[121] A resistência à tração final (UTS) da dentina humana é menor quando a força de tração é paralela à orientação dos túbulos, mostrando a influência da microestrutura dentinária e da anisotropia tecidual.[93] Não foi encontrada diferença no módulo de elasticidade da dentina envelhecida e transparente (também chamada *esclerótica*) e da normal,[19,87,167] mas a concentração mineral aumenta significativamente e o tamanho dos grãos é um pouco menor na dentina transparente, em relação ao fechamento dos lumens dos túbulos. A dentina transparente, ao contrário da dentina normal, não exibe quase nenhuma resiliência antes de quebrar. Sua resistência à fratura também é reduzida em cerca de 20%, enquanto a fadiga permanente é afetada de forma prejudicial.[87]

Curiosamente, as comparações entre a dentina vital e desvitalizada dos dentes contralaterais demonstram nenhuma ou apenas pequena diferença nos valores de microdureza após períodos que variaram até 10 anos após o tratamento.[94,154] Assim, a literatura não dá suporte à crença amplamente sustentada que atribui debilidade específica ou fragilidade à dentina desvitalizada. Outros sugeriram que os dentes desvitalizados em pacientes mais velhos podem ter maior risco de fratura, porque a produção de dentina secundária ou terciária relacionada à idade seria perdida. No entanto, esse não é o caso, porque o único impacto das alterações teciduais relacionadas à idade é a redução, anteriormente mencionada, na resistência à fratura, e a fadiga permanente atribuída à esclerose dentinária.[87]

Os produtos químicos usados para a irrigação e a desinfecção do canal, como já mencionado, interagem com o conteúdo mineral e orgânico, reduzindo a elasticidade da dentina e a resistência à flexão, de forma significativa,[64,157] assim como a microdureza.[33,77,146] Ao contrário, desinfetantes como eugenol e formocresol aumentam a resistência à tração da dentina mediante coagulação proteica e quelação com hidroxiapatita (eugenol). A dureza da dentina, no entanto, não demonstrou ser influenciada por esses produtos.[112]

Em suma, a possível diminuição da resistência dentária pode ser atribuída ao envelhecimento da dentina e, em menor extensão, à alteração da dentina pelas soluções irrigadoras durante o tratamento endodôntico.

RESISTÊNCIA À FRATURA E RIGIDEZ DOS DENTES DESVITALIZADOS TRATADOS ENDODONTICAMENTE

Contrárias aos fatores anteriormente mencionados, as principais mudanças na biomecânica do dente parecem se dar em razão da perda de tecido duro, causada por cárie, fratura ou preparo cavitário (incluindo a cavidade de acesso antes da terapia endodôntica).

A perda de estrutura dentária dura após o preparo conservador da cavidade de acesso afeta a rigidez do dente em apenas 5%.[91,169] A influência da instrumentação e da obturação do canal subsequentes leva apenas a pequena redução na resistência à fratura[91,169] e, em última análise, tem pouco efeito na biomecânica do dente.[91,137,169] Do ponto de vista clínico, pode-se esperar alteração na biomecânica dentária apenas nos casos de preparo não conservador do canal, ou pela alteração química ou estrutural desencadeada pelas soluções irrigadoras endodônticas, conforme mencionado.

Na verdade, a maior redução na rigidez dentária resulta do excessivo preparo de acesso, especialmente a perda das cristas marginais. A literatura relata redução de 20 a 63% e de 14 a 44% da rigidez dentária após os preparos cavitários oclusais e médio-oclusodistais (MOD), respectivamente.[44,92,137] Foi demonstrado que a cavidade de acesso endodôntico combinada com o preparo MOD resulta em dentes com fragilidade máxima. A profundidade da cavidade, a largura do istmo e a configuração são muito importantes na redução da rigidez e no risco de fratura do dente (Figura 23.1).[74,83,96,122] Esse ponto importante tem profundas implicações clínicas.

A presença de tecido duro remanescente na região cervical (que constitui a *férula* para as restaurações) e de maior quantidade de tecido remanescente mineralizado aumenta, em geral, a resistência do dente à fratura. Na verdade, isso permite que as

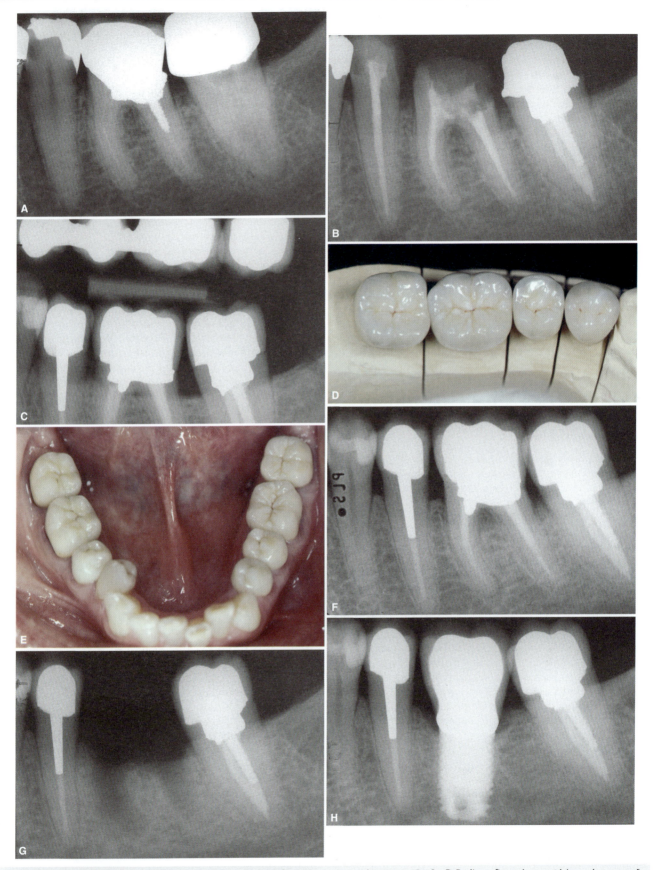

Figura 23.1 Impacto negativo da situação biomecânica inicial deficiente no sucesso da restauração. **A** e **B.** Radiografias pré-operatórias após a remoção da antiga restauração metálica fundida. **C.** Foi realizado novo núcleo em amálgama, utilizando pino ancorado na estrutura da raiz mesial. **D.** Restaurações protéticas no modelo de trabalho. **E.** Visão completa do arco após 3 anos. **F.** O dente está sintomático devido ao envolvimento da furca e à lesão periapical. **G.** Esse dente, sem possibilidade de tratamento, foi extraído e substituído por um implante. **H.** Radiografia 8 anos após o procedimento mostrando situação estável. Os outros dentes, com danos biomecânicos menos extensos, superaram as tensões funcionais.

paredes axiais da coroa circundem o dente, proporcionando retenção e estabilização da restauração e reduzindo o estresse por tração na cervical.[6,23,161] Os preparos coronários com apenas 1 mm de extensão de dentina coronária acima da margem dobram a resistência à fratura dos preparos, em comparação com aqueles em que o núcleo termina em uma superfície plana, imediatamente acima da margem;[103,161] portanto, férula mínima de 1 mm (e, se possível, 2 a 3 mm) é considerada necessária para estabilizar a restauração.[161] No entanto, a largura do ombro do preparo e da margem da coroa não parece influenciar a resistência à fratura.[2] Em conjunto, a altura da férula é um dos elementos mais importantes na sobrevivência a longo prazo das restaurações. Essas considerações levam à conclusão de que a parte mais importante do dente restaurado é o próprio dente, e nenhum material restaurador contemporâneo ou combinação de materiais substituirá perfeitamente a estrutura dentária perdida.

ALTERAÇÕES ESTÉTICAS DOS DENTES DESVITALIZADOS TRATADOS ENDODONTICAMENTE

Várias alterações estéticas também podem ocorrer nos dentes desvitalizados ou tratados endodonticamente. Por exemplo, mudança na cor ou escurecimento são observações clínicas comuns (Figura 23.2). Além disso, o tratamento endodôntico incompleto pode contribuir para a alteração da coloração. Por exemplo, o preparo químico-mecânico inadequado pode deixar tecido necrótico nos cornos pulpares coronários, resultando no escurecimento do dente. Além disso, os materiais obturadores dos canais radiculares (guta-percha e cimentos selantes do canal radicular, materiais semelhantes ao agregado trióxido mineral [MTA]) retidos na superfície coronal dos dentes anteriores podem prejudicar a aparência estética. As substâncias opacas também afetam negativamente a cor e a translucidez da maioria dos dentes sem coroas. A dentina alterada bioquimicamente modifica a cor e a aparência do dente. Geralmente é aceito que as substâncias orgânicas presentes na dentina (p. ex., hemoglobina) podem desempenhar papel importante na mudança da cor e também na penetração de pigmentos de alimentos e bebidas, desencadeada pela ausência da pressão pulpar. No entanto, a exata contribuição desses dois fenômenos e mecanismos físico-químicos que levam à alteração da coloração é pouco compreendida ou descrita na literatura.[34,67,131]

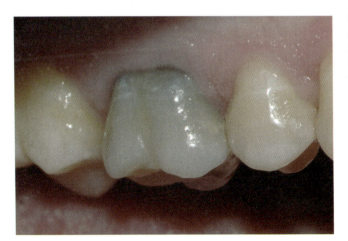

Figura 23.2 A acentuada alteração da coloração pode perturbar significativamente a estética, mesmo na área lateral do sorriso. Quando não tratável com agentes clareadores ou facetas, essa condição pode justificar o preparo do dente para uma coroa total.

O tecido gengival delgado ou, em geral, o biotipo delgado, é considerado um fator negativo para o resultado estético do tratamento restaurador e protético dos dentes com alteração da coloração.[110,111,118]

O tratamento endodôntico e a subsequente restauração dos dentes na zona estética requerem controle cuidadoso dos procedimentos e dos materiais, para manter a aparência translúcida e natural. Portanto, é altamente recomendável evitar o uso de cimentos endodônticos que possam manchar, e deve-se limpar todos os resíduos de material deixados na câmara pulpar e na cavidade de acesso.

Materiais restauradores e opções

Conforme descrito, o tratamento endodôntico, sobretudo o excessivo preparo de acesso, pode resultar na perda significativa da estrutura dental e no seu enfraquecimento. A perda de estrutura dentária durante o tratamento endodôntico aumenta o risco de fratura da coroa, com mecanismos de fadiga, os quais, ao longo do tempo, levam à fratura das raízes. As restaurações dos dentes tratados endodonticamente são projetadas para (1) proteger o remanescente dentário contra fratura, (2) prevenir a reinfecção do sistema de canal radicular e (3) substituir a estrutura dentária ausente.

De acordo com a quantidade de tecido a ser substituído, as restaurações dos dentes tratados endodonticamente contam com diferentes materiais e procedimentos clínicos. Como regra geral, a maioria dos dentes estruturalmente danificados deve ser restaurada com uma coroa protética.

Embora o uso de uma coroa construída sobre pino e núcleo seja a abordagem tradicional, outros defendem o uso de resinas compostas diretas para restaurar cavidades pequenas nos dentes tratados endodonticamente. De forma mais recente, as restaurações indiretas, como as *overlays* ou as *endocrowns* feitas de resinas compostas ou de cerâmica, também têm sido utilizadas. A seleção das técnicas e dos materiais restauradores apropriados é ditada pela quantidade de estrutura dentária remanescente. Isso é muito mais relevante para o prognóstico a longo prazo dos dentes tratados endodonticamente que quaisquer propriedades dos materiais do pino, do núcleo ou da coroa.

RESTAURAÇÕES DIRETAS EM RESINA COMPOSTA

Quando há perda de quantidade mínima de estrutura dentária coronária após a terapia endodôntica, pode-se indicar uma restauração direta de resina composta. As resinas compostas são mistura de matriz de resina fotopolimerizável, reforçada por cargas inorgânicas. As resinas compostas atuais têm resistência à compressão de cerca de 280 MPa, e o módulo de elasticidade, geralmente, é de aproximadamente 10 a 16 GPa, que é próximo ao da dentina.[134]

Quando polimerizadas de forma devida, as resinas compostas são altamente estéticas, exibem propriedades mecânicas elevadas e podem reforçar a estrutura dentária remanescente por meio dos mecanismos de adesão. Normalmente, 500 a 800 mW/cm² de luz azul por 30 a 40 segundos são necessários para polimerizar um incremento de resina composta, que deve ter 1 a 3 mm de espessura. Infelizmente, a contração que acompanha a polimerização das resinas compostas atuais continua sendo um problema significativo para o sucesso a longo prazo dessas restaurações. É muito recomendado o uso de uma técnica de preenchimento incremental, que ajuda a reduzir o estresse de contração durante a polimerização. A quantidade da contração também dependerá da forma do preparo da cavidade e da razão entre as superfícies aderidas e não aderidas (ou livres).[36] Esse chamado *fator C* é um preditor clinicamente relevante do risco de descolamento e infiltração; as restaurações com fator C elevado (> 3,0) apresentam maior risco de descolamento.[175] Em outras palavras, a restauração direta em resina composta pode ser indicada quando houver perda de apenas uma superfície proximal do dente; o uso da técnica de preenchimento incremental é obrigatório.

Em geral, as restaurações diretas em resina composta são colocadas nos dentes anteriores que não perderam estrutura dentária, além do preparo para o acesso endodôntico. Nesses casos, a colocação desse tipo de restauração oferece o selamento imediato do dente, o que evita a infiltração coronária e a contaminação do sistema de canal radicular. Estudos *in vitro* demonstraram que a resistência à fratura de pequenas restaurações com adesivos é quase tão grande quanto a dos dentes hígidos.[57,136]

Embora as resinas compostas diretas também possam ser usadas para pequenas restaurações nos dentes posteriores, são contraindicadas quando há perda de mais de um terço do tecido coronário. Em um estudo,[136] foi relatado que a resistência à fratura dos dentes tratados endodonticamente é reduzida em 69% nos casos em que estão presentes as cavidades MOD.[137] Nessas condições, uma restauração em resina composta direta pode não ser apropriada para prevenir a fratura da estrutura do dente e uma nova infecção. Além disso, as resinas compostas podem exigir o uso de reforço de fibras *in vitro* para aumentar sua resistência mecânica. Embora a maioria dos estudos sobre o desempenho clínico das restaurações diretas em resina composta tenha sido conduzida em dentes vitais, um relato clínico indica que as restaurações diretas em resina composta reforçadas com fibra *in vitro* podem representar alternativa valiosa para as restaurações convencionais nos dentes tratados endodonticamente.[37] Pelo contrário, a inserção de um pino de fibra *in vitro* no canal radicular do dente tratado endodonticamente, antes da adesão da restauração MOD direta, reduz de forma significativa a resistência à fratura em comparação com a mesma restauração em resina composta sem o pino.[160]

RESTAURAÇÕES INDIRETAS: *ONLAYS* E *OVERLAYS* EM RESINA COMPOSTA OU EM CERÂMICA

Pode-se também usar as *onlays* e as *endocrowns* de cerâmica ou de resina composta para restaurar os dentes tratados endodonticamente. Enquanto as *overlays* incorporam uma ou mais cúspides, cobrindo o tecido ausente, as *endocrowns* combinam um pino no canal, o núcleo e a coroa em apenas um elemento.[88,142] Ambas permitem a conservação da estrutura dentária restante, enquanto a alternativa seria eliminar completamente as cúspides e paredes periféricas para a restauração com uma coroa total.[58] As *onlays* e as *overlays* são geralmente confeccionadas no laboratório, com resina composta híbrida ou cerâmica.

A cerâmica é o material de escolha para as restaurações indiretas estéticas a longo prazo porque sua translucidez e sua transmissão de luz mimetizam o esmalte. Enquanto a porcelana feldspática tradicional era sinterizada a partir de uma pasta, os novos materiais cerâmicos podem ser fundidos, usinados, prensados ou fundidos por deslizamento, além de sinterizados. Os novos materiais são variações das porcelanas feldspáticas (p. ex., In-Ceram, Cerec, IPS Empress) ou podem ser fabricados a partir de outros sistemas cerâmicos, incluindo alumina, zircônia ou sílica.[3,38] Entre essas novas composições está o dissilicato de lítio, que oferece alta resistência, alta resistência à fratura e alto grau de translucidez. As propriedades físicas desses materiais melhoraram, a ponto de sobreviver a situações de alta tensão, como restaurações posteriores nos dentes tratados endodonticamente.[46,73] Pesquisadores examinaram 140 restaurações Cerec parciais (Vita MKII, porcelana feldspática) cimentadas de forma adesiva a dentes endodonticamente tratados, e acharam essa abordagem de tratamento satisfatória após um período de observação de 55 meses.[9] Os resultados indicam que as taxas de sobrevivência são maiores para os molares que para os pré-molares.

As *onlays*, *overlays* e as *endocrowns* também podem ser confeccionadas a partir de resinas compostas processadas no laboratório. Usando várias combinações de luz, pressão e vácuo, essas técnicas de fabricação são reivindicadas para aumentar os índices de conversão do polímero e, consequentemente, as propriedades mecânicas do material restaurador. Outras investigações descreveram a utilização de *endocrowns* em resina composta reforçadas com fibra de vidro nos pré-molares e molares, como restaurações ou pilares para próteses parciais fixas.[58,59] Um estudo *in vitro* realizado por outra equipe de pesquisa indica que as *inlays* de resina composta podem restaurar parcialmente a resistência à fratura dos molares tratados endodonticamente e evitar fraturas catastróficas após esforço.[28] Outros investigadores relataram que a resina composta MZ100 aumentou a resistência à fadiga de restaurações do tipo *overlay* em molares tratados endodonticamente quando comparada à porcelana MKII.[97] Outro estudo usou a análise tridimensional por elemento finito para estimar a reabsorção óssea em torno das *endocrowns* feitas de materiais de alto (alumina) ou baixo (resinas compostas) módulo de elasticidade. Eles concluíram que a maior resiliência das restaurações em resina composta age positivamente contra o risco de reabsorção do osso periodontal, reduzindo a quantidade de força transferida para a dentina radicular.[4]

COROA TOTAL

Quando há perda de quantidade significativa da estrutura dentária coronária por cárie, procedimentos restauradores e endodônticos, uma coroa completa pode ser a restauração de escolha. Em alguns casos, a coroa pode ser construída diretamente sobre a estrutura coronária remanescente, que foi preparada de acordo (ver seção "Materiais para o núcleo"). Mais frequentemente, é necessária a cimentação de um pino dentro do canal radicular para reter o material do núcleo e a coroa.[164] O núcleo é ancorado ao dente por extensão no canal radicular através do pino, e substitui a estrutura coronária ausente. A coroa cobre o núcleo e restaura a estética e a função do dente.

Um papel adicional do pino e do núcleo é proteger as margens da coroa da deformação durante a função e, assim, evitar a infiltração coronária. Como a maioria dos selantes endodônticos não sela completamente o espaço do canal radicular, o selamento coronário fornecido pela colocação do pino e do núcleo influenciará positivamente o resultado do tratamento endodôntico.[148] A capacidade de o pino ancorar o núcleo também é um fator importante para o sucesso da reconstrução, porque o núcleo e o pino geralmente são fabricados com materiais diferentes. Por fim, o material de cimentação usado para cimentar o pino, o núcleo e a coroa ao dente também influenciarão a longevidade da restauração. O pino, o núcleo e seus agentes de cimentação ou de adesão formam, juntos, a *base da restauração*, para dar suporte à futura coroa.[106]

Base da restauração: considerações gerais

Embora muitos materiais e técnicas possam ser usados para confeccionar a base da restauração, nenhuma combinação de materiais pode substituir a estrutura do dente. Como regra geral, quanto mais estrutura dentária permanecer, melhor será o prognóstico da restauração a longo prazo. A estrutura dentária coronária localizada acima do nível gengival ajudará a criar a *férula*,[6,100,128] que é formada pelas paredes e pelas margens da coroa, envolvendo, pelo menos, 2 a 3 mm de estrutura dentária hígida. A férula devidamente executada reduz significativamente a incidência de fratura nos dentes tratados endodonticamente, reforçando as superfícies externas do dente e dissipando as forças que se concentram na sua circunferência mais estreita.[95,173] A férula mais longa aumenta significativamente a resistência à fratura. Ela também resiste às forças laterais, a partir dos pinos, e de alavanca, a partir da coroa em função, e aumenta a retenção e a resistência da restauração. Para ser bem-sucedida, a coroa e o seu preparo, juntos, precisam atender a cinco requisitos:

1. Férula (altura da dentina da parede axial) deve ser de, pelo menos, 2 a 3 mm.
2. As paredes axiais têm que ser paralelas.
3. A restauração precisa circundar completamente o dente.
4. A margem tem que ser em estrutura dentária sólida.
5. A coroa e o seu preparo não podem, absolutamente, invadir o periodonto de sustentação.

A anatomia radicular também pode ter influência significativa sobre a seleção e a colocação do pino. A curvatura das raízes, a furca, as depressões verticais e as concavidades radiculares observadas na superfície externa da raiz provavelmente reproduzem-se dentro do canal radicular. Dentro da mesma raiz, a forma do canal variará entre o nível cervical e o forame apical.[62] Como resultado, a alteração acentuada da forma natural do canal é muitas vezes necessária para adaptar o pino circular dentro da raiz. Isso aumenta o risco de perfuração radicular, especialmente nas raízes mesiais dos molares superiores e inferiores, que exibem concavidades profundas na superfície da furca.[16,89] O dente também é enfraquecido se a dentina radicular for sacrificada para colocar um pino de maior diâmetro. Estudo utilizando interferometria de padrão de manchas eletrônicas (ESPI) tridimensional avaliou os efeitos do preparo do canal radicular e da colocação de pino sobre a rigidez das raízes humanas.[93] A ESPI tem a grande vantagem de ser capaz de avaliar a deformação dentária em tempo real, e pode ser usada repetidamente na mesma raiz devido à natureza não destrutiva do teste. Os resultados do estudo indicam que a deformabilidade das raízes aumenta significativamente após o preparo do espaço para o pino. Assim, a preservação da estrutura da raiz também é um princípio norteador na decisão de usar um pino, na seleção dele e no preparo do espaço para ele. Essa é a razão pela qual nem todo dente tratado endodonticamente precisa de um pino, e pela qual abordagens mais conservadoras, que não dependem do uso de pino, estão sendo desenvolvidas. No entanto, pode-se usar pino na raiz de um dente estruturalmente danificado no qual é necessária retenção adicional para o núcleo e restauração coronária. Os pinos devem fornecer o maior número possível das seguintes características clínicas:

- Proteção máxima contra a fratura da raiz
- Retenção máxima dentro da raiz e recuperação
- Retenção máxima do núcleo e da coroa
- Proteção máxima do selamento da margem da coroa contra a infiltração coronária
- Estética agradável, quando indicada
- Alta visibilidade radiográfica
- Biocompatibilidade.

Do ponto de vista mecânico, o pino endodôntico não deve quebrar, não deve quebrar a raiz e não deve distorcer ou permitir o movimento do núcleo e da coroa. O pino ideal teria a combinação de resiliência, rigidez, flexibilidade e resistência. *Resiliência* é a capacidade de desviar elasticamente sob força, sem danos permanentes. É uma qualidade valiosa nos pinos endodônticos, mas muita flexibilidade em um pino estreito compromete sua capacidade de reter o núcleo e a coroa sob forças funcionais. A *rigidez* descreve a capacidade de o material resistir à deformação, quando tensionado. A rigidez de um material é uma propriedade física inerente a esse material, independentemente do tamanho dele. No entanto, a flexibilidade real do pino depende tanto do diâmetro de um pino específico quanto do módulo de elasticidade do material do pino. Pinos com módulo de elasticidade mais baixo são mais flexíveis que pinos do mesmo diâmetro com módulo de elasticidade mais elevado. Os pinos feitos de materiais flexíveis (baixo módulo de elasticidade) são mais resilientes, absorvem mais força de impacto e transmitem menos força à raiz que os pinos rígidos, mas os pinos com módulo baixo falham mais com níveis mais baixos de força que os pinos de módulo elevado.[99,120,143]

A flexão excessiva do pino e o micromovimento do núcleo são riscos específicos nos dentes com estrutura dentária remanescente mínima, pois esses dentes não têm rigidez cervical própria como resultado da dentina perdida. A flexão do pino também pode distorcer e abrir as margens da coroa, o que pode resultar em cáries potencialmente devastadoras ou infiltração endodôntica e reinfecção apical. Cáries extensas, que se estendem até a raiz, podem ser tão irreparáveis quanto a fratura da raiz. Como os pinos rígidos flexionam e dobram menos que os não rígidos, eles podem limitar o movimento do núcleo e causar possível ruptura das margens da coroa e do selamento do cimento. No entanto, a força precisa ir a algum lugar. A força de um pino rígido é transmitida para a raiz, próximo ao ápice do pino. A tentativa de fortalecer uma raiz fraca adicionando um pino rígido pode, pelo contrário, tornar a raiz mais fraca, como resultado da concentração de força da haste rígida em um material mais flexível. A concentração de estresse no complexo pino/raiz pode levar a processos autodestrutivos de rachaduras e fraturas. A fratura da raiz é particularmente um risco nos dentes com estrutura dentária remanescente mínima para dar suporte à férula.

As raízes também flexionam sob força, uma função tanto do módulo de elasticidade da dentina quanto do diâmetro da raiz. A dentina é relativamente flexível, e os pinos podem ser flexíveis ou rígidos. Embora nenhum material possa comportar-se exatamente como a dentina, um pino com comportamento funcional semelhante ao da dentina é benéfico quando colocado próximo à dentina. Os pinos foram desenvolvidos com módulo de elasticidade mais próximo da dentina que o oferecido pelos pinos metálicos tradicionais. Mas os pinos são significativamente mais estreitos que as raízes, e a deformação real do pino dentro da dentina é uma função tanto do módulo de elasticidade quanto do diâmetro. O módulo de elasticidade de vários pinos, comparado ao da dentina, representa apenas um aspecto da flexão.

Em resumo, o pino ideal seria resiliente o suficiente para amortecer o impacto, esticando-se elasticamente, reduzindo o estresse resultante à raiz. Em seguida, voltaria ao normal, sem distorção permanente. Ao mesmo tempo, esse pino ideal seria rígido o suficiente para não distorcer, curvar permanentemente ou falhar estruturalmente sob as forças de mastigação. Por fim, o pino perfeito combinaria o nível ideal de flexibilidade e resistência em uma estrutura de diâmetro estreito, que é ditada pela morfologia do canal radicular. Os sistemas atuais de pinos são projetados para fornecer o melhor comprometimento entre as propriedades desejadas e as limitações inerentes aos materiais disponíveis.

Por que ocorre a fratura das raízes?

As estruturas submetidas a forças baixas, mas repetidas, podem parecer fraturar-se de repente, sem razão aparente. Esse fenômeno, também conhecido como *falha por fadiga*, ocorre quando o material ou o tecido é submetido à carga cíclica. A fadiga pode ser caracterizada como um fenômeno de falha progressiva que prossegue pelo início e pela propagação de fissuras; muitas falhas, dos dentes ou dos materiais, observadas na boca estão relacionadas à fadiga. Como os dentes são submetidos a ciclos flutuantes de carga e descarga durante a mastigação, é provável que ocorra falha por fadiga de dentina, pinos, núcleos, margens da coroa ou componentes adesivos.[153] A carga mecânica favorecerá a propagação de microfissuras, que progredirão da região coronária para a região apical do dente.

A falha inicial das margens da coroa por fadiga é clinicamente indetectável. Entretanto, quando medida *in vitro*, o início da falha resultou em infiltração significativa nas margens da coroa, estendendo-se entre o dente, a restauração e o espaço do pino. Especialmente nos dentes com estrutura dentária remanescente mínima, a fadiga pode fazer com que os pinos endodônticos dobrem de forma permanente ou quebrem, ou pode causar a desintegração do complexo matriz-fibra.

A falha por fadiga dos dentes desvitalizados restaurados com pino é mais catastrófica, porque pode resultar na fratura completa da raiz. O pino colocado na dentina da raiz funcionará fisicamente como qualquer haste estrutural ancorada em outro material. Isso significa que as forças aplicadas no pino são transmitidas à dentina da raiz, com padrões característicos dependendo do módulo de elasticidade tanto do pino quanto da dentina. Se o pino tiver o módulo maior que o da dentina, a concentração de estresse fica adjacente à parte inferior do pino (Figura 23.3). Isso fica evidente nos casos clínicos de fratura radicular originada no ápice de um pino rígido.

Quando a rigidez do pino endodôntico é semelhante à da dentina, as tensões não se concentram na dentina adjacente ao ápice do pino, mas são dissipadas tanto pela dentina coronária quanto pela radicular (ver Figura 23.3). Um pino resiliente também pode evitar um golpe repentino ao se esticar elasticamente, o que reduz as forças transitórias contra o dente; mas um pino que é muito elástico torna-se muito flexível para reter o núcleo e a coroa quando o dente não consegue fazer isso sozinho. Um pino resiliente que está sobrecarregado falha com menos força que um pino mais rígido. Isso limita a quantidade de resiliência que pode ser projetada no pino.

Base das restaurações diretas

Em geral, o comportamento das bases das restaurações refere-se a diminuir a invasividade e eliminar alguns componentes em casos selecionados. Quando uma quantidade suficiente de tecido está presente na periferia do dente preparado, indica-se a base da restauração direta. Na técnica direta, cimenta-se um pino pré-fabricado dentro do canal radicular, e constrói-se o núcleo diretamente sobre o dente preparado. Para outras situações clínicas, pode-se indicar um núcleo indireto confeccionado em modelo de gesso.

Vários materiais podem ser usados para fabricar a base da restauração diretamente. Embora haja crescente interesse pelo uso de materiais resinosos, como as resinas compostas ou os pinos de resina reforçados com fibra, os materiais mais tradicionais, como amálgama, ainda são usados para esse fim.[27] Para maior clareza, os componentes usados para fabricar a base da restauração diretamente (p. ex., o material do núcleo endodôntico) são descritos de forma individual.

Pinos. O grande número de projetos e materiais para os pinos disponíveis no mercado reflete a ausência de consenso nessa área. Com base no que os fabricantes ou clínicos consideram as propriedades mais importantes, os pinos podem ser fabricados em metal (ouro, titânio, aço inoxidável), cerâmica ou resinas reforçadas com fibra. Como regra geral, o pino precisa de retenção e de resistência. Enquanto a *retenção do pino* se refere à capacidade de resistir às forças verticais, a *resistência* se refere à capacidade da combinação dente/pino para suportar as forças laterais e rotacionais. A resistência é influenciada pela presença da férula, pelo comprimento

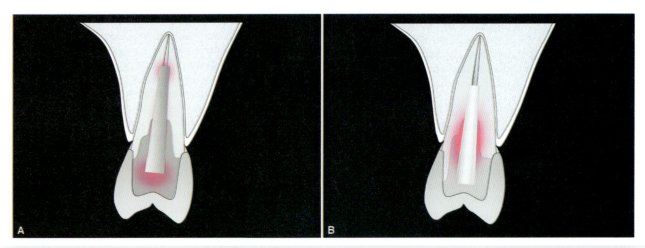

Figura 23.3 A. Distribuição do estresse dentro da base de pino e núcleo metálicos e estrutura dentária remanescente, de acordo com análises fotoelásticas. O pino está cimentado e penetra a porção apical da raiz. As tensões funcionais acumulam-se dentro da base, ligeiramente ao redor do pino, seguindo dentro do canal, ao redor do ápice do pino; há menos acúmulo de tensão na área cervical comparado ao pino de fibra (como mostrado em *B*). Essa configuração protege mais favoravelmente as estruturas coronárias cervicais, mas, quando falha, resulta em fraturas radiculares graves e intratáveis. **B.** Distribuição do estresse dentro da base do pino de fibra/resina composta e da estrutura dentária remanescente, de acordo com análises fotoelásticas e método de elemento finito (FEM). O pino está aderido às paredes do canal e penetra no canal menos apicalmente. Há acúmulo de estresse funcional, sobretudo ao redor do pino, na área cervical. Essa configuração protege a área cervical com menos eficiência, mas tende a prevenir fraturas radiculares intratáveis. A presença da férula é obrigatória. (Adaptada de Dietschi D, Duc O, Krejci I, Sadan A: Biomechanical considerations for the restoration of endodontically treated teeth: a systematic review of the literature – part 1. Composition and micro- and macrostructure alteration, *Quintessence Int* 38:733, 2007.)

e pela rigidez do pino e pela presença de características antirrotacionais. A restauração sem forma de resistência provavelmente não será um sucesso a longo prazo, independentemente da capacidade de retenção do pino.

Pinos metálicos pré-fabricados. Os pinos metálicos pré-fabricados são frequentemente usados para a fabricação direta da base da restauração. Esses pinos são classificados de várias maneiras, incluindo composição da liga, modo de retenção e forma. Os materiais usados para fabricar os pinos metálicos incluem ligas de ouro, aço inoxidável ou ligas de titânio. Os pinos metálicos são muito fortes e, com exceção dos fabricados com liga de titânio, muito rígidos.[90] Um estudo indica que a resistência à flexão dos pinos de aço inoxidável é de cerca de 1.430 Mpa, e que o módulo de flexão aproxima-se de 110 Gpa.[130] Por outro lado, os pinos de titânio são menos rígidos (66 GPa), mas exibem resistência à flexão (1.280 MPa), semelhantemente aos de aço inoxidável.

A retenção dos pinos pré-fabricados dentro do canal radicular também é essencial para o sucesso das restaurações. Dois conceitos básicos têm sido usados para promover a retenção dos pinos endodônticos: pinos ativos e pinos passivos. Os pinos ativos derivam sua retenção principal diretamente da dentina radicular, pelo uso de roscas. A maioria dos pinos ativos é rosqueada e planejada para ser parafusada às paredes do canal radicular. A grande preocupação com os pinos rosqueados tem sido seu potencial para fratura vertical da raiz durante a colocação. Como o pino é parafusado, ele introduz grandes tensões na raiz, causando o efeito de cunha.[163] Portanto, é aceito que o *uso dos pinos rosqueados deve ser evitado*. Além disso, uma vez oferecida melhor retenção pelos pinos rosqueados, a retenção pode agora ser alcançada com os cimentos adesivos (discutidos posteriormente).[117] Os pinos passivos são colocados passivamente em contato com as paredes de dentina, e sua retenção depende sobretudo do cimento usado. A forma do pino passivo pode ser cônica ou cilíndrica.[139] O pino cilíndrico é mais retentivo que o cônico, mas também requer a remoção de mais dentina da raiz durante o preparo do espaço para ele. Há relatos de que os pinos cilíndricos sejam menos propensos a causar fraturas radiculares que os pinos cônicos, embora sejam em menor conformidade com a forma original da raiz.[79,152,161] Infelizmente, as técnicas modernas para o preparo do canal radicular usam limas rotatórias de níquel titânio (NiTi), o que resulta em um canal cônico muito largo e não retentivo, exibindo divergência significativa de apical para coronário.[145] É frequente que os pinos mais longos sejam necessários para ajustar esse problema e oferecer retenção adequada; considera-se comprimento adequado no canal radicular: maior que 6 mm. Quando os dentes são protegidos por coroas, com férula adequada, os pinos mais longos não aumentam ainda mais a resistência à fratura.[80] Os pinos projetados com recursos de travamento mecânico nas cabeças e textura rugosa da superfície podem apresentar melhor retenção do núcleo.[29]

Pinos de fibra. O pino de fibra consiste em fibras de reforço incorporadas em matriz de resina polimerizada. Os monômeros usados para formar a matriz de resina normalmente são os metacrilatos bifuncionais (Bis-GMA, UDMA, TEGDMA), mas os epóxis também têm sido usados. As fibras comuns nos pinos de fibra atuais são feitas de carbono, vidro, sílica ou quartzo, mas o tipo, o conteúdo do volume e a uniformidade das fibras e da matriz são patenteados, e variam entre os sistemas de pinos de fibra. Essas diferenças no processo de fabricação podem refletir as grandes variações observadas entre os diferentes tipos de pinos de fibra submetidos ao teste de resistência à fadiga.[63] As fibras têm comumente 7 a 20 μm de diâmetro e são usadas em várias configurações, incluindo trançadas, tecidas e longitudinais. Os pinos de fibra originais consistiam em fibras de carbono incorporadas em resina epóxi, mas os pinos de fibra de quartzo são atualmente preferidos, por suas propriedades mecânicas favoráveis, qualidades estéticas e capacidade de ligação química à matriz do polímero.[49] Um estudo indica que a resistência à flexão dos pinos de fibra de vidro, de sílica ou de quartzo aproxima-se de 1.000 Mpa, e que o módulo de flexão é de aproximadamente 23 Gpa.[35] Os pinos de fibra atuais são radiopacos e também podem conduzir luz para a polimerização dos cimentos resinosos. O pino que transmite luz resulta em melhor polimerização da resina composta na área apical dos canais radiculares simulados, conforme medido pelos valores de dureza.[141,174] Para melhorar a adesão nas interfaces pino/núcleo/cimento, foram descritos vários pré-tratamentos físico-químicos, como silanização ou jato de areia na superfície do pino. Pesquisa indica que a silanização, o ataque fluorídrico e o jato de areia (com 30 a 50 μm de Al_2O_3) não modificam as propriedades mecânicas de diferentes pinos de vidro, sílica ou quartzo.[5]

Geralmente é aceito que a adesão dos pinos de fibra à dentina do canal radicular pode melhorar a distribuição das forças aplicadas ao longo da raiz, diminuindo o risco de fratura radicular e contribuindo para o reforço da estrutura dentária remanescente.[12,18] O pino de fibra cimentado com adesivo e bem-adaptado é considerado o mais retentivo, com a menor tensão gerada nas paredes do canal. Em um estudo retrospectivo que avaliou três tipos de pinos de fibra cimentados com adesivos, os investigadores relataram falha de 3,2% dos 1.306 pinos de fibra, em consulta de acompanhamento entre 1 e 6 anos.[54] Mais recentemente, outro estudo relatou taxas de sobrevivência de 98,6 e 96,8% para os pinos de fibra cilíndricos e cônicos, respectivamente, colocados em dentes anteriores cobertos com coroas em cerâmica pura após período médio de observação de 5,3 anos.[156]

Os pinos de zircônia são compostos por dióxido de zircônio (ZrO_2), parcialmente estabilizado com óxido de ítrio, e exibem alta resistência à flexão. Os pinos de zircônia são estéticos, parcialmente adesivos, rígidos, mas também friáveis. Eles não podem ser condicionados, e a literatura disponível sugere que resinas adesivas nesses materiais são menos previsíveis e requerem métodos de adesão substancialmente diferentes dos da cerâmica convencional.[11] Quando um núcleo em resina composta é construído sobre um pino de zircônia, a retenção do núcleo também pode ser um problema. Existem controvérsias sobre a eficiência da abrasão a ar no estabelecimento de uma adesão durável da resina aos pinos de zircônia tratados, ou não, com agente de adesão.[1,127] No geral, há preocupações sobre a rigidez dos pinos de zircônia, que tende a torná-los muito frágeis. Outros relatos indicam que a rigidez dos pinos de zircônia afeta negativamente a qualidade da interface entre o material do núcleo de resina e a dentina, quando submetidos ao teste de fadiga.[40,43]

Materiais para o núcleo. O núcleo substitui a estrutura coronária cariada, fraturada ou ausente, e ajuda a reter a restauração final. As características físicas desejáveis de um núcleo incluem (1) alta resistência à compressão e à flexão, (2) estabilidade dimensional, (3) facilidade de manipulação, (4) tempo de configuração curto e (5) capacidade de adesão ao dente e ao pino. Os materiais para o núcleo incluem resina composta, metal fundido ou cerâmica, amálgama e, às vezes, ionômero de vidro. O núcleo é ancorado ao dente, por extensão, na porção coronária do canal ou pelo pino endodôntico. A importância da retenção entre o pino, o núcleo e o dente aumenta à medida que a estrutura dentária remanescente diminui.

Núcleo de resina composta. Os núcleos de resina composta (ver Figuras 23.12 a 23.14, localizadas mais adiante no capítulo) têm inúmeras estratégias para aumentar sua força e resistência; pode-se adicionar metal; os níveis de preenchimento podem ser maiores ou pode-se usar ionômero de presa mais rápida.[134] Os núcleos de resina composta mostraram exibir valores mecânicos ligeiramente melhores que os materiais convencionais, mas as melhorias são insignificantes.[176] No entanto, eles parecem ser superiores ao cimento de ionômero de vidro com nanopartículas de prata e ao amálgama.[30] As vantagens dos núcleos de resina composta são adesividade à estrutura dentária e a muitos pinos, facilidade de manipulação, configuração rápida e formulações translúcidas ou altamente opacas. Os núcleos de resina composta demonstraram proteger a resistência das coroas de cerâmica pura, assim como os núcleos de amálgama. A força de adesão dos núcleos de resina composta à dentina depende da completa polimerização da resina; portanto, os agentes de união à dentina têm que ser quimicamente compatíveis com o núcleo de resina composta. As resinas compostas autopolimerizáveis requerem adesivos autopolimerizáveis e são, em sua maioria, incompatíveis com os adesivos fotopolimerizáveis.[26] No entanto, nenhum adesivo demonstrou eliminar completamente a microinfiltração nas margens da restauração.[17] A degradação do núcleo de resina ou da integridade marginal da coroa pode resultar na infiltração de fluidos bucais. Portanto, como com todos os materiais para configuração dos dentes destruídos, mais de 2 mm de estrutura dentária hígida devem permanecer na margem, para a função ideal do núcleo de resina composta.

Os núcleos de resina composta podem ser usados em associação aos pinos de metal, fibra ou zircônia. Frequentemente, observa-se essa associação na presença de dentes comprometidos em suas estruturas. Eles podem fornecer alguma proteção contra fratura radicular nos dentes restaurados com pinos de metal em comparação aos núcleos em amálgama ou em ouro. Pode ocorrer o afrouxamento do pino, do núcleo e da coroa com o núcleo em resina composta, mas esse tipo de núcleo mostrou falhar mais favoravelmente que o em amálgama ou o em ouro.[129] Um estudo retrospectivo do desempenho clínico dos pinos de fibra indica que os pinos e os núcleos de fibra apresentam índice de falha que varia entre 7 e 11% após período de 7 a 11 anos, e que também pode ocorrer o afrouxamento do pino.[53] As resinas compostas para núcleo normalmente são duas pastas autopolimerizáveis, mas materiais fotopolimerizáveis também estão disponíveis. O uso de resinas compostas fotopolimerizáveis geralmente elimina o risco de incompatibilidade química entre os adesivos e as resinas autopolimerizáveis. A adesão das resinas compostas fotopolimerizáveis à estrutura irregular da câmara pulpar e aos orifícios da entrada do canal pode eliminar a necessidade de um pino quando resta estrutura dentária suficiente. Pesquisa indica que a adesão às paredes de dentina da câmara pulpar é mais fácil e superior à adesão da dentina à resina feita sobre a dentina das paredes do canal.[7]

Núcleo de amálgama. O amálgama dental é um material tradicional na configuração do núcleo, com longa história de sucesso clínico. Embora existam muitas variações na composição da liga, as formulações mais recentes têm alta resistência à compressão (400 MPa, após 24 horas), alta resistência à tração e elevado módulo de elasticidade. As ligas com alto teor de cobre tendem a ser mais rígidas (60 GPa) que as ligas com baixo teor de cobre.

O amálgama pode ser usado com ou sem pino. Na década de 1980, pesquisadores descreveram o núcleo em amálgama.[113] Com essa técnica, o amálgama é compactado na câmara pulpar e 2 a 3 mm em cada canal. Os seguintes critérios foram considerados para a aplicação dessa técnica: a câmara pulpar remanescente deve ter largura e profundidade suficientes para proporcionar volume e retenção adequados à restauração em amálgama, e é necessária espessura adequada de dentina ao redor da câmara pulpar para a contínua rigidez e resistência da restauração dentária. A resistência à fratura da restauração coronário-radicular em amálgama com 4 mm de parede da câmara mostrou ser adequada, embora a extensão no espaço do canal radicular tivesse pouca influência.[81]

O amálgama também pode ser usado em combinação com pino metálico pré-fabricado, quando a retenção oferecida pelo tecido coronário remanescente precisa ser aumentada. Os núcleos em amálgama são altamente retentivos quando usados com pino metálico pré-fabricado nos dentes posteriores; eles exigem mais força para se desalojar que os pinos e núcleos fundidos.[102] Outros sugeriram o uso de adesivos resinosos para a adesão do amálgama ao tecido coronário.[155]

Desvantagens significativas dos núcleos em amálgama são a "natureza não adesiva" do material, o potencial de corrosão e a subsequente alteração da coloração da gengiva ou da dentina. O uso de amálgama está diminuindo em todo o mundo, devido a questões legislativas, de segurança e ambientais.

Núcleo de ionômero de vidro e de ionômero de vidro modificado. Os cimentos de ionômero de vidro e os cimentos de ionômero de vidro modificados por resina são materiais adesivos úteis para pequenas configurações ou para preencher espaços nos dentes preparados. A justificativa para o uso do ionômero de vidro é baseada em seu efeito cariostático, resultante da liberação de flúor. No entanto, sua baixa resistência à fratura resulta em fragilidade, o que contraindica o uso do ionômero de vidro nos dentes anteriores finos ou para substituir cúspides sem suporte. Ele pode ser indicado nos dentes posteriores nos quais (1) é possível maior volume de material para o núcleo, (2) há remanescente significativo de dentina sã e (3) indicação do controle de cárie.[172]

O ionômero de vidro modificado por resina é a combinação das tecnologias do ionômero de vidro e da resina composta; ele tem propriedades de ambos os materiais. Os ionômeros de vidro modificados por resina têm resistência moderada, maior que os ionômeros de vidro, mas menor que as resinas compostas. Como material para o núcleo, ele é adequado para a configuração de tamanho moderado, mas a expansão higroscópica pode causar a fratura das coroas de cerâmica e das raízes fragilizadas.[158] A adesão à dentina é semelhante à da resina composta e significativamente maior que os ionômeros de vidro tradicionais. Atualmente, as resinas compostas substituíram os ionômeros de vidro para a fabricação do núcleo.

Base das restaurações indiretas: pino e núcleo fundidos

Por muitos anos, o uso de pino e de núcleo metálicos fundidos foi o método tradicional para fabricação da base da restauração de uma coroa protética. Classicamente, os pinos cônicos, lisos e em conformidade com a conicidade do canal radicular são fabricados com ligas de metal altamente nobres, embora as classes de metais nobres e comuns das ligas de uso odontológico ainda sejam usadas. As ligas nobres usadas para a fabricação de pino e de núcleo têm alta rigidez (aproximadamente 80 a 100 GPa), resistência (1.500 MPa), dureza e excelente resistência à corrosão.[31]

Uma vantagem do sistema de pino/núcleo fundido é que o núcleo é uma extensão integral do pino e não depende de meios mecânicos para retenção sobre o pino. Essa construção evita o deslocamento do núcleo do pino e da raiz quando resta mínima estrutura dentária. Entretanto, o sistema pino/núcleo fundido também tem várias desvantagens. É necessária a remoção de estrutura dentária para criar o caminho de inserção ou de remoção. Em segundo lugar, o procedimento é dispendioso, porque são necessárias duas consultas, e os custos laboratoriais podem ser significativos. A fase laboratorial é uma técnica delicada. A fundição do metal de um modelo com um núcleo grande e um pino de diâmetro pequeno pode resultar em porosidade no ouro na interface pino/núcleo. A fratura do metal nessa interface sob função resulta em falha na restauração. Mais importante, o sistema pino/núcleo fundido tem índice clínico mais elevado de fratura radicular que os pinos pré-fabricados.[47,159]

Estudos sobre a retenção dos pinos fundidos mostraram que o pino precisa se encaixar no canal radicular preparado o mais intimamente possível, para a retenção perfeita. Quando há presença da férula, os pinos e os núcleos fundidos personalizados exibem maior resistência à fratura em comparação aos núcleos de resina composta construídos sobre pinos metálicos pré-fabricados ou pinos de carbono.[98] Os pinos fundidos também são conhecidos por exibir menor quantidade de retenção, e estão associados a índice de falha mais elevado em comparação aos pinos cilíndricos pré-fabricados. Em um estudo retrospectivo clássico (1 a 20 anos) de 1.273 dentes tratados endodonticamente na prática geral, 245 (19,2%) foram restaurados com pinos cônicos e núcleos fundidos. Destes, 12,7% foram considerados fracassos. Para outros sistemas de pinos passivos usados, esse índice de falhas foi mais elevado que aquele. De preocupação especial foi o fato de que 39% das falhas conduziram a dentes sem condições de tratamento, os quais precisaram de extração. Trinta e seis por cento das falhas foram decorrentes da perda de retenção, e 58% foram devido à fratura da raiz. Foi sugerido que os pinos cônicos e lisos têm o efeito de "cunha" sob carga funcional, e é isso que leva a risco maior de fratura radicular.[162]

Um estudo retrospectivo de 6 anos relatou índice de sucesso superior a 90% usando pino e núcleo fundidos, assim como a base da restauração.[8] O menor índice de falha e de fratura radicular foi atribuído à presença de férula adequada e do preparo cuidadoso do dente. Chama-se também a atenção para o fato de que o maior índice de falha pode referir-se ao fato de que quase metade dos pinos era mais curta que o recomendado na literatura. Um sulco expulsivo para o cimento ao longo do eixo do pino resulta em menos estresse nos tecidos residuais.

CIMENTOS

Uma variedade de cimentos tem sido usada para cimentar os pinos endodônticos; ela inclui cimentos tradicionais, cimentos de ionômero de vidro e cimentos resinosos.

Cimentos tradicionais

Os cimentos de fosfato de zinco ou de policarboxilato ainda são usados para a cimentação de pinos e coroas. Eles geralmente são disponibilizados como pó e líquido, e suas propriedades mecânicas são altamente influenciadas pela razão de mistura dos componentes. Sua força compressiva é de cerca de 100 MPa, e o módulo de elasticidade é inferior ao da dentina (5 a 12 GPa). O cimento de fosfato de zinco é usado principalmente para cimentar restaurações e pinos metálicos; a espessura da película do cimento fosfato de zinco é inferior a 25 μm. Esses cimentos fornecem retenção por meios mecânicos e não têm ligação química com o pino ou com a dentina, mas aprovisionam retenção clinicamente suficiente para os pinos em dentes com estrutura dentária adequada.

Cimentos de ionômero de vidro

Os cimentos de ionômero de vidro são uma mistura de partículas de vidro e poliácidos, mas também podem ser adicionados monômeros de resina. Dependendo do teor de resina, os cimentos de ionômero de vidro podem ser classificados como convencionais ou modificados por resina. Os cimentos de ionômero de vidro convencionais têm força compressiva que varia entre 100 e 200 MPa; o módulo de elasticidade geralmente é de aproximadamente 5 GPa. Eles são mecanicamente mais resistentes que cimentos de fosfato de zinco, e podem ligar-se à dentina com valores que variam entre 3 e 5 MPa. Alguns autores ainda recomendam o uso dos cimentos de ionômero de vidro para a cimentação dos pinos metálicos. As principais vantagens dos cimentos de ionômero de vidro convencionais são facilidade de manipulação, configuração química e capacidade de adesão, tanto ao dente quanto ao pino. Já os cimentos de ionômero de vidro modificados por resina não são indicados para a cimentação de pino, porque apresentam expansão higroscópica, que pode promover a fratura da raiz.

Cimentos resinosos

Atualmente há tendência ao uso dos cimentos adesivos para a adesão dos pinos endodônticos durante a restauração dos dentes desvitalizados. A razão para o uso dos cimentos adesivos baseia-se na premissa de que a adesão dos pinos à dentina do canal radicular reforçará o dente e ajudará na retenção do pino e da restauração.[48] Os cimentos resinosos atuais têm mostrado exibir forças compressivas em torno de 200 MPa e módulo de elasticidade entre 4 e 10 GPa.[24] Esses materiais podem ser polimerizados por meio de reação química, processo de fotopolimerização ou a combinação de ambos os mecanismos. Muitas vezes, a fotopolimerização desses materiais resinosos é necessária para maximizar a resistência e a rigidez.

A maioria dos cimentos requer pré-tratamento da dentina do canal radicular com condicionamento e enxágue ou adesivos de autocondicionamento. Ambos os tipos de adesivos mostram formar camadas híbridas ao longo das paredes dos espaços para o pino.[10] Entretanto, a adesão à dentina do canal radicular pode ser comprometida pelo uso das soluções irrigadoras endodônticas, como hipoclorito de sódio, peróxido de hidrogênio ou a combinação de ambos.[115] Como esses produtos químicos são fortes agentes oxidantes, deixam para trás uma camada rica em oxigênio sobre a superfície da dentina, o que inibe a polimerização da resina.[151] Pesquisa anterior mostrou que a força adesiva do C&B Metabond à dentina do canal radicular foi reduzida pela metade quando a dentina foi previamente tratada com hipoclorito de sódio a 5% (NaOCl) ou EDTA a 15%/peróxido de ureia a 10% (RC Prep, Premier Dental, Plymouth Meeting, PA).[107] Outros relatos indicam que a contaminação das paredes de dentina por eugenol difundido a partir dos selantes endodônticos pode também afetar a retenção da adesão dos pinos.[66,168] Além disso, é difícil controlar a quantidade de umidade deixada no canal radicular após o condicionamento ácido, tornando problemática a impregnação das fibras colágenas com os adesivos de condicionamento e enxágue. Foi proposto o uso dos adesivos de autocondicionamento como alternativa para a cimentação dos pinos endodônticos, pois eles geralmente são usados em dentina seca e não requerem lavagem do condicionante. No entanto, sua eficiência na espessa lama dentinária infiltrativa, como aquelas produzidas durante o preparo do espaço para o pino, permanece controversa.[104,171] Recentemente, adesivos de polimerização dual foram desenvolvidos para garantir melhor polimerização da resina no interior do canal radicular. Eles contêm catalisadores ternários para compensar a reação ácido-base entre os monômeros ácidos e as aminas básicas ao longo da interface resina composta/adesivo.[105]

Embora os cimentos adesivos autopolimerizáveis e os fotopolimerizáveis possam ser usados para a cimentação de pinos endodônticos pré-fabricados, a maioria dos cimentos resinosos tem o processo de polimerização dual, que requer exposição à luz para iniciar a reação de polimerização. Os cimentos de polimerização dual são preferidos, porque há preocupação a respeito de os materiais fotopolimerizáveis serem adequadamente polimerizados, especialmente nas áreas de difícil acesso à luz, como a porção apical do canal radicular. Entretanto, há relato de que as resinas compostas fotopolimerizadas geram mais estresse de contração e exibem menos fluxo que as resinas compostas polimerizadas quimicamente.[52] O estresse de contração induzido pela polimerização também depende da geometria do espaço do pino e da espessura da película de resina. Pesquisa anterior indica que a restrição do fluxo dos cimentos resinosos pela configuração do canal radicular pode aumentar significativamente o estresse de contração na interface adesiva.[51,166]

Nos últimos anos, várias técnicas têm sido usadas para medir a adesão dos cimentos resinosos à dentina do canal radicular. Esses métodos incluem os testes de arrancamento (*pull-out*), de microtensão de adesão e de *push-out*.[45,61] Embora os testes laboratoriais tenham confirmado que a força de adesão entre 10 e 15 MPa possa ser obtida com o cimento adesivo resinoso moderno, há também evidência de que a retenção friccional é um fator que contribui para a retenção do pino.[14] Geralmente é aceito que a adesão à dentina da câmara pulpar é mais confiável que a adesão à dentina do canal radicular, especialmente ao nível apical.[126] Os valores reduzidos da força de adesão registrados no terço apical do canal radicular estão provavelmente relacionados ao número reduzido de túbulos dentinários disponível para a hibridização dentinária. Pinos mais curtos podem ser usados quando ocorre adesão bem-sucedida entre os pinos reforçados com fibras e a dentina radicular, porque os cimentos adesivos atuais podem auxiliar na retenção dos pinos no espaço do canal radicular.[132]

Outro fator que pode influenciar o desempenho dos cimentos resinosos é a espessura da camada de cimento. A cimentação dos pinos de fibra com camadas de cimento mais espessas pode ser necessária quando os pinos não se encaixam perfeitamente no canal radicular. Embora ligeiro aumento na espessura do cimento (até 150 micra) não afete significativamente o desempenho dos cimentos adesivos aplicados à dentina do canal radicular, camadas mais espessas podem ser prejudiciais à qualidade da adesão.[76,150]

Um estudo indica que a força de adesão à dentina radicular pode ser maximizada pela adoção de procedimentos que compensem o estresse de polimerização.[13] Os procedimentos de adesão são realizados em duas etapas separadas. A etapa inicial permite a formação de uma película ideal de resina e a polimerização ao longo das paredes do canal radicular, levando à hibridização mais ideal da dentina, sem a imposição de estresse pela colocação do pino. A segunda etapa adere o pino à película de resina polimerizada. A contração de polimerização que ocorre durante a etapa inicial de revestimento com o adesivo reduz os efeitos do estresse imposto quando o pino revestido com resina é polimerizado, preservando a integridade da adesão.

Embora o desempenho da adesão dos cimentos resinosos esteja bem-documentado, outros relatos indicam que a adesão resina-dentina degrada ao longo do tempo.[22,56] A perda da força de adesão e da vedação é atribuída à degradação da camada híbrida criada na interface dentina-adesivo. Isso é particularmente verdadeiro para os adesivos de condicionamento e enxágue, porque a gelatinização das fibras colágenas causada pelo ácido fosfórico pode restringir a difusão da resina dentro dos espaços interfibrilares, e pode deixar as fibras desprotegidas disponíveis para a degradação. Foi sugerida a remoção dos componentes orgânicos da dentina desmineralizada antes dos procedimentos de adesão. O uso do NaOCl (0,5%) diluído após o condicionamento ácido ou o condicionamento da lama dentinária com EDTA (0,1 M; pH 7,4) demonstrou produzir adesão resina-dentina mais durável feita com adesivos de condicionamento e enxágue de etapa única.[149]

Outra pesquisa indica que a degradação das fibrilas de colágeno desnudas expostas em camadas híbridas incompletamente infiltradas é conduzida por mecanismo proteolítico endógeno envolvendo a atividade da matriz das metaloproteinases de matriz (MMP).[21,125] A liberação das MMP, como as colagenases, foi evidenciada tanto na dentina coronária quanto na dentina radicular em dentes totalmente desenvolvidos de pacientes jovens.[147] Os pesquisadores sugerem que o condicionamento da dentina do canal radicular com um inibidor de protease de amplo espectro, como a clorexidina (solução de digliconato de clorexidina a 2%), pode ser útil para a preservação da força de adesão da dentina ao longo do tempo.[20]

Curiosamente, esses procedimentos de condicionamento da dentina, que podem melhorar a resistência da adesão resina-dentina à degradação química, também atuam como agentes antibacterianos; isso pode ser interessante no contexto endodôntico.

Cimentos autoadesivos

Mais recentemente, os cimentos resinosos autoadesivos foram introduzidos como alternativa aos cimentos resinosos convencionais. Os cimentos autoadesivos contêm metacrilatos multifuncionais à base de ácido fosfórico, que reagem com a hidroxiapatita e simultaneamente desmineralizam e infiltram o tecido duro do dente;[108] não requerem nenhum pré-tratamento dos substratos dentários, e a aplicação clínica é realizada em uma etapa. Portanto, a potencialidade de autocondicionamento desses novos cimentos reduz o risco de impregnação incompleta do tecido condicionado pelas resinas e reduz a vulnerabilidade da técnica. O módulo de elasticidade dos cimentos resinosos autoadesivos polimerizados quimicamente é relativamente baixo (4 a 8 GPa), mas geralmente aumenta quando usado processo de polimerização dual. Portanto, é recomendado que todos os cimentos resinosos de polimerização dual recebam luz máxima para atingir propriedades superiores do material sempre que clinicamente possível.[135] O desempenho da adesão à dentina foi considerado comparável aos cimentos adesivos com várias etapas, mas a adesão ao esmalte sem condicionamento prévio com ácido fosfórico não é recomendada.[72] Entretanto, o desempenho clínico deles a longo prazo precisa ser avaliado antes de uma recomendação geral para uso.

Avaliação e estratégia do tratamento

Antes do início de qualquer terapia, o dente precisa ser completamente avaliado, para garantir o sucesso do tratamento. Cada dente tem que ser examinado individualmente e no contexto de sua contribuição para o plano geral de tratamento e reabilitação. Essa avaliação inclui avaliação endodôntica, periodontal, biomecânica e estética. O planejamento da restauração para os dentes tratados endodonticamente reúne todos os fatores biomecânicos e clínicos mencionados, bem como os diversos materiais e procedimentos desenvolvidos para resolvê-los.

AVALIAÇÃO

Avaliação endodôntica

O exame anterior à restauração deve incluir a inspeção da qualidade do tratamento endodôntico existente. As novas restaurações, especialmente as restaurações complexas, não devem ser colocadas nos dentes pilares com prognóstico endodôntico questionável. O retratamento endodôntico é indicado para os dentes que apresentem sinais radiográficos de periodontite apical ou sintomas clínicos de inflamação. As restaurações que requerem pino precisam do espaço para ele, que é preparado pela remoção da guta-percha do canal. Canais obturados com cone de prata ou outro material de obturação inadequado devem ser retratados endodonticamente antes do início de qualquer terapia restauradora. Como a probabilidade de o tecido periapical cicatrizar após o retratamento endodôntico é razoavelmente alta, as chances de manter o dente bem restaurado em função assintomática ao longo do tempo são excelentes.[119]

Avaliação periodontal

A manutenção da saúde periodontal também é importante para o sucesso dos dentes tratados endodonticamente a longo prazo. Portanto, é preciso determinar a condição periodontal do dente antes do início da terapia endodôntica e da fase restauradora. As seguintes condições devem ser consideradas críticas para o sucesso do tratamento:

- Tecido gengival saudável
- Arquitetura óssea e níveis de inserção normais para favorecer a saúde periodontal
- Manutenção da largura biológica e do efeito da férula antes e depois das fases endodôntica e restauradora.

Se uma ou mais das condições mencionadas não forem atendidas, devido à patologia preexistente ou aos defeitos estruturais, o sucesso ou mesmo a viabilidade do tratamento podem ser comprometidos, às vezes sugerindo extração dos dentes debilitados e substituição por implantes dentários, em vez da terapia convencional.

Avaliação biomecânica

Todos os eventos anteriores, desde a cárie inicial ou do trauma até a terapia final do canal radicular, influenciam a situação biomecânica do dente e a seleção dos materiais restauradores e procedimentos. A situação biomecânica pode até justificar a decisão de extrair os dentes extremamente destruídos, que não fazem jus a tratamentos extensos e que apresentem probabilidade limitada de sucesso. Os fatores clínicos importantes incluem o seguinte:

- Quantidade e qualidade da estrutura dentária remanescente
- Posição anatômica do dente
- Forças oclusais sobre o dente
- Necessidades restauradoras do dente.

Dentes com mínima estrutura dentária remanescente apresentam maior risco para as seguintes complicações clínicas[114,165,170] (Figura 23.4; ver também Figura 23.1):

- Fratura da raiz
- Infiltração coronário-apical
- Cáries recorrentes
- Deslocamento ou perda do núcleo/prótese
- Lesão periodontal a partir de ampla invasão biológica.

A quantidade e a qualidade do substrato dentário remanescente são muito mais importantes para o prognóstico do dente restaurado a longo prazo que quaisquer propriedades do material restaurador. Deve-se considerar que nenhum material restaurador

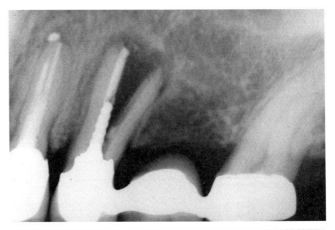

Figura 23.4 A falha nas bases protéticas pode ter consequências dramáticas tanto nas restaurações sobrejacente quanto nos tecidos adjacentes. O melhor entendimento das mudanças na composição e nas estruturas que afetam a resistência do dente a forças funcionais repetidas é obrigatório para melhorar o sucesso do tratamento nos dentes tratados endodonticamente.

pode substituir verdadeiramente a dentina ou o esmalte, e que é obrigatória a quantidade mínima de estrutura hígida para justificar a manutenção do dente e sua importância estratégica no plano geral de tratamento. A presença de dentes adjacentes saudáveis disponíveis como pilares ou a opção de implantes dentários são fatores adicionais a analisar ao justificar a restauração dos dentes tratados endodonticamente.

Posição dentária, forças oclusais e atividade parafuncional

Os dentes são submetidos a forças cíclicas axiais e não axiais. Os dentes e as restaurações associadas precisam resistir a essas forças, para limitar os potenciais danos, como desgaste ou fratura. O grau e a direção das forças dependem da localização do dente no arco dentário, do esquema oclusal e da situação funcional do paciente.

Na maioria dos esquemas oclusais, os dentes anteriores protegem, das forças laterais, por meio da guia anterolateral, os dentes posteriores. No contexto da guia anterior muito acentuada e da sobremordida vertical profunda, os dentes anteriores superiores são sustentadores de forças protrusivas e laterais elevadas a partir dos dentes anteriores inferiores. As restaurações dos dentes anteriores danificados, com função pesada, devem ser projetadas para resistir à flexão. Os componentes restauradores devem ser mais fortes que o necessário para os dentes com uma relação topo a topo e forças verticais.

Normalmente, os dentes posteriores suportam mais forças verticais, em especial ao manter a guia canina e a anterior; eles também sustentam cargas oclusais maiores que os dentes anteriores, e as restaurações têm que ser planejadas para protegê-los contra as fraturas. No caso das atividades parafuncionais, é provável que a proteção pelo contato anterior seja reduzida ou perdida, e os dentes posteriores submetidos a mais tensões laterais, gerando maior demanda por materiais restauradores.

Há relatos na literatura de que as forças médias da mordida variam entre 25 e 75 N na região anterior e entre 40 e 125 N na região posterior, dependendo de tipo de alimento, situação dentária (dentado ou edêntulo), anatomia e hábitos funcionais.[55,71] Essas forças podem facilmente atingir 1.000 N ou mais no caso das atividades parafuncionais, mostrando o quão potencialmente destrutivas elas podem ser para os dentes hígidos e ainda mais para os dentes desvitalizados e fragilizados. Os hábitos parafuncionais (apertamento e bruxismo) são as principais causas de fadiga ou de lesão traumática dos dentes, incluindo desgaste, fissuras e fraturas. Os dentes que apresentam desgaste extenso ou sequelas a partir das atividades parafuncionais, especialmente função lateral pesada, requerem componentes com as mais altas propriedades físicas para proteger os dentes restaurados contra as fraturas.

Em geral, a estratégia atual concentra-se na preservação de tecido e no uso da adesão, a fim de estabilizar a restauração para o trabalho melhorado em curto e a longo prazo. No entanto, em certas condições, como suporte dentário reduzido, os materiais convencionais não são obsoletos.

Avaliação e requisitos estéticos

Os dentes anteriores, os pré-molares e frequentemente o primeiro molar superior, com a gengiva, compõem a zona estética da boca. As mudanças na cor ou na translucidez da estrutura dentária visível, com tecidos moles finos ou o biotipo, diminuem a chance de o resultado estético do tratamento ser bem-sucedido.

As possíveis complicações estéticas devem ser investigadas antes do início da terapia endodôntica. Por exemplo, pinos metálicos ou de fibra de carbono escuro ou em amálgama colocados na câmara pulpar podem originar resultados estéticos inaceitáveis, como a aparência acinzentada da restauração protética sobrejacente (especialmente com as coroas de cerâmica pura mais translúcidas, modernas) ou alteração da coloração gengival da área cervical subjacente ou da raiz (ver Figura 23.1). Todos os dentes localizados na zona estética também requerem controle crítico dos materiais obturadores endodônticos no terço coronário do canal e na câmara pulpar, para evitar ou reduzir o risco de alteração da coloração. A seleção cuidadosa dos materiais restauradores, o manuseio cuidadoso dos tecidos e a intervenção endodôntica oportuna são importantes para a preservação da aparência natural dos dentes desvitalizados e da gengiva.

ESTRATÉGIA DO TRATAMENTO

Princípios e diretrizes gerais

O pino, o núcleo e seus agentes de cimentação ou de adesão formam, juntos, a *base da restauração* para dar suporte à restauração coronária dos dentes tratados endodonticamente. O comportamento das bases da restauração tem sido o de diminuir a invasividade, usar adesão em lugar de ancoragem macromecânica e, nos casos selecionados, eliminar os componentes intrarradiculares. A mudança desses conceitos clínicos deriva tanto da melhor compreensão da biomecânica dentária quanto dos avanços nos materiais restauradores.

A base e seus diferentes constituintes têm o objetivo de fornecer a melhor proteção contra a infiltração relacionada à cárie, à fratura ou ao deslocamento da restauração. Portanto, todos os parâmetros locais e gerais mencionados devem ser analisados sistematicamente, a fim de selecionar a melhor abordagem de tratamento e os melhores materiais restauradores. Os requisitos protéticos também devem ser levados em consideração, a fim de completar a análise de cada caso. Em geral, os pilares para as próteses fixas ou parciais removíveis claramente ditam características mais extensas de proteção e de retenção que as coroas individuais, devido às maiores forças transversais e ao torque. Essa estratégia moderna de tratamento biomecânico está resumida na Figura 23.5.

Dentes anteriores estruturalmente hígidos

Os dentes anteriores podem perder a vitalidade como resultado de trauma com nenhum ou mínimo dano estrutural. Eles geralmente não requerem coroa, núcleo ou pino; o tratamento restaurador limita-se a vedar a cavidade de acesso a restaurações diretas em resina composta. A alteração da coloração, quando presente, é tratada por clareamento para dente desvitalizado ou, para aqueles intratáveis ou recidivantes, com abordagens restauradoras conservadoras, como facetas diretas ou indiretas (Tabela 23.2).

Dentes posteriores desvitalizados com perda mínima/reduzida de tecido

A perda da vitalidade dos dentes posteriores resultante de trauma, cárie ou procedimento restaurador não leva, necessariamente, ao envolvimento biomecânico extremo e, portanto, permite, em determinadas condições, restaurações conservadoras.

As cavidades oclusais ou as mesio/disto-oclusais podem ser restauradas com restaurações intracoronárias adesivas diretas ou indiretas, desde que as paredes remanescentes sejam grossas o suficiente (cristas proximais e parede vestibulolingual com mais de 1,5 mm de espessura). Os três fatores clínicos adicionais que precisam ser analisados para garantir o sucesso do tratamento são o fator de configuração (fator C), o volume da cavidade e a qualidade da dentina. Por exemplo, uma cavidade classe I, grande, com dentina contaminada e esclerótica, evidentemente seria uma contraindicação para a abordagem direta, apesar do fato de aparentemente se enquadrar nas indicações das técnicas diretas. As opções conservadoras sempre têm que ser analisadas à luz do ambiente funcional e oclusal. Elas só podem ser consideradas na ausência de atividade parafuncional e com guia anterior, o que limita a carga funcional geral e as forças laterais ou de flexão. Nas condições biomecânicas menos favoráveis (p. ex., função em grupo, anatomia oclusal íngreme, bruxismo, apertamento), abordagem protetora, com cobertura oclusal total (*onlay* ou *overlay*) é obrigatória para minimizar o risco de falhas por fadiga (ver Tabela 23.2).

Dentes estruturalmente comprometidos

A decisão de colocar, bem como a seleção do sistema de pino (rígido ou não rígido) depende mais uma vez da quantidade e da qualidade da estrutura dentária remanescente e das forças previstas suportadas por esse dente (Tabela 23.3).

Em geral, os pinos rígidos feitos de materiais rígidos (metal e cerâmica) são indicados para os dentes com estrutura dentária mínima que dependem do pino para manter o núcleo e a coroa. Como os pinos rígidos flexionam e dobram menos que outros tipos de pino, eles podem limitar o movimento do núcleo e causar possível ruptura das margens da coroa e do selamento do cimento. Mas é preciso lembrar que os pinos rígidos transmitem mais tensão para a raiz, próximo ao ápice do pino, quando cimentados convencionalmente. A tentativa de fortalecer uma raiz debilitada adicionando um pino rígido pode, pelo contrário, tornar a raiz mais fraca como resultado da concentração de força de uma haste rígida em um material mais flexível. Portanto, a adesão desempenha papel crucial, porque o pino bem aderido pode ajudar a absorver as tensões de maneira mais uniforme em toda a estrutura do dente remanescente. O benefício e o risco maior de fissura e de fratura precisam ser avaliados apropriadamente em relação ao potencial de adesão dentro da raiz, o tipo e a composição do pino e o tratamento da superfície.

Nos dentes estruturalmente hígidos, os pinos não rígidos flexionam com o dente sob as forças funcionais, reduzindo a transferência da força para a raiz e reduzindo o risco de fratura radicular. A flexão está obviamente relacionada ao diâmetro do pino. Nos dentes estruturalmente comprometidos, que carecem de rigidez cervical por efeito da dentina e da férula, a flexão

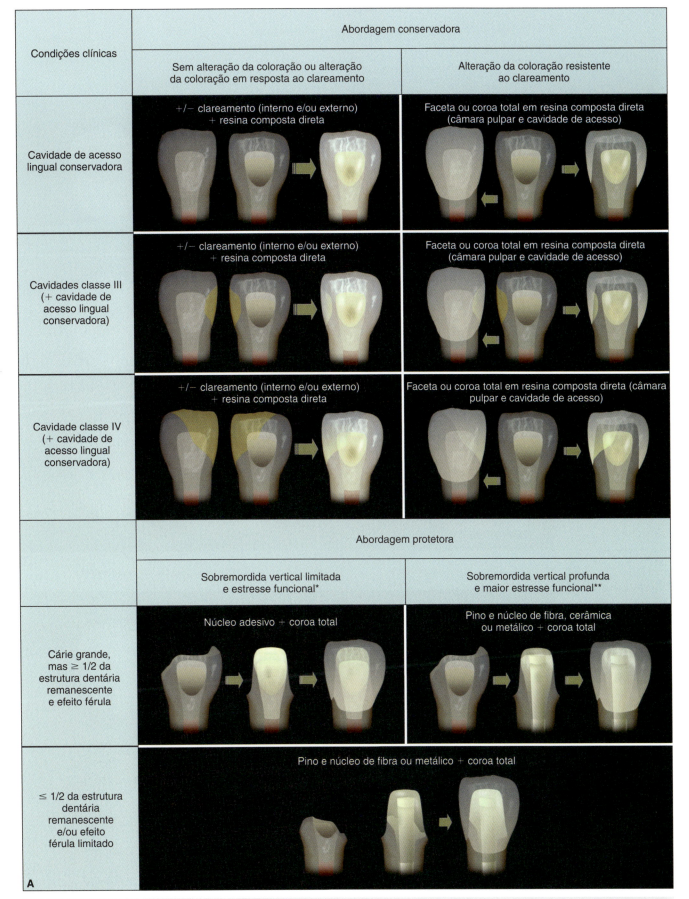

Figura 23.5 A. Recomendações atuais para o tratamento dos dentes anteriores desvitalizados. *Função normal e guia anterior; **atividade parafuncional moderada a acentuada e oclusão/guia anterior anormal. (*continua*)

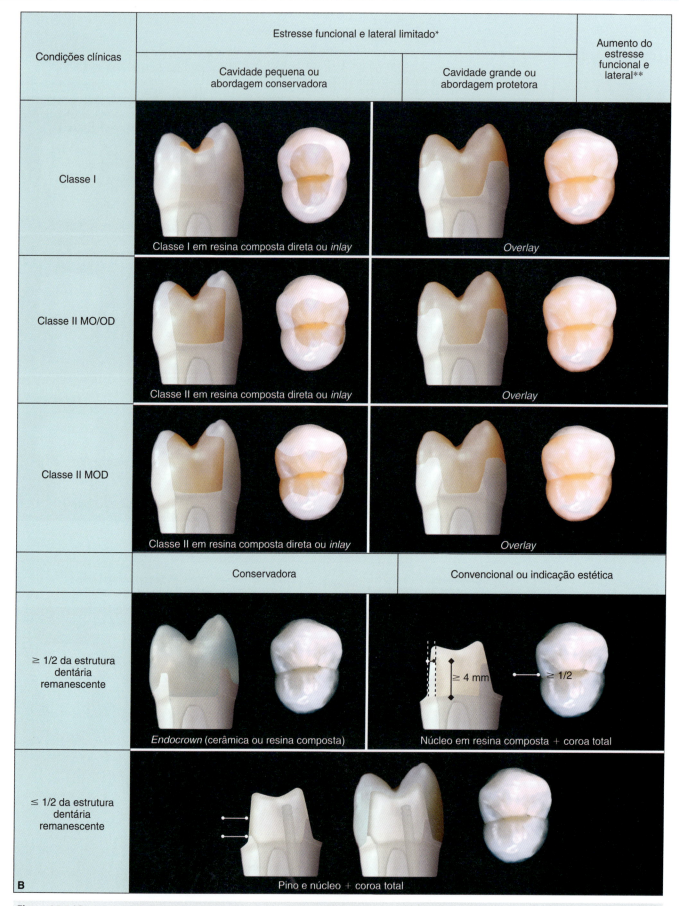

Figura 23.5 (*Continuação*) **B.** Recomendações atuais para o tratamento dos dentes posteriores desvitalizados. *Anatomia relativamente plana e guia canina, função normal; **função em grupo, anatomia oclusal íngreme, parafunção.

Tabela 23.2 Protocolos clínicos para restauração dos dentes desvitalizados com restaurações parciais (procedimentos mais prováveis).

Abordagem do tratamento	Indicações	Preparo do dente (diretrizes críticas)	INTERFACE DO TRATAMENTO Dente	Restauração	Fabricação da restauração
Restauração em resina composta	Perda mínima de tecido	Nenhum	DBA	–	Estratificada direta
Faceta	Perda limitada de tecido	Redução vestibular ≥ 1 mm, esmalte lingual presente, apenas mínima a moderada alteração da coloração.	DBA	1. Jato de areia ou condicionamento 2. Silano 3. Resina adesiva	CP estratificada direta *ou em laboratório*: CER condicionável: queimada, prensada ou CAD-CAM
Overlay (resina composta/cerâmica)	Paredes remanescentes finas	Redução oclusal mínima de 2 mm	DBA + Revestimento com resina composta	1. Jato de areia ou condicionamento 2. Silano 3. Resina adesiva	*Em laboratório:* CP: modelada manualmente, polimerizada com luz ou calor, CAD-CAM CER condicionável: queimada, prensada ou CAD-CAM
Endocrown (resina composta/cerâmica)	Perda da anatomia oclusal	Redução oclusal mínima de 2 mm, extensão na câmara pulpar	DBA + revestimento com resina composta	1. Jato de areia ou condicionamento 2. Silano 3. Resina adesiva	*Em laboratório:* CP: modelada manualmente, polimerizada com luz ou calor, CAD-CAM CER condicionável: queimada, prensada ou CAD-CAM

CAD-CAM, Projeto assistido por computador/usinado por computador (do inglês, *computer-aided design/computer-aided machined*); CER, cerâmica; CP, resina composta; DBA, agente de adesão à dentina (do inglês, *dentin bonding agent*).

Tabela 23.3 Protocolos clínicos para a restauração dos dentes desvitalizados com restaurações protéticas totais (procedimentos mais prováveis).

Abordagem do tratamento	Indicações	Preparo do dente (diretrizes importantes)	BASE Pino	Núcleo	RESTAURAÇÃO Fabricação	Cimentação
Núcleo em resina composta	Paredes reduzidas, mas > 1/2 da altura coronária	Manter todas as estruturas remanescentes > 1 mm de espessura (após o preparo do núcleo)	–	DBA + resina composta dual ou LC, incremental	*Em laboratório:* PFM ou restauração em cerâmica pura: fundição por deslizamento, prensada ou CAD-CAM	Revestimento, jato de areia, ou condicionamento + silano e cimento dual ou SA
Núcleo de resina composta + pino cerâmico	Perda de mais de 1/2 da estrutura coronária, altura reduzida da parede	Manter todas as estruturas remanescentes > 1 mm de espessura (após o preparo do núcleo)	Jato de areia ou revestimento/ silano + DBA + cimento dual ou SA	DBA + resina composta dual ou LC, incremental	*Em laboratório:* PFM ou restauração em cerâmica pura: fundição por deslizamento, prensada ou CAD-CAM	Revestimento, jato de areia, ou condicionamento + silano e cimento dual ou SA
Núcleo em resina composta + pino de fibra *in vitro*	Perda de mais da 1/2 da estrutura coronária, altura reduzida da parede	Manter todas as estruturas remanescentes > 1 mm de espessura (após o preparo do núcleo)	Jato de areia ou revestimento/ silano + DBA + cimento dual ou SA	DBA + resina composta dual ou LC, incremental	*Em laboratório:* PFM ou restauração em cerâmica pura: fundição por deslizamento, prensada ou CAD-CAM	Revestimento, jato de areia, ou condicionamento + silano e cimento dual ou SA
Núcleo de resina composta + pino metálico	Perda de mais de 2/3 da estrutura coronária, altura reduzida da parede	Manter todas as estruturas remanescentes > 1 mm de espessura (após preparo do núcleo)	Jato de areia ou revestimento/ silano + DBA + cimento dual ou SA	DBA + resina composta dual ou LC, incremental	*Em laboratório:* PFM ou restauração em cerâmica pura: fundição por deslizamento, prensada ou CAD-CAM	Revestimento, jato de areia ou condicionamento + silano e cimento dual ou SA

(continua)

Tabela 23.3 Protocolos clínicos para a restauração dos dentes desvitalizados com restaurações protéticas totais (procedimentos mais prováveis). *(Continuação)*

Abordagem do tratamento	Indicações	Preparo do dente (diretrizes importantes)	BASE Pino	BASE Núcleo	RESTAURAÇÃO Fabricação	RESTAURAÇÃO Cimentação
Núcleo em amálgama (± pino metálico)	Alternativa para núcleo em resina composta com pino metálico	Manter todas as estruturas remanescentes > 1 mm de espessura (após preparo do núcleo)	Sem tt + cimento não adesivo ou jato de areia/ revestimento/ silano + DBA + cimento dual ou SA	Colocação do amálgama em cavidade/ preparo retentivo	Em laboratório: restauração PFM	Revestimento, jato de areia ou condicionamento + silano e cimento dual ou SA
Pino e núcleo em ouro fundido (± porcelana)	Mais de 3/4 da estrutura coronária perdidos	Manter todas as estruturas remanescentes > 1 mm de espessura (após preparo do núcleo) Paredes internas são divergentes	Sem tt/jato de areia + cimento não adesivo ou jato de areia/revestimento/ silano + DBA + cimento dual ou SA	Sem tt + cimento não adesivo ou DBA + cimento dual ou SA	Em laboratório: restauração PFM ou em cerâmica pura: zircônia/ CAD-CAM	Revestimento, jato de areia ou condicionamento + silano e cimento dual ou SA

CAD-CAM, projeto assistido por computador/usinado por computador (do inglês, *computer-aided design/computer-aided machined*); *CER*, cerâmica; *DBA*, agente de adesão à dentina (do inglês, *dentin bonding agent*); *dual*, polimerização dual; *LC*, fotopolimerização (do inglês, *light curing*); *PFM*, metalocerâmica (do inglês, *porcelain fused to metal*); *SA*, autoadesivo (do inglês, *self-adhesive*).

excessiva do pino pode ser prejudicial à vedação marginal e à longevidade da prótese; portanto, os pinos de fibra geralmente são contraindicados.

Os pinos de fibra brancos ou translúcidos são geralmente preferidos sob as restaurações de cerâmica pura, enquanto os pinos de fibra de carbono pretos, mais fortes, que podem refletir por gengiva, estrutura dentária ou restaurações de cerâmica, geralmente são usados nos dentes a serem restaurados com coroas de ouro ou metalocerâmicas, bem como em restaurações de zircônia. A literatura enfatiza muito o impacto da cor do pino sobre a estética da restauração. A cor do pino metálico ou de carbono pode ser mascarada com resina opaca e núcleo de ouro ceramizado para melhorar a integração estética. Tais procedimentos podem ajudar a abordar o comportamento biomecânico mais adequado da restauração por meio da fabricação de bases rígidas, porém mais estéticas. Os incisivos laterais superiores e inferiores e um biotipo extremamente fino são provavelmente a única contraindicação estética real para os pinos de metal ou de fibra de carbono.

Nos casos de extrema fragilidade dentária, secundária a cáries, fratura, alargamento excessivo anterior do sistema de canal radicular ou imaturidade, a estrutura radicular residual pode ser unificada e reforçada com ligação adesiva e resina composta antes de colocar um pino de diâmetro normal, formando uma unidade totalmente coesa, conforme descrito anteriormente.

Em conclusão, em um dente danificado que precisa ser restaurado com um pino não rígido, devem permanecer, se possível, 2 a 3 mm de estrutura dentária cervical para permitir a criação de uma restauração que seja resistente à flexão. Os dentes com estrutura dentária mínima e efeito de férula limitado precisam da rigidez cervical adicional de um pino mais rígido, para resistir à distorção. Nessa situação, a cimentação adesiva é preferida à cimentação convencional.

Dentes anteriores estruturalmente comprometidos

A restauração dos dentes tratados endodonticamente torna-se mais complexa à medida que os dentes ou as estruturas de suporte estão cada vez mais afetados. Um dente anterior desvitalizado que perdeu estrutura dentária significativa requer uma restauração com uma coroa, suportada e retida por núcleo, e, possivelmente, um pino também.

Quando houver menos da metade da altura do núcleo ou quando as paredes restantes forem extremamente finas (< 1 mm em mais de três quartos da circunferência do dente), haverá a necessidade de um pino para aumentar a retenção e estabilizar e reforçar a base. Atualmente, há a disponibilidade de muitas opções de pinos, incluindo os de titânio, resina reforçada com fibra e cerâmica. A adesão é agora o modo preferido de cimentação do pino, a menos que a contaminação a longo prazo da dentina radicular seja óbvia (p. ex., com eugenol), tornando a adesão altamente questionável.

Na última situação ou na presença de canais alargados (possivelmente também quando o efeito férula for limitado), o pino e o núcleo de ouro fundido ainda são considerados opções viáveis. Na verdade, nesse ambiente biomecânico extremamente desfavorável, essa abordagem de tratamento tradicional proporciona maior rigidez na região cervical, o que é obrigatório para a estabilidade da restauração. Aqui, a base de resina composta reforçada com fibra com maior flexibilidade pode apresentar comportamento biomecânico menos favorável, como sugerido por estudos de FEM (ver Figura 23.3 e Tabela 23.2).[42] Nessa situação, a extração do dente e a colocação de implante ou ponte adesiva (especialmente para os incisivos laterais) também devem ser consideradas.

Na zona estética, o pino não deve prejudicar a estética da estrutura dentária coronária, coroa de cerâmica ou gengiva. Os procedimentos restauradores atuais permitem a fabricação de restaurações coronárias de cerâmica altamente estéticas que não têm subestrutura metálica. Quando essas restaurações com cores notavelmente realistas e com vitalidade são selecionadas, elas implicam, em geral, o uso de pinos estéticos não metálicos, sejam de cerâmica ou de resina composta reforçados com fibra.

Dentes posteriores estruturalmente comprometidos

Os dentes posteriores levemente cariados no contexto das atividades parafuncionais ou os pré-molares e molares significativamente fragilizados requerem proteção das cúspides garantida por restauração *onlay*, *endocrown* ou coroa total. A necessidade de pino e de núcleo depende da quantidade de estrutura dentária remanescente. Quando as paredes remanescentes (vestibular e lingual) apresentarem mais de 3 a 4 mm de altura (a partir do assoalho da câmara pulpar) e 1,5 a 2 mm de espessura, a estabilidade do núcleo e da restauração estará garantida por retenção macromecânica ou adesão; então, os pinos não são necessários (ver Figura 23.5). Com a estratégia de tratamento atual, *o pino tornou-se exceção, e não regra, para a restauração dos dentes posteriores desvitalizados.*

Procedimentos adicionais

A cirurgia periodontal para o aumento da coroa ou a extrusão ortodôntica pode expor mais estrutura radicular, permitindo a restauração do dente muito danificado. Quanto ao sorriso, o aumento da coroa pode ser limitado por consequências esteticamente adversas (redução da inserção proximal); basicamente, o aumento da coroa vestibular só pode ser considerado potencial indicação para esse procedimento. Na região posterior, o aumento da coroa é limitado pela anatomia do dente e pela furca ou pela perda de estrutura óssea, o que dificulta a futura colocação de implante. Em relação à extrusão ortodôntica, o comprimento e a anatomia radicular são os fatores limitantes desse procedimento; raízes curtas ou cônicas são contraindicações para a extrusão ortodôntica. Mais uma vez, quando uma restauração funcional de longa duração não puder ser criada de forma previsível, pode ser melhor extrair o dente que buscar esforços heroicos para restaurar o dente extremamente fraco, usando procedimentos complexos, caros e imprevisíveis.

Procedimentos clínicos

A restauração de um dente desvitalizado pode incluir vários componentes restauradores, como pino, núcleo e a restauração sobrejacente. Dentro do mesmo dente, serão criadas várias interfaces, como o pino à dentina radicular, o núcleo à dentina coronária, o núcleo ao pino e o núcleo à restauração sobrejacente. De acordo com a situação biomecânica, alguns ou todos os componentes restauradores e as interfaces estarão presentes e precisam ser abordados.

As diretrizes clínicas gerais para a restauração dos dentes tratados endodonticamente com restaurações de coroa parcial ou total estão apresentadas na Tabela 23.2, com procedimentos específicos para o preparo do dente e o tratamento das diferentes interfaces envolvidas. As etapas clínicas para todas as opções de tratamento recomendadas estão apresentadas nas Figuras 23.6 a 23.14.

PREPARO DO DENTE

A parte mais importante do dente restaurado é o próprio dente. Conforme descrito, a espessura e a altura das paredes dentinárias remanescentes ou as cúspides, junto às condições oclusais funcionais, são os fatores determinantes na escolha da solução restauradora mais adequada.

Para as restaurações intracoronárias parciais, a conservação máxima de tecido é a única consideração para o clínico. Em outras situações, a abordagem restauradora selecionada geralmente exigirá algum preparo do dente para cumprir com o projeto e a espessura da restauração. *Onlays*, *overlays* e *endocrowns* requerem aproximadamente 1,5 a 2 mm de espaço oclusal para garantir a resistência da restauração às cargas funcionais. Para as coroas totais, é necessária férula para circundar as paredes verticais da estrutura dentária hígida acima da margem da restauração (1,5 a 3 mm), evitando a coincidência entre o núcleo e os limites da restauração. Outros requisitos do preparo apresentados neste capítulo devem ser respeitados, para garantir o sucesso do tratamento. Isso significa que a estrutura dentária supraóssea de 4 a 5 mm de altura e 1 mm de espessura deve estar disponível para acomodar a largura biológica periodontal e a férula da restauração.

COLOCAÇÃO DO PINO

O pino é a extensão da base na raiz dos dentes estruturalmente danificados, o que é necessário para a estabilidade e a retenção do núcleo e da restauração coronária. O pino é cimentado ou adesivado dentro da raiz, de acordo com a qualidade do tecido e a escolha do pino e do núcleo. O pino desempenha função mecânica e biológica, protegendo o selamento apical de contaminação bacteriana no caso de infiltração coronária. Essas funções não devem ser alcançadas em detrimento da resistência do dente; o preparo do espaço para o pino deve ser o mais conservador possível, para evitar risco maior de fratura radicular. É importante ressaltar novamente que o pino não fortalece ou reforça o dente. Esse objetivo difícil só seria alcançado no caso de coesão perfeita entre o pino e o substrato do dente – hoje em dia, apenas parcialmente alcançável. Portanto, o clínico precisa considerar que a força inerente do dente e sua resistência à fratura da raiz vêm sobretudo da estrutura dentária remanescente e do osso alveolar circundante. O dente enfraquece se a dentina for sacrificada para colocar pino de maior diâmetro.

O pino deve ser longo o suficiente para atender às demandas biomecânicas mencionadas, sem comprometer a integridade da raiz. Os parâmetros-padrão para a colocação do pino em um dente com suporte periodontal normal são os seguintes:

1. Em caso de cimentação não adesiva (apenas pinos metálicos):[60]
   - Dois terços do comprimento do canal
   - Extensão radicular, pelo menos, igual ao comprimento coronário do núcleo
   - Metade do comprimento de suporte ósseo da raiz.
2. No caso de cimentação adesiva (pinos de fibra):[41,136]
   - Um terço até metade do comprimento do canal, no máximo
   - Extensão radicular de aproximadamente o comprimento coronário do núcleo.

A primeira etapa para todos os tipos de restauração com pino e núcleo é a remoção da guta-percha e da obturação endodôntica do futuro espaço para o pino. Em geral, esse procedimento é melhor realizado pelo clínico que fornece o tratamento endodôntico, porque ele tem o conhecimento do tamanho e da forma do sistema de canais. O procedimento inicial do preparo do espaço para o pino é semelhante para a maioria dos sistemas padronizados de pino e de núcleo. O espaço, desobstruído da guta-percha, adquire a forma do canal após limpeza e preparo químico-mecânico. Os sistemas privados são supridos com uma série de brocas para preparo da superfície interna do canal. O objetivo da formação do espaço para o pino é remover pouca ou nenhuma dentina do canal radicular.

PROCEDIMENTOS ADESIVOS

Em geral, tanto os sistemas adesivos de autocondicionamento quanto os de condicionamento e enxágue podem ser usados com sucesso na dentina radicular; ambos os sistemas têm prova de eficácia bem documentada. No entanto, o uso dos sistemas adesivos de condicionamento e enxágue pode ser vantajoso na presença

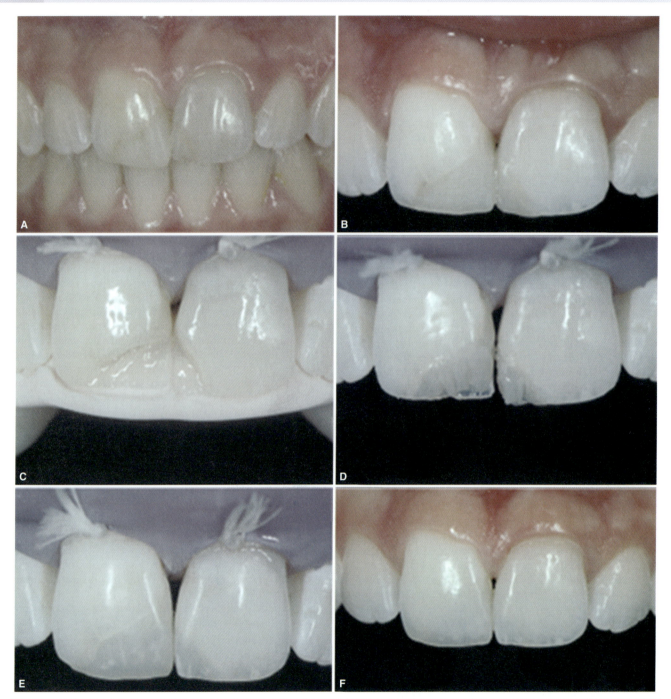

Figura 23.6 Restaurações em resina composta direta nos dentes anteriores (após clareamento). Dente anterior desvitalizado com quantidade suficiente de tecido remanescente e dentes vizinhos saudáveis e hígidos, geralmente em pacientes jovens. **A.** Preparo. O material restaurador existente e todo o remanescente de cimento endodôntico e guta-percha foram removidos da cavidade, para expor o substrato limpo de dentina. Pode-se usar cimento opaco para marcar a entrada das raízes, facilitando eventual retratamento ou para a posterior colocação de um pino. **B.** Procedimentos de clareamento. Duas sessões de clareamento interno foram necessárias para adaptar a cor de ambos os dentes anteriores traumatizados (dente 11), usando uma mistura de peróxido de hidrogênio a 3% e pó de perborato de sódio. Cada sessão de clareamento se estendeu por um período de 10 dias. Entre as sessões e devido ao atraso para prosseguir com a restauração final (1 a 2 semanas até 6 a 8 semanas), a cavidade de acesso foi fechada com material de restauração temporário ou resina composta *flow*. **C** e **D.** Procedimentos restauradores. Aplica-se uma camada de adesivo sobre todas as superfícies da cavidade. É frequente dar preferência ao sistema de condicionamento ácido e enxágue quando o tecido dentinário é altamente esclerótico ou foi contaminado (p. ex., por eugenol). Um cimento duro como o ionômero de vidro (não o ionômero de vidro modificado por resina devido à absorção de água e à posterior expansão) foi usado para a substituição da dentina, antes da adição da resina composta de esmalte para fechar a cavidade lingual. Uma restauração completa de resina composta também pode ser considerada para obturar a cavidade lingual (1 quantidade de esmalte e 1 de dentina) em consideração à natureza hidrofóbica do material, o que poderia provavelmente impedir ou limitar a penetração de pigmentos solúveis em água da cavidade bucal. Normalmente são utilizadas duas ou três camadas para substituir o tecido em falta, de preferência seguindo o "conceito de estratificação natural", que visa construir a restauração com duas quantidades básicas – a saber, dentina e esmalte –, com o auxílio de um indicador de silicone. **E** e **F.** Visão pós-operatória. As duas restaurações conservadoras são mostradas após o acabamento e polimento, com o dique de borracha ainda no lugar (*E*) e após várias semanas (*F*). Observar que a integração estética não pode ser avaliada antes que ocorra a reidratação completa (4 a 6 horas, pelo menos).

Capítulo 23 • Restauração dos Dentes Tratados Endodonticamente 867

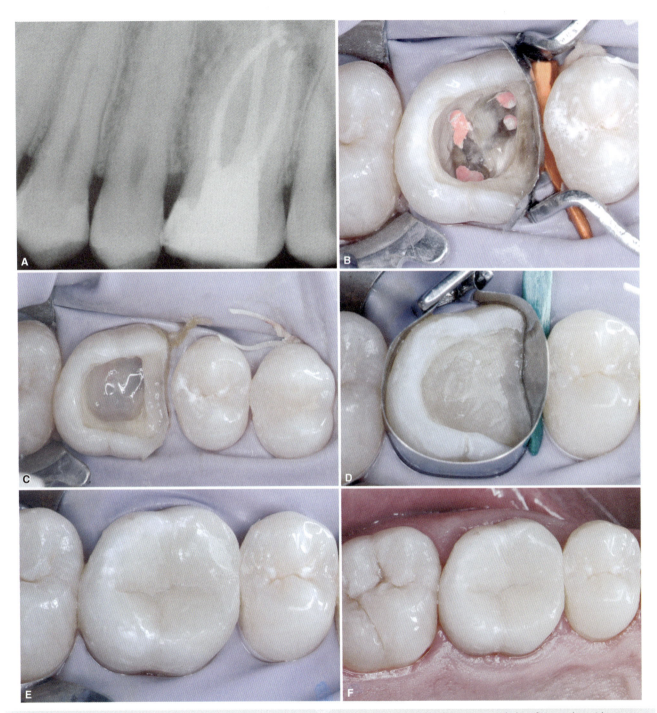

Figura 23.7 Restauração direta em resina composta no dente posterior. Dente posterior desvitalizado com quantidade suficiente de tecido remanescente e dentes vizinhos saudáveis e hígidos. Sem alteração na coloração significativa do substrato dentário vestibular e ausência de parafunções acentuadas ou função em grupo ou outra condição ocluso-funcional desfavorável. **A.** Preparo. O material restaurador existente e todo o remanescente de selante e guta-percha foram removidos da cavidade, para expor o substrato limpo de dentina. Pode-se usar cimento opaco para marcar a entrada das raízes, facilitando eventual retratamento ou para posterior colocação de um pino. **B.** Procedimento adesivo. Foi usado sistema adesivo de condicionamento e enxágue devido à presença de dentina esclerótica contaminada. **C** a **E.** Base da restauração e técnica de estratificação. Pode-se usar cimentos resinosos ou à base de ionômero de vidro para substituição da dentina, antes da adição da resina composta de esmalte, para fechar a cavidade lingual. Pode-se também ponderar restauração completa de resina composta para preencher a cavidade lingual (1 quantidade de esmalte e 1 de dentina) em consideração à natureza hidrofóbica do material, o que poderia provavelmente impedir ou limitar a penetração de pigmentos solúveis em água da cavidade bucal. A quantidade de resina composta de dentina é usada para substituir o tecido dentinário ausente, e a resina composta de esmalte é usada para construir as paredes proximais e a anatomia oclusal. **F.** A visão pós-operatória demonstra a vantagem dessa abordagem conservadora no contexto dos dentes com situação biomecânica adequada.

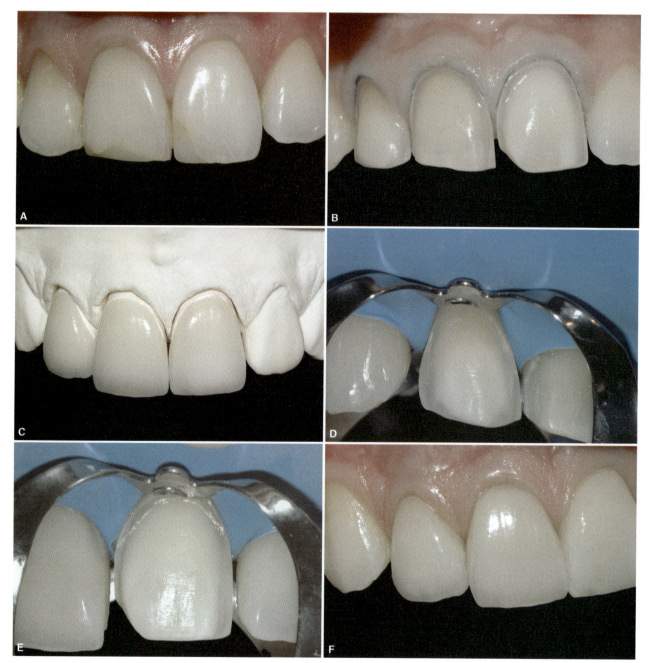

Figura 23.8 Faceta. Dente anterior desvitalizado com quantidade suficiente de tecido remanescente e dentes vizinhos saudáveis. A alteração da coloração resistiu ao clareamento ou recidivou, apesar de vários retratamentos. De preferência, biotipo espesso para limitar o risco de recessão gengival e perda da integração estética. **A.** Fechamento da cavidade lingual. Um cimento duro como o ionômero de vidro (não o ionômero de vidro modificado por resina devido à absorção de água e à possível expansão) pode ser usado para a substituição da dentina, antes da adição da resina composta de esmalte, para fechar a cavidade lingual. Pode-se também ponderar uma restauração completa de resina composta para obturar a cavidade lingual (1 quantidade de esmalte e 1 de dentina) em consideração à natureza hidrofóbica do material, o que poderia provavelmente impedir ou limitar a penetração de pigmentos solúveis em água da cavidade bucal. **B.** Preparo. Quantidade suficiente de estrutura dentária vestibular precisa ser removida para permitir bom resultado estético (a profundidade do preparo é ditada pela gravidade da alteração da coloração). As margens cervicais seguem de perto os contornos gengivais, evitando o impacto dos tecidos moles, mas assumem uma cobertura completa da estrutura dentária com alteração da coloração. **C** e **D.** Procedimento adesivo. Os sistemas de adesão hidrofóbicos são preferidos ao esmalte condicionado úmido quando não há exposição da dentina. É preferível o sistema adesivo de condicionamento e enxágue quando há exposição da dentina (aqui, na presença de áreas significativas de dentina esclerótica). Restauração. A cerâmica é condicionada e recebe o silano. Pouco antes da cimentação, uma última camada de adesivo é aplicada à resina, mas não fotopolimerizada até a colocação. **E.** Técnica de cimentação. Um material restaurador fotopolimerizável, rico em cargas inorgânicas, translúcido e fluorescente é preferencialmente usado para cimentação. Isso permite melhor controle da colocação da restauração e mínimos desgaste e fadiga da camada de cimento. **F.** Visão pós-operatória. A visão pós-operatória demonstra estética satisfatória. Essa abordagem às vezes é adequada para atender à alta demanda estética do paciente.

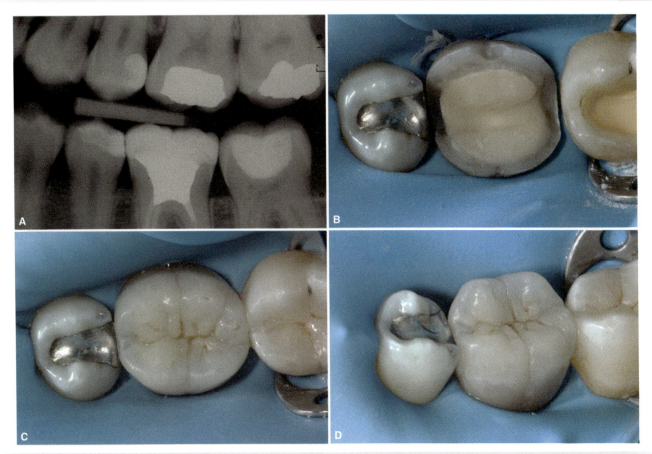

Figura 23.9 *Onlay/overlay*. Dente posterior desvitalizado com quantidade suficiente de tecido restante para justificar a restauração parcial. O preparo envolve ambas as superfícies proximais ou apenas duas superfícies, mas em um ambiente ocluso-funcional menos favorável (paredes finas). Sem alteração da coloração significativa do substrato dentário vestibular visível. A opção é favorável para coroas clínicas curtas. **A** e **B**. Preparo. O material restaurador existente e todo o remanescente de selante endodôntico e de guta-percha foram removidos da cavidade, para expor o substrato limpo de dentina. Pode-se usar cimento opaco para marcar a entrada das raízes, facilitando possível retratamento ou para posterior colocação de um pino. Paredes oclusais finas e fracas são removidas até atingir espessura suficiente para a restauração (1,5 a 2 mm nas áreas livres de contato oclusal e oclusais, respectivamente). Procedimento adesivo: o sistema adesivo de condicionamento e enxágue é preferencialmente usado aqui, devido à presença de dentina esclerótica e contaminada (sistema adesivo de autocondicionamento também pode ser usado). A base de resina composta é feita com uma resina composta restauradora, ou preferencialmente com resina *flow* (para volume e espessura limitados), a fim de suavizar os ângulos internos, preencher espaços e, quando necessário, realocar as margens cervicais de forma oclusal. **C** e **D**. Após a moldagem e a confecção do modelo, a restauração é gerada no laboratório, para aperfeiçoar anatomia, função e estética. A restauração pode ser feita de diferentes materiais da cor do dente: cerâmica (queimada, prensada ou gerada por CAD-CAM) ou resina composta. Essa opção de tratamento oferece conservação, função e estética do tecido, e é uma boa alternativa às coroas totais.

de dentina altamente esclerótica ou contaminada, porque o ácido fosfórico vai condicionar a dentina de forma mais profunda que os *primers* de autocondicionamento. Ao tratar o canal na perspectiva da cimentação do pino, é preferível o uso do sistema adesivo de polimerização dual, para otimizar a polimerização. Os cimentos autoadesivos também têm demonstrado desempenho satisfatório para a cimentação do pino.

RESTAURAÇÕES PARCIAIS

No caso de perda limitada a moderada da substância coronária, a estratégia restauradora para os dentes anteriores tratados endodonticamente varia: desde a restauração direta em resina composta, usando a mesma técnica de estratificação ou de aplicação para os dentes vitais (possivelmente com a contribuição de clareamento intracoronário ou extracoronário), até facetas, quando a alteração da coloração não for totalmente tratável ou tender a recidivar. Do ponto de vista restaurador, é apenas necessário mencionar que a demora de 1 a 2 semanas é obrigatória antes de restaurar o dente clareado com adesivo. Para restaurações mais extensas, é ainda aconselhado esperar até 6 semanas ou mais (dependendo da extensão e da duração do tratamento de clareamento), para permitir a estabilização da cor final do dente e prosseguir com a seleção da cor.[39] As Figuras 23.6 e 23.7 descrevem as etapas clínicas envolvidas na restauração dos dentes anteriores moderadamente cariados, usando resina composta direta e clareamento ou facetas.

Nos dentes posteriores que apresentam perda de tecido limitada a moderada, são propostas restaurações oclusais parciais ou totais, diretas e indiretas. O benefício dessas restaurações é aproveitar a estrutura dentária remanescente para estabilizar a restauração e minimizar o potencial impacto da reabilitação protética nos tecidos periodontais. Por exemplo, os segundos molares definitivamente lucram com uma abordagem conservadora usando restaurações intracoronárias, de cobertura total da oclusal adesivamente cimentadas. A *endocrown* é a modificação do conceito anterior, com extensão da restauração para a câmara pulpar, como uma estrutura adicional de retenção e estabilização. As Figuras 23.8 a 23.10 descrevem as etapas clínicas envolvidas na restauração dos dentes posteriores moderadamente cariados, usando *onlays*, *overlays* e *endocrowns*.

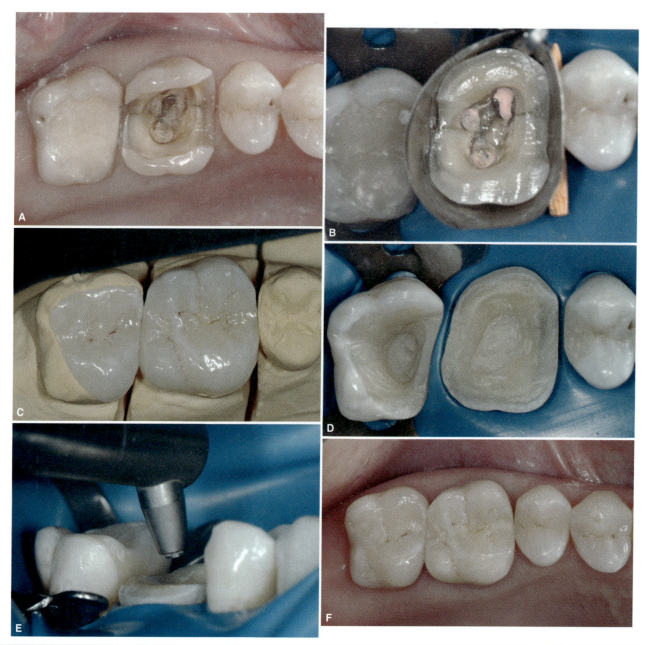

Figura 23.10 *Endocrown*. Dentes posteriores desvitalizados, com quantidade reduzida de tecido cervical remanescente, mas tecido suficiente para fornecer margens supragengivais da restauração e boa estabilização dentro da antiga câmara pulpar. Alteração da coloração inexistente ou limitada no substrato dentário vestibular visível. A opção é favorável para coroas clínicas curtas. **A** e **B.** Preparo. O material restaurador existente e todo o selante endodôntico remanescente e a guta-percha foram removidos da cavidade, para expor o substrato limpo de dentina. Pode-se usar cimento opaco para marcar a entrada das raízes, facilitando possível retratamento ou para posterior colocação de pino. As paredes finas e fracas foram removidas até atingir espessura suficiente (mínimo 1,5 mm); o máximo possível de estrutura cervical remanescente foi mantido, para evitar a interferência da restauração com os tecidos periodontais. **C.** Restaurações protéticas sobre o modelo de trabalho. **D.** Base da restauração. Procedimentos adesivos: sistema adesivo de condicionamento e enxágue é preferencialmente usado aqui devido à presença de dentina esclerótica contaminada (pode-se também usar sistema adesivo de autocondicionamento). Base da restauração: a base é feita em resina composta restauradora ou preferencialmente com resina *flow* (para volume e espessura limitados), a fim de suavizar os ângulos internos, preencher espaços e, quando necessário, realocar as margens cervicais de forma oclusal. **E.** Moldagem e confecção da restauração. Após moldagem e confecção do modelo, a restauração é gerada no laboratório, para aperfeiçoar anatomia, função e estética. A restauração pode ser feita de diferentes materiais da cor do dente: cerâmica (queimada, prensada ou gerada por CAD-CAM) ou resina composta. **F.** Resultado pós-operatório. Apesar da aplicação relativamente rara, as *endocrowns* combinam vantagens biomecânicas com facilidade de procedimentos clínicos e envolvimento mínimo, se houver, do espaço biológico. É uma alternativa interessante para as coroas totais. (De Rocca GT, Bouillaguet S: Alternative treatments for the restoration of non-vital teeth, *Rev Odont Stomat* 37:259, 2008.)

Capítulo 23 • Restauração dos Dentes Tratados Endodonticamente 871

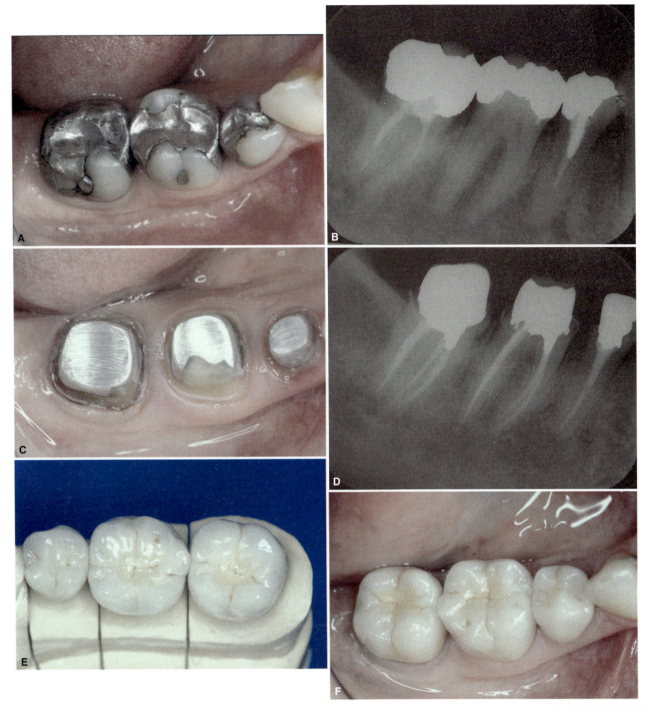

Figura 23.11 Núcleo em amálgama. Dentes posteriores desvitalizados com estrutura dentária e altura reduzida das paredes. A estabilidade do núcleo em amálgama é garantida pela extensão da restauração dentro da porção coronária do canal (raízes curvas) e pino (apenas se a anatomia da raiz for reta) e pelos espaços remanescentes da câmara pulpar. Atualmente, essa opção é considerada obsoleta, por conta da pigmentação intrínseca do amálgama, da técnica não adesiva e do comportamento biomecânico nada ideal do amálgama. **A** e **B.** Preparo. O material restaurador existente, todo o selamento endodôntico remanescente e a guta-percha foram removidos da cavidade, para expor o substrato limpo de dentina. Paredes finas e fracas são removidas até atingir espessura suficiente (1,5 a 2 mm); as retenções existentes são utilizadas para estabilizar o núcleo em amálgama, com o pino. O pino de metal (com projeto passivo e anatômico, preferencialmente feito de titânio) estende-se dentro da raiz por aproximadamente o mesmo comprimento da extensão coronária. **C** a **E.** Fabricação da restauração. Após a colocação de matriz ou anel de cobre para envolver o preparo, o amálgama é compactado na cavidade, porção superior do canal radicular e ao redor do pino, até que o volume coronário apropriado seja restaurado. O preparo dos núcleos é feito para controlar o espaço ideal para as coroas metalocerâmicas (PFM). **F.** Resultado pós-tratamento. Essa abordagem de tratamento é viável para os dentes já restaurados com núcleos de amálgama e quando as restaurações PFM são obrigatórias. Pode-se obter estética satisfatória com as margens da restauração dentro do sulco gengival.

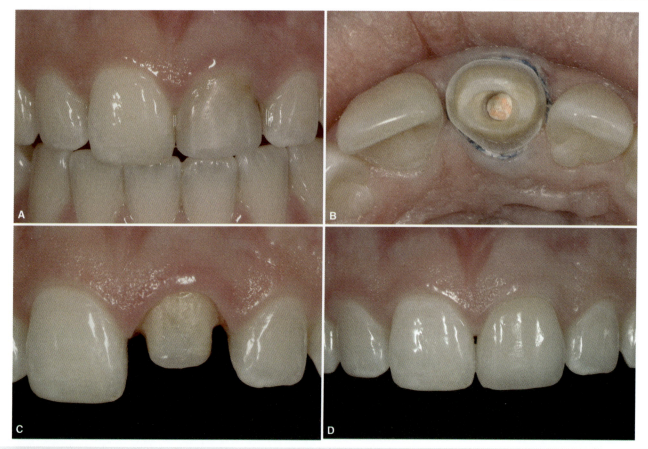

Figura 23.12 Núcleo em resina composta (sem pino). Dente desvitalizado com mais da metade da estrutura coronária e espessura de parede suficiente. A estabilidade do núcleo é garantida por adesão, câmara pulpar remanescente e altura remanescente da parede. **A** e **B**. Preparo. O material restaurador existente, todo o selamento endodôntico remanescente e a guta-percha foram removidos da cavidade, para expor o substrato limpo de dentina. O dente é preparado para avaliar com precisão a altura e a espessura da estrutura remanescente. Metade da altura do pilar e mais de 1,5 mm de espessura da parede têm que estar presentes, para restaurar o dente sem pino. Se as condições mencionadas forem atendidas, uma fina camada de cimento duro (hidróxido de cálcio, fosfato de zinco ou ionômero de vidro – não ionômero de vidro modificado por resina) é aplicada na entrada do canal radicular, para permitir possível retratamento futuro. **C**. Procedimentos adesivos e fabricação do núcleo. Todas as paredes são cobertas com o sistema adesivo (condicionamento e enxágue ou autocondicionamento) antes de aplicar, em camadas, a resina composta restauradora direta, fotopolimerizável ou material autopolimerizável, no caso de volume limitado de restauração. **D**. Visão pós-operatória. As vantagens dessa abordagem são a facilidade da aplicação e a excelente estética. É considerada boa solução restauradora para coroas em cerâmica, altamente estéticas, colocadas nos dentes com perda tecidual e alteração da coloração limitadas.

BASE DA RESTAURAÇÃO SOB COROAS TOTAIS

Se a perda significativa de substância coronária justificar a cobertura dentária total, a estratégia para a fabricação da base varia da seguinte forma:

- Núcleo em amálgama com/sem pino metálico
- Núcleo em resina composta, sem pino
- Núcleo em resina composta, com pino de fibra ou cerâmica
- Resina composta com pino metálico pré-fabricado
- Pino e núcleo em ouro fundido.

Núcleo em amálgama

A base coronário-radicular em amálgama pode ser realizada com ou sem pino (ver Figura 23.11). O núcleo radicular-coronário em amálgama sem pino é indicado para dentes posteriores que tenham câmara pulpar grande e paredes laterais de, pelo menos, 4 mm de altura. Essa restauração estende-se ligeiramente para dentro da porção coronária dos canais (1 a 1,5 mm). O núcleo é então retido pela combinação da divergência dos canais e espaços naturais na câmara pulpar. Um único material homogêneo é usado para toda a restauração, em lugar das fases duais de um pino e núcleo pré-fabricados convencionais.

Quando estiverem presentes paredes laterais mais curtas, é obrigatório o uso de pino, para melhorar a estabilidade e a retenção do núcleo. Nos molares, as raízes preferidas para colocação do pino são a raiz palatina, nos superiores, e a raiz distal, nos inferiores. Outras raízes, mais finas e com curvatura mais pronunciada, normalmente não são indicadas para a colocação do pino. As bases em amálgama coronário-radicular não são indicadas para pré-molares, devido às suas dimensões menores; bases adesivas ou pino e núcleo em ouro fundido são preferidos.

Pino e núcleo em ouro fundido

As restaurações com núcleo e pino em ouro fundido podem ser fabricadas com técnicas diretas ou indiretas.

Técnica direta. Na técnica direta, o modelo fundível do pino e do núcleo é confeccionado na boca, sobre o dente preparado. O modelo em cera do pino pré-fabricado é assentado no espaço para o pino. Para obtenção do caminho de retirada, os espaços são bloqueados com resina composta, em lugar da remoção da estrutura dentinária saudável. Resina acrílica é adicionada para criar um núcleo diretamente ligado ao modelo do pino. O modelo acabado é removido do dente e fundido no laboratório.

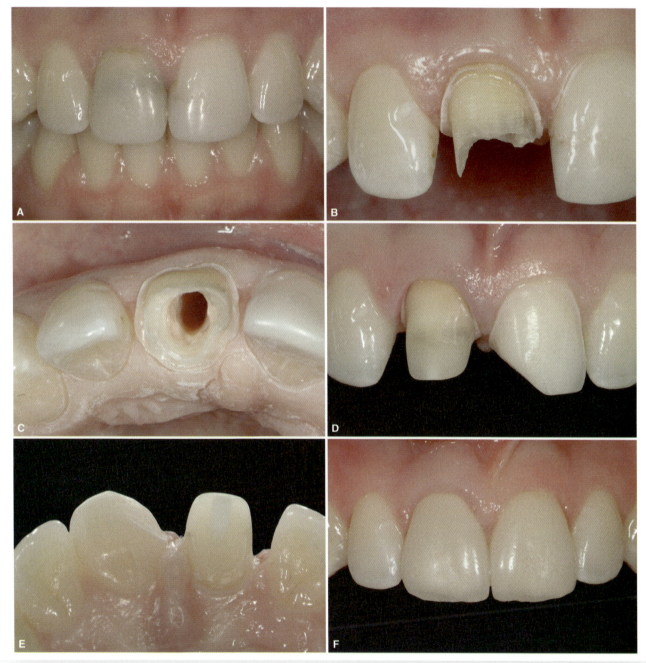

Figura 23.13 Núcleo em resina composta com pino branco (pino de fibra reforçada com resina ou de zircônia). Dente desvitalizado com menos da metade da estrutura coronária ou insuficiente espessura da parede. A estabilidade do núcleo é melhorada por meio da adesão e de um pino da cor do dente (pinos de fibra reforçados com resina ou pinos de cerâmica). **A.** Visão pré-operatória. **B e C.** Preparo. O material restaurador existente, todo o selamento endodôntico remanescente e a guta-percha foram removidos da cavidade, para expor o substrato limpo de dentina. O dente é preparado para avaliar com precisão a altura e a espessura da estrutura remanescente. Se restar menos da metade da altura do pilar ou de 1,5 mm da espessura da parede, o pilar requer pino para aumentar a retenção do núcleo e a estabilidade da base. **D e E.** Fabricação do pino e do núcleo. Colocação do pino: o espaço para o pino é preparado com instrumentos *ad hoc*, até atingir o comprimento equivalente à altura do núcleo ou um pouco menor, dependendo da altura da parede remanescente. O aumento do comprimento não é necessário, porque a retenção é predominantemente obtida por meio da adesão. Qualquer pino da cor do dente pode ser usado, mas os pinos de fibra geralmente são preferidos, para limitar o acúmulo de tensão na estrutura radicular, embora forneçam menos rigidez à base. Cimentação do pino: sistema adesivo autopolimerizável é aplicado em todas as paredes da cavidade e no preparo do pino, antes de cimentar o pino com cimento resinoso de polimerização dual ou, como alternativa simples, cimento autoadesivo (nenhum adesivo é usado). Fabricação do núcleo: o volume restante do núcleo é construído em camadas, usando resina composta restauradora fotopolimerizável direta ou com único incremento de material autopolimerizável, quando apenas volume limitado deve ser completado. **F.** Visão pós-operatória. A principal vantagem dessa abordagem é o excelente resultado estético. É considerada uma boa solução restauradora para coroas de cerâmica altamente estéticas colocadas nos dentes com maior perda tecidual, mas moderada alteração da coloração.

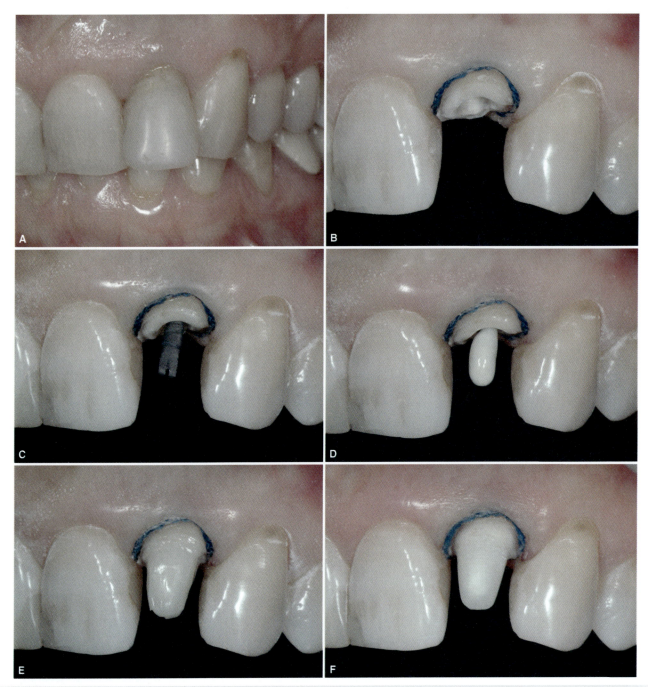

Figura 23.14 Núcleo em resina composta com pino metálico pré-fabricado. Dente desvitalizado com estrutura coronária e efeito férula reduzidos ou espessura insuficiente da parede. A estabilidade do núcleo é melhorada por meio da adesão e do pino metálico (opacificado) (os pinos de titânio geralmente são preferidos). **A.** Visão pré-operatória. **B.** Preparo. O material restaurador existente, todo o selamento endodôntico remanescente e a guta-percha foram removidos da cavidade, para expor a estrutura dentária remanescente e o substrato limpo de dentina. A ausência de tecido coronário e do efeito férula obriga o uso de um pino mais rígido (os pinos cerâmicos são considerados muito rígidos e contraindicados nessa situação). **C** a **F.** Fabricação do pino e do núcleo. Preparo do espaço para o pino: o espaço para o pino é preparado com instrumentos *ad hoc*, até atingir o comprimento equivalente à altura do núcleo. O aumento do comprimento não é necessário, porque a retenção é predominantemente obtida por meio da adesão. Preparo do pino: o pino metálico (titânio, aqui) recebe jato de areia (pode-se usar jateamento com sílica [*silicoating*] para aumentar a adesão; ou seja, sistemas Rocatec ou CoJet, 3M), seguido por aplicação de silano. Uma resina opaca ou resina composta *flow* pode ser usada para mascarar a cor escura do metal e melhorar a estética. Cimentação do pino: sistema adesivo autopolimerizável é aplicado em todas as paredes da cavidade e no preparo do pino, antes de cimentar o pino com cimento resinoso de polimerização dual ou, como alternativa simples, cimento autoadesivo (nenhum adesivo é usado). Fabricação do núcleo: o volume restante do núcleo é construído em camadas, usando resina composta restauradora fotopolimerizável direta ou com um incremento de material autopolimerizável, quando apenas volume limitado deve ser completado.

Técnica indireta. Com a técnica indireta, é feita a impressão final do dente preparado e do espaço para o pino (Figura 23.15). Assim como na técnica direta, o caminho da retirada é feito pelo bloqueio do espaço, não pela remoção da dentina. O modelo final fundível do pino e do núcleo é fabricado sobre o molde dessa impressão. Nessa fase, as margens da coroa não precisam ser reproduzidas com precisão. Os sistemas privados fornecem brocas compatíveis, material para moldagem dos pinos e modelos de vários diâmetros para a fundição no laboratório. A moldagem do pino (de preferência reposicionável) é encaixada no espaço para o pino, e é feita a moldagem final, que captura a forma da estrutura dentária coronária restante e coleta a impressão do pino. No laboratório, o molde reproduz o espaço para o pino e a estrutura dentária coronária remanescente para a fabricação do modelo do pino e do núcleo.

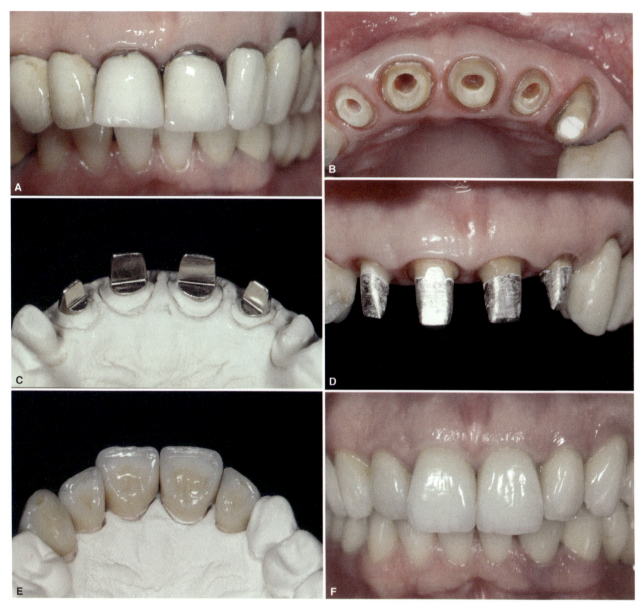

Figura 23.15 Dentes desvitalizados com estrutura coronária limitada ou numerosos pilares. A fabricação indireta do pino e do núcleo ajuda a alcançar o paralelismo adequado e a anatomia do núcleo. A retenção do núcleo é assumida por cimento convencional ou adesivo. Atualmente, essa solução é considerada sobretudo para restaurações metalocerâmicas estendidas ou, às vezes, para múltiplas restaurações de cerâmica pura. **A.** Visão pré-operatória. **B.** Preparo. O material restaurador existente, todo o selamento endodôntico remanescente e a guta-percha foram removidos da cavidade, para expor a estrutura dentária remanescente e o substrato limpo de dentina. Apesar da abordagem indireta, todas as estruturas coronárias saudáveis precisam ser mantidas, para melhorar a estabilidade da base. A cavidade de acesso e as paredes coronárias são preparadas com convergência mínima (6 a 10°) para permitir fácil inserção. **C** e **D.** Fabricação e cimentação do pino e do núcleo de ouro fundido. Preparo do espaço para o pino: o espaço para o pino é preparado com instrumentos *ad hoc*, até atingir o comprimento equivalente à altura do núcleo, ou maior. Mais comprimento é necessário aqui, pois a retenção nem sempre pode ser alcançada pela adesão (retratamento endodôntico ou dentina altamente esclerótica, contaminada). Em seguida, é usado ionômero de vidro convencional ou cimento fosfato de zinco. Preparo do pino e do núcleo: o pino de ouro recebe jato de areia (ou jateamento de areia e revestido, se forem possíveis procedimentos adesivos) usando os sistemas Rocatec ou CoJet, 3M + silano. Cimentação do pino: o pino e o núcleo são cimentados com os cimentos convencionais mencionados ou a técnica adesiva. A seguir, é aplicado sistema adesivo autopolimerizável em todas as paredes da cavidade e no preparo do pino (antes da inserção do pino e do núcleo), cobrindo com cimento resinoso de polimerização dual ou, como alternativa simples, cimento autoadesivo (nenhum adesivo é usado). **E** e **F.** Fabricação e colocação da restauração. Uma segunda moldagem é necessária para o trabalho protético final, a fim de otimizar a precisão e a qualidade da restauração. As PFMs ou as coroas em cerâmica pura feitas em laboratório são confeccionadas com projeto e alinhamento ideais da base.

Com ambas as técnicas, é necessária a fabricação de uma coroa temporária com retenção intrarradicular. Essa restauração provisória precisa permanecer na boca apenas por tempo limitado, para evitar a degradação da cimentação ou a reinfecção do canal. É por isso que essa abordagem é menos popular atualmente e, na maioria dos casos, substituída por técnicas diretas.

O pino e o núcleo fundidos são cimentados na segunda consulta. O processo de cimentação precisa ser de natureza passiva, fazendo um sulco de escape na lateral do pino, para facilitar a expulsão do cimento e limitar a pressão do assentamento. Assentamento rápido, cimento excessivo e muita pressão vertical (p. ex., força oclusal) podem produzir pressão hidráulica elevada dentro da raiz, que pode ser grande o suficiente para fissurá-la.

PREPARO DA COROA E DA RESTAURAÇÃO TEMPORÁRIA

Quando há indicação de restauração coronária, a quantidade de estrutura dentária remanescente após o preparo final é o determinante mais importante do projeto do pino e do núcleo. Além disso, a estrutura dentária hígida subjacente proporciona maior resistência à fratura que qualquer tipo de pino e de núcleo, projeto ou material. A estrutura dentária natural deve sempre ser cuidadosamente preservada durante todas as fases do preparo do espaço para o pino e para a coroa. Caso contrário, o preparo dos dentes tratados endodonticamente não é diferente daquele dos dentes com vitalidade, com exceção dos dentes com acentuada alteração da coloração, que requerem chanfro um pouco mais profundo, para esconder a alteração com a estrutura protética, e margens colocadas dentro do sulco gengival, para reduzir a visibilidade da estrutura dentária cervical escura.

É obrigatório o uso de coroas provisórias apenas por curto período de tempo para os dentes tratados endodonticamente, por conta da perda da vedação do cimento – que é, obviamente, assintomática – e porque pode levar a infiltração, reinfecção do canal e até mesmo à séria invasão cariosa, prejudicando o sucesso do tratamento endodôntico e resultando na perda do dente.

Resumo

Os dentes tratados endodonticamente representam situação singular, devido às concomitantes alterações qualitativas e quantitativas do substrato dentário. A literatura atual indica que o sucesso do tratamento depende do selamento coronário eficaz, que evitará a reinfecção do canal, e de restauração adequada, que resistirá às tensões funcionais aplicadas à estrutura dentária remanescente. O objetivo deste capítulo é ajudar o clínico a tomar decisões sobre o planejamento do tratamento com relação às opções restauradoras disponíveis para os dentes tratados endodonticamente.

Referências bibliográficas

1. Akgungor G, Sen D, Aydin M: Influence of different surface treatments on the short-term bond strength and durability between a zirconia post and a composite resin core material, *J Prosthet Dent* 99:388, 2008.
2. Al-Wahadni A, Gutteridge DL: An in vitro investigation into the effects of retained coronal dentine on the strength of a tooth restored with a cemented post and partial core restoration, *Int Endod J* 35:913, 2002.
3. Anusavice KJ, editor: *Phillips' science of dental materials*, ed 11, St. Louis, 2003, Saunders.
4. Aversa R, Apicella D, Perillo L, et al: Non-linear elastic three-dimensional finite element analysis on the effect of endocrown material rigidity on alveolar bone remodeling process, *Dent Mater* 25:678, 2009.
5. Balbosh A, Kern M: Effect of surface treatment on retention of glass-fiber endodontic posts, *J Prosthet Dent* 95:218, 2006.
6. Barkhodar RA, Radke R, Abbasi J: Effect of metal collars on resistance of endodontically treated teeth to root fracture, *J Prosthet Dent* 61:676, 1989.
7. Belli S, Zhang Y, Pereira PN, et al: Regional bond strengths of adhesive resins to pulp chamber dentin, *J Endod* 27:527, 2001.
8. Bergman B, Lundquist P, Sjögren U, et al: Restorative and endodontic results after treatment with cast posts and cores, *J Prosthet Dent* 61:10, 1989.
9. Bindl A, Richter B, Mormann WH: Survival of ceramic computer-aided design/manufacturing crowns bonded to preparations with reduced macroretention geometry, *Int J Prosthodont* 18:219, 2005.
10. Bitter K, Paris S, Mueller J, et al: Correlation of scanning electron and confocal laser scanning microscopic analyses for visualization of dentin/adhesive interfaces in the root canal, *J Adhes Dent* 11:7, 2009.
11. Blatz MB, Sadan A, Kern M: Resin-ceramic bonding: a review of the literature, *J Prosthet Dent* 89:268, 2003.
12. Boschian Pest L, Cavalli G, Bertanic P, et al: Adhesive post-endodontic restorations with fiber posts: push-out tests and SEM observations, *Dent Mater* 18:596, 2002.
13. Bouillaguet S, Bertossa B, Krejci I, et al: Alternative adhesive strategies to optimize bonding to radicular dentin, *J Endod* 33:1227, 2007.
14. Bouillaguet S, Troesch S, Wataha JC, et al: Microtensile bond strength between adhesive cements and root canal dentin, *Dent Mater* 19:199, 2003.
15. Bowen RL, Rodriguez MS: Tensile strength and modulus of elasticity of tooth structure and several restorative materials, *J Am Dent Assoc* 64:378, 1962.
16. Bower RC: Furcation morphology relative to periodontal treatment, *J Periodontol* 50:366, 1979.
17. Breschi L, Mazzoni A, Ruggeri A, et al: Dental adhesion review: aging and stability of the bonded interface, *Dent Mater* 24:90, 2008.
18. Butz F, Lennon AM, Heydecke G, et al: Survival rate and fracture strength of endodontically treated maxillary incisors with moderate defects restored with different post-and-core systems: an in vitro study, *Int J Prosthodont* 14:58, 2001.
19. Carrigan PG, Morse DR, Furst L, et al: A scanning electron microscopic evaluation of human dentinal tubules according to age and location, *J Endod* 10:359, 1984.
20. Carrilho MR, Carvalho RM, de Goes MF, et al: Chlorhexidine preserves dentin bond in vitro, *J Dent Res* 86:90, 2007.
21. Carrilho MR, Tay FR, Donnelly AM, et al: Host-derived loss of dentin matrix stiffness associated with solubilization of collagen, *J Biomed Mater Res B Appl Biomater* 90:373, 2009.
22. Carrilho MR, Tay FR, Pashley DH, et al: Mechanical stability of resin-dentin bond components, *Dent Mater* 21:232, 2005.
23. Cathro PR, Chandler NP, Hood JA: Impact resistance of crowned endodontically treated central incisors with internal composite cores, *Endod Dent Traumatol* 12:124, 1996.
24. Ceballos L, Garrido MA, Fuentes V, et al: Mechanical characterization of resin cements used for luting fiber posts by nanoindentation, *Dent Mater* 23:100, 2007.
25. Deleted in page review.
26. Christensen G: Core buildup and adhesive incompatibility, *Clin Res Assoc Newsl* 24:6, 2000.
27. Christensen G: Posts: a shift away from metal?, *Clin Res Assoc Newsl* 28:1, 2004.
28. Cobankara FK, Unlu N, Cetin AR, et al: The effect of different restoration techniques on the fracture resistance of endodontically-treated molars, *Oper Dent* 33:526, 2008.
29. Cohen BI, Pagnillo MK, Newman I, et al: Retention of a core material supported by three post head designs, *J Prosthet Dent* 83:624, 2000.
30. Combe EC, Shaglouf AM, Watts DC, et al: Mechanical properties of direct core build-up materials, *Dent Mater* 15:158, 1999.
31. Council on Dental Materials, Instruments, and Equipment, American Dental Association: Classification system for cast alloys, *J Am Dent Assoc* 109:766, 1984.
32. Craig RG, Peyton FA: Elastic and mechanical properties of human dentin, *J Dent Res* 52:710, 1958.
33. Cruz-Filho AM, Souza-Neto MD, Saquy PC, et al: Evaluation of the effect of EDTAC, CDTA and EGTA on radicular dentin microhardness, *J Endod* 27:183, 2001.

34. Dahl JE, Pallesen U: Tooth bleaching—a critical review of the biological aspects, *Crit Rev Oral Biol Med* 14:292, 2003.
35. D'Arcangelo C, D'Amario M, Vadini M, et al: Influence of surface treatments on the flexural properties of fiber posts, *J Endod* 33:864, 2007.
36. Davidson CL, Feilzer AJ: Polymerization shrinkage and polymerization shrinkage stress in polymer-based restoratives, *J Dent* 25:435, 1997.
37. Deliperi S, Bardwell DN: Reconstruction of nonvital teeth using direct fiber-reinforced composite resins: a pilot clinical study, *J Adhes Dent* 11:71, 2009.
38. Denry IL: Recent advances in ceramics for dentistry, *Crit Rev Oral Biol Med* 7:134, 1996.
39. Dietschi D, Ardu S, Krejci I: A new shading concept based on natural tooth color applied to direct composite restorations, *Quintessence Int* 37:91, 2006.
40. Dietschi D, Ardu S, Rossier-Gerber A, et al: Adaptation of adhesive post and cores to dentin after in vitro occlusal loading: evaluation of post material influence, *J Adhes Dent* 8:409, 2006.
41. Dietschi D, Duc O, Krejci I, et al: Biomechanical considerations for the restoration of endodontically treated teeth: a systematic review of the literature–Part 1—Composition and micro- and macrostructure alterations, *Quintessence Int* 38:733, 2007.
42. Dietschi D, Duc O, Krejci I, et al: Biomechanical considerations for the restoration of endodontically treated teeth: a systematic review of the literature, Part II—Evaluation of fatigue behavior, interfaces, and in vivo studies, *Quintessence Int* 39:117, 2008.
43. Dietschi D, Romelli M, Goretti A: Adaptation of adhesive posts and cores to dentin after fatigue testing, *Int J Prosthodont* 10:498, 1997.
44. Douglas WH: Methods to improve fracture resistance of teeth. In Vanherle G, Smith DC, editors: *Proceedings of the international symposium on posterior composite resin dental restorative materials*, Utrecht, Netherlands, 1985, Peter Szulc, p 433.
45. Drummond JL: In vitro evaluation of endodontic posts, *Am J Dent* 13:5B, 2000.
46. Drummond JL, King TJ, Bapna MS, et al: Mechanical property evaluation of pressable restorative ceramics, *Dent Mater* 16:226, 2000.
47. Drummond JL, Toepke TR, King TJ: Thermal and cyclic loading of endodontic posts, *Eur J Oral Sci* 107:220, 1999.
48. Duncan JP, Pameijer CH: Retention of parallel-sided titanium posts cemented with six luting agents: an in vitro study, *J Prosthet Dent* 80:423, 1998.
49. Duret B, Reynaud M, Duret F: New concept of coronoradicular reconstruction: the Composipost (1), *Chir Dent Fr* 542:69, 1990.
50. Duret B, Reynaud M, Duret F: Un nouveau concept de reconstitution corono-radiculaire: le composipost (1), *Chir Dent Fr* 540:131, 1990.
51. Feilzer A, De Gee AJ, Davidson CL: Setting stress in composite resin in relation to configuration of the restoration, *J Dent Res* 66:1636, 1987.
52. Feilzer A, De Gee AJ, Davidson CL: Setting stresses in composite for two different curing modes, *Dent Mater* 9:2, 1993.
53. Ferrari M, Cagidiaco MC, Goracci C, et al: Long-term retrospective study of the clinical performance of fiber posts, *Am J Dent* 20:287, 2007.
54. Ferrari M, Vichi A, Mannocci F, et al: Retrospective study of the clinical performance of fiber posts, *Am J Dent* 13(Spec No):9BB, 2000.
55. Fontijn-Tekamp FA, Slagter AP, Van Der Bilt A, et al: Biting and chewing in overdentures, full dentures, and natural dentitions, *J Dent Res* 79:1519, 2000.
56. García-Godoy F, Tay FR, Pashley DH, et al: Degradation of resin-bonded human dentin after 3 years of storage, *Am J Dent* 20:109, 2007.
57. Gelb MN, Barouch E, Simonsen RJ: Resistance to cusp fracture in class II prepared and restored premolars, *J Prosthet Dent* 55:184, 1986.
58. Göhring TN, Peters OA: Restoration of endodontically treated teeth without posts, *Am J Dent* 16:313, 2003.
59. Gohring TN, Roos M: Inlay-fixed partial dentures adhesively retained and reinforced by glass fibers: clinical and scanning electron microscopy analysis after five years, *Eur J Oral Sci* 113:60, 2005.
60. Goodacre CJ, Spolnik KJ: The prosthodontic management of endodontically treated teeth: a literature review, II, Maintaining the apical seal, *J Prosthodont* 4:51, 1995.
61. Goracci C, Tavares AU, Fabianelli A, et al: The adhesion between fiber posts and root canal walls: comparison between microtensile and push-out bond strength measurements, *Eur J Oral Sci* 112:353, 2004.
62. Grandini S, Goracci C, Monticelli F, et al: SEM evaluation of the cement layer thickness after luting two different posts, *J Adhes Dent* 7:235, 2005.
63. Grandini S, Goracci C, Monticelli F, et al: Fatigue resistance and structural characteristics of fiber posts: three-point bending test and SEM evaluation, *Dent Mater* 21:75, 2005.
64. Grigoratos D, Knowles J, Ng YL, et al: Effect of exposing dentin to sodium hypochlorite on its flexural strength and elasticity modulus, *Int J Endod J* 34:113, 2001.
65. Gutmann JL: The dentin root complex: anatomic and biologic considerations in restoring endodontically treated teeth, *J Prosthet Dent* 67:458, 1992.
66. Hagge MS, Wong RD, Lindemuth JS: Retention strengths of five luting cements on prefabricated dowels after root canal obturation with a zinc oxide/eugenol sealer: 1, Dowel space preparation/cementation at one week after obturation, *Prosthodont* 11:168, 2002.
67. Hattab FN, Qudeimat MA, al-Rimawi HS: Dental discoloration: an overview, *J Esthet Dent* 11:291, 1999.
68. Hawkins CL, Davies MJ: Hypochlorite-induced damage to proteins: formation of nitrogen-centered radicals from lysine residues and their role in protein fragmentation, *Biochem J* 332:617, 1998.
69. Helfer AR, Melnick S, Shilder H: Determination of the moisture content of vital and pulpless teeth, *Oral Surg Oral Med Oral Pathol* 34:661, 1972.
70. Herr P, Ciucchi B, Holz J: Méthode de positionnement de répliques destinée au contrôle clinique des matériaux d'obturation, *J Biol Buccale* 9:17, 1981.
71. Hidaka O, Iwasaki M, Saito M, et al: Influence of clenching intensity on bite force balance, occlusal contact area, and average bite pressure, *J Dent Res* 78:1336, 1999.
72. Hikita K, Van Meerbeek B, De Munck J, et al: Bonding effectiveness of adhesive luting agents to enamel and dentin, *Dent Mater* 23:71, 2007.
73. Holand W, Rheinberger V, Apel E, et al: Clinical applications of glass-ceramics in dentistry, *J Mater Sci Mater Med* 17:1037, 2006.
74. Hood JAA: Methods to improve fracture resistance of teeth. In Vanherle G, Smith DC, editors: *Proceedings of the international symposium on posterior composite resin dental restorative materials*, Utrecht, Netherlands, 1985, Peter Szulc, p 443.
75. Huang TJ, Shilder H, Nathanson D: Effect of moisture content and endodontic treatment on some mechanical properties of human dentin, *J Endod* 18:209, 1992.
76. Huber L, Cattani-Lorente M, Shaw L, et al: Push-out bond strengths of endodontic posts bonded with different resin-based luting cements, *Am J Dent* 20:167, 2007.
77. Hulsmann M, Heckendorf M, Shafers F: Comparative in-vitro evaluation of three chelators pastes, *Int Endod J* 35:668, 2002.
78. Hulsmann M, Heckendorff M, Lennon A: Chelating agents in root canal treatment: mode of action and indications for their use, *Int Endod J* 36:810, 2003.
79. Isidor F, Brondum K: Intermittent loading of teeth with tapered, individually cast or prefabricated, parallel-sided posts, *Int J Prosthodont* 5:257, 1992.
80. Isidor F, Brøndum K, Ravnholt G: The influence of post length and crown ferrule length on the resistance to cyclic loading of bovine teeth with prefabricated titanium posts, *Int J Prosthodont* 12:78, 1999.
81. Kane JJ, Burgess JO, Summitt JB: Fracture resistance of amalgam coronal-radicular restorations, *J Prosthet Dent* 63:607, 1990.
82. Kawasaki K, Ruben J, Stokroos I, et al: The remineralization of EDTA-treated human dentine, *Caries Res* 33:275, 1999.
83. Khera SC, Goel VK, Chen RCS, et al: Parameters of MOD cavity preparations: a 3D FEM study, *Oper Dent* 16:42, 1991.
84. Kinney JH, Balooch M, Marshall SJ, et al: Atomic force microscope measurements of the hardness and elasticity of peritubular and intertubular human dentin, *J Biomech Eng* 118:133, 1996.
85. Kinney JH, Balooch M, Marshall SJ, et al: Hardness and Young's modulus of human peritubular and intertubular dentine, *Arch Oral Biol* 41:9, 1996.
86. Kinney JH, Marshall SJ, Marshall GW: The mechanical properties: a critical review and re-evaluation of the dental literature, *Crit Rev Oral Biol Med* 14:13, 2003.
87. Kinney JH, Nallab RK, Poplec JA, et al: Age-related transparent root dentin: mineral concentration, crystallite size, and mechanical properties, *Biomaterials* 26:3363, 2005.

88. Krejci I, Lutz F, Füllemann J: Tooth-colored inlays/overlays, Tooth-colored adhesive inlays and overlays: materials, principles and classification, *Schweiz Monatsschr Zahnmed* 102:72, 1992.
89. Kuttler S, McLean A, Dorn S, et al: The impact of post space preparation with Gates-Glidden drills on residual dentin thickness in distal roots of mandibular molars, *J Am Dent Assoc* 135:903, 2004.
90. Lambjerg-Hansen H, Asmussen E: Mechanical properties of endodontic posts, *J Oral Rehabil* 24:882, 1997.
91. Lang H, Korkmaz Y, Schneider K, et al: Impact of endodontic treatments on the rigidity of the root, *J Dent Res* 85:364, 2006.
92. Larsen TD, Douglas WH, Geistfeld RE: Effect of prepared cavities on the strength of teeth, *Oper Dent* 6:2.5, 1981.
93. Lertchirakarn V, Palamara JE, Messer HH: Anisotropy of tensile strength of root dentin, *J Dent Res* 80:453, 2001.
94. Lewinstein I, Grajower R: Root dentin hardness of endodontically treated teeth, *J Endod* 7:421, 1981.
95. Libman WJ, Nicholls JI: Load fatigue of teeth restored with cast posts and cores and complete crowns, *Int J Prosthodont* 8:155, 1995.
96. Linn J, Messer HH: Effect of restorative procedures on the strength of endodontically treated molars, *J Endod* 20:479, 1994.
97. Magne P, Knezevic A: Simulated fatigue resistance of composite resin versus porcelain CAD/CAM overlay restorations on endodontically treated molars, *Quintessence Int* 40:125, 2009.
98. Marchi GM, Mitsui FH, Cavalcanti AN: Effect of remaining dentine structure and thermal-mechanical aging on the fracture resistance of bovine roots with different post and core systems, *Int Endod J* 41:969, 2008.
99. Martinez-Insua A, da Silva L, Rilo B, et al: Comparison of the fracture resistances of pulpless teeth restored with a cast post and core or carbon fiber post with a composite core, *J Prosthet Dent* 80:527, 1998.
100. McLean A: Criteria for the predictably restorable endodontically treated tooth, *J Can Dent Assoc* 64:652, 1998.
101. Meredith N, Sheriff M, Stechell DJ, et al: Measurements of the microhardness and Young's modulus of human enamel and dentine using an indentation technique, *Arch Oral Biol* 41:539, 1996.
102. Millstein PL, Ho J, Nathanson D: Retention between a serrated steel dowel and different core materials, *J Prosthet Dent* 65:480, 1991.
103. Milot P, Stein RS: Root fracture in endodontically treated teeth related to post selection and crown design, *J Prosthet Dent* 68:428, 1992.
104. Miyasaka K, Nakabayashi N: Combination of EDTA conditioner and Phenyl-P/HEMA self-etching primer for bonding to dentin, *Dent Mater* 15:153, 1999.
105. Monticelli F, Ferrari M, Toledano M: Cement system and surface treatment selection for fiber post luting, *Med Oral Patol Oral Cir Bucal* 13:E214, 2008.
106. Morgano SM, Brackett SE: Foundation restorations in fixed prosthodontics: current knowledge and future needs, *J Prosthet Dent* 82:643, 1999.
107. Morris MD, Lee KW, Agee KA, et al: Effect of sodium hypochlorite and RC-Prep on bond strengths of resin cement to endodontic surfaces, *J Endod* 27:753, 2001.
108. Moszner N, Salz U, Zimmermann J: Chemical aspects of self-etching enamel-dentin adhesives: a systematic review, *Dent Mater* 21:895, 2005.
109. Excluída na revisão.
110. Muller HP, Eger T: Gingival phenotypes in young male adults, *J Clin Periodontol* 24:65, 1997.
111. Muller HP, Eger T: Masticatory mucosa and periodontal phenotype: a review, *Int J Periodontics Restorative Dent* 22:172, 2002.
112. Nakano F, Takahashi H, Nishimura F: Reinforcement mechanism of dentin mechanical properties by intracanal medicaments, *Dent Mater J* 18:304, 1999.
113. Nayyar A, Zalton RE, Leonard LA: An amalgam coronal-radicular dowel and core technique for endodontically treated posterior teeth, *J Prosthet Dent* 43:511, 1980.
114. Nicopoulou-Karayianni K, Bragger U, Lang NP: Patterns of periodontal destruction associated with incomplete root fractures, *Dentomaxillofac Radiol* 26:321, 1997.
115. Nikaido T, Takano Y, Sasafuchi Y, et al: Bond strengths to endodontically-treated teeth, *Am J Dent* 12:177, 1999.
116. Nikiforuk G, Sreebny L: Demineralization of hard tissues by organic chelating agents at neutral pH, *J Dent Res* 32:859, 1953.
117. Nissan J, Dmitry Y, Assif D: The use of reinforced composite resin cement as compensation for reduced post length, *J Prosthet Dent* 86:304, 2001.
118. Olsson M, Lindhe J: Periodontal characteristics in individuals with varying form of the upper central incisors, *J Clin Periodontol* 18:78, 1991.
119. Orstavik D, Pitt Ford T, editors: *Essential endodontology: prevention and treatment of apical periodontitis*, ed 2, 2008, Munsksgaard Blackwell.
120. Ottl P, Hahn L, Lauer HCH, et al: Fracture characteristics of carbon fibre, ceramic and non-palladium endodontic post systems at monotonously increasing loads, *J Oral Rehabil* 29:175, 2002.
121. Palamara JE, Wilson PR, Thomas CD, et al: A new imaging technique for measuring the surface strains applied to dentine, *J Dent* 28:141, 2000.
122. Panitvisai P, Messer HH: Cuspidal deflection in molars in relation to endodontic and restorative procedures, *J Endod* 21:57, 1995.
123. Papa J, Cain C, Messer HH: Moisture content of vital vs endodontically treated teeth, *Endod Dent Traumatol* 10:91, 1994.
124. Pashley D, Okabe A, Parham P: The relationship between dentin microhardness and tubule density, *Endod Dent Traumatol* 1:176, 1985.
125. Pashley DH, Tay FR, Yiu C, et al: Collagen degradation by host-derived enzymes during aging, *J Dent Res* 83:216, 2004.
126. Perdigão J, Lopes MM, Gomes G: Interfacial adaptation of adhesive materials to root canal dentin, *J Endod* 33:259, 2007.
127. Phark JH, Duarte S Jr, Blatz M, et al: An in vitro evaluation of the long-term resin bond to a new densely sintered high-purity zirconium-oxide ceramic surface, *J Prosthet Dent* 101:29, 2009.
128. Pierrisnard L, Hohin F, Renault P, et al: Coronoradicular reconstruction of pulpless teeth: a mechanical study using finite element analysis, *J Prosthet Dent* 88:442, 2002.
129. Pilo R, Cardash HS, Levin E, et al: Effect of core stiffness on the in vitro fracture of crowned, endodontically treated teeth, *J Prosthet Dent* 88:302, 2002.
130. Plotino G, Grande NM, Bedini R, et al: Flexural properties of endodontic posts and human root dentin, *Dent Mater* 23:1129, 2007.
131. Plotino G, Grande NM, Pameijer CH, et al: Nonvital tooth bleaching: a review of the literature and clinical procedures, *J Endod* 34:394, 2008.
132. Pontius O, Hutter JW: Survival rate and fracture strength of incisors restored with different post and core systems and endodontically treated incisors without coronoradicular reinforcement, *J Endod* 28:710, 2002.
133. Poolthong S, Mori T, Swain MV: Determination of elastic modulus of dentin by small spherical diamond indenters, *Dent Mater* 20:227, 2001.
134. Powers JM, Sakaguchi RL: *Craig's restorative dental materials*, ed 12, St. Louis, 2006, Mosby.
135. Radovic I, Monticelli F, Goracci C, et al: Self-adhesive resin cements: a literature review, *J Adhes Dent* 10:251, 2008.
136. Reeh ES, Douglas WH, Messer HH: Stiffness of endodontically treated teeth related to restoration technique, *J Dent Res* 68:540, 1989.
137. Reeh ES, Messer HH, Douglas WH: Reduction in tooth stiffness as a result of endodontic and restorative procedures, *J Endod* 15:512, 1989.
138. Rees JS, Jacobsen PH, Hickman J: The elastic modulus of dentine determined by static and dynamic methods, *Clin Mater* 17:11, 1994.
139. Ricketts DN, Tait CM, Higgins AJ: Post and core systems, refinements to tooth preparation and cementation, *Br Dent J* 198:533, 2005; review.
140. Rivera EM, Yamauchi M: Site comparisons of dentine collagen cross-links from extracted human teeth, *Arch Oral Biol* 38:541, 1993.
141. Roberts HW, Leonard DL, Vandewalle KS, et al: The effect of a translucent post on resin composite depth of cure, *Dent Mater* 20:617, 2004.
142. Rocca GT, Bouillaguet S: Alternative treatments for the restoration of non-vital teeth, *Rev Odont Stomat* 37:259, 2008.
143. Rosentritt M, Furer C, Behr M, et al: Comparison of in vitro fracture strength of metallic and tooth-coloured posts and cores, *J Oral Rehabil* 27:595, 2000.
144. Rosentritt M, Plein T, Kolbeck C, et al: In vitro fracture force and marginal adaptation of ceramic crowns fixed on natural and artificial teeth, *Int J Prosthodont* 13:387, 2000.
145. Ruddle CJ: Nickel-titanium rotary instruments: current concepts for preparing the root canal system, *Aust Endod J* 29:87, 2003.
146. Saleh AA, Ettman WM: Effect of endodontic irrigation solutions on microhardness of root canal dentin, *J Dent* 27:43, 1999.

147. Santos J, Carrilho M, Tervahartiala T, et al: Determination of matrix metalloproteinases in human radicular dentin, *J Endod* 35:686, 2009.
148. Saunders WP, Saunders EM: Coronal leakage as a cause of failure in root-canal therapy: a review, *Endod Dent Traumatol* 10:105, 1994.
149. Sauro S, Mannocci F, Toledano M, et al: EDTA or H3PO4/NaOCl dentine treatments may increase hybrid layers' resistance to degradation: a microtensile bond strength and confocal-micropermeability study, *J Dent* 37:279, 2009.
150. Schmage P, Pfeiffer P, Pinto E, et al: Influence of oversized dowel space preparation on the bond strengths of FRC posts, *Oper Dent* 34:93, 2009.
151. Schwartz RS: Adhesive dentistry and endodontics, Part 2: bonding in the root canal system—the promise and the problems: a review, *J Endod* 32:1125, 2006.
152. Schwartz RS, Robbins JW: Post placement and restoration of endodontically treated teeth: a literature review, *J Endod* 30:289, 2004.
153. Scotti R, Malferrari S, Monaco C: Clarification on fiber posts: prosthetic core restoration, pre-restorative endodontics, *Proceedings from the 6th International Symposium on Adhesive and Restorative Dentistry*, p 7, 2002.
154. Sedgley CM, Messer HH: Are endodontically treated teeth more brittle?, *J Endod* 18:332, 1992.
155. Setcos JC, Staninec M, Wilson NH: Bonding of amalgam restorations: existing knowledge and future prospects, *Oper Dent* 25:121, 2000; review.
156. Signore A, Benedicenti S, Kaitsas V, et al: Long-term survival of endodontically treated, maxillary anterior teeth restored with either tapered or parallel-sided glass-fiber posts and full-ceramic crown coverage, *J Dent* 37:115, 2009.
157. Sim TP, Knowles JC, Ng YL, et al: Effect of sodium hypochlorite on mechanical properties of dentine and tooth surface strain, *Int Endod J* 33:120, 2001.
158. Sindel J, Frandenberger R, Kramer N, et al: Crack formation in all-ceramic crowns dependent on different core build-up and luting materials, *J Dent* 27:175, 1999.
159. Sirimai S, Riis DN, Morgano SM: An in vitro study of the fracture resistance and the incidence of vertical root fracture of pulpless teeth restored with six post-and-core systems, *J Prosthet Dent* 81:262, 1999.
160. Soares CJ, Soares PV, de Freitas Santos-Filho PC, et al: The influence of cavity design and glass fiber posts on biomechanical behavior of endodontically treated premolars, *J Endod* 34:1015, 2008.
161. Sorensen JA, Engelman MJ: Ferrule design and fracture resistance of endodontically treated teeth, *J Prosthet Dent* 63:529, 1990.
162. Sorensen JA, Martinoff MD: Intracoronal reinforcement and coronal coverage: a study of endodontically treated teeth, *J Prosthet Dent* 51:780, 1984.
163. Standlee JP, Caputto AA, Holcomb JP: The Dentatus screw: comparative stress analysis with other endodontic dowel designs, *J Oral Rehabil* 9:23, 1982.
164. Summit JB, Robbins JW, Schwart RS: *Fundamentals of operative dentistry—a contemporary approach*, ed 3, Hanover Park, IL, 2006, Quintessence.
165. Tamse A, Fuss Z, Lustig J: An evaluation of endodontically treated vertically fractured teeth, *J Endod* 25:506, 1999.
166. Tay FR, Loushine RJ, Lambrechts P, et al: Geometric factors affecting dentin bonding in root canals: a theoretical modeling approach, *J Endod* 31:584, 2005.
167. Tidmarsch BG, Arrowsmith MG: Dentinal tubules at the root ends of apisected teeth: a scanning electron microscopy study, *Int Endod J* 22:184, 1989.
168. Tjan AH, Nemetz H: Effect of eugenol-containing endodontic sealer on retention of prefabricated posts luted with adhesive composite resin cement, *Quintessence Int* 23:839, 1992.
169. Trope M, Ray HL: Resistance to fracture of endodontically treated roots, *Oral Surg Oral Med Oral Pathol* 73:99, 1992.
170. Vire DE: Failure of endodontically treated teeth: classification and evaluation, *J Endod* 17:338, 1991.
171. Watanabe I, Saimi Y, Nakabayashi N: Effect of smear layer on bonding to ground dentin—relationship between grinding conditions and tensile bond strength, *Shika Zairyo Kikai* 13:101, 1994.
172. Wiegand A, Buchalla W, Attin T: Review on fluoride-releasing restorative materials—fluoride release and uptake characteristics, antibacterial activity and influence on caries formation, *Dent Mater* 23:343, 2007.
173. Wu MK, Pehlivan Y, Kontakiotis EG, et al: Microleakage along apical root fillings and cemented posts, *J Prosthet Dent* 79:264, 1998.
174. Yoldas O, Alaçam T: Microhardness of composites in simulated root canals cured with light transmitting posts and glass-fiber reinforced composite posts, *J Endod* 31:104, 2005.
175. Yoshikawa T, Sano H, Burrow MF, et al: Effects of dentin depth and cavity configuration on bond strength, *J Dent Res* 78:898, 1999.
176. Yüzügüllü B, Ciftçi Y, Saygili G, et al: Diametral tensile and compressive strengths of several types of core materials, *J Prosthodont* 17:102, 2008.

24 Terapia Pulpar Vital

George Bogen, Till Dammaschke e Nicholas Chandler

Resumo do Capítulo

Polpa viva, 881
Perda da vitalidade pulpar, 881
Resposta pulpar à cárie, 882
Regeneração da dentina e formação de tecido reparador, 882
  Formação de dentina terciária, 882
  Formação de tecido mineralizado após a perda dos odontoblastos primários, 884
Indicações para a terapia pulpar vital, 884
Procedimentos que geram barreiras de tecido mineralizado, 885
  Capeamento pulpar indireto, 885
  Capeamento pulpar direto, 885
  Pulpotomia parcial, 886
  Pulpotomia completa, 888
Materiais para terapia pulpar vital, 889
  Suspensões aquosas de hidróxido de cálcio, 890
  Cimentos de hidróxido de cálcio que tomam presa, 890
  Revestimentos e cimentos fotopolimerizáveis, 890

Resinas compostas, adesivos dentinários e cimentos de ionômeros de vidro modificados por resina, 891
Agregado trióxido mineral, 892
Cimentos de silicato de cálcio, 893
Aplicações do cimento de silicato de cálcio na terapia pulpar vital, 897
  Capeamento pulpar direto com cimentos de silicato de cálcio, 897
  Pulpotomia com cimentos de silicato de cálcio, 900
Técnicas para a terapia pulpar vital, 902
  Diagnóstico, 902
  Remoção da cárie, 903
  Agentes hemostáticos, 904
  Considerações do tratamento, 904
Recomendações do tratamento, 906
  Capeamento pulpar e pulpotomia, 906
Restauração permanente, 906
Acompanhamento pós-operatório, 907
Agradecimentos, 908

Não há nada permanente, exceto a mudança.

Heráclito

A terapia pulpar vital visa à preservação e à manutenção da saúde pulpar nos dentes afetados por traumatismos, cáries, procedimentos restauradores e anomalias anatômicas. O tratamento pode ser feito nos dentes permanentes que apresentem lesões pulpares reversíveis, e os resultados dependem de vários fatores.[87,192,252] O objetivo principal é iniciar a formação de novo tecido mineralizado. Esse procedimento é essencial para a preservação dos dentes permanentes imaturos, nos quais o desenvolvimento radicular não está completo, e a manutenção da integridade do arco é importante durante o desenvolvimento maxilofacial.[73]

Desde a primeira descrição do capeamento pulpar direto usando lâmina de ouro, por Philipp Pfaff, em 1756, a odontologia reconheceu a capacidade reparadora da polpa lesionada.[308] Atualmente, novos materiais fornecem propriedades superiores de vedação para proteger a polpa de microrganismos e seus subprodutos tóxicos. O agregado trióxido mineral (MTA, do inglês *mineral trioxide aggregate*) e outros cimentos de silicato de cálcio (CSC) hidráulicos, em parceria com avançadas estratégias de tratamento, mudaram o conceito antigo de que se deve evitar o capeamento pulpar após exposição à cárie. A percepção de que os resultados do capeamento pulpar direto em uma área cariada são inconsistentes baseia-se em protocolos e em materiais tradicionais que não geravam ambiente favorável para a formação do tecido duro.[168,229,271,382] Isso encorajou os dentistas a buscar tratamentos alternativos, como a pulpotomia ou a pulpectomia, principalmente nos dentes permanentes imaturos.[74,396] Isso é ainda mais complicado pela dificuldade no diagnóstico, porque os sinais, os sintomas clínicos e as radiografias podem não refletir precisamente a condição histológica da polpa (Figura 24.1).[196] No entanto, com base no melhor entendimento de fisiologia pulpar, microbiologia da cárie e mecanismos inflamatórios responsáveis pelas mudanças irreversíveis, os dentes com potencial para reparo e continuidade da vitalidade podem agora ser identificados mais prontamente e tratados de forma previsível.[54]

A manutenção da vitalidade pulpar contrasta com o tratamento do canal radicular, em que o tecido pulpar remanescente é removido e o sistema de canais é modelado, desinfectado e obturado com materiais específicos. Embora índices de sucesso de mais de 90% possam ser alcançados com tratamento cuidadoso, após aproximadamente 5 anos da extirpação da vitalidade ocorre a completa perda da função do tecido pulpar, o que pode ser desvantajoso.[21] A proteção proprioceptiva é parcialmente perdida após um tratamento correto, permitindo mais que o dobro da carga oclusal normal antes que ocorra uma resposta neuromuscular provocada.[32,314] Esse déficit proprioceptivo pode ameaçar, a longo prazo, a função dentária e a sobrevivência. Em contraste, a terapia pulpar vital oferece opção conservadora que explora materiais bioativos e estratégias para preservar a dentição.

Capítulo 24 • Terapia Pulpar Vital

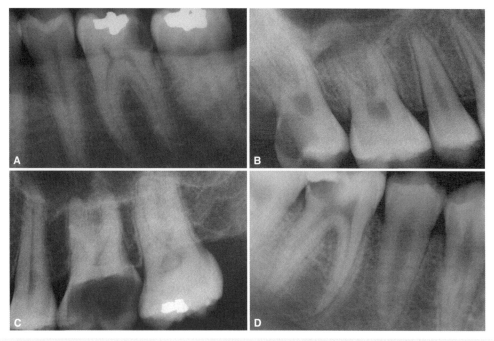

Figura 24.1 Radiografias de molares cariados em pacientes entre 12 e 38 anos. **A.** Primeiro molar inferior esquerdo em paciente de 23 anos, com sintomas leves. **B.** Segundo molar superior direito assintomático em jovem de 16 anos. **C.** Primeiro molar superior esquerdo assintomático em paciente de 38 anos. **D.** Cárie profunda no primeiro molar inferior direito de criança de 12 anos. Todos os pacientes foram encaminhados ao endodontista para tratamento do canal radicular com base na aparência radiográfica. Eles exibiram vitalidade normal com teste ao frio, e todos foram tratados com sucesso com terapia pulpar vital. (© Dr. George Bogen.)

Este capítulo descreve a microbiologia da cárie e a reatividade fisiológica associada do tecido pulpar. Compreendendo que o tecido pulpar tem potencial inato para reparo na ausência de contaminação bacteriana, são discutidos novos tratamentos na terapia pulpar vital para a preservação dos dentes permanentes com envolvimento pulpar.[97,201]

Polpa viva

O tecido pulpar vital compreende células que incluem fibroblastos, células mesenquimais indiferenciadas, odontoblastos, macrófagos, células dendríticas e outras células imunocompetentes. As células da camada subodontoblástica e os odontoblastos formam uma fina divisa entre a dentina e a periferia da polpa, conhecida como *camada de células de Höhl*.[106,158] Os odontoblastos são células alongadas, em forma de coluna, separados da dentina mineralizada pela pré-dentina e caracterizados por processos que se estendem dentro da dentina e, possivelmente, para a junção amelodentinária.[167,348,372,403] Eles formam a matriz mineralizada da pré-dentina, que inclui fosfoproteínas, glicoproteínas, proteoglicanos e sialoproteínas.[220] Os mecanismos reparadores na polpa são semelhantes aos no tecido conjuntivo normal lesado por traumatismo. Quando o esmalte e a dentina são ameaçados e a polpa é exposta a microrganismos, as alterações inflamatórias podem induzir à necrose pulpar, que precede problemas, incluindo infecção e suas complicações.[50,61] A polpa sofre alterações fisiológicas, patológicas e defensivas durante sua vida.[240,276,381] Essas alterações incluem aposição contínua de dentina, causando redução do volume da polpa coronária, da circunferência e da dimensão do lúmen do canal.[125,277] A atrofia resulta em fibrose, calcificação distrófica, degeneração dos odontoblastos e aumento da apoptose celular.[46,125] O envelhecimento das células pulpares humanas é, principalmente, caracterizado pela formação de espécies reativas ao oxigênio e por atividade betagalactosidase relacionada à senescência.[233] A sensibilidade à dor é reduzida devido à diminuição nas fibras A-δ de condução rápida e ao reparo pulpar diminuído, parcialmente atribuída à diminuição nos níveis de substâncias como a fosfatase alcalina.[254,345]

Análise de comparação dos níveis da expressão gênica refletindo função, proliferação, diferenciação e desenvolvimento celular encontrou-os acentuadamente maiores nas polpas jovens,[381] que mostram maior diferenciação celular e tecidual, proliferação e desenvolvimento dos sistemas linfático, hematológico e imunológico em comparação às polpas mais velhas, nas quais a via do apoptose é altamente expressa.[381] Embora a função da fibra A-β permaneça constante com o passar da idade, a diminuição das fibras A-δ pode reduzir a percepção de dor.[254]

Em resumo, as principais funções da polpa dentária incluem a formação de dentina durante o desenvolvimento e a vida do dente, a transmissão de estímulos por meio de receptores próprios e de dor e as respostas imunológicas. A polpa também produz dentina reparadora como mecanismo de defesa contra estímulos externos e tecido durante a formação e o fechamento do ápice radicular.

Perda da vitalidade pulpar

Os dentes despolpados com mínima estrutura dentária remanescente submetidos a procedimentos de obturação dos canais radiculares e com restaurações extensas tornam-se mais vulneráveis a fraturas irreparáveis devido à perda dos mecanismos proprioceptivos.[32,262,314,358] A diminuição da umidade da dentina e a redução da rigidez do dente são mínimas após o tratamento de canal radicular.[186,204,241] Embora o tratamento do canal radicular possa prolongar a sobrevivência do dente, a perda cumulativa de estrutura dentária devido ao tratamento endodôntico e restaurador enfraquece os dentes.[64,76,118,393] As mudanças na geometria do canal radicular são inevitáveis no transcorrer do preparo do canal e podem levar à maior incidência de fraturas.[151,235] Outros potenciais problemas são a alteração na coloração dos dentes e maior risco de cárie devido ao acúmulo de placa e de microbiota alterada, ou devido à ausência das defesas do complexo polpa-dentina.[224,263] Os dentes com canal radicular obturado demonstram maior suscetibilidade à cárie recorrente, devido à deficiência na integridade marginal das restaurações ou à modificação de seu ambiente biológico.[78,263] O tratamento do canal radicular pode ser mais complexo do que se pensava inicialmente, enquanto os procedimentos para a manutenção da vitalidade são conservadores, fáceis de realizar e, muitas vezes, com custo-efetividade.[198,339]

Resposta pulpar à cárie[a]

O avanço microbiano nas lesões cariosas é a principal causa de inflamação e potencial necrose pulpar. As bactérias gram-positivas acidogênicas, predominantemente os estreptococos e os lactobacilos bucais, produzem ácido láctico como o principal subproduto metabólico nas lesões ativas que desmineralizam o esmalte e a dentina.[136,176] A resposta imune e a inflamação ocorrem quando o avanço da cárie está a 1,5 mm da polpa e os antígenos e metabólitos bacterianos difundem-se pelos túbulos dentinários.[43,136,203,293] Se a ameaça bacteriana continuar, a resposta das células imunes leva ao aumento da inflamação e do edema, inicialmente caracterizado clinicamente pela dor pulpar. No ambiente de baixa adequação do espaço pulpar, a inflamação em algum momento leva à desintegração da polpa e à patologia apical.[176,376]

O avanço da cárie é inicialmente confrontado pela resposta imunológica inata protetora, progredindo para a resposta adaptativa, quando as bactérias se aproximam diretamente da polpa.[175] Os micróbios pioneiros encontram primeiro o fluxo positivo para fora do fluido dentinário, caracterizado pelo depósito de imunoglobulinas e proteínas séricas, que desaceleram a difusão dos antígenos.[176] Os metabólitos microbianos potentes, como o ácido lipoteicoico e o lipopolissacarídeo, também ativam o sistema imunológico inato. Os subprodutos estimulam a sinalização pelos receptores do tipo Toll nos odontoblastos quando estas células encontram indícios do avanço da cárie. Eles também estimulam as citocinas pró-inflamatórias, incluindo interleucina-1, interleucina-8, interleucina-12, fator de necrose tumoral alfa, fator de crescimento endotelial vascular (VEGF) e fator de crescimento transformador beta (TGF-β).[137,187,411] O VEGF promove a permeabilidade vascular e a angiogênese. A mineralização da dentina e a secreção da metaloproteinase da matriz também são induzidas pelo aumento da expressão do TGF-β. As bactérias cariogênicas também ativam as vias do complemento e induzem a produção da citocina pró-inflamatória pela interferona γ, responsável por matar as bactérias fagocitadas pelos macrófagos ativados.[190] Os odontoblastos também participam da resposta adaptativa pela síntese de dentina reacionária, que apresenta apenas vestígios dos túbulos dentinários.[86] À medida que os microrganismos avançam, a estrutura helicoidal modificada na dentina reparadora contrai o diâmetro do lúmen, formando uma barreira contra os patógenos.[85]

À medida que a pulpite progride, os neuropeptídios vasoativos contribuem para o aumento da permeabilidade vascular e do fluxo sanguíneo intrapulpar. O aumento na concentração de neuropeptídios e o surgimento de nervos caracterizam a inflamação neurogênica, que pode causar aumento transitório na pressão do tecido intersticial e contribuir para a pulpite dolorosa.[65,323] As células imunológicas tentam controlar a inflamação neurogênica com a secreção de peptídios como a somatostatina e a β-endorfina.[280] As principais células efetoras nas respostas inatas incluem as células assassinas naturais, neutrófilos, monócitos e macrófagos. As células dendríticas imaturas e as células T contribuem para a imunovigilância durante a progressão da cárie. Os macrófagos eliminam os patógenos e as células senescentes enquanto contribuem para a homeostase tecidual ao reparar e remodelar o tecido após a inflamação.[175]

As citocinas são pequenas proteínas de sinalização celular secretadas por células imunes, inatas, que induzem o extravasamento dos fagócitos durante a inflamação. As quimiocinas secretadas por odontoblastos, fibroblastos, células dendríticas imaturas e macrófagos estimulam o recrutamento de leucócitos, direcionando a migração de monócitos e neutrófilos extravasculares para os locais da infecção.[175] A intervenção imediata, por meio da remoção da cárie e dos antígenos bacterianos antes do início da pulpite irreversível, pode resolver a inflamação (Figura 24.2).

Regeneração da dentina e formação de tecido reparador

A dentina dos mamíferos pode ser subdividida nos tipos primário, secundário e terciário. A dentina primária é regular, tubular e desenvolve-se antes da erupção. A dentina secundária também é regular e formada ao longo da vida. A dentina terciária é mais ou menos irregular e forma-se localmente, em resposta à cárie ou ao preparo cavitário.[228] Também é chamada *dentina de natureza patológica*. A formação da dentina secundária é mais lenta que a da dentina primária, visto que a atividade dos odontoblastos presumivelmente diminui com a autofagocitose após a erupção.[95] Um estímulo externo leve dos odontoblastos leva ao aumento da atividade e à formação da dentina terciária.[350,353] Diferentemente do osso, que é capaz de adaptar-se às mudanças fisiológicas ao longo da vida, a dentina não é remodelada nem substituída depois de perdida.[319]

FORMAÇÃO DE DENTINA TERCIÁRIA

Uma vez que a dentina seja exposta por cárie, traumatismo ou preparo cavitário, os túbulos ficam abertos e, os odontoblastos, lesionados ou destruídos. Se essas ameaças forem de intensidade moderada, levam a uma breve inflamação, que desaparece quando o irritante é removido. Posteriormente, a dentina terciária é formada na região afetada.[319,353] Traumatismos menores na polpa estimulam os odontoblastos primários não lesionados a formarem nova dentina.[236,353,354] Essa dentina terciária é, portanto, também chamada *dentina reacionária*, definida como a dentina cuja matriz é secretada pelos odontoblastos primários pós-mitóticos em resposta a estímulo adequado.[236,353,354]

As lesões na dentina e os processos odontoblásticos levam à liberação dos fatores de crescimento, que, por sua vez, levam a maior atividade odontoblástica.[350,353] O provável mecanismo de controle inclui uma série de fatores teciduais ou moléculas sinalizadoras, principalmente da família do TGF-β, liberados a partir da matriz dentinária após a lesão.[156,157] Esses fatores de crescimento também podem ser secretados por odontoblastos, promovidos por bactérias acidogênicas ou removidos da dentina por diferentes soluções de limpeza usadas durante o tratamento, como ácido etilenodiamino-tetracético (EDTA), hipoclorito de sódio (NaOCl)

---

[a]Adaptado de Hahn e Liewehr[175–177]

Capítulo 24 • Terapia Pulpar Vital   883

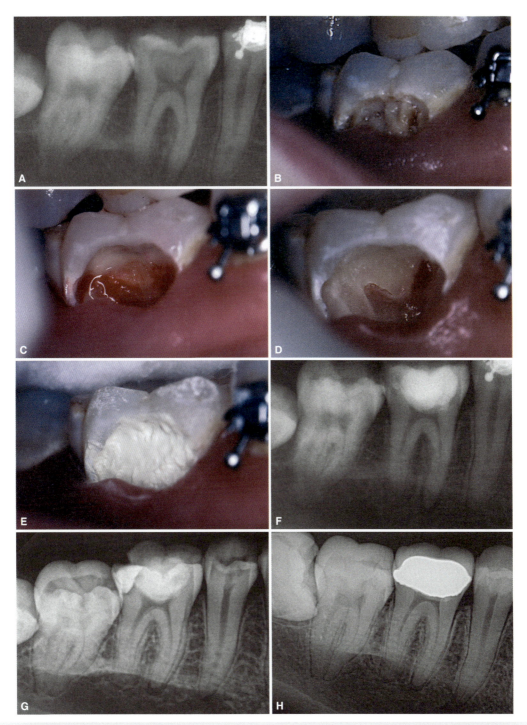

Figura 24.2 Paciente do sexo feminino, com 15 anos, apresentou-se com bandagem ortodôntica completa e cárie cervical profunda no primeiro molar inferior direito (dente 46). O dente estava sensível ao frio e à pressão quando mordia. **A.** Radiografia periapical revelando grande lesão cariosa e estrutura periapical normal. **B.** Fotografia clínica mostrando cárie cervical avançada estendendo-se abaixo da gengiva. **C.** Visão da exposição inicial da polpa durante escavação da cárie guiada por corante detector de cárie. **D.** Fotografia após remoção completa da cárie, grande exposição pulpar e hemostasia com hipoclorito de sódio a 6%. **E.** Fotografia clínica após a colocação de espessa camada de agregado trióxido mineral branco sobre toda a polpa e dentina adjacente. **F.** Radiografia mostrando o capeamento pulpar do molar com restauração provisória (Photocore). **G.** Radiografia de controle, 4 anos depois, mostrando cárie recorrente e o mesmo dente (46) com fratura da crista marginal distal. **H.** Revisão radiográfica 5 anos depois, mostrando nenhuma patologia apical detectável e coroa metalocerâmica recentemente cimentada. O molar estava assintomático e respondeu normalmente ao teste de sensibilidade. (© Dr. George Bogen 2019.)

ou ácido cítrico.[352,353] Além disso, a aplicação de hidróxido de cálcio (CH) ou de cimentos de silicato (p. ex., MTA ou Biodentine) à dentina ou ao tecido pulpar leva à liberação do TGF-β1.[164,232,374] A espessura da dentina residual tem influência significativa na formação da dentina. Mesmo que a dentina acima da polpa permaneça intacta, nem todos os odontoblastos sobreviverão. Nas cáries com espessura residual de dentina inferior a 0,25 mm, aproximadamente 50% das células sobrevivem; nas cavidades mais rasas, esse número é de 85%, ou maior.[281] Apesar da morte do odontoblasto, pode-se observar a formação de tecido duro. O desenvolvimento de dentina reacionária pelos odontoblastos primários pós-mitóticos sob essas condições é uma forma específica de dentina terciária.

FORMAÇÃO DE TECIDO MINERALIZADO APÓS A PERDA DOS ODONTOBLASTOS PRIMÁRIOS

A formação de tecido mineralizado após a perda dos odontoblastos é mais complexa que a formação de dentina reacionária. A formação da dentina não é possível sem os odontoblastos. Após o capeamento direto de uma polpa saudável e não inflamada, ocorre a formação de tecido duro. Esse tecido mineralizado é heterogêneo, amorfo e atubular – portanto, difere histologicamente da dentina primária e da secundária, mas também da dentina reacionária. É questionável se esse tecido pode ser chamado "ponte de dentina", pois, do ponto de vista histológico, não é dentina. Se realmente fosse a formação adicional de dentina, um novo tipo de célula teria que substituir os odontoblastos primários destruídos. A origem e a diferenciação dessas células iniciais permanecem obscuras.[319]

Investigações recentes não encontraram evidência histológica para a formação de odontoblastos de substituição ou de novas células semelhantes a odontoblastos após o capeamento pulpar direto (CPD) de dentes humanos com CH ou MTA.[111,319,320] Os odontoblastos secundários ou as células semelhantes a odontoblastos são histologicamente não detectáveis nos dentes humanos. É incerto se a formação de tecido duro é realmente dentina ou apenas mineralização intrapulpar distrófica em resposta à inflamação.[111,320] No entanto, é importante enfatizar que tanto a dentina reacionária (formada pelos odontoblastos primários) quanto o tecido duro reparador mineralizado podem se formar simultaneamente, na mesma lesão.[319,353]

Indicações para a terapia pulpar vital

A penetração dos microrganismos e seus produtos metabólicos por meio da dentina leva à inflamação pulpar. Mediada via receptores celulares nos odontoblastos, células dendríticas e fibroblastos pulpares, inicia-se a resposta imune. Isso leva à hiperemia; a reação é caracterizada por diminuição no número de células, achatamento dos odontoblastos e imigração dos linfócitos e das células plasmáticas.[321] Clinicamente, correlaciona-se com o desenvolvimento da pulpite reversível, em que a cicatrização poderia ser facilitada por intervenção terapêutica. Se o estímulo persistir, pode-se detectar colonização bacteriana na câmara pulpar, microabscessos e necrose tecidual revestida com granulócitos polimorfonucleares neutrófilos tornam-se presentes, e são encontrados infiltrados inflamatórios na periferia.[321] Isso é considerado pulpite irreversível.

Os sinais da pulpite reversível são a resposta positiva ao teste de sensibilidade ao frio com irradiação da dor. A pulpite irreversível é diagnosticada mediante teste de sensibilidade positivo (intensificado), dor irradiante, irritante e persistente ou dor prolongada, dor ao calor e, possivelmente, incapacidade de o paciente localizar o dente com problema. No entanto, a pulpite irreversível pode ser assintomática.[14] O diagnóstico correto da condição pulpar antes do CPD desempenha papel importante no resultado. É necessário avaliar o possível grau de inflamação e/ou de infecção.[211] É desafiador avaliar a saúde pulpar acuradamente por meio de testes clínicos e distinguir entre a polpa alterada e a saudável.[11]

O teste de sensibilidade positivo (frio) pode dar uma variedade de diagnósticos, dependendo da gravidade e da duração da resposta, orientando os dentistas para diferentes diagnósticos. Os dentes que respondem ao teste de sensibilidade ao frio podem levar ao diagnóstico pré-operatório de polpa normal, pulpite reversível ou pulpite irreversível, dependente das respostas subjetivas.[301] O teste de sensibilidade não reflete precisamente a condição da polpa, com 10 a 16% dos resultados sendo falsos.[19] Além do histórico de dor e dos testes de sensibilidade, deve-se avaliar a hemorragia após a exposição pulpar. Essa maneira pode ser mais confiável para determinar o estado da infecção pulpar que os sinais e sintomas clínicos ou os testes de sensibilidade.[252] O sangramento pode refletir o nível da inflamação pulpar, com hemorragia excessiva geralmente indicando polpa com diminuição ou nenhuma chance de recuperação.[88] A resposta inflamatória estende-se mais profundamente no tecido pulpar quando a dentina cariada está presente durante a exposição, com possível penetração bacteriana, em comparação à inflamação superficial, quando a polpa é apenas mecanicamente exposta.[229]

Polpas com hemorragia profusa e prolongada tiveram resultado significativamente pior que aquelas com sangramento modesto ou sangramento de curta duração.[252] Clinicamente, o sangramento deve ser controlado entre 5 e 10 minutos.[211] De acordo com as recomendações atuais, nos casos de pulpite irreversível, a cura do tecido pulpar não pode ser alcançada de maneira previsível após a remoção do estímulo desencadeador (p. ex., cárie). Em regra, o diagnóstico de "pulpite irreversível" leva ao início da pulpectomia e do tratamento do canal radicular. Embora haja evidências de que as observações histológicas descritas anteriormente se correlacionem de modo positivo com o diagnóstico clínico, deve-se notar que o padrão clínico da queixa não indica a capacidade de regeneração do tecido.[321] Em uma mudança de paradigma, as investigações clínicas atuais usando CSC para a pulpotomia completa nos dentes adultos com diagnóstico de pulpite irreversível e presença de rarefação periapical radiográfica têm mostrado sucesso, em casos sem pulpectomia e corretos tratamentos convencionais.[22,23,25,211,242,363,364,386] Consultar seção "Pulpotomia com cimentos de silicato de cálcio".

A manutenção da vitalidade pulpar só pode ser bem-sucedida se a infecção bacteriana do tecido, durante e após a terapia, for eliminada. Os tratamentos pulpares vitais, na maioria das vezes, são realizados nos dentes que não apresentam sintomas dolorosos pronunciados e não provocados ou dor intensa à percussão. A terapia pulpar vital não deve ser realizada sem a resposta ao teste de sensibilidade (no qual o estado da polpa precisa ser verificado após a exposição pulpar) e a evidência radiográfica de doença periapical. Nos casos com diagnóstico de pulpite irreversível, opções avançadas de tratamento, como pulpotomia com CSC, devem ser consideradas, especialmente nos pacientes mais jovens. Todos os procedimentos de tratamento pulpar vital requerem restauração coronária resistente a bactérias – de qualidade –, para evitar infecção, com colocação de lençol de borracha, uso de instrumentos estéreis e curetagem completa da cárie. Caso contrário, o tratamento do canal radicular deve ter preferência, ou a extração dos dentes considerados irrecuperáveis.[107]

Existem condições favoráveis nos pacientes jovens com polpa sem danos prévios.[334] Com o passar dos anos, espera-se a redução da capacidade reparadora devido a alterações pulpares caracterizadas por tecido pulpar mais pobre em células e mais fibroso.[161,285] No entanto, a idade do paciente parece desempenhar apenas papel menor no sucesso do tratamento.[23,101-103,206,211,242,243,248,258,363] O mesmo se aplica a fatores como sexo do paciente, posição do dente (posterior ou anterior) e tamanho ou localização da exposição pulpar.[110,206,244,260,301] Na literatura, os índices de sucesso da terapia pulpar vital variam amplamente, sobretudo no caso do CPD após a escavação da cárie. As falhas clínicas precoces (dentro de dias ou semanas) são multifatoriais, mas certamente correlacionadas ao diagnóstico pulpar inadequado ou à incapacidade de identificar e remover o tecido pulpar necrótico. O diagnóstico pulpar impreciso pode subestimar o estado inflamatório da polpa, levando à pulpite irreversível e à necrose pulpar com dor pós-operatória.

A introdução de novos materiais bioativos, com protocolos modificados, torna dentes com cárie profunda, lesões traumáticas e exposições mecânicas candidatos viáveis às terapias pulpares inovadoras, concebidas para manter a sobrevivência da polpa. Os resultados dependem da seleção do caso, dos agentes hemostáticos, da escolha do material usado no capeamento pulpar e da integridade da restauração permanente seladora. O objetivo da terapia pulpar vital é evitar ou adiar o tratamento do canal radicular e os cuidados restauradores avançados, porque esses procedimentos, juntos, reduzem a sobrevivência dentária a longo prazo, em comparação aos dentes com polpa vital.[76,77,118,270,289,328,366,380,385]

Procedimentos que geram barreiras de tecido mineralizado

CAPEAMENTO PULPAR INDIRETO

O *capeamento pulpar indireto* é definido pela American Association for Pediatric Dentistry (AAPD) como "procedimento realizado em um dente com lesão cariosa profunda que se aproxima da polpa, mas sem sinais ou sintomas de degeneração pulpar. O tratamento pulpar indireto é indicado em dente permanente, diagnosticado com polpa normal, sem sinais ou sintomas de pulpite ou com diagnóstico de pulpite reversível".[13] Portanto, o capeamento pulpar indireto é o capeamento permanente de uma camada delgada de dentina, alterada por cárie perto da polpa, sem curetagem completa da cárie.[33] Isso pode diferir da definição dada em outros países – por exemplo, na literatura alemã, "capeamento pulpar indireto" é definido como tratamento de uma fina camada de dentina livre de cárie remanescente acima da câmara pulpar, com medicamento.[332] A definição francesa de capeamento pulpar indireto implica a cobertura tanto da dentina sadia quanto da cariosa.[230] Essas definições podem levar à confusão na interpretação da literatura.

Clinicamente, essa situação surge na escavação de uma lesão cariosa extensa, de modo que o capeamento indireto também é denominado *tratamento de lesões cariosas profundas*. O termo mais geral seria "tratamento da dentina próxima à polpa", uma vez que o capeamento pulpar indireto pode ser necessário mesmo nos dentes livres de cárie – por exemplo, após traumatismo dentário.[357] Como apenas uma camada mínima de dentina permanece acima do tecido pulpar, existe o risco de inflamação irreversível da polpa através dos túbulos dentinários.[284] Isso pode resultar de bactérias ou microrganismos remanescentes que entram ativamente no tecido e por componentes citotóxicos de materiais restauradores que se difundem pela dentina residual delgada. A dentina próxima à polpa deve ser desinfetada e selada com o material do capeamento, estimulando a formação de dentina terciária.[319] O capeamento indireto serve para proteger a polpa vital, principalmente após a remoção da cárie. Se já houver pulpite reversível, o capeamento pulpar indireto deve gerar um ambiente favorável para a cura pulpar (Figura 24.3).

O avanço dos microrganismos e de seus subprodutos durante o processo carioso representa ameaça à polpa.[322] Portanto, durante a escavação da cárie, o número de microrganismos na cavidade e na proximidade da polpa deve ser reduzido, com a conclusão do capeamento indireto sob isolamento com lençol de borracha. Para prevenir a disseminação de microrganismos, é recomendado desinfetar a coroa clínica com NaOCl (1 a 5%) ou com digliconato de clorexidina (CHX, 2%) antes da curetagem. Após a remoção da cárie, a cavidade deve ser limpa com NaOCl ou CHX e jato de água.[53,75] Os danos ao tecido vital ao usar o NaOCl não são preocupantes.[31] No entanto, ainda não está claro a quantidade de dentina alterada que pode ser deixada enquanto se permite que a polpa se recupere.[50,338] Os materiais utilizados no capeamento indireto devem eliminar potenciais microrganismos residuais, neutralizar quaisquer tecidos ácidos (devido à cárie), remineralizar a dentina e estimular a polpa a formar dentina terciária. Devido às desvantagens das suspensões aquosas de CH, o uso de CSC pode ser visto como melhor alternativa para o capeamento indireto.[9]

CAPEAMENTO PULPAR DIRETO

O *capeamento pulpar direto* é definido como "colocação de material dentário diretamente sobre a exposição pulpar vital mecânica ou traumática" e "selamento da ferida pulpar para facilitar a formação de dentina reparadora e manutenção da vitalidade pulpar".[14] O procedimento é indicado para exposições pulpares ocorridas como resultado de remoção da cárie, traumatismo ou preparo do dente. Quando ocorrem exposições mecânicas durante o preparo do dente, o tecido exposto, em geral, não está inflamado. No entanto, nos casos de traumatismo ou exposição por cárie, o grau de inflamação é o principal fator prognóstico predeterminante. De acordo com a American Association of Endodontists (AAE), "na exposição pulpar devido à cárie, a polpa subjacente está inflamada em uma extensão variável ou desconhecida".[14] Os principais desafios no CPD são a identificação e a remoção adequadas do tecido agudamente inflamado ou necrótico comprometido pela proximidade em longa data com os microrganismos bucais.[247] O capeamento direto é voltado para a cicatrização da polpa e a preservação do dente. Se a polpa sobreviver a esse tratamento (permanecer vital), isso pode ser considerado um sucesso clínico. O capeamento direto é uma técnica de tratamento não invasiva, relativamente simples e barata que, ao contrário do tratamento de canal radicular, frequentemente não requer cuidados restauradores extensivos.[198]

Desde as primeiras publicações de Hermann, no fim da década de 1920, o CH tem sido usado como suspensão aquosa para o capeamento direto.[189] No entanto, os resultados de sucesso do CPD publicados no campo da cárie mostram variação significativa, e o procedimento permanece controverso. Algumas publicações recentes recomendam escavação restrita, deixando tecido cariado no dente, sugerindo melhor desempenho sobre o capeamento direto. Para uma comparação direta dos dois tratamentos, existem apenas três estudos clínicos disponíveis: dois comparando dados depois de 1 e 5 anos e o terceiro mostrando dados depois de 1 ano.[25,51,52] No segundo estudo, o prognóstico da curetagem em dois estágios foi comparado com a remoção completa da cárie tratada por CPD ou pulpotomia parcial.[51] Cinco anos após a curetagem da cárie em duas etapas, a polpa estava vital em 60% dos casos, enquanto no mesmo período os índices de sucesso após capeamento direto eram de apenas 6% e, após pulpotomia parcial, de 11%.[51] A razão para os índices de sucesso mais baixos pode incluir ausência de

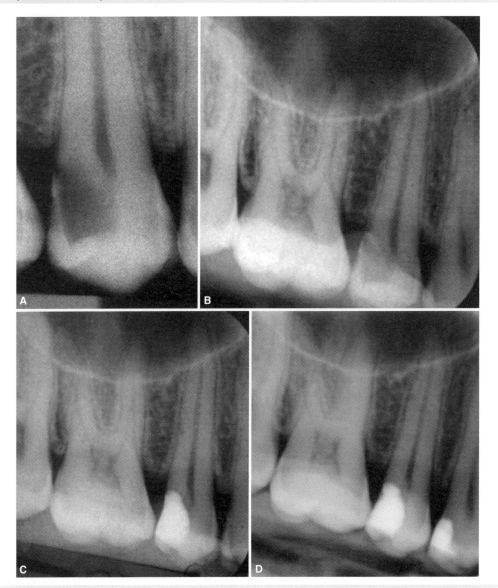

Figura 24.3 Paciente do sexo masculino, de 24 anos, apresentou-se com lesão cariosa distal profunda, estendendo-se até o quarto pulpar interno no segundo pré-molar superior direito. O dente estava sintomático, mas respondeu normalmente ao teste de sensibilidade. **A.** Radiografia interproximal ampliada mostrando extensão da cárie avançada próxima à polpa coronária. **B.** Radiografia pré-operatória com posicionador, para comparações fiéis dos controles. **C.** Radiografia após 18 meses, do capeamento pulpar indireto com hidróxido de cálcio. **D.** Controle radiográfico após 5 anos. A resposta ao teste de sensibilidade pulpar foi positiva com lâmina dura bem-definida demonstrada na radiografia periapical. (Reproduzida com autorização de © Lars Bjorndal, 2019.)

desinfecção após as exposições pulpar, escolha de Dycal (Dentsply, Konstanz, Alemanha) como material de capeamento e uso de restaurações provisórias a longo prazo.[181] No entanto, no terceiro estudo, no qual nenhuma exposição pulpar foi detectada após a remoção completa da cárie, o capeamento pulpar indireto resultou em índice de sucesso de 100%, em 12 meses. Os resultados indicam que os CSC podem ser preferíveis nos procedimentos de capeamento pulpar indireto e que os cimentos à base de CH de configuração dura não fornecem proteção pulpar em longo ou curto prazo.[181]

PULPOTOMIA PARCIAL

A *pulpotomia parcial* (pulpotomia rasa ou de Cvek) é definida como a remoção de pequena porção da polpa coronária vital como meio de preservar os tecidos pulpares coronário e radicular remanescentes.[14] Durante o tratamento clínico, a decisão de remover pequena ou grande porção da polpa coronária é baseada na inspeção visual do tecido após a exposição pulpar durante a curetagem da cárie ou exposição como resultado de traumatismo (pulpotomia parcial ou rasa).[145] A incorporação do microscópio cirúrgico odontológico (DOM) é altamente recomendada. A polpa coronária é retirada do local exposto em aproximadamente 2 a 3 mm, a fim de remover tecido necrótico ou potencialmente inflamado e irreversivelmente danificado, mantendo a polpa vital remanescente.[49] A pulpotomia parcial é realizada preferencialmente com peça de mão de alta rotação e broca diamantada esférica pequena, com abundante jato de água ou irrigação contínua com solução de soro fisiológico.[135,140,165]

Após a remoção parcial do tecido, se o sangramento não puder ser controlado após 5 a 10 minutos de exposição direta ao NaOCl, a remoção completa da polpa coronária do assoalho pulpar é a opção preferida.[211] O NaOCl é uma valiosa ferramenta diagnóstica, assim como clínica, para diferenciar a pulpite irreversível da reversível na polpa coronária, ajudando a determinar se é preciso prosseguir com pulpotomia parcial, pulpotomia completa ou pulpectomia. Essa decisão pode ser de fundamental importância nos dentes permanentes jovens com ápices abertos, nos quais a remoção de tecido contaminado por microrganismos pode reverter os sintomas e estabilizar o tecido inflamado.[89,130,390]

Estudo recente que examinou pulpotomias completas com MTA sugeriu que o parâmetro de "tempo de controle" da hemorragia não é um indicador preciso da condição inflamatória pulpar, ao contrário de outras investigações.[242] No entanto, o estudo não se beneficiou dos protocolos recomendados, incluindo a remoção de tecido necrótico verificado usando o DOM. Investigações demonstraram que a resposta inflamatória do tecido pulpar confrontado pelos subprodutos bacterianos pode progredir vários milímetros dentro da polpa coronária ou avançar ainda mais, afetando o tecido pulpar radicular distante do local da lesão.[320] Remoção de 2 a 3 mm de tecido coronário ou radicular exposto para acessar o tecido saudável mais profundo, nos casos de traumatismo, exposição devido à cárie ou pulpotomias completas, pode garantir a sobrevivência da polpa (Figura 24.4).[101]

O local da amputação é coberto com uma bolinha de algodão embebida em NaOCl até que a hemorragia cesse. Se for evitada a formação de coágulo sanguíneo, os mesmos mecanismos de reparo pulpar associados ao CPD são esperados.[102,191] Se a polpa remanescente estiver saudável, o sangramento pode ser interrompido em

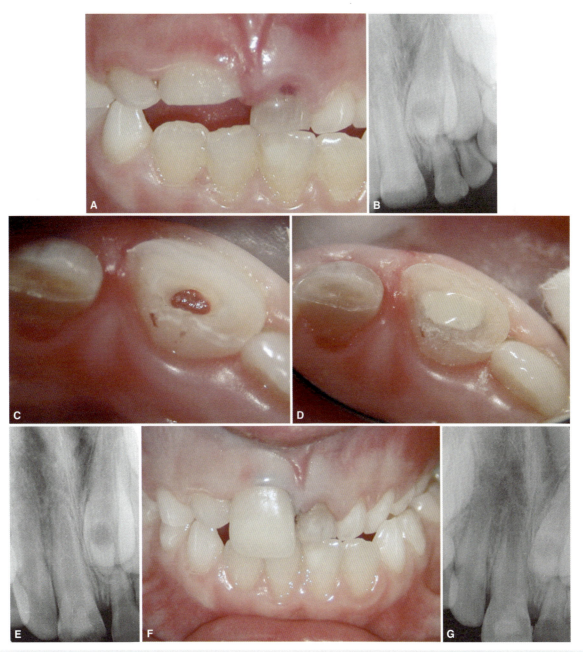

Figura 24.4 Paciente do sexo masculino, com 7 anos, encaminhado após traumatismo, apresentando fratura coronária horizontal do incisivo central superior direito 11, com exposição pulpar coberta com cimento de ionômero de vidro pelo dentista, e incisivo central esquerdo decíduo retido (*F*). **A.** Fotografia clínica mostrando o incisivo superior direito fraturado horizontalmente e o incisivo central esquerdo decíduo retido. **B.** A radiografia periapical revela ápice aberto do 11 e incisivo permanente superior esquerdo (21) não erupcionado. Além disso, um *mesiodens* é visível. **C.** Fotografia após pulpotomia coronária de Cvek rasa. **D.** Visão da cavidade de acesso após hemostasia com hipoclorito de sódio e colocação de 3 a 4 mm de Biodentine (Septodont, Saint-Maur-des-Fossés, França). **E.** Radiografia após pulpotomia e colocação de restauração provisória. **F.** Fotografia clínica 3 dias após verificação da presa do cimento de silicato de cálcio e adesão do segmento coronário fraturado. **G.** Radiografia do dente 11, com recolocação adesiva do segmento da coroa mostrando ápice aberto imaturo. (*continua*)

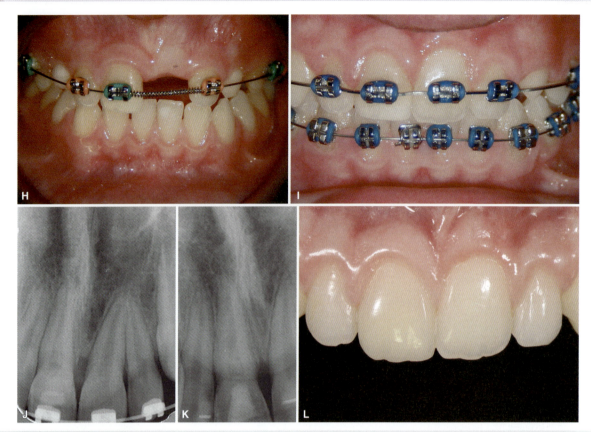

Figura 24.4 (*Continuação*) **H.** Fotografia clínica de bandagem completa da boca após a extração de (*F*) e *mesiodens*, para permitir a erupção normal do dente 21. **I.** Fotografia clínica depois de 4 anos com bandagem ortodôntica completa e erupção completa do 21 no plano oclusal. O dente 11 respondeu normalmente ao teste de sensibilidade ao frio no primeiro, segundo e terceiro anos de acompanhamento. **J.** Radiografia periapical depois de 4 anos, mostrando o fechamento do ápice da raiz do dente 11 com aparência periapical normal. **K.** Radiografia de acompanhamento do dente 11, 5 anos depois, demonstrando maturação radicular completa. O incisivo respondeu positivamente ao teste ao frio. **L.** Fotografia clínica 5 anos após, acabamento com faceta em resina composta criada com uma técnica de estratificação no dente 11. (Cortesia da Dra. Marga H. Ree, com restauração pela Dra. Caroline Werkhoven, Amsterdã, Holanda.)

5 a 10 minutos. Se a hemostasia não for bem-sucedida nesse período, isso indica que a polpa está irreversivelmente inflamada e a pulpotomia completa (a remoção de toda a polpa coronária) pode ser considerada como último recurso para manter a vitalidade.[225] Suspensão de CH ou CSC é aplicada à superfície da polpa recém-exposta e coberta com cimento (para a suspensão de CH) ou uma fina camada de resina composta *flow*, compômero ou ionômero de vidro modificado por resina (RMGI, do inglês *resin-modified glass ionomer*) (para o CSC).[92] Um estudo atual examinando a pulpotomia com MTA *versus* CH mostrou desempenho superior do MTA em dentes permanentes maduros em comparação ao CH de configuração dura (Dycal). Uma vez que o material do capeamento é usado em quantidade maior na pulpotomia parcial que no CPD, o risco de tingimento dental é considerado maior quando se usa óxido de bismuto contendo CSC.[225] A pulpotomia parcial e o CPD são procedimentos semelhantes, diferindo apenas na quantidade de tecido pulpar vital remanescente após o tratamento. A pulpotomia parcial é a opção preferida nos procedimentos de tratamento eletivo para os dentes diagnosticados com anomalias anatômicas, como cúspide em garra (*dens evaginatus*) e *dens in dente* (*dens invaginatus*).

PULPOTOMIA COMPLETA

A *pulpotomia completa*, ou *amputação pulpar* completa, é um procedimento mais invasivo, definido pela AAE como "a remoção da porção coronária da polpa vital como meio de preservar a vitalidade da porção radicular remanescente: pode ser realizada como procedimento de emergência para alívio temporário dos sintomas ou medida terapêutica, como no caso da pulpotomia de Cvek".[14] Toda a polpa coronária é removida; o tecido pulpar vital é capeado no nível da entrada do orifício do canal radicular. Após a hemostasia bem-sucedida, o tratamento é análogo ao CPD (Figura 24.5).[225]

Avaliação, seleção e quantidade de tecido removido dependem da experiência do profissional, sendo concluídas caso a caso, usando ampliação. Geralmente, após a remoção completa do tecido coronário necrótico, a polpa inflamada pode ser parcial ou completamente amputada do assoalho pulpar ou da área cervical (pulpotomia) no caso dos molares e alguns pré-molares.[144,147] O tecido remanescente requer hemostasia antes da colocação do CSC. As diretrizes da AAPD afirmam: "A pulpotomia é realizada em um dente com cárie extensa, mas sem evidência de patologia radicular quando a remoção da cárie resulta em exposição pulpar pela própria cárie ou mecânica".[13] No entanto, a diretriz exigindo ausência de patologia apical antes da exposição da polpa para os procedimentos de pulpotomia pode estar desatualizada e exigir modificações. Evidências crescentes de estudos contemporâneos mostram a resolução de lesões radiculares após tratamentos de pulpotomia usando CSC em dentes adultos com diagnóstico de pulpite irreversível.[20,22,23,25,242,361–363]

A pulpotomia completa tem sido tradicionalmente recomendada para dentes decíduos e permanentes imaturos, para os quais os resultados a curto prazo são geralmente favoráveis. No entanto, o tratamento dos dentes permanentes maduros remonta à época romana, por volta de 200 a.C.[415] Desde a introdução dos CSC, tem havido interesse renovado na pulpotomia como opção alternativa ao correto tratamento convencional do canal radicular, especialmente nos dentes

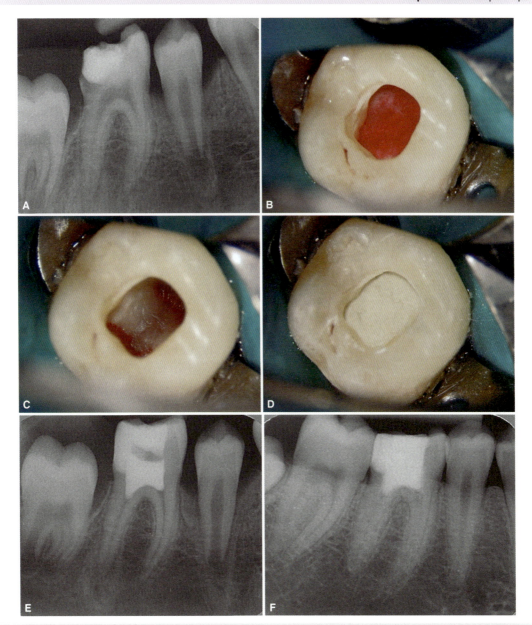

Figura 24.5 Paciente do sexo feminino, 10 anos, foi encaminhada com exposição pulpar do primeiro molar inferior direito gerada durante curetagem da cárie e contemporizada pelo dentista clínico geral. **A.** Radiografia mostrando ápices abertos sem patologia apical evidente. O dente foi diagnosticado com pulpite reversível. A paciente recebeu nova restauração em resina composta, para fornecer melhor isolamento antes da realização da pulpotomia completa. **B.** Fotografia clínica da abertura de acesso na restauração, mostrando uma bolinha de algodão estéril no assoalho pulpar saturada com hipoclorito de sódio a 5% (NaOCl) para hemostasia. **C.** Fotografia da polpa radicular nos orifícios após pulpotomia completa e hemostasia com NaOCl a 5%. **D.** Visualização através da abertura de acesso após a colocação de agregado trióxido mineral branco (MTA) (ProRoot MTA, Tulsa/Dentsply, Tulsa, OK), com 5 mm de espessura no tecido pulpar radicular e assoalho pulpar. **E.** Radiografia pós-operatória mostrando MTA branco com bolinha de algodão úmida e restauração provisória. Um mês depois, a presa do MTA foi verificada, sendo realizada restauração permanente em resina composta. **F.** A radiografia de acompanhamento depois de 6 anos mostra maturação apical e espessamento das paredes radiculares. A paciente permaneceu assintomática e o dente respondeu positivamente ao teste elétrico pulpar. (Reproduzida por cortesia e permissão da Dra. Marga H. Ree, Purmerend, Holanda.)

permanentes adultos maduros. Investigações clínicas em andamento apoiam fortemente o uso dos CSC para os procedimentos de pulpotomia nesses dentes e mostram resultados aceitáveis na redução da dor com a continuidade da função normal.[21–23,25,211,242,363,364,386]

Materiais para terapia pulpar vital

Para o sucesso do resultado do capeamento pulpar, a remoção dos estímulos nocivos, o controle de qualquer infecção e a biocompatibilidade do material usado para o capeamento são pré-requisitos importantes.[55,75] Foi demonstrado que a polpa de rato, na ausência de microrganismos, tem o poder regenerativo de selar a polpa exposta, com tecido mineralizado, mesmo sem medicação ou uso de materiais restauradores.[210,306] A presença ou a ausência de microrganismos é o fator determinante na cicatrização do tecido pulpar.[210] As reações do tecido que seguem ao capeamento (p. ex., síntese e secreção de colágeno) são, geralmente, semelhantes às lesões do tecido conjuntivo.[334,353] Durante a escavação de uma lesão cariosa profunda, ou durante traumatismo, as áreas de dentina ou de tecido pulpar podem ser expostas de forma direta, pois estão particularmente permeáveis devido à estrutura da dentina.

Os túbulos dentinários ocorrem com mais frequência por milímetro quadrado na região mais perto da câmara pulpar e têm diâmetro maior que aqueles mais distantes da polpa.[336]

Como microrganismos, toxinas bacterianas (lipopolissacarídeos) e muitos materiais restauradores podem danificar o tecido pulpar exposto ou difundir-se pelos túbulos dentinários, causando irritação, tanto a polpa quanto a dentina adjacente devem ser cobertas com o material de capeamento indicado. Alternativamente, os materiais de capeamento pulpar precisam criar uma barreira artificial entre a polpa vital e a cavidade bucal, para prevenir a entrada de microrganismos. Além disso, o material usado para o capeamento deve ter propriedades antimicrobianas, sem ser tóxico para a polpa.[108] Além da desinfecção e do selamento da dentina, outra exigência do material usado no capeamento é a regeneração do tecido duro por indução das células pulpares e a preservação da vitalidade pulpar.[128,273,334] A regeneração do tecido mineralizado pode ocorrer nas polpas saudáveis sob uma variedade de materiais de capeamento.[15] A cicatrização da ferida pulpar não está associada a um medicamento especial ou ao curativo da ferida.[44] No entanto, os medicamentos usados para tratar a polpa exposta devem promover a capacidade inata das células pulpares para formar tecido duro.[334]

SUSPENSÕES AQUOSAS DE HIDRÓXIDO DE CÁLCIO

O CH há muito é considerado o material padrão universal para a terapia pulpar vital. Embora demonstre muitas propriedades vantajosas, os resultados de estudo a longo prazo da terapia pulpar vital têm sido inconsistentes.[30,40,42,196] As características desejáveis do CH incluem pH inicial alto e alcalino, que é responsável por estimular os fibroblastos e os sistemas enzimáticos. O CH neutraliza o baixo pH dos ácidos, mostra propriedades antibacterianas e promove os mecanismos de defesa e de reparo do tecido pulpar. As desvantagens do CH incluem fraca adaptação marginal à dentina, degradação e dissolução ao longo do tempo e reabsorção nos dentes decíduos. Histologicamente, o CH demonstra citotoxicidade em culturas de células, e foi mostrado induzir apoptose das células pulpares.[15,159,335]

Defeitos em forma de túnel também foram mostrados nas barreiras de tecido duro geradas sobre feridas pulpares, associados ao CH e aos CSC.[10,15,38,98,99,159,162,275,334] No entanto, a principal diferença entre os dois agentes é que os produtos do CH são absorvíveis ao longo do tempo e de dimensão instável. A lenta desintegração do CH após a formação do tecido mineralizado pode possibilitar microinfiltração, permitindo o lento ingresso de microrganismos através dos defeitos. Isso pode induzir à degeneração pulpar subsequente e levar a potencial calcificação distrófica e necrose pulpar. Durante longos períodos, esse resultado problemático pode complicar qualquer tratamento de canal radicular não cirúrgico que seja necessário posteriormente.[274]

Investigações clínicas retrospectivas mostraram índices de sucesso variáveis durante período de acompanhamento entre 2 e 10 anos para o capeamento pulpar direto usando CH em humanos.[30,40,42,196] Dois estudos atuais examinaram a eficácia do CH como agente no CPD: um examinou a sobrevivência de 248 dentes com capeamento pulpar que foram diagnosticados como tendo polpas normais ou apresentando dor espontânea; os pesquisadores encontraram índice de sobrevivência geral de 76,3%, com um período médio de acompanhamento de 6,1 anos.[110] Os resultados foram menos favoráveis para os dentes com dor espontânea, em pacientes mais velhos em comparação com os pacientes mais jovens e nos dentes restaurados com cimento de ionômero de vidro (CIV). A probabilidade de as polpas tornarem-se não vitais após o capeamento pulpar com CH foi maior nos primeiros 5 anos do tratamento.

O segundo estudo observou 1.075 dentes com capeamento pulpar direto usando agente à base de CH; esses dentes tinham polpa saudável ou mostravam sinais de pulpite reversível.[288] Os critérios de inclusão limitaram a exposição do teto da câmara pulpar a não maior que 2 mm de diâmetro. Os resultados bem-sucedidos foram de 80,1% após 1 ano e 68% após 5 anos; a taxa de sucesso diminuiu para 58,7% após período de observação de 9 anos.[395] Os resultados demonstram aumento no índice de falha ao longo do tempo, atribuível à absorção do material sob as restaurações permanentes próximas às pontes de tecido duro com defeitos em forma de túnel. Outra investigação confirmou índices de sucesso decrescentes com capeamento pulpar com CH e prolongados períodos de acompanhamento.[258] O CH claramente tem muitas características favoráveis, mas não pode ser considerado o agente preferido na terapia pulpar vital (Figura 24.6).[134,193,258,260,286]

CIMENTOS DE HIDRÓXIDO DE CÁLCIO QUE TOMAM PRESA

Em contraste às suspensões aquosas de CH, outras combinações de CH, como cimentos (cimentos éster salicilato de cálcio), usadas como revestimento ou preenchimento, são menos adequadas para o capeamento pulpar devido à menor liberação de íons hidroxila. Nesses preparos, o pH resultante é mais baixo e o efeito antimicrobiano é significativamente mais fraco.[139] Além disso, os cimentos éster salicilato de cálcio que endurecem (p. ex., Dycal; Life, KerrHawe, Bioggio, Suíça) são caracterizados por desintegração a longo prazo.[38] Eles também não fornecem suporte permanente para a restauração final.[99] A formação de novos tecidos mineralizados abaixo dos cimentos éster CH-salicilato pode ser lenta e menos uniforme. A regeneração do tecido duro pode ser mais fraca usando esses preparos de CH. Além disso, a inflamação é mais comum que com as suspensões de CH.[334] Alguns aditivos que endurecem os preparos de CH podem até ter efeito tóxico sobre a polpa.[99,334] Para o capeamento direto ou a pulpotomia, os cimentos à base de CH, de configuração dura, à base de éster salicilato cálcio, não podem ser recomendados.

REVESTIMENTOS E CIMENTOS FOTOPOLIMERIZÁVEIS

Para compensar as desvantagens comprovadas dos preparos à base de CH, foram desenvolvidos revestimentos e cimentos fotopolimerizáveis com aditivos à base de CH (p. ex., Ultrablend Plus, Ultradent, EUA, Calcimol LC VOCO, Cuxhaven, Alemanha). Esses materiais não têm força mecânica suficiente, apesar do conteúdo de resina composta, e contam com efeitos específicos do CH mínimos.[359] Além disso, o pH desses produtos é significativamente menor em comparação a outros produtos com CH.[359] No entanto, os efeitos antibacterianos podem ser detectados in vitro, embora isso não tenha sido confirmado por outros estudos.[309,402] Foi claramente demonstrada a citotoxicidade desses produtos, o que se deve ao componente de resina composta.[184,309,310] Portanto, de acordo com as instruções do fabricante, deve-se evitar o contato direto do Calcimol LC com as células pulpares.

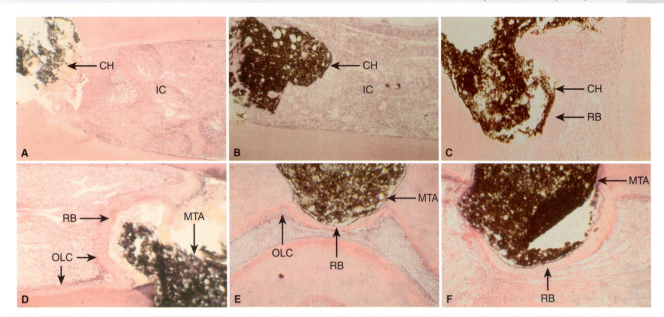

Figura 24.6 Formação de ponte reparadora na polpa de cães comparando o uso de agregado trióxido mineral (*MTA*) e de hidróxido de cálcio (*CH*). **A.** Resposta pulpar após 2 semanas ao CH, mostrando células inflamatórias (*IC*). **B.** Amostra de tecido mostrando falta de formação da ponte e tecido desorganizado próximo ao CH. **C.** Amostra após 8 semanas, com formação parcial da ponte reparadora (*RB*) subjacente ao CH. **D.** Resposta pulpar depois de 2 semanas ao MTA, mostrando notável formação de barreira e camada de células organizadas semelhantes a odontoblastos (*OLC*). **E.** Seção de tecido pulpar mostrando a formação completa da ponte calcificada proximal ao MTA, em 4 semanas. **F.** Amostra de seção de polpa com capeamento com MTA em 8 semanas, mostrando a formação de tecido duro organizado, sem infiltrado de células inflamatórias. (Loma Linda University, Loma Linda, CA).

Outro produto fotopolimerizável é o TheraCal LC (Bisco, Schaumburg, IL). O espectro das indicações segundo o fabricante corresponde ao do MTA e outros CSC. Ao contrário de todos os outros produtos do CSC, em que um pó de cimento precisa ser misturado a um líquido (água), o TheraCal LC consiste em 45% de cimento Portland CEM III e 45% de resina composta – portanto, ele é fotopolimerizável, simplificando significativamente seu uso clínico.[154,155] No entanto, sabe-se que todos os monômeros do TheraCal LC são citotóxicos *in vitro*.[180,202,207] Após 1 dia de contato direto com TheraCal LC, o índice de renovação celular do fibroblasto diminuiu 31,5%; após 1 semana, diminuiu 45,9%.[184] Após 72 horas de contato com TheraCal LC, houve diminuição acentuada da porcentagem de sobrevivência das células.[310] Para a cicatrização tecidual (formação de tecido duro após o capeamento pulpar), é crucial que não haja diminuição, mas o aumento do índice de renovação celular. Em contraste com o TheraCal LC, outros produtos à base de silicato de cálcio e CH têm mostrado induzir a proliferação de células pulpares.[112,113]

Semelhantemente a outros revestimentos fotopolimerizáveis usando CH, o TheraCal LC exibe efeito prejudicial significativo às células quando em contato direto com as células-tronco da polpa dentária humana.[58,184,309,310] Também não está claro quanto cimento Portland pode ser liberado a partir da matriz da resina quando o material é polimerizado. Após a polimerização, o TheraCal LC mostra estrutura heterogênea com alta proporção de partículas grandes e hidrogenadas, uma vez que os aditivos da resina não fornecem umidade suficiente para permitir a hidratação. A hidratação do TheraCal LC (a reação do cimento com a água) é incompleta devido à difusão limitada da umidade dentro do material. Assim, o CH não é liberado, mas apenas pequena quantidade de íons cálcio.[70] Os revestimentos e os cimentos fotopolimerizáveis com CH ou MTA adicionados são todos citotóxicos.[309,310] É atualmente desaconselhável usar o CH ou materiais contendo silicato cálcio fotopolimerizável para o CPD ou CPI.

RESINAS COMPOSTAS, ADESIVOS DENTINÁRIOS E CIMENTOS DE IONÔMEROS DE VIDRO MODIFICADOS POR RESINA

Os sistemas adesivos foram introduzidos no início da década de 1980 como potenciais agentes para o CPD de polpas expostas por cárie e mecanicamente.[200,253,404] Os adesivos dentinários, as resinas hidrofílicas e os cimentos à base de ionômero de vidro modificados por resina (RMGI) inicialmente apresentaram resultados favoráveis nas investigações preliminares de capeamento pulpar com primatas não humanos, com base nos padrões estabelecidos pela International Organization for Standardization.[96,367-369] No entanto, o uso provisório desses materiais em seres humanos não demonstrou a biocompatibilidade correspondente ou a formação consistente de pontes reparadoras.[5,119,159,183,197,271] As investigações que examinaram as respostas aos materiais à base de resina em dentes humanos demonstraram reações histológicas desfavoráveis quando o material foi colocado diretamente ou próximo ao tecido pulpar.[5,124,172,272,315] O material histológico normalmente mostra infiltrado de células inflamatórias consistente com citotoxicidade das células pulpares, falhas adesivas subclínicas na interface da polpa e profunda ausência de biocompatibilidade.[5,119,272,296,315,349]

A aplicação do adesivo dentinário em uma fina camada de dentina (0,5 mm) leva à expansão dos vasos sanguíneos e à inflamação crônica do tecido pulpar.[183] Os adesivos dentinários não polimerizados ou parcialmente polimerizados causam apoptose em várias células da polpa, como macrófagos e células pulpares indiferenciadas.[246] Além do monômero dos adesivos dentinários, componentes citotóxicos idênticos também podem ser liberados das resinas compostas, que penetram através dos túbulos dentinários no tecido pulpar causando danos.[59] Também as cavidades profundas (sem exposição pulpar) são problemáticas porque a espessura de dentina remanescente sobre a polpa pode ser fina, e o fluido tubular pode evitar a completa polimerização.

Além disso, a polimerização completa pode ser impedida por uma camada de resina composta excessivamente espessa que é insuficientemente penetrada pela fotopolimerização.[272] Ambos os fatores levam ao aumento da proporção de monômeros sem resíduos, que são liberados da resina composta e difundidos no tecido pulpar. Em estudos clínicos, o uso de adesivo dentinário em cavidades profundas resulta em necrose pulpar relativamente frequente.[337]

Os adesivos dentinários não polimerizados, polimerizados e envelhecidos liberam componentes citotóxicos responsáveis pelo desempenho inferior em experimentos com humanos e animais.[5,94,112] Além disso, os monômeros dos materiais restauradores (adesivos dentinários/resinas compostas) podem interagir com o sistema imunológico da polpa, enfraquecendo sua defesa contra os microrganismos invasores.[44,268] Considera-se que o contato direto com os adesivos dentinários ou com as resinas compostas reduza a defesa pulpar, tanto devido à citotoxicidade ou às alterações específicas da resposta imune.[207,267,268] Os componentes adesivos inibem a proliferação das células imunocompetentes e causam imunossupressão química, que promove o desenvolvimento de alterações patológicas pulpares.[44,207] Os adesivos dentinários e as resinas compostas são essencialmente não biocompatíveis e não devem ser usados no CPD ou indireto.[9,94] No entanto, as resinas hidrofílicas e os cimentos à base de RMGI fornecem excelente selamento quando combinados com resinas compostas fotopolimerizáveis como restaurações permanentes e colocados diretamente sobre os materiais utilizados no capeamento pulpar, como o MTA e outros CSC.[27,131,288]

AGREGADO TRIÓXIDO MINERAL

O MTA foi introduzido como agente para o capeamento pulpar por Torabinejad e associados em meados da década de 1990.[141] A maioria dos dados experimentais preliminares e clínicos atuais na terapia pulpar vital são baseados no cimento MTA ProRoot (Tulsa/Dentsply, Tulsa, OK). O cimento consiste em um pó de silicato de cálcio hidráulico contendo compostos óxidos, incluindo óxido de cálcio, óxido de ferro, óxido de silício, óxidos de sódio e de potássio, óxido de magnésio e óxido de alumínio.[71] O material exibe características físico-químicas favoráveis que estimulam a formação de dentina reparadora por recrutamento e ativação das células formadoras de tecido duro, contribuindo para a formação e a mineralização da matriz.[298] As citocinas solúveis e os fatores de crescimento que mediam o reparo da ferida do complexo dentina-polpa estão aninhadas na matriz extracelular. O MTA estimula a formação de tecido duro reparador sequestrando esses fatores de crescimento e as citocinas incorporadas na dentina adjacente.[222,223,375,385]

O CH e o silicato de cálcio hidratado, os principais subprodutos formados durante a hidratação da mistura de MTA, contribuem para o constante pH alcalino.[68,143] As propriedades da configuração dos cimentos de silicato hidroscópicos não são afetadas pela presença de fluidos teciduais ou sanguíneos.[377] Portanto, são também chamados "cimentos hidráulicos", pois são de configuração dura tanto em contato com o ar quanto com a água.[47] Durante o processo da configuração, a liberação gradual de íons cálcio incentiva a formação da barreira reparadora, promovendo moléculas de sinalização, como VEGF, fator estimulador de colônia de macrófagos, TGF-β e interleucinas IL-β e IL-1α.[251,300]

O MTA demonstra adaptação marginal superior à dentina em comparação aos agentes baseados no CH e forma adesão densa à dentina. Os componentes minerais do cimento penetram nos túbulos, produzindo adesão à dentina comparável aos CIV.[29,216] O MTA também forma uma camada interfacial aderente durante a nucleação mineral na superfície da dentina que parece semelhante, em composição, à hidroxiapatita, quando examinada com difração de raios X, análise de raios X por dispersão de energia e microscopia eletrônica de varredura (SEM).[298,329,379] Semelhante ao CH, o MTA induz à cascata inflamatória, que resulta da liberação de íons cálcio e à criação de um ambiente alcalino, produzindo necrose tecidual. Foi demonstrado que, em roedores, tanto o MTA quanto o CH estimulam e aumentam o índice mitótico das células de Höhl.[114,115]

O MTA ativa a migração das células progenitoras (fibroblastos) a partir da parte central da polpa para o local da lesão e promove sua proliferação e diferenciação em células semelhantes a odontoblastos, sem induzir ao apoptose das células pulpares.[298] O MTA também estimula *in vitro* a produção de RNA mensageiro e aumenta a expressão das proteínas dos genes da matriz mineralizada e dos marcadores celulares cruciais para a mineralização após a formação da matriz.[298] Em um estudo humano, não houve comprovação de células semelhantes a odontoblastos e nem a formação de dentina ou de tecido semelhante à dentina após o CPD com MTA (RetroMTA; BioMTA, Daejeon, Coreia do Sul). Consequentemente, o novo tecido duro calcificado não era "dentina regular" e não parecia ser o produto da diferenciação genuína de odontoblasto. Essa observação é idêntica aos resultados após o CPD com CH. A formação de tecido duro após o CPD parece ser uma mineralização intrapulpar distrófica em resposta ao procedimento de capeamento.[111]

Foi demonstrado que o MTA cinza aumenta a proliferação celular e a sobrevivência das células estromais da polpa dentária humana cultivadas.[300] A biocompatibilidade do MTA aumenta a expressão dos fatores de transcrição, fatores angiogênicos e produtos genéticos, como a sialoproteína dentinária, a osteocalcina e a fosfatase alcalina.[299] As proteínas de sinalização a partir dos odontoblastos são essenciais na diferenciação das células progenitoras em células responsáveis pelo reparo e depósito de tecido duro.[299,300] Após o capeamento pulpar com MTA, tanto a sialoproteína quanto a osteopontina foram observadas na matriz mineralizada de tecido duro no local da exposição durante o processo da formação reparadora do tecido duro.[227]

As células da polpa dentária diferenciam em linha celular odontoblástica na presença das moléculas de sinalização como TGF-β, enzima heme oxigenase-1 e proteínas morfogenéticas ósseas BMP-2, BMP-4 e BMP-7.[171] O MTA provavelmente aumenta a secreção de fibroblasto do BMP-2 e TGF-β1 e, portanto, estimula e promove a mineralização e a regeneração do tecido duro.[117,170,171,178,340,365,406] Ele induz a um ambiente dependente do tempo que é pró-inflamatório e promove a regeneração da ferida através do aumento de citocinas.[318] Análises imuno-histoquímicas mostram que as citocinas, incluindo a mieloperoxidase, o óxido nítrico sintase induzível, VEGF, fator nuclear-kappa B, proteína ativadora-1 e ciclo-oxigenase-2, apresentam expressão aumentada na presença de MTA. O aumento da citocina é responsável por induzir à biomineralização pela produção de aglomerados semelhantes à apatita nas fibras colágenas na interface MTA-dentina. O MTA não afeta a geração de espécies reativas de oxigênio, influenciando positivamente a sobrevivência celular. Ele também demonstrou melhorar a secreção de IL-1β, IL-6 e IL-8.[67,81,91] No entanto, um efeito inibidor sobre as células da polpa dentária foi demonstrado na presença de MTA, o que pode ser atribuído à liberação de íons alumínio.[267] No geral, os dados indicam que o MTA promove ambiente biocompatível, não

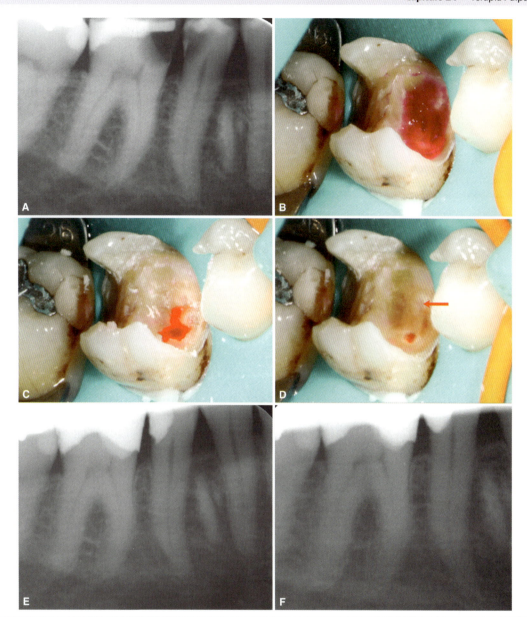

Figura 24.7 Paciente do sexo masculino, 50 anos, com cárie profunda recorrente associada ao primeiro molar inferior direito (46). O paciente não tinha história de dor e respondeu normalmente ao teste ao frio. **A.** Radiografia periapical mostrando cárie distal no segundo pré-molar inferior direito (45) e grande lesão cariosa abaixo da face mesial da restauração em resina composta do molar. Notar a raiz decídua retida na mesial do dente 45 e a aparência periapical normal do 46. **B.** Hemorragia pulpar evidente após a remoção completa da cárie com curetas de dentina. **C e D.** Fotografias clínicas após controle do sangramento com bolinhas de algodão embebidas em hipoclorito de sódio tamponado a 0,5% (NaOCl). Notar a presença de dentina reparadora protegendo o corno pulpar mesiolingual (*seta vermelha*). Uma camada de 2 mm de espessura de agregado trióxido mineral branco (Dentsply, Tulsa Dental, Tulsa, OK) foi colocada diretamente sobre a exposição pulpar e a dentina adjacente e coberta com uma bolinha de algodão úmida. O dente recebeu restauração provisória por 1 semana e restaurado permanentemente com resina composta. **E.** Acompanhamento radiográfico 1 ano depois; o dente respondeu normalmente ao teste de sensibilidade ao frio. **F.** Radiografia de controle 3 anos depois. O paciente estava assintomático e exibiu resposta normal ao teste pulpar. (Cortesia da Dra. Rita Kundzina, Tromsø, Noruega.)

citotóxico, antibacteriano e morfologia de superfície favorável à formação da ponte de calcificação reparadora. O MTA estimula a liberação dos componentes da matriz dentinária necessários para o reparo e a regeneração do tecido duro em polpas saudáveis e parcialmente inflamadas expostas mecanicamente (Figuras 24.7 a 24.9).[6,141,170,266,286,317,374]

Uma desvantagem do MTA é que ele pode levar à alteração da coloração do tecido duro do dente. Isso pode ser problemático, principalmente nos dentes anteriores durante o tratamento de traumatismos.[279] É devido aos metais pesados contidos no MTA, como óxido de bismuto usado para radiopacidade ou ferro.[45,123,347] A alteração da coloração é induzida principalmente pela oxidação desses metais após o contato com o NaOCl ou a absorção de componentes do sangue.[69,234,347] Outros CSC contêm níveis menores ou mínimos de metais pesados e seu potencial para alterar a cor dos dentes é mínimo. Os CSC contendo óxido de zircônio ou óxido de tântalo, usados como radiopacificadores, são particularmente estáveis quanto à cor.[279]

CIMENTOS DE SILICATO DE CÁLCIO

Uma variedade de novos CSC foi desenvolvida desde a introdução do MTA.[116,153,232,302] Investigações preliminares demonstraram propriedades físico-químicas e bioindutivas comparáveis

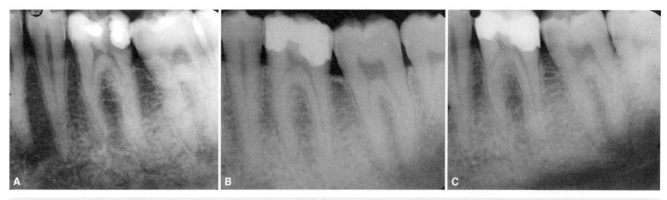

Figura 24.8 Primeiro molar inferior esquerdo sintomático em um paciente de 32 anos com restauração provisória colocada sobre cárie profunda na face distal e encaminhado para tratamento endodôntico. O teste de sensibilidade obteve resposta pulpar normal. **A.** Radiografia periapical mostrando cárie profunda estendendo-se em direção ao corno pulpar distal. **B.** Radiografia do capeamento pulpar direto com agregado trióxido mineral (Dentsply, Tulsa Dental, Tulsa, OK) após hemostasia com hipoclorito de sódio a 5,25% e colocação de restauração em resina composta adesiva de três superfícies. **C.** Controle radiográfico depois de 9 anos e 6 meses. O dente estava positivo ao teste ao frio e sem sintomas. Notar a presença de lesão cariosa mesial no segundo molar. (© Dr. George Bogen.)

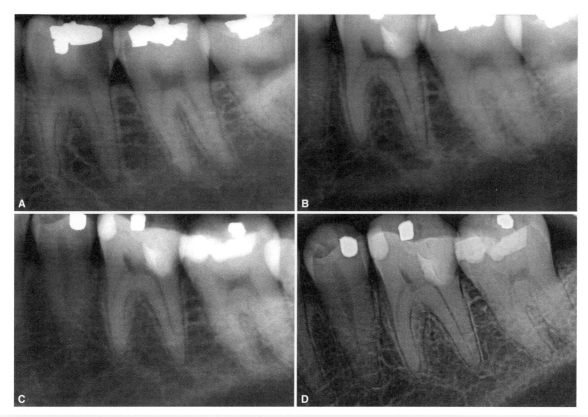

Figura 24.9 A. Radiografia periapical de cárie profunda no primeiro molar inferior esquerdo, parcialmente sintomático em paciente do sexo feminino, de 29 anos. **B.** Capeamento pulpar direto concluído com agregado trióxido mineral branco (MTA); a restauração adesiva final foi colocada durante a segunda consulta após a presa do MTA. **C.** Radiografia de acompanhamento depois de 7 anos. O dente estava assintomático, com resposta normal ao gelo de CO_2. **D.** Radiografia de acompanhamento, 13 anos e 10 meses, mostrando aparência periapical normal. O molar respondeu positivamente ao teste ao frio e demonstrou mobilidade e sondagem periodontal normais. (© Dr. George Bogen.)

ao MTA, indicando a promessa de aplicação na terapia pulpar vital.[18,57,127] Alguns desses materiais à base de tricálcio incluem BioAggregate (Innovative Bioceramix, Vancouver, BC, Canadá), Biodentine (Septodont, Saint-Maur-des-Fossés, França), MTA-Angelus (Angelus, Londrina PR, Brasil), MTA Bio e MTA Branco (Angelus).[160,237] Outras formulações incluem EndocemMTA (Maruchi, Wonju-si, Gangwon-do, Coreia do Sul) e o material de reparo radicular EndoSequence BC (Brasseler EUA, Savannah, GA). Atualmente, existem mais de 40 formulações diferentes do CSC de fabricantes internacionais. Outros produtos de cimento de silicato incluem Endo-Binder, iRoot BP, Micro-Mega MTA, MTA Bio, MTA Plus, NeoMTA Plus, RetroMTA, Tech Biosealer Capping, TheraCal LC, CEM Cement (mistura enriquecida com cálcio), Grey MTA Plus, MEDCEM MTA, EndoCem Zr, Channels MTA, DiaRoot Bioaggregate e Harvard MTA.[302] Atualmente, os compostos adicionais estão submetidos a investigações clínicas para estabelecer sua segurança e eficácia.[219,278,302,378]

Os principais componentes do MTA e dos novos CSC são o silicato tricálcico e o silicato dicálcico, os principais componentes do cimento Portland. Os silicatos tricálcicos hidráulicos promovem a formação de barreira reparadora pelo aumento dos fatores de transcrição após ganharem força imediata na hidratação. Os cimentos também estimulam a formação dos cristais de hidroxiapatita na superfície do cimento quando em contato com fluidos contendo cálcio e fosfato.[155,179] Além disso, a liberação de CH a partir do CSC durante a hidratação tem efeito positivo sobre a regeneração celular. Osteoblastos, cementoblastos, células do ligamento periodontal e células pulpares são depositados diretamente sobre a superfície do CSC, pois o material é reconhecido como "não estranho", o que afirma a alta biocompatibilidade desses cimentos.[378]

Além do CH, o silício é liberado durante o endurecimento do cimento CSC. A função exata do silício nos processos metabólicos da formação dos tecidos duros não é clara, mas acredita-se que desempenhe papel nos estágios iniciais da mineralização.[80] Também se sabe que o silício influencia positivamente o depósito de novos tecidos duros quando é liberado a partir de materiais bioativos como o MTA.[304] Além disso, o silício pode remineralizar a dentina desmineralizada *in vitro*, e isso também foi demonstrado para os CSC.[28,304,327] Pode-se concluir que a liberação de silício a partir de materiais contendo silicato de cálcio contribui para a indução à formação de tecido mineralizado.[179]

O BioAggregate é um cimento tricálcico bioindutivo que pode induzir à mineralização nos osteoblastos, aumentando os níveis de osteocalcina, do colágeno tipo 1 e da expressão gênica da osteopontina.[412] A hidratação do cimento resulta na formação de silicato de cálcio hidratado e CH, apresentando altas concentrações de sílica e de fosfato de cálcio.[166] Essa característica é consistente com os materiais usados na terapia pulpar vital, para promover a formação de tecido duro. Investigações usando difração de raios X mostraram que o material tem composição semelhante à do MTA, mas o BioAggregate contém tântalo, em vez de óxido de bismuto, para a radiopacidade.[303] Ele demonstra notável biocompatibilidade em comparação ao MTA, induzindo a diferenciação celular tanto no ligamento periodontal humano quanto nos fibroblastos gengivais.[361,405] Tanto fresco como em determinadas misturas de MTA e BioAggregate, mostrou propriedades antimicrobianas eficazes contra o *Enterococcus faecalis in vitro*, quando combinado com quantidades iguais de pó de dentina humana.[414] O material também mostra maior resistência ao deslocamento em ambiente ácido em comparação ao MTA e maior resistência à fratura quando usado como material obturador.[182,383]

O Biodentine é um cimento à base de silicato tricálcico que também demonstra excepcionais propriedades bioativas.[2] Enquanto o MTA é mais ou menos comparável ao cimento Portland refinado, o Biodentine consiste principalmente de silicato tricálcico puro (cerca de 80%) com carbonato de cálcio como obturador (cerca de 15%).[47,109] O óxido de zircônio é adicionado como radiopacificador (cerca de 5%). Em contraste com outros CSC e o MTA, o Biodentine não contém silicato dicálcico ou óxidos metálicos, exceto o radiopacificador.[72,341] O líquido consiste em cloreto de cálcio em uma mistura de policarboxilato modificado. O pó é misturado ao líquido, em uma cápsula, no triturador. Uma vez misturado, o Biodentine endurece em cerca de 15 minutos, no mínimo, e endurece completamente em 85 minutos.[217]

O Biodentine não induz aos efeitos genotóxicos ou citotóxicos, quando medido com o teste de mutagenicidade de Ames. É considerado material de substituição biocompatível da dentina para uso sob materiais restauradores como base.[232] Durante a presa, o Biodentine libera íons cálcio, formando CH, levando a pH alcalino nos tecidos adjacentes, inibindo o crescimento dos microrganismos.[48,70] Além disso, quando o Biodentine é aplicado nas células da polpa *ex vivo*, há liberação de TGF-β1.[231,250] *In vitro*, o Biodentine induz proliferação, migração e diferenciação das células pulpares humanas, além da proliferação celular nos osteoblastos e nas células do ligamento periodontal.[17,209,232,307]

Esses fatores podem explicar a formação de tecido duro após o CPD com o Biodentine.[2] O material estimula a biomineralização e encoraja a formação de tecido duro quando usado como material de capeamento.[343,413] A avaliação histológica nos humanos revelou a formação completa de tecido mineralizado 6 semanas após o CPD, com reações inflamatórias pulpares leves a ausentes, comparáveis ao MTA.[295,297] O Biodentine forma cristais semelhantes a agulhas, parecendo a apatita na interface da dentina.[120] Identicamente ao MTA, o Biodentine sela a dentina por retenção micromecânica, com força de adesão ao cisalhamento comparável aos CIV.[29,216] Diferentes materiais de revestimento adesivo fotopolimerizáveis são capazes de adesão ao Biodentine e podem prevenir a infiltração bacteriana.[2,333] Após o capeamento indireto com Biodentine, pode haver cura da pulpite reversível de forma reproduzível.[182] As taxas de sucesso do CPD humano com Biodentine estão entre 82,6 e 86% após 1,5 a 2,3 anos; portanto, na faixa fornecida para o ProRoot MTA (Figuras 24.10 e 24.11).[181,193,206,226,244,248,260]

Outro material promissor para a terapia pulpar vital é o MTA-Angelus, que tem formulação básica de 25% de óxido de bismuto e 75% de cimento Portland. A composição elimina o sulfato de cálcio, proporcionando curto tempo de presa (15 minutos), preferível para os procedimentos de capeamento pulpar ou pulpotomia.[57] Variações no óxido de bismuto e presença de ferro caracterizam a composição química do MTA-Angelus, e as estruturas cristalinas formadas na hidratação são semelhantes ao ProRoot MTA cinza e branco.[355] Esses materiais foram comparados experimentalmente como agentes de capeamento pulpar em dentes humanos intactos e livres de cárie. O exame histomorfológico dos dentes extraídos revelou respostas semelhantes de inflamação e de formação de tecido duro.[4] O MTA-Angelus também demonstra propriedades antifúngicas e resistência mais baixa à compressão que o ProRoot MTA.[41,212,219] Muitos CSC demonstram produtos antibacterianos aceitáveis; no entanto, o *E. faecalis* mostrou resistência a alguns cimentos quando medido com testes de disco-difusão.[219]

O material de reparo radicular EndoSequence BC mostra baixa citotoxicidade, atividade antibacteriana contra o *Enterococcus faecalis* e potencialidade como material de capeamento pulpar.[105,416] Outro material, o cimento com mistura enriquecida com cálcio (CEM), também demonstrou excelentes propriedades físicas e biológicas em investigações da terapia pulpar vital.[20–24,26,294] As vantagens desses materiais de silicato de cálcio sobre os produtos à base de CH normalmente usados residem na maior resistência mecânica, menor solubilidade e maior vedação da dentina. As principais desvantagens do CH são evitadas ao usar os CSC: dissolução do material de capeamento, bem como instabilidade mecânica e consequente falta de proteção a longo prazo contra microinfiltração bacteriana.[108] A nova geração dos CSC parece promissora quando usada como agentes terapêuticos de polpa vital, e as investigações atuais parecem apoiar seu potencial futuro e maior uso na terapia pulpar vital.

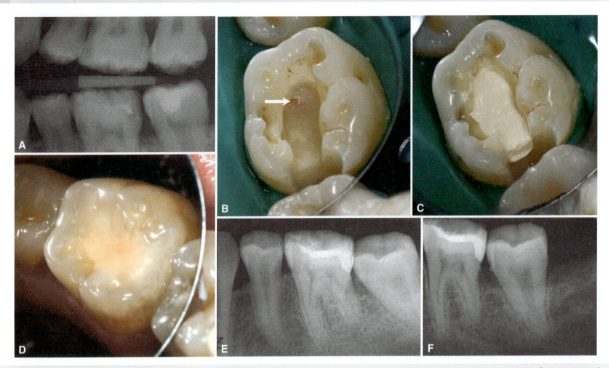

Figura 24.10 A. Radiografia interproximal dos quadrantes dois e três mostrando restauração defeituosa no primeiro molar inferior esquerdo (36) de uma paciente de 27 anos. **B.** Fotografia clínica mostrando exposição pulpar (*seta branca*) após preparo cavitário e remoção completa da cárie. **C.** Capeamento pulpar e base restauradora concluídos sob leve pressão usando Biodentine (Septodont; St. Maur-des-Fossés, França). **D.** Fotografia clínica da restauração final em resina composta de duas superfícies colocada após tempo de presa de 15 minutos. A restauração foi colocada após condicionamento ácido e aderida com um sistema adesivo dentinário, de dois frascos. **E.** Radiografia periapical 1 ano depois, mostrando a região periapical normal e radiopacidade do Biodentine semelhante à da dentina adjacente. **F.** A radiografia 3 anos depois não mostra alterações patológicas evidentes apicalmente. O dente registrou respostas normais ao teste de sensibilidade em ambos os períodos de acompanhamento. (Reproduzida com permissão de Dr. Till Dammaschke e © Quintessence Deutschland.)

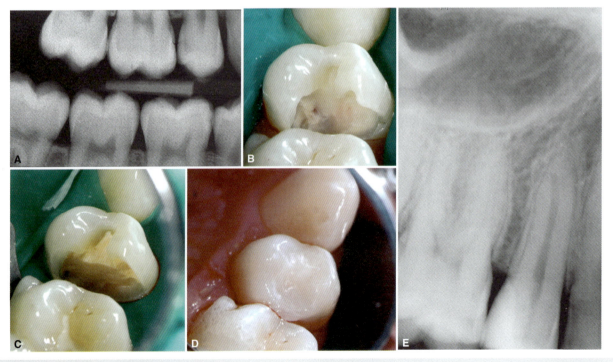

Figura 24.11 A. Radiografia interproximal dos quadrantes 1 e 4 de um paciente de 18 anos, exibindo lesão cariosa na distal do segundo pré-molar superior direito. O paciente não compareceu à consulta agendada para os cuidados restauradores. **B.** O paciente retornou 4 anos depois para tratamento. Fotografia clínica mostrando exposição pulpar iatrogênica em dois locais durante a remoção completa da cárie. **C.** Fotografia do capeamento direto e colocação da base com Biodentine (Septodont; St. Maur-des-Fossés, França) aplicada na cavidade com condensador endodôntico de cimento usando leve pressão. **D.** Visão clínica da cavidade restaurada com resina composta adesiva usando adesivo dentinário de dois frascos. **E.** Controle radiográfico registrado 4 anos após o capeamento direto, mostrando tecidos periapicais normais. O dente estava assintomático, com resposta normal ao teste de sensibilidade. (Reproduzida com permissão de Dr. Till Dammaschke e © Septodont [St. Maur-des-Fossés, França].)

Aplicações do cimento de silicato de cálcio na terapia pulpar vital

CAPEAMENTO PULPAR DIRETO COM CIMENTOS DE SILICATO DE CÁLCIO

Investigações prospectivas controladas sobre o CPD em humanos usando MTA e outros CSC em polpas expostas por cárie são limitadas, mas estão em expansão. Coletivamente, a maioria dos estudos é inconsistente no que diz respeito à seleção dos casos, à estratégia de tratamento e aos protocolos clínicos.[268] O espectro dos resultados reflete ausência de diretrizes padronizadas para a remoção da cárie, agentes hemostáticos, escolha e colocação do material de capeamento, sessão única ou duas consultas. Com o advento das formulações do CSC de presa mais rápida, as indicações para o capeamento pulpar em duas sessões estão diminuindo em favor dos procedimentos de sessão única. Além disso, embora o conceito do CPD no campo da cárie esteja ganhando aceitação universal com o uso do MTA e outros CSC, as recomendações clínicas para evitar e tratar as exposições pulpares nos dentes permanentes como estratégia de tratamento aceita persistem, apesar das evidências contrárias.[129,316] As diretrizes internacionais atuais são variáveis, porque a pesquisa e os avanços tecnológicos dentro do campo estão se movendo exponencialmente, sem consenso universal.

Estudos em humanos usando CSC diferentes do MTA estão mostrando a biocompatibilidade mútua de novos materiais biocerâmicos, indicando que, conjuntamente, os cimentos exibem propriedade e resposta celular semelhantes quando expostos aos tecidos pulpares vitais. Resultados comparáveis são evidentes quando dentes com capeamento pulpar são examinados para formação de barreira de tecido mineralizado, falta de células inflamatórias e continuidade da vitalidade no CPD.[31,62,181,185,206,211,214,219,243,301] Análise mostrou que o tratamento inicial com capeamento pulpar também tem custo-efetividade em comparação ao tratamento de canal radicular nos pacientes mais jovens com exposição pulpar devido à cárie.[63]

Investigações atuais e anteriores comparando as formulações de CSC mais recentes mostraram sucesso clínico e radiográfico dos dentes permanentes tratados, com exposição por cárie variando de 83,4 a 100%, em 1 a 7,4 anos.[31,62,181,185,214,243,244,301] Em um estudo maior usando Biodentine como agente para o CPD, 245 dentes, em acompanhamento por período médio de 2,3 anos, apresentaram continuidade da vitalidade em 86% dos casos. Em um estudo no qual o Biodentine foi comparado ao MTA em modelo de boca dividida ou alocado aleatoriamente em diferentes pacientes, os resultados em períodos de acompanhamento de 18 a 36 meses foram comparáveis para ambos os materiais quando examinados em dentes permanentes maduros com exposição pulpar por cárie.[214] Resultados impressionantes também foram demonstrados em vários outros estudos contemporâneos.[3,6,238,258] Uma investigação examinou 30 dentes permanentes imaturos exibindo ápices abertos com capeamento pulpar direto com MTA e restaurados provisoriamente com material restaurador intermediário (IRM).[138] As restaurações definitivas em resina composta foram colocadas 2 semanas depois, após confirmação da vitalidade pulpar. Nesses dentes permanentes imaturos expostos por cárie, o índice de sucesso na revisão, 2 anos depois, foi de 93%.

Um fator notável revelado em um estudo recente com ampla amostra refere-se ao fato de que os resultados do tratamento foram influenciados negativamente quando restaurados com CIV em comparação a todos os outros materiais restauradores.[181] O resultado é um provável indicador de que o CIV não deve ser considerado restauração definitiva nos casos de CPD.[181] Os resultados desses estudos atuais sugerem fortemente que o MTA e a introdução de novos agentes de CSC para capeamento mostram biocompatibilidade e propriedades selantes eficazes, e podem tornar o resultado das técnicas do CPD nos dentes permanentes maduros com exposição por cárie cada vez mais confiável.

Outra investigação observacional examinou o CPD em exposições por cárie em dentes permanentes maduros e imaturos usando MTA de configuração lenta, em duas sessões.[56] Quarenta e nove dentes foram examinados em pacientes com idades entre 7 e 45 anos durante período de 1 a 9 anos, com média de tempo de observação de 3,94 anos. O protocolo do estudo utilizou curetagem da cárie auxiliada por corante detector, usando DOM, hemostasia com NaOCl entre 5,25 a 6%, colocação de volume de MTA sobre as exposições pulpares e dentina adjacente, com restaurações em resina composta adesivadas na segunda consulta, para compensar as propriedades de endurecimento tardio do ProRoot MTA. Com base em sintomatologia subjetiva, teste de frio e avaliação radiográfica, 97,96% dos dentes mostraram vitalidade. Todos os pacientes com ápices imaturos mostraram formação contínua da raiz e fechamento apical dentro de 1 a 6 anos (Figura 24.12).

Uma investigação relacionada ao CPD usando protocolo em duas etapas em dentes permanentes usando MTA com restaurações adesivas, com pequenas variações na execução do procedimento, registrou resultados semelhantes. Sessenta e quatro dentes em acompanhamento após 3,6 anos mostraram índice de sucesso geral de 91,3%. O sucesso nos pacientes com mais de 40 anos foi de 80%; para aqueles com menos de 40 anos, foi de 100%.[248] Em um estudo correspondente, 33 pacientes com CPD após exposições por cárie e restauração provisória por 1 semana (protocolo de duas sessões) mostraram índice de sucesso de 85% em 3 anos.[226] O mesmo estudo também comparou os resultados com pacientes que receberam capeamento direto com CH e demonstrou taxa de sobrevivência de 52% em 3 anos. A maioria dos estudos, em humanos, que comparou o capeamento direto com MTA/CSC em dentes permanentes ao capeamento com CH sugere que MTA/CSC oferecem benefícios mais previsíveis a longo prazo.[78,226,239] Além disso, estudos de capeamento pulpar em maior escala comparando MTA/CSC ao CH corroboram os dados anteriores que demonstraram resultados superiores quando MTA/CSC foram aplicados em ambiente clínico (Figuras 24.13 e 24.14).[66,193,238,260]

As propriedades físico-químicas exclusivas do MTA e do CSC também promovem ambiente superior para o reparo pulpar e a formação de ponte, em comparação aos produtos à base de CH.[193,238,260,286] O MTA e o CSC são cimentos higroscópicos que solidificam na presença de sangue e de soro, produzem uma interface sem falhas com a dentina e geram pH alcalino constante; além disso, a morfologia da superfície do cimento endurecido permite adesão previsível com os sistemas adesivos atuais. Os fatores de crescimento necessários para a formação do tecido duro são ativados pelos CSC através da liberação gradual dos íons cálcio durante a cicatrização.[222] O tamanho pequeno da partícula e o pH alcalino contribuem para o sepultamento das bactérias cariogênicas remanescentes na interface dentina-MTA e CSC, impedindo a entrada de bactérias e a progressão da cárie, afastando a continuidade da lesão pulpar (Figura 24.15).[288,409,414]

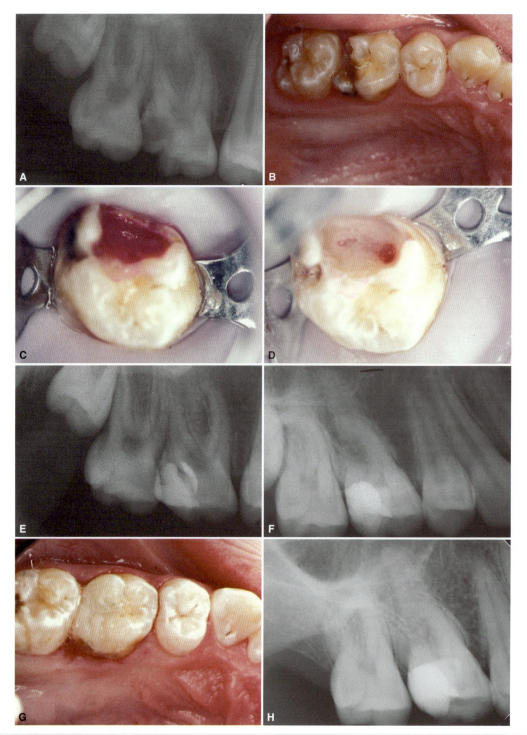

Figura 24.12 Paciente de 15 anos, sintomático, apresentou-se para tratamento de cárie profunda associada ao primeiro molar superior direito (16). **A.** Radiografia pré-operatória mostrando cárie profunda, mas sem evidência de patologia apical. **B.** Fotografia clínica do molar cariado. **C.** Remoção da cárie usando corante detector de cárie. **D.** Visão clínica da exposição pulpar após hemostasia com hipoclorito de sódio a 5,25%. **E.** Radiografia periapical do capeamento pulpar direto com agregado trióxido mineral (MTA), bolinha de algodão úmida e Photocore não adesivado como provisório. **F.** Resina composta adesiva como restauração permanente colocada 5 dias após o capeamento pulpar direto com MTA. **G.** Fotografia clínica da restauração final em resina composta adesiva. **H.** Radiografia de acompanhamento depois de 20 anos e 4 meses sem intervenção restauradora; o paciente estava assintomático e respondeu normalmente ao teste ao frio. (Reproduzida por cortesia e permissão do Dr. George Bogen.)

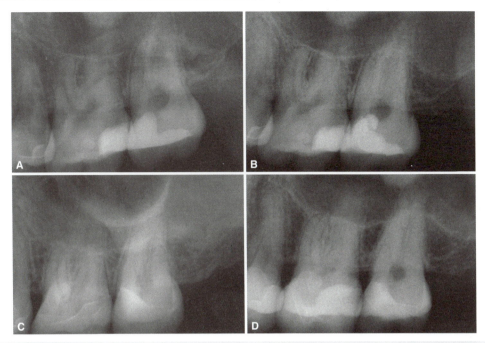

Figura 24.13 Paciente do sexo feminino, 23 anos, apresentou-se com restauração provisória em IRM colocada sobre grande exposição pulpar após curetagem de cárie no segundo molar superior esquerdo (27). A paciente foi encaminhada para o tratamento endodôntico, mas não tinha história de dor; respondeu normalmente ao teste de sensibilidade. **A.** Radiografia periapical mostrando material provisório próximo ao corno da polpa mesial. O dente recebeu capeamento pulpar direto com agregado trióxido mineral (MTA) após nova curetagem da cárie e hemostasia com hipoclorito de sódio a 5,25%. **B.** Radiografia mostrando capeamento pulpar direto com MTA (Dentsply, Tulsa Dental, Tulsa, OK) e restauração em resina composta adesiva colocada na segunda consulta. **C.** Radiografia 2 anos e 5 meses depois, mostrando estruturas periapicais normais e *onlay* de porcelana recém-cimentada. **D.** Radiografia periapical de acompanhamento após 12 anos e 8 meses. O dente respondeu positivamente ao teste de sensibilidade em ambos os períodos de acompanhamento. (© Dr. George Bogen 2019.)

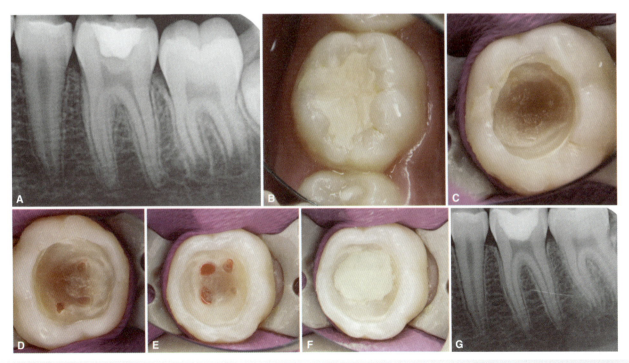

Figura 24.14 Paciente de 12 anos apresentou-se com história de dor e sensibilidade ao frio no primeiro molar inferior esquerdo após restauração em resina composta oclusal colocada 16 semanas antes. **A.** A radiografia periapical mostra cárie recorrente abaixo da base da restauração em resina composta. Notar os ápices imaturos do segundo molar. **B.** Fotografia clínica da restauração em resina composta oclusal recentemente colocada. **C.** Fotografia da remoção inicial da cárie mostrando cárie remanescente adjacente ao teto pulpar. **D.** A fotografia revela exposição de três cornos pulpares e presença de dentina reparadora. **E.** Visão clínica da exposição dos três cornos pulpares e hemostasia após a aplicação de hipoclorito de sódio a 5%. **F.** Fotografia da colocação de porção volumosa do agregado trióxido mineral branco (MTA) (Pro-Root MTA) (Tulsa/Dentsply, Tulsa, OK) sobre a exposição e a dentina adjacente. O MTA branco foi coberto com resina composta *flow* e a cavidade foi restaurada em resina composta adesiva, usando sistema de adesão de dois frascos, com condicionamento do esmalte. **G.** Radiografia periapical 1 ano depois, mostrando as estruturas apicais normais. O dente estava assintomático e respondeu positivamente ao teste de vitalidade. (Cortesia do Dr. Miguel Marques, Amsterdã, Holanda.)

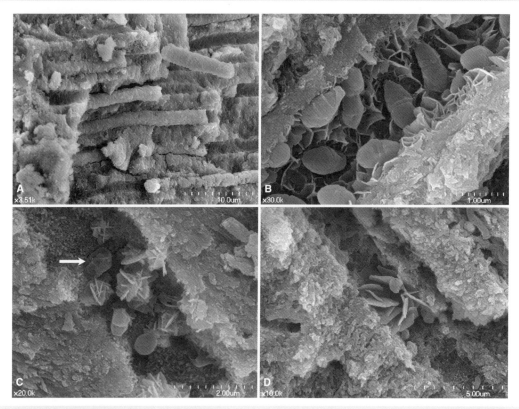

Figura 24.15 Microscopias eletrônicas de varredura da obturação dos túbulos dentinários por cimento de silicato de cálcio (CSC) na interface dentina/CSC depois que os canais foram inoculados com *E. faecalis* em solução salina tamponada com fosfato (PBS). **A.** Formação de prolongamento (*tag*) nos túbulos dentinários na interface da dentina, após a aplicação de OrthoMTA (BioMTA, Seul, Coreia do Sul) (×35.100). **B.** Imagem após 4 semanas mostrando sepultamento dos *E. faecalis* por estruturas cristalinas em crescimento dentro do túbulo dentinário (×30.000). **C.** A *seta branca* mostra deformação e danos à membrana celular do *E. faecalis* dentro de agregado de cristais tipo folheto e agulha, em 16 semanas (×20.000). **D.** Amostra depois de 16 semanas, exibindo bloqueio completo do lúmen do túbulo dentinário pela formação cristalina rígida de CSC (×20.000). (Reimpressa de Yoo JS, Chang SW, Oh SR, et al: Bacterial entombment by intratubular mineralization following orthograde mineral trioxide aggregate obturation: a scanning electron microscopy study. *Int J Oral Sci* 6:227, 2014, com permissão.)

PULPOTOMIA COM CIMENTOS DE SILICATO DE CÁLCIO

Tem sido recomendado que a pulpectomia nos dentes permanentes imaturos com tecido pulpar vital seja evitada, de modo a proteger o tecido pulpar radicular remanescente e, assim, estimular a continuidade do desenvolvimento da raiz e a apicogênese.[140,335] A pulpotomia parcial para tratar as exposições pulpares diretas nos dentes permanentes imaturos usando produtos à base de CH tem demonstrado ser uma opção de tratamento confiável, com seleção adequada do caso.[73,335] No entanto, foram demonstrados índices de sucesso comparáveis, variando entre 83 e 100%, usando os CSC nas pulpotomias de dentes permanentes imaturos e maduros.[23,25,39,242,313,361-363,398,399] Além disso, as pulpotomias concluídas com MTA/CSC não mostram complicações como a reabsorção interna, normalmente observada com a pulpotomia com CH, formocresol e sulfato férrico (Figura 24.16).[126,195,324]

A pulpotomia em adultos usando os CSC é uma estratégia de tratamento promissora e de considerável interesse. Mais importante é a inclusão, nas investigações clínicas, dos dentes sintomáticos que exibem pulpite irreversível e mostram radiolucência apical consistente com inflamação pulpar avançada ou necrose pulpar parcial.[23,25,39,242,313,361-363,398,399] O potencial para a resolução de doença apical nos dentes com polpas inflamadas exibindo rarefação apical após procedimento de pulpotomia foi documentado anteriormente.[66,208] Um ensaio clínico randomizado multicêntrico, complementado por estudo anterior, atribuído aleatoriamente em 2 e 5 anos, avaliou pulpotomias em adultos com MTA e CEM (mistura enriquecida com cálcio). Os resultados clínicos para ambos os materiais foram ≥ 98%, mostrando eficácia igual para ambos os CSC em molares permanentes associados à pulpite irreversível e à periodontite apical.[22,24] Outra investigação, pelo mesmo grupo, examinou os resultados de pulpotomia com o uso de CEM medida em contraste à correta terapia convencional do canal radicular em molares maduros com diagnóstico de pulpite irreversível. Ela demonstrou resultados comparáveis na redução da dor e na resolução da periodontite apical, com continuidade da função dentária e sobrevivência após 5 anos (Figura 24.17).[23] Ambos os estudos, na maioria dos casos, mostraram redução da dor pós-operatória e resolução da patologia apical. Outras investigações confirmaram a redução significativa da dor em dentes permanentes sintomáticos, com cárie profunda, com pulpotomia usando CSC.[152,361] Estudos simultâneos corroboram achados de que os tratamentos de pulpotomia realizados em dentes permanentes maduros com pulpite irreversível e cárie avançada usando os CSC será uma alternativa de tratamento viável no futuro.[22,23,25,242,361-363]

As indicações para a pulpotomia mudaram recentemente de dentes imaturos para maduros usando os CSC, o que pode melhorar a aceitação do consumidor e as taxas de retenção para os pacientes que procuram alternativas à terapia endodôntica convencional e cuidados complementares de proteção. Os dentes que apresentam pulpite irreversível e exposição pulpar por cárie são normalmente tratados com pulpectomia e tratamento convencional do canal, com procedimentos restauradores projetados para proteger o dente de fratura e microinfiltração. No entanto, problemas com relação a custo-eficácia, preocupações holísticas,

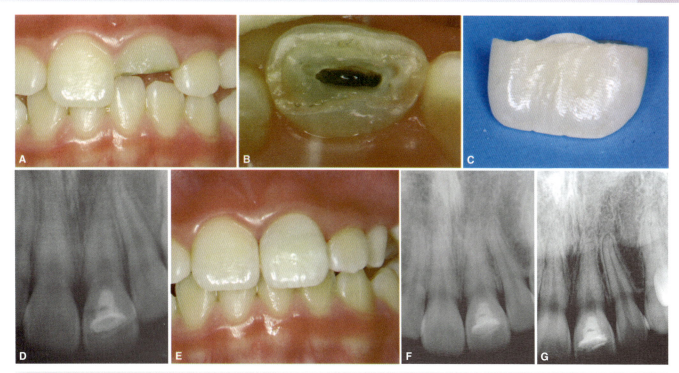

Figura 24.16 Paciente do sexo feminino, 11 anos, apresentou-se 3 horas após traumatismo com fratura horizontal na coroa do incisivo central superior esquerdo. **A.** Fotografia clínica mostrando fratura horizontal no terço médio coronário. A polpa estava exposta e exibia vitalidade normal. **B.** Fotografia da cavidade de acesso após pulpotomia Cvek e colocação de agregado trióxido mineral cinza (MTA) (ProRoot MTA, Tulsa/Dentsply, Tulsa, OK). **C.** Fotografia do segmento incisal fraturado antes da adesão e reinserção. **D.** Radiografia 6 meses depois com segmento fraturado colado mostrando formação inicial de ponte reparadora, com ausência de patologia apical. O incisivo estava assintomático e respondeu normalmente ao teste de sensibilidade ao frio. **E.** Fotografia clínica do incisivo na consulta de acompanhamento, 6 meses depois. **F.** Radiografia de acompanhamento 8 anos depois. **G.** Radiografia de acompanhamento, 11 anos depois. O dente estava assintomático, com mobilidade e sondagem normais e resposta positiva ao teste frio. (Cortesia do Dr. Winston Chee e do Dr. Stefan Zweig, Los Angeles, CA.)

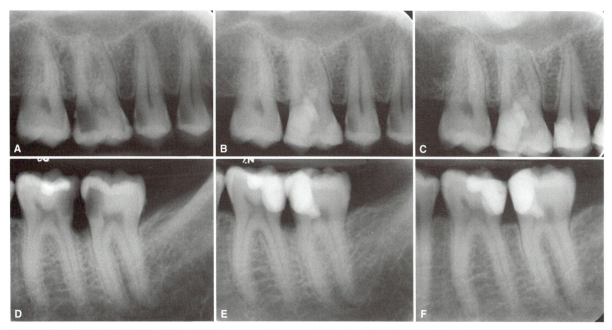

Figura 24.17 Procedimentos de pulpotomia concluídos em dois pacientes com diagnóstico clínico de pulpite irreversível usando mistura enriquecida com cálcio (CEM) (BioniqueDent, Teerã, Irã). **A.** Radiografia pré-operatória do paciente, 27 anos, com cárie profunda associada ao quadrante superior direito. O primeiro molar estava sintomático, com tecido calcificado evidente na câmara pulpar. **B.** Radiografia após pulpotomia completa com cimento CEM, restaurado em resina composta adesiva. **C.** Radiografia de acompanhamento 5 anos depois. O dente estava assintomático, firme, com sondagem normal. **D.** Radiografia pré-operatória mostrando cárie profunda no primeiro (36) e segundo (37) molares inferiores esquerdos em paciente do sexo masculino, 41 anos. Ambos os dentes demonstraram dor persistente ao teste frio, e o dente 37 era sensível à percussão. **E.** Radiografia pós-operatória mostrando pulpotomia completa no 36 e pulpotomia parcial no 37 após hemostasia com hipoclorito de sódio e aplicação do cimento CEM. Ambos os molares foram restaurados em resina composta adesiva. O dente 37 demonstrou resolução dos sintomas após 24 horas. **F.** Radiografia de acompanhamento 6 anos depois, paciente permanecia assintomático e ambos os dentes registraram resposta positiva ao teste de sensibilidade. (Cortesia do Dr. Saeed Asgary, Teerã, Irã.)

controle da dor, tempo de tratamento e necessidade de consultas adicionais em comparação à terapia de canal radicular convencional são fortes argumentos a favor dessa nova opção de tratamento. A pulpotomia nos dentes permanentes com materiais à base de CSC pode ser recomendada como alternativa minimamente invasiva ao tratamento de canal radicular tradicional.

Técnicas para a terapia pulpar vital

DIAGNÓSTICO

O diagnóstico diferencial baseado nos sintomas clínicos e nos achados radiográficos é o objetivo da avaliação da vitalidade pulpar. No entanto, a determinação precisa da condição pulpar antes do início do tratamento é mais desafiadora nos pacientes mais jovens.[356] O estabelecimento do diagnóstico de pulpite reversível *versus* irreversível nos dentes imaturos pode ser complicado pelos sintomas subjetivos e pelas respostas aos testes, que podem não refletir com precisão a histopatologia pulpar.[73] Os esforços devem ser direcionados ao objetivo final de preservação pulpar e da continuidade da apicogênese nos dentes permanentes imaturos.[53,54] O diagnóstico de pulpite irreversível, com base em sinais, sintomas e procedimentos de teste clínico, não exclui as opções de terapia pulpar vital. Independentemente da escolha do tratamento de capeamento pulpar ou pulpotomia parcial ou total, a preservação da polpa radicular e da papila apical permite a maturação radicular em casos de traumatismo ou cárie profunda.[146,147,169,342]

Radiografias intraorais diagnósticas de qualidade do dente envolvido devem ser feitas para avaliar com precisão a extensão da formação da raiz e as alterações perirradiculares ou da furca associadas ao ligamento periodontal e ao osso de suporte.[256] Nos dentes permanentes jovens, o estágio de desenvolvimento da raiz influencia diretamente o diagnóstico e as opções de tratamento.[74] Como a dimensão vestibulolingual da maioria das raízes imaturas é maior que a dimensão mesiodistal, pode ser difícil determinar radiograficamente o fechamento apical.[74,221] Os dentes que demonstram evidência radiográfica de cárie profunda não devem ser planejados para procedimentos agressivos, como pulpectomia, sem o benefício do teste térmico (frio) (ver Figura 24.1).

Antes de tomar decisões sobre o tratamento, o dentista deve avaliar cuidadosamente todas as informações disponíveis: o histórico médico, o relato do paciente, as evidências radiográficas, a avaliação clínica e o teste de vitalidade (frio). A sondagem periodontal, a avaliação da mobilidade e a presença de qualquer edema localizado ou alteração no trato sinusal devem ser registradas durante a avaliação. As radiografias, incluindo as interproximais e periapicais, devem ser avaliadas para patologia periapical e de furca, defeitos de reabsorção e calcificação pulpar resultante de traumatismo ou restaurações anteriores.

Os pacientes com lesões cariosas profundas costumam apresentar sensibilidade ao frio, calor aos alimentos doces ou ácidos, e o teste ao frio pode evocar resposta curta e persistente de um a dois segundos. Isso pode não ser indicador definitivo de que a polpa esteja irreversivelmente danificada. Nas crianças, a determinação da condição pulpar, com o auxílio de testes contemporâneos, pode ser um desafio, mesmo para dentistas experientes, por conta de possíveis respostas exacerbadas ao teste pulpar à percussão e à palpação.[148,213,396] Evidências clínicas indicam que o teste ao frio com gelo de dióxido de carbono é mais confiável que dispositivos eletrônicos no prognóstico do estado pulpar nos dentes permanentes imaturos.[54] No entanto, o diagnóstico de pulpite irreversível ou de necrose pulpar deve ser considerado para os dentes que geram dor à percussão.

Clinicamente, a diferença entre pulpite reversível e irreversível é frequentemente determinada com base na duração e na intensidade da dor.[147] A dor espontânea, não provocada, de longa duração, ou os sintomas incessantes que forçam a privação de sono, são consistentes com inflamação pulpar irreversível ou abscesso periapical agudo.[50] A dificuldade em avaliar previsivelmente a saúde pulpar e o potencial grau de inflamação foi abordada recentemente na tentativa de melhorar a terminologia atual, que pode não refletir com precisão as condições pulpares durante o processo inflamatório.[401] Foi proposto que os termos *pulpite inicial*, *leve*, *moderada* e *grave* podem ser usados para substituir a terminologia atual de pulpite reversível e irreversível, refletindo melhor as condições encontradas no ambiente clínico. A nova classificação dos estágios da inflamação pulpar tenta direcionar melhor a seleção dos tratamentos minimamente invasivos usando os CSC, e é projetada para melhorar os resultados para a preservação do tecido pulpar. No entanto, essas avaliações podem ser mais complicadas que as propostas anteriormente, pois as condições pulpares diagnosticadas nem sempre são consistentes com os achados clínicos durante o tratamento.[321,401]

Outra consideração em um paciente com traumatismo por deslocamento é a ruptura apical transitória, que se assemelha à radiolucência periapical.[16] Os dentes que apresentam lesões do tipo luxação podem alterar a coloração e não responder ao teste de sensibilidade ao frio por até 4 meses antes de recuperar a cor e a vitalidade normais. Além disso, os pacientes imunossuprimidos biológica ou farmacocineticamente podem não responder ao tratamento convencional, devido à função anormal dos mecanismos reparadores relacionados.[245,389] A maioria das investigações clínicas indica claramente que os resultados bem-sucedidos da terapia pulpar vital diminuem com o aumento da idade do paciente. Embora o envelhecimento da polpa diminua o volume pulpar, a vascularização e as respostas imunes do hospedeiro, os mecanismos de reparo funcional ainda podem fornecer resultados favoráveis ao tratamento (Figura 24.18).[1,270]

O diagnóstico pulpar inicial pode ser confirmado após a visualização da polpa exposta e avaliado durante a hemostasia do tecido. Se não houver hemorragia, a área do tecido provavelmente estará necrótica e precisará ser removida com uma broca diamantada esférica de alta rotação, até que o sangramento fique evidente (Figura 24.19). Após a hemostasia com NaOCl, pode-se colocar um grande volume do CSC diretamente sobre o tecido remanescente. De forma alternativa, se não houver o controle da hemorragia após 5 a 10 minutos de contato direto com NaOCl entre 3 e 6%, a polpa provavelmente está irreversivelmente envolvida, e recomenda-se a pulpotomia total ou a pulpectomia.

Embora o tamanho da exposição pulpar não tenha influência significativa no resultado final, alguns dentistas presumem erroneamente que as exposições maiores têm prognóstico desfavorável.[252] O tamanho da polpa é subestimado nas radiografias.[82-84] O tamanho da exposição pulpar também pode ser superestimado, o que poderia afetar o processo de tomada de decisão, levando os dentistas a abandonar opções de tratamento pulpar vital mais conservadoras.[163] A dimensão da polpa também pode variar entre vários grupos raciais e segundo o gênero.[83,346,392]

Os dentes com história de traumatismo, de restaurações anteriores ou que apresentam calcificação pulpar têm prognóstico pior que os dentes somente com cárie inicial. Na seleção do tratamento pulpar vital específico, é importante considerar a estrutura remanescente do dente e o futuro plano restaurador. Nos pacientes com cárie não controlada ou perda extensa de estrutura coronária em que a cobertura total é indicada, recomenda-se a pulpotomia em vez do capeamento pulpar.[60,73,373]

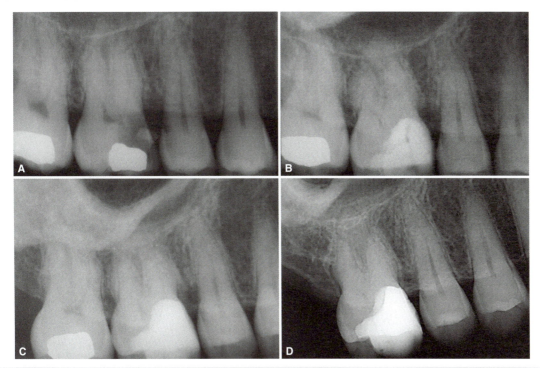

Figura 24.18 Paciente de 51 anos que apresentou o primeiro molar superior direito com cárie profunda, mas assintomático. **A.** A radiografia pré-operatória revela cárie mesial extensa e restauração oclusal em amálgama. **B.** Radiografia pós-operatória depois da exposição pulpar de 1,5 mm, hemostasia com hipoclorito de sódio, capeamento pulpar direto com agregado trióxido mineral (ProRoot MTA, Tulsa/Dentsply, Tulsa, OK), colocação de bolinha de algodão úmida e provisório de Photocore. **C.** Radiografia 1 semana após o capeamento pulpar e a colocação de restauração adesiva permanente em resina composta. O paciente estava assintomático e apresentou resposta positiva ao teste ao frio. **D.** Radiografia de acompanhamento 6 anos depois; o teste ao frio revelou vitalidade normal. (© Dr. George Bogen.)

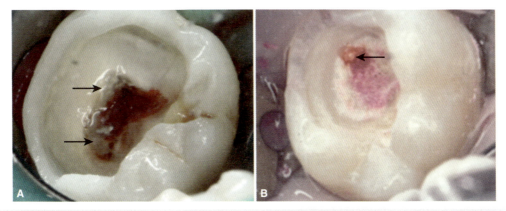

Figura 24.19 Exemplos clínicos de tecidos pulpares doentes após hemostasia com hipoclorito de sódio. **A.** Fotografia do primeiro molar inferior direito com tecido pulpar exposto de paciente com 13 anos. Notar o tecido pulpar necrótico (*setas*) que foi subsequentemente removido com o restante da polpa coronária durante procedimento de pulpotomia completa. **B.** Apresentação clínica do molar inferior direito em paciente com 7 anos após exposição pulpar durante a curetagem de cárie usando corante detector de cárie. Notar a extrusão do tecido seminecrótico, não hemorrágico (*seta*). O dente foi submetido à pulpotomia parcial, com agregado trióxido mineral e restauração permanente. (© Dr. George Bogen.)

REMOÇÃO DA CÁRIE

O objetivo principal na remoção da cárie é a identificação e a remoção completa do tecido infectado, preservando a estrutura dentária sã – isso contribui para a proteção pulpar e a continuidade da vitalidade. A remoção da cárie é aprimorada com auxílio de corante detector de cárie e ampliação óptica; no entanto, deve-se entender que os corantes podem causar remoção excessiva e desnecessária de estrutura dentária saudável.[37,255,408]

A remoção da cárie tem sido tradicionalmente concluída de forma um tanto subjetiva, usando instrumentos manuais e brocas de baixa rotação. O procedimento é realizado usando explorador e sentido tátil para diferenciar a dentina mole da dura, a fim de determinar o tecido dental infectado e o não infectado. No entanto, esse método tem deficiências, porque os dentistas podem deixar cárie na junção amelodentinária e remover desnecessariamente a dentina, que tem o potencial de remineralizar sob uma restauração selada.[149] Além disso, foi descoberto que a capacidade de remover a cárie varia entre os profissionais e durante diferentes períodos de tempo para o mesmo profissional.[149,150]

Investigadores no início dos anos 1970 usaram MEV para identificar duas camadas diferentes de dentina cariada.[150] Os dentes mostram duas camadas como resultado de bactérias gram-positivas liberando ácido láctico como seu principal subproduto.

A camada cariada externa subjacente à junção amelodentinária exibiu cristais de hidroxiapatita desmineralizada que foram dissolvidos por subprodutos bacterianos ácidos. Essa camada também apresentava colágeno não aderido e alterado, desnaturado por enzimas proteolíticas microbianas.[312] A segunda camada cariada desmineralizada proximal à polpa apresentava cristais degradados de hidroxiapatita, mas continha colágeno com ligações cruzadas intermoleculares intactas, não afetadas pelos ácidos cariogênicos.[149,150,331] Se essa camada mais profunda puder ser preservada durante a curetagem da cárie, o tecido pulpar remanescente e os odontoblastos serão submetidos a menos traumatismo, contribuindo para a proteção e a sobrevivência pulpar.[282,326] Essa camada tem capacidade mais forte de remineralizar quando com restaurações adesivas em resina composta para prevenir a microinfiltração bacteriana.[269,282]

As duas camadas de cárie foram classificadas em quatro zonas quando analisadas por microscopia de força atômica e microrradiografia transversal.[312] Consistentes com investigações anteriores, as quatro zonas reforçam o conceito de que níveis crescentes de desmineralização diminuem a avaliação da dentina peritubular e as propriedades mecânicas da dentina.[312]

As investigações em modelos humanos, cães e primatas não humanos demonstraram essa característica regenerativa da dentina afetada por cárie.[208,215,269,370,371] Vários estudos questionaram a eficácia da remoção da cárie usando corante detector de cárie. Nem toda dentina que pode ser corada pode ser classificada como infectada, e a ausência de coloração não elimina o potencial de bactérias cariogênicas residuais.[218,312] No entanto, os corantes permitem que o dentista inspecione visualmente, com o auxílio do DOM, a dentina infectada que pode ter sido negligenciada, principalmente na junção amelodentinária, local que pode comprometer o resultado do tratamento.[218,407] Embora seja um compromisso, pode ser clinicamente preferível remover inadvertidamente um pequeno excesso de dentina a deixar tecido infectado.

AGENTES HEMOSTÁTICOS

Ampla gama de soluções e métodos hemostáticos tem sido recomendada para o controle do sangramento causado pela exposição pulpar. Isso inclui NaOCl em várias concentrações, CHX a 2%, MTAD (Tulsa/Dentsply, Tulsa, OK), peróxido de hidrogênio a 30% (Superoxol), sulfato de ferro, desinfetantes como Tubulicid (Global Dental Products, North Bellmore, NY), epinefrina, pressão direta com bolinha de algodão embebida em água ou em solução salina estéril e uso de *lasers*.[8] O NaOCl em concentrações entre 1,5 a 5,25% é atualmente considerado a solução hemostática mais eficaz, segura e barata para o capeamento pulpar e os procedimentos de pulpotomia parcial e completa.[174,397] Tendo sido usado primeiro como antisséptico em feridas na Primeira Guerra Mundial e denominado "solução de Dakin", foi logo apresentado para a irrigação do canal radicular.[100,104] O NaOCl tornou-se um agente hemostático valioso para a exposição pulpar direta no final da década de 1950.[173,194,360] A solução antimicrobiana fornece hemostasia e desinfecção da interface dentina-polpa, amputação mecânica do coágulo sanguíneo e fibrina, remoção do biofilme, liberação de lascas de dentina e remoção das células danificadas no local da exposição mecânica.[39,126,173,249] As concentrações entre 1,5 e 5,25% em contato direto com o tecido pulpar parecem não alterar desfavoravelmente o recrutamento de células pulpares, a citodiferenciação e o depósito de tecido duro.[121] Lavar o tecido pulpar exposto por 15 minutos com 5 mℓ de NaOCl a 5,25% (Clorox) leva a efeitos de dissolução, mas esses efeitos são limitados entre três e cinco camadas de células superiores sem qualquer alteração nas áreas pulpares profundas ou na dentina. O tecido pulpar vital perfundido também amortece a atividade química do NaOCl.[325]

Uma investigação em terceiros molares humanos com capeamento pulpar tratados com CH ou com sistema adesivo de autocondicionamento examinou as polpas, histologicamente, em 30 e 60 dias após o uso de NaOCl a 2,5% para hemostasia.[133] Evidências histológicas não demonstraram enfraquecimento do processo reparador após o uso do NaOCl, embora o CH pareça melhorar o desempenho do agente de capeamento pulpar à base de resina. Os dados atuais apoiam claramente o uso de soluções de NaOCl entre 1,25 e 5,25% em humanos como agente hemostático seguro e apropriado para o CPD e a pulpotomia.[5,34,121,133,173,192,252,384,388,397]

Quando as exposições pulpares ocorrem em campo carioso, a capacidade de obter hemostasia permanece o fator mais crucial para o sucesso da terapia pulpar vital. Isso foi demonstrado em um estudo inovador que examinou os resultados de dentes com capeamento pulpar direto com CH de configuração dura após exposições geradas durante a curetagem da cárie.[252] A remoção da cárie durante a investigação foi auxiliada por corante detector de cárie, com NaOCl a 10% para a hemostasia. O índice de sucesso depois de 2 anos foi de 81,8%. A análise estatística dos principais fatores revelou que respostas térmicas pré-operatórias, sensibilidade à percussão, diâmetro da exposição, idade do paciente, tipo e localização do dente não tiveram influência significativa no resultado. O grau de sangramento e seu controle no momento da exposição constituíram o preditor mais crítico do desfecho. Quando a hemostasia pode ser alcançada, o reparo pulpar e a formação de dentina reparadora podem prosseguir normalmente, na ausência de ameaça microbiana, quando o MTA e outros CSC são usados como curativo pulpar.[87,210]

O hipoclorito de sódio é agente hemostático eficaz e ferramenta valiosa para a avaliação da diferença entre as polpas irreversível e reversivelmente inflamadas, uma vez que a contínua hemorragia após exposição de dez minutos indica fortemente pulpite irreversível (Figura 24.20).

CONSIDERAÇÕES DO TRATAMENTO

Um aspecto importante e frequentemente não reconhecido do CPD em um campo cariado é a potencial sobrevivência das bactérias não detectadas nos túbulos adjacentes ao local da exposição, mesmo após a remoção da cárie. Esses microrganismos podem comprometer o tratamento, inclusive após curetagem e desinfecção meticulosas. Infelizmente, os protocolos tradicionais de capeamento pulpar orientaram os dentistas a colocar curativos pulpares apenas no local da exposição, sem considerar a dentina adjacente. Portanto, é recomendado que os CSC sejam colocados sobre os locais da exposição e sobre a dentina adjacente, para sepultar os microrganismos residuais (ver Figura 24.15).[409,410]

O conceito de *biomineralização e sepultamento bacteriano* é particularmente importante quando os protocolos de remoção de cárie são ineficazes na remoção completa de microrganismos acidogênicos não detectados. Durante o processo de hidratação do CSC, a formação cristalina deficiente em cálcio dentro dos túbulos dentinários produz aprisionamento, sepultamento e neutralização bacteriana.[409,414] Essa mudança notável na estratégia do capeamento pulpar, com base nas propriedades de cristalização do CSC, pode melhorar os resultados do tratamento nos dentes sintomáticos e assintomáticos que apresentam cárie extensa. Isso inclui as cavidades com múltiplas exposições após a curetagem da cárie ou pulpotomias parciais e completas, quando indicado.[54] Com volumosa aplicação de MTA/CSC para fornecer espessura de cimento de 1,5 mm ou mais, há maior probabilidade de neutralização bacteriana, minimizando ainda mais as ameaças microbianas.

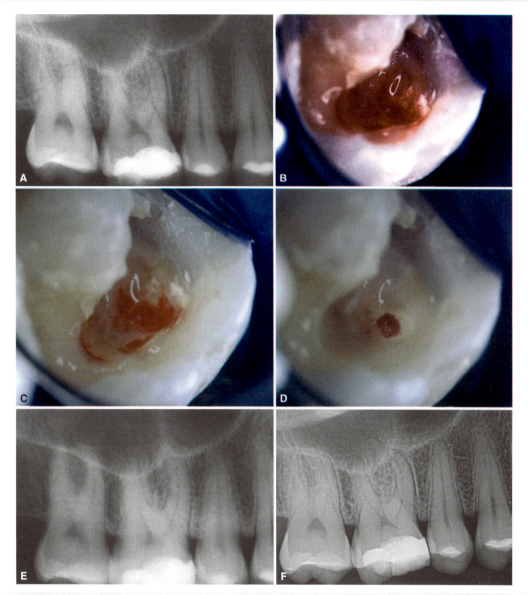

Figura 24.20 Paciente do sexo feminino, 34 anos, apresentou-se para tratamento de canal radicular com restauração provisória 1 semana após curetagem da cárie e exposição pulpar do primeiro molar superior direito (16). A paciente sentiu leve desconforto e respondeu com dor curta e persistente ao teste de sensibilidade ao frio. **A.** Radiografia periapical mostrando restauração provisória no dente 16, com estruturas apicais normais. **B.** Fotografia da hemorragia pulpar após a remoção do provisório. **C.** Fotografia clínica mostrando diminuição do sangramento após exposição de 5 minutos ao hipoclorito de sódio a 5,25%. **D.** Fotografia mostrando hemorragia controlada em 10 minutos e exposição pulpar de 2 mm após continuação da curetagem da cárie. A exposição e a dentina periférica receberam volumoso capeamento pulpar com OrthoMTA (BioMTA, Seul, Coreia) e foram cobertas com bolinha de algodão úmida, além de provisório com Photocore. O dente foi restaurado permanentemente com resina composta, 1 semana depois. **E.** Radiografia de acompanhamento depois de 2 anos e 6 meses: o dente respondeu positivamente ao teste de sensibilidade. **F.** Radiografia de controle, 4 anos depois. A paciente exibiu resposta pulpar normal ao teste e estava assintomática, com mobilidade e sondagem normais. (© Dr. George Bogen.)

Uma desvantagem dos CSC é seu longo tempo de presa: até 228 minutos para o ProRoot MTA, e até 85 minutos para o Biodentine.[217] Assim, de acordo com a recomendação dos fabricantes, aos CSC deve ser permitido tomar presa pelo menos por 15 minutos (p. ex., Biodentine) ou 2,5 horas (ProRoot MTA) antes de colocar a restauração permanente. No entanto, no uso clínico, esperar até 15 minutos pela presa pode levar a complicações. Para superar esses inconvenientes clínicos e contornar o longo tempo de presa, foi sugerido cobrir o MTA ou o CSC com RMGI, compômero ou resina composta *flow*. A restauração final é então colocada, permitindo que o cimento seque sob a camada intermediária.[53,75]

Recentemente, foi demonstrado que, 3 minutos após a mistura do MTA ou do Biodentine, eles podem ser cobertos com uma fina camada de resina composta fluida, de autocondicionamento e autoadesiva (Vertise flow), RGMI ou de resina composta, em combinação com adesivo dentinário de autocondicionamento. Todos esses materiais restauradores alcançaram resistência ao cisalhamento ao Biodentine ou ao MTA, que foi semelhante àquela resistência após 15 minutos e 2 dias. O tempo de espera mais longo após a mistura não aumentou a adesão dos materiais de revestimento ao MTA ou ao Biodentine.[333] Além disso, os resultados de estudos anteriores indicaram que, ao colocar RMGI sobre esses cimentos, o intervalo de tempo entre a mistura dos CSC e a aplicação do RMGI não influenciou a reação de configuração do cimento. A umidade do CSC não teve impacto na reação ou no tempo de configuração do RMGI ou sobre a interface estrutural do MTA-RMGI.[35,131,287] A restauração permanente final pode, portanto, ser fornecida na mesma consulta.

Recomendações do tratamento[b]

CAPEAMENTO PULPAR E PULPOTOMIA

1. Depois de alcançar anestesia profunda, desinfeta-se a coroa clínica com NaOCl ou CHX, após o isolamento com lençol de borracha. Ampliação óptica e iluminação (se possível, com DOM) são altamente recomendadas. O contorno da cavidade é concluído usando brocas de alta rotação sob constante resfriamento com água.
2. A remoção da cárie é concluída usando broca de haste longa, esférica 2-6, em uma peça de mão de baixa rotação e aumentada por instrumentação manual. Pode-se guiar a remoção da cárie por corante detector se DOM for usado.
3. A cavidade e o(s) local(is) da exposição são imersos com NaOCl entre 1,5 e 5,25%. Sangramento acentuado pode ser controlado com bolinha de algodão umedecida em NaOCl sob pressão moderada, por cinco minutos. Se não houver sangramento após a exposição pulpar, a área precisa ser examinada para a possibilidade de tecido necrosado, que é removido com uma broca diamantada, esférica, de alta rotação, sob refrigeração com água, até a exposição de tecido com sangramento. A hemorragia descontrolada após 10 minutos pode ser controlada com pulpotomia completa ou pulpectomia depois de avaliação da condição do tecido radicular. É FUNDAMENTAL que todo tecido necrosado seja removido (ver Figura 24.19).
4. Preparo do MTA ou do CSC de acordo com as instruções dos fabricantes.
5. Utilização de instrumento adequado (instrumento para resina composta, condensador endodôntico de Glick #1 ou injetor de MTA) para a aplicação de espessura de 1,5 a 3 mm do CSC sobre o lado da exposição, incluindo a maior parte da dentina adjacente.
6. Remoção do excesso de umidade local com bolinha de algodão seca; deixar a periferia da dentina desobstruída, para ligação adesiva. Uma técnica de condicionamento e enxágue total com gel de ácido fosfórico não é possível nessa fase, porque o MTA ou o CSC podem ser removidos. Ou o CSC deve mostrar presa firme ou a resina composta *flow*/material RMGI devem ser colocados com precisão e cobrir completamente o cimento.
7. Aplicação de pequena quantidade de compômero *flow* fotopolimerizável, RMGI (ou revestimento de ionômero de vidro modificado por resina fotopolimerizável equivalente), resina composta *flow* de autocondicionamento, autoadesiva ou resina composta *flow* em combinação com adesivo dentinário de autocondicionamento, para cobrir o CSC e fotopolimerizável, de acordo com as instruções do material. Nota: a colocação de resina *flow* pode ser mais desafiadora nos casos do CPD que os procedimentos de capeamento pulpar indireto e a pulpotomia.
8. Condicionamento das paredes cavitárias remanescentes com gel de ácido fosfórico entre 34 e 37%, por 60 segundos; enxaguar completamente e aplicar adesivo dentinário (nos sistemas de quarta geração, dois frascos são altamente recomendados). Evitar usar adesivo dentinário de autocondicionamento (sistemas de um frasco).[290] Polimerização de acordo com as instruções dos fabricantes.
9. Colocação de resina composta incremental como restauração permanente final. Fotopolimerização de acordo com as instruções do fabricante.
10. A vitalidade pulpar deve ser avaliada na próxima consulta, preferencialmente 7 a 10 dias depois, por meio de teste ao frio. A avaliação radiográfica só é necessária no caso de teste de sensibilidade negativo ou início de dor durante o primeiro ano. As avaliações podem ser feitas anualmente ou a cada 2 anos, se indicado.

Restauração permanente

A restauração definitiva deve ser fornecida durante a consulta de tratamento pulpar. A restauração provisória sobre o MTA ou o CSC pode levar a índices de sucesso significativamente menores.[181,260] Há relato de que os dentes restaurados permanentemente mais de 2 dias após o CPD com MTA exibiram prognóstico reduzido.[260] O impacto negativo do tempo entre o CPD e a colocação da restauração permanente também foi mostrado para o Biodentine e o CH.[110,181] No entanto, se a restauração permanente não pode ser colocada no momento do tratamento pulpar definitivo devido a preocupações sobre o tratamento, os materiais de núcleo translúcido não adesivo, como o Photocore (Kuraray Co. Ltd., Osaka, Japão), podem fornecer proteção aceitável por longos períodos, quando usados com os CSC.[39]

A colocação e a qualidade da restauração permanente podem ser cruciais para a manutenção a longo prazo da vitalidade pulpar e ser mais significativas que o tratamento pulpar em si.[12,142,188,257,264] O objetivo da restauração final é complementar a capacidade de vedação do material de capeamento/pulpotomia e defender a polpa de outras ameaças microbianas. A seleção do material restaurador, a execução do procedimento e a adesão aos protocolos restauradores adequados podem contribuir para minimizar potencial microinfiltração da restauração. A microinfiltração em torno das restaurações pode ser mais prejudicial ao tecido pulpar vital que o preparo cavitário não restaurado, diretamente exposto ao ambiente bucal.[330] Uma consideração importante tanto nos dentes permanentes maduros quanto nos imaturos é a conservação da estrutura dentária remanescente, o que, em última análise, contribui para a retenção e a função favoráveis a longo prazo.[93,122,199,351] A incorporação de materiais restauradores adesivos como restaurações definitivas minimiza o desgaste do dente, incentiva a preservação anatômica e, assim, proporciona melhor proteção pulpar e potencial reparação.[149,172]

Os avanços dos materiais dentários aumentaram as opções de tratamento na restauração dos dentes submetidos aos procedimentos de polpa vital. As restaurações definitivas para os dentes permanentes com capeamento pulpar ou pulpotomizados podem incluir resinas compostas, restaurações adesivas ou não em amálgama e restaurações com cobertura de cúspide. No entanto, quanto mais conservador o tratamento restaurador, maior a probabilidade de sobrevivência da polpa.[149] A terapia pulpar vital deve ser considerada uma lesão a um tecido conjuntivo já ameaçado, e todos os esforços devem ser direcionados para minimizar outros procedimentos lesivos.[1] Os fatores que afetam os mecanismos reparadores do tecido pulpar podem incluir idade do paciente, profundidade e tamanho do preparo cavitário, além da escolha do material restaurador.[283]

Os sistemas de condicionamento total e de autocondicionamento produzem excelente resistência de adesão ao esmalte, à dentina e aos CSC polimerizados.[27,288] As resistências de adesão mais duráveis geradas com materiais contemporâneos são obtidas usando condicionamento seletivo do esmalte com ácido fosfórico entre 34 e 37%, seguido por sistemas adesivos em duas etapas, dois frascos, autocondicionantes.[79,291,387] Os avanços atuais na tecnologia adesiva também mostraram que, abaixo da camada híbrida com interface

---

[b]Adaptado de Bogen e Chandler.[55]

de resina, é formada uma zona resistente ácido-base, que aumenta a resistência da dentina normal às cáries recorrentes. Essa camada reforçada se forma quando ocorre a penetração e a polimerização do monômero, e demonstra a capacidade de restringir (inibir) a cárie primária e secundária.[290,291] Como resultado de suas simplificações e melhor resistência de adesão, os adesivos modernos complementam a terapia pulpar vital. Os procedimentos adesivos precisam seguir estritamente as recomendações dos fabricantes e ser combinados à colocação de lençol de borracha.[79]

Acompanhamento pós-operatório

Após a conclusão do tratamento, a situação da polpa deve ser avaliada periodicamente, a fim de garantir continuidade da vitalidade pulpar, função normal e fechamento apical nos dentes imaturos. O teste ao frio e a avaliação radiográfica consideram mais precisamente a continuidade da saúde pulpar e são excelentes preditores para medir as taxas de sobrevivência. As consultas de retorno podem abordar sensibilidade pós-operatória, degeneração ou necrose pulpar e indicações para cuidados endodônticos e restauradores. A revisão também permite a detecção de complicações emergentes, como cáries recorrentes, higiene deficiente, falha na restauração e fraturas da cúspide.

A adesão do paciente para reconvocação em casos assintomáticos pode ser um desafio. Como alguns pais não praticam cuidados preventivos regulares e podem não ter uma base sólida nos cuidados básicos de saúde bucal, as taxas de adesão à consulta de retorno para crianças podem ser imprevisíveis.[205,311] Embora essas consultas sejam tradicionalmente baseadas em um *checkup* semestral e um período de profilaxia bucal, isso tem sido questionado.[265] As consultas de retorno podem ser adequadas individualmente, com base em necessidade do paciente, sintomatologia, índices de cárie, estado periodontal e avaliação do desenvolvimento craniofacial nos pacientes mais jovens.[292,391]

O diagnóstico especulativo da sobrevivência do dente pode ser feito no retorno após 3 meses.[252] Um estudo demonstrou que o prognóstico para a sobrevivência da polpa a longo prazo pode ser estabelecido em um período de observação entre 21 e 24 meses.[252]

A evidência radiográfica do fechamento do ápice da raiz nos dentes adultos imaturos é um marcador de prognóstico confiável da continuidade da vitalidade pulpar (Figura 24.21).[36] A apicogênese

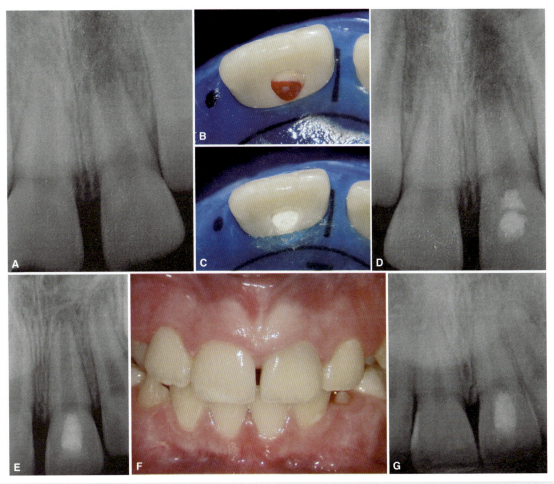

Figura 24.21 Menino de 8 anos apresentou-se após lesão traumática no incisivo central superior esquerdo 2 meses antes. **A.** Radiografia periapical revelou ápice aberto com radiolucência em desenvolvimento. O dente estava sensível à palpação, à percussão, e negativo ao teste frio. O diagnóstico foi polpa necrótica e periodontite apical aguda. **B.** Fotografia clínica após preparo da cavidade de acesso, tecido pulpar vital visível coronariamente. O diagnóstico foi alterado para pulpite reversível e realizada pulpotomia parcial (Cvek). **C.** Fotografia do agregado trióxido mineral branco (MTA) (ProRoot MTA, Tulsa/Dentsply, Tulsa, OK) aplicado sobre a polpa até espessura de aproximadamente 3 mm. **D.** Radiografia após pulpotomia com MTA com restauração provisória. Uma restauração definitiva em resina composta foi colocada 1 semana depois. **E.** Radiografia de acompanhamento, 1 ano depois, mostrando fechamento apical em avanço. **F.** Fotografia clínica 4 anos depois revela leve alteração cinza da coloração do MTA na área cervical do dente. Os pais recusaram a opção de clareamento interno. **G.** Radiografia, 9 anos depois, revela maturação apical e espessamento das paredes radiculares. O dente respondeu positivamente ao teste de sensibilidade ao frio. (Reproduzida por cortesia e permissão da Dra. Marga H. Ree, Purmerend, Holanda.)

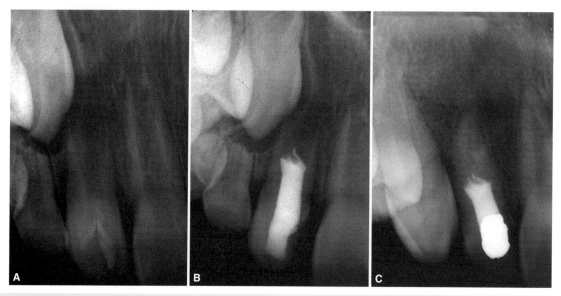

Figura 24.22 A. Radiografia pré-operatória de paciente de 7 anos exibindo anomalia anatômica de cúspide em garra associada ao incisivo lateral superior direito. Os pais foram orientados a extrair o dente, que estava sintomático e não respondia aos testes de vitalidade. **B.** Radiografia periapical após limpeza da porção coronária do canal e irrigação com hipoclorito de sódio a 2,12%. Foi colocado tampão coronário usando ProRoot MTA (Tulsa/Dentsply, Tulsa, OK), selado com restauração provisória. **C.** Radiografia, depois de 4 anos, demonstra formação completa da raiz com maturação e fechamento apical. O dente estava assintomático, com mobilidade e sondagem normais. (Cortesia do Dr. Mahmoud Torabinejad.)

após os procedimentos de CPD ou pulpotomia usando CSC deve prosseguir normalmente nos pacientes saudáveis, em uma taxa progressiva.[39,305,394,400] A maturação radicular observada também deve seguir um padrão previsível de desenvolvimento dentário que coincida com os dentes contralaterais no mesmo paciente quando os dentes forem comparados radiograficamente e vistos cronologicamente.[36]

A observação do desenvolvimento do dente contralateral pode ser um método inestimável para medir o sucesso da terapia pulpar vital com uso dos CSC. Nos dentes traumatizados que exibem polpas necróticas e patologia perirradicular, os CSC podem ser usados como tampão apical, a fim de estimular a papila apical a promover a formação de barreira, que pode exigir entre 5 e 20 meses para conclusão (apicificação).[7,90,344] Se o MTA ou outro CSC for substituído pelo CH nos procedimentos de terapia pulpar vital ou na apicificação, períodos de tempo semelhantes para a maturação apical ou a formação da barreira podem ser antecipados (Figura 24.22).[132,259,261]

Na ausência de ameaças microbianas, a polpa dentária humana demonstra capacidade regeneradora excepcional quando tratada com CSC, independentemente da idade do paciente. Com nossos avanços na biologia da polpa e em materiais dentários, as mudanças nos protocolos de tratamento que encorajam a preservação e a sobrevivência da polpa dentária vão contribuir para a melhora da saúde dental em todos os pacientes que precisam de terapia pulpar vital.

Agradecimentos

Queremos agradecer ao Prof. Dr. Leif K. Bakland e ao Prof. Dr. Sergio Kuttler por suas contribuições para este capítulo.

Referências bibliográficas

1. Abou-Rass M: The stressed pulp condition: an endodontic-restorative diagnostic concept, *J Prosthet Dent* 48:264, 1982.
2. About I: Recent trends in tricalcium silicates for vital pulp therapy, *Curr Oral Health Rep* 2018. https://doi.org/10.1007/s40496-018-0186-y.
3. Accorinte ML, Loguercio AD, Reis A, et al: Response of human dental pulp capped with MTA and calcium hydroxide powder, *Oper Dent* 33:488, 2008.
4. Accorinte MLR, Loguercio AD, Reis A, et al: Evaluation of two mineral trioxide aggregate compounds as pulp-capping agents in human teeth, *Int Endod J* 42:122, 2009.
5. Accorinte Mde L, Loguercio AD, Reis A, et al: Adverse effects of human pulps after direct pulp capping with different components from a total-etch, three-step adhesive system, *Dent Mater* 21:599, 2005.
6. Aeinehchi M, Eslami B, Ghanberiha M, et al: Mineral trioxide aggregate (MTA) and calcium hydroxide as pulp-capping agents in human teeth: a preliminary report, *Int Endod J* 36:225, 2003.
7. Aggarwal V, Miglani S, Singla M: Conventional apexification and revascularization induced maturogenesis of two non-vital, immature teeth in same patient: 24 months follow up of a case, *J Conserv Dent* 68, 2012.
8. Akashi G, Kato J, Hirai Y: Pathological study of pulp treated with chemicals after Er:YAG laser preparation, *Photomed Laser Surg* 24:698, 2006.
9. Akhlaghi N, Khademi A: Outcomes of vital pulp therapy in permanent teeth with different medicaments based on review of the literature, *Dent Res J (Isfahan)* 12:406, 2015.
10. Al-Hezaimi K, Salameh Z, Al-Fouzan K, et al: Histomorphometric and micro-computed tomography analysis of pulpal response to three different pulp capping materials, *J Endod* 37:507, 2011.
11. Alghaithy RA, Qualtrough AJ: Pulp sensibility and vitality tests for diagnosing pulpal health in permanent teeth: a critical review, *Int Endod J* 50:135, 2017.
12. Alptekin T, Ozer F, Unlu N, et al: In vivo and in vitro evaluations of microleakage around Class I amalgam and composite restorations, *Oper Dent* 35:641, 2010.
13. American Academy of Pediatric Dentistry, Clinical Affairs Committee, Pulp Therapy Subcommittee: Guideline on pulp therapy for primary and immature permanent teeth: reference manual 2012-13, *Pediatr Dent* 34:222, 2012.
14. American Association of Endodontists: *Glossary of endodontic terms*, ed 8, Chicago, 2016.
15. Andelin WE, Shabahang S, Wright K, et al: Identification of hard tissue after experimental pulp capping using dentin sialoprotein (DSP) as a marker, *J Endod* 29:646, 2003.
16. Andreasen F: Transient apical breakdown and its relation to color and sensibility changes, *Endod Dent Traumatol* 2:9, 1986.

17. Araújo LB, Cosme-Silva L, Fernandes AP, et al: Effects of mineral trioxide aggregate, Biodentine™ and calcium hydroxide on viability, proliferation, migration and differentiation of stem cells from human exfoliated deciduous teeth, *J Appl Oral Sci* 26:e20160629, 2018.
18. Arruda RA, Cunha RS, Miguita KB, et al: Sealing ability of mineral trioxide aggregate (MTA) combined with distilled water, chlorhexidine, and doxycycline, *J Oral Sci* 54:233, 2012.
19. Arun A, Mythri H, Chachapan D: Pulp vitality tests - an overview on comparison of sensitivity and vitality, *Indian J Oral Sci* 6:41, 2015.
20. Asgary S, Ahmadyar M. Vital pulp therapy using calcium-enriched mixture: an evidence-based review, *J Conserv Dent* 16:92, 2013.
21. Asgary S, Eghbal MJ: Treatment outcomes of pulpotomy in permanent molars with irreversible pulpitis using biomaterials: a multi-center randomized controlled trial, *Acta Odontol Scand* 71:130, 2013.
22. Asgary S, Eghbal MJ, Bagheban AA: Long-term outcomes of pulpotomy in permanent teeth with irreversible pulpitis: a multi-center randomized controlled trial, *Am J Dent* 30:151, 2017.
23. Asgary S, Eghbal MJ, Fazlyab M, et al: Five-year results of vital pulp therapy in permanent molars with irreversible pulpitis: a non-inferiority multicenter randomized clinical trial, *Clin Oral Investig* 19:335, 2015.
24. Asgary S, Eghbal MJ, Ghoddusi J, et al: One-year results of vital pulp therapy in permanent molars with irreversible pulpitis: an ongoing multicenter, randomized, non-inferiority clinical trial, *Clin Oral Investig* 17:431, 2013.
25. Asgary S, Hassanizadeh R, Torabzadeh H, et al: Treatment outcomes of 4 vital pulp therapies in mature molars, *J Endod* 44:529, 2018.
26. Asgary S, Moosavi SH, Yadegari Z, et al: Cytotoxic effect of MTA and CEM cement in human gingival fibroblast cells: scanning electronic microscope evaluation, *N Y State Dent J* 78:51, 2012.
27. Atabek D, Sillelioğlu H, Olmez A: Bond strength of adhesive systems to mineral trioxide aggregate with different time intervals, *J Endod* 38:1288, 2012.
28. Atmeh AR, Chong EZ, Richard G: Calcium silicate cement-induced remineralization of totally demineralized dentine in comparison with glass ionomer cement: tetracycline labelling and two-photon fluorescence microscopy, *J Microsc* 257:151, 2015.
29. Atmeh AR, Chong EZ, Richard G, et al: Dentin-cement interfacial interaction: calcium silicates and polyalkenoates, *J Dent Res* 91:454, 2012.
30. Auschill TM, Arweiler NB, Hellwig E, et al: Success rate of direct pulp capping with calcium hydroxide, *Schweiz Monatsschr Zahnmed* 113:946, 2003.
31. Awawdeh L, Al-Qudah A, Hamouri H, et al: Outcomes of vital pulp therapy using mineral trioxide aggregate or biodentine: a prospective randomized clinical trial, *J Endod* 44:1603, 2018.
32. Awawdeh L, Hemaidat K, Al-Omari W: Higher maximal occlusal bite force in endodontically treated teeth versus vital contralateral counterparts, *J Endod* 43:871, 2017.
33. Babbush CA, Fehrenbach MJ, Emmons M, editors: *Mosby's dental dictionary*, ed 2, St. Louis, 2008, Mosby Elsevier Publishing.
34. Bal C, Alacam A, Tuzuner T, et al: Effects of antiseptics on pulpal healing under calcium hydroxide pulp capping: a pilot study, *Eur J Dent* 5:265, 2011.
35. Ballal S, Venkateshbabu N, Nandini S, et al: An in vitro study to assess the setting and surface crazing of conventional glass ionomer cement when layered over partially set mineral trioxide aggregate, *J Endod* 34:478, 2008.
36. Ballesio I, Marchetti E, Mummolo S, et al: Radiographic appearance of apical closure in apexification: follow-up after 7-13 years, *Eur J Paediatr Dent* 7:29, 2006.
37. Banerjee A, Kidd EA, Watson TF: In vitro validation of carious dentin removed using different excavation criteria, *Am J Dent* 16:228, 2003.
38. Barnes IM, Kidd EA: Disappearing dycal, *Br Dent J* 147:111, 1979.
39. Barrieshi-Nusair KM, Qudeimat MA: A prospective clinical study of mineral trioxide aggregate for partial pulpotomy in cariously exposed permanent teeth, *J Endod* 32:731, 2006.
40. Barthel CR, Rosenkranz B, Leuenberg A, et al: Pulp capping of carious exposures treatment outcome after 5 and 10 years: a retrospective study, *J Endod* 26:525, 2000.
41. Basturk FB, Nekoofar MH, Günday M, et al: The effect of various mixing and placement techniques on the compressive strength of mineral trioxide aggregate, *J Endod* 39:111, 2013.
42. Baume LJ, Holz J: Long term clinical assessment of direct pulp capping, *Int Endod J* 31:251, 1981.
43. Bergenholtz G: Effect of bacterial products on inflammatory reactions in the dental pulp, *Scand J Dent Res* 85:122, 1977.
44. Bergenholtz G: Evidence for bacterial causation of adverse pulpal responses in resin-based dental restorations, *Crit Rev Oral Biol Med* 11:467, 2000.
45. Berger T, Baratz AZ, Gutmann JL: In vitro investigations into the etiology of mineral trioxide tooth staining, *J Conserv Dent* 17:526, 2014.
46. Bernick S, Nedelman C: Effect of aging on the human pulp, *J Endod* 1:88, 1975.
47. Berzins DW: Chemical properties of MTA. In Torabinejad M, editor: *Mineral trioxide aggregate: properties and clinical applications*, Ames, 2014, Wiley Blackwell Publishing.
48. Bhavana V, Chaitanya KP, Gandi P, et al: Evaluation of antibacterial and antifungal activity of new calcium-based cement (Biodentine) compared to MTA and glass ionomer cement, *J Conserv Dent* 18:44, 2015.
49. Bimstein E, Rotstein I: Cvek pulpotomy - revisited. *Dent Traumatol* 32:438, 2016.
50. Bjørndal L, Darvann T, Thylstrup A: A quantitative light microscopic study of the odontoblast and subodontoblastic reactions to active and arrested enamel caries without cavitation, *Caries Res* 32:59, 1998.
51. Bjørndal L, Fransson H, Bruun G, et al: Randomized clinical trials on deep carious lesions: 5-year follow-up, *J Dent Res* 96:747, 2017.
52. Bjørndal L, Reit C, Bruun G, et al: Treatment of deep caries lesions in adults: randomized clinical trials comparing stepwise vs direct complete excavation, and direct pulp capping vs partial pulpotomy, *Eur J Oral Sci* 118:290, 2010.
53. Bogen B, Chandler N: Vital pulp therapy. In Ingle J, Bakand L, Baumgartner J, editors: *Ingle's endodontics*, Hamilton, 2008, BC Decker Publishing.
54. Bogen G, Chandler NP: Pulp preservation in immature permanent teeth, *Endod Topics* 23:131, 2012.
55. Bogen G, Chandler NP: Vital pulp therapy. In Rotstein I, Ingle JI, editors: *Ingle's endodontics*, ed 7, Raleigh, 2019, PMPH U.S.A.
56. Bogen G, Kim JS, Bakland LK: Direct pulp capping with mineral trioxide aggregate: an observational study, *J Am Dent Assoc* 139:305, 2008.
57. Bortoluzzi EA, Broon NJ, Bramante CM, et al: Sealing ability of MTA and radiopaque Portland cement with or without calcium chloride for root-end filling, *J Endod* 32:897, 2006.
58. Bortoluzzi EA, Niu LN, Palani CD, et al: Cytotoxicity and osteogenic potential of silicate calcium cements as potential protective materials for pulpal revascularization, *Dent Mater* 31:1510, 2015.
59. Bouillaguet S, Wataha J, Hanks CT, et al: In vitro cytotoxcity and dentin permeability of HEMA (2-hydroxyethyl methacrylate), *J Endod* 22:244–248, 1996.
60. Brambilla E, García-Godoy F, Strohmenger L: Principles of diagnosis and treatment of high-caries-risk subjects, *Dent Clin North Am* 44:507, 2000.
61. Brännström M, Lind PO: Pulpal response to early dental caries, *J Dent Res* 44:1045, 1965.
62. Brizuela C, Ormeño A, Cabrera C, et al: Direct pulp capping with calcium hydroxide, mineral trioxide aggregate, and biodentine in permanent young teeth with caries: a randomized clinical trial. *J Endod* 43:1776, 2017.
63. Brodén J, Davidson T, Fransson H: Cost-effectiveness of pulp capping and root canal treatment of young permanent teeth, *Acta Odontol Scand* 15:1, 2019.
64. Burke FJ, Lucarotti PS: Ten year survival of bridges placed in the general dental services in England and Wales, *J Dent.* 40:886, 2012.
65. Byers MR, Taylor PE, Khayat BG, et al: Effects of injury and inflammation on pulpal and periapical nerves, *J Endod* 16:78, 1990.
66. Calişkan MK: Pulpotomy of carious vital teeth with periapical involvement, *Int Endod J* 28:172, 1995.
67. Camargo SE, Camargo CH, Hiller KA, et al: Cytotoxicity and genotoxicity of pulp capping materials in two cell lines, *Int Endod J* 42:227, 2009.
68. Camilleri J: Characterization of hydration products of mineral trioxide aggregate, *Int Endod J* 41:408, 2008.
69. Camilleri J: Color stability of white mineral trioxide aggregate in contact with hypochlorite solution, *J Endod* 40:436, 2014.
70. Camilleri J, Laurent P, About I: Hydration of Biodentine, Theracal LC, and a prototype tricalcium silicate-based dentin replacement material after pulp capping in entire tooth cultures, *J Endod* 40:1846, 2014.
71. Camilleri J, Montesin FE, Brady K, et al: The constitution of mineral trioxide aggregate, *Dent Mater* 21:297, 2005.
72. Camilleri J, Sorrentino F, Damidot D: Investigation of the hydration and bioactivity of radiopacified tricalcium silicate cement, Biodentine and MTA Angelus, *Dent Mater* 29:580, 2013.

73. Camp J: Pediatric endodontic treatment. In Cohen S, Burns RC, editors: *Pathways of the pulp*, ed 7, St. Louis, 1998, Mosby.
74. Camp JH, Fuks AB: Pediatric endodontics: endodontic treatment for the primary and young permanent dentition. In Cohen S, Hargreaves K, editors: *Pathways of the pulp*, ed 9, St. Louis, 2006, Mosby/Elsevier.
75. Cao Y, Bogen G, Lim J, et al: Bioceramic materials and the changing concepts in vital pulp therapy, *J Calif Dent Assoc*, 44:278, 2016.
76. Caplan DJ, Cai J, Yin G, et al: Root canal filled versus non-root canal filled teeth: a retrospective comparison of survival times, *J Public Health Dent* 65:90, 2005.
77. Caplan DJ, Kolker J, Rivera EM, et al: Relationship between number of proximal contacts and survival of root treated teeth, *Int Endod J* 35:193, 2002.
78. Caplan DJ, Weintraub JA: Factors related to loss of root canal filled teeth, *J Public Health Dent* 57:31, 1997.
79. Cardoso MV, De Almeida Neves A, et al: Current aspects on bonding effectiveness and stability in adhesive dentistry, *Aust Dent J* 56(Suppl 1):31, 2011.
80. Carlisle EM: Silicon: a possible factor in bone calcification, *Science* 176:279, 1970.
81. Cavalcanti BN, Rode Sde M, Franca CM, et al: Pulp capping materials exert an effect of the secretion of IL-1β and IL-8 by migrating human neutrophils, *Braz Oral Res* 25:13, 2011.
82. Chandler NP, Ng BP, Monteith BD: Radiographic recognition and distribution of approximal carious lesions in New Zealand undergraduate dental students, *N Z Dent J* 101:106, 2005.
83. Chandler NP, Pitt Ford TR, Monteith BD: Coronal pulp size in molars: a study of bitewing radiographs, *Int Endod J* 36:757, 2003.
84. Chandler NP, Pitt Ford TR, Monteith BD: Pulp size in molars: underestimation on radiographs, *J Oral Rehabil* 31:764, 2004.
85. Charadram N, Austin C, Trimby P, et al: Structural analysis of reactionary dentin formed in response to polymicrobial invasion, *J Struct Biol* 181(3):207–222, 2013.
86. Charadram N, Farahani RM, Harty D, et al: Regulation of reactionary dentin formation by odontoblasts in response to polymicrobial invasion of dentin matrix, *Bone* 50:265, 2012.
87. Cho SY, Seo DG, Lee SJ, et al: Prognostic factors for clinical outcomes according to time after direct pulp capping, *J Endod* 39:327, 2013.
88. Christensen GJ: Pulp capping, *J Am Dent Assoc* 129:1297, 1998.
89. Chueh LH, Chiang CP: Histology of irreversible pulpitis premolars treated with mineral trioxide aggregate pulpotomy, *Oper Dent* 35:370, 2010.
90. Chueh LH, Huang GT: Immature teeth with periradicular periodontitis or abscess undergoing apexogenesis: a paradigm shift, *J Endod* 32:1205, 2006.
91. Ciasca M, Aminoshariae A, Jin G, et al: A comparison of the cytotoxicity and proinflammatory cytokine production of EndoSequence root repair material and ProRoot mineral trioxide aggregate in human osteoblast cell culture using reverse-transcriptase polymerase chain reaction, *J Endod* 38:486, 2012.
92. Cohenca N, Paranjpe A, Berg J: Vital pulp therapy, *Dent Clin North Am* 57:59, 2013.
93. Convery Y LP: Conserving the immature first permanent molar, *J Ir Dent Assoc* 14:76, 1968.
94. Costa CAS, Hebling J, Hanks CT: Current status of pulp capping with dentin adhesive systems: a review, *Dent Mater* 16:188, 2000.
95. Couve E, Osorio R, Schmachtenberg O: The amazing odontoblast: activity, autophagy, and aging, *J Dent Res* 92:765, 2013.
96. Cox CF, Hafez AA, Akimoto N, et al: Biocompatibility of primer, adhesive and resin composite systems on non-exposed and exposed pulps of non-human primate teeth, *Am J Dent* 11: S55, 1998.
97. Cox CF, Keall CL, Keall HJ, et al: Biocompatibility of surface-sealed dental materials against exposed pulps, *J Prosthet Dent* 57:1, 1987.
98. Cox CF, Sübay RK, Ostro E, et al: Tunnel defects in dentinal bridges: their formation following direct pulp capping, *Oper Dent* 21:4, 1996.
99. Cox CF, Suzuki S: Re-evaluating pulp protection: calcium hydroxide liners vs cohesive hybridization, *J Am Dent Assoc* 125:823, 1994.
100. Crane AB: *A practicable root canal technique*, Philadelphia, 1920, Lea & Febiger.
101. Cvek M: A clinical report on partial pulpotomy and capping with calcium hydroxide in permanent incisors with complicated root fractures, *J Endod* 4:232, 1978.
102. Cvek M, Lundberg M: Histological appearance of pulps after exposure by a crown fracture, partial pulpotomy, and clinical diagnosis of healing, *J Endod* 9:8, 1983.
103. de Blanco LP: Treatment of crown fractures with pulp exposure, *Oral Surg Oral Med Oral Pathol Oral Radiol Endod* 82:564, 1996.
104. Dakin HD: On the use of certain antiseptic substances in treatment of infected wounds, *Br Med J* 2:318, 1915.
105. Damas BA, Wheater MA, Bringas JS, et al: Cytotoxicity comparison of mineral trioxide aggregates and EndoSequence bioceramic root repair materials, *J Endod* 37:372, 2011.
106. Dammaschke T: The formation of reparative dentine and Höhl cells in the dental pulp, *ENDO (Lond Engl)* 4:255, 2010.
107. Dammaschke T: Die indirekte Überkappung der Pulpa, *Quintessenz* 67:1309, 2016.
108. Dammaschke T, Camp JH, Bogen G: MTA in vital pulp therapy. In Torabinejad M, editor: *Mineral trioxide aggregate – properties and clinical applications*, Ames, 2014, Wiley Blackwell Publishing.
109. Dammaschke T, Gerth HUV, Züchner H, et al: Chemical and physical surface and bulk material characterization of white ProRoot MTA and two Portland cements, *Dent Mater* 21:731, 2005.
110. Dammaschke T, Leidinger J, Schäfer E: Long-term evaluation of direct pulp capping: treatment outcomes over an average period of 6.1 years, *Clin Oral Investig* 14:559, 2010.
111. Dammaschke T, Nowicka A, Lipski M, et al: Histological evaluation of hard tissue formation after direct pulp capping with a fast-setting mineral trioxide aggregate (RetroMTA) in humans, *Clin Oral Investig* 2019. doi:1007/s00784-019-02876-2. [Epub ahead of print]
112. Dammaschke T, Stratmann U, Fischer RJ, et al: A histological investigation of direct pulp capping in rodents with dentin adhesives and calcium hydroxide, *Quintessence Int* 41:e62, 2010.
113. Dammaschke T, Stratmann U, Fischer RJ, et al: Proliferation of rat molar pulp cells after direct pulp capping with dentine adhesive and calcium hydroxide, *Clin Oral Investig* 15:577, 2011.
114. Dammaschke T, Stratmann U, Wolff P, et al: Direct pulp capping with mineral trioxide aggregate: an immunohistologic comparison with calcium hydroxide in rodents, *J Endod* 36:814, 2010.
115. Dammaschke T, Wolff P, Saqheri D, et al: Mineral trioxide aggregate for direct pulp capping: an histologic comparison with calcium hydroxide in rat molars, *Quintessence Int* 41:20, 2010.
116. Darvell BW, Wu RC: "MTA"—an hydraulic silicate cement: review update and setting reaction, *Dent Mater* 27:407, 2011.
117. D'Antò V, Di Caprio MP, Ametrano G, et al: Effect of mineral trioxide aggregate on mesenchymal stem cells, *J Endod* 36:1839, 2010.
118. De Backer H, Van Maele G, Decock V, et al: Long-term survival of complete crowns, fixed dental prostheses, and cantilever prostheses with post and cores on root-canal treated teeth, *Int J Prosthodont* 20:229, 2007.
119. De Mendonça AA, De Oliveira CF, Hebling J, et al: Influence of thicknesses of smear layer on the transdentinal cytotoxicity and bond strength of a resin-modified glass-ionomer cement, *Braz Dent J* 23:379, 2012.
120. Déjou J, Raskin A, Colombani J, et al: Physical, chemical and mechanical behavior of a new material for direct posterior fillings, *Eur Cell Mater* 10(Suppl 4):22, 2005.
121. Demir T, Cehreli ZC: Clinical and radiographic evaluation of adhesive pulp capping in primary molars following hemostasis with 1.25% sodium hypochlorite: 2-year results, *Am J Dent* 20:182, 2007.
122. Dennison JB, Hamilton JC: Treatment decisions and conservation of tooth structure, *Dent Clin North Am* 49:825, 2005.
123. Dettwiler CA, Walter M, Zaugg LK, et al: In vitro assessment of the tooth staining potential of endodontic materials in a bovine tooth model, *Dent Traumatol* 32:480, 2016.
124. Do Nascimento ABL, Fontana UF, Teixeira HM, et al: Biocompatibility of a resin-modified glass-ionomer cement applied as pulp capping in human teeth, *Am J Dent* 13:28, 2000.
125. Domine L, Holz J: [The aging of the human pulp-dentin organ], *Schweiz Monatsschr Zahnmed* 101:725, 1991.
126. Doyle TL, Casas MJ, Kenny DJ, et al: Mineral trioxide aggregate produces superior outcomes in vital primary molar pulpotomy, *Pediatr Dent* 32:41, 2010.
127. Dreger LA, Felippe WT, Reyes-Carmona JF, et al: Mineral trioxide aggregate and Portland cement promote biomineralization in vivo, *J Endod* 38:324, 2012.
128. Duda S, Dammaschke T: Maßnahmen zur Vitalerhaltung der Pulpa. Gibt es Alternativen zum Kalziumhydroxid bei der direkten Überkappung? *Quintessenz* 59:1327, 2008.
129. Duncan HF, Galler KM, Tomson PL, et al: European Society of Endodontology position statement: Management of deep caries and the exposed pulp. *Int Endod J* 2019. doi:10.1111/iej.13080.

130. Eghbal MJ, Asgary S, Baglue RA, et al: MTA pulpotomy of human permanent molars with irreversible pulpitis, *Aust Endod J* 35:4, 2009.
131. Eid AA, Komabayashi T, Watanabe E, et al: Characterization of the mineral trioxide aggregate-resin modified glass ionomer cement interface in different setting conditions, *J Endod* 38:1126, 2012.
132. El- Meligy OA, Avery DR: Comparison of mineral trioxide aggregate and calcium hydroxide as pulpotomy agents in young permanent teeth (apexogenesis), *Pediatr Dent* 28:399, 2006.
133. Elias RV, Demarco FF, Tarquinio SB, et al: Pulp responses to the application of a self-etching adhesive in human pulps after controlling bleeding with sodium hypochlorite, *Quintessence Int* 38:67, 2007.
134. Eskandarizadeh A, Shahpasandzadeh MH, Shahpasandzadeh M, et al: A comparative study on dental pulp response to calcium hydroxide, white and grey mineral trioxide aggregate as pulp capping agents, *J Conserv Dent* 14:351, 2011.
135. European Society of Endodontology: Quality guidelines for endodontic treatment: consensus report of the European Society of Endodontology, *Int Endod J* 39:921, 2006.
136. Farges JC, Alliot-Licht B, Renard E, et al: Dental pulp defence and repair mechanisms in dental caries, *Mediators Inflamm* 2015:230251, 2015. doi:10.1155/2015/230251.
137. Farges JC, Carrouel F, Keller JF, et al: Cytokine production by human odontoblast-like cells upon Toll-like receptor-2 engagement, *Immunobiology* 216:513, 2011.
138. Farsi N, Alamoudi N, Balto K, et al: Clinical assessment of mineral trioxide aggregate (MTA) as direct pulp capping in young permanent teeth, *Pediatr Dent* 31:72, 2006.
139. Fisher FJ, McCabe JF: Calcium hydroxide base materials: an investigation into the relationship between chemical structure and antibacterial properties, *Br Dent J* 144:341, 1978.
140. Fong CD, Davis MJ: Partial pulpotomy for immature permanent teeth, its present and future, *Pediatr Dent* 24:29, 2002.
141. Ford TR, Torabinejad M, Abedi HR, et al: Using mineral trioxide aggregate as a pulp-capping material, *J Am Dent Assoc* 127:1491, 1996.
142. Forss H, Widström E: The post-amalgam era: a selection of materials and their longevity in primary and young permanent dentitions, *Int J Paediatr Dent* 13:158, 2003.
143. Fridland M, Rosado R: MTA solubility: a long term study, *J Endod* 31:376, 2005.
144. Fuks AB: Pulp therapy for the primary and young permanent dentitions, *Dent Clin North Am* 44:571, 2000.
145. Fuks AB, Cosack A, Klein H, et al: Partial pulpotomy as a treatment alternative for exposed pulps in crown-fractured permanent incisors, *Endod Dent Traumatol* 3:100, 1987.
146. Fuks AB, Gavra S, Chosack A: Long-term follow up of traumatized incisors treated by partial pulpotomy, *Pediatr Dent* 15:334, 1993.
147. Fuks AB, Heling I: Pulp therapy for the young permanent dentition. In Pinkham JR, Casamassimo PS, Fields HW, et al, editors: *Pediatric dentistry: infancy through adolescence*, ed 24, St. Louis, 2005, Saunders/Elsevier.
148. Fulling HJ, Andreasen JO: Influence of maturation status and tooth type of permanent teeth upon electrometric and thermal pulp testing procedures, *Scand J Dent Res* 84:286, 1976.
149. Fusayama T: *A simple pain-free adhesive restorative system by minimal reduction and total etching*, St. Louis, 1993, Ishiyaku Euro America Publishing.
150. Fusayama T, Kurosaki N: Structure and removal of carious dentin, *Int Dent J* 22:401, 1972.
151. Fuss Z, Lustig J, Katz A, et al: An evaluation of endodontically treated vertical root fractured teeth: impact of operative procedures, *J Endod* 27:46, 2001.
152. Galani M, Tewari S, Sangwan P, et al: Comparative evaluation of postoperative pain and success rate after pulpotomy and root canal treatment in cariously exposed mature permanent molars: a randomized controlled trial, *J Endod* 43:1953, 2017.
153. Gandolfi MG, Ciapetti G, Taddei P, et al: Apatite formation on bioactive calcium-silicate cements for dentistry affects surface topography and human marrow stromal cells proliferation, *Dent Mater* 26:974, 2010.
154. Gandolfi MG, Siboni F, Prati C: Chemical-physical properties of TheraCal, a novel light-curable MTA-like material for pulp capping, *Int Endod J* 45:571, 2012.
155. Gandolfi MG, van Lunduyt K, Taddei P, et al: Environmental scanning electron microscopy connected with energy dispersive X-ray analysis and Raman techniques to study ProRoot mineral trioxide aggregate and calcium silicate cements in wet conditions and in real time, *J Endod* 36:851, 2010.
156. Goldberg M: Reactionary and reparative dentin-like structures, In Goldberg M, editor: *The dental pulp – biology, pathology, and regenerative therapies*, Berlin, 2014, Springer-Verlag.
157. Goldberg M: The pulp reaction beneath the carious lesion. In Goldberg M, editor: *Understanding dental caries*, Berlin, 2016, Springer-Verlag.
158. Goldberg M, Farges JC, Lacerda-Pinheiro S, et al: Inflammatory and immunological aspects of dental pulp repair, *Pharmacol Res* 58:137, 2008.
159. Goldberg M, Lasfargues JJ, Legrand JM: Clinical testing of dental materials—histological considerations, *Dent J* 22:S25, 1994.
160. Gonçalves JL, Viapiana R, Miranda CE, et al: Evaluation of physico-chemical properties of Portland cements and MTA, *Braz Oral Res* 24:277, 2010.
161. Goodis HE, Kahn A, Simon S: Aging and the pulp. In: Hargreaves K, Goodis HE, Tay F, editors: *Seltzer and Bender's dental pulp*, ed 2, Hanover Park, 2012, Quintessence Publishing.
162. Goracci G, Mori G: Scanning electron microscopic evaluation of resin-dentin and calcium hydroxide dentin-interface with resin composite restorations, *Quintessence Int* 27:129, 1996.
163. Gracia TB: *Accuracy of size estimations by dentists of simulated pulp exposures and cavity preparations*. MDS (endodontics) research report, Dunedin, New Zealand, 2006, University of Otago.
164. Graham L, Cooper PR, Cassidy N, et al: The effect of calcium hydroxide on solubilisation of bioactive dentine matrix components, *Biomaterials* 27:2865, 2006.
165. Granath LE, Hagman G: Experimental pulpotomy in human bicuspids with reference to cutting technique, *Acta Odontol Scand* 29:155, 1971.
166. Grech L, Mallia B, Camilleri J: Characterization of set intermediate restorative material, Biodentine, Bioaggregate and a prototype calcium silicate cement for use as root-end filling materials, *Int Endod J* 46:632, 2012.
167. Grötz KA, Duschner H, Reichert TE, et al: Histotomography of the odontoblast processes at the dentine-enamel junction of permanent healthy human teeth in the confocal laser scanning microscope, *Clin Oral Investig* 2:21, 1998.
168. Gudkina J, Mindere A, Locane G, et al: Review of the success of pulp exposure treatment of cariously and traumatically exposed pulps in immature permanent incisors and molars, *Stomatologija* 14:71, 2012.
169. Gutmann JL, Heaton JF: Management of the open (immature) apex. Part 1. Vital teeth, *Int Endod J* 14:166, 1981.
170. Guven EP, Yalvac ME, Sahin F, et al: Effect of calcium hydroxide–containing cement, mineral trioxide aggregate, and enamel matrix derivative on proliferation and differentiation of human tooth germ stem cells, *J Endod* 37:650, 2011.
171. Guven G, Cehreli ZC, Ural A, et al: Effect of mineral trioxide aggregate cements on transforming growth factor beta-1 and bone morphogenetic protein production by human fibroblasts in vitro, *J Endod* 33:447, 2007.
172. Gwinnett J, Tay FR, Pang KM, et al: Quantitative contribution of collagen network in dentin hybridization, *Am J Dent* 9:140, 1996.
173. Hafez AA, Cox CF, Tarim B, et al: An in vivo evaluation of hemorrhage control using sodium hypochlorite and direct capping with a one- or two-component adhesive system in exposed nonhuman primate pulps, *Quintessence Int* 33:261, 2002.
174. Haghgoo R, Abbasi F: A histopathological comparison of pulpotomy with sodium hypochlorite and formocresol, *Iran Endod J* 7:60, 2012.
175. Hahn CL, Liewehr FR: Innate immune responses of the dental pulp to caries, *J Endod* 33:643, 2007.
176. Hahn CL, Liewehr FR: Relationships between caries bacteria, host responses, and clinical signs and symptoms of pulpitis, *J Endod* 33:213, 2007.
177. Hahn CL, Liewehr FR: Update on the adaptive immune responses of the dental pulp, *J Endod* 33:773, 2007.
178. Ham KA, Witherspoon DE, Gutmann JL, et al: Preliminary evaluation of BMP-2 expression and histological characteristics during apexification with calcium hydroxide and mineral trioxide aggregate, *J Endod* 31:275, 2005.
179. Han L, Okiji T: Uptake of calcium and silicon released from calcium silicate-based endodontic materials into root canal dentine, *Int Endod J* 44:1081, 2011.
180. Hanks CT, Strawn SE, Wataha JC, et al: Cytotoxic effects of resin components on cultured mammalian fibroblasts, *J Dent Res* 70:1450, 1991.
181. Harms CS, Schäfer E, Dammaschke T: Clinical evaluation of direct pulp capping using a calcium silicate cement - treatment outcomes over an average period of 2.3 years, *Clin Oral Investig* 2018. doi:10.1007/s00784-018-2767-5.

182. Hashem D, Mannocci F, Patel S, et al: Clinical and radiographic assessment of the efficacy of calcium silicate indirect pulp capping: a randomized controlled clinical trial, *J Dent Res* 94:562, 2015.
183. Hebling J, Giro EMA, DeSouza Costa CA: Biocompatibility of an adhesive system applied to exposed human dental pulp, *J Endod* 25:676, 1999.
184. Hebling J, Lessa FC, Nogueira I, et al: Cytotoxicity of resin-based light-cured liners, *Am J Dent* 22:137, 2009.
185. Hegde S, Sowmya B, Mathew S, et al: Clinical evaluation of mineral trioxide aggregate and biodentine as direct pulp capping agents in carious teeth, *J Conserv Dent* 20:91, 2017.
186. Helfer AR, Melnick S, Schilder H: Determination of the moisture content of vital and pulpless teeth, *Oral Surg Oral Med Oral Pathol* 34:661, 1972.
187. Henderson B, Wilson M: Cytokine induction by bacteria: beyond lipopolysaccharide, *Cytokine* 8:269, 1996.
188. Henderson HZ, Setcos JC: The sealed composite resin restoration, *ASDC J Dent Child* 52:300, 1985.
189. Hermann B: Ein weiterer Beitrag zur Frage der Pulpenbehandlung, *Zahnärztl Rundsch* 37:1327, 1928.
190. Hessle CC, Andersson B, Wold AE: Gram-positive and gram-negative bacteria elicit different patterns of pro-inflammatory cytokines in human monocytes, *Cytokine* 30:311, 2005.
191. Higashi T, Higashi T, Okamoto H: Characteristics and effects of calcified degenerative zones on the formation of hard tissue barriers in amputated canine dental pulp, *J Endod* 22:168, 1996.
192. Hilton TJ: Keys to clinical success with pulp capping: a review of the literature, *Oper Dent* 34:615, 2008.
193. Hilton TJ, Ferracane JL, Mancl L, Northwest Practice-based Research Collaborative in Evidence-based Dentistry (NWP): Comparison of CaOH with MTA for direct pulp capping: a PBRN randomized clinical trial, *J Dent Res* 92:16S, 2013.
194. Hirota K: A study on the partial pulp removal (pulpotomy) using four different tissue solvents, *J Jpn Stomatol Soc* 26:1588, 1959.
195. Holan G, Eidelman E, Fuks A: Long-term evaluation of pulpotomy in primary molars using mineral trioxide aggregate or formocresol, *Pediatr Dent* 27:129, 2005.
196. Hørsted P, Søndergaard B, Thylstrup A, et al: A retrospective study of direct pulp capping with calcium hydroxide compounds, *Endod Dent Traumatol* 1:29, 1985.
197. Hørsted-Bindslev P, Vilkinis V, Sidlauskas A: Direct capping of human pulps with a dentin bonding system or with calcium hydroxide cement, *Oral Surg Oral Med Oral Pathol Oral Radiol Endod* 96:591, 2003.
198. Hørsted-Bindslev P, Bergenholtz G: Vital pulp therapies. In Bergenholtz G, Hørsted-Bindslev P, Erik-Reit C, editors: *Textbook of endodontology*, Oxford, 2003, Blackwell Munksgaard Publishing.
199. Hosoda H, Fusayama T: A tooth substance saving restorative technique, *Int Dent J* 34:1, 1984.
200. Inokoshi S, Iwaku M, Fusayama T: Pulpal response to a new adhesive resin material, *J Dent Res* 61:1014, 1982.
201. Ishizaka R, Hayashi Y, Iohara K, et al: Stimulation of angiogenesis, neurogenesis and regeneration by side population cells from dental pulp, *Biomaterials* 34:1888, 2013.
202. Issa Y, Watts DC, Brunton PA, et al: Resin composite monomers alter MTT and LDH activity of human gingival fibroblasts in vitro, *Dent Mater* 20:12, 2004.
203. Izumi T, Kobayashi I, Okamura K, et al: Immunohistochemical study on the immunocompetent cells of the pulp in human non-carious and carious teeth, *Arch Oral Biol* 40:609, 1995.
204. Jameson MW, Hood JAA, Tidmarsh BG: The effects of dehydration and rehydration on some mechanical properties of human dentine, *J Biomech* 26:1055, 1993.
205. Jamieson WJ, Vargas K: Recall rates and caries experience of patients undergoing general anesthesia for dental treatment, *Pediatr Dent* 29:253, 2007.
206. Jang Y, Song M, Yoo IS, et al: A randomized controlled study of the use of ProRoot mineral trioxide aggregate and endocem as direct pulp capping materials: 3-months versus 1-year outcome, *J Endod* 41:1201, 2015.
207. Jontell M, Hanks CT, Bratel J, et al: Effects of unpolymerized resin components on the function of accessory cells derived from the rat incisor pulp, *J Dent Res* 74:1162, 1995.
208. Jordan RE, Suzuki M: Conservative treatment of deep carious lesions, *J Can Dent Assoc* 37:337, 1971.
209. Jung S, Mielert J, Kleinheinz J, et al: Human oral cells' response to different endodontic restorative materials: an in vitro study, *Head Face Med* 10:55, 2014. doi:10.1186/s13005-014-0055-4.
210. Kakehashi S, Stanley HR, Fitzgerald RT: The effects of surgical exposures of dental pulps in germ-free and conventional laboratory rats, *Oral Surg Oral Med Oral Pathol* 20:340, 1965.
211. Kang CM, Sun Y, Song JS, et al: A randomized controlled trial of various MTA materials for partial pulpotomy in permanent teeth, *J Dent* 60:8, 2017.
212. Kangarlou A, Sofiabadi S, Asgary S, et al: Assessment of antifungal activity of ProRoot mineral trioxide aggregate and mineral trioxide aggregate–Angelus, *Dent Res J (Isfahan)* 9:256, 2012.
213. Karibe H, Ohide Y, Kohno H, et al: Study on thermal pulp testing of immature permanent teeth, *Shigaku* 77:1006, 1989.
214. Katge FA, Patil DP: Comparative analysis of 2 calcium silicate-based cements (biodentine and mineral trioxide aggregate) as direct pulp-capping agent in young permanent molars. A split mouth study, *J Endod* 43:507, 2017.
215. Kato S, Fusayama T: Recalcification of artificially decalcified dentin in vivo, *J Dent Res* 49:1060, 1970.
216. Kaup M, Dammann CH, Schäfer E, et al: Shear bond strength of Biodentine, ProRoot MTA, glass ionomer cement and composite resin on human dentine ex vivo, *Head Face Med* 11:14, 2015.
217. Kaup M, Schäfer E, Dammaschke T: An in vitro study of different material properties of Biodentine compared to ProRoot MTA, *Head Face Med* 11:16, 2015.
218. Kidd EA, Ricketts DN, Beighton D: Criteria for caries removal at the enamel-dentine junction: a clinical and microbiological study, *Br Dent J* 180:287, 1996.
219. Kim RJ, Kim MO, Lee KS, et al: An in vitro evaluation of the antibacterial properties of three mineral trioxide aggregate (MTA) against five oral bacteria, *Arch Oral Biol* 60:1497, 2015.
220. Kim S, Heyeraas KJ, Haug SR: Structure and function of the dentin-pulp complex. In Ingle JI, Bakand LK, Baumgartner JC, editors: *Ingle's endodontics*, ed 6, Hamilton, Ontario, 2008, Decker.
221. Kim YJ, Chandler NP: Determination of working length for teeth with wide or immature apices: a review, *Int Endod J* 46:483, 2013.
222. Koh ET, Pitt Ford TR, Torabinejad M, et al: Mineral trioxide aggregate stimulates cytokine production in human osteoblasts, *J Bone Min Res* 10S:S406, 1995.
223. Koh ET, Torabinejad M, Pitt Ford TR, et al: Mineral trioxide aggregate stimulates a biological response in human osteoblasts, *J Biomed Mater Res* 37:432, 1997.
224. Krastl G, Allgayer N, Lenherr P, et al: Tooth discoloration induced by endodontic materials: a literature review, *Dent Traumatol* 29:2, 2013.
225. Krastl G, Weiger R: Vital pulp therapy after trauma, *Endod Pract Today* 8:293, 2014.
226. Kundzina R, Stangvaltaite L, Eriksen HM, et al: Capping carious exposures in adults: a randomized controlled trial investigating mineral trioxide aggregate versus calcium hydroxide, *Int Endod J* 50:924, 2017.
227. Kuratate M, Yoshiba K, Shigetani Y, et al: Immunohistochemical analysis of nestin, osteopontin, and proliferating cells in the reparative process of exposed dental pulp capped with mineral trioxide aggregate, *J Endod* 34:970, 2008.
228. Kuttler Y: Classification of dentin into primary, secondary and tertiary, *Oral Surg Oral Med Oral Pathol* 12:996, 1959.
229. Langeland K: Management of the inflamed pulp associated with deep carious lesion, *J Endod* 7:169, 1981.
230. Lasfargues JJ, Machtou P: Collège National des Enseignants en Odontologie Conservatrice et Endodontie (CNEOC). Dictionnaire Francophone des termes d'Odontologie Conservatrice. *Endodontie & Odontologie restauratrice*, 2ème édition, Espace id, 2010.
231. Laurent P, Camps J, About I: Biodentine™ induces TGF-β 1 release from human pulp cells and early dental pulp mineralization, *Int Endod J* 45:439, 2012.
232. Laurent P, Camps J, De Méo M, et al: Induction of specific cell responses to a Ca(3)SiO(5)–based posterior restorative material, *Dent Mater J* 24:1486, 2008.
233. Lee YH, Kim GE, Cho HJ, et al: Aging of in vitro pulp illustrates change of inflammation and dentinogenesis, *J Endod* 39:340, 2013.
234. Lenherr P, Allgayer N, Weiger R, et al: Tooth discoloration induced by endodontic materials: a laboratory study, *Int Endod J* 45:942, 2012.
235. Lertchirakarn V, Palamara JE, Messer HH: Patterns of vertical root fracture: factors affecting stress distribution in the root canal, *J Endod* 29:523, 2003.
236. Lesot H, Bègue-Kirn C, Kubler MD, et al: Experimental induction of odontoblast differentiation and stimulation during reparative processes, *Cells Mater* 3:201, 1993.

237. Lessa FC, Aranha AM, Hebling J, et al: Cytotoxic effects of white MTA and MTA-Bio cements on odontoblast-like cells (MDPC-23), *Braz Dent J* 21:24, 2010.
238. Leye Benoist F, Gaye Ndiaye F, Kane AW, et al: Evaluation of mineral trioxide aggregate (MTA) versus calcium hydroxide cement (Dycal) in the formation of a dentine bridge: a randomised controlled trial, *Int Dent J* 62:33, 2012.
239. Li Z, Cao L, Fan M, et al: Direct pulp capping with calcium hydroxide or mineral trioxide aggregate: a meta-analysis, *J Endod* 41:1412, 2015.
240. Lin LM, Rosenberg PA: Repair and regeneration in endodontics, *Int Endod J* 44:889, 2011.
241. Linn J, Messer HH: Effect of restorative procedures on the strength of endodontically treated molars, *J Endod* 20:479, 1994.
242. Linsuwanont P, Wimonsutthikul K, Pothimoke U, et al: Treatment outcomes of mineral trioxide aggregate pulpotomy in vital permanent teeth with carious pulp exposure: the retrospective study. *J Endod* 43:225, 2017.
243. Linu S, Lekshmi MS, Varunkumar VS, et al: Treatment outcome following direct pulp capping using bioceramic materials in mature permanent teeth with carious exposure: a pilot retrospective study, *J Endod* 43:1635, 2017.
244. Lipski M, Nowicka A, Kot K, et al: Factors affecting the outcomes of direct pulp capping using Biodentine, *Clin Oral Investig* 22:2021, 2018.
245. Mahmoud SH, Mel-A, Zaher AR, et al: Influence of selective immunosuppressive drugs on the healing of exposed dogs' dental pulp capped with mineral trioxide aggregate, *J Endod* 36:95, 2010.
246. Mantellini MG, Botero TM, Yaman P, et al: Adhesive resin induces apoptosis and cell-cycle arrest of pulp cells, *J Dent Res* 82:592, 2003.
247. Marchi JJ, De Araujo FB, Fröner AM, et al: Indirect pulp capping in the primary dentition: a 4 year follow-up study, *J Clin Pediatr Dent* 31:68, 2006.
248. Marques MS, Wesselink PR, Shemesh H: Outcome of direct pulp capping with mineral trioxide aggregate, *J Endod* 41:1026, 2015.
249. Mass E, Zilberman U: Long-term radiologic pulp evaluation after partial pulpotomy in young permanent molars, *Quintessence Int* 42:547, 2011.
250. Mathieu S, Jeanneau C, Sheibat-Othman N, et al: Usefulness of controlled release of growth factors in investigating the early events of dentin-pulp regeneration, *J Endod* 39:228, 2013.
251. Matsumoto S, Hayashi M, Suzuki Y, et al: Calcium ions released from mineral trioxide aggregate convert the differentiation pathway of C2C12 cells into osteoblast lineage, *J Endod* 39:68, 2013.
252. Matsuo T, Nakanishi T, Shimizu H, et al: A clinical study of direct pulp capping applied to carious-exposed pulps, *J Endod* 22:551, 1996.
253. Matsuura T, Katsumata T, Matsuura T, et al: Histopathological study of pulpal irritation of dental adhesive resin. Part 1. Panavia EX, *Nihon Hotetsu Shika Gakkai Zasshi* 31:104, 1987.
254. Matysiak M, Dubois JP, Ducastelle T, et al: Morphometric analysis of human pulp myelinated fibers during aging, *J Biol Buccale* 14:69, 1986.
255. McComb D: Caries-detector dyes: how accurate and useful are they? *J Can Dent Assoc* 66:195, 2000.
256. McDonald RE, Avery DR, Dean JA: Treatment of deep caries, vital pulp exposure, and pulpless teeth. In Dean JA, Avery DR, McDonald RE, editors: *McDonald and Avery's dentistry of the child and adolescent*, ed 9, St. Louis, 2011, Mosby/Elsevier.
257. Memarpour M, Mesbahi M, Shafiei F: Three-and-a- half-year clinical evaluation of posterior composite resin in children, *J Dent Child* 77:92, 2010.
258. Mente J, Geletneky B, Ohle M, et al: Mineral trioxide aggregate or calcium hydroxide direct pulp capping: an analysis of the clinical treatment outcome, *J Endod* 36:806, 2010.
259. Mente J, Hage N, Pfefferie T, et al: Mineral trioxide aggregate apical plugs in teeth with open apical foramina: a retrospective analysis of treatment outcome, *J Endod* 35:1354, 2009.
260. Mente J, Hufnagel S, Leo M et al. Treatment of mineral trioxide aggregate or calcium hydroxide direct pulp capping: long-term results, *J Endod* 40:1746, 2014.
261. Mente J, Leo M, Panagidis D, et al: Treatment outcome of mineral trioxide aggregate in open apex teeth, *J Endod* 39:20, 2013.
262. Mentink AG, Meeuwissen R, Käyser AF, et al: Survival rate and failure characteristics of the all metal post and core restoration, *J Oral Rehabil* 20:455, 1993.
263. Merdad K, Sonbul H, Bukhary S, et al: Caries susceptibility of endodontically versus nonendodontically treated teeth, *J Endod* 37:139, 2011.
264. Mertz-Fairhurst EJ, Call-Smith KM, Shuster GS, et al: Clinical performance of sealed composite restorations placed over caries compared with sealed and unsealed amalgam restorations, *J Am Dent Assoc* 115:689, 1987.
265. Mettes D: Insufficient evidence to support or refute the need for 6-monthly dental check-ups: What is the optimal recall frequency between dental checks? *Evid Based Dent* 6:62, 2005.
266. Min KS, Park HJ, Lee SK, et al: Effect of mineral trioxide aggregate on dentin bridge formation and expression of dentin sialoprotein and heme oxygenase-1 in human pulp, *J Endod* 34:666, 2008.
267. Minamikawa H, Yamada M, Deyama Y, et al: Effect of N-acetylcysteine on rat dental pulp cells cultured on mineral trioxide aggregate, *J Endod* 37:637, 2011.
268. Miyashita H, Worthington HV, Qualtrough A, et al: Pulp management for caries in adults: maintaining pulp vitality, *Cochrane Database Syst Rev* 18:CD004484, 2007.
269. Miyauchi H, Iwaku M, Fusayama T: Physiological recalcification of carious dentin, *Bull Tokyo Med Dent Univ* 25:169, 1978.
270. Mjör IA: Pulp-dentin biology in restorative dentistry. Part 5: Clinical management and tissue changes associated with wear and trauma, *Quintessence Int* 32:771, 2001.
271. Mjör IA: Pulp-dentin biology in restorative dentistry. Part 7: The exposed pulp, *Quintessence Int* 33:113, 2002.
272. Modena KC, Casas-Apayco LC, Atta MT, et al: Cytotoxicity and biocompatibility of direct and indirect pulp capping materials, *J Appl Oral Sci* 17:544, 2009.
273. Moghaddame-Jafari S, Mantellini MG, Botero TM, et al: Effect of ProRoot MTA on pulp cell apoptosis and proliferation in vitro, *J Endod* 31:387, 2005.
274. Mohammadi Z, Dummer PMH: Properties and applications of calcium hydroxide in endodontics and dental traumatology, *Int Endod J* 44:697, 2011.
275. Moretti AB, Sakai VT, Oliveira TM, et al: The effectiveness of mineral trioxide aggregate, calcium hydroxide and formocresol for pulpotomies in primary teeth, *Int Endod J* 41:547, 2008.
276. Morse DR: Age-related changes of the dental pulp complex and their relationship to systemic aging, *Oral Surg Oral Med Oral Pathol* 72:721, 1991.
277. Morse DR, Esposito JV, Schoor RS: A radiographic study of aging changes of the dental pulp and dentin in normal teeth, *Quintessence Int* 24:329, 1993.
278. Mozayeni MA, Milani AS, Marvasti LA, et al: Cytotoxicity of calcium enriched mixture cement compared with mineral trioxide aggregate and intermediate restorative material, *Aust Dent J* 38:70, 2012.
279. Możyńska J, Metlerski M, Lipski M, et al: Tooth discoloration induced by different calcium silicate-based cements. A systematic review of in vitro studies, *J Endod* 43:1593, 2017.
280. Mudie AS, Holland GR: Local opioids in the inflamed dental pulp, *J Endod* 32:319, 2006.
281. Murray PE, About I, Lumley PJ, et al: Cavity remaining dentin thickness and pulpal activity, *Am J Dent* 15:41, 2002.
282. Murray PE, Hafez AA, Smith AJ, et al: Histomorphometric analysis of odontoblast-like cell numbers and dentine bridge secretory activity following pulp exposure, *Int Endod J* 36:106, 2003.
283. Murray PE, Smith AJ: Saving pulps a biological basis—an overview, *Prim Dent Care* 9:21, 2002.
284. Murray PE, Smith AJ, Windsor LJ, et al: Remaining dentine thickness and human pulp responses, *Int Endod J* 36:33, 2003.
285. Murray PE, Stanley HR, Matthews JB, et al: Age-related odontometric changes of human teeth, *Oral Surg Oral Med Oral Pathol Oral Radiol Endod* 93:474, 2002.
286. Nair PNR, Duncan HF, Pitt Ford TR, et al: Histological, ultrastructural and quantitative investigations on the response of healthy human pulps to experimental pulp capping with mineral trioxide aggregate: a randomized controlled trial, *Int Endod J* 41:128, 2008.
287. Nandini S, Ballal S, Kandaswamy D: Influence of glass-ionomer cement on the interface and setting reaction of mineral trioxide aggregate when used as a furcal repair material using laser Raman spectroscopic analysis, *J Endod* 33:167, 2007.
288. Neelakantan P, Grotra D, Subbarao CV, et al: The shear bond strength of resin-based composite to white mineral trioxide aggregate, *J Am Dent Assoc* 143:e40, 2012.
289. Ng YL, Mann V, Gulabivala K: A prospective study of the factors affecting outcomes of non-surgical root canal treatment. Part 2. Tooth survival, *Int Endod J* 44:610, 2011.

290. Nikaido T, Nurrohman H, Takagaki T, et al: Nanoleakage in hybrid layer and acid-base resistant zone at the adhesive/dentin interface, *Microsc Microanal* 21:1271, 2015.
291. Nikaido T, Weerasinghe DD, Waidyasekera K, et al: Assessment of the nanostructure of acid-base resistant zone by the application of all-in-one adhesive systems: super dentin formation, *Biomed Mater Eng* 19:163, 2009.
292. Nikiforuk G: Optimal recall intervals in child dental care, *J Can Dent Assoc* 63:618, 1997.
293. Nissan R, Segal H, Pashley D, et al: Ability of bacterial endotoxin to diffuse through human dentin, *J Endod* 21:62, 1995.
294. Nosrat A, Seifi A, Asgary S: Pulpotomy in caries-exposed immature permanent molars using calcium-enriched mixture cement or mineral trioxide aggregate: a randomized clinical trial, *Int J Paediatr Dent* 23:56, 2013.
295. Nowicka A, Lipski M, Parafiniuk M, et al: Response of human dental pulp capped with Biodentine and mineral trioxide aggregate, *J Endod* 39:743, 2013.
296. Nowicka A, Parafiniuk M, Lipski M, et al: Pulpo-dentin complex response after direct capping with self-etch adhesive systems, *Folia Histochem Cytobiol* 50:565, 2012.
297. Nowicka A, Wilk G, Lipski M, et al: Tomographic evaluation of reparative dentin formation after direct pulp capping with Ca(OH)2, MTA, Biodentine, and dentin bonding system in human teeth, *J Endod* 41:1234, 2015.
298. Okiji T, Yoshiba K: Reparative dentinogenesis induced by mineral trioxide aggregate: a review from the biological and physicochemical points of view, *Int J Dent* 464:280, 2009.
299. Paranjpe A, Smoot T, Zhang H, et al: Direct contact with mineral trioxide aggregate activates and differentiates human dental pulp cells, *J Endod* 37:1691, 2011.
300. Paranjpe A, Zhang H, Johnson JD: Effects of mineral trioxide aggregate on human pulp cells after pulp-capping procedures, *J Endod* 36:1042, 2010.
301. Parinyaprom N, Nirunsittirat A, Chuveera P, et al: Outcomes of direct pulp capping by using either ProRoot Mineral Trioxide Aggregate or Biodentine in permanent teeth with carious pulp exposure in 6- to 18-year-old patients: a randomized controlled trial, *J Endod* 44:341, 2018.
302. Parirokh M, Torabinejad M, Dummer PMH: Mineral trioxide aggregate and other bioactive endodontic cements: an updated overview - part I: vital pulp therapy, *Int Endod J* 51:177, 2018.
303. Park JW, Hong SH, Kim JH, et al: X-ray diffraction analysis of white ProRoot MTA and Diadent BioAggregate, *Oral Surg Oral Med Oral Pathol Oral Radiol Endod* 109:155, 2010.
304. Patel N, Best SM, Bonfield W, et al: A comparative study on the in vivo behavior of hydroxyapatite and silicon substituted hydroxyapatite granules, *J Mater Sci Mater Med* 13:1199, 2002.
305. Patel R, Cohenca N: Maturogenesis of a cariously exposed immature permanent tooth using MTA for direct pulp capping: a case report, *Dent Traumatol* 22:328, 2006.
306. Paterson RC, Watts A: Further studies on the exposed germ-free dental pulp, *Int Endod J* 20:112, 1987.
307. Pedano MS, Li X, Li S, et al: Freshly mixed and setting calcium-silicate cements stimulate human dental pulp cells, *Dent Mater* 34:797, 2018.
308. Pfaff P: *Abhandlung von den Zähnen des menschlichen Körpers und deren Krankheiten*, Berlin, 1756, Haude und Spener.
309. Poggio C, Arciola CR, Beltrami R, et al: Cytocompatibility and antibacterial properties of capping materials, *Sci World J* 2014:181945, 2014.
310. Poggio C, Ceci M, Dagna A, et al: In vitro cytotoxicity evaluation of different pulp capping materials: a comparative study, *Arh Hig Rada Toksikol* 66:181, 2015.
311. Primosch RE, Balsewich CM, Thomas CW: Outcomes assessment an intervention strategy to improve parental compliance to follow-up evaluations after treatment of early childhood caries using general anesthesia in a medicaid population, *ASDC J Dent Child* 68:102, 2001.
312. Pugach MK, Strother J, Darling CL, et al: Dentin caries zones: mineral, structure, and properties, *J Dent Res* 88:71, 2009.
313. Qudeimat MA, Barrieshi-Nusair KM, Owais AI: Calcium hydroxide vs mineral trioxide aggregates for partial pulpotomy of permanent molars with deep caries, *Eur Arch Paediatr Dent* 8:99, 2007.
314. Randow K, Glantz PO: On cantilever loading of vital and non-vital teeth: an experimental clinical study, *Acta Odontol Scand* 44:271, 1986.
315. Ranly DM, Garcia-Godoy F: Current and potential pulp therapies for primary and young permanent teeth, *Dent J* 28:153, 2000.
316. Rebel HH: Über die Ausheilung der freigelegten Pulpa, *Dtsch Zahnheilkd*;55:3, 1922.
317. Reyes-Carmona JF, Santos AR, Figueiredo CP, et al: In vivo host interactions with mineral trioxide aggregate and calcium hydroxide: inflammatory molecular signaling assessment, *J Endod* 37:1225, 2011.
318. Reyes-Carmona JF, Santos AS, Figueiredo CP, et al: Host-mineral trioxide aggregate inflammatory molecular signaling and biomineralization ability, *J Endod* 36:1347, 2010.
319. Ricucci D, Loghin S, Lin LM, et al: Is hard tissue formation in the dental pulp after the death of the primary odontoblasts a regenerative or a reparative process? *J Dent* 42:1156, 2014.
320. Ricucci D, Loghin S, Niu LN, et al: Changes in the radicular pulp-dentine complex in healthy intact teeth and in response to deep caries or restorations: a histological and histobacteriological study, *J Dent* 73:76, 2018.
321. Ricucci D, Loghin S, Siqueira JF, et al: Correlation between clinical and histologic pulp diagnoses, *J Endod* 40:1932, 2014.
322. Ricucci D, Siqueira JF Jr: Vital pulp therapy. In Ricucci D, Siqueira JF Jr, editors: *Endodontology – an integrated biological and clinical view*, London, 2013, Quintessence Publishing.
323. Rodd HD, Boissonade FM: Comparative immunohistochemical analysis of the peptidergic innervation of human primary and permanent tooth pulp, *Arch Oral Biol* 47:375, 2002.
324. Rölling I, Hasselgren G, Tronstad L: Morphologic and enzyme histochemical observations on the pulp of human primary molars 3 to 5 years after formocresol treatment, *Oral Surg Oral Med Oral Pathol* 42:518, 1976.
325. Rosenfeld EF, James GA, Burch BS: Vital pulp tissue response to sodium hypochlorite, *J Endod* 4:140, 1978.
326. Roth KK, Müller M, Ahrens G: Staining of carious dentin with Kariesdetektor, *Dtsch Zahnärztl Z* 44:460, 1989.
327. Saito T, Toyooka H, Ito S, et al: In vitro study of remineralization of dentin: effects of ions on mineral induction by decalcified dentin matrix, *Caries Res* 37:445, 2003.
328. Salvi GE, Siegrist Guldener BE, Amstad T, et al: Clinical evaluation of root filled teeth restored with or without post-and-core systems in a specialist practice setting, *Int Endod J* 40:209, 2007.
329. Sarkar NK, Caicedo R, Ritwik P, et al: Physiochemical basis of the biologic properties of mineral trioxide aggregate, *J Endod* 31:97, 2005.
330. Sasafuchi Y, Otsuki M, Inokoshi S, et al: The effects on pulp tissue of microleakage in resin composite restorations, *J Med Dent Sci* 46:155, 1999.
331. Sato Y, Fusayama T: Removal of dentin guided by Fuchsin staining, *J Dent Res* 55:678, 1976.
332. Schäfer E, Hickel R, Geurtsen W, et al: Offizielles Endodontologisches Lexikon - mit einem Anhang für Materialien und Instrumente - der Deutschen Gesellschaft für Zahnerhaltung, *Endodontie* 9:129, 2000.
333. Schmidt A, Schäfer E, Dammaschke T: Shear bond strength of lining materials to calcium silicate cements at different time intervals, *J Adhes Dent* 19:129, 2017.
334. Schröder U: Effect of calcium hydroxide–containing pulp capping agents on pulp cell migration, proliferation, and differentiation, *J Dent Res* 66:1166, 1985.
335. Schröder U: Pedodontic endodontics. In Koch G, Poulsen S, editors: *Pediatric dentistry: a clinical approach*, Copenhagen, 2001, Munksgaard.
336. Schroeder HE. *Orale Strukturbiologie*. 3. Aufl. Stuttgart, 1987, Thieme Verlag.
337. Schuurs AH, Gruythuysen RJ, Wesselink PR: Pulp capping with adhesive resin-based composite vs. calcium hydroxide: a review, *Endod Dent Traumatol* 16:240, 2000.
338. Schwendicke F: Contemporary concepts in carious tissue removal: a review, *J Esthet Restor Dent* 29:403, 2017.
339. Schwendicke F, Stolpe M: Direct pulp capping after a carious exposure versus root canal treatment: a cost-effectiveness analysis, *J Endod* 40:1764, 2014.
340. Seo MS, Hwang KG, Lee J, et al: The effect of mineral trioxide aggregate on odontogenic differentiation in dental pulp stem cells, *J Endod* 39:242, 2013.
341. Setbon HM, Devaux J, Iserentant A, et al: Influence of composition on setting kinetics of new injectable and/or fast setting tricalcium silicate cements, *Dent Mater* 30:1291, 2014.
342. Shabahang S, Torabinejad M: Treatment of teeth with open apices using mineral trioxide aggregate, *Pract Periodontics Aesthet Dent* 12:315, 2000.
343. Shayegan A, Jurysta C, Atash R, et al: Biodentine used as a pulp-capping agent in primary pig teeth, *Pediatr Dent* 34:202, 2012.

344. Sheehy EC, Roberts GJ: Use of calcium hydroxide for apical barrier formation and healing in non-vital immature permanent teeth: a review, *Br Dent J* 183:241, 1997.
345. Shiba H, Nakanishi K, Rashid F, et al: Proliferative ability and alkaline phosphatase activity with in vivo cellular aging in human pulp cells, *J Endod* 29:9, 2003.
346. Shields ED, Altschuller B, Choi EY, et al: Odontometric variation among American black, European, and Mongoloid populations, *J Craniofac Genet Dev Biol* 10:7, 1990.
347. Shokouhinejad N, Nekoofar MH, Pirmoazen S, et al: Evaluation and comparison of occurrence of tooth discoloration after the application of various calcium silicate-based cements: an ex vivo study, *J Endod* 42:140, 2016.
348. Sigal MJ, Pitaru S, Aubin JE, et al: A combined scanning electron microscopy and immunofluorescence study demonstrating that the odontoblast process extends to the dentinoenamel junction in human teeth, *Anat Rec* 210:453, 1984.
349. Silva GA, Gava E, Lanza LD, et al: Subclinical failures of direct pulp capping of human teeth by using a dentin bonding system, *J Endod* 39:182, 2013.
350. Simon S, Smith AJ, Berdal A, et al: The MAP kinase pathway is involved in odontoblast stimulation via p38 phosphorylation, *J Endod* 36:256, 2010.
351. Simonsen RJ: Conservation of tooth structure in restorative dentistry, *Quintessence Int* 16:15, 1985.
352. Sloan AJ, Perry H, Matthews JB, Smith AJ. Transforming growth factor-beta isoform expression in mature human healthy and carious molar teeth, *Histochem J* 32:247, 2000.
353. Smith AJ: Formation and repair of dentin in the adult. In Hargreaves KM, Goodis HE, Tay FR, editors: *Seltzer and Bender's dental pulp*, ed 2, Chicago, 2012, Quintessence Publishing.
354. Smith AJ, Cassidy N, Perry H, et al: Reactionary dentinogenesis, *Int J Dev Biol* 39:273, 1995.
355. Song JS, Mante FK, Romanow WJ, et al: Chemical analysis of powder and set forms of Portland cement, gray ProRoot MTA, white ProRoot MTA, and gray MTA-Angelus, *Oral Surg Oral Med Oral Pathol Oral Radiol Endod* 102:809, 2006.
356. Souza RA, Gomes SC, Dantas Jda C, et al: Importance of the diagnosis in the pulpotomy of immature permanent teeth, *Braz Dent J* 18:244, 2007.
357. Staehle HJ, Pioch T: Zur alkalisierenden Wirkung von kalziumhaltigen Präparaten, *Dtsch Zahnärztl Z* 43:308, 1988.
358. Stanley HR: Pulp capping—conserving the dental pulp: Can it be done? Is it worth it? *Oral Surg Oral Med Oral Pathol* 68:628, 1989.
359. Subramaniam P, Konde S, Prashanth P: An in vitro evaluation of pH variations in calcium hydroxide liners, *J Indian Soc Pedod Prev Dent* 24:144, 2006.
360. Sudo C: A study on partial pulp removal (pulpotomy) using NaOCl (sodium hypochlorite), *J Jpn Stomatol Soc* 26:1012, 1959.
361. Taha NA, Abdeukhader SZ: Outcome of full pulpotomy using Biodentine in adult patients with symptoms indicative of irreversible pulpitis, *Int Endod J* 51:819, 2018.
362. Taha NA, Abdulkhader SZ: Full pulpotomy with biodentine in symptomatic young permanent teeth with carious exposure, *J Endod* 44:932, 2018.
363. Taha NA, Ahmad MB, Ghanim A: Assessment of mineral trioxide aggregate pulpotomy in mature permanent teeth with carious exposures, *Int Endod J* 50:117, 2017.
364. Taha NA, Khazali MA: Partial pulpotomy in mature permanent teeth with clinical signs indicative of irreversible pulpitis: a randomized clinical trial, *J Endod* 43:1417, 2017.
365. Takita T, Hayashi M, Takeichi O, et al: Effect of mineral trioxide aggregate on proliferation of cultured human dental pulp cells, *Int Endod J* 39:415, 2006.
366. Tang W, Wu Y, Smales RJ: Identifying and reducing risks for potential fractures in endodontically treated teeth, *J Endod* 36:609, 2010.
367. Tarim B, Hafez AA, Cox CF: Pulpal response to a resin-modified glass-ionomer material on nonexposed and exposed monkey pulps, *Quintessence Int* 29:535, 1998.
368. Tarim B, Hafez AA, Suzuki SH, et al: Biocompatibility of compomer restorative systems on nonexposed dental pulps of primate teeth, *Oper Dent* 22:149, 1997.
369. Tarim B, Hafez AA, Suzuki SH, et al: Biocompatibility of Optibond and XR-Bond adhesive systems in nonhuman primate teeth, *Int J Periodontics Restorative Dent* 18:86, 1998.
370. Tatsumi T: Physiological remineralization of artificially decalcified monkey dentin under adhesive composite resin restoration, *Kokubyo Gakkai Zasshi* 56:47, 1989.
371. Tatsumi T, Inokoshi S, Yamada T, et al: Remineralization of etched dentin, *J Prosthet Dent* 67:617, 1992.
372. Ten Cate AR: Dentin-pulp complex. In *Oral histology*, ed 4, St. Louis, 1994, Mosby.
373. Tinanoff N, Douglass JM: Clinical decision making for caries management in children, *Pediatr Dent* 24:386, 2002.
374. Tomson PL, Grover LM, Lumley PJ, et al: Dissolution of bio-active dentine matrix components by mineral trioxide aggregate, *Dent J* 35:636, 2007.
375. Tomson PL, Lumley PJ, Alexander MY, et al: Hepatocyte growth factor is sequestered in dentine matrix and promotes regeneration-associated events in dental pulp cells, *Cytokine* 61:622, 2013.
376. Tønder KJ: Vascular reactions in the dental pulp during inflammation, *Acta Odontol Scand* 41:247, 1983.
377. Torabinejad M, Higa RK, McKendry DJ, et al: Dye leakage of four root end filling materials: effects of blood contamination, *J Endod* 20:159, 1994.
378. Torabinejad M, Parirokh M: Mineral trioxide aggregate: a comprehensive literature review - Part II: leakage and biocompatibility investigations, *J Endod* 36:190, 2010.
379. Torabinejad M, Smith PW, Kettering JD, et al: Comparative investigation of marginal adaptation of mineral trioxide aggregate and other commonly used root-end filling materials, *J Endod* 21:295, 1995.
380. Torbjörner A, Karlsson S, Odman PA: Survival rate and failure characteristics for two post designs, *J Prosthet Dent* 73:439, 1995.
381. Tranasi M, Sberna MT, Zizzari V, et al: Microarray evaluation of age-related changes in human dental pulp, *J Endod* 35:1211, 2009.
382. Tronstad L, Mjör IA: Capping of the inflamed pulp, *Oral Surg Oral Med Oral Pathol* 34:477, 1972.
383. Tuna EB, Dinçol ME, Gençay K, et al: Fracture resistance of immature teeth filled with Bioaggregate, mineral trioxide aggregate and calcium hydroxide, *Dent Traumatol* 27:174, 2011.
384. Tüzüner T, Alacam A, Altunbas DA, et al: Clinical and radiographic outcomes of direct pulp capping therapy in primary molar teeth following haemostasis with various antiseptics: a randomised controlled trial, *Eur J Paediatr Dent* 13:289, 2012.
385. Tziafas D, Pantelidou O, Alvanou A, et al: The dentinogenic effect of mineral trioxide aggregate (MTA) in short-term capping experiments, *Int Endod J* 35:245, 2002.
386. Uesrichai N, Nirunsittirat A, Chuveera P, et al: Partial pulpotomy with two bioactive cements in permanent teeth of 6- to 18-year-old patients with signs and symptoms indicative of irreversible pulpitis: a noninferiority randomized controlled trial, *Int Endod J* 2019. doi:10.1111/iej.13071. [Epub ahead of print].
387. Van Meerbeek B, Peumans M, Poitevin A, et al: Relationship between bond-strength tests and clinical outcomes, *Dent Mater* 26:e100, 2010.
388. Vargas KG, Packham B, Lowman D: Preliminary evaluation of sodium hypochlorite for pulpotomies in primary molars, *Pediatr Dent* 28:511, 2006.
389. Wang CH, Chueh LH, Chen SC, et al: Impact of diabetes mellitus, hypertension, and coronary artery disease on tooth extraction after nonsurgical endodontic treatment, *J Endod* 37:1, 2011.
390. Wang G, Wang C, Qin M: Pulp prognosis following conservative pulp treatment in teeth with complicated crown fractures - a retrospective study, *Dent Traumatol* 33:255, 2017.
391. Wang NJ, Aspelund GØ: Preventive care and recall intervals: targeting of services in child dental care in Norway, *Community Dent Health* 27:5, 2010.
392. Wang Y, Zheng QH, Zhou XD, et al: Evaluation of the root and canal morphology of mandibular first permanent molars in a western Chinese population by cone-beam computed tomography, *J Endod* 36:1786, 2010.
393. Wegner PK, Freitag S, Kern M: Survival rate of endodontically treated teeth with posts after prosthetic restoration, *J Endod* 32:928, 2006.
394. Weisleder R, Benitez CR: Maturogenesis: Is it a new concept? *J Endod* 29:776, 2003.
395. Willershausen B, Willershausen I, Ross A, et al: Retrospective study on direct pulp capping with calcium hydroxide, *Quintessence Int* 42:165, 2011.
396. Winters J, Cameron AC, Widmer RP: Pulp therapy for primary and immature permanent teeth. In Cameron AC, Widmer RP, editors: *Handbook of pediatric dentistry*, ed 3, Philadelphia, 2008, Mosby/Elsevier.

397. Witherspoon DE: Vital pulp therapy with new materials: new directions and treatment perspectives—permanent teeth, *J Endod* 34:S25, 2008.
398. Witherspoon DE, Regan JD, Small JC: MTA pulpotomies: a long-term case series outcomes assessment of complicated crown fractures, *Tex Dent J* 134:166, 2017.
399. Witherspoon DE, Small JC, Harris GZ: Mineral trioxide aggregate pulpotomies: a case series outcomes assessment, *J Am Dent Assoc* 137:610, 2006.
400. Witherspoon DE, Small JC, Regan JD, et al: Retrospective analysis of open apex teeth obturated with mineral trioxide aggregate, *J Endod* 34:1171, 2008.
401. Wolters WJ, Duncan HF, Tomson PL, et al: Minimally invasive endodontics: a new diagnostic system for assessing pulpitis and subsequent treatment needs, *Int Endod J* 50:825, 2017.
402. Yalcin M, Arsaln U, Dundar A: Evaluation of antibacterial effects of pulp capping agents with direct contact test method, *Eur J Dent* 8:95, 2014.
403. Yamada T, Nakamura K, Iwaku M, et al: The extent of the odontoblast process in normal and carious human dentin, *J Dent Res* 62:798, 1983.
404. Yamani T, Yamashita A, Takeshita N, et al: Histopathological evaluation of the effects of a new dental adhesive resin on dog dental pulps, *J Jpn Prosthet Soc* 30:671, 1986.
405. Yan P, Yuan Z, Jiang H, et al: Effect of bioaggregate on differentiation of human periodontal ligament fibroblasts, *Int Endod J* 43:1116, 2010.
406. Yasuda Y, Ogawa M, Arakawa T, et al: The effect of mineral trioxide aggregate on the mineralization ability of rat dental pulp cells: an in vitro study, *J Endod* 34:1057, 2008.
407. Yazici AR, Baseren M, Gokalp S: The in vitro performance of laser fluorescence and caries-detector dye for detecting residual carious dentin during tooth preparation, *Quintessence Int* 36:417, 2005.
408. Yip HK, Stevenson AG, Beeley JA: The specificity of caries detector dyes in cavity preparation, *Br Dent J* 176:417, 1994.
409. Yoo JS, Chang SW, Oh SR, et al: Bacterial entombment by intratubular mineralization following orthograde mineral trioxide aggregate obturation: a scanning electron microscopy study, *Int J Oral Sci* 6:227, 2014.
410. Yoo YJ, Baek SH, Kum KY, et al: Dynamic intratubular biomineralization following root canal obturation with pozzolan-based mineral trioxide aggregate sealer cement, *Scanning* 38:50, 2016.
411. Yoshimura A, Lien E, Ingalls RR, et al: Cutting edge: recognition of gram-positive bacterial cell wall components by the innate immune system occurs via toll-like receptor 2, *J Immunol* 163:1, 1999.
412. Yuan Z, Peng B, Jiang H, et al: Effect of bioaggregate on mineral-associated gene expression in osteoblast cells, *J Endod* 36:1145, 2010.
413. Zanini M, Sautier JM, Berdal A, et al: Biodentine induces immortalized murine pulp cell differentiation into odontoblast-like cells and stimulates biomineralization, *J Endod* 38:1220, 2012.
414. Zhang H, Pappen FG, Haapasalo M: Dentin enhances the antibacterial affect of mineral trioxide aggregate, *J Endod* 35:221, 2009.
415. Zias J, Numeroff K: Operative dentistry in the second century BCE, *J Am Dent Assoc* 114:665, 1987.
416. Zoufan K, Jiang J, Komabayashi T, et al: Cytotoxicity evaluation of gutta flow and endo sequence BC sealers, *Oral Surg Oral Med Oral Pathol Oral Radiol Endod* 112:657, 2011.

25 Inter-relações Endodônticas e Periodontais

Gerald N. Glickman e Vincent J. Iacono

Resumo do Capítulo

Intercomunicação dos tecidos pulpar e periodontal, 917
Influência da condição patológica pulpar no periodonto, 918
Influência da inflamação periodontal na polpa, 919
Vias hipotéticas da formação da lesão óssea, 919
Lesões endodônticas primárias, 919
Lesões endodônticas primárias com envolvimento periodontal secundário, 920
Lesões periodontais primárias, 920
Lesões periodontais primárias com envolvimento endodôntico secundário, 922
Lesões combinadas verdadeiras, 922
Lesões pulpar e periodontal concomitantes, 922
Diagnóstico diferencial, 923
Cistos periodontais laterais, 925
Alternativas de tratamento, 925
Erupção forçada ou extrusão, 931
Resumo, 931

As inter-relações da doença pulpar com a doença periodontal ocorrem principalmente por meio das íntimas conexões anatômicas e vasculares entre a polpa e o periodonto. Essas inter-relações têm sido tradicionalmente demonstradas usando critérios radiográficos, histológicos e clínicos. Os problemas pulpares e periodontais são responsáveis por mais de 50% da perda dentária.[17] O diagnóstico costuma ser desafiador, porque essas doenças têm sido estudadas predominantemente como entidades separadas, e cada doença pode mimetizar as características clínicas da outra. Alguns estudos sugerem que essas duas doenças podem ter influências etiológicas na progressão uma da outra. O tecido pulpar sucumbe à degeneração por meio de infinitas agressões, como cáries, procedimentos restauradores, agressões químicas e térmicas, traumatismo e doenças periodontais. Quando os produtos da degeneração pulpar atingem o periodonto de suporte, a rápida resposta inflamatória é caracterizada por perda óssea, mobilidade dentária e, às vezes, formação de fístula. Se isso ocorrer na região apical, forma-se uma lesão perirradicular. Se ocorrer com extensão da inflamação para a crista óssea, forma-se a periodontite retrógrada ou bolsa reversa. No entanto, a lesão formada tem pouca semelhança anatômica com o defeito induzido periodontalmente.

O Workshop Mundial de 2017, realizado em conjunto pela American Academy of Periodontology e a European Federation of Periodontology, desenvolveu uma classificação, baseada em evidências, das doenças e condições periodontais e peri-implantares.[16] A classificação da periodontite foi simplificada para incluir estadiamento, extensão e graduação.[62] O sistema de estadiamento indica se existe doença no estágio 1 (doença leve), estágio 2 (doença moderada), estágio 3 (doença grave, com ≤ de quatro dentes ausentes) e estágio 4 (doença grave, com ≥ cinco dentes ausentes e necessidades complexas).[62] A fisiopatologia dos estágios da doença é semelhante, e inclui a disbiose do biofilme da placa como reação à resposta do hospedeiro e à energização dessa resposta. Independentemente da disbiose do biofilme, a perda de inserção do tecido conjuntivo e a reabsorção óssea associada são atribuídas às citocinas pró-inflamatórias, prostaglandinas e metaloproteinases da matriz desencadeadas pela resposta do hospedeiro.[81] A gravidade do sistema de estadiamento também inclui a extensão da apresentação da doença desde localizada (menos de 30% dos dentes envolvidos), generalizada (mais de 30% dos dentes envolvidos) até o modelo molar/incisivo (anteriormente denominado "periodontite agressiva localizada").[81] Além disso, o novo sistema de classificação inclui a graduação, que é a indicação da taxa de progressão da doença, desde grau A (taxa lenta), grau B (taxa moderada) até grau C (taxa rápida).[62]

À parte o estágio da periodontite, as lesões endo-perio ocorrem nos dentes com ou sem danos radiculares (p. ex., fratura, trepanação radicular) e nos pacientes com ou sem periodontite.[37] Embora haja falta de evidências que indiquem fisiopatologia única entre a lesão periodontal e a lesão endo-perio, a lesão combinada afeta adversamente o sucesso do tratamento dos dentes envolvidos.[37,62] Este capítulo discute a intercomunicação dos tecidos pulpar e periodontal, os efeitos da doença pulpar no periodonto, a doença periodontal e seus efeitos na polpa, além de classificação, diagnóstico diferencial, tratamento e prognóstico dos problemas endodônticos e periodontais.

Intercomunicação dos tecidos pulpar e periodontal

Foram sugeridos vários possíveis canais entre a polpa e o periodonto, levando à interação do processo da doença em ambos os tecidos. Esses canais incluem as vias neurais (i. e., reflexas), os canais laterais, os túbulos dentinários, os sulcos palatogengivais, o ligamento periodontal, o osso alveolar, os forames apicais e as vias de drenagem vasculolinfáticas comuns. A via de comunicação mais evidente entre os dois tecidos é o sistema vascular, conforme ilustrado anatomicamente pela presença do forame apical, dos canais laterais (p. ex., acessórios) e dos túbulos dentinários.[7,19,47,56,71,79] Essas comunicações, quando existem, podem servir como caminhos para a reciprocidade inflamatória.[13,34,47,49,56,69]

O forame apical é a via de comunicação mais direta com o periodonto, mas de forma alguma é o único local no qual os tecidos pulpar e periodontal se comunicam. Os canais laterais e acessórios, principalmente na região apical e na furca dos molares, também conectam a polpa dentária ao ligamento periodontal. A Tabela 25.1 lista a incidência de canais cavo-inter-radiculares. Há motivo para sugestão de que eles sejam um caminho direto entre a polpa e o periodonto e de que normalmente contenham tecido conjuntivo e vasos que conectam o sistema circulatório da polpa com o do periodonto. Pesquisas demonstraram que a inflamação nos tecidos periodontais inter-radiculares pode se desenvolver após a indução da inflamação pulpar.[73,74] Cortes seriados de 74 dentes revelaram que 45% dos canais acessórios estavam presentes, sobretudo na região apical.[69] Mais significativamente, os canais acessórios laterais em oito dentes estavam localizados mais coronariamente nas raízes. Dentre eles, a conexão dos canais acessórios com as bolsas periodontais foi demonstrada microscopicamente em cinco das amostras. Gutmann[34] introduziu o corante safranina em 102 molares, que foram colocados em uma câmara a vácuo, e descobriu que 28% dos dentes tinham canais na furca, embora apenas 10% do total do grupo apresentasse canais na lateral da superfície radicular.

Além do forame apical e dos canais acessórios laterais, os túbulos dentinários foram sugeridos como outra via comum entre o periodonto e o tecido pulpar. Os túbulos dentinários contêm extensões citoplasmáticas ou processos odontoblásticos que se estendem dos odontoblastos, na interface polpa-dentina, até a junção amelodentinária (JAD) ou a junção cementodentinária (JCD). Foi relatado que a câmara pulpar pode se comunicar com a superfície externa da raiz por meio dos túbulos dentinários, em especial quando o cemento está exposto.[34,88]

Os sulcos palatogengivais são anomalias de desenvolvimento dos incisivos superiores; os incisivos laterais são mais frequentemente afetados que os incisivos centrais (4,4 versus 0,28%, respectivamente).[88] Em geral, esses sulcos começam na fossa lingual, cruzam o cíngulo e se estendem apicalmente por distâncias variáveis. Em regra, a incidência dos sulcos palatogengivais varia de 1,9 a 8,5%.[27,88] Em um estudo, Everett e Kramer[27] relataram que 0,5% dos dentes examinados apresentavam extensão do sulco palatogengival ao ápice radicular, contribuindo para condição patológica endodôntica. Também há relatos de sulcos radiculares vestibulares bilaterais nos incisivos superiores.[43]

A trepanação da raiz cria uma comunicação entre o sistema de canais radiculares e o ligamento periodontal. Isso pode ocorrer como resultado de sobreinstrumentação durante procedimentos endodônticos, reabsorção radicular interna ou externa ou cárie invadindo o assoalho da câmara pulpar. O prognóstico para os dentes com trepanação radicular é comumente determinado por localização da trepanação, tempo que ficou sem selamento, capacidade de selá-la, chance de construir novas inserções e acessibilidade aos canais radiculares remanescentes. Os dentes que apresentam trepanação no terço médio ou apical da raiz têm maior chance de cicatrização. Quanto mais próxima a trepanação estiver do sulco gengival, principalmente no terço coronário da raiz ou na região da furca, maior será a probabilidade de migração apical do epitélio gengival iniciando uma lesão periodontal.[4]

A fratura radicular vertical pode produzir efeito de "halo" ao redor do dente, radiograficamente (ver Capítulo 2).[67] A formação de bolsas periodontais profundas e a destruição localizada do osso alveolar estão volta e meia relacionadas a fraturas radiculares de longa data. A fratura radicular pode mimetizar o aspecto radiográfico de traumatismo oclusal, com perda localizada da lâmina dura, padrão trabecular alterado e espessamento do ligamento periodontal. O local da fratura fornece uma porta de entrada para os irritantes do sistema de canais radiculares para o ligamento periodontal adjacente. As fraturas radiculares verticais têm contribuído para a progressão da destruição periodontal na presença de terapia endodôntica aparentemente bem-sucedida e de sítios periodontais estáveis.[68]

Influência da condição patológica pulpar no periodonto

A patologia pulpar como causa da doença periodontal recebeu muita atenção na última década. A degeneração pulpar resulta em restos necróticos, subprodutos bacterianos e outros irritantes tóxicos que podem se mover em direção ao forame apical, causando destruição do tecido periodontal, apicalmente, e com potencial de migração em direção à margem gengival. Pesquisadores denominaram essa doença como *periodontite retrógrada*, para diferenciar o processo da *periodontite marginal*, na qual a doença progride fisicamente da margem gengival em direção ao ápice radicular. Quando a doença pulpar progride além dos limites do dente, a inflamação se estende e afeta o periodonto de sustentação adjacente.[77] É comum que esse processo inflamatório resulte em disfunção do ligamento periodontal, reabsorção do osso alveolar, do cemento e até mesmo da dentina.

A infecção endodôntica tem sido considerada um fator de risco modificador local para a progressão da periodontite, se não tratada.[24] Acredita-se que a infecção periapical não resolvida poderia viabilizar o crescimento dos patógenos endodônticos, e produtos infecciosos iriam para o periodonto por meio do ápice e dos canais laterais ou acessórios, assim como estimulariam a atividade osteoclástica, podendo agravar a formação da bolsa periodontal e a perda óssea e prejudicar a cicatrização da ferida, acelerando ainda mais o desenvolvimento e a progressão da doença periodontal. Além disso, as altas concentrações dos medicamentos usados para a terapia endodôntica (p. ex., hidróxido de cálcio, corticosteroides e antibióticos) podem irritar o periodonto de

Tabela 25.1 Incidência dos canais cavo-inter-radiculares.

Pesquisadores	Técnicas	Incidência
Rubach e Mitchell (1965)[69]	Dentes seccionados	45%
Lowman et al. (1973)[56]	Microscópio de dissecção	Molares superiores: 59% Molares inferiores: 55%
Burch e Hulen (1974)[13]	Corante radiopaco	Canais acessórios na furca: 76%
Vertucci e Williams (1974)[84]	Corante hematoxilina	46%
Kirkham (1975)[45]	Corante radiopaco	23%
Gutmann (1978)[34]	Corante safranina	Molares superiores: 28,4% Molares inferiores: 27,4%

sustentação.[10,11] A natureza e a extensão da destruição periodontal dependem de vários fatores, incluindo a virulência dos estímulos irritantes presentes no sistema de canais radiculares (p. ex., microbiota, medicamentos, reações de corpo estranho), duração da doença e mecanismos de defesa do hospedeiro.[17] O raro desenvolvimento de lesões endo-perio indica que as patologias perirradiculares em geral têm pouco efeito na reabsorção óssea inflamatória localizada, visto que poucas lesões combinadas são observadas nos casos de periodontite apical.

A capacidade de o periodonto regenerar o tecido de suporte perdido nos dentes despolpados tem sido questionada, sobretudo se esses dentes estiverem obturados e desprovidos de cemento. Um pesquisador sugeriu que os dentes tratados endodonticamente podem não responder tão bem aos procedimentos periodontais quanto os dentes não tratados. Ele encontrou 60% de regeneração óssea de defeitos periodontais nos dentes não tratados endodonticamente, em comparação com 33% de preenchimento dos defeitos nos dentes tratados endodonticamente.[70] No entanto, em um estudo com macacos, outros pesquisadores relataram que todo o tecido periodontal tinha potencial para regeneração após a cirurgia periodontal, independentemente do estado da polpa (vital, obturada, medicada ou aberta).[21] Outro estudo relatou que o estado pulpar tem pouca influência na cementogênese inicial e que as substâncias liberadas de determinados materiais obturadores endodônticos não alteram a deposição de novo cemento.[65]

Embora as infecções endodônticas estejam altamente correlacionadas às bolsas periodontais mais profundas e ao envolvimento da furca nos molares inferiores, a relação da causa entre as duas patologias ainda não foi estabelecida.[41] Foi sugerido que o tratamento endodôntico deveria ocorrer antes do tratamento das lesões na furca (p. ex., regeneração óssea), para garantir resultados bem-sucedidos. Faltam evidências abrangentes para comprovar essa hipótese, mas há consenso geral de que, com o tratamento endodôntico adequado, a doença periodontal de origem pulpar deve cicatrizar. A questão a respeito de as infecções endodônticas desempenharem papel significativo afetando a saúde do periodonto ainda precisa ser mais elucidada.[59]

Influência da inflamação periodontal na polpa

Clinicamente, não é incomum observar periodontite estágio 3 ou 4 alcançando o forame apical, com necrose pulpar associada. Também é reconhecido que a infecção a partir da bolsa periodontal pode se disseminar para a polpa através dos canais acessórios, que ocorrem mais frequentemente na furca e perto do ápice do dente.[60] Pesquisadores provaram que a pulpite e a necrose pulpar podem ocorrer como resultado da inflamação periodontal envolvendo os canais acessórios e apicais.[69] Produtos e toxinas bacterianas também podem ter acesso à polpa por meio dos túbulos dentinários expostos. A reação pulpar é influenciada não apenas pelos estágios da doença periodontal, mas também pelo tipo de tratamento dado a ela, como raspagem, alisamento radicular e administração de medicamentos.[33] Lesões inflamatórias de gravidade variável e tecido pulpar necrótico são geralmente encontrados nos dentes com canais amplos ou em casos nos quais a destruição periodontal se estendeu até o ápice.[33] Whyman[87] afirmou que, durante a terapia periodontal, os vasos sanguíneos que suprem a polpa por meio de canais acessórios podem ser danificados. Outro estudo em animais descobriu que 70% das raízes examinadas não apresentavam alterações patológicas, apesar de 30 a 40% da inserção periodontal estarem perdidos.[8] Os 30% restantes das raízes exibiam apenas pequenos infiltrados de células inflamatórias ou formação de dentina reparadora, ou ambos, nas áreas em que a polpa estava adjacente à raiz exposta por destruição periodontal. Essas alterações teciduais estavam frequentemente associadas à reabsorção da superfície radicular, o que sugere que os túbulos dentinários precisam estar expostos antes que a irritação possa ser transmitida.

Essas observações sugerem que a presença de uma camada intacta de cemento é importante para a proteção da polpa contra os elementos tóxicos produzidos pela microbiota do biofilme da placa; portanto, a doença periodontal e os tratamentos periodontais devem ser considerados potenciais causas de pulpite e necrose pulpar. Também há relato de que a polpa dos dentes com doença periodontal de longa data desenvolve fibrose e várias formas de mineralização. Há relato de que os canais associados aos dentes com envolvimento periodontal são mais estreitos que os canais dos dentes sem envolvimento periodontal. Esse resultado é considerado mais um processo reparativo que uma resposta inflamatória.[7,51]

Embora o consenso apoie a teoria de que a polpa degenerada ou inflamada possa afetar o periodonto, nem todos os pesquisadores concordam sobre o efeito da doença periodontal na polpa. Especificamente, as alterações inflamatórias e a necrose pulpar localizada foram observadas adjacentes aos canais laterais em raízes expostas por doença periodontal.[69,73,74] Estudos adicionais não conseguiram confirmar a correlação direta entre a doença periodontal e as alterações do tecido pulpar.[20,58,82] Quando ocorrem mudanças patológicas na polpa como resultado da doença periodontal, ela geralmente não degenera enquanto não houver envolvimento do canal principal.[50] Parece plausível supor que a doença periodontal raramente comprometa a função vital da polpa. Geralmente, se o suprimento sanguíneo pelo forame apical permanecer intacto, a polpa é capaz de resistir às agressões fisiológicas induzidas pela doença periodontal.

Vias hipotéticas da formação da lesão óssea

Para o clínico, a estreita relação entre a doença pulpar e a doença periodontal é razoavelmente estabelecida nos níveis clínico e radiográfico. Como as interpretações variam quanto ao que veio primeiro (a proverbial controvérsia do "o ovo ou a galinha"), a coleta de dados clínicos nos problemas endodônticos e periodontais é, muitas vezes, complexa, exigindo revisão do histórico médico, teste de vitalidade pulpar, sondagem de bolsa e da região da furca, determinação de mobilidade dentária e exame radiográfico criterioso. Ao formular o diagnóstico diferencial, o clínico deve, primeiro, considerar as condições periodontal e pulpar do dente afetado. Se houver inter-relação das entidades patológicas, o tratamento apropriado precisa ser realizado para remover os verdadeiros fatores etiológicos e melhorar o prognóstico para a manutenção do dente.[76] A Figura 25.1 mostra as inter-relações da doença pulpar com a doença periodontal.

LESÕES ENDODÔNTICAS PRIMÁRIAS

Os processos da doença da polpa dentária frequentemente envolvem alterações inflamatórias. Cáries, procedimentos restauradores e lesões traumáticas são as causas mais comuns. Normalmente, as lesões endodônticas reabsorvem o osso apical e lateral e destroem o periodonto de sustentação adjacente ao dente desvitalizado. Os processos inflamatórios no periodonto que ocorrem

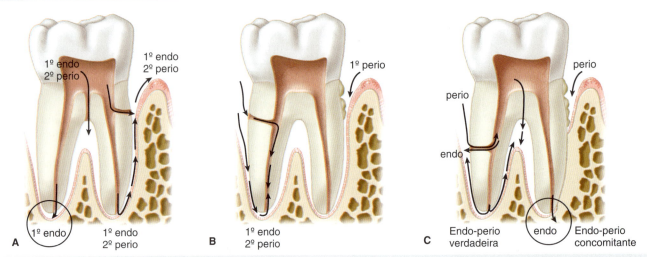

Figura 25.1 Vias endodônticas e periodontais. **A.** Lesões endodônticas. O caminho da inflamação é pelo forame apical, canal cavo-inter-radicular e canais laterais acessórios até o periodonto. Isso resulta em lesão endodôntica primária, às vezes progredindo para o envolvimento periodontal secundário. **B.** Lesões periodontais. Essa é a progressão da periodontite através do canal lateral e do ápice, induzindo à lesão endodôntica secundária. **C.** Lesão endodôntica periodontal verdadeira e lesão endodôntica e periodontal concomitante.

como resultado da infecção do canal radicular podem não apenas estar localizados no ápice, mas também podem aparecer ao longo das laterais da raiz (Figura 25.2) e nas áreas da furca dos dentes multirradiculares (Figura 25.3).

O surgimento desses processos pode estar associado a sinais clínicos de inflamação: dor, sensibilidade à pressão e à percussão, aumento da mobilidade dentária e edema na gengiva marginal, simulando um abscesso periodontal. O processo supurativo pode causar uma fístula ao longo do espaço do ligamento periodontal ou através dos canais patentes (incluindo o forame apical e os canais laterais acessórios). Isso geralmente resulta em abertura estreita da fístula no sulco gengival e bolsa que pode ser facilmente rastreada com um cone de guta-percha ou uma sonda periodontal. Essa fístula pode ser sondada até o ápice do dente, em que nenhuma profundidade à sondagem existiria ao redor do dente. Nos dentes multirradiculares, uma fístula do ligamento periodontal pode drenar para a área da furca e ser semelhante ao defeito de furca grau III resultante de doença periodontal.

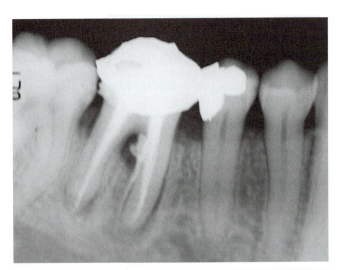

Figura 25.2 Lesão endodôntica primária. Molar inferior mostrando material obturador endodôntico extravasando para a região da furca e ao longo da superfície lateral da raiz devido ao preparo inadequado do canal. Furca pode ser sondada.

Clinicamente, os procedimentos de teste de vitalidade devem revelar polpa necrótica ou, nos dentes multirradiculares, pelo menos uma resposta anormal, indicando que a polpa está degenerando. Como a lesão primária é um problema endodôntico que se manifestou apenas através do ligamento periodontal, a resolução completa é geralmente esperada após a terapia endodôntica não cirúrgica, sem qualquer tratamento periodontal.

LESÕES ENDODÔNTICAS PRIMÁRIAS COM ENVOLVIMENTO PERIODONTAL SECUNDÁRIO

Quando a lesão de origem endodôntica não é tratada, a patologia geralmente continua e leva à destruição do osso alveolar periapical e à progressão para a área inter-radicular, causando destruição dos tecidos duros e moles adjacentes (Figura 25.4). Como a drenagem persiste através do sulco gengival, o acúmulo de biofilme da placa e de cálculo na bolsa purulenta resulta em doença periodontal e posterior migração apical do periodonto de suporte. Quando isso ocorre, não só o diagnóstico se torna mais difícil, mas o prognóstico e o tratamento devem ser alterados. Em termos diagnósticos, essas lesões têm canal radicular necrótico e acúmulo de biofilme de placa ou de cálculo, demonstrado por sonda e radiografia. As radiografias podem mostrar doença periodontal generalizada, com defeitos angulares no local inicial do envolvimento endodôntico.

A resolução da lesão endodôntica primária e da lesão periodontal secundária depende do tratamento de ambas as condições. Quando apenas a terapia endodôntica é fornecida, pode-se esperar que apenas parte da lesão cicatrize. Se a terapia endodôntica for adequada, o prognóstico depende da gravidade do envolvimento periodontal e da eficácia da terapia periodontal.

LESÕES PERIODONTAIS PRIMÁRIAS

A doença periodontal é de natureza progressiva. Ela começa no sulco e migra para o ápice à medida que os depósitos de biofilme da placa e de cálculo produzem inflamação, causando a perda do osso alveolar adjacente e dos tecidos moles do periodonto de suporte. Isso leva à perda de inserção clínica e à formação de abscesso periodontal durante a fase aguda da destruição.[75] É bem conhecida a progressão da doença periodontal até a

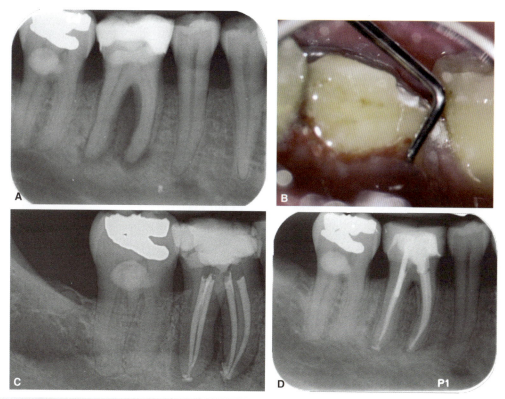

Figura 25.3 Lesão endodôntica primária no primeiro molar inferior. **A.** Primeiro molar inferior com restauração profunda e necrose pulpar, radiolucência apical nas raízes mesial e distal e na furca. **B.** Profundidade à sondagem de 12 mm com sonda periodontal. **C.** Imagem de raios X do tratamento endodôntico concluído. **D.** Oito meses após o tratamento endodôntico, há evidências de regeneração óssea tanto no ápice quanto na área da furca. (Cortesia da Dra. Elham Shadmehr, San Francisco, CA.)

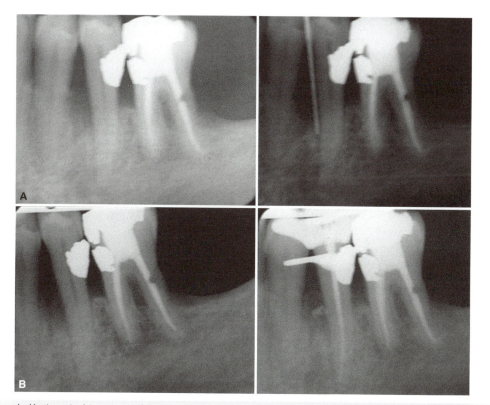

Figura 25.4 Lesão endodôntica primária com envolvimento periodontal secundário. **A.** A face mesial do segundo pré-molar inferior apresentava bolsa periodontal profunda (a sonda periodontal posicionada demonstrou 6 mm de profundidade), mesmo após a terapia periodontal. **B.** O pré-molar não respondeu aos testes de vitalidade. Após o tratamento endodôntico, a bolsa periodontal regrediu (é demonstrado o preenchimento de um canal lateral após a obturação).

formação dos defeitos ósseos e o subsequente aspecto radiográfico ao longo da lateral das raízes e nas áreas de furca. Esses defeitos podem ou não estar associados a traumatismo oclusal, que muitas vezes pode ser a causa do problema periodontal isolado. As lesões ósseas de origem periodontal geralmente estão associadas à mobilidade dentária, e os dentes afetados respondem positivamente ao teste pulpar. Além disso, o exame periodontal cuidadoso normalmente revela a formação de bolsa de base ampla e acúmulo de biofilme da placa e de cálculo. Regularmente, a lesão óssea é mais ampla e generalizada que as lesões de origem endodôntica (Figura 25.5).

O prognóstico para os dentes afetados pela periodontite piora à medida que o processo da doença e a destruição periodontal progridem. O tratamento depende da extensão da periodontite e da capacidade do paciente de cooperar com o tratamento a longo prazo e a terapia de manutenção. Por se tratar de problema puramente periodontal, o prognóstico depende apenas do resultado da terapia periodontal.

LESÕES PERIODONTAIS PRIMÁRIAS COM ENVOLVIMENTO ENDODÔNTICO SECUNDÁRIO

Como afirmado anteriormente, a doença periodontal pode ter efeito sobre a polpa por meio dos túbulos dentinários, canais laterais ou ambos. As lesões periodontais primárias com envolvimento endodôntico secundário diferem da lesão endodôntica primária com envolvimento periodontal secundário apenas pela sequência temporal dos processos da doença. O dente com doença periodontal primária e endodôntica secundária apresenta bolsa profunda, com história de doença periodontal extensa e, possivelmente, tratamento anterior. Quando a polpa está envolvida, o paciente frequentemente relata dor acentuada e sinais clínicos de doença pulpar. Essa situação existe quando a progressão apical da doença periodontal é suficiente para abrir e expor a polpa ao meio bucal mediante canais laterais ou túbulos dentinários. Nas radiografias, essas lesões podem ser indistinguíveis das lesões endodônticas primárias com envolvimento periodontal secundário. O prognóstico depende da continuidade do tratamento periodontal após a terapia endodôntica.

LESÕES COMBINADAS VERDADEIRAS

A doença pulpar e a doença periodontal podem ocorrer independentemente ou concomitantemente no mesmo dente e ao redor dele. Uma vez que as lesões endodôntica e periodontal coalesçam, elas podem ser clinicamente indistinguíveis (Figura 25.6). O prognóstico dos dentes multirradiculares com lesões pulpar e periodontal combinadas depende muito da extensão da destruição causada pelo componente da doença periodontal. Necrose pulpar ou falha no tratamento endodôntico, biofilme da placa, cálculo e periodontite estarão presentes em graus variáveis.

LESÕES PULPAR E PERIODONTAL CONCOMITANTES

Classificação adicional foi proposta para as lesões que podem ser comumente observadas na clínica e que refletem a presença de duas entidades separadas e distintas.[6] Essas lesões são chamadas *lesão pulpar* e *periodontal concomitante* (Figura 25.7). Em essência, existem os dois estados da doença, mas com fatores causadores

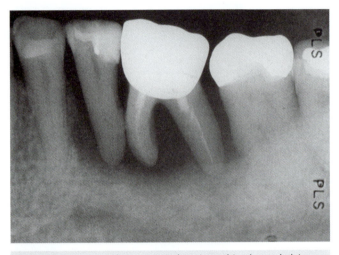

Figura 25.6 Lesões pulpares e periodontais combinadas verdadeiras no segundo pré-molar e no primeiro molar inferiores. A profundidade à sondagem periodontal foi até o ápice em ambos os dentes.

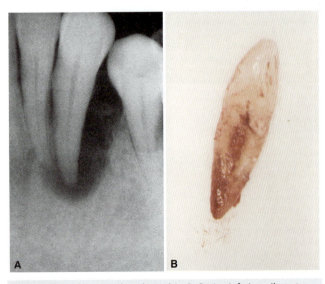

Figura 25.5 Lesão periodontal primária. **A.** Canino inferior exibe extensa destruição periodontal; o dente respondeu normalmente aos testes de vitalidade. **B.** O dente extraído mostra acúmulo extenso de cálculo e concavidade na raiz.

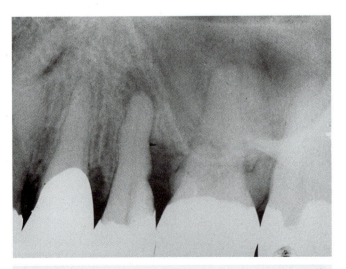

Figura 25.7 Lesão pulpar e periodontal concomitante no segundo pré-molar superior. Notou-se lesão endodôntica no ápice, com bolsa periodontal não comunicante na face distal.

diferentes e sem nenhuma evidência clínica de que um dos estados da doença tenha influenciado o outro. Essa situação geralmente não é diagnosticada, e o tratamento é realizado em apenas um dos tecidos doentes, na esperança de que o outro responda favoravelmente. Na realidade, os dois processos precisam ser tratados de forma concomitante, e o prognóstico depende da remoção dos fatores etiológicos individuais e da prevenção de quaisquer outros fatores que possam afetar os respectivos processos da doença.

Com a aplicação de resultados de pesquisas e experiência clínica, as vias de formação das lesões ósseas podem ser teorizadas. Esses conceitos são direcionados como guia para a avaliação e a compreensão dos sucessos e fracassos do clínico no tratamento dos dentes com lesões ósseas. Ao compreender a natureza da formação dessas vias, o clínico pode antecipar melhor o potencial de cicatrização após o tratamento.

Diagnóstico diferencial

No decorrer do tratamento, os clínicos, com frequência, enfrentam o dilema de avaliar com precisão a contribuição das lesões endodônticas e periodontais. Essas lesões podem ser muito distintas umas das outras e não apresentar nenhuma consideração terapêutica extraordinária. Em outras situações, não há distinção nítida entre as duas lesões, que aparecem como uma – tanto nas radiografias quanto clinicamente. No diagnóstico radiográfico das lesões ósseas, o clínico precisa resistir à tentação de rotular todos os casos como "lesão combinada". A Tabela 25.2 resume o diagnóstico diferencial entre as lesões pulpares e as periodontais e destaca uma série de características comuns a elas.

Tabela 25.2 Diagnóstico diferencial entre doença pulpar e doença periodontal.

	Pulpar	Periodontal
CLÍNICO		
Etiologia	Infecção pulpar	Infecção periodontal
Vitalidade	Desvitalizado	Vital
Restauração	Profunda ou extensa	Não relacionada
Biofilme da placa/cálculo	Não relacionado	Causa principal
Inflamação	Aguda	Crônica
Bolsas	Única, estreita	Múltiplas, largas coronariamente
Valor do pH	Frequentemente ácido	Normalmente alcalino
Traumatismo	Primário ou secundário	Fator de contribuição
Microbiano	Pouco	Complexos
RADIOGRÁFICO		
Padrão	Localizada	Generalizada
Perda óssea	Mais larga apicalmente	Mais larga coronariamente
Periapical	Radiolucência	Frequentemente não relacionado
Perda óssea vertical	Não	Sim
HISTOPATOLÓGICO		
Epitélio juncional	Sem migração apical	Migração apical
Tecido de granulação	Apical (mínimo)	Coronário (maior)
Gengival	Normal	Alguma recessão
TERAPIA		
Tratamento	Terapia endodôntica	Tratamento periodontal

As fraturas radiculares, especialmente as verticais, apresentam problemas específicos no diagnóstico (Figura 25.8). Os sinais e sintomas associados às fraturas radiculares verticais apresentam características variadas e são difíceis de distinguir daqueles associados às lesões periodontais e endodônticas. Essa linha de fratura pode se manifestar radiograficamente de diferentes maneiras, podendo ser qualquer coisa – desde nada detectável nas radiografias até uma área de rápida perda óssea vertical –, visto que não há como prever quando o paciente se apresentará para tratamento. É imperativo que o clínico faça mais de uma radiografia, em diferentes ângulos, especialmente quando o diagnóstico não estiver evidente. Nesses casos, uma pequena alteração na angulação pode revelar fratura do dente ou envolvimento periodontal da furca. O diagnóstico das fraturas radiculares verticais é, em geral, difícil, porque a fratura pode não ser detectável por inspeção clínica e exame radiográfico, a menos que haja nítida separação dos fragmentos da raiz. Há relatos de rompimento ou desinserção do cemento da superfície da raiz por traumatismo ou envelhecimento.[14,53] A lesão volta e meia resulta em destruição periodontal e envolvimento endodôntico (Figura 25.9).[54,55]

Às vezes, o diagnóstico definitivo das fraturas radiculares verticais tem que ser confirmado pela exposição cirúrgica exploratória da raiz para exame visual direto.[85] As fraturas radiculares verticais têm sido associadas aos dentes com obturação radicular em que forças laterais excessivas foram aplicadas durante a compactação ou possivelmente com estresse induzido pela colocação do pino nos dentes com obturação radicular.[61] Estudo clínico de dentes fraturados também revela que as fraturas são mais comuns nos dentes com restaurações extensas, em pacientes mais velhos e nos dentes posteriores inferiores.[31] O prognóstico para os dentes com fraturas radiculares verticais com envolvimento do sulco gengival e com bolsa periodontal é, em regra, sombrio, devido à contínua invasão bacteriana no espaço da fratura a partir do ambiente bucal. Os dentes unirradiculares geralmente são extraídos. Nos dentes multirradiculares, uma alternativa de tratamento é a hemissecção ou ressecção da raiz fraturada. (Consultar o Capítulo 22 para uma discussão mais aprofundada das fraturas radiculares verticais.)

Os sulcos de desenvolvimento, encontrados principalmente nos incisivos centrais e laterais superiores, também são capazes de iniciar a destruição periodontal localizada ao longo da superfície da raiz.[27,43,52] Acredita-se que eles possam ser uma tentativa genética de formar uma raiz acessória, mas, uma vez que o biofilme da placa e o cálculo invadam o epitélio juncional, o sulco torna-se uma via para os microrganismos e suas toxinas nocivas, com amplo substrato oriundo de resíduos alimentares, criando uma lesão periodontal autossustentável. A desmineralização óssea segue o caminho do sulco. Os sulcos palatogengivais estão frequentemente associados à saúde periodontal deficiente devido à incapacidade de os pacientes manterem essas áreas limpas; é comum que seja atribuído mau prognóstico, independentemente da terapia convencional adequada.[31,88] É fácil identificar esses sulcos se o clínico estiver ciente da sua existência. Clinicamente, esses sulcos podem ser assintomáticos, ou problemas periodontais sintomáticos (agudos ou crônicos) podem ocorrer. Acredita-se que a polpa desses dentes possa ficar secundariamente envolvida e demonstrar sintomas de doença pulpar (Figura 25.10). Essas lesões costumam ser confundidas com as projeções do esmalte na área da furca nos molares inferiores.[58] A prevalência das projeções cervicais do esmalte (Figura 25.11) varia de 18 a 45%.[38,58] Dependendo da

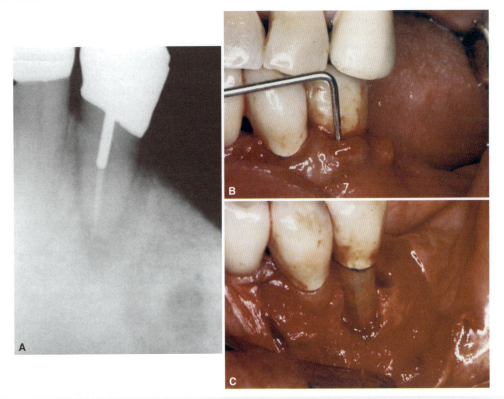

Figura 25.8 Fratura radicular vertical. **A.** Radiografia revelou ligamento periodontal largo, com radiolucência em forma de J ao redor do ápice. **B.** A sonda periodontal indicou mais de 12 mm de profundidade. **C.** A cirurgia exploratória confirmou raiz com fratura vertical.

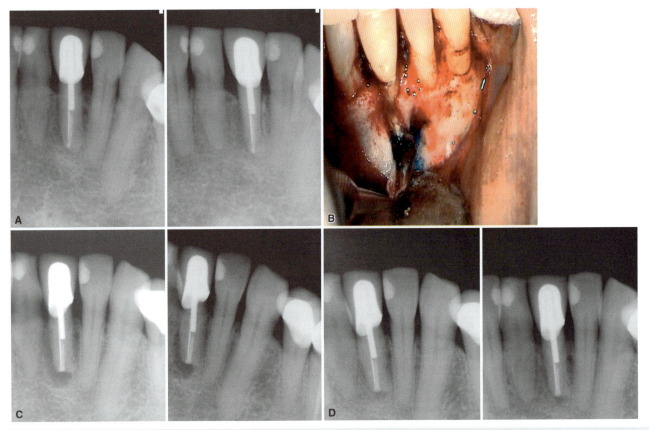

Figura 25.9 Ruptura do cemento. **A.** As radiografias revelaram um dente tratado endodonticamente com pino, lima fraturada e lesão óssea apical. O dente estava muito sensível à percussão e à palpação. **B.** Pedaço do cemento em forma de "casca de ovo" na superfície vestibular da raiz antes da apicectomia. O cemento foi removido por curetagem. **C.** Radiografias pós-operatórias depois de ressecção, preparo e obturação da raiz. **D.** Radiografias de acompanhamento 6 meses depois demonstram cicatrização periapical. O dente estava assintomático.

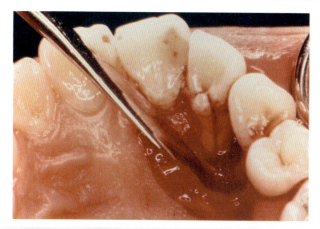

Figura 25.10 Sulco palatogengival no incisivo lateral superior com defeito periodontal.

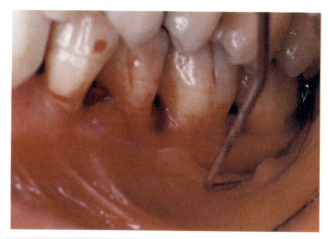

Figura 25.11 Projeção do esmalte cervical no molar inferior.

extensão apical desses sulcos cervicais, alguns autores[38,58] também encontram alta associação com o envolvimento patológico da furca (até 82,5%).[38]

CISTOS PERIODONTAIS LATERAIS

A apresentação clínica do cisto periodontal lateral costuma ser assintomática (Figura 25.12), sendo possível se mostrar como edema gengival na superfície vestibular, que pode ser doloroso e com sensibilidade à palpação. As características radiográficas incluem área radiolúcida arredondada ou ovoide bem-circunscrita, que, em geral, tem margem esclerótica. A maioria dos cistos periodontais laterais mede menos de 1 cm de diâmetro e encontra-se em algum lugar entre o ápice e a margem cervical do dente. Na literatura, há relato de três possíveis etiologias: (1) epitélio reduzido do esmalte, (2) remanescentes da lâmina dentária ou (3) restos epiteliais de Malassez. A avaliação histológica revela que esses cistos são revestidos por epitélio muito semelhante ao revestimento do epitélio reduzido do esmalte. A lesão ocorre, predominantemente, da quinta à sétima década de vida, com predileção pelo gênero masculino,[3] e costuma apresentar crescimento lento. O tratamento consiste na excisão cuidadosa para ajudar a prevenir a recorrência. A localização mais comum é a área dos incisivos, caninos e pré-molares inferiores, embora haja relatos de vários casos na região anterior superior.

Altini e Shear[3] relataram o encontro de variedades unicísticas e multicísticas (incluindo a variante botrioide). Eles descobriram que os cistos periodontais laterais são revestidos predominantemente ou exclusivamente por fino tecido semelhante ao epitélio reduzido do esmalte, que contém muitas células claras e espessamento epitelial conhecido como *biofilme de placa*. O glicogênio estava presente no epitélio em dois terços dos casos, embora não exclusivamente nas células claras, muitas das quais não eram positivas para o glicogênio. Algumas das variantes botrioides diferiam histologicamente, sendo revestidas de forma predominante por epitélio escamoso estratificado não queratinizado, com núcleos compactados e picnóticos e ausência de células claras. Um caso continha melanina e outro apresentava formação de cripta epitelial e células superficiais colunares baixas em paliçada, como observado no cisto odontogênico glandular. Isso levantou a questão a respeito de este último poder fazer parte do espectro clinicopatológico do cisto periodontal lateral. A histogênese dos cistos periodontais laterais é incerta, mas esses cistos favorecem a origem do epitélio reduzido do esmalte. Alguns casos não se enquadram em uma lesão endodôntica ou periodontal característica ou não respondem ao tratamento como esperado. Frequentemente, recomenda-se biopsia e análise histológica. Doenças sistêmicas, como esclerodermia, carcinoma metastático e osteossarcoma, podem mimetizar doenças endodônticas e periodontais visíveis na radiografia. *O clínico consciencioso deve estar sempre atento às lesões de origem não endodôntica ou não periodontal, e buscar outras causas.*

Alternativas de tratamento

Quando os tratamentos endodônticos e periodontais tradicionais forem insuficientes para a estabilização do dente afetado, o clínico deve considerar alternativas. Em geral, o defeito periodontal localizado associado a dente endodonticamente intratável ou a problema dentário iatrogênico é motivo para explorar outras opções de tratamento. As alternativas de tratamento geralmente consistem na ressecção ou nas abordagens regeneradoras. As técnicas de ressecção se concentram na eliminação das raízes dos dentes afetados, enquanto os esforços regeneradores visam restaurar as estruturas biológicas perdidas. Os métodos de ressecção envolvem a remoção das raízes afetadas ou a extração dos dentes envolvidos. Quando o dente precisa ser extraído, uma das primeiras opções para restaurar a função oclusal deve incluir a colocação de implantes dentários com próteses híbridas. Os enxertos ósseos usando técnicas de regeneração óssea e tecidual guiada são formas de restabelecer as estruturas biológicas perdidas durante o processo da doença. As próteses parciais fixas ainda são uma opção viável para alguns pacientes e certamente devem ser consideradas se os dentes pilares já tiverem restaurações ou tratamento endodôntico.

A ressecção radicular é a remoção de uma raiz, acompanhada de odontoplastia antes ou, preferencialmente, após o tratamento endodôntico.[28] Anteriormente, era usada quando se considerava a terapia endodôntica muito difícil, mas agora suas indicações são restritas aos dentes multirradiculares nos quais uma ou mais raízes não podem ser salvas. As indicações para a ressecção da raiz incluem (mas não estão limitadas a) fratura da raiz, trepanação, cárie radicular, deiscência, fenestração, reabsorção radicular externa envolvendo uma raiz, tratamento endodôntico incompleto de determinada raiz, periodontite no estágio 3 ou 4

926 Parte 3 • Tópicos Clínicos Avançados

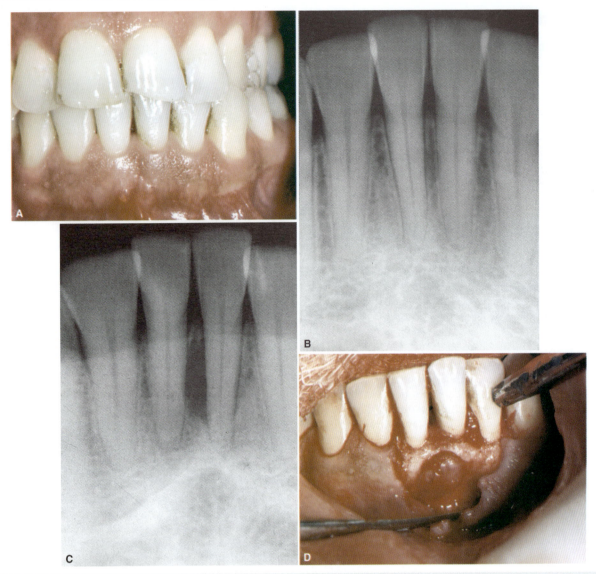

Figura 25.12 Cisto periodontal lateral. **A.** Fotografia clínica mostrando gengivite leve ao redor do dente 31, com defeito de 5 mm à sondagem na face mesial do dente. **B.** Radiografia mostra o início da lesão 2 anos antes. **C.** Radiografia mostra a extensão da lesão no momento do encaminhamento ao periodontista. **D.** Rebatimento inicial do retalho; a lesão está presente entre os dentes 31 e 41. (*continua*)

afetando apenas uma raiz e envolvimento grave da furca grau II ou grau III. A ressecção da raiz é um procedimento sensível à técnica (Figura 25.13), exigindo um cuidadoso processo de diagnóstico para a seleção dos dentes que provavelmente seriam candidatos bem-sucedidos, seguido de meticuloso tratamento interdisciplinar. Fatores como forças oclusais, capacidade de restauração do dente e valor das raízes remanescentes devem ser examinados antes do tratamento. O plano de tratamento cuidadosamente elaborado é crucial para o sucesso desse procedimento.[32] O restabelecimento adequado do plano oclusal e a restauração da coroa clínica são essenciais, e a superfície da raiz deve ser reconfigurada para remover o coto radicular, evitando a formação de potencial local de retenção alimentar.[44]

A eficácia dessa abordagem permanece controversa, devido à disparidade de resultados relatados em vários estudos a longo prazo.[4,10,12,15,25,28,46] Estudos longitudinais retrospectivos observaram o destino de dentes seccionados em prazos que variaram entre 3 e 12 anos, e relataram índices de sucesso entre 62 e 100%, com baixa incidência (ou seja, 10%) de destruição periodontal. No entanto, como a maioria dos estudos a longo prazo mostrará, a principal causa de falha nos procedimentos de ressecção reside na falha dos componentes endodônticos e restauradores. Características anatômicas exclusivas, como comprimento da raiz, curvatura, forma, tamanho, posição dos dentes adjacentes e densidade óssea, podem influenciar o resultado final. Por exemplo, a raiz fusionada torna a ressecção quase impossível. A remoção das raízes apenas para eliminar defeito de reabsorção ou de perfuração traumática, raiz fraturada ou raiz endodôntica inoperável geralmente resulta em tratamento definitivo. Entretanto, se houver doença periodontal localizada ou generalizada, precisa-se criar as condições favoráveis para a cicatrização, e os procedimentos terapêuticos periodontais concomitantes podem ser realizados para restaurar a saúde do periodonto.[32] A restauração final dos dentes com ressecção radicular depende significativamente da natureza da ressecção, da quantidade de estrutura dentária remanescente, do estado periodontal e da oclusão do paciente. Os aspectos protéticos da restauração dentária devem ser avaliados cuidadosamente e integrados ao procedimento cirúrgico previsto para garantir o posicionamento adequado das margens do dente em relação à crista óssea, e também para

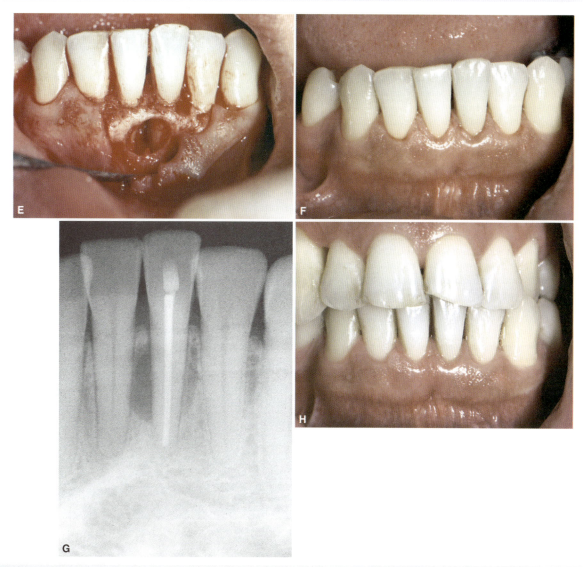

Figura 25.12 (*Continuação*) **E.** A lesão foi enucleada e submetida à avaliação histológica. O diagnóstico foi cisto periodontal lateral. **F.** Fotografia clínica 3 meses depois do tratamento: o dente 31 estava desvitalizado e sintomático e foi encaminhado para tratamento endodôntico. **G.** Radiografia 1 ano depois do tratamento, mostrando tratamento endodôntico completo e defeito ósseo ainda presente. Recomendado controle contínuo. **H.** Fotografia clínica 1 ano depois do tratamento. As profundidades à sondagem estavam dentro dos limites normais. Recomendado controle contínuo.

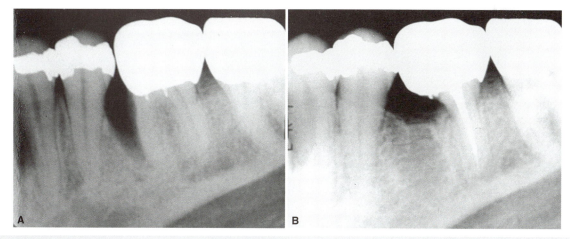

Figura 25.13 Ressecção radicular para a correção de defeito endo-perio. **A.** A radiografia de antes do tratamento mostra envolvimento periodontal acentuado na mesial. O tratamento endodôntico foi realizado antes da remoção cirúrgica da raiz mesial. **B.** Acompanhamento 5 anos depois mostra o dente remanescente bem-sustentado.

controlar as mudanças previstas nas relações oclusais e nas forças mastigatórias.[86] A hemissecção é a separação cirúrgica do dente multirradicular, geralmente um molar inferior com grave envolvimento de furca, de forma que uma raiz e parte associada da coroa possam ser removidas ou mantidas. Uma prótese parcial fixa comumente é colocada na área, para restaurar a parte perdida do plano oclusal (Figura 25.14).

Também existe controvérsia sobre os benefícios e a necessidade da terapia endodôntica antes da ressecção da raiz. Ocorrem casos em que a cirurgia exploratória é necessária; se o problema periodontal for mais extenso que determinado pré-cirurgicamente, a remoção da raiz deve ser realizada nesse momento. Nesses casos, a remoção da raiz envolvida sem tratamento endodôntico seria aceitável, mas a terapia endodôntica deve ser realizada o mais rápido possível após a remoção da raiz.[30,78,80] Após a ressecção de uma raiz vital, a abertura pulpar na coroa pode ser selada e restaurada com uma restauração permanente em amálgama ou uma base protetora (p. ex., Dycal) como solução temporária. Pesquisadores avaliaram a ressecção de raiz vital em molares superiores por 9 anos.[28] As polpas amputadas foram cobertas com base de Dycal e amálgama. Após 1 ano, 38% dos dentes permaneceram vitais, mas, após 5 anos, apenas 13% mantiveram a vitalidade. Esses achados implicam que o prognóstico a longo prazo para a ressecção de raiz vital é desfavorável, então *a terapia endodôntica deve ser realizada antes ou imediatamente após a ressecção*. Porém, Haskell[36] relatou que a vitalidade dos dentes ressecados pode ser mantida mesmo após 16 anos. No entanto, é, geralmente, aceito que, sempre que possível, a endodontia deve ser realizada com antecedência (antes da ressecção da raiz). Se isso não for viável, o tratamento endodôntico deve ser realizado o mais rápido possível após a amputação da raiz vital. Caso contrário, podem ocorrer complicações pulpares, como reabsorção interna, inflamação pulpar e necrose.[2,79]

Os conceitos de regeneração tecidual guiada (RTG) e de regeneração óssea guiada (ROG) têm sido usados para promover a cicatrização óssea após a cirurgia endodôntica.[29,64] A Figura 25.15 ilustra defeito endodôntico tratado com sucesso com a abordagem RTG. Teoricamente, RTG com membrana impede o contato do tecido conjuntivo com as paredes ósseas do defeito, protegendo o coágulo sanguíneo subjacente e estabilizando a ferida.[35] Um pesquisador tratou grandes lesões perirradiculares com RTG usando membrana como barreira e demonstrou que a cicatrização perirradicular ocorreu mais rapidamente nos locais com membrana

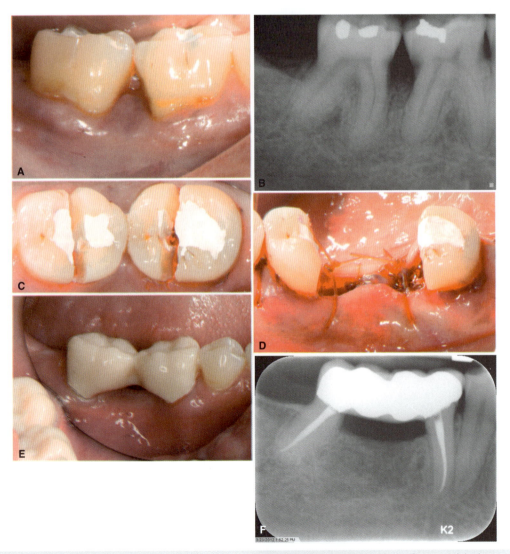

Figura 25.14 Hemissecção. **A.** Apresentação inicial dos molares inferiores com acentuada perda de inserção na face mesial do dente 47 e na face distal do dente 46. **B.** Radiografia exibindo defeitos periodontais interproximais. **C.** Visão oclusal da hemissecção após tratamento endodôntico. **D.** Sutura após a remoção da metade mesial do dente 47 e da metade distal do dente 46. **E.** Acompanhamento depois de 18 meses, com restauração fixa no local. **F.** Radiografia pós-operatória 18 meses depois, mostrando arquitetura óssea e periodontal normais.

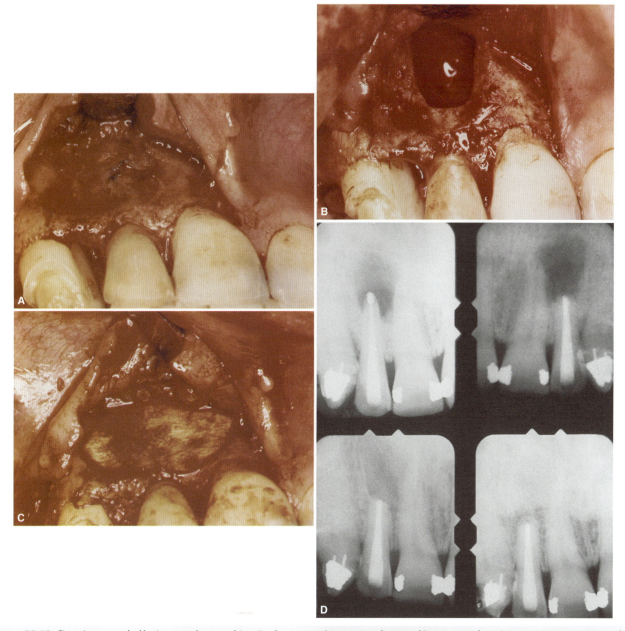

Figura 25.15 Cirurgia paraendodôntica usando a combinação de enxerto ósseo e membrana colágena como barreira para a regeneração tecidual guiada. **A.** Retalho vestibular rebatido (notar a extensa lesão apical). **B.** Criação de janela óssea com uma broca. **C.** O defeito foi reparado com enxerto alogênico de osso liofilizado, desmineralizado e coberto com membrana colágena. **D.** As radiografias mostram a condição antes da cirurgia, no momento da cirurgia, 6 meses e 2 anos após a cirurgia. Depois de 2 anos, a radiografia revela regeneração óssea completa.

que nos locais de controle.[63,64] A qualidade e a quantidade de osso regenerado foram superiores com o uso adjuvante de membrana que sem ele. Achados semelhantes foram publicados em um relato de caso com exame histológico de material de biopsia obtido na remoção da membrana.[66] Além disso, durante o exame de casos clínicos, quanto mais próxima a lesão estiver da margem gengival, maior será a contaminação por fluido e por bactéria a partir do sulco (e maior o risco de traumatismo mecânico). Quando se considera a RTG, a lesão endodôntica e a periodontal combinadas provavelmente têm o prognóstico menos favorável em comparação aos casos com apenas a lesão periodontal.[63]

Muitas variedades de membranas usadas na RTG estão disponíveis para uso clínico, mas é coerente o uso do colágeno biorreabsorvível e de membranas de polímero nas cirurgias endodônticas, porque muitas vezes não há necessidade da segunda cirurgia para a remoção da membrana. Estudos revelam resultados semelhantes obtidos com membranas não reabsorvíveis e reabsorvíveis.[18] Estudos a longo prazo precisam ser concluídos, para avaliar o sucesso dessa abordagem.

Por mais de 40 anos, têm sido usados enxertos ósseos para o tratamento dos defeitos ósseos associados à doença periodontal.[70,72] Como o defeito da "apicectomia" (i. e., ressecção do ápice da raiz) apresenta uma parede óssea adjacente, é questionável a necessidade de enxerto ósseo coadjuvante durante esse procedimento (a menos que a lesão seja excepcionalmente de grande diâmetro). Com a introdução do conceito da RTG, a combinação de enxerto ósseo e RTG com membrana (Figura 25.16) tem mostrado resultados promissores.[1,22,42,66,83] Mais estudos são necessários para explorar o verdadeiro benefício dessa abordagem de tratamento combinado nos procedimentos de ressecção apical.

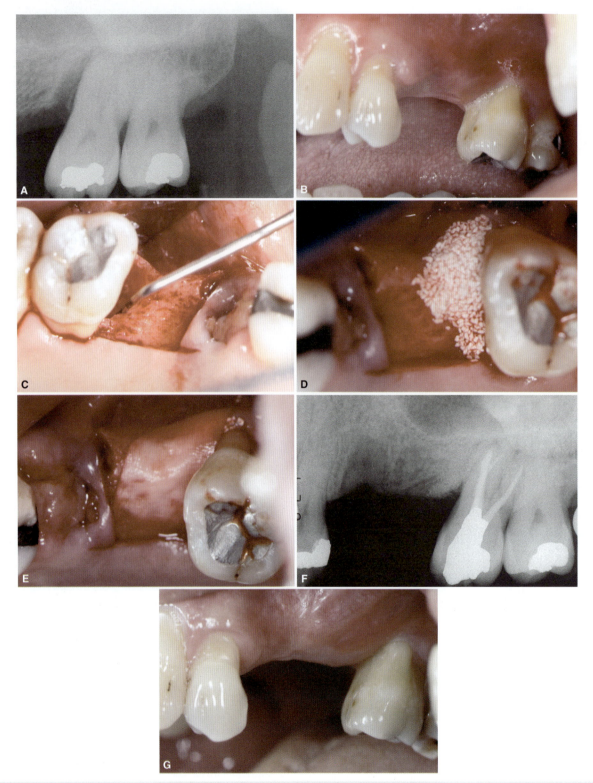

Figura 25.16 Cirurgia periodontal usando regeneração óssea guiada. **A.** A radiografia antes do tratamento mostra defeito ósseo significativo na face mesial do dente 26. **B.** Fotografia clínica antes do tratamento dos dentes 24 a 28. **C.** Retalho mucoperióstico de espessura total rebatido e defeito ósseo com 7 mm à sondagem periodontal. **D.** Defeito ósseo preenchido com BioOss (osso esponjoso bovino). O tratamento endodôntico foi iniciado antes da consulta cirúrgica e concluído 6 semanas após a colocação do enxerto ósseo. **E.** Membrana Ossix (colágena) colocada sobre o enxerto BioOss. **F.** Radiografia 1 ano depois do tratamento, com evidência de reparo ósseo. **G.** Fotografia clínica 1 ano depois do tratamento da área.

ERUPÇÃO FORÇADA OU EXTRUSÃO

Os dentes que se fraturaram, sofreram cárie extensa, reabsorção radicular interna ou externa ou trepanação lateral podem ser candidatos ao procedimento de erupção forçada, especialmente os dentes retos, afunilados e unirradiculares (Figura 25.17). Para obter bom acesso aos procedimentos endodônticos ou restauradores, com profundidade reduzida à sondagem, pode ser necessário realizar cirurgia extensa de ressecção, para obtenção de um aumento de coroa clínica. A erupção forçada pode oferecer melhor solução que o aumento cirúrgico da coroa, que, em alguns casos, tende a produzir estética inadequada. Uma revisão da literatura revela que os casos tratados com maior sucesso são as extrusões menores que 4 mm.[5,9,48] Esse método de tratamento raramente usado de erupção forçada serve como alternativa ao sacrifício do sistema radicular natural. A erupção forçada pode preservar o sistema radicular natural e a arquitetura periodontal relacionada, resultando em anos de serviço adicional para o paciente. Também pode manter a estrutura dentária adjacente, ao mesmo tempo que mantém a opção de futura reconstrução por implante, se necessário. Dado o sucesso relatado da técnica de erupção forçada, os dentistas devem usá-la com mais frequência.[23,26] O aumento no uso de implantes nos tratamentos clínicos estimulou o interesse dos clínicos em aumentar o osso nos pacientes que têm cristas alveolares deficientes, impedindo a colocação ideal do implante.

A extrusão ortodôntica ou erupção forçada é uma técnica não cirúrgica para usar o osso disponível, a fim de melhorar a condição óssea do local do implante e a sua futura implantação.

O conceito de *extrusão coronária de um dente por forças ortodônticas* e as alterações clínicas na arquitetura do tecido mole do periodonto demonstradas durante o movimento extrusivo ortodôntico de dentes periodontalmente comprometidos têm demonstrado, em alguns casos, a redução da profundidade à sondagem.[57] Um pesquisador relatou que o movimento dentário na presença de inflamação pode causar aprofundamento dos defeitos ósseos. Frequentemente, as extrusões são acompanhadas por tecido de aparência imatura, que é vermelho em comparação com o tecido adjacente. Isso resulta da eversão do epitélio juncional, que não é queratinizado no sulco; a vascularização é mais evidente até que o tecido recém-exposto tenha a chance de queratinizar-se, no período de aproximadamente 28 dias.[39,40] A maioria dos dentes extrudados deve ser mantida no lugar pelo dobro do tempo que foi necessário para sua erupção forçada, minimizando a recidiva antes de tentar os procedimentos restauradores definitivos.

Resumo

As lesões endodônticas e periodontais resultam da estreita inter-relação do tecido pulpar com o periodonto. As principais vias de comunicação entre os dois tipos de tecido são os forames apicais, os canais laterais e acessórios e os túbulos dentinários. O diagnóstico diferencial entre as lesões endodônticas e as periodontais nem sempre é fácil, e requer o acúmulo de dados clínicos de uma série de testes diagnósticos para obtenção do diagnóstico correto.

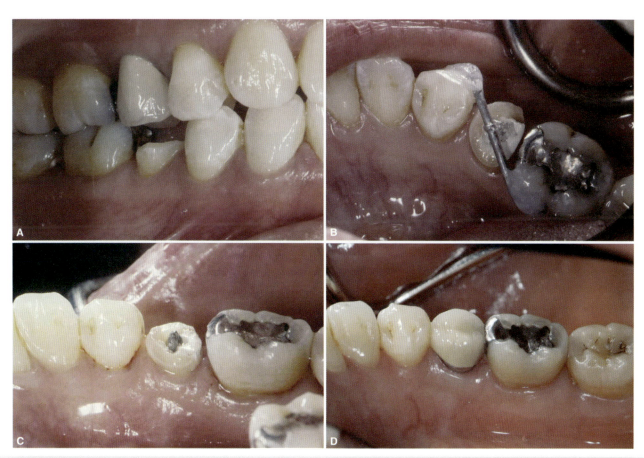

Figura 25.17 Caso clínico de erupção forçada. **A.** Apresentação inicial do dente 45 (vista vestibular). **B.** Fio colado para ajudar a extrusão do dente. **C.** Vista lingual do dente 45 após 3 semanas de extrusão. **D.** Vista lingual da coroa de porcelana cimentada sobre o dente 45 4 meses após a extrusão e após 1 mês da colocação da coroa.

Ao examinar e tratar a lesão combinada ou individual na endodontia e na periodontia, o clínico precisa ter em mente que o sucesso do tratamento depende do diagnóstico correto. As lesões com causas combinadas requerem terapia endodôntica e periodontal, e a terapia endodôntica geralmente deve ser concluída primeiro. A ressecção da raiz e as técnicas regeneradoras oferecem abordagens alternativas, aumentando a capacidade do dentista de lidar com esses complexos problemas clínicos.

Referências bibliográficas

1. Abramowitz PN, Rankow H, Trope M: Multidisciplinary approach to apical surgery in conjunction with the loss of buccal cortical plate, *Oral Surg Oral Med Oral Pathol Oral Radiol Endod* 77:502, 1994.
2. Allen AL, Gutmann JL: Internal root resorption after vital root resection, *J Endod* 3:438, 1977.
3. Altini M, Shear M: The lateral periodontal cyst: an update, *Oral Pathol Med* 21:245, 1992.
4. Basten CH-J, Ammons WF Jr, Persson R: Long-term evaluation of root resected molars: a retrospective study, *Int J Periodontics Restorative Dent* 16:206, 1996.
5. Batenhorst K, Bowers G: Tissue changes resulting from facial tipping and extrusion of incisors in monkeys, *J Periodontol* 45:660, 1974.
6. Belk CE, Gutmann JL: Perspectives, controversies, and directives on pulpal-periodontal relationship, *J Can Dent Assoc* 56:1013, 1990.
7. Bender IB, Seltzer S: The effect of periodontal disease on the pulp, *Oral Surg Oral Med Oral Pathol Oral Radiol Endod* 33:458, 1972.
8. Bergenholtz G, Lindhe J: Effect of experimentally induced marginal periodontitis and periodontal scaling on the dental pulp, *J Clin Periodontol* 5:59, 1978.
9. Berglundh T, Marinello C: Periodontal tissue reactions to orthodontic extrusion: an experimental study in the dog, *J Clin Periodontol* 18:330, 1991.
10. Blomlof L, Jansson L, Applegren R, et al: Prognosis and mortality of root-resected molars, *Int J Periodontics Restorative Dent* 17:190, 1997.
11. Blomlof L, Lengheden A, Linskog S: Endodontic infection and calcium hydroxide treatment effects on periodontal healing in mature and immature replanted monkey teeth, *J Clin Periodontol* 29:652, 1992.
12. Buhler H: Evaluation of root resected teeth: results after 10 years, *J Periodontol* 59:805, 1988.
13. Burch JG, Hulen S: A study of the presence of accessory foramina and the topography of molar furcations, *Oral Surg Oral Med Oral Pathol* 38:451, 1974.
14. Camargo PM, Pirih FQ, Wolinsky LE, et al: Clinical repair of an osseous defect associated with a cemental tear: a case report, *Int J Periodontics Restorative Dent* 23:79, 2003.
15. Carnevale G, DiFebo G, Tonelli MP, et al: Retrospective analysis of the periodontal-prosthetic treatment of molars and interradicular lesions, *Int J Periodontics Restorative Dent* 11:189, 1991.
16. Caton J, Armitage G, Berglundh T, et al. A new classification scheme for periodontal and peri-implant disease and conditions – Introduction and key changes from the 1999 classifications, *J Periodontol* 89(Suppl 1):S1–S8, 2018.
17. Chen SY, Wang HL, Glickman GN: The influence of endodontic treatment upon periodontal wound healing, *J Clin Periodontol* 24:449, 1997.
18. Christgau M, Schmalz G, Reich E, et al: Clinical and radiographical split-mouth study on resorbable versus non-resorbable GTR-membranes, *J Clin Periodontol* 22:306, 1995.
19. Cutright DE, Bhaskar SN: Pulpal vasculature as demonstrated by a new method, *Oral Surg Oral Med Oral Pathol* 27:678, 1969.
20. Czarnecki RT, Schilder H: A histological evaluation of human pulp in teeth with varying degrees of periodontal disease, *J Endod* 5:242, 1979.
21. Diem CR, Bower GM, Ferrigno PD, et al: Regeneration of the attachment apparatus on pulpless teeth denuded of cementum in the rhesus monkey, *J Periodontol* 45:18, 1974.
22. Duggins I, Clay J, Himel V, et al: A combined endodontic retrofill and periodontal guided tissue regeneration for the repair of molar endodontic furcation perforations: report of a case, *Quintessence Int* 25:109, 1994.
23. Durham TM, Goddard T, Morrison S: Rapid forced eruption: a case report and review of forced eruption techniques, *Gen Dent* 52:167, 2004.
24. Ehnevid H, Jansson L, Lindskog S, et al: Endodontic pathogens: propagation of infection through patent dentinal tubules in traumatized monkey teeth, *Endod Dent Traumatol* 11:229, 1995.
25. Erpenstein H: A three year study of hemisectioned molars, *J Clin Periodontol* 10:1, 1983.
26. Esposito S: Rapid forced eruption: a case report and review of forced eruption techniques, *Gen Dent* 51:58, 2003.
27. Everett FG, Kramer GM: The disto-lingual groove in the maxillary lateral incisor: a periodontal hazard, *J Periodontol* 443:352, 1972.
28. Filipowicz F, Umstott P, England M: Vital root resection in maxillary molar teeth: a longitudinal study, *J Endod* 10:264, 1984.
29. Garrett S: Periodontal regeneration around natural teeth, *Ann Periodontol* 1:621, 1996.
30. Gerstein K: The role of vital root resection in periodontics, *J Periodontol* 48:478, 1977.
31. Gher ME, Dunlap RM, Anderson MH, et al: Clinical survey of fractured teeth, *J Am Dent Assoc* 114:174, 1987.
32. Green EN: Hemisection and root amputation, *J Am Dent Assoc* 112:511, 1986.
33. Guldener PH: The relationship between periodontal and pulpal disease, *Int Endod J* 18:41, 1985.
34. Gutmann JL: Prevalence, location and patency of accessory canals in the furcation region of permanent molars, *J Periodontol* 49:21, 1978.
35. Haney JM, Nilveus RE, McMillan PJ, et al: Periodontal repair in dogs: expanded polytetrafluoroethylene barrier membranes support wound stabilization and enhance bone regeneration, *J Periodontol* 64:883, 1993.
36. Haskell EW: Vital root resection: a case report of long-term follow-up, *Int J Periodontics Restorative Dent* 4:56, 1984.
37. Herrera D, Retamal-Valdes B, Alonso B, et al. Acute periodontal lesions (periodontal abscesses and necrotizing periodontal diseases) and endo-periodontal lesions, *J Periodontol* 89(Suppl 1): S85–S102, 2018.
38. Hou GL, Tsai C: Relationship between periodontal furcation involvement and molar cervical enamel projections, *J Periodontol* 58:715, 1987.
39. Ingber JS: Forced eruption. I. A method of treating isolated one and two wall infrabony osseous defects: rationale and case report, *J Periodontol* 45:199, 1974.
40. Ingber JS: Forced eruption: alteration of soft tissue cosmetic deformities, *Int J Periodontics Restorative Dent* 9:416, 1989.
41. Jansson LE, Ehnevid H: The influence of endodontic infection on periodontal status in mandibular molars, *J Periodontol* 69:1392, 1998.
42. Kellert M, Chalfin H, Solomon C: Guided tissue regeneration: an adjunct to endodontic surgery, *J Am Dent Assoc* 125:1229, 1994.
43. Kerezoudis NP, Sisko GJ, Tsatsas V: Bilateral buccal radicular groove in maxillary incisors: case report, *Int Endod J* 36:898, 2003.
44. Kirchoff DA, Gerstein H: Presurgical occlusal contouring for root amputation procedures, *Oral Surg* 27:379, 1969.
45. Kirkham DB: The location and incidence of accessory pulpal canals in periodontal pockets, *J Am Dent Assoc* 91:353, 1975.
46. Klavan B: Clinical observation following root amputation in maxillary molar teeth, *J Periodontol* 46:1, 1975.
47. Koenigs JF, Brilliant JD, Foreman DW: Preliminary scanning electron microscope investigations of accessory foramina in the furcation areas of human molar teeth, *Oral Surg Oral Med Oral Pathol* 38:773, 1974.
48. Kozlovsky A, Tal H: Forced eruption combined with gingival fiberotomy: a technique for clinical crown lengthening, *J Clin Periodontol* 15:534, 1988.
49. Kramer IR: The vascular architecture of the human dental pulp, *Arch Oral Biol* 2:177, 1960.
50. Langeland K, Rodrigues H, Dowden W: Periodontal disease, bacteria and pulpal histopathology, *Oral Surg Oral Med Oral Pathol Oral Radiol Endod* 37:257, 1974.
51. Lantelme RL, Handelman SL, Herbison RJ: Dentin formation in periodontally diseased teeth, *J Dent Res* 55:48, 1976.
52. Lee KW, Lee EC, Poon KY: Palato-gingival grooves in maxillary incisors, *Br Dent J* 124:14, 1968.
53. Leknes KN, Lie T, Selvig KA: Cemental tear: a risk factor in periodontal attachment loss, *J Periodontol* 67:583, 1996.
54. Lin HJ, Chan CP, Yang CY, et al: Cemental tear: clinical characteristics and its predisposing factors, *J Endod* 37:611, 2011.

55. Lin HJ, Chang SH, Chang MC, et al: Clinical fracture site, morphologic and histopathologic characteristics of cemental tear: role in endodontic lesions, *J Endod* 38:1058, 2012.
56. Lowman JV, Burke RS, Pelleu GB: Patent accessory canals: incidence in molar furcation region, *Oral Surg Oral Med Oral Pathol* 36:580, 1973.
57. Mantzikos T, Shamus I: Forced eruption and implant site development: soft tissue response, *Am J Orthod Dentofacial Orthop* 112:596, 1997.
58. Masters DH, Hoskins SW: Projection of cervical enamel into molar furcations, *J Periodontol* 35:49, 1964.
59. Mazur B, Massler M: Influence of periodontal disease on the dental pulp, *Oral Surg Oral Med Oral Pathol Oral Radiol Endod* 17:592, 1964.
60. Miyashita H, Bergenholtz G, Grondahl K, et al: Impact of endodontic conditions on marginal bone loss, *J Periodontol* 69:158, 1998.
61. Obermayr G, Walton RE, Leary JM, et al: Vertical root fracture and relative deformation during obturation and post cementation, *J Prosthet Dent* 66:181, 1991.
62. Papapanou PN, Sanz M, Buduneli N, et al. Periodontitis: Consensus report of workgroup 2 of the 2017 world workshop on the classification of periodontal and peri-implant diseases and conditions, *J Periodontol*. 2018; 89(Suppl 1): S173–S182.
63. Pecora G, Baek SH, Rethnam S, et al: Barrier membrane techniques in endodontic microsurgery, *Dent Clin North Am* 41:585, 1997.
64. Pecora G, Kim S, Celleti R, et al: The guided tissue regeneration principle in endodontic surgery: one year postoperative results of large periapical lesions, *Int Endod J* 28:41, 1995.
65. Perlmutter S, Tagger M, Tagger E, et al: Effect of the endodontic status of the tooth on experimental periodontal reattachment in baboons: a preliminary investigation, *Oral Surg Oral Med Oral Pathol* 63:232, 1987.
66. Pinto VS, Zuolo ML, Mellonig JT: Guided bone regeneration in the treatment of a large periapical lesion: a case report, *Pract Periodontics Aesthet Dent* 7:76, 1995.
67. Pitts DL, Natkin E: Diagnosis and treatment of vertical root fractures, *J Endod* 9:338, 1983.
68. Polson AM: Periodontal destruction associated with vertical root fracture: report of four cases, *J Periodontol* 48:27, 1977.
69. Rubach WC, Mitchell DF: Periodontal disease, accessory canals and pulp pathosis, *J Periodontol* 36:34, 1965.
70. Sanders JJ, Sepe WW, Bowers GM, et al: Clinical evaluation of freeze-dried bone allograft in periodontal osseous defects. III. Composite freeze-dried bone allografts with and without autogenous bone grafts, *J Periodontol* 54:1, 1983.
71. Saunders RL: X-ray microscopy of the periodontal and dental pulp vessels in the monkey and in man, *Oral Surg Oral Med Oral Pathol* 22:503, 1966.
72. Schallhorn RG: Long-term evaluation of osseous grafts in periodontal therapy, *Int Dent J* 30:101, 1980.
73. Seltzer S, Bender IB, Nazimov H, et al: Pulpitis induced interradicular periodontal change in experimental animals, *J Periodontol* 38:124, 1967.
74. Seltzer S, Bender IB, Ziontz M: The interrelationship of pulp and periodontal disease, *Oral Surg Oral Med Oral Pathol Oral Radiol Endod* 16:1474, 1963.
75. Silverstein L, Shatz PC, Amato AL, et al: A guide to diagnosing and treating endodontic and periodontal lesions, *Dent Today* 17:112, 1998.
76. Simon JHS, Glick DH, Frank AL: The relationship of endodontic-periodontic lesions, *J Periodontol* 43:202, 1972.
77. Simring M, Goldberg M: The pulpal pocket approach: retrograde periodontitis, *J Periodontol* 35:22, 1964.
78. Smukler H, Tagger M: Vital root amputation: a clinical and histologic study, *J Periodontol* 47:324, 1976.
79. Stallard RE: Periodontic-endodontic relationships, *Oral Surg Oral Med Oral Pathol* 34:314, 1972.
80. Tagger M, Perlmutter S, Tagger E, et al: Histological study of untreated pulps in hemisected teeth in baboons, *J Endod* 14:288, 1988.
81. Tonetti MS, Greenwell H, Kornman KS. Staging and grading of periodontitis: Framework and proposal of a new classification and case definition, *J Periodontol* 89(Suppl 1): S159–S172, 2018.
82. Torabinejad M, Kiger RD: A histologic evaluation of dental pulp tissue of a patient with periodontal disease, *Oral Surg Oral Med Oral Pathol Oral Radiol Endod* 59:198, 1985.
83. Tseng CC, Chen YH, Huang CC, et al: Correction of a large periradicular lesion and mucosal defect using combined endodontic and periodontal therapy: a case report, *Int J Periodontics Restorative Dent* 15:377, 1995.
84. Vertucci FJ, Williams RG: Furcation canals in the human mandibular first molar, *Oral Surg Oral Med Oral Pathol* 38:308, 1974.
85. Walton RE, Michelich RJ, Smith GN: The histopathogenesis of vertical root fractures, *J Endod* 10:48, 1984.
86. Ward HE: Preparation of furcally involved teeth, *J Prosthet Dent* 48:261, 1982.
87. Whyman RA: Endodontic-periodontic lesion. I. Prevalence, etiology, and diagnosis, *N Z Dent J* 84:74, 1988.
88. Withers J, Brunsvold M, Killoy W, et al: The relationship of palato-gingival grooves to localized periodontal disease, *J Periodontol* 52:41, 1981.

Índice Alfabético

A

Abscesso(s), 728
– apical agudo, 28, 589
– apical crônico, 28
Ação do solvente, 269
Acesso(s)
– à área apical, 360
– à câmara pulpar, 198
– ao tecido
– – duro, 427
– – mole, 425
– cavitário(s), 189, 202
– – desafiadores, 206
– – minimamente invasivo, 199
– – tradicional, 197, 198
– cirúrgico, 424
– em dentes com canais presumidamente calcificados, 206
Ácido
– acetilsalicílico, 413, 732
– etidrônico, 275
– etilenodiamino tetra-acético, 273
– hialurônico, 510
Acompanhamento, 36
Activ GP, 317
Adesivos dentinários, 891, 892
Administração
– intracanal, 177
– sistêmica, 177
Afastamento do tecido, 426
Agendamento, 156, e93
– para produção, e93
Agentes
– anestésicos locais, 429
– descalcificantes, 273
– hemostáticos, 560, 904
– – absorvíveis que causam neuropatia, e80
Agregado trióxido mineral (MTA), 26, 150, 329, 390, 438, 466, 532, 558, 892, e5
Água
– ativada eletroquimicamente, 284
– superoxidada, 284
Agulha quebrada, e80
Alargadores de peso, 247
Alergias, e77
Alívio, 240
Alodinia, 519, 520
– mecânica, 520
– térmica, 520
Aloenxerto, 451
Alterações
– da idade, 536
– estéticas dos dentes desvitalizados tratados endodonticamente, 851
– na coloração dos dentes, e2
– – causas intrínsecas sistêmicas, e2
Amálgama, 856
Amamentação, 140
Ameloblastoma, 82
Amelogênese imperfeita, e2

Amostra de protocolo para os procedimentos contemporâneos de limpeza e modelagem, 287
Ampliação
– apical final, 264
– cervical do orifício de entrada do canal, 205
Amputação pulpar completa, 888
Analgésicos, 732
– e recomendações terapêuticas, 173
– não narcóticos, 173
– opioides, 176
Anastomoses, 195
Anatomia
– do canal radicular, 192
– oclusal, 198
Anemia falciforme, 628
Anestesia
– complementar para dentes com vitalidade pulpar na mandíbula, 167
– intraligamentar, 170
– intraóssea, 167
– local, 160, 421, e73
– maxilar, 171
– seletiva, 19, 171
Anestésico(s)
– de ação prolongada, 165
– local(is)
– – clinicamente disponíveis, 160
– – de ação prolongada, 179
– – efeitos das doenças ou condições sistêmicas sobre os, 162
– – seleção de um, 161
– mecanismos de ação dos, 160
Angiogênese, 409
Ângulo
– de corte, 240, 431
– de inclinação, 240
– helicoidal, 240
Anormalidades dentárias, 46
Anquilose
– dentoalveolar, 810
– interna, 535
Ansiedade, 156
Antibióticos, 178, 420
– sistêmicos para infecções endodônticas, 731
Ápice
– aberto, 818-821
– fechado, 818, 821
– radicular, 430
Apicectomia, 430, 431
Apicificação, 799
Apresentações multifocais, 90
Aprovação da Food and Drug Administration, e52, e53
Área de superfície de dentina exposta, 556
Arqueas, 592
Arte e ciência do diagnóstico, 2
Articaína, 166
– com epinefrina, 165, 172
Assoalho da câmara pulpar, 206
Atendimento ao cliente, e95
Atenuação dos sintomas, 6
Atividade parafuncional, 859
Austenita, 243

Avaliação
– biomecânica, 859
– da junção amelocementária e anatomia oclusal, 198
– de anatomia e morfologia complexa, 46
– de lesões nervosas, 776
– de resultados endodônticos, 61, 638
– de risco para a prevenção de lesão do nervo em endodontia, 773
– dos casos, 136
– e diagnóstico diferencial, e29
– endodôntica, 859
– intra ou pós-operatória das complicações do tratamento endodôntico, 49
– periodontal, 859
– pré-operatória de pacientes clinicamente complexos, 412
– psicossocial, 144
Avulsão dentária, 817

B

Bactérias no canal radicular na fase de obturação, 593
Bainha epitelial radicular de Hertwig, 466
Barreira
– apical de tecido duro, 800
– biocerâmica, 801
Base(s)
– científica da endodontia, 1
– da restauração, 852
– – diretas, 854
– – indiretas, 856
– – sob coroas totais, 872
– fosfato tensoativas, 275
Bastão de CO_2, 15
Bifosfonatos, 95
BioAggregate, 895
Biocalex 6.9, 371
Biocerâmicos, 439
Biodentine, 895
Biofilmes, 276, 580
– bacterianos, 582
– de placa, 925
– e interações bacterianas, 581
– extrarradiculares, 582, 599
– intrarradiculares, 582
Biologia celular, 614, 619
Biopsia, 428
BioPure MTAD, 275
BioRaCe, 251
Bisfosfonatos, 410
Blocos de construção do relacionamento, e77
Bloqueio, 287
– do nervo alveolar inferior, 164
– – fatores no fracasso do, 166
– – soluções anestésicas alternativas para o, 164
Bolinhas de algodão com epinefrina, 430
Bolsas
– associadas à fratura radicular vertical, 838
– periodontais associadas à fratura radicular vertical, 836
Borda ondulada, 693

936   Índice Alfabético

Brocas, 200, 246
– de Gates-Glidden, 246
– Prepi, 369
BT RaCe, 251
Bupivacaína com epinefrina, 172
Busca do conhecimento, e97

C

Calamus, sistema, 326
Calcificação, 810
– distrófica, e6
– pulpares, 534
Calor, 554
Camada
– de células de Höhl, 881
– livre de células de Weil, 504
– odontoblástica, 502
– – entre a área a ser restaurada e a polpa, 557
Campo de visão (FOV), 38, 68
Canal(is)
– acessórios, 191, 192
– bem-modelados, 284
– calcificados, 51
– do nervo alveolar inferior, e73
– na raiz mesial, 217
– radicular, 191
– – anatomia do, 192
– – desbridamento químico-mecânico do, 712
– – fatores pós-tratamento e restauração, 664
– – preparo
– – – excessivo do, 842
– – – para remoção de instrumento
         não visível, 746
– – – para remoção de instrumento visível, 742
– – tratamento
– – – do impacto na qualidade de vida, 676
– – – não cirúrgico do, 652
Candida albicans, 594
Canino
– inferior, 217
– superior, 210
Capacidade de prever risco injustificado, e55
Capacitação e desenvolvimento da equipe, e93
Capeamento pulpar, 797
– direto, 648, 885
– – com biocerâmicos, 559
– – com cimentos de silicato de cálcio, 897
– e pulpotomia, 906
– indireto, 645, 885
Capsaicina, 518
Características e processamento das imagens, 34
Cáries dentárias, 198, e6
Carreadores
– de núcleo sólido, 366
– com guta-percha, 326
Cauterização, 430
Cavidade pulpar, 190
Cefaleia(s)
– do tipo enxaqueca, 120
– do tipo tensional, 120
– em salvas, 120
Célula(s)
– B, 612
– da polpa, 504
– de Langerhans, 508
– de Weil, 504
– dendríticas, 508, 611, 619
– endoteliais, 409, 614
– *natural killer*, 616
– odontoclásticas, 693
Células-tronco, 467
– mesenquimais, 506, 629
– pluripotentes induzidas, 467
– residentes da papila apical, 467
Celulite, 728
Cemento, 606

Cementoblastos, 410
Cementogênese, 410, 504
Cera para osso, 429
Cerâmica, 852
Ceratocisto odontogênico, 79
Cicatrização
– após cirurgia periapical, 678
– após tratamento do canal radicular, 656
– com cemento, 809
– com osso interproximal e tecido conjuntivo, 806
– com tecido
– – calcificado, 805
– – conjuntivo interproximal, 805
– das lesões periapicais após terapia não cirúrgica
         de canal radicular, 628
– de feridas, 407
– – de tecido mole, 408
– – fase
– – – de maturação, 409
– – – inflamatória, 408
– – – proliferativa, 408
– – incisionais periodontais, 679
– – periapicais após terapia endodôntica
         cirúrgica, 630
– de lesões
– – de periodontite apical, 629
– – periapicais após terapia endodôntica, 631
– do tecido duro, 409
– periapical
– – após cirurgia apical, 646
– – após tratamento não cirúrgico de canal
         radicular, 665
– por reabsorção por substituição, 810
Cimento(s), 857
– à base de
– – ácido etoxibenzoico, 26
– – hidróxido
– – – de cálcio, 310
– – – de silicato tri/dicálcico, 312
– – óxido de zinco-eugenol, 308
– – resina
– – – de metacrilato, 310
– – – epóxica, 310
– – silicone, 311
– autoadesivos, 858
– de hidróxido de cálcio, 310
– – que tomam presa, 890
– de ionômero de vidro, 310, 436, 857
– – modificados por resina, 891
– de óxido de zinco e eugenol, 436
– de silicato de cálcio, 532, 893
– – na terapia pulpar vital, 897
– endodônticos, 308
– – à base de ionômero de vidro, 363
– – fotopolimerizáveis, 890
– – medicamentosos, 314
– – obturadores dos canais radiculares, 308
– resinosos, 310, 857
– sem eugenol, 310
– tradicionais, 857
Circulação na polpa inflamada, 529
Cirurgia(s)
– endodôntica, 395
– – cuidados após, 442
– – regeneração tecidual guiada e, 443
– exploratória, 842
– ortognáticas, 564
– periapical na qualidade de vida, 681
– perirradicular, 403, e73
– – indicações para, 404
Cisto(s)
– do ducto nasopalatino, 103
– periapicais, 99
– periodontais laterais, 102, 925
– radicular, 622
– – lateral, 102
– – nas lesões de periodontite apical, 630

– verdadeiros, 339
Citotoxicidade da clorexidina, 272
Clareamento dental
– alternativas para, e7
– contraindicações do, e7
– estético, e79
– externo, e12
– – caseiro, e14
– – no consultório, e12
– – riscos associados ao, e16
– interno, e6
– – riscos associados ao, e14
– prognóstico do, e17
– química do, e7
– riscos e complicações associados ao, e14
– termocatalítico, e12
Classificações de emergência, 718
Clorexidina, 271, 278, 420
– misturada com hidróxido de cálcio, 278
Clorofórmio, 362
Coagregação, 592
Colágenos, 510
Colocação do pino, 865
Compactação termomecânica, 328
Complexo dentino-pulpar, 502
Componentes
– do complemento, 616
– do corno dorsal medular, 523
– do sistema de canais radiculares, 190
Comprimento único, 264
Comunicação
– de imagens digitais em medicina, 35
– interpessoal, e97
– por telefone, e77
Comunidade, 580
Concentração do NaOCl, 270
Concussão, 808
Condensação
– lateral, 319
– vertical aquecida, 320
Condicionamento da raiz apicetomizada, 432
Condições
– malignas, 140
– médicas que justificam mudanças
         nos cuidados bucais ou
         no tratamento odontológico, 5
Cones
– de prata, 316, e75
– personalizados, 318
Conicidade, 241, 657
– do núcleo, 241
– externa, 241
Consentimento informado, 420, e55, e56
– aplicação do, e56
– endodôntico, e57
– formulário de, e32
Consolidação das fraturas radiculares, 58
Consulta
– ao paciente, e31
– de preenchimento radicular, 821
Controle
– da dor, 159, e68
– humoral do fluxo sanguíneo, 527
– local do fluxo sanguíneo, 527
Corante, 19
Corno dorsal medular, 523
Coroa total, 852
Correção do registro, e42
Corticosteroides, 177
Criação do dia ideal, e94
Critérios para a avaliação da limpeza e da
         modelagem, 284
Crown down, 264
Cuidados
– após cirurgia endodôntica, 442
– na organização da manutenção da saúde, e50
– ordinários, e48

Índice Alfabético **937**

– pós-operatórios, 452
– prudentes, e48
Cureta endodôntica, 201
Curetagem perirradicular, 428
Cúspide
– fraturada, 827, 828, 830
– trincada, 828, 830

D

Dados gerais do paciente, e32
Danos
– ao esmalte e à dentina, e16
– ao nervo alveolar inferior, 772
– teciduais causados pelo extravasamento de materiais de obturação do canal radicular, 771
Declaração de visão
– de curto prazo, e92
– de longo prazo, e92
Defeito
– de sondagem, 838
– de Stafne, 105
– ósseo, 838
Definição
– da meta, e92
– – de produção diária, e93
– dos objetivos, e92
Deglutição ou aspiração de instrumento endodôntico, e70
Denosumabe, 96
Dente(s)
– anteriores, 202
– – estruturalmente comprometidos, 864
– – estruturalmente hígidos, 860
– – individualmente, 203
– apinhados, 208
– avulsionado, 817
– com polpas vitais, 719
– com sistema de canais radiculares em forma de letra C, 228
– com trincas e fraturas, 827
– desvitalizados tratados endodonticamente
– – alterações estéticas dos, 851
– – dentina nos, 849
– – mudanças na composição dos, 848
– – resistência à fratura e rigidez dos, 849
– estruturalmente comprometidos, 860
– fraturados, 773, 830, 832
– girovertidos, 208
– imaturo, 799
– maduro, 803
– partidos, 25
– posteriores, 203
– – desvitalizados com perda mínima/reduzida de tecido, 860
– – estruturalmente comprometidos, 864
– previamente tratados, 28
– rachados, 733
– sintomáticos, com tratamento endodôntico prévio, 730
– suspeito e localização da fratura radicular vertical, 833
– tratados endodonticamente, 848
– trincado, 827, 830, 832
– unirradiculares, 190
Dentina, 471
– de natureza patológica, 882
– irregular, 530
– nos dentes desvitalizados tratados endodonticamente, 849
– primária, 530
– reacionária, 530, 546, 882
– reparadora, 530, 546
– reparativa, 530, 531
– secundária, 530
– terciária, 530, 882

Dentinogênese, 504
– imperfeita, e2
Dentistas clínicos gerais, e95
Desaferentação, 522
Desbridamento
– biológico, 630
– cirúrgico, 630
– químico-mecânico do canal radicular, 712
Descolamento do retalho, 426
Desconforto
– à injeção, 170
– pós-operatório, 171
Descontinuidade parcial, 827
Desenho
– da coroa, 844
– da ponta, 239
– – ultrassônica, 434
– do pino, 844
– do retalho, 426
– longitudinal, 240
– transversal, 240
Desenvolvimento do plano de tratamento endodôntico, 144
Desgastes compensatórios, 199
Desidratação, 555
Desinfecção, 280
– do canal, 800
– do sistema de canais radiculares, 266
– fotoativada, 283
Desinfetantes diretos em exposições pulpares, 560
Deslize da broca, e68
Desobstrução de canais, 206
Desvio do canal, 286
Determinação
– clínica da configuração do canal radicular, 194
– do acesso direto, 203, 205
– do comprimento de trabalho, 257
Diabetes melito, 139, 628
Diagnóstico(s), 36, e31
– arte e ciência do, 2
– de falhas do tratamento endodôntico, 47
– de odontalgia não odontogênica, 112
– diferencial, 77, e29
– – da patologia periapical, 78
– laboratoriais, 732
Diaket, 437
Difenidramina, 165
Direito laboral, e50
Diretrizes éticas, e45
Disfunções temporomandibulares, e77
Displasia
– cemento-óssea
– – florida, 90
– – focal, 103
– – periapical, 90
– dentinária, e2
Distribuição espacial da microbiota endodôntica, 578
Distúrbio de dor dentoalveolar persistente, 123
Diversidade, 586
– da microbiota endodôntica, 586
– microbiana, 587
Divulgação
– dos erros, e77
– integral, e68
Doença(s)
– apical, 28
– cardiovasculares, 138
– de Paget óssea, 88
– metastática, 97
– periapicais, 26, 28
– – inflamatória, diagnóstico clínico da, 612
– periodontal, 923, e36
– perirradicular persistente, etiologia da, 404
– pós-tratamento, 337
– – diagnóstico da, 339
– – etiologia da, 337

– pulpar, 26, 923
Dor, 116
– controle da, 159
– de origem
– – perirradicular, 118
– – sinusal ou na mucosa nasal, 119
– dentoalveolar
– – contínua crônica, 43
– – persistente, 43, 124
– do dente fantasma, 118, 123, 522
– facial atípica, 123
– heterotópica, 116
– início da, 128
– intensidade da, 128
– irradiada, 28
– local da, 112
– miofascial, 118
– musculoesquelética e somática, 118
– nas glândulas salivares, 119
– neurítica, 123
– neuropática, 116, 120, 123
– neurovascular, 119
– nociceptiva, 116
– origem da, 112
– percepção da, 515
– progressão da, 128
– psicogênica, 126
– pulpar, 117
– qualidade da, 128
– tipos de, 116
Dose
– absorvida de radiação, 418
– efetiva, 418
– equivalente, 418
Drenagem de fluidos, 528
Drogas anti-inflamatórias não esteroides, 411, 420
Duração dos sintomas, 6

E

Ecologia microbiana, 591
Ecossistema, 580
– do canal radicular, 591
Edema, 723
– extraoral associado aos incisivos inferiores, 9
– facial extraoral, 9
– intraoral, 11
Educação continuada, e51
Efeitos
– adversos, 161
– sistêmicos, 161
Eficácia
– antibacteriana, 276
– dos procedimentos, 639
Elements, unidade de obturação, 326
Eletrocirurgia, 430
Eletropolimento, 244
Embolismo gasoso, e80
Emergências endodônticas, 718
Encaminhamento a outros especialistas, e60
Endo-perio, 917
Endocrowns, 852, 869
Endodontia
– após lesões traumáticas ao dente, 788
– base científica da, 1
– baseada em evidências, e51
– cirúrgica, 148
– – *versus* não cirúrgica, e60
– e doenças cardíacas, e39
– e vírus da imunodeficiência humana, e82
– guiada 3D, 64
– regeneradora/regenerativa, 150, 465, 488
– – estudos pré-clínicos sobre, 467
– – procedimentos clínicos relacionados à, 478
– – tratamento para a, 488
– – estudos clínicos sobre a, 478
– – procedimentos de, 481

Endodôntica microscópica, e60
EndoSequence, 251
Endosolv-E, 371
Enfisema
- mediastinal, e80
- subcutâneo cervicofacial, 778
Entidades clínicas que podem se apresentar como dor de dente, 115
Entrevista sobre a história dental, 6
Envelhecimento, e6
Enxaqueca, 120
Enxerto(s)
- autógeno, 451
- cerâmicos/sintéticos, 451
- de combinação, 451
- de osso liofilizado desmineralizado, 391
Epinefrina, 164
Epitélio, 409
Equipamento, e62
Erros
- de tamanho, 657
- injustificados no julgamento, e69
- na medicação, e81
- razoáveis, e69
Erupção forçada, 931
Escavação *stepwise*, 645
Escolhas de técnicas alternativas, e57
Espaçador, 844
Espaço(s)
- bucal, 725
- canino, 725
- carotídeo, 725
- do corpo da mandíbula, 724
- faríngeo lateral, 725
- infraorbital, 725
- mentual, 724
- parafaríngeos, 725
- perigoso, 725
- periorbital, 728
- pré-traqueal, 725
- pterigomandibular, 725
- retrofaríngeo, 725
- retrovisceral, 725
- sublingual, 723, 724
- submandibular, 723, 725
- submassetérico, 725
- submentoniano, 724
- temporal, 725
- vestibular bucal, 725
Especificidade, 17
- da resposta imune inata, 610
Espessura irregular da dentina remanescente, 844
Espoliação, e42
Esterilização, e80
Esteroides, 279
Estratégias de manejo da dor, 179
Estruturas
- cardíacas e torácicas, 125
- craniofaciais, 125
- da garganta e pescoço, 125
- intracranianas, 125
- neurais, 113
- somáticas, 113
Estudos
- microbiológicos endodônticos, 585
- pré-clínicos sobre a endodontia regeneradora, 467
- translacionais, 476
Eucaliptol, 362
Eventos
- adversos do medicamento, e53
- iatrogênicos, 737
Exacerbação aguda durante o tratamento, 664
Exame(s), 6
- do paciente, 129
- do tecido mole, 11

- extraoral, 6
- intraoral, 11
- periodontal, 14, e36
- radiográficos, 790
- - e interpretação, 19
Exostoses, 89
Extensão, 657
- apical do preenchimento radicular, 663
Extractor System, 383
Extrusão
- coronária de um dente por forças ortodônticas, 931
- de materiais de obturação além do forame radicular, 765
- ortodôntica, 931
- radicular de materiais de obturação do canal radicular, 763

F

Fadiga cíclica, 285
Falha
- do tratamento, e67
- por fadiga, 854
Farmácias de manipulação, e54
Fármacos novos anticoagulantes orais, 413
Fases mecânicas do acesso cavitário, 200
Fator(es)
- associados, 128
- atenuantes, 128
- clínicos, 162
- de crescimento, 471
- - beta 1 semelhante à insulina e beta 2, 471
- - endotelial vascular 1, 476
- - fibroblástico, 471
- - transformador beta 1, 471
- de MacSpadden, 254
- de risco do implante, e69
- de virulência, 576
- estimulante de colônias de granulócitos, 477
- medo, e68
- oclusais, 842
Fechamento do local cirúrgico, 439
Fenol, 279
Fenômeno da dor referida, 112
Ferida excisional dentoalveolar, 409
Fibras
- A, 518
- - beta, 113
- - delta, 113
- aferentes primárias, 523
- C, 114, 518
- de colágeno argirofílicas, 507
- do tecido conjuntivo da polpa, 510
- elásticas, 510
- nervosas intradentais, 521
Fibroblasto(s), 408, 620
- pulpar, 506
Fibrodentina, 532
Fibronectina, 509
Fibroplasia, 408
Fissuras, 24
Fístula(s)
- de origem odontogênica, 9
- intraorais, 12
- localizada coronariamente, 839
Flare-ups, 733
Fluido intersticial, 528
Fluoreto para prevenção da cárie, e69
Fluxometria por *laser* Doppler, 18, 790
Foco de infecção, 723
Fontes de odontalgia odontogênica, 115
Food and Drug Administration, e52, e53
Forame
- apical, 196
- mentoniano, 414
Forças oclusais, 859

Formação
- de desvio, 753
- - causas da, 754
- - manejo da, 754
- - prevenção da, 763
- de tecido reparador, 882
- do ácido hipocloroso, 268
- do coágulo, 408
Formaldeído, 279
Formato do corte transversal da raiz, 842
Formulário
- de consentimento informado, e32
- de informações sobre o paciente, e25
Fratura(s), 24
- apicais, 434
- coronária(s), 789
- - complicada, 794
- corono-radiculares, 789, 804, 806
- da coroa, 794
- - não complicada, 794
- das raízes, 854
- de dente ou raízes, 24
- de instrumento(s), 284, 739
- - causas da, 376, 741
- - com carga torcional, 254
- - prognóstico, 378
- do terços médio e apical, 806
- radicular(es), 789, 804
- - horizontais (transversais), 793
- - intra-alveolares, 57
- - vertical, 25, 49, 828, 832, 918
- - - bolsas associadas à, 838
- - - bolsas periodontais associadas à, 836
- - - dente suspeito e localização da, 833
- - - tomografia computadorizada de feixe cônico no diagnóstico da, 841
Funcionalidade, 643
Funções diagnósticas da endodontia, 35
Fungos, 592, 594

G

Gelfoam, 429
Gelo seco, 15
Geração de calor durante os procedimentos de retratamento, 385
Gerenciamento das urgências, e94
Gestão
- da clínica endodôntica, e90
- do milênio dos avanços endodônticos, e81
- do tempo, e97
- visão, e91
Glicocorticoides, 411
Gliconato de clorexidina, 421
Glicoproteínas N-ligadas ligantes, 471
Glide path, 257
Granuloma
- apical, 618
- periapical, 99, 618
Grau de inflamação da polpa no pré-operatório, 553
Gravidez, 139, 140
GT Series X Obturators, 326
Guia radial, 240
Guta-percha, 316
- revestida com nanodiamantes, 330

H

Hábitos
- negligentes, e49
- parafuncionais, 565
Halo radiolúcido ou em forma de J, 835
Halogênios, 279
Halotano, 362
Hastes de plástico Thermafil, 368

HBPT, 275
Healozone, 284
Hélice da lima, 240
Hemorragia pulpar, e4
Hemostasia localizada, 429
Heparinas de baixo peso molecular, 413
Hidrocoloides, 474
Hidrodinâmica da irrigação, 266
Hidrogéis, 474
Hidróxido de cálcio, 277, 329
Hiperalgesia, 519, 520
Hiperparatireoidismo, 91
Hipersensibilidade, 26
– dentinária, 551
Hipoclorito de sódio, 268, 737
Hipocondrias, 126
Hipoplasia do esmalte, e4
Histamina, 614
Histiocitose de células de Langerhans, 92
História
– da saúde médica, e26
– dental, 5
– do problema dentário atual, 6
– médica, 5, e33
– medicamentosa, e36
– odontológica, e27, e32
Histórico médico, 161
Homeostasia óssea, 411
Hormônio de crescimento, 471
HotShot, 326

I

Idade do paciente, 557
Identidade do autor da entrada, e41
Identificação de todos os orifícios
    de entrada do sistema de canais, 205
Iluminação, 200
Imagem(ns)
– por ressonância magnética, 66
– radiolúcidas
– – multiloculares, 78
– – periapicais uniloculares
    bem definidas, 99
– radiopacas na
    região periapical, 83
– tridimensional, 36
Imobilização, 819
Implante(s)
– dentário, 152, e95
– protéticos, 143
– *versus* endodontia, e74
Imunidade inata e adaptativa, 610
Incidência de negligência, e44
Incisão
– feita na gengiva inserida, 425
– horizontal, 425
– intrassulcular
– – que exclui a papila dental, 425
– – que inclua a papila dental, 425
– para drenagem, 729
– vertical, 425
Incisivo
– central inferior, 214
– central superior, 208
– lateral inferior, 214
– lateral superior, 210
Indicadores fundamentais de desempenho, e92
Índice periapical, 644
Inervação, 511
Infecção(ões)
– apical, 608
– conflito entre hospedeiro e parasitas, 608
– do canal radicular, 591
– do espaço
– – fascial, 723
– – pulpar, 811, 812

– endodôntica(s), 586
– – extrarradicular, 626
– – persistentes/secundárias, 592
– extrarradicular, 339, 586, 596
– intrarradicular, 586
– – primária, 587
– persistente, 586
– persistentes/secundárias
    e falha no tratamento, 593
– secundária, 586
– sintomáticas, 589
Infiltração(ões), e69
– de articaína, 166
– – suplementares mandibulares, 167
Inflamação
– apical, 608
– granulomatosa, 618
– inicial, 408
– neurogênica, 612
– pulpar, 192
– tardia, 408
– tecidual, 117
Influência
– da condição patológica pulpar no periodonto, 918
– da inflamação periodontal na polpa, 919
– geográfica, 591
Infração da coroa, 794
Inibição da adesão, e16
Inibidores da ciclo-oxigenase-2, 412
Início
– da dor, 128
– dos sintomas, 6
Injeção
– intrapulpar, 171
– intrasseptal, 171
Inserção do cimento, 314
Instruções pós-operatórias, e42
Instrumentação/preparo do canal, 259
– além do ápice e sobreobturação, e70
Instrumento(s)
– de baixa rotação movidos a motor, 246
– de modelagem sônicos e ultrassônicos, 252
– e organização operatória, 421
– endodônticos, 239
– – fraturados, 51
– farpados, 246
– fraturados, 741
– – tentativas de remoção de, 742
– manuais, 756
– movidos a motor para o preparo do canal, 247
– MTwo, 252
– operados manualmente, 245
– partidos, e61
– ProFile Vortex, 251
– RaCe, 251
– rotatórios, 262, 369, 757
– – Endosequence, 251
– tipo H, 245
– tipo K, 245
– Touch'n heat, 361
Integridade marginal da restauração, e76
Intensidade
– da dor, 128
– dos sintomas, 6
Interação(ões)
– entre CLX, NaOCl e EDTA, 273
– entre EDTA e NaOCl, 275
– medicamentosas com os vasoconstritores, 163
Intercomunicação dos tecidos pulpar e
    periodontal, 917
Interleucina, 507
Interpretação
– da imagem, 69
– radiográfica, 32
Interstício
– inflamado, 510
– pulpar, 509

Intervenção
– imediata, 777
– precoce, 777
Iodeto de potássio, 276
Iodo, 276
Ionômero
– de vidro, 310
– – modificado por resina, 856
– modificado por resina (Geristore)
    e compômero (Dyract), 437
Irrigação
– ativada
– – a *laser*, 283
– – manualmente, 280
– – por ultrassom, 280, 281
– com pressão apical negativa, 281
– endodôntica, 272
Irrigante, 659
Irritação
– biológica e química, 555
– biomecânica, 565
– da dentina, 530
– física causada pelo procedimento, 554
– gengival, e17
Irritantes mecânicos, 564
Isolamento, 657

J

Junção
– amelocementária, 198
– cementodentinária, 196

K

Kit de remoção de lima Terauchi, 384

L

Laço (*loop*), 748
Lacunas de Howship, 693
Lâmina limitans, 505
Lasers, 560
– ND:YAG, 364
– no tratamento da hipersensibilidade
    dentinária, 562
Lei dos EUA de portabilidade e responsabilidade
    de seguros de saúde, e41
Lesão(ões)
– cariosas profundas, 885
– combinadas verdadeiras, 922
– de luxação, 794
– – e avulsão, 789
– de origem
– – endodôntica, 43
– – não endodôntica, 43
– do nervo alveolar inferior, 771
– endodônticas primárias, 919
– – com envolvimento periodontal
    secundário, 920
– fibro-ósseas, 90
– nervosas, 775
– no nervo mentual, e73
– periapicais de origem não endodôntica, 626
– periodontais primárias, 920
– – com envolvimento endodôntico
    secundário, 922
– por alvejante, e78
– por luxação, 808
– pulpar e periodontal concomitantes, 922
– que imitam patologias endodônticas, 77
– tecidual, 522
Leucócitos
– neutrofílicos, 615
– polimorfonucleares neutrófilos, 615
Leucotrienos, 616

Liberação
- da Food and Drug Administration, e53
- de mercúrio das restaurações em amálgama, e17
Líder endodôntico, e97
Liderança, e97
- pelo exemplo, e97
Lidocaína, 164
- tamponada, 165
Ligamento periodontal, 606
Ligas metálicas, 242
Lima(s), 245
- autoajustável, 252, 364
- de patência, 257
- Edge, 252
- GT e GTX, 250
- Hedström, 245
- K de aço inoxidável, 245
- Lightspeed, 249
- manuais Greater Taper, 387
- quebradas, e69
- rotatórias de NiTi, 240
- ultrassônicas, 371
Limite(s)
- da obturação, 303
- da radiologia, 77
Limites do teste pulpar, 77
Limpeza e modelagem
- do sistema de canais radiculares, 232
- etapas da, 255
- objetivos básicos da, 234
- princípios da, 232
Linfócito(s), 508, 619
- não Hodgkin, 97
- T citolíticos, 611
Linfonodos cervicais e submandibulares, 9
Lipopolissacarídeos, 473
Lista de abreviações e reduções padrão, e40
Localização dos sintomas, 6
Lubrificantes, 280
Luxação
- extrusiva, 808
- intrusiva, 808
- lateral, 808

M

Macrófago, 408, 507, 611, 615, 619
Magnificação, 200, e61
Mancha(s)
- extrínsecas, e6
- rosa, 816
Mandíbula
- anterior, 416
- posterior, 414
Manejo
- da anestesia nos casos endodônticos, 173
- de instrumentos fraturados, 741
- dos tecidos moles, 820
Manutenção dos dentes abertos, 730
Marketing, e95
- de encaminhamento endodôntico, e95
- endodôntico, e95
Martensita, 243
Mastócitos, 508, 614
Material(is)
- baseados em colágeno, 429
- de enxerto ósseo, 450
- de obturação
- - extravasados além do forame radicular, 766
- - radicular, e4
- de preenchimento radicular, 663
- ideais para a obturação dos canais radiculares, 307
- informativos para o paciente, e41
- para retro-obturação, 436, 439
- para terapia pulpar vital, 889
- restaurador(es), 851, e4
- - intermediário, 26, 436

Matrizes biológicas, 474
Maxila
- anterior, 416
- posterior, 415
Mecânica da fratura, 827
Mecanismo(s)
- de ação dos anestésicos, 160
- hidrodinâmico da sensibilidade dentinária, 517
Mediadores
- inflamatórios, 520, 616, 620, 623
- neurogênicos, 548
Medicação(ões)
- intracanal, 277
- sistêmicas e cicatrização de feridas, 410
Medicamento(s), 659
- antiangiogênese, 96
- antirreabsorção, 94
- intracanais, e4
Medidas de resultado
- para cirurgia periapical, 644
- para terapia de polpa vital, 640
- para tratamento(s)
- - endodôntico, 640
- - radiculares não cirúrgicos, 641
Mepivacaína, 172
- com levonordefrina, 172
Meta-hemoglobinemia, 162
Metabolismo, 508
Metamorfose cálcica, e6
Método(s)
- de biologia molecular, 585
- de cultura, 583
- de medição da proporção, 258
- de obturação, 318, 844
- de substituição, 639
- moleculares na microbiologia endodôntica, 586
- para identificação microbiana, 583
Microbiologia das infecções endodônticas, 573
Microbioma, 586
Microbiota, 586
- em canais radiculares de dentes tratados, 594
Microflora, 586
Microrganismos
- em infecções endodônticas, 592
- intrarradiculares persistentes ou reintroduzidos, 338
Microscópio, e61
- clínico odontológico, 189
Microtomografia computadorizada, 36
Microtrincas
- causadas por instrumentos rotatórios, 842
- preexistentes, 842
Mídias sociais, e96
Mieloma múltiplo, 98
Miofibroblasto, 409
Missão, e92
Mobilidade, 14
Modalidades de imagem, 32
Modificação coronária, 255
Moléculas do complexo principal de histocompatibilidade, 507
Momento da obturação, 302
Morfogenes, 471, 472
Morfologia
- dental, 189
- do sistema de canais radiculares, 47
- e acesso cavitário para dentes individuais, 208
Motivação, e97
Motores, 253
Movimento ortodôntico, 564
MTA-Angelus, 895
Mucosite periapical, 85
Mudanças
- de temperatura induzidas por instrumentos ultrassônicos, 435
- na composição dos dentes desvitalizados, 848

N

N2 (pasta Sargenti), e75
Nanopartículas antibacterianas, 283
Não adesão primária, e53
National
- Council for Radiation Protection (NCRP), 34
- Practitioner Data Bank, e65
Necrose
- e endodontia em consulta única, 723
- pulpar, 27, 811, e4
- - com abscesso apical agudo, 723
- - com periodontite apical sintomática, 720
Negligência, e49
- incidência de, e44
- incidentes de, e65
- odontológica definida, e50
- *per se*, e55
- prevenção, e44, e76
- processos por, e44
Neovascularização, 620
Nervo(s)
- mentual, e73
- sensitivos da polpa, 512
Nestina, 471
Neuralgia, 121
- trigeminal, 121
Neurite, 122
Neuroanatomia, 113
Neurocinina
- A, 548
- Y, 548
Neurofisiologia, 115
Neuroma, 121
Neurônio(s)
- aferentes, 511
- - primários, 113
- autonômicos ou eferentes, 511
- de segunda ordem, 114
- terminais simpáticos, 511
Neuropatia, 123
- central, 124
- periférica, 124
Neuropeptídeo(s), 516, 616
- Y, 511
Neutrófilo(s), 615
- apoptóticos, 615
- polimorfonuclear, 408
Neve de dióxido de carbono, 15
Nociceptores
- polimodais, 518
- pulpares, 117
Norepinefrina, 511
Normas da ISO (Organização Internacional para Padronização), 241
Novos produtos, e52
Núcleo(s), e79
- de amálgama, 856
- de ionômero de vidro e de ionômero de vidro modificado, 856
- de resina composta, 856
- em amálgama, 872
- sólidos, 315
Número de consultas de tratamento, 664

O

Objetivo(s) básico(s) da limpeza e modelagem, 234
- biológico, 234
- mecânico, 234
- técnico, 236
Obliteração do canal pulpar, 810
Obstruções radiculares, 385
Obtura III, 324
Obturação, 712
- dos canais radiculares, 299, 801
- imediata, 329

– retroapical, 430, 435
Odontalgia
– atípica, 118, 123
– não odontogênica, 112
– – diagnóstico de, 112
– – fontes de, 118
– – frequência da, 126
– odontogênica fontes de, 115
– psicogênica, 126
– referida de uma origem orgânica distante, 125
Odontoblastos, 470, 504, 506
– e função secretora, 506
– primários, 884
Odontoclastos, 619
Odontologia holística, e51
Odontoma, 87
Onlays, 852
Operador, 657
Opioides, 176
Organizações de suporte odontológico, e95
Osso alveolar, 606, 607
Osteíte
– condensante, 83
– focal condensante, 625
Osteoblastos, 409
Osteoclastos, 619, 693
Osteogênese, 409, 504
Osteomielite, 93
– aguda, 93
– com periostite proliferativa, 85
– crônica, 94
Osteonecrose
– da mandíbula relacionada à medicação, 94
– do(s) maxilar(es)
– – associada a medicamentos, 142
– – induzida por agente antirreabsortivo, 410
– – relacionada com medicação, 410
Osteosclerose idiopática, 85
Ostoclastos, 621
Overlays, 852
Óxido de zinco e eugenol, 308
Oximetria de pulso, 18
Ozônio, 284
Ozonoterapia, e52

P

Padrão de cuidado
– clínico geral *versus* endodontista, e45
– para a endodontia, e44, e45, e50
Palpação, 13
– dos linfonodos cervicais e submandibulares, 9
Papila apical, 467
Paracetamol, 176
Paratormônio, 91
Parestesia dos nervos periféricos, 162
Pasta(s), 329
– Ledermix, 279
– tri-antibiótica, 279
Patência e preparo do *glide path*, 257
Patogênese microbiana baseada
    em comunidade, 580
Patogenicidade microbiana, 576
Patógeno(s)
– associados aos padrões moleculares, 547
– oportunistas, 576
– primário, 576
Patologias mal definidas, 92
Penetração do teto da câmara pulpar, 202, 204
Peptídeo
– relacionado ao gene da calcitonina, 548
– vasoativo intestinal, 548
Percepção
– da dor, 515, 523, 525
– de imagens e ambiente
    de visualização, 64
Percussão, 13

Perda da vitalidade pulpar, 881
Perfuração, 26, 52, 286, 358
– sinusal, 771
Periodontite, 28
– apical, 573, 578, 607
– – aguda, 614
– – – primária, 617
– – assintomática, 28
– – biopatologia da, 606
– – cicatrização da, 628
– – – de lesões de, 629
– – como uma doença relacionada ao biofilme, 582
– – crônica, 618
– – – com formação de cisto, 622
– – – com formação óssea reacional, 625
– – – e doenças sistêmicas, 626
– – – como fator de risco, 628
– – persistente, fatores de risco genéticos e de
    doença sistêmica para, 627
– – sintomática, 18, 28, 589
Permeabilidade
– da dentina, 557
– vascular, 530
Pesquisa estatística, e81
pH alto, 269
Pinças Stieglitz, 373
Pino(s), 854
– de fibra, 855
– de zircônia, 855
– e núcleo
– – em ouro fundido, 872
– – fundidos, 856
– metálicos pré-fabricados, 855
– parafusados, e65
Pirossequenciamento, 584
Pitch da lima, 241
Planejamento
– de casos de implantes dentários, 64
– do tratamento, 344
– dos processos, e91
– pré-cirúrgico do tratamento, 52
Plano de tratamento, 136, e29
– endodôntico, 144
– interdisciplinar, 150
Plaquetas, 616
Plasma rico em fibrina, 474
Plasticidade das fibras nervosas intradentais, 521
Plexo de Raschkow, 513
Pneumomediastino, e80
Polpa dentária, 189, 469, 471, e4
– normal, 26
– propriamente dita, 504
– viva, 881
Ponta(s), 201
– da lima K, 239
– de Batt, 240
– diamantadas, 200
– não cortantes, 240
– ultrassônicas, 757
Pontos
– de contato em paredes alternadas, 251
– de gatilho, 118
Populações, 580
Pós-recuperação, e69
Pós-trepanação, e78
Posição dentária, 859
Potencial(is)
– complicações da remoção de pinos, 358
– para fraturas nos instrumentos rotatórios de
    níquel-titânio, 255
Power bleaching, e13
Prática usual, e49
Pré-medicação, 420
Preenchimento radicular, 663, 678
– consulta de, 821
– extensão apical do, 663
– material e técnica de, 663

– qualidade do, 664
Preparação(ões)
– aquosas, 284
– da cavidade retroapical, 433
– da raiz, 818
– do alvéolo dentário, 819
– fenólicas, 279
– mecânica, 657
Preparo
– da cavidade de acesso coronário, 348
– da coroa e da restauração temporária, 876
– da superfície da raiz apicetomizada, 432
– do acesso cavitário pelas faces lingual
    e oclusal, 198
– do dente, 865
– do paciente para a cirurgia, 420
– excessivo do canal radicular, 842
– para obturação, 305
– ultrassônico retroapical, 434
Prescrição(ões)
– de medicamentos, e55
– não seguidas corretamente, e53
Preservação da crista, 451
Prevenção
– à negligência, e76
– contra negligência, e44
– da perfuração, e78
– das fraturas das limas, 247
– de lesões nervosas relacionadas
    à endodontia, 773
– de parestesia, e65
Prilocaína, 172
– com epinefrina, 172
Primeiro
– molar inferior, 217
– molar superior, 214
– pré-molar inferior, 217
– pré-molar superior, 211
Princípios
– biológicos gerais da cicatrização
    de ferida, 407
– da limpeza e modelagem, 232
– do consentimento informado, e56
Procedimento(s)
– adesivos, 865
– de clareamento, e2
– endodôntico de emergência, 718
Processamento, 523
Processo(s)
– alveolar, 607
– odontoblástico, 505
– por negligência, e44
Profile GT Obturators, 326
ProFile Vortex, 251
Prognóstico
– do retratamento, 394
– endodôntico, 144
Programa Medwatch da Food and Drug
    Administration dos EUA, e54
Progressão da dor, 128
Propriedades físicas e químicas das ligas metálicas
    de aço e níquel-titânio, 242
Prostaglandinas, 616
ProTaper Universal, gold, 250
ProTaper Universal Obturators, 326
Proteína(s)
– bioativas, 451
– morfogênica óssea, 451
Protocolo
– clínico
– – da técnica *walking bleach*, e9
– – para o *power bleaching*, e14
– de revascularização, 485
Provas adicionais, 129
Provocação dos sintomas, 6
Proximidade dos procedimentos restauradores à
    polpa dental, 556

Pseudocisto antral, 85
Pseudoelasticidade, 243
Pulpectomia, 799
Pulpite, 26
– dolorosa, 521
– hiperplásica, 548
– irreversível, 27, 719
– – assintomática, 27
– – sintomática, 27, 170
– reversível, 26, 719
– sintomática irreversível, 169
Pulpotomia, 652, e62
– com cimentos de silicato de cálcio, 900
– completa, 652, 888
– de Cvek, 886
– parcial, 797, 886
– rasa, 886
– total, 799

Q

Qualidade
– da dor, 128
– de vida, 681
Queixa(s)
– clínicas da limpeza e modelagem, 236
– principal, 2, 128
– similares prévias, 129
Quimiocinas, 616
Quimioterapia, 141

R

RaCe, 251
Rachaduras, 24
Radiografia(s), e27
– computadorizada, 33
– digital, 21, 35, e36
– intraorais, 19
– pré e pós-operatórias, e36
– sem obturação endodôntica, 841
Radiologia, limites da, 77
Radiolucência óssea ao longo da raiz, 841
Radioterapia, 141
– de lesões malignas de cabeça e pescoço, 628
Raiz(es)
– apicetomizada, 432
– partidas, 25
Reabsorção
– apical transitória, 816
– cervical
– – externa, 61, 153, 699
– – invasiva, 816
– de substituição, 817
– dentária, 693
– do cemento radicular, 619
– externa
– – de superfície, 60
– – inflamatória, 61
– – inflamatória externa, 695, 698
– óssea, 619, 693
– por substituição, 810
– radicular, 693, 793, e6
– – cervical, e14
– – externa, 58, 60, 621, 809
– – inflamatória, 816
– – interna, 58, 60, 708, 812, 816
Reação(ões)
– a corpo estranho, 339, 618
– alérgicas, 162
– – à clorexidina, 273
– – ao hipoclorito de sódio, 269
– – cardiovasculares, 161
– de Maillard, e6
– de neutralização, 268
– de saponificação, 268

– pulpar(es)
– – a anestésicos locais, 551
– – à cárie, 545
– – – e procedimentos dentários, 545
– – a cirurgias ortognáticas, 564
– – à instalação de implantes e à função, 565
– – a materiais restauradores, 558
– – a procedimentos
– – – a *laser*, 560
– – – periodontais, 563
– – – restauradores, 553
– – às técnicas de clareamento vital, 562
Realização de estudos de tempo por procedimento, e94
RealSeal, 365
Receptor de potencial transitório subtipo V1, 516
Refinamento e alisamento das margens da restauração, 203
Reforço das paredes dentinárias delgadas, 801
Regeneração
– da dentina, 882
– óssea guiada, 928
– tecidual guiada, 449, 928
– – e cirurgia endodôntica, 443
Registro(s)
– computadorizados do tratamento, e41
– da história do paciente, 127
– da mobilidade dentária, 14
– das indicações, e42
– do consultório, e24
– do diagnóstico e do progresso, e27
– do tratamento, e32
– dos defeitos na região da furca, 14
– eletrônicos, e27
– endodônticos, e24
– – e responsabilidades legais, e23
Regra
– de localidade dos EUA, e51
– *same lingual, opposite bucal*, 703
Regulação do fluxo sanguíneo pulpar, 527
Reimplantação intencional, 149, 451
Reintervenção endodôntica, e95
Reivindicações falsas, e44
Relação sinal-ruído, 34
Relacionamento
– com o paciente, e77
– entre as queixas, 129
Remanescentes do tecido pulpar, e4
Remoção
– da cárie, 903
– de cones de prata, 371
– de guta-percha, 361
– – nas sobreobturações, 363
– de haste(s)
– – de plástico, 368
– – GutaCore, 369
– – metálica, 367
– de pinos, 350
– de saliências da dentina cervical, 205
– de *smear layer*, 275, 276
– do ombro lingual e ampliação do orifício de entrada do canal, 202
– do teto da câmara pulpar, 202
– instrumentos fraturados, 376
– ou ultrapassagem de desvio, 757
Reparo
– de perfurações, 388
– pulpar, 530
Requisitos de resolução espacial, 42
Resilon, 365
Resinas compostas, 852, 891
– e híbridas de resina-ionômero, 437
Resistência
– à fratura e rigidez dos dentes desvitalizados tratados endodonticamente, 849
– do biofilme a agentes antimicrobianos, 582

Responsabilidade(s)
– do dentista por atos ou omissões da equipe, e63
– legais, e23, e44
Resposta
– imune
– – adaptativa/específica, 611
– – inata, 610
– – – inespecífica, 611
– pulpar à cárie, 882
Ressecção radicular, 925
Ressonância magnética, 24
– de alta resolução, 51
Restauração(ões)
– defeituosas, e76
– deficientes, 198
– dentária definitiva após clareamento interno, e12
– diretas em resina composta, 851
– dos dentes tratados endodonticamente, 848
– indiretas, 852
– parciais, 869
– permanente, 821, 906
– satisfatórias, 664
– temporária, 821
Restos
– da bainha epitelial de Hertwig, 607
– epiteliais de Malassez, 620
Resultado(s)
– da cultura bacteriana do canal radicular antes da obturação, 659
– de procedimentos de terapia de polpa, 645
– do retratamento não cirúrgico, 676
Retenção do pino, 854
Retorno das células, 476
Retratamento
– cirúrgico, 678
– de carreadores de núcleo sólido, 366
– de pastas obturadoras, 370
– endodôntico não cirúrgico, 348
– não cirúrgico, 337
Retroplast, 437
Revascularização pulpar, 802
Revestimentos fotopolimerizáveis, 890
Revisão pelos pares, e82

S

Safety-Irrigator, 282
Saúde periapical, 656, 678
Sedação consciente, 420
Segunda consulta, 820
Segundo
– molar inferior, 225
– molar superior, 214
– pré-molar inferior, 217
– pré-molar superior, 212
Segurança
– do periodonto e da polpa dentária, 171
– na radiação, e37
Selantes endodônticos, e5
Seleção
– de um anestésico local, 161
– do material de sutura, 439, 443
– dos casos para endodontia, 153
Sensibilidade, 17
– da dentina, 26, 517, e17
Sensibilização
– central, 115, 116, 525
– periférica, 115, 116, 519, 525
Septocaína, e73
Sialoproteína dentinária, 470
SimpliFill, 328
Síndrome
– da imunodeficiência adquirida, 142, 143
– de Sjögren, 628
– do compartimento, e73
– do dente fraturado, 831
– do dente rachado, 24, 733

Índice Alfabético

Sintomas clínicos e inflamação pulpar atual, 549
Sinusite maxilar de origem endodôntica, 85
Sistema(s)
– adesivos, 891
– Calamus de obturação, 326
– de acondicionamento, 476
– de canais radiculares, 299
– de classificação do estado físico do paciente da American Society of Anesthesiologists, 137
– de gestão endodôntica, e90
– de injeção HotShot, 326
– de irrigação de canal GentleWave, 282, 384
– de remoção de instrumento, 383
– Endoactivator, 280
– HERO 642, HERO Shaper, 251
– nervoso
– – autônomo, 115
– – central, 114
– – periférico, 113
– Obtura III, 324
– Profile, 250
– Protaper, 250
– S.I.R. (remoção de instrumento fraturado), 384
– trigêmeo, 511
Sítios de injeção alternativos, 165
Smear layer, 306
Sobreobturação, e66
– de selante, e67
– do canal radicular, 50
Sobrevivência do dente após
– cirurgia periapical e preenchimento radicular, 679
– o tratamento do canal radicular, 673, 675
Soluções
– anestésicas alternativas
– – para infiltrações maxilares, 172
– – para o bloqueio do nervo alveolar inferior, 164
– puras, 172
– sem epinefrina, 164
Sonda exploradora, 201
Subluxação, 808
Substância(s)
– de irrigação, 268
– – combinadas, 275, 276
– fundamental, 509
– P, 548
Substituição da dentina, 530
SuccessFil, 328
Sulcos palatogengivais, 918
Sulfato
– de cálcio, 430
– férrico, 430
Super-Eba, 436
Superoxol termicamente ativado, e12
Suplementos alimentares, e54
Suprimento(s), e62
– vascular, 525
Surgicel, 429
Suspensões aquosas de hidróxido de cálcio, 890
System B Heatsource, 369

T

Tabela endodôntica, e32
Tálamo ao córtex, percepção, 525
Tamanho(s)
– de voxel, 37
– do registro, e41
– do volume, 68
Taquicardia, 161
Tarefa diagnóstica, 38

Taxas dentárias relacionadas a cuidados de qualidade, e42
Tecido(s)
– apicais normais, 28
– inflamatório interproximal sem cicatrização, 806
– mineralizado, 884
– – procedimentos que geram barreiras de, 885
– pulpar
– – com vitalidade, 302
– – necrótico, 302
Técnica(s)
– alternativas para injeção maxilar, 172
– com solventes, 328
– coroa-ápice, 261
– *crown down*, 261
– da força balanceada, 262
– da lima Hedstrom, 374
– de avanço progressivo (*step down*), 261
– de clareamento vital, 562
– de condensação por ondas contínuas, 323
– de Gow-Gates e Vazirani-Akinosi, 165
– de Gyrotip, 359
– de injeção termoplástica, 324
– de instrumentação específicas com instrumentos de níquel-titânio, 264
– de Masserann, 383
– de preenchimento radicular, 663
– de preparo do canal radicular, 742
– de recuo progressivo (*step back*), 261
– de remoção, 379
– – de instrumentos, 748
– – de pino, 352
– de tubo e cola, 381
– e dispositivos de desinfecção, 280
– híbridas, 264
– operatórias para minimizar lesão no nervo, 774
– para a terapia pulpar vital, 902
– *walking bleach*, e8
Tecnologia(s)
– da informação em saúde, e41
– do futuro, 330
Tempo
– de secagem extraoral
– – inferior a 60 minutos, 818
– – maior que 60 minutos, 818
– extraoral
– – inferior a 60 minutos, 820
– – maior que 60 minutos, 821
Teoria
– da deficiência nutricional, 623
– da fusão de filamentos epiteliais, 623
– do abscesso, 623
– hidrodinâmica, 519
Terapia
– coadjuvante, 820
– da polpa vital, 652, 795
– endodôntica, 152
– fotoativada, 283
– fotodinâmica, 283
– pós-traumatismo, e81
– pulpar vital, 880
– – indicações para a, 884
– – técnicas para a, 902
Terceiro molar
– inferior, 225
– superior, 214
Terço
– apical, 195
– cervical, 194
– médio, 195
Terminações nervosas intratubulares, 513
Testador pulpar elétrico, 17

Teste(s), 6
– a frio, 15
– ao calor, 15
– de cavidade, 19
– de cultura, 642
– de mordida, 18, 828
– de sensibilidade
– – positivo, 884
– – pulpar, 14
– de vitalidade, 14, 815
– diagnósticos, e29
– elétrico, 16
– especiais, 18
– pulpares, 516
– – limites do, 77
– térmico, 15
Testemunho de especialistas, e64
Tetraciclina, e4
Tetraclean, 275
Thermafil, 326
Tomada de decisão, e97
– clínica, 406
Tomografia computadorizada, 36, 417
– de feixe cônico, 22, 36, 37, 341, 417
– – e traumatismo dentoalveolar, 790
– – futuro da, 66
– – no diagnóstico da fratura radicular vertical, 841
– – no manejo da doença endodôntica pós-tratamento, 418
– – tarefas de imagem melhoradas ou simplificadas pela, 43
– – volumétrica, 417
Topografia da superfície da raiz apicetomizada, 432
Tórus, 89
Toxicidade do NaOCl, 270
Trabalho em equipe, e97
Transdutor piezoelétrico, 253
Transições, e96
Transiluminação, 19
Transtorno(s)
– conversivo, 126
– dismórfico corporal, 126
– neuropáticos, 124
– por cefaleia, 119
– por somatização, 126
– psiquiátricos e comportamentais, 143
– temporomandibulares, 120
Tratamento, e31
– da polpa não vital, 799
– de complicações cirúrgicas, 452
– de emergência no local do acidente, 817
– do dente incorreto, e69
– em sessão única *versus* múltiplas sessões, 145
– endodôntico, 639, 820
– – regenerativo, 802
– iniciado anteriormente, 28
– não cirúrgico do canal radicular, 652
– odontológico em uma sessão *versus* duas sessões, e77
– por outros dentistas com padrão inferior, e82
Trauma
– dentoalveolar, 57
– do complexo orofacial, 57
Traumatismo
– de impacto, 827
– dentário, 57, 788, e4
– – acompanhamento após, 789
– – tipos mais comuns de, 789
– dentoalveolar para dentição decídua, 822
Travamento cervical, 260
Trefinação, 720
Triângulo molar, 214

Trincas, 24, 827
Troca de fluidos transcapilares, 528
Trombose do seio cavernoso, 728
TRUShape, 252
Tubulações de água, e62
Túbulo dentinário, 518
Turpentina retificada, 362
Twisted File, 251

U

Ultrafil 3D, 325
Ultrapassagem de desvio, 756
Unidade
– de obturação Elements, 326
– ultrassônica, 201

V

Vedamento da entrada do canal, 330
Velocidade de injeção e sucesso, 167
Vestíbulo mandibular, 723
Vias
– de infecção do canal radicular, 574
– hipotéticas da formação da lesão óssea, 919
Vibração ultrassônica, 748
Vidro bioativo, 283
Virulência, 576
Vírus, 592
– da imunodeficiência humana, 142
Vitalidade pulpar, 811, 880
Volume e concentração de articaína, 166
Voxels, 37

W

WaveOne, Reciproc, gold, blue, 252

X

Xenoenxerto, 451
Xilol, 362
XP-Finisher, 252
XP-Shaper, 252

Z

Zona(s)
– morfológicas da polpa, 502
– pobre em células, 504
– rica em células, 504